Practical Management of Pain

6th EDITION

原书第6版

实用疼痛管理

原著 [美] Honorio T. Benzon [美] James P. Rathmell [美] Christopher L. Wu
[美] Dennis C. Turk [美] Charles E. Argoff [美] Robert W. Hurley
[美] Andrea L. Chadwick
主译 于布为 樊碧发 袁红斌

中国科学技术出版社
·北 京·

图书在版编目（CIP）数据

实用疼痛管理：原书第 6 版 /（美）奥诺里奥 · T. 本森 (Honorio T. Benzon) 等原著；于布为，樊碧发，袁红斌主译. -- 北京：中国科学技术出版社，2025. 8. ISBN 978-7-5236-1445-7

Ⅰ. R441.1

中国国家版本馆 CIP 数据核字第 2025VZ7768 号

著作权合同登记号：01-2024-5411

策划编辑 延 锦 魏旭辉
责任编辑 延 锦
装帧设计 佳木水轩
责任印制 徐 飞

出　　版 中国科学技术出版社
发　　行 中国科学技术出版社有限公司
地　　址 北京市海淀区中关村南大街 16 号
邮　　编 100081
发行电话 010-62173865
传　　真 010-62179148
网　　址 http://www.cspbooks.com.cn

开　　本 889mm × 1194mm 1/16
字　　数 2225 千字
印　　张 77
版　　次 2025 年 8 月第 1 版
印　　次 2025 年 8 月第 1 次印刷
印　　刷 北京盛通印刷股份有限公司
书　　号 ISBN 978-7-5236-1445-7
定　　价 538.00 元

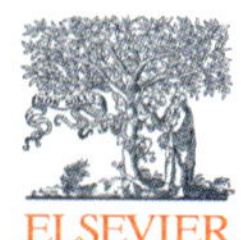

Elsevier (Singapore) Pte Ltd.
3 Killiney Road, #08–01 Winsland House Ⅰ, Singapore 239519
Tel: (65) 6349–0200; Fax: (65) 6733–1817

Practical Management of Pain, 6E

Publisher's note: Elsevier takes a neutral position with respect to territorial disputes or jurisdictional claims in its published content, including in maps and institutional affiliations.

Previous editions copyrighted 2014, 2008, 2000, 1992, and 1986.
ISBN-13: 978–0–323–71101–2

This translation of Practical Management of Pain, 6E by Honorio T. Benzon, James P. Rathmell, Christopher L. Wu, Dennis C. Turk, Charles E. Argoff, Robert W. Hurley, Andrea L. Chadwick was undertaken by China Science and Technology Press and is published by arrangement with Elsevier (Singapore) Pte Ltd.

Practical Management of Pain, 6E by Honorio T. Benzon, James P. Rathmell, Christopher L. Wu, Dennis C. Turk, Charles E. Argoff, Robert W. Hurley, Andrea L. Chadwick 由中国科学技术出版社进行翻译，并根据中国科学技术出版社与爱思唯尔（新加坡）私人有限公司的协议约定出版。

《实用疼痛管理（原书第 6 版）》（于布为　樊碧发　袁红斌，译）
ISBN: 978–7–5236–1445–7

注　意

本译本由中国科学技术出版社独立完成。相关从业及研究人员必须凭借其自身经验和知识对文中描述的信息数据、方法策略、搭配组合、实验操作进行评估和使用。由于医学科学发展迅速，临床诊断和给药剂量尤其需要经过独立验证。在法律允许的最大范围内，爱思唯尔、译文的原文作者、原文编辑及原文内容提供者均不对译文或因产品责任、疏忽或其他操作造成的人身及（或）财产伤害及（或）损失承担责任，亦不对由于使用文中提到的方法、产品、说明或思想而导致的人身及（或）财产伤害及（或）损失承担责任。

译者名单

主　译　于布为　樊碧发　袁红斌

副主译　顾卫东　刘学胜　罗艳　李金宝

译　者（以姓氏笔画为序）

刁玉刚　于布为　万甜甜　马柯　马武华　王玥
王剑　王琦　王群　王锷　王霞　王月兰
王心怡　王存金　王若国　王佳怡　王秀丽　王爱忠
王海云　卞金俊　方浩　方洪伟　方钱娟　尹芹芹
申文　田婕　付晨会　冯艺　吕欣　吕卓辰
朱涛　朱万莉　任瑜　庄蕾　庄旭辉　刘建
刘健　刘浩　刘克玄　刘迎香　刘松彬　刘雨睿
刘学胜　刘畑畑　刘清仁　刘嘉鑫　江来　安妮
安建雄　祁晓悦　许华　许平波　许芳霞　孙丽
孙萌　孙刚强　孙建良　孙婉琛　严佳　严敏
严浩妮　苏殿三　杜冬萍　李军　李洪　李莹
李晨　李黛　李文献　李双双　李正迁　李加欣
李若根　李佳霖　李金宝　李静静　李嘉韵　杨立群
杨宇帆　杨建军　杨薏帆　吴琪　吴多志　吴镜湘
何悦雯　余畅　余斌　余胜华　闵苏　汪永昊
宋辉　宋建钢　宋棋梁　张军　张欣　张野
张惠　张马忠　张文奇　张正则　张达颖　张细学
张建海　张奕涵　张洪海　张晓庆　陆菡　陆丽娟
陆智杰　邵炜惠　陈果　陈辉　陈万坤　陈立平
陈向东　陈苏孟　陈利海　陈雅儒　林小雯　林福清
欧阳文　罗艳　周扬　周小欣　周玉姗　郑晖
郑吉建　郑拥军　郑晓春　赵璇　赵嫣红　胡蓉
侯宇　侯新冉　俞怡平　施翘　施旭丹　祝宇耀
袁红斌　贾慧群　顾珏　顾卫东　倪新莉　徐静
徐子锋　徐茂凯　翁立军　高巨　高蕾　高沈佳
高昌俊　郭文俊　郭向阳　郭琇茜　郭雪微　浦少锋
涂业　陶国荣　陶怡盈　黄敏　黄绍强　章天豪
董榕　董海龙　韩睿　韩冲芳　韩如泉　裴若萌
黑子清　嵇富海　程二登　傅志俭　谢菡　谢首昱
雍芳芳　熊源长　樊碧发　薛彬　薛庆生　魏嵘
魏庆凤

内容提要

本书引进自 Elsevier 出版集团，由 Honorio T. Benzon 博士及其疼痛临床医生团队共同打造，是全面介绍疼痛医学的经典著作。本书为全新第 6 版，共八篇 86 章，涵盖了成人和儿童急性和慢性疼痛，详细阐述了患者评估、疼痛综合征诊断、管理原理、治疗模式等方面的最新进展，讨论了最新、最佳的管理技术，包括联合注射、超声引导疗法和新兴药物治疗等内容。从一般原则到具体管理技术，以清晰易懂的方式提供了海量信息，使临床医师能够对急性或慢性疼痛患者进行有效评估和制订最佳的治疗计划。本书内容翔实，深入浅出，系统全面，是临床疼痛科医师不可多得的参考用书。

补充说明

本书收录图片众多，其中部分图表存在第三方版权限制的情况，为保留原文内容的完整性，存在第三方版权限制的图表均以原文形式直接排录，不另做中文翻译，特此说明。

书中参考文献条目众多，为方便读者查阅，已将本书参考文献更新至网络，读者可扫描右侧二维码，关注出版社医学官方微信“焦点医学”，后台回复“9787523614457”，即可获取。

主译简介

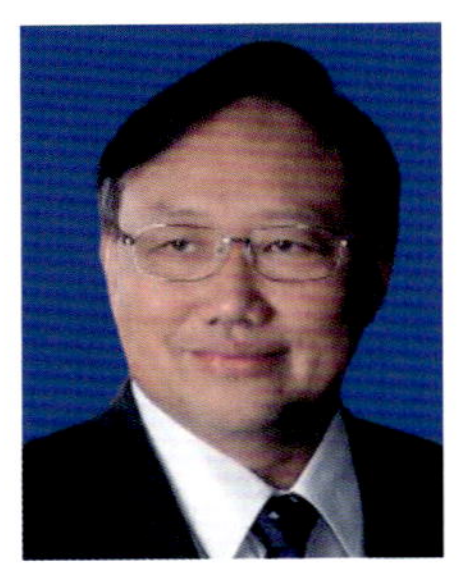

于布为

上海交通大学医学院附属瑞金医院终身教授。中华医学会理事，中国医师协会常务理事，中国医药教育协会副会长兼麻醉学专业委员会主任委员，世界华人医师协会麻醉医师分会会长。曾任上海市医学会麻醉科专刊分会主任委员，上海市医师协会麻醉科医师分会会长，中华医学会麻醉学分会第十届主任委员，中国医师协会麻醉学医师分会第六届会长。发表学术论文 500 多篇，其中 SCI 收录论文近百篇。

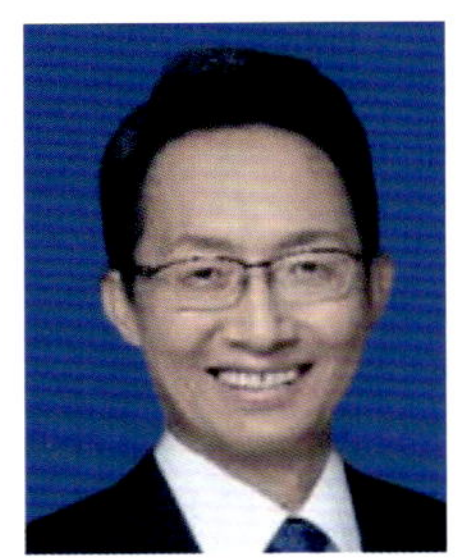

樊碧发

主任医师，教授，博士研究生导师，国家杰出医师，中日友好医院疼痛科主任，全国疼痛诊疗研究中心主任。国家疼痛专业医疗质量控制中心主任，神经调控国家工程研究中心副主任，国务院政府特殊津贴专家。中华医学会疼痛学分会主任委员，中国医师协会疼痛科医师分会名誉会长，中国中西医结合学会疼痛专业委员会名誉主任委员，北京市疼痛治疗质量控制和改进中心主任，美国纽约州立大学客座教授，《中国疼痛医学杂志》主编，《中华疼痛学杂志》总编辑。发表论文 150 余篇，主（参）编专业著作 20 部。

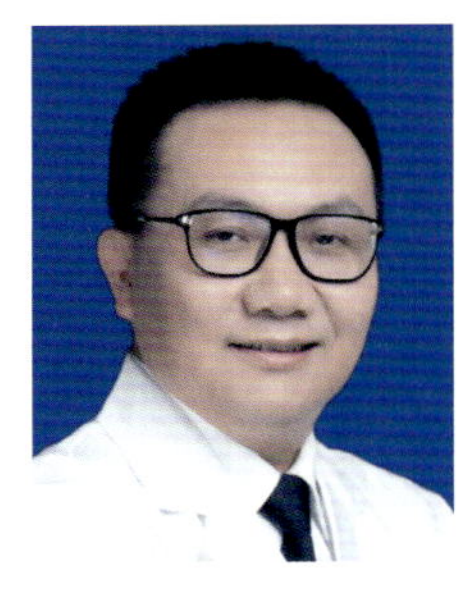

袁红斌

主任医师，教授，博士研究生导师。海军军医大学第二附属医院（上海长征医院）麻醉科主任，军队建设“十四五”总体规划重大工程骨干支撑项目首席专家，享受军队优秀专业技术人才一类岗位津贴。中国医师协会麻醉学医师分会副会长，中国心胸血管麻醉学会副会长，中华医学会麻醉学分会委员兼创新诊疗学组组长，上海市医师协会麻醉科医师分会会长。主持国家自然基金面上项目 6 项、军队后勤重大 / 重点等省部级科研基金 13 项，累计近 6000 余万元。以第一完成人身份获军队教学成果一等奖。以通讯作者身份发表 SCI 论文 70 余篇。主编、主译专著 6 部，主编教材 3 部。

原著编著者名单

原著

Honorio T. Benzon, MD
Professor
Department of Anesthesiology
Northwestern University Feinberg School of Medicine
Chicago, Illinois

James P. Rathmell, MD, MBA
Chair
Department of Anesthesiology, Perioperative and Pain Medicine
Brigham and Women's Hospital
Leroy D. Vandam Professor of Anaesthesia
Harvard Medical School
Boston, Massachusetts

Christopher L. Wu, MD
Clinical Professor of Anesthesiology
Department of Anesthesiology
Hospital for Special Surgery;
Clinical Professor of Anesthesiology
Department of Anesthesiology
Weill Cornell Medicine
New York City, New York

Dennis C. Turk, PhD
John and Emma Bonica Professor of Anesthesiology & Pain Research
Department of Anesthesiology & Pain Medicine
University of Washington
Seattle, Washington

Charles E. Argoff, MD
Professor of Neurology
Albany Medical College
Vice Chair Department of Neurology
Director, Comprehensive Pain Center
Director, Pain Management Fellowship
Albany Medical Center
Albany, New York

Robert W. Hurley, MD, PhD
Professor
Associate Dean
Department of Anesthesiology
Department of Neurobiology and Anatomy
Wake Forest University School of Medicine;
Executive Director
Pain Service Line
Atrium Health - Wake Forest Baptist
Winston Salem, North Carolina

Andrea L. Chadwick, MD, MSc, FASA
Associate Professor
Department of Anesthesiology, Pain, and Perioperative Medicine
University of Kansas School of Medicine
Kansas City, Kansas

参编者

Gregory A. Acampora, MD
Faculty Psychiatrist
Department of Psychiatry
Massachusetts General Hospital;
Assistant Professor of Psychiatry
Harvard Medical School;
Consultant Psychiatrist
Department of Anesthesiology Critical Care and Pain Medicine
Massachusetts General Hospital
Boston, Massachusetts

Meredith C.B. Adams, MD, MS
Assistant Professor
Department of Anesthesiology
Wake Forest Baptist Health
Winston-Salem, North Carolina

Deepti Agarwal, MD
Lake Forest Hospital
Assistant Professor of Clinical Anesthesiology
Northwestern University Feinberg School of Medicine
Chicago, Illinois

Aurelio Alonso, DDS, MS, PhD
Assistant Professor
Director of Orofacial Pain
Department of Anesthesiology, Division of Pain Medicine, Center for Translational Pain Medicine
Duke Innovative Pain Therapies
Duke University
Durham, North Carolina

Thomas Anthony Anderson, PhD, MD
Associate Professor
Department of Anesthesiology, Perioperative and Pain Medicine
Stanford School of Medicine
Stanford, California

Magdalena Anitescu, MD, PhD, FASA
Professor of Anesthesia and Pain Medicine
Section Chief, Pain Management
Director, Multidisciplinary Pain Medicine Fellowship
Department of Anesthesia and Critical Care
University of Chicago Medicine
Chicago, Illinois

Charles E. Argoff, MD
Professor of Neurology
Albany Medical College
Vice Chair Department of Neurology
Director, Comprehensive Pain Center
Director, Pain Management Fellowship
Albany Medical Center
Albany, New York

Javier De Andrés Ares, MD, PhD, FIPP
Chair, Pain Unit
Pain Unit-Anesthesia
Hospital Universitario La Paz
Madrid, Spain

Ralf Baron, MD
Professor and Chair
Division of Neurological Pain Research and Therapy
Department of Neurology
University Hospital Schleswig-Holstein Campus Kiel
Kiel, Germany

Declan Barry, PhD
Director
APT Foundation Pain Treatment Services;
Associate Professor
Department of Psychiatry and Child Study Center
Yale School of Medicine
New Haven, Connecticut

Himayapsill Batista Quevedo, PharmD
PGY2 Pain and Palliative Care Pharmacy Resident
Department of Pharmacy
Albany Straton VA Medical Center
Albany, New York

Mark Beitel, PhD
Director of Research
Pain Treatment Service
The APT Foundation;
Associate Research Scientist
Child Study Center;
Assistant Clinical Professor
Department of Psychiatry, and Lecturer, Ethnicity, Race, and Migration
Yale University
New Haven, Connecticut

Fabrizio Benedetti, MD
Professor
Department of Neuroscience
University of Turin Medical School
Turin, Italy;
Director
Medicine & Physiology of Hypoxia
Plateau Rosà, Switzerland

John C. Benson, MD
Assistant Professor
Department of Radiology
Mayo Clinic
Rochester, Minnesota

Honorio T. Benzon, MD
Professor
Department of Anesthesiology
Northwestern University Feinberg School of Medicine
Chicago, Illinois

Hubert A. Benzon, MD
Attending Anesthesiologist
Department of Pediatric Anesthesiology
Ann & Robert H. Lurie Children's Hospital of Chicago
Associate Professor of Anesthesiology
Northwestern University Feinberg School of Medicine
Chicago, Illinois

Anuj Bhatia, MBBS, MD, PhD, FRCPC, FRCA, FFPMRCA
Associate Professor
Department of Anesthesia and Pain Medicine
University of Toronto
University Health Network - Toronto
Western Hospital, Women's College Hospital
Toronto, Ontario, Canada

Ravneet Bhullar, BSc, MD, FASA
Associate Professor and Director
Division of Chronic Pain Management
Department of Anesthesiology
Albany Medical Center
Albany, New York

Klaus Bielefeldt, MD, PhD
Professor Medicine (Gastroenterology)
George E. Wahlen Department of Veterans Affairs Medical Center
University of Utah Medical School
Salt Lake City, Utah

Anna Blanchfield
Department of Neuroscience and Experimental Therapeutics
Albany Medical College
Albany, New York

Milana Bochkur Dratver, BS, MS
Medical Student
Department of Urology
Massachusetts General Hospital
Boston, Massachusetts

Staja Q. Booker, PhD, RN
Assistant Professor
Department of Biobehavioral Nursing Science
College of Nursing
University of Florida
Gainesville, Florida

Kim J. Burchiel, MD, FACS
John Raaf Professor
Department of Neurological Surgery
Professor, Department of Anesthesiology and Perioperative Medicine
Oregon Health & Science University
Portland, Oregon

Nicholas E. Burjek, MD
Assistant Professor of Anesthesiology
Department of Anesthesiology
Ann & Robert H. Lurie Children's Hospital of Chicago
Northwestern University Feinberg School of Medicine
Chicago, Illinois

Yi Cai, MD
Fellow, Pain Medicine
Department of Anesthesiology
University of San Diego
San Diego, California

Kenneth D. Candido, MD
Chairman, Department of Anesthesiology
Illinois Masonic Hospital
Clinical Professor of Anesthesiology
University of Illinois at Chicago
Chicago, Illinois

Andrea L. Chadwick, MD, MSc, FASA
Associate Professor
Department of Anesthesiology, Pain, and Perioperative Medicine
University of Kansas School of Medicine
Kansas City, Kansas

Ronil V. Chandra, MBBS, MMed, FRANZCR, CCINR
Associate Professor
Department of NeuroInterventional Radiology
Monash Health;
Associate Professor
Faculty of Medicine, Nursing and Health Sciences
Monash University
Melbourne, Australia

Kailash Chandwani, MD
Medical Director Pain Management
UNC Health Southeastern
Lumberton, North Carolina

Andrew K. Chang, MD, MS
Vincent P. Verdile, MD, '84 Endowed Chair for Emergency Medicine
Vice Chair of Research and Academic Affairs
Professor of Emergency Medicine
Albany Medical Center
Albany, New York

Yun-Yun K. Chen, MD
Department of Anesthesiology
Perioperative and Pain Medicine
Brigham and Women's Hospital
Boston, Massachusetts

Jianguo Cheng, MD, PhD
Professor of Anesthesiology
Director, Pain Management
Cleveland Clinic
Cleveland, Ohio

Delia Chiaramonte, MD, MS
Division Chief Integrative and Palliative Medicine,
Gilchrist/Greater Baltimore Medical Center
Affiliate Assistant Professor Department of Pharmacy Practice and Science,
University of Maryland
Baltimore, Maryland

Roger Chou, MD
Professor
Department of Medical Informatics and Clinical Epidemiology
Oregon Health & Science University
Director
Pacific Northwest Evidence-based Practice Center
Oregon Health & Science University
Portland, Oregon

Daniel J. Clauw, MD
Professor of Anesthesiology
Department of Medicine (Rheumatology) and Psychiatry
Director, Chronic Pain and Fatigue Research Center
University of Michigan Medical School
Ann Arbor, Michigan

Steven P. Cohen, MD
Chief, Pain Medicine
Department of Anesthesiology & Critical Care Medicine
Johns Hopkins Medical Institutions;
Professor
Department of Anesthesiology, Neurology and Physical Medicine & Rehabilitation and Psychiatry & Behavioral Sciences
Johns Hopkins School of Medicine
Baltimore, Maryland;
Professor
Anesthesiology and Physical Medicine & Rehabilitation
Walter Reed National Military Medical Center
Uniformed Services University of the Health Sciences
Bethesda, Maryland

Heather A. Columbano, MD
Assistant Professor
Department of Anesthesiology
Medical Director of Spine Medicine
Associate Program Director Pain Fellowship
Atrium Health Wake Forest Baptist
Winston-Salem, North Carolina

Silvie Cooper, PhD
Lecturer (Teaching)
Applied Health Research
University College London
London, Great Britain;
Visiting Research Scholar
Department of Sociology
University of Witwatersrand
Johannesburg, South Africa

David Copenhaver, MD, MPH
Chief, Pain Medicine Division
Director of Cancer Pain Management
Director of Pain Medicine Tele-Health;
Professor
Division of Pain Medicine
Department of Anesthesiology and Pain Medicine
Department of Neurological Surgery
Lawrence J. Ellison Ambulatory Care Center
Sacramento, California

Megan H. Cortazzo, MD
Associate Professor of Physical Medicine and Rehabilitation
Department of PM&R

University of Pittsburgh School of Medicine
Pittsburgh, Pennsylvania

Samantha Curran, BS
Clinical Research Assistant
Department of Anesthesiology
Brigham & Women's Hospital
Boston, Massachusetts

Chris D'Adamo, MD
Assistant Professor
Departments of Family and Community Medicine and Epidemiology and Public Health
Center for Integrative Medicine
University of Maryland School of Medicine
Baltimore, Maryland

Dana Dailey, PT, PhD
Assistant Professor
Department of Physical Therapy
St. Ambrose University
Davenport, Iowa;
Research Scientist
Physical Therapy and Rehabilitation Sciences
University of Iowa
Iowa City, Iowa

Carlton D. Dampier, MD
Professor
Department of Pediatrics
Emory University School of Medicine
Atlanta, Georgia

Elise J.B. De, MD, FACS
FACS Associate Professor Surgery
Harvard Medical School;
Department of Urology
Massachusetts General Hospital
Boston, Massachusetts

James Deering, MD
Carolinas Pain Institute and Chronic Pain Research Institute
Winston-Salem, North Carolina

Lauriane Delay, PhD
Postdoctoral Researcher
Department Anesthesiology
University of California, San Diego
San Diego, California;
Department of Pharmacology
NeuroDol
Clermont-Ferrand
Auvergne, France

David J. Derrico, RN, MSN, CNE
Assistant Clinical Professor
Department of Biobehavioral Nursing Science
University of Florida
College of Nursing
Gainesville, Florida

Anthony H. Dickenson, BSc, PhD
Professor of Neuropharmacology
Department of Neuroscience
Physiology and Pharmacology
University College London
London, Great Britain

Felix E. Diehn, MD
Associate Professor
Department of Radiology
Division of Neuroradiology
Mayo Clinic
Rochester, Minnesota

Massimiliano DiGiosia, DDS
Associate Professor
Diagnostic Sciences
Adams School of Dentistry-University of North Carolina
Chapel Hill, North Carolina

Ryan S. D'Souza, MD
Assistant Professor
Director of Neuromodulation
Department of Anesthesiology and Perioperative Medicine
Mayo Clinic Hospital
Rochester, Minnesota

Robert Duarte, MD
Montefiore Medical Center
Bronx, New York

Andrew Dubin, MD, MS
Professor of Physical Medicine and Rehabilitation
Department of Physical Medicine and Rehabilitation
University of Florida
Gainesville, Florida

Lauren K. Dunn, MD, PhD
Associate Professor
Department of Anesthesiology
University of Virginia
Charlottesville, Virginia

Robert R. Edwards, PhD
Associate Professor
Department of Anesthesiology, Perioperative and Pain Medicine
Brigham and Women's Hospital
Harvard Medical School
Boston, Massachusetts

Lori-Ann Edwards, MB, BS
Resident
Department of Anesthesiology
Temple University Hospital
Philadelphia, Pennsylvania

Dalya Elhady, MD
Fellow
Department of Pain Medicine
The University of Texas MD Anderson Cancer Center
Interventional Pain Specialist
Private Practice
Houston, Texas

Bonnie S. Essner, PhD
Assistant Professor
Department of Psychiatry and Behavioral Sciences
Northwestern University Feinberg School of Medicine
Pritzker Department of Psychiatry and Behavioral Health
Ann & Robert H. Lurie Children's Hospital of Chicago
Chicago, Illinois

Scott M. Fishman, MD
Professor and Executive Vice-Chair
Department of Anesthesiology and Pain Medicine
University of California, Davis School of Medicine;
Chief, Pain Medicine
Department of Pain Medicine/Anesthesiology
University of California, Davis School of Medicine;
Director
Center for Advancing Pain Relief
University of California, Davis
Sacramento, California

Dermot Fitzgibbon, MB, BCh, BAO
Professor
Department of Anesthesiology & Pain Medicine
University of Washington School of Medicine;
Medical Director
Seattle Cancer Care Alliance
Seattle, Washington

Grace Forde, MD
Director of Neurological Services
Neurology-Pain Management
North American Partners In Pain Management
Lake Success, New York

Elisa Frisaldi, PhD
Research Fellow in Neurophysiology
Department of Neuroscience
University of Turin Medical School
Turin, Italy

Jeffrey Fudin, PharmD, DAIPM, FCCP, FASHP, FFSMB
Clinical Pharmacy Specialist and Founder/Former Director
PGY2 Pain & Palliative Care Pharmacy Residency
Pharmacy Department
Stratton VA Medical Center
Albany, New York;
Adjunct Associate Professor
Pharmacy Practice
Western New England University College of Pharmacy
Springfield, Massachusetts;
Adjunct Associate Professor
Pharmacy Practice
Albany College of Pharmacy and Health Sciences
Albany, New York;
President
Remitigate Therapeutics
Delmar, New York

Timothy Furnish, MD
Clinical Professor
Department of Anesthesiology
University of California, San Diego Health
San Diego, California

Katherine E. Galluzzi, DO, CMD, FACOFPd
Professor and Chair
Department of Geriatric and Palliative Medicine
Philadelphia College of Osteopathic Medicine
Philadelphia, Pennsylvania

Marina Gaeta Gazzola, BS
MD Student
Yale School of Medicine;
Research Assistant the APT Foundation
New Haven, Connecticut

Katherine Gentry, MD, MA
Assistant Professor, Anesthesiology and Pain Medicine
University of Washington School of Medicine
Affiliate Faculty, Treuman Katz Center for Pediatric Bioethics
Seattle Children's Hospital

Christopher Gilmore, MD
Carolinas Pain Institute
Center for Clinical Research
Winston-Salem, North Carolina

Gilson Gonçalves dos Santos, PhD
Department of Anesthesiology
University of California
San Diego, California

Debra B. Gordon, RN, DNP, FAAN
Co-Director Harborview Integrated Pain Care Program
Department of Anesthesiology & Pain Medicine
University of Washington
Seattle, Washington

Carlos E. Guerrero, MD, FIPP
Anesthesiologist and Pain Management Specialist
University Hospital Fundacion Santa Fe
Bogota, Colombia;
Professor Universidad El Bosque
Professor Universidad de los Andes
Bogota, Colombia

Amit Gulati, MD
Associate Attending
Anesthesiology and Critical Care
Memorial Sloan Kettering Cancer Center
New York, New York

Amir Hadanny, MD
Department of Neurosurgery
Albany Medical Center
Albany, New York

Thomas Hadjistavropoulos, PhD, ABPP, FCAHS
Professor and Research Chair in Aging and Health
Department of Psychology and Centre on Aging Health
University of Regina
Regina, Saskatchewan, Canada

Carlyle Peters Hamsher, MD
Assistant Professor
Department of Anesthesiology
Atrium Health Wake Forest Baptist
Winston Salem, North Carolina

Michael C. Hanes, MD
Jax Spine & Pain Centers
Jacksonville, Florida

Gretchen Hermes, MD, PhD
Medical Director
APT Foundation;
Assistant Professor
Department of Psychiatry
Yale University School of Medicine
New Haven, Connecticut

Keela A. Herr, PhD, RN, AGSF, FGSA, FAAN
Kelting Professor & Associate Dean for Faculty
College of Nursing
The University of Iowa
Iowa City, Iowa

Louise Hillen, MD
Associated Anesthesiologists, P.A.
Plymouth, Minnesota

Joshua A. Hirsch, MD
Vice-Chair
Department of Radiology
Harvard Medical School
Department of Radiology
Massachusetts General Hospital
Boston, Massachusetts

Marshall T. Holland, MD, MS
Assistant Professor of Neurosurgery
Department of Neurosurgery
University of Alabama at Birmingham Marnix E. Heersink School of Medicine
The University of Alabama at Birmingham
Birmingham, Alabama

Rebecca Hoss, PharmD
SUD and Analgesia Pharmacy Specialist
Department of Pharmacy
University of California Medical Center
Sacramento, California

Margaret Hsu, MD
Assistant Professor
Department of Anesthesiology
University of Washington Medical System
Seattle, Washington

Yul Huh, MD
Center for Translational Pain Medicine
Department of Anesthesiology
Duke University Medical Center
Durham, North Carolina

Christine L. Hunt, DO, MS
Assistant Professor
Pain Medicine Department
Mayo Clinic
Jacksonville, Florida

Marc A. Huntoon, MD
Professor with Tenure
Department of Anesthesiology
Vice Chair
Department of Anesthesiology,
VCU Health, Virginia Commonwealth University
Richmond, Virginia

Robert W. Hurley, MD, PhD
Professor
Associate Dean
Department of Anesthesiology
Department of Neurobiology and Anatomy
Wake Forest University School of Medicine;
Executive Director
Pain Service Line
Atrium Health - Wake Forest Baptist
Winston Salem, North Carolina

Frank J.P.M. Huygen, MD, PhD, FFPMCAI (hon)
Professor and Chair
Department of Anesthesiology and Pain Medicine
Erasmusmc University Hospital
Rotterdam, The Netherlands;
Professor
Department of Anesthesiology and Pain Medicine
University Medical Center Utrecht
Utrecht, The Netherlands

Charles Inturrisi, PhD
Professor
Department of Pharmacology
Weill Cornell Medicine
New York, New York

Mohammed A. Issa, MD
Clinical Instructor
Departments of Anesthesiology and Psychiatry
Brigham and Women's Hospital, Harvard Medical School
Boston, Massachusetts

Robert N. Jamison, PhD
Professor
Departments of Anesthesiology and Psychiatry
Brigham and Women's Hospital
Harvard Medical School
Boston, Massachusetts

Ru-Rong Ji, PhD
Professor and Director
Center for Translational Pain Medicine
Department of Anesthesiology
Duke University Medical Center
Durham, North Carolina

Rebecca L. Johnson, MD, FASA
Associate Professor of Anesthesiology
Department of Anesthesiology and Perioperative Medicine
Mayo Clinic
Rochester, Minnesota

Jatin Joshi, MD
Assistant Professor
Department of Anesthesiology
Weill Cornell Medicine
New York, New York

Leonardo Kapural, MD, PhD
Director
Carolinas Pain Institute at Brookstown
Wake Forest Baptist Health;
Professor of Anesthesiology
Wake Forest University
School of Medicine
Winston-Salem, North Carolina

Robert D. Kerns, PhD
Professor of Psychiatry
Neurology and Psychology
Yale University
New Haven, Connecticut

Dost Khan, MD
Assistant Professor
Department of Anesthesiology
Northwestern University Feinberg School of Medicine
Chicago, Illinois

Olga Khazen
Department of Neuroscience and Experimental Therapeutics
Albany Medical College
Albany, New York

Jessica Kruse, MA
Doctoral Candidate
Ferkauf Graduate School of Psychology
Yeshiva University
New York, New York

Nebojsa Nick Knezevic, MD, PhD
Vice-Chair for Research and Education
Associate Program Director
Department of Anesthesiology
Advocate Illinois Masonic Medical Center;
Clinical Professor
Department of Anesthesiology
University of Illinois;
Clinical Professor
Department of Surgery
University of Illinois
Chicago, Illinois

Preetma Kaur Kooner, MD
Assistant Professor
Department of Anesthesiology and Pain Medicine
University of Washington
Seattle, Washington

Evangeline P. Koutalianos, MD
Assistant Professor of Physical Medicine & Rehabilitation
SUNY Upstate Medical University
Syracuse, New York

Christopher M. Lam, MD
Assistant Professor
Department of Anesthesiology, Pain and Perioperative Medicine
University of Kansas School of Medicine
Kansas City, Kansas

Daniel B. Larach, MD, MTR, MA
Assistant Professor
Department of Anesthesiology
Vanderbilt University School of Medicine
Nashville, Tennessee

James Littlejohn, MD, PhD
Assistant Professor of Clinical Anesthesiology
Division of Critical Care Medicine
Weill Cornell Medicine
New York, New York

Mary Leemputte, MD
Fellow in Pain medicine
Massachusetts General Hospital
Boston, Massachusetts

Julian Maingard, BBiomedSc, MBBS, FRANZCR, CCINR, EBIR
Consultant Interventional Neuroradiologist Austin Health;
Consultant Interventional Neuroradiologist St Vincent's Health;
Senior Lecturer
Faculty of Medicine, Nursing and Health Sciences
Monash University
Melbourne, Australia;
Senior Lecturer
School of Medicine
Deakin University

Una E. Makris, MD, MSc
Associate Professor
Department of Internal Medicine
University of Texas Southwestern Medical Center;
Staff Physician
Medical Service, Rheumatology
North Texas Health Care System
Dallas, Texas

Khalid Malik, MD, MBA, FRCS
Professor
Department of Anesthesiology
Division Chief, Pain Medicine
University of Illinois
Chicago, Illinois

Timothy P. Maus, MD
Professor of Radiology
Department of Radiology
Mayo Clinic
Rochester, Minnesota

Zachary L. McCormick, MD
Associate Professor
Chief, Spine and Musculoskeletal Medicine Division
Department of Physical Medicine and Rehabilitation
University of Utah School of Medicine
Salt Lake City, Utah

Anne Marie McKenzie-Brown, MD
Associate Professor
Department of Anesthesiology
Emory University School of Medicine
Atlanta, Georgia

Samantha M. Meints, PhD
Clinical Pain Psychologist
Department of Anesthesiology
Perioperative and Pain Medicine
Brigham and Women's Hospital;
Instructor
Harvard Medical School
Boston, Massachusetts

Matthew Meroney, MD
Associate Professor
Department of Anesthesiology
University of Florida College of Medicine
Gainesville, Florida

Jee Youn Moon, MD, PhD, FIPP, CIPS
Associate Professor
Department of Anesthesiology and Pain Medicine
Seoul National University College of Medicine
Seoul, Korea

Juan C. Mora, MD
Assistant Professor
Department of Anesthesiology
University of Florida College of Medicine
Gainesville, Florida

Brian Morrison, DC
Baltimore, Maryland

Natalie Moryl, MD
Memorial Sloan Kettering Cancer Center
New York, New York

Jana M. Mossey, PhD, MPH, MSN
Professor Emerita
Epidemiology and Biostatistics, Dornsife School of Public Health
Drexel University
Philadelphia, Pennsylvania

Tasha B. Murphy, PhD
Behavioral Medicine Research Group
School of Social Work
University of Washington
Seattle, Washington

Antoun Nader, MD
Professor of Anesthesiology and Orthopedic Surgery
Department of Anesthesiology
Northwestern University
Chicago, Illinois

Geeta Nagpal, MD
Associate Professor
Department of Anesthesiology
Northwestern Memorial Hospital
Chicago, Illinois

Lynn Nakad, MSN, RN
Research Assistant
University of Iowa
College of Nursing
Iowa City, Iowa

Mithun Nambiar, MBBS, BMedSc
Department of NeuroInterventional Radiology, Monash Health;
Adjunct Lecturer
Faculty of Medicine, Nursing and Health Sciences
Monash University
Melbourne, Australia
Captain, Royal Australian Army Medical Corps, Australian Defence Force

Ariana M. Nelson, MD
Associate Professor
Anesthesiology and Perioperative Medicine
Division of Pain Medicine
University of California, Irvine
Irvine, California;
Physician, Aerospace Medicine Research
Exploration Medical Capability Element
NASA (National Aeronautics and Space Administration)

Diane Novy, MD
Professor
Department of Anesthesiology
The University of Texas-Houston Health Science Center
Department of Psychiatry and Behavioral Sciences
The University of Texas-Houston Health Science Center
University Center for Pain Medicine and Rehabilitation at Hermann Hospital
Houston, Texas

Shannon Nugent, PhD
Assistant Professor
Department of Psychiatry
Oregon Health and Science University
Portland, Oregon

Akiko Okifuji, PhD
Professor
Division of Pain Medicine
Department of Anesthesiology
University of Utah
Salt Lake City, Utah

Dikachi Osaji, BA, MS
Research
Department of Anesthesia, Perioperative and Pain Medicine
Brigham and Women's Hospital
Boston, Massachusetts

Jan Alberto Paredes Mogica, MD
Health Sciences
Faculty of Medicine
Anahuac University
Huixquilucan, Mexico

Sagar S. Parikh, MD
Interventional Pain Physician
Pain Fellowship Program Director
JFK Johnson Rehabilitation Institute
Hackensack Meridian Healt
Hoboken, New Jersey

Ryan Patel, BA, PhD
Research associate
Department of Neuroscience, Physiology and Pharmacology
University College London
London, Great Britain

Feyce M. Peralta, MD, MS
Associate Professor
Department of Anesthesiology
Northwestern University Feinberg School of Medicine
Chicago, Illinois

Julie G. Pilitsis, MD, PhD
Chair and Professor
Department of Neuroscience & Experimental Therapeutics
Albany Medical College
Professor of Neurosurgery
Department of Neurosurgery
Albany Medical College
Albany, New York

Mohammad Piracha, MD
New York Presbyterian/Weill Cornell Medical Center
Department of Anesthesiology
New York, New York

Andrew J. B. Pisansky, MD, MS
Assistant Professor
Department of Anesthesiology
Vanderbilt University
Nashville, Tennessee

Markus Ploner, PhD, Dr.med.
Professor of Human Pain Research
Department of Neurology, Center for Interdisciplinary Pain
Medicine, and TUM-Neuroimaging Center
Technical University of Munich
Munich, Germany

Elisabeth B. Powelson, MD
Clinical Instructor
Department of Anesthesiology & Pain Medicine
University of Washington
Seattle, Washington

David A. Provenzano, MD
Pain Diagnostics and Interventional Care
Sewickley, Pennsylvania

Rene Przkora, MD, PhD
Professor
Department of Anesthesiology
University of Florida College of Medicine
Gainesville, Florida

Jamila I. Ranavaya, BS, MD
Resident Physician
Combined Internal Medicine-Pediatrics Residency
Joan C. Edwards School of Medicine at Marshall University
Huntington, West Virginia

Mohammed I. Ranavaya, MD, JD
Professor and Chief
Division of Occupational Medicine
Joan C. Edwards School of Medicine at Marshall University;
President
American Board of Independent Medical Examiners;
Medical Director
Appalachian Institute of Occupational and Environmental Medicine
Huntington, West Virginia

Mohammed I. Ranavaya II, MD
Resident Physician- General Surgery
University of Louisville
Hiram C. Polk, Jr., MD Department of Surgery
Louisville, Kentucky

Ahmed M. Raslan, MD
Associate Professor
Department of Neurological Surgery
Oregon Health & Science University
Portland, Oregon

James P. Rathmell, MD, MBA
Chair
Department of Anesthesiology, Perioperative and Pain Medicine
Brigham and Women's Hospital
Leroy D. Vandam Professor of Anaesthesia
Harvard Medical School
Boston, Massachusetts

Mathieu Roy, PhD
Assistant Professor
Department of Psychology
Alan Edwards Center for Research on Pain
McGill University
Montreal, Canada

John E. Rubin, MD
Instructor in Anesthesiology
Division of Regional Anesthesiology and Acute Pain Medicine
Department of Anesthesiology
Weill Cornell Medicine
New York, New York

Juliane Sachau, MD
Resident
Division of Neurological Pain Research and Therapy
Department of Neurology
University Hospital Schleswig-Holstein Campus Kiel
Kiel, Germany

Patrick Schober, MD, PhD
Amsterdam University Medical Center
Bijlmer, Amsterdam, The Netherlands

Kristin L. Schreiber, MD, PhD
Associate Professor
Anesthesiology, Perioperative, and Pain Medicine
Brigham and Women's Hospital
Boston, Massachusetts

Elizabeth K. Seng, PhD
Associate Professor
Ferkauf Graduate School of Psychology
Yeshiva University;
Research Associate Professor
Albert Einstein College of Medicine
Bronx, New York

Ravi Shah, MD
Associate Professor of Anesthesiology
Department of Pediatric Anesthesiology
Ann & Robert H. Lurie Children's Hospital
Northwestern University
Chicago, Illinois

Aziz Shaibani, MD
Director
Nerve and Muscle Center of Texas
Houston Neurocare
Clinical Professor of Medicine
Baylor College of Medicine
Houston, Texas

Liang Shen, MD, MPH
Assistant Professor of Clinical Anesthesiology
Department of Anesthesiology
Weill Cornell Medicine
New York, New York

Stephen D. Silberstein, MD
Professor
Department of Neurology
Thomas Jefferson University;
Director
Jefferson Headache Center
Thomas Jefferson University Hospital
Philadelphia, Pennsylvania

Priyanka Singla, MBBS, MD
Resident
Department of Anesthesiology
University of Virginia
Charlottesville, Virginia

Lee-Anne Slater, MBBS (Hons), FRANZCR, MMed, CCINR
Consultant Interventional Neuroradiologist Monash Health;
Senior Lecturer
Faculty of Medicine, Nursing and Health Sciences
Monash University
Melbourne, Australia

Kathleen A. Sluka, PT, PhD
Professor
Department of Physical Therapy and Rehabilitation Science
Department of Neuroscience and Pharmacology
Pain Research Program
University of Iowa
Iowa City, Iowa

Brett R. Stacey, MD
Professor
Department of Anesthesiology & Pain Medicine
Division Chief, Pain Medicine
Department of Anesthesiology & Pain Medicine
University of Washington
Seattle, Washington

Steven P. Stanos, DO
Executive Medical Director, Rehabilitation & Performance Medicine
Swedish Pain Services
Swedish Heatlh System
Seattle, Washington

Jordan Starr, MD
Acting Assistant Professor
Department of Anesthesiology and Pain Medicine
University of Washington
Seattle, Washington

Kylie Steinhilber, MA
Department of Psychology
Suffolk University
Boston, Massachusetts

Natalie H. Strand, MD
Associate Professor Anesthesiology and Pain Medicine
Department of Anesthesiology, Division of Pain Medicine
Mayo Clinic
Phoenix, Arizona

Mark D. Sullivan, MD, PhD
Professor
Department of Psychiatry and Behavioral Sciences
Adjunct Professor, Anesthesiology and Pain Medicine
Adjunct Professor, Bioethics and Humanitie
University of Washington
Seattle, Washington

Santhanam Suresh, MD, MBA, FAAP
Arthur C. King Professor
Department of Pediatric Anesthesiology
Senior Vice-President, Chief of Provider Integration
Ann & Robert H Lurie Children's Hospital of Chicago
Professor of Anesthesiology & Pediatrics
Northwestern University's Feinberg School of Medicine
Chicago, Illinois

David J. Tauben, MD
Clinical Professor Emeritus
Department of Medicine, Division of General Medicine
Department of Anesthesia and Pain Medicine
University of Washington
Seattle, Washington

Gregory W. Terman, MD, PhD
Professor
Department of Anesthesiology and Pain Medicine
University of Washington
Seattle, Washington

Reda Tolba, MD
Department Chair Pain Management
Anesthesiology Institute, Cleveland Clinic
Abu Dhabi, UAE;
Clinical Professor of Anesthesiology
Cleveland Clinic Lerner College of Medicine
Cleveland Clinic Foundation
Cleveland, Ohio

Dennis C. Turk, PhD
John and Emma Bonica Professor of Anesthesiology & Pain Research
Department of Anesthesiology & Pain Medicine
University of Washington
Seattle, Washington

Mark D. Tyburski, MD
Co-Chief, Department of Pain Medicine

The Permanente Medical Group
Sacramento/Roseville, California

Etienne Vachon-Presseau, PhD
Faculty of Dentistry
Alan Edwards Center for Research on Pain
McGill University
Montreal, Quebec, Canada

Koen van Boxem, MD, PhD, FIPP
Department of Anesthesiology
Critical Care and Multidisciplinary Pain Center
Ziekenhuis Oost-Limburg
Lanaken - Genk, Belgium;
Department of Anesthesiology and Pain Medicine
Maastricht University Medical Center
Maastricht, The Netherlands

Maarten van Eerd, MD, PhD, FIPP
Department of Anesthesiology and Pain Management
Amphia Ziekenhuis
Breda, The Netherlands;
Leiden University Medical Centre (LUMC),
Department of Anesthesiology, Intensive Care and Pain Medicine
Leiden, The Netherlands

Jan van Zundert, MD, PhD, FIPP
Professor in Pain Medicine
Department of Anesthesiology and Pain Medicine
Maastricht University Medical Center
Maastricht, The Netherlands;
Head of Multidisciplinary Pain Centre
Department of Anesthesiology, Critical Care and Pain Medicine
Ziekenhuis Oost-Limburg
Lanaken - Genk, Belgium

Carol G.T. Vance, PT, PhD
Department of Physical Therapy and Rehabilitation Science
University of Iowa
Iowa City, Iowa
Department of Physical Therapy
St Ambrose University
Davenport, Iowa

Thibaut Vanneste, MD
Department of Anesthesiology, and Multidisciplinary Pain Center
Ziekenhuis Oost-Limburg
Lanaken - Genk, Belgium;
Department of Anesthesiology and Pain Medicine
Maastricht University Medical Center
Maastricht, The Netherlands

Angelica A. Vargas, MD
Assistant Professor of Anesthesiology
Northwestern University Feinberg School of Medicine;
Department of Pediatric Anesthesiology Ann & Robert H. Lurie
Children's Hospital
Chicago, Illinois

Jeanine A. Verbunt, MD, PhD
Department of Rehabilitation Medicine
Research School CAPHRI
Maastricht University
Maastricht, The Netherlands;
Adelante Centre of Expertise in Rehabilitation and Audiology
Hoensbroek, The Netherlands

Thomas R. Vetter, MD, MPH
Professor
Department of Surgery and Perioperative Care
Department of Population Health
Dell Medical School at the University of Texas at Austin
Austin, Texas

Elayne Vieira Dias, MD
Assistant Researcher
Department of Neurology
University of California, San Francisco - UCSF
San Francisco, California

Daniela Vivaldi, DDS
Clinical Associate
Department of Anesthesiology, Division of Pain Medicine, Center for Translational Pain Medicine
Duke Innovative Pain Therapy
Duke University
Durham, North Carolina

Iris Vuong, MD
Resident in Internal Medicine
Department of Internal Medicine
University of California, Davis School of Medicine
Sacramento, California

Graham Wagner, MD
Assistant Professor
Department of Physical Medicine and Rehabilitation
University of Utah
Salt Lake City, Utah

Sayed E. Wahezi, MD
Associate Professor
Department of Rehabilitation Medicine
Program Director, Pain Medicine Fellowship
Montefiore Medical Center
Bronx, New York

Gary A. Walco, PhD
Professor
Department of Anesthesiology and Pain Medicine
University of Washington;
Director of Pain Medicine
Department of Anesthesiology and Pain Medicine
Seattle Children's Hospital
Seattle, Washington

Mark S. Wallace, MD
Professor
Department of Anesthesiology
University of California, San Diego Health System
San Diego, California

David Andrew Walsh, PhD, FRCP
Professor of Rheumatology
Department of Academic Rheumatology
University of Nottingham
Nottingham, Great Britain

Ning Nan Wang, MDCM, FRCPC
Clinical Fellow
Anesthesiology and Pain Medicine
Toronto Western Hospital
Toronto, Ontario, Canada

Ajay Wasan, MD, MSc
Professor
Department of Anesthesiology and Psychiatry
University of Pittsburgh
Pittsburgh, Pennsylvania

Erica L. Wegrzyn, BS, PharmD
Clinical Pharmacy Specialist, Pain Management
Stratton VA Medical Center
Albany, New York

Karin N. Westlund, PhD
Professor and Vice-Chair for Research
Department of Anesthesiology and Critical Care Medicine
University of New Mexico Health Science Center
Albuquerque, New Mexico

David A. Williams, PhD
Professor
Department of Anesthesiology
University of Michigan
Ann Arbor, Michigan

Harriet Wittink, MD
Professor and Chair
Lifestyle and Health Research Group
Utrecht University of Applied Sciences
Utrecht, The Netherlands

Christopher L. Wu, MD
Clinical Professor of Anesthesiology
Department of Anesthesiology
Hospital for Special Surgery;
Clinical Professor of Anesthesiology
Department of Anesthesiology
Weill Cornell Medicine
New York City, New York

Tony L. Yaksh, PhD
Professor
Department of Anesthesiology
University of California San Diego
La Jolla, California

Nantthasorn Zinboonyahgoon, MD
Associate Professor
Chief, Division of Pain Medicine
Department of Anesthesiology
Faculty of Medicine
Siriraj Hospital
Mahidol University
Bangkok, Thailand

Xander Zuidema, MD, PharmD
Department of Anesthesiology and Pain Management
Diakonessenhuis Utrecht
Utrecht, The Netherlands;
Department of Anesthesiology and Pain Management
Academic Medical Center Maastricht
Maastricht, The Netherlands

译者前言

Practical Management of Pain 一书，在众多译者的辛勤努力下，终于要付梓出版了。首先要感谢中国科学技术出版社选定这样一部理论联系实际、以从事临床疼痛诊疗工作的医生为读者对象的好书，委托我组织相关专家对该书进行翻译。在华东医院麻醉科主任顾卫东教授的协助下，很快完成了翻译专家成员的遴选与沟通，并得到众多专家的一致响应。在本书翻译过程中，编审组先统一了相关专业术语的中文译名，并就体裁格式按国家统一标准进行了格式规范。这些工作为本书的后续出版流程奠定了良好的基础。虽然在整个翻译过程中遇到了很多难题，但在大家的共同努力下，最终得以顺利完成。在此，我要对所有参与此项工作的专家们表示最衷心的感谢。

疼痛是人体自有的主观感受之一。既往的生理学教科书通常将此感觉解释为人体的生理预警系统，即疼痛的出现，往往代表人体受到了外部的伤害，或者人体的某一器官发生了病变，患者应马上去就医。近年来，国际疼痛研究协会（International Association for the Study of Pain，IASP）将疼痛的感受泛化，强调患者的人权，认为只要患者有疼痛的主诉，就要尊重患者的权利，即应立即给予患者强阿片类镇痛药，这导致美国滥用阿片类药物的问题日益凸显。实际上，人们对疼痛的认识还不是很全面，从事疼痛诊疗工作的医生需要认真鉴别患者的疼痛主诉，确认是真实的客观原因导致，还是患者的觅药行为。如果将慢性疼痛简单归结为某种疾病，而忽略了它本质上仍是引发疼痛的症状，就可能将治疗引向单纯解除病痛的歧途，这是我们在从事临床疼痛诊疗工作时要特别注意的问题。本书的很多章节对此问题进行了描述，希望读者们能从中获益。

疼痛发生的原因众多，使得疼痛的诊疗也存在很多有争议之处。即使发展到现在，人们仍不能完全保证疼痛的治疗效果。疼痛的发生，特别是癌痛的发生，往往伴有突发性和持续性的特点。很多时候，即使医生给患者使用了足量的镇痛药，也难以完全满足患者的需要，反而可能导致药物过量，造成呼吸抑制，甚至导致患者死亡。显然，这些弊端都应当在临床诊疗过程中严格规避。然而，在临床实际工作中，由于条件所限，常常无法安排专人看护患者。这就造成了一种两难的境地，要么给患者足量的药物，但必须安排专人看护；要么减少药物的剂量，患者的疼痛往往难以缓解。因此，人工智能辅助的镇痛给药和患者监测系统的应用，无疑是未来的发展方向。

最后，再次感谢所有为本书顺利出版付出努力的各位同仁和老师们。由于中外术语差异，很多内容很难传神地翻译过来，也请广大读者提出宝贵意见，以便在今后的修订过程中，加以完善。

于布为

于沪上寓所

原著前言

Practical Management of Pain 于 1986 年首次出版，是一部关于疼痛管理的医学专著。2008 年，几位现任编者接手了该书的第 4 版。由于疼痛是多维度的，从第 4 版开始一直延续到现在的版本，编者主要来自麻醉学、神经学和心理学等与疼痛相关的学科。

随着我们对疼痛及其潜在机制的理解不断加深，疼痛的实用管理已经发展起来，这在本书中得到了体现。局部麻醉药、神经轴麻醉、周围神经阻滞技术和相关主题等主题被中断，转而关注与疼痛相关的主题。在这个更新和扩展的版本中，我们招募了一批优秀的临床医生和研究人员，他们在疼痛及其管理的各个方面都具备丰富的专业知识，可以提供评估和治疗疼痛患者的新近信息及有效方法。我们相信，本书真正代表了对疼痛及其管理的先进认知和理解。

为了描述该领域不断增长的知识体系，我们在本版编写时邀请了 Andrea L. Chadwick 博士加入。Chadwick 博士在纤维肌痛、非阿片类药物治疗疼痛、辐射暴露等领域具有特别的专业知识。

编写一部专著需要许多人的贡献、鼓励和支持。我们感谢作者 Michael Houston、Lisa Barnes 和 Manikandan Chandrasekaran、Baljinder Kaur，以及所有参与本书创作的人。

Honorio T. Benzon, MD
James P. Rathmell, MD
Christopher L. Wu, MD
Dennis C. Turk, PhD
Charles E. Argoff, MD
Robert W. Hurley, MD, PhD
Andrea L. Chadwick, MD

献　词

致我的妻子 Juliet，感谢你的鼓励和支持。

致我们的孩子及其配偶，分别是 Hazel 和 Paul、Hubert 和 Natalie。

致我们的孙辈，分别是 Annalisa 和 Jonathan、Hunter 和 Jackson。

感谢我的合著者与我合作了 3 个版本。

感谢所有在繁忙的日程中抽出时间编写自己章节的撰稿专家。

对于所有疼痛患者，随着基础、转化和临床的进步，我们希望你的痛苦会得到更好的理解和治疗。

Honorio T. Benzon

致 Honorio Benzon，在 COVID-19 大流行期间，本书进行了又一次修订，你以耐心、毅力和善意领导该项目；能和你一起工作是我的荣幸。

致我的妻子和孩子，Bobbi、Lauren、James 和 Cara，感谢你们的大力支持。

James P. Rathmell

谨以这部作品献给我的父母（Shy-Hsien 和 Tsai-Lien）、我的孩子（Emily 和 Alex）、我的伴侣（Cynthia Cummis）和我的导师。感谢他们的持续支持和鼓励。

Christopher L. Wu

致我的各位导师、合作者和同事；太多了，无法列出，但他们都做出了贡献。

本书极大加深了我对患者的理解，尤其是那些经历持续痛苦的患者困境。

正是各位丰富了我的旅程。感谢 Lorraine，她不仅是妻子、伴侣，更是我最好的朋友；感谢她在我们的婚姻中始终如一的耐心、宽容和牺牲。

Dennis C. Turk

致我的妻子和最好的朋友 Pat，我们一起经历了多么冒险的旅程啊！

致我们的孩子 David、Melanie 和 Emily，你们成长为独一无二、令人惊叹的成年人。

感谢 Honorio Benzon，感谢他邀请我参与这个项目，并感谢他坚持不懈的努力使得该项目以如此优秀的方式完成。对于各位合著者，我非常感谢在我们共同完成这项事业时，有机会与你们合作并向你们学习。

对于那些经历急性和慢性疼痛的人，我衷心希望我们对更深入了解疼痛机制及探索更有效治疗疼痛的坚定决心，能够促成更多疼痛缓解进行减轻痛苦。

Charles E. Argoff

感谢我的妻子和最好的朋友 Meredith，感谢她始终不变的支持。

致我的女儿 Alexandra，以及儿子 Sebastian 和 Gibson，他们是我最大的快乐。

感谢我的父母 Morrison 和 Brenda，以及我的妹妹 Erin，他们一直让我脚踏实地。

感谢我的导师 Donna Hammond、Steve Cohen 和 Chris Wu 培养了我的兴趣，必要时，约束我。

感谢我的合作者，感谢他们质疑我写在纸上的每一句话。

Robert W. Hurley

感谢我的妻子和最好的朋友 Carrie 向我展示真实性的力量。正是你的存在，让我在生活和工作中发挥出最大潜力。

致我的孩子 Stellan 和 Emmett，你们对妈妈“医生工作”的支持是无限的赞赏。请继续追寻星星；如果你忠于自己，你能取得的成就是无限的。

致 Honorio Benzon、Rob Hurley、Dan Clauw、Nirmala Abraham、Chad Brummett 和 Talal Khan，他们不仅是我的导师、赞助商，还是我的啦啦队。我对他们的指导和支持深表感谢，感谢这些年来彼此之间的友谊。

感谢那些委托我照顾他们的脆弱患者，尽管你们身处逆境，但仍愿意与我一起踏上治愈之旅。

Andrea L. Chadwick

目 录

第一篇 概 述

第二篇 基本理论

第三篇 临床评估和评价

第四篇　临床情况：评估及治疗

第五篇　药物、心理和物理药物治疗及相关问题

第六篇　神经阻滞和介入治疗技术

第七篇　特殊情况中的疼痛管理

第八篇　研究、道德、医疗保健疼痛管理的政策和未来方向

第一篇

概　述
General Considerations

第 1 章 历史是传言的精华

History Is a Distillation of Rumor

Natalie Moryl Charles Inturrisi 著
刘松彬 译 樊碧发 校

和其他疾病一样，人类治疗疼痛的历史从人类存在之初就已开始。在基督徒看来，亚当和夏娃在伊甸园的堕落给男人和女人带来了无尽的痛苦。据说，这一行为是疾病和痛苦的根源，如分娩是痛苦的，努力工作是痛苦的，生产果实需要血、汗和眼泪；把痛苦和疾病带到人类的生活；人们认为地狱及地狱之火是痛苦；期待天堂是纯洁的，令人愉悦的，并且没有痛苦。从历史的角度来看，人类有意识地将许多痛苦的经历强加给彼此，从最早的战争到最近发生在 Sandy Hook Elementary 小学（Newtown，Connecticut）和 Marjory Stoneman Douglas 中学（Parkland，Dallas）的非理性枪击事件，从耶稣受难到当代中东冲突、卢旺达种族大屠杀、爱尔兰“宗教”自相残杀，以及波斯尼亚和巴尔干半岛的冲突。所有的战争，包括一些大规模战争，如第一次世界大战和第二次世界大战、美国内战、朝鲜战争和越南战争，都伴随着无尽的痛苦、苦难和死亡。

在这些概念中，疼痛被视为一种负面体验，与疾病和死亡有关。许多疾病，如感染、瘟疫及包括癌症和 COVID-19 在内的遗传和获得性疾病，都可能导致严重疼痛。急性疼痛会带给我们教训，也就是说，我们不会在触摸热火炉并感受到短暂的剧烈疼痛后再次这样做，与之相反，慢性疼痛则没有这样的“好处”。它干扰我们的生活质量、睡眠、工作和享受生活的能力，会导致我们焦虑、抑郁和活动能力下降，这可能会加速或恶化由于不活动而导致的其他疾病。最近，社交媒体为那些经常默默忍受痛苦的人创造了一个平台，让他们可以自由分享和展示他们的经历和痛苦。社交媒体已经成为疼痛患者分享交流的有力工具。这使得疼痛患者能够在与疼痛相关的疾病（如癌症、糖尿病、AIDS 和其他疾病）的治疗过程中重塑信心。

21 世纪的医学和技术进步已经改变了许多疾病的结局，提高了患者的生存率。许多团体的文化和宗教变化也改变了患者对疾病的看法。众多宣传团队致力于促进患者和照护人员接受各种治疗方式。患者的体验不仅对自己，而且对研究、临床医生和整个医疗系统都越来越重要。患者报告结果测量信息系统（patient-reported outcomes measurement information system，PROMIS）最初由美国国立卫生研究院（National Institutes of Health，NIH）于 2001 年建立，目前已有数百名医学研究人员和心理学家参与其中，获得了约 2.5 亿美元的资金[1, 2]。进一步的研究表明，不仅患者希望反馈自己的痛苦和其他症状，医护人员也都认为定期随访患者的疼痛等症状对临床护理很有帮助。

本章重点讲述了一些重大的历史事件，这些事件促成了现在疼痛的概念成立，并成为现代医学中一个独立的专业学科。

一、疼痛和宗教

疼痛是拥有最高权力的宗教对罪恶和邪恶活动的一种惩罚形式，这一早期概念与人类一样古老。在《创世纪》中，上帝告诉夏娃，在她失宠之后，她将忍受分娩的痛苦，“我要大大增加你分娩的痛苦；你生产儿女必受痛苦，你还必恋慕你的丈夫，他必支配你”。

这种谴责使早期的克里斯提亚人接受夏娃的痛苦是其行为的正常后果，并认为这种后果是直接转移到他们身上的。因此，任何试图减少与生产和分娩相关疼痛的尝试都受到早期基督徒的强烈反对。

直到 1847 年，当 Victoria 女王在生下她的第 8 个孩子 Leopold 王子时，James Simpson 给她注射了氯仿，当时的基督徒，尤其是新教徒，才接受了无痛分娩是产科过程的一部分，而非异端的观念。

自古以来，Job 因能忍受痛苦和苦难而受到称赞。当 Job 的朋友怀疑这些苦难是否预示着他犯了什么大罪而被神惩罚时（Job x：17），Job 被神认为是一个忠实的仆人，没有犯过任何错误。他被描述为一个“完全正直”的人，一个敬畏上帝、远离邪恶的人[3]。

公元 5 世纪，St.Augustine 写道：“基督徒的所有疾病都应归咎于恶魔；他们主要是折磨刚接受洗礼的人，甚至是无罪的新生婴儿。”以此暗示即使是无辜的婴儿也不能逃脱恶魔的折磨。在公元 1 世纪，许多基督徒因为相信耶稣是弥赛亚而遭到谴责和残酷的迫害，甚至死亡。一些后来被称为殉道者的人忍受着他们的苦难，相信他们这样做是出于对基督的爱，他们觉得他们的苦难与基督在十字架上被钉死的苦难相一致[4]。这可能是心理治疗作为疼痛治疗的重要方式的最早的例子。因此，当今一些具有强烈宗教信仰的癌症患者将他们的痛苦和苦难视为通往永恒救赎之旅的一部分。这一概念已经促成了一些科学性和政府资助性的研究，评估祈祷对控制癌痛的治疗作用。

为了充分理解疼痛的历史概念，反思“疼痛患者”一词的起源是很重要的。“疼痛”（pain）这个词来源于拉丁语“*poena*”，意思是“惩罚”。“患者”（patient）这个词来源于拉丁语“*patior*”，意思是“忍受苦难或痛苦”。因此，在古代，人们认为经历疼痛的人是在接受惩罚，这种惩罚要么是由神施加的，要么是为了向神平息自己的罪过，这一点并不是太离谱[5, 6]。

在一些文化中，疼痛的部落概念来自一种信念，即疼痛来自身体外部的“入侵”。这些“入侵者”被认为是神派来作为惩罚的恶灵。在这种情况下，药师和萨满的存在蓬勃发展，因为他们被指派治疗与内部疾病相关的疼痛综合征。由于人们认为鬼神通过不同的途径进入身体，理性的治疗方法旨在阻断鬼神选择的特定途径。

在埃及，左鼻孔被认为是疾病进入的特定部位。这一观点得到了 Papyri 和 Berlin 的证实，他们指出，头痛的治疗方法包括通过打喷嚏、出汗、呕吐、排尿，甚至环钻术来排出有害的鬼神[7, 8]。在新几内亚，人们相信邪恶的灵魂通过矛或箭进入体内，然后产生自发的疼痛。因此，萨满有时会从使人痛苦的伤口中清除邪恶的灵魂，并用他的特殊力量或特殊药物摧毁它。埃及人在治疗某些疼痛时，会把一条尼罗河的电鱼放在伤口上以减轻疼痛[8, 9]。由此产生的减轻疼痛的电刺激实际上通过一种类似于经皮神经电刺激（transcutaneous electrical nerve stimulation，TENS）的机制起作用，这种机制现在经常被用于治疗疼痛。埃伯斯莎草纸是一份古埃及手稿，包含了各种各样的药理学信息，描述了许多技术和食谱，其中一些仍然有效[8, 9]。

早期的印第安人认为疼痛起源于心，而中国人和印度人则认为疼痛可能起源于身体的多个点，或者疼痛可能会自我延续[10]。因此，人们试图通过打针来排出体内的这些“痛点”，这一概念可能催生了针灸疗法的原理，它已经有 2000 多年的历史[11]。

古希腊人最早认为疼痛是一种可能源于周围刺激的感觉功能[12]。亚里士多德认为疼痛是由某种形式的肉体刺激引起的中心感觉，而柏拉图假设大脑是所有外周刺激的目的地。亚里士多德提出了心脏是疼痛的起源或处理中心的概念。他的假设是基于这样一个概念：血液将多余的生命热量传导到心脏，进而调节和感知疼痛。由于他的著名声誉，许多希腊哲学家追随亚里士多德，接受了心脏是疼痛处理中心的概念[13]。相比之下，另一位希腊哲学家 Stratton 和其他杰出的埃及人，包括 Herophilus 和 Eistratus，不同意亚里士多德的观点，支持柏拉图提出的大脑是感知疼痛的部位的概念。他们的理论被实际的解剖研究所证实，这些研究显示了周围神经系统和中枢神经系统之间的联系[14]。

然而，关于大脑和心脏谁是疼痛的中心的争论仍在继续。直到 400 年后，罗马哲学家 Galen 重新审视了埃及人 Herophilus 和 Eistratus 的著作，并极力地重新强调了中枢神经系统的模型。尽管 Galen 的工作很有说服力，但直到 20 世纪才得到人们的认可。

在罗马帝国时期，人们在理解疼痛是一种与身体其他感觉相似的感觉方面取得了稳步的进展。解剖学和生理学（在较小程度上）的发展帮助确立了大脑是处理疼痛的中心，而不是心脏[15]。在取得这些进展的同时，治疗方式的发展也取得了进展，包括使用药物（如阿片），以及热刺激、冷刺激、按摩、环钻和锻炼，来治疗疼痛类疾病。这些发展促成了外科治疗疾病原则的确立。电最早是由那个时代的希腊人使用的，他们利用电鱼的电来治疗关节炎和头痛。静电发生器，如 Leyden 瓶，在中世纪晚期开始使用，使得电疗法作为治疗疼痛等医学问题的一种方式重新出现。然而，在电疗法作为一种医疗方式的发展中有一个相对的停滞，直到 19 世纪电池的发明。人们曾多次尝试将其作为一种有效的疗法重新使用，但这些概念并没有流行起来，基本上只被江湖骗子和默默无闻的科学家和从业人员使用。

几个世纪以来，许多麻醉 / 镇痛的模式得到了发展和改进，其死亡率和发病率已经可以忽略不计。全身麻醉是由 William Morton 在 1846 年正式发明的。1847 年，尽管镇痛法缓解分娩疼痛的概念被认为是异端和非基督教的，但 Simpson 在 Victoria 女王生产她的第 8 个孩子 Leopold 王子时，用氯仿改善了她的阵痛 [9]。这一行动使分娩期间减轻疼痛的做法合法化。与此同时，空心针和注射器也被发明出来了。这个时代已经发现了许多局部麻醉药。1888 年，Corning 描述了使用局部麻醉药可卡因来治疗神经疼痛。用于手术和疼痛障碍的局部和区域麻醉的技术已迅速普及。

麻醉学的发展史充满了对镇痛尝试的抵抗，有时甚至是暴力的例子。在 19 世纪中期，来自美国佐治亚州的 Crawford Long 试图发展和提供麻醉，但当时该州的基督徒认为他的学术活动是异端。因此，他不得不从乔治亚州逃命到得克萨斯州。尽管手术麻醉在 19 世纪晚期已经得到了很好的发展，但在麻醉可广泛用于外科手术之前，对其使用的宗教争议是要有教皇 Pius 十二世批准 [6]。教皇 Pius 十二世写道：“患者，为了避免或减轻痛苦，可以不受良心的不安，使用科学发现的方法，这些方法本身并非不道德的。”最近，教会支持姑息治疗，并用于治疗绝症患者的难治性症状，只要它是适当的，包括在生命结束时使用大剂量阿片类药物或镇静药进行疼痛管理(即使生命缩短）。教皇 John Paul 二世说：“此外，虽然不应该让疼痛患者放弃使用镇痛药，但应根据疼痛度调整剂量。”（http://www.ldysinger.stjohnsem.edu/@magist/1978_JP2/Addresses/04_11_pal-care.htm）

二、疼痛和疼痛理论

在整个中世纪和文艺复兴时期，关于疼痛的起源和处理中心的争论一直很激烈。运气在大脑理论和心脏理论的支持者之间摇摆不定，取决于哪一种理论更受青睐。

血液循环的发现支持了 William Harvey 的“心脏是痛觉焦点”的理论，心脏理论的支持者似乎获得了成功。然而，Descartes 强烈反对 Harvey 的学说，他认为疼痛是由于周围损伤，经神经传导到大脑的，这一描述形成了第一个基本合理的疼痛理论，即特异性理论 [16]。在他 1664 年的 *Treatise of Man* 中，René Descartes 追溯了疼痛的传导通路，并将疼痛描述为“一种特殊的感觉，它有独立于触觉和其他感觉的感觉器官”。

在 19 世纪 50 年代，通过检查脊髓切口的影响，Schiff [16] 证明了触觉和疼痛是相互独立的感觉。他假设疼痛有自己特定的神经系统通路，从脊髓到大脑。Bliz [17]、Goldscheider [18] 和 Frey [19] 沿着同样的思路进行了进一步的研究，他们提出了疼痛、触觉、热觉和冷觉感受器的概念。

在 18 世纪和 19 世纪，新发明、新理论和新思维不断涌现。这一时期被称为科学革命时期，出现了几项重要的发明，包括发现氧化亚氮的镇痛特性，随后发现了局部麻醉药（如可卡因）。解剖学也迅速发展成为科学和医学的一个重要分支；最值得注意的是，发现了脊髓的解剖分为感觉（背侧）和运动（腹侧）部分。1840 年，Mueller 根据解剖学研究提出，存在一个特定神经能量的直通系统，在这个系统中，来自特定感觉的特定能量沿着感觉神经传递到大脑 [20]。Mueller 的理论使 Darwin 提出了疼痛的加强理论 [21]，该理论认为疼痛的感觉不是一个单独的模态，而是由任何模态的足够强度的感官过载导致。这个理论被 Erb [22] 修正，然后被 Goldscheider [18] 扩展，包括刺激强度和刺激的中心总和的作用。尽管加强理论很有说服力，但争论仍在继续，到了 20 世纪中期，特异性理论被普遍接受为更合理的疼痛理论。

有了这个官方的认可，尽管没有得到当代科学界一致的支持，疼痛治疗的策略开始专注于识别和阻断疼痛途径。这个趋势是一把双刃剑，好的方面是，它引导许多研究人员探索可能阻断疼痛通路以减轻疼痛的外科技术，不好的方面是，它使医学界有了半个多世纪的偏见，使他们相信疼痛通路和它们的中断是疼痛之谜的全部答案。这一趋势始于19世纪晚期，由Letievant率先描述了治疗神经痛的神经切开术技术[23]。随后，出现了针对慢性疼痛的各种外科干预手段，包括神经根切开术、脊髓切断术、白质切开术、神经束切开术、髓鞘切开术，以及其他一些旨在中断中枢神经系统以减少疼痛的手术方法[24]。大多数这些技术都是灾难性的失败，不能缓解疼痛，偶尔会导致比以前更剧烈的疼痛。

三、疼痛作为一种疾病

早期哲学家们所认识到的疾病主要特征包括发热、发红、肿块（即肿胀）和悲伤（即疼痛）。疼痛医学史上的一个重要亮点是认识到，即使热、红、肿消失，疼痛仍可持续，有时对各种治疗方式没有反应。当疼痛在疾病的自然过程结束后持续很长时间，慢性疼痛综合征就会发展成具有典型临床特征的症状，包括抑郁、残疾、失用和活动能力下降，导致其他疾病，如肥胖和关节炎恶化。慢性阿片类药物暴露会增加另一种慢性疼痛伴随疾病的风险，在某些情况下，可能会因依赖和阿片类药物使用障碍（正式名称为成瘾）而复杂化。John Dryden曾经写道：“人类所能获得的所有幸福都不是快乐，而是从疼痛中得到的休息。”因此，许多致命的无痛的疾病反而没有那些相对平常、疼痛的疾病令人恐惧。

医生和治疗师已经把注意力集中在控制疼痛上。因此，在治疗癌症时，成功治疗的一个重要衡量标准是相关疼痛得到有效缓解。尽管医学上取得了许多技术进步，但直到在过去10～20年里，将慢性疼痛作为一种需要针对疼痛原因和疼痛本身进行专门评估、检查、诊断和专门治疗干预的疾病实体来处理，才取得了重大进展。

四、20世纪的疼痛学

1907年，Schlosser报道了将酒精注射到受损和疼痛的神经，发现可以显著缓解长时间的神经性疼痛。类似的治疗报道来自结核和肿瘤侵袭引起的疼痛病例[25]。在1926年和1928年，Swetlow和White分别报道了在胸交感神经节内注射酒精治疗慢性心绞痛。1931年，Dogliotti描述了将酒精注射到颈部的蛛网膜下腔以治疗癌症引起的疼痛[26]。

战争推动了创伤治疗的发展。在第一次世界大战期间（1914—1918），许多伤痛都与创伤有关（如肢体断离、周围血管功能不全和冻伤）。在第二次世界大战中（1939—1946），出现了周围血管损伤、幻肢痛和许多交感神经介导的疼痛综合征。Leriche发明了用普鲁卡因阻断交感神经的技术来治疗战争造成的损伤[27]。John Bonica是第二次世界大战期间的一名军医，他认识到，用现有的单一性方法来处理退伍军人的战争伤害和其他痛苦状态是严重不足的[28]。这使他提出了多学科、多模式管理慢性疼痛的概念，包括行为评估和治疗。John Bonica还强调了一个事实，即各种疼痛都没有得到充分的治疗；他的工作取得了成果，因为他被公认为“疼痛之父”，他推动了许多国家和国际疼痛组织的成立。John Bonica的不朽遗产是1953年首次出版的历史性著作*Management of Pain*。他在西雅图华盛顿大学创立的诊所至今仍是多学科治疗慢性疼痛的典范。他的工作同样促成了美国疼痛学会（American Pain Society，APS）和国际疼痛研究协会（IASP）成立。麻醉学是作为外科分支发展起来的，直到第二次世界大战之后才成为独立学科。随着新的局部麻醉药的发现，区域麻醉开始在美国蓬勃发展。Bonica的妻子分娩时非常困难，这促使Bonica医生关注分娩镇痛方面的缺口。在20世纪，他在推动硬膜外麻醉的安全应用、控制分娩疼痛方面产生了重要影响。随着1954年Wooley和Roe病例的负面影响，区域麻醉在英国遭遇了重大挫折，在这两个病例中，脊髓麻醉后发生了严重和不可逆的神经损伤。英国花了30多年的时间才完全克服这一挫折，并使区域性麻醉在英国被广泛接受。一些人对区域麻醉的发展做出了重大贡献，包括Corning、Quincke-August Bier、Pitkin、Etherington-Wilson、Barker和Adriani。

Melzack和Wall在1965年发表的闸门控制理论[29]为疼痛研究做出杰出贡献。这一理论建立在先前疼痛专一性和加强理论的基础上，为理解疼痛机制和发展其他概念提供了良好的科学基础，在此基础上提出了一些合理的假说。闸门控制理论强调了上行和下行调节系统的重要性，并为不同疼痛综合征的管理提供了一个坚实的框架。闸门控制理论几乎直接促进了疼痛作为一门科学学科合法化，不仅促成了许多建立在该理论基础上的其他研究，而且还使疼痛医学作为一门科学走向成熟[30]。因此，美国疼痛医学学会（American Academy of Pain Medicine，AAPM）、美国区域麻醉和疼痛医学学会（American Society of Regional Anesthesia and Pain Medicine，ASRA）、IASP和世界疼痛学会（World Institute of Pain，WIP）已经成为重要和负责任的组织，处理疼痛医学的各个方面，包括教育、科学、认证和疼痛医学专业成员的资格认证。

世界卫生组织（World Health Organization，WHO）癌症部主任Jan Sternsward博士与国际癌症协会合作，重点关注全世界癌症患者的癌症疼痛和姑息治疗。1982年，来自IASP的代表，包括Mark Swerdlow、John Bonica、Robert Twycross、Kathleen Foley和Fumi Takeda等在意大利会面，并最终制订了1986年题为*Cancer Pain Relief*的报告。WHO通过IASP发表了一项声明，宣布减轻疼痛是一个人权问题，并呼吁会员国提供镇痛药物，包括列入WHO基本药物清单的口服吗啡。

纪念Sloan Kettering医院是评估癌痛新药的主要单位。一位年轻的内科医生Raymond Houde博士，在研究护士Ada Rogers和心理学家Stanley Wallenstein的协助下，于1951年开始研究阿片类药物的药理学，包括阿片类药物的等效镇痛剂量。从哈佛大学的Henry Beecher和他自己在密歇根大学对学生志愿者的试验中，他了解到对疼痛的感知受到多种变量的影响，包括情绪状态、对未来的期望或恐惧、既往用药史及治疗史，以及疾病本身的病程。Houde细致且对患者关怀的方法在20世纪50年代末被公认为是镇痛试验的标准。神经学家Kathleen Foley把各种方案汇集在一起，形成了美国第一个在癌症诊疗中指定的疼痛服务。除了Houde和Ada Rogers博士，研究团队包括Cornell医学院药理学教授Charles Inturrisi和神经学教授Gavril Pasternak，后者正在建立一个研究大脑中阿片受体的实验室。这个项目结合了基础研究和临床研究，以及一项培训计划和一项针对复杂疼痛的支持治疗计划，该计划由一位博士护士Nessa Coyle发起。Kathleen Foley博士发表了第一个癌痛综合征的分类方法。

五、疼痛学和心理学对其的影响

只有认识到心理学家的显著贡献，疼痛医学的历史才是完整的。他们影响深远的基础和临床研究是痛觉概念变革过程中不可或缺的一部分[31]。例如，在20世纪早期，由于对疼痛感知所涉及的神经解剖通路和神经生理机制缺乏了解，大脑皮质在疼痛感知中的作用存在争议[32, 33]。这场争论直到Wall和Melzack于1965年提出门控理论才基本结束[29]。门控理论在随后的研究中经受住了时间的考验，这些研究使用了现代脑成像技术，如PET、fMRI，SPECT也显示了疼痛传导过程中多处大脑皮质和皮质下兴奋位点的活跃。疼痛感受心理方面的进一步阐述包括三个心理维度：感官辨别、情感产生和认知评估[34]。

心理学研究人员通过重新认识疼痛感受的病因学和治疗策略，极大地扩展了疼痛医学领域。早期疼痛研究人员将痛觉定义为躯体病理或心理因素的产物。然而，心理学研究人员通过对生物医学和社会心理因素之间复杂相互作用的研究，强有力地质疑了这种误解[35-37]。

这种从生物－心理－社会学角度理解疼痛的方法促使人们认识到，疼痛是一种复杂的感知体验，受到情绪、社会和环境背景、文化背景、信仰、态度和期望等一系列生物－心理－社会因素的调节。当强烈的痛苦经历转变为慢性现象时，这些生物－心理－社会方面的异常会永久伴随。因此，慢性疼痛影响人的各个方面，给个人和社会造成巨大损失。因此，这种多模式疼痛病因学需要一种多模式治疗策略，以获得效优价廉的最佳治疗结果[38, 39]。

心理学领域的其他贡献包括将行为矫正技术用于疼痛管理。认知行为干预、意象导引、生物反馈和自生训练等方法由门控理论发展而来。此外，神经调节治疗模式，如TENS、周围神经电刺激、脊髓电刺激和深部脑刺激，逻辑上也是由门控理论概念演化而来。

对介入治疗患者的术前评估是心理学领域另一个有价值的历史性贡献。心理学家在筛选患者方面的专业知识，不仅有助于提高疼痛治疗的有效率，也有助于辨别不适合进行疼痛治疗的患者。因此，心理学家对诊断和提高疼痛治疗药物的性价比和效用做出了积极贡献。心理学家对癌症疼痛患者的治疗做出了巨大的贡献。由Jimmie Holland博士等主导的癌症心理学研究推动了肿瘤心理学新领域的发展，这对于解决癌痛患者的痛苦至关重要。

六、与疼痛相关的机构

（一）世界卫生组织

1945 年，当外交官们开会组建联合国时，他们讨论的问题之一是建立一个全球卫生组织。1 年后，在纽约举行的国际卫生会议批准了 WHO 章程。1986 年，WHO 发布了第一份镇痛阶梯疗法和一份关于癌症疼痛的详细报告，强调了癌症疼痛的患病率和评估、治疗上的不足、推荐的治疗方式、对于医务工作者和公众宣教的必要性。在为数不多的几个国家中，美国有 IASP 主席 John J. Bonica 博士和纽约 Sloan Kettering 癌症中心神经科疼痛服务中心的主席 Kathleen Foley 博士作为代表。

（二）国际疼痛研究协会

IASP 是疼痛领域最大的多学科国际协会。IASP 成立于 1973 年，由医学博士 John J. Bonica 创立，是一家致力于进一步研究疼痛和改善疼痛患者护理的非营利专业组织。成员涵盖科学家、医生、牙医、心理学家、护士、理疗师和其他积极参与疼痛治疗的健康专业人员，以及对疼痛诊疗有特殊兴趣的人。IASP 拥有 100 多个国家分会的成员。

IASP 的目标是推动对疼痛机制和症状的研究，并改进临床疼痛的管理。*Pain* 是传播新信息的工具之一。此外，协会还推动和赞助了非常成功的两年一度世界的大会及其他会议。IASP 鼓励各国制订章节，以便各国完成 IASP 的国际使命。此外，IASP 鼓励采用统一的疼痛和疼痛综合征分类、命名和定义。

IASP 内的包括儿童疼痛、神经病理性疼痛、草药和癌症疼痛。IASP 还促进和管理慢性疼痛研究计划，为全世界有资质的候选人提供帮助。

（三）美国疼痛学会

由于公众对疼痛管理和研究的兴趣日益增长，以及 IASP 美国东部和西部分会的成立，APS 于 1977 年国家疼痛组织特设咨询委员会会议后成立。其主要职能是通过基础和临床疼痛研究人员与临床医生之间的跨专业合作，在国家层面上执行IASP的任务。由于奥施康定滥用丑闻，APS 于 2019 年根据第七分会规定破产而解散。APS 坚持认为，它是阿片危机的另一个受害者，因为它“在与阿片处方和滥用有关的许多虚假诉讼中被作为被告”。尽管 APS 已经解散，但其期刊 *Journal of Pain* 仍然独立于 APS。美国疼痛研究协会是美国疼痛研究人员的一个新的专业协会。

（四）康复设施认证委员会

1983 年，康复设施认证委员会（Commission on Accreditation of Rehabilitation Facilities，CARF）是第一个为疼痛诊所和疼痛治疗中心提供认证系统的机构。CARF 模式是基于强调疼痛患者的身体和心理–社会康复的康复系统。CARF 促进了多学科疼痛管理计划，不仅提供了医疗方法，还提供了用于疼痛管理的强制性心理和物理治疗方法。其主要目标包括一些客观指标，如提高身体功能、减少药物摄入和重返工作岗位等。

（五）美国疼痛医学学会

AAPM 于 1983 年在华盛顿 APS 会议上成立，当时一群医生成立了独立的美国疼痛学会，后来更名为美国疼痛医学学会。他们的目标是通过制订统一的培训和认证标准来解决疼痛医生评估方面的不足。AAPM 赞助了美国疼痛医学院，该学院于 1992 年组织、发展并管理了第一次资格认证考试。美国疼痛医学院现在不再被称为美国疼痛医学委员会（American Board of Pain Medicine，ABPM）。AAPM 的目标包括通过研究、教育和医保报销促进优质医疗发展。AAPM 最初的期刊 *Clinical Journal of Pain* 不隶属于任何疼痛医学协会。AAPM 目前的期刊是 *Pain Medicine*，这两种期刊都受到广泛认可。

（六）美国区域麻醉和疼痛医学学会

ASRA 是最大的麻醉学亚专业医学协会，也是局部麻醉和急慢性疼痛医学的领导者。该协会总部设在美国，其他区域麻醉学会设在欧洲、亚洲和拉丁美洲。国际局部麻醉学会已将其被高频引用的期刊 *Regional Anesthesia* 的名称改为 *Regional Anesthesia and Pain Medicine*。

（七）美国介入疼痛医师学会

美国介入疼痛医师学会（American Society of Interventional Pain Physicians，ASIPP）是一个代表介入疼痛医生权益的全国性组织。该协会由 L.Manchikanti 博士等于 1998 年创立，旨在促进在包括医院、门诊手术中心和医疗办公室等多种环境提供介入性疼痛管理服务。ASIPP 已成功成为镇痛药的政策和监管方面的倡导者。ASIPP 期刊 *Pain Physician* 已被纳入 SCI。

（八）美国临终关怀及姑息医学学会

美国临终关怀及姑息医学学会（American Academy

of Hospice and Palliative Medicine，AAHPM）成立于 1988 年，是一家临终关怀医师学会，1996 年更名为 AAHPM，以反映该组织的目标，即不仅在生命末期，还在整个疾病发展过程中，从确诊到最终存活或生命终结，控制疼痛和其他症状。AAHPM 与美国临终关怀和姑息医学委员会密切合作，并通过与一家久负盛名的 *Journal of Pain and Symptom Management* 期刊的合作传播其研究成果。AAHPM 的多学科目标包括提供教育和临床实践标准，促进研究，以及为慢性病和绝症患者及家属提供公共政策宣传。

（九）美国口腔颌面部疼痛学会

美国口腔颌面部疼痛学会（American Academy of Orofacial Pain，AAOP）是一个由专业医护人员组成的组织，致力于通过口面疼痛和相关疾病领域的教育、研究和患者护理来缓解患者痛苦。AAOP 的目标包括为口腔面部疼痛和颞下颌关节紊乱病的诊断和治疗制订可接受的标准，赞助研究和年度会议。*Journal of Oral and Facial Pain and Headache* 是其连同欧洲、亚洲、澳大利亚和新西兰口腔面部疼痛学会共同的杂志。

（十）美国疼痛管理学会

美国疼痛管理学会（American Academy of Pain Managemen, AAP Management）成立于 1988 年，2016 年更名为综合疼痛管理学会（Academy of Integrative Pain Management, AIPM）。AIPM 促进了一种综合性、跨学科的疼痛管理模式。AIPM 于 2019 年结束运营。

（十一）美国疼痛管理护理学会

美国疼痛管理护理学会（American Society for Pain Management Nursing，ASPMN）成立于 1990 年，是一个专业护士组织，致力于为疼痛患者提供专业护理，向公众提供关于表达自身疼痛需求的教育，并为疼痛管理领域的护士提供交流网络。ASPMN 的期刊是 *Pain Management Nursing*。

（十二）国际头痛协会

国际头痛协会（International Headache Society，IHS）总部设在伦敦。它在全球享有领导地位，并以其头痛疾病国际分类而闻名，现已出版第 3 版。另一个值得注意的指南是他们的口面部疼痛国际分类。此外，他们的期刊 *Cephalalgia* 的影响因子相当高。

（十三）世界疼痛学会

WIP 是一个国际组织，旨在通过国际研讨会的培训，以及通过通讯、科学研讨会和出版物实现临床医生和教育的交流，在全世界推广疼痛治疗的最优实践方案。

WIP 最重要的举措之一是制订国际考核程序，以认证合格的介入疼痛医生。参试者在熟练掌握疼痛理论知识和介入手术操作技能后，将被授予介入疼痛实践会员（Fellow of Interventional Pain Practice，FIPP）的称号。此外，WIP 期刊 *Pain Practice* 被引入 SCI，并具有较高的影响因子。

（十四）脊柱介入学会

前身为国际脊柱注射学会的脊柱介入学会（Spine Intervention Society，SIS）以其在介入性疼痛医学领域的领先地位而闻名。他们里程碑式的脊柱诊断和治疗程序实践指南是脊柱介入治疗的金标准。其与 AAPM 一起合办的杂志是 *Pain Medicine*。

（十五）国际神经调节学会

国际神经调节学会（International Neuromodulation Society，INS）成立于 1989 年，是一个独特的多学科的国际学会，其成员不仅由临床医生和科学家组成，还包括致力于神经调控科学发展和认识的工程师。神经调控是指通过向身体的靶点提供电刺激或化学制剂来改变神经活动。INS 通过会议和 *Neuromodulation* 期刊促进该领域的发展。

（十六）美国疼痛基金会

美国疼痛基金会（American Pain Foundation，APF）于 1997 年由 APS 创立，APF 是第一个专门针对各种重度疼痛相关疾病的人们提供服务的疼痛组织。其目标包括对患者进行教育，促进人们认识到疼痛是健康的一个关键问题，以及帮助患者获得适当的医疗护理。遗憾的是，由于财政困难，该组织于 2012 年初解散。

（十七）国际临终关怀和姑息治疗协会

国际临终关怀和姑息治疗协会（International Association of Hospice and Palliative Care，IAHPC）成立于 1980 年。从此，临终医师学会得以发展。成立了两个新的独立组织：AAHPM，以及国际临终关怀研究所和学院。IAHPC 作为一个全球性平台，旨在激励、告知和授权个人、政府和组织增加获取姑息治疗的机会并优化姑息治疗临床实践。

（十八）世界安宁缓和医疗联盟

世界安宁缓和医疗联盟（Worldwide Hospice Palliative Care Alliance，WHPCA）是一个国际非政

府组织，包括来自100多个国家的成员，专门关注全球的临终关怀和姑息护理发展。

（十九）国际儿童姑息治疗网络

国际儿童姑息治疗网络（International Children's Palliative Care Network，ICPCN）是唯一一个致力于改善儿童姑息治疗的全球组织。ICPCN因其领导能力、丰富的教育资源及分布在120多个国家的成员网络而受到全世界认可。

七、疼痛与临终关怀运动

临终关怀是中世纪的一个术语，代表着一个欢迎圣地朝圣者的休息场所。临终关怀的概念可以追溯到罗马皇帝Julian的统治时期，当时罗马的一位女主妇Fabiola为生病和健康的旅行者创造了一个地方，并照顾着垂死的人[40]。一般来说，医院被视为基督教机构，在中世纪，大多数医院被用作收容所，反之亦然[41]。

17世纪的天主教神父St.Vincent DePaul在巴黎建立了Sisters of Charity，作为穷人、患者和垂死者的家园。随着运动不断发展，新教牧师Fliedner于100年后创立了Kaiserwerth。Sisters of Charity和Kaiserwerth的修女陪同Florence Nightingale前往克里米亚照顾受伤的士兵[42]。

1902年，爱尔兰Sisters of Charity成立了St. Joseph Hospice。50年后，Cecily Saunders成为英国St. Christopher's Hospice的创始人和医学总监。她最初接受护士培训，并在第二次世界大战期间服役。受伤后，她接受了社会工作者的培训。随后，她对晚期癌症患者管理产生了浓厚的兴趣，并在医学院接受了培训，成为一名医生。

她强调了临终时疼痛控制、相信患者的疼痛主诉、定期进行疼痛评估的重要性，并提出阿片类药物应按时给药，而非按需给药[43]。由于她的努力和领导，她被视为"姑息治疗之母"，并因其对临终关怀运动和临终癌症患者诊疗的贡献而被封为爵士。Saunders的理念如今得到了医学院和护理院的认可。

八、疼痛和姑息治疗

姑息治疗是一个较新的专业。术语姑息来自中世纪拉丁语"palliativus"，即"隐匿"或掩盖、减轻或缓解。姑息治疗是为了提高癌症等严重或危及生命的疾病患者的生活质量。其目的是尽早预防或治疗疾病的症状和不良反应，以及任何相关的心理、社会和精神问题。姑息治疗的组成部分包括疼痛管理、研究、教育和宣传。

九、阿片危机

在推动患者充分报告疼痛，并宣传牙科、外科和医疗干预的无痛效果为目标，以及直接向患者进行药物广告宣传的过程中，阿片处方和阿片过量开始增加，并在2017年达到顶峰[44]。第一波是由美国疾病控制与预防中心（Centers for Disease Control，CDC）、美国国家及机构指南处理的处方类阿片滥用引起的[45]。不幸的是，一些处方类阿片成瘾患者继续滥用街头毒品，包括二乙酰吗啡和非法芬太尼。

几家被州检察长起诉的制药公司同意达成总和解，以支付阿片类药物危机的费用。因此，非阿片类药物的处方增加了，寻找非阿片镇痛药已成为研究和制药公司的优先事项。研究阿片成瘾的治疗方案已成为联邦政府的优先事项之一，因此，丁丙诺啡－纳洛酮药物辅助成瘾治疗可通过初级保健和其他经认证的临床医生获得。这已经成为美沙酮的替代选择，对于患者来说更容易获取。自新冠肺炎以来，阿片类药物过量死亡人数有所增加。

十、疼痛与未来

IASP、WIP、IHS、AAPM、ASRA、ASIPP及许多其他致力于疼痛和疼痛管理的国际、各国各地区组织的贡献，促进了研究、创新技术、新药开发、知识传播，以及地方、国家和国际联网。疼痛从业者和研究者不再是彼此孤立的，一批出版的文章和教科书现已涵盖了疼痛医学的广泛主题。通过美国麻醉学委员会（American Board of Anesthesiology，ABA）的附加资格证书可获得官方认证。此外，WIP通过考试提供FIPP认证。一些组织目前正在提供超声介入疼痛手术的基本知识和专业知识的认证。

通过患者报告结果（patient-reported outcomes，PRO）和社交网络反映患者的意见，新的患者－医疗保健工作者关系得以建立。公共科研机构的数据及对性价比的日益关注表明，与疼痛相关的科学界必须制定可靠和可重复的结果测量方法，以保持疼痛管理的高质量、可信度、完整性和能力。

要 点

- 单词“pain”来源于拉丁语“poena”，意思是“惩罚”。单词“patient”来源于拉丁语“patior”，意为“忍受苦难或痛苦”。
- 在麻醉学发展的历史中，尝试缓解疼痛却遭到抵抗甚至遭到暴力的例子比比皆是。
- 解剖学和生理学的发展有助于确定大脑，而不是心脏，是处理疼痛的中心。
- 由 Descartes 提出并由 Schiff 修订的特异性理论的宗旨是，包括疼痛在内的每种感觉方式都是通过一条独立的途径传递的。
- 使用氯仿为 Victoria 女王的分娩疼痛提供麻醉，促使分娩镇痛合法化。
- Bonica 在西雅图华盛顿大学成立的诊所仍然是多学科慢性疼痛管理的典范。
- Sloan Kettering 癌症中心制订的疼痛计划是第一个癌症疼痛诊疗计划，它仍然是用于癌症疼痛的管理和研究的多学科疼痛和姑息护理的典范。
- 研究领域的一个突出贡献是 Melzack 和 Wall 于 1965 年提出的门控理论。
- 心理学研究人员通过重新认识疼痛感受的病因和治疗策略，极大地推进了疼痛医学领域。
- 包括 IASP、ASRA、AAPM、ASIPP、WIP、SIS、IHS 和 INS 在内的一些组织促进了疼痛医学的科研和实践。疼痛医生由 ABA 和 ABPM 认证。

第2章 急慢性疼痛的分类

Classification of Acute Pain and Chronic Pain Syndromes

Juan C. Mora Rene Przkora Matthew Meroney 著
高 蕾 译 张达颖 校

一、疼痛的定义

2020年，IASP更新了疼痛的定义。自1979年发布以来，疼痛在医学界的定义40多年没有改变，其描述非常重要且被大众认可[1]，“一种与组织损伤或潜在组织损伤相关（或描述类似的损伤）的不愉快的主观感觉和情感体验”。1年后，随着对疼痛更深层次的理解和新的研究发现，IASP认识到修改疼痛定义的必要性。为此，IASP成立了一个由14名成员组成的专家工作组。经过2年的讨论，将2020版疼痛定义更新[2]为“一种与实际或潜在组织损伤相关或类似相关的不愉快的感觉和情绪情感体验”。新的定义更好地包括了无法用语言表达自身疼痛的人，如婴儿和老年患者。

要想完全理解这个定义，还需要注意以下几点[2]。

1. 疼痛是一种受生物－心理－社会因素影响的个人体验。

2. 疼痛不能仅根据感觉神经元或痛觉感受器的活性来推断。

3. 每个人都会通过生活经历理解疼痛的概念。

4. 疼痛经历的述说应该得到尊重。

5. 尽管疼痛有重要的适应性属性，但它仍可能对机体功能、社会和心理健康有不利影响。

6. 语言描述只是表达痛苦的几种行为之一，无法沟通并不能否定经历痛苦的可能性。

二、疼痛分类

分类学（taxonomy）源自希腊词汇“tasso”（安排）和“nomia”（规则或法律），它被定义为使用层次关系排列的概念组织。建立医学分类的目的是为了符合临床实际需求，包括交换标准化信息，便于统计学比较，改进国家和国际的研究水平。一个理想的分类应该具有全面、生物学上可信、可靠和详尽的特征，而且每一项都应该是独立并相互排斥的。然而，在医学分类学中，实现上述要求具有非常大的挑战性[3]。

目前，不同的医学学科有多种分类、分组和描述方法。最著名的是国际疾病分类（international classification of diseases，ICD），它包括多种诊断，并在世界范围内使用。与疼痛相关的分类也已制定出来。目前，精神疾病的分类可在《精神疾病诊断与统计手册（第5版）》（Diagnostic and Statistical Manual of Mental Disorders–Ⅴ，DSM–Ⅴ）中找到。头痛的分类可在国际头痛疾病分类（international classification of headache disorder，ICHD）中找到。急性疼痛的分类可以在ACTTION-APS-AAPM急性疼痛分类法中找到。慢性疼痛的分类由IASP提供。

三、ICD

1793年，法国Bossier de Sauvages de Lacroix（内科医生和植物学家，博士）首先提出10种主要病理条件的分类，再细分为2400种独立的疾病。这被认为是ICD的起源[4]。1853年，在国际统计大会上制定了一项计划，建立一个世界范围内的死因分类系统。这项工作于1893年完成，名为“国际死因列表”。包括美国在内的多个国家都使用这份列表，并在1938年之前每10年更新一次。1948年，WHO接管此分类系统，将其重新命名为ICD，并拓展列表，使其不仅包括死亡率，还包括发病率[4]。ICD-6是第一个包括精神障碍的版本。从1977年的ICD-9开始，该疾病列表包含4级分类和可选的5级亚分类，做到尽可能详细。1992年，ICD-10引入了字母编码，极大提高了编码的特异性，将其从 17 000 个代码扩展到将近 155 000 个代码。在这个版本中，分类条件依据包括发病原因、病变系统、症状和精神类疾病类型等[3]。经过临床修正，ICD-10 于 2015 年在美国正式被批准实施。

最新版的 ICD-11 于 2018 年发布，并于 2019 年获得世界卫生大会批准。经过 IASP 专家的努力，此版本更具灵活性和实用性。在慢性疼痛的定义方面有很大的优势，旧版认为慢性疼痛只与病理生理机制有关，而忽略了心理和社会因素，此版本弥补上述空缺[5]。在临床工作中，慢性疼痛仍然被定义为持续 3 个月以上的疼痛。其中相关的改变是进行了原发性和继发性疼痛综合征的区分，包括定义“慢性原发性疼痛”。这一术语旨在将一些不甚了解的疾病、情绪障碍的重要组成部分和（或）其他疾病无法解释的重大功能障碍进行分组[5, 6]。慢性疼痛根据主要相关的发病原因分为七组，分别是：慢性原发性疼痛，慢性癌症相关性疼痛，慢性术后或创伤后疼痛，慢性神经病理性疼痛，慢性继发性头痛或口面部疼痛，慢性继发性内脏疼痛，慢性继发性肌肉骨骼疼痛（图 2–1）[5, 6]。这些变化将有助于获得准确的流行病学数据，提供翔实的数据清单，进而促进慢性疼痛疾病新疗法的开发和应用。

四、IASP 疼痛分类法

IASP 最早进行慢性疼痛的分类工作，由 John Bonica 教授[7]和 Harol Merskey 教授[8]牵头开展。这本书 1986 年首次出版，1994 年进行了部分修改和更新。IASP 将慢性疼痛的时限定义为持续 6 个月以上的疼痛[8]。基于多轴分类法，IASP 使用 5 种主要的疼痛轴（表 2–1），将各种疼痛特征和坐标轴结合起来（坐标轴由一个特定的数字表示），将允许大多数现有的疼痛症状用五位数代码表示（表 2–2）[8]。

表 2–1　疼痛分类轴

分类轴	项目类别
轴Ⅰ	部位
轴Ⅱ	系统
轴Ⅲ	疼痛时长特征：发作类型
轴Ⅳ	患者的疼痛程度
轴Ⅴ	病因

第一个疼痛轴表示疼痛产生的部位（即解剖定位），具有实用性。任何慢性疼痛都可以很容易地通过躯体的疼痛部位被认知，相对而言，疼痛病因查找较有挑战，有时候甚至没法找到病因。因此，疼痛病因被列为最后一个疼痛轴[9]。第二个疼痛轴代表病变的系统（如骨骼肌系统、神经系统、消化系统），作为代码的第二个数字。第三个疼痛轴描述疼痛时长特征，尤其注意疼痛的发作类型（如单次发作、持续发作、反复发作、阵发性）。第四个疼痛轴是针对患者的疼痛程度，根据患者的自身经历，表述疼痛的严重程度和持续时间。第五个疼痛轴指疼痛发生的病因，有些疼痛本身是找不到病因的，所以确定这一步很有挑战。因此，第五个疼痛轴的数字编码存在未知的情况也属于正常。在五位数代码的末尾，可以添加一个字母来增加分类系统的精确度。例如，字母“a”可以表示急性疼痛，“s”表示脊柱源性疼痛，“r”表示神经根性疼痛[8]。

五、急性疼痛

本章的完整离不开关于急性疼痛的讨论。急性疼痛医学共同兴趣小组将急性疼痛定义为，“对有害刺激的生理反应和体验，这些刺激可能变成病理性的，通常突然发生，有时限性，并激发机体行为以

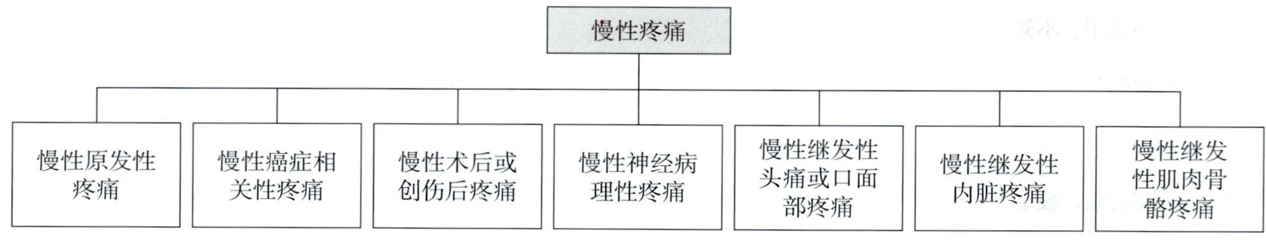

▲ 图 2–1　ICD-11 慢性疼痛分类

表 2-2　IASP 疼痛分类代码

轴Ⅰ（部位）		定期重复	5
头、面、口腔	000	阵发性	6
颈部	100	持续性的交替发作	7
上肩与上肢	200	其他	8
胸部	300	以上都不是	9
腹部	400	**轴Ⅳ（患者的疼痛程度：从疼痛开始的时间）**	
下背、腰部、骶尾部	500	无记录、不适用、不知道	0.0
下肢	600	轻度	
盆腔	700	• 1 个月或更短时间	0.1
肛门、会阴、生殖区	800	中度	
超过 3 个主要疼痛部位	900	• 1～6 个月	0.2
轴Ⅱ（系统）		• 大于 6 个月	0.3
神经系统（中枢、外周及自主神经）和特殊感觉；生理障碍或功能障碍	00	• 1 个月或更短时间	0.4
神经系统（心理和社会）	10	重度	
呼吸循环系统	20	• 1～6 个月	0.5
肌肉骨骼系统和关节组织	30	• 大于 6 个月	0.6
皮肤、皮下及相关腺体（乳腺、汗腺等）	40	• 1 个月或更短时间	0.7
消化系统	50	**轴Ⅴ（疼痛发生原因）**	
泌尿生殖系统	60	遗传或先天性疾病	0.00
其他器官或脏器（如甲状腺、淋巴、造血）	70	创伤、手术、烧伤 感染、寄生虫病	0.01 0.02
一个以上系统	80	炎症（未知感染因子）、免疫反应	0.03
未分类	90	肿瘤	0.04
轴Ⅲ（疼痛时长特征：发作类型）		中毒、代谢、辐射	0.05
无记录、不适用、不知道	0	退变、机械性病变	0.06
单次、有限时长	1	功能障碍（包括心理生理方面）	0.07
持续或近似持续、无波动	2	未知或其他	0.08
持续或近似持续、波动严重	3		
不规则反复出现	4	心身原因（如转化歇斯底里症）	0.09

避免实际或潜在的组织损伤”[10]。它是核心经验中必不可少的一部分，在生物进化中被保存下来，在保护宿主免受多种威胁方面发挥重要作用[11]。在过去，急性和慢性疼痛的时间区分有多种定义，从 7 天、14 天、90 天到 6 个月[11-13]，或者当疼痛持续超过正常治愈时间[7]。然而，我们必须明白，从急性疼痛到慢性疼痛的过渡是一个连续的过程，它们不是完全独立存在的。确定两者之间的分界时间非常具有挑战性，几乎是不可能的[11]。

大多数的分类工作主要是针对慢性疼痛，而急性疼痛如何分类尚未被充分考虑。急性疼痛的分类主要是单维的，侧重于感官体验（疼痛强度）和使用不同的测量量表[11]。最近的研究表明，疼痛轨迹是一个重要的概念，急性疼痛有多个维度[11, 14-16]。

2016 年，镇痛、麻醉和成瘾临床试验转化、创新、机遇和网络（Analgesic，Anesthetic，and Addiction Clinical Trial Translations，Innovations，Opportunities，and Networks，ACTTION）与美国食品药品管理局（US Food and Drug Administration，FDA）、APS 和 AAPM 合作制订了 ACTTION-APS-AAPM 急性疼痛分类法，该分类法提供了急性疼痛 5 个维度的多维分类（表 2-3）。该分类法还区分了外科 / 手术性疼痛（如普通外科、牙科手术、骨科手术）和非手术性疼痛（如神经病理性、缺血性、内脏、创伤、肌肉骨骼），使医师能够在疼痛或组织损伤发生之前进行干预，避免其进展为慢性疼痛的潜在可能。

六、头痛分类

评估头痛或进行头痛分类时，必须提到 ICHD-3。其为神经系统疾病的分类提供了一个有序的分类体系。直观的 1～5 位数分类代码（表 2-4）适用于全科医师和头痛专科医师，可据此得出大致或特定的诊断。第一个数字表明了患者经历的最宽泛的头痛类型，如偏头痛（1）、紧张性头痛（2）、三叉神经痛（3）。具体的疾病分类信息有着更细化的代码，如 1.2.3.1.1，它表示家族性偏瘫型偏头痛 1 型[17]。

七、新的疼痛分类

人们已努力拓展慢性疼痛的分类。直到最近，疼痛被分为伤害性疼痛和神经病理性疼痛。伤害性疼痛是指由非神经组织的实际或潜在性损伤激活痛觉感受器而引起的疼痛，而神经性疼痛则是指由躯体感觉神经系统的损伤或疾病引起的疼痛[18, 19]。越来越多的数据表明，对于没有急性组织损伤或神经病变迹象的患者，需要采用第三种疼痛描述方法[20]。“伤害可塑性疼痛”的定义是，尽管没有明确的证据表明实际或潜在的组织损伤导致外周伤害感受器的激活，也没有明确的证据表明疾病或躯体感觉神经系统损伤导致疼痛，但因伤害感受器敏感性发生改变而引起的疼痛[18, 19]。它被用来描述在疼痛处理过程中因伤害感受器功能障碍，导致对正常的感觉过度敏感。有证据表明，因伤害感受器敏感性改变的慢性疼痛包括纤维肌痛[21]、复杂区域疼痛综合征[22]、肠易激综合征[23]和内脏疼痛障碍[24, 25]等。人们用上述疼痛分类来对“病因不明的疼痛”归类，以前被称为特发性疼痛。然而，“伤害可塑性疼痛”仅适用于伤害感受器敏感性发生改变的患者，而对于无痛觉过敏的疼痛患者则不适用。这种新分类法的反对者认为，伤害性疼痛和神经病理性疼痛可以通过对组织或神经损伤的识别来证明。支持者认为，虽然不

表 2-3　ACTTION-APS-AAPM[a] 急性疼痛分类急性疼痛维度

维　度	描　述
#1 核心标准	明确指出诱发的事件、发生的时间和涉及的组织部位
#2 共同特征	通过常见的疼痛变量（症状、体征、质量）描述急性疼痛的特征
#3 调节因素	包括并发症（如阿片类药物耐受性），以及可能调节急性疼痛体验的社会人口统计学、生物 – 心理 – 社会学和手术因素
#4 影响 / 功能后果	描述恢复轨迹，包括由急性疼痛引起的生理、社会、心理和职业后果的相互关系
#5 假想机制	包括与急性疼痛状况相关的神经生物学机制

a. ACTTION. 镇痛、麻醉和成瘾临床试验转化、创新、机遇和网络；APS. 美国疼痛学会；AAPM. 美国疼痛医学学会

能用结构性病变解释疼痛，但感觉测试[22, 25–29]、感觉诱发电位[30–32]和 fMRI[21, 25, 33, 34]等检查可证实伤害性感受改变的过程。

八、慢性疼痛的精神情绪因素

与精神疾病相关的慢性疼痛的诊断最近在 DSM–Ⅴ更新。DSM–Ⅳ中包含的躯体症状障碍，包括疑病症、疼痛障碍和未分化的躯体形式障碍，在 DSM–Ⅴ中已被删除。这些诊断受到批评与反对，因为它们相互有重叠，并且诊断不明确。他们要求在 4 个症状类别中提出特定数量的主诉，并规定躯体症状不能通过医学来解释。DSM–Ⅴ修订版指出，躯体症状障碍包括引起功能障碍或痛苦的躯体症状，以及由此引起的重大心理负担、感觉或行为异常且持续时间超过 6 个月。取消躯体症状无法用医学解释的规定。因此，患者的症状可能与其他医疗状况有关。这一改变旨在减少患者可能被诊断的疾病数量，同时为非精神科医生制定更直接的标准[35]。

与上述 DSM–Ⅴ的变化一致，慢性疼痛的精神情绪方面的认知也在演变。人们不再把重点放在确定患者的症状是否是医学上无法解释的（这本身可能就非常具有挑战性），而是把更多的注意力放在了症状上。一般来说，不建议仅因不能明确医学原因就对一个人做出精神障碍的诊断。与此相比，DSM–Ⅳ总是试图将患者的疼痛归类为与已知的医学问题或心理相关问题。躯体症状的影响因素有若干项，包括因疼痛加重而表现出的生物学脆弱性[20]、创伤经历、后天习得行为（通过疾病习得的治疗方法），以及与躯体疾病相比，造成负面心理疾病的文化习俗。大量的数据已经推翻了身心二元论的观点，即精神和身体是截然不同且可分离的。研究发现，与只有抑郁症或疼痛的患者相比，同时遭受疼痛和抑郁患者的身体、精神和社会功能都有所下降。因此，对抑郁症患者进行认知行为疗法等治疗可能对疼痛有显著的影响[36]。也就是说，在某些情况下，如转换障碍，从病理生理学角度出发，有可能得出患者不可能有此症状表现的结论。

表 2–4 ICHD

偏头痛

- 无先兆性偏头痛
- 先兆性偏头痛
  - 典型先兆性偏头痛
    - 典型先兆性偏头痛伴头痛
    - 典型先兆性偏头痛不伴头痛
  - 偏头痛伴脑干先兆
  - 偏瘫型偏头痛
    - 家族性偏瘫性偏头痛
      - 家族性偏瘫型偏头痛 1 型
      - 家族性偏瘫型偏头痛 2 型
      - 家族性偏瘫型偏头痛 3 型
      - 家族性偏瘫型偏头痛，其他位点
    - 散发偏瘫型偏头痛
  - 视网膜型偏头痛

引自 IHS Classification ICHD-3.Available at:https://ichd-3.org/1–migraine/.Accessed July 20, 2020

九、国际精神病学分类

在世界精神病学分类中有两个主要的机构：由美国精神病学协会创立的 DSM 和由 WHO 创立的 ICD。值得注意的是，DSM 主要由美国的精神病学家使用，而 ICD 系统在全球范围内使用，供所有卫生从业者使用。尽管具体描述不一致，ICD-10 对精神和行为障碍的分类与 DSM–Ⅴ的分类保持了平行。然而，ICD-10 分类没有使用列表法，而是提供了所需的一般描述和主要标准[35, 37]。

ICD 分类系统常因其在慢性疼痛方面的陈述而受到批评[6, 38]。具体来说，该系统允许记录慢性疼痛，但缺乏直接将其与可能病因的其他诊断（如心理因素）直接联系起来的能力。这会使其他医务人员感到困惑，他们可能认为慢性疼痛与其他疾病无关。例如，由已知的心理生理学机制引起的疼痛，如肌紧张性疼痛或偏头痛（被认为是由心理原因引起），被编码在心理或行为因素相关的其他分类疾病之下（如肌紧张性疼痛或偏头痛）。肌肉骨骼疼痛根据解剖部位分类，但不涉及疼痛发生的潜在机制[38]。ICD-10 分类提供了一个独立的疼痛疾病分类，即躯体形式障碍 F45.41（仅与心理因素相关的疼痛障碍）。从本质上说，这个类别对应于 DSM–Ⅴ现在所说的躯体症状障碍。在 ICD-10 中，其主要的主诉是持续、严重和令人难以忍受的疼痛，不能完全用生理过程或生理障碍来解释。ICD-11 的目标是进一步与 DSM–Ⅴ诊断互联互通，以避免因使用不同的分类系统而导致精神病理疾病不相匹配。

依据精神病学角度评估疼痛引起的功能障碍时，人们可以合理地应用 WHODAS-2 的标准。这是为了评估患者在六个方面的活动能力：理解和沟通、四处走动、自我照顾、与人相处、生活活动和社会参与。该检测基于国际功能、残疾和健康分类（International Classification of Functioning, Disabilitiy, and Health，ICF），适用于任何疾病。基于某一方面的高评分来指导干预措施的初步评估可能有用，也可以重复检测以评估进展。WHODAS-2 在 DSM–Ⅴ中得到认可，旨在取代先前在 DSM–Ⅳ中提到的全球功能评估量表，该量表因对症状、自杀风险和残疾缺乏明确的认识而被弃用[35]。

要　点

- 疼痛的定义为"一种与实际或潜在组织损伤相关或类似相关的不愉快的感觉和情绪情感体验"。
- 分类法是使用层次关系排列概念的组织。
- 创建医学分类的目的是交换标准化信息，便于统计学比较，改进国家和国际的研究水平。
- 医疗分类也为医疗计费和报销提供指导。
- 目前，与疼痛相关的疾病有多种分类系统：ICD、IASP、ACTTION-APS-AAPM 急性疼痛分类法、DSM 和 ICHD。
- ICD-10 目前在全球范围内使用，ICD-11 版本不久将被采用。
- IASP 对慢性疼痛采用五轴分类法：部位、系统、疼痛时长特征、疼痛程度和病因。
- 疼痛可分为伤害性疼痛、神经病理性疼痛及伤害可塑性疼痛。
- 伤害可塑性疼痛的定义是，尽管没有明确的证据表明实际或潜在的组织损伤可导致外周伤害感受器的激活，也没有明确的证据表明疾病或躯体感觉系统损伤导致疼痛，但因伤害感受器敏感性发生改变而引起的疼痛。

第 3 章 住院患者急性疼痛服务的组织

Organizing an Inpatient Acute Pain Service

Preetma Kaur Kooner　Gregory W. Terman　著

林小雯　译　　傅志俭　校

一、背景

近 10 年来，全球除了药物与技术进步之外，诸多外科实践和公共卫生政策也对住院患者急性疼痛治疗管理产生了巨大的影响。例如，关节镜检查等微创技术不断发展并应用于临床实践。腹腔镜检查和机器人辅助手术不仅减少了术后疼痛并使近 2/3 的手术可在门诊环境下实施[1]。尽管如此，患者在门诊诊疗后发生中至重度疼痛的现象仍然比较普遍[2]。为什么已经接受了门诊手术的患者不能回家而需要住院？疼痛仍然是主要原因。的确，“疼痛是使某患者（姓名）留在医院的唯一理由”，这已成为日渐增多的最终会诊意见。简而言之，因为门诊手术被认为适用于更多的患者，所以即使患者的术后疼痛在门诊进行了有效治疗，住院患者的术后疼痛程度仍高于平均值。这或许解释了为什么住院患者术后的中至重度疼痛比例降低幅度较小，从 1995 年的 80%[3] 降低到 2015 年的 65%[4]，这还是在增强住院疼痛服务的情况下才取得的。

阿片类药物的滥用既有个人非法获取，也有处方给药方面的问题，导致近年来与阿片类药物相关的发病率和死亡率明显增加，进而也使住院患者和门诊患者的术后疼痛诊疗更加复杂。这种状态的出现始于世纪之交（所谓的“阿片类药物危机”）。临床实践已经证明，主要针对门诊患者阿片类药物处方使用的各种管理规范、法律、保险条例和制度政策有时相互矛盾，往“好”里说，它们难以让人记住；往“差”里说，妨碍了贯彻以患者为中心的术后疼痛治疗原则。基层医院及其接治的患者通常因担心不良反应而不愿使用阿片类药物。在这个问题上，必须牢记：无效的术后镇痛也与各种医疗和经济上的“不良反应”有关，包括患者再入院[5]，患者不满意[6]，可能转为慢性疼痛[7]，以及延长治疗周期（这与阿片类药物滥用判断有关）[8]。此外，无论是否具有证据支撑的政策和指南，即使实施同样的手术，患者术后镇痛的需求也是千差万别的，因此，要达到令人满意的镇痛效果是具有挑战性的。已有报道，诸多患者方面的因素也会影响术后阿片类药物的需求量。

- 术前疼痛敏感性[9]。
- 并存疾病及相关的多种用药史[4]。
- 术前阿片类药物耐受或滥用史[10]。
- 心理因素，包括经历的灾难及焦虑[11, 12]。
- 年龄[13]。
- 手术类型[10]。

当我们针对患者的手术损伤反应制订个体化镇痛方案时，必须极为关注上述所有因素。这种经过仔细考虑的急性疼痛治疗方案并不包括阿片类药物，而且永远也不应包括。无论面对急性疼痛还是慢性疼痛，把“疼痛治疗”与“阿片类药物治疗”视为同义词的时代早已过去了。然而回顾过去，2001 年“疼痛是第五重要生命体征”的宣传活动竟然被诋毁为增加阿片类药物处方的阴谋，我们如何解释这一现象？“重要生命体征”意味着评估而非某种特殊的治疗，就像心率同为 100 次 / 分，但针对宫内胎儿与心脏病患者的处理可是完全不同的。

总之，急性疼痛（非一般意义上的疼痛）仍然面临着缺乏仔细的评估和功能性的目标导向多模式治疗方案的困境。当然，多年来在全世界不断开展了一些教育培训的倡议活动，包括 IASP 2011 年“全球急性疼痛镇痛年”、2017 年“全球术后疼痛镇痛年”、2020 年“全球预防疼痛年”。本章认为，把精力投入到以住院患者为主的急性疼痛服务（acute pain service，APS）

仍然是确保有效和安全的急性疼痛治疗的最佳机制。

二、一般原则

与急性疼痛（包括外科手术）相关的后遗症，是由各种应激反应引起的，包括心肺疾病、感染、血栓栓塞并发症、脑功能障碍、恶心和胃肠麻痹、疲劳和恢复期的延长。在急性疼痛治疗的全过程中，记住以下几点是有益的。

- 术后疼痛管理方案应注意提高患者舒适度和抑制伤害性刺激，以促进康复。
- 时间、资源和成本效益优化的急性疼痛管理方案应提供多模式和多学科干预措施，包括全身和局部药物治疗[14]，以及减压、经皮神经电刺激、音乐疗法和针灸等非药物治疗[15, 16]。
- 抑制外科手术应激反应最有效的方法是局部麻醉药的椎管内给药，而其他途径（全身性给药或周围神经给药）对降低手术后的内分泌（代谢和分解代谢）应激反应几乎没有作用[17, 18]。
- 阿片类药物胃肠外用药能够增强神经内分泌性手术应激作用所引起的围术期免疫抑制，尽管这一观察结果的临床相关性存在争议[19]。硬膜外腔给予阿片类药物对手术诱导的前炎细胞因子只有轻微的抑制作用[20]。
- 有效的镇痛能降低术后并发症，改善功能。例如，胸椎硬膜外镇痛已被证明可以增加术后肺活量，减少肺部感染和肺不张的发生[21, 22]。

技术娴熟且经验丰富的麻醉医生更适合担当急性疼痛管理的领导者。麻醉医生擅长全身和局部镇痛技术，包括周围神经和椎管内阻滞。他们也非常了解外科手术及其损害，并且经常在手术室多学科团队中发挥领导才能。尽管如此，以麻醉医生为主的疼痛治疗团队并不是唯一有效的管理方式。在麻醉医生指导下以护士为主的住院患者急性疼痛服务已被证明可以提供安全有效的术后疼痛管理[23, 24]。无论采用何种管理模式，护理人员的参与在住院急性疼痛服务中是必不可少的。床边护士对患者的镇痛需求和恢复情况的印象对于给予患者的任何决策都是非常宝贵的因素，因为最终落实治疗措施提供护理的是护士，所以护士必须了解与疼痛护理有关的镇痛计划、目标、政策和各种操作程序。

详细的临床实践指南和方案有助于简化患者护理的医嘱和措施。有证据表明，制订良好的方案可以减少疼痛管理领域以外的差错[25]，并降低处方选择的相关成本[26]。在华盛顿大学医学中心，我们制定了多种方案，包括患者自控镇痛（patient-controlled analgesia，PCA）的程序设置，持续和患者自控硬膜外镇痛，氯胺酮和利多卡因输注，以及持续的神经周围导管药物输注（图3-1至图3-5）。PCA和硬膜外镇痛方案必须包括滴定和单次给药说明，以治疗暴发性疼痛或偶发性疼痛。流程方案还应包括常规和特定的监测，以及常见和（或）高风险不良反应的治疗选择［如止吐药和（或）止痒药，用于逆转呼吸抑制的阿片受体拮抗药］。氯胺酮、静脉利多卡因和神经周围麻醉药是一些镇痛疗法［如PCA阿片类药物、对乙酰氨基酚（acetaminophen，APAP）和（或）非甾体抗炎药（nonsteroidal anti-inflammatory drugs，NSAID）］中最常用的辅助药物。恢复室、重症监护室和医疗/外科楼层的护士必须经过培训，熟悉各种程序设置参数。在大多数情况下，护士可以自主地评估患者并进行调整，以达到充分镇痛和最小的不良反应。

以麻醉医生为主的疼痛服务是管理侵入性疼痛诊疗技术（如硬膜外）的一个新兴领域，但抗凝血药的使用增加了其操作的复杂性。目前正处于日益增多的抗凝血药治疗或预防许多医疗和手术适应证的时代，这些适应证包括心律失常、瓣膜病的治疗和深静脉血栓的预防。为了将这类患者的治疗风险降至最低，华盛顿大学医学中心设计了针对正在使用抗凝血药的椎管和周围神经留置导管的患者管理指南（基于ASRA指南等国家指南）[27]（见第74章）。该指南旨在说明各种常见的抗凝方案中导管的放置、维护和取出。这类指南与电子病历相关联，其目的是将现有的科学证据和意见提炼为一种便于在患者护理工作流程中访问和应用的形式。

三、确立急性疼痛服务领导者

当开始建立疼痛服务时，就应认识到这是一项重大的工作，这点至关重要。规划、设计和实施将需要大量的人力和物力资源。如果医院需要开展急性疼痛服务，首先需要麻醉科的支持。虽然急性疼痛服务可能有多种模式，但大多数需要麻醉医生提供某种程度的参与管理。除非麻醉医生脱离手术室的麻醉工作，否则我们就会在人员需求上面对严峻的挑战。为保证良好的疼痛诊疗，麻醉医生或其助手必须提供安全和持续的全天候管理。

在与科室领导讨论了内部资源分配问题后，应向医务处提交开立独立急性疼痛服务的申请。医务处必须对此做出承诺，以便提供人力和资金方面的支持。

必须选择合适的急性疼痛管理领导者。开展一项业务需要多种技能。疼痛管理领导者必须了解术后急性疼痛的机制和治疗方法，包括阿片类和非阿片类药物、硬膜外和周围神经导管的放置和维护、氯胺酮、利多卡因和其他辅助药物治疗，以及这些治疗方法的不良反应及其处理。麻醉医生通常是最佳人选，因为他们有各种用药经验。最近成立的研究生医学教育认证委员会（Accreditation Council for Graduate Medical Education，ACGME）认可的研究项目，结合了区域麻醉和急性疼痛培训，直接回应了这一认识，即麻醉学培训能够使临床医生更适合进行急性疼痛服务管理。事实上，许多早期的急性疼痛服务都是由产科麻醉团队和在此基础上

疼痛管理：胃肠外（静脉 / 皮下）PCA 程序

1. 停用当前阿片类药物和（或）苯二氮草类药物，除非：__________
2. 自行服用阿片类药物或苯二氮草类药物的患者，需经疼痛管理组允许才能开立新医嘱。
3. 如果下列医嘱中药物无效（见 7～8），需要疼痛管理组介入以治疗恶心 / 呕吐、瘙痒、焦虑或睡眠障碍。
4. PCA 方法：标准浓度（标准）或 £ 非标准浓度

药物：（逐一核对）	□吗啡	□氢吗啡酮	□芬太尼	□哌替啶	□其他 ________
标准浓度	5mg/ml	1mg/ml	50μg/ml	10mg/ml	浓度 ________
PCA 剂量 PCA 锁时 4h	____ mg 6min 30mg（标准） 或□__mg 或□关闭	____ mg 6min 6mg（标准） 或□__mg 或□关闭	10μg（标准） 或 ____ μg 6min 300μg （标准） 或□__μg 或□关闭	10mg（标准） 或 ____ mg 6min 150mg （标准）	mg/μg 6min 或□关闭
容量 （25ml 静脉袋为标准）	25ml 静脉袋 □ 100ml 静脉袋	25ml 静脉袋 □ 100ml 静脉袋	25ml 静脉袋 □ 100ml 静脉袋	25ml 静脉袋	25ml 静脉袋 □ 100ml 静脉袋

治疗开始时和（或）突发性 / 暴发性疼痛时的单次剂量

当前 PCA 每 5 分钟剂量的 2 倍至最大量为 5 倍剂量（标准）或□ __ mg 或 __ μg 每 5 分钟剂量至最大量为 5 倍剂量。

- 将临床推注剂量限制为每 4 小时 1 次（如果需要每 4 小时多次使用，需要疼痛管理组介入）。
- 临床推注单次剂量应从泵中给药（PACU 除外），并在 1h 内完成。
- 监控和记录 SpO_2，呼吸频率，镇静评分，以及疼痛评分，每 15 分钟 1 次，共 4 次。

□如果患者同时进行椎管（硬膜外或鞘内）和静脉 PCA 疼痛管理，则可以选用静脉 PCA 推注单次剂量以治疗突发性 / 暴发性疼痛。

持续输注模式：无（标准）
□持续输注起始时间和剂量具体如下
□ 06:00—22:00/ 白天 和（或） □ 22:00—06:00/ 夜间 或 □持续
____ mg/h 或 ____ μg/h（一个循环） ____ mg/h 或 ____ μg/h（一个循环） ____ mg/h 或 ____ μg/h（一个循环）

独立双重核对
核对患者标识、药物、药物浓度、泵参数设置和 PCA 与静脉通道的连接
检查 PCA 启动，药物更换，浓度改变
起始：__________ 日期：__________ 时间：__________
核对：__________ 日期：__________ 时间：__________

▲ **图 3-1 华盛顿大学医学中心胃肠外（静脉 / 皮下）PCA 标准化步骤**

图片由 University of Washington Medical Center，Seattle，Washington 提供

5. 监控和记录
标准监控
呼吸频率，疼痛评分，镇静评分：每 2 小时 1 次至 8h，开启 PCA 后，每 4 小时 1 次。
复选框：如果需要特殊监控
□特殊监控
最初 12h，每小时通过持续脉氧仪监测 SpO_2、呼吸频率、镇静评分和疼痛评分。根据医师医嘱给氧以保持 SpO_2＞92%。
□如果患者同时进行椎管（硬膜外或鞘内）和静脉 PCA 疼痛管理，则医嘱应用神经系统监测。
记录：在临床记录单中，每 8 小时（例如，06：00，14：00，22：00）汇总和记录一次泵内消耗的药量。
6. 不良反应的处理
A. 当镇静评分 =2，RR＜8/ 次分或 pCO_2＞50mmHg 或 SpO_2＜92%，电话通知疼痛管理组。
B. 镇静评分 =3 和(或)RR＜8/ 次分：给予纳洛酮 0.08mg 静脉注射，必要时每 2 分钟 1 次(见纳洛酮使用说明)。电话通知疼痛管理组。
C. 恶心 / 呕吐
给予甲氧氯普胺 10mg 静脉注射，必要时每 6 小时 1 次。
如果无效：静脉推注昂丹司琼 4mg，必要时每 8 小时 1 次 ×24h。
如果昂丹司琼无效和（或）持续的恶心 / 呕吐未缓解，电话通知疼痛管理组。
除此之外，＜60 岁的患者必要时可应用东莨菪碱贴，每 72 小时更换 1 次。
D. 瘙痒
静脉推注苯海拉明 25mg 处理严重瘙痒，必要时每 6 小时 1 次。
如果无效，苯海拉明间断给药并给予：静脉推注纳布啡 2.5～5mg，必要时每 4 小时 1 次。
E. 尿潴留
如果患者无法排尿或出现尿潴留症状，请通过膀胱超声扫描检查膀胱容量。
如果容量＞400ml，并且无法排尿，必要时插入尿管放尿后即刻拔出。
7. 如果年龄＜60 岁，为帮助睡眠可睡前口服唑吡坦 5mg。无效则电话通知疼痛管理组。
8. 对于疼痛缓解不足或有与 PCA 相关的其他问题
疼痛管理医师传呼：986–3334

医师签名	印刷体姓名	□急性疼痛 □慢性疼痛	美国医生标识码	日期	时间
住院号 姓名 出生日期		**华盛顿大学医疗卫生系统** 哈伯维尤医学中心 – 华盛顿大学医学中心 西北医院医疗中心 – 华盛顿西雅图医科大学 **疼痛管理组静脉 PCA 医嘱** *U0840*			

▲ **图 3–1（续） 华盛顿大学医学中心胃肠外（静脉 / 皮下）PCA 标准化步骤**

图片由 University of Washington Medical Center, Seattle, Washington 提供

工作的区域麻醉医生发展而来的，如 20 世纪 80 年代华盛顿大学 Brian Ready 博士创立的疼痛服务。尽管如此，区别两者的不同是很重要的，区域麻醉医生的目标是让患者在痛苦的过程中保持足够舒适的静止状态，而急性疼痛医生的目标是让患者在康复过程中保持足够舒适的活动。对于急性疼痛管理来说，很难达到完全无痛（0 分 /10 分）。在这方面，非药物疗法（包括物理、心理和辅助医学技术）也在急性疼痛治疗中发挥作用，尽管它们很少在手术室中使用。急性疼痛服务负责人必须意识到全面疼痛管理的价值和适应证。

除了镇痛疗法的专业知识外，任何新的急性疼痛服务的成功和稳步发展都需要领导者具备一定的非临床技能，包括强大的领导、组织、沟通和管理能力。住院患者疼痛诊疗的成功需要整合多个临床学科，如护理学、麻醉学、内科学、物理治疗和药

硬膜外镇痛的输注程序

1. 停用当前阿片类药物和（或）苯二氮䓬类药物，除非：________________
2. 硬膜外导管：（核对）
□胸段　□腰段　□其他 ________________________________
3. 输注：（核对）
□持续 + 患者自控硬膜外镇痛（PCEA）
　持续输注速率：6 ml（标准）　__ ml/h（最大输注速率是 14ml/h）
　患者 PCEA 剂量：2ml（标准）或者 □ __ ml
　患者 PCEA 锁定时间：10min（标准）或者□ __ min
　或者
□仅持续输注
　输注速率 = __ ml/h
4. 药物：（核对）
□芬太尼 2μg/ml+ 布比卡因 1/16%（0.625mg/ml）
□芬太尼 2μg/ml+ 布比卡因 1/10%（1mg/ml）
□芬太尼 2μg/ml+ 布比卡因 1/8%（1.25mg/ml）
□布比卡因 1/16%（0.625mg/ml）
□布比卡因 1/10%（1mg/ml）
□布比卡因 1/8%（1.25mg/ml）
□布比卡因__ %（__ mg/ml）
□阿片类药物 __ μg/ml 或 __ mg/ml+ 布比卡因 __ %（__ mg/ml）
5. 硬膜外输注液容量 = 生理盐水 250ml（标准）
6. 暴发性疼痛处理（核对）
A. □持续 + 患者 PCEA
　给予单次剂量等于□持续每小时输注率 或者□ __ ml 入硬膜外导管并必要时每 2 小时增加 2ml/h
推荐最大输注率为 14ml/h
B. □仅持续输注（没有 PCEA，无患者控制装置）。
　□芬太尼 50μg（1ml）加入硬膜外导管，必要时每 2 小时 1 次。
　□如果同时有静脉 PCA 及硬膜外镇痛的患者发生暴发性疼痛，静脉 PCA 的单次剂量是首选。
C. □其他：____

职业护士的独立双重确认：
确认患者身份，药物，药物浓度，镇痛泵设置，以及自控装置与静脉管道的连接。
确认 PCA 的启动，药物变更，以及浓度变更。
启动者：　　　　日期：　　　　时间：
核实者：　　　　日期：　　　　时间：

▲ **图 3-2　华盛顿大学医学中心硬膜外输注标准化医嘱**

图片由 University of Washington Medical Center，Seattle，Washington 提供

学。领导者必须整合这些不同专业人员的优势，使他们的工作具有协作性，既要跳出正常的患者护理固有的条框，又要避免在多学科团队中可能出现的内耗或效率低下。此外，领导者需要了解急性疼痛服务在医疗组织结构中的地位。这项业务应该被视为对医院及其外科专业具有有效和有价值的服务。

临床护理专家（clinical nurse specialist，CNS）或同等水平的护士是建立所有新住院患者疼痛服务的辅助基石。CNS 的主要职责是为重症监护室、康复科和内科 / 外科护士提供有关疼痛诊疗规范的持续教育。在华盛顿大学医学中心，疼痛 CNS 作为急性疼痛服务的一部分从开始第 1 天就参与其中（35 年来仅有 4 名不同的护理专家）。除了护理教育外，CNS 还参与设备试验和采购、订单和政策制定、与疼痛相关（虽然不一定与疼痛临床相关）的医院委员会的工作，并帮助解决护理和团队成员之间可能出现的任何冲突。多年来，根据医院和科室不同 CNS 实行分级薪资。

监测：包括硬膜外持续输注和硬膜外持续输注联合 PCEA。
7. 第一个 24h：每小时评估呼吸频率和镇静评分。呼吸情况：职业护士评估通气模式及通气质量的变化（呼吸频率、呼吸深度、呼吸节律和用力呼吸等）。
8. 第一个 24h：呼吸空气时，每 2 小时评估脉氧饱和度变化。如果患者吸氧，则撤离氧气 5min 后每 2 小时评估脉氧饱和度变化。如果呼吸监测发生变化或撤氧后 SpO_2<92%，呼叫镇痛小组。
9. 从输注开始，前 3h，每 30 分钟测 1 次血压 / 脉搏；之后的 24h 内，每 2 小时测 1 次；之后每 4 小时测 1 次。特别注意首次下地行走时的血压 / 脉搏变化。
10. 24h 之后：硬膜外镇痛患者的呼吸频率和镇静评分，每 4 小时测 1 次。
11. 疼痛评分每 4 小时测 1 次或按需评估。
12. 下肢的运动功能评估每 4 小时 1 次（如双侧直腿抬高试验）。
13. 硬膜外导管拔出后，检查呼吸频率，镇静评分，以及下肢运动功能，每 4 小时 1 次，持续 12h。
暴发性疼痛处理后监测。
14. 在单次镇痛药物应用或者增加持续输注镇痛药物剂量后，评估血压、脉搏、呼吸频率、镇静评分及疼痛评分，每 15 分钟 1 次，持续 1h。
15. 参见呼叫疼痛管理组中（A 至 F）与暴发性疼痛监测的相关内容。
16. 保持静脉输液通路通畅（持续输注或者冲管）直到硬膜外镇痛停止后 12h。
17. 除非疼痛管理组医嘱，其他阿片类药物及中枢神经抑制药不推荐应用。
18. 不良反应的治疗。
(1) 镇静评分 =3+ 呼吸频率<8 次 / 分：纳洛酮 0.08mg 静脉注射，必要时每 2 分钟 1 次。
(2) 恶心 / 呕吐：甲氧氯普胺 10mg 静脉注射，必要时每 6 小时 1 次。
此外，如果年龄<60 岁，透皮东莨菪碱贴剂至一侧乳突，必要时每 72 小时更换 1 次。
如果无效，则给予昂丹司琼 4mg 静脉注射，必要时每 8 小时 1 次，持续 24h。
(3) 瘙痒：苯海拉明 25mg 静脉注射，必要时每 6 小时 1 次。
如果无效，则停药，改用：纳布啡 2.5～5mg 静脉注射，必要时每 4 小时 1 次。
(4) 尿潴留：胸段硬膜外镇痛时尿管并非必需。如果没有尿管不能排尿，通过膀胱超声扫描确定其充盈状态，若容量>400ml，必要时插入尿管放尿后即刻拔出。
19. 睡眠：若年龄<60 岁，唑吡坦 5mg 必要时每晚睡前口服。
有以下情况呼叫疼痛管理组（986–3334）

A. 呼吸频率<8/min 或者呼气末 CO_2>50mmHg	E. 镇痛不全或者硬膜外相关的其他问题
B. 镇静评分 =2 或者渐进性镇静	F. 体温>38.5℃
C. 血压< ____ mmHg 和（或）脉搏< ____ 次 / 分	G. 抗凝或抗血小板治疗的变化
D. 无法独立活动	

医师签名 ________	印刷体姓名 ________	□急性疼痛 □慢性疼痛	美国医生标识码 ________	日期 ____	时间 ____
住院号 姓名 出生日期		**华盛顿大学医疗卫生系统** 哈伯维尤医学中心，华盛顿大学医学中心 西北医院医疗中心，华盛顿西雅图医科大学 **疼痛管理组静脉 PCA 医嘱** *U0949*			

▲ 图 3-2（续） 华盛顿大学医学中心硬膜外输注标准化医嘱
图片由 University of Washington Medical Center, Seattle, Washington 提供

疼痛管理：氯胺酮持续输注程序

1. 处方

药物：	氯胺酮 – 非麻醉剂量
浓度：	1mg/ml 配至 250ml 生理盐水中
途径：	静脉输注
输注速度： 不滴定 不推注	__ mg/h （对于术后患者：外科和肿瘤科建议输注速度不要超过 8mg/h）
输注设备：	标准镇痛泵 药物与泵一起固定在锁定的盒子中

2. 每 24 小时更换氯胺酮输液袋（与输液袋的稳定性有关）。
预留充足时间更换下一袋液体以避免持续输注氯胺酮的中断。

3. 监控和记录
氯胺酮滴注启动：血压（BP），呼吸频率（RR），疼痛评分，镇静评分每 30 分钟 1 次，1h 后，每 2 小时 1 次，持续 8h。8h 后，每 4 小时 1 次监测 RR，疼痛评分，以及镇静评分。
每 8 小时询问患者是否有幻觉或不适、多梦，及时记录在病程中。
注意，预估减少阿片类药物需求 / 使用量。
输注速度增加：评估 BP，RR，疼痛评分，镇静评分每 30 分钟 1 次，1h 后每 2 小时 1 次至 4h，然后每 4 小时 1 次。
如果需要特殊监测：
☐如果患者同时进行椎管（硬膜外或鞘内）镇痛和氯胺酮输注，应用神经系统（硬膜外或鞘内）监测 RR，疼痛评分，以及镇静评分。监测 BP，每 30 分钟 1 次，1h 后每 2 小时 1 次至 8h，以后每 4 小时 1 次。

4. 如果出现以下情况，疼痛管理传呼 986–3334
输注前比基础收缩压高于或低于 30mmHg。基础 BP=______
镇静评分>2 和（或）RR<8 次 / 分。
患者出现幻觉（幻听或幻视）；感觉分离；不适，多梦。
镇痛不全。

5. 自行服用阿片类药物或苯二氮䓬类药物的患者，需更改医嘱时，呼叫疼痛管理组。

6. 患者也可根据医嘱自行镇痛
☐ PCA
☐椎管内镇痛（硬膜外或鞘内）
☐其他：______________________________

医师签名 __________	印刷体姓名 __________	☐急性疼痛 ☐慢性疼痛	美国医生标识码 __________	日期 ____	时间 ____
住院号 姓名 出生日期		**华盛顿大学医疗卫生系统** 哈伯维尤医学中心，华盛顿大学医学中心 西北医院医疗中心，华盛顿西雅图医科大学 **疼痛管理组静脉 PCA 医嘱** *U2694*			

▲ 图 3–3 华盛顿大学医学中心静脉输注氯胺酮标准化医嘱

图片由 University of Washington Medical Center, Seattle, Washington 提供

疼痛管理：利多卡因持续静脉输注程序

入院 / 治疗 / 药物

一般指南：①无须滴定或推注；②无常规治疗药物水平监测；③通常使用24～72h，作为现有疼痛治疗（包括硬膜外，PCA和氯胺酮用于镇痛）；④根据患者体重选择以下剂量（最大速率为120mg/h）

患者体重＜45kg，利多卡因30mg/h，静脉输注
利多卡因2g加入5%葡萄糖溶液250ml中
说明：用于疼痛。不要滴定，不要推注

患者体重45～55kg，利多卡因75mg/h，静脉输注
利多卡因2g加入5%葡萄糖溶液250ml中
说明：用于疼痛。不要滴定，不要推注

患者体重56～67kg，利多卡因85mg/h，静脉输注
利多卡因2g加入5%葡萄糖溶液250ml中
说明：用于疼痛。不要滴定，不要推注

患者体重68～80kg，利多卡因100mg/h，静脉输注
利多卡因2g加入5%葡萄糖溶液250ml中
说明：用于疼痛。不要滴定，不要推注

患者体重＞80kg，利多卡因120mg/h，静脉输注
利多卡因2g加入5%葡萄糖溶液250ml中
说明：用于疼痛。不要滴定，不要推注

生命体征 / 监测

生命体征：利多卡因开始用药，评估血压、心率、呼吸动度（速率、深度、规律性和用力）、氧饱和度、VAS，每1小时1次，2h后，每2小时1次，2次后如果稳定，则为每4小时1次
心脏监测：确保在前7天内有12个导联的心电图，并且没有禁忌证（包括1级和2级心脏阻滞）
神经检查：神经检查和监测不良反应 / 毒性体征，包括定向力障碍或意识不清、言语不清，头晕，镇静，抽搐等，每小时检查1次，共2次，然后每2小时检查1次，如果稳定则每4小时检查1次

患者的治疗 / 护理

若出现以下重要体征，呼叫急性疼痛服务和急救组
收缩压＞160mmHg或＜90mmHg、舒张压＜50mmHg、呼吸频率＜8次 / 分和（或）镇静指数＞2（如果收缩压超过或低于输液前基线30mmHg）和新发生的心律失常
如有以下体征或症状，请致电疼痛管理组（见备注），并立即停止输液
患者评估：①癫痫发作；②震颤；③复视；④金属味；⑤舌头麻；⑥耳鸣；⑦肌肉抽搐。如果发生严重不良反应，医务人员应立即抽血检测利多卡因血药浓度水平（注意，这不引起治疗后果，并排除其他病因）
非常罕见的局部麻醉引起的全身毒性事件一旦发生，立即呼叫按下紧急呼叫按钮并实施：①气道管理以提供氧气；②使用苯二氮䓬类药物抑制癫痫发作；③心肺复苏

▲ 图3-4 华盛顿大学医学中心静脉输注利多卡因标准化程序

图片由University of Washington Medical Center, Seattle, Washington提供

近几年，药剂师逐渐在住院患者疼痛服务中发挥重要作用。事实上，因其对药物作用、代谢、相互作用和不良反应的临床经验，药剂师是保证疼痛管理药物使用安全性的理想人选。此外，他们对药物成本、处方药监控条目的利弊、电子健康记录特殊医嘱的了解，也为实习生和教学实践提供了更多机会。在我们的住院患者疼痛服务中，药剂师似乎很乐于与患者的互动（包括症状评估和教育），并且已经成为我们多学科团队的重要组成部分。

四、需求评估

一旦决定开展急性疼痛服务并确定了领导者，就必须对具体的治疗需求进行评估。这可以通过调查患者群体、护士、特殊服务类型、常用操作和操作者来完成。此外，美国医疗机构评审联合委员会（Joint Commission on Accreditation of Healthcare Organizations，JCAHO）制订了有关标准，宣称患者有权获得充分的疼痛评估和治疗，并明确了疼痛与

诊断

条件

周围神经 / 刀口输注泵输注程序

1. 导管类型

□周围神经导管

□手术刀口导管

2. 启动周围神经 / 手术刀口输注泵

泵的类型：□一次性使用镇痛泵（如 Stryker PainPump2 BlockAid）□其他：

3. 用于周围神经 / 创口输注泵的麻醉

初始泵填充：

□罗哌卡因　0.2%　400ml　容量（在手术室药房配备）

□罗哌卡因　0.5%　400ml　容量（在手术室药房配备）

□布比卡因　0.25%　400ml　容量（在手术室药房配备）

□其他：　　　　　　　（在手术室药房配备）

4. 周围神经 / 创口输注泵的设置

持续输注速度（ml/h）：□ 2ml/h □ 4ml/h □ 6ml/h □其他

注意，浓度≥0.5% 局部麻醉药持续输注的最大推荐速率为 10ml/h。

患者自控推注剂量（ml）：□ 1ml □ 2ml □其他

锁定时间（min）：□ 60min □ 120min □其他

5. 如果此患者需要神经血管检查，复选框

□每 4 小时评估和记录神经血管检查情况

6. 每 4 小时监控一次泵屏幕，了解显示屏上的符号变化或信息

7. 每 8 小时记录局部麻醉药的总输注量

8. 如果有感染的症状和体征，接口部位异常或过度外漏，导管泵泄漏，局部麻醉药中毒的症状和体征，镇痛不全，联系放置周围神经 / 创口输注泵的医师。

9. 泵内药物续注医嘱

□罗哌卡因　0.2%　400ml　配入静脉注射袋（在住院药房配备）

□罗哌卡因　0.5%　400ml　配入静脉注射袋（在住院药房配备）

□布比卡因　0.25%　400ml　配入静脉注射袋（在住院药房配备）

□其他：　　　　　　配入静脉注射袋（在住院药房配备）

10. 其他：

医师签名	印刷体姓名	□急性疼痛 □慢性疼痛	美国医生标识码	日期	时间
住院号 姓名 出生日期		**华盛顿大学医疗卫生系统** 哈伯维尤医学中心 – 华盛顿大学医学中心 西北医院医疗中心 – 华盛顿西雅图医科大学 **疼痛管理组静脉 PCA 医嘱** *U2245*			

▲ 图 3–5　华盛顿大学医学中心周围神经 / 创口输注程序

图片由 University of Washington Medical Center, Seattle, Washington 提供

许多疾病和损害共存，需要得到确切的关注。尽管 JCAHO 在 2017 年更新了与疼痛相关的要求[28]，但疼痛评估和治疗的重要性并没有降低，更新主要集中在提高阿片类药物处方的安全性，包括多模式镇痛的教学和实践。这将鼓励更多的医院熟悉疼痛服务，在此基础上，应该确定疼痛服务的使命声明。

确定疼痛服务的计划与结构时，应考虑采用何种管理模式，根据不同疼痛类型分别进行管理或作为一个整体管理。例如，华盛顿大学住院患者疼痛管理中心将疼痛分为 3 种类型，即急性疼痛、慢性 / 癌症疼痛和介入性疼痛。根据不同疼痛类型划分不同组别以保证治疗的连续性（如将癌痛门诊患者收入住院治疗），并更易于管理大量患者（当团队中只有一部分从业人员受过培训或有某些介入性手术经验

时）。诚然，这些类别之间的界限是人为确定的，他们之间可能会重叠。例如，一个长期癌痛患者合并术后急性疼痛，或者一个正在从手术中恢复的患者，可以考虑通过使用置入的硬膜外神经调节装置来治疗慢性疼痛。

无论组织架构如何，术后急性疼痛服务可能需要全天候电话随访，并有适当的医疗监督。即时应答对患者安全和患者满意度很重要。镇痛是否适当已成为评价护理质量的标准和患者关注的焦点。在一项问卷调查中，57% 的患者认为术后疼痛是他们最恐惧的事件[3]。令人遗憾的是，出于对阿片类药物过度处方将对调查结果产生不利影响这一未经证实的担忧，从“医疗保健提供者和系统的医院消费者评估”调查中删除了有关疼痛管理满意度的具体问题，这种做法实际上是“开倒车”，不利于激励患者正视病痛并跨越疼痛障碍，同时也表明疼痛管理的多模式策略仍未得到广泛认可。尽管如此，竞争激烈的医疗环境迫使医院专注于患者最重要的问题。患者满意度的提高可能会鼓励患者选择特定医院寻求治疗，并鼓励患者复诊以继续进行治疗。此外，一项多中心前瞻性队列研究结果表明[29]，如果术后患者对疼痛治疗满意，将预示着有一个长期积极的自我感知良好的健康状况。简而言之，对于许多医院来说，遵循 JCAHO 的要求，拥有一个“负责疼痛管理的领导团队”是对患者做的最简单也是最正确的事情。

五、疼痛服务服务的定义

根据医疗机构和社区需求，一旦制订了疼痛服务宗旨后，领导者必须确定具备所需的资源。急性疼痛服务可使用的资源和方法是多种多样的，并取决于患者群体、人员的技能和疼痛诊疗方法。理想情况下，使用循证方法来选择治疗方式，具体评估每种疗法的疗效和成本效益。利用各种资源开展急性疼痛诊疗将综合体现患者整体利益、基于证据的治疗方法选择及本服务宗旨。

IASP 急性疼痛管理工作组根据资源可用性确定了各种治疗计划的可行性（表 3–1）。理想情况下，患者的个体化治疗应以证据为基础（表 3–2），一些组织已经发布了急性疼痛治疗指南[30, 31]。PROSPECT 数据库就是一个由欧洲区域麻醉和疼痛治疗学会主办和更新、基于证据的术后疼痛管理资源[32]。该网站（https://esraeurope.org/prospect/）基于详述的证据提供特定程序的术后疼痛管理（PROSPECT）推荐意见，从而使患者预后获得最大限度的改善与最佳的成本效益。事实上，许多 PROSPECT 项目领导者带头参加术后加速康复（enhanced recovery after surgery，ERAS）以促进安全、有效的术后康复，使住院时间降至最短，进而降低成本[33]。例如，Henri Kehlet 博士（一位普通外科医生）已经坚持与发展 ERAS 原则 35 年以上，强调肠道手术后的快速进食，包括部分使用椎管内麻醉来治疗术后疼痛。运用这些技术需要药物、设备和人员等特殊资源，在设计管理构架时，必须与医疗机构的行政、业务和临床部门一起进行预测和协商。

在确定资源后，要明确提供的治疗服务的范围。术后疼痛治疗原则必须落实到每个患者，包括以下情况。

1. 评估疼痛的原因和严重程度。

2. 了解疼痛与其他致病因素之间的关系（如预后不良导致反应性抑郁或焦虑）。

3. 获得并保持充分的疼痛缓解，并将其纳入快速康复计划。

4. 根据个人需求完善治疗方案。

这些目标可以通过建立在不同治疗重点上的疼痛服务来实现。例如，单一模式管理允许向所有住院患者提供静脉注射阿片类药物实现镇痛并有选择地提供区域镇痛。该模式可以在医生的监督下以护士为基础，是为术后患者的治疗提供安全、有限且具有成本效益的方式。另一方面，多模式镇痛包括来自不同领域的医疗专业人员。从这些专业人员那里提取和整合相关的专业知识对于实现个性化和优化疼痛管理至关重要。除了医生和护士外，所涉及的专业人员包括心理学家、药剂师、物理和作业治疗师、营养师和精神护理人员。对伴有疑难疼痛的住院患者，如慢性疼痛急性加重的患者和长期阿片治疗导致严重阿片类药物耐受的术后疼痛患者，采用多学科整合的疼痛服务是最理想的方式。这种多模式治疗最常用于住院患者终末期的姑息治疗，并且这种方法或其改良模式在急诊中也非常有效[34]。

在疼痛服务、科室和（或）医院层面都可以开展持续的质量控制，对所有参与者（包括培训医生和工作人员）信息透明并提供反馈与改进机会。我们开展多学科会议或论坛，不少于每 2 个月 1 次，交流新的或更新的有关政策或程序，临床问题或焦点，个案报道或死亡病例，以及即将或正在进行的研究进展。

六、融资和业务计划

组织开展住院患者急性疼痛服务的下一步是制订业务计划。由于临床麻醉医生并非先天具备所需要的资金与业务活动技能甚至几乎未受过相关培训，所以通常这是最具有挑战性的工作。组织开展住院患者急性疼痛服务的价值分析并不完全是资金上的。应该强调的是，开展这种业务的成本相当大，因此成本分析的计算是更复杂的决定性因素。理想的疼痛服务评价标准是存有争议的。研究者已经考察了很多的结局指标，包括患者住院天数、再入院率和生活质量、临床治疗效果[35]。然而，即使不考虑成本分析，仍然有文化价值和道德约束支持这一理念，即适宜的疼痛治疗具有独立的价值。JCAHO 在声明中强调，适宜的疼痛诊疗是“好医学”，疼痛评估与疼痛诊疗应该成为医疗组织的优先事项[28, 36]。有了这种认识，制订急性疼痛管理服务业务计划的目标就是描述预期服务的内部工作，包括组织策略、营销计划、暂定的实施进度和总费用。这些工作必须在开展疼痛诊疗支出第一笔费用之前完成。业务计划有两个基本组成部分。

计划的第一部分是阐述使命、组织结构和团队的责任。在此，应概述相关人员的工作内容，列出需要的设施并制定营销计划。该文件明确规定各类人员的作用、职责、义务和目标，这是成功运行的关键。制定护士和工作人员的指南和手册是该业务计划第一部分的关键。

计划的第二部分是编制电子表格，列出开展该活动所需要的财务分布，预算必须尽可能精确。固定与变动收入估算额、盈利前所需要的起步资金和至少第 1 年逐月的支出估算额等数据都必须包括其中。

该计划也应考虑镇痛药和其他药物的采购成本。Macario 和 McCoy 回顾了接受髋或膝关节置换手术的 298 名患者的有关记录后发现，药物费用只占患者总住院费用的 3%，然而术后镇痛药费用却占药物总费用的 31%[37]。例如，静脉用对乙酰氨基酚是我们常用的辅助药，它的绝对适应证极少。研究表明，静脉与口服对乙酰氨基酚具有相同的镇痛效果[38]，但两者的费用却相差上百倍。在笔者所在医院，是否静脉用对乙酰氨基酚，必须经过急性疼痛服务团队集体讨论决定，而且只应用于那些影响功能的疼痛患者、无法口服用药的患者、非甾体抗炎药禁忌或无效的患者。如果疼痛服务团队（包括其中的药剂师）同意应用，该决定也只能生效 24h，此后，需要重新对适应证进行评估。同样，近几年来，外科医生和麻醉医生广泛应用了大量的脂质体布比卡因（每剂数百美元）。然而，第三方支付机构对该药物制定了极其严格的报销政策。最初的 Meta 分析表明，该药比普通布比卡因更有临床优势的证据不足（但后者的成本只是前者的 1%）[39, 40]。然而，对某些住院患者和门诊患者来说，脂质体局部麻醉药能有效缓解疼痛且费用更少。当然，在确定谁最有资格进行这种治疗决策时，任何人都比不上急性疼痛服务团队，只有他们才能站在最佳位置帮助医院管理者平衡医院成本与镇痛效果之间的关系。

其他成本增加因素包括与药剂师和护士有关的人力资源费用，以及包括 PCA 和硬膜外泵在内的设备费用。药物使用不当是增加术后镇痛成本的另一种平时很少考虑到的因素。例如，有证据表明，药物不良事件使患者住院时间平均增加 4.6 天，而人均费用增加 5857 美元[41]。

最后，在制订业务计划的过程中，最理想的情况是估算预期每个月患者负荷和维持业务活动正常开支所需的最少患者数。该计算并非看上去那么简单，需要就费用报销面临的预定挑战在该机构内外进行讨论。例如，有必要考察拟诊治的急性疼痛患者整体的保险特征。根据健康维护组织（health maintenance，HMO）、优先提供者组织（preferred provider，PPO）和医疗保健组织（medical care organization，MCO）提供的报销比例，有必要与基层医疗负责人一起安排急性疼痛患者诊治的预授权方案。另外，还要考虑不同地区会有各自特定的疼痛服务计费标准。按美国联邦医疗保险项目要求，术后疼痛诊疗费用是与手术费用捆绑在一起的。在美国联邦医疗保险项目范围内，我们必须提交外科医生请求疼痛诊疗协助并说明其请求理由的相关证据。为此，我们创新性地设计了一种疼痛会诊“医嘱单”，列出各种常见的疼痛会诊理由（如阿片类药物耐受和区域麻醉评估），而且以独立清单和嵌入术前手术医嘱的双重方式提供这种电子清单。我们要求我们的外科同事填写这种会诊单，但在等待电子单据转送过程中，如发现患者剧痛，应及时进行疼痛控制。

在业务计划中，将总收入减总费用即是预期的财务盈亏状态。该计算始于针对患者所用的每种治疗模式估算人均费用，始终保持这种意识，即可确

表 3-1　可选用的急性疼痛治疗方案

A. 注意！你何时可以安全地进行椎管内操作或给予抗血栓药物

注意，有关出血或创伤性操作的问题，请联系疼痛服务。

预防措施：
对于接受椎管内手术的患者，不要同时给予多种抗凝血药，包括抗血小板药物
有创性穿刺操作 24h 后再启动抗凝血药治疗

药物	椎管内操作手术前 最后一剂抗血栓药物与椎管内注射或椎管导管置入之间的最短时间	当椎管内导管放置时 限于在椎管内导管放置和移除之前使用抗血栓药物	椎管内操作手术后 椎管内注射或椎管内导管拔除与下一剂抗血栓药物之间的最短时间
用于预防静脉血栓栓塞的抗凝血药			
普通肝素 5000U SQ q8h 或 q12h	可以给药；椎管内注射或椎管内导管放置没有时间限制 不需要疼痛服务许可		
普通肝素 7500U SQ q8h	12h	禁忌 • 放置导管时除非得到疼痛服务或产科麻醉主治医生的许可，否则不得给药	4h
* 达肝素 5000U SQ qd * 依诺肝素 40mg SQ qd	12h-CrCl≥30ml/min 24h-CrCl<30ml/min	可以给药，但是 • 必须在导管放置 8h 后给药 • 在最后一次给药后必须等待 12h 才能取出导管	4h
依诺肝素 30mg SQ q12h 或 40mg SQ q12h	12h-CrCl≥30ml/min 24h-CrCl<30ml/min	禁忌 放置导管时除非得到疼痛服务或产科麻醉主治医生的许可，否则不得给药	4h
磺达肝癸钠 2.5mg qd	48h-CrCl≥30ml/min CrCl<30ml/min：请血液科会诊		6h
阿哌沙班 2.5mg bid	48h-CrCl≥50ml/min 72h-CrCl≥30～50ml/min CrCl<30ml/min：请血液科会诊	可以给药，但是 • 必须在导管放置 8h 后给药 • 在最后一次给药后必须等待 12h 才能取出导管	6h
利伐沙班 10mg po qd	48h-CrCl≥50ml/min 72h-CrCl≥30～50ml/min CrCl<30ml/min：请血液科会诊		
贝曲沙班（Betrixaban） 80mg qd	72h-CrCl≥30ml/min 96h-CrCl≥15～30ml/min CrCl<15ml/min：请血液科会诊		

（续表）

B. 用于全身性抗凝治疗的药物			
阿哌沙班 2.5mg bid～10mg bid	48h-CrCl≥50ml/min 72h-CrCl≥30～50ml/min CrCl＜30ml/min：请血液科会诊		
利伐沙班 15～20mg po qd 或 15mg bid	48h-CrCl≥50ml/min CrCl＜30ml/min：请血液科会诊		
艾多沙班 30～60mg qd	48h-CrCl≥50ml/min CrCl＜30ml/min：请血液科会诊		6h
达比加群酯 75mg bid～150mg bid	72h-CrCl50ml/min 120h-CrCl30～50ml/min CrCl＜30ml/min：请血液科会诊	禁忌 放置导管时除非得到疼痛服务或产科麻醉主治医生的许可，否则不得给药	
磺达肝癸钠 5～10mg SQ qd	72h-CrCl≥30ml/min CrCl＜30ml/min：请血液科会诊		
达肝素 200U/kg SQ qd 或 100U/kg SQ q12h	24h-CrCl≥30ml/min 48h-CrCl＜30ml/min		
依诺肝素 1.1～1.5mg/kg SQ qd 或 1mg/kg SQ q12h	24h-CrCl≥30ml/min 48h-CrCl＜30ml/min		
普通肝素静脉输注	当 aPTT 或抗Ⅹ a 活性异常时		4h
全剂量普通肝素 SQ	当 aPTT 或抗Ⅹ a 活性异常时		
华法林（香豆素）	INR≤1.5		
直接凝血酶抑制药，可注射			
阿加曲班 连续静脉输液	DTI＜40 或 aPTT＜40s	禁忌 放置导管时除非得到疼痛服务或产科麻醉主治医生的许可，否则不得给药	4h
比伐卢定（血管性） 连续静脉输液	DTI＜40 或 aPTT＜40s		
C. 抗血小板药物			
阿司匹林或非甾体抗炎药	可能被给予；椎管内注射或椎管内导管放置没有时间限制 不需要疼痛服务许可		
阿昔单抗（Abciximab，重组） 连续静脉输液	48h		
阿司匹林 / 双嘧达莫	24h		
坎格雷尔（Cangrelor） 连续静脉输液	3h		
氯吡格雷		禁忌 放置导管时除非得到疼痛服务的许可，否则不得给药	6h
普拉格雷（Prasugrel）	7 天		
替格瑞洛			
替罗非班 连续静脉输液	8h-CrCl＞50ml/min CrCl＜50ml/min：请血液科会诊		
依替巴肽 连续静脉输液			

（续表）

溶栓药			
阿替普酶 1mg 的导管清除率	可以给予；椎管内注射或椎管内导管放置没有时间限制 不需要疼痛服务许可（最大剂量 4mg/24h）		
阿替普酶 全剂量治疗脑卒中，心肌梗死	48h	禁忌 放置导管时除非得到疼痛主治医生的许可，否则不得给药	10 天

SQ. 皮下注射；q12h. 每 12 小时 1 次；q8h. 每 8 小时 1 次；qd. 每日 1 次；bid. 每日 2 次；po. 口服

引自 Horlocker TT, Vandermeulen E, Kopp SL, et al. Regional anesthesia in the patient receiving antithrombotic or thrombolytic therapy: American Society of Regional Anesthesia and Pain Medicine Evidence Based Guidelines (fourth edition). *Reg Anesth Pain Med*. 2018;43(3):263–309.

Burnett AE, Mahan CE, Vazquez SR, et al. Guidance for the practical management of the direct oral anticoagulants (DOACs) in VTE treatment. *J Thromb Thrombolysis*. 2016;41(1):206–232.

表 3–2　急性疼痛治疗循证指南

镇痛技术	人　员	要　点	技　术	设　备	内　容
基础患教	任何人				1，8，9
非阿片类药物口服给药	A，B	剂量，范围，不良反应	M，N		1，8，9
阿片类药物口服给药	A，B	剂量，范围，不良反应	M，N		1，8，9
阿片类药物皮下 / 肌内注射	A，B，G	剂量，范围，不良反应	M，N，O，R	T	1，8，9
阿片类药物 IV	A，B，G	剂量，范围，不良反应，加载滴定	M，N，O，P，R	T, U, W, X, Y	1，8，9
局部麻醉浸润	B	解剖，剂量，范围，不良反应	M，R，S，T		4，7
阿片类药物 PCA	A，C 或 E，G	剂量，范围，不良反应，PCA 原则	M，N，P	U，W，X，Y	8，9
氯胺酮	C	剂量，范围，不良反应	M，N，P，R	U，W，X，Y	4
NO	B	剂量，范围，不良反应，管理	M，N，R	输送系统	4，8
TENS	A，B	解剖	M	单位、配件	辅助治疗
椎管内阿片类药物	A，C，E	剂量，范围，不良反应	M，N，P，Q，R	T, U, W, X, Z	1，2，8，9
神经丛阻滞	A，C	剂量，范围，不良反应，解剖	M，N，P，Q，R，S	T，W，X，Y	2
椎管内阻滞	A，C	剂量，范围，不良反应，解剖	M，N，P，Q，R，S	T, U, W, X, Y，Z	1，2，3，5，6，7，8
胸膜间阻滞	A，C，D，E	剂量，范围，不良反应，解剖	M，N，P，Q，R，S	T, U, W, X, Y，Z	1，3，7

（续表）

镇痛技术	人　员	要　点	技　术	设　备	内　容
冷冻镇痛术	E，D	解剖		输送系统	1，3，7
心理支持	A，B，C，D，E，F	应对措施	放松，呼吸练习	以上全部	耗时，辅助
急性疼痛管理	A，C，D，E，F，G	以上全部	M，N，O，P，Q，R，S，主导		政策，程序，教育，质量保证

定实施各种治疗模式的总费用。理想上，急性疼痛诊疗的财务设计应包括随患者负荷大小变化而弹性应对的各种要素。将固定成本（如固定工支出）尽可能地转换为变量成本（临时工支出）即可完美地达到上述理想状态。注意，该计算结果将随时间变化而上下变动。只要秉持“往最坏处打算，往最好处努力”的原则就能最大限度地保护疼痛服务的财务偿付能力。

七、计费与收集

任何医疗组织为确保自己的偿付能力，构建一个组织优良的计费与收集系统是必不可少的。如果疼痛服务的业务计划包括了内部计费与数据收集的标准，该团队就必须拥有收集数据的专业人员、必要的硬件和高效的软件。随着医疗编码和计费系统日益复杂化和专业化，许多医疗组织已经选择使用以分账比例合同为基础的外部计费与数据收集系统。

密切关注医疗保险和医疗补助服务中心（Centers for Medicare and Medicaid Services，CMS）有关文档与计费的现行工作指南并及时了解相关变动是至关重要的。医疗组织提供准确的文档有利于获得资金支付方正确且及时的偿付，并可在医疗记录中表明实际完成的工作。另外，参照其他医疗专业人员和第三方支付者的意见，医疗组织还可以利用准确的文档识别出本单位费用支出的不当之处。如果 CMS 指南与医生计费之间的差异被认定存在欺诈，还可以避免耗时的文档变动、罚款甚至是刑事指控。在特定的教学机构，我们发现，在重要的评估领域，将某些计费准则强行应用于疼痛会诊单和进度单电子记录模板的做法非常有用。包括与镇痛有关不良反应在内的合理疼痛评估的文档资料通常可确保计费的合理性。

最近几年，在华盛顿大学医疗中心，我们将住院医生夜间居家备班模式转换为由一组经过培训的护理人员和助理医生在院值班结合疼痛主治医生居家听班的方式，以方便处理有关疼痛的问题。由于人力成本仅有轻微的增加和术后当天的疼痛评估与治疗不收费，所以这种全天候都有一组疼痛团队成员值班的安排提高了患者与护理人员的满意度。尽管因人员支出上升使计费总费用有所增加，但这种增加是合理的，或许早应如此，因为最重要的疼痛评估和治疗通常就发生在术后前几小时[29]，而以前这时疼痛服务成员却在自己家中。

八、营销计划

住院患者急性疼痛诊治新业务的设计和计划一旦完成，营销计划将对其落实应用发挥重要作用。有关医护人员和患者需要告知该项新业务的有关理念与获益。虽然传统的医学教育通常使医生缺乏医疗行业业务与营销的知识，但他们可以从医院公关部门或私人营销公司获得帮助。营销计划的实施费用是疼痛诊疗预算中必须考虑的另一项费用。营销策略必须认真设计，它应该展现一种团队使命前后一致的形象，强调住院患者急性疼痛服务将惠及所有患者。营销计划也必须精心地为开展新疼痛服务所带来的潜在费用开支和便利性提供充分的理由。宣传这些信息的途径包括公告和宣传册、由专业人员制作的宣传牌、图标、简讯和网站。

开展内部教育是急性疼痛团队营销计划的另一项重要部分。急性疼痛服务与其他科室人员之间经常性的积极互动（如参加多学科病例讨论会）对提高专业知名度和增加相关知识储备将起到至关重要的作用。在进行疼痛诊疗学术研讨时，也可以邀请非麻醉专业医生参加。当其他专业轮转的住院医生尤其是外科住院医生参加时，可以学习他们的治疗方式和优势。此外，几年前，当我们开始实行让麻醉住院医生在其进入专业前的实习期里轮转疼痛科 1 个月的规定时发现，实习生对疼痛业务掌握的熟练程度和对专业的喜爱不仅让人吃惊，而且让我们受益的还有他们在其他11个月实习期间在全院各个专业轮转中表现出来的“卧底疼痛专家”形象。此外，因为护理人员和药剂科同事（以及他们的学生）经常建议患者咨询急性疼痛服务，所以他们对患者的指导和参与对帮助疼痛服务团队发展的贡献是非常重要的。

最后，急性疼痛服务的营销计划应该向前述JCAHO的标准和目标“看齐”[28]，遵循与贯彻这些标准可以促使急性疼痛诊疗事业走向成功，毕竟两者的目标都是把疼痛诊疗安全性放在首位。

九、未来服务的灵活性

即使在急性疼痛服务团队成立之后，领导者也必须对患者、工作人员或机构的疼痛需求变化保持关注并做出积极回应。例如，随着手术越来越多地转向门诊，一次性镇痛泵技术的最新进展使我们能够在门诊提供周围神经阻滞。如果患者有任何问题或担忧，我们的住院急性疼痛夜班团队可以在晚上通过电话与他们联系。另外，我们的日间麻醉团队在出院前对这些患者进行教育（包括书面指导性文件），并常规在术后第1天通过电话与他们联系，询问患者的不适和对疼痛管理的满意度。未来的治疗方法或技术的进步是否能让我们的住院患者疼痛服务进一步发展还有待确定。然而，鉴于疼痛管理中公共卫生政策和相关人员的复杂性，也促使我们（和其他人）可以利用从住院疼痛服务中获得的经验去影响整个医疗系统的安全疼痛管理的实践。

（一）围术期疼痛门诊

最近，作为教育、规划和帮助我们的外科同事管理最复杂的术后疼痛患者的一种方式，一些住院的急性疼痛服务被用作额外的门诊围术期疼痛服务。尽管各种国家级协会、立法机构和保险公司制订的规则和指导方针已纳入术后疼痛管理的机构协议（有时基于实际证据[30, 32, 42, 43]），但仍有部分患者的标准护理计划需要进一步改进。有难以控制的慢性疼痛或成瘾病史的患者，或有发生术后慢性疼痛风险的患者，可能需要在手术室中采用多种方法来治疗疼痛[44]。围术期疼痛管理的发展是改善这类患者的途径之一。

围术期疼痛管理旨在通过患者教育和预期管理、增强学科间沟通及整个围术期的专科护理，在术前、术中和术后之间架起桥梁。治疗术后疼痛的一般原则包括以下方面。

首先，如前所述，调查发现患者将疼痛缓解，特别是手术后即刻缓解，列为他们最关心的问题和优先事项之一[45]。其次，安全和充分的疼痛控制被证明可以减少术后阿片类药物的消耗，减少住院时间，并防止发展为术后慢性疼痛[46]。围术期疼痛服务（与更有限的住院疼痛服务相比）可以为治疗特定“高危”患者人群的急性术后疼痛提供更结构化的方法[47]。最后，围术期疼痛门诊为患者、门诊医生和外科医生在围术期阿片类药物消耗方面提供了另一层管理和安全保障。事实上，目前全国围术期疼痛门诊或服务机构寥寥无几[49]。因此，这种服务的理想模式尚未建立，而且这些门诊的长期有效性有待进一步研究。然而，目前运营的围术期疼痛门诊的报告表明，通过这种干预可以改善患者的预后，并具有几个共同的特征[48]。

若要组建围术期疼痛服务，来自医院的支持是必不可少的。所获得的益处涵盖影响手术和麻醉计划和治疗的各个部门，从术前门诊评估和准备，术中管理，术后住院治疗，直到最后出院和有效的出院后治疗，涉及所有专业。因此，围术期疼痛门诊必须被视为机构资源，否则就没有存在的必要。多学科方法在围术期疼痛服务的发展中至关重要。正如治疗疼痛的多模式方案一样，使用各种药物和非药物技术是术后患者的标准护理（允许减少对阿片类药物的依赖）。疼痛诊疗小组成员具有不同领域专业知识对于围术期疼痛管理至关重要。因此，需要配备与手术和麻醉学密切相关的护理、药学和疼痛医学的相关专业人员，以实施成功的围术期疼痛管理。临床患者应是那些可能有难以控制的术后疼痛患者、术后大剂量阿片类药物需求者和（或）有发生术后慢性疼痛危险因素的患者，即在很大程度上能反映需要住院急性疼痛管理的患者。在华盛顿大学医学中心，哪些接受住院手术的患者需转诊到围术期疼痛门诊？我们的建议具体如下。

- 术前每天吗啡剂量大于90mg，持续3个月。
- 每天使用阿片类药物超过1年。
- 长期使用缓释长效阿片类药物。
- 服用丁丙诺啡/纳洛酮的患者。
- 服用美沙酮的患者。
- 同时使用阿片类药物和苯二氮䓬类药物的患者。

- 已知 / 活动期阿片类药物使用障碍（opioid use disorder，OUD）或其他物质滥用史。
- 难以控制疼痛的病史（相同类型的手术）。

外科医生应在安排手术前尽早识别这些患者，以便根据需要进行术前评估和干预。理想情况下，患者的术前访问应给疼痛诊疗医生、疼痛心理学家和物理治疗师留出时间，以优化评估和指导。具体评估应包括阿片类药物滥用的风险、心理因素（包括抑郁、焦虑和灾难化）和功能障碍，以及既往疼痛问题及其治疗的全面病史。

围术期疼痛门诊患者诊疗应包括（图 3-6）以下流程。

- 筛选（识别患者）：筛选需转诊疼痛门诊的患者；术前至少提前 4 周告知患者手术日期；进行访问前评估。
- 访问（建立关系）：病史和体检（history and physical，H&P）关注疼痛病史。
- 评估：包括阿片类药物风险工具量表、灾难化和功能障碍检测；关于术后疼痛和多模式疼痛治疗的教育和预期管理，医患协议；与当前的疼痛医生（如果有的话）和外科医生沟通；组建急性疼痛管理组 ± 区域麻醉团队；如有必要，开始术前用药。
- 如有必要，应与住院社会工作者和（或）疼痛心理学家沟通。
- 对患者集体进行指导。
- 术中和术后治疗（治疗关系）：通过急性疼痛管理组将术中建议传递给手术麻醉团队；急性疼痛管理组按常规接手后续工作，包括出院建议；如果需要，安排门诊随访。
- 随访：与患者的术前疼痛医生 / 处方者协商，确定阿片类药物逐渐减量（2 周至 2 个月）；咨询外科医生是否转诊到物理治疗 / 作业治疗和康复服务。

过去或现在接受丁丙诺啡或美沙酮治疗的患者就是典型例证，他们术前到围术期疼痛门诊就诊而获益。目前，针对受“阿片类药物危机”影响的 OUD 患者的辅助药物正在逐渐增加，而且这些药物管理的相关文献也在迅速涌现，这些都证实了上述判断[48-50]。

（二）丁丙诺啡

每个服用丁丙诺啡的患者都需要一个个性化的围术期计划，该计划应考虑以下因素：患者使用丁

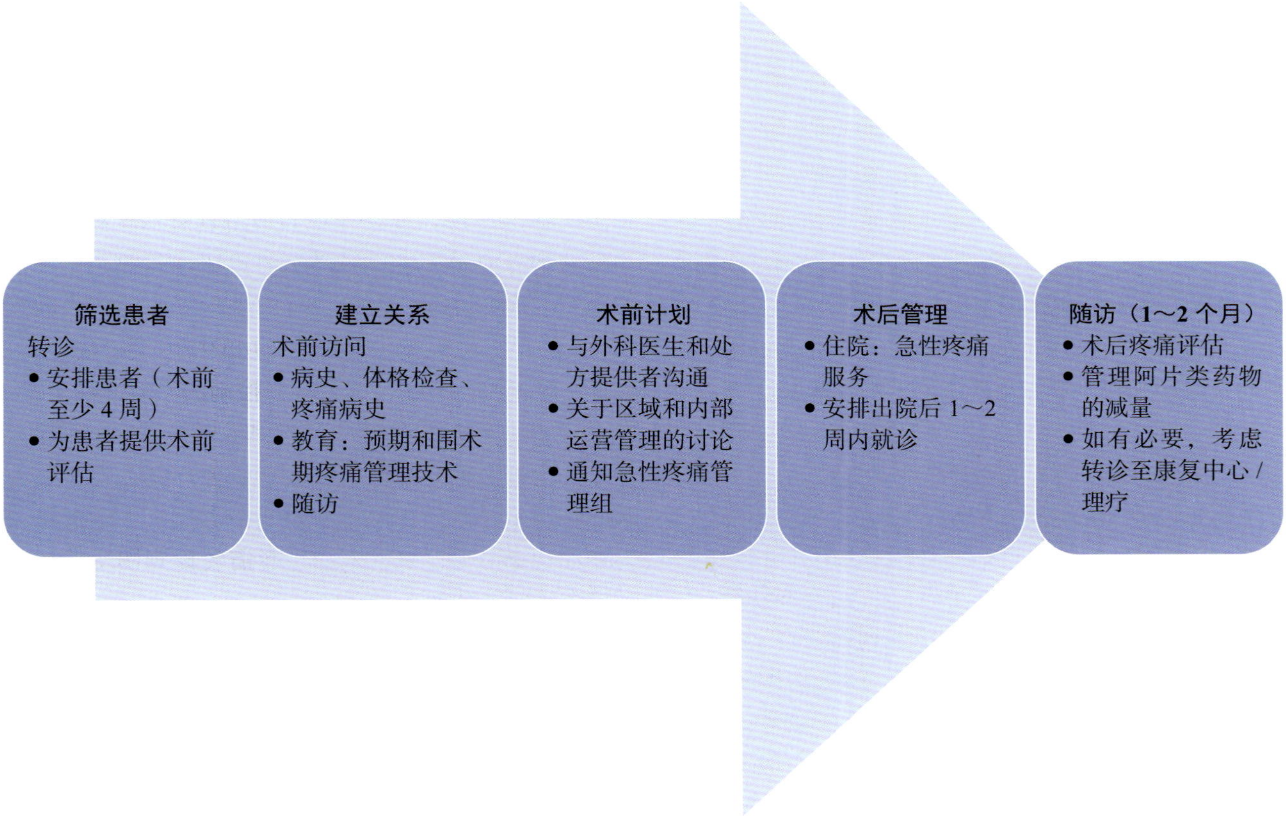

▲ 图 3-6 围术期疼痛门诊患者流程

丙诺啡的原因，手术类型和恢复预期，使用的剂量，社会背景，以及在围术期获得适当帮助的途径。关于丁丙诺啡术前和术后管理的文献观点各不相同，并且经常相互矛盾。随着丁丙诺啡应用的理念和经验的发展，各种制度性协议指南并存并继续发展。对于丁丙诺啡患者，有必要精心策划制订一个疼痛管理计划，以确保安全和充分的术后疼痛控制[49]。

对于正在接受丁丙诺啡维持治疗的 OUD 患者来说，围术期可能具有非常的挑战性，疼痛可能更难控制，在此期间复发的风险很高。患者教育、医生之间的协调和详细的计划是必不可少的。

丁丙诺啡患者术后疼痛管理的关键因素如下。

1. 术后疼痛的严重程度取决于手术类型。例如，对于预期术后疼痛最小的门诊手术，丁丙诺啡可以并且应该按原剂量服用。

2. 患者服用药物的原因：OUD 与慢性疼痛。如果患者正在服用丁丙诺啡治疗 OUD，应继续每天给药以避免围术期复发（无论术后阿片类药物是否耐受）。

3. 丁丙诺啡的每天剂量：对于预期会产生剧烈疼痛的手术，考虑术前＞12mg/d 的剂量进行门诊减量，以避免拮抗完全阿片类激动药（即避免高剂量丁丙诺啡占据全部 μ 阿片受体）。

4. 患者、处方提供者（疼痛 / 戒断专家）和外科医生之间应始终就围术期计划进行合作。

一般来说，已经不支持过去关于术前完全停用丁丙诺啡的建议（特别是对于 18mg/d 或更少的正常起始剂量）[51]。据报道，随着丁丙诺啡治疗 OUD 患者越来越普遍，尽管预期的镇痛耐受性类似于术前使用其他 ERLA 阿片类药物治疗的患者[52]，但在继续使用丁丙诺啡的同时，静脉注射短效完全阿片受体激动药（如氢吗啡酮或芬太尼）可在术后提供有效的镇痛。术后应尽可能采用局部麻醉技术和非阿片类药物辅助治疗，对这类患者疗效更佳。出院后服用阿片类药物还需要与外科医生和丁丙诺啡门诊处方者仔细协调，并在围术期疼痛门诊内外分别进行非常密切的随访。

（三）美沙酮

与丁丙诺啡一样，患者服用美沙酮的原因有很多，对 OUD 进行美沙酮维持治疗的患者与使用美沙酮作为 ERLA 药物控制慢性疼痛的患者的治疗方法是不同的。在任何一组，用于维持治疗的美沙酮剂量很少足以治疗任何急性术后疼痛[50]。因此，预计这些患者在术后初期需要更多的阿片类药物。最好不要用美沙酮来处理急性疼痛的暴发性疼痛。然而，由于其半衰期长且起效时间较短，因而是优选的镇痛药。与丁丙诺啡一样，对这些患者，术后局部麻醉和多模式药物治疗也起着重要作用。

对 OUD 患者，美沙酮维持剂量通常每天 1 次，以抑制药物依赖并降低美沙酮门诊剂量。如果患者需要住院治疗，术前应尽一切努力确保患者能够了解按照 OUD 治疗计划即将进行的手术。建议患者或根据维持计划协调获取每天剂量，或在手术当天单独服用正常口服剂量。

对于急性术后疼痛，无论是术前用于 OUD 还是疼痛控制，美沙酮都应分次给药（在相同的每天总剂量下每 6 小时或每 8 小时给药 1 次）以优化其镇痛窗口。如果患者需要严格保持禁食，请考虑美沙酮静脉给药，以避免在重新应用美沙酮时需进行长时间“洗脱”。虽然传统上普遍认为口服美沙酮具有较高生物利用度，但我们使用的静脉注射剂量相当于口服剂量的一半。尽管如此，这样静脉注射美沙酮可以防止血药水平急剧下降，并且因为总是补充短效阿片类药物（通常由静脉 PCA）用于术后暴发性疼痛[53]，肯定避免了戒断症状。目标应该是在术后亚急性期（不超过 6 周，通常要少得多）逐渐减少短效阿片类药物，以适当恢复并进行组织愈合。随着短效阿片类药物使用量的减少，当美沙酮剂量减至每天 1 次时，应考虑患者是否出院，或者在出院时协调做好门诊维持治疗计划的随访预约。成瘾戒断专家的指导或患者的维持治疗计划可以帮助患者了解有关出院药物的用法[54]。

（四）不同的疼痛服务

悲剧性的“阿片危机”席卷北美（在较小程度上也波及世界其他地区），导致数千人丧生，讽刺的是，所带来的好处是使人们增加了对适当疼痛治疗的认识。这是因为阿片危机与其说是一个“问题”，不如说是一个“困境”：与其说需要解决方案（如禁止所有阿片类药物），不如说是一种管理策略。因此，在 20 世纪从未对疼痛治疗表现出任何兴趣的各种机构、委员会、协会和学会突然发布了各种阿片类药物处方指南，经认真审查，其中最好的其实是疼痛管理指南(如 CDC 指南)[55]。如前所述，推翻“疼痛治疗即阿片类药物治疗”这种理念的斗争仍然非常激烈，而这场斗争的核心或许就是疼痛管理业务发展和存在的主要理由。因此，住院急性疼痛服务的领导者现在迎来一个巨大的机会，可以向其他医疗专业人员传授他们以前从未有过的疼痛评估和管理技能，尽管疼痛管理专家可能已经掌握这些技能几十年了。

1. ERAS 机遇

这些教学机会不再局限于大型巡回讲座或见习教学。其他部门或专业的教育工作者可能会联系疼痛服务领导者，请求允许自己的学员到疼痛服务学习。在我们单位，来自世界各地的参观者（在 20 世纪 90 年代很常见）主要是护理人员、执业护士、助理医生、药学学生，甚至来自其他专业的住院医生，当然这还未包括外科医生在内。另一方面，由于现在文献中涉及术后阿片类药物处方的方案和指南数量急剧增加，外科医生对术后疼痛管理迟来的兴趣也迅速增长[42, 56, 57]。在手术后阿片类药物使用的循证数据中，也许最有用的资源是密歇根州阿片类药物处方网络（Opioid Prescribing and Engagement Network，OPEN）（https://michigan-open.org/prescribing-recommendations/）。结合对 PROSPECT 建议的了解，基于循证的疼痛治疗已证明可以减轻特定手术后疼痛和改善功能，而且凭其经验，疼痛服务领导者可以成为协助委员会制定其机构 ERAS 协议的宝贵资源。可以想象，虽然这样做可能会增加患者的就诊量和费用，但由于疼痛服务领导者在制定 ERAS 协议方面发挥了积极作用，从而有利于住院患者和门诊手术患者的疼痛缓解并降低阿片类药物使用风险，同时也提高了我们同事和医疗系统的质量和效率。

2. 阿片类药物管理活动

寻求改善本单位疼痛管理的急性疼痛组成员最近迎来了另一个教学机会，即参与阿片类药物管理活动。以 JCAHO 要求的医院抗生素管理计划为蓝本，加拿大安全用药规范协会将该管理活动描述为“旨在改善，监测和评估阿片类药物的使用以支持和保护人类健康的协调干预措施”[58]。可想而知，急性疼痛服务领导者比一般专业人员更有能力参与这项工作。理论上，阿片类药物管理是一项多学科和多专业的工作（综合药房、护理、外科、初级保健、急诊医学、疼痛医学和成瘾医学专业知识），而急性疼痛服务领导者必然在这些方面具有丰富经验。如果你所在的单位尚未成立阿片类药物管理委员会，你可以完全确信该委员会的建立就在计划之中，因为 JCAHO 已经公开表达了对这一举动的支持[59]。有关机构规划的案例研究正在源源不断地发布出来，“全国质量论坛”提出了支持医疗保健组织阿片类药物管理所需的七个基本步骤[60, 61]。

- 提高领导人责任感和文化水平。
- 执行组织政策。
- 提高临床知识，专业知识和实践能力。
- 加强患者和家庭护理人员的教育和参与。
- 跟踪、监控和报告实施数据。
- 建立问责制。
- 支持社区协作。

在我们的系统中，阿片类药物管理委员会是药物与治疗委员会的一个分委员会，并为我们的月度会议提供兼职行政支持。我们使用工作组的方法来支持阿片类药物管理委员会复杂而影响深远的活动。这些工作组多年来一直在发展，并将继续保持运行，但目前只包括成瘾戒断服务、教育、指标和文件组，所有这些都由无价的信息技术支持系统将每个组联系在一起（没有这一支持系统，在这个时代，委员会的大部分工作将不可能完成）。与多数委员会一样，在大多数情况下领导团队都是由少数几个有奉献精神的人组成。目前，该委员会由各工作组的主席及更高级的阿片管理委员会的两位共同主席（一名疼痛专家和一名成瘾戒断专家）组成。碰巧的是，我们的许多领导者都积极参与州和国家层面的倡导工作，包括制订一些与阿片类药物相关的规范和指南。然而，这既非必要，也不适当。与大多数疼痛服务活动一样，阿片类药物管理活动的目标是执行当地政策和程序，以帮助我们自己和同事以更有效的方式更安全地照顾患者。

结论

虽然医疗保健提供者承认，为术后急性疼痛患者提供镇痛很重要，但这项任务通常说起来容易做起来难。实现这一目标的挑战包括阿片类药物耐受，各种急性疼痛慢性化，以及各种各样的外科手术和技术。住院急性疼痛服务通常在处理复杂的临床问题时具备良好的预见性和丰富的经验。然而，住院急性疼痛服务的设计、规划和实施必须非常谨慎，并随着疼痛问题和解决方案的发展而不断完善。只有经过深思熟虑的不断实践，才能产生一项成功的服务，能够满足并超越医院、外科和其他医疗单位及他们所服务的患者的需求。

要 点

- 急性术后疼痛仍然被广泛低估，尽管它是手术患者的主要担忧。
- 最佳的术后疼痛管理计划将整合多模式和多学科干预措施。
- 本章分析了组建住院患者急性疼痛治疗组的若干系统，多数系统采用的是护理人员与麻醉医生相结合的方式。
- 详细的实践指南、协议和指令程序可以简化护理过程并提高效率。
- 争取医院行政部门的支持和确定资源是组织住院急性疼痛服务的重要的第一步。
- 疼痛服务提供的应是基于循证的个体化治疗。
- 该服务的业务计划必须包括成本分析，尽管开展疼痛服务管理本身具有不可估量的价值。
- 应尽可能将固定成本转为可变成本，灵活地制订业务计划。
- 文件资料和计费账单的准确性对于促进及时和正确的偿付至关重要。
- 营销计划向潜在的有关医护人员介绍急性疼痛服务的概念和好处。
- 基于技术创新、医疗系统或与疼痛相关的监管变化来改善疼痛诊疗的灵活性对于提供长期、安全和高效的疼痛诊疗至关重要。

附录 3-1

病 史

HPI（现病史）：通过考虑慢性病的状态或记录的要素数量来表示 HPI。 □1 个 □2 个 □3 个 或 □部位 □程度 □时间 □调节因素 □性质 □持续 □背景 □相关体征和症状	□1～2 种慢性病 □简要（1～3 个）	□1～2 种慢性病 □简要（1～3 个）	□3 种慢性病 □扩展（≥4 个）	□3 种慢性病 □扩展（≥4 个）
ROS（症状回顾） □体质（体重减轻） □耳鼻咽喉 □GI □一般情况（皮肤、乳房） □内分泌 □GU □淋巴 □眼睛 □心血管 □肌肉 □神经 □免疫 □呼吸 □精神 □心理	□无	□相关（1 个系统）	□扩展（相关和其他）（2～9 个系统）	□完整（相关和其他）（10 个系统）
PFSH（既往、家庭、社会史） □既往史（患者过去在疾病、手术、外伤和治疗方面的经历）。 □家族史（回顾患者家族的医疗事件，包括可能遗传的疾病或使患者处于危险之中的疾病） □社会史（对过去和当前活动的适龄回顾）	□无	□无	□相关（1 个病史领域）	□ * 完整（2～3 个病史领域）
* 完整的 PFSH： 两个病史区域：①老患者 – 办公室（门诊）护理、家庭护理、居家护理；②急诊科；③随后的护理机构护理；④随后的医院护理 三个病史区域：①新患者 – 办公室（门诊）护理、家庭护理、居家护理；②咨询；③初始医院护理；④医院观察；⑤初始护理设施护理	关注问题 最终病史记录需要达到或超过以上所有 3 个组成部分	Exp. 关注问题	详细	综合

附录　3–2

检　查

CPT 检查说明	1995 年准则要求	1997 年准则要求	CPT 检查类型
仅限于受影响的身体区域或器官系统	1 个身体区域或器官系统	1～5 个列举元素	以问题为中心的检查
受影响的身体区域或器官系统，以及其他有症状或相关的器官系统	2～7 个身体区域和（或）器官系统	6～11 个列举元素	以问题为中心的扩展检查
对受影响的身体区域或器官系统，以及其他有症状或相关的器官系统进行扩大检查	2～7 个身体区域和（或）器官系统	2 个或更多系统的 12～17 个列举元素	详细检查
全身多系统	8 个或更多身体区域和（或）器官系统	9 个或更多系统的 18 个及以上列举元素	综合检查
完整的单器官系统检查	未定义	请参阅个别单一系统考试的要求	

CPT. 当前的程序术语

附录　3–3

已审核或定制的数据	得　分	
定制和（或）审查医疗上合理和必要的临床实验室程序。将实验室小组算作一个程序	1～3 个程序	1
	≥4 个程序	2
在 CPT 的放射科部分定制和（或）审查医疗上合理和必要的诊断性影像研究	1～3 个程序	1
	≥4 个程序	2
在 CPT 的医疗部分定制和（或）审查医疗上合理和必要的诊断程序	1～3 个程序	1
	≥4 个程序	2
与主治医生讨论检查结果		1
与参与患者护理的其他医生讨论该病例或咨询另一位医生（即真正的咨询是指就患者的护理征求另一位医生的意见或建议）。这不包括将患者转给另一位医生进行未来的护理		1
定制和（或）审查旧的记录。必须指出记录的类型和来源。审查旧记录必须是合理和必要的，基于患者病情的性质。实践或设施协议驱动的记录定制不需要医生的工作，因此在 E/M 服务编码时不应该考虑。仅仅为了编码的目的而对旧记录的定制 / 审查进行敷衍了事的记述是不恰当的，也不允许这样的计数	定制 / 审查无摘要	1
	定制 / 审查有摘要	2
对图像、ECG 或实验室标本的独立观察和解释，不单独报告支付。每一次观摩和解释可得 1 分		1
审查未报告单独支付的重要生理监测或测试数据（如不符合支付条件的节奏 ECG 的长时间或连续心脏监测数据）		1
总得分		

CPT. 当前程序术语；ECG. 心电图；E/M. 评估和管理

附录 3-4			
出现并发症和（或）发病率或死亡率的风险			
风险等级	出现的问题	定制的诊断程序	选择的管理方案
轻微	1 个自限性或小问题，如感冒、虫咬、体癣等	• 需要静脉穿刺的实验室检查 • 胸部 X 线检查 • ECG/EEG • 尿液分析 • 超声波，如超声心动图 • KOH 制备	• 休息 • 漱口水 • 弹力绷带 • 浅层敷料
低	• 2 个及以上的自限性或小问题 • 1 种稳定的慢性病，如控制良好的高血压或非胰岛素依赖型糖尿病、白内障、前列腺增生症 • 急性不复杂的疾病或损伤，如膀胱炎、过敏性鼻炎、扭伤	• 非压力下的心理测试，如肺功能测试 • 有对比剂的非心血管成像研究，如钡灌肠 • 浅层针头活检 • 需要动脉穿刺的临床实验室检查 • 皮肤活检	• 非处方药 • 没有确定风险因素的小手术 • 物理治疗 • 作业治疗 • 无添加剂的静脉输液
中	• 1 种或多种慢性疾病，有轻度恶化、进展或治疗的不良反应 • 2 种及以上稳定的慢性疾病未确诊的新问题，预后不确定，如乳房肿块 • 有全身症状的急性疾病，如肾盂肾炎、肺炎、结肠炎 • 急性复杂损伤，如头部损伤并有短暂意识丧失	• 应激状态下的生理试验，如心脏应激试验、胎儿收缩应激试验 • 无已知危险因素的诊断性内镜检查 • Dee 针或切开活检术 • 有对比剂且未发现危险因素的心血管成像研究，如动脉造影、心脏导管 • 从体腔获取液体，如腰椎手术、胸腔穿刺术、球囊穿刺术	• 有确定风险因素的小手术 • 没有确定风险因素的选择性大手术（开放、经皮或内镜） • 处方药管理 • 治疗性核医学 • 带添加剂的静脉输液 • 无操作性的骨折或脱位的封闭治疗
高	• 1 种或多种慢性病严重恶化、进展，或有治疗的不良反应 • 可能对生命或身体功能构成威胁的急性或慢性疾病或伤害，如多处创伤、急性心肌梗死、肺栓塞、严重呼吸困难、进行性严重类风湿关节炎、对自己或他人有潜在威胁的精神疾病、腹膜炎、急性肾衰竭 • 神经系统状况的突然变化，如癫痫发作、TIA、虚弱或感觉丧失	• 心血管对比剂研究 • 心脏电生理试验 • 具有已识别风险的诊断性内镜检查 • 椎间盘 X 线片	• 没有确定风险因素的选择性大手术（开放、经皮或内镜） • 紧急大手术（开放式、经皮式或内镜式） • 肠外控制药物 • 需要强化监测毒性的药物治疗 • 由于预后不佳，决定不进行抢救或降低护理级别

ECG. 心电图；EEG. 脑电图；TIA. 短暂性缺血发作

第 4 章　跨学科疼痛管理

Interdisciplinary Pain Management

Steven P. Stanos　著

杨薏帆　俞怡平　译　　冯　艺　校

"慢性疼痛是一种复杂的生物－心理－社会现象，可能会影响一个人生活、工作能力、人际关系，以及身心健康的许多方面[1]。"

美国国家疼痛战略

"对我来说，疼痛是一个完整的包裹，它需要团队合作。"

Patrick Wall，PhD

跨学科疼痛康复结合了基于生物－心理－社会护理模式的团队方法。本章将回顾多学科和跨学科的护理及功能康复的历史，以及有助于慢性疼痛康复计划成功的各种治疗学科。本章将回顾作者在太平洋西北地区的跨学科项目，作为深入讨论项目理念、工作流程和进程的一个示例和方法。本章还重点介绍了最近美国其他联邦、学院和私人项目的成果研究。跨学科疗护的概述将有助于说明一个强大的跨学科疼痛康复模型可以集成到医疗保健系统层面的传统综合疼痛中心，或作为一个独立实体。最重要的是，同时回顾了由物理疗法（physical therapy，PT）、作业疗法（occupational therapy，OT）、疼痛心理学、放松训练（relaxation training，RT）、医疗管理、心理治疗提供的对具体治疗规程和治疗重点的解释，以及与基于团队方法的独特协同作用，以帮助挣扎于管理慢性疼痛的患者减少疼痛和痛苦，并更好地了解其病情，改善心理功能和生活质量。

一、疼痛康复史

对于受伤工人的疼痛康复和治疗可追溯到公元前 1500 年 Ramses 二世统治下的埃及。随着康复医学和 OT 领域的诞生和发展，两次世界大战后，演变出了更正式的康复护理模式。各种医学专业和健康心理学的发展有助于促进其在 20 世纪中期的进一步发展。John Bonica 博士倡导多学科方法，并于 20 世纪 60 年代初在华盛顿大学正式制订了一个基于咨询的计划[2]。由多学科的医疗机构进行评估和讨论，并提出针对患者的治疗计划和建议。随着时间的推移，以咨询为基础的多学科诊所已经演变为与麻醉、物理医学、康复、健康心理学合作，以提供更结构化的住院计划。行为医学领域的早期领导者、心理学家 Wilbert Fordyce 后来加入了 Bonica，在最初的住院 8 周计划中应用了操作性条件反射和行为干预。Fordyce 主要关注操作性条件反射原理，这些原理塑造了与疼痛和健康相关的行为，并指出了几个维持"疼痛行为"的习得过程，这些行为可以被积极和消极地强化[3]。这种方法与更现代的实践生物医学模式形成鲜明对比，后者强调生理病理学转向更全面和以患者为中心的"生物－心理－社会"方法。George Engel 倡导的生物－心理－社会模型已被用于治疗包括心血管和胃肠道疾病和传染病在内的疾病[4]。

1983 年，华盛顿大学的 John Loeser 和 Bill Fordyce 正式确定了一个更加"结构化的计划"，为期 3 周，成为世界各地"跨学科"治疗的典范[5]。在 20 世纪 70 年代和 80 年代的得克萨斯州，Mayer 和 Gatchel 将"功能恢复"纳入跨学科模型，以更好地解决受伤工人的腰痛导致的身体状况恶化和长期残疾问题。跨学科功能恢复方法侧重于身体恢复和认知行为"危机干预"，以帮助患者处理相关社会心理问题[6]。功能恢复模型从运动医学方法发展到与工作相关的损伤，侧重于耐力训练和强化。除了认知行为支持和关于疼痛本质、疼痛管理原则和残疾避免的教学外，功能恢复项目也是高度跨学科的，重点是逐步提高任务导向的康复和工作模拟水平，持续进行客观的功能评估。

这些跨学科的功能恢复项目已被证明可以改善疼痛和功能，并在手术前作为“预康复”干预时改善脊柱手术结果[7]。随着时间的推移，“跨学科治疗”和“功能恢复”已成为结构化康复项目的同义词。Okifuji等描述了跨学科治疗的三个常见元素，包括药物管理、分级体育锻炼、疼痛和压力管理的认知和行为技术[8]。

20世纪80年代和90年代，随着对跨学科护理的高度重视，疼痛项目治疗设施在全球范围内不断增长，包括美国。CARF和其他组织的认证促进了这些项目在美国的发展，其中许多项目侧重于帮助康复受伤工人并使他们重返工作岗位。不幸的是，尽管有证据表明跨学科治疗有效，但在21世纪初，经CARF认证的项目开始显著减少。然而，在美国联邦卫生系统中，由于退伍军人健康管理局（Veterans Health Administration，VHA）针对阿片类药物日益流行和慢性疼痛患病率增加做出的指令，2009年这些项目的可用性显著增加[9]。通过正式建立基于人群、以患者为中心的阶梯式疼痛管理护理模式，概述了在各级临床护理中多模式疼痛护理的新标准。该模式包括“第一步：初级护理”“第二步：二级咨询”和“第三步：跨学科护理”，其中第三步有助于更好地满足需要高级疼痛医学诊断和疼痛康复的更复杂患者的需求[10]。

2011年，美国医疗保健研究与质量机构（Agency for Healthcare Research and Quality，AHRQ）发布了一份关于多学科疼痛项目的技术简报，其中包括对提供医学治疗、行为治疗、身体恢复和教育的跨学科项目的回顾。AHRQ的报道回顾了关于跨学科医疗的积极功效的文献，并描述了欧洲医疗项目的增长与美国医疗项目数量的下降[11]。为了遏制日益增长的药物过量流行，以及慢性疼痛和高影响慢性报告疼痛流行率的增加，人们加大了对综合疼痛疗护及跨学科疗护的支持。在不久的将来，美国医疗保健系统中基于价值的护理模式和支付系统的发展可能会为更大程度地整合基于团队的连续方法提供机会，以改善综合疼痛疗护。跨学科护理模式是该护理系统的基础。

（一）立法和联邦强调需要跨学科、基于团队的疗护

支持多学科和跨学科护理的举措和立法行动包括国家疼痛战略、CDC慢性阿片类药物管理指南[12]、IOM报告[13]、卫生与公众服务部（Health and Human Services，HHS）疼痛管理跨部门工作组报告[14]、国家州长协会报告。

2010年患者保护与平价医疗法案（Patient Protection and Affordable Care Act，ACA）要求HHS部长通过医学研究所（Institute of Medicine，IOM）协调一项战略，以提高人们对疼痛作为一个重大公共卫生问题的意识和认知。IOM报告包括了几项关于改善疼痛的建议，涉及数据收集、教育、研究和提供护理，促使国会授权联邦努力制定全面的人口健康水平战略，即国家疼痛战略（National Pain Strategy，NPS）。2017年发布的NPS认可“一种基于人群、生物–心理–社会的疼痛疗护方法，以科学证据为基础，综合、多模式和跨学科，同时在患者层面根据个人需求量身定制”。NPS为更大程度地整合基于团队的跨学科护理和更好地提供策略奠定了基础，并将这种类型的护理整合到当前的治疗模式、支付者和卫生保健系统中。该报道包含的定义将有助于指导跨学科护理的概述[12]。ACA增加了未参保人群获得医疗保险的机会，也帮助支持州医疗补助系统内跨学科和综合疗护的发展，包括新的基于团队的项目，这可能有助于在应用医疗保险和商业支付项目内更广泛地应用该项目。

美国国家科学院和HHS跨部门特别工作组报告强调了基于生物–心理–社会模式的多学科方法，并认可多学科护理作为生物–心理–社会基础护理的关键部分。除了行为健康方法、介入性程序、药物治疗、补充及综合健康，恢复性治疗（物理和OT、治疗性锻炼和运动模式）也是跨学科、多模式疼痛护理的关键组成部分[13, 14]。

如图4–1所示，对药物过量流行的应对突出表明，各州需要审查非阿片类药物治疗的现有证据、覆盖范围和获得途径，并探索创新、协调、跨学科的护理提供模式，“这些模式可作为经历复杂的高影响慢性疼痛患者的最佳实践模式[15]”。2020年，全国州长协会的报告阐述了在COVID-19大流行背景下扩大非阿片类疼痛管理的战略。该报告还强调了几个州通过豁免、家庭健康项目和绩效改善项目取得的进展，以促进循证非阿片类药物治疗，包括跨学科康复，并改善在初级保健中慢性疼痛的处理方式[16]。

（二）疗护模式

回顾了几个重要的定义来描述护理模式。疗护模式中的术语“多学科”和“跨学科”通常可以互换使用，尽管它们代表了现代临床实践中连续护理的治疗模式。文献中用于描述疼痛管理计划术语的不一致性可能会导致一些混淆。“多学科”意味着多个学科被用于临床，但不一定在一个环境中交付。“跨学科”指的是在一个环境或设施中使用多个学科，如职业和 PT、行为医学、RT、职业服务和护理教育[17]。

Boon 等描述了疗护模式的概念框架，以增加全面性和哲学复杂性，从一种更基于生物医学的模式开始，平行于协作、协调的疗护模式，接下来是一种多学科模式，然后是跨学科的生物 – 心理 – 社会模式，最后是一种完全综合的模式[18]，可能包括紧急医疗护理，如急诊室，不同的团队成员有明确的角色（即静脉切开术、护理、放射技术人员和急诊医疗提供者）。“协作”或“协调”模式可包括执业人员独立行动，并在病例管理员的协助下共享医疗记录。在这些模型中，交流的需求越来越大，个人自主权越来越少，目标越来越多，理念越来越一致。疼痛管理中的“多学科”通常包括由疼痛医学专家指导治疗的患者、在外部提供治疗的物理治疗师和与患者单独工作的职业顾问。在更高层次的整合上，跨学科疗护是功能恢复的基本原则，包括在一个设施中提供多学科护理。它通常由疼痛管理专家或行为健康专家领导，与多个相关的健康学科［物理和 OT、行为健康（疼痛心理学、咨询、社会工作）、护理教育］一起工作，商定治疗目标，并进行积极的沟通，包括正式的团队会议。综合疼痛管理计划以初级保健为中心，并与初级保健相结合，与多学科提供者和服务有一些嵌入式或易于获得的联系。这种安排主要在联邦医疗保健系统中有描述，包括退伍军人事务部（Veterans Administration，VA）和国防部。这一连续体从更注重生物医学和病理学的方法开始，逐渐发展到更多的多学科，然后是更依赖于以生物 – 心理 – 社会团队为中心的方法的跨学科和综合模型。理念上的连续性和进展同样适用于疼痛患者的治疗，从急性疼痛开始，到慢性疼痛，最后是高影响的慢性疼痛，但所有模型都平等地考虑了患者个体的风险、价值观、参与、教育和知识（图 4–2）。以下的重要定义更好地界定了治疗人群和范围。

- 高影响慢性疼痛：持续 6 个月或更长时间，严重限制工作、社交和自我照顾活动的疼痛。
- 综合疗护：医疗、心理和社会保健方面的系统协调，包括初级保健、心理健康和必要时的专科服务。
- 跨学科疗护：疗护由来自不同领域的卫生专业人员组成的团队提供，他们协调各自的技能和资源，以实现患者的目标。
- 多模式疼痛治疗：根据需要提供一系列多种不同类型的非药物治疗（积极治疗、行为健康、介入治疗）和药物治疗，解决个体患者的生物 – 心理 – 社会挑战的全部范围。

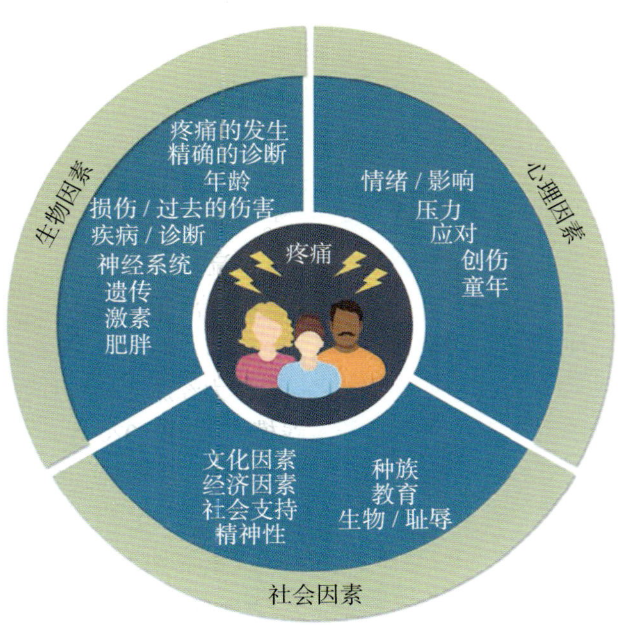

▲ 图 4–1 影响疼痛的生物 – 心理 – 社会因素

引自 HHS：Interagency Task Force report.2019

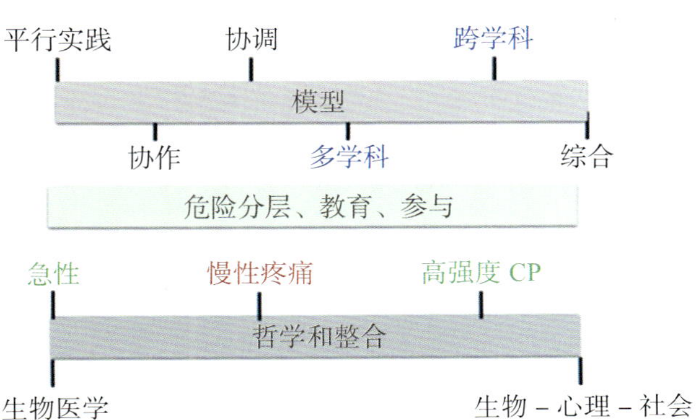

▲ 图 4–2 照护、哲学和生物医学与生物 – 心理 – 社会连续体的模型

改编自 Boone，et al

二、持续疗护：疼痛康复

慢性疼痛的康复方法可以包括多种模式，包括腰痛学校、初级保健综合项目和跨学科功能恢复。在这些办法中，可以看到各级都一贯强调教育和自我管理。对这些模型的简要描述有助于将最全面的疼痛康复连续体、跨学科护理纳入上下文。

（一）腰痛学校

腰痛学校的定义为包括团体教育、培训和锻炼在内的干预措施，通常由理疗师或其他医疗保健提供者在职业环境中或作为多学科治疗方案的一部分组织实施。课程包括由一个管理小组内的单一提供者进行的简短教育。腰痛学校鼓励自我管理，保持活跃，并减少对腰痛的担忧。

20 世纪 60 年代末，Lidstrom、Zachrisson 和 Forsell 倡导腰痛教育计划，将其作为“瑞典腰痛学校”模式。瑞典腰痛学校课程特别侧重于生物力学、人体工程学、锻炼和技能获取[19, 20]。研究证明了治疗腰痛的有效性[21]。随着时间的推移，腰痛学校的内容有所不同，治疗指南中对这些项目的认可程度也有所下降。最近的综述发现了局限性，包括研究不足和证据质量低，尽管在工作状态方面比安慰剂更有效，并且作为补充治疗可能比单一治疗更有效[22]。其他的研究表明，在减少残疾或改善重返工作岗位方面，学校教育比等候名单或不干预更好，但这些证据相互矛盾[23]。

（二）综合初级疗护

基于初级保健的慢性疼痛的协同疗护模式，在概念上基于治疗慢性疾病，如糖尿病和抑郁症，已经证明了其有效性[24, 25]。慢性疼痛协同疗护的重点领域包括患者识别和人群管理，一个明确的疗护团队，有标准的工作流程和系统支持，可获得专业疼痛和行为健康照护，协调和协同护理管理和循证照护（即创伤知情，处理疼痛增强因素如睡眠问题，适当使用综合保健，如按摩和针灸，以及运动和身体意识策略）。最后，患者支持的自我管理由团队成员提供，确定目标，并解决实现目标过程中遇到的障碍（表 4–1）[26]。

基于初级保健的综合疼痛管理方案通常是以家庭医疗模式为基础。现有各种初级保健模式，但通常包括将决策支持部分，如算法指导下的治疗（如优化镇痛药）或阶梯式护理与主动治疗监测相结合，

表 4–1　慢性疼痛的初级保健协作护理重点领域（Bree 协作）

患者识别和人口管理	• 识别具有生活活动影响的持续性疼痛患者 • 防止从急性疼痛过渡到慢性疼痛，影响生活活动 • 通过使用简短、有效的工具筛查心理社会障碍 • 为了恢复（如治疗腰痛的 STarT 背痛工具） • 跟踪登记研究中的患者并参与性能改进 • 基于合作护理绩效的数据汇总 • 使用仪表板了解患者的进展 • 初次就诊和随访时患者报告的结局指标
护理团队	• 确定护理小组成员的角色，护理小组 • 沟通期望 • 如果需要，可以获得专业的疼痛或行为健康咨询 • 护理团队的患者联络点 • 有计划的互动的标准工作流程 • 系统支持（如技术、培训） • 识别、支持和加强患者已经在做的工作，以管理影响生活活动的慢性疼痛
护理管理	• 协调护理流程，包括护理团队准入的便利化 • 根据动机和偏好，确定患者可用于管理慢性疼痛的各种资源和干预措施 • 如果需要，进行转诊 • 药物管理 • 积极的宣传
阐述循证护理	• 创伤知情护理 • 发展和提高疼痛管理技能（如放松） • 传统医疗方案（如非甾体抗炎药而不是阿片类药物作为一线治疗，局部热敷或冰敷） • 解决疼痛放大因素（如睡眠问题） • 综合健康实践（如按摩、针灸） • 运动和身体意识策略
支持自我管理	• 帮助患者确定恢复生活活动的目标，并解决实现目标的障碍

引自 Collaborative care for chronic pain: report and recommendations. *Bree Collab*. 2018.

根据患者的药物管理程度、社会心理和（或）合并的医疗疾病因素对其进行分层。项目通常由个案管理者领导，他们通过电话或其他自动症状监测（应用程序、互联网）与患者沟通。教育是在每周多次的小组会议上进行的。在某些情况下，基于初级保健的综合项目还包括医生、药剂师、营养师和物理治疗师，他们提供集体或个人护理。最近对一项初级保健模式的综述发现，初级保健模式与临床上疼痛强度和功能改善，以及其他核心结果（如情绪、睡眠和药物使用的改善[27]）相关。随着跨学科疼痛疗护与初级疗护的整合，其他试验正在进行中，包括综合评估、基于认知行为疗法（cognitive behavior therapy，CBT）的疼痛应对技能训练和为期 12 周的小组会议（由受过培训的护士和行为专家领导）提供的适应性运动训练[28]。

（三）跨学科的疼痛康复和功能恢复

跨学科模型基于生物 – 心理 – 社会方法，用于疼痛和与疼痛相关的功能丧失（即残疾）。

生物 – 心理 – 社会方法强调疼痛和残疾是生理、心理和社会因素之间的复杂和动态的相互作用，它们可能相互延续，导致复杂的疼痛和长期残疾[29]。重要的是，与生物医学模型相比，慢性疼痛被理解为一种疾病，这使得传统的生物医学模型通常不足以解决每位患者所特有的疼痛的复杂性[30]。跨学科疼痛康复项目作为减少疼痛和疼痛相关残疾的有效干预措施，在文献中已得到充分证实[31-33]。

在这种强调疼痛和情感困扰的复杂的生物 – 心理 – 社会关系中，重要的是支持神经生理学的变化的证据，包括神经生理学的激活，以及最近关于慢性疼痛维持中枢敏化的证据[34, 35]。中枢敏化被定义为“由于中枢神经系统对刺激的神经反应增加而引起的疼痛异常和强烈增强的过程”。中枢敏化与社会心理和认知行为因素有关[36]。中枢敏化在许多慢性疼痛状况中发挥重要作用，并有助于从急性疼痛过渡到慢性疼痛，在许多慢性疼痛状况下疼痛的放大，以及术后慢性疼痛的发展中（图 4–3）[37]。

除了敏化之外，神经生理学的变化可能与心理和行为因素密切相关。经典的应激认知激活理论将神经生理激活和个体固有的应激警报联系起来，在这种情况下，慢性疼痛患者的预期和体验之间存在差异[38]。由此产生的持续焦虑状态和持续的神经生理激活可以通过改善应对行为或减少绝望感来缓解。许多这些相关的心理因素都是针对持续性疼痛的恐惧回避训练的目标。对疼痛处理的敏感也有助于提高疼痛感知和情感困扰。降低神经系统的“敏化”可作为药理学、行为学和主动非药物干预（运动、基于运动的疗法）用于疼痛管理的一个有用的广泛或共享目标。在跨学科和多学科的治疗中，它仍然是临床重点和患者导向教育的一个重要和不断增长的领域。

（四）跨学科护理和功能恢复

30 多年前，Kinney 等描述了跨学科功能恢复项目的基本要素（即 9 个核心属性）[6]。随着对持续性疼痛、疼痛药理学、健康心理学和身心技术整合的理解进步，这九个核心属性依然存在，但有了更新的修改。这九个核心属性将有助于描述跨学科疗治疗连续性（表 4–2）。

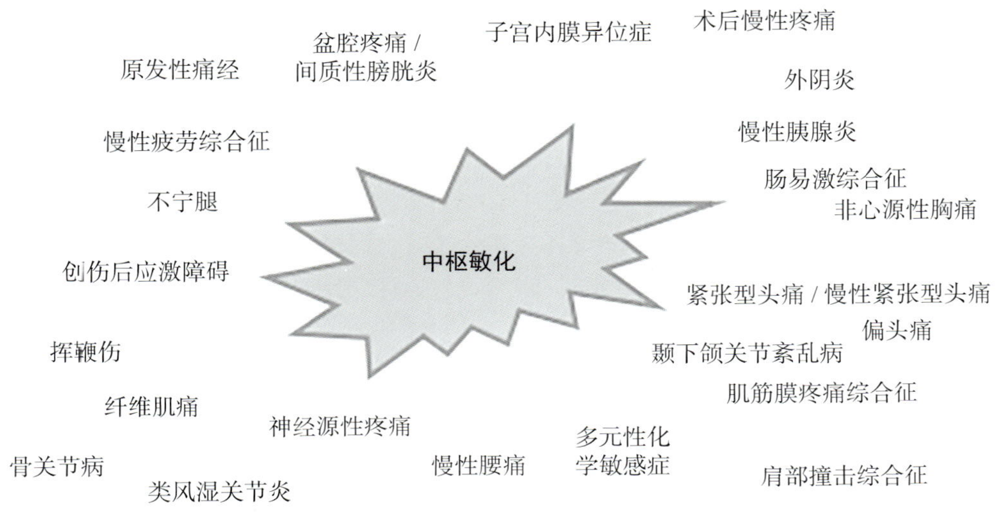

▲ 图 4–3　慢性疼痛状况和中枢敏化[37]

表 4-2 功能修复计划的核心属性：瑞典疼痛服务 / 瑞典医疗系统

1	疼痛医学评估和管理：回顾过去的治疗，诊断工作，全面的肌肉骨骼和神经检查，评估神经性疼痛、伤害性疼痛和非特异性疼痛；与患者讨论治疗计划；根据患者的需要制定具体的治疗方案；持续访问回顾进展
2	疼痛心理评估和治疗；社会心理功能：半结构化疼痛心理评估，完成社会心理分组问卷
3	PT 指导康复训练、强化、稳定和健康，以及疼痛教育，很多时候包括基于疼痛神经科学教育的模式
4	OT 指导工作和家庭身体功能评估，节奏和人体工程学训练，整合放松技术和正念，太极，气功训练
5	行为健康，包括疼痛心理学和 RT 的 CBT、正念、接纳与承诺疗法手段、生物反馈协助的 RT，以及神经系统教育
6	针对镇痛、情绪和睡眠的药物干预，包括减毒或适当减少阿片类药物，药物试验和药物优化，通常由疼痛医学专家、康复医学专家和精神病学家领导
7	跨学科的医学指导团队方法，每周举行正式的团队会议，包括来自所有学科的结构化报告生成
8	在护士教育者、疼痛医学专家、OT、PT 和行为健康团队的指导下，工作和业余活动的重新整合包括回归工作计划、工作释放和急性发作管理
9	持续的结果评估

PT. 物理治疗；OT. 职业治疗；RT. 放松训练；CBT. 认知行为疗法

跨学科的功能恢复可以被概括为 4 个阶段。

(1) 综合的跨学科评估：多位专家［疼痛医学、疼痛心理学家和（或）职业咨询师］对患者进行评估，帮助理清潜在的疼痛和心理诊断，并考虑跨学科治疗的候选资格。

(2) 预备方案：根据需要进行预案，以完成检查工作、相关评估，稳定精神或医疗问题并进行方案指导。

(3) 正式的跨学科管理。

(4) 后续项目：跟进疗护、结果评估和课程维持。

各个项目的治疗强度、涉及的学科、四个阶段的实施方式可能有很大不同。表 4-3 列出了美国四个跨学科项目的概况，强调了项目设置、使用的特定学科、治疗时长、综合疗法的整合、计费结构、使用的结果衡量标准、支付组合、单个项目的独特特点。该表格说明了在美国成功的项目中，项目结构、组成部分和支付者组合的可变性。这五个项目强调了一个共同的理念，即以患者为中心的生物 - 心理 - 社会护理，重点是教育和学习新技能（表 4-3）[39]。

作者将在下文描述他和团队目前为华盛顿州西雅图的瑞典医疗系统提供的跨学科项目有关的更多细节。以此为例，更详细地代表跨学科护疗的四个阶段。许多相同的原则和治疗理念可以应用于表 4-3 中的项目及美国和世界各地的跨学科项目。

（五）瑞典疼痛服务：功能恢复计划概述

瑞典疼痛服务中心（Swedish Pain Services，SPS）是一个位于华盛顿西雅图的综合性门诊疼痛管理中心，是瑞典卫生系统及 Providence St.Joseph 健康中心（Providence St.Joseph Health）的一部分。它的功能恢复区包括治疗室、健身区和团体活动室，占诊所约 14 000 平方英尺 1/3 的面积，包括一个介入手术室、门诊患者区和工作人员办公室。SPS 提供各种以门诊患者为中心的不同时长的跨学科疼痛康复计划，其中最全面的是 4 周结构性功能恢复计划（structured functional restoration program，SFRP）。SFRP 计划为医疗保险、医疗补助及由卫生系统内外初级及专科机构转诊而来的商业保险患者提供服务。SFRP 计划为期 4 周，每天 5h，每周 3 天（总共 60h）。每个治疗小组包含 4 名患者，他们接受每项 1h 的物理治疗、OT、RT、疼痛心理学治疗。每周有一位疼痛学专家面见患者，治疗团队每周开会对患者治疗情况进行评估并对治疗计划做出相应调整。另外有一位专业护士进行疼痛宣教，包括基于工作手册和基于网络的综合课程。

治疗计划完成后 4 周患者会有一次随访，出院后会有疼痛学专家继续随访。根据目前的收费标准，所有治疗项目（PT、OT、疼痛心理学疗法和 RT）都按服务收费。由疼痛护士主持的疼痛教育小组会议是免费服务。另外有一个强度较低的周治疗计划，包括每周 3～4h 个人和集体 PT、OT、疼痛心理学疗法、RT。这个计划提供 6～8 周的治疗，包括医学访问及由跨学科团队做出的治疗重点调整。

表 4-3 美国跨学科疼痛康复项目

项目名称 / 诊疗系统	Mayo 诊所疼痛康复中心	太平洋康复中心	Savas Health 诊所跨学科联合诊疗系统	斯坦福大学医学院疼痛管理门诊	瑞典卫生系统 / 瑞典疼痛服务
地点（城市、州）	明尼苏达州罗彻斯特县	华盛顿州皮阿拉普市、埃弗里特市、贝尔维尤市	加利福尼亚州因兰恩派尔地区	加利福尼亚州红木城市	华盛顿州西雅图市
类型（学院，健康服务机构，私立医院）	学院	私立医院 已获得 CARF 认证	私立医院	学院	健康服务机构
住院 / 门诊	门诊	门诊	门诊	门诊 / 住院	门诊
项目时间（小时 / 天 / 周、持续时间）	15 天，工作日上午 8 点到下午 4 点	每天 6 小时，每周 5 天、20 天	复杂疼痛项目使用 Unitized Transdisciplinary Care™ 模型 1 年期项目 • 4 个周期：针对特定目标的 12 周治疗 • 阶段：每个周期由 3 个为期 4 周阶段组成 • 单元：每个单元由结合小组治疗和个体化治疗的多学科治疗组成，时间为 2.5h 单元的频率取决于参与者的病情、目标和进度，并可进行调整	各种项目 • 门诊：疼痛心理服务 / 治疗，附带或不附带生物反馈（每周 4～8 次）；免费的 CBT 疼痛应对技能组（每周 1 次，每次 2h，共 8 周）；CBT+ 运动组［疼痛心理治疗 +PT 治疗（每周 1 次，每次 3h 太极，共 8 周］；复健组（疼痛心理治疗，MD+ 物理治疗）每周 2 次，每次 4h，共 6 周；睡眠与疼痛组（疼痛心理治疗 + 睡眠心理治疗）每周 1 次，每次 2.5h，共 6 周；疼痛和目标组（基于 ACT 小组）每周 1 次，每次 2h，共 6 周；自主缓解组（2h，一次 PNE 干预） • 住院患者：斯坦福大学综合多学科疼痛项目（Stanford Comprehensive Interdisciplinary Pain Program，SCIPP），住院时间因患者需求而异	两种项目： 1. 结构性功能恢复项目：每天 5h，每周 3 天，共 4 周；2 天一对一指导，1 天小组治疗。循环的 1h PT、OT、放松训练、疼痛心理治疗和护理宣教讲座 每周疼痛药物随访 每周团队会议 2. 每周功能性恢复项目（一对一）：每天 4h，共 6～8 周，1h PT、OT、疼痛心理治疗和放松训练循环，外加 1h 疼痛教育讲座。通过虚拟访问每周进行的团体疼痛心理学课程

（续表）

项目名称 / 诊疗系统	Mayo 诊所疼痛康复中心	太平洋康复中心	Savas Health 诊所跨学科联合诊疗系统	斯坦福大学医学院疼痛管理门诊	瑞典卫生系统 / 瑞典疼痛服务
科目（PT、OT、疼痛心理、放松训练、职业咨询）。如果分组、人数 / 组或队列	精神病学、心理学、NP、OT、RN（病例管理）、PT、职业咨询、生物反馈训练 以滚动进入的模式进行小组训练 所有时间点 25～27 名患者积极接受治疗	医学（PM & R）、护理心理学（持证）和放松 职业咨询 理疗 作业疗法 10～12 名患者 / 小组 / 诊所	采用多学科治疗理念确立参与者的需求，提供综合医疗服务，每个治疗团队成员可根据其培训、经验和认证提供相应的服务。多学科团队的组成如下。 • 医疗：医学博士（麻醉、PM&R）、医师助理、执业护士、护理经理（RN）和护理协调员（LVN） • 行为健康：疼痛心理治疗师（有执照），LMFT，LCSW • 身体康复：整脊疗法、推拿、物理治疗、正念运动课程（结合瑜伽、太极和费登奎斯法） • 替代疗法：针灸、中医、自然疗法、营养师 8～12 名参与者 / 单元	医学博士（麻醉、神经病学、牙医）、医师助理、护士、执业护士疼痛心理治疗师（持证）和疼痛心理专科培训医生（每年 2～3 名研究员）、疼痛科医生和专科培训医生、复杂病例的护理经理、理疗针灸，每组 8～12 名患者	• 医疗：疼痛学专家（PM & R/麻醉） • 行为健康：放松训练（持证）疼痛心理治疗师（PhD） 护理教育人员（RN，PhD） 物理治疗：传统 PT 训练、盆底 PT 和疼痛神经科学教育人员 作业治疗：传统 OT 训练和太极 结构化功能恢复项目：每组 4 名患者，每月 2～3 组 每周功能恢复新项目（6～8 周）：每组 6～8 名患者
行为健康干预	CBT、正念、ACT（大部分基于 CBT）	个人和小组 CBT	CBT、正念、激励策略、冥想	CBT、正念、ACT、生物反馈、催眠、激励策略	CBT、正念、ACT、激励策略、放松训练、生物反馈
综合疗法：瑜伽、太极、针灸	瑜伽、太极	瑜伽、太极	瑜伽、太极、针灸	瑜伽、太极、针灸	太极、气功
虚拟平台服务（是 / 否）	是	是，采用安全远程医疗（患者之家），经 CARF 认证的 IPR 项目追踪	是	是	是
费用：服务费、日结费用、病种结费	服务费	日结费用	病种结费	服务费、赋权缓解、疼痛科学讲座费、CBT 随访小组费用和为期 8 周的 CBT 疼痛应对技能费用	病种结费

（续表）

项目名称 / 诊疗系统	Mayo 诊所疼痛康复中心	太平洋康复中心	Savas Health 诊所跨学科联合诊疗系统	斯坦福大学医学院疼痛管理门诊	瑞典卫生系统 / 瑞典疼痛服务
支付方式：工伤保险、商业保险、医疗保险、医疗补助	商业保险、医疗保险、工伤保险	工伤保险（劳工、行业和雇主购买的保险）	医疗补助	工伤保险、商业保险、医疗保险	医疗保险、医疗补助、自购保险（没有华盛顿州工人补偿保险，则患者转诊至当地 SIMP 认证项目）
结局指标：PHQ-9、GAD-7、PCS、ODI、6min步行试验、PEG	自我报告 – WHYMPI（仅限疼痛严重程度和疼痛干扰量），SF-36、PHQ-9、PCS、PSEQ、PCL-5、基于表现的指标（由物理治疗师评估）Simmond 体能状况评估量表。评估内容包括：5min 步行试验、50 英尺（1 英尺 ≈30.48cm）步行试验、计时起立 – 走试验、重复坐下 – 站立试验、重复躯干弯曲试验、加拿大作业活动测量表（COMP）	PHQ-9、GAD-7、PCS、ODI、TKS、WHODAS-2、中段举起试验、起坐试验（CST）	PROMIS NPRS PEG ODQ PDI PHQ-9 GAD-7 PCS PGIC DAST-10 AUDIT	CHOIR（包括 PROMIS） PCS CES-D PCL CPAQ-8 PASS-40 PSEQ TSK	BESS 平衡测试 CPAQ-8 COPM GAD-7 ODI PEG PHQ-9 PCS PSFS TSK 5 次坐立测试 6min 步行试验

（续表）

项目名称 / 诊疗系统	Mayo 诊所疼痛康复中心	太平洋康复中心	Savas Health 诊所跨学科联合诊疗系统	斯坦福大学医学院疼痛管理门诊	瑞典卫生系统 / 瑞典疼痛服务
医疗管理级别：戒阿片类药物、药物试验	戒阿片类药物与项目开展同时进行。适时减少苯二氮䓬类药物、肌肉松弛药和安眠药的用量	药物试验（非阿片类药物）、阿片类药物减量和停用、协调住院患者戒阿片类药物和药物滥用治疗项目。个人 / 小组形式的患者教育	药物试验（非阿片类药物）、阿片类药物减量、将药物辅助治疗整合入项目（MAT）	药物试验（非阿片类药物）、阿片类药物减量和优化授权、SCIPP、经颅磁刺激研究、疼痛学系列讲座、个人 / 小组形式的患者教育	药物试验（非阿片类药物）、阿片类药物减量和优化。经委员会认证的成瘾专家融入临床实践，进行会诊，协助药物管理（丁丙诺啡）和药物减量
后续诊疗、服务、课程	每月 1 次，面对面的后续服务项目（小组形式，1 天）	在诊所和线上平台随访患者重新融入社区情况（3 周，每周 2 天，每天 4h）	采用FFS模式进行疼痛诊所随访，并结合社区服务	维持后续服务，每月免费 CBT/ACT 跟进课程	PT、OT、放松训练、疼痛心理的后续小组课程
特色	/	仅提供全面服务的多学科远程 CARF 项目	– 基于专利软件平台的可扩展多学科解决方案 – 使用专利评估系统，方便各学科之间的交流和目标跟踪（患者全球健康评分） – 使用人工智能驱动的预测模型优化治疗计划和执行 – 治疗团队对所有参与者进行定期的全面病例回顾	疼痛心理学和医学博士联合项目，美国西部（SCIPP）唯一具有医学 – 行为学住院患者疼痛诊疗经验的项目，每 2 周 1 次多学科病例讨论会议	纳入大型医疗系统综合疼痛中心物理空间和成本中心的疼痛康复项目 在系统内的初级保健诊所中，行为健康联合治疗与整合的行为健康服务相结合，有助于在完成结构化项目之前稳定患者的病情，并在完成结构化项目之后提供额外的行为健康支持
项目内容贡献者	Wesley Gilliam 博士	Michael D.Harris 博士	Tobias Moeller Bertram 医学博士	Kristen Slater 博士 Heather Poupore-King 博士	Becca Taylor，RN 博士 Wilson Chang 医学博士

AUDIT. 酒精使用障碍筛查试验；BESS. 平衡误差评分系统；CES-D. 流行病学研究中心用抑郁量表；COPM. 加拿大作业活动测量表；CPAQ-8. 慢性疼痛接受问卷 –8；CHOIR. 协作健康结信息登记；DAST-10. 药物滥用筛查试验；GAD-7. 广泛性焦虑障碍自评量表；NPRS. 数字疼痛评分量表；ODI. 功能障碍指数；ODQ. 腰痛功能障碍问卷；PASS-40. 疼痛焦虑症状量表 –40；PCL-5. 精神障碍诊断与统计手册的创伤后应激障碍量表第 5 版；PCS. 疼痛灾难化量表；PEG. 疼痛、生活乐趣和一般活动评分；PDI. 疼痛失能指数；PHQ-9. 抑郁自评量表；PGIC. 患者总体印象变化量表；PROMIS. 患者报告的结局指标信息系统；PSEQ. 疼痛自我效能问卷；PSFS. 患者特定功能量表；SF-36.36 项简明健康调查；TSK.Tampa 运动恐惧症量表；WHODAS-2.2.0 版 WHO 残疾评估表

（六）跨学科治疗的 4 个阶段

1. 全面的跨学科评估："综合评估"

通常患者会经历 2h 的"综合评估"，包括 1h 的疼痛心理评估和 1h 疼痛学专家评估。很多针对受伤的工人的治疗计划还包括第三部分由职业咨询师进行的工作相关事务的评估，包括如何返回工作岗位，以及更加客观的劳动能力鉴定。个体评估之后，由跨学科团队讨论患者的病例，并与患者解释推荐的治疗方案。排除患者参与结构化方案的因素可能包括不稳定精神的状态；或是药物滥用，包括阿片类戒断或过渡到丁丙诺啡；再或是患者无法认同该治疗计划，包括患者是否有意愿接受这样一种自我管理的方式。额外的实际障碍可能会成为阻止患者参与，如没有医疗保险、过多的超支花费、旅行限制、无法腾出工作或其他个人责任以外的时间。

2. 治疗计划开始前阶段

在开始正式治疗之前，很多患者会从时间有限的物理和 OT、行为学疗法、RT 的短期试验中获益。这些"预程序"有可能帮助评估患者是否能够依从并愿意去配合治疗理念进行自我管理。试验性治疗通常是为期 3～4 周每周 1 次的治疗，以及非正式的治疗团队与相关部门和疼痛学专家之间的讨论，共同决定是否继续治疗。这个过程能够给治疗团队更多的时间去和患者熟悉并了解他们的个人需求。治疗前的这个阶段对一些对自身疼痛的病情不是十分了解或者精神状态不太稳定的患者是必要的，他们需要接受更多的行为学干预，包括因抑郁、焦虑、创伤后应激障碍（post-traumatic stress disorder，PTSD）的转诊。稳定这些社会心理因素有利于帮助患者成功地完成正式的治疗，最大限度保证了患者对行为学干预的依从性。这个阶段的治疗和随访是由疼痛科医生完成，最后一步是由护士进行 1h 的宣教，以个人或小组的形式介绍治疗计划。患者因此对即将展开的治疗有一个大致的了解，明白个人依从性的重要，另外可以询问一些具体的问题，包括日程安排、停车位等。负责宣教的护士也会回顾治疗手册，帮助患者下载网络宣教材料。

3. 跨学科治疗：正式治疗计划

跨学科功能恢复计划包括个人和团体的治疗环节，涵盖了物理疗法、OT、行为疗法（如认知行为疗法、正念训练）、RT、疼痛宣教、有氧训练。其中强度最高的治疗计划就是 4 周的 SFRP（60h 治疗总时），相对轻松的是每周治疗计划（18～32h）。参加 SFRP 的患者 4 人一组，每周参加 3 次治疗，其中 2 次是一对一，第 3 次是集体治疗。与当前 COVID-19 的限制措施不同，2 组患者或者 8 个人可以一起参加集体治疗。集体治疗环节提供给患者一个互相学习的机会，一个让他们的疼痛可以被认可的氛围，以及一个可以交流一些共同的问题的环境，这些有助于患者建立自信，从其他患者身上得到启发[40]。研究表明，参与集体治疗的患者在一个安全没有威胁的氛围里能够更投入地参与治疗、理解并分享他们的经历、表达他们的感受。集体治疗通过治疗团队所有成员的认知行为干预能够提高治疗的成功率和患者满意度[41]。

治疗计划由一个疼痛学专家领衔（物理治疗医师或麻醉疼痛学专家），另外有一位宣教护士帮助协调患者的治疗计划、进程，提供所需的干预、药物管理或解释患者疼痛的复杂成因。治疗结束后患者每周都会有医疗随访。随访的重点是评估治疗方案，回顾患者在各个治疗环节的依从性，分享来自治疗团队对患者治疗进程的反馈，提出更好的治疗方案。这个有组织的环境给一些有时间限制的药物实验提供了机会，包括阿片类药物减量和戒断、镇痛药和辅助药物的调整、用药方案的简化[42, 43]。药物疗法通常集中在镇痛、情绪和睡眠调节。

最为重要的是，疼痛学专家集中精力去理解患者既往史、诊断流程、相关心理和职业因素的复杂性，解释清楚治疗和诊断。在治疗过程中和结束后，疼痛学专家鼓励患者将治疗过程中各环节学到的技术和技巧融会贯通（表 4–4）。

接下来一个简短的总结着重点出了在跨学科疗护（PT、OT、行为治疗和 RT）中的一些技巧，相较于单独的治疗手段具有更多的专业性。很多患者会出现举"黄旗"的情况，即传统意义上的一些无用的想法、逃避活动及心理应激，这将可能导致长期的应激和失能。通常"黄旗"包括一些心理因素，如恐惧回避行为、灾难化、抑郁及严重焦虑[44]。他们最初的评估需要建立起正向的医患关系，在患者与治疗团队之间培养合作、理解和支持[45]。

（七）物理疗法

物理疗法推荐的锻炼对于经历跨学科治疗的患者是个挑战。很多患者以前都经历过糟糕的物理疗法，由于疼痛加重的原因可能很难保持对物理疗法

表 4-4 疼痛学医师在跨学科团队中的角色：目标和责任

- 明确诊断，解释治疗团队的角色和目标
- 解释和宣教治疗理念
- 药物疗法集中在镇痛、情绪、睡眠上
- 简化用药方案，指导适时减量阿片类药物
- 整合患者既往病史，将他们的注意力转移到当下并学习新技能
- 首要任务是帮助患者建立现实的目标、为成功建立好背景
- 帮助患者参与并接受到一个生物 – 心理 – 社会模式中
- 保持灵活性，使用激励的策略
- 在治疗过程中给予指导、鼓励和反馈，回顾团队会议记录
- 为医患矛盾提供解决方案
- 庆祝患者的进步，帮助患者面对挫折
- 重新评估是否需要额外的诊断检查，在正式的跨学科治疗的前中后转诊给其他专家或治疗师

表 4-5 慢性痛运动处方的要点

- 理解现代疼痛生物学，以及"解释疼痛"是疼痛的生物 – 心理 – 社会治疗所要求的关键能力
- 经常向患者保证即使有症状，但他们运动 / 节奏是安全的
- 运动处方应基于时间而非疼痛，取决于可忍受 / 不可忍受的二分法
- 对疼痛复发有预先准备好的应对措施能够减轻疼痛严重程度
- 锻炼应当是个体化的，令人享受的，与患者目标相关的，并根据患者的具体情况提供监督
- 很多慢性痛患者乐于接受比健康人较低的运动量（如低至中强度）
- 仔细观察监测患者锻炼的情况，寻求并提供反馈，纠正错误动作
- 鼓励患者进行自我监测的锻炼（写日记，佩戴运动追踪设备）
- 强调发展 / 保持运动的自信和质量

引自 Booth J. Moseley GL, 2017.[46]

推荐的锻炼方法保持依从性。在参加以跨学科治疗为基础的物理疗法（如冥想、横膈呼吸、正念和节奏概念）的同时，除了加入一些其他学科的技术，慢性痛患者运动处方的一些关键点包括向患者保证运动是安全的，而非基于疼痛的程度，运动应当是定时的，应基于是否可忍受、不可忍受二分法。不仅如此，物理疗法师要帮助患者建立一套全面的居家治疗方案，包括疼痛出现反复时的锻炼计划、自我监测锻炼的重要性、强调发展和保持运动的自信心和质量（表 4–5）[46]。

物理疗法包括基于诊断分级系统的初步综合评估。治疗手段结合了手法治疗、力量加强、关节稳定性训练，另外还要重视神经系统和以临床实践指南为基础的疼痛宣教[47, 48]。瑞典卫生系统纳入了有资质且在慢性痛宣教方面受过培训的员工，在物理疗法师 Lorimer Mosely、David Butler 和 Adrianne Louw 的循证医学工作的基础上，建立了疼痛神经科学教育（pain neuroscience education，PNE）。PNE 涵盖了治疗师（以及治疗团队）对现代疼痛生物学概念的理解，使患者更好地融入有意义且有建设性的"解释疼痛"的对话当中[49]。

PNE 不再强调为了帮助患者理解疼痛发生背后复杂的神经、心理及物理机制而进行的病理解剖方面的宣教。PNE 计划的内容包括疼痛的目的（如疼痛是对已经发生或潜在的组织损伤的警告，疼痛对思维、情感、行为活动的影响），周围神经（如突触和神经递质的信号传导、周围神经调节兴奋性的能力），中枢神经系统（信念、情感和注意力在疼痛产生中的作用），慢性疼痛（如疼痛和组织损伤之间的分离，对慢性疼痛的适应不良），以及治疗策略（如了解疼痛相关知识的好处，缓解压力，睡眠习惯的养成，分级锻炼等）[50]。

经过 4 周的治疗，一套以患者为中心的居家锻炼计划出炉，着眼于患者的需求及临床关注点。居家计划包括有氧训练（每天走路、爬坡），关节和核心肌肉的稳定，神经动力训练，拉伸，以及进行肌肉自我放松的手法。一些来自其他学科的技术和理念（如日常活动规划、深呼吸、正念）、PNE 的概念、分级锻炼等，都整合进患者自我推进自我调整的每天物理疗法计划中（表 4–6）。

（八）作业疗法

作业疗法重点关注的是姿态的评估和训练、日常活动规划，旨在改善工具性生活活动，包括做家务、庭院工作、购物、开车、睡眠、兴趣爱好、传统的关节保护和代偿性训练。初始评估包括 COMM 和完成每天活动的饼图时间表，提供了一份可视化

表 4-6 物理疗法锻炼的进步与疼痛宣教技巧

随着时间的推移	当疼痛严重时做出的调整
2 组开始，增加到 3 组	减少组数
增加重复次数（大于 10 次）加强耐力	重复动作之间增加休息
加强协调性和控制	减小运动幅度至舒适的程度
加强身体意识和感觉的联系	减少活动的总时长
如果必要或可能，增加重量或阻力训练	放松呼吸来支持运动，两组之间休息时调整呼吸，休息时练习想象没有疼痛的运动场景

报告显示患者如何以小时计地度过一天，包括自我照料、工作、家庭、朋友、家务、娱乐活动。在 4 周的 SFRP 计划中，患者完成他们自我管理活动的“工具箱”，包括日常活动规划、设定贴合实际的每天目标、按需将工作简化、列出优先级或者根据需要委派任务。

日常活动规划

在 SFRP 治疗计划和很多跨学科治疗当中，OT 的核心内容是日常活动规划，这是一项在传统生物医学为基础的疼痛治疗中经常被忽视的技能。“活动规划”可以理解为时间管理训练的一部分，目的是找到在患者每天自我安排的计划中活动过度和活动不足之间的平衡点。日常活动规划在临床中用于描述在疼痛管理的框架下帮助患者建立的行为策略，使患者更好地应对慢性疼痛，行使正常功能[51]。日常活动规划包括设定不引起疼痛的总活动量。它使患者更有效地保存体力，按照目标完成活动，并且更好地应对疼痛（表 4-7）。

Fordyce 将日常活动规划适应不良的患者分为两类：①平卧者，是指疼痛加重就倾向于休息的人；②步行者，Fordyce 描述为那些总是来来回回溜达且不肯停止活动的人[3]。上述例子中步行者是指来回走动不停止活动的人。然而，在最近的使用中“步行者”是一个褒义、适应性更强的词。两种适应不良的患者（平卧者和步行者）可能会出现问题，导致越来越多的疼痛发生。“平卧者”可能会身体每况愈下、变得虚弱，当活动量增加时可能会感到疼痛加重。

表 4-7 瑞典疼痛服务功能恢复计划：作业疗法（日常活动规划）

- 按你的需求设定一个合理的活动目标
- 为你的活动时间和活动耐量设置一个基础值，根据好的一天和不好的一天分情况设置
- 逐渐延长完成某个任务的时间
- 按照预设的目标来安排你每天的活动水平
- 将你每天的活动排好优先级、进行组织和细分
- 将一些不是很重要的任务委派给他人完成
- 将活动细分成更小的任务
- 任务之间要有休息
- 用更缓慢、轻松的节奏工作
- 将每天或每周当中高低强度不同的任务分散开来
- 用你一天当中感觉最好的时间来完成要求最高的任务
- 经常更换任务，这样就可以用到身体的不同部位

“步行者”通常会活动过度，之后经历一个延迟的活动过度引起的负面作用，很难将活动过度和后续发生的疼痛关联起来。Fordyce 提出逐渐增加活动量的策略，使活动带来的正反馈随时间和目标显现，而非随疼痛变化。Keefe 等将 Fordyce 的以定额为基础的干预措施发展成为以活动管理或“恰当的日常活动规划”为主的干预，患者不仅参与目标相关的活动，如增加步行距离或坐 / 站的耐量，还会采用活动 – 休息循环模式，将安全基线的某个比例更多地加入日常的一般性活动。这个方法包括使用活动日记[52, 53]。SFRP 的作业疗法课程聚焦于这些概念。它帮助患者评估并理解如何使用这些技巧和策略，进一步理解日常活动规划是一种对适应性目标服务的活动的水平 / 频率的调节。很多患者在正式治疗结束之后发现很难实践日常活动规划这一技巧，像其他跨学科治疗中学到的技能一样，随访、重新评估、鼓励实践这些技巧都是之后的随访需要关注的重点，来保持患者的参与度[54]。

作业疗法的个体和集体治疗关节中的一些临床关注点，包括运动疗法中的宣教和训练。运动疗法包括一系列东方和西方以意念为基础的训练，帮助推动以患者为中心的积极的自我健康管理，这些出自本能的追求自身良好健康状态的活动包括太极、瑜伽、普拉提和费登奎斯法[55]。SFRP 计划以教授太极为主，有很强的证据表明练习太极能够改善慢性

疼痛在内的一些慢性病中的疼痛和情绪状态[56]。太极是基于中国古代的一种冥想运动，能够提供低强度的锻炼、关节活动，并能改善本体感觉、平衡和体态[57]。太极包含了一系列动作或“招式”，每次可以练习 5～20min（表 4–8）。

表 4–8　太极的主要特点

太极的特点	简　述
圆形	所有动作都是按圆形轨迹延伸，促进动态拉伸和平衡
放松	整个练习中贯穿了深呼吸放松，避免过度用力
平静	动作和思维的平静，没有多余的动作，思维中无多余的杂念
持续	动作之间流畅连贯的衔接
专注	思想完全集中在有目的的动作上
能量	动作在生物力学上是高效的，使用最少的力量完成

引自 Phuphanich ME, Droessler J, Altman L, Eapen BC. Movement-based therapies for rehabilitation. *Phys Med Rehabil Clin N Am*. 2020;31:577–591. doi:10.1016/j.pmr.2020.07.002.[57]

随着最近网络视频、节目或平台（如 Youtube）的出现，以及社区健身房和运动设施的完善，太极练习具有更好的患者依从性，更容易地融入患者日常生活中[58]。

（九）疼痛心理学

很多慢性疼痛患者表现出不同程度的社会心理学上的痛苦，如抑郁、焦虑、灾难性思维增强、对他们的疼痛不适应的想法，以及之前发生的身心创伤。疼痛心理学强调个体和集体治疗中的认知行为疗法、正念训练、接纳与承诺疗法[59–61]（见第 58 章）。

所有患者在开始正式的治疗计划前都要经过一位治疗疼痛的心理学家的评估。通常的安排是一个 2h 的“综合评估”，患者先由疼痛心理学家评估，之后是疼痛学家评估。其中包括了对患者特殊的需求，如是否需要精神稳定或开始相关的心理治疗的评估，根据情况转诊至精神科或心理科、药物滥用治疗或是医疗系统内对 PTSD 这类特殊综合征的治疗部门，以及社区外的私立机构或社区精神健康诊所。

专门疼痛服务的行为学干预包括 4 周的计划中以正念为基础的认知疗法，有助于解决疼痛的放大和持续的情况，包括 8 个个体治疗部分和 4 个集体治疗部分[62]。MBSR 被证明是对一些心理障碍、慢性疼痛有效的干预，能够改善疼痛，减少心理应激[63]。以正念为基础的认知行为疗法包括处理自动化的疼痛反应模式，面对慢性疼痛的挑战，用呼吸作为支柱，关注现在、接纳、理解、照顾自己、控制意念的力量（表 4–9）。

除了着重于认知行为学因素，如抑郁、焦虑、灾难化和应对疼痛，以正念为基础的认知疗法也能够解决极端思想、选择性注意（过度泛化、过滤、排除积极因素、放大 / 缩小）、依赖直觉（情绪推理、预测他人想法）和指责（把责任个人化、贴标签或错误标签），帮助患者练习有意识的运动，教导患者参与到身体的感知当中，记录愉悦的经历，用呼吸作为支柱来冥想。还有一些讲座包括宣教和讨论疼痛的门控理论、疼痛的神经网络、压力 – 疼痛关联及睡眠。

（十）放松训练

放松疗法采用循证医学支持的技术帮助患者缓解精神、情感和生理压力。研究显示了放松和生物反馈在多种医疗状况中具有益处，如腰痛、头痛、慢性肌肉骨骼疼痛[64–66]。在 SPS 中放松疗法的目标包括学习神经系统平衡技巧，保持一个生理状态的平衡，增加平静感，减少整体的压力。“放松反应”这一概念由 Benson 等在 20 世纪 70 年代定义为一种可以抵消压力的生理和内环境状态[67]。放松反应可以通过一些技巧实现，包括视觉引导、肌肉放松、按摩、呼吸技巧训练、冥想、身心锻炼（如瑜伽和太极）。教会患者各种技巧来诱导放松反应是放松疗法的关键。

正式的生物反馈训练包含测量来自自主神经的各种生理反应，这些反应通过听觉、视觉或触觉反馈呈现给患者，包括肌张力、心率和皮肤电传导。患者在自身生理功能“反馈”的帮助下学习如何自我调节生理过程，这个反馈通常在放松治疗师的课程里，能够诱导放松反应。反馈包括表皮肌电图测量的肌张力、皮温、心率变异度或呼吸反馈[68]。

患者会学习一些神经系统生理的基本概念，包括副交感系统（如让身体镇静下来以保存能量）和交感系统（唤醒身体去扩充能量）的一些特征[69, 70]。

另外一些培训的背景知识关于迷走神经生理功能，它是副交感神经系统的主要驱动因素，是压力、焦虑和愤怒的重要调节因子[71]。这有助于向患者解释创造放松反应背后的生理机制。患者还会了解到一个概念“战斗或逃跑”应激反应，以及各种随着慢性或持续性疼痛产生的不良后果。四个基本的放松技巧有腹式呼吸（diaphragmatic breathing，DB）、渐进式和被动的肌肉放松、自主训练和引导想象（表 4–10）。治疗师会鼓励患者将放松疗法与其他学科疗法的技巧相结合，如作业疗法中的太极，

表 4–9　以正念为基础的认知行为疗法

	以正念为基础的 CBT 项目	临床背景和实例
1	走出自发的疼痛习惯	很多患者的疼痛都是不可预测的。对治疗团队来说首要任务是帮助患者认清导致他们疼痛 – 压力循环的行为习惯是什么
2	面对挑战	疼痛管理是充满压力的，而应对压力本身可能成为一个强大的习惯。正念冥想能够帮助患者学着应对压力，而不是对压力被动做出反应
3	呼吸作为锚点	压力，无论是否与疼痛相关，很多时候是源于对过去或未来过多的思虑纠结。学着如何用呼吸和当下产生连接是让自己能够脚踏实地最好的方式，可以有效减轻压力
4	学习着眼于当前	疼痛和压力相关的自我对话可以无意识地发生。改善自主意识可以帮助患者选择如何应对无益的自我对话
5	主动接受	很多患者都难以接受疼痛，也导致了自我管理能力低下。在冥想中带着疼痛呼吸能够促进接受和减轻疼痛相关的压力
6	视想法仅仅为想法	陷入无益、习惯性的自我对话会让疼痛管理结果不尽人意。改变这种结果的关键是学习如何暂停、觉察并做出回应
7	照顾自己	与疼痛做斗争可能表明缺乏自我护理。练习正念冥想中的关键因素（意识、接受、共情）可能会帮助患者更好地照顾自己
8	在慢性疼痛管理中掌控意念的力量	无论一个人练习了多久正念冥想，带着强烈的感知、思想和情绪去打坐都是一件充满挑战的事。身体扫描冥想中设置 8 个目标点，以及 3min 呼吸空间冥想，这 2 项基础训练能够促进身体的意识，帮助患者感知到治疗中的进步

改编自 Melissa Day, Ph.D. “Mindfulness-based cognitive therapy for chronic pain: a clinical manual and guide” (Ref.64), and Sharon Hsu, PhD, Swedish Pain Services, Seattle, WA.

表 4–10　放松疗法技巧

练习项目	技巧（举例）
腹式呼吸	鼻子吸气的同时鼓肚子；呼气的同时收腹
渐进式肌肉放松	收紧再放松肌肉群，由身体远端到近端；手（握拳）；手腕和小臂（伸展之后将手屈曲回来）；肩膀（肩部耸向耳朵）；面颊（尽量咧嘴笑）；臀部（将两侧臀部向中间收紧）。每次肌肉紧绷保持 4～10s，然后放松肌肉，休息 15～30s
基础练习	“5–4–3–2–1”；看到 5 个东西，感受 4 种触感，听到 3 个声音，闻到 2 种味道，尝到 1 样东西
自体训练	六步法帮助患者被动地观察到身体的知觉：肢体感觉沉重，肢体感觉温暖，呼吸舒畅，肚子感觉温暖，额头感觉凉爽，心脏平静有节奏地跳动
引导想象	用引导的方式激发患者脑内产生图像，从而刺激感官知觉：视觉、听觉、味觉、嗅觉、触觉

引自 Swedish Pain Services: Structured Functional Restoration Program Patient Program Resources, Katie Kapugi, Relaxation Therapist, 2020.

物理疗法中的锻炼或拉伸，以及与疼痛心理学结合的正念训练。4 周的治疗计划主要强调的是将放松的概念带入家里、工作中、日常活动中及疼痛复发时。患者还会收到一系列资源，以支持他们在日常生活中持续使用放松疗法，包括录制个人训练课程到他们的智能手机或 iPad 上，各种呼吸训练的小程序（Breathe2Relax；Breath+），以及医院 YouTube 网站上或其他商业平台上的放松疗法的视频链接。

（十一）护理教育

一位全职护士教育者协助协调患者护理的所有方面，包括初始评估、治疗前准备、正式的跨学科护理期间及治疗后随访。护士教育者的角色是持续提供关于整个治疗目标和治疗过程的信息。同时，她还要为患者提供一些教育性支持并根据需要提供额外的放松疗法（RT）课程。小组讲座（每组 4～8 名患者）内容包括介绍自我管理的计划、睡眠、营养、药理学及不良反应（表 4-11）。

（十二）治疗后：随访、疗效评估及维持课程

在完成 4 周的 SFRP 项目后的第 4 周，患者会由疼痛康复团队进行重新评估，包括与物理疗法师、作业疗法师、疼痛心理学家、放松治疗师和疼痛药物专家进行各 30min 的轮转会诊。重新评估与所有专业治疗的进展和依从性，也会相应调整居家治疗计划。医疗随访能够帮助评估与疼痛、疼痛复发、情绪和睡眠质量相关的核心疗效。患者有可能转回他们最初的医生那里，或继续参与某位疼痛学专家的治疗计划。患者可以选择参加治疗后额外的“维持治疗”，通常是以小组的形式每月或每季度进行 1 次。对于需要更新当前自我管理计划的患者，还会提供与物理治疗师、作业治疗师、心理学家和放松治疗师的时间限定随访，与他们的疼痛学专家共同协商进一步完善当前的自我管理计划。虚拟健康与功能恢复项目的整合包括疼痛心理学与疼痛医学虚拟访视、疼痛心理学虚拟个体与团体访视。作为一所以医院为依托的门诊患者诊所，我们的中心无法提供物理疗法和作业疗法的虚拟平台。

疗效评估可以从治疗前综合性评估，延伸至治疗后及治疗后 4 周的团队随访。评估和问卷包括疼痛、生活乐趣和一般活动（pain，enjoyment in life，and general activity，PEG）[72]、失能（ODI）[73]、情感性障碍［抑郁（PHQ-9）[74]、焦虑（GAD-7）[75]］、活动参与度［慢性疼痛接受问卷（Chronic Pain Acceptance Questionnaire，CPAQ）］[76]、灾难化［疼痛灾难化量表（Pain Catastrophizing Scale，PCS）］[77]、害怕运动［Tampa 运动恐惧症量表（Tampa Scale for Kinesiophobia，TSK）］[78]、体力活动耐受（6min 步行测试）[79]。

（十三）患者的挑战：需要一个团队及利益相关者的协作

即使临床疗效很好，提供这种形式的医疗服务还是面临一些很实际的问题，如明显超出很多患者的经济能力，集体治疗部分的报销是有限的，多次共付费用（co-poly）和较差的报销，即使对于那些“覆盖”的服务也是如此。很多情况下，“疼痛康复”计划下单个的治疗项目和（或）行为干预被认定为

表 4-11　疼痛宣教课程

疼痛宣教：课程表	小课（4～8 名患者）：护理教育者领导
治疗计划介绍 • 治疗前：虚拟或面对面介绍 • 第 1 天：治疗计划的规则和期望 • 准备个人的“疼痛工具箱” 睡眠与慢性疼痛 • 睡眠是怎样调节的？ • 伴随慢性疼痛的情况：失眠、睡眠呼吸暂停、情绪障碍、PTSD • 睡眠习惯：让睡眠更好的习惯	营养学 • 抗炎饮食 • 饮食中诱发疼痛的因素 • 健康的进食习惯 慢性疼痛的用药 • 有效地管理自己的药物（如何追踪，同一间药房，安全存放，与医生交流） • 非处方药（ASA，NSAID） • 抗抑郁药、抗惊厥药 • 阿片类药物治疗：依赖、耐受、成瘾、减量、获益、损害 • 苯二氮䓬类及肌肉松弛药物

引自 Swedish Pain Services, Seattle, WA. Structured functional restoration program patient workbook (Becca Taylor, RN).

不可报销的项目，放松治疗的费用仅能报销一部分，或是需要第三方保险来负担。很多患者因为费用或保险的问题无法参与治疗计划。

跨学科康复成功的核心是一个运作良好的团队和治疗者各方之间持续沟通，通常是以周会的形式进行[80]。一个良好运营的团队需要团队成员在全面合作、开放交流的环境中工作，对于患者治疗计划相关事宜具有达成共识和解决争端的能力。

患者在经历了很多失败的干预之后可能会抗拒在自我管理中积极应对。在治疗的开始患者会面临挑战去准备好应对变化，接受一套生物 – 心理 – 社会学的理念。治疗早期，除了学习很多不同的技巧，还要重视实践中的依从性（如腹式呼吸、稳定练习、太极）、技能的应用（日常活动规划、设置活动限度）、"摒弃" 对他们的疼痛适应不良的想法。始终保持患者与疼痛管理专家和个体治疗师之间的沟通，是患者参与治疗过程中重要的一部分。始终坦诚地传递信息来重新评估和调整短期和长期的治疗目标是至关重要的，能够保证患者成功地从治疗中获益，在正式的治疗结束后继续保持并坚持"他们的方案"。

McCracken 和 Turk、Hatchell、Mayer 描述的认识行为疗法常见的核心内容可以被整个跨学科团队分享和巩固，包括促进自我管理的模式、放松技巧训练、认知重建、行为激活（设置目标和日常活动规划）、解决问题、技巧训练、习惯的逆转（如辨认并扬弃适应不良的想法和行为），以及保持状态，预防疼痛复发[81]。

（十四）跨学科治疗的预后

很多研究包括系统回顾和 Meta 分析，都证明了跨学科治疗项目在很多种慢性疼痛中的有效性，如腰痛、纤维肌痛、肌肉骨骼疼痛和慢性头痛[82–84]。Chou 等回顾了腰痛中非药物治疗的证据，发现跨学科治疗结合认知行为疗法和脊柱推拿是中度有效的[85]。有一项针对包含较轻松方案的多学科康复计划的系统回顾，对所有强度的治疗计划进行了随机、安慰剂对照研究，包括身体因素和心理 – 社会因素二选一或均有，结果显示在减少疼痛和失能方面，多学科治疗比常规护理（证据级别中等）和物理治疗（证据级别低级）有效。

最近的一项关于跨学科疼痛治疗的大规模研究发现，该项目在短期和长期作用内都有显著效果，但长期效果大小适中，涉及疼痛、疼痛对生活的干扰及自我感知的健康状况。在这项研究中，感知到更高水平失能和痛苦的患者表现出更明显的治疗效果[86]，其他研究则证明了在疼痛、情绪（抑郁和焦虑）、药物使用、活动程度和返回工作岗位上的改善[87, 88]。

Murphy 等研究了 Veterans Affairs 系统内六个跨学科疼痛治疗计划（Albuquerque，Cleveland，Puget Sound，San Franciso，Tampa inpatient，Tampa outpatient）。这些不同的计划基本上都包含了集体治疗、个体心理治疗、目标设定、医疗随访[89]。治疗计划的强度、涉及的学科、治疗频率都有所不同，从每天到每周 2～3 次，3～6h 一个版块，5～12 周总长。其中一个治疗中心同时提供门诊和住院患者的计划，后者包含了阿片类药物戒断和跨州的退伍军人服务[89]。总体来看，所有的治疗计划治疗结束后都显示出了患者各方面情况显著的改善（与所有治疗计划一致的疼痛相关的功能改善、睡眠障碍减少、暴发性疼痛减少）。很多治疗计划都被证明可以改善患者的活力、负面情绪，并能减少疼痛。虽然治疗计划在结构、时长和资源等方面有所区别，但它们的治疗作用从中等到优秀，且均为正面效果。

（十五）跨学科治疗：阿片类药物减量的场所

Murphy 等研究了参加 3 周住院跨学科疼痛治疗计划的退伍军人，比较使用阿片类药物并同意减量的个体（相当于平均每天使用吗啡 61mg）与没有因为腰痛、颈部和肢端疼痛而使用阿片类药物的个体[90]。两组患者在治疗的各个方面都有明显的改善，包括疼痛减少、日常生活活动（activities of daily living, ADL）、活动度、负面情感、疼痛相关的恐惧、疼痛症状的夸大、应对疼痛的技巧、灾难化和睡眠。阿片类药物逐渐减量的同时参与跨学科治疗，即使对那些认为阿片类药物有益的患者，也没有负面地影响治疗结果[90]。

Gilliam 等报道了一项 3 周的跨学科疼痛治疗计划的结果，比较在监督下减少阿片类药物（平均 MME=40）的患者和非阿片类使用者。在出院和出院后 6 个月时，不考虑阿片类药物使用情况，两组患者都显示出疼痛、情绪和身体功能方面的改善[91]。在一个类似的三级医疗机构提供的跨学科治疗计划中，使用高剂量阿片类药物的患者在减量中相较于低剂量或无阿片类药物使用者，显示出了疼痛、抑郁、焦虑和疼痛相关功能的改善。73% 减停阿片类的患者在治疗结束 6 个月和 12 个月时仍然保持了未使用阿片类药物的状态，尽管随时间推移治疗获益有所下降，但在临床上仍十分显著[92]。最近的一项研究使用 fMRI 来随访跨学科治疗后的显著变化，脑总容量增加，尤其是大脑与感知相关的部分容量增加。在阿片类使用者和非使用者之间，MRI 上特定脑区的变化提示治疗效果还是有区别的[93]。

（十六）跨学科治疗的经济学分析

Sletten 等分析了一项为期 3 周、每周 5 天的 SFRP 治疗计划的经济学结果，发现治疗后 3～18 个月中药物花费显著降低 64%～90%[94]。Proctor 等一项前瞻性研究观察了 1440 名长期有职业相关肌肉骨骼疼痛的患者，比较了那些完成了治疗计划和未完成治疗计划的患者的预后区别[95]。未完成跨学科疼痛康复计划的患者在治疗后 1 年社会经济结果很不好，包括工作状态较差且对医疗系统有更严重的依赖。未完成者经历治疗后手术的可能性高出了 7 倍。而那些完成治疗计划的患者有 10 倍的可能性回归工作、7 倍的可能性在治疗结束后 1 年仍在继续工作。未完成治疗的患者群体有更多并发的健康问题，更高的吸烟率，持续不断的失能相关的经济纠纷，与雇主的负面关系，以及更长的治疗前失能的时间。Gagnon 等研究了类似强度的一项跨学科治疗计划，发现对参与功能恢复治疗计划的受伤工人来说，导致其中 31% 提前结束治疗的因素包括矛盾的表现、对自我管理的依从性较差、不认同治疗目标、痛苦或敌对的行为[96]。

（十七）跨学科疼痛治疗的资格认证

国际委员会、国家工人赔偿机构、委托立法法案及特定的保险机构或项目可以对跨学科治疗进行认证，或认定为特定的项目中心是卓越的，使患者能够接受可报销的治疗服务。CARF 在美国和加拿大认证了成千上万的老年服务中心、行为健康中心、阿片类药物治疗计划、医疗康复计划，包括门诊和住院跨学科疼痛治疗计划。CARF 把跨学科疼痛康复计划（interdisciplinary pain rehabilitation programs，IPRP）形容为提供了专注疗效、良好协作、目标导向的团队服务，对其医疗活动指导者、行为健康及团队成员培训有着严格的规定，包括疼痛管理的专业认证和团队治疗经验。CARF IPRP 应当关注每位疼痛患者特殊的需求，包括将损伤和并发症降到最低，减少活动限制，最大化提升参与度和生活质量，减少环境中的障碍[97]。CARF 的标准还包括入院和出院的条件、治疗内容、团队会议的完整性，与患者利益相关方就患者的治疗进行沟通，以及社区主导的对跨学科团队的干预，包括对患者利益相关方的宣教和培训；对治疗计划持续严格的评估治疗计划的发展，资源的使用和管理，金融方面的考量和决策的制定。随着 20 世纪 80 年代 IPRP 的增多，官方授权的 CARF 计划数量从 20 世纪 90 年代后期的 200 家减少到 2019 年的 87 家和 2020 年的 74 家。很多治疗计划出于某些原因选择不去做认证，包括经济上或管理上的负担，但 CARF 认证仍然为相当数量的治疗计划做代理。在 VA/DoD（目前有 20 个计划）中经 CARF 认证的计划数量在增加，现在已经占据了美国全部治疗计划的 1/4。这可能与 2009 年的指令有关，在一个封闭的系统中实现这些项目的价值，为退伍军人提供有价值、全面、以患者为中心的医疗服务。

跨学科治疗的可用性根据每个州自己的情况有所不同，取决于该州和受伤工人的福利系统、保险结构和费用清单。例如，华盛顿州的劳工部为受伤的工人提供并协调参与治疗服务，并明确了特定的一些跨学科疼痛治疗项目的费用是由州工人赔偿保险计划和（或）个人保险和管理式医疗计划报销的[98]。“结构性强化多学科治疗计划”当中的结构性是指它们是按照规律安排好的模式进行评估、宣教和治疗。“强化”是指计划包含每天 6～8h 的治疗，每周 5 天，持续 4 周。“多学科”或跨学科指计划包含了医疗管理、行为健康、物理疗法和作业疗法，以及按患者需求提供的工作相关服务。SIMP 是一种提供关注疗效、协同管理、目标导向的团队治疗计划。全美很多州都有类似的计划和规定，为受伤工人的治疗在各州层面是有立法保护、统一管理和提供服务的。很多治疗计划可能需要也可能不需要 CARF 或其他机构的认证。例如，俄亥俄州需要 CARF 对给患者提供医疗服务的治疗计划进行持续反复认证[99]。提供治疗的机构需要熟悉他们所在州的法律和跨学科治疗的可行性及资源。

结论

跨学科治疗是一个真正意义上的依托团队、以患者为中心的生物 – 心理 – 社会学模式的医疗服务。治疗计划从早年由 John Bonica、Wilbert Fordyce 等开始的“多学科”康复计划不断演进。功能康复和结构性跨学科治疗后来在 Loeser、Mayer、Gatchel 和其他很多人的倡导下，随着健康心理学领域的发展和对持续性疼痛和高强度慢性疼痛背后的复杂本质更深入的了解，逐步发展壮大。综合性疼痛管理有赖于对复杂的生理变化的认识，包括中枢神经系统的敏化、行为学和社会心理学因素，使生物－心理－社会方式成为必需的模式。本章详述了瑞典健康系统的 SFRP 治疗计划作为例子和参考。本章概述了全美其他机构和私立的跨学科治疗计划，展示了不同的医疗实践、涉及的学科、医疗保险体系和新颖的治疗模式。

跨学科治疗包含四个阶段：全面的跨学科评估，通常由疼痛学专家、疼痛心理学专家及职业咨询师共同进行；治疗前理清患者的情况，为正式的自我管理训练调整稳定的状态；按结构性计划进行正式的跨学科治疗；治疗结束后的随访和维持。

疼痛学专家通常是治疗团队的领导人或共同领导人，帮助协调治疗、制定切合实际的目标，为患者的治疗进程提供反馈，并明确疼痛相关的诊断。组成团队的学科包括物理和作业疗法、行为学治疗（疼痛心理学、放松疗法、咨询）、护士宣教、职业咨询服务。跨学科管理的一个关键概念是增强患者学习自我管理的技能，更深地理解持续性疼痛、神经系统敏化，以及如何将自我管理的技能整合进自己的日常生活、工作、娱乐中［如锻炼和拉伸、日常活动规划、放松、正念、有氧训练和治疗性运动（如太极和瑜伽）］。治疗计划提供了一个积极的治疗环境，帮助并指导患者学习新技能，让他们更好地应对高强度的疼痛，同时与传统的多模式治疗相结合，如药物和介入手术，更安全有效地减少疼痛，并改善功能和生活质量。治疗计划也为阿片类药物和其他管理类药品使用相关的问题提供了解决途径，为需要药物减量 / 戒断的患者创造了一个理想的环境，帮他们学习药理知识以外的技能来控制疼痛，回归高水平的功能状态。

为了应对发病率逐渐增长的高强度慢性疼痛、行为异常、药物和阿片类药物不当使用及药物过量，改善以患者为中心的综合性疼痛管理，我们应该集中力量使跨学科治疗应用得更普及。未来这项治疗应该成为经典的疼痛管理服务流程的一部分，帮助患者学习新技能去更好地控制疼痛，回归更高水平的功能状态。

跨学科疼痛康复计划被证明在帮助患者回归工作方面是有效的，已经在临床上纳入到受伤工人的连续性治疗当中，包括工作调节和工作强化治疗计划。关于受伤工人的康复，读者可以查阅其他更专业的资料，本章未着重强调这一重要领域。

要 点

- 跨学科疼痛康复实现了团队为基础的方式，建立在生物－心理－社会模式下提供给患者结构化的医疗服务，主要以门诊的形式将物理疗法和作业疗法、疼痛心理学、放松疗法、医疗管理和疼痛宣教结合起来。
- 多学科团队为基础的方式是 John Bonica 在 20 世纪 60 年代创建的，后与 Bill Fordyce 合作发展，结合了行为学的方法。治疗计划后来被 John Loeser 和其他很多人正式定为结构性跨学科治疗计划，并进一步扩展纳入了 Tom Mayer 和 Robert Gatchel 领导的功能恢复，所有人都遵循以患者为中心的生物－心理－社会模式。
- 物理治疗师指导的宣教是跨学科疼痛康复计划中一个逐渐发展起来的部分，它包括了疼痛神经学教育。PNE 弱化了病理解剖教育内容，而更注重教授患者关于神经、心理、物理因素如何复杂地促成了疼痛的发展．如疼痛是一个“警报系统”警告现有或潜在的组织损伤；疼痛对思想、情感、行为和活动的影响；信号传导包括神经突触和神经递质修饰周围神经冲动的能力，以及大脑在疼痛产生过程中的角色和信念、情感和注意力对疼痛产生的影响。
- 跨学科治疗为四个阶段包括全面评估；预处理阶段，其中涉及必要检查或稳定医疗问题，或者心理健康功能；正式参与跨学科疼痛管理；以及治疗后的随防或维护课程。

- 跨学科治疗计划的作业疗法中最基本的临床关注点包括人体工程学和姿态训练，工具性日常生活活动评估和训练，以及学习日常生活规划的技能。日常活动规划包括设定不引起疼痛的活动总量，保证患者有足够的能量有效地完成目标导向的活动，使患者整体上更好地应对疼痛。
- 运动疗法也是很多跨学科治疗中的一个组分，包括了以东西方正念为基础的练习，调动患者的主观能动性，积极参与到自身健康管理中，运动形式包括太极、气功、瑜伽、普拉提、费登奎斯方法。
- 很多慢性疼痛患者出现各种水平的社会心理应激，如抑郁和焦虑、过高的灾难性思维、对自身疼痛的适应不良，以及既往或现存的身体 / 心理创伤。疼痛心理学强调认知行为疗法、正念训练、接纳与承诺疗法，包含个体和团体的课程。
- 放松疗法采用循证医学的技巧，帮助患者释放或减轻精神、情感和生理上的压力。跨学科治疗中患者经常会接触到的放松技巧包括腹式呼吸、渐进式肌肉放松（progressive muscle relaxation，PMR）、基础练习、自体训练（autogenic training，AT）。
- 最近支持多学科 / 跨学科治疗的立法和提案包括 NPS、CDC 慢性阿片类药物管理指南、美国国家科学院、HHS 疼痛管理跨部门工作小组报告、美国国家州长协会报告。
- 一些 Meta 分析和个体研究证实跨学科疼痛康复计划能够有效地减少疼痛，改善社会心理功能，帮助慢性阿片类药物依赖者减量，并能帮助患者重返工作岗位。

第5章 疼痛管理的卫生政策

The Healthcare Policy of Pain Management

Thomas R. Vetter 著

李正迁 译 郭向阳 校

一、疼痛管理作为医疗政策优先事项的理由

慢性疼痛是全球范围内导致人类痛苦、残疾、丧失工作能力和生活质量下降的主要原因[1]。随着世界人口老龄化的加剧，以及糖尿病和肥胖症等与疼痛相关疾病患病率的上升，慢性疼痛引发的全球负担日益增加[2]。

美国IOM在“减轻美国人的疼痛：转变预防、治疗、宣教和研究的蓝图”（Relieving Pain in America：A Blueprint for Transforming Prevention，Care，Education，and Research）的报告中指出，遭受慢性疼痛的美国人数量比心脏病、癌症和糖尿病患者的总和还要多[3]。根据美国CDC 2016年全美国民健康调查的数据，美国有20.4%（约5000万）的成年人正在遭受慢性疼痛困扰，其中8.0%（约1960万）的美国成年人患有严重的慢性疼痛[4]。与此同时，每年有27%的欧洲成年人也在遭受慢性疼痛的困扰[5]。

慢性疼痛造成的个人和社会成本是多方面的，也是非常巨大的。医务人员和卫生政策制定者对此应该要有充分的认识（表5-1）[6, 7]。值得注意的是，慢性疼痛造成的个人及家庭相关成本有时难以衡量，并且常常被忽视和低估，如保险无法覆盖的医疗费用、非正式的治疗、生活质量损失相关的无形成本[6, 7]。

在美国，近30%的成年人患有慢性疼痛，其社会影响包括：①每年2610亿～3000亿美元的直接医疗成本；②2970亿～3360亿美元的劳动力损失成本。每年的损失总计超过6350亿美元[1, 8, 9]。在欧洲，慢性疼痛造成的直接和间接医疗费用占整个欧盟生产总值的2%～3%。例如，2016年，这一费用约为4410亿欧元[10]。即使在加拿大这样政府控制的全民医疗保险更为严格的国家，慢性疼痛导致的每人每年平均支出总额也高达5177加元，相当于每年耗费国家财政资源约72亿加元[11]。

根据美国各地举行的主要利益相关者专题小组讨论结果，“疼痛行动倡议：国家战略”（Pain Action Initiative：A National Strategy，PAINS）报告明确了与慢性疼痛相关的六大主题（表5-2）[12]，涵盖了与慢性疼痛相关的伦理、经济和医疗政策等方面。美国卫生与公共服务部、美国国防部和美国退伍军人事务部、美国药物管制政策办公室联合组成了美国政府提升疼痛诊疗质量跨部门任务工作组，以解决急性和慢性疼痛问题，尤其是目前的阿片药物危机。该工作组的任务包括：①发现慢性疼痛的管理中存在的差异、不一致和障碍；②提出慢性疼痛管理最佳临床实践的推荐意见（表5-3）[13]。

在美国，女性、老年人、失业的成年人、生活贫困的成年人、有公共医疗保险的成年人和农村居民的慢性疼痛患病率较高[4]。此外，易受伤害的患者群体，特别是儿童、老年人、贫困人群、无保险人群、某些少数民族，以及严重慢性疾病（包括精神健康障碍）的患者，面临更高的疼痛管理不足的风险[12, 14]。

由于医疗资源的不足，导致需要付出身体、情感和社会方面的巨大成本，美国和世界各地的慢性疼痛患者仍面临很大的负担，以及与之相伴随的健康危机[3, 15, 16]。疼痛管理受到许多卫生政策因素的影响，本章将就此进行深入讨论。

表 5-1　慢性疼痛导致的个人负担与社会成本[6, 7]

- 治疗和缓解慢性疼痛的费用
- 治疗措施无效而导致的额外的家庭医生和专科医生咨询费用
- 当地医疗条件缺乏，患者及其家属获得常规或替代疗法的额外费用
- 患者不合理的自我用药和治疗产生的费用
- 开具处方时，治疗和预防不良事件的费用
- 个人无法工作而导致的伤残索赔费用
- 雇主的成本，以及生产力下降和缺勤导致的经济成本
- 为疼痛患者提供社会支持、家庭护理和临时护理的费用
- 家庭为患者提供的非正式护理的费用，包括收入损失
- 患者及其家属生活质量恶化相关的无形成本

表 5-2　慢性疼痛管理的主要问题[12]

- 减少儿童、老年人和社会经济地位较低人群获取疼痛诊疗的困难
- 规范疼痛管理的诊疗质量
- 需要培训疼痛医务人员和制订培训项目
- 需要基于循证医学制定阿片药物使用和改变使用目的的公共政策
- 需要提高对慢性疼痛作为一种疾病的认识，以防止偏见和歧视
- 促进多模式疼痛治疗，缓解阿片类药物滥用问题

二、美国疼痛医学的公司化：对扩大疼痛诊疗差异的影响

1961 年 1 月，美国总统 Dwight D.Eisenhower 在他的告别演说中，针对新兴的军工联合体对美国民主造成的未被大家认识的威胁提出了警告[17]。1980 年，*The New England Journal of Medicine* 的前编辑 Arnold Relman 提出了相似的概念“医疗工业综合体”，并有预见性地观察到，这个新的“医疗 – 工业综合体”可能比其非营利性竞争对手运营更有效，但它可造成过度使用和服务碎片化、过分强调技术、“刮脂效应”等问题，它还可能对国家卫生政策产生不利的影响。“医疗 – 工业综合体”需要得到公众和行业内的密切关注，进行仔细地调研，以确保其将公众的利益置于股东的利益之上。

表 5-3　慢性疼痛治疗中实现最佳临床实践和优异疗效的基础[13]

- 强调个体化治疗、以患者为中心的疼痛诊疗对于建立医患联盟至关重要
- 改善临床预后时，鼓励采用多学科诊疗模式，使用一种或多种方式治疗慢性疼痛
- 多学科治疗复杂的慢性疼痛应基于生物 – 心理 – 社会诊疗模式
- 医疗卫生系统和临床医生必须兼顾遭受慢性疼痛折磨的特殊人群的疼痛管理需求
- 风险评估是提供个体化、以患者为中心的慢性疼痛诊疗所必需的四种交叉政策方法之一
- 偏见是疼痛诊疗的障碍，会给患者、家人、护理者和医务人员带来挑战
- 对患者、家属、护理人员、临床医生和政策决策者进行宣教，对于改进疼痛诊疗至关重要
- 解决就医难问题对于改进疼痛诊疗十分重要，包括解决各学科人力资源的不足、提高疼痛治疗方法的保险覆盖和支付

在这以后，医疗 – 工业综合体以不可阻挡之势迅速发展，形成了美国巨大的营利性医疗产业链，从私立的医院系统、专业的护理机构和护养院到诊断服务，医疗设备、血液透析、制药行业（“大型制药公司”），再到保险业、家庭医疗保健及许多其他新的医疗活动[18–20]。

公司化、合并化和商品化建立在利润最大化这一基本商业原则之上，主要通过扩大产业规模、提高效率和控制成本来实现。这一经营方式可以通过私人医疗公司和医疗专业业务渗透入整个医疗行业（表 5–4）[22–23]。

在过去 40～50 年，美国医疗卫生领域的企业化转型已越来越普遍[18, 22, 24]。医疗行业公司化和私有化的最初激励思想是对卓越医疗的承诺。然而，这一推动力现在已被成本控制和追求利润率所取代[21, 25]。随着美国医疗保健服务的集中化和中心化，追求利润已成为其核心内容[21]。

医疗公司的主要目标已变为赚取利润，他们的口号是“没有利润 – 没有使命”或“没有收入 – 没有产出”。然而，具有讽刺意味的是，他们的企业产品是医疗保健，贫困人群和弱势群体对其有同等或更大的需求，但往往获得有限或无法获得。因此，医疗保健的公司化在医疗可及性、成本、效率和医

表 5-4 金融利益相关者中公司化转型的基本定义[22,23]

- 公司化：由私人股权公司、风险投资公司或上市公司收购医疗公司或医疗专业业务的部分或全部资产
- 合并化：将许多较小的医疗公司合并成少数几个大型公司
- 商品化：医疗相关商品或服务的普及，将患者 – 消费者决策的基础降低为简单的定价

疗质量等变量中呈现出复杂的道德动力[26]。

随着美国医疗公司化脚步的加速，其带来的自相矛盾的结果不仅导致了医疗高昂，还使美国人获得的医疗保健服务变得不一致且碎片化[27]。因此，美国的医疗卫生行业已经被首先关注股东利益而不是为患者提供最佳诊疗和体验的经营理念所主导[28]。此外，当利润成为构思、组织和提供医疗保健的驱动力时，弱势群体将变得更加脆弱[26]。

大型企业的系统化和商品化给疼痛医学带来了连锁反应[25, 29]。科学的进步使人们不断加深对疼痛机制的理解，方便患者获得有效的疼痛治疗。然而，本该对医疗服务提供支持（或经常是拒绝）的管理和经济架构使得临床医生越来越无权利用这些知识有效地治疗正在经历慢性疼痛的个体，因而威胁到了安全、有效和平等地治疗所有疼痛患者的道德义务[29]。

伴随而来的是疼痛医学“专业”向疼痛医学“产业”的转变（倒退），其特点包括以下方面。

- 临床医生共同参与了疼痛医学由专业向产业的这一转变[31]。
- 医疗保险业拒绝支付多学科 / 跨学科的疼痛管理项目[32]。
- 疼痛管理支出增加，却没有任何证据表明患者的预后得到改善[33]。
- 与企业有潜在关系的医生过度开展介入治疗和脊柱手术[34]。
- 与行业相关的固有、持续的利益冲突及其对疼痛教育的影响[35]。
- 美国疼痛管理的公司化，以及由此产生的某些特殊利益集团的获益，与之伴随的是疼痛诊疗水平差异的增加[26]。

理想情况下，疼痛治疗需要患者能够随时前往独立诊所或医院门诊就诊，由不同专业背景的多学科医疗团队提供多样化的专业服务、诊断、干预治疗、各种医疗产品和设备及药品，但每个重要组成部分都可成为不同层级的官僚主义、财务和医疗可及性的障碍[26]。

疼痛治疗的生物 – 心理 – 社会模式已被广泛接受，是评估、治疗和预防疼痛的最佳方法[36-39]。这一综合的多维度的慢性疼痛治疗方法兼顾了慢性疼痛相关的生物 – 心理 – 社会因素（表 5–5）[44]。

表 5–5 慢性疼痛进展相关的因素[40]

危险因素	影响因素
人口学特征	• 年龄 • 性别 • 种族和文化背景 • 社会经济背景 • 就业状况及职业因素
生活方式和行为	• 吸烟 • 饮酒 • 体育活动 • 营养 • 日光和维生素 D
临床症状	• 疼痛 • 多种疾病和死亡风险 • 心理健康 • 外科手术和医疗干预措施 • 体重 • 睡眠障碍 • 遗传因素
其他	• 对疼痛的态度和信念 • 暴力伤害、虐待或人际暴力史

然而，美国对疼痛治疗的狭隘看法（主要由市场而非循征依据所驱动）已经导致了多学科疼痛管理数量的减少。疼痛诊疗只关注药物制剂和生物医学干预是将疼痛不准确地重新定义为伤害性现象，而削弱了社会心理维度的重要性，这是导致个人和社会的直接和间接成本巨大的主要因素[26]。因此，美国的许多疼痛医疗服务已经变成了利润驱动的“阻滞商店”和“药丸作坊”，这些“商店”和“作坊”的所有人或员工变成了企业家一样的“针头骑士”和“注药推广者”，他们享有巨额的利润和很高的专业收入[41]。

虽然疼痛医学的企业化、合并化和商品化对许多人都有影响，但对 3 种人群的影响首当其冲：贫困人群、少数族裔、没有保险和保险金额不足的人群。美国疼痛医学的企业化产生了巨大影响，特别是在扩大疼痛诊疗的差异方面（图 5-1）[26]。具体来说，当前疼痛医学实践中高度利润导向的心态和文化提高了成本和选择，扩大了已经存在的差异，从而使更多的美国人无法获得全面的疼痛治疗[25]。

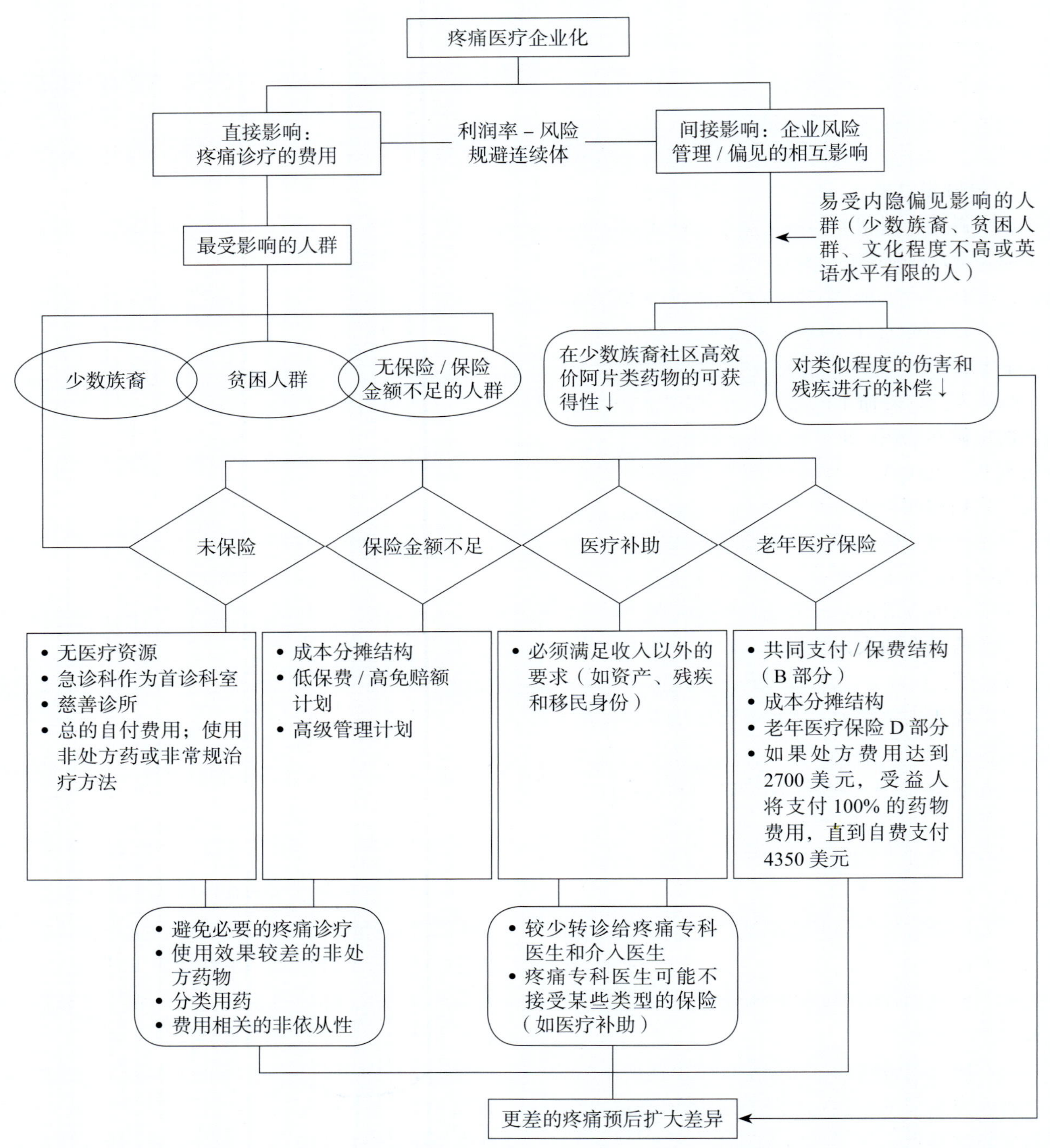

▲ 图 5-1 美国的贫困、少数族裔地位和无保险 / 保险不足如何扩大了疼痛治疗的差异

经许可转载，引自参考文献 [16]

尽管美国医学的公司化最初可能是出于好意，至少表面上是为了促进竞争，从而降低医疗成本，但实际后果却是加重了人们的疼痛和随之而来的痛苦[25]。

三、疼痛管理是全球公共卫生的优先事项和人权

最初的 2013 年全球疾病负担研究[42]，以及 2015 年、2016 年和 2017 年的后续研究[43–45]提供了发达国家和发展中国家中疼痛发病率、残疾负担、疼痛伴随疾病方面的数据，这些数据非常一致，也非常惊人[46]。

自 1990 年以来，虽然传染性疾病的患病率有所下降，但慢性疼痛相关的负担却在不断增加。这一现象部分与人口因素（如发达国家的人口老龄化、发展中国家中存活至中老年的人群数量增加）有关。这些因素不仅使得人口数量增加，还可导致慢性疾病患病率增加[46]。

虽然人类的寿命不断延长，但同时也伴有更多的慢性疾病和残疾。世界的疾病谱正在发生前所未有的改变，正在从一个以传染性病为主的世界变成以慢性疾病和残疾为主的世界，这对全世界人民的福祉产生了显著的影响。然而，我们的健康卫生系统和经济体系尚未为这一过渡做好准备。相反，医疗卫生系统的应对措施和人们日益增长的就医需求之间的矛盾正在加大，医疗卫生资源分配的不平等也是如此[47]。

WHO 和联合国（United Nations，UN）估计：①世界范围内有 75%～80% 的中至重度疼痛人群并未得到充分的治疗；②至少有 50 亿人生活在很少或不能得到政府管控类镇痛药物（如阿片类药物和精神类药物）的国家[48–50]。

在这一巨大的全球负担下，疼痛无疑已成为一个持续性的全球重大公共卫生问题[51, 52]。然而直至近期，疼痛管理仍未得到国家政府机构和国际非政府组织（non-governmental organization，NGO）的重视[53–59]。

急性疼痛、慢性疼痛和癌性疼痛经常会漏报，它们已成为成人和儿童发病和死亡的潜在原因[46, 55]。虽然急性疼痛被认为是疾病和损伤的症状，但慢性疼痛和顽固性疼痛是一种特殊的健康问题，其本身就是一种疾病[52, 60]。以往普遍认为慢性疼痛是疾病的症状，而不是疾病，这直接导致了以往公共卫生和卫生政策制定者对慢性疼痛缺乏关注，资金投入也普遍不足[12, 51]。

因此，WHO、IASP 和欧洲 IASP 分会在 2004 年共同宣布，再也不能容忍慢性疼痛治疗的普遍不足，缓解疼痛应作为一项基本的人权[53–55, 61]。2010 年，IASP 宣布“获得疼痛管理是一项基本的人权”（《蒙特利尔宣言》）（表 5–6）。这项宣言除了强调慢性疼痛是一种疾病外，还重申了获得有效的疼痛管理是一项基本人权，政府和医疗机构有义务制定法律、政策和流程，以帮助和促进而不是阻止患者获得疼痛管理[60, 62]。

表 5–6 IASP“获得疼痛管理是一项基本的人权”（《蒙特利尔宣言》）[60]

- 第一条 所有人都有权不受歧视地获得疼痛诊疗
- 第二条 疼痛患者有权诉说他们的疼痛，并有权被告知如何评估和管理疼痛
- 第三条 所有疼痛患者都有权获得受过充分培训的医务人员提供的合理的疼痛评估和治疗

幸运的是，近年来疼痛管理是一项人权的概念已被广泛普及[63]。通过个人的倡导（“黑暗中的呐喊”），这一概念已被疼痛医学和姑息治疗学科和主流的人权组织（如人权观察委员会）所接受。至 2019 年，联合国和地区人权机构也已接受了这一概念，并已将其纳入人权报告、评论和标准[63]。

全球疼痛倡议有两个最终目标：①让国际、地区和国家卫生决策者知晓慢性疼痛造成的个人负担和经济成本；②对临床医生和医疗联盟专业人员进行疼痛评估和治疗方面的教育，促进全球实现更高水平的疼痛诊疗[54, 60]。近年，人们已开始同样关注“接受有效的姑息治疗成为一项普遍的国际人权”[58, 64–66]。最后，拒绝给予充分的疼痛治疗，作为一种惩罚或折磨，这是一种严重侵犯人权的行为[67]。

四、全球范围内更加公平和均衡地获得镇痛药和有效镇痛的需求

疼痛是一种普遍、多文化背景的体验。世界上所有人，无论其种族和所处地理位置，都经历过疼痛。然而，疼痛治疗的不足和不良反应在全世界的分布却并不一致[51, 63]。

尽管国际人权法已有相关规定，但在当地、地

区和国家，仍有对阻碍疼痛治疗可及性的法律和政策进行改革的呼声（各主权国家应该履行为公民提供镇痛药物的义务），因此全球范围内，患者获得有效疼痛治疗仍然存在多种障碍（表5–7）[68, 69]。

表 5–7　患者获得有效疼痛治疗和姑息治疗的全球性障碍 [68]

- 政府未能建立起有效的药物供应系统
- 没有制定疼痛治疗和姑息治疗的政策
- 医护人员培训不足
- 存在不必要的限制性药物管制条例和实践
- 医疗工作者担心合法医疗行为受到法律制裁
- 非必要的高额疼痛治疗费用

由于这些障碍的存在，即使是最基本的治疗，如口服镇痛药［包括缓解癌痛的阿片类药物（如吗啡），以及治疗神经病理性疼痛的抗癫痫药物和抗抑郁药物］，在世界范围内仍然存在分配不均衡和普遍短缺[16, 70]。

尽管有了一些简单和低成本的治疗方法，在对疼痛机制及病理生理日益深入的理解与对疼痛的普遍治疗不足之间，仍有一道未被跨越的鸿沟[16, 70]。2018年Lancet委员会全球获得治疗和疼痛缓解报告的作者尖锐地批评道[70]："世界各地的贫困人群在很少或根本没有接受过姑息治疗或疼痛缓解的情况下痛苦地挣扎或者死去。面对这一医疗可及性的鸿沟，在贫困和不平等的残酷现实面前，我们看到了极度的痛苦。这一鸿沟既广且深，反映了相对和绝对的健康和社会剥夺……事实上，获得……廉价、必要和有效的干预，在低收入和中等收入国家，大多数患者仍被拒绝，尤其是贫困患者，包括高收入国家的许多贫困人群或其他弱势群体，这是一种医疗、公共卫生和道德上的失败，是对正义的扭曲。"

全球有超过6100万人每年共承受约60亿天与健康有关的严重病痛，这些病痛本可以通过合理和充分地获得镇痛药、姑息治疗和疼痛治疗而得到缓解。然而，姑息治疗（尤其如此）在世界大部分地区是非常有限甚至是根本没有的[71]。2018年，Lancet委员会指出的"医疗可及性鸿沟"十分严峻，世界上约50%最贫困的人口生活在只有全球1%阿片类镇痛药的国家。相比之下，世界上10%的最富有人口却生活在拥有全球近90%阿片类镇痛药的国家[71]。

据国际麻醉品管制委员会（International Narcotics Control Board，INCB）的数据，阿片类药物用量的国家间差异和分配不均现象仍然非常严重。2018年，全世界合法使用吗啡最多的是欧洲国家（39.5%）和美国（39.3%），其次是加拿大（5.1%）、澳大利亚和新西兰（2.5%）和日本（0.6%）（图5–2）[72]。与此形成鲜明对比的是，2018年，79%的世界人口，即主要生活在低收入和中等收入国家，在疼痛治疗方面仅消耗了全球吗啡总量的13%，占全球生产的388t吗啡中的1%（图5–3）[72]。

2018年，氢可酮（99.1%）、羟考酮（63.4%）和氢吗啡酮（44.9%）用量占全球用量比例最高的国家仍然是美国[72]。2018年，只有可待因的全球用量分布相对较为平均（图5–4）[72]。然而，可待因是一种药物前体，如果没有在肝脏中转化为吗啡（基于基因多态性），在体内就缺乏镇痛活性[73]。

阿片类药物仍然是治疗中至重度疼痛的主要药物，但在许多国家，阿片类镇痛药的合法供应和合法使用仍严重不足。历史上，各种非政府组织（包括WHO和INCB）的专家都曾发布过阿片类镇痛药物的使用指标。这些组织主张根据最发达国家的实

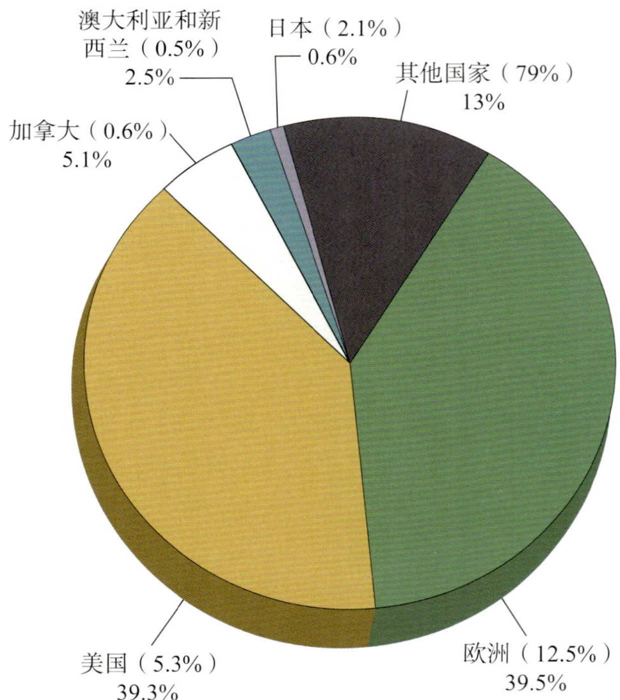

▲ 图 5–2　根据INCB（http://www.incb.org/）数据，2018年合法吗啡使用量的国家分布。括号内的百分比指提交的吗啡用量数据的国家的总人口占全球人口的比例

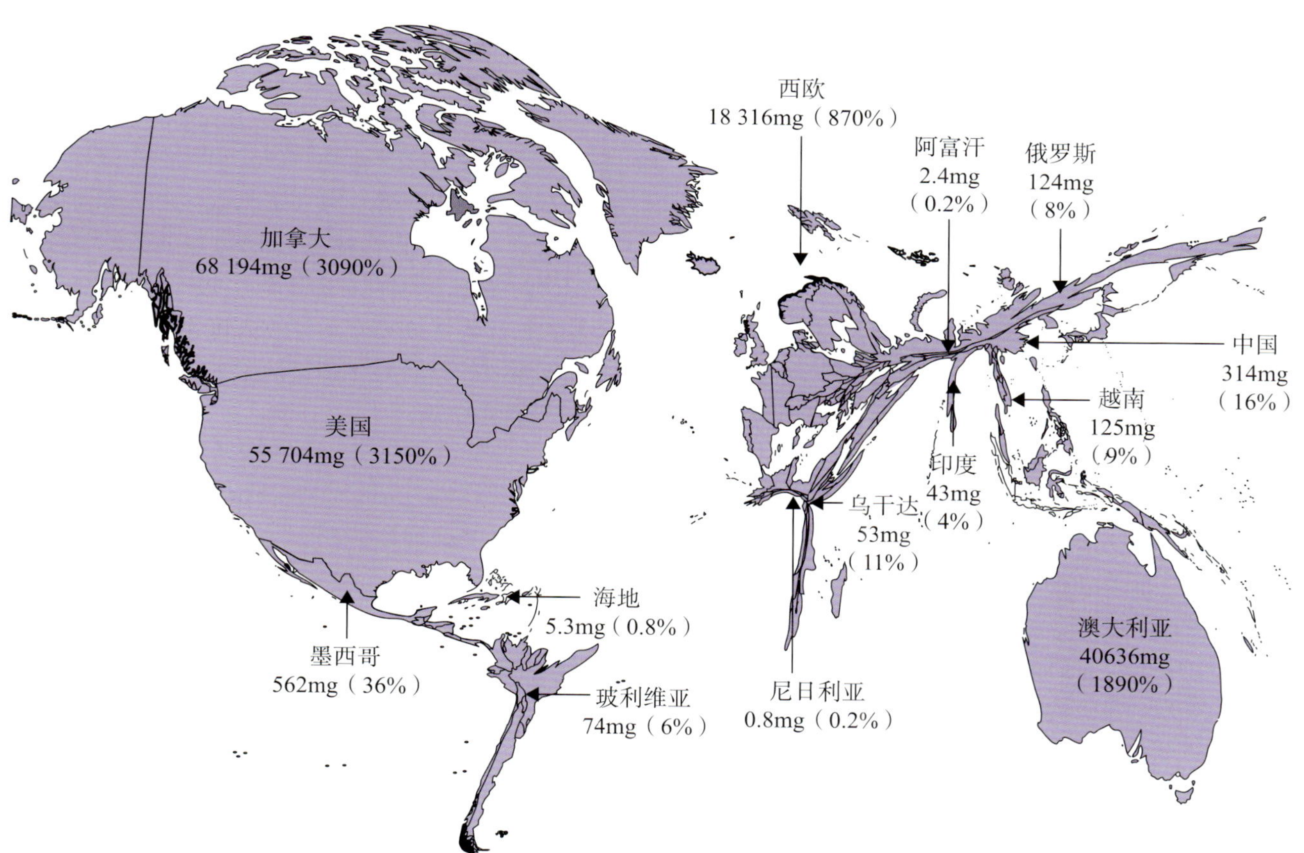

▲ 图 5-3　阿片类药物的分布（吗啡的毫克数 / 需要姑息治疗的患者，2010—2013 年平均值），以及与严重疼痛相关的疾病需求得到满足的估测百分比

经许可转载自 INCB 数据（http://www.incb.org/）

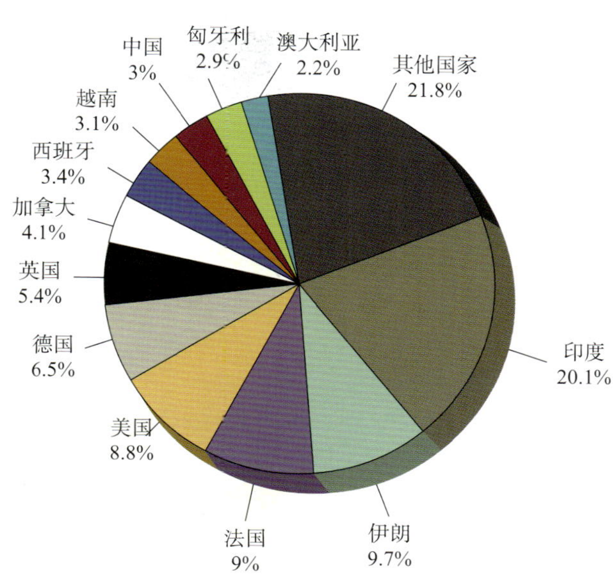

▲ 图 5-4　2018 年合法可待因使用量的国家分布

经许可转载自 INCB 数据（http://www.incb.org/）

际用量，将合法、正当的阿片类药物用量控制在一个合理的水平[74]。

最近有研究调查了目前临床上阿片类药物使用的充分性，作者分析了 18 种阿片类药物（主要用于镇痛）的数据，并计算了阿片类药物使用充分性（adequacy of opioid consumption，AOC）指数。2015 年，20 个最发达国家（收入最高）的平均 AOC 指数为 100。AOC 指数为 100 或更高被认为是使用充分的指标[74]。人类发展指数最高的 20 个国家的阿片类镇痛药平均用量，从 2000 年的人均 MME84mg 增加到了 2015 年的人均 256mg。2015 年的吗啡用量的两个极端是德国（AOC 指数为 304）和尼日利亚（AOC 指数为 0.0069），两者相差达 4.4 万倍，进一步证明阿片类镇痛药的用量在世界范围内仍存在很大的差异[74]。

然而，正如威斯康星大学癌症中心、医学和公共卫生学院的疼痛与政策研究小组 20 多来年所指出，有效缓解全球疼痛需要采取更加务实的措施，使阿片类药物的获取在全世界范围内更加均衡。“卫生政策的平衡指的是通过制定国际、国家和州的相关政策，既确保为患者提供足够的镇痛药，又防止改变使用目的和滥用[69]。”

五、美国开具长期阿片类药物处方需要施行更合理的策略和更公平的管理办法

当世界上许多患者正遭受不必要的病痛时，美国用来治疗慢性非癌痛的处方类阿片药物却在以不合理的惊人速度急剧增长[49, 50, 72]。美国用于慢性非癌痛治疗的阿片类药物用量正呈指数级增长，其速度已远远越过了有关用药利弊的科学和流行病学证据产出的速度[75–78]。

人们逐渐开始注意到在美国随后出现的“阿片类药物泛滥”（阿片类药物危机）[79–84]。在美国，阿片类药物的危害还在不断扩大，它正好处于两大公共卫生问题的交叉点：①减少疼痛所带来的不必要的持续的痛苦和负担；②控制日益增加的阿片类药物滥用所致受害引起的费用[85]。要成功解决这两个难题，除了需要联邦、州和地方机构及其他利益相关组织的相互合作和制定医疗政策外，还需要在监督和前沿科学研究领域给予大量的投入[85]。

在美国，初期的阿片类药物用药过量是由于处方类阿片类药物的提供和使用增加，而现在则是由于二乙酰吗啡的价格降低和非法生产的芬太尼及芬太尼类似物[82]。为了有效控制美国目前的第二波阿片类药物滥用，需要采取以下几项措施：①减轻与阿片类药物使用障碍及其治疗相关的耻辱感；②让患者更容易获得有效的治疗，特别是美沙酮和丁丙诺啡；③通过增加阿片类药物拮抗药和过量逆转剂纳洛酮的分布点，减少阿片类药物过量死亡[82]。

美国因用药过量导致的死亡人数不断增加，随之而来的是预期寿命的下降，目前亟须实行综合的公共卫生管理办法，以应对类阿片类药物滥用[86]。要成功解决阿片类药物的滥用，需要联合神经科学、药理学、流行病学、治疗服务和预防策略等领域的专家，制定综合、能临床转化的治疗措施。同时，还需要整合包括医疗卫生、司法、教育和社会服务系统在内的综合干预措施[86]。这一新的干预方案包含 4 个相互关联的目标[86]。

- 认识和解决影响健康和疾病的社会性因素。
- 实施以人为本的预防和治疗方法。
- 缩小科学研究与临床实践之间的差距。
- 利用数据建立与公共卫生管理相关的治疗学习体系，解决阿片类药物危机。

因此，我们需要持续地进行协调和努力，这些措施：①由多管齐下、步调一致的联邦和州的政策及倡议组成；②通过法规、法律、资金资助和指南等方式体现。此外，需要进行人口健康研究，以评估立法和法规制定带来的影响和可能的意外结果[87, 88]。最终，与疼痛管理相关的新政策和资金可以为新治疗方法和诊疗模式的建立铺平道路，以减少疼痛和阿片类药物滥用这两个共生的公共卫生危机对社会造成的危害[87]。

国家疼痛战略[89]由最初的疼痛行动倡议[12]演变而来，它旨在成为第一个解决疼痛的综合管理策略，为全面具体的政策实施提供路线图[87]。

NPS 于 2016 年发布，重点关注以下 6 个方面的改进[89]。

- 人群研究。
- 预防和治疗。
- 差异。
- 服务提供和支付。
- 专科教育和培训。
- 公众宣教和沟通。

尽管 6 个方面都已取得了较大的进展，但联邦和州的政治权力和优先事务的交替和变更、可用数据和资金的受限、阿片类药物滥用都在一定程度上继续阻碍着国家疼痛战略的实施。然而，值得赞扬的是，国家疼痛战略的制定者进行了彻底、中期、全面的“优势（strengths）– 劣势（weaknesses）– 机会（opportunities）– 威胁（threats）”（SWOT）分析，并发表了公开的进展报告，提出了宝贵的经验、规划和深刻见解[87, 90]。

在美国，阿片类药物的供应即使不是过剩，也至少是充足的。然而，即便在这样的国家，阿片类药物处方开具的模式也不统一，导致阿片类药物的获得也不一致和不充分。与美国医疗卫生系统的其他领域一样，疼痛评估和阿片类药物处方模式方面存在种族、社会经济和年龄方面的差异，少数族裔、贫困人群和老年人更难获得所需的管控药物[91–95]。在美国的许多大型医疗中心，这种有合理阿片类药物需求的边缘化患者通常会在不同诊所之间轮流就诊。出于需要，这类患者会经常去急诊室就诊，而急诊室的疼痛评估和治疗存在很大差异和不足，此外还有阿片类药物处方开具的种族差异[98–100]。

费城退伍军人事务医疗中心为此类高风险患者成功开创了一项基于药房 – 初级诊疗的慢性阿片类药物管理计划（阿片类药物续开诊所）[101–103]。为了得到更广泛的推广，这一综合实践模式需要家庭医生和疼痛专科医生的紧密合作[104]。目前，非政府医疗卫生管理人员、疼痛介入从业人员和营利性医疗公司对这一高人力成本、低利润率项目的支持很少。

尽管如此，在2017年*Anesthesia & Analgesia*的专题期刊中[84]，Brcwn和Sloan在其社论中非常有洞察力地写道[105]："面对这一公共卫生问题，慢性疼痛医生经常被诟病为导致成瘾和死亡的根本原因，因为他们认真和努力地治疗那些需要阿片类药物治疗的慢性疼痛患者。然而，从事慢性疼痛医学的麻醉医生并没有开出最多的阿片类药物，这些临床医生经常开展的多维疼痛管理是负责任地采用阿片类药物治疗各种类型疼痛患者的范例。慢性疼痛医师必须在整个医学领域中带头作为合理和全面的急慢性疼痛管理的教育者。"

从根本上说，疼痛是一个重要的个人和公共卫生问题，这需要国家、州和各级地方政府部门对政策、法规、监管和资金资助进行改革，以减少疼痛治疗的不足、无效和不一致现象，同时，尽可能降低导致个人和公共健康受到伤害的阿片类药物过量使用风险[87]。

六、美国需要更综合的方法治疗慢性疼痛相关的心理健康问题

如前所述，疼痛的生物 – 心理 – 社会模式被认为是疼痛管理的最佳方法[36–39]。这种全面、多维度的慢性疼痛治疗全面考虑了与慢性疼痛相关的生物 – 心理 – 社会因素[40]（表5–5）。

精神疾病、经济困难和不确定性导致的绝望，以及社会压力，可以助长阿片类药物的误用和滥用，尤其对于青少年和青年人群[105]。阿片类药物滥用或成瘾的危险因素包括既往和现在的药物滥用、未经治疗的精神疾病、青年人、鼓励滥用的社会或家庭环境[106]。这些因素使阿片类药物滥用这一令人沮丧的个人和公共健康难题更加复杂化。

慢性疼痛患者通常患有对治疗产生负面影响的精神疾病。即使这些患者并不符合精神疾病的正式诊断标准，他们也经常有疼痛相关信念和应对策略方面的障碍[107]。

针对疼痛诊所、普通人口调查和医疗保险管理数据库的分析研究结果显示，患有常见精神问题（如抑郁、焦虑和药物使用障碍）时，不仅对于传统意义上的成年人，而且也包括青少年和青年，他们比没有精神障碍的患者更有可能采用处方阿片类药物治疗慢性非癌痛[108–110]。

目前，美国的阿片类药物滥用使得精神和社会心理服务（psychiatric and psychosocial services）的需求量显著提升，但这方面却缺乏资金支持且无法完全得到满足（所谓"缺失的P"）[108]。

慢性疼痛治疗患者就诊时，应针对抑郁、焦虑和药物使用障碍进行有效的心理 – 社会筛查，并将此作为首次评估的常规内容。首次临床评估还应包括患者的功能状态（日常活动）、个人环境、社会福利、职业状况[108]。已确诊的精神疾病应给予适当的药物治疗、认知行为疗法和支持治疗，这些与躯体康复模式联合实施，常有助于改善患者的机体和社会心理功能，从而避免长期使用阿片类药物导致的相关问题[108]。

结论

疼痛给人类及经济造成了巨大的影响和负担，疼痛管理经济学和卫生政策是密不可分、相互联系的。如前所述，医疗卫生系统（涉及整个社会经济领域和世界各地）面临着同样的卫生经济和卫生政策的两难困境：如何分配好有限的资源，以满足近似无限的医疗需求[111]。正如一位著名的卫生经济学家所写：在预算紧张的世界里，没有简单的解决方案[112]。尽管如此，我们仍需要明确的指南和建议，以优先考虑和解决不断扩大的医疗需求。

最后，将本章开始时引用的2011年美国IOM报告作为总结，"减轻美国人的疼痛：转变预防、治疗、宣教和研究的蓝图"提出了一系列基本原则（表5–8）和16条重要建议，并制订了实施的时间表，指定了负责实施的组织[3, 113]。尽管IOM的研究结果和建议侧重于美国的医疗卫生系统，但它具有普遍适用性，是对采取持续行动的迫切呼吁。

表 5-8 Underlying Principles Institute of Medicine (IOM) "Relieving Pain in America: A Blueprint for Transforming Prevention, Care, Education, and Research" [3]

- A moral imperative: Effective pain management is a moral imperative, a professional responsibility, and the duty of people in the healing professions.
- Chronic pain can be a disease in itself: Chronic pain has a distinct pathology, causing changes throughout the nervous system that often worsen over time. It has significant psychological and cognitive correlates and can constitute a serious, separate disease entity.
- Value of comprehensive treatment: Pain results from a combination of biological, psychological, and social factors and often requires comprehensive approaches to prevention and management.
- Need for interdisciplinary approaches: Given chronic pain's diverse effects, interdisciplinary assessment and treatment may produce the best results for people with the most severe and persistent pain problems.
- Importance of prevention: Chronic pain has such severe impacts on all aspects of the lives of its sufferers that every effort should be made to achieve both primary prevention (e.g., in surgery for broken hip) and secondary prevention of the transition from the acute to the chronic state through early intervention.
- Wider use of existing knowledge: While there is much more to be learned about pain and its treatment, even existing knowledge is not always used effectively, and thus substantial numbers of people suffer unnecessarily.
- The conundrum of opioids: The committee recognizes the serious problem of diversion and abuse of opioid drugs and questions about their usefulness long term but believes that when opioids are used as prescribed and appropriately monitored, they can be safe and effective, especially for acute, postoperative, and procedural pain, and for patients near the end of life who desire more pain relief.
- Roles for patients and clinicians: The effectiveness of pain treatments depends greatly on the strength of the clinician-patient relationship. Pain treatment is never about the clinician's intervention alone, but about the clinician and patient and family working together.
- Value of a public health and community-based approach: Many features of the problem of pain lend themselves to public health approaches—a concern about the large number of people affected, disparities in occurrence and treatment, and the

要 点

- 慢性疼痛是全球范围内导致人类痛苦、残疾、丧失工作能力和生活质量下降的主要原因。
- 慢性疼痛造成的个人和社会成本是多方面的，也是非常巨大的。
- 医务人员和卫生政策制定者对这一成本应该要有充分的认识。
- 由于获得足够的治疗始终面临着巨大的挑战，美国和世界各地的慢性疼痛患者仍面临很大的负担，需要消耗大量的身体、情感和社会成本。
- 美国疼痛医学的公司化对扩大疼痛诊疗差异有很大影响。
- 疼痛管理是全球公共卫生的优先事项，也是一项人权。
- 全球范围内更加公平和均衡地获得镇痛药和有效镇痛十分重要。
- 美国开具长期阿片类药物处方需要施行更合理的策略和更公平的管理办法。
- 美国需要更综合的方法治疗慢性疼痛相关性心理健康问题。

第 6 章 疼痛管理中的质量评估、改进和患者安全

Quality Assessment, Improvement, and Patient Safety in Pain Management

Debra B. Gordon James P. Rathmell 著
刘 建 译 刘克玄 校

本章涵盖了疼痛管理的定义、评估、改进及患者安全方面的难点，它们都是日常疼痛管理的基本要素，在某些情况下是相互独立的，而在另一些情况下则是密不可分的。疼痛管理的具体内容在国际上仍存在一定争议。本章第一部分探讨质量评估和质量改进（quality improvement，QI）的方案实施步骤。第二部分讨论了全国范围内患者安全的规范化，以及每个疼痛医生应该在其中发挥怎样的作用。

第一部分 疼痛管理

质量是一个模糊的概念，尤其是在医疗卫生领域。在疼痛医学中，更难定义医疗质量，因为疼痛本身是一种高度个体化、主观的生物 – 心理 – 社会体验，不易进行标准化的测量或治疗。此外，疼痛医学本身可通过不同的治疗方式（如药物治疗、介入治疗、康复治疗、跨学科治疗）及在不同的环境中进行诊疗。无论从具体的层面（如患者和医务人员的接触）还是从大的层面（如大型学术性医疗机构的流程）评价医疗保健，质量都是一个重要的属性。医疗卫生系统存在与设备使用不足、过度使用和滥用等有关的医疗质量问题，这些问题影响患者的安全[1]。在接下来的部分中，我们将分别讨论医疗质量和患者安全的问题。此部分回顾了从事疼痛治疗的医护人员为解决这些问题所做的努力。

一、什么是医疗的“质量”

医疗质量通常是根据医生提供给患者的医疗服务的特性和结果来定义的[2]。更具体的定义强调医患之间互动的方面和特点[3]。医患互动包括沟通、信任、共情、体贴和诚实，即在技术层面上“把正确的事做好”[1]。换句话说，就是在正确的时间以正确的方式进行正确的检查或提供正确的服务，以达到预期的结果。结局是指治疗结束后患者的健康状况（如疼痛、身体功能、主观感受、社会角色的变化）[4]。Avedis Donabedian 医生被誉为医疗质量研究的鼻祖，他曾经说过：“质量不能仅由医疗从业人员用技术术语来判断，还必须考虑到每名患者和整个社会的偏好[5]。”同时，他补充道：“据此，质量的定义几乎可以是任何人希望的任何东西，尽管它通常反映的是当前医疗卫生体系，以及它所属的更大社会的价值观和目标。”

Donabedian 还因开发了实用的“结构 – 过程 – 结果”框架来概念化质量而被大家所熟知[6]。结构被定义为提供医疗服务场所的物理属性；过程是患者的诊疗经过，而结局是患者最终的预后。在此基础上，Bowers 和 Kiefe 进一步完善了质量的定义：“质量是指结构和过程使良好结局的可能性达到最大化的程度[7]。”值得注意的是，此处强调的是良好结局的“可能性”，因为高质量的医疗服务和良好的结局并不一定直接相关。正如 Chassin 所说，人类状况的复杂多变意味着优质的医疗服务可能会出现糟糕的结果，而有时尽管医疗服务不佳，也可能出现良好的预后[8]。

1990 年，Donabedian 列举了医疗质量的 7 个属性或“支柱”[9]。

1. 疗效：医疗服务实际改善预后的能力。

2. 有效性：在日常诊疗中，如何优化医疗服务从而改善预后。

3. 效率：任何特定的健康改善的成本。

4. 最优化：医疗服务投入增加而回报下降的节点，此时虽然健康可能得到改善，但效率降低。

5. 患者对医疗服务的认可度：可及性、医患关系、医疗设施、患者对医疗服务的评价、患者对治疗的经济价值的评估。

6. 合法性：除接受医疗服务的患者外，其他人对医疗服务价值的权衡考虑，以及社会评价的方面。

7. 公平：个人认为和社会认为的医疗服务及资源合理分配的平衡。

对以上属性的重视程度取决于评估哪方面的质量。在特定的医疗服务实例中，患者、医护人员和支付方可能对医疗质量的构成有不同的观点。选择"质量"的任何单一属性作为最合适定义时，应牢记这一点。

Lohr 提出的定义已被 IOM，即现在的国家医学科学院在讨论质量问题时引用[10]："质量是指为个人和人群提供的健康服务在多大程度上提高了期望的健康结局的可能性，它与当前的专业知识相一致。" 1998 年，IOM 国家医疗质量圆桌会议重新审视了这一定义，并重新对"期望的健康结局"进行了定义，具体包括患者所期望的健康结局[11]，评估医疗质量时引入了患者和家人的满意度指标。然而，在疼痛管理方面，对患者满意度的解释是复杂的。高满意度得分与传统的预后和安全指标并不一致，而且可能与医疗成本的增加有关[12, 13]。在美国，尽管阿片类药物的处方与患者的满意度并不相关[14]，但出于可能收到患者差评，进而影响绩效的担忧，导致了阿片类药物的过度使用[15]。患者满意度调查几乎总是偏向于积极的，可能更代表了患者和医护人员之间人际关系的好坏，而不是实际服务或其结局的质量。对患有慢性疼痛的社区患者的调查显示，患者的高满意度是由具体的行为体现的，包括倾听、与患者保持沟通、作为综合疼痛治疗的接入点、对疼痛治疗的可能性提供诚实的评估，以及耐心解答患者的咨询[16]。

二、关注医疗质量的驱动因素

几个值得关注的历史性节点事件引发了对医疗质量评估和管理的持续关注。

（一）医疗标准和认证项目的建立

关于医疗质量的争论始于 100 多年前，当时一位名叫 Ernest Codman（1869—1940）的外科医生首次提出了标准化的临床结局数据收集，以确定治疗是否有效[17]。Codman 的想法引起了美国外科医师学会的重视，促使其成立了医疗服务标准化委员会，并最终导致了联合委员会（The Joint Commission，TJC）的成立[18]。公共和私立保险公司对医疗标准的兴趣与日俱增，因为这是制定更好、更具成本效益的保险政策和质量检测的基础。医疗服务标准开始被用于制定政策，评估服务使用情况，以及确定和查明不合理的医疗服务。20 世纪 60 年代，通过建立医疗保险（Medicare）和医疗补助（Medicaid）制度，扩大了医疗保险的覆盖人群，提高了医疗服务的可及性，扩大了医务人员的执业范围，在提高医疗服务质量的同时降低了成本[19]。为了确保以符合现有标准的方式提供医疗服务，委员会认证康复机构（CARF）成为参与医疗保险计划的先决条件。

（二）流行病学、信息技术和结局研究的发展

临床流行病学、信息技术和结局研究的发展有力地加速了医疗质量的进步[20]。利用这些技术获得的信息可以发现，在不同地方和不同医疗环境中，因相同健康问题接受治疗的患者在临床和治疗结局方面存在的巨大差异[2]。意识到这种临床诊疗差异的存在，因而需要更好地理解其对结局的影响。人们已发现成本和医疗服务的地理差异，更多的医疗服务和更好的质量之间没有必然联系[21, 22]。这些信息激发了人们对结局研究的兴趣，形成了新的质量评价标准，特别是对于慢性病（如疼痛）的治疗。其中，患者自己报告的影响机体、主观感受和社会功能的结局是非常重要的[23]。

（三）三重目标运动和对医疗费用的担忧

2007 年，医疗保健改进研究院（Institute for Healthcare Improvement，IHI）创建了优化医疗系统绩效的框架，称为"三重目标"，其重点关注人群的健康、该人群中个人的诊疗体验和诊疗的人均成本[24]。医疗保健改进研究院的三重目标需要在系统的各个层面进行改进，包括确定目标人群、定义系统目标、诊疗模式的快速检验并根据当地需求和条件扩大规模。2010 年 3 月通过的患者保护与平价医疗法案旨在通过对医疗保险市场进行大量的改革来

解决三重问题[25]。这一法案的一个重要目标是使国家医疗卫生系统更好地适应健康促进和疾病预防的目的，尽管目前对该法案仍有一定的争议。

三重目标运动将重点放在投资的物有所值上，而不仅仅是减少或降低成本。美国的医疗支出在 2018 年增长了 4.6%，占全国国内生产总值的 17.7%[26]。全国每年 3.5 万亿美元的医疗支出中，90% 用于患有慢性病和精神疾病的人，其中许多人存在疼痛的症状。商界、政府和公众中的许多人都认为，这一医疗支出中浪费了很多钱[27]。支出增加的一个例子是致残性的腰痛，其部分是医源性的，是与诊疗相关的伤害性结局[28]。

（四）医疗事故诉讼与营利性医疗

医疗事故诉讼作为质量低下的一个指标，被视为防止过度医疗的推动力。过度医疗会导致支出增加，使患者面临不必要的风险[29]。医疗事故诉讼也可能会降低错误的披露，对提高质量产生适得其反的作用。2020 年的一项纳入 37 项研究的系统性评价发现，医疗事故责任风险指标与医疗质量和结局之间没有相关性[30]。作者认为，医疗事故责任风险可能不能有效遏制不合格的诊疗。

此外，营利性医疗服务机构和专科医院（“精品店”）的增加，基于办公室手术的增加，让人产生对医疗体系中成本和浪费的担忧。人们担心，这种医疗模式“榨取”了传统医院最能够盈利部分的收入，从而使较大的非营利性的公立医院面临财政崩溃的风险。当医疗服务提供者是这些医疗实体的利益相关者时，会有潜在的利益冲突。然而，一项对 31 家医疗机构主导的健康计划（provider-led health plans，PLHP）的横断面研究报道称，与非 PLHP 相比，PLHP 的医疗保险星级评价、有效性、可及性和患者满意度更高，而手术率更低[31]。PLHP 和治疗结局的相关性可因计划规模、是否营利及地区的不同而不同。这一差异可由多种因素造成，如人群需求、纳入标准和医疗资源的杠杆作用等。

（五）政治与国家疼痛战略

最后，通过加强政府和大企业的审查和监管作用，使影响医疗活动的决策政治化，这是影响质量和成本的巨大推动力[32]。例如，美国最高法院任命的潜在影响、行业竞选捐款对决策者在一系列问题上的政治影响。这些可受影响的决策包括新技术的支付、医疗部门的支付水平、医疗补助条例的解读、将医院划分为“农村医院”或“偏远地区医院”、质量的评估和报告，甚至包括对临终关怀方案咨询医生的支付。政治的有害影响可使巨大的浪费长期存在。

2010 年，美国 NIH 与 IOM 签订协议，希望 IOM 对如何提高社会对疼痛这一重大公共卫生问题的认识提出建议。作为对最终报告的回应[33]，美国卫生和公众服务部要求跨机构疼痛研究协调委员会监督国家疼痛战略的制订。这份报告中的证据表明，临床诊疗中的巨大差异、对疼痛治疗方案的不合理缩减、依赖相对无效和高风险的治疗（如不合理地开具阿片类镇痛药或实施某些手术），均可导致疼痛的医疗质量低下及医疗费用的增加[34]。国家疼痛战略与三重目标相一致，并建议改进可以揭示医疗服务模式的标准方法和指标（如治疗过度和不足、费用和医疗质量）。国家疼痛战略提供了一个具有广泛影响和特殊政治意义的路线图，包括改革疼痛教育、医疗模式和支付体系的具体步骤。然而，政治权力的交替、可用数据和资金的受限、阿片类药物滥用都可影响国家疼痛战略实施进度[35]。

三、什么是疼痛管理中的“质量”

在文献中很少能找到“有质量的疼痛管理”的明确定义。部分原因在于，在医学史上，对疼痛的看法直到最近才从单纯的症状转变为科学研究和临床诊疗的专业领域。同样，质量的定义在 20 世纪 70 年代和 80 年代流行的质量保证（quality assurance，QA）范式中被提及，质量保证主要依赖旨在发现和找出性能问题的检查和审计活动。在质量保证中，将诊疗标准作为衡量尺度，重点发现不良结局，减少医务人员在每位患者诊疗过程中的过失，并对责任方予以谴责。质量保证模型的难点在于，诊疗过程中反馈来得太迟，并且几乎无法解释临床诊疗或结局的差异。此外，众所周知，病史记录作为此类质量审查数据的主要来源，通常是不完整的，并且经常缺少评估疼痛管理质量的重要信息。1990 年，时任美国疼痛医学会（APS）医疗质量委员会主席的 Mitchell Max 提出，传统的质量保证和教育方式不足以改善疼痛管理和治疗结局[36]。通过引用那些试图改变临床实践的失败性尝试，Max 建议必须在临床环境中解决一系列背景因素，关注疼痛治疗领域中的质量提高。

1996 年，Sanders 等针对治疗慢性非癌痛综合征项目，提出了质量评估的统一指南，指南隐含了慢性疼痛诊疗质量的定义[37]。该指南作为康复机构认证委员会发布的指南的补充文件，基于8项基本结局目标对跨学科慢性疼痛诊疗项目进行评估。

1. 减少药物滥用（如果存在）。

2. 提高身体功能。

3. 增加在家庭、社交和（或）工作场所的生产性活动。

4. 改善整体情绪。

5. 降低患者主观疼痛强度。

6. 减少医疗资源的使用和支出。

7. 在适用的情况下，达成和解。

8. 在不影响医疗服务质量的情况下，最大限度地降低疼痛治疗的成本。

医疗卫生体系在不断完善，因而指南也需要经常更新，但到目前为止，还没有进一步明确慢性疼痛项目的质量定义，直到国家疼痛战略的提出[34]。

在Max的带领下，APS为急性疼痛和癌痛制订了质量改进指南[38]。指南明确指出，所有医疗机构都应制定结构化、多层次的系统性方法，这些方法应该对疼痛的种类、服务的人群和诊疗单元敏感，以确保及时识别和治疗疼痛，让患者和家属一起参与疼痛治疗计划，改进治疗模式，根据需要定期重新评估和调整疼痛治疗计划，并评估疼痛管理的过程和结局。这项工作帮助形成了高质量疼痛管理的显性定义，包括：①合理的评估（筛查是否存在疼痛的，存在疼痛时完成全面的初步评估，经常重新评估患者对治疗的反应）；②跨学科、协同的治疗计划，包括患者的投入；③合理的治疗，治疗应该是高效、成本可控、符合文化背景和可持续发展，并且是安全的；④在需要时能获得专业的医疗服务[39]。最近对成年住院患者高质量疼痛管理的概念评估认为，疼痛管理质量是一个多维度概念，包括多个子概念（框6-1），需要结构、过程和结局方面有效且可靠的运营评价指标[40]。

框6-1 基于Donabedian模型的高质量疼痛管理的特点[40]

结构

- 全系统的努力和组织承诺
- 支持有效的疼痛治疗的政策和标准
- 监测疼痛管理的有效性和合理性
- 员工教育和培训
- 跨专业诊疗
- 有胜任力的员工
- 获得专业的诊疗
- 责任

过程

- 快速识别疼痛
- 疼痛筛查、标准化评估和疼痛重新评估，基于患者自己的报告
- 疼痛评估的记录
- 合理、安全、个体化、循证的疼痛治疗
- 患者和家属的宣教
- 识别存在疼痛治疗不足风险的患者群体
- 患者参与
- 诊疗态度和对医患关系的信任
- 治疗连续性

结局

- 减轻疼痛严重程度
- 可接受的疼痛缓解
- 疼痛对身体和心理功能、生活质量的干扰最小
- 最小的痛苦
- 治疗产生的不良反应最小
- 对疼痛治疗的满意度

四、质量评估与考核

考核医疗质量的需求日益增加，这些需求来自管理式医疗计划、医疗消费者、医疗认证机构和临床医生。全国质量论坛（national quality forum，NQF）由公共和私营单位的领导于1999年创办，参会代表来自医疗服务提供者、购买者和消费者，以及医疗保健研究和质量机构（AHRQ）、疾病控制和预防中心（CDC）、医疗保险和医疗补助服务中心（CMS）、卫生资源和服务管理局[41]。全国质量论坛通过了五个医院质量考核体系，每个体系的创立出于不同的考核目的，包括质量改进、绩效支付和公共卫生监测[42]。这五个考核体系分别是：①AHRQ质量指标；②全国医院质量考核；③医疗服务提供者的消费者评估和医院调查；④TJC的绩效倡议ORYX®；⑤Leapfrog集团的考核指标。

这些考核体系重点关注质量和安全，根据管理数据、患者医疗记录和患者调查结果进行考核。

认识到绩效（问责制）、研究和质量改进指标

的差异是很重要的，因为考核不是一个中立的活动，这意味着可能会有意想不到的后果。一个例子是，试图用 0～10 的量表来量化疼痛，再加上"臭名昭著"地将疼痛作为"第五生命体征"的运动，导致了阿片类药物处方用药过量。

（一）绩效指标

问责制是医疗服务购买者用来比较服务的绩效指标。绩效指标通常是公开的，旨在考核绩效的差别和改进，并反映患者、医疗服务提供者、监管机构、认证机构和其他利益相关者的关注程度。这些考核指标通常是基于率的比较，以合格事件数量的分数或百分比来呈现。其理论是，绩效考核在市场上创造了竞争，可导致医疗质量和服务的改善。然而，通过使用公开的绩效报告来改善质量和安全并不一定是有效的[44-46]。部分原因是选择的考核指标没有足够的有效性证据，以及不正确地使用这些考核指标。应根据考核指标的属性特征慎重选择（框 6-2），使其适合使用的目的，并支持预期的目标[47, 48]。使用的考核指标如果设计得不好，可能会导致对调查结果的错误解读。

框 6-2 全国质量论坛对适合公开报告的考核指标的评价标准[48]

- 标准化：在国家层面使指标实现标准化，意味着所有医务人员要将以相同的方式报告相同类型的数据
- 可比性：在适当的情况下，针对可能使医疗机构的绩效比实际情况更好或更差的外部因素，对结果进行校正；这些因素包括年龄、教育程度、性别、收入和健康状况
- 可用性：数据可供你所分析的大多数医疗机构利用
- 及时性：消费者最需要时，你可及时获得结果，生成并分发报告
- 实用性：考核指标解决了公众所关注的问题
- 有效性：考核指标已得到充分的测试，以确保它们能一致和准确地反映医疗机构的绩效
- 经验性：医疗机构有使用考核指标的经验，确信考核指标反映的是实际绩效，而不是信息系统的缺陷
- 稳定性：考核指标的制定目的不是为了让指标"退休"，即将其从考核数据库中移除，以便为更好的考核指标腾出空间
- 可评价性：结果可以被评价为比其他结果更好或更差。与此相反的是描述性信息，它们仅显示医疗机构之间的不同。例如，并发症发生率是一种可评价的指标，因为众所周知，较低的发生率总是更好的；相反，剖宫产率是不可被评价的指标，因为我们不一定知道是较高还是较低的比率更可取
- 可区分性：考核指标揭示了医疗机构之间的显著差异
- 可信度：考核指标要么经过了审核，要么不需要审核

现在，越来越多地使用绩效指标和由此产生的报告卡来对机构、诊所和医生个人的绩效进行评价，并将评价结果与支付模式挂钩。奖励绩效考核的财政激励措施包括评为负责任医疗单位、捆绑支付、基于价值的医疗服务购买和绩效薪酬（pay-for-performance，P4P）项目。上述措施比较复杂，目前证据有限，还无法下定论[49]。是否参与绩效考核在某种程度上是自愿的，而财政激励要么是微不足道的，要么很容易获得，或者两者兼而有之。无论如何，立法已经加速了向基于价值支付的转变，这一效果在 2015 年已开始显现。美国卫生和公众服务部宣布，他们打算到 2016 年，将 85% 的传统医疗保险支付与质量或价值挂钩，到 2018 年实现 90% 的挂钩[50]。

有报道，医生支持使用基于证据的考核指标，这些指标与医疗服务提供者对临床质量的期望相吻合，目的在于强化绩效不佳的领域，减少对高绩效领域的关注[51]。针对诊疗过程或基于证据且有临床意义的结局的考核指标，可能比以效率或生产力为目标的考核指标，或者从一开始就没有明确让医务人员参与的项目的考核指标，更能激发积极的变化。如前所述，过程指标往往容易度量，而结果指标则较难度量，这两者之间的相关性仍然存在争议。此外，使用综合指标进行绩效考核时，如何避免对结果的错误解读和如何指导工作的改进仍面临一定的困难[52]。

（二）研究指标

与绩效指标不同，质量研究的考核目的是为了产生新的知识，尽管其可推广性往往比较有限。质量研究可能关注的是实施新诊疗过程或获得新临床结局的方法。研究的考核需要控制所有可能的变量，然而，由于干预措施和临床环境的复杂性，诊疗质量的研究必须具有实用性，通常需要采用混合研究设计。

质量结局研究已经形成了新的质量指标，以帮助改善临床诊疗，特别是慢性疾病治疗中的指标。例如，针对背痛，改善功能是其首要目标[53, 54]。选择和开发质量研究的心理测评指标不在本章的讨论范围之内。目前，已有很多研究报道了临床结局指标集的有效性和可靠性，包括将其作为响应性研究的参考标准或用于变化的总体评估。研究指标需要

较好的一致性。因此，美国 NIH 疼痛联盟开发了 PROMIS®（患者上报的临床结局评估信息系统），这是一套以患者为中心的指标，用于评价和监测成人和儿童的躯体、精神和社会健康[55]。美国 NIH 疼痛联盟通过借鉴 PROMIS 的方法，制订了慢性腰痛的研究标准，包括定义、最小数据集、临床结局报告和未来研究方向的推荐意见[54]。

（三）质量改进指标

质量改进考核旨在了解工序、重要工序中员工和用户的态度，并激励所有相关人员进行改进和评价已经做出的变化。质量改进的考核指标必须少且容易收集，因为收集这些信息的资源和时间往往比较有限。考核应该在短时间内完成，这样有助于定期收集数据。更重要的是，这有助于及时深入地了解存在的问题。针对质量改进的批评是，其生成数据的方法缺乏严谨性，导致质量改进考核的有效性和可靠性受到质疑[56]。然而，目前还没有优化质量改进考核的金标准方法。

（四）持续质量改进或全面质量管理方法

质量改进在制造业中已使用多年，它采用心理学、统计学和运筹学的方法，目的在于避免可预料的人为错误，消除工作中不必要和有害的变异，从而改善商品和服务[57]。值得注意的是，许多在工程中建立并在质量改进中使用的评估技术（如统计过程控制、时间序列分析）在流程和场景方面的发现比随机对照试验更有说服力[57]。持续质量改进（continuous quality improvement，CQI）是一种理念，它通过对流程的仔细研究，改进和改变一线工人的责任和权力，从而使整个组织朝着持续质量改进的目标努力。质量改进的方法有很多，但基本原理都相似[58]。这些方法重点关注减少生产过程中不必要的差异、标准化和结果的持续改进，而不是发现和消除“缺陷”。以下 4 个主要的持续质量改进框架有一个共同的理念，即质量问题是过程问题，而不是人的问题，决策应基于数据而不是直觉或意见。

1. PDSA 法

PDSA 法［计划（plan），执行（do），学习（study），处理（act）］由电气工程师 Edwards Deming（1900—1993）首先开始推广，是对科学方法的重新表述[59]。这一方法由三个主要问题所驱动：我们试图完成什么？我们如何知道改变是一种进步？我们能做出哪些改变来改进现状？通过重复 PDSA 循环以达到持续改进的目的。Deming 还因其“渊博知识体系”而闻名[60]，该体系由四个相互关联的部分组成：对系统的认识；理解变异；知识的理论或人们对有意义事物的看法如何影响他们的学习和决策；心理学。

Deming 的工作深受 Walter A.Shewhart 的影响。Shewhart 是一名物理学家，以其在统计方法方面取得的进展而闻名。例如，以高于和低于平均值三个标准差作为控制的上限和下限，发现造成变异的主要原因。

2. 全面质量管理

由 Joseph M.Juran（1904—2008）提出，它建立在 Deming 的工作基础上，优先考虑用户的期望和基于团队的方法来改善产品和用户满意度[61]。Juran 的理论源于 Pareto 法则（80–20 法则），即系统中 80% 的结果源于 20% 的原因。全面质量管理（total quality management，TQM）将所有员工整合到质量改进的共同目标中。基于团队的改进方法已被医疗保健改进研究院采用，通过使用分析工具（如流程图、统计图表）和过程方法（如头脑风暴、小组讨论、共识决策）来完成。

3. 六西格玛

六西格玛（six sigma）是摩托罗拉公司在 1986 年开发的一个管理系统，通过降低错误率来减少工作过程中的变异率[62]。六西格玛法通过绘制质量改进团队拟解决变量的直方图、运行图、Pareto 图、Ishikawa 图或“鱼骨图”，完成 DMAIC 五步骤［定义（define）、测量（measure）、分析（analyze）、改进（improve）、控制（control）］。图 6–1 即是疼痛治疗鱼骨图的示例。

4. 精益

精益（lean）是 20 世纪 90 年代由丰田生产系统中提出的概念，目的是减少浪费或非增值的行为。使用价值流图[63]将生产中的材料和信息可视化，以找到多余的步骤和瓶颈，如等待时间、动作和质量成本。价值流图有助于分析当前状态，并为产品或服务从流程的最开始到它到达客户手中的一系列事件设计一个预期的状态。

TJC 利用精益、六西格玛方法、系统性方法构建了一个框架，以改变管理，帮助医疗机构创造一种可靠的质量和安全文化[64]。当医院医疗服务提供者的消费者评估和医院调查的数据显示有改进的空间时，哥伦比亚巴塞特医学院的医学生们使用精益、六西格玛方法对疼痛治疗进行了优化[65]。对患者调查数据的分析显示，疼痛处理的及时性、医疗团队

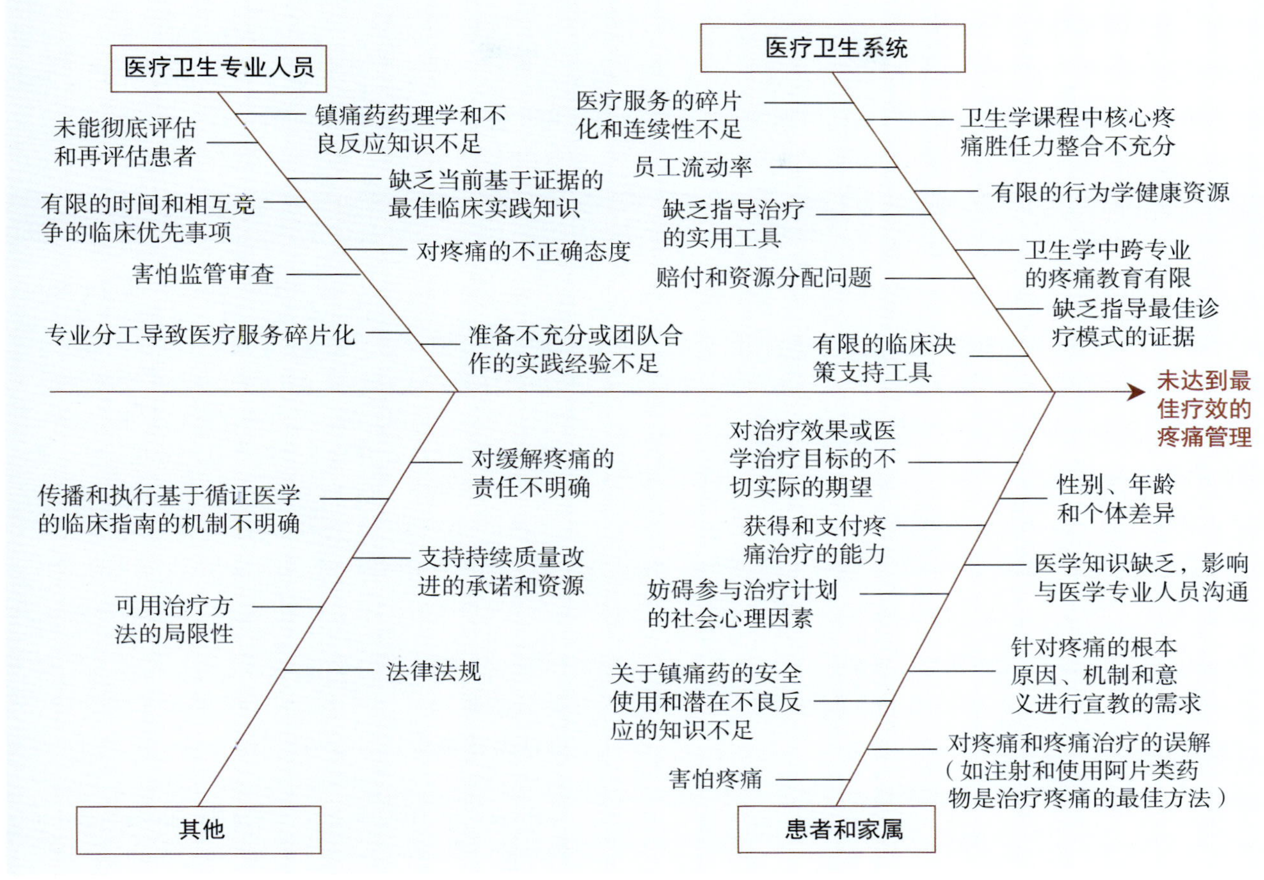

▲ 图 6-1 疼痛治疗鱼骨图

Ishikawa 图或鱼骨图也被称为因果图，它可以帮助员工找到造成不合格、变异或失败的原因。这一工具在寻找问题的可能原因时非常有用。图看起来像一条鱼的骨架，头部是问题，脊柱则是问题可能的原因。通过提问“为什么会发生这种情况？”，对问题的所有可能原因进行头脑风暴。考虑问题的各类原因或使用通用标题：方法、机器（设备）、人员（人力）、材料、监测、环境。当每个人给出想法时，将其写入各个类别中。如果原因涉及多个类别，可以写在几个地方。继续问“为什么”并产生更深层次的原因。层的分支表示因果关系

理解患者疼痛的感受与“非常满意”显著相关。在 Pareto 分析中，这两个变量占质量缺陷原因的 71%。流程图有助于找到根本原因，创建一个以关注响应时间（从患者呼叫到与护士联系）的成功流程。

尽管现有证据支持医疗卫生领域的持续质量改进方法，但它仍有局限性，最多只能对临床结局产生中等程度的影响[66]。

五、通过理解根本原因分析，减少不必要的变异

减少治疗过程中的变异或消除误用、使用不足或过度使用是循证医学的内在标准。重要的是要认识到，变异可能是好的，也可能是坏的，或者都不是。它可能表明一种疗法明显被过度使用或者使用不足，从而提示该疗法的科学性很差或被随意地使用。然而，在临床数据被真正界定为显著性变异之前，必须对任何可能的原因进行分析，包括探索各种可能的根本原因，以及影响临床诊疗的各种因素（如地理、经济和气候造成的供需差异）的相关性。例如，职业性腰痛不合理使用 MRI 检查与性别、不限制选择初诊医生的州工人保险赔偿政策、较高的州骨科医生密度和较低的州 MRI 设备密度等因素显著相关[67]。值得一提的是，它们并不是简单的因果关系。在实际工作中，需要对真正的根本原因进行更深入的调查，重点是机构的系统和流程，以确定潜在的改进目标。

统计控制图通常用于确定一个变异是由于偶然因素还是由于特殊原因造成的。共因变异是偶然或

随机变异，没有一个因素或因素的组合影响过程变异。特殊原因变异是指一个或多个因素以非随机的方式影响过程变异。质量改进常用的根本原因分析工具有 5 种（框 6–3），每种工具适合不同的情况[68–70]。发现诊疗变异的价值在于提供“可能存在可以参照的最佳诊疗方案”的信号，但只有在理解变异后，才能确定最佳诊疗方案。再次说明，不是所有的变异都是误用、过度使用或使用不足。

框 6–3　常用的根本原因分析工具[69, 70]

1. Pareto 图

- Pareto 图是一种结合一个折线图的直方图或条形图，它将不同问题的发生频率或成本进行分组，以显示其相对重要性。条形图以降序的方式显示频率，而折线图从左到右显示累积百分比或总数

假想算例

2. 5 个为什么

- 这种方法采用一系列的问题来检查和揭开问题的表层，以找到根本原因。每次问“为什么”时，答案就会成为下一个“为什么”的基础。这个工具对于不需要高级统计的问题最为有用。更深入的分析可以纳入 Pareto 分析的结果。可能需要 5 次以上才能发现问题

例如

- 为什么患者在一个多学科的疼痛诊所里找不到合适的医生？根据归因的 Pareto 图，最大的因素是预约中心常规为患者安排最早可获得的预约
- 为什么呼叫中心会安排最早可获得的预约？因为他们没有分诊或筛选标准或信息
- 为什么没有分诊或筛选标准？因为疼痛诊所还没有建立预约人员可方便使用的分诊标准
- 为什么诊所没有制订分诊标准？因为在历史上，该工作流程中有一名对转诊患者进行分诊的护士
- 为什么不再进行护士分诊了？因为在疼痛门诊的重组和护理角色的改变中，没有想到与预约排班人员明确分诊标准的必要性

3. 鱼骨图（图 6–1）

- 鱼骨图也被称为 Ishakawa 图或“因果关系”图，它将可能的原因分为各种类别，从最初的问题进行分支。从每个已明确的类别中分支出多个子原因

4. 散点图

- 散点图将可疑的原因（或自变量）绘制在 x 轴上，将结果（或因变量）绘制在 y 轴上。散点图有助于揭示相互关系。如果显示存在明确的直线或曲线，你就知道变量是相关的，可以进行相关或回归分析
  - 图释：RMDQ 评分与疼痛强度之间的相关性。散点图显示残疾（RMDQ 评分）与视觉模拟评分量表测量的疼痛程度评分之间的关系。小圆圈代表每个变量的绘制值，而直线代表它们之间相关性的最佳拟合
  - Roland Morris 残疾评分
  - 经许可转载，最终的出版物可在 http://link.springer.com 获取
  - 散点图来源[70]
  - 引自 Doualla M, Aminde J, Aminde LN, et al. Factors influencing disability in patients with chronic low back pain attending a tertiary hospital in sub-Saharan Africa. BMC Musculoskelet Disor. 2019;29(1):25.

5. FMEA

- 这是一种用于过程或产品计划的前瞻性评估工具和定性分析方法，在事件发生之前发现潜在的系统故障、后果和原因。FMEA 过程侧重于预防负面影响的原因和机会，包括对严重程度、发生情况和检测评级进行评分，从而计算出风险系数，以决定进一步的行动

潜在的 FMEA（系统、产品或工艺）

背景				评级				对策			结果			
过程描述	潜在的失败模式	失败的潜在影响	可能的根本原因	SEV	OCC	DET	RPN	所有者	应采取的措施	建议的措施	SEV	OCC	DET	RPN

SEV. 严重程度（1～10）；OCC. 发生率（1～10）；DET. 检测（1～10）；RPN. 风险系数

六、应用科学和工具包

仅仅意识到或被教育需要提高质量，很少会产生所需的行为改变，因而实施需要更多的措施。改进科学与应用科学及其他常用术语（如转化研究、知识转移）相重叠，这些术语常指新知识或新信息的传播和实施策略[71]。所有这些都采用科学的方法使改变系统化，利用社会科学为相关现象的复杂性提供一个概念性和方法论的框架[72, 73]。这些方法使医疗保健从直观地改进医疗质量，转向需要更多的规划和系统化，更多的纳入社会科学并加强背景的作用[74]。改进科学确定了干预措施的技术成分、实施策略和实施干预措施的背景。关键的背景因素包括变革的动力、领导层对质量的承诺、专业人员参与问题的解决、目标的组织协调、各级组织对资源的分配和行动，以及障碍的克服[75]。这项任务虽然看起来很艰巨，但它只强调了团队合作、规划，以及对系统中相互关联部分的认可。

为了帮助个人采用实用的方法完成系统性改变，目前已开发了相应的工具包，包括疼痛管理工具包。有报道，这一工具包对临床过程有积极的影响。然而，这方面还需要证据等级更高的研究[76]。工具包通常包括引言和实施的材料（如研究摘要）、医务人员的工具（如诊疗计划）、为患者提供的材料。美国家庭医生协会有一个工具包，可以帮助家庭医生发现临床流程中的差距[77]，规范慢性疼痛患者的评估和治疗，促进有关疼痛和治疗目标的沟通，以及发现并减少风险。它包含了初级保健、以患者为中心的资源，强调关键的工作流程特征，以简化资源配给和提供最佳医疗服务。VHA 也设计了一个工具包，作为国家疼痛战略的一部分，它可以帮助医务人员和机构根据关注点（患者或过程）、疼痛类型（急性疼痛、慢性疼痛或生命终末期疼痛）和临床环境，设计评价疼痛治疗结局方法和实施过程。同样，医院医学学会（Society of Hospital Medicine，SHM）也制订了一份实施指南，为医院医生和正在制订计划以改善机构中疼痛管理的领导提供实用的建议。该指南重点关注的是内科患者，尽管其中的许多原则与由住院医生共管的术后恢复患者也有关。

为疼痛实践建立持续质量改进项目的益处和步骤

持续质量项目可以通过多种方式来帮助改进疼痛临床实践，包括认证机构和 P4P 项目的批准，这些项目将医务人员的部分收入与过程或结局挂钩。此外，以学术项目的形式与他人分享在“真实世界”的临床实践中获得的经验教训，最佳诊疗方案的标杆式管理可以为社区增加价值[80-83]。

持续质量改进项目仅通过更全面地回顾患者的既往病史就可以提高疼痛治疗的质量。例如，对患者风险调整器的查询可能会帮助发现影响疼痛治疗结局的心理健康问题。使用患者的基线资料有助于指导治疗，并可通过识别导致治疗长期失败的危险因素，理解改善患者功能和疼痛严重程度的可能性。对慢性疼痛患者的纵向研究表明，自我效能的基线指标与疼痛严重程度、功能障碍和随访时的情绪困扰之间存在相关性，社会人口学特征对此有潜在的调节作用[84]。在评估阿片类药物使用及滥用风险时，也要考虑风险的校正。例如，地理流行病学的研究表明，阿片类药物过量使用的差异与美国各县的资源差异有关，如残疾率、就业率、住房拥挤情况、保险、种族和民族的不同[85]。

使用临床数据库来监测患者的结局可以使被评估人员有参与感，这也是他们接受并热衷于持续质量改进的关键。一项积极主动的持续质量改进项目允许医务人员评估他们在临床实践中引入的新疗法或新治疗方案的效果，并证实或否定其价值[86]。

疼痛管理持续质量改进中最大的障碍是缺乏基准方案或可供医务人员参考的全国“最佳诊疗方案”。根据文献建立的基准方案很容易出错，因为在报告技术的成功率时存在明显的正向偏倚。总体而言，可改善慢性疼痛的干预措施（如果有的话）的证据仍较缺乏[87, 88]。在同行评议的文献缺乏随机对照试验的情况下，对合作伙伴或无关联的当地疼痛从业人员的临床模式的分析是潜在的证据来源。处于“同行评审状态”的评估项目允许治疗方案更及时地进入疼痛临床实践，并以开放的方式分享他们的临床实践模式，以提高社区疼痛治疗的质量。

七、为疼痛临床实践建立持续质量改进项目

为疼痛建立持续质量改进项目有以下几个步骤。

- 确定并聘用涉及的一线从业人员（医生、护士、治疗师、病例管理人员）。
- 将这些医务人员聚集在一起，使其目标一致，并建立一套大家都能认同的指标，以指导项目的开

展。IOM 的 *Crossing the Quality Chasm* IOM[89] 是一个很好的起点，共有六个具体的改进目标[89]。

1. 诊疗应是安全的。

2. 诊疗应是有效的，并建立在循证医学之上。

3. 诊疗应是高效的，成本效益高且无浪费。

4. 诊疗应是及时的，没有等待或延误。

5. 诊疗应以患者为中心：尊重患者的偏好，并给予患者选择权。

6. 诊疗应是公平的，没有不平等的待遇。

选择能够对问题进行准确评估的结局指标。任何对整体医疗质量的评估都要考虑患者对质量的认可，并理解这是一个随着时间推移而发展的累积过程，因为现有服务的不同属性及其结局都已揭示[90]。有三种类型的指标。

1. 结构性指标：用于评估临床实践或机构的特征，如医务人员与患者的比例，有基于循证的政策，或持续的教育支持。结构性指标可能只反映了系统支持的有无，但它也可用于有限资源的优先级排序，并对可标准化的资源进行标准化。

2. 过程性指标：用来评估诊疗服务是如何提供的。例如，转诊和收费的工作流程中关键步骤的记录和沟通。过程性指标的缺点主要在于难以确定与临床结局关联性。许多情况下，由于难以进行风险校正或存在其他障碍，无法直接评估临床结局，这时就只能将过程性指标作为临床结局的替代指标。另一个缺点是，过程性指标相对容易测量，因而经常被使用，但它们可能与真正的临床结局关系不大。例如，患者到达后需要多长时间才能被安排到病房，这一指标与临床结局无明显相关性。

3. 临床结局指标：包括重复测量患者的健康状态来确定实施干预后的纵向健康状态变化。在大多数临床实践中，患者评估应根据诊断、人口统计学特征和干预进行整理和分类。这是监测治疗过度或不足的关键步骤。

所选择的指标应具有以下特点[91, 92]

1. 相关性：他们应该直接与团队的目标相关，团队的干预应该对指标真正有影响。

2. 及时性：应及时收集这些指标，使其与从业者期望评估的干预措施尽可能紧密地联系起来。

3. 可靠性：无论何时或由谁来评估和记录，这些指标都应是准确和一致的。

4. 有效性：有效的测量指标对实践者所能影响的变化是敏感的。

5. 精确性：衡量标准应有明确界定，不给个人或错误解释留下可能性。

6. 成本效益：持续质量改进项目的实施有花钱，设定的指标应有足够的重要性，值得在收集和分析过程中花费时间和金钱。

7. 医务人员可控：所测量的指标必须是医务人员或机构可以控制的，否则就不值得测量。例如，慢性疼痛实施干预 1 年后，患者自己报告的疼痛程度不太可能反映医务人员可以控制的过程，因为在这一年里，各种医疗干预和患者活动可能会对疼痛程度产生影响。

8. 意思清楚：指标必须是有关人员都容易理解的。

术语：一旦医务人员选择了指标，术语可能需要调整，以使其与标准命名法保持一致。公认的标准术语有时会有变动。医学 – 临床术语的系统化命名（systemized nomenclature of medicine-clinical terms，SNOMED-CT）是美国 NIH 和国家医学图书馆（National Library of Medicine，NLM）指定的统一医学语言系统（如美国的电子病例系统），它有助于计算机系统之间建立更有效的互操作性。因此，医务人员应确保他们自己的术语与 SNOMED 术语相互“交叉”，以提供给认证机构和支付机构尽可能标准化的数据。NLM 网站上可以下载所有的 SNOMED，该网站已经授权给美国境内所有实体机构使用，网站域名为 www.nlm.nih.gov/research/umls，但其数据集里是原始数据，医务人员需要进行进一步处理。这一交叉过程可由几个供应商共同完成。

风险校正必须包括在监测系统的设计中，以找到高质量的最佳诊疗方案。风险校正采用多变量回归的方法，通过去除与诊所无法控制因素相关的诊所间差异来评估效能，并构建一个可以反映患者具有可比性的诊所的指标。风险校正是一门混杂科学，仍存在许多争议，但已用于多种目的的统计分析，如现在和未来的参保患者医疗资源利用率预测，通过比较接受补充与替代治疗的参保患者和仅接受传统治疗的参保患者，为脊柱外科医生和医院提供择期单节段后腰椎融合术的决策基础[93, 94]。

风险校正具有不确定性，建议相关医务人员使用已经过验证的测量工具。如果疼痛医师或团队决定使用一个全新的指标，建议仔细关注风险校正理论及文献对其的评价[95]。慢性疼痛诊疗中的风险校正有很大的挑战，因为在各种人群的慢性疼痛患者中，校正因素的种类繁多，包括身体残疾、经济和社会负担、心理健康障碍等多种合并情况。尽管如此，如果实施过程中有偏倚控制，并且有生物统计学家和流行病学家的参与，临床专家小组可以选择有效度的风险校正方法。使用标准化的疼痛分类很重要。例如，ACTTION-APS 疼痛分类法（APS Pain Taxonomy，AAPT）反映了疼痛的共同特征及合并疾病，包括影响慢性疼痛疾病的诊断和发展轨迹的社会心理因素[96]。

（一）在疼痛诊疗持续改进项目中结局评估工具的使用

疼痛诊疗持续改进项目可以考虑使用经过验证的生活质量评估工具或特定疾病评估工具（如 EQ-5D-5L、SF-12 或 SF-36、Roland Morris 腰痛问卷、Waddell 残疾指数、纤维肌痛影响调查问卷等）[97-99]。这些工具已用于临床科研，以监测对疼痛诊疗有价值的变量。然而，需要注意的是，文献中发表的这些工具版本存在很大的差异。

收集数据的理想方式是在提供诊疗服务之前和之后进行患者调查，调查的时机应根据患者病情的性质和干预的预计有效时间而定。简短的一般健康评估工具和特定疼痛的评估工具可能是最基本的方法。急慢性疼痛评估工具的系统性评价研究建议，特定的患者或特定的病情应使用特定的评估工具[100]。采用简便和快速的信息输入（由患者或工作人员输入）和数据分析的结局评估系统更受欢迎，决定使用哪种评估工具前应考虑到这一点。

人们希望患者自己报告的健康状况有统一的评估指标。例如，能比较各种慢性病的疾病负担和治疗效果，对患有一种以上疾病或病情的患者能使用统一的标准评估患者的结局。针对这一需求，近年开发了 NIH PROMIS 指标[101]。目前，针对 9 个 PROMIS 指标（自己报告的功能、症状、行为和感觉）的临床有效性证据表明，它们对许多慢性病的评估也很有效[102]，但在临床实践中的实用性有待商榷。通过采用项目反应理论的计算机调查（如就诊前在候诊室或在线上），有望减少工作人员和患者的负担，并通过最大化数据的准确性以改善数据的完整性[103]。

一个重要问题是，随着时间的推移，在评估中观察到的每个患者的变化有何意义。一些推荐的工具主要是为研究患者队列而开发的，而不是为每名患者确定床旁治疗决策而开发的。这是一个新的研究领域，我们鼓励读者密切关注文献，以确保使用工具的有效性。

（二）标准命名法和疼痛登记

许多组织仍在尝试编纂和统一质量数据库中使用的术语“字典”。这方面可参考美国麻醉医师学会（American Society of Anesthesiologists，ASA）的绩效指标管理的指导原则，在 ASA 网站 www.asahq.org 上可以查到。除 ASA 外，还有一些组织也参与了术语的编纂工作，如麻醉患者安全基金会（Anesthesia Patient Safety Foundation，APSF）及其资料字典工作组，以及 WHO 等国际组织。参与编撰的学会数量、任务的重要性及该领域的不确定性以提升任何数据库都会随时间而发生变化。这种设计的可延展性尽管要花钱，但也有其优点，它可确保使用的医务人员能更好地遵照委托机构的要求［如 TJC、门诊医疗认证协会（Accreditation Association for Ambulatory Healthcare，AAAHC）和其他机构］，而这些要求也会不断被重新制订和修改。

主动学习对持续改进至关重要，它需要快速获取内部和外部的最佳诊疗方案，并建立多种反馈环[104]。建立医疗系统内的临床诊疗社团，鼓励大家分享学习经验。许多医务人员仍局限于在各自的疼痛管理中实施持续质量改进，斯坦福大学已采用全国性疼痛注册登记的形式汇集数据，并将这些数据用于“真实世界”医疗环境中的质量改进。协作健康结局信息登记系统（Collaborative Health Outcomes Information Registry，CHOIR）就是一个学习型健康系统的案例，其目的是收集有关疼痛患者和治疗效果的信息[105]。CHOIR 是一个开源、开放标准、免费、安全、电子、学习型的健康系统，用于详细收集患者自己报告的躯体、心理和社会健康结局方面的纵向数据。开发 CHOIR 的目的是为医疗卫生决策提供信息，提供基于软件的决策，并为比较性疗效研究、纵向结局研究和基于临床实践的循证试验提供平台。CHOIR 还整合了 NIH PROMIS 项目的指标，以获取 15～20 个领域的躯体、心理和社会功能数据[106]。这项工作体现了更广阔的视野，有助于改进患者诊疗，促进发现新的疼痛解决方案。目前，全国范围内许多疼痛中心均可共享这一注册登记系统，其数据已被用于形成性评价，以发现干预和实施的失败。在实施的早期阶段就需确定是否实现了预期结局，如果没有，则可使用形成性评价数据，制定或改进实施策略，提高实施的成功率[106, 107]。

国际质量改进登记项目（“PAIN OUT”）是基于网络的信息系统。作为医院用急性术后疼痛质量数据库[108]，它采用经验证的国际疼痛结果问卷（International Pain Outcomes Questionnaire，IPOQ）[109]及其他来源的临床数据，以标准化的方式收集患者报告的结局数据。输入数据后，医院会收到在线反馈，并可以将他们的结局与其他参与医院进行比较，以发现不足之处，指导改进工作。这一系统最初由欧盟委员会第七框架计划资助（资助协议编号223590），参与医院必须为所提供的服务支付适度的年费。

这些大型数据系统作为非营利性和营利性实体，采用在线工作模式，代表医疗机构收集质量评估数据。医务人员可以访问他们的个人数据并进行分析，但企业必须“拥有”数据库。这些信息可以进行无数次的分析，不仅可被从业者用于评估和改善其私立医疗机构的医疗质量，还可通过数据汇总进行临床研究。不同医疗机构的比较性疗效研究和纵向数据分析就是基于网络的数据收集项目的最好应用案例。

近年来，将智能手机或智能手表等新技术融入疼痛评估系统已越来越受到关注[110]。研究表明，疼痛“应用软件”已进入临床，并且深受患者和医护人员的喜爱[111]。患者已开始使用基于电话的健康指导教程，参与临床研究。这些教程由基于互联网的应用程序和基于加速度测量的活动跟踪仪提供技术支持，数据可远程报告给医务人员，并进行数据登记[112, 113]。这些信息可方便医务人员跟踪患者的进展，评估正在进行的治疗，并收集数据，以便日后指导基于循证的临床实践，并记录真正有效的治疗方法。

八、总结

第一部分将患者安全和质量改进作为两个独立的部分，但在改进其中任何一项时，都必须同时加以考虑。提供高质量疼痛诊疗的目标是使所有人都能获得最佳、个体化的疼痛管理。医务人员在评估操作和治疗方案时必须严格，应抱着质疑的态度，剔除那些与更无效和更不赚钱的替代治疗方法相比已被证实没有价值的方法。这可能会面临许多挑战，包括需要进行支付系统的改革，以促进协作化的跨学科诊疗、疼痛自我管理计划、患者教育、心理咨询、补充及整合疗法，以及提高药物治疗的可及性。每个疼痛医生都可通过改善疼痛评估和提供有效和安全、综合、多模式、跨学科的诊疗方法来提高诊疗质量[34]。

第二部分　患者安全

一、人为错误及伤害预防

根据WHO的定义，患者安全指的是“在医疗过程中不对患者造成可预防的伤害”[114]。患者安全的基础是通过收集和分析事件以预防不良事件发生，患者安全已成为医疗质量不可或缺的科目和元素[115]。关于特定的患者是否安全及特定的错误是否会导致真正的并发症还存在争论[116]。公众、立法者和医疗费用支付机构都相信，患者安全和人为错误是当今医疗卫生系统中的重大问题，要求医疗行业在各级临床实践中创建“安全文化”，建立消除或减少人为错误的流程。提高安全性的主要障碍是，没有足够的数据评估医疗安全，甚至没有统一和有效的医疗安全指标[117]。因此，哪些解决方案、信息和技术对改善患者安全有价值，仍存在争议。

准确地评定危害和评估患者安全的结果需要有标准化和可靠的定义。首先，必须将医疗差错与不良事件区分开来。医疗差错主要有两种：①由于未采取行动造成的遗漏差错；②由于采取的错误行动造成的遗漏差错[118]。用药差错是最常见的医疗差错之一[119]，也是TJC警示事件数据库中最常报告的事件[120]。患者诊疗过程中的大多数差错不是来自个人，而是来自不一致、不完整或不完善的系统，并具有潜在的危害[121]。不良事件是由治疗引起的伤害性损伤，而不是由潜在的医疗问题引起的。它可分为可预防或不可预防两种。这些事件（如阿片类药物治疗慢性非癌痛相关的事件）可能是致命、危及生命、致残的，可延长住院时间，并需要额外的监护[122]。

1999年出版的*To Err Is Human*是IOM对患者

安全和医疗服务系统中的错误发出的公共警报[123]。IOM 推荐建立安全中心和组织，鼓励医院和专业学会关注患者安全。在 IOM 的影响下，政府是最早支持安全研究的机构之一。2005 年患者安全和质量改进法案（Patient Safety and Quality Improvement Act）促进了患者安全组织（Patient Safety Organizations，PSO）的建立，并明确了 PSO 的作用。该法案呼吁建立患者安全的保密文化，创建患者安全数据库网络，以提供交互式、基于循证的管理资源[124]。在 IOM 这一里程碑式的报道发表 20 年来，已纳入了更多的安全风险领域，如门诊诊疗、诊断错误和医疗信息技术的使用[125, 126]。医疗信息技术可以提高患者的安全，但它的实施和使用已导致了意想不到的后果和新的安全问题（如硬件或软件无法获得或者出现故障、不能正确使用医疗信息技术，警报疲劳等）[127]。

目前，可预防的伤害发生的频率仍很高，仍然需要新的科学方法和政策来应对以往和新出现的风险领域。基于患者安全的不同方面和不同领域，现已建立了以下一些著名的组织。

1. WHO 于 2004 年在所有成员国发起建立了世界患者安全联盟，以提高医疗安全性[128]。患者的安全不仅仅是工业化国家的问题，也是一个全球性的问题。预防医疗相关性感染、手卫生、手术安全和患者参与都是有针对性的安全问题。WHO 强调通过实施指南和患者安全概念的统一分类来预防、发现和降低风险，WHO 还致力于减少药物造成的医源性危害。许多患者面临不良反应、多药治疗和理解错误的综合风险，WHO 建议制订国家药物安全计划重点需关注：①患者和公众的参与；②将药物作为产品；③教育、培训和监督医疗专业人员；④药物管理制度的建立和实践[129]。

2. AHRQ 是联邦政府在患者安全方面的引领者。它支持对患者安全原因的研究和新策略的开发，包括医疗行业内部的整合。该中心协调并推广有效治疗方案的相关知识。AHRQ 建立了患者安全网络（Patient Safety Network，PSNet）[124]，提供基于网络的患者安全新闻资源及 Web M&M（互联网上的发病率和死亡率调查）[130]。

3. 全国质量论坛通过建立、认可和促进关于优先事项、测量指标及其教育的全国共识，提高美国的医疗质量。全国质量论坛负责监视患者安全指标，于 2017 年批准了多家供应商提供的阿片类药物的临床使用、非癌症患者阿片类药物的大剂量使用[131]。

4. TJC 在安全专家小组的建议下，自 2002 年以来发布了多个全国性的患者安全目标[132]。这些目标表达清晰，具有可操作性，如“在提供诊疗、治疗和服务时至少使用两个患者身份标识”或者“标记手术部位”，并说明了这些目标背后的逻辑依据和呈现要素。主题包括正确地识别患者、改善员工的沟通、安全用药、预防感染、发现患者安全风险、防止手术错误。TJC 每年都会收集患者安全问题的新信息，发布警示事件的警报、标准和调查过程、绩效评估和教育材料。

5. 医疗保健改进研究院是一个独立的非营利性组织，成立于 1991 年。医疗保健改进研究院发起了“挽救 10 万人运动”（2004—2006），旨在解决医疗实践中的 6 个安全问题，挽救患者生命[133]。该运动的目的是通过建立快速反应团队，基于循证的急性心肌梗死诊疗，预防药物不良事件、深部置管和手术部位感染、呼吸机相关肺炎，减少伤害和死亡。美国国家患者安全基金会（National Patient Safety Foundation，NPSF）最初成立于 1997 年，并于 2017 年与医疗保健改进研究院合并。在 IOM 报告发布 16 年后，美国国 NPSF 发表了 *Free from Harm*[134]，呼吁对患者安全采取全面系统的方法取代零碎的干预。在系统层面的行动上，仍有几个概念性问题需要进一步解决，具体包括以下内容。

- 必须重新设计医学教育，以使新的医生和其他卫生专业人员能够在新的安全文化中发挥作用。
- 诊疗服务必须由整合医学平台上的多学科团队提供。
- 医务人员需要在安全的环境中工作，并在工作中找到快乐和意义。
- 在设计和提供诊疗方案时，患者必须成为全面的合作伙伴。
- 透明度必须是我们所做一切的实践价值。

6. 飞跃集团是一个全国性的非营利组织，成立于 2000 年，由大型资方机构和其他医疗服务购买机构共同组成[135]。其目标是减少可预防的医疗错误，提高医疗质量和可负担性，并鼓励医务人员公布医疗质量和临床结局，对质量改进给予奖励。该集团主要关注四个“飞跃”，包括计算机化的医嘱输入（computerized physician order entry，CPOE）、基于循证的医院转诊、ICU 医生人员配备，以及评估医院发展的“飞跃”患者安全综合评分[136]。

理解患者安全的组成部分

随着医疗卫生系统变得更加复杂，沟通障碍是很常见的。创造一种让医护人员在问题发生前坦率地说出自己担忧的文化非常重要。针对 TJC 的警示事件数据库的分析表明，沟通问题是美国警示事件的主要原因[137]。过去的研究发现，超过 65% 的医疗差错是由人际沟通问题引起的，研究列出了七类特别困难且对患者安全至关重要的沟通问题[138]，包括违反规定、犯错、缺乏支持、不称职、团队合作不力、不尊重和管理不善。

安全事件的发生并不是由单一原因造成的。相反，它是个人因素和制度因素共同作用的结果，可能包括疏忽或粗心大意导致的错误、违反工作流程、直接导致不良事件的粗暴行为。系统可以因组织决策造成环境初始化错误，也称为潜伏状态[139]。主动错误是由导致错误的人的瞬间行动造成的，潜伏状态可允许主动错误发生，从而导致不良事件发生或对患者造成伤害。潜伏状态在与主动错误结合导致问题发生前，可能很长一段时间内未被发现。在创建更安全的流程时，最好把重点放在制度的改变上，而不是归咎于个人的错误，因为制度错误是导致不良事件的最主要原因[140]。

二、安全文化与安全氛围

患者安全文化和安全氛围这两个术语在实践中经常互换使用，但它们在概念的广度和深度上存在差异。患者安全文化的概念来自于航空和核能等危险行业的经验[141]。安全文化取决于员工共同持有的态度、信念、行为、认知、价值观和实践。安全氛围是个量化概念，是一种评估安全文化的方法，它通过仔细地观察不良事件（结局指标），分析医疗实践的依从性（过程指标），调整医疗团队对安全相关问题的态度。临床医生可能认为医疗行业不适合使用其他行业的安全监测系统，但效仿其他行业中已被证明有效的安全管理组织，确实可以提高医疗安全[142, 143]。

全球范围内，不同的医疗专业团队对患者和职业安全文化的看法存在很大差异，尤其在管理人员和临床医生之间[144]。医务人员常使用三个属性来定义安全氛围：①由医疗机构的高级管理人员创造的安全工作环境；②医务人员对工作环境安全性的共同看法；③安全信息的有效传播[145]。有证据表明，团队培训、多学科查房或行政人员巡访等措施可以提高人们对安全文化的认知并有可能减少对患者的伤害[146]。

IOM 不仅建议建立医疗中心和机构，而且还提倡建立安全文化。机构的高层领导对于成功创建安全文化非常重要。这种文化鼓励大家在没有指责的环境中提供安全相关信息并给予奖励，大家有从错误中学习的意愿和认知（学习型文化），这对安全文化的建立是非常重要的[147]。团队合作和协作（如开放型的沟通）已被认为是支持安全文化的第二种重要行为，尤其在当今患者的复杂性日益增加的情况下[148]。此外，标准化、基于循证的流程和以患者为中心的医学理念对患者安全文化也有很重要的影响[149, 150]。

三、减少和改善安全事件的策略

可以采取工程师管理动态复杂性的方法减少对患者的伤害，因为系统问题需要多学科的系统解决方案[151]。预料和防止可预测的风险可通过标准化的路径和流程消除不确定性，减少信息处理的需求，进而减少导致不良结局的记忆差错、判断错误或偏差。每个疼痛医务人员都需要与他人合作，了解工作的性质，制订详细的操作流程和应急计划，并使用科学和技术手段（如失效模式和影响分析、危险与可操作性分析），以塑造组织成员的行为，避免危害的发生。

有回顾性（被动）和前瞻性（主动）两种方法来评估和提高安全性。回顾性的方法是一种根本原因分析（root cause analysis，RCA），在本章第一部分中描述过，通常用于质量改进、错误报告系统、发病率和死亡率研究、医疗事故索赔。回顾性方法试图回答哪里出了问题和为什么出问题。人们已广泛使用这些技术来了解造成伤害的原因，提高安全性。例如，一组来自西雅图和波士顿的麻醉医生调查了颈椎水平的疼痛介入治疗后，医疗事故索赔的情况和模式。结果发现，导致医疗事故索赔的伤害最常见的原因是脊髓的直接针刺伤；这些伤害通常很严重，多发生于反应迟钝的患者[152]。根本原因分析可提高对错误流程的意识，发现潜在的错误和不良事件，但如果执行得不正确或不全面，就有可能将资源花在不必要的干预措施上。例如，发生 PCA 的错误使用或硬膜外管的错误连接时，不正确的补救措施可能会是针对错误的医疗层面（如对个人进行教育），而不是对镇痛泵或硬膜外管连接设计的创新[153]。

尽管这方面的证据等级不高，但针对住院患者安全干预措施的系统性评价推荐了几种有用的干预措施，如团队培训和团队沟通工具、可执行的多学科查房及基于单元的综合安全计划（Comprehensive Unit-Based Safety Program，CUSP）。CUSP 是一个多元化策略，它将“自适应干预”作为一种持续学习策略，将自适应干预与技术干预、使用基于循证的最佳诊疗方案相结合，可以提高患者的安全和医疗质量[154]。自适应干预的前提是，系统可以通过对环境变化的反应进行适应性学习，并可以通过产生新的知识和条件进行进一步学习。

医疗行业正在持续追求更高的安全性和可靠性。标准化的流程和核查清单、术前和术后简报、事件报告、日常会议都有助于加强诊疗安全[155]。与其他行业的管理相似，这些活动是整个机构内管理风险和实现临床安全的综合方法的一部分。核查清单有助于将基于循证的最佳诊疗方案转化为床旁诊疗流程。好的核查清单可通过编码干预措施、消除歧义，增加诊疗过程的可靠性[156]。ASRA 在一项随机模拟研究中发现，核查清单不仅可改进局部麻醉药全身毒性的医疗管理，而且可增强非技术表现[157]。手术安全核查表已被广泛使用，它与更好的术后结局具有相关性，但这也可能反映出常规使用核查表的医院具有更好的医疗质量[158]。显然，没有一张核查清单可以包含所有必要的干预措施，患者通常需要多个核查清单。如果它降低了对意外的适应能力或快速反应能力，盲目遵循规则可能是致命的。

（一）失效模式和影响分析

失效模式和影响分析（failure modes and effects analysis，FMEA）是一种主动评估工具和定性分析方法，用于在事件发生前发现潜在系统故障及其影响。失效模式和影响分析过程关注负面影响的原因和预防方法，会对严重程度、发生概率和失败原因的检测进行评分（框 6-3）。失效模式和影响分析已被用于鞘内给药（intrathecal drug，IT）治疗疼痛的风险评估[159]。在鞘内给药的治疗过程中，人为错误、导管问题、泵故障和肉芽肿形成是严重的安全问题。在 17 种最常见的失效模式中，选择合适的患者是成功实施鞘内给药治疗的最关键因素。

1974 年，Jick 提出了基于触发事件的前瞻性概念[160]。触发工具（如全面触发工具）是一种医疗记录审查的形式，常作为患者安全事件报告的补充，以减少住院期间或社区医院诊疗期间未被发现的不良事件[161]。这一工具在发现可能发生的事件方面比其他方法更可靠，发现的已确认的严重事件至少是其他方法的 10 倍[162]。寻找最频繁发生和最有害不良事件的触发因素，有助于发现和评估“全因伤害”。该工具采用抽样方法，因而资源消耗较少。现已证明，触发工具可识别出住院患者中 90% 以上的伤害[163]。建议医院将所有的不良事件均报告为全因伤害，这意味着诊疗过程中的所有事件都可对患者造成伤害，无论其原因[164]。全因伤害与安全文化、员工敬业度和患者体验之间存在很强的相关性，提示积极的患者安全文化、更敬业的员工和更满意的患者体验可能有助于减少全因伤害[165]。

（二）医疗教育

近年来，医疗教育发生了重大变化，许多专业学会调整了课程，将重点放在关注安全上。美国外科医师协会整合了由 ACGME 和美国医学专业委员会（American Board of Medical Specialties，ABMS）定义的 6 项核心胜任力，包括患者安全主题、教学和学习策略及评估方法等。学习者和专家一致认为，正式的课程应该包括改进科学和非技术性技能方面的内容[166]。然而，目前这些内容是否纳入研究生医学教育培训项目仍存在很大差异。2019 年，ACGME 已批准将不良事件的披露作为住院医师教育和经验学习的项目要求。然而，一项针对 Yale 大学初级诊疗住院医师的调查表明，有必要设计一个披露医疗差错的更具体和更有效的教学项目[167]。

医学专业教育没有跟上协作化的卫生工作者日益增长的需求，部分原因是课程脱节和过时，以及胜任力与患者及人群的需求明显不匹配[168]。医疗行业中，跨专业教育的趋势日益明显，它指两个或两个以上专业的相互学习，以提高相互协作和诊疗质量[169]。为了实现跨专业学习，必须坚持“一起学习”“向其他专科学习”和“学习其他专科的知识”。Lancet 委员会呼吁以转化式学习和教育相互依存的预期结果为指导，进行教育改革[168]。在疼痛医学领域，一直在呼吁开展转化式学习，包括从事实记忆向基于决策的信息合成的根本转变，从追求专业证书向实现团队合作核心胜任力的转变，以及采用全球资源解决当地的优先事项[170]。

教育与新技术的引进关系密切。将新技术应用于临床时有不同的教育方法。Peyton 的四步法（①教师演示；②向学员讲解；③学员与教师复述；④学员实际操作）和传统的“看一个，做一个”的培训模式都是有效的，尽管其效果各异[171, 172]。模拟教学可在不影响患者安全的情况下学习技术和非技术技能，特别是在变化和危急情况下需要的技能。基于模拟的教育比较贵，但如果使用得当且能提高患者安全，则物有所值。基于模拟的培训可以作为患者诊疗过程中医学教育的补充，但并不能取代基于真实患者诊治经验的教育活动。

除了模拟之外，还可以使用多种团队培训模式、实用工具、组织干预措施来帮助实现安全目标[173]，包括提高医生能力和患者安全的团队策略和工具（TeamSTEPPS）、SBAR 沟通和患者交接工具[175]、汇报核查清单、查房、重新设计促进团队流程和团队运作的结构。其他提高患者安全和临床结局的方法还包括发布临床指南和诊疗建议。例如，已发布并不断更新的区域麻醉和疼痛医学的推荐意见[176]。基于目前的文献、专家意见和临床数据，这些建议通过减少日常医疗活动中不良结局的发生率及严重程度，提高患者的安全性。这些建议通常关注治疗方法尚不明确的临床问题。当被新的科学证据推翻时，基于当前观点的共识声明可能会被重写或改写，我们鼓励读者和作者不断地重新评估这些建议。

最后，在教育方面，以患者为中心是质量和安全的基本要素。教育和培训项目应强调与患者就现实目标、期望和偏好进行沟通和共同决策，并告知患者疼痛诊疗计划。患者可以提供从医疗记录等其他渠道无法获取的重要信息，患者共同参与诊疗有助于改善患者安全。干预措施包括对患者和家庭进行宣教，鼓励患者提醒医疗工作者注意洗手等安全措施，并参与报告临床错误。然而，临床上患者的参与度往往很低，目前还没有足够的高质量证据来明确如何促进患者参与度[177]。

（三）技术

技术的运用可在多方面改进患者的诊疗。药物剂量的计算、成像方式、不同时间和空间的患者数据交流、提供诊疗指南和患者结局监测、不良事件和临床模式等参考资料，可以帮助提高患者的安全性。信息技术可以提供床旁的关键信息，加快错误发生后的响应速度，并跟踪错误的发生，以监测其趋势并向医务人员提供反馈，从而减少错误的发生和减轻其负面影响[178]。重要的是，尽管电子病史中最佳诊疗方案提醒和其他警告等信息技术可以帮助提醒临床医生注意安全问题，但警报疲劳也同样会危及患者的安全[179]。

智能手机技术已经成为应用最快的技术之一，如 Wi-Fi、蓝牙、灯光、麦克风、摄像头、加速计，甚至是气压计。面向患者的应用程序可以让慢性疼痛患者疾病管理中发挥更积极的作用，从而改善疼痛、促进功能康复和恢复日常生活[180]。远程医疗、智能手机合平板电脑使医疗保险更加便携。1996 年的健康保险携带和责任法案问责法案（Health Insurance Portability and Accountability Act，HIPAA）规定，短信或照相机影像可以作为监测患者伤口情况的手段，对于在家中护理的侵入性导管留置患者的疼痛诊疗非常有帮助。

全国性、基于互联网的监测项目的需求越来越大，如处方药监测计划（prescriptions drug monitoring program，PDMP）可以预防多种处方阿片类药物的不合理使用，改善患者安全，并发布有关患者健康的重要信息[181]。采用新技术改善安全的另一个例子是患者身份识别。WHO 和 TJC 认为，正确的患者身份识别和避免手术部位错误是提高安全性的重要环节[182]。条形码的使用不仅可以消除患者错误识别的可能性，还可以减少用药错误。

影像技术

床边管理技术在医疗领域的应用日益广泛。介入疼痛医学中的影像技术有助于准确识别解剖结构，提高疼痛介入治疗的安全性。超声技术、透视技术和 CT 成像已在临床上广泛使用。神经刺激等间接的方法也可帮助识别神经，提高神经阻滞的成功率。不过，间接方法的灵敏度相对有限[183]。近年来，已开始采用直接的方法区分靶目标和周围组织。超声在神经阻滞中的应用日益广泛，但它对患者安全的影响尚不明确[184]。无论是否使用对比剂，透视引导有助于确认导管位于血管外或发现穿刺针进入血管，防止局部麻醉药或类固醇激素意外注入血管内或蛛网膜下腔[185]。光学腰穿针的针尖可提供光谱信息，有助于识别穿刺针进入硬膜外腔，可作为透视引导的补充[186]。Brynolf 等研究表明，这一光反射光谱学技术可作为超声引导技术的有益补充，有可能替代神经刺激技术。它可发现穿刺针穿入动脉，降低穿刺的血管并发症[187]。虽然影像引导已经成为疼痛治疗的常规技术，但仍然没有足够的证据证明它可增加操作的安全性。

（四）疼痛医生的下一步行动

疼痛医生应努力寻找改善患者安全的实用方法，找到有效和经济的手段，以和公共安全运动中形成的法律法规保持一致。无论选择何种安全改进方案，都应反复评估其有效性，如果效果不佳，则应放弃。“防错”诊疗需要减少临床实践中的变异，监控每个患者诊疗过程的错误和不良结局。医疗的诊疗体系应尽可能简单，以避免复杂的诊疗体系导致的变异和错误。

“高度可靠”的机构通常会使用 5 项原则，实现和维持高水准的安全[188]。

1. 不放过失败，从不因几个月或几年没有发生事故而感到满足。

2. 抵制简单化观察和简单化环境体验的诱惑。

3. 运营的敏感性，认识到威胁机构表现的最早指标存在于小的改变中。

4. 承认人无完人，认识到尽管尽了最大努力，取得了过去的成功，但仍可能会发生错误，患者安全仍可能受到威胁。

5. 尊重专业的意见；当面对新的威胁时，有相应的机制找到具备相关专业知识的人员。

框 6–4 列出了疼痛医生提高患者安全的具体措施。做好这些工作及其结果的记录非常重要，它有助于确保不浪费资源。当医疗费用支付机构和监管机构询问安全实施情况时，也可提供相应的材料。

框 6–4　改善疼痛诊所患者安全的干预措施

医疗机构的程序和结构

- 定期和反复进行紧急情况演练，为人员分配角色，模拟患者遇到医疗紧急情况、医疗机构出现紧急情况（如停电、火灾、地震、恶劣天气）或者患者诊疗中出现不良事件
- 搬迁或开设新的医疗机构时，应尽可能安置在医院附近，并与医院签订合法的转诊协议
- 为医疗机构配备中心供氧和吸引，以及足够的照明和空间，以便在紧急情况下，能允许足够的人员接触患者
- 考虑获得 AAAHC、TJC、CARF 或其他机构的认证。如果认证存在困难，可考虑请这些机构进行年度检查，以评估医疗机构和临床诊疗的安全性
- 日常清洁应包括对医疗机构内所有工作人员、患者或患者家属接触的表面进行杀菌清洁
- 将洗手液放置在临床和非临床工作人员容易获得的地方
- 抽屉和储物柜应做好清晰的分类和标准化工作

药物管理

- 利用现有的 PDMP 监测阿片类药物和镇静药的更新频率
- 监测和记录患者对药物治疗的反应
- 使用并遵守与患者签订的阿片类药物和管制药物的治疗协议
- 在医疗机构使用的所有药物都应贴上标签（包括药瓶打开后的过期日期），并在开瓶前和给药前仔细大声朗读
- 所有注射器应以标准的方式做好标记，标签的颜色、字体、大小和过期信息应统一
- 医疗机构应定期（每周或每月）清点过期的药物和其他用品
- 当医务人员、地点或日期发生变化时，应进行药物对账，确认所有药物的剂量和使用频率
- 使用计算机技术监测潜在的药物不良事件
- 根据需要与临床药师签订咨询服务协议
- 采用监管流程，对于持续使用可导致显著并发症的药物（如非甾类抗炎药、阿片类药物、TCA 等）进行处方监测，包括采用实验室检查、ECG 或要求患者就诊，对已知风险进行及时和反复的监测
- 将所有药物的处方共享给所有为你的患者提供诊疗的医务人员
- 发生药物不良事件应立即报告，并记录在数据库中，定期进行趋势分析。应将不良事件告知患者。应将药物不良事件告知患者在其他诊所的医务人员
- 每天工作结束时，工作人员应及时关注公开讨论和随时调整的方案和政策，以避免错误的重复发生，无论是否发生不良药物事件

技术

- 跟踪所有诊疗结局。使用相关数据库，对临床结局的趋势（无论好坏）的进行评估。不要使之成为惩罚性的系统，而是要定期向工作人员提供有关结局的信息，鼓励针对负面事件的预防发表意见
- 考虑使用电子病历
- 利用相应技术实现临床和实验室系统的融合，以确保在床旁可获得所有关键信息
- 使用 CPOE 系统，包括将门诊处方直接传送到药房
- 使用计算机系统跟踪患者的用药，对潜在的药物相互作用和抗凝血药的使用自动发出警报
- 使用相应技术给医务人员提供决策支持的必要参考材料（如药物剂量、交叉反应和毒性作用信息）
- 使用相应技术实现患者身份、用药史和当前用药的准确匹配。考虑使用条形码系统
- 制作或获取相关操作和用药的视听材料（如 DVD），以便患者在接受治疗或开始使用新药之前进行核对

医务人员

- 所有医务人员养成定期洗手的习惯
- 建立和执行医务人员之间的患者交接流程
- 建立并执行患者身份双人识别的流程
- 医疗操作和有创操作采用角色相对固定的标准化医疗团队
- 让所有员工参与质量和安全问题的讨论，邀请大家对不良事件和趋势进行公开和非惩罚性的核查，允许每个员工针对系统的改进自由地提意见
- 提前制订计划以应对不良事件，包括与患者及家属进行坦诚的讨论，并对相关工作人员提供支持
- 不允许员工超出受教育和培训的范围工作
- 监控、跟踪和报告所有从业者的工作时间，不允许他们每周工作超过 80h 或连续超过 16h
- 保持足够的人员数量，确保患者在镇静或苏醒时有足够的医务人员。工作人员的数量应与当地医院的标准诊疗人数相当或更多

操作

- 有创操作过程中使用全屏障保护
- 合理使用预防性抗生素
- 在有创操作中使用影像引导技术
- 使用最少、必要的对比剂
- 制订和执行医疗操作和有创操作的标准流程，包括无菌准备、关键药物（如抗凝血药）的核查
- 使用指南、核查清单，或两者都使用
- 制订和执行流程，确保有创操作的部位正确，包括在准备前标记患者身体区域，工作人员现场口头确认患者身份和操作的目的
- 遵守各州和其他机构的辐射安全规定
- 椎管内或神经周围的操作过程中，避免因过度镇静而使患者失去辨别和交流感觉异常或其他感觉改变的能力
- 将你很少或从未做过的操作交给经验更丰富的医务人员或机构。监测这些患者的预后
- 提供书面和视听两种知情同意材料，并在获得手术知情同意书前给患者足够时间进行考虑和提问
- 使用镇静药时，应吸氧和监测血氧饱和度
- 采用俯卧位时，应吸氧和监测血氧饱和度
- 要求所有患者在有司机陪同的前提下开始镇静或操作
- 获得患者的书面同意，明确在椎管内麻醉、镇静或任何可能损害运动技能的操作后 8h 内不开车

机构的其他注意事项

- 与所有参与患者诊疗的医务人员保持密切的沟通
- 提供你开具的所有管制药品的处方信息，以及你进行的药物治疗或干预
- 病情或治疗计划有重大变化时，直接通过电话联系并进行书面确认
- 与医院签订转诊协议，为患者的紧急情况做好准备
- 与你的诊疗或机构无经济利益关系的医务人员一起，对操作和标准定期进行相互的同行评审

AAAHC. 门诊医疗认证协会；CARF. 康复机构认证委员会；TJC. 联合委员会

（五）治疗结局数据库：记录不良事件

医生可以通过在数据库中记录患者的预后和所有不良事件来提高患者的安全。评估治疗结局的方法有很多，它们是反映诊疗质量的重要指标，如 SF-36 或更全面的 S-TOPS 等[189, 190]。这些结局数据库或注册登记数据库对于医务人员找到自己的最佳诊疗方案、监测疗效趋势至关重要。简单地记录不良事件而不横加指责，有助于单个临床医生或大型医疗团队发现其诊疗模式与明显的错误甚至伤害相关的趋势。框 6–5 列出了疼痛临床中可被监测的不良事件。

框 6–5　疼痛临床安全计划中需要监测的潜在不良事件列表

操作性事件

- 操作部位错误
- 实施的操作错误
- 异物意外留在患者体内
- 产品或设备事件
  - 污染
  - 非预期的功能
- 血管内空气栓塞
- 操作后感染
- 操作后意外死亡
- 操作后 24h 内意外住院
- 操作后神经功能非故意损害
- 不同意或不一致的同意
- 变态反应
- 过敏反应
- 操作失败：焦虑
- 操作失败：其他
- 烧伤
- 心血管：心绞痛
- 心血管：心搏骤停
- 心血管：心力衰竭
- 心血管：心律失常
- 心血管：ECG 改变
- 心血管：高血压
- 心血管：低血压
- 心血管：心肌梗死
- 死亡
- 伤口裂开
- 眩晕
- 电解质异常
- 未能随访或沟通实验室、病理或放射检查结果
- 昏厥
- 摔倒
- 发热：非恶性高热
- 头痛
- 出血
- 疼痛增加
- 瘙痒
- 静脉注射部位疼痛
- 静脉注射部位感染
- 恶性高热
- 神经系统改变
- 无家庭护理
- 没有指示
- 无可用的骑乘设施
- 医生延误
- 患者延误
- 呼吸暂停 / 窒息
- 呼吸系统：哮喘
- 呼吸系统：气胸
- 呼吸系统：肺水肿
- 返回手术室
- 脓毒血症
- 签名拒绝执行医嘱
- 嗜睡状态
- 短暂性神经综合征
- 尿潴留
- 内脏穿孔

非操作性治疗相关的不良事件

- 由处方药物引起的严重不良事件
- 任何需要药剂师或医生跟进的用药错误
- 因误用器械或药物而对患者或他人造成的严重损伤
- 麻醉后身体部位的神经损伤、跌倒或皮肤破裂
- 低血糖
- 药物或其他治疗引起的过敏反应
- 患者在治疗场所跌倒
- 患者服用损害平衡功能或影响神志的药物而跌倒
- 患者在治疗后发生机动车事故
- 工作人员或患者在治疗现场受伤
- 患者身份识别错误
- 将患者转给不恰当或不正确的医护人员
- 违反了 HIPAA 的隐私或安全规则
- 不完整的药物列表记录
- 不完整的过敏药物列表记录
- 不完整的问题列表记录
- 不完整或不正确的“其他医务人员”列表
- 床旁无法获得病史

HIPAA. 健康保险携带和责任法案问责法案

（六）提高患者安全的实用技巧

在国家安全倡议强调大量投资信息技术的大环境下，改善患者安全的一些简单方法可能会被忽视。进行介入治疗的办公室诊室所需要的安全措施与进行手术的办公室诊室应该是一样的。Bridenbaugh[191] 提出了提高办公室诊室医疗安全的建议，包括完善办公室诊室的应急设备，由生物技术人员定期更新和维护；在药物供应和复苏技术方面进行培训和认证；制订书面的诊疗方案和流程（包括急诊流程），工作人员定期学习；监测水准与通过认证的门诊手术中心或医院一致；镇静和麻醉的实施符合美国麻醉学会的要求；符合当地或州的办公室诊室的安全和质量标准。

（七）认证

强烈建议从业者（即使还未获得正式认证）每年邀请独立机构检查医疗流程，就如何改进医疗服务质量和安全性提供建议。可供选择的检查机构包括州的卫生部门、TJC[192]、AAAHC[193]，后两个机构可以为多专科或单专科门诊手术中心、疼痛执业医师诊所或办公室诊室版发认证证书。如果认证的是多学科项目，也可考虑请康复机构认证委员会进行认证[194]，它们可以认证“跨学科疼痛康复项目”。

事实上，全面的认证或仅仅是检查员的一封描述临床诊疗优缺点的信件（假设优点大于缺点），作为愿意提高患者安全和诊疗质量的承诺，在与第三方支付机构签订合同时都是有价值的。认证可减少医疗机构的责任保险和医疗机构及临床医生（多点执业或医生集团成员）的医疗事故保险。这些记录在以后的患者安全侵权诉讼中都是有用的。

（八）避免医师疲劳

许多行业中，操作者疲劳已成为潜在的风险来源；美国国会和 IOM 要求限制工作时间，以提高患者的安全。与其他行业相比，完成培训的医务人员的工作时间往往更长，休息时间更少。应特别关注介入治疗疼痛医生的工作时间。尽管没有足够的证据表明，多少时间的休息在医学上是“足够的”，但疲劳肯定会影响操作者的认知能力。鼓励医务人员建立和执行限制临床持续工作时间的政策。

1. 提醒患者注意潜在的驾驶能力受损

处方医生能否决定他或她的患者具有驾驶汽车的能力，是一个有争议的话题。对于因药物或手术损伤导致汽车驾驶存在安全隐患却不愿放弃驾驶的患者，大多数州的法规要求医务人员进行上报[195]。这对于就诊患者中老年患者比例较高的医生来说是一个重要的问题，他们的患者中许多人可能有视力、听力或认知方面的障碍，需要关注这些患者的驾驶安全。

疼痛医生还应关注正在使用阿片类药物或其他精神类药物的患者、接受可能损害运动功能或神志的手术的患者[196, 197]。长期使用阿片类药物对驾驶的影响尚不清楚，有些患者可能会存在损害[198, 199]。有证据表明，尽管慢性非癌痛患者的主观驾驶质量评定为正常，但是部分患者的高速公路驾驶能力要比匹配的健康组要差[200]。

2. 正在接受注射治疗的患者：他们需要一位司机吗

目前还没有关于疼痛治疗后驾驶的不良后果的对照研究，但理论上这一行为存在驾驶风险，如硬膜外类固醇注射可导致感觉运动障碍[201]。许多医务人员要求所有接受介入治疗的患者都有一个司机，原因如下。

(1) 通常，患者最初的诊断已经包括神经功能障碍，因此驾驶能力可能已经受损。

(2) 开始治疗时疼痛可能加重，可导致注意力分散和肌肉痉挛，从而损害注意力和驾驶能力。

(3) 频繁驾驶会加剧肌肉痉挛，患者也经常抱怨驾驶会加重疼痛。因此，在患者治疗期间尽量不从事的活动清单上包括了驾驶这一条。

(4) 理论上，即使是不阻断神经传递的操作（如仅注射类固醇和生理盐水的硬膜外治疗），也可能因为注射后神经组织受压或疼痛增加而导致运动反应减弱。

(5) 在操作当天，经常要求患者进行治疗性的活动（如按摩、沐浴和放松疗法）。这些活动的效果会被驾驶引起的应激所抵消。

(6) 要求找一名司机接送回家的患者不太可能在手术后立即返回工作岗位，或忽视操作后的注意事项。

(7) 最后，由于没有明确的证据表明接受注射治疗后驾车是安全的，而且有理由相信这类患者驾车可能更容易发生事故，因此接受注射治疗的患者找一名司机驾车是一种合理和谨慎的措施。

（九）阿片类药物管理

1999—2017 年，美国有近 40 万人死于阿片类药物使用过量，包括处方阿片类药物和非法阿片类药物，这已成为美国最紧迫、威胁公共卫生的问题[202]。医疗卫生系统中的许多因素导致了这一问题的发生，包括临床医生和认证机构希望有效地管理患者的疼痛、第三方机构的支付问题、缺乏对疼痛治疗方案的了解和（或）获取途径[203]。尽管处方阿片类药物有明确的适应证，包括急性疼痛、积极的癌症治疗、姑息治疗和临终关怀，但长期使用阿片类药物治疗慢性非癌痛的证据仍不充分。

阿片类药物管理的目的是改善、监测和评估阿片类药物的使用情况，以保护和促进人类健康[91]。无论开具阿片类药物处方的情况或适应证如何，直接负责疼痛治疗的医务人员和医疗机构都应和社区合作并采取相关行动，通过阿片类药物管理保护患者和公众。有必要实施系统层面的战略部署，将教育工作延伸到阿片类药物管理[204-206]。2018 年，全国质量论坛制订了一份全国性的阿片类药物管理“剧本”，概述了支持医疗机构阿片类药物管理的 7 项基本行动。

1. 得到领导层面的支持和加强文化建设。
2. 实施组织机构的相关政策。
3. 提高临床知识、专业技能和诊疗水平。
4. 加强患者和家庭护理人员的宣教和参与。
5. 跟踪、监控和报告工作表现数据。
6. 建立问责制。
7. 支持社区协作。

遗憾的是，全国质量论坛的“剧本”需要购买，它提供了具体和实用的实施案例、可能的障碍、推荐的解决方案、实例工具和资源，从基本的方法到高级的方法，适合不同的个人和组织机构。CDC 和其他机构也发布了长期阿片类药物处方和数据跟踪工具的指南，提高对阿片类药物管理工作的认识，提供相关的资源和专业知识[207, 208]。

急性损伤或操作是患者首次接受阿片类药物的常见原因，使用不当有可能导致长期使用。系统层面的阿片类药物管理理念已经形成，得到了 TJC 的支持[209]。2019 年，一个多专业专家组成的团队利用文献综述和共识，为医院和急诊科阿片类药物管理干预建立了 19 个有效且可行的质量指标[210]。其中，排在前面的质量指标包括纳洛酮的使用、每天吗啡的平均剂量、在未使用过阿片类药物的患者中使用长效或缓释阿片类药物及处方时间。

四、不良事件发生时该怎么办

本章旨在促进运用各种方法来减少错误发生的可能性和避免不良事件。尽管如此，不良事件仍可能会发生。医务人员该如何应对？最初的冲动往往是否认事件，“掩盖”错误在不良结局中所起的作用。与患者沟通时，不惜一切代价掩盖医务人员的责任。然而，很多人建议，即使当时无法掌握事件的全部细节，也要在合理的情况下尽快公开医疗事故，进行诚恳地道歉，并发表关于今后如何避免类似事件的声明[211]。

APSF 强调了与患者和家属进行开放和坦诚的沟通的重要性，即使是很难回答的问题，也要开诚布公地回答[212]。建议采取学习和纠正错误的态度，而不是责备相关的从业人员，并对所发生的事件持诚实的态度。最重要的是，所有临床参与者应提前制定应对患者损害的方案。APSF 在其网站 www.apsf.org 上发布了一份针对麻醉不良事件的“不良事件协议”。它可为疼痛诊疗中提供指导，错误发生后发表明确的声明，包括错误的细节，以及它将如何影响患者的健康。

不良事件计划还应包括在事件发生前，与医疗事故责任人及执业律师进行讨论。制定计划是管理任何违反患者安全行为的最佳方法。我们应对不良事件进行仔细审查，发现导致错误的系统漏洞，及时改进。

第三部分 结 论

“犯错是人生的一部分，重要的是我们如何从错误中积累经验。”

——John Powell

在公司、政府和社会的大背景下，有时会忘记，医护人员个人也可以提高医疗质量和患者安全。如果医务人员明确了想要的治疗结局，使用循证医学寻找“最佳诊疗方案”，并能评估他们提供的治疗（过程）和治疗的结果（结局），就可更好地提升医疗质量[213]。坚持基于循证的“最佳诊疗方案”始于每名医务人员，它与患者预后的显著改善（包括死亡率下降）密切相关[214]。

质量改进倡议可能是碎片化、短期的，并且维持有一定难度。2018 年，WHO、世界银行和经济合作与发展组织、美国国家科学工程和 IOM、Lancet 全球健康委员会，共同发表了一项声明，强调要加强学习，理解犯错的根本原因，不断提高医疗质量[215]。疼痛医务人员应将个人的努力与国家、区域、机构和社区的安全和质量策略和计划保持一致，不再使用碎片化的方法，加强国家政策和战略的知识更新。通过主动学习，快速获取内部和外部的最佳诊疗方案，并建立反馈循环机制，实现快速响应，改善诊疗过程。通过积极学习，扩大基于循证的干预措施，将医疗质量和患者安全文化制度化，提升安全意识，做到尽职尽责，制定相应的标准和监测措施，采用以团队为基础的战略，相互合作，努力提高医疗质量。

医疗安全是一个非常复杂的问题。为了长期改善患者的安全，我们需要一种友善的安全文化，在这种文化中，医务人员可以接受充分的教育，包括所有可用资源和技术方面的教育，并且理解其成本需要受到监控。

要　点

- 医疗质量运动正不断发展。公众、支付机构、监管机构和公司对不必要的变异和不安全诊疗的担忧，这推动了这一运动的发展。
- 医疗领域内，不同的利益相关者对医疗质量有不同的定义，医务人员在努力改进和证明其临床诊疗的价值时，必须兼顾到这些不同的态度。
- 每个医疗机构必须通过创建新的体系来建立“安全文化”，以减少人为错误对患者治疗结局的影响。
- 如果要提高医疗质量和安全，就必须其对进行评估。使用积极的学习策略对结构指标、过程指标和临床结果指标进行监测和反馈。
- 通过质量改进，采用科学的理论和策略，运用实用性的方法对质量和安全进行持续改进。

第7章 疼痛医学的教育、培训和认证
Education, Training, and Certification in Pain Medicine

James P. Rathmell Anne Marie McKenzie-Brown 著
王 群 译 董海龙 校

一、疼痛医学作为亚专业学科的发展历程

随着医学的不断进步，专科化自然而然地成为重要的发展趋势。医生不可能在每个领域都成为专家，但专科化后医生关注面的狭窄又让人有所顾虑。这种既想专、精，又希望保持全面性的冲突可以追溯到最早的医学历史记录。最初的专业化出现在医疗理发师和内科医生之间，这种竞争关系某种程度上持续至今。外科医生和历史学家 Sherwin Nuland 在谈及 16 世纪的 Ambrose Paré 医生时，反思了内科医生和外科医生之间一直存在的区别[1]："外科手术是一项需要运用智力的任务。机智的内科医生常用隐约讽刺，认为外科专家不过是熟练的工匠，执行着由他们这些更有智慧的医学导师制订的例行事物。我认为这种这种揶揄的调侃源于一种善意的兄弟般的嫉妒，与其说是嫉妒我们外科医生的名气，不如说是对我们治愈成果的直观显现及在实践中获得的个人满足的羡慕。"

在美国，麻醉学已向专科化发展。首先是重症医学专业的建立，然后是疼痛管理（现在是疼痛医学），最近是小儿麻醉学、心胸麻醉学、区域麻醉和急性疼痛医学。随着麻醉专科化的进一步推进，人们专注于专科的临床实践，掌握更细的专科知识。显而易见，这样下去的结局是医生失去了全面的本专业实践所需的技能和知识。许多人现在将疼痛医学视为一项全职职业。为疼痛专科医生提供知识更新的学术会议和学术期刊的内容与那些旨在为手术室麻醉医生服务的学术会议和学术期刊几乎没有任何重叠。目前，疼痛门诊与手术室麻醉所需的共同技能是神经阻滞。随着超声引导神经阻滞的出现和超声设备便携性的增加，最初应用于围术期的操作，如腹横肌平面阻滞（transversus abdominus plane，TAP），现已被用于慢性疼痛的治疗[2]。疼痛医师必须具备与麻醉医师截然不同的技能，包括提升他们作为诊断医生的技能。疼痛医生需要能区分适合注射治疗的病情和需要手术干预的病情。例如，对于伴有进行性神经功能受损的腰神经根性疼痛，他们需要知道什么时候该停止介入治疗。患者出现与恶性肿瘤、感染和其他严重疾病相似的"警示"体征和症状时，进一步明确诊断。疼痛医生的技能还必须包括进行困难对话的能力，以及与其他专科医生协调合作的能力。

许多文章描述了疼痛医学作为独立学科的起源，麻醉医生在其成立之初发挥了至关重要的作用[3]。疼痛医学源于 19 世纪中期全身麻醉药的发现，使得手术疼痛得以与手术分离。约 100 年后，已故的麻醉医生、疼痛医学之父 John Bonica 终身致力于促进多学科疼痛诊疗和建立正规的专科培训。正是源于他毕生的工作，我们现在才一直努力地认识和治疗疼痛，培训专科医生，进行疼痛的基础和临床研究，以进一步理解疼痛和寻找有效的治疗方法。IASP 成立于 1974 年，其前美国分会 APS 和 *Pain* 杂志都是 John Bonica 医生为我们留下的遗产。

疼痛医学专科医生培训是一项相对较新的培训项目。在 1992 年之前，疼痛专科医生培训通常在 Bonica、Bridenbaugh、Carron、Haugen、Moore、Raj 和 Winnie 等疼痛专家所在的医学院校的麻醉科进行。随后，他们的学员也相继开办培训项目进行专科医生培训。这些未经认证的培训项目促进了疼痛专业的发展，增进了人们对疼痛医学的职业兴趣，疼痛诊疗在全国越来越小的社区中得以推广。在美国以外的地方，这种非正式的培训仍然是那些学习

疼痛医学专业知识人的必修课。在美国，美国麻醉医师协会（American Bcard of Anesthcsroloy，ABA）建立了住院医生培训后的疼痛医学专科医生认证。William Owens 医生在 ABA 和 ACGME 担任领导及作为美国医学专科委员会亚专业的代表期间，使正规的专科培训项目通过了认证，疼痛医生认证制度得以建立。Stephen Abram 医生和 John Rowlingson 医生是协助 Owens 医生推动这一亚专科发展的关键成员。

1992 年，ACGME 认证了首个疼痛培训项目。在过去的 10 年里，ACGME 认证的项目数及项目参训人数稳步增长。目前已有 100 多个培训项目，每年培养近 300 名疼痛专科医生。与此同时，ABA 于 1993 年首次举行了疼痛管理附加资格证书的疼痛医学专科认证考试，后更名为“疼痛医学专科资格证书”。该考试题库由麻醉学、康复学、神经学和精神病学领域的专家共同编撰。自首次考试以来，参加考试的人数稳步增加（图 7–1）。其中，来自物理医学和康复医学的报考人员数量增长最快（图 7–2）。

由 Bonica 医生最初推动的多学科疼痛诊疗如今已发展为四个专业间的相互合作。这些专业同意为 ACGME 认证的所有疼痛专科医生（不论申请医生的原专业）设置单独和标准统一的培训项目。麻醉学、神经学、物理医学、康复和精神病学的 ACGME 住院医师审核委员会于 2005 年底通过了这一培训大纲，ACGME 委员会于 2007 年正式批准实施[4]。这一培训大纲使得疼痛专科的培训更加标准化。自 2007 年采用新的培训大纲后，有些项目由于不愿采取多学科统一培训的方式而被叫停。只有较为全面的培训项目才会被保留，用于培训疼痛专科医生（图 7–3）。这些项目已开始从更广泛的学科队伍中培养更全面和跨学科的疼痛专科医生。IASP 和 ABPM 已致力于发展疼痛的多学科治疗，其他组织也同样鼓励在疼痛诊疗中采取更全面的治疗方法。同样重要的是，学科的发展也离不开学术型医生的培养，他们开展的科研项目可以帮助大家获取新的知识，指导疼痛医学领域的临床实践。

疼痛医学成果的取得需要从所有医学学科中获取资源。Bonica 医生在第二次世界大战中的经验表明，每一名专科医生都可为遭受疼痛的患者提供其独有的专业诊疗技术，因此他始终致力于促进多学科疼痛诊疗。得益于 Bonica 医生的工作，麻醉学引领了正规化疼痛培训项目的开展。事实上，目前大多数认证项目均归属于医学院校的麻醉科，并且大多数项目的领导者都是麻醉医生。其他学科的专家也正致力于疼痛的临床和研究工作。最明显的例子是神经病学，大多数头痛的临床治疗和研究是由神经内科医生主导的。物理医学和康复医学已开始关注疼痛患者的功能恢复。许多慢性疼痛的康复项目由理疗医师领衔。这些专科医生给有重叠的疼痛医学带来了互补的概念，如腰背痛和慢性头痛的治疗，这也是美国和国际上慢性疼痛的最常见原因[5]。此外，在疼痛、抑郁和药物滥用共患病例，精神病学家和心理学家已开始积极参与。在过去 10 年中，来自这些学科的专家一直在不断地探索疼痛医学的亚专科培训，以提高培训的规范化。与自己专业之外的专科医生的密切互动已经让一些培训医生在培训结束后加入或开始建立多学科疼痛诊疗队伍，以继续他

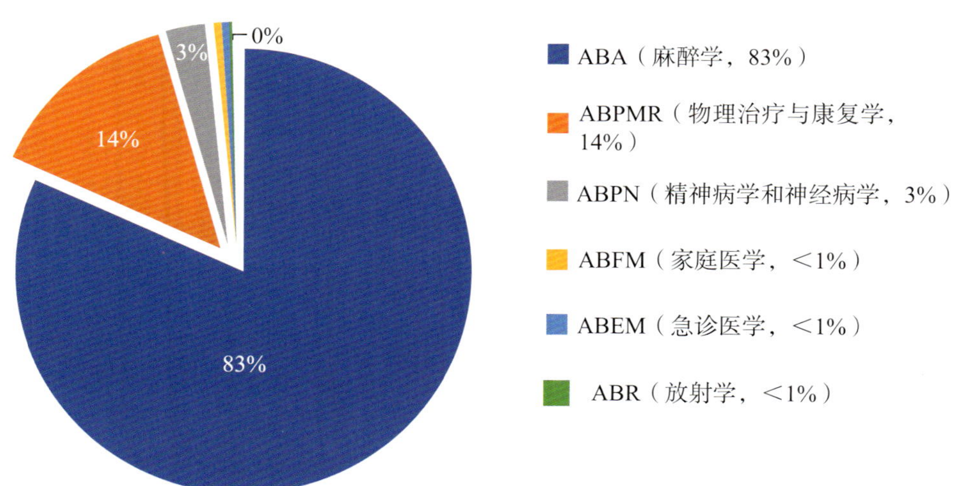

◀图 7–1　通过 ABMS 成员委员会获得疼痛医学专科认证的主要专业

ABA. 美国麻醉医师协会；ABEM. 美国急诊医学委员会；ABFM. 美国家庭医疗委员会；ABPMR. 美国理疗康复医学委员会；ABPN. 美国精神病学和神经病学委员会；ABR. 美国放射学会（数据由 the American Board of Anesthesiology, July 2021 提供）

们在培训期间学到的协作诊疗。曾经以麻醉学为基础的疼痛学会（如 ASRA 和 ASIPP）现在也已开启了多学科发展的模式。

自称疼痛专科医生的执业医师范围非常广泛，从采用功能康复提供慢性疼痛认知行为疗法的门诊到只提供各种注射治疗的诊所，种类繁多。“介入疼痛医学”是一个术语，指的是将微创治疗和小手术（包括神经阻滞和植入式镇痛装置）作为疼痛治疗技术。尽管能用于指导疼痛执业医师的科学依据（尤其是支持介入治疗方法的依据）仍较缺乏，但现在许多仅基于小样本观察性研究的介入技术已被广泛采用。许多学术组织发布了关于合理使用介入技术和其他疼痛治疗方法的指南。然而，目前仍没有一种临床模式可作为慢性疼痛治疗的正确方法。不同培训项目培训的内容各不相同。最好的疼痛医生会努力寻找介入治疗和非介入治疗之间的平衡点。这是一种可持续的临床诊疗模式，采用平衡诊疗模式的医生不论采用何种治疗方法，都更能适应不断更新的支持疼痛治疗方法的科学依据。治疗模式之间的平衡还可允许疼痛医生从一种模式转换至另一种模式，或同时采取多种治疗方法。对于经验丰富的疼痛医生来说，这些介入方法只是逐步拓展的治疗武器库中的一部分，治疗方法还应包括辅助疗法和替代疗法。

二、介入疼痛医学的培训和认证

随着现代医学的快速发展，新的医疗技术正以令人眼花缭乱的速度不断涌现，这就需要临床医生不断掌握新知识和新技能。新技术通常来自公立或私立的医疗中心，创新者们的设想往往只在有限的范围内得到验证。许多疼痛医学的新技术是通过口口相传的宣传方式，有时甚至是以奇闻轶事的方式，得以广泛推广和使用。采用脉冲射频术和椎间盘内电热成形术[6]治疗疼痛就是临床应用先于临床验证的典型案例[7]。

在美国和欧洲，企业往往通过测试和引进新设备来引导创新。当新技术在有限的临床试验中显示有价值时，即使仅有少量甚至没有临床有效的证据，许多器械也会通过 FDA 的 510K 认证程序，以“实质相似设备”进入市场。一旦进入市场，疼痛从业人

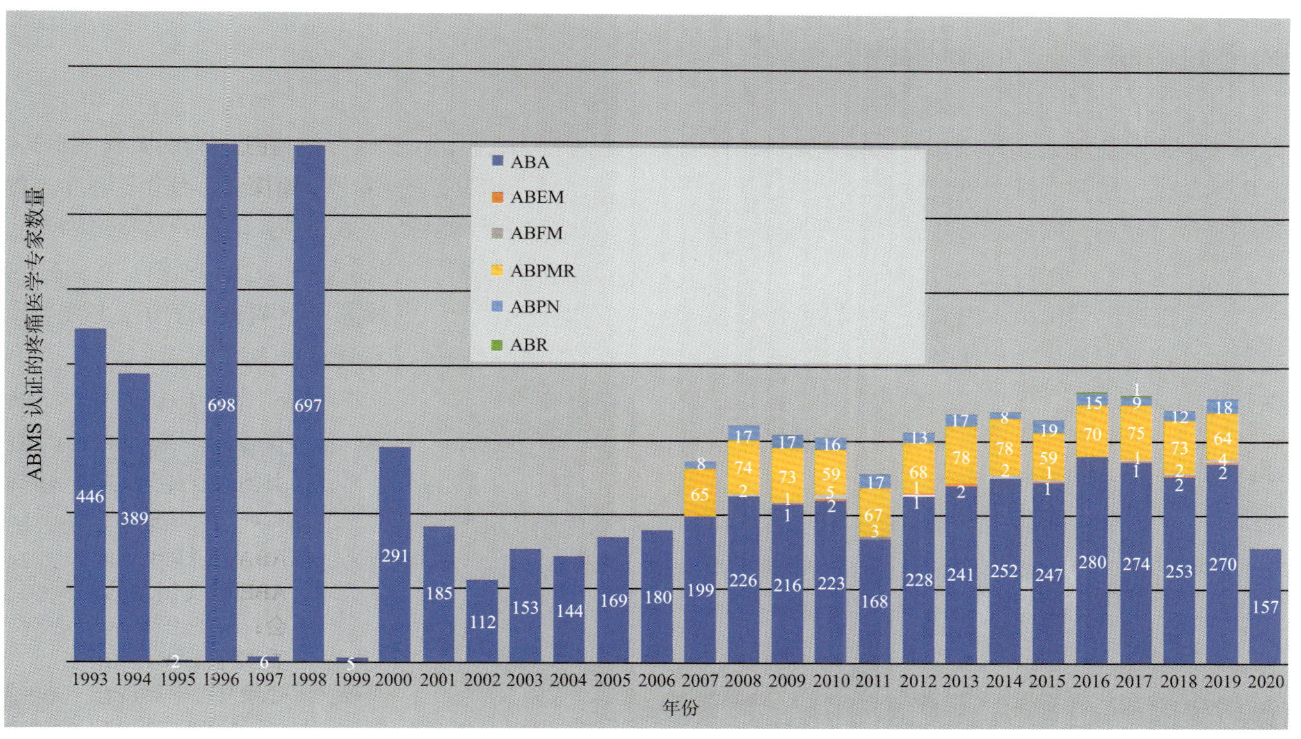

▲ 图 7-2　每年通过 ABMS 疼痛医学认证的新专科医生的数量及学科来源

ABA. 美国麻醉医师协会；ABEM. 美国急诊医学委员会；ABFM. 美国家庭医疗委员会；ABPMR. 美国理疗康复医学委员会；ABPN. 美国精神病学和神经病学委员会；ABR. 美国放射学会；ABMS. 美国医学专业委员会（数据由 the American Board of Anesthesiology, July 2021 提供）

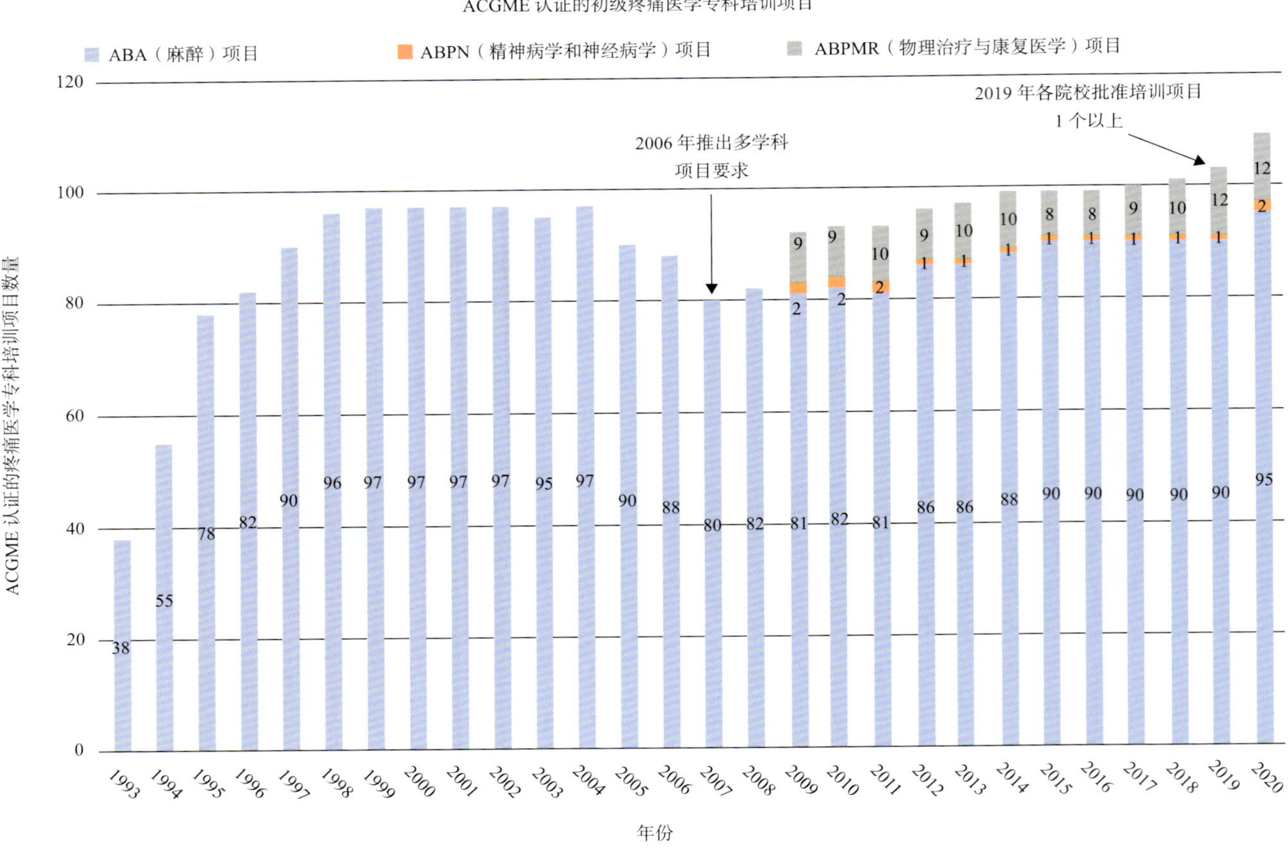

▲ **图 7-3 自 1992 年首个培训项目开设以来，ACGME 每年认证的疼痛医学专科培训项目数量（数据由 the American Board of Anesthesiology，July 2021 提供）**

员开展新技术的方式、开展新技术的速度，以及更为重要的是，从业人员在将新技术引入自己的临床实践前如何获得足够的专业知识，都是高度不确定的，目前还没有一种合理、一致的规则。

介入疼痛医学作为一门新兴学科正在不断发展壮大，这就需要疼痛医生掌握相应的新知识和新的专业技能。开展影像引导下注射治疗所需的放射解剖学知识、植入脊髓电刺激器和鞘内给药系统等设备所需的手术技巧，都是疼痛执业医师必须熟练掌握的知识和技能。当我们着手将新的介入技术引入日常的疼痛治疗时，必须确保自己已经完成了必要的培训，以保证新技术得以安全和成功开展。

专科医生培训期间充分接触和使用新技术，这对于合理应用新技术和提高患者疗效是十分必要的。ACGME 要求疼痛执业医师必须熟练掌握周围神经阻滞技术、神经毁损术、椎管内操作技术和神经调制技术。对于疼痛治疗的核心技术，我们必须确保受训医生获得足够的实践经验，能独立开展这些操作技术。ACGME 关于统一化疼痛培训的关键共识是，承认并非所有的疼痛专科培训医生都有各种介入技术的经验。那些具有介入专业背景的专科培训医生可能更容易掌握这些新技术。我们希望这些专科培训医生理解所有可供选择的疼痛治疗方法，能够掌握在专科医生培训期间接受过培训的技术。

很难定义哪些技术是疼痛医师的核心技术。脊柱的放射解剖学知识、植入脊髓电刺激器和永久性鞘内给药系统相关的手术技术，似乎是大多数疼痛医生希望新入职的医生在专科培训期间必须掌握的技能。新的技术正以惊人的速度发展，我们不能指望疼痛专科医生培训项目提供所有的技术培训。目前亟须公布疼痛专科医生培训所需提供的最少培训项目标准。有些疼痛医生相信，他们中很多同事希望参加一个简短的周末学习班，就可以将一项高难度的新疗法引入临床实践，而无须更多的学习、培训和监管[8]。疼痛医生在开展新的不熟悉的技术前，要带头接受足够的培训。周末学习班只是开始，经常是一个好的开始，尤其对于刚结束专科医生培训的医生。好的学习班会让疼痛医生详细了解和掌握新技术相关的解剖学、病理生理学、患者的选择、手术操作的实施、术后的转归，以及并发症的规避、管理和认识。这些学习班越来越多地附有培训视频的链接，以方便受训人员反复观看学习。2020 年春季，在 COVID-19 大流行期间，远程医疗的使用显著增加，许多学术组织提供了各种线上的网络研讨会（通常是免费的），旨在探讨介入手术（如超声引导下的神经阻滞和神经调制技术）的技术和策略，框 7-1 介绍了疼痛医师如何将新技术引入临床诊疗[9]。

框 7-1　对临床实践中引入新技术时的培训和经验建议

- 研究新技术和已发表的文献，获得该技术的详细知识
- 参加学习班，最好是以尸体为基础、能亲自操作的学习班，以便在尽可能真实模拟的环境中学习该技术。如果有可能的话，学习班结束后回看教学视频
- 为你的初次操作安排足够的准备时间
- 在首次开展新技术时，最好能让一位经验丰富的医生或外邀专家在床旁指导，或与相关学科的同事组成团队
- 告知患者你正开展新技术，并作为知情同意的一部分
- 在开展新技术的开始阶段，认真调研术后结局，并与你的同事开展的新技术的术后结局或已发表的文献进行比较

经许可改编自 Lubenow TR, Rathmell JP. Let's take a rational approach to technical training in pain medicine. *Am Soc Anesth Newsl*. 2005;69:6–8.

三、未来的方向

循证医学已成为指导临床医生的新范式，旨在教育临床医生如何根据他们每天遇到的临床难题提出具体的问题。针对疾病的预防、治疗和诊断等问题，查阅已发表的科学文献，寻求解决方案。许多循证医学中心提供针对特定疾病的实时更新的论文摘要，为临床医生提供最好的信息支持。他们会总结现有的最佳循证学证据。如果没有好的证据，也会及时指出。在疼痛医学中，我们正面对越来越多的治疗方案选择，迫使我们发展新技术时要做出合理的选择，以有效缓解患者的疼痛。那么，我们如何决定何时应用新技术呢?

2003 年，Merrill[10] 对疼痛医学领域使用介入治疗的证据状况进行了分析，指出了现有研究经常存在的缺陷（主要是缺乏有效的对照，如非治疗组），他总结道："介入疼痛医学正在紧要关头上下摇晃……由于对介入技术在慢性疼痛治疗中的作用缺乏严格的自我评估而陷入困境。" Merrill 解释说，我们作为科学家和临床医生，可以为我们正在使用的治疗方法建立更好的证据体系。最近发表的一篇文章也谈到了介入治疗缺乏科学严谨性的问题。他们评论说，劣质的研究结果可能部分反映了盲法实施及患者拒绝接受介入治疗方面存在的困难[11]。然而，疼痛医学毕竟还是一门起步较晚的年轻学科，许多治疗方法仍然缺乏随机临床试验的支持，好在有些临床试验已得以开展。与运动治疗腰痛相比，微创介入试验未能证明射频消融的远期疗效[12]。随着无感觉刺激的出现，随机对照试验已证实神经调制治疗在特定疼痛人群中的治疗前景[13, 14]。

新的治疗方法的发展是个缓慢的过程。临床医学中科学技术的应用往往始于一次偶然的发现。例如，某种用于其他治疗目的的药物对某一患者有镇痛作用。如果这一药物是现成的，临床医生可以选择将其用于其他有类似疾病患者。有科研思维的临床医生会发表病例系列报道，报告这一药物的疗效。病例系列报道是一个有价值的开始，是新想法的最初阶段。如果这是一个带有普遍性的临床问题，新的治疗方法可能会受到研究人员的关注，进而开展相应的随机临床试验。很多时候，由于缺乏兴趣或课题资助，一些看似有效的治疗方法从未得到证实。那些进入临床试验的治疗方法往往是受专利保护的，制造商会继续进行大规模的临床试验，希望在治疗方法被证明是有效时，在经济上获得回报。遭受严重和难治性疼痛的患者经常会感到绝望，他们往往很容易被说服去尝试一些新的或未经证实的治疗方案。

那么我们该如何进行临床治疗及试验呢？我们的患者恳求我们尝试一切可能的治疗方法去缓解他们的疼痛，我们也同样迫切地希望为患者提供最好的治疗，缓解他们的病痛。有许多治疗逻辑合理的治疗方法，在病例系列研究和观察性回顾研究中显示出了潜在的疗效，但缺乏循证学依据的支持[15]。以急性腰痛伴坐骨神经痛为例，现在已有多项基于循证医学的研究可指导临床医生。被评为"有效"或"可能有效"的治疗方式是保持运动、使用非甾体抗

炎药、行为学治疗和多学科诊疗方案，而阿片类镇痛药、针灸、背部学校、硬膜外类固醇注射和脊柱推拿等都被判定为“疗效不明”。然而，在美国的实际临床诊疗中，短期使用阿片类药物联合硬膜外类固醇注射早期干预是非常常用的治疗方法。透视引导下经椎板间隙或经椎间孔入路将药物直接注射至受累节段已在临床上广泛使用，但这方面仍缺乏临床研究指导。对于顽固性疼痛和椎间盘突出症的患者来说，目前的治疗方案多种多样的，但仅有缺乏对照的回顾性观察研究表明其有效性[16]。新的设备越来越趋向于微创化，但在继发于椎间盘脱出的顽固性坐骨神经痛患者中，只有开放性手术被证明优于保守治疗[17]。

循证医学运动对于那些工具仍在开发中的从业者并未提供太多指导。它只是提醒我们，许多新技术仍缺乏临床证据的支持。Merrill[9]给临床医师的建议是，在不暂停所有疼痛介入治疗技术的情况下，采用有效的指标监测患者的预后，在研究治疗效果和治疗模式时要进行系统全面的评估，不断进行反思，并在临床决策过程过程中将这些信息提供给患者。作为疼痛医师，我们有越来越多的治疗选择，但很少有令人信服的证据表明某一治疗方法的疗效优于其他替代治疗方法。我们必须仔细评估每名患者，利用目前有限的临床证据，以及更加体贴入微的人文关怀，为饱受疼痛折磨的患者选择合理的治疗方法。

综上所述，疼痛医学亟须开展临床医学研究，同时努力加强多学科合作诊疗，为接受1年疼痛专科培训的医生提供所需要的临床教学和研究经验。为完成这一目标，ACGME和ABA目前正努力调整疼痛医学培训的框架（见Rathmell的综述[18]）。其基本设想是，在疼痛专科医师培训期间提供更全面的多学科临床培训，并要求专科培训医生取得一定的临床研究经验。采用这一方法，我们将形成更加同质化的疼痛专科医生群体。无论他们在培训前接受何种专业培训，在接受疼痛专科医生培训后都能掌握相似的知识和技能。这将有助于增加对急性疼痛、慢性疼痛和癌痛患者诊疗的一致性，提高治疗质量。

要 点

- 首个多学科疼痛门诊由已故的John Bonica医生所创建。成立于1974年的前IASP美国分会APS及*Pain*杂志都是他为我们留下的遗产。
- 最初获得认证的疼痛专科医生培训项目是基于麻醉学的培训项目。ACGME麻醉学、神经病学、理疗康复医学和精神病学住院医师审核委员会于2005年底通过了标准化的多学科培训大纲，ACGME委员会于2007年正式批准实施。有些培训项目已被叫停，而留下更为全面的多学科培训项目继续培训疼痛专科医生。这些项目从更广泛的学科中吸收学员，培养出更全面的多学科疼痛专科医生。
- 脊柱放射解剖学的知识、植入脊髓电刺激器和永久性脊髓给药系统所需的手术技能，是疼痛专科医生培训项目毕业的医生必须掌握的技能之一。
- 与ACGME一起，ABA设立了疼痛医学的亚专业认证考试，最初称为“疼痛管理附加资格证书”，现更名为“疼痛医学亚专业认证”。首次考试于1993年举行，近年来参加考试的人数稳步增加。
- 许多器械通过FDA的510K“实质相似设备”流程批准上市，但仅有少量或完全没有临床有效的数据。疼痛从业人员开展新技术的方式、开展新技术的速度，以及更为重要的是，从业人员在将新技术引入自己的临床实践前如何获得足够的专业知识，都是高度不确定的。框7-1概述了将新的介入技术引入临床实践的合理步骤。
- 疼痛医学需要提供多学科培训和开展临床研究，这要求专科培训项目为接受1年疼痛专科培训的医生提供所需要的临床教学和研究经验。为完成这一目标，ACGME和ABA目前正努力调整疼痛医学培训的框架。

第二篇

基本理论

Basic Considerations

第8章 疼痛的神经生理学：外周、脊髓和通路

Neurophysiology of Pain: Peripheral, Spinal, Ascending, and Descending Pathways

Karin N.Westlund 著

安 妮 译 袁红斌 校

负责传导疼痛及对疼痛做出反应[1]的神经回路被称为疼痛系统[2-4]，包括：①具有一套外周感受元件（即伤害感受器）的周围神经元；②数量庞大的中枢神经元中继通路；③在神经轴多个层次对伤害感受施加兴奋性或抑制性反应的整合神经元。

正常情况下，疼痛系统可为组织保护提供重要的预警信息，但如疼痛持续存在，突触和某些特定大脑区域会发生适应不良性神经可塑性重构，导致慢性疼痛状态。扩展到其他（如情感、厌恶、学习和记忆）系统时，则会引起慢性痛、焦虑和抑郁。

大脑感知疼痛的初级输入信号来自感觉神经元轴突的外周末梢，该处的伤害感受器可将机械、热和化学伤害性刺激转化为动作电位。感觉神经轴突将有害、痛苦或破坏性的内外部刺激信息传递至相应脊髓或脑干水平的二级神经元（腰段脊髓感受腿部信号，胸段脊髓感受胃黏膜信号，三叉神经脊束核感受面部信号）。脊髓兴奋性（谷氨酸能）和抑制性［GABA能和（或）甘氨酸能］中间神经元形成复杂的整合神经网络，影响由伤害性脊髓背角投射神经元接收的伤害性信号。例如，投射神经元和抑制性神经元可接受来自脊髓中间神经元和（或）初级传入神经纤维的兴奋性驱动。脊髓抑制性中间神经元可能介导初级传入神经纤维终端的突触前抑制，以及脊髓兴奋性中间神经元的突触前和突触后抑制。伤害性脊髓背角投射神经元进一步受长程下行易化和抑制通路的调节。

随后，疼痛系统投射神经元通过侧支输入传递至脑干和更高大脑的其他整合位点。区域特定的感觉信息在大脑的初级整合发生在丘脑，后者将信息中继至皮质部位感知。中继至多个其他大脑神经元部位和回路的伤害信号激活整合兴奋性和抑制性机制，产生各种协调反应。除了产生对疼痛的皮质意识，伤害信号的处理还引起保护性的躯体及自主神经反射、内分泌活动、情绪反应，以及对事件的学习和记忆。

除疼痛和疼痛反应外，接收伤害信号的大脑中枢还产生负反馈或正反馈，减轻或加重疼痛和疼痛反应。向脊髓回路介导负反馈的下行通路通常被称为“内源性镇痛系统”。加重疼痛和疼痛反应的机制和通路（称为中枢敏化）可能涉及疼痛系统各个层级的反应性增加，包括外周伤害感受器、感觉神经元、脊髓、脑干和更高级别的中枢。正负反馈回路变化的净效应导致疼痛的感知体验，但是随着时间推移，持续的慢性病理性疼痛会导致焦虑、抑郁和致残的增加。

一、伤害感受器

（一）外周感受元件

最初接收伤害信号并将其感知为疼痛的是位于初级传入感觉神经元特异末梢的伤害感受器。皮肤、肌肉[5]、关节[6, 7]、内脏[8, 9]、硬脑膜（图8-1）[10]的功能特异性游离神经末梢可接收伤害信号。血管的筋膜和外膜也存在伤害感受末梢[11]。不同伤害感受器亚型分别对机械（机械伤害感受器）、机械和热（机械–热伤害感受器），或者机械、热及化学（多模式伤害感受器）刺激的反应最敏感[12, 13]。常见的皮肤伤害感受器为Aδ型机械伤害感受器和C型臂多模式伤害感受器，两者分别通过Aδ和C型臂神经纤维传递潜在伤害信息的转导信号[14, 15]。免疫组化方法已证明，皮肤神经纤维的外周末梢存在谷氨酸受体、μ和

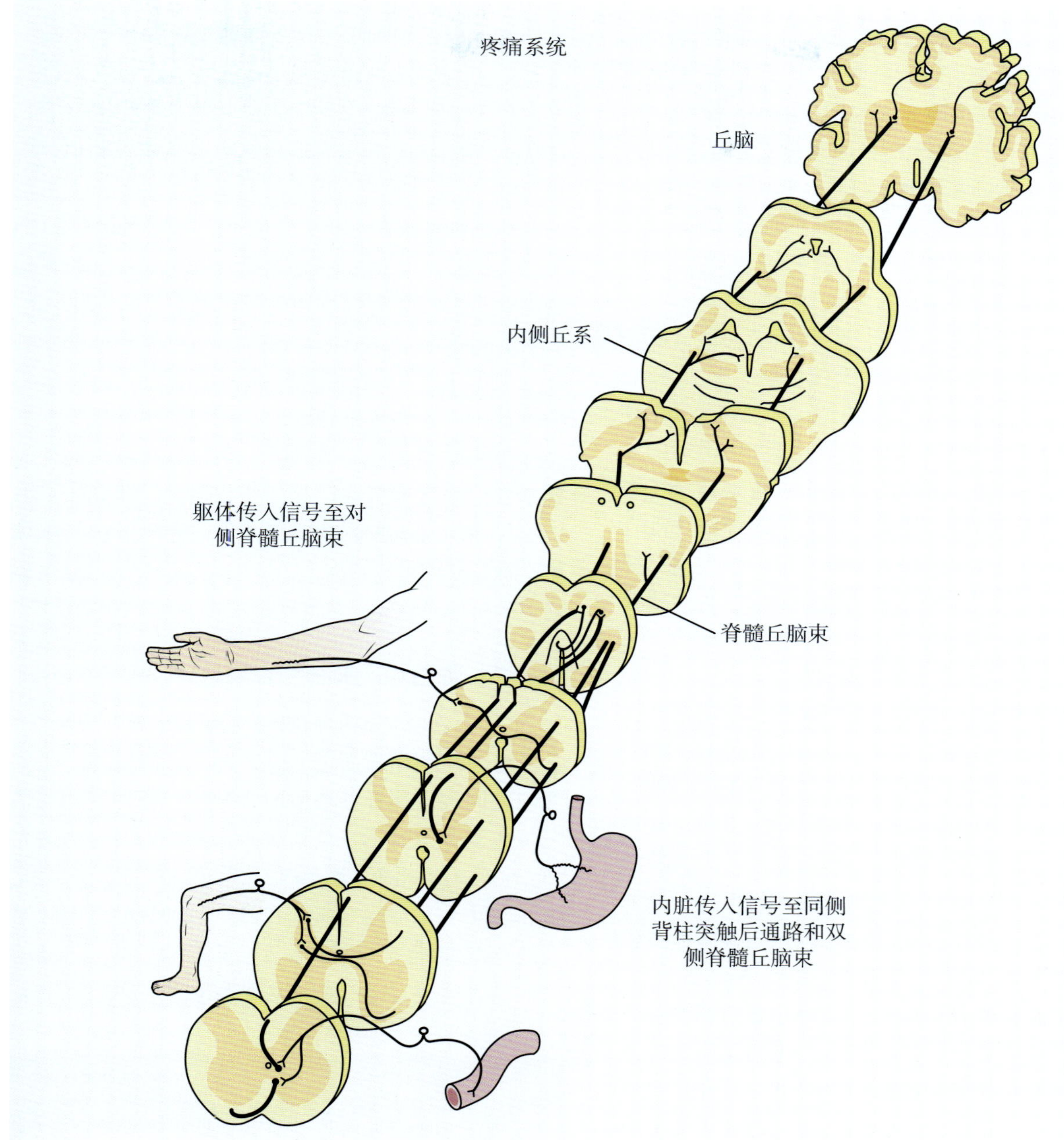

▲ **图 8–1　疼痛系统通过周围神经传递来自躯体、内脏和其他深层组织的输入信号**

携带伤害信号的传入神经纤维在外周组织内具有游离的神经末梢，终止于脊髓背角浅层。疼痛相关信号由至少一个突触传递至脊髓背角的细胞。两条并行的上行通路将该信号传递至丘脑内的整合中心，后者将信号上传至大脑皮质。主要来自躯体结构的信号被传递到脊髓丘脑束细胞，后者的轴突穿过中线形成脊髓丘脑束在脊髓外侧和腹外侧白质中上行。当脊髓丘脑束穿过脑干时，其侧支神经纤维分布至多个参与将伤害信号反应传递至丘脑的脑干中枢。内脏结构的伤害信号由背柱突触后神经元传递，其轴突在背柱中延伸。脊髓背柱核中的突触传递并穿行至对侧脑干后，内侧丘系将内脏伤害信号传递至丘脑。这两条通路全程遵循躯体化分布原则

δ 阿片受体、P 物质（substance P，SP）、生长抑素和 TRPV1[16–20]。组织损伤释放的神经激活剂（ATP、缓激肽、NO、H^+），以及向损伤处募集的巨噬细胞、中性粒细胞和肥大细胞释放的细胞因子（TNF-α、IL-1β、IL-6）可产生放大的周围神经反应或外周敏化（即伤害性感受增强）。

（二）周围神经

将皮肤和其他组织的伤害信号传递到中枢神经

系统（central nervous system，CNS）的小轴突主要分为传导速度小于2.5m/s的C型臂（或第Ⅳ组）无髓纤维伤害感受器（图8–2）[21]，以及传导速度为4～30m/s的包裹在由施万细胞产生的薄层髓鞘中的Aδ型（或第Ⅲ组）纤维[22]。周围神经中的初级传入C型臂纤维数量多于有髓纤维。例如，在脊髓背根中，C型臂纤维与A型纤维的比例约为2.5∶1[23]，在关节神经中（经交感神经切除术移除交感神经节后轴突）该比例约为2.3∶1[24]。

虽然周围神经同时具有感觉和运动功能，但是所有感觉传入神经纤维（无论支配皮肤、深层组织、血管抑或内脏组织）均在脊髓附近与运动神经纤维分开，并在进入脊髓背侧面前汇合形成背根（图8–3）。传递内脏结构和脉管系统信号的初级传入神经纤维与交感传出神经并行。然而，这些传入神经纤维直接穿过交感干，与其他进入脊髓背角的传入神经纤维汇合（图8–4）。这些传入神经纤维仅在炎症或异常牵拉时被激活。

（三）背根神经节中的细胞体

伤害性初级传入神经纤维的细胞体聚集在脊柱外侧毗邻的背根神经节（dorsal root ganglia，DRG）中。伤害性DRG神经元体积小到中等，位于受触摸、压力和振动激活的大型DRG细胞之间[7, 25, 26]。这些细胞的轴突形成背根向脊髓中央延伸。与大多数中枢神经回路一样，谷氨酸是初级传入伤害感受器的主要神经递质。其作用受神经终端与之共同释放的神经肽和活化因子调节。CGRP、SP、神经激肽A、加兰肽和生长抑素只是众多参与神经源性调节和外周炎症的神经肽之一[25, 27]。DRG产生的调节性神经肽被迅速转运到周围神经末梢和脊髓，因此，在没有实验性操作的情况下，胞体内的变化可能并不明显。小卫星胶质细胞是DRG中的另一主要组分，起到支持作用，也能调节影响促进外周和中枢敏化的神经元。DRG和中枢及外周的传入神经终端均可被TNF-α、IL-1和IL-6等促炎介质激活[28, 29]。其他激活剂包括小分子腺苷、TRPV1、ATP、NO和其他活性氧自由基[30–34]。现已证实，这些促炎物质均存在于神经末梢、DRG及脊髓背角内。

感觉神经节神经元的单细胞转录组学分析提供了进一步的功能多样性分类和分子药物靶点。例如，内脏感觉神经元的RNA序列数据已被研究[35]。有综述表示，联合单细胞RNA测序、钙成像、qRT-PCR和免疫组化方法，逆行追踪支配结肠的内脏和盆腔感觉神经，已识别出7种不同亚型的内脏感觉神经元[36]。其中，来自内脏神经的5种亚型进入胸椎水平，另外2种亚型几乎完全来自骨盆神经，位于L_5 DRG。与躯体感觉和内脏感觉的明显差异相似，内脏TRP敏感的机械感受器的分子亚型也不同于类似的躯体感觉机械感受器[36]。虽然空白对照小鼠的IB4阳性（$IB4^+$）和阴性（$IB4^-$）躯体感觉神经元机械感受器亚型具有相似的宽幅抗河豚毒素（tetrodotoxin，TTX）动作电位，但是传递本体感觉的本体感受神经元则具有TTX敏感的窄幅动作电位[37]。转录谱分析显示，这些放电特征的不同归因于神经元上离子通道表达模式的显著差异。伤害性神经元高度表达于加巴喷丁和普瑞巴林的药物靶点，即Cacna2d1（α2δ1）和Cacna2d2（α2δ2）[38–40]。$IB4^+$和$IB4^-$躯体感觉神经元均表达钠离子通道$Na_v1.7$，先天性缺失该通道的个体无痛觉，在遭受伤害时失去保护作用[41]。

二、脊髓和三叉神经脊束核

（一）脊髓背角的伤害性感受器终端

传入神经纤维通过DREZ进入脊髓灰质，主要支配相同或毗邻脊髓节段的脊神经。将疼痛相关信号传递至背角的小直径初级传入神经主要分为两大类：①含有CGRP（图8–5）[42–44]和SP的肽能神经，终止于Ⅰ、Ⅱ板层外侧；②表达P2X3并与IB4结合的非肽能神经，终止于板层Ⅱ内侧[45–47]。已知的这些伤害感受器之间的功能差异在于，$IB4^-$神经元

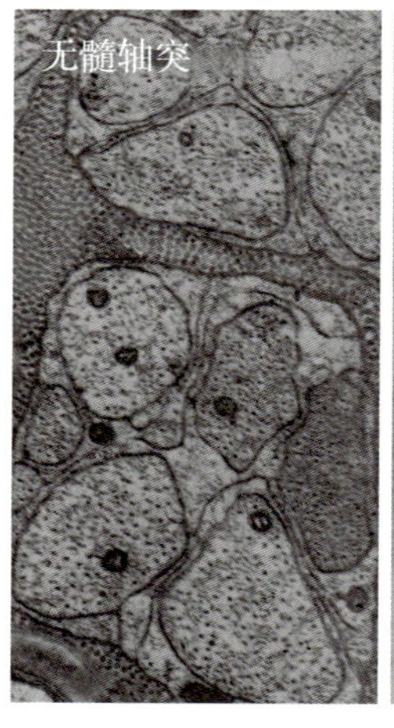

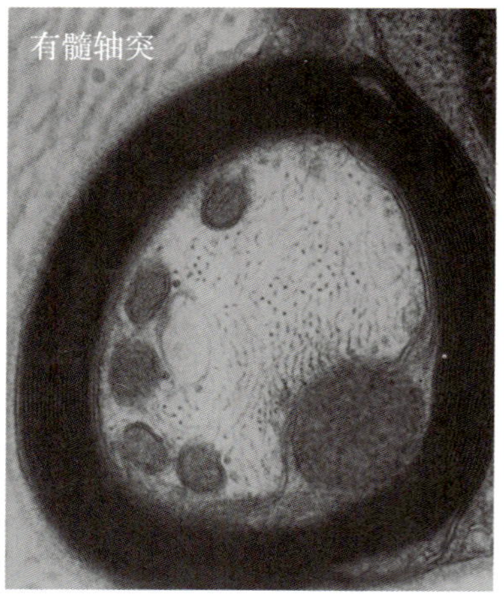

▲ 图8–2 传递疼痛信号的周围神经，或者是成束的细且传导速度慢的无髓纤维，或者是传导速度稍快的中等粗细的薄层有髓轴突

参与炎症反应和急性疼痛，而 $IB4^+$ 神经元更多地参与机械痛和慢性痛[48–50]。$IB4^-$ 神经元还表达 GDNF、TrkA、TRPV1 和其他酸敏感离子通道（acid-sensingion channels，ASIC），具有更大的热刺激电流[50–53]。高表达 $IB4^+$ 的神经元属于 C 型臂伤害感受器，具有更高密度的 $Na_v1.9$ 电压门控抗 TTX 钠离子通道表达，其动作电位持续时间和上升时间更长，传导速度更慢，并参与形成负性膜电位[47, 51, 54–57]。Aδ 低阈值机械感受神经元或低表达 $IB4^+$ 或为 $IB4^-$[55]。

（二）脊髓背角的板层结构

较细的有髓和无髓轴突纤维传递有关温度和被人类感知为疼痛的伤害信号，这些纤维通过背根分节段进入脊髓。此类神经纤维进入 Lissauer 束后主要分布于脊髓浅层灰质Ⅰ、Ⅱ板层，此处的神经元胞体和树突接收传入神经纤维的树枝状突触终端（图 8–3 和图 8–4）[58]。传入神经纤维还可能经 Lissauer 束向头侧上升或向尾侧下降几个节段。例如，CGRP 纤维终端在脊髓背角浅层广泛向上和向下延伸，可多达 6 个脊髓节段，甚至少数还可穿过中线[42, 59]。现已发现，背角的神经纤维终端和神经元内存在大量其他神经肽[27]。内脏传入神经富含 VIP、铃蟾肽、CGRP 和 SP[8, 25]，是背角板层深部存在这些肽类的部分原因。其他神经递质和神经调质更详尽的讨论见第 9 章。

脊髓边缘层或称板层Ⅰ含有沿脊髓纵向排列的细胞棘状树突网。躯体伤害感受器 C 纤维传入神经

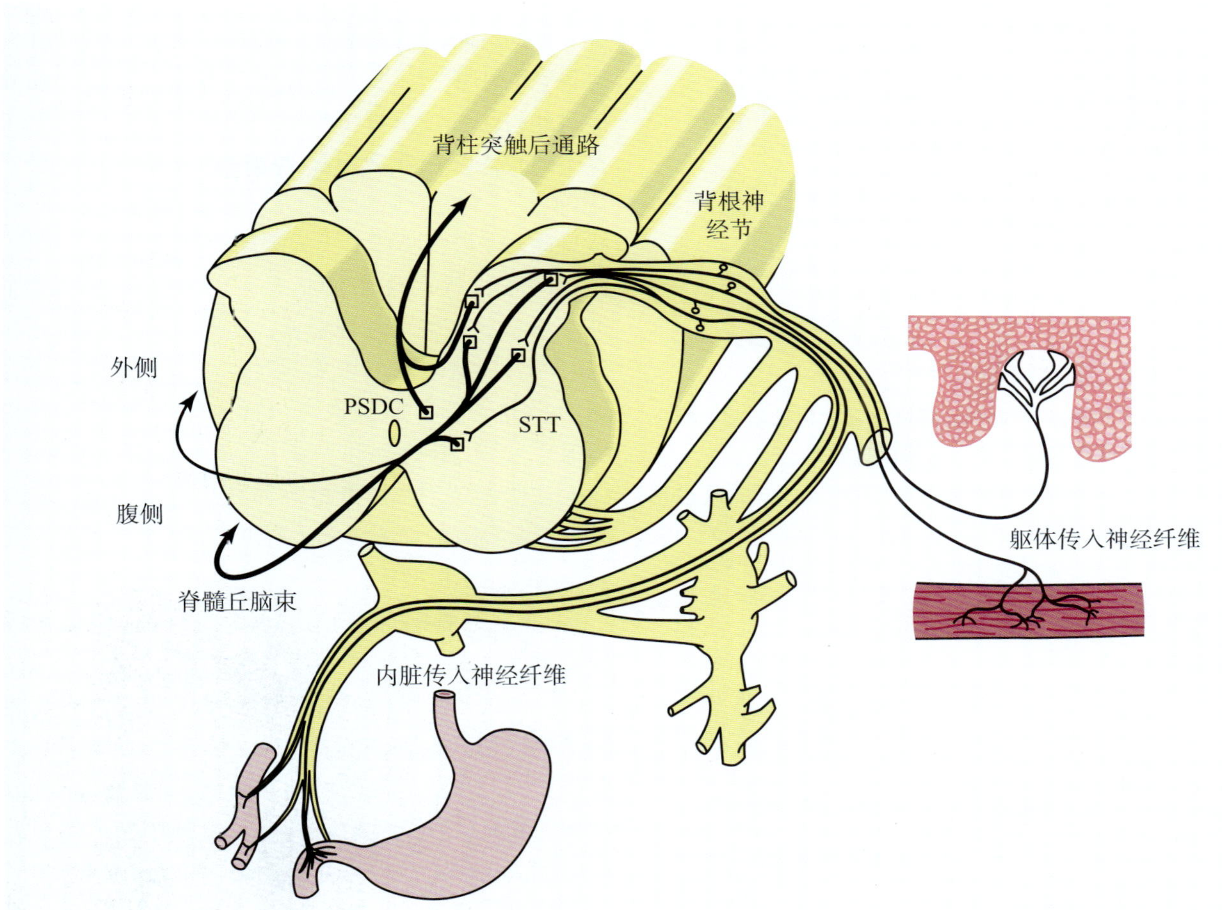

▲ **图 8–3　伤害性传入神经纤维在皮肤的真皮乳头层、肌肉、脉管系统和内脏结构中存在游离的神经末梢**

携带伤害信息的神经与其他躯体和自主运动轴突并行，甚至可穿过自主神经节，但其细胞体位于脊髓的背根神经节内。传入神经纤维的中枢支轴突投射穿过背根分布于脊髓背角。伤害信号由背角内的至少一个突触传递，激活投射到更高中枢的细胞。脊髓背角浅层的脊髓丘脑束细胞轴突穿过中线，行于外侧 STT。脊髓背角深层的 STT 细胞轴突穿过中线，在腹侧白质中上行。STT 细胞将躯体痛和内脏痛的信号传递至丘脑水平。背柱突触后神经元经同侧背柱传递有关内脏痛的信号

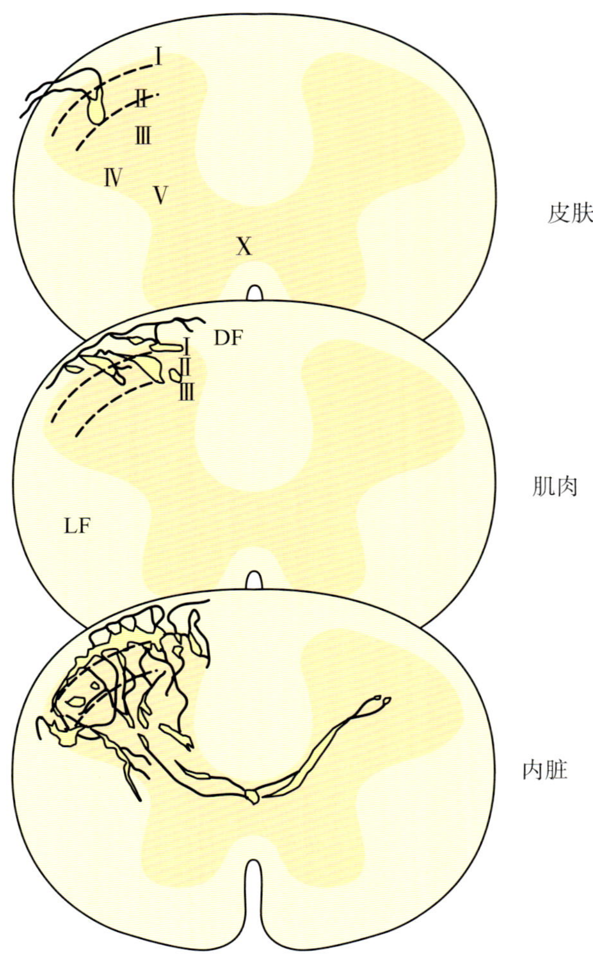

▲ **图 8-4 现已明确 C 型臂神经纤维终端的生理特征，用染料可显示其终端在脊髓背角内的树枝状分支**

图中举例说明皮肤、肌肉和内脏感觉区的轴突纤维的终端树状结构。皮肤轴突终端的形态是皮肤表面受伤害性刺激产生精确点对点定位的解剖学基础。同样，内脏传入神经纤维终端树枝状结构的弥漫性扩散分布模式可解释内脏伤害性感觉的定位不良，即可引起其他结构的牵涉痛。大多数内脏传入神经纤维支配位于中线的神经元，部分纤维甚至可穿过中线。图中罗马数字代表 Rexed 板层。DF. 后索白质；LF. 侧索白质

终端主要分布于相同或毗邻脊髓节段的 Ⅰ、Ⅱ 板层。相比之下，内脏 C 纤维传入神经终端终止前可延伸至 5 个以上节段，并广泛分布于同侧 Ⅰ、Ⅱ、Ⅴ、Ⅹ 板层和对侧 Ⅴ、Ⅹ 板层（图 8-4）[60, 62]。除传入神经终端外，下行通路的纤维止点和局部中间神经元也大量支配背角浅层 Ⅰ、Ⅱ 板层，因此，在多种神经递质和受体免疫组化染色时可观察到致密的新月形终端。皮肤 Aδ 机械性伤害感受器终止于同侧 Ⅰ、Ⅴ

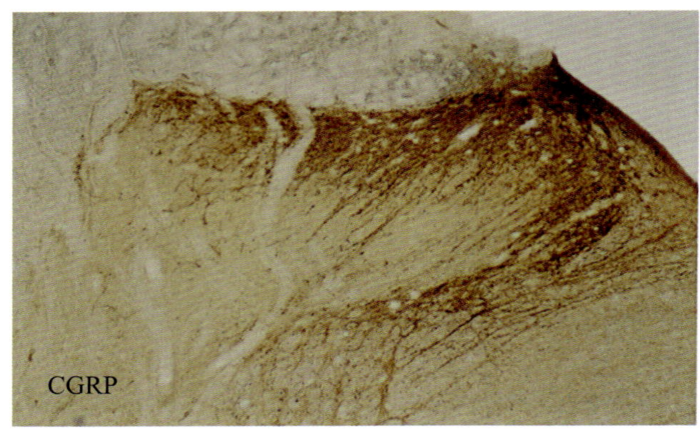

▲ **图 8-5 CGRP 是终止于脊髓背角的初级感觉神经终端的良好标志物**

板层，也可能存在终止于同侧 Ⅹ 板层和对侧背角的神经纤维终端[61, 62]。

（三）含有谷氨酸的初级传入神经终端

脊髓背角内的初级传入神经终端含有圆形清澈的谷氨酸小囊泡，在神经激活时释放，以进行突触传递并将伤害性信号传递至脊髓神经元[44]。肾小球大小的较大终端通常含有含肽的致密有核大囊泡[63]（图 8-6）。脊髓丘脑束神经元突触后膜上的 CGRP 受体与背角浅层肾小球大小的圆顶长突触终端相对[42]。在组织损伤等高度激活状态下，谷氨酸释放增加进一步激活脊髓背角神经元，这与其他神经整合部位一样。谷氨酸释放增加同时，初级传入神经元表达的小分子调节肽释放，包括 SP、CGRP、VIP 和 CCK[25-27, 64]。在强烈和（或）长时间伤害性刺激下，以上这些调节剂，以及由毗邻的小胶质细胞、星形胶质细胞释放的细胞因子（TNF-α、IL-1β、IL-6）共同作用产生中枢敏化[28, 65]。

（四）突触前抑制、初级传入神经去极化和背根反射

损伤后传入神经终端持续激活，背角内谷氨酸和其他兴奋性氨基酸的释放增加，激活脊髓中间神经元[66-68]。突触后激活引起兴奋性中间神经元放电增加的同时，也造成 GABA 能抑制性中间神经元放电增加。GABA 使神经元细胞膜过度极化，抑制传入电信号。过量谷氨酸激活传入神经终端的自身受体也可产生突触前抑制[69]。膜去极化还可造成电压门控钙通道失活，阻止突触钙流入。突触前抑制的净效应是使传至突触前终端的动作电位振幅降低，从而减少钙流入，最终减少神经递质释放。然而，随着突触前抑制的持续，抑制控制过程的其他变化

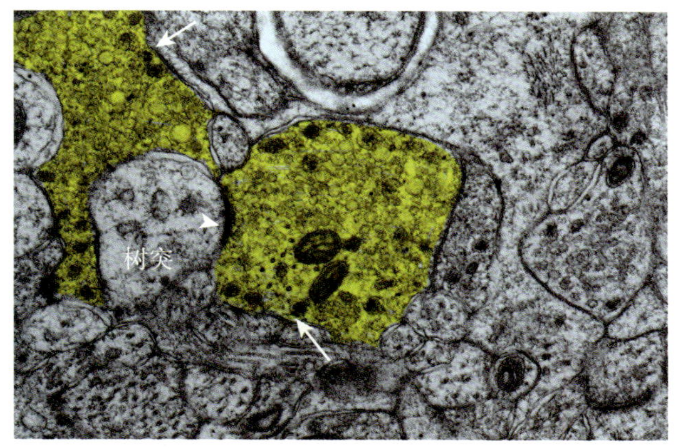

▲ **图 8-6　脊髓背角的许多传入神经终端终止于内含神经递质的清亮囊泡和分泌小泡的不规则扇形终端**

扇形终端（黄色区域）是由传入神经终端与无数脊髓神经元的小树突连接形成（箭头）。箭头指向一个突触连接。图中所示终端多个分泌小泡（箭）内含致密金色颗粒，代表 CGRP 的免疫定位

导致膜超极化和 Cl^- 传导延长，这本身可使传入神经终端去极化。这是由于 $GABA_A$ 受体激活使 Cl^- 通道开放，Cl^- 遵循梯度平衡向胞内被动转运。最终，当超过平衡电位时造成 Cl^- 外流，导致传入神经终端去极化。这一过程被称为初级传入神经终端去极化[70]。该去极化可被 $GABA_A$ 受体拮抗药阻断。以上发现和 John Eccles 在突触前抑制所做的初步研究已得到多种方向的拓展。例如，后来发现，随着传入神经持续激活，氯化钾协同转运蛋白（N^+-K^+-$2Cl^-$，NKCC1）不足以去除传入神经终端流入的 Cl^-。当细胞间 Cl^- 浓度超过平衡电位时，逆向转运发生，即出现 Cl^- 外流。随后，GABA 出现去极化效应[71-73]。有人提出另一参与作用的因素是神经活动后细胞外 K^+ 浓度增加[74]。

伤害感受神经元的激活导致背角神经终端的初级传入神经去极化，启动中枢传入终端动作电位。所产生的动作电位沿传入神经返回外周，并被 Aβ、Aδ 和 C 纤维记录[75-77]。这些“背根反射”向损伤组织外周释放神经递质，如谷氨酸和肽类，促进炎症反应和外周血流量增加，但可被 $GABA_A$ 和非 NMDA 拮抗药中枢性阻断[76-79]。同样，该动作电位可进一步增加背角内兴奋性递质释放。这些事件反复形成正反馈，放大伤害性输入信号，增加外周和中枢敏化，长期持续则会促进形成慢性疼痛。

（五）脊髓中间神经元

大多数脊髓神经元属于中间神经元（约 90%）[80]。脊髓背角核心灰质接受感觉神经终端投射，由兴奋性和抑制性整合中间神经元构成，形成感觉信息处理、整合、外周或内部环境感觉输入信号调节的初级中枢。脊髓神经元还接受来自其他中间神经元和下行通路的信号，共同影响、整合其反应。

（六）功能躯体化和脊髓中间神经元

初级传入神经纤维传递的伤害性信号由脊髓背角灰质神经元的树突棘接收。灰质由突触终端、神经元和胶质细胞构成，进一步根据组织学外观在拓扑学上细分为 10 个 Rexed 板层（图 8-4 和图 8-7）[81, 82]。脊髓灰质板层中传入神经纤维类型终止的部位与功能有关。化学遗传学[83]、光遗传学[84, 85]和基因表达谱[86-89]等其他表型研究结果也支持板层结构的重要性。脊髓神经元主要过表达的基因为与特定功能相关的转录因子（30%～38%）和神经肽（24%～26%）[90]。

兴奋性神经元（60%～70%）利用谷氨酸进行神经传递，而抑制性神经元（30%～40%）的神经递质为 GABA 和甘氨酸[58]。利用单细胞 RNA 测序技术，已在小鼠脊髓中识别出 15 种兴奋性中间神经元和 15 种抑制性中间神经元[88]。经空间转录组学验证，这种板层分布可将热敏和冷敏的兴奋性和抑制性神经元群分类。除谷氨酸、GABA 和甘氨酸外，中间神经元还含有许多神经活性物质，这些物质可能是参与背角中间神经元局部回路伤害信号处理的神经递质或神经调质。此类物质包括腺苷、乙酰胆碱转移酶、CCK、促肾上腺皮质素释放激素、强啡肽、脑啡肽、加兰肽、神经激肽 B、神经肽 Y、神经降压肽、PKCγ、生长抑素、SP 和促甲状腺素释放激素[8, 87]。其他分子的相关信息见第 9 章。

虽然板层Ⅱ或胶状质中同时包含调节投射神经元的兴奋性和抑制性中间神经元，但兴奋性中间神经元仍在背角中占主导地位。现已识别出两种互不重叠的细胞群，其特征在于一种含有胃泌素释放肽（gastrin-releasing peptide，GRP），另一种则含有 SP（为具有许多树突的放射状神经元）[88]。SP 神经元通常呈延迟放电，在电压钳条件下对去甲肾上腺素（noradrenaline，NA）和 5- 羟色胺（serotonin，5-HT）有向外的电流反应，即可感应下行单胺类调节信号，但此类神经元对 Aδ 阿片受体激动药无反应。GRP 中间神经元对 5-HT 和 NA 无反应，在单压钳条件下对 μ 阿片受体激动药 DAMGO 呈抑制性外向电流反

应，但对 δ 或 κ 阿片受体激动药无反应。GRP 中间神经元具有局部节段内连接。典型的板层Ⅱ结构表现为大的肾小球样突触复合物，有时被称为扇形初级传入终端，与背角细胞的多个树突同时接触（图 8-6）[7, 92–95]。此类传入终端含有大而致密的核心囊泡，内含神经肽，特别是 CGRP。背角内含 PKCγ 的兴奋性中间神经元（30%）具有胰岛样形态和丰富的棘突，呈延迟放电模式，同时接受来自 Aδ 和 C 类低阈值机械感受器的突触信号[87]。该研究还通过遗传学工具识别了其他接受低阈值机械感受器信号的 6 个兴奋性中间神经元和 4 个抑制性中间神经元。

GABA 抑制性中间神经元表现为茎状（限制性）细胞和内含抑制性递质的胰岛样中间神经元（中央细胞）[83, 96]。GABA 中间神经元含有小清蛋白（70%），板层Ⅰ和Ⅲ中的 GABA 中间神经元还可含有另一种抑制性氨基酸，即甘氨酸[87, 97–99]，这些神经元的树突同时向背侧延伸至板层Ⅰ，并向腹侧延伸至背角更深层的板层。与抑制性中间神经元之间的连接相比，板层Ⅱ内兴奋性中间神经元之间的层内连接方向主要在头尾平面，而两者在中间，外侧平面的树突扩散均很有限[100]。中央细胞群、放射状细胞群和胰岛样细胞群接受大量几乎完全来自板层Ⅱ的输入信号，包括来自Ⅱo 和Ⅱi 的大量信号。垂直细胞群接受来自背角深层板层Ⅲ～Ⅳ的额外输入，有人推测，这些细胞在持续伤害性激活状态下具有高度可调节性。

（七）脊髓中间神经元在脊髓抑制门控理论中的作用

脊髓回路中的许多中间神经元也广泛参与减轻伤害性信号影响的脊髓调制。弱机械刺激可通过激活节段性回路或脊髓上回路诱导脊髓传递抑制。可通过减少伤感感受器终端神经递质释放，抑制伤害性传递。尽管生理学家已根据背角轴突 – 轴突突触传递简单解释了背角突触传递的周边抑制，但仅有少量解剖学图片描述了背角的这种抑制类型[98, 101, 102]。相反，Melzack 和 Wall 提出的疼痛门控理论[103]的突触解剖学排列很可能由 CGRP 初级传入终端轴突 – 树突排列介导，这些传入终端与板层ⅡGABA 中间神经元的树突连接，该相互作用很难可靠成像。已有研究发现，较细的有髓和无髓 CGRP 标记的传入纤维与 GABA 能树突（胰岛样细胞）存在突触连接[102]，该结构也被证明含有甘氨酸[98]。GABA 中间神经元是唯一可提供伤害信号突触前抑制的结构，突触前抑制的实现由其树突与 CGRP 初级传入终端的回返连接或其轴突与其他背角神经元连接介导[103]。背角内的其他抑制性神经元含有强啡肽和甘氨酸。同样，一个插入的兴奋性神经元（如含有谷氨酸的中间神经元）可使脊髓伤害感受处理的兴奋性增强。有趣的是，板层Ⅱ（即胶状质）中的神经元因缺乏 NK_1（SP）受体，对 SP 释放无反应[104]。SP 终端位于板层Ⅰ和背角深层的伤害性投射细胞上，包括具有 NK_1 受体的板层Ⅰ细胞，后者在伤害性刺激后迅速内化该受体[105, 106]。

（八）中间神经元在中枢敏化和痛觉超敏中的作用

研究发现，当伤害感受通路暴露于重复伤害刺激时，背角中间神经元高度参与中枢敏化的激活[107–110]。兴奋性和抑制性中间神经元平衡的失调导致向更高级大脑持续传递伤害性信号[107]。神经胶质细胞密切参与这一过程。

伤害感受器的信号跨过至少一个突触连接，激活脊髓神经元后被中继至更高级的大脑区域，而非伤害性触觉辨别性感觉信息（触觉、压力觉、振动感）则被直接传递至脑干背柱核（图 8-1 和图 8-3）。然而，强烈或长时间过度激活状态下，投射至背角的粗有髓初级传入纤维侧支可参与伤害感受的处理[111]。其侧支信号激活背角深部板层Ⅲ～Ⅳ神经元，使其在中枢去抑制时敏化[112]。接受多突触 Aβ 信号的背角浅层中间神经元的百分比通常相对较少，但可因抑制性递质封锁而增加[112]。炎性痛或神经病理性疼痛超敏动物模型中，可见背角浅层 Aβ 信号增加[113–116]。该现象参与促进痛觉超敏的形成，包括热痛和机械性痛觉超敏。

（九）神经胶质细胞在中枢敏化、痛觉超敏和 GABA 能矛盾兴奋中的作用

神经损伤后脊髓内小胶质细胞（1～3 天）和星形胶质细胞（1～2 周）的激活在神经病理性疼痛的产生和持续过程中起重要作用[65, 117–119]。CNS 中小胶质细胞具有感知损伤，呈现反应形态，并上调以分泌促炎和抗炎细胞因子的固有免疫功能。发生损伤后，小胶质细胞 BDNF 和 BDNF-TrkB 信号通路释放，下调神经元氯离子转运蛋白 KCC2，引起神经元 Cl^- 逆转电位发生去极化转变。这使膜电位增加、抑制受损，并产生痛觉超敏[73, 120–123]。因此，虽然氯离子转运蛋白 KCC2 的活性可将胞内氯挤出，以维

持 $GABA_A$ 和甘氨酸中间神经元抑制所必需的 Cl^- 膜电化学梯度，抑制被打破和易化性 $GABA_B$ 的上调有助于中枢敏化[71, 72, 123-126]。重要的是，板层Ⅰ～Ⅱ肽能神经终端的另一氯离子转运蛋白 NKCC1 与星形胶质细胞联系[127]。炎性损伤后，初级传入活性上调，初级传入神经终端发生过度 GABA 能去极化，导致低阈值和高阈值传入神经之间的矛盾兴奋和交叉激发[111]。

神经胶质细胞中上调的特定分子靶点的作用也在研究中。例如，在躯体神经和三叉神经损伤后期，脊髓星形胶质细胞由小胶质细胞来源的 C1q 激活[128]。上调的 TRAF6 可通过整合 TNF-α 和 IL-1β 信号转导、激活星形胶质细胞内 JNK/CCL2 通路，维持神经病理性疼痛[129]。

因此，进入脊髓背角的伤害性信号在被投射神经元中继至更高级中枢前，在脊髓水平同时受兴奋性和抑制性神经元及胶质细胞的调节。损伤或疾病后出现的调节作用可影响局部中间神经元回路，以及由影响脑干调节信号和更高级脑区疼痛回路的投射神经元激活的神经回路。

三、上行疼痛传导通路

（一）投射神经元的形态

Lima 和 Coimbra 描述了板层Ⅰ中轴突向上投射至脑干的几种投射神经元[130-133]，包括梭形（纺锤形）神经元、多极神经元、扁平神经元和锥体细胞。这些细胞的不同亚群将轴突投射至孤束核，延髓、脑桥和中脑的背侧和外侧网状核，以及丘脑。形态学类型相同的神经元表达 SP、脑啡肽、强啡肽或 GABA[134]，虽然这些细胞中有部分属于中间神经元。现已将猫和猴子的板层Ⅰ脊髓丘脑束（spinothalamic tract，STT）细胞从形态学上分为 3 类：梭形细胞、锥体细胞和多极细胞[135, 136]。有证据表明，梭形和多极 STT 细胞有伤害感受性，而锥体 STT 细胞为热敏感受性[137]。与该发现一致，大多数梭形和多极板层Ⅰ STT 神经元表达 NK_1 受体，而大多数锥体 STT 细胞不表达该受体[104, 138]。

背角深层板层中的投射细胞通常位于背角的外侧处。此类神经元为大而多极的神经元，具有广泛的树枝状树突，可接收大量输入信号，因此可向丘脑传递高度整合的信息。深层投射神经元的树突倾向于在脊髓背角内呈放射状树枝样排列，而板层Ⅰ内投射细胞的树突则沿脊髓灰质背侧面纵向分布，因而在冠状面几乎看不到。放射状排列的树突结构保证了对深层板层 STT 细胞编码的聚合信号的整合，而表面投射神经元则通过传入神经纤维与特定的伤害性和热信号输入直接联系。深层板层中的部分 STT 细胞也具有向后延伸至板层Ⅰ和Ⅱ内的树突（图 8-7）。这些 STT 细胞与背角浅层伤害性感受器终端形成直接突触连接，对高阈值信号尤其敏感[7, 139-141]。其他 STT 细胞被定义为广动力域（wide dynamic range，WDR）细胞，可对各种机械、热和伤害性信号做出反应。WDR 细胞的树突主要在腹侧延伸，接收来自深层躯体和内脏结构传入神经的聚合信号。

背角的脊髓丘脑束和中间神经元表达早中期基因激活标志物 c-Fos，关节和内脏炎症模型研究发现，板层Ⅰ、Ⅳ和Ⅴ的短暂伤害性刺激可激活 c-Fos，而更深的板层Ⅲ、Ⅴ、Ⅶ和Ⅹ则需持续性伤害刺激才可激活 c-Fos[142, 143]。逆行标记 STT 投射神经元的连接处含有肽类，如 SP、脑啡肽、强啡肽或 VIP[144, 145]。许多背角深层神经元朝向背侧的树突含有 NK_1（SP）受体[143]，这些受体在炎症期间出现的疑似疼痛刺激下被内化[135]。研究发现，板层Ⅹ的 STT 细胞含有 CCK、铃蟾肽和（或）加兰肽[146, 147]。研究表明，非人灵长类和大鼠的背角深层 STT 神经元胞体突触含有谷氨酸、GABA、甘氨酸、SP、CGRP、血管升压素、去甲肾上腺素或 5-HT[102, 105, 141, 148, 154]。投射至丘脑腹后外侧核的灵长类 STT 胞体的电生理特征表现为谷氨酸能神经元。这些神经元同时与兴奋性（50%）和抑制性（30%）终端连接，可直接影响传入信号的整合处理[102, 141]。超微结构研究揭示了谷氨酸受体亚基 NMDA R1、AMPA GluR1 和 GluR2/3，以及代谢型 mGluR1 的突触后定位[153, 154]。谷氨酸 NMDA R1、mGluR2/3 和 AMPA GluR2/3 受体亚基位于突触前与所识别的 STT 神经元连接的终端上。

（二）上行疼痛传导通路

1. 内侧与外侧疼痛通路的比较

被伤害性传入信号激活的上行通路有时被分为内侧疼痛通路和外侧疼痛通路。一个有趣的假说认为，内侧和外侧疼痛通路分别传导疼痛的情感成分和疼痛的精辨觉。现已明确，脊髓丘脑腹外侧束可传递疼痛和温度的特异性辨别、躯体化，以及皮肤疼痛的性质和强度等信息。某些特殊部位的传导通路可能参与疼痛的情感意识，如脊髓杏仁核通路、通过内侧背柱突触后通路传递内脏痛的脊髓通路，以及投射至中线结构的腹内侧通路，后者包括延髓头端腹内侧、导水管周围灰质、下丘脑、中央外侧核内侧丘脑。后文描述了部分互不重叠但并行的内侧和外侧上行通路，这些通路将信号传递至感应疼痛的大脑中枢。

2. 外侧疼痛通路

(1) 脊髓丘脑束：外侧疼痛通路中最主要的是广为人知的脊髓丘脑束，可将伤害性信号的定位、性质和强度等信息呈位点特异性（辨别性）传递至外侧丘脑。随后，丘脑神经元将这些信息传递至SⅠ、SⅡ躯体感觉皮质。脊髓丘脑束神经元发出上行轴突投射，经中央管腹侧的白质前连合穿过脊髓中线。背角深层（板层Ⅳ～Ⅶ、Ⅹ）的STT轴突在对侧脊髓和脑干的腹外侧白质中上行（图8-1、图8-8和图8-9）[155]。STT细胞的轴突终止于后腹基底丘脑复合体的外侧（腹后外侧核），或丘脑内侧核和板内核的内侧（束旁核和髓板内核）。感觉信息主要在丘脑处整合，然后传递至躯体感觉皮质。来自同一躯体部位的非伤害性触觉信息会聚至同一丘脑神经元。外侧丘脑接收信号的点对点模式可向对应特定躯体部位的皮质区传递编码传入信号特定位置的躯体化信息[156]，使大脑能够精确定位伤害性信号的源头。

接收伤害性温度觉的STT细胞主要位于板层Ⅰ[157]。板层ⅠSTT神经元将轴突投射至外侧白质，并终止于丘脑腹内侧核的后部、腹后背侧核和中间背侧核。早期电生理研究报道了伤害性传入信号经腹侧底部丘脑传递至感觉皮质（SⅠ和Ⅱ）、扣带回及岛叶皮质的并行处理。其中，丘脑腹后外侧核（ventral posterolateral，VPL）和中央外侧核（centrolateral，CL）分别传递躯体感觉和内脏感觉信号，腹后内侧核（ventral posteromedial nuclei，VPM）传递口腔/牙髓信号[158-160]。

既往文献和综述表明，脊髓丘脑束的侧支上行期间支配多个感觉处理区，包括背柱核、延髓网状结构的背侧和腹侧、背外侧脑桥蓝斑/臂旁核区域、中脑导水管周围灰质、顶盖前核、下丘脑和杏仁核（图8-1、图8-8和图8-9）[161-166]。虽然最初有关疼痛解剖和功能的大部分数据均来自动物实验，但是现在已经能够通过fMRI将皮质区域的激活清晰成像[167, 168]。

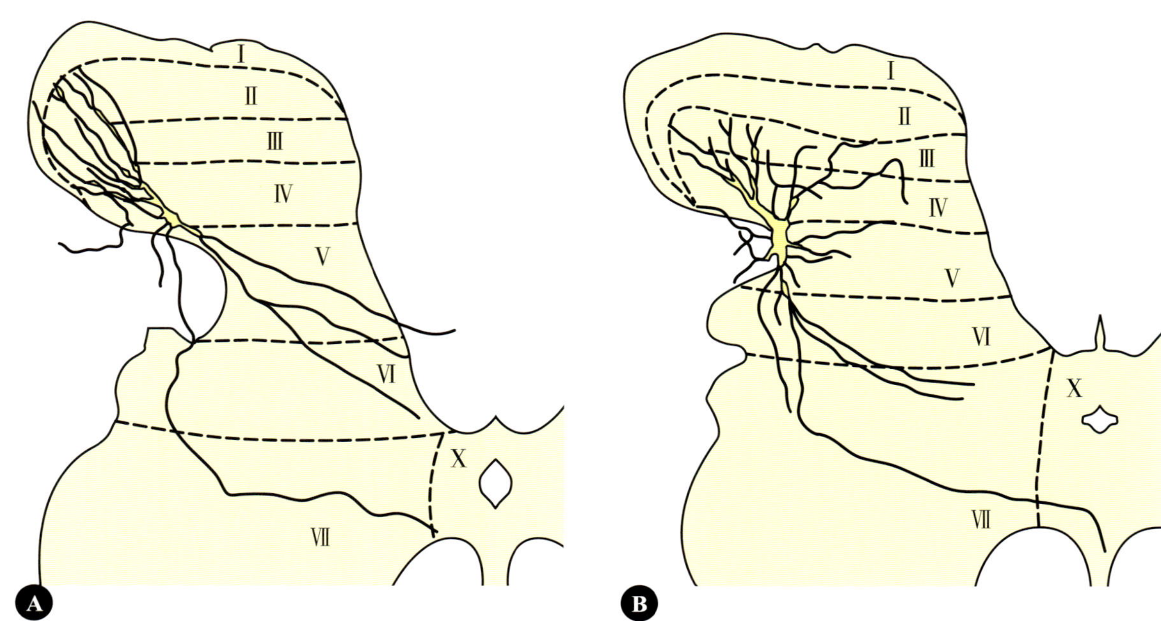

▲ 图8-7 用染料填充按生理特征区分的脊髓细胞，并在多个脊髓切片上重建，以获取其树突树枝状结构的细节

A. 中细胞的特征为高阈值细胞，可感应下肢足趾处强烈刺激。该胞体位于板层Ⅳ中，其树突向所有板层延伸。树突在首尾方向延伸将近1mm。其轴突分叉，经腹侧板层Ⅹ穿过中线进入背柱。B. 细胞的特征为广动力域细胞，可感应广泛的皮肤刺激。该胞体位于板层Ⅴ，其树突向各个方向放射状延伸，在首尾方向的延伸为1.2mm。其轴突经板层Ⅹ穿过中线。虚线和罗马数字代表Rexed板层

(2) 脊髓网状通路：脊髓的许多轴突投射也可直接或通过侧支支配参与疼痛相关活动的脑干区域，包括疼痛的下行调制、自主神经反应、警觉反应、逃避反应、边缘区和皮质的激活。这些神经元可统称为脊髓网状系统（图 8-1 和图 8-8）[162, 169–171]。这些整合区域通过与更高级大脑互连，调节及平衡兴奋性和抑制性神经元对伤害感受的影响，最终决定疼痛状态。

脊髓–延髓背侧通路起源于板层Ⅰ、Ⅳ和Ⅹ中的细胞，终止于双侧延髓背侧网状亚核（subnucleus reticularis dorsalis，SRD），该结构位于延髓网状结构背侧、楔束核和孤束核的腹侧[164, 170]。SRD 这一脑干结构可平衡伤害感受处理的下行抑制和易化。弥漫性伤害抑制控制（diffuse noxious inhibitory controls，DNIC）可抑制脊髓 WDR 神经元并与传入信号竞争，该机制依赖于经 SRD 的脊髓上环路和一个下行通路[170]。源自该区域的投射支配对侧躯体感觉、运动、边缘和岛叶皮质，以及导水管周围灰质（periaqueductal gray，PAG）、脑桥、小脑、三叉神经和其他脑干核团[172]。与前扣带回的连接参与疼痛的下行易化[173]。

3. 内侧疼痛通路

内侧疼痛通路将伤害性信号传递至脑干中线、下丘脑、杏仁核、内侧丘脑和丘脑板内核，再到对疼痛做出反应的区域[174–178]。投射至下丘脑和边缘结构（包括前扣带皮质）的神经通路可激活对疼痛的情绪动机反应和自主神经反应。内侧疼痛通路包括脊髓–杏仁核、脊髓–下丘脑、内侧脊髓–丘脑、脊髓–网状结构，以及与前扣带回、前额叶和岛叶边缘皮质的链接[171–174]。部分轴突来自板层Ⅹ中已知可传递内脏信息的神经元[175–178]。

顺行和逆行神经束追踪研究证明，其他一级和二级通路经同侧上行或穿行至对侧白质。相关的脊髓白质上行投射包括脊髓–网状结构、脊髓–臂旁核、脊髓–中脑、脊髓–下丘脑、脊髓–丘脑、脊髓–杏仁核、脊髓–岛叶及其他脊髓–边缘束[163–174]，包括投射至延髓网状亚核以进行 DNIC 的神经通路[164, 170]，以及向丘脑内侧核团、缰核和岛叶皮质传递伤害性内脏信号的投射[175–178]。

早期的电生理研究报道称，从腹侧基底部丘脑

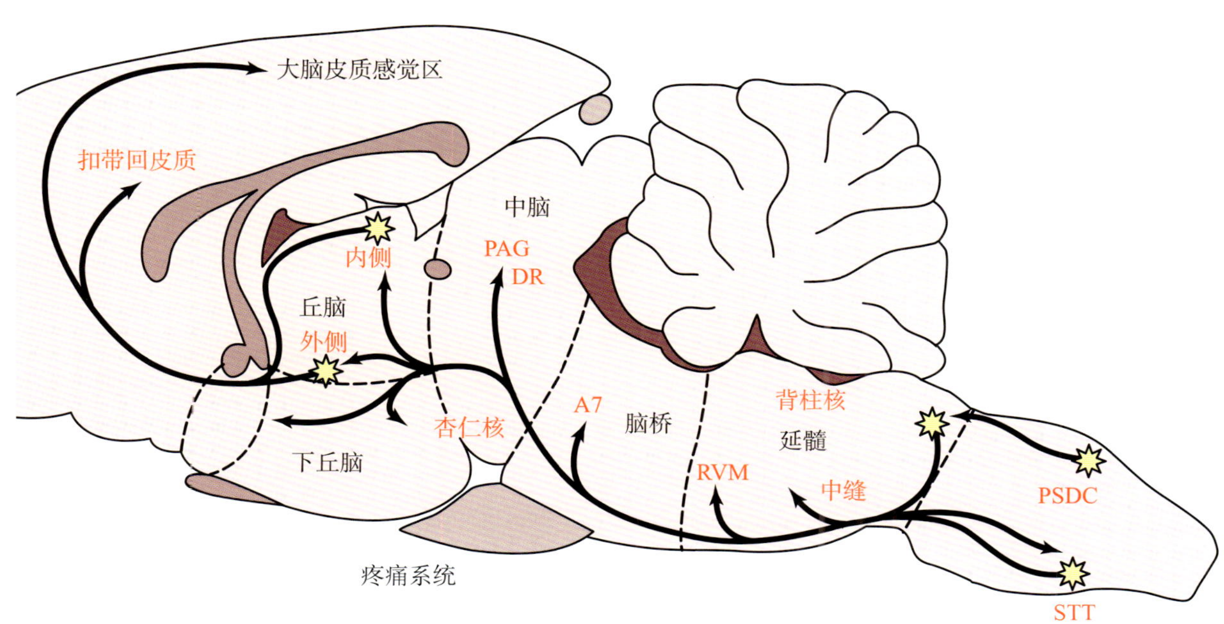

▲ 图 8–8　疼痛系统包括脊髓丘脑束和突触后背柱通路

这些并行的疼痛系统沿脊髓上行，通过脑干汇聚形成脊髓丘脑束和内侧丘系。丘脑是感觉整合的初级终点，此外，有大量侧支终止于整个脑干的其他整合部位。丘脑腹后外侧核是大脑皮质感觉区躯体痛觉定位的主要中继站。丘脑内侧和中间部分分别投射至前扣带回和额叶皮质，传递与疼痛相关的情感反应信号。传递至下丘脑的信号负责自主调节反应。A7. 去甲肾上腺素能细胞群；DR. 中缝背核；PAG. 导水管周围灰质；PSDC. 背柱突触后神经元；RVM. 延髓头端腹内侧；STT. 脊髓丘脑束细胞

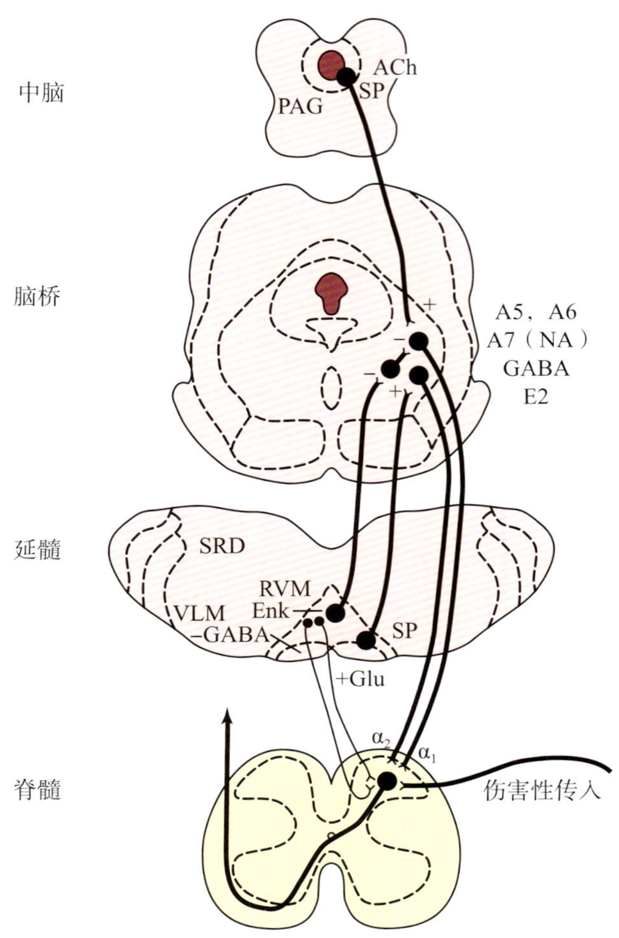

▲ **图 8-9 脑干多个整合位点接收来自上行疼痛系统的伤害性信号**

复杂的脑干回路在脊髓水平同时提供对伤害性反应的下行抑制性和兴奋性改变。并排于延髓头端腹内侧区中的细胞可产生兴奋性或抑制性影响。延髓头端腹内侧区中既有 5-HT 能也有非 5-HT 能细胞，同时形成对脊髓的直接下行通路和向背外侧脑桥的主要投射。背外侧脑桥中的 A5～A7 去甲肾上腺素能细胞群为脊髓提供主要的抑制性反馈。PAG 和顶盖前核通过与背外侧脑桥下行通路连接，向脊髓传递的抑制性输入。图中已注释出脑干区域内的特定神经递质，以及可影响脊髓背角伤害感受的特定受体。ACh. 乙酰胆碱；E2. 雌激素受体 2；Enk. 脑啡肽；GABA.γ-氨基丁酸；Glu. 谷氨酸；SRD. 延髓背侧网状亚核；SP.P 物质；VLM. 延髓腹外侧

传递至感觉（SⅠ，SⅡ）皮质的伤害性信号与边缘扣带回和岛叶皮质的轴突投射并行。这包括来自丘脑腹后外侧核、内侧丘脑、束旁核和中央外侧核的躯体感觉和内脏感觉信号，以及来自丘脑腹后内侧核的口腔 / 牙髓信号[159, 178–180]。虽然最初有关疼痛解剖和功能的大部分数据均来自动物实验，但是现在已经能够通过 fMRI 实现皮质区域激活和并行处理的清晰成像[168]。

(1) 突触后背柱通路：脊髓背柱中线含有背柱突触后（post-synaptic dorsal column，PSDC）神经元的上行轴突，此处的相关研究较少。这些投射神经元可感应伤害性内脏信号，其轴突位于背柱内传递触觉、压力和振动感觉的上行初级传入神经元轴突的内侧。此类神经元的大部分胞体位于板层Ⅲ和Ⅳ[181]，也见于板层Ⅹ[176, 177, 181–183]。PSDC 附近的许多兴奋性中间神经元（30%）接受 PKCγ 低阈值 C 纤维机械感受器突触信号[87]。这些神经元向背侧中线髓质内的背柱核尾侧发出不交叉的直接投射[165, 176, 177, 186]。骶椎板层Ⅹ内 PSDC 的轴突走行最靠近背柱中线隔，终止于薄束核。源自胸椎水平的轴突行于背柱中间隔附近，终止于薄束核和楔束核。据推测，这些信号随后被交叉的内侧丘系纤维传递至丘脑。向丘脑传递内脏伤害信号的板层ⅩPSDC 的轴突可会聚至部分同时接收皮肤和其他躯体结构伤害信号的丘脑细胞（图 8-1 和图 8-7）[175, 180, 183]。此外，只有内脏信号还可被丘脑板内核中央外侧区接收[177, 186]。

(2) 脊髓 – 下丘脑、边缘系统和皮质连接：疼痛通常会伴随情绪动机反应，包括痛苦、焦虑、对疼痛的关注和觉察增加、心率和血压升高，以及内分泌和自主神经反应的变化。传递这些变化的神经结构和通路与负责传递伤害性信号来源定位的通路并行，不同的是，大多数情况下会逃避大脑的觉知[178]。已有文章分别描述了中央外侧和内侧丘脑向前扣带回、额叶皮质的投射[187, 193]。有关丘脑与躯体感觉（SⅠ，SⅡ）皮质和其他皮质区域连接方面的研究较少。

初步研究认为，脊髓 – 下丘脑和脊髓 – 杏仁核通路参与疼痛的自主神经反应和情绪反应[172, 188, 189]。这些通路的上行轴突投射主要来自脊髓板层Ⅰ和Ⅹ，以及脊髓外侧网状区[190–192]，与外侧下丘脑（lateral hypothalamus，LH）和杏仁核中央核（central nucleus of the amygdala，CA）形成突触连接。这些区域还参与镇痛作用，并可通过与内侧丘脑和边缘系统其他部位的连接参与伤害性信号的自主神经反应和情绪反应。

脊髓至延髓腹外侧的投射便于将信息传递至下丘脑室旁核[166, 189]、杏仁核[167]、内侧视前区[166, 167, 172, 189, 192]。这些通路的上行轴突投射主要来自脊髓板层Ⅰ和深部板层（Ⅶ、Ⅷ和Ⅹ）[160]。显然，直接投射至内侧丘脑、杏仁核和脊髓 – 臂旁核 – 杏

仁核的通路参与其中[187, 188]。脊髓 – 网状结构 – 丘脑 – 皮质通路最初被认为可向前脑传递疼痛信号，可能是基于已知网状结构到更高级大脑中枢的解剖投射所做出的主观解释[195]。也有人认为，投射至岛叶皮质的通路是接收全身内脏信号的“内感受”皮质[196, 197]。

纵向背痛患者的影像学证据表明，促进慢性痛风险的是皮质边缘神经解剖学特征的可塑性，并非躯体感觉疼痛回路。白质连接和背内侧前额叶皮质 – 杏仁核 – 伏隔核回路内功能性连接增加、杏仁核体积较小、阿片基因多态性，是这些富含阿片受体的区域参与促进疼痛慢性化的因素[198–200]。

(3) 三叉神经系统：三叉神经回路特有的一个重要特征在于其与大脑结构的距离很近[201, 202]。三叉神经是面部疼痛信号的初级传入神经，通过三叉神经节（trigeminal ganglion，TG）与脑干延髓背角形成突触连接，还可直接支配臂旁核[202]。因此，信号通过三叉神经，外侧臂旁核传递至边缘系统仅跨过 1 个突触，与边缘系统的连接更直接，而来自脊髓的传入信号则需跨过 2 个突触。研究表明，光遗传学激活三叉神经单突触连接可诱导逃避和回避行为[202]。人类试验受试者中，与类似的手部伤害刺激相比，面部伤害性刺激后的恐惧增加[203]。次级轴突分别沿三叉神经丘脑束、臂旁核 – 杏仁核束上行至丘脑腹内侧和杏仁核，然后传递至一些皮质区和皮质下区域，包括第一和第二躯体感觉区、岛叶基底神经节、前扣带回皮质（anterior cingulate cortex，ACC）和边缘系统[204, 205]。由基底神经节中继的伤害性信号被传递至前额叶皮质（prefrontal cortex，PFC），并返回杏仁核。

四、疼痛的调制

（一）疼痛的上行调节

传递疼痛信息的主要上行轴突投射沿外侧穿过脑干，但也发出侧支终止于延髓腹外侧（ventrolateral medulla，VLM）网状结构、延髓头端腹内侧（巨细胞网状核 α 区和中缝大核），以及其他已知参与疼痛调节的区域[132, 133, 170, 174]。支配单胺类细胞群的侧支主要参与下行调节。中线中缝核内的 5-HT 能和非 5-HT 能神经元具有向脊髓的下行投射，这方面已得到充分研究[124]。

脊髓上行通路也横向穿过脑干区域，并与儿茶酚胺能神经元形成直接突触连接，包括延髓内的 C_1、A_1 和 A_2 区，以及脑桥 A_5、A_6（蓝斑）和 A_7（蓝斑下）区中的神经元[165]。脑干儿茶酚胺能神经元参与多种功能，包括痛觉调节、压力反应、唤醒和学习。已有研究描述了延髓腹内侧、脑桥 CA 细胞[206, 207]和前扣带回[173]之间的连接，以及脑干 CA 细胞和丘脑[75]及 ACC[208]之间的连接。这些相互连接的网络有助于协调对疼痛感知、自主神经反应、情绪反应及压力反应的下行调节和易化影响。

1. 臂旁核

脊髓投射神经元上行轴突侧支终止于臂旁核区域。通过向臂旁核内注射少量逆行示踪剂可证实，臂旁核主要接受来自板层 I 伤害感受神经元的投射纤维[208, 209]。显然，脊髓 – 臂旁核 – 杏仁核通路参与疼痛的下行抑制、中枢性疼痛，以及慢性疼痛的情绪反应[193–195]。

有趣的是，高频刺激诱导的长时程增强仅见于 C 纤维突触连接的表达 NK1 的脊髓板层 I 神经元，后者的纤维投射与臂旁核形成突触连接[209]。臂旁核直接投射至 PAG、杏仁核和腹侧基底部丘脑[210]。也有文章报道称，臂旁核参与内脏痛的处理[211]。三叉神经与臂旁核的直接支配是口面部伤害性信号传至杏仁核的直接通路[202]。

2. 中脑导水管灰质

传递伤害性信息的上行通路可影响 PAG、脑桥 NA 能细胞群和中脑中线网状结构的激活[174, 213–215]。脊髓中央区也存在向延髓腹内侧核、中脑 PAG 和中缝大核等脑干中线核团的直接神经投射[177]。

3. 顶盖前核

脊髓和背柱核的上行通路直接支配的另一终止部位是顶盖前核（anterior pretectal nucleus，APN）[216]。APN 可能是参与伤害性通路下行抑制的重要结构。研究证据表明，APN 向臂旁核区域的儿茶酚胺能神经元发出轴突投射[217–218]。

（二）延髓背侧网状亚核

延髓 SRD 的作用在于平衡伤害性信息的下行抑制和易化过程。该区域发出的投射可支配对侧躯体感觉、运动、边缘和岛叶皮质，以及 PAG、脑桥、小脑、三叉神经和其他脑干核团[172]。SRD 与前扣带回的连接参与疼痛的下行易化[210]。脊髓内 DNIC 抑制性 WDR 神经元与传入信号竞争，该机制依赖于经 SRD 的脊髓上环路和一个下行通路[164, 174]。

（三）疼痛的下行调节通路

1. 中脑导水管灰质

1969年，Reynolds在行为学实验中首次发现脊髓伤害性信号处理的下行抑制，该实验发现，电刺激PAG可诱导镇痛作用[225–227]。中脑PAG发出下行投射与延髓头端腹内侧区（rostral ventromedial medulla，RVM）[217]和脑桥背外侧NA能系统连接[218]。PAG通过向这些具有主要下行轴突投射的脑干区域发出谷氨酸和SP信号，启动对脊髓伤害性信息处理的净抑制。树突延伸至PAG的胆碱能神经元系统是中脑和其他对伤害感受存在下行影响的脑干结构的另一主要网状系统。胆碱能机制可减轻伤害感受，增强阿片类的镇痛作用[219, 220]。该镇痛作用可能通过板层Ⅲ～Ⅴ内胆碱能中间神经元的突触前终端介导，据报道，这些神经元与初级感觉神经终端形成直接突触连接[221]。

2. 中缝系统

根据行为学、电生理学和形态学研究的结果，下行调节的镇痛作用通过PAG传递至RVM，随后传递至脊髓[222–232]（见参考文献[212, 232–234]）。后续研究发现表明，该过程由更复杂的脑干回路介导（图8–9）。现已明确，脊髓上升通路可激活脑干内循环回路，进而可同时引起对脊髓伤害感受处理的兴奋性和抑制性影响。大量行为学和电生理学研究发现，延髓–脊髓易化投射，特别是由RVM发出的下行投射，可促进触觉和热感觉的感觉过敏[235–238]。RVM负责维持但并不参与启动神经病理性中枢痛[239–241]和内脏痛[242, 243]。RVM由中线中缝系统和毗邻的腹侧网状结构组成。中缝–脊髓通路大多属于5-HT能系统[244–246]。源自中缝大核（nucleus raphe magnus，NRM）的投射在背外侧索内下行，主要与抑制性控制相关，而腹外侧下行通路通常参与伤害性反应的易化控制。NRM和脑桥背外侧NA能神经元之间存在兴奋性SP，抑制性脑啡肽能连接，是可同时促进疼痛调制的易化和抑制的下行控制系统的主要成分[207, 247]。此外，额外的脊髓上环路从背角投射至背侧网状结构再返回背角，该环路也同时介导疼痛的下行抑制和易化。

3. 脑桥去甲肾上腺素能神经元

从背外侧脑桥传入脊髓的下行NA能信号可限制急性伤害刺激的反应[211]。然而，去除A6蓝斑核可易化长期伤害性激活[248–250]。研究发现，向脊髓投射的NA能神经元中，比例最大的来自蓝斑、蓝斑下核、臂旁核和Kölliker-Fuse核[251–253]。腹外侧脑桥/延髓内的NA能A5细胞群，以及腹外侧延髓内的肾上腺素能神经元，还发出轴突投射影响脊髓和丘脑的伤害感受[208, 253]。

4. 顶盖前核

顶盖前核还与伤害性躯体感觉功能的抑制相关[216]。在甩尾实验、福尔马林实验和足部压力实验中，顶盖前区激活可诱导镇痛效应。然而，该区域鲜有来自脊髓板层Ⅰ和Ⅹ的直接投射，而APN对脊髓的直接支配也未见报道。有证据提示，上述镇痛效应由APN与背外侧脑桥的解剖连接介导。

5. 下丘脑

包括LH在内的许多下丘脑核团都存在向PAG的下行连接[233, 234, 254]。下丘脑轴突是PAG传入信号的最大组成部分[254]。下丘脑传入PAG的信号具有分区性，将特定下丘脑核团与特定PAG区域连接。

6. 抑制与易化

虽然PAG存在对脊髓的直接下行轴突投射，但是在疼痛向慢性痛转化前后，PAG与蓝斑和中缝核的连接才是驱动影响疼痛感知的下行抑制和易化的主要成分[218–230, 255, 256]。

7. 边缘皮质

部分前脑区域存在影响伤害感受的下行投射，包括杏仁核中央核、SⅠ躯体感觉皮质和边缘皮质的大部分区域[178]。边缘区域包括前扣带回、位于中间的下边缘和前边缘皮质、中央前内侧皮质，以及后部的前、后岛叶皮质和鼻周皮质。

图8–9是下行控制系统脊髓上回路的简化图，该系统对伤害感受处理具有易化和抑制调制作用。“应激诱导的镇痛”是痛觉调节平衡向下行抑制通路激活转变。神经损伤或组织炎症等伤害性刺激可同时增加两种调节，最终将平衡转向抑制[230–232, 255, 256]。疼痛系统激活增加和下行抑制增加在疼痛的起始阶段占主要地位，但是下行抑制系统最终无法对抗不断增加的伤害性激活，导致疼痛易化和中枢敏化[250]。实际上，正是这种复杂的多突触抑制和兴奋回路的综合效应，决定了所感知的疼痛强度。在慢性疼痛状态下，明显可见更高级的脑边缘部位激活。

五、伤害感受的高级处理中枢

（一）疼痛的感知

早期电生理研究报道了伤害信号从丘脑到感觉

皮质（SⅠ、Ⅱ）、扣带回和岛叶皮质的并行处理[178]。对伤害性躯体刺激的特定辨别信号由丘脑腹后外侧核接收。丘脑腹内侧核团接收面部和牙髓的传入信号。这一经典疼痛回路负责疼痛的定位、强度编码和感知。当平时沉默的内脏感受器因过度牵拉或炎症激活时，中线和板内丘脑中央外侧核及束旁核也接收少量伤害性内脏刺激的辨别信号[8, 9, 165, 180, 257–259]。随后，感觉的内感受可成为原发性疼痛[8, 9, 257–259]。

（二）病理性疼痛状态的成像

PET 和 fMRI 技术的出现，使人们能够明确大脑皮质和其他大脑部位的激活[260–270]。在腹后外侧丘脑、SⅠ和 SⅡ皮质等躯体感觉处理区的成像研究中，信号增加所代表的脑区激活与这些结构的感觉辨别作用一致。

大量研究表明，疼痛回路激活更强时，更高级的大脑回路被激活、神经可塑性更强，该现象更易见于三叉神经、臂旁核及杏仁核回路[272–275]。脑干疼痛调制回路的功能变化对慢性痛的维持至关重要，该变化的机制基于腹外侧 PAG、蓝斑与海马、伏隔核和 ACC 等更高级脑区之间的连接强度增加[276]。

电生理研究观察到疼痛可激活丘脑和 SⅠ、SⅡ躯体感觉皮质，但是 MRI 分辨率的提高甚至可以证实，疼痛还可激活许多其他中枢区域，这尤其见于慢性病理性疼痛患者。成像研究发现，慢性疼痛时边缘脑区 MRI 信号增强，说明该区域被激活，还有研究报道发现慢性疼痛时存在适应不良性皮质丧失[199, 200, 277]。已有成像研究证实了病理性疼痛患者和持续性疼痛动物模型的边缘皮质区神经元激活，包括杏仁核、内侧前额叶皮质 / 前扣带回和海马区（图 8–8）[200, 205, 231, 277, 278]。经 MRI 证实，慢性疼痛患者的疼痛程度和持续时间与杏仁核、mPFC/ACC 和海马区连接改变相关[198, 278, 279]。疼痛持续数月后，边缘系统的 mPFC/ACC 和海马认知功能改变，最终产生焦虑和抑郁等继发性功能障碍性情绪反应症状，即使在研究模型中也是如此。

慢性疼痛患者神经回路激活影响认知功能的默认模式突出表现为前额叶皮质和海马区 fMRI 信号强度增加[281]。多发性硬化患者存在慢性疼痛，可见双侧尾状核和伏隔核的共激活减少[282]。腹侧纹状体包含伏隔核和尾状核，与边缘系统和前额叶皮质存在神经连接，参与行为的动机和情感（包括奖励），这对于计划和决策的制定非常重要[284, 285]。

被疼痛激活的边缘系统区域中，大部分是焦虑和奖励 / 厌恶环路的组成部分[285, 286]。健康无痛受试者的伤害性热刺激等强烈刺激，或病理性疼痛患者的疼痛刺激，均可激活 ACC、前额叶皮质、杏仁核、丘脑背内侧核和中脑基底部腹侧被盖区等边缘脑区。ACC 和杏仁核高度参与疼痛传入信号情绪显著性的解释，警示并决定对疼痛的情绪反应[283, 285, 287, 288]。这些脑区负责产生疼痛的情感和情景关联，以及疼痛相关厌恶[285–292]。这些脑区的激活参与疼痛的动机和情绪反应，因此，这些区域的激活也可能反映了慢性疼痛的适应不良生理学。光遗传学刺激实验表明，臂旁核向杏仁核中央核的兴奋性投射可驱动大鼠产生负面情绪，包括焦虑、抑郁和厌恶[291]。相反，基底外侧杏仁核到杏仁核中央核的兴奋性投射的活化可对抗这些负面情绪。中央杏仁核内组蛋白脱乙酰酶 SIRT1–CaMKⅡα 通路是防止慢性疼痛下出现情绪障碍共病的关键表观遗传机制，该通路功能障碍可导致慢性疼痛的易感性增加[293]。

慢性疼痛可造成前额叶 – 海马区回路功能障碍，导致工作记忆缺陷。海马、岛叶、小脑、ACC 和额叶皮质均参与对疼痛刺激相关事件的记忆和学习，如产生基于既往疼痛经历的回避行为[294, 295]。在大鼠进行空间变化工作记忆时，慢性炎症性疼痛可影响其内侧前额叶皮质 – 丘脑背内侧核（medial prefrontal cortex-mediodorsal thalamus，mPFC-MD）的活化模式[294]。在选择性神经损伤（spared nerve injury，SNI）诱导的神经病理性疼痛大鼠模型中，在延迟期的最后阶段选择性光遗传学抑制 mPFC 边缘前区内表达 CaMKⅡα 的神经元，可逆转该破坏，但并不明显影响疼痛反应[293]。基底神经节（尾状核、豆状核、苍白球）和小脑可能参与个体保护必需、对疼痛传入信号反射性运动反应的学习[204, 296]。多个处理感觉、情感和认知的大脑网络相互作用，产生疼痛体验和与疼痛相关的决策制定。例如，伏隔核在计划和决策中至关重要[295]。可能发展为慢性背痛的亚急性背痛患者中，可见边缘系统结构改变，包括在疼痛慢性化期间伏隔核活动的低频波动丧失，后者可影响伏隔核与头端 ACC 的连接[296]。

ACC 与缰核共同参与负面结果学习，可导致慢性疼痛相关性焦虑[297–300]。缰核评估汇聚在其中的众多信号，并与向具有下行投射的脑区连接[299]。基底神经节神经元存在向外侧缰核（lateral habenula，

LHb）的兴奋性投射，此类神经元的编码特征与 LHb 神经元相似，可将“抗奖赏”兴奋性突触与参与抑郁的神经调质 5-HT 联系起来[300]。ACC 损伤患者对疼痛的情绪反应减弱[205]。可通过降低 ACC 内神经元活性，控制人体试验受试者对试验性疼痛的感觉[298]。

已有综述详述了参与病理性疼痛的诸多脑区，归纳了这些脑区的神经递质、解剖结构及连接回路[303]。

（三）奖赏 / 厌恶回路

吗啡可通过激活奖赏回路缓解疼痛，但是慢性疼痛患者存在并行的厌恶回路障碍。众所周知，在慢性疼痛及与之相关的焦虑抑郁发生发展和持续的过程中，均存在奖赏 / 厌恶回路改变[286, 287]。“凸显网络”包括前岛叶、杏仁核、ACC 和腹侧纹状体，该网络参与奖赏相关感觉的内感受。有研究称，在接二连三的反复疼痛刺激下，慢性疼痛患者的凸显网络功能受损，并且与药物渴求和戒断呈正相关[286, 287]。

后扣带回皮质、楔前叶、内侧前额叶和顶下小叶皮质被视为“默认模式网络”（default mode network，DMN）[300]。研究表明，DMN 激活与药物渴求和戒断正相关，而物质消耗可抑制 DMN 的活性[286, 287]。有人提出，DMN 与凸显网络之间的跨网络功能连接增加，可作为慢性疼痛患者脑功能异常的度量[304]。

（四）慢性疼痛时神经可塑性和疼痛环路改变

疼痛慢性化的过程涉及应激、年龄、遗传、环境和个体的免疫反应性，但其基础在于分子、生理、神经可塑性甚至解剖学方面的改变[305, 306]，这些变化造成包括边缘系统和厌恶回路等脑区的重塑[200, 307–309]。在 3～12 个月对慢性背痛患者行 fMRI 扫描，可见杏仁核、mPFC/ACC 和海马区的脑回路改变，该变化与疼痛程度和持续时间相关[198, 199]。由于存在中枢可塑性，慢性疼痛可导致大脑功能性重组，以及不同皮质区域灰质体积减小，但仅见于慢性阶段。一旦疼痛缓解即可恢复[198, 310, 311]。慢性疼痛还同时激活情绪脑回路，产生焦虑、抑郁等继发性功能障碍性情绪反应症状，还可造成认知功能改变，影响患者的生活质量[199, 273, 280, 286–288, 291, 310, 311]。脑内源性阿片系统分布广泛，其内吗啡肽 1 和 2（μ 阿片）受体可被强啡肽（δ 阿片）受体增强，一直以来，该系统在上述功能障碍性疼痛相关症状及治疗相关成瘾方面的作用究竟如何备受关注，本书后续章节将对此进行探讨[312, 313]。

总结

本章回顾了外周伤害感受器、脊髓中间神经元和向高级中枢传递伤害信息的投射神经元等疼痛系统回路的相关内容，讨论了伤害性传入的功能区别和内容差异。构成脊髓调制基础的兴奋性和抑制性脊髓中间神经元的板层表型差异分化。虽然本章讨论了有关初级传入神经终端去极化、背根反射、门控理论、神经胶质细胞及相关神经递质等内容，但是痛觉调节究竟如何被启动并过渡到中枢敏化的具体机制仍未可知。本章还介绍了几种上行伤害性通路，包括较为熟知的脊髓丘脑外侧束、脊髓中脑束、脊髓网状束和脊颈束，此外，也对内侧脊髓 – 边缘系统、脊髓下丘脑通路和背柱突触后通路进行了一些探讨。本章介绍了接收上行伤害性信号的脑干区域对疼痛的下行调节，丘脑和大脑皮质的伤害性处理见其他章节。镇痛 / 易化下行系统包括 PAG、蓝斑、臂旁核、NRM、网状结构和 APN，可调节和增强神经可塑性、导致中枢敏化。本章介绍的边缘系统成分主要基于 MRI 和临床研究。过度激活时，边缘回路成为痛觉回路的功能失调部分，通常造成对疼痛感知的永久性改变。这些回路的功能及其在慢性疼痛中的重要性掩盖了躯体感觉系统基本功能的持续可靠运行。尽管过去 40 年来对疼痛回路的认知不断积累，与未来可能取得的进步相比，目前这些基础、静态的生理学知识只会黯然失色。现有工具已经能够揭示慢性疼痛病理性应激驱动下疼痛系统的分子学、表观遗传学和基因组学事件，将会越来越快地增加我们对疼痛系统的重要认知。新发现界定着研究方向的成效，这必将引领疼痛管理治疗方面的进步。

要 点

- 伤害性传入神经终端转导有害、痛苦或破坏性的内外部机械、热和化学刺激信号。感觉神经集中传递这些信息。
- 疼痛由传入神经终端传递至脊髓，在脊髓内跨过 1 个突触后，传递至脑干整合部位。
- 脊髓和三叉神经脊束核背角中间神经元可进行状态依赖性信号调制，在信号传递至脑干整合部位前，增强或抑制疼痛信号。
- 中央上行脊髓丘脑通路传递伤害性传入的定位、强度和性质等疼痛相关辨别信息的编码信号。板层Ⅰ脊髓丘脑束神经元的轴突跨过中线，在对侧脊髓外侧白质中上行。深层板层的脊髓丘脑束神经元轴突经对侧脊髓腹外侧白质、腹外侧脑干上行至辨别性感觉信息的初级整合部位，即丘脑腹后外侧核。
- 疼痛的辨别性信息主要由丘脑 VPL 神经元传递至躯体感觉皮质（SⅠ，SⅡ），后者与运动皮质连接以计划并执行适当的逃避反应。
- 上行的脊髓丘脑束发出侧支轴突直接支配脑干整合区，包括外侧延髓和脑桥网状结构、臂旁核、PAG、下丘脑和杏仁核。以上终止部位表明，疼痛相关外侧通路与脊髓 – 臂旁核及脊髓 – 杏仁核通路直接连接，共同影响边缘系统的激活、疼痛的情绪反应和自主调节。
- 除脊髓 – 杏仁核和脊髓 – 臂旁核通路外，深部背角板层Ⅲ、Ⅶ、Ⅷ和Ⅹ的神经元发出的轴突在系统发育上比较古老，这些轴突通路传递深层组织的内脏痛和机械性触觉信号。此类轴突在背柱内上行，支配尾端延髓中线处的尾侧背柱核，或经腹侧中线和外侧白质上行，支配腹侧和内侧脑干区域、脑桥臂旁核、PAG、下丘脑、杏仁核、无名质、Meynardt 基底核、苍白球、岛叶皮质、内侧丘脑和板内丘脑。以上通路的终止部位说明其可影响边缘系统激活、恐惧动机性回避、疼痛的情绪反应和自主神经反应。
- 下行传入脊髓的信号可调制初级感觉信息，易化或抑制感觉信号。
- 投射至脊髓的下行通路中，参与调控疼痛的轴突源自 PAG、中缝系统、脑桥蓝斑和延髓网状结构。以上中枢结构受更高级的大脑中心信号及脊髓感觉传入信号影响。
- 疼痛高级处理中枢包括内外侧丘脑、大脑皮质、边缘系统和下丘脑部位，这些中枢之间复杂的整合连接可影响疼痛的意识和慢性化、疼痛的动机反应，以及疼痛自主神经反应、情绪反应和运动反应的调节。PET 和 MRI 有助于更好地了解高级大脑中枢疼痛处理的变化和药物的影响。

第 9 章　伤害性感受的神经化学机制
Neurochemistry of Nociception

Tony L.Yaksh　Gilson Gonçalves Dos Santos　Lauriane Delay　Elayne Vieira Dias　著
吕卓辰　译　　罗　艳　校

一、疼痛表型的起源

出于探索疼痛机制的目的，可以将疼痛的来源分为三类：①高强度刺激；②局部组织损伤和继发于损伤和炎症的产物释放；③周围神经损伤。这些不同来源的疼痛又能被进一步分为急性疼痛或慢性疼痛。慢性疼痛是指持续 3 个月以上的持续性或反复性疼痛。机体暴露于这些疼痛源时通常会逃离刺激条件，这也反映了疼痛的重要特征，即刺激条件是令人厌恶的，并且充满了负强化特性。因此，疼痛有两个属性：①它支持逃避行为；②它能为与之相配对的无害刺激提供负面意义。

（一）急性伤害性感受

20 世纪初，Charles Sherrington 爵士将对机体造成潜在伤害的高强度刺激定义为伤害性刺激。对机体施加这种刺激后产生的综合征包括受刺激身体部位的退缩、自主神经激活，以及一组复杂的行为反应（如动物的躁动和嘶叫）。在人类身上，非条件的高强度刺激会引起具有疼痛属性的分离感（如拿起一杯非常烫的咖啡所引发的感觉）。报告感受时包括受刺激的部位，刺激的大小或反应随刺激的强度不同而不同。造成损伤前终止刺激可导致感觉的停止。伤害性感受指的是对高强度刺激，尤其是对潜在组织损伤刺激，产生的生理反应，而疼痛则是将该事件解释为具有高度厌恶特性的感觉。这种刺激具有强大的诱发效应，当受到先前与伤害性刺激相配对的无害刺激时，可以产生逃避行为。例如，强烈的电击会诱发伤害性感受状态，动物会寻求逃避。与该电击配对的光刺激可与电击刺激形成条件关联，从而在短时间内，单纯的光刺激即可启动与伤害性感受相同的行为学表现。

（二）组织损伤和炎症

假设刺激的强度足以导致局部损伤（组织破裂、血浆外渗），则疼痛感觉会在刺激去除后持续存在，并且这种损伤将伴随对后续施加到该部位的刺激的敏感性增加（原发性痛觉过敏）和对施加在损伤部位附近部位的刺激的敏感性增强（如继发性痛觉过敏或触诱发痛）。同样，这一感觉增强的状态意味着非组织损伤的刺激现在获得了厌恶的特性（如晒伤时的温水）。损伤可导致化学产物的释放，这些化学产物可通过相应的受体直接增加传入神经系统的活性，这一传入神经系统原本要由高强度的伤害性刺激才能被激活。

高强度组织损伤刺激开始可引起投射至脊髓背角初级传入神经的激活，继而脊髓背角释放神经递质，激活复杂的背角神经环路。正常情况下，这些脊髓神经元对于投射至相应脊髓节段的神经根传入信号做出最大的反应。这些传入神经主要激活同节段的神经元，同时它们还可向头侧和尾侧数个节段的脊髓发出侧支，与相邻节段（异节段）的神经元形成突触联系。这些远处神经元的激活效率要低于同节段的神经元（可能未被充分激活，不足以产生动作电位）。然而，这些同节段和异节段的细胞形成了脊髓皮节真实或潜在的维度。如果这些高级脊髓异节神经元的兴奋性增加，则未被信号输入激活的细胞将发生去极化，相应节段的皮节面积也会增加。背角神经元通过腹外侧的长传导束：①直接投射至间脑（如丘脑、下丘脑）；②通过延髓、脑桥或中脑神经元的中间突触，间接投射至间脑和边缘前脑。这些通路的解剖细节见第 8 章。

一般来说，继发于高强度外周刺激的疼痛信号加工过程反映了脊髓通路中的信号传输频率。脊髓神经系统的活动主要取决于传入刺激的强度，但多种系统可增加脊髓传入传出的增益，也有系统可抑制这一增益。在前一种情况下，特定的刺激引起的痛觉将增强，而在后一种情况下，特定的刺激引起的痛觉将减轻。传入 – 传出系统的这一动态变化特点反映了伤害性刺激处理系统的重要特征。我们将介绍突触连接的神经递质的药理学。

（三）神经损伤

周围神经损伤可继发于多种情况，包括物理损伤（切断、压迫）、营养功能改变（缺血、代谢毒物）和免疫相互作用（如自身抗体）。这些变化的功能表型通常为持续的疼痛状态，即受损神经的分布和对低强度机械刺激或冷刺激的反应增强。

我们将概述引起疼痛状态的潜在机制。

二、初级传入信号

急性刺激

急性心理物理体验始于初级感觉神经元，即传入神经。传入神经有以下几个特点。

1. 在没有刺激的情况下，大多数初级传入神经很少或没有持续的活动。

2. 传入神经的活动由各种机械刺激、热刺激或化学刺激启动，这些刺激会激活特定的初级传入神经群。

3. 由特定初级传入神经编码的感觉信息的性质取决于感觉轴突末梢表达的通道或受体的特性。

4. 由特定刺激产生的传入神经的放电频率随刺激强度（如热敏传入神经感受的温度）而发生单调的变化。因此，特定的初级传入神经群被激活后，会通过改变放电频率对刺激强度进行编码。

5. 感觉传入神经可根据直径、有无髓鞘、传导速度和导致其激活的刺激属性进行形态学分类。

Aβ 轴突较粗，有髓鞘，是快速传导的传入神经，有特殊的传感器元件（如 Pacinian 小体），通常由低强度机械刺激激活。

Aδ 轴突较 Aβ 轴突细，有髓鞘，是快速传导的传入神经，优先对热刺激和机械刺激做出反应，可被低强度或高强度的热刺激和机械刺激优先激活。只对高强度热刺激或机械刺激做出反应的感受器被称为 Aδ 伤害感受器。作为较粗的有髓鞘轴突，Aδ 轴突具有特殊的神经末梢。

C 轴突细，无髓鞘，是传导速度非常缓慢的传入神经，可被高强度的热、机械或化学刺激激活。由于 C 类神经纤维可被高强度的热、机械和化学刺激激活，因此它们又被称为多模态伤害感受器。与有髓传入神经不同，无髓传入神经通常表现为“游离神经末梢”，即没有特定的形态。然而，这些末梢表达有许多特定的传感器通道，这些通道对特定的物理刺激和化学刺激敏感。随着刺激强度的增强，可使传入神经末梢发生去极化。当被一定强度的刺激激活时，这些通道可反过来激活电压敏感性钠通道，导致 Na^+ 内流，诱发动作电位。如图 9–1 所示，某些传导物理刺激的通道也可被各种化学物质激活。在这种情况下，这些化学物质可产生该通道传导的物理刺激的感觉（例如，TRPV1 被辣椒素激活，产生疼痛的烧灼感；薄荷醇激活 TRPM8 冷受体，产生低温的感觉）。

在发育过程中，传入神经元的胞体开始为双极神经元。胞体从轴突上出芽，余下部分附着在一个长而弯曲的神经纤维球上。外周的初级传入轴突在靶组织中呈树枝状。动作电位从外周传播至脊髓背角，并沿神经纤维球向上传播至背根神经节的胞体，导致背根神经节发生去极化。由于动作电位可以沿神经纤维球向下传播，背根神经节也可发放动作电位，这种情况常发生在椎间孔中的背根神经节被破裂的椎间盘碎片压迫时。

1. 组织损伤刺激

高强度刺激可能导致局部组织损伤。这种损伤可导致细胞破裂、局部血管完整性破坏和随后的血浆外渗，以及炎性细胞（如巨噬细胞和中性粒细胞）的迁移。这些事件可引起受损细胞中释放活性因子，并导致炎性细胞（如肥大细胞、巨噬细胞、淋巴细胞和中性粒细胞）的迁移（框 9–1）。损伤部位局部环境的内容物，常被称为“炎症汤”（inflammatory soup），可作用于无髓鞘轴突末梢上的同名受体。这些受体的激活可启动两个事件：①细胞内钙离子的增加可引起神经末梢去极化，导致传入神经放电，激活的频率取决于各种因子的浓度；②神经末梢的激活（局部膜受体和通道的磷酸化）可使神经末梢发生敏化，导致刺激引起的去极化程度增强。这一效应可引起“自发性传入活动”，导致对随后施加于损伤部位的刺激的反应增强。

组织损伤后，由于毛细血管壁的通透性增加，可导致周围神经末梢环境的改变和血浆外渗（框 9–1）。

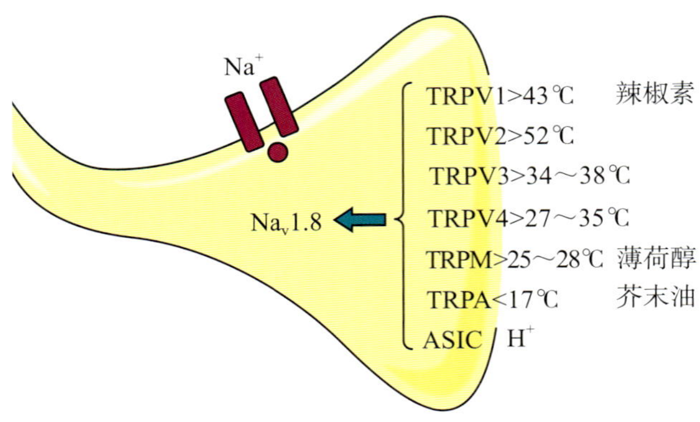

▲ 图 9-1 细传入神经末梢上的传感器通道

显示了激活通道的最佳刺激强度和激活这些通道的化学物质。不同的神经末梢表达不同的通道组合，这决定了传入神经的反应特点。通道的激活可导致电压敏感性钠（Na_v）通道的激活。$Na_v1.8$ 亚型通道通常仅表达于无髓轴突（C 神经纤维）。ASIC. 酸敏感离子通道；TRP. 瞬时受体电位

这些事件可导致“三种反应”，包括刺激部位发红（反映局部动脉扩张）、局部水肿（毛细血管通透性增加）和引发疼痛反应所需的局部刺激强度降低（即痛觉过敏）。

2. 神经损伤作为一种刺激

在各种伤害引起神经损伤之后，随着时间的推移，机体经常会表现出高度厌恶的“自发”感觉。这种令人厌恶的成分由异常的持续传入信号引发。在没有刺激的情况下，感觉轴突通常很少有自发活动，高阈值的细传入神经尤其如此。然而，在神经受到化学、免疫或机械损伤后，传入神经轴突可出现：①传入神经放电的初始暴发；②间隔数小时至数天的电沉默；③有髓和无髓轴突在数小时至数日内出现“自发”暴发活动。这种异常的信号传输可能有几种来源。持续的活动反映了最初时受损轴突的死亡（逆行性核外染色质溶解）和发芽的开始。这些幼芽的集合可形成神经瘤。传入神经轴突的记录表明，这种持续的电活动源自间隔数天至数周后的损伤部位（神经瘤），以及损伤神经的背根神经节。

源自神经瘤或受损轴突的背根神经节的传入神经异常电活动，是导致痛行为的部分原因，其证据包括：①神经瘤或背根神经节中异常电活动的起始和疼痛发作的起始具有相同的时间进程；②神经瘤或背根神经节注入 TTX 或局部麻醉药可以阻断痛行为；③脊神经背根切断术可暂时逆转痛行为；④刺激背根神经节可诱发电活动，产生痛行为。多种改变可以导致持续传入神经活动的显著变化。

3. 通道表达的改变

感觉传入神经中的多种通道可以调节兴奋性。钠通道和钾通道是两种主要的通道。其中，钠通道介导轴突去极化的主要电流。钾通道的激活可以降低轴突的兴奋性。钠通道的上调或钾通道的下调会增加轴突兴奋性的净效应。

(1) 钠通道：神经损伤后，神经瘤和背根神经节中的钠通道表达大量增加。在初级传入神经元中存在几种钠通道亚型，包括 $Na_v1.6$、$Na_v1.7$、$Na_v1.8$ 和 $Na_v1.9$ 等亚型。对钠通道阻滞剂 TTX 具有抵抗性的 $Na_v1.8$ 和 $Na_v1.9$ 亚型主要存在于小背根神经节细胞（C 神经纤维）中。这些通道介导钠电流的缓慢激活和缓慢失活。敲除实验表明，这些钠通道亚型在神经损伤疼痛状态中具有重要作用。例如，$Na_v1.8$ 的减少对基线疼痛阈值没有影响，但可逆转神经损伤诱发的疼痛状态。在人类和动物模型中，利多卡因达到能阻断异常电活动的血浆浓度时，可减弱神经损伤后的痛觉过敏状态，从而证实钠通道在神经损伤后疼痛状态发挥重要作用。在人类中，钠通道 $Na_v1.7$ 的突变会导致极其疼痛的状态。功能丧失性突变可导致对组织损伤刺激产生的疼痛显著不敏感。与之相反，其他突变可导致“功能获得”，这与红斑性肢痛症等以严重发作性疼痛为特征的综合征具有相关性。

(2) 钾通道：神经损伤后，钾电流（如 K2P、TWIK 相关性 K^+ 通道）减少，提示这些通道下调。钾通道阻滞药可增加周围神经损伤后的异常放电。

4. 神经瘤和背根神经节化学敏感性改变

受损轴突的出芽神经末梢对体液因子较敏感，包括前列腺素、儿茶酚胺和趋化因子或细胞因子，如 TNF。下面举例说明如何与持续的电活动相关联。

(1) 细胞因子 / 趋化因子：神经损伤后，局部炎症细胞可释放各种细胞因子，包括 TNF、IL、IFN、CSF、TGF 和趋化因子（也称为趋化因子）。神经损伤后，这些细胞因子作用于膜上的同名受体，直接激活神经和神经瘤。例如，TNF 的相互作用机制多而复杂，TNF 可降低神经元的钾电导，而其长期效应则可能是通过激活多种激酶（MAPK）引发的。在行为学上，TNF 作用于神经会导致痛觉过敏，静脉给予 TNF 结合蛋白可降低游离 TNF 水平，减少神经病理性疼痛动物的痛行为。

(2) 儿茶酚胺：神经损伤后，神经节后交感传出

框 9-1　可使细的初级传入神经末梢发生去极化和敏化的组织损伤导致的介质释放

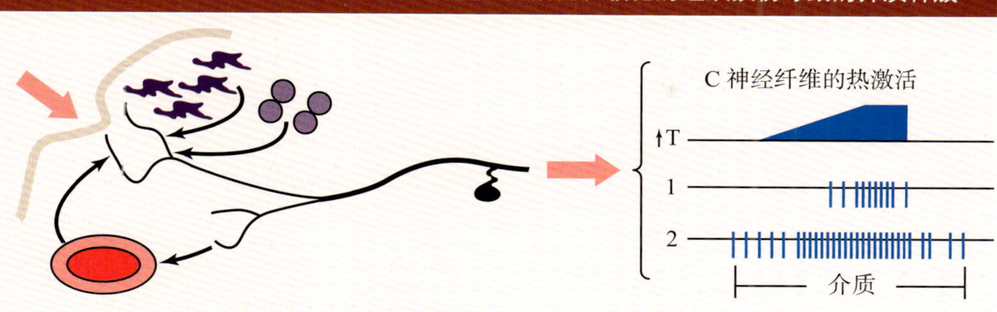

下面列出的是损伤时由巨噬细胞、肥大细胞和血管释放的介质。这些介质可使原本静默的 C 神经纤维出现自发性活动，降低热刺激的激活阈值（右：对应的神经）。

1. 胺类：由机械损伤、热损伤、辐射、组织损伤产物等各种刺激引起的组胺（肥大细胞、嗜碱性粒细胞和血小板）和 5-HT（肥大细胞和血小板）释放。
2. 激肽：由激肽释放酶、胰蛋白酶和物理创伤可激活因子Ⅻ，进而触发级联反应，合成缓激肽，通过特定的缓激肽受体（B_1/B_2）起作用。
3. 脂肪酸：组织损伤会激活多种不含 AA 的磷脂酶，这些磷脂酶在体内的分布广泛。AA 是合成脂质介质（如 PGE_2、前列环素和血栓素 A_2）的酶（如 COX）的底物。这些介质可通过特定的膜受体（分别为 EP-r、IPR 和 Tx-R）增加 C 神经纤维的兴奋性。
4. 细胞因子：由炎症细胞（巨噬细胞）释放的细胞因子（如 TNF-α）和 IL（如 IL-1β），通过相应的结合位点使 C 神经纤维发生敏化。
5. 蛋白酶：炎症细胞中释放凝血酶或胰蛋白酶，激活特定受体（PAR）。
6. 神经营养因子：NGF 通过与 TrkA 酪氨酸激酶结合，激活初级传入神经末梢。损伤和炎症导致成纤维细胞和肥大细胞释放 NGF。
7. [H] / [K]：损伤组织中 H^+（低 pH）水平升高且 K^+ 水平升高。H^+ 可激活 C 神经纤维上的多种通道（如 TRPV1/ASIC）。酸性 pH 可促进神经末梢被有害热刺激和其他化学介质激活。
8. 初级传入神经肽：CGRP 和 P 物质存在于 C 神经纤维的外周末梢。这些肽被释放后，可通过各自的受体使血管舒张、血浆外渗和肥大细胞脱颗粒，导致受刺激的感觉神经所支配的皮肤局部变红和肿胀。

神经（交感神经节中的细胞体）和交感传入神经（与交感神经同行但其细胞体位于背根神经节的传入神经）出芽长入外周损伤部位和损伤轴突的背根神经节中。作为对局部施万细胞和炎症细胞释放的 NGF 的反应，这些神经节的轴突末梢可局部释放儿茶酚胺。生理学研究表明，神经损伤后，刺激节后轴突可兴奋损伤的轴突和损伤轴突的背根神经节，并且这种激活可被 α 受体拮抗药阻断。神经损伤后，背根神经节和皮肤中交感神经纤维和 α_1 肾上腺素受体的上调已得到证实。因此，背根神经节或受损神经瘤附近儿茶酚胺浓度的增加可使其活性增强。

三、背根神经节

背根神经节中的神经元胞体、节后交感神经轴突、星形胶质细胞、巨噬细胞和血管密集地排列在这一微环境中。除神经元胞体（小、中、大纤维）外，巨噬细胞和星形胶质细胞也在疼痛处理中发挥关键作用。巨噬细胞产生多种趋化因子和细胞因子（如 IL-6），可触发神经元敏化。星形胶质细胞可通过缝隙连接促进神经元间的信号传递，使传入信号增强。星形胶质细胞还参与 IL-1β 和前列腺素的产生。

（一）前列腺素受体

前列腺素由继发于组织损伤的炎症细胞释放。前列腺素受体的激活可通过离子通道（如 TRPA1 和 TRPV1）磷酸化，导致初级传入神经的伤害性感受器发生敏化。此外，它们还可通过传入神经末梢上的同名受体，增强非 TTX 敏感性钠通道的开放。非 TTX 敏感性通道通常表达于细的无髓鞘轴突上，这说明上述观察结果与携带“伤害性”信息的轴突具有相关性。

（二）一级突触

初级传入神经纤维进入脊髓背角。粗传入神经纤维（Aβ）终止于背角 RexedⅢ层。Aδ 传入纤维终止于浅层和深层，而 C 纤维通常终止于较浅的Ⅰ层和Ⅱ层（边缘层和胶状质）。

（三）初级传入递质

初级传入信号可引发突触后兴奋事件，因此认为初级传入神经递质均是兴奋性递质。诱发急性兴奋的主要初级传入神经递质为谷氨酸。它存在于大多数脊髓传入神经末梢的突触小泡中。其合成酶几乎存在于所有初级传入背根神经节的胞体中，无论其髓鞘的粗细和状态。这些急性效应由二级神经元上的 AMPA 型谷氨酸离子载体所介导。该受体通过增加钠电导，使突触后膜产生强而短暂的去极化（表 9–1）。

除谷氨酸外，初级传入神经群还可释放其他神经肽，包括 P 物质、CGRP 及某些生长因子（如 BDNF）。鉴于编码的复杂性，因此很可能有多种递质参与伤害性信息的处理。这些细的高阈值传入神经的递质有以下特点。

1. 与细传入神经末梢的位置一致，高浓度的神经肽主要存在于背角的Ⅰ层和Ⅱ层。切断神经根、神经节或者用细传入神经的神经毒素辣椒素进行治疗，可降低神经肽的浓度。这些传入神经纤维对辣椒素敏感，提示许多（但不是所有）C 神经纤维表达有 TRPV1（辣椒素）受体。不表达 TRPV1 的 C 神经纤维通常表达第二种标记物（IB4）。IB4 阳性传入神经纤维的典型特征是投射至背角的深层，并且不表达神经肽。

2. 谷氨酸和多种多肽共同包含在同一神经末梢（如谷氨酸、P 物质和 CGRP 在同一 C 神经纤维末梢），并被共同释放。

3. 神经肽的释放依赖于电压敏感性钙通道的开放，释放的多少与刺激频率成正比。

4. 采用离子电渗法，将谷氨酸和初级传入神经中发现的神经肽作用于脊髓背角，可诱发突触后兴奋。氨基酸可产生快速而短暂的去极化，而多肽产生延

表 9–1 初级传入递质组织总结

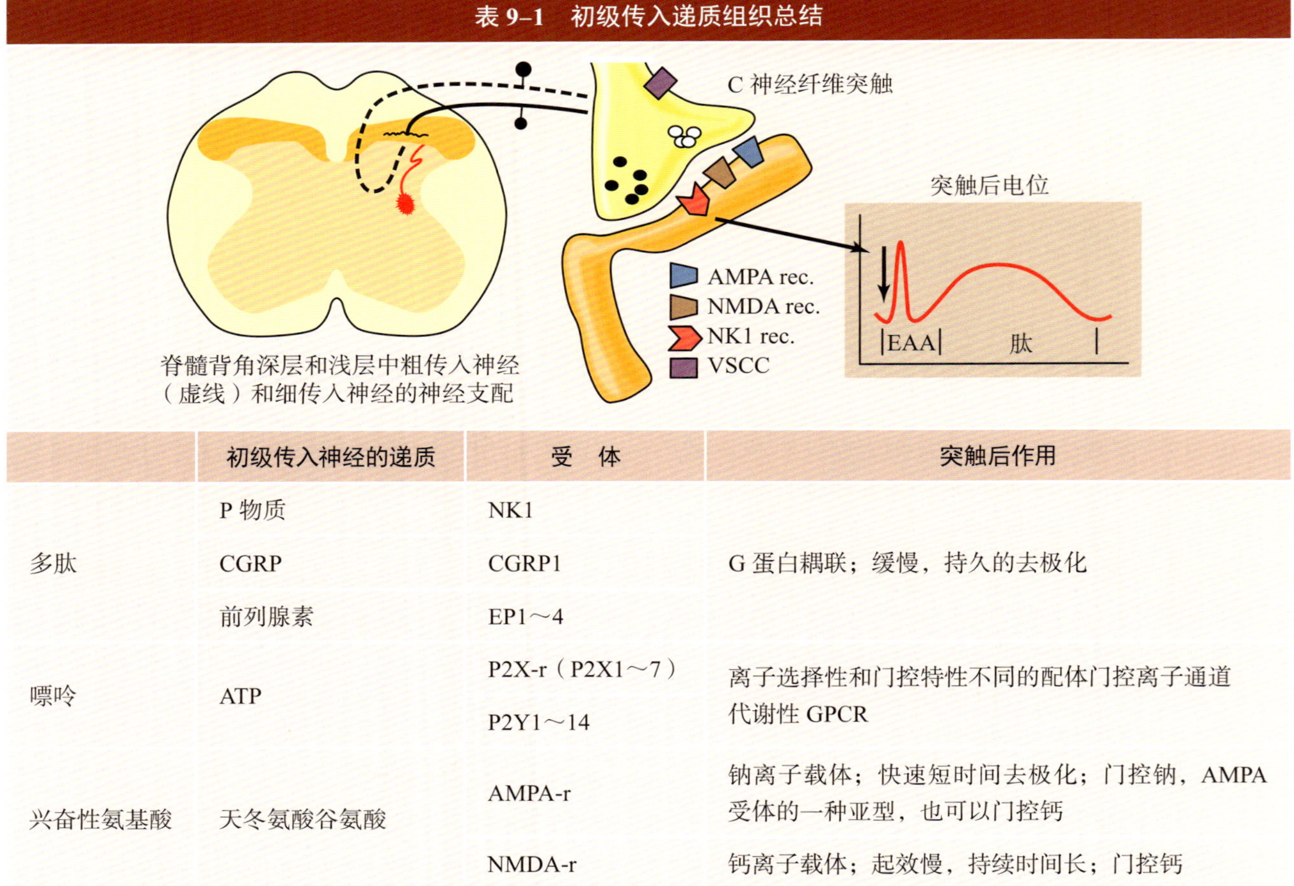

	初级传入神经的递质	受　体	突触后作用
多肽	P 物质	NK1	G 蛋白耦联；缓慢，持久的去极化
	CGRP	CGRP1	
	前列腺素	EP1～4	
嘌呤	ATP	P2X-r（P2X1～7）	离子选择性和门控特性不同的配体门控离子通道
		P2Y1～14	代谢性 GPCR
兴奋性氨基酸	天冬氨酸谷氨酸	AMPA-r	钠离子载体；快速短时间去极化；门控钠，AMPA 受体的一种亚型，也可以门控钙
		NMDA-r	钙离子载体；起效慢，持续时间长；门控钙

AMPA. dl-α- 氨基 -3- 羟基 -5- 甲基 -4- 异恶唑丙酸；CGRP. 降钙素基因相关肽；EAA. 兴奋性氨基酸；NK1. 神经激肽 1；NMDA. N- 甲基 -D- 天冬氨酸；VSCC. 电压敏感钙通道

迟和持久的放电（表 9–1）。

（四）脊髓背角兴奋性的调节

通过控制输出信号的频率，可将疼痛刺激的强度编码到投射至高级中心的神经信号中。因此，增强脊髓传入神经末梢的兴奋性（导致递质释放增加），或增强背角投射神经元的兴奋性，可增加刺激的幅度。相反，降低初级传入或投射神经元的兴奋性，可导致刺激强度的降低。我们将讨论增强和减弱脊髓背角对刺激反应的底物。

1. 促进背角兴奋性

Ⅰ层（边缘细胞）和Ⅴ层（广动力域）的细传入神经纤维（C 神经纤维）而非粗传入神经纤维（A 神经纤维）的持续激活，与组织损伤和炎症一起发生，可导致：①增强对随后的背角信号输入的反应；②增加激活神经元的感受域。因此，条件性传入神经的信号输入可增加神经元的感受域范围，使得来自皮区的先前未能激活神经元的传入神经信号输入诱发显著的反应。此外，低阈值的触觉刺激也能更有效地激活这些神经元。Lorne Mendell 和 Patrick Wall 在 20 世纪 60 年代中期首次描述了这一现象，现在被称为“上扬效应”。这些生理效应反映了中枢敏化事件，或更具体地称之为脊髓敏化事件。现在认为，这是导致组织损伤心理物理反应的机制。在此基础上，组织损伤可导致痛觉过敏和继发性痛觉过敏（如对损伤区域外刺激的敏感性增加）的发生。人的心理物理学研究已明确细传入神经可诱发易化现象。皮内注射辣椒素引起的 C 神经纤维局部激活可导致开始时的疼痛，随后周围区域在较长时间内表现出机械敏感性和热敏感性增强。采用局部麻醉药阻滞支配辣椒素注射区域的神经可以阻断这一效应。这一结果表明，持续的细传入神经的信号输入可以启动疼痛处理的中枢敏化。

基于上述研究，细传入神经递质释放的减少或突触后受体（如谷氨酸的 AMPA）的阻断可导致背角 C 神经纤维的兴奋性降低，进而降低传入驱动的幅度，减少长时间的细传入神经信号输入诱发的易化。然而，易化状态反映的不仅仅是简单的兴奋性系统的重复激活。

2. 谷氨酸受体与脊髓易化

NMDA 受体是一种谷氨酸离子载体，由多个兴奋性亚单位组成，可通过大量的 Ca^{2+} 和 Na^{+}。脊髓注射 NMDA 受体拮抗药可阻断脊髓的兴奋。值得注意的是，NMDA 拮抗药不影响急性诱发活动，但可抑制重复刺激 C 神经纤维引起的上扬效应。行为学研究表明，这类拮抗药对急性伤害性刺激（如急性热逃避实验）诱发的行为没有影响，但确实可减轻组织损伤和炎症引起的痛觉过敏。

拮抗 NMDA 受体对急性传入神经诱发的激活或疼痛状态无影响，反映了 NMDA 受体的一个重要特性。在静息膜电位下，NMDA 受体通道被 Mg^{2+} 阻断。在有 Mg^{2+} 的情况下，谷氨酸结合 NMDA 受体不会使之激活。AMPA 受体和 P 物质受体激活可使膜持续发生去极化（重复刺激时），导致 Mg^{2+} 的阻滞作用被去除。此时，如果 NMDA 离子载体上的变构结合位点被占据（甘氨酸 / 多胺位点），谷氨酸即可激活 NMDA 通道，从而允许 Ca^{2+} 和 Na^{+} 通过。通道的开放可使膜进一步发生去极化，增加细胞内的 Ca^{2+}，从而启动兴奋性和易化级联的下游通路。

AMPA 介导急性去极化反映了重复刺激下 Na^{+} 内流的增加，此外，重复刺激还可引起 AMPA 通道 Ca^{2+} 通透性增加（例如，钙通透性 AMPA 通道具有独特的拮抗药理学）。尤为重要的是，神经损伤还可增加脊髓背角神经元中钙通透性 AMPA 通道的数量。

(1) 下游级联反应：初级传入 C 神经纤维释放多肽（如 P 物质和 CGRP）、嘌呤（ATP）和兴奋性氨基酸（谷氨酸）产物。这些多肽和兴奋性氨基酸可诱导二级神经元兴奋。直接的单突触兴奋由 AMPA 受体介导（即广动力域神经元的急性初级传入兴奋不是由 NMDA 或 NK1 受体介导）。这一最初的激活可导致 NMDA 离子载体的启动（以及 Ca^{2+} 通透性 AMPA 通道的形成），进而引发复杂的级联反应，导致突触后的背角神经元发生“敏化”。由重复的细传入神经信号输入启动的易化级联反应包括以下情况。

① 局部神经回路

- NMDA 受体：由细传入神经信号输入启动的级联反应的最好例子是 NMDA 受体的激活。随着膜的去极化，NMDA 离子载体失去 Mg^{2+} 的阻断作用，使得细胞内 Ca^{2+} 大量增加。
- AMPA 受体：尽管 AMPA 受体是一种急性激活的离子载体，主要允许钠离子通过，但 AMPA 受体的结构变异可使其允许钙离子通过。Ca^{2+} 的通透性取决于特异性 AMPA 受体亚单位 GluA2 的缺失。缺乏 GluA2 的 AMPA 受体与 NMDA 受体一起，参与脊髓的易化。

• NK1 受体：NK1 受体是 GPCR，由细的初级传入神经释放的 P 物质激活。该受体的激活可导致去极化和细胞内钙动员的时间延长。脊髓给予 NK1 的 P 物质结合位点阻滞药可以抑制兴奋，并显著抑制皮下注射福尔马林引起的第二阶段反应。

• 前列腺素级联反应：细胞内钙的增加可促进磷脂酶向细胞膜迁移，进而裂解膜上的花生四烯酸。花生四烯酸作为 COX 的底物，可形成多种前列腺素。这些酶在脊髓神经元和非神经元细胞均有表达。级联反应可导致前列腺素的释放。随后，前列腺素作用于初级传入神经末梢的突触前受体和二级神经元的突触后受体。现已证明，突触前效应可促进电压敏感性钙通道的开放，进而介导囊泡动员和递质的释放。突触后效应可减弱抑制性甘氨酸受体的激活，导致限制突触后激活的调节抑制作用消失，造成二级（投射）神经元对传入神经信号输入的反应增强（图 9–2）。

• NOS：细传入神经的信号输入可导致 NOS 的激活。神经元 NOS 和诱导型 NOS 均存在于神经元和其他细胞。在存在精氨酸的情况下，可生成 NO，NO 扩散并作用于突触前膜（逆行传导），通过环磷酸鸟苷通路增强神经递质（如谷氨酸）的释放。这些级联反应事件可增加神经末梢神经递质的释放，增强突触后兴奋（图 9–2）。

• 磷酸化：细传入神经纤维的信号输入可增加二级神经元中的细胞内 Ca^{2+} 浓度，导致多种蛋白激酶的激活，如 PKC、PKA 和 MAPK（图 9–3）。这些激酶有许多亚型，均可磷酸化蛋白质上的共有位点。现已证明，PKC 可磷酸化 NMDA 和 AMPA 受体上的氨基酸位点。使其激活阈值降低，导致膜通透性增加。NMDA 离子载体的磷酸化可降低去除 Mg^{2+} 阻断作用的阈值，而 Mg^{2+} 会阻止 NMDA 通道的激活。

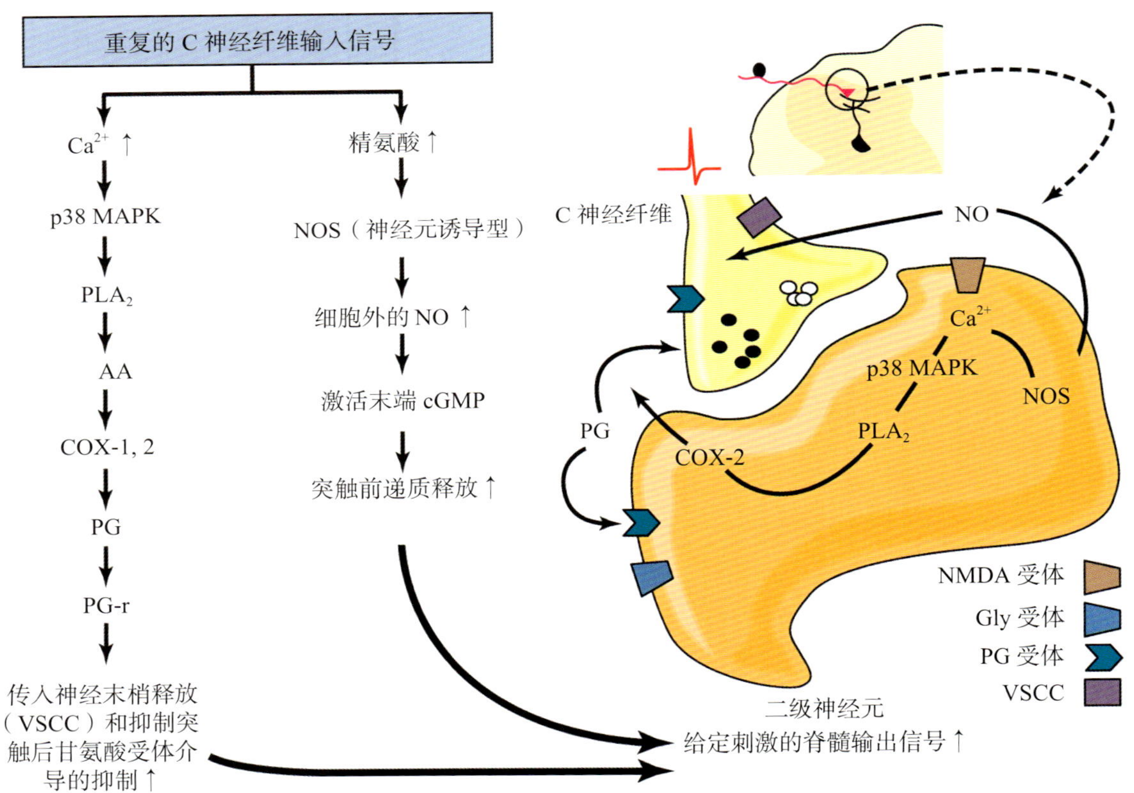

▲ 图 9–2　细传入神经的信号输入可激活二级神经元，导致细胞内钙离子增加，从而启动细胞内级联反应

PLA_2 的激活增加游离花生四烯酸（AA）。花生四烯酸是 COX（COX-1 和 COX-2）的底物，可致大量前列腺素释放，前列腺素作用于初级传入神经末梢突触前和高级神经元突触后的前列腺素受体。在存在精氨酸的情况下，NOS 的激活可致 NO 释放，从而增加神经递质（如谷氨酸）的释放。这些级联反应事件可增加神经末梢神经递质的释放和突触后兴奋性。cGMP. 环磷酸鸟嘌呤；Gly. 甘氨酸；NMDA.N– 甲基 –D– 天冬氨酸；p38 MAPK.p38 丝裂原活化蛋白激酶；rec. 受体；VSCC. 电压敏感性钙通道

p38 MAPK 激活后，可磷酸化 PLA2（图 9–2），致使其激活，并进一步激活各种转录因子。例如，激活 NF-κB，进而促进各种蛋白的合成，包括 COX、各种通道（钠、钙）、受体（TRPV1）和转录因子（ATF-3）。

• 延髓 – 脊髓通路：有趣的是，细传入神经的信号输入可以通过脊髓 – 延髓 – 脊髓连接启动易化激活（图 9–4）。C 神经纤维可与浅层背角神经元（Ⅰ层神经元）形成突触连接。这些神经元投射到脑干，并与中缝脊髓神经元（5–HT 能）形成突触连接。这些细胞反过来又投射到脊髓背角，与其中的神经元形成突触连接［尤其与背角深部（Ⅴ层）的胞体形成突触连接］。5–HT 能神经投射通过兴奋性 5–HT_3 受体发挥作用，增强Ⅴ层神经元的放电。这些细胞参与了“上扬效应”易化状态。研究发现，阻断延髓 – 脊髓连接或使用 5–HT_3 抑制药可抑制易化状态。

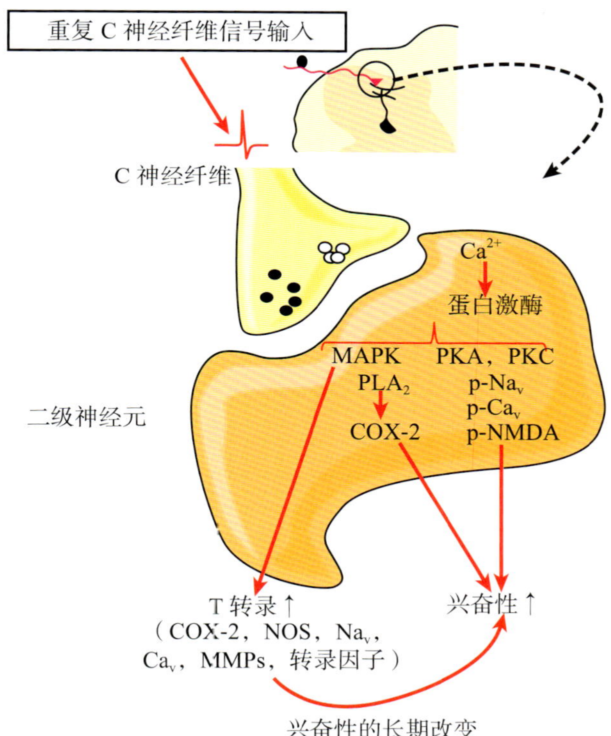

▲ **图 9–3 细神经纤维的信号输入可增加二级神经元中的细胞内钙，激活多种蛋白激酶（如 PKC 和 PKA 或 MAPK），使蛋白磷酸化**

具体而言，可使 PKC、NMDA 和 AMPA 受体发生磷酸化，导致激活阈值降低。激活后，p38 MAPK 磷酸化 PLA_2，导致其激活（图 9–2），并可激活各种转录因子（如 NF-κB），进而增加各种蛋白（如 COX）、通道（Na_v、Ca_v）、受体（TRPV1）和转录因子（ATF-3）的合成。AMPA.dl-α- 氨基 -3- 羟基 -5- 甲基 -4- 异恶唑丙酸；COX. 环氧合酶；MMP. 基质金属蛋白酶；NMDA.N- 甲基 -D- 天冬氨酸；NOS. 一氧化氮合酶；PLA_2. 磷脂酶 A_2；rec. 受体

(2) 非神经元细胞

中枢神经系统中有多种非神经元细胞，如星形胶质细胞和小胶质细胞。星形胶质细胞、小胶质细胞和神经元形成一个复杂的网络，其中每一种细胞都可影响其他细胞的兴奋性（图 9–5）。

非神经元细胞激活的递质：初级传入神经的神经元递质（谷氨酸、ATP 和 P 物质）可从突触间隙溢至邻近的非神经元细胞，致其激活。神经元的激活可导致趋化因子（如 Fractalkine）的释放。星形胶质细胞可以通过释放多种活性物质（如谷氨酸 / 细胞因子和 S-100 蛋白），与小胶质细胞进行信息交换。这些物质作用于同名受体，使星形胶质细胞和小胶质细胞发生相应的生物学改变，导致多种神经活性产物的细胞外扩散，如自由基、细胞因子（如 IL-1β 和 TNF）、BDNF 和脂质介质（如花生四烯酸、血小板活化因子、前列腺素和白三烯）。值得注意的是，尽管许多神经胶质细胞因子、趋化因子和生长因子在纳摩尔浓度下就可以调节突触活性，但是微摩尔浓度的神经递质（如谷氨酸、GABA 和甘氨酸）是形成突触效应所必需的。众所周知，星形胶质细胞能够通过主动摄取系统，调节细胞外谷氨酸水平。另一方面，细胞内储存的谷氨酸也可在激活或应激过程中释放，导致细胞外谷氨酸浓度显著增加。

缝隙连接：星形胶质细胞可通过局部的非突触连接（称为“缝隙”连接）传播兴奋，进行远距离通信。缝隙连接由特定的蛋白质（由连接蛋白大分子组成的六角形多聚体），连接两个细胞的相邻细胞膜。通过缝隙连接，一个星形胶质细胞中的局部兴奋可导致谷氨酸转运体的 Ca^{2+} 逆转，以及细胞外 ATP 增加，使邻近的神经元产生去极化并使局部血管收缩。传统认为，缝隙连接仅存在于星形胶质细胞之间，但最近发现，缝隙连接也可能存在于星形胶质细胞、神经元和小胶质细胞之间。因此，缝隙连接代表了一种可以产生兴奋的合胞体机制。

循环因素：最后，循环中的细胞因子（如 IL-1β 和 TNF）可以在组织损伤和炎症后激活血管周围的星形胶质细胞和小胶质细胞。小胶质细胞实际上是大脑中的巨噬细胞。这一机制为躯体感觉与全身感染提供了重要联系（如在普通感冒或“流感”过程中）。

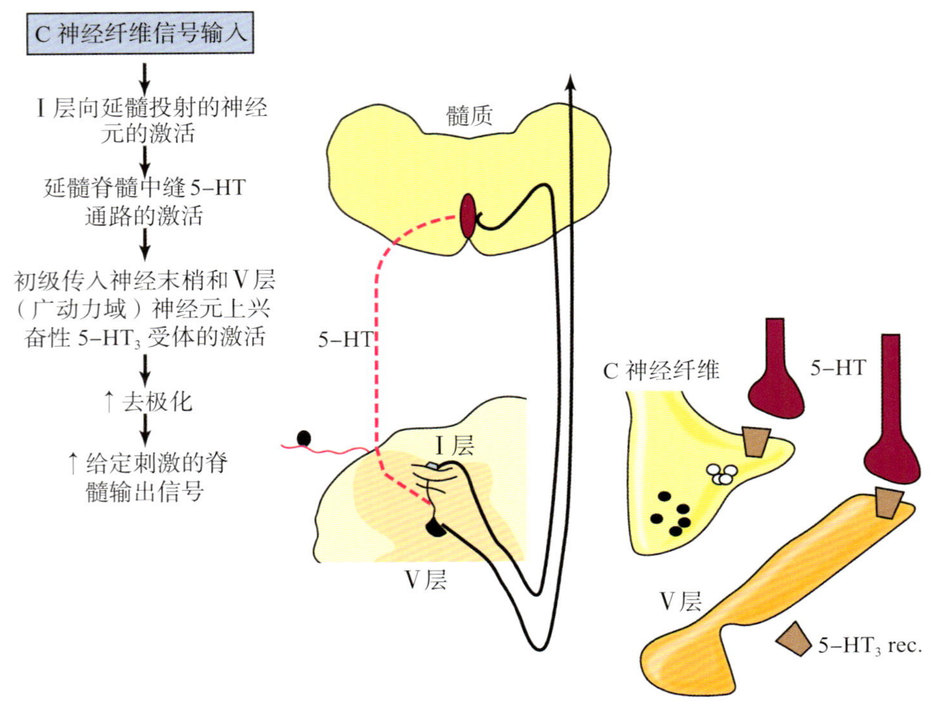

◀ **图 9-4　细传入神经诱发Ⅰ层神经元激活，这些神经元投射到延髓中缝核，兴奋延髓脊髓 5-HT 通路，激活Ⅴ层神经元上的兴奋性 5-HT_3 受体。这一神经投射可促进Ⅴ层投射神经元的放电，可能介导上扬效应现象**

rec. 受体

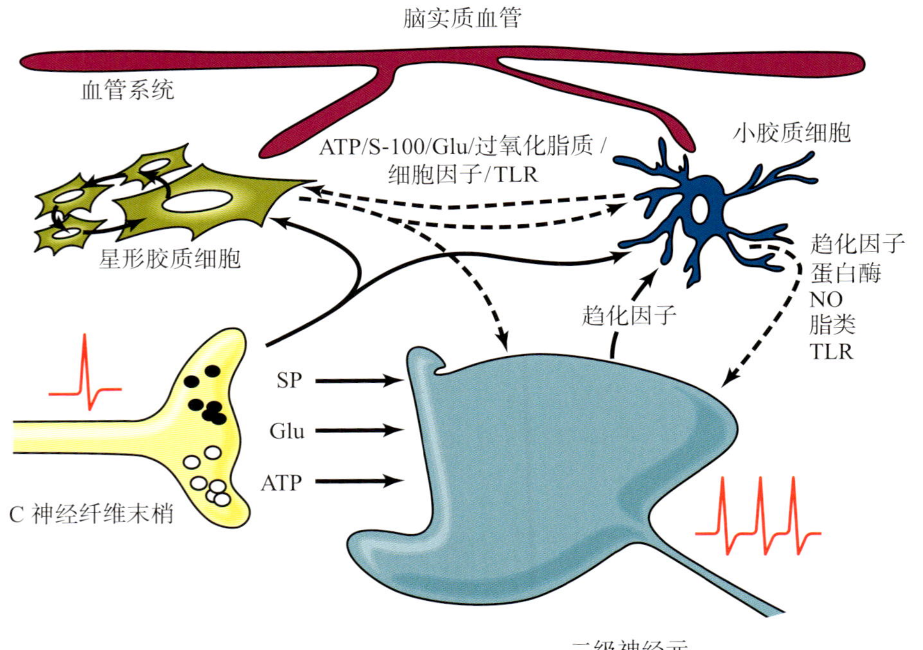

◀ **图 9-5　背角中星形胶质细胞、小胶质细胞和神经元组成的复杂结构**

神经元释放的产物可激活星形胶质细胞和小胶质细胞释放多种活性产物。星形胶质细胞可通过缝隙连接激活其他星形胶质细胞，激活小胶质细胞，并通过释放多种活性因子诱导神经元的兴奋性。突触后神经元激活可导致趋化因子（如 Fractalkine）的释放，后者可作用于小胶质细胞上的同名受体。ATP. 三磷腺苷；Glu. 谷氨酸；NO. 一氧化氮；SP.P 物质；TLR.toll 样受体

研究证实，非神经元细胞群与外周损伤后疼痛处理的易化过程具有相关性。首先，外周损伤和炎症可导致小胶质细胞和星形胶质细胞的急性和慢性激活。p38 MAPK-β 存在于小胶质细胞中，在外周损伤刺激数分钟后可被激活。刺激更长时间后，小胶质细胞（OX42）和星形胶质细胞（GFAP）标志物的表达显著增加。米诺环素（第二代四环素）和己酮可可碱等药物可阻断小胶质细胞活化并抑制痛觉过敏状态。阻断星形胶质细胞激活的代谢抑制药（氟代柠檬酸）也可以减轻神经和组织损伤后的痛觉过敏。虽然这些药物还未用于临床，但它们为药物的研发提供了重要的方向。

先天性免疫系统：人们越来越认识到，先天免疫应答系统也可能在损伤后持续性疼痛的形成中发

挥作用。其中之一就是 TLR。TLR 表达于免疫细胞（如巨噬细胞和中性粒细胞），可识别组织损伤和感染产生的分子。TLR 也可在脊髓神经元、神经胶质细胞和背根神经节中表达。采用基因突变小鼠发现，有几种 TLR 参与了疼痛的处理。这些受体通过一系列复杂的下游级联传递，由多种细胞因子介导信号通路转导。例如，在背根神经节神经元中，与 TLR 的表达相一致，TLR4 激动药可增加细胞内钙水平，导致神经递质的释放。值得注意的是，在外周损伤和炎症后，神经轴索组织中可产生多种配体（如生腱蛋白 C），它们可以激活 TLR。

四、适应性免疫

众所周知，在面对组织损伤和炎症时，会形成进入循环的自身抗体。这些抗体有两种相互作用。第一，识别特定的抗原表位，如膜蛋白（如钾通道）。抗体与通道结合会导致其失活。钾通道功能的丧失将导致膜的兴奋性增加。与此相似，抗体也可识别抑制性受体（如甘氨酸），导致其抑制作用的丧失和兴奋性的增加。第二，自身抗体可以形成免疫复合物，并与传统的适应性免疫信号受体相互作用，如炎症细胞和传入神经元上表达的 Fcγ 受体。抗体与之结合后，可通过 Fcγ 信号通路导致膜的活化，从而产生补体反应，导致炎性细胞激活。研究证明，某些疾病（如纤维肌痛）患者可表达自身抗体，将这些自身抗体注射至正常小鼠后，可导致痛觉敏化状态。神经损伤时，也发现存在这类自身抗体。

脊髓易化系统

前文回顾了增强脊髓传导增益的系统。这一易化系统有两个相互关联的功能。首先，它部分解释了导致重复性细传入神经信号输入的外周损伤引起痛觉过敏（即对后续传入刺激的反应增强）的机制。其次，在局部损伤之后，经常会出现感受域扩大，可扩展到初始损伤的范围之外。如前所述，支配皮节的神经根可通过脊髓传入神经侧支，投射到相邻节段的神经元。当这些细胞发生易化后，来自远处皮节的信号输入就足以驱动这些细胞。因此，此时的细胞感受域包含了远处的体表皮肤。从这个角度看，针对易化机制的药物可以影响损伤诱导的疼痛状态也就不令人惊讶了。例如，COX 抑制药可抑制疼痛易化状态。COX 抑制药可减少继发于组织损伤的感觉过敏，提示外周和脊髓中释放的前列腺素发挥了重要作用，它们可以促进 C 神经纤维释放递质（如 P 物质）。目前的证据表明，COX-1 和 COX-2 都是脊髓系统中重要的组成酶。然而，脊髓 COX-2 抑制药在调节损伤诱导的脊髓易化方面似乎尤为重要。脊髓还存在其他易化机制，这些机制可能是未来药物开发的有用靶标。NOS 抑制药对行为的影响提示，脊髓释放 NO 在导致痛觉过敏的易化过程中具有重要作用。抑制小胶质细胞和星形胶质细胞活化的药物也可以减轻痛觉过敏。虽然这些药物还不能用于临床或者椎管内给药还不安全，但它们为今后药物的研发提供了重要的方向。

值得注意的是，针对重复 C 神经纤维刺激影响背角神经元的中枢易化研究是在动物处于最低肺泡浓度（1MAC，通常为异氟烷或氟烷）的麻醉下进行。全身麻醉（如巴比妥酸盐、挥发性麻醉药）下诱导损伤的易化行为学模型中，尽管损伤是在麻醉下进行的，但仍可诱发痛觉过敏状态。这一观察结果与使用挥发性麻醉药或单独使用巴比妥类药物的“麻醉”患者接受手术后的表现是一致的。虽然阻断了上行的疼痛信息，麻醉药似乎并没有阻断由细传入神经信号输入启动的易化过程，易化可能发生在第一级脊髓突触的递质释放水平。麻醉药对初级传入神经递质释放没有影响，这是采用区域麻醉等方法进行“超前镇痛”的理论基础。

五、脊髓抑制系统

二级背角神经元（广动力域神经元）接受来自粗传入神经和兴奋性中间神经元的兴奋性信号输入。这一信号输入通常由谷氨酸介导。脊髓背角的信号输出受兴奋性上调的影响，但人们早就认识到，脊髓背角信号输出同时也受到局部兴奋性下调机制的影响。我们将讨论这一过程的药理学。

局部抑制环路

本部分讨论调节脊髓背角局部系统及其对局部兴奋性的调节。

1. 抑制性氨基酸

基于各种抑制性氨基酸拮抗药的作用，人们发现初级传入神经［无论粗细，但主要是粗（Aβ）神经纤维］受到 GABA 和甘氨酸受体的抑制性调节，这两种受体位于初级传入神经元的突触前和二级神经元的突触后（图 9–6）。局部中间神经元释放的 GABA 和甘氨酸分别作用于 $GABA_A$/$GABA_B$ 受体和甘氨酸受体。$GABA_A$ 受体和甘氨酸受体是离子载体，被激活时可以增加 Cl^- 电导。由于存在静息跨膜 Cl^- 梯度，离子载体通透性的增加可致膜超极化和分流的增加，从而抑制兴奋性信号输入诱发的细胞去极化。$GABA_B$ 受体是 GPCR，也是抑制性受体。局部给予 $GABA_A$ 或甘氨酸受体抑制药（荷包牡丹碱和士的宁），可致粗（Aβ）传入神经诱发的背角神经元放电增强，提示持续抑制系统与持续性感觉有关。

2. 阿片类药物

阿片类药物的强效镇痛作用揭示了阿片受体在疼痛传递中的调节作用。一项系统性研究表明，调节疼痛反应的阿片受体主要位于脊髓和脑区。

(1) 脊髓的阿片作用：鞘内注射阿片受体激动药可有效抑制高阈值细传入神经（C 神经纤维）引起的浅层和深层背角神经元的损伤诱发放电。深部背角神经元还接受低阈值粗（Aβ）传入神经的输入信号，但这一诱发信号通常不会被阿片类药物阻断。阿片类药物的作用主要由阿片受体介导（基于激动药和拮抗药的药理学研究，通常以 μ 阿片受体为主）。μ 受体主要位于终止于浅层背角的 C 纤维初级传入神经和深层背角神经元的树突和胞体（图 9–7）。

鞘内给药可有效地减轻动物对各种非条件性躯体刺激和内脏刺激的反应，否则这些刺激将诱发动物的逃避行为。阿片类药物可减少初级传入神经肽递质（如细传入神经中所含的 P 物质）的释放，提示阿片类药物存在突触前作用。阿片类药物可抑制突触前电压敏感性 Ca^{2+} 通道的开放，从而抑制递质的动员和释放。阿片类药物的突触后作用表现为，阿片类药物可阻断谷氨酸诱发的背角神经元兴奋，即阻断背角的直接激活过程。钾通道激活导致膜超极化，与直接突触后抑制一致。

(2) 脊髓上的阿片作用：将阿片类药物直接注入大脑的研究表明，调节痛行为的阿片受体存在于几个有限的脑区，如杏仁核和延髓中线区等。其中，最具特征性的脊髓上部位是中脑导水管周围灰质（PAG）。将微量阿片类药物注射到该区域，能阻断伤害性感受反应，并且这一作用可被纳洛酮逆转。阿片类药物作用于中脑导水管周围灰质改变伤害性信息传递的机制有以下几种。

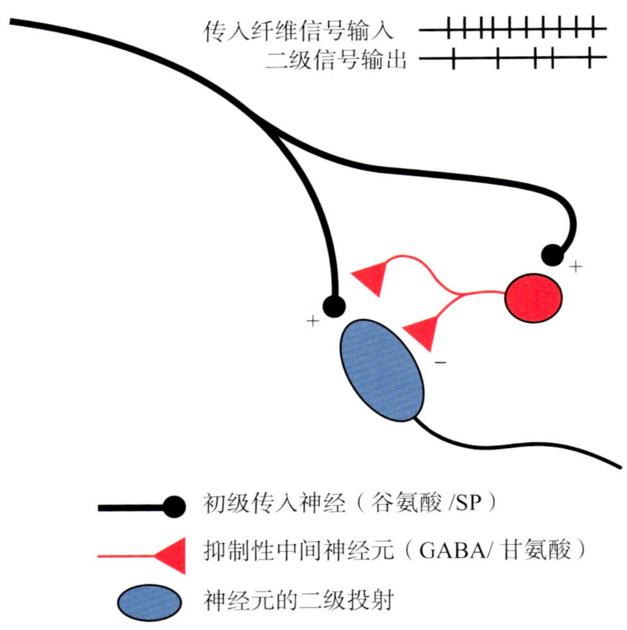

▲ **图 9–6 甘氨酸 /GABA 中间神经元对 Aβ 传入神经至二级背角神经元的输入信号的突触前和突触后调节**

输入信号可激活二级投射神经元和抑制性神经元。GABA/ 甘氨酸延迟性释放导致对二级神经元延迟性抑制，从而调节二级神经元信号输出。没有这一抑制性调节时，输入信号可致二级神经元信号输出显著增加。SP.P 物质

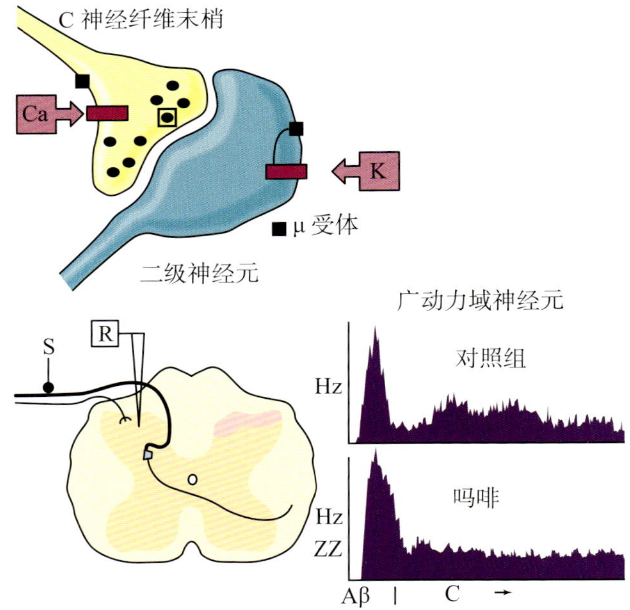

▲ **图 9–7 阿片受体位于终止于胶状质的细初级传入纤维的突触前和突触后**

阿片类药物可选择性地抑制由细神经纤维（高阈值，延迟）而非粗神经纤维（低阈值，短潜伏期）激活的脊髓背角神经元放电。C. C 神经纤维；R. 记录电极；S. 刺激电极

① 激活延髓 – 脊髓投射：在中脑导水管周围灰质中，阿片受体位于 GABA 能神经末梢的突触前，对向延髓的神经投射具有抑制作用。吗啡可阻断 GABA 的释放，终止对中脑导水管周围灰质输出信号的抑制性控制。中脑导水管周围灰质有对延髓的兴奋性投射，可激活延髓 – 脊髓的去甲肾上腺素能通路和 5–HT 能通路。去甲肾上腺素能投射可通过作用于脊髓 α_2 受体降低背角的兴奋性。

② 中脑导水管周围灰质内的阿片物质结合：这一结合可能是在脊髓投射的神经末梢前，可抑制信号输入延髓和中脑核心区。

③ 中脑导水管周围灰质的信号输出：中脑导水管周围灰质信号输出可增加中缝背核和蓝斑 / 被盖外侧核的兴奋性，5–HT 和去甲肾上腺素能上行投射从这些核团发出，投射至边缘前脑。这些投射被认为与情绪的调节有关。

图 9–8 对这三种机制进行了总结。

(3) 内源性阿片物质：阿片受体是局部中间神经元释放的内源性物质的作用靶点。根据其前体激素的家族分类，内源性阿片物质可分为脑啡肽原（脑啡肽）、强啡肽原（强啡肽）和阿片黑皮素原（β– 内啡肽）。其他内源性阿片类物质还包括内吗啡肽。这些阿片肽分布对一种或多种阿片受体具有显著的亲和力。在背角中间神经元和延髓 – 脊髓通路中发现了脑啡肽。这种中间神经元系统存在于整个大脑。β– 内啡肽存在于从下丘脑发出的长神经投射通路中。尽管阿片受体可以调节脊髓的伤害性感受处理，但支持内源性阿片系统影响疼痛处理的证据还很有限。纳洛酮是阿片受体拮抗药，对持续性疼痛的信号处理有中等程度的影响。脑啡肽可被各种肽酶快速代谢，采用动物痛阈变化模型发现，脑啡肽可改变实验性疼痛动物模型的痛阈。

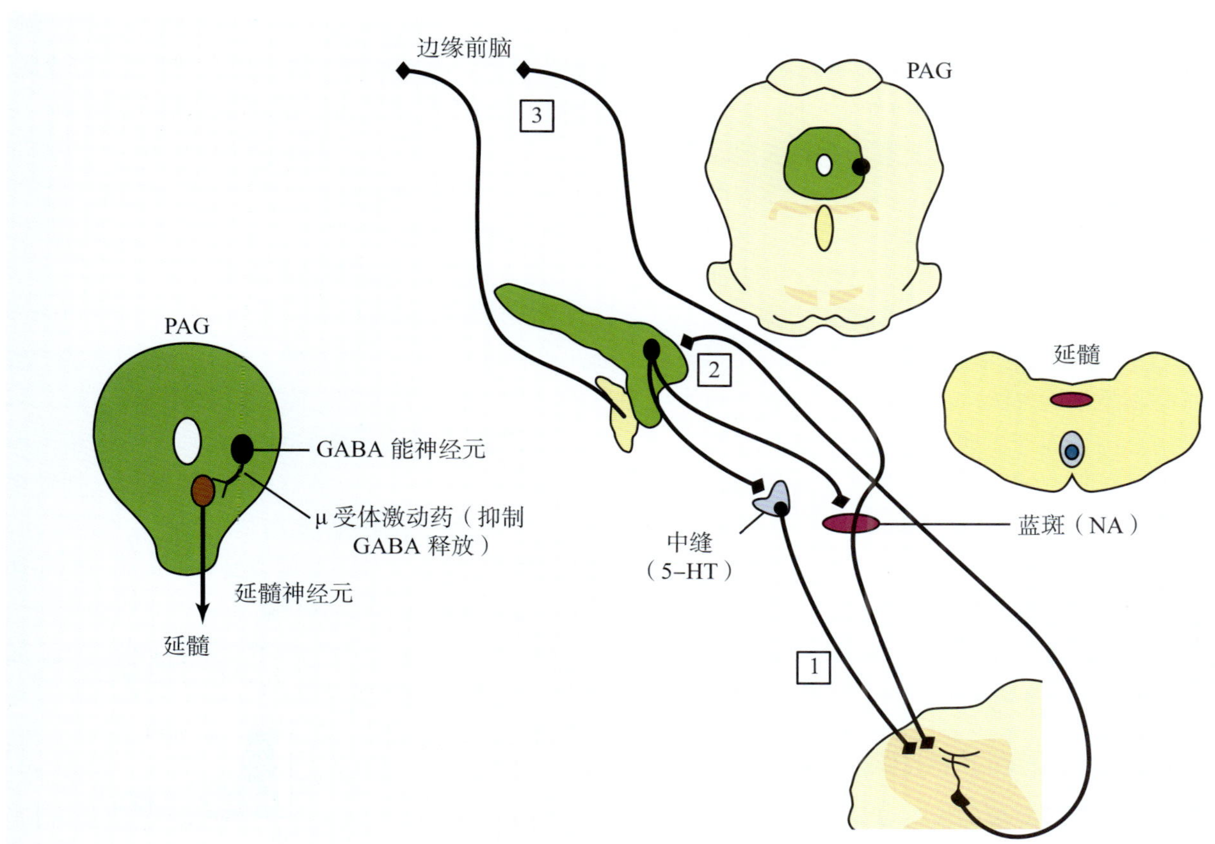

▲ 图 9–8　中脑导水管周围灰质内阿片作用

μ 阿片类药物可阻止紧张性活动系统释放 GABA，否则该系统会通过调节延髓投射导致中脑导水管周围灰质输出信号激活。中脑导水管周围灰质的兴奋性信号输出激活延髓脊髓投射，在脊髓水平释放 5–HT 或去甲肾上腺素，或两者均释放。中脑导水管周围灰质内突触末梢前的阿片结合影响脊髓上行投射。中脑导水管周围灰质的信号输出可增加中缝背侧和蓝斑的兴奋性，5–HT 能和去甲肾上腺素能投射源于中缝背侧和蓝斑，投射至边缘前脑

3. 延髓 – 脊髓投射系统

延髓 – 脊髓投射通路可释放多种神经递质。其中，最重要的是单胺类、去甲肾上腺素和 5–HT 神经递质。

(1) 延髓 – 脊髓通路中的去甲肾上腺素：至脊髓的去甲肾上腺素能神经投射源自延髓外侧和蓝斑，而至前脑的去甲肾上腺素神经投射源自蓝斑（图 9–8）。向头端的投射被认为在改变行为的情感成分中起重要作用。向尾端的去甲肾上腺素能投射通过作用于初级传入神经突触前和突触后的脊髓背角 α_2 肾上腺素受体，在调节脊髓伤害性感受信息处理中起重要作用。脊髓注入 α_2 受体激动药（如可乐定和右美托咪定）可产生显著的镇痛作用。α_2 受体激动药的脊髓作用由同脊髓内源性阿片物质相似的机制介导。

此外，α_2 受体还有其独特的作用：① α_2 受体结合位于 C 神经纤维的突触前和背角神经元的突触后；② α_2 受体可以抑制 C 神经纤维递质的释放；③ α_2 受体激动药可通过 Gi 耦联钾通道使背角神经元超极化。

(2) 延髓 – 脊髓通路中的 5–HT：5–HT 来源于中缝大核和中缝背核，中缝大核有向脊髓的神经投射，而中缝背核是前脑 5–HT 的主要来源。至脊髓的 5–HT 能神经投射具有兴奋和抑制多种效应。这一复杂的效应表明，在某些条件下，增加脊髓 5–HT 能神经的张力可易化伤害性感受信息的处理。

(3) 改变神经末梢的单胺浓度：值得注意的是，调节单胺类物质细胞外浓度的药物可以对情绪和伤害性感受信息的传递产生明显影响。细胞外单胺类物质的浓度不仅取决于释放，还依赖于再摄取，所以阻断再摄取转运体的药物［如三环类抗抑郁药（tricyclic anti-depressant，TCA）］具有镇痛作用。目前的证据表明，这些药物的镇痛作用在很大程度上是通过去甲肾上腺素而非 5–HT 介导的。两者镇痛效能的差异可能反映了与 5–HT 作用相关的相反效应。

六、神经损伤引发的信号传导与疼痛

外周组织损伤后发生的事件可导致神经轴索处理的易化，伴随损伤和炎症的是细传入神经的持续性信号传输。这些改变反映了损伤神经中所发生的事件：蛋白质表达的改变，导致一些蛋白表达上调而另一些蛋白表达下调。神经瘤和背根神经节的自发性活动增加，这初步解释了神经损伤相关的持续性感觉障碍。低阈值的触觉刺激获得了令人厌恶的成分，使神经损伤相关性事件更加复杂。目前的看法是，它由低阈值的机械敏感性（Aβ）传入神经介导。目前，低阈值传入神经参与引发疼痛的确切机制尚不清楚，尽管有几种可能的机制被认为是可信的。

（一）粗细传入神经之间的对话

神经损伤后，背根神经节和神经瘤中的传入纤维之间可能会通过接触进行“对话”。一个轴突中的去极化电流可能会使邻近的静止轴突产生去极化电压。通过这种方式，一个粗的低阈值传入神经可引发相邻的高阈值传入神经的活动。

（二）粗传入神经出芽

粗的有髓鞘（Aβ）传入纤维投射至 RexedⅢ层和更深层。细的传入神经纤维（C 神经纤维）投射至 RexedⅠ层和Ⅱ层，这两层区域主要由对高阈值输入信号起反应的神经元组成。有人认为，周围神经损伤后，有髓传入神经纤维（A 纤维）的中枢末梢可出芽长入Ⅱ层。随着这种突触重组，刺激低阈值的机械感受器（Aβ 纤维）的导致感知疼痛的神经元产生兴奋。神经出芽的程度是目前研究的热点。近年的研究认为，尽管神经确实会发生出芽，但它似乎并没有最初报道的那么重要。

（三）内在抑制性控制的丧失

背角浅层有大量小的中间神经元。这些中间神经元可释放 GABA 和甘氨酸。如前所述，这些末梢形成粗传入神经终末复合体的突触前部分，在二级和投射神经元中已发现 GABA 能轴 – 体连接（图 9–6）。这些递质可对脊髓背角 Aβ 初级传入神经末梢和二级神经元的活动实施抑制性控制。如前所述，鞘内给予 $GABA_A$ 受体或甘氨酸受体拮抗药可引起强烈的触诱发痛，这一结果验证了局部抑制性环路的重要性。据此，有人提出神经损伤可导致 GABA 能和甘氨酸能神经元丢失的假说。尽管有证据支持这一神经元丢失的说法，但这种丢失似乎很少。最近有研究提出了第二种假说。神经损伤后，脊髓神经元发生改变，使得 $GABA_A$ 和甘氨酸受体激活变成兴奋性信号。如前所述，这些受体是 Cl^- 载体。当这些离子载体被激活时，Cl^- 随跨膜浓度梯度移动。跨膜梯度由运送 Cl^- 的转运体维持。神经损伤后，Cl^- 转运蛋白的活性降低，导致细胞内 Cl^- 增加和膜 Cl^- 电导增加。此时，如 $GABA_A$ 受体激活，可导致细胞膜发生去极化。因此，激活 $GABA_A$/ 甘氨酸通道的传入冲动可能促进膜去极化，导致对 Aβ 纤维引发的反应增强。

（四）兴奋性驱动增强

1. 谷氨酸释放

脊髓谷氨酸释放在神经损伤后的疼痛中起着重要作用。神经损伤后，静息状态下脊髓谷氨酸释放显著增加。与这种释放相伴随的情况包括：①初级传入神经自发性活动增加；②调节静息状态下谷氨酸释放的内在抑制丧失。有研究证实了谷氨酸释放的重要性：①鞘内给予谷氨酸可通过激活脊髓 NMDA 和非 NMDA 受体，引起强烈的触诱发痛和热痛觉超敏；②脊髓给予 NMDA 拮抗药可减轻神经损伤动物模型中的超敏化状态。NMDA 受体的激活介导了神经元兴奋性的易化。此外，NMDA 受体是钙离子载体，当其被激活时，可致细胞内钙水平显著增加。细胞内 Ca^{2+} 的增加可引发一系列事件，包括多种酶（激酶）的激活，其中一些酶可使膜蛋白（如钙通道和 NMDA 受体）磷酸化，另一些酶（如 MAPK）可介导细胞内信号转导，导致多种蛋白和肽（如 COX 和强啡肽）的表达改变。多种因素可增加谷氨酸的释放，下面举例进行说明。

2. 脊髓强啡肽

神经损伤可导致脊髓强啡肽的表达显著增加。鞘内注射强啡肽可同时引起脊髓谷氨酸释放和强烈的触诱发痛；NMDA 拮抗药可逆转这种作用。虽然强啡肽是一种内源性阿片肽，但这一作用似乎并不依赖于阿片受体。

通道表达的改变：如前所述，神经损伤可导致钠通道的上调和钾通道的下调。这一通道表达的改变被称为新生儿表型。这一论断掩盖了与神经损伤相关的通道表达的变化。例如，神经损伤后，$\alpha_2\delta$ 亚基的表达显著增加。该亚基存在于几个电压敏感性钙通道家族成员的结构中。其结合位点密集存在于脊髓背角浅层的胶状质和背根神经节中。加巴喷丁强效的抗触诱发痛作用提示其表达显著增加。加巴喷丁可通过与 $\alpha_2\delta$ 亚基的高度选择性结合而发挥作用。N 型电压敏感性钙通道的表达也增加，脊髓给予 N 型钙通道阻滞药（如齐考诺肽）也可产生有效的抗触诱发痛作用。

3. 非神经元细胞与神经损伤

星形胶质细胞和小胶质细胞可通过释放多种活性因子增加突触兴奋性（图 9–5）。神经损伤后，在接受受损神经传入的脊髓节段中，小胶质细胞和星形胶质细胞可被激活。受损神经释放的产物通过 TLR 激活小胶质细胞和星形胶质细胞，表现为细胞的形态学的改变，以及小胶质细胞（如 OX42/p-p38 MAPK）和星形胶质细胞（GFAP）的标志物表达增加。令人感兴趣的是，在骨癌等病理的状态下，这些非神经元细胞可被过度激活。尽管激活的机制尚不清楚，但输入信号的增加、兴奋性递质和产物（如生长因子）的释放似乎与神经损伤有关。细胞内转录因子的激活可增加 COX、NOS、谷氨酸转运体和蛋白酶的脊髓表达，并使氯转运体等系统下调。这些因子在易化状态的形成中起着重要作用。

除了胶质细胞外，损伤后，背根神经节中表达的多种细胞表面标志物可促进巨噬细胞和中性粒细胞迁移到背根神经节中，介导炎性环境的形成。

(1) 适应性免疫信号：越来越多的证据表明，自身免疫信号可促进神经损伤后易化状态的形成。将具有致痛表型（如神经或组织损伤后的痛觉过敏）患者的抗体注入小鼠体内，可诱发小鼠痛觉过敏，而将患者的免疫复合物去除后，疼痛可得到改善。

(2) 脊髓上信号输出：虽然本部分内容主要集中在脊髓系统的信号输入 / 输出，但很明显，疼痛体验是由于信号传入到更高级的中枢神经系统。与疼痛体验相关的背角投射神经元（二级神经元）通常交叉至对侧脊髓，沿脊髓腹外侧的两条通路上行：①进入躯体感觉丘脑，经三级神经元投射至躯体感觉皮质（经典躯体感觉通路）；②投射至臂旁核、内侧丘脑、腹内侧丘脑。经三级神经元投射至边缘前脑（如海马、杏仁核、前扣带回和下岛叶）。第一条通路具有对刺激部位和强度同时进行编码的属性。第二条通路涉及与情绪、情感、记忆整合及其他感觉（如嗅觉、听觉、视觉）密切相关的脑区。前者为编码疼痛表型的感觉辨别提供基础，而后者用于整合疼痛表型的情绪和经验成分，我们称之为情感动机成分。此环路参与形成疼痛刺激诱发的情绪成分。

结论

综上所述，组织损伤后的疼痛状态反映了局部释放的各种因子导致的周围神经末梢敏化，这些因子可启动周围神经末梢的自发性活动和敏化。此外，中枢（脊髓）敏化可导致接收持续的细传入神经信号输入的背角神经元的反应增强，导致对受损感受域的信号输入的反应增强和外周域的扩大，使得原本无效的阈下传入信号可激活这些神经元。这种反应的增强与局部突触环路（谷氨酸/P 物质）、脊髓 – 延髓 – 脊髓连接（5–HT）、局部非神经元细胞释放的副产物有关。传入神经激活和敏化受各种系统的调节，包括调节初级传入神经的递质释放和二级或投射神经元的激活。

神经损伤后发生的事件主要有两类：一类导致自发性疼痛，另一类导致对正常情况下无害的低阈值机械刺激的编码改变。自发性活动可能与神经损伤后通道表达和炎症因子释放等复杂事件有关，这些事件可导致异常活动。与易化反应相关的改变与背角功能的改变有关。其净效应似乎是兴奋性增强，其次是兴奋性元件表达的增加和抑制作用的减少。兴奋性的增加可能由多种因素引起，包括非神经元细胞的激活。

最后，周围神经损伤（如由压迫、创伤和化疗引起的损伤）可导致持续的疼痛状态。相反，局部组织损伤或炎症可导致痛觉过敏，其时间进程通常与损伤的开始和消退相平行。然而，有时即使炎症状态已消退（中性粒细胞 / 巨噬细胞和细胞因子消失），长期炎症引起的疼痛状态仍可能持续存在。在临床前模型中，已发现了相似的疼痛状态。急性损伤易转变为持续性或慢性疼痛，这使人们认识到阐明炎症和神经损伤机制的重要性。例如，在动物模型中，在长时间（数天至数周）疼痛刺激后，背根神经节可发生萎缩和持续性改变。在这种情况下，转录因子（如 ATF-3）被激活，并且会维持较长一段时间。这表明在患者群体和某些临床前模型中，外周炎症可导致传入神经轴耦联的持续改变。*TLR* 基因突变可抑制持续性疼痛和转录因子上调。此外，还有其他的持续性改变。脊髓编码与传递至大脑高级中枢的信息编码有关，这些脑区参与情感、情感和学习经验等复杂信息的整合。

本章概述了组织损伤和神经损伤激活的底物的药理学，更多细节见参考文献。

要　点

- Aβ 传入神经较粗，有髓鞘，传导速度快，通常由低强度机械刺激激活。Aδ 传入神经较细、有髓鞘、传导速度中等，优先对热刺激或机械刺激、低阈值刺激或高阈值刺激做出反应。C 类传入神经细，无髓鞘，传导非常缓慢，可被高强度的热刺激或机械刺激（或两者）激活。
- 组织损伤时，局部环境的改变可诱发持续的电活动，并使周围神经末梢发生敏化。随着持续的细传入神经的信号输入，脊髓发生敏化，NMDA 受体介导的神经元反应迅速增强，导致激酶激活、促炎介质释放和转录激活介导的持续性事件。
- 在神经受到化学、免疫或机械损伤后，传入神经轴突可出现：①传入神经放电的初始暴发；②间隔数小时至数天的电静默；③在数小时至数天内，有髓鞘和无髓鞘轴突出现“自发性”暴发活动。这种持续的活动反映了受损轴突的最初死亡（逆行性染色质溶解）和出芽的开始。
- 延髓 – 脊髓 5–HT 能神经投射通过兴奋性 5–HT_3 受体，促进Ⅴ层神经元放电。这些细胞参与“上扬效应”的易化状态形成。阻断延髓 – 脊髓联系或使用 5–HT_3 抑制药可抑制易化状态。
- 在易化的行为学模型中，全身麻醉（如巴比妥酸盐和挥发性麻醉药）下的组织损伤可诱发痛觉过敏状态，但这种损伤是在麻醉下实施的。
- 虽然麻醉药可阻断上行疼痛信息，但令人惊讶的是，麻醉药似乎并没有阻断由细传入神经的信号输入启动的易化过程，易化可能发生在第一级脊髓突触的递质释放水平。
- 前列腺素可作用于初级传入神经末梢突触前膜和二级神经元突触后膜的同名受体。
- 周围神经损伤后，持续性疼痛反映了神经瘤和背根神经节的异常活动，这一现象反映了钠通道的上调和局部环境改变导致的受体表达上调。对低阈值刺激的反应增强可能与内源性 GABA 和甘氨酸抑制作用的丧失、非神经元细胞的激活有关。

- 目前的研究表明，自身抗体可与膜通道和膜受体相互作用，导致膜通道和膜受体功能丧失并形成易化状态，通过经典 Fcγ 受体启动传入信号通路。
- 组织和神经损伤产生的信息可上传至脊髓上系统，该系统将躯体和内脏的信息与学习经验、情感和其他感觉信息整合在一起。

第 10 章　神经成像技术

Neuroimaging Techniques

Mathieu Roy　Étienne Vachon-Presseau　Markus Ploner　Ariana M.Nelson　著

章天豪　译　　陈向东　校

疼痛是一种与真实或潜在的组织损伤相关的意识层面的主观体验[1]，它是许多脑区协同活动的产物[2]。伤害性感受的概念指的是由伤害性刺激触发的客观存在的神经活动，并不意味着意识层面的感受。因此，神经成像的一个重要目的是了解伤害性感受如何导致疼痛，并反映当疼痛与伤害性感受发生分离时（如在慢性疼痛综合征）发生了什么变化。本章讨论的非侵入性成像方式可以揭示与实验诱导和慢性疼痛相关的中枢神经系统的结构和功能特征。本章的主要目的是对这些难以确定其病理特征的功能性慢性疼痛综合征相关的脑成像文献进行综述。关于用于识别中枢神经系统损伤的放射影像学技术的深入探讨，请参见第 20 章。

框 10-1 中概述了最常用的神经成像方法，我们简要介绍了常规用于确定中枢神经系统损伤的技术，以及一些能够评估实验诱导或慢性疼痛引起的中枢神经系统活动的功能性技术。本章首先回顾了实验诱发的急性疼痛的功能性磁共振成像（fMRI）研究，接着探讨慢性疼痛与由伤害性刺激引发的疼痛之间的差异。随后探讨了正电子发射断层扫描（PET）相关研究，深入分析内源性阿片能系统和多巴胺能系统在慢性疼痛综合征中的作用。最后，我们回顾了近期关于急性和慢性疼痛的脑电图（EEG）研究。总之，本章将为读者提供关于疼痛状态下大脑状况的清晰概述，并探讨这些发现如何改变我们对疼痛的认知，以及如何运用这些知识来引导临床决策。

一、急性实验性疼痛的脑成像研究

（一）大脑图谱

对与疼痛相关的脑研究始于对大脑损伤导致异常疼痛感知的患者的研究[3, 4]。这些研究的主要结论是，疼痛的感知主要发生在丘脑，而皮层在其中的作用有限。然而，随着神经生理学家开始跟踪疼痛相关通路到大脑的投射，皮层在疼痛感知中的作用也逐渐显现[5-8]。随着 20 世纪 80 年代末 PET、fMRI 等功能性神经成像技术的发展，研究人员有了非侵入性探测人脑的方法来寻找脑中对有害刺激做出反应的区域。通过使用这些技术，数项研究发现，与低强度无害刺激相比，高强度的伤害性刺激（热、电、机械或化学）可使许多脑区的活动增加，这些脑区包括丘脑、前扣带回、岛叶（insula，INS）、初级和次级感觉皮层（S_1 和 S_2）、前额叶皮层[9, 10]（图 10-1）。

在 Ronald Melzack 提出的理论的启发下[11]，研究人员很快开始将这些疼痛相关区域的集合称为“疼痛矩阵”[12, 13]。Melzack 提出的最初“神经矩阵”理论认为，疼痛的意识体验源自丘脑、皮层和边缘系统之间广泛的汇聚 / 发散环路网络的活动产生的。他认为，这个被他称为“躯体 – 自我神经矩阵”的网络的功能是统合躯体感觉与意识。此外，他认为神经矩阵产生的各种躯体状态都有其特定的“神经特征”（即神经活动的特征模式，源于环境输入与神经矩阵原有状态之间的相互作用）。因此，根据 Melzack 的理论，大脑没有“疼痛中心”，而是一个通用的“躯体 – 自我神经矩阵”，它能够反映多种状态，而疼痛只是其中的一个特殊例子。最终，Melzack 的“躯体 – 自我神经矩阵”的概念被简化，术语“疼痛矩阵”开始被用来描述通常由疼痛激活的大脑区域。

这一领域的讨论围绕着“疼痛矩阵”的不同区域如何促成统一的疼痛体验而展开。疼痛的感觉维度反映了位置、强度和感觉特征，而情感维度反映了疼痛引发的内在不适感[14]。疼痛的感觉维度被

框 10-1　神经成像技术的研究进展

神经成像技术是指在采集数据后对数据进行处理，以形成可被临床医生解读的图像。以下成像技术所需的处理量大致按升序列出，从对普通射线照相的介绍开始，这是唯一绝对不需要数据处理的技术

- X 线：穿透性电离辐射用于在二维视图中区分不透射线的组织和透射线的组织。虽然简单的大脑和脊柱 X 线可以用于临床评估神经通路所在的骨结构的异常，但它们不能揭示神经组织的破坏。它们最常用于临床评估创伤后的损伤，或评估先前手术干预的植入器械的完整性和骨融合[175]
- CT：CT 是由穿透波产生的图像。在医学上，CT 是一种快速且相对便宜的大脑和脊髓成像方法。虽然 CT 可以显示出比普通 X 线高得多的分辨率的固体或水结构，但仍然很难辨别软组织的特征，可以进行的后处理有限。通过注入静脉或鞘内对比剂可以提高分辨率。当患者有脊柱植入器械时，MRI 下的相关解剖会变得模糊，此时最常用 CT 鞘内造影[176]
- PET：这种 3D 成像方式使用静脉注射放射性核素示踪来评估不同器官中的示踪剂摄取情况，或用来评估神经递质活性与可结合配体的受体（如用于阿片类药物研究）[177]。一旦被组织摄取，示踪剂可衰变成正电子，与体内的电子发生反应并发出光子。该过程由传感器检测并处理，处理后的图像通常与 CT 耦合以形成临床相关的图像，最近还出现了与 MRI 配对以提高分辨率的技术[178]
- MRI：结构 MRI 可评估灰质、白质、脑和脊髓中的脑脊液。在磁场中，机体内原本随机运动的原子会与磁场排列对齐，MR 的磁共振线圈产生脉冲能量，使原本与磁场对齐的原子发生轻度倾斜，当原子恢复到原来的排列方向时，可释放脉冲能量，脉冲能量被传感器捕获，处理后形成图像[179]。MRI 可采用顺磁性的对比剂。MRI 造影的适应证包括怀疑有肿瘤转移或植入器械导致相关解剖模糊[180]。临床多数 MRI 采用 1.5T 或 3.0T 的磁场，磁场越强，清晰度越高
- T_1 序列：临床上，自旋回波（T_1）序列是评价脊柱组织血流灌注 MRI 检查的首选序列，最常用于评估原发肿瘤的血管形成情况，提示肿瘤的级别，或评估转移瘤的血管状态，以便进行血管内消融。它还可用于脑部成像，用于评估神经疾病和幕上病变
- T_2 序列：快速自旋回波（T_2）是疼痛科医生评估脊柱解剖时最常用的 MRI 序列。在此序列中，高含水率的组织（如脑脊液）在图像上为白色 / 明亮，使椎管狭窄或椎间盘突出的区域高度可见
- 短时间反转恢复序列（short tau inversion recovery，STIR）：与其他常规序列相比，STIR 在评估脊柱感染或肿瘤病因引起的脊柱异常方面具有更高的敏感性，但特异性较低。在临床上，这对于评估脊髓的多发性硬化症病变[181]和椎体的压缩骨折是最有用的[182]
- 液体抑制反转恢复序列（fluid attenuated inversion recovery sequence，FLAIR）：FLAIR 是对传统自旋回波（T_2）技术的进一步改进，该技术抑制脑脊液信号，并最小化灰质和白质之间的对比度。这提高了邻近脑脊液的病理损害的可探测性和可见性。这一序列被认为在评估神经轴的缺血、肿瘤性疾病和多发性硬化症方面更敏感[183]
- 血管造影术：CT 和 MRI 血管造影术均可用于评估脊髓供血情况，用于外科手术计划或诊断血管病变，如硬脊膜动静脉瘘[181]

高级 MRI 技术

- fMRI 和弥散 MRI（diffusion MRI，dMRI）已越来越多地用于针对急性和慢性疼痛人群的研究。这些方法代表了衡量疼痛主观体验的客观方法，因为疼痛可改变每个人的心理状态。尽管这些技术在未来的临床应用中显示出巨大的前景，但目前它们仅用于研究
- fMRI：fMRI 包括获取大脑的 T_2 加权成像，这些图像对氧化和还原血红蛋白的比例（也称为 BOLD 信号）很敏感，而氧化和还原血红蛋白的比例与大脑活动具有相关性。在 fMRI 中，可以在数十分钟内对参与者重复使用实验性疼痛刺激（热、机械、电或化学刺激）。采用一般线性模型估计血流动力学反应函数的幅度，这反映了称为立体像素（Voxel）的一小块脑组织中神经元活动后氧的流入。每一个立体像素的体积为 8～64mm^3，一个典型的 3mm × 3mm × 3mm 体素（27mm^3）包含约 550 万个神经元[184]。在静息态 fMRI 中，参与者在扫描仪中的扫描时间为 5～30min 或更长。可以通过计算这段时间内一对或几对大脑区域的功能图像时间序列中的相关性，以评估它们之间的功能连接。在动脉自旋标记技术中，通过使用射频脉冲标记水分子，然后在它们在大脑其他区域释放能量时对它们进行跟踪。动脉自旋标记技术可以跟踪与慢性疼痛等更弥漫状态相关的代谢活动，但目前的一个问题是它的信噪比相对较低[185]
- 扩散加权成像（diffusion-weighted imaging，DWI）：DWI 测量水分子在大脑中的扩散。MRI 弥散张量成像（diffusion tensor imaging，DTI）是一种特殊类型的弥散张量成像，已被广泛用于绘制大脑中的白质纤维束图。由 DTI 得出的指标包括平均扩散系数（mean diffusivity，MD）和部分各向异性（fractional anisotropy，FA），前者是水在每个位置扩散的程度，后者是这种扩散在特定方向上的一致性[186]

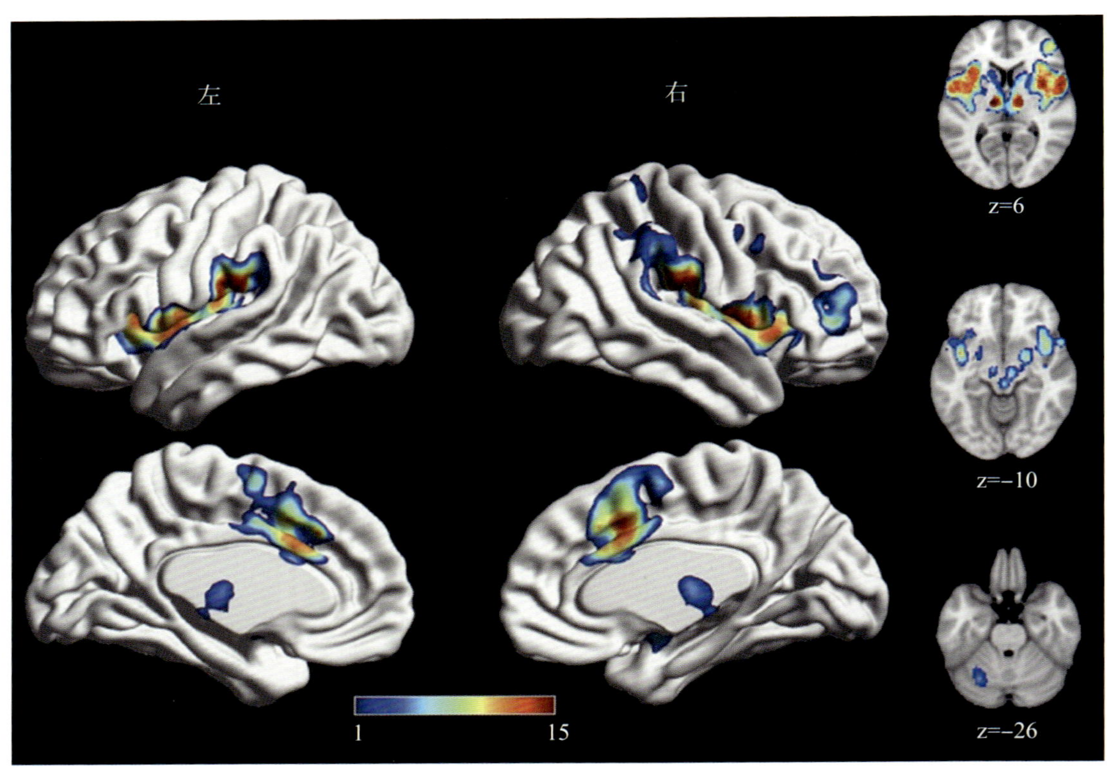

▲ 图 10-1 与实验诱发疼痛相关的大脑区域

2020 年对 200 项 fMRI 进行 Meta 分析的结果。分配给每个像素的值代表具有显著差异的主效应分析的数量。持续激活的区域有双侧丘脑、双侧岛叶、双侧 S_2 区和双侧中扣带回（middle cingulate cortex，MCC）（改编自 Xu et al[9]）

认为与脊髓丘脑外侧束有关，包括腹后核（ventral posterior，VPI）、丘脑腹后外侧核、S_1、S_2 和后岛叶（posterior insula，pINS）。对脑损伤患者的研究证实，$S_{1/2}$ 的损伤会减弱对疼痛位置与强度的感知[15]。此外，包含 S_2 和 pINS 的顶盖区域似乎对疼痛特别重要。该区域的活动不仅对疼痛发生具有特异性[16]，而且也是唯一在受到刺激后能够引起疼痛感觉的大脑区域[17]。然而，如果不进一步激活与情感有关的其他大脑区域，这些感觉区域的活动似乎不足以引发完整的疼痛体验。

事实上，当伤害性感觉成为一种不愉快的体验时，才能真正被认为是疼痛。疼痛的情感维度依赖于脊髓丘脑内侧通路大脑靶区的活动，包括丘脑内侧背侧核、ACC 和前岛叶（anterior Ins，aINS）。在 ACC 或连接它与岛叶皮质的白质纤维束的损伤会产生一种称为疼痛分离的情况，在这种情况下，伤害性感觉似乎不会产生负面或消极情绪[18]。而 aINS 的活动与内在感觉有关，即持续监测身体内部状态以维持内环境平衡[19]，其中就包括疼痛，以及饥饿、口渴等感觉[20]。急性实验性疼痛的脑成像研究发现，除了核心“疼痛矩阵”区域（丘脑、S_1、S_2、ACC、岛叶）的活动外，其他区域也可被激活，如脑干（brainstem，BS）、杏仁核、海马体和 PFC[9]。这些区域内的活动往往反映疼痛的非体验性方面，如学习或自主调节；或者是疼痛的体验后处理过程，如二次评估和行动选择。因此，原发疼痛效应和继发疼痛效应是在这一领域的重要特征，前者指特有和固有的疼痛体验，后者具有可选择性，是对疼痛重要性的二次评估的结果[14]。

（二）特异性和多变量方法问题

“疼痛矩阵”的概念很快就因其缺乏特异性而受到批评。究其本质，疼痛是由过度的躯体感觉刺激引起的。对急性实验性疼痛的脑成像研究利用了高强度刺激和低强度刺激之间的差异来跟踪对疼痛做出反应的区域。然而，这些区域的活动也可以被解释为对高强度刺激的显著性感知凸显，这并不一定是疼痛所特有的。通过比较视觉、听觉和触觉的非疼痛和疼痛热刺激引起大脑的活动模式，Mouraux 等[21]得出结论，“疼痛矩阵”的大多数区域（如 INS 和 ACC）对过度的外部刺激做出反应，并非是疼痛特异的。

得益于最近机器学习的进展，设计出更为准确和细致的多变量疼痛预测模式成为可[22]。它通过在与用于构建预测模型的数据不同的子集上评估预测精度，从而避免了过度拟合。在这种视角下，预测模型可被视为“经过训练”，其目标是最小化样本外误差，从而提高对未见数据点的预测准确性[23]。这使得机器学习成为优化对个别患者的预测的理想技术。在应用于疼痛之前，机器学习已经被用于认知神经科学，根据大脑活动的模式做出不同类型的预测，如识别参与者看到的是哪些字母[24, 25]或他们梦中的内容[26]。使用类似的方法，Wager等[27]开发了一种基于fMRI的大脑信号来预测不同强度的热刺激产生的疼痛的方法（图10–2）。这一标志模式被称为神经疼痛特征（neurologic pain signature，NPS），并在不同的个体和扫描仪上表现出对各种类型疼痛的高度敏感性。NPS还可将疼痛与其他突出和令人不愉快的事件区分开来，如社交排斥[28]或替代性疼痛[29]。最后，尽管NPS被证明对有害输入造成的疼痛高度敏感，但它似乎对认知自我调节等心理干预造成的影响不敏感[30]。

为明确疼痛评级差异中其他的非伤害性感受的来源，在控制刺激强度和NPS后训练了第二个预测疼痛的特征。该特征被称为刺激强度非依赖性疼痛特征（stimulus intensity independent pain signature，SIIPS）（图10–3）。在单次疼痛试验中，SIIPS被证明可以解释单个疼痛试验中16%的疼痛评级差异，这与使用NPS解释所得的差异相当。当组合这两个特征时，对单个试验，预测模型解释了可解释差异的25%，对多个试验进行平均后，预测模型解释了可解释变异的80%以上。最终，还训练了其他特征以预测社交排斥[28]、替代性疼痛[29]、负面情绪[31]及其他各种与痛苦有关的主观体验[32]。因此，似乎可以通过对大脑活动的测量来预测疼痛的存在或其他与疼痛密切相关的现象。

这一新的多变量方法与以传统脑环路为基础的系统神经科学不同，其目标不是追踪将伤害性信息从外周传递到大脑的路径，而是识别可能导致我们主观疼痛体验的大脑活动模式。在情绪–大脑关系的研究领域中，最近关于情绪感觉的理论强调了“简并”的概念，“简并”是指大脑活动和主观体验之间可能存在多对一映射[33]。这表明，相同的主观体验（如疼痛）可能是由不同场合的不同大脑活动模式引起的[34]。然而，这并不意味着任何大脑活动模式都可能产生疼痛，而是意味着在一个有限的可能的范围内存在显著变化。这是Melzack最初提出的，最近关于疼痛神经特征的研究支持了这一点。我们可能需要放弃寻找疼痛和特定大脑活动模式之间的一对一映射，因为这个概念很可能存在根本性缺陷。

二、慢性疼痛的脑成像

慢性疼痛通常被定义为持续6个月以上的疼痛[35]。它包括许多临床症状，而这些症状可能在病因、位置、时间特征、强度、性质，以及疼痛是自发还是诱发等方面有所不同。临床医生和研究人员面临的一个重要难题是疾病的外周标志物通常不能预测主观报告的疼痛及相关的残疾，如骨关节炎（osteoarthritis，OA）、慢性腰痛（chronic low back pain，CLBP）或纤维肌痛（fibromyalgia，FM）[36]。因此，研究人员将重点放在脑成像上，以研究中枢神经系统在慢性疼痛维持中的作用。

（一）诱发性疼痛和痛觉过敏

首次对慢性疼痛的大脑研究是为了检测慢性疼痛患者响应有害刺激的脑活动。虽然一些研究似乎证实了某些慢性疼痛综合征可能与痛觉过敏状态具有相关性，但从这些研究中很难得出明确的结论[37–49]。一个很重要的问题是，组成“疼痛矩阵”脑区的可变性可能使得疼痛矩阵活动增加的假设难以被证伪[50]。尽管如此，我们仍然可以假设大脑对伤害性刺激的处理会受到接受这些有害输入的大脑状态的影响[51]。在一项开创性的研究中，Baliki等[52]发现CLBP患者伏隔核（nucleus accumbens，NAc）对疼痛刺激的反应降低。最近，Callan等[53]使用机器学习技术，根据大脑对疼痛电击的反应，将CLBP与健康对照组进行了区分，其准确率可达92.3%。有趣的是，大脑对非疼痛刺激的反应有时可以将患者与对照组区分开来。例如，研究表明，FM患者也可能体验到多感官的过度敏感。因此，大脑对其他感觉刺激的反应，如视觉刺激，可以用来区分FM患者和健康对照组，其准确率为82%[54]，将视觉和机械刺激反应结合后，可将分类准确率提高到93%。这表明结合不同类型的任务或刺激的反应具有一定优势[55]。总而言之，这种对刺激发生反应的范式可以提供一种基于患者大脑对外部刺激的反应来对患者进行分类的方法。

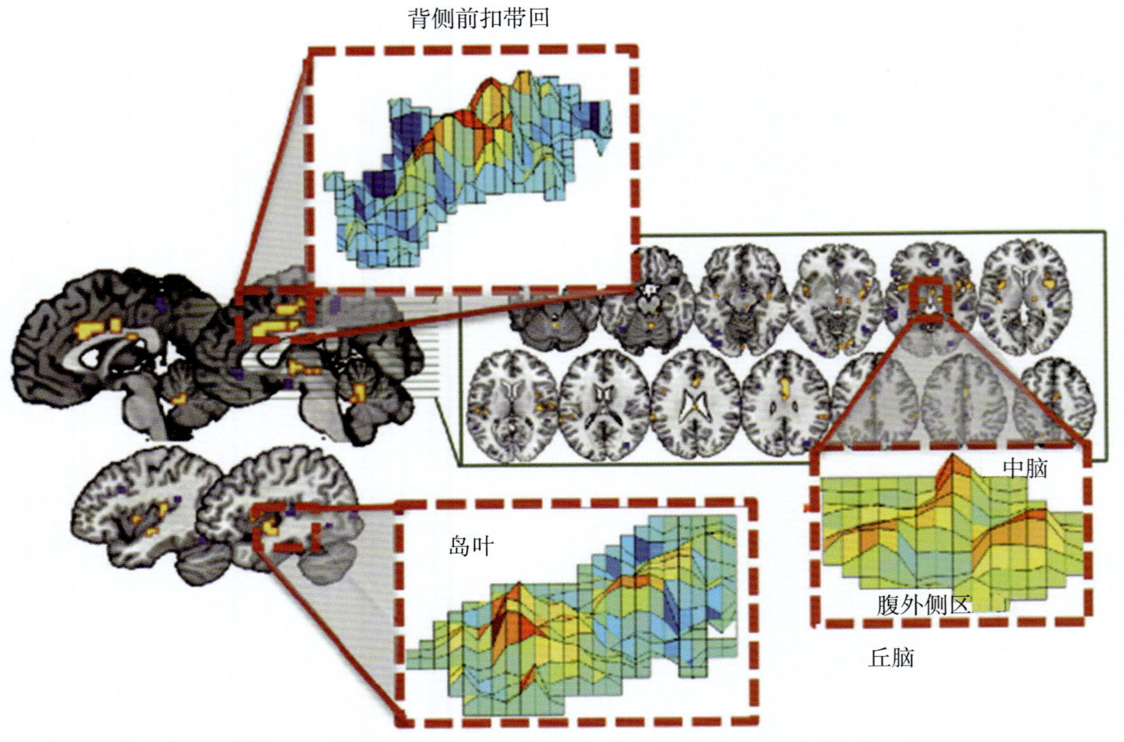

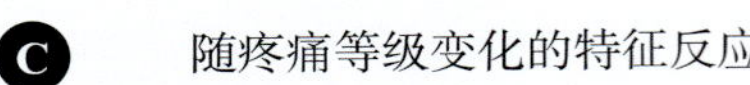

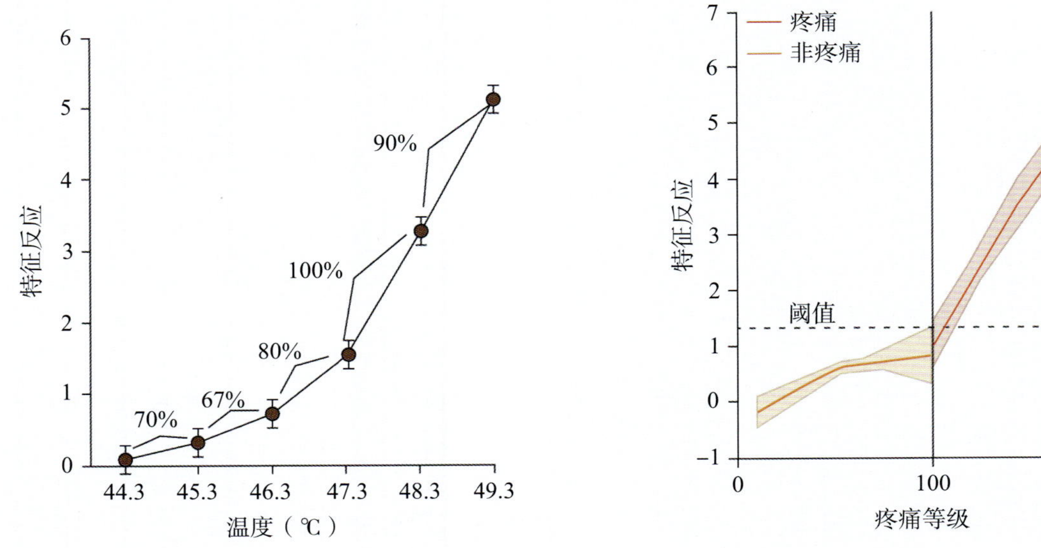

▲ 图 10-2　神经疼痛信号

A. 神经疼痛信号模式图，该图显示了超过显示的阈值（错误发现率 $q<0.05$）的权重，插图强调了三个关键区域的多变量模式的重要性（引自 Zaki et al[172]，2016）；B 和 C. 另一项研究中，跟踪了刺激的温度（百分比表示相邻温度水平之间的区分精度），以及主观报告的疼痛带来的 NPS 的变化（100 为痛阈），改编自 Wager et al.[27]

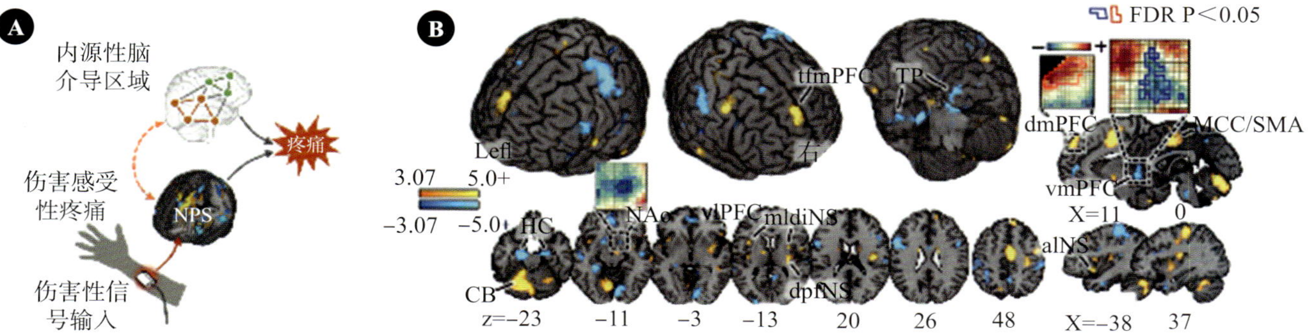

▲ 图 10–3　**A. SIIPS 是为了模拟除伤害性感受以外的疼痛的内源性脑介导区域。其中一部分脑介导区域可能与伤害感受性大脑系统（红色节点）相互作用，而另一些则介导不依赖于伤害性信息处理（绿色节点）的疼痛。B. SIIPS 模式可以预测除去刺激强度和 NPS 反应的影响后的残余疼痛评级。该图显示了立体像素阈值权重（*q*<0.05，FDR 校正）。插图中还给出了一些无阈值模式的例子；小方块表示各个立体像素的权重**

aINS. 前岛；CB. 小脑；dmPFC. 背内侧额叶；dpINS. 背侧后岛；HC. 海马；MCC. 中央扣带回皮质；midINS. 中岛；NAc. 伏隔核；SMA. 辅助运动区； TP. 颞叒； vmPFC. 腹内侧前额叶； vlPFC. 腹外侧前额叶（引自 Woo et al[171]）

（二）慢性疼痛的“状态”与“特征”

1. MRI 结构成像

已有的几项研究观察到与健康对照组相比，慢性疼痛患者的大脑结构发生了各种变化。在一项对 2011 年前的 23 项研究的 Meta 分析中，Smallwood 等纳入了 15 种不同的疼痛疾病，研究发现，慢性疼痛与 30 多个不同脑区的灰质体积减小有关。这表明慢性疼痛可能与灰质体积的广泛减小有关[56]。然而，一个重要的反复出现的问题是，患者和对照组之间的结构差异是反映了与慢性化风险增加有关的发病前特征（慢性疼痛“特征”)，还是反映了无法控制的持续疼痛（慢性疼痛“状态”）带来的相对稳定的结果[57]。区分这两者的一种方法是跟踪患者从急性 / 亚急性（3～6 个月）到慢性（>6 个月）疼痛的转变过程。在整个转变过程中，保持稳定的大脑特征可能代表易感特征，而随着向慢性疼痛的转变而发生变化的特征可能更能反映慢性疼痛的“状态”（图 10–4）。使用这种方法，Vachon-Presseau 等发现较小的海马体和杏仁核体积可预测腰痛从亚急性转化为慢性的风险，这代表了对慢性疼痛的易感，而不是慢性疼痛导致的结果[58]。

另一种用于区分慢性疼痛“特征”与“状态”的策略是跟踪镇痛干预对大脑的影响：与慢性疼痛“状态”相关的大脑特征在疼痛治疗成功后应恢复正常，而与慢性疼痛“特征”相关的大脑特征应保持不变。通过这种方法，Seminowicz 等发现对 CLBP 的成功治疗（手术或关节腔注射）逆转了前额叶背外侧皮质（dorsolateral prefrontal cortex，DLPFC）的变薄趋势[59]。该发现在另一项研究中得到了部分重复，该研究发现认知行为疗法使 CLBP 患者 DLPFC 体积、海马体和几个顶区和额区的体积增加[60]。将慢性疼痛状态与特征分开的最后一种方法可能是通过实验诱导慢性疼痛，这一过程可在慢性疼痛的动物模型中进行。通过这种方法，Seminowicz 等[61]发现神经病理性疼痛模型大鼠的前额叶、内嗅皮质、压后部皮质变薄，进一步证实了在患者身上获得的结果。总之，这些发现表明，与慢性疼痛相关的前额叶体积的减少在很大程度上可能是慢性疼痛的结果，而不是原因。

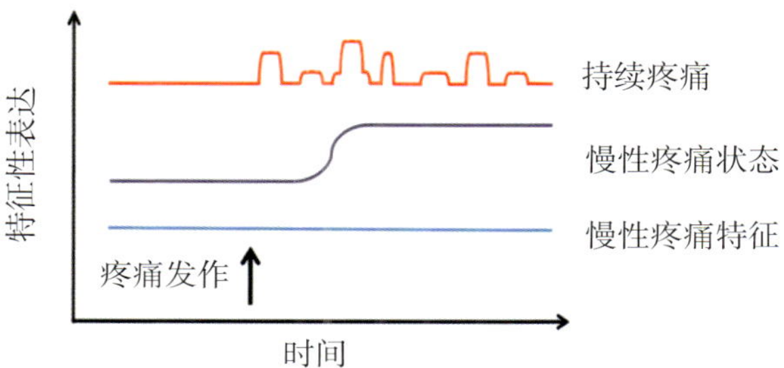

▲ 图 10–4　**脑成像可以跟踪慢性疼痛的不同方面**

不同的大脑功能（如特定区域的体积或特定的连接模式）可以体现慢性疼痛的不同方面。某些特征可以跟踪持续的主观疼痛感觉，这种感觉通常会随着时间的推移而波动(红线）。其他特征可以跟踪与反复疼痛发作长期存在相关的“状态”（紫线）。慢性疼痛“状态”反映了疼痛的后果，其形成可能需要一定的时间。最后，某些特征可能反映了在疼痛发作之前更稳定的“特征”，并可能使人更容易受到慢性疼痛的影响使用机器学习来区分慢性疼痛的脑结构性特征时，预测精度往往保持相对适中的水平（如70%～76%）。此外，在各种慢性疼痛综合征（如CLBP[62]、慢性盆腔疼痛[63]、FMS[64]、肠易激综合征[65]、痛经[66]、偏头痛[67]）的研究中，预测模式也会有很大的不同。在大多数预测模式中，内侧前额叶和躯体感觉皮质的改变似乎占主导地位。这些发现与前文提到的Meta分析[56]类似，该分析还报道了不同类型慢性疼痛患者存在灰质广泛减少，对该发现的一种简单解释是灰质的弥漫性变化反映了大脑的加速老化。近来通过对慢性疼痛患者样本的研究证实了这一假说[68, 69]。未来的研究方向是探究是什么推动了这些结构性的变化。通过对啮齿类动物慢性疼痛模型研究可以为了解慢性疼痛引起的脑结构变化提供有用的信息[61]。

2. 静息状态下的脑功能连接

传统研究中，人们一直关注与慢性疼痛相关的大脑结构特征[56]，但近来该领域经历了向基于功能连接的慢性疼痛标志物研究的重要转变。这反映了神经精神疾病大脑成像研究的趋势。研究发现，静息状态脑功能连接数据包含的信息，可用于对阿尔茨海默病或精神分裂症等各种疾病进行分类[22]。进行静息态扫描时，患者在扫描仪中保持休息状态5～30min，测量血氧水平依赖性（blood-oxygen level dependent，BOLD）信号。从大脑的100余个被称为脑区的功能子区域中提取出大脑活动数据，将每个脑区BOLD活动的时间进程与其他脑区相关联，形成连接图谱或脑网络图，以诊断特定的大脑疾病。研究表明，慢性疼痛患者边缘结构（纹状体、杏仁核、海马体）与眶额叶皮质和内侧前额叶皮质之间的连接增强[70, 71]（图10-5）。此外，现已证明，这些功能连接改变模式在时间上是稳定的，可以用于预测从亚急性疼痛到慢性疼痛的转变，这表明它们可能反映了一种稳定的“特征”，即形成慢性疼痛的风险较高。一种可能是，前额叶-边缘系统的功能连接使人容易患上各种应激相关性疾病，慢性疼痛就是其中之一[50]。

相似的基于功能连接的特征已被用于其他类型疼痛的诊断和预后，如功能性消化不良[72, 73]、类风湿关节炎、FM[74]、偏头痛[75]、神经病理性疼痛[76]和慢性盆腔疼痛[77]。然而，由于这些不同的研究采用了不同的分析技术或试图做出略有不同的预测，因此很难就它们的发现之间的共性和差异得出普遍性的结论。为了找到不同疼痛预测模式的相同之处，Baliki等使用相同的分析方法直接比较CLBP、骨关节炎和复杂区域疼痛综合征（complex regional pain syndrome，CRPS）的预测特征[78]，结果发现mPFC、ACC和岛叶之间的连接改变在这三种疾病中都较常见，这与这些脑区可能反映了更普通的易感性特征的观点相一致。另外，每种疾病都与皮质区域连接改变的独特特征有关，可能反映了慢性疼痛在不同疾病中的特定结果。为了支持这一假设，Mansour等[79]观察到在CLBP、骨关节炎、CRPS和啮齿类动物神经病理性疼痛模型中，慢性疼痛均伴随大脑连接模式发生全面紊乱。

最后，脑成像最有前途的应用之一可能是它在精准医学中的使用，即根据患者的个体特征定制治疗方案。例如，在抑郁症治疗中，Drysdale等使用静息态fMRI（resting state fMRI，rsfMRI）将抑郁症患者分为四种类型，其中一种与较高的经颅磁刺激成功治疗的概率有关[80]。在疼痛研究中，Wanigasekera等在一项早期研究中尝试在受到疼痛热刺激的健康个体样本中预测阿片类药物的镇痛作用[81]。他们发现，头侧ACC、眶前额叶皮质、杏仁核、海马体、尾状核、NAc和腹侧被盖区对伤害性刺激的反应和特征性的奖励反应可以预测瑞芬太尼的对热痛的镇痛效果。

最近，Vachon-Presseau等结合问卷数据和结构及静息态fMRI来预测CLBP患者样本中的安慰剂镇痛效果。他们发现，皮质下边缘体积不对称、感觉运动皮质厚度、前额叶、ACC和中脑导水管周围灰质的功能耦合，以及与内感知意识和开放性相关的心理特征，可以预测安慰剂效应的存在，准确率为72%[82]（图10-6）。值得注意的是，脑成像提供了问卷数据中没有的预测信息，因此在治疗慢性疼痛的精确医学中可能具有额外的价值。

（三）持续性疼痛

慢性疼痛的一个特别难以捕捉的重要方面是其疼痛本身，即患者在任何时候都可能经历持续的疼痛感觉。在最近的一项研究中，Wasan等应用动脉自旋标记（arterial spin labeling，ASL）测量CLBP患者实施加重患者疼痛的“临床手法”（如直腿抬高或骨盆倾斜）前后的脑血流灌注[83]，发现临床手法引起的疼痛与S_1、S_2、前岛叶、PFC内侧和背外侧区的血流灌注增加具有相关性。Lee等最近在进行静息态fMRI时使用了相似的方法[84]。他们首先设

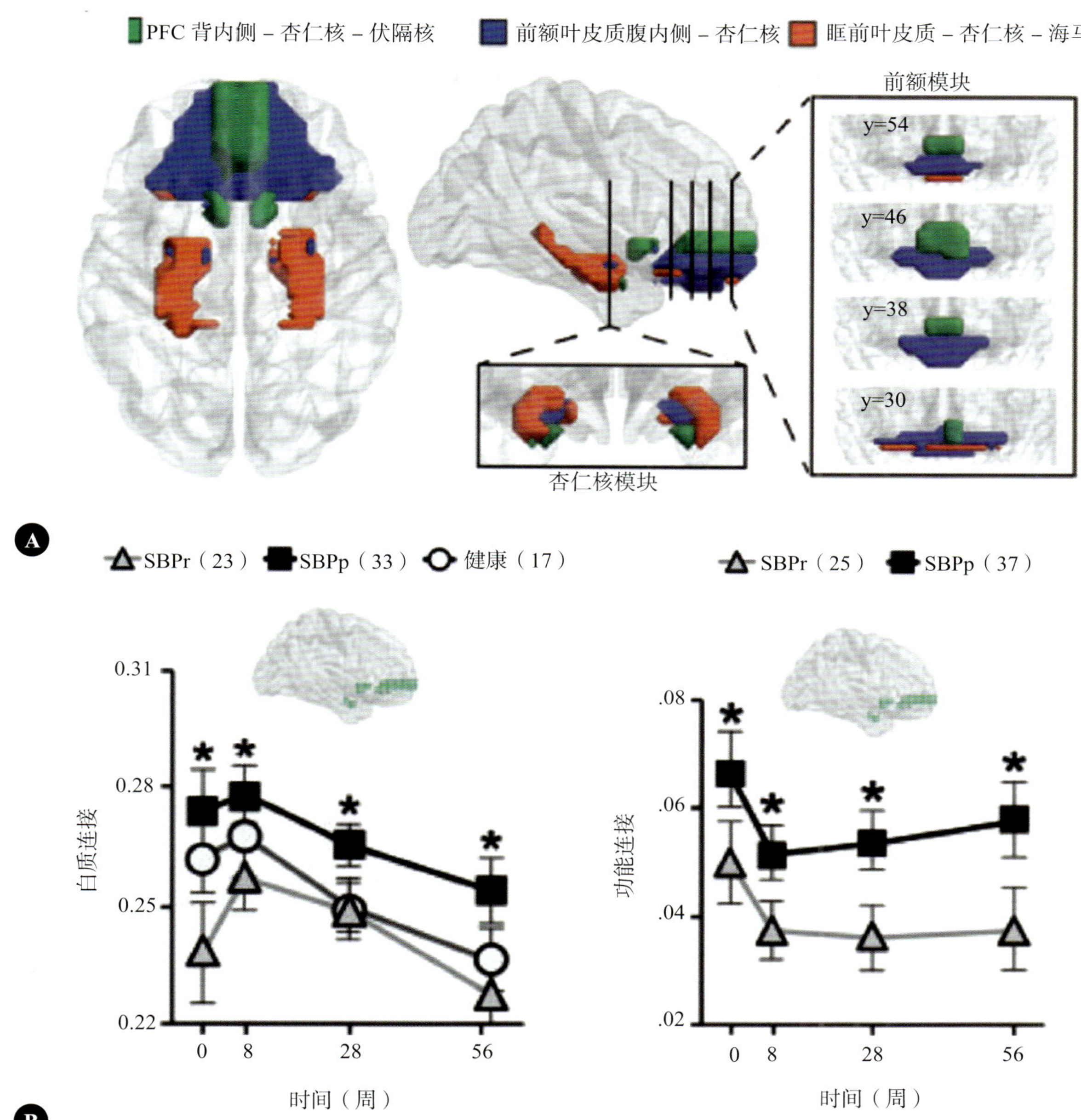

▲ **图 10–5 功能和结构连接预测从急性疼痛到慢性疼痛的转变**

A. 对前额叶 – 皮质下网络进行的模块化分析确定了三个子系统：① PFC 背内侧 – 杏仁核 – 伏隔核（mPFCdorsal-amy-NAc）；②前额叶皮质腹内侧 – 杏仁核（mPFCventral-Amy）；③眶前叶皮质 – 杏仁核 – 海马（OFC-amy-hipp）。B. 通过 mPFC-dorsal-amy-NAc 子系统中的功能连接与白质连接可区分可缓解的亚急性背痛患者（SBPr）和持续性亚急性背痛患者（SBPp）。SBPr 和 SBPp 的区别在时间点 0（疼痛持续时间小于 6 个月）时出现，并随时间推移保持稳定（引自 Vachon-Presseau et al [58]）

计了基于功能连接的预测口服辣椒素引起持续性疼痛状态的特征。他们将这种持续性疼痛特征（tonic pain signature，ToPS）应用于 CLBP 的另外两个数据集，发现 ToPS 可以有效区分患者与健康对照组，并可预测主观报告的腰痛（图 10–7）。这表明 ToPS 在一定程度上反映患者持续的背部疼痛。在躯体运动网络（somatomotor network，SMN）、额顶神经网络（frontoparietal network，FPN）、视觉网络和背侧注意网络之间的连接中发现了可靠的特征（随着功能连接的增强，疼痛增加），提示多感觉整合与自上而下的传导过程具有重要作用 [85, 86]。在边缘和边缘旁皮质区域（边缘网络）和脑干存在可靠的负权重（随着功

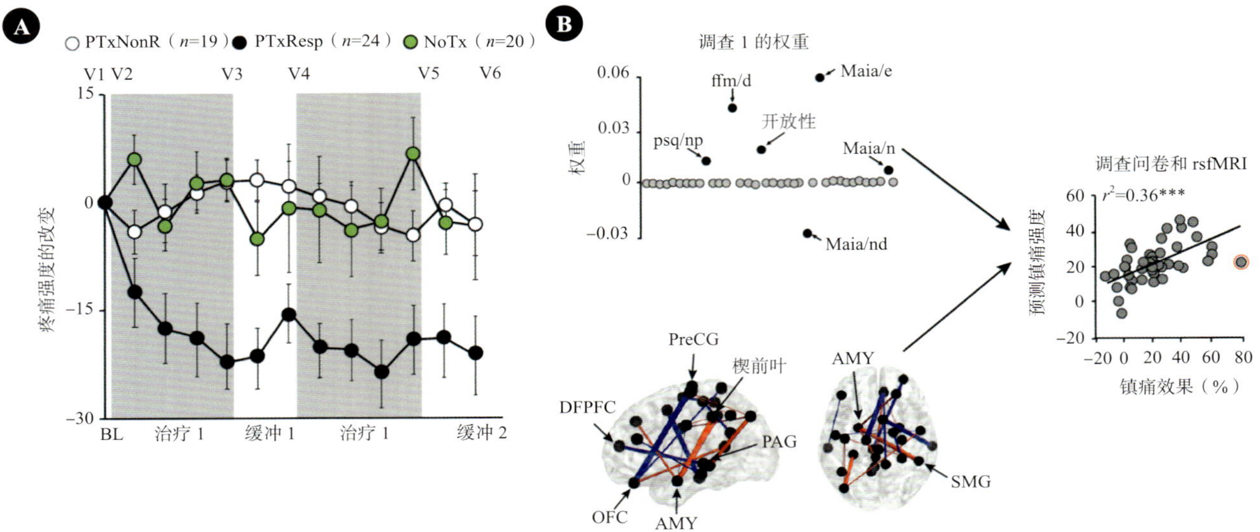

▲ 图 10–6　安慰剂镇痛的大脑预测因子

A. 在 2 个周期内给予志愿者安慰剂，每个周期为期 14 天（A 中治疗 1 与治疗 2 的灰色部分标出），每个周期后是为期 7 天的缓冲期（A 中的白色部分）。在研究过程中，安慰剂应答者（黑色圆圈）与无应答者（白色圆圈）或未接受治疗的对照组（绿色圆圈）相比，疼痛减轻。B. 问卷调查数据（上）和功能连接数据（下）相结合可以预测安慰剂镇痛的 36% 的变异。在上图中，顶部的黑点代表对预测做出重大贡献的调查问卷，在下图中，蓝线表示负功能连接，红线表示正功能连接。OFC. 眶额叶皮质；DLPFC. 背外侧前额叶皮质；AMY. 杏仁核；PAG. 导水管周围灰质；PreCG. 中央前回；SMG. 缘上回（引自 Vachon-Presseau et al[82]）

能连接的增强，疼痛减轻），提示下行痛觉调制的参与及情景处理的重要作用[87, 88]。

（四）PET

PET 是一种通过放射性标记示踪剂来测量大脑代谢或受体可用性的成像技术。第一批疼痛脑成像研究使用了 PET 和带有放射性标记的水分子来测量疼痛时的局部脑血流量（regional cerebral blood flow，rCBF）的变化[89–91]。然而，PET 很快被 fMRI 取代，fMRI 具有更好的空间和时间分辨率，并且不需要注射放射性示踪剂。随后的 PET 研究利用 PET 独特性能测量各种神经化学过程，特别是阿片受体和多巴胺受体的可用性。因为大多数示踪剂的生产需要依靠在 PET 扫描仪附近的回旋加速器设备，所以世界上只有几个地方可以进行这种研究。此外，由于 PET 成像的成本很高（根据示踪剂的不同，每次扫描为 1000～3000 美元），样本量往往相对较低（通常不到 20 例参与者）。因此，PET 似乎是一种很有前途但未得到充分利用的脑成像技术。

最早的阿片能系统 PET/CT 的研究使用选择性 μ 阿片放射性配体 ^{11}C– 卡芬太尼，测量局部注射辣椒素或在咬肌内注射 5% 高渗盐水[93]引起的持续性疼痛时 μ 受体可用性的变化[92]。这 2 项研究都表明，疼痛可诱导对侧丘脑、杏仁核、下丘脑、INS、ACC 和 DLPFC 等脑区释放内源性阿片类物质。有趣的是，疼痛导致的内源性阿片类物质的释放物似乎与经历过的疼痛成反比[93]，这表明急性疼痛会触发内源性阿片类物质的释放，而内源性阿片类物质又会抑制疼痛。支持这一假说的证据来自最近的一项 PET-fMRI 研究，该研究表明丘脑内源性阿片类物质的释放与同一区域 BOLD 活动的减少具有相关性[94]。

早期，研究人员还观察到 μ 阿片受体可用性和 μ 阿片系统激活存在很大的个体差异，这可能在一定程度上与 COMT 的基因多态性有关[95]。COMT 是一种代谢儿茶酚胺的酶，可间接影响阿片能神经的传递。Met/met 携带者具有较低的 COMT 活性和较高的疼痛灵敏度，其丘脑、NAc 和苍白球中表现出较低的疼痛诱发的 μ 阿片受体激活，提示缺乏内源性疼痛抑制机制。因此，PET 可以帮助识别与慢性疼痛的遗传易感性相关的大脑机制，可能可以为未来的治疗干预提供信息。

有研究检查了各种慢性疼痛中（如关节炎[96]、中枢性脑卒中后疼痛[97]、FM[98]）阿片系统的状态。

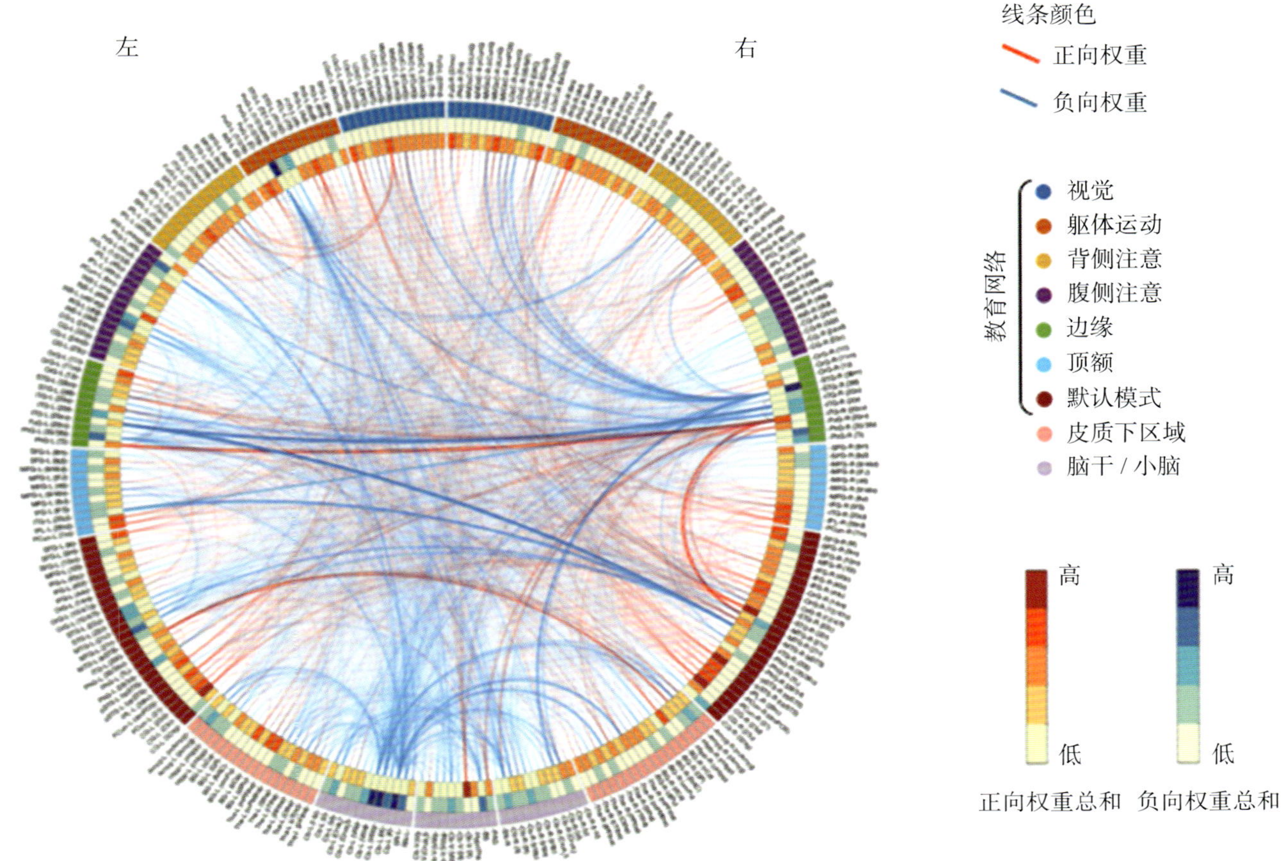

▲ 图 10-7　强直性疼痛特征

ToPS 的功能连接模式。ToPS 被用来预测口服辣椒素所产生的疼痛，并被推广应用到 CLBP。外圈代表了用以建立 ToPS 的不同脑区，这些脑区分属的功能网络（见右侧图例中的颜色标注）。内圈和线条代表正向（暖色）和负向（冷色）连接，这些连接介导了 ToPS（引自 Lee JJ，Kim HJ，Čeko M.et al.A neuroimaging biomarker for sustained experimental and clinical pain.Nat Med.2021；27：174-182.https://doi.org/10.1038/s41591-020-1142-7 [173]）

这些研究表明，慢性疼痛与参与疼痛感知和调节的脑区的阿片受体的可用性降低有关，这些脑区包括丘脑、杏仁核、PAG、扣带皮质、INS、PFC 和顶叶皮质（图 10-8B）。此外，在 Harris 等研究发现在 FM 患者中，NAc 中受体的可用性降低与疼痛等级的增加具有相关性，这一结集在神经病理性疼痛的患者中得到了验证 [99]。

然而，PET 研究中对结合力的解释一直是令人困惑的问题：受体可用性的降低可能是由于受体数量的减少，也可能是由于内源性神经递质水平的增加。为了解决这个问题，Thompson 等在大鼠神经病理性疼痛模型中，联合使用 PET 成像和免疫组化技术，结果发现，受体可用性降低是由 μ 阿片受体表达减少所致 [100]。总之，这些结果表明慢性疼痛与 μ 受体的可用率降低有关，这可能会损害大脑调节疼痛的能力，并可以解释许多慢性疼痛患者使用阿片类药物治疗效果降低。

一些证据还表明，多巴胺能系统功能障碍可能与慢性疼痛有关。参与多巴胺能调节的基因似乎会使个体更容易出现疼痛敏感性 [101]。此外，中脑边缘多巴胺系统内的功能连接（NAc-MPFC）已经被反复证明在慢性疼痛时会发生改变 [51, 58]。在健康人中使用雷氯必利的 PET 研究一再表明，纹状体 D_2/D_3 受体的可用性与疼痛敏感性呈负相关，这表明较高水平的突触内源性多巴胺可能有助于疼痛抑制 [102-107]（但也有相矛盾的发现 [108]）。然而，多巴胺受体可用性与慢性疼痛之间的关系更为复杂。一些主要由神经引起的疼痛，如不宁腿综合征 [109]、帕金森病 [110]、灼口综合征 [111]、发作期偏头痛 [112]，似乎与纹状体 D_2/D_3 受体基线可用性增加有关。相比之下，非神经

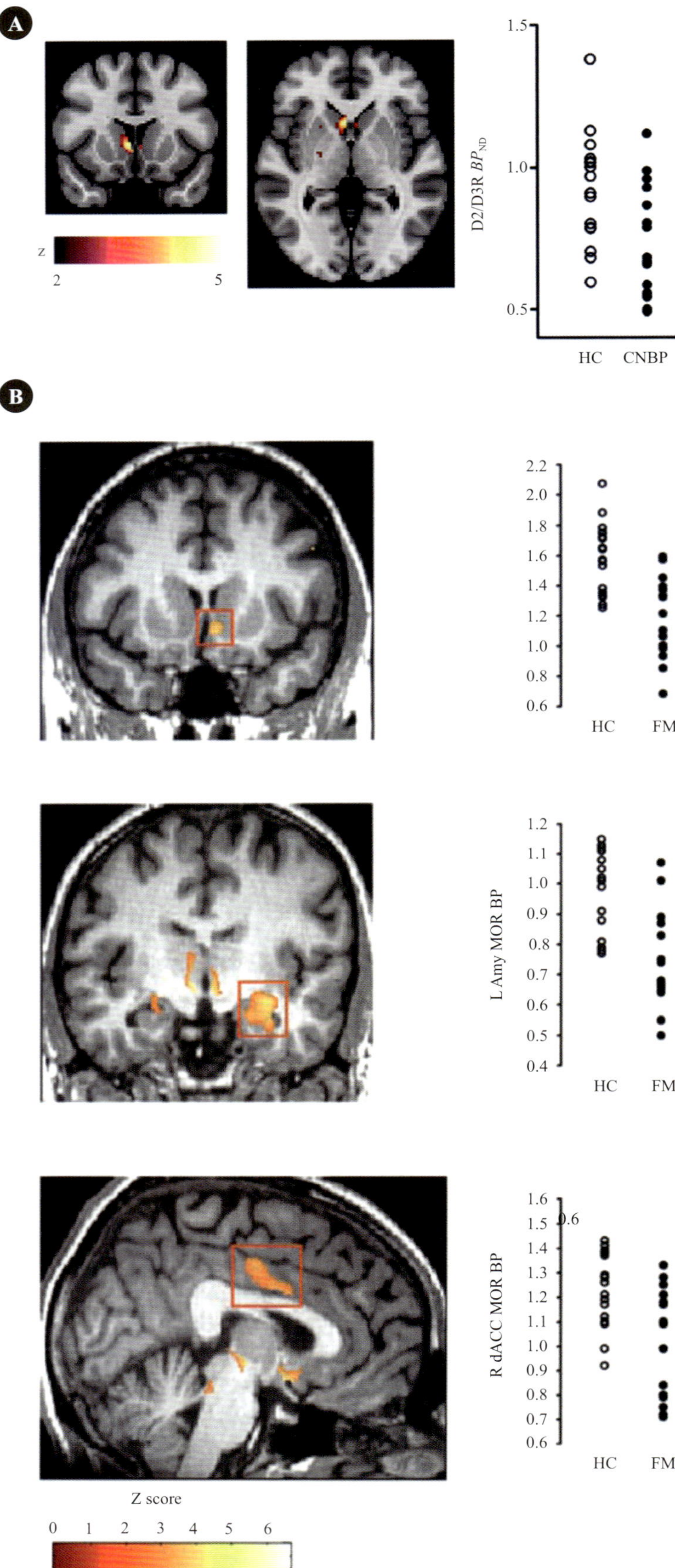

◀ 图 10-8 **Positron emission tomography (PET) studies of chronic pain. A, Levels of striatal D2/D3 receptor binding potential (BP_{ND}) in chronic non-neuropathic (CNBP) patients and healthy controls (HC). Significant reductions in D2/D3 receptor BP_{ND} compared with HC samples were observed in the right ventral striatum. Adapted from Martikainen, et al. (2015).[113] B, Levels of the μ-opioid receptor (MOR) binding potential (BP) in chronic non-neuropathic (CNBP) patients and HC. Significant reductions in MOR BP compared with HC sample were observed in the left ventral striatum (*top*), left amygdala (*middle*), and right dorsal anterior cingulate cortex (dACC; *bottom*). Note that images are displayed in radiological convention where the left hemisphere is shown on the right side of the image. Adapted from Harris et al.**

系统疼痛，如 FM[107, 108] 和慢性背痛[113]，似乎与纹状体 D_2/D_3 受体基线可用性降低、疼痛诱导的多巴胺反应减少有关（图 10–8A）[107, 113]。然而，关于内源性阿片物质，当前尚不清楚在这些状况下受体可用性降低，是由于多巴胺释放增加还是受体密度减少所致。

另一个需要关注的重要问题是，患者和对照组之间的差异究竟是反映了易患慢性疼痛的稳定性特征，还是疼痛长期存在的后果。灼口综合征或不宁腿综合征等神经系统疾病的受体可用性增加似乎是导致疼痛的原因之一，而 CLBP 等肌肉骨骼疾病的受体可用性降低可能是长期疼痛的后果。一种可能是，这些慢性疼痛综合征中的多巴胺能功能障碍与一种普通的“疾病反应”有关，而持续疼痛可引起全身炎症，进而抑制促进机体休息和康复的多巴胺能信号[115]。这可以解释为什么慢性疼痛经常伴随广泛性疼痛、疲劳、认知障碍、快感减退和抑郁等共病[114]。

尽管事件的确切发生顺序仍然有待确定，近期开发的几种胶质激活标志物［可与转运蛋白（translator protein，TSPO）结合］使研究人员能够观察到慢性腰背痛（CLBP）患者丘脑和躯体感觉皮层中的胶质激活增强[115]。此外，TSPO 在 ACC/PFC 和 INS 中的表达已被证明与慢性疼痛伴随的抑郁症状相关[116, 117]。最近一项对 FM 患者的多位点研究也显示，TSPO 在顶叶、体感和运动皮质中的表达增加。尽管有关 TSPO 成像仍有争议[119]，这些结果表明神经炎症可能与某些疼痛状态（如 CLBP 或 FM）有关。

（五）脑电图

脑电图[119] 与脑磁图[120] 是直接的非侵入性的脑功能测量方法。EEG 测量的是突触后电位产生的小电流，而脑磁图测量的是这些电流感应的磁场。这两种方法的主要优点是它们在毫秒范围内的高时间分辨率。因此，EEG 和 MEG 能与 fMRI 互为补充，fMRI 具有很好的空间分辨率，但时间分辨率较低。EEG 的一个特别的优点是成本低、可广泛使用和具有可移动性。因此，脑电图具有广泛的临床应用价值。EEG 的局限性在于其低空间分辨率和对脑深部区域的处理不敏感。由于磁场不会被头皮和头骨扭曲，因此脑磁图的空间分辨率比脑电更高。MEG 的缺点是，从技术上讲，它要求更高，更昂贵，较难购买，而且通常需要固定使用。然而，搭载新型传感器的脑磁图可能会使其在未来更具成本效益和移动性[121]。在后续内容中，为方便起见，我们将使用术语“脑电”，其中大部分内容同样适用于脑磁图。

1. 与急性实验性疼痛的脑电指标

最常用的疼痛脑电研究方法是测量短暂伤害性刺激（如持续数毫秒的热激光刺激）后的诱发电位[122]。这种方法产生经典的系列反应，根据它们的顺序和极性，可分为 N_1、N_2 和 P_2[122]（图 10–9）。脑电记录和颅内记录的溯源定位表明，这些反应起源于与疼痛处理相关的大脑网络的核心区域，即 S_1、岛盖区域、ANN 和扣带皮质[123, 124]。对诱发电位的分析可形成两个主要参数：不同反应的潜伏期和幅度。

在不同的实验条件下，诱发电位的幅度随着客观刺激强度和对疼痛的主观感受而不同[125]。然而，最新的研究发现诱发电位幅度和疼痛之间的关系不是线性的[126]。相反，诱发电位目前被认为反映了伤害性刺激与防御行为的重要性[127]，而不是疼痛[128]。因此，最初将诱发电位作为疼痛的可靠生物标志物的想法没有实现。诱发电位对伤害性通路的损伤很敏感。因此，它们已被作为测量大脑伤害性通路完整性的临床指标[129, 130]。

时频分析是对诱发电位法的补充和扩展。这些分析表明，短暂的伤害性刺激调制了 α（8～13Hz）、β（13～30Hz）和 γ（40～100Hz）频率（图 10–9）的神经元振荡，这些振荡与诱发电位在时间和空间上部分重叠[131–133]。起源于 S_1 的 γ 振荡与疼痛的主观体验密切相关。这种密切的关系可以在疼痛的自发变化、在动物和人类的实验性疼痛操作中得到验证[133, 135, 136]。最近在小鼠上进行的对 γ 振荡的光遗传学诱导研究表明其确实与疼痛相关[137]。已有研究表明，S_1 的 γ 振荡在前额叶和皮质下脑区产生网络效应，因此，γ 振荡是与疼痛关系密切的脑电反应。然而，这种关系并不是一对一的。例如，在安慰剂试验中，已经有研究发现 γ 振荡和疼痛的分离[138]。这种分离可能反映了 γ 振荡与对伤害性刺激的行为的反应可能比对疼痛感知更相关[139]。因此，与缺乏编码疼痛的特定脑区相似，特定频率与潜伏期的疼痛不是由单一大脑活动决定的。相反，疼痛很可能是由复杂的大脑活动模式编码的，其中不仅包括不同大脑区域的神经元活动，还包括不同潜伏期和频率的大脑活动。

最后，实验性疼痛的新范式将基于脑电的疼痛评估从短暂的伤害性刺激扩展到的持续性刺激，这

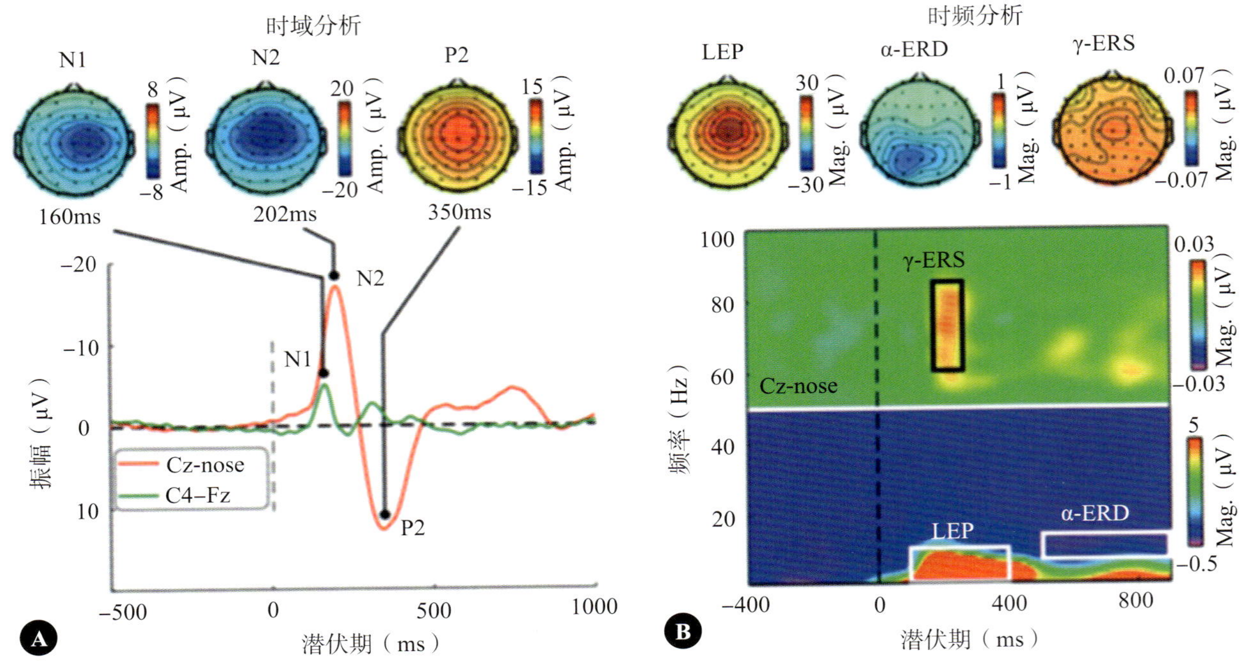

▲ 图 10-9 急性实验性疼痛的脑电图指标

A. 脑电数据的时域分析显示了对包括 N_1、N_2 和 P_2 在内的疼痛刺激做出反应的诱发电位的时间顺序；B. 对 M/EEG 数据的时频分析显示了 α（a-ERD）和 γ（g-ERS）频率对疼痛刺激做出的反应（引自 Hu & Iannetti [174]）

向解决临床中的持续疼痛问题迈出了重要的第一步 [140–144]。此外，持续性伤害性刺激的大脑活动模式与短暂伤害性刺激不同，疼痛强度的编码方式从通过躯体感觉皮层多个频带的活动转向了通过前额叶皮层的 γ 振荡 [140, 141, 143]。这再次表明了 γ 振荡在大脑处理疼痛过程中的重要作用。此外，它还提示短暂实验性疼痛的大脑机制不能简单地转移到长期疼痛（包括慢性疼痛状态）。

2. 慢性疼痛的脑电指标

尽管几乎每个神经科学部门都配备有脑电设备，但有关脑电检查与慢性疼痛相关的证据却令人惊讶地有限 [145, 146]。到目前为止，已有两种不同的脑电研究方法。第一种方法使用诱发电位法来研究慢性疼痛患者对疼痛或非疼痛刺激的处理是否异常。结果表明，神经病理性疼痛的伤害性通路受损与诱发电位的减少有关 [130, 146]。其他异常（如偏头痛或 FM 等慢性疼痛条件下诱发电位的去抑制或缺乏适应）还没有一致的结论 [146]。此外，目前尚不清楚这些发现与慢性疼痛的基本病理和中枢敏化等现象之间的关系 [147]。

第二种方法量化了慢性疼痛患者的静息态脑电活动。最早的发现是 α 活动减慢，而 θ 频率（3～8Hz）的大脑活动普遍增加 [148, 149]。结合来自丘脑记录提供的证据 [150, 151]，这些观察发现了慢性疼痛模型存在丘脑皮质节律失调 [152]。在这个模型中，异常的伤害性信号输入会在 θ 频率产生异常的暴发。这些 θ 振荡被传递到大脑皮质，导致邻近区域的去抑制，进而导致 γ 频率的异常振荡，最终导致持续的疼痛。这个模型很有吸引力，但证据并不一致。虽然在动物研究中进一步支持了这一模型 [153, 154]，但在更大规模的患者队列中进行的其他脑电研究没有发现异常的 θ 活动 [155, 156]。然而，最近在一批患者中进行的静息态脑电研究表明，慢性疼痛患者的前额 γ 振荡和 γ 频率的脑网络重组更高 [156]。其他脑电研究显示，慢性疼痛患者在 θ、α、β 和 γ 范围内的脑振荡和网络连接均发生了显著变化 [157, 158]。因此，越来越多的证据表明，慢性疼痛的大脑机制涉及复杂的网络功能重组，特别是在 γ 频率振荡和连接变化。最近的一项观察进一步支持了这一点，即慢性疼痛的瞬时强度与 PFC 中的 γ 振荡呈正相关 [159]（图 10–10）。然而，由于其低信噪比和对肌电噪声的敏感性，使用脑电来评估与疼痛相关的 γ 振荡仍然具有挑战性。

最近的其他研究没有直接讨论脑电与慢性疼痛的相关性，但调查了脑电信号是否可以预测个人对镇痛治疗的反应，以及对疼痛的敏感性。结果表明，

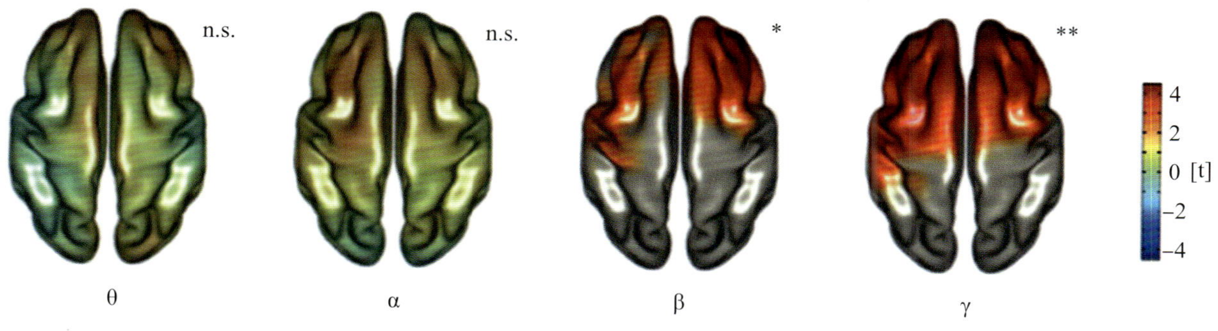

▲ 图 10-10　慢性疼痛下脑电图指标

慢性背痛患者神经振荡与疼痛强度自发性波动相关性图谱。前额叶皮质 β 和 γ 频率的神经振荡与疼痛强度显著相关（引自 May et al[160]）

n.s. 无显著差异

某些脑电特征，如持续性疼痛期间的 δ 活动增加的幅度（1～3Hz），可以成功预测治疗效果（如对手术后阿片类药物治疗的反应性）[160-162]。其他研究表明，感觉运动 α 振荡的峰值频率与受试者对实验性疼痛的敏感性有关[163, 164]。α 峰值频率越低，对疼痛的灵敏度越高。由于对疼痛的敏感性是慢性疼痛的一个重要预测因子，对 α 振荡及其峰值频率的分析为未来的研究提供了有临床应用前景的方向。

3. 脑电图的临床应用：现状与展望

脑电诱发电位是第一个在临床上测量疼痛相关大脑活动的方法。该方法可将伤害性通路的损伤客观化，从而有助于建立神经病理性疼痛的诊断。因此，它已被列入神经病理性疼痛的评估指南[130]。虽然其他脑电测量方法尚未进入临床应用，但在开发临床有用的疼痛生物标志物方面已经迈出了第一步[165]。当疼痛无法口述或口述不可靠时，生物标志物将有助于疼痛诊断。此外，它们还可以帮助预测慢性疼痛并对其进行分类，并为患者量身定制个体化治疗。此外，基于脑电的慢性疼痛生物标志物可以成为疼痛治疗的直接靶点。例如，神经反馈[166]、非侵入性脑刺激[167]、感觉同步技术等方法可以选择性地改变特定频率的神经元振荡，从而调控异常的脑电模式[168]。由于 EEG 容易获得，携带方便，而且可以很容易地在医疗办公室或家里使用，因此基于 EEG 的疼痛生物标志物特别有吸引力。将基于脑电的信息与其他方法相结合，产生疼痛的多模式综合生物标志物，可能会进一步提高这些生物标志物的临床实用性[169]。

三、结论与展望

疼痛的主观体验是大脑活动的产物。因此，任何对疼痛的生物学解释最终都必须解释它是如何由大脑产生的。从直觉上看，似乎来自外周的伤害性信号最终应该到达大脑中产生疼痛主观体验的“疼痛中心”。然而，数十年的脑成像研究表明，疼痛与任何大脑活动模式之间并不存在一对一的关系。与其他感官不同的是，似乎没有一个或一组大脑区域专门负责处理疼痛[34]，相反，疼痛似乎由分布在各个脑区的精细大脑活动模式编码。在这方面，疼痛的大脑表征可能更类似于情绪的大脑表征[33]。实际上，疼痛的概念似乎重组了旨在具有保护功能的各种感觉。机器学习的最新进展使得多变量疼痛神经特征的建立成为可能[27, 170]，从而可以根据大脑活动可靠地预测疼痛。然而，这些神经特征不应该被解释为独特和单一的疼痛预测模式。恰恰相反，神经特征代表多变量模式，在这些模式中，大脑活动的各种模式，甚至是相差极大的模式，都可以同样代表疼痛。总之，fMRI 研究的最新进展表明，大脑活动和疼痛感知之间的关系存在简并性，在一些神经特征模式的软约束下，不同的大脑活动模式可以同样代表疼痛，这些模式的数量尚待确定。

此外，多项研究表明，现在已经可以开发基于 MRI 的慢性疼痛生物标志物[23]。生物标志物可用于诊断、预后、治疗结局的预测，以及在精准医学中作为监测病情演变或跟踪治疗效局的替代终点指标[23]。然而，对于实际应用来说，目前预测的准确性仍然不够，其特异性和普适性仍然不确定。开发慢性疼痛生物标志物的主要障碍在于目前缺乏患者的大数据集。例如，英国生物库目前有近15 000名参与者通过脑部扫描报告慢性疼痛（https://www.ukbiobank.ac.uk/），但是表型鉴定很少。研究人员还可以访问open pain.org上的现有数据集，这是一个开放的大脑成像研究注册中心。总的来说，这些不同的资源应该会极大地提高我们开发基于大脑的慢性疼痛生物标志物的水平。

因此，慢性疼痛的脑成像可能会沿袭其他神经精神疾病（如阿尔茨海默病、精神分裂症或抑郁症）的研究路径，通过识别疾病的大脑标志物来取得进展[22]。然而，目前尚不清楚慢性疼痛是否可以像这些神经精神疾病一样被定义为一种脑疾病，这是该领域面临的一个特有难题，因为疼痛是大脑产生的一种主观体验。任何对它的生物学解释都无法回避心身关系问题的复杂性。此外，慢性疼痛综合征是一种症状多样化疾病组成，疼痛可能并不总是最重要或最主要的特征。因此，目前尚不清楚脑成像是否可以区分不同的临床表型，或者是否应该尝试做到这一点。识别不同的脑成像表型可能比简单地确认临床表型更有价值。事实上，如果简并性原理也适用于慢性疼痛疾病，那么这将意味着不同的大脑表型可能是同一临床表型的基础，因此，不同的患者亚群可能从不同的治疗中受益。

不同的脑成像技术具有很强的互补性，可服务于不同的目的。例如，EEG具有较高敏感性且容易管理，但它的特异性可能是一个问题[171]。rsfMRI可能更具特异性，但潜在的功能网络的神经生理学机制不明确导致很难使用rsfMRI来确定新的治疗靶点。多模态MRI技术可检查大脑结构的不同方面（如灰质密度、皮质厚度、皮质下结构体积、弥散、纤维束成像、灌注、磁化转移、MRS），似乎最终可用于开发新的治疗靶点。然而，当通过MRI获得的大脑宏观结构间接指标与潜在的细胞结构过程之间存在巨大差距，而后者有可能成为治疗的靶点。今后，很有前景的研究方向是将人类和啮齿类动物的脑成像相结合，以确定同源脑区内与疼痛可塑性相关的细胞结构变化。

总而言之，除中枢神经系统损伤的基础研究外，脑成像对临床实践的实际贡献仍然很难评估，但是脑成像技术显然有助于改变我们对疼痛概念的认识，从客观组织损伤的症状转变为大脑产生的主观体验。从这个意义上说，脑成像拓宽了疼痛研究和治疗的视野，从基于外周和脊髓机制的治疗朝着外周、脊髓和脑机制并重的方向发展。

要　点

- 早期的脑成像研究确定了与诱发疼痛相关的大脑区域的集合，这些区域通常被称为“疼痛矩阵”（丘脑、ACC、INS、S_1、S_2）。然而，这些结构的活动似乎并非具有疼痛特异性。
- 机器学习的最新进展使得建立更具体的多变量预测疼痛神经特征成为可能，进而可使用大脑活动的细粒度模式预测诱发性疼痛。
- 大脑活动和体验疼痛之间的关系似乎具有简并性的特征，这意味着大脑活动模式和疼痛之间存在多对一的关系。
- 与慢性疼痛有关的活动模式似乎与诱发性疼痛有关的活动模式存在本质上的不同。
- 脑成像研究的发现可能可以解释在某些慢性疼痛综合征中观察到的伤害感觉和自我报告的疼痛之间的分离。
- 慢性疼痛患者的脑成像结果至少可以反映慢性疼痛的三个不同方面：①疼痛症状出现之前存在的一些稳定特征，使人容易发生慢性疼痛；②慢性疼痛“状态”，随着疼痛慢性化而发展并可持续较长时间；③持续性疼痛，可在几分钟或几小时内快速波动。
- 如果有足够的数据，可以开发预测疼痛的生物标志物，进行临床预测。
- 使用EEG开发疼痛的生物标志物很有吸引力，因为它易获得，成本低，并且具有可移动性。这一方法正处于研发阶段，还不能进入临床使用。

第 11 章　疼痛体验和治疗的个体差异：民族、种族和性别

Individual Differences in Experience and Treatment of Pain: Race, Ethnicity, and Sex

Samantha M.Meints　Dikachi Osaji　Kylie Steinhilber　Robert R.Edwards　著
韩　睿　译　　欧阳文　校

尽管疼痛的体验是普遍的，但疼痛的体验及其带来的负担可因民族、种族和性别而异。本章将讨论疼痛体验、负担及对治疗反应的群体差异。

一、术语说明

民族和种族在口语及研究中经常互换使用，但它们并不完全相同。民族是指具有共同血统或遗传、共同的身体特征、文化和自我认同的群体（如非西班牙裔白种人/高加索人、黑种人/非裔美国人、亚洲人、美洲原住民/加拿大原住民），而种族是指具有共同语言、宗教、国籍或传统的文化群体（如西班牙裔/拉丁裔）[1, 2]。在本章中，我们将使用非西班牙裔白人（non-Hispanic white，NHW）来指代白种人或高加索后裔，非洲裔美国人（African American，AA）指代黑种人或非洲人后裔，西班牙裔指代西班牙裔或拉丁裔。同样，性和性别也不能互换。性是指个体与生俱来的生物学表型，可以分为男性、女性或双性人，而性别是个体对内部认同的表达，属于已经存在的社会和行为规范。性别由社会赋予特定的性的一系列文化行为所组成（例如，烹饪是女性的任务，而修理是男性的责任）；因此，性别具有社会属性。性别属于男性和女性范畴，可以在一个人的一生中发生改变。一个人的性和性别并不总是同步的；因此，个体出生时性别可能与其表达的性别并不一致（图 11-1）。在本章中，我们将讨论民族、种族和性别对疼痛的体验、负担和治疗的影响。

二、疼痛中的种族和民族差异

实验和基于实验室的研究证明了疼痛体验中的民族和种族差异。在美国，大部分研究都集中于非洲裔美国人/非西班牙裔白种人的差异上，尽管结果并不完全一致。总体而言，与非西班牙裔白种人相比，非洲裔美国人对伤害性刺激更敏感（即阈值更低），对疼痛的耐受性更差[3]，尽管不同研究的评估方法和结果存在一定差异。与非洲裔美国人相比，非西班牙裔白种人组表现出更高的冷痛耐受性，并具有较低的冷诱发疼痛评分（阈值）[3]。尽管非洲裔美国人–非西班牙裔白种人在热诱发痛阈方面没有差异，但相比非洲裔美国人人群，非西班牙裔白种人人群表现出更高的热诱发疼痛耐受性和更低的阈上热疼痛评分[3]。在压痛方面，非洲裔美国人的压痛阈值低于非西班牙裔白种人[4]。尽管缺血性疼痛阈值没有差异，但非洲裔美国人对缺血性疼痛的耐受性也低于非西班牙裔白种人[2, 5]。实验性疼痛研究发现，非洲裔美国人对机械性刺痛的评分比非西班牙裔白种人更高[6]。除了这些疼痛敏感性指标之外，疼痛中枢敏化和抑制性调控［如时间总和及条件性疼痛调节（conditioned pain modulation，CPM）］的实验指标也存在非洲裔美国人–非西班牙裔白种人的差异。非洲裔美国人的疼痛时间总和高于非西班牙裔白种人[6]。条件性疼痛调节方面的文献还较少，结论还不确定。有研究发现，非洲裔美国人的条件性疼痛调节低于非西班牙裔白种人[5]，但也有研究发现条件性疼痛调节没有民族/种族差异[6]。

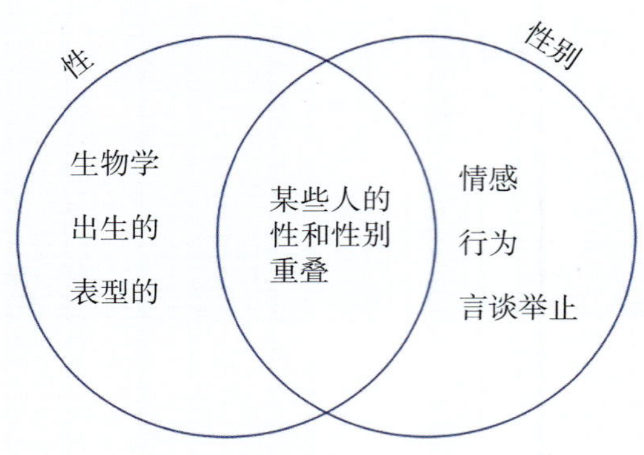

生物的性，男性、女性或两性，通常被认为是静态的，基于染色体和生物决定因素

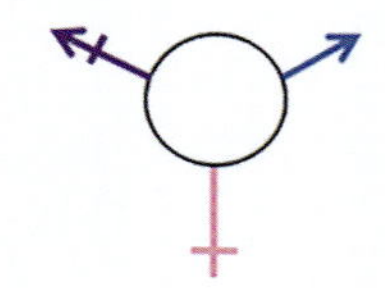

性别被视为一定范围内的滑动尺

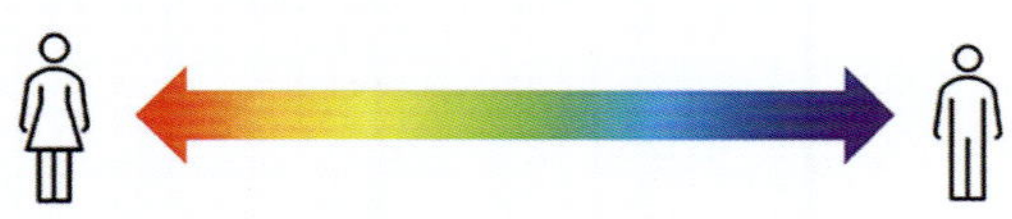

▲ 图 11-1 性和性别的信息图

性被视为一种本能生物特征，而性别是个体的表达

尽管大部分研究集中于非洲裔美国人和非西班牙裔白种人个体之间的差异，但最近有证据表明，拉美裔、美洲原住民（native American，NA）和亚洲人在实验性疼痛敏感性方面也存在差异。与非西班牙裔白种人等相比，亚洲人表现出较低的疼痛耐受性和较高的阈上冷痛评分[7]，拉美裔也具有较低的疼痛耐受性和更高的阈上疼痛评分[8]。亚裔和西班牙裔的热痛阈值和耐受性也较低[8, 9]。然而，亚洲人的压痛阈高于非洲裔美国人[10]。较少有研究比较美洲原住民和其他组之间的实验性疼痛。有研究表明，非洲裔美国人比非西班牙裔白种人具有更高的疼痛阈值和更低的疼痛评分[11]，美洲原住民和非西班牙裔白种人之间的时间总和没有差异[11]。总之，基于实验室疼痛评价的研究表明，与报告其种族/民族背景为“白种人”的个体相比，来自少数民族背景的个体（其中许多人可能经历过严重的歧视和虐待）对疼痛的敏感性总体上有所增加。

除了实验和基于实验室疼痛的民族和种族差异外，临床疼痛的体验也存在相当大的差异。例如，骨关节炎是一种越来越常见的疼痛性肌肉骨骼疾病。尽管非洲裔美国人罹患经放射证实和有症状的骨关节炎的可能性更大[12]，但经年龄校正后，非西班牙裔白种人人群的慢性疼痛的患病率却高于非洲裔美国人[13]。当研究人员仅考虑对患者影响较大的慢性疼痛（如经常限制生活或工作的慢性疼痛）时，这一差异就不存在了[13]。大量研究表明，非洲裔美国人和其他少数裔群体有更严重的急性和慢性疼痛[2, 6]。相比非西班牙裔白种人，非洲裔美国人由慢性疾病引起的疼痛更多，如AIDS[14]和青光眼[15]、更强的术后疼痛[16]、更多的疼痛部位和更重的疼痛程度、抑郁和残疾，并且在慢性疼痛对功能影响的测试（如起立–行走计时测试、6min步行测试）中表现较差[2, 7, 18]。非西班牙裔白种人和其他少数裔群体在临床疼痛方面也存在差异，例如，与非西班牙裔白种人相比，少数民族患者有更严重的腰痛[19]。与非西班牙裔白种人相比，西班牙裔有更严重的临床疼痛[20]和更严重的术后疼痛[16]。亚洲人的疼痛强度也高于非西班牙裔白种人人群，尤其是骨性膝关节炎患者[21]，尽管这方面的研究水平还较低。与美国普通人群相比，美洲原住民更可能出现疼痛[22, 23]。总体而言，急性和慢性临床疼痛的研究表明，在非白种人种族和族裔背景的人群中，疼痛的体验和不良影响可能更为频繁和严重。

三、疼痛的性和性别差异

除了民族和种族之外，对疼痛的感知和体验存在性别差异。在实验室环境中，与男性相比，女性表现出较低的疼痛阈值和耐受性，接受机械、电、热（热和冷）和化学诱导的伤害性刺激时具有较高的疼痛评分[24, 25]。除了这些一般性的疼痛敏感性指标外，女性还表现出更强的疼痛中枢敏化（如疼痛的时间总和）和较差的内源性疼痛抑制性控制（如条件性疼痛调节）[26, 27]。此外，女性表现出较低的伤害性反射阈值，这是一种由电神经刺激引起的不自主脊髓反射[28]。

临床疼痛也存在类似的性别差异。跨地理区域的大型流行病学研究表明，女性比男性的疼痛更频繁[25]，女性更可能寻求疼痛治疗，并且在各种类型的疼痛诊断中，女性报告的疼痛评分始终高于男性[29]。大多数疼痛疾病的发病率在女性中较高。女性经历神经病理性疼痛的可能性几乎是男性的 2 倍[30]。她们也更有可能经历肌肉骨骼（musculoskeletal，MSK）疼痛[31]。在六大洲 17 个国家的调查研究中，女性肌肉骨骼疼痛的患病率（45%）显著高于男性（31%）[32]。纤维肌痛、背痛和骨关节炎相关性疼痛尤其如此[33, 34]。女性更可能存在 10 个不同解剖区域的疼痛和慢性广泛性疼痛[35]。她们也有较高的腹痛风险，如间质性膀胱炎[36]。肠易激综合征（irritable bowel syndrome，IBS）患病率的男女比例为 1∶3[37]。关于头痛，女性更有可能经历紧张型头痛和偏头痛[36, 38]。这些性别差异在术后疼痛中也很突出。女性不仅在各种手术后经历更强的急性疼痛，包括胆囊切除术、疝修补术、结肠镜检查、普通门诊手术和骨科手术[39]，而且在全膝关节置换术（total knee arthroplasty，TKA）后经历的术后慢性疼痛也更严重[40]。然而，全髋关节置换术、胆囊手术或疝修补术后的术后慢性疼痛无性别差异[41–43]。癌痛的性别差异还没有一致的证据[25]。因此，根据疼痛的性质和接受的治疗，疼痛似乎存在性别差异。

四、疼痛治疗的民族和种族差异

有充分的证据表明，相比非西班牙裔白种人，少数民族和种族群体有更多的难以缓解的疼痛，其可能原因为在不同条件和环境下，对疼痛的评估和治疗存在民族和种族差异。

传统上，少数民族和种族群体和其他弱势群体（如无家可归者）更有可能在急诊室（emergency department，ED）寻求和接受诊疗[44]。然而，他们在急诊室接受的诊疗和非西班牙裔白种人接受的诊疗存在差异。向少数民族和种族群体提供的急诊室诊疗质量一般较低。例如，少数裔群体的就诊等待时间更长，比非西班牙裔白种人接受住院治疗的可能性更低[45]。少数族裔患者在急诊室接受镇痛药治疗的等待时间也比非西班牙裔白种人长[46]。最近一项 Meta 分析纳入了 13 项在美国急诊室疼痛诊疗的种族差异的研究，结果发现，与有相同伤害和主诉的非西班牙裔白种人患者相比，非洲裔美国人接受镇痛药治疗的可能性低 36%，西班牙裔低 30%，亚洲人低 42%。同样，非洲裔美国人接受阿片类药物治疗急性疼痛的可能性比非西班牙裔白种人低 35%，西班牙裔比非西班牙裔白种人低 23%[47]。此外，与非洲裔美国人相比，非西班牙裔白种人患者出院时服用镇痛药的可能性高 82%，服用阿片类药物的可能性高 98%[48]。事实上，与其他种族或族裔群体相比，非洲裔美国人在急诊室内接受阿片类药物处方的可能性都小[49]。也许是因为药物提供者更可能将非洲裔美国人患者视为具有觅药行为的人。的确，尽管急诊室工作人员认为只有 7%～9% 的普通患者具有阿片类药物依赖，但他们认为镰状细胞病患者中阿片类药物依赖的比例高达 13%～17%，镰状细胞疾病主要影响非洲裔美国人患者[50]。此外，22% 的急诊室医生相信，超过一半的镰状细胞病患者对阿片类药物上瘾，但只有 2%～4% 的患者符合药物使用的标准[51, 52]。在其他治疗环境中，非洲裔美国人患者的疼痛被医生低估的可能性是其他民族和种族群体的 2 倍[53]。与非西班牙裔白种人相比，少数族裔患者在疼痛诊所接受全面诊断和治疗的可能性较小[54]，尽管疼痛的发生率较高，并且疼痛评分较高[58]，但他们往往只能接受较低剂量的镇痛药物[55]，较少接受阿片类药物治疗，并且不太可能接受外科手术治疗（如关节置换）[49, 56, 57]。

五、疼痛治疗中的性别差异

与少数种族和少数民族一样，女性疼痛治疗不足的风险更高。她们通常接受较少的治疗，而且她们接受的治疗在缓解疼痛方面效果较差[25]。在一项针对急诊室的研究中，女性接受阿片类药物治疗的可能性明显低于男性[58]。同样，Hamberg 等发现，无论是男性医生还是女性医生，颈部疼痛的女性患者更可能被诊断为非特异性躯体疾病，更可能接受镇痛药和精神药物治疗[59]。其他研究发现，由于患者和医生性别之间的相互作用，疼痛治疗也会有所不同。在一项研究中，女性医生为患有腰痛的女性患者开出的阿片类药物剂量明显高于男性，而男性医生为男性患者开出的剂量更高[60]。另一项研究发现，与男性疼痛患者相比，女性医生更可能向女性患者推荐心理治疗（如抗抑郁药和心理科转诊）[25, 61]。这表明无论医生的性别如何，女性可能更容易被医生不信任和“心理化”[62]。不幸的是，这会增加女性患者的疼痛，从而可能导致慢性疼痛的恶性循环。尽管调查种族和性别与慢性疼痛的交叉关系的研究不多，但似乎女性非洲裔美国人治疗不足和疼痛报告被低估或驳回的可能性更大[63]。

六、疼痛治疗结局中的民族和种族差异

除了疼痛治疗方式的差异之外，治疗结局也存在差异。基于民族、种族和性别的疼痛干预（药理学和非药理学）可能导致不同镇痛效果。例如，与非西班牙裔白种人个体相比，非洲裔美国人不仅不太可能选择手术治疗方案（如全关节置换）[64]，而且即使非洲裔美国人接受了手术治疗（如髋关节和膝关节置换术、脊柱手术）时，他们报告的疼痛程度、疼痛相关残疾和疼痛频率也明显高于非西班牙裔白种人[65]。一项采用脊柱患者结局研究试验数据的回顾性研究发现，与非手术治疗组相比，接受脊柱手术的脊柱疾病患者的结局相对较好[66]。然而，在手术组中，非西班牙裔白种人人群的疼痛改善明显好于非洲裔美国人人群。

民族和种族对手术治疗结局的影响取决于社会经济因素的相互作用。Goodman 等使用自我报告和人口普查数据调查了种族和社会经济变量对全膝关节置换术结局的影响[65]。结果发现，疼痛的严重性与种族及社会经济因素均具有相关性，来自贫困社区的非洲裔美国人患者具有双重差异。

关于非手术疼痛治疗结局的种族差异的研究很少，结果参差不齐。在一项阿片类镇痛药的实验室研究中，研究人员发现，非洲裔美国人参与者对吗啡和布托啡诺的镇痛反应比非西班牙裔白种人更明显[67]。多学科疼痛治疗结局的研究显示，疼痛严重程度等治疗效果没有种族或民族差异。例如，Cano 等证明，控制年龄、性别和健康的其他社会决定因素后，临床治疗结局没有种族和民族差异[68]。相反，Merry 等发现，非西班牙裔白种人和非洲裔美国人患者在接受多学科疼痛治疗后，疼痛相关性影响有所改善，但只有非西班牙裔白种人参与者报告疼痛程度减轻[69]。一项认知行为自我管理计划的慢性背痛研究显示了不同的研究结果。虽然非西班牙裔白种人、非洲裔美国人和西班牙裔参与者在残疾方面都有所改善，但只有西班牙裔参与者的疼痛强度有减轻[70]。总之，少数民族和种族患者的治疗结局与非西班牙裔白种人明显不同。

七、疼痛治疗结局的性别差异

包括 Meta 分析在内的研究描述了疼痛治疗结局的性别差异，尤其对于阿片类药物的镇痛效果。其中一项研究发现，女性手术后的阿片类药物用量明显低于男性[71]。对 11 项研究的 Meta 分析发现，女性通过 PCA 给予的阿片类药物剂量较低，而且采用阿片类药物治疗慢性非癌痛时，剂量也较低[72]。此外，在实验和临床研究中，女性对吗啡诱导的镇痛比男性更敏感[73]。总的来说，这些研究表明女性对阿片类药物的反应更好，对急性和慢性疼痛的药物需求量低于男性。然而，值得注意的是，女性对阿片类药物作用的敏感性增加，因而也更容易出现药物不良反应和增加死亡率[74, 75]。

对手术疼痛治疗的反应无明显的性别差异。总体而言，无论采用何种手术类型，女性的治疗结局比男性差。在接受骨科手术的患者中，相比男性，女性手术后“严重疼痛”更多，持续时间更长[76]。同样，在骨科创伤手术后 3 个月，女性比男性更有可能出现持续的术后疼痛[77]。在肩袖修复术后，女性报告的疼痛程度也高于男性。这些差异可在 1 年后消失[78]。值得注意的是，尽管大家承认骨科手术后的疼痛、残疾和生活质量存在性别差异，女性的治疗结局差于男性，但女性在术前就有更严重的疼痛、残疾和更差的生活质量。在控制基线差异后，症状改善方面没有性别差异[79]。因此，识别导致术后疼痛性别差异的术前因素非常重要。

有证据表明，非药物性疼痛干预的结局同样存在性别差异，尽管这些结局具有较多不一致性。例如，对跨学科疼痛管理项目的反应可能因性别而异。Keogh 等发现，尽管跨学科的疼痛管理在减少男性和女性的疼痛方面都是有效的，但在治疗 3 个月后，男性疼痛持续缓解，而女性疼痛复现[80]。然而，采用多模态疼痛管理方案的研究中，女性在疼痛和疼痛相关残疾方面的改善比男性更明显[81]。因此，多模式治疗结局的性别差异可能取决于具体的治疗结局指标（疼痛严重程度还是残疾）和随访时间。需要注意的是，在这些跨学科、多模式疼痛治疗项目的研究中，大多数患者是女性。因此，可能需要更多的研究来更好地理解这类项目在男性患者中的有效性。在其他非药物治疗（如物理治疗）中，常规物理疗法（如热、冷、按摩、拉伸、电疗和运动）已被证明对男性更有效，而女性则适合高强度的运动锻炼[82]。也有证据表明，女性对疼痛的心理干预的反应更明显[83]。例如，接受认知行为疗法的女性表现出生活

质量的提高，而男性则没有。同样，有证据表明，疼痛干预措施减轻女性疼痛的作用比男性更明显[80]。疼痛体验的性别差异（如应对、灾难化、负面影响）可能是导致治疗差异的部分原因。具体而言，心理干预通常针对的是灾难化等疼痛机制。治疗引起的变化可能随性别的不同而不同，治疗结局也随之出现明显的性别差异。

八、民族、种族和性别差异的促成因素

（一）应对

疼痛应对是指人们用来管理疼痛或疼痛情绪反应的想法和行为[84]。应对策略与疼痛相关结局存在相关性。主动应对是指尽管有疼痛但努力尝试控制疼痛或功能，包括应对性自我陈述、转移注意力、锻炼和忽视疼痛等策略。相比之下，被动应对是一种将自己的疼痛控制权交给他人的尝试，包括灾难化、希望/祈祷、躲避、使用药物和担心。积极应对与减轻疼痛、抑郁和更好的身心健康有关。而被动应对与疼痛和抑郁增加有关[85]。

应对与疼痛存在相关性。然而，在应对疼痛方面存在种族、民族和性别差异。在对 19 项研究的 Meta 分析中，Meints 等发现，非洲裔美国人比非西班牙裔白种人有更多的应对措施[86]。非洲裔美国人较多使用负面应对策略（如希望、祈祷和灾难化），而非西班牙裔白种人更有可能使用积极的策略（如忽略疼痛）。事实上，非洲裔美国人和西班牙裔美国人在应对疼痛时，比非西班牙裔白种人更多采用祈祷[86, 87]，非洲裔美国人和西班牙裔美国人在祈祷方面没有差异[88]。此外，祈祷与更严重的疼痛、干预和残疾具有相关性[89]，并且至少部分导致了实验性疼痛的种族差异[87]。采用祈祷回应疼痛的文献综述发现，与主动祈祷（“上帝帮我忍受住痛苦”）或不祈祷相比，被动祈祷（如“上帝，带走疼痛”）与更差的疼痛耐受性有关[90]。尽管在忽视疼痛方面存在种族差异[86]，但尚未发现这种策略介导了非洲裔美国人 – 非西班牙裔白种人在疼痛方面的差异[87]。此外，墨西哥裔美国人、美洲原住民和亚洲人更有可能以坚忍的方式应对疼痛[91-93]。尽管尚未研究坚忍与疼痛之间的关系，但这有助于推断坚忍可能与对疼痛的评估不足和治疗不足有关。

此外，疼痛应对的性别差异可能在疼痛的性别差异中发挥作用。例如，男性更多采用分心的策略，而女性更多寻求社会支持、使用积极的自我陈述、认知重新解释和增加活动[94]。在一项研究中，女性更有可能进行以问题为中心的应对或直接行动[95]。与此相反，另一项研究表明女性更可能以情绪为中心的应对（如发泄或重新解释情绪、寻求情感支持），而男性更有可能进行以问题为中心的应对方式[96]。总体而言，女性使用的应对策略显然比男性更多。另外，女性更可能使用增加疼痛和功能障碍的策略，这有助于解释疼痛感知中的性别差异。

（二）灾难化

灾难化是对疼痛的认知和情感反应，其特征是沉思、放大和无助。灾难化有时被视为一种应对策略[97]，有时被认为是一种疼痛评估[98]，与更严重的疼痛、干预和残疾具有相关性[99]。有证据表明，女性、非洲裔美国人和西班牙裔比男性和非西班牙裔白种人更容易发生疼痛灾难化[100, 101]，而且灾难化介导了疼痛敏感性的种族和性别差异。女性和非洲裔美国人患者对疼痛的反应更容易发生灾难化，这与疼痛耐受性较差有关。然而，灾难化可能并非“都是坏的”。根据灾难化的公共应对模式，灾难化可以使社会支持最大化[102]。种族和少数民族群体的女性和成员往往更具社会性，因此更可能寻求社会支持。这种社会倾向可以解释灾难化中民族、种族和性别的差异。不幸的是，那些更容易将疼痛灾难化的人所表现出的疼痛行为增加与更差的结局相关，包括疼痛和残疾的增加，伴侣的关心减少而惩罚反应增加，以及与疼痛医务人员的关系更差[103, 104]。因此，试图通过灾难化增加社会支持可能会造成“双重差异”，从而增加疼痛灵敏度、社会孤立度并导致疼痛治疗效果更差。

（三）负面影响

负面影响包括抑郁和焦虑，与实验性疼痛和临床疼痛增加、残疾和生活质量的下降有关[105]。疼痛和抑郁之间的共病性已得到证实[106]。有证据表明，抑郁症在女性中比在男性中更普遍。在抑郁症患者中，女性更可能报告疼痛[107]。与抑郁症相似，女性报告的焦虑程度更高，并且更常发生焦虑症[108]。然而，在男性中，焦虑可能与疼痛的关系更密切。在一项研究中，焦虑与男性的疼痛灵敏度具有相关性，但与女性的疼痛灵敏度无相关性[109]。对男性而言，治疗前越焦虑预示介入治疗后疼痛的减轻越明显，但对女性而言则不然[110]。同样，负面影响似乎也可解释疼痛体验中的种族和民族差异。在一项对骨性膝

关节炎患者的研究中，非洲裔美国人患者比非西班牙裔白种人患者经历了更大的负面影响，导致了更严重的疼痛[111]。另有研究发现，非洲裔美国人患者的情绪和疼痛之间的相关性大于非西班牙裔白种人患者[2, 6]。少数民族和种族经历的更大程度的负面影响可能改变疼痛的中枢处理，进而导致疼痛的民族和种族差异。Bulls 等发现，非洲裔美国人参与者比非西班牙裔白种人参与者有更严重的抑郁症状，并与更大的疼痛时间总和（疼痛易化的指标）具有相关性[112]。

（四）治疗期望

随着医疗向以患者为中心的方向转变，患者期望日益成为一个重要话题。疼痛治疗期望与疼痛治疗结局呈正相关[113]。也就是说，更好的治疗预期与更好的治疗结局相关。有证据表明，少部分患者（尤其是关节置换患者）对疼痛治疗的期望较低[114]，较低的期望与接受手术的意愿较低具有相关性。然而，很少有研究评估治疗期望的种族、民族或性别差异，以及这些潜在差异对治疗结局的影响。

（五）性别角色

疼痛的性别角色，即对疼痛的规范性社会文化反应随性别的不同而不同，可能会影响疼痛的性别差异。男性的性别规范与男性对疼痛的耐受性增加有关，而女性的性别规范表明疼痛是生活的正常部分，因此更允许女性疼痛表达[39]。研究表明，这些规范与伤害性刺激的阈值和耐受性相关。事实上，男性特征越明显，对伤害性刺激的阈值和耐受性越高，疼痛评分越低，而女性特征越明显则耐受性越低[115]。研究人员使用性别角色疼痛期望问卷（Gender Roles Expectations of Pain questionnaire，GREP）发现，男性和女性都认为女性比男性对疼痛更敏感，对疼痛的耐受性更低，更愿意报告疼痛[116]。还有证据表明，女性比男性更能接受公开表达疼痛，这解释了冷痛的性别差异[117]。值得注意的是，疼痛的性别角色是可塑的，当参与者被给予基于性别的疼痛预期时，冷痛耐受性的性别差异不再显著[118]。

（六）表观遗传差异

由于早期生活条件的民族差异，非洲裔美国人患者可能会经历影响慢性疼痛民族差异的表观遗传变化[119]。表观遗传学，即基因序列不发生改变的情况下，基因表达的可遗传的变化[120]，由包括 DNA 甲基化在内的多种机制参与。DNA 甲基化是一种调节遗传表型的 DNA 化学修饰，对环境输入敏感。例如，不良童年经历（adverse childhood experience，ACE）、慢性应激和低社会经济地位等环境应激在非洲裔美国人患者中更为常见[121]，并可通过更高的 DNA 甲基化水平促进表观遗传变化[122]。越来越多的证据表明，这些表观遗传变化与慢性疼痛的形成有关[123]。事实上，慢性腰痛和纤维肌痛与更强的 DNA 甲基化有关[124]。因此，在少数民族中更为常见的逆境可导致表观遗传的改变，这可能是形成和维持疼痛的种族和民族差异的另一机制。

（七）适应负荷

适应负荷的民族、种族和性别差异也可能导致疼痛差异。适应负荷或身体维持平衡的系统性压力[125]与暴露于慢性应激源有关，包括不良童年经历、创伤、歧视、贫困和慢性病[126]。尽管很少有研究适应负荷和疼痛之间的关系，但有证据表明，较大的适应负荷与较高的头痛患病率、较多的持续 24h 以上的疼痛主诉、较广泛的躯体疼痛和较严重的慢性疼痛具有相关性[127, 128]。由于女性和少数民族人群经历的生活压力可能更大，因此有理由假设，由此产生的适应负荷可能是造成疼痛差异的原因。

（八）激素

除了导致疼痛的妇科综合征、女性寿命相对较长两个因素外，其他的生物学因素也可导致疼痛的性别差异。性激素可影响周围和中枢神经系统，并影响疼痛感知。与年龄相关的疼痛患病率改变、与年龄相关的性激素改变、月经周期内疼痛感知的改变均表明激素水平可影响疼痛。偏头痛和颞下颌关节紊乱（temporomandibular disorders，TMD）的患病率在青春期前的男孩和女孩中相似，但青春期后的女性患病率明显上升[129, 130]。与此类似，偏头痛的频率和颞下颌关节紊乱的疼痛在妊娠期间明显减少，而肠易激综合征、颞下颌关节紊乱、头痛和纤维肌痛的疼痛程度在月经周期内会发生改变[131]。接受激素替代治疗的绝经后女性和使用口服避孕药的女性患各种慢性疼痛的风险明显增加[132, 133]。研究表明，接受激素替代治疗的男性和女性变性者中约有 1/3 会出现慢性疼痛，这进一步证实雌激素与疼痛加重之间存在相关性。与此相反，一半的女性和男性变性者报告慢性疼痛有所改善[134]。另外，随着孕期雌激素水平的升高，偏头痛和颞下颌关节紊乱的疼痛减轻。同样，妊娠后雌激素的突然减少与疼痛加重、僵硬及偏头痛具有相关性[135]。

（九）内源性阿片系统

内源性阿片类系统也存在性别和种族的差异。不同的种族、民族和性别中，阿片受体的分布、表达和敏感性也存在差异，这可能是导致疼痛感知和治疗反应差异的另一生物学机制。例如，在休息时，女性 μ 阿片受体结合力高于男性[136]。此外，雌二醇水平高的女性脑内 μ 阿片受体结合力明显高于雌二醇水平低的女性[137]。与此相反，给予实验性肌肉疼痛刺激时，男性的 μ 阿片受体结合力更高[136]。阿片类药物的代谢也存在性别差异[138]。女性 CYP3A4 酶表达量更大，可以更快地代谢芬太尼等阿片类药物，因而可降低阿片类药物的药效。男性 CYP2D6 酶的表达量更大，导致可待因的代谢更快，因此男性对可待因的反应更差[139]。身体组成成分的差异也可能影响阿片类药物的血药浓度。由于阿片类药物是亲脂性的，而女性的体脂比男性多，因此女性血液中的阿片类药物浓度可能更高[138]。

尽管研究较少，但已有证据表明，内源性阿片系统可能存在种族和民族差异，这可能造成少数种族和少数民族承受更大的疼痛负担。在最近一项关于 μ 阿片受体结合力的种族差异的研究中，Letzen 等发现，与非西班牙裔白种人参与者相比，非洲裔美国人参与者处理疼痛的皮质区域（如腹侧纹状体、岛叶、背外侧前额叶皮质）有更强的阿片类药物结合力[140]。这些结果表明，非洲裔美国人未占用的 μ 阿片受体密度较高可能与内源性阿片受体结合力较低有关，从而导致非洲裔美国人对疼痛更敏感。此外，有证据表明，非洲裔美国人的内源性阿片疼痛抑制明显弱于非西班牙裔白种人，这一结果支持内源性阿片系统功能的差异可能是导致疼痛的种族和民族差异的另一机制[141]。

（十）中枢神经系统功能

功能成像为中枢神经系统对疼痛反应的性别差异提供了证据。例如，与男性的中枢神经对热痛的反应相比，女性对侧丘脑和内岛叶对热痛的反应更强[142]。女性的体感皮质、岛叶皮质和背外侧前额叶皮质的失活也更明显。作为对激光热刺激的反应，男性的顶叶皮质、次级躯体感觉皮质、前额叶皮质和岛叶的激活程度更高，而女性的膝周皮质和扣带皮质的激活程度更高[143]。肠易激综合征患者也有相似的结果。接受直肠球囊导管诱导的内脏痛刺激时，女性的腹内侧前额叶皮质、右前扣带皮质和左杏仁核的激活更强[144]，而男性的右侧背外侧前额叶皮质、脑岛、背侧脑桥和导水管周围灰质的激活更明显。中枢神经系统处理疼痛信息的个体和群体的细微差异正处于研究阶段。有证据表明，性激素会影响中枢神经对疼痛相关刺激的处理。一项针对睾酮水平低的女性使用口服避孕药的研究表明，疼痛引起的大脑疼痛抑制区（如延髓头端腹内侧区）的激活相对较少[145]。然而，性、性别、性激素和皮质对疼痛的处理之间的关系仍有待进一步研究阐明。

（十一）歧视与偏见

感受到偏见和歧视可导致疼痛体验中的民族差异。美国的大多数非洲裔美国人和西班牙裔人因为种族或民族而受到歧视[146]。这种歧视是一种慢性压力源，可能与慢性疼痛的形成和维持有关[147]。研究表明，在患有慢性疼痛的非洲裔美国人中，较严重的种族歧视与较高的疼痛敏感性具有相关性[148]。同样，感受到歧视也与慢性疼痛患者临床疼痛严重程度的增加有关[149]。因此，医护人员要考虑到他们自己存在的偏见和数十年的结构性种族主义在少数患者疼痛体验中的作用。

尽管明显的歧视很少见，但 Hoffman 等发现，医学生和住院医师对非洲裔美国人和非西班牙裔白种人患者之间的生物学差异持有错误的观念，并且这些错误观念与疼痛感知和治疗建议的种族偏见具有相关性[150]。此外，西班牙裔美国人和非洲裔美国人在寻求疼痛诊疗时，会担心受到种族 / 民族的歧视[52]，并认为种族和文化影响了他们对疼痛管理可及性[151]。基于案例的研究结果也证实了这一点，例如，患者种族已被证明会影响医护人员对疼痛的判断，以及他们对缓解疼痛的建议[152]。虽然驱动这种偏见的具体机制仍不清楚，但有证据表明，疼痛感知和治疗中的种族偏见至少部分是由于隐性偏见而不是显性偏见，并且是特异性地针对疼痛而不是一般偏见[153]。

（十二）患者偏好

民族和种族群体的文化差异可能会影响患者的治疗偏好。例如，38% 的西班牙裔美国人和 9% 的非洲裔美国人会担心服用过多的镇痛药，而 27% 的西班牙裔美国人和 12% 的非洲裔美国人会担心药物的不良反应[55]。这些担忧可能与药物成瘾有关。事实上，非洲裔美国人和西班牙裔美国人比非西班牙裔白种人更害怕镇痛药上瘾[154]。即使在绝症患者中，少数族裔也比非西班牙裔白种人更有可能因为害怕药物成瘾而拒绝使用额外的镇痛药[155]。此外，少数族裔患者可能会不相信镇痛药的功效。与非西班牙裔白种人相比，非洲裔美国人认为镇痛药无法控制疼痛[156]，而是更多地依赖其他非药物应对策略。与非洲裔美国人患者相似，西班牙裔人更不愿意服用镇痛药[20]。这可能与对疼痛感知的文化有关，西班牙裔美国人比非西班牙裔白种人更坚忍，并且往往承受更多的疼痛[20]。西班牙文化以家庭为中心，坚信除非完全无法忍受，否则应克服疼痛。从文化上讲，西班牙裔美国人使用镇痛药可能被视为一种软弱的表现。此外，西班牙裔照顾家人的责任感更强，可能会因为担心治疗使他们无法照顾家人而不去寻求治疗。

（十三）沟通

慢性疼痛的体验使得患者经常要与医疗服务者和医务人员接触以治疗或控制疼痛。与医务人员的互动会影响患者对疼痛控制的掌控能力。虽然频繁去看医生与较严重的疼痛有关，但医生在控制疼痛方面给予的支持与总体疼痛减轻具有相关性[157]。然而，许多慢性疼痛患者对医患关系感到并不满意。MacNeela 等对疼痛诊疗中医患关系的定性文献进行了 Meta 分析，结果发现，患者和医护人员对他们在疼痛管理中的关系都感到不满意[158]。

对疼痛管理中医患关系的不满意可能源于沟通不畅，尤其在以患者为中心的沟通中。医患关系中的沟通不佳体现在多个方面。在对沟通问题的综述中，Ovretveit 提到一个普遍存在的问题，即医护人员无法创造一个良好的诊疗环境，因而经常导致沟通中断[159]。沟通问题也反映了医护人员和患者沟通的无效性。

患者会发现沟通中的问题，如医护人员未能花足够的时间倾听患者并了解他们的治疗经验和偏好[160]。医护人员和患者可能在许多治疗领域存在分歧，包括病情的严重性、诊疗障碍、疾病管理方法、治疗目标、明确诊断的重要性。此外，医生可能未就协作治疗计划进行有效沟通。沟通中断会导致患者和医护人员之间的不满[161]。

慢性疼痛患者中，医患沟通存在性别差异，女性报告的与医护人员的负面沟通更多，这会影响她们对诊疗的整体满意度。女性更有可能罹患合并疼痛的疾病，因此在关于疼痛性质和治疗方法的沟通中面临更多障碍，她们会感到被医护人员误解[162]。特别是患有慢性疼痛的女性退伍军人，她们觉得男性医生更难理解她们的疼痛[162]。此外，患有纤维肌痛的女性在与医护人员讨论残疾索赔时，会遇到医生带有基于性别的负面刻板印象，经常会被标记为疑病症患者[63]。非西班牙裔女性必须从事更多道德边界的工作，以使她们的疼痛主诉合法化并让她们被认为值得帮助，而非西班牙裔白种人女性可能仅需提供医疗记录就能达到这一目的[63]。通过这种方式，医护人员会要求具有少数民族背景的女性以不同的方式进行交流，以获得与非西班牙裔白种人女性相同的资源。

医患沟通中也存在种族和民族差异。少数种族和族裔患者在以医务人员可以理解和相信的方式进行交流方面比非西班牙裔白种人患者更困难[163]。这在尚未建立关系且交流时间很短的急诊室中尤其明显[1]。事实上，在时间有限的情况下，医护人员可能更依赖刻板印象和试探法，这反过来可能会影响与少数族裔患者的沟通。与非西班牙裔白种人相比，医护人员在与非洲裔美国人患者的交流中较少表现出以患者为中心，而是表现出更强的语言优势[164]。当医护人员具有种族偏见时，医生在与非洲裔美国人患者的对话中更有可能表现语言优势[165]。当医生认为非洲裔美国人患者符合他们心中的刻板印象时，他们还会故意把语速度放慢，在以患者为中心和人际关系方面做得较差。相比之下，对于白种人患者，医护人员较少表现出语言优势、说话速度会较快，会采用以人为本的诊疗模式[165]。

研究人员假设，语言的差异可能是有效沟通的障碍[166]，特别是在西班牙裔患者中。事实上，与非西班牙裔白种人患者相比，西班牙裔患者更有可能报告医护人员不相信他们的疼痛[163]。讲西班牙语的西班牙裔患者报告，他们寻求治疗时更加困难，因为他们说的是西班牙语，并且与说英语的西班牙裔人相比，他们寻求治疗的频率更低。造成这种困难的一个原因可能是缺乏精通西班牙语的疼痛医务人员，以及缺乏口译服务[167]。语言障碍也会对西班牙裔患者在诊疗期间的治疗产生负面影响。例如，西班牙裔患者可能难以向医生描述他们的疼痛，较难理解治疗决定和建议[168]。总体而言，医患之间的沟通差异极大地影响了患者在诊疗中参与度。医护人员对疼痛体验中的文化差异不了解或没有反应，根据自己的文化来解释疼痛，这可能会对疼痛管理产生不利影响[169]。由于存在沟通困难，少数种族/族裔患者更喜欢相同种族/族裔的医护人员，在遇到同一种族的医护人员时报告的满意度更高也就不足为奇了[170]。

（十四）漏报

IOM 报告，慢性疼痛常常被低估，少数族裔群体中漏报可能更多[171]。多种原因可导致疼痛被低估，包括患者不报告疼痛或医护人员不询问患者有无疼痛。在少数种族和族裔患者中，不报告疼痛可能与疼痛和悲伤的文化信仰有关。例如，21% 的非洲裔美国人难以与他们的医护人员谈论癌性疼痛。此外，57% 的非洲裔美国人和 38% 的西班牙裔美国人报告，医护人员没有询问他们的疼痛[172]。西班牙裔和美洲原住民对报告疼痛有文化信念方面的束缚。例如，美洲原住民不喜欢谈论自己、抱怨疼痛或寻求帮助。当他们寻求帮助但需求没有得到满足时，他们往往不会说出来，一直要到疼痛非常严重[93]。

西班牙裔常认为要以坚忍的方式对待疼痛，尽管这方面似乎还有性别的影响[92]。西班牙裔男性和女性都有报告疼痛的压力，男性常赞同“大男子主义”或男子汉气概，而女性则往往选择放弃自己的需求，优先考虑家庭。西班牙裔人可能不会向他们的医务人员报告疼痛，因为他们认为疼痛是疾病的自然结果或是上帝的惩罚。总之，对疼痛的漏报可能会导致少数裔群体的疼痛治疗不足。

（十五）诊疗的可及性

诊疗可及性的限制仍然是困扰社区卫生服务的重大公共卫生问题。本部分内容将讨论诊疗可及性和疼痛缓解的种族和民族差异的关系。影响诊疗可及性的系统性因素与种族和民族是密不可分的。少数裔群体的经济地位可能较低，常生活在医院或药房较少的地区[173]。即使少数族裔地区有药房，他们也可能无法在当地获得处方药物。研究表明，白种人社区的药店比少数族裔非白种人社区药店的阿片类药物库存更充足，后者的药物库存往往较少[174]。事实上，在随机选择的纽约市药房中，50% 的药房没有足够的阿片类镇痛药库存[175]。该研究进一步发现，与非西班牙裔白种人社区相比，西班牙裔和非洲裔美国人社区药店的阿片类镇痛药库存较少。

少数裔群体也更难获得专业医护人员（如三级医院的疼痛门诊医生）的帮助。因此，与非西班牙裔白种人相比，非洲裔美国人更可能去急诊室就诊疼痛[174]。高质量疼痛诊疗的可及性还与健康保险的差异有关。与非西班牙裔白种人相比，非洲裔美国人和西班牙裔更可能仅享受政府资助的医疗保险。他们也更可能由于投保不足，而使疼痛缓解更加困难[176]。此外，慢性疼痛患者中，近一半的西班牙裔和 1/3 非洲裔美国人报告因财务问题而无法治疗疼痛[52]。综上所述，优质和合理疼痛治疗的可及性在不同的民族和种族群体存在差异，这一问题导致了疼痛负担的不同。

结论

尽管疼痛是一个普遍存在的问题，但疼痛的负担可因民族、种族和性别而异。各种生物－心理－社会因素是导致疼痛体验、报告、治疗和结局差异的原因。在这一点上，仅仅依靠发现和量化差异的研究似乎是不够的。今后，临床研究、服务提供和医疗实践等方面的工作应侧重于解决上述影响因素，减少疼痛体验和治疗的差异，改善疼痛诊疗体验，优化疼痛的诊断和管理。虽然有些因素（如激素、内源性阿片类系统）可能无法改变，但医护人员必须理解他们在其中的作用，采用个体化的疼痛管理方法。

要 点

- 尽管疼痛具有普遍性，但疼痛的负担可因民族、种族和性别而异。
- 少数族裔及女性疼痛的患病率和严重程度更高，他们的疼痛更有可能被低估和治疗不足。
- 虽然疼痛差异有生物学因素（如激素、内源性阿片系统和中枢神经系统功能）的影响，但心理－社会因素也发挥了重要作用。
- 尽管针对差异的研究是基于群体层面的，但医护人员必须使用个体化的治疗方法，尽可能减少这种差异。

第 12 章　加强与慢性疼痛患者的沟通，改善医患关系

Communication and Clinician Relationships to Improve Care for Patients with Chronic Pain

David J.Tauben　Mark D.Sullivan　著

余　畅　译　　顾卫东　闵　苏　校

1927 年 3 月，波士顿哈佛医学院教育学家兼外科医生 Francis Peabody 在 *Journal of the American Medical Association* 上发表了一篇影响深远的文章，其中有一句常被后人引用的名言："医生的基本素养之一就是具有人道精神，加强照顾患者才能深入解决患者潜在的问题。"[1] 从此提出了"以患者为中心"的医疗理念，加强照顾患者，即优化医患之间的治疗关系[2]。2001 年，美国国家医学院（前身为 IOM）发布了"跨越质量鸿沟：21 世纪新医疗体系"[3]，文中指出"以患者为中心"就是在重视每个患者的偏好、需求和价值观的同时做出积极反应，并以此指导临床决策。"以患者为中心"的医疗行为包含了两个基本要素：①从患者的角度看待他们的疾病和生活[4]；②鼓励患者自我照顾。这些对慢性疼痛患者的治疗尤为重要。

所有的临床医疗行为都涉及患者和临床医生之间的医患关系。那么，为什么治疗慢性疼痛患者时医患关系尤为重要呢？慢性疼痛是一种生物－心理－社会性疾病，究其本质，不仅是简单的生物医学客观信息的表达，还有别于其他临床疾病，疼痛本身是看不见摸不着的。因此，慢性疼痛患者的病情常常难以得到他人的认同。对慢性疼痛的综合评估和有效治疗需要医生了解疼痛对患者造成的影响。因此，我们必须更为全面的理解患者的疼痛经历，了解他们如何应对甚至是抗争那些持续和令人烦恼的疼痛感。同时，我们还需要了解患者与家人及社区的关系，在家庭和工作中承担的责任，以及支撑患者的生活目标和意义。

倾听患者，明确他们对疼痛管理的个人目标，并给他们提供一个安全的，使他们能够自在表达信念、期望和真实感受的环境，这是与慢性疼痛患者建立信任关系的关键。建立这种关系要求医生用患者的语言进行沟通，从患者的角度审视他们的行为，并认同他们的疼痛是真实的。这种治疗关系的建立需从有效的治疗性语言交流开始。本章将阐述为何共情沟通对慢性疼痛的管理尤其重要，紧密的医患联盟关系如何改善慢性疼痛的治疗结局，以及哪些临床沟通技能有助于让患者积极参与和配合治疗。

一、倾听和叙事医学

2010 年，专门研究慢性疼痛患者体验的 Eloise Carr（护士，理学博士）回忆了一位患者的陈述："别着急治疗，先听我说。[5]"很显然，在这位患者的疼痛治疗过程中，缺乏"被倾听"的感受。被倾听意味着被认可，被倾听意味着被理解。倾听患者诉说是建立医患关系的基础。

倾听的另一重要部分是证明你（医生）已经倾听和理解了。向患者确认你已理解疼痛带给他们的痛苦体验，转述你所听到的内容，询问患者你的理解是否正确，认可患者的疼痛及其对患者生活的影响。当疼痛转向慢性化进而复杂化时，体格检查、影像学和实验室检查，其结果是不足以评定疾病的性质和对患者的影响的。很久以来，患者自诉的疼痛程度已被作为慢性疼痛评估的组成部分[6]，但这只是一种简单粗略的慢性疾病评估方法，不能回答所有的临床问题。2014 年，一名新闻学专业的本科生选修"疼痛学"课程时，被问到"12/10 的疼痛程度意味着什么"，他回答道，"可能这位患者已经痛得尖叫了"[7]。由此迫使医生倾听他的疼痛感受。这样当患者感到被倾听时，对医护人员的信任度会更高，依

从率会更好，对医疗服务也会更满意。

沟通的过程往往始于“行动”，例如患者发出求助信号，随后是医生以理解的态度进行“回应”[8]，以及双方共同“商议”未来治疗计划。有效倾听的方式与技巧可能随医生和患者的个性、性格、文化、种族差异而有所不同。沟通就像是跳舞，每位同伴都要努力跟上对方的律动。虽然与慢性疼痛患者的对话确实要遵循经典的舞蹈编排程序，但也常常需要进行爵士乐一样的即兴演奏。

现有的推荐意见提倡，应关注疼痛程度量化指标之外的其他问题，如对功能的影响、是否能享受生活、患者的睡眠、情绪、治疗期望及目标等[9]。最重要的是，患者希望诉说自己的疼痛“故事”，希望临床医生已经理解他们的“故事”。慢性疼痛的体验个人生活经历、社会环境的可塑性、主观认知和情感状态的影响[10]。疼痛神经科学研究者依据 fMRI 的“多时间尺度全脑网络交流”，以及不停波动的注意力状态，提出了所谓的“动态疼痛连接组学”概念[11]。根据疼痛神经影像研究者 Irene Tracey 说法：“疼痛不是单一的，没有两种疼痛是完全相同的，即使在同一个人身上。[12]”医学科学有赖于诊断和追踪疗效的指标。目前尚缺乏专门用于描述、记录、测量和追踪动态疼痛体验的生物标志物，因而，采用经过验证的患者自评预后问卷调查报告是必要的[13]，同时，倾听也同样重要。

生物 – 心理 – 社会评估和慢性疼痛治疗，有赖于深入探究患者的想法和归因，了解什么是患者理解的致痛原因，了解为什么在尝试大量生物医学评估和多种治疗后，疼痛仍然持续存在。患者认为造成疼痛持续的原因是什么？这个原因可能至今为止都没有受到重视。他们为什么坚持认为以前的治疗是失败的？患者的这种执念，他们以前的医生可能就是不知道，甚至是从不关心。患者的顾忌是什么？许多情况下，他们担心被告知“已没有任何办法了”或“你说的都在我脑子里了”。他们对家人和朋友的想法？可能是“我在编故事”，“我是每个人的负担”，或者“他们不再想跟我共处”。哪些期望决定治疗成功的结局？也许是期望医生“做正确的手术”，采取“正确的诊疗手段”，或者开“最好的处方”，才能痊愈如初。患者的生活还有什么？也许只是“我的一生都在寻找更好的治疗方法”，“除了疼痛，别无他事，也无未来可规划”。患者的治疗目标是什么？重要的是要了解患者追求的是“完全无痛”，还是改善功能和回归正常生活。由于许多疼痛治疗需要一系列有效的“以患者为导向”的行为改变和自我管理，具体方式需要根据患者的个人需求和期望进行调整，当然，向患者充分解释疼痛、功能和情绪的数字评分也很重要。当慢性疼痛患者病情复杂化，需要去看疼痛专家时，由于慢性复杂性疼痛的主诉较多，就更取决于患者讲述疼痛“故事”。疼痛是一种生物 – 心理 – 社会疾病，不仅仅要了解患者的“医疗故事”。掌握患者的疼痛体验需要“以患者为中心”的有效沟通方式，其奥秘就在病史中。

二、医患关系：共情与治疗联盟

运用叙事医学的技巧，共情倾听患者的讲述，早已被证实有助于诊疗和改善慢性疾病治疗结局[14]。在倾听叙述疾病的过程中，不仅可以根据患者叙述的症状做出诊断，而且有助于加深对患者和重要治疗措施的理解。专注和有目的地倾听患者的话语，积极的倾听甚至可能增加治疗效果[15]。要知道生病的是“人”，才能进行有效的沟通：临床医生必须充分了解患者，才能回答患者诸如“如果你是我，你会怎么做？[16]”这样的问题。共情通常是指理解患者内在体验的能力，要传递出自己的理解，并反映在治疗上[17]。共情有别于同情。同情指的是感受他人情绪的能力，尤其是对其不幸遭遇感到悲伤。共情特指理解他人的感受，就像感同身受一样。

共情倾听和富有同情心的临床治疗的历史可追溯到古代，远早于医学发展成为科学（例如，公元前 5 世纪，Hippocrates 曾说：“有时去治愈，常常去帮助，总是去安慰。”公元 1 世纪的 Ovid 提出，“心不安，则身不安”）。近代，内科医生 Araham Verghese（2009 年畅销小说 *Cutting for Stone* 的作者，他写道：“‘请告诉我们，在紧急情况下，能通过耳朵进行的治疗是什么？’……我遇到他的目光，我没有眨眼，‘安慰的话语’”。[18] 这样的方式也适用于慢性疼痛患者的临床诊疗，因为他们时常会遇到疼痛的急性加重。

现代医学科学强调了临床客观性和技能的作用。追求诊疗客观疾病的技术可能会让我们忽略对患者疾病体验共情关注。这两者的竞争关系也会导致医学生在医学院校学习院在读期间及住院医师规范化培训过程中共情能力的总体下降[19]。目前，为提高医学生的共情和叙事能力，医学院校正努力积极开设相关课程[20, 21]，但医学生要在有限的时间内学习生物医学主干课程、临床技能和其他疼痛课程[22]，因此这一努力经常会受到多种因素的制约[23]。

共情的最基本形式可描述为“情绪传染”，其特征为无意识的状态匹配（如打哈欠的传染）。人体神经影像学[24]、基于啮齿类动物的电生理学[25]和行为学研究[26]均表明，在进化过程中，他们都保留了对疼痛的共情。共情是我们的本能，我们仅需要利用这个本能，向患者展示我们理解患者的感受，犹如感同身受。共情在疼痛医学中的作用尤其重要，因为慢性疼痛是复杂的社会现象，它可能导致患者被家人和朋友孤立，会让患者觉察到医生的不信任和不理解[27]。此外，神经科学研究表明，社会孤立感和躯体疼痛的神经解剖结构和功能存在交互[28]。由于临床医生能为患者提供独特的“社会缓冲”机会，即使不采取任何治疗措施，也可能对患者的疼痛体验产生积极影响。

在繁忙的门诊，不要只关注电子病史记录，而是要花足够的时间来倾听，坐下来，注视患者，耐心地倾听患者陈述，不要打断试图理解我们问题的患者，尽管这些做起来时间上有点困难。然而，通过延长预约的诊疗时间、增加就诊频次和定期复诊，可以为倾听患者预留足够的时间，以避免被其他诊疗所打扰。如果这些措施不可行，我们可以在密集的日程安排中见缝插针，主动倾听。倾听时，要直视患者的眼睛，患者会留意到你的这些行为，尤其是那些长期感觉被忽视的患者；倾听而不要判断，留意患者的非语言性提示，偶尔向患者表明我们在倾听，向患者传递他们的话已被听到的信息。如果我们不倾听，患者可能会感觉医生不关心和不重视，进而产生消极情绪，换句话说“患者不再信任医生”[29]。繁忙紧凑的基层医疗机构及疼痛专科门诊可能会受到运营系统因素（如诊疗时间太短[30, 31]）、患者因素（如沟通困难，尤其阿片类药物治疗的患者）[32]，以及医生（如同情疲劳[33]）等不利影响，导致共情行为减少。共情削弱可降低患者在治疗中的依从性和满意度，影响临床疗效，降低对医生的临床能力评分，增加医生的职业倦怠感和医疗法律风险，并可因过度医疗导致医疗成本增加[34]。共情有助于提高医疗决策的正确性，因为疼痛相关的医疗决策往往需要根据客观医疗证据以外的因素，如患者的个体特征和价值观等[35]。

三、治疗期望影响疼痛

患者对镇痛治疗的期望是引起安慰剂镇痛效应的主要原因之一，涉及许多与安慰剂效应相关的心理学和神经生理学机制。安慰剂镇痛效应被认为是一种“自上而下”的条件性调节方式，是一种“对优化未来治疗方案的必要选择”，以对“自下而上”的外周疼痛感觉做出反应，这种痛觉可能代表也可能不代表躯体存在潜在的身体伤害[36]。目前已有大量关于安慰剂镇痛的神经生理学和行为机制方面的研究，包括最近几篇优秀的综述[37, 38]。反安慰剂效应也受治疗期望的影响，它是对无效治疗的负面反应体验。可以通过对先前的药物、行为健康干预、物理治疗或手术治疗缺乏反应、发生不良事件甚至负面结局，来预测反安慰剂效应。如果患者能更好地了解自己的病情，分享对治疗的期望，得到明确的指导，无论是药物治疗、行为健康干预、物理治疗还是操作管理，在实施治疗前，都要沟通治疗目标，所有的努力都是值得的[39, 40]。

进一步而言，在疼痛治疗开始之前，设定比较实际的期望可能更有利于改善治疗结局。当新的或不同的治疗方法没有很快起效时，过于乐观的态度反而可能加重患者和医生挫败感。我们怎样知道患者的治疗期望呢？患者和医生对疼痛治疗的期望可能并不一致［如局部麻醉药短暂的疼痛缓解作用，对加巴喷丁类或5–羟色胺–去甲肾上腺素再摄取抑制药（serotonin-norepinephrine reuptake inhibitors，SNRI）仅有轻度反应，或对认知行为疗法和物理治疗的反应延迟］，我们应理解患者对治疗的预期，以及对起效时间的预期[41, 42]。临床医生的沟通方法对疗效的影响不亚于药物的药理学特性、介入手术的精准性或特定物理治疗方式。反安慰剂镇痛效应也是一样，在曾经的治疗中，由于早期的轻微不良反应，使得原本有效的治疗方式“失败”了，对此，患者可能不会接受，甚至无限期地拒绝这种治疗。我们应通过共情沟通建立信任，并认可先前治疗中的不良反应，采用“渐进增强式滴定”方法，重新设定相对合理的治疗目标，可能会发现那些曾被拒绝的有轻微不良反应的治疗方法能够被患者接受并有效。同样，采用原先失败的行为治疗和物理治疗时，向患者解释治疗“失败”的可能原因，制订“以患者为中心”的治疗目标，可能有助于缓解患者的抗拒心理。在慢性疼痛的管理中，被倾听和被理解是十分重要的。因此，疼痛治疗的结局，无论好坏，会受到许多因素的影响，包括与患者说什么、怎样说、是否被理解、有没有取得患者信任，以及形成共享治疗联盟的牢固与否。

四、以患者为中心，共同参与决策

以患者为中心的共同决策旨在提高患者的依从性、满意度和临床结局，目前在临床上已得到广泛提倡[43-45]。俗话说久病成良医，慢性疼痛常常用肉眼观察不到，以患者为中心的诊疗模式与慢性疼痛患者独特的个人体验的关系尤为密切，因为慢性疼痛看不见也摸不着。以患者为中心的诊疗模式意味着治疗需要征求和结合患者本人的治疗目标。与许多常见的慢性疾病的治疗不同，这些疾病只需要患者被动地接受药物治疗或手术治疗即能产生疗效。慢性疼痛治疗方案的共同决策存在特殊的挑战：患者和许多医护人员对疼痛医学还缺乏足够的认识；许多疼痛治疗方法非常依赖患者自我激励的主动管理（如行为治疗和物理治疗）；非阿片类药物治疗和介入干预常常不能达到希望的镇痛效果，其疗效很大程度上取决于患者能否在行为、健康管理和生活方式等方面进行持续改进；阿片类药物能显著缓解急性疼痛和围术期疼痛，但在慢性非癌性疼痛中的有效性尚有待证实，其不良反应和管理风险也不可小觑[46]。在共同决策中，治疗慢性疼痛的阿片类药物的处方权就是对“以患者为中心”的一种挑战，因为处方开具由临床医生而非患者控制。值得注意的是，已发表的美国慢性疼痛阿片类药物指南推荐，医生应与患者“合作”，“共情评估，权衡利弊……”[47]。无论如何，对于慢性疼痛，坚持“以患者为中心”的共同决策十分重要而且可行。

当患者理解受伤组织愈合后为什么仍还有持续疼痛，知晓疼痛治疗的风险和利弊，才能更积极参与到治疗决策中。需要投入时间和精力，来开展疼痛相关的神经生物学和神经心理学的患者科普教育，用患者可及的方式和可理解的语言让患者了解神经系统如何感受疼痛，这才是真正的以患者为中心。现在有许多受欢迎的自助科普书籍和在线资源，可以为患者及其家人提供门诊疼痛教育[48-52]。现已证实，物理治疗师向慢性肌痛患者讲解有关的神经科学知识，可对患者的疼痛、失能、瘫痪和体能表现产生积极影响[53]。也有证据表明，神经科学知识宣教有利于慢性腰痛和脊柱疼痛的改善[54, 55]。即使是非常简短的门诊医生和（或）护士、社工的宣教，再加上给患者推荐在线网站、宣传册或有声书籍，也可以增强患者对药物和非药物治疗的依从性，提高患者自我激励缓解疼痛行为管理（如运动、散步和放松技巧）的参与度，以及对行为咨询转诊的依从性。

五、动机性访谈

动机性访谈（motivational interviewing，MI）是一种成熟的访谈技术，最初是为药物滥用者开发的一种系统方法[56]。MI 探究患者自身对健康行为改变的愿望与当前健康行为之间的差距，目的在于认识和形成患者改变自身不良行为的动机。通过探究患者价值观与其行为的内在冲突，揭示患者对于自身行为改变（如体育运动、睡眠健康、用药和就医）的矛盾心理，发掘患者行为改变的自身动机[57]。MI 采用积极主动的倾听技巧和系统、有反应的提问方法，并促使患者认识到要实现自己确定的治疗目标尚存在的特有障碍。MI 比共同决策更多用于解决阿片类药物处方权难题，因为鼓励患者说出自己的想法非常重要，尤其是患者的生活目标和健康期望，这是 MI 内容的重要组成部分。尽管 MI 技术主要用于药物滥用的治疗，但也同样适用于疼痛医学。因为患者的参与对于改善睡眠、健康和饮食有十分重要的作用。MI 与叙述性疼痛管理是紧密联系的：改变的内在动机源于易接受的授权氛围，这种氛围能使人们在探索可能的痛苦处境与其认为有价值的愿望的关系时感到安全。人们常陷入困境，不是因为他们没意识到现状的消极面，而是他们至少还有退路可选。走出这一困境的方法是探索和追随一个人正在经历的事情，以及对他或她来说，真正重要的事情[58]。

DiClemente 和 Velasquez 基于人们行为改变的过程，勾勒出了 MI 与“变化分期”的联系[59]。他们还为疼痛科医生提供了一个非常有用的语言示例：“疼痛怎样改变了你这个人，或阻止你成长及前进？”由于患者难以摆脱慢性疼痛，临床医生的任务就是鼓励患者成为改变自己的推动者。

因为许多患者对继续长期使用阿片类药物治疗的态度是模棱两可的，采用 MI 技术可以让患者自己发现阿片类药物的相关问题，因此，需要对阿片类药物或其他管制类药物逐渐减量甚至停药时，MI 可能特别有用[60]。有时，MI 甚至可以有效减少困难对话（医患沟通中公认的难题），因为只要提到处方药物减量，患者就可能产生消极的对抗心理。

在临床评估初期即使用多维度评估工具，在每次就诊时跟踪评估结果的变化，可以为持续了解 PRO 提供机会，进而引导患者改变行为动机，这是非常有价值的。有许多方法可以将 MI 引入慢性疼痛访谈，例如，对 PRO-8 采用广泛接受的数值量表（0～10 分）进行评分。PR 0～8 包括 3 项 PEG 工具（疼痛强度、疼痛对生活乐趣的影响、疼痛对日常活动的干扰）[61]、2 项关于疼痛对睡眠（入睡及维持）影响的工具，以及用于评估焦虑和抑郁症状的 4 项患者健康问卷（PHQ-4）[62]。初诊时，医生可以与患者一起完成这些项目的评估，询问患者这些方面哪些可能进行改变。当疼痛强度≥7 分，则需要在现有治疗基础上关注生活的其他方面，医生才能够就患者希望优先解决的问题（如生活质量差、功能差、睡眠差、情绪差）与患者达成共识。睡眠障碍在慢性疼痛患者中最常见，可以为患者提供非药物治疗方法（如睡眠卫生），也可考虑使用有效的非镇静催眠药物（如褪黑素或小剂量 TCA）。如果患者选择改善日常活动，可推荐可行的治疗方法（如短距离步行、水疗、靶向性的慢节奏物理治疗等）。需要采用表扬患者在这方面所花的时间和精力是有价值的，并告知患者分享的信息有助于治疗的共同决策的方式，来询问他们对结果的看法。表 12-1 介绍了四步沟通法，改良自 Lussier 和 Richard 的分步“沟通技巧”，采用非疼痛相关话题激励慢性疼痛患者进行行为改变。降低疼痛强度是最不容易实现的，因此临床医生应尽力引导患者，避免将缓解疼痛作为首要目标。

六、采用协作疼痛诊疗模式改善医患关系

疼痛专家和基层医师经常发现与慢性疼痛患者相处有时很困难。采用疼痛管理团队的模式，对于提高工作满意度和避免职业倦怠很有帮助。多科室疼痛管理实践中，引入协作疼痛诊疗模式有助于改善沟通交流。组建跨专业专家团队，分担治疗过程中遇到的困难，可以减少疼痛专家单独与患者进行情感和社会交流的要求。不同学科（如临床医学、心理学、康复、社会工作、护理、药理学）的专家，对慢性疼痛中相互影响的生物 – 心理 – 社会因素有共同的理解，沟通分享专科技能，将“加强照顾患者”作为治疗的共同目标，这一定会给疼痛治疗结局带来积极影响。

七、结论：付诸实践

具有悠久历史的治疗艺术建立在沟通、关注和富有同情心的倾听上。共情倾听患者的故事、叙事和病史是有效沟通的关键。建立治疗联盟的前提是对话的双向性，医生作为谈话伙伴，应坐在患者的旁边，采用开放式问题进行引导。肯定患者在实现治疗目标的过程中取得的疗效进步，是激励患者在面对疼痛时持续进行行为改变进而改善生活质量的关键。恐惧、愤怒和痛苦有时不可避免，但安静的陪伴和行为上的共情交流可能就会起到莫大的安慰。即使是几句安慰的话语也很重要，让患者知道他们并不孤独，他们的疼痛和痛苦没有被错误理解。记住，共情是理解他人感受的能力，如同“感同身受”，尽管这并不真是我们的感受，而是他们的。几十年前，有位老同事从长期的癌症治疗中恢复后，曾经说道：“做医生总好于做患者。”当我们陷入愤怒和泪水的泥潭时，总会想起这句话，这会重新引导我们的情绪，为患者提供已被临床证实有效的治疗方法，给患者缓解疼痛和治愈疾病带去希望。

理想情况下，临床医生的诊疗场所应采用协作诊疗模式，治疗团队应包括多个专业的疼痛诊疗人员，这样护理协调员、临床心理学家或临床社工就

表 12-1　激励患者行为改变，优化慢性疼痛管理“技巧”示例

1. 对现状满意吗？
- 提问示例：“睡眠差、健康差、焦虑、抑郁、镇静药或阿片类药物的使用如何影响你的生活？”

2. 有改变的可能吗？
- “你认为怎样才能睡得更好 / 更健康 / 减轻抑郁 / 减少用药？”

3. 有变化吗？
- “我看到你现在睡得更好 / 锻炼更多 / 坚持在看治疗师 / 药物减量。”

4. 指导改变。
- “你准备如何保持你的睡眠 / 健身 / 治疗 / 药物减量计划？”

可以介入并提供帮助．你也没必再见到沮丧的患者就躲避，而可以将他们转给其他有资质的疼痛管理团队成员。尽管在临床实践中，拥有跨专业的疼痛管理团队是最理想的，但没有这样的团队时，有效的替代方法是制定一份有资质的社区医生名单，名单应经过审核，实时更新且公开，名单中的人员应是现成可用的。他们应具有丰富的专业知识，丰富的临床经验和熟练的专业技术，对慢性疼痛协作管理充满兴趣。一名只专注于运动医学和骨科术后康复的物理治疗师可能并不能为慢性疼痛患者提供合适的帮助，甚至可能吓跑患者，使患者就此远离任何形式的运动。同样，一名只专注于洞察力或支持性咨询方法的心理学家可能会忽略用于克服疼痛消极想法的认知和行为治疗技术、用于结构化行为激活路径的目标制订策略、围绕疼痛相关困境的沟通技巧，而这些技术在慢性疼痛的诊疗中是非常重要的。

要成功治疗那些遭受了数月数年疼痛的患者是一个不小的挑战，这些患者可能已做了非常多的检查和评估，多年来看了许多医生，但症状仍然没有缓解，他们被贴上“慢性疼痛患者”的标签，对治疗失去了希望。当你帮助并改变慢性疼痛患者的生活后，听到一句“感谢你让我重获新生”时，对患者和家属，当然也对医生，是最令人愉悦的。改进沟通技巧，重视患者的想法，利用我们与生俱来的共情能力，可以也确实能改进慢性疼痛患者的诊疗，提高治疗结局。对于一名成功的疼痛科医生，没有比这更重要的了。

要　点

- 本质上讲，慢性疼痛是一种生物－心理－社会状态，其管理不仅仅是生物医学客观信息的简单交流。
- 以患者为中心的慢性疼痛管理包括获取患者对疼痛的看法，并鼓励他们主动参与自我管理。
- 共享医疗决策旨在整合治疗目标，提高患者参与度，并支持医患双方达成一致的患者自我管理计划。
- 叙事医学的沟通技巧（如共情、反应性倾听、应用非评判性语言、致力于加强疼痛治疗医患联盟），可进一步提高患者对治疗的接受度和依从性，进而提高医生和患者对疼痛治疗的满意度。
- 动机性访谈通过比较患者的行为和患者的愿望，以改变患者的不良行为，可用于纠正睡眠障碍、运动不足、治疗依从性不佳等行为。它对阿片类药物和管制类药物的减量与停药尤其有用。
- 构建跨学科团队的协作诊疗模式，对于慢性疼痛生物－心理－社会多维度的特征理解一致，有助于改进医患沟通，还有助于减轻临床疼痛专科医生与复杂慢性疼痛患者单独沟通和进行全方位诊疗时的负担。

第 13 章 疼痛管理中的药物基因组学

Pharmacogenetics in Pain Management

Erica L.Wegrzyn Himayapsill Batista Quevedo Jeffrey Fudin Charles E.Argoff 著

施旭丹 译 严 敏 校

病例 13-1

患者，男，58 岁，亚裔美国人，既往无特殊病史，因急性带状疱疹（左侧 T_4 皮节区）就诊。患者主诉水疱样皮疹伴重度疼痛和痛觉过敏。3 个月前该患者左侧 T_4 皮节区出现皮疹，皮疹消退后出现剧烈灼烧样疼痛并伴有痛觉过敏，诊断为带状疱疹后神经痛（post-herpetic neuralgia，PHN）。首先，给予去甲替林 10mg 治疗，但患者出现过度镇静、直立性低血压和口干；遂停用去甲替林改用曲马多，但患者也不能耐受曲马多；随后改为氢可酮 / 对乙酰氨基酚，但治疗效果仍然不佳；后来每晚服用加巴喷丁 300mg，数周后滴定至 1800mg/d，每天 3 次，疼痛有所缓解但仍未得到有效控制；最后，该患者重新接受进一步评估和治疗。在这个病例中，为了治疗神经病理性疼痛，医生花了超过 6 周的时间来选择药物和滴定剂量。

虽然针对该患者的治疗都是遵循现有的指南 [1-3]，但所用药物并未获得适宜的镇痛效果。临床医生意识到，每个患者对疼痛的反应不同，同样，对药物的反应也因人而异。药物基因组学的进步可以帮助医生了解基因变异如何影响药物代谢和反应，从而医生在开处方前确定最合适的药物治疗方案，并改善患者特异性的结局。掌握和应用药物基因组学可以帮助实现个体化的药物选择。

在上述病例中，我们需仔细评估导致药物无效的潜在原因，例如，患者的不依从性、药物间的相互作用、疼痛机制或上述因素联合作用是否限制了药物效果等。此外，还应考虑到基因可能会影响药物代谢，从而影响临床疗效和毒性。这就是药物基因组学在疼痛管理中发挥重要作用的原因。该病例还列举了不同镇痛药物所产生的不同反应和不良事件，由此，临床医生敏锐地意识到，患者可能无法从多种镇痛药物中获得预期的治疗效果的情形并不罕见 [4]。

在许多设计良好的床研究中镇痛药物的有效率约为 55%，但研究某种镇痛药物的疗效时，如果选择安慰剂作为对照组，这本身就会干扰“治疗的有效率”[5]。在临床实际治疗过程中，大部分患者的初始治疗往往是无效的。同样，许多重要领域的药物临床试验也受到了治疗应答率低的影响。因此，明确了解药物基因组学是如何影响处方镇痛药的疗效，可以帮助临床医生提高镇痛治疗的效果。

一、药物基因组学研究对临床药物的影响

药物基因组学是研究遗传学对药物治疗反应和耐受性的影响。它通过基因指导的个体化治疗来提高药物安全性和有效性 [4]。如前所述，在不同人群中，同一种药物可产生不同的临床反应。这是因为每个个体独特的基因组成（即基因型）为单一蛋白表达谱（即表型）的生成提供了蓝图，从而形成不同的功能变化，产生不同的临床反应。如果理解遗传易感性和受体亚型表达可以改善结局或治愈疾病，这种方法无疑是个体化医疗的核心。因为了解患者的遗传学信息有助于医生开具更加个体化的处方，提高疗效和安全性 [4]。药物基因组学中的关键术语见表 13-1。

将遗传信息学应用到临床实践中具有深远的意义。在未来，药物基因组学衍生的信息有助于提高临床医生药物治疗的有效性，减少药物不良反应并且降低医疗成本 [6]。例如，基因检测通常用于指导肿瘤治疗 [7, 8]。其他医学领域也开始根据个体的遗传学信息量身定制药物疗法，生物标志物已经在许多医学领域指导治疗，包括疼痛和风湿性疾病 [9]。通过检测基因组来识别疗效不佳或不良反应的患者，提高临床上治疗风险的分层能力，最终使患者受益

（表 13-1）[6]。

最常见的基因 DNA 序列称为“野生型”，较少见且在 1% 以上的人群中发现的等位基因称之为“变异体”，而更少见且在不到 1% 的人群中发现的 DNA 序列称为“突变型”[10]。

药物基因组学有助于临床医生预测药物的药代动力学和药效学特征，识别易患某些遗传相关性疾病的患者。例如，9 号常染色体特定位点突变，可使背根神经节和运动神经元发生进行性变性，导致如周围神经病变、遗传性感觉和自主神经病变 I 型等疾病[11, 12]。这类患者对疼痛不敏感，因此，他们极易遭受无痛性的伤害，并造成严重并发症，如慢性皮肤溃疡和截肢。Kirsh 等[13]对路易斯安那州 388 位新患者进行了药物基因组学检测研究，结果显示，42.3% 为快代谢型（正常），25.5% 为中间代谢型，7.2% 为超快代谢型，7.0% 为慢代谢型，而 18% 的研究对象因 DNA 样本不足或多态性未知而未能分型。纳入研究的患者出现药物基因组学结果异常的接近患者总数的 40%。相比之下，有研究发现患者出现 *CYP450* 基因异常的比例达 83%，而普通人群中为 20%～30%。不过，也有其他研究结果与上述的路易斯安那州人群的研究结果一致。越来越多的证据表明，基因多态性即使在各个亚群之间的分布也有所不同，这可能是导致不同患者出现镇痛疗效差异的原因。

二、药物基因组学对疼痛的影响

基因变异可引起镇痛药物在疗效、毒性、药物动力学、代谢和药物转运等方面的差异[4]。了解药物基因组学如何指导用药选择，首先要复习药物

表 13-1　Key Pharmacogenetic Terminology

Genome	The entire collection of genetic information (or genes) that an organism possesses
Genotype	The genetic constitution of an individual, either overall or at a specific gene
Heterozygous	The presence of two different alleles (one on the maternal chromosome and one on the paternal chromosome) at a gene location
Homozygous	The presence of two identical alleles at a gene location
Isoform	A variant in the amino acid sequence of a protein
Messenger RNA	An RNA-containing single-strand copy of a gene that migrates out of the cell nucleus to the ribosome, where it is translated into a protein
Mutation	A rare variant in a gene, occurring in less than 1% of a population
Pedigree	A diagram depicting heritable traits across two or more generations of a family
Phenotype	The observable characteristics of a cell or organism, usually resulting from the product coded by a gene (genotype)
Polymorphism	The existence of two or more variants of a gene in a population, with at least 1% frequency of the less common variant
Prodrug	A medication that is inactive until it is converted enzymatically to its active metabolite
Single nucleotide polymorphism (SNP)	A single base-pair change in a DNA sequence compared with the “common” or “wild-type” sequence
Variant allele	The allele at a particular SNP that is the least frequent in a population
Wild-type allele	The allele at a particular SNP that is most frequent in a population also called the “common” allele

From Attia J, Ioannidis JP, Thakkinstian A, et al. How to use an article about genetic association, A: background concepts. *JAMA*. 2009;301:74–81.

是如何代谢。大部分药物主要经肝脏代谢，如Ⅰ相反应、Ⅱ相反应或两者兼有。Ⅰ相反应由细胞色素 P_{450}（cytochrome，CYP）系统催化，Ⅱ相反应可增强药物的水溶性，以便排出。*CYP450* 基因编码的酶负责约 75% 常用处方药物的代谢。通过基因测序将 *CYP450* 进行分类，按发现次序分配系号、亚系字母和各酶的序号（图 13-1）[15, 16]。*CYP* 基因变异可导致药物代谢发生改变，从而影响药物的浓度和效果。这些变异又取决于 *CYP* 基因的代谢表型[17]。通过药物基因组学来检测 *CYP450* 变异型和野生型等位基因，分为以下几个药物代谢类型。弱代谢型具有两个非功能性等位基因，影响了药物代谢；中间代谢型至少有一个功能等位基因减少；快代谢型至少有一个功能性等位基因；超快代谢型具有多个功能性等位基因，或具有启动子突变的等位基因，这些都会引起该基因转录增加[17, 18]。代谢良好型患者按标准药物剂量治疗时，可以从中获得预期的疗效，以及产生潜在的不良反应；而弱代谢型患者，如果给予因其肝酶的基因差异而不能完全代谢的前体药物，则会出现治疗效果不佳。例如，弱代谢型患者无法将阿片类前体药物转化成具有镇痛作用的活性代谢物（如可待因转化为吗啡，曲马多转化为邻去甲基曲马多），从而导致镇痛不足；相反，超快速代谢型患者由于代谢增强而产生药物有效浓度高于预期值，则容易出现药物的不良反应（如可待因快速代谢产生吗啡而出现吗啡相关性的不良反应）[19]。

非 CYP 多态性

除代谢酶（如 CYP450 家族）外，其他遗传因素也会影响阿片类药物的作用，包括药物转运蛋白和药物靶点，如 μ 阿片受体基因 OPRM1。常见的 OPRM1 单核苷酸基因变异为 118 位点上的腺嘌呤被鸟嘌呤取代。据报道，这种基因变异的发生率在高加索人群中为 10%～30%，在非洲裔美国人群中较低，而在亚洲人群中较高。

OPRM1 基因多态性引起了研究者们极大的兴趣，它导致 μ 阿片受体表达减少，影响药理学和生理学结果。它不仅在动物疼痛模型上得到证实，而且影响分娩镇痛、术后镇痛和癌痛中椎管内阿片类药物的使用效果[20]。研究表明，出现这类基因变异的患者需要更高剂量的阿片类药物才能发挥镇痛作用[21]。在编码阿片类药物镇痛靶点的基因内（如 *OPRM1* 基因），单核苷酸多态性（single nucleotide polymorphisms，SNP）的不同组合也会影响镇痛效果。因此，了解这些可以在未来针对特定患者改善阿片类药物的治疗效果。此外，人们还研究了 μ 受体基因（OPRM1，p.118 A/G）和 COMT（Val158MET）、

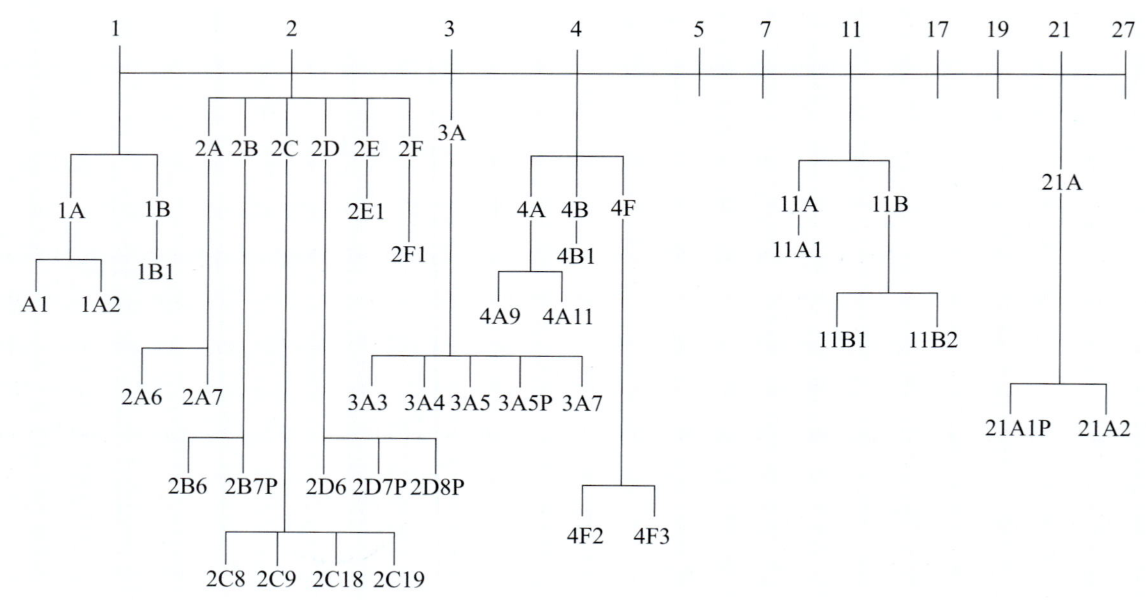

▲ 图 13-1　细胞色素酶 P_{450} 树

改编自 Riddick DS, Drug biotransformation. In: Kalant H and Roschlau W (Eds.). *Principles of Medical Pharmacology*. 6th ed. New York: Oxford University Press: 1997. and reprinted with permission from paindr.com.

多种 ATP 结合物及 ABCB1 等对 μ 阿片受体表达的影响[20]。

MTHFR 和 COMT 在阿片类药物抗抑郁反应中发挥重要作用，而慢性疼痛患者常伴有抑郁、焦虑等精神障碍。COMT 酶调节 5–HT、多巴胺、去甲肾上腺素和神经递质的分解，而 MTHFR 负责将 5，10– 亚甲基四氢叶酸转化为 5– 甲基四氢叶酸，使其成为有活性的叶酸。COMT *Val158MET* 基因变异可降低 COMT 活性，从而导致多巴胺和去甲肾上腺素浓度升高[22]。高浓度多巴胺使阿片受体表达上调，最终，*Val158MET* 基因变异型患者的阿片类药物用量减少[20]。*MTHFR* 基因变异则可降低叶酸生物利用度，从而影响药物的疗效[22]。

研究已证实，基因多态性之间的互相作用可影响药物的药代动力学和药效学，如药物靶点（受体）、药物代谢和转运等相关的基因变异[20]。许多证据支持大部分阿片类药物通过 μ 阿片受体发挥作用后，研究者们开始研究 μ 阿片受体的多样性，结果发现不同剪接的 *MOR-1* 基因可影响吗啡和其他阿片类药物的镇痛效果[23]。以上这些研究在未来很可能会影响临床医生对阿片类药物的选择。

越来越多的研究证实了基因检测的必要性，它不仅能优化药物疗效、减少不良事件发生、缩短住院时间，甚至预防特殊患者死亡等严重并发症[24]。此外，研究还发现基因分型有助于优化临床治疗的成本效益[25]。

三、三环类抗抑郁药

本章引用的 PHN 患者接受 TCA 后出现了无法耐受的不良反应。因为 TCA 通过 CYP450 酶在肝脏代谢，这类酶的多态性可影响其底物代谢[26]。例如，两个体重相同的人，当给予相同剂量 TCA 时，其血浆药物浓度可能相差 1000 倍[4]，这主要是因为 CYP2D6 酶（CYP1A2、CYP2C19 和 CYP3A4/5）存在基因多态性影响了药物代谢，表现为血药浓度巨大的差异[27, 28]。因此，临床上使用抗抑郁药时，不同患者之间的血浆药物浓度存在差异，这具有非常重要的临床意义。由此推断，本章引用的 PHN 患者为潜在的 CYP2D6 弱代谢者（约占高加索人群的 7%），这类患者不能完全代谢 TCA 而易出现药物蓄积，从而导致不良反应[18, 26]。与此相反的是，CYP2D6 超快速代谢者则需要更高剂量的 TCA 来发挥镇痛作用[18, 27, 28]。

在一项对 1198 例荷兰老年患者进行的大规模人群研究中，使用抗抑郁药前进行了基因分型，研究结果发现 TCA 弱代谢者比快代谢者实际所需的 TCA 剂量更低，甚至完全停用[25]。尽管研究没有明确指出在镇痛治疗前常规开展肝酶基因分型检测的必要性，但越来越多的商业公司已开展这些基因检测，并提供给临床医生作为用药时参考[4]。作为临床医生，当观察到药物疗效差或出现不良事件时，应警惕个别患者可能是弱代谢型，无论是否进行验证性基因检测，都可以帮助临床医生去考虑调整药物（调整剂量或直接停用）。

四、非甾体抗炎药

药物基因组学研究发现，*COX* 基因内的 SNP 可导致非特异性 NSAID 和选择性 COX-2 抑制药的镇痛疗效存在广泛的个体间差异[29, 30]。编码 *COX-2* 基因的启动子中，SNP（–1195 位点 G 突变到 A）的变异率超过 10%，并与轻度哮喘相关[31]。临床上，由多个 SNP 介导的 COX-2 表达增加，被称为阿司匹林不耐受哮喘，表现为对标准剂量的阿司匹林和 COX-2 抑制药的易感性增强[32]。一项大型基因分型研究证实，具有特定 *COX-1* 和 *COX-2* 基因变体的患者在服用阿司匹林时，发生心血管疾病的风险增加[29]。其他研究分析了 CYP450 酶的 *CYP2C9* 基因型与该酶代谢相关的 NSAID 之间的关系，出现基因变异的患者发生胃十二指肠出血的风险增加[33–35]。

五、阿片类镇痛药

（一）单核苷酸多态性

对选择合适的患者，阿片类药物可有效治疗急慢性中至重度疼痛[36]。与 TCA 相似，大多数阿片类药物由 CYP450 酶类代谢（表 13–2）[18]。因此，CYP450 中的 SNP 可能会影响镇痛作用和不良反应，特别是可待因，它作为一种无活性的前体药物，本身不具有镇痛活性。约 10% 的可待因通过 CYP2D6 转化为活性代谢产物吗啡，发挥镇痛作用[20]；其余的可待因通过 CYP3A4 和葡萄糖醛酸化作用转化为无活性产物[20, 37, 38]。当应用“常规”剂量的可待因时，对超快代谢型患者而言，吗啡相关的呼吸抑制风险增加[37]；而对 CYP2D6 弱代谢型患者而言，镇痛效果欠佳。同样，曲马多也是一种前体药物，通过 2D6

代谢为活性产物，而通过 3A4 和 2B6 代谢为非活性产物，发挥阿片受体介导的镇痛作用[37]。图 13–2 概述了常见阿片类药物和底物的代谢情况。曲马多通过 CYP3A4 代谢为 O，N– 去甲基曲马多，主要活性代谢物 O– 去甲基曲马多（M_1）通过 CYP2D6 代谢。值得注意的是，曲马多不仅通过阿片类药物介导的受体发挥镇痛作用，还通过抑制去甲肾上腺素再摄取发挥镇痛作用，这与抗抑郁药的作用机制相似。曲马多抑制 5–HT 再摄取，这点在选择配伍药物时尤为重要，因为同时使用 5–HT 能药物，如 SSRI（即氟西汀、帕罗西汀、舍曲林），会增加 5–HT 毒性的风险[20, 38, 39]。此外，突然停用曲马多可能导致 5–HT 戒断，这通常被误认为阿片类戒断反应。

曲马多快（正常）代谢（图 13–3）为药物的相互作用提供了可能性。当抑制 CYP2D6 通路时，临床上的预期反应类似于 CYP2D6 表达降低，此时可选择他喷他多，其结构与曲马多相似。不过，他喷他多经Ⅱ相而非 CYP450 系统代谢，无活性产物。这也使得他喷他多成为 CYP450 药物相互作用风险较低的药物，并避免了基因多态性对其代谢的潜在影响。与曲马多不同，他喷他多对 μ 阿片受体具有显著的结合力，并且它只抑制去甲肾上腺素再摄取，对 5–HT 再摄取无影响[39]。

CYP450 系统 SNP 影响了现有许多阿片类药物的代谢，但以下 5 种除外，分别是氢吗啡酮、左啡诺、吗啡、羟吗啡酮和他喷他多[37, 40]。当观察到患者镇

表 13–2　按种族 / 民族群体划分的代谢状态

基因或酶	由这种酶代谢的药物示例	表型和频率	临床效果
CYP1A2	• 抗惊厥药：苯妥英、卡马西平底物 • 抗抑郁药：氯米帕明、氟西汀、氟伏沙明、丙咪嗪、马普替林、去甲替林 • 肌肉松弛药：环苯扎林 • 非甾体抗炎药：对乙酰氨基酚、萘普生	PM：白种人，12%	酶代谢弱
CYP2C9	• 华法林底物 • 苯妥英 • 血管紧张素Ⅱ阻滞药：厄贝沙坦、氯沙坦 • 非甾体抗炎药：塞来昔布、双氯芬酸、布洛芬、美洛昔康、萘普生 • 口服抗糖尿病药：格列吡嗪、甲苯磺丁脲	PM：白种人，2%～6%	酶代谢弱
CYP2C19	• 抗惊厥药：地西泮，苯妥英底物 • 质子泵抑制药：奥美拉唑、泮托拉唑	PM：白种人，2%～6%；中国人，15%～17%；日本人，18%～23%	酶代谢弱
CYP2D6	• 镇痛药：可待因、右美沙芬、羟考酮、曲马多 • 抗心律失常药物：阿吉马林、氟卡尼、美西律、普罗帕酮 • 止吐药：甲氧氯普胺 • 抗精神病药 +SSRI：氟西汀、氟哌啶醇、帕罗西汀 • β 受体拮抗药：美托洛尔、普萘洛尔、噻吗洛尔 • 5–HT_3 拮抗药：昂丹司琼、托吡司琼 • TCA：阿米替林、氯米帕明、地昔帕明、丙咪嗪	• PM：白种人，3%～10%；中国人 / 日本人 / 非裔美国人，<2% • UR：埃塞俄比亚人，20%；西班牙人 7%；斯堪的纳维亚，1.5%	酶代谢弱，酶底物代谢增强

5–HT_3. 血清素；PM. 代谢不良；SSRI. 选择性 5– 羟色胺再摄取抑制药；TCA. 三环类抗抑郁药；UR. 超快速

改编自 Fishbain DA, Fishbain D, Lewis J, et al. Genetic testing for enzymes of drug metabolism: does it have clinical utility for pain medicine at the present time? A structured review. Pain Med. 2004;5:81–93; and Stamer UM, Stuber F. Genetic factors in pain and its treatment. *Curr Opin Anaesthesiol*. 2007;20:478–484.

痛效果差或无法忍受的不良反应，或者通过药物基因组学检测（SNP 改变一种或多种 CYP450 同工酶的酶活性），可考虑选择这 5 种阿片类镇痛药，以提高治疗的成功率。

研究药物基因组学的临床价值体现在药物治疗的风险分层中，并有助于临床医生的用药决策。举一个关于 CYP2D6 酶的例子来说，这与本章引用的患者相关。研究发现，CYP2D6 酶在 41%～51% 亚洲人群中表达不稳定，在 12%～21% 白种人中表达不活跃[41]；而与此形成鲜明对比的是，CYP2D6 酶活性在 10%～29% 埃塞俄比亚或沙特阿拉伯人群中显著升高[41]。因此，在做临床决策时，这类药物基因组学信息可以提供处方指导（表 13–3）。药物基因组学信息解释了阿片类药物与镇痛不足或不良反应之间的关系。例如，对 CYP2D6 低活性遗传倾向的患者来说，内在的酶促能力不足以使其从可待因和其他阿片类药物（如氢可酮）中获得镇痛作用（氢可酮经 CYP450 代谢为氢吗啡酮）[42]。阿片类药物的反应，通常被认为是一种高度个体化的现象，它取决于许多因素，包括病因、既往阿片类药物用药史和耐受程度，以及其他心理生理等因素。由此可见，药物基因组学对阿片类药物治疗的临床反应将会产生重大的影响[43]。

（二）选择性剪接

大部分关于阿片类药物反应的研究都集中在 SNP 上，但也有研究探索导致阿片类药物产生因人而异的不同反应的细胞学机制[44]。研究表明，多个 μ 阿片受体亚型，也称为“剪接变异体”，可以影响阿片类药物的药效学[44]。复习分子生物学，有助于帮助我们更好地了解阿片类药物反应的多样性的来源[10]。

首先，遗传物质（DNA）被转录成 RNA，然后翻译成具有细胞结构、酶促和受体功能的蛋白质。SNP 可导致 DNA 变异，而在 RNA 的转录过程中，也会产生选择性剪接变体。在 20 世纪 80 年代，这一观点由诺贝尔奖获得者 Walter Gilbert 提出，并被学术界公认为是蛋白质组多样性的主要来源，由此产生复杂而多样的人类特征[26]。

μ 阿片受体的选择性剪接变体与临床不完全交叉耐受现象相关，即对一种阿片类药物的耐受不能转化为对其他阿片类药物的耐受[23]。尽管大部分临床上使用的阿片类药物对 μ 阿片受体具有选择性，但

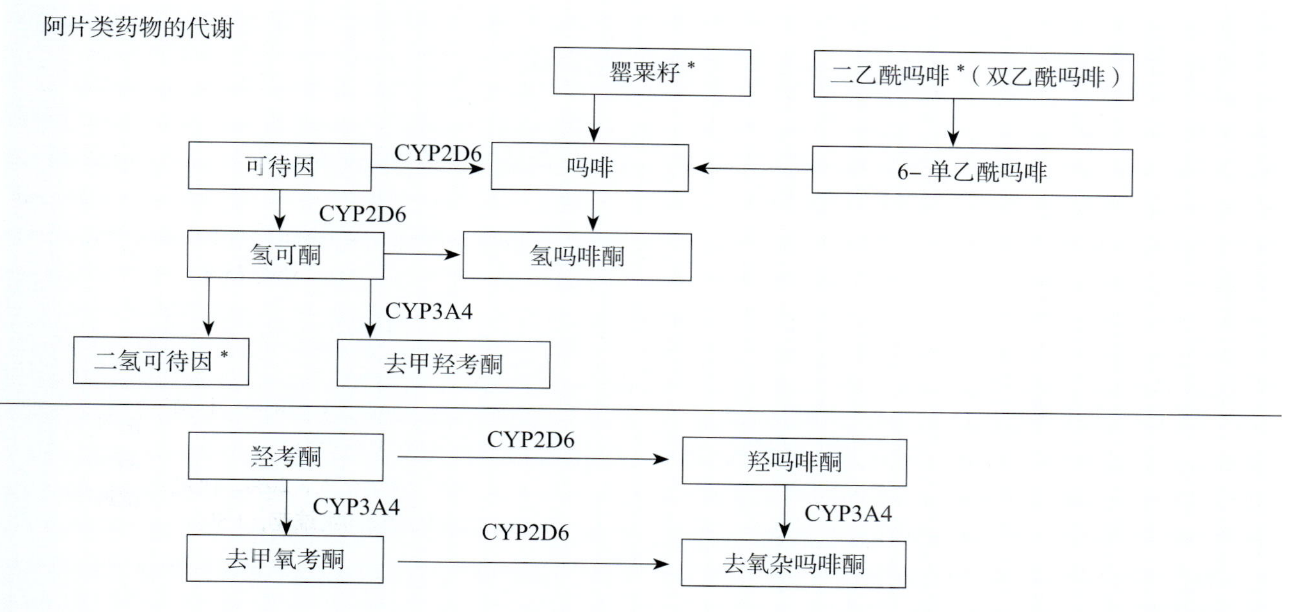

▲ 图 13–2 红色显示的是参与 I 相代谢的主要 CYP 酶，药物代谢物的模式可能反映了患者的代谢表型。不同代谢物的实际比例会有所不同。药物遗传学测试可用于 CYP2D6 和 CYP3A4。Ⅱ 相反应（如葡萄糖醛酸苷结合作用）未显示，但对于大多数阿片类药物而言十分重要

*. 阿片类药物筛检未特别检测到。可能需要通过色谱法进行确定性尿液检测。经许可转载，引自 paindr.com

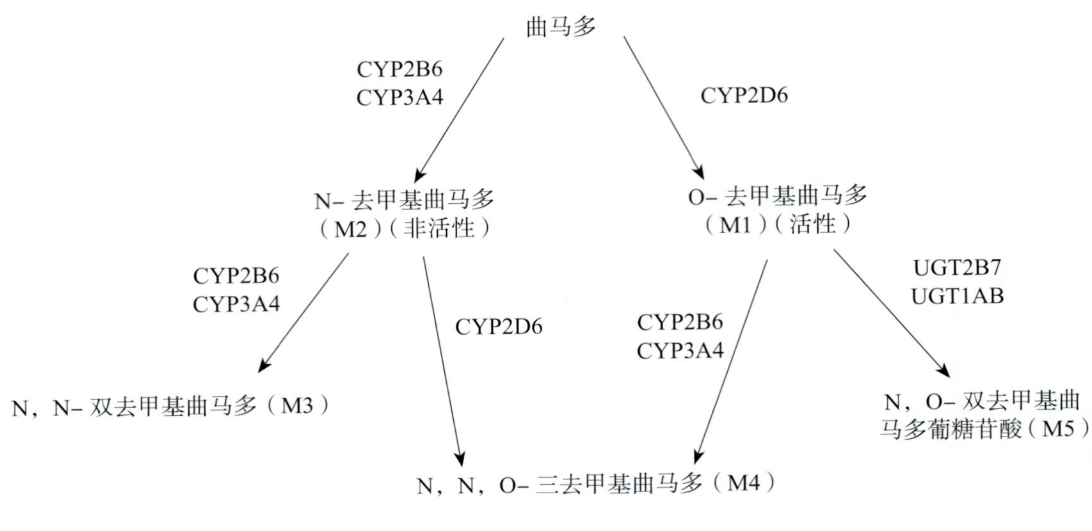

▲ 图 13-3　曲马多的代谢

CYP. 细胞色素 P450；UGT. 尿苷二磷酸糖基转移酶［引自 Gong L, Stamer UM, Tzvetkov MV, Altman RB, Klein TE. PharmGKB summary: tramadol pathway. *Pharmacogenet Genomics*. 2014;24(7):374-380；经许可转载，引自 paindr.com. https://paindr.com/wp-content/uploads/2020/08/tramadol-metabolism.pdf.］

它们激活受体的能力不同，从而导致不同患者间的疗效和不良反应差异很大。例如，吗啡镇痛的最低有效浓度在不同患者之间可相差 10 倍[45]。基因表达模式随着时间变化会发生改变，甚至在器官和组织上呈现差异，与个体的健康状况、生理或情绪压力的类型和程度等因素息息相关。

如前所述，阿片类和其他镇痛药物的镇痛作用和不良反应的差异性多年来一直备受临床关注[46a, 46b]，APS 和美国疼痛医学会共同制订了慢性疼痛阿片类药物治疗指南。当最初使用某种阿片类药物，患者出现镇痛欠佳和不能耐受时，指南推荐“轮换使用阿片类药物”（即从一种阿片类药物换成另一种阿片类药物）[36]。在一项治疗顽固性风湿性疼痛的研究中，Grilo 等[46a, 46b] 发现，大多数患者接受了轮换使用阿片类药物，从吗啡换成芬太尼透皮贴剂或氢吗啡酮，结果显示这些患者的视觉模拟评分量表平均减少了 30mm，表明疼痛显著性降低[46a, 46b, 47]。在一项关于阿片类药物治疗慢性非癌痛的研究中，Quang-Cantagrel 等[48] 发现，36% 患者对第一种长效阿片类药物治疗有效，但 30% 患者出现不良反应，34% 患者无镇痛效果，遂 64% 患者停止使用第一种阿片类药物，改为第二种阿片类药物；结果发现，31% 患者对第二种阿片类药物治疗有效，但仍有 33% 患者治疗不佳；随后又调整为第三种阿片类药物，结果发现对前两种阿片类药物治疗不佳的患者中，40% 患者对第三种阿片类药物治疗有效；以此类推，调整为第四种阿片类药物（对前几种阿片类药物治疗不佳的患者中，56% 患者对第四种阿片类药物治疗有效）和第五种阿片类药物（余下的 14% 患者对第五种阿片类药物治疗有效）[48]。值得注意的是，患者对一种阿片类药物失效并不能预测其对另一种阿片类药物的疗效[49]，这些数据也不能证明患者最终对某种特定的阿片类药物一定有效。

轮换使用阿片类药物的概念不仅基于临床上经验的积累，还基于药物遗传学信息。安全有效地轮换使用阿片类药物需要专业的临床知识。如果轮换使用阿片类药物被公认为是管理个体化镇痛的有效方法，则亟须合适的指南来指导计算药物的等效镇痛剂量和其他相关事宜[43]。

六、未来展望和结论

药物基因组学还在持续不断地发展，有助于临床医生更加精准地为急慢性疼痛患者提供最佳、个性化的治疗方案。虽然目前医药公司可以进行基因学检测，然而，检测成本、人员培训及结果的解读等许多因素阻碍了药物基因学检测成为临床上标准治疗的方法。对临床而言，接受药物基因组学知识

表 13-3　**Enzymes Involved in Opioid Metabolism**

Class	Drug	Metabolism
Phenanthrenes	Codeine	10% CYP3A4 (to norcodeine); 5% CYP2D6 (to morphine); 80% UGT2B7
	Hydrocodone	CYP2D6 (to hydromorphone) and CYP3A4 (to norhydrocodone); other minor non-CYP oxidative enzymes
	Morphine	UGTs (GYP-metabolized products)
	Oxycodone	Hepatic glucuronide by UGT1A3 and UGT2B7 CYP2D6 (to oxymorphone) and CYP3A4 (to noroxycodone); GYP-metabolized product(s) by UGTs
	Dihydrocodeine	5%～10% CYP2D6 (to dihydromorphine) and CYP3A4 (to nordihydrocodeine); 85% UGT2B7
	Hydromorphone	Hepatic glucuronide conjugation via UGT1A3, UGT2B7; dihydromorphinone ketone reductase
	Oxymorphone	UGT1A3 and UGT2B7, with UGT2B7 being the predominant enzyme
	Buprenorphine	CYP3A4 (65%), CYP2C8 (30%), CYP3A5, CYP3A7,CYP2C9, CYP2C19, and CYP2C18; GYPmetabolized product(s) further cleared by UGTs
	Naloxone	Conjugation with glucuronic acid via UGTs, mainly UGT2B7
	Naltrexone	Aldo-keto reductase (dihydrodiol dehydrogenase); glucuronidation via UGTs
Diphenylheptylamine	Methadone	N-demethylation by CYP3A4
	Propoxyphene	N-demethylation by CYP3A4
Phenylpiperidines	Fentanyl	N-dealkylation by CYP3A4
	Meperidine	CYP3A4, CYP286, and CYP2C19
	Remifentanil	Nonspecific blood and tissue esterases to remifentanil acid
	Sufentanil	N-dealkylation by CYP3A4
Phenylpiperidine derivatives	Loperamide	N-demethylation by CYP2B6, CYP2C8, CYP2D6, and CYP3A4
Phenylpropylamine	Tramadol	O-demethylation by CYP2D6; N-demethylation by CYP286 and CYP3A4
	Tapentadol	N-demethylation (13%) by CYP2C9 and CYP2C19; Hydroxylation (2%) by CYP2D6; Hepatic glucuronide (55%) by UGT1A9 and UGT2B7

CYP, Cytochrome P450; UGT, uridine diphosphate glycosyltransferase.

From Kadiev E, Patel V, Rad P, et al. Role of pharmacogenetics in variable response to drugs: focus on opioids. *Expert Opin Drug Metab Toxicol*. 2008;4:77–91.

Fudin J. 2018. Chemical classes of opioids. Reprinted with permission from paindr.com. Available at: https://paindr.com/wp-content/uploads/2018/10/Opioid-Structural-Classes-Figure_–updated-2018Oct.pdf.

培训或与专业的药剂师合作都显得非常重要，因为这都有助于临床医生更好地了解遗传和基因组变异对药物作用的影响。总而言之，药物基因组学检测十分具有发展潜力，能为急慢性疼痛患者提供更安全和有效的个体化治疗方案，不过未来还需要进一步研究来提高其临床适用性。

要　点

- 药物基因组学是研究遗传学对药物治疗反应和耐受性的影响，以通过基因指导、个体化的治疗来提高药物的安全性和有效性。
- 药物基因组学的进步有助于临床医生更好地理解为什么患者对镇痛药物产生不同的反应，并在开处方前能为患者制定最合适的药物疗法。
- CYP450 系统中的 SNP 可导致药物反应的多样性，从而影响药物疗效和安全。
- 遗传变异会影响特定镇痛药物的治疗效果，或容易产生药物的不良反应。
- 中间代谢型患者从标准剂量的药物中获得预期的治疗效果；而慢代谢型患者则可能存在疗效不佳和（或）不良反应的风险，因为基因变异可导致前药不能经肝酶系统完全代谢，从而影响药物的效果。
- 遗传多态性对药物选择产生影响时，考虑代谢物的活性至关重要。与没有活性代谢物的药物相比，前药具有相反的效果。

第 14 章　慢性疼痛的社会心理和精神病学
Psychosocial and Psychiatric Aspects of Chronic Pain

Dennis C.Turk　Tasha B.Murphy　著
许芳霞　译　　张建海　李金宝　校

当患者向医务人员告知出现疼痛症状时，医生最初的关注点是其病史和潜在的病理学改变，旨在识别“身体的不适部位”，一旦确定即进行治疗以消除症状。当疼痛难以缓解并发展成慢性疼痛时，它可能会给患者及其监护人或配偶带来巨大的痛苦，并持续危及他们生活的各个方面。罹患慢性疼痛需要相当大的情绪恢复力，因为它可能会耗尽人们的情绪储备；患者不断寻求救治而难以得到治愈，往往导致沮丧、无助和绝望的感觉。

以往通常认为患者叙述的疼痛程度与组织损伤的程度有关，即“体源性”。当疼痛叙述的存在及其程度无法被可识别的病理学充分解释时，疼痛则被认为是“功能性”或“精神性”。其中人们往往认为精神因素发挥了主导作用。然而，近 40 年研究表明，疼痛并非一维的，而是一种复杂的生物 – 心理 – 社会现象。除了生理和其他生物医学因素外，认知、情感、行为和社会文化等一系列因素均会导致慢性疼痛。因此，对于慢性疼痛患者需要针对其独特特征和需求制订个性化的综合治疗方法。

疼痛神经生理学的进步促进了针对慢性疼痛患者的药物、外科干预、创新技术（如脊髓电刺激、植入式给药系统）和非药物治疗（如神经反馈、认知行为疗法）等治疗手段的发展和演变[1-3]。即便如此，平均疼痛缓解程度仅为 35% 左右，并且不足 50% 的患者能达到这一效果[4]。因此，许多慢性疼痛患者反复奔走于不同医疗机构，不断地进行诊断测试，深陷于沮丧而漫长的求医之路。在这种“医疗困境”般的疼痛体验缺乏可识别的病理学支持情况下，可能归因于精神原因或佯装有病，抑或是一种未经诊断和治疗但又潜在进展的疾病。这本身就是一个强烈而持续的心理压力来源，可引发严重的情绪困扰或加剧既往精神状况[5]。

慢性疼痛患者生活在一个复杂的世界中，不仅有他们自己，而且由跟他们关系重要的人组成，包括家庭医生、雇主和第三付款方等。随着医疗费用、残疾和情感痛苦的增加，家庭成员感到越来越绝望和痛苦，而可用的治疗选择和收入却在下降。随着治疗手段的耗尽而疼痛症状却依然是一个谜，医务人员则愈发感到沮丧、无能和失败。医务人员可能会质疑患者及其主诉的真实性。由于患者经常请假或无法正常工作（“出勤”），而同事通常往往不得不收拾残局，雇主已经对不断增长的工人薪酬福利感到不满，他们支付更高的成本，而生产率却下降了。第三付款方则只能眼睁睁地看着医疗保健支出随着重复的诊断测试而飙升，但又往往得不到任何明确结论。随着时间的推移，由于其症状无法得到明确的生理病因，个体疼痛报告的合理性可能因此受到质疑。

慢性疼痛患者可能会对医务人员、雇主甚至家庭成员都持怀疑态度，尤其在未能达到预期治疗效果的情况下，患者甚至会责备他们。有人认为患者过度抱怨是为了获得中枢性和强效药物（如阿片类药物、情绪调节剂）的处方、获得关注、获得经济利益（残疾补偿）、避免不良活动或从繁重的工作义务中解脱出来（如有酬劳动、家务劳动）。其他人可能会认为患者叙述的疼痛只是幻想而非真实的，存在假装或夸大之嫌，而这只会造成患者与医务人员、雇员之间产生不幸、不恰当和有害的敌对关系。

由于他人的这些态度，在尚未治愈甚至疼痛没有实质性缓解的情况下慢性疼痛患者可能失去经济来源，疏远其家人、朋友和同事，由此变得愈加孤立、沮丧和抑郁，会因为对自己的身体、医疗保健系统、法律制度和他们的另一半感到失望而变得愤怒和沮丧；甚至对自己感到失望，因为自己的症状棘手但又不能被直接观察到或通过客观病理结果明确，最终迫使自己放弃日常活动和责任。各种其他因素可能会加剧这种情绪困扰，包括对疾病进展及由此进行性加剧的症状和失能的恐惧、医疗保健系统欠缺或不匹配、个人和物质应对资源不足、因治疗导致的（医源性）并发症（包括过度使用具有显著不良反应的强效药物）、日常活动中断和睡眠障碍、无法工作、经济困难和长期诉讼等。生活在慢性疼痛中的个体需要相当大的情绪恢复力，往往会耗尽其情绪储备，这不仅会加重自身的负担，还会加重家人、朋友、同事、雇主和社会提供支持的负担。

根据上述对慢性疼痛患者困境的描述，有两个结论是显而易见的：①社会心理和行为因素在疼痛的经历、持续和加重中起着重要作用，甚至可能是疼痛的原因[6]；②由于在大多数慢性疼痛患者中，无论治疗与否，依然持续存在一定程度的疼痛，因此自我管理是对生物医学方法的重要补充[7]。在本章中，我们将强调一系列重要的心理组成，包括性格、认知、情感、行为和情境因素。我们逐一进行讨论以更好地进行阐述。尽管如此，值得注意的是，它们之间存在很大程度的重叠和相互作用。最后，我们将探讨慢性疼痛患者的综合模型和治疗方法。

一、历史模型

（一）慢性疼痛的生物医学模型

传统的疼痛生物医学模型最早可以追溯到古希腊，在 17 世纪被 Descartes 运用到医学思想和实践中，认定疼痛是由解剖学和病理生理学紊乱为基础的特定疾病状态引起的。通过对物理病理和损伤的客观测试得出的数据来确认诊断，并且医学干预专门针对纠正器质性功能障碍和器质性病理来源。

医务人员通过不懈努力（通常使患者或第三付款方付出巨大的代价），旨在确定组织病理学的客观证据与所报告的疼痛表现和严重程度之间的具体联系，期望可以确定生理病因后针对性开展治疗。其治疗重点是通过化学方法（如口服药物、区域麻醉、植入式给药系统）、手术（如椎板切除术、脊柱融合术）或物理方法（如脊髓电刺激、经皮神经电刺激）对疼痛通路进行治疗，以消除或阻断疼痛的假定病因。

慢性疼痛一些令人困惑的特征并不完全符合传统的生物医学模型，这表明病理学和症状之间存在主客体同构关系。例如，尽管缺乏明确的病理过程，有时也可能报告疼痛。据估计，在所有的初级保健医生就诊中 1/3～1/2 的患者无法检测到引起症状的生物医学病因[8]。尽管有先进的影像技术，仍有高达 86% 的背痛原因是未知的[9]。相反，使用 CT 和 MRI 进行的影像学研究表明，多达 35% 的无症状人群存在明显的病理改变，但他们似乎没有任何疼痛不适[10, 11]。因此，那些严重疼痛报告者可能缺乏可识别的病理改变，而那些存在明显病理改变者可能并无疼痛主诉或甚至未曾感到任何疼痛。此外，患者对治疗的反应通常与他们的客观身体状况无关[12]。

由于慢性疼痛的发作和持续涉及多种社会心理因素，产生了多种慢性疼痛的心理学观点。慢性疼痛的心理治疗都是基于不同的心理学原理，这些心理学原理彼此不同又相互完善。因此，考虑不同的观点是很重要的。

（二）慢性疼痛的心因性观点

正如医学中经常发生的那样，当疼痛症状的生物学依据不充分或与客观生理病理学不相符时，就会被归因于心理因素，即“心因性”。心因性观点与生物医学模型相反。当患者的疼痛报告缺乏病理证实时，可能被诊断为美国 DSM-Ⅴ型精神疾病[13]：与心理因素相关的疼痛、与心理因素和一般身体状况均相关的疼痛。

20 世纪 60 年代首次系统地描述了慢性疼痛的心因性观点。在这段时间里，疼痛患者被视为具有强迫和自虐倾向、抑制激进的需求和内疚感，即“疼痛倾向人格”[14]。人们普遍认为，疼痛患者的童年经历充斥了情感虐待、家庭不和谐（如父母争吵、分居、离婚）、父母患病或死亡、过早“当家”和强烈的成功欲[15]。尽管研究并不一致，但当前的一些研究报告了慢性疼痛与儿童创伤之间的关联[16]。基于从心因性观点出发，对慢性疼痛患者的评估旨在确定产生和维持疼痛的精神病理学倾向。假设一旦心因性机制得到解决，疼痛即可消除。治疗旨在帮助患者“洞悉”潜在的心理失调因素[16, 17]。

尽管心因性疼痛的观点无处不在，但支持的经验证据却很少。大量慢性疼痛患者并没有明显的精神病理学表现。此外，研究表明，在大多数情况下观察到此类患者的情绪困扰是对疼痛持续存在的反应，而不是疼痛诱因[18, 19]，一旦疼痛得到充分治疗，这种情绪困扰可能会消失[20]。此外，对大多数慢性疼痛患者而言，顿悟取向心理治疗尚未能有效减轻其症状[21]。研究表明，在慢性疼痛患者身上观察到的情绪困扰通常是对疼痛持续存在的反应，而不是因果关系[22, 23]，一旦疼痛得到充分治疗，情绪困扰就会缓解[20]。因此，心因性模型对慢性疼痛的观点可能存在缺陷，受到了严格的审查[24]。

（三）慢性疼痛的二次增益观点

二次增益（动机）观点是法律体系中经常使用的心因性模型的变体。从这一观点出发，在缺乏或超出生理病理学基础的情况下，患者希望获得一些好处而报告疼痛，如远离不顺心的工作、获得经济补偿或获得改变情绪的药物，即二次增益。与心因性模型相反，二次增益观点认为疼痛患者是有意识去试图获取预想的结果。因此，在没有病理改变的情况下报告疼痛，被认为具有欺诈性[25]。

1. 行为公式

疼痛是人类生活中不可避免的一部分。伤害感受器的激活不需要任何学习。然而，疼痛是一种强烈而明显的体验。除单纯的条件反射行为，人们还必须学会回避、逃避、改变或应对伤害性感觉。三个主要的行为学习原则有助于我们解读如何获取与疼痛相关的适应性反应和功能障碍反应：经典（应答性）条件反射、操作性条件反射和观察（社会）学习。

(1) 经典（巴甫洛夫，应答性）条件反射：根据经典条件反射模型，如果疼痛刺激与中性刺激反复配对出现，则中性刺激即可引发疼痛反应。在疼痛患者中可以观察到经典条件反射的影响（即刺激结果的反应）。物理治疗是慢性疼痛患者的主要治疗方法，但其可能会引起患者的条件恐惧反应。在进行跑步机运动后产生疼痛的患者，由于活动与疼痛的频繁配对出现，可能会“条件化”对跑步机及与伤害性刺激相关的任何场景（如物理治疗师、健身房）的出现产生负面情绪反应。负面情绪反应可能会引起肌肉紧张，进而使疼痛加剧，从而强化刺激和疼痛反应之间的关联。慢性疼痛患者可能会避免并试图逃避之前引起疼痛发作或加剧的活动。

一旦疼痛问题持续存在，对活动的恐惧可能会变得越来越强烈（即条件性），进而逃避活动以免遭疼痛。回避疼痛是减少活动的有力理由，而活动引起的肌肉酸痛亦是其理由。因此，尽管在急性疼痛阶段减少运动或许受益，但疼痛和通过经典条件反射而产生的恐惧都促使其坚持拒绝活动。因此，认知过程可能会干预纯粹的条件反射。这种反射促使其主动逃避特定的行为或刺激。

在慢性疼痛中，许多原本中性甚至令人愉快的活动可能会引发或加剧疼痛，进而被讨厌且主动回避。随着时间的推移，更多的刺激可能因引发或加剧疼痛而被回避，这个过程称为刺激泛化。因此，除伤害感受外，对预期疼痛的恐惧和限制活动也可能导致失能。预期的恐惧或能引发肌张力增加等加剧疼痛的生理反应。因此，条件反射可能会直接增强伤害性刺激，进而强化对疼痛的感知。

正因为在避免活动后成功使疼痛不再加剧，患者会更加坚定这种观念而不易被改变。相反，重复进行“活动 – 暴露 – 产生的疼痛逐渐低于预期”的纠错反馈，可逐步降低对活动相关的预期恐惧和焦虑[26]。这也说明了定额体育锻炼计划的重要性，尽管患者担心因肌肉萎缩而在活动后受伤而引发不适，但依然会努力逐步增加活动量[27]。由于活动后不再出现预期的疼痛，即纠错反馈，无疑可以恢复和增加以往被主动限制的活动。

(2) 操作性条件反射：长期以来，人们认识到环境因素对疼痛患者体验的影响[28]。随着 Fordyce 将操作性条件反射应用到慢性疼痛，开辟了思考疼痛的新时代[29]。其基本原则是，如果从给定行为中获益则可增加其发生率，反之则可降低其发生率，其关键在于行为的结果。操作性学习的主要重点是改变给定行为的频率，增加理想行为而消除不良适应行为。当个体暴露于导致组织损伤的刺激时，会立即退缩以试图逃避有害感觉。这种反射行为是适应性且适当的。然而，慢性疼痛患者回避活动可能导致其力量、柔韧性和耐力的下降，最终导致失能加剧。学习理论的原则是通过学习获得并强化对积极结果活动的反应，尤其是可以重复的理想后果，将更有可能得到维持；减少（消除）或回避未能激发积极结果或产生消极后果（惩罚）的行为。通过逃避不良事件来保持日常行为，在疼痛的情况下，可以使用镇痛药物，休息，或避免不良活动。

Fordyce 强调，由于疼痛缺乏客观的测量方法（不能准确测量个体的疼痛程度），只能通过个体语言或非语言的疼痛行为来标识。起初由损伤或疾病等器质性因素引起的疼痛行为可能会在以后全部或部分地在增强的条件下出现。

虽然疼痛行为包括口头报告、情感语言（叹息、呻吟）、运动活动、面部表情、身体姿态和手势（跛行、摩擦疼痛的身体部位、痛苦表情）、功能受限（长时间躺着、不活动）和寻求缓解疼痛的行为（服药、卫生保健系统就诊）。

疼痛行为的核心特征是沟通的来源并可观察。这些可察觉的行为能够引发个体反应，其结果又会影响后续的行为。根据 Fordyce 的观点，这些疼痛行为会受到操作性条件反射原则的影响[29]。也就是说，由于这些行为是可观察到的，因此它们能够引起响应，并且尤其重要的是行为之后的后果，因为它们可以维持或减少行为再次发生的可能性。

疼痛行为可能会因为得到配偶或医疗保健提供者的关注、经济补偿等而得以强化。疼痛行为通过使用药物、获得休息或回避工作等不良活动来避免有害刺激减少发作。此外，“健康行为”（如活动、工作）可能不会产生积极的强化作用，而更有益的疼痛行为则可能会被维持。

表 14–1 总结了操作性条件反射的基本原则。操作性学习模式不能解释疼痛的病因或行为的起因，而主要关注疼痛行为的维持和良好行为的缺失。强化计划的调整可能会改变疼痛行为和良好行为重复发生的可能性。

表 14–1　强化操作一览表

行　为	后　果	行为重复发生的概率
正强化	奖励	可能性大
负强化	防止或撤销厌恶刺激	可能性大
惩罚	惩罚	不太可能
消退	防止或撤销强化物	不太可能

切不可错误地将疼痛行为等同于装病。装病是指患者有意识地假装疼痛等症状以获得某些利益，通常是经济上的（继发性利益）。没有迹象表明疼痛行为是有意识的欺骗，而是由环境强化或有因素导致的疼痛行为的无意表现。许多第三付款方认为患者为了经济利益而假装痛苦的情况普遍存在，但这一观点几乎没有人支持[30]。

有研究结果支持操作性条件反射模型[31–33]。Romano 等[33] 在一系列合作家庭中对患者和配偶进行了录像，并记录患者的疼痛行为。序贯分析表明，与无痛对照组相比，配偶的关怀反应随着患者的疼痛行为更明显。其中，至少有一部分患者表现出较重的疼痛行为，由此而实施的针对性治疗更能使患者受益[34]。

（四）观察（社会）学习过程

社会（观察性）学习观点强调，行为不仅可以通过实际增强个人的行为来学习，亦可通过观察他人行为及其结果来学习，即观察学习和建模过程。也就是说，人们可以通过观察其他人，特别是他们认为与自己相似者，以获得以往未掌握的行为反应。例如，一名中年男子可能会通过观察其他有类似医疗问题的中年男子的治疗方案来了解其效果。这是一种强大的学习方式，尤其是观察者认为被观察者与自身情况相似时。

患者对伤害性刺激的预期和实际行为反应至少有部分基于先前的社会学习。个体对症状的相关知识的掌握程度决定了人们如何应对疾病。他人的疼痛很容易吸引人们的关注，这种关注可能具有生存价值，有助于避免经历更多的疼痛，并且可能有助于学习如何应对急性疼痛。

观察模型可以影响疼痛的表达、定位和应对疼痛的方法[35]。在对他人疼痛的观察过程可能影响自身的生理反应[36]，人们对伤害性刺激的预期和实际的行为反应至少部分基于先前自己经历或通过对他人的观察而来的经验。因此，这可能有助于理解客观相似的生理病理改变具有显著的可变性。

1. 家庭和家庭系统观点

在家庭系统中（这可以扩展到重要的其他人，而不仅仅是核心家庭的传统概念），家庭被视为一个互动单元，家庭成员之间深刻地影响彼此的情绪、思想和行为。因此，家庭成员的功能是相互依存的，家庭关系是身心健康的重要因素[37]。

最近研究表明，缺乏安全父母依靠是发展为慢性疼痛的风险因素之一[38]。在缺乏安全父母依靠下成长者比拥有安全的父母依恋中长大的人经历更多的疼痛和残疾[39]。研究发现，下丘脑 – 垂体 – 肾上腺轴、交感神经和中枢神经系统、免疫状态等生物因素介导了缺乏安全父母依靠与慢性疼痛之间的关联。人们认为，家庭中经历的慢性压力也能促进慢性疾病的发展[40]。具体而言，家庭中的慢性压力可能通过常见于慢性疼痛患者的交感神经系统和内分泌紊乱发挥重要作用。

家庭系统观点的重要原则是家庭影响慢性疼痛的发展和维持[41]。操作性理论是其重要机制之一[33, 34]。急性疼痛的表现（报告疼痛、痛苦表情、回避活动和使用镇痛药）是明显能被观察到的，可能在家人的关注下进一步得到强化。研究证实，配偶对疼痛表达的关注度与报告的疼痛程度、疼痛行为发生频率和残疾程度呈正相关。然而，社交活动并非都是负面的，可能有助于亲密关系的建立，进而为疼痛患者提供积极的支持[42]。婚姻满意度也被证实是慢性疼痛相关残疾的重要因素[43]。最近研究表明，伴侣很少认同患者寻求认可的动机，反而更可能将发泄愤怒等消极动机归咎于其疼痛行为，这可能导致他们对患者产生敌意[44]。

疼痛在一定的社会背景下产生，而非独自产生。疼痛不仅发生在人们的身体和大脑中，同时也表现于他们的生活中。必须重视患者的伴侣的重要性，因为要成功治疗慢性疼痛患者不仅需要评估和治疗患者本身，还必须考虑可能阻碍或促进其康复的伴侣[45]。

门控模型：尽管门控模型（gate control model，GCM）[46] 本身不是心理学表述，但它率先普及中枢性心理因素在疼痛感知中的重要性。GCM 最重要的作用在于改变了人们对疼痛感知的看法。Melzack 和 Casey[47] 区分了三个与疼痛刺激相关的系统，即感觉－辨别、动机－情感和认知－评价，而这些系统均被认为有助于疼痛的主观体验。因此，GCM 强调心理因素是疼痛体验的一个重要组成部分，它强调中枢神经系统机制，并为心理因素在慢性疼痛中的作用提供了生理基础。

GCM 与疼痛是躯体性或心因性的观点相矛盾。相反，GCM 模型认为这两个因素都有增强和调节作用。根据这个模型，中枢和周围神经系统相互作用，产生疼痛体验。这个模型的核心在于不仅是物理因素引导了大脑对疼痛刺激的解读，而思维、信仰、情绪等心理因素也是疼痛的刺激因素。

在 Melzack 和 Wall 提出 GCM 之前，心理过程在很大程度上被认为只是对疼痛的反应。尽管 GCM 的生理细节受到质疑，但仍在基础研究方面产生了重大影响[48]。它为各种控制或管理疼痛的临床治疗方法提供了思路，包括基于神经生理学的操作（如针对周围神经和脊髓后索侧支的神经刺激技术、药理学进展、行为治疗、改变疼痛体验中注意力和感知过程的干预措施）。

2. 认知行为观点

认知行为（cognitive-behavioral，CB）观点融合了经典条件反射、操作性条件反射和社会学习模型的许多特征，以及下面描述的一系列心理变量，是对慢性疼痛患者进行心理治疗最被普遍接受的模型[49, 50]。然而，这种观点认为认知因素单独发挥了重要作用，而非条件因素。该模型表明，条件反应在很大程度上是基于学习的期望而自我激活的，而不是自动触发的。该模型认为行为和情绪受事件解读的影响，强调个体的信念和态度如何与躯体、情感和行为因素相互作用。它提出条件反应在很大程度上是由学习的期望激活的，而不是自动诱发的。换言之，是由于个人的信息加工导致了预期的焦虑和回避。因此，认知行为观点的关键在于人们掌握对事件的预测并做出适当反应[51]。

从 CB 的角度来看，疼痛患者被认为他们在没有疼痛的情况下控制某些运动技能的能力有负面预期。他们倾向于认为自己控制疼痛的能力有限。对情境和个人能力的消极、不适当的评价可能会强化意志消沉、活动回避和对伤害性感受器刺激反应过度等体验。这种认知评价和预期会对行为产生影响，导致其努力和活动的减少，增加其心理压力（无助感），进而使躯体活动受限。如果人们接受疼痛是基于每个人独特复杂经历的复杂主观现象，那么其信念、评估和应对手段就成为最佳治疗计划和准确评估治疗结果的关键。

慢性疼痛患者对疼痛的信念、评估和预期、应对疼痛的能力、社会支持、症状、医疗法律体系、医疗保健体系和他们的雇主都很重要，因为它们可能会可能促进或削弱控制感。以上因素还会影响患者对治疗的投入、责任认同、对症状的看法、对治疗建议的依从性、伴侣的支持、对治疗的预期、对治疗的接受程度。研究一直表明，患者对其处境、自身、应对资源和医疗保健系统的态度、信念和预期均会影响疼痛、活动、残疾和治疗反应。

认知解读会影响患者向他人（包括医务人员）表述症状的方式。对疼痛、痛苦和苦恼（疼痛行为）的公开交流可能增强不适应行为、对疼痛的严重性和不可控性感知。换言之，对疼痛的反复抱怨可能会促使医生开具更有效的药物，安排额外的检查，甚至是安排手术。伴侣可能因为同情而让慢性疼痛患者免于承担责任，一定程度上鼓励其消极，从而进一步加剧身体状况虚弱。显然，CB 观点在信息加工框架内整合了强调外部强化的操作性条件反射和反应性条件回避的应答观。

慢性持续性疼痛患者通常对自己控制疼痛的能力和责任抱有负面预期。他们常常认为自己是无助的。这种对其状况、处境消极和不适应的评价，以及在控制疼痛和与疼痛相关的问题的个人效能，强化了其意志消沉、活动回避和对疼痛刺激反应过度的体验。此种认知评价会影响其行为，导致其努力减少、面对困难时毅力下降、活动减少、心理压力增加。

CB 观点对疼痛管理着重于使患者意识到思维（信念、预期）的影响，并为患者提供消除疼痛对生活影响的方法，重新获得控制感，以改变其情感、行为、认知和感官。行为体验有助于让慢性疼痛患者意识到自己的个人能力远超预期。认知技术（如自我监控以识别思想、情绪和行为之间的关系，使用心理意象分散注意力和解决问题）有助于更好地控制情感、行为、认知和感觉反应。

该观点认为，只有当疼痛患者学会将成功归因于自身努力时，才能长期保持其行为变化。有观点认为，这可以改变人们对疼痛的看法、应对方式、报告的疼痛严重程度、直接的行为改变。旨在增加感知控制和减少灾难性后果的治疗有助于降低疼痛的严重程度和功能障碍。当康复成功起效后，患者会由无助和消极转变为不顾疼痛地积极应对，由疾病信念转变为康复信念。

有研究试图探寻疼痛和残疾的特定致病认知因素[51-53]。这些研究结果一致表明，个体对其遭遇、自身、应对资源和医疗保健系统的态度、信念和预期会影响疼痛报告、活动、残疾和治疗效果。例如，个体对临床治疗的反应部分基于对疾病和症状的主观看法。当疼痛被认为是持续的组织损伤或渐进的疾病时，与被认为是预期会改善的稳定问题的结果相比，疼痛可能会产生更多的痛苦和行为功能障碍。

为慢性疼痛患者提供服务的医务人员发现，具有相似疼痛史和疼痛报告的患者对自身疼痛的看法可能存在巨大差异。行为和情绪受事件本身客观特征影响的同时，也受对事件的解读及预期的影响。

人们对自己的身体状态形成了相当详尽的观点，这些观点或表述为行动计划和应对提供了基础。对疼痛意义的信念及他们在不舒服的情况下仍能正常工作的能力对疼痛的预期非常重要。一个很好的例子是，慢性疼痛患者通常在运动任务中的持久性较差。这种表现可能与其体力消耗或自身实际的疼痛报告无关，而是与既往的疼痛报告、受伤 / 再受伤或疼痛加剧的预期和恐惧有关[26]。他们对自身能力持负面看法，认为体育锻炼会加剧疼痛。因此，他们回避运动的理由不是疼痛本身，而是他们对疼痛加剧的预测和伴随的生理唤醒，这会加剧疼痛并加强对其残疾的信念。如果将残疾视为对疼痛的必要反应，那么这种活动是非常危险的，一旦将疼痛作为推卸责任的理由，那么可能会加剧其残疾。这些对身体表现能力的负面认知会造成恶性循环，会强化其无助感和无能感。这再次阐述了行为（条件）因素如何与认知过程相互作用。

某些信念可能导致适应不良的应对，增加痛苦和更大的残疾。以为自身疼痛会持续存在者只能被动地应对疼痛，并且无法采取积极应对策略。认为自身疼痛是一个无法破解的谜团者会对自己控制或减轻疼痛的能力失去信心，同时不认为积极的应对策略能有效控制和减轻疼痛[54]。人们对疼痛后果的信念、评估和预期、应对和适应其症状的能力及改变生活环境的能力等因素可以从两方面影响其功能：对生理唤醒和情绪产生直接影响，而对应对努力的影响产生间接影响[55]。

慢性疼痛患者的信念和预期一旦形成，会变得稳固而不易改变，并由此指导他们的行为，同时一般会回避可能使他们的信念无效或不确认的体验，并根据这些信念指导他们的行为，即使在这些信念不再有效的情况下也是如此。如前所述，他们没有获得纠错反馈。因此，慢性疼痛患者需要对损伤、疼痛、遭遇和残疾之间的关系建立适应性信念，淡化疼痛体验在他们的功能调节中的作用。多项研究结果表明，疼痛程度与其他相关变量的变化并不平行，包括活动水平、药物使用、重返工作岗位、应对疼痛的能力和寻求进一步治疗。为了优化治疗结果，降低因患者依从性差而产生的挫败感，医务人员需要了解并解决患者在治疗过程的担忧。

上述的生物医学、心因性、二次增益和行为观点均为单维的。疼痛报告归因于躯体或心理因素。正如 GCM 所建议的那样，躯体和心理因素可能相互作用并产生和影响疼痛的感知和体验，而不能单纯分为体源性和心因性。

任何被察觉的生理异常都可能被共存的社会心理影响所缓解。一系列心理、社会和经济因素与生理病理相互作用共同调节个体的疼痛报告和疼痛对生活的影响，所以当疼痛持续一段时间后，疼痛的复杂性尤其明显。对慢性疼痛患者，医务人员不仅需要通过检查以寻找疼痛的身体原因，还需要检查患者的情绪、恐惧、预期、应对努力、资源、伴侣的反应，以及疼痛对患者生活的影响（见第 15 章）。

尽管通常来说，生物医学因素似乎是疼痛报告最初的原因。然而，随着时间的推移，社会心理和行为因素可能会使疼痛持续存在并加剧其程度，影响其调节能力，甚至导致残疾。由此可见，持续存在的疼痛不应单纯被视为躯体或心理的原因；疼痛的体验是由一组相互依存的生物医学、社会心理、行为和环境因素共同作用[56, 57]。

慢性疼痛患者经常会放弃积极控制疼痛的努力，转而采用被动应对策略，如回避活动、药物治疗或酒精来缓解疼痛和情绪困扰。他们还推脱了自我疼痛管理的责任，转而依赖其家庭和医务人员。慢性疼痛患者主观信念反复被证实可加剧、减轻或维持疼痛、疼痛行为、情感困扰、慢性疼痛的适应、寻求医疗、治疗效果和残疾[58–61]。

3. 生物 – 心理 – 社会，情境模型

尽管之前描述的 Melzack 和 Wall 的 GCM 介绍了心理因素在维持疼痛症状中的作用，但它主要关注疼痛的基础解剖学和神经生理学。生物 – 心理 – 社会 – 情境模型扩展了 CB 疼痛模型，将疾病视为生物、心理、社会文化和情境因素之间的动态相互作用，并决定了对疼痛的反应[56, 57, 62]。由此来看，症状表现的多样性（包括其严重性、持续时间和对个人的后果）可以用生理改变、心理状态和社会文化背景之间的相互关系来解读。所有这些因素都会影响人们对症状的看法和反应。

根据疼痛的生物 – 心理 – 社会观点，疼痛体验是由神经和生理系统（中枢和外周）、心理因素和社会因素之间复杂的相互作用网络产生[56, 63]。例如，生物因素可能引发、维持和调节生理改变，而心理因素影响对内部生理体征的评估和感知；社会因素决定了患者感知生理改变后的行为反应。相反，心理因素可能通过影响激素的产生[64]、大脑结构和功能[65]、自主神经系统来影响生物因素[66]。然而，除非我们考虑疾病因素和治疗对认知和行为因素的直接影响，否则情况并不完整。生物因素和药物（如类固醇、阿片类药物）可能会影响注意力集中，导致其疲劳，并改变对自身状态的解读，以及从事某些活动的能力。

在疾病或损伤发展的不同阶段，生理、心理和社会因素的相对权重可能会发生变化。例如，在疾病的急性期，生物因素可能占主导地位，但随着时间的推移，心理和社会因素可能有助于更好地去解释其症状和残疾。无论是在相似症状的个体之间，还是在同一个体的不同时期，行为和心理的异常表现均存在巨大差异。

要了解个体对慢性病的不同反应，必须全面考虑生物 – 心理 – 社会因素。由于慢性病不断变化，横断面方法只观察到特定时间点，所以纵向视角是必不可少的。在任何特定时间点，只能观察个体在生物、个人和环境等因素相互作用的状况。生物 – 心理 – 社会观点的标志是：①综合行动；②相互决定论；③发展和衍变。病理生理、心理或社会因素中任何一个孤立的单一因素均不能充分解释慢性疼痛状态。这与传统的生物医学模型形成鲜明对比，传统的生物医学模型对躯体 – 心理二分法的限定范围太窄，无法适应慢性疼痛的复杂性。

从生物 – 心理 – 社会的综合角度来看，疼痛被视为一种输入感觉经转导、传递和调节产生的主观感知，同时输入感觉经先天遗传和后天学习所过滤，并受到其生理状态、特质评价、预期、情绪状态和社会文化环境的调节。

生物 – 心理 – 社会模型的独特之处在于考虑了感知、评估及环境背景等高阶认知的影响。认为人是信息的积极处理者，行为、情绪如同生理因素均受事件解释的影响，而不仅仅是受到生理因素的影响[56, 62]。因此，慢性疼痛患者可能对自己控制疼痛的能力和责任抱有负面预期。疼痛患者的行为会引发伴侣的反应，进而强化其适应性和适应不良的思维、感觉和行为模式。

Loeser[67] 最初创建了一个通用模型，描述了疼痛相关的四个维度：①疼痛感受，即神经的刺激，传递大脑可能的组织损伤信息；②疼痛，由感觉信息的转导、传递和调节产生的主观感知；③痛苦，由疼痛感受或其他相关厌恶事件引发的情绪反应，

如恐惧或抑郁；④疼痛行为，人们在遭受痛苦或疼痛时的行为表现，如因害怕（再）受伤而回避活动或锻炼。Waddell[68] 强调，如果不了解遭受疼痛的个体，就无法全面评估其疼痛。Waddell 还将 Loeser 的疼痛模型[67] 与 Engel 的新模型[14] 进行了比较，后者倡导建立一种更具生物－心理－社会特征的新模型。Engel 提出了躯体问题、痛苦、疾病行为和患者角色的重要维度，分别对应于 Loeser 的疼痛感受、疼痛、痛苦和疼痛行为。因此，在这种综合性观点下，可以预期疼痛或症状的多样性（包括其严重性、持续时间和心理－社会后果）。只有综合考虑生理改变、心理状态和社会文化背景之间的相互关系，才能充分了解个体对疼痛和疾病的感知和反应，而任何仅关注其中一个维度的模型都是不完整的。

4. 认知因素：预期、评价、信念、感知控制和自我效能

(1) 预期：先天的气质和性格具有延续性，或使人容易对疼痛感觉产生误解并形成不良的疼痛信念，或有助于个体在逆境中发挥保护作用，从而快速恢复。

已提出的潜在脆弱性因素包括消极情绪、焦虑敏感性及伤病敏感性。消极情绪（negative affectivity，NA），即在日常生活中出现消极情绪的倾向[69]，可被视为一种可遗传的、稳定的、促进体验广泛的消极情绪并将世界视为威胁和痛苦倾向[70]。NA 与对躯体感觉的高度警觉、症状报告和曲解诊断不明症状均有关[71–73]。非临床人群的研究报道称，NA 是低疼痛耐受性的预测因子[74]。最近有研究表明，NA 与更严重的疼痛强度和功能障碍相关[75, 76]，但这一结论迄今为止尚未在针对慢性疼痛人群的研究得到证实。因此，尽管 NA 常被认为是慢性疼痛的易感因素，但缺乏相关有力证据。

另一个潜在脆弱性因素，即焦虑敏感性（anxiety sensitivity，AS）的研究更具说服力。AS 被定义为对焦虑相关感觉的恐惧，并被认为是一种可部分遗传的人格特征[77]。与 AS 水平较低的个体相比，AS 水平较高者更容易将不愉快的身体感觉（如心跳加快、头晕）视为危险信号。越来越多的证据表明，AS 也可能是维持和加剧慢性疼痛及残疾的风险因素[78]。AS 已被证明与恐惧回避的措施相关，并且与各种不同疼痛相关疾病的患者的痛苦、镇痛药的使用和损伤有关[79, 80]。此外，路径分析和中介模型表明，AS 加剧了恐惧回避信念和对躯体感觉的负面解释，进而增强了疼痛体验和疼痛回避[80–82]。

与对消极诱发因素的广泛研究相比，关于慢性疼痛和残疾的保护因素的研究相对较少。传统上，关于复原力的研究集中于在重大逆境或挑战（如复原力发育、创伤后成长）之后的适应性反应。就疼痛而言，从生理和社会心理角度来看，复原力可能意味着其生理和社会心理方面从受伤、感染或其他痛苦经历中有效恢复（例如，受伤后的有效复原力在理想情况下可能意味着疼痛的完全缓解和正常功能的恢复）。然而，对于不太可能缓解的疼痛患者来说，疼痛行为和认知反应对其适应能力的影响存在巨大差别。当出现一种新的不熟悉的疼痛状况时，恐惧和回避反应可能会起到保护作用；与疼痛的进化观点一致，新的疼痛可能是躯体面临重大危险的信号，因此努力逃避疼痛和威胁可能会延长生存时间。然而，在慢性疼痛的情况下，这种回避反应获益不佳，相反，长此以往反而会增加身体残疾、适应不良和心理－社会功能障碍的风险[83–86]。

有研究者[86, 87] 提出了一种慢性疼痛恢复模型，该模型遵循“时间”适应顺序，表现为三个相互关联的因素：①可持续性，尽管饱受疼痛但能保持可持续性或长期地积极对待；②恢复性，从疼痛的负面后果中迅速有效地恢复；③成长性，长期学习或发展，可能会因慢性疼痛而产生新的优势、保护性态度或技能。

三个潜在的复原力因素与慢性疼痛特别相关：乐观、希望和心理弹性。回顾文献发现，乐观可能是与适应慢性疼痛相关的最重要的人格特征之一。乐观性格被定义为“相信自己在生活中通常会有好的结果的倾向”，与神经质和特质焦虑不同[88]。横断面和前瞻性研究发现，乐观与良好的健康状况、对慢性疾病的适应能力及各种外科手术后的恢复有关[89–91]。

只有少数研究探讨了乐观性格或希望在适应慢性疼痛中的作用。例如，Buckingham 和 Richardson[92] 发现，在调节模型中，性格乐观和心理毅力增强了复原力对疼痛阈值的影响。在对类风湿关节炎患者的研究中，Treharne 等[93] 发现在疾病早、中期，乐观与较少的抑郁和疼痛程度减少与生活满意度的提高有关。

乐观的积极效果的主要机制可能在于乐观或悲

观的个体在应对行为上的差异[94]。一般来说，悲观主义者更多地采用回避性应对策略和否认态度，而乐观主义者则更多地采用以问题为中心的应对策略。当无法以问题为中心的应对方式时，他们则会改用接受、使用幽默和积极重构情境等应对策略[88]。因此，它可能不是使用具体的应对策略，而是灵活应对，以防止残疾和痛苦[88]。Snyder 曾描述过类似的通向希望的途径，希望低者倾向于把事情搞得一团糟，而希望高者则会寻求未来挑战的应对策略，并在应对受挫时灵活寻找替代策略[95]。心理弹性表现为一种能力，尽管存在痛苦和相关问题，但仍能在追求目标时有效而灵活地调整行为努力，使之与个人价值观相一致[96]。

慢性疼痛患者能够更好地保持乐观、希望和灵活性，他们似乎更能够坚持疼痛行为任务[97]，并且不易受到疲劳[98]和阿片类药物滥用[99]等其他与疼痛相关困难的影响。同样，慢性疼痛患者积极的情绪状态被发现是一些慢性疼痛患者良好社交和躯体功能的预测因素[100, 101]。

(2) 评价与信念：具体的评价和信念在很大程度上取决于个体通过直接经验、观察学习或获取他人信息所形成的学习历史来塑造的。这些经历与个体的持久特征、社会文化背景、既往学习和经历、当前所处的环境的相互作用。性格因素可能会使部分人倾向于做出某些类型的评价，并且比其他人更容易受到特定信念的影响。

疼痛评估具体指的是每个人赋予疼痛的意义[102]。根据压力交互模型[103]，可以区分初级评估（评估疼痛在威胁性、良性或无关等方面的重要性）和二次评估（评估疼痛的可控性和个体的应对资源）。信念指的是对现实的假设，塑造了个体解释事件的习惯，因此可以被视为评估的决定因素。由于个人的学习历史，疼痛信念贯穿一生，并涵盖疼痛经历的所有方面，包括疼痛的原因、预后和适当治疗。

疼痛的评估和信念使个体对疼痛的反应产生强烈影响。如果疼痛信号被解释能构成伤害（威胁），则被认为是更加强烈的不悦体验，易引起逃避或回避行为。例如，Smith 等[104]证实，那些将物理治疗后的疼痛感直接归咎于癌症的癌症患者报告的疼痛比那些将疼痛归咎于其他原因的患者更强烈。

疼痛评估和信念也是适应慢性疼痛的重要决定因素[102]。目前普遍认为，疼痛被认为是一种能引起残疾的损伤信号，也是一种无法控制的永久性状况，反过来也能影响个体对疼痛的反应，这些观念是普遍存在的[61, 105–107]。

(3) 灾难化和恐惧回避的信念：疼痛灾难化（需要注意的是，慢性疼痛患者认为这是个贬义词，所以都厌恶它[108]）可以被定义为对实际或预期的疼痛体验夸大、消极的认知和情感倾向。这是处处假设最坏的结果甚至将小问题解释为重大灾难的认知过程。例如，慢性疼痛患者可能会将短暂的疼痛发作理解为严重潜在健康问题的症状。

大量证据表明，对疼痛的灾难化在定义疼痛的实际体验方面起着重要作用。与疼痛相关的灾难性思维模式在急性和慢性疼痛中都相当普遍。在不同类别的疼痛患者中，均表明它与急[105, 109]、慢性[110]疼痛严重程度和残疾的感知增加有关[111–113]，是疼痛相关残疾的一个重要预测指标[114, 115]。多项研究表明，跨学科的疼痛康复计划、认知疗法和专注于减少灾难性的正向干预对降低疼痛的强度、残疾、疼痛干扰、药物使用，维持治疗效果的显著降低有关[116–118]。

影像学研究可能对灾难性如何影响疼痛感知提供一定解释。灾难化可能与特定的大脑区域有关[119, 120]。例如，Seminowicz 和 Davis[120] 利用 fMRI 评估了疼痛测试对无痛受试者的作用，发现灾难化对疼痛刺激的神经反应的影响可能取决于刺激强度。轻度疼痛刺激下，在代表注意力、警惕性和情绪的相应区域中可以发现神经反应。相反，在中度疼痛刺激下这种反应会发生逆转；这表明，灾难化减弱了下行抑制系统对更强烈刺激的反应，使人更难从痛苦中解脱出来。纤维肌痛患者的影像学研究得到类似的结果，其中灾难化与反映对疼痛反应的注意力、预期和情绪活动的大脑区域激活有关[119]。这些研究表明，灾难化通过增加对疼痛的注意力和负面预期对疼痛体验产生负面影响。还有其他研究[94, 121]通过弥漫性伤害抑制控制 / 条件性疼痛调节证明灾难化可能影响无痛个体的疼痛调节过程并预测手术后的疼痛[122]。慢性疼痛患者和无痛个体的灾难化也与急性疼痛的免疫功能（即 IL-6）反应[123]及实验室诱导慢性糖尿病患者疼痛的应激激素反应有关[124]。

当慢性疼痛患者预期某些活动将加剧疼痛或引发进一步的伤害时，就会产生恐惧回避。这些恐惧可能会导致逃避活动，从而导致更严重的身体不适、情绪困扰，并最终导致更严重的残疾[125]。他们因为不参加活动而无法获得任何有关活动、疼痛和伤害之间纠错反馈。

除了对运动的恐惧之外，慢性疼痛者可能会担心自身症状对未来的影响：疼痛是否会加剧？身体功能是否会减弱？是否会出现进行性残疾，最终只能坐在轮椅上或卧床不起？除了这些恐惧来源之外，他们同时也担心一方面旁人不会相信他们正在遭受痛苦，另一方面他们可能被告知对此无能为力，将"只能学会忍受"。这种恐惧会导致额外的情绪困扰，增加肌肉紧张和生理唤醒，使疼痛加剧和持续存在。

灾难化的作用、疼痛意味着伤害和应该避免活动的信念在慢性疼痛的恐惧 – 回避模型（fear-avoidance model，FAM）中得到了最清晰的阐述[125, 126]。虽然 FAM 是多方面的，包括情感（恐惧）和行为（回避）等成分，但认知被认为是进入负面疼痛循环的核心决定因素。现有 FAM 的原则如图 14–1 所示，可概括如下：当受伤后感知到疼痛时，个体的特质信念将决定疼痛被灾难性解释的程度。对疼痛的灾难性解读会引起生理（唤醒）、行为（回避）和认知恐惧反应。恐惧期间发生的认知转变增强了对威胁的感知（如通过集中注意力），进一步加剧了对疼痛的灾难性评估[78, 127]。

有大量证据表明，恐惧 – 回避的信念与慢性疼痛的残疾和身体功能受损有关[126–128]。对颈背部疼痛心理风险因素的系统回顾表明，关于恐惧 – 回避的信念与疼痛及残疾加剧之间的关联的证据是最高级别[127, 128]。此外，前瞻性研究表明，寻求急性疼痛治疗的患者的恐惧 – 回避信念可能是疼痛持续存在、残疾和长病假的预测因素[129–131]。已经开发和实施了数种治疗方法以缓解慢性疼痛患者与疼痛相关的恐惧和焦虑[132]。

医务人员也不能免于恐惧 – 回避信念的影响，其恐惧 – 回避信念与治疗行为和关于身体活动的建议有关[133, 134]。医患双方的信念可能以一种相互强化的方式进一步相互作用，因为患者的信念可能指导他们去选择医务人员[135]。

(4) 感知控制：疼痛的感知控制是指人们相信自己可以对疼痛的持续时间、频率、强度或不适感施加影响。感知控制可能会改变对疼痛刺激的定义，并直接影响危险评价[136]。因此，疼痛可能被认为没那么强烈或没那么不愉快，疼痛耐受力可能会增加。

人们如何将自己控制疼痛和相关压力的能力概念化，似乎是他们如何应对疼痛的重要决定因素。事实上，研究证明慢性疼痛患者的控制感提高与功能增强呈线性相关[61]。此外，跨学科疼痛治疗后控制信念的改善通常有利于控制疼痛和残疾，可能因为与对疼痛本身的感知控制相比，对疼痛影响的感

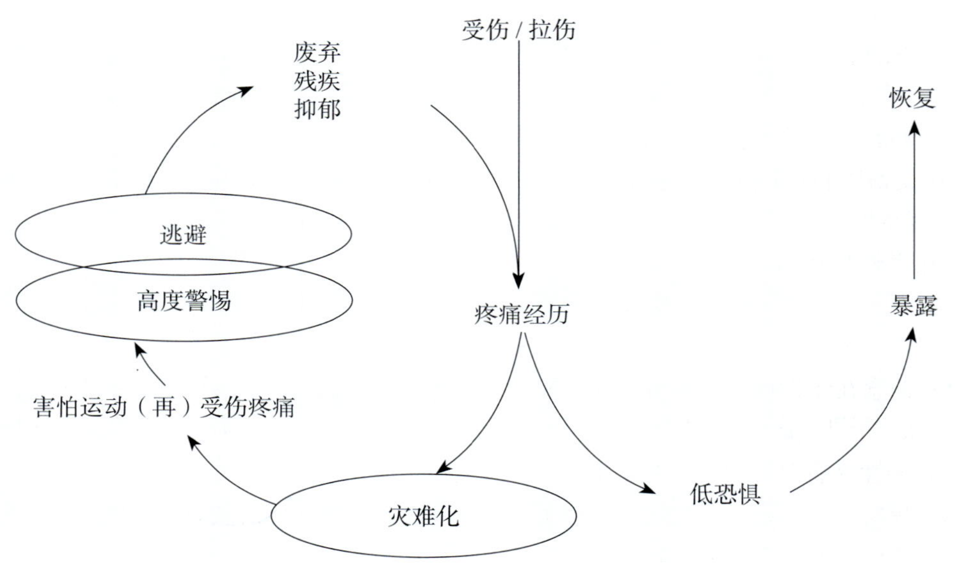

▲ **图 14–1　恐惧 – 回避模型**

经许可转载，引自 Vlaeyen JW, Linton SJ. Fearavoidance model of chronic musculoskeletal pain: 12 years on. *Pain*. 2012; 153 (6):1144–1147.

知控制更能促进适应和控制残疾[61, 137–139]。相反，控制感缺乏时，即存在无助感，文献证实无助感与慢性疼痛的疼痛加剧和较差的生理和心理适应有关[140]。

5. 自我效能

与感知控制相关的是自我效能（self-efficacy，SE）的构建。SE 信念是一种个人信念，即在给定的情况下，可以成功执行一系列行为以产生预期结果[141]。

SE 是一种相信自己能够成功完成某项任务或产生理想结果的信念[141]。个体的 SE 信念给予足够的动机去从事某种行为，则是决定着行为的选择、付出的努力及在面对困难的持久力。通过这种方式，SE 在治疗方案的改变、对心理及医疗制度的依从性方面均发挥着重要作用[52]。

SE 评价基于关于个人能力的四种信息来源，按重要性降序排列[141]：个体过去在该任务或类似任务中的表现；被认为与自己相似的其他人的表现；他人对自己能力的口头说服；以及对自己生理唤醒状态的感知，而这种状态在一定程度上又由先前的效能估计决定。可以通过鼓励个体承担最初可以实现但逐渐变得愈发困难并随后接近期望水平的子任务来重拾信心。值得一提的是，应对行为受个体信念的影响，即情境的要求不要超过他们的应对能力。

最近对慢性疼痛心理因素的综述得出结论，SE 在广泛的疼痛人群中所发挥的作用的证据令人印象深刻[142]。此外，SE 还影响手术等急性生理干预的预后[143]。对手术患者的前瞻性研究表明，在康复前 SE 较高和在康复过程中 SE 增加较大均可加速康复，是远期预后良好的预测因子[144, 145]。自我效能已被证明可直接影响阿片类物质和免疫系统，证实了心理和生理之间的重要联系[146]。

SE 信念也在慢性疼痛的临床表现中发挥作用。在各类慢性疼痛中，较低的 SE 始终与较高的临床疼痛程度相关[147–149]，同时也与残疾相关[150, 151]。与控制感一样，SE 信念在慢性疼痛中可调节疼痛与心理功能之间的关系[152, 153]。此外，最近的纵向研究表明，低 SE 信念是慢性疼痛[154]及旷工[155]相关的功能障碍发展的风险因素。

尽管低 SE 信念与更严重的疼痛和功能障碍有关，但 SE 的改善是疼痛患者成功康复的最佳预测指标之一。治疗前 SE 信念水平的提高往往预示着更好的预后[156, 157]。此外，成功治疗疼痛的同时显示可以改善 SE 及抑郁和焦虑[140, 158–160]。

6. 应对

疼痛的自我调节及其影响取决于其处理疼痛、适应疼痛、减少或降低疼痛引起的痛苦的具体方式，即应对策略[161]。应对被认为是自发、有目的和有意的行为，它可以通过显性和隐性行为来评估。显性应对策略包括休息、使用放松技巧或药物治疗。隐性应对策略包括分散自己对疼痛的注意力、让自己确信疼痛会缓解、寻求相关信息和解决问题等各种手段。人们认为应对策略可以改变感知疼痛强度、控制或忍耐疼痛及维持日常活动的能力[7, 56]。

一些研究发现主动应对策略（例如，从事某项活动或忽略疼痛，以努力维持正常工作或分散自己对疼痛的注意力）与适应性功能相关，而被动应对策略（例如，依赖他人的帮助来控制疼痛和限制自身活动）与更严重的疼痛和抑郁有关[151, 162, 163]。然而，除此之外，没有证据支持任何一种积极的应对策略比其他策略更有效。应对策略的有效性因人而异，并不对所有人都适用[164]。这一结果也说明了灵活性的重要性。

多项研究表明，通过指导患者使用适应性应对策略，有利于降低其疼痛程度，提高对疼痛的耐受性[165]。最近，一些干预措施已经开始纳入智能手机应用程序，使用互动平台提供心理教育和应对策略，并发现使用这种方法有一定的功效[166, 167]。然而，应对不佳最重要的因素似乎是灾难性思维的存在，而不是特定的适应性应对策略本身[168]。

7. 情感

疼痛最终是一种主观、私人的体验，但它总是用感觉和情感属性来描述。正如修订版 IASP 指出，“疼痛是一种与实际或潜在组织损伤有关的不愉快的感觉和情感体验”[169]。感官信息和情感状态的核心的交互作用得到了大量证据的支持[63]。疼痛的情感成分包含了多种情绪。在慢性疼痛患者中，患者的抑郁和焦虑受到了最多的关注。然而，愤怒和敌意作为慢性疼痛患者的一种重要情绪同样受到了相当多的关注[139, 170, 171]。此外，已有研究探讨了发作期间保持积极情绪的能力与疼痛之间的关系[172]。

除了影响疼痛的三个相互关联的组成部分之外，疼痛和情感还以多种方式相互作用。情绪困扰可能使人倾向于经历疼痛，或是症状的诱发因素，或是放大或抑制疼痛严重性的调节因素，或是持续疼痛的后果，又或是持续疼痛的因素。此外，这些潜在角色并不是相互排斥的，它们中的任何一个均可能与认知评价相互作用。例如，文献中有大量研究表明，当前的情绪状态能调节疼痛报告和急性疼痛的耐受性[173]。焦虑程度已被证明能影响疼痛的严重程度、术后并发症和住院天数[174, 175]。AS 等个体差异变量被证明在疼痛体验中起着重要的诱发和增强作用[176]。研究发现，抑郁可能导致疼痛康复计划的过早终止[177]。

尽管大多数研究均关注负面情绪和疼痛之间的关系，但有研究表明，在应激下保持积极情绪的能力是助于持续适应慢性疾病的重要因素。积极情感通过拓宽慢性疼痛患者的情感和认知反应范围，允许更广泛的体验以缓解痛苦[178]。积极情感可以发挥心理免疫作用，使慢性疼痛患者在忍受持续疼痛的情况下，能获得更理想的功能和更高的生活质量。尽管我们将具体阐述焦虑、抑郁和愤怒等疼痛相关的主要情绪，但值得一提的是，这些情绪在疼痛体验中并非那么明显。这些情绪彼此相互作用并相互增强。

(1) 焦虑：与普通人群相比，慢性疼痛患者的焦虑和恐惧相关问题更为普遍。慢性疼痛患者焦虑症的患病率可能是普通人群的 2 倍（35% vs. 18%），恐慌症和创伤后应激障碍的发病率比前者高出 3 倍[179]。

疼痛患者通常会感到焦虑和担心，在慢性疼痛综合征这种症状无法得到解释时尤为如此。例如，在一项针对纤维肌痛患者的大型研究中，44%～51%的患者存在焦虑[180]。此外，高达 45% 的慢性疼痛患者的焦虑症筛查结果呈阳性[181]。伴有焦虑症的慢性疼痛患者可能降低其疼痛耐受性，更容易出现药物不良反应或害怕出现不良反应，更害怕疼痛本身[182]。研究表明，40% 的恐慌症患者也有慢性疼痛，特别是头痛、肩痛和下背痛[183]。恐慌症表现出对躯体感觉的过度关注，可能会加剧主观疼痛感觉。同时慢性疼痛和恐慌症的患者可能表现出更多的“疾病行为”[183]。

众所周知，恐惧和焦虑的行为后果表现先前描述的为回避和逃避行为。疼痛患者疼痛相关的回避和逃避行为可以定义为一组“寻求安全的行为”，大致定义为“患者试图回避恐惧结果的行为”[184]。慢性疼痛中恐惧回避的循环模型如图 14-1 所示[128, 185]。正如该模型所表明，疼痛相关的恐惧回避在疼痛、功能障碍性认知和情感体验、慢性疼痛导致的残疾之间的相互作用中起着重要作用。事实上，疼痛相关的恐惧回避与急慢性疼痛患者的各种生活领域的功能限制和感知障碍显著相关[120, 186–188]。

持续疼痛的患者可能对其症状的意义和对未来感到焦虑：疼痛会加剧吗？身体功能会下降吗？疼痛症状是否会导致进行性的残疾？最终只能坐轮椅或卧床不起吗？除此之外，持续疼痛者可能会担心旁人不会相信他们正在遭受痛苦，或被告知他们无药可救，“只能学会忍受”。恐惧和焦虑也与疼痛患者可能引起疼痛或加剧疼痛的身体因素有关。这种恐惧可能造成活动回避，最终导致更严重的残疾[128]。持续警惕和对有害刺激的持续关注，以及认为有害刺激意味着疾病进展的想法，可能会使低强度的厌恶感也变得难以忍受。此外，这种恐惧可能会增加肌肉紧张和生理唤醒，从而使疼痛加重和持久。

难以摆脱剧烈疼痛的威胁引起了人们关注。如前所述，疼痛体验可能会引发一系列极端消极的想法，并引发恐惧，害怕引发更多的疼痛和伤害，以及对未来造成影响。对疼痛的恐惧和预期是一种认知－感知过程，并非完全由疼痛的实际感官体验驱动，并且可以对功能水平和疼痛耐受性产生重大影响[189, 190]。慢性疼痛患者可能会对周围环境高度警惕，以防止疼痛发生和加剧。

研究人员建议[26, 191]，对疼痛的恐惧是由对疼痛的预期驱动的，而非由疼痛本身的感觉体验驱动，会对疼痛患者的回避行为和预期的功能障碍产生强烈的负强化。由于缓解了有害刺激相关的疼痛，使规避行为在短期内得到强化[192]。然而，如果回避持续存在，并加剧恐惧、活动受限及其他导致残疾和持续疼痛的身心因素，则回避则成为一种适应不良的反应。

研究表明，对运动和（再）损伤的恐惧比生物医学参数甚至疼痛严重程度和持续时间更能预测功能限制[51, 186]。例如，Crombez、Vlaeyen 和 Heuts[186]等发现，即使排除了疼痛强度的影响，在躯干伸展、屈曲和举重任务中，与疼痛相关的恐惧是预测行为表现的最佳指标。此外，Vlaeyen 等[26]发现，在缺乏疼痛的生理感觉感知和生物医学指标的支持情况下，对运动和（再）受伤的恐惧是慢性背痛患者自我报告残疾的最佳预测指标。对活动的恐惧似乎普遍适用于日常活动和临床试验环境。

大约 2/3 的慢性非特异性腰痛患者因为害怕（再）受伤而避免进行背部活动[186]。例如，对工作体力要求的恐惧回避信念与前 1 年的残疾和失业密切相关，甚至比疼痛严重程度或其他疼痛变量更为重要[26, 193]。有趣的是，疼痛相关焦虑的减少预示着功能、情感困扰、疼痛和与活动相关的疼痛干扰的改善[82]。恐惧、疼痛相关的焦虑和对伤害回避的担忧都在慢性疼痛中起着重要作用，需要在治疗中进行评估和解决。

(2) 抑郁症和抑郁情绪：研究表明，40%～50% 的慢性疼痛患者存在抑郁症状[194]。反之，平均约 65% 的抑郁患者也存在疼痛症状[195]。流行病学研究提供了慢性疼痛与抑郁之间密切关联的证据，但并未明确两者的因果关系。对慢性肌肉骨骼疼痛患者的前瞻性研究表明，慢性疼痛可导致抑郁[196]，抑郁亦可导致慢性疼痛[197]，两者可以协同作用[22]。抑郁症和慢性疼痛之间通过下丘脑、杏仁核和扣带回通路产生联系。5-HT 和去甲肾上腺素水平的降低与抑郁及疼痛的加剧相关[195]。

一个经常被提出来支持疼痛导致抑郁的观点的事实是，抑郁发作通常发生于疼痛之后。这一观点也得到了多数研究证实[198]。然而，有研究表明，许多慢性疼痛患者通常在其疼痛发生之前就曾有抑郁发作[59, 60]。一些研究还表明，疼痛 – 抑郁关系并非线性，而由患者的主观态度来调节。例如，Turk、Okifuji 和 Scharff 等[199] 发现，这种关系是由患者的控制感和生活干扰评估所介导。慢性疼痛中认知和情绪之间的相互作用是有意义的，因为在相同的疼痛和检查结果相同的患者，其抑郁存在显著个体差异[19]。

这并非说明抑郁对疼痛没有任何影响。众所周知，抑郁症患者报告的疼痛程度往往会偏重[200]。纵向研究表明[60, 201]，抑郁症是发展为慢性疼痛的危险因素。然而，这些结果并未表明抑郁症是疼痛的唯一原因。无论因果关系如何，一旦被确诊为慢性疼痛，那么疼痛和抑郁两者孰因孰果就不再重要了。重要的是，这两者均需要得到治疗，因为抑郁症不仅是与疼痛相关残疾的重要决定因素[202]，同时推动了残疾和医疗相关成本的上升[203]。

一项重要的前瞻性研究[60] 表明，抑郁程度可以预测最初评估后 3 年内腰痛的发展。抑郁症患者背痛报告率是无抑郁症者的 2.3 倍。与其他临床或解剖学危险因素相比，抑郁症是背痛事件的最佳预测因子。因此有学者提出，可能存在对令人烦躁的躯体症状（包括疼痛）和消极的心理症状（包括焦虑和抑郁）的共同易感特征，其结论为，“疼痛和心理疾病应被视为具有相互影响的心理和行为影响，包括疾病表达和适应的过程”[60, 204]。例如，发现那些经历过抑郁症和慢性疼痛的患者报告的疼痛更剧烈，对生活的控制力更差，应对策略更不健康，以及对阿片类药物的镇痛反应降低[195]。此外，消极思维是抑郁症和慢性疼痛的共同特征。

研究慢性疼痛患者的消极认知与抑郁之间的关系表明，抑郁的疼痛患者比非抑郁的疼痛患者表现出更显著的消极思维过程[205, 206]。与非抑郁的疼痛患者相比，抑郁的疼痛患者似乎表现出更多的消极思想和较少的积极思维过程[207]。消极的思维过程与疼痛似乎具有相互影响，即情绪会影响疼痛，反之疼痛亦会影响情绪。鉴于疼痛和其他躯体症状的负面归因对疼痛患者的潜在影响，评估抑郁和非抑郁的慢性疼痛患者中与抑郁相关的负面想法似乎至关重要，特别是当这种思维模式影响了一个人对疼痛治疗干预的反应，认为“自己无可救药时[195]”。

综上所述，慢性疼痛患者发生抑郁就不足为奇了。然而，有趣的是从另一个角度思考：为什么不是所有的慢性疼痛患者都抑郁？Turk 等[22, 199] 对此展开了研究，发现两个因素似乎可以调节疼痛与抑郁的关系：疼痛对自身生活影响的评估，以及自身控制疼痛和生活能力的评估。那些相信自己能继续胜任工作并能在疼痛中保持一定的控制力的患者不太可能产生抑郁，由此我们看到了认知和情感的相互依存。

(3) 物质滥用：慢性疼痛患者很少因疼痛而服用镇痛药。当其他疗法对慢性疼痛无效时，通常推荐使用阿片类镇痛药。近年来，阿片类药物处方率已经上升，在美国阿片类药物过量死亡率也有所上升[208, 209]。虽然阿片类药物可以缓解疼痛，但在慢性疼痛的长期应用管理中仍存一定担忧和风险，包括误用（不按照指导用药）、滥用（故意用于非医疗目的）和成瘾（有害或具有很高的潜在危害地使用）[210]。

一些慢性疼痛患者借助酒精和处方药来应对疼痛和与疼痛相关的情绪困扰。DSM-Ⅴ将物质使用障碍（substance use disorder，SUD）定义为因使用某一物质而导致的一种症状模式，尽管个人因此出现了问题，但仍在继续服用，并对物质类型具有额外的特异性［即酒精使用障碍（alcohol use disorder，AUD）、阿片类药物使用障碍（OUD）］[13]。其诊断标准包括导致有明显临床损伤或痛苦表现的有害使用模式（如过量和过长时间使用、减药失败、强烈欲望 / 渴望或冲动使用、不顾社会或职业后果继续使用、耐药和戒断等）[13]。研究表明，使用阿片类药物的慢性疼痛患者中，滥用率平均在 21%～29%，成瘾率平均在 8%～12%[208]，高达 48% 的慢性疼痛患者符合 DSM-Ⅴ的 SUD 诊断[211, 212]。

除了滥用处方药外，酒精的使用和滥用在接受治疗的慢性疼痛患者中也很常见，高达 25% 的患者目前或既往存在酒精依赖[209, 213]。最近有研究开始探讨酒精和阿片类药物的共同使用问题，因为这已被证实是阿片类药物过量死亡的促成因素[214]。研究表明，患有 OUD 的慢性疼痛患者中，24%～38% 合并有 AUD[209]。同时使用酒精和阿片类药物会增加发病率和死亡率；与阿片类药物和酒精使用均相关的急诊病情更为严重[215]，并且合并 OUD 和 AUD 者显著增加致命过量及肝脏相关的死亡风险[216]。

有 SUD 病史的人占慢性疼痛患者的很大一部分。然而，此类人群常被排除在慢性疼痛干预研究之外[211]。因此，由于缺乏最佳治疗数据，使临床治疗受到限制。有学者建议通过多学科的方法，定期评估疼痛报告、镇痛效果和日常生活活动、心理干预和监督（尿液药物测试、药丸计数）可能会产生一些效果[211]。

(4) 愤怒和敌意：在慢性疼痛患者中普遍存在愤怒[217]。53%～98% 的慢性疼痛患者都曾独立报告称感到某种程度的愤怒，包括“抑制的愤怒”[218, 219]。一项研究表明，88% 的慢性疼痛患者承认有愤怒的感觉[220]。实证研究发现，不论是健康人群还是疼痛患者，疼痛强度、疼痛严重程度和愤怒 / 敌意（包括特质愤怒、愤怒的外在表达、敌对思维和无法宽恕别人）之间存在联系[23, 170, 221-224]。

愤怒并非一定不合理，可以是患者感到不公正对待后的一种合乎逻辑的情感反应。然而，多项研究发现，不公正感知与更严重的疼痛、抑郁症状、疼痛行为和残疾相关，其中一项研究表明愤怒调节了感知不公与疼痛强度之间的关系[225-227]。因此，建议对慢性疼痛患者进行情绪调节和愤怒控制干预[228-230]。这不失为一种良策，因为控制愤怒有利于缓解疼痛。Kerns 等发现，愤怒的内化与疼痛、感知干扰和报告的疼痛行为频率密切相关[221]。研究发现愤怒表达的抑制与抑郁、疼痛的严重程度和明显的疼痛行为有关，尤其是对那些有严重疼痛的患者而言[221, 231]。同样，另一项研究表明，努力抑制被激怒的愤怒会减轻血压对疼痛的反应，并且与更严重的疼痛报告成正相关[232]。然而，一些患者倾向于对可能造成人际冲突的社会不良情绪表达采取强烈的保留态度[220]。对于这些个体来说，他们的情绪表达似乎受到有意识的控制，尽管感到愤怒但选择不表达。相反，一些慢性疼痛患者可能对自己的愤怒情绪的缺乏认识，在识别和报告这些情绪时会遇到更多困难[233]。因此，我们有理由认为，愤怒的存在可能会成为一个复杂因素，增加自主性觉醒，阻碍以康复和残疾管理而非治愈为导向的治疗动机和接受程度，而这种治疗通常是慢性疼痛的唯一方法[173]。

由于症状持续存在相关的挫败感、病因无法得到明确、反复治疗失败，导致无法缓解症状并继续正常生活，因此对雇主、保险公司、医疗保健系统、家庭成员及自己产生愤怒，最终导致愤怒的高发生率也许并不令人惊讶[219]。Fernandez 和 Turk 提出，患者产生愤怒情绪的特异性目标有助于理解疼痛和愤怒之间的关系[219]。疼痛患者生气的对象包括雇主、保险公司、医务人员等。对不同对象产生的愤怒及其程度可能与慢性疼痛体验存在差异。有些愤怒对象与慢性疼痛体验更具相关性。Okifuji 等在疼痛康复机构评估发现，慢性疼痛患者对自己的愤怒尤其常见[23]。

有学者认为，慢性疼痛中的愤怒归因于与无意识冲突和持久的人格倾向[234]。相反，另一种观点认为愤怒可能是对病因不明和久治不愈的顽固症状存在的反应[219]。这些症状没有被客观的医学发现证实，也没有被医学治疗缓解。有一些证据支持后一种观点。例如，一项实验室研究表明，仅仅对疼痛的预期就足以引发健康人的愤怒行为反应[235]。Arena 等使用临床样本的交叉滞后设计[236]发现，疼痛的加剧往往先于愤怒，直接与愤怒 – 躯体化关联相矛盾。

与症状持续、病因不明、反复治疗失败相关的沮丧，以及对雇主、保险公司、医疗系统、家庭和自身的愤怒，都会导致慢性疼痛患者的焦虑情绪[23]。Okifuji 等[23]报道称，60% 的患者对医务人员表示愤怒，39% 对伴侣表示愤怒，30% 对保险公司表示愤怒，26% 对雇主表示愤怒，20% 对律师表示愤怒。最常见的愤怒目标是患者自身（约 70%）。

愤怒和沮丧加剧疼痛的确切机制尚不清楚。一种合理的可能性是，愤怒可能通过增加生理唤醒来加剧疼痛[170]。例如，Burns 等[170] 研究发现，愤怒引起的压力会导致肌肉张力增加，进而预测慢性背痛患者的疼痛程度会更严重。研究发现，这种效应是愤怒特有的，与疼痛显著相关的抑郁程度与肌肉反应性增加无关。

了解消极情绪在慢性疼痛中的作用很重要，因为它可能会影响治疗的动机和依从性。例如，感到焦虑的人可能害怕从事他们认为要求高的活动，抑郁和感到无助的患者可能没有主动性或动力去遵从医嘱，而对医疗保健系统感到愤怒的患者不太可能有动力响应其他医疗人员的建议。因此，治疗持续性慢性疼痛患者的临床医生必须关注他们的情绪状态、生理病理和躯体因素。如果不关注患者的情绪状态，就无法成功治疗疼痛。这均适用于慢性疼痛状态和手术后急性疼痛等。

结论

慢性疼痛患者不断求医而得不到缓解，导致其产生无助、无望和痛苦的感觉。情绪困扰可归因于应对资源不足或适应不良、医源性并发症、药物使用过度、残疾、经济困难、诉讼、不能日常活动、社会支持缺乏和睡眠障碍等多种因素。因此，慢性疼痛是一种令人沮丧的情况，它不仅使患者面临疼痛本身的压力，还面临着一系列危及其各方面生活的持续的压力源。罹患慢性疼痛需要相当大的情绪恢复能力，并且往往会消耗情绪储备，对患者本人及其家人、朋友、同事、雇主和社会提供均造成了巨大的负担。大量证据表明，社会心理和环境因素会干扰或阻碍患者应对疼痛的能力。

疼痛显然不是一个单一的整体。组织损伤、痛觉和疼痛报告之间不存在同构关系。把疼痛看成是一种受注意力、情境意义、以往学习史和生理病理学影响的个人体验时，可以更好地理解患者对痛觉刺激和治疗反应的可变性。一般来说，生物医学因素可能引发初步的疼痛报告。然而，随着时间的推移，去适应相关的次要问题可能加剧问题并使之持续存在。不活动导致对身体和疼痛更多的关注和专注，而这种认知注意力的改变增加了误解症状、过分强调症状及患者自我感觉残疾的可能性。活动减少、愤怒、对再受伤、疼痛、失去补偿的恐惧，以及不经意间支持疼痛患者角色的环境，都不利于缓解疼痛、成功康复、减少残疾和改善适应能力。

长时间持续的疼痛不应该仅仅被看作是躯体或心理的。相反，疼痛体验是由一组相互依赖的生物医学、社会心理和行为因素组成的复杂混合体，各因素的关系并非是静态的，而是随着时间的推移而变化。慢性疼痛患者的各种影响因素的相互作用非常复杂，需要从生物 – 心理 – 社会观点来分析。

从生物 – 心理 – 社会观点来看，本章中概述的每个因素都会对疼痛体验和治疗效果产生影响。各种因素相互作用产生了疼痛的主观体验。心理和社会环境因素可以产生协同作用，共同调节痛觉刺激和治疗效果。反过来，痛觉刺激会影响患者对自身处境和治疗、情绪状态及与医生等互动的评估。慢性疼痛的生物 – 心理 – 社会模型需要囊括生理、心理和社会因素之间的相互关系及其随时间的演变，而任何仅关注其中之一的模型和治疗方法都是不完整的。

要 点

- 生理病理学和疼痛报告之间并非高度相关。
- 疼痛报告不是单独由生物医学因素或心理因素引起的，而是受两者的共同影响。
- 慢性疼痛的存在影响人们生活的方方面面。
- 尽管生理病理可能是最初报告疼痛的原因，但随着时间的推移，社会心理和情境因素作用变得愈发重要。

- 一系列社会心理因素（信念、评估和预期）、情感因素（如焦虑、抑郁、愤怒）和情境因素（如环境、伴侣）与疼痛、适应和持续疼痛相关残疾的经历和报告有关。
- 患者对其疼痛和痛苦的表达可以影响他人的态度，相反，他人的态度也会影响疼痛患者的态度。
- 情绪困扰可能归因于应对资源不足或适应不良、医源性并发症、药物使用过度、不能日常活动、社会支持缺乏、睡眠障碍、残疾、经济困难和诉讼等多种因素。
- 社会心理因素会干扰或阻碍个体应对疼痛的能力。
- 尽管有必要明确报告疼痛的生理基础，但不足以理解和治疗慢性疼痛患者。
- 伴侣的反应可对患者的反应产生适应性或适应不良的影响。
- 慢性疼痛的生物 – 心理 – 社会模型需要囊括生理、心理和社会因素之间的相互关系，以及随着时间的推移这些关系之间发生的变化。

第 15 章　评估慢性疼痛患者的综合方法

Comprehensive Approach to Evaluating Patients With Chronic Pain

Dennis C.Turk　Brett R.Stacey　Elisabeth B.Powelson　著

翁立军　译　　张　野　校

在美国，慢性疼痛是成年人寻求医疗服务的最常见原因之一，它与焦虑、抑郁、活动性差、阿片类药物依赖、健康状况差及生活质量低下有关。根据 2016 年美国全国健康访谈调查的流行病学数据，美国 CDC 报告，约 20% 的成年人患有慢性疼痛，8% 的成年人患有高影响慢性疼痛（限制日常活动的慢性疼痛）[1]。

不同类型的慢性疼痛患者伴有不同的病理生理变化，并且慢性疼痛往往对生活质量、功能、医疗人员和社会需求产生广泛的影响。由于慢性疼痛受到生物 – 心理 – 社会因素的影响，所以需从多维角度出发对慢性疼痛进行评估，进而确定下一步的评估方案及治疗选择。在评估慢性疼痛时，应识别导致疼痛的生物医学因素，并系统性检查社会心理因素、睡眠障碍、体能和共存疾病对慢性疼痛患者产生的影响。对慢性疼痛患者进行生理和心理评估，需适当地评估一系列可能导致患者疼痛症状出现的病理生理和社会心理过程。对于病情不太复杂的慢性疼痛患者，评估慢性疼痛比较简单，但对于病情较为复杂的患者，可能需要多学科团队对疼痛进行评估。采取综合性评估方法是评估慢性疼痛的基础，评估内容包括详细完整的病史、体格检查（尤其需注意检查骨骼肌肉和神经系统）、与疼痛相关的功能障碍、社会心理和环境因素（如工作和社会角色）。

在本书中，我们已经讨论了许多慢性疼痛疾病，尤其介绍了与疼痛疾病相关的体格检查和诊断程序。在本章中，我们尝试提供一种概念性评估方法，无论患者存在何种病理改变或疾病，这种方法都可以用于指导所有慢性疼痛患者的评估。此外，我们认为应根据患者具体的症状表现，加以选择合适的影像学检查和实验室检查，并明确体格检查的重点内容。腰痛（low back pain，LBP）是最常见的慢性疼痛问题，我们将重点讨论有关腰痛的评估方法。需要注意的是，这些评估方法也适用于其他大多数慢性疼痛疾病。

一、疼痛的定义

最近，基于对疼痛理解的进步，国际疼痛学会对 1979 年的疼痛定义进行了修改，并承认即使缺乏客观的病理生理学证据，疼痛也可能会存在[2]。修改后的疼痛定义为：与实际或潜在组织损伤相关，或类似的令人不愉快的感觉和情感体验。在对疼痛定义进行修改之余，国际疼痛学会还解释了疼痛的词源，并对该定义做出 6 项注释扩展。

- 疼痛始终是一种主观体验，同时又不同程度地受到生物学、心理学及社会因素等多方面因素的影响。
- 疼痛与伤害感受不同，不能仅凭感觉神经元的活动来推断疼痛。
- 人们可以通过生活经验感知疼痛。
- 个体对自身疼痛的主诉应该被予以尊重。
- 虽然疼痛通常是一种适应性感受，但它可能对功能、社会和心理健康产生不利影响。
- 语言描述疼痛仅仅是表达疼痛感受的众多方式之一，语言交流障碍并不代表人类或动物不存在疼痛感受。

二、慢性疼痛的病理生理学

若疼痛持续时间超出急性疼痛典型的消退时间，则急性疼痛转变为慢性疼痛。通常多种疼痛机制参与了慢性疼痛的维持。对于慢性疼痛患者而言，即便身体受到的伤害也会引发疼痛，但慢性疼痛可能不再与实际或潜在的组织损伤密切相关。众多因素可导致持续性疼痛，包括结构性原因、生物医学因素、既往存在或与疼痛同时出现的心理因素、家庭和社会问题、以往的疼痛经历、创伤、认知。中枢敏化和外周敏化可导致慢性疼痛的发展。然而，通常很难确定哪种机制在临床患者身上起主导作用。有关疼痛病理生理学的详细内容已经超出本章的讨论范围，更多细节详见第8章和第9章。我们将基于临床思维讨论疼痛的分类和针对不同类型疼痛的治疗选择。疼痛通常被分类为伤害性疼痛、神经病理性疼痛、外周或中枢性疼痛。不同类型的疼痛存在不同的发病机制，影响治疗方案的选择和效果。因此，区别这三种疼痛类型具有重要临床意义。

伤害性疼痛通常与有害刺激作用于身体引起的实际发生或潜在的组织损伤密切相关。部分伤害性疼痛与躯体损害有关（如创伤、手术或疾病恶化），或与由机械、压迫、炎症、缺血或感染性损伤引起的慢性骨骼肌肉疾病相关，而导致持续性伤害性疼痛的疾病包括退行性疾病、炎症和肿瘤。伤害性疼痛是典型的局部疼痛，由疼痛部位活动或受刺激引起，常表现为多数人熟悉的酸痛或锐痛，其疼痛强度与刺激程度有关。目前针对伤害性疼痛的治疗手段众多，物理干预（如休息、热、冷、支撑或手术治疗）和传统的镇痛药物（如抗炎药或阿片类药物）都可以有效缓解伤害性疼痛。

神经病理性疼痛是由躯体感觉神经系统疾病或损害引发的疼痛，常表现为痛觉过敏、感觉丧失或异常、自发性疼痛或诱发性疼痛[3]。术语外周敏化（peripheral sensitization，PS）和中枢敏化（central sensitization，CS）是指伤害感受系统的反应性处于异常增强的状态，常见于多种疼痛疾病，包括神经病理性疼痛。神经病理性疼痛可由创伤、压迫、代谢性疾病、毒素、药物或自身免疫性疾病引起。神经病理性疼痛往往伴有许多疾病[4, 5]，这些初始的疾病损伤可发生在外周或中枢神经系统，如糖尿病神经病变、手术、外伤、脑卒中或脊髓损伤。慢性神经根病变也会导致慢性神经病理性疼痛的发生，然而在神经根病变中可能无法检测到持续的病理生理变化。损伤运动或感觉神经通常会导致运动或感觉功能丧失，但如果神经损伤同时导致神经病理性疼痛发生与运动/感觉功能丧失，则意味着外周和(或)中枢神经系统发生了改变，这种变化会增强对疼痛信号的传递。神经病理性疼痛的临床特点常表现为灼烧样痛、刺痛、非伤害刺激引起的疼痛（痛觉超敏）或对正常疼痛刺激的疼痛反应增强（痛觉过敏）。不幸的是，神经病理性疼痛患者对常规镇痛药物治疗的反应较差。

大多数临床医生虽然十分了解伤害性疼痛和神经病理性疼痛，但对CS和PS概念可能不太熟悉。中枢神经系统和（或）周围神经系统（peripheral nervous system，PNS）在痛觉形成过程中表现出的变化是导致许多慢性疼痛疾病发生的重要组成部分，这些改变常出现在急性疼痛转变为慢性疼痛过程中[6]。脊髓/大脑处理疼痛的过程发生改变，以及CNS对外周刺激引起的疼痛反应的抑制作用减弱（疼痛调节功能受损），都是形成CS的关键部分。即使躯体感觉神经系统不存在损伤或疾病，上述神经系统变化也会放大神经系统对外周刺激的反应，导致痛觉超敏（非伤害刺激引起的疼痛）和（或）痛觉过敏（正常疼痛刺激引起的疼痛反应增强）。

若发生PS，那么损伤的外周传入神经会增强感受野内的刺激反应，其伤害刺激阈值也会降低。上述变化可发生在损伤部位或背根神经节，常涉及多种机制。外周敏化会增强疼痛感知，并且也是导致痛觉超敏或痛觉过敏的主要因素[7]。

疼痛通路变化最初被发现存在于人类了解甚少的疼痛疾病，如纤维肌痛（表现为广泛的慢性疼痛和其他疼痛相关症状）[8]。然而，CS也存在于其他许多疾病，包括慢性腰痛、颈部疼痛、颈椎扭伤、骨关节炎、盆腔疼痛和镰状细胞疾病[9–14]。

如果患者出现以下情况，临床医生应该考虑CS：多个部位出现疼痛；没有明显的身体结构问题或相关的神经系统损伤，但低水平刺激会引起疼痛；常规药物（镇痛药、类固醇或非类固醇抗炎药）治疗疼痛效果不佳。研究发现，越来越多的慢性疼痛疾病存在CS。因此，许多慢性疼痛患者极有可能至少伴有部分CS。通过使用临床实践中非典型实验诊断工具，包括fMRI、定量感觉测试和条件性疼痛调节，临床医生可发现已发生CS的患者与其他慢性疼痛患者之间的区别。

由于临床上没有适用于诊断CS的临床检查，因此其诊断依赖于临床怀疑、病史和体格检查。识别CS十分重要，因为它有助于临床医生确定合适的治疗重点，并帮助避免医源性问题。例如，CS和（或）

PS 患者在接受手术治疗后可能出现恶化的结果，包括更多的疼痛，更高的并发症发生率，阿片类药物消耗量及费用的增加[15-17]。

三、慢性疼痛的评估

鉴于病因因素、中介因素和调节因素与慢性疼痛及功能障碍的诊断存在关联，并且这三种因素存在重叠。因此，临床医生应多角度充分评估慢性疼痛。评估的主要内容包括以下内容。

- 回顾患者接受过的医疗系统、疼痛报告史、疼痛治疗史、手术史、社会史，并将当前疼痛置于患者背景中进行评估。
- 疼痛对功能、情绪、睡眠、社会角色及交流的影响。
- 理解患者对疼痛的病因、影响和期望的看法。
- 体格检查，包括肌肉骨骼和神经系统检查，并仔细观察患者相关疼痛行为。
- 诊断性试验。

上述评估受到许多因素的影响，而一些因素往往独立存在并相互作用。

- 基因学。
- 结构、生理变化和病理改变。
- CNS 和 PNS 处理疼痛的过程发生改变，如敏化和抑制。
- 先前经历的疼痛体验和医疗系统。
- 心理因素，包括从精神病理到疼痛应对方式。
- 信仰体系。
- 环境影响(工作、残疾、家庭、社会及财务)[18]。

在对慢性疼痛进行综合性评估时，应检查以上列出的每个因素，并衡量它们在疼痛体验中的作用。目前尚不能明确基因学对疼痛的评估和治疗产生的影响。因此，在本章中，我们将重点评估其他影响慢性疼痛的因素。

四、疼痛病史

病史采集是评估疼痛的第一步。

- 发作时间：什么时候开始出现疼?
- 部位：哪里出现疼痛（指出所有疼痛部位）?
- 持续时间：疼痛出现多久？从感到疼痛时，疼痛持续多久?
- 性质 / 类型：疼痛是什么样感觉?
- 程度：疼痛有多严重?
- 缓解因素：什么使疼痛减轻?
- 加重因素：什么使疼痛加剧?
- 放射：疼痛会扩散吗?
- 时间模式：疼痛在 1 天内是否变化，是否随着时间的推移而发展?
- 相关症状：疼痛对患者有什么样的影响（功能、情绪、睡眠、工作、人际关系）?

另外，还应该调查疼痛是隐匿发作还是由特定事件（创伤或潜在疾病）引起，并了解患者认为造成持续性疼痛的原因是什么。无论患者的说法是否合乎逻辑，他们对疼痛加重和缓解的解释都有助于临床医生理解患者对疾病的叙述。此外，询问患者对病因、严重程度、疼痛演变、加重 / 缓解因素、既往治疗效果的看法，也有利于临床医生明确患者的当前病情及未来的治疗方案。

患者对疼痛病情的描述可能并不符合自身疼痛生物模型的特点，但对于了解其整个疼痛经历至关重要，这也是了解病情和有效治疗患者的需要。值得注意的是，在评估慢性疼痛时，医疗人员应留意在其他临床环境中被忽略的一些病史条目，尤其需要仔细评估患者的病史，如幼儿时期躯体及情感创伤、早期发作的疼痛疾病、药物依赖、睡眠障碍、潜在的阻塞性睡眠呼吸暂停、能力丧失的严重程度，以及患者在诉讼和赔偿方面的状况。

使用身体疼痛图有利于患者指出疼痛部位。身体疼痛图的具体使用方法是要求患者在疼痛图上画出阴影，以标出他们感受到疼痛的部位。该评估方法可以书面化，也可以数字化，若是后者，则可以通过分析数据，量化疼痛[19]。这种疼痛视觉显示有助于临床医生快速识别患者的疼痛分布模式。例如，广泛性阴影提示纤维肌痛；阴影从颈部或背部延伸到手或脚，提示典型的根性疼痛；局部和单侧阴影提示骶髂关节痛。若手术干预后，如全膝关节置换术，身体疼痛图显示更广泛的疼痛范围，则提示术后功能障碍和预后不良[19, 20]。

五、身体和医疗因素的评估

全面的身体评估是评估慢性疼痛的基本要素。虽然对慢性疼痛患者进行身体评估有很多益处，但要注意其检查结果需要记录在完整的病史里。进行身体评估的目的包括以下方面。

- 评估功能（如步态、力量、活动范围、平衡、速度、流畅度）和患者对自身功能状态的认识。

- 结合病史、影像学和其他诊断检查结果对患者进行诊断。
- 判断疼痛是局部疼痛（身体部位或系统）还是广泛性疼痛。
- 确定治疗方案和目标（姑息治疗、病理纠正、功能恢复）。
- 确认是否有必要将患者转诊至专家。

如果患者存在弥漫性疼痛，他们可能只会关注最近或当前的疼痛体验，抑或医生可能只调查“主诉”，而不会将疼痛放在适当的临床环境中进行分析。鉴于许多慢性疼痛疾病具有广泛性特点，并存在多部位发作及反复发作的可能，建议临床医生对所有初次就诊的患着进行全面的体格检查，检查重点包括肌肉骨骼和神经系统，以及出现疼痛的主要部位。如果疼痛是局部的，应检查正常区域加以确认，并快速高效地完成体格检查。此外，疼痛患者的身体评估取决于患者症状的长期程度，以及患者以往接受的疼痛评估和诊断性试验。

为进行具体说明，这里将集中讨论如何评估以背痛为主要症状的患者。在美国，LBP 的患病率为 13%，是最常见的慢性疼痛疾病，并且它还是患者寻求医疗服务及世界范围内导致残疾的主要原因[21]。此外，在美国，LBP 是导致人们长期使用阿片类药物最常见的原因[22]。慢性 LBP 患者频繁就医，往往在社会经济方面处于不利地位，并且常合并其他疾病[23]。慢性 LBP 的鉴别诊断包括从“非特异性”疾病到严重影响生活的疾病。背部的许多身体结构都会引起疼痛，包括肌肉、小关节、骶髂关节、神经根、椎间盘、韧带或邻近结构。由此可见，LBP 的鉴别诊断众多。另外，心理和社会因素在疼痛过程中发挥重要作用，临床医生应适当地对这些因素进行评估和处理[24, 25]。我们将讨论如何进一步缩小鉴别诊断范围，以及如何依据每个评估要素制定疼痛管理方案。

六、体格检查

本书第 18 章已详细介绍有关具体疾病的体格检查，在此不再赘述。然而，我们想再次强调对所有疼痛患者进行全面体格检查的重要性。当需要确认体格检查结果、病史、病理结果及关联这三者时，应对患者进行影像学检查及诊断性试验。

七、与背痛相关的警示症状

在对报告持续性疼痛的患者进行任何初步评估时，首先应考虑评估“警示症状”。因为警示症状表明机体可能存在严重疾病，需要对患者进行额外地评估和治疗。警示症状提示的严重疾病包括恶性肿瘤、感染、严重的脊髓损伤或神经损伤。可归为警示症状的症状、病史、检查结果包括体重减轻、严重疲劳、进行性运动或感觉障碍、持续性剧痛、大小便失禁、发热、癌症病史、感染病史、高龄、长期使用类固醇或免疫功能低下。一般而言，出现的警示症状越多，患者存在严重病理改变的可能性越高[26, 27]。

八、神经损伤

医疗人员应警惕提示神经根病、神经病变或脊髓病变的临床证据，并注意周围神经损伤患者有时会表现出脊髓疾病的症状。神经根病是一种影响神经根功能的疾病，常导致特定皮节分布区出现疼痛，并引起感觉、肌力和反射的变化。脊髓病变是指由脊髓损伤或疾病引起的神经功能障碍。在临床上，脊髓病变患者常报告灼烧样痛或间歇性刺痛，并且疼痛放射到全身的不同部位。当神经根病是由椎间盘突出引起时，患者会发现腰骶部受刺激会引起不良事件。神经根病患者一般会报告特定的皮节分布区出现疼痛或麻木，但有时患者的主诉是模糊的，如“我的整条腿都麻木了”，这就需要临床医生对患者进行检查，以明确其主诉提示脊髓病变还是良性的非特异性感觉变化[28]。在其他情况下，患者会报告脚发麻，但进一步检查会证实这些患者很明显患有周围神经病变。同样，患者还会报告乏力或丧失疲劳感，这些症状可能提示脊髓病变、神经根病、其他疾病或单纯的条件反射。这时，临床医生需根据病史区分患者的疼痛模式并缩小鉴别诊断范围。如果患者有与疼痛发作或恶性肿瘤相关的重大创伤史，应立即评估脊柱的不稳定性、神经受压或肿瘤转移情况。

由于表现出复杂多样疼痛症状的患者并不少见，所以为确定鉴别诊断、进一步的诊断测试和治疗方案，临床医生常需要对这类患者进行详细的感觉、肌力和反射检查。如果有必要，可采用电诊断研究。电诊断研究可为诊断神经根病提供更为客观的证据，并有助于将神经根病与周围神经损伤区分开。此外，MRI 扫描也可提供神经根或脊髓任何部位解剖异常的证据[29]。值得注意的是，无症状患者的疾病偶然发现率高，因此应使用影像学检查来确认临床检查结果是否与生理病理变化一致。如果患者在临床检查中没有表现出症状，但影像学检查出现偶然阳性结果，那么这些阳性结果不太可能具有临床意义[29–31]。

九、椎管狭窄症

腰椎椎管狭窄症是一种常见疾病（占人口的 11%～39%），其患病率随年龄增长而增加。腰椎椎管狭窄症临床表现多样，其治疗方案也众多。腰椎椎管狭窄是指腰椎管解剖区域的狭窄，最常见的狭窄部位是中央管，还包括侧隐窝或神经孔[32]。腰椎椎管狭窄可以是由先天性发育异常所致，但更主要是由解剖结构改变（椎间盘突出、椎间盘高度下降、小关节病变、椎体骨质增生、黄韧带肥厚、腰椎滑脱、纤维化）引起，这些解剖结构的变化最终会使神经结构损伤。一般情况下，腰椎椎管狭窄症患者行走或长时间站立可引起背部或腿部疼痛（神经源性跛行），而休息或身体前屈可缓解疼痛。在体格检查方面，腰椎椎管狭窄症患者的检查结果往往是非特异性的。

十、肌肉骨骼疼痛

腰痛的鉴别诊断较为复杂。除了神经损伤、神经压迫和椎管狭窄，背部的众多肌肉骨骼结构也可能是疼痛的来源，如小关节（每节段脊椎成对的关节）、骶髂关节（骶骨和骨盆的交界处）、韧带（多个解剖区域）、肌肉（背部和臀部）、骨骼（压缩性骨折）和椎间盘（退变）。疼痛仅局限于腰部，不放射到膝以下部位的腰痛又可被称为轴向腰痛。急性损伤、退化变性、慢性去适应作用和不良姿势都是导致肌肉骨骼疼痛的常见原因。在采集患者病史期间，患者会描述疼痛发作隐匿，全身活动范围受限。对患者进行体格检查时，可以发现疼痛可由特定的运动或触诊引起，这有助于疾病的鉴别诊断。更为重要的是，疼痛的来源可能是多样的，我们的临床经验表明肌肉疼痛常与由其他原因导致的腰痛同时出现。

十一、较差结局或延迟恢复的风险因素

一些患者尽管接受了看似“合适”的治疗，但其治疗效果却不如“典型”症状患者，仍会体验持续性疼痛并伴有功能障碍。实际上，临床医生很难判断哪些患者的治疗获益甚微，哪些患者功能恢复较慢，而且文献也没有提供明确的指南。以下列表列出了与持续性、难以控制性疼痛有关的可能风险因素，如医学和心理–社会因素。一般而言，出现的危险因素越多，患者就越有可能出现难治性疼痛。

- 已知能影响肌肉骨骼或神经系统的进展性疾病（如风湿病、多发性硬化症、控制不佳的糖尿病）。
- 较严重的人体结构改变（如植骨融合失败、未矫正的脊柱侧弯、多发性创伤）。
- 疼痛强度高，尤其注意疼痛强度不会发生变化的疼痛。
- 为缓解相同的疼痛而需重复进行手术治疗或其他治疗措施。
- 广泛性疼痛，合并其他症状，或出现提示中枢敏化的症状。
- 长期使用阿片类药物。
- 物质滥用（阿片类药物、酒精、兴奋剂、烟草、镇静药）。
- 功能严重受损。
- 既往存在的心理健康问题，包括创伤后应激障碍、控制不佳的焦虑和抑郁。
- 睡眠障碍包括睡眠呼吸暂停、入睡或维持睡眠困难。
- 社会因素：住宿不稳定、贫穷、低文化水平、获取医疗服务的机会有限、缺乏支助、从事高体力工作。
- 患有限制功能或治疗选择有限的疾病[33, 34]。

十二、具体评估流程

医疗人员应根据上述列出的危险因素评估患者存在治疗反应不佳的风险，并明确额外需要的评估方法或治疗方案。此外，为解决更加难以治疗的疼痛问题，存在多个危险因素的患者可能更适合被转诊至专家处接受团队治疗。一般来说，临床医生可根据患者的病史、体格检查、评估工具和诊断性试验结果收集有关危险因素的信息。

十三、诊断性试验

诊断性试验有助于临床医生了解患者的身体解剖结构（影像学检查包括 X 线、CT 和 MRI 扫描）、

神经和肌肉功能（电诊断）、骨代谢 / 结构（骨骼扫描）、系统性疾病和炎症（实验室检测）。对于大部分慢性疼痛疾病而已，诊断影像学是最具有有序性和临床相关性的检查，但也是最被滥用的诊断技术，多达 2/3 的影像学检查不具备明确的使用指征。相反，一些表现出“警示症状”的患者却没有获得足够或合适的影像学检查[31]。此外，对无症状患者进行影像学检查，其结果可能显示“异常”，如椎间盘突出及退行性病变[32]，这些缺乏临床相关性的异常影像学结果可能会导致过度治疗。以下内容虽然不是指导何时或如何使用影像学检查，以及使用何种类型检查的详尽指南，但都是合理的建议，应予以考虑。

- 表现出持续性疼痛的严重创伤患者，若无神经根病或脊髓病变体征，但普通 X 线示骨折或脊柱不稳定，并且存在神经损伤的体征或症状，应接受 MRI 检查。
- 表现出警示症状的患者若存在脊髓、神经根病变体征，或伴有严重疼痛，应接受 MRI 检查。
- 保守治疗无效的持续性疼痛患者，若伴有脊髓或神经根病体征，应接受 X 线和 MRI 检查。

CT 和核素骨成像的临床用途比较受限制，多用于诊断隐匿性骨折或评估植骨融合效果。

除了接受以上讨论的常规诊断性试验，存在持续脊柱源性疼痛的患者还适合接受介入治疗，如手术减压、小关节 / 骶髂关节神经射频消融术、诊断性局部阻滞，以确定哪种人体结构在疼痛过程中发挥重要作用。例如，患者在影像学引导下接受小剂量局部麻醉后，其疼痛明显减轻（通常为 80%），则可以认为阻滞结构是“疼痛发生器”。对于影像学检查无法明确的反复发作性神经根病，选择性神经根阻滞可为手术决策提供重要参考[35]。对由小关节紊乱引起的轴向腰痛患者，进行诊断性腰脊神经后内侧支阻滞，若患者腰痛减轻，则可以推断射频消融该目标神经可导致持续性疼痛缓解[36]。诊断性椎间盘造影术在临床上不太常用，也更具争议，我们不推荐使用该诊断技术。

十四、总结

我们回顾了对持续性 LBP 患者的评估，着重介绍了完整病史、体格检查、筛查严重疾病和可能导致患者治疗效果不佳的危险因素，以及如何选择性使用诊断性试验。临床医生可根据上述评估结果明确下一步检查、制订治疗决策，甚至适时将患者转诊给其他专家或治疗提供者。然而，尽管医学检查对于慢性疼痛患者的诊疗是必不可少的，但不足以帮助临床医生充分了解慢性疼痛患者的病情并为其制订合适的治疗方案，临床医生仍需检查一系列社会、心理及行为因素，进而完善评估结果。

十五、心理 – 社会因素的评估

对疼痛患者进行全面的心理评估是多学科评估的基本组成部分。心理评估主要涉及评估患者特定的社会心理、行为、认知和环境因素，如患者当前的情绪（焦虑、抑郁、愤怒）、对症状的解释、对症状意义的理解，以及重要他人（如家庭成员、同事）对患者症状的反应。上述因素都会增强患者的主观疼痛体验，而收集有关这些因素的信息有助于临床医生制定全面的治疗计划。

十六、心理 – 社会评估的要素

（一）访谈

对慢性疼痛患者进行的心理访谈通常是半结构化访谈。结构化精神检查可作为一种检查精神病理学的工具[37]。然而，对疼痛患者采用的心理访谈并不仅仅用于检查精神病理学，更主要用于评估与患者症状和功能障碍相关的各种社会心理因素。

（二）患者的信念和期望

评估患者对疼痛诊断和治疗的期望具有重要意义。当医疗人员和患者的期望不一致，这可能会引发双方冲突并导致患者对医疗护理产生不满情绪。

慢性疼痛患者对症状起因、疾病发展轨迹和有益治疗产生的信念会影响他们的情绪调节和治疗依从性。不良思维习惯可能会导致患者绝望、烦躁及不愿意参与规定的活动。访谈者应该同时确定患者和重要他人对治疗的期望和目标。患者期望疼痛被完全消除的想法是不现实的，必须加以处理，以防止当这种结果没有发生时，患者出现沮丧情绪。帮助患者设定合适且现实的治疗目标是疼痛康复的一个重要过程，因为它要求患者去更好地理解慢性疼痛，并超越了传统的心身二元论医学式。

为帮助慢性疼痛患者了解疼痛的心理 – 社会因素，应在疼痛发作或加重之前、发作期间和发作之后，关注患者对特定思想、行为、情绪和生理反应的报告，并观察与患者疼痛反应相关的环境条件和反应后果。在访谈期间，临床医生应注意认知、情感和行为事件之间的时间关联，观察它们在不同情境中表现出的特殊性与普遍性，并以它们出现的频率来确定目标情境的显著特征，包括控制变量。采访者应收集有关信息，这些信息将有助于发展患者潜在的替代反应、为患者制订适当的目标，以及识别这些替代反应的强化因素。

慢性疼痛患者经常服用各种药物来缓解症状。然而，近期的药物处方数量正在不断减少，并且许多患者对药物治疗的益处和风险感到失望。如果患者正在服用治疗疼痛的药物，那么在访谈期间讨论患者使用的药物具有重要意义，因为许多镇痛药物（尤其是阿片类药物）可能会产生情感抑郁的不良反应，并导致具有危害性的不良反应出现。例如，临床医生应熟悉药物的某些不良反应，如疲劳、睡眠困难和情绪变化，以避免将患者误诊为抑郁症。一些患者也可能通过使用阿片类药物控制伴随疼痛出现的焦虑情绪及情绪带来的影响。因此，临床医生往往还需要大体了解治疗慢性疼痛的常用药物。在访谈期间，采访者应积极评估患者潜在的药物心理依赖性，以及异常的镇痛药物寻求行为。在美国的大多数州，临床医生都可以获取管制药品处方记录。当怀疑患者异常用药时，心理学家可能会建议临床医生获取这方面的记录，并要求患者进行尿液毒理学筛查，以排除患者存在阿片类药物异常用药行为的可能[38]。

在与慢性疼痛患者会谈时，医护专业人员不仅要注意收集患者提供的信息，还要观察患者的疼痛行为及其传递信息的方式（如面部表情及动作模式）[39]。

（三）疼痛行为

疼痛是一种主观感受，目前除了观察患者的行为，还没有其他客观的方法用于了解患者的疼痛体验。患者会表现出一系列疼痛行为（语言行为，如对疼痛的描述、呻吟，以及非语言行为，如跛行、做鬼脸、摩擦出现疼痛的部位），向别人传达他们正在经历疼痛、痛苦和折磨。上述部分疼痛行为可以由患者有意识地控制，而其他疼痛行为则无法由患者控制。这些疼痛行为可能与患者感觉自己的疼痛没有被重要他人（包括治疗提供者）重视有关，也可能是生理变化的结果（如与身体结构改变有关的跛行）。当患者感觉其他人“不相信他们”时，他们的疼痛行为可能会增多。

医疗人员可以在访谈和检查期间观察患者的疼痛行为。如果条件允许，可在多种情景下观察患者的行为，如在候诊室期间、步行到检查室期间、与临床医生会谈期间、体格检查期间。当患者知道他们正在被关注，并且可以向医疗人员提供问诊信息时，他们会以最能表现症状影响的方式做出疼痛行为，进而向医疗人员传递疼痛信息。疼痛患者通常会觉得有必要使医疗人员相信他们正在体验严重的疼痛、功能受限和痛苦。因此，当患者在候诊室等候、步行到检查室及离开检查室时，对其疼痛行为进行观察，有助于临床医生建立疼痛行为的稳定性和一致性。此外，还可以在患者配偶在场的情况下观察患者疼痛行为，进而比较其配偶在场和不在场时疼痛行为的差异，并观察配偶对患者疼痛行为做出的反应。当然，医患互动情景不同于患者以往所处的正常生活环境，所以在解释患者疼痛行为时需要考虑患者的疼痛表现。

评价患者医疗系统和镇痛药物的使用情况是评估疼痛行为的其他方法。患者可以在指定时间间隔（如 1 周）内记录他们服药的次数。尽管需谨慎使用患者日记，但日记可以提供有关药物使用频率和数量的信息，并有助于临床医生了解药物使用的前因后果。前因事件包括压力、无聊或活动。对前因事件进行检查有助于临床医生识别与非疼痛因素有关的用药模式，也有利于确定患者使用镇痛药物的反应模式。当重要他人观察到患者正在服用药物时，他们是否会给予患者关注和同情？重要他人是否会促使患者服用镇痛药物，并在不知不觉中增加患者的药物使用量？

十七、简要心理 – 社会筛查

临床医生可能没有足够的时间评估影响慢性疼痛的心理 – 社会和行为因素。因此，简要的筛查手段可提供有关一系列影响因素的初步信息，并指导临床医生对患者进行更深入的评估，或决定患者是否需要转诊接受更全面的评估。PEG[39] 是一种简要疼痛测量量表，包含了来自简明疼痛评估量表（brief pain inventory，BPI）[40, 41] 中的 3 个评估条目，这 3 个评估条目为疼痛强度、疼痛对生活兴趣的影响及疼痛对一般活动的影响。

另一种简要筛查工具即简明筛查访谈（活动、应对、思考、不安、人们的反应）已经被开发出来[42, 43]。表 15–1 列出了简明社会心理问题筛查工具首字母缩略词所涵盖的系列重要问题。一般来说，当患者残疾严重程度超出体格检查的预期结果、患者对医疗服务提出过多要求、患者坚持寻求没有适用指征的医疗检查和治、患者表现出明显的情绪困扰（如抑郁或焦虑），或患者表现出成瘾行为或持续不服从规定的治疗方案，临床医生可建议患者转诊接受社会心理评估。

表 15–1　简明社会心理问题筛查工具：ACT-UP

首字母缩略词	问　题
活动（activity）	疼痛如何影响你的生活（如睡眠、食欲、体力活动及人际关系）
应对（coping）	你是如何应对 / 处理疼痛（什么情况会使疼痛加重 / 缓解）
思考（think）	你认为疼痛会缓解吗
不安（upset）	你一直感到担心（焦虑）/ 抑郁（情绪低落、忧郁）吗
人们的反应（people）	当你感到疼痛时，人们会有什么反应

自我报告清单

除访谈外，临床医生还可以通过使用一些已公布的标准化评估工具，评估慢性疼痛患者对自身、症状和医疗系统的态度、信念和期望[43]。

相对于半结构化和非结构化访谈，这些标准化评估工具存在一定的优势。例如，它们易于实施，评估耗时短，可评估更多的疼痛行为，允许获取有关私人行为（性关系）或难以察觉行为（思想、情绪唤起）的信息。最重要的是，人们可以检测这些评估工具的心理测量特性（如可靠性和有效性）。然而，这些标准化评估工具不应被视为临床访谈的替代办法。相反，它们只是起到辅助检查的作用，其结果可提示某些问题需借助其他方法或者更加深入的访谈加以解决。

十八、疼痛的评估

（一）疼痛强度

疼痛的自我报告评估指患者通过使用常用的疼痛分级工具来量化自己的疼痛程度。例如，询问患者“你的疼痛程度是‘轻微’‘中度’还是‘重度’”或者“用 0～10 范围内的分值给你的疼痛强度打分，0 分代表无痛，10 分是最严重的疼痛”。数字评分量表（numeric rating scale，NRS）、语言评分量表（verbal rating scales，VRS）和视觉模拟评分量表（visual analog scales，VAS）也可用于简单地评估患者的疼痛强度。简明疼痛评估量表包含四个类似于 NRS 的独立问题：目前疼痛程度、平均疼痛程度、最剧烈疼痛程度、最轻微疼痛程度[40, 43]。

临床上，患者倾向于选择 NRS 和 VRS，而不是 VAS，完成疼痛的测量。研究报道，年纪越大，并且阿片类药物摄入量越大的患者完成 VAS 测量的难度越高，而且认知功能障碍患者无法完成 NRS 疼痛强度评级[42]。其他的一些疼痛测量方法可用于评估儿童及无法进行言语交流的患者（如脑卒中、智力受损患者）的疼痛[44, 45]。

研究表明，回顾性疼痛报告可能不具备有效性，因为该类报告反映了患者当前的疼痛强度，而且患者会把当前疼痛强度当作回忆过去一段时间内疼痛程度的锚点[46, 47]。为获取更多有效的信息，可询问患者当前的疼痛程度、过去 1 周的疼痛程度、过去 1 周最严重的疼痛程度、过去 1 周最轻的疼痛程度（如 BPI）。由于日记具有实时性而不是回忆性，所以人们认为记录疼痛日记是评估疼痛强度更加准确的方法。例如，要求患者定期记录疼痛强度，每天记录数次（如在吃饭和睡觉时），记录时间持续数天或数周。然而，纸质日记存在一些问题。例如，患者可能不会按照规定的时间间隔记录疼痛评分，他们会提前完成日记（“向前填写”）或在看临床医生前不久完成日记（“向后填写”）[48, 49]，这两种记录方法都会破坏日记潜在的有效性。研究发现，电子日记可以作为纸质日记的替代品，它能够提示患者进行疼痛评分，并可为疼痛评分标记“时间戳”，从而方便实时数据的采集[48–50]。电子日记尽管已经被广泛应用于学术研究，但它在临床使用方面仍受限制。然而，随着包括智能手机应用在内技术的进步，电子日记会被更好地应用于临床实践中。

（二）疼痛性质

众所周知，除了疼痛强度外，疼痛还具有不同的感觉和情感特征，对这些疼痛成分进行测量可以更全面地描述患者的疼痛体验。疼痛治疗效果往往会因疼痛性质不同而有所区别，因此对疼痛性质进行测量不是为评估疼痛强度，而是为了确定某些特定类型疼痛（如伤害性疼痛和神经病理性疼痛）的有效治疗方案。评估疼痛的具体性质也有利于明确特定类型的疼痛是否会影响患者治疗效果。简明 McGill 疼痛问卷（short-form McGill pain questionnaire，SF-MPQ）[51] 包含 15 种感觉和情感疼痛描述词，并且该问卷中的感觉和情感量表评价治疗反应的有效性已经在一些临床试验中得到了验证[52]。最近，SF-MPQ 修订版（SF-MPQ-2）被开发出来，该修订版的修改之处在于扩大了条目评分范围（0～10 分），并增加了旨在评估神经病理性疼痛性质的条目[53]。

（三）疼痛调节因素

对于大多数慢性疼痛患者来说，他们的疼痛的程度会变化。因此，询问患者什么因素会使疼痛加重是十分重要的。例如，某些特定的活动是否会加重症状，是否存在导致疼痛加重的特定情况，如特定活动或人际冲突，疼痛是否随时间变化（如早晨、夜间）。此外，需识别放大或引发疼痛的因素，并询问患者哪些因素可导致疼痛减轻。例如，药物治疗、休息、冷热、分散注意力或锻炼能否在一段时间内减轻疼痛，甚至消除疼痛症状。疼痛可能会受到环境或患者当前活动的影响。因此，临床医生也需要找出此类调节疼痛的因素，如不同活动的性质和重要他人的存在。

十九、情绪困扰的评估

情绪困扰与慢性疼痛存在紧密联系，尤其是抑郁、焦虑/恐惧、愤怒和易怒。慢性疼痛患者合并情绪困扰时，常表现出疲劳、活动水平下降、性欲降低、食欲改变、睡眠障碍、体重增加或减少、记忆力下降和注意力不集中等症状，而评估这些症状往往存在一定的挑战。上述症状通常与疼痛有关，也被认为是抑郁症的表现。因此，疼痛或情绪困扰的变化往往会引起这些症状的改善或恶化。

（一）抑郁情绪和焦虑的评估

目前已开发出的几种自我报告工具可用于评估情绪困扰。Beck 抑郁量表（Beck depression inventories，BDI）/Beck 抑郁量表 –2（Beck depression inventories-2，BDI-2）[54, 55]、医院焦虑抑郁量表（Hospital Anxiety and Depression Scale，HADS）[56, 57] 和患者健康问卷 –9（patient health questionnaire，PHQ-9）[58] 在评估抑郁和情绪困扰方面具有良好的可靠性和有效性，并已被应用于众多精神病学临床试验和慢性疼痛患者研究中[59]。HADS 共包含 14 个条目，其中 7 个条目评定焦虑，7 个条目评定抑郁。HADS 的一个优点是，其适用对象是综合医院患者而非精神病患者。据报道，更加简明的焦虑［广泛性焦虑障碍自评量表（generalized anxiexy disorde-7，GAD-7）］[60] 和抑郁（PHQ-9）[61] 测量工具也可以提供可信、有效的评估结果，能够被应用于研究和临床实践。这些测量工具都是合理的情绪评估选择，可作为管理情绪困扰的简单措施[62]。

（二）恐惧情绪的评估

许多慢性疼痛患者，特别是那些将疼痛症状归因于创伤的患者，害怕从事他们认为可能会导致身体进一步损伤或加重症状的活动。虽然短期内避免活动可能会利于症状的减轻。然而，随着时间的推移，限制活动可能会导致由去适应作用引起的机体功能下降。此外，避免活动也会导致患者无法获得纠正性反馈，从而使患者不能了解自身的错误想法。医疗人员可能会无意中为患者提供限制活动的支架，并建议他们减少伤害身体（即伤害 = 危害）的活动，这些情况都会促使患者避免活动。患者为寻找隐匿的生理病理变化而不断要求进行复杂的诊断测试，抑或认为非特异性诊断结果表示自身出现严重的病理改变，这些情况都会使患者感觉自己的身体出现了严重的问题，进而加重他们的恐惧情绪。运动恐惧可能会加重疼痛或身体损伤，因此对运动恐惧进行评估具有重要意义。Tampa 运动恐惧症量表、恐惧 – 逃避信念问卷（fear avoidance and belief questionnaire，FABQ）都是可利用的自我报告评估工具，可以用于评估运动恐惧[61, 62]。

二十、药物使用及滥用的评估

很大比例的人口经常使用酒精和非法药物。慢性疼痛患者也不例外，他们可以使用这些物质进行自我治疗。对于慢性疼痛患者而言，阿片类药物滥用是一个特殊问题，因为阿片类药物常被当作处方药用于治疗疼痛[63]。虽然文献报道误用或滥用阿片类药物和其他控制情绪药物的慢性疼痛患者的比例各不相同，但这些比例数值并非微不足道。因此，临床医生需先评估慢性疼痛患者的用药情况，并根据评估结果告知患者所作出的治疗决策，最后开具阿片类药物。为评估患者的药物使用及滥用情况，人们已开发了几种自我报告工具和结构化访谈，如疼痛患者筛查和阿片类药物评估修订版（Screener and Opioid Assessment for Patients with Pain-Revised，SOAPP-R）[64]、当前阿片类药物滥用测量工具（Current Opioid Misuse Measure，COMM）[65]、阿片类药物使用清单[66]。然而，这些评估工具都具有显著的局限性，因此需根据患者情况谨慎选用[67]。

二十一、疼痛信念、应对和心理 – 社会适应的评估

人们已经开发出一些测量工具用于评估疼痛患者的信念、应对和心理 – 社会适应。自我效能和灾难化这两种特殊的信念已被证明在慢性疼痛过程中发挥重要作用。自我效能是指个体对自己能够进行特定行为或取得理想结果的信念[68]。既往掌握性经验是影响自我效能的主要因素之一。自我效能积极影响着慢性疼痛患者的躯体和心理功能[69, 70]，对疼痛患者的自我效能进行自我管理和认知行为干预有助于心理调整并改善疼痛和功能状态。人们已经开发出一些旨在评估自我效能的自我报告评估工具，这些评估工具已被应用于临床研究和实践中[71, 72]。

疼痛灾难化指患者在实际经历或预期疼痛体验中产生的夸大的负面思维定式。当前文献通常将疼痛灾难化定义为评估加工的一种形式或一组适应不良信念[73]。疼痛灾难化患者在认知和情感过程中，表现出对疼痛相关刺激的夸大、无助感和对疼痛的消极倾向，并且在生活环境中强迫性反思疼痛及其意义，并放大症状。上述疼痛灾难化的表现与疼痛程度及功能障碍的加重存在关联。疼痛灾难化已成为急性和慢性疼痛的重要预测因子。在具有不同疼痛诊断的群体中，疼痛灾难化可提高患者对急性[74]、慢性疼痛的严重程度[75]及残疾的感知[76, 77]。

为评估疼痛灾难化，人们已经开发出一些具备良好心理测量特性的自我报告型测量工具，如应对策略问卷（coping strategy questionnaire，CSQ）[77]和疼痛灾难化量表[78]。这些测量工具已被证明能够有效预测患者的残疾和治疗反应，并被应用于临床研究及工作中。研究表明，一种包含 2 项评估条目的简要灾难化测量工具与较长形式的测量量表存在高度相关性，可作为筛查手段[79]。

需说明关于使用“灾难化”术语的忠告。虽然“灾难化”概念对于评估疼痛十分重要，但患者倾向于认为此术语是极其消极和诬蔑化的[80]，因此医疗人员在与患者交流时，应谨慎使用此术语或将自我报告型测量称作为灾难化测量。

二十二、功能影响的评估

医疗人员可以从三个不同的角度评估患者的躯体功能和活动能力，包括评价患者对自身身体功能的看法（自我报告），在临床或实验室环境中观察患者的人体运动（定时行走、步态模式），以及客观评估患者在自然环境中的活动（使用技术仪器和设备，如加速度计）[81, 82]。上述每一个角度都可提供关于功能的不同信息，并且这些信息可以相互补充。临床医生应根据体能的特点和诊断条件对患者进行身体功能的客观评估。更加详细的讨论超出了本章的范围，可参阅 Ware 和 Sherbourne[83] 的全面性综述。

功能的自我报告评估

一些自我报告型测量工具已经被开发出来，以评估人们参与一系列功能性活动的能力，如上楼的能力、在特定时间内久坐的能力、举起特定重量的能力、进行日常生活活动的能力，以及进行这些活动时所感知的疼痛严重程度[82]。这些公认、受心理测量学支持的测量工具，包括通用型测量工具［36 项简明健康调查（short-form 36，SF-36）[83]］、疼痛特异性测量工具［简明疼痛评估量表[40]、疼痛障碍指数（pain disability index，ODI）[84]、多维疼痛量表（multidimensional pain inventory，MPI）[85]］，以及评估背痛和功能状态的特异性测量工具［Oswestry 腰痛障碍调查问卷[86]、Western Ontario 和 McMaster 大学骨关节炎指数评分（western ontario McMaster assessment of knee and hip osteoarthritis，WOMAC）[87]］（详细内容请参考 Taylor 等[82]）。

Oswestry 腰痛障碍调查问卷是一种由 10 个条目组成的功能评估量表，已被广泛用于评估与腰痛相关的功能障碍程度[86]。该问卷的优势在于，它是一种针对特定疾病的评估工具。一般而言，这种疾病特异性量表能够评价疾病的特定影响，而这种影响可能无法通过普适性量表进行评估[81, 82]。此外，患者对疾病特异性量表的反应通常反映共存疾病对身体功能的影响，而使用普适性量表可能会混淆对试验过程中变化的解释。疾病特异性量表与普适性量表各具优势。在评估治疗对身体功能的影响方面，

疾病特异性量表具有更高的灵敏度，而普适性量表能够提供有关身体功能和治疗益处的信息，这些信息可以在不同疾病和研究中进行比较[82, 88]。医疗人员可根据评估目的决定是否使用疾病特异性量表、普适性量表或组合使用这两种量表。若评估对象是临床实践中的个体患者，最合适的做法是使用基于具有可比特性的样本开发的测量量表。如果医疗人员希望在一组患者之间进行比较，则应考虑采用更具有广泛性的疼痛特异性量表。如果功能评估是作为研究的一部分实施的，那么适合组合使用量表，这样有利于将慢性疼痛患者与更多不同疾病患者进行比较（如 SF-36[83]）。

对于慢性疼痛患者来说，睡眠是反映躯体功能的一个特别重要方面[89]。据报道，疼痛往往对睡眠质量和睡眠时间产生重大影响。在评估疼痛对睡眠的影响时，应询患者的睡眠情况，并根据访谈所获得的信息，采用更加详细的测量方法客观地评估患者的睡眠。常见的评估方法包括睡眠实验室监测、加速计和自我报告量表（MOS 睡眠量表[91]）。

对于腰痛患者而言，除了躯体功能外，评估工作状态也十分重要。由于没有标准的评估工具，临床医生在评估腰痛患者时，应该适时地询问以下与工作相关的问题：①患者正在工作吗；②如果患者不在工作，这是否与他或她的健康有关；③患者离开工作岗位有多久，工作经历是什么样的；④患者是否领取过任何伤残津贴，是哪种伤残津贴；⑤患者是否接受过工作和所需技能 / 知识的培训；⑥这对患者意味着什么（如自豪感及焦虑的来源）。

很大一部分经历过腰痛伤害的患者会提出人身伤害索赔。一些证据表明，与患有相同疾病但没有提出工人赔偿要求的患者相比，提出工人赔偿要求的受伤工人对各种治疗方案反应较差[92]。然而，有关诉讼与临床病程关系的研究结果一直相互矛盾。例如，一些研究报道律师介入和诉讼会对颈部扭伤患者的康复产生负面影响[93, 94]。然而，其他研究并不支持这些因素的预后作用[95]。还有许多文献报道了诉讼 / 律师介入对慢性疼痛结局的影响，但对这些富有争议的文献进行讨论已超出本章的内容范围[96–100]。

二十三、体能的评估

疼痛患者的体能通常由物理治疗师和作业治疗师进行评估。在某些临床环境中，治疗师可独立或与临床医生一起制订非正式评估方案。而在其他情况下，需要制订规范的体能评估方案。尽管这些体能评估方案的有效性饱受质疑[82]，但它们经常被用于评估疼痛患者，尤其受伤工人。临床医生可通过评估患者的体能收集有关身体功能的客观信息，并根据这些评估信息制订促进患者康复的治疗规划。此外，患者若遇到更具对抗性的情况（如工人赔偿），可在对索赔做出裁决决定时，提供体能数据。

二十四、社会支持的评估

社会支持因素是指存在于社会（人际）环境中的因素，这类因素不依赖于个人心理特征而对疼痛产生影响。社会支持的可得性、性质、质量及重要他人的反应都会影响个体应对疼痛的方式。如前所述，患者的疼痛行为向别人传达了他们疼痛症状的严重程度、情绪困扰和痛苦，并且这些可观察的疼痛行为能够可引起重要他人的反应。重要他人对患者疼痛行为的反应可能是适应性（如鼓励）或不适应性（如惩罚、关心）。一些工具已经被开发用于评估患者对于别人对其困境的反应的看法（如 MPI– 配偶反应量表）[85]。例如，有充分的证据表明，当疼痛患者的配偶关心其症状时，他们通常会表现出更加戏剧性的疼痛行为[101]。

结论

疼痛和疼痛相关症状是多种复杂因素相互作用的结果。一系列影响患者疼痛体验和残疾的因素都有可能使慢性疼痛的评估和治疗复杂化。过去半个世纪的疼痛研究一再表明，疼痛不仅是一种生理现象，还是一系列“人的变量”。例如，社会心理、环境和行为因素，在决定疼痛的发生、严重程度和性质方面发挥着重要作用。鉴于慢性疼痛的多因素性质，在充分评估疼痛时，需制订全面的评估方法。本章讨论了对影响慢性疼痛的医学因素、中枢神经系统疼痛处理的改变、心理因素和社会因素的评估。我们说明了几种结合访谈和医疗检查的自我报告清单。正如我们反复强调的那样，充分评估慢性疼痛患者意味着要对表现出症状的人进行评估，而且评估内容不仅限于患者的症状及病理生理变化。虽然在评估疼痛方面没有捷径可走，但识别影响疼痛的医学、社会心理和行为因素对于规划和执行有效的治疗计划至关重要。另外，我们还介绍了一些简明量表，这些量表可为值得进一步调查的领域提供信息。

要 点

- 充分评估慢性疼痛患者，而不只是评估患者报告的疼痛症状。
- 完整病史、体格检查、筛查严重疾病、识别可能影响治疗反应的危险因素、选择性使用诊断性测试是全面评估慢性疼痛患者的重要组成部分。
- 诊断影像学可能会被过度使用，该检查适合用于确认在采集病史和体格检查期间收集到的信息。
- 一系列社会心理、行为和环境因素都会促进患者经历慢性疼痛和与疼痛有关的残疾。对这些因素进行评估，可更好地了解慢性疼痛患者的疼痛情况，并有助于临床医生制定治疗计划。
- 由于患者错误的信念和不切实际的期望会降低他们参与治疗方案的积极性并影响治疗结果。因此，在制订任何治疗方案之前，应调查患者对其疼痛症状的原因和意义的信念，以及对治疗的期望。
- 在医患互动中观察患者的疼痛行为可以为患者的有意识和无意识动机提供有用的信息。
- 可通过使用自我报告清单获取与患者的信念、情绪和活动相关的信息。
- 功能活动的自我评估可能不能提供有关体能的准确信息，可考虑采用更加客观的评估手段。然而，功能的自我评估是重要的信息来源，因为它传达了患者的看法。即使自我评估结果与客观测量结论不一致，也不应忽视自我评估的价值。

第 16 章　以机制为导向的疗法和精准医疗
Mechanism-Based Treatment and Precision Medicine

Jianguo Cheng　Yul Huh　Ru-Rong Ji　著
刘嘉鑫　译　　王秀丽　校

为了解决对 5000 多万美国人造成影响的各类慢性疼痛性疾病[1]，疼痛医学在不断探究新方案的基础上不断进步，其核心方法是进一步发掘和了解疼痛机制并找到从急性疼痛向慢性疼痛转变的决定性因素，只有通过不断地探索、发现、研发，并转化成新的有效的基于机制的预防和治疗措施，才能满足患者的迫切需求。然而，由于多种原因，机制导向疗法往往不能达到预期的治疗效果。首先，我们对疼痛的发生、持续、慢性化和缓解的机制了解尚有不足，因为在不同条件下这些疼痛阶段的细胞和分子生物学机制尚不完全清楚；其次，多数复杂的疼痛由多种机制相互作用，包括其他并发症、心理因素和社会因素；再次，许多治疗方式机制复杂，常有多个靶点且伴随着显著的脱靶效应；最后，当下基于机制的治疗方案往往忽略了患者遗传、性别、治疗耐受性、发育、环境等方面的个体差异。因此疼痛治疗的未来应是个体化的精准医疗，这是一种结合遗传、既往史、环境和生活方式等个体差异的新型治疗方案和疾病预防手段。因此，精准的疼痛医疗在完善以患者为中心的生物 - 心理 - 社会模式方面具有巨大的潜力[2]。在生物学领域，以机制为导向的有效治疗方法依赖于正确的评估和准确的诊断及鉴别诊断，其理论基础是疼痛的解剖位置、结构、病理特性、细胞分子机制和遗传易感性。对特定药物治疗有较好反应的患者，可通过定量感觉测试进行表型分析。在社会心理层面，临床转归受到灾难化思维、抑郁和焦虑等心理因素，以及生活方式、社会经济状况和医疗保健等社会因素的高度影响。通常，这些社会心理因素可能是决定患者预后的主要因素。

循证医学，顾名思义，就是认真、准确、合理地使用最佳证据来决定患者个体化治疗[3]。循证疼痛治疗的目的就是将临床经验和患者的具体情况与可靠的研究信息相结合，因此，基于机制的治疗和精准医疗是循证疼痛治疗和临床实践指南的发展基础，其考虑了个体差异和其他混杂因素，为临床医生对患者治疗方案的制订提供信息，以最大限度地提高治疗效益并减少不良反应。至于精准疼痛医疗的未来，将在本章关于精准疼痛医疗的部分中讨论。

本章无法对疼痛医疗中所有基于机制的治疗进行全面完善的回顾，但是我们将简要介绍最常用的几种治疗，包括药物治疗、介入治疗 / 手术，以及物理、认知与行为疗法。我们将重点关注具备较好创新性的生物制剂新疗法及其最新进展，如单克隆抗体和细胞疗法，以及脊髓电刺激（spinal cord stimulation，SCS）等神经调节方法。值得强调的是，所有这些治疗模式都必须以准确的评估和诊断为导向，并作为以患者为中心、多学科交叉和综合治疗的一部分，根据每个患者的不同需求进行个性化调整[4]。

一、基于机制的治疗现状和发展

疼痛医学中最先进的疗法是通过特定的分子、细胞和神经通路靶向调节痛觉的转导、传导、传递和感知（表 16-1）。在分子水平上，疼痛治疗可能通过影响离子通道、受体和其他关键信号分子发挥作用。在细胞水平上，疼痛治疗可能影响神经元的放电频率和放电模式，以及炎症和免疫细胞（包括胶质细胞、小胶质细胞和巨噬细胞）的功能状态。在神经通路层面上，疼痛治疗可能会对上行疼痛通路、脊髓中间神经元、从脑干到脊髓的下行调节通路，以及负责对疼痛感觉及情感相关的疼痛感、疼痛反应和疼痛适应的大脑各个脑区产生功能和连接性方面产生影响。

（一）药物治疗

1. 现有的治疗方法

目前的药物治疗包括应用局部麻醉药物、非甾体抗炎药、抗抑郁药、抗惊厥药、肌肉松弛药和阿片类药物等（表 16–1），这些疗法通过广泛的机制达到镇痛效果。例如，局部麻醉药通过阻断电压门控钠通道，可逆地阻断疼痛冲动。抗炎药选择性或非选择性地抑制 COX（COX-1/COX-2），以减轻炎症和疼痛敏感化。大多数肌肉松弛药作用于中枢神经，它们可能激活 α_2 肾上腺素受体（替扎尼定），导致脊髓中间神经元兴奋性氨基酸释放减少[5]，或者抑制 5–HT_2 受体（环苯扎平），导致脊髓前角 5–HT 活性下降[6]。抗惊厥药可阻断钠通道（如卡马西平、奥卡西平、托吡酯、丙戊酸）或钙通道（加巴喷丁、丙戊酸）[7, 8]。阿片类药物激活 μ、δ 或 κ 阿片受体以产生镇痛作用[9]。抗抑郁药，如 SNRI（如度洛西汀、曲马多和 TCA）；选择性 5– 羟色胺再摄取抑制药（selective serotonin reuptake inhibitors，SSRI）（如氟西汀）和选择性去甲肾上腺素再摄取抑制药（norepinephrine reuptake inhibitors，NRI）（如他喷他多），通过激活下行抑制通路抑制伤害性感受的传递。一种药物通常具有多个治疗靶点或机制。例如，他喷他多为去甲肾上腺素转运体抑制药和 μ 阿片受体激动药；加巴喷丁主要通过阻断电压门控钙通道的 $\alpha_2\delta_1$ 亚单位起作用[10]，但也可以调节其他靶点，如 TRP 和 NMDA 受体[11]。此外，它还可能抑制蓝斑 GABA 的释放，并激活去甲肾上腺素介导的脊髓下行抑制通路[12]。

单克隆抗体是由相同的免疫细胞产生的抗体，这些免疫细胞是由特殊的母细胞克隆而来。由于它们的高选择性和长半衰期（数周），单克隆抗体成为多靶点疼痛治疗的主要类型。由于 CGRP 在神经源性炎症和偏头痛的发病机制中起关键作用，抗 CGRP 信号通路的单克隆抗体为偏头痛的预防和治疗提供了一种机制新颖且具特异性的方法[13]。抗 CGRP 单抗（瑞玛奈珠单抗、伽奈珠单抗和依普奈组单抗）[14–16] 或 CGRP 受体单抗（厄瑞奴单抗）[17, 18] 在备受关注的对照研究中显示出了对预防或治疗偏头痛的疗效，并且至今没有出现安全问题（表 16–1）。

2. 正在研发的治疗方法

值得注意的是，奥塞利定最近被 FDA 批准短期应用于医院或其他可控临床环境中治疗中至重度疼痛[19]（表 16–2）。然而，针对 GPCR、离子通道和酶的这些新靶点的抑制药取得十分有限的研究进展[19]。例如，临床前研究表明 p38 MAPK 在小胶质细胞激活和疼痛的发病机制中发挥了重要作用[20]。然而，由于药代动力学曲线不佳或缺乏选择性，大多数 p38 抑制药在不同疾病条件下的临床试验中均以失败告终[21]。NGF 在炎性疼痛[22–24] 和癌症疼痛[25] 中发挥重要作用，NGF 单克隆抗体，如他尼组单抗、福拉奴单抗和法司努单抗是为治疗人类和猫狗的慢性疼痛而研发的[26]。抗 NGF 治疗减轻了骨关节炎患者的关节疼痛，但也增加关节相关不良事件的发生，还需要进一步的研究来确定这些疗效和不良事件的临床意义[27]。电压门控钠通道 $Na_v1.7$ 是治疗人类疼痛最有效的靶点之一[28]，然而选择性外周限制性 $Na_v1.7$ 钠通道阻滞药 PF-05089771 的作用小于普瑞巴林[29]。

（二）非药物治疗

1. 介入程序

介入程序应用了一系列的治疗机制。神经阻滞多采用局部麻醉药与皮质类固醇联合应用的方法，从而可逆性地阻断伤害性信号传入，减少对靶神经的刺激和炎症。由于神经阻滞通常只具有短期的治疗效果，有时通过神经消融术的射频去神经支配、神经冷冻术、化学神经溶解术或球囊压迫术等手段长期缓解关节疼痛（如关节突关节、骶髂关节、膝关节、髋关节、肩关节和椎间盘）、神经病理性疼痛（如三叉神经痛、神经卡压）或内脏疼痛（慢性腹痛或盆腔疼痛），这些方法不可逆地阻断了伤害性传入，直到神经再生和出现神经再支配。

2. 手术方法

许多外科手术通过对受压迫的神经进行减压来治疗疼痛，例如，用于治疗三叉神经痛的微血管减压术、用于治疗椎管狭窄的椎板切除术或微创腰椎减压术、用于治疗椎间孔狭窄的椎间孔切开术和用于椎间盘侵犯脊神经根的椎间盘摘除术。这些手术可减轻对靶神经的物理压迫和化学刺激，改善神经的血液循环，缓解疼痛和其他症状。

3. 物理 / 认知 / 行为疗法

物理、认知和行为疗法在疼痛管理中的作用日渐得到认可。虽然大多数疗法的机制仍有待阐明，但有影响力的假说或理论已被提出并经常被引用。

表 16-1　临床实践中的治疗药物

治疗靶点 / 机制	代表性药物
μ 阿片受体激动药	阿片类药物：吗啡、氢可酮、氢吗啡酮、美沙酮、芬太尼、曲马多、他喷他多
COX（COX-1 和 COX-2）非选择性抑制药	美洛昔康、布洛芬、萘普生
COX-2 选择性抑制药	塞来昔布（NSAID）
电压门控钠通道：非选择性阻滞药	抗癫痫药物：卡马西平、奥卡西平；局部麻醉药：利多卡因、布比卡因、罗哌卡因
电压门控钙通道：$Ca_v2.2$ 阻滞药	齐考诺肽（鞘内用于癌症和慢性非癌症疼痛）
钙通道 $\alpha_2\delta_1$ 亚基阻滞药	加巴喷丁类：加巴喷丁、普瑞巴林（抗癫痫药物）
NMDA 受体拮抗药	氯胺酮，一种解离麻醉药
5-HT_1B/D 激动药	治疗偏头痛的曲坦类药物
5-HT/ 去甲肾上腺素转运体，SNRI	度洛西汀（抗抑郁药）；曲马多，TCA：阿米替林、去甲替林、地昔帕明
5-HT 转运体，SSRI	氟西汀（减轻伤害性疼痛和减轻阿片类药物耐受和依赖）
去甲肾上腺素转运体、去甲肾上腺素再摄取抑制药	他喷他多
α_2 受体激动药	替托尼定（肌肉松弛药）
5-HT_2 受体拮抗药	环苯扎平（肌肉松弛药）
突触体相关蛋白（SNAP-25）	A 型肉毒毒素
囊泡相关膜蛋白（VAMP）	B 型肉毒毒素
CGRP 受体单克隆抗体	用于预防偏头痛的厄瑞奴单抗
CGRP 单克隆抗体	用于偏头痛治疗和预防的瑞玛奈珠单抗、伽奈珠单抗和依普奈组单抗

物理疗法（如运动、手法治疗和经皮神经电刺激）可针对周围组织和伤害性感受器的特定变化、神经病理性疼痛体征和症状、减少中枢抑制和增强中枢兴奋性、社会心理因素和运动系统的改变[30]发挥作用。这五类疼痛机制（伤害性、中枢性、神经病理性、社会心理性和运动系统）在物理疗法中经常被引用。认知行为疗法的理念为思维扭曲和适应不良性行为在心理障碍和心理失能（包括慢性疼痛障碍）的发展和维持中发挥着作用，并且可以通过学习新的信息处理技能和应对机制来减少症状和相关痛苦。临床试验和临床实践证实这些疗法在特定患者群体中是有效的[31-33]。

4. 神经调节

神经调节是在创新和临床应用中发展最快的领域[34]。新的刺激方式，如高频脊髓后索刺激[35, 36]、暴发性刺激[37, 38]、高密度刺激[39]、差异靶点多路复用脊髓电刺激[40, 41]、闭环刺激[42, 43]、背根神经节刺激[44]、周围神经电刺激[45]、迷走神经刺激（vagus nerve stimulation，VNS）[46, 47]、经颅直流电刺激[48]等都取得了良好的效果。最近已经进行的几项随机对照试验，为临床应用数种新型神经调节模式治疗多种严重和顽固性疼痛提供了强有力的证据，同时，为了更好地了解这些神经调节方式的作用机制，研究力度也有所加强。

二、疼痛的神经免疫调节及新靶点的研究进展

在过去 10 年里，在揭示疼痛的神经机制方面

表 16-2 已经或正在测试的治疗靶点

治疗靶点 / 机制	代表性药物
TRPV1 拮抗药（伤害性感受器和痛觉传导）	MK2295，SB705498，GRC6211，AMG517，ABT102，ADZ1386
$Na_V1.7$ 钠通道抑制药（兴奋性伤害感受器和痛觉传导）	PF-05089771，CNV1014802，呋纳匹特，DSP-2230，雷非酰胺
$Ca_V3.2$ T 型钙通道抑制物（突触传递）	TTA-P2；别孕烯醇酮［（3β，5β）-3- 羟孕酮 -20-1］
K_V7 钾通道激活药（兴奋性伤害感受器）	替加比滨，氟吡汀
CCR2 趋化因子受体拮抗药（神经炎症）	RS504393，AZD2423，RAP-103
NMDA 受体拮抗药（突触传递）	一氧化二氮，右美沙芬
p38 MAPK 抑制药（细胞内信号转导、小胶质细胞激活、神经炎症）	Acumapimod（BCT197），Neflamapimod（VX-745），PH-797804，Dilmapimod（SB-681323），Losmapimod（GW856553X），Talmapimod
NGF 单克隆抗体（痛敏）	他尼珠单抗，福拉奴单抗，法司努单抗
偏向性 μ 阿片受体激动药（疼痛传递）	TRV130（奥利西定）
κ 阿片受体激动药（疼痛传递）	喷他佐辛；JT09（激动药，无中枢不良反应的外周镇痛作用）
P2X 嘌呤能受体拮抗药（痛敏）	AF-219（P2X3 拮抗药）
GABA 受体亚型选择性调节剂（痛觉传递）	NS11394（$GABA_A$ 受体亚型选择性正变构调节剂）

取得了巨大进展。首先，利用整个群体和单细胞水平的转录分析的研究，揭示了初级感觉神经元的分子多样性，包括小鼠背根神经节中的伤害性感受器[49-52]。其次，利用光遗传学和化学遗传学的前沿技术，我们极大地扩展了对疼痛回路的认识，包括介导“门控”和脊髓机械性痛觉超敏的通路[53-56]。这些通路还可调节中枢敏化，增强中枢神经系统（脊髓和大脑）的疼痛处理。值得注意的是，中枢敏化不仅可以表现为兴奋性神经传递的增加，还可以表现为去抑制（即中枢疼痛回路中抑制性突触传递的减少或丢失）[57]。中枢敏化可迅速打开脊髓“大门”，使触觉刺激诱发机械痛敏（触觉痛敏），这是许多慢性疼痛疾病的基本特征[56]。

（一）慢性疼痛中的胶质细胞激活、神经胶质病和神经炎症

随着疼痛神经免疫调节方面的出版物呈指数增长，我们对疼痛是以神经为中心的观点正在发生着改变[58-61]，尤其是在疼痛发生（如神经损伤）后，小胶质细胞和星形胶质细胞等神经胶质细胞的激活正在成为疼痛发病的关键机制[59, 62-66]。除了神经病变，“神经胶质病变”被认为是发展和维持慢性疼痛的驱动力[67]。研究表明，慢性疼痛时免疫系统和神经系统之间存在双向信号通路[61, 68, 69]。

随着对神经胶质细胞调节疼痛方面认知的不断深入，我们逐渐认识到“神经炎症”是中枢敏化和慢性疼痛的关键因素。与炎症相比，神经炎症是神经系统的局部炎症。神经炎症的特征包括：①周围神经系统（如施万细胞和卫星胶质细胞）和中枢神经系统（如小胶质细胞和星形胶质细胞）的胶质细胞激活；②免疫细胞（如巨噬细胞和 T 细胞）的浸润；③炎症细胞因子和趋化因子的产生[70-72]。因为炎症在不同的疼痛阶段和不同的疼痛类型中发挥不同的作用，所以确定炎症的类型很重要[13]。例如，神经源性炎症是由初级传入神经元被伤害性刺激激活所致，并产生头痛和复杂区域疼痛综合征等的疼痛症状。血液测试可以检测炎症，但很难评估神经炎症，特别是即便炎症在很大程度上得到缓解，PNS 和 CNS 中仍可能存在神经炎症。因此，神经炎症在疼痛慢性化过程中起着重要的作用[70]。脑脊液（cerebrospinal fluid，CSF）中可检测到神经炎症；循环的脑脊液会将疼痛扩散到身体的其他部位。可以想象，神经炎症会导致广泛的慢性疼痛，如纤维肌痛和颞下颌关

节紊乱[73]。

理解疼痛调节中的神经免疫和神经胶质细胞的相互作用，其关键步骤是探究免疫细胞和神经胶质细胞产生的炎性介质（IFM，如细胞因子和趋化因子）是如何调节疼痛回路中的神经元活动的。一般认为，细胞因子（如 IL-1β）通过诱导 COX-2 和随后产生的前列腺素（如 PGE2）来增强疼痛，这一过程在 PNS 和 CNS 中都会发生[74]。然而，COX-2 抑制在治疗神经病理性疼痛等慢性疼痛方面效果欠佳。相反，最近的研究进展证明细胞因子对疼痛传递有直接调控作用，因为神经元表达细胞因子受体［如 IL-1R1、IL-6R、TNF 受体 p55（TNF-RⅠ）、p75（TNF-RⅡ）］。值得注意的是，细胞因子是强大的神经调节剂和突触调节剂。电生理学证据表明，IL-1β、IL-6 和 TNF 可以快速（在 1min 内）和有效（纳摩尔级别的低浓度，与神经递质谷氨酸神经递质毫摩尔级别的浓度相比）地调节兴奋性和抑制性突触传递[75, 76]。这一发现改变了我们对神经胶质调节疼痛回路时间间量程和有效性的看法。

（二）促炎细胞因子和趋化因子

神经胶质细胞被激活后，会产生 TNF、IL-1β 和 IL-6 等促炎细胞因子产生疼痛[63, 64, 77]。IL-1β 可调节不同类型的疼痛，如炎性疼痛、神经病理性疼痛和癌性疼痛[61]。通过周围神经，足底注射和鞘内注射等不同途径使用重组 IL-1β 可引起痛觉过敏，而通过基因敲除 IL-1R 或鞘内注射 IL-1R 中和抗体或拮抗药等方式阻断 IL-1β 信号通路，可以在多种啮齿类动物模型中减轻疼痛[61, 64]。有趣的是，在骨折后 16 周，中枢（鞘内）给予 IL-1R 拮抗药阿那白滞素可以减少啮齿动物的慢性术后疼痛，证明 IL-1β 信号在慢性疼痛的维持中具有重要作用[78]。与 IL-1β 的上调相比，IL-1-Ra 是由免疫细胞、上皮细胞和脂肪细胞分泌的 IL-1β 天然抑制药，与 IL-1β 的作用相反，在慢性疼痛时下调[79]。

趋化因子是一种小的细胞因子，通过 GPCR 传递信号。CCL2 和 CXCL1 是研究最深入的两种趋化因子，是由脊髓和初级感觉神经元中的星形胶质细胞产生。CCL2 和 CXCL2 通过其各自神经元表达的受体 CCR2 和 CXCR2 促进炎性、神经病理性和癌性疼痛[80-83]。

从机制上讲，胶质细胞源性细胞因子（TNF、IL-1β，IL-6）和趋化因子（CCL2 和 CXCL1）通过增强兴奋性 AMPA 和 NMDA 介导的突触传递，同时抑制脊髓背角浅层 GABA 能和甘氨酸能神经传递，可以迅速引起中枢敏化并产生疼痛[75]。此外，这些细胞因子和趋化因子通过增加 TRP 通道（TRPA1 和 TRPV1）和电压门控钠通道（Na_v1.7～1.9）等重要离子通道的活性来引起外周敏化（图 16-1）[70, 84]。

（三）抗炎细胞因子

IL-10 由多种免疫细胞产生，因其抗炎和镇痛作用而被广泛研究。啮齿动物幼年时的神经病理性疼痛可被 IL-10 介导的抗炎调节作用所掩盖，而脊髓抗 IL-10 治疗后则表现为神经病理性疼痛[85]。通过基因治疗在脊髓中持续产生 IL-10 可以长期缓解大鼠的神经病理性疼痛[86]。运动可以通过内源性 IL-10 释放来缓解疼痛[87]。IL-10 是神经元 – 胶质细胞相互作用的重要介质。在动物和人类慢性疼痛时抗炎细胞因子 TGF-β_1 均有所下调[88, 89]。在啮齿动物神经损伤后，由大多数免疫细胞和血小板释放的 TGF-β_1 可有效抑制神经性疼痛，并抑制脊髓胶质细胞活化和神经炎症[90, 91]。TGF-β_1 在快速、直接的神经调节中发挥非典型作用：在几分钟内激活神经元上 TGFBR1，使神经损伤诱导的背根神经节神经元兴奋过度和脊髓突触可塑性恢复正常[90]。

（四）MMP

越来越多的证据表明，MMP 等蛋白酶在神经炎症和慢性疼痛的发病机制中发挥了积极作用（图 16-1）[70, 92]。在 MMP 大家族中，明胶酶 MMP-2 和 MMP-9 参与了小鼠神经病理性疼痛的发展和维持。神经损伤导致 DRG 神经元轴突损伤，MMP-9 的表达和活性快速而短暂的活性上调。值得注意的是，分泌的 MMP-9 足以激活小胶质细胞，通过脊髓小胶质细胞中 p38 的磷酸化导致早期神经病理性疼痛[94-96]。与快速诱导产生的 MMP-9 相反，神经损伤时 MMP-2 在神经胶质细胞中产生较晚但较持久，导致由星形胶质细胞激活介导的晚期神经病理性疼痛[94]。MMP-9 和 MMP-2 参与神经病理性疼痛中 IL-1β 的裂解 / 激活及其信号转导[94]。为了控制 MMP 对组织的损伤，人和动物也产生内源性 TIMP，TIMP-1 对 MMP-9 具有相对选择性，TIMP-2 对 MMP-2 具有相对选择性。TIMP 是神经病理性疼痛的有效抑制药，TIMP-1 和 TIMP-2 分别减轻小鼠早期和晚期的神经病理性疼痛[94]。相反，TIMP-1 基因敲除的小鼠在损伤后迅速表现出热痛和机械性痛觉过敏。MMP 也与

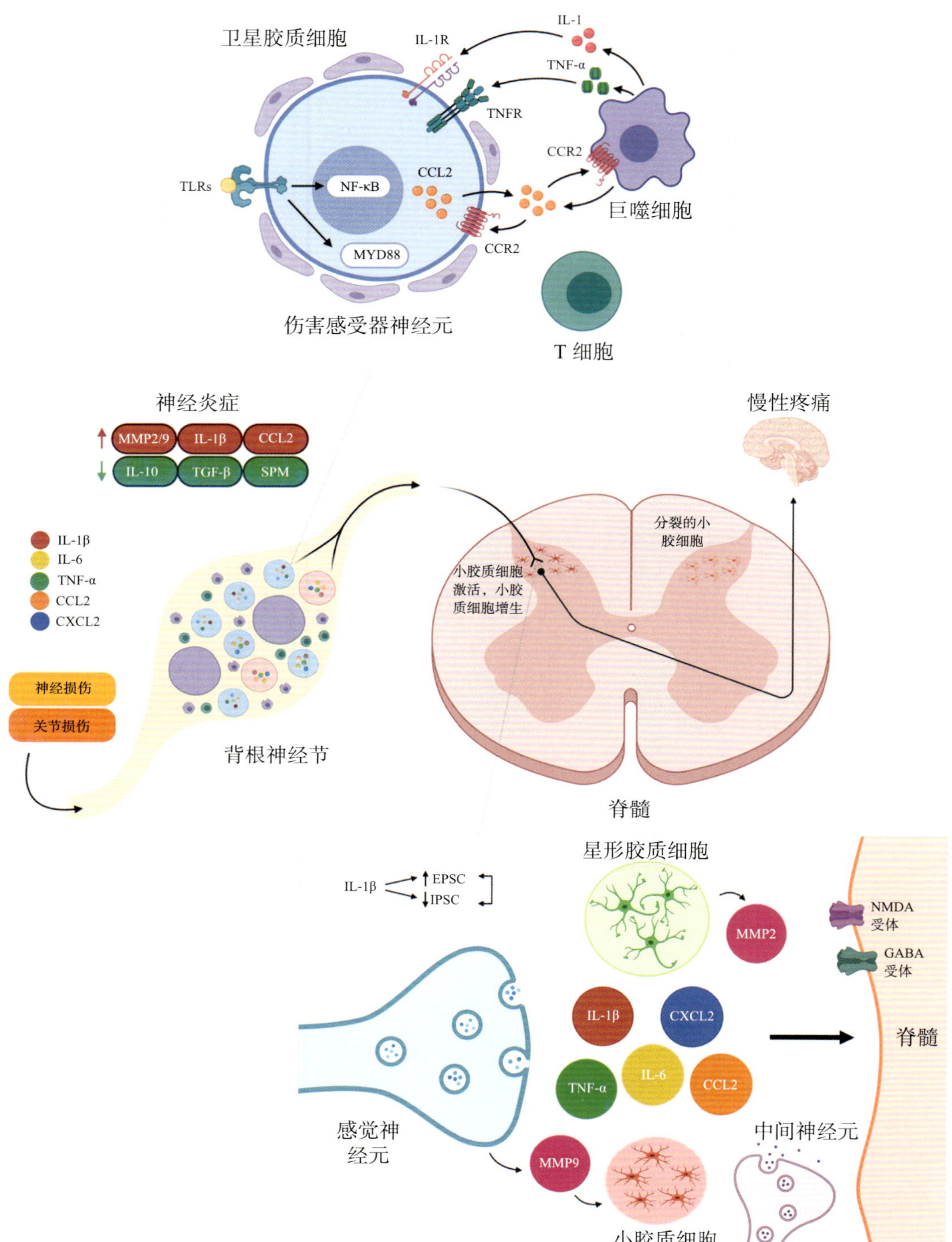

▲ 图 16–1　周围神经系统（背根神经节）和中枢神经系统（脊髓）慢性疼痛的神经免疫调节

神经损伤和关节损伤（关节炎）等疼痛性损害，激活包括背根神经节中的卫星胶质细胞与脊髓中的小胶质细胞和星形胶质细胞在内的神经胶质细胞，并浸润免疫细胞（如巨噬细胞和 T 细胞），导致 PNS 和 CNS 的神经炎症。神经炎症与促炎细胞因子和趋化因子（IL-1β、IL-6、TNF-α、CCL2、CXCL1）的产生增加、抗炎细胞因子（IL-10、TGF-β）和特异性促炎症消退介质（specialized pro-resolving mediators，SPM）（如溶血素和保护素）的产生减少有关。SPM 可能作为神经炎症和慢性疼痛的新生物标志物。上述免疫介质可作用于神经元上的受体，调节神经元活动和疼痛敏感性。值得注意的是，IL-1β 可以调节脊髓疼痛通路中的兴奋性和抑制性突触传导（兴奋性和抑制性突触后电流，EPSC 和 IPSC），以促进中枢敏化。疼痛的伤害也会激活痛觉感受器和神经胶质细胞中的 TLR，从而引发神经炎症和慢性疼痛。MMP（MMP-2 和 MMP-9）在疼痛损伤后上调，在慢性疼痛中对神经胶质激活和神经炎症起重要作用临床疼痛有关[97]。与 MMP-9 一样，TIMP-1 是一种损伤标志物，在疼痛发生后迅速在神经元和神经胶质细胞中产生[98]。人类遗传分析显示，细胞外基质组织和 MMP-9 在炎症性和神经性疼痛患者中发挥重要作用[99]。已经尝试研发用于治疗炎症和癌症的 MMP 小分子抑制药，但由于肝毒性和缺乏特异性，收效有限[93, 100]。最近通过功能选择开发出一种针对 MMP-9 的高选择性单克隆抗体，对化疗诱导的神经病理性疼痛小鼠模型有效[100]。

（五）消退素、特异性促炎症消退介质和止痛药

急性炎症的消退是一个积极的过程，需要产生特异性促炎症消退介质[101]。SPM 是在炎症消退阶段产生的，包括假手术期。假手术是一种与小鼠急性炎症和急性疼痛相关的消退状态[102]。阻碍 SPM 的产生可能会使炎症迁延不愈，导致从急性炎症到慢性炎症的转变[101, 103]。SPM 由几个不同的家族组成，如从 ω-3 不饱和脂肪酸二十二碳六烯酸（docosahexaenoic acid，DHA）和二十碳五烯酸（eicosapentaenoic acid，EPA）衍生的消退素、噬消素和保护素[101]。在不同的小鼠炎症模型中，SPM 表现出强大的抗炎症和促进炎症消退的作用[104]。值得注意的是，在啮齿动物模型的炎症性疼痛、神经病理性疼痛和癌性疼痛中，SPM 也产生强大的镇痛和抗痛觉过敏作用[105]。例如，RvD1 和 RvE1 在低于吗啡 100 倍剂量下即可抑制小鼠的炎性疼痛；NPD1 在低于加巴喷丁 500 倍剂量下可减轻神经病理性疼痛[106, 107]。SPM 通过免疫调节和神经调节来控制疼痛，通过作用于不同的 GPCR 来调节炎症的消退[101, 106]。GPR37 是最近发现的 NPD1 受体，它有助于缓解炎性疼痛，因为在缺乏 GPR37 的小鼠中炎性疼痛无法缓解[108]。

（六）疼痛免疫调节中的性别二态性

最近的临床前研究表明，痛觉的神经炎症调节中存在性别二态性[109]。例如，在雄性动物中，脊髓小胶质细胞、TLR4、P2X4 和 p38 MAPK 调节炎症和神经性疼痛，而在雌性动物中，T 细胞信号似乎更关键[110-113]。在疼痛的外周免疫调节方面也发现了性别二态性[110]。例如，巨噬细胞来源的 TLR9 调节雄性小鼠中化疗诱导的周围神经病变相关的机械性痛觉过敏[114]。因此，根据性别的不同展开基于神经免疫疼痛疗法的试验是很重要的。

三、针对神经免疫机制的靶向治疗：新兴的再生疼痛医学

在疼痛管理的新兴疗法中，生物制剂具有良好的应用前景，并为疼痛的神经生物学机制提供了新的方向[115]。再生疼痛医学寻求利用身体自身的修复能力缓解疼痛，是疼痛医学中一个快速发展的领域[115]。目前的生物疗法利用几种常见的生物制剂，包括来自骨髓、脂肪组织和脐带的间充质干细胞（mesenchymal stem cell，MSC）的细胞产品，以及如富血小板血浆（platelet rich plasma，PRP）和自体血清（autologous conditioned serum，ACS）等血源性制品[115]。这种方法可能会减少疼痛症状，改变动物和人类的疾病过程。虽然可能有多种细胞和分子机制在起作用，但再生医学对神经免疫的调节已成为缓解疼痛的主要机制。

（一）临床前研究中的细胞治疗和再生疗法

多项临床前研究证实骨髓间充质干细胞或骨髓干细胞（bone marrow stem cells，BMSC）通过神经免疫调节可持续缓解疼痛[116]。单次静脉或局部注射大鼠骨髓间充质干细胞可逆转大鼠肌腱损伤数月后的涉及单核细胞活化的机械性痛觉过敏[117, 118]。经腰椎穿刺鞘内注射骨髓间充质干细胞可长期缓解神经损伤后的神经病理性疼痛[90]。染色标记的 BMSC 在鞘内注射后迁移到背根神经节和脊髓脑膜，并在此处存活长达 3 个月。有趣的是，神经免疫相互作用引导骨髓间充质干细胞的迁移和靶向。在神经结扎损伤后，受损的 DRG 神经元上调趋化信号 CXCL12，并通过 CXCR4/CXCL12 归巢机制引导 BMSC 到达受损的 DRG[90]。此外，抗炎细胞因子 TGF-β_1 的分泌可有效缓解鞘内注射骨髓间充质干细胞的疼痛。鞘内注射抗 TGF-β_1 中和抗体选择性地逆转了鞘内注射骨髓间充质干细胞的镇痛作用。小胶质细胞和星形胶质细胞的激活，以及 IL-1β、IL-6 和 TNF 的表达增加，揭示了鞘内注射骨髓间充质干细胞还可控制神经损伤引起的脊髓神经炎症[90]。静脉注射或鞘内应用 MSC 可预防和逆转阿片类药物引起的药物耐受和痛觉过敏，并抑制长期应用阿片类药物导致的脊髓神经胶质细胞激活[119]。鞘内注射来自人脐带骨髓间充质干细胞的外泌体，通过抑制神经损伤诱导的神经炎症缓解大鼠神经性疼痛[120]。此外，抑制性神经元的神经再生已被用于再生疼痛医学。脊髓移植后，

来自内侧神经节隆起区的胚胎皮质 GABA 能中间神经元前体细胞可以生成抑制性神经元，并整合到伤害性通路中，从而减轻神经病理性疼痛[121]。

（二）临床研究中的细胞疗法和血液制品

细胞疗法：多项临床研究表明，细胞疗法对腰痛患者有长期益处。在一项前瞻性、非盲、非随机、单臂研究中，有 26 名患有中至重度椎间盘源性腰痛的患者，在受损腰椎间盘髓核中注入浓缩自体骨髓。36 个月后，20 名患者的 OSwestry 功能障碍指数（oswestry disability index，ODI）改善了 71%，视觉模拟评分改善了 70%，治疗过程中没有出现任何不良事件[122]。在另一项研究中，33 名患者在椎间盘内单次注射培养的自体骨髓间充质干细胞（bone marrow mesenchymal stem cells，BM-MSC）治疗椎间盘退行性疾病。治疗后 3 个月、36 个月、48 个月、60 个月和 72 个月，疼痛评分量表值发生了显著变化。所有患者均没有出现与治疗相关的严重不良反应，其中 20 名患者接受了 MRI 检查，检查报告提示，85% 的患者突出的椎间盘有所变小[123]。因具有免疫调节功能，脂肪组织来源的骨髓间充质干细胞也为慢性疼痛提供了一种治疗选择。一项单臂 I 期临床试验表明，单次椎间盘内注射自体脂肪组织来源的 MSC 后，不仅安全可耐受，还可以缓解腰痛[124]。

富血小板血浆：在过去 10 年中，使用 PRP 治疗肌肉骨骼疾病的数量大幅增加。PRP 含有多种生长因子，如 PDGF、α- 颗粒型生长因子、TGF-β、HGF 等。TGF-β 抑制炎症反应，促进软骨细胞活性和软骨生长[89]。在离体实验中 PRP 相关因子减少了促炎细胞因子，增加了胶原和蛋白多糖的产生[126, 127]。然而，从放射学角度评价，PRP 对人体软骨的修复效果欠佳。随机临床试验证实 PRP 对膝骨关节炎患者的功能恢复有好处[129, 130]。

ACS：ACS 是另一种用于再生医学的血液制品，可提高 IL-1Ra 水平，是细胞因子 IL-1 受体的抑制药，也是一种软骨保护性细胞因子[115]。在适当的培养条件下，全血可产生 IL-1Ra、抗炎细胞因子 TGF-β_1、IL-4 和 IL-10，以及外泌体等细胞外囊泡[115]。研究表明，ACS 可以减轻关节炎患者的疼痛和关节损伤[131]。一项 376 人参与进行的随机、盲法试验显示，与关节内注射透明质酸或安慰剂相比，ACS 的疗效更好，并且作用时间超过了 104 周[132]。

四、针对神经免疫机制的靶向治疗：神经调节

我们将重点讨论神经调节的脊髓电刺激和迷走神经刺激。神经免疫相互作用的调节，是治疗疼痛的关键要素。

（一）SCS 的神经调节

几种新研发的 SCS 模式已进行充分有效的随机试验。例如，在一项多中心随机对照试验中，高频（10kHz，HF-10）刺激已被证明能使超过 80% 背部手术失败综合征患者的腰腿疼痛缓解程度≥50%，与另一项多中心随机对照试验相比，传统低频刺激对腰痛和腿痛的缓解率分别为 44% 和 55%。经过 1 年和 2 年的随访，这一优势仍持续存在[35, 133]。

研究人员开发了一种新型的 SCS 系统，用于连续监测患者在使用 SCS 时的脊髓后索诱发复合动作电位（evoked compound action potentials，ECAP）[42]。这些 ECAP 用于优化编程，并通过调整刺激电流传递闭环 SCS，使其在患者治疗窗内保持激活状态。最近在一项多中心随机试验中将闭环 SCS 与传统开环 SCS 进行了比较，闭环组超过 80% 的患者慢性顽固性腰腿疼痛缓解程度≥50%，而在开环组中这一比例为 61%[42, 134]。值得注意的是，无论患者是否有背部手术失败经历均参与了该项研究，这表明这项技术可能适用于以前没有背部手术的患者。

研究人员还研究了几种其他类型的 SCS。暴发性刺激似乎优于强直性刺激[37]。高频刺激可以更好地缓解传统 SCS 治疗失败的背部手术失败综合征、CRPS 或神经病理性疼痛患者的疼痛[39]。在最近的一项研究中，差异靶点多路复用程序在改善难治人群预后方面也显示出了有希望的结果[41]。

为了阐明 SCS 的作用机制，人们提出了多种假说[135-137]。Melzack 和 Wall 在 1965 年首次提出门控理论，非伤害性感觉输入通过大直径感觉纤维关闭脊髓背角层的“闸门”，从而防止疼痛通过小直径纤维输入，因此减轻患者的疼痛程度[53]。然而，神经调节的真正机制非常复杂，目前尚未明确。门控理论不能解释 HF-10 SCS 的疗效，因缺乏在这种无感觉异常的刺激模式下大纤维激活的证据。高频刺激缓解疼痛的假定作用机制包括轴突传导阻滞、轴突活动的去同步化和胶质细胞 – 神经元的相互作用[40]。HF-10 阻断或去同步化轴突传递的研究都没有得到

动物实验或计算方法的支持[137]。临床前研究和人类机制研究表明，许多神经调节技术可能调控疼痛信号的传导、传递和感知，以及脊髓中的非神经元细胞促进中枢敏化和疼痛慢性化的过程[40, 137]。一个重要的发现是，电刺激可很大程度地调节中枢和周围神经系统中的免疫系统，而中枢和周围神经系统是疼痛敏化作用的重要基础。经过临床前研究不断积累证据表明，在啮齿类动物的神经病理性疼痛模型中 SCS 参与调节神经胶质细胞的激活[138]。最近的一项研究表明，Tlr2、Cxcl16、Cd68、Gfap、Ccl2 和 Itgam 等胶质细胞相关基因的表达与 SCS 对大鼠神经损伤所诱导的神经炎症状态的影响有关[40]。然而，在很大程度上尚不清楚这种神经免疫调节的具体信号机制。

（二）迷走神经刺激的神经调节

VNS 已被用于治疗纤维肌痛、盆腔疼痛、偏头痛和丛集性头痛[105, 139]。海绵窦和支流静脉的炎症可能是丛集性头痛的原因[140]。在一项随机假对照试验中，非侵入性 VNS 可缓解发作性丛集性头痛，但对慢性丛集性头痛的疗效欠佳。研究 VNS 如何激活传入神经来抑制炎症和缓解发作性丛集性头痛将是非常有意义的。值得注意的是，人的迷走神经中含有 SPM（如 RvE1 和 RvD5、保护素 D1、MaR1），体外电刺激迷走神经进一步促进 SPM 的生成，但减少了促炎性的前列腺素和白三烯生成[47, 141]。VNS 也被证明可以调节健康志愿者的基础痛觉敏感性。经皮 VNS 可抑制机械痛和有害性强直热刺激产生的时间累积效应[142]。

临床前研究为 VNS 控制炎症和疼痛提供了新的见解。刺激右侧迷走神经干可产生镇痛作用[143]。“炎症反射”假说提出了一种迷走神经介导的神经回路，它能够实时向大脑提供关于机体炎症状态的信息，这种迷走神经介导的炎症反射能够对炎症进行快速的神经调节[144]。迷走神经切断术（横断迷走神经）减少了渗出液中 SPM 的局部产生，并减慢了炎症的消退[145]。在紫杉醇诱导的神经病变小鼠模型中，经电针进行耳穴 VNS 可减轻神经病理性疼痛。耳穴 VNS 治疗可有效缓解小鼠神经病理性疼痛，提高小鼠 SPM 水平（RvD1/RvD1）[105]，包括 RvD1 在内的几种 SPM 足以减轻小鼠的机械性痛觉过敏[146]，因此 VNS 可能通过产生 SPM（RvD1）来减轻神经病理性疼痛（图 16–2）。

五、精准疼痛医学

精准医学最初是针对癌症治疗而提出，众所周知癌症具有多样性，而抗癌药物治疗也具有个体差异性。虽然“一刀切”模式可能基于机制，但它忽略了遗传和环境因素的个体差异。精准医学是一种“个性化医疗”，它提出了个性化的医疗服务，使其精准针对每个患者的独特需求。精准医学是以每个患者的基因构成和其他分子或细胞属性为背景，可通过诊断性试验来选择最佳的治疗方法。

“精准疼痛医学”这个词在不同的地方被引用，其含义也有所不同。例如，临床上可指在先进的成像技术指导下进行神经阻滞时的解剖精度，或者是疾病特异性干预，如再生医疗中，再生特定组织（如关节软骨）用于治疗疼痛。虽然这些干预可能是精准的，但它们不是基于每个患者的遗传和环境因素。因此，有必要明确定义“精准疼痛医学”的概念。具体而言，精准疼痛医学必须基于每个患者的基因检测和生活方式以实现个性化治疗。

精准疼痛医学的临床应用目前仍处于起步阶段，但与特定疼痛条件相关的特定基因已被确定。例如，电压门控钠离子通道亚型 $Na_v1.7$（由 *SCN9A* 基因编码）的功能增强性基因突变与遗传性红斑性肢痛症有关，其特征是反复发作的双侧肢体对称性剧痛，并伴有红肿胀、发热[147]。以基因组分析、分子建模和功能分析为指导的药物治疗已被证明可减轻携带 $Na_v1.7$ *S241T* 突变基因患者的神经病理性疼痛[148]，这一发现表明利用基因组学和分子建模，可将特定的疼痛药物与特定人的 DNA 相匹配，从而实现个体化有效治疗。这一系列工作标志着从基于机制的摸索向精准疼痛管理转变。

伤害性感受和临床疼痛的风险都与 COMT 遗传变异有关，后者参与儿茶酚胺能神经递质代谢，并调节肾上腺素能信号通路的传递。COMT 亚型的遗传变异可能导致疼痛表型的个体差异[149, 150]。COMT 抑制与啮齿类动物的神经炎症和痛觉超敏有关[151]。遗传学分析也表明，EGF 受体通过 PI3 激酶和 MMP-9 途径调节人类痛觉[152]。

人类遗传学研究进一步揭示了 GCH1 基因多态性与缓解患者疼痛之间的联系。GCH1 参与单胺类

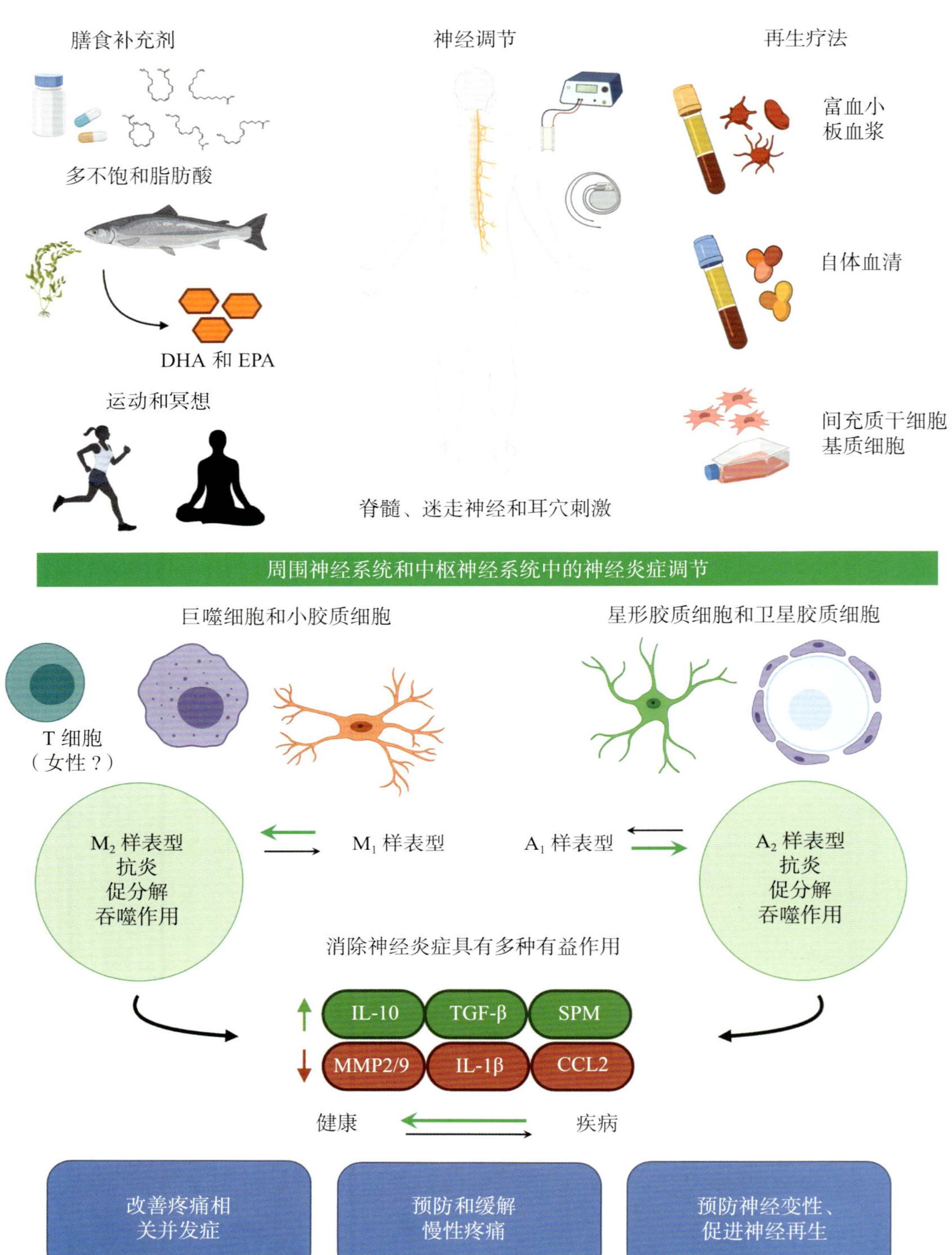

▲ 图 16-2　神经免疫调节相关疗法

再生疗法（富血小板血浆、ACS、间充质干细胞 / 基质细胞），膳食补充剂（多不饱和脂肪酸，包括鱼油 DHA 和 EPA），神经调节（脊髓电刺激、VNS、耳穴刺激），以及运动和冥想。这些疗法可以通过下调促炎介质（如 MMP-2/-9、IL-1β 和 CCL2），上调抗炎介质（IL-10、TGF-β）和特异性促炎症消退介质来控制周围神经系统和中枢神经系统的炎症反应。这些治疗可改变免疫细胞和胶质细胞的激活和表型，如巨噬细胞和小胶质细胞的 M_1 和 M_2 样表型，星形胶质细胞和卫星胶质细胞的 A_1 和 A_2 样表型。M_2 和 A_2 样表型与抗炎、促溶解和促吞噬作用相关，这些均有助于预防和消除慢性疼痛、预防神经变性、促进再生，并改善慢性疼痛相关的并发症（如认知障碍和抑郁症）。最新的临床前研究发现，慢性疼痛中的小胶质细胞和 T 细胞调节具有明显的性别差异，这需要在临床研究中进一步验证神经递质的产生、NO 的生成、BH4 生成限速酶的表达[19]。小鼠神经病理性疼痛模型，有效验证了 GCH1–BH4 通路对神经损伤后疼痛形成的贡献，该通路引起感觉神经元中 GCH1 表达上调、BH4 合成增加[19]。此外，BH4 调节小鼠和人体组织中的 T 细胞增殖，并有助于增强自身免疫[153]。因此，GCH1–BH4 通路可能通过神经和免疫调节来缓解疼痛。

还有很多特殊基因与特定疼痛相关。有证据证明，*TRESK* 基因[154] 和 *MTHFR* 基因与偏头痛存在联系[155, 156]。此外，在偏瘫偏头痛家族中发现了三个致病基因，即 *CACNA1A*、*ATP1A2* 和 *SCNA1A*，分别编码电压依赖性钙通道 P/Q（MIM601011）的 α_{1A} 亚基、Na^+/K^+–ATP 酶（MIM182340）的 α_2 亚基和神经元电压门控 Na^+ 通道的 α 亚基。最近研究发现，KCNK18 的突变也是偏头痛发展的致病因素[157]。

药物遗传学考虑患者独特的遗传信息，以及个体对药物的反应。药物基因组学检测基于对遗传标记的疼痛感知和药物敏感性的个体差异，在疼痛管理中得到越来越多的认可。简化影响疼痛表型的受体、转运体和药物代谢酶基因的相关多态性可以指导个性化疼痛管理。在认识到药物基因组学检测在临床应用中的挑战和障碍的同时，这一新兴领域的最新进展显示出精准疼痛医疗发展的巨大前景[158]。

六、总结与展望

据估计，1/5 的美国人受到慢性疼痛的影响，每年的花费超过 6000 亿美元。鉴于老年人口的迅速增加，慢性疼痛及与疼痛有关疾病的患病率也在上升。迫切需要制定新的策略来应对美国慢性疼痛和阿片类药物滥用的双重危机。以机制为导向的精准疼痛医学是对慢性疼痛患者进行安全、有效、经济高效治疗的最佳和最有希望的方法。

在本章中，我们回顾了最新的基于机制的治疗方法，讨论了目前对具有相对适应证患者部分有效的治疗方法（表 16–1），还讨论了正在开发但收效甚微的治疗方法（表 16–2）。我们重点介绍了生物制剂，包括最近获批的治疗方法（如抗 CGRP 单抗和 CGRP 受体单抗）在治疗偏头痛方面取得的巨大成功，在大量文献支持下包括细胞疗法（间充质干细胞）和血液制品（PRP、ACS）疗法在内的新兴治疗方法均显示出长期疗效。

作为本章的主要重点，神经免疫调节是慢性疼痛的关键机制（图 16–1），也是目前很有前景的靶向治疗手段（SCS 和 VNS 的神经调节和新兴的 MSC、PRP 和 ACS 疗法）。值得注意的是，SPM 在促进啮齿类动物炎症消退的同时发挥了强效的镇痛作用，同时 SPM 也可作为缓解和有效治疗慢性疼痛的生物标志物[102, 159, 160]。神经调节和再生医学等一系列有效减轻疼痛的治疗方法，都可能是通过促进 SPM 的生成来实现。鱼油等膳食补充剂可能是通过转化为 SPM 而发挥有益效果。美国 FDA 最近批准了一种基于 ω-3 鱼油的药物，即二十碳五烯酸胶囊（4mg/d），可降低心血管疾病的风险。一项随机临床试验表明，饮食中的 ω-3 脂肪酸可以缓解头痛、增加 SPM 水平[160, 161]。研究健康饮食、运动[162] 和神经调节（通过调节神经炎症来缓解疼痛）之间的协同效应也是非常有意义的（图 16–2）。

遗传易感性的重要性越来越被认可，在疼痛敏感性、对疼痛的反应、从急性疼痛到慢性疼痛转化、对治疗易感性和敏感性等方面，产生了巨大个体差异。目前基于机制的治疗方法未能考虑遗传和环境因素，最终导致对同一适应证进行相同治疗时产生较大个体差异的临床结果（疗效和不良事件）。大多缓解神经性疼痛的药物治疗剂量非常大[163]，说明目前基于机制的疼痛治疗存在明显缺陷。利用基因检测，简化影响疼痛表型的受体、转运体和药物代谢酶基因相关多态性分析的精准疼痛医疗，代表了未来个体化疼痛管理的发展方向。环境因素，包括生活方式、认知行为模式和社会因素，也是精准疼痛医疗不可或缺的因素。只有将个体遗传、社会心理和环境因素纳入基于机制的循证治疗时，才能真正实现以患者为中心的个体化精准疼痛医学，从根本上提高患者治疗的有效性、安全性和成本效益。

要　点

- 慢性疼痛普遍存在，对公共卫生和个人生活有很大影响。有效的疼痛治疗依赖于充分的评估、准确的诊断，以及对每个患者复杂原因的个体化分析。
- 随着我们在细胞和分子水平上对疼痛的认识不断深入，治疗靶点和策略也在不断扩展，并且应更关注机制探讨，特别是在神经免疫调节、再生疼痛医学和电神经调节领域。
- 目前基于机制的最先进的治疗方法包括通过对特定分子、细胞靶点和神经网络的药物、介入、手术和物理 / 心理 / 行为治疗来调节疼痛的转导、传导、传递、感知和适应。
- 局部麻醉药、NSAID、抗抑郁药、抗惊厥药、肌肉松弛药、阿片类药物等，临床使用的这些药物可通过广泛的机制达到镇痛效果（表 16–1），而作用于新机制的药物也正在研发中（表 16–2）。
- 介入治疗通过神经阻滞和（或）射频消融、神经冷冻术、化学神经溶解术或机械压迫进行神经消融，以阻断伤害性传导，达到缓解疼痛的目的。外科手术通常需要对特定受压、嵌顿或损伤的神经进行减压来缓解疼痛。
- 尽管疼痛的发生机制复杂且有待进一步阐明，但物理、认知和行为疗法在疼痛管理中的作用日益得到认可。
- 目前对疼痛神经免疫调节的研究和认识揭示了新的治疗靶点。慢性疼痛的发病机制与外周和中枢系统中的神经元、神经胶质细胞和免疫细胞介导的神经炎症高度相关，它们通过促炎因子、趋化因子和 MMP，以及抗炎因子、趋化因子和特异性促炎症消退介质之间相互作用。后者是消除炎症和疼痛的关键介质。
- 在临床前和临床研究中，通过生物制剂和再生医学靶向神经免疫机制治疗慢性疼痛已显示出良好的前景。例如，生物制剂的临床应用，如抗 CGRP 或其受体的单克隆抗体，为偏头痛治疗提供了方向。MSC 在缓解退行性关节病（包括椎间盘退行性病变）、神经病理性疼痛和阿片药物耐受方面显示出了优势。在随机临床试验中，PRP 和 ACS 都被证实可通过神经免疫相互作用，明显缓解膝骨关节炎患者的疼痛，并对其功能恢复有显著益处。
- 通过 SCS、背根神经节刺激和 VNS 等方式的神经调节已被证明具有调节神经免疫作用，是长期缓解疼痛的关键要素。近年来，多项高影响力的随机临床试验中，神经调节方面的技术突破显著改善了临床预后。在临床前研究中发现了神经胶质细胞激活和免疫反应相互作用的潜在信号通路。
- 必须根据每个患者的需求制订个体化治疗。精准医学是基于每个患者的基因组检测和心理 – 社会情况，实现个性化治疗。虽然精准疼痛医学的临床应用仍处于起步阶段，但与特定疼痛条件相关的特殊基因已被确定，以基因组分析、分子建模和功能分析为指导的药物治疗在缓解疼痛方面取得了良好的疗效。应根据身体和社会心理因素检查分析得出的结果，为具有独特基因的患者制定匹配的治疗方案。

第 17 章　临床试验和临床实践中的安慰剂与反安慰剂效应

Placebo and Nocebo Effects in Clinical Trials and Clinical Practice

Fabrizio Benedetti　Elisa Frisaldi　Aziz Shaibani　著

徐茂凯　译　　郑晓春　校

一、安慰剂镇痛的程度

迄今为止，疼痛是研究安慰剂效应最常用的病症，通过在健康受试者或正经历疼痛的患者中实验诱发疼痛，大量有关安慰剂效应研究得以实施。对这一发现至少有两种解释。第一，疼痛是一种主观体验，比任何其他情况更容易受到心理和社会调节。许多心理－社会因素方面对整体疼痛体验的微调，使得疼痛成为识别和理解安慰剂效应的绝佳模型。第二个解释源于 20 世纪 50 年代 Beecher 发表的颇具影响力的成果。事实上，在 1955 年，Beecher 回顾了 15 项对照试验，纳入 1820 名患者[1]。Beecher 将阳性结果定义为"通过安慰剂获得的令人满意的疼痛缓解的比例"，效应范围为 26%～58%，平均为 35%。尽管这项成果的方法论受到争议[2, 3]，但大约 1/3 的患者对安慰剂有反应的观念已经深入遍及医学文献和教学中。事实上，Beecher 研究所得到的一个确切的数字象征着安慰剂镇痛程度可能从无反应到很大反应。例如，Levine 等[4]发现安慰剂治疗对 39% 的患者有镇痛效果，并且在一项对正常志愿者缺血性手臂疼痛的研究中，Benedetti[5]发现相较于没有治疗的对照组来说，26.9% 志愿者对安慰剂治疗有反应。另一项有关左手皮肤加热的研究发现相较于没有治疗的对照组，56% 受试者表现出安慰剂镇痛效应[6]。

因为不同研究的试验条件和受试者心理状态会发生变化，所以评估安慰剂镇痛程度并非易事。几项研究测量了接受安慰剂受试者所经历的平均疼痛变化值，并将该值与未治疗组的疼痛平均变化值进行比较，发现安慰剂镇痛程度在视觉模拟评分量表（VAS）或数字评分量表（NRS）上约为 2/10[7-10]。一些研究对已知有安慰剂镇痛的受试者组进行单独分析，不出所料发现平均镇痛程度明显更大。例如，1996 年 Benedetti[5]发现当仅观察安慰剂反应者时，在总分 10 分的 NRS 评分中平均镇痛程度为 5 分。这与一项术后牙科研究的结果相似，该研究发现安慰剂反应者治疗后的平均 VAS 评分比无反应者低 3.3cm（共 10cm）[11]。

诱导安慰剂镇痛的试验操作对镇痛程度大小至关重要。相较于不能产生镇痛期望的言语暗示，能产生镇痛期望的言语暗示有安慰剂镇痛反应。一项双盲欺骗性范式的临床试验说明了这一点[12]。术后患者应要求连续接受 3 天的含丁丙诺啡的基础生理盐水治疗，然而，这种基础盐水输注在三组不同的患者中的含义是有差异的：第一组（自然病史或未治疗组）不被告知，第二组患者被告知输注的是强效镇痛药或安慰剂（经典双盲给药），第三组患者被告知输注的是一种强效镇痛药（欺骗性给药）。通过记录 3 天治疗期间所需的丁丙诺啡剂量来测量输注的安慰剂效应。需要强调的是，双盲组收到了不确定的口头暗示（"它可能是安慰剂或镇痛药。因此，我们不确定疼痛是否会减轻"），而欺骗性给药组收到了确定的暗示（"它是一种镇痛药。因此，疼痛会很快缓解"）。与自然病史组相比，双盲给药组丁丙诺啡摄入量减少了 20.8%。欺骗性用药组的下降幅度更大（33.8%）。需要指出的是，在 3 天的治疗期间，三组的疼痛时间进程是相同的。不同剂量的丁丙诺啡具有相同的镇痛效果。因此，患者言语环境中的细微差异可能会对疼痛的反应程度造成显著影响。Verne[13]和 Vase 等[14]进行了 2 项类似的研究，肠易激综合征患者使用球囊恒压器扩张直肠，这是一种模拟临床疼痛的内脏刺激。他们测试了未经治疗的自然病史患者（基线）、直肠给安慰剂和直肠给利多卡因的患者。在每种情况下，每次刺激后立即对疼痛进行评分。第一项研究是作为双盲交叉临床试验进行的，研究者向患者提供了一份知情同意书，说明他们“可能会接受有效的镇痛药物或惰性安慰剂[13]”。在这项研究中，直肠给利多卡因组相较于安慰剂组具有显著的镇痛效果，直肠给安慰剂组相较于无治疗组镇痛效果更显著。在第二项研究中，在每种治疗措施（直肠给安慰剂、直肠给利多卡因）开始时，告知患者：“已知你刚刚使用的药物可显著减轻部分患者的疼痛[14]。”研究发现，直肠给安慰剂组的镇痛效果要大得多，与直肠给利多卡因组没有显著差异。这2项研究表明，增加疼痛缓解的言语暗示可以将安慰剂镇痛效果提升到与活性药物相当的程度。

经验也会影响安慰剂镇痛的程度。在一项研究中，研究者在给予安慰剂后悄悄减小疼痛刺激强度，从而使受试者相信镇痛治疗是有效的[15]。这项措施在几分钟后引起了强烈的安慰剂反应，这些反应虽有所减弱，但持续了4～7天。第二组受试者在镇痛治疗完全无效的4～7天后再次重复该措施。与第一组相比，安慰剂反应显著降低。这些结果强调安慰剂效应可能代表一种涉及多因素的学习现象，并且可以解释研究中安慰剂反应程度的巨大差异。在条件反射程序中进行的学习试验的次数也与之后安慰剂效应程度有关[16]。学习过程不仅对疼痛等心理测量很重要，而且还影响神经生理参数，如激光诱发电位[17]。此外，Colloca和Benedetti[18]表明，社交观察学习也发挥重要作用，即仅通过观察他人就可以学习的安慰剂反应。

由于安慰剂镇痛的程度取决于多种因素，而学习在某些情况下至关重要，因此临床试验环境似乎并不是研究安慰剂镇痛反应的最佳模型。Hrobjartsson和Goetzsche[19]对130项试验进行了Meta分析，确定了不同病理条件下的安慰剂组和未治疗组。在多数条件下，没有发现两组间存在差异，但是在29项临床试验中发现对疼痛的显著安慰剂效应，这表明疼痛是存在安慰剂效应的，并且是可以研究的最佳模型之一。为了进一步研究仅在镇痛研究中的安慰剂效应，Vase等[20]进行了2项Meta分析，一项Hrobjartsson和Goetzsche的29项临床试验Meta分析中涵盖了23项研究[19]；另一项仅涵盖了14项有关安慰剂镇痛机制的研究。他们发现，相比于安慰剂仅作为临床对照条件的临床试验来说，其镇痛效果在研究安慰剂镇痛机制的研究中更好。

正如许多研究所示[21-23]，安慰剂对疼痛感知的调节主要取决于镇痛期望。例如，Price等[22]在前臂的3个相邻皮肤区域应用安慰剂药膏并施加了不同强度的热刺激，表明药膏A是强效镇痛药，药膏B是弱镇痛药，药膏C是对照剂。在这些条件试验后，受试者立即对安慰剂试验的期望疼痛水平进行评分，其中三个区域的刺激强度相同。在安慰剂测试期间，条件试验得出了三种药膏期望疼痛分级（C≥B≥A）和实际疼痛分级（C≥B≥A）。因此，安慰剂镇痛程度可以在三个相邻皮肤区域进行分级，表明安慰剂镇痛具有高度的躯体特异性。期望疼痛水平占操作后疼痛等级差异的25%～36%。在另一项研究中[24]，一组受试者连续2天用酮咯酸（一种非阿片类镇痛药）进行药理学预处理。在第3天用安慰剂代替酮咯酸，同时言语给予镇痛暗示。该过程诱发强烈的安慰剂镇痛反应。为了确定这种反应是否是由药物预处理引起，第二组受试者也同样进行了酮咯酸预处理，但是第3天给予安慰剂时，言语上暗示该药物为一种致痛药。这些言语指示不仅足以完全阻断了安慰剂的镇痛效果，而且足以造成痛觉过敏。这项研究清楚表明安慰剂镇痛取决于对疼痛减轻的期望，即使在进行镇痛预处理后也是如此。

对镇痛的期望也对临床试验结果造成很大差异，因此在进行临床试验时都必须考虑患者的期望。在一项临床试验中比较了真针灸和假针灸。患者被询问认为自己属于哪一组（安慰剂组或真正治疗组）。认为自己属于真正治疗组的患者比认为自己属于安慰剂组的患者临床改善更大[25]。而在另一项临床试验中，无论患者被分配到真针灸组还是假针灸组，对针灸期望较高的患者比期望较低的患者获得了更大的临床益处[26]。患者是否真的接受了真实或虚假的手术并不重要，重要的是他们是否相信针灸并期望从中获益。

一些最有力的证据强调了积极和消极预期在镇痛治疗结果中至关重要的作用，其中之一就是隐藏治疗的效果降低。这包括秘密（意外）给予镇痛药，因此患者不知道已经被注射了药物；将秘密（意外）

给药后的结果与开放（期望）给药后的结果进行对比[27, 28]。对 5 种广泛使用的镇痛药（吗啡、丁丙诺啡、曲马多、酮咯酸、安乃近）在术后环境下开放（期望）和隐藏（意外）注射之间的差异进行了细致的分析[10, 27]。

隐藏给药的效果比开放给药的效果差，这可能表明在没有期望情况下，药物具有不同的药效学作用。虽然我们不知道期望和治疗仪式能否改变受体，从而改变药物－受体结合特性，但据我们所知，这种机制似乎不太可能。药物整体效应源于其特定的药效学作用加上其给药行为产生的心理（安慰剂）效应。最近的一项研究表明这两部分各自独立运作[29]。

期望可能也与其他因素相关，如缓解和减少焦虑的欲望。换言之，安慰剂现象发生在情绪调节的背景下，症状受欲望、期望和情绪强度的影响[23]。欲望和期望相互作用并构成悲伤、焦虑和解脱等常见人类情绪的基础[30]。因此，在镇痛研究的背景下，患者与研究者参与者有一定程度去避免、终止或减少诱发或持续的疼痛的愿望是很合理的。

二、安慰剂诱导的内源性镇痛药的激活（图 17–1）

已发现安慰剂给药可激活内源性镇痛机制，安慰剂效应是理解这些机制何时以及如何激活的最有趣的模型之一[31]。内源性抗伤害感受系统的结构是复杂的。通过刺激中脑导水管周围灰质[32]在大鼠中产生镇痛作用的开创性发现，以及在中枢神经系统中发现阿片类物质[33]、内源性脑啡肽[34]的立体特异性结合位点，我们知道存在一个复杂的内源性网络，其中包括阿片类和非阿片类系统[35, 36]。

我们关于安慰剂镇痛的大部分知识是基于阿片类药物机制。阿片受体遍布大脑、脑干和脊髓[37–41]。这些受体可能通过不同的机制发挥镇痛作用[42]，如脊柱水平的调节和（或）皮质和脑干区域的控制。脊髓的调节是阐明得最清晰的一种[40, 41]。脑干中的阿片系统由不同区域组成，如中脑导水管周围灰质、臂旁核和延髓头端腹内侧核[40, 41]。尽管阿片受体在皮质中的特征较少，但放射自显影研究表明，前扣带皮质和前额叶皮质中的阿片受体浓度很高[37–39]，在前扣带皮质中发现了阿片受体结合水平最高的区域之一[43]。使用 PET 和放射性阿片 ^{11}C– 二丙诺啡进行的研究证实了先前的动物和人类放射自显影结果[44, 45]。此外，瑞芬太尼和芬太尼等阿片受体激动药已被证明可作用于已知的参与疼痛处理和含有高浓度阿片受体的几个区域[6, 46]。

这种内源性阿片网络的主要问题之一是了解它何时及如何参与镇痛作用。首个关于安慰剂镇痛的生物学机制研究使用了阿片类药物拮抗药纳洛酮阻断阿片受体[11]。这项研究是在临床中对已拔除第三磨牙的患者中进行的。研究人员发现纳洛酮给药后安慰剂镇痛作用中断，这表明内源性阿片系统参与安慰剂镇痛效应。自 Levine 等[11]发表该研究报道以来，许多研究者已经进行验证和复现其研究结果。例如，通过使用手臂缺血的实验疼痛模型（止血带技术），Grevert 等[47]发现纳洛酮可以部分逆转安慰剂镇痛，从而证实了之前的发现。同样，Levine 和 Gordon[8]采用了一种简洁的试验设计来展示纳洛酮在临床中逆转安慰剂镇痛，即拔除第三磨牙后的术后疼痛。然而，在 1983 年，Gracely 等[7]证明纳洛酮可能对术后疼痛具有痛觉过敏作用，因此对安慰剂镇痛的阿片机制假设提出了一些质疑。

1995—1999 年，Benedetti 等进行了一系列严格设计的实验。这些年来阐明了许多悬而未决的问题，解释了内源性阿片类物质在安慰剂镇痛中的作用。使用实验性缺血性手臂疼痛模型表明纳洛酮不会影响这种类型的疼痛。因此，纳洛酮给药后的任何效应都可归因于安慰剂诱导的阿片类物质激活的阻断[5]。同时，这些研究者测试了胆囊收缩素（CCK）拮抗药丙谷胺对安慰剂镇痛的影响。基于 CCK 的抗阿片类作用，推测阻断 CCK 受体会增加安慰剂释放的阿片类药物。事实上，研究人员发现丙谷胺可增强安慰剂镇痛作用，并提供了一种新的间接方法来检验阿片类药物假说[5, 48]。最近，通过使用激动药五肽胃泌素激活 CCK2 型受体，阻断了所有的安慰剂反应[49]。因此，激活 CCK2 型受体与 μ 阿片受体拮抗药纳洛酮具有相同的效果，这表明 CCK 能和阿片能系统之间的平衡对于安慰剂对疼痛的反应至关重要。因此，最有趣的模型之一涉及两种对立的神经递质系统：阿片类物质和 CCK。

在身体的不同部位可以获得特定的安慰剂镇痛反应[21, 22]。研究人员发现，纳洛酮可逆转这些反应[50]。如果在手和脚上施加四种有害刺激，并且仅在一只手上施用安慰剂药膏，则仅施用安慰剂药膏

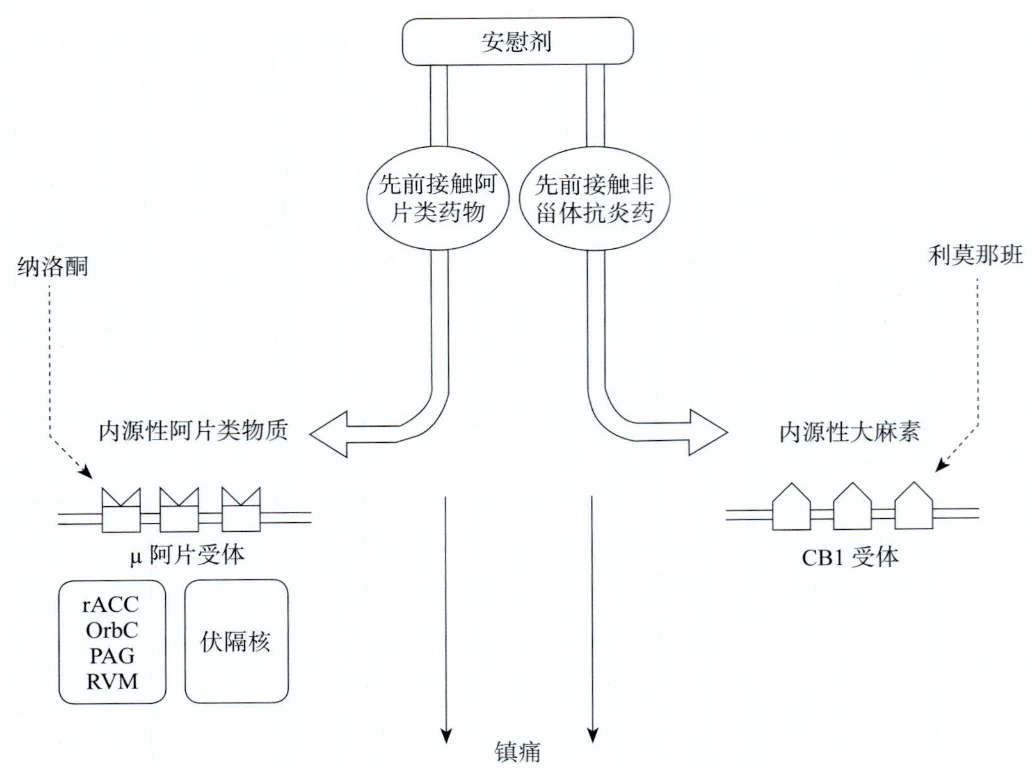

▲ 图 17–1　在安慰剂治疗过程中，疼痛感知可能会通过阿片类药物和（或）非阿片类药物机制减少

先前接触阿片类药物会导致阿片类药物介导的安慰剂镇痛（被纳洛酮干扰）。之前接触非甾体抗炎药会导致大麻素介导的安慰剂镇痛（被利莫那班干扰）。内源性阿片类药物通过下行抑制网络［包括前扣带回皮质、眶前叶皮质（OrbC）、中脑导水管周围灰质、延髓头端腹内侧区］和（或）其他机制来抑制疼痛。伏隔核中的高阿片类药物和多巴胺活性也与安慰剂镇痛有关。关于 CB1 大麻素受体的定位和激活知之甚少

的手的疼痛减轻了。这种高度特异性的作用被纳洛酮阻断，这表明安慰剂激活的内源性阿片系统具有精确的躯体特定区域[50]。

Petrovic 等[6] 发现，安慰剂和速效阿片受体激动药瑞芬太尼同时都会影响大脑皮质和脑干的某些脑区，表明安慰剂诱导和阿片类诱导镇痛的机制相关。使用安慰剂可激活前扣带皮质喙部和眶前叶皮质。此外，前扣带皮质喙部与较低位的脑桥和延髓之间的活动存在显著的协同变化，前扣带皮质喙部和中脑导水管周围灰质之间的活动具有亚显著的协同差异。这表明，正如 Fields 和 Price 所推测那样[51]，前扣带皮质喙部 – 中脑导水管周围灰质 – 延髓头端腹内侧区的疼痛下行调控回路参与安慰剂镇痛。阿片类药物介导的安慰剂镇痛的首个直接证据发表于 2005 年[52]。使用放射性示踪剂卡芬太尼（μ 阿片受体激动药）的体内受体结合技术表明，安慰剂程序激活背外侧前额叶皮质、前扣带皮质、脑岛和伏隔核中的 μ 阿片类药物神经传递。在另一项使用有害热刺激的研究中，对安慰剂给药后 μ 阿片类药物的神经传递进行了更详细的说明[53]。

安慰剂治疗影响了在疼痛和情感中起核心作用的几个富含阿片类物质区域的阿片类药物活性，包括中脑导水管周围灰质、中缝背侧、楔状核、杏仁核、眶前叶皮质、脑岛、头侧前扣带和外侧前额叶皮质。其中许多区域的阿片类药物活性与报告疼痛的安慰剂效应相关。阿片类药物结合个体差异的连接性分析显示，安慰剂治疗增加了中脑导水管周围灰质和前扣带皮质喙部之间的连接性，并增加了边缘区和前额叶皮质之间的功能整合。总的来说，核心情感脑区内源性阿片类物质释放是预期调节情感和痛觉回路机制的一个组成部分。

在过去几年中，我们进一步增加了对内源性阿片类药物参与安慰剂镇痛的了解。例如，现在很清楚的是，特定的下行疼痛调节网络介导安慰剂给药

后的镇痛作用。Eippert 等[54]将纳洛酮给药与 fMRI 相结合，发现纳洛酮降低了行为和神经安慰剂效应，以及安慰剂诱导的疼痛调节皮质结构（如前扣带皮质喙部）的反应。脑干特异性分析还发现，在下行疼痛控制系统的关键结构中，如下丘脑、中脑导水管周围灰质和延髓头端腹内侧区，安慰剂诱导的反应也有类似的纳洛酮调节作用。然而，纳洛酮消除了安慰剂诱导的前扣带皮质喙部和中脑导水管周围灰质之间的耦合，这预测了行为和神经安慰剂效应，以及延髓头端腹内侧区的激活。同一研究组发现，安慰剂给药后该下行系统的激活延伸至脊髓背角，尽管我们不知道脊髓效应是否由内源性阿片药物介导[55]。

众所周知，内源性阿片系统不是安慰剂镇痛的唯一机制。非阿片类药物介导的安慰剂反应的一个例子是曾接触过非阿片类药物，如酮咯酸[56]。当连续 2 天给予酮咯酸，然后在第 3 天用安慰剂替代时，纳洛酮不会逆转安慰剂镇痛反应，这表明特定的药理学机制参与了习得的安慰剂反应，这取决于先前对阿片类或非阿片类物质的暴露。非阿片类药物介导的安慰剂镇痛效果的其他例子已经在 IBS 患者[57]和脑成像研究中试验性疼痛的患者中进行了描述[36]。基于此，Benedetti 等[58]诱导了阿片类或非阿片类安慰剂镇痛反应，并评估了 CB1 大麻素受体拮抗药利莫那班的效果。与纳洛酮不同，利莫那班对吗啡预处理后阿片类药物诱导的安慰剂镇痛没有影响，而在使用非甾体抗炎药酮咯酸进行非阿片类药物预处理后，它完全阻断了安慰剂镇痛。这些发现表明，NSAID 调节引起的安慰剂镇痛反应是由 CB1 大麻素受体介导的。

由于 CB1 大麻素受体参与安慰剂镇痛是最新的发现，因此对其定位和激活机制知之甚少。据我们所知，它们在之前接触非甾体抗炎药后会被激活，这表明这些药物除了抑制 COX 和前列腺素合成外，还激活了内源性大麻素途径[58]。事实上，已经发现的非阿片类药物，如安乃近，既能抑制 COX，又能作用于啮齿动物的 CB1 大麻素受体[59]。基于此，CB1 大麻素受体的内源性配体（如 Anadamide）的可用性变化在某些情况下可能会调节安慰剂镇痛。实际中，Pecina 等[60]研究了编码 *FAAH* 基因的常见功能性错义变体 Pro129Thr 的作用，FAAH 是内源性大麻素的主要降解酶，其影响着人类的心理生理、多巴胺能和阿片类物质对疼痛和安慰剂诱导的镇痛反应。FAAH-Pro129/Pro129 纯合子在安慰剂给药后和 24h 内具有更高的安慰剂镇痛反应和更积极的情感状态。Pro129/Pro129 纯合子也显示出更多的安慰剂诱导的 μ 阿片类物质，但未在涉及 D_2/D_3 多巴胺能神经传递的脑区域显示增强，这些脑区域被认为与安慰剂效应有关。

三、安慰剂镇痛的神经影像学（图 17–1）

现代脑成像技术是了解安慰剂镇痛的基础，并且已经开展了许多脑成像研究来描述安慰剂镇痛效应的功能神经解剖学[6, 52–55, 61–65]。安慰剂镇痛的首个成像研究表明，安慰剂或 μ 阿片受体激动药作用下，某些脑区域表现出类似的影响[6]。在一项对健康参与者试验性诱发疼痛的 fMRI 研究中，Wager 等[61]发现，安慰剂镇痛与大脑疼痛处理区域的神经活动减少有关。与基线状相比，安慰剂条件下丘脑、前岛叶皮质和前扣带皮质内的疼痛相关神经活动减少。减少的程度与疼痛等级的降低相关。Wager 等[61]对疼痛的时间段及疼痛预期的时间段进行了成像。他们假设与预期有关的大脑区域内神经活动会增加。事实上，他们发现在安慰剂条件下，预期阶段大脑活动增加与刺激期间疼痛和疼痛相关神经活动减少之间存在显著的正相关。在预期阶段显示正相关的大脑区域包括眶前叶皮质、背外侧前额叶皮质、前扣带皮质喙部和中脑导水管周围灰质。背外侧前额叶皮质是一个与认知控制所需信息的表达和维持相关的区域，与期望的作用一致[66]。相比之下，眶前叶皮质与控制分配相关的评价和奖励信息的功能相关，与对疼痛期望的情感或动机反应的作用一致[67]。据报道，前扣带回皮质常参与安慰剂镇痛，尽管结果并不一致。例如，在 Petrovic 等[6]的研究中发现其活性增加，而在 Wager 等[61]的研究中发现其活性降低，这可以根据不同的实验情况进行解释。

大多数旨在研究安慰剂镇痛作用的脑成像研究都是在健康志愿者的试验环境中进行的。相比之下，Price 等[62]进行了一项 fMRI 研究，其中使用球囊恒压器测量了 IBS 患者在直肠扩张时的脑活动。刺激期间，言语暗示产生了强烈的安慰剂效果，并伴随丘脑、初级和次级体感皮质、脑岛和前扣带皮质的神经活动大幅减少，同时伴有前扣带皮质喙部、双侧杏仁核和中脑导水管周围灰质的神经活动增加。

这项研究非常重要且信息丰富，因为它表明安慰剂在临床相关条件下对大脑的作用与在实验环境中的作用相同。因此，安慰剂镇痛的关键区域的参与，如前扣带皮质，不仅限于实验性伤害性刺激，还延伸到临床疼痛。Price 等[62]的研究也很有趣，因为大脑活动的减少发生在给予刺激期间，而不仅仅是当受试者报告疼痛时。有人认为，疼痛刺激的时间长度可能是衡量安慰剂效应的关键，因为大多数研究使用短暂的热或电击作为疼痛刺激，记录的活动在刺激抵消后的延长期内减少。这可能包括对疼痛和（或）受报告偏倚影响的晚期神经活动的重新认知再评估。

为了确定对镇痛的预期是否通过改变早期皮质过程的感知敏感性或后期皮质加工发挥其心理生理效应，Lorenz 等[68]使用了高时间分辨率技术（脑磁图）。他们发现次级躯体感觉皮质的活动与刺激前期望对主观疼痛等级的影响程度高度相关。相比之下，前扣带皮质活动似乎仅与刺激强度和相关注意力投入有关。在 Wager 等的另一项激光诱发电位研究中[69]，发现安慰剂影响了早期伤害性成分。因此，疼痛和（或）受报告偏倚影响的晚期神经活动的重新认知再评估可能不是这种早期调节的原因。这表明早期感觉成分受到安慰剂操作的影响。

总体而言，所有这些脑成像数据均采用激活似然评估法的 Meta 分析进行总结[70]。选择 9 项 fMRI 研究和 2 项 PET 研究进行分析。在镇痛的期望阶段，在左前扣带回、右中央前和外侧前额叶皮质、左中脑导水管周围灰质中发现了激活区域。在疼痛刺激后的阶段，在前扣带回、内侧和外侧前额叶皮质、左侧顶下小叶和中央后回、前岛叶、丘脑、下丘脑、中脑导水管周围灰质和脑桥中发现了激活。相反，在左侧中后扣带回皮质、颞上回和中央前回、左前和右后岛叶、壳核、右丘脑和尾状体中发现失活。这些 Meta 分析数据总结了所有脑成像研究，并提供了安慰剂给药后事件序列的全局图。在期望和早期疼痛阶段，激活疼痛调节网络后，在涉及疼痛处理的不同区域发生了若干失活。Amanzio 等[70]近期通过 Meta 分析进一步阐明了安慰剂镇痛的功能性神经解剖，旨在评估特定疼痛脑区（代表参与疼痛处理的大脑区域）是否受到安慰剂的特异性影响[71]。在这项分析中，在 Medline（PubMed）搜索从初始阶段至 2015 年 5 月时间段内涉及的在刺激强度匹配的安慰剂和对照条件下进行诱发疼痛的人脑功能神经成像研究。数据来自已确定为合格研究的 28 项中的 20 项，总样本量为 603 名健康个体。与基线条件相比，575 名参与者（95.4%）对疼痛刺激的反应为阳性。在 20 项研究中的 17 项研究（85%），安慰剂治疗对疼痛评级产生了显著的行为结果。然而，在 20 项研究中，仅 3 项（15%）研究中安慰剂对特定疼痛脑区反应的影响显著，并且影响非常小。同样，在仅限于低偏倚风险研究的分析表明影响很小，而对安慰剂反应者的分析显示微弱的效果。这些发现表明，安慰剂治疗对疼痛报告有中度镇痛作用。对特定疼痛脑区的影响很小可能是因为安慰剂通过大脑机制影响疼痛，这在很大程度上独立于对自下而上伤害性感受处理的影响。安慰剂可能作用于特定疼痛脑区以外的区域。

大脑连接性也被认为在安慰剂镇痛中发挥作用，尽管这种方法需要进一步阐明。例如，Tetreault 等[72]发现，慢性膝骨关节炎疼痛患者的静息态 fMRI 大脑连接性可预测临床安慰剂反应。然而，脑成像是否预测哪些人会对安慰剂有反应，哪些人不会，这仍然是一个悬而未决的问题[72]。

四、多巴胺奖赏系统（图 17–1）

在一项同时使用 PET 和 fMRI 的脑成像研究中，Scott 等[63]使用健康受试者的试验性疼痛模型测试了对安慰剂的反应和金钱奖励之间的相关性。他们发现，安慰剂的反应性与伏隔核中多巴胺的激活有关，伏隔核是一个参与奖赏机制的区域[73]。研究人员使用一种 D_2/D_3 多巴胺受体激动药雷氯必利结合体内受体，并在 PET 下进行评估。同样地，研究人员使用 fMRI 测试了相同受试者伏隔核对金钱奖励的反应。这些研究人员发现安慰剂反应和金钱反应之间存在相关性，伏隔核对金钱奖励的反应越大，伏隔核对于安慰剂的反应越强。这项研究强烈说明，安慰剂的反应性取决于奖励系统的功能和效率。这解释了为什么有些人对安慰剂有反应，而另一些人没有。那些拥有更有效的多巴胺奖赏系统的人也会是很好的安慰剂反应者。有趣的是，Scott 等[63]使用了一种临床试验中典型的试验方法，即受试者知道他们有 50% 的机会接受安慰剂或有效治疗，并且没有进行任何预先调节。因此，如果受试者知道他们有 100% 的机会接受有效治疗，但实际上接受了安慰剂（欺骗性给药），或者如果事先进行了药物调节，则期望应该会有更强的安慰剂反应。

在同一组的另一项研究中，Scott 等[64] 研究了不同脑区的内源性阿片类药物和多巴胺能系统，包括那些涉及奖励和激励行为的系统。参与者在缺乏和存在具有期望镇痛特性的安慰剂的情况下接受疼痛挑战。使用 ^{11}C 标记的雷氯必利和 PET 分析多巴胺，用 ^{11}C 标记的卡芬太尼分析阿片类药物。安慰剂诱导了前扣带、眶额和岛皮质、伏隔核、杏仁核和中脑导水管周围灰质中阿片类神经传递的激活。在腹侧基底节（包括伏隔核）观察到多巴胺能激活。如疼痛评分降低所示，多巴胺能和阿片类药物活性与安慰剂的期望和感知有效性相关。较大的安慰剂反应与 NAc 中较高的多巴胺和阿片活性相关。有趣的是，反安慰剂反应与多巴胺和阿片类物质释放的失活有关。NAc 中多巴胺的释放占安慰剂镇痛效果差异的 25%。因此，安慰剂和反安慰剂效应似乎与多巴胺和内源性阿片类在分布式网络中的相反反应有关，这些网络区域构成了奖励和激励回路的一部分。

五、没有前额叶功能，就没有安慰剂效应

不同的神经影像学研究的一个共同发现是前额叶区域参与安慰剂反应，如背外侧前额叶皮质。有趣的是，Eippert 等[54] 发现阿片类药物拮抗药纳洛酮能阻断安慰剂镇痛，同时也减少背外侧前额叶皮质的激活，这证实前额叶阿片能机制对安慰剂镇痛反应至关重要。

在阿尔茨海默病中，额叶受到严重影响，背外侧前额叶皮质、眶额叶皮质和前扣带皮质出现明显的神经元变性[74]，而前额叶负责复杂的心理功能。因此预计这些患者的安慰剂反应中断是合理的。基于此，Benedetti 等[75] 对疾病初期和 1 年后的阿尔茨海默病患者进行了研究，了解治疗中的安慰剂成分是否受到疾病的影响。发现镇痛治疗的安慰剂成分与认知状态和不同脑区之间的功能连接相关；根据该规律，“前额叶连接性受损越大，安慰剂反应越小”，在最近的一项研究中，Stein 等[76] 使用 DTI MRI 来检验白质完整性在安慰剂反应中的作用的假设。研究发现，个体安慰剂镇痛效果与由 FA 指数的白质完整性相关，尤其是在右背外侧前额叶皮质、左侧前扣带皮质喙部和中脑导水管周围灰质。在这些区域进行的概率束描记显示，更强的安慰剂镇痛反应与连接中脑导水管周围灰质与前扣带皮质喙部和背外侧前额叶皮质的白质束内平均 FA 增加相关。

为了验证前额叶皮质在安慰剂反应发生中的关键作用，Krummenacher 等[77] 在安慰剂镇痛期间使用重复经颅磁刺激（repetitive transcranial magnetic stimulation，rTMS）使前额叶皮质失活。这些研究人员在诱导安慰剂镇痛的过程中使左、右背外侧前额叶皮质失活，并发现 rTMS 完全阻断了安慰剂镇痛反应。因此，前额叶失活具有与阿尔茨海默病前额叶变性和前额叶白质完整性降低相同的效果。

这些发现有两个临床意义。首先，为了补偿安慰剂 / 期望相关机制的破坏，我们可能需要考虑对阿尔茨海默病患者某些治疗进行修订。其次，我们应该考虑在涉及前额叶区域的所有情况下安慰剂机制的潜在破坏，如血管性和额颞痴呆，以及前额叶皮质的任何损伤。

六、反安慰剂痛觉过敏（图 17–2）

由于对消极结果的期望，反安慰剂痛觉过敏效应与安慰剂镇痛效应作用相反。尽管并非总是在严格控制的条件下进行研究，但日常生活和常规临床实践中存在许多有趣的反安慰剂效应和（或）类反安慰剂效应[78, 79]。例如，阴性诊断和预后可能放大疼痛强度，并且一般来说，康复环境中的消极沟通可能对患者情绪产生重要影响[80, 81]。同样，当存在对医务人员和治疗方法的不信任时，可能会出现反安慰剂和（或）类反安慰剂效应。在后者情况下，由于负性期望[82, 83]，可能会出现不良反应，这可能会降低甚至掩盖某些治疗的效果。例如，已经发现口头暗示可以将氧化亚氮的作用方向从镇痛转到痛觉过敏[84]。另一个例子是西方社会普遍发布的健康报告，大众媒体发出的消极警告可能对许多人的感知症状产生重要影响。具有重要心理成分的疾病，如 IBS，也受到反安慰剂效应的影响；已发现术后疼痛管理中的镇静剂和阿片类药物受到假定的反安慰剂效应的影响[85, 86]。同样，一些诱导负性期望的程序，如巫术，可能导致症状恶化。最后，疼痛的恐惧回避模型可以被视为一种类似于反安慰剂的效应，其中对疼痛的恐惧可能导致疼痛恶化[87]。

临床试验环境对反安慰剂效应也很重要。例如，在镇痛药临床试验中，研究人员报道了其评估的镇痛药的不良事件（adverse event，AE），并与安慰剂

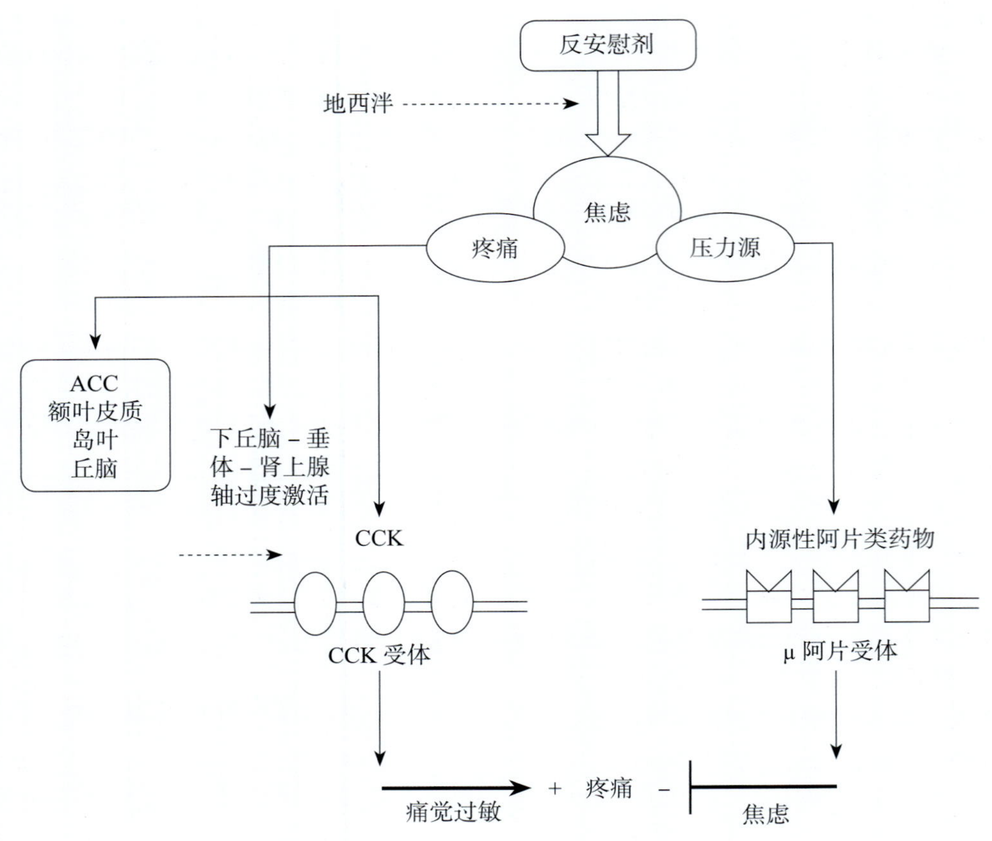

▲ 图 17-2 反安慰剂程序会引起预期焦虑，这可能与疼痛本身有关，也可能与将注意力从疼痛上转移的压力源有关

在第一种情况下，反安慰剂引起的焦虑同时影响下丘脑－垂体－肾上腺轴和疼痛机制；它还激活参与疼痛处理的不同大脑区域，如前扣带皮质、额叶皮质、岛叶和丘脑。安定可以阻止焦虑，从而防止 HPA 过度活跃和痛觉过敏。CCK 拮抗药，如丙谷胺，仅阻断 CCK 能焦虑－疼痛联系。当反安慰剂唤醒的整体状态源于环境中的压力情况时，会观察到镇痛作用，这源于内源性阿片类药物系统的激活

组的不良事件进行了比较。接受安慰剂治疗的患者经常报告出现高频率的不良事件。Amanzio 等[88]比较了三类抗偏头痛药物（非甾体抗炎药、曲坦类药物和抗惊厥药）与安慰组在临床试验的不良事件发生率。研究发现，抗偏头痛药物试验的安慰剂组的不良事件发生率较高。此外，安慰剂组的不良事件与安慰剂对照的抗偏头痛药物的不良事件一致。例如，厌食和记忆困难是抗惊厥药的典型不良事件，其仅在这些试验的安慰剂组中出现。这些结果表明，抗偏头痛药物临床试验中安慰剂组的不良事件取决于与安慰剂对照的活性药物的不良事件。这些发现与安慰剂和反安慰剂效应的期望理论一致。Mitsikostas 等[89]针对头痛、Mitsikostas 等[90]针对纤维肌痛、Häuser 等[91]针对糖尿病周围神经病变、Papadopoulos 和 Mitsikostsa 等[92]针对神经性疼痛的研究均获得了类似的发现。这些作者强调了由于反安慰剂效应而导致的缺失值可能会混淆许多临床试验的解释。

在实验和临床环境中，对疼痛增加产生的负面期望后，对疼痛刺激强度的感知会高于没有负面期望的情况。例如，对疼痛刺激的期望会放大人们对无害热刺激的不愉快感知[93]，并且所期望疼痛强度的水平会改变对疼痛强度的感知。事实上，Keltner 等[94]通过使用两种视觉提示，每一种都受到两种伤害性热刺激（高和低）中的一种刺激，表明当伤害性刺激出现在高强度视觉提示之前时，参与者报告的疼痛程度更高。Benedetti 等[95, 96]采用了一种真正的反安慰剂程序，即给予一种惰性物质及痛觉过敏的口头暗示，在临床和实验环境中表现出期望诱发的痛觉过敏。在临床环境中，这种情况是一种术后操作，即给予患者一种他们期望会疼痛的惰性治疗，

其会引起疼痛增加的期望[95]。研究人员发现疼痛迅速增加，这种情况同样也发生在使用止血带技术的实验环境中，其诱发了其中一只手臂的缺血性疼痛[96]。这些效应可能非常强大，有时非有效刺激也会产生疼痛。例如，Colloca 等[97]的一项研究使用了反安慰剂程序，即在给予触觉或低强度疼痛电刺激之前，给健康志愿者提供疼痛刺激的口头暗示。这项研究表明，引起焦虑的口头暗示可以将触觉刺激转化为疼痛，将低强度疼痛刺激转化为高强度疼痛。因此，通过将痛觉过敏定义为疼痛敏感性的增加，将超敏定义为对无害刺激的疼痛感知，关于消极结果的反安慰剂暗示可以产生痛觉过敏和超敏效应。一些研究表明，负性期望对疼痛感知有显著影响。事实上，最近的许多研究表明，从实验性疼痛到临床疼痛，反安慰剂效应发生在各种疼痛情况下[98, 99]。

自主神经亢进形式的期望性焦虑增强是产生反安慰剂痛觉过敏的重要原因。Colagiuri 和 Quinn[100]发现，与安慰剂镇痛相比，反安慰剂痛觉过敏持续时间更长，这种差异可以通过自主神经兴奋性的提高来解释。他们将健康志愿者随机分为接受安慰剂调节作用、反安慰剂调节作用或无调节作用组，并使用一种实验性疼痛模型，在训练过程中偷偷减少（安慰剂组）和增加（无安慰剂组）疼痛刺激，并配以假治疗。然后在测试阶段，在相同的疼痛刺激下，对有无假治疗进行疼痛评估。调节程序在相应组中成功诱导了安慰剂镇痛和反安慰剂痛觉过敏，其中反安慰剂痛觉过敏比安慰剂镇痛更持久，突出了反安慰剂痛觉过敏对消退的抵抗力。自主神经高亢介导了反安慰剂与安慰剂训练对消退的影响。

反安慰剂效应可以通过观察来了解。Swider 和 Bąbel[101]、Vögtle 等[102]同时但独立地研究了自愿参与者观察模型，该模型在出现红光[101]或皮肤上涂抹软膏时模拟更多的疼痛[102]。在观察阶段后，试验受试者表现出强烈的反安慰剂反应（即在出现红光后的痛觉过敏反应，这与移情评分相关）[101]。同样，在观察软膏应用后，发现大量的反安慰剂反应，这与灾难性疼痛相关[102]。此外，Swider 和 Babel[101]发现了性别效应，即无论实验志愿者的性别如何，与女性模型相比，男性模型反安慰剂痛觉过敏更强。

负性期望和反安慰剂效应可以通过传播负面信息和交流迅速在个体间传播，这可能会导致对健康产生负面影响的生化变化，并可能改变许多生理参数的基线。在这种情况下，研究人员已将高海拔头痛作为研究 COX 产物（即前列腺素和血栓素）的模型进行了研究[103]。在该实验模型中，参与者（触发器）接收到关于在高海拔头痛风险的负面信息，并将该负面信息传播给其他几个参与者。在 1 周内，这一负面信息在 36 名参与者中传播。与对照组相比，高海拔条件下，反安慰剂组参与者出现头痛、唾液前列腺素和血栓素明显增加的症状。在这个新的实验模型中，负面信息在 1 周内传播到 36 名参与者[103]。在更长的时间内，数百甚至数千人可能会受到“社会感染”，从而强调了负面社会传播在整个人群中症状和疾病的传播中可能发挥着重要作用。值得注意的是，个体间沟通可能对临床试验的结果中起到关键作用。同一作者[103]在高海拔地区进行了 2 项“阿司匹林与安慰剂”临床试验，以控制高海拔头痛。第 1 次试验在对照参与者中进行，而第 2 次试验在社会感染者中进行。在对照组中，阿司匹林有效减少疼痛和前列腺素合成，而安慰剂无效。相反，阿司匹林和安慰剂都降低了社会感染个体的疼痛和前列腺素水平。虽然对照组中不存在安慰剂效应，而社会感染参与者中出现安慰剂效应，这一差异归因于负面信息传播引起的前列腺素基线水平不同。安慰剂效应仅发生在受社会感染的个体中，因为安慰剂仅作用于前列腺素的反安慰剂成分，并且疼痛加剧。从这些发现中可以清楚地看出，期望的社会传播可能会影响患者随机接受安慰剂或积极治疗前的生化和行为参数基线，从而可能影响研究结果。因此，未来的临床试验应考虑这一方面内容[104]。

七、反安慰剂诱导的 CCK 活化（图 17–2）

与安慰剂镇痛相比，人们对反安慰剂痛觉过敏的了解要少得多，主要是因为伦理限制。尽管在许多情况下诱导安慰剂反应是可以接受的[105]，但诱导反安慰剂反应是一种有压力、致焦虑的过程。为了诱发反安慰剂痛觉过敏，提供了一种惰性治疗及疼痛增加的口头暗示。1997 年，研究人员使用非特异性胆囊收缩素 CCK-A/CCK-B（或 CCK1 和 2）受体拮抗药丙谷胺对术后患者进行了试验[95]。这种情况是一种可诱发疼痛恶化的期望的术后操作。研究发现，尽管丙谷胺不是一种特异性镇痛药，但它以剂量依赖性方式预防了反安慰剂痛觉过敏，这表明反安慰剂痛觉过敏效应是由 CCK 介导的。低至 0.05mg

的剂量是完全无效的，而 0.5mg 和 5mg 剂量证明是有效的。由于 CCK 也参与焦虑机制，因此推测丙谷胺影响期望焦虑[95, 106]。重要的是，纳洛酮不会拮抗这种作用。然而，由于伦理约束，这些影响尚未在这些患者中进行进一步研究。为了更好地理解反安慰剂痛觉过敏的机制，并克服临床方法固有的伦理约束，在健康志愿者中使用了类似的程序，并对这些志愿者诱发试验性疼痛[96]。研究发现，口服惰性物质和引发痛觉过敏的口头暗示引发了下丘脑－垂体－肾上腺（hypothalamic-pituitary-adrenal，HPA）轴的痛觉过敏和过度活跃，这是通过使用促肾上腺皮质激素（adrenocorticotropic hormone，ACTH）和皮质醇血浆浓度来评估的。苯二氮䓬类药物和地西泮均能阻断反安慰剂诱导的痛觉过敏和 HPA 的过度活跃，这表明焦虑机制参与其中。相反，CCK-A/CCK-B 受体拮抗药丙谷胺的混合给药可完全阻断反安慰剂痛觉过敏，但不影响 HPA 的过度活跃，表明 CCK 特异性参与痛觉过敏，但不参与反安慰剂效应的焦虑成分。有趣的是，地西泮和丙谷胺对基线疼痛均无镇痛作用，因为它们仅对反安慰剂引起的疼痛增加起作用。这些数据表明，焦虑和反安慰剂痛觉过敏之间存在密切联系，但丙谷胺并不像先前假设的那样通过阻断期望焦虑而起作用[95, 106]。相反，它中断了焦虑和疼痛之间的 CCK 能联系。因此，与地西泮的抗焦虑作用相反，丙谷胺阻断了一种由焦虑激活的 CCK 能促痛感受系统，该系统负责焦虑诱导的痛觉过敏。反安慰剂痛觉过敏是一个有趣的模型，可以更好地理解内源性疼痛感受系统是何时及如何被激活的。CCK 的促痛觉和抗阿片类药物作用已在许多脑区得到证实[78, 107, 108]。研究已证明 CCK 通过作用在延髓头端腹内侧水平来逆转阿片类镇痛作用[109, 110]，并激活头端腹外侧的疼痛促进神经元[111]。

焦虑诱导的痛觉过敏和应激诱导的镇痛之间的差异可能只是表面现象。众所周知，在动物和人类的任何情况下，压力都会导致镇痛。当一个人处于压力下时，痛阈会增加。然而，压力源的性质可能起着核心作用。当预期的焦虑是关于疼痛本身时，可能会出现痛觉过敏，但当焦虑与将注意力从疼痛转移的应激源有关时[93, 94, 96, 112]，可能会出现镇痛[113]。因此，我们应该以两种不同的方式使用这两个定义[79]。在焦虑诱发的痛觉过敏的情况下，我们谈论的是对疼痛的期望，即注意力集中在即将到来的疼痛上。我们已经看到，期望焦虑和疼痛增加之间的生化联系由 CCK 能系统代表。相反，无论什么时候当个体兴奋状态源于环境中的压力情况时，都应考虑压力诱导的镇痛，因此现在注意力集中在环境压力源上。有实验证据表明，镇痛是内源性阿片系统激活的结果[113]。

八、负性期望和反安慰剂痛觉过敏的神经影像学（图 17-2）

现代脑成像技术是我们理解负性期望神经生物学的基础。这些研究中通常不提供安慰剂，试验者通常使用口头暗示。因此，在这种情况下，讨论与反安慰剂相关的影响比较合适。通常，试验者告诉参与者即将发生的疼痛，以使受试者产生疼痛刺激的期望，并分析刺激前和刺激后阶段。使用这种试验方法，Sawamoto 等[93] 发现，对疼痛刺激的期望会放大对无害热刺激的不愉快感知。这些心理生理学发现与前扣带皮质、顶盖和后岛叶对非疼痛性热刺激的短暂脑反应增强相关。这种增强包括更高强度的信号变化（在前扣带皮质）和更大体积的激活体素（在顶盖和后岛叶）。因此，对刺激的疼痛期望会增强对无害刺激的主观不愉快体验和某些大脑区域的客观反映。

总的来说，负性期望可能会导致疼痛加剧[114, 115]，研究发现，一些大脑区域在期望疼痛时被激活，如前扣带皮质、前额叶皮质和脑岛[68, 94, 112]。这些效果与正性期望所引发的效果相反，因此研究了疼痛减轻的期望。事实上，在一些使用相同实验方法研究正性和负性结果的研究中，已经发现了主观体验和大脑激活的调节。例如，在 Koyama 等[112] 的一项研究中，随着期望疼痛程度的增加，丘脑、脑岛、前额叶皮质和前扣带皮质的激活增加。相反，对疼痛减少的期望降低了疼痛相关脑区的激活，如初级体感皮质、岛叶皮质和前扣带皮质。在另一项进行源定位分析的磁脑电图研究中，Lorenz 等[68] 发现通过次级体感皮质中的偶极子受到类反安慰剂样和安慰剂样现象的调制。偶极子的调制方向与期望的方向相同，当期望疼痛减轻时，偶极子会缩小，而当期望疼痛增加时，偶极子会扩大。在另一项研究中，Keltner 等[94] 发现，预期疼痛强度的高低会改变感知到的疼痛强度，同时激活不同的大脑区域。通过使用两种视觉线索，这些研究人员发现，每种线索都与两种有害热刺激（高和低）中的一种有关，当有害刺激之前出现高强度视觉线索时，受试者报告疼痛程度更高。通过比较两种视觉提示产生的大脑激活，他们发现同侧尾侧前扣带皮质、尾状核头部、小脑和对侧楔状核存在显著差异。然而，本研究的成像结果表明，期望和伤害性刺激强度以叠加方式作用于由皮肤伤害性热刺激激活的传入通路。

与之前的研究不同，Kong 等[116]通过给予参与者认为是痛觉过敏的惰性治疗来研究反安慰剂反应。这些调查人员表明，在给予惰性治疗和消极暗示后，反安慰剂区域的主观疼痛强度评分显著高于未进行期望操作的对照区域。对相同校准伤害性刺激的痛觉过敏反安慰剂反应的 fMRI 分析显示大脑区域的信号增加，包括双侧背侧前扣带皮质、脑岛、颞上回、左额叶和顶盖、内侧额叶、眶前额叶皮质、顶上小叶和海马体，以及右屏状核 / 壳核、外侧前额回和颞中回。自发静息状态的功能连接性分析显示，两个种子区域（左侧额叶盖和海马）与疼痛网络之间存在相关性，包括双侧脑岛、岛盖、前扣带皮质和左侧初级体感和运动皮质。因此，反安慰剂痛觉过敏可能主要通过情感认知疼痛通路（内侧疼痛系统）产生，而左侧海马在这一过程中可能发挥重要作用。

一项研究也发现了脊髓背角疼痛信号的早期增强，该研究结合健康志愿者的脊髓 fMRI 研究了反安慰剂痛觉过敏[117]。与对照组相比，在前臂上局部应用惰性反安慰剂增加了疼痛等级，并降低了反安慰剂治疗皮肤的疼痛阈值。疼痛刺激在受刺激的皮质体 $C_{5/6}$ 水平诱导脊髓的强烈激活，并且将反安慰剂与对照条件进行比较，发现脊髓同侧背角的反安慰剂相关活动增强。因此，反安慰剂痛觉过敏效应在疼痛处理的早期阶段设想了一种疼痛促进机制，特别是在脊髓中，远早于皮质处理之前。研究还发现，反安慰剂对脊髓的影响与复杂的心理因素有关，如药物信息，如价格标签。Tinnermann 等[118]发现将惰性治疗标记为昂贵药物比将其标记为廉价药物会导致更强的反安慰剂痛觉过敏。这种效应是由前额叶皮质的活动及前额叶区域、脑干和脊髓之间的耦合介导的。这可能代表了一种机制，通过这种机制，更高的认知表征（如价值观）可以调节早期疼痛处理。

研究还发现，反安慰剂效应与伏隔核多巴胺和阿片类物质活性降低有关，从而强调了奖励和激励回路在反安慰剂效应中的作用[64]。

九、沟通策略

总的来说，这些发现可能对临床试验和医疗实践都有影响。在保证知情同意的情况下，减少反安慰剂不良反应发展的沟通策略具有相当大的意义。例如，确定不良反应的可能性或重要性信息的呈现方式（例如，负面呈现：30% 将经历头痛；正面呈现：70% 将不会经历头痛）可能会减少反安慰剂效应[119]。此外，一项研究旨在测试积极情绪诱导是否能阻止反安慰剂效应的发展[120]。健康参与者被分配到四种情况之一。首先，参与者参加情绪诱导程序，其中一半接受积极情绪诱导，另一半接受中性情绪诱导。其次告知参与者他们将体验经颅直流电刺激（transcranial direct current stimulation，tDCS）；其中一半人被告知头痛是 tDCS 的不良反应，而另一半人则没有得到这些信息。积极的情绪是通过视频（电影 *City Slickers* 2 部分情节）诱发的，而中性视频包含了高尔夫历史纪录片的一部分。两个视频剪辑的总观看时间约为 15min。在中性情绪状态下，与没有不良反应信息的人相比，提供头痛的不良反应信息导致头痛发生率更高，头痛频率更高，最大头痛程度更高。在积极情绪状态下，提供不良反应信息时并未表现类似头痛的疼痛增加。因此，积极的情绪诱导可以阻止由不良反应的信息引起的反安慰剂效应的形成。

结论

安慰剂研究的神经科学方法，以及由此产生的关于神经生物学基础的新知识将带来红利，并为未来的发展奠定了良好的基础着未来好兆头。至少可以预见三个重要的影响：第一，安慰剂和反安慰剂效应的神经科学帮助我们了解一些复杂的大脑功能，如自上而下的疼痛调节。第二，可以设计新的实验期望值，帮助更好地解释临床试验，如测量患者的期望。第三，可以通过采用影响疼痛调节内源性机制的沟通策略来改善医患关系。

要　点

- 大多数关于安慰剂效应的神经生物学机制的知识来自疼痛和镇痛领域。
- 减轻疼痛的期望在安慰剂镇痛中起着至关重要的作用。这通过当使用镇痛药未被告知时，镇痛药的有效性降低。
- 安慰剂镇痛作用由内源性阿片系统介导，在某些情况下可被 CCK 拮抗。在其他情况下，内源性大麻素系统也参与其中。
- 许多脑成像研究表明，安慰剂镇痛涉及多个区域，包括背外侧前额叶皮质和多巴胺能奖赏机制相关区域。
- 前额叶是安慰剂反应的基础。如果没有前额叶控制，则没有安慰剂反应。
- 反安慰剂痛觉过敏效应由焦虑介导，焦虑激活了促进疼痛传播的 CCK 系统。
- 内源性疼痛下行调节回路代表了安慰剂对疼痛作用的生物学基础。
- 关于安慰剂和反安慰剂效应机制的新知识对临床试验和医疗实践都具有重要意义。

第三篇

临床评估和评价
Clinical Evaluation and Assessment

第 18 章　疼痛患者病史和体格检查

History and Physical Examination of the Patient With Pain

Charles E.Argoff　Grace Forde　Sayed E.Wahezi　Robert Duarte　著

张马忠　译　　于布为　校

本章概述疼痛患者病史采集和体格检查方法，以及相关的解剖学和生理学基础。体格检查有助于进一步查明和确认临床病史中的发现；而病史辅以体格检查对疼痛病因学的鉴别诊断至关重要，可协助确定随后需要进行哪些诊断性检查，指导诊疗计划的制订。

病史采集是疼痛评估的基础，其重要性无须赘述。大多数医生采用“PQRST”方法采集病史，包括询问患者诱发或减轻症状的原因（P）、疼痛性质（Q）、有否放射痛及其位置（R）、疼痛严重程度（S）和随时间的动态变化（T）。此外，评估疼痛患者还需仔细斟酌疼痛的生理学、解剖学、功能受限及患者表达信息的能力等诸多方面。需了解患者症状发作类型（隐匿性或创伤性）、因疼痛限制的日常活动类型、疼痛对心理的影响，以及是否存在符合神经解剖的疼痛、牵涉痛或放射痛，以此鉴别伤害性疼痛、神经病理性疼痛、肿瘤性疼痛抑或其他类型的疼痛。许多慢性疼痛患者可能经历不同程度的一种或多种疼痛（即混合型疼痛）。全面和个性化的病史采集对了解疼痛、制定治疗策略进而提高患者生活质量至关重要，所花的时间和精力对疼痛患者的治疗而言是非常值得的。

体格检查由一般体格检查、详细的神经系统检查、肌肉骨骼检查及皮肤或营养检查组成。肌肉骨骼系统检查包括视诊、触诊、叩诊、听诊和各种激发试验[1]。

一、一般体格检查

患者每次就诊时，应关注其生命体征，包括体温、心率、呼吸频率、血压和体重等，这对综合评判患者整体健康状态及可能的并发症非常重要。

观察和记录患者的一般情况和步态。尽可能将患者从候诊区引导至检查室实施体格检查，在患者从坐位变为站位并移行至检查室的过程中，是实施相应观察和检查的最佳时机。在这段“非正式”检查的观察时间内，可能会获得与“正式”检查不一样的发现。

还应观察患者的着装和个人卫生。注意患者的疼痛行为、姿势，以及挛缩、截肢和双侧不对称等解剖异常。非适应性姿势在肌筋膜疼痛的产生中起重要作用。腰椎过度前凸时腰伸肌承受压力过大，可导致腰痛。与此相似，颈椎前屈伴肩部下垂会使颈椎棘旁肌和肩胛肌拉紧，导致颈部和上背部疼痛。

步态评估包括步幅、步基、手臂摆动及稳定性。小脑病变和本体感受障碍患者可表现为行走不稳定、步基增宽的共济失调步态。髋部和下肢疼痛患者可表现为患侧支撑相减少而健侧迈步相缩短，导致疼痛步态。蹒跚步态多发生于髋肌无力或双侧髋关节退行性疾病的患者。足下垂患者可出现多种步态偏差，包括跳跃现象、跨阈步态、画圈步态和受累侧肢体持续外展[2]。

二、神经系统检查

神经系统检查包括精神状态检查、脑神经检查、运动强度检查、深腱反射、感觉、协调、特殊检查。

（一）精神状态检查

精神状态评估可与采集病史、观察日常生活和功能活动等同时进行。基本精神状态包括意识水平，对人、地点、时间和所处环境的定向力，短期记忆，注意力和集中力，以及失语症患者的语言能力。Folstein 简易精神状态清单可用于认知障碍和痴呆的筛查。

定期评估患者的情绪、情感、自杀和杀人意念，以及睡眠、食欲和精力等，由此可发现患者是否合并存在抑郁、焦虑和精神病等精神问题，这些疾病对疼痛治疗有很大影响。

（二）脑神经测试

脑神经检查的主要目的是确定是否存在脑干水平病变。与脑干病变有关的中枢性疼痛（如脑卒中、肿瘤、脱髓鞘疾病和血管畸形）可能与脑神经功能受损有关[2]。

1. 第Ⅰ对脑神经（嗅神经）

测试嗅神经时，应一次测试一个鼻孔。可使用咖啡、薄荷或丁香等气味。氨等有毒气味会激活鼻道中的三叉神经受体，应避免使用。

嗅觉功能障碍最常见的病因是鼻腔和鼻窦病变。痴呆症、神经退行性疾病和基底额叶肿瘤等也可能导致嗅觉功能障碍。

2. 第Ⅱ对脑神经（视神经）

视力测试采用 Snellen 图（视力表）。床边视野测试采用对比法，确有需要时选用更正式的视野检查方法。瞳孔对光反射和瞳孔调节反射可用于检查视神经和眼神经。眼底检查可资评估视盘和视网膜。有特发性颅内高压等颅内压升高相关病变时，可能出现视盘水肿和生理盲点扩大，这是顽固性头痛相对常见的病因。

3. 第Ⅲ、Ⅳ、Ⅵ对脑神经（眼神经、滑车神经和外展神经）

这些神经控制眼球运动，测试时要求患者追踪凝视八个位置移动物体。第Ⅲ对脑神经控制眼睑抬高和瞳孔收缩，可通过直接光反射、间接光反射和调节反射进行评估。交感神经支配瞳孔扩张肌。星状神经节阻滞等可导致霍纳综合征，该综合征的主要表现包括同侧上睑下垂、瞳孔缩小和无汗。然而，其机制多与交感神经有关而与脑神经功能无关。

4. 第Ⅴ对脑神经（三叉神经）

该神经支配面部、口、舌和头皮的感觉输入。三叉神经下颌支运动纤维也支配咀嚼肌，如颞肌、咬肌、内侧和外侧翼肌。

三叉神经的眼支、上颌支和下颌支分布区的感觉可通过温度、针刺和轻触进行测试。角膜眨眼反射的传入神经为三叉神经。

三叉神经外周病变会导致同侧面部感觉丧失、同侧下颌肌肉无力和萎缩。

5. 第Ⅶ对脑神经（面神经）

面神经支配面部表情肌、下颌下腺和泪腺、舌前 2/3 的味觉。临床测试通常仅限于检查面部运动功能（如皱额、闭眼、微笑、噘嘴和眨眼反射）。面经核上病变通常不会影响前额，而核病变和核下病变则会影响前额。

面神经感觉测试不常规开展，可通过对舌前 2/3 的同侧半部施加甜、酸和盐刺激来完成。

6. 第Ⅷ对脑神经（前庭耳蜗神经）

前庭蜗神经司听觉和平衡功能。可用 512Hz 的音叉评估听力。气传导骨传导比较试验（Rinne 试验）和双耳骨传导比较试验（Weber 试验）通常用于评估神经性耳聋和传导性耳聋。

Weber 试验是将振动音叉柄部置于患者前额正中或头顶。询问患者哪只耳朵听到的声音更强。正常情况下，双耳听到的声音相同。单侧神经性耳聋时患侧听力丧失，健侧声音更强；单侧传导性耳聋时患侧感知的声音更强。

Rinne 试验是将振动音叉柄部置于患者一侧耳后乳突上，患者可听到振动声音（骨传导）。当患者表示声音消失时，迅速将音叉移至同侧外耳道口（气传导）。神经性耳聋和听力正常者气传导优于骨传导。传导性耳聋则是骨传导优于气传导。

眼球运动测试（如发现眼球震颤），可能是前庭功能障碍的征兆。主诉发作性眩晕者可采用垂头仰卧位试验（Dix-Hallpike 试验）诊断良性阵发性位置性眩晕。测试方法是将患者先取坐位，头部右旋 45° 位置，随后迅速改变为仰卧位。保持仰卧位和头部右旋 20～30s，然后恢复坐位。观察到短时旋转性眼球震颤为阳性并记录，随后头部转向左侧重复上述测试[3]。

前庭耳蜗神经检查也可采用观察、与患者交谈等非正式方式进行，确定是否存在听力障碍。正式测试前庭耳蜗神经时，检查者以耳语、捻手指等发出轻柔的声音，两耳分开检查并分别检查对侧。询问患者两侧声音是否相等，正常情况下双耳听力无异常且声音相等。出现任何一侧声音减弱，应使用耳镜检查耳道，确保鼓膜完好，无耳垢或渗出物等阻塞耳道干扰患者听力。

7. 第Ⅸ对脑神经（舌咽神经）

舌咽神经司舌后 1/3 味觉和咽部感觉，构成呕吐反射传入神经。

8. 第Ⅹ对脑神经（迷走神经）

迷走神经支配咽部和喉部肌肉并构成呕吐反射的传出神经。迷走神经病变的症状包括构音障碍和吞咽困难。

9. 第Ⅺ对脑神经（副神经）

副神经的颅根支配喉部肌肉，而脊髓段支配斜方肌和胸锁乳突肌。可通过同侧耸肩和对侧转头动作对其进行测试。

10. 第Ⅻ对脑神经（舌下神经）

舌下神经支配舌的运动。测试时，嘱患者伸舌并将舌分别推向两侧。舌下神经损伤会导致伸舌时向同侧偏斜。

（三）运动强度检查

肌肉测试前，应先观察患者是否有不自主运动。例如，静止性震颤可能提示锥体外系功能障碍，或是由于周围神经疾病引发的肌束颤动。随后，患者保持坐位，被动运动其上下肢评估肌张力是否正常、增加或减少。肌张力增加可分为痉挛和肌僵。大脑或脊髓上运动神经元疾病可见速度依赖性痉挛，肌僵则表现为整个运动期间肌张力持续增加。肌张力降低常见于周围神经病变。

徒手肌力测定（manual muscle testing，MMT）要求患者将每块肌肉置于最大机械力学位进行，采用医学研究委员会评分量表（表 18–1）评估肌力[3]。1～3 级相对客观，测试者间差异较小。1 级为可触及肌肉收缩但无相应运动；2 级为在去除重力影响的情况下，有移动肢体的能力（可能需特殊评估体位）；3 级为肌肉收缩能抵抗重力移动，但无法抵抗外加阻力。腓肠肌徒手肌力的判断有时有一定难度。腓肠肌肌力 3 级为患者站立并轻握某物保持平衡的情况下，脚尖能抬高一次；抬高 5 次可评为 4 级，抬高 10 次可评为 5 级。然而，4 级和 5 级在不同检查者间很难标准化。患者体质、年龄和预期功能状态，以及检查者施加的力量等因素，可导致评估 3 级以上的肌力时相对困难[3]。

肌力检查应按照评估神经根和周围神经的分布。表 18–2 和表 18–3 总结了通常测试的肌肉及其对应的神经根和周围神经支配[4]。

肌力检查非常依赖患者的理解力和用力程度。用力不够或意志力缺乏时可能出现“让步无力”，表现为患者间歇性地对抗检查者施加的阻力，间或完全停止用力。神经根病变、局灶性周围神经压迫、弥漫性周围神经病或肌病引起的无力常符合特定的模式。有非生理模式的表现时应怀疑是否存在心因性无力。Hoover 试验可用于检测下肢心因性无力。患者仰卧，嘱其抬高患侧腿。检查者将手置于对侧足跟下方。如患者在抬高患侧腿时，未向检查者的手施加向下的压，则为 Hoover 测试阳性。Hoover 征是基于脊髓中间神经元介导的交叉伸肌反射，这一反射最早由 Sherrington 描述，在去皮质动物中可得到证实。

（四）腱反射检查

深部腱反射由单突触反射弧介导，传入神经为支配肌梭的感觉神经纤维，这些纤维向脊髓投射并与脊髓腹角 α 运动神经元形成突触联系。α 运动神经元构成反射弧的传出支。需要注意的是，正常人深部腱反射也可能减弱。这种情况下，可采用 Jendrassik 手法引发深部腱反射。其方法是让患者两手手指相勾并用力向外侧牵拉。让患者咬紧牙关也可达到同样的效果。单突触反射弧传入或传出神经病变（如周围神经病变和神经根病变）可致深部腱反射减弱或消失。然而，罹患小纤维神经病变的患者深部腱反射仍能保留，因这类神经受损对大的有髓Ⅰa 纤维无明显影响。

深部腱反射检查时，患者取舒适的坐位，最好采用 Queen Square 或 Troemner 叩诊锤。表 18–4 为深部腱反射的分级，表 18–5 为重要的深部腱反射及其对应的神经根水平。

上运动神经元病变可致深部腱反射亢进，上运动神经元功能障碍患者可出现 Babinski 征和 Hoffman 征阳性。需要注意的是，年轻女性、服用 SSRI 抗

表 18–1　医学研究委员会肌力分级

分　级	描　述
0 级	无运动
1 级	肌肉有轻微主动收缩，但无运动
2 级	能水平运动，但不能对抗地心引力
3 级	可对抗地心引力运动
4 级	能部分抗阻力运动
5 级	完全抗阻力运动

表 18-2　上肢肌肉的神经支配和动作			
肌　肉	动　作	神经根	神　经
冈下肌	肩外旋	$C_{5\sim6}$	肩胛上神经
三角肌	肩外展、伸展和屈曲	$C_{5\sim6}$	腋神经
肱二头肌	前臂屈曲和旋后	$C_{5\sim6}$	肌皮神经
肱三头肌	前臂伸展	$C_{7\sim8}$	桡神经
肱桡肌	前臂屈曲	C_6	桡神经
桡侧腕长、短伸肌	手腕伸展	$C_{6\sim7}$	桡神经
尺侧腕屈肌	腕屈曲伴尺偏	$C_8 \sim T_1$	尺神经
指深屈肌	远端指间关节屈曲	$C_{7\sim8}$	正中神经骨间前支
拇短展肌	拇指外展	C_8	正中神经
拇长内收肌	拇指外展	$C_8 \sim T_1$	尺神经

表 18-3　下肢肌肉的神经支配和动作			
肌　肉	动　作	神经根	神　经
髂腰肌	髋关节屈曲	$L_{2\sim4}$	股神经
内收长肌和短肌	髋内收	$L_{2\sim4}$	闭孔神经
臀大肌	髋关节伸展	$L_5 \sim S_2$	臀下神经
臀中肌和臀小肌	髋外展	$L_5 \sim S_2$	臀上神经
股四头肌	膝关节伸展	$L_{2\sim4}$	股神经
腘绳肌（即半腱肌、半膜肌和股二头肌）	膝关节屈曲	$L_5 \sim S_1$	坐骨神经
胫骨前肌	足背屈	$L_{4\sim5}$	腓深神经
跗长伸肌	大跗趾伸展	L_5	腓深神经
腓骨长肌	足外翻	L_5	腓浅神经
腓肠肌 / 比目鱼肌	足跖屈	$S_{1\sim2}$	胫神经
胫骨后肌	足内翻和跖屈	$L_5 \sim S_1$	胫神经

抑郁药的患者 Hoffman 征弱阳性不一定代表存在病变。检查 Babinski 征时，可采用钝器（如一次性压舌板）划足底外侧，跗趾外展提示 Babinski 征阳性（图 18-1）。勿刺激偏内侧的足底，否则会引起缩腿反应。Hoffman 征可通过轻弹患者中指背侧或掌侧引发。示指和拇指出现反射性掌屈运动提示 Hoffman 征阳性[5]。

（五）感觉

感觉检查内容应包括温觉、针刺觉、本体感觉和振动觉等。针刺和温觉由 Aδ 和 C 纤维介导，通过脊髓丘脑外侧束向上传递。本体感觉和振动觉由 Aβ 纤维介导，经脊髓背侧柱向上传递。

针刺测试可采用清洁的别针。长度依赖性周围神经病变患者建议采用由远及近的测试模式。神经

表 18-4 深腱反射分级

分 级	描 述
0 级	无
1^+ 级	低
2^+ 级	正常
3^+ 级	反射性收缩扩散至相邻神经根支配的肌肉
4^+ 级	持续性痉挛

表 18-5 深部腱反射的神经支配

肌 腱	神经根水平
肱二头肌	$C_{5\sim6}$
肱桡肌	C_6
肱三头肌	$C_{7\sim8}$
股四头肌	$L_{3\sim4}$
腓肠肌 / 跟腱	$S_{1\sim2}$

根病变患者建议根据皮节进行测试（图 18–2）。快速评估温觉可使用冷的金属音叉和含温水的试管，测试方式同针刺测试。

神经病理性疼痛（躯体感觉系统损伤引起的疼痛）患者在神经系统检查中有多种主要表现，包括触诱发痛、痛觉过敏、痛觉减退、上扬效应和痛觉过度。触诱发痛是指正常不会引起疼痛的刺激也触发疼痛的病理状态。测试触诱发痛时，可采用通常不会引起疼痛的刺激（如轻触等），观察患者是否感到疼痛。痛觉过敏是指对疼痛刺激的敏感性和反应超出正常预期。痛觉过敏测试可使用尖锐物体（如清洁的别针）诱发轻微疼痛，正常情况下，患者对这些刺激仅有轻度的疼痛反应，但痛觉过敏患者在受累区域的疼痛感增加。

痛觉减退是对疼痛刺激的敏感性和反应降低。上扬效应是以高于某个临界速率反复给予刺激时，疼痛强度随时间而增加。痛觉过度的特点是对刺激出现夸大的反应，并且这一反应经常延迟出现。

本体感觉一般在单个滑膜关节处评估，踇趾趾间关节最敏感。检查者以拇指和示指抓住患者脚趾外侧缘，然后使患者踇趾相对于其余脚趾外展，嘱患者闭眼，以 5° 增量上下移动踇趾。询问患者踇趾是向上还是向下移动。如脚趾本体感觉受损，可在踝关节、膝关节及示指远端指间关节处进行上述测试。

检查振动觉时，可将 128Hz 振动音叉置于远端骨性隆起处。下肢骨性隆起相关的标志包括踇趾趾间关节背侧、内踝、胫骨粗隆和髌骨。测试上肢振动觉的部位包括示指远端指骨、桡骨远端和尺骨鹰嘴突。最近证实，相比传统 128Hz 音叉，Rydel Seiffer 64Hz 定量音叉与腓肠感觉神经动作电位及踝反射的相关性更好[6]。

（六）协调能力

小脑功能包括蚓部功能和半球功能。蚓部控制轴向协调和平衡，半球控制四肢的协调。观察步态和站立平衡可评估蚓部功能。半球功能可采用指鼻试验和跟 – 膝 – 胫试验进行评估。其他测试包括轮替试验（如手快速连续旋前和旋后）和肌张力检查，小脑病变患者可出现肌张力降低。慢性酗酒和长期使用苯妥英等药物可导致获得性小脑退化[5, 7, 8, 9]。

三、肌肉骨骼检查

肌肉骨骼检查有助评估骨骼、关节、支撑韧带、肌肉和肌腱的综合功能。可借助肌肉骨骼检查评估复杂疼痛的来源，如皮肤、皮下组织、卡压的周围神经和内脏等。肌肉骨骼检查的顺序遵循视、触、活动范围和特殊测试的顺序。测试部位包括脊柱（颈椎、胸椎、腰椎）、上下躯干带及相应的四肢和关节。

四、脊柱检查

颈椎和胸腰椎检查可提供姿势及身体是否成直线等信息。在患者尚未意识到在正式检查前（如坐位或站位提供病史时），即应关注其脊柱是否存在异常后凸、前凸或侧弯。如患者屈曲脊柱时脊柱侧弯度减少，可能需改变治疗。棘突叩诊出现局部疼痛可见于椎体压缩性骨折、硬膜外肿瘤或脓肿等患者。无明显后凸或前凸的患者棘突间距应接近，棘突间距增加提示可能存在椎体压缩性骨折伴明显椎体压缩（＞50%）。脊柱小关节病和肌筋膜疼痛综合征患者可有棘突旁压痛，可采用小关节负荷试验等对两者进行鉴别诊断，但两种疾病并存的情况并不少见。颈椎正常活动范围为前屈 60°，后伸 75°，侧屈 45°，侧旋 80°，应分别在仰卧位和坐位下进行测定。仰卧

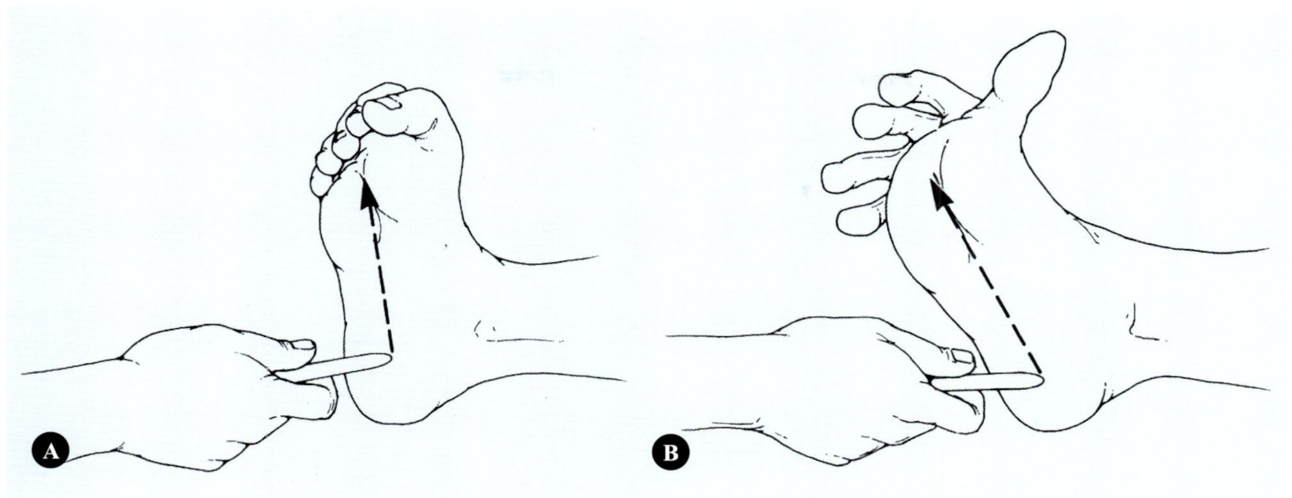

▲ 图 18-1 **Babinski 试验**

A. 正常；B. 异常

位时活动范围改善提示后部肌肉痉挛是限制颈椎活动的主要原因。仰卧时，患者颈前部肌肉痉挛会加重，活动范围可能更小。颈椎小关节病患者的颈椎活动范围不会随体位的改变而改善。

外展紧张释放征阳性对于确定肩部疼痛继发于 $C_{5\sim6}$ 神经根受压还是肩部病变具有高度特异性。测试时，患者受累侧前臂放松，手置于头顶，要求患者外展手臂。肩部病变时，完成这一动作会发生疼痛。$C_{5\sim6}$ 神经根受压患者完成这一动作时，肩部和肩胛内侧（菱形）区疼痛通常会明显减轻。Spurling 试验（压颈试验）对于确诊神经根型颈椎病具有高度特异性。患者患肢下垂，颈部向有症状侧旋后伸，诱发出同侧颈部和手臂疼痛视为 Spurling 征阳性[10, 11]。

正常胸腰椎活动范围为前屈 90°，后伸 30°，侧屈 25°，侧旋 60°。腰椎外旋后伸诱发出疼痛提示存在同侧小关节病，因为这一动作会导致关节突关节负荷增加。腰椎前屈引起疼痛提示可能存在椎间盘源性或椎体源性疼痛，因为屈曲可导致轴向负荷增加。然而，腰椎屈曲也可能诱发骶髂韧带和小关节囊性疼痛。因此，在进行其他检查时应评估其活动范围，以获得更有针对性的诊断。关于椎间盘源性腰痛症状目前仍有争议，通常认为，其疼痛一般仅限于脊柱中轴，表现为患者不能久坐，咳嗽、打喷嚏和 Valsalva 动作可诱发疼痛。

五、肌筋膜检查

肌筋膜疼痛部位可触及有压痛的肌肉条索，称为触发点。活动性肌筋膜触发点与自发性疼痛和活动范围受限有关。潜在的触发点直接检查时可触及条索且有压痛，但不会引起自发性疼痛。

肌筋膜检查首先从姿势和关节功能评估开始，以确定局部肌筋膜疼痛的潜在原因。沿肌纤维方向触诊可发现肌筋膜触发点。触发点的触诊感觉为绳样结节区。触发点有明显压痛，触诊可产生局部疼痛和放射痛。放射痛可沿神经根或周围神经分布。常见的受累肌肉包括斜方肌、臀肌、颈椎和腰椎的棘旁肌，但其他肌肉也可受累。压痛点在触诊时仅有疼痛但无放射痛[12]。

六、四肢检查

病情需要时，应测量四肢，以发现两侧肢体长度的差异、畸形及肌肉大小的变化。可让患者完成特定的动作（如将手举过头顶），以检查上肢关节的活动范围。此类复合动作可评估肩部、肘部、腕部和手指等运动功能。如果患者能将双掌置于脑后、手背置于腰后中部而无明显困难，提示其可以完成基本的日常活动。评估步态的同时可对下肢功能进行评估。临床医生可根据异常步态（如足下垂、腿长短不一或髋关节、膝关节疼痛），找到功能障碍的可能原因[10, 11, 13, 14]。

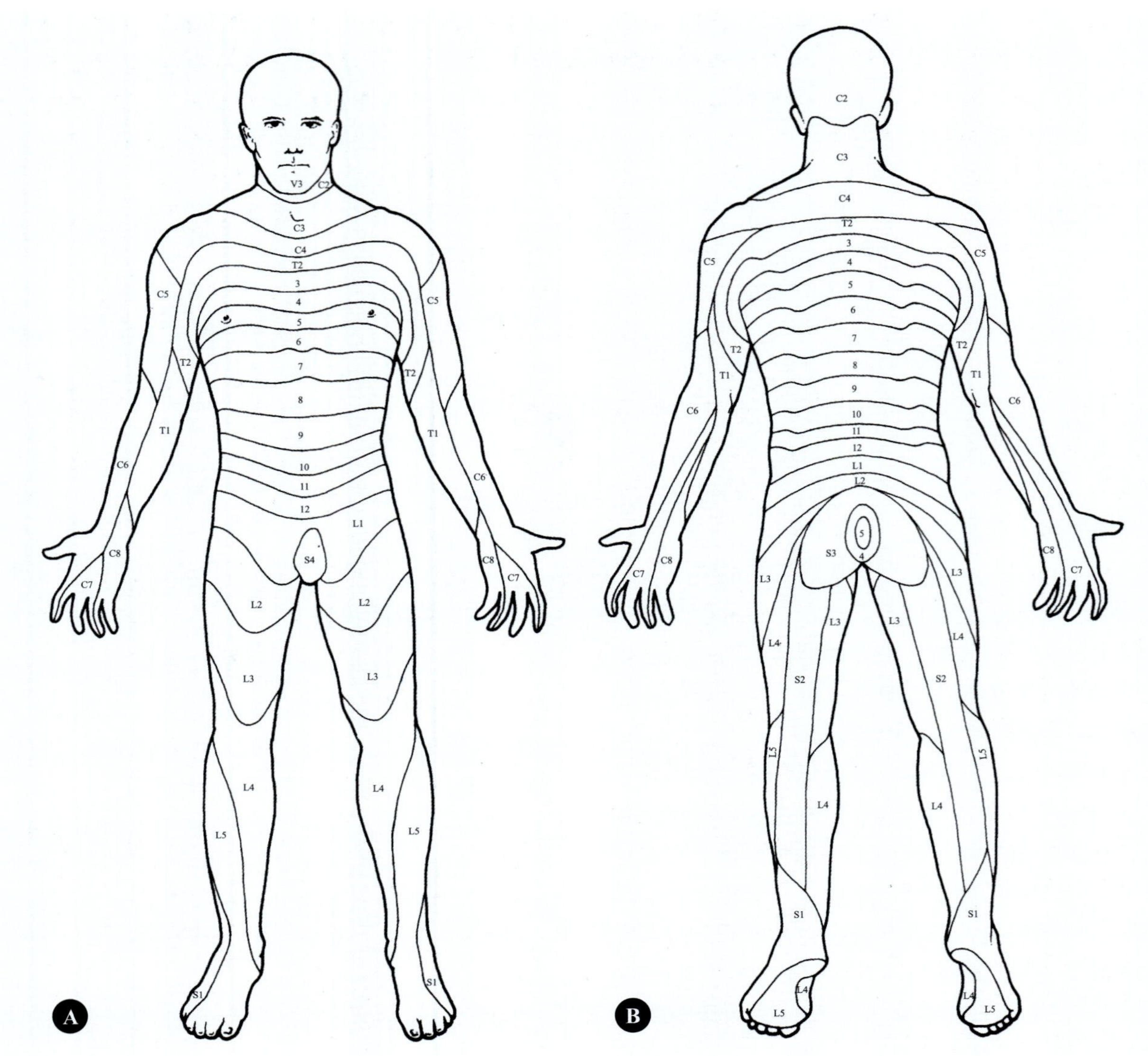

▲ 图 18-2 机体前部（A）和后部（B）皮节

改编自 Baker AB, Baker LH. Clinical neurology. Vol 1. New York: Harper & Row, 1983.

（一）上肢

1. 肩关节检查

应评估双侧的对称性、有无三角肌萎缩、姿势。肩关节触诊包括胸锁关节、锁骨、肩锁关节、盂肱关节及肩胛冈和肩胛胸壁衔接的触诊检查。肩关节正常活动范围为矢状面屈伸 180°，冠状面外展和内收 180°，外旋 90°，内旋 40°。慢性肩痛的常见病因包括盂肱关节炎、肩锁关节炎、肩峰下或三角肌下滑囊炎、肩袖和二头肌腱炎、钙化性肌腱炎和关节囊粘连。外伤引起的急性和亚急性肩痛可能是由肩关节脱位、盂唇损伤（通常为上盂唇前后损伤）引起，可采用特定的试验协助进行诊断，临床常用的试验如下所述。

肩外展（手臂与躯干成 90°）和内旋疼痛多见于撞击综合征，与肱骨头和喙肩弓之间的冈上肌卡压有关。肩峰下滑囊炎和冈上肌损伤可能是慢性撞击综合征的结果。冈上肌完全撕裂时，患者在被动外展至 90° 后无法将手臂保持在外展位置。空罐试验是发现肩袖病变的敏感测试方法，实施时，让患者在肩胛骨平面（与躯干成 45°）水平外展上肢，同时保持拇指朝下。需要注意的是，所有肩外展检查都应在医生将手置于患者肩部上方的情况下进行，以防肩胛骨旋转，人为增加外展程度。未经治疗的肩袖肌腱撕裂会导致肩胛肌失用性萎缩，冈上肌窝凹陷提示存在慢性撕裂。垂臂试验可用于诊断完全性肩袖撕裂。患者手臂被动外展至 90° 后松开，若患者不能保持肩外展，提示存在肩袖完全撕裂，可通过 MRI 进一步明确诊断。非外伤导致的完全撕裂通常源于慢性冈上肌腱炎。

2. 粘连性关节囊炎

冻结肩或粘连性关节囊炎的特点是肩胛胸壁运动和盂肱关节活动范围减小。肩关节囊发生进行性纤维化，可破坏肩关节的活动度和肩胛胸壁的运动节律。正常情况下，肩关节可外展至 180°。肩外展至 90° 时肩胛胸壁开始运动，盂肱运动与肩胛胸壁运动的比例为 2∶1。粘连性关节囊炎可导致运动范围逐渐减小，晚期患者几乎无肩部运动。当受累肩部后伸和外展角度小于未受累肩部 50% 时，可诊断为粘连性关节囊炎。

3. 肘关节

肘关节检查需评估两侧肱部和桡尺部的对称性。检查时，患者站立，手臂置于两侧并朝向前方，测量上臂和前臂之间的外偏角（携带角）。男性正常外偏角为外翻 10°～15°，女性为 18°。肘关节易触及的体表标志有鹰嘴突，以及内、外侧上髁。肘部正常运动范围为肱尺关节从解剖位置后伸 0°，屈曲 150°，桡尺关节旋前和旋后 170°。

4. 外上髁炎

前臂伸肌劳损会导致外上髁伸肌总腱止点附近发生炎症反应。患者主诉肘部持续性疼痛，腕部抗阻或负重后伸时疼痛加重。有外上髁压痛可进一步证实外上髁炎的诊断。严重时，手腕被动后伸或外上髁轻度触诊即可复制出伸肌肿块处的疼痛。

5. 内上髁炎

内上髁炎与外上髁炎相似，由前臂屈肌劳损所致。疼痛位于内上髁，腕部抗阻或负重屈曲时加重。严重病例轻触内上髁即可出现疼痛。

6. 腕关节

腕关节检查和触诊时需评估关节的对称性。腕关节活动范围为后伸 60°、屈曲 70°、外展 20° 和内收 30°。腕管综合征是临床最常见的腕关节疼痛疾病，由腕部正中神经卡压引起，可致第 1 指和第 3 指麻木，严重时患者可因疼痛就诊。正中神经卡压严重可引起拇指无力；由于拇短展肌萎缩，拇指外展运动严重受损。出现 Tinel 征和 Phalen 征则支持腕管综合征的诊断。Tinel 征是指叩击近端掌侧腕褶痕处导致拇指、示指和中指感觉异常。检查 Phalen 征时，让患者屈曲双侧手腕，双侧手背紧贴维持 1min，以机械压迫腕管。此时，已受激惹的神经会引发疼痛麻木反应。正中神经分布区感觉迟钝与 Phalen 试验阳性一致。需要注意的是，Tinel 征和 Phalen 征的特异性和敏感性较低。诊断腕管综合征的“金标准”是正式的肌电图检查。

7. 手指评估

检查手指以评估两侧是否对称，是否存在畸形。骨关节炎患者远端指间关节可见 Heberden 结节，近端指间关节可见 Bouchard 结节。嘱患者握紧和张开手掌以评估手指运动范围。掌指关节在矢状面的正常运动范围为 90°，近端指间关节为 120°，远端指间关节为 70°。第一掌指关节外展 50°，内收 50°，对指 35°。掌指骨肿胀伴或不伴尺侧偏移提示可能存在类风湿关节炎，可以此指导颈部、臀部或膝盖疼痛患者的诊断和治疗，因为这些症状通常与病情严重程度相关。

（二）下肢评估

1. 髋关节评估

髋关节检查要注意两侧是否对称、肌肉的大小和有无手术瘢痕。髋关节正常活动范围为屈曲 100°、后伸 30°、内收 20° 和外展 40°。髋关节屈曲位时，内旋运动范围为 45°，外旋运动范围为 40°。髋关节疼痛可能由髋臼、股骨颈或股骨头、骨膜或关节囊病变引起，也可能由周围结构（如滑囊、腰椎或骶髂关节）异常引起。髋关节病变的典型表现为腹股沟疼痛和大腿前内侧疼痛，尤其是在坐位下将受累大腿置于健侧大腿之上时为甚。大转子区域上部、大腿外侧触及疼痛提示可能存在大转子滑囊炎或臀中肌腱病。然而，须注意膝关节病变引起的髋关节疼痛也可能导致大腿前内侧疼痛。此外，大腿外侧疼痛可为 L_5 神经根病变的非典型牵涉痛，疼痛涉及 L_5 支配的臀肌。

显然，单独的牵涉痛通常不足以明确髋部疼痛的病因，此时有必要进行影像学评估。

2. 大转子滑囊炎

患者常主诉深部痛、钝痛、酸痛并放射至臀部外侧，患侧卧位时疼痛加重。严重时可出现行走困难和坐立不安。炎症主要位于臀大肌肌腱和臀中肌腱之间的大转子滑囊。大转子触诊时有压痛、髋关节后伸和抗阻外展时疼痛加重支持大转子滑囊炎的诊断。

3. Patrick 试验

Patrick 试验常用于评估髋关节和骶髂关节病变。患者取仰卧位，检查者被动屈曲、外展和外旋髋关节。出现腹股沟疼痛提示髋关节病变，而骶髂疼痛提示骶髂关节功能障碍（图 18-3）。

4. 直腿抬高试验

患者取仰卧位，检查者握住其脚踝，保持膝关节伸直，髋关节弯曲 70°～90°（图 18-4）。直腿抬高试验阳性时，疼痛从臀部开始辐射至脚踝。如疼痛仅局限于大腿后部，则多半源于腘绳肌紧张。如健侧测试时，对侧出现症状，则为交叉直腿抬高征阳性。直腿和直腿抬高交叉试验都可使腰骶神经根处于紧张状态，阳性提示存在腰骶神经根病。试验也可在坐位下进行。患者取坐位，保持髋部弯曲至 90°，嘱其后伸膝盖，拉紧腰骶神经根。如果需要增强拉伸，可要求患者足部背屈，或者检查者被动背屈患者足部。

5. 膝关节评估

检查应评估双侧对称性、髌骨位置、手术瘢痕和周围肌肉组织，包括股四头肌大小。观察患者站 - 坐和坐 - 立转换情况，膝关节过伸提示膝关节可能存在病变。应注意检查股内侧肌，因为慢性膝关节疼痛和股四头肌反射减退时，股内侧肌会迅速萎缩。膝内翻畸形（膝盖向外弯曲，远离中线）是由内侧间室消失所致，而外翻畸形（膝盖向内弯曲，朝向中线）是由外侧间室消失所致。触诊检查应包括周围滑囊（鹅足和髌前滑囊），因为这些是常见的疼痛来源。膝关节矢状面的正常活动范围为 150°。

七、特殊检查

（一）抽屉试验

患者膝部弯曲，足部固定以稳定小腿下部，检查者向前牵拉胫骨。胫骨前向过度移位为前抽屉征阳性，提示前交叉韧带撕裂。同样，如胫骨后向移位过度则为后抽屉征阳性，提示后交叉韧带撕裂（图 18-5）。

（二）髌骨研磨试验

髌骨软化症患者站立或爬楼梯时可能会出现膝盖疼痛。患者膝部伸直，检查者下压髌骨使其进入股骨沟。髌骨软骨软化症患者会出现疼痛。

（三）Apley 按压或研磨试验

该试验用于评估内侧和外侧半月板撕裂。患者俯卧，膝关节弯曲 90°，向足跟施加向下的力，同时胫骨相对股骨内旋和外旋（图 18-6）。膝盖内侧或外侧疼痛表明相应的副韧带撕裂。

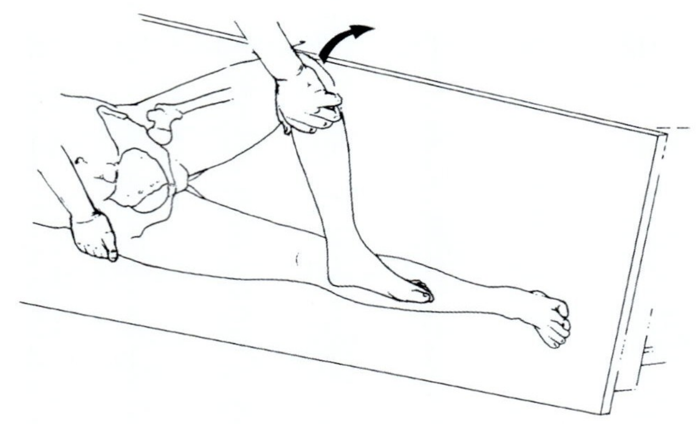

▲ 图 18-3　Patrick 试验或 Faber 试验

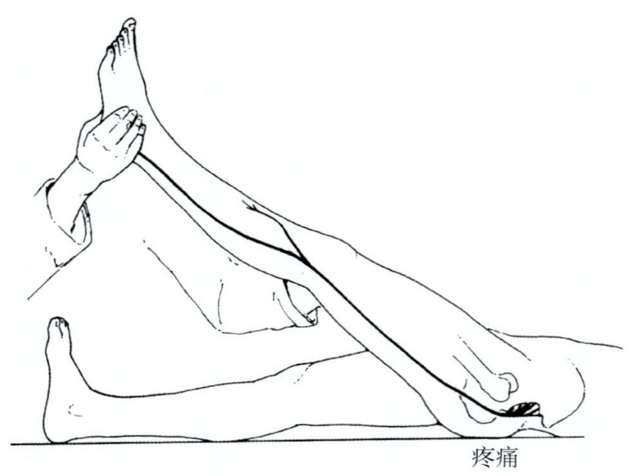

▲ 图 18-4　直腿抬高试验（Lasègue 征）

（四）踝关节评估

应对骨性标志、双侧对称性和水肿进行评估。踝关节正常活动范围为背屈 20° 和跖屈 40°。踝关节内翻 30° 和外翻 15°，此为距下运动而非胫距运动。

前向牵拉踝关节出现疼痛和过度运动提示存在前距腓韧带撕裂。跟腓韧带撕裂时，强迫内翻也会出现类似的表现。距腓后韧带受损通常仅发生于有明确外伤史的患者。

（五）足部评估

足部功能评估主要针对前、中和后三部分。前部由 5 块跖骨和 14 块指骨组成，中部包括舟状骨、骰骨和三块楔骨，后部包括距骨和跟骨（图 18-7）。

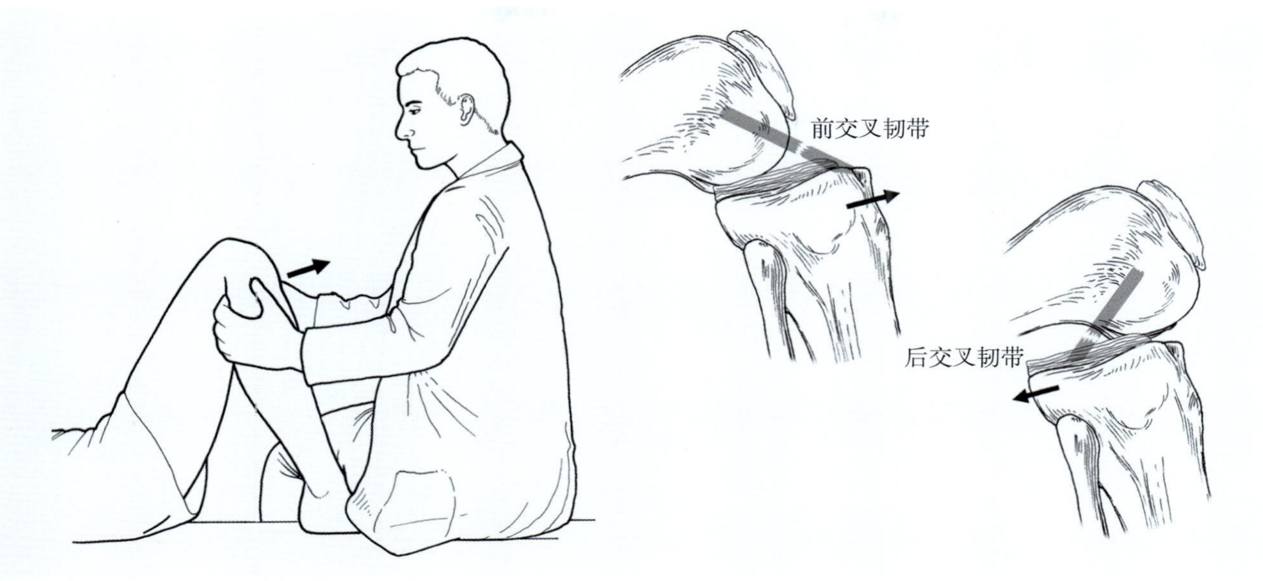

▲ 图 18-5 十字韧带抽屉试验

标准的十字韧带抽屉试验为保持患者足部制动，前向牵拉小腿上部，测试前交叉韧带，随后测试后交叉韧带（改编自 Calliet R. *Knee pain and disability*. 3rd ed. Philadelphia: FA Davis; 1992, pp. 1–69.）

足后部将体重传递至地面。足中部灵活，使步态能适应不平坦的地表。前部充当支点以在行走时提供向前推力。足对地面的冲击通过足弓得以缓冲。

足部疼痛是临床常见症状（图 18-8）。下面将描述基于体格检查诊断的常见疼痛综合征。

（六）跗管综合征

跗管综合征是胫后神经通过屈肌支持带下面骨纤维管时，受到卡压而产生的一系列症状和体征。患者主诉受累脚趾和脚底疼痛和感觉异常。体格检查可发现足内肌肉萎缩和足底感觉迟钝。内踝后方叩诊可引起跗管综合征患者同侧足底和脚趾感觉异常。

（七）莫顿神经瘤

莫顿神经瘤的特点是跖骨间疼痛，通常位于第 3 趾和第 4 趾之间，第 2 趾和第 3 趾间较少见。触诊跖骨头间隙可出现疼痛。莫顿神经瘤病因不明，可能为趾间神经炎所致。莫顿神经瘤患者手术切除标本与尸检对照组织相比，神经病理学并无显著差异[15]。

（八）跖骨痛

跖骨痛患者负重时出现跖骨头足底部的疼痛。疼痛主要位于第 1 跖骨头，按压可重现疼痛。存在足内翻时，体重负荷转移至第 2 和第 3 跖骨头部，反复施压可致这些部位出现疼痛。患者可能以特有的避痛步态行走，可作为诊断的有用线索。

（九）足劳损

足劳损主要影响足部中段。反复劳损导致纵弓伸长、距骨和跟骨正常排列发生改变。纵弓伸长时，足底筋膜、内侧副韧带和距跟韧带的应力增加。体格检查可发现纵弓变平，按压时出现疼痛。

（十）足底筋膜炎

足底筋膜炎表现为负重时足底疼痛。患者多半有穿着无足弓支撑鞋具在坚硬地面长期站立的病史。炎症发生于足底筋膜与跟骨连接点。跟骨骨刺可由足底筋膜慢性劳损发展而来。临床上，触诊可引发跟骨前部压痛，疼痛可放射至足底筋膜。晨起疼痛常见，患者经常主诉起床时足底疼痛严重，而早晨淋浴后会有暂时改善。

（十一）跟痛症

跟痛症源于跟骨承重引起的退行性改变，主要发生于病态肥胖、过度站立或行走的患者。早上醒来或长时间休息后疼痛常更严重。触诊跟骨可发现足底后部压痛明显[1]。

八、非器质性疼痛病因学检查

Waddell 征

Waddell 试验旨在评估腰痛患者的功能。共有

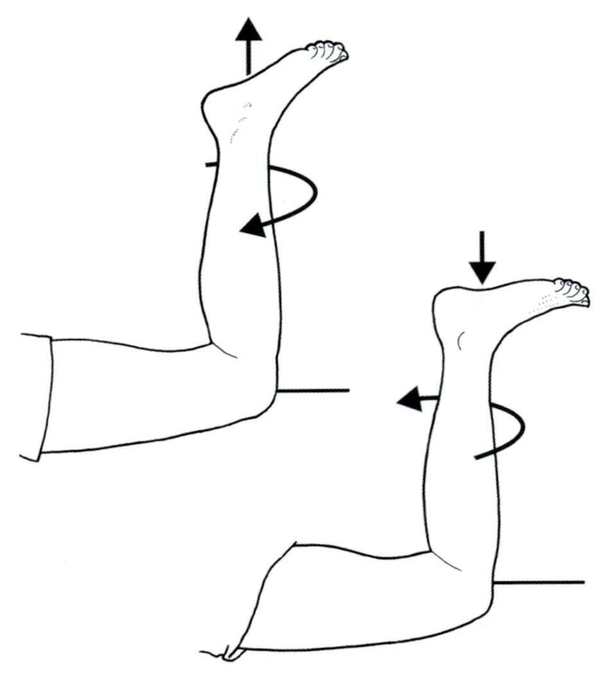

▲ **图 18-6　韧带损伤包括半月板（Apley 试验）检查。Apley 试验用于检查膝关节韧带结构和半月板完整性，在两个方位实施**

右图：患者俯卧，膝盖弯曲成直角，下压腿下部然后旋转测试半月板。与 McMurray 试验相似，该手法施压股骨髁和胫骨平台之间的半月板。内旋腿下部测试内侧半月板。出现刺痛、捻发音、活动受限和疼痛提示存在半月板损伤。左图：在相同体位下抬高腿以对韧带施加牵引力。与对侧相比有过度运动提示膝关节韧带和关节囊松弛或损伤（改编自 Calliet R. *Knee pain and disability.* 3rd ed. Philadelphia: FA Davis; 1992, pp. 1–69.）

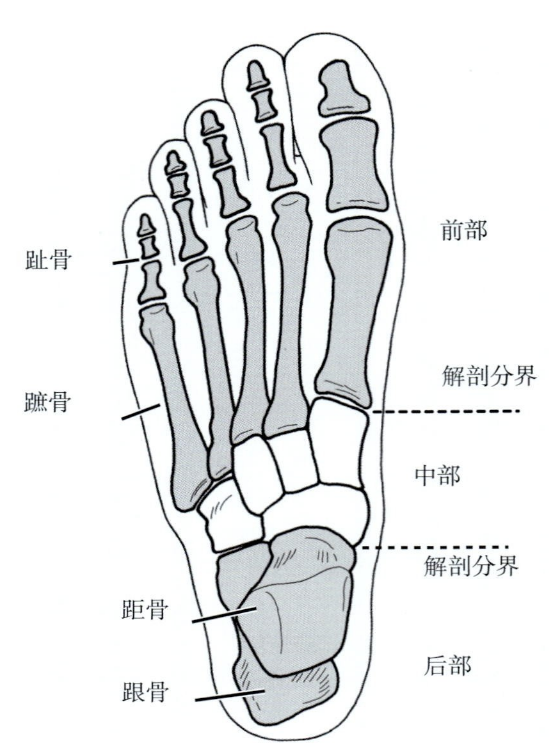

▲ **图 18-7　足部解剖及其功能节段**

改编自 Abrams B, Glaser L. Painful conditions of the foot and ankle: evaluation and treatment. *Pain Diagn* 1997;7:351–363.

5 项体征组成，患者出现 5 项体征中的任何 3 项提示病因为非器质性疼痛[16]。

1. 触诊压痛

轻触引起广泛皮肤疼痛。

深部触诊痛，不限于单个解剖区域。

2. 模拟试验

患者直立，自头顶轴向施压或肩、骨盆在同一平面内旋转，导致腰痛加重。

3. 注意力分散试验

例如，患者仰卧位直腿抬高试验阳性，但坐位重复相同试验时没有疼痛。

4. 局部功能紊乱

涉及多组肌肉的肌无力，不符合肌肉解剖分布，表现为让步无力。

非多发性神经病患者出现节段性感觉丧失（如袜套样而非神经节分布）。

5. 反应过度

表情或语言夸张（如轻触时呻吟和表情痛苦、姿态扭曲和退缩）。

许多 Waddell 征患者与腰痛介入治疗失败有关[17]。然而，Waddell 征也有局限性。例如，纤维肌痛患者也可表现为广泛的浅表压痛，肌筋膜疼痛综合征患者也可出现深部压痛。外周多发性神经病同样表现为感觉丧失袜套样分布。此外，研究未发现 Waddell 征与明尼苏达多项人格问卷的分量表评分存在一致性关系。研究表明，Waddell 征不能准确区分疼痛的器质性和非器质性病因[18, 19]。

病史采集和完善的体格检查有助于明确疼痛的病因，这在实施和解释诊断性试验时尤为重要。COVID-19 大流行给医疗卫生带来了许多挑战，在此情况下患者多采用远程医疗就诊，因而无法实现面对面的疼痛问诊，而只能通过电话和(或)视频完成。

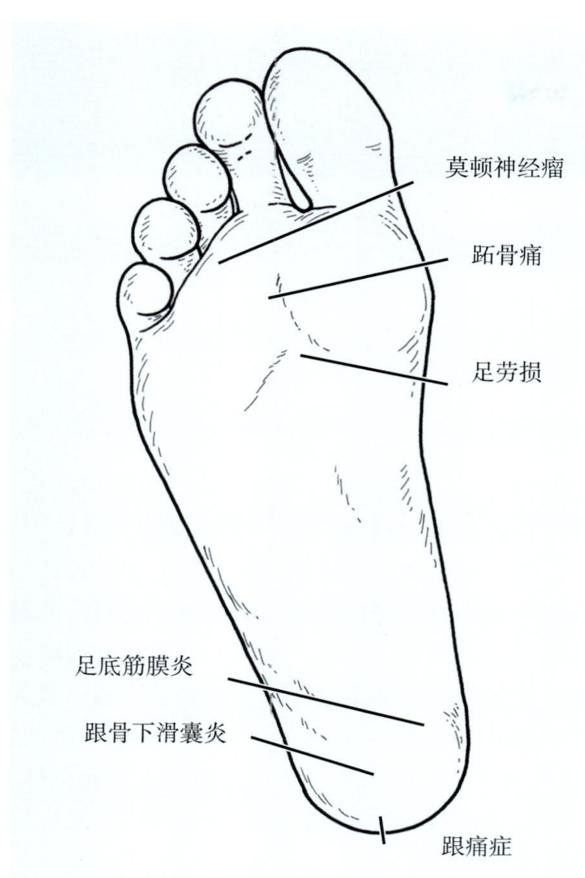

▲ 图 18-8 足底面常见疼痛疾病的定位

改编自 Abrams B, Glaser L. Painful conditions of the foot and ankle: evaluation and treatment. *Pain Diagn* 1997;7:351–363.

这一趋势在可预见的未来甚至在疫情之后还将持续，鉴于此，多学科疼痛专家组已发布通过远程医疗对疼痛患者进行评估的临床指南。最近，有专家组开发了虚拟神经系统检查的视频指南。本章所描述的评估可能都无法通过远程医疗完成，根据临床指南，疼痛患者远程就诊时仍需考虑进行多种评估[20, 21]。无论是面对面就诊还是虚拟就诊，病史和体格检查都是患者诊疗的重要组成部分。

第 19 章 肌电图和诱发电位

Electromyography and Evoked Potentials

Andrew Dubin 著

杨宇帆 译 嵇富海 校

在几乎所有情况下，检查和（或）研究都有助于阐明问题的原因。然而，可能更重要的是检查可能会引入数据，使情况变得模糊，并增加复杂因素，从而导致诊断延迟或得出错误结论。

在评估疼痛患者时，必须特别注意防止“如果检查异常，那一定是问题的原因”的思维过程。

电诊断医学（electrodiagnostic medicine，EDX）是一种潜在的强大工具，可以客观量化周围神经系统的功能。然而，在所有情况下，必须在患者的背景下解释数据，理想情况下，电诊断测试应针对电诊断研究之前的详细病史和体检中产生的问题和担忧进行调整。

EDX 在评估疼痛患者中的实用性确实需要考虑，更重要的是，在设置、执行和解释数据时，电诊断医生和转诊医生必须始终首先考虑其局限性和潜在缺陷。

理解 EDX 在评估疼痛患者中的作用对于避免过度和低估数据解释至关重要。在所有情况下，患者的成功评估和治疗取决于将病史和身体状况与适当的数据利用相结合。

电诊断是一个广泛的术语，包括多种技术。本章将重点介绍针电极检查（needle electrode examination，NEE）、运动和感觉神经传导检查（nerve conduction study，NCS），包括迟发反应。针肌电图（needle electromyography，EMG）、标准运动和感觉神经传导技术，包括在有限的情况下使用迟发反应，可以作为疼痛患者体格检查的有效辅助手段，同时了解体格检查中的既往病史和客观结果促进了电诊断检查中的发现，而不是陷入试图将 EDX 数据强加到患者身上的误区。

EDX 可能使用的情况包括疼痛性周围神经病变、压迫性神经病变、创伤性神经损伤、神经根病变、腰椎椎管狭窄症、蛛网膜炎和疼痛性肌病。

最近，越来越多地依赖解剖方法，如皮内神经活检用于细小纤维神经病变，MRI 用于较粗大的神经结构。遗憾的是，这种“解剖”方法只是即时的影像，无法完全描述该过程是急性还是慢性，也无法帮助描述许多慢性疼痛障碍的复发 / 缓解性质。此外，“解剖学”方法未能识别到疼痛的内在复杂性，只是将临床图像与之关联，但疼痛是可以用无数语言修饰的主观体验。

应用电诊断技术诊断和管理疼痛所存在的问题与病史采集、体格检查、放射学评估和治疗性诊断测试（如神经阻滞）中遇到的问题没有区别。疼痛是一种主观体验，通常没有客观的金标准测试。因此，最终诊断的可能原因和疼痛综合征的推断治疗只能由临床相关数据（包括 EDX 结果）支持。

EDX 技术的标准化和正常个体的稳健数据允许对周围神经系统进行客观的电生理评估，以全面了解异常（如果存在）的分布，或相对正常的情况（如果不存在异常）。异常的分布可能与引起疼痛的疾病过程的原因密切相关，或者可能是意义不明的偶然发现。区分这两种情况的能力取决于 EDX 数据与症状的相关性。因此，体检结果和历史数据应推动 EDX 研究。EDX 测试不仅仅是解决“让我们看看可能出现什么错误”的问题。

通过使用电诊断技术可以提出并可能回答的问题如下。

- 是否存在广泛有髓神经纤维疾病？
- 它的分布模式是什么？是单神经病变、多发性神经病变还是多发性单神经炎？
- 它是否同样影响运动和感觉纤维，还是其中一种占主导地位?

- 异常分布是否表明神经根、神经丛或更远端的神经水平受累?
- 如果存在涉及单个(或多个)神经的疾病过程，如损伤或压迫，它是改善、恶化还是不变? 了解这可能需要一段时间的连续研究。
- 神经是否涉及运动、感觉或混合?
- 是否存在肌肉疾病?
- 这个过程是神经、肌肉还是两者兼而有之?
- 小纤维是否有选择性参与，或者主要是大纤维紊乱，或者两者都参与（了解孤立性小纤维神经病变患者在针肌电图和 NCS 上的 EDX 表现正常。在这些情况下，皮肤活检评估表皮内神经纤维密度和汗腺分析可能有助于诊断）。
- 是否存在自主和躯体参与?
- 是否涉及更多的近端结构而不是远端结构?
- 是否涉及中枢神经系统? 在这种情况下，标准 EDX 测试用于排除周围神经系统受累。
- 该过程是急性、慢性或者陈旧病程急性发作?

EDX 测试在任何治疗尝试之前评估神经性疼痛综合征须满足两个基本步骤：①严格确定周围神经系统损伤的存在或不存在；②确定已存在的周围神经性损伤或肌病过程与主观临床主诉的相关性。此外，随着新治疗方法的出现，包括酶替代和基因物质可能插入细胞，早期诊断和客观监测治疗结果的能力变得非常重要。最近的一个例子对庞贝病的酶替代治疗，体现了电诊断潜在诊断、治疗和预后中的重要性[1]。

电诊断的起源组织是美国神经肌肉和电诊断医学协会（American Association of Neuromuscular and Electrodiagnostic Medicine，AANEM），该协会发布了电诊断医学立场声明的推荐政策[2]。此文件旨在通过使用一致的专家意见来确定电诊断的范围，以确保充分的检查，同时通过列出测试适应证和在 90% 病例的每次诊断的最大研究数量来试图保护稀缺资源的使用。由于对患者进行的检查存在一定数量的滥用，并且由于许多疼痛专家不熟悉电诊断技术，因此这是考虑这些诊断方法时使用的适当检查的重要信息来源。

肌电图学

EDX 是一种测试下运动神经元结构（前角细胞、神经根、神经丛、周围神经、神经肌肉接头和肌肉）、感觉成分，以及一些脊髓和脑干反射通路的解剖和生理完整性的方法[3-5]。“肌电图”一词之前引起了相当大的混淆，因为严格来说，它是肌肉功能的 NEE，但经常被扩展到包括神经传导速度（nerve conduction velocity，NCV）或 NCS 和其他测试。然而，它的常见用法是指针肌电图、NCV 测定，以及较少使用的测试，如 H 反射和 F 反应、脑神经反射（如眨眼反射）和神经肌肉连接的研究。此处使用了广泛术语 EDX，以避免测试之间的混淆。

医学文献中关于疼痛和电诊断测试的令人费解的二分法已被充分记录。缺乏参考文献的原因似乎至少部分是疼痛专家本身的态度，他们指出，“大口径传入纤维在生理上与疼痛无关”，这是由小口径纤维介导的亚模态。此外，即使是大口径传入通道，该测试也无法检测由功能障碍产生的阳性感觉现象的基础。

（一）神经和肌肉的电测试

所有电诊断设备基本上可以被认为包含以下组件。

- 电极：电极允许记录诱发信号。记录装置可以是表面电极或针电极。记录装置表面的大小（面积）直接影响振幅，以及记录的响应的持续时间特性。因此，当进行跨时间的比较研究、检查人员和机构之间的研究时，电极尺寸的一致性至关重要[3]。
- 刺激器：刺激器可以是恒定电压或恒定电流；通常，它们现在是恒定电流。了解欧姆定律（V=IR）可以很快认识到，如果 R（电阻）随时间变化（皮肤阻抗、汗水），保持 I（电流）恒定可以维持恒定和稳定的电场（负载尽管电阻变化）。这导致对测试的耐受性提高，疼痛减少（强度稳定）且随着时间的推移记录更加稳定[4-7]。
- 高增益差分放大器：差分放大器具有高频（低通）和低频（高通）特性。通过滤波器之间的频率是频带路径，可根据环境情况进行调整。改变放大器将影响振幅、持续时间和记录反应的延迟。了解这一现象至关重要，可以避免对 ICU 等具有电挑战性环境中累积的数据进行过度或欠解释[4-7]。
- 具有 A/D 转换能力的记录显示或中央处理设备：A/D 变换是指将模拟信号处理为示波器屏幕上“看到”的稳定静态波形的数学操控。波形“可见”是由多个数字化（x，y 坐标）点产生的模拟波的数字表示[6, 7]。

EMG 装置放大并显示从表面或针电极导出的生物信息。电信息可以从肌肉、神经或其他神经系统结构记录并显示在示波器上。除了示波器上的视觉显示之外，还可以进行永久记录，音频放大可以允许通过扬声器听到，并且可以使用信号的模拟 – 数字分析。神经被电刺激以测量其传导[6, 7]。

对于 NCS，皮肤表面电极通常用于记录复合肌肉或神经动作电位。很少使用针电极。

针 EMG 使用针电极。它们通常是单极或同心电极。每个都具有独特的特性，并对振幅、持续时间和相位复杂性产生影响。在比较不同检查人员和不同实验室进行的研究时，了解这些因素非常重要[3, 6, 7]。

对于感官测试，使用环形电极、自粘表面电极和圆盘电极进行测量（图 19–1）。现代肌电图设备由多家公司制造，通常被标准化，以允许不同实验室进行可靠和重复的测试，但标准数据，包括老年人、儿童、糖尿病患者甚至在职工人等特殊人群的数据，可能因实验室而异，需要每个实验室进行标准化[5–7]。

NEE 是一种侵入性过程，但并发症很少。然而，应告知患者。最常见的是暂时性肌肉酸痛。应遵守无菌预防措施。检测的保障措施包括对服用华法林或其他抗凝血药的患者，或患有血友病或其他血液障碍的患者进行额外护理，但由于大多数检测的肌肉是浅表的，它们很容易被压迫以减少出血。严重血小板减少症是相对禁忌证，应谨慎考虑。HIV 呈阳性的患者存在传播风险，但使用一次性针头（应普遍使用）可防止这种危险。在 NCS 进行刺激时，应仔细考虑带心脏起搏器或经皮刺激器的人员。某些肌肉，如在疼痛患者中菱形肌和腹肌、膈肌（很少）有时会被 NEE 损伤，产生感染性腹膜炎和气胸的风险。除了将针头穿过感染部位外，EMG 可能没有绝对禁忌证，但只有相对禁忌证。极度焦虑的患者和一些儿童偶尔需要一些镇静剂。后遗症可以忽略不计，只有罕见的瘀伤，但偶尔高度不安、易受暗示或爱诉讼的患者可能会强烈抱怨疼痛或残疾加重。

（二）功能生理学

在细胞外记录时，如 EMG，电极在通过围绕活性纤维的介质传导时，会捕获动作电位。与纤维内部阻抗相比，外部介质的阻抗较小，因此细胞外记录的电位的电压最大仅为细胞内记录电位变化的 2%～10%。反射或随意活动中的功能单元（图 19–2）是运动单位，运动单位由单个前角细胞支配的一组肌纤维组成[7]。

前角细胞轴突的肌内分支的传导如此迅速，以至于运动单位中的所有肌纤维几乎同时被激活。每个运动单位的肌纤维数量因肌肉而异；例如，在腓肠肌中，运动单位由大约 1600 个肌肉纤维组成，而在眼睛的小肌肉中，只有 5～10 个纤维。不同肌肉

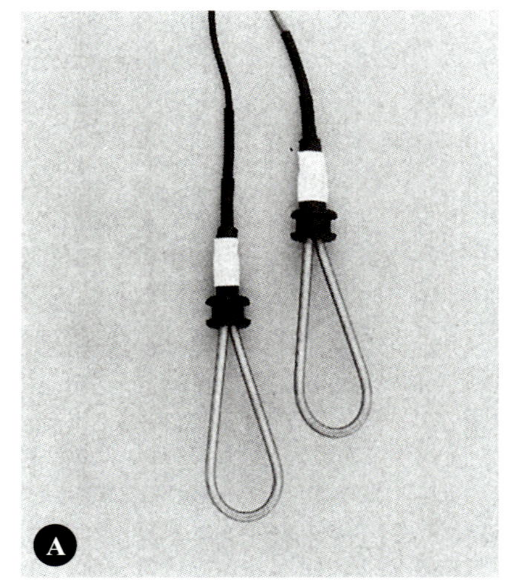

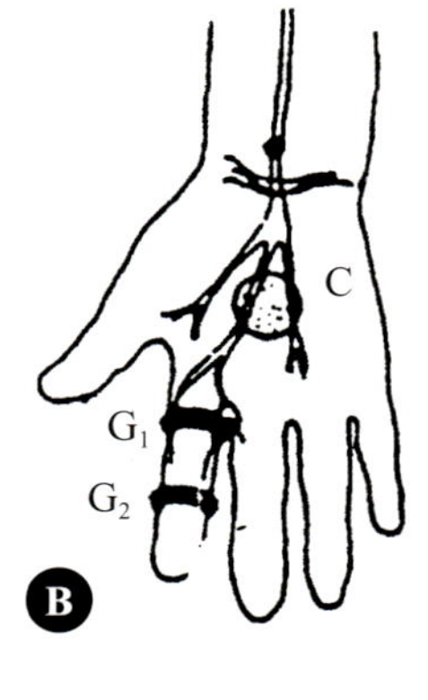

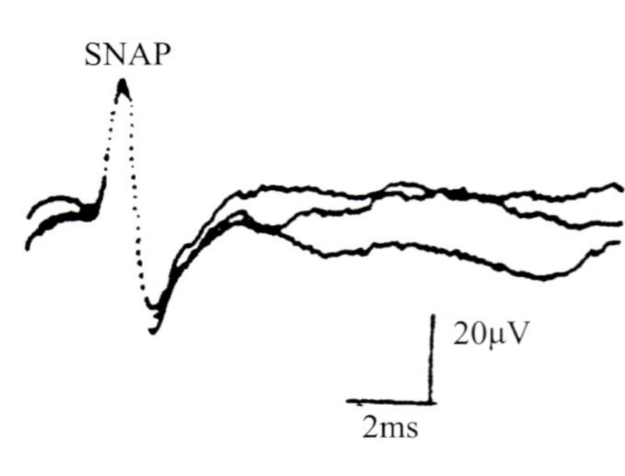

▲ **图 19–1　A. 用于测量正中和尺神经传导研究的常用环形电极；B. 用于正中感觉神经传导研究的电极的放置和刺激手腕正中神经时获得的感觉神经动作电位；C. 接地电极**

图 A 由 Oxford Instruments Medical，Inc.，Hawthorne，NY 提供

G_1. 记录电极；G_2. 参比电极；SNAP. 感觉神经动作电位

中的运动单位覆盖肌肉横截面的不同区域（例如，肱二头肌，55mm；股直肌、胫骨前部和拇对掌，8～9mm）。纤维的分布来自多个不同运动单位的混合，这就是为什么肌电图可以从同一肌肉内记录点识别出 4～6 个运动单位[7]。

在正常肌肉中，这些单运动单位电位只能在微弱的随意活动中区分。在针肌电图记录和评估的恢复阶段，利用次极大随意活动来客观评估运动单位形态和恢复参数至关重要。不同运动单位的电位由其放电频率识别，放电频率因每个运动单位而异（某些或多或少被激发）。由于记录电极与激活的运动单位的单个纤维之间的距离不同，以及在同心或单针电极的“范围”内多个运动单位中运动终板在肌肉中位置的不同分布，因此各种电位在表现上往往不同[7]。

示波器上的向上偏转被认为是负电性的，向下偏转被视为正电性的。运动单位形态将随着与记录电极的直接距离而变化。只有具有初始负偏转和快速上升时间的运动单位应根据振幅、持续时间和异常匝数或相位的存在进行评估。这些参数对于评估潜在的神经病变和肌病过程至关重要，并有助于确定疑似疾病是急性还是慢性[4, 5, 7]。

（三）神经传导的生理学

神经轴突的细胞膜（轴外膜）将细胞内轴浆与细胞外液分离。这些液体之间离子的不均匀分布在细胞膜上产生电位差。该静息电位约为 70mV，并且相对于细胞膜的外部，在内部为负。当神经纤维受到刺激时，它会引起膜电位的变化；钠离子快速短暂地通过离子通道进入细胞膜，并产生动作电位[5, 7]。

动作电位沿轴突传导的方式取决于轴突是有髓还是无髓的。在有髓纤维中，动作电位仅在郎飞节再生，导致动作电位从节点“跳跃”到节点或跳跃传导。神经传导的速度取决于有髓纤维的直径。细的有髓纤维传导速度可能慢至 12m/s，而粗的运动和感觉纤维传导速度为 50～70m/s。在人类的无髓纤维中，传导速率约为 2m/s[5, 7]。

除了轴突是否有髓外，还有几个因素影响传导速度。

- 肢体温度（低温降低传导速度）。
- 患者年龄（婴儿传导速度慢，老年人传导速度越来越慢）[5, 7]。
- 个体的身高（增加的身高可能会增加郎飞节的节点间距离，并可能导致数字数据的错误解释）[8]。

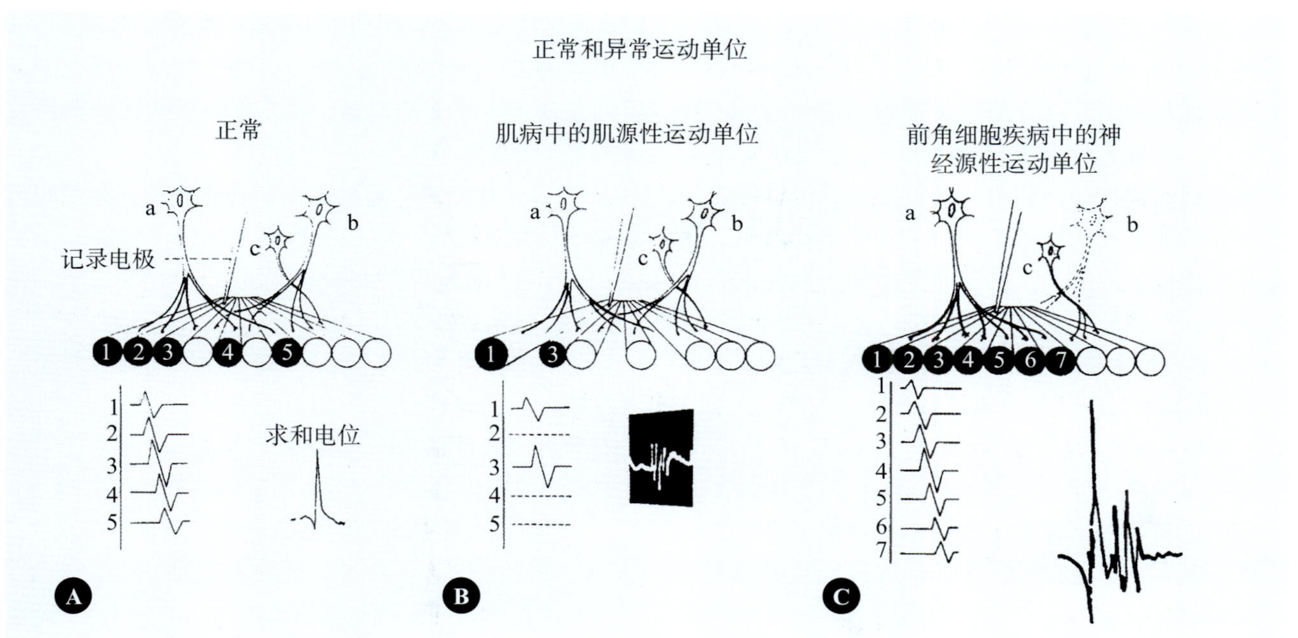

▲ 图 19–2　**A.** 三个正常运动单位 a、b 和 c 的示意图，不同运动单位的肌纤维通常相互交织，运动单位下游是运动单位的五条单独肌肉纤维的动作电位及其总和；**B.** 运动单位 a 的肌病变化：在最初的五条肌肉纤维中，有三条已经退化，从而减小了运动单位的大小；**C.** 运动单位 a 的神经源性转化，前角细胞 b 变性，其两条肌纤维不受前角细胞 a 轴突的支配，从而导致 a 运动单位的范围和大小增加

（四）基本肌电图检查

EMG必须与肌电图仪对患者的临床检查相结合。这包括肌肉力量分级和肌肉拉伸反射的激发。对于肌电描记员来说，将临床数据与肌电图获得的数据相互关联是至关重要的。了解到肌电图检查是临床检查的延伸，必须对患者进行全面评估，并将问题暂时分配到最可能涉及的前角细胞系统部分。肌电图仪确定怀疑涉及的周围神经系统的一段或多段，并计划进行检查以证实或推翻推断的临床诊断。不应忽略与临床检查不一致的EDX数据，但是需要对这些数据进行解释和说明，并且需要解决其重要性或缺乏重要性的问题。

（五）正常肌肉中的针电极发现

1. 插入活动

当针头插入正常肌肉时，会引发短暂的电活动，在针头停止移动后持续不超过2～3ms。这一点非常重要，因为针上持续的压力可能导致虚假插入活动增加和可能的病理状况[5, 7, 9]。该活动被描述为插入活动，振幅一般为50～250mV（图19-3A）。这些针极电位被认为由肌肉纤维损伤、机械刺激或刺激肌肉纤维而产生的肌肉纤维放电。

2. 自发活动（安静状态下的活动）

当针电极静止，肌肉放松时，正常肌肉中不存在电活动，除非针电极位于终板区域（图19-3B）。两种类型的终板“噪声”是正常的（图19-3C）：①低振幅和波动，这可能代表细胞外记录的微型终板电位，这是乙酰胆碱释放的结果；②高振幅高度不规则的间歇性棘波放电，其可能代表由针刺激的肌内神经末梢刺激的单个肌纤维的非传播放电。休息时的任何其他自发活动都是异常的。神经支配丧失或原发性肌纤维疾病可导致插入活动持续时间延长[9]。肌肉组织被脂肪或纤维结缔组织替代的肌病或更严重的退行性变患者可能出现衰减。

3. 随意活动

肌肉的随意活动是在肌肉静止后分析的（图19-3D）。被称为运动单元动作电位的电活动要特别注意。运动单位是指由一个运动神经元及其轴突提供的肌纤维数量。这一数量因肌肉而异，可能由少至10个或者多至1000多个肌肉纤维组成。当运动神经元放电时，它激活运动单位的所有肌纤维。

收缩力由起作用的运动单位的数量决定，从单个运动单位开始，该运动单位会放电，并可通过其独特的形态在屏幕上识别[5, 9, 10]。随着收缩力的增加，其他运动单位开始发挥作用，它们仍然可以单独识别，并在扬声器上具有它们自己的单独形态和音频表现。随着收缩增加，每个单独的运动单位动作电位的放电速率增加，并且动作电位随后被其他运动单位动作连接，其放电速率也增加。这种现象称为募集反应（图19-4）。在正常肌肉中，随意肌肉收缩的强度与募集反应的单个运动单位的数量和它们的放电速率直接相关。运动单位的分析包括波形、振幅和干扰模式。

(1) 波形：典型的运动单位为两相或三相。相的数量由“基线交叉”决定。超过基线4次的运动单位称为多相运动单位。多相运动单位由基线交叉数加1确定。4个基线交叉点加1等于5，根据定义，这是多相运动单位电位。与基线交叉无关的相位变化被称为匝数，可被视为过去轴突损伤后再神经化成熟多相运动单位电位的结果。虽然偶尔在健康肌肉中出现，但它们不超过运动单位总数的15%。在某些肌肉中，多相运动单位更为普遍。多相电位是纤维同步性的一种度量[5, 7]。

(2) 振幅：振幅取决于运动单位中的纤维数量，运动单位中纤维放电的同步性，以及使用的EMG针的类型。单极针比双极针或同轴针具有更高的振幅电位。正常振幅范围为1～5mV。因为运动单位是该单位的每个肌纤维的动作电位的总和，所以大的运动单位具有更大的振幅；相反，较小的运动单位具有较小的振幅（表19-1）[5, 7, 10]。

(3) 干扰模式：随着最大的随意运动，大量的运动单位发挥作用，它们的放电率增加，其倾向于相互“干扰”，不再被视为单独的单位。这导致了一种称为干扰模式的情况（图19-4）。正常肌肉具有“完全”干扰模式。随着EMG设备的改进和A/D转换的发展，干扰模式分析的实用性有限。对次最大收缩的分析可以评估单个运动单位，进而在评估疑似神经病变或肌病过程中提供更丰富的细节和数据。

（六）异常肌肉中的针肌电图发现

可能出现的各种异常表明存在肌肉功能障碍，其病因可能是神经源性或肌源性。对异常EDX发现的动态相互作用和同步性的评价，以及详细、系统的体格检查，并得到患者特定历史数据的支持，将有助于神经根病、全身性神经病变、局灶性神经病变或单神经病变或神经丛病的描述。

以下是异常肌肉中的针肌电图异常。

- 插入活动（减少或增加）。
- 自发活动（纤维颤动、正锐波、CRD 或束状放电）（图 19–5）。
- 随意运动单位活动异常，尤其是募集反应（图 19–4）。
- 运动单位形态异常（如过度或极端多相）。

NCS 在以下情况下有价值[11]。

- 确定是否存在神经疾病。
- 确定神经病变的分布（如单神经炎、多神经病、多发性单神经炎，这可能是神经病变病因鉴别诊断的一个有价值的点）。
- 确定在神经的哪个点存在传导阻滞，并定位卡压部位[11]。

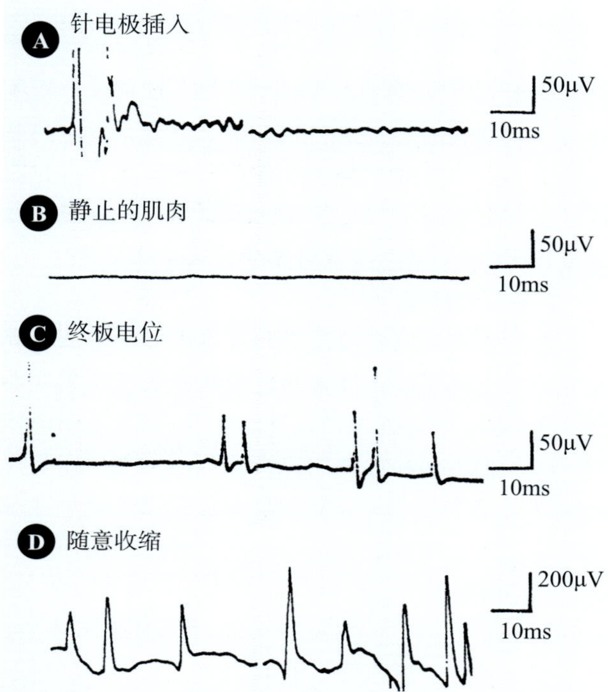

▲ 图 19–3　**A.** 显示正常插入活动的轨迹；**B.** 正常肌肉静止时无自发活动；**C.** 自发终板电位；**D.** 弱随意收缩期间的正常双相和三相运动单位电位

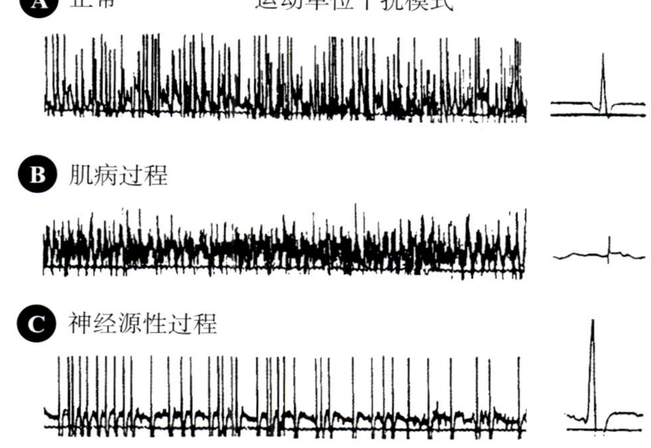

▲ 图 19–4　**A.** 正常肌肉最大收缩的完全干扰模式；**B.** 肌病肌肉在次最大收缩下的完全干扰模式，尖峰的数量更多（每个尖峰代表一个运动单位），因为早期募集反应的运动单位的放电速率增加；**C.** 失神经肌肉因运动单位丢失而产生的最大收缩的减少干扰模式。尖峰数量的减少明显表现为尖峰之间的间隙增加

表 19–1　通常测试的感觉和运动神经的正常值

神　经	振幅（平均值）	远端潜伏期（平均值，ms）*	传导速度（平均值，m/s）
正中神经（感觉）	10～85μV（20）	2.0～3.7（3.2）	
尺神经（感觉）	5～70μV（15）	1.6～3.2（2.8）	
桡神经（感觉）	10～60μV（18）	1.7～2.8（2.4）	
正中神经（运动）	5～25mV（8）	2.0～4.0（3.3）	48～69（54）
尺神经（运动）	5.5～20mV（8）	1.6～3.1（2.6）	50～69（55）
腓肠神经（感觉）	3～38mV（8）	2.3～4.6（4.1）	41～61（46）
腓总神经（运动）	2.5～18mV（4）	2.3～6.0（4.1）	41～58（45）
胫后神经（运动）	4～38mV（11）	2.1～6.0（4.3）	

*. 远端潜伏期基于标准距离：正中神经 13cm（感觉），尺神经 11cm（感觉），桡神经 10cm（感觉），腓肠神经 14cm（感觉），正中神经和尺神经 4～6cm（运动），腓总神经 6～8cm（运动），胫后神经 8～12cm（运动）

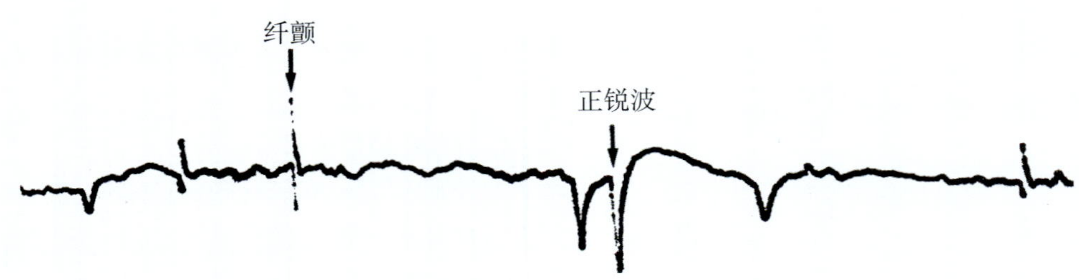

◀ 图 19–5 失神经肌肉记录的正锐波和纤颤电位

- 研究周围神经疾病的进展（例如，它是否好转、恶化或保持不变）。
- 观察是否发生了先前切断的神经的再神经化。
- 在肌神经连接疾病（如重症肌无力）中确定沿神经传导充分或正常的事实[5–7]。

在肌肉和神经疾病，尤其是肌肉疾病中使用NEE有一些重要限制。一些疾病可能不会导致肌电图异常，包括某些先天性疾病和内分泌疾病，如类固醇肌病和风湿性多肌痛，这是老年人肌肉疼痛和虚弱的重要原因。在原发性肌肉疾病家族中，很少发现特定类型的肌病[5, 10]。

传导速度研究通过将针电极插入受研究神经支配的肌肉中或通过在该肌肉上使用表面电极来进行（图 19–6）。例如，可以检查第一骨间背侧肌以确定尺神经的功能（图 19–7）。在肘部刺激尺神经，并确定反应的潜伏期，该反应通常是一个尖峰状的大运动单位动作电位。在手腕或腋窝区域或两者刺激尺神经。两个刺激点之间的延迟差异和距离为计算传导速度提供了基础[11]。

（七）F 波

1. 定义

沿整个轴突（包括近端部分）的运动传导速度可以通过激发 F 波反应来研究，F 波反应是前角细胞逆行激活的一种微小的晚期肌肉反应。几乎可以从任何可以刺激的混合神经获得 F 波，但最常用的是正中神经、尺神经、腓总神经和胫后神经（图 19–8）。如果标准远端运动传导速度正常，但 F 波值延长，则在更靠近远端正常节段的地方发生减速（用于确定 F 波潜伏期的方法因实验室而异；每个连续冲击刺激的 F 波值显示出几毫秒的变化，有些检查者平均 10、30 或 50 个反应，有些则取 10、20 个或更多反应中最短的反应）。肢体温度和手臂或腿长也需要提供。如果对侧肢体无症状，则与对侧肢体进行比较可能最有帮助。F 波延迟的确定可以简单到接受最快的连续 10 次刺激后的发作潜伏期，或可能分析连续 10～20 次刺激后记录的电位数，并评估反应的分布和扩散。描绘散点图可以观察其值的优势所在位置。在所有情况下，与教科书中标准化的起效 F 波潜伏期数据进行比较是有帮助的[12, 13]。

2. 缺陷和评论

除了 F 波的可变性及它们在不同实验室如何获得之外，当神经或神经根的近端减速甚至都不在鉴别诊断中时，许多肌电图仪过度使用（或至少过度执行）F 波研究。这项研究最适用于早期怀疑 Guillain-Barré 综合征，特别是在此发病的前 10 天当普通的研究结果仍然正常时。在神经根病的评估中使用此检查存在高度争议[13]。

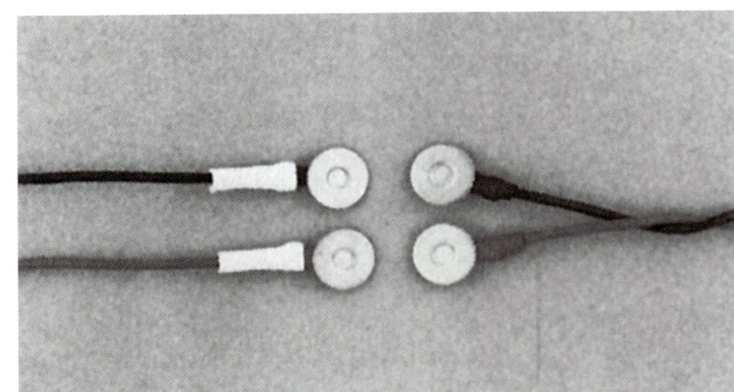

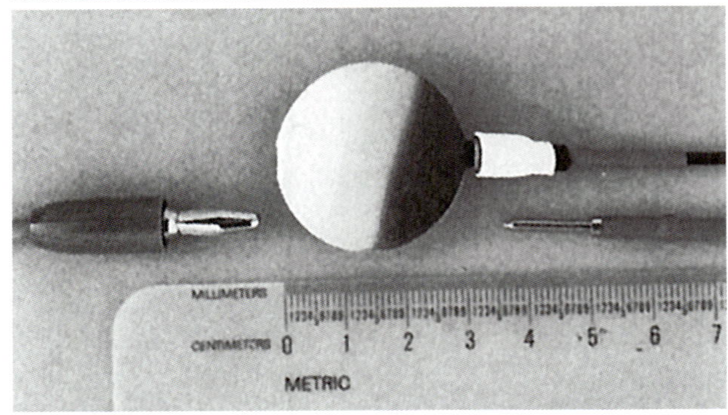

▲ 图 19–6 圆盘表面电极和接地电极用于测量运动神经传导速度

图片由 Oxford Instruments Medical, Inc., Hawthorne, NY.

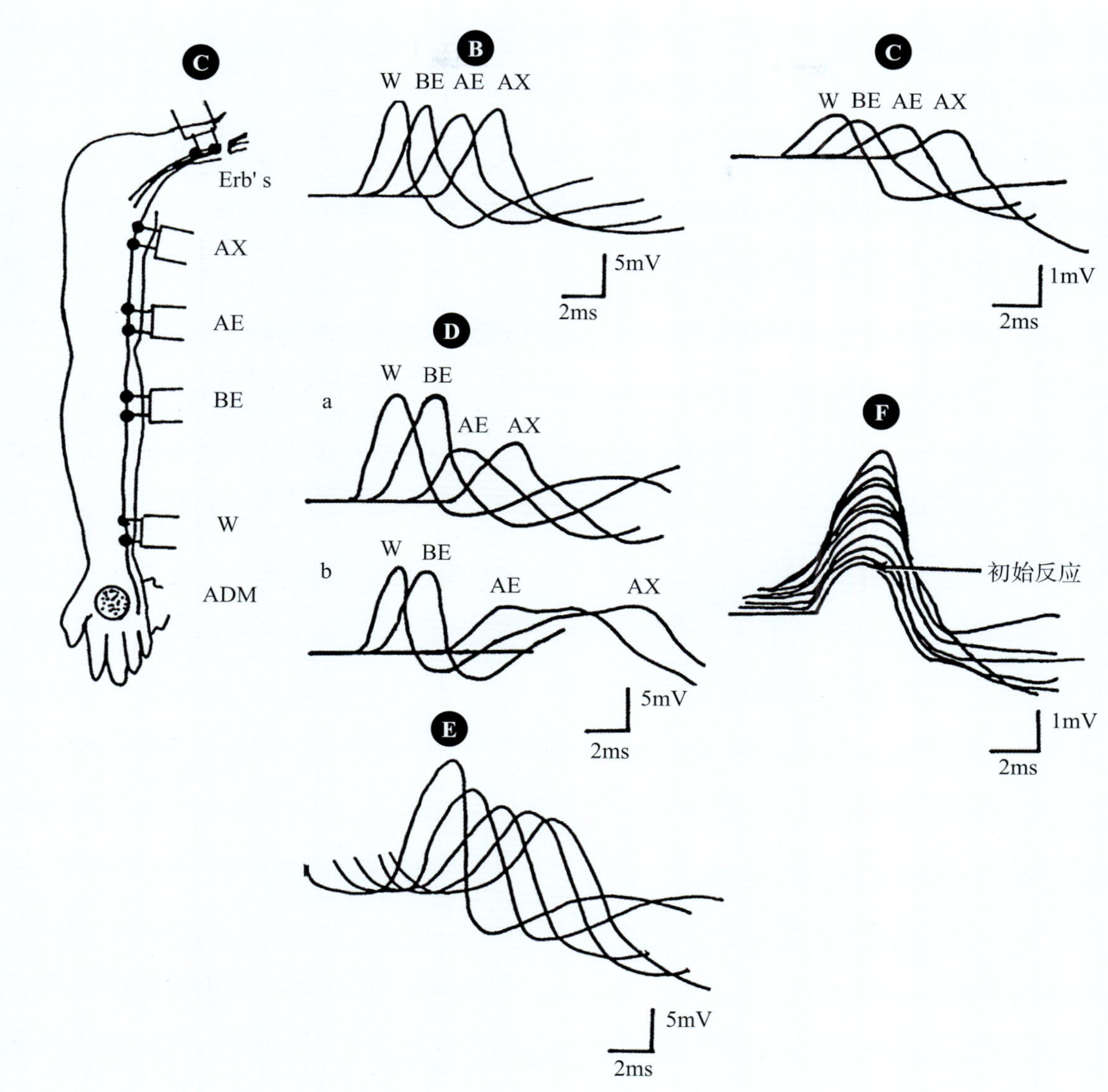

▲ 图 19–7　**A.** 腕部、肘部下方、肘部上方和腋下尺神经的常用刺激部位。尺神经也可以在锁骨上窝的 **Erb** 点刺激。**B.** 在这些不同部位刺激尺神经后，从小指展肌记录的正常振幅复合动作运动电位（**CMAP**）。**C.** 轴索神经病患者的低振幅 **CMAP**。所有 **CMAP** 的振幅相同，但比正常值小得多。**D.** 肘部以上和腋下刺激的递减反应（**a**）和递减和分散反应（**b**），以及肘部和手腕以下刺激的正常反应。**E.** 重症肌无力患者腕部尺神经的重复神经刺激。注意在慢速（每秒 **3** 脉冲）刺激时初始正常反应和随后的递减反应。**F.Lambert Eaton** 综合征的重复神经刺激。快速率刺激后（每秒 **20**～**50** 脉冲）出现明显的增量反应。注意，初始反应非常低，在快速刺激后增加 **2**～**4** 倍

AE. 肘部以上；AX. 腋下；BE. 肘部以下；W. 手腕

（八）Hoffman 反射（H 反射）

1. 定义

H 反射是通过以缓慢、持久、次最大电击强度的电刺激腘窝的胫后神经获得的，在腓肠肌和比目鱼肌上的表面电极记录（图 19–9）。脉冲沿感觉纤维向上传播到脊髓，与 α 运动神经元形成突触，然后沿运动纤维向下返回到小腿肌肉。因此，H 反射潜伏期较长，范围为 40～45ms。它们主要分布在 S_1 神经根中，无法从其他肌肉中持续记录。为了确定延迟或不对称，应始终研究对侧腿进行比较[14]。

2. 缺陷和评论

H 反射在某种程度上比 F 波更有用，但 H 反射研究的主要原因是评估疑似 S_1 神经根病患者，其病史或体检结果提示，但肌电图正常。通常，当 H 反

射缺失，表明 S_1 神经根传导存在问题时，在体检中已经注意到脚踝反射缺失或抑制；因此，这项研究对许多人来说是多余的。当没有研究对侧腿以显示正常 H 反射作为对比时，会出现错误。如果双侧没有 H 反射，则可能反映更广泛的疾病，如周围神经病变。老年患者很少有正常的 H 反射。此外，在针肌电图上有正常发现的单侧缺失 H 反射并不显示损伤发生的时间，其发现可能来自之前损伤的调查结果。必须谨慎使用潜伏期延长作为病理条件的决定因素。为了使双侧比较可能有用，电极之间的距离、记录电极和刺激器之间的距离、电极的位置必须仔细处理和记录[14, 15]。

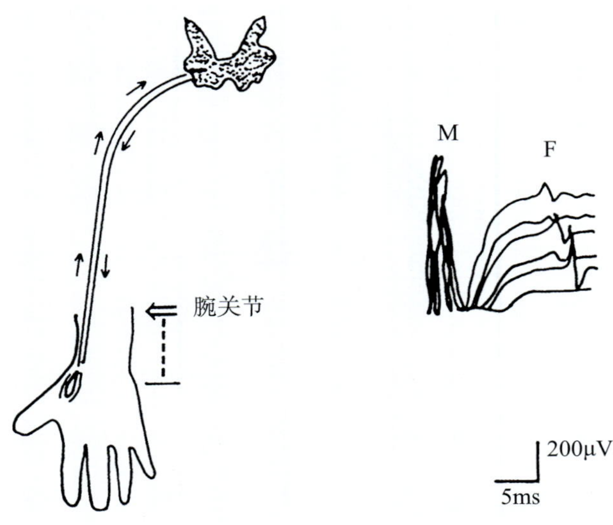

▲ 图 19–8　连续监测显示刺激腕关节正中神经后在拇短展肌记录的 M 反应和 F 波

（九）肌电图测试的临床相关性

电诊断研究最有助于区分神经病变和肌病，并确定神经病变是广义轴突性、脱髓鞘性、混合性、局灶性或多灶性，从而提供有关病因的重要线索。可以连续监测神经损伤以确定恢复情况。通常，可以诊断神经丛病或神经根病[4, 10, 16]。

（十）神经损伤

通常在受伤后，如撕裂伤，神经被完全切断。静止时，在该神经供应的肌肉中以正锐波或纤颤电位的形式记录去神经电位，而在肌电图上，看不到运动单位动作电位。然而，有时损伤是不完全的，神经损伤的类型不确定[17]。

（十一）神经失用

神经失用是最轻微的神经损伤形式。它包括传导丧失，而轴突结构无相关变化。传导阻滞的程度可以从部分到完全。完全传导阻滞模拟了物理检查中的完全神经损伤，在这种情况下，NCS 提供了关于损伤位置的有价值信息，并可能对恢复的预后具有重要价值。一项重要的体格检查表明，神经损伤与轴索断裂相反，神经损伤时肌肉群得以保留。这种形式的传导阻滞通常发生在压迫性或缺血性神经损伤时，如轻度卡压综合征或压迫（如“周

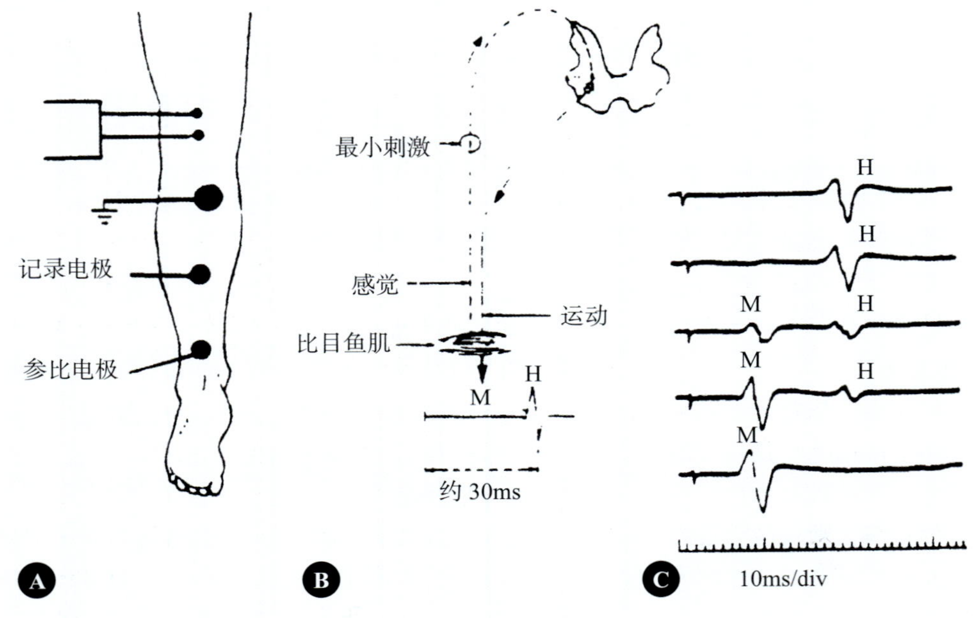

◀ 图 19–9　A. 记录电极的位置和刺激胫后神经的位置，用于记录比目鱼肌的 Hoffman（H）反射；B.H 反射通路，刺激胫神经产生的电脉冲沿脊髓内的感觉轴突（传入）和运动轴突（传出）传播；C. 运动反应（M）和 H 反射（H），显示了五个连续的轨迹。从顶部开始，随着刺激强度的增加获得每个轨迹。仅在最小刺激下，获得 H 反射。随着刺激强度的增加，M 反应出现，H 反射开始减少，直到最后不可获得

六晚麻痹”)。在神经失用性损伤中会发生局灶性脱髓鞘[4, 5, 7, 17]。

(十二)轴突断裂

轴突断裂是一种更严重的神经损伤形式,轴突在髓鞘中被破坏。神经管由神经内膜和神经外膜组成,保持其完整性。神经发生沃勒变性,损伤部位远端轴突断裂。运动和感觉麻痹伴随着相关的肌肉萎缩和反射丧失。4～5 天后,神经的远端变得无法使用。损伤电位的发展相对于损伤部位以近端到远端的方式进行,包括纤维颤动和正锐波。近端肌肉的纤颤电位最早可能出现在 2 周,远端肌肉的纤颤动电位最晚可能出现在 4～6 周。完整的神经管形成再生轴突,恢复的预后通常良好,但年龄、潜在的疾病史(如糖尿病)和化疗史会影响恢复潜力[4, 5, 17]。

(十三)神经断开

神经断开是最严重的神经损伤形式,包括严重的神经断裂或横断。神经再生和恢复通常不完全,可能需要手术再吻合。神经瘤可能形成,从而产生疼痛。只有经过一段时间的连续测定才能确定轴突断裂和神经断开之间的差异[4, 5, 17]。

(十四)非创伤性神经病变

在非创伤性神经病患者中,节段性脱髓鞘通常与 NCV 减慢和诱发反应的时间分散有关。然而,在轴突变性的情况下,典型的是诱发反应振幅降低,NCV 轻度或轻微减慢。肌电图在临床恢复明显之前提供了有关神经再支配的早期信息。最早的神经再支配的积极证据是在随意运动中出现运动单位电位,这些电位在开始时振幅较低,但属于高度多相(“新生”)单位。它们可能出现在功能恢复的临床证据明显之前数周[4, 5]。

(十五)多发性神经病

EMG 和神经传导的评估对于诊断多发性神经病和确定病理过程主要是轴突性还是脱髓鞘性或两者的结合是有用的。此外,它有助于区分主要是运动、感觉或混合异常。当异常神经传导和肌电图表现为双侧对称时,诊断为多发性神经病。

以下电诊断结果是轴突神经病变的特征:感觉神经动作电位、复合肌肉动作电位振幅异常降低或缺失。

如果疾病过程影响大直径轴突,则会出现传导减慢;传导速度很少降低超过正常值的 20%～30%。然而,在受影响神经支配的肌肉中存在纤颤和正锐波,并且通常在远端更差。足部肌肉比手部肌肉影响更多,腿部肌肉比手臂肌肉影响更多。单位电位在数量上减少,同时缺失募集反应,以及存在不完整的干扰模式。一些运动单位振幅和持续时间增加。

相反,弥漫性脱髓鞘神经病变的特征是传导速度降低,通常超过正常范围的 40%。远端潜伏期也延长。感觉神经动作电位和复合肌肉动作电位通常表现出低振幅和时间离散。除非出现继发性轴突变性,否则针肌电图显示无纤维颤动或正锐波。在纯脱髓鞘神经病变中,没有相关的继发性轴突脱落,没有肌纤维失神经;临床上,肌肉体积相对保持。运动单位数量减少,募集反应减少可归因于某些纤维的传导阻滞。通常,运动单位的持续时间、振幅或形态没有显著变化,但如果终末轴突脱髓鞘,多相电位的数量可能增加。

一旦通过肌电图确定神经病变主要是轴突性还是脱髓鞘性,就可以在临床上考虑哪些神经病变是弥漫性轴突性,哪些是脱髓鞘。亚急性和慢性弥漫性轴突类型包括大多数毒性和营养性神经病变、尿毒症、糖尿病、甲状腺功能减退症、HIV 感染、莱姆病、副肿瘤性疾病、蛋白异常血症和淀粉样变性。脱髓鞘性多发性神经病包括遗传性运动和感觉神经病变Ⅰ型和Ⅲ型、Refsum 病、多灶性脑白质病变和 Krabbe 病。急性非均匀脱髓鞘疾病包括 Guillain-Barré 综合征、白喉和急性砷中毒,而慢性包括炎性脱髓鞘周围神经病变、特发性疾病和伴随 HIV 疾病的神经病变,以及各种副蛋白血症、蛋白异常血症和骨硬化性骨髓瘤[4, 5, 18]。

(十六)单神经病变和卡压性神经病变

卡压性神经病最常见的受累神经是正中神经、尺神经、桡神经、腓总神经和胫神经。创伤、血管炎、糖尿病、麻风病和结节病等可影响身体内的任何神经。电生理学研究有助于定位单个神经的病变,并有助于区分单神经病变与弥漫性多神经病变、神经丛病变和神经根病变。

(十七)正中神经

正中神经在穿过腕管时最常卡在手腕处,但也可能在肘部受伤发生卡压,因为卡压常发生在肘部正中神经穿过旋前圆肌的两个头部之间,或较少情况下被致密结缔组织压迫(位于肘部上方的 Struthers 韧带)(图 19-10)。正中神经起源于 C_6～T_1 神经根

（臂丛的外侧束和内侧束）。腕管综合征的诊断是通过显示腕关节感觉和运动传导的局部减速，感觉和运动远端潜伏期延长[3]。重要的是，要理解传导减速本身不会导致症状。部分传导阻滞或完全传导引起的减速会导致症状。只有当部分信号未能达到目标时，才会出现症状。此外，随着后期变化，可能出现由正中神经支配的手部肌肉的失神经化，主要表现为纤颤、正锐波和多相运动单位减少。在最近的 AANEM 专著中，强调了特殊人群（包括糖尿病患者和活跃工作者）参考值的必要性。最近的一项综述还强调，腕管综合征可能是妊娠、脂肪瘤、动脉疾病和淀粉样变性的遗传性神经病变等疾病的局灶性管内病变表现[19]。

（十八）旋前圆肌和骨间前综合征

旋前圆肌和骨间前综合征包括正中神经的近端压迫或卡压神经病变。旋前圆肌综合征患者也可能具有正常的远端潜伏期，但没有证据表明正中神经支配的手和前臂肌肉有失神经，除了旋前圆肌。骨间前神经是正中神经的运动分支，其起点位于旋前圆肌的远端。

在骨间前综合征中，常见的主诉是前臂深度疼痛。

（十九）尺神经

尺神经起源于 C_8 和 T_1 颈神经根（臂丛内侧束）。它通常在肘部受伤，但偶尔也会在手腕尺管或手掌深处受伤（银叉性麻痹）。肌电图有助于区分 C_8 和 T_1 神经根病与神经丛病或远端尺神经麻痹（图 19-8）。当病变位于腕关节的尺管时，通常感觉和运动纤维都受到影响，感觉神经动作电位和肌肉动作电位的振幅降低。腕部远端感觉和运动潜伏期延长，运动 NCV 无局部减慢或肘部复合肌肉动作电位衰减。手掌深支病变时，不会出现感觉异常，所有变化都

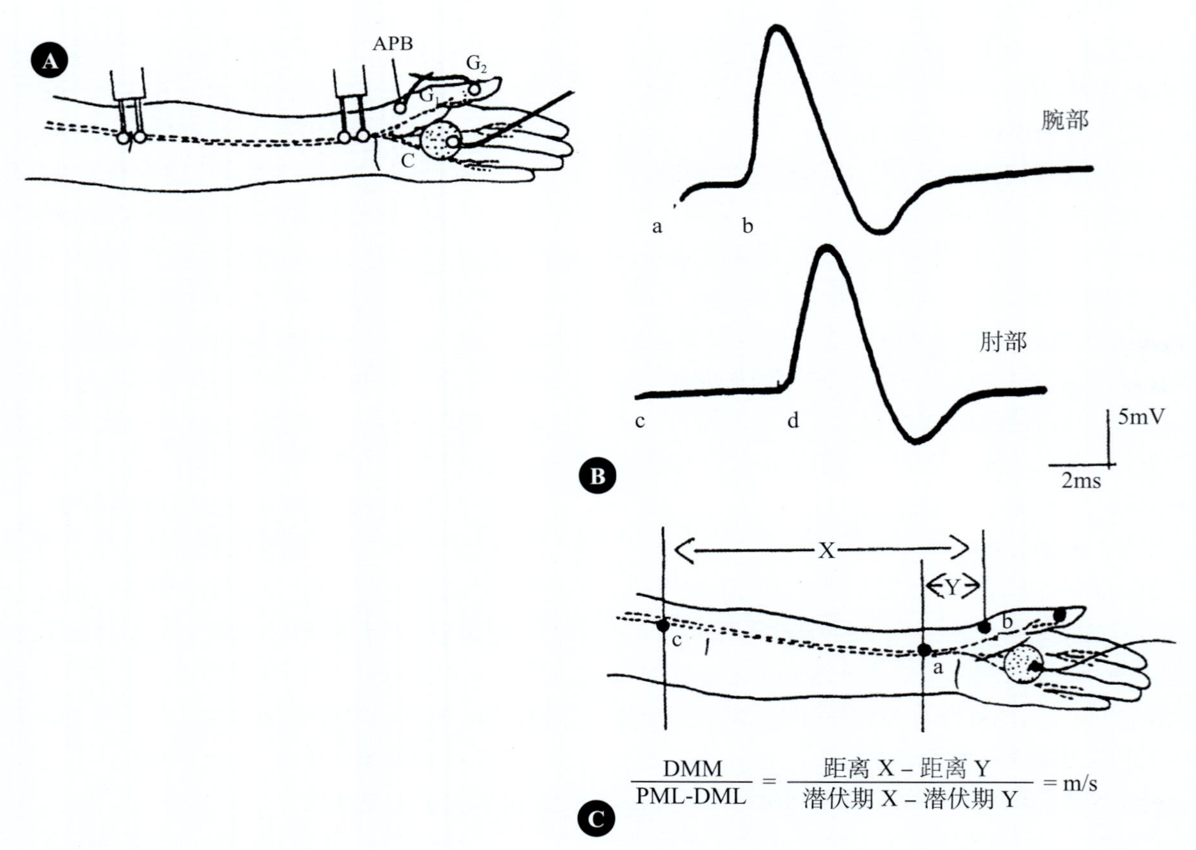

▲ **图 19-10** **A.** 腕部和肘部正中神经的刺激部位。**B.** 刺激腕部和肘部正中神经后获得的手掌拇短展肌复合肌肉动作电位。**a** 和 **b.** 手腕运动潜伏期；**c** 和 **d.** 肘关节运动潜伏期。**C.** 正中神经的距离和潜伏期测量，以及用于计算腕部和肘部之间正中神经段运动传导速度的方法

PML. 近端运动潜伏期；DML. 远端运动潜伏期；DMM. 距离单位为毫米

发生在病变远端的运动分布中。当异常发生在肘部时，整个肘部 NCV 可能局部减慢，通常比正常低 25%～40%。正常值可能取决于检测时使用的方法（直臂与弯曲臂）。感觉电位可能受到影响，尺侧手部肌肉的肌电图也可能受到影响[11]。

（二十）桡神经

桡神经是臂丛后束的延续，起源于 $C_{5\sim8}$ 颈神经根。桡神经通常位于肱骨神经螺旋沟，其损失常继发于肱骨骨折。在螺旋沟处有损伤时，三头肌在肌电图上显示为不受影响，但肱桡肌和前臂的所有伸肌均受影响。腕部有时出现孤立性桡神经浅支麻痹，唯一的异常是桡侧感觉神经动作电位[4]。

（二十一）骨间后综合征

骨间后神经卡压综合征（有时称为复杂的外上髁炎）由桡神经分支卡压在旋后肌两个头之间的旋后肌腱弓引起。肌电图显示尺侧腕伸肌、指长伸肌、拇长伸肌和指伸肌受累，但保留较近端的旋后肌和桡侧腕长伸肌及短伸肌。同时感觉不受影响。

（二十二）腓总神经

腓总神经起源于 L_4～S_1 神经根，但主要来自 L_5。腓总神经可能在腓骨头部受压。在腓骨头上方刺激指短伸肌时，腓总神经 NCS 显示复合动作电位降低，腓骨头下方和踝关节处的复合动作电位正常。

（二十三）踝胫后神经

胫后神经元来自 L_4～S_3 神经根，可能在跗管中受压。NCS 显示胫神经远端运动和感觉潜伏期延长。将混合足底神经振幅和与拇内收肌（adductor hallicus，AH）和小趾展肌的运动振幅进行双侧比较，以避免过度解读数据。这一相当罕见的疾病需要足部 AH 和小趾展肌（abductor digiti quinti，ADQ）的针肌电图来确定诊断。

（二十四）坐骨神经

坐骨神经起源于 L_4、L_5、S_1、S_2 和 S_3 神经根。梨状肌综合征继发于坐骨神经通过坐骨大切迹时被梨状肌卡压[20]。EDX 的一个理论性“标志性”发现是在某些腿部位置 F 波潜伏期延长；然而，如前所述，减速不会引起症状，除非与传导阻滞和功能性轴突缺失相关。详细的针肌电图评估通常会揭示更常见的原因是腰神经根病，涉及 L_5 神经根或 S_1 神经根。无论腿的位置如何，F 波潜伏期延长的单独发现意义尚不清楚。坐骨神经损伤一般通过对下肢肌肉的详细针肌电图来确定和定位。

（二十五）其他不常见的神经病变

有许多潜在的单神经病变，包括涉及肩部和上肢的胸长神经、肩胛背神经、肩胛上神经、肌皮神经和腋神经，以及骨盆的神经病变，其中包括股神经、闭孔神经、隐神经、股外侧皮神经、生殖股神经、髂腹股沟神经、臀上神经和臀下神经。针肌电图显示由单个神经支配的肌肉中的去神经支配变化。在这些评估中 NCS 作用很小。

（二十六）神经根病变

神经根病变是神经根的疾病，必须与神经丛病和复杂的单个神经根损伤区分开来。神经根通常受到压迫，尤其是在颈部和腰部。然而，神经根病变也可能受糖尿病、带状疱疹、癌性浸润和神经淋巴性浸润等疾病，以及罕见（结节病）和感染等影响。运动和感觉神经传导的测定很少有用，因为神经根的病变靠近背根神经节，运动传导研究通常正常。然而，如果损伤严重到导致轴突损伤，则它们的振幅可能会降低。当涉及 S_1 神经根时，H 反射不存在或延迟。通常，神经根病变是通过适当的棘旁和肢体肌肉的异常针刺检查结果来确定的。理解从近端到远端进行的神经再支配，近端棘旁肌的异常可能会完全被解决。因此，神经根病变的“足迹”可能仅在相应的较远的手臂或腿部肌肉中表现出来。由于大多数肢体肌肉由一个以上的神经根支配（表 19-2 和表 19-3），正常的检查结果不能排除神经根病变的诊断。然而，当肌电图发现异常时，肌电图除了显示受累的严重性外，还提供了神经根功能损害的客观证据，并将病变定位到一个或多根病变[21]。

（二十七）神经丛病变

在神经丛病变中，运动 NCS 可用于排除周围神经病变；除了复合肌肉动作电位的振幅可能降低外，NCS 结果正常。感觉 NCS 通常有助于排除其他原因。同样，针肌电图是最有帮助的，但需要知道神经丛的哪些部分支配哪些肌肉。

（二十八）前角细胞疾病

除了急性脊髓灰质炎（急性发热期），前角细胞的疾病很少引起疼痛。当肌萎缩侧索硬化症等疾病引起疼痛时，其原因通常是多因素的（痉挛、肌肉骨骼、体位），通常使用肌电图无法识别。

（二十九）中枢神经系统疾病

在中枢神经系统的疾病中，肌电图的发现几乎总是正常的。

表 19-2　上肢常见测试肌肉的节段神经支配

肌　肉	脊髓节段	神经支配
颈椎旁肌肉	$C_{2\sim8}$	相应的颈神经根
斜方肌	C_2，C_3，C_4	副神经
冈上肌	C_5，C_6	肩胛下神经
冈下肌	C_5	肩胛下神经
三角肌（屈曲）	C_5，C_6	腋神经
肱二头肌	C_5，C_6	肌皮神经
肱桡肌	C_6，C_7	桡神经
桡侧腕屈肌	C_6，C_7，C_8	正中神经
旋前圆肌	C_6，C_7	正中神经
肱三头肌	C_7，C_8	桡神经
指总伸肌	C_7，C_8	桡神经
示指伸肌	C_7，C_8	桡神经
尺侧腕屈肌	C_8，T_1	尺神经
拇短展肌	C_8，T_1	正中神经
第一骨间背侧肌	C_8，T_1	尺神经
小指展肌	C_8，T_1	尺神经

表 19-3　下肢常见测试肌肉的节段性神经支配

肌　肉	脊髓节段	神经支配
腰骶椎旁肌肉	$L_1\sim S_1$	相应的神经根
髂肌	L_2，L_3，L_4	股神经
大腿内收肌群	L_2，L_3，L_4	闭孔神经
股四头肌	L_2，L_3，L_4	股神经
胫骨前肌	L_4，L_5	腓深神经
臀中肌	L_4，L_5，S_1	臀上神经
臀大肌	L_5，S_1	臀下神经
腓骨长肌	L_5，S_1	腓浅神经
股二头肌长头	L_5，S_1	坐骨神经
股二头肌短头	L_5，S_1	坐骨神经
趾长屈肌	L_5，S_1	胫后神经
胫后肌	L_5，S_1	胫后神经
趾短伸肌	L_5，S_1	腓深神经
腓肠肌（外侧头）	L_5，S_1	胫后神经
腓肠肌（内侧头）	S_1，S_2	胫后神经
踇展肌	S_1，S_2	胫后神经
小趾展肌	S_1，S_2	胫后神经
阔筋膜张肌	L_5，S_1	臀上神经

（三十）原发性肌肉疾病

肌电图最显著的应用之一是区分肌病和神经病变过程。肌电图研究中肌病和神经病变可以通过针肌电图明显区别。在肌病中，电位振幅降低，并且可能是极度多相的，反常的募集反应（即屏幕上看到的电位比相应的预期更多），并伴有明显的激惹迹象。在多发性肌炎和代谢性肌肉疾病中，感觉神经传导总是正常的。复合肌肉动作电位振幅可能较低，但是运动传导结果正常[10]。

在多发性肌炎和代谢性肌肉疾病（如糖原和脂质沉积疾病）中，可能会出现肌肉疼痛、痉挛和虚弱，针肌电图可能显示膜不稳定和易激惹。以肌肉痉挛为特征的不常见疾病，包括僵人综合征（Moersch-Woltman 综合征），仅表现为肌肉收缩和痉挛。持续肌纤维活动的情况（Isaacs-Mertens 综合征）显示持续、低振幅、纤颤型电位[10]。

肌筋膜疼痛综合征和纤维肌痛的肌电图表现通常正常。

（三十一）肌电图的有用性和局限性

EMG 和 NCS 有助于定位神经肌肉疾病部位，并提供有关病变性质的信息（脱髓鞘、轴突、原发性肌肉、神经根），但不能给出原因（糖尿病、Guillain-Barré 综合征、肌炎、肿瘤、椎间盘破裂）。

正常结果并不意味着患者没有疼痛。肌电图实验室的电诊断研究通常只测量与运动神经纤维、较粗的感觉神经纤维和肌肉有关的活动。交感神经和细的无髓神经纤维功能不能通过标准的电诊断技术进行评估。

总而言之，EDX 作为一个独立检查的实用性有限。结合详细的病史和良好的体格检查，EDX 检查结果变得非常有力，有助于描述诊断并潜在地聚焦治疗决策路径。

要 点

- 电诊断测试和（或）研究有助于阐明涉及周围神经系统问题的原因。
- 电诊断测试有可能引入数据，使情况变得模糊，并增加复杂因素。
- 未能认识到电诊断测试的局限性可能会导致诊断延迟或得出错误结论。
- 在评估疼痛患者时，必须特别注意防止“如果测试异常，那一定是问题的原因”的思维过程。
- 数据必须在患者的背景下进行解释，理想情况下，电诊断测试应针对电诊断研究之前的详细病史和体检中产生的问题和担忧进行调整。
- EDX 在评估疼痛患者中的实用性问题，更重要的是，在设置、执行和解释数据时，电诊断医生和转诊医生必须始终首先考虑其局限性和潜在缺陷。

第 20 章　脊柱疼痛患者的放射学评估
Radiologic Assessment of Patient With Spine Pain

Pelix E.Diehn　John C.Benson　Timothy P.Maus　著
王　琦　译　　尹芹芹　朱　涛　校

影像学是多方面评估患者脊柱或四肢疼痛的重要手段之一。影像学解读必须与下列因素一致：病史、体格检查、电诊断评估，以及患者对影像引导的镇痛操作或手术的效果反应。不应孤立地依靠影像学检查，只有在适当的背景下（结合每个患者特有的疼痛综合征或神经功能障碍）才能正确解释影像学表现。

脊柱源性疼痛极为常见。腰背痛是美国门诊有症状就诊的第二大常见症状[1, 2]。在美国，背痛的终身患病率约为 75%[3]，1/3 的美国成年人在过去 3 个月内经历过背痛。这种情况下，高级影像学检查的频率越来越高。1994—2005 年，医疗保险受益人群中接受腰椎 MRI 次数增加了 4 倍[4]。在一项私人保险索赔数据库研究中，超过 40% 的急性腰背痛患者立即进行了影像学检查[5]。另一项基于医保的研究中，针对无全身性疾病红旗征的腰痛患者，有近 30% 的患者 28 天内接受了影像学检查（包括放射检查或高级影像检查）[6]。一项纳入 2002—2006 年间急诊科下腰痛的研究显示，高级影像学检查（CT 或 MRI）的使用增加了 2 倍[7]。大约有 1/3 接受门诊 MRI 检查的腰背痛患者（有医疗保险）之前没有接受过任何保守治疗[8]。

虽然影像学检查的概率如此之高，以及随之而来的微创介入治疗和外科手术量不断增加，但是没有证据表明患者的治疗效果得到了改善。2005 年与 1997 年的数据相比，患有背部或颈部症状的美国成年人在身体功能、工作 / 学习受限和心理健康的测量指标相差不大，甚至更糟糕[9]。一项地区性（北卡罗来纳州）研究表明，成年人中患慢性下腰痛导致活动障碍的比例从 1992 年的 3.9% 上升到 2006 年的 10.2%[10]。Chou、Deyo 和 Jarvik 发表了一篇综述，探讨了背痛患者影像学检查利用效率低下的证据、潜在原因、改善此状况的机制[11]。本章的目的是促进在疼痛管理领域基于证据合理决策使用脊柱影像学检查，以进一步改善患者预后。

一、影像学检查的目的

为脊柱或四肢疼痛的患者行影像学检查的主要目的是鉴别患者是否患有未被诊断的会导致疼痛 / 功能障碍综合征的全身性疾病。这种情况并不多见。Jarvik 和 Deyo 的一项分析表明[12]，95% 的患者的下腰痛是良性的。在初级保健机构就诊的下腰痛患者中，只有 0.7% 的人患有未确诊的转移性肿瘤；仅 0.01% 的患者存在脊柱感染，包括化脓性和肉芽肿性椎间盘炎、硬膜外脓肿或病毒性病变；非感染性炎症性脊柱关节病，如强直性脊柱炎（ankylosing spondylitis，AS）占 0.3%；骨质疏松导致的压缩性骨折是最常见的以背痛为表现的全身性疾病，占患者总数的 4%[12]。影像学检查是为了约 5% 未确诊的背部或四肢疼痛的患者寻找全身性疾病病因。影像学检查的另一个目的是，为极少数因神经受压导致神经根病或神经根性疼痛综合征的患者，在保守治疗无效的情况下，为行手术或介入治疗明确诊断并协助制定治疗方案。

二、特异性：无症状的影像学检查结果

由全身性疾病引起背痛的概率不高，这意味着大多数影像检查的主要描述为“退行性”表现，但这个描述是不恰当的。这些现象可能包括椎体前缘和侧缘的骨赘，椎间盘 T_2 信号降低，以及关节突关节病的结构改变。这些变化与疼痛综合征无关，只与年龄相关，最好称之为年龄或与年龄相关的变化。

这些与年龄相关的变化在整个脊柱中通常相对均匀。但下位腰椎的变化表现得更为明显。在尸体研究、无症状人群的影像学研究及全人群研究中，脊柱疼痛综合征的影像表现都缺乏特异性证据。

Nathan[13]在尸体研究中发现，40 岁的尸体中 100% 存在脊柱前缘和外缘骨质增生，而后缘的骨质增生只存在于少数 80 岁的脊柱。Hult[14]研究了接受脊柱 X 线检查的成年人，结果发现在 50 岁时，87% 的人都有年龄相关的椎间盘改变（椎间隙变窄、边缘硬化伴骨赘、真空现象）。另外一项纳入无症状工人的队列研究中，Hult[15]发现 40—44 岁的工人中，有 56% 表现出腰椎间盘疾病的影像学证据，而 50—59 岁的人群中，这一比例上升到 95%。随着更尖端的脊柱成像技术的发展，这种退行性表现缺乏特异性影像的情况并未得到改善。Hitselberger 和 Witten[16]研究了无症状志愿者的脊髓造影平片，发现 24% 的人表现出异常，这些异常在背部或腿部疼痛时被认为是严重的疼痛影像学表现。Wiesel 等[17]研究了无症状志愿者的腰椎 CT 后发现，40 岁以上的患者中，50% 的人有显著的异常表现。同样，Boden 等[18]评估了无症状志愿者的腰椎 MRI，发现 60 岁以上的人群中，57% 有明显的异常。Jarvik 等[19]研究了大量患者的 MRI 后发现，只有出现挤压、中至重度中央椎管狭窄和直接观察到神经压迫才可能有意义，并将疼痛患者与无症状志愿者区分开来。椎间盘突出、关节突关节（Z 关节或小关节）疾病，以及椎体向前滑脱或后滑脱几乎都是无症状的。表 20–1 列出了无症状志愿者的影像研究[20–25]。

Kanayama[26]研究了 200 名健康成人（平均年龄 40 岁，没有背痛或治疗史，也没有腰椎手术史），将他们的腰部 MRI 检查结果按节段分类（表 20–2）。无症状的 T_2 信号下降和椎间盘突出最常见于 L_4 和 L_5 节段，这两个节段无症状高信号区（high intensity zones，HZ）的发生率也很高（24% 在 L_4 和 L_5）。最近的研究涉及了年轻人群中（斯堪的纳维亚半岛国家为主）普遍存在的椎间盘退行性变影像学表现（T_2 信号降低，椎间盘高度下降）；这些是不考虑症状的基于人群的 MRI 研究。Kjaer 等[27]在 13 岁儿童的研究中发现，椎间盘退化的发生率为 21%。一项针对青少年的研究中，Salminen[28]等发现在 15 岁人群

表 20–1 无症状者的异常影像学表现

检　查	作者（参考文献）日期	病例数	年龄范围（均值）	椎间盘突出	椎间盘膨出	椎间盘退变	椎管狭窄	纤维化撕裂
X 线	Hult[15]，1954	1200	40—44 55—59			56% 95%		
X 线	Hellstrom[20]，1990	143	14—25			20%		
脊髓造影	Hitselberger[16]，1968	300	（51）	31%				
CT	Wiesel[17]，1984	51	（40）	20%			3.4%	
MRI	Weinreb[21]，1989	86	（28）	9%	44%			
MRI	Boden[18]，1990	53	＜60 ≥60	22% 36%	54% 79%	46% 93%	1% 21%	
MRI	Jensen[22]，1994	98	（42）	28%	52%		7%	
MRI	Boos[23]，1995	46	（36）	76%	51%	85%		
MRI	Stadnik[24]，1998	36	（42）	33%	81%	56%		56%
MRI	Weishaupt[25]，1998	60	（35）	60%	28%	72%		20%
MRI	Jarvik[15]，2001	148	（54）	38%	64%	91%	10%	38%

引自 Maus T. Imaging the back pain patient. *Phys Med Rehabil Clin N Am*. 2010;21:725–766, Table 3.

表 20–2 无症状的年龄相关性腰椎病变节段分布

节　段	椎间盘突出	髓核 T_2 成像信号降低	Modic 改变	高信号区
L_1	0.5%	7%	1%	0%
L_2	3.5%	12%	3%	4%
L_3	16.5%	15.5%	4%	5%
L_4	25%	49.5%	11%	23.5%
L_5	35%	53%	10%	24%

引自 Kanayama M, Togawa D, Takahashi C, et al. Cross-sectional magnetic resonance imaging study of lumbar disc degeneration in 200 healthy individuals. *J Neurosurg Spine*. 2009;11:501–507.

中，椎间盘退化率为 31%，而 18 岁时上升至 42%。Takatalo 等[29] 使用椎间盘退变 Pfirrmann 5 级分类法评估了 558 名 20—22 岁的年轻人，发现 47% 的年轻人椎间盘退变为 3 级及以上，男性（54%）患病率高于女性（42%），其中有 17% 存在多节段退化。

2015 年的系统文献综述（包括 33 篇文献）再次发现了在无症状个体中退行性影像学表现的高发生率，并且随着年龄增长而增加[30]。例如，椎间盘突出在 20 岁无症状人群中发生率为 29%，而 80 岁人群中发生率为 43%。与此同时，符合纳入标准的 14 项不同研究的 Meta 分析提供了一些相互矛盾的概念，证明高级影像学检查的退行性发现可能与临床无关[31]。Brinjikji 等研究了 50 岁及以下人群后发现，腰痛患者比无症状者较普遍的 MRI 表现包括椎间盘膨出、退行性变、突出、脱出和 I 型 Modic 改变。脊柱峡部裂在背痛患者中表现出类似的较高患病率。Panagopoulos 等同样发现，随着时间的推移，一些影像学表现（特别是纤维环撕裂、椎间盘突出和神经根受损）在腰痛患者中的发生率是无痛人群的 2 倍。然而，这种较高的发生率没有统计学意义[32]。正如 2 项研究的作者所指出的那样，这种关联既不是因果关系的证据，也不能提供预后信息或具体的治疗策略。

与腰椎一样，颈椎和胸椎的无症状性变化也很常见，并且随着年龄的增长而增加。Matsumoto 研究了近 500 名无症状者的 MRI，发现 12%～17% 的 20 多岁患者的颈椎间盘 T_2 信号降低，但 86%～89% 的 60 岁以上患者的 T_2 信号降低[33]。7.6% 的患者出现无症状的颈髓受压，大部分年龄超过 50 岁。同样，Boden 对 63 名无症状者进行了 MRI 检查，发现有 25% 的 40 岁以下人群和超过 60% 的 40 岁以上人群存在颈椎间盘退变[34]。40 岁以上无症状者的椎间盘突出发生率为 5%，椎间孔狭窄率为 20%。Teresi 研究了 100 名无症状者的 MRI，发现有 7% 的人群出现无症状颈髓受压，57% 的 64 岁以上人群有椎间盘突出或膨出[35]。Wood 研究了 90 名无症状者的胸椎 MRI[36]，其中 73% 的人群影像学检查结果为阳性，37% 有椎间盘突出，53% 有椎间盘膨出，29% 有无症状脊柱畸形。

以上都是具有压倒性优势的证据。脊柱结构影像学的发现最常被称为“退行性改变”或“退行性椎间盘疾病”，包括前缘和侧缘骨质增生、椎间盘 T_2 信号下降、椎间盘间隙高度降低、椎间盘膨出和突出、小关节病，这些情况都普遍存在，但与疼痛综合征无关，仅和年龄相关。除非患者在年轻时就死亡，否则以上影像学变化无法避免。这些变化不是疾病状态，最好称之为正常年龄变化或与年龄相关的变化。脊椎病（或脊椎退行性变）是放射学报告中经常使用的成熟的替代术语。

这种无症状、与年龄相关的变化的高发所导致的后果就是，成像技术人员必须正确考虑每个患者的影像学表现是否有显著临床意义，也就是说，成像人员必须了解疼痛综合征的特性。影像学异常必须与假定会引起疼痛综合征的影像学表现一致。影像学不能证明因果关系；因此，有必要进行麻醉和诱发性操作。不管是通过可靠的电子病历、放射科的接收文件，还是成像人员与患者的直接交流，都必须就疼痛综合征的本质进行沟通。

三、灵敏度：生理成像

脊柱成像还有一个主要的灵敏度缺陷问题。大多数脊柱相关疾病患者的症状都是在轴向负荷下发生的，包括坐位或者立位，但相当一部分 X 线和最先进的成像（CT 和 MRI）都是在卧位获得的，消除了轴向负荷和生理姿势的影响，可能无法揭示导致疼痛病变的原因。

生物力学、尸体解剖和影像学研究的大量证据表明，轴向负荷和生理姿势对脊柱的生物力学和结构特征是有影响的。坐位或站立位的椎间盘内压力高于卧位[37]。Inufusa 的尸体解剖研究显示，腰椎椎管和侧隐窝的横截面积在伸展时减小，屈曲时增加[38]。腰椎神经椎间孔横截面积在伸展时减少，屈曲时增加。Fujiwara 指出，朝向椎间孔方向侧弯或旋转时，尸体的腰椎神经椎间孔缩小；远离孔区侧弯或旋转时，椎间孔面积增加[39]。Schmid 观察到，正常志愿者 $L_{3\sim4}$ 节段硬脊膜囊横截面积从屈曲到伸展减少了 40mm[2] [40]。腰椎神经孔横截面积从直立中立位置移动到直立伸展位时减少了 23%。Danielson[41] 发现，56% 的受试者的轴向负荷下，硬脑膜囊横截面积显著减少，最常见的是 $L_{4\sim5}$；随着年龄的增长，这一现象更常见。与神经源性间歇性跛行的患者相比，正常志愿者硬脑膜囊面积随负荷而动态缩小的概率较低。Hansson 等认为，黄韧带是在生理负荷下导致腰椎椎管面积动态减少的最重要的结构[42]。生理姿势（腰椎前凸）可能比轴向负荷更重要[43]。多项对直立成像患者的研究结果表明，腰椎间盘膨出或突出物随着轴向负荷增加而增大[44, 45]。滑膜囊肿可能引发神经根性疼痛综合征，或者导致神经源性间歇性跛行，但滑液残留在小关节间隙时，卧位成像可能无法发现。小关节在轴向负荷时和关节面靠近，关节腔内液体从关节间隙进入囊腔，可能压迫神经，引起神经损伤。

颈椎同样表现出随着姿势和负荷的动态生理变化。尸体研究表明，颈椎伸展时椎间盘膨出和黄韧带屈曲增加，以黄韧带的影响最为显著[46]。患者的 MRI 研究发现[47, 48]，相对于中立体位，颈椎伸展和屈曲时，椎管狭窄都会增加；伸展时下降最显著。颈椎神经孔的横截面、宽度和高度在伸展时减小，屈曲时增大[49]。

总之，所有腰椎间室的面积在生理伸展和轴向负荷时减少，屈曲时增加。颈椎椎管在中立位最大，颈椎间孔在屈曲时各维度均增加，伸展时减小，伸展时比屈曲时缩小得更明显。这些动态变化构成了影像学检查中最大的灵敏度缺陷：当病变仅在生理姿势下表现时，传统的仰卧位成像可能无法揭示与患者症状相关的病变。

目前已经设计了几种方法来解决这种灵敏度缺陷。X 线应始终直立拍摄，这样就允许在生理姿势下评估矢状位和冠状位的平衡。屈伸位 X 线片可能会发现中立、直立视角未观察到的脊柱不稳定情况，但能获取的诊断信息的非常有限。针对腰椎和颈椎节段的研究中，只有不到 1% 的屈伸 X 线研究提供了静态直立 X 线照片上记录的信息[50, 51]。最好将检查费用和辐射暴露用于评估是否可以手术，而不是用于患者背部或颈部疼痛的初始评估。

高级成像可以在传统的 CT 或 MRI 扫描仪上用轴向加载装置进行。这些设备可以改善对检测具有临床意义的中央脊髓管损伤的敏感性[52]。2011 年，北美脊柱学会关于椎管狭窄症评估和治疗的循证指南建议，常规影像学未能证实疑似神经源性间歇性跛行和椎管狭窄时，并且椎管直径<110mm 的情况下，需要进行轴向负荷成像[22, 53]。Willén 等通过手术结果发现，通过轴向检查发现的隐匿性腰椎椎管狭窄的手术效果与非负荷 MRI 检查中发现的椎管狭窄病的手术效果相当[54]。

直立状态下的 MRI 扫描，有时被称为动态、定位或动力学 MRI，现在已经商业化并广泛使用。根据具体的开放式 MRI 系统，可以在站立或坐位的负重位置或屈曲、伸展、旋转、弯曲甚至实时脊柱运动时获取图像[55]。Baker 和 MacKay、Botchu 等在最近的回顾性分析中发现，生理体位行 MRI 检查，可提高检测椎管、侧隐窝或者椎间孔狭窄的灵敏度，包括椎体滑脱[56, 57]。然而，仍然缺乏研究证实这种检测与预后相关性（特异性）的关系[58]。目前没有文献表明负重 MRI 评估后制定的治疗措施可以改善临床结果[55]。实际的挑战是，目前可用的系统场强（0.25～0.6T）明显低于标准临床场强（1.5T 或 3T），导致图像质量不可避免地下降。这种图像质量的下降对临床图像判读有重要的影响。如果目前的低场强动态系统被选择性地应用于常规成像失败的情况，则患者可能会受益。然而，在通常情况下，这些系统的高昂成本或将其宣传为所有脊柱疾病最佳影像工具而被广泛推广，导致其常规使用，这种做法可能会对患者造成伤害，因为图像质量的下降降低了对病变的灵敏度，而这才是对背痛患者进行影像学检查的主要目的（图 20–1）。

四、有效性

脊柱影像学检查必须充分了解使用中存在的固有的特异度和灵敏度缺陷。最终需考虑的是有效性问题：对引起患者疼痛的脊柱节段进行更及时和准确的诊断，存在疑问的脊柱节段的成像是否会改善患者的预后？这一点已被充分研究，特别是在急性背痛的影像应用方面。Chou 等对 6 个随机对照试验（n=1804）进行了 Meta 分析，考察了影像学在急性背部或四肢疼痛表现中的作用，没有发现系统性疾病的临床特征[59]。他们发现，与接受临床指导的保守治疗患者相比，术前接受成像（X 线、CT 或 MRI）检查的患者在疼痛、功能、生活质量或患者评价的改善方面没有任何益处。尽管常规影像学检查可能会提供安慰效应，但接受影像学检查的患者并不会有更好的心理效果。

在一项为期 5 年的前瞻性观察研究中，Carragee 等极好地证明了影像学在疾病的急性期缺乏实用性[60]。一项队列调查纳入了因劳动密集型职业导致具有背痛风险的无症状人群，都接受了腰椎 MRI 检查，定期跟踪该队列 5 年；受试者的其中一个亚组在这 5 年期间出现了急性背部或腿部疼痛，并接受了第 2 次腰椎 MRI 检查。急性背部或腿部疼痛期间进行的 MRI 扫描中，只有不到 5% 显示出与临床相关的新发现；实际上，在患者出现背部 / 腿部疼痛时，图像的阳性发现都出现在患者没有症状时获取的基线数据中。只有相应的神经根疼痛综合征患者的神经受压的直接证据被认为是有用的影像信息。特别值得注意的是，社会心理因素，而不是影像上所见的形态学特征，是背部或腿部疼痛引起的功能障碍程

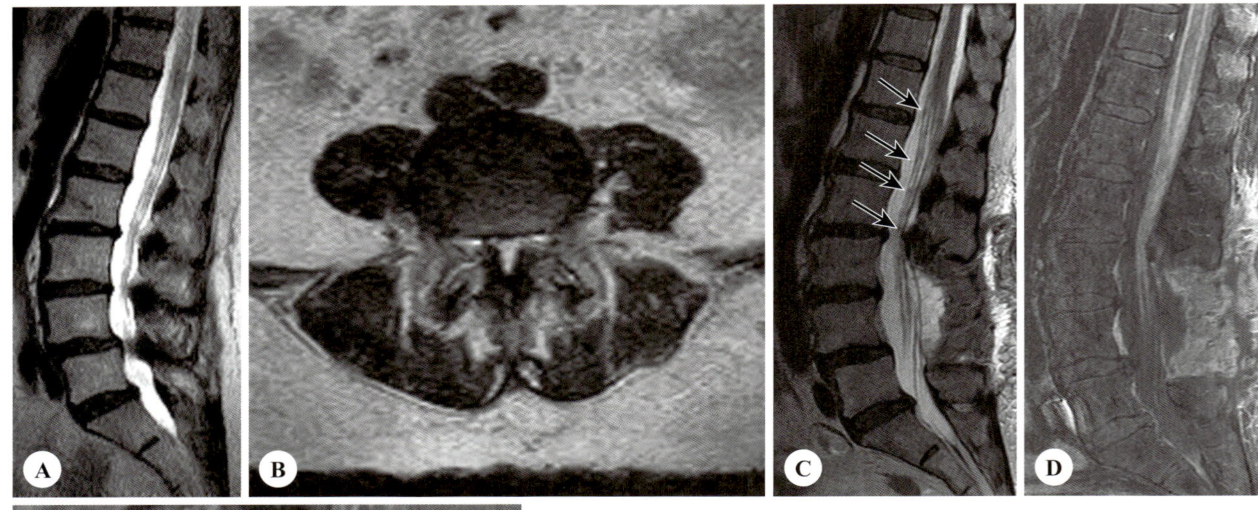

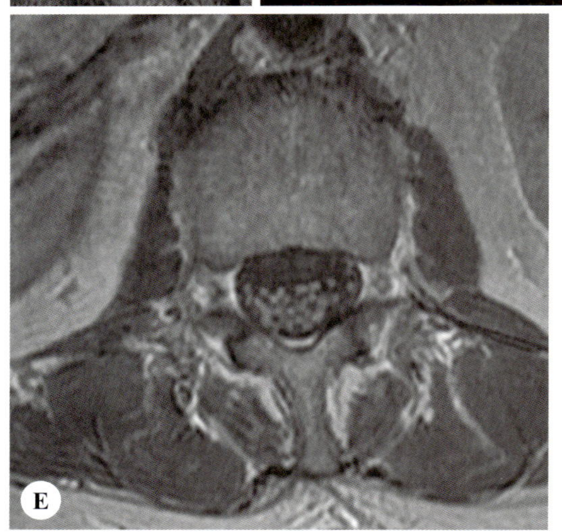

▲ **图 20–1　低场强直立式 MRI 对恶性病变的灵敏度降低**

一位 74 岁女性患者，表现为双侧下肢无力和疼痛，接受了低场强直立 MRI 检查。L_4 水平矢状位 T_2 成像（A）和轴位 T_2 成像（B）显示 L_4 椎体退行性滑脱合并椎管受累。她接受了 $L_{3\sim5}$ 减压术，但症状没有改善。术后 3 周行 1.5T Esla MRI 检查显示，T_2 矢状位图像（C）显示马尾神经有结节（箭）。Gd 增强脂肪饱和 T_1 矢状位（D）和轴位（E）图像显示乳腺癌弥漫性脑膜转移。她在 2 个月内去世了。如果有高质量的术前 MRI 帮助临床诊断，可以避免不必要的手术（引自 Khalil JG, Nassr A, Maus TP. Physiologic imaging of the spine. *Radiol Clin North Am*. 2012;50:599–611.）

度的最好预测因素[60]。

Modic[61]的一项研究也发现，急性腰背痛或神经根病中，腰椎间盘突出的程度与体征或症状之间没有关系。突出的类型、大小或位置，或者随时间的变化，与临床结果无关。MRI 影像特征在保守治疗规划方面没有可衡量的价值。这项研究强调，鉴于影像成像无法预测结果，是否手术必须基于临床。Modic 的研究与 Carragee 的研究一样，社会心理因素比成像参数更能预测功能障碍[61]。

虽然影像学无法改善急性期腰背部和四肢疼痛患者的预后已证据确凿，但其依然被广泛应用着。Chou 等[11]探索了一个看似有悖常理的发现，即常规成像并不能改善背部或四肢疼痛。这种影像学检查缺乏实用性可归因于背部和四肢疼痛的良好自然病史、背部恶性疾病的发生率低、影像学结果与症状之间的弱相关性（特异性差）、影像学对临床决策的影响极小。鉴于影像学检查的作用有限，是否需要影像学检查必须经过仔细的推敲。

五、影像学检查的风险 / 受益

决定进行任何医学检查或治疗之前应考虑可能的益处，权衡风险或实际损害。影像学检查有很多好处，最重要的是，影像学检查可以提示未被发现的系统性疾病。对于神经根疼痛综合征或神经根病的患者，保守治疗无效时，影像学可提供宝贵的信息，以便规划微创或外科手术。阴性成像也有价值：表明不存在恶性疾病，在适当的情况下可避免进一步的检查。患有慢性疼痛综合征的患者，影像学可能有助于确定结构性或炎症性疼痛原因。只有确定了特定的疼痛病因，才能制定具体的治疗干预计划（无论是保守还是侵入性）。高级成像技术，特别是MRI，也可以帮助规划微创手术，如硬膜外类固醇注射。在这种情况下，从 MRI 获得的解剖学和病理学信息可使医生能够合理地制订方案，最大限度地提高疗效，降低风险[62]。虽然至少在某些个案报道中，硬膜外类固醇注射之前进行 MRI 检查是有益的，但是否需要常规行 MRI 检查仍存在争议。根据一项随机对照研究的结果，在手术人员行硬膜外类固醇注射的操作时，没有最终证据证明 MRI 结果可以改善预后或显著改善最终决策[63]。然而，研究队列的亚组分析表明，注射后 3 个月的腿部疼痛评分和功能评估显示，与注射位置和 MRI 检查结果不同的患者相比，在最佳层面进行注射的患者的腿部疼痛评分和功能评估都有更大的改善[62]。此外，1/3 没有做 MRI 的患者中，注射的位置与 MRI 结果不同[62, 63]。我们（本章作者）对硬膜外类固醇注射前需要行 MRI 检查持肯定态度。

影像学检查存在相关的直接危害和潜在风险，必须与潜在的益处相权衡。风险包括辐射剂量、成本、标签效应，以及引发疗效可疑的微创或外科干预的下游风险。

放射摄影、CT 或 CT/ 脊髓造影术和核医学研究中的辐射剂量构成了患者的直接伤害。放射性照片、CT 和核医学研究的辐射暴露具有诱发肿瘤的累积风险。这种风险在进行连续研究时变得尤为突出。生物有效吸收辐射剂量是用 Sv 来测量的；在北美，年平均自然背景辐射量约为 3mSv[64]。正侧位胸部 X 线片通常被认为是辐射照射的通用标准，产生的剂量约为 0.1mSv。腰椎正侧功能位片相当于 15 张胸片，即 1.5mSv；颈椎 X 线的剂量为 0.2mSv；腰椎 CT 的剂量是 6mSv，相当于 60 张胸部 X 线片；颈椎 CT 需要 2mSv，即 20 张胸片。锝骨扫描的剂量为 6.3mSv。累积的辐射照射造成了真正的危害，2007 年，美国进行的 220 万次腰椎 CT 预计会导致未来 1200 例癌症发生[65]。虽然辐射强度较低，但腰椎 X 线放射检查比 CT 的频率高得多，对美国人口造成的累积辐射负担几乎是 CT 的 5 倍。腰椎放射检查的年平均辐射照射是胸部放射检查的 75 倍[66]。脊柱成像的辐射风险因必须同时辐射敏感组织、骨盆的性腺结构和颈部的甲状腺而变得更为显著。

脊柱成像的费用也是昂贵的。美国每年因医学影像检查造成的社会成本超过 1000 亿美元。2020 年，腰椎影像学医疗保险报销[67]包括 X 线片 42 美元，非增强 CT 172 美元，CT 脊髓造影 504 美元，非增强 MRI 241 美元，PET/CT 1621 美元，SPECT 340 美元[67]。总费用通常是医疗保险报销的 3～5 倍，不难理解影像学成本的增长有多快。

标签效应是指在评估背部或四肢疼痛时，在获得的成像研究中不可避免地发现与年龄相关的变化，通常称为“退行性变化”或“椎间盘退行性疾病”。“退化性”一词有消极的含义，因而患者可能会感觉到他或她患有脊柱退行性疾病，由于担心“退化”的脊柱受到进一步损害，他们可能放弃喜欢的活动和锻炼，导致身体状况恶化，从而导致抑郁。这些恐惧回避行为可能是康复的主要障碍。一项背痛研究中，患者被随机分为 2 组，知道或不知道 MRI 结果，那些知情的患者（实际上所有患者的疾病都是良性的）幸福感更低[61]。亚急性或慢性背痛患者的研究表明，接受脊柱成像的患者比未接受检查的患者疼痛主诉更多，整体健康状况下降，并需要更多后续护理。这些发现强调，需要对患者进行教育，使其认识到与年龄相关的影像学检查结果的不重要性；影像学专业人员在影像学报告中应谨慎选择描述性语言，避免使用“退行性改变”等消极词汇。

最后，也是最令人担忧的是，影像学可能会催生一些没有有效证据的情况下就开展的医疗干预，并使患者受到伤害。Jarvik 等证明[68]，与未行影像学的患者相比，尽管疼痛和功能障碍程度相同，但脊柱疼痛综合征患者早期进行高级成像（MRI）会增加手术干预率。同样，Lurie 等[69]研究了椎管狭窄手术干预率的显著区域差异（12 倍）。这些研究人员指出，手术干预率与 CT 和 MRI 的使用强度直接相关。在评估职业性急性背痛受试者时，Webster 等指出，与临床配对的未成像受试者相比，出现症状的第 1 个月接受 MRI 检查，手术的风险增加了 8 倍，医疗保健费用增加了 5 倍[70]。即使在基本不受服务收费激励影响的医疗环境中，如美国退伍军人事务部，早期腰椎 MRI 检查也与利用率的提高有关，如手术[71]。许多针对脊柱疼痛的干预措施，无论是外科手术还是微创，都只有较少的证据基础。遗憾的是，正如 Jarvik 等最近的一项研究所证明的，即使包括脊柱成像报告，关于腰椎退行性影像学发现的高患病率的流行病学数据，似乎不太可能影响随后的脊柱相关医疗资源的利用率（进一步的成像、临床评估或操作 / 手术）。然而，后续的阿片类药物的处方可能会随之略微减少[72]。正如作者所指出，患者及其医生能够更好地解释影像学检查的意义，可能会带来无法衡量的好处。

六、影像学检查推荐

影像学的目的是确定患者背部或四肢疼痛的原因。脊柱影像学具有较大的特异性和敏感性缺陷。影像学检查必须是权衡利弊之后的合理决定。有证据表明，没有全身疾病迹象或症状的急性发作，但无并发症的背部或四肢疼痛，影像学检查毫无益处。这些原则是以证据为基础的，并促成了几个科学协会颁布的影像学指南。Jarvik 等在 2015 年的研究是最近一项证实这些原则的例子：基于 2011—2013 年的前瞻性队列，纳入 5000 余名 65 岁及以上腰背痛初诊患者，发现首次就诊后前 6 周早期成像（X 线或 MRI/CT）与 12 个月时的较好结局无关[73]。

1994 年，卫生保健政策和研究机构建议，没有全身疾病迹象的患有疼痛综合征的患者，患病第 1 个月内无须进行影像学检查[74]。美国放射学会在 2016 年的共识实践指南中重申[75]，除非怀疑患者存在下列严重潜在疾病的危险信号特征，否则不推荐急性腰痛或不伴有神经根病的患者进行影像学检查。

潜在癌症或感染：癌症病史，不明原因的体重减轻，免疫抑制，泌尿系统感染，静脉注射药物的使用，长期使用皮质类固醇激素，后背部疼痛在保守治疗后无改善（长达 6 周的医疗和物理治疗）。

潜在脊柱骨折：严重创伤史，潜在骨质疏松症患者或老年人轻微跌倒或举重物，长期使用皮质类固醇。

潜在马尾神经综合征或严重的神经功能损害：急性尿潴留或溢流性尿失禁，肛门括约肌张力丧失或大便失禁，鞍区麻木，完全或进行性下肢运动无力。

2007 年，美国医师学会（American College of Physicians，ACP）和 APS 提出联合建议，非特异性腰背痛的患者不应进行影像学检查[76]。其他协会的最新指南 / 建议，包括美国内科医学委员会制订的“明智选择”倡议，都与其保持一致。只有存在严重或进行性神经功能缺陷或怀疑严重的潜在系统性疾病时，才应进行影像学检查。此外，有神经根病或椎管狭窄症状或体征的患者，只有在需要手术或微创干预（如硬膜外类固醇注射）的情况下才应进行影像检查。ACP 在指南中进一步指出，在促进高价值医疗保健的倡议中，根据临床情况提供更具体的影像学建议（表 20-3）[77]。

有证据表明，少数表现为背部或四肢疼痛的患恶性疾病的受试者中，几乎所有人都有根据这些指南进行影像学检查的风险因素。一项纳入 963 名急性腰背痛患者的回顾性研究指出，8 名肿瘤患者有临床危险因素[78]。在一项纳入 1170 名无临床危险因素的急性腰背痛患者的前瞻性研究中，没有发现肿瘤病例[79]。随后的系统回顾中，在没有临床危险因素的情况下，没有遗漏任何肿瘤疾病[80]。

表 20-3　急性下腰痛患者影像检查的建议

影像学检查时机与临床场景	首选影像学检查方式
即刻检查 放射学检查 + ESR* MRI 检查	• 癌症主要危险因素（新发有癌症病史的腰背痛，多种癌症危险因素或高度怀疑癌症） • 脊柱感染危险因素（新发腰背痛伴发热和静脉注射药物史或近期感染史） • 马尾神经综合征危险因素或体征（新发尿潴留、大便失禁或鞍区麻木） • 严重的神经系统功能障碍（进行性运动无力或多个神经水平的运动障碍）
系列治疗后再考虑影像学检查 ± ESR MRI 检查	• 癌症风险因素较弱（不明原因的体重减轻或年龄＞50 岁） • 强直性脊柱炎的危险因素或症状［运动后晨僵改善，交替出现的臀部疼痛，后半夜因背部疼痛致醒，或年龄较小（20—40 岁）］ • 椎体压缩骨折的危险因素［骨质疏松症病史、使用皮质类固醇、严重创伤或年龄较大（女性＞65 岁或男性＞75 岁）］ • 拟接受手术或硬膜外类固醇注射的患者的神经根性病变体征和症状（腰背痛伴 L_4、L_5 或 S_1 神经根分布的腿痛，或直腿抬高或交叉直腿抬高试验阳性） • 手术患者椎管狭窄的危险因素或症状（放射性腿痛、高龄或假性跛行）
不进行影像学检查	• 治疗 1 个月后，背部疼痛改善或缓解，无须立即成像 • 既往已有脊柱影像学检查，目前临床无明显变化者

*. 如果初始影像学结果阴性，但临床仍高度怀疑癌症，则应考虑进行磁共振成像检查

改编自 Chou R, Qaseem A, Owens DK, et al. Diagnostic imaging for low back pain: advice for high-value health care from the American College of Physicians. *Ann Intern Med*. 2011;154:181–189, Table 4

尽管有这些得到充分证据的循证指南，但美国的临床实践仍然与这一理想大相径庭。据估计，如果以现有的标准衡量，在所有高级脊柱成像中，有 1/3～2/3 是不适当的[4]。尽管脊柱影像学在改善背部和四肢疼痛患者的预后方面完全缺乏证据，但脊柱成像的应用仍在增加。Chou 等列举了这种过度使用的原因：患者过高的期望，工作人员的直接和间接经济激励，减少医疗纠纷的防御性医疗，以及工作人员的时间限制[11, 76, 77]。这些问题给成像人员和那些利用成像来改善患者临床状态的人带来了巨大的挑战。解决方案无疑是多方面的[81]，但对患者、成像专业人员和患者的教育似乎是问题的核心。希望这里提供的证据有助于指导对脊柱疼痛的患者进行更合理的成像决策（框 20-1）。

临床决策支持工具代表了一系列新兴的应用方式，可帮助医疗机构决定是否需要脊柱影像，以及如果需要，应采用何种方式。可以并且已经创建电子模板，以帮助医生进行各种临床手术，包括急性腰背痛[82]。使用此类模板可以降低门诊护理和急诊室的总成像率和 MRI 成像率，但医生仍然可以提出推翻决策工具的理由[83, 84]。对循证指南依从性的反馈（“报告卡”）可以减少门诊腰椎 MRI 使用率[85]。

框 20-1　脊柱成像原理

- 影像学的主要作用是识别未确诊的全身性疾病
- 脊柱成像有一个显著的特异性缺陷：与年龄相关的无症状“退行性”改变的发病率很高
- 影像学检查结果的重要性取决于一致性：成像者必须了解疼痛 / 功能障碍综合征
- 脊柱成像对动态病变可能不敏感
- 没有“危险信号”特征的急性背部或四肢疼痛不显示影像学检查
- 是否进行成像必须取决于合理的危害及风险 - 获益判断
- 影像学与临床表现和病程相关性较差

这种相对低成本的健康信息技术工具可以促进脊柱疼痛患者的循证、高价值和成本意识的护理[86]。这些技术将有望进一步广泛应用。

七、X 线片

当临床指导的保守治疗无效时，医生可做出脊柱疼痛患者进行影像学检查的合理决定，根据 ACR 的规定，影像学模式的选择应该基于影像学工作原理、临床问题的紧迫性和患者的并发症[75]。X 线并

不常规推荐用于急性非特异性腰背痛，因为 X 线做出特定诊断方面的内在价值较低。然而，对于有低速创伤、骨质疏松症或类固醇使用史的腰背痛患者或老年患者（怀疑有椎体压缩骨折的患者），X 线是首选方法。X 线理想情况下应该是直立、负重的，并包括适当的脊柱节段。年轻的 AS 患者也推荐采用 X 线[75]。ACR 和 ACP 的建议是一致的，即具有近期低速创伤、骨质疏松症、年龄大于 70 岁或长期使用类固醇（对于可能存在椎体压缩骨折的患者）或临床疑似炎性脊柱关节病的年轻患者，应首先进行 X 线检查；对于有进行性神经功能缺陷或临床强烈怀疑感染、肿瘤或免疫抑制的患者，或者在保守治疗 6 周后仍有持续症状的患者，应首选高级成像（MRI）[75–77]。X 线可对可疑情况提供适度的敏感性筛查，提供脊柱计数方法，评估在生理体位下的矢状面和冠状面的平衡。

脊柱计数在 X 线检查中至关重要，但未被充分重视。人体有 24 个活动的骶前脊椎（7 个颈椎、12 个肋骨连接的胸椎和 5 个腰椎椎体），椎体形态并不均匀；节段的偏差可能导致确定疼痛综合征的起源出现混乱，或者进行了错误节段的微创或手术干预。人类的脊柱可以合理地假设有 7 个颈椎。胸椎和腰椎节段的数目和分布差异相当大，仅凭 MRI 难以判断节段；X 线可以建立这种节段计数，并作为后续高级成像描述的基础。

Carrino 等通过研究全脊柱 X 线发现，91.8% 的受试者有 24 个骶前椎体，4.8% 有 23 个，3.4% 有 25 个[87]；Akbar 等使用全脊柱矢状面 MRI 定位仪图像，发现有 23 个和 25 个骶前椎者均为 3.3%；70% 报告中没有提到这些异常计数[88]。在 Carrino 的研究中，如果同时考虑胸腰椎节段的异常数量和分布（如 13 个肋骨承载椎体 +4 个腰椎型椎体），10.9% 的受试者具有非典型解剖[87]。这意味着脊柱介入医师经常在手术室中遇到这些情况，识别失败实际上导致了错误的脊柱节段治疗。

胸腰椎或腰椎移行椎体的存在引起异常节段的发生，这可能是节段混淆的一个来源。在 Carrino 的研究中，胸腰椎移行节段在最低的肋骨承载节段有发育不良的肋骨，4.1% 的受试者会出现这些肋骨发育不良[87]。腰椎移行节段同时具有 L_5 腰椎和骶骨上段的特征，发生率为 4%～30%[89]。Castellvi 分类（图 20–2）描述了横突的形态类型，从扩大（高度>19mm）的发育不良横突（Ⅰ型），横突和骶翼之间的假关节（Ⅱ型），到横突和骶骨之间的骨性融合（Ⅲ型）[90]。Ⅳ型指一侧Ⅱ型，另一侧Ⅲ型。还有单侧（a）和双侧（b）亚型。在侧位 X 线或矢状位 MRI 上，还可能存在狭窄的 $S_{1\sim2}$ 椎间盘，该节段延伸至具有平行终板和正方形上骶段的整个骶体前后（anterior-posterior，AP）宽度（图 20–3）[89]。因为有腰椎移行节段，使骶前节段异常的可能性增加了 7 倍。患神经根性疼痛综合征和腰骶移行解剖的患者，疼痛医师还必须知道扩大的横突和骶翼之间存在椎间孔外神经卡压的可能性。

解剖变异或节段异常患者的疼痛症状与影像学结果的相关性可能会混淆。最好从颅底向尾侧计数，神经根支配模式保持着相对恒定，但骨骼解剖结构可能会变化。例如，来自颅底的第 26 条神经（8 条颈神经、12 条胸神经、5 条腰神经、第 1 条骶神经）最常支配腓肠肌和比目鱼肌的内侧头，这是 S_1 神经根痛的基础。一个有 25 个骶骨前节段患者的 S_1 神经可能会来自最低腰椎类型椎体的椎弓根下，可能误导粗心大意的操作者（图 20–4）。过渡性解剖结构存在的情况下，典型的神经支配模式也有差异，可能

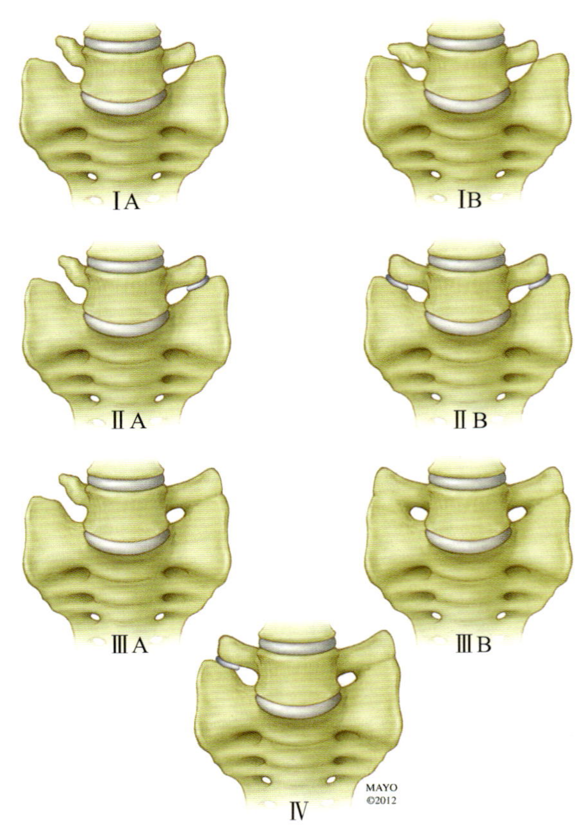

▲ **图 20–2 腰骶部移行节段的 Castellvi 分类**

会带来进一步的定位挑战。最好用 X 线进行一丝不苟的脊柱计数，可辅以完整的脊柱 MRI 定位图像，才能保护脊柱疼痛患者和医生免受错误节段侵入性操作的影响（框 20–2）。有时，现有的胸部或脊柱 X 线或胸部 / 腹部 / 骨盆或胸椎 / 腰椎的 CT 检查在脊柱计数时也同样有用。

X 线应该是直立、承重的图像，因为只有在生理姿势下才能评估矢状位和冠状位的平衡（图 20–5）。与卧位摄影相比，直立摄影显示的胸椎后凸和腰椎前凸比实际情况更严重[91]。负重影像也可能显示不稳定，最常见的是 $L_{4\sim5}$ 退行性腰椎滑脱，而仰卧位摄影则不能显示[92]。X 线可以补充并提供比 MRI 更多的信息。例如，脊柱滑脱在直立 X 线上往往比 MRI 更明显，后者可能会低估滑脱的程度和相应的椎管狭窄。脊柱畸形患者负重时会加重脊柱曲线的恶化。腰椎或颈椎屈伸 X 线不作为初始影像检查。也不推荐脊柱斜位 X 线片，因为腰椎 X 线不仅使性腺放射剂量加倍，并且不能提供影响临床决策的有用信息[92]。颈椎斜视位片同样仅对敏感组织（甲状腺、眼睛晶状体）有辐射而没有临床益处。

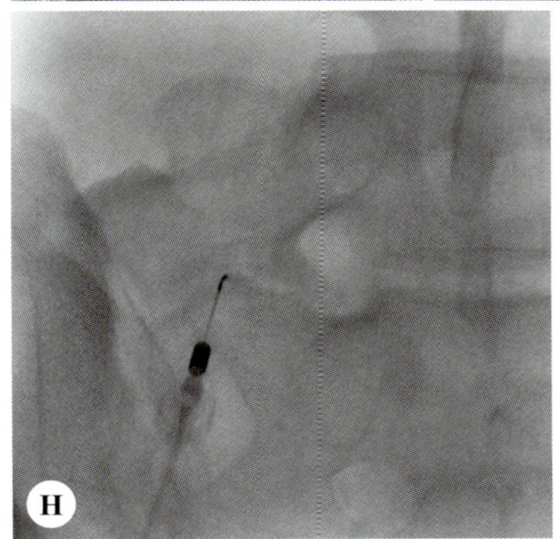

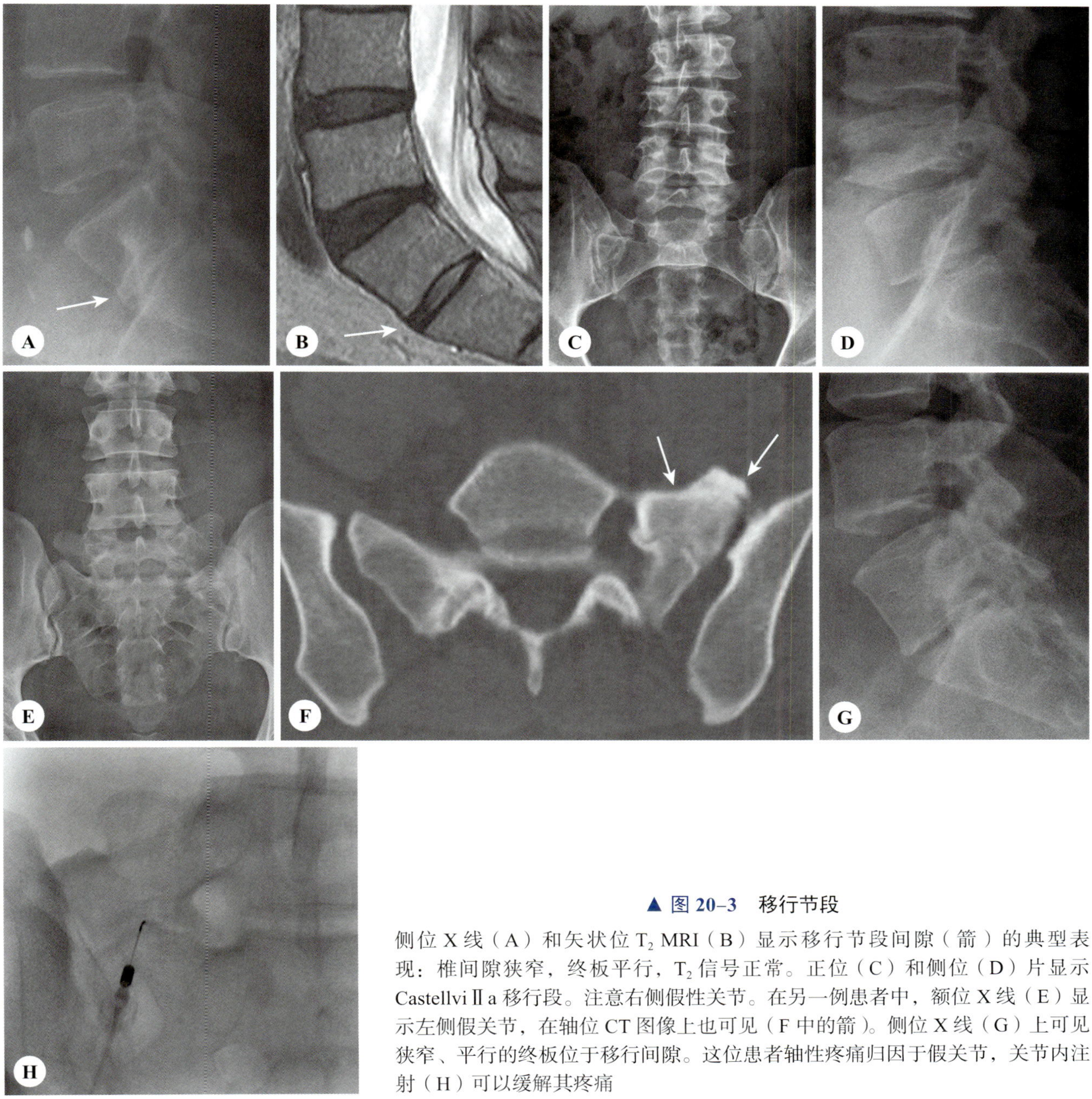

▲ 图 20–3　移行节段

侧位 X 线（A）和矢状位 T_2 MRI（B）显示移行节段间隙（箭）的典型表现：椎间隙狭窄，终板平行，T_2 信号正常。正位（C）和侧位（D）片显示 Castellvi Ⅱ a 移行段。注意右侧假性关节。在另一例患者中，额位 X 线（E）显示左侧假关节，在轴位 CT 图像上也可见（F 中的箭）。侧位 X 线（G）上可见狭窄、平行的终板位于移行间隙。这位患者轴性疼痛归因于假关节，关节内注射（H）可以缓解其疼痛

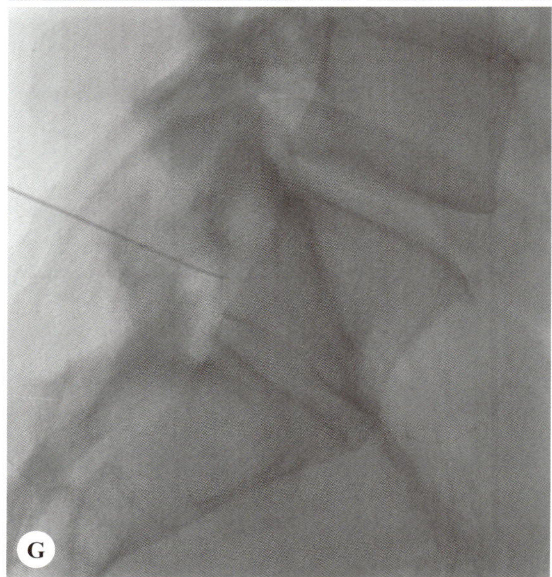

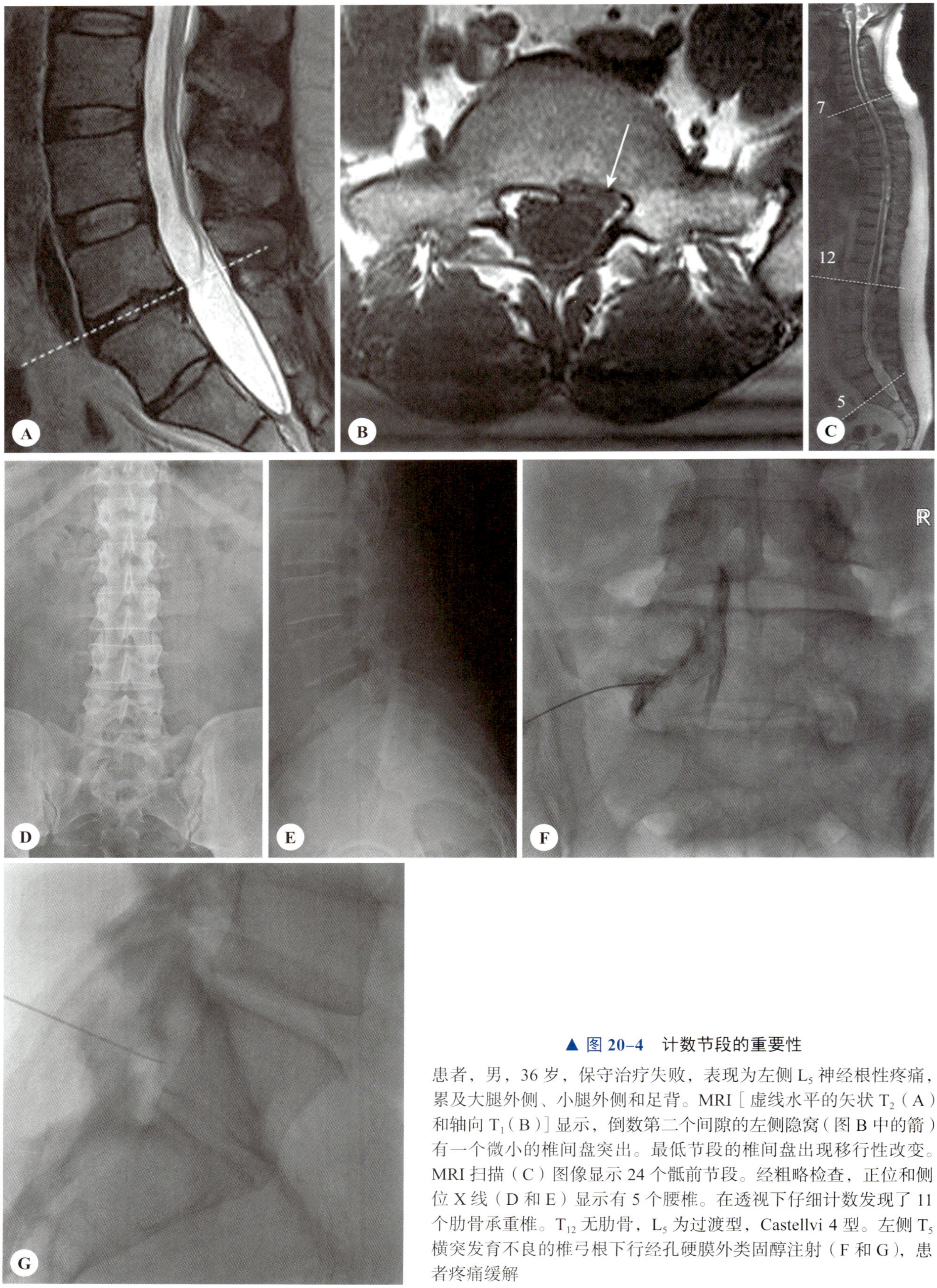

▲ **图 20-4　计数节段的重要性**

患者，男，36 岁，保守治疗失败，表现为左侧 L_5 神经根性疼痛，累及大腿外侧、小腿外侧和足背。MRI［虚线水平的矢状 T_2（A）和轴向 T_1（B）］显示，倒数第二个间隙的左侧隐窝（图 B 中的箭）有一个微小的椎间盘突出。最低节段的椎间盘出现移行性改变。MRI 扫描（C）图像显示 24 个骶前节段。经粗略检查，正位和侧位 X 线（D 和 E）显示有 5 个腰椎。在透视下仔细计数发现了 11 个肋骨承重椎。T_{12} 无肋骨，L_5 为过渡型，Castellvi 4 型。左侧 T_5 横突发育不良的椎弓根下行经孔硬膜外类固醇注射（F 和 G），患者疼痛缓解

八、高级影像学检查

如果患者需要介入治疗且保守治疗后腰痛持续 6 周以上时，可选择高级影像学检查（CT、MRI、核医学）。MRI 被认为是具有神经根性症状的患者和严重或进行性神经功能障碍患者的首选检查方法，其表现和高危信号特征可以证实人们对严重潜在疾病的怀疑[75]。21 世纪初以来，随着多探头技术的进步，CT 经历了一场革命。腰椎的数据集可以在几秒内获得，消除了运动伪影，极大地提高了患者的耐受性。该数据集可以在任何平面上重建，而不会损失空间分辨率或造成额外的辐射照射。与 MRI 相比，CT 能更好地显示皮质和松质骨。CT 可能是诊断脊柱原发骨肿瘤的必要手段。这也有助于解释为什么 CT 通常是急性创伤环境下用于骨折识别的首选方法，特别是在高能量创伤或其他具有潜在脊柱损伤高风险的环境中[75]。CT 也能很好地描述骨质结构问题，包括脊柱峡部裂、假关节、骨折、脊柱侧弯和椎管狭窄等，以及术后评估植骨完整性、手术融合和内固定方面[75]。此外，CT 提供了合理的对比分辨率，在大多数情况下可以识别根部受压病变，如椎间盘突出或椎管、侧隐窝和椎间孔压迫。然而，CT 通常不能确定鞘内病变，在检测早期炎症或感染过程、肿瘤或椎旁软组织病变方面不如 MRI 敏感。CT 必须始终考虑辐射剂量，特别是面对年轻患者或进行系列研究时。由于 CT 技术发展迅速，文献中没有关于 MRI 和最新一代多探头 CT 扫描仪在椎间盘突出症检测和定性方面的对比研究。如果患者不适合做 MRI，CT 是一个很好的选择。

框 20-2　脊椎计数

- 约 11% 的受试者会出现胸腰椎椎体数量或分布异常
- 胸腰椎或腰骶椎体的移行提示可能存在异常节段
- 理想情况下，脊椎编号顺序应从颅底开始
- 实际上，人类的颈椎是同源的，可以假定有七个节段
- T_1 以第一个向上倾斜的横突为标志
- 对每一个个体进行细致的计数将防止错误的节段操作

自 20 世纪 90 年代以来，虽然脊柱成像技术领域有所进步，但是 MRI 一直是脊柱成像的主要方式。MRI 具有卓越的对比度分辨率，能够区分软组织类型，检测鞘内病理和识别细微的根性压迫性病变。因此，MRI 是怀疑脊髓压迫、脊髓损伤或马尾综合征的首选检查。MRI 在肿瘤和感染的检测上也有较高的灵敏度。

随着大量 T_2 加权成像序列（STIR 或脂肪饱和 T_2 序列快速自旋回波）或钆增强 T_1 加权成像伴脂肪饱和图像的出现，MRI 可以检测水肿、充血和炎症的生理指标改变。在确定骨折时间 / 严重程度方面，MRI 比 CT 具有更高的特异性。MRI 增强扫描可以采用静脉造影来区分术后患者复发的腰椎间盘突出症和瘢痕形成。然而，MRI 不能很好地评估皮质骨的情况。患者的接受度仍然存在问题，因为成像时

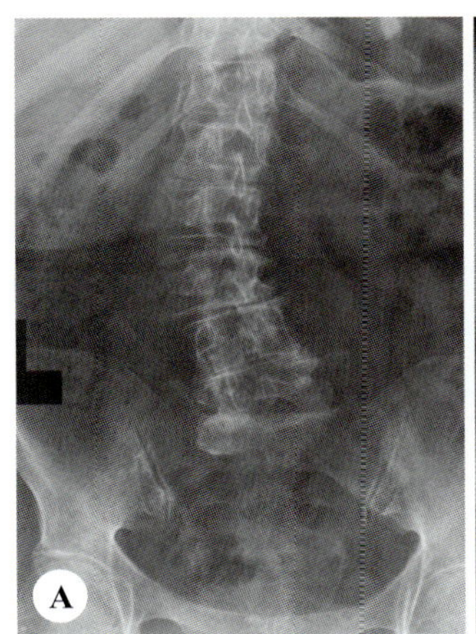

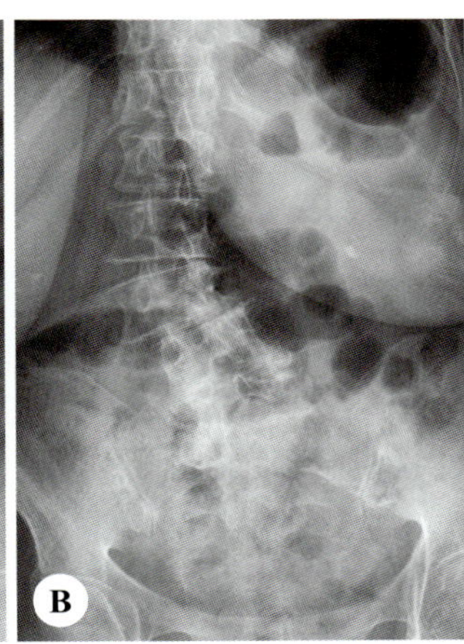

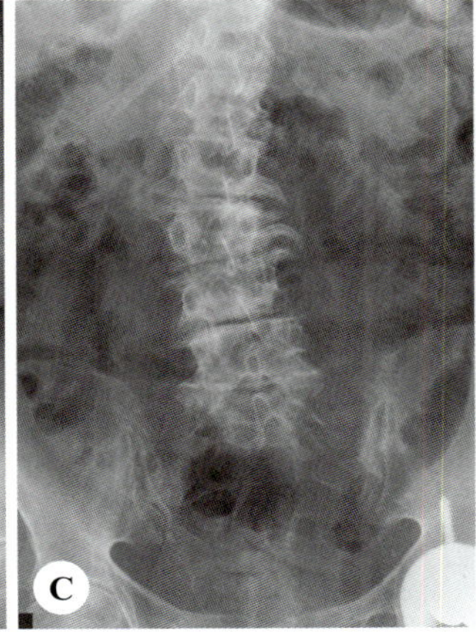

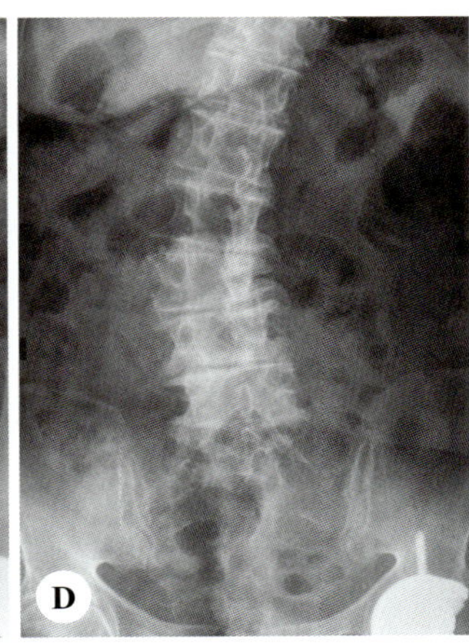

▲ **图 20-5　直立负重 X 线对平衡和畸形的影响**

卧位 X 线（A）显示有旋转成分的腰椎侧弯，直立 X 线（B）中这种情况明显加重。另一名患者的腰部 X 线（C）低估了直立 X 线上看到的真正的脊柱侧弯。另一个患者的卧位片（C）低估了直立片（D）上看到的真正的脊柱侧弯。矢状面和冠状面的平衡只能在直立的负重影像中评估

间长，幽闭恐惧症会导致高达 10% 的检查失败；随着成像越来越多地将宽口径扫描仪和（或）镇静剂纳入常规 MRI 服务（通常是口服苯二氮䓬类药物），这一比例有所下降[93]。开放式 MRI 也提高了患者的接受度，但代价是图像质量的损失。尽管技术取得了一些发展，可行 MRI 检查的安全植入设备越来越普遍，但仍有一小部分患者因为一些心脏设备、脊髓电刺激器或其他植入设备而不能行 MRI 检查，并且 MRI 仍然价格昂贵。我们在前面讨论了卧式 MRI 带来的灵敏度挑战，希望在不久的将来能够解决高场强、负重 MRI 的工程挑战。

CT 脊髓造影在腰椎中仍然发挥了重大的作用；特别是常规 CT 不能解决临床问题的情况下，MRI 不兼容的患者中，可以用常规 CT 代替 MRI。与 MRI 相比，CT 脊髓造影具有更高的空间分辨率，但软组织造影分辨率较低。它可以精准地显示出根部压迫性病变、中央椎管、侧隐窝和椎间孔压迫的影像。颈椎 CT 脊髓造影具有优越的空间分辨率，可以鉴别骨和软组织压迫性病变。CT 脊髓造影创伤小但价格昂贵的，一定程度上依赖于操作者的操作，也需要现有 CT 技术最大限度地发挥作用。

锥形束 CT 负重脊髓造影为评估位置依赖性疼痛综合征提供了希望，至少部分克服了卧式高级成像的敏感性缺陷[94]。这项技术中，C 型臂围绕立位患者快速旋转，将对比剂引入鞘内。平板透视检测器可以收集在任何平面上重建的数据集，软组织对比度达不到真实的 CT 水平，纵向的视野仅限于平板探测器的长度。尽管存在这些局限性，鞘内造影、脊柱软组织结构和骨之间的高固有对比度仍能非常好地显示椎管、侧隐窝和椎间孔压迫。这项技术可能会有所改进，但即使有该技术的机构也没有广泛应用于临床（图 20–6）。这种动态低分辨率版本是多位置常规脊髓造影。Merkle 等研究了 100 名患者，发现与仰卧位 MRI 相比，64 名患者的站立脊髓造影术中发现了 137 个额外的狭窄节段，表明常规 MRI 常低估椎管狭窄[95]。

核医学研究在脊柱成像中越来越重要。焦磷酸锝骨扫描检测到血流量增加和骨代谢加速。SPECT 和 SPECT/CT 图像融合的基础上，可以对高血压和代谢活动的增加进行空间定位。这种影像学不但在传统上有助于评估转移性疾病，而且也有助于评估非肿瘤性炎症状态，如腰椎峡部裂。SPECT/CT 可以识别潜在的小关节和骶髂关节潜在的炎性滑膜炎，从而指导临床干预措施。

然而，这些技术的验证性研究还没有公认参考标准，如小关节中的对比阻滞或骶髂关节内阻滞。当 MRI 在技术上不可行时，锝骨扫描可以表征椎体骨折的年龄，用于发现骨质增生的患者。锝骨扫描结合镓扫描对脊椎椎间盘炎的诊断具有与 MRI 相当的敏感性。然而，这些技术提供的解剖学信息较少，具体诊断能力较差；MRI 可能是最终确定椎管受损程度的必要手段，可影响手术决策。PET 或 PET/CT 在评估转移瘤疾病和选择经皮活检病灶方面发挥着越来越重要的作用。

九、轴源性疼痛的影像学检查

与影像学相关性的轴性疼痛可能主要来自脊柱关节的伤害性刺激：椎间盘、关节突关节、小关节和骶髂关节。更广泛地说，可能包括源于脊柱支撑结构中的肌肉或韧带结构。轴性疼痛的临床特征是持续、迟钝、深度、局限性不定的疼痛，主要位于椎旁区域，并且不稳定地转移到四肢近端。这与神经根特征的神经病理性疼痛不同，神经根特征是典型的尖锐、电击样、针刺样疼痛，并呈带状分布至更远端的四肢。DePalma 和 Maus 很好地概括了轴性脊柱源性疼痛的患病率（表 20–4）[96, 97]。椎间盘破裂（internal disc disruption，IDD）是最常见的轴性疼痛源，其次是小关节、骶髂关节和脊柱或骨盆的闭合不全骨折。这个研究还强调了这些疼痛源的年龄依赖性。椎间盘破裂的患者年纪明显小于小关节或骶髂关节疼痛的患者。随着年龄增加，IDD 作为疼痛源的概率降低，小关节或骶髂关节疼痛的概率增加，这种现象持续到约 70 岁[96]。后来，一项多变量分析也揭示了性别关系，年轻男性出现 IDD 更普遍[98]。这与 Schwarzer 的早期研究相呼应，证明腰椎小关节导致的疼痛在年轻工人群体中并不常见（大约 15%），但老年人群体更普遍（大约 32%）[99, 100]。

十、椎间盘源性疼痛的影像学因素

椎间盘源性疼痛的影像学诊断缺乏病理解剖学金标准，因此影像学诊断具有挑战性。手术或组织学检查都不可能评估椎间盘是否导致疼痛。目前诊断椎间盘源性疼痛最权威的参考标准是 SIS 实践指南中记录的正常对照水平的压力控制的椎间盘造影

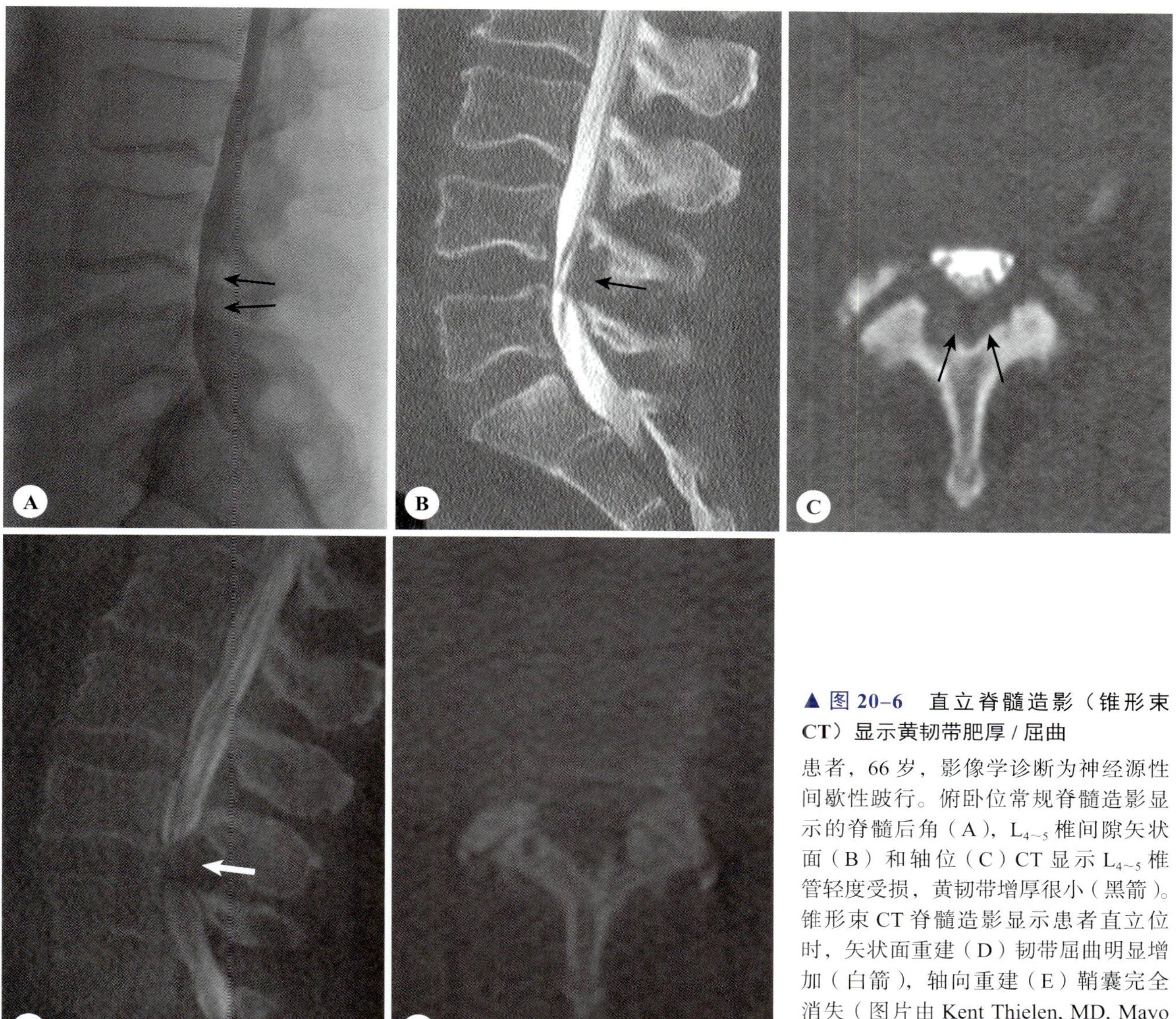

▲ **图 20-6　直立脊髓造影（锥形束 CT）显示黄韧带肥厚 / 屈曲**

患者，66 岁，影像学诊断为神经源性间歇性跛行。俯卧位常规脊髓造影显示的脊髓后角（A），$L_{4\sim5}$ 椎间隙矢状面（B）和轴位（C）CT 显示 $L_{4\sim5}$ 椎管轻度受损，黄韧带增厚很小（黑箭）。锥形束 CT 脊髓造影显示患者直立位时，矢状面重建（D）韧带屈曲明显增加（白箭），轴向重建（E）鞘囊完全消失（图片由 Kent Thielen, MD, Mayo Clinic, Rochester, MN 提供）

疼痛激发试验[101]。然而，不同医师协会对这一参考标准给出了截然相反的建议。SIS[101]、北美脊柱协会[102]、ASIPP[103] 接受并推荐椎间盘造影作为腰痛患者的有用诊断工具，而 APS 不认为椎间盘造影术是一种有诊断意义的检查方法[104]。ASRA 杂志对椎间盘造影术进行了全面的回顾，尽管 CT 椎间盘造影术是评估椎间盘结构性改变的金标准，但没有令人信服的证据表明椎间盘造影可以改善手术结果[105]。因此，对椎间盘源性疼痛患者的影像学检查结果的任何分析都仍然基于一个参考标准（椎间盘造影疼痛激发试验），这个标准最终无法与病理解剖学金标准相媲美。自 20 世纪 90 年代以来，椎间盘镜阳性标准的演变进一步混淆了这个问题。

虽然具有挑战性，但医生仍积极通过非侵入性影像学诊断椎间盘源性疼痛。椎间盘造影术历来被认为是一种微创和无损的检查。最近的体外和体内研究证据引起了人们对椎间盘穿刺或椎间盘造影术可能导致椎间盘功能障碍的关注。Korecki 等[106] 指出，牛椎间盘模型中，用 25 号针单次穿刺椎间盘，导致椎间盘功能在周期性负荷下的生物力学退化。Carragee 等通过 10 年的随访证明，接受过椎间盘造影检查的无症状受试者在影像学上比匹配的对照受试者表现出更多的退行性现象，并且产生了更多与脊柱相关的健康问题，包括手术[107, 108]。这些系列中的椎间盘造影术允许椎间盘内压力高达 100PSI，并且不在背痛患者身上进行。另一项研究根据 SIS 指

表 20-4 轴源性腰背痛患病率与年龄相关性

疼痛来源	患病率（%）	平均年龄（标准差）
椎间盘破裂	41.8	43.7（10.3）
小关节	30.6	59.6（13.1）
骶髂关节	18.2	61.4（17.7）
椎体功能不全骨折	2.9	79（11.8）
骨盆功能不全骨折	1.8	71.3（11.7）
Baastrup 病	1.8	75.3（4.7）
脊柱融合	2.9	59.6（19.4）

引自 DePalma MJ, Ketchum JM, Saullo T. What is the source of chronic low back pain and does age play a role? *Pain Med*. 2011;12:224–233.

南，针对背痛患者，椎间盘内压力限制在＜50PSI，穿刺椎间盘和未穿刺椎间盘的退行性影像学表现（包括椎间盘突出）上没有显示出任何差异[109]。尽管这些观察的临床意义尚不确定，但无创诊断是可取的。

前文讨论过脊柱影像学中固有的特异性错误：椎间盘“退变”的表现，包括 T_2 信号降低、椎间盘间隙高度丢失和椎间盘轮廓异常（椎间盘膨出和突出），这些患者通常无症状，主要代表为正常的年龄变化（图 20-7）。然而，在疑似椎间盘源性疼痛的症状患者中，是否存在与阳性激发椎间盘造影相关的影像学发现仍然未知。

（一）终板 Modic 改变

椎间盘和软骨终板功能的统一性表现在终板和邻近软骨下骨髓内伴随核基质降解的信号改变。1988 年，Modic 对终板改变进行了分类（图 20-8）[110]。Ⅰ型改变为血管化肉芽组织向终板下骨髓内生长；MRI 表现为低 T_1 高 T_2 信号，钆可增强。Ⅱ型改变表现为 T_1 和 T_2 信号升高，反映出终板下骨髓脂肪浸润。Ⅲ型改变为 T_1 和 T_2 较低，与骨硬化有关。Ⅰ型改变被认为代表活跃的炎症状态，Ⅱ型更静止，Ⅲ型为炎症后状态。Ohtori 等[111]注意到 Modic 改变的患者中，软骨终板中 PGP9.5 免疫反应神经纤维和 TNF-α 免疫反应细胞的水平升高。免疫反应性神经向内生长仅见于椎间盘源性腰背痛患者。TNF-α 免疫阳性细胞多见于Ⅰ型终板改变。

Modic 终板改变与腰背痛有关，尤其是Ⅰ型改变。Albert 和 Manniche[112]报道了存在 Modic 改变的患者中有 60% 出现腰背痛，而无 Modic 改变的患者中只有 20% 出现腰背痛。Ⅰ型改变与腰背痛的关联性比Ⅱ型改变更强。Thompson 等检查了近 2500 个椎间盘，发现Ⅰ型改变对阳性激发椎间盘造影的 PPV 为 0.81，而Ⅱ型改变的 PPV 为 0.64[113]。Weishaupt 等[114]发现Ⅰ型或Ⅱ型改变的阈值为椎体高度的 25%，无假阳性结果（特异性为 100%）。Bogduk 收集了 6 项检查Ⅰ型或Ⅱ型 Modic 改变的研究数据，揭示了作为阳性椎间盘造影预测指标的特异度为 83%（灵敏度 24%），似然比为 3.4[115]。

Modic Ⅰ型改变也可能与节段不稳定有关。融合术后持续Ⅰ型改变可能与假关节相关。实性融合的患者更有可能出现持续性Ⅱ型改变或所有骨髓异常。关于 Modic 变化的一个附加说明是，检测和分类在不同的研究中有异质性，其中包括缺乏标准化的报告指南和技术因素，如磁场强度和脉冲序列参数[116]。与其他学科一样，人工智能可能会在背痛的影像评估中发挥越来越大的作用，包括自动化检测 / 计算特征的潜力，如 Modic 改变和椎管狭窄等级[117]。

（二）高信号区

1992 年，Aprill 和 Bogduk 将高信号区（high intensity zone，HIZ）描述为激发椎间盘造影导致疼痛的椎间盘影像学标志（图 20-9）[118]。HIZ 定义为“位于椎间盘后缘的高信号（亮白色），与髓核信号明显分离，被低强度信号（黑色）的纤维环所包围，比髓核信号明显明亮”[118]。

中矢状面 T_2 加权成像证实了这一发现；HIZ 可能发生在正常环中央，也可能出现在隆起的环中，或位于椎体边缘后的上方或下方。一项纳入 500 名患者的研究发现，每名患者的患病率为 29%，每个椎间盘 HIZ 的患病率为 6%。后来研究证实，大多数 HIZ 出现在 L_4 和 L_5 椎间盘水平。

在 41 例椎间盘造影前 MRI 中选择有 HIZ 表现的患者，评估 HIZ 与疼痛的关系[118]。椎间盘造影需要一个无痛的椎间盘作为对照，以诊断椎间盘源性疼痛。疼痛反应被记录为疼痛的“精确”复制和“类似”疼痛。41 例患者共检测了 118 个椎间盘；HIZ 的每盘患病率为 34%，反映了选择偏倚。检测确切的疼痛时，HIZ 敏感性为 82%，特异性为 89%，PPV 为 70%，阳性似然比（+LR）为 7.3。当椎间盘造影标准放宽到精确或类似疼痛时，特异性上升到 97%，

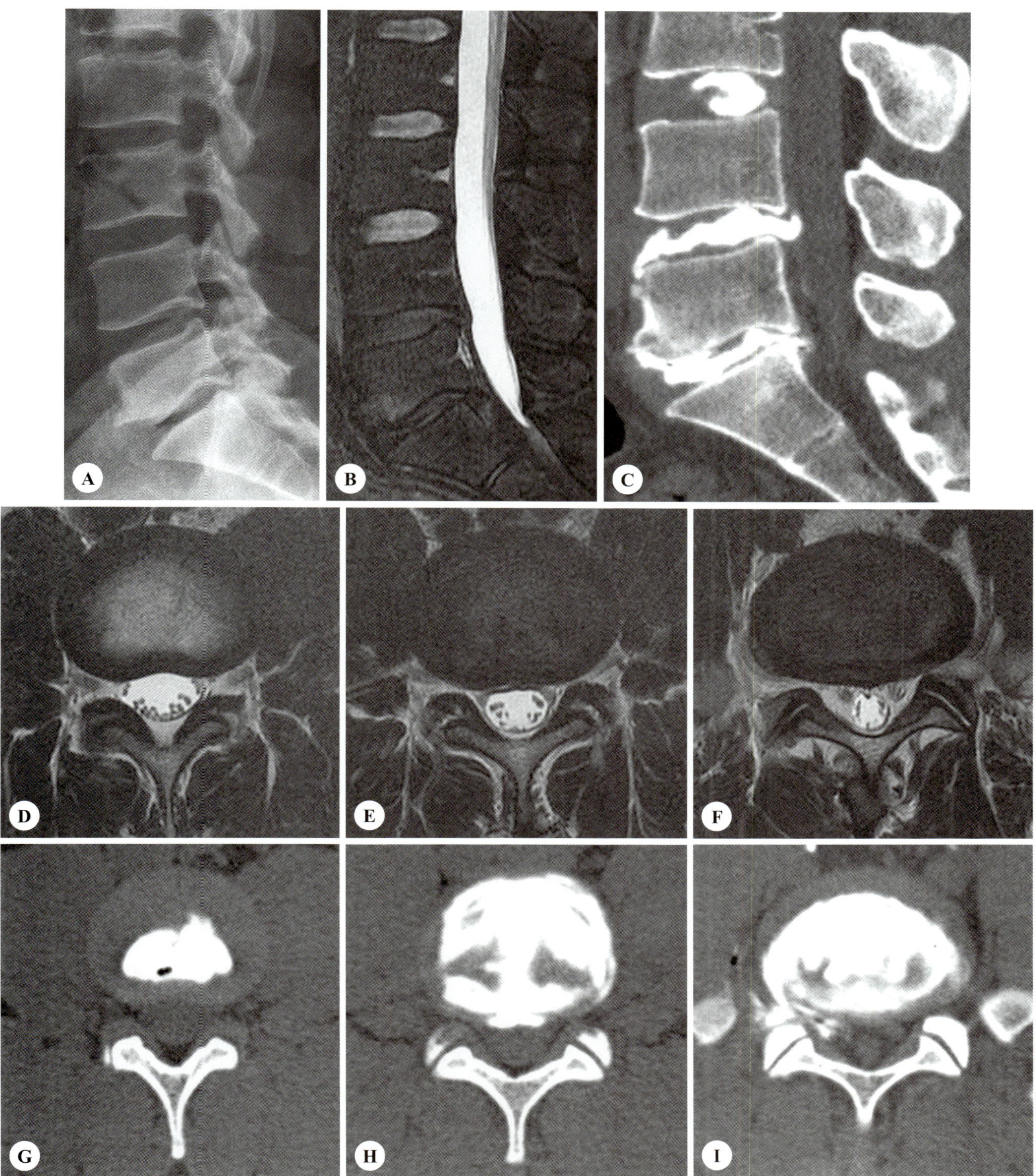

▲ 图 20-7　椎间盘高度和 T_2 信号降低

男性，50 岁，中轴性疼痛的侧位片（A），其中含气的腰骶椎间盘高度的降低。L_4 在 L_5 上和 L_5 在 S_1 上有轻微的后移。矢状面脂肪饱和 T_2 加权 MRI（B）显示 $L_{4\sim5}$ 和 $L_5\sim S_1$ 椎间盘 T_2 信号降低。$L_{3\sim4}$（C）、$L_{4\sim5}$（D）和 $L_5\sim S_1$（E）的轴位 T_2 加权成像显示 $L_{3\sim4}$ 椎间盘正常，$L_{4\sim5}$ T_2 信号降低，伴有小的中央突出，$L_5\sim S_1$ 有较宽的隆起。矢状位 CT 椎间盘图（F），以及 $L_{3\sim4}$（G）、$L_{4\sim5}$（H）和 $L_5\sim S_1$（I）的轴位图像显示 $L_{3\sim4}$ 椎间盘正常，$L_{4\sim5}$ 和 $L_5\sim S_1$ 的Ⅳ级环形破坏，$L_5\sim S_1$ 的右后外侧环有对比剂泄漏。患者在 $L_{4\sim5}$ 和 $L_5\sim S_1$ 有一致的轴性疼痛，$L_{3\sim4}$ 有正常的对照椎间盘（引自 Maus TP, Aprill CN. Lumbar discogenic pain, provocation discography, and imaging correlates. *Radiol Clin North Am*. 2012;50:681–704.）

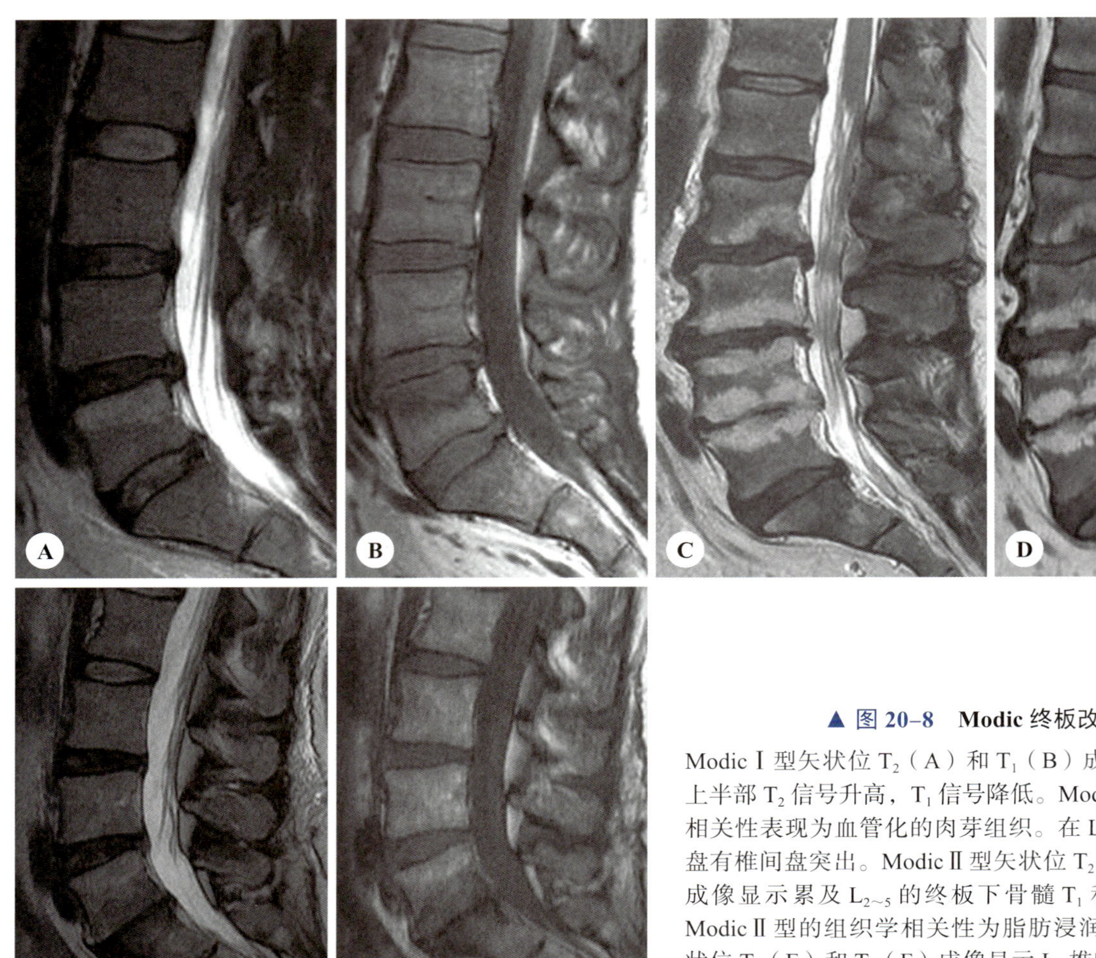

▲ **图 20-8 Modic 终板改变**

Modic Ⅰ 型矢状位 T_2（A）和 T_1（B）成像显示 L_5 椎体上半部 T_2 信号升高，T_1 信号降低。Modic Ⅰ 型的组织学相关性表现为血管化的肉芽组织。在 $L_{3\sim4}$ 和 $L_{4\sim5}$ 椎间盘有椎间盘突出。Modic Ⅱ 型矢状位 T_2（C）和 T_1（D）成像显示累及 $L_{2\sim5}$ 的终板下骨髓 T_1 和 T_2 信号增高。Modic Ⅱ 型的组织学相关性为脂肪浸润。Modic Ⅲ 型矢状位 T_2（E）和 T_1（F）成像显示 L_5 椎间隙终板下骨髓 T_2 和 T_1 信号减低。Modic Ⅲ 型的组织学相关性为硬化骨

PPV 为 95%；只有在两个假阳性病例中，带有 HIZ 的椎间盘没有疼痛。研究人员假定 HIZ 代表一个复杂的 4 级裂隙，核被限制在纤维环的片层内并发炎症，导致 T_2 高信号，比原来的核明亮。他们将 HIZ 的发现作为有症状的椎间盘的病理特征进行了改进。这些发现的发表引起了人们相当大的兴趣，许多随后的研究 [114, 119–128] 尝试验证或反驳其结论。Bogduk 整理了 12 项研究的结果，将 HIZ 作为阳性椎间盘图的预测指标，揭示了该影像学发现的总特异度为 88%（灵敏度为 45%），似然比为 3.8 [115]。最近一项回顾性分析了近 2500 个椎间盘造影患者，发现 HIZ 的 PPV 为 0.71 [129]。椎间盘轮廓异常已经成为研究阳性椎间盘造影的预测因素，虽然已经确定了相关性，但各研究之间存在相当大的差异，没有明确的模式 [120, 121, 129]。

（三）定量 / 功能成像

常规影像学技术对椎间盘和脊柱疼痛的评估是定性而不是定量的，不能评估椎间盘的亚结构，也不能评估椎间盘的早期 / 细微改变。虽然新兴的先进 MRI 技术没有常规应用于放射学临床，但这些技术正在试图解决这些局限性。这些技术包括量化影响椎间盘的“退行性”变化的程度，量化其生化组成，区分早期退行性变化，以及识别产生关键疼痛表型的细微变化 [130]。这些技术包括但不限于 T_2 标测、T_1 Rho 标测、MR 波谱和超短时回波（ultra-short time-to-echo，UTE）MRI。

T_2 图谱（也称为 T_2 弛豫测量法）包括对水含量、蛋白多糖和胶原序列含量进行量化。可以根据组织不同的弛豫时间（T_2“值”或“时间”）进行客观定量，有助于反映椎间盘分子环境的组织特性 [131]。T_2 弛豫时间随着年龄的增长而减少，T_2 弛豫时间的减少与椎间盘和软骨终板退变程度的增加密切相关 [132–135]。通过直方图分析可以对椎间盘演变进行客观和连续的分级 [136]。一些研究表明，通过 T_2 图谱量

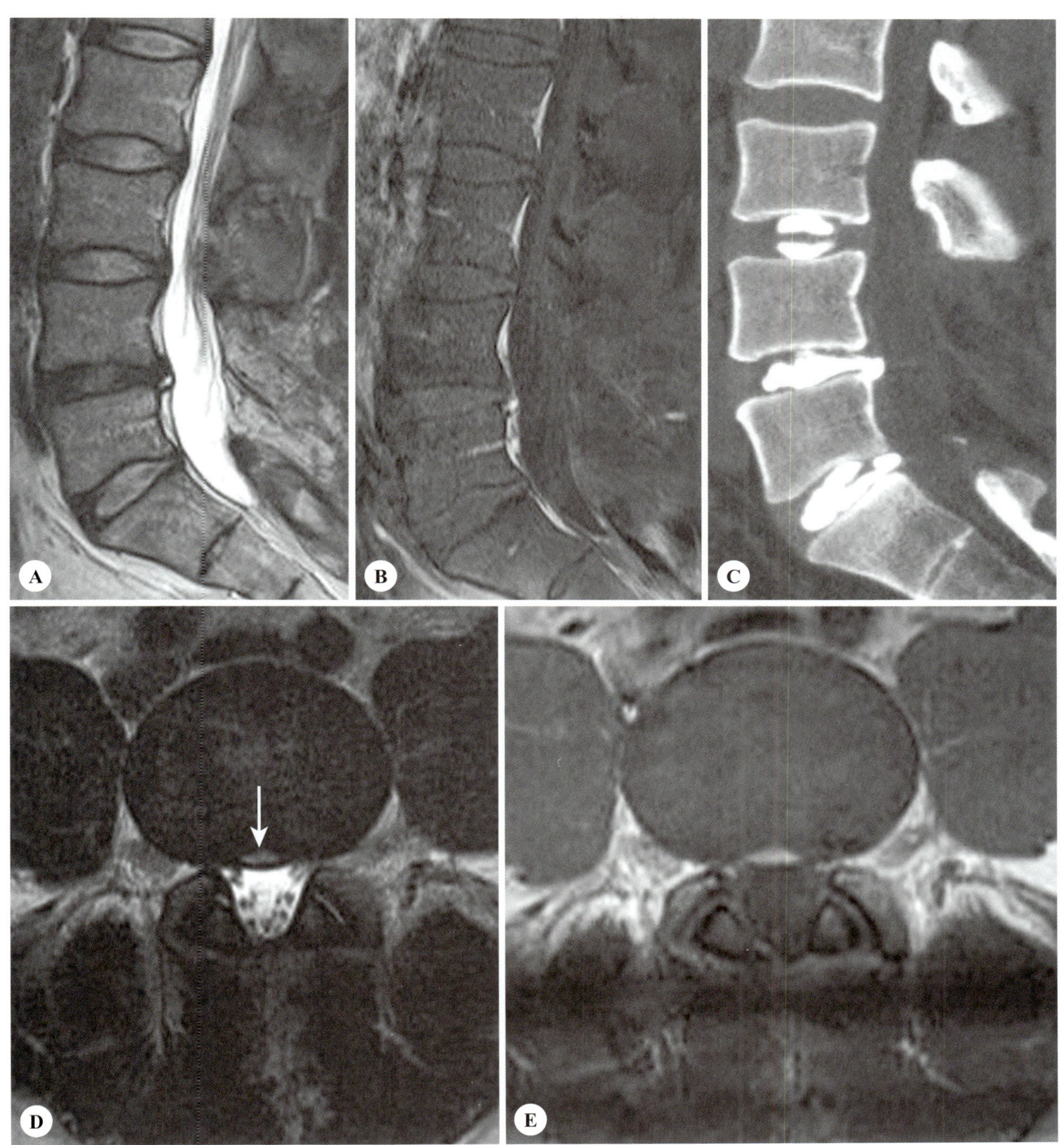

▲ 图 20-9　高信号区

中年男性，曾因背部和腿部疼痛接受 $L_{4\sim5}$ 减压手术，未行椎间盘切除术。轴性背痛未缓解。A. 矢状位 T_2 加权 MRI 显示 L_4 椎间盘 T_2 信号降低，椎间盘后缘有高信号区。D. $L_{4\sim5}$ 间隙 T_2 轴位 MRI 显示 HIZ（箭）位于后环。E. 轴位增强的 T_1 MRI 显示 HIZ 增强，矢状面脂肪饱和的 T_1 成像同样显示（B）。矢状位后椎间盘 CT（C）显示 $L_{4\sim5}$ 处有环状裂隙导致 HIZ。$L_{4\sim5}$ 椎间盘加压在开口压力低于 20PSI 时产生一致的轴向疼痛（引自 Maus TP, Aprill CN. Lumbar discogenic pain, provocation discography, and imaging correlates. *Radiol Clin North Am*. 2012;50:681–704.）

化的椎间盘变性可能与腰痛增加相关，从而可以从对照组中区分慢性腰痛患者[137]。其他研究表明，定量 T_2 图谱可以显示有突出风险的椎间盘，长期随访结果发现与患者的临床状况相关[138]。T_2 图谱的一个潜在优势是能够在读片人主观判断之前显示椎间盘的病理改变。然而，迄今为止，无论是某个患者还是患者群体，都缺乏规范的 T_2 标准值[139]。因此，T_2 图谱还不能取代传统的 MR 图像视觉评估。一些数据表明，特定患者的健康椎间盘可能提供了最佳正常值定义，可将异常水平与之进行比较[139]。这类定量影像学并非评估背痛的灵丹妙药，原因有很多。例如，T_2 计算可能受到磁环境中独特的细微变化的影响，即使成像设备和扫描参数相同的情况下，从一个椎间盘扫描到另一个椎间盘也可能产生不同的值[139]。T_2 时间也可能受到混杂变量的影响，如非退变和退变椎间盘之间的特定腰椎水平[140]、不同时间点[141]和脊柱轴向负荷[142]。精确地在测量定量特征增加了定量成像的复杂性；例如，椎间盘可以在前外环、后外环或髓核 / 内环的水平上进行分析。椎间盘固有的局限性不能精确划分这些不同的亚结构[139]。此外，研究方法各不相同，包括是否使用轴向或矢状位成像也会影响结果。医学影像学领域的许多出版物也收到了相对较小的样本量的限制。

同时，T_1 Rho 时间常数的映射通过评估椎间盘软骨内水分子的分散度来量化软骨退变的程度。T_1 Rho 是一个 MRI 弛豫时间参数，对大分子和水体之间的低频相互作用很敏感[143]。T_1 Rho 值的动态范围大于 T_2 弛豫时间的动态范围[131, 143]。退变椎间盘的 T_1 Rho 值较低，可能与椎间盘源性疼痛有关[144]。在高场强（9.4T）的动物研究中，Paul 等的数据表明，T_1 Rho 定位与椎间盘的生化、组织学和糖胺聚糖特性的相关性比 T_2 更好[143]。

MRS 还可以评价组织的生化结构。最初的报道是基于尸体解剖和离体数据。Gornet 等最近的一项研究表明，椎间盘造影结果与 MRS 对椎间盘结构（蛋白聚糖和胶原）和酸（乳酸、丙氨酸、丙酸）的分析之间存在相关性[145]。MRS 显示了鉴别椎间盘造影阳性和阴性的能力，这些信息对手术结局具有潜在影响[145]。一些研究者将多裂肌脂肪萎缩与慢性腰背痛和椎间盘退变相关联，MRS 检测到的脂质积累与细胞内而非细胞外相关联[146, 147]。

软骨终板也应用了定量成像，如使用 UTE MRI。在传统的 T_2 加权成像上，终板信号较低，其完整性难以评估[130]。UTE MRI 显示的影像中终板为高信号，为评估终板的形态和生化结构提供了依据[130]。三维 UTE MRI 对终板厚度的定量测量似乎与邻近椎间盘退变有关[148]。一些研究者也使用了 UTE MRI 来评估椎间盘。在 UTE 影像上，椎间盘内的低或高信号带可能与椎间盘退变、腰背痛和残疾有很好的相关性[149]。

定量高分辨率成像技术有望对涉及椎间盘的退变进行评估。这些技术提供了评估椎间盘结构和功能特征的可能性。我们希望一个或多个这样的技术可以常规实施或解决临床实践问题，用于识别临床上有意义和潜在的微小 / 早期椎间盘退变。

（四）影像学相关因素：结论

由于多种原因，对椎间盘源性疼痛的影像学识别具有挑战性。

1. 没有病理或手术金标准。

2. 现有的比较标准，即椎间盘造影，最终是未经证实的，其解释是主观的，并且随着时间的推移，其阳性测试的标准也在不断变化。在前文的回顾性研究中，没有一项使用最新的限制性标准，即 SIS 的标准。

3. 影像学表现可能具有阈值效应，只有发现显著的变化（HIZ 的高信号、骨髓改变的程度）才是椎间盘源性疼痛有用的预测指标。大多数研究都没有考虑到这个因素。

4. 影像学成像结果可能在一定程度上依赖于技术，并且影像学技术也在不断发展。

椎间盘源性疼痛的最佳影像学预测指标是 Modic 终板改变和 HIZ，前提是应用于轴性背痛患者的特定人群，并且排除其他疼痛因素。椎间盘造影仍然是诊断椎间盘源性疼痛的参考标准。定量成像技术已经出现并正在发展，但尚未广泛应用于临床。

十一、颈椎间盘源性疼痛：影像学相关因素

腰椎节段是最常见的椎间盘源性疼痛，尽管其发病机制及通过影像学和激发椎间盘造影评估存在挑战，但相关文献在这一领域最为深入。颈椎间盘在结构上有别于腰椎间盘：无后环，小髓核分隔在生命早期消失；残余纤维软骨板通常会出现裂隙，这仅仅是与年龄相关的变化[101]。椎间盘造影中没有诊断椎间盘源性疼痛的形态学特征。诊断完全依赖于疼痛的激发，并需要无疼痛的椎间盘作为对照。

与腰椎节段一样，颈椎结构的年龄变化（T_2 信号降低、椎间盘间隙高度丢失、椎间盘结构性改变）在 MRI 研究中普遍存在。之前引用的 Matsumoto 研究中[33]检查了 2480 位无症状受试者的颈椎间盘，发现 20—30 岁有 17% 的男性和 12% 的女性 T_2 信号降低，60 岁以上有 89% 的男性和 86% 的女性 T_2 信号降低。Okada 等对这项研究进行了 10 年的随访，结果表明，大多数患者（81%）出现了退行性病变的进

展[150]。年龄是与这种进展相关的唯一因素，出现临床症状的受试者比例较小（34%）。Daimon 等随后在 2018 年发表了关于这项研究长达 20 年的前瞻性纵向随访[151]。退行性病变见于 95% 的患者，其进展基本上是普遍存在的。MRI 结构表现的进展速度随着年龄增加而增加。只有椎间孔狭窄的进展与临床症状的发展（特别是上肢疼痛的发作）有联系。Okada 的另一项研究中[152]，无症状受试者中有 89%（平均年龄 49 岁）在 MRI 上表现出结构性年龄改变；另一组有症状的为腰椎间盘突出症患者（平均年龄 46 岁），显示 98% 的患者颈椎间盘随年龄产生相关改变，但并无颈痛的表现。关于影像学表现与颈椎间盘造影的相关性的文献很少。Parfenchuck（1994）的一项早期研究显示，T_2 信号降低或椎间盘轮廓异常的 MRI 表现，仅有限地预测了颈椎间盘造影阳性（灵敏度 =73%，特异度 =67%）[153]。Schellhass（1996）的研究表明，MRI 不能可靠地预测颈椎间盘造影阳性[154]。Zheng[155] 随后的研究再次证明，利用 T_2 信号降低和椎间盘轮廓异常的参数，MRI 的预测价值有限（灵敏度 =73%，特异度 =49%）。腰部具有高度特异性的炎性椎间盘参数要么不常见或很少研究（Modic 改变），要么不存在解剖结构（HIZ）。颈椎间盘后侧偶尔可见 T_2 信号升高，但在无后环的情况下，解剖学关系不清楚。颈椎椎间盘源性疼痛的影像学诊断仍然难以确定。颈椎间盘造影仍是诊断颈椎间盘源性疼痛的参考标准。在有或无神经源性症状的颈痛患者中，一项对 1059 名患者的研究显示，随着年龄的增长，椎间盘退变的数量和程度显著增加[156]。$C_{5\sim6}$ 是最常见的退化节段，其次是 $C_{4\sim5}$ 和 $C_{6\sim7}$。$C_{5\sim6}$ 和 $C_{6\sim7}$ 在双节段变性的患者中最常见，其次为 $C_{4\sim5}$ 和 $C_{5\sim6}$，再其次为 $C_{3\sim4}$ 和 $C_{4\sim5}$。变性可见于邻近节段，跳跃性的节段变性不常见。

椎间盘源性疼痛的影像学研究是本章共同的主题：在疼痛综合征中生理指标的意义比单纯的结构改变更重要。为了最终对椎间盘源性疼痛的诊断有价值，影像学必须超越形态学的宏观描述，进入生化成像的领域，量化核成分随时间变化的特征。除了表征生化核基质降解外，影像学还需要更精确地识别椎间盘和邻近软骨终板中的炎症介质。也许那时，我们才真正能够无创地诊断椎间盘源性疼痛。

椎体源性疼痛

最近，提出了所谓的椎体源性疼痛模型作为椎间盘源性疼痛模型的潜在方案。椎体源性模型是基于如下假设：终板中的伤害感受器可以引起急性或慢性疼痛[157]。这个理论表明，越来越多的文献支持腰背痛可能来自终板而不是椎间盘[158, 159]。

椎体源性疼痛模型这个概念为：终板本身就容易发生强直性改变。原因在于终板所承担的功能角色相互冲突，为承受施加在脊柱上的巨大生理应力终板必须足够坚固；然而，由于椎间盘缺乏专门的血供，导致终板也必须有足够的多孔性允许椎体毛细血管为它输送更多血供[160]。这种多孔性，在椎体受到巨大拉力的情况下，经常造成损伤[161]。某些终板区域特别容易发生破坏性改变，可能与终板的正常解剖变异有关。例如，一个终板的中心比它的周边薄，而上端板比下端板薄[162]。

一旦终板受损，促炎介质就在椎间盘和椎体骨髓之间游走[159]。通常伴随着一系列强直改变，椎间盘和骨髓之间的交互作用可导致炎症介质逐渐增加[163]。最终，这种改变导致终板在特定脊椎水平和终板内的特定位置退行性改变。

这种强直性改变的 MRI 影像通常表现为 Modic 改变。Modic 改变与腰背痛有关，并且是预测激发性椎间盘造影期间复制症状的相对特异影像学标志[114]。Modic 改变与激发性椎间盘造影之间的联系似乎支持椎间盘源性模型。然而，纤维环和终板之间密切相关的神经支配意味着疼痛可以由终板或椎间盘引起。一些作者认为 MR 检查与激发性椎间盘造影之间的相关性为腰痛的椎源性模型提供了最佳证据[161]。然而，仍然无法明确区分椎体源性疼痛和盘源性疼痛。

从解剖学上讲，椎体源性疼痛通常归因于椎基底神经（basivertebral nerve，BVN）分支对痛觉的支配。BVN 起源于窦椎神经，经椎后孔进入椎体，然后沿终板分支[164, 165]。BVN 中含有 P 物质、S-100 蛋白、PGP9.5 和 CGRP，相关研究已经证实了其在伤害性感受中的作用[163, 166]。

椎体终板的神经支配密度与纤维环相似，以中央终板内最大[167]。健康终板的神经支配数量不多[167]。然而，软骨和软骨下骨的损伤会导致感觉神经纤维的增殖，这被认为是对椎间盘破裂元素的一种化学反应[111, 168, 169]。强直改变可能导致 BVN 分支的神经支配密度增加，从而导致疼痛椎体终板的定位。

椎源性模型促进了新近在治疗腰痛方面的进展。

其中，BVN 脉冲射频（pulsed radiofrequency，PRF）消融最受关注[170, 171]，单臂试验[172, 173]和随机对照试验[170, 171]均已完成，其结果压倒性地证明了 BVN 消融的有效性。例如，Fischgrund 等发现，接受骨内 BVN 消融治疗的患者在 Oswestry 功能障碍指数（腰背痛的预后指标）方面有更好的改善，与接受假手术治疗的对照组相比，有效率更高[170]。Khalil 等在比较了 BVN 射频消融术与标准治疗方案对腰痛的疗效后，报道了治疗组在 ODI 的改善方面有明显的优势，早期统计结果导致研究招募终止，并提供了交叉治疗的机会[171]。BVN 的激光消融的应用也取得了良好的效果[174]。

尽管这些早期试验的结果令人鼓舞，但还需要进一步研究来确定 BVN 消融的安全性和长期疗效。此外，迄今为止的研究对象仅限于下脊柱（L_3～S_1）和 MRI 显示 Modic Ⅰ型或Ⅱ型改变的患者。尚需要进一步研究来了解手术的成功是否可以推广到脊柱的其他节段。最后，重要的是开发一套可靠的临床、影像和（或）测试标准（如激发椎间盘造影）来诊断椎源性疼痛，以及这些标准是否可以用于区分椎源性疼痛和椎间盘源性疼痛。

十二、轴源性疼痛部位的影像学研究

（一）关节突关节（Z 关节、小关节）

脊柱后柱的支撑结构包括成对的小关节及其相关的关节囊、黄韧带、连接棘突的棘间、棘上韧带和黄韧带。小关节的下关节突面向前方，在构型上呈凸形。轴位图像上，下关节突是关节更后方的组成部分。上关节突（superior articular process，SAP）有一个面向后内侧的凹形关节面。轴位图像上，它显示为关节的前部组成部分。直立状态下，腰椎小关节承受约 16% 的压缩负荷；屈曲坐姿下，它们基本上没有任何负荷。随着椎间盘间隙的缩小，腰椎小关节将按比例承受更大的轴向载荷。纤维性关节囊已被证实是由丰富的伤害感受器和本体感受性纤维支配的[175]。正常状态下，伤害感受器（如小关节囊内的伤害感受器）阈值很高，除非有超负荷，否则这些感受器不会激活。然而，如果有病理性关节炎、滑膜炎发生，化学介质可能敏化这些伤害感受器，低于生理水平的应激就可以诱发疼痛，P 物质、缓激肽、PLA2 等重要的炎症介质都可在小关节囊中检测到[176]。

因此，小关节介导的疼痛有病理解剖学基础，尤其是存在关节突滑膜炎的情况下。影像学的挑战在于在识别潜在的疼痛关节方面有特异性缺陷，即小关节形态学的影像学改变（软骨下硬化、侵蚀或囊肿形成、骨质增生、关节间隙变窄、真空现象）与年龄相关，而与疼痛无关。因为没有可靠的体检或历史特征确诊小关节导致的疼痛，所以目前的参考标准是比较双侧腰椎脊神经后支内侧支的神经阻滞效果[101]。Schwarzer 等对结构性小关节炎的 CT 表现进行了半定量评分，并且通过安慰剂组的内侧支阻滞确定，小关节炎与 Z 关节疼痛没有关系[177]。最近，Cohen 等发现，小关节炎的 MRI 表现与双侧腰椎脊神经后支内侧支神经阻滞及射频术的疼痛缓解之间没有联系[178]。这些结构变化在 60 岁和 70 多岁后就很普遍，并不是引起疼痛的活动性炎症疾病[179]。

相反，影像学必须着眼于识别活动性小关节滑膜炎的生理标记，而不是结构标记。可应用的成像技术包括焦磷酸锝骨扫描（包括 SPECT 和 SPECT/CT）、T_2 高信号和钆增强的 MRI 生理成像参数。焦磷酸锝骨扫描可以发现充血和骨转换加速，这可能被认为是活动性炎症的表现。Dolan 等[180]对比了临床检查指导下的小关节注射和 SPECT 阳性检查指导下的小关节注射，SPECT 指导下的注射能明显缩短临床反应（1～3 个月）。Holder 等进行了一项类似的研究，以未控制的关节内注射的反应作为参考标准，发现 SPECT 用于检测小关节介导疼痛的灵敏度为 100%，特异度为 71%[181]。Pneumaticos 等前瞻性地研究了三组关节内注射的患者：SPECT 阳性引导下注射，临床检查引导下且 SPECT 阴性的注射，以及临床检查引导下的无 SPECT 检查的注射[182]。结果发现，SPECT 阳性的关节注射的临床效果明显优于其他两组，而且由于注射的关节较少，成本也较低。McDonald 应用 SPECT/CT 对 37 例临床小关节腰痛患者进行关节定位注射。平均视觉模拟评分由 7.2 下降到 2.8，平均受益时间为 2.2 个月；37 例患者中只有 1 例未获益。SPECT/CT 融合图像对 $L_{4\sim5}$ 小关节和 L_5～S_1 小关节有鉴别价值[183]。

小关节形态学改变的程度与 SPECT 活动强度无相关性[180]。相反，与疼痛有关的活动性滑膜炎可能发生在小关节结构变化进行性发展的相对早期阶段。Kim 等将小关节的 MRI 表现与 SPECT 进行了相关性分析；他们指出，MRI 中滑膜出现 T_2 高信号、滑液内和软骨破裂的表现与 SPECT 阳性的相关性最好，可以用作活动性小关节滑膜炎的参考标准[184]。SPECT 并不能发现小关节病变的其他更广泛的结构表现。Cervionke 等已经证明了小关节内和小关节周围的 T_2 高信号与轴性疼痛之间的间接联系[185]。邻近椎弓根的 T_2 高信号也与小关节突起源的轴性疼痛有关，这一发现也可见于椎弓根或腰部应力性骨折。周围的多裂肌也可看到伴随小关节滑膜炎的 T_2 高信号，有时高信号非常广泛也容易怀疑患者可能有恶性疾病。小关节内及周围的钆强化也提示小关节滑膜炎。最终，SPECT 或 SPECT/CT 活动性增加的生理参数，以及 MRI 上的 T_2 高强度和钆增强，必须作为小关节疼痛的预测评估指标，与当前的参考标准（比较内侧分支阻滞）进行评估。研究人员还需要在无背痛的人群中进行这些参数的流行病学研究，以了解这些成像检查的特异性。如果患者要采用 MRI 评估轴性疼痛，应该进行脂肪饱和（或）STIR 序列，虽然缺乏绝对的验证，但是这些序列是证明生理发现（T_2 高信号）的最佳序列，可能识别轴性疼痛发生源（图 20-10）。

各种研究已经深入了解了疼痛与小关节生理成像结果的潜在相关性。Lehman 等回顾了 4 年来 212 例脊柱和骶骨的 SPECT/CT 检查的效果。这些检查最常用于疼痛的诊断和管理，帮助识别疼痛源，指导临床治疗[186]。然而，Lehman 等还研究了 74 名接受后续检查的患者，这些患者随后接受了经皮关节类固醇注射或脊神经后支内侧支阻滞[187]。有趣的是，进行 SPECT/CT 后，目标小关节经常与核医学显示的关节不一致，而核医学显示摄取量增加。约有 1/3 的患者，其炎症活动与临床结果不相关。同样，比较了 SPECT/CT 上的小关节活动和 MRI 上的小关节信号变化后，Lehman 等将其与脂肪抑制进行了比较。脂肪抑制时，Lehman 等发现这两种成像结果并不总是相关的，因此两者是不可互相替代的[188]。

除了 SPECT/CT，其他评估小关节的混合成像方式包括 PET/CT 和 PET/MRI。PET/MRI 是一种备选、新兴的评估小关节炎症的成像方式，同时有放射性核素摄取和 MRI 的水肿信号和（或）增强效果。不像 SPECT/CT 和 PET/CT 中的 CT，横断面（MR）没有电离辐射。一项对 10 名临床疑似小关节性腰背痛患者的前瞻性研究中，^{18}F-FDG 的活性确实显示出与 MRI 发现的小关节炎症吻合（突出的骨组织后缘或邻近软组织的水肿 / 高信号）[189]。然而，MRI 发现的炎症和 FDG 活动与临床上涉及的关节一致性很低。未来需要更多的研究来进一步阐明这种混合成像技术的作用，包括将成像结果与内侧支阻滞的结果进行比较[190]。Freiermuth 等在一项前瞻性研究中纳入了 29 名患者，发现 SPECT/CT 对内侧分支阻滞后阳性反应的敏感性和特异性分别为 57% 和 77%[191]。除 FDG-PET 外，一些研究者还使用 ^{18}F-NaF-PET（结合 CT 或 MRI）来评估小关节炎症。这种放射性核素可以检测骨转换。一项纳入 6 名小关节源性腰背痛患者的研究中，患者接受了 ^{18}F-NaF PET/MRI，发现小关节面摄取和临床表现之间存在明显的正相关[192]。这些试验数据是有希望的，但需要进一步验证。

（二）Okada 间隙

Kikuzo Okada 医生于 1981 年首次描述了颈椎对侧相同节段小关节之间的组织通路，80% 的颈椎关节突经轴位黄韧带背侧间隙与冠状面椎板间隙相通[193]。颈椎小关节的关节注射中，在成像上结构正常或仅表现出适度的滑膜炎或结构性关节病的节段经常可以观察到这种连接。在腰椎部分，这种通路通常只在晚期小关节病患者中才能观察到，同时关节间存在缺陷时也可观察到。这条腰椎韧带后通路通常也与棘间韧带内的外膜囊相通（即巴氏病）[194]。

这条通路可作为感染的传播途径，或者更常见的是，可形成多个关节和组织间的非感染性炎性改变[194]。当 Okada 间隙的炎症和（或）液体的影像学表现与腰背和（或）根性背痛相关时，Lehman 等将这种情况称为后韧带复合体炎症综合征[195]。腰椎轴性疼痛和椎弓峡部裂患者中，这种后部炎性复合体可能涉及四个小关节、双侧椎体部分缺损和棘间韧带。根据经验，它可容纳 4～6ml 液体。同时，它也是类固醇硬膜外注射的一个潜在空间。例如，在椎板间注射时，这个间隙可能导致背侧硬膜外间隙阻力的假性丧失；对比剂注射可随后填充该节段水平的小关节或棘间韧带（图 20-11）[196]。同样，颈椎和腰椎经椎间孔硬膜外类固醇注射时，针尖可以至少部分地位于小关节囊内或靠近小关节囊，对比剂注射有时会从同侧小关节流动到 Okada 间隙，类似于背侧硬膜外的流动。

（三）骶髂关节

骶髂关节是一个巨大的不规则滑膜关节，其骶骨表面有着厚厚的透明软骨，而髂骨表面有较薄的

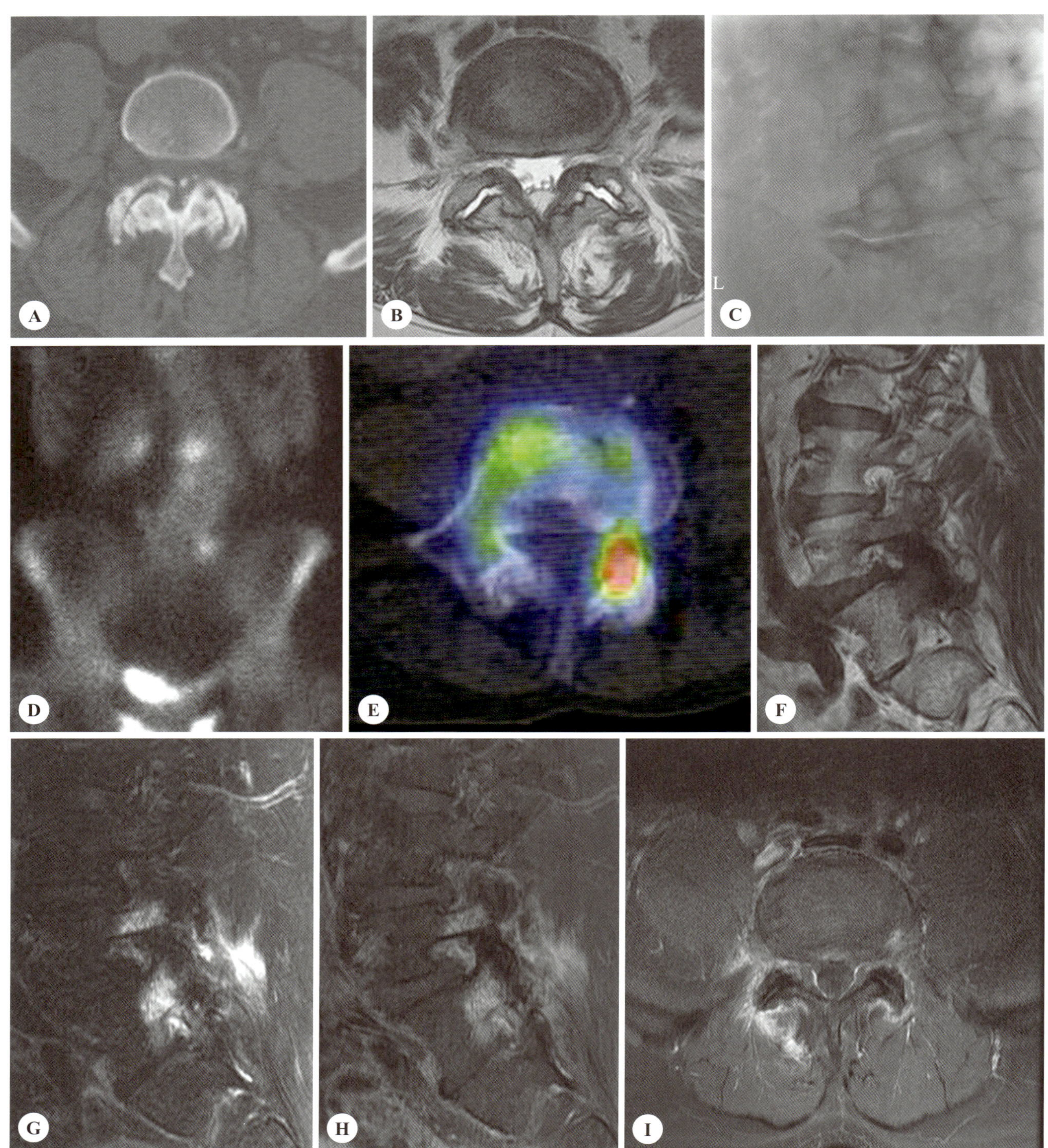

▲ 图 20-10　关节突关节骨关节炎和滑膜炎影像学表现

CT 图像（A）、T_2 MRI 图像（B）或 X 线片（C）中可见的骨关节炎改变（例如，关节间隙变窄、骨赘、软骨下囊肿或硬化）与疼痛不相关。同一患者的平面骨扫描图像（D）显示其左侧腰骶部摄取增加，该患者存在左侧轴性疼痛。SPECT/CT 图像（E）更好地显示了左侧 $L_{4\sim5}$ 关节突关节的解剖位置。另一位右侧轴性腰痛患者的 T_1 MRI 图像（F）显示右侧 L_5 椎弓根和右侧 $L_{4\sim5}$ 关节突关节信号低。脂肪抑制 T_2 矢状位图像（G）显示 L_4 和 L_5 椎弓根、$L_{4\sim5}$ 关节突关节和邻近软组织 T_2 高信号。增强 T1 矢状位（H）和轴位（I）图像也显示了这位活动性滑膜炎患者广泛的炎症反应。椎弓根的 T_2 高信号或增强可能发生在关节突关节滑膜炎或椎弓峡部或椎弓根的应力性骨折中。CT. 计算机断层扫描；MRI. 磁共振成像；SPECT. 单光子发射计算机断层扫描纤维软骨。X 线上所见关节的下方和前上方为滑膜，其上方和后侧为韧带。关节的后表面覆盖着粗厚的骨间韧带和骶骨背侧韧带。除非受妊娠激素的影响，关节通常很少活动。然而，这种适度的灵活性对步态至关重要。关节的滑膜部分在年轻人中普遍存在，软骨厚度为 2～5mm；老年人的滑膜间隙可能因纤维粘连而变小，但关节融合不是衰老的正常变化。研究已经证实滑膜空间和背侧骶孔、L_5 神经根鞘和位

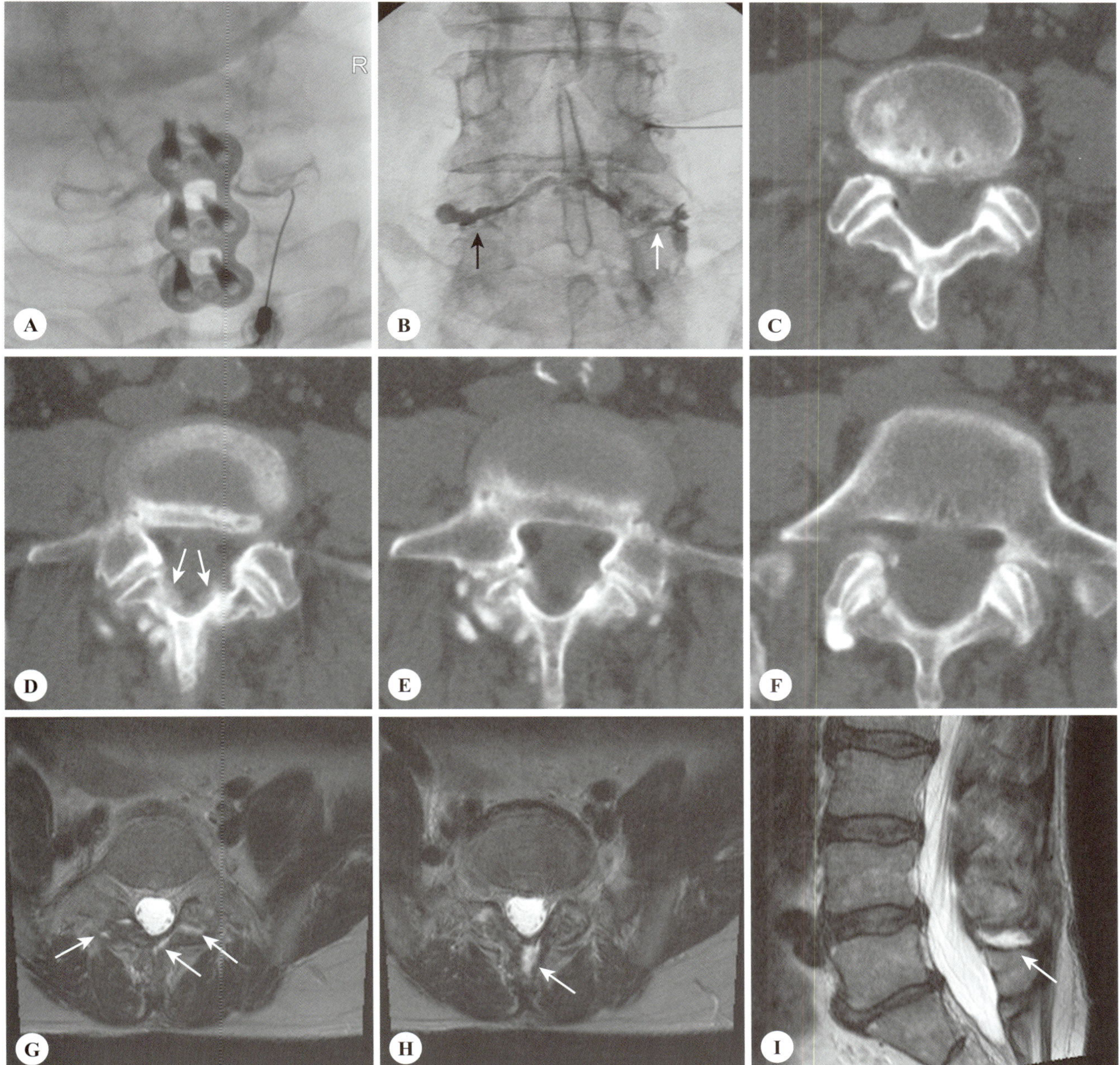

▲图 20-11　**The space of Okada. Frontal fluoroscopic image (A) demonstrates the space of Okada providing communication between the bilateral $C_{6\sim7}$ facets via the right-sided injection. In another patient (B), an attempted right L4 transforaminal injection opacified the superior recess of the $L_{4\sim5}$ facet, traversed an L_5 pars defect (white arrow) to the right L_5～S_1 facet, and opacified the space of Okada to a left L_5 pars defect (black arrow) and the left L_4 and L_5 facets. Subsequent computed tomography (C, D, E, F) confirms the opacification of all these structures. The space of Okada is marked by the white arrows in (D). The space of Okada may contain a small amount of fluid, which appears as T_2 hyperintensity (white arrows,G, H, I). Note continuity with interspinous ligament (arrow in [H] and [I])**

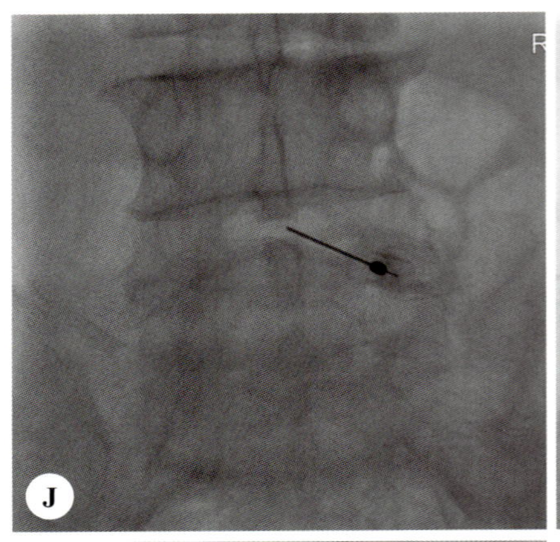

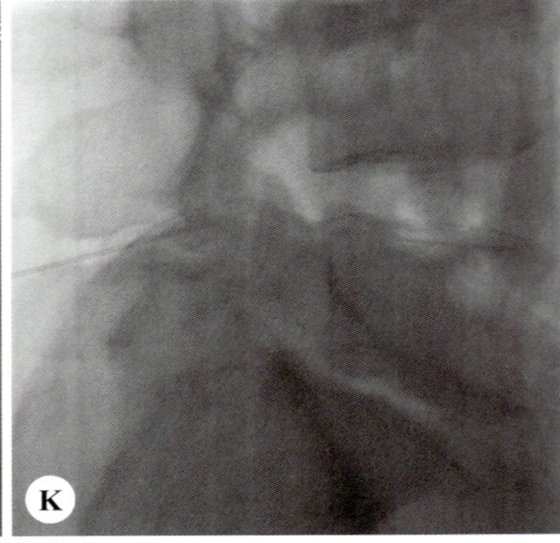

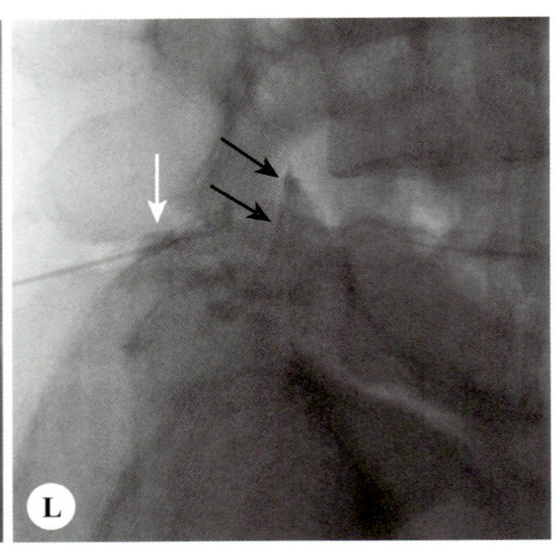

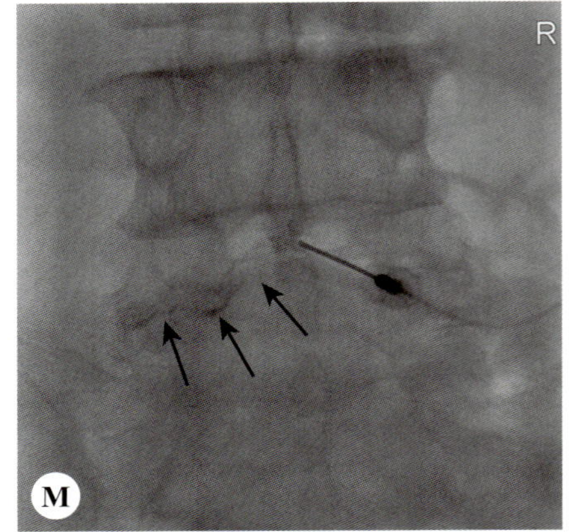

▲ 图 20-11（续） Okada 间隙

正面透视图像（A）显示 Okada 间隙，通过右侧注射显示双侧 $C_{6\sim7}$ 小关节之间的联系。在另一例患者（B）中，试图通过右侧 L_4 椎间孔注射扩散至 $L_{4\sim5}$ 关节突上隐窝，穿过 L_5 小关节缺损区（白箭）到达右侧 L_5～S_1 小关节，使 Okada 间隙到左侧 L_5 小关节缺损区（黑箭），并扩散至左侧 L_4 和 L_5 小关节。随后 CT（C 至 F）证实了所有这些结构的扩散。Okada 间隙用（D）中的白箭标出，该间隙内可能含有少量液体，表现为 T_2 高信号（G 至 I，白箭）。注意与棘间韧带的连续性（H 和 I，箭）。在最后一名患者中，试图通过 Okada 间隙进行的椎板间注射（J 和 K，针头放置图像）使棘间韧带（L，白箭）扩散至左侧 $L_{4\sim5}$ 小平面（L，黑箭）。这个间隙（M，黑箭）位于黄韧带后方，穿刺针顺利地从腹侧进入硬膜外腔

于腹侧的腰骶丛之间的潜在联系[197]。这些都可以解释与骶髂关节功能障碍相关的神经根性疼痛，以及骶髂关节内注射后与麻醉药扩散有关的腰骶部暂时性运动阻滞。虽然关节的表面积很大，但滑膜腔体积较小，为 1～2.5ml[198, 199]。骶髂关节复杂的神经支配仍存在争议，目前认为主要的神经支配来自 L_5 和 $S_{1\sim4}$ 背侧支。

骶髂关节骨关节病可见于年轻成人的病理标本中，通常在中年以前没有明显的影像学表现。软骨退变的改变在关节髂侧更为明显。在 40 岁以上，许多受试者都有明显的髂骨关节狭窄，尤其是在关节下部，可能伴随着软骨下硬化和骨赘形成，前方和下方最为突出。此外，还可以看到真空现象。与小关节一样，骨关节病的改变是一种正常的衰老现象，并不预示疼痛。

由于缺乏病理解剖金标准，所以难以评估骶髂关节疼痛的影像特征。骶髂关节源性疼痛的病史和体格检查往往不一致[200]。关节腔阻滞可缓解疼痛，可作为骶髂关节疼痛的参考标准。理想情况下，应该采用安慰剂对照或双侧阻滞比较效果。潜在的关节囊渗漏可能使诊断的特异性变得复杂。Schwarzer[201] 研究了腰骶部以下的慢性腰痛患者，以单侧阻滞效果作为诊断标准，发现骶髂关节疼痛患病率为 30%。关节造影后 CT 发现腹侧包膜撕裂并需要关节阻滞的比率为 21%；标准中加入伴有关节扩张的疼痛刺激，患病率降低至 16%。Maigne 的研究采用双侧阻滞，结果表明患病率为 18.5%[202]。此后 DePalma[96] 研究证实患病率为 18%；在 70 岁以下，骶髂关节疼痛的患病率随着年龄的增长而增加。

骶髂关节骨关节病的结构变化是疼痛的不良预测因素。Elgafy 等对骶髂关节的 CT 特征进行了评分，灵敏度为 58%，特异度为 69%[203]。生理影像学参数表明充血、水肿或炎症更有可能预测疼痛。在 Maigne[204] 和 Slipman[205] 的研究中，尽管灵敏度较低，但运用锝元素进行骨扫描对不受控制的关节内注射诊断的特异性分别为 89.5% 和 100%。MRI 生理参数（T_2 高信号和钆增强）主要是针对炎性脊柱关节病研究的。脊柱关节病诊断的本质是活动性炎症（骶髂关节炎）的 MRI 证据，并且与临床疾病活动性和对疾病调节剂（TNF-α 抑制药）的治疗反应密切相关（框 20–3）。

（四）Baastrup 病

Baastrup 病是脊柱前凸过度、节段性不稳定或椎

框 20-3 小关节与骶髂关节痛

- X 线、CT 或 MRI 等显示的结构性关节病不能预测疼痛
- 充血、水肿和代谢活动增加等生理指标可以预测疼痛
- 这些生理参数可以通过 T_2 高信号（STIR 或脂肪饱和的 T_2 成像）、Gd 增强、SPECT 或 SPECT/CT 的摄取增加来评估
- 没有针对公认的参考标准的生理参数验证研究
- 目前还没有特异性的研究，即这些发现在无症状受试者中的普遍性还未证实

间盘间隙缩小引起的腰椎棘突相互接触的一种疾病，可能伴有棘间韧带退化而形成的假关节或假囊[206]。这可能是局灶性中轴腰椎疼痛的原因之一。这种假囊可能有滑膜，并通过 Okada 间隙的韧带后侧与小关节或部分缺损相通[193]，还可能通过黄韧带正中裂隙向前延伸，并在 MRI 或 CT 上表现为正后位硬膜外囊肿，导致神经压迫，并引起根性或跛行性疼痛。这种情况可能被误认为是小关节源性滑液囊肿，但其特征是位于后正中部位，没有小关节变性及棘间韧带的炎症性改变。

Baastrup 病在 X 线上表现为相邻棘突之间的连接，伴有硬化、扁平和增大。毫不奇怪的是，这种结构改变在无症状个体中也常见。有研究发现，80 岁以上的人群中有 81% 出现过这种现象[207]。该文作者还注意到，41% 的患者不是由于腰背痛去做 CT 也有“巴氏现象”[207]。在 MRI 中发现水肿、炎症（T_2 高信号，Gd 增强）或棘间韧带囊性积液更有可能代表症状性疾病，但是尚未在神经阻滞中得到充分验证。DePalma 的研究表明，Baastrup 病约占轴性腰背痛的 2%[96]。Maes 等在一项 MRI 研究中发现，8.2% 的受试者有 Baastrup 病的影像证据，最常见的是 $L_{4\sim5}$ 节段；近一半的患者有多个节段受累[208]。焦磷酸锝 SPECT 或 SPECT/CT、FDG-PET/CT 研究中，Baastrup 病表现为充血和代谢活动增加。棘突中的灶性摄取很可能是炎症性的，不能被误判为转移性疾病。同步与 CT 图像对比分析，这种区别应该是明显的，显示了关节的典型结构变化（图 20-12）。

（五）Bertolotti 综合征

Bertolotti 综合征描述了具有争议的腰骶部移行节段与背痛之间的联系。这并非是疼痛产生的特定机制。移行椎解剖变异较为常见。一项包括 4000 名患者的大型研究中，Tini 发现移行节段的存在与腰背痛之间并无显著相关性[209]。移行节段的椎间盘通常是不成熟的，几乎没有核物质；椎间盘突出很少发生在该节段[89]。相反，邻近椎间盘水平上应力可能会增加，据报道，邻近节段椎间盘退变加速，椎间盘突出的发生率增加（图 20-12）。

不对称移行节段的轴性腰背痛也可归因于该节段的异常不平衡运动，横突与骶骨翼或对侧关节面的新关节会产生特定的疼痛[210]。Jönsson 报道了 11 例骨扫描正常但由于新关节形成而导致疼痛，其中 9 例通过新关节局部注射麻醉剂后可使疼痛缓解；相似比例的患者在切除新关节后疼痛得到改善[210]。尽管尚未进行系统研究，生理参数（MRI T_2 脂肪饱和或 STIR 图像，SPECT/CT）可能比结构变化更有用。Brault 报道了 1 例青少年运动员，其局灶性机械性疼痛通过新关节对侧小关节的关节内注射而持续缓解。有趣的是，骨扫描显示新关节处摄取增加，对侧关节无增加。手术切除新关节可在 1 年内完全缓解对侧疼痛[211]。这可能是由于该节段的不对称运动引起关节突囊应力过大而产生疼痛，但此时并未检测到小关节滑膜炎。

因此，腰骶移行段可能与轴性疼痛有关，与新关节、不对称新关节水平的对侧关节或移行节段上方的高危椎间盘 IDD 有关。神经根性疼痛可能是由邻近节段的椎间盘突出或新关节处的孔外卡压引起。移行节段存在时，需要高度注意节段计数，因为容易混淆节段，所以移行的骶前节段数目异常的可能性增加了 7 倍[89]。

（六）尾骨痛

骶尾部疼痛患者的影像学评估仍然存在争议。这种以女性为主的疼痛综合征的起源可能是多因素的，包括躯体疼痛和神经病理性疼痛[212]。用尾骨侧位片评估破坏性骨性病变是合理的筛查检查。Maigne 等描述了一项动态放射学研究，以更全面地评估尾骨的移动性[213]，该研究包括一张侧位射线照片，患者站立 10min 以观察无负荷的尾骨，随后是坐侧位，让患者改变骨盆位置至会产生疼痛的位置。Maigne 等研究了尾骨的活动度，并认为正常的尾骨从站姿到坐姿的过程中可能会经历 5°～25° 的倾斜。坐位时尾骨屈曲超过 25°、坐位时尾骨后后移、直立时尾骨复位被认为是病理性情况，这可能是尾骨痛的解剖

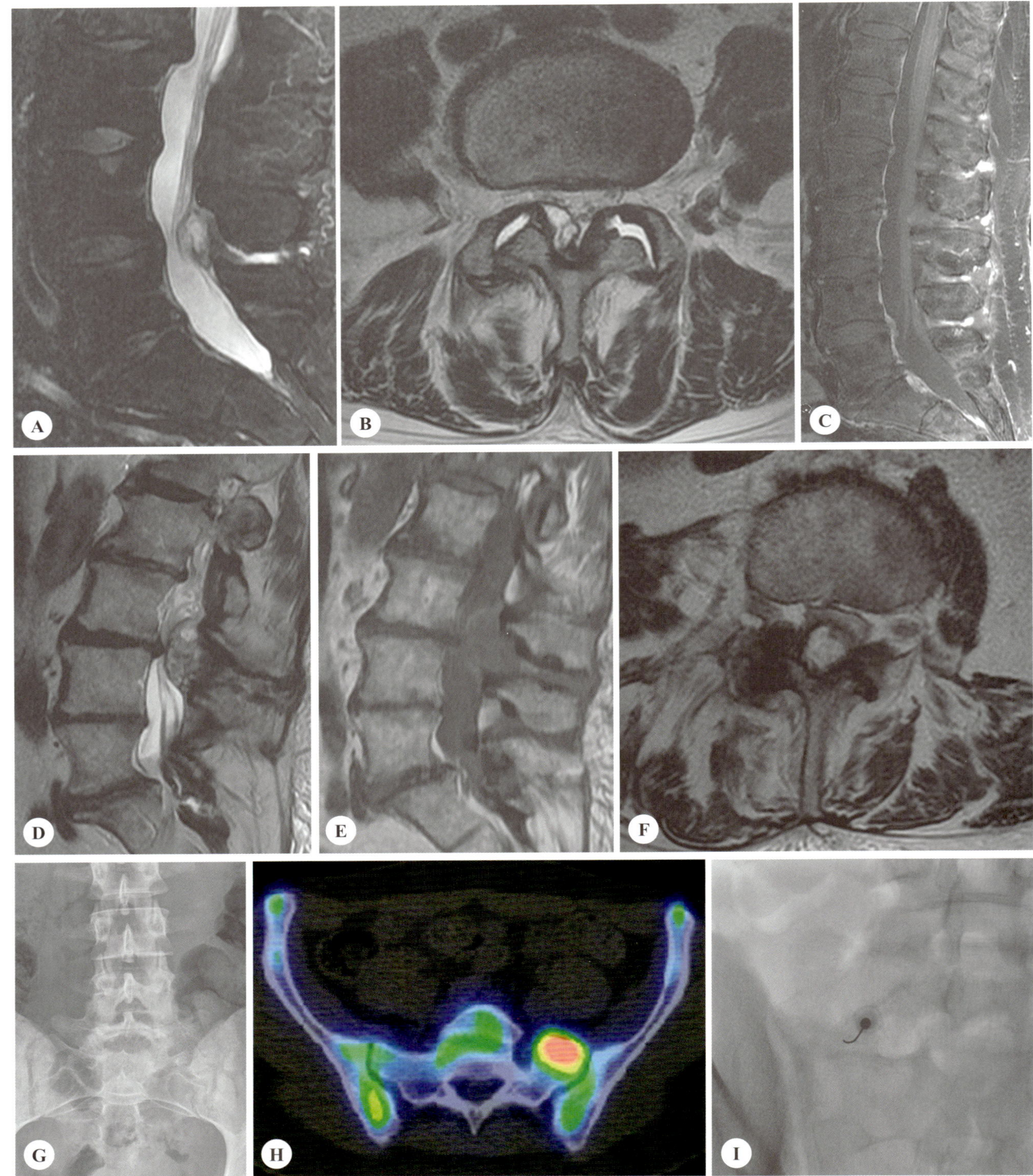

▲ 图 20-12　**Baastrup 病和 Bertolotti 综合征是脊柱后侧疼痛的诱因**

一名老年男性出现神经源性间歇性跛行。T_2 脂肪饱和矢状面图像（A）和 $L_{4\sim5}$ 间隙的轴向 T_2 成像（B）显示压迫性病变为右侧旁正中背侧囊肿，与 Baastrup 病的棘间假囊相连，也存在关节积液。另一名轴性疼痛患者（C）中，脂肪饱和的 T_1 加权成像显示 $T_{12}\sim L_4$ 的棘间韧带炎症性强化。另一名患者的矢状 T_2（D）和 T_1（E）图像显示从 $L_{3\sim4}$ 间隙的棘间假囊（轴向 T_2 成像，F）中出现大型复杂正中背侧囊肿。一名 17 岁女性（腰椎正侧位片）出现顽固性左侧腰骶部疼痛。注意左侧假关节（Bertolotti 综合征）。SPECT/CT 图像（H）显示假关节处摄取显著增加。该部位注射后疼痛可缓解（图 I 为荧光成像；患者俯卧）

学基础[213]。基于这一评估做出积极治疗决策是有争议的。此时，除非临床怀疑存在潜在的系统性疾病，否则高级影像学检查没有作用。

（七）假关节和术后轴性疼痛

后路融合内固定的患者可能会出现与假关节形成、感染、植入物断裂或松动、金属与覆盖的软组织之间界面的相关疼痛。X 线可以仔细检查植入物结构的完整性，椎弓根螺钉是否松动（松动的螺钉周围出现透明晕）或是否有假关节形成的影像证据。在突出的硬件周围注射麻醉药可能有助于确定疼痛产生因素。

尽管手术技术和固定硬件都有所进步，但融合仍然是一种不完美的手术。假性关节病的定义为手术融合 1 年后未能达到牢固的骨性融合，表现为融合节段持续运动，同时缺乏连接椎体的骨小梁。大约 15% 的腰椎融合会导致假关节形成，成功报道的技术和临床结果的范围为 16%～95%[214]。假关节的发生率随着融合节段数、危险因素的增加而增加，危险因素包括既往手术、椎体不稳定、移植骨质量和数量不足、尼古丁的使用（图 20-13）。

因为假性关节病是手术后持续性或复发性疼痛的原因，所以影像检测具有重要意义。这种相关性并不确切；影像学上有假关节的患者可能没有疼痛，而影像学检查存在融合的患者可能有其他因素引起的持续性疼痛。因此，临床问题是双重的：假性关节是否存在，如果存在，它是持续性疼痛或复发性疼痛的原因吗？融合的最终金标准是手术探查；即使如此也并非万无一失，因为术中评估稳定性后取出内固定物的患者随后可能发展为进行性畸形[215]。

负重 X 线是评估稳定性和充分融合的主要工具。屈曲－伸展位的图像可能更有价值。不稳定的影像学证据包括 $L_{1\sim4}$ 平移 3mm 及以上或 L_5～S_1 平移 5mm。影像学融合可能需要 6～9 个月的时间，持续重塑最长可达 2 年。影像学上椎体间融合标准如下[216]。

- 侧屈和侧伸位上无运动或节段间位置变化小于 3°。
- 植入物周围没有明显透光区域。
- 椎间盘高度损失极小。
- 植入物、植骨或椎体无断裂。
- 植骨或邻近椎体无硬化性改变。
- 融合器内或周围可见骨质形成。

CT 对假关节的检测具有更高的灵敏度。假关节表现为清晰的骨折线，伴邻近骨质硬化或植骨碎片，以及植入物的骨折或清晰的骨折线。理想情况下，为了验证牢固的融合，需要确认融合部位是否存在连续的骨小梁。使用椎间融合器的患者中，可看到骨小梁穿过椎间融合器桥接间隙，并位于椎间融合器的外部。

SPECT 核素骨成像扫描可能有助于诊疗。融合体在术后较长一段时间内代谢活跃，预计在几个月内融合体内示踪剂摄取量会弥漫性增加。正常愈合中，连续骨扫描研究显示，3 个月后示踪剂摄取量稳步下降，术后 1 年时摄取量仅有轻微增加[217]。如果手术 1 年以上融合区内示踪迹摄取量增加；或在之前的扫描中不存在新增摄取，应引起假关节形成的关注。MRI 影像，固体移植骨应该显示出正常骨髓的信号特征。如果病灶区出现 T_1 低信号、T_2 高信号和 Gd 强化，需要仔细检查假性关节的部位是否有持续的运动和炎症。

X 线或 CT 对椎间盘成形术进行术后评估，X 线用于连续随访的费用和辐射更低。前后位图像上，植入物应该位于椎弓根中心位置，不穿透终板。侧位或矢状位图像上，植入物应位于椎间隙的后半部，不应超出椎体后部。

临床医生和成像人员还必须认识到，有症状的邻近节段病变是融合术后患者疼痛复发的原因。腰椎融合后每年大约有 3% 的疼痛复发率[218]。颈椎融合术也有类似的比例，影像表现为椎间盘源性疼痛。出现邻近病变节段的影像学表现的患者可能有临床症状，也可能没有。

假关节和邻近节段疾病是术后患者疼痛的两个主要原因，有时被称为“失败背部”。尽管传统上这是一种令人畏惧的诊断，但研究表明在大多数情况下，通过仔细的临床评估，加上高质量的影像学检查、神经阻滞干预及诊断治疗，可以确定疼痛的具体原因。Waguespack 和 Slipman 分别报道了大量所谓的背部失败综合征患者[219, 220]。这两个系列报道中，超过 90% 的患者确定了疼痛的特定原因。最常见的诊断是椎间孔狭窄（>20%）、椎间盘源性疼痛（20%）、假关节（14%）、神经性疼痛（10%）和复发性椎间盘突出（7%～12%），小关节和关节突关节的比例较小。这些形态学病变在前面的章节中都已有单独阐述。尽管手术改变了解剖结构，但是影像学仍然要挑战如何系统地评估产生疼痛的潜在源头。

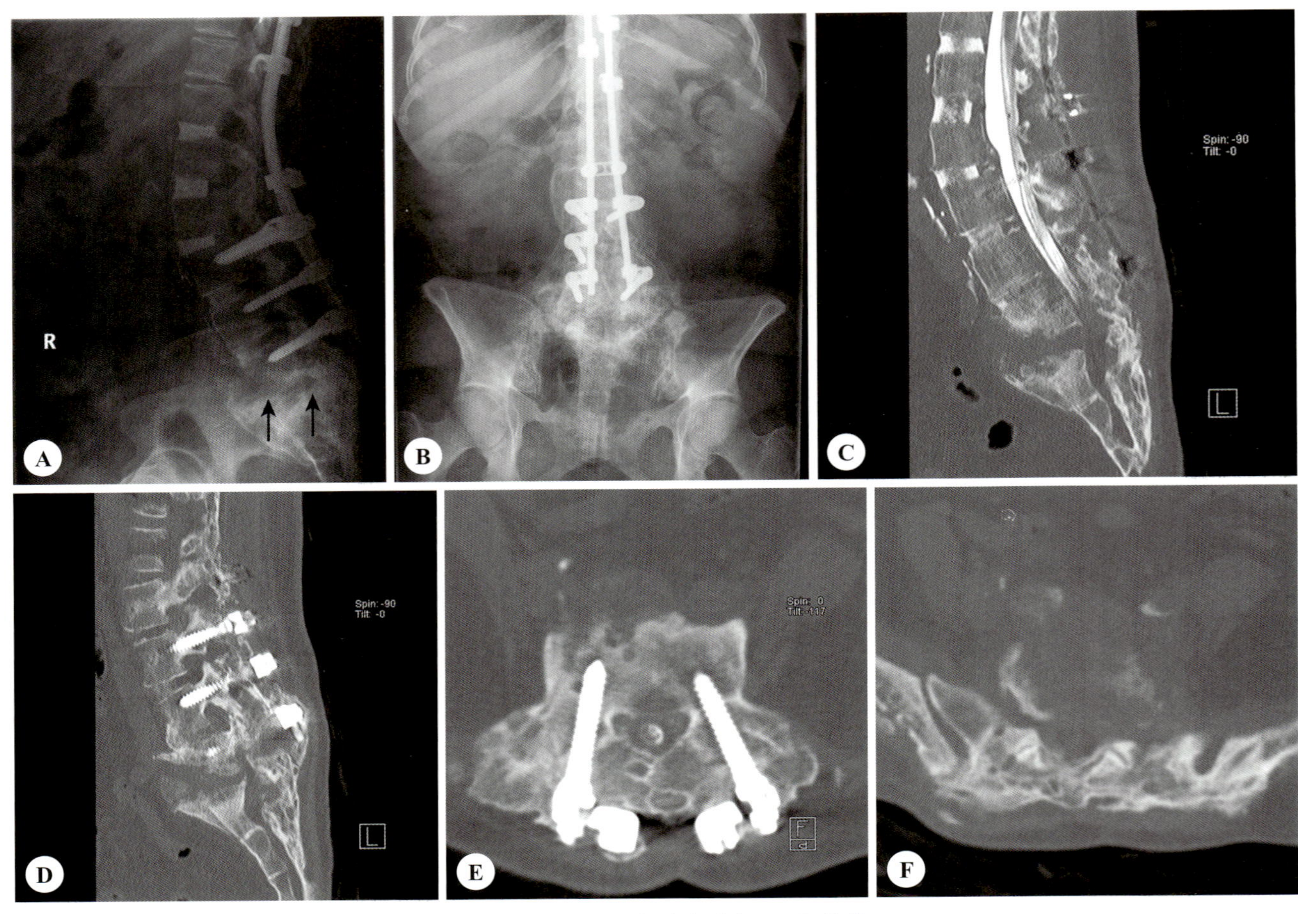

▲ **图 20-13　CT 脊髓造影术显示假关节**

这位 71 岁的女性接受了多个脊椎手术，并进行了从上胸椎到 L_5 的器械融合。患者表现为双腿疼痛，沿 L_5 神经根区域分布。X 线（A 和 B）L_5 节段周围硬化灶清晰可见。CT 脊髓造影矢状位（C 和 D）显示 L_5～S_1 假性关节，伴有感染性改变。培养结果为阴性。虽然有内固定，但硬膜囊显示良好；它在 L_5 椎体水平（E）显示清楚，但在 L_5～S_1 椎间盘水平（F）未显示（引自 Thakkar RS, Malloy JP, Thakkar SC, et al. Imaging the postoperative spine. *Radiol Clin North Am*. 2012;50:731–747.）

十三、神经根性疼痛、神经根病和脊髓病的影像

腰椎间盘突出症

神经根性疼痛、神经根性疾病或脊髓病的基础是神经压迫和炎症。各种损伤都可能导致椎间盘核基质的退化，包括终板损伤、遗传因素决定的软骨细胞凋亡、糖尿病、褐黄病、吸烟或感染。椎间盘的髓核腔不能承受轴向负荷，将其负荷转移到后环，后者可能会以放射状裂隙的形式发生结构破坏，这是椎间盘破坏的解剖学基础。除了可能引起轴性疼痛外，这些裂隙还可能使核物质作为内含物突出外环板层，或者穿破纤维环进入硬膜外间隙形成脱出。神经组织的机械压迫和诱发的炎症反应共同引起神经根性疼痛或神经根病。

Mixter 和 Barr 最初在 1934 年将腰椎间盘突出症描述为坐骨神经痛的原因[221]；这一观察结果，以及通过手术摘除突出物来缓解疼痛和神经功能障碍的治疗策略，为 70 多年前的脊柱成像奠定了基础。脊髓造影、CT、CT/ 脊髓造影和 MRI 被认为对患有神经根性疼痛或神经根性病变的患者有用，因为他们能够先间接、再直接观察椎间盘突出和神经压迫。神经根性疼痛或神经根病的发病机制比简单的神经压迫更为复杂，炎症反应也是产生疼痛的必要条件。Mulleman 等总结了支持根性疼痛中炎症成分的证据[222, 223]。突出物压迫神经会产生神经功能障碍，但不会产生疼痛；受压的神经暴露在椎间盘髓核病变引发的炎症反应会导致根性疼痛。这种炎症反应由 PLA2、IL-1、IL-6、TNF-α 和 NO 介导。疼痛产生的

炎症反应的必要性为椎间盘突出症成像的显著特异性缺陷提供了一种理解：巨大椎间盘突出症通常无症状，症状的严重程度与突出物大小无关。

椎间盘突出的影像学描述历来有点混乱，不同医学专业和地区之间存在显著差异。2001 年，多个脊柱学会重新制定了腰椎命名法词典[224]，并于 2014 年进行了更新[225]。在这个结构中，“退行性脊柱病”描述成正常衰老造成的变化。没有纤维环的结构破坏的情况下，可能发生核基质的降解。因此椎间盘间隙高度和正常软骨终板和软骨下骨髓得到了相对保护，这时可以观察到前方和侧方的骨质增生。MRI 显示正常的核内裂隙消失，椎间盘内 T_2 信号轻至中度降低。在退行性脊柱病中可以看到小的同心和横向环状裂隙，放射状裂隙不是正常的衰老现象。X 线上可以检测到椎间盘内可能存在少量气体。

在这个命名法中，病理性椎间盘病变被称为椎间骨软骨病，包括椎间盘破坏及延伸到外环的径向和大的环状裂缝的变化，可能伴随后方骨赘的进展，侵犯到椎管。除后路骨赘外，椎间骨软骨病的 X 线表现还包括间隙内大量气体、椎间盘间隙高度降低和终板的不规则。T_2 加权 MRI 上，椎间盘的信号强度明显降低。椎间盘突出很常见。终板软骨侵蚀和椎体骨髓反应性改变也可能出现[224]。

超过椎间盘周长 25% 的椎间盘移位被称为椎间盘膨出，可在椎间盘的整个圆周上对称地发生（对称突出的椎间盘），或者不对称地超过椎间盘周长的 25%（不对称突出的椎间盘）。椎间盘的局部或局灶性移位的术语是“疝出”，其定义为轴向平面中小于 25%（90°）的椎间盘周长。椎间盘突出可以是自发或挤压突出，这两者的区别在于形状（图 20-14）。在突起中，任何平面内移位椎间盘的宽度不超过其基底宽度。而受挤压时，移位的椎间盘宽度会在至少一个平面内大于其基底部。挤压形状的出现表明外环完全破裂，椎间盘物质已经进入硬膜外腔。“脱出”是指椎间盘突出部分与原有椎间盘失去连续性。椎间盘物质从原有椎间盘上的脱离被称为“游离”。移位可以发生在尾部或头部。椎间盘突出可进一步分为包含性和非包含性。包含性椎间盘突出是指外环纤维化和（或）后纵韧带完整的椎间盘突出，而非包含性椎间盘突出指没有任何覆盖物的椎间盘突出。突出和脱出的形状定义说明了这一点，但不能直接观察到。CT 或 MRI 上，腰椎间盘突出物光滑的后缘提示包含性，边缘不规则提示非包含性突出，但 CT 或 MRI 很少能直接确定包含性；CT 后的椎间盘造影术可以区分这一点。

轴向平面内移位椎间盘（图 20-15）定义为小关节的内侧缘界定的椎管区（包括中央和右 / 左侧区域），从关节面内侧缘延伸至椎弓根内侧缘的关节下区域，从椎弓根内侧缘延伸至椎弓根外侧缘的椎间孔区域，以及椎弓根外侧缘周围的椎间孔外（或远外侧）区域。因此，右侧椎间盘突出可以描述为右侧中央、右侧关节下、右侧椎间孔或右侧椎间孔外。同样，矢状面（上 - 下）的位置由与椎体终板和椎弓根边缘相关的水平确定。从上至下包括椎间盘水平、椎弓根上水平、椎弓根水平、椎弓根下水平和下一椎间盘水平。虽然目前术语仍然存在主观因素，但是遵守这些定义可对椎间盘病理学进行更一致的讨论。

神经根性疼痛或神经根病患者的影像学检查首先应该行受累脊柱节段的直立 X 线。这样有助于确定椎体节段，评估平衡和稳定性，并作为危险疾病的低灵敏度筛选检查。顽固性神经根性疼痛或进行性神经功能障碍时，可能需要高级影像学检查。长期以来，人们一直认为 MRI 是评估椎间盘突出症的主要成像手段，但仍缺乏证据。目前还没有比较 CT 和 MRI 技术在椎间盘突出的检测和特征的研究。MRI 仍然是首选方式，主要原因是它在检测引起背部或四肢疼痛的危险疾病方面具有较高的灵敏度和特异性，而这是影像学检查的主要目的。CT 脊髓造影术可解决腰椎的问题，但 CT 对颈椎的作用更突出，可以区分椎间盘和骨骼，可能影响手术计划。

1. 成像的可靠性

MRI 在评估椎间盘突出症方面显示出良好的可靠性。Lurie 等[226]采用脊柱患者预后研究试验（Spine Patient Outcomes Research Trial，SPORT）分析了椎间盘突出患者的 MRI；椎间盘形态分为正常 / 膨出、突出和脱出 / 游离时，观察者之间的可靠性很高（κ=0.81）；硬膜囊（κ=0.54）和神经根压迫（κ=0.47）的观察者一致性中等。Pfirrmann 等[227]提出了一个神经根压迫的分级标准。作者将突出的椎间盘和神经根的关系分为四类：无损害、与神经根接触、神经根偏移、压迫神经根。观察者内部（κ=0.62～0.67）和观察者内部的可靠性很好（κ=0.72～0.77）。神经根受累（压迫）的等级越高，其相关性越好。

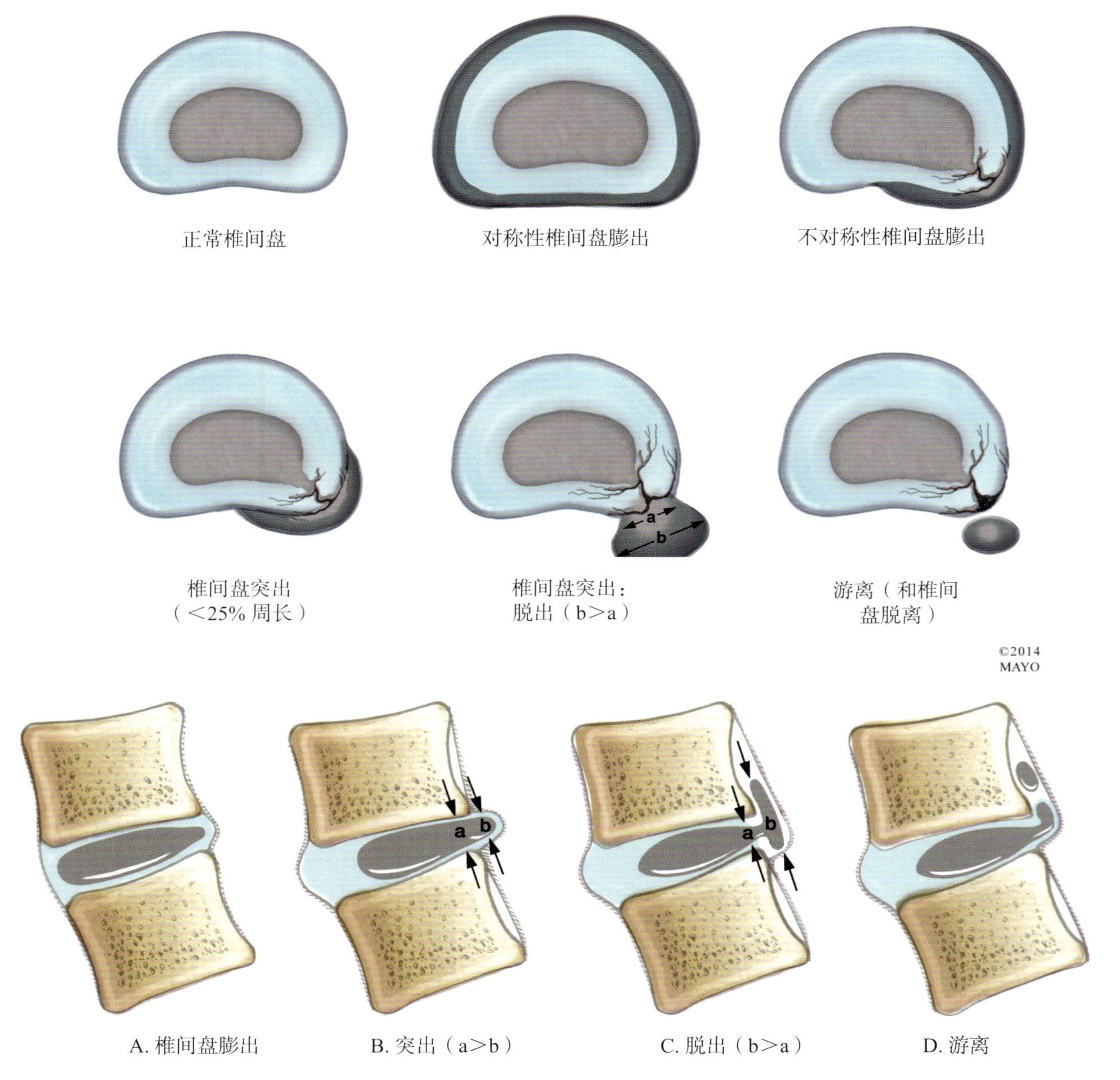

▲ **图 20–14　腰椎间盘突出的定义**

轴位（A）和矢状位（B）平面上描述了椎间盘突出的定义。注意如图所示，正常 $L_{1\sim4}$ 椎间盘不是圆形的，而是扁平的结构，其背侧边缘向前凸出。L_5 椎间盘通常是椭圆形的，向后凸起

2. 影像学观察

MRI T_2 加权成像可以很好地显示椎间盘突出症和硬膜囊之间的界面。椎间盘突出物 T_2 信号较低，与经历了核基质降解的母体椎间盘相当；也有不少情况下突出的椎间盘物质 T_2 信号比其母体椎间盘高。这在一定程度上反映了椎间盘周围的炎症反应。侧隐窝或者椎间孔的突出物通过快速自旋回波（FSE，TSE）T_2 加权成像中检测，脂肪这时也是高信号。与匹配的 T_1 加权成像的比较，可以区分深色的椎间盘组织与侧隐窝或椎间孔内的明亮脂肪。偶尔，椎间盘突出症可能与硬膜外少量出血有关，可表现为硬膜外的高 T_1 和不同的 T_2 信号。这种出血可能与盘状囊肿的发病机制有关，盘状囊肿是硬膜外腔相对罕见的囊性病变，可能出现根性疼痛，原因在于椎间盘突出和出血后的不完全再吸收[228]。

90% 腰椎间盘突出症发生在 L_4 或 L_5 水平。大

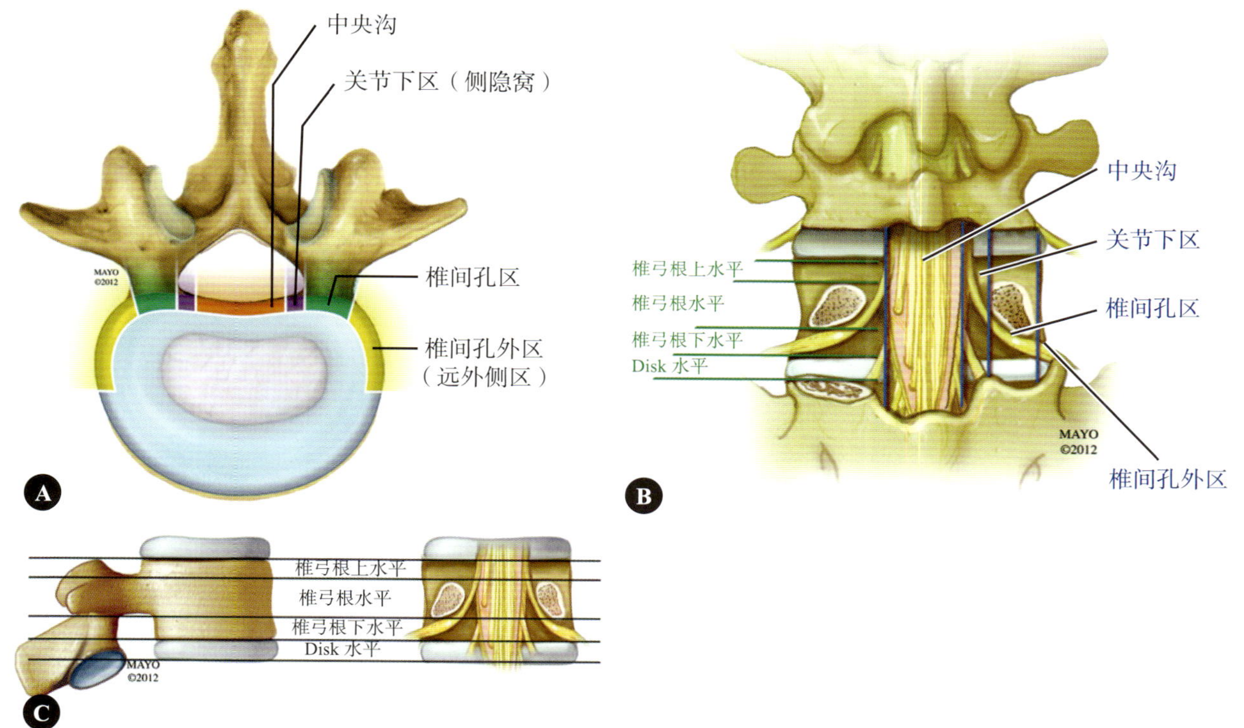

▲ 图 20-15 椎间盘位移的区域和水平

在轴向平面（A）中，椎间盘突出物按区域描述。从中线横向移动，这些区域是右中央或左中央区，由小关节内侧边缘划分；关节下区（侧隐窝），边界为小关节内侧和椎弓根内侧；椎间孔区，边界为椎弓根的内侧和外侧；孔外或极外侧区，位于椎弓根的侧缘。冠状面（B）也显示了这些区域。椎间盘突出物按头骶位水平描述，如 B 和 C 所示

多数突出症的椎间盘移位为后外侧。腰椎发出的神经直接穿过椎弓根的下方，经间隙水平上方的小孔走行。因此，大多数腰椎间盘突出症并不影响相应间隙发出神经，而是压迫下一位椎弓根下方的横行神经。例如，后外侧 $L_{4\sim5}$ 椎间盘突出导致 L_5 神经根疼痛综合征或神经根病。腰椎间盘突出症影响到同节段的神经，必须是椎间盘内容物向神经孔的侧向和头侧的突出。CT 脊髓造影的较高空间分辨率可以识别 MRI 上不太清楚的细微侧隐窝或椎间孔病变。

MRI 评估神经根疼痛或神经根病的原因时，通常不使用对比剂，除非存在危险信号特征，怀疑肿瘤感染或考虑急诊手术。非增强成像主要可以检测到神经的机械压迫，而不是炎症反应，而炎症反应也是引起神经根性疼痛的必要因素。STIR 或脂肪饱和图像上的 T_2 高信号可以识别这种反应。如果给予钆，平扫图像上显示为突出的椎间盘的软组织，增强后则显示为围绕着一个小的椎间盘碎片的炎症 / 肉芽组织。当患者临床上有明显的神经根性疼痛或神经根性病变，但标准影像上没有神经压迫证据时，增强检查可能会发现与椎间盘环状结构功能不全相关的炎症过程[229]。这就是化学性神经根炎。损伤的神经压迫成分可能只出现在轴向负荷和生理定位的成像上（图 20-16）。

3. 术后影像学

增强 MRI 可有效用于评估术后效果。X 线、CT 和 CT 脊髓造影能为术后提供的信息相对较少，因为这些检查不能可靠地区分复发性椎间盘突出症和硬膜外纤维化 / 瘢痕。椎间盘摘除后，随着时间的推移，解剖发生广泛的变化，混淆了影像表现。术后 6 周内，对 MRI 的解释必须非常谨慎[230]。在这段时间内，MRI 评估出血、假性椎间盘突出或椎间盘炎症最有用，对于复发的腰椎间盘突出症的评估不可靠。术后间盘可见正常的线状强化，使术后椎间盘炎的诊断变得复杂[230]。随着术后组织破坏和水肿的稳定，钆增强 MRI 对鉴别复发的椎间盘突出症和瘢痕的准确率为 96%～100%[230]。注射钆后，瘢痕或硬膜外纤维化迅速而均匀地增强；在最初的 20～30min

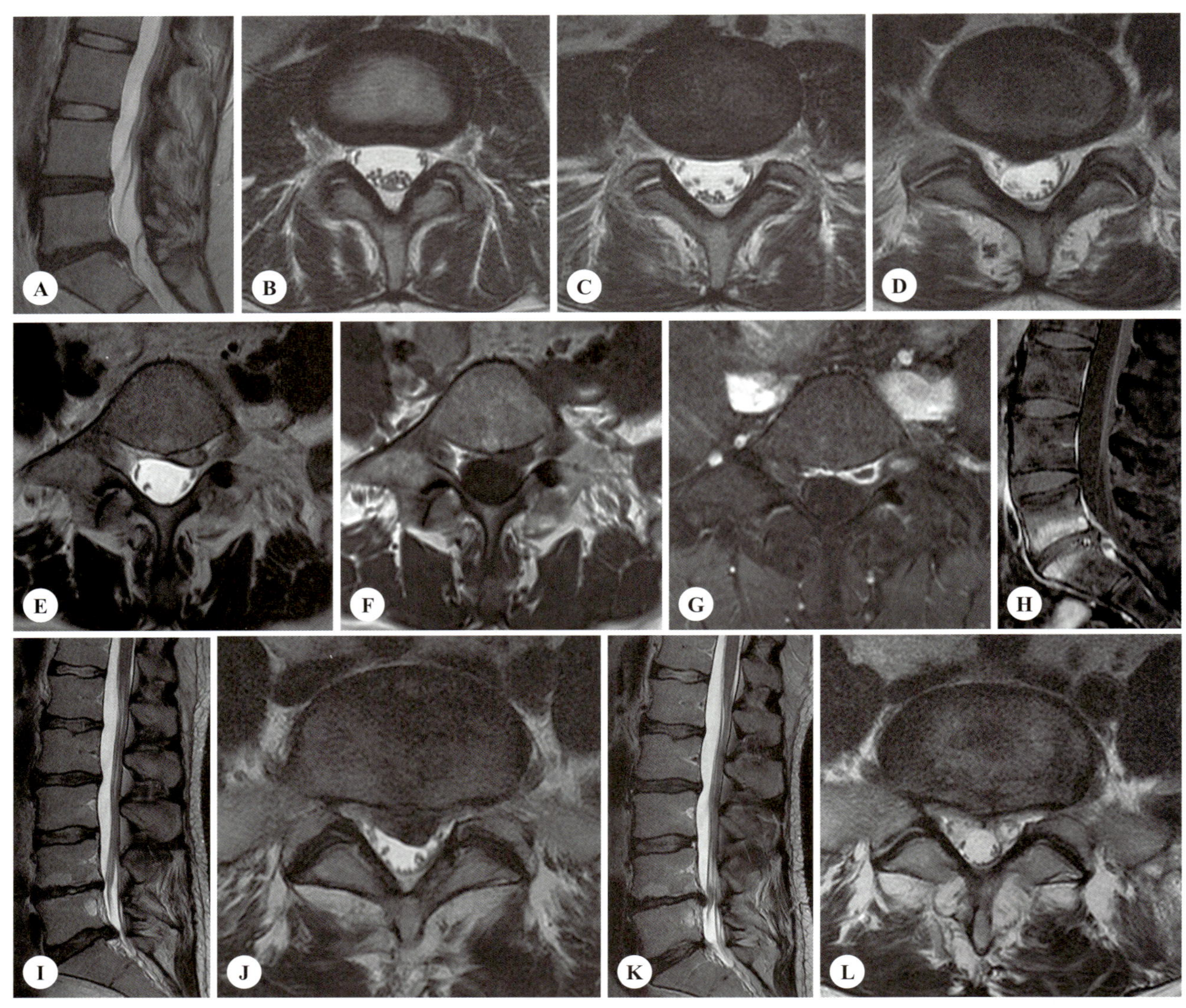

▲ 图 20-16 腰椎间盘突出症

$L_{3\sim4}$（B）、$L_{4\sim5}$（C）和 L_5～S_1（D）矢状位 T_2 MRI（A）和轴位 T_2 成像显示正常 $L_{3\sim4}$ 椎间盘，$L_{4\sim5}$ 中央突出，L_5～S_1 右侧中央突出伴尾部移位。S_1 终板水平的轴位 T_2（E）和 T_1（F）MRI 显示左侧游离椎间盘碎片与硬膜囊接触。脂肪饱和的 T_1 轴位成像（G）和矢状位成像（H）显示，大部分明显的椎间盘突出强化，显示出围绕小的椎间盘碎片的炎症反应，增强了 Modic Ⅰ 的变化。另一例左侧 S_1 根性疼痛，L_5～S_1 椎间盘突出（I 和 J）的患者经孔硬膜外类固醇注射以缓解疼痛。4 年后，他因 L_5 分布区域疼痛再次入院，并再次进行成像（K 和 L）。请注意，此时 L_5～S_1 突出已完全解决；L 与 J 处于相同级别，发生了新的 $L_{4\sim5}$ 节段突出。椎间盘突出的自然病史是逐渐消失

内，椎间盘不会增强。术后患者早期的钆增强 MRI 显示，复发的椎间盘突出呈现出一个非强化的区域；强化的硬膜外纤维化可能围绕在这一区域。广泛的瘢痕或硬膜外纤维化本身就是一种与术后神经根病发生率增加相关的不良预后迹象[231]。术后检查时，应检查硬膜囊是否有蛛网膜炎的证据。这种情况下，马尾神经根要么聚集在一起，要么附着在硬脑膜上。硬脑膜腔内甚至看起来没有神经根，其壁上可能留下瘢痕，在这种情况下，神经根可能表现出增强信号。

4. 影像学自然病史

椎间盘突出症的影像自然病史通常是明确的[232]。巨大椎间盘突出、脱出和游离物进入富含血管的硬膜外间隙，最有可能引发由巨噬细胞产生的金属蛋白酶介导的吸收。这种炎症反应是这些患者感受到深部疼痛的原因之一，椎间盘内容物终将被吸收[233-235]。如果有针对性地给予皮质类固醇以减轻炎症反应，保持患者功能，随着时间的推移，自然病史将证实椎间盘突出和神经根性疼痛综合征的解决。

完整的外环可以保护突出物免受免疫系统的全面攻击。

5. 椎间盘突出症影像的有效性：与症状 / 体征的相关性

脊柱成像的基本特异性缺陷在椎间盘突出症的成像中非常明显。Modic[61] 证明了突出的类型、大小或随时间的变化与患者预后之间没有关系。表现为神经根性疼痛的大多数影像表现，在患者无症状时就可能存在[60]。在 Masui 的另一项研究中，对椎间盘突出症进行了 7 年以上的保守治疗[236]，临床结果与椎间盘突出的大小或年龄变化无关。要确定椎间盘突出症的因果关系，两者必须有一致性，即患者的疼痛或功能障碍综合征与观察到的突出物所造成的预期损害之间的完美匹配。成像者必须知道疼痛综合征的性质，以便在无症状发现干扰因素时确定其可能的原因。敏感性缺陷也很明显；在轴向负荷和生理姿势下，卧位成像不接触神经组织的椎间盘突出物可能是压迫性的。Willén 和 Danielson 显示，14% 的坐骨神经痛患者在伸展和轴向负荷下获得的图像上显示了显著的附加信息，包括椎间盘突出、侧隐窝或椎间孔狭窄增加，以及滑膜囊扩张，这些都可能加重神经根压迫（框 20–4）[237]。

十四、椎间盘疾病的异常表现

除了常见的外观、位置和临床特征外，椎间盘病变还可以呈现广泛的表现形式。在放射学期刊文献发表的一篇综述深入地讨论了许多实例[238]。其中即包括相对位置不常见的椎间盘突出，包括硬膜外背侧间隙、硬膜内间隙和极外侧或腹膜后区域。椎间盘突出症可能发展为囊性变（椎间盘囊肿），囊性变可能包含血性平面，甚至导致邻近椎体的良性骨质侵蚀。PET/CT 上表现为任何与炎症反应相关的椎间盘突出都可能出现类似于肿瘤的摄取增加。临床上椎间盘的病理改变大小各异，可以体积巨大，如占据中央椎管 50% 以上的巨大的椎间盘突出；也可以非常微小，如可能导致脊髓脑脊液渗漏和自发性低颅压的微小的毛刺 / 钙化的椎间盘。椎间盘病变的临床表现范围广泛，从自发缓解的短暂症状，如最常见于儿童的急性钙化性椎间盘炎，到永久性残疾，如椎间盘内容物对脊髓的纤维软骨的栓塞，导致脊髓梗死。

框 20–4 椎间盘突出和放射痛

- 神经根性疼痛既需要有神经组织受压，也需要可能由 TNF-α 介导的炎症反应
- 标准成像只能检测到神经根移位或压迫，这是必要的，但不足以引起症状
- 这在一定程度上是特异性错误的基础：许多椎间盘突出症都是无症状的
- 症状与椎间盘突出症的因果关系需要一致性：病变与疼痛和神经功能障碍综合征之间必须有一个关键的固定匹配
- 成像人员必须了解神经根性疼痛 / 神经根病综合征的性质，才能考虑将症状归因于椎间盘突出
- 椎间盘突出的自然病史是逐渐消退，较大的突出、脱出和游离更可能得以解决
- 椎间盘突出的大小、类型或随时间的变化与患者预后之间没有关系
- 是否手术干预必须基于临床依据，而不是影像学表现

十五、脊神经根性疼痛

（一）侧隐窝、椎间孔狭窄

当神经根离开硬膜囊进入根袖时，离开椎管，从尾部和侧面进入侧隐窝或关节下区域。侧隐窝受损可能是神经根性疼痛或神经根病变的原因。侧隐窝狭窄主要是关节突关节肥大的产物，侵犯了侧隐窝的后侧，影响了神经根。轴位 MRI 或 CT 脊髓造影的图像上能够得到最佳显现（图 20–17）。医生应该仔细检查这些图像，以确保有问题的神经根确实被困在侧隐窝内，而不是简单地关注椎管有无受压。侧隐窝的最小正常前后径有 3～4mm 的不同报道[239]。$L_{4\sim5}$ 间隙是最常发生侧隐窝狭窄的腰椎间隙。

随着离开的神经根在其相同编号的腰椎椎弓根下继续向尾部和侧面走行，它将进入椎间孔区。椎间孔是一个倒置泪滴状开口，发出的神经根走行于椎间孔上方较大的间隙内。环状突起或侧方突起可能会侵入椎间孔的下部，而不会造成神经压迫。随着椎间盘内容物向孔内的颅侧移位，可能会接触、移位或压迫神经根。其他导致椎孔狭窄的脊椎病类型包括椎体后缘或上关节突骨赘、滑膜囊肿或椎体排列异常，包括脊柱侧弯曲线凹陷或由脊柱峡部裂或小关节病引起的脊椎滑脱。矢状位 MRI 最能显示椎间孔狭窄（图 20–17）。在 T_1 或 T_2 加权矢状位

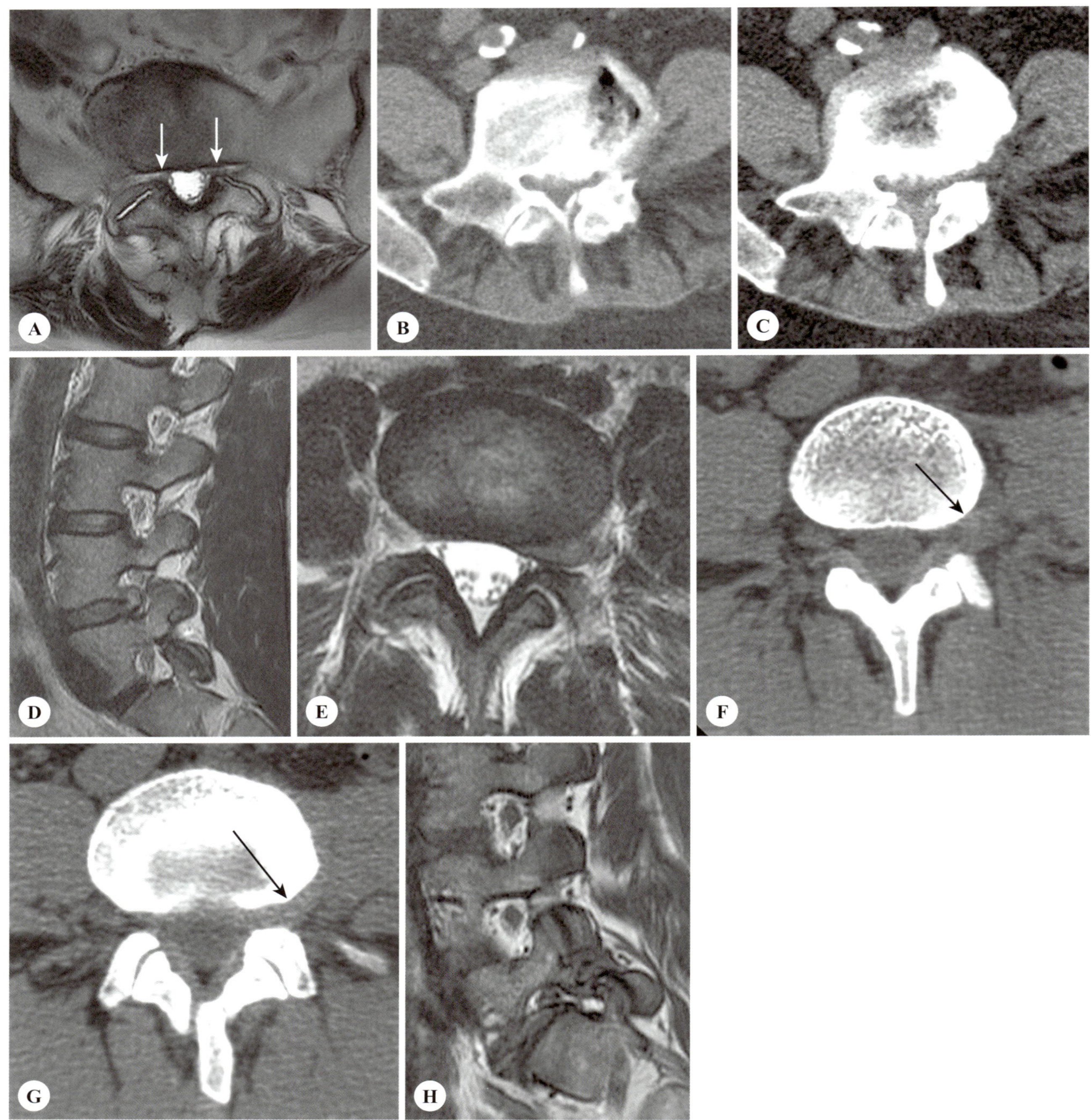

▲ **图 20-17　关节下区（外侧隐窝）和椎间孔损害**

S_1 上终板的轴位 T_2 MRI（A）显示通畅的椎管，但由于小关节肥大导致严重的双侧关节下区狭窄（箭）。另一例患者 L_5 椎弓根水平的连续 CT 图像（B 和 C）显示严重的椎管狭窄和严重的关节下区狭窄，主要由终板骨赘引起。1 例左大腿前部疼痛患者的矢状位 T_2 成像和 $L_{4\sim5}$ 腰椎轴位图像（D 和 E）显示左侧椎间盘突出，背根神经节上移和外侧移位。另一例左侧 L_4 神经根痛患者的轴位 CT 图像（F 和 G）也显示左侧 L_4 椎孔和椎孔外的突出物（箭），使 L_4 背根神经节和腹侧支周围脂肪消失。最后一例 L_5 椎弓峡部裂（H）患者，在 L_5～S_1 显示典型的 S 型椎间孔狭窄。注意 $L_{3\sim4}$ 和 $L_{4\sim5}$ 的正常孔，背根神经节和小静脉周围有大量脂肪

MRI 上，低信号神经根和伴行小静脉始终被高信号脂肪包围。轴位 MRI 也可显示椎间孔狭窄，但相较而言优势较小。

（二）滑膜囊肿

滑膜囊肿伴小关节骨关节病，可能是神经根性疼痛或神经源性跛行的原因，也可能与轴性腰背痛有关。滑膜囊肿起源于纤维性关节突关节囊内的退行性或创伤性缺陷，随后滑膜通过该缺陷突出。滑膜突起的扩张不再受关节囊的限制，导致囊性病变，可能会影响邻近的神经结构，或者只是作为囊性病理的影像标志。滑膜囊肿可能保留或可能失去与关节突关节的联系。神经节囊肿与其看似相似，但组织学上缺乏滑膜衬里，影像检查可能难以区分两者。

滑膜囊肿虽然相对少见，但并非罕见。Doyle 和 Associates 的系列研究表明[240]，在因背部或腿部疼痛而接受 MRI 检查的患者中，滑膜囊肿患病率接近 10%。其中，椎管前囊肿或椎管内囊肿通常发生在上隐窝，患病率为 2.3%；椎管后囊肿或椎管外囊肿更常见，患病率为 7.3%。滑膜囊肿在老年人群中很常见，在 Métalus 的研究中，平均患病年龄为 63 岁[241]，在 Apostolaki 的研究中，平均患病年龄为 61 岁[242]，在 Lyons 的大规模手术人群中，平均患病年龄为 66 岁[243]。男女发病率不一致，从 Lyons 系列的 1∶1 到 Méteus 系列的 1.2∶1 和 Apostolaki 研究的 1∶2 不等；Doyle 注意到女性患者存在后部囊肿的概率更高。滑膜囊肿常见于腰椎，远多于胸椎或颈椎。既往文献一直表明，60%～70% 的腰椎滑膜囊肿位于 $L_{4/5}$ 节段，其次是 L_5/S_1、$L_{3/4}$ 和 $L_{2/3}$。椎管内或椎管前滑膜囊肿最常发生在硬膜囊后侧，与小关节密切相关。可能嵌入黄韧带。不同寻常的是，囊肿可能直接位于膜囊的背侧、神经孔内的外侧或远外侧、孔外部位。远外侧滑膜囊肿通常出现在关节上隐窝，它延伸到上关节突的上缘；与关节的交通在轴位图像上看不到，但在矢状位图像上可能很明显。

滑膜囊肿常发生于关节突关节，表现为明显的关节硬化、骨赘和关节液增多，但是大多数关节病变不会产生囊肿。节段性过度活动被认为是滑膜囊肿的潜在病因。其发病与移动性最强腰椎节段（$L_{4/5}$）和退行性腰椎滑脱的发生率高（42%～65%）高度相关的事实支持了这一推断[242]。腰椎间盘的年龄相关性改变通常出现在囊变节段。Metellus[241] 还指出，大多数囊肿起源于以矢状方向活动为主的关节，而这也与节段活动不稳定有关。

CT、CT 脊髓造影或 MRI 可检查是否存在滑膜囊肿，MRI 灵敏度最高（图 20-18）。X 线难以发现钙化的囊肿。滑膜囊肿在组织学上有很大的差异，影像学上也有相应的变化。滑膜囊肿可能是纯滑液的薄壁集合，也可能包含不同程度的慢性或急性出血和炎症。单纯囊肿有与脑脊液相近或较高的 T_2 信号，相应的低 T_1 信号和薄的低信号壁。慢性出血时，囊肿内容物可能出现高 T_1 信号（高铁血红蛋白）和可变的 T_2 信号；囊壁通常因钆而增强。慢性炎症和钙化的影响下，壁可能变得相当厚，T_1 和 T_2 信号很低。CT 上钙化观察变异，囊内容物可以表现出与肌肉相比偏低或略高得密度。邻近小关节的改变很典型，包括关节突和椎弓根的骨髓信号异常（T_2 高信号，T_1 低信号）。CT 与 MRI 并不一定完全显示小关节的直接连通。滑膜囊肿在卧位 CT 或 MRI 上可能不明显，因为滑液退入关节间隙后囊肿塌陷；患者承受轴向负荷时，关节面相对，关节液挤入囊肿，使神经产生肿块效应。即使卧位成像时未发现滑膜囊肿，关节腔内注射增加关节内压后，也可以见到充盈的滑膜囊肿。滑膜囊肿的影像鉴别诊断包括神经根袖、游离的椎间盘组织、囊性神经鞘瘤和其他来源的退行性囊肿，如 Baastrup 病的假性囊肿。

椎管前或椎管内滑膜囊肿通常引起单侧神经根性疼痛或神经源性跛行。椎管前滑膜囊肿可引起侧隐窝、椎间孔或孔外间隙的局灶性神经压迫，也可能导致中央性椎管狭窄。椎管后囊肿不会造成神经压迫，但可能与轴性疼痛有关，是小关节囊病变的影像征象。滑膜囊肿可自发性消退。由滑膜囊肿引起的根性疼痛，可以通过手术，经椎间孔硬膜外路径，在囊肿的小关节内注射皮质类固醇。Sabers 等进行的一系列研究中，这一治疗方案成功地使 50% 的患者避免了手术[244]。其他非手术治疗包括 CT 或透视引导下对囊肿进行抽吸、开窗或破裂。经皮囊肿破裂的病例系列报道（n=101）显示约 50% 的病例避免了手术治疗[245]。Shah 等纳入 85 例患者，在 CT 引导下进行滑膜囊肿抽吸和开窗手术，结果显示 56% 的患者在不需要后续手术的情况下部分或完全长期缓解[246]。一项同样规模的研究（n=110），CT 引导下行囊肿破裂的病例回顾显示，高或中等 T_2 信号的囊肿比 T_2 低信号的囊肿更有可能成功破裂；高信号的囊肿再次手术的比率也较低[247]。滑膜囊肿行手

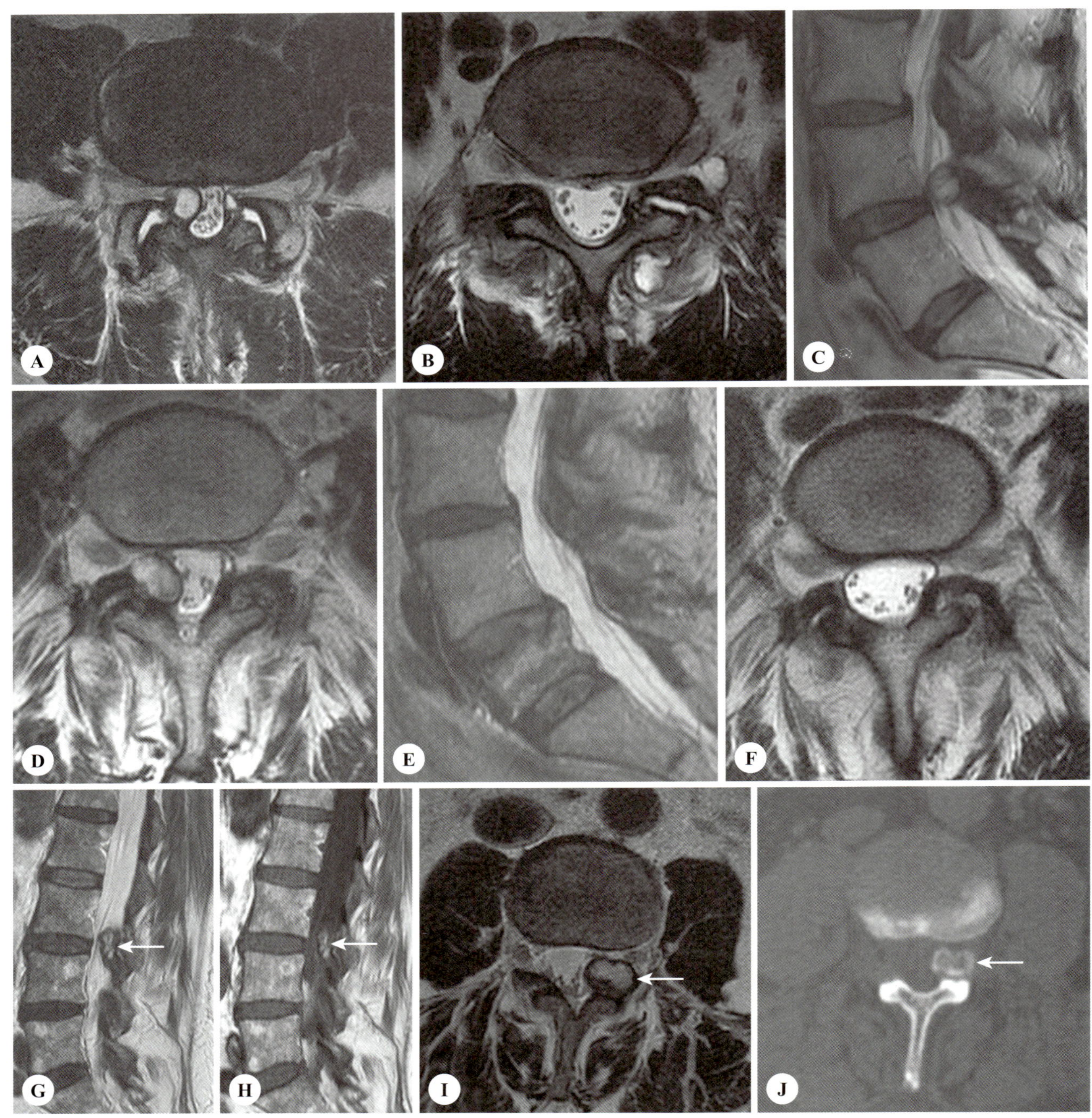

▲ **图 20-18　滑膜囊肿**

典型的双侧 L_4 椎管内滑膜囊肿（A）在 T_2 轴位图像上压迫鞘膜囊。一例患者（B）表现为左侧 L_5～S_1 神经孔滑膜囊肿及后方椎管外囊肿。另一例右侧 L_5 神经根性疼痛患者在矢状位（C）和轴位（D）T_2 成像上表现为 $L_{4\sim5}$ 滑膜囊肿。患者行右侧 L_5 经椎间孔硬膜外类固醇注射及小关节 / 囊肿关节腔内注射。她的疼痛得到解决。4 年后因轴性疼痛就诊。MRI T_2 矢状位（E）、轴位（F）图像显示 L_5 新发压缩性骨折，滑膜囊肿已解决。最后 1 例患者表现为左侧 3～4 个关节突（G 至 I），出现不规则厚壁囊（箭）。注意 T_1 高信号（H）。计算机断层扫描（J）显示囊肿钙化（箭）

术切除通常效果良好，但可能需要进行小关节突切除、椎板切除和融合术。滑膜囊肿即使经过手术治疗，也有复发的可能。

十六、颈椎间盘突出

颈椎间盘在结构上与腰椎间盘不同。颈椎间盘前部比后部厚，椎间盘结构不太清晰。椎间盘后缘没有离散的环状结构。颈椎间盘对轴向载荷的承受力较低，会随着年龄的增长而成熟；椎间盘内 T_2 信号降低不能很好地预测轴性疼痛。颈椎神经根性疼痛或神经根病比腰椎症状更少见。颈椎神经根性疼痛最常见的原因是由多因素引起的椎间关节突关节和小关节肥大，椎间隙高度的丧失，以及较少发生的椎间盘突出。在明尼苏达州罗切斯特市的一项基于人群的研究中，只有 22% 的神经根型颈椎病是由椎间盘突出引起的[248]。C_6 和 C_7 神经受到的影响最大。与腰椎一样，突出的椎间盘通常是向后外侧的，但由于颈神经出孔处较低，突出很可能会影响发出的神经，而不是横行神经。例如，C_6 神经在 $C_{5\sim6}$ 神经孔中低位出口，这一段的突出预计会压迫 C_6 神经。

颈椎间盘突出症的自然病史与腰椎区域相似。颈椎间盘突出症可能会自然消退。与腰椎区一样，突出、移位和位于一侧的突出椎间盘更有可能发生自发消退。由于大多数引起颈椎根性疼痛的病变不是单纯的软性椎间盘，而是至少部分是骨性的，根性压迫病变的整体消退比腰椎区的可能性要小。MRI 仍然是主要的高级影像学手段，但 CT 脊髓造影可能发挥更大的作用，可以提供最佳的空间分辨率，在狭窄的颈部区域中至关重要，并能较好地区分骨和软椎间盘，可以为手术入路提供参考（图 20-19）。

十七、胸椎间盘突出

有症状的胸椎间盘突出症很少见，只有 1%～2% 的胸椎椎间盘需要手术。胸椎节段普遍存在与年龄相关的椎间盘改变，而胸椎间盘突出往往是无症状的。大多数腰椎间盘突出症发生在中、下胸段。在 Stillerman 的手术系列中[250]，$T_{8\sim11}$ 水平最常受到影响。在这个病例系列中，76% 的患者表现为疼痛，61% 的患者表现为运动或感觉障碍，24% 的患者表现为膀胱功能障碍。近 2/3 的胸椎间盘突出症在 CT 成像上显示有钙化的迹象。手术中，有 7% 表现为硬膜囊扩张。累及圆锥的胸椎间盘突出可模拟腰椎神经根性疼痛，腰椎的 MRI 检查在矢状序列上应始终延伸至圆锥水平。

胸椎节段根性疼痛时的影像检查应包括 MRI 或 CT 脊髓造影。CT 脊髓造影具有最高的空间分辨率，可以更好地显示胸椎间盘内钙化的存在。MRI 可以检测到脊髓内的信号异常，这有助于鉴别脊髓水肿或静脉高压，发现椎间盘突出的征象。所有胸椎间盘疾病的影像评估必须包括对所涉及的节段的仔细计数。如果检测到可能需要通过手术或经皮介入的病变，影像学检查范围应扩大到从骶骨到颅底的矢状位图像。放射科医生、外科医生和（或）脊柱医生之间的沟通对于避免发生节段错误至关重要。一些医学中心使用图像引导标记（放射性金粒）病变放置，以确保正确的手术节段。

十八、退行性腰椎滑脱

脊柱滑脱是指一个椎体相对于另一个椎体的异常前移或后移。关节间缺陷引起的移位（脊椎峡部裂性滑脱）将在后面讨论。退行性前滑脱是椎体相对于紧邻其尾部椎体的前移。退行性前滑脱的病因主要是小关节滑脱，通常发生在小关节的相对矢状面。椎间盘结构障碍也是病因之一。4%～14% 的老年患者可能存在退行性前滑脱[251]。前滑脱在 L_4 节段最常见，L_5 少见，其次是 L_3，女性较男性更为常见。退行性前滑脱的 X 线表现包括明显的移位、关节间隙变窄和相关关节面硬化，以及椎间骨软骨症的表现，包括椎间盘间隙高度丢失、椎间盘内气化和软骨下硬化。

退行性后滑脱是指椎体相对于其下方椎体的后移，主要原因是椎间骨软骨病。由于椎间隙高度的损失，小关节的倾斜方向导致较上方的椎体相对于其下的椎体向后滑动。退行性后滑脱在 L_2 间隙最常见，L_1 较少见，L_3 次之。退行性后滑脱不存在显著的性别差异。

退行性腰椎滑脱可能与轴性腰背痛有关。Kauppila 的研究表明，退行性腰椎滑脱的患者日常腰背症状的患病率更高[251]。然而，与对照组相比，腰椎滑脱症患者的残疾发生率没有增加。在这项研究中，退行性腰椎滑脱的总发生率接近 20%。退行性腰椎滑脱伴随着神经元受损继发性椎管狭窄、侧隐窝狭窄或椎间孔损害的风险。

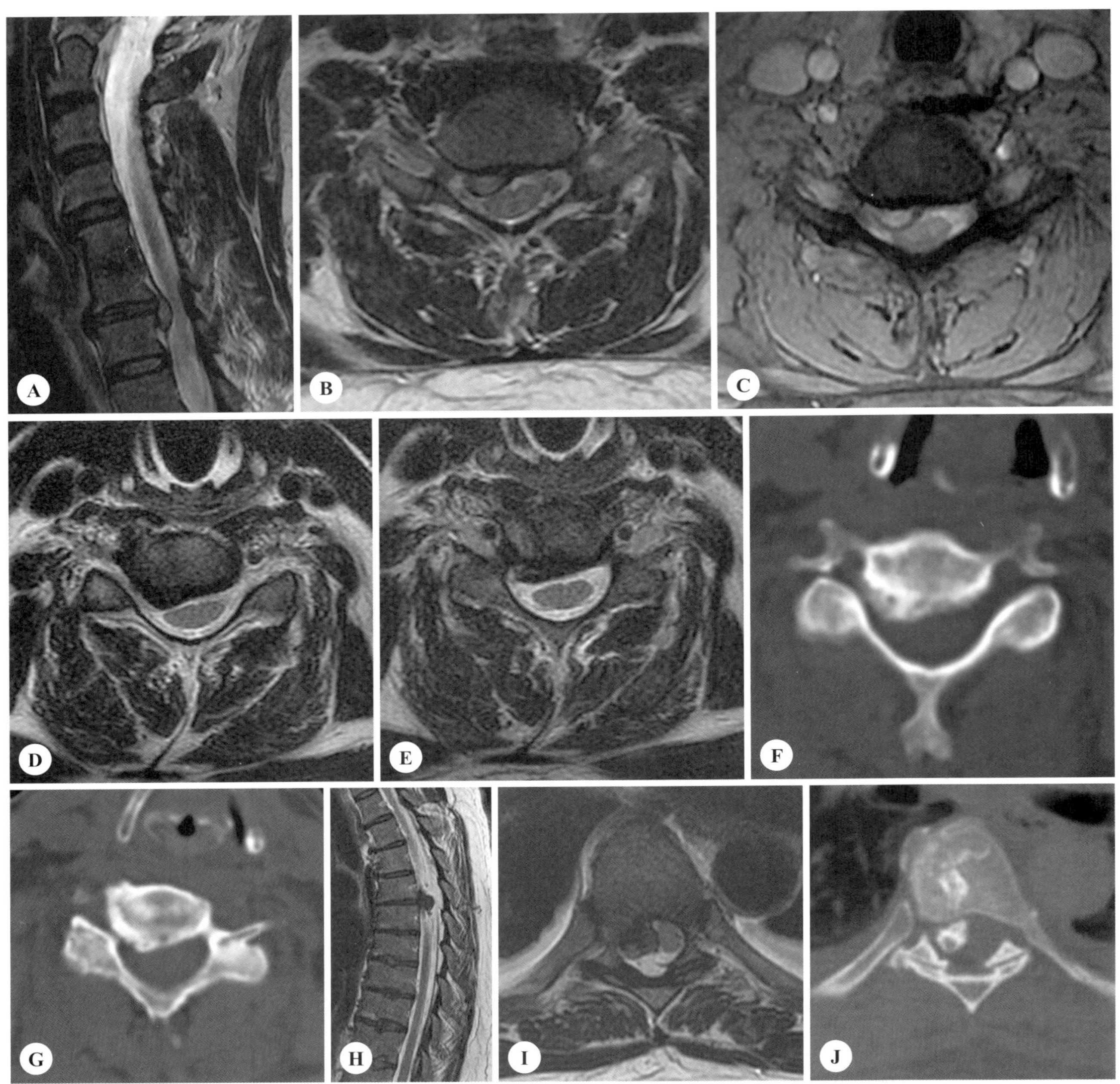

▲ 图 20-19　颈椎和胸椎间盘突出症

一例既往行 $C_{5\sim6}$ 颈椎前路髓核摘除融合术的患者出现新的右侧 C_7 分布的神经根性疼痛。矢状位 T_2 成像（A）显示邻近的 $C_{6\sim7}$ 节段的椎间盘突出并向尾部移位。请注意，突出物 T_2 信号高于母盘，提示可能有炎症反应。$C_{6\sim7}$ 椎间隙的轴位 FSE T_2（B）和梯度回波成像（C）轴位图像很好地显示了神经根挤压。另一例右侧 C_6 神经根病变的患者中，$C_{5\sim6}$ 间隙的轴位 FSE T_2 成像（D 和 E）显示椎间盘 - 骨赘复合体和钩椎关节骨赘损害右侧 $C_{5\sim6}$ 孔。CT 图像（F 和 G）上证实了该过程的主要骨质性质。颈椎的压缩性病变比单独的软盘更可能是骨性的。影像 H、I 和 J 显示一位 51 岁女性进行性胸椎脊髓病患者的胸椎间盘突出症。矢状位 T_2 MRI（H）显示较大的 $T_{5\sim6}$ 椎间盘突出。低 T_2 信号提示钙化。T_2 加权轴位 MR 图像上的右侧挤压使脊髓移位和受压（I）。轴位 CT 图像（J）显示椎间盘突出处有粗大的钙化。注意终板边缘硬化的线状缺陷，通常伴随椎间盘突出

十九、腰椎管狭窄症：神经源性间歇性跛行

腰椎管狭窄症是一种影像表现，可引起神经源性间歇性跛行（neurogenic intermittent claudication，NIC）临床综合征。NIC 是 65 岁以上患者进行脊柱手术最常见的原因[252]，其特点是直立运动或特定姿势引起臀部和下肢疼痛，通过前屈、坐或卧位可缓解疼痛。腰椎管狭窄症患者最常见的症状是背痛（95%）、跛行（91%）、腿痛（71%）、虚弱（33%）和排尿障碍（12%）[253]。即使有症状，也可能缺乏阳性查体表现。

尽管 NIC 意义重大，但关于 NIC 的疾病自然病史或流行病学的数据很少。Kalichman 等利用 Framingham 研究的数据来确定先天性和获得性腰椎管狭窄在社区人群中的患病率[254]。使用 CT 研究得出的中央椎管 AP 维度（12mm= 相对狭窄，10mm= 绝对狭窄），他们发现 4.7% 的人群先天性椎管相对狭窄，2.6% 的人绝对狭窄。获得性狭窄发生率为 22.5%（相对）和 7.3%（绝对）。他们还在文献综述中指出，获得性腰椎管狭窄的患病率为 1.7%～13.1%。获得性狭窄（绝对）的患病率从 40 岁以下患者的 4% 上升到 60 岁以上患者的 14.3%。北美脊柱学会（North American Spine Society，NASS）2011 年关于椎管狭窄诊断和治疗的循证指南建议，在缺乏可靠证据的情况下，临床轻至中度症状退行性狭窄患者的自然史在 1/3～1/2 的患者中是有利的[53]，他们较少发生快速或灾难性的神经功能衰退。

（一）病理生理学

腰椎管狭窄症的 NIC 的发病机制是半个世纪以来不变的研究主题。Verbiest 在 1954 年第 1 次将马尾神经根机械压迫描述为 NIC 的原因[255]，随后的研究人员推测，可能因限制脑脊液流动（参与神经根营养）而加剧的动脉和静脉缺血，是导致这一临床综合征的原因。目前的大多数证据支持静脉充血继发于机械压迫。这个假说强调了多级压缩的重要性和腰椎伸展的生理效应。这两个观察都与成像有显著的相关性。

Takahashi 和 Olmark 的动物研究表明，由于静脉充血，马尾神经的两个轻度受压区会显著减少流向中间神经节段的血流量；这种静脉充血可能导致神经功能障碍[256, 257]。Kobayashi 在对硬脑膜管施加适度狭窄（横截面积的 30%）后检查了马尾神经的组织学变化。马尾神经表现为叶内静脉充血和扩张，并有炎性细胞浸润。无论是在压迫部位还是在更远的沃勒变性部位，血神经屏障都被破坏了[258]。沃勒变性产生的坏死碎片刺激巨噬细胞活动，产生炎症分子，如 IL-1 和 TNF-α。巨噬细胞通过释放 NO 和蛋白酶来刺激细胞毒活性，可能是引起炎性神经炎的主要效应细胞。神经炎导致异常的异位神经放电和传导障碍，引起 NIC 的疼痛和神经功能障碍[258]。

多部位的静脉充血是 NIC 模型的关键，这也得到了临床研究的证实。Sato 证明，有两个节段椎管狭窄的患者比单节段椎管狭窄的患者更有可能出现 NIC[259]。在双节段狭窄中，症状表现最接近于两个狭窄节段中较尾侧的神经根分布；在 L_3 和 L_4 节段受损的患者中，疼痛模式与横穿 L_5 椎管的疼痛模式相匹配[259]。Porter 和 Ward 指出，椎管狭窄时压迫部位可能在椎管或神经孔[260]，这个 49 例 NIC 患者队列中，94% 的患者有多节段椎管狭窄，或椎管及神经孔均狭窄。Morishita 的工作强调了椎间孔作为潜在受压区域的重要性，特别在姿势动态变化的情况下[261]。即使中立位成像没有显示椎间孔损害，腰椎伸展时孔内的压力超过静脉压，神经功能障碍也可以通过 EMG 记录下来。所有节段的神经受压（中央、侧隐窝和椎间孔）都可能具有重要意义，必须通过影像学来证实。

（二）先天性椎管狭窄症

先天性腰椎管狭窄是一小部分临床 NIC 患者的疾病诱因，只需轻微的脊柱病变就能产生临床症状。Singh 等研究了一组经手术治疗的临床诊断为先天性腰椎管狭窄症患者的形态特征[262]。他们注意到，与年龄和性别匹配的对照组相比，这些患者的椎弓根长度明显缩短，椎管横截面积较小。先天性腰椎椎管狭窄的患者通常在几个椎体节段表现出这些形态特征，最明显的是 L_3 节段。这与单纯获得性狭窄形成对比，后者通常更局限，尤以 L_4 节段为甚。先天性椎管狭窄症患者的发病年龄较小（40—50 岁），椎弓峡部病变较少。

（三）获得性椎管狭窄

大多数 NIC 患者的主要病因是获得性椎弓根改变导致的中央椎管、侧隐窝或椎间孔受损。椎管受损源于脊柱运动节段的三关节结构：椎间盘和成对

的小关节。脊柱的前柱，椎间盘核基质的降解给后环带来过大的负荷，环状破坏导致后终板骨赘和椎间盘突出。这些改变侵犯了椎管或侧隐窝的腹侧。椎间隙高度的丧失导致神经孔变窄，关节突关节负荷增加，最终导致关节突关节炎、关节囊肥大和上关节突骨赘和侧隐窝损害。滑膜囊肿，尤其是 L_4 节段的滑膜囊肿，可能导致中央椎管、侧隐窝或椎间孔受损。病变节段高度的降低和黄韧带弹性的丧失导致其中央屈曲，这是造成中央椎管横截面积缩小的主要原因。黄韧带也可能增厚，尽管尚不清楚这是否代表真正的肥厚。这几种前柱和后柱现象共同导致椎管狭窄，最常见的是 $L_{4\sim5}$ 椎板水平，其次是 $L_{3\sim4}$、$L_5 \sim S_1$ 和 $L_{1\sim2}$[263]。

一些可测量的参数可以量化 X 线、脊髓造影术、CT 或 MRI 所描绘的狭窄程度。Verbiest 早期对椎管狭窄实体的描述中提出，常规脊髓造影术中，硬脊膜囊直径 10～12mm 构成相对狭窄，测量＜10mm 表示绝对狭窄[255]。2011 年，Steurer 通过 25 项独特的研究和 4 项系统评价，调查了不同作者在几十年期间应用的大量测量方法[239]。最常见的椎管狭窄的描述包括骨管或硬膜囊的近端大小及硬膜囊的横截面积。硬膜囊 AP 直径＜10mm 或硬膜囊横截面积＜$100mm^2$ 构成狭窄。LR 或关节下狭窄的描述包括高度和侧隐窝角度。高度定义为 SAP 最前点与后椎体之间的最短距离，LR 角为后椎体与关节间部形成的角度。LR 狭窄的典型定义是高度＜3mm 或角度＜30°。最常用的描述椎间孔狭窄的指标是直径≤2～3mm 表示狭窄。与先前关于影像表现特异性局限性的讨论一致，最近的一项调查表明，高级影像（CT 或 MRI）所描绘的腰椎椎管狭窄的严重程度与硬膜外类固醇注射后的差异反应无关[264]。

定量参数的多样性证明，没有一种测量方法是令人满意的。容易量化的狭窄程度的概念本身可能是有缺陷的。椎管和硬脑膜管直径存在很大范围的正常变异；狭窄的评估不能简单地考虑直径或横截面积，而要考虑神经组织的拥挤或压迫程度。Fardon 和 Milette[224] 在 2001 年提出的半定量标准简单地将预期面积减少不到 1/3 定义为轻度，1/3～2/3 定义为中度，超过 2/3 定义为重度。这允许以可靠性为潜在的代价对神经压迫进行主观判断。Lurie 等研究了椎管、侧隐窝和神经孔狭窄的主观分级，以及中央椎管和硬膜囊区域测量的可靠性，并辅以具体的定义和标准的成像例子[265]。根据 Fardon 和 Milette 的定义，狭窄分为无狭窄、轻度狭窄、中度狭窄和重度狭窄；孔内神经根损害分为无狭窄、接触狭窄、移位狭窄或压迫狭窄。评估椎管方面，读片者之间的可靠性很高，$\kappa=0.73$。对于椎间孔狭窄和神经根压迫有中等到相当的可靠性（κ 分别为 0.58% 和 0.51%）。关节下狭窄的可靠性仅为中等，$\kappa=0.49$。这些结果强调了明确定义后，主观评分对狭窄进行可靠分级标准的重要性。

其他的影像学检查也可用于识别明显的狭窄。神经根冗余作为椎管损害的定性标志，可以追溯到 Verbiest 对椎管狭窄实体的最初描述[255]。据推测，这是生理屈曲和伸展运动的拉应力作用下，受压部位的神经根机械性卡压，随后在该部位上方的神经牵拉。在这些突出的结构中有些也可能是扩张的静脉。虽然经常观察这一现象，但很少有人研究。预计进行手术治疗的临床 NIC 患者中有 34%～42% 存在神经根冗余[266]。Min 等 2007 年的一项研究中发现老年患者中更常见神经根冗余，但与症状持续时间、椎管直径、术前症状强度或手术结果没有显著相关性[266]。神经根冗余的患者没有明显较差的手术预后。研究证明，腰椎椎管狭窄症患者中冗余神经根的患病率与体位有关；一项直立 MRI 扫描仪的研究表明，其患病率从屈曲坐姿的 17% 上升到站立时的 80%[267]。

2010 年，Barz 首次将“神经根沉降征”（nerve root sedimentation sign，NRSS）描述为症状性 NIC 的标志[268]。无椎管损害的患者仰卧位 MRI 时，马尾神经根位于硬膜囊的背侧。NRSS 阳性定义为：至少一个轴位 MRI 上，在受压区上方或下方，无神经根沉积到背侧硬膜囊；在下一个尾段离开硬膜囊的两个神经根是例外。这项回顾性研究包括 200 例患者：无临床 NIC［硬脑膜横截面积（dural cross-sectional area，DCSA）＞$120mm^2$ 存在腰背痛］患者及临床 NIC（最大步行距离＜200m，至少一个节段 DCSA＜$80mm^2$）患者各 100 例。最小的 DCSA 与 ODI 测量的患者残疾之间没有相关性。然而，NIC 队列中的 94 例患者中发现了 NRSS，而腰背痛组中没有发现。

自此之后，多项其他研究评估了 NRSS 作为 NIC 患者影像标志物的作用[269]。虽然这些研究的结果有异质性，但 2 项 Meta 分析表明 NRSS 是椎管狭窄准确的影像标志[270, 271]。后者和更全面的 Meta 分析主要基于 NIC，评估了 NRSS 在诊断椎管狭窄中的诊断能力。根据 14 项研究的结果，作者发现，NRSS 对诊断椎管狭窄症的临床后遗症具有很高的灵敏度（84%）和特异度（95%）。Piecota 等发现，89% 的 NRSS 患者表现为 NIC[272]。此外，NRSS 患者术中硬膜外压力较高，进一步证明该征象与狭窄节段的神经根紧张有关[273]。然而，NRSS 在预测手术结果方面的预后作用仍不确定。Barz 等研究发现，接受手术减压的患者中，NRSS 存在与否并不影响结果（基于 ODI）；而 NRSS 的非手术患者比无该征象的非手术患者症状改善更有限[274]。

考虑到纯解剖成像特异性的挑战，更多生理参数的 Gd 增强成像可能对诊断有一定帮助。早在 1993 年，Jinkins 就在增强 MRI 上观察到 NIC 患者狭窄部位鞘内神经根异常强化[275]。他推测这代表了神经根损伤部位血 – 神经屏障的破坏和随后的沃勒变性。Kobayashi 在犬类模型中的研究也证实这一观点[258]。组织学检查显示神经根内静脉充血和扩张，Gd 强化部位有炎性细胞浸润。Gd 增强在 NIC 的影像学和临床症状的相关性方面可提供额外的特异性，这还有待临床研究的证实（图 20–20）。

（四）影像学发现的诊断特异性

NIC 诊断的最终挑战是缺乏衡量成像参数的金标准。术中所见可能是主观的。临床结果很大程度上取决于已实施的外科治疗的技术成功，以及任何此类测量中使用的仪器。

无症状志愿者可以看到中央椎管狭窄影像学检查的缺陷。Boden 等指出，在 60 岁以上的无症状受试者中，有 21% 的人在 MRI 上显示出明显的腰椎中央椎管狭窄[18]。Jarvik 等证明，MRI 上无症状椎管狭窄的发生率随着年龄增加而增加：<45 岁的受试者中，7% 的人观察到中至重度的椎管狭窄；6% 的 45—55 岁的受试者、11% 的 55—65 岁受试者、21% 的>65 岁的受试者中观察到中至重度的椎管狭窄[19]。

许多相互矛盾的研究试图建立无症状椎管狭窄的椎管或硬脑膜大小的影像定量与 NIC 临床表现之间的关系。例如，Hamanishi 等发现，3 个腰椎节段（$L_{2\sim3}$、$L_{3\sim4}$、$L_{4\sim5}$）中 2 个以上的 DCSA 小于 100mm^2 与临床 NIC 高度相关[276]。而其他几项研究则均不认可这一研究结果。Sirvanci 检查了接受 NIC 减压手术的患者[277]。根据 DCSA（>100mm^2：正常；76～100mm^2：中度狭窄；<76mm^2：重度狭窄）、关节下和椎间孔狭窄的四点分级来评估形态狭窄。根据 ODI 的测量，任何脊柱间室测量的参数与患者的残疾之间没有相关性。这既适用于多节段中央性狭窄的患者，也适用于退行性腰椎滑脱症的患者。NASS 指南[53] 认为，没有足够的证据支持或反对临床症状或功能与横断面影像上椎管解剖狭窄之间的相关性。

（五）影像学检查的诊断灵敏度

高级成像技术也存在灵敏度缺陷。NIC 表现是间歇性的，大多数 NIC 患者的症状随着脊柱伸展和负重而加重。而椎管、关节下区、侧隐窝区和椎间孔的横截面积在屈曲位时最大，这些结构的大小随着脊柱伸展和轴向负荷的减小而减小。当一个人处于卧位时，椎间盘内的压力明显低于坐位或立位。2009 年，Hansson 等的研究发现，黄韧带是导致中央椎管轴向负荷和伸展受损的最大动力因素[42]。负重状态下的椎管在 L_3 水平和 L_4 水平的平均横截面积分别减少了 23mm^2 和 14mm^2，其中黄韧带病变分别占 50% 和 85%。Madsen 等试图区分轴向负荷和伸展对图像的影响。他们发现，腰椎伸展是立位患者 DCSA 减少的主要原因[43]。解决这一缺陷的方法包括直立轴向摄片装置、技术尚未成熟的直立式 MRI 和锥形束 CT 脊髓造影术（框 20–5）。

二十、胸椎管狭窄症

与颈椎和腰椎相比，或许由于肋骨增加了胸椎的机械稳定性，年龄相关性胸段脊柱病变较少见。系统性疾病所占比例则更大。胸椎椎管损害的全身疾病包括软骨发育不全、骨软骨营养不良、Scheuermann 病、弥漫性特发性骨质增生症（diffuse idiopathic skeletal hyperostosis，DISH）和 Paget 病等。

胸椎中央椎管受损在临床上可表现为脊髓病变、神经根病变或混合性表现。节段性椎管损伤最常见于下胸段。胸椎活动度，尤其屈伸运动在胸腰椎交界处附近最大，这可能是年龄相关病理分布的生物力学机制。胸椎椎管损伤中，与年龄相关的后路因素改变比脊柱活动度起着更大的作用，主要表现为单侧或双侧小关节肥大。胸椎间盘突出或椎间盘 – 骨质增生也可能起作用。CT、CT/ 脊髓造影和 MRI 可见腹侧和背侧病变对胸椎中央椎管损害的占比。

胸椎椎管狭窄的其他原因包括胸椎黄韧带骨化（ossification of the thoracic ligamentum flavum，OLF），

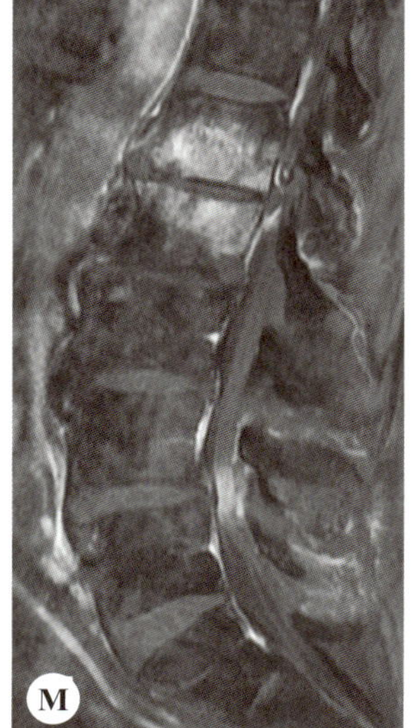

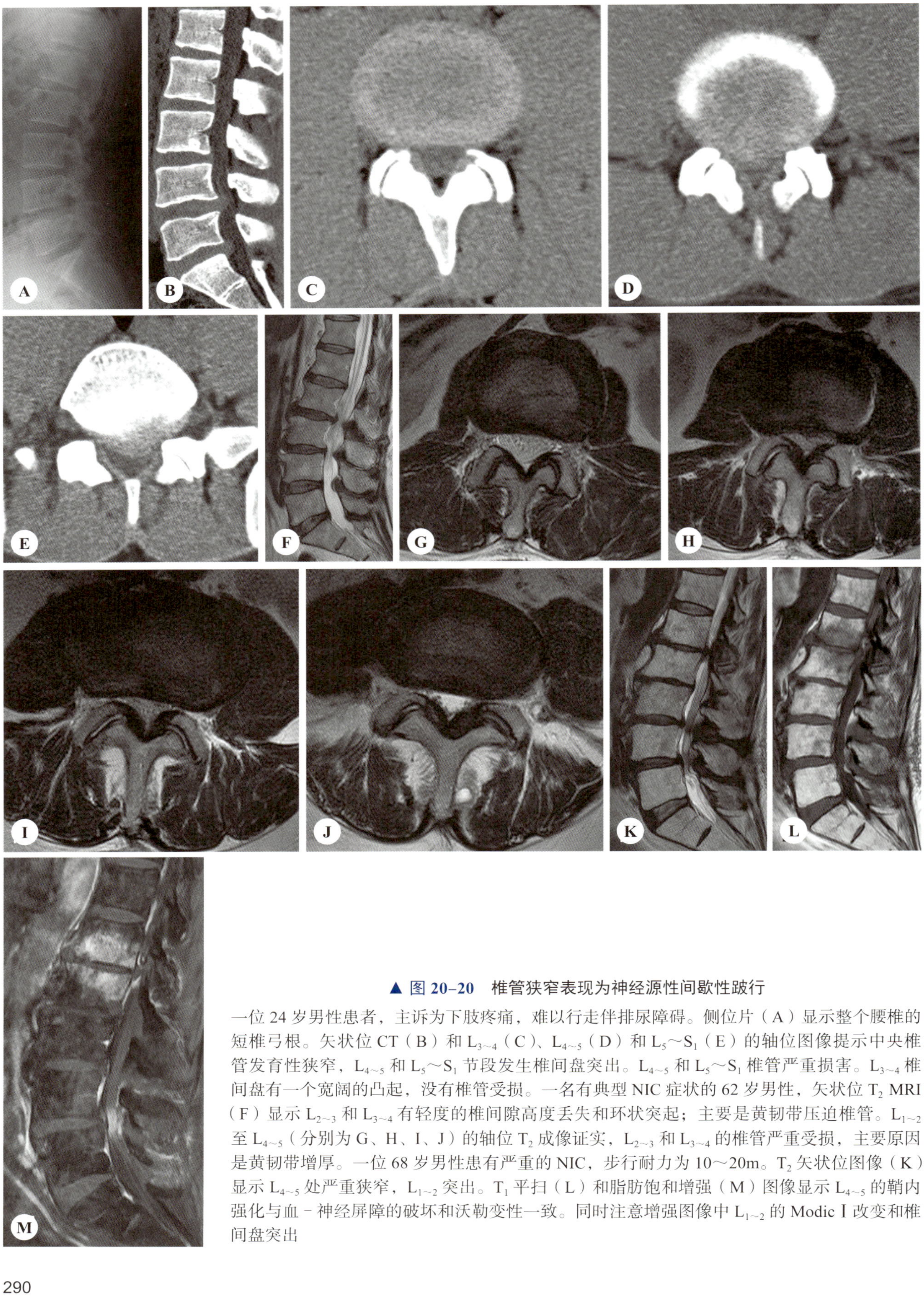

▲ 图 20-20　椎管狭窄表现为神经源性间歇性跛行

一位 24 岁男性患者，主诉为下肢疼痛，难以行走伴排尿障碍。侧位片（A）显示整个腰椎的短椎弓根。矢状位 CT（B）和 $L_{3\sim4}$（C）、$L_{4\sim5}$（D）和 L_5～S_1（E）的轴位图像提示中央椎管发育性狭窄，$L_{4\sim5}$ 和 L_5～S_1 节段发生椎间盘突出。$L_{4\sim5}$ 和 L_5～S_1 椎管严重损害。$L_{3\sim4}$ 椎间盘有一个宽阔的凸起，没有椎管受损。一名有典型 NIC 症状的 62 岁男性，矢状位 T_2 MRI（F）显示 $L_{2\sim3}$ 和 $L_{3\sim4}$ 有轻度的椎间隙高度丢失和环状突起；主要是黄韧带压迫椎管。$L_{1\sim2}$ 至 $L_{4\sim5}$（分别为 G、H、I、J）的轴位 T_2 成像证实，$L_{2\sim3}$ 和 $L_{3\sim4}$ 的椎管严重受损，主要原因是黄韧带增厚。一位 68 岁男性患者有严重的 NIC，步行耐力为 10～20m。T_2 矢状位图像（K）显示 $L_{4\sim5}$ 处严重狭窄，$L_{1\sim2}$ 突出。T_1 平扫（L）和脂肪饱和增强（M）图像显示 $L_{4\sim5}$ 的鞘内强化与血 - 神经屏障的破坏和沃勒变性一致。同时注意增强图像中 $L_{1\sim2}$ 的 Modic Ⅰ改变和椎间盘突出

框 20-5 腰椎管狭窄症：神经源性间歇性跛行

- 腰椎管狭窄症减压手术是老年人最常见的脊柱手术
- 神经源性间歇性跛行是一种临床综合征，椎管狭窄是一种解剖观察
- NIC 病理生理学的最佳证据表明，来自多个压迫部位的静脉充血引发炎症反应和 Wallerian 变性，伴有血神经屏障破坏和神经根内水肿
- 临床上，NIC 常伴有不同节段水平或不同脊柱隔室（中央、外侧、椎间孔）的多个部位的压缩
- 注意特异性错误：中央椎管或硬膜囊大小的定量测量与患者症状或功能之间的相关性较差
- 注意敏感性错误：动态病变仅在伸展和轴向载荷下出现，在卧位上成像可能不敏感

这是亚洲人公认的胸椎狭窄原因，但在高加索人中很少见。硬膜外脂肪增多症是胸椎或腰椎椎管受损的罕见原因。它可能是特发性的，也可能继发于内源性或外源性类固醇过多。肥胖是两组患者的共同因素。过多的硬膜外脂肪压迫硬膜囊，最常见的是来自胸椎区域的背侧压迫；而腰椎区域的脂肪更有可能产生向心性压迫。

二十一、颈椎管狭窄：脊髓型颈椎病

脊髓型颈椎病是 55 岁以上患者脊髓功能障碍的最常见原因[278]。1928 年，Stookey 首次描述了脊髓型颈椎病[279]，虽然其病理生理机制仍不完全清楚，但人们普遍认为它涉及导致颈椎管狭窄的静态因素和反复脊髓损伤的动态因素[278]。这些机械因素既直接损伤神经组织，又引发继发性缺血、炎症和细胞凋亡。CSM 脊髓的组织学特征包括中央灰质的囊性空洞和胶质增生，以及白质内侧部分脱髓鞘。脊髓受压部位的后柱和后外侧束有 Wallerian 变性。压迫部位及其尾侧可见前角细胞丢失和皮质脊髓束变性。

Wallerian 变性由后柱和后外侧束头向压迫部位延伸。在压迫部位处和尾部可见前角细胞的丢失和皮质脊髓束变性。

与腰椎的 NIC 相比，脊髓型颈椎病中中央椎管发育狭窄更普遍。成人脊髓的矢状面直径几乎不变，$C_{3\sim7}$ 约为 8mm；正常的颈髓增大主要发生在横切面。正常颈椎管矢状径（椎体后部至椎板线）在高加索人群中为 17～18mm（$C_{3\sim7}$）；这些人很少发展到与年龄相关的足以引发 CSM 的变化[278]。Edwards 和 LaRocca 观察到，发育性狭窄的颈中矢状径＜10mm 的患者通常患有脊髓病，椎管矢状径为 10～13mm 有发生 CSM 的风险，椎管矢状径为 13～17mm 在有症状的脊椎病患者中很常见，但很少发展为脊髓病，椎管矢状径＞17mm 的受试者不易患脊椎病[280]。Morishita 研究了先天性椎管狭窄者的运动学；下颈椎区域存在过度活动，这为该情况下发现与年龄相关的显著变化提供了生物力学解释[281]。因此，由于脊髓可用空间有限，先天性椎管狭窄的个体发生与年龄相关的脊椎病改变的风险更大。

获得性颈椎椎管狭窄包括与年龄相关的脊柱变化（最常见）、后纵韧带骨化（ossification of the posterior longitudinal ligament，OPLL）和 OLF。椎间盘退化导致椎间盘空间高度下降、钩椎关节的过度负荷和骨赘形成、过度的小关节负荷导致肥大和黄韧带的中央屈曲。这些突起使椎管变窄并直接压缩脊髓、神经和脊髓前动脉。脊柱病和 OPLL 患者手术中，最常见的损伤水平是 $C_{3\sim4}$（27%）、$C_{4\sim5}$（37%）和 $C_{5\sim6}$（29%）[282]。众所周知，颈椎管的横截面积在伸展和屈曲时都会减小，伸展时影响更大[47, 48]。脊髓的腹侧压迫减少了来源于颈髓腹侧沟中脊髓前动脉发出的小动脉的血流，背侧压迫减少了中央灰质的灌注。少突胶质细胞对缺血性损伤极为敏感，由此产生的凋亡细胞死亡可能导致 CSM 特征性脱髓鞘[278]。动物证据进一步支持炎症级联在凋亡细胞死亡中的作用[283]。

（一）影像学

颈椎解剖狭窄的影像学评估历来依赖于椎体后部到脊髓椎板线测量的椎管 AP 尺寸。$C_{3\sim7}$ 的正常矢状径为 17～18mm。Edwards 和 LaRocca 指出，矢状面直径小于 13mm 的颈椎管有脊髓病的风险，当矢状面直径＜10mm 时则定义为绝对狭窄[280]。横断面成像的出现使我们能够直接测量颈椎椎管和颈髓的直径和横截面积。我们还可以用 MRI 评估脊髓的生理参数：T_2 高信号、T_1 低信号、钆增强，以及 DTI、FA 和表观弥散系数（apparent diffusion coefficient，ADC）。

2010 年，Naganawa 等研究表明，CT/ 脊髓造影和 MRI 评估颈椎管的横截面和脊髓时，在观察者内和观察者间都具有良好的可靠性[284]。他们指出，CT/ 脊髓造影测量硬脑膜囊直径和横截面积的值略大于

快速自旋回波 T_2 加权 MRI；相反，MRI 测得的脊髓直径和横截面积略大。MRI 对椎管狭窄分级较 CT/脊髓造影的评级更严重。2009 年，Song 等研究发现，CT/ 脊髓造影和 MRI 在观察者间或观察者内的可靠性方面没有显著差异[285]。CT/ 脊髓造影空间分辨率卓越，评估椎间孔狭窄方面更优；相对于软组织，CT/ 脊髓造影在区分骨性组织方面略胜一筹。MRI 识别直接神经根受压方面更可靠（图 20-21）。

（二）影像学特异性

无症状颈椎椎管狭窄的显著患病率在前文已提及。临床诊断为 CSM 的患者与椎管狭窄的关系更密切。MRI 测量的脊髓横截面积与脊髓型颈椎病的严重程度和脊髓型颈椎病的病理变化密切相关[286]。T_2 高信号或 T_1 低信号的生理参数为 CSM 的演变提供了进一步见解。一篇综述探讨了针对这些相关性的几项研究[287]。这些研究中可以得出以下结论。

1. 髓内 T_2 高信号代表可逆（水肿）和不可逆（脱髓鞘、神经胶质增生、囊性坏死）病理。

2. 低 T_2 信号更倾向于可逆性水肿。

3. 长 T_2 高信号更倾向于反映固定的神经胶质增生或囊性坏死变化。

4. 髓内 T_1 低信号反映不可逆坏死和骨髓软化。

2004 年，首次报道 CSM 患者脊髓钆增强效应[288]。2010 年 Ozawa[289] 的研究和 2011 年 Cho[290] 的研究将具有钆增强效应的 CSM 患者与非增强对照组进行了比较。钆增强效应与术前临床症状无相关性。大多数患者在减压手术 1 年内钆增强效应消失，术前具有钆增强效应的患者较无钆增强效应者预后差。值得注意的是，正如其他研究者进一步阐明的那样，脊髓型颈椎病的脊髓强化通常具有特征性的形态[291, 292]。矢状位图像上，增强通常表现为狭窄的横向带（煎饼状），这些横向带通常位于最大水平或稍微靠近最大水平椎管狭窄。这种髓内增强的横断面受累程度在轴向图像上是可变的，通常位于外周并局限于单侧或双侧白质。异常的脊髓 T_2 高信号通常于纵向范围内更大。减压手术后，这种增强可以持续不同的时间。了解增强模式可以预防延误诊断、加快治疗并避免不必要的活检[291]。

Floeth 利用 PET/CT 研究了 20 名病变节段为 $C_{3/4}$ 或 $C_{4/5}$ 的单节段 CSM 患者[293]。相对于正常对照组，所有 CSM 患者对狭窄处下段脊髓 ^{18}F-FDG 摄取显著减少。其中一组患者在狭窄处摄取增加。狭窄处 ^{18}F-FDG 摄取增加的患者症状持续时间显缩短，并且在减压手术前 3 个月功能下降更明显，在减压后功能显著改善。狭窄区摄取未表现出增加的患者在减压后没有恢复神经功能。

早期报道显示，DTI 在识别有症状的脊髓损伤方面较 T_2 高信号或者 T_1 低信号准确性更高。测量参数包括 FA、MD 或 ADC。尽管有方向依赖性，ADC 或 MD 值反映了组织中的整体扩散率。白质束中扩散的 FA（方向依赖性）由定向膜结构（如轴突和髓磷脂）引起。FA 值降低可能反映定向膜结构的丧失、细胞外水肿增加或两者兼有。几项研究表明[287]，与髓内 T_2 高强度相比，FA 减弱对早期脊髓损伤的检测更敏感，并且与症状有更好的相关性。这可能有助于对需进行手术减压的患者进行选择，当然尚需完善其他工作。DTI 尚未在 CSM 患者的临床应用中广泛普及，感兴趣的读者可以参考一篇关于 DTI 在 CSM 诊断和管理中作用的优秀综述[294]。

（三）影像学与减压手术预后相关

影像学的最终目标必然是改善患者的预后。对于 CSM 人群，目前这意味着及时和适当地对患者采取治疗干预，主要指手术减压。大量文献研究了影像学在预测手术减压预后方面的作用[287]。影像学参数包括脊髓横截面积、髓内 T_2 高信号（包括其强度和多灶性程度）、髓内 T_1 低信号、减压后髓内信号的变化或稳定性、减压后脊髓横截面积的恢复、髓内钆增强（框 20-6）。利用这些发现有助于决策 CSM 患者是否行手术减压。

（四）颈椎后纵韧带骨化症

颈椎后纵韧带骨化症是一种 NPPS 基因缺陷的多因素疾病[278]。日本人群患病率为 1.9%～4.3%，韩国和中国台湾人群的患病率约为 3%。在北美和日本的 CSM 病例中，有高达 25% 的病例与此有关。它与弥漫性特发性骨质增生症显著相关（相关性高达 50%），也有人认为它是 DISH 的一种亚型（图 20-21）。它与年龄相关的结构性椎管狭窄一样，通常无症状。骨化在颈部区域最常见，它会导致椎管变窄。骨面受到骨性肿块反复撞击会导致脊髓损伤，患者可能在 40 多岁和 50 多岁时出现疼痛、慢性脊髓病或轻度创伤后急性神经损伤。骨化的自然病史是进展性的，需密切随访。

韧带骨化可通过 X 线、CT 和 MRI 识别。在侧位片上，脊髓的矢状管直径减小>60% 与脊髓病

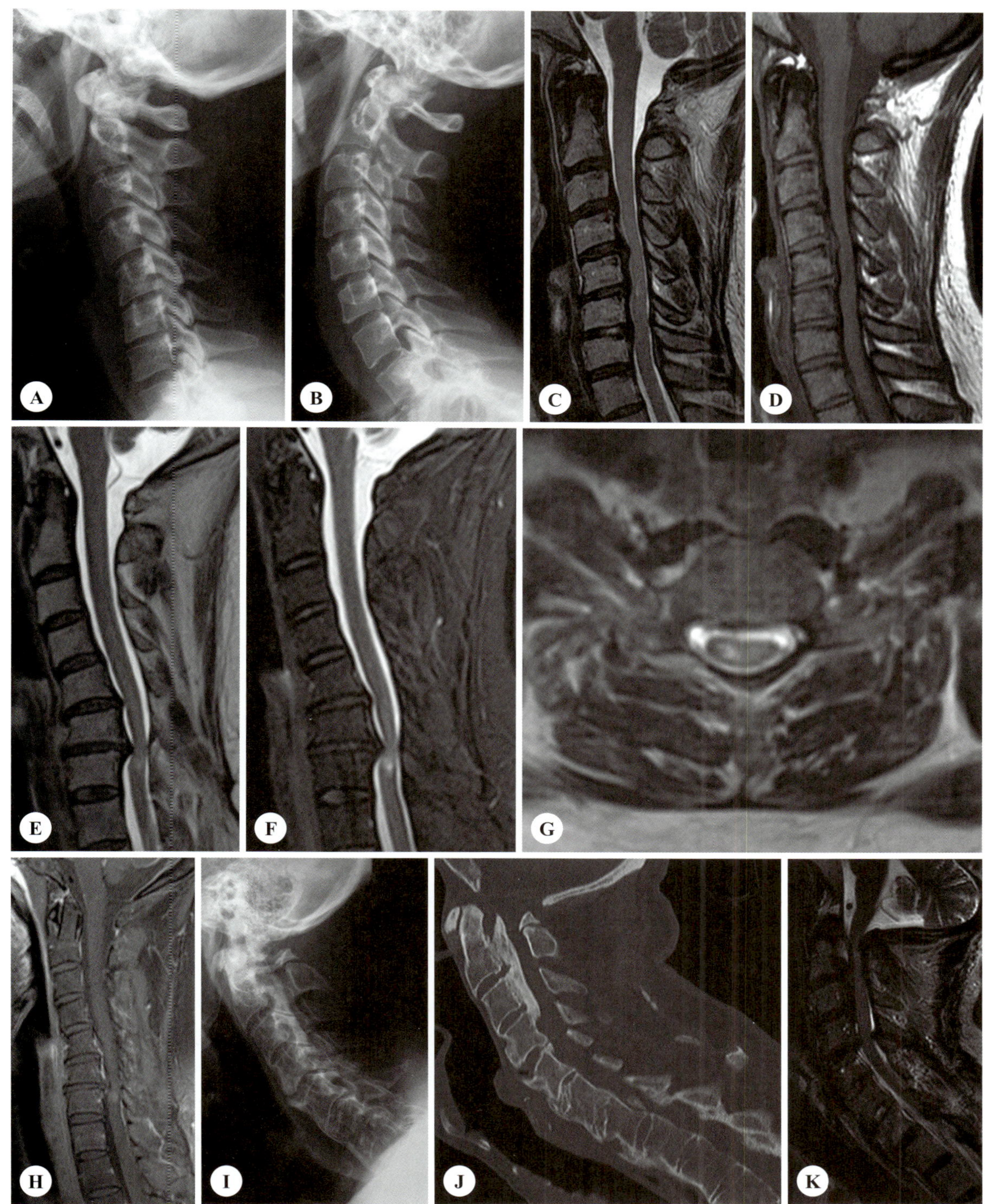

▲ 图 20-21 颈椎椎管损伤表现为脊髓型颈椎病

一名 36 岁女性表现为轻微的双手不协调、颈部疼痛和左臂症状。与正常的侧位 X 线（B）进行比较，她的侧位 X 线（A）显示脊柱关节突后方没有椎板。矢状面 T_2（C）和 T_1（D）图像显示 $C_{4\sim6}$ 间隙的脑脊液消失和脊髓压迫，伴随 $C_{5\sim6}$ 间隙水平的脊髓呈现细微的 T_2 高信号。注意在 C_7～T_1 水平上方看不到背侧硬膜外脂肪，这是一个典型表现。一名 48 岁女性患有顽固性上肢疼痛和右侧前臂感觉迟钝，还有长轨迹现象。矢状 T_2（E）和 T_2 脂肪饱和（F）图像显示 $C_{6\sim7}$ 间隙水平的脊髓畸形，脊髓右侧局灶性 T_2 高信号，如快速轴向脊柱回波图像（G）所示。钆强化后矢状 T_1 加权成像与脂肪饱和度（H）显示 T_2 高信号部位的增强，这是预后不良的标志。一名 77 岁的白种人男性通过临床检查，确诊患有缓慢进展的脊髓病。侧位片（I）显示高位颈椎后纵韧带骨化，需要注意弥漫性特发性骨肥厚的其他表现。CT 矢状重建（J）和矢状 T_2（K）图像更好地描绘了 C_2 处的严重脊髓畸形

框 20-6　脊髓型颈椎病：影响手术减压的预后因素

- 髓内 T_2 高信号较正常信号预后差
  - 显著的局灶性 T_2 高信号较广泛性高信号预后更差
  - 多节段 T_2 高信号比单节段高信号预后更差
  - 术后 T_2 高信号的消退提示预后改善
  - 术后 T_2 高信号的增强提示预后降低
- 髓内 T_1 低信号预后较差
  - 术后 T_1 低信号的演变提示预后较差
- 髓内钆增强提示预后较差
- 受压处 ^{18}F-FDG 代谢活动增加者提示预后改善
- 术后残余压迫和脊髓横截面再扩张失败提示预后不佳

引自 Maus TP. Imaging of spinal stenosis: neurogenic intermittent claudication and cervical spondylotic myelopathy. *Radiol Clin North Am*. 2012;50:651–679.

密切相关[293]。骨化 70% 发生于 $C_{2\sim4}$，15% 发生于 $T_{1\sim4}$，15% 发生于 $L_{1\sim3}$[295]。CT 上骨化可分为节段性（单个椎体后部占 39%）、连续型（跨椎骨占 27%）、混合型（占 29%）和其他（椎间盘后部骨化，可变矢状面延伸占 5%）[296]。除了反映椎管受损程度外，OPLL 的 CT 图像还可提示硬脑膜渗透。当硬脑膜骨化或与骨化的韧带粘连密切时，经前路行减压手术有发生脑脊液漏的风险。MRI 上，骨化完全的韧带所有序列上信号强度均减弱。早期 OPLL 表现为信号不均，轻度强化[296]。骨化完全时没有强化，因此可以与硬膜外纤维化相鉴别。脊髓的二次信号改变在前文已阐述。

二十二、脊柱 / 四肢疼痛的病因

因为系统性疾病导致脊柱或肢体疼痛疾病发病率非常低，所以本章聚焦于脊柱关节的机械和炎症反应过程，这些过程最常引起轴向或神经根性疼痛综合征和神经功能障碍综合征。然而，必须牢记，脊柱成像的主要作用是检测未确诊的全身性疾病，如应力性骨折、感染、脊柱关节病、肿瘤和硬脑膜瘘。

（一）应力性骨折

应力性骨折包括疲劳骨折及功能不全性骨折，其中前者原因是正常的骨结构受到持续的超生理负荷，后者是异常骨组织在正常负荷下丧失功能。功能不全性（骨质疏松性）骨折是以背痛为主要表现的最常见的全身性疾病。2005 年，据估计美国 200 万例骨质疏松性骨折患者年龄＞50 岁，其中 27% 是椎体骨折[297]。由于许多椎体骨折没有症状，其患病率远远低于真实患病率。每个椎体楔形骨折都会加重前侧或相邻椎骨的负荷，并使每年额外骨折的风险增加 5 倍[298]。尽管许多椎体压缩性骨折在临床上很重要，但应注意常见、无症状的下胸椎和（或）上腰椎椎体前缘轻度楔形骨折，可通过影像学检查识别。这种慢性病可能是远程创伤造成的，但最常见的原因是慢性发育 / 生理因素。除了在紧急创伤情况占主导地位的 CT 外，X 线可为识别椎体压缩性骨折提供一种低成本的方法，并且可获得随时间变化的连续图像，但其对检测骨折相对不敏感。影像学表现包括最常见于上终板的楔形改变，急性或亚急性期可能伴有受累终板的密度增加。慢性期常表现为骨质重塑。MRI 或骨扫描在骨折检测中更加敏感且更利于评估锐度。骨髓水肿图像（T_1 低信号，T_2 高信号，在 STIR 或脂肪饱和图像上最明显）的存在和程度可以对锐度进行评估。髓内信号的异常趋于带状且与受累椎体的终板平行；异常信号可见一条低信号线，进一步佐证骨折的诊断。

这种情况下，影像学的主要作用对椎体骨折进行良性或恶性的特征鉴别。Carr 等最近回顾了这两种类型压缩性骨折的不同影像学特征[299]。恶性病变更倾向于表现为整个椎体 T_1 信号减弱，而良性病变可能至少保留了部分正常的骨髓信号。减弱的 T_1 信号延伸至椎弓根或后部是恶性肿瘤相对特异的征象。骨骼中分散的病变，尤其是破坏性显著，提示为恶性肿瘤。与骨折相关的椎旁或硬膜外非血肿肿块在恶性病变中更常见且更特异，但也可见于脊柱感染。椎体后方弓形（扩张）强烈提示恶性肿瘤。钆增强到高于正常骨髓的水平提示恶性病变。相关的椎间盘破裂及皮质后移但不伴椎体后缘弯曲提示良性病变。40% 的骨质疏松性压缩性骨折中，骨折终板附近可见与脑脊液相似的 T_2 高信号线性离散区（液体征），这是良性骨折的高度特异性征象[300]。扩散序列或化学位移成像等先进 MRI 技术，可为解决问题提供新思路[299, 301]。

CT 可以帮助不能做 MRI 的患者明确骨折的特征，但其对骨髓异常的敏感性低于 MRI。骨折区外的椎体内 T 小梁保存提示为良性病变。CT 对皮质及小梁破坏或邻近软组织肿块的显影有助于诊断恶性或其他侵袭性病变。流体征有时可见于骨折终板下含气体的真空裂隙，标志着良性骨质疏松压缩性骨折。骨扫描在骨折检测中敏感性高，但特异性较差。

骨盆功能不全性骨折越来越多地被认为是腰背部、骨盆、腹股沟和下肢近端出现轴向和躯体牵涉痛的原因。绝经后骨质疏松症是主要的危险因素，其他危险因素包括骨盆放疗史、皮质类固醇的使用史、类风湿关节炎和骨软化症。女性患者在骨质疏松症中占大多数，据报道男女患病率比例为 1∶9[302]。患者年龄通常≥60 岁。功能不全性骨折发病率较高。Taillandier 等[302]指出，研究中 50% 的患者没有恢复到既往的功能水平，而对于 25% 的老年患者，功能不全性骨折导致了住院。骶骨功能不全骨折最为常见，耻骨支骨折、耻骨联合旁骨折和髋臼旁骨折也有报道。

1982 年，Lourie[303]首次描述了骶骨功能不全性骨折。骨盆 X 线敏感性较低。最常见的 X 线表现是骶骨翼中与骶髂关节平行的垂直硬化带，代表骨小梁受压和骨痂形成。

骶骨的上边缘或下边缘的皮质破坏并不常见，也很少直接看到骨折线。骨质疏松骨与肠胀气的情况下，不易看到上述骨折征象。Grangier[304]的系列研究中，只有 25% 的患者 X 线有典型表现。CT 在检测皮质破裂和骨折的边缘硬化方面更敏感。轴向 CT 显示骨折的垂直部分。通常有一条水平骨折线贯穿骶骨体。这一现象在矢状面上易被遗漏，而在冠状面上可更好识别，骨折面还可见真空现象。

骨扫描也是检测不全性骨折的敏感手段。最经典的发现就是所谓的“本田”（Honda）标志。双侧代谢活动增加的垂直于骶翼的骨折线由一条代表骶骨体骨折的水平线桥接，形成字母“H”的征象。在 Fujii[305]的系列研究中，总计有 63% 骶骨功能不全性骨折的患者表现出该征象，35% 表现为“类本田征”，如没有桥接水平线的两条垂直线或一条垂直线和水平线。本研究中，本田征及类本田征检测骶骨功能不全骨折的敏感性为 96%，PPV 为 92%。

MRI 早期检测不全性骨折比 CT 更敏感；在 CT 识别骨硬化和骨折线之前，MRI 即可显示骨髓水肿（T_1 低信号，T_2 高信号，钆增强）和不全性骨折的典型征象（本田征）。首选冠状平面成像[301]，饱和脂肪抑制序列或 STIR 序列是必须的。在 Grangier 的系列研究中，所有病例都早在症状出现后 18 天就可观察到骨髓水肿[304]。随着时间的推移，骨髓水肿区的骨折线信号减弱。液体征象（均匀的 T_2 高信号及相应的 T_1 低信号）可见于不全性骨折。耻骨支、耻骨联合附近、髋臼旁区域（典型的骨功能不全性骨折好发部位）存在类似的骨损伤也有助于骶骨功能不全性骨折的诊断。

（二）脊椎滑脱

脊椎滑脱或峡部裂性脊椎滑脱，可为单侧或双侧，指发生于关节峡部的缺损。可以认为是脆弱部位发生的疲劳性骨折。这种脆弱性可能与后神经弓内骨化中心的分布有关，而非骨质量的缺陷。脊椎滑脱具有家族倾向。男女比例为 2～4∶1。据估计，美国人群中峡部裂的发病率约为 7%[306]。通常无症状，但在青年运动员中是一个特殊的临床问题。一项对 4000 多名运动员的腰椎 X 线进行的回顾性研究表明，47% 的运动员同时发生脊椎滑脱的发病率为 13.9%。最常见于 L_5 水平（67%），其次是 L_4（15%～20%）和 L_3 水平（1%～2%）[306]。它在颈椎不常见，颈椎最常发生于 C_6 水平。婴儿峡部裂极为罕见，通常发生于儿童期或青春期，其发病率在 20 岁以后没有显著变化。

尽管被认为是疲劳性骨折，椎体峡部裂不同寻常之处在于，其几乎没有有效的愈合反应，并且骨缺损是持续存在的。峡部缺损常为滑膜线性假性关节炎。Shipley 证明，峡部缺损上方毗邻的关节面注射，32 个小面关节中有 30 个显示与峡部缺损腔相通，有 20 个与下极椎体最下方的小关节相通[307]。缺损中存在滑液可能导致其愈合能力下降。

侧位 X 线上峡部裂很明显，可直接看到贯穿关节峡部的透射线带，伴或不伴硬化边缘；斜位 X 线没有作用。峡部裂是指上位椎体相对于下位椎体的滑移（图 20–22）。根据椎骨前移相对于矢状径的百分比分为Ⅰ～Ⅴ度：Ⅰ度，0%～25%；Ⅱ度，26%～50%；Ⅲ度，51%～75%；Ⅳ度，76%～100%；Ⅴ度，＞100%（脊椎前移）[301]。大多数病例为Ⅰ度。在慢性脊椎滑脱的患者中，可以观察到 L_5 呈梯形外观，伴有 S_1 的上终板呈圆顶形。

矢状面上，CT 可直接显示相邻关节突关节间的峡部缺损。矢状面重建使缺损更加明显。必须小心区分真正的峡部缺损和严重的关节突关节病。CT 也有助于区分单侧峡部裂对侧椎弓根或峡部的应力反

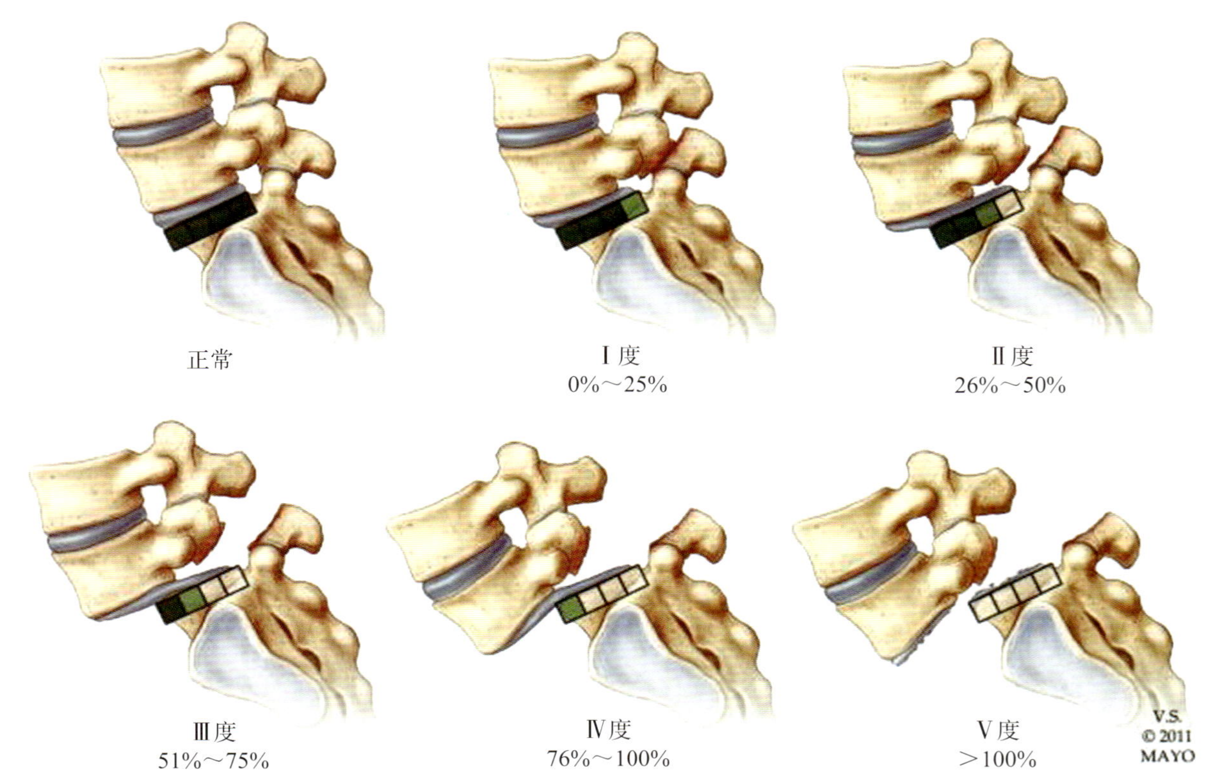

▲ **图 20–22 脊柱滑脱，改良 Meyerding 分级**

改良 Meyerding 腰椎滑脱分级：Ⅰ度，0%～25%；Ⅱ度 26%～50%；Ⅲ度，51%～75%；Ⅳ度：76%～100%；Ⅴ度，＞100%［脊椎前移（滑脱）］（引自 Murthy NS. Imaging of stress fractures of the spine. *Radiol Clin North Am*. 2012; 50:799–821.）

应（硬化、肥大）和骨样骨瘤。CT 可将骨折过程描述为应力反应（硬化）、不完全骨折或完全骨折。Fujii 等将其分为早期、进展期和终末期[308]。早期表现为边缘锐利的狭窄裂隙；进展期表现为边界不清，边缘圆钝的狭窄裂隙；终末期表现为宽阔的缺损，边缘呈圆形硬化。早期病变通过保守治疗（包括支具）较进展期更易治愈，终末期病变没有愈合的可能（图 20–23）[308]。

多平面 MRI 可直接显示峡部缺损，特别是薄层和特定的斜轴平面图像更有助于判断[309, 310]。Dhouib 等在一篇综述中指出，对年轻人来说，MRI 在检测峡部缺损方面具有很高的诊断性能，与 X 线、CT 和骨扫描不同，MRI 避免了电离辐射，因此可作为一线选择[311]。MRI 描述了以下体征：①峡部缺损水平椎管矢状径增加；②相邻椎弓根内的反应性骨髓变化（T_1 低信号，T_2 高信号）；③相关椎体后部出现楔形，通常是 L_5[312]。椎弓根的反应性骨髓变化并非峡部裂所特有，也可见于相邻小关节或滑膜炎。Hollenberg 等提出了峡部裂的 MRI 分级（表 20–5）[313]。一项研究比较了 CT 分期和 MRI 分期，CT 定义的早期病变均表现为同侧椎弓根的 T_2 高信号，终末期病变无 T_2 高信号[313]。近 80% 的椎弓根 T_2 高信号病变可通过保守治疗治愈[314]。

SPECT/CT 也可评估脊椎滑脱，但是代价是辐射剂量较高（常规年轻人的辐射剂量）。Gregory 等研究了 SPECT 与 CT 相结合在评估峡部裂中的诊断价值[315]。他们描述了四类患者：A 组，（+）SPECT 和（+）CT；B 组，（+）SPECT 和（–）CT；C 组，（–）SPECT 和（+）CT；D 组，（–）SPECT 和（–）CT。A 组和 B 组患者认为对早期疲劳骨折或应力性反应具有治愈的潜力；C 组患者为终末期患者，无治愈潜力；D 组患者有其他疼痛源，通常是椎间盘[315]。尽管成人峡部裂通常无症状，但在峡部缺损水平有发展椎间盘退化的趋势，这可能导致椎体移位（脊椎滑脱）程度的晚期进展和由椎间孔狭窄引起的相关神经损害，这在矢状位 MRI 上得到了很好的证明。椎弓根裂患者可能会出现由椎间盘缺损的炎症变化引起的轴性疼痛、椎间盘衰竭引起的椎间盘源性疼痛、

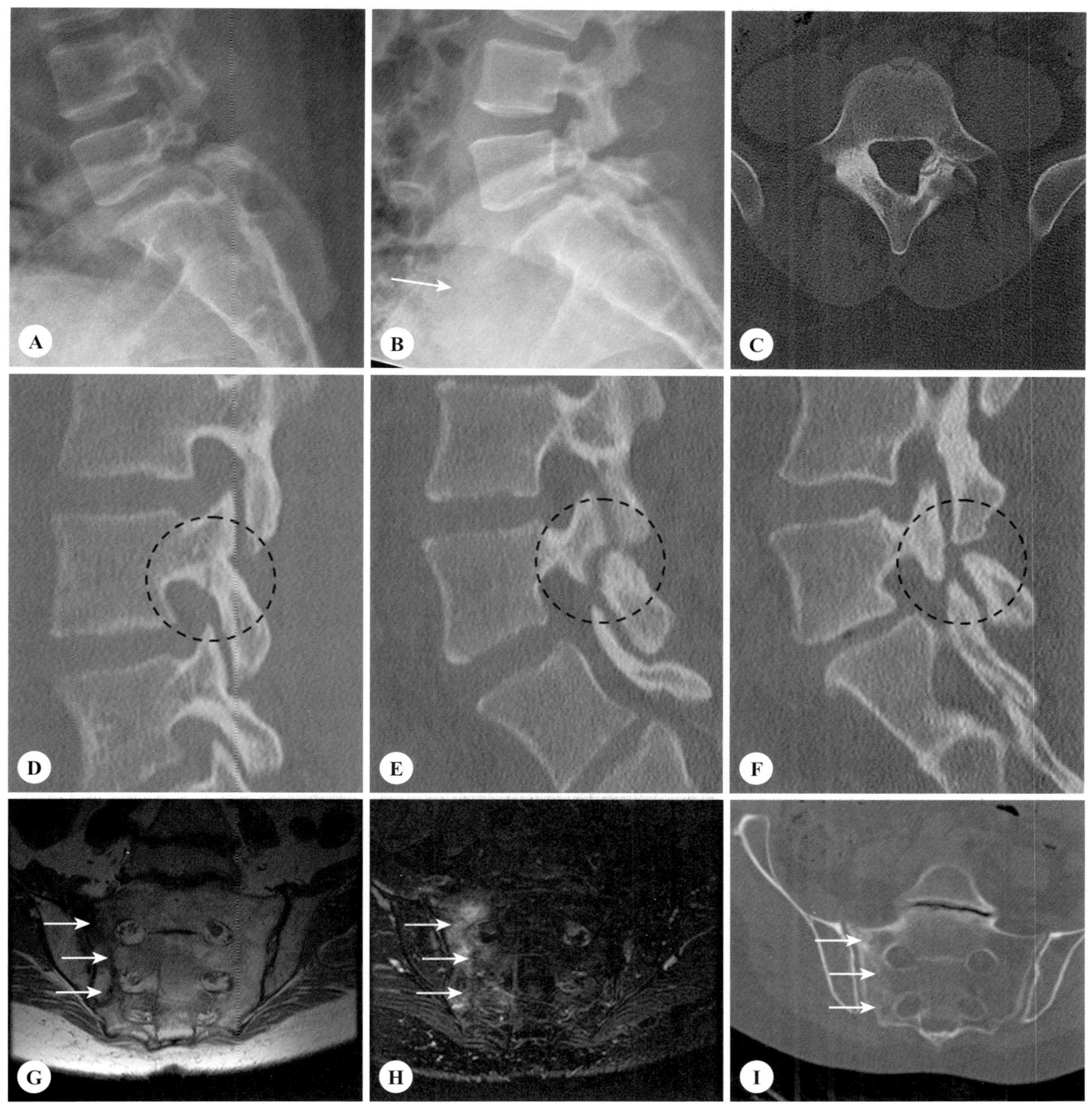

▲ 图 20-23 应力性骨折，包括腰椎峡部裂

在屈曲位（A）和伸展位（B）X 线上可以看到 L_5 峡部裂。尽管 S_1 上没有 L_5 平移，但旋转的程度（12°）表明 L_5 椎体不稳。单侧腰椎峡部裂中，对侧节常表现为肥大和硬化（C）。CT 可用于 PARS 骨折的分期：早期（D）裂隙狭窄，边缘锐利；进展期（E）裂隙狭窄，边缘略圆；晚期（F）裂隙宽阔，边缘圆形并硬化。典型的骶骨应力性骨折（箭）在冠状面 T_1 成像（G）上表现为低信号的骨折线，STIR 成像（H）上表现为线形 T_2 高信号区，而 CT 表现为线形硬化区（I）。CT 能更好地显示神经孔的完整性（引自 Murthy NS. Imaging of stress fractures of the spine. *Radiol Clin North Am*. 2012;50:799–821.）

继发性椎间孔受损引起的神经根性疼痛。尽管成人峡部裂通常是无症状的，但在峡部缺损处有发展为显著椎间盘衰竭的趋势，这可能会导致椎体移位（滑脱）后期进展的程度和由椎间孔狭窄引起的相关神经元件受损，这在 MRI 矢状面图像上得到了很好的证明。峡部裂患者可能会经历由峡部缺损的炎症改变引起轴性疼痛、椎间盘退化引起的椎间盘源性疼痛，以及继发性椎间孔损伤引起的神经根性疼痛。

治疗计划的拟定需要充足的峡部裂特征，并评估形态学和生理学参数。应力反应性峡部裂或不完

表 20-5　峡部裂的 MRI 分类

分　级	描述	MRI 特征
0	正常	骨髓信号正常，无皮质破坏
1	应力性反应	骨髓腔水肿，无皮质破坏
2	不完全峡部裂	骨髓腔水肿，不全性椎弓峡部断裂
3	急性椎弓峡部完全断裂	骨髓腔水肿，椎弓峡部完全断裂
4	慢性峡部完全断裂	无骨髓腔水肿，椎弓峡部完全断裂

引自 Murthy NS. Imaging of stress fractures of the spine. *Radiol Clin North Am*. 2012;50: 799–821, Table 1.
MRI. 磁共振成像

全峡部裂采用保守治疗可愈合，慢性峡部完全断裂型通常不会愈合且无症状。慢性峡部完全断裂型峡部裂，可能持续存在继发椎间孔狭窄引起的椎间盘源性疼痛或神经根性疼痛。SPECT/CT 或 MR 可以评估峡部裂的形态学和生理学特征。感兴趣的读者可以参考 Murthy 的一篇更完善的综述[301]。

（三）脊柱感染

硬膜外脊柱感染主要来源于血源播散。儿童椎间盘和终板血供丰富，感染源为椎间盘本身。成人椎间盘无血管，感染先发生于椎体软骨下骨前方，进而扩散到椎间盘、相邻椎骨和韧带下（前纵韧带深处）空间。大多数椎间盘间隙感染涉及两个相邻的腰椎。邻近感染传播或直接椎间盘播散（手术、注射、椎间盘造影）并不常见。

化脓性椎间盘间隙感染常见于 5—70 岁的男性（男女比例 2～3∶1）[316]。感染通常为单一病原体所致，其中金黄色葡萄球菌最常见，尿路感染是最常见的传播源[317]。临床症状可能比影像学发现早 1～8 周，临床检测指标通常包括近期 ESR、白细胞计数和 CRP 的增高。CRP 和 ESR 敏感性高但特异性差，而白细胞计数通常是参考价值最低的炎性指标。X 线可能显示前部软骨下骨早期稀疏，椎间盘间隙高度降低（1～3 周），随后椎体终板发生破坏性变化。晚期变化包括不同程度的硬化、椎体塌陷导致的后凸畸形和强直。化脓性椎间盘炎的 CT 显示椎间盘早期低密度，椎体终板虫噬样破坏，椎旁软组织和（或）硬膜外腔出现炎症变化和（或）肿块。还可以观察到分散的气体形成。椎间盘中央部分的大量气体形成是非感染性椎间盘退变的典型特征。这种真空征的消失可能预示着感染。如果存在相关的终板侵蚀性变化，即使是细微的变化，也提示可能感染。请注意，真空现象的消失（在 CT 上最明显）也可能发生在未感染的椎间盘中，因为液体置换（在 MRI 上最明显）可能是一个动态、时间和位置相关的过程[318]。

MRI 是评估椎间盘炎的首选影像学方法[318]，具有 90% 以上的敏感性和特异性[316, 317]，还提供了关键的解剖学信息。早期骨髓变化是 T_2 信号升高（最好用脂肪饱和度或 STIR 观察），T_1 信号减弱，钆增强（图 20-24）。椎体终板清晰的深色皮质线消失，核内裂隙消失。椎间盘出现 T_2 信号升高和钆增强的病灶。椎旁和硬膜外软组织出现弥漫性增强或脓肿形成，出现低增强区和 T_2 信号增强区，其中还有液态脓性物质并伴有周围强化。影像学上的鉴别诊断包括 Modic Ⅰ 型退行性改变、不典型的软骨（Schmorl）结节、邻近的转移性病变、继发于骨营养不良的骨软化症、强直性脊柱炎或 Charcot 病的假性关节炎。与 Modic Ⅰ 型终板改变的鉴别特别麻烦，鉴别要点见表 20-6。尽管 DWI 在脊柱成像中的应用不如在大脑中那么普遍，但 DWI 有助于区分脊柱感染性和 Modic Ⅰ 型终板改变。Patel 等证明，DWI 上出现爪形征标志强烈提示 Modic Ⅰ 型，而没有这个迹象则强烈提示感染[319]。这种征象指“边缘清晰、线性、典型的成对的高信号区域，位于相邻的椎体内，正常骨髓和靠近受影响椎间盘的血管化骨髓之间”[319]。腰椎感染的另一个有用的鉴别特征是“影像学上的腰大肌征”标志[320]。该征象是指腰部肌肉的 T_2 高信号。一项对 51 名经活检证实或临床诊断的骨髓炎 - 椎间盘炎患者的研究中，与 50 名年龄匹配的对照患者相比，此征象与脊髓感染高度相关（灵敏度和特异度都是 92%）。尽管有这些额外和更常规的影像学发现，影像学仍无法总是确切诊断脊柱感染和无菌性炎症改变。在具有挑战性的病例中，需要影像引导的活检和培养。

MRI 异常落后于临床综合征。影像学可能在疾病早期出现轻微异常，但即使抗生素临床疗效满意，影像学表现仍会持续相当一段时间。判断抗生素治疗的短期疗效，ESR、CRP、白细胞计数比重复影像学检查更有用。影像学检查的随访应留给临床担心

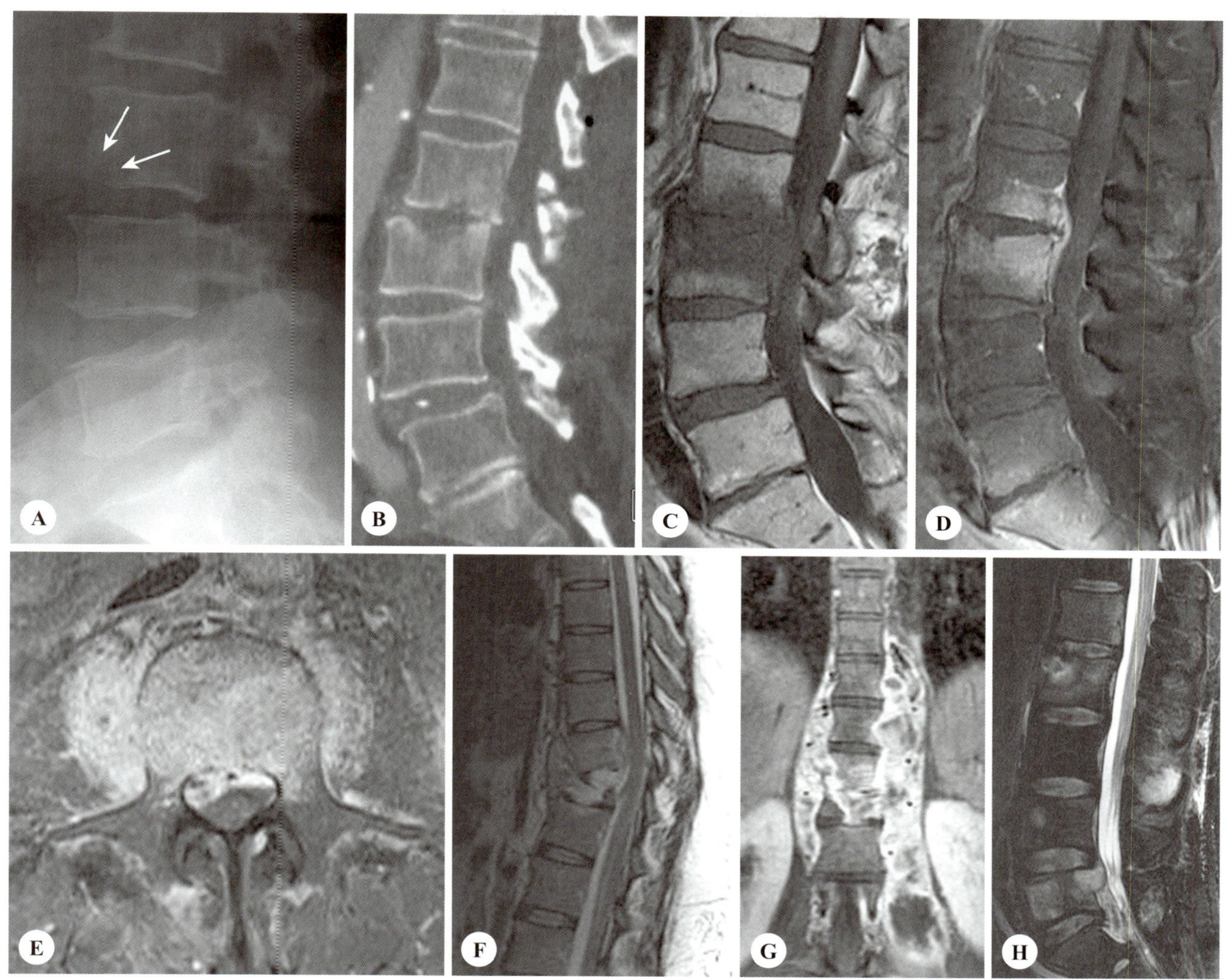

▲ 图 20-24 脊柱炎

侧位 X 线（A）显示早期化脓性脊柱炎，表现为 L_3 椎体前下方细微的破坏（箭）。另一例为 $L_{2\sim3}$ 化脓性腰椎炎患者的矢状位 CT 重建（B）、矢状位 T_1 平扫（C）、增强（D）和轴位 T_1 增强 MRI（E）。注意椎间盘间隙高度的缺失，终板破坏，低 T_1 信号，以及广泛的椎体、硬膜外和椎旁强化。无脊髓病变的背痛患者矢状位 T_2 加权 MRI（F）显示脊椎破坏伴后凸畸形，这是结核性脊柱炎。同一患者的冠状位 T_1 增强 MRI（G）显示了 Pott 病典型的广泛性椎旁病变。另一位脊椎结核患者的矢状位 T_2 加权 MRI（H）注意到多个保留了椎间盘的椎体病变，这可能与转移性疾病混淆。组织取样是必不可少的（引自 Maus T. Imaging the back pain patient. *Phys Med Rehabil Clin N Am*. 2010;21:725–766.）

持续感染导致椎管受压的患者。抗生素治疗第 4 周，ESR 或 CRP 持续升高或增加预示治疗失败[321]。评估疑似椎间盘炎时，使用 ^{67}Ga– 柠檬酸镓和 ^{99m}Tc– 二磷酸锝钛的核医学扫描有助于判断。Hadjipavlou 等的一系列研究证明，与手术活检结果比较，镓和锝的联合扫描敏感性、特异性和准确性均为 100%[322]。镓可能有助于解决感染诊断问题。所有核医学技术都缺乏解剖学信息，无法确定硬膜外或椎旁疾病或椎管损伤的程度。化脓性硬膜外脓肿可能由相邻椎间盘炎或小关节感染的连续扩散引起，通常是原发性的，因为有感染在硬膜外腔的播散或直接播散。金黄色葡萄球菌是最常见的病原体；免疫损害，尤其是糖尿病常见[316]。急诊 MRI 是首选检查方式。根据脓肿和蜂窝组织炎的状态，MRI 显示硬膜外 T_1 低信号，T_2 高信号伴周围非均匀强化。感染可能侵犯中线腹侧硬膜外腔，大多数肿瘤都会出现这种结构。硬膜囊受压也很常见。神经系统缺损的严重损害需要紧急减压。硬膜外脓肿的影像学诊断与脊柱炎相

表 20-6　脊柱炎与 Modic Ⅰ型终板改变的鉴别			
	支持脊柱炎	支持 Modic Ⅰ型终板改变	易混淆点 / 备注
椎间盘间隙信号	T_2 高信号	T_2 低信号或无 T_2 高信号	严重退变的椎间盘很少出现 T_2 高信号（甚至是流体信号）
椎间盘间隙信号强化	有	无	在感染中几乎很少出现，很少出现在 Modic Ⅰ型
椎间盘间隙真空征	无或仅散在	X 线上大量的融合气体几乎排除了感染	气体可能存在于感染早期、罕见的产气细菌感染或罕见的胃肠道瘘中
椎体终板	终板破坏	终板无破坏	Modic Ⅰ型可有终板不规则，CT 在此非常有用
椎旁间隙、硬膜外间隙	炎症或脓肿	无	外周增强型腰椎间盘突出症易误诊为脓肿
位置	偏心前位	偏心侧位：在生物力学应力点（如曲线内侧）	脊柱炎和 Modic Ⅰ型通常都沿着整个终板
发热，炎性标志物	有	无	发热只存在于脊柱炎，炎性标志物是非特异性的
短期随访	进展	稳定	如果有远程比较图像，即使是 Modic Ⅰ型也可以显示显著的进展

引自 Diehn FE. Imaging of spine infection. *Radiol Clin North Am*. 2012;50:777–798.

比，更接近于临床状态。脊柱硬膜下脓肿不太常见，但可以形成非常长的节段，也需要急诊处理。

化脓性小关节感染并不常见，通常是血行传播。尽管有侵入性操作引起直接种植的报道，但是临床表现可能类似于脊椎椎间盘炎，最常见的是偏侧症状；腰椎段最常受到影响。双侧受累可能通过 Okada 间隙发生[193]。CT 表现为以关节为中心的侵蚀过程，并伴有相邻多裂肌的炎症变化。MRI 将显示关节突的骨髓水肿、关节渗液和多裂肌的水肿变化；关节周围相邻椎旁或硬膜外脓肿，或蜂窝织炎呈均匀或不均匀强化。

结核（tuberculosis，TB）仍然是全世界脊柱感染最常见的原因，工业化社会中的发病率正在增加。临床症状通常是隐匿的。虽然 90%～100% 的患者会出现背痛，但只有 50% 的患者会出现全身症状或发热。结核性脊柱炎（Pott 病）由结核杆菌的血行（动脉）传播引起，通常来源于肺。结核杆菌最初侵犯骨软骨下骨前方，早期通过韧带前下方扩散，随即扩散到相邻的椎骨，通常是多个，以及扩散到椎间盘。若是扩散至硬膜外，中等数量的患者会出现神经功能缺损。硬膜下组织往往免于扩散。广泛的前柱破坏伴隆突畸形是其特征。

结核性脊柱炎伴椎间盘炎表现为椎间盘间隙变窄、椎体骨质溶解伴塌陷、X 线显示隆突畸形。胸腰椎交界处最常受累，随着胸椎上段或腰椎下段受累较少。X 线可能在感染开始后 2～5 个月才出现异常。由韧带下扩散引起的椎旁软组织肿块（特别是钙化）是特征性表现。CT 比 X 线更早地显示脊柱结核的溶骨性变化，也能更清晰地显示硬膜外受累，尤其是当硬膜外腔可见钙化或骨碎片时，也能更好地显示椎旁受累。

MRI 是检测脊柱结核的主要成像手段。结核性脊柱炎伴椎间盘炎的早期变化与化脓性椎间盘间隙感染非常相似，均表现为 T_2 高信号、T_1 低信号和强化。广泛的韧带下传播提示结核，尤其是椎间盘间隙免于累及时。椎旁脓肿、肉芽肿和硬膜外受累很常见。在 60%～80% 的病例中可观察到硬膜外受累[316]。提示结核性脊柱炎而非化脓性脊柱炎的一个潜在鉴别点在于中线中央隔膜（前脑膜椎韧带）对硬膜外腔腹侧的持续影响[323]。腹侧硬膜外腔的结核性病变呈现垂帘状[323]。与惰性感染或肿瘤相比，化脓性硬膜外感染（蜂窝织炎，脓肿）或血肿等进展迅速的侵袭性硬膜外疾病，往往缺乏由正中韧带受累而致的垂帘征[324]。第二种结核感染的类型是不伴椎间盘炎的脊柱炎（图 20–24）[325]。这种类型表现为椎体中央部分的溶骨性病变，通常为多发性，无椎间盘受累。一项大型系列研究中，大约 50% 的患者存在这种受累模式[322]。影像学表现包括离散、破坏性的椎体病变。X 线能更好地显示溶骨性病变，通常是多灶性的。与结核性椎间盘炎相比，后部和颈椎更易受累。溶解性病变在 CT 上可能表现出边缘硬化，这表明病变组织比典型的转移性沉积物惰性更高。这些病变通常在 MRI 上表现为周围强化，伴中央囊性空洞。邻近的椎旁脓肿可能存在皮质破坏。由于结核多发性病变的发生率很高，因此必须与转移瘤、骨髓瘤或淋巴瘤相鉴别。

MRI 极大地推进了脊柱感染的诊断，破坏性变化发生之前即能明确诊断。然而，MRI 的结果仍然不具特异性，准确的诊断和治疗需要组织学取样和培养。影像学引导的大口径骨切割针经皮穿刺 / 活检可以提供微创的组织取样。然而，该操作的获益相对较低，尤其是已开始使用抗生素的患者，可能没有获益[326]。

（四）炎症性脊柱关节病

脊柱的非感染性炎症性疾病包括类风湿关节炎（rheumatoid arthritis，RA）和血清阴性脊柱关节病（seronegative spondyloarthropathies，SpA），其中以强直性脊柱炎为原型。这些不同种类的疾病共同点是均有脊柱受累，都可能出现脊柱轴向疼痛。

类风湿关节炎最常累及颈椎，有时也被称为 RA 患者的第五型。60%～80% 的 RA 患者存在颈椎受累的症状和体征[327]。累及脊柱的 RA 可能都会累及手部。最常见的受累部位是寰枢关节。炎性血管翳在 MR 上表现为齿状突后方的 T_1 低信号、T_2 高信号伴增强的肿块影。这可能会导致颈髓联合处受压。炎症改变可能会破坏横韧带和翼韧带，导致 20%～25% 的 RA 患者出现寰枢椎不稳定。在 X 线上，C_1 后弓与齿状突皮质表面之间的距离大于 4mm 是异常的，屈曲位成像最为明显。颅颈交界处支撑结构的破坏也可能导致颅骨沉降，齿状突垂直下降至枕骨大孔，可能压迫 C_1 和 C_2 脑神经、髓质和椎动脉。

类风湿关节炎患者中 $C_{1\sim2}$ 关节下方的颈椎表现为累及钩锥关节和小关节的侵蚀性关节炎。MRI 上炎症表现为 STIR 序列上的 T_2 信号增加和脂肪饱和 T_1 序列上的钆增强。多达 30% 的 RA 患者出现多节段不稳定，屈曲时椎体依次前半脱位，即所谓的阶梯式颈椎现象[327]。椎间盘间隙狭窄和终板硬化很常见，可能是一种后部结构不稳定的继发现象。

类风湿关节炎不常累及胸腰椎。小关节和肋椎关节可能出现滑膜炎和侵蚀性改变，但这些发现是不稳定的，没有得到很好的证实。也可能存在椎间盘变化，但仍不清楚这些是原发性炎症反应还是小关节不稳定的反应。骶髂关节可能出现炎症变化，但其频率和严重程度远低于 AS 患者。

血清阴性脊柱关节病是一组类风湿因子阴性、影响脊柱和骶骨关节的炎症性疾病过程，具有独特的肌腱倾向。这组疾病既往包括 AS、银屑病关节炎、反应性关节炎（以前称为 Reiter 综合征）和与炎症性肠病相关的关节炎。这些疾病的分类最近一次更新发生在 2009 年，即轴性脊柱关节炎被划归以轴性为主的疾病谱，而非以外周为主的疾病。轴性脊柱关节炎在 MRI 上表现为活动性的骶髂关节炎，再加上一个或多个脊柱关节炎的特点或 HLA-B27 阳性，并伴有两个或多个脊柱关节炎的特点。本章仅包含经典定义过程的轴向成像特点（图 20–25）。

MRI 是评估 SI 关节和脊柱关节疾病活动的必要成像方式。MRI 或 CT 可以显示疾病的转归，包括关节间隙狭窄、软骨下侵蚀、反应性硬化、关节周脂肪沉积（Modic Ⅱ类似物）；只有 MRI 可以通过 T_2 高信号（STIR 或脂肪饱和图像）和脂肪饱和 T_1 成像上的 Gd 增强来评估炎症的活动性。

AS 是典型的血清阴性脊柱关节病，MRI 诊断 SI 关节活动性疾病是其不可或缺的诊断标准。AS 在普通人群中的患病率高达 0.1%，HLA-B27 阳性者患病比例显著增高，男性多见，男女患者比例为 4：1。该病累及滑膜和软骨关节及附着点（韧带和肌腱在骨骼上的附着部位），特别好发于中轴骨。最常见的表现是伴有炎症特征的腰背痛（Calin 标准：4/5 病例起病隐匿、年龄＜40 岁、持续 3 个月、晨僵、活动后疼痛有所改善）[329]。高达 50% 的患者可观察到类似坐骨神经痛的放射性疼痛。

强直性脊柱炎的影像表现包括双侧对称性的骶髂关节炎和脊柱关节炎的多种表现（图 20–25），早期影像表现为骶髂关节炎。早期骶髂关节炎的 X 线表现为软骨下皮质因微小的侵蚀而变得模糊，部位主要是在关节的髂骨侧。随着进一步侵蚀，关节间

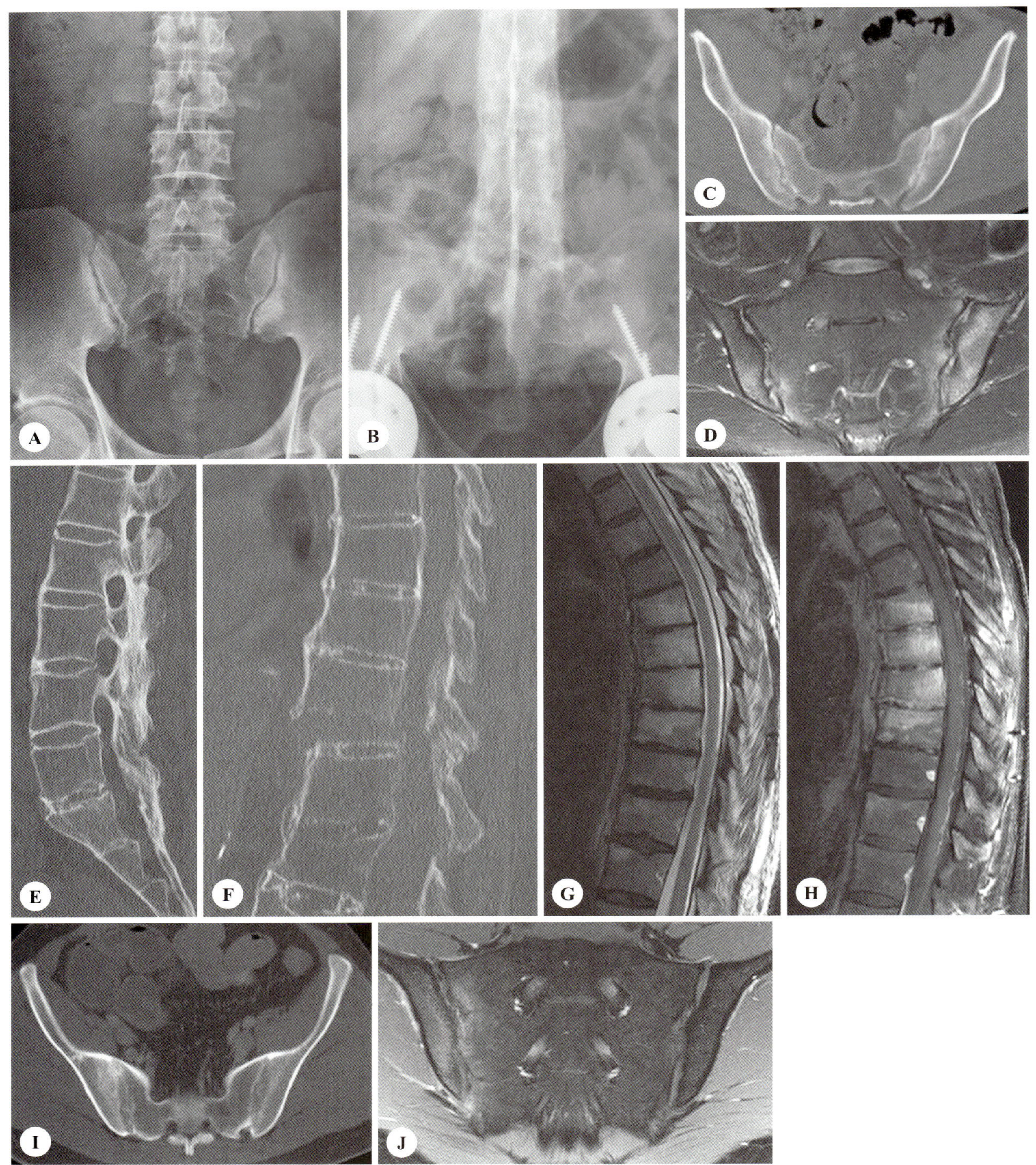

▲ 图 20-25　脊柱关节病

在 X 线（A）上可以检测到骶髂炎的改变，表现为不规则、侵蚀和硬化，主要发生在关节的髂侧。在强直性脊柱炎的终末期，骶髂关节融合，硬化消失（B）；这张 X 线也描绘了“匕首征”，融合的棘突在中线形成连续的硬化结构。CT（C）在检测 AS 的侵蚀和早期硬化反应方面更敏感，这种结构变化可能只是反映既往疾病。只有 MRI 才能检测疾病活动性（D），如这位 AS 患者两侧骶髂关节及其周围的 T_2 高信号所示。在 CT 上可以清楚地看到连接腰椎和融合后椎体的纤细垂直韧带联合（E）；AS 患者的脊柱容易发生中度创伤的三柱不稳定骨折（F）。CT 可成像以上特征。炎症性肠病的脊柱关节病可能表现为背痛（G 图为 T_2 矢状位；F 图为增强的 T_1 脂肪饱和矢状位，H），并有多灶性炎症性脊椎关节病的证据。鉴别诊断为多节段椎间盘炎，特别是 Pott 病（结核）。炎症性肠病（I）中骶髂关节炎的改变可能与 AS 难以区分。非对称性骶髂炎（T_1 增强，脂肪饱和的冠状位 MRI，J）是典型的反应性脊柱炎（以前的 Reiter 综合征）

隙变宽和模糊；关节两侧的骨小梁发生硬化反应。随着时间推移，关节通过直接骨桥接而发生强直；关节间隙不再可见，硬化症消退[330]。MRI 可以在 X 线正常的有症状的患者中检测到 SI 关节的炎症。炎症可以通过低观察者间一致性可靠地识别为 STIR 序列上的高 T_2 信号或脂肪饱和的 T_1 成像上的 Gd 强化[331]。在近期发病的伴有炎症临床特征的轴性腰痛患者中，1/3 患者 MRI 可检出 SI 关节炎症，1/6 患者 MRI 可检出结构改变[332]。炎症最初出现在关节尾部和背侧髂侧，以及相邻的背侧肌腱附着点。

50% 的 AS 患者会出现脊柱病变，包括骨炎、联合腱鞘形成、椎间盘病变，以及导致小关节和肋椎关节强直的炎症[330]。骨炎发生在颈椎交界处的前缘，称为 Romanus 病变。X 线上，这些部位的硬化导致椎体前角密度增加，称为"闪亮角征"。由于骨炎导致的椎体前缘重塑使通常凹陷的椎体前缘伸直，称为椎骨"方化"，这些发现在腰部最为明显。MRI 对骨炎的早期发现更为敏感，主要表现为椎体前角 T_1 信号降低、T_2 信号增强和强化[330]。椎间盘交界处边缘的骨炎导致外环纤维化中的反应性骨形成，最终连接相邻椎体的边缘。这些垂直方向的骨支柱是韧带赘。它们与骨赘的区别在于其方向垂直和性质纤细；骨赘在水平面上定向，体积较大。韧带赘在椎体的前部和外侧最常见；长时间站立时，骨化可累及前纵韧带。

椎间盘交界处的侵蚀称为 Andersson 病变；这种椎体终板的炎性破坏伴随着椎间盘移位，可进展为假关节。这些影像表现很难与感染性脊柱炎相鉴别。X 线上可见终板破坏，MRI 显示结构和炎症改变。炎性改变将经历从 Modic Ⅰ型到 Modic Ⅱ型的演变。随着时间的推移，硬化症和经椎间盘骨化会导致关节强直。小关节和肋椎关节表现相似，最初关节周围侵蚀，随后是硬化症和强直。后棘间韧带和棘上韧带附着点的附着点炎最终导致这些结构骨化，在正面 X 线上表现为垂直中线骨带，即所谓的"匕首征"。炎性病变最常见于胸椎中段（$T_{7\sim8}$）和腰椎中段（$L_{2\sim3}$）。

AS 也可能在寰枢椎关节处发生变化。滑膜炎可引起牙槽窝的侵蚀性改变，尽管炎症改变的程度很少达到 RA 的程度。可能存在寰枢椎半脱位。在长期 AS 患者中观察到的广泛强直导致腰椎前凸变平和胸椎后凸变大。僵硬使这些患者处于轻度创伤的灾难性骨折脱位风险中，最常见的是过度伸展机制。颈椎最常受累，神经功能障碍很常见。由于这些患者典型的骨质减少，X 线评估很困难，因此这些骨折的三柱性质最好用 CT 或 MRI 来评价。有创伤的 AS 患者中使用高级成像的阈值应该很低。未引起急性神经损伤或未被发现的三柱骨折可能是假关节等慢性局灶性疼痛的原因。MRI 将显示炎症变化的线性区域，通常通过椎间盘间隙延伸至后腔。CT 最能显示皮质破坏。最后，一些 AS 患者会出现硬脑膜扩张（图 20-25）。鞘囊异常宽大，有憩室样外露；椎弓根后部、椎弓根内缘和椎体后部存在相关的骨侵蚀。这些患者可能出现马尾神经综合征，或许与蛛网膜炎有关。

银屑病性关节炎（psoriatic arthritis，PA）远不如 AS 常见，约 7% 的皮肤银屑病患者受到影响[330]。10%～25% 的中至重度皮肤病患者有异常的 SI 关节 X 线表现。脊柱关节炎的比例大致相同，但与腰椎炎共存尚不肯定。男女患病率一致[330]，通常表现为双侧但不对称的骶髂关节炎，较少进展为骨性关节强直。与 AS 相比，反应性硬化症的侵蚀和病灶往往更大、更离散。PA 中的脊柱关节炎以不对称、粗大的椎旁骨化为特征。没有椎体方化和闪亮角征。小关节受累并不常见。

反应性脊柱炎（reactive spondylarthritis，RS）是一种炎性关节病，首先影响足跟和大的外周关节[330]。骶骨关节炎极为常见，高达 45% 的患者受累，与 AS 相比，单侧或不对称更为常见；强直罕见。脊柱受累更常见，与 PA 相同；30% 的 RS 患者累及腰椎[330]。术语"Reiter 综合征"通常用于描述典型尿道炎（通常是衣原体）、葡萄膜炎和关节炎三联征。

肠源性关节炎也可与溃疡性结肠炎或克罗恩病相关。背部疼痛的最初表现可能先于胃肠道疾病的症状。与这些情况相关的脊柱炎和骶髂关节炎与经典的 AS 难以区分。骶髂关节通常是双侧对称，进展为强直。典型的脊柱滑脱表现为椎体方化、椎体病变、关节突和关节突关节受累。

（五）脊柱肿瘤

脊柱肿瘤按其产生的解剖部位可分为硬膜外、硬膜内 - 髓外、髓内。硬膜外肿瘤起源于椎体、椎旁软组织或硬膜外隙，包括转移性病变、血液系统恶性肿瘤和原发性骨或软骨肿瘤。硬膜内 - 髓外病变出现在硬脑膜管内，但对脊髓本身来说是外在的，此类病变包括脑膜瘤、神经鞘瘤、神经纤维瘤和软脑膜转移性疾病。髓内病变主要来自脊髓或终丝病变，构成这些病变大部分是原发性脊髓肿瘤（最常见的是室管膜瘤、星形细胞瘤和血管母细胞瘤），而转移则不太常见。由于篇幅所限，仅对脊柱肿瘤进行评论；为了更深入地了解这一类别中的各种疾病及其影像学表现，读者可以参考放射学中的几篇优秀文献[332-334]。

硬膜外肿瘤很常见。MRI 提供了病变检测、形态特征和神经损害评估的最佳组合。核医学技术，如氚骨扫描和 PET/CT，提供了对病变检测的高灵敏度和良好的全身肿瘤负荷评估（图 20-26）。核医学研究无法提供有关神经元受压的准确解剖信息。在发现病变方面，CT 不如 MRI 敏感，而 X 线则远不如 MRI 敏感。

硬膜外肿瘤向外侵入中央椎管时，可能会使蛛网膜下腔（脑脊液）变窄。MRI 表现为 T_1 信号减弱，T_2 信号升高，Gd 增强。平扫 T_1 成像是病变检出的主要依据，正常成人骨髓比正常脂肪骨髓更亮。脂肪饱和的 T_2 加权成像和 STIR 图像对病变检测具有很高的敏感性。脂肪饱和的影像会以高灵敏度显示硬膜外肿瘤。在轴位图像上，可直接显示受压的膜囊或突出的神经根。CT 和 X 线可用于鉴别原发的骨和软骨肿瘤，包括恶性病变，如骨肉瘤、软骨肉瘤、脊索瘤，以及良性肿瘤，包括血管瘤、骨样骨瘤、骨巨细胞瘤和动脉瘤性骨囊肿。

转移瘤是最常见的硬膜外脊椎肿瘤，脊柱是最常见的骨转移部位。绝大多数脊柱转移由前列腺癌、肺癌和乳腺癌引起。胸椎受累最常见（70%），其次是腰椎和颈椎节段。椎体受累最常见（85%），较少累及椎旁组织或硬膜外间隙。椎间盘、硬脑膜和前纵韧带能阻止转移性肿瘤的侵袭。由于许多静脉通道贯穿其中，后纵韧带更容易受累。椎体转移瘤可以是成骨（骨形成）、溶骨（破坏性）或混合性的。成骨性病变在 CT 上表现为密度增加的模糊区域；在 MRI 上，成骨性病变有强化的低 T_1 和 T_2 信号。常见的原发肿瘤有前列腺癌、类癌或膀胱癌。溶骨性转移瘤在 X 线和 CT 上表现为骨破坏，在 MRI 上呈低 T_1 和可变 T_2 信号，并有强化，最常由乳腺癌、肺癌、肾癌和甲状腺肿瘤引起。肺、乳腺、宫颈和卵巢原发灶中可见溶骨性和成骨性混合病变。

血管瘤是最常见的脊柱肿瘤，见于 10%～12% 的成年人。它们往往是多发的。典型的血管瘤是良性的，无临床意义；通过 MRI 上的脂肪含量（高 T_1 和 T_2 信号）和 X 线或 CT 上的灯芯绒征来识别血管瘤。这是由于脂肪包围的稀疏、增厚的小梁，在轴向图像上，其会导致圆点状外观。

骨样骨瘤发生在 30 岁以下的患者，通常表现为疼痛，尤其是夜间痛。阿司匹林或非甾体抗炎药通常可以缓解疼痛。病变包括一个直径＜1.5cm 的小结节，周围有较大的硬化性反应或软组织炎症，X 线或 CT 可见。CT、MRI 或骨扫描显示病灶明显强化。10% 的骨样骨瘤发生在脊柱，几乎完全发生在后神经弓。59% 的脊柱骨样骨瘤累及腰椎，27% 累及颈椎，12% 累及胸椎。大于 1.5cm 的病变称为成骨细胞瘤。

骨髓瘤是最常见的骨原发恶性肿瘤，75% 的患者表现为骨痛，发生时广泛存在。其影像表现可从离散的破坏性病变到弥漫性骨密度丢失，X 线上与骨质疏松难以区分。CT 能更好地显示松质骨或皮质骨中离散的破坏性病变。MRI 表现多种多样，呈多灶性或弥漫性，T_1 信号减弱，Gd 增强。压缩性骨折很常见，可能与良性的骨质疏松性骨折难以区分。单灶性病变（浆细胞瘤）在影像上呈扩张性和裂解性。

白血病可能在弥漫性骨髓受累和相关压缩性骨折的情况下表现为脊柱疼痛。最常见的影像学表现是弥漫性骨髓置换，X 线和 CT 显示骨质减少，正常 T_1 骨髓信号普遍丧失。正常骨髓应始终比 T_1 成像上的椎间盘信号更亮。可能存在白血病组织的局灶性骨外软组织肿块，称为“绿色瘤”。

淋巴瘤是一个很好的“模仿者”。它可以出现在脊柱中，表现为无法与转移灶区分开来的椎体病变、无骨受累的硬膜外软组织肿块、弥漫性软脑膜突和原发性髓内病变。

硬膜内 - 髓外肿瘤位于硬膜囊内，当它们移位脊髓或马尾时，会使蛛网膜下腔变宽；这些病变通常是良性的[94]。脑膜瘤典型表现为紧贴硬脑膜表面的宽阔基底，并均匀增强。神经鞘瘤和神经纤维瘤在影像学上一般难以区分。它们可能均匀增强或显示囊性变性中心区。经典的“哑铃型”神经纤维瘤可能通过神经孔并使其变宽，也可完全发生在硬膜囊内或椎旁。软脑膜转移性疾病最典型的表现为脊髓表面或马尾神经根部的强化，有时在马尾神经内可观察到更分散的小肿块，脑脊液细胞学在检测软脑膜转移性疾病方面仍然比 MRI 更敏感。

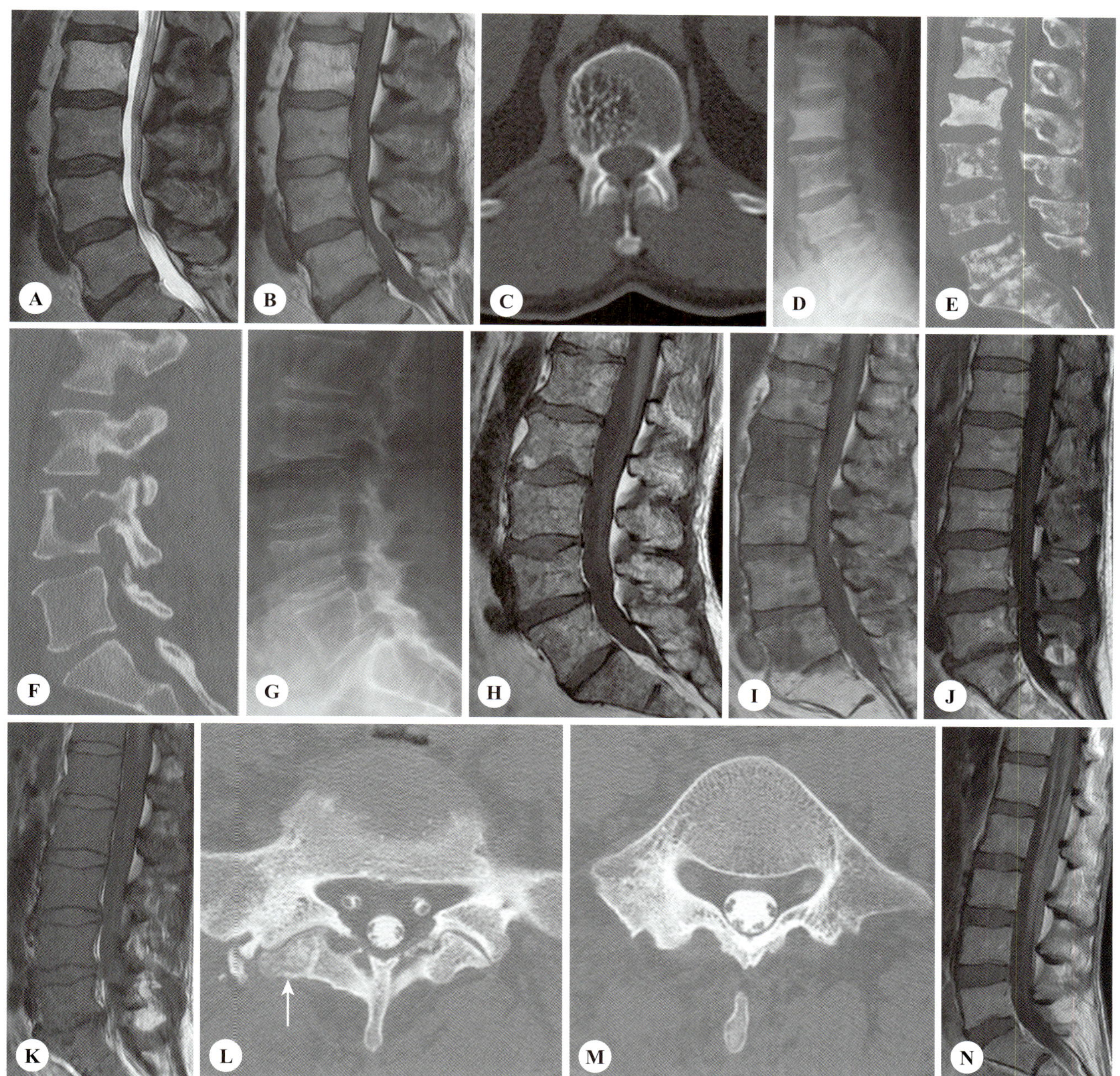

▲ 图 20-26　脊柱肿瘤

矢状位 T_2（A）和 T_1（B）图像显示 L_2 椎体内的病变，其特点是在两个序列上信号增强，这是血管瘤的典型表现，血管瘤是最常见的良性脊柱硬膜外肿瘤。另一名患者（C）的 CT 图像显示了血管瘤的经典 CT 特征：小梁增厚，围绕着增加的骨髓脂肪，导致圆点外观。乳腺转移（D）导致骨密度增加；CT 比 X 线（E）更敏感，尤其是在检测溶骨性转移（F）方面。骨髓瘤在 X 线上很难发现，类似于骨质疏松症（G）；同一个患者（H）的 MRI 发现了无数微小的破坏性病变。MRI T_1 矢状位序列（I）通常显示转移性病变为局灶性低信号病变，如前列腺癌患者，因为正常骨髓脂肪的明亮信号被取代。当骨髓弥漫性被替代时，可能很难检测。正常的骨髓应该总是比邻近的椎间盘更明亮。注意图 J 中，患者出现背痛 2 年后，正常骨髓完全被白血病（K）所取代。骨样骨瘤是一种引起疼痛的后部良性肿瘤，通常发生在夜间，可通过水杨酸类药物缓解。可见小结节（L，箭），周围有硬化性反应（M）。软脑膜转移瘤或淋巴瘤可被表现为包裹脊髓和马尾的弥漫性强化组织（N）

髓内肿瘤是罕见的实体性肿瘤，可能表现出类似退行性疾病的疼痛或功能障碍。室管膜瘤起源于脊髓中央管的室管膜细胞，是成人最常见的髓内肿瘤。室管膜瘤的一种特殊亚型，即黏液性乳头状室管膜瘤，发生在脊髓圆锥和终丝。由于生长缓慢，室管膜瘤可能会引起骨质侵蚀和中央椎管扇形增大。MRI 显示终丝或脊髓增大，T_2 信号升高，不均匀强化。常有小囊肿或出血。星形细胞瘤是典型的低级别肿瘤，更常见于年轻患者、颈部。它们通常延伸到脊髓内的多个脊椎节段，边缘模糊。脊髓因异质强化而增大，通常涉及脊髓的整个横截面。脊髓白质内相当大的水肿区向头尾延伸至强化的肿瘤本身。瘤周可有囊肿存在。血管母细胞瘤是一种罕见的病变，通常发生在颈椎和胸椎。典型者是靠近髓膜表面高度强化的血管结节，常伴有髓内囊肿和相对广泛的脊髓水肿。大约 1/3 的血管母细胞瘤患者会有 Von Hippel Lindau 综合征。

脊髓内转移瘤比原发脊髓肿瘤少见。然而，这些病变的诊断越来越多。与原发脊髓肿瘤相比，增强后 MRI 的几个特征对这些病变具有高度的特异性：边缘、火焰和中心点征[335, 336]。事实上，评估脊髓病变的肿瘤性和非肿瘤性原因时，这些特殊的增强模式是非常有帮助的鉴别特征[94]。脊髓转移瘤也常常表现出相当大的脊髓水肿，即使转移瘤的大小相对较小[337]。原发恶性肿瘤和（或）其他转移性疾病的证据可能很明显，而且脊髓转移本身可能是多发性的[337]。

（六）硬脊膜动静脉瘘

硬脊膜动静脉瘘（arteriovenous fistulas，AVF）是脊柱最常见的血管畸形。这种病变值得描述，因为它可能表现为疼痛和进行性神经功能障碍，类似 NIC；尽管有影像学特征，但经常长期误诊或漏诊[338]。在 Atkinson 系列中，从症状出现到诊断的平均延迟时间为 23 个月[339]。患者经常受到错误的干预，包括减压手术。确诊后可以通过阻滞治疗进行性神经功能障碍。

硬脊膜动静脉瘘是一种后天病变。在神经根鞘的硬脊膜内有瘘管相通，鞘内静脉引流到脊髓周围的静脉丛，导致脊髓内静脉高压，最终导致脊髓功能障碍。瘘管多见于下胸椎或腰椎。这是在老年男性中观察到的一种病变。Gilbertson 系列包括平均年龄为 62 岁（范围为 37—81 岁）的患者[340]。Atkinson 系列报道了 4：1 的男性优势[339]。53% 的患者报道有疼痛症状。这些患者中许多人描述了下肢灼热、感觉异常的疼痛；15% 的患者在勃起时有腰痛，这种疼痛随着活动下肢而加重，通常伴随着缓慢进展或逐步恶化的脊髓病变，表现为下肢疲劳和虚弱。Atkinson[339] 系列报道称 69% 的患者有上、下运动神经元体征，30% 的患者只有下运动神经元体征。

硬脑膜 AVF 的影像学表现已得到很好的描述[341]。在 CT 脊髓造影中，100% 的病例中存在异常突出的扭曲血管，这可能使马尾神经呈珠状外观。在 MRI 上，几乎 100% 的病例脊髓会有 T_2 高信号（图 20–27）。通常会累及多个脊椎节段，在 45% 的病例中可能伴有脊髓增大。可能有片状的脊髓强化（“断层征”）[342]，这些发现可能会引起人们对肿瘤的关注。一个鉴别发现是存在显著的 T_2 低信号血流空洞或扩张的静脉引起的血管内强化，特别是在脊髓背侧表面。脊髓 T_2 高信号通常累及下胸髓和圆锥；但这并不能预测瘘管的位置，但如果保留圆锥体部，则瘘管很可能位于胸部[343]。MRA 有助于预测瘘管的位置并缩小脊髓血管造影的范围，从而提供明确的诊断（图 20–27）[341]。对于通过脊髓血管造影确诊为硬脊膜动静脉瘘的患者，Cao 等[344] 在 2014 年的一项研究显示，与血管造影阴性的可疑血管疾病患者相比，有四个独立的预测因素：年龄≥50 岁、髓内病变长度≥5 个垂直节段、髓周扩张血管和颈下病变位置。上述 3 种或 3 种以上标准的存在可预测硬脊膜 AVF，其灵敏度为 85%，特异度为 97%。一旦血管造影诊断，瘘管可通过手术或血管内途径分离切断。治疗后，病变进展，特别是实质 T_2 高强度的恶化，提示治疗不完全或复发[345]。

诊断和治疗的目的主要是阻止神经功能缺损的进展，并尽可能改善目前的残疾。无论是通过手术还是血管内栓塞治疗，成功封堵瘘管后，67%～80% 的患者步态得到改善[341]。只有少数患者的肠 / 膀胱功能障碍或疼痛得到缓解。运动症状恶化时应考虑对瘘管再通进行影像检查。瘘管闭塞成功后，脊髓增大、强化，T_2 高信号和圆锥周围的突出静脉将逐渐消退；T_2 高强度和增强可持续长达 1 年。这些发现的进展提示应寻找残留 / 复发性瘘管[341]。与传统的硬脊膜动静脉瘘相对比，罕见的是硬脊膜外动静脉瘘。虽然这种不常见的情况也可以出现在充血性脊髓病中，但很少会出现硬膜外静脉充血压迫的症

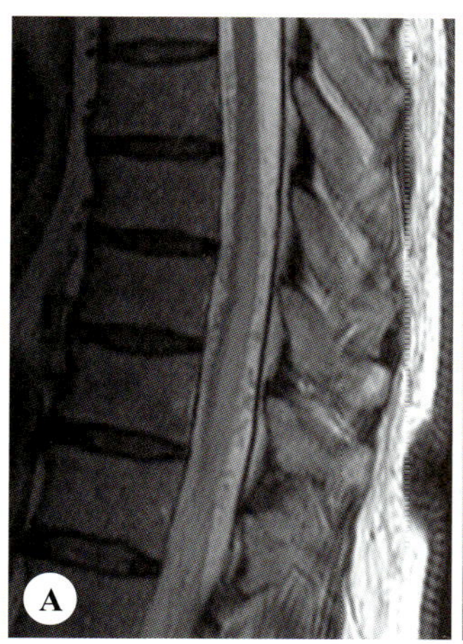

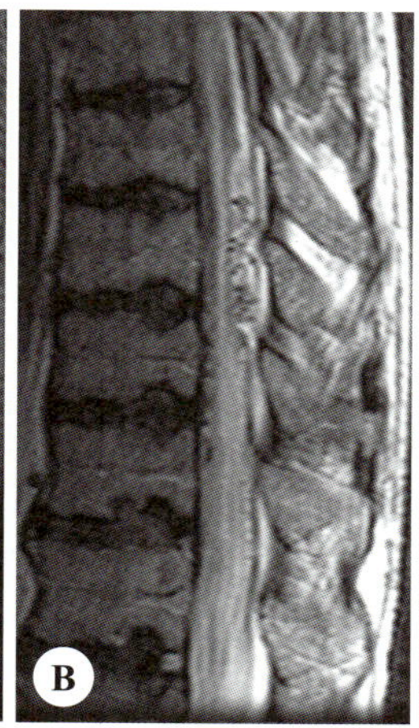

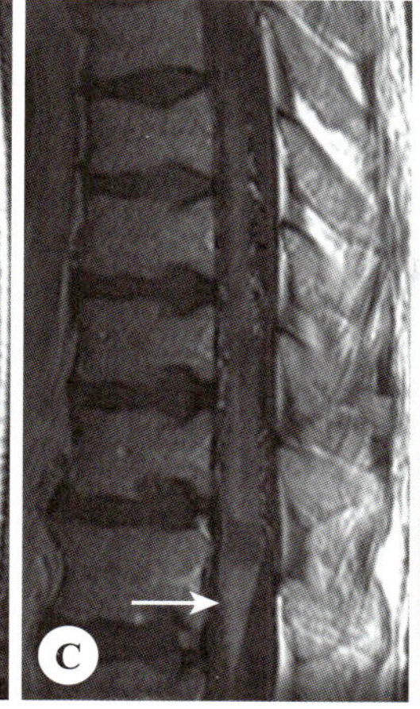

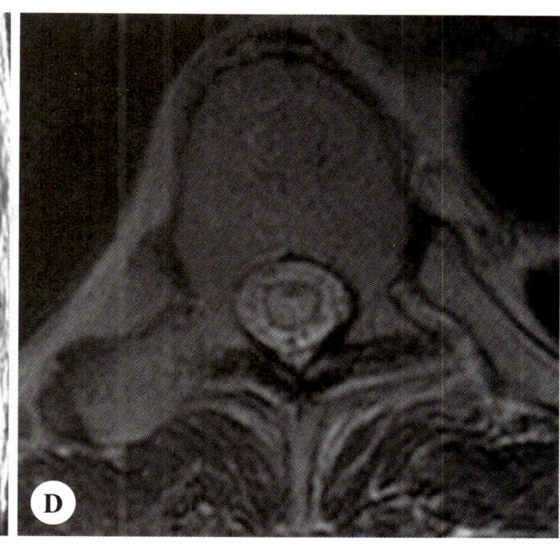

▲ 图 20-27 硬脊膜动静脉瘘

2 例患者（A 和 B）的 T_2 矢状面 MRI 均显示圆锥增大，呈多节段 T_2 高信号。Gd T_1 矢状位 MRI（C 与 B 为同一患者）显示髓周静脉扩张的血管内强化和圆锥内的实质呈斑片状强化（箭）。经下胸段脊髓（D）的轴位 T_2 成像显示整个脊髓的 T_2 信号增强，在脊髓外围有一个暗边的 T_2 信号减弱（引自 Morris JM. Imaging of dural arteriovenous fistula. *Radiol Clin North Am*. 2012;50:823–839.）

状。Nasr 等基于 10 年间对 24 名患者的一系列研究，认为 MRI 上的影像表现与更常见的脊髓硬膜动静脉瘘基本相同，包括髓内 T_2 高信号和强化，以及相关的硬膜内血流空洞。同时，血管造影上与传统硬脊膜动静脉瘘的一个关键区别因素是硬膜外静脉丛中有静脉囊的存在。

结论

作为脊柱或肢体疼痛患者影像学评估的概要，本章涵盖了广泛的病理学和影像学技术。这是经久不衰的主题。影像学的主要作用是发现患者疼痛或神经功能障碍引起的全身性疾病（很少见）。目前，成像技术被过度运用，对患者和社会造成损害。没有提示全身性疾病的红旗征的情况下，影像学对患者的初始表现没有任何价值。通过权衡对比改善预后的获益和真实存在的风险损害，再合理地决策是否进行影像学检查。ACR 和 ACP 已经颁布了基于证据的影像使用指南，我们必须充分认识到影像学检查固有的特异性和敏感性缺陷，并遵守这些指南。所有类型的脊柱成像中，无症状、与年龄相关的变化都很普遍；椎间盘核中 T_2 信号降低、椎体前外侧骨赘、椎间盘突出、小关节和骶髂关节病都与疼痛无关。在无轴向负荷的情况下进行成像，生理姿势可能对动态损伤不敏感。与 T_2 高信号（STIR 或脂肪饱和成像）、Gd 增强或核医学技术所记录的水肿、充血、血神经屏障破坏或代谢加速等生理参数相比，影像学检测到的结构变化没有那么显著。我们医生应该始终去救治患者，而非仅依靠图像。

声明

作者衷心感谢 Sonia Watson 博士在参考文献引用管理方面的帮助。

要 点

- 影像学的主要作用是识别全身性疾病，没有“红旗征”的背部或肢体疼痛等急性表现者不需要影像学检查。
- 所有的脊柱成像都有显著的特异性缺陷，椎间盘“退行性变”和小关节病等无症状、与年龄相关的检查结果发生率很高。

- 脊柱成像不需要生理定位，轴向负荷可能对动态损伤不敏感。
- 影像学与临床表现和病程相关性较差。
- 为了避免错误的脊柱节段操作，有必要从颅底尾侧仔细地计数脊柱节段。
- MRI 检查结果可较为合理预测腰椎间盘造影阳性，HIZ 和 Modic 终板变化的显著表达特异性高，但敏感性低。
- 影像学无法确诊颈椎间盘源性疼痛。
- 关节突关节或骶髂关节的结构性关节病（骨赘、关节间隙变窄、硬化）与疼痛并无关联；生理性检查结果（阳性骨扫描、MRI T_2 加权像信号）可以预测疼痛，但尚未对参考标准进行检验。
- 神经压迫和炎症反应才能导致神经根性疼痛，标准成像只能检测到神经受压情况。
- 椎间盘突出的大小、类型或随时间的变化与患者的预后无关联。
- 椎间盘突出在影像学中的自然病程是（突出部分）消退。
- NIC 临床表现需要在多个节段水平或多个区域（中央管、侧隐窝、椎间孔）受压才会出现。
- 颈髓 MRI 信号的改变可为脊髓型颈椎病患者减压提供预后指导。

第 21 章　疼痛生物标志物：定量感觉测试、条件性疼痛调节、皮肤穿刺活检

Biomarkers of Pain: Quantitative Sensory Testing, Conditioned Pain Modulation, Punch Skin Biopsy

Juliane Sachau　Ralf Baron　著

刘清仁　译　　杨建军　校

明确慢性疼痛的潜在生物标志物对于其准确的诊断、预测及疗效评估至关重要。生物标志物是指能被客观测量和评价，反映生理或病理过程，以及对治疗性干预措施产生药理效应的指标[1]。新标志物的建立应遵守标准化过程并需要确立明确的目标，如应该测量什么[2]。美国 FDA 已确定了 7 种生物标志物用于评估其不同类型的功能，包括易感性 / 风险、诊断性、监测性、预后性、预测性、药效学 / 反应、安全性（表 21–1）[3]。

疼痛的准确诊断是开始进行合理治疗的先决条件。例如，区分慢性神经病理性疼痛和慢性伤害性疼痛很重要[4]。因为其治疗方法的本质完全不一样。伤害性疼痛，即由伤害感受器激活的非神经组织损伤引起的疼痛，可能对非甾体抗炎药萘普生或布洛芬有反应，在更严重的情况下使用阿片类药物。神经病理性疼痛，即由躯体感觉系统的损害或疾病导致的疼痛，更具有挑战性，需要使用不同的药物（如抗惊厥药、抗抑郁药）共同治疗。

许多慢性疼痛患者通过药物治疗仍无法完全缓解疼痛。治疗慢性神经病理性疼痛推荐的一线药物，即 TCA、选择性 SNRI、$\alpha_2\delta$ 钙通道激动药抗惊厥药，其缓解 50% 疼痛的需治疗人数（number needed to treat，NNT）波动于 3.5～7.7[5]。此外，许多涉及新药的临床试验均未显示任何治疗效果。现有药物的疼痛缓解不足和涉及新药的临床试验失败可能是由临床异质性和众多潜在的病理生理学机制导致的。使用有效的预测性生物标志物对患者进行预先分层，可以帮助识别从特定药物获益最多的人群。此外，为了调整当前治疗和（或）采取进一步的措施，预测疾病的进展非常重要。

迄今为止，用于评估和治疗慢性疼痛的有效生物标志物尚未明确。然而，临床试验方法、测量和疼痛评估倡议（Initiative on Methods，Measurement，and Pain Assessment in Clinical Trials，IMMPACT）近期考虑了三种有前景的生物标志物用于开发镇痛治疗，即感觉测试、皮肤穿刺活检和脑成像[6]。

本章将重点介绍感觉测试，包括静态的定量感觉测试（quantitative sensory testing，QST），动态的条件性疼痛调节（CPM）和皮肤穿刺活检，以及其作为易感性、诊断性、预后性、预测性和药效学生物标志物的作用。尽管感觉测试因为其心理物理学性质不完全符合生物标志物可客观检测的特性。然而，此处对其进行讨论是因为它作为生物标志物的前景，至少对于 QST 而言，存在具有参考值的标准化方案。

一、定量感觉测试

随着对疼痛患者临床表现异质性的逐渐认识，目前对慢性疼痛患者的感觉测试变得更加有意义。

关于神经病理性疼痛，具有相同疼痛病因学的患者可出现各种症状和体征，例如，带状疱疹后神经痛患者可能同时出现机械性痛觉超敏和热感觉减退。相反，不同疼痛病因学的患者可能有相似的躯体感觉异常。不同的躯体感异常反映了慢性疼痛患者的潜在病理生理机制。例如，机械性痛觉过敏，即点状刺激疼痛的增强和动态超敏反映了中枢敏化

表 21-1 根据美国 FDA 的生物标志物、终点和其他工具术语表划分的生物标志物类别

类 别	定 义
易感性 / 风险	临床上没有明显疾病的个体发展成疾病的可能性
诊断性	检测 / 确认感兴趣的疾病或病症的存在或识别具有该疾病亚型的个体
监测性	评估一种疾病或医疗条件的状况，或寻找医疗产品或环境介质暴露或影响的证据
预后性	明确感兴趣疾病患者的临床事件、疾病复发或疾病进展的可能性
预测性	明确比没有生物标志物的类似个体更有可能因暴露于医疗产品或环境介质而产生有利或不利影响的个体
药效学 / 反应	表明暴露于医疗产品或环境介质的个体发生了生物反应
安全性	暴露于医疗产品或环境介质之前或之后进行检测，以表明毒性作为不良反应的可能性、存在或程度

机制，而热敏感性增加可能与原发性痛觉过敏有关，即伤害性感受器的外周敏化[7]。

迄今为止，慢性疼痛的治疗一直基于潜在的病因学。然而，当前对慢性疼痛临床表现异质性的认识导致了基于机制的治疗理念的产生，即根据潜在的病理生理机制对患者进行分层和治疗[8]。为了实现这一理念，有必要根据患者的躯体感觉特征对患者进行准确分类，从而可能改善治疗效果。

（一）诊断性

QST 可以量化外周和中枢神经系统躯体感觉功能。包括非伤害性纤维（Aβ 纤维）和伤害性纤维（Aδ 和 C 纤维）通过对皮肤应用已校准的机械刺激（如分级的 von Frey 纤维丝）和热刺激，由患者评估其强度或疼痛程度。

许多不同的 QST 程序，主要是热测试程序，过去曾用于评估感觉功能，尤其是神经病理性疼痛患者的感觉功能。QST 的一个优点是能够评估整个躯体感觉系统，包括大神经纤维和小神经纤维，而传统的电生理学（肌电图 / 神经传导研究）主要评估大神经纤维。因此，QST 已用于糖尿病多发性神经病的早期诊断，其振动和热检测阈值异常。与临床检查或神经传导研究相比，QST 在糖尿病神经病变中的敏感性范围为 27%～98%（冷刺激）或 58%～84%（振动刺激）[9]。单纯的小纤维神经病是以孤立的薄髓 Aδ 纤维或无髓 C 纤维损伤特征。该类患者会主诉灼伤或触电痛、刺痛、针刺及热感觉受损。虽然小纤维神经病的神经传导根据定义来讲正常，但 QST 显示异常的热阈值，表明神经小纤维的损伤[10]。因此，建议将 QST 作为一种诊断工具，用于筛查疑似小纤维受累的神经病变患者的冷温感觉障碍，如糖尿病性神经病变的早期诊断或小纤维神经病变的诊断[9]。

此外，在不同的神经病理性疼痛病因中，如带状疱疹后神经痛或中枢性疼痛，都存在感觉功能的改变。与 162 名健康对照者的参考数据相比，近一半的带状疱疹后神经痛（PHN）患者具有动态机械性超敏反应的特征[11]。此外，患者经常表现出异常的热或机械检测参数。QST 异常也见于神经病理性疼痛以外的情况，如纤维肌痛、慢性腰痛、骨关节炎和偏头痛。对 41 项运用 QST 对骨关节炎患者进行表型分型的研究进行 Meta 分析，结果表明，患侧和非患侧的压力疼痛阈值同时降低可以区分患者和健康对照者[12]。许多研究对纤维肌痛患者进行了感觉测试，该类患者表现为热痛阈值和冷痛阈值的改变[13, 14]。此外，纤维肌痛患者的一个常见症状是对压力疼痛的敏感性增加[15]。

正确解释疼痛患者的感觉异常需要标准化测试方案，并与健康对照组的参考数据进行比较。2006 年，德国神经病理性疼痛研究网络（German Research Network on Neuropathic Pain，DFNS）建立了标准化 QST 程序，以分析神经病理性痛患者确切的躯体感觉表型[16]。该方案包括 7 项测试以评估 13 个热和机械参数，即冷和暖检测阈值（cold and warm detection thresholds，CDT & WDT）、热感觉阈值（thermal sensory limen，TSL）、反常热感觉（paradoxical heat sensations，PHS）、冷热痛阈值（cold and heat pain thresholds，CPT & HPT）、机械检测阈值（mechanical detection threshold，MDT）（von Frey 纤维丝测痛仪 0.25～512mN）、机械痛阈值（mechanical pain threshold，MPT）（针刺刺激器 8～512mN）、机械疼痛敏感性和动态机械性痛觉超敏（mechanical pain sensitivity and dynamic mechanical allodynia，MPS 和 DMA）（针刺刺激器、标准牙刷、棉球、棉签）、上扬比值（wind-up ratio，WUR）、振动检测阈值（vibration detection threshold，VDT）（Rydel-Seiffer 分级音叉，64Hz，8/8 刻度）、压力疼痛阈值（pressure pain sensitivity，PPT）（压力表装置）（图 21-1）。

DFNS 数据库包含了不同身体部位（面部、足背、手背、躯干）的参考值[11, 17]，该数据库可以直接比较与年龄和性别匹配的健康对照组患者。为此，对每个参数进行 Z 转换（DMA、PHS 除外），得到 QST 曲线，其中所有参数均以独立于不同单元的标准正态分布呈现。Z 值大于零表示功能增强，即敏感性更高（痛觉过敏、感觉过敏）。Z 值为 0 ± 1.96 表示可以预期包括 95% 健康对照受试者数据的范围（95%CI）。超出 95%CI 的 Z 值被视为绝对值异常（<-1.96 异常减少，>1.96 异常获得）[18]。对具有不同神经病理性疼痛症状的大队列患者的调查显示，在所有调查的疼痛病因中存在不同的减少和获得组合[18]。不同病因的周围神经病理性疼痛患者的 QST 聚类分析显示，三个亚组的患者具有不同的感觉特征（图 21-1）[19]。第一类是“感觉丧失”，其特征是与 PHS 结合的小纤维和大纤维功能丧失；第二类为“热痛觉过敏”，表现为感觉功能无异常，伴有热痛觉和冷痛觉过敏，以及轻度动态机械性痛觉超敏；第三类为“机械性痛觉过敏”，其特征是小纤维功能丧失，伴有针刺痛觉过敏和动态机械性超敏。这三

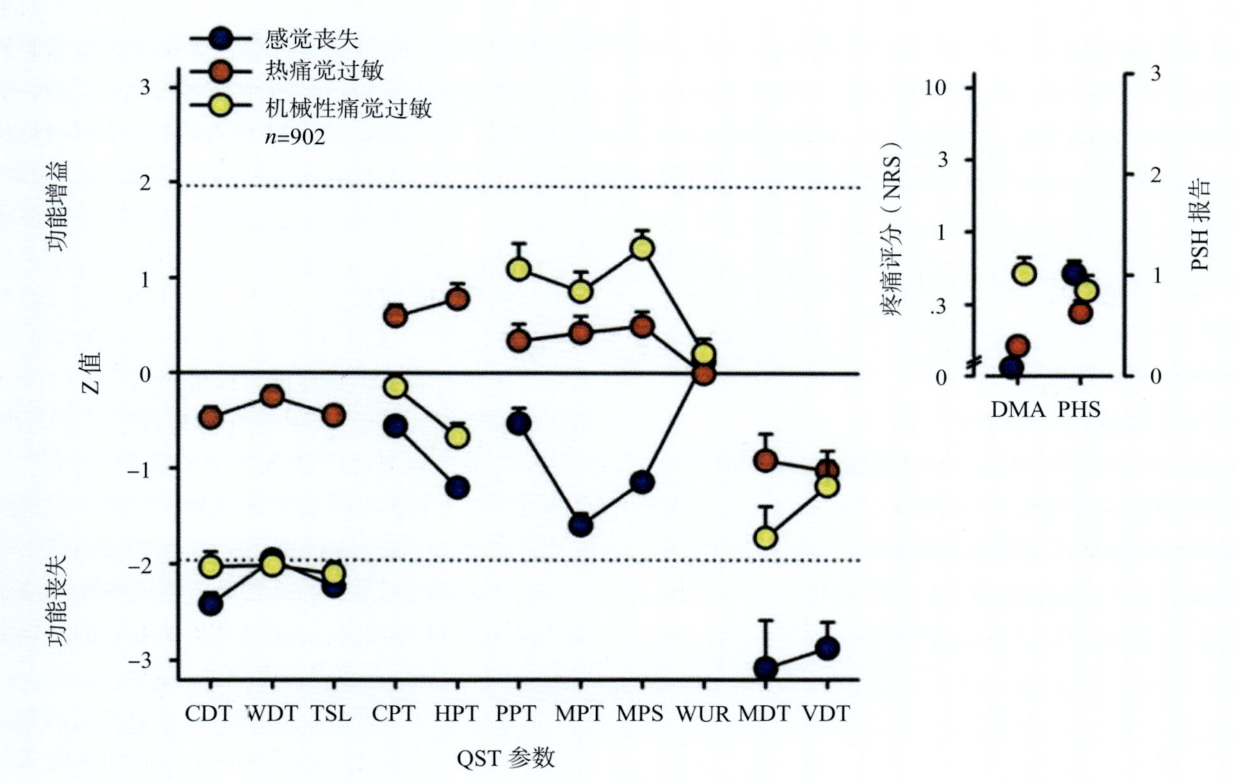

▲ **图 21-1　神经病理性疼痛的亚组分析**

三个聚类的感觉特征呈现为测试数据集的平均 Z 值 ±95%CI（n=902）。注意，Z 变换消除了测试地点、性别和年龄的差异。正 Z 值表示阳性感觉体征（痛觉过敏），而负 Z 值表示阴性感觉体征（感觉减退和痛觉减退）。虚线：健康受试者的 95%CI（-1.96<Z<+1.96）。注意，如果聚类的平均值在阴影区域内，这并不意味着它与健康队列没有区别。如果 95%CI 不跨越零线，则与健康受试者的值有显著差异。插图显示了动态机械性痛觉超敏在对数刻度（0～100）上的数值疼痛评级和反常热感觉的频率（0～3）。蓝色符号：第一类“感觉丧失”（42%）。红色符号：第二类“热痛觉过敏”（33%）。黄色符号：第三类“机械性痛觉过敏”（24%）。CDT. 冷检测阈值；CPT. 冷痛阈值；HPT. 热痛阈值；MDT. 机械检测阈值；MPS. 机械性疼痛敏感性；MPT. 机械性痛阈；NRS. 数字评定量表；PPT. 压力疼痛阈值；QST. 定量感觉测试；TSL. 热感觉阈值；VDT. 振动检测阈值；WDT. 暖检测阈值；WUR. 上扬比值（改编自 Baron et al.[19]）

类分布在所有神经病理性疼痛的病因中。然而，分布频率不同，如感觉缺失类在多发性神经病患者中最为常见（约 51.8%），而 PHN 患者尤其以机械性痛觉过敏为特征，即第三类（46.6%）。有趣的是，在人类替代疼痛模型中发现了类似的集群[20]，这支持基于机制分层方法的理念。

根据 IASP 神经病理性疼痛特别兴趣小组（Neuropathic Pain Special Interest Group，NeuPSIG）提出的神经病理性疼痛最新分级系统，感觉症状的确定对于将存在神经病理性疼痛从“可能”提高到“很可能”是必要的，而这有时只能通过 QST 获得[21]。然而，到目前为止，只有少数研究检测了痛性与无痛性神经病变的感觉特征[22]。由于他们的结果显示两种情况下都存在类似的热伤害性损伤，QST 在区分无痛性神经病变和神经病理性疼痛之间的能力似乎有限。

（二）预后性

有证据表明 QST 具有预后价值。例如，作为小纤维神经受损的指标，热感觉障碍与痛性糖尿病神经病变有关[23]，而机械感觉障碍可以预测足部溃疡的发展[24]。QST 的预后价值也在一组结直肠癌患者中得到了证实，这些患者在接受奥沙利铂化疗前接受了 QST 检测，然后随访 26 周[25]。发现治疗前触觉障碍可以预测奥沙利铂诱导的神经病变的严重程度和疼痛程度。

（三）易感性 / 预测性

此外，QST 似乎是一种有前景的慢性疼痛易感性和预测性的生物标志物（表 21–2）。最近的一项前瞻性研究旨在通过描述急性带状疱疹期间的感觉特征和生理 – 心理 – 社会功能以明确 PHN 的潜在风险因素[26]。该研究将 74 例急性带状疱疹患者的感染部位和对侧远端的对照部位（嘴上方或嘴侧四周皮肤）的感觉特征与 20 名健康对照者进行比较。将 6 个月随访时 PHN（即受影响区持续疼痛）患者（22.4%）与无 PHN 患者比较。除了年龄大、疼痛强度高、生活质量下降和急性带状疱疹期间的身体功能状态外，PHN 的发展似乎可以通过感觉的变化来预测。作者得出结论，机械性感觉减退和（或）痛觉过敏 / 机械性痛觉超敏，结合热检测无异常，尤其是在身体远离急性带状疱疹区域的部位，可能是 PHN 的潜在危险因素。

根据患者的感觉特征对患者进行预先分层有助于预测临床试验和临床实践中的治疗反应。因此，欧洲药品管理局（European Medicines Agency，EMA）的人类使用药品委员会（Committee for Medicinal Products for Human Use，CHMP）通过使用标准化 QST 确认了患者的感觉亚组。在关于神经病理性疼痛的临床试验中，QST 是用于确定患者特定感觉表型的分层工具[27]。尽管尚未开发出基于感觉测试的预测性镇痛药物，但在一些结果还是显示出有希望的结果。一项对痛性糖尿病神经病变的患者表型进行回顾性分析的Ⅱa 期概念验证研究中，一种新型选择性 TRPA1 拮抗药（GRC17536）被证明是有效的，特别是感觉功能有保留（应激性伤害感受器）的患者[28]。一项随机对照试验的回顾性分析调查了普瑞巴林与安慰剂对 HIV 相关神经病理性疼痛患者的影响，显示针刺痛觉过敏的亚组患者疼痛明显减轻（对应于 QST 第 3 类）。相比之下，整个队列患者没有差异[29]。在一项具有预先表型分层的首次安慰剂对照试验中，奥卡西平对于缓解具有“应激性伤害感受器”表型（定义为超敏反应）和小神经纤维功能保留（对应于 QST 第 2 类）患者的神经病理性疼痛，比“非应激性表型”（疼痛缓解 50% 的 NNT：3.9 vs. 13）更有效[30]。然而，作者使用相同的患者分层（应激性与非应激性表型），5% 利多卡因贴片对因 PHN 或周围神经损伤引起的周围神经性疼痛患者，未能显示具有表型依赖性的治疗效果[31]。另一项前瞻性交叉研究调查了普瑞巴林与安慰剂对化疗所致神经病理性疼痛患者的影响[32]。在基线检查时，所有研究参与者都接受了足背感觉测试，假设机械痛敏感性增加的患者可能对普瑞巴林治疗更有效。由于 MPT 与镇痛反应没有相关性，因此作者得出结论，MPT 在这种特殊情况下不是一个有用的治疗预测指标。

为了检验感觉测试的预测价值，未来的药物开发试验将需要根据患者的躯体感觉特征对患者进行前瞻性分层。

除上述优点外，在实施和解读 QST 时还应牢记其局限性（表 21–3）。一个主要的局限性是 QST 仅评估刺激诱发的阴性和阳性感觉现象，而无法检测到自发性疼痛。虽然评估了整个躯体感觉传导通路，QST 无法确定病变的确切位置，即外周与中枢。最后，QST 作为一种心理物理方法依赖于患者的配合，受到心理因素的影响可能会导致假阴性结果。因此，

表 21-2　定量感觉测试参数和潜在病理生理机制的疑似位置

QST 参数	QST 测试设备	潜在的病理生理机制的可疑位置		QST 结果
		外　周	中　枢	
热				
无害热刺激检测阈值（冷、热）	温度测试	Aδ（冷） C（热）	脊髓丘脑	热检测阈值升高，即冷 / 温感觉减退 热检测阈值降低，即冷 / 温感觉过敏
有害热刺激检测阈值（冷、热）	温度测试	（Aδ）C	脊髓丘脑	热痛阈值升高，即冷 / 热痛觉减退 / 镇痛 热痛阈值降低，即冷 / 热痛觉过敏
反常热感觉	温度测试		中枢去抑制	热感觉，对冷刺激的反应
机械				
无害机械刺激检测阈值（静态轻触）	校准 von Frey 纤维丝测痛仪	Aβ	丘系	机械检测阈值升高，即机械感觉减退 机械检测阈值降低，即机械感觉过敏
无害化振动检测阈值	刻度音叉	Aβ	丘系	振动检测阈值升高
有害机械刺激检测阈值（针刺）	校准针头，如刺激针	Aδ	脊髓丘脑	机械痛阈值升高，即针刺痛觉减退 / 镇痛 机械痛阈值降低，即针刺痛觉过敏
疼痛评级阈上刺激	校准针头，如刺激针	Aδ	脊髓丘脑	疼痛减轻 / 消失，即针刺痛觉减退 / 镇痛 疼痛加重，即痛觉过敏
动态机械性痛觉超敏	棉球、棉签、刷子	Aβ	丘系	痛觉超敏，即由非疼痛性刺激而引起的疼痛
重复刺激诱发性疼痛（上扬比值）	校准针头，如刺激针		脊髓丘脑	时间总和
钝压	痛觉测试仪	Aδ，C	脊髓丘脑	压痛阈值升高，即压力痛觉减退 压痛阈值降低，即压力痛觉过敏

更重要的是使用标准的测试方案，包括标准的刺激和指示，以及健康对照组的参考值。由于需要投入大量的时间和成本，并且需要良好的培训以确保标准化，因此 DFNS QST 协议只在某些中心使用。为了克服这些局限性，最近提出了易于使用的床边方案，使感觉测试在药物开发的临床实践和临床试验中的适用性得以提高[33, 34]。

二、条件性疼痛调节

起源于大脑的内源性下行抑制和易化通路可以调控脊髓背角伤害性神经元的功能。一个由有害刺激引起的重要的下行抑制通路，可抑制聚集的二级神经元放电，即脊髓背角广动力域神经元，由 Le Bars 等首次描述为大鼠的弥漫性伤害抑制控制[35]。专家共识建议将“CPM”一词与人类的 DNIC 相对

表 21-3　QST 的优势与局限性

优　势	局限性
非侵入性	心理物理法
检查大、小纤维	没有关于病变定位的信息（中枢 vs. 外周）
评估功能的获得和丧失	没有关于病变范围的信息（预定义的检测区域）
感觉表型特征	只有刺激诱发的疼痛，没有自发性疼痛
具有参考值的标准化 DFNS 方案	标准化 DFNS 方案需要训练，耗时且成本高
患者亚组	

应，以描述条件刺激用于影响测试刺激的心理物理范式[36]。与QST主要关注静态参数（时间总和除外）不同，CPM是一种动态测量。

一般来说，CPM范式包括对疼痛测试刺激的评估，首先是单独的，然后是在疼痛条件刺激中（平行范式）或在疼痛条件刺激之后（顺序范式）进行。完整的CPM效应描述了条件刺激引起的测试刺激疼痛强度的降低（疼痛抑制疼痛现象）。

使用不同的测试和条件刺激存在许多不同的CPM方案。热水或冷水浸泡是最常用的条件刺激，而各种热、机械和电刺激被用作测试刺激[37]。可能的CPM方案如图21-2所示。

（一）诊断性

许多类型慢性疼痛综合征的特征是CPM效率不足，如纤维肌痛综合征、肠易激综合征、偏头痛和骨关节炎[38]。在一项调查96名纤维肌痛患者和71名健康对照者的研究中，热刺激为测试刺激，冷加压试验为条件刺激[39]。与对照组相比，患者的CPM效率降低，其特异度良好（78.9%），但灵敏度较低（45.7%），这表明纤维肌痛患者亚组的CPM受损。在几项研究中，肠易激综合征患者的CPM效率也低于健康对照组。例如，一项研究一方面使用阶段热作为测试刺激，另一方面使用致痛的冷水作为条件刺激，结果显示，与21个年龄匹配的对照组相比，27名绝经前女性的CPM效率更小[40]。另一项研究使用直肠扩张作为测试刺激，冷水（足）作为条件刺激[41]。然而，必须谨慎解释CPM异常效应，因为迄今为止尚未公布规范值，甚至在健康受试者间存在较大的个体差异。

（二）易感性/预测性

CPM也可作为慢性疼痛潜在的易感性生物标志物。CPM效率低下与开胸手术[42]和腹部手术后慢性疼痛的较高风险有关[43]。

与QST一样，CPM可以通过识别内源性疼痛调节改变的亚组来预测慢性疼痛患者的治疗反应。CPM的药理学基础尚不完全清楚。然而，对动物DNIC的研究表明，去甲肾上腺素能和5-HT能通路参与其中[44]。Yarnitsky等的一项研究表明，基线

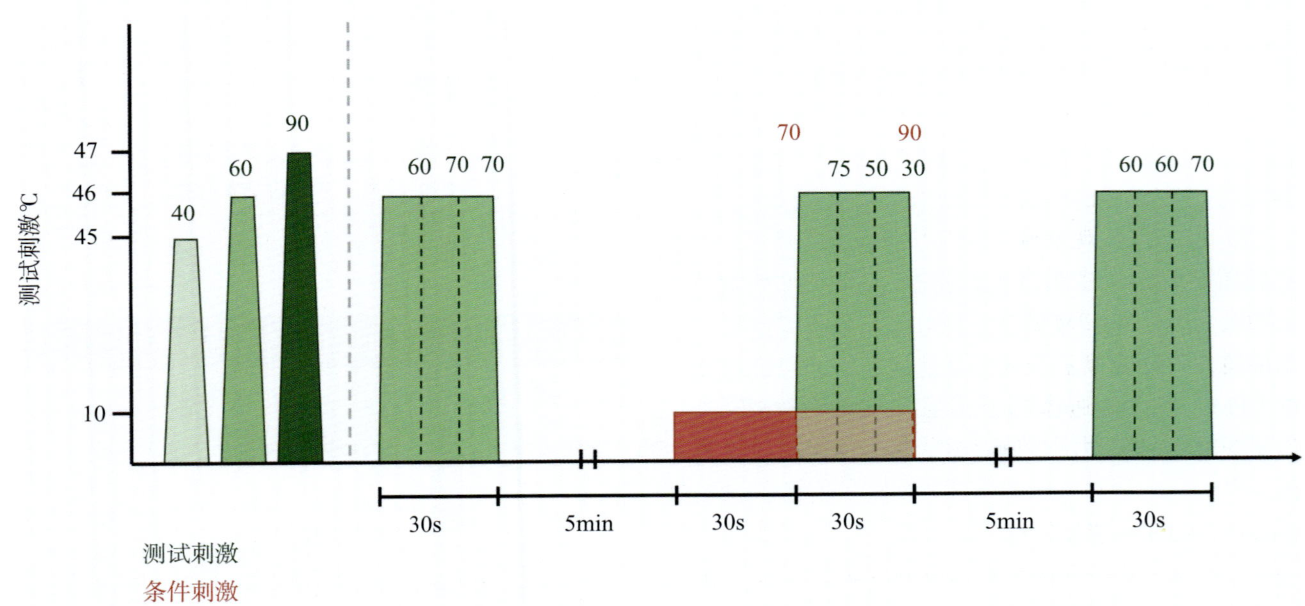

▲ 图21-2 条件疼痛调节方案

以热作为测试刺激，冷水浸泡作为条件刺激。疼痛强度评级的示例（0～100NRS，0=无疼痛，100=可想象的最严重的疼痛）显示在刺激的上方。热刺激的温度是通过将45℃、46℃和47℃三种热刺激应用到优势前臂掌侧来选择。要求受试者在0～100NRS范围内对每种刺激的疼痛强度进行评分。强度为60±5℃的温度作为测试刺激（此处为46℃）。测试刺激应用30s，每10秒行一次疼痛评分。5min后，60s的条件刺激（在10℃冷水中浸泡张开手指的非惯用手），并在30s和60s后进行疼痛评分。在最后的30s内应用测试刺激并每10秒再次评分。5min后再应用测试刺激

CPM 与度洛西汀（SNRI）在痛性糖尿病神经病变患者中的疗效相关[45]。基线 CPM 效率低下可预测度洛西汀更好的疗效，即自我报告药物的镇痛作用和更大的疼痛缓解。另一项研究调查了 CPM 和 QST（动态机械性痛觉超敏、压力和热痛阈、时间总和）对脊髓电刺激反应的预测作用[46]。CPM 降低，以及中枢敏化增强的减弱（痛觉过敏），预示脊髓电刺激植入 3 个月后的自我报告疼痛减少。在膝关节骨关节炎患者中，术前 CPM 受损和颞部疼痛总和增加的组合与全膝关节置换术后 12 个月疼痛缓解较少相关[47]。

三、药效学

不同的研究表明，CPM 作为一种潜在的药效学生物标志物发挥作用，即测量和监测治疗效果。在 Yarnitsky 等的一项研究中，CPM 在度洛西汀治疗后得到了改善，即 CPM 的更大改善（基线与治疗后相比）与更好的药物疗效相关。然而，这些结果并没有与安慰剂进行比较。CPM 在痛性糖尿病神经病变中的潜在药效作用也在他喷他多（一种阿片受体激动药和去甲肾上腺素再摄取抑制药）与安慰剂对照研究中得到证实[48]。在基线时，患者没有表现出明显的 CPM 反应。然而，在 4 周的治疗后，与安慰剂组相比，他喷他多组 CPM 效率显著改善，并且疼痛缓解更大。

CPM 效应受多种因素的影响[49]。这取决于年龄和性别，例如，在年轻人（从 40 岁左右中年开始减少[50]）和男性中观察到更强的 CPM 效应。女性受月经周期影响，注意力和积极预期与 CPM 效应呈正相关。最后，CPM 的大小受范式本身的影响。较高的诱发疼痛强度和较长的条件刺激时间导致较强的 CPM。与条件刺激的方式也相关，例如，冷加压测试比袖带压力和热痛刺激能诱导更强的 CPM 效应[51]。

这些因素可能使慢性疼痛状态下 CPM 的解释复杂化。虽然其中一些因素难以影响，如患者的期望，但测试方案的标准化可通过比较不同研究的数据进行 Meta 分析，从而提高可靠性。由于目前 CPM 方案缺乏“金标准”，专家论坛提出了关于 CPM 实践的建议[52]，即使用额外的测试刺激或额外的标准化 CPM 方案。也有人讨论顺序方案优于平行方案，因为它提供了更清晰的疼痛调节表述，尽管这一观点在 Kennedy 等的一篇综述中受到质疑，他们宣称目前没有足够的证据证明一种范式比另一种范式更可靠[53]。然而，CPM 方案的标准化是其作为生物标志物和当前研究问题的先决条件。

四、皮肤穿刺活检

与感觉测试相比，皮肤穿刺活检是一种客观的测量方法，可用于研究神经系统，并可能作为一种潜在的生物标志物，特别是因为它比神经活检的侵入性更小，安全，几乎无痛。皮肤穿刺活检可以从多毛皮肤获得以评估无髓和薄髓神经纤维，也可以从无毛皮肤获得以评估大的有髓神经纤维。3～4mm 的穿刺针可以检查表皮神经纤维，而检查汗腺或毛囊则需要 5～6mm 更深的活检。为了量化表皮内神经纤维密度（intraepidermal nerve fiber density，IENFD），活检切片用 PGP9.5 抗体行免疫组织化学标记，这是一种针对泛素羧基末端水解酶的泛轴突标记物，在神经元中具有高度特异性。

（一）诊断性

在神经病变影响小纤维神经的过程中，测定 IEFND 的皮肤穿刺活检可作为诊断性生物标志物，以确定神经元损伤。在小纤维神经病变中，神经元去神经支配是长度依赖性，可通过皮肤活检检测（图 21-3）。IENFD 标准值适用于不同的活检技术

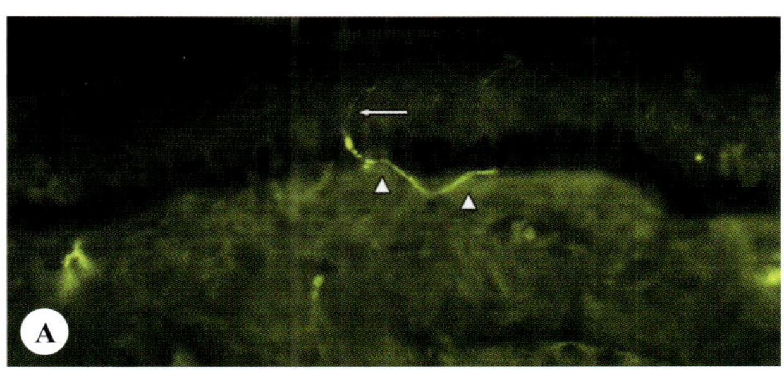

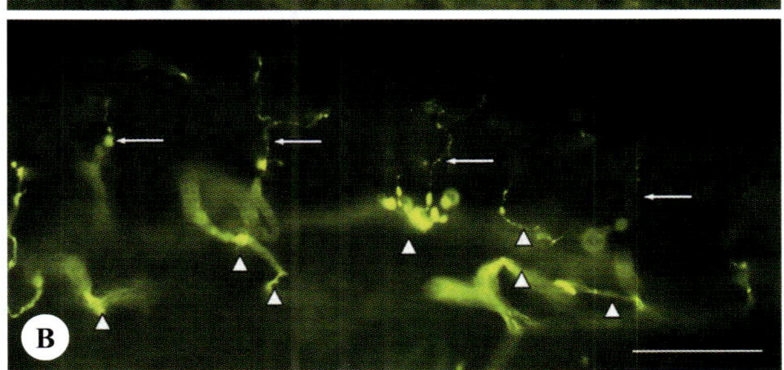

▲ **图 21-3　小腿皮肤穿刺活检 50μm 的切片，以 Cy3 为发色团的 PGP9.5 免疫反应**

箭表示表皮内神经纤维。箭头表示表皮下神经丛。A. 小纤维神经病变患者，仅可见一根表皮内神经纤维；B. 健康对照者。Bar=50μm（图片由 Prof.Dr.Claudia Sommer 提供）

和不同的身体部位。在一项 550 名健康参与者的大型多中心研究中，在下肢远端建立了与年龄和性别相关的 IENFD 规范的参考值，以用于临床实践和研究[54]。结果表明，IENFD 随年龄的增长而下降，男性可能低于女性。McArthur 等对 98 名健康对照者和 20 名神经病变患者行皮肤活检[55]。IENFD 低于健康对照者的第 5 百分位数即为异常。在下肢远端，该临界值可实现总体的诊断准确性，即通过 IENFD 正确分类的患者为 88%，阴性预测值为 75%，阴性预测值为 90%，灵敏度为 45%，特异度为 97%。相对较低的敏感性表明正常的 IENFD 并不排除感觉神经病变的存在。例如，根据临床结果和足部异常热阈值，约 10% 诊断为小纤维神经病变的患者 IENFD 处于正常范围内[56]。一般来说，不同研究中皮肤穿刺活检的敏感性和特异性数据不同，这取决于小纤维神经病变的定义。此外，除了小纤维神经病变，在其他疾病中（如纤维肌痛等）存在广泛性疼痛，IENFD 也被检测到改变[14]。Devigili 等在最近的一项研究中重新调查了小纤维神经病变的诊断标准[57]。作者认为临床检查、QST 和 IENFD 相结合是临床实践和研究中可靠的诊断工具。他们进一步表明，与 QST 相比，IENFD 的诊断准确性更高，即接受者工作特征曲线下的面积更大（0.90 vs. 0.58）。2010 年，欧洲神经病学会联盟和周围神经学会宣布 IENFD 定量皮肤活检是确诊小纤维神经病变的可靠技术[58]。建议在下肢远端（外踝上方 10cm 处）进行皮肤穿刺活检，可同时在大腿近端（髂前棘下方 20cm 处）进行额外的活检，以评估神经病变的长度依赖性。

除了诊断单纯小纤维神经病变外，皮肤活检可作为神经病变早期诊断的潜在生物标志物。在神经病变中，小纤维损伤可能先于大纤维损伤[6]。此外，在 PHN 中，与镜像区域相比，受累皮肤的皮神经支配通常减少[59]。然而，大部分 PHN 患者在受影响皮肤和镜像皮肤的纤维密度相似，这表明疼痛和感觉功能障碍的症状并不仅仅是因为整体神经支配密度的损失[60]。通过对抗 PGP 标记纤维的简单计数，Oaklander 等证明，带状疱疹后有 PHN 患者的平均皮肤神经纤维密度比没有 PHN 的患者低。此外，在已确诊 PHN 的患者中，镜像皮肤的纤维密度低于远处对照的皮肤[60]。使用皮肤活检和感觉功能测试的组合有助于表征 PHN 表型的亚型。

应该注意的是，IENFD 已特别用于诊断周围神经病变，而区分痛性和无痛神经病变的可能性仍然存在争议。在一项研究中，痛性糖尿病神经病变的患者 IENFD 低于没有疼痛的患者[61]。然而，一项比较 191 名痛性和无痛性糖尿病神经病变患者的观察性研究显示，所有患者的 IENFD 均降低，两组之间没有区别[62]。在这项研究中，IENFD 的降低与疼痛强度无关。未来的研究需要阐明 IENFD 和疼痛之间的关系，重点关注其他蛋白质和 RNA 分析参数。例如，痛性神经病变和无痛神经病变显示出不同的 microRNA 模式[63]。

（二）预后性

有一些证据表明，疾病进展可以通过皮肤活检进行评估。一项针对 HIV 感染患者的前瞻性纵向研究表明，在基线检查后 6～12 个月，下肢远端神经纤维密度较低与有症状的神经病变的发展相关[64]。除了表皮神经纤维的计数，皮肤活检还可以量化神经纤维的形态，即轴突肿胀，这似乎是 IEFND 减少前的退行性改变[65]。在神经病变患者中，更明显的肿胀与神经纤维密度的降低有关，并且随着时间的推移出现神经病变症状的可能性更高[66]。

（三）预测性

只有少数研究调查了皮肤活检作为预测疼痛治疗反应的潜在生物标志物。Herrmann 等对使用 5% 利多卡因贴片治疗的痛性远端感觉多神经病变患者进行了回顾性研究[67]。下肢表皮或表皮下纤维去神经的程度与自我报告的治疗反应无关，这意味着皮肤活检不能预测对利多卡因贴片的反应。此外，利多卡因贴片可使部分神经纤维完全损伤的患者疼痛减轻。作者得出结论，表皮神经支配不是利多卡因治疗反应的必要底物。相比之下，Saperstein 等的一项回顾性研究表明，与皮肤活检正常的患者相比，确诊小纤维神经病变（即皮肤活检异常）的患者疼痛更明显，以及更易对标准的神经病理性疼痛的治疗药物有反应[68]。神经纤维的再生潜力（自发或治疗诱导）进一步表明，皮肤活检可作为临床试验的结果参数，用于研究神经保护剂的效果。辣椒素是辣椒中的一种成分，也是 TRPV1 激动药。辣椒素应用于皮肤可诱导短期神经纤维变性，随后表皮神经纤维自发再生，大约 3 周后恢复诱发的痛觉[69]。生活方式干预 1 年后，糖尿病前期神经病变患者也显示神经纤维再生[70]。

由于头晕或镇静等全身性不良反应，一线药

物（抗抑郁药、加巴喷丁、普瑞巴林）对神经病理性疼痛的治疗通常受限[5]。因此，外用药物已成为一种替代的治疗方案，特别是对有局限性周围神经病理性疼痛和跌倒高风险的老年患者。8% 的辣椒素贴片可以减轻持续 12 周的神经病理性疼痛。为了实现个性化疼痛治疗的理念，目前的研究重点是明确生物标志物，以预测对高剂量辣椒素贴片的治疗反应。Anand 等评估了辣椒素 8% 贴片对 16 例化疗引起的神经病理性疼痛患者的效果，比较了基线和 3 个月随访的常规神经生理学、QST 参数和不同皮肤活检标志物等数据，此外，还比较了针对再生神经纤维的 PGP9.5、TRPV1 和 GAP-43[71]。治疗后皮肤活检显示 PGP9.5、TRPV1 和 GAP-43 纤维恢复正常，表明辣椒素可以诱导神经纤维再生。这些结果支持皮肤活检作为预后生物标志物的作用，也可用于进一步研究不同皮肤活检标志物对辣椒素治疗的预测价值。

总体而言，但是目前没有足够的数据证明皮肤活检可作为治疗反应的预测指标。

与感觉测试类似，皮肤活检技术也有几个注意事项。皮肤活检主要提供有关皮肤病理的信息，而无法评估深部躯体组织传入神经支配和中枢的变化。单次活检的病理学是否代表整个受影响区域仍有待确定。

结论

迄今为止，还没有确定疼痛的有效生物标志物。然而，一些线索提示了潜在的候选方法，包括 QST 和 CPM 在内的感觉测试，以及皮肤穿刺活检。每一种方法都有其优点和局限性。QST 允许根据患者的病理生理机制对其进行分组，因此可能有助于实现基于机制治疗的理念，尽管其有效性可能受到其心理生理特征的限制。相反，皮肤穿刺活检是一种客观的测量方法。然而，它作为诊断性生物标志物的作用有限，因为关于区分痛性和无痛神经病变的信息不足。在本章中，我们只集中讨论选定的方法。然而，其他工具，如电生理学、脑成像或组学分析（如基因组、表观基因组、代谢组学），也可以作为潜在的疼痛生物标志物。复合生物标志物，即结合生物和行为测试程序的不同方法的组合，是一种有前景的方法，可能进一步帮助改善疼痛的诊断和治疗。

在疼痛领域建立生物标志物对于正确诊断、监测和治疗疼痛至关重要，因此应逐渐成为科学研究的重点。

要　点

- 需要标准化和经过验证的生物标志物来提高疼痛的诊断、预测治疗反应和监测疾病进展；有前景的工具是感觉测试，如 QST、CPM 和皮肤活检。
- 建立生物标志物的先决条件是确定其目标和应解决的疼痛状况。
- 将感觉测试作为疼痛的生物标志物应考虑其心理生理特性。
- 一种具有参考值的标准化 QST 方案可以直接比较疼痛患者与健康对照者。
- QST 允许根据反映潜在病理生理疼痛机制的感觉特征对疼痛患者进行分层。
- CPM 是一种内源性镇痛控制系统的动态测试方法。
- 需要一个标准化的方案来进一步探索 CPM 作为疼痛生物标志物的潜在作用。
- 皮肤活检，包括表皮内神经纤维密度和形态变化的量化，是一种评价周围神经系统的客观测试方法。
- 需要进一步研究皮肤活检，以明确区分痛性和无痛神经病变的可能性。
- 未来的研究应侧重于复合生物标志物，即不同测试方法的组合。

第 22 章 心理行为评估
Psychological and Behavioral Assessment

Jessica Kruse Robert D.Kerns Elizabeth K.Seng 著
方钱娟 陈 果 译 李 军 校

一、心理和行为评估

慢性疼痛的正确评估面临两大挑战：疼痛个体性和主观性，以及慢性疼痛影响患者多种功能。这些挑战需要一个系统的方法，采用多种评估技术对多个功能领域进行标准化评估，包括访谈、问卷调查、行为观察、心理生理测量、日记数据和其他重要报告。本章将首先简要讨论持续性疼痛患者心理和行为评估的临床目标，提供疼痛管理实践中使用心理评估的基本原理和背景，阐明评估核心领域的建议，并概述心理评估的过程。本章将提供一些最常用的心理和行为评估策略的具体信息，这些策略常用于慢性疼痛状况。最后，本章将提供有关特定人群（如儿科、老年人和轻度认知障碍患者）慢性疼痛评估的信息。临床医生也可能针对疾病的措施感兴趣，但本章未具体介绍。示例包括 Oswestry 残疾问卷（下背部疼痛）[1]、WOMAC（骨关节炎）[2] 和神经性疼痛量表（神经性疼痛）[3]。

二、临床目标

对疼痛患者进行多维心理和行为评估，可以多种方式帮助多学科疼痛团队或临床医生治疗疼痛。多维评估是治疗计划和后续治疗结果评估的基础。评估过程的一个重要结果是制订具体、可测量、可实现、时间相关的以患者为中心的治疗目标[4]。评估过程中收集的数据提供了有关患者疼痛经历、疼痛治疗史、当前和过去的情绪和身体功能、对疼痛的信念的重要信息。评估使临床医生能够识别患者的优势和劣势，以及导致身体、社会和情感功能问题发生和维持因素。心理和行为评估也揭示了对可能干扰治疗的先前存在或新出现的心理 – 社会困难进行辅助心理治疗的必要性。心理评估可以提供有关患者参与治疗的动机和意愿，以及患者的治疗偏好信息，还可以提供关于患者是否适合外科手术或其他侵入性手术的数据。

对患者的疼痛主诉和功能的全面评估提供了一个重要的基准，可以据此衡量未来治疗的效果。评估不应在首次就诊后停止，而应在整个治疗过程中持续进行，此举允许识别新的问题，量化跨领域的进展，并在必要时促进治疗的完善或修正。治疗后的评估对于评估治疗的总体成功率和对不同功能领域（如疼痛强度、社会、情绪和身体功能）的影响必不可少。

当提出心理和行为评估要求时，有必要明确说明要求的原因或提出有关患者及其治疗的问题，这有助于心理学家或行为专家了解临床医生或团队试图回答有关患者的具体问题，以进行全面评估并提供有意义的反馈。任何心理或行为评估都应该是多层面的，并包括所有相关的功能领域，但所使用的具体措施和最关注的领域将因咨询问题而异。例如，确定是否适合手术干预的评估与确定适合心理疼痛治疗的评估具有不同的侧重点。

三、心理和行为评估过程概述

理想情况下，慢性疼痛患者的心理和行为评估应遵循假设生成和检验方法。评估应从广泛的角度开始，当确定问题时，临床医生可以假设生成和维持机制。随着对假设机制的研究，评估过程将越来越集中并以行为为导向。一般来说，评估过程从标准化访谈开始，评估疼痛主诉和患者的身体、情绪、社会和职业功能，允许评估患者过去和现在的功能水平、与疼痛主诉相关的功能变化。除了在访谈中获得的信息外，问卷、日记、行为观察、重要的其他报告和医疗记录信息也可以作为辅助信息来源。使用多种辅助措施有助于避免因依赖单一评估策略产生的偏差或错误。在整个评估过程中生成并完善有关引发和维持调整和运作问题的因素的假设，最终通过检查患者对治疗的反应来检验假设的有效性。

例如，焦虑和对疼痛的恐惧已被证明与慢性疼痛患者的不良结局相关[5]，严重的功能障碍可能与对疼痛的恐惧和进一步的伤害有关，如行为回避，由于活动减少而导致的肌肉失调，肌肉对压力的反应过度，对活动不利影响的消极和扭曲认知，以及因愉快和有益活动受到限制的心理困扰。因此当初次访谈提供了身体功能显著下降的证据，并且存在焦虑时，它成为合理的假设和途径，通过使用特定的问卷、日记、来自重要他人（如配偶或伴侣）的报告，以确定焦虑的存在程度，并与疼痛体验的相互关系。最终评估过程产生一个模型，该模型描述了患者的特定疼痛体验，阐明了患者的信念、经历、优势和劣势，如何导致其当前跨领域的功能水平，使用这些假设针对特定因素进行干预以提供个体化的治疗计划。

四、功能领域

慢性疼痛的多维性质需要对多个功能领域进行广泛评估，以提供患者特有疼痛体验的有效资料并针对性指导干预的策略。评估过程的有用指导是 IMMPACT 关于应该评估的核心结果领域和在评估疼痛疗效时推荐测量这些领域的工具的小组共识声明[6-8]。

虽然最初是为了帮助研究人员提高疼痛治疗随机对照研究的可比性，但这些建议对临床医生指导评估很有用。由来自学术界、政府机构和制药行业的知名专家组成的 IMMPACT 小组，建议评估以下慢性疼痛领域：疼痛、身体功能、情绪功能、患者对治疗的改善和满意度评分、治疗相关症状，以及不良事件和患者处置。此外通过文献回顾和专家共识，该小组提供了有关适用于各种疼痛主诉每个领域内的特定评估工具的建议，还为未来制订以患者为导向的结局指标提出了建议，这些指标可能对与疼痛患者综合评估相关的关键结局领域提供更敏感和更有效的评估[8]。

五、评估策略概述

多种评估策略，如访谈、标准化问卷、日记、行为观察、心理生理评估、对家庭成员和其他重要人员的评估，通常用于调查和量化疼痛体验，以及伴随的身体和情绪功能。鼓励采取多种、标准化的评估措施以获取全面、有效、可靠的信息。

进行适当的临床访谈可获得有关患者疼痛、疼痛治疗史，以及由此产生的身体、情绪、行为和认知反应的丰富信息[9, 10]。访谈还为临床医生提供了与患者互动的机会以建立融洽关系，并了解该患者对康复和治疗工作的接受度的印象。访谈可能是标准化或非标准化的，即使在进行非标准化访谈时，系统调查一组预先指定的领域也很有用（表 22-1 是作者 RK 综合疼痛管理诊所中使用的访谈结构示例）。

问卷和清单为重点评估特定功能领域和量化患者反应提供了可能。由于已发布的问卷通常符合信度和效度的标准，因此可对这些问卷提供的信息有更大的信心。问卷通常可以量化疼痛体验的重要维度，并可以评估随时间变化的人体变化。同时实施多个功能领域的措施可以帮助识别这些领域的患者相对优势和劣势，如识别疼痛强度明显严重但仍报告痛苦水平较低的患者。带有规范性数据的问卷提供了一个额外的好处是提供了一个比较点，用于评估受访者相对于患有类似痛苦状况或在类似人口统计学（即年龄、种族 / 族裔、性别）群体中其他人的状况。最终，他们可能会为更密集和耗时的访谈提供更有效和更具成本效益的选择。在简要概述了心理和行为评估策略之后，回顾了在临床环境中评估疼痛患者时经常使用的几种问卷和清单。

生态瞬时评估（ecologic momentary assessment，EMA）是测量工具的总称，范围从纸、笔、日记到智能手机应用程序，以及对生物标志物和生理参数进行采样的穿戴式设备[11]。在这些不同的工具中，EMA 旨在测量真实世界环境中的行为、认知和生理标志物，并提供优于其他评估方法的众多优势；允许对疼痛、睡眠、身体和情绪功能的信息进行前瞻性记录，每天记录一次或多次，消除与记忆和回顾性回忆相关的误差[12]。EMA 测量也增加了评估的生态有效性，因为在真实（与人为）情况下，观察和评级均在患者的自然环境中[11]。此外，EMA 测量允许记录疼痛和其他因素之间的时间关联。例如，许多

表 22-1　全面的疼痛访谈

人口统计

年龄、性别、种族 / 民族、家庭 / 婚姻状况

推荐来源

推荐 MD 和服务，推荐的原因

行为观察

值得注意的疼痛行为或表明精神障碍的行为，否则，状态“不显著”

疼痛主诉和治疗史

请询问患者疼痛的位置，然后针对每个疼痛部位重复问题 1～7。如果患者将疼痛部位描述为贯穿腿部、膝盖和足部，请检查以下所有部位，但将其评估为一个疼痛部位。因此，对于识别三个疼痛部位的患者：下背部、右臀部和腿部、手。在此处记录三个疼痛部位，然后完成问题 1～7 共 3 次，每次识别不同的疼痛部位“下背部”“臀部和腿部”和“手”。必要时进行限定（如仅左腿，将其写入）

1. 疼痛部位

[ ] 头 / 面部 [ ] 脖子 [ ] 肩膀 [ ] 手臂 [ ] 手
[ ] 胃 / 腹部 [ ] 上背部 [ ] 下背部 [ ] 臀部 [ ] 腿
[ ] 膝盖 [ ] 脚 [ ] 肛门 [ ] 生殖器
[ ] 全身 [ ] 其他部位（请注明）

2. 疼痛的强度

患者对过去 1 周的平均疼痛程度评分如下

0——1——2——3——4——5——6——7——8——9——10

没有最坏的可能

疼痛

最严重的疼痛：

最轻的疼痛：

平均疼痛等级：

3. 疼痛的质量（不要提示，尽可能使用患者自己的话）

[ ] 钝痛 [ ] 刺痛 [ ] 烧灼痛 [ ] 射击痛 [ ] 隐痛
[ ] 锐痛 [ ] 刺痛 [ ] 麻木感 [ ] 挤压痛 [ ] 跳痛
[ ] 拉扯 [ ] 尖锐 [ ] 抽筋 [ ] 噬咬 [ ] 沉重
[ ] 压痛 [ ] 放射痛 [ ] 深部痛
[ ] 其他（说明）

4. 发作 / 持续时间

疼痛开始的大致时间

5. 变化 / 模式 / 节奏

疼痛是 [ ] 持续性 [ ] 间歇性 [ ] 偶发性 / 复发性
[ ] 其他（说明）

6. 缓解疼痛的方法

[ ] 坐 [ ] 躺 [ ] 站 [ ] 热 [ ] 冷 [ ] 休息
[ ] 分心 [ ] 练习 [ ] 运动
[ ] 其他（说明）

（续表）

7. 导致或增加疼痛的方式

[ ] 坐 [ ] 躺 [ ] 站 [ ] 热 [ ] 冷 [ ] 休息 [ ] 锻炼
[ ] 移动
[ ] 其他（说明）

8. 疼痛的影响

其他相关症状：[ ] 恶心 [ ] 呕吐 [ ] 呼吸困难
[ ] 混乱 [ ] 虚弱 [ ] 麻木
[ ] 其他（说明）
疼痛会影响患者
[ ] 睡眠 [ ] 运动 [ ] 能量
[ ] 生活方式 [ ] 人际关系 [ ] 工作 [ ] 情绪
[ ] 注意力 [ ] 食欲 [ ] 动机 [ ] 日常生活活动 [ ] 工具性日常生活活动
[ ] 其他（说明）

9. 患者的疼痛目标（选中任何适当的框，如果合适，添加关于减轻疼痛强度水平、与功能相关的目标、ADL、生活质量的患者目标的简要描述）

[ ] 舒适睡眠 [ ] 休息舒适 [ ] 运动舒适
[ ] 保持警惕 [ ] 执行活动（指定）
[ ] 其他（说明）
可接受的疼痛程度（0～10 级）：

10. 镇痛药（在访谈期间，确定镇痛药的当前使用、剂量和一般效果，以确定患者对有效性的感知）

11. 疼痛缓解和有效性的非药物方法：[对于患者使用的每种方法，请注意涉及的疼痛部位、过去或现在的使用、有效性（是 / 否）]

[ ] 物理疗法
[ ] 手术干预
[ ] 心理治疗
[ ] 放松
[ ] 生物反馈
[ ] 手动治疗
[ ] 经皮神经电刺激疗法
[ ] 热疗
[ ] 冷疗
[ ] 作业疗法
[ ] 分心
[ ] 练习 [ ] 伸展运动
[ ] 其他（说明）

相关病史
重要的近期病史
社会心理史和现状
　明显的心理健康和药物滥用史
　目前的就业状况，目前的生活安排

睡眠日记和智能手机应用程序收集有关睡眠前疼痛强度评分、睡眠质量和持续时间的信息[13]。EMA 测量可以调查疼痛和功能之间的关系，而不是单独地检查任何一个因素。EMA 测量的组成可从设计用于评估单一领域(如疼痛强度)到更全面和多维的领域。患者可以行自我监测和记录，并且也可以与正在使用笔和纸、智能手机应用程序或多种模式的组合测量。询问患者的自我监测习惯并在患者常规评估中植入 EMA 技术十分有效。移动 APP 应用程序、网络日记和交互式语音应答系统等创新技术的使用日益得到推广，成为未来收集预期信息的更有效策略[14]。

穿戴式设备的进步也为收集 EMA 数据提供了一种高效而强大的策略。消费级设备（如 AppleWatch 和 FitBit）和研究级设备（如 SenseWear Armbands、Step-Watch 3）可以测量一系列生命体征数据，包括每天的步数、心率、身体活动的持续时间和强度[15]。每天的步数、身体活动和消耗能量的其他措施可能是捕捉慢性疼痛患者较为有用的指标，因为身体活动水平减少会导致并发症恶化。此外，有证据表明常规的身体活动可以减轻疼痛的严重程度，改善生活质量和身体功能[16]。未来穿戴式的设备可以为临床医生和患者提供重要的可改变健康行为的客观衡量标准。

行为观察是患者自我报告有用的辅助手段。虽然疼痛是个人主观的一种体验，但可通过直接的行为观察来反映患者正在经历的疼痛。可以通过患者面部表情、哭泣、呻吟、跛行、保护和摩擦受影响的区域来表达他们正在经历的疼痛和疼痛的强度。除了自我报告模式收集的信息，慢性疼痛患者的行为观察也可以提供有价值的辅助信息，并且行为评估对于认知或身体限制影响口头交流的患者至关重要。行为观察方法已被用来评估一系列疼痛性疾病，包括癌症疼痛[17]、类风湿关节炎[18]、骨关节炎[19]和腰痛[20]。Prkachin 等[21]报道了一种在腰痛患者临床评估疼痛行为的方法。这些方法也已被开发并用于合作伙伴中与疼痛相关的交流研究[22]。为了获得可靠和有效的行为观察数据，有必要对行为观察、编码和数据解释制订系统的计划，但这些方法的使用需要相当高的技术复杂性和费用[23]。行为观察方法的使用通常仅限于临床研究环境，因为这些方法具有时间密集和高成本的特性。

在当代疼痛模型中，鉴于社会偶发事件在持续性疼痛和残疾（如果不是病因学）中的假设作用，以及持续性疼痛对重要他人频繁负面影响的认识，强烈支持家人和重要他人在疼痛评估中的报告价值，特别是在 Fordyce 的操作性条件反射模型[24]和 Turk 的认知行为模型[25]中。特别是“关切”在疼痛相关残疾的发展和维持中的作用一直是大量研究的主题。操作性原则指出，即使没有持续的伤害感受，当配偶对疼痛行为做出关切反应时，疼痛行为更有可能在未来发生。视疼痛行为而定，配偶和家庭成员的积极或关切反应可能会强化这些不良行为，并促进疼痛和疼痛相关残疾的发展和维持。例如，文献中研究的关切行为，包括表达对配偶的同情或关心、身体帮助或执行任务、鼓励休息和阻止活动，一般配偶的关切与更大的疼痛强度、更频繁的疼痛行为、更高的残疾水平[26-28]和更多的求助行为显著相关[27, 28]。分散重要他人的反应，提示参与其他行为以转移对疼痛的注意力，尽管这些反应旨在鼓励适应性应对疼痛，但已被发现与不良结果呈正相关[26]。除了家庭和婚姻关系外，还开发了大量的问卷和清单[29-31]、日记[32]和行为观察方法[22]，专门用于评估疼痛相关的沟通，以及疼痛对家庭成员和重要他人的影响。

心理物理测量主要用于证明心理因素对疼痛症状的发生和维持的影响[33]。对于临床医生来说，心理物理测量提供了心理因素影响个体患者生物反应的证据，并提供了有关某些类型干预（如生物反馈）效用的信息。对于患者来说，心理因素影响与疼痛相关的身体反应的证据可以提供关于成功使用行为策略来管理疼痛障碍的直接反馈，并增加参与这些行为策略的信心[34]。

心理物理措施在疼痛治疗中最常见的临床应用主要发生在生物反馈治疗期间。生物反馈治疗利用心理物理措施，通过提供生理过程的反馈来训练患者自愿改变身体反应[33]。肌电图记录的是疼痛疾病生物反馈中最广泛使用的心理物理措施，因为肌肉紧张与大多数肌肉骨骼疾病有关。EMG 读数通常针对与患者疼痛障碍相关的特定肌肉群（如上背痛患者的斜方肌和下背痛患者的竖脊肌）。此外，血流异常与几种慢性疼痛的状况相关，包括偏头痛和雷诺病，血流量和外周皮肤温度（外周循环的代表）的测量可用于这些情况下的生物反馈治疗。

近年来，心率变异性（heart rate variability，HRV）

作为一种经充分验证的心理物理生物反馈测量方法日益受到重视。HRV 是衡量连续心跳之间持续时间的指标，是自主神经系统功能的重要指标，反映了副交感神经和交感神经系统的平衡[35–38]。HRV 升高通常表明对环境压力源的适应性生理反应更强。然而，应该注意的是，心脏传导系统的病理异常也会增加 HRV。假设心脏功能健康，HRV 提供了一种强大的生物反馈措施，特别是对于患有慢性疼痛的患者，相关文献中包括纤维肌痛、慢性腰痛和偏头痛在内的多种慢性疼痛状况均与 HRV 降低有关[35, 38, 39]。初步探索性研究表明，HRV 生物反馈是一种有效的慢性疼痛生物反馈治疗方法[35, 38, 40]。

六、具体的心理和行为评估策略

标准化的评估工具，通常以问卷或清单的形式用于评估疼痛患者（表 22–2）。问卷允许集中检查特定领域，如疼痛强度、疼痛干扰或应对信念，并提供可用于了解患者相对于普通人群或其他经历疼痛的患者功能的定量数据。

七、疼痛强度

从历史上看，从基线到治疗后的疼痛强度变化一直评估给定疼痛治疗疗效的主要结果指标[41]。然而，疼痛强度不应作为主要的单一疼痛结果指标，因为它与疼痛相关的残疾没有直接关系，并且其测量不能提高患者疼痛管理的质量[42, 43]。本部分简要概述疼痛强度测量。然而，临床医生不应认为这些是对患者疼痛的充分或全面评估措施。

试图量化感知疼痛强度的私人体验的测量方法包括数字评分量表、语言评分量表和视觉模拟评分量表[44]。NRS 是疼痛强度的单项评分量表，可以口头或书面形式进行管理，要求患者以 0～10 的等级指定他们的疼痛，其中 0 代表“无痛”，10 代表“可想象的最严重的疼痛”。NRS 有管理便利和评分优势[44, 45]。VRS 包含以下疼痛描述符，强度通常从“无痛”到“严重疼痛”，患者选择最能描述其疼痛程度的描述符，然后根据强度级别为描述符分配一个数值（即无疼痛 =0、轻度疼痛 =1、中度疼痛 =2 和严重疼痛 =3）[44]。虽然 VRS 易于管理，但词汇量或英语能力有限的患者可能难以区分描述词[44]。VAS 是使用一条 10cm 长的线，端点表示一端没有疼痛（如“无疼痛”），另一端表示极度疼痛：受访者标记最能表征他们疼痛强度的点，并根据从“无痛”端点到受访者标记的距离计算分数。已发现 VAS 的电子化管理较笔和纸管理具有更好的心理测量效度和可靠性[46–48]。然而，根据电子化管理模式，在评估时必须考虑锚定偏差。锚点的选择（标记最初出现在量表上的位置，如 0 或 5）可能会无意中将疼痛报告偏向该锚点。

McGill 疼痛问卷（McGill pain questionnaire，MPQ）[49] 是一种更长的测量方法，旨在评估疼痛体验的质量和情感成分，而不仅是疼痛强度。受访者从 78 个潜在描述符列表中选择疼痛描述符，再将其归类于 20 个疼痛类别。这些描述符评估四个疼痛域：感觉、情感、评估和其他。在每个类别中，各个描述符反映了不同程度的强度，并分配了反映这种差异的相应数值。受访者还在图画上突出显示疼痛的位置，并提供有关减轻和加重疼痛强度的因素的信息。MPQ 产生三个分数：①疼痛等级指数，即在可用类别中选择的所有单词的总和，也可以得到每个子类的值的总和；②选择的单词数，一个反映从四个类别中选择的单词数量；③目前的疼痛强度，0（无痛）～5 级（极度痛苦）的当前疼痛等级[23]。MPQ 已广泛用于各种以疼痛为重点的研究，并已在其他几种语言中得到验证[50–54]；还提供 15 项简短版本的 SF-MPQ[55]。MPQ 已在各种标准中证明了有效性，包括疼痛强度、感知的生活质量、区分疼痛状况的能力、镇痛药的使用，以及对疼痛治疗效果的敏感性[56, 57]。SF-MPQ 与 MPQ 的疼痛等级指数高度相关，并且对疼痛患者的镇痛药产生的变化敏感[58, 59]。此外，SF MPQ2 包括一个 NRS，它允许评估疼痛体验的质量和强度[60, 61]。

八、疼痛干扰

疼痛强度不足以衡量疼痛，并且有一种强烈的趋势，即关注与疼痛相关的功能结构和实现个人价值和有意义的行为目标的能力作为治疗关注点[42]。与此一致，鼓励提供者评估患者的高影响慢性疼痛（high impact chronic pain，HICP），即至少≥3 个月的疼痛，并且≥1 项活动限制 / 参与限制[42]。与无限制地报告慢性疼痛的患者相比，HICP 患者在多个领域经历了更严重的疼痛影响，并体验更多的精神病诊断、认知障碍、自我护理困难、医疗保健利用率增加、整体健康状况更差。该诊断为临床医生提供了

表 22-2 评估措施概述

措施	范围	衡量细节	优势 / 劣势
数字评分量表（NRS）[44,*]	疼痛强度	单个项目，书面或口头	证明有效性，易于管理，完成率高；单个项目妨碍可信度
语言评分量表（VRS）[44]		疼痛描述符的集合	证明有效性，易于管理，完成率高；英语水平较差的人可能很困难
视觉模拟评分量表（VAS）[44]		带描述性端点的 10cm 线	证明有效性，易于管理；比 NRS 或 VRS 可能更不完整，并且单个项目会妨碍可靠性
McGill 疼痛问卷（MPQ）[49,*]		疼痛描述符的集合，还评估了疼痛的位置，以及加重和改善因素	证明有效；与疼痛强度不一致，但与心理压力更相关
简明疼痛评估量表（BPI）[64,*]	疼痛干扰	32 项，简式有 15 项，超简式（PEG）有 3 项	广泛使用，证明了有效性和可靠性，易于管理，适用于多种临床环境的简短版本；PEG 已显示出良好的有效性，并且更短且更易于管理
分级慢性疼痛量表修订版（GCPS-R）[67]		6 项量表包括 PEG	简短且易于解释，为慢性疼痛患者提供了具有临床意义的分级
West Haven-Yale 多维疼痛量表（WHYMPI）[68,*]	社会心理影响	52 个项目，评估多个领域	证明有效性和可靠性，适用于各种疼痛主诉，广泛使用；相对较高的响应负担，评分耗时
疼痛残疾指数（PDI）[1]	身体 / 社会角色功能	49 个项目，评估 7 个领域的感知障碍	证明的有效性和可靠性，可以识别感知障碍的特定领域；响应负担相对较高，评分耗时
PRO 测量信息系统（PROMIS 疼痛干扰和疼痛行为项目库）[79,80]		题库（干扰 =41 题；行为 =39 题）	由美国 NIH 开发的标准化项目库，证明了可靠性和初始有效性，以简短形式提供；良好的效度和信度
疾病影响量表（SIP）[89]		慢性背痛患者的 136 个项目和 24 个项目的简要版本	证明了有效性和可靠性，对变化有反应；完整版有很高的响应负担
明尼苏达多相人格问卷 2- 重构量表（MMPI-2-RF）[92]	人格	567 个判断题	使用最广泛的人格测量，在评分中使用规范数据；高响应负担，难以评分，需要经过培训才能解释，重组的临床量表显著提高了慢性疼痛患者的判别效度
Millon 行为健康量表（MBHI）[97]		150 个判断题	专为有医疗条件的人使用而开发，证明了有效性和可靠性；高响应负担，评分耗时，不能预测慢性疼痛患者治疗研究的结果
Beck 抑郁量表（BDI）[101,*]	情绪功能	21 项，测量抑郁症	表现出可靠性，对变化敏感；躯体项目可能与疼痛而不是情绪有关，这可能是某些人群的偏见
流行病学研究中心抑郁量表（CES-D）[110]		20 个项目，测量抑郁症	在各种族人群中表现出可靠性和有效性，可用的非英语版本；无精神科访谈就缺乏敏感性和特异性

（续表）

措 施	范 围	衡量细节	优势 / 劣势
老年抑郁量表（GDS）[118]		30 个是非题，衡量老年人的抑郁症	具有良好的信度和效度，良好的敏感性和特异性；尚未在慢性疼痛样本中广泛应用
患者健康问卷 –9（PHQ-9）[121]		9 项，测量抑郁	在多个人群中证明了可靠性和有效性，并翻译成多种语言；不能具体评估躁狂症，因此双相情感障碍诊断不足
广泛性焦虑障碍自评量表（GAD-7）[126]		7 项，测量广泛性焦虑	在慢性疼痛患者中证明的有效性和可靠性，易于使用，评估焦虑相关的干扰
Beck 焦虑量表（BAI）[129]		21 项，评估焦虑症状	良好的有效性和可靠性，针对多个临床人群进行规范并翻译成多种语言，提供焦虑症状严重程度的指示
疼痛焦虑症状量表（PASS）[137]		53 项，评估与疼痛相关的恐惧	证明有效性；对疼痛相关残疾的预测较差，响应负担相对较高
Spielberger 状态 – 特质焦虑量表（STAI）[141]		状态和特质焦虑的各 20 项测量	可接受的心理测量特性，广泛使用，对变化敏感
36 项简明健康调查（SF-36）[144]		感知身体和情绪健康的 36 项测量	心理测量学合理、广泛使用；担忧疼痛患者功能限制维度识别中测量的敏感性和有效性
疼痛态度调查（SOPA）[154]	痛苦信念与应对	疼痛相关信念的 57 项测量，也可提供简要表格	在心理测量上，分数与治疗结果及身体和情绪功能相关
疼痛改变阶段问卷（PSOCQ）[161]		30 项衡量改变的准备程度	证明信度和效度，预测治疗的完成，PSOCQ 的变化预测“准备”的变化；可能无法预测治疗结果
慢性疼痛应对量表（CPCI）[168]		评估疼痛应对策略使用的 64 项措施	心理测量良好，发现与结果相关的患者应对策略；高响应负担
疼痛灾难化量表（PCS）[172]		13 项与痛苦相关的灾难性思想的测量	心理测量学上健全，与治疗结果相关，证明了不同临床人群的有效性和可靠性，翻译成几种语言；跨种族进一步评估十分必要
慢性疼痛接受问卷（CPAQ）[188]		20 项疼痛接受度测量；也可提供 8 项简表	证明信度和横断面效度；与治疗结果相关，测量特定于单一类型的疼痛治疗，并且需要有关预测有效性的进一步信息
修订版 APS 疼痛结果问卷（APS-POQ-R）[199]	护理质量	12 项疼痛治疗感知质量的测量	受 APS 委托，证明了可靠性和内部有效性

*. 测量被 IMMPACT 小组选为领域内的首选测量

疼痛严重程度和预期发病率的有用指标，可通过以下问题评估患者的HICP[62, 63]：“在过去6个月中，疼痛多久限制一次你的生活或工作活动？你会说从不、某些天、大多数天还是每天？”大多数天或每天都报告疼痛相关局限性活动的患者符合HICP的标准。

疼痛干预的其他测量方法包括简明疼痛评估量表、PEG、分级慢性疼痛量表修订版（graded chronic pain scale-revised，GCPS-R）、West Haven-Yale多维疼痛量表（West Haven-Yale multidimensional pain inventory，WHYMPI）、疼痛残疾指数（pain disability index，PDI）、PROMIS疼痛干预和行为、疾病影响量表（sickness impact profile，SIP）。

BPI[64]最初开发用于测量癌痛患者的疼痛强度和干预，但也已被广泛用于评估非癌症疼痛，还提供了包含15个项目的BPI简表。在关节炎和下背痛患者的样本中，BPI的简化形式在严重程度和干扰量表方面具有较高的内部一致性得分，范围为0.82～0.95[65]。其可靠性和有效性的证明，以及在多种语言中的可用性有助于其被IMMPACT推荐用于测量疼痛临床试验中的身体功能[6]。PEG是BPI的超简化版本，由三个项目组成：（P）疼痛强度、（E）享受生活、（G）一般活动。进一步的研究表明，PEG的可靠性和有效性与较长的BPI相当[66]。

GCPS-R也可用于区分高影响慢性疼痛（三级）、烦人的慢性疼痛（二级）和轻度慢性疼痛（一级）[67]。6项量表评估慢性疼痛、HICP和因疼痛而无法工作的情况，包括PEG量表。该措施简短且易于对患者和临床医生进行解释。与疼痛相关干扰的其他测量不同，GCPS-R提供了具有临床意义的慢性疼痛患者分级，分析发现不良健康状况（即疼痛应对信念、情感障碍、活动限制和接受治疗的可能性）有统计学显著差异[67]。

WHYMPI[68]旨在衡量慢性疼痛的社会心理和行为方面，在各种疼痛组合中均适用。这是一个包含52个项目的多维自我报告工具，采用7分Likert量表。该系统由三个部分组成。第一部分包括6个量表，测量跨多个领域的疼痛相关干扰，包括工作和休闲活动，以及人际关系、来自配偶或重要他人的情感支持、疼痛严重程度和痛苦、感知生活控制和消极情绪。第二部分评估患者对重要他人公开表达疼痛反应的感知，将反应分类为热心、分散注意力或消极的。第三部分测量患者从事四类日常活动的频率，包括家务、社交活动、户外工作和外出活动。WHYMPI以5年级的阅读水平编写，需要10～15min才能完成。2周内的测试－重复测试可靠系数范围为0.62～0.91，内部可靠系数范围为0.70～0.90[68]。几个调查小组复制了WHYMPI的因素结构和心理测量特性[69]。Turk等提出了WHYMPI的经验衍生分类法，其中包括3个可靠的持续性疼痛患者特征，分别标记为功能失调、人际关系痛苦和适应性强[70]，这些研究人员和其他几个小组已经在许多有各种疼痛状况的患者样本中发现了同样的规律[71]。该系统已用于许多实证研究，包括心理和药物干预的临床试验，疼痛的社会心理影响研究，并研究了心理－社会因素在持续疼痛的发展和维持中的作用。IMMPACT小组建议在疼痛临床试验中使用WHYMPI干扰量表作为结果测量[6]。该系统的第二部分侧重于其他重要反应，在评估此类反应作为疼痛严重程度和疼痛相关残疾和痛苦的预测因子的作用方面特别有价值[72]。

该量表的原始版本增加了3项内容，增强了其整体信度、效度和临床实用性。Rudy[73]在生命控制和干扰量表中增加了两个项目，Okifuji等[74]为重要的其他反应部分提出了替代说明以减少遗漏，Bruehl等[75]开发了一个量表来检测随机反应和装病。使用重要他人作为报告人的版本也已出版[29]。

PDI[1]是对疼痛相关干扰角色功能的简要测量。PDI包括7个项目，评估7个功能领域中每个领域的感知残疾功能：家庭/家庭责任、娱乐、社会活动、职业、性行为、自我护理和生命支持活动。每个项目都按照10分的Likert量表进行评分（0=无残疾，10=最严重的残疾）。PDI的内部一致性值为0.85～0.86，重测信度极佳[76]。通过与Oswestry残疾问卷（专门针对慢性下背痛）及身体功能测试[78]、疼痛强度的测量[77]的关联，证明了其有效性。

美国NIH PROMIS是由一个合作小组开发的标准化题库，目的是开发心理测量学上合理的标准化措施来评估患者的报告。这些测量提供了各种医学疾病的身体、精神和社会健康领域的信息。PROMIS评估中心（www.healthmeasures.net）目前提供的疼痛测量包括疼痛干预和疼痛行为的一般测量，以及神经性疼痛质量的更具体测量[79]。疼痛干预题库包括41个项目，4个简表由4～8个项目组成[80]。疼痛行为题库包括39个项目，一个简表由7个项目组成[81]。两种测量在心理测量评估中都表现出可靠性和有效性。与疼痛相关结果的其他指标相关，并在具有不同自我报告健康状况、慢性病数量和致残性疾病数量的患者组之间进行区分。进一步的研究表明，临床疼痛样本中的疼痛相关指标和生活质量总体评分高于普通人群的样本[82]。现有研究发现，PROMIS 疼痛干预和疼痛行为量表为疼痛相关患者报告的结果提供了全面、复杂和心理测量学上合理的指标，这些指标被证实可靠和有效，已被翻译成其他语言[83-85]。最近，疼痛干预和行为的测量方法也被开发出来，专门用于儿科患者[86-88]及其父母[87]，但关于这些测量方法的可靠性和有效性的现有文献很少。

SIP[89]衡量 12 个功能领域的残疾程度，136 个项目用于得出睡眠和休息、饮食、工作、家庭管理、娱乐和消遣、走动、移动、身体护理和运动、社交互动、警觉行为、情绪行为和交流的测量。这些领域分数相结合，产生身体、心理 - 社会和总残疾分数。SIP 可以自我管理或由调查者在 20～30min 内完成。

大量的开发、测试及报告均支持了该量表的可靠性和有效性。已发现它对慢性疼痛治疗期间的变化有反应[90]。已开发了一个简短的版本，称为 Roland Morris 残疾问卷，由 24 个项目组成，专门用于慢性腰痛患者[91]。这一措施也被证明具有作为心理干预功能的可靠性、有效性、对变化的反应性的强有力证据，并被 IMMPACT[6]推荐为评估背痛患者的身体功能的首选指标。

九、人格

Minnesota 多相人格问卷（Minnesota multiphasic personality inventory，MMPI）[92]是疼痛患者心理功能最常用的评估工具。MMPI-2-RF 由 338 个对 - 错题组成，用于在 3 个高阶量表、9 个重组临床量表、8 个效度量表、14 个躯体 / 认知和内化量表、11 个外化、人际和兴趣量表及人格精神病理学 5 个量表上得出分数[92]。MMPI-2-RF 在美国人口的代表性样本上进行了标准化，并且重组的临床量表已证明在预测精神病理学方面的有效性。早期版本的 MMPI（MMPI 或 MMPI-2）被认为不适合评估慢性疼痛患者，因为心理测量学的局限性导致临床量表反映疾病状态而不是心理功能[93, 94]。MMPI-2-RF 重组临床（Restructured Clinical，RC）量表的开发是为了解决早期 MMPI 的心理测量和理论限制，并且 RC 量表已明显提高了慢性疼痛患者的区分效度[95, 96]。

Millon 行为健康量表（Millon behavioral health inventory，MBHI）[97]用于评估有疾病患者的心理功能。这 150 项测量包含 8 个旨在评估受访者互动方式（如合作）的量表、6 个评估受访者对疾病反应的量表（如疼痛治疗反应性）、6 个评估社会心理压力源存在的量表（如社会疏离）。问题以对 / 错题格式提出。受访者的答案是通过与标准样本中的基本比率进行比较来评分的，该标准样本由患有各种疾病的患者组成。

MBHI 已被证明具有相当大的信度和效度指数。相对于 MMPI-2-RF，它可能具有用于评估疼痛患者的优势，因为其相对简洁性，以及针对医学而非精神病学人群开发和规范的事实。然而，迄今为止，研究未能证明 MBHI 在心理干预研究[98]、外科干预研究[99]、慢性疼痛患者治疗研究中的预测有效性[100]。

十、情绪功能

应在任何与疼痛相关的干预背景下对患有慢性疼痛的患者的情绪功能进行评估。慢性疼痛患者情绪困扰的高患病率、情绪困扰对疼痛和疼痛相关残疾的负面影响、与慢性疼痛患者的情绪困扰相关的医疗费用膨胀及情绪困扰对疼痛治疗参与的影响提供了该建议的基本原理[6]。以下简要回顾仅考虑了抑郁症状严重程度、焦虑和愤怒的许多标准化测量中的几个，这三个持续性疼痛经历的情绪伴随表最常被引用和研究。

Beck 抑郁量表用于测量青少年和成人抑郁的行为表现，并对抑郁症状严重程度的评估进行标准化，以监测随时间的变化[101]。在其原始形式中，BDI 由 21 组 4～5 项陈述组成，从低到高描述每组的症状。受访者被要求在每组中选出最能描述他们“现在”感受的一个项目。最初的版本被设计用于访谈形式，但随后的版本更常用于自我报告问卷形式。1978 年对完整的量表进行了修订以消除某些项目中的冗余，并将评估的时间范围改为“上周，包括今天”。现在只包括每个症状群的四个可能的反应，因此测量的分数范围为 0～63。1996 年 BDI-Ⅱ已经发布，其中包括对一些项目的修订，以及与 DSM-Ⅳ一致的评估时间框架。尽管 BDI-Ⅱ在项目内容和与当前诊断术语的一致性方面具有优势，但人们对其在短期内对变化的敏感性表示担忧[102]。BDI 21 个项目的版本需要 5～10min 才能完成。

该量表可靠性和有效性的几个维度已被广泛报道。在对 BDI 25 年研究的回顾中，Beck 等报道了 25 项研究，这些研究报道了该量表的内部一致性[103]。在精神病、健康和医学疾病样本中，内部一致性指数（α）范围为 0.73～0.95。稳定性估计（即重测相关性）也一直很高，通常在 0.80～0.90 范围内变化，具体取决于评估间隔和样本。通过检查 BDI 评分与抑郁症临床评分（如使用抑郁症的汉密尔顿评分量表）之间的相关性，评估了精神病患者的有效性估计值，平均约为 0.72。对于非精神病患者，平均效度估计值为 0.60。对 8 项变化敏感性研究的回顾中，Moran 和 Lambert[104] 发现，作为心理治疗和药物治疗结果研究的函数，BDI 对变化很敏感。一些证据表明，某些人群（包括女性、青少年和老年人）存在报告偏倚，尽管这些观察结果的稳健性尚不清楚。

BDI 已广泛用于旨在评估慢性疼痛的药物和非药物治疗效果的研究中[105–109]，并且有充分的证据表明其对变化的敏感性。大多数研究的结果为使用 BDI 评估疼痛治疗来改善抑郁症状严重程度提供了令人信服的证据，并且它已被推荐为临床疼痛试验评估的核心结果指标之一[6]。

流行病学研究中心抑郁量表（center for epidemiologic studies depression scale，CES-D）是为了在社区样本中筛查抑郁疾病的存在并测量抑郁症状水平而开发的[110]。该量表的 20 个条目是从现有量表（如 BDI、MMPI 抑郁量表、Zung 抑郁自评量表）中选择，以代表基于临床和实证研究的抑郁症的主要组成部分。受访者被要求参考过去 1 周，在 0（很少或没有时间）～3（大多数时间或所有时间）的范围内对给定症状的频率进行评级。四个项目的正向措辞以部分控制反应偏差。CES-D 大约需要 5min 完成。

据报道，社区样本的内部一致性指数为 0.85，精神病样本的内部一致性指数为 0.90。分半信度也很高，为 0.77～0.92。在 6～8 周的时间内，重测相关性为 0.51～0.67[110]。Roberts[111] 报道说，对非洲裔美国人和墨西哥裔美国人的研究揭示了相似的可靠性估计。该量表的可靠性和有效性也在许多种族人群中进行了检验，并已被翻译成多种语言[110]。总体而言，在来自普通人群和患者的众多样本中，无论年龄、性别、种族和地理位置差异，都报道了较高的内部一致性。在慢性疼痛患者样本中，内部一致性水平为 0.90[112]。据报道，与标准相关的有效性指标一般为中到高。据报道，精神病患者样本的 CES-D 和 SCL-90 抑郁量表之间的相关性范围为 0.73～0.90。相似样本与汉密尔顿抑郁量表的相关性在 0.49～0.85。对老年人样本的研究显示其有效性估计值略低。

研究人员对 CES-D 的诊断敏感性提出了质疑[113, 114]。疼痛领域的研究人员呼吁应对抑郁症诊断的项目内容方面[115]或诊断抑郁症标尺进行修改[114, 115]。公平地说，该量表在不同时使用精神病学访谈情况下缺乏支持其在临床诊断中使用的敏感性和特异性。CES-D 越来越多地用于评估疼痛干预后的结局，并且在许多情况下，该量表已被证明对变化具有敏感性[116, 117]。

老年抑郁量表（geriatric depression scale，GDS）[118] 是专门为评估老年患者的抑郁症状严重程度而开发的，并且该量表的所有其他自我报告测量都是在医学上健康的年轻人经开发和验证的，这一观察结果令人鼓舞。因为包括了许多非抑郁老年患者中常见的躯体症状，这些测量方式也受到了批评，并且它们的响应形式对一些老年患者来说很困难。

GDS 由 30 个“是”和“非”的问题组成；10 个是负的，20 个是正的。问题的顺序是首先提出更多“可接受”的项目。此外还提供 15 项简短表格[119]。

其他抑郁指标的高度相关性，并且在同一原始出版物中，内部一致性指数（0.94）和半信度指数（0.94）极高[118]。GDS 显示出与研究中成功区分轻度和严重抑郁组，并成功区分患有抑郁症的老年关节炎患者和非抑郁关节炎患者。Brink 等[120] 报道了在区分抑郁症和非抑郁症患者方面的高度敏感性和特异性。

该量表似乎对评估老年患者的抑郁症状严重程度具有重要优势。然而，在支持将其用于疼痛治疗结果研究之前，需要对慢性疼痛样本进行额外的研究。

PHQ-9 是一种自我管理的诊断问卷，根据诊断和统计手册（DSM-Ⅳ）规定的标准评估是否存在重度抑郁症（major depressive disorder，MDD）[121]。PHQ-9 列出了 9 种 DSM-Ⅳ抑郁症状，并询问该人在过去 2 周内出现症状的频率，响应选项范围为 0（根本没有）～3（几乎每天）。在筛选结束时，一个单独的问题评估了这些症状对日常生活的影响程度。PHQ-9 的严重性评分范围为 0～27；较高的分数表明抑郁症的严重程度增加，并与健康相关生活质量的测量相关[121, 122]。PHQ-9 的可靠性和有效性已在多种护理环境、临床人群、种族和民族群体中进行了检验，并已被翻译成多种语言[123, 124]。总体而言，已发现 PHQ-9 在初级保健样本（内部一致性 =0.89）、妇产科患者（内部一致性 =–0.86）和偏头痛患者（内部一致性 =0.89）中具有良好的内部可靠性。在初始验证中，48h 内的重测相关性为 0.84[121, 125]。

在做出最终诊断之前，提供者应评估并排除抑郁症的身体原因、当前丧亲和（或）躁狂病史。如果患者在半天以上的时间里出现 5 种或更多症状，其中一种症状是情绪低落或快感缺乏，则诊断为 MDD。如果患者抑郁情绪或快感缺乏超过半天和出现一种其他抑郁症状，则患者符合“其他抑郁症”的标准[121]。出于诊断目的，支持任何频率（＞0）的自杀意念（第 9 项）都算作一种症状，临床上表明需要对患者进行进一步的自杀风险评估和安全计划。

GAD-7 是一项针对广泛性焦虑症（generalized anxiety disorder，GAD）的自我管理的 7 项筛查措施。这些项目评估了过去 2 周内生理和认知焦虑症状的频率，响应选项的频率范围为 0（根本没有）～3（几乎每天）。最后一个问题评估这些问题是否干扰了日常活动[126]。GAD-7 最初在初级保健患者中得到验证，并被发现具有出色的内部一致性（Cronbach α=0.92）、重测信度（组内相关性 =0.83），以及与已建立的焦虑筛查措施的有效性（组内相关性 =0.83）[126]。GAD-7 也被发现在一般人群[127]和疼痛患者中有效性和可靠性[128]。

Beck 焦虑量表（Beck anxiety inventory，BAI）是一份包含 21 个项目的自我报告问卷，用于评估焦虑症状的严重程度，其中的项目询问在过去 2 周内这些症状对受访者的影响程度，为 0（完全没有）～3 严重 – 这让我非常困扰）。该量表侧重于焦虑的躯体症状，用于区分焦虑症和抑郁症，但不应将其作为单独的鉴别诊断工具[129]。响应选项的总得分可使用以下范围进行解释：0～7 分为轻微焦虑，8～15 分为轻度焦虑，16～25 分为中度焦虑和 26～63 分为重度焦虑。得分≥16 表示具有临床意义的焦虑[130, 131]。

BAI 最初在焦虑症和抑郁症的精神病患者中进行了验证，发现其内部一致性高（Cronbach α=0.92），并且在 1 周内具有良好的测试 – 重新测试的可靠性（r=0.75）。BAI 的信度和效度已在多种护理环境、临床人群、种族和族裔群体中进行了验证，并已将其翻译成多种语言[130, 132–136]。

疼痛焦虑症状量表（pain anxiety symptom scale，PASS）[137]旨在评估疼痛相关恐惧的认知、生理和行为领域。它包括 53 个项目，分布在 4 个分量表中，测量对疼痛的恐惧、认知焦虑、躯体焦虑、逃避和回避。受访者使用 0（从不）～6（总是）量表来认可每种症状的频率。PASS 已被证明具有足够的内部一致性[137]。4 个量表中每个量表的内部一致性指数为 0.81～0.89，总量表为 0.94。良好的预测效度[138]和可接受的标准效度也已得到证实[139]。PASS 因相对于其他与疼痛相关的恐惧测量方法对残疾的预测较差而受到批评[139]，其因子结构也受到了挑战[140]。

Spielberger 状态 – 特质焦虑量表（Spielberger state-trait anxiety inventory，STAI）[141]旨在识别和量化情境焦虑（状态）和性格焦虑（特质）。STAI 由每个结构的两个 20 项自我报告清单组成。受访者在 4 个点的标尺上对简短陈述（如“我感到平静”）的同意程度进行评分，从“一点也不”到“非常如此”，包括他们的当前状态（状态版本）和随时间推移的频率（特征版本）。根据 STAI[142]测量，疼痛和焦虑之间存在高度一致性，并且已在疼痛文献中广泛使用。它具有可接受的心理测量特性[139, 141]，并且对疼痛治疗的焦虑变化敏感[143]。

SF-36[144]是作为感知健康状况的一般衡量标准而开发的，通常用于自我管理。该测量包含 36 个项目，组合形成 8 个量表：身体功能、身体角色功能、身体疼痛、一般健康、活力、社会功能、情感角色功能和心理健康。受访者使用“是 – 否”或 5 分或 6 分量表来认可特定症状、问题和担忧的存在或程度。量表上的分数范围为 0～100，分数越高表明健康状况和功能越好。该量表需要 10～15min 才能完成。SF-36 已通过来自普通人群和几个人口统计亚群的大样本进行了广泛验证，包括超过 65 岁的健康人样本[145]。

对于子量表，大多数样本的内部一致性（α）估计值范围为 0.62～0.94，大多数估计值范围超过 0.80。重测系数在 6 个月内为 0.43～0.81，在 2 周内为

0.60～0.81[146]。SF-36 已被证明与其他标准测量、工作能力测量、医疗资源利用和其他具有临床意义的标准，如“护理负担”[145-148]。因素分析研究支持存在两个不同的因素，分别标记为身体健康和心理健康功能，占测量方差的 82%[148-150]。

在一项认知行为疗法、运动及其组合的多中心试验中，针对以慢性、弥漫性肌肉骨骼疼痛为主要特征的海湾战争疾病患者，发现这些治疗中的每一种都与心理健康功能成分评分改善有关[151]。更消极的是，Rogers 等报道说，SF-36 在评估多学科疼痛治疗后的结果方面缺乏可靠性，他们质疑该量表在区分功能限制维度方面的有效性[152]。SF-36 对变化的敏感性也出现了类似的担忧[153]。需继续检查 SF-36 心理健康功能组分对疼痛干预功能变化的敏感性。

十一、痛苦信念与应对

疼痛态度调查（survey of pain attitudes，SOPA）[154] 旨在衡量对慢性疼痛的看法，它包括五个领域：控制疼痛的感知能力（控制）、疼痛相关残疾的感知水平（残疾）、对疼痛医学治疗的信念（医学治疗）、相信他人在疼痛时应该关心他们（关心）、药物治疗疼痛的重要性（药物）。该量表后来扩展到包括两个新的维度：相信情绪对疼痛的影响（情绪）和相信疼痛表明潜在的身体损伤需要限制身体活动（伤害）[155, 156]。SOPA 的最终版本有 57 个项目，并采用了 0（这对我来说是非常不真实的）～4（这对我来说是非常真实的）响应量表。SOPA 以认知行为理论为基础，该理论指出，患者对疼痛的信念会影响重要的疼痛相关结果，包括情绪和身体功能。还提供了 30 项 SOPA 简表（SOPA-B）[157] 和 35 项简表（SOPA-R）[158]。

57 项 SOPA 量表的内部一致性 α 值良好，范围为 0.71（对照）～0.81（残疾），重测稳定性范围为 0.63～0.68[156]。SOPA 的较短版本 SOPA-B 已经证明了与原始量表结果一致的七因子结构、足够的内部一致性［范围为 0.56（药物）～0.83（护理）］，并且与相应的 SOPA 量表有很强的相关性（0.79～0.97）[157]。SOPA 的原始因子结构 -R 已在很大程度上得到其他研究人员的证实，并且该量表显示出良好的内部一致性（0.65～0.84），除了药物量表（0.49）[159]。

各种版本的 SOPA 的主要优势在于与临床治疗结果的相关性。SOPA 残疾量表（认为一个人是残疾的）已证明与身体和情绪功能有显著相关性[156, 159, 160]。伤害量表与报告的身体残疾显著相关，药物量表与治疗利用率相关[156]。

最常用的“疼痛准备改变”结构的测量方法是疼痛改变阶段问卷（pain stages of change questionnaire，PSOCQ）[161]。PSOCQ 测量患者对疼痛控制的个人责任程度及对做出行为改变以应对疼痛的信念。PSOCQ 是一个包含 30 个项目的自我报告测量，由 4 个不同的量表组成。预想量表测量患者对疼痛控制几乎没有个人责任及对改变行为没有兴趣的程度。沉思量表代表了对疼痛控制的个人责任和对支持疼痛管理的行为改变的兴趣的日益认可。行动量表衡量患者正在积极学习疼痛管理技能的程度。维持量表量化了患者在日常生活中使用自我管理策略的保持程度，以及对疼痛管理的高度个人责任。

对经验文献的回顾记录了该测量的可靠性、标准和同时有效性[162]。4 个量表的内部一致性范围为 0.77～0.86，稳定性指数范围为 0.74～0.88。然而，PSOCQ 的效用取决于其预测重要治疗过程变量的能力。迄今为止，研究结果一直令人鼓舞。例如，PSOCQ 分量表（即预想、沉思、行动和维持）预测自我管理治疗计划的完成，以及治疗期间疼痛应对的改善[163, 164]。此外，治疗期间 PSOCQ 的变化与改变的准备程度增加或“向前阶段运动”相一致，与疼痛、身体和情感功能的改善相关[163-166]。然而，改变模式的意愿并非没有批评者。例如，Strong 等[167] 对外部效度提出了质疑，并证明自我效能的测量比 PSOCQ 具有更大的预测效度。

慢性疼痛应对量表（chronic pain coping inventory，CPCI）[168] 是一份 64 项问卷，旨在评估患者对疼痛应对策略的使用情况。量表中包含的问题分为三大类，包括 8 个子量表：以健康为中心或积极应对策略（锻炼、放松、任务坚持、应对自我陈述）、以疾病为中心或消极应对策略（保护、寻求帮助、休息）和中性应对策略（寻求社会支持）。受访者报告他们在上周使用每种策略的天数。

CPCI 子量表有良好的内部一致性（0.74～0.91）和重测信度（0.65～0.90）[168]。患者残疾和应对技能使用的配偶报告与 CPCI 量表密切相关[168]。其他研究在很大程度上证实了最初指定的八分量表因子结构[169, 170]。

研究发现，CPCI子量表与患者调整和结果之间存在各种关联。然而，总体而言，发现以疾病为中心的应对策略与较差的患者适应能力和结果显著相关，而以健康为中心的策略与更好的患者适应能力和结果显著相关[169, 171]。放松是一个例外，一些研究显示放松与更高的情感困扰、更低的疼痛控制之间存在相反关系[169, 171]，另一个显示放松与任何患者调整或检查的结果变量之间没有关联[170]。重要的是，即使在控制了疼痛严重程度和人口因素之后，CPCI分量表也是患者报告身体功能、情绪、残疾和活动水平的重要预测因子[170]。一项针对工作事故后腰痛患者的6个月纵向研究表明，较高的保护分数预示着长时间休假[171]。

疼痛灾难化量表是一个包含13个项目的量表，旨在衡量患者对疼痛进行灾难性思维的程度[172]。灾难性思维认为疼痛是可怕、无法忍受的，并且患者疼痛的最坏结果可能就会显现。患者记录他们体验由项目描述的想法和感受的频率，采用Likert量表，范围为0（完全没有）～4（一直）。

最初的量表是在本科样本中开发的[172]。然而，PCS在非临床和临床样本中都证明了可靠性和有效性。因素分析倾向于确定3个子量表：放大、反刍和无助[172–175]。这些因素证明了与性别无关[174]。然而，一项研究表明，特别是对于非裔美国人，反刍和放大/无助的两个子量表可能更合适[176]。子量表的内部一致性系数范围为0.60～0.91，全量表的内部一致性系数范围为0.87～0.95[172–175]。PCS通过与临床访谈确定的灾难性思维模式的关联证明了有效性[172]，疼痛严重程度[173, 175, 176]、干扰[173]、与疼痛相关的残疾[176]、疼痛、情绪和焦虑症状[173]。此外，PCS已证明对情感[175]和心理障碍的区分效度[173]。

PCS已证明对认知行为和身体活动疼痛治疗有反应，并被认为是这些治疗变化的重要机制[177–181]。PCS还被翻译成多种语言[182–187]。

CPAQ是一个包含20个项目的量表，旨在衡量慢性疼痛的接受程度或罹患慢性疼痛患者的必然性，并在经历疼痛的情况下参与活动的程度[188]。最近对接纳与承诺疗法作为慢性疼痛的有效心理干预的兴趣促使CPAQ的广泛使用[189]。患者使用7个项目的Likert量表对接受相关的疼痛信念的陈述做出反应，范围为1（不正确）～6（始终正确）个。

CPAQ有两个分量表：参与活动和体验疼痛的意愿[188]。其他因素分析已证实了这两个分量表与已发布的量表一致[190]或稍作修订[191]。总量表的内部一致性系数范围为0.72～0.91[188, 190, 192]。关于有效性，CPAQ与较低的疼痛严重程度、与疼痛相关的残疾、较少的医疗保健利用和药物使用、较低的自我报告的抑郁症状、与疼痛相关的焦虑和疼痛灾难性、较高的自我效能、较低的功能失调性疼痛应对和社会支持互动方式有关[192]。CPAQ还展示了对基于接受和认知行为疼痛治疗的反应[190, 193]、基于瑜伽的疼痛治疗[194]。

CPAQ有青少年版本[195]和多种语言版本[196, 197]。CPAQ的8项版本已证明具有合理的可靠性（内部一致性系数0.77～0.89）和有效性，与疼痛严重程度和干预、寻求疼痛治疗、抑郁和焦虑症状的关系证明了这一点[191]。

十二、护理质量

为患者提供的疼痛护理质量因机构、临床医生和个体患者体验而有很大差异。高质量的疼痛护理可通过高质量的患者–提供者关系、对经过验证的治疗管理来改善疼痛治疗的结果[198]。任何提高整个系统疼痛护理质量的努力都必须首先从测量开始。出于这个原因，APS制作了第一个患者结果问卷（American pain society-patient outcome questionnaire，APS-POQ）以评估患者护理质量的多个领域[199]。该量表的最新版本为APS-POQ-R[200]，是一个包括12个项目，用于评估疼痛严重程度、疼痛对情感、睡眠和活动的影响、不良反应、对疼痛治疗信息的满意度、共同决策制定和非药物策略使用的量表。患者圈出或检查最适用于自己疼痛管理护理的陈述（例如，“你是否可以根据自己的意愿参与有关你的疼痛治疗的决定？”回答范围为0“一点也不”～10“非常如此”）。在最初的开发研究中，住院时间少于72h的住院患者口头填写APS-POQ-R以评估他们住院前24h的护理质量[200]。总体内部一致性为α=0.86。因子分析确定了与上述领域相对应的五个分量表，α=0.63～0.83。与以前版本的APS-POQ-R一样[199]，较高的疼痛严重程度与较高的活动干扰、疼痛治疗的不良影响和情感困扰、对疼痛护理的较低满意度相关，这为有效性提供了初步证据[200]。然而，跨文化效度研究发现，除美国以外的国家，量表可靠性较差且因子结构不一致[201, 202]。研究结果表明，APS-

POQ-R 可能与在其开发的医疗保健系统内接受护理的患者最相关（美国）。

针对跨文化效度的担忧，APS-POQ-R 量表被欧洲一个关于术后疼痛管理的跨国项目 PAIN OUT 改编成 IPO [203]。该量表分为两个阶段，对于第一阶段和第二阶段，两者都具有大样本（n=5134 和 n=4590）。因素分析发现，最终衡量标准取决于三个因素，即疼痛强度和干预、不良影响及对护理的看法。尽管 IPO 问卷为 APS-POQ-R 提供了一种具有文化敏感的替代方案，但由于尚未报告翻译版本的心理测量有效性，因此有必要对不同语言的问卷进行进一步验证。

最近开发了儿科 APS 的患者结果问卷（儿科 APS-POQ），用于评估儿科住院患者疼痛管理护理的 6 个领域为疼痛强度、功能干扰、情绪反应、不良反应、护理感知和常见疼痛患者 [204]。儿科 APS-POQ 改编自 APS-POQ-R：针对儿科调整了项目的用词，并根据文献的更新更改了一些项目。已开发了儿科 APS-POQ 的患者报告和父母报告版本，并发现它们高度相关。该量表需要在更多不同的人群中进行额外的测试以确保心理测量的有效性，因为它主要是在 3 岁或以上没有发育迟缓的高加索人儿童样本（n=232）中开发的，尚未在其他人群中得到验证。此外，在开发过程中，该量表以访谈形式进行管理，其他管理方法尚未得到验证 [204]。

特殊患者群体

我们将简要回顾儿童和老年人群疼痛的心理和行为评估的注意事项。在这些人群中，疼痛的评估和管理往往很差，两者都需要具体的考虑和疼痛评估措施 [205-208]。此外，相当一部分儿童和老年人不能自我报告他们的疼痛，使得疼痛评估受到很多限制 [207]。

最近对无法自我报告、需行疼痛评估的患者的临床实践建议应遵循疼痛评估技术的层次结构：①了解潜在的疼痛原因；②尝试自我报告；③观察患者行为；④征求疼痛和行为 / 活动变化的代理报告；⑤尝试镇痛药试验 [207]。在此层次结构中，对于无法自我报告的儿科和老年患者的具体考虑如下。由于本章侧重于疼痛的心理和行为评估，因此将特别关注层次结构的这两个步骤。

就诊的儿科患者的疼痛极为常见，但通常评估和治疗不佳 [208, 209]。临床实践建议根据认知发育状态考虑儿科患者。新生儿和婴儿因不会说话而无法自我报告，大约在 2 岁，儿童开始能用语言表达疼痛的存在，到 3 岁时他们可提供关于疼痛质量和数量的基本描述。3—6 岁的儿童经常将他们的情感疼痛体验与感觉疼痛症状和其他厌恶的身体症状混为一谈，并表现出报告偏差，这使得对自我报告的疼痛评分的解释具有挑战性 [207]。扑克筹码工具（要求儿童在 0～4 的红色扑克筹码中选择最能描述其疼痛强度的）用于 3—4 岁儿童的疼痛评估，面部疼痛量表修订版适用于 4—12 岁儿童，VAS 可用于 8 岁及以上的儿童 [207]。

儿科患者的行为疼痛评估也可以帮助识别疼痛。然而，重要的是要牢记疼痛行为和疼痛行为量表的评分不一定与经历的疼痛强度直接相关。在儿童中观察到的疼痛行为在急性和慢性疼痛间有所不同。急性疼痛中，面部表情、身体活动、哭泣和其他语言表达常被用作疼痛行为评估的基础。相比之下，患有慢性疼痛的儿童往往会限制活动消耗并表现出功能受限。针对不同儿科人群存在多种行为疼痛评估工具，包括安大略省东部儿童医院疼痛量表（Children’s Hospital of Eastern Ontario pain scale，CHEOPS）、儿童和婴儿术后疼痛量表（children’s and infants’ postoperative pain scale，CHIPPS），以及面部、腿部、活动、哭泣、安慰、观察工具（faces，legs，activity，cry，consolability，observational tool，FLACC）（见 Herr 等的详细信息）[207]。基于 MPQ 的青少年儿科疼痛工具可对 8 岁及以上儿童的疼痛的情感和感觉质量提供有用的评估。此外，PedsQL 可提供儿童身体、情绪、社交和学业功能的测量，并提供父母和儿童报告版本。第 28 章和第 43 章将进一步讨论儿科疼痛的测量方法。

估计有 25%～50% 的老年人经历慢性疼痛。已注意到对老年人进行有效疼痛评估和管理的多重障碍，包括疼痛是衰老过程的正常组成部分的错误认知、默默承受和漏报倾向、对阿片类药物成瘾的恐惧、认知障碍患病率的增加 [205]。在临床面谈之前，应评估感觉障碍，并按说明使用感觉辅助装置。与所有经历疼痛的患者一样，老年人除了疼痛特异性自我报告评估措施外，还应接受心理 – 社会和情感功能测量（见 Hadjistavropoulos 等关于老年人疼痛评估的详细共识声明）[205]。

患有轻至中度痴呆的认知障碍患者通常仍然可

以自我报告他们的疼痛，但随着痴呆症的进展，患者准确自我报告疼痛的能力降低[205]。在这些情况下，观察患者的行为、面部表情、言语/话语、活动变化、肌肉运动和精神状态变化，成为下一个疼痛评估最好的方法。疼痛指标的存在应该在患者运动时进行评估，因为在休息时疼痛通常不太严重[205]。适用于阿尔茨海默病的行为疼痛评估工具包括非语言疼痛指标清单（checklist of nonverbal pain indicators，CNCPI）和认证护理助理疼痛评估工具（certified nursing assistant pain assessment tool，CPAT）[205]。评估老年人疼痛的措施将在第 44 章和第 84 章中进一步讨论。

结论

本章概述了心理和行为评估在为疼痛性疾病患者提供全面综合护理方面的作用，讨论了可用于指导临床环境中疼痛心理评估决策的基本原则，随后更详细地对一些最常用的标准化心理评估策略进行了阐述。本章可为临床医生提供了在评估疼痛患者时应更全面地考虑心理－社会因素的价值，可用于指导和评估疼痛护理一个常用指南。在认识到这种方法的潜在价值后，也强调了几个可能会成为未来研究和临床调查的警示和目标的相关问题。

特别值得注意的是，考虑这一领域在文化、种族、民族和多样化社会方面，对现有心理和行为评估方法的可靠性和有效性影响的总体局限性。除其他相关变量外，鉴于对不同种族/族裔背景、性别和年龄的患者的疼痛经验存在差异的认识和证据增加[210]，在采用大多数已验证过的评估策略时需谨慎行事，并且必须具体考虑针对这些措施的特定文化规范。

在本章中已经强调该领域中经常使用的几种措施最初并未开发用于疼痛疾病的患者，因此这些方法的有效性仍受到关注。本章也阐述了专门为疼痛患者设计的心理和评估方法的持续发展和评估，以及对这些措施的心理测量特性的进一步评估。随着对患有不同疾病的患者在疼痛体验及其影响方面差异的日益认识，鼓励对患有类似疾病的患者进行心理测量特性的具体检查。与这一观察结果一致，如 IMMPACT 小组虽然提供了评估疼痛治疗效果时使用特定量表的建议，但鼓励选择针对特定人群（如骨关节炎患者）开发和规范的量表。

另一个需要继续工作的领域是制定以患者结果为导向的量表的重要性。例如，一个小组使用定性方法来收集信息，以制订生活在社区中的老年人的疼痛应对措施[211]。其他几个调查小组目前正在开发和验证用于评估以患者为导向的结果的更全面的措施，这些方法的未来可用性有望为现有方法提供替代方案。至少从患者的角度来看，这些方法可能会增加对疼痛和有意义的重要变化的敏感性及其影响。

临床医生须考虑使用现有方法和措施对临床环境中的疼痛患者进行心理和行为评估相关的实际问题。在选择用于临床环境的量表时，响应负担是需要考虑的重要因素。鼓励临床医生考虑评估的具体目标及在更彻底评估的愿望和患者负担之间取得平衡的重要性。临床医生在决定使用心理评估策略时，还应考虑评估过程的测量精度、简洁性和成本。临床访谈和检查仍然是临床评估的核心方法，不应被问卷、日记和其他方法所取代。最后，管理式医疗付费方法当然是在大多数临床环境中考虑的关键。

已经强调了合并评估方法的潜在价值，该评估方法允许对疼痛体验的心理和行为方面进行更全面的评估。在大多数类似的情况下，“细节决定成败”，鼓励临床医生和研究人员在设计与其目标一致的评估方法时考虑一系列重要问题。

要　点

- 评估慢性疼痛具有挑战性，因为疼痛主诉本质上是主观性的，并且疼痛对患者的功能有广泛的影响。
- 疼痛的心理和行为评估服务于几个临床目标：①提供有关患者的疼痛经历、治疗史、当前和过去的情绪和身体功能及对疼痛看法的信息；②识别患者的优势和劣势；③识别导致身体、社会和情绪功能问题的发展和维持因素；④识别可能干扰疼痛治疗的共病精神或行为状况；⑤确定患者在心理上是否合适并可能从手术或侵入性操作中获益；⑥提供患者疼痛和功能的基准，以此来衡量治疗的效果。

- 由于疼痛心理和行为评估的临床目标范围广泛，在提出心理和行为评估请求时，有必要明确说明请求的原因或提出有关患者或其治疗的问题。
- 评估疼痛多维性质的一个有用指南是IMMPACT小组关于在评估疼痛治疗效果时应评估的核心结果领域的共识声明，以及测量这些领域的推荐工具。该小组鼓励选择针对特定人群（如腰痛患者）制订和规范的措施，前提是此类工具可用。
- 众多测量工具的一致性、有效性和可靠性在以下领域受到了关注：疼痛强度、个性、社会心理影响、身体和社会角色功能、情绪功能、疼痛信念和应对、护理质量（表22–2）。部分测量工具最初不是为患有疼痛的患者而开发的，并且尚未在特定的疼痛人群中测试其有效性。
- 包括智能手机应用程序和可穿戴设备在内的技术进步，允许在患者的自然环境中前瞻性、频繁地记录有关疼痛、睡眠、身体和情绪功能的信息。这些设备提供了可改变的健康行为的客观测量，并且是临床医生和患者的有用工具。
- 疼痛强度不应用作主要、单一的疼痛结果测量，因为它与疼痛相关的残疾没有直接关系，并且其测量不会提高患者疼痛管理的质量。
- 患有HICP的患者，疼痛至少持续≥3个月，并且活动受限/参与受限≥1次，经历更糟糕的结果。随后，鼓励提供者通过以下问题评估HICP患者：在过去6个月中，疼痛限制你的生活或工作活动的频率如何？你会说从来没有，几天，很多天，还是每天？很多天或每天报告疼痛相关限制的患者符合HICP的标准。
- 在儿科和老年人群中，疼痛的评估和管理通常很差，两者都需要具体的考虑和疼痛评估措施，特别是对于无法自我报告疼痛的患者。
- 在无法自我报告疼痛的患者中，建议提供者遵循疼痛评估技术的等级：①了解疼痛的潜在原因；②尝试自我报告；③观察患者行为；④请求代理报告疼痛和行为/活动变化；⑤尝试性镇痛试验。
- 继续研究的领域包括开发以患者为导向的结果测量，评估特定人群的标准量表，以及评估跨不同文化人群的量表，特别是针对沟通能力有限的人群。

第 23 章　伤残评估
Disability Assessment

Mohammed I.Ranavaya　Mohammed I.Ranavaya Ii　Jamila I.Ranavaya　著
裴若萌　译　　韩冲芳　校

研究表明，多种因素造成急性疼痛向慢性疼痛和致残转变[1]。引用美国 CDC 发病率和死亡率周报数据，美国有 1/4 的成年人，也就是 6100 万人患有影响常规生活程度的残疾[2]。随着美国婴儿潮一代正在逐渐老龄化，并且当前可能患有潜在的残疾疾病，这些数字在未来的几十年内可能还会增加[3]。医疗和外科技术的持续进步无疑增加了灾难性创伤和疾病后的存活率，但也使得残疾在我们的社会中越来越普遍。与非残疾人相比，残疾人在获得医疗保健方面面临更大的障碍[4]。如何索赔继发于慢性疼痛的功能丧失的问题因具有争议性而持续困扰着疼痛学专家和独立医疗监察人员。长达 10 年的阿片类药物流行已导致医学界的一些人质疑慢性疼痛致残的存在及其作为一种特定疾病实体的理论基础。关于“致残性慢性非恶性疼痛”的所有定义和研究都引起了争议，但是与疾病诊断及这些患者所经历的孤立、沮丧和边缘化带来的痛苦却是真实存在的。

从事慢性非恶性疼痛和致残患者评估和治疗的医生可能会偶尔因法律目的正式评估患者的损伤和残疾，主要是为了获得许多残疾补偿制度下的福利；而任何医学教育或住院医师培训都不会培训这种技能[5]。疼痛治疗方面的医学专家必须熟悉并调整其实践，获得更多的残疾概念和术语的知识和理解，通过参与创伤评级和残疾评估的实践，以更好地满足患者与这些评估机构的需求。

对创伤和残疾的科学认证方法不同于法律[6]。为了解决法律和医学之间的这种差异，疼痛学专家必须了解残疾和赔偿制度的基本原理，法律程序的细微差别，以及他们在法律制度内的义务和权利。本章旨在教育和提供残疾医学新兴领域所特有的关键信息、原则和实践知识，对于希望提高自身技能和增强自身知识、技能和能力以进一步照顾患者的疼痛医学专业人员至关重要。目的不仅是提供残疾模型和美国残疾系统的简要历史和概念概述，更是为了熟悉创伤评级和残疾认定的过程和工具，并监察这些临床行为的医疗－法律误区和后果。在本章的结语部分，还会对残障评估的进一步阅读和现有培训提供了建议和推荐。

一、美国伤残和人身伤害赔偿制度

（一）历史角度

《圣经》中讲：“若有人不工作，则不可吃饭[7]。”因此，社会中的个体长期以来都有这样一种期望，即成员必须各自贡献才能共同受益和分享。似乎同样有效的是，因残疾而不能工作的个体成员可以免除这种义务，但仍然享有其他团体成员应有的福利。个体也有可能通过不公平和夸大的残疾声明来剥削社会，这成为社会正义的问题。虽然社会公正制度以某种方式对身体疾病或伤害进行补偿，但它们也必须提供保障，防止向那些选择不从事生产、伪造或夸大其残疾的人提供福利。各种法定残疾和赔偿制度提供了辨别残疾和权利的规则，以及确定谁有资格成为残疾人的程序。这些规则旨在向最需要和残疾最严重的人提供公平的分配有限的系统资源[8]。

在美国，有各种各样的残疾和赔偿制度，以确保患有可能导致残疾的医学上可确认的伤害的社会成员能够从各种途径获得赔偿。这包括因他人故意或过失行为造成的人身伤害提供赔偿的州侵权法，以及工作相关的伤害和疾病、社会保障残疾福利、退伍军人福利和适当的社会福利项目提供赔偿的州和联邦工人补偿法。这些制度有着不同的历史渊源和法律要求。因此，它们之间在残疾的定义、应享权利、福利、索偿申请程序、仲裁、医疗审议与行政审议的角色和相对权重方面仍有很大差异。

（二）当代角度

美国的法律体系因其领土广阔（50个州管辖区加上2个联邦领土）而相当复杂。然而，由于涉及残疾和个人赔偿，它事实上是基于两种基本类型的法律：联邦和州成文法（立法）和普通法（司法判例）。联邦和州的成文法都主要通过行政法来裁决，行政法修改了证据和程序的程序，以便司法管理[9]。而后，行政法裁决在各方提出上诉后，由各州和联邦法院进行复审。普通法对人身伤害的赔偿请求，如机动车事故、滑倒等，主要依据的是国家侵权法。

（三）侵权法

美国的所有州会根据他们的普通法承认身体或心理伤害是一种人身伤害，根据侵权法可以给予金钱赔偿。普通法是美国从英国殖民时期继承下来的一种以判例为基础的法律体系，这是普通法的一个决定性特征，有时被称为"法官制定法"。这与通过立法程序通过的成文法和行政部门制定的法规形成了鲜明对比。美国大多数合同法、财产法和侵权法都是基于普通法的。

根据侵权法，通常会因被告的疏忽和某些情况下的故意行为而对其造成的人身伤害提出索赔。常见的例子包括因机动车辆事故而产生的索赔、针对财产所有者（包括私人和企业）的滑倒索赔、有缺陷的产品、医疗疏忽、医院和疗养院疏忽、袭击索赔及工人赔偿之外的工伤索赔。原告有权获得实际和一般损害赔偿金（如疼痛和心理创伤，非金钱损害赔偿金）。损害的严重程度及其以身体或精神损害和（或）残疾形式产生的后果是赔偿的主要驱动力。双方聘请没有参与治疗患者的医生作为独立的医疗检查员（作为专家证人），通过进行独立的医疗检查（independent medical examination，IME）来评估原告的人身伤害索赔。医生通常需要评估病因、创伤的性质和严重程度、先前存在的病理状况的恶化或加重情况（如果有的话）、分摊情况。有时，医生也可能被要求评估先前提供的治疗的必要性或未来的治疗建议等问题。除了由机动车事故、滑倒、医疗事故或有缺陷的产品造成的人身伤害引起的侵权索赔，也由各州法院系统裁决。以下是美国当代的其他残疾赔偿制度。

（四）国家工人补偿制度

工人补偿制度是由每个州的管理委员会或机构管理的成文法，通常被称为工业委员会、工人补偿局或委员会，负责监督该州各种公共/私营工人补偿制度的组合。几乎在所有州，私人保险公司提供工人赔偿保险，这些公司承保特定职业或行业的工伤/疾病风险，雇主支付保险费作为回报。少数几个州有一个国有垄断保险基金，除非雇主符合自我保险人的条件，否则必须向该基金支付费用。有足够资金实力的大雇主也可以自行投保，并通过第三方管理人负责管理这些自行投保的工人补偿计划来支付索赔[10]。

受伤工人有权享受三种福利：医疗和康复费用、工资损失福利和抚恤金。在死亡的情况下，未亡配偶和（或）子女有权享受抚恤金。授权服务的医疗和康复费用100%报销。工资损失津贴是根据四个不同的工作残疾级别支付的。治疗期间出现的暂时性残疾，可能是全部残疾（雇员不能工作）或部分残疾（雇员在有限制条件下调岗）。

工人赔偿计划不包括一般伤害造成疼痛和心理损害的赔偿金和雇主过失的惩罚性损害赔偿金，在这些情况下，过失通常不构成问题，除非雇主肆意、鲁莽地无视工作场所的安全或故意造成伤害。因此，工人补偿制度对雇主是可取的，因为工人补偿保险的成本是可预测的，可以在商品成本内转嫁给消费者。相比之下，雇主避免了昂贵和耗时的普通法诉讼存在的潜在风险，以及可能因陪审团做出重大裁决而导致的财务破产。

各州的工人补偿法规彼此之间可能有一些微妙的差异。然而，这些法定方案有共同的基本特征。

- 一项无过失制度，适用于因雇佣或在雇佣过程中发生的伤害。
- 雇主需要购买强制性保险，鲜有例外。
- 为员工提供与工作有关的伤害/疾病的独家法律救济，鲜有例外。
- 受伤的工人保留起诉任何第三方受伤责任人的权利。
- 通过非民事法院系统般严格的程序和认证规则的行政法裁决来解决争议。
- 在临时残疾阶段，以工资代替加快医疗和康复治疗福利。
- 永久性部分残疾和永久性完全残疾的最终赔偿。

根据工人补偿制度，在完成索赔的治疗阶段后，医生必须确定最大医疗改善（maximum medical improvement，MMI），以便结案。雇员可以获得永久性完全或部分残疾的金钱补偿。一般来说，这是根据特定于每个司法管辖区的预定公式计算的一次性支付。它认为“全身体伤残”的价值等于数周工资乘以周平均工资，直至上限，然后根据相关法律或法规所规定的美国医学会（American Medical Association，AMA）永久性伤残评估指南的某一版本，再乘以“全身体”的伤残百分比。

对身体或心理创伤通常由精通 AMA 指南的医生在患者达到最大医疗改善时进行医学诊断，因为创伤只能通过医学手段来鉴定。相比之下，残疾需要考虑许多非医疗因素。然而，在某些情况下，医生有权就医学上认定的导致残疾的损害的性质和程度发表意见。

（五）联邦工人补偿系统

在美国，联邦工人赔偿法对 290 多万联邦雇员在就业过程中产生的伤害和疾病提供不基于过错的强制性广泛保险。美国劳工部（United States Department of Labor，USDOL）对这些项目享有司法审查的专属管辖权。

主要的联邦工人补偿计划由 USDOL 下属的工人补偿计划办公室（Office of Worker's Compensation Programs，OWCP）负责管理。联邦政府的主要项目之一联邦雇员补偿法案（Federal Employee's Compensation Act，FECA）涵盖了 70 多个不同机构的联邦雇员，以及国会在各种扩大联邦权力的法案中通过的其他几个工人团体[11]。此外，沿岸和港口工人补偿法案（*Longshore and Harbor Workers' Compensation Act*）、能源雇员职业病补偿法案（*Energy Employees Occupational Illness Compensation Act*）和联邦黑肺计划（*Federal Black Lung Program*）（煤矿工人补偿）也是由 OWCP 管理的其他联邦强制补偿法案。这四个主要的联邦工人补偿计划为经历工伤或职业病的受伤工人或他们的家属提供工资替代福利、医疗、职业康复和其他福利[12]。USDOL 还监督基于国防的法案（Defense Based Act，DBA），该法案为在美国本土以外的军事基地工作或根据与美国政府签订的公共工程或国防合同工作的文职雇员提供工人补偿保护。还有覆盖专门工人群体的类似项目，如非拨款基金工具法案（Non-Appropriated Fund Instrumentalities Act，NAFIA）和外大陆架陆土法案（Outer Continental Shelf Lands Act，OCSLA），但不在本文讨论的范围之内。

其他联邦强制工人补偿计划包括联邦雇主责任法案（Federal Employers Liability Act，FELA），俗称铁路工人法案，以及 Jones 法案（商船法案）。FELA 为州际铁路行业的员工提供工伤福利。这是唯一救济普通运输铁路公司的受伤铁路工人的法案。这是一个基于过失的制度，受伤的铁路工人必须在民事法庭上起诉铁路公司（类似于过失侵权诉讼），以证明伤害是由铁路公司的代理人、雇员或承包商的疏忽或有缺陷的设备造成的。民事诉讼可以在州法院或联邦法院提起，案件在法官和陪审团面前审理。对过失铁路的金钱赔偿通常比其他无过错的州或工人赔偿系统高得多[13]。

1920 年的商船法案（*Merchant Marine Act*），也被称为 Jones 法案，允许平民海员在美国通航水域和美国港口之间为船只服务时，在其服务的船只上因不适航或船东、代理人和雇员的疏忽而造成的伤害要求赔偿。它的运作方式与 FELA 类似，索赔人必须在民事法庭向船长或船东提起诉讼，以获得金钱赔偿。

（六）社会保障和残疾补助计划

社会保障局（Social Security Administration，SSA）管理着美国最大的联邦强制残疾保险项目，为其两个头衔下符合残疾人资格的约一半人提供福利。社会保障残疾收入（SSDI 第 2 条）涵盖因医学上可确定的持续或可能超过 12 个月或可能导致死亡的身体或精神损伤而残疾（无法从事大量有报酬的活动）的个人[14]。它目前是由雇主和有收入的雇员共同缴纳的工资税来资助的。该系统也要求个体经营者做出相应贡献。对于那些在符合条件的工作中工作了满足条件的时长，并被纳入社会保障制度，在 65 岁之前致残的个人可以获得福利。SSDI 为完全丧失行为能力的人及其尚存的配偶和子女提供福利。福利金按月发放，受益人可以在 65 岁以前领到福利金，65 岁以后则有资格领取社会保障退休金。

补充保障收入（Supplemental Security Income，SSI）（第 16 条）是 SSA 中的第二个残疾福利项目，它作为联邦和州的伙伴关系，向收入和资产符合经济状况调查最低标准的残疾人提供 SSI 福利。它由一般收入（即所得税收入）提供资金，不需要工作经历即可获得资格。大多数SSI的受助者都低于联邦贫困收入门槛，并且必须保持在这个门槛以下才能继续接受SSI，但SSDI的情况并非如此[15]。SSI为医疗贫困的盲人、残疾人或老年人（65岁以上）提供收入。如果儿童“在医学上可以确定有与成人相当严重的缺陷”，并且这种缺陷“限制了儿童以适合其年龄的方式独立、适当和有效地活动的能力”，SSI也会向这些儿童提供帮助[16]。SSI作为联邦–州伙伴关系运作，除了经济状况调查外，还要求明确“医学上可确定的损害”。

当申请人提交SSI申请，并且非医疗资格已经确定时，该申请将被转发到其所在州的残疾确定服务（disability determination service，DDS）进行进一步的医疗审查。SSI有自己的一套医疗标准，即“缺陷清单”，如果符合或达到该标准，将自动给予津贴。成人和儿童按身体系统分列。每个清单通常包含一个诊断和一些严重程度的临床标记。如果不符合列出的标准，申请人可以根据“剩余功能能力”提出上诉。

在申请SSDI或SSI残疾时帮助申请人的医生，包括患者的治疗医生，应该熟悉“五步”申诉程序和清单本身[17]。他们可能会需要向DDS评估小组提供一份关于患者从事与工作相关活动的能力的声明，并有客观证据支持。他们也可能被要求就申请人的身体和心理能力和受限情况发表意见。如果所述条件不符合或不等于清单，则协助DDS评估小组估算索赔人的“剩余功能”。

（七）基于退伍军人福利法的伤残津贴

隶属于VHA的退伍军人福利管理局（Veterans Health Administration，VBA）负责监督为美国退伍军人提供服务的退伍军人事务部（Department of Veterans Affairs，VA）的补偿和养老金计划（compensation and pension program，C&P）[18]。退伍军人事务部残疾津贴的领取资格是基于从现役军队中退伍（全职为陆军、海军、空军、海军陆战队或海岸警卫队服役，或作为公共卫生服务、环境服务管理局或国家海洋和大气管理局的委任官员）。只有光荣和一般解雇（相对于不光荣或不良行为解雇）才有资格。获得补偿的权利由VBA内的C&P服务的裁决司决定。如果残疾直接与现役期间发生的伤害或疾病有关，或直接与退伍军人事务部护理有关，则被归类为与服役有关；如果残疾确定不是在现役期间发生的，则被归类为与非服役有关。假定服役关系适用于各种情况，如慢性疾病（如高血压、糖尿病）或热带病（如疟疾），如果这些情况在退伍1年内出现，则有资格获得补偿。

伤残补偿金按月支付给因服役受伤或疾病致残的退伍军人。获得的赔偿数额取决于受伤或疾病造成的损害数额，而评定百分比本身是根据“这种疾病和伤害造成的收入能力的平均损害及其在文职职业中的剩余状况”表示的。残疾补偿不需要缴纳联邦或州所得税，它根据受抚养人的数量而变化，并定期调整以反映生活成本的变化。福利还可能包括向经经济情况调查收入较低的永久性和完全残疾的退伍军人发放的伤残抚恤金，这些退伍军人服役时间超过90天，其中至少有一天是在战时。其他福利包括保险福利、特别改装住房、机动车辆改装和耐用的医疗设备。

津贴数额根据退伍军人事务部残疾等级表（VA schedule of rating disabilities，VASRD），根据医疗证据确定退伍军人的残疾程度为10%～100%（以10%为增量）。使用与AMA指南中的综合价值图表相似的综合评级图表来组合多个百分比[19]。

VA和C&P检查可以由医师、执业护士、医师助理、心理学家、验光师、听力学家和其他合格的临床人员进行。VHA监督并确保C&P审查员有足够的资格，所有的C&P检查报告必须由医生或心理学家指定。医生审查员被要求对可评定病情的诊断提出意见，明确病情的永久性，并对患者是否被认为完全残疾（未能达到最低就业能力标准）发表意见，这被定义为身体上无法在久坐的状态下就业，或精神上或心理上无法在监督松散、极少暴露于公众的情况下就业。

医生残疾评估通常在VHA设施中进行，使用自动化医疗信息交换数据处理系统和相关的残疾检查工作表、基于残疾的问卷（disability based questionnaires，DBQ）和VA的残疾评级时间表[20]。

C&P计划的裁决部门通过其评级官员（评级员）确定权利福利的性质和数额，其中包括在与服役有关的死亡事件中向退伍军人或退伍军人的配偶、子女或父母发放的每月伤残津贴。其他福利包括住院和医疗护理、矫形和假肢设备、耐用医疗设备，以及必要时对老兵的住房和（或）机动车进行适应性改造的津贴。联邦法规法典第38篇既包含了第四部分中退伍军人残疾评定表，也包含了第三部分中关于补偿和养老金的其他退伍军人法规。该表是根据身体的 16 个部位和系统组织的。

（八）私人残疾津贴制度

据估计[21]，约有 4000 万美国人享受私人短期和长期残疾保险，该保险在被保险人因临时或永久性残疾而无法工作的情况下支付替代收入。私人残疾保险通常通过工作场所提供，是保险人和被保险人之间的一种合同。具体的合同语言规定了资格、权利和福利的标准。受伤者必须完成一定的等待期（通常是 3 个月），在此之后，长期伤残政策生效。这类保单可能是团体保单（相对负担得起），覆盖在有限的期限内（通常为 2～3 年）不能履行其通常和习惯工作的个人。随后，只有在可以根据其政策的定义和规定确定个人无法从事任何职业时，残疾津贴才能继续生效。私人残疾补贴通常高达个人工资的 60%（上限），并且可能有一项根据通货膨胀调整的内在生活津贴。

（九）工作术语和定义

进行损伤和残疾评估的医生必须熟悉损伤和残疾术语的确切含义和定义，以及他们所工作的特定残疾系统的基本要求、细微差别和司法变化（表 23–1）。

为了向理赔审查员、理赔管理人员、律师和裁决人员有效地传达医学和其他科学信息，医生必须熟悉残疾评估和医疗法律实践中常用的重要定义和术语，因为有些是“艺术术语”，在残疾医学领域具有不同于传统含义的特定含义[22]。本部分定义了处理残疾评估的医生应该熟悉的常见医学法律术语，并包括注释，以便更好地理解。

（十）关键术语和定义

- 异常的疾病行为：由于心理、社会、经济或其他原因有意或无意地夸大或捏造症状和(或)体检发现。
- 调解：在美国残疾人法案的背景下，对工作场所或特定工作岗位的任何修改，以允许残疾人履行工作的基本职能和（或）能够获得有报酬的就业。
- 日常生活活动：在个人领域内进行的基本自我护理活动（如进食、洗澡、卫生、穿衣）。重要的 ADL（IADL）是复杂的自我护理活动，可以委托给他人（如财务管理、药物治疗、做饭）。ADL 不包括高度个性化的工作职责。
- 裁决：通过司法机关对有争议的事项做出正式的判决。
- 行政听证：类似于审判的口头程序，在行政听证官员或法官面前出示证词和证据。与审判不同，行政听证通常不那么正式，持续时间较短，程序规则较简短。
- 行政法：管理政府行政机构所有活动的法律体系，包括制定规则、裁决或执行立法机构指定的具体法规。
- 宣誓书：在法律程序中作为证据而作的书面宣誓陈述，但会因作伪证而受处罚，如同在法庭上作伪证一样。宣誓后的书面陈述，在法律程序中用作证据，如在法庭上提供虚假证据，将受到伪证罪的处罚。
- 恶化：原有疾病的永久性恶化。
- 指控：一方当事人在没有证据的情况下，在法律程序中对某一事实提出的主张。
- 分摊 / 分配：按比例分配某物，如在疾病或损伤的各种原因的责任分摊。因果关系划分的第一步是基于科学的因果关系分析[23]，第二步必须在可能的原因之间分配责任，并根据医学文献和有关病例的事实选择分配百分比。必须避免武断、不科学的分摊估计，因为那只不过是猜测。
- 判例法：上诉法院在以前的案件中对法律原则、普通法、成文法或宪法规定的解释和适用所累积的判决和裁定。报告案件的总和确定了在同一管辖范围内的下级法院在判决具有类似问题或类似案件中的事实的后续案件时必须作为法律（有约束力）遵循的先例（权威）。法律原则 *stare decisis*（拉丁语，意思是“坚持已决定的事情”）要求相似的案件被同等对待，以在普通法中创造稳定性和可预测性。
- 原因：一般来说，任何产生影响的事物。在医学上，病因是指导致伤害或疾病的可识别因素（如创伤、中毒或感染暴露）。在因果分析之后，原因必须是科学上可能的。
- 诉因：原告可以就被告被指控造成的法律错误向法院提起诉讼的法律依据。一种原告可据此合法起诉并寻求法律救济的具体的法律理论。一些例子是医疗事故、故意造成精神痛苦、殴打、非法监禁或违反合同。
- 民事诉讼：当事人为执行、纠正或保护私人权利而进行的法律程序（诉讼），主要以金钱损害赔偿的形式寻求救济。这些诉讼通常发生在私人当事人之间，尽管政府和公司也可能是民事诉讼的当事人。

表 23-1　美国主要残疾赔偿制度比较

补偿体系	符合人群	裁决机构	评级表	就业能力状况	补偿	月度最大补偿
国家侵权法	因他人疏忽或故意行为造成的人身伤害	民事诉讼州法院制度（诉讼）	陪审团裁定赔偿和一般损害，即造成的痛苦和创伤	依据国家侵权法	各种经济和非经济损失的损害赔偿	一次性补偿
国家工人补偿	工人在特定的工作状态外或工作过程中受伤。不包括联邦雇员	州职工个人赔偿法	大多数州的 AMA 指南；法律规定的指南的特殊版本。很少州有自己的评级指南	有条件时回到原来的工作岗位，或调整后的工作岗位	医疗和康复津贴，工资损失津贴，抚恤金，永久性部分或全部残疾津贴	取决于州法律
社会保障	65 岁以下的工人或向 SSA 信托基金（SSDI）缴款的遗属；有需要的残疾儿童、老人、残疾人士及失明成人（SSI）	SSA	社会保障计划下的残疾评估（伤害程度清单）	在 12 个月内，因身体或精神障碍而不能从事实质性的有报酬的工作	每月津贴	福利存在年度调整上限
联邦雇员补偿法	联邦雇员，包括美国邮政服务、和平队	USDOL OWCP	AMA 指南第 6 版	因在执行职务时受伤致残而造成收入损失（无计划损失）	工资的 66.6%～75%，合理的医疗保健。不提供整笔付款	如果工人已婚或有受扶养人，则为工资的 75%
海岸和港口工人补偿计划	海事雇员，如海员、码头工人、港口工人、船舶工人（非海员）	USDOL OWCP	AMA 指南第 6 版	因雇佣而产生或在雇佣过程中产生的伤害的工资损失和计划损失津贴	全额医疗，死亡抚恤金，一次性奖励，周工资的 66.6%	目前全国平均周薪的 200%
联邦铁路工人法和海员 Jones 法	铁路工人和海员	联邦或州法院系统的民事诉讼（诉讼）	陪审团裁定赔偿和一般损害，即痛苦和创伤	根据 FELA 或 Jones 法案	各种经济和非经济损失的损害赔偿	一次性补偿
退伍军人残疾项目	退伍军人光荣退伍 / 一般退伍或退伍老兵的遗属	VBA 抚恤金审裁处	VASRD（参考）	由于普通人无法从事一份收入可观的职业而造成的工资损失和日程损失	残疾抚恤金、死亡抚恤金、住院、医疗保健、矫形器、假肢、耐用医疗用品、适应性装备	基于评级和其他标准的变量
私人残疾保险	在政策规定的短期残疾等待期后，享受长期残疾保险计划的个人	长期私人伤残保险公司	基于残疾保险政策的合同	3 年内不能从事个人职业，或 3 年后不能从事任何职业，视个人政策而定	工资损失补偿	通常是之前收入的 60%

• 理赔员：通常是保险公司的雇员或独立代理人，负责调查保险索赔，以确定保险公司的责任范围，评估应支付的赔偿额，并就向被保险人提出的索赔进行谈判和理赔。

• 组合值图：AMA 指南中使用的一种方法，将两个或两个以上的损伤百分比组合在一起，由公式 A+B（1–A）=A 和 B 的合并值得到。合并，而不是相加，确保总价值不会超过 100% 的整个人的损伤，并考虑了一个身体部位的损伤对另一个身体部位的损伤的影响。

• 可补偿伤害：工人补偿法将其定义为因工作或在工作过程中发生的伤害或疾病。

• 胜诉费：根据当事人胜诉或结案而收取的费用或经费。

• 合同：当事人之间订立的具有法律约束力和可强制执行的协议。

• 质证：在法律程序（取证或审判）中，为了检验证人证词的真实性而在宣誓下进行的审讯，在质证前直接讯问时对证人的证词提出质疑或追问。

• 损害赔偿：在法律上，损害赔偿是法院在民事诉讼中判决的金钱数额，作为对因另一方的不当行为而受伤或遭受损失的人的赔偿。在侵权诉讼中，损害赔偿的目的是使受害方恢复到受到伤害之前的地位，它除了具有补偿性（对收入损失和医疗费用等实际损失的补偿）外，还包括一般的非经济（非金钱）损失，如痛苦和创伤、精神痛苦、生活享受的损失、配偶权利的丧失等。

• 取证：由民事诉讼当事人的律师在庭外口头询问证人（宣誓人）宣誓作证的过程。通常，医生证人的证词是作为审前事实调查结果进行的，其中保留律师提出问题（直接询问），然后另一方通过交叉询问来检验证人证词的真实性。律师提出这些问题的方式与证人在现场审判中作证的方式相同。庭审过程由法庭书记员记录，取证记录可作为证据提交，也可用于在庭审中质问证人陈述前后不一致，从而弹劾证人。

• 直接讯问：传唤证人提供支持其案件证据的一方对证人进行的初步或初步讯问（也称为主讯问）。

• 残疾：对有健康状况、紊乱或疾病的个人的活动限制和（或）参与限制的总称。在某些赔偿制度中，这一定义可能有所不同，而且更具体。例如，美国的社会保障制度将残疾定义为由于医学上可确定的原因而无法从事实质性有酬活动持续 12 个月或可能导致死亡的身体或精神损伤。

• 恶化：既存疾病的暂时恶化。在症状、体征、残疾和（或）损伤短暂增加后，患者恢复到基线状态，或恢复到如果病情从未恶化就会恢复的状态。

• 专家证人：在法律诉讼中被指定为证人的人，其在某一领域具有特殊的知识、教育、训练、经验或技能，如果能帮助事实裁判员（陪审团或法官）确定事情的真相，则可提供证词。

• 损伤：在有健康状况、紊乱或疾病的个体中，任何身体结构或功能的明显偏离、丧失或丧失使用。

• 损伤评估：由有执照的医生采用 AMA 指南中所述的标准方法获取、记录、评估和报告医疗证据，以确定与身体或精神状况相关的永久性损伤。

• 诈病：根据 DSM-Ⅴ，诈病不是一种精神疾病，而是一种出于外部动机（如逃避兵役或工作、获得经济补偿、逃避刑事起诉或获取毒品）而有意识和有意地产生的虚假或严重夸大的身体或心理问题。

• MMI：也被称为医疗改善的最大限度，它是指情况已经稳定，无论是否接受治疗，在未来 1 年都不太可能发生实质性变化（改善或恶化）。虽然症状和体征可能随着时间的推移而增强或减弱，但预计不会进一步全面恢复或恶化。简单地说，状况不会在近期有所改变，这意味着受伤的人可以退出恢复的临时残疾阶段，促进索赔解决和案件结案。MMI 不排除随着时间的推移，即超过 12 个月的情况会恶化；如果根据科学界普遍接受的现有证据和实践表明的这种护理，也不排除为持续的后续或维持医疗护理提供津贴。然而，这种状态的名称和确切定义都因司法管辖区而异。在 MMI 的众多同义词中包括可确定损失、愈合结束、固定和稳定、最大治愈、最大医疗改善程度、最大医疗愈合、最大医疗恢复、最大医疗康复、最大医疗稳定、医疗最终结果、医疗稳定、医疗稳定、医疗稳定、永久和固定、稳定和可评价。

• 疏忽：在相同或类似的情况下，一个合理谨慎的人没有做到应有的谨慎程度。它也可以被认为是对法律义务的违反，造成伤害，从而对受害方承担责任。

• 罚款：与金钱有关，如对实际金钱损失的金钱损害赔偿。

• 永久性损害：在 MMI 点出现的损害。

• 医学确定性 / 概率合理程度：这两个短语常用于医学法律报告和专家证词中，用来表达他们的意见是建立在至少 51% 的概率之上的，即该意见是“更有可能”正确或可靠的。

• 民事诉讼规则：指提供法院在审理民事诉讼时必须遵守的规则的法律体系。

• 遵循先例原则：本为拉丁语，意为“坚持已决定的事情”或“让决定维持下去”。一种法律原则，要求法院采用与以前类似判例中所决定的法律原则相同的方法和理由。

• 法规：由立法机构（州或联邦）制定的成文法律，宣布、禁止或命令某些具体的事情以达到特定的立法目标。

• 主观性：在医疗保健中，指由患者感知、报告和（或）证明，但无法通过体检或诊断测试得到检查者验证的症状。这个形容词最常用于描述疼痛等症状，但许多身体检查结果也是主观的，包括触痛、活动范围和力量。

• 传票：在司法程序中发出的正式书面命令，要求当事人在特定时间和地点宣誓作证或提供其拥有或控制的文件，以帮助解决未决诉讼中的问题。

• 全身性损伤：AMA 指南中描述的一个概念，涉及身体各个部位的损伤对个人执行 ADL（不包括工作方面）的整体能力的影响。

二、残疾的模型和分类

（一）残疾模型

19 世纪和 20 世纪的大部分时间里，残疾的“医学模式”是理解残疾的范式，在此期间，残疾的原因直接从疾病或疾病引起的潜在病理（损伤）的角度来看待。残疾的管理与潜在病理的诊断和治疗密切相关，长期以来被视为是主治医生的权限，随后他们被授权对残疾状况（损伤）进行评级、诊断和治疗[24]。解剖和生理的客观性是上述残疾医学模型的概念基础。这种模型适用于诊断明确、病理清晰、治疗策略和终点通常很好确定和清楚理解的情况[25]。今天，正如某些补偿制度所述，医疗模式仍然是社会保障残疾认定的基础。

残疾的“社会模式”起源于 20 世纪 70 年代和 80 年代的残疾倡导运动，其基础是社会未能满足残疾人在优先意识、环境准入和主要生活活动基础设施方面的特殊需求，如同将残疾强加给残疾人。由此造成的残疾是从对受损害的个人施加的限制来看待的，这些限制包括个人和机构的偏见思维和歧视、妨碍进入和交通的建筑和其他物质障碍、教育隔离、工作场所缺乏食宿[26]。对社会模式的理解有助于政策的制定，更好地消除对残疾个人的社会障碍，使他们能够更好地生活，并最大限度地减少对他们的生活障碍。

残疾的生物 – 心理 – 社会模式[27]现在作为首选概念模式被广泛接受。它同时认识到医疗、社会、个人和心理因素对残疾的重要作用。生物部分是指个人生理和（或）心理方面的健康状况。心理部分认为个人和心理因素影响到个人功能。社会部分认为与病例相关的背景和环境因素也可能影响到功能[28]。

（二）残疾的分类

WHO 制订了最常用、当代、国际公认的残疾定义、术语和分类，其起源可追溯到 Bertillon 的死亡原因分类（*Classification of Causes of Death*）（1893），该分类后来扩展为疾病、伤害和死亡原因国际统计分类[29]。1948 年，WHO 接管了这项工作，并最终在 1980 年建立了国际缺陷、残疾和残障分类（*International Classification of Impairments, Disabilities and Handicaps*，ICIDH）[30]。该系统应用了一个残疾模型，其中有四个有序域以如下线性关系连接（图 23–1）。

• 病理：“一种疾病或创伤作用在组织解剖或生理水平，可能改变器官的结构和（或）功能”。

• 损伤：“由病理引起的任何心理、生理或解剖结构或功能的损失或异常”。损伤发生在器官系统层面。

• 残疾：“以人类认为正常的方式或正常范围内进行活动的能力受到限制或缺乏（由损害造成的）”。残疾的概念通常是指一个人活动范围内的活动受到限制，包括行动能力（移动）和自我照顾（日常活动或 ADL）。

• 残障：“限制或阻止个人履行正常角色（取决于年龄、性别、社会和文化因素）的损害”。

ICIDH 系统存在若干缺点。它的根源在于疾病的医学模式，其局限性如前所述。系统的线性意味着其元素之间的单向因果关系，但情况并非总是如此。它没有充分考虑可能影响残疾程度的各种因素（如个人、环境）[31]。例如，其他研究表明，应该独立研

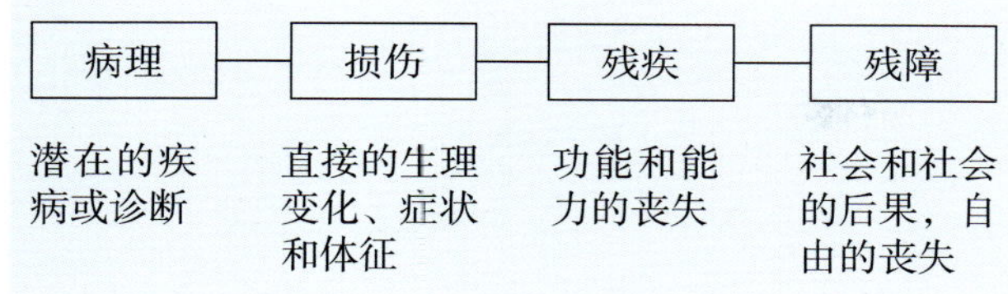

▲ 图 23-1 WHO 对疾病的国际分类

经许可转载，引自 World Health Organization. *International Classification of Impairments, Disabilities and Handicaps: A Manual of Classification Relating to the Consequences of Disease*. Geneva, Switzerland: World Health Organization; 1980. Figure 2

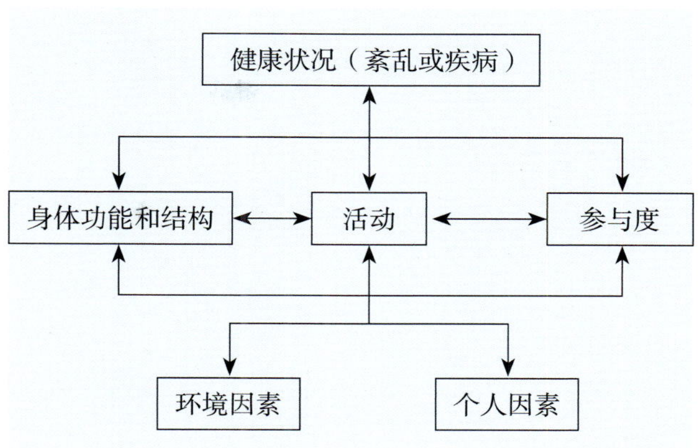

▲ 图 23-2 WHO 国际功能分类的组成部分和相互作用

经许可转载，引自 World Health Organization.*International Classification of Functioning, Disabilities and Health*: ICF. Geneva, Switzerland: World Health Organization; 2001.

究环境因素在决定残疾的结果方面起的关键作用[32]。IOM[33] 和国家医疗康复研究中心[34] 后续工作扩展了这一观点，即在每个具体情况下，造成残疾的原因是受损的个人与其所处环境相互作用的结果。此外，还关注个人调整因素（如生活方式选择、信仰体系、权利和应对能力）对个体残疾结果的影响[35]。

ICF[36] 见图 23-2。

ICF 取代了 ICIDH，描述了健康状况的个人、其损伤的功能后果、个人和环境性质的相关因素之间的互动（而非线性）联系。ICF 分类系统包含了前面描述的疾病的生物 – 心理 – 社会模式，考虑到任何特定情况下功能结果的环境和个人影响因素。

根据 ICF 分类系统，残疾的组成部分包括以下内容。

- 身体功能和身体结构：分别是生理功能和身体部位。
- 活动：一个人执行任务或行动的过程（通常是在个人能力范围内）。
- 参与度：对生活状况的参与程度（通常指在一个社会领域内）。
- 损伤：身体功能或结构上的问题，如严重偏离或丧失。
- 活动限制：个人活动时可能遇到的困难。
- 参与限制：个人在参与生活情境时可能遇到的问题。

在这一概念框架内，个人健康状况特有因素、与其环境的相互作用、个人选择可能会放大或减轻损伤的致残后果。图 23-3 说明了环境因素的重要性。

尽管 ICF 作为一个分类系统具有优越性，但也应注意到它的缺点。活动和参与之间的区别往往模糊不清，迄今为止，模型本身对生活质量（quality of life，QoL）测量（如生活满意度，护理负担）也还不够重视。

三、以补偿为目的的残疾评估

社会正义要求个人群体成员为整体的共同利益做出有效贡献。然而，必须做出规定支持那些由于年龄、疾病或残疾而没有这种生产能力的人免除这一要求。一项相关的期望是，因生病或受伤而遭受损失或残疾的个人有权就其损失获得一些补偿。

在我们的社会制度中，有许多不同的残疾赔偿制度，旨在补偿个人的此类损失。它们共享一个共同的概念和操作平台，在这个平台上，对生理和（或）心理损失的初步估计可以转化为以货币表示的功能和经济损失的估计。

按照惯例，生理和心理损失的严重程度在操作上是根据器官系统级别的医疗损害等级来定义和衡量的。这通常表示为受影响的身体部位的区域损失的百分比，并可以进一步外推到整个身体。与该减值百分比相关的功能损失及经济损失的严重程度，可进一步根据以“整体”经济价值百分比表示的残疾等级进行估计。伤残评定是根据减值百分比计算出来的，同时也反映了直接经济损失、非经济损失和对 QoL 的负面影响。整体的价值和奖励的数额因有关残疾制度而异，残疾补助金可一次性支付或按年金支付。

IOM[37] 最近开发了一个通用模型，以演示所有残疾系统共有的基本特征。寻求赔偿和符合权利标准的个人必须根据五个利益领域证明损失（图 23-4）。

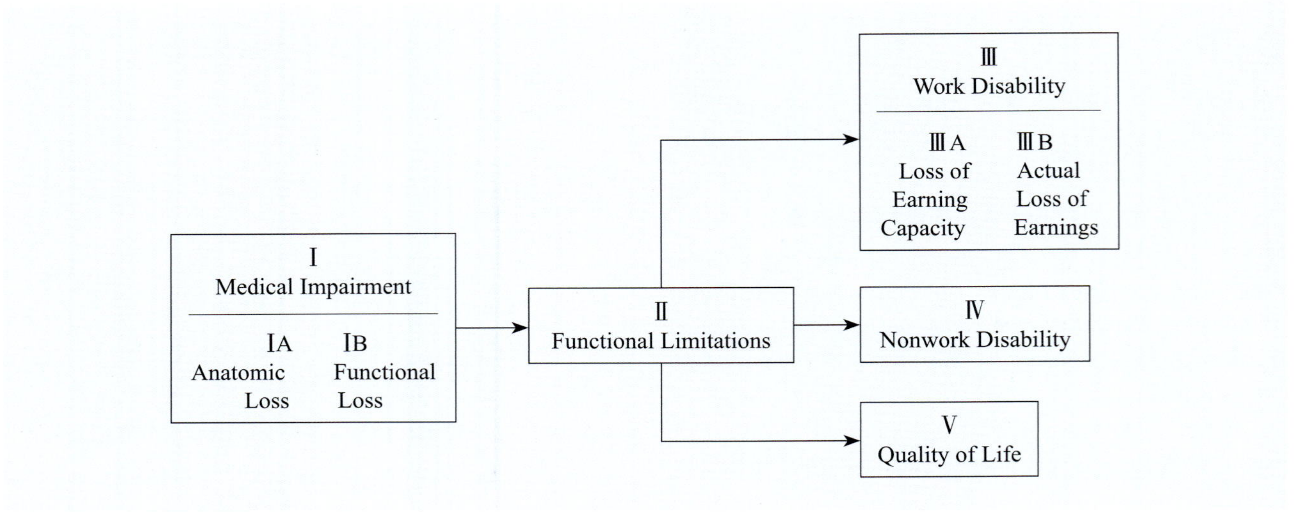

▲ 图 23-3 **Disabling consequences of an injury or disease. (Reproduced with permission from McGeary M, Ford M, McCutchen SR, et al. (eds).** ***IOM Committee on Medical Evaluation of Veterans for Disability Compensation. A 21st Century System for Evaluating Veterans for Disability Benefits. The Rating Schedule*****. Washington, DC: The National Academies Press; 2007, pp. 117.)**

第一，医疗损害。传统上由于若干原因而最为重要。它在很大程度上以解剖学和生理学为基础，因此可以很容易地用客观的术语来衡量。客观性使残疾得以编纂，并根据某种统一的尺度促进测量的标准化、可靠性和可重复性。损伤可以用解剖或功能损失来衡量和表示。

第二，功能受限。可以根据基本 ADL 和（或）日常生活工具性（高级）活动来表示和测量。ADL 包括基本的自我护理活动，如吃饭、上厕所、梳洗、洗澡、卫生和穿衣，这些活动通常占据我们的个人空间。IADL 需要更强的认知能力和身体能力，包括做饭、开车、管理财务、药物和日常生活等活动。

第三个领域是工作残疾。可以理解为丧失收入能力（精算确定由于残疾而造成的工作限制对就业能力和收入的负面影响，以及其他考虑因素，如年龄、基线就业、收入历史、住宿和替代工作机会的可获得性，以及其他当地因素）。它也可以理解为直接归因于减值的实际获益损失。

第四个领域，即非工作残疾。包括因残疾造成的进入障碍或表现障碍而无法走亲访友、参加公共活动、爱好或其他娱乐活动的损失。

第五个领域，生活质量。包括可归因于生活满意度下降，自尊损害，以及在治疗依从性和护理人员支持方面护理负担增加的损失。

定义和度量这些结构的度量标准各不相同，并且仍不完全理解。这在一定程度上是因为各个系统中，损伤和残疾的术语、定义和标准一直存在混淆，并且继续强调客观、由医学确定的损伤是残疾的主要决定因素。

遗憾的是，在各种有关的残疾系统之间甚至内部确定损害等级本身的度量标准上也缺乏一致意见。例如，美国工人赔偿法域在接受或拒绝标准和统一的减值评级指南，以及那些授权或建议在选择参考时使用相同变量方面表现出相当大的差异。即使是 AMA 指南，作为参考的实际版本也因州而异[38]。AMA 指南的国际使用也是如此，在许多国家（如澳大利亚、荷兰、南非），机动车事故和其他人身伤害索赔中使用不同的版本，以确定伤害的严重程度（一个阈值），然后才给予一般损害（非经济损失）的赔偿[39]。

减值评级对现金裁定额的重要性在各种伤残制度内部和之间也各不相同，对美国工人赔偿制度的仔细审查说明了这一点。在操作上，WC 制度根据三种基本方法判定现金津贴：第一种方法，减值方法，根据减值评级的百分比直接判定津贴。第二种是丧失收入能力的方法，它要求受伤的工人有减值评级，但随后将实际的现金补贴数额建立在对相关收入能力损失的估计上。第三种方法是实际工资损失方法，它要求工人有减值和丧失收入能力的情况，

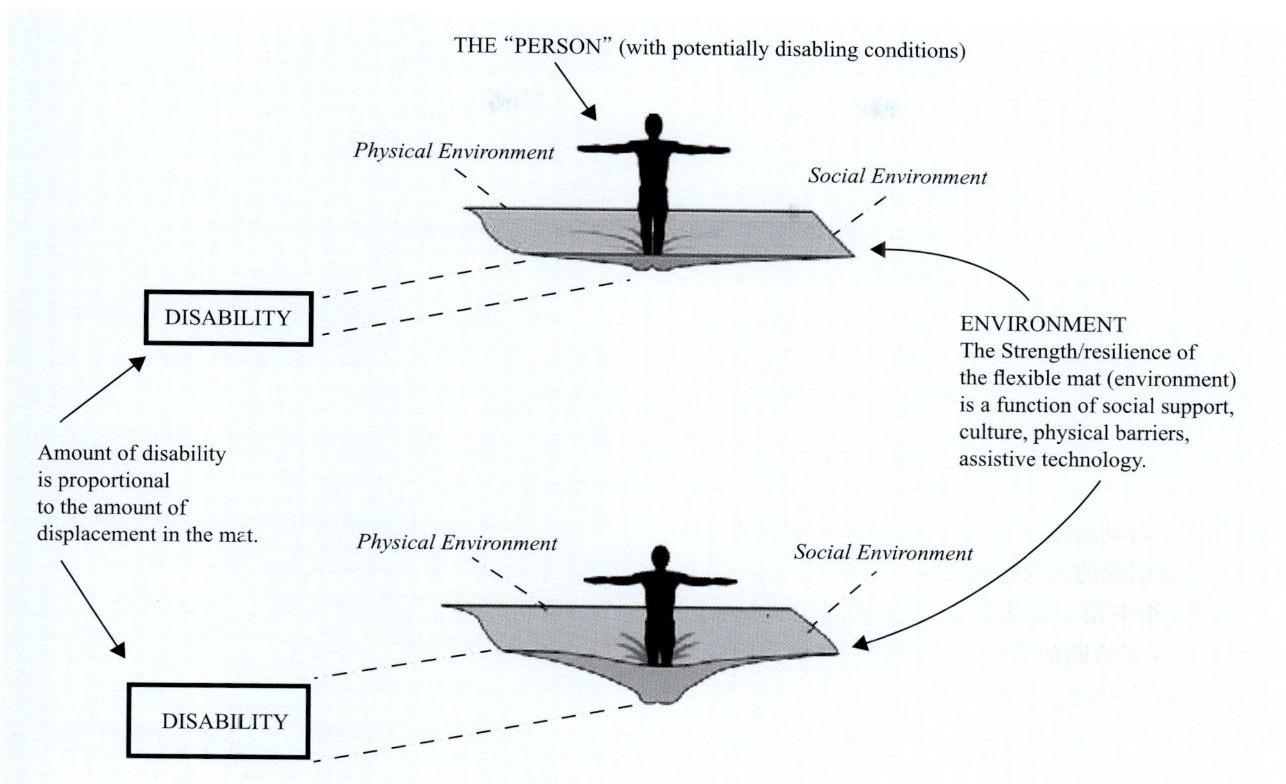

▲ 图 23-4 **Reproduced with permission from the Institute of Medicine.** ***Enabling America: Assessing the Role of Rehabilitation Science and Engineering*****. Washington, DC: The National Academies Press, 1997. doi:10.17226/5799.**

然后根据证明工人收入的实际损失来确定现金福利的数额[40]。

WC 现金津贴的发放机制因区分计划内和计划外的各种类型的伤害而进一步复杂化。计划内损伤通常影响上肢或下肢，并按肢体百分比列出；计划外伤害会影响到脊柱、神经系统或其他器官系统，并按“整个人”的百分比计算[41]。

虽然减值评级是确定残疾的现金福利的共同因素，但它不是唯一的因素。然而，在实践中，许多司法管辖区采用了程序上的捷径，根据预先确定的公式，减值评级百分比成为残疾等级的直接替代，该公式将减值评级百分比乘以几周工资（上限）乘以平均周工资（上限）的百分比（通常为 2/3～3/4），从而获得一次性支付。将伤残等级作为残疾的替代措施是否适当，仍然是一个争论的主题。

对疼痛患者的影响可以注意到：医疗损伤评级的指标明显倾向于并强调客观标准而非主观标准。因此，疼痛实体，如头痛、纤维肌痛或腰痛，通常发生在缺乏客观、可证实的病理的情况下，或可能出现在客观的临床发现与正常的解剖变化和衰老过程最一致的环境中，对个人的实际主诉几乎没有临床意义。在这种情况下，减值评级是无效的，因为对于这些情况可能对 ADL 产生的任何明显（通常是深远的）负面影响，目前只允许最低或没有评级百分比。如果从生活质量的角度来看，这种情况下的残疾和随之而来的损失可能会更加明显。现在有很受推崇的心理测量工具可以用来测量生活质量。著名的例子包括幸福质量（quality of wellbeing，QWB）量表、WHOQoL-100 和生活质量指数（QoL index，QLI）[42]。遗憾的是，这类指标并不是评级医生所熟悉的典型工具，也不是评级系统本身常规考量的因素。因此，生活质量方面的损失在很大程度上仍未被上述评级实践所解释。

四、AMA 指南

确定残疾的过程要求根据标准和具体的医疗标准进行初始损伤评级。由于医生被授权并负责提供此类评级，AMA 制定了一份评级手册，以在这方面帮助医生。AMA 指南是一份标准化、客观的文献汇编，最初出版于 1971 年，是 1958—1970 年期间在

Journal of the American Medical Association 上发表的一系列针对不同器官系统损伤评级文章的汇编。它定期更新和修订为最新的 AMA 指南，第 6 版出版于 2008 年[43]。

AMA 指南在全国和全球被公认为医疗损害评级的首选参考。在美国大多数州 WC 管辖区内，法规要求或推荐各种版本。到目前为止，AMA 指南第 6 版最近已被美国 19 个司法管辖区采用，是 USDOL 在上述各种残疾系统中授权的参考。它也被国际上用于 WC 和人身伤害索赔，包括加拿大十个省份中的九个和所有三个地区、荷兰、南非、澳大利亚、新西兰、马来西亚、韩国、中国香港和中东。联合国维持和平行动还使用 AMA 指南第 6 版来裁决维和特派团任务引起的人身伤害索赔。

AMA 指南第 6 版建立在前一版指南的基础上，更加强调基于诊断的方法，特别强调脊柱和四肢的肌肉骨骼损伤评级。为每个解剖区域（脊柱的颈椎、胸椎、腰椎和骨盆）提供基于诊断的损伤（diagnosis-based impairment，DBI）网格；上肢用手指 / 手、手腕、肘部和肩膀；脚和脚踝、膝盖和臀部为下肢。每个网格有 5 个与 ICF 分类系统一致的潜在损伤级别（0～4 级），每个网格涵盖了广泛而精确的诊断范围，从软组织疾病（非特异性、慢性或复发性）到肌肉 – 肌腱和（或）运动节段损伤（扭伤、拉伤、肌腱病变），再到韧带、骨和关节损伤（骨折、脱位、关节融合术）。减值评级是一个两步过程，在对减值类别的初始分配中要求评级审查员确定最适当的诊断。每个基于诊断的减值类别都有一个可用的减值范围，其中有一个初始的“默认”中值。第二步是在范围内调整评级，使用 3 个单独的标准来验证病情的诊断和严重程度（功能史、检查结果和临床测试结果），并使用简单的三角测量方法，根据每个病例的具体结果，向上调整数值获得较差的结局，向下调整获得较优的结局，以完成最终的数值调整[44]。

五、法医学的建构与限制

一般来说，疼痛从业人员有独特的法律责任，包括州和联邦层面的行政、民事和刑事责任，对此讨论超出了本章的范围。此外，本文还简要概述了伤残和残疾评估员与法律之间的相互作用。鼓励参与这种评估的疼痛医生熟悉新兴的残疾医学领域，该领域被描述为临床医疗实践的一个子专业，包括识别、预测、预防、评价、评估和管理个体和人群中的损伤和残疾[45]。

（一）IME

IME：通常是由非治疗患者或索赔人的医生审查员进行的一次性评估，以回答转诊方提出的具体问题，包括 MMI 的确定、损伤评级和恢复工作限制（如果适用）[46]。

IME 是由不参与患者诊疗的医生进行的检查，以澄清医疗和工作问题。执行 IME 是为了向案件管理提供信息，并为听证会和其他法律程序提供证据。IME 是大多数 WC 法规的组成部分，尽管具体内容因州和国家而异。它们在受伤 / 疾病、治疗、康复和重返工作的循环过程中的几个阶段进行。与 IME 相关的关键问题在作用和重点上不同于临床会诊。在 WC 管辖区内，当有关于受伤工人的医疗或状况的争议、担忧或问题时，可以随时执行 IME。这些问题包括以下主题。

(1) 疾病或损伤的诊断、近因和工作相关性。

(2) 当前和协议的医疗或诊断工作。

(3) 治疗期间适当的工作和一般活动水平。

(4) 稳定的医疗条件和状态，最大限度的医疗改善。

(5) 确定可能对医疗状况或治疗结果有重大影响的其他非医疗因素。

(6) 在特定情况下的伤残评定和相关的残疾问题。

(7) 能够返回工作岗位（适合工作）和合理补偿。

IME 可以帮助理清病理（一种医疗状况或诊断）、损伤（解剖或功能异常或丧失）、活动限制（可以通过功能指标评估的 ADL 减少）和参与限制（执行社会定义的活动或角色的能力降低）之间的复杂关系。在适用下列定义的情况下，IME 报告所概述的意见应在所有情况下以医疗概率或者医疗可能性的形式表示。

医学可能性：由于特定的原因可能会发生某些事情（概率≤50%）。

医疗概率：某事发生的可能性大于不发生的可能性（概率>50%）[47]。

（二）医师的证词和责任

IME 是专家证人证词的一种形式，其重要任务是根据索赔人的法律权利、应享有的权利和可能获得的金钱利益，评估索赔人的健康状况。独立法医作为咨询方的代理人而不是患者的辩护人，也有可能成为心怀不满的索赔人指控不法行为的目标。

从法律角度看，独立的法医或残疾评估人员基本上是专家证人。因此，直到最近，专家在司法程序中基本上享有与任何其他证人相同的豁免。这种民事责任豁免相当深入，包括保护免受诽谤和过失索赔的指控。证人豁免制度可以追溯到 16 世纪的英国普通法 [48]。证人豁免的理念是确保证人在作证时能够自由发言 [49]。后来，美国法院认为证人豁免的问题非常重要，甚至在可能存在疏忽的情况下也维持证人豁免 [50]。传统上，这种豁免的论据是，专家证人是法律制度的重要组成部分，为了司法公正，需要保护专家证人免受责任。若干州法院基于公共政策的理由肯定了证人豁免的概念，因为如果没有豁免，就会失去客观性，而且担心无休止地烦恼会对证人产生冷淡效应，使其不愿作证 [51]。

20 世纪 80 年代，美国最高法院在两起案件中确认了证人豁免的重要性。在 Briscoe 一案中 [52]，法院指出，一个证人如果知道他可能会被迫为随后的诉讼辩护，并可能会支付赔偿金，他可能会倾向于掩盖自己的证词，以支持潜在的原告，放大不确定性，从而剥夺事实的发现者（法官或陪审团）公正、客观和没有歪曲的证据。

在 Mitchell 案中 [53]，美国最高法院的理由是，证人豁免很重要，因为司法程序是公开冲突的舞台，几乎每一个案件中，即使不是总有一个赢家，至少也有一个输家。法院指出，如果败诉，很多人会把责任推到证人身上，并以证人为对象提起诉讼，试图重新提起诉讼。

贯穿这些案件的一个持续主题强调，豁免的目的不是保护那些其行为容易受到批评的人，而是保护那些可能受到心怀不满的诉讼当事人无理索赔的人。然而，近 20 年来专家证人责任法的发展使专家证人的“盔甲”出现了许多裂痕。

独立法医作为专家证人的法律责任主要基于侵权法的法律理论（在法律用语中称为诉因），在一定程度上也基于作为原告的受害方可以对医疗提供者提起诉讼的合同法。应当指出的是，针对执业医师的责任索赔可以而且通常是根据几种法律理论同时提出的。原告希望在这些索赔中获胜，从而从被告那里获得金钱赔偿（表 23–2）。

表 23–2 对 IME 医生 / 专家证人诉因的法律理论

故意侵权行为

- 攻击
- 电击
- 精神伤害
- 非法监禁
- 诽谤
- 侵犯隐私
- 欺诈和歪曲事实
- 阴谋
- 不守信
- 贸易欺诈

无意侵权

- 一般过失
- 专业医疗事故
- 疏于预警
- 非正常死亡
- 失去康复或生存机会
- 对他人行为的替代责任
- 大意疏忽
- 诊断错误
- 未能告知

合同法内的行为

- 违背合同
- 违背诺言
- 放弃履行

其他诉因

- 欺骗性贸易行为
- 违反规章和法律

普通法（包括侵权法和合同法）的基本原则是为因他人的作为或不作为而遭受损害的人提供一个在法庭上为其申诉寻求补偿的场所。侵权法被描述为一个强力的平衡器，因为它使个人有能力使潜在的更强大的违法者（在法律用语中称为侵权行为人）能够在更平等的基础上受到法律的制裁，以弥补可能对她造成的错误，并确保她的损失进行赔偿。显然，法律不能使侵权人撤销伤害或损害，而是使他们为故意错误（如诽谤、攻击和殴打）和无意错误（如过失）支付金钱赔偿。侵权法将损害或损害费用的负担转移到责任方，并通过强制追究责任防止对社会其他成员造成类似损害。其目的是为了让侵权人对冒犯性的不良行为付出代价，原则上是为了阻止其他人，如被告，在未来从事这种行为[54]。

传统上，医疗服务提供者对患者的责任源于医疗事故索赔。渎职一词是指在履行专业或受托职责时，包括不合理的技能缺乏或不忠实的任何专业不当行为[55]。在过失理论下，侵权法是针对医疗服务提供者的医疗事故诉讼最常见的依据。然而，在这一诉讼中，原告必须证明医生对患者负有责任，并违反了该责任，因此（因果关系）造成了伤害或损害。

直到最近，针对IME医生和专家证人的医疗事故诉讼都因受试者/原告缺乏医患关系而以失败告终[56]。贯穿美国不同司法管辖区的案件的主题是，只要IME医生既不提供也不打算治疗个别的受试者，就缺乏相应的医患关系，从而阻止了医疗事故的诉讼原因[57]。许多潜在的案件要么由于法律界基于以前的判例法的普遍观念没有立案，要么立案后因被告的审前动议而被驳回[46–48, 58]。然而，这一情况在过去20年发生了重大变化，各司法管辖区越来越多的判例法要求独立法医和专家证人对原告/被试所遭受的所谓伤害负责。这一行为最初是基于简单过失的诉讼原因，不属于医疗事故侵权法案[49]。

最近，至少有两个州的最高法院允许根据传统的医疗事故理论对IME医生提起民事诉讼。法律评论人士指出，独立法医作为专家证人的民事诉讼豁免日益受到侵蚀，原因是诉讼/专家证人行业的扩散和增长，以及法院认为对受害方缺乏保护，使其免受无道德证人的伤害，防止专家证人渎职的传统保障措施不充分，可能因作伪证而被起诉，交叉盘问也并不充分。

这种司法敌视专家证人豁免的趋势可以追溯到20世纪90年代中期，当时美国的州法院开始要求没有任何医患关系的独立法医和专家证人对被检查者的普通过失负责。这种趋势始于科罗拉多州的Greenberg案[59]。其他几个司法管辖区也纷纷效仿。弗吉尼亚州Harris最高法院认为[60]，作为第一印象的问题（开创了新的先例），医生可能因在IME期间对当事人的心理和生理检查疏忽而被起诉渎职。

同样，亚利桑那州上诉法院在Stanley[61]案中发现，正式的医患关系并不是医生对患者责任的唯一来源，尽管没有正式的医患关系，医生仍对患者负有诊疗责任。亚利桑那州最高法院在Ritchie[62]案中更进一步，尽管没有医患关系，但允许以医疗事故继续进行起诉，基本上表明法院无法想象不追究医生遵守合理诊疗的法律标准责任会给公众带来什么益处。

可以看出，根据美国各司法管辖区的判例法，直到最近专家证人（以及国际移民协会医生）对各种法律诉讼事由传统上享有的豁免权到现在正在迅速削弱。来自大西洋彼岸的消息更糟糕。在英国Jones最高法院最近做出的一项判决中[63]，英国最高法院实际上剥夺了专家证人普遍享有的所有豁免权。经过长时间的讨论，Jones法院的多数法官得出结论，他们认为没有公共政策理由证明专家证人享有豁免权。虽然英国最近的这项决定在美国法理学中没有权威，但它仍然被一些人视为有说服力的论点。

总而言之，疼痛科医生应认识到在其亚专业的整体执业中所承担的法律责任，以及接触独立检查和专家证人工作所带来的额外责任。尽管在一些司法管辖区，最近的判例法已明显取消了针对因为医疗提供者与被检查者之间没有医患关系的医疗事故索赔的传统豁免权。在美国法学界，对专家医学证人服务的需求很大。鼓励对残疾评估感兴趣并倾向于担任独立法医的从业人员参加美国为独立法医和专家证人提供的若干高质量培训项目，以增强他们在残疾医学领域作为独立法医和（或）专家证人执业所必需的知识、技能和能力。

六、慢性疼痛残疾评估的意义

本章的重要的一点是聚焦损伤等级和残疾等级之间的区别，因为它们与疼痛的问题相关。损伤的构造在概念上和操作上都基于前文讨论的疾病医学模型。根据对每个器官系统预先确定的一套客观和可测量的标准，对损伤进行了编码和系统定义。影响一个或多个器官系统并表现为客观、可测量的器官系统病理的条件可以根据这些器官系统无限分级。通常伴随特定病理的痛苦经历可以而且应该以某种系统的方式解释，并包括在这样的评级中。然而，疼痛可以发生在没有观察到的器官系统特有病理学的情况下，慢性疼痛情况超越了个体的器官系统边界，也许可以用上述生物–心理–社会模式来最好地描述和理解[54, 64]。

根据上述损伤评级方法，不是由任何特定的器官系统病理引起的全身疼痛或其他慢性疼痛状况，可能可以通过采用和应用 QoL 来更充分地解释[65]。这些指标具有必要的经验基础，可据此制定非职业功能、生活满意度、医疗负担和医疗依从性方面的损失标准，以在存在慢性疼痛和其他致残情况下维持最佳功能。如果适当应用这些指标，可以而且应该能够根据每个残疾系统的规格，将任何残疾赔偿金作为百分比附加或独立的现金赔偿进行修改。也许慢性疼痛的致残后果在最终整合损伤等级、功能结果和其他相关的残疾标准时，可以更好地反映在总体残疾判定中，通过此类 QoL 评估来证明。

QoL 测量是确定损伤和最终残疾的重要因素，因为疼痛是一种主观体验，因此很难在患者描述之外进行量化。疼痛影响生活的方方面面，长期来看会增加抑郁和焦虑。许多慢性疼痛患者由于其疼痛无法缓解而不进一步寻求医生的帮助，这一事实强调了这一点。因此，重要的是使疼痛的体验更容易忍受，生活质量测量允许一个有效的方法来达到这一目标，并根据病情评估患者的功能[66]。

在选择 QoL 测量工具时，确定工具的目标是很重要的。有些工具的测量范围非常狭窄，只检查患者生活的某些方面，如那些测量与健康相关的 QoL 工具，CDC 将其定义为“个人或群体在一段时间内感知的身心健康”。其他是疾病特异性的，如胃肠道生活质量指数、哮喘生活质量问卷和脑卒中特异性 QoL 量表[67]。值得注意的是，这些问卷检查的是患者在疾病背景下的 QoL，而不是患者的整体生活质量，这可能是评估患者真实 QoL 的一个限制。

一些 QoL 的测量工具非常广泛，它们不是从疾病的角度来看 QoL，而是从整体上检查患者的 QoL。这种质量测量的缺点是，它可能很难管理，因为可能有大量的问题数量和完成时间长。为了消除这种情况，并仍然测量患者的总体 QoL，一些 QoL 工具已经开发出来，使用来自较大工具项目的数据，创建更小、更容易使用的工具。一个例子是 MOS SF-36。这个工具通过 36 个问题来衡量患者生活的 8 个方面[68]。

由于 QoL 受到文化和社会价值观的影响，一些测量工具也考虑到了这些因素。这类工具的一个例子是 WHO 开发的 WHOQoL 工具。该工具旨在创建一个跨越不同文化和语言的 QoL 评估。它涵盖了六个领域：身体能力、心理、独立程度、社会关系、环境和精神 / 宗教 / 个人信仰。为了便于跨文化应用，它允许附加的问题适用于患者所属的文化。这包括一个 100 题的测试，称为 WHOQoL-100[69]。还开发了一个更短的版本，称为 WHOQoL-26 BREF，它更短，可能更实用。值得注意的是，在临床试验中还使用了其他的 QoL 测量方法。这些将在第 84 章中讨论。

使用合适的 QoL 作为疼痛残疾评估的工具必须认识到，有效的疼痛残疾评估可能需要一套技能和应用指标，而不仅仅是那些通常由医生残疾审查员体现的指标。在更接近实现这一理想之前，可以用两种方式最恰当地解释疼痛作为致残因素的作用。直接影响损伤的疼痛可以从伴随特定损伤的功能结果来考虑，因为现在可以使用 AMA 指南第 6 版中提出的上述损伤评级的 DBI 方法，使用对疼痛和其他功能限制因素敏感的基于功能的“等级修正器”，向上修改“预期”损伤评级，从而对与疼痛相关的功能丧失给予额外的损害赔偿。或者，在缺乏具体诊断，而疼痛似乎是主要问题的情况下，第 6 版 AMA 指南目前提供了一种独立的疼痛评估，在其他方面无法有效评价疼痛的情况下，给整个人最高 3% 的疼痛损失。我们还需要做更多的工作来完善我们现有的残疾基础设施，以进一步增强医学损伤评级的相关性、有效性和可靠性，并提供替代指标来扩展和修改残疾判定，以恰当地解释慢性疼痛导致的功能损失。

七、伤残评估医师可参考的资源

一些教育机构和参考资源可使感兴趣的医生获得额外必要的知识、专业知识和证书，以胜任和权威地进行损伤评级、残疾评估和 IME。这些包括培训计划、证书颁发和考试认证，以及下面的一些文本资源。

1. 美国独立法医委员会：www.abime.org。
2. 美国独立法医学院：www.acime.org。
3. 美国职业与环境医学学院：www.acoem.org。
4. 美国医学会：www.ama-assn.org。

要　点

- 疼痛专家必须了解他们治疗的损伤和残疾系统，才能取得成功。
- 从历史上看，已有制度为那些因残疾而无法工作的人提供保障。这些可以追溯到《圣经》时代，并延续到现在的州和联邦各级的各种法律，包括社会保障和 WC 制度，以及对因他人疏忽而造成的人身伤害的赔偿。
- 国家 WC 有三种福利：医疗和康复费用、工资损失福利和抚恤金。
- 国家侵权法允许对精神和身体损害给予金钱赔偿，前提是可以证明另一方有过错。
- 联邦工人补偿系统由 USDOL 管理，由 OWCP（USDOL 的一个子机构）进行管理，包括 FECA、近海和港口 WC 法案、能源员工职业疾病补偿法案、联邦黑肺计划、DBA、NAFIA、OCSLA。其他不属于 USDOL 提供赔偿的联邦法律包括 FELA（铁路工人法和 Jones / 商船法）。
- SSDI 涵盖那些因医学上确定的持续或可能持续超过 12 个月或最终死亡的身体或精神损伤而致残的人。
- SSI 为生活在贫困线以下的盲人、残疾人、儿童或 65 岁以上老人提供收入。
- 退伍军人福利的资格是基于退伍军人是如何退伍的，以及残疾是与服务相关的，非服务相关的，还是与推定服务相关的。
- 私人残疾保险通常是团体政策，可通过工作场所获得。在重新评估终身福利之前，他们被分为短期（3 个月）和长期（2～3 年）。
- 残疾的医学模式将残疾定义为由于疾病或疾病的潜在病理而导致的残疾，并依赖于病理的诊断和治疗。残疾的社会模式将残疾定义为社会未能解决残疾人在优先意识、环境获取和主要生活活动的基础设施方面的特殊需求。
- ICIDH 认为残疾是四个线性相关的领域：病理、损伤、残疾和障碍。取代它的 ICF 注重个人与其残疾之间的互动联系，包括其残疾的功能后果和个人与环境性质的背景。ICF 的重点是活动、参与、损伤、活动限制和参与限制。
- 疼痛医生应该更多地关注生活质量的测量，可用的工具在评估慢性疼痛和由此导致的损伤和残疾时是有帮助的。
- AMA 指南对于在许多法律管辖区描述损害是必不可少的。
- 独立法医与患者日常互动的一个关键区别是，独立法医与被检查者之间不存在医患关系。
- 有多种方法可以让医师精通法律医学和残疾评级，特别是培训课程。

第四篇

临床情况：评估及治疗
Clinical Conditions: Evaluation and Treatment

第 24 章　慢性术后疼痛综合征：预测与预防性镇痛
Chronic Post-surgical Pain Syndromes: Prediction and Preventive Analgesia

Nantthasorn Zinboonyahgoon　Yun-Yun K.Chen　Kristin L.Schreiber　著
魏庆凤　译　　刘学胜　校

慢性术后疼痛（chronic post-surgical pain，CPSP）是疼痛医学研究的一个日益增长的领域[1]。随着手术量的逐年增加[2]，以及多变的发病率（5%～85%）[3]，导致新发慢性术后疼痛的患者数量也在不断攀升。因为认识到 CPSP 是一个重要的全球健康问题，IASP 将 2017 年定为全球防治术后疼痛年[4]。在预计于 2022 年 1 月由 WHO 修订的 ICD-11 中，CPSP 被公认为七大慢性疼痛类型（MG 30.XX）之一，分别编码为"慢性术后疼痛"（MG 30.21）、"未明确的慢性术后或创伤后疼痛"（MG 30.2Z）和"其他明确的慢性术后或创伤后疼痛"（MG 30.2Y）[5, 6]。CPSP 是慢性创伤后疼痛的一个独特子集，其定义是"在组织损伤（包括任何创伤）后发生发展或加剧的疼痛[6]"。慢性创伤后疼痛的子集还包括外伤、脊髓损伤、神经损伤和烧伤后的持续性疼痛[6]。

在过去 10 年里，有关 CPSP 的出版物成倍增长，从 2009 年的 178 篇到 2019 年的 938 篇[7]，这提供了一个强有力但异质性大且复杂的证据体系。本章将涵盖 CPSP 的定义、发病率和拟议的病理生理学机制，总结可能有助于预测的潜在危险因素，并概述其预防策略。

一、CPSP 的定义

CPSP 是指术后超过生理愈合过程的疼痛。2001 年，Macrae[8] 提出了 CPSP 的简单诊断标准，即术后疼痛至少持续 2 个月，并排除其他原因所致的疼痛（如持续的恶性肿瘤或慢性感染），以及引起术后持续性疼痛的术前疾病。后人对这一定义进行了补充和修改[9]。

(1) 许多患者经历了术前疼痛。对于存在术前疼痛的患者，CPSP 的定义应该是术后疼痛严重程度的增加和（或）伴有疼痛部位或性质的改变。

(2) 在某些情况下，持续 2 个月太短而不能被视为慢性疼痛，因此术后疼痛持续时间应延长到至少 3～6 个月。

(3) 不应简单地将疼痛归类为存在 / 不存在，而应考虑疼痛的严重程度及其影响，CPSP 应定义为患者认为对生活质量有影响的最小的疼痛。

(4) CPSP 通常在手术后直接发生，但也可能在经历一段无痛期后发生，这可能是因为神经损伤（腹股沟疝修补术、乳腺手术伴腋窝淋巴结清扫术）后神经病理性疼痛的延迟发作。

(5) CPSP 可累及非手术部位。例如，乳腺癌术后持续疼痛的患者不仅报告乳房或腋窝疼痛，还报告上臂内侧疼痛[10]，可能是因为腋窝淋巴结清扫引起的肋间臂神经痛[11]。

IASP 在 2017 年更新了 CPSP 的定义[12]："慢性术后疼痛是指在手术后发生发展或加剧的疼痛，并持续超过生理愈合时间，即至少术后 3 个月。"疼痛范围局限于手术部位，或手术部位损伤神经的支配范围，或牵涉至相应皮节（躯体深部或内脏组织损伤 / 术后）。要排除其他的疼痛原因，如感染和恶性肿瘤，以及引起术后持续性疼痛的术前疾病。根据手术类型，CPSP 通常包括神经病理性疼痛的要素（表 24–1）。这些新提出的标准为 CPSP 提供了一个更全面的描述，并可用作 ICD-11 编码系统的诊断标准。

（一）CPSP 的发生率

以往人们低估了明确的定义和完善的诊断标准对提高 CPSP 认识和了解的帮助[13]。CPSP 的诊断标准并没有指定一个具有临床意义的疼痛严重程度。即使有了更严格的诊断标准，构成临床显著疼痛程度的界值，以及研究 CPSP 的时间点选择的差异，

表 24-1 慢性术后疼痛定义和诊断标准的演变

Macrea，2001[8]	Werner 和 Kongsgaard，2014[9]	IASP，2019[6]
• 疼痛是在手术后发生的 • 疼痛至少持续 2 个月 • 排除其他疼痛的原因，如恶性肿瘤或慢性感染的延续 • 探讨疼痛因术前疾病而持续的可能性，并尝试排除（这里有一个明显的灰区，手术可能会加剧术前疾病，但将疼痛加剧归因于手术显然是不合理的，因为不能排除自然恶化的可能性）	• 手术后出现疼痛或加剧 • 疼痛持续时间至少 3～6 个月，并对生活质量（HR-QoL）有显著影响 • 疼痛是急性术后疼痛的延续，或经过一段无痛期后再次出现 • 疼痛局限于手术区域或手术损伤的神经支配区域，或牵涉到相应皮节（躯体深部或内脏组织损伤 / 术后） • 排除其他引起疼痛的原因，如恶性肿瘤的延续或术后感染	• 在手术或组织损伤后出现或加剧的疼痛，并且在愈合后持续存在，即至少术后 3 个月 • 疼痛必须局限于手术区域或损伤区域，投射到位于该区域的神经支配区域，或涉及皮节（躯体深部或内脏组织损伤 / 术后） • 排除其他引起疼痛的原因，如引起术后持续性疼痛的术前疾病、感染、肿瘤等

也可能导致文献中报告 CPSP 发病率的不一致。以往的研究使用了不同的定义来表示具有临床意义的 CPSP，范围从疼痛评分＞0/10 到只认为＞3/10 或＞4/10 是显著的[10]。疼痛的频率没有限定（持续性或间歇性），性质则取决于疼痛部位和具体的机制。从轻微的疼痛到使人衰弱的疼痛程度，都相应地对生活质量造成不同程度的负面影响[14]。

因为按疼痛强度（表 24-2）[6] 和按时间（图 24-1）定义 CPSP 的方法不同，以及研究样本的不同[16]，因此，即使在相同设计的研究中，对 CPSP 发生率的估计也有很大差异（表 24-2）[15, 16]。据报道，CPSP 发病率最高的手术包括开胸手术（5%～65%）、乳腺切除术（11%～57%）和截肢术（30%～85%）。这些手术中至重度疼痛发生率（5%～10%）高于疝修补术（2%～4%）[12]，而且似乎比髋关节或膝关节置换术（6%）具有更多的神经病理特征（开胸和乳腺切除术为 66%～68%）[15]。

虽然大部分为横断面研究，但也有一些纵向研究记录了 CPSP 远期的发生率，并且通常随时间的推移呈下降趋势。例如，在 Montes 等的研究中，开胸手术后 CPSP 的发生率在 4 个月、12 个月、24 个月分别为 38%、19%、13%[16]。在子宫切除术和疝修补术后，CPSP 的平均发生率也有类似的报告（图 24-1）[16]。相反，其他研究表明，3 个月以后的发病率相对较低且稳定，如乳腺切除术，在术后 6 个月和 6 年的横断面研究中[17]，以及在 12 个月的纵向研究中[18]，均显示出相似的发病率，约 30% 的患者报告疼痛评分≥3/10。考虑到患者间的差异，根据严重程度分为不同亚组进行更深入的分析表明，术后第 1 年内可能存在多个疼痛轨迹[19]。

一项涵盖多种手术类型的大型国际研究显示，CPSP 的总发生率在 6 个月时为 41%（95%CI 38～43），在 1 年时为 35%（95%CI 32～39）。重度疼痛患者（NRS≥6/10），他们报告的疼痛对行为和情绪的影响比中度疼痛患者更大，然而，这部分患者仅占同一研究中患者的 2%（95%CI 1～3）[14]。

手术损伤导致的急性术后疼痛，根据传统的疼痛分类，可能是伤害感受性、炎性和（或）神经病理性的。然而，导致术后疼痛持续或慢化的病理生理学中涉及的具体机制尚不明确，并且具体机制可能因损伤的性质和损伤的组织而不同。神经可塑性、神经损伤和阿片类药物诱发的痛觉过敏这 3 种机制可能对理解 CPSP 的发生发展过程十分重要。

（二）神经可塑性

神经可塑性是一个描述神经系统结构和功能适应性的术语，这一特性从根本上构成了神经系统的几项关键功能，如学习和记忆，还包括对有害刺激的自我保护[20]。手术期间组织损伤产生的强烈的伤害性和炎性刺激是神经系统发生改变不能忽视的信息。神经系统对组织损伤的反应可被视为功能性神经可塑性。手术后立即增加的疼痛可以驱动促进愈合的适应性行为。然而，当这些过程持续或慢化为 CPSP 时，就是一种不适应的变化。

外科手术对组织的损伤会导致局部炎症及其他

表 24-2　慢性术后疼痛及其中严重病例的发生率和神经病理性疼痛的比例

手术类型	CPSP 的发生率	严重 CPSP（> 5/10，采用 10/10 量表）的发生率	CPSP 中神经病理性疼痛的比例
截肢术	30%～85%	5%～10%	80%
剖宫产	6%～55%	5%～10%	50%
胆囊切除术	3%～50%	未报道	未报道
冠状动脉搭桥术	30%～50%	5%～10%	未报道
开颅术	7%～30%	25%	未报道
牙科手术	5%～13%	未报道	未报道
髋关节置换术	27%	6%	未报道
腹股沟疝修补术	5%～63%	2%～4%	80%
膝关节置换术	13%～44%	15%	6%
黑色素瘤切除术	9%	未报道	未报道
乳腺切除术	11%～57%	5%～10%	65%
胸骨切开术	7%～17%	未报道	未报道
开胸手术	5%～65%	10%	45%
输精管切除术	0%～37%	未报道	未报道

经许可转载，引自 Schug et al [12]

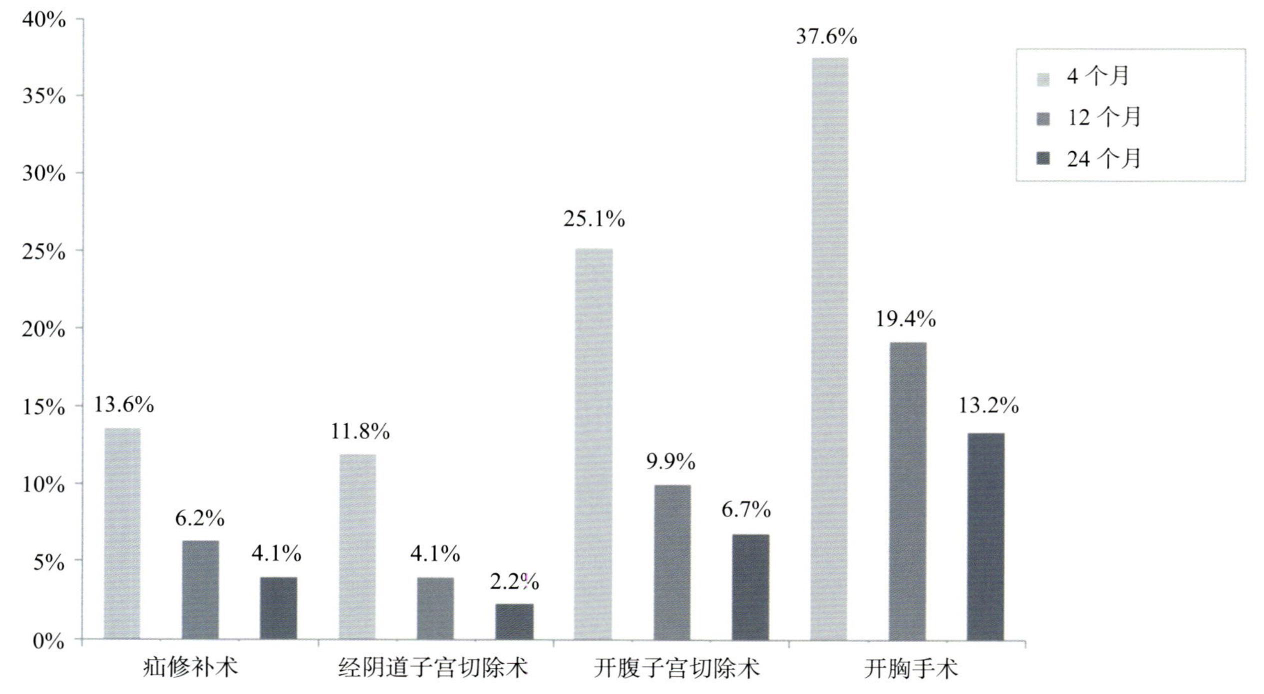

▲ 图 24-1　疝修补术、子宫切除术、开胸手术后不同时间点慢性疼痛的发生率

经许可转载，引自 Montes et al [16]

介质的释放，并创造一个酸性且通常是局部缺血的环境。这些介质既可直接通过结合激活外周伤害性感受器，也可通过降低其他刺激的阈值，使正常疼痛的刺激在损伤部位更加疼痛（痛觉过敏）和非疼痛刺激产生疼痛（疼痛超敏）（原发性痛觉过敏和疼痛超敏，仅限于损伤部位）[3]。来自外周的强烈和持续的伤害性输入也激活了中枢伤害性通路，从背角水平开始[21]，调节来自脊髓上中枢[22]和皮质的下行易化和抑制[23]。这种多水平激活有助于增加原发部位和损伤远侧部位的敏感性（继发性痛觉过敏），也就是中枢敏化（图 24–2）。

背根神经节受体和基因表达的变化导致初级伤害性感受器的兴奋性延长（外周敏化），从而增强了伤害性信号的传递[3]。这种伤害性输入的持续传递可以在中枢敏化的脊髓水平上引起转录变化[3]。NMDA 受体在脊髓水平的疼痛放大和中枢敏化中发挥关键作用，这在临床前和人体模型中都得到了证实[24]。在实验模型中应用 NMDA 受体拮抗药可以预防痛觉过敏[25]，这为人体研究提供了希望。一些研究表明，氯胺酮等药物对 NMDA 受体的拮抗作用可能会改变 CPSP 的发生率或严重程度[26]。此外，周围免疫细胞、基质细胞和脊髓周围神经胶质细胞的反应促进并维持外周和中枢敏化，影响疼痛的严重程度和持续时间，并促进其向更慢性的状态转变[3]。与来自外周的伤害性输入驱动中枢敏化的观点一致，阻断强烈的伤害性信号的措施一直被视为防止疼痛放大和神经系统可塑性的一种方法（预防性镇痛，又称预先镇痛）。

预先镇痛的概念于 1983 年被描述为在伤害性刺激之前开始的一种早期镇痛干预，它可能先于持续性疼痛的发展[27]。然而，比较伤害前和伤害后立即给予的镇痛药的临床研究未能证实预先镇痛的设想[28]。随后的预先镇痛概念认识到有必要延长干预的时间窗口，不仅包括最初的强烈伤害性刺激（在

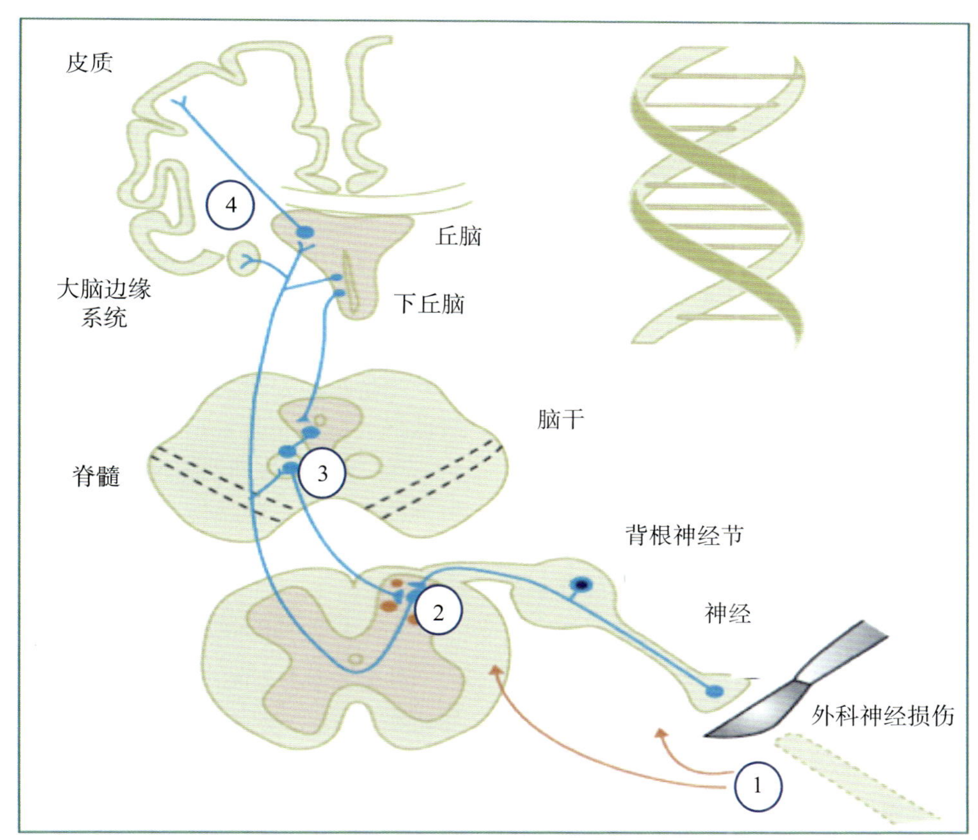

▲ **图 24–2　慢性术后疼痛的发生部位及其可能的机制**

组织和神经损伤发出强烈疼痛刺激和外周敏化信号；产生中枢敏化的背根神经节灵敏度发生变化；脑干下行调控调节脊髓内的疼痛传递；边缘系统、下丘脑和皮质参与情绪和行为的改变（经许可转载，引自 Kehlet et al[3]）

受伤期间或受伤后数小时），还应包括在随后的时间点（受伤后几天）持续的炎症和受伤神经的异常放电，因为此时持续的伤害性感觉尚未减弱[29, 30]。局部麻醉（神经阻滞）[31]、氯胺酮[26]和利多卡因[32]等药物经常被用于研究，在预防CPSP方面结果尚存争议，但前景可观。表24-3总结了这些术语的定义。

表24-3 术语和定义

术 语	定 义
预先镇痛	在伤害性刺激之前给予的一种干预措施，旨在阻断伤害性信号的产生和传递，使其不会导致中枢敏化和长期疼痛[30, 33]
预防性镇痛	在伤害性刺激之前开始干预，并持续到大多数痛觉刺激减弱为止[30, 34]
外周敏化	外周伤害性感受器及其环境的变化，降低了伤害性感受器阈值，导致对任何特定刺激的反应更大[30, 35]
中枢敏化	脊髓及以上中枢的变化，导致痛觉敏化[3, 30]

（三）阿片类药物诱发的痛觉过敏

阿片类药物长期以来一直被用作有效的镇痛药。然而，当长期和高剂量使用时，镇痛效果可能会减弱、消失，甚至导致疼痛加剧。这种阿片类药物导致痛觉过敏的矛盾现象被称为阿片类药物诱发的痛觉过敏[36]。

阿片类药物诱发的痛觉过敏（opioid-induced hyperalgesia，OIH）是一种继发性痛觉过敏。OIH的机制可能涉及转录的变化，导致促伤害和抗伤害感受通路之间的失衡[37]，包括μ阿片信号传导、伤害性离子通道调节和小胶质细胞激活[38]。研究表明，长期接触阿片类药物可通过GPCR激酶使μ阿片受体磷酸化，从而导致β_2抑制受体募集、μ阿片受体内吞和受体失用[38, 39]。

临床研究的系统性回顾发现，术中大剂量的瑞芬太尼与术后急性疼痛的显著增加有关[40]。即使使用更低的剂量和更短的瑞芬太尼暴露时间［0.1μg/（kg·min），30min］也与OIH有关[41]。在临床前研究中，单剂量芬太尼的痛觉过敏效应可以持续3周[36]。OIH本身可能会增强组织损伤引起的痛觉过敏，使得多模式镇痛等少阿片策略在治疗急性术后疼痛和CPSP方面尤为重要。氯胺酮是一种NMDA受体拮抗药，已被证明可降低小鼠的β-arresting-2转录[42]，并在临床上也被证明可降低接受瑞芬太尼治疗的患者的点状痛觉过敏[41]。在临床背景下，将OIH与阿片类药物耐受、镇痛不足和潜在疾病病理变化区分开来可能是比较困难的。然而，这可能是由于感觉处理的改变，如痛觉超敏和痛觉过敏，以及随着阿片类药物剂量的增加而加剧的疼痛[38]。术后早期专门评估OIH可能会更好地确定OIH在CPSP中的作用。

（四）神经损伤

周围神经是被手术损伤的组织之一。周围神经损伤通常被认为是CPSP发生机制的核心因素。周围神经在组织损伤后，无论神经本身是否遭受结构性损伤，都从根本上增强伤害性信号的传递。然而，临床前的研究表明，周围神经损伤可能导致动作电位自发放电的增加，以及基因表达的变化，包括神经递质的上调和下调，以及损伤后免疫系统的激活。这些变化虽然发生在背根神经节水平，但可影响到背角及以上的中枢[3]。

CPSP的神经病理性疼痛可以用各种方式来评估，尽管通常使用DN4、S-LANSS和Pain DETECT等问卷，或通过在手术专用问卷中包括类似的问题来评估[43]。神经损伤常出现某种性质的疼痛特征（如灼痛、刺痛、刀割痛）。根据这些问卷，CPSP中神经病理性疼痛的患病率在不同的手术中为6%～68%不等[15]，根据报道开胸和乳腺手术后的神经病理性疼痛发生率最高，髋关节或膝关节置换术后的发生率最低[15]。虽然更广泛的神经损伤与更高的CPSP发生率[3]、更高的疼痛严重程度[44]和功能障碍相关[14]，但神经很少被单独损伤，因此无法从这种相关性中推断其原因。

二、CPSP的危险因素及预测

许多因素与CPSP的发生率及其严重程度、影响和相关并发症（如长期使用阿片类药物）有关。这些因素有助于进一步了解CPSP的潜在机制，并已在很多预测模型中用于评估CPSP发生的风险。

（一）CPSP发展的危险因素

尽管从定义上讲，手术损伤是CPSP的诱因，但手术范围并不是预测CPSP发病率和严重程度的最佳预测因素。慢性疼痛是伤害性感受和个体生活之间的复杂相互作用。除了组织损伤的程度之外，还有很多因素对术后的疼痛体验有影响，包括遗传、心理和社会因素。疼痛的生物 – 心理 – 社会模型包括个体之间的生理差异（遗传变异、基线痛觉敏感性、阿片类药物依赖），以及已知参与疼痛处理的心理 – 社会因素的差异（焦虑、抑郁、应对策略、社会支持），提供了 CPSP 危险因素和预测模型的全面信息（图 24–3）。

1. 手术因素

手术过程中的组织和神经损伤必须被视为手术个体之间生物差异的一部分。某些手术的范围与 CPSP 发生率有关[12, 16]，通常情况下，手术范围越大，CPSP 发生率越高。与 CPSP 相关的手术因素包括手术时间长、手术中心容量低（与高相比）、某些手术的开放（与腹腔镜相比）入路，如腹股沟疝修补术[46–48]，以及术中神经损伤[21]。

组织损伤不一定局限于最初的手术损伤。例如，反复接受腹股沟疝修补术的患者更有可能出现中至重度疼痛[49]。同样，在 Meta 分析中，乳腺癌手术后接受放射治疗的患者发生 CPSP 的可能性更高（OR=1.35，1.16～1.57）[50]，这可能与组织纤维化、神经卡压和肩关节运动受损有关[51]。

2. 患者特征

(1) 年龄和性别：年轻和女性与 CPSP 的风险增加相关[12, 21]。Montes 等的多变量分析研究发现，与老年患者（>64 岁）相比，年轻患者 CPSP 的发生率更高（18—50 岁患者，OR=3.1，2.4～4.0；51—64 岁患者，OR=1.6，1.2～2.1）[16]。同样，在一项包含 19813 名乳腺癌手术患者的 30 项研究的 Meta 分析中显示，从 70 岁开始每年轻 10 岁，CPSP 的绝对风险就增加 7%（5%～9%）[50]。

(2) 术前疼痛：手术部位术前疼痛代表该区域伤害性感受器的敏感化[21]，来自手术损伤的伤害性输入可能以相加或超相加的方式进一步增强这种敏感化[49]。非手术区域的慢性疼痛也是一个重要的危险因素，表明疼痛信号放大的趋势超过了内源性疼痛抑制[16, 52]或中枢敏化[53]。其他研究表明，术前疼痛持续时间越长、严重程度越高，CPSP 的发生和持续存在的风险越大[21, 54]。一项研究报道，手术部位存在术前疼痛的患者发生 CPSP 的风险略高于非手术部位术前疼痛的患者。然而，手术部位和全身疼痛似乎都是 CPSP 的可靠预测因素[52]。一项来自大型观察性多国研究的多变量分析显示，任何部位的慢性术前疼痛都是术后 12 个月 CPSP 的显著预测因素（OR=1.89，1.12～3.18）[14]。手术部位的术前疼痛或其他部位的慢性疼痛始终是大多数 CPSP 预测模型中的关键预测因素[14, 16, 18, 54–56]。

(3) 术前阿片类药物的使用：长期使用阿片类药

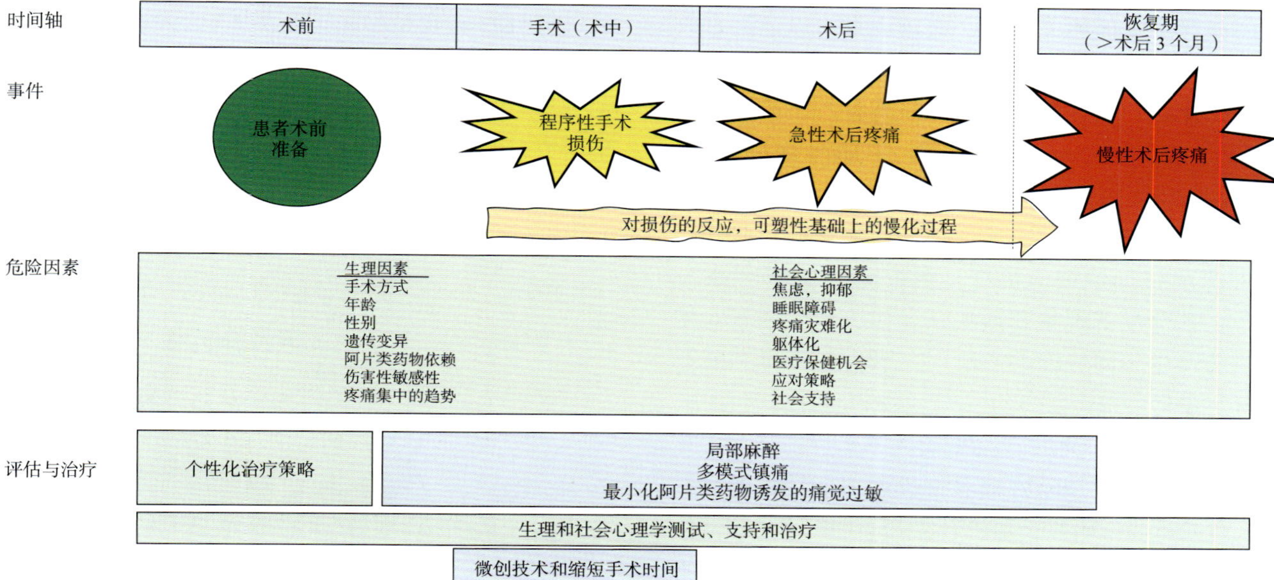

▲ 图 24–3　慢性术后疼痛的生物 – 心理 – 社会模型中的综合危险因素

引自 Chen Y-YK, Boden KA, Schreiber KL. The role of regional anaesthesia and multimodal analgesia in the prevention of chronic post-surgical pain: a narrative review. *Anaesthesia*. 2021;76(1):8–17.[45]

物治疗慢性疼痛可能会增加 CPSP 的风险，无论作为术前慢性疼痛严重程度还是 OIH 的标志，或两者兼而有之[57]。然而，使用阿片类药物是否作为 CPSP 的一个因果因素，或者仅仅是由于慢性疼痛而出现的一个常见的偶然发现，目前仍不清楚。在一项队列研究的单变量分析中，术前阿片类药物的使用与 CPSP 的发生有关（RR=2.0，1.2～3.3）。然而，将术前疼痛状况等其他因素纳入多变量分析中时，术前阿片类药物的使用不再是显著的预测因素（RR=1.3，0.8～1.9）[58]。

3. 心理和社会因素

疼痛的体验涉及伤害性感受和心理学之间的复杂相互作用。心理因素对急性术后疼痛、CPSP 和其他类型的慢性疼痛的影响是有文献记载的。早期的 Meta 分析表明，抑郁、心理脆弱性和压力等心理因素与开胸手术、乳腺切除手术、疝修补术和骨科手术的 CPSP 显著相关[59]。随后，有学者对状态焦虑和特质焦虑或抑郁、疼痛灾难化、睡眠障碍、躯体化、积极和消极情绪、应对策略和期望等心理因素进行了更广泛的调查，发现较高的心理压力与 CPSP 的发生率和严重程度相关[10, 17, 60–63]。特别是，疼痛灾害化定义为对疼痛产生的夸大、反复思虑或感到无助的倾向，已被证明与 CPSP 和其他慢性疼痛普遍存在有趣且一致的相关性[64]。一项 Meta 分析显示，疼痛灾难化与 CPSP（合并 OR 最小效应为 2.13，1.26～3.59）之间存在很强的相关性[61]。心理因素可以通过有效的调查问卷进行围术期评估，如美国 NIH PROMIS 的抑郁症状、焦虑和睡眠障碍的简表[65]，简短症状指数（brief symptom index，BSI）– 躯体化量表[66]，或疼痛灾难化量表等调查问卷[67]。

社会和社会人口因素也可能影响疼痛体验，包括资源和获得护理的机会。在系统综述和 Meta 分析中，社会经济因素和残疾状况作为危险因素对疼痛体验产生不同程度的影响[12]。教育程度低和就业状况与慢性疼痛有关[68–71]。与生物和心理因素相比，目前社会因素对 CPSP 的影响研究不足[72]。然而，社会互动似乎也在调节疼痛和慢性疼痛的应对能力方面发挥着重要作用[73]，尽管社会和心理因素的相互作用，既复杂又难以研究，但也是非常重要的。一些研究表明，更不安全的依恋方式与更大的痛苦、更低的减轻疼痛的自我效能、更大的疼痛灾难化、更多因疼痛而致残、更强的疼痛灵敏度有关[74]。

4. 急性术后疼痛

更强的伤害性感受器激活一方面会导致更严重的急性疼痛，一方面也会增加中枢敏化的可能性，这可能有助于 CPSP 的发展[14, 16]。因此，在许多研究中，更强的急性术后疼痛被认为是一个危险因素，并经常被包括在 CPSP 预测模型中[14, 50, 56]。在一项 Meta 分析中，急性术后疼痛严重程度的相关性 OR 为 1.16（1.03～1.30），在 10cm 视觉模拟评分量表上每增加 1cm，绝对风险增加 3%（1%～6%）[50]。除了急性术后疼痛的严重程度，术后第 1 天严重疼痛的时间百分比也被证明与术后 6 个月和 12 个月的中至重度 CPSP（NRS≥3/10）密切相关（图 24–4）[14]。

然而，术后急性疼痛的严重程度和每天持续时间反映了患者对疼痛放大的易感性，这也是导致中枢敏化和 CPSP 发生的基础[14]。急性疼痛与其说是一种预测因素，不如说是参与 CPSP 发展的同一过程的时间相关性因素。

目前尚不清楚围术期镇痛的完善或不足是否会对 CPSP 的发展产生有意义的影响[3]，鉴于围术期必须完善镇痛，这一疑问因不符合伦理可能难以得到证明。提供良好的急性术后疼痛控制，无论是否可以预防 CPSP，都会使患者在满意度和围术期恢复方面获得更好的体验[75]。

5. 其他因素

(1) 遗传变异：临床和临床前研究已经将遗传因素与慢性疼痛联系起来。许多单核苷酸多态性，包括 COMT、GCH1 和 DRD2 与 CPSP 的发生相关[76]，但导致 CPSP 发生的确切遗传因素仍是许多正在进行的研究目的。一项对 90 个 SNP 的分析，包括上述那些，根据与疼痛敏感性和慢性疼痛状况相关的功能

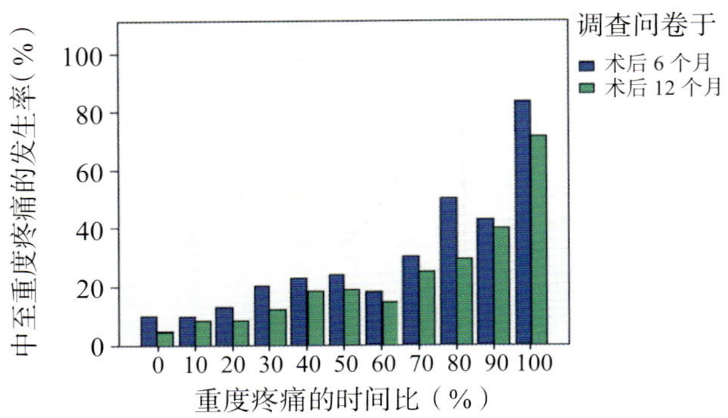

▲ **图 24–4 中至重度慢性术后疼痛的发生率（≥3/10）和术后第 1 天出现严重疼痛的时间百分比**

经许可转载，引自 Fletcher et al[14]

性遗传变异体进行选择，未能显示 CPSP 患者和非 CPSP 患者之间等位基因频率的显著差异[16]。然而，这可能是一个值得持续关注的领域，尤其是随着更大规模合作研究的出现。

(2) 定量感觉测试：对个体标准化疼痛刺激的反应进行定量感觉测试可能有助于描述整体疼痛敏感性[77]。许多研究表明，QST 对开胸手术[52]、肩部手术[78]和乳腺切除术后的 CPSP 具有预测价值[10]。然而，QST 在临床上的应用仍然是有限的，对这些方式预测潜力的研究相对较少，所采用的 QST 方案也有一定差异。鉴于 QST 的应用相对耗时，并且需要使用标准化的设备和经过专门培训的人员[79]，未来的研究需要开发实用的床边测试，以提供更实用的 QST 在 CPSP 预测中应用[80]，并确定这些测试是否增加了独立于其他测量风险因素的预测能力。

（二）其他与 CPSP 相关结果的危险因素

1. 来自 CPSP 疼痛干扰的危险因素

疼痛是一种多维的体验，仅测量疼痛严重程度不足以估计疼痛的对机体的影响[81]，特别是当疼痛持续存在的情况下。术后较强的疼痛干扰（简明疼痛评估量表的一个子量表）与 6 个月和 12 个月时报告的更严重的 CPSP 和出现神经病变特征密切相关[14]。术前存在焦虑、疼痛，以及术后中至重度的急性疼痛，预示着 CPSP 的干扰程度更大[54]。对一组术前变量（人口统计学、生物医学和心理 – 社会因素）全面记录的患者进行前瞻性纵向研究，可以评估这些变量对 CPSP 的独立预测潜力，包括对疼痛的严重程度和对身体、认知和情绪的影响[18]。疼痛严重程度的预测因素和影响的预测因素仅部分重叠，这取决于是否使用了手术专用调查问卷或一般的疼痛调查问卷（图 24–5）。不同疼痛结果的一致独立预测因素包括术前手术区域疼痛、较低的教育程度和更大的基线睡眠障碍，而疼痛灾难化、情感、年轻、较高的 BMI 和化疗对疼痛影响的预测更为一致，而不是严重程度。

2. 术后持续使用阿片类药物的危险因素

根据一项对美国 36177 名接受各种手术患者的大型研究，新的持续使用阿片类药物的比例，定义为手术后首次使用阿片类药物超过 90 天的患者，小手术为 5.9%，大手术为 6.5%（非手术对照组为 0.4%）[82, 83]。小手术和大手术之间的发病率相似（OR=1.04，0.93～1.18），这表明，手术后长时间使用阿片类药物不能简单地用手术损伤的程度来解释。多变量分析显示，持续使用阿片类药物的主要危险

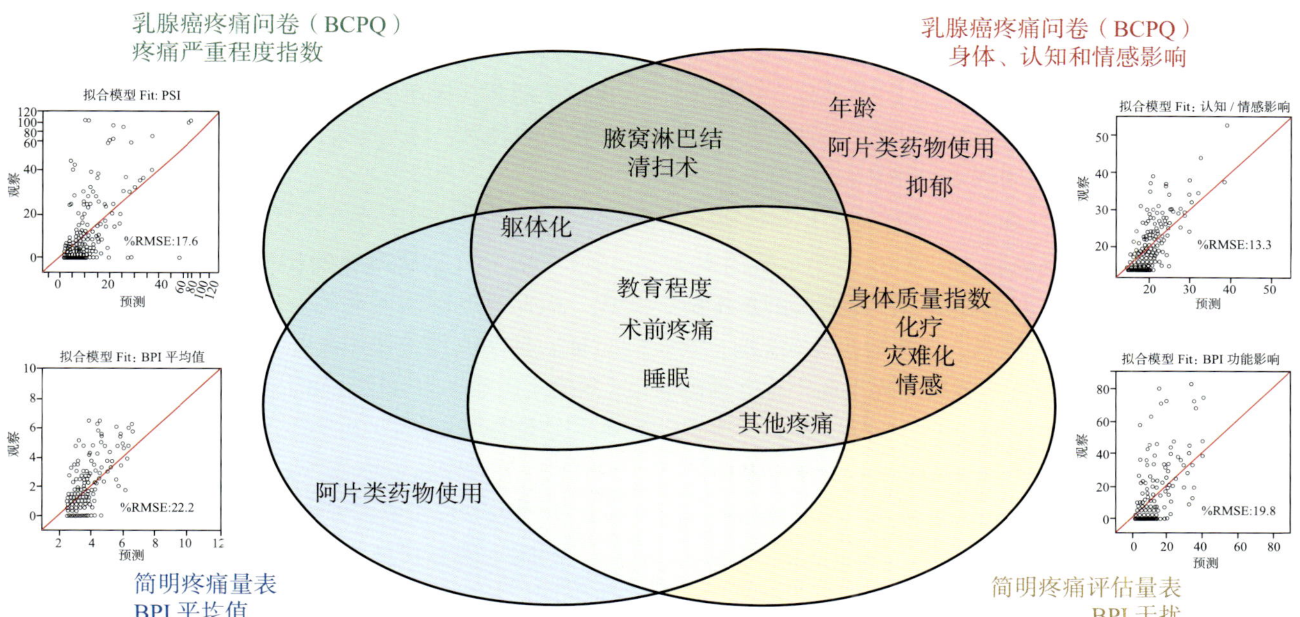

▲ **图 24–5　评估一套全面的生物 – 心理 – 社会风险因素与 1 年内不同的术后疼痛结果的独立联系**

BPI. 简明疼痛量表［引自 Schreiber KL, Zinboonyahgoon N, Flowers KM. Prediction of Persistent Pain Severity and Impact 12 months after Breast Surgery using Comprehensive Preoperative Assessment of Biopsychosocial Pain Modulators. *Ann Surg Oncol* 28, 5015–5038 (2021). https://doi.org/10.1245/s10434-020-09479-2[18]］

因素包括吸烟、酒精和药物滥用、情绪障碍、焦虑和术前慢性疼痛，其中包括许多与 CPSP 相关的共同危险因素。

3. CPSP 神经病变特征的危险因素

神经病变特征，如烧灼感、针刺感和刀割痛，常常与 CPSP 同时出现，据报道，发病率在 6%～80%[12, 15]。这些特征通常也与更明显的功能障碍相关[14]。与急性和慢性疼痛严重程度之间的密切关系相似，早期神经病变特征（术后第 2 天）与术后远期（2 个月）持续的神经病变特征有很强的相关性，OR 为 4.22（2.19～8.12）[84]。

（三）预测模型

先前的研究通过对 CPSP 的横断面和前瞻性纵向研究发现了许多潜在危险因素。认识到这些潜在危险因素之间的相互作用之后，一些研究小组尝试使用多变量回归模型来确定独立的预测因素。这种多变量预测模型旨在实现最准确的预测，同时将预测因素的数量减少到一个可管理的集合。这些模型可以更好地理解 CPSP 的发病机制，并丰富 CPSP 的预防性干预试验。

Althaus 等在 2012 年开发了 CPSP 的风险指数[56]，其中包括几个术前与急性疼痛相关的变量（手术区域的术前疼痛、其他部位的术前疼痛、术后急性疼痛），以及两个与生理和心理压力有关的变量（对有关压力超负荷 / 过度紧张的问题回答“是”，并对有以下情况之一回答“是”：睡眠障碍、疲惫不堪 / 精疲力竭、恐惧的想法、头晕、心动过速、感觉被误解、手颤抖、服用安眠 / 镇静药）。该风险指数将患者分为低风险（0～1 个危险因素）、中等风险（2 个危险因素）和高风险（出现 3～5 个危险因素）（图 24–6）。当这个模型中包括急性疼痛和其他术前疼痛变量时，其他预测因素，如性别和手术类型（微创与开放），在多变量分析过程中均不属于独立预测因素。

2015 年，Montes 等从一项大型前瞻性多中心队列研究中开发了一个预测模型[16]，该研究招募了 2929 名计划接受手术（经阴道子宫切除术、开腹子宫切除术、疝修补术和开胸手术）的患者。由此产生的多变量模型包括 6 个预测因素：手术部位的术前疼痛、其他部位的术前疼痛、手术范围更大（开胸手术的风险更高）、年轻、总体身体和精神状况（SF-12 躯体和精神评分子量表）（表 24–4）。这些因素加在一起，即使排除了手术类型，也能以合理的准确度（约 70%）预测术后 4 个月发生 CPSP 的风险。只包含手术前已知因素的模型优点是，它可以允许临床医生在术前阶段为高危个体制订预防计划。该模型在其他中心进行了验证，并报告了类似的预测准确性，显示了在其他患者群体中地理和时间上的通用性[85]。

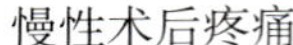

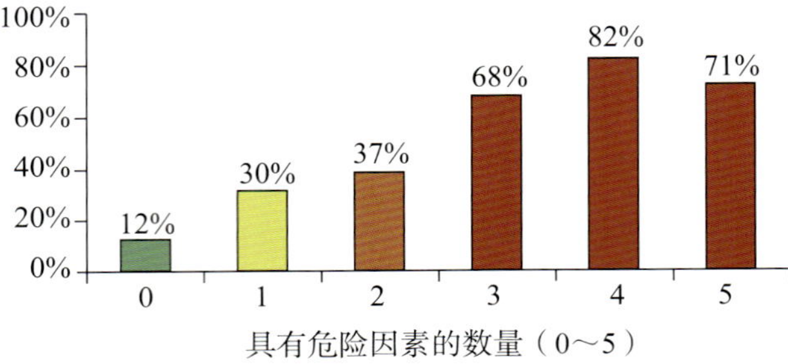

▲ 图 24–6 根据 Althaus 的风险预测模型，术后 6 个月发生慢性疼痛的概率

经许可转载，引自 Althaus et al[56]

三、CPSP 的预防

考虑到 CPSP 的可能机制和调节因素，许多旨在调节或预防 CPSP 的疗法涉及这一拟议的病理生理学方面，靶向于周围组织中的靶点，包括损伤部位的神经，以及脊髓或以上的部位（表 24–5）。这些策略包括早期和积极地使用镇痛药和局部麻醉控制疼痛，改良手术技术，以及心理 – 行为适应疗法。

四、镇痛药与局部麻醉

由于术后急性疼痛的严重程度与 CPSP 密切相关，因此良好的围术期疼痛控制是一个符合逻辑的目标。早期或预先使用多种不同的镇痛药物和技术（多模式镇痛）组合已经用于围术期疼痛管理，但效果和结论各不相同。

（一）镇痛药

1. 全身性应用利多卡因

利多卡因直接作用于神经时，经典的机制是阻断电压门控钠通道。然而，当通过静脉途径全身给药时，作用机制包括调节超极化激活的环核苷酸门控通道、TRP 通道和某些 GPCR[86, 87]。静脉注射利多卡因可能通过影响免疫和神经靶点、降低中枢灵敏度而与超过其药代动力学持续时间的镇痛效果有关[86]。

表 24-4　预测慢性术后疼痛的两种模型比较

模　型	Althaus 等 2011[56]	Montes 等 2015[16]
研究设计	150 例接受各类手术的患者	前瞻性多中心队列研究：2929 名接受经阴道子宫切除术、开腹子宫切除术、疝修补术或开胸手术的患者
因素	1. 压力超负荷（+）* 2. 术前手术部位疼痛（+） 3. 其他慢性术前疼痛（+） 4. 术后急性疼痛（+） 5. 共病应激症状（+）	1. 手术类型（+，–） 2. 年龄（–） 3. SF-12 躯体状况（–） 4. SF-12 精神状况（–） 5. 术前手术部位疼痛（+） 6. 术前其他部位疼痛（+）
风险计算	总结 5 个危险因素，并将其分为术后 6 个月发生 CPSP 的低、中、高风险	由 6 个因素得出的复杂方程计算了 73% 的患者术后 4 个月发生 CPSP 的风险

（+）风险增加，（–）风险降低

*. 压力超负荷，对以下情况之一的回答是肯定的：睡眠障碍、疲惫不堪 / 精疲力竭、恐惧的想法、头晕、心动过速、感觉被误解、手颤抖、服用安眠 / 镇静药

表 24-5　预防慢性术后疼痛的靶点：各种干预措施可以作用于手术损伤引发的疼痛途径上的几个靶点，以预防 CPSP

靶点和危险因素	干　预
周围组织，包括神经	改良手术入路
周围神经激活	局部麻醉
局部炎症反应与神经源性炎症	• 局部麻醉 • 抗炎药（COX-2、非甾体抗炎药、对乙酰氨基酚）
周围神经敏化与持续异位放电	• 局部麻醉 • Ca，$\alpha_2\delta$ 配体（加巴喷丁、普瑞巴林）
背根神经节基因表达的变化	• 局部麻醉 • 皮质类固醇（地塞米松） • 抗炎（COX-2、非甾体抗炎药）
中枢敏化	• 局部麻醉 • NMDA 拮抗药（氯胺酮、镁剂、右美沙芬、金刚烷胺） • 皮质类固醇 • α_2 受体激动药（可乐定、右美托咪定） • 阿片受体激动药
脑干下行易化作用	• 抗炎药（COX-2、非甾体抗炎药、对乙酰氨基酚） • 抗抑郁药
边缘系统和下丘脑	• 心理行为干预 • 抗抑郁药 • 抗焦虑药物
皮质疼痛处理	• 评估和预筛选 • 心理行为干预 • 设定适当的期望
导致慢性疼痛易感性的基因组 DNA	评估和预筛选

COX-2. 环氧合酶 –2；NMDA. *N*– 甲基 –*D*– 天冬氨酸

引自 Chen Y-YK, Boden KA, Schreiber KL. The role of regional anaesthesia and multimodal analgesia in the prevention of chronic post-surgical pain: a narrative review. Anaesthesia. 2021;76(1):8–17.

最近的一项包括 6 项高质量术后研究的 Meta 分析，包括在 10～15min 内静脉注射 1.5～2mg/kg 利多卡因，然后持续静脉输注 1.5～2mg/（kg · h）直到手术结束或术后 1～2h[32]，发现围术期应用利多卡因可降低术后 3 个月和 6 个月 CPSP 的发生率（OR=0.29，0.18～0.48）[32]。静脉注射利多卡因也与疼痛评分降低的趋势有关（图 24–7）。虽然只有一项研究检测了利多卡因的血药浓度，但在这些研究中没有报告全身应用利多卡因的不良事件[88]。Weinstein 的 Meta 分析[31]中对利多卡因输注的亚组分析也显示出对乳腺癌手术后 CPSP 有预防效果（表 24–6）。

2. 氯胺酮

由于 NMDA 受体在中枢敏化中起关键作用[89, 90]，NMDA 受体拮抗药氯胺酮在预防 CPSP 中的作用已被广泛研究[26, 91, 92]。Chapparo 的 Meta 分析显示，与安慰剂相比，围术期输注氯胺酮可降低 6 个月 CPSP（任何大于 0/10 的值）的发生率（OR=0.50，0.33～0.76），预防 1 名中至重度 CPSP 患者所需的数量为 10.83（5.7～109）[26]。

这项分析没有显示氯胺酮在 3 个月时的预防效果，而且由于异质性，无法在 12 个月时确定其预防效果。McNicol 等[92]和 Klatt 等[91]随后进行的 Meta

研究组或亚组	实验组 例数	实验组 总权	对照组 例数	对照组 总权	权重	比值比 M-H, 随机 , 95% CI
Jendoubi, 2017	1	20	9	20	5.1%	0.06 [0.01, 0.58]
Grigoras, 2012	2	17	9	19	8.3%	0.15 [0.03, 0.83]
Choi, 2016	6	41	16	43	21.8%	0.29 [0.10, 0.84]
Terkawi, 2014	4	34	8	27	13.9%	0.32 [0.08, 1.20]
Kendall, 2017	8	62	17	59	28.4%	0.37 [0.14, 0.93]
Kim, 2017	7	39	14	39	22.5%	0.39 [0.14, 1.11]
总数 (95% CI)		213		207	100.0%	0.29 [0.18, 0.48]
总例数	28		73			

不均匀性 : $Tau^2 = 0.00$; $Chi^2 = 2.98$, df = 5 ($P = 0.70$); $I^2 = 0\%$

总效应检验 : Z = 4.84 ($P < 0.000\ 01$)

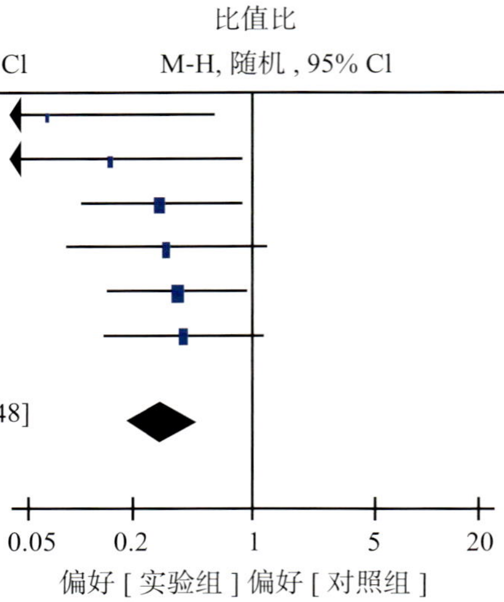

比值比 M-H, 随机 , 95% CI

0.05　0.2　1　5　20

偏好 [实验组] 偏好 [对照组]

A 围术期输注利多卡因对所有手术类型 CPSP 的影响。CPSP. 慢性术后疼痛

研究组或亚组	实验组 均值	实验组 SD	实验组 总数	对照组 均值	对照组 SD	对照组 总数	权重	平均差 IV, 随机 , 95% CI
Choi, 2016	1.5	0.74	41	3	1.48	43	30.5%	–1.50 [–2.00, –1.00]
Grigoras, 2012	1.2	4.4	17	2.1	5.3	19	14.2%	–0.90 [–4.07, 2.27]
Kendall, 2017	1.7	2.96	62	1.5	2.22	59	28.4%	0.20 [–0.73, 1.13]
Kim, 2017	8.9	2.3	39	12.7	2.9	39	27.0%	–3.80 [–4.96, –2.64]
总数 (95% CI)			159			160	100.0%	–1.55 [–3.16, 0.06]

不均匀性 : $Tau^2 = 2.15$; $Chi^2 = 27.98$, df = 3 ($P < 0.000\ 01$); $I^2 = 89\%$

总效应检验 : Z = 1.89 ($P = 0.06$)

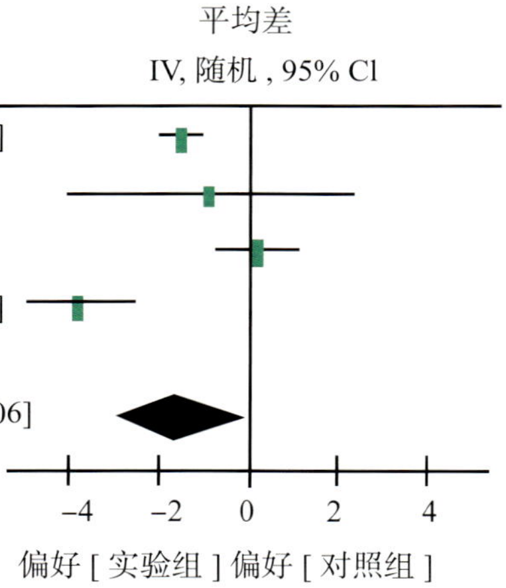

平均差 IV, 随机 , 95% CI

–4　–2　0　2　4

偏好 [实验组] 偏好 [对照组]

B 围术期输注利多卡因对疼痛严重程度的影响，采用简明 McGill 疼痛问卷得出的总分。SD. 方差

▲ 图 24–7 利多卡因输注对慢性术后疼痛发生率（A）和疼痛强度严重程度（B）的影响

经许可转载，引自 Bailey et al[32]

分析同样不支持氯胺酮的长期预防效果，也可能是因为研究设计和 CPSP 定义的异质性（表 24-6），以及纳入的大多数试验规模小，研究人群的不同，氯胺酮使用的方案的不同［静脉推注 0.2～1mg/kg 或输注 0.05～0.25mg/(kg・h)］[92]。研究有临床意义的 CPSP（疼痛至少为 3/10 或更高）的预防策略的一个重要考虑因素是，进入研究的大多数受试者不会发展为 CPSP（如只有 35% 的人出现 CPSP），因此许多研究的效能不足。需要通过筛选 CPSP 高危患者的预防性试验，以证实氯胺酮在预防 CPSP 方面的有效性。与此同时，氯胺酮也越来越多地被用于治疗已经确定的慢性疼痛[89]，包括 CPSP，尽管对这种治疗的疗效和持续时间知之甚少。

其他 NMDA 受体拮抗药，包括右美沙芬、镁剂、美金刚和氧化亚氮，已经显示出在急性术后疼痛中的部分益处，但它们在 CPSP 中的作用在很大程度上还是未知的[26, 79]。一项小型随机对照试验显示，接受美金刚治疗的女性在乳腺切除术后 3 个月疼痛略有减轻（P=0.017），并且因术后神经病理性疼痛治疗进行的转诊次数也减少（P=0.040）[93]。

3. 加巴喷丁类药物

加巴喷丁和普瑞巴林等加巴喷丁类药物通过抑制突触前电压门控钙通道的 $\alpha_2\delta$ 亚单位来减轻疼痛，这种亚单位在损伤后上调，形成了一个潜在的预防靶点[79]。然而，其预防 CPSP 的潜力临床证据仍不一致。

(1) 加巴喷丁：大多数临床试验都未能证明加巴喷丁在 3 个月和 6 个月时可以降低 CPSP 的发生率。虽然 Clarke 等[94] 的 Meta 分析（汇集了 8 项研究的数据）显示，与安慰剂相比有边际益处（OR=0.52，0.27～0.98），但 Chaparro 等[26]（10 项试验）和 Verret 等[96]（27 项关于加巴喷丁的试验，RR=0.89，0.74～1.07）随后的 Meta 分析并不支持其预防作用。一些剂量相对较高的加巴喷丁（每天 1200～1800mg）

表 24-6 药物预防 CPSP 的 Meta 分析

药　物	手　术	OR（95%CI）	异质性	n	疼痛评分和随访（月）	参考文献
利多卡因	乳腺	0.24（0.08～0.69）	I^2=0%	97	任何疼痛，3～6 个月	Weinstein，2018[31]
	乳腺、甲状腺、肾脏	0.29（0.18～0.48）	I^2=0%	420	3～6 个月	Bailey，2018[32]
氯胺酮	截肢、乳腺、胸外科、骨科、腹部 / 骨盆	0.50（0.33～0.76）	I^2=0%	516	任何疼痛，6 个月	Chapparo，2013[26]
	截肢、乳腺、胸外科、整形外科、痔疮、混合	0.84（0.70～1.01）	I^2=15%	771	任何疼痛，3～6 个月	McNicol，2014[92]
加巴喷丁	乳腺、甲状腺、心脏、剖宫产、妇科、骨科、腹部	0.52（0.07～0.98）	I^2=30.5%	356	3～6 个月	Clarke，2012[94]
	截肢、乳腺、胸外科、心脏、剖宫产	0.97（0.59～1.59）	I^2=0%	280	任何疼痛，3 个月	Chapparo，2013[26]
普瑞巴林	心脏、骨科	0.09（0.02～0.79）	I^2=0%	285	3～6 个月	Clarke，2012[94]
	骨科、心脏、脊柱、甲状腺	0.60（0.39～0.93）	I^2=28.5%	439	任何疼痛，3 个月	Chapparo，2013[26]
	骨科、心脏、脊柱、甲状腺、胸外科、腹部	0.87（0.66～1.14）	I^2=43%	1884	任何疼痛，3 个月	Martinez，2017[95]

的研究表明有镇痛作用，但这些剂量与显著的不良反应有关，如镇静、头晕和视力障碍[79]。

(2) 普瑞巴林：普瑞巴林预防效果的证据也是不一致的。Chapparo（5项试验）和Clarke（3项试验）的早期Meta分析似乎表明普瑞巴林很有希望能够预防CPSP，OR分别为0.60（0.39～0.93）和0.09（0.02～0.79）[26, 94]。然而，一些未发表的阴性试验没有包括在内，随后的其他阴性研究提供了进一步的证据不支持其预防效果[95, 96]。这包括对18项试验的Meta分析，在这些试验中，普瑞巴林未能证明预防CPSP的有效性（表24–6）[95]。与加巴喷丁类似，普瑞巴林也与显著的镇静和满意度降低有关[79]。

4. 其他药物

外周和中枢敏化涉及炎症介质的激活和疼痛通路上多个受体可塑性的变化，存在许多相应的潜在药理靶点可用于预防CPSP。

(1) 非甾体抗炎药：手术引起的炎症状态导致几种介质的表达上调，包括COX-2和前列腺素，它们可以驱动外周和中枢敏化[97]。COX抑制药和经典的非甾体抗炎药有助于减轻急性疼痛的强度，但仍缺乏高质量的临床证据表明可作为预防CPSP的药物[79, 98]。

(2) α_2受体激动药：脊髓上α_2肾上腺素受体的激活可发挥镇痛作用，并可能与脊髓阿片受体有重要的协同作用。然而，脊髓外的这些受体拮抗会导致不良反应，包括镇静和交感神经张力的降低[99]。研究最多的α_2受体激动药是可乐定和右美托咪定。一项研究表明，在乳腺手术中输注右美托咪定可以降低术后3个月的慢性疼痛强度[100]。还有几项研究报道了全身或神经轴周围应用可乐定具有预防CPSP的效果。然而，这些研究都是小规模、初步、非对照的，并且没有将CPSP作为主要结果[79]。尽管α_2受体激动药对急性术后疼痛有潜在作用[101]，但目前关于CPSP的预防作用的证据有限，无法得出结论。

根据现有数据，其他药物对CPSP预防效果的证据非常有限，包括美西律、对乙酰氨基酚、皮质类固醇和阿片类药物[79, 98]。因此，需要高质量、控制良好、大量和分层的研究来证实或否定这些药物的有效性。

（二）局部麻醉

局部麻醉（regional anesthesia，RA）包括周围神经或神经轴阻滞，其目的是抑制伤害性冲动的传递。由于RA减少了传递到脊髓、脊髓上和皮质伤害性感受中心的疼痛信号，它还间接地阻止神经胶质细胞的激活，降低神经元的突触可塑性，从而降低中枢神经系统的灵敏度。在几个急性疼痛的动物模型中已经证实RA可降低中枢神经系统的灵敏度[13]。局部麻醉药还具有抗炎特性，这也会降低中枢灵敏度。动物模型和体外研究表明，局部麻醉药可减少神经元的异位放电，减少细胞因子和其他炎症介质的表达，并抑制中性粒细胞启动[13, 30]。当与其他多模式镇痛药物联合使用时，RA是一种有效的措施，它可以影响疼痛通路上的许多靶点（表24–5）。

除了理论上和临床前研究的益处外，越来越多的临床证据表明，RA对CPSP具有潜在预防作用，在乳腺和胸外科手术中尤为明显。Weinstein等[31]的Meta分析表明，各种局部麻醉技术，包括硬膜外阻滞、周围神经阻滞和局部浸润，均与CPSP的风险较低相关（图24–8）。亚组分析也显示了在乳腺手术、胸外科手术和剖宫产术中具有独立预防效果（表24–7）。

乳腺手术一直是研究RA对CPSP影响的最广泛的外科手术类型。Meta分析[31]显示局部麻醉药的多种给药方式下对CPSP有总体益处，包括静脉注射利多卡因、局部浸润、椎旁阻滞和多模式阻滞（肋间阻滞、肋间臂神经阻滞），但研究存在高度的异质性（OR=0.43，0.28～0.68，P=0.0003）（表24–7）。亚组分析还显示椎旁阻滞具有预防效果，肋间和PECS-2阻滞等不常见的阻滞方式可作为其替代方法[102, 103]。

一项Meta分析显示，RA对开胸术后持续性疼痛有预防作用，该分析支持局部麻醉（硬膜外镇痛，5个研究；肋间神经阻滞和局部麻醉药切口冲洗，各1个研究），OR=0.52（0.32～0.84，P=0.008）[31]。硬膜外阻滞对CPSP的预防效果最好，而其他方法，包括局部麻醉药持续切口冲洗和肋间神经阻滞，效果较差（表24–7）[104, 105]。然而，这项分析没有包括椎旁阻滞。椎旁阻滞已被证明在治疗胸外科手术疼痛方面具有与硬膜外阻滞相同的疗效，并且椎旁阻滞还可减少CPSP的发生率和（或）严重程度[105–107]。

总体而言，剖宫产后CPSP的降低与RA的使用（腹横肌平面阻滞、腹膜内应用局部麻醉药或局部浸润）有关（OR=0.46，0.28～0.78，P=0.004）（表24–7）[31]。然而，为预防一例CPSP而需要治疗的人数远远高于乳腺切除术或开胸手术（分别为19例和

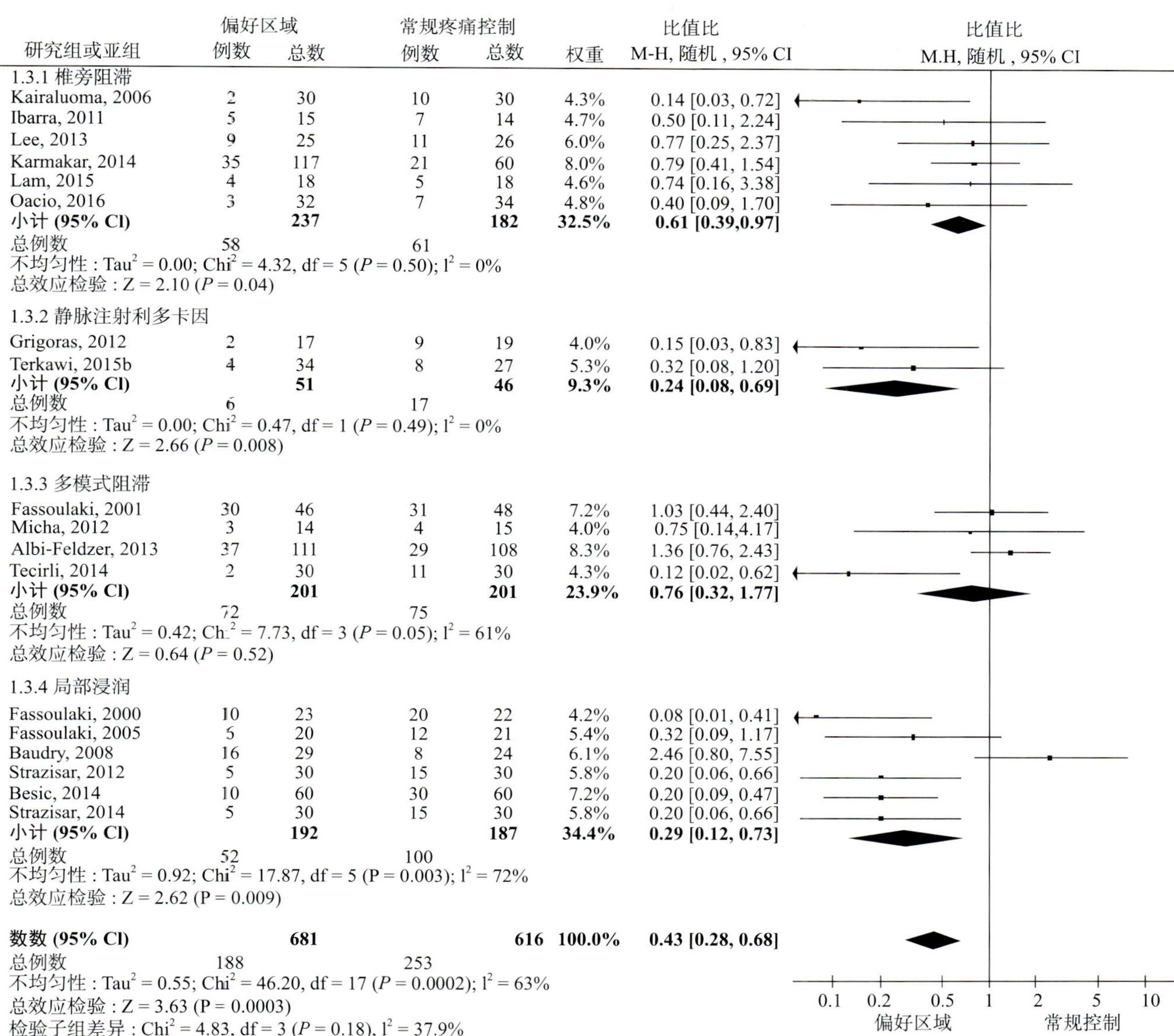

▲ 图 24-8 局部麻醉药与局部麻醉对乳腺切除术后 3～12 个月疼痛影响的森林图和亚组分析

经许可转载，引自 Weinstein et al[31]

表 24-7 局部麻醉在预防乳腺癌、开胸、剖宫产慢性术后疼痛中的作用

手 术	局部麻醉技术	OR（95%CI）	NNT（95%CI）	异质性	例数	随访时间
乳腺切除术	椎旁、神经阻滞、局部浸润、静脉注射利多卡因	0.43（0.28～0.68）	7（6～13）	I^2=72%	1297	3～12 个月
	椎旁阻滞	0.61（0.39～0.97）	NA	I^2=0%	419	3～12 个月
开胸术	硬膜外镇痛、肋间阻滞、伤口冲洗	0.52（0.32～0.84）	7（4～23）	I^2=14%	499	3～18 个月
剖宫产	TAP、腹膜内应用局部麻醉药或局部浸润	0.46（0.28～0.78）	19（14～49）	I^2=0%	551	3～8 个月

TAP. 腹横肌平面阻滞

经许可转载，引自 Weinstein et al[31]

7例），这主要是因为剖宫产后CPSP的发生率较低。RA在其他外科手术中的作用，包括截肢、心脏手术、剖腹手术、疝修补术、前列腺切除术和子宫切除术，可供审查的随机对照研究较少，支持在这些手术中使用RA预防CPSP的结果尚不清楚。

越来越多关于药物和干预措施的研究表明，如RA，可以有效预防CPSP。然而，研究设计、对CPSP的定义、方法学的异质性使得对这些证据的解释不能令人信服，仍需要高质量研究来指导临床实践。由于CPSP的定义无统一的共识（疼痛强度和术后时间），每项研究预测的发生率有很大差异，有些研究为70%～80%，更保守的估计为20%～30%。虽然Meta分析的进行在一定程度上可以消除这个问题，但Meta分析中研究的异质性往往使结果不确定。随着时间的推移，手术技术和器械在不断改进，不同的研究之间的手术范围可能会有很大的不同（例如，减少乳腺癌根治术甚至根治性乳腺切除术的实施，但这类手术都被归为乳腺手术）。

五、外科技术的改良

手术因素，包括大范围的组织或神经损伤，与CPSP的发生率和严重程度的增加有不同程度的关系。研究表明，更微创的手术方法可能降低CPSP发生率，如经阴道与开腹子宫切除术相比，在所有时间点上都与较低的CPSP发生率有关（图24-1）[16]。腹腔镜腹股沟斜疝修补术与开腹腹股沟斜疝修补术相比，手术后的急性和慢性疼痛均较少[46-48]。在乳腺癌手术中，腋窝淋巴结清扫术（axillary lymph node dissection，ALND）是许多研究和Meta分析中一致的CPSP危险因素（与前哨结活检或无腋窝淋巴结清扫术相比）[18, 108]。肋间臂神经（intercostobrachial nerve，ICBN）的损伤被认为是ALND后CPSP的可能机制，因为ICBN穿过腋窝淋巴结床。研究表明，在ALND期间保留ICBN与CPSP的发生率和严重程度降低[109]以及感觉障碍减少[110]有关，而且不会增加手术总时间[111]。

在其他情况下，手术范围似乎扮演着不太重要的角色。接受保乳手术（肿块切除）的患者CPSP发生率并不低于接受全乳腺切除的患者，特别是在远期的时间点（＞1年）[10]。在胸外科手术中，侵入性较小的手术也不总能降低CPSP的发生率，特别是在较晚的时间点。与开胸手术相比，电视胸腔镜术在6个月时的CPSP发生率较低[112, 113]，但在术后1年的发病率相似[113]。腹腔镜胆囊切除术也倾向于降低中至重度CPSP的发生率，但总体来说，与开腹手术相比，腹腔镜和微创手术CPSP的发生率相似，在结肠切除术中也有类似的结果[14]。手术改良的成效强调了在生物－心理－社会模型中考虑其他风险因素对理解和预防CPSP的重要性。

六、心理干预

许多心理因素，如焦虑、抑郁和疼痛灾难化，都与CPSP的高风险相关。心理治疗，如认知行为疗法或接纳与承诺疗法，与改善慢性疼痛患者的疼痛相关结局有关[34, 114-117]。越来越多的人采用这些策略作为围术期的预防措施，一些研究表明，术前心理干预，如简短的基于接受的心理干预[118]，加上常规的术前方案或疼痛教育[119]，可以改善术后急性期的疼痛相关结果、镇痛需求、焦虑[118]和疼痛强度[119]。然而，这些行为干预对预防CPSP的效果在很大程度上还处于未知状态。

了解个别患者的心理特征可能有助于合理应用基于行为的预防策略。一项根据患者在疼痛灾难评分上的得分是高还是低对局部麻醉药的预防效果进行分层的研究表明，椎旁阻滞为乳腺切除术患者提供的镇痛益处在基线灾难评分较高的患者中更为明显[120]。未来需要更多地研究传统或非传统预防干预措施在不同危险因素患者中的效果差异，以便根据个人风险进行治疗。

七、未来方向

CPSP是一个热门的研究领域，从了解其基本机制到确定最佳的预防策略，还有很多有待了解的地方。制定统一的CPSP分类、定义和诊断标准是更好地描述其真实发病率、时间特征和影响的第一步。尽管有证据表明手术后的急性疼痛与CPSP之间有很强的关联性，而且这一风险因素在迄今为止开发的许多预测模型中占主导地位，但目前还不清楚急性疼痛是否应被视为慢性疼痛的时间关联因素或真正可改变的风险因素。为急性术后疼痛提供良好的控制是临床上一个重要的目标，因此证明其与CPSP的因果关系可能是比较困难的。从生物－心理－社会模型的角度来看，CPSP和许多类型的慢性疼痛一样，是对手术造成的身体损伤的复杂反应，受到生物、心理、社会和社会心理因素的影响。全面评估这个生物－心理－社会模型中的各种假定因素，包括疼痛敏感性、心理和遗传因素，可能会使风险评估和具体的预防、个性化预防策略更加可行[121]。严重程度以外的其他长期疼痛结果，包括功能损害和影响，以及长期使用阿片类药物，也应包括在疗效研究中。检测新的预防措施，包括心理干预、新的药物或多模式镇痛的组合，将有助于进一步提高预防 CPSP 的能力。术前评估和咨询仍是预防性试验设计和临床护理规划的关键[122]。

总结

CPSP 对患者的生活质量有很大的影响，是手术后常见的不良事件。CPSP 被定义为手术后出现疼痛或疼痛加剧，并持续 3 个月以上。可能的机制包括神经损伤、外周和中枢神经可塑性，以及 OIH。手术类型和组织损伤程度不能独立预测 CPSP 的风险，来自生物－心理－社会模型的其他危险因素，包括先前存在的疼痛和疼痛敏感性，以及影响 CPSP 的心理－社会因素，可能帮助对 CPSP 进行更全面的解释和预测。关于预防措施的疗效，临床证据不一，但全身应用利多卡因、氯胺酮、RA 和某些手术外科技术的改进对预防 CPSP 可能有积极的作用。尽管这些年来我们对 CPSP 的认识有了很大的提高，但仍需更多的研究来解释这一复杂的现象。

要　点

- CPSP 是相对常见的手术后不良事件，可能会对患者的生活质量产生负面影响。越来越多的研究表明，有效预防 CPSP 是一个重要的临床目标。
- CPSP 被定义为手术后出现或加重的慢性疼痛，持续到愈合过程之后，通常至少 3 个月或更长时间。CPSP 最常局限于外科区域，但也可能包括手术损伤区域的神经支配区域的疼痛。CPSP 的诊断必须排除其他原因。
- CPSP 的发生机制尚不完全清楚，但它可能包括神经损伤和神经可塑性，并涉及 OIH。预防性镇痛、阿片类药物策略和手术技术的改良可能会改变伤害性信号的传递，以及随之而来的外周和中枢神经系统的适应不良可塑性。
- CPSP 的危险因素可以用生物－心理－社会模型进行分类，范围从生物因素，如手术范围、遗传、年龄、性别、既往疼痛和疼痛调控，到心理和社会因素，如焦虑、抑郁、灾难、应对策略、社区支持和资源。认识和衡量这些基线因素可能有助于对 CPSP 风险的评估。已经有一些使用其中部分风险因素的普适性和特定手术类型的预测模型，以帮助对风险进行分层和量身定制预防措施。
- 预防措施可能包括微创手术、积极的急性术后疼痛控制和预防性镇痛。几种围术期的药物干预措施，如氯胺酮、利多卡因输注和 RA，在预防 CPSP 方面似乎是有效的，但证据仍然有些混杂。
- CPSP 的预防性治疗取决于确定疼痛的类型，识别个体的类型，并采用多模式、多学科和个性化的方法，根据个体的风险因素进行治疗。

第 25 章　术后疼痛的评估和药物治疗

Evaluation and Pharmacologic Treatment of Postoperative Pain

Lauren K.Dunn　Priyanka Singla　著
刘迎香　译　　杨立群　校

外科手术后的疼痛是不可避免的。然而，正如村上春树（Haruki Murakami）所说的，“磨难是可以选择的”。虽然术后疼痛的管理已经经历了一个完整的周期，但是联合委员会（Joint Commission，TJC）在 2000 年已经认识到对疼痛评估和治疗的不足，并提出将疼痛的概念作为第五大生命体征[1]。TJC 强调使用阿片类药物控制疼痛的做法是当今世界所面临的阿片类处方药滥用的一个促进因素[2]。重点限制阿片类药物的多模式镇痛加速康复方式已成为术后疼痛管理的基石。

大多数接受手术的患者会反映镇痛不足[3]。镇痛不足的原因包括缺乏准确的评估，以及患者因素，如担心药物不良反应或成瘾[4]。镇痛不会明显增加术后并发症的发生率，如肺炎、谵妄、伤口延迟愈合，以及急性疼痛演变为慢性疼痛[5, 6]，相反合适的镇痛可以提高患者满意度和恢复质量[4, 7]。

疼痛管理是每位临床医生的一项重要伦理责任。最佳镇痛的技巧需要在最小化即时不良反应和防止对阿片类药物的长期依赖之间找到微妙的平衡。许多医疗机构已经制订了围术期镇痛标准化指南，即术后加速康复方案。急性疼痛服务是大多数麻醉科的一个组成部分，重点是在患者术后提供最佳的疼痛管理。对于阿片类药物依赖性患者和儿童疼痛的评估及管理则不在本章的范围，将分别在第 27 章和第 28 章中进行讨论。

术后疼痛的管理始于一个准确的评估。美国疼痛学会指南建议“临床医生应使用一个有效的疼痛评估工具来观察患者术后疼痛治疗的反应并依此来调整治疗计划”[3]。有效的疼痛管理需要考虑手术操作和患者本身因素，如并发症和术前麻醉药物的使用[3]。疼痛评估的目的是确定患者的镇痛需求，以及是否需要改变治疗计划[3]。

由于疼痛很大程度上是主观的，因此对疼痛的评估是极具挑战性的[4, 8]。有多种评估工具可用于术后疼痛评估。然而，这些评估工具大多数都需要患者的参与，并且在患者术后刚从麻醉中苏醒时评估是有一定困难。术后疼痛的综合评估包括几个部分，虽然疼痛的严重程度是最容易量化的指标，但仍需注意疼痛的其他特征，包括部位、性质、起病、进展、放射、加重和缓解因素、治疗效果[3]。如果疼痛症状发生在不合适的部位或超出手术操作导致的疼痛程度，应调查手术本身以外的原因[3, 4]。出乎预料的剧烈疼痛可能是由于阿片类药物耐受，焦虑，与手术无关的新发生的医疗问题，或是来自手术本身的潜在并发症[3]。

一、疼痛量表评估法

现已完善了许多可自我描述的疼痛量表来量化疼痛的严重程度（表 25-1）。

最常用的量表有视觉模拟评分量表（VAS）、数字评分量表（NRS）、语言评分量表（VRS）。

（一）视觉模拟评分量表

VAS 测试是通过画一条 10cm 或 100mm 的直线。这条线的两端分别由一条垂线固定，垂线代表疼痛的两个极端，左端代表无痛，右端是可以想象到的最剧烈的疼痛。要求患者根据自己所感知到的疼痛程度水平在直线上做一个标记点，然后通过测量从无痛端到患者标记的距离来打分[9-12]。该直线可以是水平或垂直的直线，但通常首选水平线[10]。VAS 常被推荐作为评估疼痛强度的首选方法[10]。

有人认为，单一的 VAS 评分可能并不是对患者疼痛的最准确的衡量，而可能有 ±20mm 的误差范

表 25–1 术后疼痛评估的常用量表

疼痛量表	范 围	优 点	缺 点
视觉模拟评分量表	• 0～10（cm） • 0～100（mm）	• 对治疗效果敏感 • 显示比例等级和评分特性	需要患者的视觉运动协调
数字评分量表	• 0～5（6） • 0～10（11） • 0～20（21） • 0～100（101）	• 口头评分 • 容易管理 • 依从性高 • 对治疗效果敏感	缺乏比例等级和评分特性
语言评分量表	无疼痛到最强烈的疼痛	• 容易理解 • 老年人群依从性高	• 需要患者熟悉形容词 • 对疼痛的描述水平有差距

围。在 100mm 的 VAS 疼痛评分中 10mm 的变化被认为是最小的临床重要差异，即 VAS 疼痛评分的最小变化就意味着患者疼痛强度的显著变化，而 VAS 评分≤33 则意味着患者术后疼痛程度可接受[14, 15]。VAS 对治疗效果很敏感[10]，并显示比例等级和评分属性[10, 16]。VAS 的可靠性取决于患者在预期位置放置标记的能力，即需要视觉运动相互协调[11]。因此，在认知障碍的患者中进行 VAS 评分可能是一个挑战[10]，而且对有些患者随意选择 VAS 可能会感到困惑[12]。

VAS 与 NRS 在关节炎患者中有良好的相关性[12]。然而，在术毕尤其是在恢复期的第 1 阶段，当患者可能存在麻醉药的残余影响，其有效性可能受到限制[13]。尽管如此，如果考虑到评分本身固有的问题，它是一个简单、有用和有效的工具用来评估和重新评估患者的疼痛和对治疗的反应[13]。

（二）数值评定量表

NRS 由数字刻度组成，范围包括 0～10、0～20 或 0～100[3, 9, 10, 17, 18]。0 代表无痛，较大数字（10、20 或 100）则代表剧痛。NRS 可以通过口头或书面形式实施[10, 17]。当以图表的方式呈现时，数字通常被包含其中，根据患者的不同识别能力，这个量表分为 11 分或 21 分的方框量表[17]。它的优点包括简单、易于患者理解、易于护理人员管理和评分[10]。它是一种有效的评分工具，并且随着时间的推移仍具有高依从性和良好的一致性，与其他疼痛测量方法呈正相关并对治疗敏感[8, 13]。NRS 主要的局限性在于不能显示比例特性，这意味着 2 和 4 之间的差异、4 和 6 之间的差异可能不代表疼痛强度标度方面的等效间隔[10]。与 VAS 相比，它的主要优点是可以通过记录语言反应用于视觉障碍患者[17]。已有研究人员记录在痴呆症患者术后期间成功使用 6 分 NRS（0～5）[17]。6 分 NRS 是 NRS-11 的简化版本[17]。据报道，它是一种可靠、有效并更容易在痴呆患者中使用的疼痛评定量表[17]。

100mm VAS 和 NRS-11 是最常用的术后疼痛评估量表[14]。这两种评分的一个局限性是，对最剧烈的可想到的疼痛的定义是因人而异的[10]。然而，这可以通过向患者提供一些可想到的最剧烈疼痛的情境来解决。

（三）口头评定量表

VRS 包括一系列用来描述疼痛程度不断增加的形容词[9, 18]。最常用的词是无疼痛、轻度不适、中度不适和严重或强烈的疼痛[18]。为了简化文本，每个形容词都被分配了一个数字。0 代表最小的疼痛强度（无疼痛），随后的疼痛强度由一个更高的数字代表[9, 18]。VRS 的优点包括简单、易于管理和评分[10]。对术后早期的患者来说简单易懂是非常重要的，并且也最容易被认知障碍的患者理解[19, 20]。VRS 在老年人中的依从性远远优于其他量表[10]。然而，这个量表的缺陷之一是描述每个词之间尺度的并不相等[18]。此外，患者必须熟悉并能够选择准确描述其疼痛的词语[10]。

二、疼痛的临床评估

在患者自我表达疼痛的同时，还应观察其临床痛苦症状[8]。

- 疼痛的面部表情，如痛苦面容。
- 疼痛的声音表达，如呻吟或哭泣。
- 以跛行或特定姿势形式行走，如处于胎儿式的卧位。

- 避免进行活动或进行特定的动作。

行为疼痛量表（behavioral pain scale，BPS）和重症监护疼痛观察工具（critical-care pain observation tool，CPOT）等评估工具可帮助临床医生评估认知障碍或镇静患者的镇痛情况[3, 21]。CPOT 由 4 个部分组成[22, 23]：面部表情、体动、肌肉紧张度、插管患者对呼吸机的顺应性或拔管后患者的发声能力。该量表得分为 0～8，0 表示无疼痛，8 表示剧烈疼痛（表 25–2）[23]。BPS 有三个组成部分，即面部表情、上肢运动和对机械通气的依从性，每个部分评分范围为 1～4 分[23–25]。因此 BPS 评分范围是 3（无疼痛）～12 分（最大疼痛）（表 25–3）[23]。

这两种量表常规用于重症监护室评估插管和镇静患者的疼痛。心率和血压的升高被认为是机体应对有害刺激的交感神经反应。然而，必须谨慎解释这些生命体征的变化，因为这些变化也可能受到其他因素的影响，如术后使用血管升压药和强心药。行为和生理表现是无法自我表达疼痛的患者评估的特别重要指标[22]。

三、疼痛对术后功能的评估

了解疼痛的另一个客观方法是确定疼痛对术后功能的影响程度[4]。它可能因手术类型的不同而有所差异。例如，在腹部手术后进行深呼吸和诱发性肺活量测定，在肌肉骨骼或脊柱手术后参加物理治疗，或在扁桃体切除术后吞咽[3, 4]。NRS-11 可用于评估疼痛对功能能力的影响，使用方法与疼痛类似（0= 不影响，10= 完全影响）[8]。然而，客观的测量不应该作为评估患者疼痛的唯一标准，因为在相似的疼痛水平上，个体之间的疼痛行为有显著的差异[3]。

疼痛评估需要根据治疗反应和手术类型进行频繁的再评估[3]。有人认为，通过在图表上绘制疼痛评分趋势而不是查看单一的数字，这样可以更好地评估患者个体的疼痛缓解进展情况[19]。应定期评估镇痛药物的有效性和不良反应，并对每个患者的治疗

表 25–2 重症监护疼痛观察工具[23]

指　标	描　述	分　值
面部表情	未观察到肌肉紧张	放松 0
	皱眉、眉毛放低、眼眶收紧和提肌收缩	紧张 1
	以上所有的面部变化加上轻度闭合	扭曲 2
肢体运动	不动	无体动 0
	缓慢、谨慎地运动；触碰或抚摸疼痛部位；通过动作寻求关注	保护性体动 1
	拽拉管道，试图坐起来、移动肢体 / 猛烈摆动，不遵从指令，攻击工作人员，试图从床上爬出来	烦躁不安 2
上肢被动屈伸肌张力	不抵抗被动运动	放松 0
	抵抗被动运动	紧张和肌肉僵硬 1
	强烈抵抗被动运动，无法将其完成	非常紧张和僵硬 2
对呼吸机的顺应性	不抵抗呼吸机，无警报	耐受呼吸机 0
	呼吸机警报可自动停止	呛咳但可耐受 1
	不同步呼吸：机械通气阻断，频繁报警	对抗机械通气 2

总分 0～8 分，0 分代表无痛，8 分代表剧烈疼痛

引自 Rijkenberg S, Stilma W, Bosman RJ, van der Meer NJ, van der Voort PHJ. Pain measurement in mechanically ventilated patients after cardiac surgery: comparison of the behavioral pain scale (BPS) and the critical-care pain observation tool (CPOT). *J Cardiothorac Vasc Anesth*. 2017;31(4):1227–1234.

方案进行适当调整[3]。在评估药物反应时，应牢记药代动力学原则，如药物的给药途径和镇痛效果达峰时间。大多数口服镇痛药需要 1～2h 达到峰值效果，而注射镇痛剂只需 15～30min[3]。疼痛评估的一个重要部分是要形成一个有持续记录的随访评估，以记录治疗效果和患者的满意度[3, 4]。疼痛应在休息和活动时进行评估。目标应该是在活动中实现最佳镇痛，而这往往很难实现[3, 19, 26, 27]。

四、疼痛的药理学治疗

术后疼痛的药物治疗传统上倾向于使用阿片类药物作为主要的镇痛治疗。然而，随着人们越来越认识到阿片类药物的不良反应，包括恶心、呕吐、便秘、尿潴留、呼吸抑制、镇静[28]，以及阿片类药物依赖的风险[3]，实践中正在从阿片类药逐渐改变为优先使用非阿片类药物。

术后疼痛的理想治疗方法是采用多模式镇痛方案。多模式镇痛的定义是使用多种镇痛剂和镇痛方法，以协同或相加的方式发挥作用[3]。多模式方法旨在针对中枢和周围神经系统中的多种不同的疼痛受体，以提供最大限度的疼痛缓解和最小化不良反应[3]。多模式镇痛将在第 26 章进行深入讨论。许多术后加速康复提议应结合多模式镇痛，以尽量减少阿片类药物的使用，有利于镇痛和术后恢复。最近，APS 发布了最新的术后疼痛管理指南[3]。这些指南为治疗术后疼痛的临床医生提供了参考依据，以根据患者的期望、并发症和手术过程制订个性化镇痛计划。

表 25-3　行为疼痛量表[23]

指　标	描　述	分　值
机械通气顺应性	完全能耐受	1
	呛咳，大部分时间可耐受	2
	对抗呼吸机	3
	不能控制通气	4
面部表情	放松	1
	部分紧张	2
	完全紧张	3
	扭曲	4
上肢运动	无活动	1
	部分弯曲	2
	手指、上肢完全弯曲	3
	完全回缩	4

BPS 评分范围是 3（无疼痛）～12（最大疼痛）

引自 Rijkenberg S, Stilma W, Bosman RJ, van der Meer NJ, van der Voort PHJ. Pain measurement in mechanically ventilated patients after cardiac surgery: comparison of the behavioral pain scale (BPS) and the critical-care pain observation tool (CPOT). *J Cardiothorac Vasc Anesth*. 2017;31(4):1227–1234.

疼痛药物治疗可大致分为阿片类和非阿片类药物（表 25-4）。非阿片类镇痛药应作为术后疼痛的一线治疗药物。这是一组具有不同作用机制的药物，包括以下类型。

- 非甾体抗炎药（NSAID）和对乙酰氨基酚。
- 局部麻醉药：利多卡因。
- 氯胺酮。
- 加巴喷丁、普瑞巴林。
- α_2 受体激动药。

（一）对乙酰氨基酚和非甾体抗炎药

对乙酰氨基酚（扑热息痛）是任何多模式镇痛方案中的组成部分，是治疗急性疼痛最常用的镇痛药[29]。

目前，对乙酰氨基酚镇痛的作用机制尚不完全清楚。研究发现，该类药物能够穿过血脑屏障[30]。其镇痛机制有几种可能的解释，包括抑制中枢性前列腺素合成[29-33]，通过抑制 NMDA 或 P 物质，从而抑制中枢 NO 的生成[29, 34]，激活 5-HT 能下行通路，抑制胞外内源性大麻素的摄取[29, 31, 35, 36]。

对乙酰氨基酚和非甾体抗炎药可以口服、直肠给药或静脉注射。对乙酰氨基酚的血药浓度峰值出现在直肠给药后的 3～4h，口服给药后 45～60min，静脉注射后 15min[37-39]。静脉注射更适用于需要快速镇痛且无法口服的患者[29]。然而，静脉制剂的成本和可获得性是它主要的限制因素。成人口服和静脉注射对乙酰氨基酚的剂量为每 4～6 小时 1g，24h 不宜超过 4g。若患者可耐受口服药物，可每 4～6 小时口服对乙酰氨基酚以确保有效血药浓度。对乙酰氨基酚也可用直肠给药来替代口服，但主要缺点在于生物利用度难以估测[40, 41]。

对乙酰氨基酚经肝脏代谢肾脏排泄。对于肾功

表 25–4　阿片类和非阿片类药物镇痛选择

药　物	途　径	镇痛封顶	不良反应	注　释
阿片类	PO，IV，PCA，IM	无	诱发痛觉过敏、恶心、呕吐、镇静、呼吸抑制、瘙痒、便秘和尿潴留	不良反应限制镇痛效果
对乙酰氨基酚	PO，IV	有	肝毒性	与阿片类药物合用可提供保留阿片类镇痛，但不能减少阿片类药物相关的不良反应
非甾体抗炎药	PO，IV，IM	有	肾、胃肠道和血小板的抑制，抑制骨折愈合，心血管和骨生成抑制	与阿片类药物合用可提供保留阿片类镇痛，但不能减少阿片类药物相关的不良反应
COX-2 抑制药	PO	有	肾、心血管和骨折愈合抑制，成骨抑制	与阿片类药物合用可提供保留阿片类镇痛，但不能减少阿片类药物相关的不良反应
氯胺酮（低剂量）	IV	有	剂量为 0.25mg/kg 时，未见认知障碍或精神症状	可同时减轻术后疼痛和慢性疼痛，可能减轻阿片类药物引起的痛觉过敏
加巴喷丁和普瑞巴林	PO	未知	头晕、嗜睡、共济失调、记忆障碍、体重增加、水肿和视力改变	是否可用于急性镇痛和慢性镇痛有待进一步研究

COX. 环氧合酶；IM. 肌内注射；IV. 静脉注射；NSAID. 非甾体抗炎药；PCA. 患者自控镇痛；PO. 口服
引自 Hanna MN et al. In: H Benzon et al. (eds) Practical management of pain, 5th edition. Philadelphia: Elsevier, 2014, pp. 271–297.

能不全的患者（肌酐清除率≤30ml/min），给药间隔至少为 6h[29, 42]。肝脏毒性是罕见的并发症，可在给药剂量超过治疗剂量或既往存在肝脏疾病的患者中发生[29]。

在 Cochrane 对 75 项研究的 Meta 分析中，发现静脉注射对乙酰氨基酚可减少阿片类药物的使用，是阿片类药物起效的辅助用药[29]。对乙酰氨基酚避免了 NSAID 的部分不良反应，如影响血小板功能，并且消化道溃疡、消化道出血和哮喘患者也可使用[29, 43]。NSAID 是一类具有抗炎、解热和镇痛作用的药物[28]。手术刺激会导致炎症介质（如前列腺素）的释放，从而刺激伤害性感受器进而引起疼痛感觉[44]。NSAID 通过抑制 COX 来抑制前列腺素这一急性炎症介质的合成，进而发挥作用。前列腺素也是引起中枢和外周痛觉过敏的重要介质[45]。COX 有两种同工酶分别具有不同功能：COX-1 和 COX-2。非甾体抗炎药根据其对这些酶的作用机制分为两大类。非选择性可逆竞争性抑制药可同时抑制 COX-1 和 COX-2，而选择性抑制药仅阻断 COX-2。COX-1 介导了血小板聚集、止血和胃黏膜保护作用。非选择性 NSAID 类药物可能通过抑制 COX-1 而引起不良反应，包括胃肠道出血、肾功能损伤、抑制血小板聚集、抑制骨愈合和成骨。药物的药代动力学特征应当指导围术期药物选择，当给药剂量较大时，NSAID 起效更快、持续时间更长[44]。因此在术后初期，患者应当先使用药物负荷剂量，然后逐渐降低剂量以减少不良反应（表 25–5）[44]。

选择性 COX-2 抑制药的研发前提是选择性抑制 COX-2 具有镇痛作用，并且能避免与抑制 COX-1 相关的不良反应。虽然选择性 COX-2 抑制药胃肠道并发症发生率较低[46]，即使在超治疗剂量下出现血小板抑制作用也最少[47]，但近期研究数据表明，COX-2 抑制药可能与较高的心血管事件（如心肌梗死）的发生率有关[48]。因为 COX-2 抑制药能够抑制 PGI2，这些药物可能通过血栓素 A2 的公认的作用促进冠状动脉血栓的形成[49]。罗非西布的 Meta 分析表明，服用罗非西布可致心血管事件风险增加 2.3 倍[48]，这导致了罗非西布的退出。一些研究数据表明，塞来昔布

表 25-5 术后疼痛常用的非甾体抗炎药

药 物	口服剂量	次 数	24h 内的最大剂量
阿司匹林	600mg	qid	
萘普生	200～500mg	bid	
萘普生钠	270～550mg	bid	
布洛芬	200～800mg	qid	3200mg
酮洛芬	50～75mg	bid～qid	300mg
酮咯酸	口服 10mg	qid	40mg
使用<5 天	静脉注射 15mg	qid	60mg
双氯芬酸	50～75mg	bid～qid	200mg
依托度酸	200～300mg	bid～tid	1000mg
奈丁美酮	500～750mg	bid	1500mg
美洛昔康	7.5mg	bid	15mg
塞来昔布	100～200mg	qd～bid	200mg

qid. 每日 4 次；bid. 每日 2 次；tid. 每日 3 次；qd. 每日 1 次。
经许可转载，引自 Williams BS. In: H Benzon et al. (eds). Essentials of pain medicine, 4th edition. Philadelphia: Elsevier, 2018, pp. 457–468.

同样与心血管事件发生率增高有关[50–52]，因此在冠心病患者中应当避免使用。

多项研究表明，NSAID 类药物可以通过减少阿片类药物的需求量，从而减少其不良反应，提升患者满意度。NSAID 已被证明几乎在所有类型的手术中均有效[44]。一项 Meta 分析表明，联合应用 NSAID、COX-2 抑制药或对乙酰氨基酚经静脉 PCA 可延长阿片类药物的镇痛效果。然而，只有非选择性 NSAID 可以降低某些阿片类药物相关的不良反应（如术后恶心呕吐、镇静），患者可以尽早进食流食，从而快速出院[28, 53–57]。

NSAID 和对乙酰氨基酚有不同的药物作用机制[3]，研究表明，两者联合应用优于单独使用[58]。APS 在最新的围术期疼痛管理指南中建议，除非有禁忌证，否则所有患者都应当应用使用乙酰氨基酚和（或）NSAID 作为多模式镇痛药物的一部分[3]。

（二）局部麻醉药：静脉注射利多卡因

局部麻醉药用于周围神经阻滞、椎管内镇痛和麻醉、局部浸润、局部表面用药和静脉给药。

利多卡因已被用作全身麻醉的辅助用药，以减少吸入麻醉的需要[59]，并减少吸烟患者拔管时的呼吸道反应[60]。它常用于全麻诱导时，用来减少喉镜引起的交感反射。研究发现，静脉注射利多卡因（intravenous lidocaine，IVL）在一些外科手术中是有益的，尤其是腹部手术。然而，效果因手术类型而异。

静脉注射利多卡因具有镇痛和抗痛觉过敏的作用，并被认为可以减轻手术本身引起的促炎作用[59–61]。IVL 发挥这些作用的机制尚不清楚，可能的解释包括阻断钠通道，这在所有局部麻醉药中都存在，还有抑制 GPCR，从而阻断中性粒细胞激活，减轻炎症反应[59, 60, 62, 63]。利多卡因的抗痛敏作用是通过降低神经元活性和 NMDA 受体介导的脊髓后突触去极化来调节的[59, 64–67]。

围术期注射利多卡因的好处包括减少疼痛、恶心、肠梗阻持续时间、阿片类药物使用需求和缩短住院时间，促进早期康复[60, 68]。在开腹和腹腔镜手术中已有多项研究证实了这些作用[69–71]，包括结肠切除术、胆囊切除术和阑尾切除术[59, 60]。常用的剂量是先推注按照 1.5mg/kg，然后以 1.5～3mg/(kg・h) 泵注。利多卡因镇痛的有效血药浓度为 2～10μg/ml[69]。术后可持续 IVL 泵注 0.5～1mg/min，在手术后 24h 内获益最大，超过24h则无额外的益处[60, 72]。

在开放的前列腺手术、胸部和脊柱手术中，已证实IVL可以减少术后疼痛和阿片类药物的使用，并利于功能的恢复[60]，在乳房手术中，它可能有助于防止慢性术后疼痛的发生[60, 73]。然而，在接受开腹全子宫切除、全髋关节置换或肾脏手术的患者中，它并没有显示出任何益处[60]。使用IVL而减少阿片类药物的效果在进行减肥手术的肥胖患者中尤为明显，能减轻阿片类药物的呼吸抑制作用[60, 74]。

患者很少会出现中毒症状，但医务工作者必须知道中毒症状，包括耳鸣、口周麻木和心律失常[60]。对于利多卡因中毒风险较高的患者，如肝肾功能异常或无法询问中毒症状的患者，可以考虑监测血浆利多卡因水平[60]。

总而言之，静脉注射利多卡因是一种廉价、便于管理、相对安全且有效的镇痛药物，可在适当的择期外科手术中应用，以减少阿片类药物的需求并促进早期康复[59]。

（三）氯胺酮

氯胺酮是一种常用的麻醉剂。近年来，人们对使用低于麻醉剂量的氯胺酮作为镇痛药物产生了新兴趣。氯胺酮是伤害感受性神经元中NMDA谷氨酸受体的非竞争性拮抗药[76]。尽管S（+）对映体比R（–）对映体更有效[75, 77, 78]，但临床上最常用的是外消旋混合物。氯胺酮最常用于静脉注射，也可用于肌内注射。椎管内给药的安全性尚未确定，因此不推荐使用。

术中通常使用小剂量，包括划皮前0.25～0.5mg/kg静脉缓慢推注[75]，维持剂量可每30分钟重复注射0.125～0.25mg/kg或持续泵注250～500μg/(kg·h)[75]。建议在计划术后继续输注时减小剂量或在手术结束前至少60min停止输注，防止超过2h延长恢复时间[75]。术后使用的最佳剂量尚不确定。

氯胺酮可以减少术后静息和运动时的疼痛，无论使用何种麻醉方式，术后阿片类药物的使用需求使其成为一种合适的镇痛辅助药物。最近的一项系统回顾表明，与各种手术中的安慰剂相比，围术期静脉注射氯胺酮减少了术后阿片类药物的使用，在24h内减少了8mg（95%CI 6～9，19%），在48h内减少了13mg（95%CI 10～15，19%，从67mg开始）[79]。在一项36个随机对照实验的Meta分析中，Wang等发现在吗啡/氢吗啡酮PCA中加入氯胺酮，在减少阿片类药物应用的同时，术后镇痛效果也略有改善[80]。

氯胺酮已被证明能减轻阿片依赖患者的中枢致敏和术后慢性疼痛，减少阿片类药物诱发的痛觉过敏（OIH）和药物耐受[79, 81]。OIH是由于阿片类药物的使用而引起的疼痛性增加的矛盾，与阿片类药物剂量的增加无关。相反，阿片类药物的耐受与阿片类药物使用的剂量增加有关[78, 79]。OIH发生的可能机制之一是激活NMDA受体。OIH的治疗包括逐渐减少阿片类药物和给予NMDA调节剂，如氯胺酮[78, 79]。氯胺酮不会导致呼吸和循环抑制，这对呼吸和循环系统脆弱的患者来说是有益的[28]。

氯胺酮的不良反应是剂量依赖性的，包括唾液分泌过多、恶心呕吐和中枢神经系统的精神分裂效应，如幻觉、噩梦和精神错乱[79]。然而，氯胺酮的不良反应在较低剂量用于镇痛时最小。预先使用苯二氮䓬类药物，尤其是咪达唑仑可进一步减少中枢神经系统的不良反应[82]。

（四）加巴喷丁、普瑞巴林

加巴喷丁和普瑞巴林通常用于治疗神经病理性疼痛。加巴喷丁是电压依赖性钙通道阻滞药，减少钙离子内流，进而减少兴奋性递质释放和抑制脊髓敏化[83]。

加巴喷丁和普瑞巴林仅供肠内使用。加巴喷丁的吸收是剂量依赖性的[84]。加巴喷丁仅在小肠上部吸收，而普瑞巴林可在整个小肠和结肠吸收。因此，普瑞巴林是小肠病变患者的首选。

APS建议，对预计严重疼痛强度的大手术，术前应给予加巴喷丁和普瑞巴林[3]。尽管并没有给出使用最佳剂量，但在试验中评估的值包括术前1～2h给予600mg或1200mg加巴喷丁，或者150mg或300mg普瑞巴林[3]。证明术前给药有效的证据有限（通常加巴喷丁单次或多次给药600mg，12h后普瑞巴林150mg或300mg）[3]。肾功能不全的患者需要减少这两种药物的剂量。围术期加巴喷丁和普瑞巴林的疗效在所有研究中并不一致。最近的一项Meta分析发现，加巴喷丁和普瑞巴林不良事件的风险超过了减少阿片类药物使用的适当好处[85, 86]。相反，一些研究表明围术期使用加巴喷丁可减少耳鼻喉科、整形外科、乳房切除术和腹部/盆腔手术术后6个月内术后疼痛的发生率和疼痛强度[83, 87]。

在一项包括422例患者的随机对照试验中，为了评价加巴喷丁的围术期疗效，术前给予加巴喷丁 1200mg，术后每 8 小时口服 600mg，共 72h。由于加巴喷丁不影响疼痛消失时间、疼痛消退率或术后 6 个月或 1 年慢性疼痛患者的比例，该研究被提前终止[83]。然而，研究发现，围术期应用加巴喷丁在促进术后阿片类药物停药方面有一定作用，因此，可能在预防术后慢性阿片类药物使用方面发挥作用。普瑞巴林在最初 24h 内有明显的阿片类药物戒除作用，能显著减少阿片类药物相关的不良反应[88]。在一项对接受全膝关节置换的患者的研究中也报道了类似的结果[89]。加巴喷丁和普瑞巴林的不良反应有呼吸抑制、镇静和头晕，尤其在大剂量应用时更易发生。严重呼吸抑制的可能性限制了它们在术中和术后疼痛缓解方面的应用。美国 FDA 最近发布了一项警告，在老年患者和慢性阻塞性肺疾病患者中，加巴喷丁和普瑞巴林联合阿片类药物和其他中枢神经抑制药使用时应当谨慎。由于这两种药物都只能口服，在手术结束后即刻使用具有挑战性，使得它们的使用受到了进一步限制。

（五）α_2 受体激动药

α_2 受体激动药，如右美托咪定和可乐定，已经通过多种途径应用于围术期。我们将讨论成人患者中右美托咪定的应用，因为右美托咪定对 α_2 受体的选择性比可乐定更高。在儿科患者中术前使用右美托咪定不在本章讨论范围内。

α_2 受体激动药有镇静、镇痛和抗交感的作用[90]。研究证明，右美托咪定可以减轻 OIH[91]。最常用的方案为负荷剂量 10min 内 0.5～1μg/kg，然后输注 0.3～0.7μg/(kg・h)[91, 92]。在开胸手术患者中，围术期应用右美托咪定改善了患者疼痛评分，减少阿片类药物的使用[92]，施行减肥手术的患者中使用右美托咪定也能减少阿片类药物应用[93]。由于右美托咪定不会引起呼吸抑制，临床使用价值更大。然而，在接受脊柱畸形矫正手术的患者中，右美托咪定并没有表现出能减少围术期阿片类药物使用的效果[94]。右美托咪定的不良反应取决于注射药物的速度。给药时通常伴随最初的血压升高，随后是血压降低和心动过缓。10～15min 的推注可以缓解这种症状。

（六）阿片类药物

阿片类药物是治疗急性术后疼痛最有效的药物[79]（表 25-4）。阿片类药物通过 μ 阿片受体发挥其镇痛作用。这些受体主要位于中枢神经系统，但也有一些存在于周围神经系统[95]。

阿片类药物的药理作用将在第 47 章进一步讨论。

众所周知，阿片类药物会引起一些不良反应，如恶心、呕吐、瘙痒、肠梗阻、OIH、药物耐受和呼吸抑制，这些都限制了这一最有效镇痛药的普遍应用。

就给药途径而言，阿片类药物是应用途径最广泛的镇痛药物之一。它们可以通过肠道内和肠道外给药，包括静脉注射、肌内注射、鼻腔给药、经皮注射、舌下含服、口腔黏膜给药和椎管内给药。APS 在其最近更新的指南中，就阿片类药物的给药途径提出了几项建议，在可能的情况下首选口服而不是肠道外给药，避免肌内注射，对于未使用过阿片类药物的患者使用静脉 PCA 时无须背景输注剂量[3]。

在对 49 项研究的 Meta 分析中，与非 PCA 组相比，PCA 组患者满意度更高且 VAS 疼痛评分更低，在前 24h 内 VAS 疼痛评分降低了 9 分（95%CI −13～−5），前 48h 内降低了 10 分（95%CI −12～−7）。然而，PCA 组阿片类药物的使用量更大，瘙痒发生率也更高。两者的住院时间长短没有差异[96]。

静脉 PCA 使临床医生能够应对患者不同的镇痛需求，因为患者可以自己控制他们接受的药物剂量。锁定周期和负反馈环提高了 PCA 的安全性。而当负反馈环被破坏时，可能会发生过度镇静和呼吸抑制。阿片类药物静脉 PCA 控制术后疼痛的最佳配置目前尚不清楚。表 25-6 列举了阿片类用于 PCA 的常见剂量。术后应当尽快停止 PCA 并开始口服药物治疗。综上所述，阿片类药物是具有潜在危险不良反应的强效镇痛剂，有必要添加几种辅助药物来限制阿片类药物的使用。

其他药理学的药物，如抗抑郁药，包括 TCA 和 SSRI、骨骼肌松弛药（如巴氯芬），分别用于神经病理性疼痛和肌筋膜疼痛，在别处进行讨论。

结论

建议在所有手术患者中都采用多模式镇痛，以减轻术后疼痛。阿片类药物长期以来一直是镇痛中的中流砥柱。然而近年来，人们一直强调限制麻醉药物的使用，以最大限度地减少短期和长期不良影响。几种药物在合适的患者群体中已经显示出了很好的术后镇痛前景。NSAID 联合对乙酰氨基酚可减少阿片类药物的使用，应在所有没有禁忌证的患者中应用。静脉注射利多卡因是腹部手术患者镇痛有效的辅助手段。其他几种药物，如氯胺酮、加巴喷丁和右美托咪定有助于术后疼痛缓解，并实现早日康复的最终目标。医生必须有效地治疗患者疼痛，同时避免药物不良反应。有效的术后镇痛应当根据患者偏好、期望、并发症和手术情况而定。

声明

作者想要鸣谢 Dr.Marie N.Hanna 等，他们撰写了 *Practical Management of Pain* 第 5 版中 *Postoperative Pain and Other Acute Pain Syndromes* 这一章节，其部分内容已被转录和修改。

表 25-6　成人静脉 PCA 方案的临床应用

药物浓度	团注剂量 *（成人）	锁定间隔（min）
吗啡（1mg/ml）	0.5～2.5mg	5～10
芬太尼（0.01mg/ml）	10～20μg	4～10
氢吗啡酮（0.2mg/ml）	0.05～0.25mg	5～10
美沙酮（1mg/ml）	0.5～2.5mg	8～20
哌替啶（10mg/ml）	5～25mg	5～10
阿芬太尼（0.1mg/ml）	0.1～0.2mg	5～10
舒芬太尼（2μg/ml）	2～5μg	4～10
纳布啡（1mg/ml）	1～5mg	5～15
丁丙诺啡（0.03mg/ml）	0.03～0.1mg	8～20
喷他佐辛（10mg/ml）	5～30mg	5～15

*. 应根据患者的临床评估，对剂量进行滴定

经许可引自 Hanna MN et al. In: Benzon H et al. (eds) *Practical management of pain*, 5th edition. Philadelphia: Elsevier, 2014, pp. 271–297.

要　点

- 术后疼痛评估是一个动态的过程。
- 应当定期评估疼痛，以指导治疗和评估不良反应。
- 术后可使用常用的疼痛评分，如 VAS、NRS 和 VRS，但应牢记其局限性。
- 疼痛的临床评估和功能评估，与疼痛评分一起对指导治疗起着重要作用。
- 多模式方案应当成为术后药物治疗的一部分。
- 对所有无禁忌证的患者应联合 NSAID 和对乙酰氨基酚。
- 静脉注射利多卡因和氯胺酮在选择合适的患者中有效。
- 阿片类药物应作为最后的选择，并且口服途径优先于静脉注射。
- 静脉 PCA 是用阿片类药物全身给药的首选方法。

第 26 章 围术期疼痛的区域和多模式治疗
Regional and Multimodal Treatments of Perioperative Pain

Ryan S.D'Souza Rebecca L.Johnson 著
李佳霖 译 熊源长 校

根据 ASA 实践指南，围术期急性疼痛定义为手术患者在手术后出现的疼痛[1]。尽管美国 IOM 报告围术期疼痛控制取得了进展，但是 80% 接受手术的患者仍出现术后疼痛，其中 88% 的患者将其严重程度分为中度、重度或极度[2]。控制不佳的术后疼痛可能与恢复较慢、住院时间延长、再入院率增加、卧床时间增加、住院费用增加和患者满意度降低有关[3, 4]。镇痛效果不佳也可能导致器官特异性并发症，包括呼吸困难和肺不张、心肌缺血发生率增加、伤口愈合受损、肠胃蠕动延迟、发生肠梗阻、心理困扰、焦虑和睡眠不足[5-7]。

1993 年引入多模式镇痛的概念用以改善镇痛，同时限制阿片类药物的消耗并降低阿片类药物相关不良反应的风险[8]。这涉及联合使用区域麻醉或局部麻醉浸润、阿片类药物及各类非阿片类镇痛药，包括非甾体抗炎药、选择性 COX-2 抑制药、NMDA 受体拮抗药和抗癫痫药。多模式方案也可能与缓解从急性到慢性术后疼痛状态的转变有关[9, 10]。

区域麻醉技术包括中枢神经阻滞和周围神经阻滞，这两种技术都经常在术中作为主要麻醉手段或在围术期作为辅助治疗来控制术后急性疼痛，用以减少阿片类药物的消耗，提高满意度和生活质量，减少住院支出，改善其他术后结果[11]。最近在筋膜平面和神经定位中使用超声技术扩大了周围神经阻滞的使用。超声引导区域麻醉（ultrasound guided regional anesthesia，UGRA）与缩短操作时间、减少局部麻醉药量和减少某些并发症（如气胸）有关[12]。

本章讨论使用区域麻醉技术来控制各种手术类型的术后疼痛。

作者支持术后疼痛管理的多模式方法，关于多模式方法中药物治疗的更多细节见第 25 章，辅助药物见第 54 章。

一、急性术后疼痛的病理生理学

手术创伤会激活外周伤害感受器，包括对机械、热和化学刺激敏感的高阈值神经元，然后通过脊髓丘脑束将传入信号传递到大脑皮质[13]。这些传入信号可能在通路的不同位置被放大。手术创伤部位炎症的存在导致局部释放神经化学因子，从而增加对内源性配体的敏感性并降低传入伤害性神经元的阈值（外周敏化）[13]。被炎症感染的神经元也可能改变钠通道的表达，这可能表现为耐 TTX 通道的比例增加，这些通道具有更大的自发性异位活性[13]。由于来自外周传入伤害性神经元的持续信号（中枢敏化），手术损伤也可能导致脊髓内神经元兴奋性增加[14, 15]。伤害性传入神经元突触位于脊髓背角的Ⅰ层和Ⅱ层，该部位的信号可能会随着广动力域神经元的激活阈值降低和拓宽感受野而发生改变，并且 NMDA 受体激活增加[13]。这种机制导致手术部位（原发性痛觉过敏）及周围未受伤组织（继发性痛觉过敏）的痛阈降低。因此，即使是不痛的触觉刺激也可能由于致敏作用而在术后患者中引起疼痛反应（异常性疼痛，触诱发痛）。

手术损伤导致促炎细胞因子的释放和上调，尤其是 IL-1β 和外周 COX-2 的增加。此外，由于外周炎症的存在，IL-1β 在中枢神经系统中诱导 COX-2[16]。从发炎感染的手术区域释放的体液信号直接穿过血脑屏障并诱导中枢 COX-2。因此，虽然外周作用 COX-2 抑制药和局部麻醉阻滞药可能在外周阻断 COX-2 表达并提供镇痛作用，但只有中枢作用 COX-2 抑制药可以阻断中枢 COX-2 的表达[17, 18]。

二、术前评估和知情同意

在围术期麻醉和镇痛之前对患者进行彻底的评估，包括病史、药物检查和体格检查是至关重要的。术前疼痛水平、特定年龄组、焦虑和抑郁可能与术后疼痛加剧有关[19]。在高危人群中辅助区域麻醉，如慢性疼痛患者(见第 36 章)，对镇痛可能是有益的。在某些患者中，局部麻醉技术可能不合适。例如，对于有严重呼吸系统疾病病史且接受肩部手术的患者，肌间沟阻滞可能是不利的，因会导致膈神经阻滞并可能导致呼吸失代偿[20]。病史还应包括先前存在的神经损伤、是否局限于手术部位、慢性和暂时性改变（如近期神经功能改善或恶化）。先前存在的神经损伤或缺陷是区域麻醉的相对禁忌证。在某些情况下，如果患者先前存在的神经病变稳定，则可以在充分讨论风险后进行区域麻醉。临床医生应向患者传达预先存在的神经损伤可能会作为启动事件（“第一次打击”），并且与一般人群相比任何连续的伤害（“第二次打击”）都可能导致进一步神经损伤的风险增加（见第 35 章）[21]。作为多模式疼痛管理方法的一部分，还应考虑预防性镇痛。预防性镇痛定义为在疼痛刺激发生之前给予镇痛，可以预防或减少随后的术中和术后疼痛和镇痛需求[22]。预防性镇痛技术涉及使用药物阻断或减少受体激活来减少伤害感受器的激活。多项研究表明，接受预防性镇痛的患者镇痛药物的总用量减少（见第 24 章）[23, 24]。

在确保患者适合进行区域麻醉后，执行区域麻醉的临床医生应提供完整的知情同意。这不仅从法律的角度来看很重要，还改善了尊重患者自主权和支持医患关系的伦理要求。区域麻醉和围术期研究表明，患者希望了解他们将接受的麻醉方式的风险、益处和替代方案[25, 26]。

区域麻醉清单的使用也是术前阶段的重要组成部分。清单通常包括患者识别、过敏和抗凝检查、知情同意和标记部位的确认、获得必要的设备和标记药物、应用标准 ASA 监测器、建立静脉通路、镇静剂和氧合（如果需要）、使用无菌技术准备部位、使用手套和面罩、执行口头“暂停”[27]。通过实施区域麻醉专业性的术前清单，研究结果表明，在错误侧实施手术的发生率较低[28]。

使用镇痛药后临床医生必须观察患者的反应，这通常在手术后使用 11 分（0～10 分）疼痛评估量表或其他疼痛测量工具进行常规检查。临床医生应评估患者对当前疼痛程度的满意度和耐受性，以及是否需要更多的镇痛药。这种以患者为中心的方法、可靠的镇痛效果跟踪和良好的沟通对于围术期疼痛管理的成功至关重要。

三、多模式镇痛

多模式镇痛涉及使用多种药物来治疗疼痛，每种药物具有不同的作用机制，在组合时可能具有协同或相加效应[29]。不同类型镇痛药的组合以最佳剂量获得镇痛效果，同时最大限度地减少任何一种镇痛药的不良反应，特别是阿片类药物的不良效应，如恶心、呕吐和呼吸抑制。需要注意的是，仅使用局部麻醉药来阻断神经元通路并不总是足够的，并且不会降低手术后发生的体液生化反应；可能需要全身性药物来减轻体液生化和术后炎症反应[17]。除了阿片类药物和局部麻醉技术外，围术期常用的具有不同作用机制的药物，包括 NSAID、对乙酰氨基酚、氯胺酮、α_2 受体激动药、糖皮质激素、加巴喷丁和度洛西汀（表 26–1）[29]。表 26–2 提供了用于围术期管理的多模式镇痛计划范式。

四、术后加速康复方案

ERAS 围术期管理途径，以前称为“快速通道”计划，旨在通过维持术前器官功能和减少与手术相关的压力反应来实现术后早期恢复[30]。研究表明，实施 ERAS 方案可减少并发症、缩短住院时间、改善心肺功能、改善肠道功能，以及尽早恢复身体和日常活动[31]。ERAS 的主要内容包括提供术前咨询、优化营养、避免围术期禁食、实施多模式镇痛途径（区域和非阿片类镇痛）和早期活动[30]。表 26–3 中提供了 ERAS 协议途径方案。

五、药物毒性

局部麻醉药引起的危及生命的事件是局部麻醉药全身毒性（local anesthetic systemic toxicity，LAST），目前估计发生率为 0.03% 或 0.27 个事件 /1000 个外周阻滞[32]。虽然将局部麻醉药直接意外注入血管是引起 LAST 的一个众所周知的原因，但其他诱发因素可能发生在同一患者，持续导管技术的应用增多，高容量筋膜平面阻滞、多处的周围神经阻滞，使用肿胀麻醉等。建议操作医师遵循指南规定的最大推荐局部麻醉

表 26-1　全身性阿片类药物和非阿片类镇痛药物

药物类别	示例药物	给药途径	镇痛封顶效应	不良反应	注　释
对乙酰氨基酚		PO，IV	是	肝毒性、瘙痒、皮疹	
非选择性非甾体抗炎药	布洛芬、萘普生、美洛昔康	PO，IV，IM	是	血小板抑制、胃肠道出血风险、肾和肝毒性、抑制骨愈合和成骨、心血管风险（MI、脑卒中）	提供了节省阿片类药物的镇痛剂量，考虑同时使用 PPI
COX-2 抑制药	塞来昔布	PO	是	肾和肝毒性、心血管风险（MI、脑卒中）	提供了节省阿片类药物的镇痛作用，建议有心血管危险因素的人注意
阿片类药物	芬太尼、吗啡、氢吗啡酮	PO，IV，IM，SQ，NA，PNB，TD，TM，IN	否	恶心 / 呕吐、呼吸抑制、镇静、瘙痒、便秘、尿潴留、头晕	药物的选择应取决于效力和预期的作用持续时间。使用短效药物（如芬太尼）缩短住院时间或当天出院，并为住院患者或阿片耐受患者保留长效阿片类药物（如氢吗啡酮）
曲马多和他喷他多		PO，IV	是	恶心 / 呕吐、头晕、镇静、头痛	对阿片受体的亲和力低；抑制 5-HT 再摄取并可能诱发 5-HT 综合征；禁用于服用MAOI的患者；可能会降低癫痫发作阈值，建议有癫痫病史的患者谨慎使用；神经性疼痛的辅助剂
抗惊厥药 / 加巴喷丁	加巴喷丁、普瑞巴林	PO	未知	头晕、镇静、疲劳、震颤、共济失调、记忆障碍、水肿、体重增加、视力异常	提供了节省阿片类药物的镇痛剂量，用于急性术后疼痛和慢性抗痛觉过敏；神经性疼痛的辅助剂
NMDA 拮抗药	氯胺酮、美沙酮（具有 NMDA 受体拮抗作用的阿片类药物）	IV，IM，PO	是	意识模糊、定向障碍、意识分离、恶心 / 呕吐、镇静、共济失调、复视	提供了节省阿片类药物的镇痛剂量；减轻手术后的慢性疼痛；预防阿片类药物引起的痛觉过敏；在对阿片类药物耐受的患者中使用更有效，但益处只限于首次使用阿片类药物的患者
α_2 受体激动药	右美托咪定、可乐定	PO，IV，IM，IN	是	血压和心率的变化（通常是低血压、心动过缓）、恶心、呕吐	抑制阿片类药物戒断症状，保持分钟通气量
皮质类固醇	地塞米松	IV，PO	未知	水肿、高血压、血糖升高、意识模糊、谵妄	在疼痛治疗中的作用尚不清楚，但有证据表明镇痛作用可作为阿片类药物耐受的辅助手段

COX. 环氧合酶；IM. 肌内注射；IV. 静脉注射；PO. 口服；SQ. 皮下；TD. 经皮；PNB. 周围神经阻滞；NA. 神经轴；TM. 经黏膜；IN. 鼻内；NSAID. 非甾体抗炎药；MI. 心肌梗死；GI. 胃肠道；LOS. 停留时间；MAOI. 单胺氧化酶抑制药；PPI. 质子泵抑制药

表 26-2　心脏手术的多模式镇痛通路

术前

- 对乙酰氨基酚（扑热息痛）1000mg PO
- 如果患者定期摄入咖啡因，则口服 200mg 咖啡因[a]
- 塞来昔布 400mg PO（年龄 18—64 岁且肾小球滤过率＞50ml/min）[b]
- 对术前阿片类药物依赖的患者给予羟考酮即释 5mg 或 10mg PO（年龄 18—64 岁）

术中

- 使用局部麻醉技术（可考虑外科医生实施的伤口浸润和各种 PNB 技术，包括肌间沟、前肩胛上或锁骨上阻滞并补充颈丛神经）
- 地塞米松 0.2mg/kg IV
- 右美托咪定 0.5μg/(kg・min)IV

术后

- 每 6 小时重新给予对乙酰氨基酚（扑热息痛）1000mg 静脉注射，直到患者开始服用口服药物
- 酮咯酸 7.5～15mg IV/6h（最大剂量为 5 剂；根据年龄、肌酐清除率和体重进行调整；避免年龄＞70 岁或肌酐清除率＜30ml/min）[b]
- 芬太尼 25μg IV prn 或氢吗啡酮 0.2mg IV prn 疼痛评分＞4 分
- 羟考酮 5～10mg PO/4h prn 和（或）氢吗啡酮 1～2mg PO/4h prn
- 氯胺酮 10mg IV/5min 用于剧烈疼痛（7～10 分）并考虑开始氯胺酮输注 0.1～0.3mg/(kg・h) 以治疗持续性严重术后疼痛

a. 目前关于术前咖啡因的证据较弱（引自 Hampl et al. Perioperative administration of caffeine tablets for the prevention of postoperative headaches. *Can J Anaesth.* 1995;42(9):789–792.）

b. 需要仔细选择 NSAID 治疗的患者；在某些接受结直肠手术的患者群体中（如克罗恩病和溃疡性结肠炎）非甾体抗炎药可能是禁忌的。

PO. 口服；IV. 静脉注射；PCA. 患者自控镇痛；prn. 根据需要；GFR. 肾小球滤过率；PNB. 周围神经阻滞

改编自 Panchamia et al. A 3-arm randomized clinical trial comparing interscalene blockade techniques with local infiltration analgesia for total shoulder arthroplasty. *J Shoulder Elbow Surg.* 2019;28(10):e325–e338.

药剂量[33]。

在局部神经阻滞中也越来越多地使用非局部麻醉辅助剂，包括肾上腺素、α_2 受体激动药、新斯的明和类固醇（如地塞米松）[34]。关于额外镇痛益处的数据大多缺乏，并且建议使用某些佐剂时要小心。添加 α_2 受体激动药（如可乐定）可能与心动过缓和低血压有关[34]，新斯的明可能经常出现胃肠道不良反应[34]。

六、局部麻醉技术

上述 ERAS 通路和后文描述的局部麻醉技术应针对患者个体量身定制，同时牢记手术类型、药物的不良反应和患者的并发症[35]。以下描述的区域麻醉阻滞包括椎管内阻滞和周围神经阻滞，通常在围术期进行，可以作为病房和其他地方术后疼痛管理的补救阻滞措施。本部分的目的不是提供一个全面的列表，而是提供常见的局部麻醉阻滞的示例，并评估文献中关于它们在围术期镇痛效果的证据。

七、椎管内镇痛

一般来说椎管内镇痛比全身性阿片类药物有更好的镇痛效果，并且具有减少围术期不良病理生理学（如应激反应），同时改善患者预后的优势。例如，连续硬膜外输注已被证明与高危手术后高危患者的肺部[36]、心血管[37-39]、胃肠道[40]并发症的减少有关。下面我们将描述脊髓（鞘内）、硬膜外和骶管麻醉技术。

（一）脊髓镇痛

虽然鞘内注射局部麻醉药取代全身麻醉，是经常用于许多手术（如剖宫产、某些腹部手术）的主要麻醉方式，但本部分的重点将只讨论用于术后镇痛的鞘内用药。鞘内阿片类药物是有效的中枢镇痛药

表 26-3　结直肠手术的加速恢复途径

术前

- 液体和糖类负荷[a]，避免长时间禁食
- 咖啡因 200mg PO，如果患者报告定期摄入咖啡因
- 抗生素预防
- 血栓预防
- 对乙酰氨基酚（扑热息痛）1000mg PO
- 塞来昔布 200～400mg PO（根据年龄、肌酐清除率和体重调整）
- 如果患者报告有严重 PONV 病史，可考虑静脉注射格拉司琼 1mg 或东莨菪碱贴片

术中

- 使用短效麻醉药（如芬太尼 IV 或瑞芬太尼 IV）
- 使用局部麻醉技术（可考虑椎管内镇痛、脂质体布比卡因伤口浸润和各种躯干阻滞，如 TAP 阻滞和腹直肌鞘阻滞）
- 避免过度输液
- 维持正常体温
- 如果自术前给药 6h 后重新给药对乙酰氨基酚（扑热息痛）1000mg IV
- 缝合皮肤时酮咯酸 7.5～15mg IV（根据年龄、肌酐清除率和体重调整，避免年龄＞70 岁或肌酐清除率＜30ml/min）
- 避免放置外科引流管
- PONV 预防：诱导时地塞米松 4～8mg IV，手术结束时静脉注射昂丹司琼 4mg（如果患者有两个或更多 PONV 危险因素[b]，考虑在手术结束时加用氟哌利多 0.625mg IV 或异丙嗪 12.5mg IV 或氟哌啶醇 1～2mg IV）

术后

- 维持连续区域麻醉技术（如硬膜外导管）
- 早期拔除导尿管
- 早期口服营养
- 肠道方案和促进肠道活动性刺激的药物
- 早期活动
- 使用非阿片类镇痛药：
- 每 6 小时重复给药 1 次对乙酰氨基酚 1000mg IV，直至患者开始口服药物
- 在皮肤闭合时，每 6 小时重新给予酮咯酸 7.5～15mg IV（最多 5 次；根据年龄、肌酐清除率和体重进行调整；避免年龄 70 岁或肌酐清除率＜30ml/min）
- 服用口服药物时，每 4 小时一次，口服羟考酮 5～10mg

a. 描述术前糖类负荷证据的来源（引自 Bilku et al. Role of preoperative carbohydrate loading: a systematic review. *Ann R Coll Surg Engl*. 2014;96(1):15–22.）

b. PONV 的危险因素包括女性、中青年、PONV 或晕动病史、非吸烟状态

PO. 口服；IV. 静脉注射；PCA. 患者自控镇痛；prn. 根据需要；PONV. 术后恶心、呕吐；TAP. 腹横肌平面

物，通常用于术中和术后镇痛。

在使用椎管内阿片类药物时，重要的是要考虑阿片类药物的亲脂性。研究表明，鞘内阿片类药物的脂溶性与脊髓选择性和脊髓介导的镇痛成反比，亲水性阿片类药物的镇痛效果高于其他更亲脂性的阿片类药物[41]。虽然所有鞘内给药的阿片类药物都会产生一定程度的脊髓介导镇痛作用，亲水性阿片类药物主要提供脊髓介导的镇痛作用，而亲脂性阿片类药物倾向于通过脊髓或全身机制提供镇痛作用[42]。亲水性阿片类药物包括吗啡和氢吗啡酮，可长时间保留在脑脊液中，并且可以产生延迟但持续时间更长的镇痛作用。由于这种特性，亲水性阿片类药物可能由于脑脊液扩散更大而具有更高的延迟性呼吸抑制发生率[43]。鞘内注射吗啡可能导致持续长达 24h 的严重呼吸抑制。鞘内注射吗啡后的呼吸抑制通常遵循双相模式，最初在 1～3h 发生，由于其亲

水性和头侧扩散，在 6～12h 发生迟发[43]。另外，亲脂性阿片类药物（如芬太尼和舒芬太尼）因为从脑脊液扩散更快，所以起效更快，但镇痛持续时间更短[41]。所有鞘内阿片类药物的常见不良反应包括高达 60% 的患者有瘙痒[44, 45]，超过 50% 的患者出现恶心和呕吐[46]，高达 80% 的患者出现尿潴留[47]。

使用其他鞘内药物控制术后疼痛的证据有限，包括 α_2 受体激动药[48]、类固醇[49]、新斯的明[50]。Sarma 等表明，在下肢手术中低剂量右美托咪定或可乐定与布比卡因的鞘内注射与单独使用布比卡因相比，可产生更短的起效，以及更长的运动和感觉阻滞持续时间[48]。另一项前瞻性双盲研究[51]表明，在脐下手术中，鞘内注射右美托咪定与布比卡因与单独使用布比卡因相比可提早发生感觉和运动阻滞，镇痛持续时间更长，并保持血流动力学稳定性。在所有用于椎管内镇痛的辅助剂中只有可乐定获得了 FDA 的批准[52]。未来需要精心设计的随机对照试验（controlled trials，RCT）来评估鞘内辅助药物的术后镇痛。

总之，鞘内注射亲脂性阿片类药物可产生 1～4h 的短期镇痛，可能有助于缓解术后即刻疼痛。尽管亲水性鞘内阿片类药物可提供更长时间的镇痛（长达 24h），可用于更具侵入性和痛苦的手术，但我们建议仅限于预期在适当监测的环境中住院至少 1 天的患者。

（二）硬膜外镇痛

与单次脊髓注射相比，连续硬膜外镇痛提供的术后疼痛管理持续时间更长，并且镇痛优于全身阿片类药物[53]。就药代动力学而言，放置在硬膜外腔的药物必须在到达脊髓之前穿过硬脑膜[54]。由于硬膜外腔的血管丰富，硬膜外药物会大量重新分布到体循环中[54]。硬膜外脂肪是亲脂性药物的储存库[54]。

值得注意的是，由于药物在硬膜内的扩散具有浓度和时间依赖性，因此与鞘内相比通过硬膜外途径需要大量的药物才能获得相同的镇痛效果[54]。这种药代动力学概念很复杂，涉及药物的固有性质，主要是亲脂性。例如，亲脂性阿片类药物（芬太尼和舒芬太尼）很容易穿过硬脑膜到达脊髓受体，而亲水性阿片类药物（吗啡）穿过硬脑膜的速度较慢；因此，当计算与鞘内途径具有同等镇痛作用的药物的硬膜外剂量时，亲水性药物比亲脂性药物需要更高的硬膜外剂量。一般认为，10mg 硬膜外吗啡（亲水性阿片类药物）与 0.1mg 鞘内注射吗啡（10：1 的比例）等效，33μg 硬膜外芬太尼与 6～10μg 鞘内注射芬太尼等效（5：1～3：1 的比例）[55]。仍需要进一步精心设计的剂量研究来验证。

通常与单独使用阿片类药物相比，使用或不使用阿片类药物的硬膜外局部麻醉在大多数手术后提供了更好的生理益处，并且可能减少阿片类药物相关的不良反应。局部麻醉药的选择可能因提供者的偏好而异，但对于术后镇痛优先使用具有较长作用持续时间、优先阻滞感觉和阻滞有限运动的局部麻醉药[56]。然而，在某些情况下，如持续性低血压，硬膜外阿片类药物可能更有利，因为交感神经切除术通常与硬膜外局部麻醉药相关。

开始硬膜外镇痛时，通常先在 5～10min 的短时间内给予小剂量的硬膜外推注（5～10ml），以达到足够的镇痛深度，然后再开始持续的硬膜外输注速度，可以滴定至显效。此外，可以采用不同的硬膜外镇痛给药模式，包括固定连续输注或患者自控硬膜外镇痛（patient-controlled epidural analgesia，PCEA）。与静脉 PCA 类似，PCEA 允许根据患者的需求提供个性化镇痛，并提高患者满意度[57, 58]。可以采用不同的组合设置，包括连续硬膜外输注速率联合 PCEA 或程序化硬膜外间歇推注技术联合 PCEA。

与鞘内途径类似，某些硬膜外辅助药物的证据有限。可乐定可通过硬膜外途径激活下行去甲肾上腺素能通路来提供镇痛作用，但可能会受到低血压、心动过缓和镇静作用的限制[59]。肾上腺素与局部麻醉药一起使用时可能会增加感觉阻滞的强度[60]。

总之与静脉内阿片类药物相比，连续硬膜外镇痛提供了更好的镇痛效果和更好的患者预后，并且可以单独使用硬膜外局部麻醉药或硬膜外局部麻醉药和阿片类药物联合使用来控制术后疼痛。连续输注和其他输送模式可以提供延长的术后镇痛，并且可以滴定至产生镇痛效果。

（三）骶管镇痛

骶管镇痛包括通过骶尾韧带进入硬膜外腔进行注射[61]。骶管镇痛在成人患者急性术后疼痛控制中的效用有限，因为与腰椎或胸部硬膜外阻滞相比，进行骶管注射在技术上更具挑战性。骶管镇痛在儿科人群中很有用，可为腹股沟疝修补、泌尿外科干预（如包皮环切术、尿道下裂矫正、睾丸固定术）、肛门闭锁修复和下肢手术提供满意的术后镇痛[62, 63]。

关于小儿镇痛的其他细节可以在第 28 章找到。

（四）椎管内技术的并发症

椎管内镇痛最常见的风险包括低血压、恶心和呕吐、背痛[64]。短暂性神经系统综合征（transient neurological syndrome，TNS）是指从脊髓麻醉中恢复后，在臀部和下肢出现严重的下背痛，并且没有局部神经损伤的证据[65]。TNS 的危险因素包括鞘内注射利多卡因、截石位和门诊手术[65-67]。硬膜穿刺后头痛（postural puncture headache，PDPH）是因为腰椎穿刺，随后 CSF 通过穿刺部位漏出，导致与疼痛敏感的中枢神经系统结构牵拉相关的症状[68]。为了降低 PDPH 的风险，建议使用非切割针[68]。当使用脊髓针时，Zorrilla-Vaca 等的 Meta 分析表明 22 号和 25 号针之间的 PDPH 发生率没有差异。本研究结论表明，除最年轻的患者之外，操作者可能会考虑在所有患者中使用较大口径的笔尖型脊椎针，并最大限度地提高技术熟练程度，而不是冒着会导致脊椎麻醉失败的风险采用较小尺寸的脊椎针[68]。硬膜外导管放错位置或在放置后迁移[69]可导致镇痛覆盖无效或不足。硬膜外导管靠近一侧放置会导致一侧阻滞而对侧覆盖不足。硬膜外导管意外放置在硬膜下腔会导致不可预知的阻滞特征，包括由于广泛扩散、起效延迟、节段分布和运动阻滞而导致高位阻滞[70]。最可怕的并发症是全脊髓麻醉，如果鞘内注射过量的局部麻醉药就会发生这种情况，导致昏迷、瘫痪、低血压、心动过缓和呼吸暂停[71]。其他罕见的不良事件包括感染、血肿和神经损伤[69]。

八、周围神经阻滞

在围术期使用周围神经阻滞，可以充分控制疼痛、缩短住院时间、降低住院费用、进行更好的康复和改善其他的术后结局[72, 73]。周围神经阻滞可以采用单次注射局部麻醉药或通过神经周围导管连续输注。对于某些手术，连续输注的神经周围导管可以提供与硬膜外麻醉相当的镇痛效果，同时比硬膜外镇痛带来更少的不良反应[74]。出院回家的患者可以通过神经周围导管输送连续的局部镇痛药物，并且可以自行移除神经周围导管而无须去医院就诊[75, 76]。

周围神经阻滞技术包括针刺感觉异常、周围神经电刺激器和 UGRA，尽管最近有 UGRA 的倾向。UGRA 可提高阻滞成功率、感觉阻滞起效更快、穿刺和阻滞过程中的不适更少[77, 78]。相比之下，利多卡因和甲哌卡因通常用于提供中短期周围神经阻滞[79]，对于较长时间的周围神经阻滞，首选布比卡因、左布比卡因和罗哌卡因。其他辅助用药目前尚未获得批准，但通常在局部麻醉药的基础上，加用包括肾上腺素[82]（可检测到意外血管内摄取、与血管收缩相关的更密切和更长时间的阻滞）和可乐定（延长镇痛持续时间，但增加了低血压和心律失常的风险）[83, 84]。后文将讨论上肢、下肢和躯干的各种周围神经阻滞。

九、下肢周围神经阻滞

下肢神经支配来自腰丛（$L_{1\sim4}$）和骶丛（$L_{4\sim5}$，$S_{1\sim3}$）的腹侧支[85]。它源自腰丛的特定神经（图 26-1），包括股外侧皮神经（$L_{2\sim3}$）、闭孔神经（$L_{2\sim4}$）、股神经（$L_{2\sim4}$）；腰丛还发出髂腹下神经、髂腹股沟神经和生殖股神经，它们支配腹股沟和生殖器区域[85]。坐骨神经（$L_{4\sim5}$，$S_{1\sim3}$）源自骶丛。

（一）腰丛阻滞

腰丛呈三角形，股神经位于正中，股外侧皮神经位于外侧，闭孔神经位于腰丛内侧[86]。当腰大肌

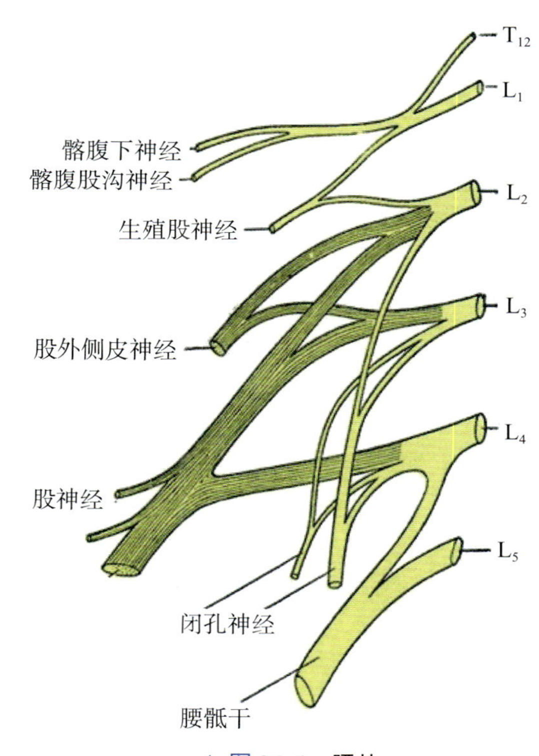

▲ 图 26-1　腰丛

改编自 20th United States edition of Gray's Anatomy of the Human Body [No copyright needed as the image is available in the public domain].

内注射局部麻醉药时，局部麻醉药向腰神经根的头侧扩散。因此“腰大肌间隙阻滞”常与“腰丛阻滞”术语互换使用[86, 87]。由于腰丛阻滞同时覆盖股神经和闭孔神经，因此在骶丛阻滞的作用下，可为髋关节手术（如全髋关节置换术、髋关节镜手术）和膝关节手术（全膝关节置换术、多韧带重建和韧带修复手术）提供手术麻醉和术后镇痛[88, 89]。在某些不需要闭孔神经覆盖的侵入性膝关节手术中，行股神经阻滞而不是腰丛阻滞在技术上可能更容易[90]。

与未接受任何神经阻滞的髋关节手术患者相比，接受腰丛神经阻滞的患者术中失血减少、术后阿片类药物消耗减少、患者满意度提高、术后活动更早、物理治疗和康复治疗的参与度提高[89, 91, 92]。与硬膜外镇痛相比，持续腰丛阻滞发生运动阻滞较少，并且起效时间更快[93]，因此腰丛神经阻滞可能在髋关节手术 ERAS 中发挥关键作用。

腰丛神经阻滞本身不能为髋关节手术提供完全麻醉，因为骶神经丛为髋关节后内侧囊提供神经支配[94]。与全身麻醉相比，联合腰丛和骶旁神经阻滞可作为老年患者髋关节手术的主要麻醉方式，并且减少低血压的发生、缩短住院时间、减少转入重症监护病房和提高患者的满意度[95, 96]。

（二）股神经阻滞

股神经是腰丛中最大的神经[97, 98]。它走行在腰大肌和髂肌之间，穿过腹股沟韧带下方，并在股三角处向外侧走行于股血管（图 26–2）[97, 98]。股神经分为前末端分支和后末端分支，前分支主要提供皮肤神经支配，后分支主要提供运动神经支配[99]。股神经支配大腿前部（如股四头肌）的皮肤和肌肉提供感觉和运动神经，而它的终末支（隐神经）仅提供从膝盖以下到大踇趾及大腿内侧部分的感觉神经支配[99]。鉴于股神经靠近动脉，位于相距约 1cm 的单独鞘中，意外血管内注射和血肿形成是阻滞期间的潜在并发症[100]。

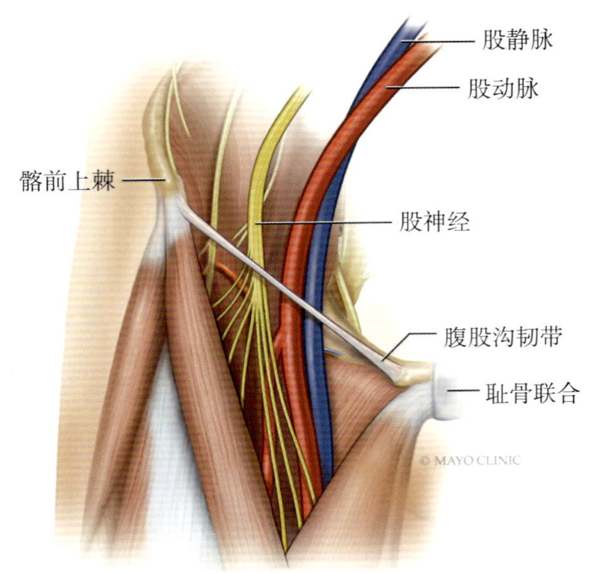

▲ 图 26–2　股神经

图片由 Mayo Clinic 提供

股神经阻滞为股骨中段和膝关节手术，如全膝关节置换术提供了较好的术后镇痛，也可能是髋关节置换术后路腰丛阻滞的令人满意的镇痛替代方式[101]。阻滞发生在腰丛远端，保留髋关节屈髋和内收功能，但患者不能进行膝关节伸展（股四头肌功能）[102]。虽然股神经阻滞可作为膝关节手术的唯一局部镇痛方式，但它通常是辅助坐骨神经阻滞，以覆盖膝关节后部［如 TKA 手术、自体腘绳肌移植的前交叉韧带（anterior cruciate ligament，ACL）手术］或膝下手术[103, 104]。同样，如果近端覆盖膝关节内侧部分较多，补充闭孔神经阻滞效果会更好[105]。

相关研究和系统评价表明，与接受 TKA 的患者单独进行全身性药物治疗相比，单次注射和持续股神经阻滞镇痛更好[73, 106, 107]。接受股神经阻滞的患者也可能完成更长的步行时间、改善膝关节屈曲、减少术中和术后出血、术后恢复更快、住院时间缩短[73, 106–108]。与外科医生在 TKA 后进行的关节周围注射相比，持续的股神经阻滞可减少阿片类药物的消耗和改善手术后 6 周的恢复[109]。相关研究还比较了 TKA 后硬膜外镇痛与持续股神经阻滞，结果表明，股神经阻滞可提供相同的术后镇痛、康复指数和住院时间，但不良反应较少（如瘙痒、术后恶心呕吐和头晕）[110–112]。

（三）隐神经阻滞

隐神经是股神经的远端感觉分支，支配大腿内侧、小腿内侧、内踝和足前内侧[113, 114]。根据手术的性质和需要镇痛的位置，隐神经可能在几个不同的位置进行阻滞，包括股骨周围、缝匠肌下、经动脉、股骨内侧髁、膝下、静脉旁入路和内踝处。在踝部只是阻滞部分的内踝处的隐神经。我们将重点介绍缝匠肌入路，并讨论在踝关节阻滞部分走行内踝处的隐神经阻滞。

接受过膝关节置换术的患者可采用缝匠肌入路

进行隐神经阻滞（大腿中部 1/3 的近端、大腿中部入路）。这种技术通常被称为“内收肌管阻滞”。内收肌管是一个三角形管，其边界由外侧为股内侧肌、内侧为内收长肌或大收肌形成，以缝匠肌为顶，超声引导下可将其可视化为股动脉前方的圆形高回声结构[116, 117]。鉴于股神经阻滞会导致股四头肌无力和早期活动障碍，因此急性疼痛介入医师现在经常用内收肌管阻滞代替 TKA 术后镇痛，因为只是阻滞感觉，同时保留股四头肌力量并促进康复[118]。一项针对接受 ACL 修复的患者的 Meta 分析还表明，与股神经阻滞相比，内收肌管阻滞可达到类似的镇痛要求并短期保留（24～48h）股四头肌肌力[119]。有报道称，收肌管阻滞中局部麻醉药扩散也可能导致股四头肌明显无力[120]。相关风险因素包括高龄、与排便相关的活动（如在浴室、进出浴室、使用床边马桶时）和中间恢复阶段（术后第 1～3 天），也使在骨科手术后患者容易跌倒，预防跌倒策略应成为机构优先事项[121]。

（四）髂筋膜阻滞

髂筋膜起源于腰大肌和髂肌的束状腱膜。据推测，由于髂筋膜间隔内有多个周围神经非常接近，包括股骨神经、股骨外侧皮神经、生殖股神经和闭孔神经，因此大量注射局部麻醉药可能会在一次注射后阻断所有这些周围神经[122, 123]。研究表明，髂筋膜阻滞可在髋、膝和股骨干手术后提供足够的镇痛作用[124, 125]。阻力消失技术可用于阻滞髂筋膜隔室。然而，研究表明，超声引导可提高阻滞成功率及股骨、闭孔和股外侧皮神经阻滞率[126]。与单独的全身性阿片类药物治疗相比，髂筋膜阻滞可在髋关节手术[127-130]和股骨骨折手术后明显缓解术后疼痛[131]。

（五）坐骨神经阻滞

坐骨神经是供应下肢最大的周围神经，并为大腿后部、膝盖以下，除了它的内侧部分（由隐神经提供）和足部提供神经支配。它通常通过臀下或腘窝方法进行阻滞。坐骨神经阻滞为所有足部和踝部手术提供了极好的覆盖范围[132, 133]，通常与股神经或腰丛阻滞一起进行用于髋关节或膝关节手术后的术后镇痛[104]。然而，坐骨神经阻滞通常伴有腘绳肌肌力下降，限制了它在许多不希望术后肌力下降的远端足部和踝部手术中的应用[134]。膝下或膝上截肢后的幻肢疼痛可通过持续的坐骨神经阻滞得到显著改善[135]。

与单独的股神经阻滞相比，股神经阻滞和坐骨神经阻滞都提供了显著的术后镇痛效果，并减少了术后阿片类药物的消耗[136, 137]。此外，一项 Meta 分析显示，实施坐骨神经阻滞作为辅助股神经阻滞的 TKA 患者，与实施股神经阻滞和局部浸润镇痛的患者相比，前者神经阻滞后的术后疼痛评分较低，并且在术后 24h 内消耗的阿片类药物较少[138]。

1. 腘窝坐骨神经阻滞

腘窝的上外侧为半膜肌和半腱肌，上外侧为股二头肌，下为腓肠肌的两个头。在腘窝内坐骨神经位于腘动脉的后外侧（图 26-3）。与臀下入路坐骨神经阻滞相比，腘窝坐骨神经阻滞的远端可以保留腘绳肌肌力，并可能有助于早期行走[134]。关于腘窝阻滞技术，研究表明感觉阻滞的成功率更高、穿刺的时间更短、穿刺到血管的风险降低，并且与周围神经电刺激技术相比，超声引导下局部麻醉药的需求更少[139, 140]。与腘窝坐骨神经分叉前部位阻滞相比，超声引导下腘窝坐骨神经阻滞，在分叉处分别对胫神经和腓总神经进行阻滞，起效更快、运动阻滞更多[141, 142]。

腘窝坐骨神经阻滞为膝关节以下的手术，特别是足部和踝部手术提供了满意的镇痛和手术麻醉[143, 144]。足部手术可以采用踝关节阻滞，而当手术需要使用小腿止血带时，腘窝坐骨神经阻滞更可取。覆盖腿部内侧需要补充隐神经阻滞。足踝手术连续输注局部麻醉药与单次注射腘窝坐骨神经阻滞相比，24h 和 48h 的术后疼痛评分较低[144]。虽然腘窝坐骨

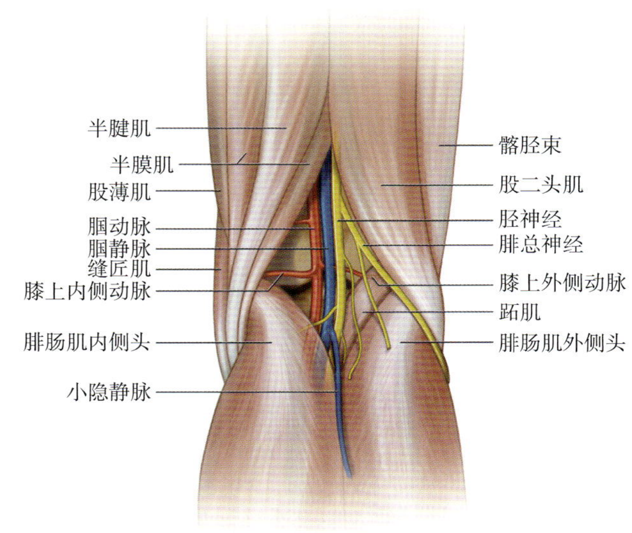

▲ **图 26-3　腘神经**

图片由 Mayo Clinic 提供

神经阻滞主要用于膝下手术，但腘窝坐骨神经阻滞和内收肌管阻滞的组合可以在 TKA 后提供足够的镇痛[145]。此外，连续腘窝坐骨神经阻滞和连续股神经阻滞的组合可以改善踝关节手术后运动过程中的疼痛[146]。

2. 踝关节阻滞

踝关节阻滞包含在脚踝和足部周围的多个部位进行注射，以阻滞几个周围神经靶点（图 26–4）。这些神经包括来自坐骨神经的侧支（腓骨深 / 腓骨、腓骨浅 / 腓骨、腓肠神经和胫后神经）和股神经（隐神经）的侧支，支配脚踝和足部的内侧[147]。踝关节阻滞为手术提供了满意的手术麻醉和术后足部镇痛，尤其是不需要使用小腿止血带的手术。由于运动阻滞通常是不必要的，因此可以施用大量低浓度的局部麻醉药以提供足够的感觉阻滞；因此“容积阻滞”通常用于描述于踝关节阻滞。不推荐将肾上腺素用于踝关节阻滞，尤其是在使用踝关节周围浸润技术的情况下。踝关节阻滞是门诊手术的理想选择，因为患者仍然可以在帮助下行走，从而在充分控制疼痛的情况下早期出院[148]。

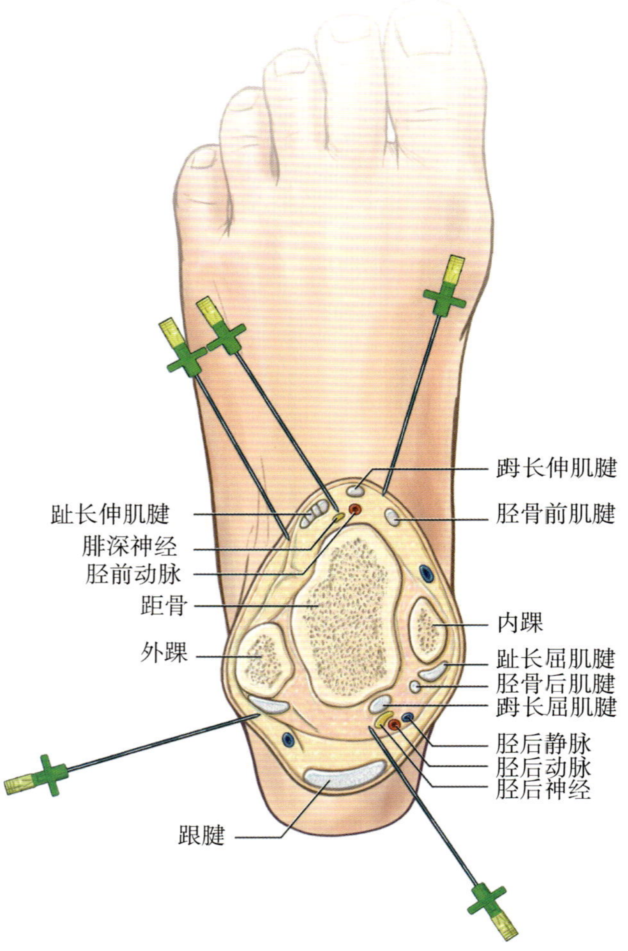

▲ 图 26–4 踝关节阻滞

引自 Henry Gray, Anatomy of the Human Body, 20e, Lea & Febiger, 1918.

可以使用基于体表标志的方法或超声引导方法来执行踝关节阻滞。尽管超声引导注射较低的局部麻醉药量可能会影响术后前 24h 的镇痛，但与基于体表标志的方法相比，使用超声进行踝关节阻滞可能阻滞成功率较高[148, 149]。在一项研究中，脊髓麻醉与踝部阻滞相比，踝部阻滞可产生较低的疼痛评分和首次需要镇痛药的时间较长，这与较长的感觉阻滞时间有关[150]。

十、上肢周围神经阻滞

臂丛神经由 $C_{5\sim8}$ 颈神经前支和第一胸脊神经（T_1）形成，为上肢提供运动和感觉神经支配。臂丛神经由 5 个根、3 个主干、6 个分支、3 个索和 5 个末端分支组成（图 26–5）。终末支包括桡神经、正中神经、尺神经、肌皮神经和腋神经[151]。根据上肢手术的性质和位置，可以针对这些水平的任何一个水平进行臂丛神经阻滞，以提供手术麻醉和术后镇痛。超声可以清晰地显示臂丛神经。与传统的基于体表标志和神经刺激技术相比，超声可能与整体阻滞成功率的提高、阻滞起效时间的缩短、局部麻醉药的使用量、运动和感觉阻滞的起效更快、不良反应最小有关[152–155]。

（一）肌间沟阻滞

在臂丛神经的远端根部 / 近端躯干水平进行肌间沟阻滞，为肩部和上臂手术提供满意的镇痛效果[151]。可有效提供上、中干的完整阻滞，但在覆盖范围内，躯干的神经阻滞经常被遗漏，因此肌间沟阻滞不适用于需要尺神经覆盖的前臂和手部手术[156]。如果肘部手术使用肌间沟阻滞，可能需要额外补充神经阻滞，包括肋间臂神经阻滞可覆盖手臂内侧，以及前臂内侧皮肤和尺神经阻滞覆盖前臂内侧。肌间沟阻滞中的局部麻醉注射液持续扩散以覆盖锁骨上神经（$C_{3\sim4}$），该神经支配肩部[157]。如果使用感觉异常或神经刺激技术，则期望出现最好的反应为上臂或手的感觉异常或运动抽搐。三角肌 / 前肩的刺激反应是可以接受的[158]。如果膈肌收缩有时表现为打嗝，这表明针前端刺激了膈神经。如果针头太靠后，刺激

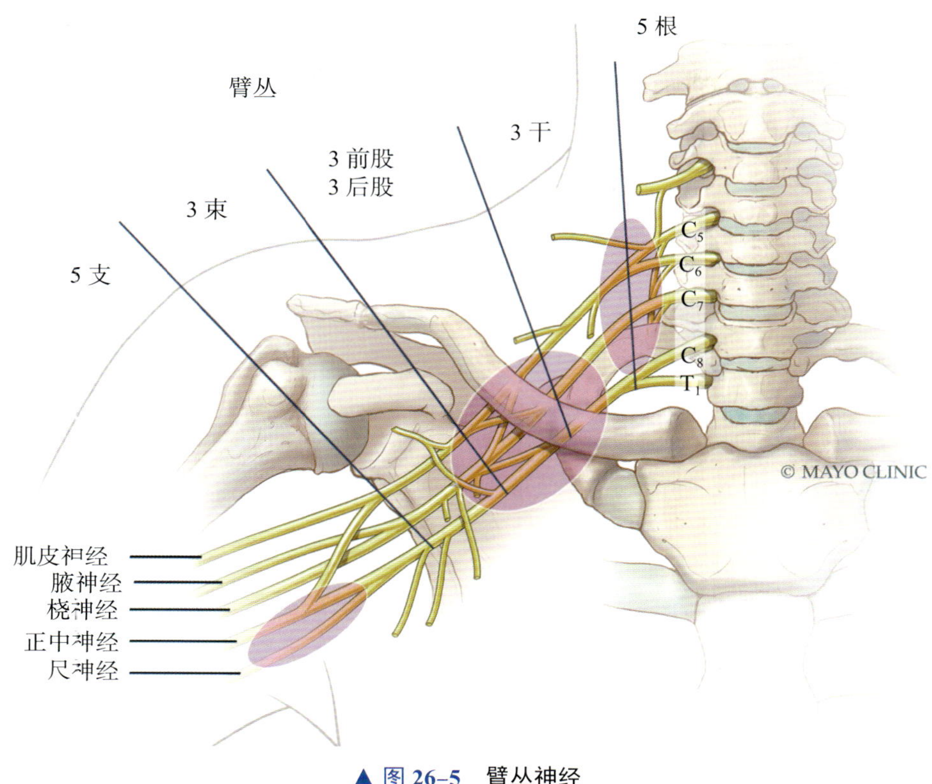

▲ 图 26-5　臂丛神经

经许可转载，引自 Mayo Foundation for Medical Education and Research，版权所有

肩胛背神经可能会引起菱形肌运动[159]。

肺功能受损的患者应避免肌间沟阻滞，因为通常使用这种技术会阻滞膈神经[160]。不应在全身麻醉或深度镇静下进行肌间沟神经阻滞、鞘内注射和硬膜外注射，因为存在气胸和其他主要的神经系统并发症发生[161]。肌间沟阻滞的其他潜在并发症包括血管内注射，特别是椎动脉内注射、气胸和霍纳综合征[160]。神经损伤可能发生在肩胛背神经，导致内侧肩胛骨钝痛，菱形肌和肩胛提肌无力[162]。神经损伤也可能发生在胸长神经，导致慢性肩痛和前锯肌无力[162-164]。

一项 Meta 分析显示，与全身麻醉相比，实施关节镜下肩部手术的患者，在采用全麻下肌间沟阻滞后，术后 1 天的疼痛评分更低、术中收缩压更低，拔管时间更短，不良事件发生率更低[165]。与使用全身性阿片类药物相比，肌间沟阻滞镇痛效果更佳，术后阿片类药物消耗更少，阿片类药物相关不良反应发生率更低[166]。患者可以通过肌间沟导管进行持续的神经周围局部麻醉药输注，同时居家使用便携式输液泵，可以更好地控制疼痛，并通过更大的肩部活动范围改善康复指数[167, 168]。如果担心接受肩部手术的患者呼吸功能不全，可以采用肩胛上神经阻滞或锁骨上阻滞入路，而不是肌间沟入路。即使是更远端的锁骨上入路，也可能发生膈神经阻滞[169]。对实施肩部手术患者的 Meta 分析显示，采用锁骨上阻滞与接受肌间沟阻滞的患者相比，术后疼痛评分和术后阿片类药物消耗相似，但膈肌麻痹和霍纳综合征发生率较低[170]。

（二）锁骨上阻滞

锁骨上阻滞通常被称为“手臂脊髓”，因为这种入路的臂丛神经紧密，可以实现快速、可靠、密集的阻滞，局部麻醉药浸润后几乎全部阻滞[171]。锁骨上阻滞在臂丛神经干 / 近端脊髓水平进行[172]，为手、前臂和手臂的手术提供手术麻醉和术后镇痛。虽然研究表明锁骨上神经阻滞可以提供类似于肌间沟阻滞的镇痛作用[170]，但其他研究建议在锁骨上神经阻滞补加锁骨上神经（$C_{3\sim4}$）的单独颈浅丛阻滞，可以提供对肩部的覆盖[151, 173]。此外，肘部手术或止血带应用可能需要补加肋间臂神经阻滞以覆盖臂内侧。

锁骨上阻滞的一个严重并发症是气胸，如果针头对准肺尖则可能发生气胸。在所有臂丛神经阻滞技术中，锁骨上入路发生气胸的风险最高[174, 175]。膈神经阻滞常见，但不如肌间沟入路常见，因此肺功能受损的患者应该避免使用[176]。锁骨上入路可能发生血肿，通常是由锁骨下动脉穿刺所致[177]。应避免使用较高的局部麻醉药量，因为锁骨上间隙可能会出现缺血性压迫，并可能间接神经损伤。肩胛上神经也可能受到直接损伤，表现为肩痛、冈上肌和冈下肌无力[178]。

虽然锁骨上阻滞被认为是提供最快速、最可靠和阻滞较完善的方法，但随机对照试验表明，通过锁骨上、锁骨下和腋窝入路，实施超声引导的臂丛神经阻滞，都导致相似的成功率、疼痛评分、总麻醉时间[179, 180]。研究还观察了添加右美托咪定佐剂以补充锁骨上阻滞的局部麻醉药，证明与单独使用局部麻醉药（罗哌卡因）相比，可以改善镇痛效果，并且起效更短、持续时间更长[181]。此外，心动过缓或低血压的发生率没有差异[181]。在技术方面，UGRA 和神经刺激技术被认为优于盲法，其成功率更高，并发症发生率更低[182]。

（三）锁骨下阻滞

在臂丛水平进行锁骨下阻滞，单次注射或连续导管输注可为手臂、肘部、前臂和手部手术提供手术麻醉和术后镇痛[151, 183]。臂丛的三个束（外侧、后侧和内侧）是根据与腋动脉的关系命名的，但在喙突水平与腋动脉相关的束的真实位置可能存在很大的变化[184]。在所有臂丛神经阻滞技术中，锁骨下入路是更安全的导管插入部位[151]。锁骨下阻滞有三种主要入路（喙突入路、侧向矢状入路和垂直入路），喙突入路由于解剖结构清晰优于其他入路。标志物和侧向入口点降低了气胸和膈肌麻痹的概率[185]。然而，关于首选技术的证据有限，这是未来研究的一个领域。

锁骨下阻滞并发症可能包括血肿和血管穿刺，尤其是腋动脉或静脉可产生 LAST，特别是在单次注射时，需要大量的局部麻醉药注射并保留桡神经分布[186]。与锁骨上和斜角肌间入路相比，锁骨下入路由于离肺和神经轴较远，气胸或椎管内误注的发生率较低[187]。因为与锁骨上和肌间沟技术相比膈神经阻滞明显减少，锁骨下阻滞也适用于肺功能不全的患者[188]。

如前所述，与其他臂丛神经阻滞相比，锁骨下入路用于手臂手术提供了相同的区域麻醉和镇痛[179, 180]。锁骨下导管持续输注比锁骨上导管持续输注有更好的镇痛效果[189]。与使用吸入麻醉进行手部和腕部手术的全身麻醉相比，锁骨下神经阻滞可以降低术后疼痛评分、缩短转运时间和降低麻醉后监护室入住率[190]。与输注安慰剂相比，锁骨下持续输注可减少术后活动性疼痛，减少术后阿片类药物需求和睡眠障碍[191]。研究还证明，锁骨下阻滞中的局部麻醉药添加右美托咪定佐剂与单独使用局部麻醉药（布比卡因）相比，可以增加镇痛持续时间、增强感觉和运动阻滞、降低术后疼痛评分、减少术后阿片类药物的需求[192]。

（四）腋路阻滞

腋路阻滞在腋动脉周围的终末神经水平进行，包括桡神经、尺神经和正中神经。通过超声引导进行更近端的脊髓 / 终末神经阻滞是可行的。肌皮神经与腋窝的关系值得特别注意，因为它远离腋动脉，位于喙肱肌的腹部[193, 194]。因此在腋路阻滞时，需要向喙肱肌内单独注射或在超声引导下向肌皮神经周围注射[193, 194]。腋路阻滞可为手和手臂手术提供手术麻醉和术后镇痛，可以通过各种技术进行阻滞，包括感觉异常、神经刺激、血管周围、经动脉和超声引导[151, 195, 196]。如果腋路阻滞用于手术初次麻醉，有必要补充肌皮神经、肋间臂神经、肱内侧皮神经和前臂内侧皮神经以防止止血带疼痛。

Chin 等的一篇综述表明，腋路阻滞进行多次注射技术尽管比单次和双次注射技术的阻滞时间更长，但提高了阻滞成功率[197]。与单纯全身麻醉相比，腋路阻滞用于日间手部手术的麻醉可提供更好的术后疼痛控制、减少术后阿片类药物的需求并延长首次使用镇痛药的时间[198, 199]。潜在并发症包括 LAST、术后神经病变、血肿和血管穿刺（尤其是腋动脉）。因肺部并发症很少见，腋路阻滞适用于接受远端手臂、前臂和手部手术的肺功能不全患者。

（五）静脉局部麻醉

静脉局部麻醉也称为 Bier 阻滞，为较短时间的远端肢体手术提供手术麻醉和无血手术野[200]。Bier 阻滞也可用于治疗某些慢性疼痛，包括复杂的局部疼痛综合征[201]。其作用机制涉及局部麻醉药从静脉向神经的扩散[202]。Bier 阻滞中常用的局部麻醉药是利多卡因。长效局部麻醉药包括布比卡因不适用于 Bier 阻滞[203, 204]。建议止血带保持至少 2 倍于收缩压的充气状态 30min 后再放气[200, 205]。然而，即使使用最低有效剂量的利多卡因，使用止血带的时间达

60min 也有发生惊厥的报告[206]。在 Bier 阻滞失败的情况下，外科医生可以在手术部位实施局部浸润麻醉或转为全身麻醉。

Bier 阻滞相对禁忌证包括局部或全身感染、外周血管疾病、镰状细胞性贫血、存在动静脉瘘和缺乏静脉通路。不良反应包括静脉炎和 LAST，这可能是由于技术不当或止血带失效、神经损伤、筋膜室综合征和止血带疼痛。除了局部麻醉药输注外，其他研究还评估了 Bier 阻滞的其他佐剂，包括阿片类药物、类固醇（如地塞米松、甲泼尼龙）、$α_2$ 受体激动药（右美托咪定、可乐定）、氯胺酮和 NSAID（酮咯酸）[202, 207, 208]。一些研究仅描述了所有阿片类药物中哌替啶[209]的功效，而认为其余阿片类药物无效[204]。剂量为 1μg/kg 的右美托咪定和剂量为 1μg/kg 的可乐定能改善止血带耐受性和减少术后镇痛药需求[210]。此外，100μg/kg 的氯胺酮还可以减少术后镇痛药的需求并改善止血带疼痛[211]。地塞米松和利多卡因的组合比单独使用利多卡因，在术后 24h 镇痛药需求减少[212]。

十一、筋膜平面 / 躯干神经阻滞

随着超声检查的广泛使用，筋膜平面阻滞已应用于各种外科手术和急性疼痛管理策略[213]。全身镇痛药物与腹部、胸壁或神经轴旁神经的躯干阻滞相结合，可能提供类似的镇痛效果[214]。围术期最常见的躯干阻滞包括腹横肌平面、腹直肌鞘、髂腹股沟 / 髂腹下、肋间和椎旁阻滞。虽然在最初文献中，大多数躯干阻滞是通过基于体表标志的技术进行描述的，但超声检查的出现重新引起了人们对躯干阻滞的兴趣[215, 216]。它改进了局部麻醉药在适当位置的应用，同时避免了对周围结构的伤害[217]。与其他周围神经阻滞不同，躯干神经阻滞通常沿着肌肉或筋膜平面进行，这些平面扩散并横贯神经，因此不需要可视化单个神经或神经丛[218]。

（一）腹横肌平面阻滞

TAP 阻滞已用于腹部和妇科手术后的术后镇痛，包括疝修补术、子宫切除术、阑尾切除术和腹腔镜手术。在多模式镇痛方案中加入 TAP 阻滞，观察腹腔镜胆囊切除术和阑尾切除术及各种剖腹手术，结果术后疼痛评分下降、阿片类药物消耗减少、下床提前和住院时间缩短[214, 219–223]。一项 RCT 结果证明，腹部疝修补术术后行双侧 TAP 阻滞，与缩短开始行走时间和促进预备出院时间有关[224]。TAP 阻滞可以避免对椎管内麻醉的需求，对于椎管内麻醉技术具有挑战性的肥胖人群可能是一种选择[220]。TAP 阻滞覆盖源自 T_7～L_1 前支的神经，为前外侧腹壁皮肤、肌肉和壁腹膜提供感觉（图 26–6）。尽管已经报道了腹部手术 TAP 阻滞后能显著改善镇痛，但这些关联可能仅反映了临床上适度的益处，因此不建议将这种技术作为常规应用[213]。此外，TAP 阻滞在某些术后情况下可能受限，包括覆盖中线切口痛[214]和显著内脏痛[225]，因此在这些情况下通常需要实施多模式镇痛方案。

不应在腹壁前方进行 TAP 阻滞以免扩散不足[226]，此外在退针前于腋中线后方可以快速阻滞外侧皮神经[227]。肋下 TAP 阻滞可为中线脐上手术和上腹部切口提供镇痛作用。阻滞的成功依赖于局部麻醉药广泛扩散至穿过腹壁的神经，因此首选大容量稀释的长效局部麻醉药（每侧约 20ml）[227, 228]。不良事件可能包括内脏损伤、腹膜后血肿、神经损伤（如股神经麻痹）和血管内注射[214]。由于靠近肝脏，并且肝脏肿大患者有肝损伤的可能，因此在进行右侧 TAP 阻滞时也要谨慎。

（二）髂腹股沟和髂腹下神经阻滞

髂腹股沟和髂腹下神经阻滞在腹股沟疝修补、剖宫产和其他下腹部和腹股沟手术后提供术后镇痛。这些神经起源于 L_1 神经根的前支、腰大肌的外侧缘[229]。髂腹下神经行进于髂腹股沟神经上方，并可能发出外侧皮支，穿过内斜肌和外斜肌[229]。因此，这些躯干神经阻滞应该更靠近近端，以避免遗留这些外侧皮肤分支[229]。最佳进针点是髂前上棘（anterior superior iliac spine，ASIS）与脐之间的连线，距髂前上棘 2.5mm 处，将注射剂注射于 TAP 阻滞相同的平面上[214, 230]。并发症包括内脏损伤、股神经麻痹、腹膜后血肿、血管内注射和血管损伤，特别是靠近髂腹股沟神经和髂腹下神经的下腹壁血管[214]。

在一项随机对照试验中，对儿童行单侧腹股沟手术，比较了基于体表标志技术与超声引导髂腹股沟 / 髂腹下神经阻滞的影响，结果使用超声组术中七氟醚需求量降低、疼痛评分降低、麻醉后护理中镇痛药需求减少，并且使用较低剂量的局部麻醉药进行阻滞增加了家长的满意度[231]。一项比较髂腹股沟 / 髂腹下神经阻滞与 TAP 阻滞用于腹股沟疝修补术的 Meta 分析显示，两种技术的术后阿片类药物

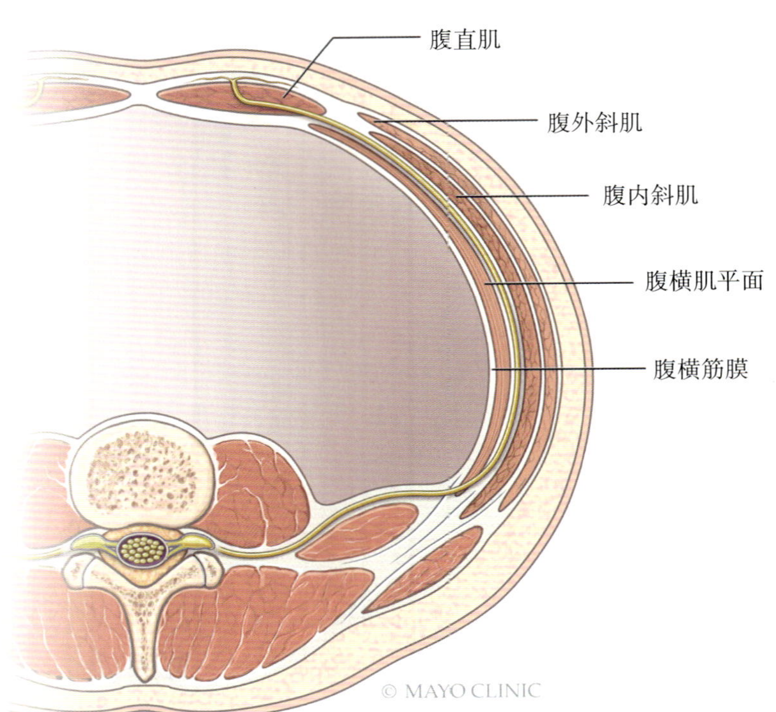

◀ **图 26-6　腹壁神经支配**

经许可转载，引自 Medical Education and Research，所有权利保留

消耗量和患者满意度相似。髂腹股沟/髂腹下神经阻滞组在术后 6h 和 8h 的镇痛效果比 TAP 阻滞组更好[232]。在接受手术的宫颈癌患者中，与单纯全身麻醉相比，全身麻醉联合髂腹股沟/髂腹下神经阻滞，结果显示，术中丙泊酚和舒芬太尼用量减少、术后疼痛评分降低、术后镇痛药物首次给药的时间延长[233]。

（三）腹直肌鞘阻滞

腹直肌鞘阻滞为腹部中线和脐周手术提供术后镇痛。局部麻醉药沉积位置在腹直肌下方，横贯 $T_{9\sim11}$ 的前肋间神经[234, 235]。针尖应在腹直肌与腹横肌筋膜、腹横肌腱膜形成的双层肌层之间[236]。在弓形线以上腹横肌腱膜和腹横筋膜将腹直肌与腹腔分开，但在弓形线的尾部腹直肌仅通过横筋膜与腹腔分开[237]。腹直肌鞘阻滞只能为中线腹部手术提供覆盖，侧向切口需要补充 TAP 阻滞。与 TAP 阻滞类似，腹直肌鞘阻滞不提供内脏疼痛的镇痛作用。建议使用超声引导，一项研究表明，使用基于阻力消失方法行腹直肌鞘阻滞中有 21% 导致腹膜内穿刺[238]。其他风险包括感染、手术后疼痛、LAST、内脏器官损伤和血管内注射，特别是上腹部或下腹部血管[213, 239]。

与未接受任何阻滞的腹部手术患者相比，术前接受腹直肌鞘阻滞的患者术中麻醉需求普遍较低，术后镇痛药需求和阿片类药物消耗量减少，术后疼痛评分降低[240, 241]。TAP 阻滞和腹直肌鞘阻滞联合使用可改善腹部大手术的术后疼痛，减少镇痛药需求，加速术后恢复[242]。在某些心血管储备有限的高危患者中，已有使用腹直肌鞘阻滞作为标准脐周手术的主要手术麻醉的病例报道[236]。

（四）胸椎旁阻滞

胸椎旁阻滞为心脏和胸部手术提供术后镇痛，包括开胸、肾切除术、肋骨骨折、胸管插入和乳房手术。当硬膜外导管放置困难或不放置时，双侧胸椎椎旁连续导管特别有用。复杂区域疼痛综合征的慢性疼痛也可以进行胸椎旁阻滞[243]。胸椎旁阻滞的机制是局部麻醉药直接扩散到脊神经，横向扩散到肋间神经，内侧扩散到椎间孔（图 26-7）[244]。许多因素会影响椎旁阻滞的效果，然而阻滞成功通常与以下因素有关：进针至横突内侧的斜面，大容量和高速注射以克服胸腔内负压，无皮下空气引起的局部气肿或穿刺部位气肿，肋骨无骨折或肋间隙无出血，以及无解剖异常（如椎间孔狭窄、椎间盘突出和小关节肥大）[244–246]。不良反应包括操作性疼痛、LAST、神经损伤、气胸、椎管内扩散引起的低血压、全脊髓麻醉，如阻滞于 L_1 以下并导致股神经阻滞，则可能发生股四头肌无力[244, 247]。

椎旁阻滞的镇痛效果可能与硬膜外阻滞相似，

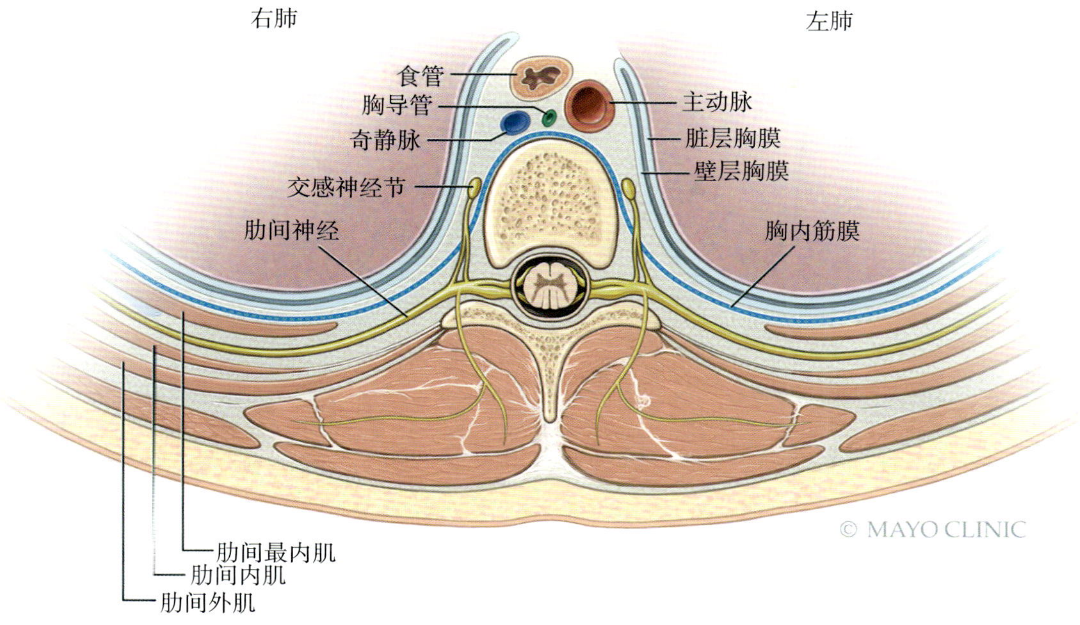

▲ 图 26-7 椎旁间隙解剖

经许可转载，引自 Mayo Foundation for Medical Education and Research，所有权利保留

但椎旁阻滞更有针对性（如单侧阻滞）、更少阻断交感神经、阻滞失败率更低和不良反应发生率更低，包括尿潴留、恶心、呕吐和低血压[244, 248, 249]。此外，与胸膜间镇痛相比，连续椎旁输注麻醉药具有更好的术后镇痛效果、更好的肺功能保护作用和更少的不良反应[250, 251]。

（五）肋间神经阻滞

肋间神经阻滞可为上腹部和胸部手术提供术后镇痛，为胸部或腹部小手术提供手术麻醉（图 26–8）[252, 253]。肋间神经阻滞还可为肋骨骨折、胸管放置和胃造口置管提供镇痛[254]。其作用机制是对肋间神经直接局部麻醉。然而，如果在肋骨角内侧插入导管，并且导管位于肋间内肌边缘内侧，局部麻醉药可能会扩散到椎旁间隙[255]。在 T_7 以上水平，由于肩胛骨肋间神经阻滞可能在技术上具有挑战性，因此，如果在 T_7 以上需要镇痛，则应采用椎旁阻滞或硬膜外导管等替代方式。

由于肋间有显著的血管分布，因此肋间神经阻滞后全身局部麻醉药浓度较高，在进行多级肋间神经阻滞时必须小心[256]。此外，可能在术后 15～20min 才达到血清局部麻醉药浓度峰值，因此在此期间应监测 LAST[256]。气胸是肋间神经阻滞后的一个严重的潜在并发症，每位患者的总体发生率为 8.7%，每次肋间神经阻滞发生率为 1.4%[257]。

在一项实施电视辅助胸腔镜手术的患者进行的随机对照试验，与未接受肋间神经阻滞的患者相比，加用肋间神经阻滞结果显示，术后早期（6h）术后镇痛明显改善和吗啡消耗量明显减少[258]。与另一项研究一致，该研究报道患者在接受肋间神经阻滞用于经皮肾镜取石术后镇痛和生活质量得到改善[253]。

（六）竖脊肌平面阻滞

竖脊肌平面阻滞（erector spinae plane block，ESPB）是一种相对较新的筋膜间平面阻滞，最初用于治疗慢性胸神经性疼痛和胸腔镜手术[259]。ESPB 的深部入路是推荐入路，涉及局部麻醉药注射到三个竖脊肌（髂肋肌、最长肌和棘肌）深处，但在胸椎横突表面[259]。浅表入路是在竖脊肌和菱形大肌之间注射局部麻醉药[260]。当采用深部入路时，研究表明注射在右侧的 C_7～T_8 和左侧的 $T_{1\sim8}$ 的棘旁沟内扩散，并横向扩散到横突[259, 261]。由于与椎旁阻滞相比，ESPB 与胸膜、大血管和脊髓的相对距离较远，因此 ESPB 风险较少。与椎管内镇痛不同，ESPB 可用于胸椎骨折患者[262]。

ESPB 已成为肋骨骨折及各种手术的有效镇痛方式，包括胸外科手术（如胸腔镜检查、开胸手术）、心血管手术（如主动脉瓣置换术）、乳房和胸部肿块手术、开放腹部、腹腔镜手术和脊柱手术。鉴于这种筋膜平面阻滞的新颖性，其用于术后镇痛的大部

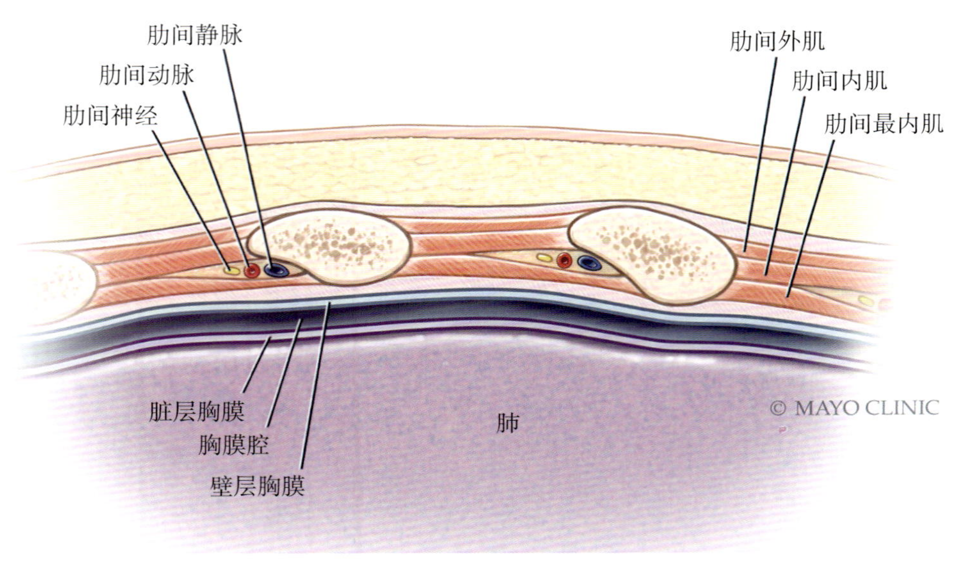

▲ 图 26-8 肋间神经

经许可转载，引自 Mayo Foundation for Medical Education and Research，所有权利保留

分证据来自病例报道和小型回顾性研究。一项针对接受 ESPB 的创伤性肋骨骨折患者的队列研究显示，无血流动力学不稳定，激励性肺活量显著改善，疼痛评分降低。虽然阿片类药物的摄入量有所减少，但并没有达到统计学意义[263]。

ESPB 特有的并发症很少见，但也有报道出现过气胸[264]、双侧下肢无力[265]、LAST 对中枢神经系统的影响[266]。建议在胸下或腰椎水平接受 ESPB 的患者在阻滞完成后评估运动能力[267]。有几项研究报道了可能阻滞失败或缺乏镇痛效果，但危险因素尚未确定[266, 268]。不同手术指征的 ESPB 入路（浅层和深层）、局部麻醉药的最佳容量和浓度、阻滞时机、呼吸功能、单侧和双侧 ESPB 的效果等方面的差异有待进一步研究。

十二、局部麻醉给药方式

将局部麻醉药输送到阻滞目标部位有许多方式。最基本的是单次注射局部麻醉药，通常用于鞘内镇痛和各种周围神经阻滞。单次注射阻滞用于非卧床和短时间的手术，根据注射的局部麻醉药通常提供短期的手术麻醉和镇痛。例如，与利多卡因等中效药物相比，单次注射布比卡因周围神经阻滞可提供更长的术后镇痛时间。

如果放置导管以进行局部麻醉药的连续输注，则可以采用不同的给药设置，包括连续输注、间歇性推注给药或两者的组合。间歇性快速给药可以分类为手动输注的间歇性快速给药或可编程间歇性快速给药。研究表明，PCEA 可为各种手术提供良好的镇痛效果，并且并发症少[269]。虽然许多随机对照试验比较了间歇性推注给药和连续输注给药模式，但最近的一篇系统综述显示证据有限，并报道在躯干和周围神经阻滞中间歇性推注给药与连续输注模式之间没有差异[270]。对于某些门诊手术，患者可以出院回家并放置神经周围导管持续输注局部麻醉药以延长术后镇痛时间[75, 271]。如果患者出院时持续接受神经周围局部麻醉药输注，重要的是要教育患者了解潜在的风险、LAST 的可能性、感染和出血的迹象，并警惕其他问题。假设患者出现 LAST 或其他区域麻醉不良事件的体征或症状。在这种情况下患者应停止输注局部麻醉药，联系急性疼痛服务（如果当地医院有），并考虑转到急诊科做进一步评估。

十三、特殊患者群体

（一）肥胖患者

肥胖可能在围术期镇痛方面提出独特的挑战。很大一部分肥胖患者患有阻塞性睡眠呼吸暂停（obstructive sleep apnea，OSA），反之亦然，高达 90% 的 OSA 患者可能患有肥胖症[272]。因此严重肥胖、病态肥胖或 OSA 患者的疼痛管理计划包括多模式镇痛方法，避免或限制镇静药物和全身阿片类药物，并利用区域麻醉模式[273, 274]。这与 ASA 工作组关于 OSA 患者围术期管理的指南一致[275]。Batistich 的一项研究表明，对接受减肥手术的病态肥胖患者实施区域麻醉和全身性非阿片类镇痛可减少全身性阿片类药物的需求[276]。如果使用了镇静药物和全身性阿片类药物，肥胖患者和 OSA 患者应在术后 24h 内监测呼吸抑制情况，医务人员应考虑进行连续和（或）远程脉搏血氧测定[275, 277]。此外，区域麻醉在技术上可能更具挑战性，并且与肥胖患者的阻滞失败有关。Nielsen 等证明了肥胖患者发生阻滞失败的可能性是非肥胖患者的 1.62 倍[278]。最后，麻醉医师必须考虑肥胖人群术后需要抗凝治疗的风险增加[279]。

（二）肺部疾病患者

患有肺部疾病和呼吸功能不全的患者可能受益于使用区域麻醉，并避免使用镇静药物和全身麻醉[280]。然而，某些区域技术的不良反应可能对患有肺部疾病的患者有害。同侧膈神经麻痹是臂丛神经阻滞的常见并发症，几乎总是发生在肌间沟阻滞[281, 282]。虽然健康患者可能会补偿肺功能的下降，但患有心肺疾病和中至重度呼吸功能障碍的患者（如严重的慢性阻塞性肺疾病，已存在对侧膈神经麻痹）可能无法耐受同侧膈神经阻滞引起的肺功能下降[281, 283]。虽然已经实施了超声检查、低容量局部麻醉药浸润和注射部位上方的手指压迫，但这些技术与减少膈神经麻痹无关[281, 284]。可以使用替代的周围神经阻滞，包括手术部位的直接局部麻醉药浸润、Bier 阻滞、锁骨下阻滞和腋窝阻滞，所有这些都具有更低的膈神经麻痹风险[281, 285]。

在椎管内阻滞方面，高位脊髓或硬膜外麻醉可能会降低呼气储备量和肺活量，并降低用力呼气、咳嗽或清除肺部分泌物的能力[286]。这通常是由腹肌麻痹所致[286]。一项对接受 T_6 以上脊髓麻醉的呼吸储备差的老年患者的研究表明，1s 用力呼气量（forced expiratory volume in one second，FEV1）、用力肺活量和用力呼气流量显著降低 25%～75%[287]。除非膈神经（$C_{3\sim5}$）受到更高的椎管内阻滞影响，否则潮气量通常不会受到影响[286]。

（三）创伤和危重患者

创伤和危重患者的炎症反应增强，可能激活外周伤害感受器并引发神经源性炎症，从而增加某些伤害性神经递质（如 P 物质和 CGRP）的释放[288]。创伤和危重患者疼痛治疗不足是一个主要问题。这可能归因于无法进行适当的疼痛评估、担心血流动力学不稳定、害怕镇静和镇痛药掩盖并干扰潜在损伤的诊断、睡眠状态而没有疼痛的误解、担心成瘾、误解在建立稳定的血流动力学后需要谨慎的给予镇痛药[289–291]。相反，在充分控制疼痛后使患者更加合作，从而可以进一步评估和检测未识别的损伤。这在评估颈椎损伤时可能尤其重要，因为多发伤可能会干扰准确诊断[292]。

发挥周围神经阻滞和椎管内技术的重要作用，可减少对阿片类药物和其他镇静剂的需求。根据受伤的位置，各种区域麻醉技术可能会提供显著的镇痛效果。臂丛神经阻滞、下肢阻滞和椎管神经阻滞可分别对上肢、下肢和胸 / 躯干损伤提供镇痛作用。对于肋骨骨折，椎管内镇痛、椎旁阻滞、ESPB 和肋间阻滞提供了显著的镇痛作用，减少了对阿片类药物的需求，并且可通过避免夹板压迫，从而改善呼吸指数（改善氧合、潮气量和吸气力，减少肺不张和通气 / 灌注不匹配）[293–295]。

如果进行椎管内阻滞，操作者应确保排除脊髓损伤。此外，对于头部外伤和颅内压可能升高的患者，不选择椎管内技术，因为会导致脑疝及颅内血肿扩大[296]。凝血障碍在患有多发伤的患者中很常见，这也是椎管内镇痛的禁忌证。对于有凝血功能障碍的多发伤患者，建议避免在神经轴附近（如腰丛阻滞、椎旁阻滞）和不可压迫部位（如锁骨下神经阻滞）进行周围神经阻滞。最后，创伤患者常出现失血性休克和血流动力学不稳定，导致缺血和多器官功能障碍[297]。氯胺酮和各种非阿片类镇痛药已被证明可提供有效镇痛，并且对血流动力学影响较小[298]。此外，在血流动力学不稳定的创伤患者中，采用椎管内局部麻醉药阻断交感神经是不可取的；在这种情况下，仅使用阿片类药物输注可获得更好的稳定血流动力学。

（四）抗凝患者

椎管内阻滞导致出血并发症的发生率尚不清楚，但一些报道介绍硬膜外阻滞的发生率为 1/150 000，脊髓阻滞的发生率为 1/220 000[299]。这种风险在特定人群中升高，如服用抗凝血药的人群和凝血功能障碍的人群。实施区域麻醉技术的指南是基于对观察性数据的回顾性分析和药物剂量研究得出的指南[299]。由于伦理原因和需要非常大的样本量，没有可用的实验室模型，前瞻性随机研究是不可能的。最后，药物相关因素（治疗持续时间、抗凝程度）、操作相关因素（区域阻滞位置、放置导管的需求）、患者特定因素（肥胖、高龄、凝血疾病个人史或家族史、创伤、妊娠）、手术相关因素和其他药物因素（同时使用增加出血风险的草药、多重用药和药物相互作用）进一步加剧了这一问题，所有这些都可能影响出血风险[299]。

如前所述，某些区域性技术不太适合有潜在凝血障碍和出血风险增加的患者，包括椎管内镇痛、靠近神经轴的神经阻滞（如腰丛神经阻滞、椎旁神经阻滞）和在不可压迫部位进行的周围神经阻滞（如锁骨下神经阻滞）。操作医师还应参考 ASRA 和欧洲区域麻醉学会（European Society of Regional Anesthesia，ESRA）等著名学会发布的关于围术期停止抗凝治疗和高危区域麻醉操作的建议和指南[300, 301]。由于 ESRA 抗凝写作委员会的成员帮助制定了最新版本的 ASRA 指南，这两份临床实践建议之间的差异已经缩小[300, 301]。

有必要对抗凝患者采用区域麻醉进行彻底的风险 – 获益分析，并且应该个体化。关于常见疼痛相关手术中抗凝作用的更多详情，见第 74 章。

结论

随着 ERAS 和多模式镇痛途径在围术期的更多实施，研究显示患者报告的疼痛评分改善、康复改善和住院时间缩短。在考虑手术性质、解剖部位、操作因素、预期住院时间和不良反应的同时，医师应为每个患者制订独特的个体化治疗方案。除非有禁忌证，多模式途径应始终包括非甾体抗炎药或对乙酰氨基酚、局部麻醉技术。

声明

作者承认，本章的一些信息改编自 *Practical Management of Pain* 以前的版本，包括 Marie N.Hanna、Jean-Pierre P.Ouanes 和 Vicente Garcia Tomas 编写的 *Postoperative Pain and Other Acute Pain Syndromes* 内容。

要 点

- 虽然阿片类药物仍然是中至重度疼痛术后镇痛的中流砥柱，但建议使用多模式镇痛，包括其他具有不同作用机制的非阿片类镇痛药。
- 对于各种腹部、胸部和下肢手术，椎管内镇痛提供优于全身阿片类药物的疼痛控制。这种镇痛途径不适用于某些情况，包括治疗性抗凝、出血性疾病、某些神经解剖异常、颅内压升高和颅内血肿。
- 腰丛神经阻滞为髋关节和膝关节手术提供镇痛，而腰大肌间隙阻滞因其靠近神经轴且不易被压迫，目前被视为一种先进的局部麻醉阻滞。
- 坐骨神经阻滞可通过多种方法进行，可为包括骶旁、臀下和腘窝，以及 TKA 和膝下手术的手术麻醉和术后镇痛。
- 肌间沟臂丛神经阻滞为肩部手术提供镇痛，锁骨上阻滞为上臂和肘部手术提供镇痛，而锁骨下阻滞和腋窝阻滞均可为肘部、前臂和手部手术提供镇痛。
- 根据臂丛神经阻滞的方法，可能会遗漏一些神经，包括尺神经（肌间沟阻滞）、肌皮神经（腋窝神经阻滞）和肋间臂神经（在所有臂丛神经阻滞中均不受影响）。
- 腹横肌平面、腹直肌和髂腹股沟 / 髂腹下神经阻滞可覆盖腹壁的躯体疼痛，但不能覆盖内脏疼痛。
- 椎管内镇痛、椎旁阻滞和肋间阻滞可以为乳房、胸腔、心脏和上腹部手术提供镇痛，尽管很多的不良反应与椎管内技术相关。
- 使用阿片类镇痛药和区域麻醉需要特别考虑某些高危人群的不良反应，包括肥胖患者、OSA 患者、创伤和危重患者、肺部疾病患者、出血性疾病患者或服用抗凝血药的患者。

第 27 章　阿片类药物使用障碍患者术后疼痛的评估和治疗

Evaluation and Treatment of Postoperative Pain in Patients With Opioid Use Disorder

Yi Cai　Gregory A.Acampora　T.Anthony Anderson　著

李　晨　译　　杜冬萍　校

一、背景

由于自 1999 年以来与阿片类药物相关的死亡人数急剧增加，2017 年 10 月 26 日，美国宣布阿片类药物流行问题为“公共卫生紧急事件”[1]。阿片类药物滥用流行的部分原因是对阿片类药物潜在的高成瘾性缺乏认识，以及 20 世纪 90 年代后期制药公司积极、广泛地销售用于急性和慢性疼痛治疗的处方阿片类药物[2, 3]。这导致了阿片类药物的广泛转移、滥用和过量使用的迅速增加，也因此导致 2017 年美国超过 47000 人死于阿片类药物使用过量[4]。如图 27–1 所示，2010—2015 年，处方阿片类药物使用过量的年度死亡人数保持相对稳定。然而，非法阿片类药物（二乙酰吗啡之后是芬太尼等高效力合成阿片类物质）过量使用导致的死亡人数几乎增加了 3 倍。非法阿片类药物使用的大幅度增加，部分原因是服用阿片类药的人随后出现阿片类药物使用障碍（opioid use disorder，OUD）[5, 6]。

在 DSM–Ⅴ中，诊断 OUD 至少需符合表 27–1 所示诊断标准中的两条。截至 2015 年，200 万 12 岁或以上的美国人患有与处方类阿片类药物有关的 OUD，近 60 万人患有与二乙酰吗啡有关的 OUD。2001—2016 年间，阿片类药物导致的死亡增加了 292%[7]。2016 年，美国因阿片类药物导致的死亡人数约为 168 万人年（每 1000 人中有 5.2 人）[7]；美国所有药物过量相关的日均死亡人数为 175 例，阿片类物质过量导致的日均死亡平均人数占 2/3[8]。2013 年处方类阿片类药物滥用造成的经济负担估计接近 800 亿美元[9]。阿片类物质相关疾病所引起的健康问题、残疾和早逝造成的全球负担约损失了 1100 万生命年[10]。

一些患者发生 OUD 的风险较高，因此广泛可用的评分系统，如阿片类药物风险工具（opioid risk tool，ORT）被开发用于筛查可能的异常行为。这些标准包括非法药物使用的个人史或家族史、共病心理障碍、年龄在 16—45 岁、青春期前性虐待史[11]（表 27–2）。一项研究发现，年龄较小、患有抑郁症、使用精神药物和疼痛致损的患者发生 OUD 的风险显著增加（OR=8）[6]。

慢性疼痛（chronic pain，CP）和物质使用障碍共病是非常常见的。慢性非癌性疼痛（chronic non-cancer pain，CNCP）在物质使用障碍患者中很常见，而物质使用障碍在慢性非癌性疼痛患者中也很常见。物质使用障碍患者终身合并慢性疼痛的患病率超过 50%，而在积极治疗的物质使用障碍患者中高达 75%。目前慢性非癌性疼痛患者中物质使用障碍的总体患病率高达 48%，而在慢性非癌性疼痛患者中任何物质使用障碍的终身患病率高达 74%[12–14]。物质使用障碍可能由治疗疼痛症状的物质引起和（或）物质使用相关的损伤可能导致合并慢性疼痛的发生[15, 16]。然而，许多专家现在相信素质 – 压力模型能最好地解释这些共病。患者在合并慢性疼痛发作前就已经有了半休眠的个体特征，这些特征在慢性疾病的压力下被激活并加剧，最终导致可诊断的精神病理学[17]。几项研究探索了慢性非癌性疼痛和物质使用障碍两者在发生时间关系，但证据相互矛盾[18–21]。

对于物质使用障碍患者的疼痛管理，尤其是 OUD 患者，还没有进行详细的研究。关于 OUD 和

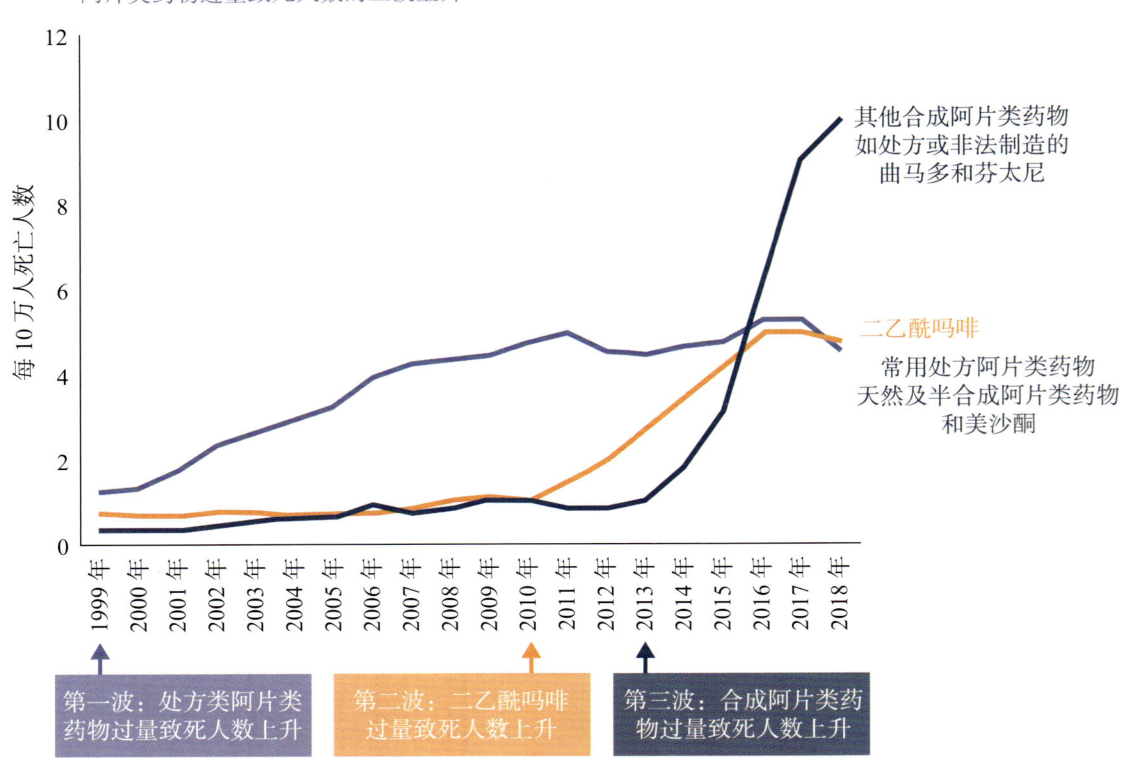

▲ 图 27-1　阿片类药物过量致死人数的三波上升

第一波是因为处方阿片类药物的增加，第二波是因为二乙酰吗啡等非法药物的增加，第三波是因为芬太尼等合成阿片类药物的使用（引自 https：//www.cdc.gov/drugoverdose/epidemic/index.html）

慢性非癌性疼痛共同管理的研究建议使用：①多学科治疗团队；②分级护理模式；③结合非药物治疗、非阿片类药物和丁丙诺啡或美沙酮的多模式治疗[22-25]。2012 年，美国药物滥用治疗中心根据专家建议，发布了一套完整的建议，用于处理物质使用障碍患者合并慢性疼痛[26]。

认识到患有物质使用障碍的成年人的死亡风险明显高于没有物质使用障碍的成年人是至关重要的；即使是接受治疗的物质使用障碍患者，其死亡率也大约是美国普通人口的 4 倍[27]，而患有 OUD 的患者的死亡率也显著升高[28]。即使是患有 OUD 并接受阿片类激动药治疗的患者，其因药物滥用和其他原因导致的死亡率也明显高于普通人群[29]。因此，在积极治疗 OUD 的患者中，复发可能是致命的。临床医生必须意识到，对毒瘾发作或正在治疗中的患者进行疼痛管理，尤其是涉及阿片类药物的治疗是危险的。

本章将回顾合并 OUD 患者术后急性疼痛治疗的最新证据。鉴于这一主题的公开证据不足，该领域专家的建议和围术期疼痛处理的数据会被外推到合并物质使用障碍患者的治疗中。

二、阿片类药物使用障碍的管理

药物滥用和精神健康服务管理局（Substance Abuse and Mental Health Services Administration，SAMHSA）已确定，应联合使用药物辅助治疗（medication assisted treatment，MAT）和认知行为疗法来管理 OUD 患者[30]。美国 FDA 批准用于药物辅助治疗的三种药物为美沙酮、丁丙诺啡或纳曲酮。

药物辅助治疗 OUD 患者的效果是显著的，其中使用美沙酮的患者保留率为 60%～84%[31, 32]，而使用丁丙诺啡的患者也有类似的结果[33, 34]。另一个非常重要的结果，是 OUD 患者死亡率也随着这些药物的使用而下降。在一项被广泛引用的比较丁丙诺啡和安慰剂的随机对照试验中，安慰剂组在第 2 个月的退出率为 100%，所有受试者的尿样都呈毒品阳性，死亡率为 20%[32]。经丁丙诺啡治疗的患者在 1 年内

表 27-1 DSM-Ⅴ版阿片类药物使用障碍的诊断标准

- 阿片类药物使用量和时间往往超过预期
- 持续努力减少或控制阿片类药物的使用，未获成功
- 大量的时间花费在获取、使用阿片类物质或摆脱其影响的必需活动上
- 渴望，或使用阿片类药物的强烈愿望或冲动
- 反复使用阿片类药物导致在工作、学校或家庭中未能履行主要角色义务
- 尽管阿片类药物引起或加剧了持续或反复出现的社会或人际问题，但仍继续使用阿片类药物
- 因阿片类药物的使用而放弃或减少重要的社会、职业或娱乐活动
- 在对身体有害的情况下反复使用阿片类药物
- 尽管阿片类药物有可能引起或加剧身体或心理问题复发或持续，仍然继续使用
- 有药物耐受的表现 *
- 有戒断反应 *

*. 这一标准不适用于在适当医疗监督下服用阿片类药物的患者。诊断 OUD 在 12 个月内至少应满足其中 2 条诊断标准。如果在连续的 12 个月内符合 2 条或 3 条诊断标准，则为轻度；如果符合 4 条或 5 条诊断标准，则为中度；如果符合 6 条或更多的诊断标准，则为重度。这些诊断标准来自 DSM-Ⅴ

表 27-2 阿片类药物风险工具

	女 性	男 性
药物滥用家族史		
酒精	1	3
毒品	2	3
药物滥用个人史		
酒精	3	3
毒品	4	4
处方药	5	5
年龄 16—45 岁	1	1
有青春期前性虐待史	3	0
心理疾病		
注意缺陷障碍、强迫症、双相情感障碍和精神分裂症	2	2
抑郁症	1	1
总分		

阿片类药物风险工具可用于筛查患者并提示阿片类药物使用风险。0～3 分为低风险，4～7 分为中等风险，8 分以上为高风险

改编自 Webster and Webster 2015[11]

的保留率为 75%，死亡率为 0%[33]。一项评估美沙酮与丁丙诺啡治疗 OUD 患者的 Meta 分析发现，接受 8～12mg/d 丁丙诺啡治疗的受试者中断治疗的相对风险是接受 50～80mg/d 美沙酮治疗的受试者的 1.26 倍，尿液检测阳性率比接受 50～80mg/d 美沙酮治疗的受试者高 8.3%[34]。然而，在其他剂量的美沙酮组中观察到不同的退出率。例如，接受少于 60mg/d 美沙酮剂量的患者比接受 80mg/d 或更多剂量美沙酮的患者更有可能放弃治疗[35]。

三、急性疼痛治疗目标

对 OUD 患者新发疼痛的适当处理必须分辨疼痛的来源（即术后新发急性疼痛 vs. 慢性疼痛急性加重）。管理应包括多学科方法和多模式的药物和非药物治疗。治疗 OUD 患者的急性疼痛的目标是防止戒断，提供足够的镇痛，并避免在患者康复时复发（或在患者毒瘾发作时使疾病恶化）。

急性疼痛最常见的原因包括手术、骨折、牙科手术、割伤和烧伤。服用阿片类药物控制合并的慢性疼痛、OUD 或非法使用药物的患者不应该在急性疼痛发作期间有意戒断阿片类药物，因为有戒断反应和可能痛觉过敏的风险。包括非药物治疗、区域麻醉和（或）非阿片类药物在内的多模式治疗方案可能会减少对阿片类药物的额外需求[36]。与基于阿片类药物的急性疼痛管理相比，持续区域麻醉提供了更好的围术期镇痛，强烈建议在可能的情况下作为手术患者多模式疼痛管理计划的一部分。

四、阿片类药物使用障碍患者术后疼痛管理的挑战

在治疗 OUD 患者的急性疼痛方面存在许多挑战，包括戒断反应、药物耐受、慢性阿片类药物暴露引起的痛觉过敏，以及包括复发风险在内的心理共病状况。

（一）戒断反应

住院期间的戒断反应可能发生在患者服用阿片类药物剂量不足和（或）误用非法药物的情况下突然停药后，如昏迷患者或自愿隐瞒其历史细节的患者。戒断症状和严重程度可以通过临床阿片类药物

戒断量表（图 27-2）来诊断，症状包括情绪烦躁、恶心或呕吐、肌肉疼痛、流泪、流涕、瞳孔扩张、毛发竖立、出汗、腹泻、打哈欠、发热或失眠。戒断症状发生的时间取决于所用阿片类药物的类型。短效类阿片类药物，如二乙酰吗啡在最后一次使用后 8～24h 开始出现戒断症状，可能持续 4～10 天。长效类阿片类药物，如美沙酮在最后一次使用后 12～48h 出现戒断症状，可能持续 10～20 天。

（二）痛觉过敏

痛觉过敏是对疼痛刺激的敏感性增加。与对照组相比，OUD 患者的疼痛敏感性增加了 42%～72%[37, 38]。痛觉过敏的机制可归因于 NMDA 受体和 PKC 的中枢激活、脊髓强啡肽的上调和脊髓背角神经元的凋亡[39-41]。维持美沙酮治疗的 OUD 患者可能对血浆高浓度吗啡的抗伤害作用具有痛觉过敏和交叉耐受性。较高剂量的吗啡可能会缓解疼痛，但存在呼吸抑制的风险[42]。

（三）药物耐受

药物耐受被认为与阿片受体脱敏、内化和下调有关，而药物依赖和戒断反应主要是因为阿片受体

患者姓名：________________ 评估目的：________________	日期与时间：____/____/____：________
静息时脉搏： ________次 / 分 患者坐位或卧位 1min 后测量 0 分，脉搏≤80 次 / 分 1 分，脉搏 81～100 次 / 分 2 分，脉搏 101～120 次 / 分 4 分，脉搏＞120 次 / 分	**胃肠道不适：**过去 30min 内 0 分，无胃肠道症状 1 分，胃痉挛 2 分，恶心或大便稀薄 3 分，呕吐或腹泻 5 分，多次腹泻或呕吐
出汗：在过去 30min 内，不考虑室温或患者活动 0 分，没有报告寒战或潮红 1 分，主观报告有寒战或潮红 2 分，面部发红或明显湿润 3 分，额头或脸上有汗珠 4 分，脸上流汗	**震颤：**伸出手观察 0 分，无震颤 1 分，可以感觉到震颤，但无法观察到 2 分，可观察到轻微震颤 4 分，剧烈震颤或肌肉抽搐
不安：评估期间进行观察 0 分，能够静坐 1 分，报告坐立困难，但能做到 3 分，腿部 / 手臂频繁移动或不相干的运动 5 分，无法静坐几秒以上	**打哈欠：**评估期间进行观察 0 分，没有打哈欠 1 分，评估期间打了 1～2 次哈欠 2 分，评估期间打哈欠 3 次及以上 4 分，每分钟打好几次哈欠
瞳孔大小 0 分，室内光线照射时瞳孔大小正常固定 1 分，室内光线照射时瞳孔大小大于正常值 3 分，瞳孔中度扩大 5 分，瞳孔扩张到只能看到虹膜边缘	**焦虑或易怒** 0 分，无焦虑或易怒 1 分，患者报告越来越易怒或焦虑 2 分，患者明显易怒或焦虑 4 分，患者易怒或焦虑，难以参与评估
骨骼或关节疼痛：如果患者以前有疼痛，则只对阿片类药物戒断的额外成分进行评分 0 分，无骨骼关节疼痛 1 分，轻度弥漫性不适 2 分，患者报告关节 / 肌肉严重弥漫性疼痛 4 分，患者摩擦关节或肌肉，因不适而无法坐立不动	**鸡皮疙瘩** 0 分，皮肤光滑 3 分，可以感觉到皮肤的汗毛直立或手臂上的毛发竖立 5 分，明显的毛发竖立
流鼻涕或流泪：不考虑感冒症状或过敏 0 分，无流涕流泪 1 分，鼻塞或眼睛异常湿润 2 分，流鼻涕或流泪 4 分，不停地流鼻涕或眼泪流下脸颊	总分：__________ 总分是所有 11 项的总和 完成评估人员的姓名首字母缩写：________________

评分：5～12 分 = 轻度；13～24 分 = 中度；25～36 分 = 中至重度；超过 36 分 = 严重戒断

▲ 图 27-2　临床阿片类戒断量表

COWS 量表共 11 项，旨在监测阿片类药物戒断的症状和严重程度（改编自 Wesson and Ling 2003[194]）

逆适应[43]。临床上，药物耐受被定义为需求越来越高药物剂量才能获得相同的效果。然而，不同的阿片类药物产生耐受性的速度和程度不同，称之为差别耐受[44]。阿片类药物的镇痛效果产生耐受最为明显，其次是呼吸抑制，最后是外周效应，如胃肠道运动下降等。因此如果使用阿片类药物治疗 OUD 患者的疼痛，会对阿片类药物的镇痛作用产生耐受，但呼吸抑制的风险仍可能增加[44]。

（四）精神并发症

尽管没有明确的指向性因果关系，但物质使用障碍与慢性疼痛存在高度关联[45, 46]。合并慢性疼痛患者的物质使用障碍通常涉及其他物质，如苯二氮䓬类药物、酒精和大麻[47–49]。合并慢性疼痛患者精神并发症发生率也较高，包括重度抑郁障碍、焦虑谱系障碍、创伤后应激障碍和自杀风险[50]。资料显示，合并慢性疼痛是自杀的一个显著的独立危险因素[51]。自杀倾向的预测因素包括频繁的间歇性疼痛、睡眠问题和对自我心理健康感到消极。有趣的是，疼痛持续时间、强度 / 严重程度或类型与自杀风险无关。

五、接受手术的阿片类药物使用障碍患者的评估

对住院和门诊的 OUD 患者的评估最好采用多学科方法，包括精神病学、心理学、社会工作、物理治疗和（或）疼痛管理等领域的专家对其进行评估。与合并慢性疼痛和物质使用障碍患者的评估类似，患者应接受综合评估，包括其药物使用史、是否有活动性成瘾或正在治疗、其并发症（包括合并慢性疼痛病史和精神病史）、体格检查、患者当前的精神状态[52]。详尽的病史和体格检查应包括处方管制药物的使用情况（应根据该州处方药物监测计划进行验证）、所服用药物的剂量、娱乐性药物的使用情况、疼痛目标、恶心、呕吐、腹泻、焦虑和发抖等戒断症状（表 27–3），甚至可能对受管制药物和非法药物进行尿液毒理学筛查。如果患者有慢性疼痛史，也应评估休息时和活动时的基线疼痛强度。对于因非择期手术而入院的患者，应该预料到围术期（特别是术后）戒断症状。对于术后需要使用阿片类药物镇痛的患者，特别是出院后使用处方阿片类药物的患者，可能需要筛查阿片类药物滥用风险。虽然假设有 OUD 病史就可以预测风险增加，但通过简单的筛查工具可以进一步预测风险程度。例如，阿片类药物风险工具根据患者的药物滥用家族史、药物滥用个人史、年龄、青春期前性虐待史和心理疾病对患者进行评分[11]。

表 27–3　阿片类药物戒断症状，根据受影响的器官系统分类

胃肠道不适	• 腹部痉挛 • 腹泻 • 恶心 • 呕吐
流感样症状	流泪、流涕、发汗、发抖、毛发竖立
交感兴奋	• 瞳孔扩大 • 高血压 • 心动过速 • 震颤 • 肌痛 / 关节痛
精神症状	• 焦虑 • 易怒 • 烦躁不安 • 失眠 • 躁动
其他	打哈欠、打喷嚏

六、接受手术的缓解期阿片类药物使用障碍患者

处于缓解期且未接受药物治疗的 OUD 患者可能不再有身体依赖的体征和症状，但仍容易受到的影响。导致复发的诱因包括应激（如手术）和物质滥用（如阿片类药物）。因此，这些患者的复发风险特别高。对手术的焦虑、围术期的担忧［如经济、社会和（或）职业］和术后疼痛都是可能引发药物渴求和复发的应激源[53]，如果在围术期 OUD 复发，那么可能导致疼痛控制不佳[54, 55]。即使在手术前进行急性疼痛会诊，也有助于制定安全有效的围术期疼痛控制计划，包括区域麻醉、多模式药物治疗和出院计划[56]。出院规划可包括储存和处置未使用的阿片类药物，并寻求负责的朋友或家庭成员的帮助，协助管理患者的阿片类药物使用。此外还应考虑进行药物过量预防教育和处方一定量的纳洛酮[57]。

进行药物辅助治疗的 OUD 患者术后疼痛管理

应从继续家庭用药治疗方案开始。治疗应基于预期疼痛的程度，这取决于手术类型，并酌情选择非阿片类辅助治疗、局部麻醉和非药物治疗。镇痛计划中可以添加额外的阿片类药物，但前提是其益处大于风险。如果添加了额外的阿片类药物，应制定术后逐渐减量计划，以便在围术期后停止使用。此外，应与患者进行明确沟通，以设定期望值并防止阿片类药物升级。制定多学科出院计划也至关重要[58]。

七、阿片类药物使用障碍患者术后疼痛管理技术

（一）非阿片类药物治疗

使用大剂量阿片类药物的患者阿片类受体占用率高，而非阿片类镇痛药物通过与不同疼痛受体相互作用治疗疼痛。药物的类型应根据疼痛的类型而定，如炎症性疼痛、伤害性疼痛或神经病理性疼痛。使用非阿片类镇痛药减少了对额外阿片类镇痛药的需求。目前有关非阿片类镇痛药在减轻和改善围术期疼痛有效性的大多数证据并不适用于 OUD 患者。然而，许多疼痛学专家建议尽可能在围术期最大限度地使用非阿片类镇痛药治疗 OUD 患者。使用具有不同作用机制的镇痛药物的组合可以减轻疼痛，改善功能，减少阿片类药物的需求，并缩短住院时间。虽然没有得到充分的研究，但即使每种药物只对疼痛有轻度到中度的改善，联合用药也可能对术后疼痛有叠加或协同作用。

1. 静脉注射利多卡因

在脊髓损伤[59]、糖尿病神经病变[60]、中枢疼痛综合征[61]、慢性区域疼痛综合征[62]、带状疱疹后神经痛[63]患者中，已观察到全身使用利多卡因对慢性疼痛的缓解作用。神经病理性疼痛的病理生理机制之一是痛觉受体钠离子通道上调。伤害性感受器膜上通道密度的变化形成了一种电化学环境，使神经元更快地达到去极化阈值，从而导致痛觉信号的增加。利多卡因是一种钠通道阻滞药，可以通过降低这些钠通道的功能来调节神经病理性疼痛，逆转钠通道上调的作用[64]。虽然证据的质量有限，结果也有差异，但利多卡因已被证明可以改善术后疼痛评分，减少阿片类药物的消耗，减少恶心，缩短住院时间，缩短接受开放或腹腔镜手术的患者肠梗阻的时间[65]。例如，Koppert 等报道了 40 例接受腹部大手术的患者在术后 0～72h 内吗啡的使用量减少了 35%[66]。持续输注利多卡因需要 4～8h 才能达到稳定状态；注射 3 天后，时量相关半衰期为 20～40min，并且药物在健康个体中不累积[67]。然而，在停止注射后，其镇痛作用可以持续数小时甚至数天，部分原因是利多卡因具有抗炎作用，它可以阻止多形核粒细胞的激活，从而抑制炎症的级联反应[65, 68]。在一项随机临床试验中，180 名在全身麻醉下接受骨科手术的 OUD 患者被随机分配静脉注射利多卡因、氯胺酮或安慰剂。与氯胺酮组和安慰剂组相比，利多卡因组术后 24h 的疼痛评分和阿片类药物消耗量较低[69]。此外，利多卡因组的患者比氯胺酮组和对照组患者的躁动、过度镇静和嗜睡发生率更低。2018 年的一项 Cochrane 综述评估了围术期利多卡因的疗效，包括 68 个随机对照试验，作者的结论是，全身应用利多卡因对疼痛评分或阿片类药物摄入是否有临床影响并不确定。研究发现，肠梗阻减少的风险比为 0.37（95%CI 0.15～0.87），第 1 次排便的时间平均减少约 –7.92h（95%CI –12.71～–3.13），术后恶心减少的风险比为 0.78（95%CI 0.67～0.91）[70]。

2. NMDA 受体拮抗药

代表药物：氯胺酮、美沙酮、美金刚、金刚烷胺、右美沙芬。

NMDA 受体拮抗药可以调节脊髓痛觉纤维和中枢神经系统的伤害感受。氯胺酮是最常用的 NMDA 受体拮抗药。在亚麻醉剂量下，氯胺酮被用作镇痛药，以防止中枢敏化[71]和疼痛敏感性增加，后者以继发性痛觉过敏和痛觉超敏的形式扩散到原发损伤部位以外。氯胺酮可静脉注射用于住院患者和门诊患者。它也可以通过口服和鼻内使用，但在围术期通常采用静脉注射方式。住院患者的给药和监测将取决于当地医疗机构的预案（如根据所需的护理水平选择远程的方式进行监测）。一项评估围术期氯胺酮疗效的 Meta 分析报道，术后 24h 吗啡用量减少（15.7mg）且术后 48h 疼痛评分略有下降[72]。一项评估围术期氯胺酮效用的 Meta 分析包括 47 项针对无 OUD 受试者的研究，发现氯胺酮的使用减少了阿片类药物的消耗量、延长了首次需要镇痛药物的时间，并且在胸部、腹部和骨科手术中效果最好。不但阿片类药物使用较少，而且 32 个治疗组中有 25 个（78%）在术后某个时间点的疼痛程度低于安慰剂组[73]。在非 OUD、未使用阿片类药物治疗慢性疼痛共病的患者中，与安慰剂相比，氯胺酮输注可降低

平均疼痛评分，而阿片类药物用量无变化[74]。

右美沙芬是一种常见的镇咳药物和NMDA受体拮抗药，其与NMDA受体的亲和力低于氯胺酮。一项针对无OUD受试者的随机、双盲、安慰剂对照试验的Meta分析表明，围术期使用右美沙芬可减少术后24～48h的阿片类药物用量，并可减少术后1h、4h、6h和24h的疼痛评分[75]。在对无OUD的受试者进行的多模式超前镇痛辅助药物的Meta分析中，发现超前应用非甾体抗炎药、硬膜外镇痛和局部浸润麻醉有益处，但氯胺酮和右美沙芬的作用尚不明确[76]。

3. α_2 受体激动药

代表药物：右美托咪定、可乐定。

α_2 受体激动药作用于外周和中枢神经系统的 α_2 受体，产生镇静、催眠、抗焦虑、抑制交感神经和镇痛作用[77, 78]。α_2 受体激动药似乎能增强阿片类药物的镇痛作用[79]。

在对28项随机对照试验的Meta分析中，与安慰剂组相比，无OUD的患者围术期使用右美托咪定治疗，其术后1h的疼痛强度较低，术后24h的阿片类药物用量较低。此外，患者在麻醉后护理单元（postanesthesia care unit，PACU）中出现恶心的风险较低[77]。在另一项对30个试验的Meta分析中，分析了可乐定和右美托咪定的作用，发现两者都能减少术后吗啡的用量。使用右美托咪定后可减少术后2～24h的吗啡用量，吗啡用量累积减少30%。使用可乐定能减少术后12～24h内吗啡用量，吗啡累积用量减少25%[78]。α_2 受体激动药对吗啡的节约程度强于对乙酰氨基酚[80, 81]，但弱于氯胺酮[72]或非甾体抗炎药[81]。

4. 加巴喷丁类

代表药物：加巴喷丁、普瑞巴林。

抗惊厥药物通常用于神经病理性疼痛的治疗，并已证明在减少围术期疼痛方面有效[82–86]。术后组织损伤产生神经可塑性改变，导致脊髓敏化、痛觉过敏和痛觉超敏[87, 88]。抗惊厥药物通过抑制钠离子通道、钙离子通道活性、谷氨酸对周围神经系统和中枢神经系统NMDA受体的作用，可能在调节这些术后神经变化中起重要作用[89]。

加巴喷丁是一种抗惊厥药，可阻断电压依赖性钙离子通道的 $\alpha_2\delta$ 亚基，并被发现在无OUD患者中单次服用300～1200mg剂量时，可减少术后疼痛和阿片类药物需求[83, 84, 90, 91]。在没有OUD的脊柱手术患者的Meta分析中，发现加巴喷丁可以减少疼痛、阿片类药物的用量和尿潴留[91, 92]。然而，在评估全膝关节置换术后加巴喷丁疗效的Meta分析中发现，与安慰剂相比，疼痛评分没有发现差异[93]。

普瑞巴林的作用机制与加巴喷丁相似，但作用更强，不良反应更少[94]。研究发现，普瑞巴林与加巴喷丁在围术期有相似的疗效[85, 95, 96]。在一项系统综述中，普瑞巴林与安慰剂相比，可改善术后镇痛，并减少了术后MME[85, 97]。同样，在一项膝关节置换术的Meta分析中，使用普瑞巴林后疼痛在总分为11分的数值评定量表中减少了约0.5分[93]。一项对子宫切除术患者的Meta分析得出结论，普瑞巴林可减少疼痛、吗啡消耗和术后恶心呕吐（postoperative nausea and vomiting，PONV）[98, 99]。当普瑞巴林的剂量为100～300mg时，术前单剂量和围术期多剂量使用在急性疼痛结果上没有差异[85]。在一项对接受减肥手术患者研究的Meta分析中，术前单次应用75mg普瑞巴林并没有改善疼痛程度、术后恢复质量或减少阿片类药物用量[100]。然而，这可能是由普瑞巴林剂量低和在患者人群中的分布容积大导致的。脊柱外科患者的剂量研究支持这一结论，术前和术后12h给予150mg普瑞巴林可减少阿片类药物的用量。然而，低剂量75mg在术前和术后没有产生显著的阿片类药物节约效果[101]。遗憾的是，加巴喷丁和普瑞巴林都有滥用的可能，特别是在OUD患者中[102]，当与阿片类药物联合使用时，可能会增加呼吸抑制的风险[103]。

5. 非甾体抗炎药

代表药物：酮咯酸、塞来昔布、萘普生、布洛芬。

在对无OUD受试者的试验进行的Meta分析中发现，术后服用非甾体抗炎药已被证明可以在多种类型的手术中减轻疼痛，包括腰椎手术[104]、腹腔镜胆囊切除术[105]、剖宫产[106]，但不包括牙科手术[107]。

酮咯酸是一种非选择性COX-1抑制药，已被发现可减少术后疼痛，一些研究发现，使用酮咯酸可减少阿片类药物的用量25%～45%[108–111]。传统上，成人每6～8小时静脉注射15～30mg酮咯酸。即使是10～15mg酮咯酸也能有效地减轻脊柱手术后疼痛或急诊患者的疼痛[112, 113]。其他药物，如塞来昔布[114, 115]、萘普生[116, 117]、布洛芬[118, 119]，也被证明可以减轻术后疼痛。在一项评估术后疼痛管理的研究中，比较了布洛芬 400mg、羟考酮 5mg、布洛芬 400mg– 羟考酮 5mg 联合用药和安慰剂，布洛芬和布洛芬 – 羟考酮减少 50% 疼痛所需的治疗人数（number need to treat，NNT）（NNT=2.3，2.0～2.8）与单独使用羟考酮（NNT=2.9，2.3～4）相似，布洛芬 – 羟考酮联合用药的镇痛时间长于单独使用羟考酮[120]。在另一项研究中，减少 50% 疼痛 NNT 分别如下：酮洛芬 50mg 为 2.9，布洛芬 400mg 为 2.5，双氯芬酸 50mg 为 2.7[121]。

6. 对乙酰氨基酚

代表药物：N– 乙酰对氨基苯酚（N-acetyl-aminophenol，APAP），对乙酰氨基酚。

对乙酰氨基酚的作用机制可能涉及抑制前列腺素合成途径中的过氧化物酶反应[122]。手术前给予单次剂量对乙酰氨基酚可为约 1/2 的术后急性疼痛患者提供 4h 的有效镇痛。术后服用对乙酰氨基酚的 NNT 为 5，可延迟使用补救镇痛药超过 4～6h[123]。与安慰剂相比，静脉注射对乙酰氨基酚可将视觉模拟评分量表降低 1.6（95%CI 1.0～2.2），并在术后最初 4h 内将吗啡用量减少 30%[124]。在另一项研究中，对乙酰氨基酚在术后 24h 内使节约吗啡达到 20%[83]。虽然对乙酰氨基酚本身是有效的，但一篇 Cochrane 综述发现，布洛芬与对乙酰氨基酚联合使用比在相同剂量下单独使用任意一种药物都能提供更好的镇痛效果，不良事件发生的概率更小[125]。一项对非 OUD 肥胖患者静脉注射布洛芬与对乙酰氨基酚的随机对照试验中，两种药物可同等程度减少吗啡的用量，但布洛芬在镇痛方面更优[118]。

7. 肌肉松弛药

代表药物：巴氯芬、地西泮、卡立普多、替扎尼定、美索巴莫。

虽然有证据表明，GABA 作用的肌肉松弛药阻碍动物模型中 P 物质的释放[126, 127]，但缺乏证据证明其在减少术后疼痛方面的疗效。

由于存在停药风险，肌肉松弛药不应在围术期停用。2020 年，一项正在进行的临床试验评估了单剂量口服巴氯芬对使用过阿片类物质患者术后疼痛和阿片类药物用量的影响[128]。鞘内注射巴氯芬作为全膝关节置换术脊髓麻醉的辅助药，减少了术后阿片类药物的使用，并减少了术后 3 个月持续的术后疼痛[129]。地西泮与 $GABA_A$ 受体结合，通过增加 Cl^- 电导增强 $GABA_A$ 能活性，导致脊髓突触前抑制。地西泮是唯一一种被美国 FDA 批准用于治疗强直和肌肉痉挛的苯二氮䓬类药物，并且是治疗这些症状的常用药。然而，它很少被推荐作为一线药物，因为存在镇静的风险和潜在的依赖或滥用。

目前尚无已发表的研究评估美索巴莫对术后疼痛的疗效，但有一项研究评估了其对创伤后损伤的疗效，在住院的前 3 天内没有发现疼痛控制得到改善[130]。一项研究发现，在腹腔镜胆囊切除术前服用 4mg 替扎尼丁可以减少术后疼痛、阿片类药物的用量、在术后恢复单元的停留时间[131]。在另一项研究中，疝气修补术后使用替扎尼定可减少疼痛，延长首次使用镇痛药物的时间，并减少术后镇痛药物的总用量[132]。

8. 咖啡因

咖啡因是一种天然化合物，是中枢神经系统兴奋剂，其抗伤害作用与拮抗腺苷受体和阻断前列腺素合成位点有关[133]。一篇关于咖啡因作为镇痛辅助剂的 Cochrane 综述发现，咖啡因与常用的非阿片类镇痛药（如阿司匹林、非甾体抗炎药、对乙酰氨基酚）联合使用，可以在不增加不良反应的情况下延长镇痛的持续时间和有效性，有 5%～10% 的患者在添加咖啡因的情况下疼痛缓解超过 50%，单独应用咖啡因的 NNT 为 15[134]。另一项 Cochrane 综述评估布洛芬联合咖啡因的疗效，研究发现，200mg 布洛芬和 100mg 咖啡因的组合 NNT 为 2.1，可使疼痛缓解超过 50%[135]。在 2019 年的一项 Ⅰ 期试验中，没有发现咖啡因与阿司匹林或对乙酰氨基酚一起摄入后改变这些药物的血清浓度，这表明咖啡因通过药效学而非药代动力学相互作用增强了这些药物的镇痛效果[136]。

9. 艾司洛尔

利用 β 受体拮抗药的镇痛作用治疗人类痛觉超敏已有报道[137]。β 受体拮抗药也可用于减少手术后的应激反应和对阿片类药物的需求[138]。Meta 分析发现术中使用艾司洛尔可减少术中和 PACU 内阿片类药物的用量，而 PACU 疼痛评分无变化[139]。在没有 OUD 的减肥手术患者中，术中输注艾司洛尔的患者与硬膜外镇痛的患者疼痛评分相似；两组 PONV 的发病率也相似[140]。在择期腹腔镜胆囊切除术中，术中输注艾司洛尔患者的阿片类药物用量和术后 24h 内的疼痛程度并不劣于输注利多卡因者[141]。

10. 地塞米松

类固醇可作为共病慢性疼痛的辅助治疗，包括转移性骨痛、神经病理性疼痛和内脏疼痛。糖皮质激素已被证明可以减少炎症、水肿和受损神经的自发放电，从而减轻神经病理性疼痛[142]。地塞米松是最常用的糖皮质激素，因为它缺乏盐皮质激素的作用，半衰期长，效力比其他糖皮质激素更高。一些Meta分析评估了地塞米松对围术期疼痛的疗效，得出结论认为，地塞米松可以有效地减少术后疼痛和阿片类药物的用量[143-145]。

11. 利多卡因贴剂

利多卡因贴剂已用于治疗急性和慢性疼痛。利多卡因贴剂已被发现可有效缓解带状疱疹后神经痛和糖尿病神经病患者的疼痛[146]。在一项对接受妇科手术且使用正中切口的患者的研究中，在切口上使用利多卡因贴片可降低术后静息时的疼痛评分。然而，利多卡因贴剂并没有减少活动时的疼痛评分、吗啡的用量或住院时间[147]。一项Meta分析评估了其在治疗术后急性疼痛方面的疗效，并没有发现对疼痛、阿片类药物用量或住院时间有显著的益处[148]。

12. 大麻素

2020年，在clinicaltrials.gov网站上进行了许多临床试验注册，评估大麻素用于急性和慢性疼痛的治疗。大麻素可能有助于控制某些类型的慢性疼痛。一篇以大麻为基础的药物治疗神经病理性疼痛的Cochrane综述得出结论，与安慰剂相比，更大比例的患者体验到50%的疼痛缓解（21%vs.17%）[149]。然而，同时证据显示大麻素对控制术后疼痛没有帮助[150]。

（二）区域麻醉：椎管内阻滞、周围神经阻滞和局部浸润

在接受手术的OUD患者中使用区域麻醉尚未得到广泛研究。然而，有证据表明，与肠外阿片类药物相比，区域麻醉在改善术后疼痛方面有显著的效果[151]。因此，大多数专家建议在可能的情况下，对准备手术的OUD患者采用持续区域麻醉。硬膜外镇痛，无论导管放置位置、疼痛评估时间或输注药物种类，都比静脉注射阿片类药物和静脉PCA提供更好的术后镇痛[152, 153]。对9个随机对照试验的Cochrane综述显示，腹部手术后72h持续硬膜外镇痛比单独静脉PCA更能有效控制疼痛[154]。对接受腹部手术的老年患者进行的Meta分析发现，硬膜外联合应用局部麻醉药与阿片类药物可改善术后疼痛控制[155]。

用于四肢手术的周围神经阻滞也有助于控制术后疼痛。其他章节将详细讨论具体的区域麻醉技术。对于所有手术，无论导管位置如何，连续周围神经阻滞都能提供优于阿片类镇痛药的术后镇痛效果，减少阿片类药物的用量并降低相关不良反应[156]。对于腹部手术，腹横肌平面阻滞可使术后24h和48h吗啡用量低于安慰剂组[157]。如果不使用区域麻醉，将局部麻醉药浸润手术区域也可以减轻疼痛[158, 159]。在对全膝关节置换术患者的Meta分析中，与安慰剂组或不注射组相比，关节周围局部麻醉药的浸润与较低的疼痛评分、较少的阿片类药物用量、术后24h较大的活动范围相关[158]。在腰椎手术中，一项Meta分析发现，术后肌肉局部麻醉浸润可延长术后首次需要镇痛药物的时间，并且术后阿片类药物需求显著减少[159]。

（三）非药物镇痛治疗

总的来说，目前很少有研究评估用于治疗术后疼痛的非药物治疗方法。然而，针灸和一些身心疗法（mind-body therapies，MBT）已被评估用于疼痛治疗。身心疗法包括催眠、冥想、认知行为疗法和引导想象，这些方法已被证明对疼痛有中等影响[160]。在一篇对29项非OUD患者的随机对照试验进行的Meta分析中发现，与标准护理相比，催眠可以减少术后疼痛[161]。一项Cochrane综述表明，分心、催眠、认知行为疗法和呼吸干预有助于缓解儿童针头相关的疼痛或痛苦。不幸的是，证据的质量极低[162]。接受针灸治疗可能会减轻儿童术后疼痛和减少镇痛药用量，患儿和家长的满意度较高，并且无不良后果[163, 164]。一项系统性综述得出结论，用针灸治疗术后疼痛的成人阿片类药物用量较低，疼痛评分较低，恶心、头晕、镇静、瘙痒和尿潴留的发生率较低[165]。

（四）阿片类药物治疗

对于术前长期使用阿片类药物（并非用于药物辅助治疗）的患者，围术期应继续使用阿片类药物。如果患者不能在手术后服用口服药物，可以将口服吗啡等效药物转化为非肠道剂量的阿片类药物，并定期给药。对于有OUD病史的患者，应由多学科治疗团队制定包括阿片类药物在内的围术期疼痛管理计划。阿片类药物应在用尽所有其他疼痛管理策略后使用。应使用最低有效剂量的阿片类药物，处方阿片类药物应按时给药而不是按需给药。

对于住院患者管理，静脉PCA是急诊科和住院患者中满意度高的有效方法[166]。为了使PCA最有效，应告知患者在疼痛刺激（如物理治疗或换药）之前进行自控给药的重要性。如果镇痛药物剂量不足以提供有效镇痛，后续疼痛刺激之前的给药剂量应包含更高的单次补救剂量，可以通过PCA机器或护理人员给药。尽管还没有明确的共识或指南，对于阿片类药物耐受患者，建议的起始剂量应高于未使用过阿片类药物的患者。如果患者使用药物辅助治疗，则首选芬太尼等阿片受体亲和力高的药物。PCA与基础输注的药物使用通常取决于医务人员的偏好和机构惯例。

一旦患者术后能够耐受口服药物或进食，应计算出控制疼痛所需的阿片类药物总剂量。考虑到这一点，应重新开始基线家庭阿片类药物治疗，加上额外的阿片类药物以控制急性疼痛。鉴于OUD患者具有生理和心理依赖性，理想的情况是改用非注射制剂阿片类药物。医务人员必须认识到，在痛觉过敏和阿片耐受的情况下，往往需要更高剂量的阿片类药物，重要的是要在使用更高剂量和呼吸抑制之间取得平衡。在所有情况下，应采用肠道疗法来帮助改善胃肠动力。

根据CDC 2016年的建议，当有阿片类药物过量使用或同时使用苯二氮䓬的风险时，医务人员应考虑门诊使用纳洛酮[167]。对于住院患者，纳洛酮的医嘱应该及时，以便工作人员可以立即取得使用。大多数州都有法律，旨在保护开具和分发纳洛酮的医疗保健专业人员不承担民事和刑事责任[168, 169]（框27-1）。

框27-1　阿片类药物耐受患者的急性疼痛处理模式样本

- 计算家庭方案阿片类药物用量；如果患者能够耐受口服摄入量，则继续使用芬太尼贴片或其他长效药物进行基线控制
- 考虑将家庭计划阿片类药物增加30%
- 添加短效阿片类药物以缓解急性疼痛（家庭24h基线剂量的10%～20%），每1～4小时按需给予单次剂量
- 如果选择PCA，可以使用氢吗啡酮、芬太尼或吗啡
- 当考虑到药物耐受从一种阿片类药物转换到另一种阿片类药物时，应将新阿片类的剂量减少30%～50%

（五）接受药物辅助治疗的阿片类药物使用障碍患者的术后疼痛管理

使用药物辅助治疗的OUD患者，如使用丁丙诺啡、美沙酮或纳洛酮者，需要特别注意。由于纳洛酮是阿片受体拮抗药，不能用于辅助急性疼痛管理，应在咨询成瘾专家后在围术期停止使用。每天服用美沙酮和丁丙诺啡治疗成瘾，但它们的镇痛作用只能持续6～8h；因此，对于急性围术期疼痛管理来说，继续门诊给药方案治疗阿片类药物成瘾是不够的。使用药物辅助治疗的患者需要进行疼痛管理服务咨询，应联系患者的药物辅助治疗医生。

1. 美沙酮

美沙酮是一种长效阿片类受体激动药，通过维持高水平的阿片类耐受性和减少后续短效阿片类药物的欣快感，减少对阿片类药物的渴求。作为一种可能被滥用的受控物质，它只能由经美国SAMHSA认证的阿片类药物治疗项目（opioid treatment programs，OTP）进行使用。对于入院的患者，医务人员应联系美沙酮治疗项目小组以验证患者的用药剂量，并在住院期间中继续使用该剂量，包括手术当天[170–172]。如果术后口服美沙酮不可行，可将口服美沙酮改为静脉使用；转换比将取决于患者的基线剂量[170, 173, 174]。建议咨询疼痛专家以沟通镇痛方案。应使用非阿片类镇痛药，包括区域麻醉，并可使用传统的阿片类激动药作为疼痛控制的补充[171, 172]。医务人员也可以将美沙酮的每天剂量增加25%～30%，分次给药，每天3～4次，剂量滴定间隔5～7天[175]。如果增加剂量，可出现间歇性ECG异常，因为QT间期延长是美沙酮的不良反应，特别是术后患者更容易出现电解质紊乱[176]。此外，还应监测呼吸抑制[176, 177]。出院前，患者应拜访OTP决定是否恢复美沙酮治疗。术后美沙酮每天使用的最终剂量也应与OTP沟通。在未使用过阿片类药物的患者中，美沙酮已被反复证明是控制围术期疼痛的高效镇痛药[178, 179]。因此，如果需要额外的阿片类药物用于OUD患者的术后疼痛管理，应该强烈考虑使用美沙酮，无论是服用美沙酮用于药物辅助治疗（包括增加剂量、分次给药）的患者，还是那些没有服用美沙酮的患者。

2. 丁丙诺啡

丁丙诺啡是一种半合成的μ阿片受体部分激动药和κ阿片受体拮抗药，是可以在临床医生诊室开处方并在医疗监督下维持治疗的阿片类药物。尽管

丁丙诺啡的半衰期只有 3h，但它与阿片受体的结合有很高的亲和力，并且与阿片受体的解离速度较慢，因此具有较长的功能半衰期[180]。丁丙诺啡可用于治疗慢性疼痛和 OUD。2007 年，WHO 确认丁丙诺啡和丁丙诺啡 – 纳洛酮可用于治疗阿片类药物依赖，并将这两种药物列入 WHO 第 15 份基本药物标准清单。到 2017 年，在阿片类药物滥用危机最严重时，美国开出了 1460 万张丁丙诺啡处方[181]。由于处方数量如此之高，许多机构已经制订了他们自己的方案来处理使用丁丙诺啡的手术患者[57]。丁丙诺啡对阿片类受体的高亲和力可能是治疗急性疼痛的一个挑战，对于急性疼痛管理和持续的 OUD 治疗哪个更优先，专业人员之间仍然存在分歧。

2017 年，*Anesthesiology* 杂志上一篇被广泛引用的文章将那些预计术后轻度疼痛、中度疼痛和重度疼痛的丁丙诺啡使用者区分开。作者建议，对于预期有中至重度疼痛的患者，应在择期手术前逐渐减少和停止使用丁丙诺啡，并计划在术后使用更多的阿片类药物[182]。作者进一步建议，所有患者应最大限度地使用多模式镇痛，包括区域麻醉，并应与处方丁丙诺啡的医务人员协调共同进行随访。2018 年，*The Pain Physician* 杂志发表了丁丙诺啡使用指南。基于对 12 篇文章的回顾性分析，建议医生对预期有中至重度术后疼痛的患者在术前 3～5 天停用丁丙诺啡，并在手术前开具纯阿片受体激动药[183]。然而，在高度应激、情绪紧张的围术期停用丁丙诺啡有可能导致 OUD 复发[184]。

如果预期术后疼痛是轻微的，大多数医生建议继续使用基线剂量的丁丙诺啡并结合多模式镇痛作为补充[182]。如果预计术后疼痛为轻至中度，一些临床医生建议增加丁丙诺啡的每天剂量（最高 32mg/d），每 6～8 小时分次给药[183, 185]。2019 年和 2020 年的文献表明，如果预期术后会出现中至重度疼痛，围术期应继续使用丁丙诺啡，但术前应减少至 12～16mg/d（适用于服用>16mg/d 的患者）[182, 186–188]。围术期继续使用丁丙诺啡，即使剂量低于正常水平，也应继续使用以降低 OUD 复发的风险。在手术当天和术后急性期，如果预期会出现中至重度的术后疼痛，并且每天剂量为>16mg，丁丙诺啡可分两个剂量给药（图 27–3）[186]。每天剂量 16mg 丁丙诺啡可与

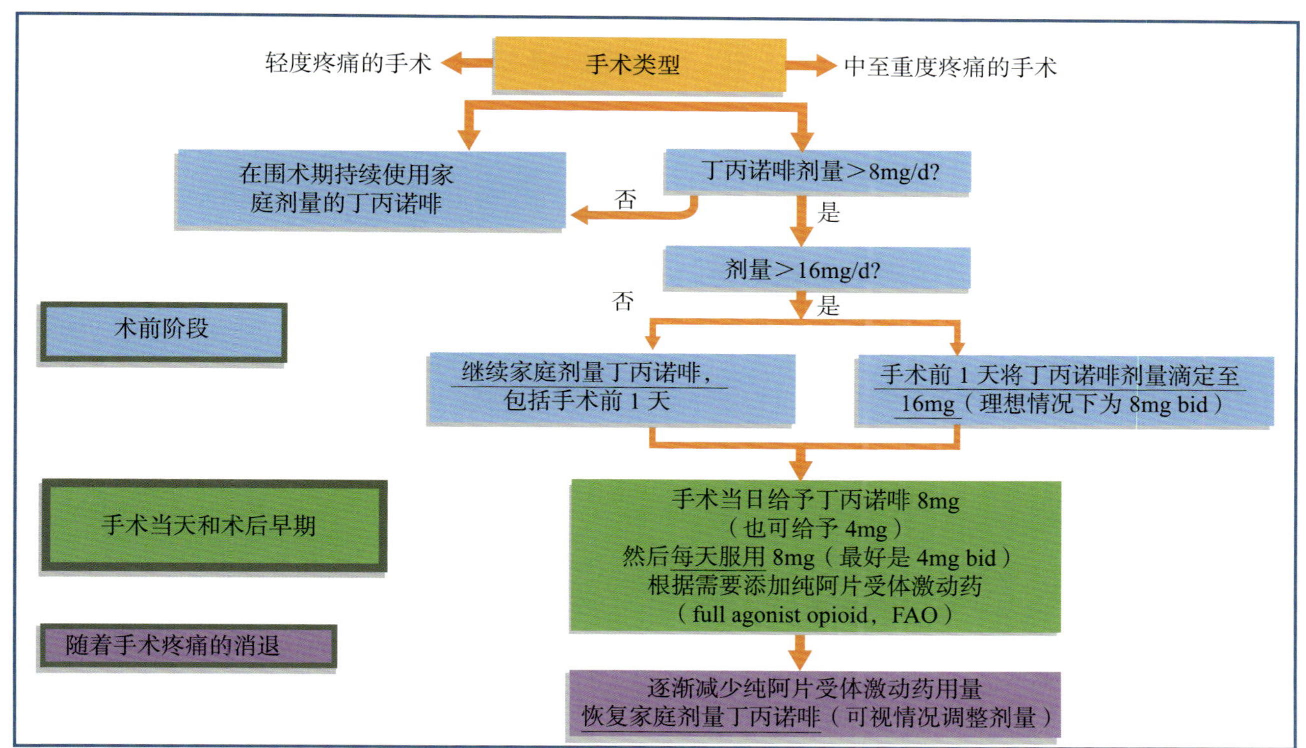

▲ 图 27–3　2018 年 3 月在麻省总医院实施的方案

bid. 每天 2 次；DACCPM. 麻省总医院麻醉、重症监护和疼痛管理科；mg. 毫克（经许可转载，改编自 Acampora et al.2020[186]）

70%～90%μ 阿片类受体结合[189]。

对于以下患者可能需要谨慎地将丁丙诺啡改为每天使用：①每月注射丁丙诺啡；②安排择期手术；③每天丁丙诺啡剂量为＞16mg；④预期有中至重度术后疼痛。对于使用丁丙诺啡月植入物的患者，一旦 4 周后达到稳定状态，其每天剂量约为 8mg/d，围术期应该继续使用[190]。当术后疼痛消退时，如果额外开了阿片类激动药，则应逐渐减少并停止使用，恢复患者术前的丁丙诺啡剂量。术前应根据患者的丁丙诺啡处方制订详细计划。

3. 纳曲酮

纳曲酮是一种与 μ 阿片受体竞争性结合的阿片类拮抗药，可作为口服制剂或每月肌内注射。围术期计划非常适合与患者讨论不同选择的风险和益处。术后疼痛管理对于接受纳曲酮治疗的 OUD 患者来说是一个临床挑战，术前应就纳曲酮处方与患者沟通[191]。对于口服纳曲酮的患者，应在手术前 72h 停用。对于皮下注射纳曲酮的患者，手术应安排在最后一次注射后至少 4 周。如果在患者服用纳曲酮时进行紧急手术，则需要更高剂量的阿片类药物来竞争性激动 μ 阿片受体[192]。相比之下，当纳曲酮未占据受体时，阿片类镇痛药可因阿片类受体上调而导致患者对阿片类药物的反应过度[193]。

结论

OUD 患者的术后疼痛管理很复杂，并且受益于多学科合作治疗计划。对于 OUD 患者来说，围术期是一个脆弱的时期，因为存在阿片耐受性、痛觉过敏、戒断及可能的精神障碍共病，他们可能面临对其疼痛不利的判断和治疗不足。强烈建议对有 OUD 病史的手术患者采用多模式疼痛管理方法。这种多模式方法应酌情考虑非药物疗法、区域麻醉和非阿片类镇痛药。阿片类镇痛药应仅在必要时和风险 – 获益分析后使用。对于使用药物辅助治疗 OUD 的手术患者，美沙酮应在围术期继续使用。然而，为了提供足够的镇痛效果，美沙酮应该分次服用，而不是每天 1 次。有强有力的证据表明，在未使用过阿片类药物的术后患者中，使用美沙酮与其他阿片类药物相比可以更好地改善术后疼痛。因此，对于 OUD 患者，应酌情考虑增加患者术后美沙酮的基线剂量，以改善术后疼痛管理。现在许多疼痛专家建议，对于使用丁丙诺啡治疗的 OUD 患者、目前正在接受手术的患者，丁丙诺啡应在围术期继续使用，以降低 OUD 复发的风险，并进行适当的疼痛管理。必须密切监测接受手术的 OUD 患者，并在术前制订围术期策略，包括为需要额外阿片类药物的患者制订阿片类药物减量计划。

要　点

- 超过 210 万美国人（0.7%）和全球 1600 万人患有 OUD。
- OUD 患者的死亡率明显高于非 OUD 患者。
- OUD 患者的急性疼痛管理必须在风险最小化框架内进行。
- OUD 的治疗应在围术期继续进行，尤其是药物辅助治疗，因为它已被证明是预防复发的最有效方法。
- OUD 患者术后疼痛的管理需要跨学科治疗团队。
- OUD 患者在控制疼痛时的围术期挑战包括痛觉过敏、阿片类药物耐受、戒断的可能性及其他精神疾病的发病率增高。
- 对接受手术的 OUD 患者的评估应包括患者是否病情缓解、过去和当前非法药物使用情况、当前药物使用的剂量和类型，包括药物辅助治疗。
- 术后疼痛管理应在使用阿片类镇痛药之前，最大限度地使用区域麻醉、非阿片类药物和非药物治疗进行镇痛。

第 28 章　小儿急性疼痛的评估和治疗
Evaluation and Treatment of Acute Pain in Children

Ravi Shah　Santhanam Suresh　Nicholas E.Burjek　著
谢　菡　译　　陆丽娟　校

对急性疼痛的认识和治疗是儿科学一个的重要组成部分[1, 2]。为防止疼痛应激反应造成的不良的神经、激素和发育变化，需要进行适当的疼痛治疗[3–5]。幸运的是，药物治疗和区域麻醉技术的进步帮助扩大了儿科急性疼痛治疗的范围[6]。此外，儿童急性疼痛诊疗的建立在确保儿童得到及时和持续的治疗方面发挥了重要的作用[7, 8]。

一、疼痛的发育神经生物学

对新生儿疼痛的研究一直是神经学领域的重要热点。出生时，伤害性通路就已经发育良好。疼痛应激反应能导致激素、代谢、心肺、情绪和行为上的变化[9]。一项对疼痛应激的脑灌注研究表明了与无害刺激相比，伤害刺激引起显著的脑灌注变化[10]。新生大鼠给予疼痛刺激的部位 A 纤维和 C 纤维显著增殖，并出现痛觉过敏[11]。同样，新生儿反复足跟刺痛会产生皮肤痛觉过敏，局部外用药物镇痛可以逆转[12]。因此，认为新生儿不会记住疼痛的经历或表达的不适，进而觉得其疼痛治疗不重要，是错误的观念。适当的镇痛可以减轻伤害性刺激引起的短期和长期影响，儿童的疼痛治疗应该得到和成人同样的关注。

二、小儿急性疼痛的评估

可靠的疼痛评估在有效的疼痛管理中必不可少[13]。然而，儿童患者可能因为太小，发育不成熟，或不愿意进而不能充分表达他们的疼痛程度[14]。这种患者的急性疼痛评估常依赖于观察者的描述，而年龄较大的儿童可能使用自我陈述的方式（表 28–1）[15–30]。观察性疼痛评估工具主要依赖于与疼痛相关的活动：肢体活动、面部表情和发声、生理变化，如心率和氧饱和度，以及儿童行为状态的解读。这些测量方法用于评估生理性疼痛［如早产儿疼痛评分量表（premature infant pain profile，PIPP）[16]，新生儿面部编码系统（neonatal facial coding system，NFCS）[17]］或术后疼痛［如安大略省东部儿童医院疼痛评分量表（CHEOPS）[31]，幼儿 – 学龄前儿童术后疼痛量表（toddler-preschooler postoperative pain scale，TPPPS）[23]］。FLACC 量表（面部、腿、活动、哭闹、安慰性）适用于所有年龄[32, 33]，而修订版 FLACC 量表（rFLACC）增加了可观察的行为以提高对认知障碍儿童的有效性（表 28–2）[34]。rFLACC 降低了在不同年龄和认知水平的患者中使用和验证的难度，成为不能自我报告患者评估的实用选择。观察性评估工具在特异性方面存在局限性，尤其是在包括生理参数时，这些参数可能会因为与疼痛状态无关的情况发生变化。尽管存在内在的局限性，但这些评分量表均已被证明具有结构效度及内在可靠性[18–22, 24–30]。

5 岁及以上发育良好的儿童通常可以就一个或几个有效的视觉模拟评分法［如彩色模拟评分法（colored analog scale，CAS）[26]］或面部评分法［如修订版面部表情疼痛评分法（faces pain scale-revised，FPS-R）[19, 35]、Oucher 评分法[21]］（图 28–1）进行自我报告。McGrath 和 Hillier[36] 开发了一个独立面部情感评分量表，用于测量疼痛影响和区别疼痛强度。有趣的是，总是挂着笑脸的人比那些面无表情的人疼痛程度更高[37]。观察者对儿童疼痛的评分与儿童自我评价之间的不同得到了很好的区分[38, 39]。因此，只要能获得可靠的儿童自我疼痛评估，就应将其视为“金标准”[40]。

已发布的大多数儿科疼痛评估工具多侧重于急性手术相关的疼痛[41, 42]。当疼痛变为慢性疼痛时，

表 28-1 小儿急性疼痛的临床评估方法

年龄组	方式	评估类型	疼痛种类
新生儿、婴儿	早产儿疼痛评分量表（PIPP）（早产和足月新生儿）[16]	行为表现、生理、孕龄	手术痛
	新生儿面部编码系统（NFCS）（早产和足月新生儿，≤18 月龄婴儿）[17]	行为表现	手术痛
	舒适程度（0—3 岁）[18]	行为表现、生理	手术痛、术后痛
	rFLACC 评分法（2 月龄—7 岁）[32-34]	行为表现	术后痛
幼儿和学龄前儿童	面部评分法[19, 20]	自我报告	手术痛、术后痛
	Oucher（≥3 岁）[21]	自我报告	手术痛
	扑克牌工具（4—8 岁）[22]	自我报告	手术痛
	幼儿 – 学龄前儿童术后疼痛评分法（TPPPS）（1—5 岁）[23]	行为表现	术后痛
	安大略省东部儿童医院疼痛评分法（CHEOPS）（1—7 岁）[24]	行为表现	术后痛
	儿童和婴儿术后疼痛评分法（CHIPPS）（0—4 岁）[25]	行为表现、生理、警觉、冷静	术后痛
	rFLACC 评分法（2 月龄—7 岁）[32-34]	行为学表现	术后痛
学龄儿童和青少年	彩色模拟评分法（CAS）（≥5 岁）[26]	自我报告	手术痛、复发性、慢性
	视觉模拟评分法（VAS）（≥5 岁）[26, 27]	自我报告	手术痛、复发性、慢性
	面部表情疼痛评分法	自我报告	手术痛、复发性、慢性
无法沟通的儿童及认知功能障碍儿童	非沟通儿童疼痛清单 – 术后疼痛版（NCCPC-PV），非沟通儿童疼痛清单修订版（NCCPC-R）[28, 29]	行为表现	手术痛、术后损伤、与慢性疾病有关的疼痛
	视觉模拟评分法（VAS）[30]	自我报告	手术痛
	rFLACC 评分法[32, 34]	行为表现	术后痛

疼痛行为学表现和感觉方面的改变可能无法被这些测量方法所评估[38]。儿童慢性疼痛的系统评估超出了本章的范围（见第 42 章）。

三、小儿急性疼痛的非药物处理

在儿童中，无论是单独的还是与药物干预结合在一起，通过认知行为疗法（如环境和行为疗法）来管理疼痛在调节疼痛方面已经证明是有效的[43-47]。认知行为疗法（如放松、解决问题、认知应对技能）和分散注意力的疗法（如深呼吸、看动画片、聚会派对和催眠）在有效缓解儿童手术相关性疼痛方面有强有力的实证支持[48-51]。

据推测，分散注意力的方法是通过吸引儿童，将他们的注意力从疼痛中转移开，从而降低感知疼痛的强度，并抑制感知疼痛的神经活动[52-58]。补充和替代医学技术，如针灸，也可当作儿童急性疼痛的潜在治疗方法[59, 60]。

最近的研究已经确定了导致术后疼痛恶化的术前危险因素，包括患者的行为，如应激后变化，以及心理和身体症状，如抑郁和疲劳[61-63]。需要进一

表 28-2 修订版 FLACC 行为疼痛评分法

类 别	0 分	1 分	2 分
面部表情	无特定表情或微笑	偶尔面部扭曲或皱眉，孤僻，漠不关心，*难受和忧虑*	持续颤动下巴，紧缩下颚，紧皱眉头，*苦恼，惊恐或恐慌*
腿部活动	正常体位或放松状态，*肢体运动正常*	不适，无法休息，肌肉或神经紧张，*肌体间断颤动*	踢腿或抬腿，*痉挛明显增加，经常颤抖或抽搐*
体位	安静平卧，正常体位，可顺利移动，有规律的节律呼吸	急促不安，来回移动，*紧张，戒备行为，轻微烦躁（如头部前后晃动，攻击性强），浅快呼吸，间断叹息*	卷曲、痉挛或抽搐，*躁动，头部撞击，颤抖（不是僵硬），屏气，喘息或呼吸急促，严重浅快呼吸*
哭闹	不哭不闹（清醒 / 睡眠）	呻吟或啜泣，偶尔抱怨，*偶尔言语暴发或咕哝*	不断哭泣，尖叫或抽泣，不断地抱怨，*反复地语言暴发，反复地咕哝*
可安慰度	平静，满足，放松，不要求安慰	可通过偶尔身体接触，拥抱，被谈话而消除疑虑，分散注意	安慰有困难，*排斥照料者，抗拒照顾或安慰措施*

非斜体文本表示原始 FLACC 描述符。斜体文字表示修订版 FLACC 评分法增加的行为，提高了认知障碍儿童评估的效度[34]

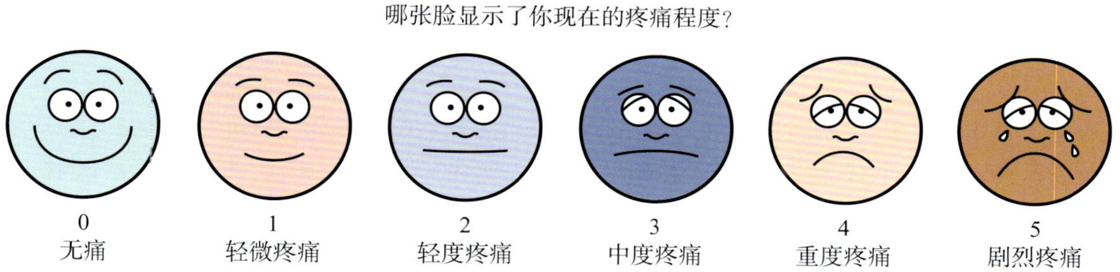

哪张脸显示了你现在的疼痛程度？

0 无痛　1 轻微疼痛　2 轻度疼痛　3 中度疼痛　4 重度疼痛　5 剧烈疼痛

▲ 图 28-1 面部疼痛评分

步的研究来确定心理和其他非药物干预是否对疼痛易感儿童群体有益。

四、疼痛治疗的方法

婴儿和儿童的急性疼痛可能有多种原因，包括手术、创伤、镰状细胞血管闭塞发作、肿瘤进展和治疗。非阿片类镇痛药可充分控制轻度疼痛，并且不良反应最小[64]。对于中至重度疼痛，最好采用非阿片类镇痛药、阿片类药物和局部麻醉的多模式镇痛方式。多模式镇痛涉及多种药物在疼痛通路的不同生物学位置协同作用（图 28-2）[65]。当单独使用高剂量阿片类药物治疗剧烈疼痛时，可能会发生不良反应（镇静、呼吸抑制、恶心、瘙痒、肠梗阻），多模式镇痛使得疼痛控制得到改善的同时不良反应减少[66, 67]。在制订最佳镇痛计划时，必须考虑患者因素，如并发症、发育水平、阿片类药物使用史和口服药物的能力，以及疼痛原因、严重程度、部位和预期疼痛持续时间。

（一）非阿片类镇痛药

1. 蔗糖

口服葡萄糖和蔗糖可产生轻度镇痛作用，因为腹侧纹状体和扣带回中的阿片肽可能在调节对富含能量的食物来源的积极反应方面发挥作用[68, 69]。Cochrane 数据库中的一篇综述表明，蔗糖对减少新生儿的生理性疼痛可能有效[70]。0.01～0.1g 的剂量可用于减轻 6 月龄以下婴儿的术后疼痛[71]。

2. 对乙酰氨基酚

对乙酰氨基酚通常用于减轻或消除各种小儿疼痛[72]。它可以通过口服、直肠和静脉给药。当剂量适当时，没有证据表明哪种途径会有更好的镇痛效果，此时口服给药是最经济的[73]。直肠和静脉给药用于无法口服药物的患者，常在围术期内使用。大

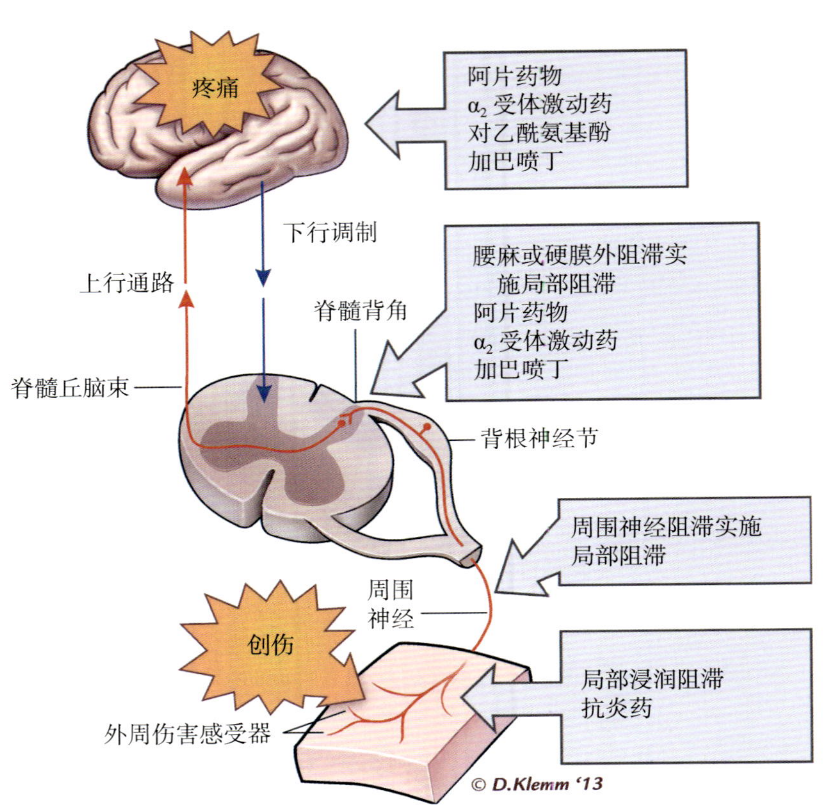

◀ 图 28-2 伤害性疼痛的疼痛机制途径及各类镇痛药作用位点（©David.Klemm）

多数患者需要较高的直肠给药剂量（即在2岁以上儿童中硬膜外注射30～40mg/kg负荷剂量，随后每4～6小时给予15～20mg/kg维持剂量）来达到有效血药浓度，并且个体间药代动力学差异很大[74, 75]。静脉注射对乙酰氨基酚比直肠给药具有更可预测的生物利用度，并能够更快地达到最大血药浓度，因此静脉注射有可能是住院患者首选的非口服给药途径[76]。

尽管少见，但对乙酰氨基酚有剂量依赖性肝毒性风险[77]。与年长儿童相比，新生儿由于肝肾功能发育不成熟而对对乙酰氨基酚的清除率下降。在早产儿中，药物剂量应该减少[78]。过量用药的另一个潜在风险是无意中从多个来源给药，包括非处方的感冒药和固定剂量的阿片类药物复方制剂，这两种通常都含有对乙酰氨基酚。在推荐使用对乙酰氨基酚之前，患者正在服用的所有药物，包括无须处方即可获得的药物，都应仔细审查（表28-3）。

3. 非甾体抗炎药

NSAID广泛应用于儿童，可通过口服、静脉注射、肌内注射给药。NSAID是治疗各种疼痛的有效手段。它被证实治疗儿童轻度创伤性肌肉骨骼疼痛较阿片类药物更有效[79]。NSAID在术后使用时，可产生相当于一剂阿片药物的镇痛作用，无论是否使用额外的阿片类药物，均可减少恶心、呕吐、呼吸抑制和其他不良反应[72, 80, 81]。酮咯酸常用于儿童，可通过静脉或肌内途径给药。

NSAID对血小板功能影响的临床意义仍有争议，这导致一些人在有明显术后出血风险的手术中避免使用NSAID。已知的不良反应包括出血、肾毒性和胃炎，在长期用药和并存疾病的情况下更易发生。NSAID的不良反应多见于新生儿；6月龄以下新生儿慎用，小于21天或胎龄小于37周的禁用[82, 83]。动物实验的证据引起了人们对NSAID可能干扰成骨的担忧。然而，对儿童在脊柱融合或骨折手术修复后接受短疗程NSAID（包括酮咯酸）的研究似乎并没有增加骨折不愈合的风险[84, 85]。阿司匹林是一种独特的NSAID，不可逆地抑制COX-1和COX-2。因有患Reye综合征（一种严重的急性脑病）的风险，不应常规用作18岁以下患者的镇痛药[86]。

4. 加巴喷丁类药物

抗癫痫药物加巴喷丁和普瑞巴林已被用作神经病理性术后疼痛治疗的辅助药物，如脊柱后路融合术后的疼痛。虽然目前缺乏强有力的证据，但一项研究确实表明，在小儿脊柱后路融合术后使用加巴喷丁可以改善疼痛症状，减少阿片类药物的使用[87]。

表 28-3　非阿片类镇痛药剂量

药　物	剂　量	给药间隔（h）	每天最大给药剂量（mg/kg）	每天最大给药剂量（mg）
对乙酰氨基酚*（口服）	10～15mg/kg	4～6	75	3000
对乙酰氨基酚*（静脉注射）	15mg/kg	6	75	3000
对乙酰氨基酚*（直肠给药）	负荷剂量：30～40mg/kg 维持剂量：15～20mg/kg	6	75	3000
布洛芬^	5～10mg/kg	6～8	40	2400
酮咯酸（痛立克）^,#	0.5mg/kg	6	2	120
塞来昔布（口服）	10～25kg：50mg ＞25kg：100mg		12	400
加巴喷丁（口服）	＜50kg： 负荷剂量 15mg/kg 维持剂量 5mg/kg ＞50kg：300～600mg	8		
普瑞巴林（口服）	＜50kg：无临床证据 ＞50kg：50mg	8～12		
氯胺酮（静脉注射）	0.1～0.2mg/（kg·h）	连续性给药		
地西泮（口服，静脉注射）	0.05～0.1mg/kg	6～8		

*. 早产儿和足月新生儿应减少剂量
^. 小于 6 月龄的新生儿慎用
#. 避免在胎龄小于 37 周或出生后 21 天的新生儿中使用

目前没有研究论证这些药物在儿童其他手术后使用的效果，但成人研究证据支持在大型腹部手术后使用加巴喷丁和普瑞巴林[88]。

5. 氯胺酮

氯胺酮已被作为儿科住院患者多种疼痛治疗的辅助用药。术中推注给药时，它可以改善术后早期疼痛评分，减少阿片类药物的使用，并降低谵妄的发生率[72]。尤其患有镰状细胞病或癌症的急性或慢性疼痛发作的患者使用小剂量氯胺酮可有效缓解疼痛[89, 90]。这些患者因阿片耐受和阿片诱导的痛觉过敏而面临疼痛控制不良的风险，可通过氯胺酮拮抗 NMDA 谷氨酸受体而逆转[91]。

6. 肌肉松弛药

地西泮是一种具有肌肉松弛作用的苯二氮䓬类药物。它通常用于减轻骨科手术后肌肉痉挛性疼痛，包括大肌肉群分离，如脊柱侧弯的脊柱后路融合术和髋关节发育不良的髋臼周围截骨术[92, 93]。苯二氮䓬类药物尤其是与阿片类药物同时使用时，可引起镇静和呼吸抑制。因此，在大剂量联合使用时，应进行呼吸监测[94, 95]。儿科使用的其他肌肉松弛药包括巴氯芬和替扎尼定。

（二）曲马多和可待因

曲马多和可待因均作为前药给药，内在活性弱，经酶 CYP2D6 代谢后激活[96]。曲马多的活性形式是一种同时拥有阿片类和非阿片类药效的特殊药品。相反，可待因代谢成吗啡，发挥单纯阿片类作用。这两种药物以前均用于控制儿童疼痛[97, 98]。

CYP2D6 酶的遗传变异导致这些药物活性形式时的血清浓度存在很大差异。慢代谢物产生的活性药物水平较低，并且镇痛效果较差，而超快速代谢者迅速产生非常高的活性药物血清浓度，并且有不良反应的风险，包括呼吸抑制[99]。针对几例由于可待因超快速代谢引起的儿童死亡事件，美国 FDA 于 2017 年发布了一份警示，建议哺乳期女性、所有小于12岁的儿童、12—18岁中有因阿片类药物引起呼吸暂停风险的患者（包括阻塞性睡眠呼吸暂停、肥胖、肺部疾病或扁桃体切除术后的患者）不要使用这两种药物[100]。因此，在儿科患者中，可待因几乎完全被其他口服阿片类药物取代。由于曲马多的独特作用机制，对一些儿童慢性疼痛患者仍有作用。然而，曲马多通常需要在几天到几周内滴定到目标剂量，以防止嗜睡等不良反应，在治疗儿童急性疼痛方面的应用有限。

（三）阿片类镇痛药

1. 阿片类药物流行期间的管理

在21世纪的前20年，阿片类药物滥用危机困扰着美国，滥用率和过量致死率飙升。虽然阿片类药物的滥用受到了广泛关注，但大多数法律和治疗方案都是针对成年人的。不幸的是，所有年龄的儿童也受到了影响，任何治疗儿科疼痛的人都必须意识到他们的患者可能受到这场全国性危机的影响[101]。

妊娠期间使用阿片类药物导致新生儿戒断综合征（neonatal abstinence syndrome，NAS）的发病率上升，美国现在每年约有32 000名婴儿确诊。NAS可能导致中枢神经、自主神经、呼吸系统和消化系统失调，因此需要高水平的新生儿治疗以控制发病率。NAS让接受手术的患儿的疼痛管理变得复杂，并可能有额外的长期生理、心理和行为影响，但尚未完全确定[102]。

生活在使用阿片类药物的成年人家中的幼儿和儿童面临意外摄入和过量服用阿片类药物的重大风险[103]。社区中未使用的阿片类药物数量不断增加，导致1999—2016年因阿片类药物使用过量而死亡的儿童人数增加了近3倍[104]。

药物使用混乱通常始于儿童后期和青春期，过去20年中，这一人群中的阿片滥用和死亡人数也急剧增加[105]。即使是在外科手术后适当开出阿片类药物以缓解疼痛的青少年，也有随后滥用阿片类药物和其他药物并成瘾的风险[106, 107]。

尽管存在这些问题，但经常需要用阿片类药物来治疗婴儿和儿童所受的不必要的痛苦。它们仍然是年轻患者术后理想的疼痛治疗方案的基本组成部分，也是治疗镰状细胞病、囊性纤维化和癌症等慢性疼痛的基本治疗。为了负责地照顾有疼痛的儿科门诊患者，医务人员应采取措施减少意外或故意滥用阿片类药物的机会。父母应安全保存任何阿片类药物，最好是锁在孩子无法接触到的地方。还应该告诉父母，一旦患儿不再需要阿片类药物，就立即妥善处理掉它们，要么在当地的药物回收点，要么将它们冲下厕所，要么将它们与洗碗皂或猫咪垃圾混合后扔进垃圾中。最后，医生通过在门诊开出能合理缓解患者疼痛的预期最低阿片类药物剂量以减少社区中其未使用的数量，特别是针对外科术后疼痛等急性适应证。

2. 阿片药物治疗

阿片类药物可以通过口服、胃肠外、鼻内[108, 109]和脊髓途径给药。新生儿的阿片类药物清除率较低，但在出生后6个月就能达到成熟水平[110]。因为1岁时对气道阻塞和低氧血症的呼吸反射才成熟，所以阿片类药物诱导的呼吸抑制可能在新生儿和婴儿中更明显[111]。患有阻塞性或中枢性睡眠呼吸暂停的儿童也有着阿片类药物诱导的呼吸抑制和镇静的高风险，对于相似年龄和体重的典型患者，阿片类药物应该以大约50%的初始剂量开始使用[112]。表28-4列出了没有严重并发症的患者初次使用阿片类药物的起始口服剂量。当患者不能口服药物或因无法控制的严重疼痛需要快速起效时，可选择静脉注射阿片类药物。

高剂量阿片类药物会导致各种不良反应，包括镇静、呼吸抑制、恶心、呕吐、肠梗阻、便秘、皮肤瘙痒。这些不良反应可显著延长患者的康复时间，这些不良反应引起患者的不适可能比需要阿片类药物治疗的疼痛更多，对于疼痛控制不佳的患者，应尽可能多地使用非阿片类镇痛药和区域阻滞，目的是减少阿片类药物的需求量，更好地控制疼痛，减少不良反应，提高功能水平，加快恢复。阿片类药物相关不良反应的管理办法见表28-5[113]。

（四）PCA

PCA可以为儿童和青少年提供可控、可滴定的自控镇痛。多项试验证明在6岁以上儿童中应用PCA的安全性和有效性[114]。PCA目前用于严重术后疼痛或不能耐受口服药物（如化疗引起的黏膜炎）的患者进行阿片镇痛的标准方法[115]。患有严重急性非手术疼痛的患者，如镰状细胞血管闭塞性疼痛或癌症疼痛的急性恶化，也可以使用PCA快速滴定缓解疼痛。

吗啡、芬太尼和氢吗啡酮是PCA的常用阿片类药物。由于PCA需求剂量相对较小，一般用于维持镇痛效果，因此在使用PCA前，应该给予一定的负荷剂量从而有效控制疼痛。持续输注阿片类药物可与 PCA 搭配使用，以取代长期阿片类药物需求或改善手术后痛苦的第一晚的睡眠质量[116]。持续输注往往导致阿片类药物使用过量，并更可能发生呕吐和镇静的不良反应。因此，使用持续输注时应谨慎，尤其是有呼吸抑制风险的患者[117-119]。表 28-6 列出了无明显并发症的无阿片耐受患者 PCA 的建议剂量参数。使用 PCA 时应常规监测连续脉搏血氧饱和度和呼吸，因为有可能会输注过量阿片类药物[120]。

对于幼儿或有认知障碍的患者，阿片类药物的需求剂量应由护士（nurse controlled analgesia，NCA）或家人（PCA by proxy，PCA-P）管理。NCA 和 PCA-P 消除了 PCA 的一个内置安全机制，即患者通过对自身疼痛的感受来决定是否增加阿片类药物。因此父母必须接受相关指导，只有在患者清醒和疼痛的情况下才能按需按下镇痛泵最佳按钮，因为向睡眠中的患者按压镇痛泵按钮可能会导致呼吸抑制和阿片类药物过量[121, 122]。尽管存在这些风险，但在采取适当预防措施时，NCA 和 PCA-P 可以提供安全有效的镇痛措施[123]。

（五）区域阻滞

区域阻滞是减少小儿外科患者术后疼痛和阿片类药物使用的有效手段[124]。多种新技术[125, 126]和包括区域阻滞[127]在内的加快患者术后恢复方案的应用有助于增加药物利用率。然而，其使用率增加的最重要因素是区域阻滞比起全身麻醉在儿科患者能被更广泛地接受。

对于成人，区域麻醉最常应用于清醒或轻度镇

表 28-4　口服阿片类镇痛药给药指南

药　物	相对于吗啡的效价	标准初始剂量（mg/kg）	体重＞60kg 标准剂量（mg）	给药间隔（h）
吗啡	1	0.3	15～20	3～4
氢可酮	1～1.5	0.1～0.2	5～10	4～6
羟考酮	1～1.5	0.1～0.2	5～10	4～6
氢吗啡酮	5～7	0.04～0.08	2～4	3～4
美沙酮	1	0.1～0.2	10	6～12

表 28-5　阿片类药物相关不良反应的处理

不良反应	初步处理	二级处理
瘙痒	苯海拉明，羟嗪	静脉注射低剂量纳洛酮[166]
恶心，呕吐	昂丹司琼	异丙嗪，静脉注射低剂量纳洛酮[166]
尿潴留	减少阿片类药物剂量	留置导尿
呼吸抑制	减少阿片类药物剂量	静脉注射纳洛酮

表 28-6　PCA 剂量指南

药　物	负荷剂量	初始剂量	间隔时间（min）	持续输注
氢吗啡酮	10～20（μg/kg）	2～3（μg/kg）	5～15	2～3［μg/(kg・h)］
吗啡	0.05～0.1（mg/kg）	0.01～0.02（mg/kg）	5～15	0.01～0.02［mg/(kg・h)］
芬太尼	0.5～1（μg/kg）	0.15～0.2（μg/kg）	5～15	0.15～0.2［μg/(kg・h)］

静的患者。若出现疼痛或异感，则提示可能有针头穿刺不当或潜在神经损伤，而像耳鸣等症状可能是局部麻醉药进入血管导致全身中毒的早期症状。如果区域阻滞能达到进行外科手术水平的要求，就可以不进行全身麻醉，这样对有高危合并症的成年人尤其有利。相反，儿童如果在完全清醒或轻微镇静的情况下，他们可能因为害怕针头和侵入性方式而不配合。即使出现了损伤的征兆，年轻或发育不成熟的患者可能不能够将这些信息传达给他的医生。不合作的患者可能会在针头靠近脆弱组织时移动，从而增加损伤的风险。

超声可视化下置针会更准确，可避免损伤神经和血管，并减少达到预期结果所需的局部麻醉药剂量[128]。对儿童区域阻滞的大型多中心研究表明，与轻度镇静或清醒患者相比，在全麻下行区域阻滞并发症发生率低（与成人所见的情况相似），LAST 和神经并发症的发生率也有所降低[129-131]。因此，在全身麻醉或深度镇静下进行小儿区域阻滞现在被认为是标准的治疗[132, 133]。

1. 骶管镇痛

最常用的儿科区域阻滞技术之一是骶管阻滞，它的镇痛范围为腰骶部到中胸段皮肤水平[134]。骶管阻滞因体表标志易于触及、在婴儿和儿童能够简单快速穿刺、失败率和并发症发生率低而广泛使用[135]。一根钝头针穿过骶尾部韧带进入骶管（图 28-3）。当进入骶管时，会感觉到明显的落空感。超声检查可辅助骶管置管[136]。局部麻醉药包括布比卡因（0.125%～0.25%）和罗哌卡因（0.1%～0.375%），根据所需的麻醉水平，其剂量范围是 0.5～1.25ml/kg（最大容量为 30ml）。最常用的剂量是 1ml/kg 0.2% 罗哌卡因或 0.25% 布比卡因[137, 138]。由于难以判断阴性实验剂量，可在局部麻醉药中酌情使用 1：200 000U 肾上腺素。如果推注含肾上腺素的局部麻醉药后第 1 分钟心率增快大于 10 次 / 分或 T 波形态发生任何变化，应视为针头误入静脉内，在追加局部麻醉药前应调整针头位置[132]。

2. 蛛网膜下腔麻醉

早产儿全身麻醉的风险很大，蛛网膜下腔麻醉已建议作为腹股沟疝修补等手术的替代方案[139]。因术者技术不熟悉、手术时间意外延长腰麻持续时间不能要求等情况，蛛网膜下腔麻醉并未成为常规方法[140, 141]。蛛网膜下腔麻醉术后即刻发生呼吸暂停的

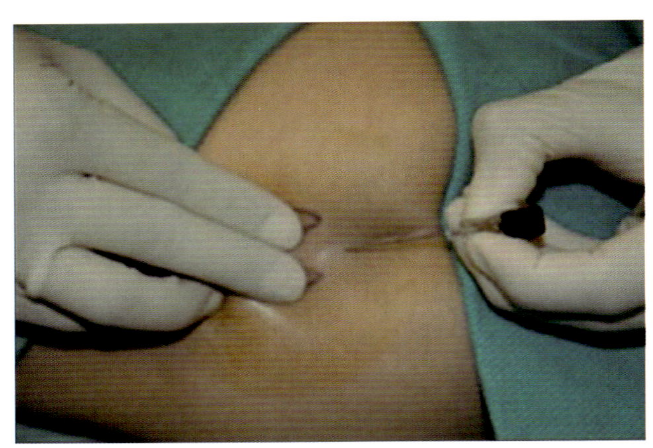

▲ 图 28-3　骶管阻滞体表标志及置管技术

概率降低，但术后 12h 内呼吸暂停发生率没有总体影响。因此，这项技术并不减少对早产儿进行术后长时间观察[142]。虽然对儿童全身麻醉的潜在神经毒性存在担忧，但通过蛛网膜下腔麻醉代替短时间全身麻醉用于疝修补术尚未发现对神经发育有任何影响，进一步限制了这项技术的适用性[143, 144]。

3. 连续硬膜外麻醉

连续硬膜外镇痛是婴幼儿常用的技术[145, 146]。硬膜外导管可置于胸、腰椎或骶尾部。也可以将导管插入骶管，并将其头部置入到所需的椎体水平，通过超声或硬膜外造影确认位置[147]。布比卡因和罗哌卡因是常用的局部麻醉药。局部麻醉药溶液的常见添加药物包括阿片类药物（如芬太尼、吗啡或氢吗啡酮）和 α_2 受体激动药（如可乐定）。新生儿、婴儿和儿童必须按照标准化的剂量参数给药，以避免区域麻醉相关的全身毒性反应[148]。儿童建议给药剂量原则见表 28-7。患者自控硬膜外镇痛可通过持续输注局部麻醉药，以及患者自行按压镇痛泵，增强镇痛效果[149]。

4. 周围神经阻滞

周围神经和干神经阻滞在小儿术后疼痛管理中起着越来越重要的作用[131, 147, 150, 151]。此外，这些技术是儿科创伤中实施镇痛的有效手段[152]。儿童周围神经阻滞一般在全麻超声引导下进行，并发症发生率低[131]。在合适患者中，经常进行头颈部、躯干和上肢和下肢阻滞，从而达到镇痛效果。表 28-8 作为参考点列入了这些部位阻滞的指征和推荐剂量，尽管各国剂量差异很大，表明有必要制定实践指南[153]。

5. 连续周围神经阻滞

在超声引导下连续周围神经阻滞（continuous

表 28–7 儿童硬膜外给药指南

药 物	药物浓度	起始速率	输液限制^
布比卡因	0.0625%～0.1%	0.1～0.2ml/(kg·h)*	≤0.4mg/(kg·h)
罗哌卡因	0.1%～0.2%	0.1～0.2ml/(kg·h)*	≤0.4mg/(kg·h)
芬太尼	2～5μg/ml		0.5～2μg/(kg·h)
吗啡	5～10μg/ml		1～5μg/(kg·h)
氢吗啡酮	2～5μg/ml		1～2.5μg/(kg·h)
可乐定	0.5～1μg/ml		0.5～1μg/(kg·h)

*. 儿科患者胸腔容积不应超过 10ml/h，腰椎容积不应超过 15ml/h
^. 胸腔硬膜外给药或新生儿给药最大剂量应减少

表 28–8 儿童周围神经阻滞常用剂量指南和使用指征

技 术	剂 量	最大容积	指 征
头颈部神经阻滞			
眶上神经、滑车上神经	0.1～0.15ml/kg	5ml	头皮切开术，前额开颅术
枕大、小神经	0.1～0.15ml/kg	5ml	头皮切开术，枕骨开颅术
眶下神经	0.1～0.15ml/kg	5ml	鼻外科、唇腭裂修补术
颈浅丛	0.1～0.15ml/kg	5ml	鼓室乳突手术，人工耳蜗植入
耳颞部神经	0.1～0.15ml/kg	5ml	鼓室乳突手术
上颌神经丛[167]	0.15ml/kg	5ml	唇腭裂修补术
上肢神经阻滞			
肌间沟神经丛	0.1～0.3ml/kg	15ml	肩关节和肱骨近端手术
锁骨上神经	0.1～0.3ml/kg	15ml	肘、前臂、手外科手术
锁骨下神经	0.2～0.3ml/kg	15ml	肘、前臂、手外科手术
腋神经	0.2～0.3ml/kg	15ml	肘、前臂、手外科手术
正中神经、桡神经、尺神经	0.1～0.15ml/kg	5ml	腕部、手部外科手术抢救 / 补充镇痛
指神经	0.05～0.1ml/kg	2～3ml	手指手术
下肢神经阻滞			
腰丛神经	0.3～0.5ml/kg	20ml	单侧髋关节或小腿近端手术
股神经	0.2～0.4ml/kg	15ml	股骨干骨折，膝关节手术，前交叉韧带修补术
内收肌管（隐神经）	0.2～0.4ml/kg	15ml	膝盖和小腿内侧或脚踝的手术
股外侧皮神经	0.1～0.15ml/kg	5ml	大腿外侧皮片移植，肌肉活检，或硬件切除
坐骨神经（臀间入路）	0.3～0.5ml/kg	20ml	膝关节手术

（续表）

技　术	剂　量	最大容积	指　征
坐骨神经（腘入路）	0.3～0.4ml/kg	15ml	膝关节手术，足 / 踝外科手术
踝关节阻滞	每根神经 0.1ml/kg	每根神经 1～3ml	多指修复术，足部异物切除术
躯干和胸部阻滞			
肋间神经	0.05～0.1ml/kg	1～3ml	开胸术，胸管置入
髂腹股沟 / 髂腹下	0.2～0.3ml/kg	15ml	腹股沟手术
直肌鞘	0.2ml/kg	10ml	脐腹壁疝修补术
椎旁神经[168]	0.3～0.5ml/kg	15ml	开胸术，漏斗胸修补术
竖脊肌平面[125]	0.3～0.5ml/kg	20ml	开胸术，剖腹手术，髋关节手术
腹横肌平面[169]	0.3～0.5ml/kg	20ml	剖腹，阑尾切除术，肾移植
腰方肌[170]	0.3～0.5ml/kg	20ml	下腹部、臀部和小腿近端手术
阴茎	0.1ml/kg	10ml	包皮环切术，尿道成形术
阴部[171]	0.3～0.5ml/kg	5ml	尿道下裂修补术

peripheral nerve blocks，CPNB）可用于儿科[154]。CPNB 单次注射通常可提供超过 12～16h 的有效镇痛，能够减少患者术后数天对阿片类药物的需求，以及减轻不良反应。橡胶弹性泵可在门诊实施 CPNB，这是一种相对便宜和易于使用的方法，可实现局部麻醉药的连续输注，而对操作者的要求很少[155, 156]。

2 项大型研究纳入了数千例用于儿童术后镇痛的 CPNB，发现失败或并发症的发生率较低。这些并发症大多与导管移位、闭塞或渗漏等轻微故障有关[156, 157]。这些研究都没有报道任何出现神经损害、严重感染或局部麻醉药进入血管等重大并发症的病例。表面感染在导管放置超过 3 天的情况下更常见，这与成人文献中的证据一致[157, 158]。

在小儿术后治疗中，使用 CPNB 最常见的指征是单下肢矫形术术后疼痛的大龄儿童[156, 157]。股神经导管用于在股骨远端或膝前手术（如前交叉韧带重建）的日间手术患者[159]。腘窝坐骨神经导管用于足部和膝盖手术的不良反应比硬膜外置管更少（图 28–4）[160]。腰丛导管可用于髋关节和大腿手术后单侧镇痛。

虽然臂丛神经导管不如下肢 CPNB 常用，但它可用于上肢手术术后镇痛。斜角肌导管可用于肩关节和肱骨近端手术，如肩袖修复术[161]，而锁骨上导管和锁骨下导管可用于肘关节手术或桡骨、尺骨和

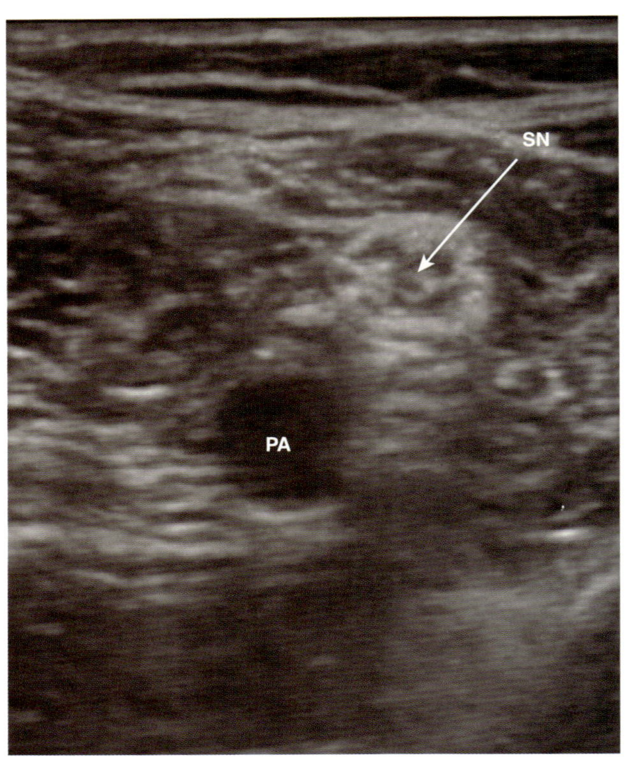

▲ 图 28–4　腘窝坐骨神经的超声解剖（箭）

PA. 腘动脉；SN. 坐骨神经

肱骨远端骨折修复后镇痛。

最近在儿科区域阻滞中最令人振奋的重大进展之一是引入了躯干和筋膜平面 CPNB，实现了胸腹壁的长时间镇痛，如连续的腹横肌平面、椎旁和竖脊肌平面（erector spinae plane，ESP）阻滞。与硬膜外导管相比，这些技术降低了硬膜意外穿破、交感神经切除、尿潴留、神经节出血或感染的风险，并可尽早达到术后恢复的标准，如行走和拔除导尿管[127]。这一项技术可用于禁用椎管导管或难以放置椎管导管的情况，如脊柱闭合不全或有脊柱侧弯融合病史的患者（图 28-5）[162]。TAP 和 ESP CPNB 的针放置位置相对较浅，远离关键结构，容易压缩。因此，当由于凝血功能障碍（包括在接受肝移植的患者）而禁用椎管导管时，可使用这些技术[163]。最后，椎管导管只用于住院患者，但躯干 CPNB 可选择性地用于日间手术患者[164, 165]。

结论

儿童急性疼痛的诊疗正面临着独特的挑战。专门的评估工具、针对患者发育水平的行为技术、认知阿片类药物滥用的严重影响、多模式镇痛及日益广泛的区域阻滞技术都在新生儿、婴儿和儿童的最佳治疗中发挥着重要作用。这一领域的不断宣传、研究和创新对于进一步减轻这些脆弱患者的痛苦至关重要。

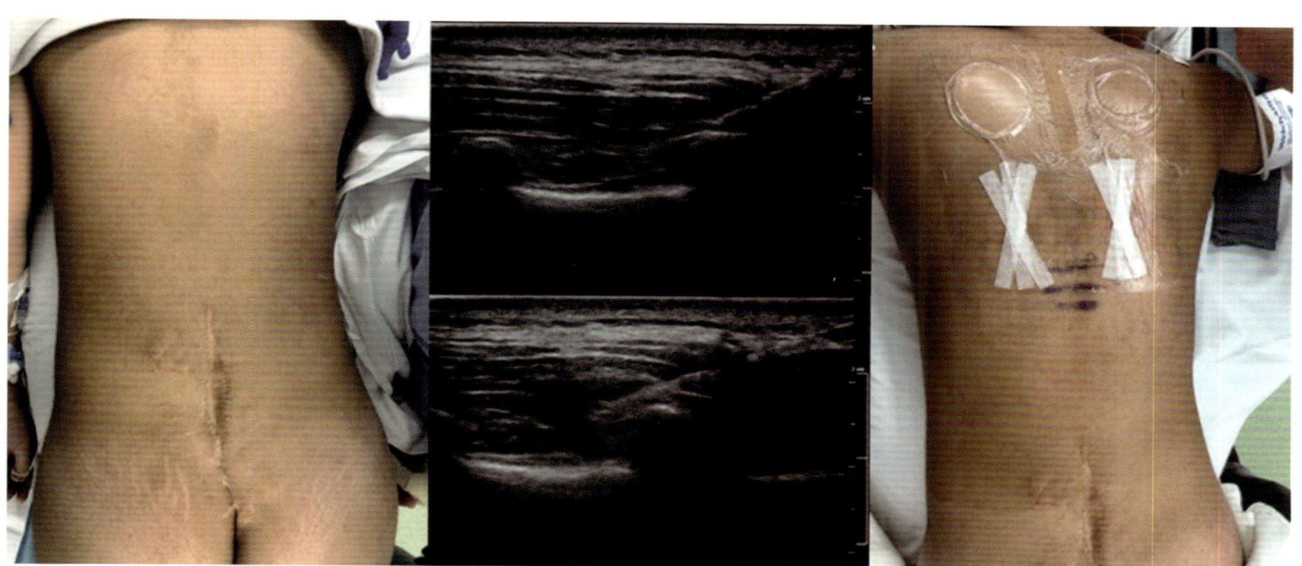

▲ 图 28-5 超声引导下于脊柱裂开腹手术患者 T_9 横突处双侧竖脊肌平面放置神经导管

要 点

- 疼痛管理是必要的，以防止新生儿和幼儿受到不利的激素水平、代谢、心肺、情绪和行为的影响。
- 根据患者的年龄、发育水平和提供反馈的能力选择正确的评分法，可以为儿童提供多种有效的疼痛强度的测量方法。
- 非阿片类镇痛药作为针对剧烈疼痛的多模式镇痛策略的一部分，可缓解轻至中度疼痛，减少阿片类相关不良反应。
- 所有年龄段的儿童都受到阿片类药物滥用的重大影响。
- PCA 配合阿片类药物可有效控制疼痛，提高患者满意度。
- 椎管和区域阻滞技术可有效缓解疼痛，可以在婴幼儿全身麻醉下安全地进行。
- CPNB 提供了特定位点镇痛，与硬膜外导管镇痛相比具有一定的优势。

第29章 腰 痛
Low Back Pain Disorders

Khalid Malik　Ariana M.Nelson　著
陈立平　译　　申　文　校

肌肉骨骼疾病在全球范围内都是比较常见的疼痛和致残的原因，在工业化国家尤其普遍；其中，又以腰痛最为常见[1]。腰痛是门诊就医最常见的就诊原因，仅次于呼吸系统感染，而且由于经常累及年轻人和在职人员，是导致与工作有关的残疾的最常见原因[2]。仅在美国，腰痛的支出，包括医疗的直接成本，以及残疾和生产力丧失的间接成本都在不断增加，每年可达到数十亿美元[3]。据报道，腰痛的终身发病率差异很大，为13.8%～31%[4]。这种差异很可能是由腰痛的定义不清和内涵的差异等原因造成。引起腰痛的原因千变万化，疼痛不仅可以源于脊柱内的各种脊椎和神经结构，还可能源于周围的肌肉、肌腱和韧带。此外，疼痛还可能涉及腹部和盆腔的内脏器官，以及邻近的关节。所以腰痛涉及的组织结构众多，包括椎间盘（intervertebral discs，IVD）、椎体、关节突关节、脊神经根（spinal nerve roots，NR）、脊柱和椎旁软组织、骶髂关节和髋关节。腰痛的可能病因也很复杂，我们可以将这些情况大体分为两大类来进行初步的处理：①如果不治疗，可能危及生命或者可能导致严重神经损伤的情况；②良性、自限性、不太可能造成神经损伤的情况[5]。第一大类疾病，通常包括原发性和继发性脊柱骨折或脱位，脊柱和相关神经结构的肿瘤和感染，强直性脊柱炎和类风湿关节炎等炎性疾病，Paget骨病等代谢疾病，以及脊柱侧弯和后凸等脊柱畸形。第二大类诱发脊柱疼痛的原因，包括各种良性和自限性疾病，如腰部扭伤和劳损、肌筋膜疼痛综合征（myofascial pain syndrome，MFP）、椎间盘突出（herniated disc，HD）、腰椎椎管狭窄（lumbar spinal stenosis，LSS）、退行性椎间盘疾病（degenerative disc disease，DDD）、椎间盘破裂、腰椎小关节综合征（lumbar facet syndrome，LFS）、骶髂关节功能障碍（sacroiliac joint dysfunction，SIJD）、峡部裂、腰椎滑脱和脊柱不稳（spinal instability，SI）。在本书中，我们讨论了与疼痛医学实践相关的腰痛的原因。本章着重讨论可能与椎间盘功能障碍（dysfunction of the IVD，DD）有关的腰痛病症，包括椎间盘突出症、腰椎椎管狭窄症、退行性椎间盘疾病、椎间盘破裂和腰椎小关节综合征。

腰痛的其他重要原因，如肌肉和韧带源性疼痛、肌筋膜疼痛综合征、骶髂关节功能障碍和脊柱不稳，虽然也可能涉及椎间盘病变，但通常多是独立出现的，本书的其他章节将进行专门的讨论。危及生命或者可能导致严重神经损害的情况，即第一大类，通常在转诊给疼痛科医生之前即被排除，超出了本章的范畴。腰痛通常以皮区（神经根性疼痛）或非皮区（牵涉性疼痛）的分布方式向下肢放射，本文将对这两种类型进行简要概述。

一、腰椎神经根综合征

（一）定义和术语

当出现疼痛、感觉异常和麻木呈皮区分布时，并且直腿抬高（straight-leg raise，SLR）试验阳性，伴有或不伴有感觉缺失、乏力和反射减弱，这些症状均是由脊髓感觉神经根（sensory spinal NR，SSNR）或背根神经节介导的[6]。腰椎神经根综合征（lumbar radicular syndrome，LRS）的这些症状可以单独出现。然而，更常与腰痛一起出现。据报道，腰痛患者中腰椎神经根综合征的发生率为12%～40%[2]。其他用于描述腰椎神经根综合征的术语还包括以下几种：腰椎神经根病，其暗示神经根损伤的客观体征，如感觉丧失、肌肉无力和反射减弱；腰椎神经根炎，其错误地认为炎症过程是神经根体征和症状的主要原因；腰椎神经根性痛，错误地认为疼痛总是主要症状。因此，术语腰椎神经根综合征可能是最准确的，因为它正确地反映了一系列由脊髓感觉神经根或背根神经节的病理状态或功能障碍继发的不同病因的临床体征和症状。坐骨神经痛这个术语也经常被用作腰椎神经根综合征的同义词。然而，这个术语错误地暗示了损伤的水平在周围神经而不是脊髓感觉神经根或背根神经节。由于躯体感觉的传入在脊髓和脊髓上水平的汇聚和重叠，各种腰部疾病引起的疼痛，如椎间盘破裂、小关节紊乱综合征、骶髂关节功能障碍，可以在不累及脊髓感觉神经根或背根神经节的情况下放射到下肢。这种疼痛呈非皮区样分布，通常可以放射到臀部和大腿外侧，很少放射到膝关节以下部位。

（二）病因学与鉴别诊断

当在脊髓感觉神经根和背根神经节位置产生的冲动被感知为受累轴突支配的神经区域，即皮区分布区的疼痛、麻木或刺痛时，就会引起腰椎神经根综合征（图 29–1）[6]。引起腰痛和腰椎神经根综合征的病理过程相似，但在腰椎神经根综合征中一定有脊髓感觉神经根和背根神经节的参与。椎间盘病变和椎管狭窄是腰椎神经根综合征的最常见原因。此外，肿瘤、感染、创伤、代谢和血管性疾病也可能累及脊髓感觉神经根、背根神经节和腰骶神经丛，偶尔产生神经根性体征和症状[7]。涉及坐骨神经的神经病变（如梨状肌和坐骨管综合征）也可引起下肢疼痛和感觉异常。然而，这些病变通常会影响多个皮区[7]。躯体牵涉痛，由于脊髓内的神经间聚集，除了呈现非皮区分布外，还具有深度疼痛的性质，缺乏神经根受累的客观表现。

（三）临床特征

尽管疼痛是主要症状，但神经根受累的其他特征还包括受累神经根分布区的感觉异常、麻木和无力。神经根性疼痛通常呈狭窄的条带样分布，表现为尖锐、电击样和针刺样疼痛[8]。客观体征包括步态不稳、感觉丧失、肌力减退和相应皮区反射减弱。腰椎间盘突出症和脊柱退行性疾病通常涉及低位腰脊神经根，而腰椎神经根综合征更危险的病因，如局部肿瘤侵袭，比较多见于侵犯高位的脊神经根[9]。腰椎和骶椎神经根受累的特点具体如下。

- S_1：大腿后侧、小腿后侧和足底疼痛、感觉异常和麻木，足趾行走困难，足跖屈无力，足底反射丧失。
- L_5：臀部、小腿前外侧、足背和第一足趾疼痛、感觉异常和麻木，足跟行走困难（跨阈步态），

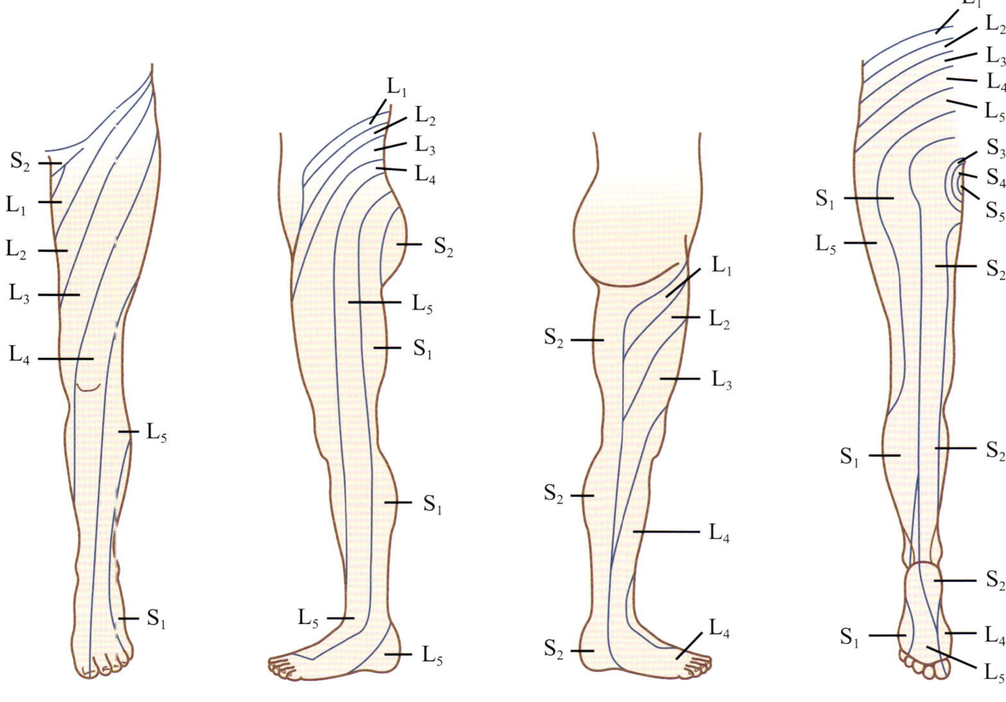

▲ 图 29–1 下肢皮区

脚踝和足趾背伸无力。

- L_4：大腿前侧、膝关节和小腿内侧上方疼痛、感觉异常和麻木，膝关节伸展无力，膝腱反射减弱。
- L_3 和 L_2：腹股沟和大腿内侧的疼痛、感觉异常和麻木，髋关节屈曲无力。
- 下位骶椎神经根：臀部和会阴部感觉减退（即鞍区麻木）和自主神经功能障碍，表现为直肠和膀胱功能障碍（典型的是尿潴留和便秘，随后是失禁），性功能障碍表现为男性勃起障碍，女性阴道麻木[10, 11]。

（四）神经根刺激的临床试验

可以进行一些测试来确认神经根刺激征的存在（框 29-1）。被动直腿抬高试验或直腿抬高试验评估了在踝关节背屈的情况下伸展下肢时神经根分布区是否存在疼痛加重的现象，这是由下位腰椎神经根向尾侧牵拉 1.4～4mm 所致[12]。因此，直腿抬高试验阳性提示下位腰椎神经根（L_4、L_5 和 S_1）的根性病变。当健侧下肢被抬高时，患侧下肢出现根性疼痛，这就是健侧直腿抬高试验（X-SLR）。虽然直腿抬高试验阳性具有较高的敏感性，但健侧直腿抬高试验对腰椎神经根刺激征的特异性更高[13]。在直腿抬高试验中，腰痛加剧通常归因于腰椎节段性的神经根运动[14]；中央型椎间盘突出，由于挤压到硬膜囊的前方，所以仅产生腰痛[15]。当患者坐位时，Tripod 试验与直腿抬高试验阳性的意义相一致，表现为患者坐位，膝关节伸直，足背屈。在股神经牵拉试验中，要求患者俯卧位，膝关节弯曲，髋关节伸展，可使 L_2 和 L_3 神经根处于紧张状态，试验阳性表明这些神经根受到了刺激。

框 29-1　确认神经根刺激征存在的试验

- 直腿抬高试验
- 直腿抬高加强试验
- 交叉直腿抬高试验
- Tripod 试验
- 股神经牵拉试验

二、腰椎间盘突出症

（一）历史与流行病学

尽管神经根性症状自古以来就为人所知，但直到 1911 年 Goldthwaite 首次将其归因于“椎间盘向后移位”[16]。据估计，有症状的腰椎间盘突出症在普通人群中的发生率为 1%～2%，每年大约有 20 万例腰椎间盘切除手术[17]。

（二）术语

椎间盘突出可定义为椎间盘移位超出椎间盘间隙之外（图 29-2）[18]。虽然髓核（nucleus pulposus，NP）通常是椎间盘突出的主要成分，但是突出物还包含其他成分（如软骨、骨和纤维环）[19]。用于描述椎间盘突出的各种术语包括髓核突出、椎间盘破裂、椎间盘脱出。然而，椎间盘突出似乎是最合适的，因为它表达了椎间盘的组成部分发生了位移的概念，而不管其来源。根据突出物的形态可以进一步对椎间盘突出进行分类[18]。当突出物的颈部（即基底部边缘之间的距离）大于任何给定平面上突出的椎间盘的最宽直径时，即为椎间盘膨出（图 29-3）。椎间盘脱出与椎间盘膨出相反，在任何给定的平面上，颈部的直径都小于突出的椎间盘最宽处的直径（图 29-4）。椎间盘游离是椎间盘突出的一种类型，突出物和椎间盘母体之间不存在连接。椎间盘突出也可以根据所覆盖纤维环（annulus fibrosus，AF）的完整性进行分类，与非包容性突出相比，包容性突出的区别在于移位的椎间盘组织被完整的纤维环结构所覆盖。值得注意的是，目前可用的诊断方法，包括 CT、MRI 和椎间盘造影术，均不能准确地确定纤维环的完整性，所以这些区别可能是不准确的。此外，椎间盘脱水、纤维化、椎间隙狭窄、椎间盘膨出、纤维环破裂和钙化等术语也在被使用。无论如何，这些均提示椎间盘的退变进程，并不能反映椎间盘突出[18]。

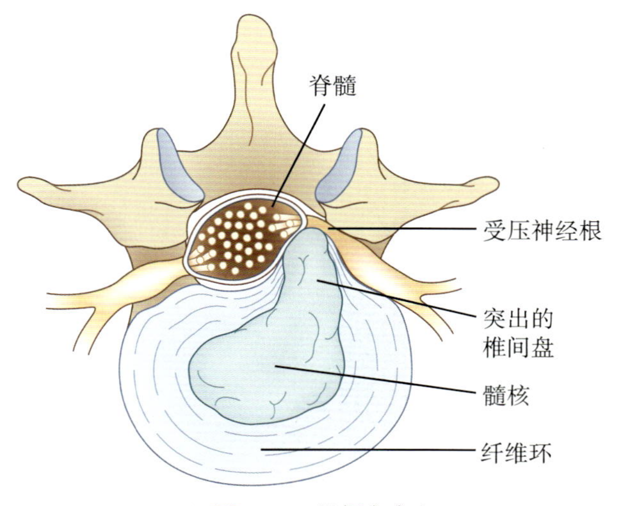

▲ 图 29-2　椎间盘突出

（三）病理生理学

自从 Mixter 和 Barr 在 1934 年首次报道了摘除突出的椎间盘组织后神经根性症状得到明显缓解，椎间盘突出被认为是腰椎神经根综合征最常见的原因[20]。动物研究数据表明，神经根受压会损害其营养供应，导致缺血性损伤[21, 22]，在对患有根性症状患者的影像学诊断研究中发现，椎间盘突出导致受累的神经根出现明显的变形[23]。因此，突出的椎间盘组织对神经根的机械性压迫（图 29–2）被普遍认为是腰椎神经根综合征的主要原因。然而，临床研究表明，神经根长时间的机械变形和暴露于椎间盘突出组织会产生疼痛，而仅有变形但没有暴露于椎间盘突出组织的神经根极少引起疼痛[23]。此外，在行椎间盘切除术时，从患者身上获取的椎间盘突出组织证明了炎性介质的存在[24, 25]，在动物模型中，髓核组织而非硬膜外脂肪是神经根产生根性疼痛的生理学和解剖学证据[26]。临床表现和肌电图证据证实，腰椎神经根综合征存在于脊柱影像学检查正常且没有神经受压的患者中[27]。综上所述，这些观察结果表明，炎症介质和炎症反应，而非机械压迫，在椎间盘突出导致的腰椎神经根综合征中起着核心作用。

（四）自然病史

椎间盘突出的自然病史相对良好，大多数患者（60% 以上）在最初的几个月内症状明显改善。然而，有相当一部分患者（20%～30%）无法改善[28]。临床症状的改善通常伴随着脊柱影像学上椎间盘突出物的消散[29]。与较小的椎间盘突出和膨出相比，较大的突出物往往缩小得更快，而且更容易缩小[30]。椎间盘突出的生理性回缩被认为是由于巨噬细胞的吞噬作用，巨噬细胞广泛分布在突出组织的最外层[31]。

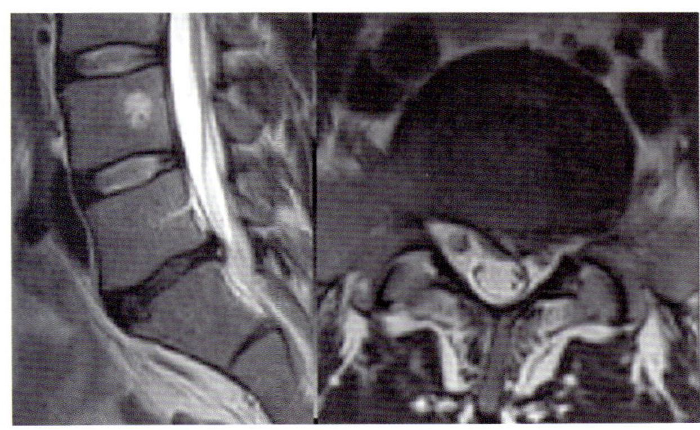

▲ 图 29–3　腰椎间盘突出症的 T_2 加权矢状位和轴位 MRI

因此，较大的突出物缩小更快的现象可以用大的突出物具有更大体表面积，利于吞噬来解释。

（五）临床相关性

大多数腰椎间盘突出发生在下位腰椎，以 $L_{4/5}$ 椎间盘最常见（59%），其次是 L_5/S_1 椎间盘（30%）和 $L_{3/4}$ 椎间盘（9%）[32]。这些水平的突出物会在受影响的皮区产生典型的神经根体征和症状，而中央型椎间盘突出主要导致腰痛，直腿抬高试验均可导致两者疼痛加重[15]。中央型巨大的椎间盘突出可导致神经损害和马尾综合征（cauda equina syndrome，CES）。

（六）马尾综合征

马尾综合征是由位于腰骶椎的构成马尾神经的脊神经根受压引起的，通常为急性压迫。马尾综合征的总体发病率较低，约占腰痛患者中的 4/10 000[33]。马尾综合征最常见的原因是巨大的中央型椎间盘突出，或有狭窄的椎管中有较小的椎间盘突出[10, 11]。马尾综合征比较少见的病因包括肿瘤脊柱转移、血肿、硬膜外脓肿、创伤性压迫、急性横断性脊髓炎和腹主动脉夹层。近 70% 的马尾综合征

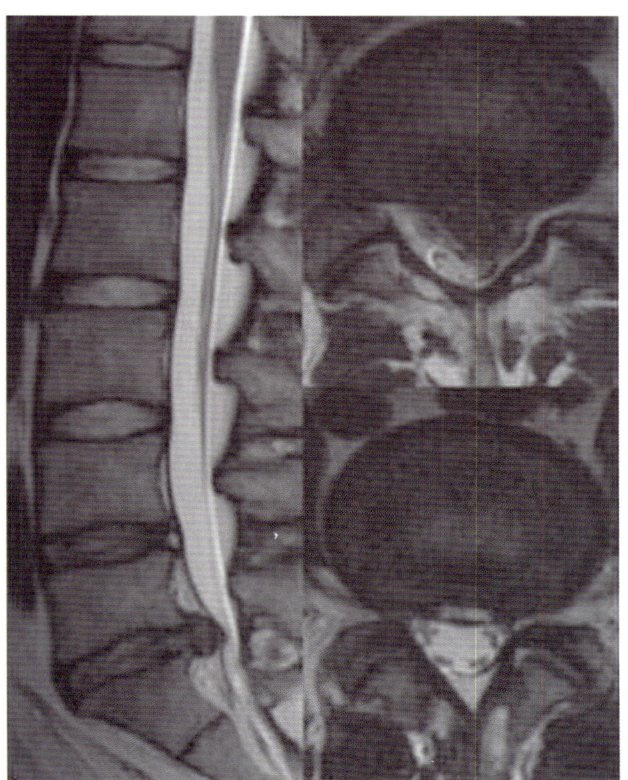

▲ 图 29–4　一名患有严重的轴性和下肢疼痛的 31 岁男性，其 MRI T_2 加权矢状位图像显示了两种不同的椎间盘病变。L_5～S_1 节段椎间盘向左后方突出，$L_{4\sim5}$ 节段椎间盘脱出，后缘呈现高信号；其余节段显示正常

患者有慢性腰痛病史，剩下 30% 的患者首要主诉就是马尾综合征[32]。这些患者通常在症状（框 29–2）出现后的 24h 内就诊，通常表现为双侧但常不对称的腰椎神经根性疼痛（lumbar radicular pain，LRP），腰痛的发生率较低。这种疼痛常伴有双脚无力、步态失稳（继发于疼痛和无力）、腹部不适（由于尿潴留）、充盈性尿失禁或大便失禁。客观体征通常出现在下肢，包括运动和感觉障碍、反射减弱和直腿抬高试验阳性。特别重要的症状是，在体格检查时发现臀部和会阴部感觉减退（鞍区麻痹）、括约肌张力减退和膀胱尿潴留。在具有马尾综合征体征和症状的患者中，大约 10% 的患者是由于更高水平的脊髓受压，即胸段或颈段脊髓受压[34]。这些患者具有和腰椎病变相似的下肢无力，但感觉丧失的水平更高，与脊髓受累的水平相对应，并且下肢的张力和反射可能亢进[35]。MRI 是诊断马尾综合征的“金标准”，由于可能在更高水平上存在脊髓受压，通常需要对整个脊柱（腰椎、胸椎和颈椎）进行成像[34, 35]。一旦确诊，治疗包括静脉注射大剂量激素和紧急手术减压，以减少永久性神经损伤和由此导致的残疾[32]。

框 29–2　马尾综合征的临床症状和体征

临床病史特点

- 双下肢神经根性疼痛，一侧下肢的疼痛可能更剧烈
- 单纯的腰痛很少见
- 主诉一侧或双侧下肢无力
- 因疼痛和无力导致步态失稳
- 因尿潴留导致腹部不适

体格检查特点

- 下肢运动和感觉障碍
- 下肢反射减弱
- 直腿抬高试验和交叉直腿抬高试验阳性
- 鞍区麻痹
- 括约肌张力减弱
- 膀胱尿潴留

（七）椎间盘突出的治疗

由于良好的自然病史，在没有神经功能受损的情况下，椎间盘突出通常采用对症治疗[35, 36]。针对椎间盘突出的其他特殊治疗包括各种注射治疗、微创治疗或大型手术干预。

1. 椎间盘突出的注射治疗

硬膜外类固醇注射（epidural steroid injections，ESI）治疗椎间盘突出已有超过 50 年的历史。传统的方法是采用经椎板间入路，将药物注射到硬膜外腔靠近椎间盘突出物的椎管前部。经椎间孔硬膜外类固醇注射（transforaminal epidural steroid injections，TF-ESI）具有将药物直接注射到硬膜外前间隙的理论优势。局部注射对比剂可以提高药物注射在硬膜外腔中的准确位置[37]。文献以病例系列报道和非对照研究为主，对硬膜外注射的疗效既有支持也有反对。然而，一个关于采用经椎板间入路硬膜外注射治疗腰椎神经根性疼痛的随机对照试验的回顾性分析显示，硬膜外注射对患者更有益，特别是在短期内，并且发现经椎间孔入路要优于经椎板间入路[38, 39]。第 65 章详细讨论了硬膜外类固醇注射技术。

预期性和非侵入性椎间盘突出治疗结果的预测因素中，认为保守治疗对预后有益的预测因素包括：①健侧直腿抬高试验阴性；②脊柱过伸时无腿部疼痛；③脊柱影像学检查未见椎间盘明显退变；④对硬膜外注射反应良好；⑤所有神经功能障碍在 12 周内完全消散；⑥心态积极、健康的患者；⑦教育经历在 12 年以上；⑧没有劳工赔偿要求；⑨没有心理疾病（框 29–3）[40]。

框 29–3　采用保守的无创方法治疗椎间盘突出能获得有利结果的预测因素

- 交叉直腿抬高试验阴性
- 脊柱过伸时无腿部疼痛
- 在发病 12 周内，神经功能恢复
- 影像学检查无椎管狭窄
- 对硬膜外类固醇注射反应良好
- 患者的教育经历在 12 年以上
- 心态积极、健康的患者
- 无并发心理疾病的情况
- 无劳工赔偿的诉求

2. 椎间盘突出的微创介入治疗

经皮椎间盘减压术（percutaneous disc decompression，PDD）是在椎间盘内注射木瓜凝乳蛋白酶成功治疗椎间盘突出导致的腰椎神经根性疼痛后发展起来的。椎间盘内注射木瓜凝乳蛋白酶所得到的阳性结果表明，溶解非突出的椎间盘内容物可以解决椎间盘突

出的临床症状，而无须直接靶向注射到突出的椎间盘组织（图29-5）。然而，在美国很少进行木瓜凝乳蛋白酶注射，因为这种物质一旦注射到蛛网膜下腔，可产生严重的并发症，而且极少数人可出现严重的过敏反应。在进行经皮椎间盘减压的过程中切除未突出的椎间盘组织，这被认为是为了降低椎间盘内的压力，从而允许突出的椎间盘组织向内塌陷。这种治疗方法在纤维环完好的情况下可能有效，即假设为包容性椎间盘突出物，并且突出物小于4mm[41]。早期，脊柱内镜使用内径为7mm或更大口径的内镜进行经皮椎间盘减压，用于摘除椎间盘突出组织。然而，这些内镜早斯操作起来很麻烦，增加了纤维环损伤的风险，因此很快被放弃了。自动经皮椎间盘切除术（automated percutaneous lumbar discectomy，APLD）使用较小的套管（内径2.5mm），通过抽吸和切割技术移除髓核组织。后来，各种激光被用来汽化髓核组织。这些激光椎间盘减压装置使用较小的导管，内径小于3mm，通常包括一个用于观察的光纤通道。椎间盘髓核成形术（Nucleoplasty®）使用更小的（1.5mm，17号）导引针和双极射频能量创建小通道，去除髓核。一种名为DeKompressor®的经皮椎间盘切除技术使用1.5mm和1.0mm（19号）的外套管和一个旋转的探头来移除椎间盘组织。一种改进的椎间盘内电热治疗（intradiscal electrothermal therapy，IDET）导管（Acutherm®），旨在诱导椎间盘突出组织基底部的局部热损伤和收缩。

尽管其使用历史跨越了几十年，但支持使用各种经皮椎间盘减压技术的证据仍然不足。在一项研究中，患者在进行自动经皮椎间盘切除手术前后的MRI显示，术后5周时椎间盘突出的大小没有变化[42]。尽管动物实验[43]和尸体研究[44]显示经皮椎间盘减压术后椎间盘内的压力降低了。没有证据表明椎间盘突出患者椎间盘内的压力增高了，或行经皮椎间盘减压手术后椎间盘内的压力降低了。此外，在各种经皮椎间盘减压技术中，去除的髓核组织的量是不同的，自动经皮椎间盘切除术为4～5g，Nucleoplasty®和DeKompressor®装置为1g，各种激光手术不能确定，Acutherm®装置也是未知的。大量切除椎间盘组织与椎间盘塌陷和椎间盘退变加速有关[45]。然而，将椎间盘压力和结果与特定髓核材料移除量相关的研究表明，应移除的椎间盘材料的最佳数量未知。因此，为了获得最佳的结果，应尽可能少地去除椎间盘组织。同样，应该优先使用较小规格的导管，尽量减少纤维环的损伤。也有人建议通过更外侧的经皮路径从椎间盘突出物的内部移除髓核组织[41]。在经皮椎间盘减压术前，建议先进行椎间盘造影，随后通过CT可以评估椎间盘突出的大小和位置，以及椎间盘环的完整性。这一做法有利于改善手术结果[46]。两个关于自动经皮椎间盘切除术的随机对照试验显示，成功率分别为29%[47]和33%[48]。然而，没有类似的试验支持使用激光椎间盘减压、Nucleoplasty®、DeKompressor®和Acutherm®，它们的使用仍然有待验证。

3. 椎间盘突出的手术治疗

关于椎间盘突出的各种外科手术的详细讨论超出了本章的范围。Mixter和Barr于1934年首次推出了经典的椎间盘切除术[20]，随即成为最流行的椎间盘突出手术。该技术主要包括，椎板切除和黄韧带松解，探查硬膜外腔，切除突出的椎间盘，并且切开纤维环摘除未突出的椎间盘组织（图29-5）。该

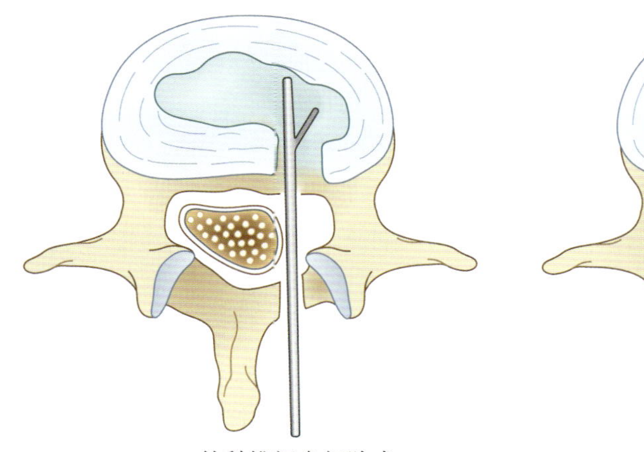

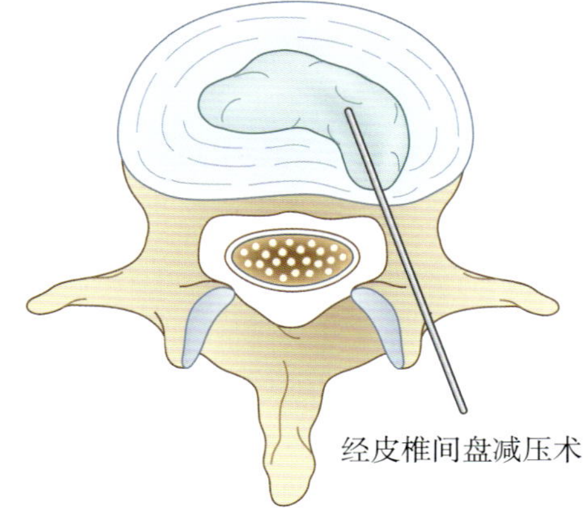

◀ 图29-5　外科椎间盘切除术和经皮椎间盘减压术

技术有些区别，在于手术过程中椎板切除、黄韧带松解和纤维环切开的程度不同。微创椎间盘切除术的创伤小，目的是尽量减少手术创伤，减少神经根损伤和硬膜外瘢痕的形成。尽管椎间盘突出通常采用手术治疗[17]，但几乎没有高质量的证据作为支持。一项比较手术和非手术治疗椎间盘突出的前瞻性研究显示，在 1 年内，手术治疗的患者（92%）优于非手术治疗的患者（61%）[49]。然而，随着时间的推移，结果逐渐发生改变，术后 4 年，组间差异缩小；术后 10 年，组间几乎没有差异。这项研究也因诸多问题受到了批评，包括缺乏严谨的随机性和盲法，大量患者被转移到了手术组，结局指标不敏感，样本量较小[50]。另一个经常被引用的支持手术治疗的研究是一项非随机和观察性研究，术后 1 年和 5 年时的结果相似，但在 10 年时手术治疗组的结果稍好（56%vs.40%，P=0.006）[51]。脊柱患者预后研究试验[52]显示，在所有观察阶段，主要结果都对手术有利。然而，这些差异没有统计学意义. 手术的主要好处是可以更快地缓解疼痛。接受手术的主要原因似乎是患者迫切地希望在接下来的 2～4 个月内实现疼痛缓解[53]。然而，伴有马尾综合征的患者绝对需要手术治疗[32]，对于进行性运动功能障碍的患者通常也需要手术治疗。相反，其他则为相对手术适应证，包括顽固性疼痛和对保守治疗反应差[54]。据报道，微创椎间盘切除术的结果优于传统椎间盘切除手术[56]。尽管持续时间超过 12 个月的“坐骨神经痛”患者的手术效果不佳[57]，但在我们应该注意到，在其尝试非手术治疗时，实际上已经延迟了手术治疗，这种影响的结果是不可知的。总的来说，在人口统计学相似的美国人群中，手术率相差近 20 倍，表明了对手术适应证的依从性缺乏共识和存在变异[55]。

三、腰椎椎管狭窄

（一）术语和病因学

腰椎椎管狭窄被定义为由于椎管、椎间孔和（或）侧隐窝狭窄导致的神经源性跛行或神经根性症状的临床综合征，这些症状通常被认为是神经受压所致[58]。虽然腰椎椎管狭窄已经被认识有一段时间了，但第一次现代描述是 1954 年出现在医学文献中[57]。腰椎椎管狭窄通常分为先天性和后天性两类（表 29-1），后者最为常见。先天性或发育性腰椎椎管狭窄在本质上通常是特发性的，但很少来自进行性骨发育不良，如软骨发育不全。后天性或获得性腰椎椎管狭窄在本质上通常是退行性改变，少见的原因包括代谢紊乱，如 Paget 病、创伤、手术、脊柱肿瘤和脊柱畸形。根据解剖学标准，腰椎椎管狭窄分为因中央椎管狭窄导致的中央狭窄，以及因椎间孔和（或）侧隐窝狭窄导致的侧方狭窄[58]。

（二）病理生理学

腰椎椎管狭窄最常见的病因是获得性退行性改变，特点是椎间盘退变及其后遗症。典型病变包括：①椎间盘高度降低；②纤维环隆起；③小关节肥大；④黄韧带增厚和冗余；⑤局部骨赘形成[59]。因此，狭窄变化通常在椎间盘水平，可能累及一个或多个椎体节段（图 29-6）。中央椎管狭窄可导致马尾神经受压，而侧方椎管狭窄通常可导致出口神经根受压。L_5 神经根最常受累（75%），其次是 L_4 神经根（15%）、L_3 神经根（5.3%）和 L_2 神经根（4%）[60]。腰椎管的容量在屈曲时明显增大，在伸展时减小。因此，腰椎椎管狭窄的症状通常在腰椎伸展时加重[61]。尽管如此，腰椎椎管狭窄的退行性改变在老年人中普遍存在[62]，并且在无症状个体中也经常出现[36]。神经组织直接受压和（或）缺血通常被认为是临床表现的原因，与椎间盘突出相比，炎症反应所起的作用不太清楚[63]。导致椎管狭窄的退行性改变也可能导致脊柱不稳、退行性腰椎滑脱和脊柱畸形，包括退行性脊柱侧弯，这可能会进一步加剧椎管狭窄。

表 29-1　腰椎椎管狭窄的分类

按病因学分类	
先天性	• 特发性 • 软骨发育不全
获得性	• 手术后的医源性退变 • 代谢性 Paget 病 • 创伤后 • 畸形 – 脊柱前移
混合型	先天性伴继发性退行性改变
按解剖学分类	
中央狭窄	中央椎管狭窄
侧方狭窄	侧隐窝狭窄 椎间孔狭窄

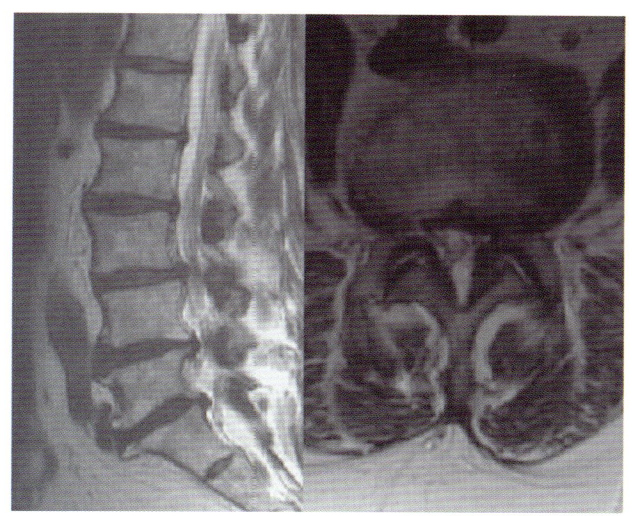

▲ 图 29-6 多节段腰椎椎管狭窄的 T_2 加权矢状位和轴位 MRI

（三）临床思考

(1) 神经源性跛行：神经源性跛行的典型表现包括放射至双下肢（大腿和小腿后外侧）的疼痛，站立、行走和腰部伸展时疼痛加重，坐位时疼痛缓解。疼痛通常与下肢麻木、沉重或无力有关。这些症状必须与血管源性跛行相区分，特别是存在与血管功能不全的相关体征时，应考虑这种可能性[64]。与血管源性跛行相比，神经源性跛行的疼痛只能在站立时出现，并可以通过弯腰行走（如倚靠助行器或购物车）来缓解[65]。

(2) 神经根性疼痛：与任何活动无关的神经根性症状可能是神经根受累的标志。这通常提示椎管侧方狭窄，可伴或不伴神经源性跛行[66]。

(3) 轴性疼痛：轴性疼痛更能反映椎间盘、关节突关节或骶髂关节的病理改变。提示可能存在脊柱不稳，但不太可能是腰椎椎管狭窄的主要特征[67]。

(4) 临床体征：腰椎椎管狭窄患者倾向于弯腰行走，站立时通常也保持这种弯腰姿势，表现为腰椎前凸消失，腰椎伸展范围缩小。由于腰椎椎管狭窄进展缓慢，直腿抬高试验很少呈阳性，因此感觉运动障碍不太明显。在一项针对腰椎椎管狭窄患者的研究中，30% 的患者出现下肢感觉运动障碍（最常见于 L_5 神经根分布区），43% 的患者存在足底反射减弱或缺失，18% 的患者出现髌骨反射减弱；仅有 10%～23% 的患者直腿抬高试验呈阳性[68]。

（四）自然病史和治疗选择

尽管人们最初认为腰椎椎管狭窄是不断进展的[70]，但是它的自然病史可以通过间歇性疼痛发作来定义，或者随着时间的推移保持相对稳定[71, 72]。由于腰椎椎管狭窄的不断进展，并且预后较差，因此既往多采用早期手术进行治疗[70]。然而，非手术治疗已被证明能够有效控制症状[72, 73]。腰椎椎管狭窄的手术治疗通常能在初期更好地控制症状[74]，但随着时间的推移，疗效似乎会下降[75]。该疾病在老年人中普遍存在，并且常合并其他病症，往往使这些患者不适合进行大的手术干预。此外，推迟手术进行非手术治疗试验，即使有严重的椎管狭窄，对最终的手术结果仅产生微乎其微的不利影响[76]。因此，在没有进行性神经功能缺损或马尾综合征（在椎管狭窄中罕见）的情况下，非手术治疗需要谨慎，对于尝试了非手术治疗但最终失败的患者，建议手术治疗。

（五）非手术治疗

腰椎椎管狭窄的非手术治疗，包括药物、活动调整、支具和物理治疗等，将在本章后面进行讨论。硬膜外注射糖皮质激素，特别是经椎板间注射，在疼痛急性加重的短期治疗中是有效的，并可以控制神经源性跛行症状的阵发性加重[77]。透视引导下的经椎间孔硬膜外注射技术似乎是一种更适合用于腰椎椎管狭窄继发的神经根性症状的治疗方法，并且已被证明短期和长期疗效都有效[78, 79]。

（六）手术治疗

在狭窄节段进行广泛的椎板切除是腰椎椎管狭窄手术减压的标准程序[80]，包括广泛切除两侧椎弓根之间的椎板和黄韧带。广泛切除脊柱后方的结构可能导致脊柱不稳，术中通过保留椎弓峡部和小关节的外侧半部分来避免。广泛的减压手术，通常用于复杂的椎管狭窄和退行性腰椎滑脱，可能导致严重的脊柱不稳。减压后的脊柱不稳可以通过使用或不使用内固定来避免[80]。腰椎减压和融合的各种方法，包括传统的后路腰椎椎体间融合（posterior lumbar inter-body fusion，PLIF），以及新近的前路腰椎椎体间融合（anterior lumbar inter-body fusion，ALIF）、侧路腰椎椎体间融合（lateral lumbar inter-body fusion，LLIF）和经椎间孔腰椎椎体间融合（transforaminal lumbar inter-body fusion，TLIF）[81]。这些方法经常联合使用，前入路和侧入路可以减少手术肌肉剥离的数量，并尽量减少接触椎骨、椎间盘和神经所需的神经操作。最近，涉及微创减压的外科技术，如椎板切开术、开窗术和椎板成形术，越来越多地用于保持脊柱稳定性和避免减压后融合[82]。然而，这些微创减压技术可能伴随着更高的再狭窄发生率。

四、椎间盘退行性疾病

在MRI上能清楚地看到的腰椎间盘退变，包括：①椎间盘脱水；②椎间盘高度降低；③椎间盘突出。这些变化通常被称为椎间盘退行性疾病，通常与腰痛有关；然而，它们也被认为是与年龄相关的生理变异[83]。为了进一步理解椎间盘退行性疾病，首先必须了解椎间盘的基本解剖结构、生理学和与年龄相关的椎间盘改变。

（一）椎间盘的解剖和生理

椎间盘是脊柱不可分割的组成部分，由于健康的椎间盘具有较强的可塑性，因此脊柱才具有相当的灵活性，这对脊椎动物的敏捷性至关重要。椎间盘是介于相邻椎体之间的环形结构，可大致分为外缘、纤维环、内部髓核和软骨终板（图29-7）。不同组成结构之间的差异在腰椎水平最明显，随着年龄的增长差异减小。髓核和纤维环中的细胞分布稀疏，且来源不同，这些细胞可以维持椎间盘的功能和完整性。髓核中聚集着软骨细胞样细胞，而纤维环中聚集着纤维细胞样细胞[84]。细胞间丰富的间盘基质对髓核和纤维环来说是不同的。在髓核中，基质呈果冻状，具有高浓度的水和蛋白多糖，而在纤维环中，基质更紧实，胶原蛋白含量较高。纤维环中的胶原纤维呈交错片状排列，牢固地附着在相邻的椎体上[84]。由于椎间盘位于脊柱的关键位置，承受着相当大的压力。随着姿势和受力的变化，压力从负压向正压转变。然而，健康的椎间盘具有惊人的弹性，超越了相邻的椎体，因为它保持了相邻椎体之间的临界间隙，并减轻了相邻结构的负载压力，即脊柱韧带和关节突关节[85]。这些轴向压缩负载力直接由髓核承担，由于髓核无弹性，被分散为拉伸纤维环胶原纤维的横向拉伸力[86]。髓核表现出的不可压缩性很大程度上是由于含水量较高，反过来又由于蛋白多糖含量较高产生的静水压维持[84]。髓核细胞的合成代谢活性和髓核MMP的酶活性之间的微妙平衡维持髓核蛋白多糖的适当浓度[87]。椎间盘大部分是没有血管的，髓核和纤维环细胞的代谢需求几乎完全通过位于纤维环外层的毛细血管和邻近的椎体通过无血管软骨终板的扩散来满足[88]。这种排列是脆弱的，而且椎间盘细胞，特别是在髓核中，在不稳定的厌氧环境中发挥作用[89]。椎间盘也缺乏清除细胞，因此，椎间盘大分子的降解产物随着时间的推移而累积并改变正常的细胞和基质相互作用[90]。因此，水化状态、髓核的压缩性和椎间盘本身可以通过影响椎间盘内代谢活动的一系列因素所改变。

（二）椎间盘的血管和神经分布

椎间盘是体内最大的无血管结构，也很少受到神经支配。正常情况下，椎间盘的血管和神经分布仅限于纤维环的外1/3，髓核内完全没有血液供应和神经分布[84, 91]。纤维环外侧1/3的神经支配主要是机械感受器，沿着前纵韧带和后纵韧带形成神经丛（图29-7）[92]。后神经丛接受来自窦椎神经和灰交通支的输入，后者也参与前神经丛的形成。窦椎神经由腹侧支和灰交通支构成[92]。因此，正常椎间盘

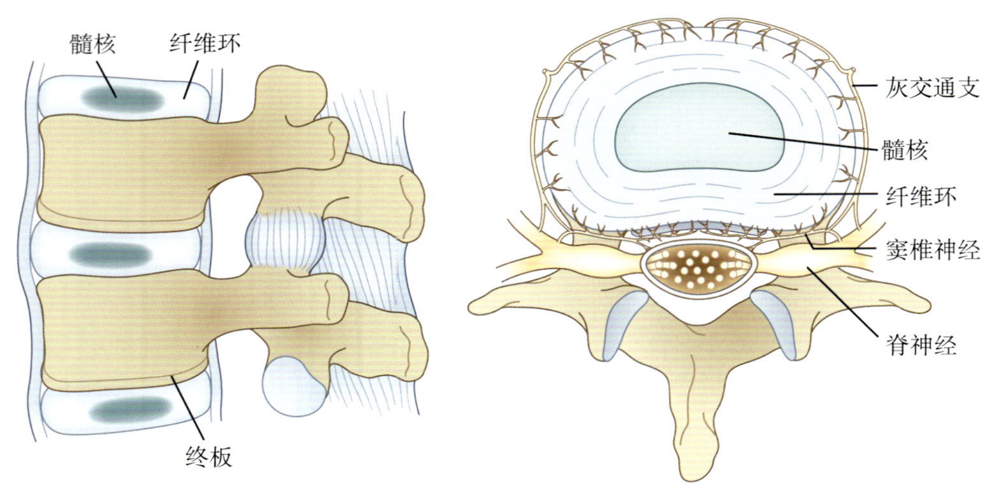

▲ 图29-7　正常椎间盘的组成结构和神经支配

具有丰富的自主神经分布，并接受多个脊柱节段支配，这就解释了椎间盘源性疼痛的弥漫性和非特异性的性质，类似于来自腹部内脏（如阑尾和脾脏）的疼痛。

（三）椎间盘退行性疾病的病理生理学

椎间盘内的退行性改变常见于无症状的个体，特别是随着年龄的增长而增多。然而，在患有腰痛的年轻患者中，经常可以看到孤立的椎间盘退变（图 29-4）[93]。因此，椎间盘退变可能既是一种无痛的衰老生理现象，也是一种诱发疼痛的病理现象[94]。许多因素已证明可以影响早期和进行性的椎间盘退变，包括遗传易感性、血液供应减少（如吸烟和血管功能不全）、机械应力增加（如反复举重物、接触性运动）、肥胖和软骨终板的创伤[95-99]。这些因素可使脆弱的椎间盘内环境（包括髓核和纤维环）失衡。在髓核中，这种失衡可导致髓核细胞群的功能障碍（衰老）和数量减少（凋亡和坏死），MMP 活性增强，细胞因子或炎症介质含量增加[100-102]。这些变化将降低髓核内蛋白多糖和水分的含量，降低静水压力，使髓核压缩，纤维环直接暴露在轴向压力下[86]。纤维环承受的轴向压力最终会导致应力破坏和胶原蛋白丢失，并形成向外缘扩展的纤维环裂隙[103]。这些髓核和纤维环结构的变化可影响整个椎间盘的生物力学特性，导致其收缩，可塑性降低[104]。

（四）椎间盘退行性改变的临床意义

椎间盘高度降低和柔韧性降低可改变椎间盘和脊柱的动力学，并增加椎间盘本身及相邻脊椎和椎旁结构的应力负荷。因此，在局部损伤和修复反应后，椎间盘和相邻的小关节突关节、肌肉和韧带可经历不同程度的炎症反应、毛细血管增生和神经支配增加、纤维化、硬化、肥大、骨刺形成和关节炎性改变。一些公认的腰痛综合征与椎间盘退行性改变明显相关，包括椎间盘突出、椎间盘破裂、腰椎小关节综合征、腰椎椎管狭窄、骶髂关节功能障碍、肌筋膜疼痛综合征（myofascial pain syndrome，MFPS），以及相邻椎体中的 Modic 改变[105-107]。这些症状也可能因直接压迫或炎症累及脊柱内的神经结构而引起。虽然大多数腰痛综合征已进行了单独的描述，但它们也可能直接或间接与椎间盘退变相关。然而，使诊断变得复杂的是，影像学上明显的椎间盘退行性改变的程度与患者所经历的腰痛的症状相关性很差[108]。

五、椎间盘破裂

由于在健康的无痛椎间盘上极少有神经分布，椎间盘本身作为腰痛病因的机制人们知之甚少而且具有争议[83]。腰痛来源的模糊性可以用许多术语来描述引起疼痛的椎间盘：椎间盘破裂、椎间盘源性疼痛和痛性椎间盘退变等。

（一）历史背景

虽然椎间盘作为疼痛来源的概念早在 1947 年就被提出[109]，但椎间盘破裂一词直到 1986 年才被使用[110]。这个术语是基于观察得出的，在进行椎间盘造影过程中，当注射对比剂时椎间盘产生疼痛，这在当时是诊断椎间盘突出最常见的诊断方法，通常在 X 线上可显示出完整的形态。因此，椎间盘破裂的诊断几乎完全基于人们对椎间盘造影激发试验所产生的主观疼痛反应。这种完全主观的标准，加上一系列社会心理和躯体化的影响，导致了对其的激烈讨论[111]。椎间盘造影激发试验的有效性受到严重质疑，其假阳性率高达 37%[112]。然而，这些结果受到了广泛的批评[113]，一项后续研究显示假阳性率为 0%[114]。由于医学界的持续审查[111]，现在椎间盘造影激发试验使用更加严格的标准进行评估，以减少假阳性率。国际脊柱介入治疗学会制订的椎间盘造影激发试验的标准包括：①疼痛反应一致；②至少有一个椎间盘在进行激发试验时没有疼痛（作为对照）；③造影后 CT 发现椎间盘破裂的证据（一个或多个环状撕裂延伸到纤维环外部）[115]。为了提高椎间盘造影激发试验的特异性，常采用测压法，压力造影可在轻微地刺激下识别出疼痛的椎间盘[116]。

（二）椎间盘破裂及椎间盘源性疼痛的病理学

椎间盘造影激发试验的阳性疼痛反应与许多椎间盘病变有关[117-124]。椎间盘造影显示具有一致性疼痛的患者的椎间盘标本含有从髓核延伸到纤维环外部血管化的肉芽组织裂隙（图 29-8）[122-124]。这些肉芽组织区域与椎间盘造影后 CT 所见的环状裂隙[122]，以及 MR 图像上的高强度区域相关[123]。健康椎间盘的神经支配和血管分布仅局限于纤维环外侧 1/3，但在椎间盘造影激发试验中，出现阳性疼痛的椎间盘一般具有丰富的血管和神经分布[92, 118]。沿着纤维环裂隙发现的神经纤维包含两种不同的种类[122]：①伴新生血管形成的神经纤维，可能具有血管调节作用；②游离神经末梢，深入纤维环和髓核内部，富含 P

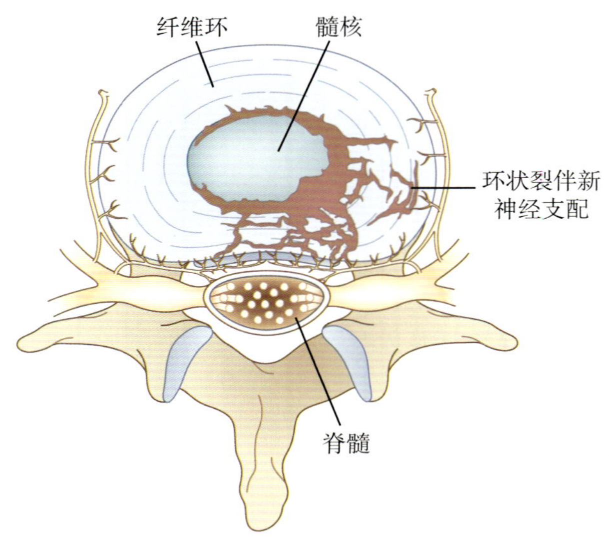

▲ 图 29-8 椎间盘破裂的病变

物质，可能是痛觉感受器[118, 119]。这些肉芽组织区浸润着大量的单核细胞，并大量表达 NGF，这可能有助于神经向椎间盘内生长和加速椎间盘退变[121, 124]。这些椎间盘也富含炎症介质[120]，可使新生的痛觉感受器敏感化，并在受影响的椎间盘内维持痛觉过敏状态。因此，机械应力（如轴向负荷）可加重疼痛，并且可以通过对椎间盘造影的最小刺激来引起，即化学致敏椎间盘而不是机械致敏椎间盘，后者需要更高的压力[125]。伤害性感受器对椎间盘的神经支配、炎症介质和炎症细胞的存在，以及脊髓水平丰富的交感神经连接，为椎间盘源性疼痛的起源提供了现成的基础。然而，尚不清楚椎间盘破裂是一种明确的疾病实体，还是指早期、进行性和伴有疼痛的椎间盘退行性疾病。上述易导致早期和进行性椎间盘退行性疾病的因素也是椎间盘破裂的主要病因。然而，目前还没有一种检测方法能够客观、可靠地检测出椎间盘破裂的病理改变。遗憾的是，目前诊断椎间盘破裂的唯一手段仍然是椎间盘激发试验结果与主观疼痛反应一致，加上椎间盘造影后 CT 所见的形态学异常。除了所述的经常引起慢性腰痛的椎间盘病变外，还描述了引起剧烈和突发腰痛的急性椎间盘损伤[126]。

（三）临床发现

腰痛患者发生椎间盘破裂的确切发生率尚不清楚。然而，一项初步研究显示，在慢性腰痛患者中，椎间盘破裂的发生率高达 40%[127]。另一项研究显示 73% 的急性重度腰痛患者在椎间盘内注射局部麻醉药后疼痛缓解超过 70%[126]。这项研究表明，急性椎间盘的病理改变是导致急性重度腰痛发生率高的原因。两项研究都声称，椎间盘相关的疼痛在 40 岁以下的患者中发生率最高，而且疼痛主要位于腰部和臀部。扭腰可以诱发疼痛，而长时间坐位和站立等轴向负荷可以加重疼痛。虽然椎间盘病理改变所经历的疼痛是典型的轴向性的，但是它也可能涉及下肢的非皮区分布[128]。

（四）椎间盘源性疼痛的治疗

对于椎间盘破裂和疼痛性椎间盘退行性疾病的治疗，本质上主要是姑息性治疗，因为现有的治疗方法不能逆转上述病理改变。在各种可行的微创治疗方案中，有几种椎间盘热凝的方法。椎间盘内电热疗法通过经皮穿刺将热凝线圈置入椎间盘内，对后侧的纤维环进行热凝治疗[129]。基于关节镜的原理，椎间盘内电热疗法旨在收缩纤维环胶原蛋白，凝固新生的痛觉感受器。然而，疗效的确切机制尚不清楚[130, 131]。椎间盘内电热疗法的研究结果存在差异，报道的疗效范围从获益微弱[132]到完全成功[129]。椎间盘破裂和椎间盘源性疼痛的手术治疗的理论基础是完全切除疼痛的椎间盘，然后对相邻椎体进行融合。然而，使用前面讨论的各种技术，通过进行脊柱融合来治疗椎间盘源性疼痛的结果也是不一致的，这引起了对脊柱融合疗效的严重质疑[133]。融合造成的脊柱活动能力丧失可加速相邻脊柱节段椎间盘的退变。人工椎间盘置换术是为了消除与脊柱融合手术相关的一些问题。然而，椎间盘置换术的结果与脊柱融合术相似，只是延长器械的寿命和降低并发症发生率高的问题[134]。在椎间盘和相邻结构发生不可逆损伤之前，恢复椎间盘基质成分的治疗方法已经被提出，包括基因治疗、组织工程技术和干细胞移植等生物治疗方法[135, 136]。然而，这些疗法仍处于试验阶段，保险公司无法报销。椎间盘的无氧环境、椎间盘承受的巨大压力，以及无处不在的炎症介质可能使椎间盘环境对此类干预措施的不利。综上所述，目前对椎间盘源性疼痛的治疗主要是对症治疗，或者疗效值得怀疑。它们还可能引起严重的并发症，并且不能恢复椎间盘的功能或防止其进一步恶化，这为进一步研究和新的治疗方式留下了足够的空间。

六、腰椎小关节综合征

本书的第 31 章对小关节综合征的发病机制、诊断及治疗进行了详细的论述。在本章中，我们将进行简要概述，以完成对腰痛综合征的整体论述。

（一）解剖学

腰椎小关节或关节突关节（lumbar facet or zygapophyseal joint，LFJ）是由关节面、滑膜、纤维脂肪半月板和纤维囊组成的滑膜关节[137]。这些关节成对出现，位于脊柱背侧，在椎板、椎弓根和横突基部的交界处。每个关节由两个关节突组成，上关节突和下关节突，分别从相应的椎骨上伸出。小关节在腰椎、胸椎和颈椎的方向是不同的，腰椎小关节稍弯曲和斜侧。脊神经内侧支（medial branch，MB）穿过上关节突与横突的连接处，支配同一水平和下一水平的小关节。每个小关节接受来自其同一水平和上一水平的神经支配。内侧支的走行相对固定，因为它起源于脊神经后支，近端位于横突的基底部，并从乳突 – 副突韧带下方穿过。L_5 后支在骶骨翼和骶骨上关节突基底部穿行[138]。腰椎小关节的纤维囊和滑膜表面分布着大量的痛觉纤维[139]。

（二）历史背景

腰椎小关节在 20 世纪初首次被提出作为一种潜在的疼痛来源[16]，而小关节综合征这个术语早在 1933 就被引入[140]。此后，几位研究人员通过向小关节注射高渗盐水（一种生理刺激物）来重现腰部和大腿近端的疼痛[141-143]。1976 年，Mooney 和 Robertson 首次报道了通过向小关节内注射局部麻醉药和糖皮质激素来缓解慢性腰痛患者的疼痛[142]。

（三）病理生理

腰椎小关节的退变通常发生在椎间盘功能障碍之后，并伴随着椎间盘和神经根管的退变，对患者的整体腰痛具有不同程度的影响。然而，腰椎小关节引起的疼痛的确切原因尚不清楚，单独的小关节病理改变很少见。对于单独的小关节病变，已知的原因包括全身性关节炎症，如类风湿关节炎和强直性脊柱炎、滑膜炎和感染（框 29–4）[144]。腰椎小关节的微小损伤，包括微小骨折、关节囊和软骨撕裂，也在尸检中观察到[145]。然而，这些病变在常规影像学检查中无法检测，它们在引起慢性腰痛中的作用尚不清楚[145]。软骨板和滑膜损伤，以及关节半脱位是腰椎小关节源性疼痛的其他可能原因[146]。尽管如此，退行性关节炎性改变通常被认为是腰椎小关节最常见的病因，在有症状和无症状的个体中均可观察到。此外，影像学研究中可见的退行性关节炎性改变与小关节诊断性注射的结果的相关性较差[147]。

框 29–4 可以导致腰椎小关节综合征的病理损伤

- 全身性关节炎症
  - 类风湿关节炎
  - 强直性脊柱炎
- 退行性关节炎性改变
- 绒毛结节性滑膜炎
- 滑膜囊肿
- 感染
- 微小创伤
  - 微小骨折
  - 关节囊和软骨撕裂
- 软骨板和滑膜损伤
- 关节半脱位

（四）诊断

腰椎小关节综合征的典型特征包括一侧或两侧腰痛，通常包括臀部、腹股沟、髋部或大腿，但很少出现在膝关节以下（框 29–5）[148]。腰部后弓或转身动作、长时间站立或坐位通常会加剧疼痛，据报道，腰部前屈、休息和步行可以缓解疼痛。相关的体格检查结果包括疼痛导致腰部伸展受限，无神经损伤体征，直腿抬高试验阴性，小关节处的局部压痛阳性。然而，许多研究人员报告，对诊断性小关节注射呈阳性反应的患者中缺乏一致性的临床发现[149]。尽管有些人认为影像学检查发现的关节炎与诊断性注射缓解疼痛之间存在相关性[150]，但影像学检查结果通常无法可靠地预测关节突关节是疼痛的来源[151]。

框 29–5 腰椎小关节综合征的临床特点

- 腰痛
- 疼痛涉及腹股沟、臀部和大腿后部，但很少发生在膝盖以下
- 腰部扭转和伸展时疼痛加重，但前屈时疼痛减轻
- 长时间坐位或站立时疼痛，可通过休息和步行缓解
- 小关节局部压痛
- 缺乏神经体征
- 直腿抬高试验正常

七、腰椎小关节综合征的诊断性注射

尽管存在各种争议，但是靶向小关节腔内注射

低容量的局部麻醉药或行内侧支阻滞（medial branch blocks，MBB）达到镇痛的效果，目前仍然是确定腰椎小关节为疼痛来源的唯一公认标准[148, 149, 152]。注射的疑似疼痛的关节突关节要么是在体检中发现的压痛最显著的关节突关节，要么是在没有任何局部体征定位的情况下，最下的关节突关节，即 L_5/S_1 和 $L_{4/5}$ 小关节，因为这些小关节最容易受到影响[149]。透视引导和同轴穿刺技术的使用通常被认为是关节内注射的必要条件[149]。注射量一般小于 2ml，因为注射量较大时可造成包膜损伤，使对比剂渗漏到椎间孔和硬膜外间隙，导致诊断特异性丧失。注射局部麻醉药前，也可以注射少量对比剂（0.2～0.3ml），以充分显示关节间隙。在横突和上关节突的交会处注射小剂量（<1ml）局部麻醉药来进行内侧支阻滞，被认为具有相同的诊断敏感性[149]。在使用局部麻醉药进行内侧支阻滞前注射少量对比剂，有助于确认正确的针尖位置，排除针尖误入血管内。当穿刺进入小关节确实存在困难时，内侧支阻滞也是有效的，如对小关节严重退变或非融合性脊柱手术后的患者，尤其是准备进行内侧支切断术之前，因为它们可以直接检测后续神经切断术的目标神经。避免使用全身镇痛药，或只使用短效药物，并在诊断性注射后进行可激发疼痛的活动，以方便评估诊断性阻滞后的镇痛反应。在两种不同的场合（双对照阻滞）使用不同持续时间的局部麻醉药，患者报告相应的疼痛缓解时间，可增强诊断的特异性[152]。通过一组诊断性注射，在一组腰痛患者中，腰椎小关节综合征的患病率从低至 7.7% 到高达 75% 不等。然而，当使用更严格的双对照阻滞标准时，患病率变为 15%～40%[152]。除了报告的患病率差异很大之外，当使用单次诊断性阻滞时，报告的安慰剂阳性率几乎为 40%[153]。因此，对于腰椎小关节综合征的适当诊断，一般建议使用双对照阻滞，以避免单次诊断性治疗的高假阳性率。

（一）腰椎小关节综合征的治疗性干预

腰椎小关节注射：基于膝关节和肩部关节内注射糖皮质激素的实践，腰椎小关节内注射糖皮质激素于 1976 年首次实施[142]。在腰椎小关节治疗性注射之前，很少使用诊断性阻滞来确认腰椎小关节综合征[154]。在一些观察性研究中，腰椎小关节注射性治疗的成功率（疼痛缓解超过 6 个月）在 18%～63% 之间[152]。然而，少量关于腰椎小关节注射的前瞻性对照试验未能显示出治疗效果[152, 155]。因此，尽管腰椎小关节注射是一种常见的干预措施，但腰椎小关节注射对腰痛治疗的证据不足，使用的经典糖皮质激素的剂量（例如，每个关节 20～30mg 甲泼尼龙）仍是经验之谈。

（二）小关节去神经支配

对疼痛的小关节进行去神经支配，又称为小关节神经根切断术、神经切断术或消融术，是通过在疼痛的节段及以上一个节段毁损内侧支来完成。虽然化学神经松解术和冷冻消融术已经在临床上使用，但是靶向内侧支射频消融（radiofrequency ablation，RFA）仍是最常用的技术。由于射频电极远端毁损的圆周半径明显小于内侧支的半径，因此射频消融电极通常要沿着上关节突的基底部放置，与内侧支相平行[156]。在进行射频毁损前，需要通过影像学、适当的感觉和运动测试（见第 31 章）确认最佳的电极位置。射频电极的尺寸在 18～22G，温度控制在 80～90℃，射频损伤时间在 60～90s。电极的尺寸越大，持续时间越长，温度越高，毁损范围越大，靶向热凝内侧支概率越大。一些研究者推荐常规使用 18G 的电极，电极尖端 1cm，毁损时间持续 120s，温度 80℃[157]。除了几项观察性研究报道了射频消融治疗腰椎小关节综合征之外，还有 3 项随机对照实验，其中 2 项研究证实慢性腰痛患者术后疼痛明显改善，而另一项研究认为治疗的益处不大[157]。

八、腰痛的诊断性检查

用于确定腰痛病因的诊断性检查可大致分为影像学检查、椎间盘造影、诊断性阻滞、电生理检查和实验室检查。这些检查在本书的其他章节中有详细的介绍，下面只介绍与影像学检查、电生理诊断和实验室检查相关的一些内容。

（一）影像学检查

(1) MRI：MRI 被认为是确定腰痛和神经根痛病因的金标准（图 29-9 和图 29-10）。MRI 对椎管、脊髓、神经孔、神经根和椎间盘间隙的病理改变提供最好的分辨率，并允许对整个脊柱进行评估[69]。对于既往有脊柱手术史的患者，建议使用增强 MRI 来区分瘢痕组织和可能存在的复发性椎间盘突出。MRI 的局限性包括检查时间长、幽闭恐惧症和对金属物的影响。MRI 不适用于体内有起搏器、某些动脉瘤夹或其他金属物体的患者。MRI 是诊断椎间盘突出

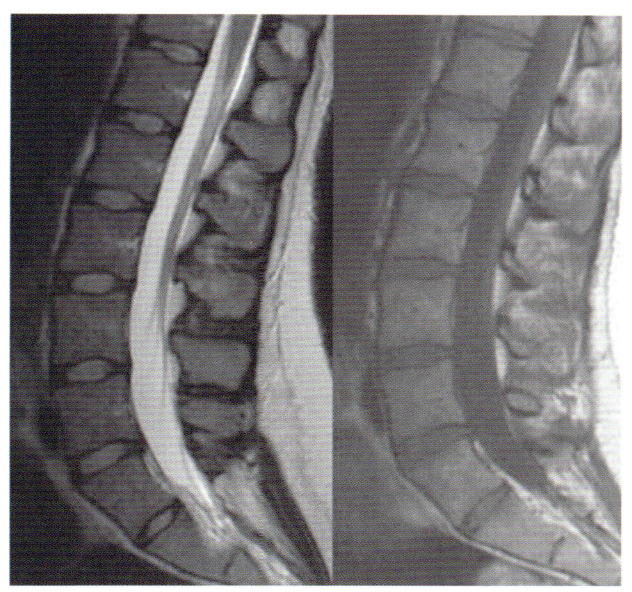

▲ 图 29-9 正常的 T_2 和 T_1 加权正中线矢状位的腰椎 MRI

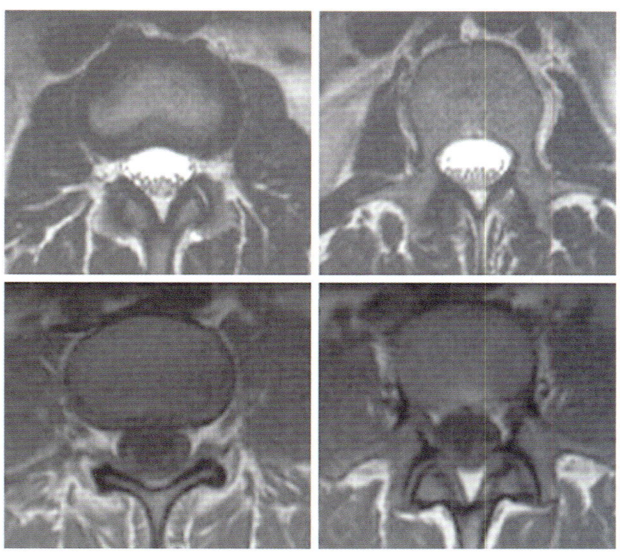

▲ 图 29-10 正常的 T_2 和 T_1 加权轴位的椎间盘层面和椎体层面的腰椎 MRI

和腰椎椎管狭窄最常用的影像学检查，结果具有特征性且易于可视化，但在老年人[62]和（或）无症状的人群[158, 159]中也经常出现。因此，确定患者影像学的异常与临床表现相关，这一点是至关重要的。MRI 上可见的椎间盘退行性改变包括椎间盘脱水（T_2 成像椎间盘信号强度降低）、椎间盘膨出和椎间盘高度降低。这些 MRI 结果在无症状的个体中也很常见，而且对疼痛椎间盘退行性疾病和椎间盘破裂的诊断价值有限[93, 108]。T_2 信号强度降低，表明髓核含水量降低（图 29-4），通常被称为"黑盘病变"，这可能是早期椎间盘破裂的唯一征象[160]。MRI 上纤维环后缘的高信号强度区（图 29-4），表明纤维环后方存在撕裂，并与诱发椎间盘造影疼痛阳性密切相关[123]。然而，椎间盘造影和 MRI 影像对椎间盘破裂的诊断结果的总体相关性在 55%[161] 到几乎 100%[162] 之间。

(2) CT：虽然 MRI 被认为是脊柱成像的金标准，但 CT 在评估脊柱骨性结构方面更有价值，更合适，如对脊柱骨折、骨肿瘤、小关节和侧隐窝异常的诊断。然而，在评估椎管时，CT 无法区分某些病变（如椎间盘突出或肿瘤），因此不建议常规使用 CT 进行鉴别诊断[163]。CT 结合脊髓造影的分辨率可以和 MRI 相媲美。因此，当 MRI 检查存在禁忌时，CT 脊髓造影能够可靠地诊断椎管病变[163]。

(3) X 线：脊柱 X 线是最有成本效益和最容易获得的影像学检查。典型的图像包括脊柱正位、侧位和斜位图像。脊柱 X 线可以显示各种骨质异常。然而，软组织的细节很难辨别（图 29-11）。虽然脊柱骨折和畸形很容易被发现，但 X 线中显示的腰椎前凸、移行椎体和椎间盘间隙狭窄，在无症状的个体中也很常见[164]。与其他检查方法相比，X 线不能断层成像，因此不可能出现矢状位和轴位的图像。因此，不建议对腰痛患者进行"常规"的脊柱 X 线检查[165]。对脊柱在屈曲位和伸展位时进行 X 线检查，特别是在脊柱融合手术后，有助于评估脊柱不稳是否是疼痛的来源。然而，异常的椎体运动和疼痛症状之间的相关性较差[166]。

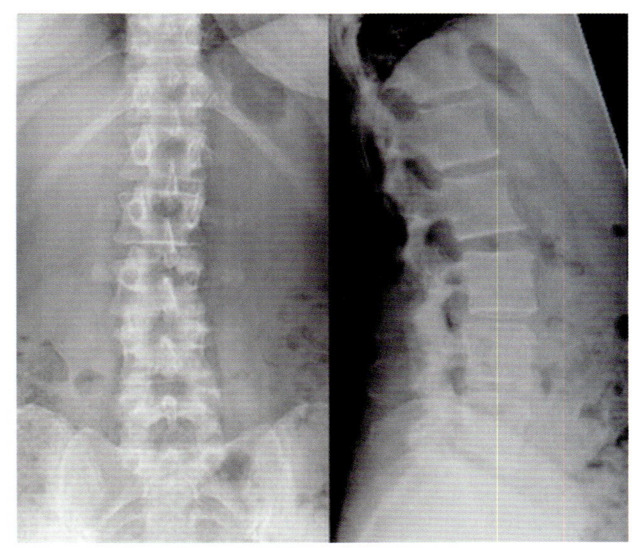

▲ 图 29-11 正常的正位和侧位腰椎 X 线

(4) 脊髓造影：虽然在过去是一种常见的检查，

但是没有脊柱 CT 的脊髓造影很少见。当其他检查出现相互冲突，或者不可进行其他检查，或者存在检查禁忌时，它可以被用来检查椎管病变。

(5) 骨扫描：代谢活跃的炎症或肿瘤组织（椎间盘、骨骼、韧带）对放射性同位素的摄取增加，有助于识别椎间盘炎、骨髓炎、关节炎和应力性骨折等病变，这些病变很难通过常规影像学检查来确定。

（二）电生理检查

电生理检查，包括肌电图和神经传导速度，在临床特征不确定或与周围神经病变等其他综合征难以区分时，有助于确定症状是否来自神经根。与影像学检查相比，肌电图和神经传导速度相联合对于腰椎神经根综合征的诊断具有更高的特异性[167]。然而，肌电图和神经传导速度不能确定腰椎神经根综合征的病因，结果与所确定的神经根病变的解剖水平相关性较差，不建议常规使用[36]。体感诱发电位（somatosensory evoked potentials，SSEP）可以准确定位神经功能障碍的部位，一般仅局限于确定术中神经损伤的位置。

（三）实验室检测

当怀疑可能存在脊柱感染、炎症和风湿性疾病时，各种血液学和血清学检查，如全血细胞计数、ESR、CRP、类风湿因子、抗核抗体、HLA-B27 抗原和尿液分析都是有用的。

九、腰痛的对症治疗

尽管病因不同，各种旨在缓解疼痛症状和改善功能的治疗方法已被广泛用于治疗腰痛。下面将简要讨论这些治疗策略。

(1) 药物治疗：用于治疗腰痛的药物众多，可以单独使用，也可以联合使用，包括非甾体抗炎药、对乙酰氨基酚、阿片类药物、口服激素、肌肉松弛药、膜稳定药（如加巴喷丁）和神经递质再摄取抑制药（如 SNRI、TCA）。非甾体抗炎药是迄今为止最常用的药物，并已被证明对急性神经根症状有疗效[168]。对乙酰氨基酚和非甾体抗炎药对于缓解急性腰痛发作特别有效。阿片类药物广泛用于各种腰痛。然而，由于存在滥用的可能，以及腰痛综合征的慢性病程，阿片类药物的使用应限于短期治疗，并且仅用于腰痛的急性加重[169]。对于各种腰痛综合征，特别是急性腰椎间盘突出症，可以口服和静脉注射糖皮质激素。然而，这种做法缺乏证据支持[170, 171]。降钙素已被发现对 Paget 病引起的腰椎椎管狭窄有益[172]。

(2) 物理治疗：物理治疗方式包括主动锻炼和被动锻炼，通常提倡用于改善功能和减少疼痛。主动运动被认为更有效，可以增强肌肉力量和条件反射，而被动运动的目的是增加运动度，增加灵活性，减少僵硬[173]。定期进行主动运动也可以促进减肥，促进心血管健康，并提高对其他运动项目的耐受性。以脊柱屈曲为基础的运动，如固定自行车和倾斜跑步机，可以通过增加椎管的截面积和改善神经的微循环来帮助缓解腰椎椎管狭窄[174]。水上疗法，特别是伸展髋部屈肌和股后肌群，以及加强腹部和躯干核心肌群的疗法，可能对腰椎椎管狭窄有帮助[174]。物理疗法在各种腰痛综合征治疗中的整体作用仍不确定[40]。

(3) 心理治疗：行为疗法，尤其是认知行为疗法和生物反馈，已经被证明对慢性腰痛患者有一定的疗效[175]。

(4) 活动调整：为了促进自然愈合和恢复，在各种腰痛综合征的急性发作期间，建议避免增加运动，适当休息。然而，可能长期不活动出现的肌肉松弛和僵硬限制了活动的建议[169]。相反，建议在疼痛的限度内继续活动，因为这样有助于更快地恢复[176]。

(5) 卧床休息：虽然长期严格的卧床休息在过去是一种常见的治疗方法，但是由于其潜在的多种危害，现在已不再被提倡用于腰痛的治疗[176, 177]。

(6) 支具：腰椎支具，包括刚性、半刚性、软支撑和绷带，是固定疼痛脊柱的另外一些方法；腰椎绷带可以减轻腰椎的负荷。这些设备可以通过限制运动来减轻疼痛，并可以缓解症状。然而，潜在的肌肉松弛和僵硬，以及支持使用的证据不足，限制了对它们的推荐使用[178]。总的来说，为避免肌肉松弛和僵硬，支具和绷带的使用，特别是刚性支具，应该只在短期内使用。

(7) 牵引：牵引曾经是腰痛的主要治疗方法，尤其是腰椎间盘突出，但是无论是连续牵引还是间断牵引，疗效均未得到证实，而且不再是一种流行的治疗方法[179]。椎体轴向减压（vertebral axial decompression，VAX-D®）是一种基于牵引原理的专利治疗方式，目前还没有经过测试。

(8) 针灸：尽管一些研究已经表明针灸治疗慢性腰痛有效，但缺乏通过严格实验设计所获得的明确的科学证据[180]。

(9) 其他治疗方法：整脊治疗、按摩疗法、磁疗、经皮神经电刺激、超声波等用于治疗腰痛和神经根痛的方法，目前都尚未得到证实。

十、腰痛患者的诊断挑战

由于病因相同，即椎间盘功能障碍引起，因此大多数腰痛和神经根痛综合征，包括椎间盘退变、椎间盘突出、腰椎椎管狭窄、椎间盘破裂、腰椎小关节综合征、骶髂关节功能障碍，甚至无处不在的扭伤和拉伤，都可能同时出现。尽管病理改变有不同，这些腰痛综合征可能具有类似的周期性损伤和修复的总体模式[181]。由于椎间盘功能障碍，脊柱和椎旁结构的继发性损伤可引起局部组织炎症反应。这些反应预示着以肉芽、内皮、神经和纤维组织浸润为特征的后续修复周期。这些损伤和修复周期可能与慢性腰痛的缓解和复发特征相对应，似乎也解释了症状严重程度与影像学表现之间相关性较差的原因。腰痛综合征存在许多伴发病，以及疼痛的多样性，可导致多个并发、不对称、位置不定的疼痛源，这些疼痛源与观察到的形态学变化并不一致。因此，在腰痛患者中精确识别这些不同的疼痛源是一个挑战。本章的前面提到最常用的腰痛检查方法（脊柱 MRI）的局限性，即在有症状和没有症状的个体中都可能发现异常[158, 159]。其他经常使用的检查，如诊断性局部麻醉药阻滞和激发性和（或）局部麻醉药椎间盘造影，也因为其主观性和安慰剂效应可能导致特异性低和假阳性率高的事实而受到损害。因此，在腰痛患者中，确定相关疼痛源的准确性取决于对其伴随症状和时有时无的特点的敏锐觉察。在这种情况下，脊柱成像方式可以确定椎间盘的范围，以及由椎间盘功能障碍引起的相邻脊椎和椎旁结构的受累情况。基于此，细致的临床评估可以描述出疼痛产生的可能原因。有针对性的诊断性阻滞和激发性试验，证实了临床和放射学结果，可以进一步提高诊断的准确性，并为手术和微创治疗确定靶点。然而，尽管有选择地进行检查，并将检查结果与临床表现相联系，可以防止不恰当的诊断并改善结果[35]，但腰痛的确切来源仍难以确定。

十一、腰痛患者的管理办法

由于导致腰痛的病因众多，以及诊断困难，因此需要一个简明的方法来管理腰痛患者。不加选择的检查，不仅成本高昂，而且可能会产生不相关和具有误导性的结果。因此，在 1994 年，医疗政策和研究局（Agency for Health Care Policy and Research，AHCPR）制定了指南，规定应首先识别和治疗那些被认为可能威胁生命和（或）导致神经系统损害的疾病。根据 AHCPR 指南，本章开头定义的这些特定情况（即恶性肿瘤、炎症、外伤和马尾综合征），可以通过对这些患者进行系统的临床评估来识别[35]。在 AHCPR 出版物中，表明特殊腰痛情况的体征和症状被称为“危险信号”（表 29–2）[35]。

极端年龄：20 岁以下的患者以先天性和发育性异常多见，而 50 岁以上的患者发生肿瘤、病理性骨

表 29–2　腰痛和根性疼痛患者临床病史中的“危险信号”

危险信号	暗　示
临床病史中的危险信号	
年龄小于 20 岁	先天性和发育性障碍、脊柱滑脱
年龄超过 50 岁	恶性肿瘤、病理性骨折、感染、腹主动脉瘤
症状持续时间＜3 个月	更凶险的病因
肿瘤	骨折
发热、寒战、不适、盗汗和体重减轻	恶性肿瘤、骨髓炎、脓肿、骨折
癌症病史，HIV 病史，长期使用糖皮质激素，静脉药物滥用史，免疫抑制药使用史	恶性肿瘤、骨髓炎、脓肿、骨折
持续性疼痛	恶性肿瘤、骨髓炎、脓肿、骨折
尿失禁，鞍区感觉丧失，双侧神经系统症状	马尾综合征
体格检查中的危险信号	
发热	恶性肿瘤、骨髓炎、脓肿
运动无力，反射减弱，鞍区感觉丧失，肛门括约肌无力	马尾综合征
棘突压痛	骨折

HIV. 人类免疫缺陷病毒

折、感染和危及生命的脊柱外病变的风险性更高，这些都是腰痛的病因。

症状持续时间：与慢性腰痛（疼痛超过3个月）相比，持续时间少于3个月的急性和亚急性腰痛可能预示着更凶险的病因。

创伤史：严重的创伤史，或创伤不太严重的老年患者和有严重疾病的患者，可能导致单纯或病理性骨折，需要进一步检查。

全身症状：发热、寒战、不适、盗汗和不明原因的体重减轻，表明存在严重的潜在疾病，如恶性肿瘤或感染。

系统性疾病：癌症病史、近期细菌感染（如严重的呼吸道或泌尿道感染）、静脉药物滥用、免疫抑制（如感染HIV、器官移植和长期使用糖皮质激素）可能会增加病理性骨折、硬膜外及椎体脓肿和转移的可能性。

持续性疼痛：良性病因引起的疼痛通常在休息和仰卧位时得到缓解，尤其是在夜间，而严重病理状况引起的疼痛可能是持续性的，在夜间更为严重，并且无法通过休息和使用镇痛药得到缓解。

马尾综合征：本章前文已经讨论了马尾综合征的体征和症状（框29–2）。

现代管理腰痛的方法与AHCPR的建议相一致[5]，首先要通过识别患者病史和体格检查中的“危险信号”以排除特定疾病。为了排除这些特殊情况，当危险信号出现时，患者应得到进一步的诊断性检查和干预措施，从而排除这些特定情况并被诊断为非特异性腰痛（non-specific LBP，NsLBP）。尽管根据定义，非特异性腰痛表示病因不明，但通常认为这些患者的疼痛来自具有良好自然病程的“退行性”疾病。按照预期的管理方法，非特异性腰痛具有自限性，并且有自愈的可能，即不为患者提供诊断性检查或特殊治疗，而只是为减轻疼痛和残疾的症状提供预防性策略和一般的治疗方法[5, 35, 36]。如果症状在6～8周的预期治疗期间没有获得适当的恢复，非特异性腰痛患者可能会接受进一步的诊断性检查和干预。不过，这种判断具有主观性，而且在不同的临床实践中可能采用不同的处理方式。

十二、当前方法的局限性

特异性疾病并不常见（＜5%），超过95%的腰痛患者的病因都是非特异性的。因此，按照目前的观点，绝大多数患有腰痛的患者没有必要进行诊断性检查，也没有必要接受特定的治疗，对症状没有明确的解释，也没有办法关于如何预防或防止病情进一步恶化进行明确的建议。即使进行了诊断性检查和特定治疗，如果没有达到预期的恢复效果，是否进行后续治疗，这类决策可能是不确定、被推诿或完全被回避的。因此，许多患者寻求替代的治疗方法，从而导致了失访。仅基于临床标准，将腰痛指定为特异性和非特异性，可能是主观的，因为不同的医务人员会对此做出不同的解释[182]。值得注意的是，当排除特异性疾病时，引起腰痛的原因可能来自本章前文和本书其他章节中的一系列定义明确的情况。尽管具有不同的病理生理和自然病史，大部分非特异性病症都有相对确定的治疗方法和明确的预防策略，随着近年来的深入了解，其他一些疾病也逐渐有了可供选择的治疗方法。此外，尽管非特异性病症被认为是自限性的，但是一些症状可能是渐进和不可逆转的，并可能导致严重的长期疼痛和残疾。矛盾的是，特异性疾病并非总是进行性的，也不一定会导致神经损伤和（或）死亡，如某些压缩性和非移位性脊柱骨折、稳定性畸形、慢性炎症、代谢疾病，甚至一些肿瘤，只需要仔细监测和支持性治疗。因此，将腰痛分为特异性和非特异性可能基于比较武断的标准，这可能会使绝大多数腰痛患者不清楚他们的治疗策略和症状。这种指导的缺乏也可能导致这些病症发生不可逆转性的进展，进而导致患者出现无法承受的疼痛甚至残疾。因此，需要一种基于可以清楚了解这些情况的替代方案，这个策略可以提高患者满意度，优化治疗和预防策略，获得更好的治疗效果。这种表面上看似矛盾的方法是在试图确定所有腰痛患者的病因，并为他们提供具体的治疗和预防策略。凭借对致病因素的深入了解，细致的临床评估，以及进行针对性诊断性检查，可以降低不加选择和常规的诊断性检查的成本。例如，怀疑有多处扭伤、拉伤和肌筋膜疼痛综合征的患者将不会接受诊断性检查，因为没有检查可以确诊这些情况。遵循这一策略，患者可以得知自身腰痛的可能原因，减少患者的不满，并可以在其他进展性疾病的病程早期就开始特定的治疗和预防策略。例如，早期识别椎间盘功能障碍是至关重要的，尽管目前还没有可以阻止或逆转早期椎间盘功能障碍的特定治疗，但是可以及早引入特定的预防策略（如明确与工作相关的生活方式改变）以减缓椎间盘功能障碍向随后的晚期腰痛综合征的进展。

十三、治疗挑战、预防和未来方向

上述的诊断障碍常常和腰痛患者的实质性治疗挑战相混淆。在各个章节讨论的一系列可供选择的治疗方法，可以概括为手术、微创、保守、传统和替代治疗等。这些治疗方法往往由不同的医务人员提出，他们有着不同的背景，更倾向于自己熟知的治疗方法或领域。因此，类似的病症往往可能采用截然不同的方法进行治疗，这导致所提供的治疗存在巨大的差异[182]。此外，现有的治疗主要旨在缓解症状，改善力量和柔韧性，减轻炎症；在外科干预方面，主要是提供神经减压和提高脊柱稳定性。至关重要的是，旨在椎间盘和相邻结构发生不可逆的损伤之前，解决早期的椎间盘功能障碍和恢复椎间盘基质组成的治疗方法，尚不完善。由于许多治疗方式没有解决潜在的椎间盘功能障碍，因此其疗效通常既不确切，也很短暂。特别是，腰部手术可能导致腰痛加剧，这与腰部手术的范围和次数成正比[183]。由于再生疗法尚处于萌芽阶段，传统疗法疗效欠佳，因此早期开始采用特定的预防策略对于抑制椎间盘功能障碍和阻止椎间盘及相邻结构损伤的进展至关重要。过早的椎间盘功能障碍可能源于大量的遗传和环境因素的影响。各种结缔组织基因位点的多样性会使椎间盘更易受到损伤，而外部因素，如特定的职业和生活方式的影响更容易罹患椎间盘功能障碍。因此，具有特定表型且暴露于环境影响中的个体特别容易出现过早的椎间盘功能障碍，必须加以识别。此外，由于 MRI 可以在早期识别髓核内蛋白多糖和水分的损失，所以在严重的椎间盘损伤和相应症状出现之前识别椎间盘功能障碍是可行的[184]。筛查高危人群可以发现早期的椎间盘功能障碍和椎间盘损伤，以便及早采取预防措施。尽管目前财政政策使得采用 MRI 筛查不切实际，但可以对新发的腰痛患者采取类似的预防措施，来阻止椎间盘功能障碍的进展，这可能会减轻对腰痛患者个人和社会的总体负担。

要 点

- 腰痛通常来源于脊柱和椎旁结构，但也可能涉及邻近的关节甚至内脏。
- 任何特定患者的腰痛通常是由多个、可变、不对称且位置不固定的疼痛源引起。
- 通过将腰痛的病因分为可能危及生命和（或）可能导致神经系统损害，以及可能为自限性疾病等情况进行分类，从而对腰痛患者进行管理。
- 尽管死亡率很低，但导致腰痛的一些自限性疾病可能是进行性、不可逆的，并可能导致长期疼痛甚至残疾。
- 许多不同的腰痛综合征都有一个共同的主要起源，即源于椎间盘的功能障碍。
- 大多数疼痛的原发性病因过程的一般模式都是相似的，即组织损伤导致炎症改变和纤维化修复。
- 导致慢性腰痛的损伤和修复周期通常起源于最初的椎间盘损伤，然后进展为疼痛发作、缓解和复发，与组织损伤和修复的模式一致。
- 可用于诊断腰痛综合征的检查，尤其是一系列的影像学检查，只提供了不断发展的病理过程的图像，通常无法准确地定位主要的疼痛来源。
- 对于准确评估腰痛患者而言，在腰痛疾病方面的专业知识、细致的临床检查，以及使用有效的诊断性检查手段来确认疾病的状态都是必要的。
- 用于管理各种腰痛疾病的治疗方法，即使被宣传为再生疗法，也不能逆转或者阻止潜在的致病因素的发展。
- 目前可用的治疗方法通常只能使症状得到不同程度的缓解，但由于对病因的发展没有影响，因此这种疼痛的缓解通常是部分性和（或）暂时性的。

- 手术治疗通常不能有效地缓解疼痛，而且除了具有伤害性和高并发症发生率以外，还可能导致腰痛恶化。
- 脊柱手术的相关适应证，特别是在非特异性腰痛的情况下，是进行性神经功能损害而不是腰痛。
- 由于治疗不能延缓各种导致腰痛综合征的病理过程，因此，对易感患者群体和受累患者早期采取预防措施以最大限度地阻止病症的发展，仍然至关重要。

第30章 臀部和坐骨神经痛
Buttock and Sciatica Pain

Graham Wagner Ariana M.Nelson Steven P.Cohen Zachary L.Mccormick 著
侯新冉 译 王 锷 校

臀部疼痛可能源于多种病理状况。与腰痛类似，该区域疼痛的精确诊断和治疗具有挑战性。本章主要关注臀部区域的疼痛，起源于腰骶关节以下。疼痛发生机制可以是臀部区域固有的，如骶髂关节复合体（sacroiliac joint complex，SIJC）、尾骨、梨状肌和坐骨神经（sciatic nerve，SN）、坐骨臀肌囊、髋带和骨盆区域的其他肌肉，以及来自其他区域，如腹部或骨盆的内脏。该区域的疼痛也可能由起源于下背部的疾病引起，如神经根病和关节突源性疼痛，在本书的其他章节中进行了讨论。不太常见但重要的臀部疼痛原因，如骨折、感染和肿瘤，也超出了本章的范围。

一、骶髂关节复合体疼痛

（一）流行病学

骶髂关节复合体引起的疼痛是腰痛主诉的一个未被充分认识的来源，据报道，在疑似低于 L_5 的机械病因患病个体中发生率为10%～33%[1, 2]。SIJC 疼痛的确诊取决于诊断标准的设定；根据对注射的反应，更严格的标准会得出较低的患病率。在 Kennedy 等的综述中，在3项研究中以单次阻滞疼痛缓解率≥50%为标准，估计患病率为60%～65%。在5项研究中，基于更严格的标准，即双阻滞≥75%的疼痛缓解，患病率则为10%～33%[2]。

（二）病因学

骶髂关节是一个滑膜关节，该区域的疼痛可能来自许多骨性和软组织结构，包括纤维关节囊、骶骨和髂骨（骶骨退化通常发生在髂骨退行性改变后）、邻近肌肉（如背阔肌、臀大肌和臀中肌、竖脊肌、髂肌、股直肌），以及位于关节前后的韧带。软组织、骨膜和关节囊都含有痛觉感受器，因此都是潜在的疼痛来源。尽管 SIJC 中的韧带连接表面积最大、最容易因外伤而受伤，但痛觉感受器的密度在关节囊里是最大的[3]。由于骶髂关节（sacroiliac joint，SIJ）区域内和周围有无数潜在的疼痛发生点，该区域称为 SIJC 可能更合适。

SIJC 疼痛可能由重复性压力或创伤性刺激引起。几项检查 SIJC 疼痛诊断性注射治疗的原因发现，在40%～50%的病例中报告了特定的刺激事件，最常见的前因是机动车碰撞、跌倒、累积应力源和妊娠[4–6]。妊娠与 SIJC 疼痛相关，是因为身体前部体重增加、姿势改变、激素诱导的最后3个月的韧带松弛，以及与分娩相关的骨盆创伤。一项在355名产妇中进行的前瞻性研究发现，LBP 的患病率为49%，而另一项在1500名新发 LBP 的孕妇中进行的研究报道显示，根据功能测试，79%是由 SIJ 功能障碍引起的[7, 8]。值得注意的是，报道中的产妇患病率可能被高估，因为在妊娠期间不能进行双重诊断。腿长不均也是 SIJC 疼痛的潜在病因，因为腿长不均已被证明在骶髂关节上不对称地分布负荷。长腿侧的应力会增加，并且随着腿长不均程度的增加而增加[9]。SIJC 疼痛的另一来源是手术史。手术引起的 SIJC 疼痛可能难以与下腰椎病变区分，尽管疼痛时间和疼痛分布模式可能会提供线索。根据脊柱融合术后诊断性注射反应评估患病率的临床研究报道，患病率为32%～43%，在骶骨融合术后更为常见[10]。融合术后的 SIJC 痛可能是由于关节加速退化、韧带断裂，或仅仅是由于负载转移到融合下方的相邻节段（特别是与骶骨融合），机械应力增加。

（三）关节外与关节内病理学

SIJC 疼痛可分为关节外或关节内（骨、纤维囊、关节软骨、滑膜），并且可能有不同的原因（表

30–1）。在评估 SIJ 注射反应的研究中，一项大型回顾性研究发现关节内和关节外联合注射优于关节内阻滞[11]，一项研究发现关节外注射更能立即缓解疼痛[12]，而一项旨在评估超声注射研究准确性的小型研究报道，短期（24h）或中期（4 周）结局没有差异[13]。最近的一项多中心、双盲、随机试验比较了 X 线引导的基于解剖标志的 SIJ 阻滞发现关节内和关节外局部麻醉药和类固醇注射之间的即时疼痛缓解（反映患病率）或 1 个月结局没有差异[14]。然而，接受关节内阻滞的患者在 3 个月时的某些结果指标表现更好。患有关节内 SIJ 疼痛的个体年龄较大，隐匿起病、双侧症状和影像学关节退化证据。相比之下，关节外 SIJ 疼痛的患者更年轻，单侧疼痛，有特定的刺激事件，并且压痛更突出。

表 30–1　关节内和关节外 SIJ 疼痛的病因

关节内	关节外
关节炎（如骨关节炎、类风湿）	外伤 / 骨折
脊柱关节病	韧带损伤
外伤	肌筋膜疼痛
感染	附着点病
囊性疾病	妊娠
	囊性疾病

Szadek 等[15]在骶髂关节的骨间和前韧带中发现了含有 CGRP 和 P 物质免疫反应性游离神经末梢的伤害性纤维和受体。鉴于他们的发现，作者推荐了诊断性骶髂关节注射的关节外和关节内方法。

（四）表现

SIJ 是身体中最大的轴向关节，因此，临床表现取决于受伤的关节部位（即上关节与下关节，背侧与腹侧关节，韧带与关节面与关节囊）。多项研究表明，SIJC 疼痛最有可能集中在靠近髂后上棘附近的 L_5 脊柱水平以下，上关节病变导致上臀部区域疼痛，而下关节病变导致下臀部疼痛[16, 17]。在一项回顾性研究中，94% 的人出现臀部疼痛，72% 的人出现下腰部疼痛[18]。50% 的患者报告疼痛延伸至下肢，28% 的患者疼痛延伸至膝盖以下。14% 的人腹股沟区有辐射痛。延伸到大腿后外侧的臀部疼痛是最常见的表现之一（图 30–1）。Cohen 等的一项研究发现，35% 的接受骶外侧支神经（sacral lateral branch nerve，SLBN）射频消融的患者出现大腿疼痛[5]。一项由两部分组成，旨在确定无症状志愿者和 LBP 患者的 SIJC 分布模式的研究发现，最常见的表现是单侧臀部疼痛延伸到大腿后部，有时甚至是大腿外侧[19]，而其他人发现存在腹股沟疼痛可以最准确地区分 SIJC 疼痛与其他机械性来源的 LBP。应该注意，相比 SIJ 疼痛或转子滑囊炎，腹股沟疼痛是关节内髋关节病变中更常见的症状，尽管这三种情况通常同时存在[6, 16, 20]。

虽然大多数检查 SIJC 疼痛分布模式的研究都是基于对关节内注射有反应的患者或由关节囊扩张引起的疼痛模式绘制的分布图，但一些研究人员还检

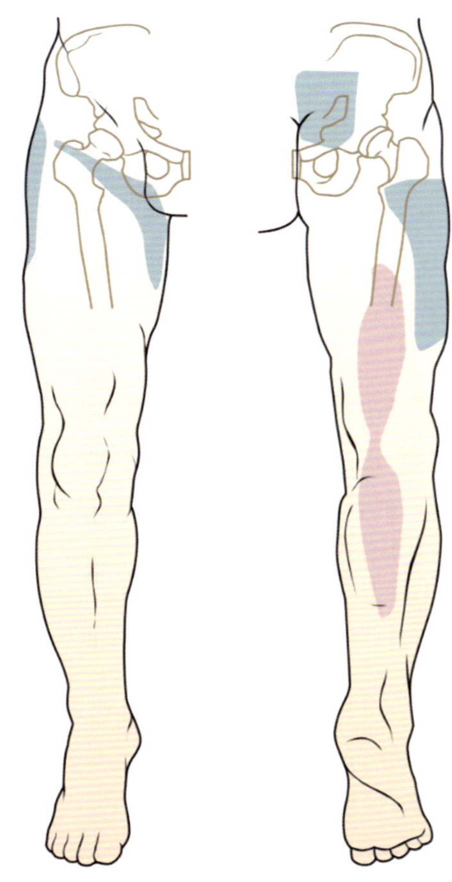

▲ 图 30–1　骶髂关节综合征的疼痛模式

引自 Benzon HT. Pain originating from the buttock: sacroiliac joint dysfunction and piriformis syndrome. In: Benzon HT, Raja S, Molloy RE, et al. (eds). *Essentials of Pain Medicine and Regional Anesthesia*. New York: Elsevier Churchill Livingstone; 2005:356–365.

查了基于软组织 SIJC 注射的疼痛分布模式，如背侧韧带内注射局部麻醉药。在一项对 50 名通过关节外注射获得至少 70% 疼痛缓解的患者的研究中，作者发现 SIJC 的上韧带部分在髂后上棘附近产生疼痛，并放射至腹股沟，而起源于 SIJC 中下部的疼痛在臀部中下部区域最为突出[16]，诱发的所有部位的疼痛经常扩散到大腿后外侧，但很少发生在膝盖以下。SIJC 疼痛也可能与其他 LBP 来源同时发生，一项研究发现，75% 的轴性 LBP、椎间盘突出或腰椎椎管狭窄患者有 SIJ 关节炎的放射学证据[21]。

多项研究通过使用对小剂量诊断性阻滞的反应作为参考标准，试图将体格检查结果用于确定骶髂关节是疼痛主要发生部位的预测价值。这些研究普遍发现，单一的刺激性动作、校直试验和活动性评估对于识别 SIJ 疼痛的敏感性和特异性都比较低。然而，一项包含 18 项研究的系统评价发现，三种刺激性测试的组合具有较好的鉴别力[22, 23]。当症状表明骶髂关节复合体功能障碍和其他疼痛原因已消除时，这些操作为确认诊断提供了价值。

SIJC 疼痛患者的体格检查通常表现关节和骶骨沟后部有压痛，没有麻木或无力等神经系统症状。有几种刺激性动作加压 SIJC 并诱发一致的疼痛，包括 4 字试验、Gaenslen 试验、Yeoman 试验[24, 25]、骶髂剪切试验、骶髂关节试验[25, 26]、大腿推挤试验、骨盆牵张试验和骨盆挤压试验。Fortin 手指试验也有助于诊断，应该作为病史的一部分。鉴于腰椎、骶骨和骨盆解剖结构的复杂性，SIJC 刺激性动作通常会加压于在空间和机械上与 SIJ 非常接近的结构，增加阳性结果解释的复杂性，并且需要三个阳性的诱发动作来合理地确保患者的疼痛与 SIJC 相关。

1. 4 字试验（以检查左侧 SIJC 为例）（图 30–2）

- 体位：仰卧位。
- 动作：将左小腿靠近脚踝处放在右大腿膝盖上方前面。
- 医生将一只手放在右髂嵴上，而另一只手放在左膝内侧。
- 阳性试验：左侧 SIJ 区域（也包括背部、臀部、腹股沟）疼痛。
- 解释：试验加压于 SIJC 和髋关节，以及下腰椎的后部。腹股沟疼痛的更常见原因是关节内髋关节病变，引起的疼痛发生在屈髋 / 屈膝的一侧。LBP 的更常见原因是起源于下腰椎的疼痛，可在任意一侧出现。

2. Gaenslen 试验（以检查左侧 SIJC 为例）（图 30–3）

- 体位：仰卧位，左小腿和大腿下部悬垂于检查台边上。
- 动作：检查者屈曲右髋和右膝（即髋关节最大限度地屈曲）。检查者在左大腿上向下按压（髋关节过度伸展）。
- 阳性试验：左侧 SIJ 疼痛。
- 解释：该测试通过在关节的活动极限内反向旋转，同时对两侧骶髂关节施加压力。该测试还对髋关节施加压力并拉伸股神经（如拟诊断 SIJ 综合征，检查者应确保没有髋关节病变和影响股神经的情况）。

3. Yeoman 试验（扩过伸试验）（图 30–4）

- 体位：俯卧位。
- 动作：检查者将一只手放在膝盖前部上方并稍微抬高它，另一只手向下压髂嵴。
- 阳性试验：SIJ 后部区域疼痛。

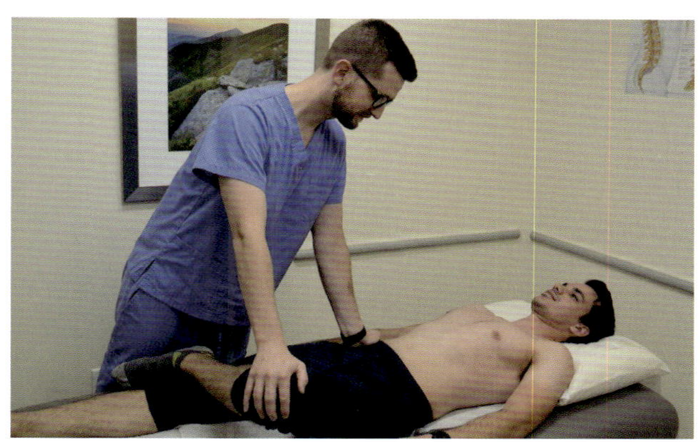

▲ 图 30–2　4 字试验，左侧

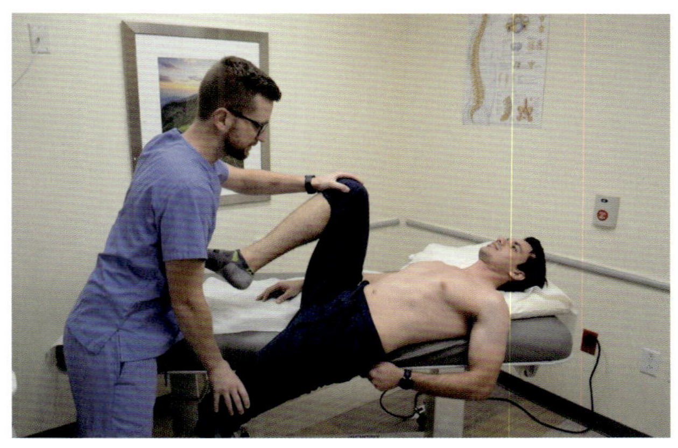

▲ 图 30–3　Gaenslen 试验，左侧

• 解释：髋关节伸展，同侧髂骨旋转。该试验加压于 SIJ 并伸展腰椎，并对股神经加压。它比其他试验更具体、更可靠。

4. 骶髂关节检查试验（图 30–5）

• 体位：站立位。

• 动作：检查者的一只拇指放在第二骶棘突上，另一只拇指放在髂后上棘（posterior superior iliac spine，PSIS）上。

• 正常 SIJ：当患者最大限度地屈髋时，PSIS 在 S_2 棘突以下水平活动。

• 功能异常或固定的 SIJ：PSIS 保持在 S_2 棘突水平或活动到骶骨上方。

5. 骶髂关节剪切试验（图 30–6）

• 体位：俯卧位。

• 动作：检查者的手掌放在髂骨翼后方。剪切推力指向下方，产生的剪切力横贯 SIJ。

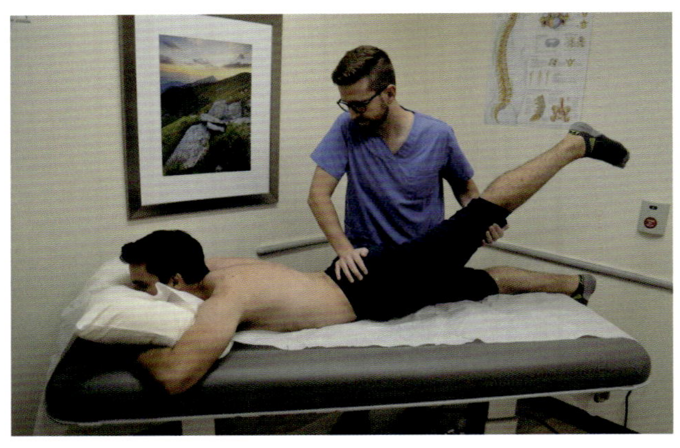

▲ 图 30–4 **Yeoman 试验，左侧**

• 阳性试验：SIJC 部位疼痛。

6. 大腿推挤试验（图 30–7）

• 体位：仰卧位。

• 操作：患者髋关节屈曲至 90°，膝关节屈曲至 90°。医生将患者的膝盖放在医生的腋下，并通过股骨直接向下施加压力。

• 阳性试验：同侧 SIJ 区域（包括背部、臀部、腹股沟）疼痛。

• 解释：该试验对 SIJC 和髋关节、下腰椎的后部加压。因此，该检查可能与关节内髋关节病变（腹股沟疼痛的更常见原因）和腰椎小关节疼痛（LBP 的更常见原因）重叠。

7. 骨盆牵张试验（图 30–8）

• 体位：仰卧位。

• 动作：检查者面向患者，将左手放在患者右侧髂前上棘上，右手放在患者左侧髂前上棘上。用力向外加压。

• 阳性试验：有症状的 SIJ 区域（也包括背部、臀部、腹股沟）疼痛。

8. 骨盆挤压试验（图 30–9）

• 体位：侧卧位。骨盆垂直于地面。

• 动作：检查者面向患者，将双手重叠放在患者的髂前上棘上。用力向下施加压力。

• 阳性试验：有症状的 SIJ 区域（也包括背部、臀部、腹股沟）疼痛。

9. Fortin 手指试验（图 30–10）

• 体位：站立位。

• 动作：患者指向自己最大压痛的部位。

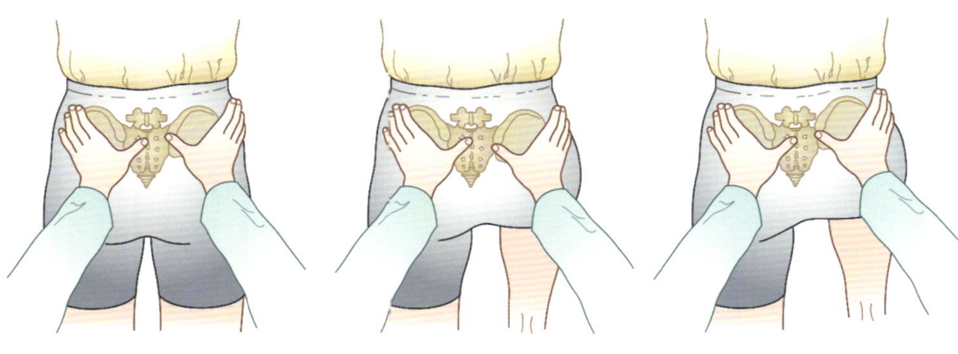

▲ 图 30–5 **骶髂关节试验**

引自 Benzon HT. Pain originating from buttock: sacroiliac joint syndrome and piriformis syndrome. In: Benzon HT, Raja SN, Molloy RE, et al. (eds). *Essentials of Pain Medicine and Regional Anesthesia*. 2nd ed. Philadelphia: Elsevier; 2005.

• 阳性试验：如果最大压痛区域包含髂后上棘，表明 SIJC 是疼痛来源。

• 解释：不是实际体格检查的一部分，而是患者的病史记录。

除了创伤或潜在的风湿病［如脊柱关节病（如强直性脊柱炎）］外，关节的放射影像学评估对明确诊断意义不大。然而，使用透视来评估 Fortin 点是否真正覆盖 SIJ 区域比单独的体格检查操作具有更高的敏感性[27]。X 线和 CT 可以显示关节间隙的变化、骨侵蚀、软骨下硬化和骨排列不齐。MRI 可以显示关节内液体信号、软组织和骨水肿、脂肪浸润和关节糜烂，而骨扫描可以显示代谢摄取增加的活跃区域。CT 的敏感性和特异性较低，而放射性核素骨扫描对诊断性阻滞阳性的患者敏感性较低但特异性较高[28]。如以诊断性注射作为参考，迄今为止，尚无研究表明 X 线或 MRI 发现与 SIJC 疼痛之间存在关联[29–31]。然而，在炎性脊柱关节病患者中，SIJ 的 MRI 病理影像、臀部疼痛和对非甾体抗炎药阳性反应之间存在关联[32]。关节诊断性阻滞是骶髂关节疼痛的诊断标准，复杂的神经支配模式和技术限制使其不能作为金标准[6, 33, 34]。仅注射 SIJ 引起疼痛不宜作为诊断 SIJC 为臀部疼痛来源的标准[6]。

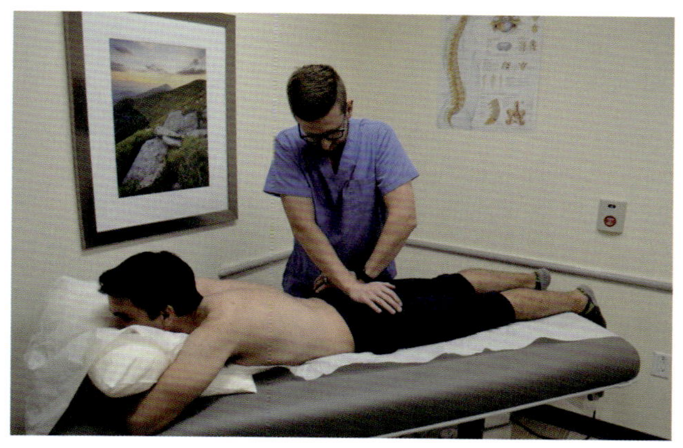

▲ 图 30-6　骶髂剪切试验

（五）治疗

在病理改变可纠正的患者中，如腿长差异、排列不齐或肌肉无力，通过引导运动、手法治疗（包括

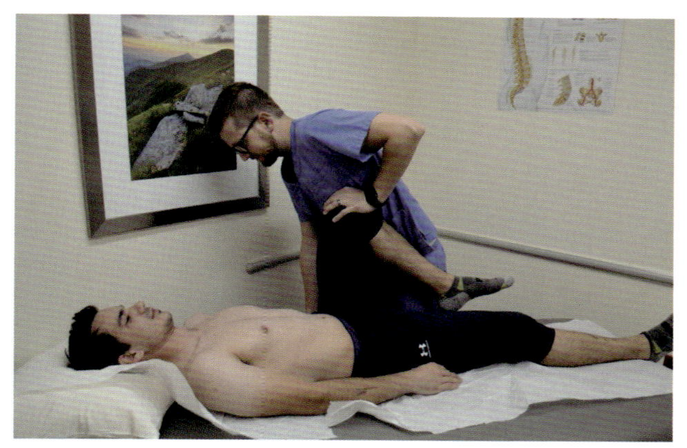

▲ 图 30-7　大腿推力试验

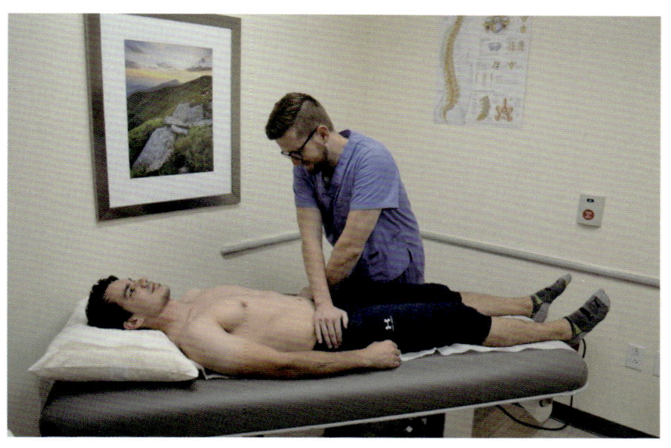

▲ 图 30-8　骨盆牵张试验

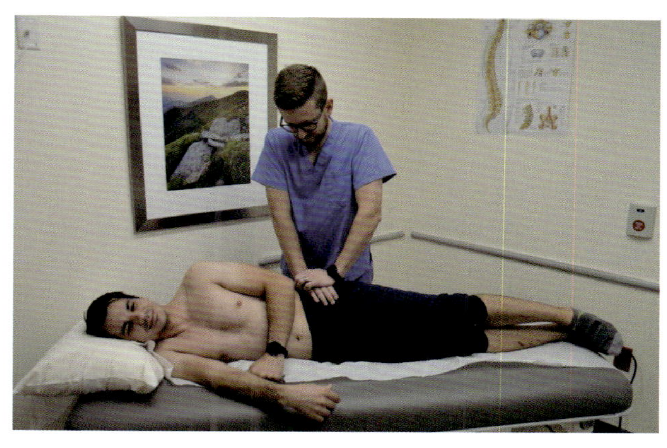

▲ 图 30-9　骨盆挤压试验

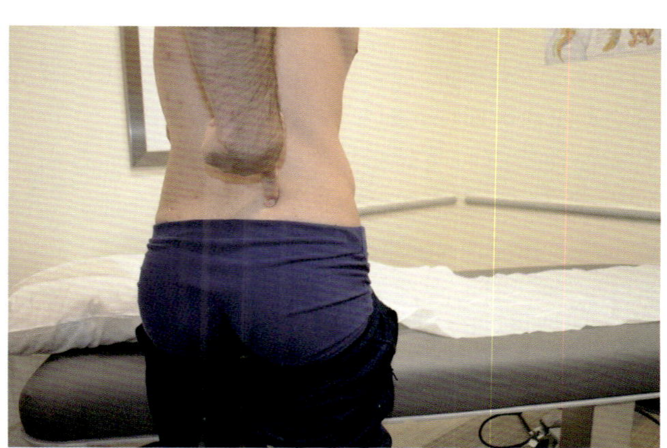

▲ 图 30-10　Fortin 手指试验，右侧

手法或鞋垫）来解决潜在病因，可能是有益的[35-37]，并且有一些证据支持抗抑郁药、非甾体抗炎药和阿片类药物等有短期疗效。然而，尚没有专门针对SIJC患者病理的相关研究。

只有少数前瞻性研究评估了类固醇注射对SIJC疼痛的疗效。这些研究表明，关节内注射和关节外注射均有益[39, 40]，但这些研究均随访时间较短（≤2个月）和样本量较少（<25名患者）。比较关节内和关节外注射的研究得出的结果不同[11-13]，总之注射位置应针对可疑的痛点（怀疑有关节外病变的年轻人需要进入韧带，有关节炎老年人需要到达骨面）。在注射确诊SIJ疼痛但未获得中长期疗效的患者中，安慰剂对照和观察性研究表明，骶外侧支神经射频消融的作用时间可能持续6个月～1年[41]。由于RFA靶向的侧支支配后部韧带而不是关节囊，患有关节外病变的个体可能受益更大。一项评估SLBN行RFA预后预测因子的研究支持了这一点，易患关节炎的老年人更容易治疗失败[5]。

几十年来，关节融合术一直用于治疗由骨折、不稳定/脱位和继发于退行性变化引起的SIJC疼痛。这些适应证中，SI关节病是最具争议的疾病之一，现有研究因入选标准不合理、结果测量方式多样和各种形式的偏倚使结果被各种因素混杂。最近，对保守治疗失败的患者使用微创SIJ融合技术治疗的情况突然增多，观察性和前瞻性随机试验的结果显示效果可持续长达2年[42]。

（六）骶髂关节注射技术

对于诊断性注射，要求患者在手术当天停止使用镇痛药。ASA或脊柱干预协会不推荐使用镇静药[43]，一项大型随机交叉研究显示镇静可增加诊断性SIJ注射的假阳性率[44]。轻度镇静药（低剂量静脉或口服苯二氮草类药物）可应用于焦虑患者或有血管迷走神经发作史的患者。注射禁忌证包括该区域的感染和出血体质。对对比剂过敏（非过敏反应）可能需要使用抗组胺药和类固醇进行预处理，而对局部麻醉药过敏可能需要确定用于该手术的合适的局部麻醉药。建议在SIJ注射期间进行成像以确保关节内针头放置，因为盲注会导致针位不正，并可能增加并发症的风险[14, 45, 46]。

1. 透视引导的SIJ注射

透视被认为是关节内SIJ注射的治疗标准，因为它可以检测针位于血管内和关节内针。然而，这种图像引导方式并不能保证成功的关节内注射。因此，更具挑战性的解剖结构可能需要CT引导[46, 47]。

SIJ注射技术已有相关描述[48, 49]。注射点通常位于关节的下后侧，位于距其最尾端头侧1～2cm的区域内[48]。尽管在怀疑有关节外病变的个体中，可能会以最疼痛的区域作为靶点，例如背侧韧带的头侧部分[50]。

一旦针头进入关节内，注射少量对比剂以显示关节内扩散（图30-11）。患者对注射对比剂的反应被记录为“无痛”“不熟悉的疼痛”或与疼痛主诉“相似的疼痛”。在适当的对比剂扩散后，注射类固醇和局部麻醉药溶液。由于SIJ的容量很小，膨胀可能会加剧疼痛或关节囊破裂，因此建议关节内SIJ注射的最大容量为2～3ml[48, 51]。SIJ外的注射液容许溢出，因为有些疼痛感受器位于关节外。由于已知整个SIJC的神经支配，一些医师特别建议同时进行关节内和关节外注射。

其他入路包括：如果在前后关节重叠的区域看到明显的透明区，则将针放置在该区域下方[48]。关节中部也可以插管，尽管关节囊通常仅从尾部边界向上延伸约1/3的位置[52]。最后，可以使用从头至尾入路进入关节的上方。

手术后，应观察患者15～30min以确定镇痛反应并监测并发症。局部麻醉药具有立竿见影的效果，但去皮质类固醇的抗炎作用会在2～5天后出现（非颗粒制剂起效更快）。指南关于阻滞阳性的临界值

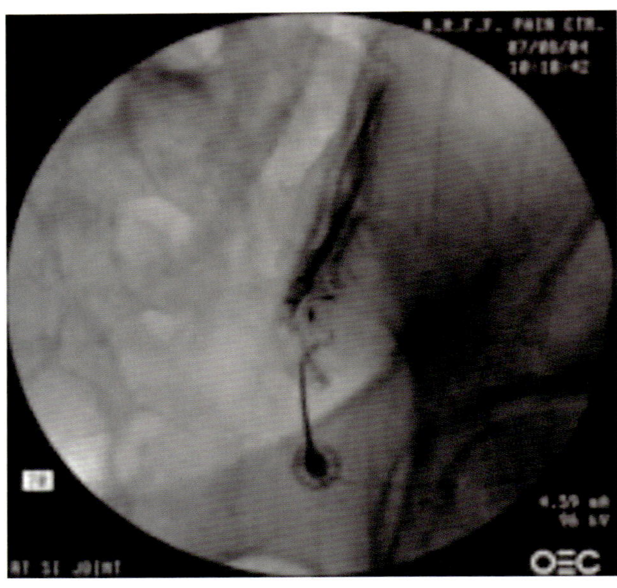

▲ 图30-11　骶髂关节注射。注意染料沿着关节的扩散

各不相同，一些使用≥75% 的疼痛缓解，另一些使用≥50%，还有一些人主张更低的临界值，因为美国 FDA 和 IMMPACT 指南认为≥30% 疼痛缓解是具有临床意义的反应[53, 54]。因为骶髂关节疼痛通常与其他肌肉骨骼疾病共存，并且没有可靠的替代治疗方法，因此使用较不严格的临界值，如国际指南对诊断性注射建议为 50%，可以最大限度扩大诊疗的范围。可以重复使用刺激性动作以评估改善情况。一过性的同侧腿无力是局部麻醉药溢出到骶神经根或坐骨神经所致。其他并发症包括出血、感染、疼痛加剧、发热、短暂的排尿困难，以及对制备溶液或注射液成分的过敏反应。

2. 超声引导 SIJ 注射

Pekkafahli 等[55]最初证明超声引导骶髂关节注射的可行性，Harmon 和 O'Sullivan 做了进一步描述[56]。凸阵低频换能器（4～6MHz）垂直于皮肤放置在远端骶骨中线上，在横截面视图（短轴）识别骶骨裂孔。侧方移动探头，直到看到骶骨的外侧边缘，然后向头侧移动，找到髂骨内侧。SIJ 在该部位呈低回声楔形结构（图 30-12）。注射的目标区域在第二骶孔水平，在骶髂关节尾极上方 2～3cm。插入一根 22G 针头沿关节外侧和前方路径向内推进，一旦穿透关节滑膜，有落空感。关节外注射液的可见扩散表明位置在关节周围，而不是关节内。

该技术的准确性也进行了评估。Klauser 等[57]通过比较第一骶孔水平与第二骶孔水平的入路，评估在尸体这两个关节水平的超声引导下的 SIJ 注射。CT 检查显示较低水平的针 90% 在 SIJ 关节内，而较高水平的针只有 70% 在关节内。采用相同的方法

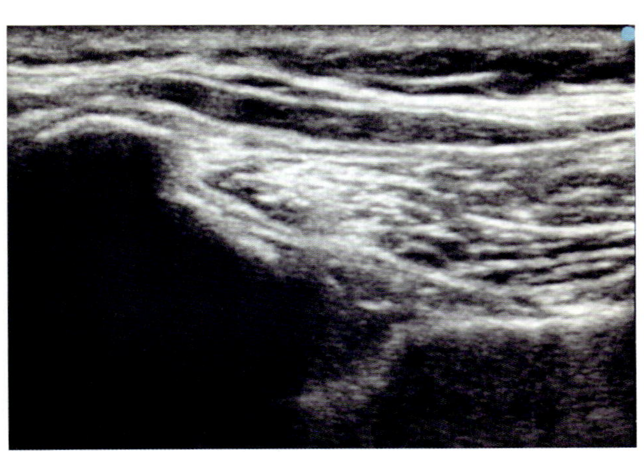

▲ 图 30-12 左侧 SIJ 超声显示
引自 Credit：Ariana Nelson，MD

应用于患者，发现两个位置（下部 8 例，上部 2 例）关节内放置率均为 100%。Jee 等[58]研究显示，超声方法避免血管内结构损伤的功能比透视更好，但超声引导关节内准确率（87%）低于透视（98%）。De Luigi 等[59]发现通过透视确认 48/50（98%）的超声注射在关节内，而 Perry 等[60]在尸体解剖发现超声引导注射 15/17（88%）在关节内。成功的超声注射很大程度上与个人习惯和操作经验等因素有关；例如，Pekkafahli 等[55]注意到随着操作经验的增加，成功率显著改善，从开始的 30 次注射 60% 的成功率到后面 30 次注射 94% 的成功率。满意的超声引导 SIJ 注射尚未普及。Stelzer 等[46]的一项尸体研究显示与超声相比，透视引导的关节内注射成功率明显更高。

3. CT 引导的 SIJ 注射

CT 引导 SIJ 注射已有报道。据文献报道，CT 引导的注射成功率为 75%～92%[61-63]。较大剂量的放射暴露和疼痛诊所缺乏 CT 限制该方法的广泛应用。

4. 触诊引导的 SIJ 注射

触诊引导的关节内注射被证实多数情况在关节外，一项研究发现对比剂扩散更可能在硬膜外而不是关节内[45, 64, 65]。在 3 项评估体表标志引导注射的准确性的研究中，关节内扩散的成功率在 8%～22%[14, 45, 64]。据报道，体表标志引导注射在非对照研究中可有效缓解疼痛[66]。在 Cohen 等的一项大型随机双盲研究中，体表标志引导注射与透视引导注射 1 个月内的疗效相当。然而，3 个月的关节内注射在某些结局指标上更优[14]。一些并发症在体表标志引导组中更为常见，上述阳性结果可能在初级医务人员中无法推广。触诊引导不推荐用于诊断目的，也不应常规用于治疗目的。

（七）SIJ 注射剂的疗效

已有原始研究、Meta 分析和综述对 SIJ 注射的有效性进行评估，结果解释不一致（表 30-2）[2, 67]。4 项皮质类固醇 SIJ 注射的对照试验都显示有一定益处[38-40, 67]。多项非对照研究表明，皮质类固醇 SIJ 注射可缓解患有和不患脊椎关节病患者的疼痛，有临床意义[61, 68-74]。

（八）SIJC 神经去神经技术

阻断 L_4 内支神经，L_5 背支神经和 $S_{1\sim3}$ 侧支神经。

如前所述，SIJ 的后缘和后韧带受 L_5 背侧支和 S_1、S_2 和 S_3 的侧支支配，有些人受 S_4 支配，较少

表 30-2　骶髂关节注射的功效和效果

作　者	研究设计	治　疗	结　果	评　论
脊柱关节病患者				
解释性研究				
Maugars 等[38]	随机对照双盲试验（n=10），脊柱关节病患者	皮质醇与安慰剂的关节内 SIJ 注射（透视引导）	1 个月时，治疗组疼痛评分下降 5.3 分，安慰剂组下降 1.8 分；67% 的患者缓解持续了 6 个月	
观察性研究				
Bollow 等[61]	前瞻性病例系列（n=66），脊柱关节病患者	关节内 SIJ 注射 40mg 长效皮质类固醇（CT 引导）	1.7 周时疼痛评分下降了 92%（VAS 从 8.8 到 3.3）；疼痛缓解持续 10 个月	随访持续至 18 个月
Braun 等[68]	前瞻性病例系列（n=30），脊柱关节病患者	关节内 SIJ 注射 40mg 曲安奈德（CT 引导）	83% 在 5.2 个月时疼痛有所改善（VAS 从 8.5 到 3），缓解持续时间为 8.9 个月	随访持续至 18 个月
Fischer 等[69]	前瞻性病例系列（n=56），对 NSAID 无反应的青少年脊柱关节病儿童	关节内 SIJ 注射 40mg 曲安奈德（CT 引导）	88% 的患者疼痛明显减轻（VAS 从 6.9 降至 1.8），缓解持续时间为 12 个月	随访期 20 个月
没有脊柱关节病的患者				
对比研究				
Luukkainen 等[39]	对照双盲试验（n=20）	关节周围 SIJ 注射 60mg 甲泼尼龙 + 利多卡因对比盐水 + 利多卡因	2 个月时类固醇组疼痛评分和体格检查改善	
Luukkainen 等[40]	对照双盲试验（n=24）	甲泼尼龙 + 利多卡因与盐水 + 利多卡因的关节周围 SIJ 注射	随访 1 个月激素组疼痛评分和体格检查改善	
Kim 等[67]	随机双盲对照试验（n=48）	用 40mg 曲安奈德与 25% 葡萄糖进行关节内 SIJ 注射	2 周时 NRS 改善无显著差异	
观察性研究				
Liliang 等[71]	前瞻性病例系列（n=39）	关节内 SIJ 注射 40mg 曲安西龙（透视引导）	67% 有 50% 缓解超过 6 周，平均缓解持续时间为 37 周	通过双重 SIJ 注射的阳性反应诊断为 SIJ 疼痛；腰骶融合病史预测缓解持续时间短
Chou 等[4]	回顾性病例系列（n=54）	用 12mg 倍他米松和麻醉药进行关节内 SIJ 注射	28% 的患者在 2 周内疼痛缓解≥80%	以≥80% 疼痛缓解作为诊断标准的双重诊断组分
Laslett 等[22]	前瞻性病例系列（n=58）	用 40mg 曲安西龙和麻醉药进行关节内 SIJ 注射	67% 的患者在 6 周后疼痛缓解了 50%	以≥75% 疼痛缓解作为诊断标准的双重诊断组分

（续表）

作　者	研究设计	治　疗	结　果	评　论
Irwin 等[100]	回顾性病例系列（n=42）	用 80mg 甲泼尼龙或 6mg 倍他米松和麻醉药进行关节内 SIJ 注射	43% 的患者在 1 个月内疼痛缓解≥50%	以≥70% 疼痛缓解为诊断标准的双重诊断组分
Borowski 等[11]	回顾性图表综述（n=120）	局部麻醉药和类固醇的关节内注射与局部麻醉药和类固醇的关节内和关节外注射	3 个月时，13% 的关节内亚组和 31% 的关节内和关节外亚组 VAS 下降＞50% 或将 ADL 描述为“大大改善”	
Murakami 等[12]	前瞻性非随机病例系列，n=50	25 例 SIJ 关节内注射 2% 利多卡因，25 例 SIJ 关节外注射 2% 利多卡因	日本骨科协会“日常生活活动受限”评分系统关节外组改善率为 96%，关节内组改善率为 62%	两种注射剂均未使用类固醇，未评估长期改善情况
Hartung 等[13]	前瞻性非随机病例系列，n=14（20 个骶髂关节），MRI 确认的活动性骶髂关节炎	在超声下进行 20 例次 SIJ 注射类固醇和钆	在 28 天时，虽然两组的平均 NRS 均显著降低（两组 NRS 降低 2.5），但两组之间没有临床显著差异	经 MRI 钆后证实，超声下 60% 的 SIJ 注射未定位在关节内空间内

ADL. 日常生活活动；CT. 计算机断层扫描；MRI. 磁共振成像；NRS. 数字评级量表；NSAID. 非甾体抗炎药；SIJ. 骶髂关节；VAS. 视觉模拟评分量表

来自 L_4（如在 L_5 骶化期间）。因为外侧支支配后韧带而不支配关节囊或腹侧韧带，所以不能认为有诊断意义。然而，它们通常用于预测对相同神经对射频消融的反应[75]。在 2 项连续的研究中，Dreyfuss 等表明，在对背韧带和 SIJ 后囊的实验性疼痛刺激的反应中，多部位多深度阻滞优于单部位、单深度阻滞[76, 77]。

本文介绍了 L_4 神经内侧支、L_5 神经背侧和 $S_{1\sim3}$ 神经侧支阻滞技术[75, 77]。指导患者进行正常活动并记录疼痛日记以监测疼痛缓解情况。在某些情况下使用双阻滞模式，第 2 次阻滞通常使用与第 1 次阻滞不同的麻醉药，评估麻醉持续时间与预期是否一致（即利多卡因通常比布比卡因短）。确定疼痛缓解范围是实施射频毁损前所需的，但 50%～80% 的缓解是常见的阈值，因为经常伴随疼痛产生且无法靶向关节囊或腹侧韧带。

1. SIJC 射频去神经

关节内注射类固醇可暂时缓解疼痛，永久性镇痛可能需要进行 SIJC 神经去神经。尽管可以使用苯酚进行化学神经松解，但很少使用这种方法，因为药物可能会泄漏并导致相邻神经结构的意外松解，如前所述，SIJ 在部分患者中与 S_1 和 S_2 孔连通，并且前关节囊可能存在缺陷，可以使其直接与腰骶丛区域相通。神经的射频消融能可控和可预测的进行神经松解。

骶髂关节后侧侧支损伤后不太可能完全缓解疼痛，因为关节腹侧的神经支配没有被破坏。然而，疼痛来源在关节后侧比腹侧更常见，许多研究者已经仔细描述骶髂关节主要受背侧神经支配[33, 50, 78]。

对于背侧支的带状毁损或椎间孔周技术，L_5 背侧支、$S_{1\sim3}$ 和可能的 S_4 侧支均应损毁。如前所述，RF 套管放置在上关节突的外侧边缘与骶翼相交处。由于常规 RF 造成的损伤较小，并且沿着探头的活动尖端定位，因此理想情况下，针的轨迹应该几乎平行于神经路径，使常规 RF 最大限度地破坏神经。在侧位透视图像上，针尖的前方不应超过上关节突的前 1/3[48]。使用冷却射频时，电极应以垂直方式插入。内部冷却的电极会导致更大、更圆的损伤，并且尖端的位置不应超过 SAP 的中点，以避免损伤节段神经根[79]。以前有人认为 L_5 背侧支的常规射频消融比水冷式射频消融更安全，但仅是推测。Kapural 等[80] 对此进行了调查，他们回顾分析了 100 例 SIJ 射频消融病例，在这些患者中，82 例接受 L_5 背侧支水冷射频消融，而其他患者接受常规射频，水冷射频组的急性并发症发生率并没有更高，但该样本量可能太小而无法有效评估并发症。

2. 骶侧支神经条带损毁

供应后 SIJC 的末端纤维的射频消融（同样，指的是 $S_{1\sim3}$ ± L_5/S_4 后支外侧分支）可对先前 SIJC 诊断性注射有效果的患者产生镇痛作用[81]。由于靶向损毁的神经支配后韧带，一些专家主张关节外注射[50] 或预先多部位、多深度侧支阻滞[77] 作为 RFA 前的预测工具。然而，研究发现，关节内注射也有显著的预测价值[82]，可能是因为局部麻醉药的溢出。

一种对 SIJC 背侧韧带部分进行热射频去神经支配的技术是使用两个探针来形成双极条状毁损。

尽管已经描述了许多利用双极毁损的技术，这里将简述栅栏双极带状毁损技术，因为它已被证明可以在 97.5% 的时间内捕获 100% 的侧支神经[81]。在栅栏技术中，患者是俯卧位，C 型臂前后位成像。射频探头（20G，10mm 活性尖端）被放置在距离骶后孔外侧约 4mm 的直线上，距离骶后孔外侧大约 10mm，从骶上到骶后孔下（如果骶后孔下缘向骶后孔尾部延伸超过骶后孔下缘则为骶后孔 S_4）[83]，并且所有部位都用 2% 利多卡因 0.5ml 麻醉（图 30-13）。在使用该技术的研究中，射频探头被加热到 90°，持续 180s[81, 83]。

另一种双极带状损伤技术，称为 PSN 侧嵴，可望提供与栅栏双极技术相似的结果[81]。射频探头沿骶骨外侧嵴从第一个到第三个骶结节放置[84]。用 2% 利多卡因 0.5ml 局部麻醉各点，用 17G 双极射频探头以间隔约 15mm 放置加热 90° 持续 180s，形成双极毁损[81]。这种方法最初是超声引导下准确的放置，理论上与透视引导的效果类似，尽管尚无相关研究证实。

如果使用单极技术[82, 85]，可以通过在应用射频损伤之前注入液体来增加单极损伤的范围[86]。Provenzano 等使用离体鸡样本，发现预先注射除水以外的液体会增加毁损的范围。羟乙基淀粉和高渗盐水导致的损毁最大，其次是 0.9%NaCl 和利多卡因。将体积从 0.5ml 增加到 3ml 并没有显著改变损毁的大小。双极损伤也有类似的发现[87]。3% 的 NaCl 似乎是理想的，因为它增加了电极之间的损毁范围，同时减少电极外组织的破坏。

3. 骶外侧支神经椎间孔周围射频损伤

椎间孔周围射频技术的变化包括传统的热射频[50, 75, 82, 88–90] 和水冷射频[5, 85, 91–93]。Stout 等[94] 最近描述了水冷射频技术。患者处于俯卧位，C 型臂前后位成像，置于 $S_{1\sim3}$ 或 S_4 侧支位置，将冷却射频探头（17G 4mm 活动尖端）放置于骶孔中心外侧 10mm 处，右侧 S_1 在 4：30 和 6：00 沿骶骨背面放置，S_2 在 2：30、4：00 和 5：30 放置，S_3 在 1：00 和 2：30 方位；左侧则为对应的镜像目标，即 S_1 在 6：00 和 7：30 方位；S_2 在 6：30、8：00 和 9：30 方位；S_3 的 9：30 和 11：00 方位[94]。他们放置射频探头时考虑到神经走行的可变性和骶后孔相对于 SIJ 的排列，并已证明可以在 95% 的 SIJC 标本中捕获所有内侧分支[81]。当 S_4 孔在纵向平面上观察到与骶髂关节的最低部分相当时（即传入神经可能进入椎间孔），它也可以被作为目标。如果 S_4 孔位于同侧 SIJ 下侧的尾部，则进行椎间孔周围毁损可能几乎没有用处（图 30-14）。在侧位透视图像上，针尖不应位于骶骨后部的前面，以避免在椎间孔内定位。对于 L_5 背侧支，施以 2Hz 2V 的运动神经刺激，以验证神经根分布中

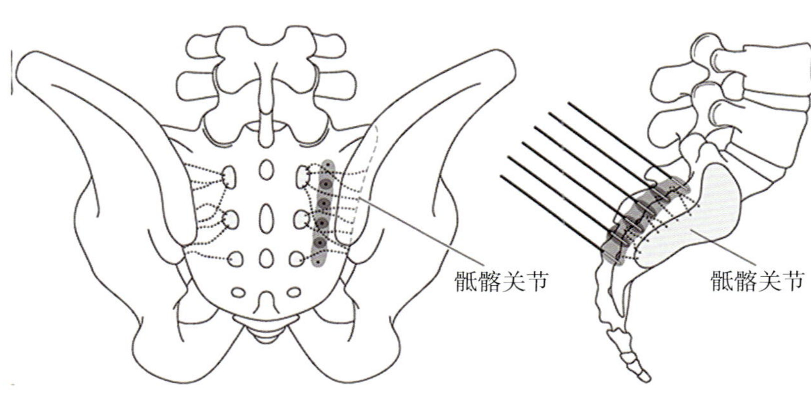

◀ **图 30-13　栅栏治疗骶髂关节疼痛**

在 $S_{1\sim3}$ 椎间孔和 SIJ 线之间垂直插入一排直的射频套管，使其接触骶背面。相邻套管之间产生的双极射频毁损在骶骨外侧支神经（虚线）从骶孔到骶下关节处形成一个连续的栅栏状毁损。左图为针的视角。右图为侧面图［引自 Cosman ER Jr, Gonzalez CD. Bipolar radiofrequency lesion geometry: implications for palisade treatment of SIJ pain. *Pain Pract*. 2011;11(1):3–22.］

没有肌肉收缩（骶骨水平不需要运动刺激）。用 2% 利多卡因 0.5ml 麻醉所有部位，并在 60℃开始毁损 150s（水冷射频）。通常习惯于在毁损后注入 0.5ml 的局部麻醉药和类固醇混合液，用于术后镇痛和预防神经炎。

在一项尸体研究中，Roberts 等表明，双极和水冷射频毁损以最大频率捕获 100% 的已知侧支过程，分别高达 97% 和 92%。相比之下，传统的单极只能捕获约 12% 的已知侧支[81]。

（九）骶背神经和侧支射频去神经的疗效

已有研究、Meta 分析和综述对 SIJ 注射的有效性进行评估，但结果有些不一致[95, 96]（表 30-3）。多项随机对照试验表明，L_5 背支和 $S_{1\sim3}$ 侧支的射频去神经术优于假手术组[82, 85, 91]。水冷椎间孔周围和双极射频被证明较传统的单极射频有更高的成功率[5, 66, 81]。然而，并非所有研究都显示射频消融的有效性。van Tilburg 等[89]未能显示传统 RF 比假手术组更有效，Juch 等[97]未能显示常规射频联合运动疗法优于单独运动疗法，但应注意，2 项研究的程序和方法学的缺陷使结果有效性存疑[98, 99]。

二、尾骨痛

（一）流行病学和病因学

尾骨痛被定义为尾骨区域的疼痛，是一种罕见的臀部疼痛原因，其流行病学特征很少且报告不足[108]。因此，它的患病率被认为很低。女性比男性更容易受到影响，并且在中年女性中患病率最高[109]。肥胖和分娩并发症及器械助产也与尾骨痛有关[108, 110–112]。尾骨痛通常与创伤有关[111, 113]，而强直性脊柱炎[114]骨或骨盆肿瘤[115, 116]的报道较少。Maigne 等报道，208 名慢性尾骨痛患者中有 69% 报告有外伤史。在这一系列病例中，骨质增生、前部和后部半脱位和过度活动都被确定为易感因素[111]。轻微创伤，如长时间坐在坚硬或不规则的表面上，可能是易感因素[117]。神经根或内脏疼痛也可能导致尾骨区域的牵涉痛。

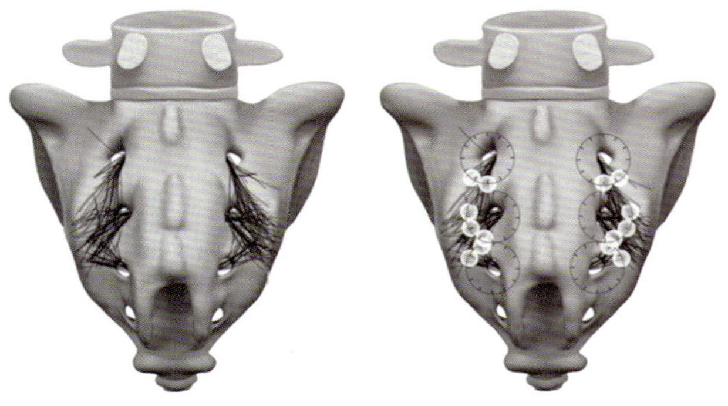

▲ 图 30-14　左侧图显示了通过尸体研究确定的骶骨外侧分支的走向。右图显示了所有标本的所有侧支，均有顺时针面覆盖，病灶大小为 8mm

引自 Stout A, Dreyfuss P, Swain N, Roberts S, Loh E, Agur A. Proposed optimal fluoroscopic targets for cooled radiofrequency neurotomy of the sacral lateral branches to improve clinical outcomes: an anatomical study. *Pain Med*. 2018;19(10):1916–1923.

（二）解剖学

尾骨是位于骶骨远端的一个小而复杂的结构，与骶尾关节相连。它包括 3～5 个融合的骨性脊柱节段（图 30-15）。在前方，尾骨为前骶尾韧带和肛提肌纤维提供附着，而在后方，臀大肌和后骶尾韧带附着。在结构[118]、骶尾关节和活动性[119]、尾骨本身的尺寸和角度[120, 121]方面，个体之间存在显著差异。

尾骨的感觉神经支配主要来自骶尾神经丛，它起源于下骶神经根。在前面，它由尾骨神经和 S_4 和 S_5 的腹侧支组成，而 S_4 和 S_5 的背侧支和尾骨神经也参与神经支配[122]。骶尾神经丛支配以下前部结构：耻骨尾骨肌、坐骨尾骨肌、尾骨肌和一部分肛提肌、肛门外括约肌、骶尾和尾骨韧带、骶尾关节和尾骨骨膜。由骶尾神经丛支配的后部结构包括背侧骨膜、上覆皮肤和软组织[122–126]。

来自椎旁交感干的交感神经构成位于尾骨腹面的奇神经节。来自直肠的内脏疼痛可能通过来自奇神经节的伤害性输入牵涉到该区域[127]。来自盆腔其他脏器的疼痛也可通过腹下神经丛或盆腔内脏神经牵涉到尾骨区域[122]。

除了作为肌肉、肌腱和韧带的插入点之外，尾骨还支持盆底和肛门功能，并与坐骨结节一起为臀部提供结构支撑[108]。

（三）表现

尾骨痛的典型表现是尾骨区域的疼痛，但病史的其他方面可能会有所帮助，包括坐立、斜倚、排便或性交时的疼痛[108]。向后摔倒后急性发作可能表明有创伤性病因。通常存在尾骨触痛，但不是必需，因为根部或内脏起源的疼痛可以牵涉到该区域。骶尾关节活动过度可通过直肠检查诊断。X 线、CT 或 MRI 可能有助于诊断骨折、脱位、囊肿（藏毛囊肿、神经根周围囊肿）或肿块。

表 30-3　骶外侧支神经射频损伤的疗效

作　者	研究设计	治　疗	结　果	评　论
解释性研究				
van Tilburg 等[89]	前瞻性随机对照双盲试验，n=51	L_5 背侧支的常规 RF 和 $S_{1\sim4}$ 侧支的冷却 RF 与假手术	3 个月组间无显著差异	关节内阻滞阳性证实 SIJ 疼痛；3 个月允许交叉
Patel 等[85]	前瞻性随机对照盲法试验，n=51	L_5 背侧支和 $S_{1\sim3}$ 侧支的冷却射频与假手术	3 个月时，治疗组平均 NRS 下降 2.4，假手术下降 0.8，治疗组 ODI 下降 11，假手术增加 2；效果持续 9 个月	患有轴向背痛且对双侧支阻滞有阳性反应的患者；3 个月允许交叉
Cohen 等[82]	前瞻性随机对照试验，n=28	L_4 内侧分支和 5 个背侧支的常规 RF 和 $S_{1\sim3}$ 外侧分支的冷却 RF 与假手术	疼痛评分在 1 个月时有所改善（治疗组 2.4，假手术组 6.3）；效果持续 6 个月	关节内阻滞阳性证实 SIJ 疼痛；1 个月内允许交叉
Mehta 等[101]	前瞻性随机对照双盲试验，n=17	$S_{1\sim3}$ 背侧周围神经的简化带状毁损和 L_5 背侧支的常规 RF 与假手术	3 个月时，治疗组的平均 NRS 下降 4.7，假治疗组的平均 NRS 下降 0.3。6 个月时的类似结果	关节内阻滞阳性证实 SIJ 疼痛
对比研究				
Dutta 等[102]	前瞻性随机对比研究，n=30	L_4、L_5 背侧支和 $S_{1\sim3}$ 侧支的脉冲射频与关节内类固醇注射	1 个月时，两组的平均疼痛缓解相似且 ODI 有所改善，3 个月和 6 个月时，RF 组的疼痛缓解明显更大	关节内阻滞阳性证实 SIJ 疼痛
Juch 等[97]	前瞻性随机对照试验，n=228	运动疗法与单独运动疗法在不同位置的各种射频技术	3 个月时 NRS 无显著差异	关节内注射证实 SIJ 疼痛。结果因方法学问题而有所遮蔽
Martinez 等[103]	前瞻性随机对照试验，n=60	栅栏双极射频（针距 1cm）、栅栏双极射频（针距＞1cm）与双 SIJ 类固醇注射	所有组在 1 个月时疼痛减轻≥50%。3 个月时，只有两个 RF 组的疼痛减轻≥50%。在 12 个月时，只有＞1cm RF 组的疼痛减轻≥50%	
Salman 等[90]	前瞻性随机对比研究，n=15	L_4、L_5 背侧支和 $S_{1\sim3}$ 侧支的常规 RF 与关节内类固醇注射	RF 组 53% 的患者疼痛减轻超过 50%	由于参与者人数少，无法分析对照组
Zheng 等[104]	前瞻性随机对照试验，n=155	栅栏双极射频与塞来昔布	RF 组的平均 VAS 在 3 个月时下降 1.9，在 6 个月时下降 2.2，RF 组优于对照组	强直性脊柱炎的前期诊断
观察性研究				
Stelzer 等[105]	回顾性图表综述，n=109	L_5 背侧支和 $S_{1\sim3}$ 侧支的冷却射频	1 个月的平均 VAS-4.0 与 6 个月和 12 个月的结果相似	所有患者均有 SIJ 或内侧 / 外侧分支阳性阻滞

（续表）

作　者	研究设计	治　疗	结　果	评　论
Reddy 等[106]	回顾性图表综述，n=16	$S_{1\sim4}$ 周围神经的简化常规射频	12 个月时的平均 NRS 下降 4.5	纳入的患者均接受了诊断性和治疗性 SIJ 注射，NRS 减少≥50%，持续时间≥6 个月
Romero 等[107]	前瞻性观察性研究，n=32	L_5 背侧支和 $S_{1\sim3}$ 侧支的常规 RF	平均 NRS 在 6 个月时下降 4.6，在 18 个月时为下降 3.7	关节内阻滞阳性证实 SIJ 疼痛
Ho 等[92]	回顾性图表综述，n=20	L_5 背侧支和 $S_{1\sim3}$ 侧支的冷却射频	平均 NRS 在 3 个月时下降 4.9，在 12 个月时下降 4.4，在 24 个月时下降 4.3	关节内阻滞阳性证实 SIJ 疼痛
Stelzer 等[93]	回顾性图表综述，n=126	L_5 背侧支和 $S_{1\sim3}$ 侧支的冷却射频	平均 VAS 在随访 4～6 个月的亚组中下降 6.2，在随访 6～12 个月的亚组中下降 5.5，在随访＞12 个月的亚组中下降 3.9	关节内阻滞阳性证实 SIJ 疼痛
Gevargez 等[62]	回顾性观察性研究，n=38	背侧骨间韧带和 L_5 背侧支的常规 RF（CT 引导）	3 个月时，38 名患者中有 13 名没有疼痛，38 名患者中有 12 名疼痛明显减轻	关节内阻滞阳性证实 SIJ 疼痛（CT 引导）
Cohen 和 Abdi[75]	回顾性图表综述，n=9	L_4、L_5 背支和 $S_{1\sim3}$ 侧支的常规 RF	在 9 个月的随访中，9 名患者中有 8 名报告了 50% 或更多的疼痛缓解。9 个中有 1 个改善了 40%	所有患者对 L_4 和 L_5 背侧支和 $S_{1\sim3}$ 侧支的诊断阻滞都有阳性反应
Yin 等[50]	回顾性图表综述，n=14	L_5 背侧支和 $S_{1\sim3}$ 侧支的常规 RF	14 人中有 9 人在 6 个月时疼痛评分降低 50% 以上，患者感知改善 60% 或以上	所有患者都有双阳性 SIJ 类固醇注射
Karaman 等[91]	回顾性观察性研究，n=15	L_5 背侧支和 $S_{1\sim3}$ 侧支的冷却射频	6 个月时，80% 的患者疼痛缓解＞50%，87% 的 ODI 下降 10%	关节内阻滞阳性证实 SIJ 疼痛

CT. 计算机断层扫描；NRS. 数字评级量表；ODI.Oswestry 功能障碍指数；RF. 射频；SIJ. 骶髂关节；VAS. 视觉模拟评分量表

（四）治疗

尾骨痛的保守治疗可以通过机械支撑开始，如改良的楔形、U 形或环形坐垫，以减轻压痛区域的压力。调整座椅表面和工作场所的人体工程学改变也可能有益处。冷疗和热疗也是合理的选择。使用非甾体抗炎药进行药物治疗和在小范围使用 TCA，但研究规模较小且数据不一致[128, 129]。常规镇痛药被证明对关节炎有益，但尚未直接在该患者群体中进行研究。与其他疼痛状态一样，阿片类药物治疗应仅在保守治疗失败后使用，并且在急性期以外使用应特别谨慎。

物理疗法，如按摩、手法推拿和理疗也可应用，已取得不同程度的疗效。人们认为这些疗法可以缓解炎症、肌肉痉挛、韧带疼痛和尾骨移位引起的疼痛[108]。Maigne 等[130]将直肠内推拿与短波透热疗法进行比较，在 1 个月和 6 个月时，更多的直肠内推拿组患者疼痛缓解≥50。2015 年，Lin 等[131]将体外冲击波疗法与物理疗法（短波透热疗法或电疗）进行比较，前者的平均疼痛缓解作用明显更好，但 8 周时 Oswestry 功能障碍指数评分无差异。

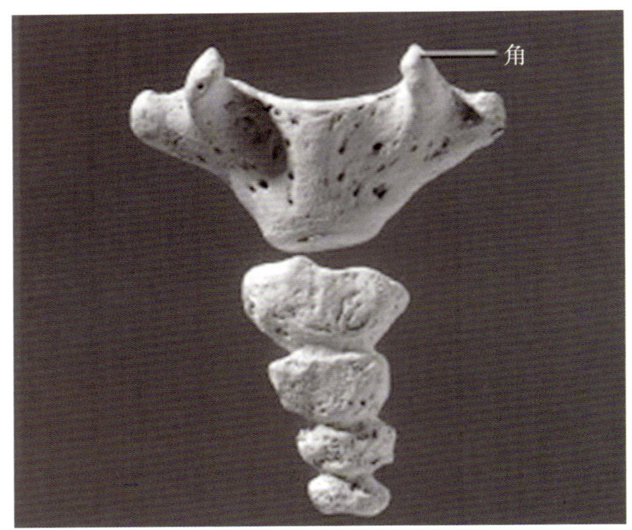

▲ 图 30–15 骶尾骨连接处后视图

引自 White TD, Folkens PI. Pelvic girdle: sacrum, coccyx, & os coxae. In: TD White, PI Folkens (eds). *The Human Bone Manual*. 1st ed. Burlington, MA: Academic Press; 2005: 241–253.

关于介入治疗，有许多尾骨痛治疗方法，最常见的是注射类固醇和局部麻醉药。尽管普遍认为由于前方盆腔内脏非常接近，应使用透视或超声引导，但注射的最佳靶点仍无明确共识。总体而言，由于样本量小和方法学缺陷，围绕治疗尾骨痛的文献质量很低。1991 年，Wray 等[132]随机抽取 120 名患者接受类固醇注射或推拿。他们报道说，类固醇组平均疼痛减轻了 60%，而推拿组减少了 85%，但他们的报道中随访时间描述不清。在一项包含 14 名患者的小型研究中，Mitra 等[133]报道称，50% 的患者通过类固醇和局部麻醉药在尾骨上和尾骨周围注射，3 周内至少缓解 50% 的疼痛。在 10 名患者中对支配尾骨的尾骨后神经进行了脉冲射频治疗，6 个月时疼痛平均减轻了 75%[134]。一项评估 9 名患者尾骨后神经热射频消融的研究报道称，随访 2 个月～2 年时间，疼痛平均改善了 55%[135]。在这项研究中，常规射频消融优于脉冲射频，并且对预后阻滞有反应的患者比未接受预处理局部麻醉阻滞的患者表现更好。

奇神经节是位于尾骨前方的交感神经干的末端骨盆段，通过骶尾关节到达，也是盆腔脏器牵涉疼痛患者的干预目标，通常发生在恶性肿瘤患者中。Gunduz 等[136]对 19 名患者进行了奇神经节阻滞，在平均 17 个月的随访中，95% 的患者疼痛缓解≥50%。奇神经节的热射频消融也有相关描述，10 名患者在 6 个月时平均疼痛缓解 66%，功能改善 50%[137]。病例报道和小型病例系列也报道了神经节化学神经松解疗法，其中最大的研究显示 28 名接受 CT 引导下的酒精注射治疗的患者在 4 个月时平均疼痛缓解率为 73%[138, 139]。必须指出，神经节损伤消融术的主要潜在并发症是肛门括约肌功能不全，因此必须与患者进行彻底的风险 – 获益讨论。

神经调节也已用于治疗慢性尾骨痛。通过硬膜外腔中的骶裂孔刺激骶神经根来改善疼痛[140]。通过 S_3 孔刺激 S_3 神经根[141]和刺激胸背柱[142]，这两种方法都可以有效地缓解疼痛。

对于保守治疗无效的疼痛患者，外科尾骨切除术是最后的治疗选择。虽然许多研究报道了尾骨切除术的显著益处（在每项已发表的研究中，超过一半的所有患者都获得了益处），但这些研究中的大多数是回顾性、观察性和无对照的，因此从他们的结果中难以得出确切结论[135]。与尾骨痛的非手术干预一样，由于样本量小和方法学缺陷，手术干预的文献质量很低。

三、梨状肌综合征

（一）流行病学

梨状肌综合征（piriformis syndrome，PS）最初于 1947 年被描述，并不常见，人群发病率在 5%～8%。然而，在背痛或腿痛的患者中，发病率高达 36%。在单侧臀部和（或）腿部疼痛患者的鉴别诊断中应该考虑到梨状肌综合征。然而，由于其临床表现常与其他来源的臀部疼痛重叠，因此常被误诊[144, 147, 148]。

（二）梨状肌和坐骨神经的解剖

梨状肌起源于 $S_{2\sim4}$ 骶椎的前表面、SIJ 的关节囊和髂棘附近髂骨的臀侧[149]。梨状肌起源较宽，穿过坐骨大孔并插入股骨大转子内侧的梨状窝，逐渐变细并移行成肌腱（图 30–16）。梨状肌通常由臀上神经支配[150]，肌肉的主要功能是外展和外旋股骨。梨状肌附近的神经血管结构包括股后皮神经、臀神经、臀血管和坐骨神经，其中坐骨神经与本书讨论最相关[151]。

SN 由腰骶丛的腹侧支（L_4～S_3）形成，在它通过坐骨大孔离开骨盆时直径约为 2cm。这根粗大的混合神经包含供应大腿后部、臀部和膝盖的运动纤维，以及支配除了小腿前内侧和足部内侧以外的膝盖远

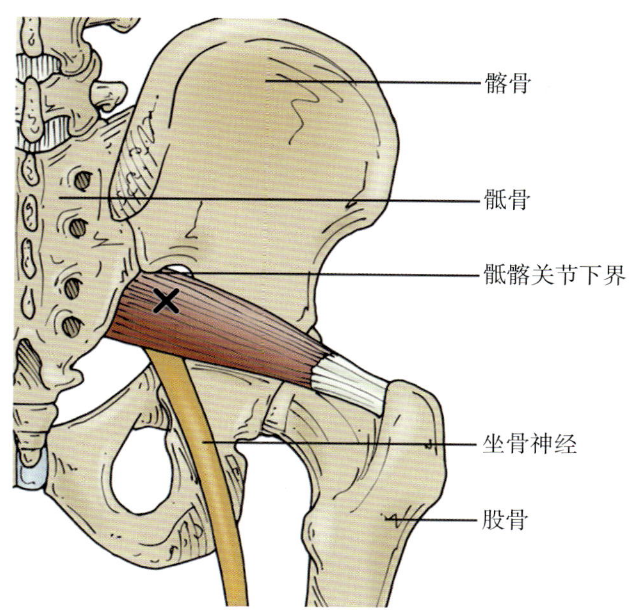

▲ 图 30-16 骶骨、髂骨和股骨大转子后视图，显示梨状肌走行、坐骨神经和注射部位（标记为“×”）

引自 Benzon HT, Katz JA, Benzon HA, et al. Piriformis syndrome: anatomic considerations, a new injection technique, and a review of the literature. *Anesthesiol*. 2003; 98:1442–1448.

端整个腿部表面的感觉纤维[151]。SN 通常在梨状肌下方通过，但此处的解剖关系变异相当常见，发生率在 6%～22%[152–155]。Beason 和 Anson 分类系统[156] 描述了梨状肌和 SN 六种可能的解剖关系（表 30–4）。根据最近的一项研究，最常见的解剖关系 A 型（整个 SN 通过梨状肌下方）、B 型（SN 分裂，一部分穿过梨状肌，一部分穿过梨状肌下方）、C 型臂（SN 分裂，一部分通过梨状肌上方，一部分通过梨状肌下方）发生率分别为 74%、22% 和 3%（图 30–17）[157]。解剖变异被认为会增加 PS 发生的可能性，因为异常走行的 SN 或其较小部分会比大口径未分裂的 SN 更容易受到肌肉肥大的压缩或激惹[152, 158, 159]。事实上，下肢形态测量的变异性与梨状肌与 SN 的解剖关系变异相关[144]。然而，解剖学变异对 PS 发生可能性的意义还是推断的，鉴于一组尸体外科病例和一项活体患者的前瞻性 MRI 研究均显示[1601]，有或没有 PS 症状患者的解剖异常发生率相似。解剖变异在发生 PS 可能性方面的意义仍有争议。

（三）病理生理学

PS 的临床表现可能具有躯体成分，来自臀部肌肉组织的肌筋膜疼痛，并且取决于肌肉和神经之间的关系，有些病例是神经末梢的刺激或压迫引起神

表 30–4 坐骨神经和梨状肌之间解剖关系的 Beason 和 Anson 分类

Beason 和 Anson 分类		
正常解剖	类型 1	未分隔的坐骨神经走行于未分隔的梨状肌下方
近端分隔	类型 2	一部分穿过梨状肌，另一部分在梨状肌下方
异常路线	类型 3	一部分在梨状肌下方走行，一部分在梨状肌上方走行
	类型 4	一部分在梨状肌下方走行，一部分在梨状肌上方走行
正常分隔	类型 5	坐骨神经穿过梨状肌
异常路线	类型 6	坐骨神经在梨状肌上方走行

经病变。患者的中位年龄为 50 岁[161]，更常见于女性。PS 的危险因素包括骨盆 / 臀部创伤[147]、梨状肌或孖肌肥大或痉挛[149]、女性、妊娠、梨状肌和坐骨神经之间关系的解剖变异、两腿显著不等长［至少 0.5 英寸（1 英寸 ≈2.54cm）］[154]、肥胖、过度紧张、腰椎前凸、感染和占位性病变造成的肿块效应[161]。

虽然 50% 的 PS 病例有外伤史[162]，但完全来自梨状肌的外伤很罕见。相反，报道的伤害通常是轻微的，常考虑是疼痛发作前几个月的重体力劳动或剧烈运动的后遗症。然而，躯体应激和几个月后发生的肌肉疼痛之间的病理生理关系是有争议的。由于肌肉弥漫性受累，一些作者现在更倾向于使用“深部臀肌综合征”而不是 PS[163]。然而，这两个术语都描述了一种创伤导致炎症介质的综合征，包括组胺、缓激肽和 5–HT，然后刺激臀部肌肉组织和（或）SN[152, 164]。这种刺激会通过经典的疼痛级联循环，进一步导致肌肉组织痉挛或发炎，使 SN 在梨状肌和骨盆之间传递时受到化学或解剖上的激惹[165]。

（四）表现

在对 55 项研究的回顾中，PS 患者最常见的特征包括以下方面[166]。

- 臀部疼痛。
- 坐骨大切迹的外部压痛。
- 久坐加剧疼痛。
- 增加梨状肌张力的动作会加剧疼痛。

PS 患者倾向于描述以臀部为中心的疼痛，从

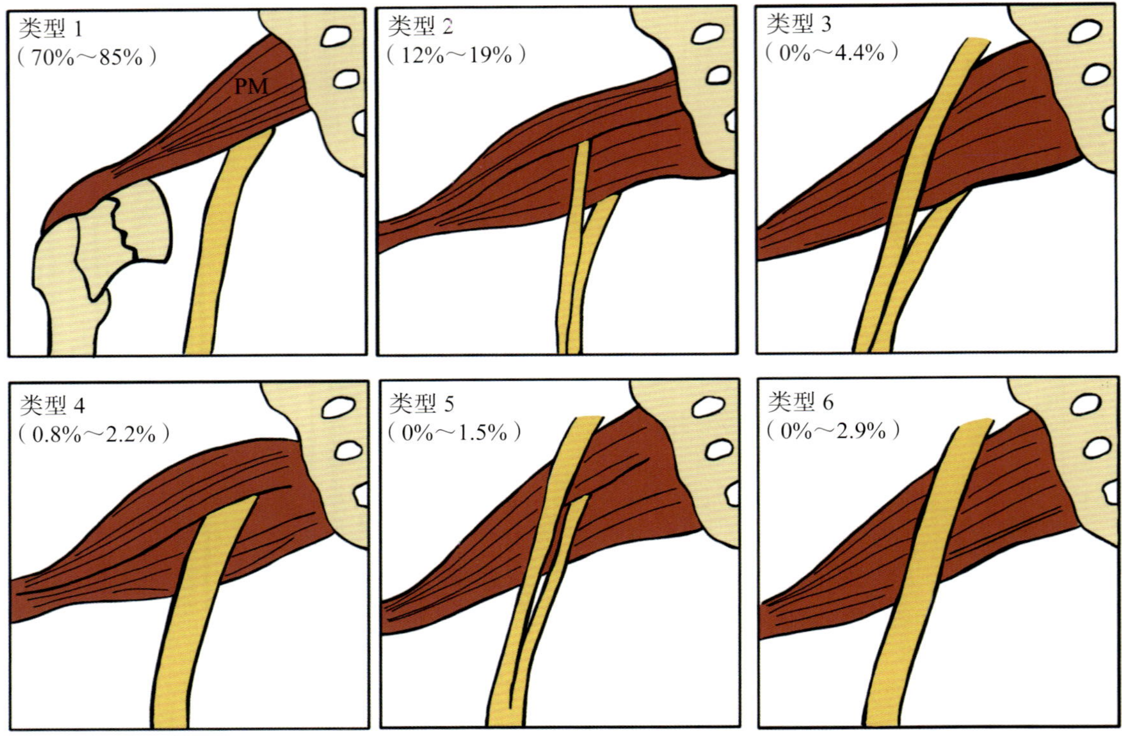

▲ 图 30–17　梨状肌与坐骨神经关系的 **Beason** 和 **Anson** 分型（引自 **Sophie Sha**）

骶骨肌肉的起点延伸到大转子内侧肌腱插入处[144, 147, 152]。久坐，尤其是在坚硬的表面上或者受累肢体需要活动（如驾驶或骑自行车），以及起立时，疼痛通常会加剧[144, 147]。如果 SN 明显受到刺激，则可能出现同侧远端腿的放射痛[147, 152]。

体格检查可能会发现骨盆倾斜，臀部可触及纺锤形肿块，因为梨状肌近端靠近骨盆外侧壁，外部触诊或盆腔 / 直肠检查会有压痛。Valsalva 动作或髋关节的屈曲、内收和内旋（flexion，adduction，and internal rotation，FAIR）动作拉伸肌肉会加重疼痛。如果臀部屈曲超过 90°，梨状肌随着外旋而拉长，因此足跟放到对侧膝关节的动作可能会重现疼痛。然而，这些体格检查结果并不总是可靠的[167]。

虽然 PS 是一种临床诊断，但它需要排除其他臀部疼痛来源。因此，如肌电图、CT 和 MRI 等有助于诊断。EMG 检查显示，与患者在解剖中立位相比，FAIR 动作时患者的 H 反射延迟[168]。与胫神经 H 反射相比，PS 患者腓神经 H 反射的电生理异常（延长三个标准差可以确诊）[169, 170]。尽管影像学检查通常为阴性，但 CT 和 MRI 可能显示梨状肌增大。MRI 神经造影是一种更敏感的方式，用于检测 SN 在肥大梨状肌下的信号变化。然而，这种成像方式并不是普遍适用，而且大多数保险公司通常不授权其使用[171]。最后，PS 的超声诊断是一种正在被越来越多使用的新兴技术。有症状 PS 患者的梨状肌厚度和横截面积比无症状患者增加[172, 173]。

（五）治疗

与大多数疼痛综合征一样，PS 最初也是保守治疗。口服非甾体抗炎药和肌肉松弛药分别用于减轻炎症和肌肉痉挛，并可与物理治疗结合使用以提高治疗效果。传统的 PT 包括髋关节 FAIR 动作，然后对梨状肌加压[144, 147]。与传统的 PT 髋关节屈曲、内收和外旋（ADD 拉伸）相比，髋关节屈曲、外旋、内收（ExR 拉伸）使梨状肌长度增加 30%～40%。使用 NSAID、肌肉松弛药和 PT 治疗对 75%～80% 患者有效[174]。

梨状肌和坐骨神经周围注射技术

其余患者可以考虑注射治疗[175]，包括服药或干针疗法[176]。注射通常在影像引导下进行，其中透视、超声检查[177, 178] 和 EMG 可以单独或联合使用[179]。CT 和 MRI 引导是另外的选择，可以更好地定位髋关节外旋肌的肌腱部分[180]，但由于辐射暴露和协调困难，临床使用并不多。

透视是影像引导注射最常用的方法。患者置于俯卧位，将针同轴刺入 SIJ 下缘外侧 1～2cm 和尾侧 1～2cm 的梨状肌肌腹。使用对比剂，如果可以看到合适的肌肉图像，即可推药（图 30–18）。

除了透视[152, 179]，EMG 可用于识别 SN 的运动诱发反应。将针头抽出至少 0.3cm，在坐骨神经周围给予一部分注射液。可以再次将针头再向梨状肌腹部再抽出 1cm，并注射剩余的注射液[152]。

疼痛治疗医生越来越多地使用超声引导梨状肌注射[181]，操作更准确[182]且避免辐射或造影暴露[182]。大多数超声引导方法依赖于骶骨下 / 外侧边界的识别。随后，疼痛治疗医生用超声探头从骶裂孔横向扫描，直到识别出臀大肌深处高回声的梨状肌和肌肉附近或肌肉内可见的椭圆形 SN[177]。另一种方法确定髂后上棘和髂后下棘，然后从外侧骶骨向下扫描到坐骨大切迹平面（图 30–19）[178]。超声还可以引导进针和给药，或者干针技术的进针[176, 183]。研究发现，在透视与超声引 导下进行梨状肌注射，疼痛效果或满意度没有差异[184]。

注射液通常由局部麻醉药和微粒状类固醇制剂组成。在一项对 47 名 PS 患者进行的随机双盲研究中，仅接受局部麻醉药的患者与使用类固醇加局部麻醉药的患者在注射后长达 3 个月的疼痛评分没有差异[185]。

如果类固醇和局部麻醉药的作用是短效的，患者也可能接受肉毒毒素治疗。使用肉毒毒素治疗难治性 PS 得到了随机对照和观察性研究的支持[186]。毒素阻断神经肌肉接头处乙酰胆碱的释放，导致长时间肌肉松弛，梨状肌脂肪浸润增加，伴随肌肉厚度和体积减小[171, 187]。效果的持续时间取决于肌肉的神经肌肉接头再生和神经再支配的速率。然而，肉毒毒素的缓解作用通常超过 6 周[188]，并且没有类固醇药物的不良反应，使其成为一种有吸引力的替代注射方法。肉毒杆菌注射的风险包括神经丛病、多发性神经根炎和局部银屑病样皮炎[189–191]。

PS 最具侵入性的治疗方法包括手术松解术，在股骨止点切除远端梨状肌肌腱，对 SN 减压。臀部的其他肌肉组织可以弥补这种肌肉功能的丧失，随着技术的进步，外科手术的侵入性越来越小[192]，手术治疗对大约 75% 的患者有效[193]。如果症状复发，通

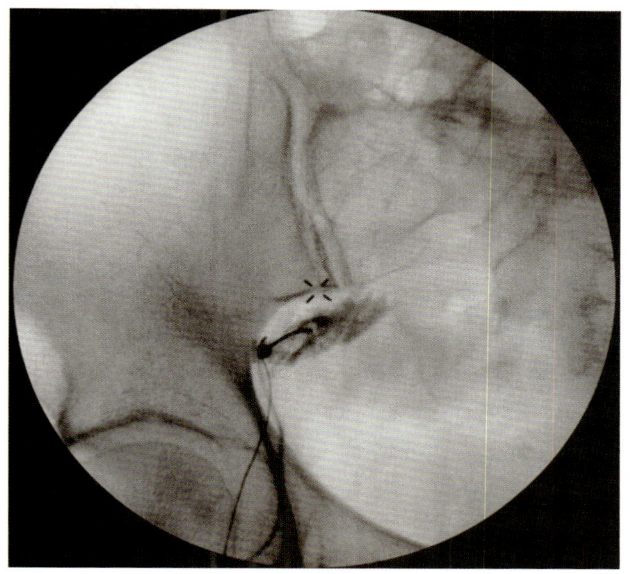

▲ 图 30–18 梨状肌内绝缘针的透视图像，注射的不透光染料勾勒出肌肉轮廓

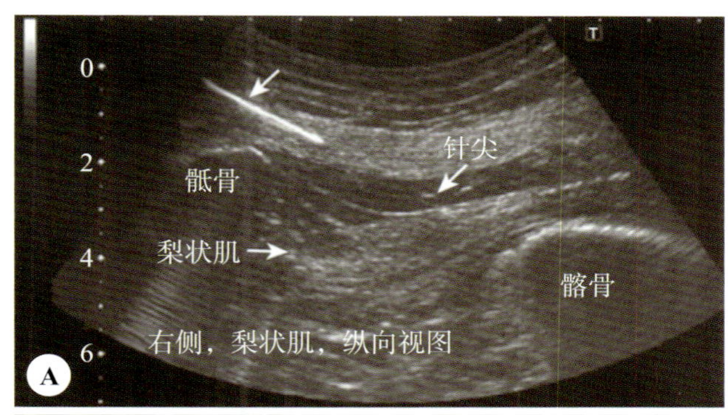

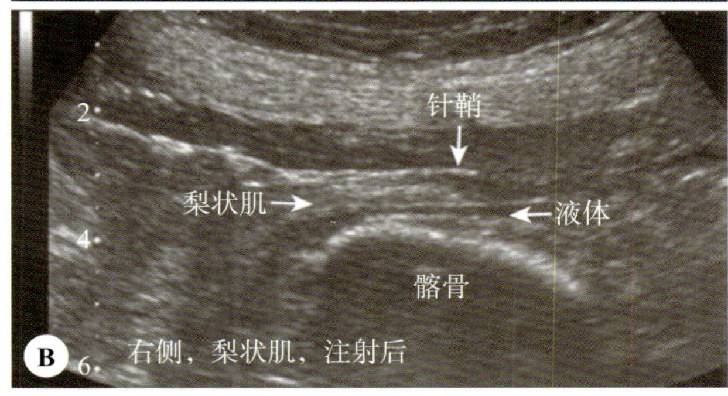

▲ 图 30–19 **A.** 平行于探头长轴内侧向外侧入路置针过程中梨状肌的纵向超声视图。针的近端进行了数字增强，以显示针的轨迹。**B.** 注射后坐骨大孔水平的超声视图。梨状肌腱鞘内的无回声注射（液体）位于高回声肌腱的浅部和深部

引自 Smith J, Hurdle MF, Locketz AJ, et al. Ultrasound-guided piriformis injection: technique description and verification. *Arch Phys Med Rehabil*. 2006;87:1664–1667.

常是因为肌腱释放不完全或瘢痕 / 血肿形成[194]。

四、非梨状肌疼痛

涉及梨状肌以外肌肉的病变可能表现为腰痛和（或）臀部疼痛。涉及臀部肌肉和其他软组织的机械性疼痛可能表现为钝痛和酸痛，并可因负重、活动和有时坐立而加重。根据疼痛的来源和 SN 的相对解剖位置，患者可能经历真正的坐骨神经病变或“假性坐骨神经痛”，表现为疼痛延伸到大腿后外侧区域。

有报道称，疼痛来源于孖肌闭孔内肌复合体，该复合体由闭孔内肌和滑囊、上孖肌、下孖肌、大转子上复合体的肌腱止点组成。闭孔内肌起源于闭孔膜的骨盆表面和周围的骨骼。上、下孖肌分别起于坐骨棘和结节，与闭孔内肌腱汇合后止于大转子内侧。由孖肌闭孔内肌复合体引起的疼痛可能表现为股骨转子后区域的酸痛，延伸到臀部和大腿后外侧[195, 196]。

在某些患者中，运动可能会使 SN 与闭孔 – 孖肌复合体的肌腱并在一起。在尸体和人类志愿者中进行的解剖学研究表明，髋关节内旋可能导致神经走行偏离，导致坐骨神经病症状[195, 197]。

股方肌的肌腱炎、肌肉撕裂和痉挛可表现为臀部疼痛、腹股沟疼痛、髋部疼痛和“坐骨神经痛”，具体取决于与 SN 或其分支的解剖关系[198–200]。臀肌及其肌腱止点也是臀部和外侧髋部疼痛的潜在来源[201–203]。负责外展和外旋髋关节的臀大肌是臀部区域最大的肌肉，起源于骶结节韧带并汇入髂胫束。臀中肌起自髂骨，附着在大转子外侧，在负重时起到稳定股骨和骨盆的作用。臀小肌起源于髂外窝并止于大转子前面，如果发生病变，经常与臀中肌腱的病变一起发生。臀小肌参与髋关节内旋和外展。对于肌肉而言，涉及其功能的活动可能会加剧过度使用损伤引起疼痛，而拉伸肌肉的活动可能会加重肌肉痉挛引起疼痛。

肌肉疼痛的治疗取决于病理类型，包括过度使用损伤予以休息静养，肌肉痉挛予以伸展运动，针对生物力学促发因素予以物理疗法和锻炼，以及针对炎症过程的非甾体抗炎药。注射也被用于诊断和治疗目的[199, 204]。在难治性 SN 卡压病例中，可能需要手术减压[198]。

当怀疑肌筋膜疼痛时，可以考虑触发点注射。这一概念和技术在第 68 章中讨论。对于非梨状肌触发点注射，研究发现与干针相比，注射药物的短期益处更大，不同药物之间的结果几乎没有差异[205, 206]。

五、坐骨滑囊炎

坐骨滑囊炎也称为坐骨 – 臀肌滑囊炎，指的是将坐骨结节与臀大肌分开的充满液体的滑囊（非病理性滑囊含有最少的液体）发炎。尽管流行病学尚不清楚，但估计占腰痛或臀部疼痛病例的不到 1%。坐骨滑囊炎的危险因素包括肥胖、自身免疫性疾病、运动过度或不当、久坐不动等生活方式，俗称“编织者的屁股”[207]。坐骨滑囊炎的典型表现是臀部或大腿后上部疼痛，通常因运动或久坐引起或加剧。在体格检查中，触诊压痛是一个突出的客观体征。MRI 有助于诊断，在坐骨滑囊区域 T_1 区表现为低信号或中等信号，而在坐骨滑囊区域 T_2 区表现为高信号[208]。坐骨滑囊炎的治疗以症状为导向，可能包括人体工程学改造、物理疗法、非甾体抗炎药和类固醇注射[209]。难治性病例可手术切除滑囊[210]。

坐骨滑囊注射的技术

1. 超声下坐骨滑囊注射

患者取对侧卧位，触诊坐骨结节，将凸阵探头轴向放置在坐骨结节上方。在这个切面中，可以看到坐骨结节、腘绳肌腱、臀大肌和 SN（图 30–20）。与伸髋和伸膝相比，屈髋和屈膝可以减小滑囊和皮肤之间的距离。使用无菌技术，针以平面内技术穿

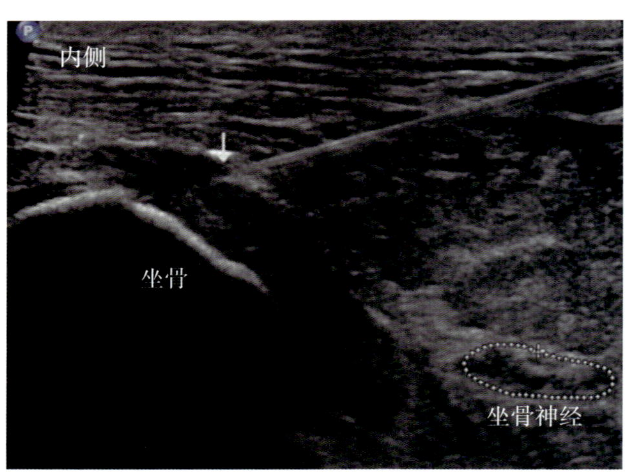

▲ 图 30–20 超声图像显示坐骨囊内有针

臀大肌位于针尖上方，腘绳肌腱原点位于针尖下方。箭表示针尖，顶部是表面，底很深，左为内侧（MED），右为外侧［引自 Wisniewski SJ, Hurdle M, Erickson JM, Finnoff JT, Smith J. Ultrasoundguided ischial bursa injection: technique and positioning considerations. *PMR*. 2014;6(1):56–60.］

过皮肤，穿过臀大肌朝向坐骨结节。当针尖时在坐骨滑囊区域内清晰可见时，将局部麻醉药和微粒类固醇注射到滑囊内[211]。

2. 透视引导下的坐骨滑囊注射

透视引导坐骨滑囊注射时，患者取俯卧位，透视图像增强器取头尾位置摆放。用 22G 或 25G 脊椎穿刺针垂直刺入臀部下部的皮肤，以同轴方式指向坐骨结节。接触骨面后，将针头后退 1mm，并给予对比剂。如果没有血管吸收并可观察到与坐骨滑囊一致的充盈图像，则注射微粒类固醇和局部麻醉脊椎穿刺针药。

结论

与下背部疼痛非常相似，臀部疼痛源于许多解剖疼痛发生点（表 30–5）。如果将其与 LBP 分开单看，臀部疼痛的良性来源包括 SIJ 和相关结构，即 SIJC，尾骨和相关软组织，包括梨状肌在内的深部髋外旋肌及 SN，以及臀部区域的其他软组织。这些疼痛源的诊断和管理有显著差异，本章进行了详细的讨论。

要　点

- 臀部局部疼痛有多种原因，通常难以诊断。
- SIJC 由 SIJ 和前后稳定韧带组成。这些结构的感觉神经支配很复杂。
- SIJC 疼痛在 SIJ 区域，可放射至臀部外侧、大腿后外侧、小腿后部和腹股沟。
- 确认存在 SIJC 疼痛的常见体格检查包括 4 字试验、Gaenslen 试验、Yeoman 试验、骶髂关节试验、骶髂剪切试验、骨盆牵引试验、骨盆压缩试验和大腿推力试验。
- SIJC 疼痛的诊断基于患者的病史、症状、体格检查、排除其他髋关节疼痛原因、对 SIJ 注射的阳性反应。
- SIJ 或 SIJ 关节周围注射局部麻醉药和类固醇带来的疼痛缓解可能是暂时的。对 SIJ 或 L_5～S_3 神经分支的侧支进行热射频损伤可以获得更持久的缓解。文献支持椎间孔周围射频消融和骶骨外侧嵴带状毁损射频消融技术可以有效缓解 SIJC 疼痛。
- 尾骨疼痛最常发生在创伤后，女性比男性更容易发生。
- 内脏痛可通过奇神经节、腹下神经丛或盆腔内脏神经牵涉到尾骨区域。
- 尾骨痛的介入治疗可采用骶尾关节注射、尾骨神经射频消融、奇神经节注射或射频消融，以及尾骨切除术。
- PS 位于臀部并放射至同侧臀部，如果骶髂关节受压或刺激，也可能会放射到腿部。
- 确认 PS 的体格检查体征包括 Pace 征（做 FAIR 测试，会诱发疼痛称为 Pace 征，表示可能有梨状肌症候群）、Lasègue 征（侧卧髋关节弯曲 90°，膝盖伸直，按压梨状肌可诱发疼痛）和 Freiberg 征（被动的内旋髋关节会诱发疼痛）。
- PS 的诊断通常是基于存在的以上症状和激发试验阳性。
- 类固醇和局部麻醉药的坐骨周围和梨状肌注射可能会使疼痛缓解数月。如果缓解效果不持久，注射肉毒毒素可能会提供更长时间的缓解。
- 非梨状肌疼痛可能与 PS 相似，在坐姿或运动而加重的酸痛，伴有或不伴有坐骨神经痛，这取决于孖肌闭孔肌复合体与 SN 的关系。
- 与 PS 类似，对保守治疗无反应的患者需要通过注射疗法进行诊断和治疗。
- 坐骨滑囊炎，也称“编织者的屁股”，通常表现为臀部下部区域的酸痛，在坐立或某些活动时加重。治疗包括非甾体抗炎药、人体工程学改造、物理疗法和类固醇注射。

表 30-5 臀部疼痛不同病因的介绍

类型	病史	疼痛模式	体格检查	影像学 / 辅助检查
骶髂关节复合体疼痛	背部或骨盆创伤 脊柱畸形 先前的脊柱手术 腿长差异 患者指出 PSIS 或骶骨沟疼痛 可能是走路、久坐、从坐姿站起时疼痛 女性 妊娠或分娩期间发病	疼痛主要低于 L_5 水平 放射至腹股沟或大腿后部至小腿上部	3 项或更多阳性体格检查结果 后关节触痛、PSIS、骶沟 无神经系统体征	影像学通常正常或显示轻度骨关节炎 X 线和 CT 可能显示关节间隙的变化、骨侵蚀、软骨下硬化和骨排列异常 MRI 可以显示关节内液体信号、软组织和骨水肿、脂肪浸润和关节 放射性核素骨扫描可显示代谢摄取增加的活跃区域
梨状肌疼痛	骨盆或臀部外伤 过度使用（运动员、劳动者） 腿长差异 久坐疼痛，尤其是在坚硬的表面上，或从坐姿站起来	臀部疼痛放射至大转子 如果坐骨神经受到刺激，则放射痛至同侧大腿后	臀部触痛 可能有可触及的压痛点 刺激性动作包括髋关节屈曲、内收和（或）内旋 同侧腿麻木罕见 神经反射正常	MRI 可能显示增大的梨状肌、肌肉与坐骨神经的关系或局部炎症 CT 可能显示外伤后遗症、盆腔内脏或软组织肿块 EMG 显示腓骨 H 反射可能延长
尾骨痛	尾骨外伤 长时间坐在坚硬的表面上	根据定义，疼痛位于尾骨上方或紧邻尾骨的区域 如果来自盆腔内脏或骶神经根，疼痛可能会很模糊	触诊尾骨或骶尾骨交界处有触痛 直肠检查时尾骨活动过度 尾骨移位	X 线、CT 或 MRI 可能有助于诊断骨折、脱位、囊肿（藏毛、Tarlov）或肿块
坐骨滑囊炎	久坐（“编织者的屁股”）或运动加剧 可能伴随肥胖、久坐不动的生活方式或自身免疫性疾病	坐骨结节上方的下臀部疼痛 大腿后部近端疼痛	坐骨结节触诊压痛 髋关节末端屈曲疼痛	超声可能显示滑囊内有液体 MRI 可能显示滑囊炎或近端腘绳肌 / 臀肌腱病
非梨状肌疼痛	取决于所涉及的结构：可能是活动疼痛、负重或坐姿对臀部区域的创伤	取决于所涉及的结构：疼痛可能发生在深层或浅层臀部肌肉组织、大转子附着处、放射到臀部或大腿外侧。如果坐骨神经受到刺激，疼痛会沿着同侧大腿后部放射	取决于所涉及的结构：可能在后部或大转子上的深部或浅表臀肌组织触诊时有压痛 可能在内旋或髋关节屈曲时出现疼痛	超声可能显示肌腱病或血肿 X 线和 CT 可能显示骨折 MRI 可能显示肌腱病或其他软组织损伤

CT. 计算机断层扫描；EMG. 肌电图；MRI. 磁共振成像；PSIS. 髂后上棘

第 31 章　小关节疼痛：发病机制、诊断和治疗
Facet Pain: Pathogenesis, Diagnosis, and Treatment

Steven P.Cohen　Javier De Andrés Ares　著
郭雪微　译　　刁玉刚　校

腰痛（LBP）和颈痛是全球因病致残的五大主要原因中的两个。75% 以上脊柱疼痛患者的年龄在 18—65 岁，并且因为劳动能力和薪水的下降进一步加重了他们的负担[1]。文献报道的 LBP 的患病率差异很大，终生患病率有的估计高达 84%～90%[2, 3]。LBP 的 5 年复发率高达 69%[4]。据估计，颈痛的终身患病率约 67%[5, 6]。2016 年，LBP 和颈部疼痛的治疗费用支出约为 1345 亿美元，比 2013 年增加了 44.4%[7]。

一、解剖和功能

脊柱是由 7 节颈椎、12 节胸椎和 5 节腰椎组成。关节突关节是位于椎体后外侧的成对结构，它们与椎间盘一起构成所谓的“三关节复合体”。这些关节共同支撑和稳定脊柱，并限制其在任意平面的运动以防止损伤。腰椎关节突关节由一个椎骨的上关节突和上一节椎骨的下关节突形成的滑囊关节。关节腔容积在腰椎为 1～1.5ml，颈椎为 0.5～1.0ml[8]。关节面被透明软骨覆盖，由纤维囊包裹。纤维囊的厚度约为 1mm，主要由横向排列的胶原组织组成，限制前屈[9, 10]。关节上、下缘由纤维囊形成。在关节内还有一个由结缔组织或脂肪组织组成的小半月形结构[11]。在腰椎中，多裂肌作为关节后缘，黄韧带取代纤维囊形成前缘[11, 12]。关节在矢状面和冠状面上的相对位置有助于保护脊柱避免过度活动而导致损伤。平行于矢状面的关节（如上腰椎）对前后剪切力几乎没有阻力，但限制了过度旋转和屈伸运动。朝向冠状面的关节（如胸椎和下腰椎）可轻度旋转和屈伸运动，但可以限制剪切力。颈椎的关节突关节与水平面约成 45°，与矢状面成 85°，这种角度可防止颈椎过度前移，并有助于椎间盘负重[12, 13]。

乳突副韧带（mamillo-accessory ligament，MAL）是从乳突延伸到副突的纤维结缔组织束（图 31-1）[14]。MAL 的重要作用是为 T_{12}～L_4 脊神经背支的腰内侧支走行提供纤维通路[15]，可以保护内侧支，但也可能会干扰内侧支阻滞及射频消融术[16]。MAL 也会发生骨化，是造成内侧支卡压的来源，易发生在下腰椎节段[17]。

后支内侧支支配小关节感觉和本体感觉。每条脊神经分成腹侧支和背侧支，腹侧支是两个分支中更大的，是运动和感觉纤维的主要来源。后支分为外侧支、中间支和内侧支。在腰部，外侧支支配椎旁肌、胸腰筋膜和骶髂关节，并支配棘突上方的皮肤感觉纤维。小中间支支配最长肌。内侧支是后支的最大分支，支配腰椎关节突关节、多裂肌、棘间肌、棘间韧带及神经束膜。每个内侧支又分成升支和降支，支配两个相邻一侧的关节突关节[12]。因此，为了阻断单个关节突关节的感觉传导，必须麻醉两个相邻的内侧支。

小关节布满丰富的神经末梢，包含有包膜（Ruffini 末梢、环层小体）、无包膜和游离的神经末梢[18]。关节突关节的关节囊不仅是潜在的诱发疼痛的因素，而且具有本体感觉功能，主要表现为低阈值和快速适应的机械敏感神经元降钙素基因相关肽。小关节的关节囊内除了 P 物质和 CGRP 外，大部分神经末梢还含有神经肽 Y，表明关节囊内存在交感神经传出纤维[19]。在小关节的软骨下骨质和关节内中发现了神经纤维，因此表明小关节介导的疼痛可能起源于关节囊以外的结构[20]。在腰椎退行性疾病的小关节的软骨和滑膜组织中发现了炎症介质，如前列腺素[21]、炎性细胞因子白细胞介素 -6 和肿瘤坏死因子 -α[22, 23]。

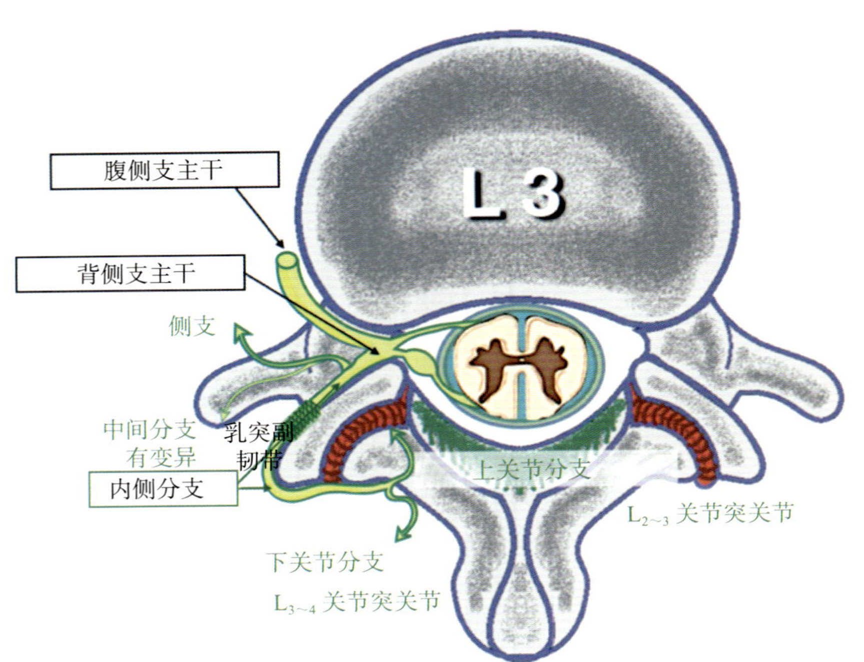

◀ 图 31-1 **L_2 背支 L_2 分支**

注意 L_2 内侧支参与 $L_{2\sim3}$ 关节突关节和 $L_{3\sim4}$ 关节突关节的神经支配

（一）腰椎小关节

腰椎小关节与矢状面横向对齐，但角度不同。1940 年，Horwitz 和 Smith[24] 发表了一项解剖学研究，研究发现 $L_{4\sim5}$ 关节突关节更倾向于冠状面（相对于矢状面几乎 70°），而 $L_{2\sim3}$ 和 $L_{3\sim4}$ 关节更平行于矢状面（<40°）。后续研究[9, 25] 发现，上腰椎小关节（T_{12}～L_2）的方向更接近椎体的正中矢状面（平均为 26°～34°），而下腰椎小关节的方向倾向于远离这一平面（40°～56°）。在上腰椎，约 80% 的小关节是弯曲的，20% 的小关节是平坦的。在下腰椎，恰恰相反[24]。Grobler[26] 和 Boden[27] 等研究发现，下腰椎小关节越倾向矢状面越容易发生退行性腰椎滑脱。L_5 的下关节突与骶骨的上关节突结合形成 L_5～S_1 小关节。

每个小关节接受其同一水平节段及其上方节段的后支内侧支的感觉神经支配[8, 28]。$L_{1\sim4}$ 的内侧支分别行经其脊神经下一水平节段的横突（如 L_4 穿过 L_5 的横突），并穿过横突底部横突间韧带的背侧叶。沿着上关节突和横突的交界处走行于 MAL 下方，并在穿过椎板时分成多个分支（图 31-1）。MAL 钙化可能引起神经卡压[29]，最常发生于 L_5（20%）和 L_4（10%）处，L_5 的背侧支本身也可受累[30, 31]。有研究表明，S_1 神经根的分支可以向头侧走行，并部分支配 L_5～S_1 小关节，但此观点仍有争议[32, 33]。了解脊神经后支和内侧支之间的距离非常重要（因为诊断性阻滞和神经消融术的目的是选择内侧支作为靶点）。Shuang 发现，$L_{1\sim5}$ 的背侧支分起点与横突根部上缘之间的距离（即内侧支的靶点）平均值分别为 3.5mm（SD=1.2）、3.6mm（SD=1.4）、3.5mm（SD=1.3）、3.4mm（SD=1.2）和 1.9mm（SD=0.9），L_5 的距离明显小于 $L_{1\sim4}$ 的距离[34]。局部麻醉药在软组织中易于扩散（0.5ml 扩散面积为 $6cm^2$）使其对内侧支阻滞更缺乏特异性。

（二）胸椎小关节

胸椎关节突关节呈垂直位，前部偏向头侧[9, 35, 36]。胸椎冠状面允许侧屈，不能进行轴向旋转。下胸椎的关节突关节面方向由冠状位转为腰椎的特征性的矢状位。这种转换一般在 $T_{11\sim12}$ 和 T_{12}～L_1 之间[11, 25]。Masharawi[13] 的一项研究表明，胸腰椎小关节位于同一个斜面上。在横断面水平，$T_{1\sim11}$ 小关节与冠状面的前倾角为 25°～30°，而下胸椎小关节的横向方向变化很大[10]。胸椎小关节与腰椎小关节相比，不对称更常见[9, 37]，并且右侧比左侧更垂直前倾[10]。胸椎关节突关节过渡到腰椎时偏向冠状面角度逐渐增加，这种变化在矢状面时比横断面更明显[38]。

胸椎小关节的感觉神经支配与腰椎相同，均来自同一节段及上一节段的内侧支。然而，最上面的胸椎关节突关节与此不同，C_7 和 C_8 的内侧支可以向尾侧延伸至 T_3 的水平[39]。Chua 和 Bogduk 的一项尸体解剖研究指出[40]，不同节段的胸椎其内侧支也呈现不同的走行。研究表明，在下一节段椎体横突的上外侧缘（分别为 $T_{2\sim4}$ 和 $T_{10\sim11}$）可以发现 $T_{1\sim3}$ 和 $T_{9\sim10}$ 内侧支。了解脊神经与骨结构的关系对治疗有很大意义。在中段胸椎中，$T_{4\sim8}$ 节段具有明显的变化，小关节神经支配通常直接来自背侧支而不是内侧支，并且穿过横突间隙而不与骨质结构伴行[41]。

由于胸椎内侧支也向外侧偏移以绕过多裂肌，因此在射频治疗过程中，不能通过刺激多裂肌的运动来准确定位针的位置。在 84 例内侧分支解剖中，作者没有发现像腰椎那样横跨上关节突和横突交界处的神经[41]。相反，横突的上外侧角被认为是诊断性阻滞和消融术更准确的靶点（图 31-2）。最近的一项研究表明，胸椎后支可能在内侧支和外侧支分叉之前向小关节发出另一分支，称为“降支”[42]。

（三）颈椎小关节

由于颈部的运动复杂，颈椎关节突关节的位置和形状从枕骨底部到颈胸交界处发生了极大的改变[25, 43, 44]。枕骨位于 C_1 关节突上，其方向几乎平行于轴面。C_3 的上关节突面偏向后内侧，与矢状面呈 70°，横断面呈 45°。$C_{2\sim3}$ 关节突关节的位置作为寰枢关节（$C_{1\sim2}$）的旋转支点也起到固定 C_2 椎体的作用，同时限制其旋转运动。在 $C_{3\sim4}$ 到 C_7～T_1 之间，关节突关节方向逐渐偏向 C_7 上关节突更后外侧的位置，这种转变最常见于 $C_{5\sim6}$ 关节。这一节段关节突关节可以做屈伸、旋转和侧弯运动。由于其活动性较强，也更容易发生关节突关节脱位和颈椎病。$C_{3\sim6}$ 关节突关节的形状类似圆形而平滑，而 C_6～T_1 关节突关节为椭圆形，表面更凹。颈胸交界处关节突关节的形状和方向极大地提高颈椎的稳定性。

颈椎关节突关节的神经支配比腰椎和胸椎更复杂。与腰椎和胸椎关节突关节相似，$C_{3\sim4}$ 至 C_7～T_1 关节突关节受同一节段和上一节段的内侧支的双重神经支配[45]。在某些个体的 C_4 和 C_5 节段中，单个节段存在两个内侧支。内侧支绕行于各自水平关节柱的腰部，其分支供应两个关节。头半棘肌的筋膜和肌腱确保内侧支紧贴于骨膜，并使其位置更固定。在侧位影像中，在颈椎中部节段内侧支位于关节柱中心附近（图 31-3）[46, 48]。

$C_{2\sim3}$ 的神经支配更复杂一些。这个最上面的关节突关节受 C_3 背支发出的主要分支支配。C_3 背支通常分为两个独立的内侧支，较大的浅支又称第三枕神经，下支称为深内侧支。$C_{2\sim3}$ 节段的一部分神经支配也起源于 C_2 背支，可形成 5 个不同的分支，其中最大的是枕大神经[48, 49]。除了上颈椎关节突关节本身，背侧支及其分支也可能是颈源性头痛的诱因[50, 51]。

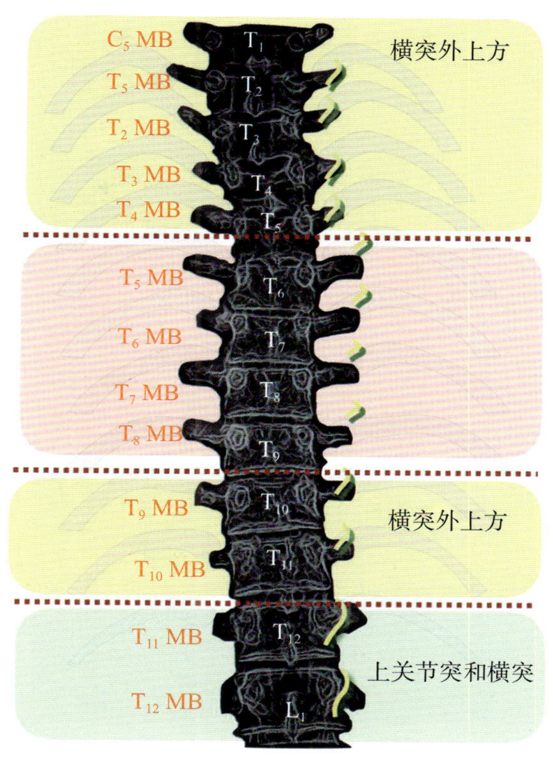

▲ **图 31-2　关于胸椎内侧支走行**

$T_{1\sim4}$ 和 $T_{9\sim10}$，内侧支穿过横突的上外侧象限。在胸椎中部，$T_{5\sim8}$，小关节神经的走行与任何骨质结构之间没有一致的关系，所以内侧支游走于横突间隙。MB. 内侧支

二、病理生理

骨关节炎（OA）是引发小关节源性疼痛的最重要原因。在大多数情况下，关节突关节病是由于多年重复性劳损和轻度创伤造成的。关节突关节病与年龄增长之间的密切联系证实此观点[52-56]。研究表明，腰椎退行性变总是伴随有腰椎关节突关节的改变[57]。有时可以确定腰椎退行性病变的诱发因素或病理学，但确定的诱发因素和疼痛之间的病因逻辑关系并不是很清楚。Okonkor[57] 等研究发现，在 1069 名腰椎关节突关节阻滞阳性的患者中，52% 有诱发因素，其中机动车碰撞、运动性损伤和跌倒最常见。

陈旧性损伤在颈椎病中最为常见，尤其是颈部扭伤[47, 51, 58]。由于过度屈伸和旋转可能导致慢性颈痛、头痛和肩痛[59, 60, 61]。

（一）解剖和实验室研究

Lanuzzi[62] 等研究发现，在任何运动中产生的关节力矩都与关节位移的大小相关，并且在 $L_{4\sim5}$ 和 L_5～S_1 关节趋于最大。在最末端的三个关节（L_3～

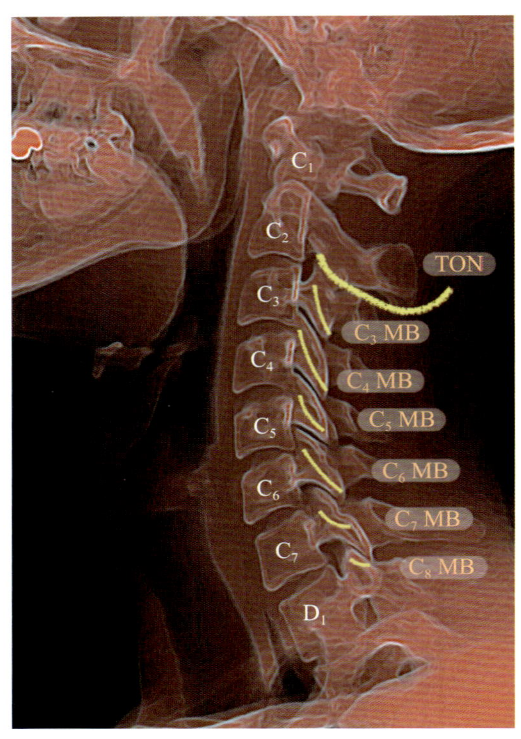

▲ 图 31-3　颈部内侧支

注意 C_5 的内侧支如何穿过关节柱的中心，并且 C_5 上、下的分支如何在偏向头侧的位置穿过它们的关节柱。TON. 第三枕神经；MB. 内侧支

S_1），对侧弯曲比同侧弯曲时承受了更大的关节囊压力。相反，$L_{1\sim2}$ 和 $L_{2\sim3}$ 关节在同侧屈曲时承受更大压力。以上三个关节突关节，最大关节移位和可承受的最大压力都与侧向弯曲有关。处于最低位的两个关节，在前屈时承受的压力最大（表 31-1）。

近来研究证实，脊柱融合可导致相邻节段加速退变[63-67]。

关节突关节的反复损伤和炎症可能导致关节积液和关节肿胀，从而牵拉关节囊[68]。关节囊发炎引起的疼痛会因为压迫神经根而扩散到关节以外的区域，特别是已经存在由于小关节增生、骨赘形成或椎间盘突出而使椎间孔变窄的区域[69-72]。关节突关节组织释放的炎性细胞因子也能诱发椎管狭窄患者出现神经根症状[73]。关节突关节疼痛可表现为神经根型，有研究证实，椎间孔中央型狭窄与腰椎内侧支射频消融术结果呈正相关[74]。关节囊的刺激也可引起棘旁肌的反射性痉挛[69, 74, 75]。

大量研究人员进行多项实验研究，总结出持续性腰椎关节突关节疼痛的病理生理学基础。研究表明，向关节突关节内注射促炎和致痛介质会引起炎

表 31-1　与腰椎小关节最大椎间角度和压力相关的运动

小关节节段	最大 IVA 相关的运动	最大压力
$L_{1\sim2}$	右侧弯	右侧弯
$L_{2\sim3}$	左侧弯	右侧弯
$L_{3\sim4}$	右侧弯	右侧弯
$L_{4\sim5}$	前屈	前屈
$L_5\sim S_1$	后伸	前屈

IVA. 椎间角度

改编自 Ianuzzi A, Little JS, Chiu JB, et al. Human lumbar facet joint capsule strain I. During the physiological motion. *Spine J.* 2004;4:141–152.

症改变，导致伤害性感受器敏化[76-80]。Chen 等后续的研究表明，山羊的颈椎小关节囊中存在 C 和 Aδ 纤维[81]。C 纤维也常见于肌腱和肌肉附着的关节突关节囊的背外侧。

（二）人体研究

椎间盘和成对关节突关节与复合关节任何部分的运动和功能变化都保持一致。退行性椎间盘疾病（DDD）已证实会导致关节突关节的相关病变[82-84]。相反，关节突关节退变和运动异常可诱发和加速椎间盘退变[85-87]。多项研究检验了 DDD 和关节突关节炎之间的关系，并得出结论，DDD 的出现通常先于关节突关节炎的发生[57, 88, 89]，而存在进展性 DDD 的节段关节突关节病变最为明显[57, 88]。

脊柱肌肉组织与关节突关节协同控制脊柱的运动和稳定[90, 91]。椎旁肌通过本体感觉反馈完成脊柱协调的生物力学运动[91, 92]。衰老会降低椎旁肌质量[93]，可能会出现功能损害并导致关节突关节炎的发生。慢性 LBP 患者可能发生脊髓本体感觉受损[94]和椎旁肌质量降低[95]。Kalichman[93]的一项研究表明，椎旁肌密度下降与腰椎关节突关节炎有相关性，而其他可能导致关节突关节炎的原因包括退行性脊柱侧弯[96]和腰椎滑脱[97]。

已有几例由于快速急停损伤导致外伤性脱位引起腰椎关节突关节源性疼痛的报道，主要发生在 $L_5\sim S_1$[60, 61, 98-102]。这些病例的损伤机制可能是过度屈曲、旋转和牵拉。Twomey 等[103]对 31 例死于外伤患者的腰椎进行解剖，发现 35% 的患者发生了上关节突或软骨下隐匿性骨折，77% 发生关节突关节囊或

关节软骨损伤。

在慢性创伤后颈痛中，颈椎关节突关节损伤占 60% 以上[45]。然而，创伤引起的慢性颈痛占比相对较小，患病率为 13%～42%[104]。

三、患病率

文献中关于关节突关节疼痛的患病率差异很大。在脊柱轴向疼痛患者中，颈椎和胸椎小关节源性疼痛的比例高于腰椎。确诊关节突关节疼痛患病率的难点在于缺乏客观参考标准（如影像学），必须依靠主观诊断方法，如内侧支阻滞或关节腔内注射，而这些技术失败率很高（例如，每个关节平均为 29%～38%，腰椎为 46%～64%）[105]。关于阻滞的解释也有很大的差别（例如，确定为阻滞阳性所需的疼痛缓解阈值），阻滞不全会导致很高的假阳性和假阴性率[106]。许多研究合并了两个不同的概念：关节突关节病（可能伴有或不伴有疼痛）和关节突关节疼痛（不一定是关节病来源）[107]。

腰椎小关节引起的 LBP 患病率较低，并且与受试者年龄关系较大（即老年患者患病率更高），同时受阻滞阈值和数量的影响[108]。在非大样本研究中，使用双重阻滞以及阈值为缓解超过 75% 时，轴向 LBP 患者的关节突关节源性疼痛发生率为 10%～15%。颈椎关节突关节疼痛的患病率估计为 50%～55%，由颈部扭伤引起的颈痛患者中增加到约 60%。胸椎的患病率为 40%～50%[109]。

腰椎关节突关节源性疼痛的患病率见表 31-2。Schwarzer 等[55, 110, 111]、Revel 等[112]、Manchikanti 等[113, 114, 116]和 Dreyfuss 等[115]的早期的研究（1999—2000）不在表中（表 31-2 和表 31-3）。

四、诊断

（一）病史

除了急性创伤后的颈椎过屈伸损伤之外[128, 129]，关节突关节源性疼痛往往是隐匿和进展性的[127]。年轻患者 LBP 或颈痛的表现更类似于椎间盘疾病的中枢性疼痛[130]，而老年患者则以关节突关节源性疼痛为主要表现[9-20]。与年龄呈直接相关性与以下观点一致：关节突关节疼痛是一种与 DDD[57]共存的慢性退行性疾病，而不是急性炎症过程。

（二）疼痛分布模式

关节突关节疼痛的分布和牵涉范围可通过局部麻醉（local anesthetic，LA）阻滞缓解、压迫关节突关节和刺激支配特定关节的内侧支引出。然而，大部分研究中都未能明确证明可靠的疼痛分布模式[131-134]。

临床检查的重要目的是区分关节突关节疼痛与其他来源的疼痛[135, 136]。DePalma 等[122]的研究表明，在不同年龄段，大腿是否疼痛与慢性 LBP 来源显著相关（即相对于椎间盘源性疼痛，大腿疼痛增加老年人关节突关节源性的可能性）。相反，髋关节 / 骨盆疼痛或腿痛则不能区分椎间盘源性疼痛、关节突关节疼痛或骶髂关节疼痛。如前所述，椎间盘源性疼痛在年轻患者中更普遍，而关节突关节疼痛在老年患者中更普遍[52]。

综合现有数据，疼痛分布如图 31-4 至图 31-6 所示。关节囊比滑膜或关节软骨更容易产生疼痛。在相邻关节突关节之间、椎间盘和关节突关节之间存在大量重叠区域。在腰椎水平，特别是低位腰椎，都易产生腹股沟区疼痛[30, 72, 99, 132, 137-149]。上腰椎关节突疼痛易于延伸到腰部、臀部和大腿上外侧，而下腰椎水平常到大腿外侧及后部。$L_{4\sim5}$ 和 L_5～S_1 关节突关节偶尔会引起小腿外侧疼痛，很少引起足部疼痛。骨质增生、滑膜囊肿或关节肥厚患者也可能出现神经根症状。与椎间盘源性 LBP 相比，单侧疼痛或椎旁疼痛更可能与关节突关节或骶髂关节疼痛相关[150]。

在正常志愿者和疑似颈椎关节突关节疼痛的患者中进行临床研究，以确定疼痛分布模式[151-154]。从 $C_{2\sim3}$ 开始，疼痛分布一般向口侧延伸至高颈椎区和枕下区，一般很少分布到耳朵或延伸至头皮处。$C_{3\sim4}$ 的疼痛是在颈部上、中后侧，偶尔向枕下部放射。$C_{4\sim5}$ 最常见的诊断分布是颈后区下部，大部分也会延伸至颈后区中部和肩胛上区。$C_{5\sim6}$ 的疼痛通常放射到肩胛上区或颈部下区，但有时延伸到肩关节或颈部中后区。$C_{6\sim7}$ 的疼痛通常是在上颈部或下颈部。C_7～T_1 关节突关节的疼痛经常向下延伸至肩胛区中部。

其他可引起颈椎疼痛或头痛的关节有寰枕关节和寰枢关节，两者的分布均高度可变，可延伸至枕下区以及头面部[155]。

关于胸椎关节突关节也做了类似的研究。疼痛分布模式是：C_7～T_1 和 $T_{1\sim2}$ 关节突关节疼痛通常放射到肩胛上区和肩胛骨上角。C_7～T_1、$T_{1\sim2}$ 或 $T_{2\sim3}$ 小关节疼痛可以延伸至肩胛区中部，$T_{11\sim12}$ 小关节疼痛通常延伸至髂嵴区注射部位周围的椎旁区域（图 31-6）[153, 156]。

表 31-2 安慰剂对照或不同局部麻醉药阻滞对腰椎小关节源性疼痛患病率的研究结果

作者，年份	患 者	处 置	结 果	假阳性率和建议
Manchikanti 等[117]，2004	397 例无神经病变的慢性 LBP 患者	采用 1% 利多卡因进行 MBB。疼痛缓解≥75% 的患者续用 0.25% 布比卡因 MBB。阳性反应是布比卡因作用时间更长且疼痛缓解≥80%	198 例（50%）患者对利多卡因阻滞呈阳性反应，其中报道 124 例采用布比卡因确实缓解了疼痛，患病率为 31%	FP 率 =27%。平均年龄 47 岁
Manchikanti 等[118]，2007	117 例腰椎手术后慢性 LBP 患者	采用 1% 利多卡因、0.25% 布比卡因进行 MBB（0.5ml）。阻滞后至少缓解 80% 的疼痛	患病率 =16%（9%～23%）	在腰椎手术失败综合征患者中 FP 率 =49%（39%～59%）
Manchukonda 等[119]，2007	303 例机动车事故后持续至少 3 个月的慢性 LBP 患者	采用 1% 利多卡因、0.25% 布比卡因进行 MBB（0.5ml）。至少缓解 80% 的以前运动产生的疼痛	患病率 =31%（27%～36%）	FP 率 =27%（22%～32%）
Kavita 等[120]，2008	对 303 例慢性腰椎和（或）颈椎疼痛患者进行回顾性分析，按年龄分组（Ⅰ组：18—30 岁；Ⅱ组：31—40 岁；Ⅲ组：41—50 岁；Ⅳ组：51—60 岁；Ⅴ组：61—70 岁；Ⅵ组：70 岁以上）	所有小关节疼痛患者通过 1% 利多卡因的诊断性阻滞进行初步评估，如果（通常间隔 3～4 周）对利多卡因 2 次为阳性反应，则继续使用 0.25% 布比卡因。阳性反应被定义为：①疼痛至少减轻 80%；②能够进行可导致疼痛的运动（使用数字疼痛量表评估）；③采用利多卡因阻滞疼痛缓解可超过 2h，采用布比卡因时可超过 3h	腰椎疼痛中小关节受累的发生率在 18%（Ⅱ组：31—40 岁）～44%（Ⅳ组：51—60 岁）之间，Ⅱ组和Ⅲ组与其他组相比有显著差异，Ⅴ组的发生率更高	总体 FP 率：45%（36%～53%） Ⅰ组：40%（20%～60%） Ⅱ组：50%（26%～74%） Ⅲ组：45%（30%～60%） Ⅳ组：30%（12%～47%） Ⅴ组：64%（43%～84%） Ⅵ组：43%（16%～69%）
Manchikanti 等[121]，2010	181 例慢性 LBP 患者	采用 1% 利多卡因、0.25% 布比卡因进行 MBB（0.5ml）。疼痛缓解 50% 与缓解 80% 进行比较	疼痛缓解 50% 发生率 =61%（53%～81%） 疼痛缓解 80% 发生率 =31%（26%～35%）	疼痛缓解 50%FP 率 =17%（10%～24%） 疼痛缓解 80%FP 率 =42%（35%～50%）
DePalma 等[122]，2011	回顾性评估 156 例慢性 LBP 患者的疼痛来源（椎间盘源性疼痛、小关节疼痛和骶髂关节疼痛）	采用 1% 利多卡因、0.5% 布比卡因进行 MBB（0.5ml）。利多卡因后疼痛缓解 2h 和布比卡因后缓解 8h，以 75% 的疼痛缓解作为标准	患病率 =31%	对照评估了诊断性阻滞下与 LBP 相关的各种组织结构

如果没有提及假阳性率，则是通过用利多卡因筛选阻滞获得疼痛缓解（后续阻滞未能确认疼痛缓解）的患者数除以阻滞总数来确定的

LBP. 腰痛；MBB. 内侧支阻滞

表 31-3　安慰剂对照或不同局部麻醉药阻滞对颈椎和胸椎关节突关节疼痛患病率的研究结果

作者，年份	患　者	处　置	结　果	假阳性率和建议
Barnsley 等[41,47]，1993	47 例 MVA 术后慢性颈痛（>3 个月）患者	患者接受 0.5ml 2% 利多卡因或 0.5% 布比卡因颈部 MBB。患者接受其他药物的阻滞呈阳性。布比卡因阳性反应需要更长镇痛时间	27 例患者使用布比卡因的缓解时间大于利多卡因，患病率为 60%	13 例患者（27%）对两种 LA 均有（+）反应，并且超过预期持续时间。平均年龄 41 岁。男女比例为 1 ： 1。除 3 例患者外，所有患者均参与了研究
Barnsley 等[123]，1995	50 例 MVC 颈椎损伤后慢性颈痛（>3 个月）患者	患者随机接受 0.5ml 2% 利多卡因或 0.5% 布比卡因颈部 MBB。呈（+）阻滞的患者追加麻醉药。阳性反应者需要作用时间长的布比卡因镇痛	27 例患者符合（+）关节疼痛的标准，患病率为 54%	10 名患者（20%）利多卡因的疼痛缓解时间长于布比卡因，或者重复阻滞后疼痛无缓解。平均年龄 41 岁。男女比例，1 ： 1.5。$C_{2\sim3}$ 和 $C_{5\sim6}$ 最常受累
Lord 等[51]，1996	68 例 MVA 颈椎损伤后慢性颈部（>3 个月）患者	患者行 $C_{2\sim3}$ 诊断性阻滞，以排除第Ⅲ对脑神经头痛患者。用 0.5ml 2% 利多卡因或 0.5% 布比卡因进行 $C_{2\sim3}$ 以下的安慰剂对照的颈椎小关节阻滞。如果（-），则尝试其他节段。如果（+），患者接受 NS 或其他 LA，然后用剩余药物进行第 3 次阻滞	完成研究的 52 例患者中有 31 例（60%）患者呈 $C_{2\sim3}$ 及以下节段颈椎小关节疼痛，患病率为 60%。在 HA 作为主要 Sx 的患者中，$C_{2\sim3}$ 小关节疼痛的患病率为 50%。在无 $C_{2\sim3}$ 小关节疼痛的患者中，下颈椎小关节疼痛的患病率为 49%	平均年龄 41 岁。男女比例为 1 ： 2。$C_{2\sim3}$ 和 $C_{5\sim6}$ 是最常受累节段
Manchikanti 等[124]，2002	46 例慢性胸痛（>6 个月）患者，无神经系统症状	受试者先用 1% 利多卡因进行 MBB，然后用 0.5% 布比卡因进行确认性阻滞。阳性反应是疼痛缓解≥80%	36 例利多卡因阻滞阳性的患者中的 22 例使用布比卡因行确认性阻滞，其疼痛缓解时间更长，患病率为 48%	FP 率，58%。平均年龄 46 岁
Manchikanti 等[125]，2002	106 名慢性颈部疼痛（伴或不伴 HA 或上肢疼痛）患者	患者接受 0.5ml 1% 利多卡因阻滞，然后间隔 2 周接受 0.5ml 0.25% 布比卡因的诊断性阻滞	81 例（+）利多卡因阻滞患者中的 64 例使用确认性布比卡因阻滞缓解时间更长，患病率为 60%	FP 率，40%。平均年龄 43 岁。男女比例为 1 ： 2。15% 的患者有颈部手术史
Manchikanti 等[117]，2004	500 名慢性颈部、胸部和（或）腰痛但无神经系统症状的患者。255 名患者为颈部症状，72 名患者为胸部症状	先用 1% 利多卡因行 MBB，然后用 0.25% 布比卡因行确认性阻滞。阳性反应为布比卡因疼痛缓解≥80%，并且时间延长。根据疼痛分布，至少阻断两个节段	颈椎疼痛患者中小关节疼痛的患病率为 55%。胸痛患者中小关节疼痛的患病率为 42%	颈椎和胸椎 MBB 的 FP 率分别为 63% 和 55%。平均年龄 47 岁。颈椎和胸椎的男女比例为 1 ： 2
Manchukond 等[119]，2007	251 例慢性颈痛（>6 个月）患者。无特异性神经根症状	1% 利多卡因 0.25% 布比卡因 0.5ml	疼痛缓解≥80%，能够进行先前疼痛的运动	患病率 =39%（32%～45%） FP 率 =45%（37%～52%）
Yin 和 Bogduk[126]，2008	84 名（>3 个月）慢性颈痛患者	4% 利多卡因 0.75% 布比卡因 0.5ml	100% 疼痛缓解，持续时间与麻醉药作用时间一致	

HA. 头痛；MVC. 机动车碰撞；MVA. 机动车事故

（三）体格检查

与病史和疼痛分布模式相同，体格检查在诊断关节突关节疼痛方面的价值有限，但对于排除其他原因疼痛更有价值。在现有的体格检查结果中，触诊时椎旁肌压痛是提示关节突关节源性疼痛的唯一有价值的体征[157, 158]。这一发现可能是由于肌肉组织的敏感性，而不是关节突关节实际上受到的压力。

尽管体格检查在诊断关节突疼痛中的价值有限，但许多研究和临床医生仍选择这一操作来筛选需要进行关节突关节治疗的患者。研究表明，对关节腔内注射有反应的患者更有可能伴有腹股沟或大腿疼痛相关的背痛、椎旁压痛及伸展旋转时出现疼痛[145]。膝盖以下的放射痛是阴性预测因素。

很多统计学研究都未能验证“腰椎关节突综合征”或通常称为“关节突负荷”的操作。对慢性 LBP 患者的前瞻性研究无法将任何病史或体格检查结果与关节突注射阳性反应相关联[145, 159]。在 2 项研究中，只有一小部分（分别为 10% 和 15%）患者对诊断性阻滞有反应。Revel 等在一项 80 名慢性 LBP 患者的随机、安慰剂对照研究中发现与关节突关节麻醉反应有关的 7 个因素：年龄大于 65 岁，并且咳嗽、过伸、前屈、前屈起立、伸展旋转动作都不加重疼痛，卧位时可以明显缓解疼痛[112]。然而，随后的研究未能证实这些发现[160]。

很少有研究探讨与颈椎和胸椎关节突关节疼痛

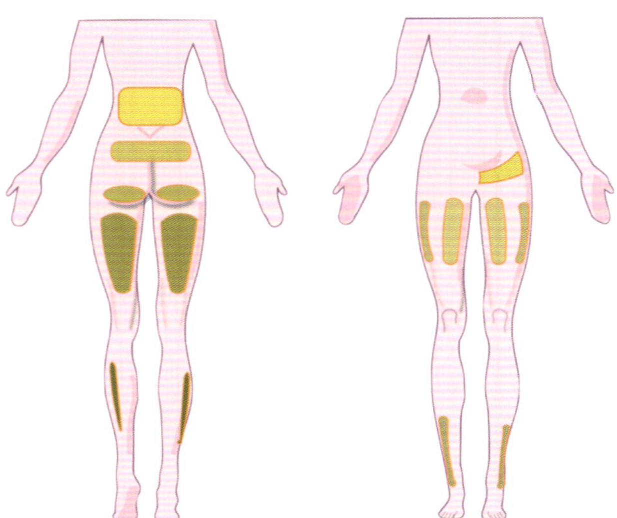

▲ 图 31–4　腰椎关节突关节的疼痛分布模式

最常见的分布模式从最暗的部位（腰背部）到最亮的部位（侧腹和足部）按降序排列。根据受影响频率（即腰背至足部）列出以下部位。每个位置旁边的关节突关节节段代表每个区域与疼痛最相关的关节突关节。腰部：L_5～S_1，$L_{4\sim5}$，$L_{3\sim4}$；臀部：L_5～S_1，$L_{4\sim5}$，$L_{3\sim4}$；大腿外侧区：L_5～S_1，$L_{4\sim5}$，$L_{3\sim4}$，$L_{2\sim3}$；大腿后侧区：L_5～S_1、$L_{4\sim5}$、$L_{3\sim4}$；大转子：L_5～S_1，$L_{4\sim5}$，$L_{3\sim4}$，$L_{2\sim3}$；腹股沟：L_5～S_1，$L_{4\sim5}$，$L_{3\sim4}$，$L_{2\sim3}$，$L_{1\sim2}$；大腿前侧区：L_5～S_1，$L_{4\sim5}$，$L_{3\sim4}$；小腿外侧区：L_5～S_1，$L_{4\sim5}$，$L_{3\sim4}$；上背部：$L_{3\sim4}$，$L_{2\sim3}$，$L_{1\sim2}$；侧腹部：$L_{1\sim2}$，$L_{2\sim3}$；足：L_5～S_1，$L_{4\sim5}$（引自 Cohen, SP, Raja SN. Pathogenesis, diagnosis, and treatment of lumbar zygapophysial facet joint pain. *Anesthesiology*. 2007;106:591–614.）

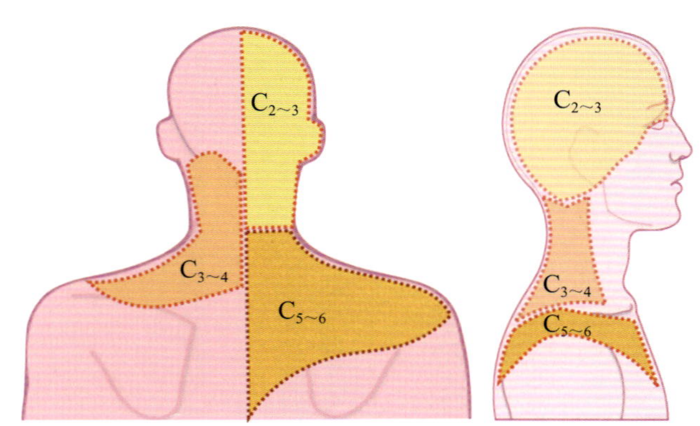

▲ 图 31–5　颈椎关节突关节的疼痛分布模式

改编自 Bogduk N, Marsland A. Cervical zygapophysial joints are a source of neck pain. *Spine*. 1988;13:615.

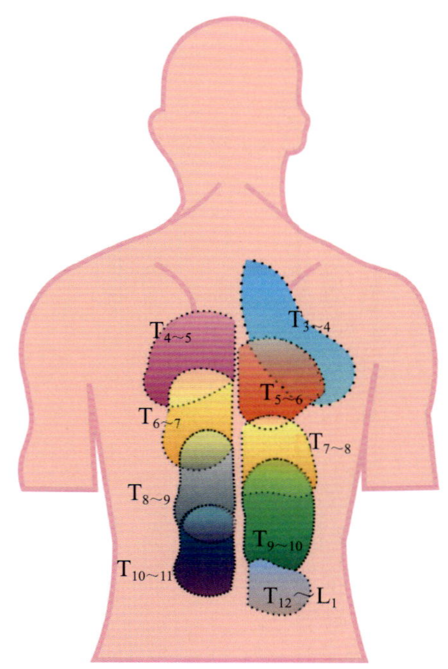

▲ 图 31–6　胸椎关节突关节的疼痛分布模式

改编自 Dreyfuss P, Tibiletti C, Dreyer SJ. Thoracic zygapophysial joint pain patterns. A study in normal volunteers. *Spine*. 1994;19:809.

最一致的病史和体格检查结果。有研究发现，专门从事按摩的盲人技师可以通过感知关节的被动移位及其对移位的阻力正确诊断颈椎内侧分支阻滞阳性患者的症状性颈椎关节突关节源性疼痛[161]。然而，随后使用随机阻滞作为颈椎关节突关节疼痛“金标准”的研究中发现，尽管触诊的灵敏度为 88%，但特异度较低（39%）排除了其作为有效的诊断方法[162]。大多数颈椎关节突关节患病率研究是在颈部扭伤患者中进行的，因此在非创伤患者中得出结论存在一定困难。一项专家小组的德尔菲研究确定了腰椎关节痛的 12 个指标，达到专家共识最高等级推荐的是对小关节注射阳性反应、局限性单侧 LBP、内侧支阻滞阳性、椎旁压痛、无神经根症状、屈曲时疼痛缓解和膝关节上方疼痛[163]。Laslett[53] 的一项研究发现了筛选适合腰椎关节突关节治疗患者的 7 个特征：①年龄≥50 岁；②行走时疼痛缓解；③坐位疼痛改善；④以椎旁疼痛为主；⑤改良的躯体感觉问卷评分＞13；⑥伸展旋转试验阳性；⑦重复运动试验无定位。最近，Usunier 等的 Meta 分析确定了预测颈椎关节突关节疼痛的 4 项临床试验：被动节段间运动试验；机械敏感性；与颈椎关节突关节分布一致的疼痛；基于一项单一研究，伸展旋转试验阳性[164]。然而，这些试验的敏感性和特异性较差。

（四）影像学结果

影像学上观察到的关节突关节疾病的患病率取决于患者的年龄、临床表现、影像学方法和确定为“异常”的阈值。在 LBP 患者中，CT 诊断退行性关节突关节病变的患病率为 40%～85%[165-167]。研究显示，MRI 和 CT 在关节突退行性改变的检查中的敏感性和特异性并不一致（表 31–4）[88, 169, 170]。在一项对 14 名 DDD 患者的研究中，小于 40 岁的患者腰椎关节突关节显示轻微骨关节炎改变[88]。60 岁以上患者关节突关节病变的患病率明显增高。在无症状的患者中，腰椎关节突关节退变的发生率为 8%～14%[168, 171, 172]。

使用放射影像作为诊断关节突关节阻滞效果的预测指标一直备受争议。尽管一些研究发现 CT、MRI 和其他影像学方法与关节突关节阻滞效果之间存在正相关[165, 173]，但同样有研究认为并不具有相关性[54, 146, 166, 133, 174]。

最近的研究多关注于新的影像学方法[175-177]。Rosen[178] 的一项研究表明在 PET/MRI 上使用 ^{18}F-FDG 示踪剂显示椎间盘退行性变和关节突疾病的严重程度有正相关性。然而，Lehman 和 Diehm[179] 最近证实关节突关节周围信号变化与关节突关节源性疼痛之间的一致性较差。Yolcu 和 Lehman[180] 在一项研究中比较了杂交成像技术（PET/CT、PET/MRI 和 SPECT/CT）来评估关节突关节病变引起的背部和颈部疼痛，作者认为虽然它们很有前景，但还应考虑更多的辐射暴露和更高的成本问题。

总之，文献不支持常规使用影像学检查作为诊断关节突关节痛的手段。影像学结果与关节突关节源性疼痛之间缺乏相关性，与其他肌肉骨骼疼痛疾病（如膝关节和髋关节骨关节炎）是一致的[181-183]。

（五）诊断性阻滞

由于病史、影像学和体格检查结果与关节突关节疼痛之间的相关性较差，因此使用诊断性阻滞来确定关节突关节为原发性疼痛已被广泛认可[184]。虽然内侧支阻滞和关节内注射被普遍认为是同样有效的诊断方法[185]，但这一结论是基于 2 项研究，两者都没有使用交叉设计、阻滞对照组、对关节突关节疼痛患者进行预筛选[148, 186]。这些因素削弱了内侧支阻滞诊断有效性。在 20 世纪 30 年代末进行的解剖研究中，Kellegren[187] 表明，注射 0.5ml 液体可以扩散 6cm^2 组织区域。Cohen 等[188] 证实，将颈椎内侧支阻滞中局部麻醉药体积从 0.5ml 减少至 0.25ml 可使向其他潜在疼痛部位的异常扩散减少 50% 以上，包括向椎间孔的扩散。因为背侧支之间的距离很短，即使是低容量的内侧支阻滞也可能阻滞外侧支和中间支。由于这些神经向多个潜在的疼痛产生结构（包括椎旁肌肉、韧带、骶髂关节和皮肤）提供传入神经支配，因此内侧支阻滞也可以缓解非关节突关节源性疼痛。据报道，假阳性率在颈椎关节突关节高达 63%，胸椎为 53%，腰椎为 27%[117]。尽管，理论上颈部和腰背部较高的患病率（真阳性率）应有较低的假阳性率。假阴性反应也是一个问题，因为它们使患者失去治疗的机会，导致局部麻醉药入血、操作相关疼痛，以及患者无法区分操作疼痛和关节疼痛。考虑到抽吸和间断性透视的敏感性较低，有人主张在内侧支阻滞时采用“实时”透视检测局部麻醉药入血情况[189]。

尽管关节内关节突注射理论上能更准确地诊断关节突疼痛，但这些阻滞在技术上具有挑战性，具有明显局限性。注射液＞2ml 可使关节囊破裂，导致局部麻醉药外渗到其他致痛结构上，产生假阳性阻

表 31-4 评估关节内类固醇注射治疗腰椎和颈椎关节突关节疼痛的前瞻性临床试验

作者，年份，评分	患者和治疗措施	结 果	建 议
Carette 等[220]，1991；MQ 评分 =5	97 例慢性 LBP 患者，在 $L_{4\sim5}$ 和 $L_5\sim S_1$ 腰椎关节突关节注射 2ml 类固醇和生理盐水（n=49）或生理盐水（n=48）后立即缓解	42% 接受类固醇的患者和 33% 接受安慰剂的患者疼痛显著缓解长达 3 个月（无显著差异） 6 个月时，类固醇组疼痛和功能障碍更轻 在 6 个月内，类固醇组仅 22% 的患者和安慰剂组 10% 的患者疼痛有所减轻	当考虑联合治疗时，6 个月时组间差异会减小。现已知 NS 提供的疼痛缓解程度要大于安慰剂
Marks 等[149]，1992；MQ 评分 =3	86 例慢性 LBP 患者随机接受 1.5ml 类固醇和 LA MBB 或关节内注射（最少 2ml）	在所有随访中，接受小关节注射的患者比接受 MBB 的患者疼痛缓解更好，但仅在 1 个月时有意义	不足之处包括没有真正的对照组；未能根据诊断性注射筛选患者；对共同干预措施的监测；观察员未设盲
Barnsley 等[221]，1994；MQ 评分 =5	41 名经过 LA MBB 筛选的 MVA 后慢性颈痛的患者，随机接受 0.5% 布比卡因 1ml 或 5.7mg 倍他米松颈椎小关节内注射	＜1/2 患者缓解时间超过 1 周，＜1/5 患者缓解超过 1 个月。类固醇组重新达到 50% 术前疼痛中位时间为 3 天，LA 组为 3.5 天	所有患者均在颈椎损伤后出现颈痛。两组中均有一些患者有长期获益
Fuchs 等[218]，2005；MQ 评分 =1	60 名慢性 LBP 患者随机接受 1ml HA 或类固醇在最低位 3 个节段的小关节内注射治疗，每周 1 次，持续 6 周	接受 HA 注射的患者疼痛评分下降了 40%，接受类固醇注射的患者疼痛评分下降了 56%（无显著差异）。HA 组在 3 个月后和类固醇组在 1 周后观察疼痛减轻效果最显著	纳入标准包括放射学成像显示中度及以上关节突退变。不足之处包括缺乏对照组；未能基于诊断性注射筛选患者；未监测联合治疗和多次注射
Pneumaticos 等[222]，2006；MQ 评分 =3	依据 SPECT 或体格检查，将 47 例慢性 LBP 和放射学检查腰椎关节突关节异常患者以 2 ∶ 1 的比例随机接受关节内 LA 和类固醇注射（3ml）	注射后 1 个月，与 12.5% 的（−）SPECT 患者和 31% 依据体格检查接受注射的患者相比，87%（+）SPECT 患者的疼痛显著改善	3 个月时有显著差异，但 6 个月时无差异；不足之处有未进行功能评估；使用 SPECT 成本较高
Kennedy 等[225]，2018；MQ 评分 =3	通过重复比较内侧支阻滞诊断关节突关节疼痛的 28 例患者在 X 线引导下随机接受关节内皮质类固醇（曲安奈德 20mg）或生理盐水	两组之间的射频消融需求无统计学差异，生理盐水组有 75% 和皮质类固醇组有 91% 接受了神经消融术。生理盐水组（6.1 周）和皮质类固醇组（6.5 周）至射频消融术前的平均时间无差异	经内侧支传导阻滞诊断的关节突关节疼痛患者，腰椎小关节内注射皮质类固醇并不能有效减少行射频消融术的需要
Cohen 等[105]，2018；MQ 评分 =4	229 例患者以 2 ∶ 2 ∶ 1 的比例随机接受 LA 和类固醇小关节内注射、LA 和类固醇或生理盐水内侧支阻滞	关节内注射组 1 个月时平均数字评分量表疼痛评分平均减少 0.7 ± 1.6，内侧支阻滞组 0.7 ± 1.8，安慰剂组 0.7 ± 1.5；P=0.993。关节内组（54%）和内侧支组（55%）阳性阻滞患者比例高于安慰剂组（30%；P=0.01）。135 例患者（关节内、内侧支和生理盐水组分别为 45 例、48 例和 42 例）进行射频消融。3 个月时平均疼痛评分减少 1.8 ± 2.3（关节内）、1.8 ± 2.4（内侧支）和 0.7 ± 1.5（对照组）（P=0.025）。3 个月时，关节内、内侧支阻滞和安慰剂组的阳性反应患者比例分别为 51%、56% 和 24%（P=0.005）	本研究确定小关节阻滞不具有治疗性。治疗组高反应率表明小关节阻滞可为射频消融术前提供预后价值

方法学质量评分采用 5 分 Jadad 量表。≥3 分为高质量的方法

HA. 透明质酸；LA. 局部麻醉；LBP. 腰痛；MBB. 内侧支阻滞；NS. 生理盐水；SPECT. 单光子发射计算机断层扫描

滞。根据外渗点的不同，这些结构可包括硬膜外腔、椎间孔、黄韧带和椎旁肌肉组织[68, 149]。

1. 内侧支阻滞与关节内注射

一项多中心病例对照研究显示，接受内侧支阻滞而不是关节内注射的患者行射频消融术预后更好，支持了“治疗的靶点是神经而不是关节本身”这一论点[190]。

Ackerman 和 Ahmad[191] 进行的一项研究将 46 例轴位 LBP 和 SPECT 阳性的患者随机分为两组，分别是使用 0.7ml 局部麻醉药和类固醇进行关节内注射组或内侧支阻滞组。治疗后 12 周，61% 的关节内注射组患者出现阳性结果，优于内侧支阻滞组的 26%。然而，由于实验设计存在不足，根据这些比较研究不能得出确切结论。最明显的问题是在研究人群中缺乏明确诊断，并且只有一项研究评价术后疼痛的即时缓解[186]。在慢性 LBP 患者患病率和假阳性率的研究中（表 31-2）发现内侧支阻滞和关节内注射的诊断价值相似。在以关节内注射后“证实”存在关节突关节疼痛而采用腰椎射频消融术的 3 项安慰剂对照研究中，均未证实明确的阳性结果[192-194]。相反，大多数腰椎内侧支阻滞筛查的患者研究中证实了阳性结果[195]。在一项前瞻性随机研究中，Birkenmaier 等[196] 比较了内侧支和小关节囊周围选择性阻滞筛选的患者行腰椎关节突关节冷冻消融术的成功率，发现内侧支阻滞组在术后 6 个月的预后更好。然而，两种诊断方法使用的药物容积过多、缺乏对照组，缺乏包膜内注射有效性的证据，这些都与作者的结论相背离。

Cohen[105] 等于 2018 年发表的最新随机研究比较了布比卡因和类固醇，以及假注射进行关节内阻滞和内侧支阻滞的治疗和预后价值。在关节内和内侧支阻滞组呈阳性但未能获得长期（≥3 个月）缓解的患者中，实施射频消融术。假注射组对所有阴性者行射频消融治疗。作者证明了与阳性射频消融结果最相关因素是实施诊断性阻滞呈阳性结果，内侧支和关节内注射具有相似预测价值。治疗组和对照组之间的射频消融结局差异较小，但具有统计学意义和临床价值。最后，作者发现 1 个月后给药组和安慰剂组均无明显改善。

关节内注射在技术上具有挑战性，尤其是在垂直前倾的胸椎关节突关节[197]。此外，内侧支阻滞涉及对潜在病变的神经进行麻醉，因此可以作为治疗前的“模拟”，类似于在手术减压前进行选择性神经根阻滞。14 个联邦和国际组织等参与的多个指南都支持腰椎内侧支阻滞作为内侧支神经消融术的筛选方法[185]，而不选择基于表面有效[107]、靶点特异性[24]和结构有效性[198]的关节内注射[150]。鉴于缺乏有关关节内注射作为更好的诊断方法的证据，以及内侧支阻滞操作的便利性，内侧支阻滞被推荐为实施内侧支消融术的诊断方法。

2. 假阳性阻滞

许多研究发现，诊断性关节突关节阻滞的假阳性率较高，并且不受阻滞方法（即关节内或内侧支阻滞）的影响。已证实的发生率为腰椎 25%～40%[114, 117, 185, 198]、胸椎 58%[124] 和颈椎 27%～63%[47, 117, 125, 161, 199]。一项研究显示，利多卡因和布比卡因行颈椎连续内侧支阻滞有较高的特异度和弱灵敏度[200]。尽管高特异性会降低假阳性率，但低灵敏度也易使患者出现假阴性诊断导致漏诊，使患者失去治疗机会。

关节突关节阻滞假阳性的原因是多方面的，包括对诊断治疗的安慰剂效应（18%～32%）、使用镇静药、局部麻醉药过量使用和注射液扩散到其他产生疼痛的组织结构[201]。国际关节突关节指导委员会[185]、ASA[202] 和脊柱治疗学会[203] 均建议不要常规使用镇静药。Dreyfuss 等[31] 在 120 例 X 线透视引导的腰椎内侧支阻滞操作后行 CT，以评估对比剂的特异性和扩散度，研究中分别选择两个靶点：一个在横突内侧上缘，第二个在横突上缘和乳突副韧带之间的中段。在 16% 的注射患者中，对比剂扩散到椎间孔或硬膜外腔，最常见的是在靶点上方，在所有病例中，都观察到对比剂扩散到多裂肌和最长肌之间。任何情况下，所用注射液容积（0.5ml）均可浸润靶点。因此，作者认为较少的注射液就可以满足阻滞要求。在一项对 24 名接受颈椎内侧支阻滞的患者研究中，Cohen 等[188] 做了添加对比剂的局部麻醉药（分别为 0.5ml 和 0.25ml）的扩散研究，患者在俯卧位或侧卧位进行内侧支阻滞，内侧支阻滞后进行 CT，以评估异常扩散程度，0.25ml 组的阻滞可以异常扩散到非靶点邻近节段，并且进入椎间孔，但概率不到 0.5ml 组的一半。在 86 个阻滞患者中有 6 例内侧支“缺失”，这两组之间分布一致。这些结果表明，较少的注射液可提高特异性而不影响敏感性。

为了减少内侧支阻滞表面麻醉药的用量，Stojanovic 等[204] 发明了一种单针技术，通过一个皮肤入路阻断多个内侧支。在比较单针和传统多针技术的交叉性前瞻研究中，作者发现单针技术所需的局部麻醉药明显更少，可以减轻操作所导致的疼痛，并且比多针方法更快[205]。关于进针位置、对比剂扩散程度和术后疼痛缓解程度，两种技术之间并没有差异。

3. 假阴性阻滞

与假阳性阻滞相同，有许多因素都可以造成假阴性阻滞。在缺乏特异性参考标准的情况下，无法确定假阴性阻滞的患病率。在 Derby 等[206] 的一项回顾研究中，在疼痛缓解＜50% 的患者中假阴性率（由随后的阳性阻滞确定为以 70% 的疼痛缓解为阈值）为 47%，疼痛缓解为 50%～69% 的患者中假阴性率是 47.1%，其中 75% 的患者在射频消融后疼痛缓解≥50%。一项研究表明，非内侧支神经支配导致的腰椎内侧支阻滞的假阴性发生率约为 11%[150]。关节突关节由内侧支以外的神经支配的患者理论上关节内阻滞有效，实际上即使技术上成功完成内侧支消融术，也不能缓解疼痛。一项研究中显示，8% 的腰椎关节突关节阻滞中发生局部麻醉药入血[31]。另一项研究中发生率为 33%[149]。其中一项研究中，即使在入血后重新定位，也未能预防 50% 的受试者因关节注射局部麻醉药导致关节囊膨胀而引起的疼痛[149]。因此，有人主张在发现局部麻醉药入血后及时终止内侧支阻滞[149]。在一项涉及 456 例患者超过 1400 次腰椎内侧支阻滞的研究中，Lee 等[207] 发现局部麻醉药的入血率为 6.1%，其中，34% 的患者通过抽吸试验发现，59% 的患者通过靶向透视发现。数字减影血管造影可作为检查内侧支阻滞期间局部麻醉药入血的参考标准。一项大型研究发现，数字减影检测的入血率为 19%，而实时造影为 11%，抽吸法为 6.7%。假阴性阻滞最重要的原因之一是患者未能正确区分操作引起的疼痛与原发的疼痛指标，这凸显了对患者进行宣教必要性（框 31-1）。

框 31-1　降低腰椎小关节阻滞假阳性和假阴性发生率的措施

- 进行安慰剂对照阻滞，如果不可，比较局部麻醉阻滞
- 以横突上较低的靶点为进针点
- 注射液容积≤0.5ml
- 慎用表面麻醉
- 考虑采用单针方法
- 重度脊柱病患者进行关节内注射时，建议 CT 引导下进行
- 避免使用镇静药或阿片类药物
- 使用染料鉴别是否入血，以及确认其扩散到神经靶点
- 使用细针减轻操作相关疼痛

4. 射频消融术前应该进行多少次阻滞

许多专家和组织主张通过多次诊断性阻滞以降低假阳性率[208–210]。关于此主张有两方面争议。首先，在试图建立“疗效”时，降低假阳性率很重要，但当目标是“有效性”时，也就是追求更广泛的效果时，可能适得其反。为了说明这一点，许多评价射频消融术的对照研究筛选了数百名患者入组研究，但只有几十名受试者入组。尽管结果被多次引用，但数百名排除在外的患者的最终结果仍然是未知的。其次，许多“假阳性”阻滞可能包括“假阴性”[148, 211–213]。虽然多次阻滞会降低假阳性率，但也会不可避免的增加假阴性率，增加漏诊。消除安慰剂组不仅不可能，而且不切实际，因为难以区分主观上的“假”治疗与“真”治疗中的益处[214]。

为了确定实际情况下诊断性阻滞的理想结果，Cohen 等[215] 进行了一项随机、比较成本效益的研究，其中 151 名患者对布比卡因内侧支阻滞有阳性反应或在对利多卡因和布比卡因随机进行的对比阻滞产生一致反应后，按相同比例进行无内侧支阻滞的腰椎关节突关节射频消融术。研究结果显示，双阻滞组的射频消融成功率更高，这与临床有效性试验中采用的治疗模式一致。然而，在 3 个月时获得成功结果的患者中，未阻滞组（n=17）总数显著高于单阻滞组（n=8）和双阻滞组（n=11）。此外，未阻滞组的有效治疗费用和总费用不到其他两组的一半。这项研究的结果得到了理论计算的支持，确定了“双阻滞组”在当前报销预算下不具有成本效益[216]。

目前尚未对颈椎关节突关节源性疼痛进行类似的有效性研究[217]。然而，由于诊断性阻滞和射频消融术之间的报销预算相似，而且在慢性颈部疼痛中关节突关节源性疼痛所占比例高于慢性 LBP，所以这些结果也适用于颈椎关节突关节射频消融术。国际腰椎关节突关节指导委员会提倡单纯阻滞术[185]。这些指南也提倡个体化的方法，例如，接受抗凝治疗的椎旁压痛和严重关节突关节退变的老年人可以在未进行阻滞筛查的情况下接受射频消融治疗。相

反，在临床试验或具有弥漫性疼痛的年轻运动员中则应考虑双阻滞试验。

5. 关节内类固醇注射：是诊断性、治疗性还是两者兼有

关于使用关节内局部麻醉药和类固醇注射诊断和治疗关节突关节疼痛存在争议[218]。在非对照研究中，接受关节内类固醇注射的成功率在 18%～63%，其中大多数患者未接受诊断性阻滞筛查[105, 143, 148]。与内侧支阻滞不同，内侧支阻滞可能会因阻断非内侧支神经而导致假阳性诊断，而在非内侧支神经支配的患者中则会导致假阴性诊断，关节内注射在技术上符合“诊断性”治疗标准。然而，较高的阻滞失败率（可能导致假阳性和假阴性）、操作困难时引起的相关疼痛（可能导致假阴性）都削弱了关节内注射的诊断价值[185]。

评价关节内注射诊断和治疗价值的对照试验结果大多为阴性（表 31–4）[105, 144, 186, 218–223]。一项单盲、三交叉研究对腰椎关节内注射安慰剂组、假注射组（在关节外放置针头而不注射）和腰椎关节内注射药物组进行比较，结果显示药物组与安慰剂组具有等效性，药物组与假注射组有部分等效性，表明具有很高的安慰剂效应[224]。作者认为，单一的腰椎小关节内注射几乎没有诊断价值。Lilius 等[219]进行的大样本研究发现，109 例患者中在两节段腰椎关节突关节内接受了大容量（8ml）局部麻醉药和类固醇注射液、关节周围给予了相同容积的混合物或生理盐水其结果无显著差异。另一项研究中，Carette 等[220]在 97 例慢性 LBP 患者中比较了关节内注射类固醇和生理盐水，结果显示类固醇组仅在 6 个月时具有显著的统计学意义。Barnsley 等在双盲条件下，对 41 例机动车事故后慢性颈痛患者随机双盲选择关节内注射 1ml 布比卡因或倍他米松[221]，类固醇组中疼痛程度重新达到注射前 50% 的中位时间为 3 天，局部麻醉药组为 3.5 天，不到一半的患者疼痛缓解时间超过 1 周。此研究中的所有患者均通过内侧支阻滞对颈椎关节突关节疼痛进行预筛选。

基础科学研究表明，退化关节突关节周围的炎症介质构成了关节内类固醇潜在益处的理论基础[16, 17]。几项前瞻性、观察性研究纳入 160 多名 LBP 患者，在其腰椎关节突关节内注射低至中等容量（1～3ml）局部麻醉药和类固醇溶液，结果也证实了上述观点[176, 191, 222, 223]。在这些研究中，SPECT 结果为阳性的患者在注射后 3 个月内的疼痛缓解（成功率＞75%）优于未行 SPECT 检查的患者（成功率＜40%）。在 2 项早期的研究中，对患者进行了注射后为期 6 个月的监测，超过 3 个月后疼痛缓解效果逐渐消失[218, 222]。然而，最近的 2 项高质量研究也对关节内注射的治疗效果提出了质疑。Kennedy 等[225]开展的一项双盲、安慰剂对照研究以内侧支阻滞作为诊断标准，共入组 28 例腰椎关节突关节源性疼痛患者。作者发现，关节突关节内注射的皮质类固醇虽然在研究的主要目的发生了变化，但在减少射频消融术方面是无效的。由 Cohen 等[105]进行的两阶段安慰剂对照试验（FACTS 研究）中将 229 例患者按 2∶2∶1 的比例随机接受腰椎关节内注射、内侧支阻滞或安慰剂。本研究的主要结论如下。

- 关节内注射的失败率很高，每个关节的失败率是 29%。
- 与射频消融阳性结果最相关的因素是诊断性阻滞呈阳性。
- 内侧支阻滞和关节内注射对射频消融的预测价值相当，均优于安慰剂注射。
- 关节突关节内注射对大多数人没有治疗作用。

6. 诊断 / 预测性阻滞

诊断性阻滞涉及技术精准度和变量，如对解剖和文献的理解、沟通技巧（即向患者解释参加日常活动和弱化手术引起的疼痛）和对相互矛盾信息的解释。诊断性阻滞帮助医生选择可能受益于射频消融术的患者。诊断性阻滞的主要问题是它们在短期内依赖于主观指标衡量。尽管阻滞可能利于筛选并改善预后，但很少提供明确的诊断[185]。

五、治疗

（一）保守治疗和药物治疗

多模式治疗关节突关节源性疼痛至关重要。虽然许多患者会在介入疼痛医学诊所接受规范性治疗，但保守治疗、药物治疗，以及必要的心理治疗也很重要。关于脊柱疼痛已经进行了药物治疗、心理治疗和非介入性综合治疗方面的研究，但尚无在关节突关节疼痛患者中评价替代方案的研究。目前，国际关节突关节指南推荐在进行干预治疗之前至少进行 3 个月的保守治疗。

（二）再生疗法

近 10 年来，人们进行了大量的研究来评估治疗方案，在这些方案中，人体自愈能力可以治疗退行性病变，如关节突关节源性脊柱疼痛。这些治疗旨在加强和帮助机体受损组织的愈合。目前对很多种物质进行了大量研究以确定是否可以改变组织退化过程。

- 富血小板血浆：PRP 是一种全血浓缩物，通过自体血离心获得富含生长因子的血浆和血小板。PRP 的成分是血小板在愈合过程中至关重要[226-228]。尽管一些研究已证明关节内 PRP 的益处，但尚缺乏大型随机对照研究[229-231]。
- 间充质干细胞：间充质干细胞是一种能够增殖和分化，促进组织再生的细胞[232]。它们存在于多种组织（血液、脂肪组织和肌肉），具有免疫调节和抗炎作用[233]。它们可以从骨髓或脂肪组织中获取。尽管在其他滑膜关节注射间充质干细胞效果显著，但是目前还没有关于关节突关节注射间充质干细胞的研究[234]。

美国介入疼痛医师协会的指南报告称，基于大多数低质量的研究，腰椎关节突关节疼痛再生治疗的可信度水平为 5 级中的Ⅳ级[235]，作者得出结论，当病理学诊断证实再生疗法可能对治疗有效果时，再生疗法应作为独立的治疗方案或与其他治疗方案相结合提供给患者。最近的研究评估用于治疗退化性和疼痛性关节突关节的生物替代疗法[236]。目前正在研究几种基于支架的方法，其中一些方法临床已用于膝关节和其他大关节。新型 3D 打印技术能够生产出特定形状的软骨来替代关节突关节软骨[237]。尽管这些策略很有前景，但支持生物疗法和手术替代疗法的证据仍然不足，甚至不存在。

（三）治疗性内侧支阻滞

Manchikanti 等对多次行内侧支阻滞 + 局部麻醉、局部麻醉 + 沙拉平、局部麻醉 + 类固醇、局部麻醉 + 类固醇和 Sarapin 治疗进行了一系列前瞻性、随机研究，研究结果显示在长达 2 年时间里，所有组中超过 85% 的患者的腰椎[238]、胸椎[239]和颈椎关节突关节源性疼痛得到显著缓解[240]。患者通过比较局部麻醉阻滞进行筛选，但这些研究缺乏安慰剂组或空白对照组，并且大多数患者服用阿片类药物。在局部麻醉药中添加类固醇或 Sarapin 组未发现差异。尽管小部分患者可能从诊断性内侧支阻滞中获得长期益处，但无论是来自安慰剂反应，还是来自“打破疼痛循环”，或者在极少数情况下来自类固醇对乳突副韧带下方内侧支的抗炎作用，大多数研究均未证实这些发现[137, 185]。

其他一些研究也评估了内侧支阻滞的治疗潜力。在一项非随机、安慰剂对照研究中，Dias da Rocha 等[241]发现，104 名患者中有 52% 对利多卡因内侧支阻滞治疗有效，其中 2/3 的患者治疗后疼痛缓解长达 3 个月。然而，在比较内侧支阻滞和关节内注射的早期随机试验中发现，仅有一小部分患者疼痛可缓解 1 个月[148, 186]。最近，一项设计合理的安慰剂对照研究将局部麻醉和类固醇内侧支阻滞组，局部麻醉和类固醇关节内注射组和安慰剂注射组进行比较，结果显示，在随访 1 个月时发现各组之间没有显著差异，只有 11% 内侧支阻滞患者的平均背痛评分降低了 2 分以上[105]。使用或不使用类固醇的内侧支阻滞可以导致持续的疼痛缓解的概念也与评价射频消融的随机对照试验结果不一致，这些试验评估了对内侧支阻滞仅有短期效果的患者的射频消融，在评价内侧支射频消融的几项试验中，报道了从内侧支阻滞获得持续疼痛缓解的患者数量，只有 Nath 等[243]的研究注明长期缓解的患者占很大的百分比。总的来说，国际关节突关节指南提示，几乎没有证据支持内侧支阻滞的长期效果[185]。

（四）内侧支和关节突关节的脉冲射频

脉冲射频（PRF）是一种无创性慢性疼痛治疗技术。PRF 理论上的优势在于，它通过产生电场、改善基因表达和增强下行调节系统，从而减少神经损伤[244]。传统射频消融损伤神经可导致阻滞性疼痛（含 Aβ 纤维的神经）、肌无力（含运动纤维的神经），以及形成神经瘤（可导致异常放电）；PRF 与此不同，因此被用作神经病理性疼痛的治疗，其中神经损伤是疼痛的根本原因[245-250]。

2 项临床试验比较了传统射频消融与 PRF。Kroll 等[251]对 2 次内侧支阻滞后疼痛缓解＞50% 的 50 例患者随机进行连续射频消融或 PRF。尽管在 3 个月随访中未发现各组间存在显著差异，但组内差异比较显示传统射频消融患者在疼痛和功能障碍方面有更大的改善，本研究未能显示组间差异。在第二项研究中，Tekin 等[252]将 60 例对单次内侧支阻滞呈阳性反应的患者随机分配至假 RF（仅局部麻醉）、PRF 或连续射频消融组。所有组（包括仅局部麻醉组）均显示疼痛和功能改善。然而，连续射频消融组的改善幅度更大和有效持续时间明显更长。Çetin 等[253]

进行了一项随机、双盲研究，在 118 例注射证实是腰椎关节突关节源性疼痛的患者中比较连续射频消融术与 PRF。作者发现，连续射频在短期和长期疼痛减轻和满意度方面均优于 PRF。总之，目前的证据不支持 PRF 用于治疗关节突关节疼痛。

（五）射频消融术（见第 66 章）

尽管 Rees 于 1971 年首次描述了经皮神经根切断术[255]，但经皮射频消融术通常归功于神经外科医师 Norman Shealy[256, 257]。关于腰椎关节突关节射频消融术，大多数研究报道 50%～80% 既往未接受腰椎手术的患者得到持续缓解[158, 258]，而 35%～50% 腰椎手术失败综合征患者可获得长期缓解[158, 259–261]。Cohen 等在唯一一项比较手术和非手术颈椎关节突关节消融术的研究中发现，颈椎手术失败综合征患者与从未接受过手术的患者在成功率上没有差异[157]。既往手术可能使患者易于发生治疗失败的原因包括解剖结构改变、疾病负担增加（包括使用阿片类药物）和诊断性阻滞假阳性率的增加[185]。

1. 腰椎射频消融术

多项随机和大型非对照研究评估了腰椎和颈椎射频消融术的有效性，并得出了不同的结果，表 31–5 总结了上述研究。

许多研究的一个关键缺陷是未能根据安慰剂对照或甚至局部麻醉阻滞（目前认为次于安慰剂对照）筛选患者进行比较。尽管双阻滞组是不切实际的，会降低总体成功率和产生较高的总成本，消除“假阳性”反应是寻求建立疗效研究的理想目标。由于腰椎的解剖结构使得电极定位变得更加困难，所以为准确定位靶神经可造成较大的损伤。理想情况下，医生应该以头内侧较小的锐角插入套管，使其与内侧分支几乎平行。在大多数评价腰椎关节突关节射频消融的随机试验中，电极定位都不理想，包括 Leclaire[193]、Gallagher[192]、van Kleef[195]、van Wijk[194] 和 MINT[262] 等研究。然而，一些人可能将这些结果解释为射频消融术是一种有欠缺的治疗方法。一个更合理的解释是，需要优化射频消融技术，并更好地筛选可能获得阳性结果的患者。在随机研究中，那些采用了更严格的选择标准（即较低的入组率）和更好的减少损伤方案的研究更可能得出阳性结果。

2. 胸椎射频消融术

一项 40 例患者的较早观察性研究报道，在平均 31 个月的随访中，胸椎内侧支射频消融的成功率为 83%[263]。其他小型回顾性研究报道在不同的随访中的成功率分别为 40% 和 68%。胸椎关节突关节射频消融的主要困难是胸椎内侧支的位置高度变异[41]。这是主张双极射频消融术、冷却射频消融术和进行多点毁损等有创策略的一个原因[264, 265]。

3. 颈椎射频消融术

只有 3 项随机双盲试验评估了经皮射频消融治疗颈椎关节突关节疼痛的疗效（图 31–7）。Lord 等[129]将 24 例机动车事故后有颈部损伤且对诊断性阻滞、安慰剂对照的颈椎内侧支阻滞有阳性反应的患者随机分为接受颈椎内侧支消融组或假手术组，排除了仅源于 $C_{2\sim3}$ 关节突关节疼痛患者，进行了一系列阻滞来诊断颈椎关节突关节疼痛，包括安慰剂阻滞。如果患者在每次使用局部麻醉时出现完全、一致的缓解，但使用生理盐水未缓解，则确定为阻滞有效。在每个节段阻滞 2～3 个点。消融组和安慰剂组恢复至基础疼痛 50% 的平均时间分别为 263 天和 8 天。在 27 周时，消融组 7 例患者和对照组 1 例患者仍保持无痛。射频组中有 5 名患者在接受治疗的神经支配区域出现麻木感，但是他们并不认为有影响。

在 2004 年的一项研究中，Stovner 等[266]随机选取了 12 例根据临床症状诊断为颈源性头痛的患者，分别接受颈椎关节突关节射频消融或假手术。虽然作者进行了内侧支和枕大神经阻滞，但结果并未用于选择的患者。由于未能进一步招募到受试者，因此该研究提前终止。在 3 个月随访中，射频消融组 6 例患者中的 4 例获得了临床有效性，而假手术组 6 例患者中的 2 例有临床效果。6 个月时，两组之间无明显差异。本研究中假手术组的结果与既往评价射频消融治疗颈源性头痛的非对照研究的结果一致，报道中有 34% 患者的症状得到减轻[267]。2021 年，van Eeerd 等[270]将 76 例患者随机分到布比卡因颈部内侧支阻滞组和假射频消融或内侧支射频消融组，根据临床表现和影像学结果选择患者，未进行诊断性阻滞。通过 6 个月的随访，射频消融组患者的疼痛缓解程度与内侧支阻滞组相比没有显著差异，但疼痛缓解持续的时间较长（疼痛缓解的平均时间为 42 个月 vs.12 个月）[268]。在一项比较颈部损伤患者和非颈椎损伤患者行颈椎关节突关节射频的非盲前瞻性研究中，Sapir 等发现[269]，1 年内两组患者的结果没有显著差异。治疗慢性颈痛和颈源性头痛的射频治疗成功率有限的潜在原因主要包括对经常受累的 $C_{2\sim3}$ 关

表 31-5 评估内侧支射频消融术对腰椎、胸椎和颈椎小关节疼痛的治疗结果研究

作者，年份	患者例数及类型	随访期和方法学评分	结 果	建 议
Gallagher 等[192]，1994	41 例通过单次小关节内注射 LA 和类固醇能够"确切或不确切"疼痛缓解的慢性 LBP 患者。18 例反应良好的患者和 6 例反应不确切的患者接受了射频消融术。12 例反应良好的患者和 5 例反应不确切的患者接受了假手术	• 6 个月 • MQ=2 • CR=6	在 6 个月内，仅对 LA 阻滞反应良好并接受真正射频消融术的患者（n=18）和反应良好并接受假手术的患者（n=12）之间观察到疼痛评分有显著差异	未定义良好反应和不确切反应；解剖标志描述不佳；观察员未设盲；电极放置位置未平行于神经；"方法"中阐述仅使用 LA，但在摘要中阐述使用了 LA 和类固醇
Lord 等[51]，1996	24 名 MVA 后患有慢性颈部疼痛的患者（每组 12 名）。纳入对安慰剂对照诊断性阻滞呈（+）反应的患者。根据对诊断阻滞的反应，在 $C_{3\sim7}$ 之间随机接受 80℃下 90s 或 37℃（安慰剂治疗）RF 治疗	• 3 个月（持续缓解的患者为 12 个月） • MQ=5 • CR=8	RF 组和安慰剂组重新达到术前到疼痛 50% 的平均时间分别为 263 天和 8 天。27 周时，RF 组 7 例和对照组 1 例患者仍无痛	排除仅有 $C_{2\sim3}$ 小关节疼痛的患者；RF 组有 5 例患者发生了治疗区域神经麻木
van Kleef 等[195]，1999	31 名慢性 LBP 患者，并且 MBB 后疼痛缓解≥50%（1 例未纳入）。比较去神经术组和假手术组	• 12 个月 • MQ=5 • CR=8	3 个月后，病变组 15 例患者中的 9 例与假手术组 16 例中的 4 例疼痛缓解≥50%。在 1 年随访时，病变组 15 例患者中的 7 例和假手术组 16 例患者中的 2 例疼痛缓解≥50%	诊断性阻滞使用 0.75ml 注射液；电极未垂直于靶神经放置；使用多裂肌而不是感觉刺激来识别内侧支；持续 60s 的电极刺激
Leclaire 等[193]，2001	70 例慢性 LBP 患者，在单次关节内注射利多卡因和类固醇后疼痛缓解＞24h（4 例未纳入）。比较神经消融术组和假手术组	• 12 周 • MQ=4 • CR=8	4 周时，Roland-Morris（P=0.05）和 VAS（P=NS）疼痛评分轻度改善，但 Oswestry 评分无改善。12 周时指标均无差异	未定义诊断性注射的"疼痛显著缓解"。疼痛缓解＞24h 的入选标准与利多卡因的药理学不一致。进行了 2 次损伤，每次持续 90s。未说明解剖标志。电极放置位置未平行于神经
Stovner 等[266]，2004	12 例单侧颈源性 HA 患者接受了比较性的 LA 阻滞和枕大神经阻滞。随机接受颈椎小关节 RF 或假手术	• 24 个月 • MQ=4 • CR=7	在 3 个月时，6 例 RF 患者中的 4 例获得了有意义的临床反应（改善≥30%），假手术组中的 6 例患者中有 2 例也有相同效果。术后 6 个月，两组之间无显著差异	RF 组对诊断阻滞反应更好。2.9 年内仅招募到 12 例患者。排除了有争议的患者。RF 患者未进行诊断性阻滞筛选
Van Wijk 等[194]，2005	81 例慢性 LBP 患者在双节段关节突内注射 LA 后疼痛缓解≥50%（无脱落病例）。比较消融术组和假手术组	• 12 个月 • MQ=5 • CR=7	3 个月时，综合测量结果（疼痛评分、身体活动和镇痛药服用）无明显差异。3 个月时，治疗组的整体效果更好	在 12 个月随访期间，疼痛评分持续改善。持续 60s 的射频损伤
Tekin 等[252]，2007	60 例 $L_{1\sim3}$ 或 $L_{3\sim5}$ 单次 MBB 缓解≥50% 的慢性 LBP 患者接受了假手术、脉冲 RF 或 RF 消融术	• 12 个月 • MQ=4 • CR=8	疼痛缓解方面，连续 RF 优于脉冲 RF 和假手术。假手术组和脉冲 RF 组之间无显著差异。功能障碍改善方面，连续 RF 和脉冲 RF 优于假手术组	诊断性 MBB 使用 0.3ml 注射液。MBB 和 RF 技术合理

（续表）

作者，年份	患者例数及类型	随访期和方法学评分	结　果	建　议
Nath 等[243]，2008	40 例慢性 LBP 患者且 3 次 LA 小关节阻滞后缓解≥80%	• 6 个月 • MQ=4 • CR=6	尽管 RF 组的所有指标均优于对照组，但获益有限	376 例筛选出 40 例进行了随机分配；在无刺激的情况下，6 例凭经验实施射频消融
Civelek 等[271]，2012	100 例 LBP 患者随机接受内侧支阻滞或射频消融术	• 12 个月 • MQ=2 • CR=4	1 个月时，内侧支阻滞比射频更有效，但在 6 个月和 12 个月时，RFA 患者的预后更好	许多方法学不足包括未设盲、RF 技术欠佳和未通过诊断性 MBB 进行预筛选
Lakemeier 等[242]，2013	56 例轴向 LBP 患者以双盲方式随机接受假 RFA 或内侧支 RFA 和关节内类固醇治疗	• 6 个月 • MQ=1 • CR=4	关节内组和射频消融组均有改善，但无显著差异	研究中的方法学不足包括关节内阻滞而不是 MBB 筛查；RFA 技术欠佳；允许镇痛药联合治疗
Moussa 等[272]，2016	前瞻性随机对照试验，将 120 例注射确诊的腰椎小关节疼痛患者随机分为 3 组：小关节囊高频热凝疗法、内侧支射频消融术和假射频毁损术	• 3 年 • MQ=4 • CR=8	两个 RF 组均优于对照组。小关节囊 RF=1 年时内侧支 RF，但 1 年后优于内侧支 RF	RFA 不能确定可达到囊内消融；所有组均接受了局部麻醉药和类固醇注射；在关节囊内有 2 处射频损伤，沿内侧支有 3 处射频损伤；使用加热时间较短的小电极
Van Tilburg 等[273]，2016	在 60 例慢性 LBP 患者中进行了一项随机安慰剂对照双盲多中心试验。手术组采用射频治疗，假手术组采用利多卡因和安慰剂 RFA 治疗	• 3 个月 • MQ=4 • CR=6	各组间无差异	阳性阻滞为疼痛缓解至少为 50%；79% 的阻滞为阳性；技术欠佳（垂直电极方向，加热时间短）；允许联合治疗
Juch 等[262]，2017	MINT 研究包括 3 项多中心、非盲随机临床试验，评估 RFA 治疗慢性 LBP 患者的有效性。此试验包括 251 名患者	• 12 个月 • MQ=3 • CR=6	与单纯标准化运动方案相比，射频消融术联合标准化运动方案对慢性 LBP 无显著临床意义	不足之处包括诊断性阻滞的阳性率>70%；一项研究中阻滞阴性的患者参加另一项研究的阻滞治疗；允许心理和运动联合干预；技术欠佳
Kennedy 等[225]，2018	此项双盲对照试验随机让 24 名患者接受透视引导下关节内注射皮质类固醇（曲安奈德 20mg）或生理盐水	• 6 周 • MQ=4 • CR=8	经内侧支阻滞确诊的小关节疼痛者在腰椎小关节内注射皮质类固醇对减少采用内侧支射频消融术无效	未记录疼痛评分和功能；使用 0.2ml 注射液进行 MBB 诊断
Cohen 等[105]，2018	此项多中心随机研究以 2 ∶ 2 ∶ 1 的比例将 229 例患者随机分配为接受布比卡因和类固醇小关节注射、内侧支阻滞或生理盐水	• 3 个月 • MQ=5 • CR=9	关节内类固醇或 MBB 未能长期缓解疼痛。RFA 后接受 MBB 或 IA 注射的患者疼痛减轻更明显	该研究表明，关节内注射和小关节内侧支阻滞缺乏长期疗效，但可以作为预后治疗

方法学质量评分采用 5 分 Jadad 量表[223]。≥3 分表明为高质量方法。Geurts 等描述临床相关性评分根据患者选择参数和射频技术（0～9 分）来判定[319]

HA. 头痛；LA. 局部麻醉药；LBP. 腰痛；MBB. 内侧支阻滞；MVA. 机动车事故；NS. 无差异；RF. 射频；VAS. 视觉模拟评分量表

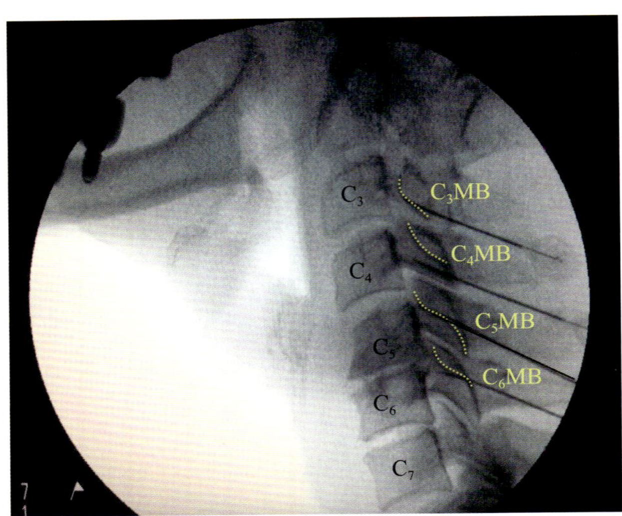

▲ 图 31-7 以颈内侧支为靶点，斜置电极的侧视图

电极以头侧方向插入关节柱中心，并根据刺激参数调整位置。MB. 内侧支

节突关节进行消融术存在技术困难、诱发头痛和诊断性注射缺乏特异性。关节突关节引起颈部疼痛的预测试概率较高（即较低的假阳性率和较高的假阴性率）和射频消融期间神经定位较大的不确定性（电极可以平行于神经放置于更小区域内）导致一些研究者放弃诊断性阻滞。van Eerd 等[270]为了在未进行诊断性阻滞条件下开展随机、对照试验，根据临床结果对 65 例接受改良后外侧射频消融的患者进行了回顾性分析。在未进行诊断性阻滞的情况下采用射频消融的基本原理是：①由于颈部疼痛患者中的关节突关节源性疼痛的患病率高于 LBP 患者，因此在颈椎中的假阳性率较低；②颈部内侧支的变异性低于腰椎；③平行的电极更容易定位神经。作者称在 2 个月的随访中成功率为 55%，但是在使用相同方法随访假手术组时，作者发现射频消融组与接受内侧分支阻滞和射频消融安慰剂组之间没有显著差异，两组的成功率均＞50%[268]。

颈部射频消融术的研究结果见表 31-5[271-273]。

4. 神经电刺激术的使用

一般来说，尽管操作误差可增大毁损范围，采用≤0.5V 的电压阈值足够包绕靶神经造成神经毁损。在 0.5V 时，感觉神经刺激可以定位与靶向神经的非常接近的位置，但是在假手术组，当电极被有意识地放置在肌肉中，许多患者在≤0.5V 电压时也感觉到神经刺激。在一项关于 61 名患者的前瞻性研究中，Cohen 等[274]发现平均刺激电压阈值和腰椎射频消融术结果之间没有相关性。尽管这个结果可以解释为神经刺激是不必要的，但应该强调的是，这些患者的感觉阈值是在反复调整电极后才记录的。除了更接近神经外，可影响神经刺激的其他因素还包括年龄、性别、固有痛觉、镇痛治疗、使用镇静药和糖尿病等并发症。对腰椎和颈椎区域的神经刺激表现是引起多裂肌或其他椎旁肌收缩，因为支配腰椎关节突关节的内侧支也支配椎旁肌。2020 年国际腰椎关节突关节指南[185]为感觉刺激提供了 C 级推荐，为运动刺激提供了 B 级推荐。据报道，有一名患者在未使用运动刺激的情况下接受双侧颈椎内侧支射频消融时发生永久性头下垂[275]。

5. 射频消融术的 Meta 分析

几种射频消融术的 Meta 分析得出的结论不同。2014 年，Poetscher 等[276]发表的 Meta 分析认为，腰椎关节突关节的射频消融比安慰剂更有效，可能比类固醇注射也更有效。2015 年，Maas 等[277]的 Cochrane 系统评价总结，没有确凿的证据证明射频消融可以缓解慢性 LBP 患者的疼痛或改善其功能。他们还发现慢性 LBP 患者射频消融的证据质量从极低到中等程度不等。2017 年，Lee 等[278]的一项 Meta 分析认为，与假手术或硬膜外神经阻滞相比，常规射频消融术可使对诊断阻滞有阳性反应的关节突关节源性 LBP 显著降低 12 个月以上。Manchikanti 等对颈椎[279]和腰椎[280]关节突关节射频消融术进行了几项系统性回顾分析。作者认为，在颈椎中，射频消融术的长期有效性为Ⅱ级；关于腰椎，他们发现了支持射频消融术治疗慢性 LBP 的中等程度证据。

2019 年 Schneider[281]发表另一篇旨在基于不同的选择标准和技术方法的全面系统性综述确定腰椎内侧支热射频消融术的有效性。作者发现，采用平行电极置入技术并根据双内侧支阻滞后疼痛缓解程度来选择患者可以获得最佳效果。

（六）与预后相关的因素

在一项多中心研究中，Cohen 等[158]在 192 例单次内侧支阻滞阳性后接受腰椎关节突关节消融术的患者中确定了与射频消融治疗成功相关的因素。在分析的 15 个因素中，发现仅有椎旁压痛可以预测治疗有效。与治疗失败相关的因素包括伸展过度和轴向旋转（即关节突负重）加剧疼痛、疼痛持续时间和既往背部手术史。射频消融术和其他 LBP 干预措施（硬膜外类固醇注射和手术）治疗成败的关键也与疼痛持续时间、既往背部手术史有关[282–284]。同一组研究人员在颈椎上进行的一项研究发现了相似的结果。唯一与阳性结果相关的变量是椎旁压痛。与阴性结果相关的因素包括阿片类药物的使用，枕部的放射痛、伸展旋转动作可加剧疼痛[157]。Streitberger 等[285]在 275 名患者中进行了一项前瞻性研究，发现抑郁与腰内侧支射频消融术后疼痛缓解时间缩短有关。在 Conger 等[286]的一项涉及 111 人的回顾性研究中，作者发现，较大的 Cobb 角和年龄越大预示腰内侧支射频消融治疗越好。最近，Cohen 等[287]对 318 名患者进行了一项前瞻性观察研究，以确定微创下背部治疗（包括内侧支射频消融术）疗效的预测因素。他们发现，年龄越大、疼痛持续时间越短、疼痛基础评分和功能障碍越轻、无继发性改变、无伴随疼痛和精神疾病、非器质性腰痛（Waddell 征）较少与治疗成功更相关。Lilius 等[219]曾报道过腰椎关节突关节内注射类固醇后，非器质性腰痛与关节突关节治疗结果负相关。

（七）反复的射频消融

当射频消融术后疼痛复发时（通常发生在 6 个月～1 年），再次实施射频消融术可达到相似效果。颈椎中反复的射频消融术成功率略高于腰椎[288, 289]。一项系统性综述报道，基于 2 项研究的反复进行腰椎内侧支射频消融的成功率为 59%，基于 5 项研究的反复颈椎内侧支射频消融的成功率为 88%[290]。国际腰椎关节突关节指南[186]建议，至少有 3 个月明显缓解的患者才可以再次实施腰椎关节突关节射频消融，并且每年最多重复 2 次。如果复发与射频消融前的疼痛相似，则不需要重复的预测阻滞[185]。

（八）高强度聚焦超声消融和其他形式的消融术

MRI 引导的高强度聚焦超声（high intensity focused ultrasound，HIFU）消融术是射频消融的一种替代方法[291, 292]。HIFU 是一种新型的无创性技术，其靶点是整个关节突平面，由此消除神经末梢对关节的支配。该技术的优势包括无创性、无辐射[293]。其他非射频介导的神经消融术包括激光照射[294]、冷冻消融[295]、苯酚和酒精注射[296]。其中一些由于缺乏精确性而使用受到限制，理论上可导致神经溶解剂外渗至椎间孔，导致肢体麻木和（或）无力。然而，尚无关于评价疗效的随机试验。

（九）手术

尽管缺乏支持脊柱退行性疾病实施融合术的证据，但也有采用外科手术治疗关节突关节病的案例[297, 298]。毫不奇怪，毕竟使用腰椎关节突关节阻滞预测腰椎关节融合术效果的研究结果不尽人意。有 3 项研究比较关节突关节阻滞呈阳性反应与无阳性反应的手术效果，结果显示各组间无差异[299–301]。Bough 等[131]对 84 例患者的 127 个关节突关节手术治疗资料进行回顾性研究，试图将关节突退行性变的组织学证据与术前关节突关节造影的激发反应联系起来。尽管作者发现疼痛反复的 PPV 为 85%，但阴性预测值仅为 43%，这使他们也认为激发性关节突关节造影作为术前筛查手段的价值很小。在一项前瞻性病例研究中，Lovely 和 Rastogi[302]在后期随访发现 23 例对支具和三个关节突关节阻滞的患者中，83% 在融合术后疼痛缓解达到 90% 或更高。然而，每次阻滞使用大剂量药物、未能排除安慰剂效应、缺乏对照组，都减弱了结论的可靠性。腰椎关节突关节疼痛患者可能对关节融合术有反应，因为一些外科医生有意或无意地在椎弓根螺钉放置过程中切断了内侧支神经。近期，经皮融合和开放关节突关节成形术[303]被用于治疗关节突关节疼痛，但两种手术尚无前瞻性研究。总之，除了创伤性脱位引起的腰椎关节突关节疼痛外，没有可靠的证据支持任何手术治疗。

六、并发症

关节突关节介入治疗后很少出现严重的并发症[304]。目前尚无关于关节突关节内类固醇的代谢和内分泌后遗症的研究报道。然而，基于硬膜外类固醇注射的推测，类固醇的使用可导致下丘脑 – 垂体 – 肾上腺轴的抑制长达 4 周和 1 周内的葡萄糖水平升高[305, 306]。虽然不常见，但受试者的感染与关节内注射有关，包括化脓性关节炎、硬膜外脓肿和脑膜炎，但这些感染在射频消融术后很少见[307–309]。有研究报道发生了脊髓麻醉和硬膜穿破头痛的并发症，但可以使用多视图成像预防[310, 311]。

一项前瞻性研究描述了超过 7400 例就诊患者和实施超过 43000 例颈椎、胸椎和腰椎[312]单独关节突关节注射相关的并发症，并未报道严重的并发症。其中，注射入血有 11.4%，在颈椎中发生率最高（20%）。在不到 1% 的病例中，患者出现了血管迷走神经反应、瘀伤和神经根刺激。已经报道的严重性损伤，包括在 $C_{1\sim2}$ 关节内注射类固醇过程中发生的后循环卒中，原因是类固醇意外注射到椎动脉导致微血管损伤，以及一例双侧颈部内侧支射频消融后出现头下垂[275, 313]。

有研究表明，射频消融术后出现麻木和感觉迟钝，但往往是一过性和自限性。射频消融造成烧伤的情况很少见，可能是由于电气故障、电极绝缘破损、发生器故障造成，理论上也可能是由于患者太瘦，所以靶神经上几乎没有软组织的包裹而造成大范围损伤[314]。关节突关节射频消融后最常见的并发症是神经炎，在腰椎中的发生率低于 10%，但在上颈椎中发生率较高[315]。有研究发现，皮质类固醇或己酮可可碱给药后可降低射频消融术后疼痛的发生率[316]。然而，随后的一项大型回顾性研究未能证实，与没有使用类固醇的射频消融患者相比，使用类固醇的患者在射频消融后神经炎的发生率有所降低。值得注意的是，有研究发现，射频消融前给予类固醇可减小毁损范围[317, 318]。

七、最佳实践指南或建议

许多疼痛协会试图建立指南，以促进更好地选择患者和实施射频消融术。以下是腰椎关节突关节疼痛国际工作组指南的简要总结[185]。

国际多学科工作组共识指南：腰椎关节突关节疼痛的干预措施

作者：Cohen 等。

协会：12 个国际协会和美国国防和退伍军人事务部。

设计：采用改良德尔菲法对 17 个问题进行回答，利用 USPSTF 对证据水平和建议的强度进行分级。

时间：2020 年推荐。

1. 虽然椎旁压痛可能与阻滞阳性的相关性较弱，但尚没有特征性体格检查或病史表现能可靠地预测机械性慢性 LBP 患者对关节突关节阻滞的反应。

2. 几乎没有证据支持在腰椎内侧支阻滞或椎间关节突关节注射前使用影像学检查来识别疼痛的腰椎关节突关节。

3. 建议在关节突关节介入治疗前进行为期 3 个月的不同方式的保守治疗。

4. 建议对腰椎内侧支阻滞进行 CT 或透视检查（比 CT 成本低，时间短且放射暴露少）。在放射暴露对患者有潜在危害（如妊娠）或非肥胖患者无法采用放射方法或影像学成像时，超声可能有所帮助。

5. 内侧支阻滞作为病变腰椎关节突关节治疗的诊断方法，具有一定局限性。与关节内注射相比，它可为内侧支射频消融术提供更好的预测信息。

6. 应该将内侧支阻滞作为腰椎关节突关节射频消融前的预后筛选试验。关节内注射皮质类固醇对某些有急性炎症，对神经消融术相对禁忌的人群有治疗价值，但是大多数人不能获得远期效果。

7. 在没有合理指征的情况下，不推荐在诊断性或预测性注射中常规使用镇静药。

8. 建议腰椎内侧支阻滞使用的药物容积≤0.5ml（总容量），以减少向邻近组织扩散。

9. 不鼓励常规使用治疗性关节突关节注射。然而，对于存在射频消融术不良后果风险的患者（如年轻运动员、接受抗凝治疗或植入心脏装置的老年人）或成功可能性很高的患者（如使用或不使用类固醇的诊断性注射中获得过长期缓解的患者），在阻滞时添加类固醇以获得中期缓解是合理的。

10. 疼痛缓解≥50% 应被视为有效的预测性阻滞，可能最大限度获得效果。

11. 由于阻滞的假阴性率较高，建议在射频消融术前采用单个阻滞作为预测性阻滞。

12. 通过降低消融强度，扩大消融范围，可提高内侧支消融的成功率。

13. 推荐将传统电极（非冷凝电极）接近平行放置，以最大限度地定位到神经。

14. 当预计单个消融时，推荐进行感觉刺激；当计划在多处消融时，感觉刺激不足以确定定位，应进行运动刺激。

15. 避免并发症的建议。

(1) 穿透血管：在进行内侧支阻滞检查时，抽吸并观察实时荧光透视下的对比剂扩散情况，可以减少假阴性结果。接受腰椎内侧支阻滞或射频消融术的患者，在围术期可继续使用非肝素抗凝血药。

(2) 操作引起的疼痛和麻木：射频消融术后，通过套管注射类固醇可减轻疼痛和不适。

(3) 脊髓或神经损伤：观察正位、斜位、侧位视图中的针头位置，以及射频前对相应神经的感觉运动刺激测试无明显反应，可以降低脊髓和脊神经根损伤的概率。

(4) 脊柱和肌肉组织的退化：推荐在射频消融术前后采用旨在恢复前后椎旁肌肉功能的物理治疗方案。

(5) 对植入装置的影响：最好使用双极射频模式，并咨询设备制造商和植入装置的专家团队。

(6) 烧伤：将大的单极接地板放置在最佳位置和方向可以防止组织烧伤。

(7) 对脊柱内固定的影响：确保射频套管不与椎弓根螺钉接触，以避免对脊柱植入金属材料周围的组织造成热损伤。既往脊柱手术与较高的假阳性阻滞率和较低的射频消融成功率相关。

16. 临床试验和临床实践中选择射频消融术的患者应有不同的标准。

17. 如果患者在射频消融术后疼痛缓解超过 3 个月（多次手术的患者最好是 6 个月），则可在疼痛复发时重复进行腰内侧支射频消融术。

结论

关节突关节引起的疼痛被认为是背部和颈部疼痛的潜在来源。$L_{3\sim4}$、$L_{4\sim5}$ 和 $L_5\sim S_1$ 三个最尾端的腰椎关节突关节承受压力最大，因此更易发生病理改变。在慢性颈痛患者中，临床上可见 $C_{2\sim3}$ 和 $C_{5\sim6}$ 关节突关节最常受累，而放射学研究显示 $C_{3\sim4}$、$C_{4\sim5}$ 和 $C_{2\sim3}$ 发生退变最多。关节突关节疾病的确切患病率尚不清楚，但在轴型 LBP 患者中可能高达 10%～15%，慢性颈痛患者为 49%～60%，中部背痛患者为 42%～48%。大于 60 岁时，超过一半的患者会伴有明显的腰椎关节突关节退行性变，在脊柱其他区域比例相似。

任何部位的关节病变都没有明确体格检查病史可以确诊。椎旁肌压痛似乎是唯一一项对内侧支诊断性阻滞和射频有阳性反应的可靠体格检查，然而其特异性尚不清楚。不同节段的关节突关节和不同组织结构（如关节突关节和椎间盘）引起的疼痛分布有相当大的重叠。关于关节突关节病的 CT 和 MRI 证据与诊断性腰椎关节突关节阻滞反应之间相关性的报道是存在冲突的。由于关节突关节由同一节段和关节上方节段的脊神经后支发出的内侧支支配，因此主张对这些神经进行局部阻滞，以达到诊断和预测的目的。关节内注射局部麻醉药可作为诊断关节突关节疼痛的替代方法，尽管现有数据表明内侧支阻滞是一种更好的预测射频消融术效果的方法。与其他阻滞相似，需要考虑假阳性和假阴性结果的可能性，并应采取措施以降低其发生率。

在通过精心筛选的患者中，评估射频消融术长期效果的研究证明其有效性。

要点

- 关节突关节是轴型脊柱疼痛的重要来源，与 LBP 患者相比，颈部、中背部疼痛患者更常见。
- 关节突关节源性疼痛通常发生在头颈部、肩和肩胛骨，胸部外侧，以及大腿，有时发生在腰部的腹股沟。颈椎关节突关节节段和其他脊柱结构（如椎间盘）之间存在明显的交叉。
- 关节突关节源性疼痛在老年患者中更普遍，颈椎损伤是颈椎关节突关节疼痛的常见原因。
- 影像学无法准确地识别关节突关节源性疼痛。椎旁压痛对关节突关节治疗反应的预测作用较弱，并且特异性较低。
- 内侧支阻滞和关节内注射可用于识别疼痛关节并筛选患者进行射频消融术。有证据表明，内侧支阻滞是射频消融前更好的预测方法。尽管关节内注射理论上可能比内侧支阻滞具有更大的诊断价值，但技术上失败率高限制了其实用性。
- 可能降低假阳性率的措施包括限制表面麻醉药的容积、操作时避免镇静、减少阻滞范围、使用单针技术和避免精神疾病控制不佳的患者。
- 无论是关节内注射还是内侧支阻滞，都会给很大一部分人带来长期益处。
- 考虑到假阴性注射的可能性，为了优化治疗，在临床实践中推荐采用更宽松的选择标准，如使用单次阻滞和 50% 的临界值。在临床试验中可以采用更严格的标准。

第 32 章　疼痛管理的神经外科治疗策略
Neurosurgical Approaches to Pain Management

Marshall T.Holland　Ahmed M.Raslan　Kim J.Burchiel　著
孙　萌　刘畑畑　译　　张　惠　校

神经外科治疗疼痛，尤其是癌性疼痛，已经有很长的历史了。1912 年，Spiller 和 Martin [1] 首次提出阻断疼痛的神经传导通路可以实现镇痛的概念，随后一系列旨在阻断中枢神经系统不同部位的上行疼痛信号的神经外科手术不断发展。

通过作用于大脑或脊髓来治疗疼痛主要有两种方法。第一种为非破坏性疼痛治疗方法，通过对大脑进行靶向性电刺激来调节疼痛感知过程，或脑室内或鞘内注射药物靶向作用于疼痛受体。电刺激作用靶点包括周围神经、脊髓、丘脑核、脑室周围灰质（periventricular gray，PVG）、中脑导水管周围灰质（PAG）和运动皮质。目前，鞘内或脑室内（intracerebroventricular，ICV）注射药物一般选择吗啡或其他阿片类药物。尽管鞘内阿片类药物也可用于治疗癌性疼痛，但是通常，非破坏性手术用于非癌性疼痛。

第二种方法是破坏性疼痛治疗方法，旨在阻断不同程度的疼痛信号。神经消融可以在细胞复合体上进行，如大脑核团或脑回，或者在神经束上进行，以阻断上行的感觉信号或与疼痛相关的情绪所涉及的边缘通路。

本章讨论了上述两大类神经外科治疗疼痛的方法：①神经消融术；②神经调控技术。后者进一步划分为电刺激神经调控和药物神经调控。根据其对神经系统的干预程度，作进一步深入讨论。

一、神经消融术

（一）脑神经消融术

以往人们认为中脑切开术、脑桥束切断术和垂体切除术等都属于脑神经消融术，但医生往往更关注那些具有重要临床意义的术式。

1. 内侧丘脑毁损术

立体定向丘脑神经消融术缓解疼痛对脑干深部结构来说是相对安全的。此外，由于疼痛的发生涉及丘脑的众多核团，因此立体定向丘脑神经消融术一直是手术缓解疼痛的重要手段之一 [2]，其首个目标核团是 Hassler 所定义的丘脑尾侧腹（ventral caudal，Vc）核 [3]。人们也很快认识到，Vc 核的神经消融术能阻滞感觉神经传入，从而减轻疼痛，此外，Mark 等研究发现，以丘脑内侧核作为手术靶点可以更有效地缓解疼痛 [4]。丘脑内侧核神经消融术的靶点包括中央旁核、中央内侧核及束旁核。内侧丘脑毁损术已成功治疗癌性痛、中枢和周围神经传入阻碍性疼痛、脊髓损伤、恶性肿瘤、关节炎及帕金森病导致的神经源性疼痛。Frank 团队发现内侧丘脑毁损术的成功率为 52% [5]，其中癌性疼痛是该手术主要的适应证。Jeanmonod [6] 和 Young [7] 团队分别使用射频和伽马刀行内侧丘脑毁损术，该术式控制疼痛成功率达 60% 以上。虽然中央内侧核是目前最常见的靶向核团，但内侧丘脑毁损术的最佳靶向核团尚不明确。对丘脑内侧核团进行深部脑刺激（deep brain stimulation，DBS）通常不会产生有意识的感觉反应，核团的损伤也不会导致感觉丧失。目前关于内侧丘脑毁损术的报道在作用靶点、指导技术、适应人群和毁损方式等方面均未达成共识，因此，难以对其实际成功率进行评估，但总体而言，该手术可作为缓解疼痛的有效手段，同时最新研究也证实该术式可缓解神经病理性疼痛。

2. 立体定向扣带回毁损术

扣带回毁损术即对扣带前回的立体定向毁损。Le Beau 在 1954 年进行了第一台开颅扣带回毁损术来治疗顽固性疼痛 [8]，该术式可通过阻断 Papez 环路 [9] 来改变患者对疼痛刺激的情绪反应，从而缓解疼痛并增加对痛觉的主观和情感感受的耐受性[10, 11]。通常在全身麻醉下经标准的立体定向后行扣带回毁损术，若扣带回前部发生双侧病变，则手术的成功与否与扣带回的消融范围直接相关（图 32–1）[1]。立体定向扣带回毁损术的适应证为肿瘤广泛转移的终末期患者，若癌细胞已扩散到肌肉骨骼系统，则很难通过鞘内或脑室给药来缓解疼痛；同时存在与疼痛相关的负面情绪，则更宜采用立体定向扣带回毁损术。此外，立体定向扣带回毁损术已用于治疗非癌性疼痛，成功率约为 25%[12]。立体定向扣带回毁损术涉及扣带前回的大面积毁损，可通过产生两个以上具有较宽表面积和非绝缘尖端电极的病灶来实现。该手术安全性较高，几乎没有任何不良反应。Pillay 和 Hassenbusch 对 12 名患者进行系列研究，发现术后 7 名患者的疼痛得到满意缓解[13]。然而，扣带回毁损术如今已很少使用，主要因为其适应证较为狭窄，晚期癌症患者的医疗照护水平不断提高，以及神经增强技术得到广泛应用。

3. 尾侧脊髓背根入髓区（脑干水平）

20 世纪 60 年代随着立体定向技术的引入，大脑及脑干神经消融术已逐渐被弃用。Siqueira 最先报道了两例尾侧脊髓背根入髓区（dorsal root entry zone，DREZ）毁损术[14]。随后杜克大学 Gorecki 团队[15, 16]采用了该技术，并进一步扩大其适应证。在尾侧 DREZ 手术中，三叉神经脊髓核的尾侧部及其覆盖的三叉神经束被毁损，与脊髓 DREZ 手术类似，该术式旨在破坏在三叉神经传入障碍性疼痛中过度活跃的二级神经元，从而达到缓解疼痛的目的（图 32–1）。尾侧 DREZ 手术的主要指征包括眼部带状疱疹后神经痛和三叉神经痛性感觉缺失。对于其他医疗手段都无法解决的神经性面部疼痛，尾侧 DREZ 手术可能是其最后可选择的治疗手段。然而，由于该手术可能带来同侧肢体共济失调和无力等并发症，医生

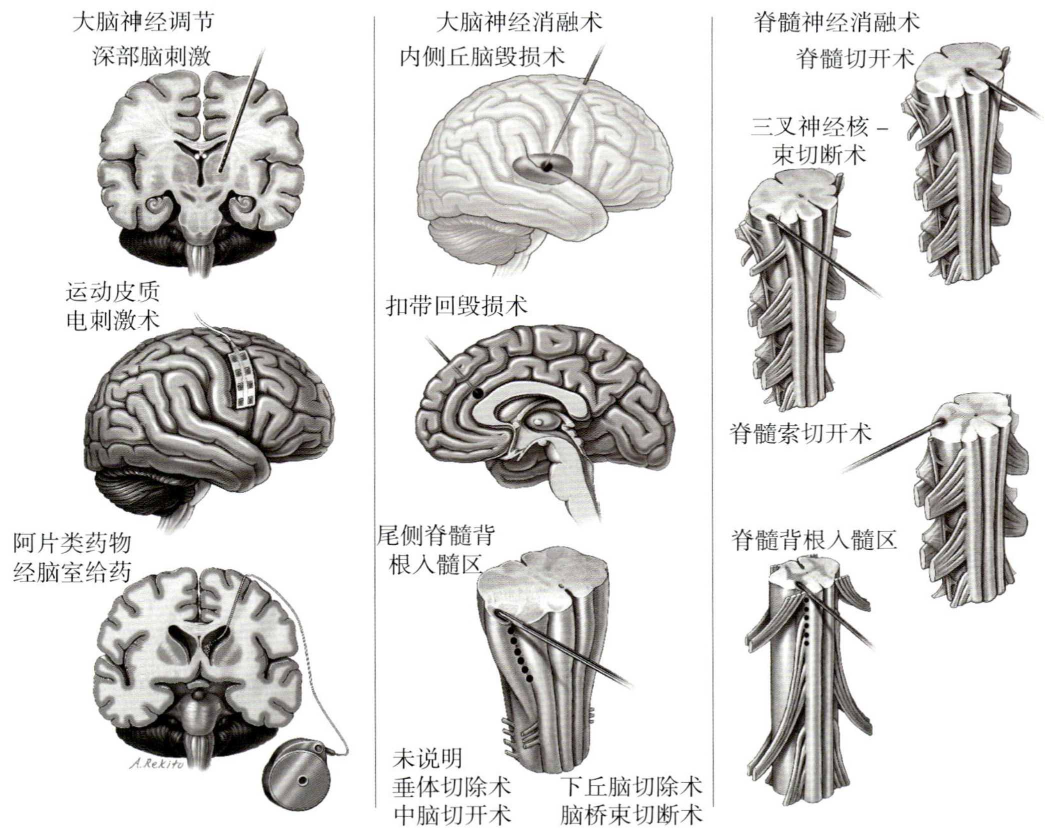

▲ **图 32–1　脑神经调控、神经消融术和脊髓神经消融术**

经 Springer Science and Business Media 许可转载，改编自 Raslan AM, McCartney S, Burchiel KJ. Management of chronic severe pain: spinal neuromodulatory and neuroablative approaches. *Acta Neurochir Suppl*. 2007;97:33–41.

很少采用这一术式。

（二）脊髓神经消融术

1912 年，Spiller 和 Martin 首次提出手术阻断脊髓痛觉传导通路。采用手术显露脊髓前外侧并阻断脊髓丘脑束（前外侧系统）的痛觉传递信号，以此缓解机体对侧毁损平面以下的疼痛[1]。

脊髓丘脑束的开放性手术（前外侧皮质切开术）可用于缓解患者疼痛，是几十年前神经外科的常见手术。该手术的主要适应证为癌症导致的躯体伤害性疼痛。然而，由于癌症患者身体虚弱，对开放性脊髓手术的耐受较差，并且术后并发症发生率较高，因此该术式并非缓解癌性疼痛的理想方法。

目前，脊髓手术中可缓解疼痛的作用靶点包括：①脊髓丘脑束（前外侧柱），脊髓丘脑束的毁损可减轻颈部以下的躯体伤害性疼痛（如前外侧皮质切开术）；②三叉神经脊髓核，利用该核团可治疗三叉神经痛［如三叉神经核 – 束切断术（尾侧 DREZ）］；③中线上行多突触内脏痛觉传导通路，用于治疗内脏痛，尤其是盆腔痛（即中线脊髓切开术）；④ DREZ，主要用于治疗上肢传入神经阻滞性疼痛（即 DREZ 手术）（图 32–1）。以上各类手术对当代外科的疼痛管理均有一定的参考价值。

1. 脊髓前外侧束切断术

脊髓前外侧束切断术是指毁损、切断或采用其他方式破坏脊髓前外侧的脊髓丘脑外侧束（lateral spinothalamic tract，LST）。该手术以往主要集中在上胸椎水平，经后路完成，高位颈椎水平的手术则极为少见[17]。脊髓前外侧束由位于脊髓背角痛觉神经元的突起形成，于前联合处穿行至对侧，上行至脑干，并在丘脑中转，可将肢体对侧的痛觉和温度觉的信号传入大脑。前外侧束的毁损可导致对侧肢体在损伤平面以下 2～5 节段的痛觉和温度觉缺失。LST 中的神经纤维呈现躯体特异性分布，骶段神经纤维位于后外侧，颈段位于前内侧[18]。皮质脊髓（锥体）束位于 LST 后方，两者之间由白质填充。腹侧脊髓小脑束位于 LST 上方，脊髓小脑束损伤将导致同侧手臂共济失调。此外，支配血管和泌尿生殖系统的自主神经系统及调节自主呼吸的网状脊髓纤维也是脊髓前外侧束的一部分。脊髓前外侧束切断术的最佳适应证为局限于颈部和上胸部的躯体单侧癌性痛[19]。

20 世纪初—20 世纪 60 年代末、70 年代初，医生主要采用中、高位胸椎水平的开放性脊髓前外侧束切断术来减少上肢运动失调和睡眠呼吸暂停等并发症的发生[20]。Mullan 等引入经皮入路的微创术式后进一步减轻了神经系统的并发症，使得原本难以耐受手术的患者也可接受手术治疗[21, 22]。在 20 世纪 80 年代中期和 90 年代早期，由于阿片类药物的快速发展，以及具有可逆性和可测试性的神经增强技术的引入，手术需求逐渐减少，导致全球脊髓前外侧束切断术的手术量大幅减少。然而，神经增强手术费用高昂且疗效欠佳，尤其对于预期寿命较短的患者而言更是如此。

Kanpolat 等首先引入 CT 引导的脊髓前外侧束切断术的概念，大大提高了手术的安全性、靶向性和有效性[23–25]。1995 年，Fenstermaker 等[26]实施了 CT 引导下前入路低位颈椎水平的脊髓前外侧束切断术，手术入路经椎间盘，避免了睡眠呼吸暂停的发生（Gildenberg 等的低位颈椎脊髓前外侧束切断术的改良术式）[27]。CT 引导下的脊髓前外侧束切断术通常经外侧入路至 C_2 脊髓节段，颈椎前入路手术虽需经过椎间盘，但也可在 CT 引导下完成，某项临床研究中采用该术式治疗 8 名肺 – 胸膜恶性肿瘤患者的疼痛，结果显示，6 名痛感明显缓解，并且未发生睡眠呼吸暂停[28]。

目前，CT 引导下的脊髓前外侧束切断术包括腰椎穿刺及鞘内腔注射水溶性制剂，30min 后行颈椎 CT，可用来引导手术电极进入同侧脊髓的前外侧束，除电极尖端外，其他部位均为绝缘体（电极长度为 2mm，直径为 0.3～0.4mm）。完成硬脑膜距离的测量和颈椎外侧区的局部麻醉后，沿颈外侧到 C_2 间隙的方向插入电极，进入脊髓前外侧，首先需进行电生理测试以确保完全进入脊髓丘脑束，同时避开皮质脊髓束，在对侧肢体或疼痛区域出现明显的感觉减退时，即可停止射频毁损。CT 引导下的脊髓前外侧束切断术与传统方法相比成功率高且并发症少，据报道，该术式可缓解 95% 以上的癌性痛。传统手术的并发症包括虚弱、低血压、感觉障碍、镜像痛、共济失调、失禁和睡眠呼吸暂停等，而 CT 引导下的脊髓前外侧束切断术术后并发症的严重程度更低，持续时间更短[29]。

某项循证综述指出脊髓前外侧束切断术用于癌痛治疗有其独特性[30]，该综述通过推荐分级、评估、发展和评价系统（Grading of Recommendations,

Assessment, Development, and Evaluations, GRADE）等方面对手术进行阐述，并提出建议。依据 GRADE 体系提出的建议独立于证据水平[31]。

2. 三叉神经束 – 核切断术（脊柱水平）

来自第Ⅴ、Ⅶ、Ⅸ、Ⅹ对脑神经的感觉信息由三叉神经束传递，其分支进入三叉神经脊束核，并下行至 C_2 水平[32]。三叉神经束是手术治疗面部疼痛的重要靶点[33]，其手术的发展进程与脊髓前外侧束切断术相似，由最初的开放性手术逐渐向侵入性较弱的立体定向手术发展。Crue 等和 Hitchcock 发明了立体定向技术，通过射频毁损三叉神经束和神经核，命名为三叉神经核切除术[34, 35]。与 CT 引导下的脊髓前外侧束切断术相似，也可在其引导下行三叉神经束 – 核切断术（trigeminal tractotomy-nucleotomy, TR-NC），该手术的适应证包括痛觉缺失、带状疱疹后神经痛、神经性面部疼痛、面部癌性痛、舌咽或膝状神经痛[25, 36]。在某些方面，该手术可被认为是一种小型尾侧 DREZ 手术。尾侧 DREZ 手术与 TR-NC 手术存在一定相似之处，但前者包括尾侧胶状质（Rexed 板层Ⅱ和Ⅲ层）的毁损。据报道，TR-NC 可使 80% 的疼痛得到完全缓解，术后并发症包括脊髓小脑束损伤引起的一过性共济失调，若脊髓丘脑束受损还可引起对侧痛觉减退[25, 34, 36, 37]。

3. 鞘外脊髓切开术

Hitchcock 首次报道了鞘外脊髓切开术（extralemniscal myelotomy, ELM），该手术的出发点在于破坏脊髓前联合处的脊髓丘脑束的神经纤维，以缓解颈部和双臂的疼痛[38]。ELM 通过毁损颈髓交界区的中央髓质区来缓解疼痛，也可引起毁损平面以下的痛觉减弱。Schvarcz 认为，由于毁损范围包含上行的多突触伤害感受性通路，因此在“脊髓切开术”中加入了术语“鞘外”[39]，而随后这一通路也在解剖学上得到证实。部分研究者提出中线“点状”ELM，即通过开放性手术在不同脊髓水平阻断该痛觉传导通路。多突触的上行传导通路包含内脏痛觉信息，位于脊髓背角中线深处[40–42]。脊髓前外侧束切断术和 TR-NC 手术可在 CT 引导下完成，因此 Kanpolat 团队同样将 CT 应用于 ELM，从而发展为当今的图像引导下 ELM 手术[36]。

ELM 术式可用于缓解内脏源性疼痛，包括盆腔恶性肿瘤、以内脏痛为主的躯干下部癌性痛和下肢癌性痛。该手术安全性较高，但与脊髓前外侧束切断术和 TR-NC 手术相比镇痛效果较差[17]。

4. 脊髓背根入髓区毁损

随着 20 世纪 60 年代门控理论的引入，脊髓背角作为疼痛调节的初级中转站引起了人们的注意[43]，将脊髓背角和 DREZ 作为神经调节（脊髓电刺激）和神经消融的靶点。1972 年，Sindou 首次尝试颈椎 DREZ 手术治疗继发于臂丛撕脱的上肢神经传入障碍性疼痛[44]。Nashold 等很快跟进并引入射频毁损 DREZ[45]。此外，激光和超声波也可以用于毁损 DREZ[45, 47]。当周围神经或脊髓背根的纤维（触觉、位觉）传入发生改变时，对脊髓背角的抑制性传入信号减弱[48]，导致背角神经元过度放电，这可能是传入神经阻滞性疼痛的机制之一，可通过 DREZ 毁损来控制[49]。该手术及其衍生手术的具体细节已超出了本章范围，在此不做过多阐述。DREZ 毁损术需在全身麻醉下完成，通常还将进行术中神经生理监测。手术适应证包括臂丛撕脱症患者，一般情况良好、预期寿命较长的 Pancoast 肿瘤侵犯臂丛患者，脊髓或马尾病变引起的疼痛，神经丛或脊髓损伤后伴痉挛性疼痛等[44]。一般情况下，DREZ 手术的前提条件包括进行 DREZ 手术侧的肢体功能缺乏，行 DREZ 手术后即使残存有部分运动能力，肢体完全性的感觉神经阻滞也可保留运动功能。严格把握手术适应证并准确切除病灶，可使术后成功率可高达 90%（长达 4 年的随访报道），该手术的并发症和不良反应包括脑脊液瘘、脑膜炎、共济失调、加重神经功能损伤和感觉障碍[50]。

二、神经调控

（一）电刺激神经调控

中枢神经系统电刺激调控

(1) 深部脑刺激：20 世纪 50 年代，Pool 在进行神经外科手术时，首次观察并报道了刺激额侧穹窿柱能使患者的疼痛减轻。随后，Heath、Mickle、Pool 等报道了电刺激隔区和近隔区可缓解非精神病患者的疼痛[52, 53]。Mazars 和 Reynolds 等于 1960 年首次报道了刺激丘脑可缓解疼痛[54, 55]。

因此在深部脑刺激的主要适应证（即运动障碍的治疗）出现前几十年，脑神经刺激就已被用于缓解疼痛。然而，这些早期报道也只是为最终应用 DBS 缓解疼痛奠定了基础。20 世纪 60 年代中期，Melzack 和 Wall 的门控理论[43] 为丘脑 DBS 镇痛提供了理论基础。不久之后，Reynolds 报道了对大鼠进行局灶性脑刺激可以产生镇痛效果（刺激产生镇痛）[55]。20 世纪 70 年代初期，Hosobuchi 等[57, 58]、Richardson 和 Aki[59, 60] 首次报道了通过刺激人类丘脑和 PVG 及 PAG 可产生镇痛效果。尽管刺激丘脑感觉核团会在疼痛区域产生麻木感，但并未能实现持续的疼痛缓解。刺激内囊也产生了类似的结果[61, 62]。刺激 PVG 和 PAG 通常不会产生麻木感，但会带来“温暖”感。高强度 PVG/PAG 刺激会产生令人不快的感受，有时甚至是压迫感，如濒死的恐惧。Andy[63] 也将中央中核 – 束旁核复合体作为治疗疼痛的刺激部位，这种刺激同样不会产生麻木感。

尽管在 20 世纪 70 年代和 80 年代初期已有报道描述了使用 DBS 治疗慢性疼痛，但相关数据并不符合现行标准，因此不能予以支持。DBS 用于镇痛在神经外科界未能获得广泛认可，将 DBS 电极作为镇痛植入装置也从未获得美国食品和药品管理局（FDA）的批准。该技术缺乏相关数据的支持，其中一部分原因是接受治疗的患者数量较少、刺激靶点不一致、疼痛诊断治疗的异质性，同时未能开展前瞻性随机试验来评估治疗效果。DBS 缓解疼痛的机制知之甚少，但似乎取决于作用部位。丘脑和 PVG/PAG 是 DBS 植入装置最常见[64] 的镇痛靶点。Hosobuchi 等提出，刺激 PVG 和 PAG 产生镇痛效果可能涉及内源性阿片受体，基于该研究发现纳洛酮可逆转 DBS 的镇痛作用。DBS 对于 PVG/PAG 的作用机制尚无一致性证据予以支持，一些研究人员认为其可行，而另一些则持相反的观点。目前，假设 DBS 作用 PVG/PAG 产生镇痛效果源于其激活了多个脊髓上包括阿片类和非阿片类的下行调节系统[64]。刺激丘脑主要感觉核，即腹后外侧核和腹后内侧核，可缓解疼痛，但对这两个核团，人们知之甚少。抑制脊髓丘脑束神经元[65] 和激活多巴胺能神经元[66] 的相关机制已被提出。目前接受程度较高的假设是丘脑刺激激活了延髓的中缝大核，从而激活了超节段下行内源性疼痛抑制系统[64]。

通过仔细筛选患者，同时进行疼痛分类（即伤害感受性疼痛和神经病理性疼痛）及获悉 DBS 靶点选择，将有助于改善 DBS 镇痛效果。临床系列病例（Ⅲ级证据）观察表明，PVG/PAG 刺激似乎在治疗躯体伤害性疼痛方面更为有效。这与 PVG/PAG 刺激下产生的阿片类药物介导效应一致，但也有人提出，基于门控理论，VPL 和 VPM（Vc）刺激在治疗神经性疼痛方面更有效。由于缺乏对照试验来证明相关疗效，目前仍无法确定特定疼痛综合征的理想靶点。此外，许多患者遭受着混合性神经疼痛 / 伤害性疼痛的折磨，因此 DBS 镇痛目标应根据患者情况制定个体化方案。一些研究人员建议在丘脑核和 PVG 中同时放置两个电极[68]。另一个靶点是前扣带回核，经过测试，刺激该靶点综合镇痛效果更好。

对于某些疼痛综合征（如丘脑梗死引起的疼痛），由于无法进行丘脑刺激，靶点选择更为简单[70]。DBS 治疗的慢性神经性疼痛包括痛性感觉缺失、脑卒中后疼痛、丘脑疼痛、臂丛神经根性撕脱伤、带状疱疹后神经痛、脊髓前侧柱切断术后触物感痛、周围神经病变疼痛。DBS 治疗的伤害性疼痛包括腰背部术后疼痛综合征、骨关节炎和癌性疼痛[71]。

对于脑卒中后疼痛患者，需要关注的另一个靶点是腹侧纹状体 / 内囊前肢[71]。遗憾的是，最近一项随机研究发现作用于该靶点，疼痛减轻程度未及对照组的一半。虽然如此，经过进一步分析，研究人员发现疼痛的主观感受层面有显著改善。

DBS 治疗慢性疼痛与 DBS 治疗其他适应证（运动障碍）相似，因为外科医生通常对几个靶点（图 32–1）进行刺激。DBS 靶点位置通常参考 Schaltenbrand Bailey 图谱，或直接从患者 CT 或 MRI 结果中获取。这些靶点位置可在术中通过宏观刺激、微电极标测或术中成像来确认。为了更好地判断刺激的效果，进而辅助电极植入后微调刺激参数，通常需经历约 1 周的试验期。DBS 治疗疼痛的并发症与其治疗运动障碍的并发症相似。通常，并发症与下述情形相关：①电极植入导致的出血或意外创伤导致的脑损伤；②感染；③硬件故障；④与过度刺激或对邻近区域的无意刺激有关的特定靶点不良反应，可能会产生复视、癫痫发作、恶心、感觉异常或头痛。

总体而言，DBS 是一种比较安全的手术方式，并发症或意外神经系统后遗症的风险相对较低。然而，支持其功效的数据仍十分有限。目前，DBS 用于镇痛并不常见，仅适用于少数慢性疼痛。DBS 植入硬件用于镇痛尚未获得 FDA 批准，许多保险公司并未授权植入该装置。鉴于人们对于 DBS 用于治疗运动障碍的巨大兴趣，DBS 镇痛是否会大范围推广仍有待观察。

(2) 运动皮质电刺激术：1954 年，Penfield 和 Jasper 观察到，当相邻中央后回的相应位置被切除时，刺激中央前回（躯体运动中枢）会引起感觉反应[73]。他们通过中央后回切除术治疗身体一侧的灼痛，当疼痛复发时，他们再通过中央前回切除术来缓解疼痛。1955 年，White 和 Sweet 试图通过手术切除中央后回来缓解中枢疼痛，并报道疼痛程度减轻了 13%[74]。直至 1971 年，在 1965 年门控理论发表后，Lende 等才重新探索运动皮质，试图将其作为缓解疼痛的潜在靶点。为了治疗中枢神经系统病变引起的面部神经性疼痛[75]，他们进行了两例面部皮质中央前和中央后脑回切除术。这些报道为确定中央前区和中央后区与疼痛诊疗手术之间的关系奠定了基础。

到 20 世纪 80 年代，通过相关调节性和破坏性手段从根本上改变神经性疼痛均宣告失败，因此迫切需要研发一种新的术式来治疗疼痛。与此同时，继续探索运动区域作为靶点的可行性。Hardy 等刺激大鼠内侧前额叶皮质，导致疼痛反应显著延迟[76, 77]。Hosobushi 在体感皮质植入电极以控制感觉迟钝性疼痛，并从该研究中得出结论，体感刺激可有效治疗腿部疼痛[78]。1991 年，Tsubokawa 等首次引入运动皮质的硬膜外刺激作为治疗中枢性传入神经痛的一种方式。该团队尝试了中央后回（感觉）刺激，发现刺激该靶点有时无效，有时会加剧疼痛。研究表明，硬膜外运动皮质刺激（motor cortex stimulation，MCS）可抑制异常的丘脑神经元暴发式活动，并增加流向皮质和丘脑的局部血流量[79]。Tsubokawa 等主要通过 MCS 治疗中枢性传入神经阻滞疼痛综合征，如脑卒中后疼痛[79, 80]。MCS 的作用机制仍然知之甚少。然而，Garcia-Larrea、Peyron 等[81–83]的工作揭示了 MCS 的作用机制。PET 和电生理研究表明，MCS 增加了流向同侧丘脑、扣带回、眶额皮质、岛叶和脑干的血流量，增加的丘脑和脑干血流量与缓解疼痛的功效之间存在一定的相关性。流向同侧丘脑感觉投射区域的血流量增加，并且大于流向丘脑运动区域（腹外侧）的血流量。完整的躯体感觉系统并不是实现临床疗效所必需的，这一重要发现使得该技术可用于脑卒中和其他传入神经阻滞疼痛[81–83]。与许多形式的慢性刺激一样，这一操作可能会出现成瘾的情况，同时使用高频刺激更可能出现成瘾性。MCS 患者选择过程至关重要（就像所有镇痛手术一样），在这种情况下，争论仍在继续。与伤害性疼痛相比，神经性疼痛对这种形式的治疗更为敏感。试图预测最适宜进行 MCS 的患者可能是具有挑战性的，Yamamoto 等基于脑卒中后患者对不断增加的硫戊醛和吗啡静脉注射剂量的镇痛反应，引入了脑卒中后患者药理学分类。研究结果表明，对硫羟戊烯或氯胺酮反应良好而对吗啡反应不佳的患者最适宜进行 MCS 治疗[84]。MCS 可治疗几种神经源性疼痛综合征，包括丘脑疼痛、延髓卒中后疼痛（通常与 Wallenberg 综合征同时发生）、面部神经性和传入神经痛、幻肢和臂丛神经撕脱痛[85, 86]。Tsubokawa 等报道，丘脑梗死、丘脑出血或壳核出血后会出现中枢性脑卒中后疼痛，通过 MCS 的治疗，65% 的病例（随访时间超过 12 个月）疼痛控制良好，同时未观察到癫痫发作[79, 80]。Katayama 等将适应证扩展至包括继发于 Wallenberg 综合征的延髓疼痛，并报道了 4 名患者最初接受 VPL 丘脑刺激，治疗后疼痛加剧。这 4 名患者中，3 名患者后来接受了 MCS 治疗，其中 2 名患者的疼痛减轻了 60% 以上，1 名患者的疼痛减轻了 40% 以上[87]。神经性面部疼痛有望成为 MCS 的适应证，这可能与运动皮质中头面部肌肉代表区的大小有关。一些报道描述了使用 MCS 治疗神经性面部疼痛。Raslan 等研究表明，通过 MCS 治疗三叉神经疼痛，约 60% 的患者在长达 12 个月内疼痛有所缓解[86, 88–93]。MCS 也可治疗外周传入神经阻滞疼痛和臂丛神经撕脱痛，但结果并不相同。运动障碍是 MCS 研究的一个活跃领域[85]。已证明 MCS 可改善丘脑手综合征、动作性震颤、意向性肌阵挛和帕金森病的症状。

MCS 是将刺激电极埋置在运动皮质表面（图 32–1），可以通过以下几种方式来定位：①中央沟的放射性标志物来定位；②术中体感诱发电位，并观察到中央沟上的“相位反转”脑沟；③术中刺激皮质，同时监测对侧相关肌肉群的肌电图；④使用神经导航系统定位中央沟或中央前回。

一些研究人员甚至建议使用 fMRI 进行定位，尤其是涉及运动皮质的梗死[94]。MCS 通常需要一段测试期，若测试效果表明其可缓解疼痛，则可以植入永久性系统。MCS 的并发症包括术中癫痫发作、装置袋感染、硬膜外出血、硬膜下积液和对刺激产生“耐受性”，随着时间的推移镇痛作用减弱。遗憾的是，长期随访研究表明，无法实现长期有效的疼痛缓解[86, 95]。因此，保险公司几乎不对该手术承保，在美国也很少实施该手术。

(3) 脊髓电刺激：1989 年，脊髓电刺激获得 FDA 批准用于治疗慢性疼痛，尤其是神经性疼痛。其适应证包括脊髓损伤后神经性疼痛、复杂区域疼痛综合征、周围神经性疼痛和心绞痛，并通过相关随机对照试验和系统评价佐证[96–98]。

患者经历一段刺激试验期，在此期间将经皮导线置于硬膜外空间。同时，使用外部发生器进行刺激。通常，在 3～7 天的试验期之后，根据患者疼痛缓解的满意程度来确定试验是否成功。随后移除试验导线，患者接受永久性植入手术。

最常见的是，这些系统侧重于感觉异常诱导频率的刺激传递。近期研究集中在新型波形，包括 10 000Hz 高频刺激和突发刺激[99–102]。随机对照试验显示了这些新型波形具有一定的优越性[102, 103]。近期，“闭环”SCS 的概念成为人们关注的焦点。这种治疗方式通过传感臂反馈的信息来提取可操作性的生物标志物信号（诱发的复合动作电位），该信号允许设备自我调整，这在最大限度上提高治疗效果[104]。这项技术仍需经过一段时间精心设计的结局研究对进行评估。

(4) 背根神经节刺激：背根神经节刺激是另一种神经调控形式，对治疗 2 型 CRPS 最为有效。FDA 关键性临床试验证明了 DRG 刺激优于 SCS[104]。该操作涉及将硬膜外刺激器放置于与背根神经节相邻的神经孔中。与大多数神经调节干预类似，在永久植入前，需经过试验期确认其有效性。

(5) 周围神经电刺激：很少有证据表明周围神经系统的作用，依赖于被刺激的神经。一般来说，这种干预包括在神经附近放置一个刺激电极。与其他神经调节手术类似，成功的刺激试验必须先于永久性植入。美国神经外科医师协会最近提出了有关枕神经刺激（occipital nerve stimulation，ONS）方案的建议[105]。此外，研究探索了使用 ONS 治疗三叉神经疼痛[106, 107]。目前，神经刺激器被放置在股骨和坐骨神经中以治疗截肢后疼痛，而放置在胫神经中则用于治疗足部疼痛。

第 71 章中详细讨论了 SCS、DRG 刺激及 PNS 的相关内容。

（二）药物神经调控

1. 脑室注射阿片类药物

1982 年，Leavens 等的研究表明，阿片类药物注入脑室区和中枢神经系统髓质周围具有镇痛作用，并首次报道了在人类脑室内注射吗啡的应用[110]。鞘内注射吗啡具有显著的镇痛效果，加之其广泛用于下肢疼痛，提示需要更多通过吻侧部注射来控制头部、颈部和上肢区域的疼痛。尽管颈部鞘内阿片类药物注射有时会导致呼吸抑制，但可以在没有呼吸功能障碍或自主神经功能障碍的情况下在脑室内注射少量吗啡。第三脑室壁和导水管周围、PVG 和 PAG 中存在丰富的阿片受体。1982 年，Leavens 等的报道显示，在顽固性癌痛患者体内注射 1mg 吗啡，从而产生强烈的镇痛作用，并未出现呼吸抑制或神经系统改变[110]。在一份涉及 82 名患者的报道中，Lazorthes 等就脑室内注射吗啡提出了 9 项具体指南：①患有恶性肿瘤的晚期癌症患者，因无法手术继发的慢性疼痛；②药物治疗无法缓解的疼痛，特别是口服或全身使用吗啡产生严重的不良反应；③顽固的双侧、中线或弥漫性疼痛，不适于经皮或开放式手术中断伤害感受通路；④躯体伤害性慢性疼痛（神经源性疼痛为禁忌证）；⑤继发于颈胸癌的上半身疼痛；⑥常规鞘内阿片类药物给药失败或出现禁忌证，下半身（隔下）慢性疼痛；⑦没有凝血障碍、皮肤感染和败血症等并发症的一般风险；⑧患者和家属知情同意；⑨具有良好的内部环境（如医生、护士或家人），可进行动态监测和慢性 ICV 吗啡治疗。研究人员建议，当疼痛范围涉及过渡性区域（如胸腔下部、膈肌或上腹部区域时），若患者未能通过较为标准的鞘内吗啡试验，则可使用 ICV 吗啡[111]。

在外科手术中，植入慢性 ICV 吗啡输注系统包括在侧脑室靠近 Monro 孔处放置导管，将药物输送到中脑导水管壁周围灰质中的靶受体附近（图 32-1）。ICV 吗啡给药的镇痛延迟期为 15～30min，平均持续时间为 28h。疼痛缓解率＞75% 为疗效优秀，缓解率 50%～75% 则为良好，并伴有短暂的不良反应，包括嗜睡、恶心、精神错乱和呼吸抑制。Lazorthes 等最后报道了 82 例患者中的 3 例出现耐受性[111]。

口服阿片类药物有效性的提高减少了对 ICV 吗啡给药的需求。除此之外，该技术相对简单有效，对于患有恶性病因的顽固性疼痛、口服阿片类药物失败后、疼痛呈弥漫性或头部疼痛的患者来说是一种可行的选择[112]。

2. 鞘内阿片类药物

鞘内阿片类药物给药的主要优点是能够通过较小的剂量达到治疗效果，而不会产生外周给药所引起的不良反应[113, 114]。与神经调节类似，患者在进行永久性植入之前要接受短期试验。这种方法包括通过腰大池进入鞘内空间并将鞘内导管推进至胸中段。将导管连接到可自主调控的注射泵中，该泵则与放置于腹部脂肪层中的储液囊相连通。储液囊需要定期补充药物，其频率取决于患者的输液速度、药物浓度和储液器容量[115]。

除了阿片类药物，还有一些药物也可通过鞘内途径治疗慢性疼痛，包括可乐定、齐考诺肽、苯二氮䓬类药物和 TCA 等[116]。最常用的药物是可乐定和齐考诺肽。非阿片类药物的潜在优势是减少不良反应的可能性、依赖性，以及在给药泵出现故障时的药物戒断风险[117]。第 72 章进一步讨论了鞘内治疗。

结论

随着科学发展、技术进步和慢性疼痛患者（尤其是癌痛患者）生存率的变化，治疗顽固性疼痛的神经外科手术也在不断发展。目前，不可逆的消融手术应用频率较低，但有时仍是首选手术方案。根据生理基质和疼痛区域，可以针对多个大脑和脊髓区域治疗慢性疼痛。通过电刺激或药物治疗进行神经调控通常是治疗慢性疼痛的首选方案。

声明

感谢 Shirley McCartney 博士在文章编辑过程中给予的帮助。

要　点

- 神经外科治疗策略通常作为治疗顽固性疼痛最后的选择。
- 干预措施包括神经消融术和神经调控技术，后者又可分为药物神经调控和电刺激神经调控。
- 神经外科手术可在脊髓或大脑的不同位置选择实施。脊髓丘脑消融术（脊髓前侧柱切断术）作为被研究最多、实施频率最高的神经外科消融术，对治疗单侧躯体癌性疼痛非常有效。
- 阿片类药物的使用限制了神经消融术的适应证，但对于癌症相关疼痛的脊柱消融手术仍有明确但有限的适应证。
- 脊柱神经调节（即 SCS 和鞘内阿片类药物装置）广泛用于治疗慢性脊柱疼痛。
- 脊髓电刺激的研究进展包括高频和突发刺激，以及“闭环”SCS。
- PNS 是将电极植入到周围神经附近。研究表明，枕神经刺激具有有益作用。临床上，将神经刺激器放置在股骨和坐骨神经中以治疗截肢后疼痛，而放置在胫神经中则用于治疗足部疼痛。
- 临床鞘内治疗主要涉及阿片类药物、齐考诺肽和巴氯芬。
- 很少对疼痛通路或中枢进行脑神经消融术。而脑神经调控，如深部脑刺激和运动皮质刺激，适应证有限，通常可用于治疗中枢性疼痛和神经性疼痛。

第 33 章 肿瘤相关疼痛的评估与治疗

Evaluation and Treatment of Cancer-Related Pain

Dermot Fitzgibbon Margaret Hsu 著

张奕涵 译 黑子清 校

癌症是一类因细胞生物学改变导致细胞分裂与细胞生长失控所引发的疾病。在美国癌症一直是最主要的医疗难题，也是美国国内第二大致死原因[1]。2019 年，美国男性中患病率排名前三的肿瘤依次为前列腺癌、结直肠癌与皮肤黑色素瘤，而在女性中则依次为乳腺癌、子宫体癌与结直肠癌[2]。与癌症及其治疗相关的常见不良反应包括疼痛、乏力与情绪困扰[3, 4]，这些不良反应均可影响患者的功能状态。疼痛可见于在癌症治疗的各个阶段。Van den Beuken-van Everdingen 等[5]曾报道，癌痛的发生率在根治性疗法后为 39%，抗癌治疗期间为 55%，在晚期癌症、转移癌或终末期癌症中为 66%，在癌症各期总体发生率为 51%。有研究报道，在疼痛程度方面，中至重度癌痛的发生率为 38%。血液病患者在确诊阶段、治疗阶段与生前最后 1 个月等时期，癌痛的发生率也都非常高[6]。尽管阿片类药物及其他癌痛治疗方式已较为普及，癌痛治疗不足仍是一大难题[7, 8]。有研究表明，每 3 名癌症患者中就有 1 名没有得到与其疼痛程度相匹配的镇痛药物治疗[9]。尽管人们对癌痛的关注日益增加，在过去的 10 年中，癌症患者的癌痛发生率与 50 年前相比并没有显著改变[10]。在实现长期存活的癌症患者中，癌痛的发生率依然居高不下[11]。在初次确诊后，肿瘤患者都要面临一个连续的治疗，从疾病本身、治愈性、以延长生命为目的的根治性疗法，到对症、支持性的姑息疗法，以及终末期癌症的临终关怀治疗（图 33–1）。

目前治疗癌症的方法种类繁多，一般包括外科手术治疗、放疗与全身性疗法，后者包括以细胞抑制药物为代表的化疗，小分子抑制药介导的靶向治疗，单克隆抗体相关的靶向免疫治疗，肿瘤血管新生抑制药，或者免疫检查点抑制药相关的免疫调节治疗（图 33–2 和表 33–1）。

一个疗程完成之后，患者通常都需要进行一段时间的肿瘤病情监测，依据监测结果可能需进行复发后的额外治疗，也可能会确诊新发疾病。随着对肿瘤生物学认识的不断进步，肿瘤预防与治疗方面的研究进展也提高了患者的生存率与生存质量[12]。从 20 世纪 70 年代中期开始，除宫颈癌和子宫体癌外，绝大部分肿瘤的生存率均有所提高[13]，自 1991 年起，癌症患者的总体死亡率也降低了 29%[1]。然而，即使对肿瘤的治疗完成后，癌痛仍可迁延不愈。随着美国国内实现长期存活的癌症患者数量不断再创新高，针对癌痛的治疗研究也在不断增长。疼痛管理应被纳入为癌症诊疗体系的一个关键环节。对于肿瘤患者来说，最终的治疗目标是治愈疾病，以及消除伴随着疾病或治疗而来、令人不快的疼痛。尽管疼痛管理应被纳入为肿瘤诊疗的环节之一，与其余慢性疼痛疾病相比，它并不能成为肿瘤诊疗的核心。多学科合作对于合并疼痛的癌症患者的综合治疗至关重要。积极治疗癌症本身与治疗癌症相关疼痛相辅相成，此类治疗最好经由经验丰富的多学科团队执行，他们理解和应对包括疼痛管理在内的肿瘤诊疗中各种变化。

肿瘤相关疼痛管理的最佳治疗策略是明确导致疼痛的原发病因，并针对其制订合适的抗肿瘤措施（可包括肿瘤治疗学中所有的诊疗选项）。在执行上述抗肿瘤治疗时，对疼痛进行对症治疗也是合理的。然而，这些措施对既往合并慢性非肿瘤相关疼痛的肿瘤患者可能并不合适。这类患者的解决方案是，我们应对患者进行全面的疼痛评估，明确当前肿瘤的位置及其与疼痛主诉的关系，由此进行鉴别诊断。所有的疼痛管理目标，都是要将疼痛控制在一个患

治疗阶段
• 外科治疗
• 化疗
• 放疗
恢复阶段
• 康复治疗
• 持续治疗
肿瘤监测阶段
肿瘤复发与继续治疗
恢复阶段
长期存活
寿命终点

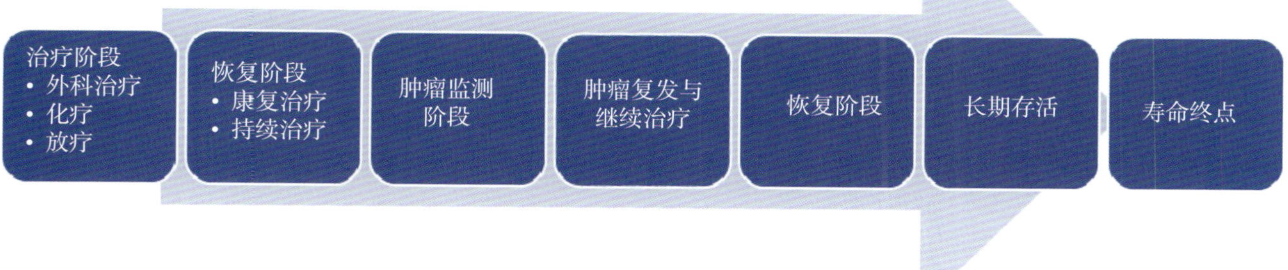

▲ 图 33-1　癌症诊疗连续体

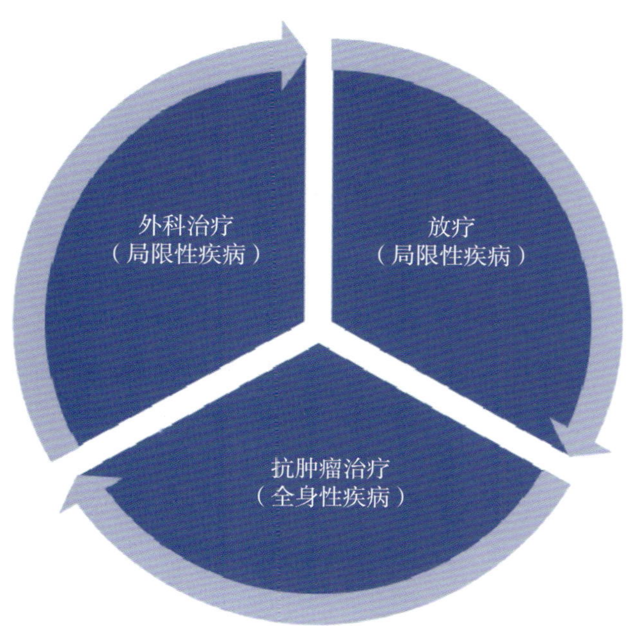

▲ 图 33-2　癌症治疗的主要手段

者能够耐受当前生活质量、功能活动得到最大优化的程度。尽管最理想的情况是能够同时降低疼痛强度，当前疼痛管理的指导原则仍以改善功能为主。充分的肿瘤疼痛管理应建立在对疼痛潜在诱因及加重因素的准确诊断上。在每一个患者均应对上述因素进行综合评估。要获得明确诊断，我们需要详细梳理疼痛主诉，总结当前疾病状态，对当前镇痛药物方案的合理性与有效性进行评估，以及对当前功能状态与社交能力状态进行评估。我们应该意识到，肿瘤患者的疼痛通常并非由单一因素引起，而是由肿瘤分期、当前治疗阶段、可导致慢性疼痛的合并疾病及治疗后并发症等多种因素共同作用所致。肿瘤相关疼痛可按组织来源被分为躯体或内脏来源的伤害感受性疼痛和神经痛。一旦治疗方案开始执行，定期反复评估是确保当前治疗合理性与安全性的关键，同时也可最大限度降低或处理在整个肿瘤诊疗过程中与治疗相关的不良反应。可以考虑将辅助治疗、个体化治疗与补充治疗联合应用。对于特定患者，及时转诊至外科、麻醉科或心理科进行干预可能会有所帮助。然而，大部分患者都能通过合理的口服药方案实现充分的镇痛与功能改善。肿瘤或癌症相关疼痛的管理指南中归纳了药物治疗、麻醉治疗、神经外科治疗与行为心理学治疗等几大经典疗法。口服药物是癌痛治疗的主要组成部分，但放疗、麻醉药物、神经外科治疗、心理学治疗、精神疗法与社交干预等都在癌痛管理中具有一定作用（表 33-2）。癌痛控制的基本原则包括通过治疗原发肿瘤来抑制疼痛来源；改变中枢痛觉感受（如使用镇痛药物、抗抑郁药、抗焦虑药与心理疗法）；必要时，阻断中枢神经系统外部或是内部的伤害感受传递的途径，如使用麻醉技术（如腹腔神经丛毁损术、神经阻滞镇痛与脊髓毁损术），或使用神经外科技术（如脊髓前外侧柱切断术、脊髓背根入髓区毁损术）。当然，对原发疾病的治疗应该一直放在首位。

一、WHO 阶梯镇痛治疗原则

1986 年，WHO 提出了一种简单的镇痛药物启用与滴定式增强的镇痛模式，后被称为 WHO 三阶梯镇痛治疗原则[14]。2018 年，WHO 更新了癌痛的药物和放疗管理指南（WHO 2018）。镇痛药的选择应遵循 WHO 三阶梯镇痛治疗原则（图 33-3）。

结合指南提出的用药剂量，运用三阶梯治疗原则应能够使 70%～90% 患者的疼痛得到充分缓

表 33-1　癌症治疗的种类

外科手术	• 开放与微创 • 原发肿瘤切除术 • 转移癌切除术 • 肿瘤细胞减灭术 • 姑息治疗手术 • 重建手术
放射疗法	• 体外照射 / 远距离放疗（光子，质子，中子）* • 内照射放疗 / 近距离放疗 • 全身放疗（放射性碘、镭、放射性锶）
化疗	• 细胞毒性药物（口服，静脉注射，鞘内注射，腹腔内注射，动脉内注射）
免疫疗法	• 免疫检查点抑制药 • 细胞免疫治疗（CAR-T 细胞，TIL） • 单克隆抗体（利妥昔单抗） • 治疗性肿瘤疫苗 • 免疫系统调节药（细胞因子 –IFN、IL；BCG；免疫调节药物沙利度胺、来那度胺、波马利度胺，均为肿瘤血管新生抑制药）
靶向治疗	• 酪氨酸激酶抑制药（如针对 EGFR 的厄洛替尼、针对 BCL2 的维奈托克、针对 CML 中 BCR-ABL 突变的伊马替尼、针对 CLL 的依鲁替尼） • 单克隆抗体耦联药物（如用于淋巴瘤的维布妥昔单抗，用于 ALL 的奥滨尤妥珠单抗） • 主要针对 VEGF 的血管新生抑制药（如贝伐单抗、依维莫司） • 激素治疗 • 基因治疗
激素治疗	• 口服 • 注射 • 手术（卵巢切除术、睾丸切除术）
干细胞移植	• 自体干细胞移植 • 同种异体干细胞移植 • 同源干细胞移植
精准医疗	• 可检测到特定基因型变化的某些肿瘤，包括黑色素瘤、某些白血病亚型、乳腺癌、肺癌、结肠癌和直肠癌

* 远距离治疗的类型包括三维适形放疗、调强放疗、图像引导放疗、立体定向放射外科和立体定向放疗

ALL. 急性淋巴细胞白血病；BCG. 卡介苗芽孢杆菌；BCL2. B 细胞淋巴瘤 2；BCR-ABL. 断点簇区域蛋白；CAR-T. 嵌合抗原受体；CLL. 慢性淋巴细胞白血病；CML. 慢性髓系白血病；EGFR. 表皮生长因子受体；TIL. 肿瘤浸润淋巴细胞；VEGF. 血管内皮生长因子

标志蛋白 ABL1 名称源自 Abelson，是一种白血病病毒的名称。通过将第 9 号染色体（q34 区）上的 ABL1 基因与第 22 号染色体（q11 区）上的 BCR 基因的一部分并列创建融合基因

解[15-17]。三阶梯治疗原则的成功实施需遵循药物使用的基本原则（表 33-3）。

三阶梯治疗原则提倡镇痛药（非阿片类药物，包括对乙酰氨基酚和非甾体抗炎药；辅助镇痛药，如抗抑郁药和抗惊厥药；阿片类药物）的使用应根据疼痛强度逐步增加，其重点强调了中至重度疼痛治疗

表 33-2 肿瘤疼痛管理方法

药物	• 镇痛药（阿片类药物、NSAID、APAP） • 辅助镇痛药（抗抑郁药、抗惊厥药） • 类固醇
社会心理	• 认知行为 • 应激调节，包括生物反馈 • 社会支持
中西医结合	• 针灸 • 按摩推拿 • 催眠疗法
物理治疗与康复治疗	• 柔韧性训练、力量训练、耐力训练、有氧运动 • 控制淋巴水肿
病理过程的改变	• 放射疗法 • 化疗 • 手术
疼痛通路的中断	• 局部麻醉药 • 神经损毁（乙醇、苯酚） • 热消融（射频、冷冻消融） • 神经外科（脊髓前外侧柱切断术、DREZ、前扣带回切开术）

APAP. 对乙酰氨基酚；DREZ. 脊髓背根入髓区；NSAID. 非甾体抗炎药

中阿片类药物的应用。阿片类药物常用于治疗中度或重度癌痛，最常用的阿片类药物有丁丙诺啡、可待因、芬太尼、氢可酮、氢吗啡酮、美沙酮、吗啡、羟考酮、曲马多和他喷他多[18]。在镇痛治疗的初始与维持阶段，非甾体抗炎药、对乙酰氨基酚和阿片类药物可单独或联合使用，其用药强度应符合患者描述的疼痛严重程度。如果认为需要使用类固醇治疗，应尽可能缩短使用时间，类固醇在癌痛治疗中的有效性的相关证据较弱，其长期使用的不良反应需要被阐明[19]。类固醇的最佳剂量可能取决于疼痛的位置和类型、是否感染或存在感染的风险、疾病的阶段、是否合并糖尿病、当前癌症诊疗的目标。由骨转移癌引起癌痛的患者，应考虑使用双膦酸盐或单克隆抗体（地舒单抗）来预防和治疗骨疼痛。至于抗抑郁药与抗惊厥药在癌痛治疗中的应用，WHO的报告中并未推荐使用此类药物治疗癌症相关的神经病理性痛，也没有充分的临床试验数据支持在癌痛中使用抗抑郁药和抗惊厥药。在缺乏明确使用证据支持的情况下，医师可以考虑在单个病例中进行试验性治疗，或是将此类药物用于疼痛未能充分缓解或对标准镇痛方案有严重或难以管理的不良反应的患者。表 33-4 列出了推荐用于治疗神经痛的药物或药物类别。

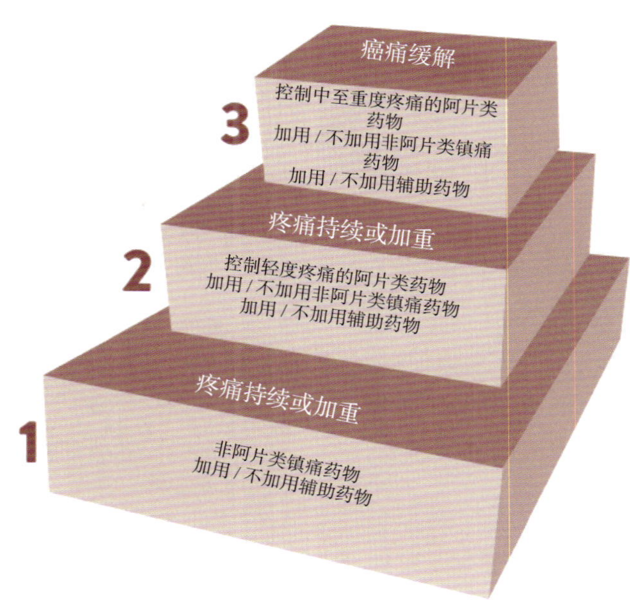

▲ 图 33-3 WHO 三阶梯镇痛治疗原则（2018）

表 33-3 镇痛药的使用原则

原 则	注 解
口服给药	首选口服。也可以考虑进行透皮 / 透黏膜给药
按时给药	定期服药。要对特定疼痛问题，尤其是突破性疼痛有所准备。使用阿片类药物时注意，开具 ATC 阿片类药物的同时注意按需追加用于 BTP 的阿片类药物
个体化用药	患者对药物的反应因患者和药物而异。药物代谢的差异可能导致不可预测的药代动力学结果
注意具体细节	必须定期评估患者对治疗方案的反应。应考虑到患者可能无法准确遵医嘱服药或是无法准确执行新的用药方案

ATC. 全天候按时给药；BTP. 突破性疼痛

二、对乙酰氨基酚

对乙酰氨基酚（APAP）是一种解热镇痛药，在

表 33-4 针对神经病理性疼痛治疗不同推荐级别的药物或药物种类[192]		
	每天总剂量和剂量方案	建 议
强烈推荐使用		
加巴喷丁	1200～3600mg，分 3 剂	一线
加巴喷丁缓释剂或恩那卡比	1200～3600mg，分 2 剂	一线
普瑞巴林	300～600mg，分 2 剂	一线
血清素及去甲肾上腺素再摄取抑制药：度洛西汀或文拉法辛[a]	60～120mg，每天 1 次（度洛西汀）；150～225mg，每天 1 次（文拉法辛缓释片）	一线
TCA	25～150mg，每天 1 次或分 2 剂	一线[b]
弱推荐使用		
8% 辣椒素贴剂	每 3 个月在疼痛部位贴 1～4 个贴片，持续 30～60min	二线（周围神经痛）[c]
利多卡因贴剂	每天 1 次在疼痛区域贴 1～3 个贴片，持续 12h	二线（周围神经痛）

a. 度洛西汀是 SNRI 中研究数据最多的药物，因此而被推荐

b. TCA 通常具有相似的效能；由于其具有明显抗胆碱能效果与镇静的不良反应，并且有潜在的跌倒风险，在 65 岁及以上成人不推荐使用剂量超过 75mg/d 的 TCA（阿米替林、丙米嗪和氯米帕明）；据报道，每天服用大于 100mg 的 TCA 会增加心源性猝死的风险

c. 重复应用高浓度辣椒素贴剂的长期安全性尚未明确，特别是其可能诱发表皮神经纤维变性，这可能会引起进行性神经病变

经 Elsevier 许可转载，引自 Finnerup NB, Attal N, Haroutounian S, McNicol E, Baron R, Dworkin RH, Gilron I, Haanpaa M, Hansson P, Jensen TS, Kamerman PR, Lund K, Moore A, Raja SN, Rice AS, Rowbotham M, Sena E, Siddall P, Smith BH, Wallace M: Pharmacotherapy for neuropathic pain in adults: a systematic review and meta-analysis. *Lancet Neurol* 2015;14:162–173.

第 49 章中将进行详细阐述。肝毒性是 APAP 最主要的严重不良反应。尤其在用药过量时，APAP 会导致典型的肝细胞直接损伤[20]。肝细胞损伤通常在摄入 24～48h 后出现，表现为血清 AST 和 ALT 水平升高。在每天服用 4g APAP，持续 14 天后，33%～44% 的健康志愿者 ALT 水平超过正常值上限的 3 倍[21]。1977 年和 1988 年分别通过 2 次 FDA 的非处方药专论程序，确定最大日剂量为 3900～4000mg。最初建议的最大日剂量 3900mg 被认为是安全的，这一剂量比估计的半数致死剂量（LD_{50}）400mg/kg 低了 5～7 倍[22]。一些研究表明，每天服用 4000mg APAP，持续 6～12 个月后，所有患者的肝功能指标均未超过正常上限的 2 倍[23]。FDA 多次召开了咨询委员会会议，评估 APAP 及其安全性，基于存在患者用药不当或在不知情的情况下同时服用多种含 APAP 药物而导致用药过量的可能，建议（但未强制要求）将最大日剂量从 3900～4000mg 降为 3000～3250mg。这一举措的考虑的并不是控制治疗剂量（≤4000mg/24h），而是考虑到不小心同时服用了两种及两种以上含有 APAP 的药物而导致用药过量及长期用药过量导致肝损伤的可能。一篇 Cochrane 综述表明，目前还没有高质量的证据支持或反驳在 WHO 癌痛三阶梯里前两个阶梯所对应的疼痛中可将 APAP 单独使用或与阿片类药物联用[24]。现有的研究也尚不能明确 APAP 是否具有更好的镇痛作用。在阿片类药物的使用问题备受关注的时代里，目前有人倾向于让癌症患者定期服用更高剂量的 APAP（不超过 4g/d），但每天高剂量 APAP 的药物毒性令人担忧，其在化疗患者中运用时导致计划外退热的作用也是一大难题。因此，在接受积极治疗的肿瘤患者中，应当谨慎使用 APAP，并且不得延长使用时间。

三、非甾体抗炎药

非甾体抗炎药是通过抑制 COX 发挥作用的，该酶有两种同工酶：COX-1 和 COX-2。大多数 NSAID 是非选择性的，可同时抑制 COX-1 与 COX-2。塞来昔布是唯一一个被 FDA 批准上市的选择性 COX-2 抑制药。COX-2 过表达可见于肿瘤由发生到转移的各

个阶段，与肿瘤组织中前列腺素水平增加直接相关，在胃肠道[25]和乳腺[26]肿瘤中尤为明显。长期（低剂量）的阿司匹林和非选择性 NSAID 是胃肠道肿瘤化学预防的候选药物[27]。NSAID 的抗炎作用由强到弱依次为吲哚美辛＞双氯芬酸＞吡罗昔康＞酮洛芬＞氯诺昔康＞布洛芬＞酮咯酸＞阿司匹林。对 COX-1 的抑制作用越强，胃肠道溃疡及出血的风险就越高。所有 NSAID 从使用第 1 天起就会增加胃肠道出血、心肌梗死和脑卒中的风险。而间断使用 NSAID 的患者出血风险较低。NSAID 通过抑制血小板聚集，造成胃黏膜损伤、溃疡、显性出血、肠道病变，以及血红蛋白降低有关的隐性出血，从而增加胃肠道出血的风险。使用 3～6 个月 NSAID 治疗的患者上消化道溃疡、大出血或穿孔的发生率为 1%，而使用 1 年的患者中发生率为 2%～4%。在抗栓治疗的患者中，与未使用 NSAID 相比，即使短期（0～3 天）使用 NSAID 的患者出血风险也会增加[28]。非选择性 NSAID 使胃肠道出血的风险增加 4 倍，而 COX-2 抑制药的此类风险增加 3 倍。NSAID 与皮质类固醇联用的出血风险增加 12 倍，与螺内酯联用增加 11 倍，与选择性 5- 羟色胺再提取抑制药（SSRI）联用增加 7 倍[29]。单独使用非选择性 NSAID 增加上消化道出血的风险，发病率比（incidence rate ratio，IRR）为 4.3 倍，高于单用 COX-2 抑制药（IRR=2.9）或小剂量阿司匹林（IRR=3.1）。联合治疗通常增加上消化道出血的风险：NSAID 与皮质类固醇联用所增加的 IRR 最大（12.8），交互作用超额相对危险度（RERI=5.5）也最大。NSAID 与醛固酮受体拮抗药联用的 IRR 为 11.0（RERI=4.5）。NSAID 与 SSRI 联用的超额危险度为 1.6。SSRI 与 COX-2 抑制药联用的超额危险度则为 1.9，与低剂量阿司匹林联用则为 0.5。抗凝血药与 NSAID 类联用时超额危险度为 2.4，与 COX-2 抑制药联用时为 0.1，与和低剂量阿司匹林联用时为 1.9[29]。除了 COX-2 抑制药，非选择性 NSAID 或低剂量阿司匹林与皮质类固醇、醛固酮受体拮抗药或抗凝血药联用时，均会明显增加上消化道出血的超额危险度。Castellsague 等总结了单独使用各种 NSAID 发生上消化道并发症的相对风险（elative risk，RR）[30]。其中，塞来昔布和布洛芬的 RR 较低（分别为 1.5 和 1.8），吡罗昔康和酮咯酸的 RR 较高（分别为 7.4 和 11.5）。

10% 的药物性肝损伤由 NSAID 导致[31]。舒林酸和双氯芬酸是最常引起肝毒性的非甾体抗炎药，但几乎所有 NSAID 都有 1～2 例的临床症状显著的药物性肝损伤的病例报道。NSAID 最常见的不良反应是对胃肠道、肾、心血管系统、肝和血液系统的损害。在机制上，肝损伤通常是肝细胞性损伤，但也会有胆汁淤积性损伤[32]。选择性 COX-2 抑制药和非选择性 NSAID 都会增加急性心血管事件的风险[33]。即使 NSAID 仅使用 1 周也会增加 MI 的风险，并且这一现象也可能出现在既往无心肌梗死（myocardial infarction，MI）病史的患者中。此类风险会随着剂量的增加而增加，但使用超过 1 个月时，风险则不再继续增加[34]。在因关节炎和冠心病或其他原因而长期使用非甾体抗炎药治疗（塞来昔布 100～200mg，每天 2 次；布洛芬 600～800mg，每天 3 次；萘普生 375～500mg，每天 2 次）的老年患者中，与使用塞来昔布相比，使用中等剂量的萘普生和布洛芬发生心血管事件的风险更大[35]。高剂量的双氯芬酸（150mg/d）和布洛芬（2400mg/d）的心血管风险与昔布类相当。相比之下，高剂量萘普生（1000mg/d）的心血管风险比其他 NSAID 低[36]。非甾体抗炎药还可造成严重的肾脏不良反应，包括水钠潴留伴水肿、心力衰竭恶化、高血压、低钠血症、高钾血症、急性肾损伤、肾乳头坏死和急性间质性肾炎。急性肾损伤是一过性的，停药后往往可以恢复。1%～8% 服用 NSAID 的患者会出现肾脏不良反应，如肾小球滤过率降低、急性肾衰竭、肾乳头坏死、肾病综合征、急性间质性肾炎和慢性肾衰竭[37]。与阿司匹林不同，NSAID 与 COX-1 活性部位可逆性结合，通常只能在一定剂量范围内可抑制血小板血栓素的形成而影响血小板的功能。健康志愿者持续 1 周 q8h 服用 600mg 布洛芬后，血小板功能可在最后一次服用布洛芬之后的 24h 内恢复正常[38]。

目前一些关于癌症中使用 NSAID（包括阿司匹林和非阿司匹林）的研究，在药物对癌症影响方面的结果不一致甚至相互矛盾，有些研究表明 NSAID 会增加某几类癌症的风险，而有些研究表明它可能会降低癌症的风险[39]。尽管目前有多种非甾体抗炎药可用于治疗各种疼痛，但尚不清楚哪种药物在临床上缓解癌痛最为有效，这些药物的成本效益评价结果也不明确。Cochrane 一项对单独使用 NSAID 或与阿片类药物联用的系统综述表明，支持使用 NSAID 的证据质量较低，并显示大约 1/3 中至重度癌痛的患者在使用NSAID类药物1～2周后，疼痛最多仅可缓解至轻度，有1/4的患者因药物无效而停用NSAID，有1/20的患者则因不良反应而停药[40]。实际上，目前尚无证据支持或反驳在癌痛中单用NSAID或与阿片类药物联用[40, 41]。不推荐癌症患者长期使用NSAID来控制癌痛，主要是因为这会使一些接受骨髓抑制药物治疗的癌症患者的出血风险增加，并且癌症患者用药复杂，其中某些药物可能会增加NSAID相关毒性反应（心肌梗死、胃肠道出血和肾衰竭）。

四、抗癫痫药物

抗癫痫药物在疼痛管理中起到治疗效果的药理学机制目前尚未明确（表33-5），可能涉及的机制包括增强GABA的抑制性作用、降低谷氨酸的兴奋性作用、调控电压门控钠离子通道和钙离子通道、对细胞内信号通路的影响[42]。

抗癫痫药物（antiepileptic drug，AED）通常在综合治疗中使用，或与其他治疗联合使用。卡马西平具有非线性药代动力学，因为卡马西平可以在3周内完成自身诱导，使其消除速度增加3倍。卡马西平主要在肝脏内由细胞色素P_{450} 3A4酶（CYP3A4）代谢，因此它的代谢较易被诱导及抑制，容易受到许多不同药代动力学特点药物之间相互作用的影响。作为一种酶诱导药物，卡马西平的代谢不仅会受到CYP3A4的影响，还被CYP3A4介导的其他代谢导致的自诱导影响。这主要发生在治疗开始时，在最初的2～3周内，卡马西平的清除率可增加3倍。卡马西平、奥卡西平、苯巴比妥和苯妥英可降低环孢素、他克莫司和皮质类固醇的水平，将这些免疫抑制药的作用推迟至多10天[43]。加巴喷丁、拉考沙胺、左乙拉西坦、普瑞巴林和氨己烯酸则基本上与临床显著的药代动力学相互作用无关[44]

加巴喷丁类药物包括加巴喷丁和普瑞巴林。$\alpha_2\delta$-1是一种电压门控Ca^{2+}通道的亚基，是加巴喷丁类药物的结合位点。加巴喷丁类药物通常可导致多种不良反应，如镇静、困惑、头晕、共济失调、视觉障碍和认知改变等。与阿片类药物联合使用会增强这种不良反应。对于首次使用普瑞巴林的患者，分别有25%的患者报告出现眩晕和14%的患者报告出现嗜睡[45]。加巴喷丁类药物有可能被滥用，与加巴喷丁类药物导致的欣快感、镇静和精神分裂有关。在一般人群中，加巴喷丁类药物滥用的发生率约为1.6%，在阿片类药物滥用者中加巴喷丁类药物滥用的发生率可达3%～68%[46]。加巴喷丁类药物多因娱乐用途、自我治疗或故意自残而被滥用，并容易在单独使用或与其他物质（特别是阿片类药物、苯二氮䓬类药物与酒精）联合使用时被错用[47]。加巴喷丁类药物滥用的风险因素包括药物滥用，尤其是阿片类药物滥用，以及合并精神疾病。加巴喷丁类药物

表33-5 抗癫痫药

药品名称	作用机制	适应证	常释制剂	缓释制剂	用药建议
丙戊酸钠	影响GABA的神经传递。同时也认为丙戊酸钠可阻断钠离子与钙离子通道	癫痫、急性躁狂症或急性双相情感障碍和偏头痛预防	存在	缓释或缓释片	缓释制剂生物利用度较低。与标准制剂相比，剂量需要增加12%（8%～20%）。可以有效预防偏头痛。存在致胎儿畸形的风险。不良反应包括肝功能异常、头晕、嗜睡和恶心。最大剂量为60mg/（kg·d）
卡马西平	阻断电压门控钠离子通道	癫痫（特别是部分发作），双相情感障碍和三叉神经痛	存在	卡马西平缓释胶囊（Carbatrol）或卡马西平缓释片（Tegretol-XR）	不良反应包括低钠血症、白细胞增多、血小板减少、头晕、嗜睡、共济失调、恶心/呕吐和视物模糊。初始剂量从100～200mg，每天2次开始，每3～5天后可在原基础上滴定增加200mg/d，直到疼痛得到缓解。最大剂量为1200mg/d

（续表）

药品名称	作用机制	适应证	常释制剂	缓释制剂	用药建议
苯妥英		癫痫全身性发作与部分发作；可单用于三叉神经痛治疗	存在	存在	非线性药代动力学
奥卡西平	阻断电压门控钠离子通道	伴或不伴后续全身性发作的局灶性癫痫	存在	存在	缓释制剂的峰浓度比常释制剂低 19%。给药量可从 300mg，每天 2 次起。此后以 3 天为周期，每个周期滴定增加 300mg/d。最大剂量为 1200mg/d
拉莫三嗪	阻断 Na^+ 通道，可能靶点为神经元 α_4-β_2-尼古丁乙酰胆碱受体	癫痫小发作；Lennox-Gastaut 综合征的全身性发作；原发性癫痫大发作。可作为双相情感障碍患者的心境稳定剂	存在	控释制剂	有诱发 Stevens-Johnson 综合征的风险。给药量从低剂量（25mg/d）开始，每周滴定增加至目标剂量。可能导致血液恶病质
拉科酰胺	选择性增强电压门控钠通道的缓慢失活过程，并与 CRMP-2 相互作用	原发癫痫全身性强直阵挛发作与癫痫部分发作			剂量从 50mg，每天 2 次开始，可以增加到每天 400mg。突然停药可诱发癫痫发作。尚无可信证据证明 200～400mg/d 的剂量对神经痛和纤维肌痛有效
加巴喷丁	与钙离子通道结合，调节钙离子流入。通过高亲和力结合并调节脊神经后根神经节钙离子通道 $\alpha_2\delta$ 蛋白发挥镇痛作用	癫痫小发作；带状疱疹后神经痛	存在	存在	与其他抗惊厥药物相比，加巴喷丁作为 $\alpha_2\delta$ 配体没有明显的药物相互作用，主要是因为其不经肝脏代谢，也不会影响 CYP 活性。其具有非线性药代动力学（在小肠近端通过 L- 氨基酸转运蛋白吸收，这一转运机制具有饱和性）
普瑞巴林	与钙离子通道结合，调节钙离子流入。通过高亲和力结合和调节脊神经后根神经节钙离子通道 $\alpha_2\delta$ 蛋白发挥镇痛作用	糖尿病周围神经痛；带状疱疹后神经痛；癫痫部分发作，纤维肌痛；脊髓损伤相关神经痛	存在	存在	与其他抗惊厥药物相比，普瑞巴林作为 $\alpha_2\delta$ 配体没有明显的药物相互作用，主要是因为其不经肝脏代谢，也不会影响 CYP 活性。与加巴喷丁不同，它在推荐剂量范围内具有线性药代动力学。从低剂量（50mg/d）开始，每周增加 50mg，每天 2 次，每天最大剂量为 600mg
托吡酯	阻断活性依赖的电压门控钠通道；增强 GABA 受体的作用；抑制 L 型电压门控钙通道；在突触前减少谷氨酸释放，突触后阻断蓝氨酸及 AMPA 受体	癫痫全身性强直阵挛发作，癫痫部分发作；偏头痛	存在	存在	起始剂量为 50mg/d，可逐渐滴定增加至 400mg/d。尚无可靠证据证明其对神经痛有效。与托吡酯相关的严重不良事件包括惊厥、心动过缓和晕厥。其他不良反应包括镇静、恶心、腹泻和代谢性酸中毒

引起的不良反应中，镇静和头晕相对常见，也有一些患者在服用这些药物时出现认知障碍[48]。2008 年，FDA 发出警告称所有抗癫痫药物均会增加产生自杀念头和行为的风险。与因精神疾病和其他疾病而接受抗癫痫药物的患者组相比，癫痫患者组出现这类不良反应的相对风险更高。然而，患者和临床医生不应该因为抗癫痫药物可能引起自杀的风险而避免使用这类药物[49]。然而，应注意的是，在接受抗癫痫药物治疗的患者中，行为异常的发生率很高，这一高度相关性提示其可能还会受到药物适应证、发病前的精神健康状况和其他联用药物的影响。在一篇队列分析中，Patorno 等[50]发现，与托吡酯相比，加巴喷丁、拉莫三嗪、奥卡西平和噻加宾的新使用者发生此类行为异常事件的风险增加。二次分析也证实了此类风险的增加，并发现与使用托吡酯相比，新使用加巴喷丁的人群中每 1000 人中每年有 5.6 例自杀未遂或自杀身亡，新使用奥卡西平的人群中每 1000 人中每年有 10 例自杀，新使用噻加宾的人群中每 1000 人中每年有 14.1 例自杀未遂或自杀身亡。在年轻和老年患者、合并心境障碍患者、合并癫痫或抽搐性疾病患者的亚组中，使用加巴喷丁类药物出现自杀倾向的风险呈现持续增长的态势。

加巴喷丁类药物可用于治疗癫痫、周围性疼痛和神经痛、纤维肌痛和成人广泛性焦虑障碍。用于治疗神经痛的使用建议和剂量已列于表 33–4。加巴喷丁被 FDA 批准的唯一与疼痛相关的适应证是带状疱疹后神经痛。普瑞巴林被 FDA 批准的与疼痛相关的适应证仅限于带状疱疹后神经痛、与糖尿病神经病变或脊髓损伤相关的神经痛和纤维肌痛。尽管适应证有限，医务工作者在治疗多种不同的疼痛症状时常常超适应证使用加巴喷丁和普瑞巴林[51]。目前有一种常见的错误观念认为，对某一种神经痛有效的药物，对所有的神经痛都会有效，无论潜在病因或发病机制是否有差异。各种指南一致推荐加巴喷丁类药物可作为治疗一般神经病理性疼痛的一线药物，但实际上这些指南的总体质量堪忧[52]。同时，现有的证据不支持加巴喷丁类药物治疗腰痛或神经根病的效果，提示发生腰痛或神经根病时使用普瑞巴林无效[53]。Cochrane 的一篇综述显示，只有一部分神经痛的患者在使用普瑞巴林后获益较多，而更多的患者则只有中等程度的获益，甚至没有任何获益[54]。加巴喷丁可以很好地缓解一些患者的带状疱疹后神经痛和糖尿病周围性神经病变疼痛，但没有更多证据证明其可缓解其他类型神经痛[55, 56]。同样，几乎没有证据支持奥卡西平对由糖尿病周围性神经病变、神经根病和混合性神经病变引发的疼痛的有效性[56]。总体而言，目前并没有高质量的证据表明加巴喷丁类药物能有效降低癌症疼痛患者的疼痛强度[57]。

五、抗抑郁药

抗抑郁药可以根据作用机制分为不同的类别（表 33–6）。

三环类抗抑郁药（TCA）和单胺氧化酶抑制药（monoamine oxidase inhibitors，MAOI）分别代表了抗抑郁药的两种经典作用机制。而非经典抗抑郁药，即当前应用最广泛的处方抗抑郁药，则包括 SSRI 和双通道 5– 羟色氨 – 去甲肾上腺素再提取抑制药（SNRI）。抗抑郁药几乎没有抗伤害性感受作用，但仍可用于神经病理性疼痛。TCA 和 SNRI 可用于治疗慢性疼痛，如神经病理性疼痛和纤维肌痛。由于其耐受性曲线，SSRI 通常是治疗癌症患者抑郁症的一线抗抑郁药物。SSRI 常用于治疗抑郁症，但对慢性疼痛无效[58]。抗抑郁药对神经病理性疼痛的抑制作用比其抗抑郁作用显现得更快，表明两种作用来自不同发生模式。抗抑郁药对慢性疼痛的镇痛效果可能在短短几天到 1 周内即可有所体现，而抗抑郁的效果可能需要 2～4 周[59]。同时，抑制去甲肾上腺素和 5-HT 再摄取抗抑郁药比仅仅选择性抑制其中一种神经递质的再摄取药物有更强的镇痛效果，而且去甲肾上腺素与 5–HT 相比，在镇痛过程中发挥着更重要的作用。抗抑郁药除了增加单胺类物质外，还有其他一些作用可能有助于抑制神经病理性疼痛，如充当钠通道阻滞药、NMDA 受体拮抗药、作用于 α_1 受体、钙通道阻滞药、钾通道激活药、调节腺苷系统和激活 $GABA_B$ 受体[59]。5-HT 和多巴胺可能增强去甲肾上腺素能效应，借此抑制神经病理性疼痛。在脊髓中通过再摄取抑制增加的去甲肾上腺素可通过 α_2 肾上腺素受体直接抑制神经病理性疼痛。此外，增加作用于蓝斑核的去甲肾上腺素，是抗抑郁药物调控上行与下行疼痛调节系统的必需要素[60]。TCA（阿米替林、去甲替林和地昔帕明）多年来一直是神经病理性疼痛的一线治疗药物，但只有少数人能达到令人满意的镇痛效果[61–63]。Finnerup 等[58]综

表 33-6　抗抑郁药的分类

药物类型	举　例	备　注
去甲肾上腺素 - 多巴胺再摄取抑制药（NDRI）	安非他酮	选择性抑制去甲肾上腺素能和多巴胺能再摄取转运泵系统。不良反应包括焦虑、失眠或镇静、体重减轻，可能使一些患者过度兴奋。剂量超过 450mg/d 可发生癫痫
SNRI		混合作用于 NE 和 5-HT。用于治疗疼痛障碍，包括神经疾病和纤维肌痛。SNRI 也用于广泛性焦虑障碍、压力性尿失禁和绝经期血管舒缩症状的治疗。具有剂量依赖性的药理特点。在低剂量下，它的表现类似 SSRI；而在中等剂量时，会产生额外的 NE 再摄取抑制；在极高剂量时，会轻度抑制多巴胺的再摄取
	度洛西汀	不良反应包括恶心、口干、便秘、头晕和失眠
	文拉法辛	剂量低于 150mg/d 时作用为 5-HT 再摄取抑制，剂量超过 150mg/d 时作用为 5-HT 和 NE 再摄取抑制 不良反应可能包括头痛、恶心、出汗、镇静、高血压和癫痫
	去甲文拉法辛	文拉法辛的主要活性代谢物。抑制 5-HT 再摄取的作用比抑制 NE 再摄取的作用强 10 倍
SSRI		对恐慌症、广泛性焦虑症、强迫症和暴食症已证实有效，对社交恐惧症、创伤后应激障碍有支持的研究结果。SSRI 的不良反应可能包括恶心、镇静、性欲下降、性功能障碍、头痛和体重增加
	西酞普兰	QT 延长
	艾司西酞普兰	西酞普兰（S）对映异构体
	氟西汀	可引起兴奋（应在白天服用） 由于半衰期长并且存在活性代谢物，即使突然停药，也很少出现停药或戒断症状
	帕罗西汀	可以引起镇静，因此应在睡前服用。它的抗胆碱能不良反应可以影响认知，特别是对于老年人。如果突然停药，可能出现停药 / 戒断症状
	舍曲林	
5- 羟色胺受体拮抗伴 5- 羟色胺再摄取抑制药（SARI）	曲唑酮	中到强度的 5-HT 受体拮抗作用与弱 5-HT 再摄取转运体抑制作用。不良反应包括镇静、嗜睡、心动过速和阴茎勃起（少见）
三环类抗抑郁药		"金标准"抗抑郁药。其中研究最完善和最常用的是第一代 TCA，它们是 NE 和 5-HT 混合再摄取抑制药，如阿米替林、丙咪嗪和多塞平
	阿米替林	抗胆碱能作用最强；老年人慎用
	氯丙咪嗪	
	地昔帕明	作为一种仲胺，抗胆碱能作用较少
	多塞平	抗组胺作用最强
	丙咪嗪	
	去甲替林	抑制 NE 和 5-HT 的再摄取，具有中枢抗胆碱能活性。作为仲胺，抗胆碱能作用较少
去甲肾上腺 α_2 受体拮抗药，特异性 5-HT 受体 2 与受体 3 拮抗药（NASSA）	米氮平	增强 NE 的释放和 5-HT_1A 受体介导的 5-HT 能传递。不良反应包括嗜睡、头晕、焦虑、思维混乱、食欲增加和体重增加

述了成人神经病理性疼痛的药物治疗。即使是有效药物的结果也通常一般，具体表现为TCA需治疗人数（NNT）为3.6（95%CI 3.0～4.4），SNRI抗抑郁药度洛西汀和文拉法辛为6.4（95%CI 5.2～8.4）。没有证据表明阿米替林有剂量反应效应。TCA的组合需伤害人数（number needed to harm，NNH）为13.4（9.3～24.4），SNRI为11.8（9.5～15.2）。低剂量阿米替林（25mg/d）治疗慢性腰痛6个月时不能改善患者结局，疼痛强度也没有降低，但在3个月时失能的发生率有所下降[64]。当使用抗抑郁药物治疗慢性疼痛时，其最常见的不良反应是口干、头晕、恶心、头痛和便秘[65]。因不良反应而停药的风险最高的是地昔帕明，其次是文拉法辛和度洛西汀。在有意或意外过量用药的情况下，TCA与死亡率增加有关，其不良反应情况和耐受性需要进行仔细的剂量滴定和频繁监测，这在很大程度上限制了其广泛使用[66]。轻微不良反应非常常见，尤其是度洛西汀，与每天服用20mg相比，每天服用60mg甚至120mg者的轻微不良反应尤为常见，但严重的不良反应很少。

化疗诱导的周围神经病变（chemotherapy induced peripheral neuropathy，CIPN）在接受铂类似物、紫杉烷、长春花生物碱、埃博霉素、硼替佐米和沙利度胺化疗的癌症患者中很常见。化疗药物会破坏神经系统结构，不同的药物可能会影响不同结构导致各种神经疾病，包括大小神经纤维和自主神经功能[67]。化疗对神经系统的影响因药物种类而异，这取决于所用药物的具体物理和化学性质及其单次或累积剂量。化疗损伤神经系统结构并引起CIPN的机制是多因素的，包括微管破坏、氧化应激和线粒体损伤、离子通道活性改变、髓鞘损伤、DNA损伤、免疫过程和神经炎症[68]。损伤机制较为复杂，有兴趣的读者可以参考Carozzi等的综述[69]。当患者出现需要进行减药或停药以外的额外干预的药物相关慢性神经中毒时，最有力的证据支持使用度洛西汀[70]。然而，其他抗抑郁药物并没有显示出类似的效果。此外，现有的最佳数据中等程度推荐使用度洛西汀治疗[71]。CIPN试验对TCA（如去甲替林）和含有巴氯芬、盐酸阿米替林和氯胺酮的复合外用凝胶也没有定论[71]。抗惊厥药物，如加巴喷丁类，尚未被证实对CIPN患者有效[70]。度洛西汀用于糖尿病周围神经病变和纤维肌痛时，剂量大于60mg/d（而非更低的剂量）对糖尿病神经病变相关疼痛有效。对纤维肌痛的效果更有可能是通过改善精神症状而非改善躯体疼痛来实现的。

六、阿片类药物

阿片类药物在第48章将进行详细阐述。尽管有人提出阿片类药物在慢性神经病理性痛治疗中效果相对不佳[58, 73]，但这与我们在癌痛治疗方面的经验并不相符[74–76]。临床路径是如今能够最大限度降低诊疗差异、提高诊疗质量与效率的关键方法之一。经过合理设计与实施之后，肿瘤临床路径里可包含详细的循证治疗标准流程，旨在为有特定临床表现，包括特定肿瘤类型与疾病分期的患者提供高质量癌症诊疗[77]。由既往阿片类药物的应用推荐意见，包括疾病预防与控制中心针对慢性疼痛开具阿片类药物的指南意见来进行推断[78]，将这些剂量应用于肿瘤患者可能并不合适，因为大部分推荐意见并未考虑到这类特殊人群的阿片类用药结局。因此，一些专业肿瘤学研究组织与学会发布了关于阿片类用药治疗的政策与共识声明，特意强调应当保证肿瘤相关疼痛治疗用药的持续供应[79–81]。在肿瘤治疗中长期应用阿片类药物，需对所有患者实施风险评估与持续监测策略，包括应加强对有阿片类药物误用或滥用高风险，或是违禁药物使用高风险的患者识别（表33–7）。

阿片类药物依据其与μ受体亲和力可分为弱阿片类和强阿片类[82, 15]。不同的阿片类药物可能引发不同的细胞内生物学效应，并且最终可能出现不同的行为结局，包括镇痛效果差异、成瘾倾向和呼吸抑制等急性不良反应的发生风险[83]。不同阿片类药物在药代动力学与药效动力学方面存在多种药物特异性差异，包括阿片类受体偏倚与配体对受体偏倚，以及与非阿片受体系统的相互作用差异。这些特异性差异会导致不同细胞内信号通路的偶联与激活，并很可能与不同细胞生物学体系，如免疫系统与多巴胺能功能系统等进行各种相互作用[84]。目前阿片类受体已有3类被成功克隆，即μ受体（MOR）、κ受体（KOR）、δ受体（DOR）。它们与个体内源性阿片肽及各种阿片类药物具有不同的选择性。这三类阿片类受体信号通路各具特点，相互制约，可对疼痛、应激与情感进行调控。尽管MOR是阿片类镇痛药物的主要靶点，DOR与KOR同样也可调节疼痛。这些受体与阿片类药物的相对亲和力与镇痛

表 33-7　肿瘤患者阿片类药物（全剂量）持续治疗的风险评估与监测

所有患者	
风险分层	使用 ORT 等工具筛选 个人滥用药物史，包括处方阿片类药物、精神活性药物、违禁药物、乙醇 药物滥用家族史，包括处方阿片类药物、精神活性药物、违禁药物、乙醇 是否具有完善的情感支持体系（家庭、朋友、社交）
阿片类药物的使用和安全宣教	风险与获益 阿片类药物治疗的知情同意 药物安全维持剂量 遵守处方说明 使用纳洛酮
定期筛查与监测	定期跟进药物计数 / 阿片类药物重整（电话随访 / 远程医疗 / 诊所）或门诊就诊 回顾处方监管系统内的每次药物补充记录 每次诊所内 / 门诊回访时评估是否存在药物误用情况 检查是否存在异常的用药行为 尿液毒理学检查（包括酒精、违禁药物、阿片类药物的综合筛查），至少每年进行 1 次或根据临床需增加筛查次数
定期对联用的精神药物进行评估	条件允许时尽可能停用其他精神活性药物 避免同时长期使用苯二氮䓬类或 Z 类药物
高风险患者	
尚无证据表明有特殊物质滥用史的患者	定期评估是否还存在阿片类药物持续使用的医疗指征 转诊到相应科室对药物成瘾进行评估及管理 经常性（每年至少 4 次）随机尿检（包括乙醇、违禁药物、阿片类药物的综合检查） 评估使用未经批准或非处方药物（包括乙醇）的影响
有特殊物质滥用证据的患者	未开始使用其余处方类管控药物，但有持续性使用包括乙醇在内的违禁物质者 转诊到相应科室对药物成瘾进行评估及管理 经常性（每年至少 4 次）随机尿检（包括乙醇、违禁药物、阿片类药物的综合检查） 尽可能停用其他精神活性药物 评估使用未经批准或非处方药物（包括乙醇）的影响

在肿瘤治疗中，阿片类药物使用知情合约的签署并非强制性。高危患者包括：阿片类药物风险工具评分≥8 分的患者；既往有超规定服药或难以维持处方依从性的患者；酗酒；违禁药物或处方药滥用史患者。异常药物使用行为可间接提示存在药物滥用和（或）药物使用障碍

效果也有各自的特点。MOR 激动药可让人产生欣快感，有助于对抗应激。KOR 激动药则可使人产生烦躁感，与应激及负面情感有关。DOR 与情绪调控无关，DOR 激动药具有抗焦虑与抗抑郁效果[85]。阿片类药物可模拟内源性阿片肽，通过与阿片类受体结合，激活与各类受体耦联的信号转导通路[86]，此类作用具有个体差异性。另外，G 蛋白信号通路也可被阿片类药物选择性激活[87]。

阿片类药物是治疗由各类肿瘤诱发的中至重度疼痛的主要药物。对特定患者来说，导致癌痛的具体致病机制不应影响阿片类药物的选择，毕竟疼痛的发生机制并不能有效预测患者对阿片类药物的反应。这尤其适用于肿瘤相关的神经病理性机制诱发的疼痛。当疼痛已进展到中至重度时，阿片类药物应作为此类疼痛的一线用药。在肿瘤性疾病中，阿片类药物对神经病理性疼痛的疗效显著[88-90]。表 33-8 内列出了特定阿片类药物选择的相关影响因素。

表 33-8 影响阿片类药物治疗选择的因素

- 阿片类药物接触史及用药偏好
- 疾病的严重程度、性质和阶段
- 患者的年龄
- 癌症进展情况，特别是可改变阿片类药代动力学的肝脏和肾脏受累程度
- 合并疾病
- 当前可以使用的药物剂型
- 阿片类药物异常使用风险评估

所有能够开具阿片类药物治疗癌痛的医师都应熟悉至少 3 种可控制中至重度疼痛的不同的阿片类药物[91]。阿片类药物用药方案一般应采用全天候按时给药方式进行镇痛，并且在常规剂量无法缓解疼痛时应提供补救剂量来抑制疼痛加剧。预测阿片类缓释药物的效果需要对相关的药代动力学有所了解，尤其应了解药物起效时间与达峰时间（T_{max}）。由于阿片类缓释药物在中央室内的吸收特点有所改变，其消除半衰期并不如前述指标有用。

阿片类药物经外周用药（表面给药、关节腔内给药）、神经周围用药（鞘内给药、硬膜外给药、脑室内给药）或全身性用药（静脉给药、口服、皮下注射、舌下含服、经鼻滴注和经皮给药）均可实现良好的疗效，然而最终镇痛效果仍依赖于各个药物特定的药代动力学与药效动力学特点[84]。

所有参与癌症患者治疗的临床医师均应熟练掌握阿片类药物的常用类型与用药剂量，同样也应了解其最常见的不良反应（表 33-9）[18]。

表 33-9 阿片类药物相关的不良反应

短期及长期不良反应	
短期不良反应	
恶心、呕吐	直接影响化学感受器触发区域
	影响前庭器官的敏感性（前庭上皮中 μ 受体的激活）
	影响胃排空延迟（中枢性和外周性）
皮肤瘙痒	μ 受体的激活
镇静	意识水平紊乱，虽然唤醒和理解能力仍然存在，但受到抑制
	症状包括困倦、眩晕、头晕、多梦、意识模糊、精神模糊或昏睡
	异常体征可能包括认知障碍、缺乏协调能力、反应迟钝和表现力缺陷
呼吸抑制	与其他作用于中枢的药物的协同作用
	排除其他因素（如肺炎、睡眠呼吸暂停综合征）
尿潴留	脊髓中阿片受体激活导致膀胱壁松弛
	膀胱逼尿肌副交感神经活动增强
长期不良反应	
便秘	肠内阿片受体的激活影响胃排空，胃括约肌张力增加和蠕动减弱
	此时应考虑使用作用于外周 MOR 受体拮抗药
内分泌异常	直接影响下丘脑、垂体和睾丸内的阿片受体?
	影响下丘脑对促性腺激素释放激素的释放

（一）选择性阿片类药物

1. 曲马多

曲马多是一种合成的吗啡和可待因的类似物，被美国 FDA 批准用于治疗成人中至重度疼痛。其剂型包括常释片、缓释片和缓释胶囊。曲马多具有不

同于与其他阿片类药物的特殊作用机制和药理作用，激活包括阿片类、去甲肾上腺素和 5-HT 受体，并对疼痛信号通路中转导分子产生调节作用。曲马多的镇痛作用主要依赖于活性代谢产物（M_1）。峰浓度（C_{max}）约在口服后 2h 出现，$t_{1/2}$ 为 5～6h，生物利用度为 68%～84%。曲马多及代谢产物主要经肾脏排泄（90%），其余经粪便排出（10%）。正因为曲马多经过肝脏代谢及肾脏清除，这些系统损害时需要调整用药剂量。

曲马多在与推荐剂量范围内的 5-HT 类抗精神病药联用时，可能诱发 5-HT 综合征，包括氟西汀、帕罗西汀、舍曲林、文拉法辛、米氮平、西酞普兰、安非他酮和奥氮平。某些 5-HT 类抗抑郁药（如帕罗西汀、氟西汀）可抑制 CYP2D6，提升曲马多的血浆浓度，进而增加 5-HT 综合征的发生风险。需要注意的是，正在使用或停用 MAOI 不足 14 天为曲马多的使用禁忌[92]。曲马多的不良反应多种多样，最常见的是恶心，还有眩晕、头晕、呕吐、疲倦、便秘、出汗、口干和镇静。使用曲马多后引起癫痫发作的原因尚不清楚。目前的随机对照试验中仅有低质量的证据提示，曲马多能够缓解成年癌症患者的疼痛[93]。

2. 他喷他多

他喷他多是一种中枢性镇痛药，被认为是首个新型双通道（MOR-NRI）作用药物，单一分子可同时激活 μ 阿片受体并抑制去甲肾上腺素再摄取[94]。由于他喷他多的蛋白结合力有限，无活性代谢产物或对微粒体酶的显著抑制、诱导作用，几乎不会发生药物相互作用[95]。其生物利用度接近 32%；常释剂型的 $t_{1/2}$ 为 4h，缓释剂型接近 5～6h。他喷他多具有中等的 MOR 激动活性，显著的 NA 再摄取抑制作用，轻度的 5-HT 再摄取抑制作用。有关慢性严重疼痛的临床研究提示，与羟考酮、氢吗啡酮、芬太尼、羟吗啡酮和吗啡相比，他喷他多具备等效或更强的急慢性疼痛缓解作用，同时胃肠道不良反应（恶心、呕吐、便秘）发生率显著低于芬太尼、吗啡、氢吗啡酮和羟吗啡酮[96]。在有限的癌痛治疗数据中，其缓解疼痛能力和不良反应发生率与吗啡、羟考酮相当，最常见的是胃肠道不良反应（恶心、呕吐、便秘）[96]。

3. 氢可酮

氢可酮是一种全阿片受体激动药，对 μ 受体有相对选择性，高剂量时也能激活其他阿片受体（δ 和 κ）[97]。人体药代动力学研究发现，CYP 酶系统介导氢可酮转变为初级代谢物去甲氢可酮，进一步变为次级代谢物氢吗啡酮。也有研究者提出氢可酮属于一种前体药，需代谢为氢吗啡酮发挥治疗作用，疼痛缓解效果与血浆氢吗啡酮浓度相关，而非氢可酮自身浓度[98]。常释型氢可酮目前为合剂形式（与对乙酰氨基酚、布洛芬联用），单一氢可酮仅有缓释剂型。氢可酮还作为止咳药用于成人咳嗽。在部分患者中，氢可酮的镇痛效果会出现很大差异甚至可能无效，可能是个体 CYP2D6 多态性导致[99]。在肿瘤患者中使用氢可酮的数据有限。低剂量氢可酮（25mg/d）与曲马多（200mg/d）相比，在慢性癌痛患者中未表现出更优的镇痛效能，但使用曲马多与氢可酮相比有更多轻度不良反应[100]。

4. 美沙酮

目前在售的美沙酮为其 2 种外消旋体混合物，即 L- 美沙酮（药理活性异构体）和 D- 美沙酮。L- 美沙酮在人体的效能是 D- 美沙酮的 8～50 倍，被认为是美沙酮镇痛作用的最主要来源。由于分布容积大、半衰期长，美沙酮容易在脂肪组织蓄积，重复用药之后尤为明显。其血浆蛋白结合率为 60%～90%，口服后生物利用度在 70%～90%。口服后达峰时间（T_{max}）平均在 2.5～4.4h。美沙酮半衰期平均约为 24h，但个体的脂肪组织组成差异可导致其半衰期范围在 8～120h 之间不等。正因为其半衰期长，呈双相清除，通常需要长达 10 天方可到达稳定血清浓度。在肾脏、肝脏功能不全或透析患者中应用时无须调整剂量。美沙酮首先经 N- 去甲基化代谢为无活性产物。CYP 酶系介导了美沙酮向 EDDP 或其他无活性产物的转变，随后这些产物主要经肾脏排泄。这些酶当中，CYP3A4 同时参与其他药物的代谢，包括苯二氮䓬类、钙通道阻滞药、大环内酯类抗生素、抗惊厥药（卡马西平）。这一酶的活性会被酮康唑、氟西汀、西柚汁（大量服用）显著抑制。由于 CYP3A4 可被诱导表达，其他依赖 CYP3A4 代谢的药物会因此出现相互作用。美沙酮的血浆浓度也会受此影响，即在 CYP3A4 酶的诱导药作用下浓度降低，抑制药作用下浓度升高（表 33-10）。

（二）管理美沙酮的心脏影响

NMDA 受体拮抗药对美沙酮药效的影响尚不明确。尽管美沙酮阻断 NMDA 受体的能力在动物模型中已得到证实[101]，常规剂量下是否有临床意义尚不清楚。对这一指征，仅有较少的研究提供了低质量

表 33-10 药物对美沙酮血药浓度和 QTc 间期的影响

药物名称	是否影响美沙酮血药浓度	是否影响 QTc 间期
抗生素、抗真菌类药物		
环丙沙星	√	
克拉霉素	√	√
红霉素	√	√
酮康唑	√	
氟康唑	√	
利福平	√	
抗惊厥药		
卡马西平	√	
苯妥英	√	
抗精神病药		
喹硫平	√	√
苯二氮䓬类药物 /Z 类药物		
阿普唑仑	√	
地西泮	√	
劳拉西泮	√	
咪达唑仑	√	
三唑仑	√	
佐匹克隆	√	
SNRI		
氟西汀	√	
氟伏沙明	√	
奈法唑酮	√	
帕罗西汀	√	
舍曲林	√	
TCA		
阿米替林		√
地昔帕明		√
丙咪嗪		√
去甲替林		√

证据阐述其安全性和疗效[102]。在癌痛中应用美沙酮似乎可达到类似吗啡的镇痛效果[103]。现有经验认为，美沙酮作为是一种可用于疼痛管理的出色的阿片类药物，但应避免用于疼痛诉求快速变化的情形，此时阿片类药物剂量需要频繁调整（如未控制的癌痛）。另外，肿瘤治疗的许多药物（如酪氨酸激酶抑制药、5-HT 拮抗药类止呕药、单克隆抗体）同样延长 QTc。

丁丙诺啡

丁丙诺啡是一种半合成、高亲和力的 μ 受体部分激动药，κ 受体拮抗药镇静和呼吸抑制作用有天花板效应，但镇痛效果无临床相关的天花板效应[104]。其与阿片类受体的高亲和力使得药物与受体解离缓慢、活性延长。在使用其他结合亲和力较低的阿片类药物时，如果加用丁丙诺啡，可能会导致戒断反应。与其他阿片类药物不同，丁丙诺啡的呼吸抑制作用（作为部分激动药）存在天花板效应，但镇痛作用无此特点[105]。由来自未接触过阿片类药物的健康志愿者的研究资料提示，丁丙诺啡存在剂量依赖的呼吸抑制作用，在剂量进一步升高后趋于平稳[106]。同样，对比其他阿片类药物，丁丙诺啡抗痛觉过敏的作用显著，这可能来源于其对 κ 受体的拮抗特性[105]。在肝脏中，其普遍被 CYP3A4（主要代谢途径）经 14-N- 脱烷基化生成去甲丁丙诺啡，其中 50%～70% 由粪便排泄。给药方式包括经典的口服、舌下含服、经口颊黏膜给药和经皮给药。其通常与纳洛酮联用制成合剂，以防止药物滥用。丁丙诺啡舌下给药可以快速达到有效血浆浓度（起效时间为 30～60min，达峰时间为 90～100min）。口服剂型的丁丙诺啡生物利用率低，整片吞服时仅为静脉给药的 10%，为舌下含服的 30%～50%。经口颊黏膜给药时，丁丙诺啡的生物利用率是 46%～65%。低剂量时，丁丙诺啡仅部分激活 μ 受体。中等剂量时丁丙诺啡对阿片受体激动作用到达平台（天花板），此时任何剂量的增加都不太可能加强镇痛作用。而高剂量用药时，丁丙诺啡发挥阿片拮抗作用，反而会进一步削弱其镇痛作用[107]。慢性疼痛管理中，丁丙诺啡的作用仍有疑问，目前在该领域缺乏高质量、非偏倚的研究[108]。目前有两种丁丙诺啡制剂获 FDA 批准用于疼痛治疗，丁丙诺啡口颊膜贴剂（Belbuca^R）和丁丙诺啡透皮贴（Butrans^R）。透皮贴专为吗啡等效剂量（morphine equivalent doses，MED）低于 80mg/d 的患者设计，而经口颊黏膜给药适合 MED 高达

160mg/d 的患者。

丁丙诺啡在癌痛中应用的数据较少且质量偏低[109, 110]。其在肿瘤疼痛管理中的潜在优势包括给药方式较为多样，可能减少阿片相关呼吸抑制的风险，无 QTc 延长的作用（与美沙酮对比）。然而，应用丁丙诺啡可能使术后患者或合并严重黏膜炎症肿瘤患者的急性疼痛管理更为复杂，因为此时联用全 μ 受体激动药可能存在隐患。在围术期患者中是否能应用丁丙诺啡还尚未明确，对此也缺乏广泛的共识[111]。理论上，丁丙诺啡的呼吸抑制存在天花板效应，但其仍可对呼吸功能产生显著不良反应。一项综述曾报道，丁丙诺啡和吗啡用于管理急性疼痛时的呼吸抑制和镇静无明显差异[112]。仍有报道指出静脉误用丁丙诺啡或合用镇静药物（如苯二氮䓬类）后出现死亡。在滥用、误用或抗精神病药剂量增加的情况中，丁丙诺啡可导致严重的呼吸抑制[113]。此外，作为半合成阿片类药物，对 μ 受体高亲和力的丁丙诺啡拥有独特的药代动力学，增加了使用纳洛酮拮抗时的复杂性。

七、精神活性药物在肿瘤治疗中的应用

WHO 将影响认知等精神过程的物质定义为精神活性药物，包括合法和不合法物质[114]；精神活性药物可能兴奋或抑制中枢神经系统，改变运动功能、思维、行为、知觉、意识或情绪。表 33-11 列举了不同种类的常见肿瘤相关精神活性药物。

表 33-11 精神活性药物种类

药 物	举 例
非阿片类镇痛药	替扎尼定
抗抑郁药	阿米替林，去甲替林，曲唑酮
抗惊厥药	加巴喷丁
抗焦虑 / 镇静 / 催眠药	苯二氮䓬类
安眠药	Z 类药物（唑吡坦，扎来普隆，佐匹克隆）
肌肉松弛药	卡立普多，美索巴莫，替扎尼定，环苯扎林
兴奋药	右苯丙胺，赖右苯丙胺，哌甲酯
精神安定药	奥氮平，氟哌啶醇

多重用药导致的不良预后多见于至少需服用 4 种药物的患者[115]，在合并包括肿瘤在内的多种基础病的老年患者尤为常见[116, 117]。多重用药会增加药物相互作用、疾病药物相互作用和药物不良反应的发生风险。肿瘤治疗过程中发生药物相互作用的风险很高，因为治疗所需联用的药物非常繁杂[118, 115]，这一风险与患有肿瘤等合并疾病的老年患者相关[116, 117]。接受全身性用药治疗的癌症患者尤其容易发生药物相互作用风险。癌症患者经常同时使用多种药物治疗，包括细胞毒性药物、激素类药物、靶向药物和支持治疗药，以及用于治疗并发症的药物。阿片类药物与其他药物联合使用时产生的药物相互作用可导致镇静、呼吸抑制、其他中枢神经系统症状、镇痛效果减弱、阿片类药物戒断反应等问题[119]。吗啡的作用效果可能会受到其他药物或原发疾病引起的肾功能不全的影响。此外，其他具有镇静效果的药物可与阿片类药物产生药效的相互作用。最常见的是阿片类药物联合苯二氮䓬类药物可增强镇静效果。联用苯二氮䓬类药物是服用阿片类药物的患者发生药物过量致死的相关因素[120]，而且即使是低至中等剂量的阿片类药物，在与镇静催眠药联用时也会增加阿片类药物死亡风险[121]。与阿片类药物相关的中枢神经系统症状（除外镇静和呼吸抑制）还包括伴有或不伴有幻觉的兴奋型或抑制型谵妄、5-HT 毒性作用、肌阵挛、痛觉过敏、锥体外系症状、木僵和抗精神病药物恶性综合征。由于骨质疏松的风险增加和中枢神经系统抑制药的大量使用，癌症患者骨折的风险尤其高[122]。中枢神经系统抑制药可导致跌倒风险增加 47%[123]。而复合使用多种此类药物可能进一步增加跌倒风险[124]。

适应障碍、重度抑郁障碍和焦虑障碍是癌症患者中最常见的合并精神疾病，即使患者实现长期生存，此类疾病也可能迁延不愈[125]。轻度神经认知功能障碍可继发于化疗或化疗联合放疗，可导致记忆力、注意力、专注力、学习功能、计算能力和视觉空间感知障碍[126]。一项荷兰地区 2012 年研究结果表明，与对照组相比，癌症组的患者使用各种处方类精神活性药物的频率更高[127]。此外，精神活性药物还可能会用于治疗癌症患者的非精神性异常的主诉，如疲劳、失眠和疼痛。精神活性药物会影响神经认知功能。TCA[128, 129] 和 SSRI[130] 均可损害非抑郁

状态成人的持续注意力和记忆力。抗惊厥药物不仅损害癫痫患者的认知功能，也可能对健康成人的注意力、记忆力和精神运动速度等认知能力产生不良影响[131]。上述效果可表现为剂量依赖性[132]，提示这些药物对特定的神经认知过程有直接作用。据报道，抗抑郁药、抗惊厥药、中枢神经系统兴奋药和神经安定药物等，与幼年时期罹患癌症后长期存活的成年患者的多个神经认知功能区域受损有关[133]。所有精神活性药物中，中枢神经系统兴奋药与工作效率、组织能力和记忆力受损关联最大[133]。镇静效果、精神紊乱和谵妄是所有抗精神病药物常见的不良反应。苯二氮䓬类和Z类药物（一类用于治疗失眠的药物，如唑吡坦和佐匹克隆）通常用于治疗癌症患者的睡眠障碍、焦虑、烦躁和呼吸困难等症状。苯二氮䓬类药物的不良反应包括精神错乱、嗜睡、健忘和共济失调。抗抑郁药物作用在癌症患者抑郁治疗方面的影响尚不清楚。在肿瘤患者中使用抗抑郁药物时应尽量考虑个体化用药，并且应参考一般人群中至重度抑郁患者的抗抑郁药物疗效进行用药选择，因为来自确诊抑郁患者的数据提示SSRI具有较高的安全性[133, 134]。

对于某些癌症患者群体，用药数量从癌前基线水平到积极治疗阶段均呈现普遍增长趋势，随后在第1年生存期内稍有下降，但仍高于癌前基线水平[135]。多重用药现象在晚期癌症患者很普遍，使用处方药的中位数和平均数可达3～9种[136]。多重用药现象在老年癌症患者（65岁及以上）更普遍。在一项纳入5950名大量使用阿片类药物治疗转移癌的退伍军人研究中，64%患者均使用抗抑郁药物，38%患者使用3种或3种以上的精神类药物[137]。多重用药现象在接受化疗的老年肿瘤患者中更应引起重视，因为他们比未患癌的老年人更容易受到药物不良反应的影响[138]。美国老年病学会Beers标准是评估老年人药物使用合理性的工具，已被美国老年病学会所认可[139]。Beers标准给出了一系列在多数情况或是某些疾病状态等特定情况下，可能不适用或是最好避免用于老年人的药物。这一评价标准适用于在门诊、急诊和福利院中接受治疗的65岁及以上的老年患者，但不适用于临终关怀和姑息治疗。Beers标准主要由五大指南构成：对大多数老年人均不适用的药物；对某些特定疾病的患者可能不适用的药物；慎用的药物；应尽量避免的可能具有重要临床意义的药物相互作用；根据肾功能水平应该避免使用或应减量的药物。这些标准中所提到与肿瘤疼痛相关的药物包括TCA（避免使用）、抗精神病药物（避免使用，化疗期间作为止吐药的短期使用除外）、巴比妥类药物（避免使用）、苯二氮䓬类药物（避免使用）、Z类药物（避免使用）、甲氧氯普胺（避免使用，除非用于胃轻瘫，并且使用时间不超过12周，罕见病例除外）、非甾体抗炎药（避免长期使用，除非其他替代药物无效，患者可以服用胃黏膜保护药物）、肌肉松弛药（避免使用）。为避免药物之间相互作用，应避免阿片类药物与苯二氮䓬类药物同时使用，以及避免阿片类药物与加巴喷丁类药物同时使用（除非需将主要用药由前者调整为后者）。复合使用3种或3种以上中枢神经系统药物（抗抑郁药、抗精神病药、苯二氮䓬类药物、非苯二氮䓬类的苯二氮䓬受体激动药催眠药、抗癫痫药和阿片类药物）会增加跌倒的风险（与上述所有药物均相关），减少中枢神经系统活性药物复合用药的数量可以预防骨折发生（主要与苯二氮䓬类和非苯二氮䓬类的苯二氮䓬受体激动药催眠药有关）。既往有跌倒或骨折病史的患者应避免使用SNRI。还需注意的是，阿片类药物与苯二氮䓬类药物或加巴喷丁类药物联用时可能会产生严重危害。

肿瘤患者经常使用苯二氮䓬类药物控制及治疗常见癌症后遗症，如焦虑和化疗相关的恶心症状。在挪威，持续或大剂量使用阿片类药物的长期癌症幸存者（>10年）也可能被开具苯二氮䓬类或类苯二氮䓬镇静催眠药的处方[140]。苯二氮䓬类药物与阿片类药物复合使用可能出现严重问题。与单用阿片类药物相比，阿片类与苯二氮䓬类联用可增加死亡风险，急诊就诊率[120]和住院率[141]。FDA在两类药物的说明书上均标记了黑框警告，提醒患者和医务人员，此类药物的联用存在潜在风险。

八、阿片类药物泛滥与癌痛

阿片类药物泛滥将在第50章与第51章详细阐述。广泛的处方类阿片药物滥用与非法途径来源的阿片类药物骤升共同导致泛滥的发生[142]。药物处方开具不合理或过量、处方类阿片药物滥用与挪用、二乙酰吗啡的再次流行、违禁药品滥用，以及违法生产芬太尼等高效能合成阿片类药物都可能是促进这一问题的重要原因。阿片类药物过量致死的人数也在显著增加。与阿片类药物过量高风险相关的可识别因素包括：既往药物过量史，任意特殊物质成瘾史（尤其是酒精、苯二氮䓬类药物或阿片类药物），以及与呼吸抑制相关的合并疾病或是联用任何具有呼吸抑制效果的药物，如苯二氮䓬类和镇静催眠药物[143]。阿片类药物滥用是一个错综复杂的难题，并且并不仅仅与阿片类药物有关。精神心理异常、遗传因素、环境因素与生活方式等都可能对其有所影响。阿片类药物滥用与误用也可能由多种因素导致，包括自行服药、奖励性用药、成瘾导致强迫性用药和以牟利为目的的非法药物挪用[144]。在一项纳入了 568 640 例患者的 Meta 分析中，纳入了首次确诊任意类型慢性非癌性疼痛且此前 6 个月没有使用阿片类药物的患者。其中持续服用（3 个月及以上）低剂量（MED 1～36mg）阿片类药物的患者出现阿片类药物使用障碍的风险比为 14.9，而持续服用高剂量（MED 120mg 以上）阿片类药物的患者的风险比为 122.45，其中，与每天用药量相比，用药持续时间对 OUD 的发生影响更为显著[145]。相关政策也由此进行了调整，包括美国 HHS 发布的疼痛管理最佳实践跨机构组织报告[146]与美国 CDC 指南中的推荐意见[78]，都为慢性疼痛治疗中阿片类药物开具提供了最佳实践建议。对于慢性非癌痛治疗，多数推荐意见都认为针对此类疼痛开具阿片类药物需非常谨慎。

目前公共与医疗卫生机构发布的信息都强调，在癌痛患者中阿片类药物成瘾或滥用的情况非常罕见。接受阿片类药物治疗的癌症患者中，阿片类滥用的发生率尚未明确。目前已发表的数据多来源于非肿瘤性疼痛。姑息治疗诊所患者与一般癌症患者的特殊物质滥用的数据也较少。Barclay 等[147]发现，若依据当前的阿片药物风险评估工具，有超过 40% 的确诊癌症患者属于中 - 高风险阿片类滥用人群，其中有 62% 的风险人群经过尿液药物筛查后至少有一项异常指标。然而，大部分临终关怀与姑息治疗机构都没有设立面向所有患者进行筛查的特殊物质滥用或药物挪用的相关管理政策或上报体系[148]。与肿瘤发生与转移相关的背景因素错综复杂，包括肿瘤生物学行为的异质性、多种药物联用、疼痛、阿片类镇痛药的应用、社会心理因素，在此基础上分析单个因素对生存率的影响非常困难。我们应该认识到，癌症患者并非完全不会出现异常的阿片类药物或特殊药物使用行为。持续性焦虑、财务压力大和既往酒精成瘾或有违禁药物滥用史的患者都是出现异常使用行为的高危人群[149]。阿片类药物泛滥的解决途径非常复杂，其中很大一部分工作重点放在监管医师开具处方的习惯，以及管理患者获取阿片类药物的途径上[150]。尽管出发点很好，但这些监管方式可能会无意中营造出遏制癌症患者与存活患者获取阿片类镇痛药物的环境。阻止重度癌痛的患者获取阿片类药物可能会引发严重的伦理影响。临床医师应着重考虑晚期癌症患者的异常阿片类用药问题。如果不开展针对阿片类药物误用或滥用的筛查，几乎无法发现与管理这类难题。标准的警戒方式应包括对所有患者进行阿片类滥用风险评估，监督患者依从性，管理已知患者合并的所有心理性或精神性异常表现，并监管与药物相关的异常用药行为[151]。一旦发现问题，为了继续肿瘤治疗，应依据标准临床指南进行管理。然而，肿瘤性疼痛的动态发展与多变性质让这一类管理显得尤为困难[149]。

预防阿片类过量

美国国内的阿片过量泛滥与阿片类药物处方开具数量增加及广泛的药物滥用有关[152]。长期阿片类药物治疗带来了显著的社会风险，包括车祸事件、导致睡眠障碍的呼吸异常、意外药物过量[153]。所有使用阿片类药物的患者都有药物过量风险。可能提高药物过量风险的因素包括肝肾等重要器官终末期疾病导致药物清除障碍，肺部疾病、导致睡眠障碍的呼吸方式、精神心理药物的联用。可以增加此类患者安全性的措施包括对患者进行筛查与风险分层评估，患者教育与社区教育，合理的疼痛管理外展服务，用药回顾或用药方案管理，药物安全存储与分发知识科普，纳洛酮或阿片类过量急救包的发放及其使用的培训。处方监管系统（prescription monitoring programs，PMP）可以评估患者既往用药情况（包括Ⅱ级与Ⅲ级用药）。然而，并不是所有的精神心理用药都在这一系统的监管之内。另外，这一系统也无法明确患者是否曾因物质滥用障碍而开具美沙酮。PMP 可明确医师的药物采购行为、苯二氮䓬类联用记录，以及患者未披露的其他来源阿片类药物的开具证据。药品废弃盒与社区组织的药品回收活动是处理家庭内未使用的阿片类药物（或其他管控药品）的另一种方式。OUD 的发生标志包括情绪反复无常和异常用药行为，如服药剂量超出处方规定剂量，因为镇痛之外的原因使用阿片类药物，频繁的药物丢失或提前补充药物。已有几项针对异常阿片类药物滥用的筛查工具被应用于临床（见第 51 章）。

开具处方的医师必须谨慎权衡任何涉及阿片类药物使用潜在益处与其相关不良事件与药物过量之间的利弊。如果患者需要长期服用阿片类，应获取其知情同意。已确诊或可能出现 OUD 的患者应接受专业成瘾戒断诊疗团队的个体化治疗。随着肿瘤诊疗内容的发展，将疼痛与特殊物质使用障碍纳入统一管理模式可能更为理想。最佳的情况是，对于接受慢性阿片类药物治疗的患者，我们应设计一个严谨的治疗框架来为其随时提供服务。阿片类药物的开具应以改善患者功能为目的（这一目标因人而异），而并非仅是为了降低疼痛评分。慢性疼痛患者中阿片类药物剂量爬坡试验与数字化疼痛评估量表得分的改善并不相关[154]。在再次开具药物之前，应对患者的疼痛程度、功能状态、用药安全性及其他相关信息进行全面评估。患者应能够提供服药片数信息，并且应从每一张处方都能明确特定的服药日期。要对 PMP 内的药品记录信息进行定期核查，并应用质谱法尿液药物检测，每天查验尿液中阿片类药物的 MME。这一综合监管框架需要投入大量人力，并且显而易见的是，很难在每一例患者中都做到完全实施。然而，我们仍认为很有必要采用此类手段，以确保此类患者持续使用阿片类药物的安全性，使其从中获益。

九、癌性疼痛的静脉注射治疗

利多卡因是一种酰胺类局部麻醉药，能够抑制电压门控钠通道，可逆性阻断动作电位传播，但目前尚不清楚其确切的镇痛机制。临床前和临床证据均表明静脉注射利多卡因在急性和慢性疼痛治疗中有抗痛觉过敏的作用，通过输注利多卡因可减少慢性神经病理性疼痛的自发性疼痛、触发痛和痛觉过敏[155]。大多数研究主张利多卡因初始剂量 1～2mg/kg，然后持续输注剂量为 2～4mg/(kg・h)，使其血浆浓度达到 1～3μg/ml[156]。在非癌性神经病理性疼痛的临床试验中，利多卡因和口服类似物（美西律、妥卡尼）的安全性被认为要优于安慰剂[157]。其与癌症相关的疼痛的证据相对更为有限，而且在使月建议方面存在很大差异。Sharma 等[158]研究提示，在 50 例出现阿片类药物耐受的癌症患者中，将 2mg/kg 利多卡因单次“弹丸式”注射后，再继续以 2mg/kg 持续性静脉泵注 1h 以上，从首次注药开始，疼痛持续缓解时间平均可达 9.34 ± 2.58 天[158]。这一方法中所观察到的药物不良反应有耳鸣、口周麻木、镇静、头晕和头痛。这些不良反应都是自限性的，仅有一例患者需要进行干预。然而，全身性使用利多卡因在肿瘤相关疼痛治疗中的作用尚未明确。在癌痛治疗中，能让患者获益且维持镇痛效果的所需要达到的利多卡因用药频率，目前也没有定论。

氯胺酮是一种 NMDA 受体拮抗药，在亚麻醉剂量可减轻各种慢性疼痛和神经病理性疼痛[159]。一篇 2017 年的 Cochrane 综述认为尚无足够的证据表明氯胺酮（无论是鞘内给药、静脉注射和皮下注射）可以辅助阿片类药物治疗癌症疼痛[160]。在这篇综述中，“弹丸式”静脉推注氯胺酮使 40% 的参与者产生幻觉。在行快速剂量爬坡试验至高剂量（500mg）的氯胺酮皮下注射研究中，氯胺酮组的不良事件发生率几乎是对照组的 2 倍。最常见的不良事件是困倦、醉酒感、恶心 / 呕吐、幻觉、人格解体 / 现实解体和嗜睡[161]。在一项采用皮下注射氯胺酮（3 种剂量组依次为 100mg/24h，300mg/24h，500mg/24h，为期 5 天）治疗癌痛的随机双盲研究中，Hardy 等[162]报道 NNT 为 20 例，NNH 为 6 例，提示氯胺酮作为辅助药物没有临床获益。目前皮下注射或静脉注射氯胺酮尚未被证明对癌性疼痛有效。

十、癌性疼痛的鞘内注射治疗

鞘内注射治疗将在第 72 章详细阐述。鞘内治疗指将药物直接注入于脑脊液，直达中枢神经系统受体所在位点。给药方式可为弹丸式注射或持续输注给药。药物输送途径包括外置导管系统（经皮或经皮下隧道），全植入式鞘内泵（经植入导管通往鞘内空间的皮下电子泵），或通过脑室内设备进入脑室系统，如 Ommaya 储液囊。通过 Ommaya 储液囊给药通常用于抗肿瘤治疗，大部分脑室内吗啡注射经验起源于 20 世纪 80—90 年代[164]。这一给药途径通常不用于治疗癌性疼痛。最常用于鞘内注射的药物包括阿片类药物和布比卡因。与硬膜外给药相比，鞘内注射治疗具有较好的镇痛效果和较低的治疗失败率[165]。尽管植入给药系统被提倡用于治疗癌性疼痛[166]，我们不建议在正在积极治疗肿瘤的患者中使用该系统。复杂的植入过程，药物剂量调整和泵内药物补充等管理困难，以及在低血小板计数的免疫力低下患者中的潜在安全问题都非常棘手。Nitescu 与 Sjoberg 等提倡的外置导管注药系统鞘内注射布比卡因具有治疗顽固性疼痛的潜力[167–173]。这种系统可以方便地调节和滴定鞘内布比卡因剂量。然而，经此类注药系统输注布比卡因通常会导致明显的活动功能限制，同样不适用于正在积极治疗肿瘤的患者。

十一、椎体充填扩张术（椎体成形术、后凸成形术）

转移性脊柱肿瘤及原发性脊柱肿瘤（如多发性骨髓瘤）均可引起疼痛性椎体压缩性骨折。此类疾病产生的疼痛可能需要手术治疗或抗肿瘤治疗，如放疗。保守镇痛治疗无效果，或不接受手术治疗、放疗等顽固性疼痛患者，无椎体充填扩张术禁忌证，也许可以通过这项技术获益。一项系统性回顾了 3391 篇文献的综述筛选出了 111 篇临床报告（4235 例患者），分别评估了椎体成形术（78 篇临床报告，2545 例患者）或后凸成形术（33 篇临床报告，1690 例患者）对脊柱原发性或转移性肿瘤、多发性骨髓瘤或血管瘤患者的治疗疗效，得出结论，椎体充填扩张术可以显著降低疼痛强度，减少阿片类药物需求，改善功能性活动障碍[174]。在肿瘤治疗中，该手术最常被用于治疗多发性骨髓瘤相关的骨折或类固醇治疗引起的骨折。国际骨髓瘤工作组（International Myeloma Working Group，IMWG）的一份共识声明建议，如果骨髓瘤患者的骨折部位有明显疼痛，并且神经系统不受损害，排除禁忌后应在 4～8 周内进行椎体充填扩张术。由于骨髓瘤患者易发生多处骨折，每次骨折的处理数量应限制在 3 个以内[175]。长期（>6 个月）使用类固醇可能导致骨质疏松，增加（椎体和非椎体）骨折风险[176]。间断口服大剂量类固醇治疗，患者骨折风险也会增加[177]。椎体充填扩张术在治疗急性或亚急性骨质疏松性椎体骨折中存在争议，并没有得到一致的共识[178, 179]。

十二、自主神经丛阻滞 / 毁损术

此类技术主要包括腹腔神经丛与浅表腹壁神经丛毁损术。与全身性药物镇痛治疗相比，腹腔神经丛阻滞在治疗肿瘤相关的难治性腹腔内脏疼痛，尤其是与胰腺癌相关疼痛方面的作用已被证实[180, 181]。目前已有多种技术被应用于腹腔神经丛的神经毁损。当肿瘤累及腹腔干时，可能会同时累积腹腔神经丛，此时仅对腹腔神经丛进行选择性毁损无法完全切断相应的痛觉感受神经丛[182]。在这种情况下，首选的神经毁损技术是双侧膈脚后间隙胸内脏神经毁损术[183–185]。Plancarte[186]介绍了浅表腹壁神经丛阻滞可用于治疗盆腔内脏慢性癌性疼痛。尽管该神经丛阻滞应用于盆腔癌痛治疗时被认为相对安全，但仍需要大量的前瞻性研究来确定其在癌痛治疗的有效性[187, 188]。这两种神经阻滞只会影响伤害性质的内脏疼痛，不影响来源于躯体的疼痛或源于神经性疾病的疼痛。例如，对侵犯盆腔侧壁（躯体）或累及神经丛（如骶丛）的盆腔肿瘤患者实施浅表腹壁神经丛阻滞可能无效。

结论

治疗癌痛最有效的方法是明确诊断导致疼痛的主要病因。这一对因治疗（相对于对症治疗而言）的疼痛管理模式着重关注疼痛来源。在癌痛患者中，应围绕疼痛来源开展相关治疗（不一定局限于药物治疗）。可选的治疗手段主要包括外科手术治疗、化疗与放疗。实现长期生存的患者的疼痛管理同样非常复杂，并且不可直接套用慢性非癌痛的管理模式。癌痛治疗不足在过去的 30 年中一直是一大难题[9, 189, 190]。我们应牢记，治疗癌痛是一种人道主义体现。癌痛可显著地影响患者的生活质量，使其在躯体、心理及社交上出现各种问题。在癌症患者的治疗过程中，需要由参与治疗的专业医疗成员来对患者进行宣教，使其认识到癌痛的复杂性，并能学习到以改善功能和总体生活质量为目的的疼痛管理方法。目前阻碍有效癌痛管理的常见问题主要包括对药物成瘾的担忧和药物耐受，阿片类药物的不良反应也是一大问题[191]。这些问题在当前人们担忧阿片类药物会被过度使用的时代背景下尤其显得困难重重。总体而言，肿瘤性疼痛的管理方法应着眼于对因镇痛的模式，主要关注常规疼痛评估，联合使用药物与非药物性干预手段，并在用药后持续、及时地对患者与疗效进行反复评估。一旦出现新的疼痛主诉，必须及时进行评估，并适当调整治疗方案。肿瘤医疗体系中，我们需要建立一个基础的支持性疼痛管理框架，使其能在肿瘤患者的治疗过程中提供纵向的医疗支持。

要 点

- 尽管癌痛发生率在实现长期存活的肿瘤患者中依然居高不下，对癌痛的治疗不足是当前一大难题。
- 癌痛管理的指导原则是：以提高患者功能为核心，在此基础上尽量实现疼痛强度的下降。
- 充分的癌痛治疗依赖于对疼痛潜在病因与加重因素的准确诊断。
- 药物治疗是癌痛的主要治疗方法，但放疗、麻醉药物、神经外科手术治疗、心理治疗、物理治疗、精神疗法与社会干预在充分的癌痛管理中都扮演着重要角色。
- 阿片类药物被广泛用于中至重度癌痛的治疗，但对阿片类药物的反应存在较大的个体差异。因此临床医师应熟悉不同的阿片类药物特点，借此制订合理的癌痛管理方案。
- 同时联用多种精神活性药物可能会带来危险。应该在多次评估的基础上，及时停用一切非必需或疗效差的药物，以防治疗方案偏离最初目的，即应用阿片类药物来提高患者的功能。
- 负责任的阿片类处方管理在癌痛治疗中至关重要。

第 34 章　神经病理性疼痛相关综合征的评估和治疗
Evaluation and Treatment of Neuropathic Pain Syndromes

Christopher M.Lam　Andrea L.Chadwick　Robert W.Hurley　著
李双双　译　　李文献　校

神经病理性疼痛是指不同病理生理机制所致、具有不同临床表现的疼痛综合征的总称。“神经病理性疼痛”囊括的诸多病症中，尽管大多具有共同的潜在伤害性感受机制，如神经元过度兴奋等，但并不能推及所有神经病理性疼痛疾病。这可能在一定程度上解释了为什么常规镇痛药物对大多数神经病理性疼痛相对有效，但总有特殊病例，似乎对传统的“神经病理性疼痛”的治疗反应较差。目前国际上已成立专门小组旨在进一步开展“神经病理性疼痛”的不确定性研究，并制订有利于临床实施且能够包括特殊疾病的神经病理性疼痛的定义和诊断标准（框 34–1）[1]。这项工作将会使未来神经病理性疼痛的研究方法更为简洁，特定疾病相关疼痛的治疗更为有效。

框 34–1　神经病理性疼痛的最新定义

IASP 定义 [323]，2017

- 躯体感觉神经系统的损伤或疾病导致的疼痛

修订的研究和临床定义 [1]，2007

- 由躯体感觉神经系统的损伤或疾病所直接引起的疼痛

IASP. 国际疼痛研究协会

本章重点介绍 IASP 定义的常见神经病理性疼痛。包括带状疱疹后神经痛、糖尿病周围神经病变（diabetic peripheral neuropathy，DPN）、HIV 导致的痛性神经病变和化疗所致周围神经病变。按照以往神经病理性疼痛的定义，复杂区域疼痛综合征不属于神经病理性疼痛的范畴，但是因其本质上会带来可塑性伤害感受，临床上仍然按照神经病理性疼痛进行治疗，因此本章亦对其进行了讨论。

一、复杂区域疼痛综合征

复杂区域疼痛综合征分为Ⅰ型和Ⅱ型，追溯该疾病命名的历史，可以反映出对其临床表现进行观察及对其病理生理机制进行探索的过程。1864 年，美国内战期间战地外科医生 Silas Weir Mitchell 发现，士兵在枪弹伤愈合后出现烧灼样疼痛和肌肉萎缩[2]，他将其命名为“causalgia”，即灼性神经痛，源于希腊语单词 kausis（灼伤）和 algos（疼痛）。1900 年，外科医生 Paul Sudeck 在德国外科大会上报道了这种综合征不仅是最初创伤的延续，炎症反应也参与其中[2]。“Sudeck 营养不良”即是为了纪念他而进行的命名。半个世纪以后，有研究发现交感神经系统阻断治疗可以进一步缓解这类患者的疼痛症状，因此，Evans 将该综合征重新命名为“反射性交感神经营养不良”[3]。然而，后续报道中发现越来越多的病例没有伴随神经营养障碍、未见交感神经参与或缺乏交感反射参与的证据。为了更好地阐明和统一该疾病的诊断标准，IASP 在 1993 年召开的会议上将其命名为“复杂区域疼痛综合征”，并于次年公布[4]。CRPS Ⅰ型和Ⅱ型最常用的临床诊断标准特异性低，但敏感性高，导致了对于此类疼痛综合征的过度诊断[5]。此疾病诊断标准的缺陷导致很难获得准确的 CRPS 流行病学数据，从而进一步限制了其病理机制的探索研究。直至 2007 年，新的研究标准公布（即业内熟知的 Budapest 标准），其囊括了 CRPS 患者的客观体征（框 34–2）[6]，具有良好的特异性和敏感性。虽然此项标准最初是因研究目的而设定，但后期经过修订，亦可同时应用于临床患者的诊断和试验研究。

框 34-2 IASP 与 Budapest CRPS 诊断标准的差异

IASP CRPS 诊断标准 *

- 存在原发的伤害性事件或制动的病因
- 与原发的伤害性刺激不成比例的疼痛、触诱发痛或痛觉过敏
- 疼痛区域存在水肿、皮肤颜色变化、血流异常或汗液分泌异常
- 排除其他能够解释疼痛或功能障碍的诊断

Budapest CRPS 诊断标准

- 存在持续与原发伤害性刺激不成比例的疼痛
- 至少具有以下四项体征中的三项，每一项中至少一个综合条件
  - 感觉：感觉过敏、痛觉异常
  - 血管舒缩：皮温不对称、颜色改变
  - 汗液分泌 / 水肿：水肿、汗液分泌改变、汗液分泌不对称
  - 运动 / 营养：活动范围减少、运动功能障碍（震颤、无力、肌张力障碍）、营养改变（头发、指甲、皮肤）
- 至少具有以下四项体征中的两项及两项以上，每一项中至少一个符合条件
  - 感觉：感觉过敏、触诱发痛或关节运动诱发疼痛
  - 血管舒缩：皮温不对称、皮肤颜色改变
  - 汗液分泌 / 水肿：水肿、汗液分泌改变、汗液分泌不对称
  - 运动 / 营养：活动范围减少、运动功能障碍、营养改变
- 排除其他能够解释疼痛或功能障碍的诊断

Budapest 临床标准 [6, 42]

- 至少要满足四种症状中的三种，每种症状中至少一种符合条件
- 至少要满足四种体征中的两种以上，每种体征表现中至少一种符合条件

Budapest 研究标准

- 在所有四种症状类别中至少一种症状
- 在两种或两种以上体征类别中至少一种体征

*. 如果没有任何重大神经损伤，即诊断为 CRPS Ⅰ型；如果有神经损伤的证据，诊断为 CRPS Ⅱ型

CRPS. 复杂区域疼痛综合征；IASP. 国际疼痛研究协会

（一）病理生理学

CRPS 包括Ⅰ型和Ⅱ型（框 34-3），两者区别明显。CRPS Ⅱ型患者存在明确的神经损伤，而Ⅰ型患者有组织损伤，但是无确切可见的神经损伤。两种类型的 CRPS 共同特点是严重程度和原发性损伤均不成比例。此外，症状倾向于在受累侧肢体的扩散，不局限于特定神经支配区域。CRPS 的典型表现是剧烈灼痛，并伴随痛觉过敏或触诱发痛。它可能与局部水肿和自主神经受累有关，如皮肤颜色的变化和汗液分泌异常，受累区域皮温的升高或降低。受影响部位的皮肤、毛发和指甲可能发生营养改变（框 34-3）。其病理生理学机制至今尚未完全明确，目前认为三大核心机制参与了 CRPS 的发生发展：躯体感觉异常、感觉通路异常和交感神经系统的受累。

框 34-3 CRPS Ⅰ型和 CRPS Ⅱ型的区别

CRPS Ⅰ型（反射性交感神经营养不良） *

- 存在原发的伤害性事件或制动的病因
- 与原发的伤害性刺激不成比例的持续性疼痛、触诱发痛或痛觉过敏
- 病程中疼痛区域存在水肿、皮肤血流变化或汗液分泌异常
- 排除其他能够解释疼痛或功能障碍的诊断

CRPS Ⅱ型（灼性神经痛） †

- 神经损伤后出现的持续性疼痛、触诱发痛或痛觉过敏，不一定局限于受损神经的分布区域
- 病程中疼痛区域存在水肿、皮肤血流变化或汗液分泌异常
- 排除其他能够解释疼痛或功能障碍的诊断

CRPS. 复杂区域疼痛综合征

*. 必须满足 2～4 个标准

†. 必须满足所有三个标准

1. 躯体感觉异常

上肢或下肢的原发性损伤是 CRPS 的重要触发因素。研究表明，即使没有发现神经损伤，受累肢体的皮肤神经分布也会发生变化。Albrecht 等进行的一项研究结果发现，取自 CRPS Ⅰ型患者患肢的皮肤活检样本中，C 纤维和 A 纤维密度低于健肢，进而导致患肢感觉障碍[7]。大脑可塑性是与躯体感觉异常有关的另一个重要因素，研究表明，CRPS 的患侧躯体感觉皮质活性减少[8]。这些患者还会由于躯体感觉重组而出现触觉错位，其与痛觉过敏直接相关[9]。初级感觉（primary somatosensory，SI）皮质的变化是痛觉依赖性的，而且研究证实其在疼痛恢复后是可

逆的[10]。最近，Azqueta-Gavaldon 等发表的一项研究表明，20 名由于慢性 CRPS（疼痛时间>6 个月）而导致感觉和运动障碍的患者接受了包括 fMRI 在内的一系列测试，结果均显示患者的双侧壳核灰质减少。他们推测，壳核的改变可能与慢性 CRPS 患者的疼痛和运动障碍相关[11]。

2. 感觉通路异常（中枢敏化和外周敏化）

当不断产生的疼痛刺激中枢神经，痛觉感知增强而出现中枢敏化。P 物质和缓激肽等神经肽在伤害性刺激下释放，并激活 NMDA 受体，导致痛觉过敏和痛觉异常[12]。长期暴露于这些神经肽环境中可能会影响和重塑正常的神经解剖结构。胶质细胞（即小胶质细胞和星形胶质细胞）是具有免疫活性的中枢神经系统细胞，在组织损伤后被激活。将 1 具 CRPS 患者尸体的脊髓组织与 4 具正常尸体进行比较后发现，在 CRPS 患者原发损伤对应的脊髓节段和整个脊髓均存在显著的脊髓背角细胞缺失，以及小胶质细胞和星形胶质细胞的激活[13]。

外周敏化和中枢敏化是相辅相成的。当神经损伤发生时，多种促炎因子，如胶质细胞、P 物质、缓激肽、TNF-α、IL-1β、PGE_2 和 NGF 被激活，导致伤害敏感性增加和伤害性刺激的激发阈值降低[14]。一项研究将慢性 CRPS 患者的免疫球蛋白 G（immunoglobulin G，IgG）注射到小鼠体内后，小鼠表现为足部水肿和痛觉过敏，同时伴有脊髓背角和脑内疼痛相关区域的小胶质细胞和星形胶质细胞的激活。此外，研究进一步发现应用 IL-1 受体拮抗药或 IL-1β 条件性基因敲除小鼠暴露于 CRPS 患者的 IgG 时，并未出现上述变化，说明 IL-1β 介导了上述痛觉敏化过程[15]。

中枢敏化和外周敏化的共同作用导致 CRPS 患者出现触诱发痛和感觉过敏。另外，在炎症通路中还有其他重要的因素，例如，在动物研究中观察到 NF-κB 在促炎通路上游中发挥作用[16]。迄今为止，解剖学、分子生物学和免疫组织学等研究表明，在这种疾病的中枢和外周敏化机制中多种因素参与其中。

3. 神经源性炎症

神经源性炎症是 CRPS 发生机制的一个新兴假说。如前所述，在神经损伤过程中释放大量促炎因子，这一现象在 CRPS 患者和动物模型中均得到了验证。CRPS 的早期阶段（“暖性”阶段）出现血管症状、神经营养改变，以及神经肽介导的疼痛均伴随高水平的细胞因子、NGF 和肥大细胞[17]。研究表明，CRPS 患者的水疱和皮肤中 IL-6 和 TNF-α 水平明显升高，而一旦患者的病情转为慢性，细胞因子的水平就会下降[18-20]，研究认为能够激活辅助 T 细胞的树突状细胞是神经炎症反应中的主要介质[21]。Russo 等利用质谱流式细胞免疫表型检测的方法发现，在 14 例符合 Budapest 标准而临床诊断为 CRPS 的患者中，中枢记忆 CD_4 和 CD_8 T 细胞水平升高，提示抗原介导的 T 淋巴细胞反应可能在 CRPS 的发展中发挥作用[22]。尽管需要进一步的研究来验证这一通路，但神经炎症本身可能在这一疾病的发生发展中发挥重要作用。

4. 交感神经系统功能改变

CRPS 患者交感神经系统的受累指由于交感神经系统过度兴奋引起血管收缩，进而导致患者出现肢体变冷、变色和疼痛。在慢性缺血后疼痛大鼠的后爪注入去甲肾上腺素后，其伤害性放电增加，这一现象支持了此类疼痛可以通过交感神经维持的观点[23]。有意思的是，研究发现在慢性 CRPS 患者中，患侧肢体的去甲肾上腺素水平低于健侧肢体；另外，有几项研究的结果表明，CRPS 患者血管系统对肾上腺素能刺激的反应是增强的[24]。然而，上述结果尚不能对交感神经维持 CRPS 疼痛的观点提供足够支持。

交感神经元不仅可以与伤害性传入神经元发生耦联，也可以与非伤害性机械敏感或冷敏感神经元发生耦联。发生在皮肤和深部组织中的交感传入神经耦联是交感神经维持性疼痛的原因，但在 CRPS 的急性期，深部组织交感传入神经耦联更为重要[25]。尽管有些 CRPS 患者存在交感传入耦联，但临床上有一部分患者具有非交感神经依赖性疼痛。无论是用酚妥拉明进行药物阻断，还是通过介入方法阻断交感神经节，这些患者对交感神经阻断的反应均很小或没有反应。

（二）流行病学

从 CRPS Ⅰ 型患者的多项研究得知，男女患者比例在 1：4～1：2，女性患该综合征的风险更高[26, 27]。然而，大多数其他疼痛综合征的男性与女性患者的比例是相当的。一项回顾性横断面分析研究表明，男性和女性患者的比例为 1：4，最常见的诱发事件是骨折、扭伤和外科手术[27]。在一项前瞻性研究中，发现腕部骨折后 4 个月 CRPS 的发生率为 3.8%。该研究小组基于 25min 评估方法评估患者在腕部骨折后 1 周的疼痛、反应时间、运动障碍和肿胀程度，构建一项预测模型来识别 CRPS 高危患者。这项研究发现，在识别具有发生 CRPS 高风险的腕部骨折患者方面，受伤第 1 周内疼痛评分≥5 分与 25min 评估方法几乎一样准确[28]。

上肢损伤与下肢损伤所致 CRPS、骨折以外的其他损伤与骨折所致 CRPS、“冷性”（通常慢性）CRPS 与“暖性”（急性）CRPS 的患者相比，前者的预后相对更差[16]。导致 CRPS 的其他危险因素包括年龄、工作场所、同时使用血管紧张素转换酶抑制药、偏头痛病史、哮喘史及损伤类型等[29]。患者的平均年龄在 16—79 岁（中位数为 41.6 岁），而老年患者发病率更高。运动神经损伤的患者发生 CRPS 的风险高于感觉神经损伤的患者。据报道，骨折是最常见的原发性损伤[30]。工伤导致 CRPS 的发生率高达 76%[31]，这表明在报道这类疼痛时可能会混杂社会心理学或利益因素。有研究表明，有 CRPS 家族史的患者其 CRPS 的发病率较高且年龄较轻，这表明 CRPS 可能存在遗传成分[32]。另一项研究表明，CRPS 患者的兄弟姐妹在 50 岁之前发生 CRPS 综合征的风险增加了 3 倍[33]。抑郁、人格障碍和焦虑等心理因素与 CRPS 没有相关性，提示没有特定的 CRPS 型人格[34]。

（三）临床特征

CRPS 患者的疼痛强度一定高于原发损伤所致疼痛。患者应至少具有以下四类症状中三类症状的各一种症状：①感觉（感觉过敏 / 痛觉异常）；②血管舒缩（皮温不对称或颜色变化）；③汗液分泌 / 水肿；④运动 / 营养（无力 / 活动范围减少 / 毛发、指甲及皮肤的营养改变）。患者至少要满足以下四大类体征中的两类以上，以及符合其中每类中所包含体征中的一种：感觉、血管舒缩、汗液分泌 / 水肿、运动 / 营养。除此之外，同时要排除其他能更好解释患者的体征和症状的疾病诊断[29]。以上所述 CRPS 诊断标准即 Budapest 诊断标准，不同于 IASP 在 1993 年提出的诊断标准（框 34–3）。最近的一项研究比较了 Budapest 标准和 IASP 标准在 CRPS 患者和神经病变患者中评估的有效性，结果表明，IASP 标准的灵敏度为 100%，特异度为 40%，Budapest 标准的临床灵敏度为 99%，特异度为 68%[35]。新修订的 Budapest 标准包含临床应用和试验研究应用两个版本。试验研究应用的标准包含更多的内容，因此更为强调特异性（特异性为 0.96）[36]。

现行的 IASP 分类仍将 CRPS 分为 CRPS Ⅰ型（既往称为反射性交感神经营养不良）和 CRPS Ⅱ型（既往称为灼性神经痛）[29]，两者的区别在于 CRPS Ⅱ型患者存在明确的神经损伤[37]。两类患者的体征和症状在临床上难以区分，均包括感觉变化（触诱发痛、痛觉过敏和痛觉减退）、水肿、皮温异常和汗液分泌变化（框 34–3）。疼痛是 CRPS Ⅰ型和 CRPS Ⅱ型的主要特征。CRPS 患者疼痛的表现通常与原发性损伤的程度不成比例。患者会主诉一种灼热和剧烈的疼痛，并且与触诱发痛或痛觉过敏有关[38]。研究表明，81.1% 符合 CRPS 诊断标准的患者会表现出疼痛[5]。患者还经常抱怨感觉异常，如在涉及患肢的日常活动（如穿衣）中遇到的常见机械刺激引起的感觉过敏。

在 CRPS Ⅱ型（如存在大的神经损伤的 CRPS）患者中，除了主诉电击感、枪击痛和触诱发痛外，患者还会主诉受损神经周围的感觉过敏。86.9% 的患者出现血管舒缩的自主神经异常症状（包括皮肤颜色改变），皮温不稳定发生率为 78.7%，多汗和少汗的汗液分泌异常症状发生率为 52.9%。皮肤、指甲或头发的营养异常发生率分别为 24.4%、21.1% 和 18%。79.7% 的患者出现浮肿，80.3% 的患者活动度下降，74.6% 的患者出现运动无力[5]。

CRPS 是一类进行性变化的疾病，症状严重程度的变化反映了疾病的稳定或进展情况。2010 年，Harden 等设计了 CRPS 症状严重程度评分量表（CRPS symptom severity score，CSS）来辅助对 CRPS 的病情进行分类，进而帮助临床决策，该评分已通过一项国际的前瞻性多中心研究验证[35, 39]。在这项研究中发现，CSS 评分的变化与患者疲劳、疼痛强度、社交功能、承担体力活动的能力和整体健康状况的变化更为相关，表明该评分在临床监测和研究中可能发挥重要作用[39]。研究发现，大约 3/4 的 CRPS 病例在没有治疗的情况下也能缓解，微血管方面的体征和症状在疼痛缓解之前就会消失[40]。

（四）诊断

目前，CRPS 的诊断尚无可以称之为“金标准”的检测方法。全面完善的病史和体格检查是评估和诊断的关键。鉴于患有该病的患者有明显的体征和症状，许多临床医生大多使用 Budapest 标准（框 34–2）辅助诊断此类疾病。2018 年，欧洲疼痛联合会工作小组制订了 CRPS 的诊断和治疗标准，他们建议使用 Budapest 标准作为诊断此类疾病的主要工具，而进一步的诊断性测试只是为了排除其他诊断[41]。

必须进行体格检查来明确感觉、运动、营养、汗液分泌 / 水肿和自主神经的改变。感觉变化，如痛觉异常，可以通过轻触及对受累区域施加冷 / 暖温度刺激来评估。自主神经功能障碍可以通过观察两侧肢体温度和颜色的不对称来确认。营养变化可表现为患肢皮肤、指甲和毛发的改变。运动能力可以通过检查运动强度和运动范围来评估。汗液分泌 / 水肿的变化可以通过在两侧肢体上拖动光滑物体来评估，湿润肢体比干燥肢体拖拽更为平滑[42]。用于诊断、描述和监测 CRPS 的常见检查包括定量感觉测试、自主神经功能测试和营养性改变的成像检查。

1. 定量感觉测试

定量感觉测试是一种评估感觉和痛觉的非侵入性检查方法，用于对疼痛进行分类，但不能作为诊断特定病理性疼痛的唯一方法。由于其在再现结果的能力方面存在变数，因此，这种方法的精确度和准确性仍有待讨论[43]。这项测试包括使用标准化的感觉和运动系统的心理物理测试、热感觉、热痛和振动阈值来评估有髓鞘小纤维和无髓鞘小纤维的传入功能。CRPS 患者可能存在反常的热感觉、机械检测阈值、针刺刺激和钝性压力的机械痛阈值、痛觉异常、持续针刺刺激的疼痛总和受损[44]。目前对于 CRPS 患者没有明确的评估感觉变化的方法，但这项测试可以帮助区分其他神经疾病[45, 46]。

2. 自主神经功能测试

CRPS 患者自主神经功能紊乱的测试主要是体温调节和排汗调节的检测。通过体温调节汗液试验（thermoregulatory sweat test，TST）和红外热像仪或温度计进行体温调节功能的测试。TST 通过添加一种溶液，当有足够的热量产生汗水时，该溶液会改变颜色，从而评估人体特定区域的热量[47]。红外热像仪可以将受影响部位的温度变化直接可视化，该设备中的红外测温仪可以通过检测红外线能量来测量温度。与其他类型疼痛患者相比，CRPS 患者皮温变化的敏感性为 76%，特异性为 94%[48]。通过定量汗液分泌轴突反射试验（quantitative sudomotor axon reflex test，QSART）测量皮肤不同区域的汗液分泌来测试排汗调节功能。然而，最近回顾分析接受 QSART 测试的患者结果发现，该测试的敏感性为 67.6%，特异性为 40.6%，OR 为 1.43，在统计学上没有显著意义[49]。

3. 营养改变

三相骨扫描（three-phase bone scintigraphy，TPBS）是一种非常有价值的辅助诊断 CRPS 的检查。尽管关节和骨骼改变没有纳入 IASP 的诊断标准，但它们在该综合征的预后判断中非常重要[25]。TPBS 通过检测关节周围示踪剂摄取的增加来反应关节周围骨代谢的变化，特别是发生在第 1 年内的骨代谢的增加。TPBS 敏感性低，但特异性高[50]。更重要的是，TPBS 在监测 CRPS 的治疗效果方面发挥一定作用，可能能够预测氯胺酮治疗后的疾病反应[51, 52]。患肢的 MRI 也可用于检测 CRPS，其具有高敏感性（97%）和低特异性（17%）的特点[53]。

（五）治疗

由于对该病病因和机制知之甚少，CRPS 的管理十分困难，目前尚没有靶向性治疗方法。大多数应用于 CRPS 一线治疗的药物已经在其他非 CRPS 神经病理性疼痛中进行过研究，然而应用于 CRPS 的效果好坏参半。目前 CRPS 的治疗仍然采用多模式、多学科的方法，主要包括物理治疗、药物治疗和介入治疗。

1. 物理治疗和康复治疗

目前已开展了大量关于物理治疗和康复治疗对 CRPS 患肢功能恢复和改善的相关研究。等长收缩训练、主动运动、肌筋膜松解和压力负荷等体育锻炼均有助于患肢功能的恢复[54]。2019 年的一项多学科研究利用物理治疗（分级运动想象和物理治疗练习）、心理治疗、美金刚和吗啡药物联合治疗，成功地减轻了 CRPS 的部分症状[55]。

其他物理治疗方法目前尚处于研究状态。在一项大型对照研究中，测量 CRPS 患者施加触觉刺激时的触觉灵敏度和疼痛强度，并使用镜像成像显示刺激期间对侧肢体的反射，观察到两点辨别觉的阈值降低和疼痛灵敏度降低[56]。这表明促进患肢功能恢复的疗法（包括镜像疗法）可能会改善 CRPS 的预后[57]。然而，其他物理治疗用于 CRPS Ⅰ 和 CRPS Ⅱ 的证据尚不清楚[58]。尽管相关的研究和建模都在持续进行，但是治疗这种疾病的最佳临床物理治疗程序仍有待验证[59]。

2. 药物治疗

(1) 膜稳定剂：加巴喷丁和普瑞巴林等药物已证

实可以有效缓解神经病理性疼痛[60, 61]。理论上 CRPS 属于神经病理性疼痛，因此应用加巴喷丁应该有效，然而证明其对 CRPS 的特异性疗效的研究非常有限。在一项随机、双盲、安慰剂对照的交叉研究中，患者接受为期两个 3 周的治疗，中间相隔 2 周，加巴喷丁对疼痛的影响微乎其微，但它显著减少了患者的感觉缺陷[62]。在一例患有左臂Ⅰ型 CRPS 的 15 岁女性患者的病例报道中，普瑞巴林在加巴喷丁、SSRI 和星状神经节阻滞治疗失败后成功控制了疼痛[63]。尽管没有明确证据表明加巴喷丁有效，但这些抗惊厥药物是神经病理性疼痛的一线治疗药物，因此也列为 CRPS 的一线治疗药物。

(2) 糖皮质激素：CRPS 的很大一部分病理生理变化是继发于原发损伤的急性炎症反应。因此，可采用糖皮质激素对应处理急性炎症反应。在 2006 年的一项比较泼尼松龙和吡罗昔康的随机对照试验中，患者接受了为期 1 个月的药物治疗，并比较他们的肩手综合征评分（测量疼痛、远端水肿、肱骨被动外展和外旋）。泼尼松龙组改善率为 83.3%，而吡罗昔康组改善率仅为 16.7%。泼尼松龙组的肩手综合征评分明显低于吡罗昔康组[64]。其他研究也表明，在最初的 1 个月大剂量（40mg）后继续使用泼尼松龙治疗 2 个月成功地减少了脑卒中后 CRPS Ⅰ型的发病率[65]。进一步研究发现，CRPS 患者短期使用糖皮质激素可以使微循环正常化以响应远程缺血调节，说明糖皮质激素在 CRPS 中具有抗炎作用[66]。

(3) 抗抑郁药：抗抑郁药已经被广泛用于控制神经病理性疼痛。由于 CRPS 属于神经病理性疼痛的一种，即便目前尚没有此类药物用于 CRPS 治疗的专项研究，它们也常规用于 CRPS 患者的疼痛管理。抗抑郁药如 TCA 和选择性 5- 羟色胺 - 去甲肾上腺素再摄取抑制药（selective serotonin-norepinephrine reuptake inhibitors，SSNRI）均能够有效控制神经病理性疼痛。在最近的一项 Cochrane 综述分析中，认为 TCA 在治疗神经病变方面有效，NNT 为 3.6，相对风险为 2.1。文拉法辛属于 SSNRI 类抗抑郁药，在治疗神经病变方面也有效，NNT 为 3.1，RR 为 2.2[67]。有必要进一步研究这些药物特异性靶向 CRPS 的治疗效果。最近的一项研究表明，加巴喷丁和去甲替林联合治疗神经病理性疼痛（包括 CRPS）比单独用药更为有效[68]。在儿童 CRPS 患者中，一项比较阿米替林和加巴喷丁的随机对照试验显示，在成功降低疼痛强度方面，两种药物的疗效没有统计学差异[69]。

(4) 阿片类药物：尽管一些阿片类药物在大剂量使用时可以改善神经病理性疼痛，但目前尚缺乏关于阿片类药物用于 CRPS 的研究[70]。一项双盲、安慰剂对照试验研究了缓释吗啡在 CRPS 患者中治疗 8 天的疗效，结果表明，缓释吗啡并未减轻 CRPS 患者的疼痛，但该研究存在许多局限性[71]。2016 年一篇 Cochrane 综述评估了芬太尼用于治疗包括 CRPS 和 PHN 在内的神经病理性疼痛的情况，结果显示没有足够的证据支持或反驳在上述条件下使用此类药物[72]。使用阿片类药物治疗非恶性疼痛的重大挑战包括恶心、便秘、认知受损、耐药性和痛觉过敏[73, 74]。因此，阿片类药物只是治疗该病的二线或三线药物。目前尚缺乏阿片类药物应用于 CRPS 人群中的报道，未来还需要更多的研究来阐明这些药物的疗效。

(5) 氯胺酮：氯胺酮是一种 NMDA 受体拮抗药。NMDA 受体是参与 CRPS 患者中枢敏化的重要组成部分。氯胺酮可以局部、口服、鼻腔或静脉应用，亚麻醉（镇痛）剂量或高剂量给药会产生氯胺酮昏迷。它在医学上的作用已经从麻醉剂的使用扩展到包括治疗疼痛（急性和慢性）、头痛、癫痫和抑郁症等领域[75]。一项双盲、随机、安慰剂对照、平行小组试验研究了亚麻醉剂量的氯胺酮在 CRPS 患者中静脉注射 4 天的效果，结果显示疼痛程度有所减轻，但从输注后第 1 周到第 12 周，疼痛逐渐加重。在输注氯胺酮的患者中，出现了轻微和罕见的不良反应，如恶心、呕吐和类精神症状[76]。在另一项非随机开放试验中，对标准疗法无效的慢性 CRPS 患者应用麻醉剂量的氯胺酮治疗 5 天后疼痛显著改善，但 6 个月后 79.3% 患者回复至治疗前水平[77]。2018 年发表的一项 Meta 分析评价了氯胺酮治疗 CRPS 的疗效，作者纳入了 15 项随机对照或队列研究，分析结果显示，即刻疼痛缓解率为 69%，1～3 个月的疼痛缓解率为 58%[78]。亦有研究表明，局部应用氯胺酮也可以减少针刺刺激所致的触诱发痛和痛觉过敏[79]，但这一点尚未得到有效验证。

(6) 双膦酸盐：患肢炎症部位的骨吸收与 CRPS 的疼痛有关。使用双膦酸盐能够降低破骨细胞过度活性，因而可以发挥其镇痛作用。在一项为期 8 周的随机、双盲、安慰剂对照研究中，阿伦磷酸钠用于创伤后 CRPS Ⅰ型患者后，明显改善了自发性疼痛、皮肤对压力的耐受性和四肢的活动度[80]。然而，其他试验表明，双膦酸盐并没有改善 CRPS 相关的疼痛。

2013 年发表的一项 Cochrane 综述评价了各种 CRPS 的治疗方法，作者纳入了 6 篇 Cochrane 综述和 13 篇非 Cochrane 综述，分析结果显示，双膦酸盐利于治疗 CRPS 疼痛的有效证据强度较低[81]。随后，2018 年一篇综述回顾了 4 项高质量的研究，结果显示，服用双膦酸盐治疗 CRPS Ⅰ型患者的短期（30～40 天）和中期（2～3 个月）疼痛视觉模拟评分显著降低[82]。然而，与安慰剂相比，不良事件的发生率更高（35.5% vs. 16.4%），RR 为 2.1，尽管没有观察到严重的不良反应，据报道伤害数量为 4.6[83]。由于双膦酸盐类药物在治疗 CRPS 患者急性期疼痛方面的成功，理论上认为骨组织在 CRPS Ⅰ型发展的早期阶段起着不可或缺的作用（释放炎症细胞因子，以及影响微血管的重塑）[84]。

3. 介入治疗

(1) 交感神经阻滞：最常见的交感神经阻滞是星状神经节和腰交感神经阻滞，分别用于治疗上肢和下肢的 CRPS。目前已有多种方式阻断交感神经通路，包括局部麻醉药、化学神经松解术和射频消融术。在用局部麻醉药和生理盐水对每个受试者进行星状神经节和腰交感神经阻滞的研究中，观察到每个受试者所经历的疼痛减轻几乎相同，但接受局部麻醉药的患者，疼痛减轻的持续时间更长[85]。在一项小型随机研究中，将射频神经松解术与化学神经松解术进行比较，治疗后疼痛较基线值均有所下降，但两种方法之间没有显著差异[86]。对 287 例上肢 CRPS 患者的回顾分析显示，进行星状神经节阻滞治疗将患者的 VAS 评分平均降低大于 3 分[87]。

虽然交感神经阻滞可以通过阻断 CRPS 病理生理发展阶段的交感神经通路来显著减轻疼痛，但它们最大的局限性是只能在绝大多数接受治疗的患者中提供短期缓解。这意味着患者必须持续接受交感神经阻滞。一项在全国范围内开展的评估交感神经阻滞用于 CRPS 治疗的调查包含了 32 个问题，总共 248 名疼痛科医生做出了回应。其中，44% 的受访者在第 1 次门诊就诊时安排交感神经阻滞，73% 的受访者进行 1～3 次连续阻滞，超过 50% 的受访者会对先前注射至少有 50% 反应的患者进行重复注射[88]。交感神经阻滞治疗能充分缓解疼痛，但不作为唯一的治疗方式，主要是使患者疼痛缓解后能够进行后续物理治疗练习，进而利于功能恢复和进行多学科治疗。

(2) 神经调节：神经调节应用于包括 CRPS 在内的慢性疼痛患者的治疗已被广泛认可，其通过植入脉冲发生器（implantable pulse generator，IPG）利用经皮或放置在硬膜外间隙的导线实施电刺激。目前，CRPS 的治疗方法包括脊髓脊柱神经调节和背根神经节神经调节。在一项随机试验中，CRPS 患者被分成两组：脊髓电刺激加物理治疗组和单纯物理治疗组[89]。这项研究表明，SCS 显著改善了患者治疗后最初 2 年的疼痛[90]，然而，接受 SCS 加物理治疗组的患者在生活质量或功能方面没有改善。存在大量患者失访是此项研究存在的严重缺陷，因此其研究结果的可信度受到一定影响[91]。随后又有一些研究评估了神经调节技术在治疗 CRPS 方面的有效性。一项纳入了 19 项研究的系统性回顾评价了 SCS 治疗 CRPS 的疗效，分析结果显示，SCS 改善了患者的疼痛感知、疼痛评分和生活质量。然而，这项综述的结果对于 SCS 在改善功能状态、心理状态、睡眠质量或 CRPS 体征方面的作用尚不确定[92]。

DRG 神经调节最初是在一项治疗慢性疼痛的多中心前瞻性试验中进行评估的，其中包括 9 名患有下肢 CRPS 的患者。DRG 神经调节植入 6 个月后，参与者的总体疼痛水平比基线下降了 58%[93]。ACCURATE 研究是一项前瞻性的多中心随机对照试验，评估了 DRG 神经调节与脊柱神经调节在治疗下肢 CRPS 中的有效性和安全性。152 名患者的研究结果显示，DRG 神经调节植入后 3 个月疼痛缓解率＞50% 的患者比例更高（81.2% vs. 55.7%），而设备相关或严重不良事件的发生率没有差异[94]。神经调节适宜性共识委员会（Neuromodulation Appropriateness Consensus Committee，NACC）关于 DRG 神经调节最佳实践的指南进一步强调了这一发现[95]。神经调节可能是管理下肢 CRPS 的有效疗法，但其在管理上肢 CRPS 中的作用还需要更深入的研究。

(3) 鞘内治疗：鞘内注射巴氯芬和齐考诺肽已用于 CRPS 的治疗。巴氯芬是一种 GABA 受体激动药，作为一种肌肉松弛药适用于肌肉痉挛和肌张力障碍的治疗。对患有肌张力障碍的 CRPS 患者进行的一项单盲、安慰剂对照、剂量递增的研究中，12 个月的随访结果表明，鞘内注射巴氯芬在减少肌张力障碍和疼痛、改善生活质量方面非常有效[96]。齐考诺肽是一种由海螺毒素制成的非常有效的药物，它通过阻断传递疼痛信号的化学物质发挥作用。鞘内给药在减轻 CRPS 患者的水肿、改善营养和缓解疼痛方面有很大的潜力[97]，然而，其不良反应的发生率几乎高达 100%。对 26 名使用鞘内泵治疗 CRPS 的患者进行了 4 年的回顾性评估，结果显示，鞘内给予麻醉药并不能减少口服麻醉药的剂量，而鞘内给予齐考诺肽可能会减少口服麻醉药的剂量[98]。其他已经试验成功的药物包括可乐定[99]和吗啡与布比卡因联合应用[100]。大多数关于鞘内治疗 CRPS 的文献都是病例报道，未来需要更正规的试验来验证这些方法的有效性。

二、带状疱疹后神经痛

带状疱疹后神经痛是一种由沿神经节分布的带状疱疹引发的神经病理性疼痛。由于长时间剧烈疼痛，严重影响患者的生活质量和社会活动。PHN 的疼痛治疗困难，通常需要联合多种干预措施进行综合干预。多种危险因素参与了带状疱疹（herpes zoster，HZ）及随后 PHN 的发生发展。因此，了解 PHN 的危险因素、病理生理机制和诊断方法对于深入研究各种药物治疗和介入治疗方法至关重要。

（一）流行病学和危险因素

水痘是一种病毒感染性疾病，人体第一次接触此类病毒时可能会导致水痘 - 带状疱疹、后续该病毒会在体内潜伏。当该病毒从潜伏状态重新激活后引发带状疱疹。通常情况下，人体细胞免疫功能使得体内水痘 - 带状疱疹病毒（varicella zoster virus，VZV）处于潜伏状态。当机体免疫力下降时，水痘 - 带状疱疹病毒重新激活和随后的 HZ 发生风险增加。细胞免疫功能可能会随着年龄、HIV 感染、癌症和移植手术的免疫抑制治疗而降低[101]。急性带状疱疹的年发病率估计为每 1000 人 3.4 例，50 岁以后显著增加，到 90 岁时约为每 1000 人 11 例[102]。另一项独立研究发现，急性带状疱疹的年发病率为每 1000 人 3.6 例，20—29 岁的患者发病率较低，但到 70 岁时增加到每 1000 人 7.1 例，到 80 岁时增加到每 1000 人 12.0 例[102]。

带状疱疹急性期后持续疼痛超过 3 个月即称为 PHN。有 10%～20% 的 HZ 患者可发展为 PHN[103]。PHN 的发病率与年龄呈正相关，80% 的病例发生在 50 岁或以上的患者中[103]；HZ 患者中 50 岁以上的 PHN 发病率为 13%，70 岁以上发病率为 50%[104]。PHN 在 40 岁以下的患者中很少见。PHN 的致病因素包括年龄、急性期皮疹的严重程度、性别（女性）和急性期疼痛的强度[105]。在意大利 Ferrara University 大学皮肤科进行的一项 2000—2008 年关于 PHN 患者的流行病学研究结果中，男性的发病年龄早于女性，72% 的患者年龄大于 45 岁。最常见的原发部位是眼部（32%）、胸部（16.5%）和面部（16%）[106]。一项前瞻性研究对患者进行了为期 12 个月的随访，回顾首发 HZ 与此后 PHN 发展的相关性。结论认为，HZ 皮疹出现 3 个月后发生 PHN 的风险为 1.8%。在 60 岁以上的患者中，发展为 PHN 的风险和疼痛的严重程度更高[107]。

因为一旦患者感染水痘 - 带状疱疹病毒就很难预防 PHN 的发生，所以近年来水痘疫苗的接种越来越普及[108]。有数据表明，疫苗接种后亚临床加强免疫机会减少，从而极大地降低接种后水痘的发病率，从而导致继发性 HZ 发病率增加[109]。然而，有研究证明，接种带状疱疹疫苗降低了 HZ 和 PHN 的发病率。一项随机、双盲、安慰剂对照试验中，接种带状疱疹疫苗后 PHN 的发病率下降了 66.5%（$P<0.001$），HZ 的发病率下降了 51.3%（$P<0.001$）[110]。在一项基于人群的数据库回顾研究中显示，在安大略省启动水痘疫苗接种计划后，儿童水痘发病率下降了 29%，因 HZ 住院的人数减少了 53%[111]。

最初的疫苗含有减毒的水痘 - 带状疱疹活病毒。随着时间的推移（6～8 年后），疫苗效力逐渐减弱，但在 10 年后重新接种疫苗可以再次加强免疫。2017 年，一种新的重组糖蛋白 E 佐剂疫苗获得批准并可在美国使用，与减毒活疫苗相比，该疫苗的效力更高，随着时间的推移衰竭更慢[108]。研究表明，该重组疫苗在降低 60 岁以上成人患者 HZ 和 PHN 发病率方面明显比减毒活疫苗有效[112]。

（二）病理生理学

水痘 - 带状疱疹病毒是导致水痘的主要感染源。在初次感染后，病毒仍然潜伏在感觉神经节中，其中最常见的是三叉神经节和胸交感神经节，这些也是大多数皮肤病受累区域。细胞介导的免疫系统抑制病毒长期处于潜伏状态。病毒被重新激活后会发展为 HZ，甚至一些患者随后出现 PHN[113]。水痘 - 带状疱疹病毒重新激活期间，病毒的复制破坏了相应区域的神经元和卫星细胞[114]。病毒沿着受累的感觉神经向所支配的相应皮区扩散，导致宿主免疫系统逃避，细胞间的不断传播最终产生其特征性的单侧皮疹。病毒的传播和对神经元的破坏发生在皮疹出现之前[115]。尸检研究中发现，患者的细胞、髓鞘和轴突丢失，受累的神经节发生纤维化和脊髓背角萎缩，可能是 VZV 的重新激活和复制引起受累的感觉神经元内的炎性反应所致[116]。

上述机制促成了 PHN 疼痛发生发展的两个主要病理生理机制：痛觉敏化（超兴奋性）和去传入作用[117]。这涉及周围神经疼痛和中枢神经疼痛两个方面[118]。神经损伤后，周围和中枢神经系统中的伤害性感受器敏化，在特定刺激后动作电位的激发阈值降低，引起神经过度兴奋，导致痛觉超敏[117]。去传入是由于病毒重新激活后初级传入纤维广泛变性坏死，传入神经元的缺失引起中枢神经元发生去传入现象，引起继发性中枢神经元兴奋性升高，从而导致感觉丧失区域的疼痛。为了重新连接之前的 C 纤维受体的神经芽生过程，亦会导致痛觉过敏和触诱发痛[117]。交感神经系统也参与了 PHN 的发生发展，其在炎症过程中刺激血管收缩反应，导致神经内血流量减少、缺氧和神经性水肿[119]。通常，患者会表现出三种类型的疼痛：无外源性刺激的持续性疼痛、无外源性刺激的间歇性疼痛、与刺激不成比例的疼痛[118]。

（三）诊断

带状疱疹后神经病变的诊断主要依据带状疱疹病史和临床表现。典型的临床表现是患者诉说在某一特定皮节内有持续疼痛，并以单侧方式影响该皮节支配的区域[120]。HZ 急性期的典型表现为斑丘样水疱疹，1～2 周后结痂，并出现灼热感、感觉过敏、瘙痒和剧烈疼痛。出疹前 1～5 天可能出现的前驱症状包括头痛、发热、身体不适、皮肤感觉异常和畏光。PHN 是 HZ 的慢性形式，可能在 HZ 后 2 周出现。PHN 的疼痛性质多样，包括受累皮肤的灼热感、感觉障碍、瘙痒、感觉异常或触诱发痛。疼痛通常在 6 个月内缓解或消退，但在某些情况下，可能会持续数年[121]。

PHN 受累区域通常存在感觉异常，包括痛觉异常、痛觉过敏或触感觉障碍等，因此详细的体格检查有助于疾病的诊断。此外，热刺激和振动刺激也可能诱发上述感觉异常[118]。此外，QST 可能是帮助进一步评估躯体感觉系统功能状态的有用工具[122]。

（四）治疗

HZ 的治疗可分为急性期（带状疱疹）治疗和慢性期（PHN）治疗。在疾病进程的急性期，抗病毒药物（如泛昔洛韦和伐普洛韦）是显著缩短病程的一线治疗药物。3 项随机对照试验跟踪了这些药物在发病 72h 内开始应用的疗效，结果表明，它们在提高治愈率和减轻疼痛方面均有效[123-125]。另一项研究表明，伐普洛韦组的完全缓解速度快于阿昔洛韦组（44 天 vs. 51 天）[126]。而一项比较泛昔洛韦和伐普洛韦的研究显示，在治疗效果上，两者没有统计学上的显著差异[123]。一项关于预防 PHN 的抗病毒药物的 Cochrane 综述结果显示，高质量的研究证据表明，口服阿昔洛韦不能显著降低 PHN 的发病率。除阿昔洛韦外，其他用于预防 PHN 的抗病毒药物疗效的结论并不一致[127]。因此在决定使用哪种药物时，首要是考虑给药量和费用（表 34-1）。

其他可用于控制 HZ 急性期疼痛的药物有对乙酰氨基酚、非甾体抗炎药、曲马多和阿片类药物[101]。比较治疗 HZ 急性疼痛的阿片类药物、TCA 和膜稳定剂疗效的研究和随机试验尚不多见，但它们仍被推荐作为顽固性剧烈疼痛的辅助治疗[101]。研究证明，抗病毒药物联合皮质类固醇能够有效地缓解带状疱疹疼痛的强度，但不能缓解疾病进程[128]。此外，一

表 34-1　急性带状疱疹的抗病毒药物治疗

药　物	推荐剂量	不良反应	价　格
阿昔洛韦	800mg/ 次，每天 5 次，7～10 天	恶心、呕吐、腹泻、便秘、食欲减退、头痛、关节痛	400mg/30 片（24.95 美元）
伐昔洛韦	1000mg/ 次，每天 3 次，7 天	恶心、呕吐、腹泻、便秘、腹痛和痉挛、头痛、震颤	1000mg/30 片（173.92 美元）
泛昔洛韦	500mg/ 次，每天 3 次，7 天	头痛、恶心、呕吐、无力、瘙痒	500mg/21 片（166.38 美元）

项 Cochrane 的综述结果表明，皮质类固醇的使用并不能预防疾病向 PHN 的进展[129]。

研究证明，介入治疗在缓解 HZ 的急性疼痛方面有效，但在预防 PHN 的发生发展方面结论并不一致。在一项随机试验研究中，50 岁以上的 HZ 患者分为标准治疗组和标准治疗联合一次硬膜外治疗组（注射甲泼尼龙 80mg + 布比卡因 10mg）。结果表明，硬膜外注射组的患者 1 个月内疼痛显著减轻[130]。另一项前瞻性随机研究比较了椎板间和经椎孔内糖皮质激素注射治疗 HZ 急性疼痛的效果，结果发现两者的 VAS、SF-36 PCS 和 SF-36 MCS 得分相似，1 个月或 3 个月的镇痛效果两组间没有差异[131]。与标准抗病毒治疗联合使用镇痛药治疗急性 HZ 相比，皮下注射曲安奈德和利多卡因在感染后 3 个月更明显地改善了疼痛[132]。未来需要进一步的研究来验证这种急性 HZ 治疗方式的有效性。

1. 镇痛治疗

PHN 是一种难治性神经病理性疼痛，对多种形式的治疗效果均较差。PHN 的治疗包括镇痛药物（如外用药、膜稳定剂、阿片类药物）、介入性治疗（如交感神经阻断、鞘内注射或手术干预）和带状疱疹疫苗预防治疗。非传统的 PHN 疗法，如心理治疗和物理治疗，也是有益的辅助治疗方法。与大多数其他慢性疼痛疾病一样，多模式治疗方案效果会更好。

加巴喷丁、普瑞巴林、曲马多和局部利多卡因等药物患者（通常对于老年患者）的耐受性最好，因此被列为 PHN 的一线治疗药物。其他辅助治疗药物包括 TCA、SSNRI、阿片类药物和外用辣椒素乳膏（表 34–2）。根据患者的具体情况、全面的病史和体格检查决定其治疗方案。

(1) 局部外用药物：5% 利多卡因贴剂和 4%～10% 利多卡因乳膏是广泛使用的局部外用药物。一项随机、两个治疗疗程、空白对照的交叉研究表明，利多卡因贴剂有效地控制了 PHN 疼痛。在研究结束时，78.1% 的受试者对利多卡因贴剂治疗阶段满意，只有 9% 的受试者对安慰剂贴剂治疗阶段感到满意[133, 134]。利多卡因贴剂的全身吸收少，因而应用非常安全。因为没有明显的药物 – 药物相互作用，利多卡因贴剂也可以安全地与其他药物联合使用。该药物最常见的不良反应是轻微的皮肤刺激[135]，研究结果表明，NNT 为 2.0，95%CI 1.4～3.3[136]。

辣椒素乳膏或高浓度贴剂在治疗 PHN 疼痛方面显示出很好的治疗前景。第一次使用乳膏会加重皮肤烧灼感，但随着时间的推移，药物导致神经根末梢脱敏进而减轻痛觉过敏。在一项为期 4 周的双盲研究中，患者随机接受高浓度局部辣椒素贴剂或安慰剂。治疗 6 周后的结果表明，高浓度局部辣椒素贴剂疼痛缓解率为 64%，而安慰剂组为 25%[137]。高浓度

表 34–2 带状疱疹后神经痛应用镇痛药物治疗的疗效和不良反应

药 物	需治疗人数	不良反应
抗惊厥药		
加巴喷丁	4.3	腹泻、头晕、口干、乏力、嗜睡
普瑞巴林	4.9	视物模糊、性功能障碍、便秘、头晕、嗜睡、口干
局部药物		
利多卡因	2	轻度皮肤刺激
辣椒素	3.6	中度的皮肤刺激和灼热
三环类抗抑郁药	2.64	头晕、嗜睡、口干、头痛、阳痿、恶心、噩梦、瞳孔放大、光敏感、出汗、乏力
阿片类药物		
曲马多	4.76	便秘、依赖、头晕、嗜睡、多汗、食欲不振、恶心
羟考酮	2.64	便秘、依赖、头晕、嗜睡、多汗、食欲不振、恶心
吗啡	2.64	便秘、依赖、头晕、嗜睡、多汗、食欲不振、恶心

局部辣椒素贴剂或安慰剂的 NNT 分别为 3.3 vs. 11.0，95%CI 分别为 2.3～5.8 vs. 6.1～62.0[136]。

(2) 抗癫痫药：加巴喷丁已广泛用作 PHN 的一线治疗药物。一项随机对照试验的定量系统评价结果表明，加巴喷丁的 NNT 约为 4.4[138]。另一项为期 9 周的随机、双盲、平行分组试验表明，加巴喷丁与去甲替林同样有效且耐受性更好。经过 9 周的加巴喷丁治疗后，患者疼痛评分下降了 43%，睡眠改善了 52%[139]。加巴喷丁治疗剂量可滴定至 1800mg/d，最高可达 3600mg/d[140]。普瑞巴林与加巴喷丁具有相同的作用位点，在治疗 PHN 方面同样有效。它的缺点是仍处于专利保护期（因此价格更高），但由于其更好的生物利用度，因此，患者的耐受性更好。普瑞巴林用药频率为每天 2 次，而加巴喷丁为每天 3 次[141]。普瑞巴林 NNT 为 4.2（95%CI 3.4～5.4），其不良反应与加巴喷丁相似，包括嗜睡、头晕和外周水肿[136]。

(3) 抗抑郁药：TCA 类药物一直是神经病理性疼痛的一线治疗药物。在 2006 年进行的一项为期 9 周的随机、双盲、平行组试验中，接受去甲替林治疗的 PHN 患者的疼痛减轻了 47.6%，睡眠评分较基线有所改善[139]。一项针对 PHN 镇痛治疗的定量系统回顾结果表明，TCA 对 PHN 具有显著的镇痛效果，数据显示 NNT 为 2.6（95%CI 2.1～3.5）[138]。一项比较去甲替林和阿米替林对 PHN 患者疼痛缓解效果的研究结果显示，这两种药物在 67% 的患者中都显示充分的镇痛效果。虽然两者同样有效，但去甲替林的不良反应更少，患者的耐受性更好[142]。

文拉法辛是属于 SSNRI 类抗抑郁药物，通过增加 5-HT 和去甲肾上腺素的数量并抑制它们的重新摄取来缓解神经病理性疼痛。有研究表明，文拉法辛的不良反应少于 TCA[143]。文拉法辛的剂量必须超过 200mg/d 才能抑制去甲肾上腺素的再摄取；低于这一水平的剂量只会抑制 5-HT 再摄取，没有镇痛作用。2015 年的一项 Cochrane 综述评估了 6 项双盲随机对照试验，几乎没有令人信服的证据支持文拉法辛用于治疗神经病理性疼痛。虽然有一些低质量的研究表明其有益于神经病理性疼痛的治疗，考虑到可用于有效治疗神经病理性疼痛的药物数量较多，并且文拉法辛有其自身的不良反应（包括高血压、癫痫加重和躁狂），综述的作者并不建议修改处方指南以促进文拉法辛的应用[144]。

(4) 阿片类药物：尽管阿片类药物在整体的疼痛治疗方面效果确切，但它们在控制神经病理性疼痛方面的有效性仍然存在争议。在一项双盲、交叉、为期 4 周的研究中，中至重度疼痛的 PHN 患者应用羟考酮缓释剂 20～60mg，疼痛缓解有效率为 58%，而安慰剂为 18%[145]。另外，在服用普瑞巴林治疗 PHN 的患者加用 10mg 羟考酮并没有进一步增强镇痛效果[145]，说明低剂量羟考酮不如高剂量羟考酮有效。研究还发现，吗啡对控制 PHN 的疼痛也是有益的。吗啡和加巴喷丁联合使用改善 PHN 患者的神经病理性疼痛的效果优于单独使用这两种药物[146]。其中，大剂量的阿片类药物对缓解 PHN 患者的疼痛具有治疗价值。吗啡 NNT 为 2.8（95%CI 2.0～4.6），羟考酮 NNT 为 2.5（95%CI 1.7～4.4）[136]。

(5) 曲马多：曲马多是一种弱 μ 受体激动药，具有增加 5-HT 释放和抑制去甲肾上腺素再摄取的特性。这种药物在治疗神经病理性疼痛方面是有效的，其 NNT 为 4.8[147]。在一项为期 6 周、涉及 127 名服用曲马多或安慰剂的门诊患者中进行的多中心、随机、双盲、平行组研究中，与安慰剂组相比，曲马多组患者的疼痛显著减轻，生活质量也得到了改善[147]。

(6) 联合治疗：许多研究表明联合使用镇痛药物，以期以最小的剂量达到最大的疗效，并能增加药物的耐受性。在一项双盲、双模拟、交叉试验中，神经性病理性疼痛的患者使用加巴喷丁或去甲替林作为单一治疗或联合治疗，虽然每种药物在减轻神经病理性疼痛方面都是有效的，但是联合治疗效果明显好于单一药物治疗[68]。临床上对加巴喷丁和吗啡的联合用药方案开展了大量的研究，结果表明，加巴喷丁联合吗啡比单独用药效果更好[146]。

2. 介入治疗

PHN 疼痛的介入治疗包括神经阻滞、鞘内注射和 SCS。介入治疗虽然不是一线治疗方法，但应考虑将其加入 PHN 多模式治疗管理中。

(1) 交感神经阻滞：交感神经阻滞的作用是缓解 HZ 发展过程中的疼痛，缓解 PHN 疼痛，防止从 HZ 发展为 PHN。然而，大多数试图证明交感神经阻滞在这三个方面治疗有效性的数据大多来自于回顾性研究，而且证据有限。因此，交感神经阻滞的治疗作用仍然存在争议。在一项基于回顾数据的小规模随机研究中，将布比卡因与生理盐水进行了比较，结果表明施行交感神经阻滞患者的急性 HZ 疼痛持续时间缩短[119]。另一项回顾性研究表明，交感神经阻滞暂时缓解 41%～50% 的 PHN 患者的疼痛[148]。一项比较交感神经阻滞和利多卡因贴剂治疗 PHN 的研究显示，两组失败率（18.9% vs. 27.1%）和 NRS 变化值（5.88 vs. 5.01）相似，但交感神经阻滞组在治疗 8 周后仍无疼痛的患者比例显著高于利多卡因贴剂组（34.4% vs. 13.5%）[149]。

(2) 鞘内阻滞：硬膜外注射、椎旁注射和鞘内糖皮质激素注射均可用于暂时缓解 PHN 的疼痛，并且短期效果良好。研究证明，硬膜外注射糖皮质激素能有效减轻 PHN 急性期的疼痛，但大多数研究都集中在其防止 HZ 进展为 PHN 的作用上。在意大利进行的一项研究中，600 名年龄超过 55 岁的 HZ 患者分为通过硬膜外导管给予布比卡因和甲泼尼龙组和静脉注射泼尼松龙和阿昔洛韦组，疼痛消失后停止相应治疗。1 年后，接受静脉注射泼尼松龙和阿昔洛韦组患者 PHN 的发生率为 22%，而通过硬膜外导管给予布比卡因和甲泼尼龙组患者 PHN 的发生率为 1.6%[150]。对接受硬膜外类固醇注射的 PHN 患者的回顾性研究发现，注射后 2 周或 12 周，人口统计学特征、联合用药或硬膜外糖皮质激素的种类与疗效相关[151]。

在一项单中心随机研究中，为评估椎旁阻滞预防 HZ 发展为 PHN 的效果，将患者分为标准的口服抗病毒药物和镇痛药治疗组、标准治疗的基础上进行 4 次椎旁注射布比卡因和甲泼尼龙组，研究结果表明，12 个月后，标准治疗组患者 PHN 的发生率为 16%，而椎旁阻滞组的发生率为 2%。尽管椎旁阻滞在预防 PHN 方面似乎是有效的，但仍需要更大规模的多中心试验进行验证[152]。

另一种有希望缓解 PHN 疼痛的方法是鞘内注射甲泼尼龙。在一项研究中，279 名患有顽固性 PHN、疼痛超过 1 年的患者分别接受了鞘内注射甲泼尼龙和利多卡因、单纯利多卡因或者未接受任何治疗。结果表明，鞘内注射甲泼尼龙和利多卡因的患者比单独利多卡因或未接受治疗的患者疼痛显著减轻[153]。然而，这项研究结果不能重复，而且临床经验与作者获得的阳性结果并不一致。此外，因为鞘内注射甲泼尼龙的 6 名患者疼痛加重，其中 4 名患者痛觉过敏区域增加，一项已经实施的随机研究提前终止[154]。尽管在这项单一研究中认为这种方法对于治疗难治性 PHN 是有效的，但由于它与粘连性蛛网膜炎具有相关性，其临床应用受到限制。

一项系统综述评估了治疗 PHN 的各项介入方法，包括经皮神经电刺激（TENS）、A 型肉毒毒素局部注射、维生素 B_{12} 注射、曲安奈德注射、星状神经节阻滞、背根神经节损毁、脉冲射频消融、鞘内注射甲泼尼龙和咪达唑仑等。除了鞘内注射甲泼尼龙外，所有治疗 PHN 的干预措施均为 2 级证据 B 级推荐。考虑到这些技术的侵入性、价格和安全性，建议皮下注射 A 型肉毒毒素、皮下注射曲安奈德、TENS、星状神经节阻滞和周围神经电刺激作为首选介入治疗方法。如果疼痛仍然持续，可考虑椎旁阻滞或脉冲射频治疗。对于顽固性疼痛的患者，建议行脊髓电刺激治疗，而 DRG 毁损和鞘内注射甲泼尼龙疗法因其自身相关风险，仅建议在特定情况下反复斟酌后应用[155]。

(3) 神经调节：随着神经调节技术的同步发展，越来越多的证据表明，神经调节已将其在疼痛管理中的作用扩展到 PHN 治疗。2014 年，NACC 指南回顾了使用脊髓背柱 SCS 和周围神经电刺激（peripheral nerve stimulation，PNS）治疗 PHN 的文献[156]。此后，又有几项回顾性研究评估了神经调节的治疗作用。对 46 例常规治疗失败的急性 HZ 患者施行短期（7～14 天）脊髓背柱 SCS 的效果进行评估，结果显示 69.6% 的患者达到了临床缓解，39.1% 的患者疼痛完全缓解。由于没有设立对照组，该研究结论证据等级大打折扣[157]。另一项回顾性研究评估了 99 名处于不同阶段（急性、亚急性）的 HZ 患者和 PHN 患者施行短期背柱 SCS 治疗的效果，分别在治疗后 1 个月、3 个月、5 个月和 12 个月进行了随访。研究表明，97.5% 的急性 HZ 和 84% 的亚急性 HZ 患者在 12 个月时疼痛 VAS 评分比 37.5% 的 PHN 患者的疼痛评分少 2 分以上。虽然没有对照组可供比较，但作者认为短期脊髓背柱 SCS 可能会减少 HZ 后进展为 PHN 的比例[158]。

PNS 是 PHN 的另一种治疗方式。虽然大多数关于这项技术的文献都是病例报道或神经调节的队列研究，但对这项技术的几篇综述讨论了其在治疗 PHN 中的适用性。在两名患者的病例报道中，分别在 10 个月和 2 年半进行了随访，PNS 治疗后平均疼痛缓解率为 90%。在一项回顾各种神经外科技术治疗 PHN 的综述中，涉及 10 名患者进行了 PNS 治疗。患者在植入 IPG 后进行评估，平均随访时间>20 个月，其中 80% 的患者主诉疼痛明显缓解（缓解超过 50%）[159]。PNS 可能是一项很有前途的技术，未来能够在这类患者的治疗中提供帮助，不过尚需要开展进一步的临床对照研究来验证其在 PHN 治疗中的有效性。

三、糖尿病神经病变

（一）流行病学和危险因素

San Antonio 共识声明提出的糖尿病神经病变的定义是“排除其他原因后，糖尿病患者出现与周围神经功能障碍相关的临床或临床神经病变”[160]。糖尿病神经病变是一种涉及神经系统、具有多样化表现的一组复杂的临床综合征。糖尿病神经病变是一种独特的神经退行性病变过程，主要累及感觉神经轴突、自主神经轴突，最终在一定程度上累及运动轴突[161]。糖尿病神经病变可分弥漫性神经病变和单神经局灶性病变或单神经多发性神经病变。弥漫性神经病变包括急性感觉神经病变、慢性感觉运动性远端多发性神经病变和自主神经病变。单神经局灶性病变或单神经多发性神经病变包括颅、躯干、肢体局部和近端运动神经病变（肌萎缩），以及多发慢性炎性脱髓鞘神经病变[162]。

由于临床诊断标准的不一致性、患病群体的临床表现差异大、生理检查技术种类多样，DPN 的真正患病率一直很难准确估计。据 WHO 统计，2000 年有 1.5 亿糖尿病患者，预计到 2030 年，这一数字将增加到 3.66 亿[163]。接近 56% 的糖尿病神经病变的患者主诉疼痛影响其生活质量[164]。

在早期的研究中，DPN 所致下肢疼痛的发生率为 6%～27%，男女罹患比例相当[165]。英国的一项研究纳入了 356 名糖尿病患者（T2DM 为主），对其进行体格检查和结构化问卷调查的结果显示，近一半的患者诊断为慢性感觉神经性 DPN（chronic sensorineural DPN，CSDPN），其中 1/3 的患者主诉疼痛症状持续 1 年以上。此项研究中 DPN 的患病率为 16%，而在类似的非糖尿病人群中，慢性神经病理性疼痛的患病率为 5%。同样值得注意的是，12.5% 的 DPN 患者就诊时未提及相应症状，39% 的患者未施行疼痛相关治疗，说明 DPN 并没有得到充分的重视[166]。

一项横断面描述性研究的结果显示，2 型糖尿病患者并发 DPN 的比例为 26%。糖尿病患者中 CSDPN 的患病率为 44%[167]。2009 年，在比利时进行的一项多中心研究纳入了 1111 名 1 型和 2 型糖尿病患者以期估算 CSDPN 和 DPN 的发病率[168]。这项研究中应用了 NeuroPEN 测试疼痛和单纤维知觉，基于以往研究结论，该设备能够准确地诊断 CSDPN[169]。在上述研究人群中，1 型糖尿病患者的病程长于 2 型患者，分别为 16 年和 11 年。研究得出结论，CSDPN 的平均患病率为 43%，2 型糖尿病患者（51%）高于 1 型糖尿病患者（26%）。下肢神经病理性疼痛的发生率为 14%，仍然是 2 型糖尿病患者（18%）高于 1 型患者（6%）[168]。

匹兹堡糖尿病并发症流行病学研究认为，1 型糖尿病患者周围神经病变的发生率为 34%，而 SEARCH 研究认为患有 1 型糖尿病（T1DM）的年轻人（平均年龄 15.7 岁）中 DPN 的患病率为 8.2%[170, 171]。在 SEARCH 研究中，DPN 的患病率为 26%，而控制糖尿病患者心血管疾病风险行动（Action to Control Cardiovascular Risk in Diabetes，ACCORD）研究发现，42% 的 2 型糖尿病成人患者伴有周围神经病变[171, 172]。

1995 年，在芬兰进行的一项研究发现，糖尿病神经病变的患病率随着 T2DM 病程的延长而增加，当对 T2DM 患者进行 10 年以上的监测时，DPN 患病率从 8% 增加到 42%[173]。2013 年，Bypass Angioplasty Revascularization Investigation Two Diabetes 试验也发现了类似的结果，50% 的晚期 T2DM 患者在基线检查时并存糖尿病神经病变，而基线检查无神经病变的患者中，4 年来糖尿病神经病变的累计患病率为 66%～72%[174]。据统计，T2DM 患者的糖尿病神经病变的年患病率约为 6100/10 万，而 T1DM 患者的糖尿病神经病变的年患病率为 2800/10 万。综上，T2DM 患者的糖尿病神经病变的患病率为 8%～51%，而 T1DM 患者的糖尿病神经病变的患病率为 11%～50%[161]。

既往已行大量关于 DPN 的危险因素的相关研究。最常见的危险因素是年龄、糖尿病病程和糖化血红蛋白 A1C 水平[161, 175]。其他危险因素包括高血压[165]、糖耐量异常（impaired glucose tolerance，IGT）[176]、吸烟史、酗酒史和 BMI 增加[177]。在一项对原因不明的神经病变患者的研究中发现，36% 的患者并存 IGT，其中 77% 为痛性神经病变[178]。其他与 DPN 存在相关性的危险因素包括存在高密度脂蛋白胆固醇水平低和甘油三酯水平高的相关肥胖[168]。Galer 和其同事进行的一项研究认为，遗传因素亦是 DPN 的危险因素[164]；56% 的 DPN 患者的一级或二级亲属患有 DPN。研究表明，与 DPN 相关的特定基因包括 ACE 和 MTHFR 多态性基因[161]。

（二）病理生理学

糖尿病神经病变的发病机制理论上可分为三大类：多元醇途径、微血管损伤和糖基化终产物途径。这三种机制很可能同时发挥作用，而且两两之间也可能存在相互作用[179]。神经营养因子、神经细胞膜离子通道功能障碍、线粒体功能障碍和脂质毒性也可能参与了 DPN 的发生发展[180]。

多元醇途径理论认为，血糖升高会导致神经末梢内葡萄糖浓度升高。通过一系列反应，葡萄糖通过涉及醛糖还原酶和提高果糖水平的多元醇途径转化为山梨醇。高山梨醇和果糖水平升高会导致钠－钾－ATP 酶活性下降。醛糖还原酶耗竭辅因子 NADPH 的激活导致 NO 和谷胱甘肽的减少，从而抑制了对氧化损伤和血管扩张的缓冲，进而导致慢性缺血[179]。

在微血管损伤理论中，毛细血管基底膜增厚和内皮细胞增生造成神经元缺血和梗死[179]。糖基化终产物理论认为，慢性高血糖干扰轴突运输引起神经传导速度减慢，从而导致周围神经糖基化终产物的沉积。这些终产物还可能产生 NADPH（激活 NADPH 氧化酶），并有助于过氧化氢的形成和氧化应激增加。这些活性物质可能会在线粒体功能障碍导致进一步的神经损伤时发挥更大的作用[180]。

无论上述何种机制发挥作用，当外周末梢感觉轴突回缩仅保留核周体（细胞体）时，最终会出现糖尿病神经病变。包括核周在内的整个神经元都会受到糖尿病的影响。施万细胞是慢性高血糖的靶细胞，其功能受损后加剧轴突功能障碍[161]。这种进行性轴突损伤导致神经丝产生所需的 mRNA 表达丢失，进一步促进了氧化损伤和周围神经功能丧失[161]。

NGF 在损伤后神经结构和功能的修复中起重要作用。在动物模型的研究中发现，低水平 NGF 与糖尿病神经病变相关。其他与糖尿病神经病变相关的因素包括导致细胞损伤和死亡的钙通道活性异常，以及钠通道功能障碍在痛性神经病变的发生中发挥作用[181]。

（三）临床特征

急性感觉运动神经病变非常罕见，通常与血糖代谢控制不良有关，如血糖水平失控甚至出现酮症酸中毒[162]。CSDPN 是最常见的周围神经病变，占 DPN 患者的 80% 以上。CSDPN 患者典型的临床表现为多发性对称性灼痛，最初影响下肢远端，逐渐向上扩散。因较长的神经纤维受损，患者出现长度依赖性的多发性神经病变[182]。

DPN 由于累及小神经纤维而引起神经病理性疼痛[183]，详细询问病史和体格检查对于诊断 DPN 至关重要。有研究表明，临床神经功能检查（包括问卷调查），诊断 DPN 的灵敏度为 23%，特异度为 93%[184]。2007 年的一项研究认为，DN4 问卷的开发提高了诊断性能，在神经病理性疼痛评分超过 4 分的患者中，其灵敏度为 83%，特异度为 90%[185]。然而，密歇根神经病变筛查仪、Toronto 临床神经病变评分和英国筛查测试等评估工具都是主观性检查，均依赖于检查者的经验来解释测试结果[186]。高达 50% 的糖尿病周围神经病变患者的初始症状是严重的伤害性感觉，包括灼痛、电击样痛或刺痛、感觉异常、感觉过敏和深部钝痛，并且上述症状通常在夜间更严重。通常情况下，上肢受累较为少见[187]。

DPN 患者下肢体格检查的典型表现为振动觉、压力觉、痛觉、温度觉丧失和踝关节反射消失。大纤维受损导致的触觉和针刺感觉的丧失通常发生在本体感觉和振动觉丧失之前[182]。大纤维的神经功能可通过 10g 单纤维尼龙丝和音叉试验进行评估[169]。严重的神经病变患者可能出现步态共济失调。此外，还可以观察到外周自主神经功能障碍的迹象，包括足部温暖或寒冷、足背静脉扩张、皮肤干燥、受压区域下的老茧[162]。

值得注意的是，由于多种疾病均可能存在与之类似的神经病变，DPN 的诊断是一种排除性诊断。诊断 DPN 的金标准是神经传导检查，其有助于确认小和（或）大纤维受损并排除其他疾病[186]。鉴别诊断包括周围血管疾病、不宁腿综合征、莫顿神经瘤、维生素 B_{12} 缺乏、甲状腺功能减退和尿毒症[162, 182]。

目前有几款设备可能有助于诊断 DPN。DPN-Check 是一种手持设备，可以进行腓肠神经传导测试，作为全面神经传导测试的替代方法。与标准神经传导测试相比，它的灵敏度和特异度分别为 95% 和 71%[188, 189]。NeuroPad 神经贴片是一种检测足底表面汗液分泌的设备，对于检测小纤维神经病变具有相对较高的灵敏度。与其他 DPN 检测设备相比，比 10g 单纤维尼龙丝测试或生物密度测试具有更高的灵敏度[190]。Sudoscan 电导分析仪是一种当汗腺受到刺激时可以根据镍电极与汗液氯化物之间的电化学反应对汗腺功能进行精确评估的设备，其灵敏度为 87.5%，特异度为 76.2%[191]。尽管上述设备大多处于验证阶段，仍可床边应用辅助 DPN 的诊断。

自主神经病变是 1 型和 2 型慢性糖尿病患者常见的病理变化，其可见于糖尿病的任何阶段，病程 20 年以上的患者中最为明显[192]。副交感神经、交感神经和肠神经均会受累，有髓和无髓神经纤维均受影响。这种情况被认为是不可逆的，但研究表明，此类患者心脏交感神经功能障碍在严格控制血糖后会恢复[193]。糖尿病自主神经病变累及包括心血管系统、泌尿生殖系统、排汗系统、胃肠道和内分泌系统在内的多个器官系统，临床表现为静息状态下心动过速、直立性低血压、远端无汗、膀胱功能障碍、男性勃起功能障碍、女性生功能障碍、严重便秘、腹泻和运动障碍综合征[194]。此外，由于交感神经张力的丧失，血管扩张，导致下肢血液淤积，并进一步引起骨量减少，导致 Charcot 神经关节病[195]。

多灶性神经病变包括广泛的神经病变，如糖尿病肌萎缩、躯干神经病变、脑神经病变和单神经病变。糖尿病肌萎缩最常见于 2 型糖尿病患者，其特征是亚急性疼痛和单侧大腿运动无力和肌萎缩。上肢和下肢远端肌肉较少累及[196]。单神经病变最常累及尺神经、正中神经和腓总神经，因此这些神经更容易受到压迫导致神经缺血。脑神经病变的情况极其罕见[196]。

（四）治疗方案

DPN 的治疗方案包括应用 TCA 和 SSNRI、抗惊厥药物、阿片类药物和其他治疗方法。治疗方案包括预防或延缓 DPN 发展和减轻 DPN 症状的方法。与所有慢性疼痛综合征一样，多模式治疗是 DPN 最有效的治疗方法，主要目的往往是保护下肢免受感觉丧失造成的损害，或缓解疼痛以提高患者的生活质量和功能活动。

1. 生活方式的改变

高血糖和胰岛素缺乏与 DPN 的发病具有相关性。血糖控制似乎是减缓疾病进展和延缓发病的最有效的治疗方法之一[1]。在糖尿病控制和并发症试验研究小组进行的一项研究中，1441 名胰岛素依赖型糖尿病患者（其中 726 名无视网膜病变，715 名并存轻度视网膜病变）随机分配到胰岛素泵强化治疗组或每天 3 次或 3 次以上胰岛素注射的常规治疗组，研究小组进行了为期 6.5 年的随访监测后得出结论，对于无视网膜病变患者，与常规治疗相比，强化治疗组发生 DPN 的风险降低了 76%。存在视网膜病变的患者，强化治疗使病情进展的风险降低了 54%。研究还显示，在强化胰岛素治疗下，两组患者的微量蛋白尿进展的风险下降了 39%，蛋白尿进展的风险下降了 54%，临床神经病变发生率下降了 60%[197]。因此，严格的血糖控制有助于延缓 DPN 的发病和进展。

最近亦有研究强调了血脂异常在 DPN 发展中的作用。已有研究认为肥胖是 DPN 发展的协同危险因素，血脂和甘油三酯升高可能是 DPN 神经损伤的原因之一。甘油三酯升高后产生非酯化脂肪酸，其在周围神经系统细胞的胞质中进行 β 氧化。β 氧化过程产生了乙酰辅酶 A，累积后转化为乙酰肉碱，导致神经损伤恶化[198]。β 氧化的副产物活性氧，可能会对内质网造成压力，进而产生线粒体功能障碍，损害轴突运输，并减少可利用 ATP[199]。尽管血脂异常可能与 DPN 的进展有关，但他汀类药物对血脂异常的治疗效果并不统一。在许多小鼠模型中，他汀类药物能够减轻氧化应激、物理损伤和化疗所致的神经病理性疼痛[200, 201]。

有意思的是，曾有研究认为他汀类药物易诱发神经病理性改变。2002 年的一项小规模研究表明他汀类药物与周围神经病变有关。然而，同一研究人员对这项研究的重新分析却发现，两者之间没有关联[202]。因此，应用他汀类药物预防 DPN 的发生尚需要进一步的严谨的临床对照研究的支持。无论如何，运动锻炼对控制血脂和血糖均有好处，有助于 DPN 的防治[161, 203]。

2. 抗惊厥药

加巴喷丁是神经病理性疼痛的一线治疗用药，对 DPN 患者的疼痛有轻微缓解作用。在一项为期 8 周的随机、双盲、安慰剂对照的临床试验中，加巴喷丁治疗组患者每天的疼痛评分从 6.4 减少到 3.9，而安慰剂组从 6.5 减少到 5.1。加巴喷丁治疗组患者的睡眠也明显改善[204]。另一项观察加巴喷丁治疗 DPN 疗效的试验采用了三种不同形式的疼痛记录方法，包括治疗前后的 VAS 评分、当前疼痛强度和 McGill 疼痛问卷（MPQ）。只有 MPQ 显示加巴喷丁治疗与安慰剂相比在疼痛改善方面有统计学意义[205]。2019 年的一项前瞻性双盲随机对照研究评估了度洛西汀和加巴喷丁治疗DPN 8周的疗效。研究发现，两种药物均有效地降低了VAS评分（加巴喷丁组64～39分，度洛西汀组62～36分），两组患者的睡眠均得到改善。此外，加巴喷丁在治疗早期效果更佳，而度洛西汀因不良反应较少具有更好的服药依从性[206]。

一项Cochrane综述的最新发现显示，与安慰剂相比，服用加巴喷丁的DPN患者获得更高的实质性获益（38%vs.21%）和中等获益（52%vs.37%）[207]。加巴喷丁治疗神经病理性疼痛NNT为3。使用加巴喷丁治疗DPN虽然改善了患者的睡眠和精神状态，但对患者的生活质量没有明显影响[205]。对1960—2008年关于DPN治疗的文献进行的系统回顾结果建议，如果医疗条件允许，应优先考虑使用普瑞巴林，加巴喷丁和丙戊酸列为DPN的替代治疗药物[208]。

一项对DPN患者应用普瑞巴林和安慰剂的随机对照试验显示，每天服用普瑞巴林300mg组、每天服用普瑞巴林600mg组和服用安慰剂组患者疼痛减轻一半以上的比例分别为46%、48%和18%[209]。在一项为期12周的随机、双盲、多中心、安慰剂对照试验中，固定剂量组患者的用药方案为普瑞巴林100mg/d治疗1周+普瑞巴林600mg/d治疗11周，灵活剂量组为普瑞巴林150mg/d、300mg/d、450mg/d和600mg/d。研究得出结论，两种用药方案在减少神经病理性疼痛方面均优于安慰剂组[210]。2019年，一项Cochrane综述纳入了22项研究评估了普瑞巴林治疗神经病理性疼痛的疗效，300mg普瑞巴林NNTB为14，而600mg普瑞巴林NNTB为6.1[211]。同时，患者NNTB改变的整体效果为300mg普瑞巴林4.9，600mg普瑞巴林3.7[211]。因此，普瑞巴林能够有效缓解DPN患者的神经病理性疼痛。

3. 抗抑郁药

包括TCA和SSNRI在内的多种抗抑郁药物在临床上已用于治疗神经病理性疼痛，并且显示出较好的治疗效果。在一项联合去甲替林和氟奋乃静的研究中，以患者VAS疼痛评分下降超过50%为治疗有效，与安慰剂相比，接受联合治疗的患者治疗有效率增加了63%[212]。5项临床随机试验肯定了TCA在治疗DPN患者神经病理性疼痛方面的有效性，其NNT为1.3[67]。此外，抗抑郁药复合加巴喷丁的联合治疗提高了PHN和DPN的疼痛改善情况[68]。在一项多中心、双盲、随机、安慰剂对照研究中，服用小剂量文拉法辛（75mg）的患者在6周后VAS评分较基线下降32%，而服用大剂量文拉法辛（150～225mg）的患者在6周后VAS评分下降50%，NNT为4.5[213]。

度洛西汀是另一种有希望缓解DPN的神经病理性疼痛的SSNRI类药物。多项研究已经证明，度洛西汀比安慰剂有效[214, 206, 215]。在一项随机、双盲、交叉临床试验中，对比度洛西汀和阿米替林治疗6周后得出的结论是，度洛西汀和阿米替林对治疗DPN均有效。度洛西汀组疼痛缓解良好时VAS评分降低59%，中度缓解时降低21%，轻度缓解时降低9%。度洛西汀的耐受性也好于阿米替林[216]。当使用TCA和加巴喷丁治疗老年患者的DPN时应谨慎，因为这两种药物都与跌倒风险增加相关，但不一定与骨折风险相关[217]。

4. 阿片类药物和曲马多

许多研究表明，阿片类药物可以减轻DPN患者的疼痛。对这些药物的依赖和成瘾的担忧使得应用需谨慎；只有当患者的病情对非阿片类药物治疗无反应时，才考虑给予阿片类药物治疗（图34-1）。在这些阿片类药物中，曲马多、硫酸吗啡和羟考酮可以持续减轻DPN患者的疼痛。一项关于加巴喷丁、曲马多和对乙酰氨基酚的开放、随机对照研究表明，曲马多和对乙酰氨基酚联合使用在缓解DPN疼痛方面与加巴喷丁一样有效[218]。在一项使用曲马多的随机、双盲、安慰剂对照交叉研究中，曲马多组患者的疼痛、痛觉异常和感觉异常等多种神经病理性症状均得到缓解（NNT=4.3）[219]。然而，2017年一项Cochrane回顾了6项关于曲马多治疗DPN、PHN和CIPN的随机对照试验，因所回顾的研究存在显著的偏倚，这意味着研究背后的数据并不能可靠地反映其可能效果[220]。

研究表明，羟考酮对治疗DPN患者的神经病理性疼痛亦有效。在一项多中心、随机、双盲、安慰剂对照研究中，羟考酮治疗组和安慰剂组的疼痛评分分别为4.1和5.3[221]。这表明羟考酮在缓解DPN患者的神经病理性疼痛方面是轻度有效的。另一项研究比较了羟考酮联合加巴喷丁和单独使用加巴喷丁治疗糖尿病患者的神经病理性疼痛的效果，结果表明，联合羟考酮比单独使用加巴喷丁缓解疼痛效果更好[222]。2016年，一项Cochrane回顾分析结果表明，羟考酮用于治疗神经病理性疼痛的证据质量不

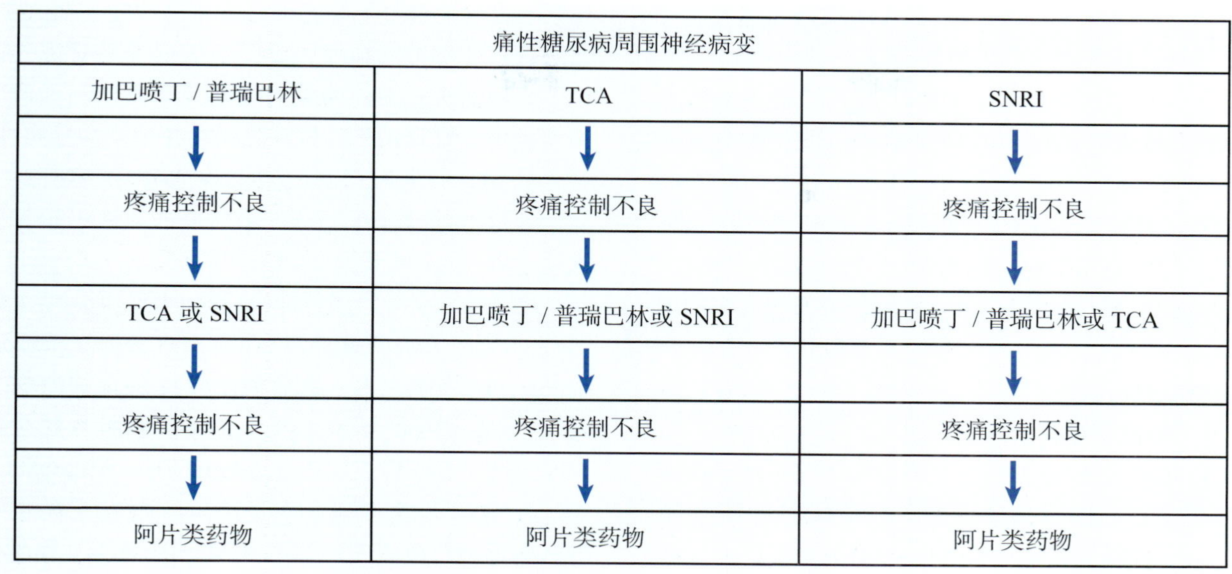

▲ **图 34-1 痛性糖尿病周围神经病变的治疗策略**

SNRI.5-HT- 去甲肾上腺素再摄取抑制药；TCA. 三环类抗抑郁药

高，羟考酮在没有其他神经疼痛的情况下，在治疗 PHN 和 DPN 方面可能有一定价值[223]。关于使用吗啡单一疗法治疗存在神经病变的糖尿病患者的数据有限。一项将吗啡和加巴喷丁作为单一疗法或联合疗法的交叉研究表明，在加巴喷丁联合吗啡后，两种药物的剂量均变小，并且镇痛效果更好[146]。此外，Cochrane 综述分析吗啡和氢吗啡酮用于治疗慢性神经病理性疼痛（包括 DPN）的研究结果表明，目前尚没有上述任何一种药物单独用于慢性神经病理性疼痛治疗的充分证据[224, 225]。

5. NMDA 受体拮抗药

NMDA 受体在慢性、伤害性疼痛发生发展中发挥着重要作用。因此，拮抗其作用可能会缓解神经病理性疼痛。最常见的 NMDA 受体拮抗药之一是右美沙芬。既往研究表明，该药可有效缓解伴有神经病变的糖尿病患者的疼痛。一项研究表明，DPN 患者应用右美沙芬治疗后，疼痛总体缓解了 33%，同时有 68% 的患者疼痛得到中度缓解[226]。在一项比较右美沙芬和安慰剂的研究中，糖尿病患者的神经病理性疼痛缓解了 27%，并且随着剂量的增加取得了更好的疗效[227]。此外，值得注意的是，这 2 项研究都显示右美沙芬对 DPN 有效，但对 PHN 没有效果。

尽管有些研究证实右美沙芬对 DPN 有效，由于该药用药剂量的范围较大，并且不同的研究中患者的反应多样，因此存在不同的研究结论。由于其药代动力学特点，有研究认为其不宜作为单一治疗药物用于 DPN 的治疗[228]。然而，右美沙芬与奎尼丁的复合制剂能够抑制细胞色素 CYP2D6 的活性，因此可作为单一药物使用。一项为期 13 周的三阶段随机对照试验评估了右美沙芬 – 奎尼丁（45mg/30mg 或 30mg/30mg）治疗 DPN 的疗效，结果显示其成功地减轻了患者的疼痛，同时改善了睡眠质量和活动能力[228]。

6. 局部用药

局部镇痛药物不存在药物相互作用，不良反应低，不需要滴定，因此是公认的较为安全的镇痛方法。研究表明，辣椒素乳膏（0.075%）可以缓解神经病理性疼痛，其 NNT 为 6.6[229]。此外，一项系统回顾研究表明，5% 的利多卡因贴剂与辣椒素、阿米替林、加巴喷丁和普瑞巴林一样可以有效缓解 DPN 患者的疼痛[230]。

7. 补充和替代治疗

由于氧化应激可能在糖尿病神经病变的发病机制中发挥重要作用，使用抗氧化应激药物（如 α- 硫辛酸）在糖尿病神经病变的治疗中可能会产生有益的效果。一项 Meta 分析表明，α- 硫辛酸 600mg 静脉注射 3 周，可有效缓解神经病理性疼痛并改善神经病理性缺陷[231]。最近的一项研究报道称，每天静脉注射 600mg，连续 5 周，神经病理性疼痛显著改善（NNT=2.7）[232]。基于 DPN 的病理生理学机制，建议应用糖基化抑制药、醛糖还原酶抑制药和生长因子进行治疗，但尚需进一步研究[233]。

针灸已试验性地用于 DPN 的治疗。在一项涉及 45 名 DPN 患者的随机对照试验中，患者被分配到针灸或对照组，接受针灸的患者 VAS 评分下降了 15 分[234]。2017 年，对 4 名使用针灸或电针治疗 DPN 患者的随机对照试验进行的 Meta 分析表明，两种针灸形式都能成功治疗 DPN。然而，纳入的大多数研究都存在方法学缺陷，未来尚需要设计严谨的临床对照试验进行验证[235]。

8. 神经调节

近年来，采用神经调节方法治疗 DPN 受到越来越多的关注。DPN 动物模型的几项研究结果表明，SCS 可以减轻或缓解小鼠的机械高敏感性[236-238]。已发表的一系列病例报道提示，SCS 可能在 DPN 的治疗中发挥有益作用[239]。脊髓背柱和 DRG 传统靶点的神经调节均处于研究阶段。一项观察高频脊髓背柱 SCS 在治疗 DPN 疼痛中作用的研究中，随机纳入 216 名患者，研究周期为 6 个月[240]，纳入标准包括对 2 种镇痛药物无效、病程超过 1 年、下肢疼痛 VAS＞5 分、BMI＜45kg/m^2、口服吗啡少于 120mg/d、糖化血红蛋白 A1c 低于 10。经筛选试验测试患者疼痛有所改善后植入 SCS 设备。研究结果显示，接受 SCS 治疗的患者其疼痛改善在统计学上明显优于保守药物治疗（conservative medical management，CMM），治疗 6 个月时 VAS 的平均下降幅度为 5.9 vs. 0.1。此外，与接受 CMM 治疗的患者相比，SCS 患者在 6 个月时的感觉系统相关检查有所改善。未来尚需要更多的研究来评估和验证这种镇痛模式在治疗 DPN 方面的持久有效性。

四、AIDS 相关疼痛综合征

（一）流行病学

据估计，截至 2018 年全世界约有 3790 万 HIV 感染 /AIDS 患者[241]。随着高效抗反转录病毒疗法（highly active antiretroviral therapy，HAART）的发展和广泛应用，以及中枢神经系统机会性感染的减少，多发神经病变已成为与 HIV 感染相关的最常见的神经系统并发症[242]。AIDS 主要侵犯人体免疫系统和神经系统。当患者处于疾病的不同阶段时，会出现各种直接或间接与 HIV 感染相关的神经系统并发症[243]。

尽管只有 10%～35% 的血清 HIV 阳性的患者会出现有症状的神经病变，但几乎所有的终末期 AIDS 患者都存在异常的神经病变[244]。一项系统性综述汇编了多项研究，旨在明确 HIV 感染患者中神经病变的发生率，发现纳入的研究之间存在很高的异质性，神经病变发生率为 1.2%～69.4%。AIDS 患者神经病变的年发生率为（0.7～39.7）/ 100 人，老年患者和晚期患者并发神经病变的风险更高[245]。

HIV 感染会导致多种神经功能缺陷，但最常见的两种 HIV 相关的感觉神经病变（HIV-related sensory neuropathy，HIV-SN）是远端多发性感觉神经病变（distal sensory polyneuropathy，DSP）和抗反转录病毒中毒性神经病变（antiretroviral toxic neuropathy，ATN）。DSP 是病毒感染本身所致，而 ATN 是疾病的抗病毒治疗所致[242]，其中 DSP 更为常见。在引入 HAART 治疗之前，HIV-SN 的最常见危险因素是高龄和疾病终末期（如高血浆病毒载量和低 CD_4^+ 细胞计数）[246]。在 HAART 引入后，发生神经病变的危险因素变得更加混杂，包括高龄、CD_4^+ 细胞计数低于 50 个 /mm、营养不良、使用双脱氧核苷反转录酶抑制药、蛋白酶和酒精暴露[247]。ATN 相关的诱发药物包括司他夫定（d4T）、地达诺新（ddI）和扎西他滨（ddC），统称为双脱氧核苷酸反转录酶抑制药或 D 药物[242]。

（二）临床特征

虽然 DSP 和 ATN 是两类不同的 HIV-SN 疾病[248]，两者的临床症状和病理生理表现几乎无法区分。疾病的时间进程和开始抗反转录病毒治疗的时间关系是 ATN 的主要特征。DSP 的发病可发生在亚急性、慢性期或 AIDS 期。ATN 的临床表现可在开始抗反转录病毒治疗后的 1 周～6 个月内出现，并可能在停止治疗后消退。

HIV-SN 的临床特征以痛性感觉障碍、触诱发痛和痛觉过敏为主。通常是渐进性发病，初始最常见于双侧下肢末梢受累。神经病变以一种长度依赖的方式进展，从肢体远端向近端逐渐恶化。感觉障碍通常首先累及脚底，并向近端发展；当症状累及膝关节时，患者经常会主诉手指亦受累。虽然 DSP 的患者可能没有症状，但大多数患者存在神经功能缺陷。2014 年的一项研究发现，35% 的患者在首次 HIV 感染后 3.5 个月出现神经病变[249]。

患者的首发症状通常是周期性日间麻木或灼热感，以及夜间疼痛加重。继而，患者主诉受累部位出现触诱发痛（既往认为是非伤害性刺激亦诱发疼痛）和痛觉过敏（痛的阈值较低）。穿鞋和走路亦会引发疼痛，患者会表现为行走困难。除了感觉异常，体格检查还会发现踝反射减弱或消失[250]。

（三）诊断方法

目前 DSP 的诊断尚无金标准，尚未确定最佳的联合诊断方法。疾病的进展仍然主要是依靠临床诊断[251]。神经病变可能继发于许多其他生理情况，如维生素 B_{12} 缺乏、糖尿病、甲状腺功能减退、IGT 和梅毒，因此必须行相应血液检查进行鉴别诊断[250]。在一项非随机的横断面研究中，以服用神经毒性核苷类似物、伴随轴索周围神经病变的 HIV 患者为研究对象，测量其乙酰肉碱血清水平。服用核苷类似物且伴有神经病变的患者乙酰肉碱水平降低，并且营养不良[252]。尽管乙酰肉碱水平可用于 ATN 的诊断，但仍有必要进行更多研究确定其诊断的价值。

神经传导检查可显示轴突性、长度依赖、感觉性多发神经病变，但并不是诊断 DSP 的必要检查。针刺肌电图可能显示慢性失神经和再神经支配，但其结果通常是正常的，因此对于疾病的诊断帮助较小[253]。通过测量来自小腿远端和大腿近端的皮肤活组织标本的表皮内神经纤维密度可以检测小纤维神经病变[248]。表皮内神经纤维密度越低，出现 DSP 症状的可能性越大，神经病理性疼痛的程度也越高。表皮神经纤维密度可用作神经退行性变药物临床试验的定量标记物，并预测无症状患者出现症状的可能性[254]。已有研究报道该疾病伴随 DRG 神经元的丢失，尽管减少的程度比远端轴突丢失要少[255]。

（四）病理生理学

DSP 和 ATN 的临床表现相似，但具有不同的病理生理机制。确切机制尚不完全清楚，但据推测，有多种机制参与其中并最终导致轴突损伤。与 HIV 感染相关的外周和中枢神经毒性可能是由于细胞因子介导的效应，因为 HIV 本身不影响轴突或施万细胞。gp120 蛋白是一种 HIV 相关蛋白，通过连接位于神经胶质细胞和神经元上的趋化因子受体，在 HIV 发病机制中发挥关键作用[256]。它还可能在施万细胞与神经元相互作用相关的趋化因子受体上发挥作用[257]。轴突损伤继发于神经和周围组织的炎症反应，最终导致典型的 DSP 疼痛。这一假说得到了动物研究结果的支持，在动物研究中发现，将 gp120 经神经外膜注射到坐骨神经或经皮注射到后爪时，大鼠会产生疼痛[258, 259]。研究结果认为，DSP 疼痛的间接原因是炎症损伤，可分为外周机制和中枢机制。外周假说认为，疼痛是由损伤纤维邻近的未受损的疼痛传导纤维或 C 纤维的自发活动引起。巨噬细胞释放的炎症介质可能会进一步敏化这些纤维。中枢假说认为，DRG 和脊髓背角联合的离子通道改变，从而导致“中枢敏化”[260]。

ATN 的发生主要是因为使用了核苷反转录酶抑制药，通常发生在开始治疗 1 年内或在已有周围神经病变的患者中[261]。ATN 的机制目前尚不清楚，但已有研究证明，施万细胞和轴突中异常线粒体导致的线粒体功能障碍发挥了一定的作用[262]。

有研究结果显示，在接受核苷 / 核苷酸反转录酶抑制药（nucleotide reverse transcriptase inhibitors，NRTI）治疗的 AIDS 患者中，线粒体 DNA 的大量减少导致血清乳酸水平上升和细胞死亡增加[263]。近年来，一些蛋白酶抑制药，如吲哚那韦、利托那韦和沙奎那韦，其穿透神经的能力增强，因而会导致线粒体毒性风险增加[264]。

（五）治疗

目前，美国 FDA 尚没有批准用于治疗 HIV-SN 的药物。现有的大多数治疗方案均为借鉴已批准用于其他神经病理性疼痛（PHN 和 DPN）的治疗方法。HIV-SN 的治疗首要原则应尽可能去除或减少抗反转录病毒药物的剂量[265]。此外，应首先优化患者的代谢和营养状况，以排除对神经症状的影响，然后再开始其他任何形式的治疗。较大的安慰剂效应认为是由难以评估 HIV-SN 患者的镇痛效果所导致。一项系统 Meta 分析比较了 HIV-SN 和 DPN 患者之间的安慰剂效应，发现两类人群没有统计学差异[265, 266]。

已经尝试多种药物治疗此类神经病理性疼痛，但没有取得显著的成效。在一项随机、双盲的多中心研究中，HIV-SN 患者接受了安慰剂或每天 6mg T 肽治疗，结果显示，鼻腔注射 T 肽没有任何效果[267]。已有研究证明，重组人 NGF 是一种有效的镇痛药物，但它并没有提供任何神经再生的证据[268]。

在一项双盲、平行分组、安慰剂对照的多中心研究中已证实乙酰肉碱（Acetyl-l-carnitine，ALCAR）改善了感觉神经元的神经营养支持。患者分为安慰剂组和 ALCAR 组（肌内注射 14 天 + 口服 42 天）。ALCAR 组患者的疼痛得到显著改善[269]。红细胞生成素是一种造血生长因子，可以防止暴露于 HIV gp120 蛋白的细胞轴突退化，但仍需要进一步的研究证实[270]。已有研究证明，阿米替林和美西律在缓解 DPN 和 PHN 患者的神经病理性疼痛方面有效。然而，在一项随机、双盲研究中，它们并没有显示出比安慰剂更好的效果[271]。其他药物（如度洛西汀和文拉法辛）均为 SSNRI，已经被批准用于治疗 DPN，但需要进一步的研究来证明它们在缓解 HIV-SN 患者疼痛方面的有效性。对乙酰氨基酚和非甾体抗炎药在治疗 DSP 方面的疗效有限。在严重 / 难治病例中，阿片类药物可用作辅助治疗[250]。

研究表明，加巴喷丁对治疗包括 HIV-SN 疼痛在内的所有类型的神经病理性疼痛均有效。在一项安慰剂对照试验中，患者接受加巴喷丁（1200～3600mg/d）或安慰剂 4 周的治疗，然后进行为期 4 周的公开试验，与安慰剂组相比，加巴喷丁组患者疼痛改善 44%，睡眠改善 49%，不过其最显著的不良反应是嗜睡[272]。

普瑞巴林在缓解神经病理性疼痛方面也非常有效。然而，最近一项为期 14 周的随机、双盲、安慰剂对照、平行组试验结果表明，与安慰剂相比，服用普瑞巴林没有任何益处[273]。在另一项随机对照试验中，服用 300mg/d 拉莫三嗪显著减轻 DSP 和 ATN 患者的疼痛[274]。临床上对于治疗 HIV-SN 的局部药物（包括 5% 利多卡因乳膏和高剂量辣椒素乳膏）也进行了相关研究。在一项随机对照试验中，结果显示，5% 利多卡因乳膏对治疗 HIV-SN 疼痛无效[275]。另一项双盲、多中心、随机试验显示，高剂量辣椒素乳膏缓解了 HIV-SN 患者的疼痛[276]。

大麻素类药物可能在一定程度上能够缓解 HIV-SN 的疼痛。一项随机、安慰剂对照试验评估了 50 名 HIV-SN 患者使用大麻素（3.56% 四氢大麻酚）的效果。结果显示，大麻素组比安慰剂组患者的疼痛减少了 34%。对应用两种镇痛药无效的 28 名 HIV-SN 患者进行了Ⅱ期双盲安慰剂对照交叉研究，比较了使用 1%～8%THC 与安慰剂的治疗效果。46% 的大麻组患者的疼痛缓解大于 30%。然而，上述 2 项研究的疗程和主要终点都仅为 5 天[277, 278]，因此尚需要进一步的研究来验证其长期效果。

五、化疗所致周围神经病变

2018 年，WHO 将 1/6 的死亡归因于癌症。2018 年癌症新发病例估计为 1810 万例，男性和女性的发病风险为 1/8 和 1/10[279]。化疗和手术是癌症的主要治疗手段。随着癌症治疗方案的发展和疗效的提高，癌症幸存者的数量逐步增加。自 20 世纪 60 年代以来，癌症的 5 年存活率大幅上升，白种人患者从 39% 上升到 70%，黑种人患者从 27% 上升到 63%[280]。化疗引起的周围神经病变（CIPN）是一种由化疗药物暴露引起的神经病理性疼痛状况。许多癌症患者在病情缓解后很长一段时间内仍会发生 CIPN，CIPN 正发展为癌症最沉重的长期不良反应之一[281]。

（一）流行病学

早期研究报道，大约 90% 接受神经毒性化疗药物的患者会发生 CIPN[282]。后续研究发现，在化疗后第 1 个月 CIPN 的患病率为 68.1%，3 个月时为 60.0%，6 个月或以上时为 30.0%[283]。总体而言，在积极接受癌症治疗的患者和治疗 12 年后的患者中，CIPN 的患病率在 36%～58% 之间[284-286]。减少 CIPN 患者的化疗剂量可能有助于缓解疼痛，但同时增加因癌症治疗不足所致的发病率和死亡率增高的风险。随着癌症存活率的提高，CIPN 对于患者具有长期的影响，因为它通常会在治疗后和癌症缓解后继续存在。可能导致 CIPN 的药物包括含铂化合物（顺铂、卡铂、奥沙利铂）、紫杉烷（紫杉醇和多西紫杉醇）、长春花生物碱（长春新碱和长春碱）、蛋白酶抑制药（波特佐米）、依西比隆（伊克沙比隆）、免疫检查点抑制药、抗体药物结合物和其他化疗药物（埃布林、沙利度胺、来那度胺）[287]。

CIPN 的主要危险因素包括癌症类型（因为治疗特定癌症需特殊化疗药物）和化疗药物的累积剂量。实体肿瘤（结直肠、乳腺、妇科、睾丸、肺）和血液癌是最常见的需要神经毒性药物化疗的癌症[287]。其他危险因素包括基础神经病变、年龄、同步化疗、吸烟、早癌诊断、使用可导致 CIPN 药物的癌症治疗方案[287, 288]。

已有研究表明遗传标记与 CIPN 有关。一项关于多发性骨髓瘤患者的全基因组关联研究（Genome Wide Association Study，GWAS）发现了与 CIPN 发生相关的 13 个单核苷酸多态基因[289]。在因紫杉烷暴露而患 CIPN 的乳腺癌患者中进行了类似的研究，GWAS 揭示了 CIPN 与等位基因变异的关联，该等位基因变异可能降低患者暴露于紫杉烷时发生 CIPN 的风险[290]。目前尚未能成功识别出能够可靠预测出 CIPN 的易感性基因[291]。

（二）临床特征

与 DPN 相似，CIPN 表现为手套和袜子样分布，在更严重的病例中会向近端扩散。虽然主要是感觉神经病变，患者可能会出现自主神经功能障碍、精细运动功能障碍和本体感觉下降[292]。患者主诉阴性症状（触觉受损、针刺振动感、失衡）或阳性症状（感觉异常、感觉障碍、神经病理性疼痛），症状表现为由远端至近端发展。由于接触含铂化合物，患者在停止化疗几个月后可能会主诉症状加重，出现“滑行”现象[281]。

除了疼痛和感觉丧失外，CIPN 还对患者的社会功能和生活质量产生负面影响。在一项横断面描述性研究中，比较了临终关怀中有神经病理性疼痛的癌症患者和没有神经病理性疼痛的患者，发现 40% 的患者有神经病理性症状，其中 76.7% 主诉疼痛[286]。这些患者是跌倒的高危人群，大多数人睡眠质量下降[293]。在一项前瞻性研究中，评估了 65 名患有 CIPN 的癌症患者的 SPADE 症状，69.5% 的患者存在睡眠障碍[294]。

（三）诊断方法

CIPN 的诊断在很大程度上是临床诊断。应注意获取详细的病史和体格检查，重点关注导致神经病变的其他病史，包括饮酒、糖尿病、营养不良和其他暴露，以排除周围神经病变的其他原因。虽然没有诊断 CIPN 的金标准，但临床工具（包括 MPQ、简明疼痛问卷、Leeds 神经病变症状和体征评估、DNP4）可能有助于确定患者的疼痛特征和趋势。现有评估 CIPN 的具体工具，包括 Ajani 量表、癌症治疗的功能评估、CIPN20 和 NCI 常用毒性标准，但可能不能真实反映神经病变的发生率和观察者之间的差异[288, 292]。

（四）病理生理学

因为不同类别的化疗药物有不同的作用机制和最终靶点，目前 CIPN 的发生机制也存在几种理论。虽然每种相关的化疗都有一个最有可能受到影响的靶点，但总体而言，这些理论可分为三大类，包括伴有氧化应激的线粒体功能障碍、神经炎症和离子通道功能障碍[288]。

许多化疗药物以核 DNA 为靶点，然而线粒体 DNA 也可能受到影响。与核 DNA 不同，线粒体 DNA 没有强大的修复机制，损伤后可能导致线粒体功能障碍。紫杉醇引起痛性周围神经病变大鼠的研究结果显示，髓鞘和 DRG 结构完整，但有髓鞘和无髓鞘神经元中出现与大鼠的疼痛行为相关的不典型线粒体肿胀[295]。另一项对顺铂诱导的周围神经病变大鼠的研究表明，受影响大鼠的 DRG 细胞培养显示出线粒体运输功能障碍，并随着时间的推移发生可逆的变化[296]。线粒体在调节活性氧（reactive oxygen species，ROS）方面起着特别重要的作用，特别是在化疗过程中，它内在地增加了 ROS 的数量。在一项对乳腺癌患者的研究中，对患有和不患有 CIPN 的患者（紫杉醇化疗）血液进行了评估，结果显示，氧化应激参与了 CIPN 患者的线粒体功能障碍[297]。

神经炎症在慢性疼痛状态的发展中起着一定的作用。某些类型的细胞（包括神经胶质细胞）被激活后，在慢性疼痛的炎症和损伤中发挥作用。最近研究的焦点已经从化疗药物转移到星形胶质细胞的激活，因为它在维持 CIPN 的慢性疼痛状态方面发挥了作用。在奥沙利铂和硼替佐米诱导的周围神经病变大鼠模型中，星形胶质细胞而不是小胶质细胞的激活与化疗药物的治疗相关[298]。这些星形胶质细胞含有腺苷激酶，它可以去除细胞外的腺苷，而腺苷是一种神经保护剂，释放出来对抗神经病理变化。一项对腺苷激酶过度表达的啮齿动物进行的研究发现，腺苷激酶过度表达导致了促炎因子 IL-1β 的表达，提示了星形胶质细胞功能障碍可能导致 CIPN 发生的机制[299]。化疗导致促炎趋化因子的释放增加，包括 TNF-α、缓激肽和 NGF，同时下调抗炎趋化因子[300]。目前尚需要进一步的研究来阐明 CIPN 发生的细胞机制。

某些化疗药物（即紫杉烷、含铂化合物和长春碱）可以调节初级传入神经元离子通道的表达[301]。受影响的通道包括钠通道、钾通道和某些钙通道。在急性奥沙利铂中毒过程中，发现钠通道和钾通道功能障碍，通过导致钠通道延迟失活和钾受体表达降低而导致冷过敏[302, 303]。对暴露于紫杉醇的大鼠的研究表明，由于通道表达增加，背根神经节钙通道电流增加[304]。尽管有以上这些发现，靶向特定离子通道的治疗结果喜忧参半。

（五）治疗

1. 预防和物理治疗

在 CIPN 的治疗管理中应尤其重视预防，因为许多神经病理性疼痛的治疗方法对其无效。2014 年，美国临床肿瘤学会对 48 项随机临床试验的结果综合分析表明，由于缺乏高质量的证据，不建议使用任何药物预防 CIPN[305]。同样，2014 年对预防 CIPN 的药物进行的一项 Cochrane 综述得出结论，没有足够的证据建议使用化学保护剂预防 CIPN 的发生[306]。因此，肿瘤学家需要谨慎权衡减少化疗剂量以实现有效的癌症治疗和将 CIPN 的发展风险或严重性降至最低之间的平衡。

除了神经病理性疼痛和麻木外，患者还会因此出现步态、平衡和跌倒的问题。尽管物理疗法在减轻疼痛方面并不成功，但与物理治疗师的合作在解决 CIPN 导致的功能缺陷方面取得了有益的效果。在一项前瞻性研究中，29 名患有 CIPN 的癌症患者在理疗师的指导下接受了为期 8 周的运动干预。与运动干预前相比，动态平衡、站立平衡、活动度和生活质量的客观指标和患者主观感觉在统计学上均有显著改善[307]。

2. 抗惊厥药

加巴喷丁和普瑞巴林能够有效治疗多种神经病理性疼痛。然而，在治疗 CIPN 患者时却没有那么乐观的效果。在一项评估 61 名发生 CIPN 的卵巢癌患者的研究中，加巴喷丁干预后，患者的疼痛和神经功能障碍得到改善，但生活质量没有明显提高[308]。在另一项纳入 115 名 CIPN 患者的随机、双盲、安慰剂对照的交叉试验中，加巴喷丁组和安慰剂组患者症状的严重程度在统计学上相似[309]。

相比之下，普瑞巴林在改善症状方面可能比加巴喷丁更有效。在一项对 120 名患有 CIPN 的癌症患者的研究中，患者接受了为期 4 周的阿米替林、加巴喷丁、普瑞巴林或安慰剂（严重疼痛时口服吗啡缓解疼痛）治疗[310]。在试验结束时，普瑞巴林组与加巴喷丁组、阿米替林组相比，在改善节制吗啡的疼痛评分方面存在显著的统计学差异。另一项研究评估了 72 名 CIPN 患者同时使用羟考酮 / 纳洛酮与加巴喷丁或普瑞巴林的情况，这些患者以前仅使用加巴喷丁症状控制不佳。4 周的治疗结束后，普瑞巴林组患者 NRS 减少了 1.29[311]。

3. 抗抑郁药

在各类抗抑郁药中，SNRI 在治疗 CIPN 方面显示出最佳的治疗前景。其中，度洛西汀是治疗 CIPN 最有效的药物。一项对 231 名 CIPN 患者进行的多中心、随机、双盲、安慰剂对照的交叉研究，评估了度洛西汀（60mg/d）缓解疼痛的效果。度洛西汀和安慰剂之间观察到的疼痛评分的平均差异为 0.73，59% 的度洛西汀组患者的疼痛减轻程度比安慰剂高 38%[312]。在使用安慰剂的随机对照试验中，度洛西汀比文拉法辛或安慰剂显著降低第 2 周神经病理性疼痛的等级，其脑神经、运动神经和感觉神经病变的改善也比文拉法辛或安慰剂更明显[313]。

4. 局部用药

在治疗其他形式的神经病理性疼痛时有用的辅助药物，对这类患者也有效。与其他类型神经病理性疼痛一样，利多卡因贴剂在该类患者中也有效果，但缺乏支持其使用的研究证据[314]。在一项应用 1% 薄荷醇乳膏治疗癌症相关神经病理性疼痛研究中，51 名患者（其中 35 名 CIPN 患者）接受了为期 4～6 周的跟踪随访。研究结束时，82% 的患者认为他们的简明疼痛评估量表评分、情绪、灾难化、行走能力和感觉有改善[315]。辣椒素乳膏（8%）也可以改善 CIPN 患者的疼痛和感觉[316]。另外有研究在 CIPN 患者中应用包含巴氯芬、阿米替林和氯胺酮的多种成分的卵磷脂有机凝胶（BAK-PLO），进行为期 4 个多月的双盲安慰剂对照试验，使用 BAK-PLO 的患者比安慰剂有更大的感觉和运动改善[317]。然而，需要进一步的更大规模的研究来全面评估传统和非传统的局部外用药治疗 CIPN 的效果。

5. 大麻素类药物

大麻素类药物对其他几种神经病理性疼痛能够提供有益的治疗，但因其中枢神经系统效应限制其应用[318]。动物研究中发现，激活大麻素受体（CB1 和 CB2）有益于 CIPN 的治疗。自外周发挥作用的 CB1 激动药（PrNMI）能成功抑制顺铂诱导的 CIPN 大鼠模型的触诱发痛反应[319]。在一项对大鼠的研究中，CB2 激动药成功地抑制了顺铂和紫杉醇诱导的 CIPN 模型中的机械和冷超敏反应[320]。进一步的动物研究表明，CB2 特异性激动药 MDA7 减轻了与小胶质细胞调节失调和 CIPN 相关的大鼠的行为和分子变化。尽管在动物模型上取得了上述治疗成功，但仍需要大量设计严谨的临床研究来验证大麻素类药物在 CIPN 患者中的应用效果。

6. 神经调节

许多关于神经调节治疗 CIPN 的文献仅限于 DRG 或脊髓背柱刺激的病例报道[321, 322]。神经调节可能在 CIPN 的治疗中发挥作用，但需要随机对照试验来充分评估它们在这种疾病中的疗效和作用。

结论

各种类型的神经病理性疼痛的特征和病理生理机制各不相同。尽管治疗方案不完全相同，但潜在治疗理念相似。尽管因神经病理性疼痛的具体类型不同，不同类别药物的疗效存在差异，但传统的全身镇痛药物包括抗抑郁药、抗惊厥药、局部麻醉药和阿片类药物，通常是治疗神经病理性疼痛的主要药物。神经病理性疼痛的介入治疗目前鲜有高质量的试验作为证据支持。临床医生应该意识到药物治疗效果不佳时可考虑使用传统的介入治疗方法。

要　点

- CRPS Ⅰ型和Ⅱ型既往最常用的临床诊断标准特异性低，但敏感性高，导致对于此类疼痛综合征的过度诊断。
- 直至 2007 年，研究标准公布（即业内熟知的 Budapest 标准），其囊括了 CRPS 患者的客观体征（框 34–2）[6]，具有良好的特异性和敏感性。
- 抑郁、人格障碍和焦虑等心理因素与 CRPS 没有相关性，研究表明没有特定类型的 CRPS 人格。
- 一项双盲、随机、安慰剂对照、平行组试验研究了亚麻醉剂量的氯胺酮在 CRPS 患者中静脉注射 4 天的效果，结果显示疼痛程度有所减轻，但从输注后第 1 周到第 12 周，疼痛逐渐加重。在输注氯胺酮的患者中，出现了轻微和罕见的不良反应，如恶心、呕吐和类精神症状。
- 一项随机试验比较了 SCS 复合物理治疗和单纯物理治疗对 CRPS 患者的治疗效果，研究结果表明，SCS 显著改善了患者治疗最初 2 年的疼痛。
- HZ 急性期的典型表现为斑丘样水疱疹，1～2 周后结痂，并出现灼热感、感觉过敏、瘙痒和剧烈疼痛。出疹前 1～5 天可能出现的前驱症状包括头痛、发热、身体不适、皮肤感觉异常和畏光。PHN 是 HZ 的慢性形式，可能在 HZ 后 2 周出现。
- 加巴喷丁、普瑞巴林、曲马多和局部利多卡因等药物耐受性最好（通常对于老年患者），因此被列为 PHN 的一线治疗药物。其他辅助治疗药物包括 TCA、SSNRI、阿片类药物和外用辣椒素乳膏（表 34–2）。
- 高达 50% 的糖尿病周围神经病变患者的初始症状是严重的伤害性感觉，包括灼痛、电击样痛或刺痛、感觉异常、感觉过敏和深部钝痛，并且上述症状通常在夜间更严重。通常情况下，上肢受累较为少见[187]。
- AIDS 患者神经病变的年发生率为 0.7～39.7/100 人，老年患者和晚期患者并发神经病变的风险更高[245]。
- 拉莫三嗪、加巴喷丁和辣椒素乳膏在治疗 HIV 相关神经病理性疼痛方面有效，但阿米替林、利多卡因贴剂和普瑞巴林无效。
- 目前缺乏 CIPN 治疗的证据。重点应通过平衡化疗的持续时间和剂量来预防 CIPN。若患者已经发展成 CIPN，普瑞巴林和度洛西汀在控制神经病理性疼痛方面展现出最大的治疗潜力。

第 35 章　复杂区域疼痛综合征的评估与治疗
Evaluation and Treatment of Complex Regional Pain Syndrome

Frank J.P.M.Huygen　著
王心怡　译　　王海云　校

根据 IASP 的定义，复杂区域疼痛综合征是创伤后局部疼痛症状的集合，通常表现为肢体远端疼痛，在严重程度和持续时间上皆超过原始创伤的临床病程，常常导致运动功能显著损害，并随时间推移而改变。CRPS 可能是手术或创伤后并发症，其自发性如前所述，但需要关注这些病例中是否存在未注意到的创伤[1]。该综合征在文献中有超过 72 个不同的名称，包括众所周知的 Sudeck 营养障碍症、创伤后营养不良和交感反射性营养不良等。

1992 年，奥兰多 IASP 会议上商定今后只采用“复杂区域疼痛综合征”一词。CRPS 最初分为两种类型，1 型无神经损伤，2 型并发明显神经损伤[2]。后来有专家建议增加第三种类型，即不另行说明的 CRPS，用于仅在有限程度上符合诊断标准但无法做出其他诊断的情况。在临床实践中，温型 CRPS（皮肤呈红色，灌注强劲，温暖）与冷型 CRPS（皮肤呈蓝色，灌注不良，寒冷）是有区别的[3]。

长期以来，CRPS 因为知觉和行为异常一直被视作“怪病”，这种疾病具有自限性，不会持续太久。近期研究指出相反情况，即 CRPS 是一种基于免疫系统和神经系统相互作用的复合征，会严重损害各组织，导致严重缺陷和残疾。遗传和免疫因素可能也参与其中，而病理生理学方面研究才刚刚开始。该疾病可引起功能障碍，生活质量严重下降，直接和间接增加医疗费用。

本章将从病理生理学、流行病学、临床特征和治疗对 CRPS 进行讨论。第 34 章中对药理学主题有详细的讨论，所以本章对其回顾较简短。神经调节治疗 CRPS 很有效，在第 71 章中有关于脊髓电刺激、背根神经节刺激和周围神经电刺激的详细讨论。

一、病理生理学

过去 20 年的一些重要发现促进了 CRPS 病理生理学研究进展[4]。几种机制相互作用，可分为传入机制（炎症和血管内皮功能障碍）、传出机制（躯体感觉和自主神经系统变化），以及中央机制（皮质重组和心理因素）。

（一）传入机制

CRPS 一些症状与炎症相似，如疼痛、发红、发热和肿胀。Sudeck 早在 100 多年前就提出，CRPS 可能是一种骨炎症，但未能得到证实，因为 CRPS 与发热、ESR 增加、CRP 增加和白细胞增多无关。

然而，在过去 20 年里，一些研究表明炎症是 CRPS 发生和维持的重要机制[5]，在 CRPS 患者的血清中已证实两种神经肽，即 C 基因相关肽和 P 物质的水平升高。

CRPS 患者皮肤人工水疱中检测到患肢促炎细胞因子、IL-6 和 TNF-α 的水平升高[6]，患 CRPS 的骨折患者皮肤活检中 TNF-α 和 IL-6 水平比未患有 CRPS 的骨折患者更高[7]。CRPS 患者早期血清中的可溶性 TNF 受体、促炎细胞因子、TNF-α、IL-1 和 IL-8 水平升高，抗炎细胞因子 IL-4、IL-10 和 TGF-β_1 水平降低[8]。

CRPS 患者皮肤上的人工水疱也被发现在受影响的肢体中含有更多的类胰蛋白酶。类胰蛋白酶是肥大细胞活性标志，说明肥大细胞似乎参与 CRPS 促炎细胞因子释放。

最近一项研究证实 T 淋巴细胞参与 CRPS，在 CRPS 患者血清中 sIL-2R 水平较高。sIL-2R 是炎症活动的一个生物标志物，但不是一种特定疾病的生物标志物，sIL-2R 在其他综合征中也可能升高，它是炎症活动的一个具体指标。目前体征和症状仍然是 CRPS 诊断的基础[9]。

CRPS 患者局部组织中存在缺氧迹象，如乳酸水平升高、肌肉酸中毒和特定的组织病理学特征。微光导光谱学可观察到皮肤毛细血管氧合下降。

其他研究已证明血管扩张性物质 NO 和血管收缩性物质 ET-1 之间不平衡，冷性 CRPS 患者皮肤人工水疱中，NO 水平较低，而 ET-1 水平较高，可能是炎症持续的直接后果[10]。

皮肤活检显示 CRPS 患者 α 受体增加[11]，普遍认为这是自主神经系统紊乱所致。最近研究也显示持续炎症对 α 受体增加的直接影响。CRPS-1 患者患肢皮肤活检组织病理学检查显示 C 纤维与 Aδ 纤维缺失，神经末梢分支异常。在一项研究中，CRPS 患者轴突密度降低了 29%[12]，这可能是炎症持续的结果。

根据 IASP 定义，经典神经生理学研究中未发现 CRPS-1 神经损伤，但可能患有一种未被发现的小纤维神经病变，使 CRPS-1 和 CRPS-2 之间有些人为区别[13]。

（二）传出机制

痛觉感受器的慢性刺激可导致中枢敏化、疼痛和感觉障碍。先前这些体征和症状被称为神经性疾病，如今则被称为伤害可塑性疼痛，是指一种由伤害性感受改变引起的疼痛，尽管没有明确证据表明实际或潜在组织损伤激活外周痛觉感受器，或躯体感觉系统疾病或损伤导致疼痛[14]。

CRPS 感觉障碍不仅与受累部位病理变化有关，还与脊髓或脊髓上水平障碍有关。中枢神经系统、中枢敏化和神经可塑性改变可导致对正常刺激过敏（触诱发痛）和疼痛刺激过敏（痛觉过敏），其确切机制尚未完全阐明。神经递质对突触后膜受体 NMDA、AMPA 和 NK1 作用也参与其中。由于存在自主神经功能障碍症状和体征，CRPS 也被称为交感反射性营养不良。CRPS 急性期，患肢交感神经阶段性和紧张性反射均受到干扰[15]，去甲肾上腺素水平较低。脊髓或中枢神经系统高级中枢的变化可能在自主神经系统失调中起作用。此前，温性 CRPS 血流增加的原因普遍解释为交感神经系统功能障碍，根据目前研究，将血流量增加与炎症联系起来更有意义。冷性 CRPS 则认为是由于局部儿茶酚胺消耗导致 α 受体增加。如前所述，α 受体上调也可用持续炎症解释。运动系统也可能受到影响[16]，常见活动范围减少，不能总是单独用疼痛来解释，也可能是脊髓或脊髓上水平的原因。患者可能会发生严重肌张力障碍，其特征是手指、手腕、肘部、肩膀屈曲，足底屈曲或伸展，是典型的慢性阶段。由于肌张力障碍对巴氯芬鞘内给药有反应，脊髓 GABA 受体可能在其疾病进展中发挥作用。

（三）中央机制

fMRI 显示 CRPS 患者大脑皮质发生重组[17]，可能是丘脑血流变化发挥作用，导致激活模式和感觉映射改变。

CRPS 在过去被认为是一种臆想症，发生在典型因慢性残疾而产生躯体化和继发性获益的女性身上。Beerthuizen 等在文献系统回顾中反驳此观点，表明心理和（或）精神决定因素与 CRPS 发展之间联系只能在不完善的研究中找到，而不能在方法论上合理的研究中找到[18]。这种误解的一个潜在重要解释是，CRPS 经常是一种“尴尬诊断”。另一个原因是慢性疼痛综合征（如 CRPS）的自然过程很容易引起焦虑、抑郁和小题大做。因此，慢性 CRPS 患者也可能出现这样症状，不应该混淆因果关系。

某些经历和（或）行为会影响 CRPS 过程。对疼痛的极度恐惧会导致运动恐惧症和运动不能。因此，患肢固定时间比需要的时间长，血流减少，最终导致僵硬度增加和肌肉萎缩。一项用石膏夹板固定健康志愿者前臂的研究[19]证实，这种固定会引起 CRPS 各种症状，如温度、运动和热敏感性变化。令人惊讶的是，参与者没有疼痛，并在石膏取出后症状消失。针对这一机制，已开发几种在 CRPS 中发挥作用的活动和运动疗法，包括常规物理疗法、分级暴露疗法等。

（四）多机制间相互作用

CRPS 可能是复杂级联结果，诱因通常是组织或神经损伤导致无菌性炎症，最初是生理性，由于不清楚的原因，炎症失去控制，在愈合后也不会停止。持续的炎症导致脊髓和脊髓上感觉和运动功能改变。持续炎症也会导致血管内皮功能障碍、α 受体增加和小纤维神经病变。许多患者早期炎症症状明显。通常，但并非总是如此，这些症状会随着时间推移而消失，神经性 / 伤害可塑性、血管舒缩性和（或）运动性失调变得更加突出。然而，也有一些患者患肢从一开始就自觉很冷。

在这方面，CRPS 患者可分为几种亚型，尽管有较多重叠而划分困难。这样的分类是有意义的，可使治疗靶向和适应个体患者。Bruehl 在一项聚类分析中区分了几种亚型[20]。

- 相对有限的综合征，其中血管舒缩症状突出。
- 相对有限的综合征，其中神经性 / 神经可塑性疼痛和（或）感觉障碍突出。
- 符合经典描述的多数 CRPS 综合征。

一个重要的问题是：为什么有些人会得 CRPS，而有些人则不会？更值得注意的是，为什么经历过严重创伤的人不会发展到 CRPS，而其他人则在轻微创伤后发展到严重 CRPS？这一过程很可能是由内在因素（如遗传易感性或获得性 / 非获得性自身免疫疾病）、外在因素（如创伤和治疗类型）、环境因素共同介导。

二、流行病学

各种不同研究报道了普通人群不同发病率。北美一项研究发现发病率为 5.5/100 000 人年[21]。荷兰一项研究根据所使用的诊断评估策略，得出发病率为 20～26.2/100 000 人年[22]，这种差异可能是由于人口特征（种族、农村与城市）、社会、无生命、健康保险、诊断的定义和分类不同所致。荷兰的数据显示，CRPS 更常发生于上肢，最常见原因为骨折。初始创伤的严重程度与 CRPS 发生风险之间没有关系，CRPS 在任何年龄都可能发生，50—70 岁中发病率最高。

女性发病率是男性 3.4 倍。一些病例报道描述了 CRPS 频繁并发慢性炎症疾病（如肌萎缩性侧索硬化症和 Ehlers-Danlos 综合征）。有证据表明，自身免疫在 CRPS 病理生理中起作用。一些病例报道和小型观察性研究表明，CRPS 与暴露于某些病毒和细菌（如细小病毒 B_{19}）之间存在关联[23]。大约 35% 的 CRPS 患者具有针对交感神经神经元、肠系膜丛神经元和分化的胆碱能成神经细胞瘤系的自身抗体。

有迹象表明，CRPS 可能有遗传易感性。CRPS 已被发现与 HLA 和 TNF-α 的不同多态性有关[24]。关于 ACE 基因作用的发现相互矛盾。CRPS 在某些家庭中更为常见，这种情况预后尚不清楚。在荷兰一项平均病程为 5.8 年的患者研究中，75% 的参与者仍然报告感觉和运动营养障碍，一些人仍然抱怨血管舒缩和汗液增多[25]。

三、临床表现

CRPS 临床表现不同，同一患者的症状也可能随着时间推移而变化。

（一）病史

这种情况通常发生于肢体远端，受影响的区域往往较原来损害更广泛。主诉特征是疼痛、感觉、血管舒缩、汗液增多、运动障碍和营养不良等症状的结合。疼痛是持续的。

皮肤对触摸极度敏感，不对称可能发生在温度、颜色、水肿和（或）出汗上。有时活动范围减小，有时出现运动障碍（如无力、震颤或肌张力障碍）。头发和（或）指甲生长也可能发生变化。通常随着时间的推移，症状不会持续，CRPS 可随着患肢用力加重。

诊断 CRPS 基于以上标准。如今最常用的标准最初是由 Harden 和 Bruehl 提出的[26]，后来称之为 Budapest 标准。经 IASP 认可后，被称为 CRPS 的 IASP 新标准（表 35–1）。

（二）体格检查

体格检查时可发现血管舒缩、汗液增多和营养不良征。受累肢体和对侧肢体间的皮肤颜色、水肿、毛发和指甲生长可能有差异。触诊时可出现感觉障碍和血管舒缩症状。受累肢体和对侧肢体间可能有触诱发痛、痛觉过敏和皮肤温度差异。在运动功能测试中，可能会出现运动异常，如功能丧失、力量丧失、僵硬和疼痛、不自主运动、震颤和肌张力障碍。

CRPS 的诊断还没有特定的临床检查。除上述提及的异常表现外，对敏感性、力量和反射的其他神经检查未发现任何其他异常情况。

（三）其他检查

其他检查不存在特异性[27]，有时为了排除其他诊断，进行补充检查很必要。目前已开发几种方法用于分类和量化 CRPS 临床体征和症状，可用于研究或评估患者是否符合 CRPS 标准。然而，它们对临床诊断没有额外的价值，如红外温度测量。

定量感觉检查：四肢水肿的量测和指径测定。

（四）鉴别诊断

CRPS 可能出现的许多症状也会在其他情况下出现。因此，CRPS 具有广泛的鉴别诊断（表 35–2）[28]。除炎症外，还可区分神经性疾病、肌筋膜疼痛综合征、退行性疾病、血管疾病和心因性疾病。

表 35–1　IASP 新标准 [26]

- 疼痛持续且与受伤的严重程度不成比例
- 至少符合以下 4 项类别中的 3 项，患者必须主诉其中一种症状
  - 感觉：感觉过度和（或）触诱发痛
  - 血管舒缩：温度不对称、皮肤颜色改变和（或）皮肤颜色不对称
  - 汗液增多 / 水肿：水肿和（或）出汗变化和（或）出汗不对称
  - 运动 / 营养：运动范围缩小和（或）运动功能障碍（无力、震颤、肌张力障碍）
- 至少符合以下类别中的 2 项，诊断时患者必须表现出其中 1 种症状
  - 感觉：痛觉过敏（针刺）和（或）触诱发痛［轻触和（或）温度感觉和（或）深部压力觉和（或）关节运动觉］的迹象
  - 血管舒缩：温度不对称（>1℃）和（或）皮肤颜色变化和（或）皮肤颜色不对称的迹象
  - 汗液增多 / 水肿：水肿和（或）出汗变化和（或）出汗不对称的迹象
  - 运动 / 营养：活动范围缩小和（或）运动功能障碍（无力、震颤、肌张力障碍）和（或）营养不良（头发、指甲、皮肤）迹象
- 没有其他诊断能更好地解释这些症状

表 35–1 中的标准适用于临床。出于研究目的，诊断决策的规则是：患者主诉时至少符合 4 项中 1 个症状；体格检查时，至少有 2 种或 2 种以上类别中的 1 种症状

四、治疗

CRPS 有多种治疗方法，但大多数都没有成效。一个问题是，针对其中一种机制的治疗通常只治疗部分病理生理症状。如果将患者分成亚组，可改善治疗结果。治疗选择应以特定患者最突出的症状为主。

业内普遍认为治疗越早开始，效果越好，但这一点并未证实。持续炎症可能会导致损伤：越早开始治疗，疾病造成损伤就越小。另外一个广泛接受的观点是，CRPS 患者（特别是长期患者）从综合药物治疗、侵入性治疗、物理治疗、作业疗法和心理治疗的多学科治疗中获益最多。

个体治疗可分为抗炎、活动和运动、镇痛、扩血管、解痉和心理治疗。一般情况下，患者从保守治疗开始，只有在保守治疗无效后才会转为侵入性治疗。

表 35–2　CRPS 鉴别诊断 [4]

	外周多发性神经病
	神经卡压综合征
神经性疼痛综合征	神经根病变
	带状疱疹后神经痛
	CVA 后传入神经阻滞疼痛
	超负荷
	CANS
肌筋膜疼痛综合征	失用综合征
	纤维肌痛
	非特异性肌筋膜疼痛
	（假性）骨关节炎
退行性疾病	慢性肌腱病
	骨折后移位或假性关节病
	上髁炎
	滑囊炎
炎症	肌腱炎
	丹毒
	血清阴性关节炎
	血管疾病
	血栓形成
	动脉粥样硬化
风湿性关节炎	手足发绀
	雷诺现象
	红斑性肢痛病
	Charcot 病（神经源性关节病）
	躯体形式障碍
心因性障碍	Munchhausen 综合征

CVA. 脑血管意外；CANS. 手臂、颈部和（或）肩部不适

（一）抗感染治疗

1. DMSO 和 NAC

氧自由基清除剂二甲亚砜（dimethyl sulfoxide，DMSO）和 N- 乙酰半胱氨酸（N-acetyl-L-cysteine，NAC）可能有积极的作用，但静脉注射甘露醇无任何效果。

DMSO 和 NAC 在欧洲（尤其是在荷兰）是优秀的治疗方案，然而，这些药物的使用在世界其他地区要少得多[29]。

2. 免疫调节药物[21]

(1) 皮质类固醇：小型研究中证实了皮质类固醇的有效性，但其在实际应用中疗效有限，尤其要更多控制其带来的不良反应[30]。

(2) TNF-α 抑制药：TNF-α 是一种促炎细胞因子。因此，抗 TNF 作用可能依赖于抑制炎症细胞因子级联反应。两份病例报道显示 TNF-α 抑制药疗效较好，一例提前终止的随机对照试验报道没有提供关于这种治疗的明确结论[31-33]。两份病例报道和一项开放性研究中，沙利度胺有良好的结果，可有效抑制单核细胞产生 TNF-α[34-36]。来那度胺是第三代沙利度胺，随机对照试验没有显示任何有益的效果[37]，并且其不良反应很严重。

(3) 双膦酸盐：双膦酸盐影响促炎细胞因子和抗炎细胞因子的产生。4 项双盲随机对照试验发现口服或静脉注射阿仑膦酸盐、氯膦酸盐和帕米膦酸盐明显减轻疼痛[38-41]。

(4) 免疫球蛋白：免疫球蛋白作用机制基于复合物对免疫系统干扰。一项双盲随机对照试验发现，将静脉注射免疫球蛋白与安慰剂进行比较，在 11 分数字量表上，治疗组的疼痛强度比安慰剂组减少 1.55U[42]。

3. 活动和运动

对疼痛的恐惧可导致运动恐惧症（对身体运动和活动的恐惧）、失用、患肢长期不能活动，最终导致肌肉萎缩、僵硬[43]。物理治疗对患者活动水平有积极影响，可减轻水肿，改善血液流动，防止肌肉萎缩、挛缩，减少对运动的恐惧，并促进功能恢复，建议对所有 CRPS 患者进行活动和运动治疗。

4. 镇痛

CRPS 疼痛可能是几种潜在机制共同作用的结果。炎症引起痛觉性疼痛，血管运动障碍引起缺血性疼痛，是伤害性和神经病理性疼痛的混合；中枢敏化会引起伤害可塑性疼痛。此外，小纤维神经病变和 CRPS-2 中潜在躯体感觉系统病变会引起神经病理性疼痛。肌张力障碍和挛缩引起伤害性疼痛。根据潜在与主要疼痛类别（伤害性、伤害可塑性、神经病理性），可选择一种或多种镇痛药。

个别镇痛药物对 CRPS 患者疗效研究发现，仅加巴喷丁和 S- 氯胺酮被证明有轻微的效果[44, 45]。其他药物，如非甾体抗炎药、阿片类药物、其他抗癫痫药物和抗抑郁药物，均没有发挥作用。可想而知，这些药物有用武之地，但在应用非甾体抗炎药和阿片类药物时须密切监测其不良反应，最好限短期内使用。

(1) 血管舒张：证据表明，局部应用 NO［1% 或 2% 硝酸异山梨酯软膏和（或）PDE 抑制药］对伴有 NO 和 ET-1 失衡血管内皮功能障碍患者有效[46]。

自主神经功能障碍和（或）持续炎症会增加 α 受体水平。钙通道阻滞药维拉帕米可能有效[47, 48]。静脉注射酮色林可能有效[49]，在此基础上，也有口服处方，但该途径的有效性尚未得到证实。

(2) 解痉治疗：鞘内注射巴氯芬治疗 CRPS 肌张力障碍发现 GABA 系统在其中发挥作用。从我们最初尽可能保守的治疗来看，口服苯二氮䓬类药物（地西泮或氯硝西泮）或巴氯芬进行解痉治疗与巴氯芬鞘内给药不同，口服有效性没有足够的证据支持[50]。A 型肉毒毒素虽已广泛应用，亦无证据显示 A 型肉毒毒素在 CRPS 患者肌张力障碍治疗中的作用[51]。

(3) 心理咨询、疼痛管理、康复治疗：如果一些认知或者行为使临床症状长时间持续，或引起诸多疼痛，心理治疗或疼痛管理方法就会发挥作用。CRPS 残疾是损伤与残疾的总和。

(4) 侵入性治疗：目前有多种侵入性治疗切实可行，一般建议从保守治疗开始，若为难治性患者，则宜先采取侵入性治疗。近来，一个更新的循证指南总结了关于侵入性疼痛治疗的疗效[52]。

(5) 交感神经阻滞：应用交感神经阻滞方法基于自主神经系统功能障碍和 α 受体升高对 CRPS 起核心作用的观点。也有学者提出，躯体感觉系统和交感系统间可能产生病理联系，从而引起交感介导性疼痛。

5. 静脉注射胍乙啶

基于胍乙啶可消耗神经末梢去甲肾上腺素的观

点，目前已广泛应用静脉注射胍乙啶阻断交感神经。

中度证据表明，在 1 个月、3 个月和 6 个月时静脉注射胍乙啶局部阻滞治疗 CRPS 并不比安慰剂能提供更好的疼痛缓解效果[53]。

6. 交感神经链阻滞

阻断交感神经节的方法包括局部麻醉（重复或不重复）、神经毁损剂（酒精或苯酚）、肉毒毒素或射频损伤。虽然这些方法在过去得到了广泛提倡与实践，但结果却不尽如人意。

7. 局部麻醉药阻滞交感神经节

关于交感神经节阻滞是否有效的证据相互矛盾，一篇 Cochrane 综述显示，中度证据表明，在颈椎和腰椎处局部麻醉阻滞交感神经节对治疗复杂的区域性疼痛无效[54]。然而，低质量证据表明，治疗 12 个月后使用罗哌卡因和曲安奈德阻滞胸椎交感神经节（$T_{2\sim3}$）对上肢 CRPS 患者疼痛减轻效果明显优于皮下注射[55]。最近一项回顾性研究显示，极低质量的证据表明，61% 患者（255 例患者中有 155 例）使用局部麻醉药（使用或不使用皮质激素）阻滞交感神经节有效(缓解大于 50%)，缓解时间为 1～4 周或更长。研究采用 Budapest 标准，交感神经阻滞包括星状神经节阻滞、$T_{1\sim3}$ 交感神经节阻滞或 $L_{2\sim4}$ 腰椎交感神经节阻滞[56]。他们还指出，交感神经节阻滞效果并不能预测脊髓电刺激成功。由于交感神经阻滞的微创性、低成本、缺乏更保守的替代方案，这种治疗似乎有用武之地。因此进一步的研究是必要的，特别是要关注结果的预测因素。

（二）神经刺激

神经刺激是门控的直接临床应用，主要应用于治疗神经性疼痛。然而，脊髓电刺激、DRG 刺激对血管运动障碍和可能的炎症有额外的影响，DRG 刺激对运动功能障碍也有其他影响。这可能就是脊髓电刺激和脊髓神经节刺激是治疗 CRPS 最有效的方法之一的原因。神经刺激能同时作用于 CRPS 的病理生理学中可能发挥作用的多种机制。

1. 经皮神经电刺激疗法

TENS 已被广泛应用，然而仍缺乏表明 TENS 有效的证据。

2. 脊髓电刺激

有一定证据显示，SCS 可缓解 CRPS 患者疼痛症状[57]。一项针对 29 例 CRPS 患者进行的随机安慰剂对照研究表明，经过 2 周测试期，不同刺激模式改善疼痛的效果较安慰剂组存在统计学差异和临床意义[58]。

3. DRG 刺激

一项随机对照试验（精确研究）表明，对下肢 CRPS 患者进行 3 个月和 12 个月随访，DRG 刺激效果优于常规 SCS[59]。

4. 周围神经电刺激

极低质量证据显示在长期随访中，周围神经电刺激能有效缓解 CRPS 疼痛，减少疼痛相关残疾[60]。

5. 鞘内注射巴氯芬

若常规解痉治疗无效，可考虑鞘内注射巴氯芬。这种治疗方法技术复杂，存在许多潜在不良反应[61]。

（三）预防

一项 RCT 研究表明，手腕骨折后的 CRPS-1 进展中，维生素 C 可发挥保护作用[62]。如有 CRPS 病史者出现新创伤或须在肢体上进行手术，可考虑用维生素 C 进行预防性治疗，围术期也可用维生素 C 治疗。

结论

CRPS 是组织和（或）神经损伤的并发症。多种病理生理机制，包括自身炎症性疾病、感觉、血管舒缩、汗液增多、运动障碍、营养不良可能同时发挥作用。根据最突出机制可区分不同表型，以机制为导向治疗可能是最有效的。

要 点

- 以下几种机制导致 CRPS：炎症和血管内皮功能障碍等传入机制，躯体感觉和自主神经系统改变等传出机制，大脑皮质重组和心理因素等中枢机制。
- CRPS 的亚型包括：血管舒缩性症状突出的相对有限综合征；神经性 / 伤害可塑性疼痛和（或）感觉

障碍突出的相对有限综合征；符合经典描述的多数 CRPS 综合征。

- CRPS 的常用诊断标准是 Budapest 标准，现在称为 CRPS IASP 新标准。
- 许多治疗方法已用于治疗 CRPS，但尚未证实其有效性。这是因为治疗针对其中一种机制，只治疗病理生理的一部分症状。治疗选择应以特定患者最突出的症状为导向。
- 个体治疗可分为抗感染治疗、活动 / 运动疗法、镇痛治疗、血管扩张治疗、解痉治疗和心理疗法。
- 治疗通常从保守治疗开始，保守治疗失败后转向侵入性治疗。
- 抗炎药中双膦酸盐似乎有效。
- 物理疗法对患者运动水平有积极影响，有利于减少水肿，改善血液流动，防止肌肉萎缩、挛缩，减少患者对运动的恐惧，并促进功能恢复。
- 口服苯二氮䓬类药物（地西泮或氯硝西泮）或巴氯芬进行解痉治疗。与鞘内注射巴氯芬不同，没有足够证据表明口服是否有效。鞘内注射巴氯芬技术复杂，并且有许多潜在不良反应。
- 局部麻醉药阻滞交感神经节的效果不一致。
- 中度证据表明，SCS 可减轻 CRPS 患者疼痛。
- 初步证据表明，对于下肢 CRPS 患者，DRG 刺激优于常规 SCS 刺激。
- 极低质量证据表明，周围神经电刺激有效缓解 CRPS 疼痛，减少疼痛相关残疾。

第 36 章　特定神经系统疾病的疼痛评估与临床治疗
Evaluation and Treatment of Pain in Selected Neurologic Disorders

Amir Hadanny　Anna Blanchfield　Olga Khazen　Charles E.Argoff　Julie G.Pilitsis　著
孙婉琛　周　扬　译　　韩如泉　校

特定神经系统疾病疼痛

慢性疼痛是特定神经系统疾病的临床特征，但临床医生更多关注的是如何解决神经系统原发疾病。由于疼痛可能引发多种并发症，因此需要在疾病治疗过程中，及早进行镇痛干预。慢性疼痛受生理、心理、社会三重因素共同影响，3 种因素动态交互，相互影响。因此，我们详尽阐述了伴发疼痛相关疾病的病理生理特点及治疗策略，补充了基于疾病的治疗方法，以改善患者的生活质量。虽然涵盖所有以疼痛为特征的疾病非常困难，但是本章内容详尽讨论了临床常见的特定疼痛相关疾病（具体文献可参照参考文献中各种疾病相关综述）。本文主要探讨周围神经、脊髓及脑病理性原因导致的神经病变的评估、诊断，以及治疗方法（表 36–1）。复杂区域疼痛综合征见第 34 章，带状疱疹后神经痛及糖尿病周围神经病变见第 33 章，其他的神经解剖学和病理生理学内容见第 8 章和第 9 章。

（一）周围神经病

痛性周围神经病多为后天获得，其发病原因包括代谢、自身免疫、感染、创伤、医源性、特发性（表 36–2）。疼痛评估应从患者病史、体格检查、神经系统查体、实验室检查几个方面进行，同时需要包括神经传导检查（NCS）、肌电图（EMG）、自主神经功能评估、脑脊液分析（CSF）、MRI、组织活检。

1. 检查

临床中为了区别不同类型神经病变，需要详细询问患者病史。具体包括评估病程时长，是否合并感觉、运动和自主神经方面相关症状及特征、症状分布特点［近端和（或）远端、手和（或）脚、对称 / 不对称］和强度。需收集患者现病史及既往史、社会史、家族史、用药史、有毒物质接触史。依据症状持续时间可将神经系统疾病分为急性（<4 周）、亚急性（4～12 周）和慢性（>12 周）。急性炎症性脱髓鞘性多发性神经病［Guillain-Barré 综合征（Guillain-Barré syndrome，GBS）］症状于发病后 4 周达峰，当病程超过 8 周时，应考虑为慢性炎症性脱髓鞘性多发性神经根病（chronic inflammatory demyelinating polyradiculoneuropathy，CIDP）。依照症状分布不同，可将神经系统疾病分为单神经病（单个周围神经受累，原因多为创伤、压迫或卡压），多发性单神经病（多个独立的非相邻周围神经同时或相继受累，通常由系统性血管炎引发），以及多发性神经病（脚趾或脚底最先受累，其次为双手，原因多为代谢性、毒性或全身性疾病）。

感觉症状多发生于手和脚，包括阳性症状（烧灼感、疼痛、脚踩棉花感、双脚或躯干有束带感、跛行、刺痛、针刺感）与阴性症状（麻木感，感觉丧失）。运动症状包括肌无力及精细运动困难（如解开纽扣、拧开瓶子）。自主症状常为有髓或无髓小神经纤维受累，如体位性低血压、阳痿、括约肌功能障碍、腹泻、便秘、干燥和多汗[1]。

病史采集过程中应关注与神经疾病相关的全身性疾病，如糖尿病、甲状腺功能减低、慢性感染、自身免疫性疾病。除了可能引起多发性神经病的化疗药物，其他与多发性神经病相关的常用药物，包括吡哆醇（维生素 B_6）、苯妥英钠、利奈唑酮、甲硝唑、呋喃妥因、异烟肼、氯霉素、氨苯砜、反转录酶抑制药、胺碘酮、秋水仙碱、双硫仑[1]。家族史应包括种族、血缘关系，以及父母和兄弟姐妹的详细情况，如是否合并高足弓、扁平足、槌状趾、步态异常、双侧腕管综合征及其他可能合并先天性神

表 36–1　神经系统疾病伴发的疼痛症状

原发疾病	疼痛部位	疼痛分类及特点	病　因
周围神经病变	袜套样分布	**神经病理性** 烧灼感，针刺感，刀割感，触物感痛	• 代谢性（糖尿病） • 自身免疫性（血管炎） • 特发性（三叉神经痛，小纤维） • 感染性（带状疱疹后） • 创伤 • 医源性（化疗） • 其他
脊髓疾病	根性、过渡区疼痛，传入障碍性疼痛，肌肉骨骼疼痛（肩部），痉挛性疼痛（下肢），腹痛（内脏痛）	**神经病理性** 持续烧灼感，针刺感，酸痛，诱发性闪痛 **伤害感受性疼痛** 酸痛，钝痛 **内脏痛** 钝痛，痉挛痛，反射障碍，自主功能障碍	• 感染性 • 创伤（SCI） • 肿瘤 • 脱髓鞘（MS） • 血管（脑卒中、畸形） • 其他
脑及脑干损伤	对侧肢体，同侧面部（脑干）	**神经病理性** 酸痛，烧灼感，触物感痛，锐痛 **痉挛性疼痛** **肌肉骨骼肌疼痛**	• 血管（脑卒中、畸形） • 神经退行性变 • 脱髓鞘 • 创伤（TBI） • 其他

经疾病的体征[2]。社会史应包括国籍、潜在职业暴露史、潜在传染性疾病接触史、酒精及药物滥用、旅居史[3]。对于合并抑郁症、焦虑症、人格障碍、药物滥用、认知障碍的患者应进行社会心理评估[4]。

神经系统检查应包括脑神经、肌力、肌张力和神经反射等，详细评估所有的感觉形式（针刺觉、痛觉、温觉、振动觉和关节位置觉），并观察患者步态和由坐到站的能力。特征性表现包括嗅觉丧失（如维生素 B_{12} 缺乏）、瞳孔对光反射受损（糖尿病、GBS）、眼肌麻痹（GBS）和广泛性反射消失，包括正常肌肉群，多见于脱髓鞘性神经病。与前者相反，合并远端肢体萎缩和无力的踝关节反射消失是轴突病的典型临床表现[2]。细致的体格检查可以识别出有助于诊断的蛛丝马迹，中毒（砷、铊中毒）时甲床的变化（Mee 线），肌肉骨骼异常，如弓形足、高足弓、残肢（通常为遗传性神经病），皮肤改变，或罕见病中的神经增厚等。

根据病史和查体，综合慢性病程、远端出现、进展缓慢、对称性等疾病特点，多考虑为感觉性多发性神经病，一般无须进一步检查。如果在最初或随后的评估中发现任何非特征性表现，包括临床表现呈不对称性、严重的早期感觉不适，如共济失调和本体感觉丧失、早期或严重疼痛、优势侧或早期运动系统受累、近端肢体症状，以及病程快速进展，应尽早进行神经生理学检查。同时，除外急性 GBS 的典型表现，任何其他急性神经系统疾病均应进一步评估。

临床化验检查包括血常规（complete blood count，CBC）、ESR、空腹血糖或糖耐量试验、肝肾功能、血清维生素 B_{12} 和叶酸水平、甲状腺功能、血清蛋白电泳和免疫固定电泳等。当患者出现相关症状，如关节疼痛或干燥综合征时，应增加血管炎相关检查（抗核抗体、抗中性粒细胞胞质抗体、类风湿因子、可溶性核抗原、抗 SSA 抗体、抗 SSB 抗体）。HIV、乙型和丙型肝炎、莱姆病检测等应根据危险因素或既往接触史进行。在酗酒、营养不良、吸收异常或维生素中毒的情况下，应评估甲基丙二酸（特别是当处于维生素 B_{12} 边缘值时）、同型半胱氨酸（特别是当处于维生素 B_{12} 边缘值时）、吡哆醇（维生素 B_6）、硫胺素（维生素 B_1）和维生素 E。对于有接触史的患者，也可进行包括铜和锌在内的重金属检测。结节病可进行血清或 CSF 血管紧张素转换酶检测，但特异性较低。副肿瘤标志物，如抗 Hu 抗体，可根据临床考虑和既往化验检查酌情增加。

对于急性神经病，实验室检查主要包括感染（西尼罗病毒、乙型肝炎、丙型肝炎、狂犬病、HIV、巨细胞病毒、莱姆病、ESR 和 CRP）、重金属水平（砷、铊、铅）、炎性反应水平（抗核抗体、抗中性粒细胞胞质抗体、类风湿因子、冷球蛋白）、血清及尿液副蛋白检测、尿胆原及用于卟啉症诊断的尿卟啉排泄量[5]。

在许多病例中，均进行了感觉及运动神经 NCS、迟发反应（F 波与 H 反射）和针极 EMG。这些检查虽然不能明确病因，但能够及时确定疾病类型（脱髓鞘或轴索），同时与单项临床检查相比能更精准地明确病变位置。这些优势对急性神经系统疾病[6]、非对称性神经病和单神经病的诊断极有价值。典型的脱髓鞘神经病变表现为神经传导速度减慢，末端潜伏期（F 波潜伏期）延长，时间离散，复合肌肉动作电位（compound muscle action potential，CMAP）延长或传导阻滞（CMAP 在近端刺激时比远端刺激时下降超过 20%）。轴索神经病通常表现为轻度神经传导减慢（由于残留部分轴突），CMAP 振幅降低，EMG 上出现纤颤电位。轴索性和脱髓鞘性神经病的感觉神经动作电位和感觉传导速度均降低。然而，感觉传导试验只评估快速传导纤维，因而在小纤维和自主神经病变中是正常的[3]。因此，NCS 和 EMG 检查主要用于大纤维周围神经病，而不是小纤维神经病。

CSF 分析常用于急性神经病，如 GBS，同时它有助于慢性炎性脱髓鞘性多发性神经病和免疫介导的慢性轴索神经病变等 CSF 蛋白水平升高的疾病诊断。白细胞显著增多可能提示其他急性炎症性神经系统疾病，如伯氏疏螺旋体病（莱姆病）、结节病和 HIV。神经活检是确定血管炎性周围神经病的主要方法，当其他部位无法取到病理标本时，通常取用腓肠神经。建议联合神经及肌肉活检以提高诊断准确率。然而，在非血管炎性介导的慢性轴突神经病中，神经活检的诊断准确率很低，并且是不合理的[3]。皮肤活检可以量化躯体和自主小神经纤维。当表皮内神经纤维密度低于基于年龄和性别调整的标准值时，可诊断为小纤维神经病变[7]。腹部脂肪垫细针抽吸活检并进行刚果红染色是一种微创手术，用于显示淀粉样变性相关神经系统疾病患者的淀粉样组织沉积。

对于自主神经病变，床旁自主神经试验包括站立或垂直体位时的血压变化（正常降低，<20/10mmHg）、站立时心率反应（增加，11～90 次 / 分）、呼吸时心率变异（正常，≥15 次 / 分，吸呼比为 1.2）、冷压试验（1min 后收缩压增加 15～20mmHg，舒张压增加 10～15mmHg）。其他检查包括定量泌汗运动神经轴突反射试验（应用电刺激的方法使乙酰胆碱进入皮肤内，随后测量汗液量）、瞳孔试验、泪液分泌试验和皮肤交感反应。当根据年龄、病程时间和（或）家族史怀疑遗传因素时，可以对腓骨肌萎缩症、淀粉样变性、远端型遗传性运动神经元病、Friedreich 共济失调等疾病进行基因检测。

2. 鉴别诊断

(1) 自身免疫性因素：自身免疫性神经系统疾病可由结缔组织病、血管炎和周围髓鞘相关自身免疫性疾病引起。神经病理性疼痛可能发生在确诊前或其期间。多发性单神经病的特点包括周围神经分布区域出现的疼痛、麻木和无力，最常见的是尺神经、正中神经和腓神经。功能障碍通常发生在神经卡压的常见部位。另一种表现为远端对称性多发性神经病（distal symmetrical polyneuropathy，DSP）。DSP 的典型特征为麻木、刺痛和疼痛，并呈对称的袜套样分布。症状通常始于足部，包括烧灼感、疼痛和感觉障碍。进展不对称是该疾病的特征之一。

急性炎症性脱髓鞘多发性神经病，称为 Guillain-Barré 综合征，年发病率约为 1.11/10 万人，在第一个 10 年后每 10 年增加 20%[8]。GBS 可在 HIV 血清转阳时作为首发症状出现。感觉异常或感觉障碍通常先于肢体无力出现，肢体无力的范围逐渐扩大（由远端到近端）。GBS 的临床诊断标准包括相对对称的肢体无力，伴有肌腱反射减弱或消失。症状在发病 4 周内可达到最严重程度，并且必须排除其他可能原因。CSF 中蛋白质水平升高有一定提示作用。

目前治疗策略包括静脉注射免疫球蛋白（intravenous immunoglobulins，IVIG）、血浆置换和其他可以控制该病症状发展的相关药物，但仍有一小部分患者可能合并残疾和慢性疼痛。疼痛通常是疾病急性期的一个突出症状。向下肢放射的下背部深度疼痛和搏动性疼痛通常是最痛苦的，甚至致残。直腿抬高试验结果可能为阳性。肌筋膜疼痛可能与肌肉痉挛、抽筋和肌肉压痛同时发生。四肢和面部可出现刺痛、闪痛或电击痛。急性神经根炎引起的异位电活动可能与GBS相关急性神经痛的病理机制有关。一小部分患者的慢性神经性病理痛可能持续存在，超过治疗和麻木恢复的时间[9]。GBS合并的自主神经系统功能障碍可能导致头痛、心血管事件、继发于肠梗阻的内脏疼痛、尿潴留。

(2) 感染性因素：周围神经病理性疼痛是HIV病毒的常见伴随症状。据统计，35%的HIV感染者合并有症状的DSP[10]。神经病理性疼痛可能使感染的任何阶段复杂化，并导致睡眠和行动障碍、残疾和心理应激。与血清转阳相关的急性多发性神经病通常以残留轻微的神经病理性疼痛结束。在该病的中晚期，可出现慢性炎症性多发性神经病、HIV介导的远端对称性感觉轴突性多发性神经病和多发性血管性单神经病。慢性炎症性多发性神经病表现为神经病理性疼痛合并严重感觉丧失、肌无力和步态异常。HIV介导的远端对称性感觉轴突性多发性神经病表现为烧灼痛、麻木、触诱发痛及其引起的感觉障碍，起始于下肢，并以不同的速度向上发展。尽管对原发疾病进行治疗，但这些症状往往持续存在。

疾病期间的感染，特别是未经治疗或难以治疗的感染，如神经梅毒、单纯疱疹病毒和弓形虫病，可能引发神经系统症状。巨细胞病毒感染可引起进行性多神经根病、多发性单神经病或两者兼有。多发性神经根病的特点是进展性的盆腔及下肢神经根性疼痛和尿潴留，并可进一步发展为马尾综合征[11]。

除了原发性HIV感染相关的神经病变外，抗反转录病毒药物可能也具有神经毒性。核苷类似物反转录酶抑制药的双脱氧核苷家族已被证明具有特定的周围神经毒性作用[12]。抗反转录病毒药物引起的神经病变表现为远端感觉障碍、烧灼感、刺痛及闪痛，与HIV引发的多发性神经病相比进展更快，疼痛程度也更为剧烈。抗反转录病毒药物相关多发性神经病发生率为26%～66%，但症状往往随着药物停止或减少而改善[10]。抗癫痫药拉莫三嗪已被证明对该类疾病的难治性病例有益[13]。

莱姆病是一种由受感染的蜱虫传播的几种伯氏疏螺旋体亚种引发的多系统疾病。该病患者往往合并蜱虫叮咬史，特别是曾在美国北部、大西洋中部和中北部地区居住过的患者。患者可能出现咬伤部位的环状皮损及流感样症状[14]。感染后几天至几周，感染的扩散可能累及至皮肤、神经系统（神经病变、头痛、认知障碍、睡眠障碍、疲劳感）、心脏（传导阻滞）或关节。诊断是通过可疑病变皮肤活检的血清学检查或聚合酶链反应试验。它与其他神经系统疾病的区别在于该病为局灶性转移，目前没有该病引发多发性硬化或脱髓鞘疾病的证据[15]。

应用合理的抗生素进行治疗是必要的。然而，在接受抗生素治疗的莱姆病患者中，超过16%～18%的人在确诊多年后仍合并慢性疼痛。慢性神经病理性痛可能表现为根性痛，同时伴发感觉系统受损，如感觉异常[16]。此外，10%应用抗生素治疗过关节炎的莱姆病患者会发展为慢性关节炎，并且额外的抗生素治疗无效。非甾体药物是目前治疗的主要药物[17]。

(3) 代谢性因素：营养素缺乏会导致周围神经病变和慢性疼痛的发生。硫胺素或维生素B_1、维生素B_{12}和维生素B_9（叶酸）参与中枢及周围神经系统髓鞘的生长发育。硫胺素负责为中枢神经系统提供葡萄糖和能量[19]。在维生素B_{12}和维生素B_9共同作用下，同型半胱氨酸转化为蛋氨酸。这些营养物质缺乏时不应被考虑为单一营养物质的缺乏[20]。缺乏这些维生素会导致脊髓、脑神经和周围神经的脱髓鞘改变，以及髓鞘缺失和肿胀[18]。维生素B_{12}缺乏症的发病率因年龄不同存在差异，青年人群发病率为3%，老年人群发病率增至6%[21]，而叶酸缺乏症的发病率约为2%[22]。在老年患者中，维生素B_1缺乏的发生率约为5%[23]。

尽管相关症状在很大程度上是重合的，但脊髓和周围神经障碍主要是由维生素B_{12}缺乏引起，情感障碍主要是由叶酸缺乏引起，心血管疾病主要是由维生素B_1缺乏引起[19, 24]。典型症状的进展是对称的，包括疼痛、感觉异常、共济失调、痉挛、截瘫、振动觉及本体感觉受损和进行性肌无力。此外，认知功能障碍、失聪、视网膜黄斑变性及包括抑郁症在内的情感障碍也可能是该类疾病的特点[27]。

维生素B_9和维生素B_{12}的摄取主要来自动物食品，而维生素B_1的摄取则来自肉类、全谷物和鱼类[25]。因此，检查患者的饮食习惯及可能存在的消化问题十分重要。营养不良、酗酒、胃部手术史、贫血、吸收障碍、恶性贫血和胃酸减少疗法都可能导致维生素B_{12}和维生素B_9缺乏。同时，老年人罹患维生素B_{12}缺乏的风险较高。酗酒、血液透析、慢性腹泻和使用大剂量利尿药是维生素B_1缺乏症的危险因素。

基本的实验室检查包括CBC、血清/血浆叶酸和维生素B_{12}水平，这些检查可以明确巨幼红细胞性贫血和巨红细胞症（平均细胞体积＞$100mm^3$）。对于叶酸缺乏的患者，还需要的检查包括红细胞叶酸浓度，而维生素 B_{12} 缺乏时应明确血浆甲基丙二酸水平是否升高。叶酸和维生素 B_{12} 缺乏时血浆总同型半胱氨酸水平也要进行评估[20]。颈胸段脊髓 MRI T_2 加权序列显示双侧后柱高信号时提示严重脊髓病变[18, 28]。二磷酸硫胺素色谱法可以测定维生素 B_1 水平[19]。建议口服或注射缺乏营养素作为治疗。合并贫血或消化问题的患者建议终身治疗[18]。

(4) 创伤性因素：机动车事故、跌倒、运动和医疗手术造成的损伤会牵拉、挤压、压迫神经，或使它们与脊髓分离。此外，不太严重的创伤，如骨折或脱臼，也会造成严重的神经损伤。对神经的长期压迫（如石膏固定）或重复、剧烈的活动会导致韧带或肌腱肿胀，使狭长的神经管变窄。创伤性周围神经损伤的发生率为 2.8%～5%[29]。根据手术类型和技术的不同，10%～50% 的患者会合并术后慢性疼痛。截肢手术患者发生率为 50%～85%，开胸手术为 30%～50%，乳腺手术为 20%～50%[30]。病史、创伤细节和体格检查通常足以进行临床诊断。创伤所造成的周围神经瘤可通过外科手段治疗，经典术式包括神经瘤切除术、神经吻合术和神经断端修复术等[31]。在有严重疼痛的情况下，或当药物不良事件阻碍了药物治疗的继续进行时，周围神经电刺激或脊髓电刺激可作为替代疗法[32]。

(5) 医源性因素：具有神经毒性不良反应的癌症治疗方法，如铂化合物、紫杉醇、长春碱、沙利度胺、硼替佐米等药物可破坏神经元轴突和感觉系统轴突中的微管组织，导致神经病理性疼痛[33-35]。此外，30%～40% 接受具有神经毒性化疗药物治疗的患者可发生神经病理性疼痛[35]。大多数化疗引起的神经病理性疼痛呈剂量依赖特点，神经病变通常在开始治疗约 2 个月后发生[35]。然而，使用某些药物后，即使停止化疗，神经病变也可能恶化。在一项研究中，114 例淋巴瘤患者中，30% 在停药后出现新的症状[34]。患者出现感觉异常、灼烧感、麻木、心血管和消化系统自主神经功能障碍、触觉敏化[33, 34]。一些患者还会合并尿潴留、性功能障碍和便秘[34]。症状通常呈对称分布，发生在手脚，呈袜套样的分布[36]。

虽然化疗引起的神经病变在肿瘤患者中很常见，但重要的是要排除引起神经病变的其他原因。肿瘤直接浸润可模拟 CIDP，并可发生在白血病、神经淋巴瘤病和癌症中。骨髓移植诱发的移植物抗宿主病也可引起神经病变。某些共病可增加化疗诱发神经病变的风险，如糖尿病[35]。在诊断性试验中，NCS 是最优选择，因为复合感觉动作电位的降低与化疗诱导神经病变有关。

(6) 小纤维神经病：小纤维神经病是小直径周围神经纤维功能障碍所致，如 C 纤维、Aδ 纤维[37]。在世界范围内，每 10 万人中就有 53 人患有小纤维神经病[37, 38]。约 50% 的小纤维神经病患者为特发性疾病。小纤维神经病的症状包括疼痛、感觉异常、触诱发痛、感觉过敏，以及自主神经和肠道功能障碍，如眼干、口干、排汗异常、晕厥和胃肠道问题[37, 38]。这种疼痛被描述为烧灼感、闪痛和电击痛[37, 38]。患者通常合并多灶性和广泛的疼痛。然而，纤维肌痛患者在体检时往往缺乏精准的压痛点。

一些疾病与小纤维神经病相关，如糖尿病、HIV 和丙型肝炎感染、维生素 B_{12} 缺乏、甲状腺功能异常、CIDP、干燥综合征和 GBS[37, 38]。最近的研究也表明，该病与复杂慢性盆腔疼痛之间可能存在联系，因为在转诊中心的复杂慢性盆腔疼痛患者中，64% 的患者的小纤维神经病变检测呈阳性[38]。长期暴露于毒素，如酒精、铊、神经毒性抗生素和化疗药物也与小纤维神经病的发生相关[33, 37]。

诊断标准包括小纤维损伤体征［针刺觉和温觉丧失，和（或）触诱发痛敏，和（或）痛觉过敏］和（或）长度依赖性症状，以及较低的大腿或小腿远端皮肤活检中表皮内神经纤维密度，和（或）踝关节及足部定量感觉检测温觉阈值异常[39]。自主功能检查，如定量泌汗运动神经轴突反射试验，在与其他检查结合时可有助于诊断。腓肠神经 NCS 或 EMG 可用于排除大纤维神经病[37]。

(7) 特发性感觉性多发性神经病：大量患者表现出周围神经病理性疼痛的症状，呈典型袜套样分布，但缺乏明确病因。这一诊断是在综合评估后排除其他原因得出的，包括病史、体格检查和实验室检查、NCS/EMG、组织活检。在 65 岁及以上的人群中发病率约为 25%，而在 85 岁及以上的人群中患病率高达 50%。在大部分情况下，该病的特征性表现是周围神经系统痛觉和温度觉的缺失。大部分患者主要表现为烧灼感、酸麻感和不宁腿综合征。这种综合征可能与行走困难、跌倒和生活质量下降有关[40]。这些症状通常在夜间加重，影响睡眠，治疗的目的包括尽量减少失眠。

(8) 神经肌肉疾病中的疼痛：神经肌肉疾病是一组多样性的与周围运动神经、神经肌肉连接、肌肉（肌营养不良、肌病）和脊髓前角细胞相关的神经系统疾病。在脊髓灰质炎后综合征患者中，很大一部分患者（80%）出现肌肉和关节部位的疼痛[41]。共同特征是肌力和肌张力显著降低，以及出现肌萎缩。整体病程随时间进展缓慢，特征是行走困难，逐渐可能导致残疾，以及丧失行动能力。随着疾病的进展，伴随的肌肉骨骼疼痛可能与脊柱、骨盆和肩带骨的神经肌肉支撑丧失有关。与其他慢性疼痛综合征一样，疼痛可能与显著的心理应激、情绪和睡眠障碍有关。

3. 周围神经病的治疗

本部分将重点讨论周围神经病相关疼痛的治疗。首先，必须关注病因治疗。根据具体情况，应使用抗生素或抗病毒药物治疗感染性病因。营养不足问题也应得到解决。全身自身免疫性疾病和特异性脱髓鞘疾病（如GBS/CIDP）可以用类固醇激素和其他免疫抑制药治疗，在某些情况下，可进行IVIG或血浆置换治疗，也可以使用神经调节药物。加巴喷类离子通道药、SNRI、TCA和辣椒素等药效显著[42]。大部分一线和二线用药均有较大的药物不良反应风险。如果使用时患者不能明显缓解或出现药物不良反应，应调整药物剂量和（或）使用及增加替代疗法[42]。同时，不应忽视自主神经病变的治疗。大多数体位性低血压患者最初可以通过非药物治疗方法来控制，包括避免诱因、床头抬高、足够的饮水量和穿戴弹力袜。胃轻瘫是一种由剧烈疼痛所导致的疾病，应采取支持治疗策略，包括每天4～5次少量规律进食，低脂低残留餐谱，避免碳酸、酒精和烟草，优化液体营养（表36-2）[4]。

(1) 一线用药：加巴喷丁类离子通道药是经典的一线用药，包括加巴喷丁和普瑞巴林。它们通过阻断背角的突触前 $\alpha_2\delta$ 钙通道发挥作用，从而抑制神经递质的释放[43]。加巴喷丁和普瑞巴林都被证明是有效的，疼痛性多神经病群体中疼痛程度下降50%的NNT为3.9（3.3～4.7），疱疹后神经痛为4.6（4.3～5.4），复合病因的周围神经病理性疼痛为4.0（3.6～5.4）[44]。加巴喷丁类离子通道药应服用4～6周，2周内达到最大耐受剂量[45]。疗效通常在3～4周后才会出现。

表 36-2　周围神经病疼痛

病因分类	举　例
代谢性疾病	糖尿病，维生素缺乏（硫胺素、维生素 B_{12}），尿毒症
毒性物质	乙醇，重金属（砷、铅），工业溶剂
药物	化疗药，异烟肼，抗反转录病毒药物
创伤	复杂性区域性疼痛综合征2型，神经瘤，幻肢痛，周围神经创伤
神经受压	腓神经，尺神经，正中神经（腕管综合征），胫后神经（踝管综合征）
自身免疫疾病	结缔组织病，脉管炎，副肿瘤综合征，Guillain-Barré综合征，慢性炎症性脱髓鞘性多发性神经根神经病
感染	莱姆病，螺旋体感染，带状疱疹，巨细胞病毒感染
遗传	家族性淀粉样多发性神经病变，Fabry病

目前最常用于治疗慢性疼痛的抗抑郁药为SNRI，如度洛西汀和文拉法辛。它们通过阻断5-HT和去甲肾上腺素的再摄取促进下行抑制，已被证明对糖尿病周围神经病变、疼痛性周围神经病变和多发性硬化有效[44, 46]。周围神经病变50%程度疼痛缓解的NNT为5.1（3.9～7.4）[44]。用药周期应限制在4～6周。合并抑郁症的患者可从度洛西汀中获益，它可同时治疗抑郁症和神经病理性疼痛，并且剂量相近[4, 43]。

TCA，如阿米替林、去甲替林和地昔帕明，由于药物不良反应，目前并不常规应用。TCA有多种作用机制，最主要的镇痛机制可能是通过抑制5-HT和去甲肾上腺素的再摄取[43, 45]。然而，它们也会阻断组胺、肾上腺素、乙酰胆碱和钠离子通道，这是它们不良反应较多的原因。其镇痛缓解在有效抗抑郁治疗剂量下的发生率为20%～30%。在老年人和体弱多病的人群中使用TCA时需要谨慎，应避免潜在的不良反应，如跌倒、心律失常、静态平衡、尿潴留和口干[42]。基于随机对照试验的Meta分析，达到50%疼痛缓解的NNT为2.8（2.2～3.8），疼痛性多发性神经病为2.3（2.1～2.7），带状疱疹后神经痛为2.3（2.1～2.7），周围神经损伤为2.5（1.4～11），复合病因的周围神经病理性疼痛为2.3（2.1～2.7）[44]。当应用TCA治疗时，在4～8周内起效[42]。

(2) 二线用药：联合治疗被认为是治疗策略的重要组成部分。抗抑郁药和普瑞巴林联合可有效治疗糖尿病神经病变。联合治疗应该进行几周的试验（取决于应用的药物），如果无效或有明显的不良反应，应及时停止[47]。同时也可以考虑使用外用药物。

外用利多卡因可减少周围神经的异位放电，外用和贴片均显示对带状疱疹后神经痛和混合性神经病理性疼痛有效，疼痛程度减轻 50% 的 NNT 为 4.4（2.5～17）[48]。外用利多卡因已被证明对术后神经病理性疼痛和伴有触诱发痛或痛觉过敏的糖尿病周围神经病变效果较差[44]。与其他药物相比，其主要优势在于对老年人没有显著的不良反应，以及安全性较高。辣椒素是另一种可选择的外用药物。它与位于 Aδ 纤维和 C 纤维上的 TRPV1 结合，导致 P 物质释放和神经去极化作用[42]。辣椒素在疼痛性多发性神经患者群中，疼痛降低 30%～50% 的 NNT 为 11（5.5～317），带状疱疹后神经病变群体为 10～12，周围神经损伤人群为 6.5（3.4～69），HIV 相关周围神经病变为 11[44]。尽管阿片类药物有显著镇痛作用，但其使用仍存在争议。如果真的使用阿片类药物，也应该作为辅助的第二种或第三种疗法。研究指出，没有证据支持使用氢吗啡酮、芬太尼、吗啡或丁丙诺啡[4, 47, 49, 50]。加巴喷丁和阿片类药物联合治疗可能比单独应用加巴喷丁或阿片类药物缓解疼痛更可取，但不良反应发生率增加[47]。

曲马多已被证明对疼痛性多发性神经病有效，其 NNT 为 3.5（2.4～6.4），带状疱疹后神经痛 NNT 为 4.8（2.6～27），复合病因 NNT 为 3.9（2.7～6.7）[48, 50, 51]。他喷他多是一种新的弱 μ 受体激动药和去甲肾上腺素再摄取抑制药。其作用机制与曲马多略有不同，对去甲肾上腺素再摄取有较强的抑制作用，而对 5-HT 再摄取几乎无影响，是 FDA 批准的第一种用于治疗糖尿病周围神经痛的阿片类药物。然而，他喷他多的疗效仍然没有定论[48]。抗癫痫药，如拉莫三嗪、卡马西平、托吡酯、丙戊酸钠，以及 NMDA 拮抗药已被推荐应用。然而，没有显示出明显的益处，同时具有相对较高的不良反应发生率[42]。

(3) 三线用药：更多有创性疗法已经被考虑，包括 A 型肉毒毒素（一种神经毒素），通过局部反复注射持续 6 个月以上可治疗局部肌肉抽动。几项小型研究探究了其在带状疱疹后神经痛、三叉神经痛和糖尿病神经病变患者中的应用，结果显示 NNT 为 1.9[52]。神经电刺激是另一种治疗方法。在永久植入前，患者应进行预刺激并提示有效（＞50% 的疼痛缓解）[53]，但脊髓电刺激治疗的操作难度较大。背根神经节刺激和鞘内药物治疗（intrathecal drug therapy，IDT）表现出更强的疗效[54]。IDT 是将药物直接输送到脊髓背角的药物作用靶点，从而避免首过效应和通过血脑屏障。这大大提高了药物效力，所需使用剂量更小。对于治疗有效性，患者的选择是至关重要的，应该在治疗实施前进行有效的试验。

（二）脊髓疾病相关疼痛

诱发疼痛的脊髓相关疾病鉴别诊断可分为感染、脱髓鞘、血管性、创伤性和肿瘤性病因。评估包括明确的病史、体格 / 神经系统检查和 MRI。脊髓疾病的病因和病变部位通常决定了对原发性疾病进行手术治疗或是药物治疗。疼痛可能是某些脊髓疾病（如脊髓损伤）的显著临床表现之一，也可能在疾病或治疗中（如放疗或肿瘤切除）呈现出迟发效应。疼痛本身的特点、变化和继发性疼痛的发生是所有脊髓疾病的共同特征。

1. 检查

为了区分不同类型的脊髓疾病，问询病史应评估症状出现的速度（急性或慢性）、病程（单相、复发、进展、完全或局部）、额外的临床特征［疼痛、多发性硬化症（multiple sclerosis，MS）的视觉症状、自身免疫性疾病的全身症状、结节病累及肺 / 眼 / 皮肤的相关症状］。MRI 可以根据病变的位置、大小和增强模式来区分病变[55]。

超急性发作（数分钟至数小时）包括血管性病因［脊髓梗死和（或）更罕见的脊髓出血］。根据所涉及的血管供应对梗死表型进行分类。最常见的临床表现是对称的运动功能障碍、病变水平以下双侧脊髓丘脑感觉障碍、自主括约肌功能障碍和反射消失相关弛缓性肌无力。肌无力是由于脊髓前动脉区域梗死导致的前柱和侧柱功能障碍。脊髓后动脉梗死十分罕见，除外病变水平的完全麻痹，还包括病变水平以下的本体感觉和振动觉的缺失[56]。

急性 / 亚急性发作（数天至数周）提示可能为创伤、感染、炎症、自身免疫、脱髓鞘、肿瘤、副肿瘤和代谢等病因。

慢性发病的病因（数月至数年）包括感染、肿瘤、副肿瘤、自身免疫、代谢和血管源性[55]。肿瘤因素所占比例很小。脊髓肿瘤诱发疼痛的特点为开始时疼痛程度缓慢波动，随后疼痛强度逐渐稳定并增强，尤其夜间平卧时加重，最终出现静息痛。

其他信息应包括用药史、手术史、家族史和详细的个人史。如果出现疑似感染性病因，应进一步询问患者近期是否有感染、免疫力低下或自身免疫状况、占位性病变、旅居史、疫苗接种、创伤、冶游史和（或）动物 / 昆虫叮咬史。疼痛作为主诉时其评估应从病史开始包含疼痛的描述，包括疼痛发作起始时间、持续时间、疼痛部位、程度、强度、频率、缓解和加重因素、阵挛和（或）痉挛、曾用药物、既往评估和治疗。相关的脊髓症状，包括膀胱和肠道功能、肌无力和感觉功能改变，均应进行调查。评估功能能力，包括职业和日常活动史，以了解疾病对活动功能影响，以及潜在的疼痛促进因素（如轮椅、拐杖或手杖使用）[57]。同时，需要进行抑郁、焦虑、人格障碍、药物滥用、认知功能障碍等心理评估[58]。

体格检查应全面、系统地进行，并应重点关注神经系统相关异常（如肌无力）、感觉系统变化（如触诱发痛）、痛觉过敏和痛觉过度（针刺觉、轻触觉、振动觉、位置觉、温度觉）、肌张力、肌肉牵张反射、协调性、肌肉强直（阵挛、僵直、痉挛）、特定疼痛区域局部检查、肠道及膀胱功能检查。背部局部压痛可能提示创伤、骨质疏松性骨折或肿瘤。步态（如果可行）、如何使用助行器、功能能力都应进行检查。

在病史采集和体格检查之后，需要进行 CT（考虑骨相关病变）或 MRI（在大多数情况下首选）[59]。较短病变（三个节段内）提示 MS、结节病或肿瘤（原发或转移）。较长病变可由感染、代谢、肿瘤、血管源性和结节病导致[55]。在怀疑血管性病因时，应进行 MRA 或数字减影血管造影。NCS 和 EMG 对原发性脊髓疾病少有助益，但可以用于排除外周疾病。实验室检查可以帮助调查全身性病因，如多发性骨髓瘤、恶性肿瘤和脊柱关节炎。在疑似脊髓梗死的病例中，炎症或感染性病因应包括 CBC、血生化、金属、维生素 B_{12}、维生素 D、病毒和细菌血清学监测、莱姆病血清病原体滴度、血管炎标志物、高凝状态和副肿瘤自身抗体[60]。考虑细菌和病毒感染（多细胞症）、炎症 / 自身免疫原因、疑似脱髓鞘（寡克隆条带）、疑似结节病（suspected sarcoidosis，ACE）时应进行 CSF 分析。组织活检很少进行。对于有特殊治疗意义的恶性病变，活检是必要的，以明确诊断和组织学类型[55]。

随着特定脊髓疾病的诊断，基于病理机制的方法对疼痛患者进行分类有助于选择最适当的治疗方法。评估是基于病史，探究复杂的疼痛特征、痉挛状态、残疾、心理因素。疼痛可能会引起肠道、膀胱或肾功能障碍，以及腹胀，但也可能代表某种神经病理性疼痛。平面下疼痛有典型的神经病理性描述，包括电击痛、锐痛、闪痛、挤压痛和灼烧感。它分布在损伤神经水平以下的三个以上的皮肤牵涉区内，但可延伸至损伤水平。疼痛可能由突然的噪声、振动或物理震动、尿路感染、便秘或皮肤问题触发。平面内疼痛具有典型的神经病理性特征与水平下疼痛一致。平面上疼痛产生原因是多样的，包括那些基于“人体工程学”病理发生的，如在使用轮椅时因过度使用肩膀和手臂而导致肩关节肌筋膜疼痛，或者因器械对神经的机械压迫而导致的“拐杖麻痹”。它通常是一种肌肉骨骼类型的疼痛，被描述为钝痛和酸痛。姿势异常可能加重这种情况。一般情况下，伴随中枢性疼痛的症状与自主神经反射异常有关，包括血压、脉搏的升高或降低、头痛。

2. 鉴别诊断

(1) 脊髓创伤：疼痛是完全性和不完全性脊髓损伤的常见并发症[61]。最近的一项系统性评价显示脊髓损伤（spinal cord injury，SCI）后所有类型疼痛的发生率为 61%[62]。在所有类型的 SCI 中，平面下疼痛最为常见（23%～52%），同时也是最难治疗的。它的平均发病时间为 1.8 年。平面内及平面上疼痛一般发生在 SCI 后 1 年左右[63]。内脏疼痛发生较晚（平均 4.2 年）[63]。

脊髓空洞症最常发生在创伤后，但也可能为先天性（与小脑扁桃体下疝畸形相关）、感染后（与蛛网膜炎相关），或与髓内肿瘤相关。创伤后，若运动 / 感觉 / 自主神经问题进一步恶化和（或）合并痉挛状态，应考虑此诊断。萎缩和肌束震颤提示脊髓前柱被空洞累及。合并颈部脊髓空洞的患者会有疼痛和麻木，通常呈“披风”样分布。累及上颈段时可能与同侧面部疼痛有关，这是由下行三叉神经束及神经核受累引起。胸段脊髓空洞表现为沿躯干或腹部分布的神经病理性疼痛、分离性远端感觉丧失、痉挛状态和尿潴留。下胸段脊髓空洞表现为脊髓圆锥功能障碍相关症状，伴有显著的骶骨神经痛和尿潴留。

(2) 脱髓鞘疾病：MS 是一种复发、缓解和慢性进行性自身免疫性疾病，包括中枢神经系统脱髓鞘样改变。急性加重期与视神经、脑室周围白质、脑干和脊髓的中央髓磷脂急性炎症有关。诊断标准包括至少在大脑或脊髓中两个不同位置的 MRI 损伤证据和在不同时间段内出现的损伤证据［临床和（或）MRI］。疼痛发生率为 26%～86%。尽管多发性硬化相关疼痛是神经病理性的，但它的形成是多因素的，可同时存在神经病理性和痛性来源，并与多种心理并发症密切相关[64]。随着疾病负担的增加，MS 相关疼痛的强度、部位和复杂程度可能会随着神经系统障碍的进展而加重。疼痛对心理 – 社会功能、日常活动、情绪和睡眠有显著影响[65, 66]。

MS 相关神经病理性疼痛综合征包括感觉障碍性肢体疼痛、Lhermitte 现象、继发性三叉神经痛和视神经炎。感觉障碍性肢体疼痛的特征是下肢的持续性烧灼痛，并在夜间加重。Lhermitte 现象是在颈后和下背部感到的一种短的电击样感觉，主要发生在 MS 发作时，通常由颈部屈曲引起，临床病程限于 4～6 个月。肌肉痉挛和头痛在这些患者中很常见。框 36–1 总结了与 MS 相关疼痛的要点。

框 36–1 多发性硬化相关疼痛

神经病理性疼痛

- 急性横贯性脊髓炎
- 急性神经根性疼痛
- 慢性脊髓病（传入障碍性疼痛、牵涉痛、神经根性疼痛）
- 局灶性周围神经病变（继发于残疾）

肌筋膜疼痛

- 痉挛继发于脊髓病
- 局部肌筋膜疼痛（劳损综合征、姿态和步态障碍）
- 弥漫性肌筋膜疼痛（慢性疲劳、睡眠剥夺）

肌肉骨骼疼痛

- 劳损综合征（轮椅患者）
- 由静止所致加速骨质疏松

(3) 感染性病因

横贯性脊髓炎：横贯性脊髓炎（transverse myelitis，TM）是一种跨节段的累及一个或多个节段水平的局灶性炎症，而不合并压缩性损伤。这种炎症可导致髓鞘损伤，引发疼痛和神经功能障碍，包括下肢或四肢无力、感觉水平障碍、肠道和膀胱问题。不同的细菌、病毒、真菌和寄生虫感染可引起 TM，除外几种自身免疫病（MS、视神经脊髓炎）。疼痛发生率为 33%～50%，疼痛特征可能是中枢性或局灶性，性质为酸痛或根性疼痛[68]。诊断通过 MRI 进行，MRI 使病变可视化，并排除可治疗的原因，如肿瘤、脓肿和其他对脊髓形成压迫的病变[69]。实验室检查应包括血常规和血生化、自身免疫状态测试、莱姆病 / 病毒滴度检测。CSF 中细胞增多和寡克隆条带支持这种诊断[68]。NCS 有助于疾病监测。

脊髓痨：神经梅毒累及背根入髓区是一种典型的神经性疼痛疾病。这种疾病的特征是涉及下肢的“闪电般疼痛”。类似的疼痛可能发生在躯干、胸部和腹部。静息痛可能会持续很短的时间（几秒或几分钟），也可能持续好几天。有时，内脏占主导地位，被称为“内脏危机”。这些危机的特征是上腹部或盆腔疼痛，并伴有恶心呕吐。值得注意的是，查体时下肢远端感觉形态缺失。患者也可能合并明显的共济失调、肌张力减低和自主神经功能障碍。CSF 分析显示性病研究实验室试验（venereal disease research laboratory test，VDRL）或荧光密螺旋体抗体吸收试验（fluorescent treponemal antibody absorption，FTA-ABS）阳性可诊断该病。典型的 Charcot 关节病是由该病引发的深度麻痹所致。

骨髓炎：骨髓炎可发生于脊柱创伤后、手术后或通过邻近部位的血行扩散。它通常是单一病原体感染，金黄色葡萄球菌是最常见的病原体[60]。背痛是最常见的症状，只有 35%～60% 的病例出现发热。最常见的部位是腰椎（58%），其次是胸椎（30%）和颈椎（11%）。33% 的患者体格检查可发现脊柱压痛和神经系统障碍，包括感觉缺失、肌无力或神经根病变[60]。实验室检查包括 CBC、ESR、急性 CRP 和血培养[70]。MRI 是诊断的首选方式，可显示椎体终板、椎间盘间隙和硬膜外血肿的信号变化。当血培养阴性时，通过经皮穿刺抽吸或活检可分离病原微生物[70]。

(4) 血管源性病因：由于脊髓存在大量的侧支血管网，脊髓梗死相对少见，估计在缺血性脑卒中中仅占 1%～2%。胸腹主动脉手术中发生脊髓卒中的风险显著增加。症状通常突然出现，并在几分钟到几小时内迅速进展。超过 70% 的脊髓卒中患者有背部和（或）肢体疼痛[71]。应对疑似该病的患者进行血流动力学支持以最大限度提高血压，必要时进行腰大池引流以降低 CSF 压力[72]。一项长期随访研究发现，与脑卒中患者相比，脊柱患者的就业率更高，死亡率更低，但慢性疼痛发生率更高，独立自主生活能力更低（修订版 Rankin 量表）[71]。疼痛主要表现为神经病理性疼痛，可应用神经调节药物进行治疗[73]。

脊髓血管畸形是另一种相关的血管性疾病，可能包括海绵状血管瘤、硬膜内动静脉畸形（arteriovenous malformations，AVM）、硬脊膜动静脉瘘和髓周 AVF[74]。其表现包括偶然的影像学发现，缓慢进展的脊髓病变或多发性神经根病（海绵状血管瘤、髓周 AVF）和缺血性损伤（硬膜 AVF），后者导致进行性脊髓病变，蛛网膜下腔出血伴有剧烈背痛，以及灾难性的神经损伤（硬膜内 AVM、髓周 AVF）[74]。

典型的患者通常比较年轻[74]。体格检查正常的患者，也可能发现不同阶段的脊髓病变。皮肤血管瘤检查和肢端肥大检查可能提示遗传综合征。MR 血管造影术（当 MRI 不可用或有禁忌证时进行 CT 血管造影术）或数字减影血管造影术是非常具有诊断价值的检查手段。出血或进行性神经功能缺失后，大多数症状性血管畸形都可通过手术、放射性手术或血管内介入治疗，对病变进行完全或部分切除或栓塞。慢性疼痛是脊柱 AVM 或出血引起的主要症状之一[75]。据报道，高达 80% 的患者在治疗后仍合并慢性疼痛，严重影响生活质量[76]。神经病理性疼痛可以应用药物治疗。然而，药物治疗通常收效甚微。

(5) 肿瘤性病因：脊柱肿瘤根据其位置可分为三类，包括硬膜外、硬膜下髓外和髓内。其中硬膜外肿瘤最常见，通常生长于椎体或硬膜外结构中，是最常见的转移性肿瘤。硬膜下髓外肿瘤以脊膜瘤或神经纤维瘤为特征。最罕见的是脊髓髓内肿瘤（2%～5%），起源于脊髓，导致灰质和白质的侵犯和破坏。室管膜瘤和星形细胞瘤是最常见的脊髓髓内肿瘤，其次是血管母细胞瘤。疼痛是最常见的临床症状，其分布取决于肿瘤的位置。此外，还可能发生肢体运动无力、感觉功能障碍、共济失调和膀胱/肠道功能缺失[77]。对于疑似合并脊柱肿瘤的患者，CT 可以帮助检查硬膜外病变和骨性病变，包括骨折、溶骨转移和成骨细胞转移（前列腺和乳腺）。MRI 是检查病变的形态特征的首选方式，其中包括大小、位置、长度、周围水肿程度、脊髓–肿瘤边界、相关囊肿或脊髓空洞。

3. 治疗

第一步包括针对病因的具体治疗。创伤性 SCI 和脊髓梗死应及时处理，稳定血流动力学，防止继发性损伤。手术手段通常应用于不稳定或脊髓及神经受压的情况。血管病变可通过手术或血管内介入治疗。MS 应使用特定的疾病调节药物进行治疗。

对于感染性病因，合并神经功能缺失的硬膜外脓肿需要手术及长期抗生素治疗。TM 治疗包括抗感染治疗，涉及糖皮质激素、免疫抑制药、IVIG 和血浆置换，以及强化物理治疗和康复计划。支架用于在救护车上提供稳定性和减少疼痛[78]。针对脊髓空洞症的治疗手段包括神经外科空洞引流、外科切除脊髓肿瘤（如有），两者均可有助于缓解症状。脊髓空洞引流主要是为了限制神经系统相关疾病的进展。然而，引流后中枢疼痛缓解的情况并不乐观[79]。

手术治疗的适应证包括硬膜外转移性疾病、脊柱失稳、椎体塌陷伴或不伴任何神经功能缺失、放疗耐药肿瘤、合并常规治疗无效的剧烈疼痛、放疗前后出现神经功能缺失。由脊柱不稳定引发的疼痛和神经系统症状，手术是治疗的最佳选择。在确诊硬膜下髓外肿瘤后，应尽快进行手术切除，因为预后与术前神经系统状态相关，观察可能导致进一步的神经功能损伤，有些损伤是不可逆的。根据病理情况，术后可能需要放疗[80]。对于特定的病理性骨折，可以考虑椎体成形术和椎体后凸成形术[81]。在主要治疗进行后，对所有可能引发残肢痛的相关因素必须进行识别和处理。实际目标是通过可接受风险和成本的治疗措施，将疼痛的强度降低到可以耐受的程度。

(1) 药物治疗：有针对性的运动疗法可以缓解疼痛和痉挛。定期进行锻炼或瑜伽可能有助于缓解弥漫性伤害感觉性疼痛症状。此外，职业治疗可以解决与助行器相关的生物力学异常。矫形器、手杖、助行器、拐杖和轮椅的改良可以纠正其人体工程学潜在危害。应通过非药物手段（如睡眠卫生措施、必要时的行为认知疗法）和适当的药物治疗来处理和治疗伴发的睡眠障碍和抑郁症。

在平面内和平面下神经病理性疼痛的一线用药包括加巴喷丁类离子通道药（普瑞巴林和加巴喷丁），联合 NNT 为 6.3～8.3（针对所有神经病理性疼痛）和抗抑郁药[48]。二线用药包括曲马多和抗癫痫药拉莫三嗪，拉莫三嗪是一种电压依赖性钠离子通道抑制药。其他钠离子通道阻滞药，卡马西平和奥卡西平已被推荐用于治疗阵发性疼痛和 MS 的 Lhermitte 特征[82]。特定患者的三线用药包括联合治疗。

顽固性神经病理性疼痛可进行 IDT[83]。SCI 后感觉受损的患者对强直性 SCS 的反应比其他患者都要小。新的 SCS 范式与无感觉异常 SCS 治疗 SCI 疼痛的疗效有待进一步研究[78]。一项随访 97 个月的研究表明，SCS 可能对 MS 相关症状有利，其中 74.1% 的患者在植入刺激器后疼痛得到显著改善[84]。

很多非药物治疗策略目前均未被很好的应用及证实，包括经颅直流电刺激、重复经颅磁刺激、经颅微电流刺激疗法、针灸、自我催眠、经皮神经电刺激疗法和 CBT[85]。

(2) 痉挛相关疼痛：肌肉拉伸是一种治疗痉挛及其相关疼痛的常用方法，可降低肌肉张力，维持或增加软组织伸缩性，减轻疼痛，改善功能，但现有证据表明其疗效尚不确定。痉挛也可通过抗痉挛药进行治疗，如巴氯芬、地西泮、加巴喷丁和替扎尼定。A 型肉毒毒素注射液可用于治疗局灶性痉挛发作（内收肌群）。钠离子通道阻滞药（卡马西平和奥卡西平）已被推荐作为痉挛相关疼痛的一线治疗药物[86]。大麻素和加巴喷丁已被证实具有抗痉挛作用，可改善与痉挛相关的疼痛。

鞘内注射巴氯芬（intrathecal baclofen，ITB）被认为是对口服药物治疗欠佳的弥漫性痉挛患者的有效治疗手段。在卧床的 MS 患者中，ITB 已被证明能有效缓解痉挛引起的不适和疼痛，更容易护理、改善姿势及提高移动能力[84]。重复 MRI 仍是可能的[87]。对于合并挛缩的患者，通常考虑进行手术治疗。手术治疗的目标包括改善功能和自主性、控制疼痛和预防骨科疾病（表 36-3）[88]。

表 36-3　治疗措施

神经病理性疼痛	
一线用药	• 加巴喷丁类药物 • SNRI 抗抑郁药 • 谨慎使用 TCA • 特殊情况使用奥卡西平和卡马西平
二线用药	• 联合治疗 • 曲马多 • 他喷他多 • 局部用利多卡因 • 局部用辣椒素
三线用药	• A 型肉毒毒素 • 脊髓电刺激 • 鞘内注射
伤害感受性疼痛	
一线用药	• 非药物疗法 • NSAID 药物
二线用药	• 脊髓电刺激
痉挛性疼痛	
一线用药	• 巴氯芬 • 地西泮 • 加巴喷丁 • 替扎尼定
二线用药	• A 型肉毒毒素 • 鞘内注射
头痛	
急性措施	• 曲坦类
预防措施	• 双氢麦角碱 • CGRP 抑制药 • 非药物疗法

（三）脑病理致中枢性疼痛综合征

脑病变可导致慢性中枢性疼痛。病因学可分为退行性、脱髓鞘性、创伤性、神经可塑性和血管性。中枢性疼痛表现取决于病变位置，而非病变大小或特定病理改变。脑中枢性神经病理性疼痛的神经解剖学基础包括脑干 – 三叉 – 丘脑体感通路、内侧丘系、丘脑、丘脑皮质投射和体感大脑皮质体感投射病变。

1. 检查

不同脑部病理之间的鉴别需要结合特定病史、神经系统检查、脑影像学检查（推荐 MRI）、每一疑似疾病特定检查。病史应评估发病时程（天、周、年）、不同症状的进展（持续、突发、进行性），以及症状分布（单侧 / 双侧、累及单个或多个肢体、累及躯干、累及头面部）。症状可包括疼痛、面部和（或）躯体感觉改变、面部或躯体瘫痪、视觉障碍、语言障碍、肌阵挛、痉挛、膀胱和肠道症状，还需收集患者疼痛描述，包括疼痛部位、时间、强度、性质、缓解与加重因素。病史采集还需详细收集脑缺血或出血史、脑创伤、治疗史、既往与当前神经功能、个人史、家族史（包括痴呆、运动障碍、癌症、心血管疾病、精神疾病）、抑郁焦虑等精神心理疾病。

完善全面神经系统检查，包括面部表情观察、脑神经检查、肌力与肌张力、腱反射及病理反射、感觉系统评估、步态、神经功能检查。疑似认知能力减低时，需对定向、推理和短时记忆进行评估。与非中枢性疼痛类似，需详细检查肌强直、肌痉挛、瘫痪相关异常体位、劳损、挛缩、压疮等。使用MRI确定病变部位时，需排除继发性因素（如脑卒中或创伤后脑积水、新发MS斑块），同时明确病变与当前症状的相关性。在疑似血管病变或三叉神经痛时，除解剖序列外，可进行特定的序列检查或血管造影（基于CT或MRI）以明确脑血管状态。

2. 鉴别诊断

(1) 血管源性病因：中枢性脑卒中后疼痛是最具代表性的经典中枢神经性疼痛，约占中枢性疼痛综合征的90%[89]。据统计，约10%脑卒中患者于发病1年后发生中枢性疼痛。病变部位常见于丘脑（最常见）、髓质、脊髓丘脑束、脑盖或岛叶皮质，并可引起慢性疼痛[90]。脑卒中后疼痛常伴有对侧感觉障碍，多于脑卒中后1～3个月发生，脑卒中后6个月症状明显[91]。值得注意的是，患者除了明显疼痛症状和一侧感觉减退外，可能伴有非常轻微的运动障碍。

脑干梗死患者，尤其外侧髓质梗死（Wallenberg综合征），同样可能发生中枢性疼痛。同侧神经病理性面部疼痛可能与对侧感觉障碍共存[92]。评估包括患者缺血或出血性事件史、既往功能、疼痛描述。除神经系统检查和功能评估外，体格检查可排除其他疾病所导致疼痛。中枢性疼痛需要与其他类型疼痛鉴别，包括痉挛、麻痹相关错位、未受影响部位劳损、肩胛肱骨关节半脱位后肩-臂综合征疼痛，或脑卒中后周围神经损伤引发的患侧臂CRPS[89]。脑成像技术可用于脑卒中后继发病变评估。

(2) 三叉神经痛：三叉神经痛的特征是反复发生的局限于三叉神经的单个或多个分支的单侧口面部剧烈疼痛。三叉神经痛（trigeminal neuralgia，TN）的发病率约12/10万人年[93]。疼痛描述通常为持续几秒至几分钟的枪击样、过电样、闪电样、刀割样、锐痛。通常在面部运动时触发，如说话、吃饭或机械刺激（如剃须）时。TN分为特发性TN、三叉神经病理性疼痛（非损伤性）、三叉神经传入障碍性疼痛（损伤性）、症状性TN（与MS相关）、带状疱疹后TN、非典型面部疼痛（不认为是TN）。特发性TN分为TN1和TN2。TN1的疼痛描述是一种尖锐、枪击样、闪电样发作性疼痛，而TN2常描述为酸痛、跳动样、烧灼痛，并且持续存在超过50%的时间。TN1和TN2可因压迫三叉神经根入颅区域而发生。在伴有TN2疼痛特征的病例中发现实体组织（如肿瘤或后窝血管畸形）的可能性更高[94]。

临床诊断需要基于典型的疼痛描述和疼痛位置，同时排除其他头面部疼痛疾病，包括口腔和唾液腺病变、鼻窦疾病、丛集性头痛和其他类型的三叉神经病变。

常见的疼痛诱因包括咀嚼、触摸、刷牙、吃东西、说话、冷风刺激。神经系统检查应排除特发性TN中不常见的脑神经损伤。此外，需进行脑MRI检查，以确定三叉神经是否被血管压迫，并排除后颅凹病变，如肿瘤、脑卒中或MS斑块和其他引起面部疼痛的原因[95]。治疗措施通常包括钠通道阻滞药（卡马西平、奥卡西平或加巴喷丁）药物治疗，也可以使用A型肉毒毒素注射剂[93]。对于难治性疼痛需要采用不同的外科治疗方法，包括微血管减压术、放射手术、三种三叉神经根切断术（球囊压迫、甘油神经根切断术和射频神经根切断术）。TN见本书第38章。

(3) 退行性疾病

① 帕金森病：帕金森病（Parkinson’s disease，PD）是一种缓慢进展的运动障碍疾病，以静息性震颤、僵硬、运动迟缓为主要特征，通常发生于老年人，并有不同的疾病进展方式。随着疾病进展，患者通常伴有明显的运动波动现象，相对运动轻松的“开”期，存在间断发作僵硬、运动迟缓、震颤的“关”期。40%～85%的PD患者合并慢性疼痛，常为一种以上类型疼痛[96]。PD相关的不同疼痛亚型可分为肌肉骨骼疼痛（最常见）、关节或关节炎疼痛、神经性疼痛、神经根性疼痛、肌张力障碍引起的疼痛、僵硬或运动迟缓引起的疼痛、静坐不能、不宁腿综合征和中枢性疼痛[97]。超过50%的患者报告一种疼痛，24%报告两种疼痛，5%报告三种疼痛。其中，肌肉骨骼疼痛占70%，肌张力异常性疼痛占40%，神经根性神经痛占20%，中枢神经性疼痛占10%[98]。PD疼痛与年龄、病程、严重程度相关，与其他疼痛类似，女性是疼痛发生的预测因素之一[99]。

PD患者疼痛评估需详细评估患者多巴胺能用药情况是否适当。神经学检查有助于鉴别疼痛症状与药物剂量之间相关性。若药物失效时出现疼痛，可能需要额外补充多巴胺。不宁腿综合征应于夜间前使用低剂量多巴胺激动药治疗。A 型肉毒毒素可用于治疗肌张力障碍相关疼痛。便秘引起的腹痛可使用聚乙二醇治疗，神经调质药物也可能有效。底丘脑核和苍白球深部脑刺激主要用于运动症状控制，在特定患者人群中可表现出的显著持久的疼痛缓解效果[100-102]。

肌张力障碍可不伴发于 PD 而单独发生，分为原发性与继发性两种。原发性肌张力障碍为遗传性，继发性肌张力障碍常见于感染后、创伤后（常为周围神经创伤后）和（或）特发性发生。肌张力障碍可根据神经肌肉受累程度分为局灶性、节段性、多发性、全身性，并可伴有严重挛缩后疼痛。与肌张力障碍相关性疼痛（包括 PD）的治疗措施包括多巴胺能药、抗胆碱能药、肌肉松弛药（如巴氯芬）和苯二氮䓬类药物。对于局灶性肌张力障碍，尤其是特发性颈肌张力障碍，局部注射肉毒毒素已取得显著疗效，目前是其一线治疗方法[103]。

② 阿尔兹海默病：阿尔茨海默病（Alzheimer's disease，AD）是一种神经退行性疾病，是痴呆症最常见形式。病史采集应从患者及其家庭成员或其亲友处获得。病史应收集患者认知变化的性质（语言、寻词、情景记忆）、程度（严重程度和日常生活功能）、过程（进展速度与模式）。病史中还应包括共病（高血压、脑损伤或脑卒中）、可能损害认知能力的用药史（如苯二氮䓬类药物）和家族史（尤其是痴呆）。神经系统检查应评估额叶去抑制现象（多语、性欲亢进）、异常行为、帕金森症或其他局灶性神经病体征。认知评估应使用筛查工具评测（如蒙特利尔认知评估）[104]，并完成神经心理学评估。实验室检查应包括 CBC、肝肾功能、甲状腺功能、维生素 B_{12} 和维生素 B_1 水平。还应完善脑影像学检查，排除其他疾病，同时评估脑萎缩及海马萎缩的情况[105]。

最新 Meta 分析报道，AD 患者中慢性疼痛发病率为 45.8%[106]。痴呆症患者的疼痛治疗过程可能与其他患者不同。由于患者报告疼痛和（或）疼痛治疗相关不良反应的能力减弱，疼痛评估及治疗非常复杂。据文献报道，医保系统中，未诊断和未治疗的疼痛发生率高到无法令人接受，居家痴呆患者中疼痛发生率高达 32%，疗养院患者中约为 60%[107]。制定一项全面的治疗计划对痴呆症患者至关重要。多学科合作是建立多模式疼痛管理计划的关键[108]。结合非药物干预，包括锻炼和运动疗法、心理干预、按摩、热疗和放松疗法、人际交往，对慢性疼痛治疗具有显著的疗效[109]。

若疼痛不能通过针对疼痛病因治疗和（或）单独应用非药物治疗缓解时，有必要进行药物治疗。对神经性疼痛使用神经调质药物，对伤害感受性疼痛使用非甾体抗炎药。

(4) 脱髓鞘疾病：MS 是一种复发、缓解、慢性进展性疾病。MS 的疼痛也可能由脑损伤所引起。最常见的是，这可能包括头痛（35%～61%）、感觉障碍性疼痛（18.1%）和 TN（2%）[110]（框 36-1）。多达 15% 的患者 TN 的诊断优先于 MS 诊断[110]。病情评估应包括病史和头痛描述，其中包括疾病性质、强度、位置、时间，以及相关的先兆和症状。神经系统检查应评估当前状况，排除其他损伤。MS 患者可伴有不同类型头痛，包括偏头痛、脑神经痛（三叉神经痛、枕骨神经痛和舌咽神经痛），以及与免疫调节药物相关的头痛（IFN-β、纳他珠单抗和其他）[111]。在抑郁、焦虑或其他精神障碍与生活应激共同影响下，更不利于头痛治疗。采用抗抑郁药物和认知行为疗法的干预治疗都具有良好疗效。

(5) 创伤：创伤性脑损伤（traumatic brain injury，TBI）后不仅发生认知功能改变、运动障碍、感觉异常，大量证据表明，TBI 后急性和慢性疼痛同样极为常见。TBI 患者中有 43.8%～45.5% 可出现慢性疼痛[114]。最新研究证明，轻度 TBI 疼痛发生率为 75.3%，而中至重度 TBI 的疼痛发生率为 32.1%[115]。慢性疼痛的发生可独立于抑郁症与创伤后应激障碍的诊断[116]。其中头痛是最为常见类型[116]，其次为颈部、肩部、背部和上肢和下肢疼痛。部分 TBI 患者在创伤后 6 个月或更长时间可出现迟发型疼痛综合征，其疼痛特征类似于脑卒中后慢性疼痛[117]。重型 TBI 后严重症状，需进行 CT 或 MRI 检查以排除创伤后并发症，如脑积水、出血、脑卒中和颅骨缺损等。

创伤后头痛与其他类型头痛相似。患者在无加重因素的影响下，同样可发生令人衰弱的头痛加重，类似于在其他神经性疼痛状态中常见的感觉障碍疼痛[118]。创伤后头痛患者的手部和颜面部感觉特征具有较高的热阈值和较低的机械疼痛阈值，这些症状可提示疼痛为中枢性起源[118]。患者头皮通常可对轻触非常敏感。无论是急性期还是慢性期，早期识别与干预是解决 TBI 相关疼痛和情绪问题的关键。此外，严重初始疼痛强度已被确定为 TBI 后发生慢性疼痛的危险因素，及早治疗可预防其发生[119]。

应评估认知功能障碍共病，包括注意力和记忆问题。情绪功能障碍共病，如重度抑郁或焦虑，以及自杀倾向，均应详细记录。

3. 治疗

首先中枢性疼痛综合征均需要针对原发疾病进行治疗。医生应使用或更换 MS 专用药物，以减少 MS 的发作频率，延缓疾病进展。神经调质药物常用于 TN、脑卒中后疼痛和 TBI 后疼痛。帕金森病和肌张力障碍患者，治疗方案需进行优化。

此外，可联合使用神经调质药物，用于治疗脊髓和周围神经疾病。TN 治疗措施稍有不同，因为其治疗始于卡马西平。不宁腿综合征应在夜间前使用低剂量多巴胺激动药治疗，加巴喷丁和普瑞巴林是其二线疗法。

难治性疼痛、药物不耐受或对药物耐药患者中，多种神经调节治疗具有显著疗效。据报道，DBS 可在不同程度上缓解中枢性疼痛，甚至部分患者可完全停用镇痛药。Meta 分析报道，在植入丘脑腹侧后外侧核和脑室 / 中脑导水管周围灰质的 DBS 中，50%～80% 患者选择永久性装置 DBS 植入手术，超过 50% 患者表现为长期疼痛缓解[120, 121]。运动皮质刺激是在运动皮质硬膜外放置电极，可使脑卒中后疼痛患者视觉模拟评分显著降低[122]。此外，MCS 在慢性难治性疼痛患者具有明显效果；72%～84% 的受试者接受永久性植入，其中超过 80% 患者的疼痛控制良好。

患者合并运动无力时，由于偏瘫肢体不能活动或挛缩，可发生其他类型疼痛。可通过康复治疗、物理治疗、拉伸或支撑治疗，A 型肉毒毒素和 ITB 可用于治疗无效患者，功能性电刺激可作为辅助治疗方法[124, 125]。继发性疼痛可通过对关节痛的对症治疗、控制骨关节炎，以及预防摔倒来主动控制其发生。

对于头痛患者，治疗方法取决于头痛类型。偏头痛治疗包括 5-HT 受体的选择性激动药（如曲坦类药物），5-HT 和其他受体激动药（如双氢麦角碱），以及 CGRP 抑制药[119, 126]。托吡酯和厄瑞努单抗（一种 CGRP 抑制药）对创伤后头痛治疗具有一定疗效。虽然行为治疗方式，如 CBT、生物反馈、放松，广泛应用于初级头痛预防，但这些疗法对创伤后头痛的疗效尚不清楚[129]。应鼓励和告知患者，规律的有氧运动可改善脑震荡后和 MS 的症状，是改善脑震荡后症状的重要方法，并且不会导致症状加重[130]。

结论

疼痛是由复杂病理生理学变化所引起的一系列神经疾病的常见组成部分。在疾病诊断和治疗后，应重点识别导致不同类型疼痛产生的致病因素。充分考虑基础疾病和并发症的情况后，针对不同类型疼痛循序渐进地进行治疗[130]。

要　点

- 周围神经、脊髓和脑病变可导致慢性疼痛。
- 周围神经病评估包括病史、体格检查、实验室检查和 EMG。小纤维神经病可能需要皮肤活检。
- 脑和脊柱疾病的评估包括病史、体格检查、实验室检查和 MRI。
- 神经科患者疼痛评估的主要目标是识别致残疼痛类型、起源和分类（神经性、伤害感觉性、内脏痉挛相关）。大多数患者合并不止一种类型的疼痛。
- 原发疾病治疗同时，应针对各种类型疼痛逐步采用治疗方法，包括药物、非药物、神经调节治疗。
- 神经病理性疼痛主要通过药物治疗，包括加巴喷丁类药物及 SNRI。神经调节（SCS、DRG）或鞘内给药可缓解难治性患者症状。
- 痉挛是中枢性疾病中肌筋膜疼痛的重要原因，主要使用肌肉松弛药或鞘内给药进行治疗。注射 A 型肉毒毒素可用于治疗局部性痉挛。
- 所有慢性疼痛均有生物 – 心理 – 社会因素，关键是要接受心理 – 社会功能障碍性疼痛，因为这比器质性疾病更易治愈。

第 37 章　慢性广泛性疼痛
Chronic Widespread Pain

Meredith C.B.Adams　Daniel J.Clauw　著
孙　丽　译　　高昌俊　校

慢性广泛性疼痛患者的临床表现复杂，给医生和研究人员在诊治方面带来了巨大挑战。慢性广泛性疼痛是一类广泛异质性、中枢介导的疼痛。虽然近期对中枢介导疼痛的研究取得了一定进展，对其发病机制的理解也进一步加深，但在临床诊断和治疗方面仍任重道远。这些疾病的共同特征是疼痛和感官超敏，可以通过感觉测试鉴定并且与功能性神经影像改变相关[1]。尽管包括纤维肌痛在内的广泛性疼痛的可信度在历史上一直存在争议，但人们对这些病理机制认知进展迅速，现在我们可以利用这些信息更好地诊断和治疗慢性疼痛患者。最近，国际疼痛研究协会（IASP）采用伤害可塑性疼痛作为第三种疼痛的新术语，FM 被归为可塑性疼痛之一[2]。

长久以来，对中枢性疼痛的负面认知干扰了标准化治疗方案的选择。此外，一些病理学测试，如定量感觉测试和功能性神经影像通常在临床上也不可行。尽管如此，临床医生仍可通过患者各种检测报告结果来探索潜在的疼痛机制。本章总结了这些慢性广泛性疼痛的研究现状，重点介绍了 FM 及其临床特征、流行病学、发病机制和治疗方案。

一、纤维肌痛

（一）诊断标准的发展

对纤维肌痛认知的最新进展之一是将 FM 评估为一个连续体而非二元诊断。然而，临床诊断标准和工具的使用经历了漫长的发展才取得目前成果，如目前的 2011 年 FM 调查标准等。第一届美国风湿病学会（American College of Rheumatology，ACR）根据 1990 年的一项多中心研究结果制订了 FM 综合征分类的研究标准（表 37–1）。科学界很快采纳了这一标准，并将其广泛应用于流行病学、生物学和治疗研究。ACR 研究分类仅需要两个诊断部分：至少 3 个月的广泛疼痛史（即身体和轴向四个象限），以及手指解剖学定义 18 个压痛点中的 11 个或更多处触诱发痛（定义为 4kg 压力下的疼痛）（表 37–2）。根据研究诊断标准，对照组 FM 患者的中度敏感性和特异性分别为 88.4% 和 81.1%。研究对象纳入无痛志愿者或有其他疼痛状况的患者作为对照组。

FM 中的压痛点在概念和解剖学上与定义肌筋膜疼痛综合征（myofascial pain syndrome，MPS）的触发点（trigger points，TrP）不同。FM 中的压痛点在全身对称分布，而 TrP 分布更随机。与 MPS 相比，这些压痛点不仅限于肌肉位置，还包括其他软组织结构，并且不会将疼痛辐射或转移到其他部位。

ACR 最初的研究标准仅提供了一个参考，并没有扩展到临床应用。研究人员制定标准来规范 FM 的诊断。研究分类确定了 18 个解剖定义的压痛点（表 37–2），FM 患者对数字压力的反应有触诱发痛，由于缺乏可选择的诊断算法，医生已将这些标准用于临床实践。大多数 FM 的诊断主要由家庭医生完成，而不是亚专科医师。因此，许多医生僵化地应用研究标准或拒绝其表面有效性，也很少有医生能始终确定并对所有 18 个指定区域施加 4kg 的压力。他们使用的是基于临床症状的诊断标准，重点关注疲劳、认知障碍和躯体症状，这些被排除在最初的研究标准之外。此外，这种标准的另一个问题是患者症状改善后可能不再符合研究分类。

在最初的研究分类制定 20 年后，FM 研究团队认识到明确 FM 范围和临床诊断标准的紧迫性。其目的是开发一种具有广泛适用性的筛查工具，可用于诊断和评估 FM 症状的严重程度。研究人员使用广泛疼痛指数（widespread pain index，WPI）和分类量

表 37-1　ACR 纤维肌痛研究分类标准

标　准	说　明
1. 病史	慢性、广泛（四象限）软组织疼痛，持续 3 个月
2. 测试	在 18 个解剖学定义的压痛点中的 11 个点施加 4kg 指触诊压力诱发疼痛（严重程度≥1 级）（表 37-2）
3. 1 和 2 为阳性	当 1 和 2 为阳性时，FMS 的灵敏度和特异度＞80%

改编自 Wolfe F, Smythe HA, Yunus MB, et al. The American College of Rheumatology 1990 criteria for the classification of fibromyalgia report of the multicenter criteria committee. *Arthritis Rheum*. 1990;33:160–172.

FMS. 纤维肌痛综合征

表 37-2　纤维肌痛综合征的 18 个解剖学定义的压痛点

编　号	ACR 官方双侧压痛点部位
1，2	枕骨部：枕骨下的肌肉插入
3，4	低颈部：$C_{5\sim7}$ 横突间隙的前侧面
5，6	斜方肌：上边界的中点
7，8	冈上肌：起源于肩胛骨上，靠近内侧边界
9，10	第 2 肋：第 2 肋软骨关节的上外侧面
11，12	外上髁：上髁远端 2cm 处
13，14	臀肌：臀部的外上方，肌肉的前皱襞
15，16	大转子：在转子突出后
17，18	膝：内侧脂肪垫，位于内髁近端

改编自 Wolfe F, Smythe HA, Yunus MB, et al. The American College of Rheumatology 1990 criteria for the classification of fibromyalgia report of the multicenter criteria committee. *Arthritis Rheum*. 1990;33:160–172.

表来评估先前被诊断为 FM 的患者。新标准于 2010 年制订，并于 2011 年和 2016 年修订[3-5]，该标准使用这些分类量表来评估患者的认知症状、睡眠不足、疲劳和其他躯体症状。ACR 使用这些分类量表来制定严重程度量表。最后，他们将严重程度量表与 WPI 相结合，对 FM 患者的疾病严重程度进行分级（框 37-1）。FM 的诊断标准最初是由非盲风湿病学家以研究为目的设计的。随着诊断学的发展延伸到临床领域，临床诊断的 FM 有很大一部分不符合研究诊断标准[6]。对 FM 认知的一个关键进展是向基于症状的诊断演变，并取消了压痛点标准，这反映了对 FM 症状的思考发生了转变[3]。

（二）流行病学调查

迄今为止，报道显示在所有研究的种族群体中都发现了 FM；它不仅限于富裕国家或工业化国家。一般人群的患病率估计在 2%～12%，因此应将其视为一种常见的疾病[7, 8]。FM 发病率随年龄增长而增加，在女性中最为显著，在 50—70 岁时达到高峰（7.4%～10%）。使用 1990 年的原始标准，女性受影响的概率是同龄男性的 4～7 倍[8]。这是 1990 年 ACR 标准的另一个出乎意料的结果，因为在男性和女性测试中使用了相同的压痛阈值，尽管我们现在知道女性的压痛远高于男性，这就高估了男性 FM 的患病率。采用较新标准后，男女比例更接近于 2∶1。相反，儿童期 FM 的性别分布几乎相同（直到青春期，女孩相对于男孩有类似的压痛水平），许多孩子长大后症状消失[9]。有关 FM 的发病率的特征尚不明确，但其发展的危险因素可能包括肥胖、缺乏体力活动、生活或工作满意度差、身体创伤、发热疾病或 FM 家族史，这些因素可能并存。

（三）临床特征

临床流程拟对这些患者进行分级，以改善 FM 的治疗（框 37-2）。FM 患者的临床表现通常不止涉及疼痛。事实上，这些非疼痛症状往往是区分 FM 等伤害可塑性疼痛与伤害性疼痛或神经病理性疼痛的关键。

FM 等可塑性疼痛最重要的特征是疼痛比预期更广泛、更严重。在新的 FM 标准中，通过询问患者在身体 19 个不同区域是否有疼痛来评估疼痛的广泛性；根据受累部位的多少，得分为 0～19。在新 FM 标准的症状严重程度指数中最常见的共病症状评分为 0（不存在）～3（严重），包括睡眠困难、记忆困难和疲劳，头痛、肠易激综合征症状和抑郁症也在该测量中进行评估，并在该测量的总分中各得 1 分。随着对这些疾病病理生理学理解的加深，有关感官超敏认知也取得进展。FM 患者对噪声的响度或灯光的亮度与对疼痛的刺激一样敏感，全身感官超敏的症状（导致尿频、眼睛干燥等症状）有助鉴别此类疼痛。

1. 认知功能障碍

FM 患者经常抱怨认知功能下降，包括读书时难

框 37–1　ACR 纤维肌痛的初步诊断标准和症状严重程度的测量

1. 标准

- 如果满足以下三个条件，患者就符合纤维肌痛的诊断标准
  – 广泛疼痛指数评分 >7 分，症状严重程度评分 >5 分，或 WPI 评分 3～6 分，SS 评分 >9 分
  – 相似程度的症状至少持续 3 个月
  – 没有其他病症可以解释疼痛

2. 确定

- WPI：记录患者在过去 1 周经历疼痛的区域数量。患者有哪些部位疼痛？分数将在 0～19 分
  – 肩胛带，左臀部（臀部，股骨粗隆间），左下颌，左背部上部
  – 肩胛带，右臀部（臀部，股骨粗隆间），右下颌，右背部下部
  – 手臂上半部，左腿上半部，左胸或颈部
  – 手臂上半部，右腿上半部，右腹部
  – 左臂下半部，左腿下半部
  – 右臂下半部，右腿下半部
- SS 量表得分
  – 疲劳、睡醒无神、认知症状
- 对于上述三种症状中的每一种，按以下级别表示过去 1 周的严重程度
  – 0= 没有问题
  – 1= 轻微或轻度问题，一般为轻度或间歇性
  – 2= 中度：相当大的问题，经常出现和（或）处于中度水平
  – 3= 严重：普遍、持续、困扰生活的问题
- 考虑到一般的躯体症状，指出患者是否有以下症状 *
  – 0= 没有症状
  – 1= 极少的症状
  – 2= 中度症状
  – 3= 大量症状

SS 量表评分是症状严重程度（疲劳、睡醒无神、认知症状）和躯体症状范围（严重程度）的总和。最终得分为 0～12 分

*. 可考虑的躯体症状包括肌肉疼痛、肠易激综合征、疲劳或疲乏、思考或记忆困难、肌肉无力、头痛、腹部疼痛或痉挛、麻木或刺痛、头晕、失眠、抑郁、便秘、上腹部疼痛、恶心、紧张、胸痛、视物模糊、发热、腹泻、口干、瘙痒、喘息、雷诺现象、荨麻疹或皮疹、耳鸣、呕吐、胃灼热、口腔溃疡、味觉丧失或改变、癫痫发作、眼干、呼吸急促、食欲不振、皮疹、阳光敏感、听力困难、容易瘀伤、脱发、尿频、尿痛和膀胱痉挛

框 37–2　纤维肌痛患者筛查和综合护理的建议方案

第一阶段：疼痛筛查和初级护理

- 第一阶段包括一个简单的筛查问卷，初级保健卫生专业人员［初级保健医生（primary care physician，PCP）、脊椎按摩师、执业护士、医生助理、全科医生、全科内科医生］的接待员会给每个进入候诊室的患者发放问卷，直到所有初级保健专业人员的常规患者都被评估完毕（图 37–2）。之后，它只能用于新患者。当 PCP 检查有疼痛的患者时（问题 1 的回答是“是”），就会对症状的分布做出决定（局部疼痛、区域疼痛、广泛疼痛）。第二个决定是开始针对患者的症状进行治疗或将患者转诊接受进一步治疗

第二阶段：共病筛查和二级护理

- 根据筛查材料的结果，被确诊为广泛疼痛的患者将接受 PCP 或转诊医生的检查，以做出诊断（如果适用的话，可以称为纤维肌痛）。下一阶段是由知情、有意愿的 PCP 医生或顾问（风湿病专家、神经科医生、疼痛专家、内科医生、理疗医生）对共病情况进行筛查。为了给 FM 患者提供先进的护理，他们开始接受专门训练的专业人员的锻炼计划和咨询。在咨询中发现的问题（如婚姻、财务和精神）会反馈给有经验的专家（如咨询师、心理学家、精神病学专家、残疾顾问、财务顾问）

第三阶段：共病筛查和三级医疗

- 根据并发症的二线筛查，将开始对其他诊断疾病进行治疗。这一阶段可能需要转诊到三级亚专科治疗（如心脏科医师、胃肠科医师、神经科医师、神经外科医师、物理治疗师、精神科医师、理疗医师、妇产科医师、泌尿科医师）。这种护理应与初级护理的随访相结合

第四阶段：长期初级保健和随访评估

- 随着时间的推移，初级或二级卫生保健专业人员将继续监测患者，并评估疼痛和并发症的治疗状况。还需要监测药物的不良反应和干扰 FM 连续性的新问题，这些问题可能与 FM 有关，也可能无关。在这个阶段，重要的是不要认为 FM 患者的每一个新症状都是 FM 的组成部分。医疗保健提供者需要知道什么对 FM 有帮助，什么没有帮助

以集中注意力，以及短期记忆缺陷。研究表明，FM 患者在一系列认知任务上表现不佳[10]，并显示出过早的认知退化，这些证据主要来自分心实验或多任务测试。

2. 失眠症

大多数 FM 患者经历慢性失眠。有些患者难以入睡（初期失眠），但大多数患者在入睡几小时后醒来时会感到极度清醒（中期失眠），然后几乎直到早晨才能够再次入睡（晚期失眠）。FM 患者通常在早晨醒来时会感到疼痛、僵硬、认知迟缓和睡眠不足[11]。

3. 僵硬

与其他晨僵机制相比，大多数 FM 患者经历的晨僵时间长且严重。典型的骨关节炎僵硬持续时间为 5～15min，而炎性类风湿关节炎患者的僵硬时间为 30min～2h。相比之下，FM 患者的僵硬时间通常持续 45min～4h。临床上，与 FM 晨僵最相关的是疼痛；因此，患者很难根据经验区分这些症状。

4. 疲劳

大约 80% 的 FM 患者主诉疲劳。因此，大部分符合 FM 标准的个体也符合慢性疲劳综合征的标准[12]。疲劳的鉴别诊断很困难，因为它必须包括各种睡眠障碍、慢性感染、自身免疫障碍、精神疾病和肿瘤。处方药残留也可能导致疲劳。例如，TCA 或其他常用于治疗与 FM 相关失眠的神经性药物。

5. 一系列先前诊断的共病性疼痛

共病疼痛有两类通常与 FM 或可塑性疼痛相关：其他慢性重叠疼痛状况（chronic overlapping pain conditions，COPC）[13]，主要是伤害可塑性疼痛（如肠易激综合征或紧张性头痛），以及其他主要疼痛机制不同的疼痛状况（伤害性或神经性疼痛），其中叠加了伤害可塑性疼痛[13]。前一类以前称为原发性 FM，后一类称为继发性 FM 或中枢致敏。

鉴别原发性 FM 和继发性 FM 非常重要，因为在继发性 FM 或中枢致敏中，持续的外源伤害或神经病理性损伤可一定程度驱动或维持中枢致敏。在这些患者中，积极治疗潜在的病症可能有助于改善 FM 或可塑性疼痛，而在原发性 FM 中则不会出现这种情况，原发性 FM 似乎更像是一种自上而下的脑部疾病，通常在生命早期就开始了。

6. 慢性重叠疼痛状况

COPC 似乎是中枢敏化的系统表现[14, 15]，在功能神经影像学和定量感觉测试中，其反映了疾病的严重程度范围[16, 17]。之前使用的另一个术语是感觉敏感症。中枢性疼痛包括头痛、面部疼痛、颞下颌关节紊乱病、肠易激综合征、消化不良、间质性膀胱炎、膀胱疼痛综合征、外阴疼痛、子宫内膜异位症和女性尿道综合征。可能有神经科、牙科、消化科、泌尿科或妇科的专科医生参与诊断这些疾病，并初步诊断为中枢致敏谱疾病之一。

7. 神经 / 牙敏化

头痛、面部疼痛和 TMD 并存的患者可能在神经内科、牙科和疼痛科的专科医生之间循环问诊，但在不同诊断中，共同的敏化似乎是一致的[18–20]。头痛通过共同的途径和治疗表现出重叠致敏[21, 22]。

8. 胃肠道敏化

肠易激综合征和良性消化不良是常见的胃肠道疾病，在 FM 患者中发生率为 30%～50%。FM 和 IBS 的共同特征是中枢敏化和潜在的神经可塑性改变。这些情况可能与患者对其疾病的感知有协同作用，并对临床结果产生调节作用。

9. 妇科敏化

妇科医生可能首先发现盆腔疼痛综合征，包括外阴疼痛、痛经和子宫内膜异位症。然而，这些疾病与致敏症状相关，并与压力有复杂的关联[23–25]。

10. 泌尿系统敏化

大约 60% 的 FM 患者经常出现尿急和夜尿症，间质性膀胱炎 / 膀胱疼痛综合征和 FM 之间的双向共病率很高。高达 12% 的 FM 患者也符合女性尿道综合征的诊断标准[26]，其定义为无菌尿伴尿频、排尿困难、耻骨不适和尿道疼痛。许多患者经常用抗生素治疗非细菌性尿路感染。进一步调查往往无法确定具体原因。目前，已经开发出自我报告问卷工具用于对 FM 患者进行筛查（图 37–1）[27]。

（四）继发性 FM 的诊断

相反，FM 可在其他慢性病患者中发生。在其他疼痛状态或炎症性疾病的情况下，FM 状态被称为继发性 FM。该术语并不意味着 FM 总是由其他病因引起，但这一术语是确立的，而且有其作用。继发性 FM 在临床上可能无法与原发性 FM 区分[28]，但越来越多来自实验室的研究结果可用于区分这些 FM 亚组[29]。

近 30% 的类风湿关节炎患者、40% 的系统性红斑狼疮患者和 50% 的干燥综合征患者伴有继发性 FM。患有风湿病和 FM 患者经历了与滑膜炎不成比

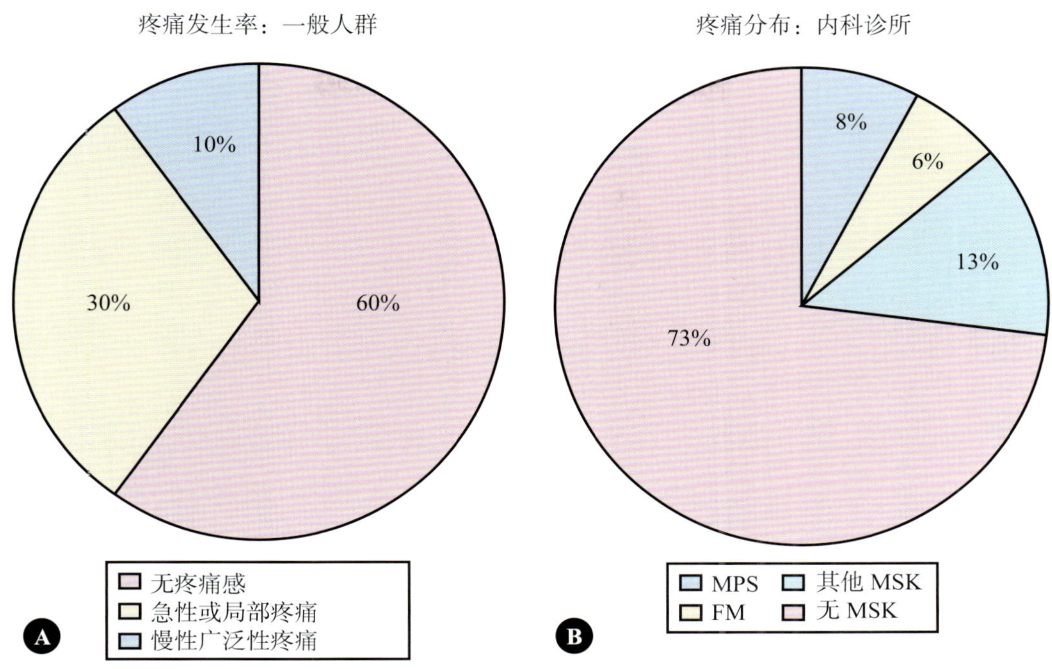

▲图 37-1 一般人群（A）和学术内科诊所（B）的疼痛患病率

FM. 纤维肌痛；MPS. 肌病性疼痛综合征；MSK. 肌肉骨骼病

例的关节疼痛。在治疗风湿性疾病时必须考虑这一点，因为在没有活动性炎症的情况下增加抗风湿药物的剂量对 FM 所放大的疼痛几乎没有效果。因此，单独治疗每种疾病可获得最佳效果。

风湿性疾病并发 FM 患者应注意，每次减少糖皮质激素剂量可能会导致 FM 症状短暂加重（类固醇戒断型 FM）。因此，通常需要暂时强化 FM 治疗。这是一个令人惊讶的现象，因为糖皮质激素对治疗原发性 FM 无效。为了避免因突发性 FM 对类固醇减量的干扰，最好以 2 周左右的间隔逐步减少糖皮质激素的剂量。渐缩速率取决于当前剂量。

与 FM 相关的感染性和炎性疾病包括丙型肝炎、结核病、梅毒和莱姆病。共病概率可能取决于社区中传染病的流行程度。莱姆病流行地区的一项学术实践评估了平均 2.5 年内的 788 名明显感染患者[30]。在莱姆病患者中，20% 符合 FM 标准。FM 的症状在感染后 1～4 个月出现，通常与莱姆病关节炎有关。莱姆病的症状通常可以通过抗生素治疗得到缓解，但 FM 症状一般持续存在。788 名患者中数量最多的亚组没有莱姆病，但他们符合 FM 或慢性疲劳综合征的标准。

（五）发病机制

FM 患者会表现出一系列症状，其中最常见的症状是疼痛。在定量感觉测试和功能神经影像等研究技术出现之前，许多人认为 FM 和慢性广泛性疼痛的根源主要是社会心理，几乎没有“器质性”基础。然而，FM 患者表现出感官处理能力增强，最初被认为仅限于疼痛感（即痛觉过敏或触诱发痛），现在发现还有其他感觉刺激（如听觉刺激）的超敏反应[31, 32]。功能性磁共振成像（fMRI）研究证实了痛觉过敏或触诱发痛的这一发现。多项研究表明，当对两组患者施加相同的低强度刺激时，与对照组相比，FM 患者的神经元激活增多[33]。fMRI 研究已证明共病心理因素影响了 FM[34]。患有中枢敏化（如 FM）的人产生疼痛反应的阈值低于正常对照组[35-37]。这些成像研究结果还为 FM 中整体增加的感觉处理提供了理论基础，因为在 FM 和大多数其他慢性疼痛状态中，大脑中最常表现出活动增加的区域是参与多感觉整合的岛叶。尽管有多种机制评估疼痛感知的变化，但压力痛阈（而不是热或电刺激）与 FM 及其他慢性疼痛的临床特征关系最为密切。

研究还发现，FM 患者中与疼痛相关的生物标志物水平发生改变，特别是谷氨酸和 P 物质[39]。Harris 等最近使用质子光谱法评估 FM 患者，发现 FM 患者岛叶谷氨酸平均水平高于对照组[40, 41]。虽然这些技术不是简单的测试，但研究结果支持 FM 具有独特生

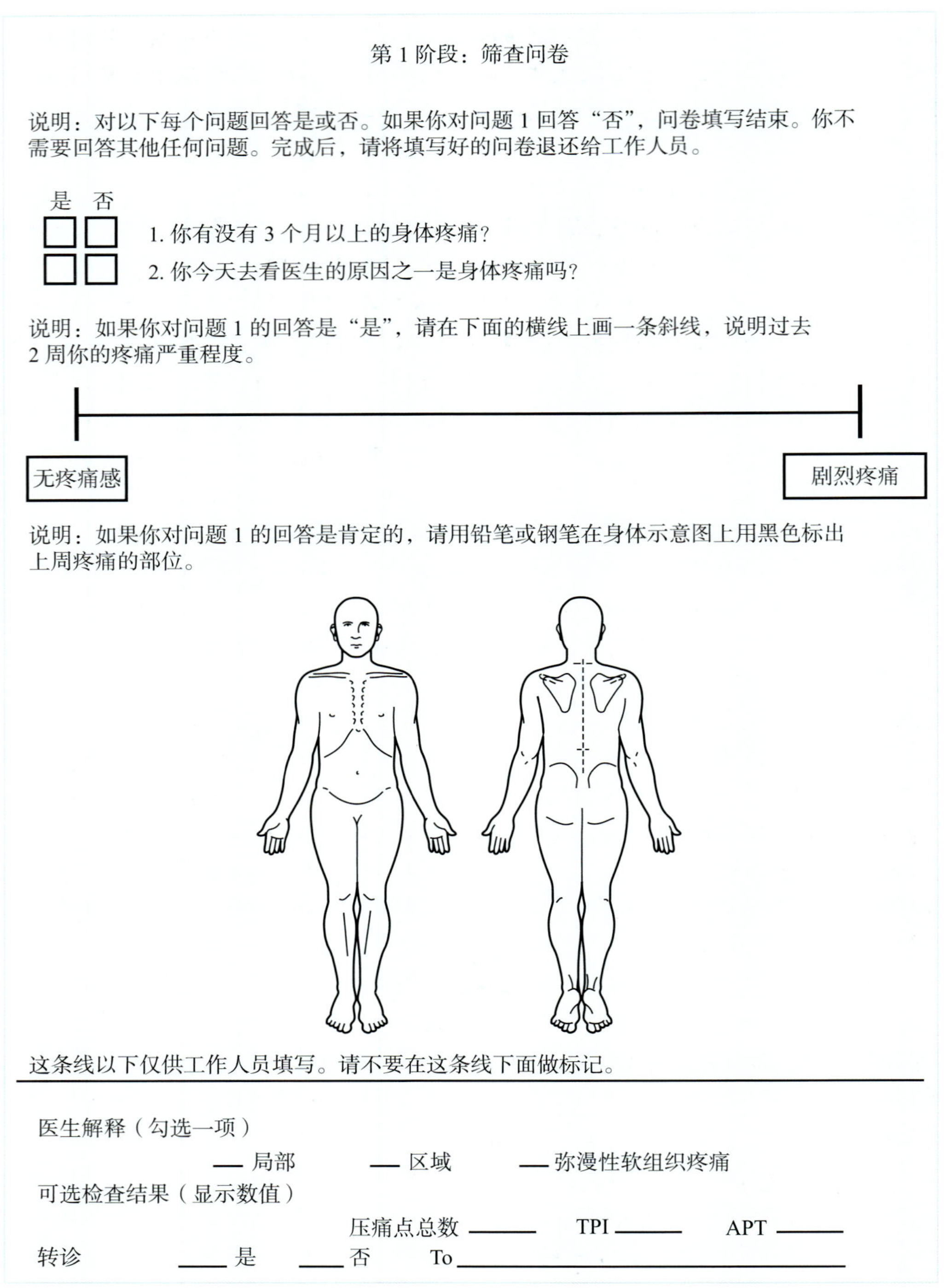

第 1 阶段：筛查问卷

说明：对以下每个问题回答是或否。如果你对问题 1 回答“否”，问卷填写结束。你不需要回答其他任何问题。完成后，请将填写好的问卷退还给工作人员。

是	否	
□	□	1. 你有没有 3 个月以上的身体疼痛？
□	□	2. 你今天去看医生的原因之一是身体疼痛吗？

说明：如果你对问题 1 的回答是“是”，请在下面的横线上画一条斜线，说明过去 2 周你的疼痛严重程度。

无疼痛感 —— 剧烈疼痛

说明：如果你对问题 1 的回答是肯定的，请用铅笔或钢笔在身体示意图上用黑色标出上周疼痛的部位。

这条线以下仅供工作人员填写。请不要在这条线下面做标记。

医生解释（勾选一项）

—— 局部 —— 区域 —— 弥漫性软组织疼痛

可选检查结果（显示数值）

压痛点总数 ______ TPI ______ APT ______

转诊 ____ 是 ____ 否 To ______________________

▲ 图 37-2 慢性广泛性疼痛筛查问卷

支持 FM 的研究结果包括问题 1 中的慢性疼痛、问题 3 中的相对疼痛严重程度、问题 4 中的广泛疼痛。每个问题也可以用于其他软组织疼痛类型和局部或区域性肌肉骨骼疼痛。如果可行，可通过身体疼痛图解进行识别。APT. 平均痛阈；TPI. 压痛点指数

物学特性这一结论。内源性阿片类药物水平相对于对照组升高，从而为 FM 患者对阿片类药物治疗提供了理论依据，为使用低剂量纳曲酮作为治疗方案奠定了基础[42]。客观上，这一理论已通过 PET 衍生的 μ 受体占有率得到了证明[43, 44]。

中枢神经系统伤害感受功能中的神经化学介质异常是以与症状模式一致的方式出现的。神经化学物质作为伤害感受过程的神经递质和调节剂，其作

用已在动物中得到广泛研究[45]。这些物质参与伤害性感受的下行抑制。基于这些研究检测了 FM 患者体液的神经递质水平。参与伤害性感受过程中的几种主要生化物质包括生物胺（如 5-HT、去甲肾上腺素和多巴胺）、兴奋性氨基酸（如谷氨酸、谷氨酰胺、天冬氨酸、天冬酰胺、甘氨酸、精氨酸）、神经激肽（NK）（如 SP、降钙素基因相关蛋白、精氨酰加压素、神经肽 Y）、神经生长因子（NGF）和一氧化氮（NO）。生物胺通常被认为具有镇痛作用，而兴奋性氨基酸、SP、NGF 甚至 NO 更可能是致痛因子。

了解 FM 病因的另一种途径是通过遗传学研究。这种个性化治疗很有前景，但这仍是个方兴未艾的领域。尽管 FM 患者存在家族关联，但遗传学研究尚未确定可重复、典型的候选多态性或单倍型。FM 的候选多态性在研究中不一致，包括 $5\text{-}HT_2A$ 受体多态性 T/T 表型、5-HT 转运体、多巴胺四受体和 COMT[46, 47]。FM 研究中出现了表观遗传学理论，因为它们与环境因素（如压力体验）有着密切的联系[48]。已发表的研究记录了家族模式。一些人预测纤维肌痛为常染色体显性遗传模式，并且这方面的证据正逐渐增加[49, 50]。在 Yunus 等的一项研究中，使用亲缘关系法检查了 FM 与组织相容性位点的连锁[51]。通过大量来自多病例 FM 家族的 DNA 样本，对具有两个或更多 FM 受影响成员的家族进行了全基因组扫描，以比较临床和实验室基因型特征[52]。同时，已经提出了几个候选基因来直接解释在 FM 中一致观察到的特定代谢异常[53]。在 HTTLPR 基因区域中没有发现连锁的证据。发病年龄较大的家族与人类白细胞抗原（HLA）区域相关（LOD=3.02，P=0.000 57），这表明存在免疫介导的发病机制。对 HTR2A 区域的生物信息学挖掘和进一步测序将有助于识别特定的多态性，并用于进一步的临床关联测试。

FM 患者的亚群表现出下丘脑 – 垂体 – 肾上腺轴、交感神经肾上腺（自主神经）系统、下丘脑 – 垂体甲状腺轴、下丘脑 – 垂体 – 性腺轴或下丘脑 – 垂体生长激素轴的功能异常[54]。在 FM 患者中，HPA 轴对胰岛素诱导的低血糖或紧张性运动表现出过度的促肾上腺皮质激素反应。尽管 FM 患者血清 ACTH 水平显著升高，但皮质醇水平并未相应升高。调节下丘脑 – 垂体 – 肾上腺轴的介质包括促肾上腺皮质激素释放因子、5-HT、去甲肾上腺素、SP 和 IL-6[55, 56]。

这些内分泌疾病与慢性疼痛综合征相关的机制尚不完全清楚[54, 56]。可能是中枢神经系统生物胺［如 5-HT、去甲肾上腺素和（或）多巴胺］的异常导致神经内分泌系统失调[57]。这些系统相互作用，相互依存，因此在易感个体中，一个系统的部分损伤可能导致其他系统的轻微异常。此外，早在 20 世纪 80 年代就发现了免疫功能异常[58]。这个基础已经扩展到包括其他标记。FM 的研究包括寻找血清抗核抗体[59–61]、淋巴细胞免疫[58]，以及对细胞因子（如 IL-6 和 IL-8）的作用进行评估[55, 62, 63]。

总之，FM 的发病机制是通过将触诱发痛识别为中枢伤害性疼痛处理异常的一种表现而形成的。这改变了对 FM 的主流观点。这一修订为其研究指明了一个新的方向，特别是针对中枢敏化的研究。FM 中发现的一些异常与疼痛综合征在逻辑上是一致的。这些机制在何种程度上是 FM 独有的，对于确定未来研究方向至关重要。

（六）管理方法

FM 治疗的目标是减轻疼痛、改善睡眠、恢复身体功能、维持社会互动，并重建情绪平衡。合理的社区目标可能是减少对昂贵医疗资源的需求。为了实现这些目标，患者需要将社会支持、教育、身体模式和药物相结合。ADEPT living 作为一项六步治疗大纲被提出，代表了态度（attitude）、诊断（diagnosis）、教育（education）、物理模式（physical modalities）、药物治疗（treatment with medication）和生活（living）。

1. 态度

态度是指每个参与者在治疗互动中的准备或心态。对于临床医生而言，将 FM 视为一种会产生中枢敏化的神经炎症性疾病为理解 FM 对患者生活的显著影响提供了一个框架。从患者的角度来看，重要的是应认识到 FM 是一系列的症状，其治疗需要生物心理学方面的努力和患者的配合。认识和分享 FM 相关知识有助于为临床医生和患者建立更积极的治疗模式。

2. 诊断

应做出正确的诊断以识别 FM 并确认相关并发症。如果患者伴有甲状腺功能减退、糖尿病或肾功能不全，则管理方法也需要适应这些情况。例如，当患者同时患有类风湿关节炎和 FM 时，独立治疗每种病症会使治疗更成功。FM 不是排除性诊断，患者可能有合并的疼痛症状并从针对性的治疗中获益（如腰痛）。

3. 教育

教育对于FM的管理至关重要。对此疾病的充分了解在治疗中发挥至关重要的作用。几项研究已经调查了认知行为疗法（CBT）对FM预后的影响，并证明了CBT对疼痛评分、疼痛应对、疼痛行为、抑郁和身体功能的积极作用[64]。在治疗完成后，这种增益通常会维持几个月，定期的增强治疗可能会延长益处。加入一个资源导向型支持小组可以帮助FM患者适应这一复杂病症。

4. 物理模式

已经有多种物理模式作为FM的干预措施被提出，从逻辑上可以分为两类：患者可以自己完成的模式和需要训练有素的治疗师参与完成的模式。在家里，患者可以通过设置时钟为必要的工作活动计时，然后用相等的休息时间来平衡工作时间，从而调整其日常活动的节奏。渐进式锻炼、淋浴或沐浴时的热敷、Jacobson放松疗法都能以最低成本用作自我导向疗法[64]。

有氧锻炼是对FM患者提倡的首批非药物治疗策略之一，具有令人信服的效果[64]，它的目标是维持日常活动的功能，并通过保持心血管健康延长寿命。低强度运动（强度足以挑战有氧能力）可以减轻疼痛、改善睡眠、平衡情绪、提高耐力、灌输新观点、恢复认知和促进幸福感[65]。坚持锻炼的患者在生活中较少受到FM的负面影响[66, 67]。最近，其他研究表明，参与锻炼对患者生活质量和减轻疼痛方面具有益处[68]。然而，人们应该意识到，高强度运动会暂时加剧疼痛，并导致对运动的恐惧（恐动症），尤其是在该患者群体中。患者首次诊断出FM时通常身体状况不佳，并且畏惧运动引起的疼痛。当为FM患者开有关运动的处方时，临床医生应从低强度运动开始，如在游泳池中原地行走，并尽量减少肌肉离心性收缩[69]。其他物理疗法，包括瑜伽[70]、普拉提[71]、太极[72]，都在减轻FM相关的疼痛中起效。然而，包括灵气在内的其他替代方法没有任何益处[73]。

大多数患者的报告表明，干热或湿热形式的治疗有益。许多研究发现，对于头痛、身体疼痛和僵硬，热水澡或淋浴比镇痛药更有效。热敷可以放松肌肉，促进锻炼，提高幸福感。一些研究人员更喜欢冷疗法。轻按摩逐渐发展为深度镇静治疗方法，大面积身体表面的轻度按摩可以减轻肌肉紧张，但其效果通常仅持续1～2天。

5. 治疗

(1) 认知行为疗法：研究发现，许多心理疗法有助于缓解包括FM在内的慢性广泛疼痛患者的症状。在最近的一项随机对照试验中发现[74]，基于电话的CBT有利于医疗保健相关的质量结局。在这项研究中，442名患有慢性广泛性疼痛的患者被随机分配至接受6个月的电话CBT、分级锻炼、联合干预或常规治疗。接受CBT的患者无论有无运动，其表现均优于接受标准医疗的患者。将CBT与锻炼相结合的患者改善最明显。接受了CBT的患者的生活质量得到了长久的改善，并且电话CBT比面对面的认知行为疗法干预更具有成本效益。注意力修正在改变慢性广泛疼痛患者的疼痛感知方面也非常有效。注意力偏差是指患者认同的信息强化了他们对疼痛状况的关注。注意修正的目的是中断这种消极的自我强化认知循环。在最近的一项随机对照试验中，使用了注意力修正范式（attentional modification paradigm，AMP）来促进注意力疼痛偏向的改变，患者需每周完成2次15min的AMP治疗并持续4周[75]。与对照组相比，接受AMP治疗的患者报告多个个体差异变量在统计学上显著减少，并且更高比例患者的临床疼痛显著减轻。

(2) 药物疗法：FM治疗的最新进展涉及专门针对这种疾病开发和测试的新药物。目前胺再摄取抑制药度洛西汀和米那普仑，以及膜稳定剂普瑞巴林这三种药物已被美国FDA批准用于治疗FM相关疼痛。许多药物作为适应证以外的药物使用取得了不同程度的成功。将这些制剂与FM联系起来的理论背景是基于在FM中发现的各种生化或生理异常[76-78]，这也是疼痛发病机制的重要起因。对于药物治疗目标，一种方法是FM有三个主要领域（或症状），它们代表了治疗干预的目标，其中包括疼痛、失眠和抑郁，但也可用其他方法来代替。

(3) 非甾体抗炎药：非甾体抗炎药作为单一治疗方法对这种疾病无效。也许这些药物更重要的作用是促进与其他药物的协同作用，因为在FM等疾病中看到的一些中枢敏化很可能是由外周伤害性输入驱动的。

(4) 局部麻醉药：除了口服阿米替林外，还没有发现注射利多卡因对疼痛结果有额外益处[79]。然而，最近对68名患有MPS的FM患者和56名患有局部关节疼痛的 FM 患者的研究表明，外周 TrP 注射和水电泳改善了 FM 疼痛，并增加了远离治疗干预部位的疼痛阈值，从而进一步证明了疼痛的外周刺激有助于减轻中枢疼痛[80]。

(5) 阿片类药物：尽管阿片类药物常被用于治疗 FM，但临床经验和数据表明，它们在改善症状方面效果并不明显[8，82]，因此，这种治疗所带来的耐受性、阿片类药物诱导的痛觉过敏、成瘾和处方药滥用等风险，与微不足道的治疗益处并不相称。阿片类药物影响 FM 患者的睡眠结构，增加轻度睡眠，减少慢波睡眠。睡眠中断会对 FM 相关症状产生负面影响。阿片类药物剂量越高，对睡眠质量的干扰就越大[83]。在严重病例或者对所有保守治疗和心理治疗都难以治愈的病例中使用阿片类药物的目的不应仅仅是缓解疼痛，而是明显改善身体功能。如果功能未得到改善，则必须停止这些药物，并且不得重新启用。在开始以阿片类药物为基础的治疗之前，必须与患者商定有明确终点和明确目标剂量的治疗试验。如果医生和患者参与阿片类药物治疗，双方需要签署明确的行为合同。

(6) 胺再摄取抑制药：TCA 在低剂量（10～150mg）时有效，可改善睡眠，增强镇痛效果。已在 FM 中广泛研究的两种 TCA，即阿米替林（通常以 10～50mg 剂量给药）和环苯扎普利（通常以 2.5～20mg 剂量给药），在夜间给药可以改善睡眠。

SSRI 被开发用于治疗抑郁症。然而，在常规的抗抑郁药剂量下，这些药物作为单一疗法对治疗抑郁症有效，在更高剂量（氟西汀 40～50mg/d）下才可缓解 FM 疼痛[84]，这种高剂量下的镇痛作用可能是非 5-HT 选择性的。TCA 的镇痛效果与正常剂量的 SSRI 相比不明显，这表明抑制去甲肾上腺素转运体的微小作用可能对其缓解疼痛的作用至关重要。在 TCA 中，去甲肾上腺素再摄取抑制活性与 5-HT 之间存在高达 900 倍的差异。

另一类胺再摄取抑制药包括 SNRI，其已被开发用于在抑制 5-HT 及去甲肾上腺素的再摄取之间实现更好的平衡。其中的一类药物（以度洛西汀为例）表现出与 SNRI 几乎相同的活性，而另一类药物，以米那普仑为代表的去甲肾上腺素选择性再摄取抑制药（norepinephrine selective reuptake inhibitor，NSRI）表现出对去甲肾上腺素再摄取的强效抑制作用。无论 FM 患者是否抑郁，每天早晨服用 60～120mg 度洛西汀都能有效控制身体疼痛[85-87]，大多数 FM 患者对其耐受性良好。据报道，服用活性药物后发生不良反应，如恶心、口干、便秘、腹泻和厌食症的频率比服用安慰剂更高。通过以低剂量（晨起 30mg）开始用药，并在可耐受的情况下逐渐增加剂量。例如，每周晨起剂量增加 30mg，可以减轻不良反应。最常见的目标剂量是每晚 60mg。然而，一些研究已经注意到更高剂量的疗效。米那普仑的给药剂量通常为每天 100～200mg[88]。因为它比度洛西汀更能发挥去甲肾上腺素能的作用，所以它可能对疲劳或记忆问题更突出的人有帮助，尽管许多人难以耐受去甲肾上腺素能的不良反应。

(7) NMDA 拮抗药：NMDA 受体拮抗药可抑制或减弱中枢敏化性疼痛。已发现几种 NMDA 受体拮抗药，包括氯胺酮、美金刚和右美沙芬，均对 FM 患者有效[89, 90]。就氯胺酮治疗而言，一项开放试验显示约 50% 的 FM 患者获益。根据这些发现提出了 FM 亚组的概念，因为氯胺酮可以从其他方面相似的 FM 患者中明确区分出有反应和无反应的受试者。氯胺酮作为 FM 治疗剂的有效性受到了不良反应的限制，如心理障碍（如虚幻感、身体图像感知改变、听觉和视觉失调）、头晕、焦虑、有攻击性和恶心[91]。此外，最近的一项试验研究了长期静脉注射氯胺酮镇痛的益处，发现停用氯胺酮或停用后 8 周内无任何益处[92]。因此，静脉输注氯胺酮的益处可能仅限于其对右美沙芬或口服氯胺酮治疗的预期价值[93]。

(8) $\alpha_2\delta$ 配体：一些最初用于抗惊厥的药物可以提高疼痛纤维去极化的阈值，作用类似其减少中枢神经癫痫发作。普瑞巴林和加巴喷丁是电压门控钙通道 $\alpha_2\delta$ 亚基的配体[94, 95]。在动物模型中，已证明这些化合物具有抗痛觉过敏 / 抗触诱发痛、抗焦虑和抗惊厥活性的作用，可以减少几种神经化学物质的释放，包括谷氨酸盐、去甲肾上腺素和 SP。普瑞巴林能有效地减轻 FM 患者的身体疼痛、改善睡眠质量并减轻疲劳[96]。普瑞巴林在美国可用，但由于其轻度抗焦虑活性而被列为受监管药物。在治疗剂量（300～600mg/d，分 2 次或 3 次剂量给药）下，其耐受性良好。不良反应可能包括与剂量相关的头晕和嗜睡，这些症状在连续使用该药治疗后消失。这一观察结果提示，从低剂量开始并逐渐增加（可能是每周）可以帮助患者适应。一种方法是在睡前从 100～150mg 开始，每周将夜间剂量增加到 300～450mg，然后早晨再增加较小的剂量以达到 450～600mg/d。6%～12% 的患者出现体重增加［5～10 磅（1 磅 ≈2.27kg）］和周围性水肿，但没有任何证据表明其对心脏或肾脏有影响。加巴喷丁已被证明对 FM 患者有效[97]。

(9) 低剂量纳曲酮和联合疗法：低剂量纳曲酮（low dose naltrexone，LDN）是一种阿片类物质拮抗药，已经成为 FM 的治疗选择之一[42]。低剂量纳曲酮对 FM 的适用机制反映了其中枢抗炎性。对于这些适应证，低剂量纳曲酮的使用范围为 1～4.5mg[98, 99]。已建议使用新型药物组合或多重用药策略来治疗 FM[100]。应注意的是，目前还没有关于联合药物与单一治疗相比有效的公开数据。治疗 FM 的联合药物疗法原则是，补充药物应来自不同类别，具有不同的作用机制，并且对于任何严重的不良反应无协同作用。

(10) 程序性干预：不推荐对 FM 进行手术干预。对于治疗包括 FM 在内的慢性广泛疼痛患者，寻找所谓的外科“特效药”会导致进行不必要或可能有害的外科治疗。其他无创治疗方式已经在慢性广泛疼痛人群中得到有效验证。

二、其他并发症

睡眠障碍和疲劳

睡眠和 FM 之间的双向关系是确定改善疼痛和功能策略的关键组成部分。将睡眠作为改善目标可能是靶向治疗的第一步。FM 患者可出现睡眠节律异常，而无 FM 的患者的异常睡眠节律可导致类似压痛、肌痛和疲劳的症状。睡眠质量差会加剧慢性广泛疼痛[101]。FM 患者失眠的治疗仍然是非特异性和经验性的。认知行为疗法可能对睡眠开始、维持和感知质量有益[102]。三环生物胺再摄取药物（如阿米替林和环苯扎林）具有镇静作用，一直是 FM 失眠最常用的处方药。然而，由于其可引起多种不良反应，并易发生快速抗药反应，所以并不能作为治疗失眠的理想药物。但停用所有生物胺再吸收抑制药 1 个月可恢复其有效性[82]。由于 SSRI、SNRI 和 NSRI 可能具有很强的刺激性，会干扰睡眠，因此应在早晨服用。用于 FM 的两种药物，即普瑞巴林和羟丁酸盐，对疼痛和睡眠障碍有效[95, 103, 104]。此外，两者都可以改善 FM 中出现的非快速眼动睡眠异常。慢性失眠可能直接导致 FM 引发的疲劳。运动是改善疲劳循环的重要组成部分[67]。抑郁症和其他共病，如睡眠呼吸暂停、甲状腺功能减退、糖尿病、慢性感染或贫血，也会消耗能量，因此应纳入鉴别诊断。轻度运动可以减轻 FM 患者的疲劳。

结论

尽管我们对疾病的认知不断进步，治疗方案不断丰富，但慢性广泛性疼痛患者仍面临诊断和治疗方面的挑战。在慢性广泛性疼痛患者中出现的各种症状，以及患者群体中多种相关共病也导致日益负担过重的医疗系统中的诊断困难。此外，最成功的治疗方式需要显著改变患者的行为和生活，这对实施治疗造成了很大的障碍。甚至 FM 的诊断标准也存在争议，研究人员和临床医生正在努力制定一个有效的标准来帮助识别这些患者。最近基于症状严重程度的诊断标准已经初步制定（框 37–1）。

FM 的临床表现包括认知功能障碍、情感困扰、失眠、僵硬、肌肉骨骼疼痛和疲劳。这些非特异性症状给 FM 的诊断和治疗带来了挑战。相关的共病包括慢性疲劳综合征、肠易激综合征、间质性膀胱炎、类风湿关节炎、系统性红斑狼疮和干燥综合征。临床表现多样使得制定诊断规范复杂化，也加重了患者负担。

研究人员正通过分子生物学研究、感官测试和其他检测（包括功能性 MRI 和 PET）阐明 FM 的发病机制。神经生化标志物的异常被认为与 FM 有关。通过对 IL 和细胞因子的研究发现免疫学指标改变也与 FM 有关。此外，遗传标记（*COMT* 基因）和性别也可能在慢性广泛性疼痛综合征的发展中发挥作用。综合这些新研究方法，正在形成可识别的导致慢性广泛性疼痛的生化和功能变化谱。

治疗方式符合多学科范式，包括多种最新药物开发、认知行为方式、物理治疗和锻炼计划。最近 FDA 批准的药物治疗发生了改变，包括普瑞巴林、度洛西汀和米那普仑的使用。治疗剂的使用通常根据患者的症状和合并症（如骨关节炎与失眠）进行调整。最成功的治疗方案来自多模式治疗，这在很大程度上依赖于患者的参与和投入（物理疗法、运动疗法、CBT）。

声明

本章的部分内容是由 *Practical Management of Pain* 第 5 版的同一作者从 *Chronic Widespread Pain* 一章中转录或修改而来。

要 点

- 纤维肌痛的治疗目标包括减轻疼痛、改善睡眠、恢复身体功能、维持社交和重建情绪平衡。为了实现这些目标，患者需要综合社会支持、教育、物理治疗和药物治疗。
- FM 患者表现出感觉处理能力增强，最初被认为仅限于疼痛感觉（即痛觉过敏和触诱发痛），但现在发现还有其他感觉刺激的超敏反应。
- 在 FM 患者中也发现疼痛相关的生物标志物水平改变，特别是谷氨酸和 P 物质。
- FDA 目前批准了三种治疗 FM 相关疼痛的药物：胺再摄取抑制药度洛西汀和米那普仑，以及膜稳定药普瑞巴林。

第 38 章　头痛管理
Headache Management

Stephen D.Silberstein　著
万甜甜　译　　王月兰　校

有史以来，头痛一直困扰着人类。在美国，头痛是最常见的疾病之一，每年门诊头痛患者超过 1800 万人次。1% 以上的患者因头痛就诊于个人诊所及急诊[1, 2]。1988 年，IHS 发布了正式的头痛疾病诊断分类标准[3]，目前已有更新和改进（ICHD-3）[4]。IHS 分类体系（框 38–1）将头痛分为原发性头痛和继发性头痛。在原发性头痛中，除头痛本身外，没有其他病因学诊断。在继发性头痛中，头痛常归因于明确的器质性或代谢性疾病。

一、头痛评价工具及量表

头痛严重影响人们的日常活动和生产力[5, 6]。研究表明，症状和生活质量的改善并不完全相关：症状可能会改善，但是生活质量不一定会改善[7]。因此，使用工具评估 QoL 是非常重要的。评估偏头痛的工具可以通过促进医患沟通、指导治疗决策来改善头痛的治疗。目前所应用的头痛量表种类繁多。这些量表可分为两种主要类型：一类用于评价单次发作超 24h 的偏头痛（治疗或不治疗）的影响，另一类用于评价持续数周或数月的偏头痛带来的影响。第一类量表被用于随机、安慰剂对照试验，它们对急性治疗效果高度敏感[8]。第二类量表被用于比较随机试验的结果[9]。

评价头痛急性发作影响的量表包括：① QoL［偏头痛特异性生活质量调查问卷（Migraine-Specific Quality of Life Questionnaire，MQoLQ），生活质量调查问卷（MSQ2.1）］；②头痛的影响和致残程度［头痛需求评估（Headache Needs Assessment，HANA）调查问卷］。评价长期影响的量表包括：① QoL［偏头痛特异性生活质量（Migraine-Specific Quality-of-Life，MSQoL）量表］；②头痛的影响问卷［头痛影响测试（Headache Impact Test，HIT），头痛影响调查问卷（Headache Impact Questionnaire，HimQ），Henry Ford 医院残疾清单（Headache Disability Inventory，HDI）］；③偏头痛残疾程度［偏头痛残疾程度评估量表（Migraine Disability Assessment，MIDAS）］。

二、生活质量评价量表

QoL 受到环境、经济、公共卫生、信仰和政治等因素的影响。QoL 评估工具的基本领域包括生理、心理和社交领域。QoL 的评估可采用通用型量表及疾病特异性量表。最常用的通用型量表是医疗结局研究量表（Medical Outcomes Study，MOS），它包括 SF-20[10]、SF-36 和 SF-12[11]。其他用于头痛研究的通用性 QoL 量表包括疾病影响量表[12]、Nottingham 健康量表[13]和综合心理健康指数[14]。评价偏头痛的特异性 QoL 量表大致可分为两类：评价单次偏头痛发作后 QoL 的量表（MQoLQ 与 MSQ2.1），评价头痛持续数周或数月后 QoL 的量表（MSQoL）。

（一）偏头痛特异性生活质量问卷

MQoLQ 是评估短期生活质量下降与急性偏头痛发作之间关系的问卷[15]。旨在评估患者偏头痛发作后 24h 内生活质量受损情况，为患者自评量表，可迅速、轻松完成。该问卷涉及 5 个领域：①工作功能；②社交功能；③精力 / 活力；④偏头痛症状；⑤主观感受和焦虑担忧。共包含 15 项条目；每个领域包含 3 项条目。每项条目均为 7 分制，1 分代表 QoL 完全受损，7 分代表 QoL 完全未受损。每个领域最高得分为 21 分，最低得分为 3 分。将偏头痛头痛期与缓解期的得分进行比较。本问卷的结构效度是较高的，具体表现为本问卷的得分与偏头痛的其他临床指数，如头痛严重程度、活动受限程度、偏头痛相关症状

框 38-1 IHS 标准（ICHD-3）

- 偏头痛
  - 无先兆偏头痛
  - 有先兆偏头痛
  - 有典型先兆偏头痛
  - 有脑干先兆偏头痛
  - 偏瘫性偏头痛
  - 视网膜性偏头痛
  - 慢性偏头痛
  - 偏头痛并发症
- 偏头痛持续状态
- 不伴脑梗死的持续先兆
- 偏头痛性脑梗死
- 偏头痛先兆诱发的癫痫发作
  - 可能与偏头痛相关的周期综合征
- 紧张型头痛
  - 偶发性紧张型头痛
  - 频发复发性紧张性头痛
  - 慢性紧张型头痛
- 丛集性头痛和其他三叉神经自主神经性头痛
  - 丛集性头痛
  - 短暂单侧神经痛样头痛发作伴结膜充血和流泪
  - 短暂单侧神经痛样头痛发作伴头面部自主神经症状
  - 持续性偏头痛
- 其他原发性头痛
  - 原发性咳嗽性头痛
  - 原发性运动性头痛
  - 原发性行为相关性头痛
  - 原发性雷击样头痛
  - 冷刺激性头痛
  - 外压性头痛
  - 原发性针刺样头痛
  - 硬币性头痛
  - 缺氧性头痛
- 新发每天持续性头痛
  - 继发性头痛
  - 头颈部创伤性头痛
  - 头颈部血管疾病性头痛
  - 颅内非血管疾病性头痛
  - 药物性或药物戒断性头痛
  - 感染性头痛
  - 内环境紊乱性头痛
  - 颅骨、颈部、眼睛、耳、鼻、鼻窦、牙齿、嘴或其他头面部结构异常所致头面部疼痛
  - 精神障碍性头痛
  - 脑神经及中枢原因所致的面部疼痛

数、偏头痛症状总体变化、偏头痛持续时间等有显著的相关性[15]。通过比较偏头痛缓解期 QoL 得分和偏头痛急性发作 24h 内 MQoLQ 得分，评估 MQoLQ 检验患者生活质量变化的效能[8]。MQoLQ 适用于所有发作性偏头痛的成人患者。它主要用于临床试验来评估偏头痛的治疗效果，并且可敏感地体现偏头痛发作后 24h 内受试者的生活质量的变化。MQoLQ 可评估受试者的主观健康、日常活动能力，以及恶心、畏光 / 畏声、头痛等典型偏头痛相关症状。24h MQoLQ 不能用于评价头痛发作期间整体生活质量。

（二）生活质量问卷（MSQ2.1）

MSQ 是一种疾病特异性生活质量评价工具，包含三个假设量表；目前已经过开发、测试和修订[16]。MSQ（2.1）和旧版（1.0 和 2.0）构成相似。修订版 MSQ（2.1）共含 14 项条目：7 项角色限制条目，用来评价偏头痛导致的日常行为受限程度；4 项角色妨碍条目，用来评价偏头痛导致的正常行为中断程度；3 项情感功能条目，用来评价偏头痛对情绪的影响[16]。MSQ 维度与 SF-36 的两部分得分有低到中度的相关性，并且与偏头痛症状有中度相关性。其有效性已得到 3 项独立研究的验证，并且应用于 267 名受试者[17]。MSQ 为临床医生、研究人员和医疗资助者提供了一种健康相关生活质量评估工具。问卷采用自评形式，患者可轻松、快速地完成该问卷。这项研究表明，MSQ（2.1）平均评分为 6～12 分时，为较高得分（表明 QoL 更好）。

（三）偏头痛特异性生活质量量表

MSQoL 被用于评价偏头痛患者的长期生活质量（平均 3 周）。它既是有效、可靠的自评问卷，又是偏头痛临床研究中的有效工具[18]。可通过 MSQoL 提供的信息进一步了解偏头痛对生活质量的影响，以及治疗干预措施潜在的价值。此问卷有 25 个问题，每个问题有 4 个答案。问卷形式和得分如下：1 分，非常多；2 分，相当多；3 分，一点；4 分，一点也不。最终得分为 0～100 分，得分越高代表 QoL 越好。MSQoL 的 Cronbach 系数为 0.92，这表明测量表项目内部信度良好。MSQoL 能够提供偏头痛患者 QoL 的重要信息，并可作为评价长期疗效时的可靠辅助工具。

三、评估头痛影响和残疾的量表

头痛会影响人的身体、社交及情感功能，尽管有一些诊断方法，但头痛并不是总能被确诊。其中

一个原因是医患沟通欠佳。如果患者能将头痛对生活造成的影响与医生充分沟通，那么接受有效治疗的可能性会更大[19]。评价头痛影响和残疾的量表评分方式不同，含义不同。一般来说，头痛影响以正向评分表示，得分越高，说明 QoL 越高（即影响越小）。而对于残疾评价量表，得分越高反映活动受限越严重（即影响越大）。头痛相关性残疾评价，以及对疼痛强度、头痛频率、疲劳、情绪变化、认知能力的评价，能够用来评估偏头痛对患者的生活及社交带来的影响[20]。目前用于评价头痛影响的工具是 HIT、HIT-6、HimQ、HANA 问卷、HDI 或 Henry Ford 医院调查问卷。这些量表如果使用得当，可以改善医患沟通，评估偏头痛的严重程度，并成为监测疗效的预后评价工具。头痛影响评价工具和其他临床评估方法协同使用，有利于制订个体化治疗方案[20]。残疾评价工具用于评估角色功能的损害（即在既定角色中功能的减低，如有偿工作）[6]。目前用于残疾评估的工具有 HDI 和 MIDAS。

（一）头痛影响测试

HIT 是一种评估头痛对患者工作能力影响的工具，包括家庭工作能力和社会工作能力。HIT 量表是由开发 SF-36 的心理学家设计的。HIT 可以在网站中轻松获取（www.headachetest.com 和 www.amlhealthy.com，一种 HIT-6 的纸质版表格）。HIT-6 是由 6 个问题组成的测试。患者可以在 2min 内完成测试。HIT-6 评价 4 周内的残疾情况。得分范围为 36～78 分。得分越高表明残疾的影响越大。得分大于 60 分表示严重影响（因头痛停止家庭、工作、学校或社会活动），56～59 分表示显著影响，50～55 分表示中度影响，49 分以下表示无影响[21]。该测试可在互联网上获得并得到反馈，是帮助患者理解偏头痛负担并寻求适当治疗的有效工具。

（二）头痛影响调查问卷

HimQ 评估 3 个月内的疼痛及活动受限。此问卷为 MIDAS 的前身。HimQ 得分主要来源于 4 个频率相关的问题（即头痛次数，旷工的天数，因头痛停止家务劳动的天数，因头痛停止非工作性活动天数）和 4 个关于头痛的平均经历的总结性评价（即在工作、家务、非工作性活动中头痛的平均疼痛强度及平均效率下降程度）[22, 23]。在一项纳入 132 名偏头痛患者的研究中，受试者被要求完成 90 天头痛日记后，在研究结束时完成 HimQ 量表。此研究通过评估受试者疼痛和活动受限情况，验证了 HimQ 的有效性。以往关于回顾性疼痛和残疾报告有效性的研究结果不一[22, 24–31]。受试者先完成 HimQ，然后再进行为期 90 天的日记调查。制订 HimQ 是为了识别急需医疗救助的头痛患者。自评问卷能够敏感地评估疼痛的严重程度。

（三）头痛需求评估量表

HANA 调查问卷旨在评估头痛影响的 2 个维度（频率和痛苦程度）[32]。通过 7 个与偏头痛相关的生活问题评估头痛的频率和痛苦程度。针对临床试验响应度高和再测信度高的人群开展基于网络的调查，来完成 HANA 问卷的验证性研究。头痛特征（如频率、强度和治疗方法）、人口学特征、Henry Ford 医院残疾目录被用于外部检验。HANA 可作为一种筛选潜在问题的工具，用于医疗机构（如头痛中心、管理式医疗机构）。比较治疗前后的量表得分，以明确头痛的影响。基层医生可用 HANA 筛选偏头痛患者以便进一步评估。严重偏头痛患者一经确诊，应进一步评估并给予及时的治疗。HANA 的优点在于：①筛选需要接受治疗的患者；②通过充分治疗后提高患者生产力；③发现需要积极治疗的患者，而非通过逐级医疗算法导致进展缓慢。这一简明的自评式问卷是评估偏头痛影响的有效筛选工具。这种患者报告 QoL 所采用的双维度方式进行患者生活质量自评的量表允许个体权衡慢性偏头痛（chronic migraine，CM）的频率和痛苦程度对日常生活多方面的影响。

（四）Henry Ford 医院残疾清单

HDI 有助于评估头痛及头痛治疗后对日常生活的影响[33–36]。它是一种纸笔记录量表，可以评价头痛对日常生活中功能和情感的影响。HDI 为包含 25 个项目的头痛残疾量表，每项分别为“是”（4 分）、“有时”（2 分）、“否”（0 分）3 个回答选项。最高得分为 100 分，反映了自我感知的严重头痛残疾。该量表可轻松完成，并且易于计分和理解。HDI 具有高度内部一致性、可信度及良好的内容效度，它的长期（2 个月）重测稳定性良好[33, 34]。对于总评分、功能评分及情感子量表评分，β-HDI 量表的重测信度均是可接受的[33]。该类型的量表能够帮助研究人员了解头痛对日常生活的影响。因此，HDI 可用于：①评估头痛对患者日常生活的影响；②监测治疗干预的效果；③为患者提供头痛治疗的整体方案。

（五）偏头痛残疾程度评估问卷

制定 MIDAS 问卷（图 38–1）是为了评估头痛相关的残疾，并促进医患间对偏头痛的功能性结局进行良好的沟通。此问卷共包含 5 个残疾相关问题，评估三个领域的时间损失：学校学习或单位工作、家庭工作或家务、社会或休闲活动[37]。该问卷可供医生、护士、药剂师和其他医务工作者使用。仅需几分钟就可轻松完成该问卷。根据两个独立的基于人口的研究（一个在美国，一个在英国）报道，MIDAS 问卷已经证明了可靠性，并通过使用 3 个月的每天日记研究作为"金标准"的有效性。MIDAS 问卷已通过 2 项基于人群的独立研究证实了其可信度[38]。这 2 项研究分别来自美国和英国。另外，该问卷的有效性通过了 3 个月的头痛日记这一"金标准"的检验[39]。MIDAS 得分与医生对疾病严重程度与治疗需要的判断高度相关[40]。该问卷的评分如下：5～10 分表示轻微或没有残疾，10～20 分表示中度残疾，大于 20 分表示严重残疾。MIDAS 问卷是教育、研究及治疗等一系列措施的重要组成部分，在改善偏头痛及其他类型头痛患者的治疗上发挥重要作用[20, 41–48]。一项随机对照实验表明，MIDAS 分级为选择最初的治疗方案提供了依据[49]。

问卷说明：请回答以下关于你在过去 3 个月里所有头痛相关的问题。把答案写在每个问题旁边的方框里。如果你在过去 3 个月内没有进行该活动，请写 0。

1. 在过去 3 个月由于头痛你有多少天不能工作或上学？ □□
2. 在过去 3 个月由于疼痛你有多少天工作或上学的效率减少一半或更多？（请不要计入问题 1 中不去工作或上学的时间） □□
3. 在过去 3 个月由于头痛你有多少天不能做家务或去学校？ □□
4. 在过去 3 个月由于头痛你有多少天做家务的效率减少一半或更多？（请不要计入问题 3 中不做家务的时间） □□
5. 在过去 3 个月你头痛有多少天？（疼痛超过 1 天的部分，按 1 天计算） □□

总天数

A. 在过去 3 个月你头痛有多少天？（疼痛超过 1 天的部分，按 1 天计算） □□

B. 疼痛评估量表共 10 分，头痛的平均疼痛程度为几分？（0 分代表完全不疼，10 分代表最疼） □□

完成问卷后，请将问题 1～5 的天数相加（忽略问题 A 与 B）

MIDAS 问卷分级系统

级　别	定　义	分　数
Ⅰ	轻微或没有残疾	0～5
Ⅱ	轻度残疾	6～10
Ⅲ	中度残疾	11～20
Ⅳ	重度残疾	21+

▲ 图 38–1　MIDAS 问卷[37]

四、偏头痛

偏头痛是一种慢性神经系统疾病，该病的特征是头痛及其相关症状的突然发作。"偏头痛"一词来源于希腊语"hemicrania"（Galen，约 200AD）[50]。基于对头痛特征和相关症状的回顾性报道可诊断该疾病[51]。修订版 IHS 头痛疾病诊断标准[3]（ICHD-2）共提供了 7 种偏头痛亚型的标准[4]。

（一）流行病学

在西方国家和美国，偏头痛的发病率是相似且稳定的。美国曾在 1989 年[53, 54]、1999 年[55, 56]、2004 年[57, 58]进行过 3 项大规模人口研究。美国的第一项偏头痛研究[53]发现，女性的偏头痛患病率为 17.6%，男性为 6%。随后的 2 项研究分别是美国偏头痛研究Ⅱ和美国偏头痛发病率与预防（American Migraine Prevalence and Prevention Study，AMPPS），得到的结果与第一项研究相同，这表明美国的偏头痛发病率是稳定的，至少在过去的 15 年里如此[58]。

青春期之前，偏头痛的发病率大约为 4%[58]；青春期之后，女性的偏头痛发病率与男性相比，上升更加迅速。发病率的增加会一直持续到 40 岁左右，然后开始下降。亚裔美国人的发病率最低，非裔美国人的发病率中等，白种人的发病率最高[6]。在美国，偏头痛的患病率随着家庭收入的增加而下降[6, 53, 56]。

偏头痛会降低患者的生活质量。WHO 将偏头痛列为世界上致残率最高的疾病之一[59]。大约有 2800 万美国人患有严重的致残性偏头痛[55]。偏头痛导致用人单位每年损失约为 130 亿美元，每年的医疗费用超过 10 亿美元[6]。评价偏头痛性残疾的工具包括 MIDAS[39] 和 HIT[21]。

（二）偏头痛发作的描述

偏头痛发作包括前驱期、先兆期、头痛期和缓解期。20%～60% 的偏头痛患者在头痛开始前的数小时至数天会出现前驱症状。这些症状可能具有心理性、神经性、体质性或自主神经特征，如抑郁、认知功能障碍和对食物渴求[60]。

1. 先兆

偏头痛先兆为局灶性神经系统症状，可在头痛前、头痛时或头痛后（很少）发生。先兆通常持续5～20min，不长于60min。先兆可以是视觉性、感觉性或运动性的，并可能涉及语言或脑干障碍[3]。头痛通常在先兆结束后60min内发生。患者可表现为多种先兆类型：大多数患者既有感觉先兆，也有视觉先兆[61]。单纯先兆包括暗点（视野缺失）、闪光（幻视）、光点、明亮的图像、视野闪烁。更复杂的视觉先兆包括或闪光暗点（偏头痛的典型先兆）、视物变形、视物变大、视物变小、变焦视觉和马赛克视觉。感觉异常通常是由手到耳部发展，从手开始麻木，进展至手臂、面部、嘴唇、舌[51, 62]。肢体无力较为罕见，它的发生与感觉症状有关，并且为单侧[63]。失用症、失语症、失认症、与似曾相识症和旧事如新症有关的认知改变，以及复杂的梦、噩梦、恍惚或精神错乱状态都可能发生[60]。

2. 头痛期

偏头痛发作的中位频率为每个月1.5次[53]。典型的头痛为单侧、逐渐发作的搏动性头痛（85%）[64]，疼痛程度为中至重度，活动后加重[3]。疼痛可为双侧（40%）或开始于单侧后变为全头痛。成人偏头痛持续4～72h，儿童持续2～28h[3]。

厌食比较常见。几乎90%的患者出现恶心，而约有1/3的患者出现呕吐。伴有感觉过敏的患者迫切需要一个黑暗、安静的房间[51, 65]。可能会出现视物模糊、鼻塞、厌食、饥饿、里急后重、腹泻、腹部痛性痉挛、多尿、面色苍白、冷热感和出汗。抑郁、疲劳、焦虑、紧张、易怒和注意力不集中都是很常见的。以上症候群可能由相关的神经区域产生[66]。

（三）常规诊断标准

IHS将偏头痛分为有先兆偏头痛（框38–2）和无先兆偏头痛（框38–3）[4]。诊断无先兆偏头痛，需要满足5次发作这一条件。症状并不是诊断偏头痛的必要条件，但必须记录头痛反复发作的次数[3]。偏头痛持续3天以上即被定义为“偏头痛持续状态”[3, 4]。根据ICHD-3（框38–4），每月发生15天或以上的偏头痛被称为CM[67]。

有先兆偏头痛又分为伴有典型先兆的偏头痛、伴有延长先兆的偏头痛、偏瘫性偏头痛、基底型偏头痛、急性先兆偏头痛。在IHS分类中，其他头痛类型也可伴有先兆症状。延长型先兆可持续1h～1周，持续性先兆则可持续1周以上（但可解决）；如果神经影像学检查在相应区域发现脑缺血性病灶，说明发生了偏头痛性脑梗死。

框38–2　有先兆偏头痛的诊断标准

A．至少有2次发作符合标准B和C

B．具有1次或多次完全可逆的下述先兆症状
- 视觉症状
- 感觉症状
- 说话和（或）语言症状
- 运动症状
- 脑干症状
- 视网膜症状

C．至少具备以下6个特征中的3个
- 至少1个先兆症状逐渐发展的过程≥5min
- 2种或以上先兆症状接连发生
- 每个先兆症状持续5～60min[1]
- 至少1个先兆症状为单侧性[2]
- 至少1个先兆症状为阳性症状[3]
- 在先兆症状发生的同时或在先兆症状发生后60min内出现头痛

D．其他ICHD-3诊断不能更好地解释

框38–3　无先兆头痛的诊断标准

A．至少有5次发作符合标准B和D

B．头痛发作持续4～72h，每月发生的时间少于15天（未经治疗或治疗失败）

C．头痛至少具有以下两种特征
- 单侧
- 搏动性
- 中至重度疼痛
- 日常体力活动后可加重（即步行或爬楼梯），致患者回避上述活动

D．头痛期间，至少发生下述一项
- 恶心和（或）呕吐
- 畏光/畏声

E．不能归因于其他疾病

（四）变异型偏头痛

基底型偏头痛先兆以脑干症状为特征：共济失调、眩晕、耳鸣、复视、恶心和呕吐、眼球震颤、

框 38-4　IHS 慢性偏头痛诊断标准修订版

A. 每个月头痛 15 天或以上，至少持续 3 个月，并且符合标准 B 和 C
B. 至少有 5 次发作，符合无先兆偏头痛诊断标准的 B 至 D（框 38-3）
C. 每月 8 天或以上，至少持续 3 个月，符合以下任何一项
- 无先兆偏头痛诊断标准 C 和 D
- 有先兆偏头痛诊断标准 B 和 C
- 患者认为自己患有偏头痛，服用曲坦类药物或麦角衍生物可缓解症状

D. 不符合 ICHD-3 中其他疾病的诊断标准

构音障碍、双侧感觉异常、意识与认知水平的改变[3]。当患者出现发作性脑干功能障碍时应可能是发生了基底型偏头痛。有专家建议，一旦先兆症状中出现肢体无力，则应诊断为偏瘫性偏头痛[63]。

眼肌麻痹性偏头痛是由特发性炎症性神经炎引起的[68]。动眼神经的脑池段增粗，并在症状消失后数周恢复正常。

偏瘫性偏头痛分为散发性偏瘫性偏头痛或家族性偏瘫性偏头痛[51]。通常因由头部轻微受伤引起偏头痛发作[63]。家族性偏瘫性偏头痛（familial hemiplegic migraine，FHM）是一种常染色体显性遗传、遗传异质性、外显率可变异的疾病。FHM 包括无先兆偏头痛、伴有典型先兆的偏头痛，发作时伴有先兆延长、发热、脑膜炎和意识受损[69]等几种类型。头痛可能先于偏瘫发生，也可能不发生。偏瘫可能是突然发作的，就像脑卒中时一样。在随机选择的 FHM 家庭中，有 20% 的患者具有小脑症状和体征（眼球震颤、进行性共济失调）。这些患者的 *CACNA1Agene* 都发生了突变[70]。

（五）治疗

偏头痛患者在头痛频率、严重程度和对 QoL 的影响上有很大差异。在制订治疗方案时应综合考虑患者的诊断、症状、合并症，以及患者的期望、需求和治疗目标[71]。一旦被诊断为偏头痛，患者就应接受治疗[51]，医生应该向患者解释病情，并结合患者的合并症，制订一个治疗计划[72]。合并症是指两种疾病之间有着紧密并非偶然的关联性[1]。

以下疾病中，偏头痛的发生率高于预期：脑卒中、心肌梗死、心绞痛、卵圆孔未闭（先兆）、癫痫、雷诺综合征和情感障碍（抑郁、躁狂、焦虑和惊恐性障碍）。可能与偏头痛有关的疾病包括特发性震颤、二尖瓣脱垂和肠易激综合征。

偏头痛的药物治疗分为急性期治疗（不完善）或预防性治疗（预防性），患有频繁、严重偏头痛的患者通常需要以上两种方法进行干预治疗。急性期治疗的目的是缓解或阻止病情或疼痛的发展，减少头痛造成的损失。它适用于大多数的头痛发作，每周最多使用 2～3 天。即使在头痛不发作的情况下，也应进行预防性治疗，目的是降低偏头痛的发作频率、持续时间或严重程度。除此之外，预防性治疗还可以提高患者对急性期治疗的反应性，改善功能，减轻残疾。

1. 偏头痛急性期治疗

偏头痛急性期可使用特异性药物［麦角胺类药、曲坦类药物、Gepants（小分子 CGRP 受体拮抗药）、拉米地坦（选择性 5-HT_{1F} 激动药）］或非特异性药物（镇痛药和阿片类药物）进行治疗。非特异性药物缓解偏头痛和其他疼痛性疾病，而特异性药物对偏头痛（和某些其他）头痛发作有效，但对不伴头痛的疼痛性疾病无效。特异性药物治疗对轻、中、重度偏头痛均有效果[73]。被批准用于急性偏头痛治疗的仪器包括神经刺激仪（vagal nerve stimulation，VNS）、Nerivio（条件性疼痛调节）和 Cefaly（经皮刺激鼻子上方区域）。

选择怎样的治疗方法取决于偏头痛的严重程度、发作频率、相关症状、并发症、以往的治疗反应、药物疗效、过度使用和发生不良事件的可能性。当患者发生严重恶心或呕吐时，应考虑非口服途径给药，以及给予止吐药物[74]。静脉注射止吐药可以快速缓解相关症状。根据头痛的严重程度和残疾程度，采用 MIDAS 和 HIT 进行分层选药。轻至中度头痛，采用镇痛药治疗[74]。对镇痛药反应较差的中至重度头痛，采用曲坦类药物、Gepants、拉米地坦和二氢麦角碱（dihydroergotamine，DHE）等一线治疗药物治疗[74]。中至重度头痛及残疾患者（基于 MIDAS）接受曲坦类药物治疗较接受阿司匹林、甲氧氯普胺治疗的效果好[75]。

早期干预可防止病情进展，提高疗效[76]。曲坦类药物可以预防皮肤痛觉过敏，皮肤触诱发痛的有无可提示曲坦类药物的有效性[77]。至少应该用这种药治疗 2 次头痛，才可以判定某种药物确为无效。治

疗时可能需要添加其他药物或改变药物剂量、配方或给药途径。如果患者仍然对治疗反应欠佳，头痛再次发作，或发生 AE，就需要调整药物治疗方案。急性期治疗仅限每周 2～3 天，以避免药物过度使用头痛（medication overuse headache，MOH）。早期干预不适用于头痛频繁发作的患者。

任何治疗方法都有失败的可能。因此，需要准备补救药物（阿片类药物、神经抑制药和皮质类固醇）。这类药物能够提供可靠疗效，但通常由于镇静或其他不良事件限制了它们的使用。

2. 预防性治疗

预防性治疗旨在降低发病频率、头痛持续时间或严重程度。除此之外，它还能够提高患者对急性期治疗的反应性，改善功能，减轻残疾。预防性治疗可以避免发作性偏头痛发展为 CM，减少医疗花费。Silberstein 等对一个大型保险索赔数据库中的资源信息进行了回顾性分析。在急性期药物治疗的基础上增加预防性药物，可以有效地减少资源浪费。与预防性治疗前 6 个月相比，预防性治疗后 6 个月诊所和门诊患者的偏头痛诊断率下降了 51.1%，急诊科患者的偏头痛诊断率下降了 81.8%，CT 发现的偏头痛患者减少了 75.0%，MRI 发现的偏头痛患者减少了 88.2%，以及其他偏头痛药物的使用减少了 14.1%[78]。

预防性药物可降低偏头痛发生的频率、持续时间和严重程度[51, 79]。根据最新修订版的美国头痛联盟指南[80, 81]，预防性治疗的适应证包括以下情况。

- 复发性偏头痛，虽然采取了急性期治疗，但头痛仍然严重影响患者的 QoL 和日常生活。
- 对于急性药物治疗：治疗失败、存在禁忌证或棘手的不良事件。
- 急性治疗药物过度使用。
- 非常频繁的头痛（＞1 次 / 周）（有发展为慢性偏头痛或药物过度使用的风险）。
- 患者自愿。
- 特殊情况，如偏瘫性偏头痛，频繁、长时间或令人不适的先兆症状，或存在永久性神经损伤的风险。

预防性治疗的应用并未达到应有程度。美国偏头痛研究 Ⅰ 和 Ⅱ、费城电话调查 Ⅱ 的结果表明，偏头痛预防性治疗未能得到充分利用，目前只有 13% 的偏头痛患者采用预防性治疗来缓解偏头痛发作[58]。美国偏头痛研究 Ⅱ 发现，25% 的偏头痛患者，或超过 700 万人，每月经历 3 次以上偏头痛，53% 的受访者反映，他们要么受到偏头痛的严重影响，要么需要卧床休息[56]。根据 AMPPS，38.8% 的偏头痛患者应考虑（13.1%）或给予（25.7%）预防性治疗[82]。

预防性药物包括 β 受体拮抗药、抗抑郁药、钙通道阻滞药、抗惊厥药、CGRP 拮抗药和非甾体抗炎药。根据疗效、AE 及并发症选择治疗药物。药物从低剂量开始使用，缓慢增加用量，直至病情好转或达到药物极量。一个完整的疗程可能需要 2～6 个月。不应过度使用急性期治疗药物。有些预防性药物有潜在致畸性，因此适孕女性应做好避孕措施。

通常建议预防性治疗周期可为 6～9 个月，但直到现在，还没有随机对照试验研究停用预防性药物后偏头痛频率的变化。Diener 等[83] 的研究纳入了 818 名偏头痛患者，评估停止为期 6 个月的托吡酯治疗对患者的影响。患者在为期 26 周的开放性治疗期服用托吡酯。随后的 26 周内，患者被随机分为两组，一组患者继续采用托吡酯治疗，另一组患者使用安慰剂治疗，此阶段采用双盲法。安慰剂组平均偏头痛天数（4 周内增加 1.19 天，95%CI 0.71～1.66，$P<0.0001$）多于托吡酯组（0.10 天，95%CI −0.36～0.56，$P=0.57$）。安慰剂组患者比托吡酯组患者急性期治疗时间更长（组间平均差异：−0.95 天，95%CI −1.49～ −0.41，$P=0.0007$）。研究结果表明，虽然停用托吡酯后，偏头痛的天数有所增加，但患者会持久受益。以上研究说明，患者应该接受 6 个月的预防性治疗，并可将治疗周期延长至 12 个月。如果头痛得以控制，药物可以逐渐减量至停用。减小药物剂量能够获得更好的风险 – 获益比。

可用于预防偏头痛的行为学和心理学疗法包括放松训练、手指温度生物反馈疗法与放松训练联合疗法、肌电图生物反馈疗法和认知行为疗法[84]。可用设备包括 gammaCore（非侵入性 VNS）、NerivioMigra 设备（佩戴在上臂的非侵入性电子设备，通过手机软件操作，看起来像运动臂带）和 Cefaly 设备［放置在前额的三叉神经外刺激装置（external trigeminal nerve stimulation device，e-TNS）］。

合并症对偏头痛的治疗有重要意义。在某些情况下，一种药物可以治疗两种或两种以上的疾病。然而，如果患者患有多种疾病，某些治疗药物是相对禁忌的。

经文献证明，疗效最好的预防性药物是双丙戊酸钠、托吡酯、β 受体拮抗药和 CGRP 拮抗药。要依据已知的药物疗效、医生的用药经验、药物的不良反应事件、患者的意愿、头痛的情况、是否存在并存的疾病[51]等选择药物。所选药物应具有最佳的风险－获益比，避免药物的不良反应[85, 86]。体重过轻的患者具备服用增重药物的条件，如 TCA；相反，如果患者超重，要尽量避免使用上述药物，建议服用托吡酯。第三代 TCA 具有镇静作用，有助于失眠患者入睡。患有心脏病的老年患者或显著低血压患者不能使用 TCA、钙通道阻滞药或 β 受体拮抗药，但可以使用双丙戊酸钠或托吡酯。运动员应谨慎使用 β 受体拮抗药。应避免使用可导致认知功能损害的药物，特别是在患者依赖此药物时[85, 86]。

并发症对治疗具有重要意义。并发症提供了治疗机会，但也导致治疗受限。在某些情况下，可以用一种药物来治疗两种或两种以上的疾病。然而，使用一种药物治疗两种疾病也有局限性。使用一种药物不是处理两种不同疾病的最优方案，虽然其中一种疾病可以得到充分的治疗，但另一种疾病可能需要不同的治疗剂量。因此，患者的另一种疾病不能得到充分的治疗。如果单药治疗失败，就需要分别治疗偏头痛及其合并症。避免药物相互作用或增加 AE 是使用多药治疗的关键。对于一些患者来说，一种药物可以有效治疗偏头痛及其合并症。然而，这也仅是例外情况，而不是用药原则。多药治疗方案可根据每种疾病的病情进行调整。TCA 通常被推荐用于偏头痛和抑郁症患者[87]。然而，治疗抑郁症通常需要更高剂量的 TCA，这会导致更多 AE 的发生。更优方案是：应用 SSRI 或选择性 SNRI 治疗抑郁症，用抗惊厥药治疗偏头痛。偏头痛和癫痫均可使用抗癫痫药治疗，如托吡酯或双丙戊酸钠。双丙戊酸钠和托吡酯是治疗偏头痛和双相情感障碍患者的首选药物[89, 90]。当患者患有多种疾病时，某些药物可能是相对禁忌的。例如，β 受体拮抗药在抑郁性偏头痛中应谨慎使用，TCA 或神经抑制药可能会降低癫痫发作阈值，在癫痫性偏头痛中应谨慎使用。

虽然单药治疗是首选方案，但有时有必要联合用药。抗抑郁药通常与 β 受体拮抗药或钙通道阻滞药一起使用，双丙戊酸钠或托吡酯可以与任何预防性药物联合使用。Pascual 等[91]发现，对于 β 受体拮抗药或丙戊酸钠耐药的患者，联合使用这两种药物可以获得更好的疗效。52 例（43 名女性）有发作性偏头痛病史的患者，偏头痛伴或不伴先兆，β 受体拮抗药或丙戊酸钠单药治疗效果欠佳，在接受普萘洛尔（或纳多洛尔）和丙戊酸钠联合治疗后，56% 的患者头痛天数减少了一半以上。这一公开性试验为联合用药提供了依据。目前尚需对照试验来明确联合用药用于发作性偏头痛和 CM 患者的优势。

随着 CGRP 及其受体的单克隆抗体的出现，我们有了一类具有良好安全耐受性和疗效的药物。四种抗 CGRP 的单克隆抗体（Eptinezumab、Erenumab、Fremanezumab 和 Galcanezumab）是安全、有效的，并被批准用于预防发作性偏头痛、CM 和 MOH[92]。

（六）总结

偏头痛是一种十分常见、由中枢神经系统兴奋性增加引起的神经生物性头痛疾病。它是世界上致残率最高的疾病之一。诊断偏头痛需依据其头痛特点和相关症状。偏头痛对经济和社会的影响是巨大的。它会影响患者的 QoL、工作、社会活动和家庭生活。市场上有许多偏头痛的急性期治疗药物与预防性药物。急性期治疗药物可分为特异性（曲坦类药物和麦角胺类药物）或非特异性（镇痛药）。致残性偏头痛应该使用曲坦类药物治疗。头痛发作频率增加是预防性治疗的适应证。预防性治疗可降低偏头痛的发生频率，改善 QoL。更多的治疗药物尚在研发中，为偏头痛患者带来了希望。

五、慢性每日头痛

慢性每日头痛（chronic daily headache，CDH）是指头痛十分频繁（每月 15 天或以上），包括药物过度使用头痛。CDH 可分为原发性和继发性两类[93]。原发性 CDH 与结构性或系统性疾病无关。在美国、欧洲和亚洲进行的人口研究表明，普通人群中有 4%～5% 的人患有原发性 CDH[94-96]，0.5% 的人患有严重每天头痛[97, 98]。在人群样本中，慢性紧张型头痛（chronic tension-type headache，CTTH）是原发性 CDH 的主要原因[99]。CDH 患者在头痛亚专科诊所的咨询患者中占比最高[100]。这类患者经常过度使用药物，这在诱发或维持疼痛模式中发挥着作用。焦虑、抑郁和其他心理障碍可能伴随着头痛[100]。

排除继发性头痛（包括 MOH）后，频繁头痛患者可根据头痛持续时间分为两组。当头痛持续时间小于 4h，需与丛集性头痛、发作性偏头痛、特发性针刺样头痛、睡眠性头痛和短暂单侧神经痛样头痛发作伴结膜充血和流泪（SUNCT 综合征）进行鉴别诊断。当头痛持续时间超过 4h，主要需要考虑的原发性疾病是 CM（框 38–4）、持续性偏头痛（hemicrania continua，HC）、CTTH（框 38–5）、新发每天持续性头痛（new daily persistent headache，NDPH）[100]。在 IHS 分类第 2 版中，CM、NDPH 和 HC 被纳入原发性 CDH 疾病[4]。变异型偏头痛（transformed migraine，TM）类似于 CM[4]。

慢性偏头痛（框 38–4）被称为变异性偏头痛[101]。大部分为女性患者，其中 90% 的女性有无先兆偏头痛病史。患者常报告病情转变的过程，其特征为头痛在数月至数年间变得越来越频繁，而畏光、畏声及恶心相关症状转轻且频率降低。通常会出现每天头痛或几乎每天头痛的模式，其表征类似于紧张性头痛与偏头痛的结合。通常为轻至中度疼痛，不一定伴畏光、畏声或胃肠道症状。偏头痛的其他特征也可持续存在，如可被月经期和其他因素触发，以及单侧头痛和胃肠道症状。很多患者在非严重头痛的背景下暴发完全性偏头痛。TM 一词通常指这个过程。现 IHS 使用 CM 一词，原因在于部分患者缺少病情转变史。

（一）药物过度使用（反跳性）头痛（框 38–6）

MOH 曾被称为反跳性头痛、药物源性头痛和药物滥用头痛。频繁头痛的患者常过度使用镇痛药、阿片类药物、麦角胺、曲坦类药物。虽然停用急性药物治疗可能会诱发戒断症状，以及短期内头痛加重，但随后通常可好转[102–106]。许多原发性 CDH 患者在停用麦角胺和镇痛药物且无进一步治疗时，未再出现每天头痛，但大约有 40% 的患者仍然会发作阵发性偏头痛。

药物过度使用性头痛的定义和分类

1988 年 IHS 曾使用“药源性头痛”一词来表示 MOH[3]。药物过度使用现被定义为每月用药可达数日（框 38–6）。

MOH 的流行病学尚不明确。在欧洲的头痛中心，5%～10% 的患者为药源性头痛。一项针对 3000 名连续头痛患者的系列报道指出，有 4.3% 的患者为药源性头痛[108]。在英国治疗的经验（P.Gadsby，个人交流）表明，药物相关性头痛比文献报道的更为常见。在美国专业头痛诊所，多达 80% 的原发性 CDH 患者每天或几乎每天都会使用镇痛药[96]。虽然由其他头痛诊所报告的比例偏低，但仍占大部分比例[96]。相

框 38–5　紧张型头痛的诊断标准

偶发性紧张型头痛（IHS 诊断标准）

A. 至少发作 10 次头痛，平均发作<1 天 / 月（<12 天 / 年）且符合 B 至 D 标准
B. 持续 30min～7 天
C. 至少符合以下四个特征中的两条
- 双侧头痛
- 性质为压迫感或紧箍感（非搏动性）
- 轻或中度疼痛
- 日常活动（如步行或爬楼梯）不加重头痛

D. 符合以下两条
- 无恶心或呕吐
- 畏光或畏声，2 项中只有一项

E. 不能归因于其他 ICHD 诊断

频发复发性紧张型头痛

A. 至少发作 10 次头痛，发作频率为 1～14 天 / 月（≥12 天且<180 天 / 年）持续 3 个月以上，符合标准 B 至 D
B. 持续 30min～7 天
C. 至少符合以下四个特征中的两条
- 双侧疼痛
- 性质压迫感或紧箍感（非搏动性）
- 轻或中度疼痛
- 日常活动（如步行或爬楼梯）不加重头痛

D. 具备以下两种情况
- 无恶心或呕吐
- 只出现畏光或只出现畏声

E. 不能归因于其他 ICHD-3 诊断

慢性紧张型头痛（IHS 诊断标准）

A. 头痛发作≥15 天 / 月，持续 3 个月(≥180 天 / 年)，满足标准 B 至 D
B. 可持续数小时至数天，或无间歇
C. 至少具备以下四个特征中的两个
- 双侧疼痛
- 压迫感或紧箍感（非搏动性）
- 轻度或中度疼痛
- 日常活动（如步行或爬楼梯）不加重头痛

D. 具备以下两种情况
- 无恶心或呕吐
- 畏光或畏声，2 项中只有一项

E. 不能归因于其他 ICHD-3 诊断[1]

IHS. 国际头痛协会

反，在印度药物过度使用头痛并不常见[110]。

Diener 等[111, 112]汇总了 29 项研究，共纳入了 2612 名慢性 MOH 患者。其中 65% 的偏头痛为原发性头痛，27% 为 TTH，8% 为混合型或其他类型的头痛（如丛集性头痛）。女性发作药物性头痛多于男性（3.5：1；1533 名女性，442 名男性）。由于偏头痛的发作频率通常存在性别差异，这一比例略高于人们的预期。原发性头痛的平均病程为 20.4 年。在一项研究中，频繁用药的平均认定时间为 10.3 年，而每天头痛持续时间为 5.9 年。头痛日记的结果显示，平均每天使用片剂或栓剂的数量为 4.9（范围为 0.25～25）。患者平均会同时使用 2.5～5.8 种不同的药物成分（范围为 1～14）[112]。

框 38–6 药物过度使用头痛

- 既往头痛史，患者每月发作头痛大于 15 天
- 经常过度使用一种或多种急性或对症治疗药物超过 3 个月
  – 每个月定期服用麦角胺、曲坦类药物、阿片类药物或联合镇痛药物 10 天或以上，持续 3 个月以上
  – 简单的镇痛药或麦角胺、曲坦类药物、镇痛药和阿片类药物的任意组合，每个月 15 天或更多次，持续 3 个月以上，未过度使用任何单一类别药物
- 不能更好地用另一 ICHD-3 诊断解释

一项 98 例患者的前瞻性研究，探索了 MOH 的药理特征，如 MOH 发作前的平均临界时长、平均每月临界用药频率和平均每月临界剂量，以及不同种急性药物过度使用后 MOH 的具体临床特征[112]。在这项研究中，过度使用曲坦类药物的人数远远超过麦角类药物。这反映出尽管曲坦类成本高，但应用广泛（或存在过度使用），并表明它们即将成为最主要的导致 MOH 的药物。与麦角类或镇痛药过度使用所致的 MOH 患者不同，曲坦类药物引起的偏头痛患者（非 TTH 患者）未诉典型的紧张型每天头痛，而是描述了偏头痛样每天头痛（单侧、搏动性头痛，伴有自主神经紊乱）或偏头痛发作频率显著增加。此外，频繁服药后发展为每天头痛间隔期最短的是曲坦类药物（1.7 年），麦角类药物较长（2.7 年），镇痛剂最长（4.8 年）。曲坦类药物的摄入频率（每月使用单剂量次数）最低（每月 18 次单剂量），麦角类较高（每月 37 次单剂量），镇痛剂最高（每月 114 次单剂量）。因此，与其他类药物相比，曲坦类药物会导致不同的临床特征谱，并在较短时间内以较低的剂量导致 MOH[113]。

除了加剧头痛症状外，药物过度使用还有其他严重影响。过度使用急性药物可能会干扰预防性头痛药物的有效性。长期使用大量药物可能会导致肝肾毒性，此外还可导致药物耐受性、习惯性或依赖性。耐受性是指相同剂量的镇痛药的有效性降低，这通常导致需使用更多剂量的药物来达到同等药效。习惯性用药和依赖性用药分别指心理上和生理上需要反复用药。

（二）流行病学

在使用 Silberstein-Lipton 标准的基于人群的调查中，发现原发性 CDH 在美国人中的患病率为 4.1%，希腊人为 4.4%，中国老年人为 3.9%，西班牙人为 4.7%。基于人群调查评估 CTTH 的年患病率发现，埃塞俄比亚为 1.7%[114]，丹麦为 3%[115]，西班牙 2.2%[116]，中国为 2.7%[98]，美国为 2.2%[97]。

Scher 等[97]使用经过验证的计算机辅助电话系统对马里兰州 Baltimore 县 13 343 名 18—65 岁人群进行采访，并确定了该人群中 CDH 的发病率。每年头痛发作 180 次及以上的人被归类为频发性头痛。确定了三种互不涵盖的频发性头痛亚型：TM、CTTH 和未分类的频发性头痛。CDH 的总体患病率为 4.1%（女性为 5.0%，男性为 2.8%；女性男性之比为 1.8：1）。在最低教育程度组中的男性和女性的患病率均最高。超过一半（52% 的女性，56% 的男性）符合 CTTH 诊断（2.2%），几乎 1/3（33% 的女性，25% 的男性）符合 TM 诊断（1.3%），并且其余（15% 的女性，19% 的男性）未分类（0.6%）。总体而言，经常性头痛的患者中有 30% 的女性和 25% 的男性符合 IHS 偏头痛标准（有或无先兆）。偏头痛和 CTTH 在该人群中同时发生的概率为 0.22%；TM 在该人群中发生的概率为 1.3%，这一事实表明这两者的同时发病并非是随机的。

Castillo 与其合作者[116]对西班牙 Cantalucia 的 2252 名 14 岁以上的受试者进行了抽样调查。总体来说，CDH 的患病率为 4.7%。根据 Silberstein 团队的诊断标准[100]，无人患 HC，0.1% 的人患有 NDPH，2.2% 的人患有 CTTH，2.4% 的人患有 TM。其中 19% 的 CTTH 患者和 31.1% 的 TM 患者有急性药物过度使用史。8 名患者有无先兆的偏头痛病史，表现

为仅有 TTH 特征的原发性 CDH。这些头痛符合 CM 的标准，但可能是偏头痛和偶发的 CTTH。

Wang 等[98] 研究了金门岛两个乡镇的中国老年人群（65 岁以上）的原发性 CDH 特征。最终纳入了约 77% 的人群（即 2003 名中的 1533 名）。60 名患者（3.9%）患有 CDH。女性患原发性 CDH 的人数明显多于男性（5.6% 和 1.8%，$P<0.001$）。原发性 CDH 患者中，42 名（70%）患有 CTTH（2.7%），15 名（25%）患有 CM（1%），3 名（5%）患有其他型 CDH。只有 23% 的患者曾在前 1 年因头痛咨询过医生。

Lu 等[117] 在中国台湾对 15 岁及以上的受试者进行了一项两阶段基于人群的头痛调查。确定了过去 1 年中发作过 CDH 的受试者，然后进行采访、随访。CDH 的定义为每个月头痛发作频率大于 15 天，每天持续时间超过 4h。在 3377 名参与者中，108 名（3.2%）符合 CDH 标准，女性（4.3%）的患病率高于男性（1.9%）。TM 是最常见的亚型（55%），其次是 CTTH（44%）。34% 的 CDH 受试者过度使用了镇痛药。

CM 定义的逐步演进导致了众多发病率研究中得出了不同的结论。有 2 项研究将慢性头痛定义为每月出现头痛为 15 天或更多天数，得出全球 CM 患病率为 3%～4%[118, 119]。一项 2010 年的系统性评价纳入了全球 12 项有关发病率和患病率的人群调查研究，这些研究以 Silberstein-Lipton 标准[101, 120, 121] 或现在的 ICHD-2R 标准[122] 确定 CM 的发生率。这些研究中 CM 的患病率为 0.0%～5.1%（该率的初步估计值通常在 1.4%～2.2% 内），并因 WHO 定义的地理区域及性别而异[122]。因为不同研究中的定义存在异质性，并且缺乏某些区域的数据，因此这些估算并不完美。尽管如此，Silberstein-Lipton TM 标准和 ICHD-2R 标准均较好地定义了目标人群；因此，是有可能得出合理且准确的全球视角数据。本系统评价中 CM 的患病率还提示，CM 约占所有慢性原发性头痛病例的一半。近来，基于人群的研究，包括 2011 年发表的 HUNT2 和 HUNT3，通过长达 11 年的随访发现调整年龄因素后 CM 的患病率始终为 0.5%[123]。

（三）风险因素（框 38-7）

Wang 等[98] 确定了 CDH 的显著危险因素，包括镇痛药过度使用（OR=79）、偏头痛病史（OR=6.6）和简明老年抑郁量表评分为 8 分或更高（OR=2.6）。在随访中，持续性原发性 CDH 患者出现镇痛药过度使用（33% vs. 0%，P=0.03）和重度抑郁症（38% vs. 0%，P=0.04）的频率显著增加。

框 38-7　慢性日常头痛的风险因素

- 头痛频率高
- 女性
- 肥胖（BMI＞30kg/m^2）
- 打鼾
- 压力性生活事件
- 高咖啡因消耗
- 急性药物过度使用
- 抑郁症
- 头部外伤
- 偏头痛史
- 低于高中学历

Granella 等[124] 发现无先兆偏头痛演变为 TM 的相关危险因素包括头部创伤（OR=3.3），每次发作时使用镇痛药（OR=2.8），以及长期口服避孕药。

Scher 等[125] 报道了成人 CDH 发病和缓解的预测因素。CDH 更常见于女性（OR=1.65，1.3～2.0）、已婚者（OR=1.5，1.2～1.9）、肥胖者（BMI＞30）（OR=1.27，1.0～1.7），以及受教育程度较低的人。肥胖、高头痛频率、高咖啡因消耗、习惯性日常打鼾和压力性生活事件均与新发 CDH 显著相关[126]。低于高中水平的教育程度可以使 CDH 风险增加 3 倍（OR=3.56，2.3～5.6）。

Bigal 等[127] 在一项临床研究中探索了 CDH 及其亚型的风险因素。无 MOH 的 TM（与阵发性偏头痛相比）与过敏、哮喘、甲状腺功能减退、高血压和每天咖啡因摄入有关。

Zwart 等[128] 在一项人群调查中研究了镇痛药基线使用量与随后的慢性疼痛（每个月≥15 天）和镇痛药过度使用之间的关系。从 1984—1986 年及之后长达 11 年（1995—1997）的随访间，总共有 32 067 名成年人报告了镇痛药的使用。在不同的诊断组中（即偏头痛、非偏头痛和颈部疼痛），根据镇痛药的基线用量，评估了慢性疼痛和镇痛药过度使用的风险比。在随访中，每天或每周使用基线量镇痛药的个体发生慢性疼痛的风险显著增加。其中 CM 的风险最为明显（RR=13.3，95%CI 9.3～19.1），慢性非偏头痛的风险居中（RR=6.2，95%CI 5.0～7.7），慢性颈部疼痛的风险最低（RR=2.4，95%CI 2.0～2.8）。在与镇痛药过度使用相关的慢性疼痛的受试者中，CM 的 RR 为 37.6（95%CI 21.3～66.4），慢性非偏头痛的 RR 为 14.4（95%CI 10.4～19.9），慢性颈部疼痛的 RR 为 7.1（95%CI 5.5～9.2）。与镇痛药过度使用相关的慢性头痛（包括偏头痛和非偏头痛）的 RR 为 19.6（95%CI 14.8～25.9），而没有过度使用镇痛药患者的 RR 为 3.1（95%CI 2.4～4.2）。镇痛药过度使用可强有力的预测慢性头痛及镇痛药过度使用 11 年后的慢性头痛，尤其是在 CM 患者中。

虽然未得到 CM 患者自然病程进展的数据（因为基于人群调查研究该疾病需要 10～15 年的时间），但在 2011 年美国偏头痛流行和预防（American migraine prevalence and prevention，AMPP）发表了该疾病临床演变的相关内容[129]。该研究分析了为期 3 年的纵向数据并确定了 CM 的缓解率，并且通过逻辑回归模型预测了缓解因素。在 2005 年确诊了 383 名 CM 患者，并在 2006 年和 2007 年进行了评估。在基线确诊为 CM 的患者中，有 52.7% 的患者在 1 年以上的随访中继续报告该病的发生。该研究还发现，34% 的患者为持续性 CM（其定义为长达 3 年的 CM），而只有 26% 的 CM 得到缓解（其定义为每月头痛少于 10 天）[129]。2 年期间，持续性 CM 患者残疾程度较高，而那些头痛缓解的患者残疾程度较低。缓解的预测因素包括头痛频率基线较低（15～19 天 / 月 vs.25～31 天 / 月；OR=0.29，95%CI 0.11～0.75）和触诱发痛（OR=0.45，95%CI 0.23～0.89）。

（四）治疗

概述

CDH 的治疗可能存在挑战，特别是当该疾病因药物过度使用、合并精神疾病、对挫折的低容忍性、生理与心理依赖而变得复杂时[95, 130]。我们建议采取以下步骤。首先，排除继发性头痛疾病。其次，诊断具体的原发性头痛疾病（CM、CTTH、HC 或 NDPH）。再次，明确合并的医疗和精神疾病及加重因素，尤其是药物过度使用。限制急性用药（长效非甾体抗炎药可能除外）。患者应开始服用预防性药物（以减少对急性药物的依赖），并明确理解药物过度使用被消除后，预防性药物才可能有效[51]。部分患者需终止头痛周期[51]。在此过程中，需对患者进行健康教育及不断给予支持。门诊脱瘾治疗也是可行的，包括在急诊输液室行输液治疗。如果门诊治疗存在困难或危险，则可能需要住院治疗[93, 131]。

欧洲和美国的 2 项独立研究表明，每天 100mg 的托吡酯可有效预防性治疗 CM[132, 133]。这 2 项研究的主要区别在于在欧洲试验[132]中允许患者可照常服用急用药物，但在美国试验中不允许急性用药[133]。值得注意的是，托吡酯也可使过度使用急性用药亚组患者获益，与安慰剂相比，该组的平均每月偏头痛天数显著减少。

偏头痛预防与治疗评估研究（PREEMPT1 和 2）的 3 期临床多中心随机试验，评估了 A 型肉毒毒素用于成人 CM 预防性治疗的有效性和安全性。此项试验共纳入 1384 名 CM 患者[134-136]。根据基线时患者是否过度使用急性头痛药物进行分组，并以 1∶1 的比例随机分配至 A 型肉毒毒素治疗组与安慰剂组。在 7 个头部位点和 31 个颈部肌肉位点共注射 155U 的 A 型肉毒毒素[134-136]。PREEMPT 研究结果表明，A 型肉毒毒素治疗后，进行多维评估头痛症状、功能改善情况、活力、心理压力及整体生活质量评分，以上评分均在群体水平上有显著改善。

四种抗 CGRP 单克隆抗体（Eptinezumab、Erenumab、Fremanezumab、Galcanezumab）均安全、有效，被批准用于预防性治疗发作性偏头痛、CM，甚至是未戒断急性药物的 MOH。

在某些情况下，当开始启动预防性药物治疗且限制急性用药时，CDH 会转变为阵发性头痛。其他情况下，可能只会稍有改善或无改善。Zeeberg 等[137]阐述了戒断药物过度使用的患者的治疗效果。他们研究了 2002 年和 2003 年于丹麦头痛中心门诊诊断并治疗出院的 337 名 MOH 患者。研究发现，患者的头痛频率从首次就诊到出院降低了 46%（$P<0.0001$）。完全戒断药物 2 个月后无改善的患者（n=88）随后对药物性或非药物性预防（或两者）有反应，从药物戒断结束到退出试验患者头痛频率降低了 26%。退出试验时，仍有 47% 的患者继续接受预防治疗。在这个人群中，近半数的 MOH 患者可单从药物戒断中受益[137]。

（五）预后

AMPPS 研究发表于 2011 年[129]。在基线确诊为 CM 的患者中，有 52.7% 的患者在 1 年以上的随访中继续报告该病的发生。该研究发现，34% 的患者为持续性 CM（其定义为长达 3 年的 CM），而只有

26% 的 CM 得到缓解（其定义为每月头痛天数少于 10 天）[138]。2 年期间，持续性 CM 患者残疾程度较高，而那些头痛缓解的患者残疾程度较低。缓解的预测因素包括头痛频率基线较低（每个月 15～19 天 vs. 每个月 25～31 天，OR=0.29，95%CI 0.11～0.75）和触诱发痛（OR=0.45，95%CI 0.23～0.89）。此外，回顾性分析表明，可能存在药物消耗稳定期和加倍用药期。通常患者在积极治疗后会有所改善。虽然反弹性头痛可能会自行改善，但并无文献报道。有研究对存在药物过度使用的 50 名原发性 CDH 住院患者进行了随访评估，这些患者接受了重复静脉注射 DHE 的治疗，并且未再发作头痛[139]。一旦脱瘾、治疗和出院，大多数患者可不再每天使用镇痛药或麦角胺。在 3 个月后，72% 的患者持续显著改善，在 2 年后，87% 的患者持续显著改善。若将失访患者考虑在内，则提示 2 年后初始组至少 70% 的患者（50 名患者中的 35 名）有所改善。

该研究中 87% 的 2 年成功率与文献报道的远期成功率一致[139]。1975—1999 年间发表的 22 篇系列论文中，对过度使用镇痛药、麦角胺或两者兼有的患者进行戒断治疗（通常伴随药物或行为干预，或两者兼有）的成功率在 48%～91%，其中 10 篇论文报道的成功率为 77% 或更高[103, 104, 107, 124, 140–145]。

六、紧张型头痛

在普通人群中的流行病学研究表明，TTH 是最常见的头痛类型，男性终生患病率为 69%，女性为 88%[146]。TTH 可始于任何年龄，但在青春期或青年期发病是最常见的。在丹麦的一项研究中，对 549 名患者进行了横断面调查，发现频发复发性 TTH（episodic TTH，ETTH）和 CTTH 患者的预后良好。在基线资料中，146 名受试者为 ETTH，15 名受试者为 CTTH，其中 45% 的受试者在随访时经历了偶发性 TTH 或未发作 TTH（缓解），39% 的受试者有 ETTH，16% 的受试者经历了 CTTH（不良结果）。不良结局与基线中 CTTH、并存的偏头痛、睡眠问题和单身状态相关[147]。

（一）临床特征和相关疾病（框 38–5）

ETTH 现在被分为偶发性（＜1 天 / 月或 12 天 / 年）或频发性头痛（＞1 天 / 月但＜15 天 / 月，或＞12 天 / 年但＜180 天 / 年）。IHS 标准中诊断 TTH 要求患者至少经历过 10 次头痛，每次持续 30min～7 天（中位数，12h），并具有以下特征中的至少两个：压迫或紧箍（非搏动性）感，轻至中度疼痛，双侧疼痛，体力活动时无加重。此外，患者不应出现恶心、呕吐或同时出现畏光和恐惧症。ETTH 每月发作少于 15 天，而 CTTH 每月发作 15 天或更多天[148]。这种疼痛是一种钝痛、无搏动性的紧绷感、压迫感或紧箍感（钳压感或帽箍感），而且它通常是轻至中度疼痛，与偏头痛的中至重度疼痛形成对比。强度随着头痛发作频率而增加[149]。大多数患者有双侧疼痛，但疼痛位置在患者本身或不同个体之间差异很大，可能单独或联合累及额叶、颞叶、枕叶或顶叶区域，并可在发作期间变换位置[150]。枕叶位置不如枕叶或散发位置常见。一些患者伴有颈部或下颌不适，或颞下颌关节存在明显问题[151, 152]。

TTH 的发作是渐进式的，通常发生在压力之后或压力期间，并且通常在一天中较晚的时间疼痛更加严重。TTH 无前驱症状。疼痛为一种烦人、紧绷或虎钳样的双侧压迫感，并且通常位于前额、太阳穴或后脑勺处，也可能会散射到颈部和肩部。除了偶尔的厌食外，没有相关的自主神经或胃肠道症状。ETHH 的发作频率范围为每月 2～12 天，中位数为每月 6 天。这种头痛可能与月经有关[148, 153]。

25% 的 TTH 患者也会发作偏头痛[154]。我们所说的 ETTH 可能是两种不同的疾病。第一种疾病可能是轻度偏头痛。第二种可能是单纯的 TTH，这与偏头痛的其他特征（恶心、畏光或对运动敏感）或严重偏头痛发作无关[4]。舒马曲坦对偏头痛患者 TTH 的发作有效，但对非偏头痛患者的 TTH 无效，支持上述理论[155]。

ETTH 患者在压力、抑郁、焦虑、情绪冲突、睡眠问题和疲劳方面与 CTTH 没有差别。CTTH 患者常伴抑郁[153]。

（二）鉴别诊断

偏头痛是最常与 TTH 混淆的头痛疾病。两者都可以是双侧非搏动的头痛，并且与厌食症有关。偏头痛更严重，通常是单侧，并且经常伴有恶心。需要考虑特发性颅内高压、脑肿瘤性头痛、慢性蝶窦炎，以及颈部、眼部和颞下颌关节疾病[148, 153]。

（三）评估

大多数病程长且无变化的 ETTH 患者，若神经系统检查结果正常且其他方面健康，则不需要进行广泛评估。CTTH 患者应行 CT 或 MRI 检查，即使体格检查和神经系统检查结果正常。代谢筛查、全血细胞计数、电解质、肾脏和甲状腺功能检测也是适用的[153]。

（四）管理

TTH 患者常自行服用非处方镇痛药（阿司匹林、对乙酰氨基酚、非甾体抗炎药），可加或不加咖啡因。如果这些药物无效，可以使用处方类非甾体抗炎药或组合镇痛制剂。应限制含有镇静药或咖啡因的麻醉药和组合镇痛药，因为过度使用可能会导致依赖。对症治疗的药物过度使用会导致 ETTH 转化为 CTTH。同时患偏头痛和 TTH 的患者可受益于特定的偏头痛药物，如舒马曲坦或 DHE（框 38–5 和框 38–6）[148, 153]。

当频繁头痛导致患者残疾或发生药物过度使用时，应进行预防性治疗。用于预防 TTH 的药物包括抗抑郁药、β 受体拮抗药和抗惊厥药。抗抑郁药作为首选药物，应从低剂量开始，每 3～7 天缓慢增加剂量，必须满足至少 1～2 个月的充分试验期。联合生物反馈疗法或 β 受体拮抗药可能会提高治疗效果[148, 153]。

（五）预后和未来展望

ETTH 是一种良性复发性疾病，通常会随着时间的推移而改善。然而，一些患者会进展为 CTTH，尤其是在过度使用镇痛药的情况下。CTTH 患者的预后存在争议，因为许多研究纳入了更严重头痛或有并发症（如偏头痛和精神疾病）的患者。

七、丛集性头痛和其他三叉神经自主神经性头痛（框 38–8）

可将持续时间短的原发性头痛综合征分为有明显自主神经活动和无自主神经活动的两类。该组包括丛集性头痛（发作性或慢性）、阵发性偏头痛（发作性或慢性）和 SUNCT 综合征。

（一）发病机制和病理生理学

丛集性头痛的发病机制涉及三叉神经系统，发作时颅内静脉循环中 CGRP 水平显著增加[156]。疾病发作时 VIP 水平显著升高，证实了副交感神经系统的激活[156]，并可见明显的同侧自主神经特征。丛集性头痛可能与昼夜节律起搏点的改变有关，原因可能在于下丘脑功能障碍。在夏令时开始或结束之后，头痛发作会增加，此期间会有血压、体温和激素（包括催乳素、褪黑激素、皮质醇和 β- 内啡肽）的昼夜

框 38–8　丛集性头痛

A. 至少发作 5 次并满足标准 B 至 D
B. 未经治疗时，严重或非常严重的单侧眼眶、眶上和（或）颞叶疼痛，持续 15～180min
C. 以下一项或 2 项
- 至少有以下症状或体征之一，与头痛同侧
  - 结膜充血和（或）流泪
  - 鼻塞和（或）鼻漏
  - 眼睑水肿
  - 额头和面部出汗
  - 瞳孔缩小和（或）上睑下垂
- 不安或躁动的感觉

D. 以隔天 1 次至每天 8 次的频率发生
E. 不能更好地被另一 ICHD-3 诊断解释

发作性丛集性头痛

A. 满足上述丛集头痛标准 A 至 E
B. 至少两个丛集期，持续 7～365 天，无痛缓解期为 3 个月或更长的时间间隔

慢性丛集性头痛

A. 满足丛集性头痛标准 A 至 E
B. 发作超过 1 年且无缓解期或缓解期少于 3 个月并持续至少 1 年的发作

阵发性偏头痛

A. 至少发作 20 次并满足标准 B 至 F
B. 持续 2～30min 的严重单侧眼眶、眶上或颞部疼痛发作
C. 以下一项或 2 项
- 至少有以下症状或体征之一，与头痛同侧
  - 结膜充血和（或）流泪
  - 鼻塞和（或）鼻漏
  - 眼睑水肿
  - 额头和面部出汗
  - 瞳孔缩小和（或）上睑下垂
- 不安或激动的感觉

D. 每天发生频率＞5 次[1]
E. 通过治疗剂量的吲哚美辛可以充分预防[2]
F. 不能被另一 ICHD-3 诊断更好的解释

阵发性偏头痛

A. 满足阵发性偏头痛标准 A 至 F
B. 至少有 2 次持续 7～365 天的发作期，其间存在为期 3 个月或更长的无痛缓解期

慢性阵发性偏头痛

A. 满足阵发性偏头痛标准 A 至 F
B. 发作超过 1 年且无缓解期或缓解期少于 3 个月

节律紊乱。在丛集性头痛发病机制中，下丘脑的作用证据来自功能和形态测量神经影像学。May 等使用 PET，证实了在硝酸甘油诱导的急性丛集性头痛发作期间，同侧腹侧下丘脑灰质显著激活[157]。丛集性头痛的已知原因包括神经源性炎症、颈动脉体化学感受器功能障碍、中枢副交感神经和交感神经张力失衡、组胺的反应性增加[158]。

（二）流行病学和危险因素

丛集性头痛在不同人群中的患病率为 0.01%～1.5%，其患病率低于偏头痛或 TTH。男性的患病率高于女性，非洲裔美国患者的患病率高于白人患者。最近的证据表明，男性的患病风险逐渐下降：在 Manzoni[159] 的研究中，每年男女发病率之比从 20 世纪 60 年代的 6.2∶1 下降到 20 世纪 90 年代的 2.1∶1[160]。家族史丛集性头痛罕见。丛集性头痛最常见的形式是阵发性丛集性头痛。最罕见的形式是无缓解的慢性丛集性头痛，其患病率约为 1%。丛集性头痛可始于任何年龄，但通常在 20 多岁时开始。丛集性头痛很少在儿童时期出现，只有约 10% 的患者在 60 岁时出现[158, 161]。

（三）临床特征和相关疾病

丛集性头痛可多次短暂发作，但为严重的单侧眼眶、眶上或颞部疼痛，如果不给予治疗，可持续 15～180min，伴有以下一种情况或两者均有：①至少有以下症状或体征之一，与头痛同侧的结膜充血和（或）流泪，鼻塞和（或）流涕，眼睑水肿，额头和面部出汗，瞳孔缩小和（或）上睑下垂；②不安或躁动的感觉。

发作性丛集性头痛可由 1 周～1 年的头痛期组成，缓解期至少持续 14 天，而慢性丛集性头痛无缓解期或缓解期少于 14 天[158, 161]。丛集性头痛发作时可迅速加剧并达到难以忍受的程度（在 15min 内）。头痛通常在每天的同一时间发作，并经常使患者从睡眠中惊醒。如果不给予治疗，发作通常持续 30～90min，但也可能持续长达 180min。疼痛性质为深在的、持续的、令人厌烦的刺痛或灼痛，并且位于眼睛内部、后面或周围。它可能会辐射到前额、太阳穴、下颌、鼻孔、耳朵、颈部或肩部。在发作期间，患者经常感到躁动或不安，并感到需要自我隔离并四处走动。胃肠道症状并不常见。一小部分患者在丛集性头痛发作前会出现典型的偏头痛先兆[162]。发作频率从隔天 1 次到每天 8 次，丛集期持续 1 周～1 年。丛集期之间的缓解期通常持续 6 个月～2 年。大多数患者每年有 1 个或 2 个丛集期，持续 2～3 个月，每天发作 1～2 次[158]。

消化性溃疡是唯一已知与丛集性头痛相关的疾病。继发性丛集性头痛可能是由海绵窦附近的结构性病变导致的[158, 161]。

（四）鉴别诊断

丛集性头痛的鉴别诊断包括慢性阵发性偏头痛、偏头痛、三叉神经痛、颞动脉炎、嗜铬细胞瘤、Raeder 三叉神经旁综合征、Tolosa-Hunt 综合征、鼻窦炎和青光眼[158]。Raeder 综合征的特点类似于丛集性头痛，可能表现为疼痛剧烈且呈单侧和眶上分布，以及同侧霍纳综合征。它与丛集性头痛的不同之处在于没有明显的发作，并且疼痛是持续的。

（五）评估

没有研究表明需要对丛集性头痛患者进行检查。在大多数情况下，只需要仔细询问的病史就可以做出诊断。头部 MRI 仅适用于非典型病例或神经系统检查发现异常的病例（异常为霍纳综合征时除外）。

（六）管理

丛集性头痛患者应避免饮酒和硝酸甘油，但限制其他饮食和药物几乎无效。丛集性头痛的药物治疗分为急性和预防性治疗，相关建议主要源于非对照试验[158, 161]。由于口服制剂吸收缓慢，因此不推荐用于急性发作的治疗。起效迅速并可有效急性控制病情的治疗包括吸氧、舒马曲坦、DHE 和（可能）局部麻醉药。头痛发作时以 7～10L/min 的流量吸氧 10min，可达 70% 的缓解头痛的效果，通常可作为首选疗法。舒马曲坦或 DHE 的肠胃外注射可使约 80% 的患者症状缓解。鼻内局部麻醉药也可使部分患者疼痛缓解[158, 161]。

由于丛集性头痛每次发作持续时间短暂且剧烈，无法仅通过急性用药治疗，所以大多数患者需要预防性治疗。此外，麦角胺、DHE、舒马曲坦和氧气可能只会推迟发作而非中止发作。丛集性头痛的预防性治疗包括麦角胺、钙通道阻滞药、锂、皮质类固醇、双丙戊酸钠、托吡酯、褪黑激素和用于发作性丛集性头痛的伽奈珠单抗。有时，吲哚美辛也有效。如果药物治疗失败，手术干预对于严格单侧慢性丛集性头痛且心理稳定的患者可能有益。该手术包括对三叉神经和自主神经通路的感觉输入支进行神经消融术，此治疗对 75% 的患者有效[163]。据报道，伽马刀放射外科手术对6名顽固性丛集性头痛患者有效，但可发生延迟性放射性坏死[164]。据报道，深部脑（下丘脑）刺激对顽固性慢性丛集性头痛有效[165]。由于丛集性头痛是一种可能持续一生的慢性疼痛疾病，因此应谨慎评估预后。药物治疗可能有助于将某些患者的慢性头痛转变为发作性丛集性头痛[158]。

对下丘脑后部进行深部脑刺激和枕神经刺激（ONS）的技术已被引入，并且正在积累证据。深部脑刺激是通过发现下丘脑外侧后部的激活而发展起来的[166]。迄今为止，DBS和ONS都在耐药性慢性丛集性头痛患者中产生了积极的结果（约减少50%的发作），但长期研究表明，若想达到积极的结果，尤其是通过ONS，可能需要1周到数月的刺激才能实现，因此这提示了一种机制，即大脑在处理疼痛的过程中发生了长期的改变[167-170]。对于DBS和ONS，当刺激器关闭时，疼痛和自主神经症状可恢复到基线水平[167-170]。到目前为止，尚未发现关于可预测治疗反应的因子，枕大神经阻滞也不能预测ONS反应[171]。

蝶腭神经节刺激

2010年，Ansarinia和其合作者阐述了外部电刺激对8名丛集性头痛患者的急性影响，其中4名完全摆脱疼痛，3名疼痛减轻，1名疼痛无变化[172]。较复杂的系统已经开发出来，一项正在进行的欧洲多中心研究正在测试将电极直接植入极近蝶腭神经节（sphenopalatine ganglion，SPG）的蝶腭窝处的效果。初步结果颇具前景；除了有迅速缓解发作的作用，似乎还有显著的预防作用。不良反应较少；因此，对于被严重影响的慢性丛集性头痛患者，该疗法看起来前景可观。然而，仍需长期研究。此外，可由此获得对丛集性头痛的病理生理学及SPG刺激机制的重大发现。

八、慢性阵发性偏头痛（框38-8）

慢性阵发性偏头痛在性质上类似于丛集性头痛，但其区别在于对吲哚美辛的治疗有显著反应。慢性阵发性偏头痛的病理生理学尚不清楚。发作时的眼压变化提示存在自主神经功能障碍，该疾病的周期性提示存在中枢性启动器[173]。与丛集性头痛相比，慢性阵发性偏头痛是一种相对罕见的疾病，对女性的影响多于男性（比例约为7：1）。其患病率约为丛集性头痛的2%[173]。

与丛集性头痛患者一样，慢性阵发性偏头痛患者有严重的单侧头痛，伴有单侧鼻塞、流泪、结膜流泪、上睑下垂和眼睑水肿。头痛的平均持续时间为13min，平均每天发生11次。有时，患者在2次发作之间会经历持续的钝痛。10%的患者在弯腰、转身或按压上颈部时可触发发作[173]。通常情况下，头痛不会自行缓解。极少数情况下，患者的复发性阵发性偏头痛会出现持续数周或数月缓解期。患者可能会从发作性头痛演变为慢性头痛。根据定义，慢性和发作性偏头痛均对吲哚美辛有反应。其他医疗或精神疾病与慢性阵发性偏头痛无关[173]。

（一）鉴别诊断

慢性阵发性偏头痛的鉴别诊断与丛集性头痛相似。此外，“刺痛和晃动综合征”的患者有时与慢性阵发性偏头痛患者相似。一种称为SUNCT综合征的罕见头痛疾病也应相鉴别，尽管这类头痛的持续时间短得多（15～30s），并且比慢性阵发性偏头痛发生更为频繁（每小时多次）。

（二）评估

在评估慢性阵发性偏头痛的患者时，需要行吲哚美辛试验来明确诊断。应行颅脑MRI或CT影像学检查以排除其他可产生明显的慢性阵发性偏头痛症状的病因。治疗的首选是吲哚美辛（最大剂量可达200mg/d）。阿司匹林也可能有效，但它通常不能完全缓解疼痛。慢性阵发性偏头痛可能会无限期的持续发作，但吲哚美辛的需求可能会随着时间的推移而减少。已有暂时性缓解和自发性治愈的相关报道。目前正在开发选择性前列腺素合成抑制药和无NSAID相关胃肠道不良反应的类吲哚美辛药物，并可能是有效的。

结论

头痛是有史以来一直困扰着人类的问题。头痛会严重影响日常功能和生产力。偏头痛是一种慢性神经系统疾病，其特征是发作性的头痛和相关症状。偏头痛发作可分为4期，即前驱期、先兆期、头痛期和恢复期。IHS将偏头痛细分为有先兆偏头痛和无先兆偏头痛。偏头痛的频率、严重程度和对患者生活质量的影响差异很大。偏头痛的药物治疗包括急性（顿挫）或预防性（防范性），经常出现严重头痛的患者通常需要这两种方法。CDH是指发作非常频繁（每个月15天或更多天）的头痛疾病，包括与药物过度使用相关的头痛。要考虑的主要原发性疾病是 CM、HC、CTTH 和 NDPH。MOH 曾被称为反跳性头痛、药源性头痛和药物滥用头痛。经常性头痛的患者常过度使用镇痛药、阿片类药物、麦角胺和曲坦类药物。CDH 患者可能难以治疗。首先，应排除继发性头痛疾病；其次，应诊断具体的原发性头痛疾病；第三，应明确是否合并医疗和精神疾病。应限制急性用药。患者应开始服用预防性药物，并明确理解只有在药物过度使用的影响被消除后，预防性药物才可能有效。TTH 是最常见的头痛类型，男性终生患病率为 69%，女性终生患病率为 88%。ETTH 现分为偶发性（<1 天 / 月或 12 天 / 年）或频发性头痛（>1 天 / 月但<15 天 / 月，或者>12 天 / 年但<180 天 / 年）。TTH 患者常自行服用非处方镇痛药，无论该药物是否含有咖啡因。当患者因经常头痛致残或可能导致对症性药物过度使用时，应行预防性治疗。丛集性头痛和其他三叉神经性头痛是持续时间短暂的原发性头痛综合征，可以简便地分为有明显自主神经激活表现和无自主神经激活表现的两类，包括丛集性头痛、阵发性偏头痛和 SUNCT 综合征。丛集性头痛有多次短暂但剧烈的单侧、眶部、眶上或颞部疼痛发作。慢性阵发性偏头痛在性质上类似于丛集性头痛，但其区别在于前者对吲哚美辛治疗的明显的反应。

要　点

- 头痛是患者就医的最常见原因之一，除了疼痛本身外，它们还会严重影响患者的日常功能、生活质量和生产力。
- WHO 将偏头痛列为世界上最易致残的疾病之一，大约 2800 万美国人患有严重的致残性偏头痛。
- 偏头痛发作可分为前驱期、先兆期、头痛期和恢复期。20%～60% 的偏头痛患者会在头痛发作前数小时至数天出现先兆症状。它们可能包括心理、神经、体质或自主神经特征，如抑郁、认知功能障碍和对食物的渴望。
- 目前有许多急性和预防性治疗偏头痛的方法。急性治疗可以是特异性（曲坦类药物和麦角胺），也可以是非特异性（镇痛药）。预防性治疗可降低偏头痛频率并改善生活质量。
- CDH 是指非常频繁（每个月 15 天或更多天）发作的头痛疾病，包括与药物过度使用相关的头痛疾病。
- 经常性头痛的患者常过度使用镇痛药、阿片类药物、麦角胺和曲坦类药物。虽然停用急性药物可能会导致戒断症状和一段时间内头痛增加，但随后头痛通常会改善。
- ETTH 是一种良性复发性疾病，通常会随着时间的推移而改善。然而，一些患者会进展为 CTTH，尤其是在过度使用镇痛药的情况下。
- 丛集性头痛可多次短暂发作，但为单侧眼眶、眶上或颞部的剧烈疼痛，伴有结膜充血和（或）流泪，鼻塞和（或）流涕，眼睑水肿，额头和面部出汗，瞳孔缩小和（或）上睑下垂，不安或激动的感觉。
- 大多数丛集性头痛患者需要预防性治疗，包括麦角胺、钙通道阻滞药、锂、皮质类固醇、双丙戊酸钠、托吡酯、褪黑激素和伽奈珠单抗。
- 如果丛集性头痛的药物治疗完全失败，可考虑手术治疗，包括对三叉神经和自主神经通路的感觉输入支进行神经消融术，此治疗对 75% 的患者有效。

第 39 章 颈源性头痛、脑膜穿破后头痛和自发性低颅压
Cervicogenic Headache, Post-meningeal Puncture Headache, and Spontaneous Intracranial Hypotension

Lori-Ann Edwards Louise Hillen Deepti Agarwal Dost Khan Reda Tolba 著

侯 宇 译 郑 晖 校

一、颈源性头痛

（一）定义

国际头痛协会（IHS）将颈源性头痛定义为“由颈椎及其组成部分［骨性结构、椎间盘和（或）软组织］疾病引起的头痛，通常但并不一定伴有颈部疼痛[1]”。

（二）流行病学

以 IHS 为标准，颈源性头痛的发生率为 2%[2]，而以颈源性头痛国际研究组（Cervicogenic Headache International Study Group，CHISG）作为标准时，其发生率高达 4%[3]。此外，在以 CHISG 为诊断标准的研究中，颈源性头痛在女性中发病率高出 66%，占比所有严重头痛的 17.7%[4]。由于诊断标准存在较大差异，使流行病学的研究受到限制。颈源性头痛在疼痛管理门诊的头痛病例中占比 25%。

（三）病理生理学

颈源性头痛的发病机制与前三条颈神经、三叉神经核和颈丛间的交互作用有关（图 39-1）。前三条颈神经支配的结构包括颈椎上部滑膜关节和肌肉、上段脊髓和颅后窝的硬脑膜、椎间盘[5]。前 3 条颈神经的伤害性感觉传入纤维与通过三叉神经脊束传入的三叉神经传入纤维在二级神经元上存在重叠。这种重叠发生在三叉颈神经核内，因此颈部疼痛可能会因三叉神经传入而放射至枕部、耳区，以及额部、顶部和眶周区域[6]。斜方肌、胸锁乳突肌和头夹肌也受颈神经支配，肌肉内部的触发点可引起颈源性头痛[7]，这些肌肉的伤害性感觉传入神经同样汇聚于三叉颈神经核[4]。

（四）颈神经解剖概要[5]

涉及第一颈神经、第二颈神经、第三颈神经。

（五）诊断标准

根据相应的临床症状或诊断性阻滞诊断颈源性头痛。

1. 临床诊断

表 39-1 是 CHISG 诊断颈源性头痛的临床标准[8]。表 39-2 为 IHS ICHD-3 的诊断标准[9]。

2. 诊断性阻滞

虽然临床诊断标准利于诊断颈源性头痛，但诊断性阻滞能完全缓解头痛，其可确诊颈源性头痛，而不仅依赖于临床诊断。在透视引导下行第三枕神经阻滞，有利于诊断由 $C_{2\sim3}$ 椎间关节突疾病引起的疼痛。第三枕神经阻滞后头痛能完全缓解的患者，可被射频神经切断术成功治疗[10]。

诊断性 C_3 和 C_4 内侧支阻滞（MBB）可与第三枕神经阻滞同时实施，用于缓解与颈部相关的疼痛。C_3 与 C_4 的 MBB 和第三枕神经阻滞技术参考颈源性头痛的介入治疗[10]。

（六）鉴别诊断

出现预警或危险信号等严重情况时应进行排除。危险信号包括发热、寒战、年龄＞50 岁、癌症史、夜间痛醒和体重减轻。高危患者应予以特别关注，如免疫功能低下者，其更易受到感染等严重疾病的影响。鉴别诊断包括以下情况。

- 颈内动脉或椎动脉夹层

颈神经支配椎动脉和颈内动脉，以上血管发生夹层会导致头痛[7]。1～3 周内可能出现脑卒中样症状[6]。颈椎推拿治疗有致命风险[6]。

- 颅后窝肿瘤，Arnold Chiari 畸形

$C_{1\sim3}$ 的窦椎神经支配颅后窝硬脑膜[5]。

- 颈椎间盘突出症

C_3 椎体分支支配 C_2/C_3 椎间盘，可能是椎间盘源性疼痛的潜在原因。

- 脊髓神经受压或肿瘤、髓内或髓外脊髓肿瘤

窦椎神经 $C_{1\sim3}$ 支配颈上部脊髓的硬脑膜[5]。

- 枕神经痛

枕大神经受压。枕大神经走行过程中可受压于头下斜肌和头半棘肌间。这是由枕神经痛引起颈源性头痛的主要原因[7]。

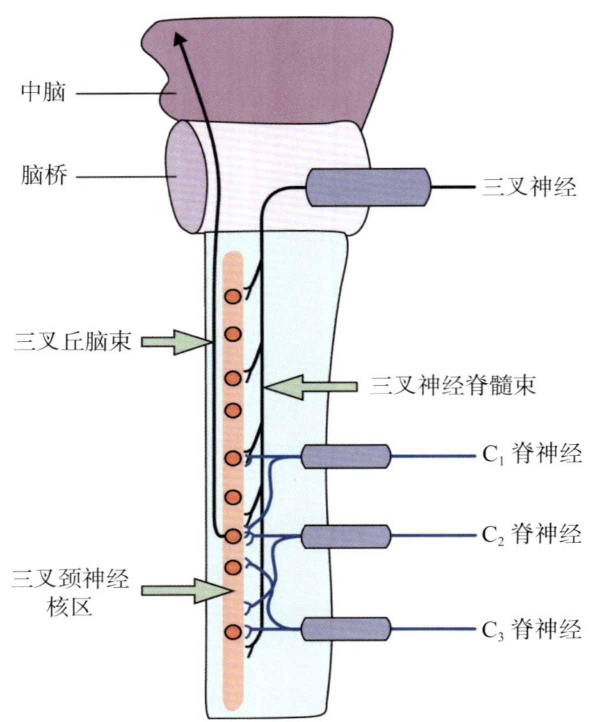

▲ **图 39-1 三叉神经和颈部上方三条脊神经的伤害性感觉传入纤维汇入颈部脊髓上方三叉颈核区的二级神经元**

该方式介导疼痛信号从颈部传递至颈神经或三叉神经支配的头部区域（经 Elsevier 许可转载，引自 Bogduk N, Govind J. Cervicogenic headache: an assessment of the evidence on clinical diagnosis, invasive tests, and treatment. *Lancet Neurol* 2009;8:959–968.）

- C_2 神经病变

位于 C_2 神经根的神经血管受压。C_2 神经穿过寰枢外侧的关节囊，根部覆盖于硬脑膜和根外静脉丛中。关节炎性病变、硬脑膜或周围血管病变可能导致该神经受压[5]。C_2 神经痛的特点为间歇性刀刺样疼痛，不同于颈源性头痛，C_2/C_3 小关节病变属于持续性的钝痛。

- 偏头痛和紧张性头痛

颈源性头痛与偏头痛和紧张型头痛不同，主要包括：①侧锁性疼痛；②由颈部肌肉压力和头部运动引起；③放射性疼痛由后至前；④轻度的恶心、呕吐、畏光和畏声[9, 11]；⑤与偏头痛不同，没有搏动和侧移；⑥与偏头痛不同，对麦角胺和曲坦类药物反应性较低。

（七）调查

完整的病史和体格检查有利于诊断颈源性头痛，病史包括创伤（如甩鞭伤）或颈部疾病史，存在神经系统或脑卒中样症状（可能提示更严重的诊断结果）。

体格检查包括颈部活动范围和尝试运动头部或固定头位产生典型头痛。在影像学检查前，合理推断其为颈源性头痛。超声、CT 和 MRI 等成像方式可进行辅助诊断。超声有利于诊断枕神经受压造成的枕神经痛，不同的操作者会对结果的可靠性产生影响；CT 成像可观察到颈椎的骨性病变；MRI 作为首选方式，其能够可视化颈椎的骨性病变、软组织和神经。总的来说，影像学检查结果并不是诊断性的。阳性结果和头痛之间应有病程长短证明与其的因果关系。

表 39-1 CHISG 标准

主要症状	疼痛特征	其他重要标准	轻微症状和体征
单侧痛	非聚集性发作	女性	自主神经症状和体征
	持续时间不同	颈部或头部创伤	头晕
颈部受累的症状及体征*	中度、非搏动性、无痛	疼痛被 C_2 或枕大神经消除	畏声和畏光
	始于颈部扩散至眼额颞区		吞咽困难

*. 发作的诱发因素：颈部运动引起疼痛；外部施压于同侧上颈部、后颈部或枕部区域引起疼痛；颈椎活动范围受限；同侧颈、肩、手臂疼痛，具有不确切、非神经根性的疼痛

诊断必须有两个主要标准：单侧疼痛并且至少有一个与颈部相关的症状或体征。其他重要标准强烈支持该诊断

改编自 Sjaastad O, Fredriksen TA, Pfaffenrath V. Cervicogenic headache: diagnostic criteria. Headache. 1990;30(11):725–726.

表 39-2　IHS ICHD-3 诊断标准

A. 头痛满足标准 C
B. 颈椎或颈部软组织内疾病或病变的临床 / 影像学证据
C. 至少存在以下 2 项证明因果关系
- 头痛的发展与颈椎疾病发生或病变出现有时间关系
- 头痛显著改善 / 治愈伴颈部病变改善 / 治愈
- 颈椎活动范围受限
- 剧烈动作明显加重头痛
- 其他任何 ICHD-3 均未解释头痛

D. 头痛在颈部结构或供应神经诊断性阻滞后消失

改编自 the Headache Classification Committee of the International Headache Society. The international classification of headache disorders, third Edition. Cephalalgia. 2018;38(1):1–211.

（八）治疗

1. 非药物疗法

目前没有对照研究证明非药物疗法对颈源性头痛有效，但其潜在益处仍不容忽视[11]。

(1) 按摩。

(2) 冷敷。

(3) 物理疗法，包括手法治疗、运动改善体位和颅颈运动。

(4) 经皮神经电刺激疗法。

(5) 生物反馈 / 放松疗法。

(6) 心理疗法。

2. 药物疗法

(1) TCA。

(2) 抗癫痫药物[12]：加巴喷丁、卡马西平、双丙戊酸钠和托吡酯。

(3) SNRI：文拉法辛、度洛西汀。

(4) 肌肉松弛药

(5) 非甾体抗炎药（外用内服均可）[12]：非选择性 COX 抑制药、COX-2 选择性抑制药。

(6) 局部麻醉药。

3. 介入性微创手术

(1) 颈椎小关节 MBB 和射频消融[12]：颈椎 MBB 可诊断颈椎小关节源性疼痛。使用带或不带类固醇的局部麻醉药行 MBB，阻滞后症状缓解者往往对 RFA 治疗反应较好。

一旦证实对特定内侧支神经行诊断性麻醉阻滞后头痛缓解，即采取 RFA 疗法以获得更持久的疗效。该疗法主要用于由 $C_{2\sim3}$ 椎间关节突关节病变引起的颈源性头痛，其神经分布于第三枕神经[5]。C_3 和 C_4 内侧支的 RFA 可在相同条件下进行，以缓解颈部疼痛。

(2) 颈椎小关节 MBB 和 RFA 技术：后路入路法，患者采用俯卧位，通过前后柱视图确定小关节突柱。以关节柱“腰部”为穿刺点，侧面视图可以确定最佳位置，在目标椎体关节柱的中间[13]。第三枕神经位于 $C_{2\sim3}$ 下侧[14]，该神经通常沿着 $C_{2\sim3}$ 关节运动，刚好与 C_3 关节突中心相反[10]，如图 39-2 所示，图 39-3 和图 39-4 透视图像为进针后位置。

该操作也可在采取特别措施的侧卧位下进行，确保关节柱较好重叠，透视下显示精准侧位图像，有助于避免针头误放导致脊髓损伤。

4. 其他干预措施

(1) 触发点注射（trigger point injections，TPI）：斜方肌和颈椎旁肌肉潜在的肌筋膜疼痛及肌肉痉挛并不罕见。触发点注射使痉挛的肌肉放松，从而缓解疼痛并有利于缓解与肌筋膜相关的疼痛[11]。

(2) 枕神经阻滞[11]：枕神经受压处行枕大神经阻滞可有效治疗与枕神经相关的神经痛，该阻滞可在解剖标志处或超声引导下进行。局部注射麻醉剂中可复合或不复合类固醇药物，其能为大多数患者提供短暂缓解，一些患者的缓解期长达数月。如果阻滞能在短期内缓解症状，可考虑使用脉冲技术行射频消融术或其他技术（如冷冻消融）来延长疼痛的缓解期。

(3) 肉毒毒素[12]：将肉毒毒素注入颅周和颈部肌肉能缓解疼痛，但目前尚未得到 FDA 批准，需要进一步行临床研究证实其疗效。

5. 手术治疗

手术干预需要权衡干预后疼痛加重的风险及术后可能带来的好处。必须有影像学检查证明其病理性改变可治和其他治疗方式均难以治愈的疼痛病史的证据[12]。根据病理变化选择相应治疗方案，如神经切除术、背根切开术、微血管减压、神经探查和松解及关节融合等。

6. 非药物治疗的疗效

据非药物治疗疗效的研究报道，不同治疗模式相互结合治疗效果最大。进一步证据表明，通过运动和物理疗法控制患者颈源性头痛，疗效相当可观[13, 14]。此外，在 Jull 等进行的一项随机对照试验中，接受手法治疗和特定运动能长期降低患者颈源性头痛的频率和强度，并且具有统计学意义[15]。

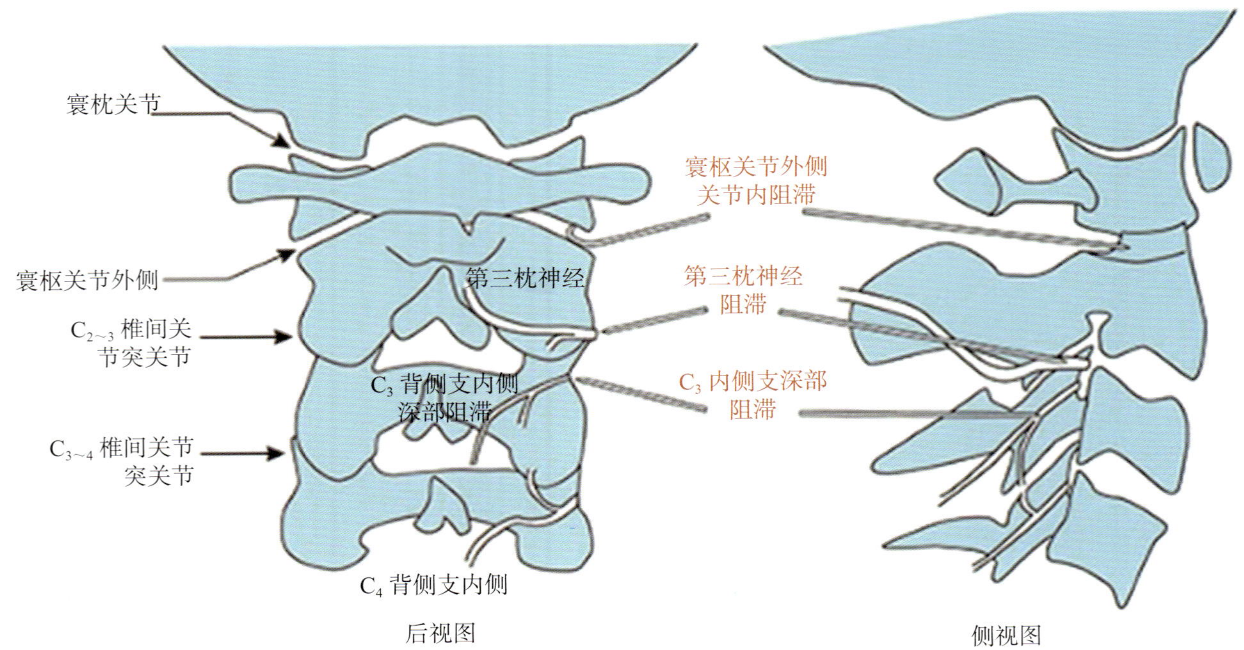

▲ 图 39-2 上颈椎后视图和侧视图，显示了引起颈源性头痛的主要关节来源、相关神经及用于这些诊断性阻滞的针头放置位置

红色标签和针头为诊断性阻滞的目标位置（经 Elsevier 许可转载，引自 Bogduk N, Govind J. Cervicogenic headache: an assessment of the evidence on clinical diagnosis, invasive tests, and treatment. *Lancet Neurol* 2009;8:959–968）

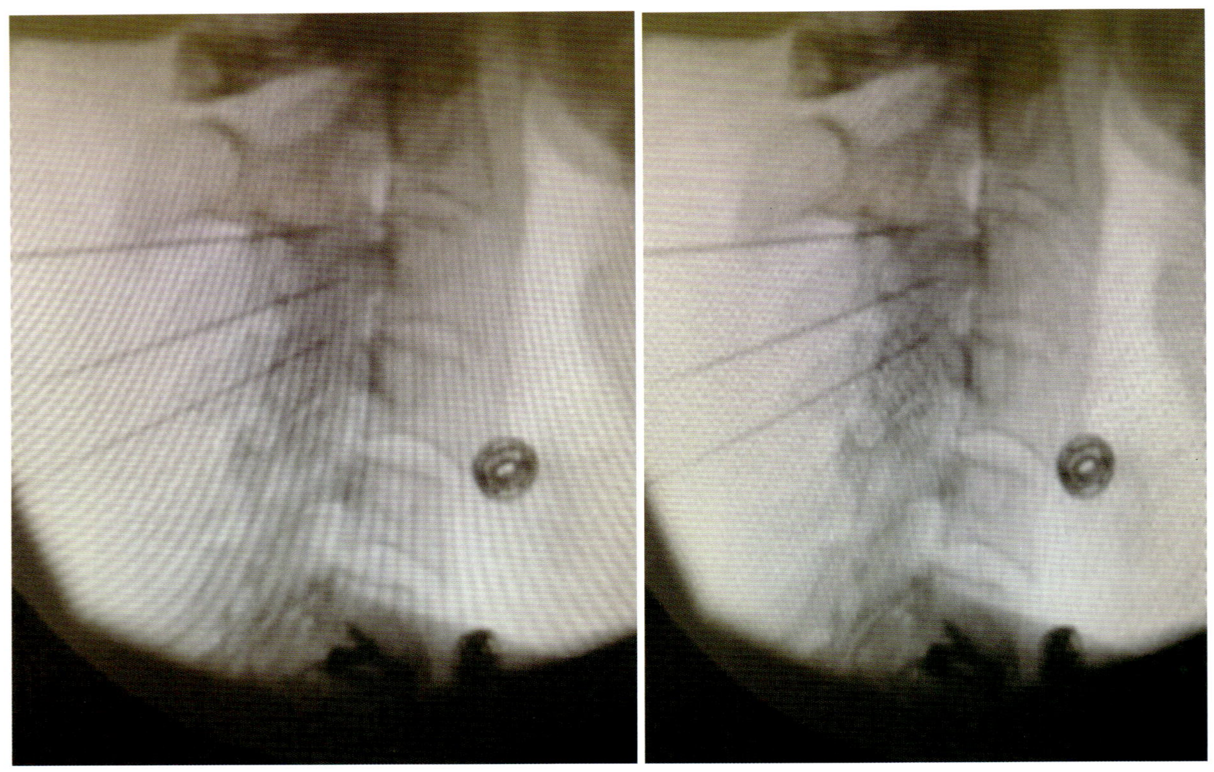

▲ 图 39-3 透视图像为第三枕神经及 C_3 和 C_4 内侧支 RFA 进针的侧视图

注意以第三枕神经定位进针后位于 $C_{2\sim3}$ 中间。于 $C_{3\sim4}$ 中间进针

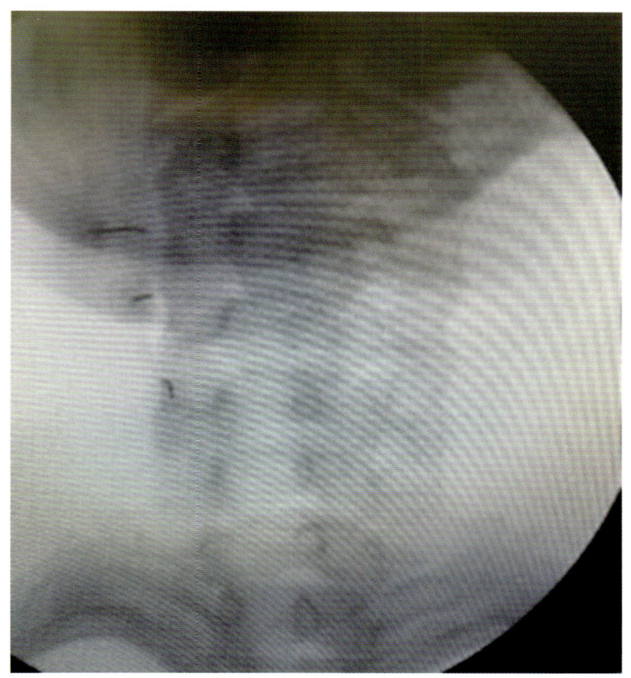

▲ 图 39-4 透视图像，针位于 C_3、C_4、C_5 RFA 内侧支和第三枕神经之间的前后视图

7. 药物治疗和干预措施的疗效

目前，缺乏药物治疗颈源性头痛疗效的证据。枕神经的治疗性阻滞能在短期内缓解症状且持续注射有长期缓解的疗效。小平面阻滞可缓解一些急性疼痛，但无法产生持续疗效[11]。总体而言，缺乏能证明介入方案治疗颈源性头痛有效性的随机对照研究。

（九）总结

颈源性头痛由一系列颈椎疾病引起的疼痛所致。这种类型的头痛在女性中更常见，占慢性疼痛门诊头痛病例的 25%。颈源性头痛发病机制与前三条颈神经、三叉神经核和颈神经丛的交互作用有关。临床可用 CHISG 标准、HIS 标准或诊断阻滞后症状缓解来确诊颈源性疼痛。病史和体格检查对诊断至关重要，应该排除其他危及生命的相关因素。CT 和 MRI 的诊断并不具有诊断性，影像学成像可用于确定是否存在颈部疾病，需要病程长短来证明因果关系。治疗可以是非药物疗法，包括按摩治疗、物理治疗、经皮神经电刺激治疗和心理治疗；介入治疗，如射频消融术可用于接受诊断阻滞后疼痛完全缓解的患者；手术干预，如神经切除术和背根切断术，需要权衡干预后疼痛恶化的风险及手术可能带来的好处。

二、脑膜穿破后头痛

第一次脑膜穿破后头痛（post-meningeal puncture headache，PMPH），也称为硬脑膜穿破后头痛，由 August Bier 于 1898 年首次提出，助手为他行椎管内麻醉后出现体位性头痛。他猜想该头痛与椎管手术过程中脑脊液的流失相关[16]。PMPH 常见于椎管手术后产科患者，也可见于介入性疼痛诊断及诊断性腰椎穿刺术。PMPH 作为描述穿破脑膜后直立性双侧头痛的专业术语，许多人认为它应该被称为“脑膜穿破后头痛”。主要表现为额部或枕部的双侧性头痛，患者常伴有颈部僵硬、恶心、呕吐及其他相关症状，如视力（畏光和复视）及听觉的改变（耳鸣和听觉减退）[17]。

头痛最常见于硬脑膜穿破后 24～48h 内，90% 的病例在 72h 内出现，但也有可能发生于硬脑膜穿破后 5～12 天[18, 19]。头痛通常在首发症状后 7 天内消退，极少数持续数月[20]。若与头痛相关的体位因素不存在，则应考虑其他病因[17]。PMPH 可导致严重的后果、患者丧失工作能力、对产妇照顾新生儿及与新生儿建立联系的能力产生极大影响[21]。诊断为 PMPH 的患者中，至少 1 周内日常生活中表现为行动困难者占比 39%[22]。PMPH 可增加慢性头痛、脑神经麻痹、永久性残疾和可逆性脑血管收缩综合征等发生率[17]。鉴于 PMPH 不仅增加医疗费用，并且使患者舒适度降低，有必要及时识别并进行治疗。

（一）病理生理学

虽然 PMPH 具体机制尚不完全清楚，但头痛发作属双峰型，根据 Monro-Kellie 学说，CSF 从椎管间隙渗漏引起机械牵拉及反射性脑血管舒张[17]。以上两种情况均由脑膜破裂引起，CSF 外漏的速率大于其产生的速率。成人 CSF 平均容积为 150ml，在脉络膜丛以 0.35ml/min 的速度不断生成，每天共约 500ml[20]。CSF 漏出的量与头痛发作不一定相关[23]。虽然一些患者 CSF 少量漏出后出现头痛症状，但其他患者即使 CSF 漏出量较大也可能不会头痛，丢失 10% 的 CSF 就足以导致 PMPH[24]。

Monro-Kellie 理论表明包括 CSF 和颅内血液在内的大脑总容积必须保持不变。为了维持恒定的颅内容量，脑脊液减少时，颅内血管会代偿性扩张。脑血管扩张，血容量增加，从而激活三叉神经血管系统，产生类似于偏头痛的疼痛。三叉丘脑束向丘脑传递信号，并将疼痛传递至眼支和前三个颈椎根部。Monro-Kellie 学说证实，通过 MRI 可观察到 PMPH 患者硬脑膜静脉扩张后所继发的脑膜增厚[25]。

PMPH 继发性原因可能是 CSF 压力相对降低。CSF 的丢失降低静水压使浮力丧失，使大脑在直立位时下垂[26]。脑膜穿破平面越高，穿刺部位的静水压力越小。这就解释了为什么颈椎脑膜穿破与 PMPH 的相关性远低于腰椎部位穿破。CSF 丢失后未代偿导致蛛网膜下腔压力降低。正常情况下 CSF 初始压力为 70～180mmH_2O[12]，低于 60mmH_2O 时则为低 CSF 压，通常出现在 PMPH，但与存在的症状并不完全相关[27]。

虽然 CSF 绝对容积丢失与 PMPH 无关，但 CSF 体积突然减少和颅内静脉结构内外压力的变化会导致静脉扩张[28]。此外，CSF 的突然减少导致患者直立位时对疼痛敏感的结构（如硬脑膜、桥静脉、脑神经和静脉窦）产生向下的牵引力[28]，脑脊液向脊髓硬膜囊的再分配加重了这种情况，加剧对脑膜、颅内血管和神经的拉伸及张力。PMPH 后颅内结构向下移位的影像学证据支持上述理论[25]。桥静脉受到牵引可导致硬脑膜撕裂，并有可能导致硬脑膜下出血[29]。一项超过 2600 万分娩病例的队列研究表明，产科 PMPH 患者增加诊断为颅内硬膜下血肿的风险虽小，但仍具有统计学意义[30]。

CSF 压力低和由此产生的牵引常导致脑神经麻痹（表 39–3）。由于展神经（CNⅥ）在颅骨和岩骨固定点附近的角度发生急剧变化，导致牵引力增加，其最易受影响[31, 32]。复视常发生在外展神经受到牵拉和随后的眼外侧直肌麻痹时，在 2 周～8 个月内消退，永久性视力损伤较为罕见[33]。面神经（CNⅦ）也常受到影响，导致面部肌肉瘫痪、泪腺和唾液腺功能紊乱，以及舌前 2/3 味觉丧失[31]。由于影响前庭耳蜗神经（CNⅧ），听力可能会发生变化。外淋巴间隙与充满脑脊液的蛛网膜下腔通过耳蜗导水管连接。脑脊液压力的变化传递到外淋巴间隙（图 39–5）[34]。耳蜗导水管未闭使脑脊液压力下降，造成外淋巴张力减退和内淋巴积液，从而导致低频听力受损和耳鸣[35]。三叉神经眼支（V_1）支配桥静脉和硬脑膜及前额区疼痛。迷走神经（CNⅩ）受到牵拉时，由于髓质中化学感受器区域受到刺激，机体出现恶心和呕吐症状。迷走神经与颅后窝及枕骨区域的疼痛相关。颈上神经受牵拉时，主要表现为肩部僵硬、枕颈和颈部疼痛。鲜有病例报道视神经（CNⅡ）和滑车神经（CNⅣ）受累（表 39–3）[31]。

（二）蛛网膜在脑脊液漏发病机制中的作用

硬脑膜厚约 400μm，由 80 个随机分布的同心层纤维组成，称为硬脑膜层[36]。与结构更强的蛛网

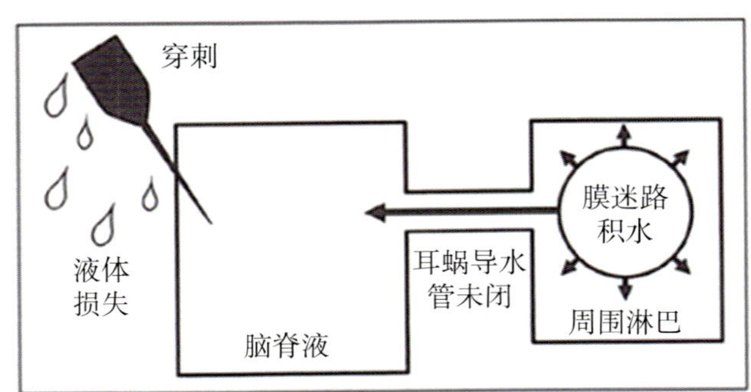

▲ 图 39–5 穿破脑膜后听力受损和耳鸣的发病机制

引自 Michel, Olaf, and Tilman Brusis. Hearing loss as a sequel of lumbar puncture. Ann Otol Rhinol Laryngol. 1992;101(5):390–394.

表 39–3 脑膜穿破后头痛中常见的脑神经病变

脑神经	症状学
三叉神经（CN Ⅴ） • 眼支（V_1） • 上颌支（V_2） • 下颌支（V_3）	• 额部疼痛 • 三个分支感觉改变，无运动参与 • 舌麻木
展神经（CN Ⅵ）	• 眼部异常 • 复视 • 外侧直肌无力致视线偏离 • 畏光
面神经（CN Ⅶ）	• 面神经麻痹 • 舌前 2/3 味觉丧失 • 泪腺和唾液腺功能紊乱
前庭（CN Ⅷ）	• 听力改变 • 低频听力受损 • 耳鸣
迷走神经（CN Ⅹ）	• 刺激髓质化学感受器诱发恶心呕吐 • 枕部和颅后窝疼痛

膜相比，硬脑膜具有弹性，其主要作为限制脑脊液流出的屏障。电子显微镜已经证明紧密连接位于蛛网膜的外层，类似于大脑毛细血管内皮，而硬脑膜不包含紧密连接[37]。由于蛛网膜是防止脑脊液扩散的典型不可渗透层，因此证实了穿破蛛网膜是引起PMPH的主要原因，而不是硬脑膜。

（三）硬脑膜和创伤反应

神经外科手术后，硬脑膜的关闭和愈合对防止脑脊液漏及感染至关重要。如果硬脑膜裂隙小，选择保守治疗；而较大的硬脑膜裂隙需要直接修复或应用合成/生物材料移植。最初认为，硬脑膜撕裂边缘的成纤维细胞增生有助于硬脑膜闭合[38]。1959 年，Keener 等发现血凝块、软脑膜、蛛网膜组织周围的成纤维细胞增生有助于促进硬脑膜闭合[38]。因此，仅仅是硬脑膜层和邻近组织的微小创伤可能不会促进硬脑膜的实质性愈合。

（四）诊断

ICHD-3 将 PMPH 的诊断定义为硬膜穿破后 5 天内发生头痛且 14 天内自行好转或用硬膜外自体血补丁闭合硬膜外漏[39]。头痛发生时间尚存在争议，可在脑膜受损后 1～12 天内发生。头痛必须由 CSF 压力降低相关症状引起，表现为伴有颈部疼痛、听力改变、对阳光敏感、恶心或呕吐的体位性头痛[39]。体位性头痛意味着在站姿或坐姿时症状明显加重，仰卧位后有所改善。之前版本的 ICHD 包括直立位保持 15min 发生体位性头痛，仰卧位 15min 内缓解。当 CSF 压力恢复正常后，头痛症状得到改善。脑成像可观察到脑下垂或硬脑膜强化。脊柱 MRI 可直接观察到硬脑膜外的 CSF[39]。

排除引起头痛的其他原因很重要。如果头痛持续、表现为单侧或出现新发的恶心呕吐，则需要进一步评估。对于精神状态改变、癫痫发作或感觉/运动缺陷的患者，则需要邀请神经科会诊及进一步影像学检查。出现或不符合 PMPH 典型诊断标准的头痛需要与以下情况鉴别，包括脑出血、脑静脉血栓形成、感染、子痫、咖啡因戒断症和硬膜下血肿[40, 41]。

（五）发病率及危险因素

PMPH 的发病率为 1%～63%，其根据患者特征、操作技术、针头大小及设计而变化[42]。1956 年，Vandam 和 Dripps 等随访 10 098 例接受椎管内麻醉的患者发现，PMPH 发病率为 11%，其中出现视力障碍和听觉障碍者各占 0.4%[43]。PMPH 在 30—40 岁间的患者高发，并且女性患者（14%）发病率是男性患者（7%）的 2 倍[43]。一项 27 064 例产科患者接受椎管内手术的研究表明，142 例患者穿破硬脑膜后出现头痛[44]。其中 8 例表现为非典型，尽管存在其他相关症状和使用硬膜外血补丁（epidural blood patch，EBP）后有所改善，但与头痛相关的体位因素无关[44]。Choi 等发现，产科人群属于高风险群体，1.7% 的产妇使用 27 号 Whitacre 针行椎管内麻醉后发生 PMPH[45]。硬膜外置管时意外穿破硬膜的发生率约为 1.5%，其中超过一半的患者发展为 PMPH[45]。

2009—2017 年门诊手术的法医学报告分析结果，颈椎和腰椎水平行椎板间硬膜外注射最易意外穿破硬膜[46]。透视技术引导下的椎板间硬膜外注射 1 万例手术中，意外穿破硬膜的总发生率为 0.5%，其中颈部区域 1%，胸部区域 1.3%，腰椎区域 0.8%[47]，但未随访这些患者的 PMPH 发病率[47]。椎管内给药 PMPH 的发生率约为 23%[48]。虽然大多数患者的症状具有自限性并能通过保守治疗得到改善，但有 21% 的患者需行 EBP 或纤维蛋白胶贴剂治疗[48]。

患者罹患 PMPH 的危险因素主要为女性、年龄（30—40 岁）、妊娠、头痛史、既往低脑脊液压和低 BMI。虽然导致性别差异的生理学原因尚不清楚，但据一项大型 Meta 分析的结论得出，与男性相比，未妊娠女性患 PMPH 的风险是男性的 2 倍[49]。年轻被认为是发生 PMPH 的独立危险因素之一，与年长患者弹性较弱的硬脑膜相比，其硬脑膜更富有弹性，维持硬脑膜口持续裂开的可能性更高[50]。手术前有 PMPH 病史和头痛也与硬膜穿破后 PMPH 风险增加有关[51]。肥胖有助于防止 PMPH 的进展，因为硬膜外压力的增加降低了穿刺硬膜的梯度，从而减少了 CSF 外漏[52]。增加的腹压也有助于破损的硬脑膜封闭并减少脑脊液流失[52]。

PMPH 可控的风险因素包括尝试次数、针的样式、尺寸、形状和斜面方向。脊髓穿刺针可以设计为斜面切割型，如 Quincke 型；铅笔尖型，如 Whitacre 型和 Sprotte 型[53]。一项涵盖 25 例随机对照试验的系统性回顾研究显示，通过比较斜面为切割型和铅笔尖型（非切割型）的针得出，铅笔尖型针头 PMPH 的发生率及需要行 EBP 的概率均较低[54]。使用 20～22 号切割针穿刺后发生 PMPH 的风险为 36%，而 22 号非切割针穿刺后发生 PMPH 的风险为 2%[55]。PMPH 的风险与针的直径相关，使用小号针穿刺PMPH的发生率较低。意外穿破硬膜事件多见于采用17或18号Tuohy切割针硬膜外置管时。Angle等发现与17号针相比，20号Tuohy针能够减少脑脊液的外漏[56]。一项尸体研究同样表明，22号针CSF平均外漏量是使用25号针的6倍[57]。切割针的PMPH发生率增加，可能与它切割硬脑膜纤维有关，而铅笔尖较钝，不会破坏硬脑膜纤维的连续性[57]。电子显微镜显示，穿刺针尖端较钝时，硬脑膜会出现不规则的孔，而切割针会产生干净的孔[55]。硬脑膜中出现的不规则孔可促进炎症反应，从而促进愈合和孔的闭合。

电子显微镜研究表明，硬脑膜纤维是胶原蛋白且没有特定方向，而蛛网膜母细胞平行于脊髓长轴。与硬脑膜纤维相比，斜面方向与脑脊液渗漏量和随后发生头痛的风险相关。

Cruickshank和Thompson的体外研究表明，当针的斜面平行于纤维纵向排列时，液体流失并没有减少。然而，当22号Whitacre针穿过纤维时比22号Quincke针液体损失更少，这表明漏出率与针的设计有关，而不是斜面方向[58]。相比之下，一项包含5项研究的Meta分析表明，与垂直进针相比，平行于脊髓长轴置入斜面针或切割针，PMPH的发生率较低且具有统计学意义[59]。Norris等比较两组硬膜外导管的放置，一组为Tuohy斜面平行于硬脑膜纤维，另一组是Tuohy垂直于脊髓长轴放置，其与意外穿破硬脑膜发生率相似。然而，平行组PMPH的发生率明显降低，EBP治疗较少[60]。

操作医生对PMPH发展有一定影响，神经科医生或神经放射学家行诊断性硬脑膜穿刺后，PMPH的发生率较高，可能是因为针头型号较大，也可能与实施该操作的经验较少有关[61]。一项涉及80名成年患者的前瞻性研究中，诊断性腰椎穿刺后PMPH发生率约为33%[62]。诊断性腰椎穿刺通常需要20或22号针有利于测量初始压力，并在较短时间内获得脑脊液。如果针头小于22号，收集2ml的CSF至少需要6min，对于测量初始压力也极具挑战性。

（六）预防措施

如前所述，PMPH的预防取决于针头的特性也可能取决于穿刺硬脑膜时针斜面的方向。采用平行于脊髓纵向的最小铅笔尖样针穿刺，有助于降低PMPH发生率。硬膜外置入过程中意外穿破硬膜后置入鞘内导管是否可以降低PMPH风险仍存在争议。许多现有研究均属回顾性研究，不具备随机性。Ayad等发现，置入鞘内导管并在分娩后立即取出，PMPH的发生率从81%降至31%，如果意外穿破硬脑膜后留置导管24h，发生率则为3%[63]。在173例意外穿破硬脑膜的患者中，73例放置鞘内导管并在原位保持36～48h，PMPH发生率为36%。与之相比，99例患者放置在不同水平的硬膜外导管或仅通过Tuohy针单次脊髓给药，PMPH发生率为59%[64]。此外，鞘内导管组PMPH的严重程度和对镇痛药的需求明显降低[64]。2017年，一项对13个研究中1000多名患者进行的Meta分析显示，接受鞘内导管治疗的患者发生PMPH的风险和对EBP的需求比留置硬膜外导管者低[65]。

一项针对北美产科麻醉医生的调查显示，75%的人会在硬膜意外穿破后更换硬膜外导管，25%的人会将其置入椎管内，尽管76%的患者认为留置椎管内导管24h可以降低PMPH的发生率[66]。意外穿破硬脑膜后不能放置椎管内导管最重要的原因是椎管内导管的安全性。由于对椎管内导管剂量和使用情况不熟悉，所以误用风险较高。虽然留置椎管内导管24h可以降低PMPH的发生率和严重程度，但大多数机构出于对安全的考虑，并不采取该措施。

由于缺乏强有力的文献支撑，意外穿破硬膜（accidental dural puncture，ADP）后预防性使用硬膜外血补丁存在争议。一些回顾性研究表明，PEBP可以减少严重程度、持续时间或对血补丁的需求。Scavone等的一项随机、对照、双盲研究，评估64例产妇使用17号Tuohy针意外穿破硬膜后PEBP的疗效[67]。分娩后，所有患者抽取或进行操作但未抽取20ml自体血，两组患者的头痛发生率、疼痛评分峰值和血补丁需求率均没有差异，尽管PEBP组头痛中位持续时间较短[67]。其他研究表明，预防性的硬膜外或鞘内注射生理盐水（通常为10ml）并不能降低对行治疗性血补丁的需求[68]。另外一项涉及221名产科和外科患者的5项研究分析显示，没有足够的证据推荐PEBP[69]。总的来说，PEBP不会降低PMPH的发生率或意外穿破硬脑膜后对治疗性补丁血的需求。

经椎管内给予吗啡预防意外穿破硬脑膜仍存在争议。一项由Al-Metwalli等进行的随机对照研究，意外穿破硬膜后立即经硬膜外途径给予3mg剂量的吗啡，并在24h再次给予，显示PMPH发生率从 48% 下降至 12%[70]。然而，Peralta 等的一项随机双盲研究显示，ADP 患者分娩后鞘内注射 150μg 吗啡并不会降低 PMPH 的发生率或严重程度，这一结果降低预防性经鞘内注射吗啡的应用[21]。此外，Brinser 等证明，意外穿破硬膜后，经硬膜外和鞘内途径注射吗啡并未降低 PMPH 的风险[71]。重要的是，应认识到椎管内吗啡给药的相关风险，包括呼吸抑制、恶心、呕吐和瘙痒。经硬膜外注射吗啡时必须谨慎，特别是在硬脑膜穿破后，因为未知浓度的药物可能会扩散至鞘内间隙。

近来，ADP 后应用二十四肽促皮质素颇受关注，其属于促肾上腺皮质激素类似物，用以预防 PMPH。促肾上腺皮质激素改善 PMPH 的机制尚不完全清楚，ACTH 刺激醛固酮分泌增多，促进水钠潴留，增加血容量，并有利于撕裂的硬脑膜闭合。ACTH 还可能通过主动运输钠离子进入 CSF 来增加脑脊液的产生，并可能通过增加 β- 内啡肽水平来调节对疼痛的感知[72]。在一项对 95 名 ADP 后接受 1mg 二十四肽促皮质素患者的研究中，PMPH 的发生率从安慰剂组的 69% 降低至二十四肽促皮质素组的 33%，对 EBP 的需求从 30% 减少至 11%[73]。除了罕见的过敏反应，使用二十四肽促皮质素的相关风险很低。

（七）治疗

一旦确诊为 PMPH，就应开始行保守治疗。85% 的 PMPH 持续时间不超过 5 天，很少与显著的发病率相关[74]。虽然卧床休息可改善 PMPH 症状，但 Thoennissen 等的 Meta 分析显示，卧床休息并未比立即活动降低 PMPH 的发生率[75]。一项对 1024 名麻醉医生的调查指出，积极补液和卧床休息是意外穿破硬膜预防 PMPH 最常用的措施。同一研究指出，最常用的治疗方案是积极补液、口服咖啡因、口服非阿片类镇痛药和 EBP 操作[76]。虽然常建议及时补液，但没有证据支持。许多医生鼓励患者行 EBP 前先进行保守治疗 24～48h，部分人认为应禁用于术后或产后时期的患者。许多药物可用于治疗 PMPH，包括甲基黄嘌呤（咖啡因和茶碱）、5-HT 受体激动药、抗惊厥药物、促肾上腺皮质激素和皮质类固醇。

咖啡因是一种有效的甲基黄嘌呤中枢神经系统兴奋剂，可引起脑血管收缩，是治疗 PMPH 最广泛的药物。口服 300mg 咖啡因或静脉注射 500mg 咖啡因钠（约为 250mg 咖啡因）[77]。虽然对大多数患者来说咖啡因是安全的，但也有应用咖啡因后癫痫发作的报道，对于有癫痫病史者必须谨慎使用。高血压、妊娠高血压、焦虑和心律失常患者同样应谨慎使用。Sechzer 等的研究表明，75% 的女性静脉注射咖啡因后 PMPH 症状得到短暂缓解，这一结论支持其应用[78]。Jarvis 等发现，超过 70% 的女性静脉注射咖啡因 4h 后疼痛评分降低[79]。此外，口服 300mg 咖啡因 4h 显示疼痛评分降低，但在 24h 没有变化[77]。这些研究表明咖啡因作用是短暂的，可能需要重复给药。咖啡因给药似乎不会减少对血补丁的需求。茶碱属于另一种脑血管收缩药，尚未得到广泛研究或文献的支持。

5-HT 受体激动药，如舒马曲坦，可引起脑血管收缩，常用于中止偏头痛。目前仍没有证据表明它能够有效治疗 PMPH，一项非随机研究表明，福伐曲坦能有效预防接受诊断性腰椎穿刺患者发生 PMPH[80]。仍需要有更多研究评估 5-HT 受体激动药在其他患者中的使用效果。

加巴喷丁和普瑞巴林等抗惊厥药物有助于治疗 PMPH。普瑞巴林属于电压依赖性钙通道配体，可降低神经末梢钙内流并减少突触释放谷氨酸、P 物质和去甲肾上腺素。在一项涉及 40 名椎管内麻醉或腰椎穿刺后出现 PMPH 患者的研究中，一半患者连续 3 天每天口服普瑞巴林 150mg 后，再连续服用 2 天，每天 300mg。另一半患者每天给予安慰剂 300mg[80]。普瑞巴林组在治疗第 2 天后疼痛评分显著降低，并且使用双氯芬酸行镇痛补救的量更少[81]。另一项对 42 名患者的研究表明，与使用麦角胺和咖啡因相比，服用加巴喷丁的患者在 ADP 后疼痛及恶心呕吐明显减少[82]。尽管普瑞巴林和加巴喷丁均有希望用于治疗 PMPH，但仍需要更多研究来证明其有效性。

皮质类固醇类似物（ACTH 和促皮质素）已被用于治疗 PMPH。一项前瞻性的随机双盲研究表明，单次注射 1mg ACTH 类似物促皮质素并不能降低头痛的严重程度及对 EBP 治疗的需求[83]。进一步研究表明，PMPH 发生后接受 EBP 治疗的患者出现症状当天接受促皮质素治疗，其疼痛和功能评分均显著改善。然而，治疗后即刻、治疗后第 3 天和第 7 天与血补丁组疗效相似[84]。虽然这些有限的研究表明应用促皮质素后有所改善，但对于其整体疗效目前仍存在疑问。

一旦患者内科和保守治疗失败，则有必要考虑侵入性治疗。PMPH 的硬膜外治疗包括应用生理盐水、胶体、纤维蛋白胶和血液。EBP 疗法作为治疗的金标准，将少量自体血注入硬膜外腔。EBP 为 61%～98% 患者提供有希望且能够及时解决症状的方案[85]。血补丁的禁忌证与任何椎管内手术的禁忌证相似。第一个禁忌证是患者拒绝。如果患者因宗教信仰拒绝输血，则选择替代修补材料。必须复查患者的凝血状态，以尽量减少硬膜外血肿风险。不应对患有脓毒症、菌血症及注射部位有局部感染者行 EBP 检查，防止细菌进入硬膜外腔。EBP 可安全用于 HIV 阳性患者，由于 HIV 会自然穿过血脑屏障，因此手术过程中不会再增加中枢感染的风险[86]。

EBP 技术最早由 Gormley 等在 1960 年提出，其基于一次性注射血液到硬膜外的操作[85]。该过程通常需要两个人，一个人定位硬膜外间隙，另一个人抽血。无菌在硬膜外放置和血液采集过程中最重要。根据患者的耐受情况，可采取仰卧位或侧卧位。推荐选择靠近怀疑硬膜撕裂部位的尾端区域作为注射点，15ml 硬膜外血液会向头侧扩散约六个节段，尾侧三个节段[87]。此外，尾侧节段越高，脊髓受压就越少。EBP 后，患者应保持仰卧位且双腿略微抬高。Martin 等发现，EBP 后保持仰卧位 2h 能够完全缓解患者症状，而仰卧位 30min 仅能缓解 60%[88]。

EBP 作用机制尚不完全清楚，可能是两种不同机制。最初的影响可在几分钟内发生，与硬脑膜向脊髓压缩和硬脑膜内容积减少有关。EBP 操作后分析 5 名患者的 MRI 显示，硬膜外集合体较大、硬膜囊向前移位，平均 4.6 个椎体间隙[89]。EBP 在硬膜外扩散方式为纵向环形，有助于包裹整个硬膜囊。硬脑膜内容积的减少使 CSF 向头侧移动，大脑重新悬浮并减少牵引力。根据 Monro-Kellie 规则，颅内 CSF 增加有助于减少脑血管扩张和颅内血容量。

尽管经常有报道称能立即缓解患者症状，但血补丁治疗后的 MRI 研究表明，压缩性肿块手术后 7h 内消失[90]。凝胶塞封闭撕裂的硬脑膜或蛛网膜产生更持久的效果，以防止脑脊液进一步丢失。硬膜外填充血作为临时的塞子直至穿破的脑膜完全修复。尽管开始有所缓解，撕裂的硬脑膜或蛛网膜无法自行闭合会导致 EBP 治疗失败。视神经鞘直径（optic nerve sheet diameter，ONSD）是颅内压的替代指标，已在接受 EBP 治疗患者中进行了相关研究。Dubost 等发现，ONSD 在成功实施 EBP 的患者中增加，在实施 EBP 失败的患者中并未增加[91]。这表明颅内压的持续升高与 EBP 成功操作有关。

EBP 操作时抽取和注射的理想血量为 20ml，如果患者主诉背部、臀部或颈部出现疼痛，则应停止注射。注射血量和 EBP 成功率无关[92]。一项多国多中心的随机盲法试验以确定 EBP 最佳自体血填充量，该研究中共 121 例 ADP 后出现症状的患者接受 15ml、20ml 或 30ml 的血液注射[93]。30ml 组中由于注射时疼痛，仅有 54% 的患者完成全量注射，而 20ml 组中 81% 的患者和 15ml 组中 98% 的患者能够接受全量注射[93]。然而，20ml 组患者的永久性或部分缓解率最高，为 73%；而 15ml 组和 30ml 组的缓解率分别为 61% 和 67%[93]。这项研究证实，20ml 的自体血可能是实施 EBP 的最佳容积。Chen 等发现，7.5ml 的自体血与 15ml 的血液镇痛效果相当，但注射时对神经根的刺激较小[94]。完全有必要对非产科人群所需的最佳血容量行进一步研究。

替代修补材料包括硬膜外纤维蛋白胶和硬膜外右旋糖酐 -40。虽然这些材料的应用均已取得成功，但由于对其成本和安全性等因素的考虑，尚未得到广泛的应用。右旋糖酐 -40 是可用于耶和华见证人的安全替代品，而硬膜外间断注射或持续输注生理盐水是无效的治疗方案，生理盐水被硬膜外腔迅速吸收后需要更多干预措施，并且成功率较低。EBP 治疗严重的慢性 PMPH 病例失败后，手术可作为修复撕裂硬脑膜的最终方案。

EBP 治疗的最佳时机仍存在争议，PMPH 症状学中认为过早放置 EBP 会增加 EBP 失败的风险。一项对 129 例患者随访 13 年的回顾性研究表明，椎管内手术患者 48h 后行 EBP 永久缓解 PMPH 的成功率为 86%，24～28h 内的成功率为 65%，24h 内的成功率仅 50%[95]。这可能令人困惑，因为症状较重和 CSF 漏的患者应早期行 EBP 治疗，并且后续可能需要补丁闭合穿破的硬脑膜。

EBP 是一种安全的常用治疗方案，其最常见的不良反应为炎症反应和神经根受压引起的腰背痛和神经根性疼痛，以上往往自行消退或需应用非甾体抗炎药[96]。罕见的并发症包括硬膜外血肿、无意硬膜下或蛛网膜下腔注入血液引发蛛网膜炎。已有两例 EBP 后产生面神经麻痹的报道，均自发消退[97]。

虽然认为 EBP 是治疗 PMPH 的金标准，蝶腭神经节阻滞（sphenopalatine ganglion block，SPGB）简

单且微创，可作为 EBP 的替代疗法。1909 年，首次提出 SPGB 机制，其与脑血管收缩有关[98]。蝶腭神经节是位于每个翼交感神经窝两侧副交感神经纤维的集合。随着 CSF 的丢失，该神经节被激活，释放乙酰胆碱、NO 和血管活性肽，导致硬脑膜血管舒张[98]。鼻内给予利多卡因能够阻断这些神经节，从而减少伤害性感受器信号的传导，并抑制硬脑膜血管舒张，缓解 PMPH[99]。SPGB 的传统方法将浸在局部麻醉药中的棉签置入鼻孔，若头痛症状没有缓解，每 20 分钟重复 1 次，一般最多 2 次。在一项 17 年回顾性图表中，SPGB 组在 30min 和 1h 头痛症状缓解的患者多于 EBP 组，24h、48h、1h 和 1 周恢复相同[99]。接受 EBP 治疗的患者急诊科复诊率高于 SPGB 者[99]。

一项比较生理盐水和利多卡因行 SPGB 治疗的临床试验显示，30min 时患者疼痛强度无任何显著差异，与 EBP 在减轻和避免疼痛方面具有相似作用，这表明 SPGB 的主要效果可能并不完全依赖于所使用的局部麻醉药[100]。SPGB 可作为对 EBP 有禁忌或拒绝接受者的一种安全有效的替代方案。

（八）PMPH 总结

PMPH 及其管理是麻醉过程中已知且被广泛接受的内容。随着对 PMPH 相关危险因素的认识，临床医生在行椎管内麻醉操作时需保持高度警惕，虽然不致命，但可能会引起严重的发病率，应该被认真对待。在穿破硬脑膜或不慎穿破出现典型症状时，PMPH 的诊断并不难。治疗首选保守治疗，因为头痛具有自限性通常在 7～10 天内消退。EBP 是 PMPH 的金标准，并且是最有效的治疗方式。慢性 PMPH 患者可能需要手术修复。尽管已有新的治疗方式，但仍需要与其疗效相关的高水平证据。

三、自发性低颅压

自发性低颅压（spontaneous intracranial hypotension，SIH）最初由 Schaltenbrand 于 1938 年提出，其症状类似于穿破硬脑膜后的头痛，但并未行硬脑膜穿刺。每年 10 万人中约有 5 例发病，发病率女性是男性的 2 倍，40—50 岁为高发年龄段[101]。

（一）SIH 临床症状

SIH 常见于跌倒后出现体位性头痛、创伤、颈椎过度屈伸、运动或剧烈咳嗽症状的患者。虽然体位性头痛比较典型，但也可能表现为非体位性甚至相反（仰卧位时更严重）[102]。头痛发作时可以表现为渐进性或雷击样，也可以是劳力性、间歇性或主要发生在一天结束时。头痛由于对疼痛敏感结构（包括硬脑膜）失去牵引力而导致大脑向下移位引起。另一种机制由对疼痛敏感的颅内静脉结构代偿性扩张引起。其他症状包括颈部疼痛、僵硬、恶心、呕吐、视物模糊、耳鸣、眩晕和畏光。耳鸣继发于异常的 CSF 压力传至淋巴管周围，视力和平衡障碍由于视神经和前庭耳蜗神经受到牵拉[103]。脑神经麻痹导致眼肌麻痹可累及动眼肌（CNⅢ）、滑车神经（CNⅣ）或展神经（CNⅥ），其中 CNⅥ最常受累[104]。垂体柄畸形引发高催乳素血症和溢乳[105]。与脊柱有关的症状包括背部疼痛和神经根病，可能由于外漏的脑脊液压迫神经根或脊髓所致。ICHD 已经发布了 SIH 的诊断标准（表 39-4）[106]，然而一些专家认为，这些标准过于严格[107]。SIH 的鉴别诊断包括原发性（每天新发的持续性头痛）和继发性头痛。继发性头痛应考虑蛛网膜下腔出血、硬膜下血肿、颈动脉 / 椎动脉夹层、脑静脉窦血栓形成、良性颅内低压、创伤后头痛、脑膜炎和体位性直立性心动过速综合征等疾病[101]。

SIH 最常见的原因是 CSF 通过功能不全的硬脑膜漏出，或存在硬脑膜撕裂、脑膜憩室、沿神经根

表 39-4　低脑脊液压头痛诊断标准

A. 任何满足标准 C 的头痛
B. 下列任一项或 2 项
- 脑脊液压力偏低（＜60mm CSF）
- 影像学证明脑脊液漏

C. 头痛的发生与脑脊液压力低或脑脊液漏有时间关系，或被发现
D. 不能被另一种 ICHD-3 诊断解释的头痛

标准 C

- 至少以下 2 项证据表明因果关系
  - 头痛的发展与非血管性颅内疾病发病时间相关或使其被发现
  - 至少以下两种情况之一：头痛随非血管性颅内疾病的恶化而加重，头痛随非血管性颅内疾病的改善而显著改善
  - 头痛具有颅内非血管性病变的典型特征
  - 有因果关系的证据

引自 Headache Classification Committee of the International Headache Society. The International Classification of Headache Disorders, third edition. *Cephalalgia.* 2018;38(1):1–211.

套管的硬脑膜缺损及神经周围囊肿（Tarlov 囊肿）等情况。Schievink 等对 568 例 SIH 患者进行了一例观察性研究，将脊髓脑脊液漏的原因分为四型：1 型（硬脑膜撕裂）发生率为 26.6%，2 型（脑膜憩室）发生率为 42.3%，3 型（脑脊液静脉瘘）发生率为 2.5%，4 型（不确定型）发生率为 28.7%[108]。据报道，继发性硬脑膜损伤见于椎骨存在骨刺[109, 110]、突出或钙化的退行性椎间盘穿透硬脑膜[111]，症状可在跌倒、创伤或运动时出现。SIH 可能与全身结缔组织疾病相关，包括 Marfan 综合征、Ehlers-Danlos 综合征Ⅱ型、Loeys-Dietz 综合征、常染色体显性多囊肾病、孤立性关节过度活动、伴有筋膜变薄的关节过度活动和自发性视网膜脱落等，主要病变原因可能为在小鼠模型中见到的弹性纤维完整性受损和硬脑膜组织空间紊乱[101, 112, 113]。

（二）SIH 的诊断

诊断性腰椎穿刺显示 CSF 压力低，以及头颅 MRI 脑膜强化，疑为 SIH。诊断性腰椎穿刺通常显示 CSF 压力低（＜60mmH_2O，参考范围为 65～195mmH_2O）。然而，据报道，腰椎穿刺时 CSF 的开放压力从正常到高，这表明 CSF 低容积为主要的病理生理驱动因素而不是压力[114]。假设在扩张脑膜血管通透性增加的情况下减少 CSF 流量，CSF 蛋白、红细胞和白细胞计数通常增加。脑 MRI 显示脑膜增强、硬膜下积液、小脑扁桃体向尾侧移位、垂体异常（增大或充血）（图 39-6）[101, 109]。Scheivink 注意到 SIH 的五个特征（记作：SEEPS）：①硬膜下积液（subdural fluid collections）；②硬脑膜增强（enhancement of the pachymeninges）；③静脉结构充盈（engorgement of venous structures）；④垂体充血（pituitary hyperemia）；⑤大脑下垂（sagging of the brain）[101]。硬脑膜强化通常在低颅内压和硬脑膜下积液的患者中最厚。已经注意到 SIH、硬膜下积液及硬膜下血肿间的关系[115–117]。SIH 患者脊柱的 MRI 通常显示硬膜外或椎管旁积液及硬膜囊塌陷[118]。值得注意的是，脑膜强化的作用缓慢下降，即使患者在治疗后得到改善，可能仍需 3～5 个月来恢复脑膜的改变。

放射性核素脑池造影术（radionuclide cisternography，

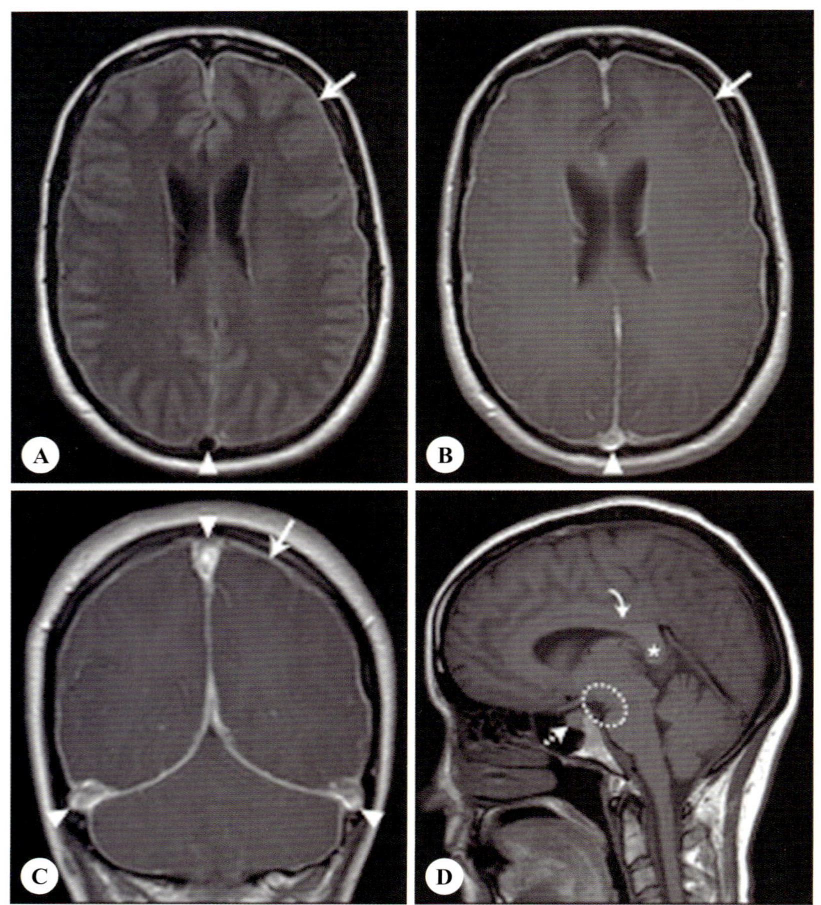

◀ **图 39-6　脑 MRI 检查结果与低颅压一致**

A. 轴位 T_2 加权液体衰减反转恢复序列显示硬脑膜增厚（箭）和上矢状窦扩张（箭）。钆造影后轴位 T_1（B）和冠状位（C）加权成像显示弥漫性平滑硬脑膜强化（箭），上矢状窦及横窦扩张（箭头）。D. 矢状位 T_1 加权成像显示脑实质下垂，脚间池消失（虚线椭圆），脑垂体增大（虚箭），胼胝体凹陷（弯箭），指向胼胝体压部下方（星号）（经许可转载，引自 Williams EC, Buchbinder BR, Ahmed S, Alston TA, Rathmell JP, Wang J. Spontaneous intracranial hypotension: presentation, diagnosis, and treatment. *Anesthesiology*. 2014;121(6):1327–1333. R）

RC）曾被认为是诊断 SIH 的确证试验。通过注射染料未上升、脑脊液中放射性同位素快速消失（4h 内）、膀胱中早期出现放射性同位素间接证明 SIH。然而，渗漏部位通常不能通过脑池造影术得到证实。因为患者注射放射性同位素后被带回放射科，并每隔一段时间拍摄图像。因此，放射性同位素的泄漏可能发生在拍摄图像之间。RC 的其他缺点有空间分辨率差、侵入性和放射性同位素可能通过针孔外渗，从而导致结果不准确。基于以上原因，RC 在诊断 SIH 中的作用有限[119, 120]。

CT 脊髓造影术（computed tomography myelography，CTM）和鞘内钆磁共振脊髓造影术（gadolinium magnetic resonance myelography，Gd-MRM）可以定位脊髓 CSF 漏。目前认为，CTM 是 SIH 中显示 CSF 外漏位置和程度的首选诊断方案[101]。与 RC 相比，它具有更好的定位能力，并提供更精确的细节。标准的 CTM 用于定位缓慢的 CSF 漏，其中 CSF 限于 1～2 个椎体水平，而动态 CTM（dynamic-computed tomography myelography，D-CTM），即间歇性注射对比剂，每次注射后立即扫描，可用于观察怀疑外漏迅速且扩散至多个椎体水平时[121]。D-CTM 将患者放置在一个倾斜的台面上，有利于对比剂流过疑似泄漏所在的硬膜囊段（即腹侧漏俯卧位）。由于将患者置于倾斜台上，因此 D-CTM 需要患者竭力配合且限制了成像的范围，无法显示整个脊柱节段[122, 123]。Gd-MRM 比 CTM 对小、缓慢的泄漏灵敏度更高，但执行起来更复杂[120, 124]。钆鞘内途径给药被认为是超出适用范围的，由于增加了急性神经毒性和潜在致命性脑病的风险，其剂量不应超过 0.3～0.5ml[125]。对于 CSF 快速泄漏或顽固性 SIH 且影像学为阴性的病例，数字减影脊髓造影可作为辅助试验[126]。

CSF 漏可以发生在整段脊柱的任何部位，其中颈胸椎和胸腰椎交界处为最常见的部位。

（三）SIH 的治疗

许多患者仅对保守治疗有反应，包括卧床休息、口服补液、类固醇、口服或静脉注射咖啡因、使用腹部黏合剂。保守治疗失败时考虑 EBP，因为它诱发的炎症反应能够封闭裂口。它是 SIH 治疗的选择之一，尽管它在 SIH 的疗效不如治疗穿破硬膜后的头痛。较低的成功率可能与血液注射的部位距 CSF 漏部位较远、存在多发 CSF 漏、在脊髓前侧或神经根袖很少发生 CSF 漏有关。

在 CTM 未显示 CSF 漏确切位置情况下，大多数疼痛科医生在胸腰椎区注射血液以覆盖上胸和下胸段。如果无效，可以考虑在腰椎区域进行第 2 次注射。Ferrante 等对 42 例患者的未知腰椎行 EBP 获得极佳的效果，通过 EBP 前和 24h 后立即严格保持 Trendelenburg 体位，预先给予乙酰唑胺并在术后 2 周进行活动调整。手术后可能没必要保持该体位 24h[127]。关于靶向 EBP 的优越性目前仍存在争议，56 例 SIH 患者中，87% 的患者单次目标靶向 EBP 后症状便有所好转，而未知节段 EBP 组的患者为 52%[128]。然而，一项 116 例 SIH 患者行 EBP 的回顾性研究显示，目标组与在未知两部位行 EBP 组间未观察到临床差异[129]。影响血补丁疗效的主要因素包括血容量、注射水平和目标位点注射[130]。没有必要行 2 次以上的 EBP，如果 1～2 次 EBP 无效，则再次行 EBP 前应通过 CTM 定位椎体水平和脑脊液渗漏部位[131]。尽管有报道经椎间孔使用血补丁后取得成功，其应该被作为最后的治疗措施[132]。伴随神经根走行的神经根动脉可能受到压迫 / 闭塞，导致脊髓节段性缺血和瘫痪[133]。

已有研究单独使用纤维蛋白胶或硬膜外自体血填充[34, 135]。值得注意的是，纤维蛋白胶和过敏反应及病毒感染有关。如果多次 EBP 无效[136, 137]且患者病情恶化，则需要手术干预进行治疗[101, 109]。SIH 的手术富有挑战性，并且部分患者可能会出现复发性 CSF 漏，建议密切随访。

治疗成功后复发头痛可能由于再发 CSF 漏。如果头痛的性质发生变化，可出现短暂的颅内高压[138]和硬脑膜静脉窦血栓形成[139]。

（四）SIH 总结

SIH 与 PDPH 具有相同的症状，尽管患者没有穿破硬脑膜的病史。诊断性腰椎穿刺时，CSF 压力通常较低，并且在 MRI 时出现脑膜强化。CTM 不仅能确诊并有利于确定 CSF 漏的具体位置。如果保守措施无效，可能需要多次行 EBP 治疗头痛。

要　点

颈源性头痛

- 颈源性头痛疼痛是指从颈部延伸到颈椎的疼痛。
- 其发病机制为前三条颈神经、三叉神经核和颈丛神经交互作用所致。
- 颈源性头痛可以根据符合诊断标准的临床症状或诊断性阻滞进行诊断。
- 区分来自颈内动脉或椎动脉夹层引起的颈源性头痛、颅后窝肿瘤、Arnold Chiari 畸形、偏头痛和紧张性头痛非常重要。
- 诊断需要完整的病史和体格检查。病史可能包括颈部扭曲伤史或颈部疾病。体格检查应包括颈部的活动范围。
- 影像学可以用来确定是否存在颈部疾病。然而，需要病程长短证明其因果关系。
- 治疗可以是非药物疗法，包括按摩、物理治疗、经皮神经电刺激疗法和心理疗法。
- 介入治疗，如射频消融术可以完全缓解行诊断性阻滞患者的疼痛。
- 手术干预，如神经切除术和背根切断术，需要权衡干预后疼痛加重的风险和可能带来的益处。

硬脑膜穿破后头痛

- PMPH 的关键是有硬脑膜 / 蛛网膜穿刺史和双侧体位性头痛。
- 硬脑膜 / 蛛网膜穿破后头痛与 CSF 漏出量及蛛网膜下腔压力无直接关系。头痛可能继发于 CSF 容积的突然改变和脑血管的舒张。
- PMPH 的患者可能伴有颅内病变，其他病理的体征和症状包括显著的非体位性头痛，头痛特点及严重的恶心呕吐。
- PMPH 的预防主要取决于针尖大小和针尖设计。最小直径的非切割型针尖与低风险的 PMPH 相关。
- PMPH 最初 24h 内主要依靠药物的保守治疗。约 85% 的 PMPH 会在 5 天内自行恢复。
- EBP 初始和快速缓解继发于硬脑膜环形压迫和硬脑膜内体积的减少。椎体蛛网膜下腔 CSF 向头侧移动导致大脑结构重新悬浮，对疼痛敏感的颅内结构牵引力和脑血管舒张减少。EBP 持续缓解的作用和硬脑膜 / 蛛网膜裂口的闭合相关。
- 咖啡因和茶碱阻断大脑内腺苷受体使脑血管收缩。EBP 后蛛网膜下腔压力急性升高使腺苷受体失活并缓解头痛。
- ADP 后预防性的使用药物或 EBP 尚未被证明对 PMPH 有效。
- 蝶腭神经节阻滞被认为是一种安全有效的 EBP 替代方案。

SIH

- SIH 典型症状类似于无腰穿病史患者脑膜穿破后头痛。
- 引起 SIH 的原因是脊髓硬膜的薄弱导致，脑脊液漏，如脑膜憩室或神经根套膜或囊肿的小裂口。其他解剖异常包括椎间盘突出和椎骨骨刺。
- SIH 的特征包括体位性头痛（既往无硬脊膜穿刺史）、诊断性腰椎穿刺时低 CSF 压和 MRI 时脑膜强化。
- 症状包括体位性头痛、颈部僵硬、视觉、听力、平衡障碍、背痛和神经根病。
- 虽然典型表现为体位性头痛，但也可以是非体位性、间歇性、渐进性或突发性。
- CTM 是 SIH 首选的诊断方法，因为其能够较好显示脑脊液漏的位置，并提供比 RC 更精确的细节。
- Gd-MRM 比 CTM 更敏感，但操作起来更复杂。然而，因为近期报道误将钆剂注射到鞘内导致脑病甚至死亡，故鞘内注射钆属禁忌。
- EBP 是 SIH 首选治疗方法，如果有多个部位渗漏，可能需要多个 EBP。
- 虽然纤维蛋白胶可以注射到硬膜外腔，但目前还没有足够报道或经验来支持其常规使用。
- 如果保守措施和 EBP 均无效，存在异常结构或局灶性脑脊液漏时可采用手术修复。

第 40 章　口面部疼痛
Orofacial Pain

Aurelio Alonso　Massimiliano Digiosia　Daniela Vivaldi　著
李加欣　译　李　洪　校

口面部疼痛（orofacial pain，OFP）是指与面部、头部和颈部相关的疼痛，可与咀嚼肌和颈部肌肉、颞下颌关节、口内组织、唾液腺等相关[1, 2]。它可分为以下几类：肌肉骨骼、神经血管和神经性口面部疼痛。

口面部疼痛疾病具有复杂的解剖结构和头颈部的特殊感觉神经支配。许多口面部疼痛疾病是独特的，是临床诊断的挑战。患者可能出现一种或多种类型的口面部疼痛。本章介绍了有关常见口腔面部疼痛疾病的评估、诊断和治疗的实际问题。

本章将不讨论其他形式的口面部疼痛，如牙源性疼痛，因为这些情况通常已经被普通牙医或其他牙科专家排除了。

头面部的特殊结构具有丰富的感觉神经支配，由三叉神经系统、下组颅脑神经和上位颈神经根提供。疼痛是头面部疾病最突出的症状之一。急性疼痛症状通常与疾病的其他体征和症状密切相关。然而，在一些更复杂的慢性疼痛问题中，疼痛与其他症状之间的相关性可能并不明显，特别是涉及咀嚼系统的问题[3]。

（一）口面部疼痛的流行病学

在美国，约 1 亿成年人受到慢性疼痛影响，经济负担超过 6000 亿美元[4]。口面部疼痛是最常见的疼痛状况之一；据估计，其在普通人群中的患病率在 17%～26%，22% 的人群在 6 个月内至少经历过一次口面部疼痛[2, 5]。与其他疼痛情况类似，口面部疼痛在女性中比男性更普遍[6, 7]。在牙痛之后，颞下颌关节紊乱病（TMD）是最常见的口面部疼痛[5]。在一项大型前瞻性多地点研究中，TMD 每年的发病率为 3.9%，女性的发病率只略高于男性一点[8]。颞下颌关节紊乱病的发病和慢性化与其他并发症疼痛条件相关，如慢性广泛性疼痛、腰痛和头痛（图 40–1）[9–14]。颞下颌关节紊乱病的患病率取决于所讨论的疾病、用于识别疾病的诊断标准和研究人群。例如，在一项使用颞下颌关节紊乱病研究诊断标准（Research Diagnostic Criteria for Temporomandibular Disorder，RDC/TMD）作为颞下颌关节紊乱病诊断标准的综述研究中，颞下颌关节（temporomandibular joint，TMJ）疼痛的一般人群患病率为 2.6%，肌肉疾病的患病率为 9.7%，相比之下，这些疾病在患者人群中的患病率分别为 45.3% 和 30.1%[15, 16]。与在 RDC/TMD 和颞下颌关节紊乱病诊断标准（Diagnostic Criteria for Temporomandibular Disorder，DC/TMD）中具有公认和有效诊断标准的颞下颌关节紊乱病不同[15, 17]，几种口面部疼痛疾病（如神经血管性口面部疼痛）的患病率和发病率尚不清楚，因为直到最近，它们还没有在一个全面、国际上可接受的综合分类中定义[18, 19]。

（二）口面部疼痛分类

多年来，为了更好地对口面部疼痛的类型进行分类，已经制定了几种分类。这些分类包括 ICHD[20] 和国际口面部疼痛分类（International Classification of Orofacial Pain，ICOP）[18]。尽管这两个分类都包括颞下颌关节紊乱病，但为了帮助研究人员和临床医生，制订了一个更具体的颞下颌关节紊乱病分类，第一个分类是 1992 年制订的 RDC/TMD[15]，以及 2014 年制定的 DC/TMD[17]。口面部疼痛分类汇总见图 40–2。

一、颞下颌关节紊乱综合征

颞下颌关节紊乱综合征被定义为涉及颞下颌关节、咀嚼肌和相关的头颈部肌肉骨骼结构的口面部疼痛的一个亚组[1]。

颞下颌关节紊乱病患者最常出现疼痛，下颌运动范围受限或不对称，以及颞下颌关节出现声响[21, 22]。疼痛或不适通常局限于下颌、颞下颌关节和咀嚼肌，颈部肌肉通常也受累。常见的相关症状包括耳痛和耳塞、耳鸣、头晕、颈部疼痛和头痛。在某些情况下，其发病是急性的，症状轻微且呈自限性。然而，约15%的患者将发展为慢性颞下颌关节紊乱病[23]，伴有与身体其他部位慢性疼痛综合征（如关节炎、腰痛、慢性头痛、纤维肌痛、慢性区域性疼痛综合征、肠易激综合征）患者相似的身体、行为、心理和心理–社会症状的持续性疼痛[24–26]，所有这些都需要协调的跨学科诊断和治疗方法。

（一）病因学

1934年，耳鼻喉科医生Costen对13名患者进行了评估，这些患者表现为耳内或耳旁疼痛、耳鸣、头晕、耳闷胀感和吞咽困难[27]。他观察到这些患者有许多缺失的牙齿，因此他们的下颌骨过度闭合。当患者缺失的牙齿被替换，并且咬合的适当垂直尺寸被恢复时，患者似乎有所改善。错位咬合和下颌位置不当被认为是“颞下颌关节功能紊乱”和相关面部疼痛的原因。治疗的重点是改变受影响患者的咬合。

最近，对关节生物力学、神经肌肉生理学、自身免疫性肌肉骨骼疾病和疼痛机制的理解的进展促进了对颞下颌关节紊乱综合征病因概念的改变。目前，这些疾病的病因被认为是多因素的，生物、行为、环境、社会、情感和认知因素单独或共同导致颞下颌关节紊乱综合征的症状和体征（图40–1）[1, 22, 28, 29]。

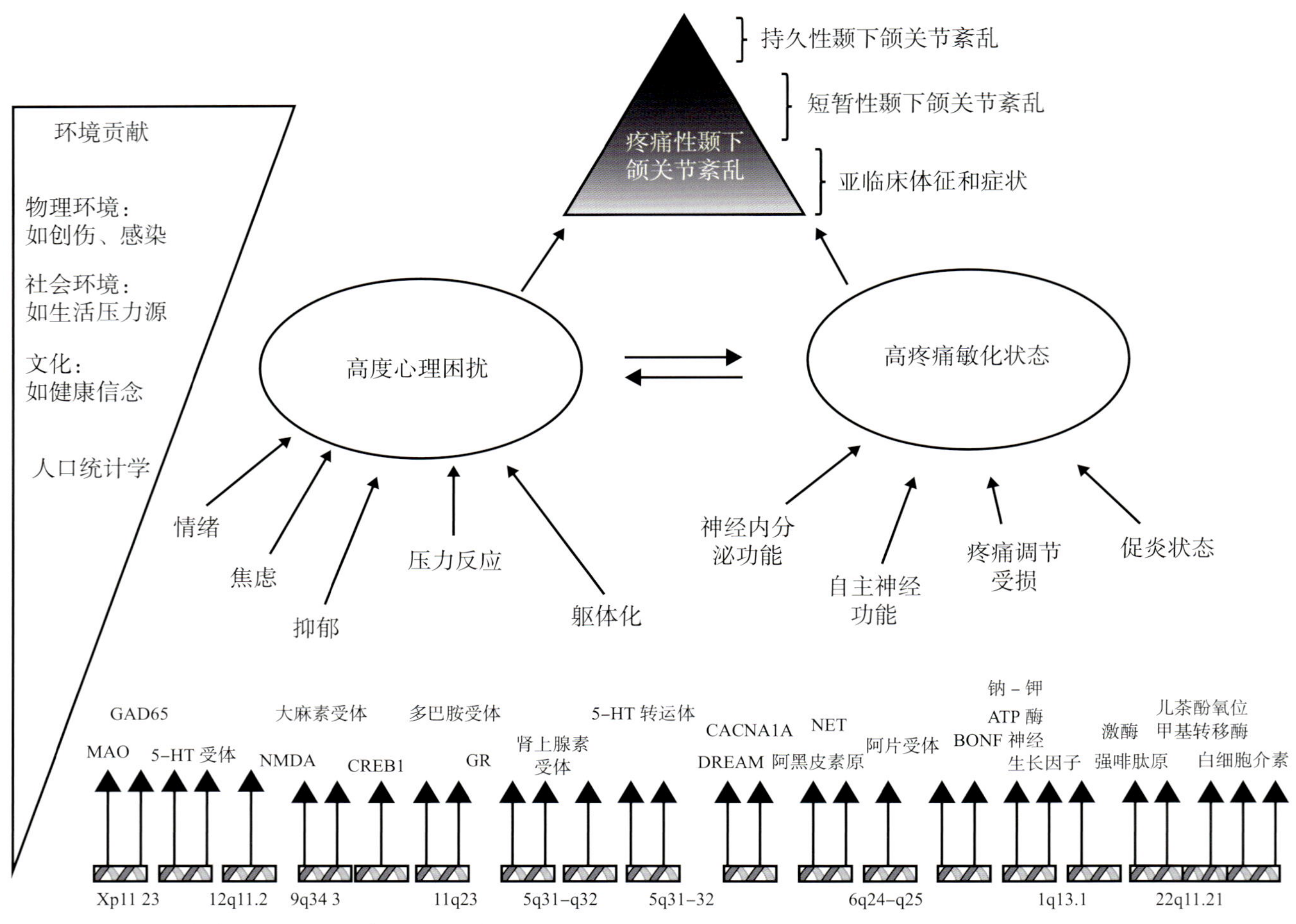

▲ 图 40–1 该模型显示了两种主要的中间表型（心理困扰和疼痛过敏），它们有助于颞下颌关节紊乱的发病和持续存在

每个中间表型代表一组更具体的风险因素，所有这些因素都受基因调控。中间表型之间的相互作用发生在存在进一步导致疼痛性TMD的发作和持续的环境因素的情况下。模型中未显示时间，因为其影响隐含在图中未显示的第三维度上。GAD65. 谷氨酸脱羟酶；MAO. 单氨氧化酶；NMDA. 天门冬氨酸；CREB. CAMP应答元件结合蛋白质；GR. 糖皮质激素受体（经许可转载，引自Maixner W，et al.2011[29]）

颞下颌关节结构（韧带、关节软骨、关节盘、骨）的各种形式的创伤可导致关节内生化改变，已证明这些改变会产生氧化应激和自由基。随后滑膜液中的炎症变化及各种促炎细胞因子的产生可导致正常组织功能的改变和颞下颌关节的退行性疾病[30-34]。

涉及儿茶酚胺代谢和肾上腺素能受体的遗传标记研究表明，某些基因多态性（如 COMT 基因）可能与慢性颞下颌关节紊乱综合征患者疼痛反应和疼痛处理的变化有关[35-37]。

据报道，患有颞下颌关节紊乱综合征的女性和男性在疼痛调节方面存在差异；据观察，患有颞下颌关节紊乱综合征的女性对伤害性刺激的阈值降低，痛觉过敏增加。此外，一些研究表明，对于患有颞下颌关节紊乱综合征的女性，在月经周期的低雌激素阶段，疼痛的情感成分可能会增强[38-40]。

功能性脑成像研究表明大脑皮质回路发生变化，证明颞下颌关节紊乱综合征的概念与其他慢性疼痛疾病非常相似，皮质回路变化可能与三叉神经系统的异常疼痛处理有关[41-43]。肌肉疼痛疾病似乎几乎没有肌肉或周围组织的异常，如果有的话，肌肉或周围组织的异常可能代表中枢致敏疼痛产生的过程。由于中枢致敏，颞下颌关节紊乱病被归类为其他慢性疼痛性疾病，作为慢性重叠疼痛状况的一部分[44]。

最后，许多生物行为研究支持慢性颞下颌关节紊乱综合征与共病精神病理学（焦虑症和抑郁症，创伤后应激障碍，儿童期身体、性和心理虐待）之间的联系[45-51]。颞下颌关节紊乱综合征属于 ICHD-3 第 11 大类[20]。然而，大多数研究人员使用 RDC/TMD 或 DC/TMD 进行诊断[15, 52]。

（二）颞下颌关节紊乱症

颞下颌关节是一个能够旋转和平移的屈戌样滑膜关节。双侧关节（具有左右关节的颌骨的单个骨骼）不能单独起作用。因为影响一个关节的因素也会影响另一个关节。它由下颌髁与颞骨的关节盂 / 关节隆起连接而成。

与锁骨以外的其他滑膜关节一样，髁突和关节

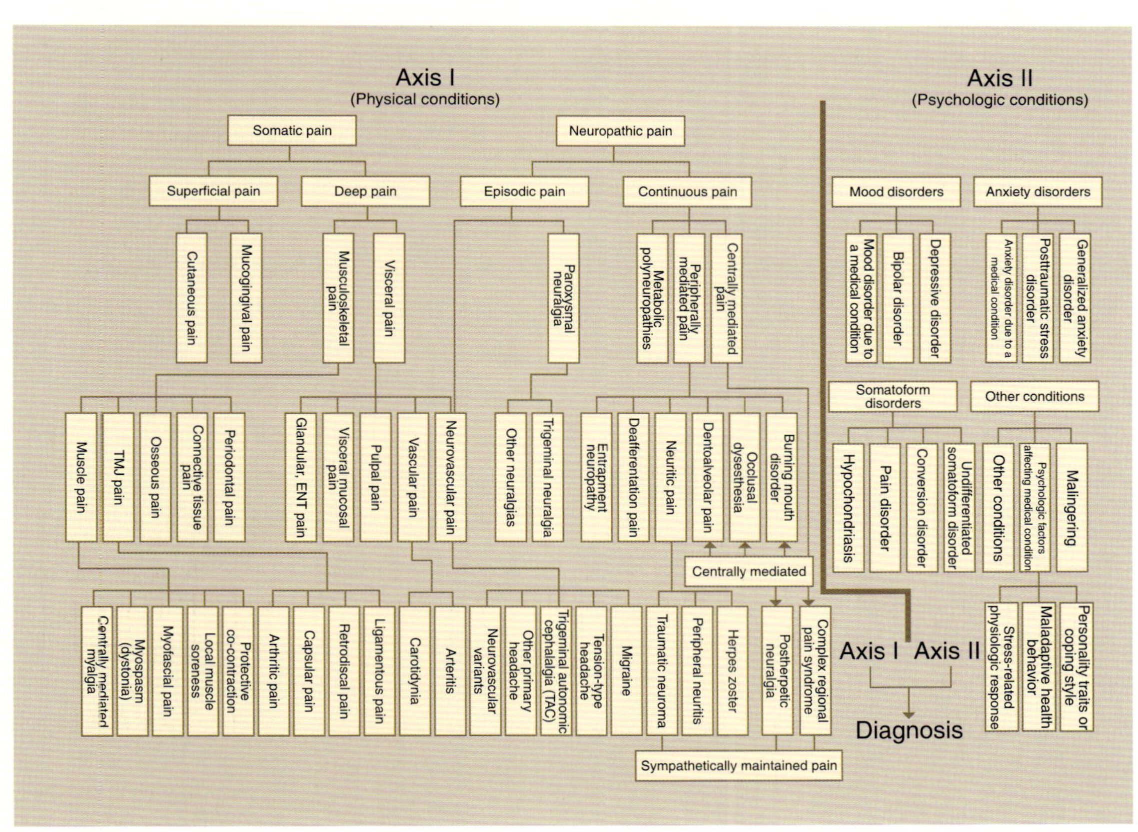

▲ 图 40-2　**Classification of facial pains. With permission from Dr. Okeson from *Bell's Orofacial Pain*. Quintessence; 2014.**

盂窝 / 关节隆起的关节面由纤维软骨而不是透明软骨覆盖。纤维软骨可以抵抗重负荷，具有独特的愈合和适应特性[53]。

由纤维软骨制成的关节盘位于髁突和关节盂窝之间。关节盘具有双凹形状：前部（2mm）和后部（3mm）较厚，中部较薄。它起到“缓冲”的作用，吸收应力，分配载荷，促进下颌运动。

关节盘将每个颞下颌关节分成两个关节间隙：上关节间隙和下关节间隙。旋转运动主要发生在髁突和关节盘下表面之间的下关节间隙。平移运动发生在关节盘上表面和关节盂窝 / 关节隆起之间的上关节间隙[54, 55]。

最常见的颞下颌关节紊乱病包括[56]：关节疼痛（关节痛、关节炎），关节紊乱（关节内紊乱症或关节疾病），关节疾病［退行性关节疾病（degenerative joint disease，DJD）：骨关节病和骨关节炎］。

（三）关节疼痛

关节疼痛的特征是由于功能、功能异常和刺激而加剧的局部疼痛。

（四）关节痛

根据 DC/TMD[57]，关节痛被定义为受下颌运动、功能或功能异常影响的关节源性疼痛，并且疼痛的再次发生在颞下颌关节的激发试验期间。

对以下病史必须两者都呈阳性。

1. 下颌、太阳穴、耳朵和（或）耳前疼痛。
2. 下颌运动、功能或功能异常引起的疼痛。

对以下临床检查必须两者都呈阳性。

1. 确认颞下颌关节区域的疼痛位置。
2. 通过至少一次激发试验报告颞下颌关节的常见疼痛。

- 触诊侧极（0.5kg 压力）或侧极周围（1kg 压力）。
- 最大自主或辅助打开、左右侧移或前伸运动。

（五）关节炎

关节炎被定义为关节源性疼痛，具有炎症或感染的临床特征：水肿、红斑和（或）体温升高。它可能是由创伤引起的。如果出现严重的单侧关节内肿胀或渗出，则可能与咬合变化有关，如同侧后牙开合等咬合变化。这是一种局限性疾病，不应有全身炎症病史[58]。

对以下病史必须两者都呈阳性。

1. 关节痛（并且）

- 耳前肿胀、发红和（或）温度升高。
- （或者）关节内炎性渗出物引起的牙齿咬合变化（后开口咬合）。

对以下临床检查必须两者都呈阳性。

2. 关节痛（并且）

- 关节出现水肿、红斑和（或）温度升高。
- （或者）2 次连续测量之间发现牙齿咬合接触减少。

患者必须对风湿性疾病呈阴性，包括全身性关节炎患者，并且疼痛不能通过另一种疼痛诊断更好地解释。

（六）关节紊乱

关节内部紊乱（或关节盘 – 髁复合体疾病）被定义为“关节盘与下颌髁、关节盂窝和关节隆起的异常关系，干扰关节的平滑运动[59]”。它是关节内的一种局部机械性疾病。该术语通常用作关节盘移位的同义词。

关节内部紊乱的临床表现为关节咔嗒声、间歇性闭锁、张口受限（闭锁）和开放闭锁。

DC/TMD 包括几种形式的内部紊乱。

- 可复性关节盘移位。
- 可复性关节盘移位伴间断性锁定。
- 不可复性关节盘移位伴开口受限。
- 不可复性关节盘移位无开口受限。

（七）可复性关节盘移位

关节盘移位通常是前移位或前内侧移位，尽管文献中已经描述了后移位和侧移位。这可能部分与最薄的关节盘附着物位于髁的外侧极上，以及在张口期间翼外肌和髁运动的向内拉动方向有关。因此，临床上关节盘移位提示将关节盘与髁结合的副关节盘韧带撕裂或拉伸。

在可复性关节盘移位的情况下，可能会出现张口和闭口的咔嗒声。术语“复位”用于描述未对齐的关节盘在完全打开期间暂时恢复（或滑回）到髁突和关节隆起 / 窝之间的适当位置（图 40–3）。闭上嘴后，随着牙齿靠近，关节盘再次移位。在打开和关闭时，这种重复、持续的位移会产生往复噪声（咔嗒声），因此被称为共轭杂音（图 40–4）。这一阶段实际上可能代表生理调节阶段，除了讨论其解剖意义外，不需要治疗[60]。

病史必须至少有一项呈阳性。

1. 在过去 30 天内，下颌运动或功能出现任何颞下颌关节杂音。

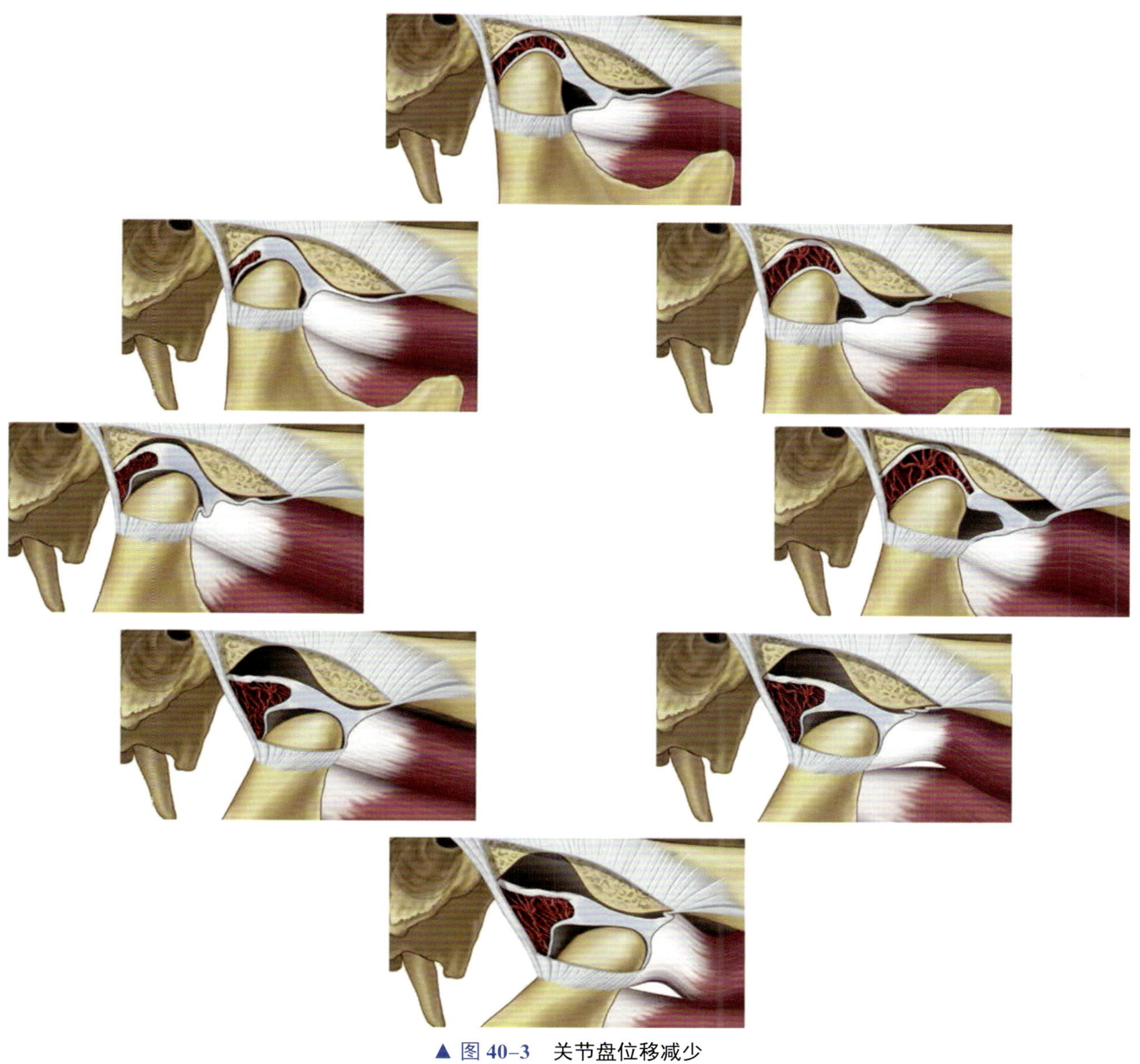

▲ 图 40-3　关节盘位移减少

请注意，在打开过程中，髁突越过关节盘的后缘到达关节盘的中间区域，从而减少了向前移位的关节盘。这种关节盘运动可导致瞬时机械卡滞或锁定。这种情况称为关节盘移位伴间断性锁定（经许可转载，引自 Dr.Okeson）

2. 患者检查期间出现任何杂音的报告。

临床检查必须至少有一项为阳性。

1. 在打开和关闭动作期间的咔哒声、爆裂声和（或）断裂声，在腭部打开和关闭运动的 3 次重复中的至少 1 次中通过触诊检测到。

2. 在打开或关闭动作的 3 次重复中的至少 1 次期间通过触诊检测到的咔嗒声、爆裂声和（或）断裂声。

3. 在右侧或左侧或前伸运动的 3 次重复中的至少 1 次期间，通过触诊检测到的咔嗒声、爆裂声和（或）断裂声。

影像学是参考标准，当需要通过颞下颌关节 MRI 确认该诊断时，明确以下情况。

1. 髁间最大位时，关节盘后束带位于 11：30 位置前方，关节盘中间带位于髁突头前方。

2. 在完全打开时，关节盘的中间区域位于髁突头和关节隆起之间。

（八）可复性关节盘移位伴间断性锁定

在这种囊内疾病中，张口时关节盘不会移位，导致间歇性的下颌张口受限。通常，患者可以解锁关节。

病史必须呈阳性。

1. 在过去 30 天内，下颌运动或功能出现任何颞下颌关节杂音。

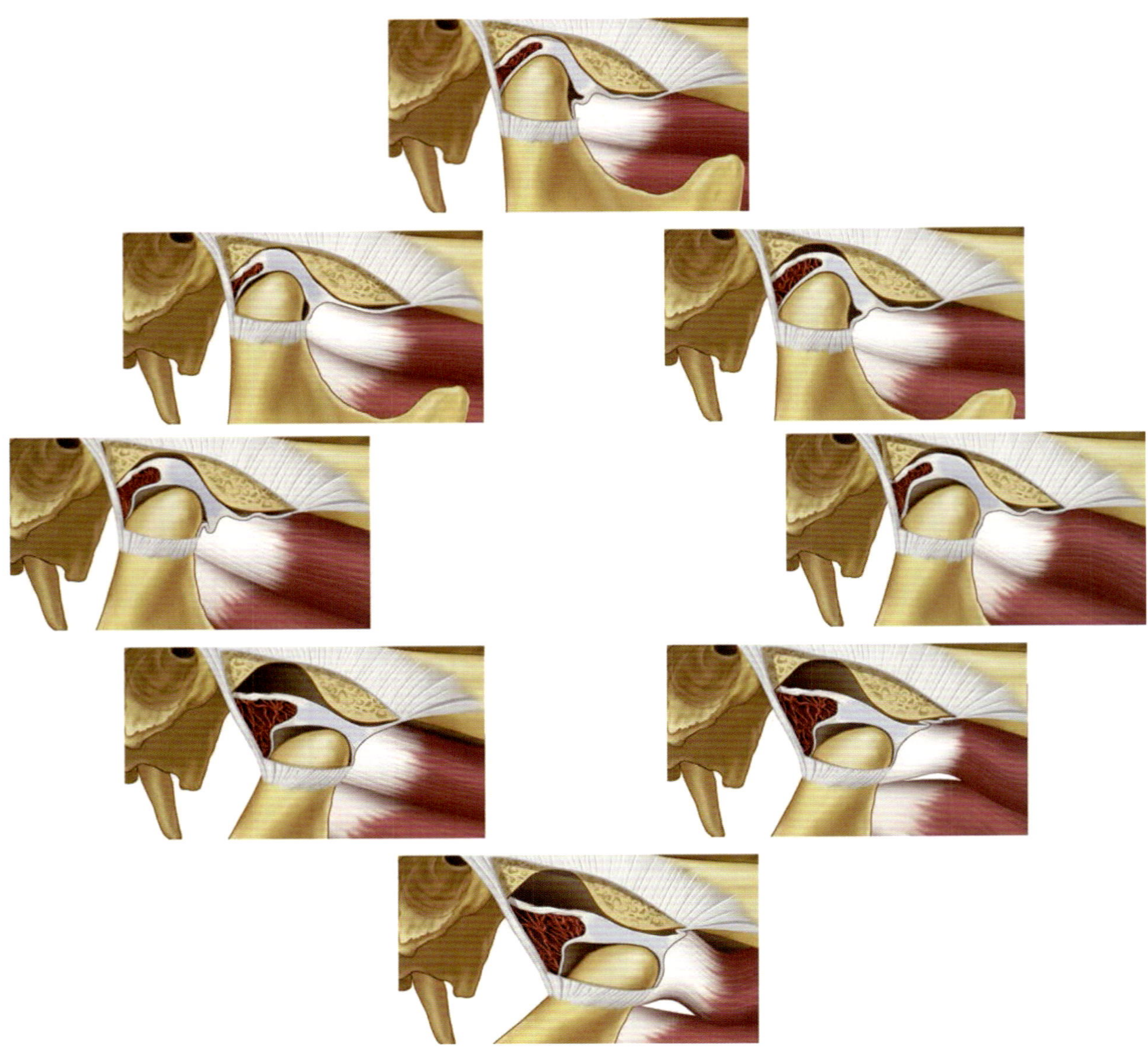

▲ 图 40-4 关节盘移位与往复咔嗒声

在位置 2 和位置 3 之间，当髁突移动穿过关节盘后缘时会感觉到咔嗒声。正常髁突功能发生在剩余的打开和关闭运动期间，直到接近闭合关节位置。听到第二声咔嗒声即为髁突（经许可转载，引自 Dr.Okeson）

2.（或者）患者报告检查期间存在的任何杂音。

3.（并且）在过去的 30 天里，下颌以有限的张口锁定，即使是一瞬间，然后解锁。

临床检查必须至少有一项为阳性。

1. 在打开和关闭动作期间检测到的咔嗒声、爆裂声和（或）断裂声，在腭部打开和关闭运动的 3 次重复中的至少 1 次中通过触诊检测到。

2. 在右侧或左侧或前伸运动的 3 次重复中的至少 1 次期间，通过触诊检测到的咔嗒声、爆裂声和（或）断裂声。

当需要确认该诊断时，影像学分析标准与可复性的标准相同。

（九）不可复性关节盘移位伴开口受限

不可复性关节盘移位有时称为“闭合锁定”。这表明关节盘已永久移位，并且关节盘的形状已永久改变，以至于它在物理上避免了下颌骨髁突平移到完全打开的位置（图 40-5）。下颌张口限制为 22～25mm，伴有疼痛和下颌骨向锁侧偏转。由于疼痛、受影响关节的炎症、正常咬合或“咬合”的可能变化，咀嚼能力会降低。颞下颌关节 MRI 是评估关节盘软组织细节及其位移的“金标准”，而硬组织 CBCT 通常用于评估慢性骨关节炎或骨质变化[61, 62]。

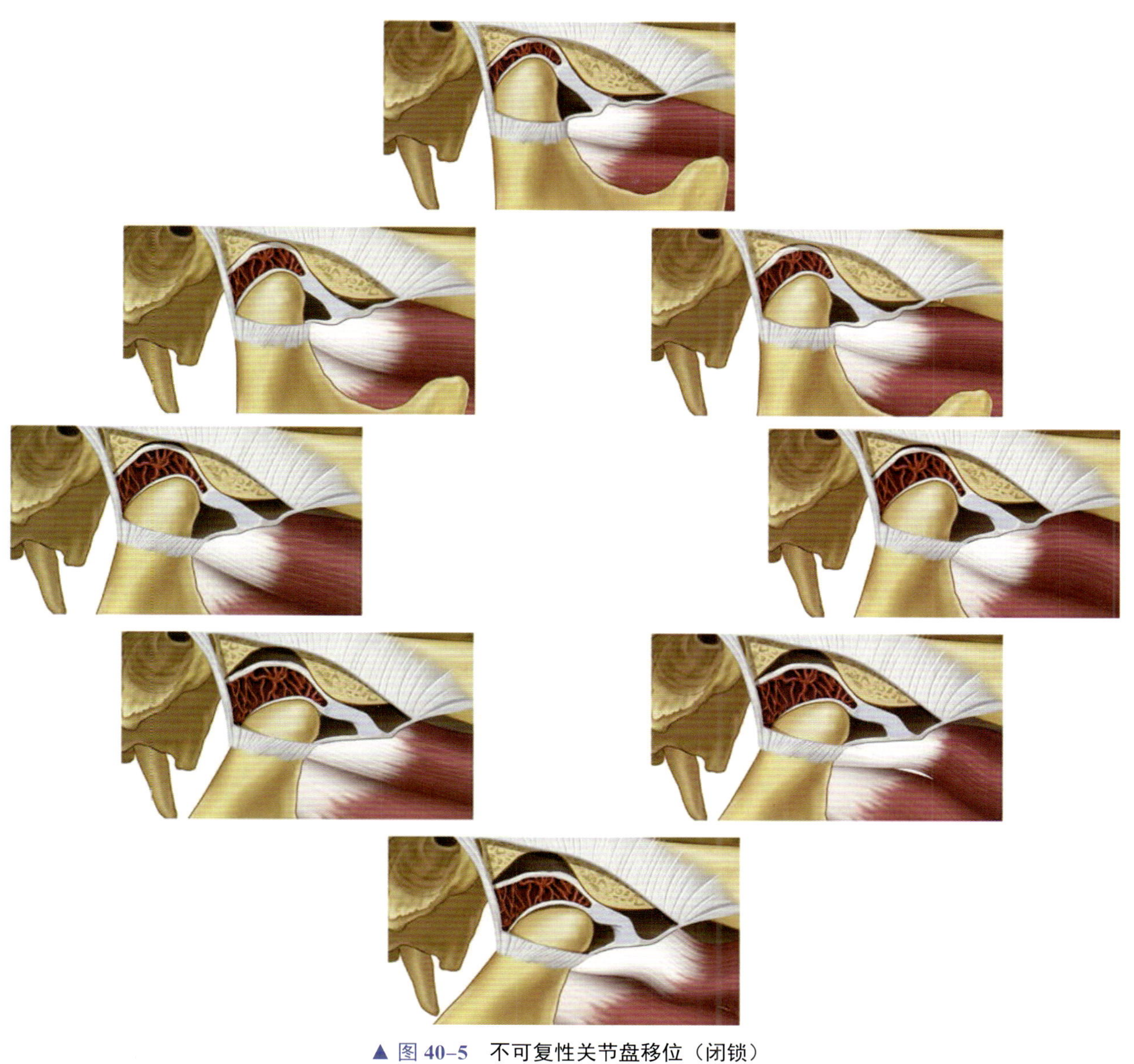

▲ 图 40–5 不可复性关节盘移位（闭锁）

请注意，髁突从未与关节盘建立正常关系，而是使关节盘保持在髁突前方。这种情况限制了它向前平移的距离（经许可转载，引自 Dr.Okeson）

考虑到其积极的自然过程，治疗应仅用于有疼痛症状的病例，并且应始终保守。治疗的目标是控制疼痛和改善张口受限[63, 64]。

对以下情况病史必须都呈阳性。

1. 下颌锁定，使嘴不会一直张开。

2. 下颌张口受限严重到足以限制下颌张口并干扰进食能力。

临床检查必须呈阳性。

最大辅助张开（被动拉伸）运动，包括垂直切端重叠＜40mm。

当需要确诊时，颞下颌关节 MRI 标准对以下 2 项均为阳性。

1. 髁间最大位时，关节盘后束带位于 11 ∶ 30 位置前方，关节盘中间带位于髁突头前方。

2. 在完全打开时，关节盘的中间区域位于髁突头前方。

（十）不可复性关节盘移位无开口受限

在这种情况下，关节盘仍然永久移位，但临床表现不同：疼痛通常不存在，并且在正常最大张口的情况下功能恢复[65]。

对以下情况过去的病史必须都呈阳性。

1. 腭部锁定，使嘴不会一直张开。

2. 下颌张口受限严重到足以限制下颌张口并干扰进食能力。

临床检查必须呈阳性。

最大辅助张开（被动拉伸）运动，包括垂直切端重叠＞40mm。

当需要确诊时，颞下颌关节 MRI 标准与张口受限的不可复性关节盘移位的标准相同。

（十一）退行性关节疾病

在 DC/TMD 分类中，DJD 被定义为一种涉及关节的退行性疾病，其特征是关节组织退化，伴有髁突和（或）关节隆起的骨性改变[6]。DJD 可导致牙齿咬合不正，包括前牙开合，尤其是在双侧出现时，或单侧出现在对侧后牙开合时。

DJD 可细分为骨关节病（无关节痛的 DJD）和骨关节炎（有关节痛的 DJD）。

（十二）骨关节病

以下至少一项病史必须呈阳性。

1. 在过去 30 天内，下颌运动或功能导致出现任何颞下颌关节杂音。

2. 患者报告检查期间出现的任何杂音。

临床检查必须呈阳性。

1. 在最大无辅助张口、最大辅助张口、侧向或前伸运动期间通过触诊检测到捻发音。

如果需要影像学来确认诊断，颞下颌关节 CT/CBCT 标准至少对以下一项为阳性。

2. 软骨下囊肿、糜烂、广泛性硬化、骨赘。

（十三）骨关节炎

以下病史必须都呈阳性。

1. 在过去 30 天内，下颌运动或功能导致出现任何颞下颌关节杂音。

2. 患者报告检查期间出现的任何杂音。

3. 关节痛。

以下临床检查必须都呈阳性。

1. 在最大无辅助张口、最大辅助张口、右侧或左侧移动或前伸运动期间通过触诊检测到捻发音。

2. 关节痛。

影像学：与骨关节病相同的颞下颌关节 CT/CBCT 标准。

（十四）系统性关节炎

颞下颌关节炎也可能受到系统性炎性疾病的影响，如类风湿关节炎、青少年特发性关节炎、脊柱关节病（强直性脊柱炎、银屑病关节炎、传染性关节炎、Reiter 综合征）、晶体诱发疾病（痛风、软骨钙沉着症）。颞下颌关节也可能受到结缔组织疾病的影响，如硬皮病、干燥综合征和红斑狼疮。髁突吸收是炎症的结果，可与严重的牙齿咬合不正（前牙开合）相关。

这些疾病的诊断和治疗应始终与风湿免疫科医生合作进行[58]。

以下病史必须都呈阳性。

1. 全身性炎症性关节病的风湿病学诊断。

2. 在过去 1 个月，出现任何颞下颌关节疼痛。

3. 颞下颌关节疼痛随着全身性炎症性关节疾病的发作 / 加重而恶化。

临床检查必须为阳性，在最大无辅助张口、最大辅助张口、右侧或左侧移动或前伸运动期间，通过触诊检测到的关节炎或捻发音。

颞下颌关节 CT/CBCT 或 MRI 对至少一种软骨下囊肿、糜烂、广泛性硬化或骨赘呈阳性。

（十五）特发性髁突吸收

特发性髁突吸收（idiopathic condylar resorption，ICR）是一种严重的关节退行性变，通常影响年轻女性患者（也称为啦啦队综合征）。它几乎总是双侧的，导致髁突支撑丧失，导致严重的前牙开合（图 40-6）。疼痛或关节音的存在是可变的。病因尚不清楚，但有人认为它可能是一种严重形式的 DJD，并且可能与雌激素有关[58]。

对于进行性牙齿咬合改变，病史必须呈阳性。

临床检查必须都呈阳性。

1. 前牙开合。

2. 具有以下至少一项的进行性牙齿咬合改变的证据。

- 无法近似的咬合面（表明牙齿在咬合变化之前已接触）。
- 随着时间的推移，顺序牙齿咬合测量的变化（覆盖、覆合、牙尖咬合接触）。

以下情况之一的影像学必须呈阳性。

1. CT/CBCT 证据表明部分或全部髁突吸收。

2. 随着时间推移的序列成像的侧位头影测量变化。

患者必须对风湿性疾病呈阴性。

（十六）肿瘤

关节肿瘤可能是良性（软骨瘤、骨软骨瘤）或恶性（原发性或转移性）。它们可能在功能期出现与 TMD 疼痛相同的症状和体征，张口受限、捻发音、

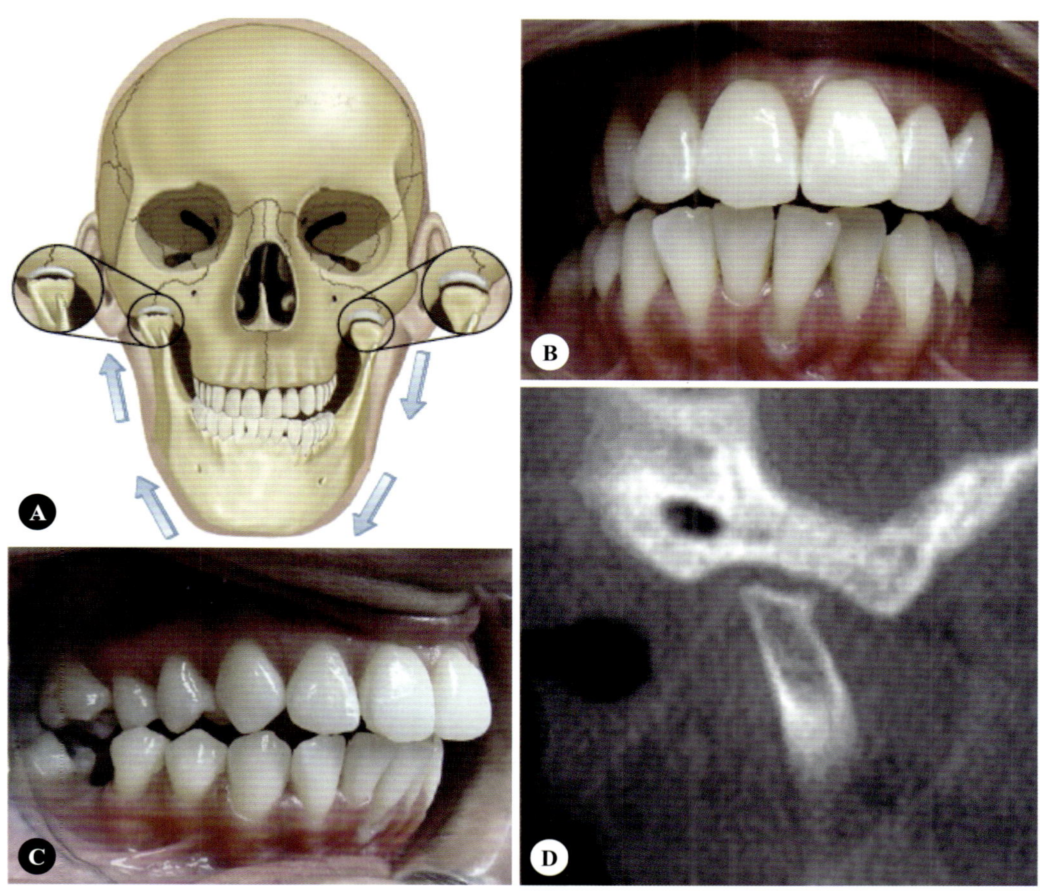

▲ 图 40-6 **A.** 有时仅在一个关节发生显著的骨关节炎变化。当这种情况迅速发生时，受影响的髁突塌陷，导致下颌骨向该侧移动。这被称为特发性髁突吸收。**B.** 请注意，对于该患者，中线已向患者右侧移动。这种转变甚至在后弓的关系中也很明显。这种特发性髁状突吸收被孤立于患者的右髁。**C.** 右侧髁突失去髁支撑导致向右移位，导致仅接触右侧第二磨牙。**D.** 右髁的锥形束 **CT**。注意退化的变化（经许可可转载，引自 **Dr.Okeson**）

咬合改变，这可能导致误诊。提示肿瘤形成的体征和症状包括感觉改变（麻木、刺痛、异常疼痛）、运动功能障碍（下颌和面部运动异常或不受控制、瘫痪），以及近斯可见变化（肿胀、面部不对称）[66]。当怀疑是肿瘤时，CT/CBCT 和（或）MRI 等诊断成像是必不可少的。

（十七）咀嚼肌疾病

人们认为咀嚼肌疾病的原因是肌肉过度使用和缺血导致疼痛[57-70]。最常见的咀嚼肌疾病是肌痛和肌筋膜疼痛。然而，肌肉痉挛、咀嚼肌共同收缩和肌腱炎也可能存在，并且是 TMD 谱系的一部分。

（十八）肌肉疾病的患病率

肌肉疼痛疾病是导致头颈部持续疼痛的最常见原因，约 50% 的慢性头颈部疼痛患者受其影响[71]。它们也是普通人群中常见的疼痛原因，20%～50% 的人患有该疾病；约 6% 的患者症状严重到需要寻求治疗[72, 73]。

（十九）发病学因素

咀嚼肌疾病的发病因素包括咀嚼肌的直接或间接创伤［微创伤和（或）大创伤］，以及使肌肉超负荷的重复性劳损和应激活动[1]。大型事件包括直接打击下颌，嘴张得太大或在活动期间（如牙科检查、进食、打哈欠和性活动）的时间太长。在某些情况下，由于挥鞭型损伤造成的间接创伤可能会引发肌肉疼痛[74]。如果不解决，局部感染和创伤可能导致肌炎，并导致肌肉挛缩。职业性和重复性劳损可能会导致急性肌筋膜疼痛和肌肉痉挛。睡眠障碍和夜间习惯也会导致咀嚼肌疼痛。

口腔功能异常习惯，如咬紧牙关、下颌突出、嚼口香糖和下颌紧张，会增加咀嚼肌的重复性紧张，并导致压痛和疼痛。由于头部前倾姿势、颈椎或腰椎前凸增加、某些咬合异常、头部或舌头定位不良而导致的姿势紧张也与咀嚼肌疾病有关。社会心理压力源，如人际关系冲突、金钱问题、感觉匆忙或日程安排过多，或起搏能力差，都可能起到间接作用。

（二十）病理生理学和机制

由于肌肉疼痛没有特定的解剖变化，因此在非创伤性病因的情况下没有明确的机制。因此，有几个因素可以解释咀嚼肌疼痛的发展和持续存在[1]，包括重复性劳损/应激、神经生理学和中枢假说[75]。

根据DC/TMD，最常见与疼痛相关TMD是肌痛和肌筋膜疼痛，以及上述提到的颞下颌关节紊乱症。然而，肌肉疾病的各种形式也可能出现在口面部疼痛中，如肌肉痉挛和肌腱炎。

（二十一）肌痛

咀嚼肌痛通常发生在下颌功能、功能异常习惯（如咬牙、嚼口香糖、咬指甲等）的情况下。在肌肉触诊过程中，肌肉的刺激也可能引发这种症状，这将引起患者不断重复抱怨。

根据DC/TMD[17]，肌痛是一种受下颌运动、功能或功能异常影响的肌肉源性疼痛，这种疼痛复制发生在咀嚼肌的激发测试中。

以下两种情况必须都呈阳性。

1. 下颌和太阳穴、耳或耳前疼痛。

2. 疼痛因下颌运动、功能或功能障碍而改变。

以下情况均呈阳性。

1. 确认颞肌和咬肌的疼痛位置。

2. 通过至少一次激发试验报告颞肌或咬肌的常见疼痛。

- 颞肌或咬肌触诊。
- 最大无辅助或辅助张口动作。

使用肌筋膜检查方案时，仅在触诊部位定位的局部肌痛[76]。

以下情况均呈阳性。

1. 下颌、太阳穴、耳朵或耳前疼痛。

2. 下颌运动、功能或功能异常引起的疼痛。

以下呈阳性。

1. 确认颞肌或咬肌的疼痛位置。

2. 通过触诊颞肌和咬肌报告常见的疼痛。

3. 报告局部触诊疼痛。

（二十二）肌筋膜痛

肌筋膜疼痛是一种区域性肌肉疼痛状态，其特征是局部区域出现的被称为触发点的肌肉紧绷的超敏带。不幸的是，肌筋膜疼痛常常被忽视且没有被很好地理解[77]。良好的证据表明，肌筋膜疼痛源于中枢神经系统[69, 78]。一些其他病因在临床上也存在于肌筋膜疼痛中，如长期局部肌肉酸痛、持续深部疼痛、情绪压力增加、睡眠障碍[79, 80]、局部因素和特发性触发点机制[77]。

肌筋膜触发点也经常被忽视和误解，这是人类普遍存在的令人痛苦的肌肉骨骼疼痛的根源。肌筋膜触发点引起的感觉、运动和自主神经症状为其诊断增加了更多挑战。引起症状的特定肌肉或肌肉群应通过肌肉中与绷紧带中的超敏性可触及结节相关的触发点来确定。该部位受压时疼痛，可引起特征性的牵涉痛、牵涉压痛、运动功能障碍和自主神经现象[81]。

肌筋膜触发点可分为活动触发点和潜在触发点。当受到压迫刺激时，活动触发点将引起患者疼痛/使患者疼痛复发。除非受到刺激，否则潜在的触发点很少引起疼痛。当触发点受到刺激时，牵涉痛可能具有不同程度的严重性和质量。它可以从轻度、中至重度疼痛不等，通常伴有深部隐痛。颌骨功能也会加剧疼痛。重要的是要认识到，源自肌筋膜疼痛的疼痛并不遵循节段或神经模式，但它可能发生在同一个生皮节、生肌节或生骨节。然而，这并不总是被观察到[82]。

所有咀嚼肌和颈部肌肉都可能遭受肌筋膜疼痛。口面部最常见的肌肉群是咬肌和颞肌。这些是最大的咀嚼肌群，同时，颈部肌肉也经常受累，如斜方肌、头夹肌和胸锁乳突肌。

咬肌浅层中的触发点可导致眉毛、上颌骨、下颌骨、下颌和上颌后牙疼痛。咬肌深层可将疼痛转移至耳朵（图40-7）。颞肌中的触发点可将疼痛转移到眉毛上方的上颌后牙颞区额区。

颈部肌肉触发点也可导致头部和面部疼痛，以及头痛和面部疼痛反复发生（图40-8和图40-9）。

根据DC/TMD[17]，肌筋膜疼痛定义为如肌痛所述的肌肉源性疼痛，当使用肌筋膜检查方案时，疼痛在触诊部位以外但在肌肉边界内增加[76]。

以下均呈阳性。

1. 下颌、太阳穴、耳朵或耳前疼痛。

2. 下颌运动、功能或功能异常引起的疼痛。

以下呈阳性。

1. 确认颞肌或咬肌的疼痛位置。

2. 报告通过触诊颞肌和咬肌常见的疼痛。

3. 报告在触诊部位以外但在肌肉边界内的疼痛。

对于有牵涉痛的肌筋膜疼痛，当使用肌筋膜检

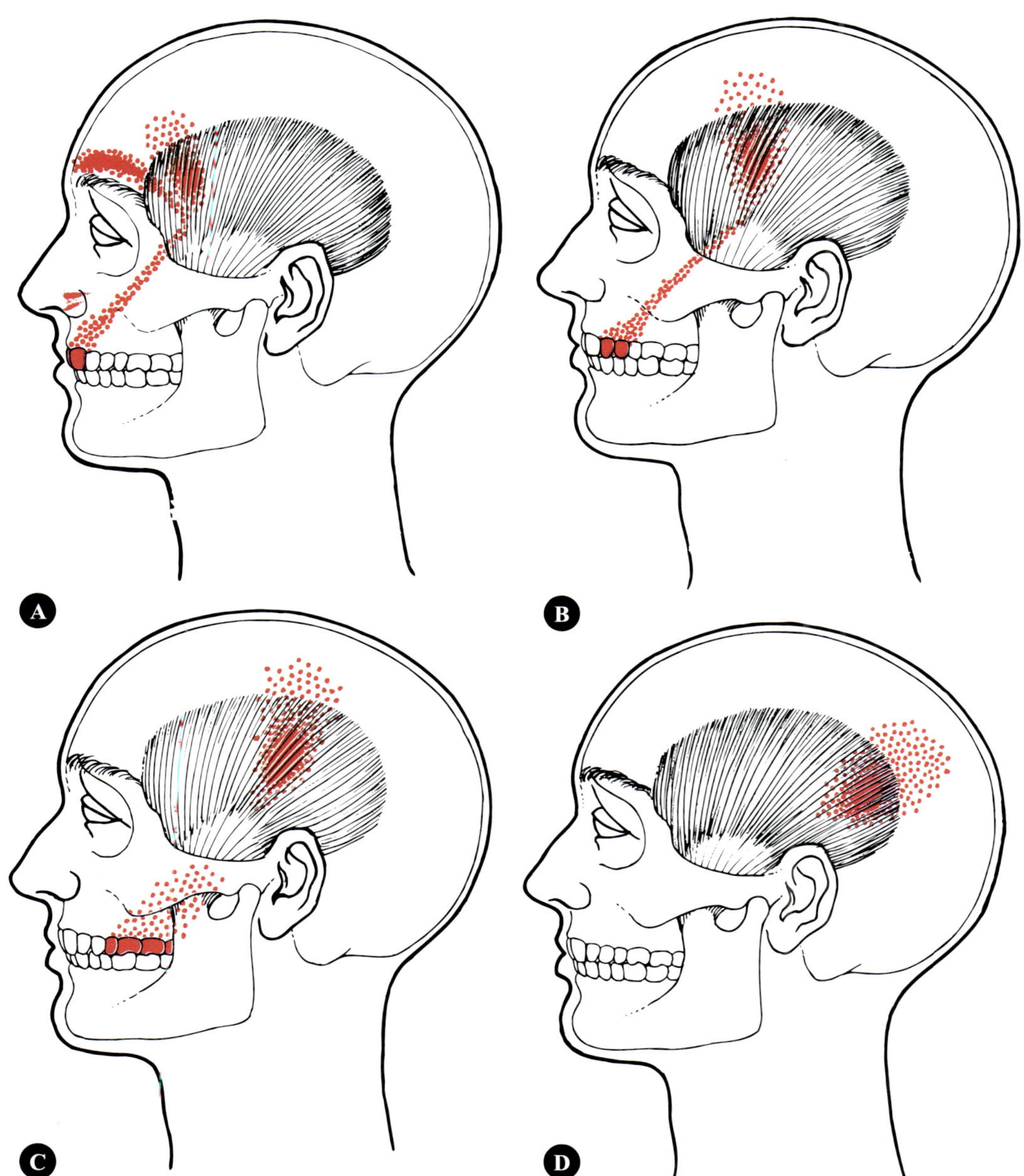

▲ 图 40–7　**Patterns of pain and tenderness referred from trigger points (TrPs) in the left temporalis muscle (essential zone solid red, spillover zone stippled). (A) referred pain from TrPs in the anterior portion of the temporalis muscle; (B and C) represent referred pain arising from TrPs in the middle portion of the temporalis muscle; (D) referred pain from TrPs in the posterior portion of the muscle. (From Donnelly JM: Travell, Simons and Simons' Myofascial Pain and Dysfunction. Third edition. Baltimore, MA: Williams & Wilkins, 2018.)**

查方案时，疼痛将转移至触诊肌肉的边界之外。也可能存在扩散性疼痛。

如果两者均呈阳性。

1. 下颌、太阳穴、耳朵或耳前疼痛。
2. 下颌运动、功能或功能异常引起的疼痛。

以下情况呈阳性。

1. 确认颞肌或咬肌的疼痛位置。
2. 报告通过触诊颞肌和咬肌常见的疼痛。
3. 报告触诊肌肉边界以外部位的疼痛。

由触发点引起的运动功能障碍包括其他肌肉痉挛、虚弱、协调性丧失，以及相关肌肉的工作耐受性降低。工作耐受力的薄弱和丧失通常被解释为增加锻炼的迹象。然而，如果在不使相关触发点失活的情况下仍尝试活动，则可能会进一步加重肌肉功

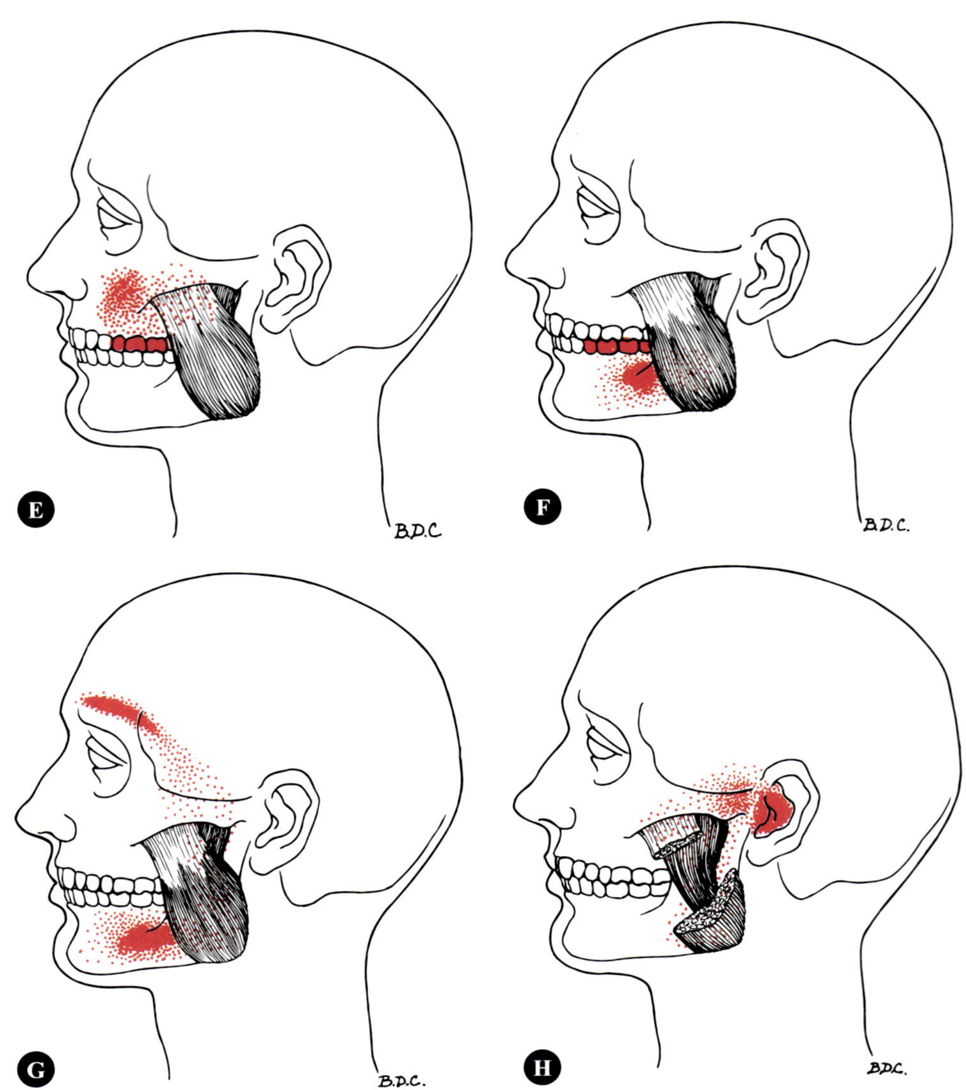

▲ 图 40-7（续） **Referred pain patterns arising from TrPs in the masseter muscle. Solid red shows essential referred pain zones, and the stippled areas are spillover pain zones. (E) Referral patterns from TrPs near the musculotendinous junction of the superficial layer, upper portion. (F) Referral patterns from TrPs in midmuscle of the superficial layer. (G) Referral patterns from TrPs of the lowest portion of the superficial layer, near its attachment. (H) Referral patterns from TrP in the upper posterior part of the deep layer below the temporomandibular joint. (From Donnelly JM: Travell, Simons and Simons' Myofascial Pain and Dysfunction. Third edition. Baltimore, MA: Williams & Wilkins, 2018.)**

能障碍，从而导致相关肌肉功能减弱或丧失。

（二十三）颞下颌关节紊乱综合征的治疗

TMD 的总体治疗目标与其他骨科或风湿性疾病的目标相似。由于 TMD 的病因是多因素的，因此应采用多学科的方法，以涵盖多种治疗模式，以解决与之相关的特定病因和合并症。

基于国际共识，治疗 TMD 的一线方法应循证、可逆和保守（非侵入性）[83, 84]。

TMD 的治疗包括自我护理、认知行为疗法、物理疗法、药物疗法、口腔矫治器疗法、物理医学和替代医学（如针灸和医疗按摩疗法）、外科手术。手术仅用于治疗引起疼痛和功能障碍的结构解剖病理学，并且在保守治疗失败的试验至少 6 个月后进行。外科手术包括关节穿刺术、关节镜检查、开放性关节切开术、关节和颌骨重建联合手术。

自我护理模式有助于让患者了解他们的口腔习

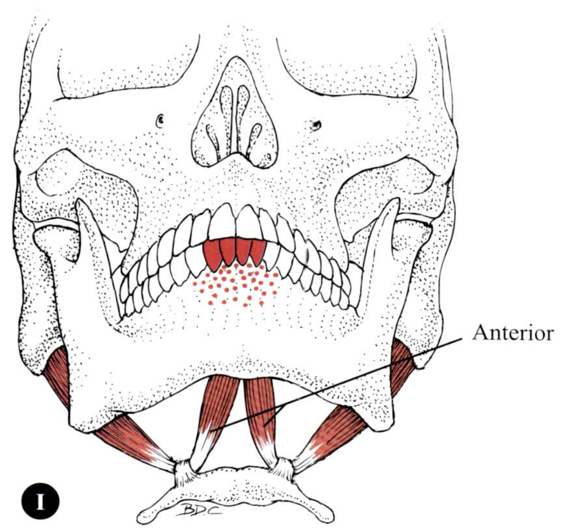

▲ 图 40-7（续） **Referred pain patterns of TrPs in the anterior belly of the digastric muscle. (From Donnelly JM: Travell, Simons and Simons' Myofascial Pain and Dysfunction. Third edition. Baltimore, MA: Williams & Wilkins, 2018.)**

惯、姿势和其他导致问题持续存在的因素。一旦患者了解了口腔功能障碍的习惯，就更容易控制或消除它们。每天数次使用冰敷或热敷 15～20min 的热疗也是有益的。避免坚硬和耐嚼的食物并保持柔软的食物饮食有助于减轻咀嚼肌和颞下颌关节的紧张和压力。识别和消除咬紧牙关，嚼口香糖、咬指甲、嘴唇、脸颊和钢笔 / 铅笔等物体等口腔习惯也可以减少咀嚼系统的压力。

几十年来，口腔矫治器一直是许多 TMD 的首选治疗方法。它被指定了几个名称，如口腔矫形器、牙套、咬合矫治器等。多年来已经开发了几种模型 / 设计，旨在提供更好的上下颌关系、更稳定的颞下颌关节位置、更好和稳定的咬合。对文献的广泛回顾表明，口腔矫治器的有效性为 70%～90%[85]，并且一般来说，它们有助于减少 TMD 症状[86-88]。尽管如此，它们在 TMD 治疗方面的有效性的证据是较差至中等的[89-92]。然而，世界各地的牙医仍在使用它并取得一定程度的成功。一般来说，对 TMD 的治疗，对于肌源性疼痛和关节疼痛，建议使用带前路引导的硬质丙烯酸稳定矫治器，在 TMJ 关节盘移位的情况下，可使用前路复位矫治器帮助减轻负荷，并促进关节盘后组织的愈合（图 40-10）。

物理治疗方式包括手法治疗、干针疗法、离子电渗疗法、超声治疗、经皮神经电刺激疗法和低强

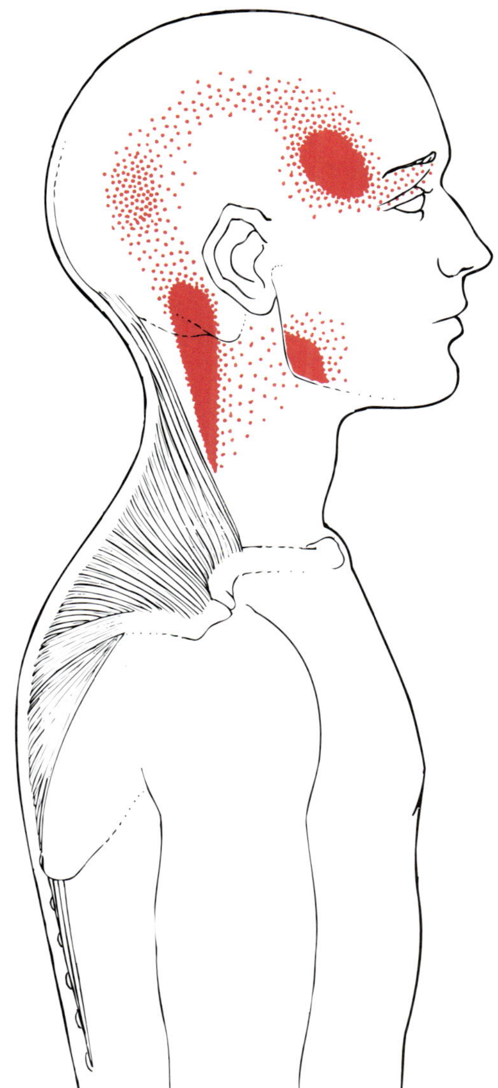

▲ 图 40-8 **Referred pain pattern from trigger points located in the most vertical fibers of the upper portion of the trapezius muscle. Solid red shows the essential referred pain zone whereas the stippling maps the spillover zone. (From Donnelly JM: Travell, Simons and Simons' Myofascial Pain and Dysfunction. Third edition. Baltimore, MA: Williams & Wilkins, 2018.)**

度激光疗法，有助于改善肌肉疼痛状况和颞下颌关节疼痛。一般的概念是，物理治疗方式将有助于减轻疼痛，改善咀嚼肌和颈部肌肉、颞下颌关节的功能。证据因研究而异，一些结论建议进行进一步的纵向调查[93-104]。

认知行为疗法旨在减少患者的不适应行为，增加适应性认知和行为[105]。几项研究表明[105-108]，这

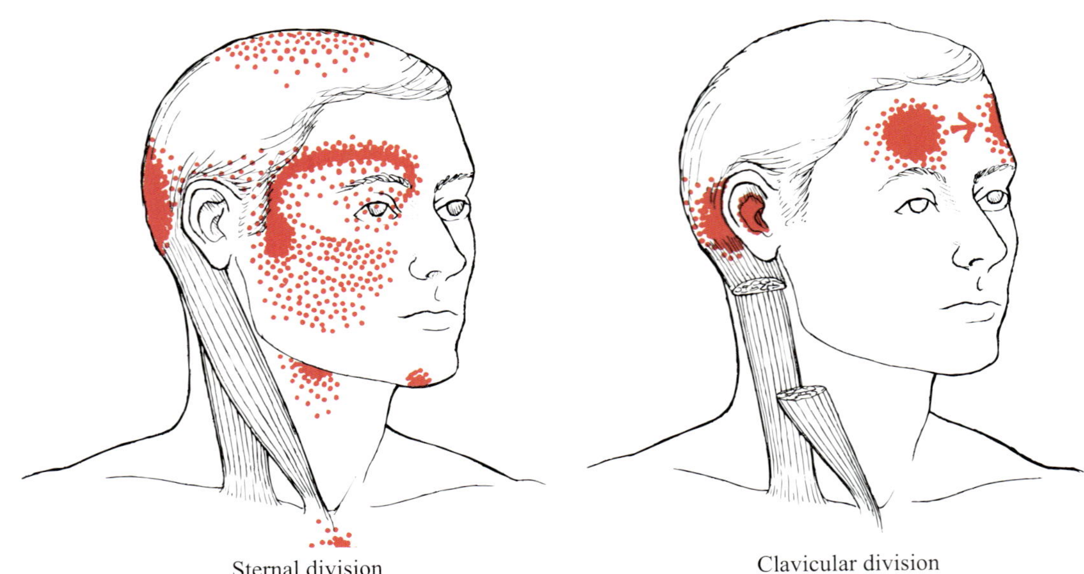

▲ 图 40–9 **Note how trigger points located in the sternocleidomastoideus refer pain to the temple area typical temporal headache. Note how trigger points located in the trapezius muscle (marked as a star) refer pain to behind the ear, the temple, and the angle of the jaw. (From Donnelly JM: Travell, Simons and Simons' Myofascial Pain and Dysfunction. Third edition. Baltimore, MA: Williams & Wilkins, 2018.)**

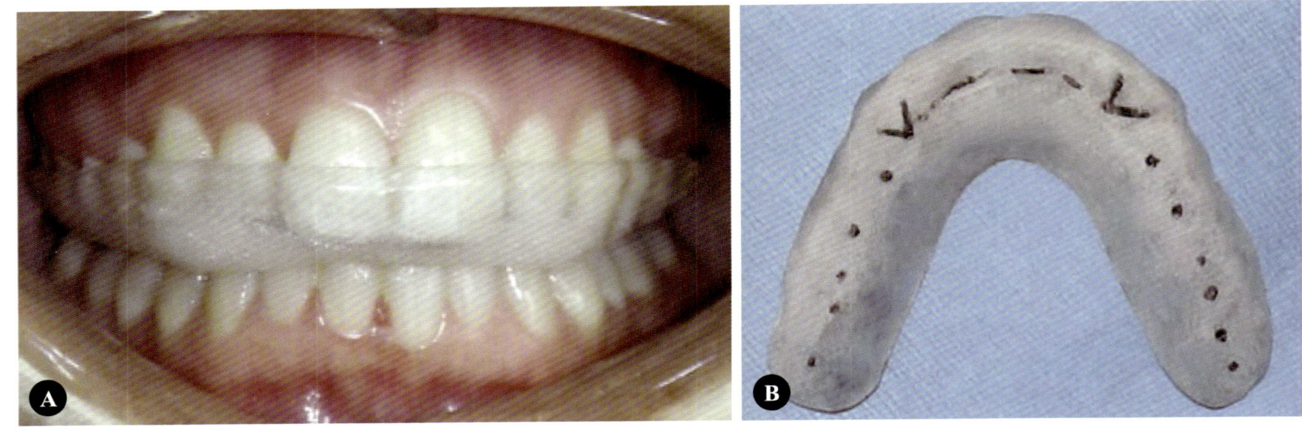

▲ 图 40–10 **A. 稳定矫治器；B. 咬合触点已标记**

注意，在髁状突的肌肉骨骼稳定位置（正中关系），所有后牙均同时接触（牙尖接触平面）。由犬齿提供偏心引导（经许可转载，引自 Dr.Okeson）

种治疗方案有助于患有颞下颌关节紊乱病的患者，也适用于患有颞下颌关节紊乱病和其他合并症的患者。

药物治疗是 TMD 的一种众所周知的治疗方式。已知有几种药物有助于 TMD 的治疗，从急性到慢性 TMD，这些药物包括非甾体抗炎药、肌肉松弛药、皮质类固醇、抗抑郁药、抗焦虑药和抗惊厥药[109–111]。

口腔外科手术也适用于 TMD 的治疗。大多数情况下，这些手术在试验和非侵入性保守治疗失败之前不适用，除非出现更严重的疾病，如颞下颌关节肿瘤、生长障碍或颞下颌关节严重骨关节炎，其中牙齿咬合受到影响或下颌错位，并且不能通过保守治疗纠正[112–115]。

尽管 A 型肉毒毒素具有临床疗效，且多年来一直被用于治疗 TMD 和其他面部疼痛，尤其是咀嚼肌疾病、偏头痛和磨牙症。然而，仍然缺乏 A 型肉毒毒素治疗 TMD 的证据[116–121]。多年来，富血小板血浆和透明质酸已用于治疗 TMD。最近的证据表明，这些治疗方案可能对 TMD 和肌筋膜疼痛有益。然而，需要进行更多的研究来验证其长期疗效[122–125]。

二、神经血管性疼痛：原发性头痛疾病的口面部表现

ICHD-3 将头痛描述为位于头部、听眶线和（或）颈脊上方的疼痛。ICHD-3 第一部分涉及原发性头痛的分类，包括偏头痛和三叉神经自主性头痛（trigeminal autonomic cephalalgias，TAC）。发生在听眶线以下、耳郭前方和颈部上方的面部疼痛不是 ICHD-3 原发性头痛分类中的组成部分。该分类仅承认，其他典型的无先兆偏头痛患者可能会出现面部疼痛，即“面部偏头痛”[20]。

然而，文献中有几篇报道描述了类似于原发性头痛的口面部疼痛患者。最令人信服的证据是无先兆偏头痛（migraines without aura，Mw/oA）和 TAC，尤其是丛集性头痛（cluster headaches，CH）[126–138]。与其他原发性头痛、ICHD-3 中的第四部分原发性头痛和紧张型头痛（tension type headaches，TTH）类似的口面部疼痛的证据很少[20, 139]。最近，一系列病例报道了 4 名阵发性面部疼痛的患者，类似于原发性刺痛性头痛[101]。TTH 和咀嚼肌筋膜疼痛特征之间的重叠可能会阻碍这两种疼痛之间的区分[140]。

当在口面部区域感到疼痛时，牙医可能是第一个看到寻求解决方案的患者的医疗保健提供者[20]。在对荷兰全科医生、神经科医生和患者进行的一项旨在描述可能导致 CH 诊断延迟的临床特征的调查中，他们确定 34% 的患者在诊断前曾咨询过牙医，33% 的患者曾看过耳鼻喉科（ear nose and throat，ENT）专家，典型偏头痛症状（恶心、呕吐和畏光）的存在及发病年龄较低延迟了正确分类[137]。在被诊断为 CH 的 230 名患者中，牙医和耳鼻喉科医生是在转诊给神经科医生之前最常咨询的医疗保健专业人员；45% 的患者看过牙医，27% 的患者看过耳鼻喉科[141]。

面部疼痛通常与口腔内结构有关，如牙齿、牙周和口腔黏膜、咀嚼肌和颞下颌关节。然而，原发性头痛（神经血管性疼痛）、创伤后疼痛性三叉神经病变可以与牙痛类似[142]。牙医受过良好的培训，能够识别来自牙齿的疼痛。然而，口面部区域的不明原因疼痛也应提高对原发性头痛或神经血管性口面部疼痛的非典型表现的可能诊断[126, 127, 134, 138, 143–145]。未能识别类似于原发性头痛的口面部疼痛会增加正确诊断的时间，造成不必要、不可逆的治疗，如根管和拔牙，并延长患者的痛苦[128, 140, 146–148]。因此，早期发现这些疾病是必要的[141, 143]。

直到最近，还没有国际上可接受的口面部疼痛综合分类，因此难以研究包括类似原发性头痛的面部疼痛的几种口面部疼痛的发病率 / 患病率、病理生理学和治疗方法[19, 143]。2020 年，ICOP 第 1 版的出版填补了这一空白。为了本章的目的，ICOP 有一部分专门讨论原发性神经血管性口面部疼痛，类似于原发性头痛患者的面部区域从头疼痛的表现，让人联想到原发性头痛[18]。表 40–1 分别根据 ICHD-3 和 ICOP 总结了原发性头痛及其对应的口面部疼痛。

（一）病理生理学

原发性头痛疾病的口面部表现最有可能与头痛对应疾病的病理生理学相同。然而，最近的 ICOP 分类将有助于研究这些疾病的病理生理学[18, 144]。偏头痛的病理生理学在本书的其他地方讨论，下面简要介绍 TAC 的病理生理学。

丛集性头痛是 TAC，有更多关于其病理生理学的信息。三叉神经血管系统、副交感神经纤维（三叉神经自主反射）和下丘脑在 CH 疼痛发作期间相互作用[149]。三叉神经自主反射有来自三叉神经眼支的传入纤维和来自上泌涎核细胞体的传出通路，其流出经蝶腭神经节中的第Ⅶ对脑神经突触，然后通过岩浅大神经投射[150]。下丘脑后部区域在该疾病的表达中似乎至关重要，因为它在影像学研究中被激活，并且由于 CH 昼夜节律的周期性，发作经常发生在夜间并遵循季节性模式[149–152]。极为重要的是排除 TAC 病因中的垂体病变，因为垂体和垂体周围腺病变可能表现为表型 TAC，因此，建议在所有 TAC 的检查中进行脑 MRI 扫描，包括垂体视图和垂体功能测试[150, 153, 154]。

（二）口颌面偏头痛

口颌面偏头痛（orofacial migraine，OM），也称为下半部偏头痛或面部偏头痛，是 ICHD-3 确认的唯一可能位于面部区域的原发性头痛[20]。ICOP 将这种偏头痛称为 OM[18]。

根据 ICOP，OM 是面部和（或）口腔疼痛，具有 ICHD-3 规定的无先兆偏头痛的性质和相关特征[18, 20]。OM 在不治疗或治疗不成功时持续 4～72h，其疼痛至少具有以下两个特征：单侧部位、搏动性、中至重度、因日常体力活动而加重。此外，OM 有一种或两种相关特征：恶心和（或）呕吐、畏光和

表 40-1 原发性头痛和类似原发性头痛的口面部疼痛表现

原发性头痛 ICHD-3[1]	口面部疼痛对应疾病 ICOP	可能的鉴别诊断[4]
偏头痛	口颌面偏头痛	NVOP
TTH	张力型 OFP	肌筋膜 OFP
TAC		
丛集性头痛	口面部丛集性头痛	痛性眼肌麻痹综合征、上颌窦炎
阵发性偏头痛	阵发性半面部疼痛	
SUNCT/SUNA	SUNFA	
连续性半侧颅痛	伴有自主症状的半面部持续性疼痛	颞动脉炎 Raeder 三叉神经痛 三叉神经痛 牙髓炎
不适用	NVOP	创伤后疼痛性三叉神经病变

ICHD-3. 头痛疾病国际分类第 3 版；ICOP. 国际口面部疼痛分类第 1 版；TTH. 紧张型头痛；NVOP. 神经血管性口面部疼痛；OFP. 口面部疼痛；TAC. 三叉神经自主性头痛；SUNCT. 持续短暂单侧神经痛样头痛伴结膜充血和流泪综合征；SUNA. 伴有脑自主神经症状的短暂单侧神经痛样头痛发作；SUNFA. 伴有脑自主神经症状的短暂单侧神经痛样面部疼痛发作

畏声[18]。口颌面偏头痛可以是阵发性或慢性的。患有阵发性 OM 的患者至少有 5 次发作。与偏头痛一样，慢性 OM 必须出现 3 个月以上，口面部疼痛每月出现 15 天或更多，并且至少有 8 天具有偏头痛特征[18, 20, 155]。

ICOP 保留对有单纯面部和（或）口腔疼痛的头痛初期患者的诊断。口颌面偏头痛是罕见的，如果符合 OM 标准的面部和（或）口腔疼痛伴有头痛，则应使用 ICHD-3 进行分类[18]。

1. 流行病学

几项研究报道了伴有口面部疼痛的偏头痛。文献中报道了许多病例。总体而言，数据显示伴有头部疼痛和口面部疼痛的偏头痛并不常见，而仅在面部区域具有偏头痛特征的 OM 非常罕见[126, 131-133, 135, 136, 138, 146, 156-159]。

德国头痛协会的一项流行病学研究显示，3351 名参与者对发送给 6000 人的调查做出了回应，结果显示，517 人的偏头痛患病率为 15.4%。几乎 30% 的偏头痛患者报告了复发性面部疼痛。一名 42 岁的男性参与者，偏头痛仅发生在他的下面部。然而，他有典型偏头痛的病史。在患有偏头痛和面部疼痛的患者中，80% 是女性。偏头痛和面部疼痛患者报告的自主神经症状（结膜充血、流泪、瞳孔缩小、上睑下垂、眼睑水肿、鼻塞、面部潮红）比仅偏头痛患者多，分别为 47% 和 7.5%（$P<0.001$）[159]。

在三级头痛和面部疼痛门诊，对 2912 名患者进行了独立面部疼痛或与头痛相关的面部疼痛的患病率评估。患者被分为三组：头痛伴发面部疼痛的患者（Ⅰ型），其次是具有与最初的头痛相同特征的头痛因面部疼痛停止的患者（Ⅱ型），以及最后一组，从未发生过头痛发作并发展为具有相似原发性头痛特征的新发口面部疼痛的患者（Ⅲ型）[138]。在该组中，1935 名患者患有偏头痛或可能偏头痛，44 名患者（2.3%）患有伴有面部受累的偏头痛。在这 44 名患者中，90% 的患者是女性。患者的平均年龄和偏头痛的平均发病年龄分别为 43.2 岁（SD=14.4）和 30.5 岁（SD=15.8）。38 名（1.9%）为Ⅰ型患者，5 名（0.25%）为Ⅱ型患者，只有 1 名（0.05%）患者具有 ICOP 分类的 OM[18, 138]。只有 4 名患者三叉神经下颌支受累，Ⅰ型患者存在先兆症状，疼痛主要在三叉神经眼支中感觉到[138]。

在英国多学科面部疼痛服务的前瞻性研究中，从 3900 名接受评估的患者中，1176 名（30%）患有偏头痛，其中 58 名偏头痛患者表现为孤立性面部疼痛（1.4%）。58 名患者中包括未曾患过偏头痛但伴头痛的患者。然而，在评估时，他们的疼痛仅限于上颌（V_2）和下颌（V_3）三叉神经分支。面部疼痛主要出现在三叉神经的 V_2 分支，而只有 12 名患者（5%）出现在 V_3 分支。几乎 80% 的患者是女性。其中 23 例报告流鼻涕或鼻塞，12 例报告流泪，8 例报告结膜充血，2 例上睑下垂，8 例瞳孔缩小，2 例报告面部潮红[158]。

2. 治疗

目前，还没有关于 OM 治疗的特定药物或干预措施的公开临床试验。然而，文献表明 OM 对偏头痛治疗有反应。例如，Gaul 等报道了两例对偏头痛特异性药物有反应的病例，一例 44 岁健康女性，可能患有 OM，成功地用 2.5mg 佐米曲坦治疗；另一例偏头痛患者，主要位于上颌前牙，对含有麦角胺和双氯芬酸的联合药物有反应[133]。在一项鼻科学研究中，51 例头部和面部偏头痛患者对鼻窦炎的药物或手术治疗没有反应。然而，这些患者受益于抗偏头痛药物（舒马曲普坦、苯噻啶、阿米替林、普萘洛尔、麦角胺和阿司匹林），其中 24 例患者的疼痛仅限于三叉神经上颌支[131]。在一项前瞻性临床研究中，58 例偏头痛患者仅限于三叉神经的上颌和下颌支，30 例患者中的 23 例成功且持续服用曲坦类药物，面部疼痛发作得到缓解，40 例患者中有 16 例在停止每天服用镇痛药后疼痛发作减少。本次研究还注意到，患者报告说预防性用药是有益的。预防性治疗和使用的患者数量为 TCA（9 例）、普萘洛尔（4 例）、坎地沙坦（9 例）、托吡酯（4 例）、加巴喷丁（3 例）、普瑞巴林（1 例）和 A 型肉毒毒素（4 例）。据报道，4 例患者从枕大神经阻滞中获益[158]。

根管、拔牙、牙齿修复、颞下颌关节手术等牙科治疗，以及鼻窦手术等其他治疗是无效的，应不惜一切代价避免[131, 158]。

关于 OM 和偏头痛的治疗，需要更多的研究，其中疼痛的主要部位在口面部结构。例如，我们不知道抗 CGRP 单克隆抗体或小分子 CGRP 受体拮抗药是否是 OM 的可行治疗方法。

（三）紧张型口面部疼痛

根据 ICOP，紧张型口面部疼痛（tension type orofacial pain，TTOP）（阵发性或慢性）是口面部区域的疼痛，无头部疼痛，具有与紧张型头痛相关的特征[18, 20]。然而，ICOP 没有提供 TTOP 的诊断标准，因为没有足够的证据来区分 TTOP、TTH 和肌筋膜口面部疼痛[17, 18, 20]。

（四）三叉神经自主性口面部疼痛

ICOP 将三叉神经自主性口面部疼痛定义为具有 TAC 性质和相关特征的疼痛发作，仅发生在无头部疼痛的口面部区域。假设口面部疼痛与头部疼痛相关，在这种情况下，TAC 应根据 ICHD-3 进行分类[18, 20]。TAC 是一组原发性头痛，是严重的单侧头痛，伴有与疼痛同侧的颅副交感神经自主神经特征。TAC 根据发作持续时间、频率和治疗反应进行区分[20]。与 ICHD-3 一样，ICOP 有四种亚型的三叉神经自主性口面部疼痛：口面部丛集性发作、阵发性半面部疼痛、伴有脑自主神经症状的短暂单侧神经痛样面部疼痛发作（short-lasting unilateral neuralgiform facial pain attacks with cranial autonomic，SUNFA）和伴有自主神经症状的半面部持续性疼痛[18, 20]。

（五）口面部丛集性发作

典型的 CH 发作是强烈、严格控制在单侧，位于眼眶、眶上和颞区，持续 15～80min，每隔 1 天发生 1 次，1 天内可发作 8 次。此外，疼痛与同侧结膜充血、流泪、鼻塞、流鼻涕、前额和面部出汗、瞳孔缩小、上睑下垂和（或）眼睑水肿有关。患者还可能表现出不安和焦虑的感觉。昼夜节律周期，包括活跃期和非活跃期，是 CH 的主要特征[150]。CH 可以是偶发或慢性的。在偶发性 CH 中，发作持续 7 天～1 年，相隔至少 3 个月无疼痛。在慢性 CH 中，头痛发作持续 1 年或更长时间而未缓解或缓解期少于 3 个月[20]。口面部丛集性发作（orofacial cluster attacks，OCA）具有相同的特征。然而，单侧发生在面部和口腔区域。文献中的一些病例报道描述了三叉神经上颌和下颌分支的 CH[129, 132]。其中一些报道仅提到口面部疼痛，而牙痛是其他患者的主诉[91, 94, 156]。由于 CH 和 OCA 的疼痛与牙髓炎非常相似，因此患者经常咨询牙医以解决疼痛，这可能导致诊断延迟和不必要的治疗[127, 140, 141, 144, 145]。

（六）阵发性半面部疼痛

如 ICHD-3 所述，阵发性偏头痛（paroxysmal hemicrania，PH）是眼眶、眶上和颞区严重、严格单侧疼痛的发作。发作持续 2～30min，每天发生几次或多次。发作通常与同侧结膜充血、流泪、鼻塞、流鼻涕、前额和面部出汗、瞳孔缩小、上睑下垂和（或）眼睑水肿有关。患者还可能表现出不安和焦虑的感觉[20, 150]。与 CH 一样，PH 可以是阵发性或慢性的。在阵发性 PH 中，发作持续 7 天～1 年，间隔至少 3 个月无疼痛。在慢性 PH 中，头痛发作持续 1 年或更长时间而未缓解，或缓解期少于 3 个月[20]。重要的是，他们对吲哚美辛有绝对的反应[20]。然而，阵发性半面部疼痛（paroxysmal hemifacial pain，PHP）与 PH 具有相同的描述，但具有严格的半面疼痛发作[18]。文献还描述了以牙痛为表现的 PH 病例，与 CH 一样，也有关于 PH 的不合理牙科治疗的报道[128, 146, 156, 160]。

（七）伴有脑自主神经症状的短暂单侧神经痛样面部疼痛发作

短暂单侧神经痛样头痛被描述为中度或重度、严格单侧、任何三叉神经分布区的疼痛发作。疼痛发作持续1～600s，每天至少发生1次，通常与同侧眼睛显著的流泪和发红有关[20]。疼痛发作有三种已知的模式：短暂的单次刺痛、由短时间无疼痛分隔的多次刺痛、疼痛未恢复到基线的较长时间的多次刺痛（锯齿疼痛模式）[20, 150]。SUNFA与上述描述相同，但没有头痛。这两种疼痛可进一步分为阵发性和慢性。与CH和PH相似，当疼痛发作之间至少1年没有缓解或缓解期少于3个月时，可诊断为慢性[18, 20, 150]。

（八）伴有自主神经症状的半面部持续性疼痛

持续性偏头痛是一种持续性、严格的单侧头痛，其强度随相关自主症状［结膜充血、流泪、鼻塞、流鼻涕、前额和面部出汗、瞳孔缩小、上睑下垂和（或）眼睑水肿］和（或）躁动或不安而变化。头痛对吲哚美辛敏感[20, 150]。偏头痛症状，如恶心、畏光和畏声，更可能在加重期出现[112]。有报道称，疼痛涉及口腔和面部结构，这会使诊断复杂化[156, 161]。

（九）三叉神经自主性口面部疼痛

1. 流行病学

在TAC中，CH是研究最多的疾病，其患病率低于0.1%。根据1978—2009年研究的汇总数据，1年患病率为每10万人124例（95%CI 101～151），终身患病率为每10万人53例（95%CI 26～95）[162, 163]。丛集性头痛在男性中更为普遍。然而，随着时间的推移，男女比例发生了变化，从20世纪60年代的6.2∶1到20世纪90年代的2.1∶1。在一项人群研究的Meta分析中，总体男性与女性的比例为4.3∶1[163]。CH的1年发病率为每10万人中有2～10人[162]。在意大利的一项研究中，CH发病的平均年龄为30.4岁[164]。2项研究之间的平均发病年龄在26—30岁不等[162]。阵发性CH比慢性CH更常见[150]。没有人口研究报道OCA的发病率和患病率。在一项对608名CH患者的研究中，330名（54%）患有下综合征，其中疼痛至少涉及一个眶下区域。然而，它也可能延伸到三叉神经的眶支[129]。

PH比CH更罕见。其患病率为CH的1%～3%[146, 165, 166]。PH发病年龄在20—40岁之间，平均年龄为34岁[146, 166, 167]。它在男性和女性之间的比例相同；或者，它在女性中更为普遍，男性与女性的比例为1∶2[129]。没有人口研究报道PHP的发病率和患病率。

与PH相似，没有人口流行病学研究报道持续性偏头痛的发病率和患病率。然而，其患病率可能高于预期[148, 166]。在一篇综述文章中，平均发病年龄为34岁，女性与男性的比例为1.8∶1[167]。然而，当汇总所有可获得性别数据的病例时，可以预计的女性与男性比例为2.4∶1[166]。

短暂单侧神经痛样头痛及其口面部对应物，即伴有颅脑自主症状的短暂单侧神经痛样面部疼痛发作的患病率和发病率尚不清楚[165]。

2. 治疗

当治疗的目标是中止丛集性头痛发作时，CH的治疗可能会中止，或者当药物用于减少疼痛次数时，CH治疗可以是预防性的[149, 150]。有充分的证据表明，丛集性头痛发作在15min内对皮下注射单剂量舒马曲普坦和佐米曲普坦鼻喷雾剂有反应。丛集性发作还对通过高流量面罩以12～15L/min的流速吸入100%氧气有反应[149, 150, 168]。对于曲坦类药物禁忌或对氧气无反应的患者，利多卡因滴入或喷入同侧鼻孔是一种替代方法[111]。

维拉帕米被认为是长集群周期或慢性CH的一线预防性治疗用药。在达到其他预防药物的最佳剂量之前，有限疗程的皮质类固醇可能是有用的[112]。可能需要高达960mg的高剂量维拉帕米才能有效。可识别的不良反应包括牙龈增生、便秘、腿部肿胀和心律失常。由于维拉帕米对心脏功能的影响，ECG监测是必要的。每次剂量增加前后及剂量确定后每6个月应进行一次ECG检查[111, 112]。锂和托吡酯也用于预防CH[111, 112]。有证据表明，与安慰剂相比，Galcanezumab是一种CGRP人源化单克隆抗体，可在第1～3周内降低每周CH发作频率。然而，在第4～8周，这些治疗组之间的结果趋于一致[169, 170]。电刺激周边结构，如蝶腭神经节、枕神经和迷走神经，可有效降低疼痛发作频率[111, 171–173]。

PH、持续性偏头痛及其口面部对应物对吲哚美辛有反应[112, 167]。然而，当吲哚美辛治疗不可行时，COX两种选择性抑制药托吡酯、利多卡因枕大神经阻滞和甲泼尼龙对某些患者可能有效[19, 174–176]。

对于短暂单侧神经痛样头痛的治疗，拉莫三嗪是最有效的药物；加巴喷丁、托吡酯和利多卡因静脉输注也可能有效[150]。

（十）神经血管性口面部疼痛

ICOP 将神经血管性口面部疼痛（neurovascular orofacial pain，NVOP）定义为无头部疼痛的口腔内中至重度疼痛，尽管疼痛可能转移至邻近区域。NVOP 表现为牙痛样症状，或呈搏动性，至少有一种轻度自主神经和（或）偏头痛症状。疼痛发作时间可以相对较短（1～4h）或较长，持续超过 4h[30]。病例报道表明，牙齿对冷过敏没有任何牙齿病理学证据，这可能导致诊断延误和错误治疗[134, 144, 155, 177, 178]。对寒冷的超敏反应、平均发病年龄晚、较高的女性和男性比例（3∶1）使该疾病与 OM 区分开来[179]。重要的是，正如 ICOP 所述，NVOP 需要进行彻底和前瞻性的检查[18]。

1. 流行病学

NVOP 疼痛的患病率为 7%～52%，具体取决于研究人群[126, 180, 181]。NVOP 于 1997 年首次被描述[126]。在这项前瞻性研究中，55 名神经血管性面部疼痛患者中，29 名（52%）患者不能被归类为无先兆、丛集性头痛或 PH 的偏头痛。这 29 名患者的口内疼痛严重且呈阵发性，持续数分钟至数小时，42% 的患者报告有搏动性疼痛，55% 的患者报告至少有一种自主神经或偏头痛症状，恶心是最常见的症状，其次是畏光和畏声。在这组患者中，疼痛发作的平均年龄为 42.6 岁（范围为 17—66 岁），70% 为女性[126]。另一项研究在口面部疼痛诊所的 328 名患者中诊断出 23 名（7%）患有 NVOP。该组患者的平均发病年龄高于偏头痛患者，为 39.4 岁（SD ± 13.6），并且在女性中更为常见[182]。在一组 170 名患有疼痛性创伤后三叉神经病变（painful posttraumatic trigeminal neuropathy，PTTN）和 NVOP 的患者中，90 名患者有 NVOP（52%），并且在患者平均年龄、疼痛发作和疼痛强度方面没有差异[134]。为了更好地了解 NVOP 的发病率和患病率，需要进行更复杂的流行病学研究。

2. 治疗

与原发性头痛的其他口面部表现类似，NVOP 对牙科治疗无效[126, 142, 179, 180]。NVOP 对传统的预防性和流产性抗偏头痛药物（如曲坦类药物和普萘洛尔）有反应[126, 178, 180]。然而，对曲坦类药物的 NVOP 反应率可能低于典型偏头痛。此外，伴有共病肌肉疼痛的慢性病例使用阿米替林具有良好的效果[182]。

（十一）神经性口面部疼痛

IASP 将神经性疼痛定义为躯体感觉系统的病变或疾病引起的疼痛[183]。一般人群中慢性神经性疼痛的患病率估计为 7%～10%[184, 185]。考虑到牙医进行的手术数量，或者由于普遍使用局部镇痛而存在的可能性，口腔手术干预后神经性疼痛的患病率较低或诊断不足[186]。

神经性疼痛可根据其位置、病因、综合征（神经痛或神经病变）和持续时间进行分类。然而，目前还没有广泛接受的神经性疼痛分类[20, 22]。中枢神经性疼痛是由中枢神经系统［脊髓和（或）脑］的病变或疾病引起的，如神经退行性疾病或脑血管疾病。相反，周围神经性疼痛病理学涉及小神经纤维（C 纤维、Aβ 和 Aδ 纤维）[187]。阵发性神经痛是一种阵发性神经病理性疼痛，其特征是沿神经分布异位投射的突然暴发的电样疼痛。相反，持续性神经病理性疼痛是强度不同的持续不断的疼痛[22]。

神经痛和神经病变性疼痛的病理生理学可以在本文的其他地方找到。下面我们根据 ICHD-3 讨论口面部最相关的神经病理性疼痛[20]。

（十二）脑神经痛

神经痛可由颈神经和颅面神经引起，如三叉神经、中间神经、舌咽神经、迷走神经和枕神经。神经痛有共同的特征，包括阵发性、短暂和剧烈的疼痛，在特定神经的分布范围内被描述为针刺样、刀割样、电灼样疼痛。它们通常与触发因素（如刷牙、剃须）和不应期的存在有关[188]。钠通道阻滞药通常是神经痛的一线治疗方法[188]。脑神经痛可能有也可能没有次要原因。然而，感觉变化的证据要求进行评估（神经生理学、影像学和实验室评估）以确定次要病因[189]。强调这一点的重要性的是三叉神经精神神经病变的“颏麻木”征兆，由于其与恶性肿瘤的频繁关联，因此与高死亡率相关[188, 189]。

三叉神经痛是研究最多的脑神经痛之一，下面将详细讨论。

舌咽神经痛不如 TN 常见，两种症状可能存在于同一患者身上[188]。它被描述为单侧短暂刺痛，发作和终止突然，不仅在舌咽神经的分布中，而且在迷走神经的耳支和咽支的分布中。疼痛发生在耳部、舌根、扁桃体窝和（或）下颌角下方。它通常由吞咽、说话或咳嗽引起，并可能以 TN 的方式缓解和复发[20]。

枕神经痛被描述为单侧或双侧阵发性，头皮后部枕大神经、枕小神经和（或）第三枕神经分布的放射痛或刺痛，有时伴有患处感觉减退或感觉障碍，通常与受累神经压痛有关[20]。枕神经痛患者可能受益于局部麻醉和皮质类固醇、神经病理性疼痛药物和物理治疗的神经阻滞。如果保守治疗失败，可以考虑更具侵入性的治疗，如脉冲射频消融、枕神经刺激或肉毒毒素试验[188]。

（十三）三叉神经痛

TN 的特征是反复发作的单侧短暂电击样疼痛，发作和终止突然，局限于三叉神经的一个或多个分支的分布区域，并由无害刺激触发。它可能在没有明显原因的情况下发展，或由另一诊断的疾病引起。此外，在受影响神经分区的分布范围内，可能会伴随中度持续性疼痛。诊断标准见框 40–1[20]。TN 是一种临床诊断，基于典型的疾病特征：短暂的阵发性发作、剧烈疼痛、存在扳机点、不应期。TN 在中老年更为普遍，峰值年龄在 50—69 岁，其发病率随年龄增长而增加，女性比男性受影响更大[190]。

三叉神经痛可分为三个亚型：经典型、继发性和特发性三叉神经疼痛[20]。当 TN 的发展除了神经血管压迫外没有其他明显原因时，就会出现经典型 TN[20, 191]。当潜在疾病是 TN 的病因时，TN 被指定为继发于该疾病。继发性 TN 患者可能出现感觉变化[20]。TN 的一些潜在病因是多发性硬化症、占位性疾病和动静脉畸形[192–194]。特发性 TN 的 MRI 或电生理检查没有异常[20]。虽然 TN 是一种临床诊断，但脑成像检查（CT 或 MRI）对于排除继发性 TN 和可能的神经血管压迫至关重要[195]。

点火假说是对 TN 病理生理学最普遍被接受的解释。根据该假说，TN 是由三叉神经根或神经节中三叉神经传入神经元的特定异常引起的[196]。

治疗

TN 最好使用抗惊厥药物进行治疗。钠通道阻滞药卡马西平（200～1200mg/d）和奥卡西平（600～1800mg/d）被视为一线治疗[195]。这两种药物都需要进行血液监测，以监测低血细胞计数、肝功能和低钠血症。此外，由于存在发生 Stevens-Johnson 综合征和中毒性表皮坏死松解症的风险，因此需要对卡马西平进行基因检测[197, 198]。支持使用拉莫三嗪和巴氯芬进行治疗的证据有限。其他用于治疗其他神经病变的药物（如加巴喷丁、普瑞巴林、SNRI 或 TCA）疗效尚不清楚[195]。

框 40–1　三叉神经痛 ICHD-3 诊断标准[1]

A. 单侧面部疼痛的复发性发作，分布在三叉神经的一个或多个分支中，没有放射超过其分布范围[1]，并且符合标准 B 和 C

B. 疼痛具有以下所有特征
- 持续时间从几分之一秒到 2min[2]
- 重度疼痛[3]
- 电击、射击样疼痛、刺痛或剧烈疼痛

C. 由受影响三叉神经分布内的无害刺激引起[4]

D. 另一个 ICHD-3 诊断不能更好地解释

注释
- 在少数患者中，疼痛可能会放射到另一个分支，但仍在三叉神经皮节内
- 持续时间会随着时间的推移而变化，发作时间会越来越长。少数患者报告的发作主要持续时间＞2min
- 随着时间的推移，疼痛可能会变得更加严重
- 有些发作可能是或似乎是自发的，但必须有由无害刺激引起疼痛的病史或发现，才能符合这一标准。理想情况下，检查临床医生应尝试通过重现触发现象来确认病史。然而，由于患者拒绝、扳机点的解剖位置尴尬和（或）其他因素，这并不总是可能的

外科手术治疗也用于 TN 的治疗。然而，这些治疗存在重大风险[199–201]。微血管减压术是经典型 TN 患者最有效的手术治疗，疼痛和动脉压迫持续时间缩短可改善预后。然而，它与脑膜炎、脑脊液漏、暂时性复视、伤口感染、暂时性听力损失、共济失调、更永久性听力损失和死亡有关[201]。球囊压迫、甘油根切断术、射频热凝术和伽马刀放射外科手术是初期疼痛缓解率较高的手术。然而，疼痛复发更常见，与面部麻木和感觉障碍、辐射诱发的肿瘤形成和血管损伤、脑神经麻痹、三叉神经运动无力和脑膜炎等不良反应有关[199, 200]。对于不能耐受微血管减压的患者，这些手术可能是一种替代方法。

（十四）疼痛性三叉神经病变

ICHD-3 将疼痛性三叉神经病变定义为由另一种疾病引起的一个或多个三叉神经分支分布的面部疼痛，并提示神经损伤。它与三叉神经痛不同，因为疼痛主要是持续或近似持续的，通常被描述为烧灼感、挤压感或类似于针刺和针刺感。然而，可能会出现短暂的疼痛发作。三叉神经分布中存在临床可

检测的感觉缺陷，机械性异常痛觉和冷痛觉过敏是常见的[18]。

由带状疱疹引起的疼痛性三叉神经病变（疼痛持续不到 3 个月）和三叉神经带状疱疹后神经痛（疼痛持续 3 个月以上）是与带状疱疹病毒相关的病症。在这两种情况下，一个或多个三叉神经分支的面部疼痛都是单侧的，伴有不同的感觉变化。三叉神经的眼支受病毒影响最大。带状疱疹后神经痛是继带状疱疹后最常见的慢性并发症，其发生率随年龄增长而增加，而带状疱疹疫苗接种可降低带状疱疹和带状疱疹后神经痛的发病率[202]。这些疾病的治疗可以是局部治疗（辣椒素、利多卡因贴剂），也可以使用抗抑郁药和抗惊厥药等药物进行全身治疗[203]。

疼痛性 PTTN 是由三叉神经损伤引起的单侧或双侧面部或口腔疼痛，具有三叉神经痛功能障碍的症状或临床体征[184]。有明确的创伤性事件（机械、化学、热、放射性）和阳性（如触诱发痛）或阴性（如感觉减退）三叉神经功能障碍体征。疼痛位于发生创伤的三叉神经分布区，并在创伤后 6 个月内发展[20, 186]。

由其他疾病引起的疼痛性三叉神经病变是由于非带状疱疹或创伤的其他疾病而产生的疼痛。这是一种单侧或双侧三叉神经分布疼痛，具有阳性或阴性神经系统体征的临床证据。这种情况可能继发于多发性硬化症、占位性疾病或全身系统性疾病[20]。

特发性疼痛性三叉神经病变是一个或多个三叉神经分支的单侧或双侧疼痛，表明神经损伤，但病因不明[20]。

疼痛性三叉神经病变的一般临床治疗方法与其他形式的神经病理性疼痛相似（见第 21 章）。

（十五）持续性特发性面部疼痛和持续性特发性齿槽疼痛（以前为非典型面部疼痛和非典型牙痛）

持续性特发性面部疼痛（persistent idiopathic facial pain，PIFP）由 ICDH-3 和 ICOP 定义[18, 20]。ICHD-3 将 PIFP 描述为每天复发的面部和（或）口腔疼痛，每天持续超过 2h，持续时间超过 3 个月[20]。ICOP 将 PIFP 定义为发生在面部区域的疼痛，对于口腔内发生的持续性疼痛，ICOP 使用术语持续性特发性齿槽疼痛（persistent idiopathic dentoalveolar pain，PDAP）[18]。

根据 ICHD-3，除 PIFP 的每天发生率外，还有疼痛定位不良且不遵循神经分布。PIFP 具有易反复、钝痛或酸痛的特性。神经系统检查无异常，已排除牙源性疼痛[20]。

ICOP 在其注释中补充说，PIFP 和 PDAP 疼痛可以是深部或浅表的，并且可能从唇部放射至面部或从面部放射至唇部。此外，它承认可能存在体感变化。当可进行定量感觉测试时，ICOP 分类根据是否存在体感变化进一步对这些情况进行分类[18]。

过去，术语不典型面部疼痛一词用于 PIFP[20]，不典型牙痛和幻觉性牙痛是用于 PDAP 的术语[18, 186]。从历史上看，非典型面部疼痛已被用于描述与 TN 的典型表现不同的三叉神经区域疼痛[185]。尽管 ICHD-3、IASP 和 ICOP 将非典型面部痛称为之前使用的 PIFP 术语，但 ICD 仍保留非典型面部疼痛这一术语[2, 20]。ICD-11 将非典型面部疼痛描述为不符合其他诊断标准的面部慢性疼痛（https://icd.who.int/browse11/l-m/en）。

（十六）伴有其他发作的持续性单侧面部疼痛

伴有其他发作的持续性单侧面部疼痛是一种轻至中度、钝性单侧疼痛，伴有明显的中至重度疼痛发作，在同一位置持续 10～30min。CUPFA 缺乏典型的自主神经症状和偏头痛特征[18]。

（十七）灼口综合征

灼口综合征（burning mouth syndrome，BMS）是一种特发性慢性疼痛，其特征是口腔内烧灼感或感觉障碍，在口腔黏膜中每天复发超过 2h，持续 3 个月以上[20, 204]。BMS 中也存在口干、唾液功能改变和味觉障碍。然而，BMS 患者没有口腔黏膜病变（白色病变、溃疡、红斑、萎缩、口腔炎）[3]。焦虑和抑郁与 BMS 相关[204, 205]。疼痛在一天的大部分时间都存在，不会影响睡眠。一些患者报告说，进食或饮酒可减轻疼痛，但大多数患者避免食用辛辣或酸性食物 / 液体或酒精饮料[204]。舌前 2/3 是 BMS 最常见的部位。然而，它可以存在于硬腭和软腭、颊黏膜、口底和嘴唇[204, 206]。BMS 在中老年女性中更为普遍。总体患病率为 0.7%～7% 不等，绝经后女性的患病率上升至 12%～18%[206]。

BMS 是一种临床排除诊断，经过调查以排除该综合征的继发性原因为阴性。健康史、体格检查、实验室检查、可能的脑和脑干成像、唾液流速和心理测量筛查应作为患者检查的一部分，以排除过敏反应、感染、直流电疗法、甲状腺功能减退、糖尿病、更年期、维生素（B 复合物、铁、锌）缺乏、贫血、胃肠道异常、药物不良反应或药物 – 药物相互作用、干燥综合征、焦虑症、抑郁症和强迫症[204, 205]。框 40–2 列出了诊断 BMS 常用的实验室检查。

框 40–2　用于 BMS 诊断的常见实验室检查[2]

- 全血细胞计数与分类计数
- 空腹血糖
- 糖化血红蛋白 Hb A1C
- 血清铁
- 铁蛋白
- 总免疫球蛋白 E
- 维生素 B_6、维生素 B_{12} 和维生素 D
- 血清抗核抗体
- SSA/Ro 和 SSB/La
- ESR
- 幽门螺杆菌和口腔念珠菌血清抗体
- 病毒和细菌拭子

治疗

如果特定病因导致 BMS，则应根据病因对综合征进行治疗。原发性、特发性 BMS 的治疗具有挑战性，可包括认知行为疗法、局部治疗［1mg 氯硝西泮片剂 3min，然后咳痰，0.15% 盐酸苯二胺每天 3 次，局部辣椒素（0.025% 乳膏），或用塔巴斯哥辣酱和水（1∶2～4 溶液）冲洗，唾液替代品，局部抗真菌药］和全身治疗（α- 硫辛酸，每天 600mg，持续 2 个月；氯硝西泮，每天睡前 0.5mg；SNRI，普瑞巴林，加巴喷丁）[204]。

三、口面部疼痛的鉴别诊断

本章讨论了几种可以模拟牙痛的疼痛状况，如颞下颌关节紊乱病、三叉神经痛、偏头痛、神经血管性口面部疼痛。然而，在诊断口面部疼痛时，需要考虑一些具有危险后果的疼痛状况。

巨细胞动脉炎（giant cell arteritis，GCA）是一种影响大中动脉的炎症性疾病，最常见于 50 岁以上的人群。其发病率随年龄增长而增加。GCA 偏向于颈外动脉分支，在这种疾病中经常可见突出的颞动脉。血管活检是确诊的必要条件。ESR 和 CRP 检测有助于诊断。GCA 的典型表现为新发头痛、下颌或舌头引起的咀嚼暂停、咀嚼肌疼痛或无力、疲劳、厌食和体重减轻。在这种情况下，皮质类固醇治疗是必要的。如果治疗延迟，则存在神经眼部并发症（失明、脑卒中）的真正风险。视力丧失可能在数小时或数天内发生。因此不应延误治疗[142, 145, 207–209]。

心脏疼痛通常放射至左臂、肩部、颈部和面部。然而，很少会出现牙痛。异位性心脏疼痛需要立即识别以帮助诊断。需要全面的疼痛主诉史和检查，特别是如果疼痛是由体力活动引起的[209, 210]。

OFP 可能是由脑肿瘤侵犯疼痛敏感结构引起的，如脑桥小脑三角和颅中窝肿瘤[211, 212]。此外，口咽癌可伴有下颌骨后部疼痛。OFP 可在癌症诊断之前出现[213, 214]。

结论

涉及面部的疼痛综合征在临床实践中非常常见。由于头部、面部和颈部的复杂解剖结构和特殊的感觉神经支配，许多面部疼痛综合征也是独特的。这些综合征代表了临床诊断的挑战，值得特别关注。常见的面部疼痛的描述术语经常具有误导性。临床医生应能够自如地区分由结构病理学、头痛综合征、口腔和面部结构、颞下颌关节紊乱病、肌筋膜性疼痛疾病和原发性脑神经痛引起的疼痛状况。

要　点

- 涉及面部、头部和颈部的疼痛在临床实践中非常常见。这些痛苦的情况往往是独特的，值得特别关注。
- 口面部疼痛症状的常见描述性术语经常具有误导性。为避免混淆，疼痛临床医生应熟悉 IHS 的头颈部疾病诊断标准、ICOP 和 TMD 诊断标准。临床医生应该能够轻松区分由结构病理学、神经血管疼痛、疼痛性肌肉骨骼疾病和口面部神经病变引起的疼痛状况。

- 临床医生应熟悉临床相关的头颈部解剖特征和该区域疼痛传递的独特神经生物学。
- 慢性/复发性疼痛疾病在头颈部极为常见，肌筋膜疼痛疾病是该组疼痛和功能障碍的最常见原因。肌筋膜疼痛与几种常见诊断重叠，包括颞下颌关节功能障碍、紧张性头痛和大多数枕神经痛病例。临床医生应了解此类疾病的诊断特征、潜在病因和加重因素。他们还应该了解这些因素如何与目前推荐用于治疗的各种多学科选择相关联。
- 临床医生应了解颞下颌关节独特的解剖结构和生理学，以及下颌位置和牙齿咬合如何导致颞下颌关节疼痛症状。
- 口腔矫治器结合压力管理和物理治疗可能是 TMD 患者可行的治疗选择。
- TN 是一种独特的神经源性疾病。符合临床 TN 诊断标准的患者可从抗惊厥药物中获益。当药物治疗用尽时，可以进行手术治疗。患有其他形式的神经源性面部疼痛的患者可能预后较差。

第41章　内脏痛
Visceral Pain

Klaus Bielefeldt　著
余胜华　译　　魏　嵘　校

慢性内脏痛很常见。美国每年有超过1200万人次就诊，腹痛是就诊的主要原因之一[1]。内脏痛患者面临独特的挑战是内脏痛定位不明确，这与强烈的自主神经反应和内脏功能变化有关。疼痛治疗可能会进一步改变内脏功能，如阿片类药物对胃肠道的影响。对改善内脏功能的其他治疗可能会加剧疼痛或导致额外的不适，表明合理有效的疼痛治疗需要了解内脏功能和疼痛的解剖及生理学特点。内脏痛可能比躯体痛更容易引起强烈的情绪反应，这可能会增加疼痛相关的致残率，并向慢性痛转化[2]。

一、内脏感觉和疼痛的生理基础

（一）内脏传入通路的解剖和生理

大多数内脏器官起源于中线结构，因此接受双侧神经支配。内脏刺激激活大脑的两个半球，在大多数右利手中以激活左侧大脑半球为主[3, 4]。此外，胸腔内器官和多数腹腔内器官接受迷走神经和脊神经支配，将感觉传递到中枢神经系统（图41–1）。虽然盆腔器官（如远端结肠、膀胱、前列腺和子宫等）没有迷走神经纤维分布，但其也有复杂的感觉神经支配，通过胸腰椎（下腹部器官）和腰骶椎（盆腔内器官）神经投射到脊髓。

迷走神经中80%是传入神经纤维，通过结节状神经节和颈神经节投射到脑干孤束核。脊髓传入神经通过椎前（交感）神经节到达背根神经节，换元后传送到脊髓背角及脊髓灰质。有关伤害性刺激的信息通过脊髓丘脑束上行。此外，脊髓灰质突触后背柱神经元通过背柱中央向上投射信息，这一信号通路在内脏疼痛治疗中非常重要[5]。

多数内脏感觉通路的研究都依赖于对特定机械刺激的反应。迷走传入神经形成相对均匀一束，能被低强度机械刺激激活，并在很大范围内编码刺激强度。较低的激活阈值与这些感觉通路在调节生理过程中的作用相一致。根据对机械刺激的敏感性，可以把脊髓传入纤维区分两类：低阈值纤维被低强度刺激激活，并在较大范围内继续编码刺激强度，而高阈值纤维被强烈、潜在伤害性刺激激活。因此，脊髓高阈值纤维类似于专门的伤害性感受器，在皮肤中得到了很好的体现，这表明脊髓高阈值纤维在内脏伤害性刺激中发挥着主要作用[6, 7]。然而，这种伤害性通路的特异性最近受到质疑，因为低阈值和高阈值纤维投射到脊髓中类似的区域，更强烈的刺激需要更多的信号传入，这是一种从特异性刺激到强度编码的转变[8]。

多数内脏信号传入通路的研究都依赖机械刺激来识别投射到不同器官的神经纤维或神经元。最近的研究表明，这些研究中的搜索策略可能会遗漏大约25%的初级传入纤维，因为当这些传入纤维缺乏机械敏感性时会被称为“静止”，但它们可能会对其他刺激方式做出反应，如通过暴露于炎症介质或者膀胱和肠道中的化学信号来激活[9, 10]。大多数内脏感觉神经元是多模式激活的，它们可以对多种刺激方式做出反应，如肠腔中的内源性和外源性化学物质刺激、温度（热或冷刺激）及牵拉刺激。

（二）黏膜信号与内脏感觉

在呼吸道、胃肠道和膀胱中，神经纤维靠近上皮细胞，上皮细胞通常表现为基底面有分泌小泡[11–13]。结构组织和功能研究表明，内脏上皮细胞是化学或机械刺激和神经系统之间的纽带，如胃肠道中的肠内分泌细胞释放5-HT。肠道是5-HT的主要来源，占体内95%。大部分5-HT储存在专门的肠内分泌细胞中（如肠嗜铬细胞），可以通过化学或机械刺激释

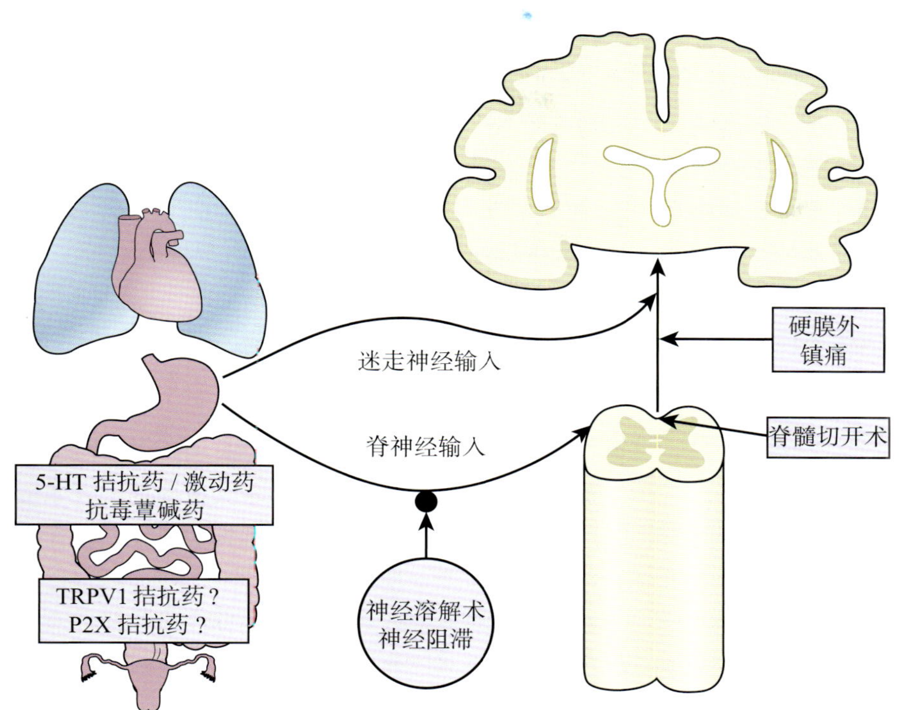

◀ **图 41-1 内脏神经支配和镇痛治疗靶点**

如箭所示，大多数内脏接受迷走神经和脊神经的双重感觉神经支配。目前对外周靶点的治疗主要依赖于干扰肠道收缩性的药物。TRPV1 和嘌呤能 P2X 受体构成了治疗内脏疼痛的靶点。神经阻滞、脊髓切开术和硬膜外镇痛都以传递内脏痛的脊髓传入神经通路为目标

放出来，从而激活内源性和外源性神经元[11]。尿道上皮细胞释放 ATP，作用于 P2X 受体，参与正常排尿和膀胱疼痛[14]。膀胱上皮细胞还表达 TRPV1，这是一种可被酸、温度、内源性脂质介质，以及具有辣椒中含有的刺激性物质（辣椒素）激活的离子通道。针对性敲除该通道的动物表现出排尿行为的改变，再次证明了上皮细胞在内脏感觉中的重要性[15]。肠道中存在的各种内容物可以通过激活 PAR 与上皮细胞或神经末梢相互作用，如 PAR2 受体存在于黏膜下神经元和外源性传入神经元中。肠道蛋白酶。如胰蛋白酶、蛋白酶释放的炎性细胞或驻留的微生物群，可以裂解束缚的配体并激活这一途径，有助于敏化[16-18]。

（三）内脏传入通路的敏化

内脏传入神经可强化对炎症或损伤的反应。前列腺素或缓激肽等介质的释放会迅速改变离子通道的特性，导致神经元兴奋性增加。此外，细胞因子和生长因子可能触发转录的改变，通过基因表达改变神经元的特性。肠腔内容物可能直接影响传入神经元的功能，或者通过激活上皮细胞或免疫细胞间接影响神经元的兴奋性。外周输入的增加（外周敏化）可能间接改变中枢神经系统的感觉处理（中枢敏化），这两种敏化状态都促进内脏疼痛综合征的进展和维持。内脏传入通路的敏化很容易识别，是比在预期的病理基础上更大范围的触痛[19]。外周敏化和中枢敏化机制都能增加内脏敏感性、扩大牵涉痛区域，这在肠易激综合征、功能性消化不良和膀胱疼痛综合征（以前称为间质性膀胱炎）或类似疾病的患者中很常见。

（四）内脏感觉和疼痛的中枢处理

迷走神经传入到孤束核，通过臂旁核和丘脑腹内侧核投射到岛叶皮质[20]。它们与下丘脑、视上核、前扣带回皮质和杏仁核形成许多联系，这些联系是内脏刺激对自主神经和情绪反应不可或缺的一部分[21, 22]。脊髓传入信息也投射到丘脑，它们优先投射到后外侧核，与包括岛叶在内的皮质区域相连。丘脑侧面负责区分与痛觉（如位置和强度）相关的功能。与此同时，迷走神经传入的主要目标丘脑内侧核，与疼痛和其他内脏痛引发的情绪和自主反应关系更密切。大多数内脏刺激激活大脑的两个半球，大部分优先激活左侧半球，与起源于中线结构器官的双侧神经支配相一致[3, 23, 24]。脑功能成像研究表明，内脏痛和非内脏痛在脊髓上的处理没有显著差异，但内脏痛激活了前扣带回皮质的周边部，而非内脏痛主要表现在扣带回中部。内脏痛和情绪处理在前扣带回皮质的位置非常接近甚至重叠，这可以很好地解释内脏痛比非内脏痛引起更强烈的情绪反应[25-27]。

传入信号的增加改变了二级和高级神经元的反应特性，潜在地导致了功能甚至结构的永久性变化。焦虑和过度警觉等特定的外周输入因素外，会影响下行调节机制，也可以促进突触沿着传入通路传递，从而影响疼痛的感知。神经胶质细胞为非神经细胞在突触可塑性中的作用提供了新的思路，从而为靶向疼痛管理开辟了另一个潜在靶点[28]。虽然实验方法通常侧重于选择促进致敏机制，但临床医生面临着由不同过程（如炎症或癌症）驱动的传入通路的突触可塑性的综合影响，以及由中心状态或特征（如焦虑或觉醒与预期或改变的感觉处理）和相关的下行调节变化导致的影响。因此，影响单个步骤或过程的药物在临床实践中的疗效将比在更多受控的实验环境中更有限[29]。中枢敏化的机制和潜在的治疗策略并不是内脏痛所独有的，在第 8 章和第 9 章中有更详细的讨论。

（五）内脏痛刺激物

内脏刺激可以在人体内产生有意识感觉或急性疼痛，包括肠系膜的牵拉、空腔脏器的扩张、空腔脏器周围肌肉的强烈收缩、缺血和化学刺激[19, 30]。随着常规内镜治疗及检查的开展，切割和烧伤是两种明显有害于皮肤的刺激，作用于内脏时不会被察觉，从而将内脏感觉与非内脏感觉区分开来。内脏炎症刺激可以敏化感觉传导通路，它可以触发疼痛和（或）增加内脏传入通路的兴奋性（如增加低阈值输入到有害范围），从而可以变成慢性疼痛（如慢性胰腺炎）。虽然没有详细研究，但恶性肿瘤对传入神经的直接影响（如神经压迫、生长因子等介质的释放）或间接影响（如空腔脏器的扩张）可以引发慢性疼痛[31, 32]。

（六）临床意义

目前证据表明，脊髓传入通路主要起到识别伤害性刺激的作用，它可以编码内脏疼痛的位置和强度。因此，如区域阻断或手术切开等治疗策略一般以脊髓传入通路为目标。

单侧神经阻滞通常无效，部分是因为感觉神经纤维是以两条不同的路径向脊髓投射的复杂神经支配。

内脏痛是一种与强烈情绪和自主神经反应相关的复杂体验，它与内脏痛激活的区域和前扣带回的情绪处理相关。

肠道输送物质减少等内脏功能受损情况可能会引起或者导致疼痛，与肠腔内容物的组成、肠管扩张加剧和内脏肌肉收缩有关。因此，有效的疼痛管理需要考虑针对特定内脏功能的镇痛治疗方案。

二、区域阻滞与神经消融术

临床已开展治疗内脏疼痛的手术和非手术方法，如临时性的神经阻滞和永久性的破坏内脏疼痛的感觉通路。鉴于神经消融术或神经溶解术的不可逆性，大多数针对内脏感觉通路的研究病例都是无手术机会的癌症患者或预期寿命相对较短的患者。这些患者一般情况较差，通常处于疾病晚期，去神经手术在治疗中只起到很小的作用。神经溶解术通常使用高浓度酒精或苯酚，可以达到类似的结果，并且不会让患者面临手术的风险。自近 100 年前 Kappis 首次提出神经溶解术以来[33]，已经开发了多种技术来优化神经溶解剂的靶向传递，同时降低不良反应的可能性。利用透视、超声或 CT 等成像方法来指导和确认针尖位置。然而，尽管有大量的文献发表，但关于这些干预的有效性、结果或不良影响的系统研究很少。在评估周围神经阻滞治疗内脏痛的效果时，神经溶解剂（主要是酒精）的类型、浓度和剂量的不同，以及其定义、测量终点和随访时间的不同而导致评估进一步混乱。

（一）腹腔神经丛和内脏神经阻滞

支配上腹部器官的脊髓传入神经穿过腹腔神经丛，在腹腔动脉起源的尾侧两个不同的神经节。内脏传入神经在膈肌脚后面走行。传统的背侧入路以第 12 肋和第 1 腰椎棘突为骨性标志[34, 35]，患者取俯卧位，在中线外侧以 30°～45° 进针约 7cm，并略向头侧倾斜，到达第 1 腰椎椎体的侧壁。将针向前移动约 2cm，抽吸穿刺针若没有回血，则在透视引导下注射与局部麻醉药混合的水溶性对比剂（3～5ml）。为了更好地直接瞄准腹腔神经丛，继续进针约 2cm，此时需要刺穿膈肌脚，将针放在主动脉前外侧。不能长时间俯卧位的患者如伴有呼吸困难、明显腹水及最近腹部手术史，不能采用背侧入路方法完成神经阻滞。因此，从上腹部向第 1 腰椎穿刺的前路穿刺技术已经开发出来。如果针尖位置合适则给予神经溶解剂，通常是苯酚或酒精。目前主要依赖酒精的组织破坏性，浓度为 50%～99%，每次注射的容量在 20～50ml，通常采用双侧注射以有效地破坏传入通路。最近的研究表明，内脏神经的射频消融可能是一种替代的方法，或许比化学神经溶解剂效果更好[36, 37]。然而，仍需要大规模的临床研究才能显示这些方法之间的差异。

已经使用各种成像技术来提高神经溶解术的疗效和减少不良反应。因腹腔神经节太小，不能通过CT 或腹部超声直接观察。使用超声内镜检查时，扫描仪可以靠近神经丛，但由于神经丛与其周围结构的回声没有区别，而不能直接成像并识别目标结构。因此，所有的方法都把腹主动脉作为主要标志。CT 可以将神经阻滞针引导至目标区域，并根据对比剂的扩散情况对神经溶解剂浸润的区域进行三维重建[38]。虽然超声可以实时引导，并且没有辐射，但接触面中的空气经常干扰声音穿透及成像质量，从而限制了其在腹腔神经丛阻滞患者中的应用[39]。采用先进内镜针的超声内镜已经成功应用于临床。密切检查可以识别肿瘤是否浸润，作为一种阴性预后标准，从而有助于选择合适的患者[40]。酒精注射改变了周围组织的回声，因此可以直接观察神经溶解剂的扩散情况[41]。只有一项试验直接比较了内镜和传统途径对腹腔神经丛阻滞的影响，结果显示内镜方法疗效优越[42]。

（二）腹腔神经丛手术或内脏神经消融术

一项随机对照试验和几个小样本系列病例报道使用外科手术方法来消融腹腔神经丛和内脏神经。如果不能进行根治性切除，手术探查期间可以在直视下针对性地将神经溶解剂注射到腹腔神经丛中[43]。由于成像技术的发展，目前接受剖腹探查的患者较少，从而减少了术中可能接受腹腔神经丛阻滞或消融的患者数量。随着微创手术的出现，胸腔镜下行内脏神经切除术已有报道。在这些患者中采用单侧还是双侧是否切除迷走神经来控制疼痛的方法并未标准化，对于侵入性较小的手术也是一样[44–46]。

（三）神经阻滞和神经消融的疗效

尽管已发表了大量文献，但关于神经阻滞和神经消融的疗效、最佳入路和不良反应仍存在疑问，可能是由于样本人群、操作技术和结果评估的差异造成。1995 年发表的 Meta 分析得出结论，约 90% 的各种恶性肿瘤患者在手术后 3 个月内疼痛得到很好的缓解[35]。两个小型随机对照试验得到类似结果，发现接受神经溶解治疗的患者减少了阿片类药物的需求且不良反应少[47, 48]。随后的研究表明，神经消融治疗比药物治疗略有优势。术中用 50% 酒精行腹腔神经丛消融术使不能手术的胰腺癌患者的疼痛严重程度评分稳定，而接受生理盐水的对照组患者在随访期间疼痛评分显著增加；疼痛的缓解与阿片类药物消耗明显减少有关[43]。一项回顾性分析中，疼痛明显的患者接受腹腔神经丛阻滞后的存活率比对照组提高，但是当使用整个研究队列进行比较时，总体的生存率并没有改变。随后的 3 项试验比较了腹腔神经丛阻滞术和镇痛治疗，证实神经阻滞后的疼痛缓解效果更好。有 2 项研究发现，神经阻滞后的疼痛缓解是暂时的，1～2 个月后疼痛逐渐复发[49, 50]，虽然阿片类药物的需求剂量低，但大多数患者仍然需要阿片类药物缓解疼痛[49, 50]。Wong 等最近的一项研究发现阿片类药物剂量没有减少，结果与之前的研究一致，适当剂量的阿片类药物可以达到良好的疼痛缓解和生活质量，在各治疗组之间没有差异，但这些研究中没有一项显示腹腔神经丛阻滞术对患者存活率有显著影响[51]。一项大型研究对存活率缺乏差异提出了质疑，该研究指出了腹腔神经丛阻滞术可能对胰腺癌患者产生不利影响。回顾性设计无法明确回答为什么干预和生存期缩短有关，但患者的基本特征信息表明在神经消融术选择中更倾向于癌症晚期患者[52]。由于癌症进展可能通过降低表观反应率来影响神经消融的治疗效果，一项小型研究随机招募患者进行早期和晚期神经消融阻滞，两组都显示比药物治疗能更好地缓解疼痛，但两组之间没有显著差异，认为疾病进展是相关的混杂因素[53]。尽管仍存在一些问题，但这些数据和 Meta 分析表明，接受神经溶解阻滞后的胰腺癌患者，其疼痛缓解程度至少与传统镇痛疗法相当，治疗相关的不良反应少可能与阿片类药物消耗较少有关[54–56]。

除了阻滞腹腔神经丛，还可以阻断或切断内脏神经，与腹腔神经阻滞进行比较，结果显示疼痛改善在关键的主要终点上并不一致，只对次要结果指标有显著意义，即疼痛强度比基线水平下降[57]。因此需要进行验证性研究，以确定内脏神经切断术是否确实优于腹腔神经丛溶解术。对内脏神经的神经溶解术或神经消融术的手术疗效仍然没有定论，唯一的随机对照试验显示有良好的疼痛缓解效果和减少阿片类药物消耗[43]，但在一组胰腺癌患者姑息性手术的病例中，显示手术及腹腔神经丛阻滞后阿片类药物的消耗没有减少[58]。小样本系列病例发现，60%～80% 的患者在胸腔镜下行内脏神经切除术后疼痛得到改善，不论实施单侧还是双侧，以及是否伴随迷走神经切断术[44-46, 59-63]。观察终点定义不明确、镇痛效果评估有限、缺乏适当的对照组、使用各种不同的方法获得的结果，表明需要用严格的设计来进行进一步研究。与全身药物治疗相比，内脏神经切除术减少了阿片类药物的需求，但与腹腔神经丛阻滞相比则不然[46, 43]。总体而言，目前数据表明疼痛程度缓解伴有阿片类药物需求减少，但不支持一种消融方法比另一种的更好[54]。因此，患者和医生对治疗选择的讨论应该主要集中在手术风险 - 获益比、术者相关经验，以及机构或术者是否因为特定的培训或擅长某一技术而偏爱某种技术。

良性疾病的神经阻滞或消融治疗

神经阻滞后的疼痛缓解通常是短暂的，因此降低了对非癌症慢性内脏疼痛疾病和预期寿命较长的患者使用这种方法的热情减少。鉴于此，神经阻滞在这些患者中的疗效信息较少。慢性胰腺炎是良性内脏痛疾病最大的群体，有报道调查了500多名慢性胰腺炎患者中神经阻滞的疗效；该人群对神经阻滞的初始应答率在30%～90%，大多数病例的随访时间有限[36, 42, 45, 62, 64-68]。由于担心神经阻滞药物的时效性，多数研究是把布比卡因和曲安奈德合联合使用[65]，虽然大约一半的患者表示开始时有镇痛作用，但只有10%的患者在24周后有持续的镇痛作用。一项随机对照实验讨论了常用添加剂类固醇的问题，在使用布比卡因加安慰剂或类固醇行腹腔神经丛阻滞1个月后，类固醇曲安奈德有效率约为15%，与安慰剂比较没有差异[69]。Moore等报道59例顽固性心绞痛患者使用布比卡因行星状神经节阻滞和椎旁神经阻滞，其中约60%的患者疼痛缓解超过2周[70]。这种缓解是暂时的，大多数患者需要多种干预才能维持长时间镇痛。有趣的是，不同神经阻滞的有限经验表明，只有约1/5的慢性胰腺炎患者主要是内脏痛，大多数患者经历"中枢性疼痛"，其定义是尽管通过硬膜外注射利多卡因进行镇痛时仍不能缓解[71]。总体而言，数据强调在良性疾病的内脏痛患者中内脏痛病因复杂，不支持在这些患者中使用神经消融治疗。

（四）盆腔神经阻滞

手术和非手术入路的目标是投射到骨盆内的神经节及神经组织。在经过适当设计的临床试验中，子宫内膜异位症导致的疼痛和痛经的治疗主要依赖于骶前神经切除术或腹腔镜下子宫骶神经切除术（laparoscopic uterosacral nerve ablation，LUNA）；3项随机对照试验表明，在子宫内膜异位症的手术治疗中联合神经消融术的患者没有真正获益[72-74]。关于骶前神经切除术的影响知之甚少，在一项在大样本的研究显示超过50%的患者获得了持久的疼痛缓解[75, 76]。2项随机试验结果不一致，其中一组结果显示接受和不接受骶前神经切除术的女性患者疼痛完全缓解的比例为85%和57%[77]，而另一个早期的试验得出的结论是，除了其他形式的慢性盆腔痛外，只有痛经在神经消融手术后得到缓解[78]。Meta分析发现没有足够的证据支持神经消融治疗痛经或慢性盆腔痛有优势[79]。

已经开发了各种非手术方法来阻断或消融导致盆腔痛的传入通路。如前所述，盆腔内脏通过两条不同的脊神经传入通路传递感觉，这两条通路投射到脊髓的胸腰段和腰骶段。胸腰段的脊神经分出内脏神经和下腹部神经，而腰骶部的脊神经形成盆腔神经。形成的几个不同神经节，成为干预的潜在靶点，包括肠系膜下神经节和盆腔大神经节，以及骶前神经节。此外，阴部神经是盆底肌、括约肌、会阴部和生殖器的主要感觉运动神经。对于针对腹腔神经丛的干预，可选择的方法包括横断面成像的介入，主要是CT，以及依赖于骨结构作为标志的透视引导。这些神经阻滞的适应证和效果取决于受影响的神经、疼痛的位置、操作技术和设备条件。目前数据显示这些因素对成功率没有影响[80-85]。

（五）神经溶解阻滞的不良反应

神经溶解阻滞严重的不良反应主要是侵入性操作和手术相关的并发症，以及邻近结构的损伤，如重要血管损伤、感染、血栓栓塞和疼痛。短暂性疼痛是神经阻滞最常见的不良反应。虽然在注射酒精前使用局部麻醉药可以降低这种不良反应的发生率，但10%～30%的患者会在操作后的第1小时内感受到显著的疼痛[39, 86-88]。破坏交感神经传出通路会导致内脏血管扩张，导致20%的患者发生低血压[49, 86, 87]。同时相应的副交感神经活跃可能会导致腹泻，据报道，约1/5的患者会出现腹泻[47, 49, 87, 88]。盆腔神经阻滞或消融可导致便秘或者影响膀胱排空，可以通过适当的术前用药、水化、术后护理观察和适当的对症治疗来解决。

后侧入路阻滞腹腔神经丛时，可能损伤肾脏和胸膜，导致血尿或气胸[34, 35, 88]。前侧入路需要向背侧进针，可能损伤肝脏、胃或结肠，虽然发生率低，但仍然有可能发生脏器穿孔，而神经阻滞时往往给予镇痛药，因此穿孔很难诊断[89]。患者在进行神经阻滞之前应该静脉补液，充分补水，并在手术后至少观察 2～4h。神经阻滞时主要在血管附近注射药物，是一些并发症的潜在诱因。在任何情况下，注射神经阻滞药物前都应该回抽，确保阻滞针不在血管内。虽然采取了这些预防措施，但间接不良反应（如肠系膜静脉血栓形成）仍可能发生[90]。有报道称，神经阻滞药物在腹膜后间隙内扩散，并伴有腰神经损伤[35]。截瘫是最可怕、也是最不可逆的并发症，可能是损伤了供应脊髓的营养血管引起[34, 35]。虽然对这些不良反应缺乏充分的研究，但现有证据表明不同方法之间的发生率没有差异[41, 63, 87]。

（六）临床意义

腹腔神经丛阻滞或内脏神经阻滞在胰腺癌中进行了广泛研究，是减轻腹部恶性肿瘤患者疼痛的一种有效的方法。神经阻滞时的疼痛缓解是暂时的，可能会减少对阿片类药物的需求，与传统镇痛方式相比，神经阻滞对预期寿命或生活质量影响不明显。

盆腔神经阻滞或神经消融可以暂时缓解慢性盆腔痛，但在长时间内进行镇痛评估的效果不一致。神经阻滞的不良反应是轻微、暂时的，可以通过适当的药物来处理。使用不同成像技术或者直接手术治疗疼痛，似乎不会影响结果和不良反应的发生率。

三、内脏痛的中心治疗靶点

硬膜外阻滞、药物治疗、脊髓电刺激、外科脊髓切除术已用于治疗慢性内脏痛综合征。内脏痛综合征有两个方面在以脊髓为治疗目的时值得注意。首先，初步研究表明缺血性心脏病患者可能从硬膜外阻滞中获得显著缓解。其次，与非内脏痛不同，内脏痛主要通过脊髓丘脑束传递到脊髓以上节段，功能和神经解剖学研究表明脊髓背柱上行通路在内脏疼痛中起着重要作用[91, 92]。考虑到这些，以及内脏的复杂神经支配，我们不能从通过脊髓途径来治疗非内脏痛的研究中汲取经验。不幸的是，只有少数研究系统地评估了这些方法的长期临床疗效，从而限制了充分评估其治疗价值的能力。

（一）硬膜外镇痛与内脏痛

通过硬膜外导管给予阿片类药物和其他药物，不会有严重的全身不良反应的风险。单次或持续硬膜外给药可以缓解癌症相关疼痛和一些非癌症痛患者的内脏痛[71, 93]。有趣的是，胸平面硬膜外麻醉显著改善了因冠状动脉疾病而导致的顽固性疼痛患者的心绞痛，并减少了由 ST 段压低所判断的心肌缺血的记录[94, 95]。最近的一项研究深入探讨了高平面硬膜外镇痛期间心脏灌注量改善的机制，可能是因为交感神经通路被阻断[96]。虽然报道表明疼痛持续改善的时间超过 1 年[97]，但一项小型随机对照试验将患者分别接受生理盐水或布比卡因，两组在疼痛控制方面没有差异[98]。硬膜外镇痛在腹部手术和盆腔的围术期疼痛管理中发挥作用，它还可能有助于区分外周疼痛和中枢性疼痛，因此可以选择对周围神经阻滞更有反应的患者[99]。针对慢性腹痛或盆腔痛长时间使用硬膜外镇痛泵的信息仅限于个案报道，因此无法评估疗效。除了疗效的问题之外，安全问题还没有得到解决，可能类似于硬膜外给药的并发症发生率，将在另一章中详细讨论[100-102]。

（二）脊髓电刺激与内脏痛

最近一些病例报道显示脊髓电刺激可以明显改善严重的内脏痛。有研究收集了 70 名患有难治性胸、腹或盆腔疼痛综合征的患者的数据[103]，对临时植入试验电极没有反应的患者不到 10%；向有反应的患者通过手术植入永久设备，大多数患者在较低的阿片类药物需求的情况下疼痛改善。针对慢性胰腺炎患者的两个单中心研究指出，约 80% 的患者在长达 1 年的时间内受益，但数据是回顾性分析的，并且依赖于医生而不是患者疼痛等级[104, 105]。实验电极置入后的并发症（如装置移位、装置去除等）高达 10%～20%，在该方法广泛的引入临床实践之前需要进行对照研究。只有一项小型交叉设计的试验随机将 IBS 患者分为积极治疗组和无刺激组，在测试积极治疗组的效果时缺乏适当的干预措施，使患者在刺激期间经历了一些疼痛，但很容易感受到积极治疗的效果[106]。虽然骶神经调节不是刺激脊髓，但可能对慢性盆腔疼痛有效[107]，通过椎间孔植入电极刺激骶神经根用于治疗排尿功能障碍[108]，这两篇 Meta 分析包括了作为次要终点的疼痛等级评估和疼痛改善的情况[107, 108]。然而，这种改善的程度和持续时间需要更详细的数据[109]，尤其是约 50% 的患者在最初几年内进行了再次干预，约 30% 的患者最终移除该装置[110, 111]。

（三）脊髓切开术与内脏痛

自脊髓中线切开术引入20多年以来，已用于治疗因内脏恶性肿瘤而导致的顽固性疼痛[112]。开放手术和经皮CT引导的方法也用于治疗内脏痛，但脊髓切开术是对其他治疗方法失败的患者进行“抢救”治疗，该数据仅限于小样本病例，不能判断其临床疗效；此类病例通常仅限于晚期恶性肿瘤患者，约60%的患者疼痛控制有所改善，多达一半的患者会再次出现症状[113–116]。

（四）经皮刺激

对非侵入性治疗方法的探索，以及经皮电、磁刺激技术在非内脏疼痛中的优势，在一些内脏疼痛综合征中也使用了这类方法。经皮神经电刺激技术是可用的，也是常规疼痛管理的一部分，但已发表的数据显示它们在内脏疼痛中的效果仍然有限；TENS改善了冠心病患者的心绞痛的阈值和运动能力，对疼痛严重程度的影响不一致[117, 118]。只有一项小型研究测试了TENS对健康志愿者肠道的急性实验性疼痛的影响，结果显示TENS在食管扩张期间疼痛阈值更高[119]。电刺激可以减少健康人的直肠膨胀感[120]，但尚不清楚健康人对急性实验性疼痛的延迟反应是否让慢性内脏疼痛患者获益。

反复经颅磁刺激运动皮质在以慢性疼痛为特征的各种疾病中显示出前景[121]。一项小型双盲交叉试验表明，对慢性盆腔痛患者的积极治疗是有益的[122]。Meta分析表明经颅磁刺激运动皮质这种不依赖部位和机制的方法可能对慢性痛有短期益处，但作者没有看到持久的影响，考虑到偏倚而不支持这种方法[123]。

（五）临床意义

虽然系统性研究还没有明确阐明硬膜外给药对慢性内脏痛综合征患者的疗效，但现有数据支持将其用于因缺血性心脏病所致的顽固性疼痛患者。关于脊髓电刺激或脊髓切开术的数据仍然局限于没有经过设计的小规模研究，这些研究表明，虽然疼痛只是部分、暂时的缓解，但脊髓电刺激或脊髓切开术仍具有潜力，可以为疾病晚期的顽固性疼痛患者使用。从理论上讲，经皮电、磁刺激的非侵入性疗法对内脏痛的疗效缺乏证实。

四、内脏痛机制导向药物治疗

内脏痛通常与器官功能异常有关，如便秘、恶心、心力衰竭或排尿困难。这些异常可能导致或者诱发疼痛，也可能由疼痛综合征或其治疗引起。因此，内脏痛综合征患者的评估应始终与受影响的器官和系统的功能评估同步进行。选择性地改变这些功能可能会缓解这种不适，而不需要依赖镇痛药物或专门针对感觉机制的干预。

五、5-HT与胃肠道疼痛管理

胃肠道含有人体95%的5-HT，5-HT参与许多不同的功能。神经元、平滑肌和上皮细胞表达不同的5-HT受体。配体门控的5-HT_3受体在迷走神经和脊髓传入神经表达，并参与包括恶心等内脏感觉[124, 125]。代谢型5-HT受体对肠道功能的影响更为复杂，因为它们作用于包括肌肉和神经细胞在内的多个靶点，有研究表明，5-HT_4受体激动药和5-HT_1受体拮抗药可能会降低实验动物和健康志愿者的内脏感觉[126–128]。目前，选择性5-HT_3受体拮抗药和5-HT_4受体激动药可用于临床。使用其他5-HT受体拮抗药的经验很少，主要是健康对照组的生理变化和有轻度腹部不适患者的短期效果。抗抑郁药改变5-HT信号通路，主要是通过抑制再摄取机制来终止5-HT的释放，通常用于各种疼痛综合征（如内脏痛）患者。考虑到5-HT对中枢信号处理的重大影响，不能将这种影响归因于外周5-HT的变化。

（一）5-HT激动药和拮抗药的临床疗效

5-HT_3受体拮抗药阿洛司琼已用于治疗以腹痛和腹泻为特征的功能性肠病患者[129–132]。最近的一项Meta分析显示，阿洛司琼的治疗效果相对温和，与安慰剂相比，该拮抗药OR（1.8）小，约平均每7人接受治疗1人有改善[133]。其他5-HT_3受体拮抗药，如恩丹西酮在治疗IBS患者严重恶心和呕吐方面发挥了重要作用，但在缓解腹泻方面疗效一般，对疼痛的缓解效果不太一致[124, 134–137]。这些药物对疼痛缓解效果的不一致性与其在临床前期研究中直接镇痛作用的结果相吻合[138]。替加色罗是一种5-HT_4受体激动药，明显加快胃肠道蠕动，并缓解便秘，以及相关不适和疼痛[139, 140]。目前数据表明，与安慰剂相比，替加色罗OR（2.0）相对较低，约平均每7人接受治疗1人有改善[141]。由于安全问题替加色罗已在美国市场上下架，最近获得批准权限仅限于65岁以下伴有慢性便秘的女性。另一种5-HT_4受体激动药普鲁卡罗普利，能够改善生活质量指标，如便秘、腹胀等不适。然而，现有研究表明，这种益处是因为便秘的改善，而不是直接的镇痛作用[142, 143]。

如前所述，大多数抗抑郁药物都会影响 5-HT 信号传导，SSRI 是最常用的抗抑郁药物。许多研究都提到了抗抑郁药对内脏疼痛的影响，大部分是针对胃肠道疾病。虽然个别研究有不同的结果[144-146]，但最近的 Meta 分析表明，抗抑郁药对功能性胃肠道疾病有所改善，盆腔疼痛改善不明显；在干预信号通路的性能上，特异性较低的 TCA 和选择性干扰 5-HT 信号传导的药物之间没有明显的区别[147-150]。同样，也不清楚我们是否真的在治疗疼痛。对 SSRI 而言，改善主要是因为整体评估分数的变化，而不是疼痛评级的变化。考虑到精神疾病作为一个混杂因素的潜在影响，专门研究了西酞普兰在非抑郁的 IBS 患者中的作用，结果显示没有任何益处[151]。虽然有使用其他药物治疗的病例，但只有文拉法辛（SNRI）在消化不良患者中（作为一种与疼痛相关的疾病）进行了适当的检测，结果显示并不优于安慰剂[152]。2 项小型研究调查了度洛西汀与 α 受体拮抗药联合治疗慢性前列腺炎和盆腔痛，结果表明对疼痛和生活质量有改善[153, 154]。总体而言，现有数据支持在与疼痛相关的功能性胃肠道疾病中使用抗抑郁药，特别是同时存在焦虑或抑郁的患者中优先推荐 TCA 和 SSRI。

（二）5-HT 受体激动药和拮抗药的不良反应

阿洛司琼和相关药物最常见的不良反应是便秘，据报道，有 20%～40% 的患者出现便秘[141]。缺血性结肠炎是一种潜在的致命性疾病，认为阿洛司琼与此有关，导致其退出市场，目前只有在严格管控下才能获得这种药物[133]。替加色罗退出市场也与缺血性事件（心肌梗死）有关，最近再次上市的适应证有限。

六、平滑肌松弛药与内脏痛

伸和缩可刺激内脏感觉，对应于内脏的膨胀或肌肉收缩[30]。内脏肌肉在形态和功能上与横纹肌不同，因此使用一些药物干预而不会对横纹肌产生重大影响。已经出现了几种干预策略或正在进行中，大多数依赖于毒蕈碱受体（muscarinic，M）的阻断，是副交感神经元和内脏平滑肌之间的主要兴奋信号机制。不太常采用 α 受体激动药或 L 型钙通道阻滞药来影响内脏平滑肌。这两种方法主要用于健康志愿者，在不同疼痛障碍患者的小样本研究中显示出疗效一般，并且不良反应的风险高，主要是症状性低血压[155-160]。因此，对解痉剂的讨论将集中在 M 受体拮抗药，如莨菪碱或双环维林，最好的证据源自对胃肠道功能性疾病的研究。

（一）平滑肌松弛药的临床疗效

两篇 Meta 分析表明，接受抗胆碱能药物治疗的患者疼痛缓解程度是接受安慰剂的 2 倍[161, 162]。然而，许多患者在基线时的疼痛相对较轻，仅有中度疼痛与安慰剂组相比得到缓解[147]。

（二）平滑肌松弛药的不良反应

大约 10% 的患者经历了一些小的不良反应，主要是对黏膜、泌尿道和眼睛的影响，如口干、尿潴留及视力调节等。根据其作用机制，抗胆碱能药物在确诊青光眼患者中是使用禁忌，在有排尿问题的患者中应避免使用。

七、肉毒毒素与内脏痛

肉毒毒素的临床应用已经大大超出了最初目标范围，即骨骼肌痉挛性运动障碍[163]。大约 15 年前发现其对平滑肌也有影响，从而用于改善失弛缓症患者症状[164]。有证据表明，肉毒毒素减少疼痛与其对肌肉活动的影响无关，肉毒毒素越来越多地用于治疗各种疼痛综合征，可能是通过直接改变伤害性传入神经末梢释放的递质来实现的[165]。基本上，所有关注内脏疼痛患者的研究都是病例研究。患者经常表现为内脏功能受损，如吞咽困难、胃轻瘫或排尿功能障碍。鉴于药物对肌肉活动可能有影响，很难区分是药物对传入通路的直接影响还是器官功能改善的结果。

（一）肉毒毒素的临床疗效

专注于疼痛并系统性研究 A 型肉毒毒素治疗后疼痛强度变化的研究很少。在以疼痛为特征的各种食管动力障碍的患者中，将肉毒毒素注入远端食管可显著降低疼痛评分，约 2/3 的患者在大约 5 个月内从重度降至轻度[166]。在弥漫性食管痉挛伴严重胸痛的小样本系列病例中，内镜引导下沿食管注射肉毒毒素，6 个月后患者的疼痛几乎完全缓解[167]。肉毒毒素对胃肠道其他部位的影响有限，这表明肉毒毒素在与疼痛相关的疾病中有潜在的作用[168]。肉毒毒素已成功地用于治疗排尿障碍。膀胱疼痛综合征是一种以盆腔疼痛、尿急和尿频为特征的特发性疾病，虽然有研究表明肉毒毒素对其有一定的疗效，但随机对照试验的结果与大样本多中心研究结果不一致，多中心研究没有证实优于安慰剂[169-172]。相比之下，单中心研究发现了其潜在的益处[173-175]。

（二）肉毒毒素的不良反应

一般来说，局部注射低剂量的肉毒毒素不会引起全身不良反应。不良反应主要是注射部位的一过性疼痛、感染性并发症，如尿路感染。靠近膀胱或直肠括约肌等横纹肌注射肉毒毒素时，可能会导致一过性尿失禁。

八、κ阿片受体与内脏痛

阿片类药物是治疗非内脏和内脏疼痛的有效镇痛药。μ受体激动药通常会引起胃肠道不良反应，如恶心、呕吐和便秘。这些不良反应可能会限制阿片类药物剂量，特别是在胃肠道疾病患者中。此外，阿片类药物成瘾率的上升，以及因过量服药引起的死亡，导致人们越来越关注这些药物在良性疾病中的使用。由于外周内脏传入神经表达κ受体，利用其镇痛特性和较低的不良反应，研发了κ受体激动药[176]。在志愿者中进行急性疼痛研究及动物实验表明，κ受体激动药提高了内脏刺激的疼痛阈值，与其理论镇痛效果相一致[177, 178]。然而，κ受体激动药具有明显烦躁的中枢效应，使其限用于外周作用的药物。

（一）κ受体激动药的临床疗效

一项小型单中心研究发现κ受体激动药可以对μ受体类激动药无效的慢性胰腺炎患者的疼痛起到缓解作用，但仅限于单次给予激动药后[179]。一些随机对照试验研究了κ受体激动药非多托嗪对因功能紊乱引起的慢性腹痛患者的影响，时间为2～6周，其中2项研究发现，与安慰剂相比非多托嗪有些作用[180-182]。使用外周κ受体的激动药阿西马多林治疗IBS患者，发现对其疼痛程度没有影响[183]。

最近推出的依沙多林对阿片类受体有复杂的作用，作为μ受体、κ受体激动药和δ受体拮抗药。在推荐的剂量下，效果受到外周受体的限制。该药已在美国获得批准用于治疗以腹泻为主的IBS，改善了肠道模式和疼痛缓解等终点指标[184]。内脏镇痛的实际反应和肠道功能间接影响的关系尚未得到评估。

（二）κ受体激动药的不良反应

随机对照试验没有发现，κ阿片受体激动药不良反应的发生率明显高于安慰剂[141]。依沙多林可能会影响Oddi括约肌，并与致死性急性胰腺炎有关[185]。这种不良反应在胆囊切除术后更常见，因此无胆囊患者应避免使用。

九、靶向$\alpha_2\delta$钙通道亚基的药物

电压敏感钙通道在神经元兴奋性和递质释放中起重要作用。加巴喷丁和普瑞巴林最初是作为抗惊厥药物，由于神经元兴奋性和突触的可塑化有助于外周和中枢敏化，这两种药物都已用于慢性内脏痛患者。在健康志愿者和IBS患者中，发现这两种药物可以缓解直肠扩张引发的急性疼痛[186, 187]。

（一）靶向$\alpha_2\delta$亚基药物的临床疗效

尽管急性疼痛的敏感性发生了变化，但用普瑞巴林治疗IBS患者2周，疼痛缓解程度并不优于安慰剂[187]。最近的一项研究表明，普瑞巴林对IBS患者疼痛的严重程度有所改善，但在对疼痛缓解的整体评估和对生活质量的影响都没有明显的益处[188]。另一项研究显示，服用普瑞巴林可以改善慢性胰腺炎患者的疼痛，阿片类药物使用减少，与普瑞巴林对疼痛影响的报道相一致[189]。另一项研究在慢性钙化性胰腺炎患者队列中联合了抗氧化剂和普瑞巴林，结果显示与安慰剂相比，前者的疼痛缓解更为显著和持久[190]。在测试这些药物对慢性盆腔疼痛的研究中出现了不确定的结果，普瑞巴林治疗慢性前列腺炎和安慰剂比较没有优势[191]。小型研究发现，加巴喷丁对盆腔疼痛没有明显的优势[192]，与最近一项针对女性的单中心研究相反，该研究显示对疼痛有所改善[193]。

（二）靶向$\alpha_2\delta$亚基药物的不良反应

总体而言，加巴喷丁和普瑞巴林的耐受性良好，没有严重的不良反应。然而，患者可能会出现浮肿、认知和平衡方面的问题，类似于醉酒感觉。

（三）临床意义

随着对正常内脏功能和疼痛感觉认识的提高，促进了内脏痛治疗方案的发展。M受体拮抗药、5-HT受体激动药和拮抗药可改变胃肠道的功能，并可能改善了与功能障碍相关的不适。抗抑郁药是常用的药物，可能会改善整体症状评分，或许是因为抗抑郁药对伴有精神类疾病患者有效果。对慢性胰腺炎患者的一项最近研究表明，普瑞巴林对内脏疼痛有疗效。目前正在研发几种靶向治疗方法，使用能与

嘌呤能受体和 TRP 家族成员（TRPV1 或 TRPA1）相互作用的药物。

十、肠腔内容物与内脏痛

在过去的 10 年里，微生物组学引起了人们极大的兴趣，因为摄入的食物、微生物群及其代谢活动和分解产物之间的复杂相互作用，可能导致胃肠道功能的变化，从而导致疼痛。对照组和 IBS 患者之间可能会出现差异，但研究组之间存在显著的异质性。更重要的是，许多胃肠道有问题的患者改变了他们的饮食习惯，这将间接影响肠道微生物的定植。从而留下这样一个问题：这些变化是否确实起致病作用，或者是由疾病和疾病对行为（如食物选择）的影响所驱动[194]。机制研究表明了因果关系，因为微生物菌群的变化与肠管内容物的其他变化有关（如更高的蛋白酶活性），这可能会影响肠道功能（如上皮细胞通透性和感觉功能），从而导致疼痛[195, 196]。虽然这些发现仍然没有定论，但这些发现促进了微生物组学的研究，这些研究主要以 IBS 患者为对象。用益生菌进行一些简单的干预，试图改变胃肠道的微生物菌群，可能会缓解以腹泻为主的 IBS 患者症状，但由于设计变量和结果的不一致，使数据不确定[197]。相反，使用 2 周不易吸收的抗生素可以降低症状的严重程度，并降低不适的等级[198]。然而，约 2/3 的患者在 18 周内复发[199]，但对常见的慢性良性疾病使用这种策略是否合适值得关注，并应关注抗生素的耐药性。一项在小群体范围内进行粪群移植来进行更全面、持久的改变肠道菌群的研究发现有显著的益处[200]。虽然微生物组学有前景，但在小型样本队列中使用不同的终点指标和不同的方法进行研究，发表的数据有限且不确定[201]。尽管这些结果具有初步意义，宿主和微生物群之间的相互作用调节肠道功能，并直接或间接影响整个身体。随着对这些相互作用的理解，我们可能会看到更有针对性的干预措施，这些措施可能会影响肠道以外的疼痛感知。

能够感受到空腔脏器扩张与疼痛，并可能导致一些与之相关的不适（如便秘）。实验引起的便秘确实会引发健康志愿者的疼痛[202]。相反，最近引入的促分泌剂，如利纳洛肽、普列卡肽或卢比前列酮，可以缓解便秘和减轻疼痛[203–205]。疼痛减轻要用特定的路经解释，Meta 分析表明，由于这些药物的通便作用，这种影响更为间接[206]。

十一、心理干预与内脏疼痛

专家共识和 Meta 分析一致支持对内脏疼痛综合征患者采用心理治疗，包括从认知行为疗法到正念认知疗法和催眠疗法[207]。主要问题是费用、保险覆盖范围和可操作性，可通过提供团体治疗、减少直接与患者接触的次数或依靠虚拟或电话的远程指导治疗来克服这些问题，这些方法似乎有效[208–210]。也可以将有限的资源集中用于更有可能从这些干预措施中获益的群体，在减轻使用这些治疗方法的个人经济负担的前提下降低社会成本。虽然我们对治疗成功的预测因素仍然有限，但已发表的数据表明，平时症状严重程度、焦虑体质、焦虑敏感性与治疗效果有关[211, 212]。

结论

内脏痛带来了独特的诊断和治疗挑战。临床医生在决定治疗时需要考虑患者的器官功能、疼痛及疼痛治疗之间的复杂关系。经常使用的干预措施可能会改变器官功能，而不是直接减轻疼痛。除了越来越多的医疗方法选择外，心理治疗应该发挥更大的作用，远程会诊、短期疗程等新技术降低了成本，增加了可操作性。对于难治性病例可以采用侵入性操作或手术干预。与常规治疗相比，它们至少可以暂时缓解疼痛，但并不能持续提高整体生活质量（表 41–1）。

表 41-1 针对内脏疼痛的干预措施［如果已经通过随机对照试验和（或）Meta 分析对侵入性和非侵入性治疗的调查，则会列出这些治疗］

技术 / 药物	证据		临床应用	备注
	随机对照试验	Meta 分析		
针对外周通路的干预措施				
腹腔神经丛阻滞				
– 神经消融	+	+	胰腺癌	效果短暂
– 布比卡因	+/–		慢性胰腺炎	
腹腔镜下子宫骶神经消融术	–		盆腔痛、子宫内膜异位症	
骶前神经切断术	+/–	–	盆腔痛、子宫内膜异位症	
坐骨神经调节		+	盆腔痛	多次手术
针对大脑的干预措施				
经颅磁刺激	+	+/–	无特定区域	效果短暂，偏倚
心理治疗	+	+	IBS、功能性消化不良、功能性腹痛	
药物疗法				
肉毒毒素	+/–		膀胱疼痛综合征	排尿影响
5-HT 信号				
– 阿洛司琼	+	+	IBS-D	用于女性
– 恩丹西酮	+/–	+	IBS-D	
– 替加色罗	+	+	IBS-C	
– 普鲁比利	+	+	IBS-C	
解痉药	+	+	IBS	
促分泌药				
– 鲁比前列酮	+	+	IBS-C	
– 利那洛肽 / 普卡那肽	+	+	IBS-C	
益生菌	+/–	–	IBS	IBS-D 疗效一般
利福昔明	+	+	IBS-D	高复发率
艾沙度林	+	+	IBS-D	胰腺炎风险
加巴喷丁 / 普瑞巴林	+		胰腺炎	疼痛缓解一般
	+/–	–	盆腔痛	
抗抑郁药				
–TCA	+/–	++	IBS、功能性消化不良、骨盆疼痛	

（续表）

技术 / 药物	证 据		临床应用	备 注
	随机对照试验	Meta 分析		
–SSRI	+/–			
–SNRI	+/–			

IBS. 肠易激综合征（D. 腹泻为主；C. 便秘为主）；SSRI. 选择性 5– 羟色胺再摄取抑制药；SNRI. 5– 羟色胺 – 去甲肾上腺素再摄取抑制药

支持疗效的证据用符号表示，分为有益的（+）或不明确（+/–）

要 点

- 内脏有复杂的神经支配，多数器官接受脊神经和迷走神经双重支配。
- 内脏痛位置弥散、定位性差，可能无法准确定位刺激的疼痛部位，如牵涉痛。
- 内脏痛与强烈的情绪反应有关，因此可能比身体其他部位引发的疼痛产生更多的负面的影响。
- 内脏痛的药物治疗和介入性治疗可能会改变器官功能，从而影响器官的感觉传递和疼痛感受。
- 上皮细胞结构和管腔内容物可以激活内脏感觉通路，传递内脏感觉和疼痛，干扰这些信号通路可能会减轻疼痛。
- 可以感受到空腔脏器的扩张和收缩，并引起疼痛。治疗胃肠道、膀胱或子宫的疼痛时可考虑改变器官的充盈状态或者收缩活动。
- 人体内的微生物群正成为另一个调整内脏痛传导和感知的潜在因素，可能成为治疗的靶点。

第 42 章　盆腔疼痛
Pelvic Pain

Jan Alberto Paredes Mogica　Milana Bochkur Dratver　Elise J.B.De　著
刘雨睿　王　霞　李静静　张正则　庄旭辉　何悦雯　刘　浩　李若根　译　　马武华　校

在美国大约有 10% 的人患有盆腔疼痛。许多疼痛专科医生及该领域的专家，擅长疼痛护理管理者，均拒绝盆腔疼痛的转诊。然而，擅长鉴别诊断和协作的疼痛专科医生对这些患者的预后影响最大。在本章中，我们概述了盆腔疼痛的鉴别诊断，讨论了盆腔疼痛的检查和评估，并提供了直接的工具来有效治疗盆腔疼痛，或至少以有效的方式进行分诊，使大多数盆腔疼痛的患者得到相应的治疗。为完整起见，我们还讨论了直肠及肛周疼痛。

慢性盆腔疼痛（chronic pelvic pain，CPP）的大多数定义为持续 3～6 个月的慢性疼痛。美国妇产科学会（American College of Obstetrics and Gynecology，ACOG）指出，CPP 可以是间歇性的，也可以是持续性的，持续时间至少 6 个月 [1]。欧洲泌尿外科协会将 CPP 定义为"男性或女性在盆腔相关结构中感知到的慢性或持续性疼痛"。他们指出，"CPP 通常与认知消极、行为、性和情绪不良有关，还提示与下尿路、性、肠道、盆底或妇科功能障碍的症状有关" [2]。慢性盆腔疼痛综合征指的是"当没有被证实的感染或无其他明显的可解释疼痛的局部病理条件时，被认为发生了 CPP"。在美国，15% 的女性表示她们在过去的 6 个月里经历过持续或间歇性的盆腔疼痛 [3]，8.2% 的男性存在持续 3 个月的 CPP。儿童、跨性别者或残疾人可能存在特殊情况 [4]。

疼痛专科医生的苦恼之处在于，盆腔疼痛可由泌尿、妇科、胃肠、肌肉骨骼、神经系统和（或）风湿病引起，并可能在有明显的心理和社会混杂因素的情况下表现出来。因此，最重要的治疗策略是将盆腔疼痛作为一个多学科的问题来处理，所有潜在的病因应由适当的专科医生来寻找，如果找到了就加以解决。如果没有特定的病因，治疗目标则为控制症状并提供应对策略。考虑到患者的复杂性，有必要对患者进行结构化评估，以保证治疗效率和完整性。

为了优化面对面医疗服务时间，应该给患者提供描述症状的工具，并提供一份清单以追踪先前的评估和治疗过程，以及给予患者自主阅读盆腔疼痛的资源，如 *Facing Pelvic Pain*，这是一本最近出版的针对非专业人士的多学科出版物，包含了治疗指引的数据清单 [5]，该工具既赋予患者自主权，又减少了医疗团队的工作量。掌握疾病细节后，疼痛专科医生就可以让患者讲述他们的病情，然后开始鉴别诊断，并制定一个完善的治疗计划。

疼痛专科医生可采用最基本的工具使患者走上正确的治疗道路，并对 CPP 患者产生长期影响。

在早期，对于局部疼痛的病例，病史几乎就决定了鉴别诊断的结果。例如，如果盆腔疼痛是在步态改变后开始的（如踇趾外翻手术），应考虑盆底肌肉张力过大，需进行物理治疗。3 个月前出现的伴有下尿路症状和偶发侧腹痛的急性盆腔疼痛，可能只是输尿管结石滞留在膀胱输尿管交界处的输尿管中。

体检时可以发现明显的体征，如外阴和会阴静脉曲张，则提示性盆腔静脉充血或步态改变，以及以肌肉萎缩为提示的骶骨肿瘤。

对于后续的复杂病例，全面审查该病例以前的医疗记录可有利于后续的有效治疗，但病史仍然是后期治疗成功的关键。对于此类复杂病例，在就诊前，提前填写国际盆腔疼痛学会出版的盆腔健康史表格或 *Facing Pelvic Pain* 的治疗图，可以节省大量的临床诊疗时间 [5, 6]。一个复杂的局部疼痛病例可能是一位 25 岁左右的患者，她的膀胱和盆腔疼痛是在 14 岁时开始的，造成了她的童年创伤。大量试验后证实，检查患者粪便形态及小腿肌肉萎缩情况可有助于诊断脊髓拴系综合征。

出现多种慢性重叠疼痛综合征的患者，如盆腔疼痛、肠易激综合征、偏头痛、胃食管反流、耳鸣和头晕等，可能有系统性问题，如小纤维多神经病变或中枢敏化（疼痛中枢处理发生改变）。疼痛调节相关的特定大脑区域或大脑区域间的连接（如扣带回、岛叶和前额叶皮质），在慢性疼痛时表现为功能失调，这可能也是驱动外周敏感化的机制存在于中枢神经系统，或者通过影响“疼痛记忆”来影响中枢神经系统的原因。这些患者转诊到疼痛科和（或）对自主神经功能紊乱治疗有经验的神经科医生会有帮助，如果是风湿病症候群，则转诊到风湿科医生。

组织多学科包括泌尿科医生、妇科医生、胃肠病专科医生、风湿科专家、神经学家、神经外科医生、盆底物理治疗师和替代医学专科医生等会诊，他们将根据患者需求，认真制定诊疗方案，共同进行诊疗。

从一开始就对疼痛专科医生与团队其他成员之间的作用设定预期，CPP 应该很少有急诊的情况。

提供备用方案，当患者疼痛程度很高时可以降低焦虑程度。这些措施可能包括热水澡、加热垫、抢救药物、要求家庭医生进行持续关怀等。

以上是疼痛专科医生在不用深度了解患者盆腔疼痛的情况下可以使用的直接策略。以此为基准，加深了解后，人们的关注度就会越高。盆腔疼痛患者有很高的潜在性，可以独特和令人满意的方式进行诊断、治愈、治疗和管理，特别是当先前的治疗没有满足他们的诊疗需求时。

一、盆腔疼痛的病因及初步评估

盆腔疼痛几乎可以起源于人体的任何器官系统[7]。盆腔疼痛可急性和慢性发病，有时可以做出单一的诊断，如便秘，但盆腔疼痛往往是由多种疾病复合引起，因此邻近器官也会受到牵连[8]。当存在心理和社会混杂因素时，即使是最有经验的临床医生，确定盆腔疼痛的病因仍是一个挑战，并且探讨心理学 / 精神病学的综合病因也至关重要。一些资料指出，子宫内膜异位症和盆腔静脉疾病是 CPP 最常见的原因，但需要注意的是，许多 CPP 患者仍然缺乏明确的诊断[9]。在英国进行的一项 483 例 CPP 回顾研究发现，最常见的诊断为肠易激综合征（19.8%）、心理疾病（9.5%）、卵巢囊肿（8.4%）、子宫内膜异位症（7.4%）、间质性膀胱炎（7.2%）和盆腔炎（6.5%）[10]，483 名患者中大约只有 50% 得到了明确诊断[11]。在新西兰进行的一项研究结果也与其类似。诸如此类的研究结果凸显了管理盆腔疼痛的难点，以及采取协作、多学科方法的必要性，特别是它已经表明，盆腔疼痛的治疗延误会导致患者疼痛灵敏度更高和其他器官的受累[12]。

有几种方法可以治疗出现盆腔疼痛的患者，根据病因按不同方式进行分类，包括部位、器官系统、性别、年龄。表 42-1 和表 42-2 分别显示部位和器官系统受累情况及可能的病因。

据报道，55%～80% 的初步健康诊断是在病史回顾和患者体检后得出。这一事实可以为了解盆腔疼痛的病史和初步评估提供依据[13, 14]。

病史应评估产科、妇科、胃肠道、泌尿生殖、神经和骨骼系统，同时注意疼痛的性质、放射范围、强度、发病时间和持续时长。相关的手术干预包括尿失禁手术、脱垂手术、子宫切除术 / 卵巢切除术、腹部手术、肠或疝手术和脊柱手术。如果有手术后

表 42-1　盆腔疼痛的部位及病因

疼痛定位	潜在原因
外阴部	感染，暴露（刺激物），外阴萎缩（雌性激素减少症），低睾酮，神经病变，皮肤疾病（硬化皮症）
阴道口	低睾酮，摩擦（衣物或性生活），刺激剂（杀精剂）
尿道	外阴阴道萎缩，摩擦，括约肌外收或狭窄，肿瘤，感染，憩室
盆底肌	排尿功能失调，肌肉活动过度
膀胱	间质性膀胱炎，膀胱出口梗阻
肛肠	便秘，肛裂，痔疮，提肛肌综合征 / 痉挛性肛部痛，脱肛
局部疼痛	更有可能是邻近器官或周围分布的神经引起
广泛性疼痛	中央敏化，小纤维多神经病变，风湿病，纤维肌痛，焦虑，人格障碍，性虐待史

改编自 Facing Pelvic Pain

表 42-2 器官系统导致盆腔疼痛

器官系统	潜在病因
妇科疾病	子宫内膜异位症，子宫内膜炎，子宫肌瘤，卵巢疾病，性传播疾病，盆腔炎，肿瘤
男性生殖疾病	前列腺炎，附睾炎，睾丸疾病，射精管或输精管阻塞，性传播疾病
泌尿系统疾病	间质性膀胱炎，结石（输尿管远端或膀胱），肿瘤，尿路感染或性传播疾病，尿道肉瘤，尿道狭窄
胃肠道疾病	肠易激综合征，慢性肛周痛，提肛肌综合征，便秘，肛裂，痔疮，肛门癌，疣，肿瘤，憩室炎，阑尾炎，肠粘连，炎症性肠炎
骨骼肌系统疾病	盆底肌张力过高，背部、膝盖、脚或臀部问题，肌病、骨炎或骨髓炎，骨骼、韧带或肌腱损伤
神经系统疾病	上下运动神经元综合征，周围神经病变，椎间盘疾病，脊髓拴系，骶骨肿瘤，周围神经受压
心理相关疾病	中枢敏感，抑郁，焦虑，性虐待，人格障碍，夫妻生活不和睦，残障心理
脉管系统疾病	盆腔静脉充血，血管炎

改编自 Facing Pelvic Pain

的明确时间顺序，就要怀疑是术后神经压迫。评估以前的治疗方法及该措施是否有效是至关重要的，因为这可以指导未来的治疗。

在体检时，良好的神经系统检查是必不可少的，包括与疼痛相关的皮纹和步态观察。盆腔检查可通过创伤知情照护的概念来简单介绍，例如："做一个盆腔区域的内部检查是很有帮助的，如果你同意，我们现在就可以做。关于对此检查的舒适度，你有什么意见么？"诸如此类的介绍可以使患者处于主导地位，因为许多患者常对此类检查感到不知所措[15]。

如有诊断上的疑虑，可安排实验室和影像学检查。尿液分析和培养、尿液细胞学、粪便检查和完整的排泄记录都很容易获得。随着用于性传播疾病（sexually transmitted infections，STI）的聚合酶链反应（polymerase chain reaction，PCR）的出现，筛查可以在尿液或简单的阴道拭子上进行，而不需要复杂的标本采集或解读湿载玻片预处理标本。诊断性检查，如内镜检查、盆腔和腹部超声或 CT，以及脊柱、头部、腹部和骨盆 MRI 也有助于诊断。

二、盆腔疼痛不可错过的两点：急性的危险病因和癌症

疼痛管理专科医生应该不常评估急性盆腔疼痛或做癌症诊断，因为患者在转诊前，通常会接受盆底疾病专科医生的评估、检查和影像学检查，鉴于疼痛专科医生可能对漏诊有伦理或责任方面的顾虑，下面将简要回顾急性疼痛和癌症。

急性盆腔疼痛被定义为盆腔疼痛持续时间少于 3 个月，通常被认为是突发的，需要立即评估[16, 17]。在突然出现疼痛的情况下，医生需要排除可能危及生命的病因。大约 10% 的急诊就诊与进展性腹痛有关，一些资料援引的数字高达 21%～34%[17, 18]。盆腔疼痛在急诊科的确切发病率很难估计，因为其症状往往与下腹疼痛相关。

对急性盆腔疼痛的初步评估应包括生命体征、体温、症状评估，如发热、寒战、分泌物或呕吐，以及先前的诊断（如性传播疾病）和危险因素。考虑到盆腔内所包含的器官系统数量较多，应做较为广泛的鉴别诊断[16]。应通过 β-hCG（血液或尿液测试）或超声来评估是否有任何潜在的妊娠状态，因为它可以用来确定腹腔内是否存在孕囊或游离液体。

急性盆腔疼痛最常见的原因是妇科疾病（如卵巢扭转或囊肿、异位妊娠、PID、子宫内膜异位症）和胃肠道疾病（如阑尾炎、憩室炎、疝气、SBO），其次是泌尿系统病因（如尿路感染、膀胱炎、输尿管结石）[16, 17]。最初的诊疗方法应该排除这些因素。对妊娠试验、尿液分析和培养、血清学、影像学、转诊到其他专科和急诊评估应保持在一个低阈值。表 42-3 按器官系统概述了盆腔疼痛的急性病因。

癌症是盆腔疼痛的潜在病因，表现形式多样，因为它可以损害任何结构或神经。通常情况下，疼痛专病医生将与盆腔专病医生合作，盆腔专病医生

表 42-3 盆腔疼痛的器官系统急性原因

器官系统	潜在病因
胃肠道系统	阑尾炎，疝气，憩室炎，小肠梗阻，肠粘连，功能性腹痛
妇科疾病	异位妊娠，盆腔炎，卵巢扭转，卵巢囊肿破裂，子宫内膜异位症，宫内节育器错位，中毒性休克综合征，性传播疾病，输卵管卵巢脓肿
男性生殖系统	睾丸扭转，附睾炎，前列腺炎
泌尿系统	肾盂肾炎，输尿管结石，尿道炎，膀胱炎
骨骼肌系统	骨盆骨折，肌腱附着点炎症，血清阴性关节炎
神经系统	马尾综合征

负责盆腔疼痛这部分的鉴别诊断。当癌症通过筋膜平面延伸并刺激支撑结构中的痛觉感受器时，就会发生躯体疼痛，神经性疼痛可直接延伸至阴部和会阴神经或腰骶神经丛。当肿瘤引起中空器官的平滑肌痉挛和实体器官的包膜扭曲时，就会产生内脏疼痛，牵拉邻近器官、缺血和炎症也会引起疼痛。这时应最先排除的癌症是妇科癌症（如宫颈癌、子宫癌和阴道癌），以及结肠、直肠、前列腺和阴茎的恶性肿瘤[19]。尿血、便血、精血或阴道或尿道出血时，应转诊进行评估。此外，一个良好的法则就是，盆腔疼痛如难以初步评估和处理，则需要影像学检查和专科转诊。

三、盆腔疼痛以器官为基础的病因及治疗

（一）妇科疾病方面

本部分将讨论急性和慢性妇科盆腔疼痛的原因，涉及源于解剖学上女性内、外生殖器的盆腔疼痛。先天生殖器不明确或接受过性别确认手术的患者可参考本部分内容和后文关于的男性解剖的章节。图 42-1 为详细的女性骨盆解剖图。

对女性盆腔疼痛的评估包括全面的产科、妇科、外科、精神科和病史等方面，以及骨骼肌、腹部和盆腔检查。影像学检查可包括超声和 MRI，实验室检查可包括激素、阴道微生物感染评估、肿瘤和炎症标志物[20]。

急性盆腔疼痛的常见妇科原因包括异位妊娠、卵巢囊肿破裂、经期疼痛（一种较温和的卵巢囊肿破裂，是排卵的自然组成部分）、卵巢或输卵管扭转、PID、输卵管卵巢脓肿、肌瘤变性或扭转和子宫内膜异位症。在评估妇科盆腔疼痛的急性原因时，必须考虑泌尿道感染、肾结石、阑尾炎、憩室炎、肠梗阻、肠扭转、肠套叠或肠缺血等情况。

在急性妇科盆腔疼痛中，应优先确定是否需要紧急治疗，或者病情是否可以在门诊得到控制。对于与腹腔内出血、器官感染或急性缺血（如扭转）有关的情况，必须进行紧急治疗，甚至可能手术。对非处方药难以治疗的疼痛、发热、恶心、呕吐、无法行走、昏厥或直立性低血压等情况，应及时转诊到急诊。两种最令人担忧的急性妇科疾病是宫外孕和附件扭转。也要考虑阑尾炎和憩室炎。如果患者妊娠试验呈阳性，同时伴有盆腔疼痛，无论是否有阴道出血，都应进行盆腔超声检查，并应尽快优先考虑宫外孕的产科转诊。如果诊断为输卵管破裂，则需要手术治疗；如果患者情况稳定，使用甲氨蝶呤可能是保留完整输卵管的一种选择。这两种治疗方法都不能避免终止妊娠。在卵巢囊肿破裂的情况下，医生通常只需监测感染和出血的迹象，并在控制疼痛的同时进行全血细胞计数。如果血红蛋白明显下降，或者卵巢或输卵管扭曲 / 扭转，从而导致缺血，则需要手术。对于挽救器官，迅速诊断（通常通过双相多普勒超声）是必要的。不太紧急的情况下，扭转的子宫肌瘤可能需要手术。子宫内膜异位症更多的是一种慢性疼痛的诊断，可以表现为急性表现。对急性疼痛的评估应包括腹部和盆腔检查、妊娠试验、全血细胞计数及差值、宫颈培养 /PCR 检查性传播感染、盆腔超声检查，以及提示创伤的超声评估检查（如评估腹腔内有游离液体存在）。在使用麻醉性镇痛药之前，应首先尝试使用处方药（如布洛芬、酮咯酸）或其他非类固醇药物进行急性疼痛治疗。

慢性盆腔疼痛在女性中很常见，影响 15% 的女

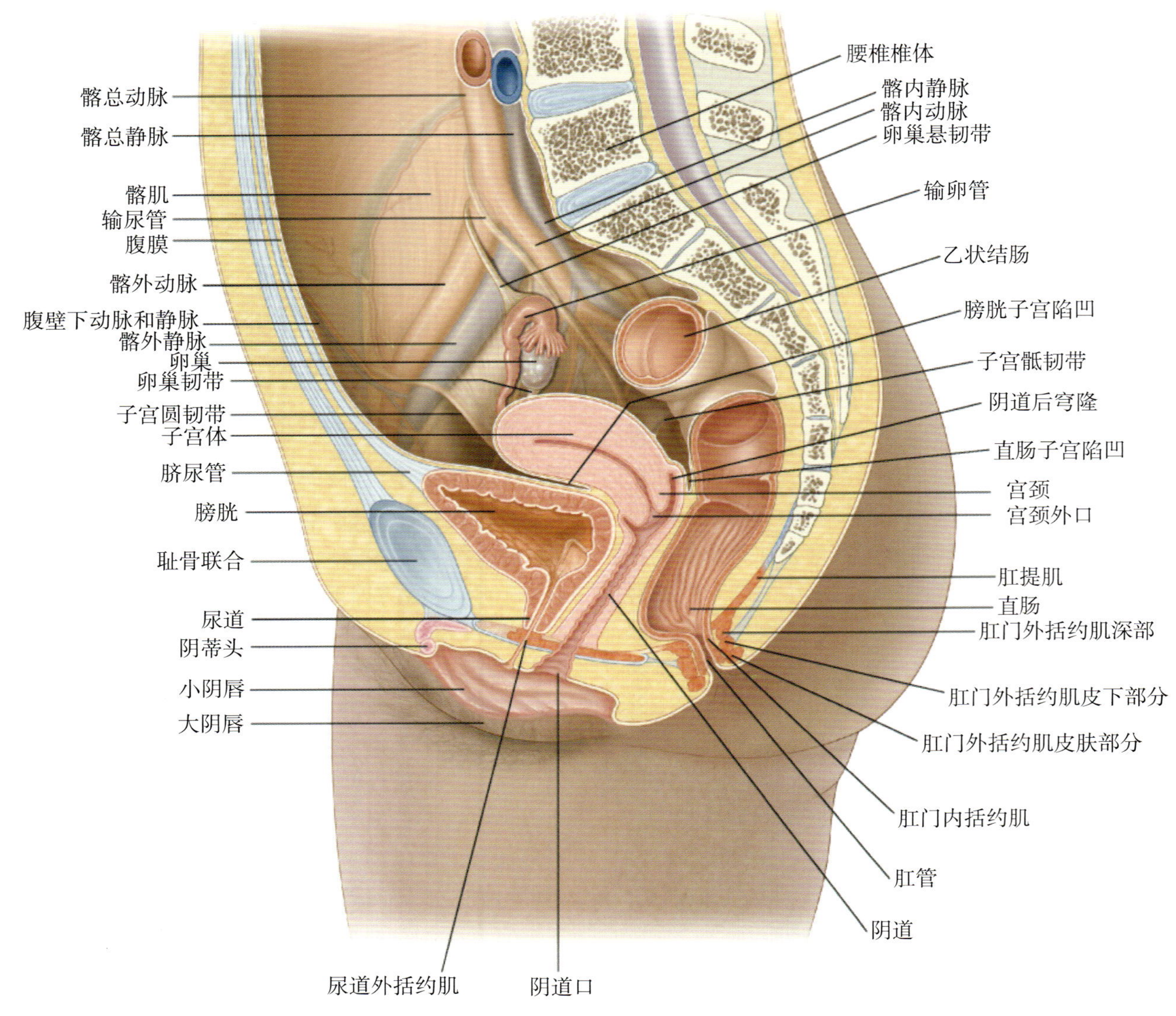

▲ 图 42–1 女性盆腔解剖

引自 Drake RL, Vogl A, Mitchell WA. Pelvic viscera and perineum in a female in situ (sagittal section). In: *Gray's Atlas of Anatomy*. 3rd ed. Philadelphia, PA: Elsevier; 2021:213–292.

性。子宫内膜异位症影响了 6%～10% 的女性。子宫内膜异位症，即在其他位置出现类似于子宫内膜的组织。这种异位组织与子宫内膜一样，对激素有周期性的反应，从而导致慢性炎症和瘢痕。如果有以下临床症状，包括月经期的过度疼痛、性交疼痛或排便疼痛，可能患有子宫内膜异位症。由于刺激性的前列腺素释放和出血，周期性的疼痛是标志性的症状。体检可以发现阴道内的子宫内膜组织沉积或子宫后方可触及的子宫内膜结节，但常规检查和影像学检查往往不能发现问题。MRI 或盆腔超声可能显示充血的卵巢囊肿。明确诊断可能需要进行腹腔镜检查以直接观察器官并进行活检。子宫内膜异位症的治疗包括内科治疗和外科手术。药物治疗包括非甾体抗炎药，如可以镇痛的布洛芬，由于子宫内膜增生是雌激素诱发的，因此抗雌激素疗法是主要的治疗方法。例如，口服避孕药、仅含孕激素的避孕措施（包括释放孕激素的宫内避孕器、避孕植入物、醋酸甲羟孕酮注射液和炔诺酮），以及影响促性腺激素释放激素的药物（醋酸亮丙瑞林、戈舍瑞林和艾拉戈利）。手术是通过切除卵巢囊肿和切除或烧灼异位病灶来清除或破坏异位组织，术后常采用激素类药物来预防复发[21–25]。

子宫腺肌症是子宫内膜异位症的其中一种类型，由子宫内膜组织侵入子宫肌层引起。子宫腺肌症导致子宫壁肥大、增生和纤维化。腺肌症可引起严重的痛经和月经量大。子宫腺肌症引起严重的痛经，在未生育的女性中较少见。疼痛通常定位在耻骨上中线，在月经期更严重，但疼痛可能整个月都持续存在。子宫切除术是最终的治疗方法，但激素类药物，特别是孕激素释放型宫内节育器是主要治疗方法，它可以直接向相关部位输送激素。选择治疗方案时，要考虑患者是否有生育能力的要求。

卵巢囊肿可以表现为无痛、慢性疼痛或在运动、性生活或月经期间出现症状。与排卵期一致的疼痛（也称为经间痛）的发生是因为排卵时，自然的功能性囊肿破裂。疼痛往往每月交替出现。经间痛可以通过停止排卵的药物来缓解，如口服避孕药、黄体酮植入物或醋酸甲羟孕酮注射。妇科医生的全面评估对于排除癌性囊肿是必要的，但良性囊肿更为常见。良性卵巢肿瘤可能导致慢性单侧疼痛，除非涉及卵巢扭转或破裂，否则不会出现剧烈疼痛。最常见的良性囊肿是皮样畸胎瘤或成熟畸胎瘤，包括头发、脂肪液、软骨或牙齿；其他良性囊肿包括浆液性或黏液性腺瘤。对囊肿的评估从超声开始，如果囊肿有症状并引起疼痛，影响到患者的生活，达到无法控制的程度，可以进行腹腔镜卵巢囊肿切除术。如果囊肿较小且无痛，没有相关的影像学特征，可以用超声监测随访。

超过 50% 的女性在 40 多岁时患有子宫肌瘤。它们通常是无痛的，除非它们位于子宫内膜并导致月经量大，或者它们变得足够大，血液供应不足并开始恶化。黏膜下肌瘤的治疗可通过宫腔镜进行切除，而壁内或浆膜下肌瘤可以通过腹部入路的方式进行切除。

盆腔炎是由子宫、输卵管和卵巢感染引起的。盆腔炎通常是通过阴道进入子宫的细菌引起的，如性传播感染的细菌，但也可能来自阴道或胃肠道的细菌。从感染到发病的时间可能不同，但盆腔炎可以导致慢性疼痛，可能源于低级别感染或残留的瘢痕组织。对患有慢性盆腔疼痛的女性标准评估包括性传播疾病检测。

盆腔器官脱垂有时是女性盆腔疼痛的一个原因。脱垂是由阴道壁松弛 / 疝气和筋膜支撑松弛引起的，导致膀胱、肠道或子宫向阴道口突出。疼痛通常出现在直立位，并随着时间的推移而加重。患者常常（但并非总是）出现阴道隆起。诊断以盆腔检查为基础，治疗包括观察、盆底物理治疗、子宫托或手术。下面讨论的盆底肌筋膜功能障碍和盆腔静脉疾病可以同盆腔器官脱垂的症状相似。

阴道疼痛可能是由阴道萎缩、肌筋膜疼痛、炎症 / 感染或疼痛性疾病（如子宫内膜异位症或膀胱疼痛综合征）引起。更少见的是，阴道隔膜、Gartner 管囊肿（中肾管残余）、慢性发炎的阑尾或既往手术留下的瘢痕都会引起疼痛。完整的评估包括窥阴器检查、阴道拭子或培养（如有必要），以及通过阴道壁对提肛肌、膀胱和直肠进行内部指诊。治疗方案包括外用药膏或栓剂、盆底物理治疗、经阴道疼痛触发点注射或治疗上述基础疾病。如果疼痛与性行为有关，专业的性健康治疗师可能会有帮助。

外阴疼痛的原因可能涉及阴道萎缩、慢性感染、皮肤炎症、分娩后的瘢痕或神经源性原因（如外阴痛或神经病变）。诊断性检查包括外阴 Q-tip 检查（在 11 点和 1 点处检查 Skene 腺体，在 5 点和 7 点处检查前庭腺）和阴道内部检查，经常进行培养，也可能需要进行活检。治疗方法包括外用药膏、口服药物和物理治疗。外阴萎缩可以引起烧灼感或尿路感染，可以外用雌激素药膏治疗。外阴疼痛很少需要手术治疗。一种成功的干预措施是简单地避免刺激物，如丝状纸制品、香水、杀精剂和刺激性清洁剂。

妇科癌症是盆腔疼痛的一个罕见原因。卵巢癌可能涉及腹胀、腹痛或定位不清的盆腔弥漫性疼痛。其他症状包括尿频、便秘或厌食。恶性肿瘤的诊断评估包括巴氏涂片、盆腔内外检查、盆腔超声检查和可疑组织的活检。影像学检查适用于难治性盆腔疼痛。

与性活动有关的疼痛可能需要由来访者特别提出。它可能发生在插入性行为、性唤醒或性高潮期间或之后，并可能对两人关系造成很大的破坏。性行为带来的疼痛会影响任何年龄、任何性取向和性别的人。其诊断和评估需要进行盆腔内外检查。包括盆底肌肉的检查，可能需要进行额外的检查，如全血细胞计数（如评估是否存在隐性出血）、化学检测、甲状腺功能检查、尿液分析与尿液培养、促黄体生成素、促卵泡激素、雌二醇或影像学检查（如超声）。导致性交疼痛最常见的妇科原因是更年期泌尿生殖系统综合征、感染、子宫内膜异位症和妇科良性肿瘤，但高张力肌筋膜功能障碍是导致插入性疼痛的最常见原因。治疗方法，如生活方式的改变、物理治疗、药物治疗、社会心理治疗（包括认证的性治疗师）或手术，应根据确定的潜在原因适当地选择[26]。

需要注意的一个重要但罕见的情况是持续的生殖器唤醒障碍。女性抱怨不自主的阴蒂感觉，从充血到兴奋到疼痛。病因可能是局部（包皮下的异物）、神经系统（小纤维多发性神经病变或神经根病变、Tarlov 囊肿）、与药物有关或血管（动静脉形成）的问题。

慢性盆腔疼痛的治疗最好采用多模式的方法，包括非药物治疗和药物治疗。目标应该是根据潜在的病因尽可能地制订治疗方案。超过 50% 的女性慢性盆腔疼痛患者没有明确的诱发原因，所以采用更加全面的方法同样重要。非药物疗法包括盆底物理治疗、心理治疗、针灸和神经调节。药物干预包括非阿片类镇痛药、激素调节、膜稳定剂、抗抑郁药，以及在少数情况下使用阿片类药物[27]。

（二）男性泌尿系统问题（包括性生活疼痛）

本部分将讨论与男性解剖结构有关的盆腔疼痛，包括前列腺、附睾、精囊、睾丸和阴茎。下面讨论的盆底肌筋膜功能障碍通常也影响到男性。图 42-2 详细介绍了男性盆腔的解剖结构。

一些与前列腺有关的疾病可能导致盆腔疼痛，包括良性前列腺增生、急性前列腺炎和前列腺疼痛综合征[28]。随着男性年龄的增长，前列腺的体积会增大。前列腺和膀胱颈部内平滑肌的张力很重要，如果张力过大，可导致尿流无力、尿急或尿频，或膀胱排空不全。膀胱出口梗阻可能会导致疼痛，因为排尿时膀胱受力并变得相对缺血，或者如果出现残余量增加导致疼痛。治疗方法包括 α 受体拮抗药（它可以放松膀胱颈部和前列腺的平滑肌），还包括盆底肌肉物理治疗。急性前列腺炎是由尿路和前列腺的细菌感染引起的；这导致盆腔、下腹部、睾丸、阴茎和尿道的疼痛，或者在排尿或射精时疼痛。症状可能包括发热、恶心和呕吐，需要紧急治疗。诊断是通过尿液分析和培养，体格检查显示有触痛的肿大的前列腺（然而，由于检查可能导致败血症，所以尽可能避免），以及影像学检查（超声、CT 或 MRI）。PPS，以前称为慢性前列腺炎，其症状与急性前列腺炎相似，但通常没有感染的证据。这种情况下的治疗不包括抗生素，而是盆底物理治疗和肌肉松弛药或抗炎药。前列腺疾病引起盆腔疼痛的评估包括尿液培养、直肠指检（包括盆底肌肉）、膀胱排空后残余尿量评估、膀胱镜检查或尿动力学检查，以及超声、CT 或 MRI 等影像学检查。如果存在梗阻，或者如果发现了原生结石并认为其是细菌的藏身之处（手术成功率为 30%～70%）时，手术是有益的。

对附睾、精囊、睾丸和阴茎的慢性疼痛的管理可以包括物理治疗、抗炎、神经调节、针灸和神经阻滞。这些内容将涉及更具体的原因和治疗方法，最好由不孕不育和男性性健康方面的泌尿科医生来进行。附睾炎的疼痛可能是急性或慢性的。急性附睾疼痛很可能是由感染引起的，必须进行紧急医疗评估。在年轻男性中，更常见的是沙眼衣原体等性传播感染；在老年男性中，附睾炎更可能是来自胃肠道细菌，如乳糖阳性的大肠杆菌。病毒性附睾炎也有可能，在儿童中更为常见。症状包括附睾和阴囊的疼痛和肿胀，排尿时尿道疼痛和烧灼感，耻骨上方的疼痛，偶尔还有发热、寒战和侧腹不适。诊断的依据是性传播疾病的尿液 PCR 检测、尿路感染的尿液培养及阴囊超声检查。治疗包括抬高阴囊、控制疼痛和使用抗生素。在开始治疗后（这是一个重要的咨询要点），疼痛往往需要 6 周时间才能消退；必须立即治疗，因为并发症包括脓肿形成、继发性不孕症和（罕见的）睾丸梗死。慢性附睾和输精管疼痛可能与囊肿有关，但检查往往是非特异性的。处理方法根据临床检查和症状（如确定相关的精索静脉曲张）而有所不同。

精囊和射精管很少引起疼痛，最可能的原因是先天性异常（如射精管囊肿）。更罕见的原因可能是慢性感染，如结核病或血吸虫病。主要症状通常是射精时疼痛或射精量少，评估时需要进行体格检查、尿液培养和经直肠超声或盆腔 MRI。治疗是基于潜在的解剖学发现，如射精管结石。

睾丸疼痛也可分为急性和慢性病因。急性睾丸疼痛是一种医疗紧急情况，因为它可能是因为睾丸扭转。其他基本诊断包括睾丸破裂、可能为恶性肿瘤或睾丸炎导致的可触摸的肿块。睾丸疼痛的慢性原因应通过体格检查（间歇性扭转继发于 Bell-Clapper 畸形）和阴囊超声检查进行评估，注意血流、肿块或脓肿。如果病因不明确，慢性疼痛可以

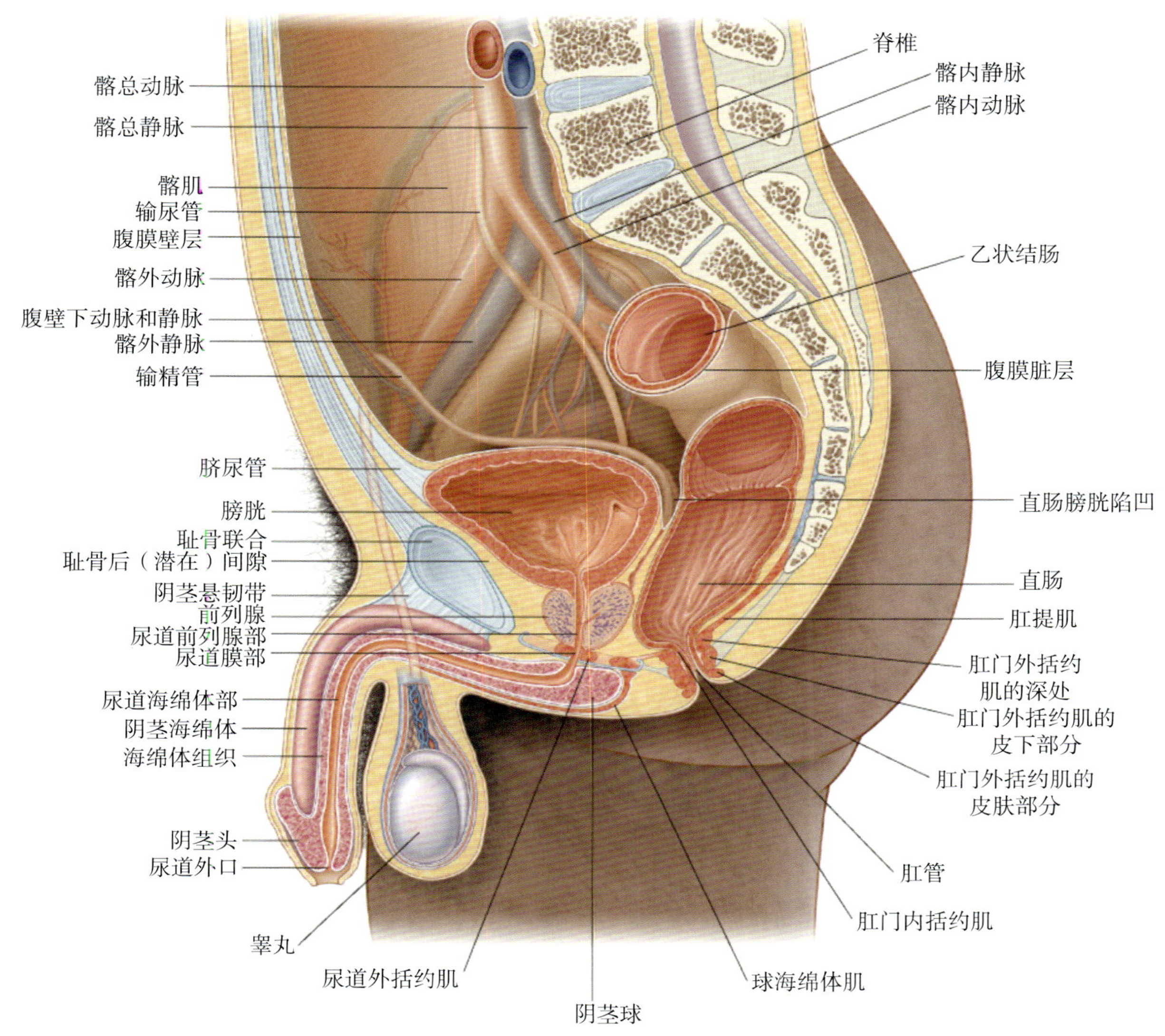

Pelvic viscera and perineum in men in situ (sagittal section)

▲ 图 42-2 **男性骨盆解剖**

引自 Drake RL, Vogl A, Mitchell WA. Pelvic viscera and perineum in a male in situ. In: *Gray's Atlas of Anatomy*. Philadelphia, PA: Elsevier; 2021:213–292.

通过试用抗生素或抗炎药进行经验性治疗。其他可能的原因包括神经过敏，特别是在全身性神经病变或有既往手术史的情况下。采取保守治疗（包括盆腔物理治疗和加巴喷丁类药物），无效的情况下，可以尝试麻醉神经阻滞、精索去神经手术、精索周围定向冷冻消融、肉毒毒素注射及更广泛的神经阻滞。

阴茎疼痛可能源于感染性或非感染性的起因。感染的症状包括尿道分泌物、溃疡、血尿或尿道牵涉性疼痛。急性阴茎折断往往伴随着突然的“爆裂”声，可通过超声或 MRI 诊断，需要紧急手术。性交时更多的慢性疼痛可能与 Peyronie 病、前列腺炎或精囊炎有关。

Peyronie 病的诊断是通过检查发现阴茎勃起畸形和通过物理检查发现有阴茎（白膜）硬结。超声能检测到阴茎有硬结。阴茎硬结症通常不需要治疗，向瘢痕组织注射溶血性梭菌胶原酶可能会减轻疼痛。手术用于矫正严重的阴茎畸形以恢复性活动，但并非针对疼痛的靶向治疗。

应该记住，看似基于性或器官的疼痛，可能是由系统性神经病变、风湿病、血管和肌筋膜疾病导致的。

（三）泌尿生殖系统疼痛的病因

本部分将讨论与膀胱、尿道和输尿管有关的盆腔疼痛。尿道疼痛通常与排尿有关，并可伴有放射到腹股沟、骶骨或会阴的钝痛。尿道炎通常是由尿路感染引起的。尿道炎的诊断是基于排尿试验，培养的一种细菌超过 10 万个菌落和尿沉渣超过 10 个白细胞，或一个导管样本超过 1 万个细菌菌落。非泌尿道感染引起的尿道炎通常是由性传播感染引起的。体格检查可能显示性传播感染特异性的体征，包括皮疹，但通常的评估是通过女性阴道拭子筛查和男性尿液或尿道分泌物检查，并进行聚合酶链式反应扩增和分析。最常见的性传播感染是衣原体和淋球菌感染，较罕见的病原体包括解脲支原体和生殖支原体。尿路感染和性传播感染的治疗都是使用适当的抗生素，必要时改变生活行为。引起尿道疼痛的一个较少见的原因是尿道憩室。尿道憩室是良性的上皮样尿道突出腔隙，在女性中比男性更常见[29]。大多数患者无症状，但有些患者的体征和症状可能包括慢性盆腔疼痛、尿后滴沥、尿路梗阻、压力性尿失禁、间歇性脓尿或血尿、复发性尿路感染、疼痛性阴道肿块和阴道穿透时疼痛。最敏感的诊断工具是 MRI，但可疑的体格检查结果包括一个可触及的肿块。对尿道的机械压力可导致乳白色的液体分泌物通过尿道流出。膀胱镜检查可能显示在尿道腔内有一个开口。Skene 导管囊肿可引起女性尿道疼痛，但囊肿不与尿道相连，而位于尿道远端。引起女性尿道疼痛的其他原因包括尿道肉阜和尿道黏膜脱垂，几乎只发生在阴道萎缩的情况下。尿道肉阜是后尿道的一种良性外生肉赘，而尿道黏膜脱垂是尿道黏膜的松弛和滑脱。最常见的是，该疾病没有症状，但一些女性出现血尿、阴道出血或严重疼痛伴有水肿性炎症病变。无症状的患者不需要治疗。如果患者出现症状且没有禁忌证（如乳腺癌），使用雌激素乳膏是一线治疗方法。如果尿道肉阜或尿道黏膜脱垂对治疗无反应、体积或外观有变化或有不常见的外观，需要进一步行膀胱镜检查或组织活检来排除恶性肿瘤。男性和女性的尿道疼痛的发生也可能是由于神经敏感性，如小纤维多发性神经病变或神经压迫［阴部和（或）生殖股神经］。化学刺激物、食物敏感性或阴道萎缩可影响尿道神经。

有几种与膀胱相关的情况可以导致盆腔疼痛。间质性膀胱炎或膀胱疼痛综合征是一种排除性诊断，定义为“……与膀胱有关的一种不愉快的感觉（疼痛、压力、不适），与超过 6 周的下尿路症状相关，没有感染或其他可识别的原因[30]”。疼痛通常因特定的食物或饮料而加重并随着排尿而改善。疼痛可放射到尿道、外阴、阴道、直肠、下背部或腹部。评估包括完整的病史、体格检查、排尿日记、尿液检查和膀胱镜检查。治疗从改变习惯开始，然后是物理治疗和药物治疗，膀胱水扩张治疗，超适应证肉毒毒素注射，超适应证骶神经调节。进一步治疗包括药物，如基于免疫治疗的环孢素和（很少使用的）切除性手术。盆腔疼痛的另一个潜在的膀胱来源的病因是膀胱过度活跃，这是一种以尿急为特征的日间尿频、夜尿和尿失禁综合征。诊断是通过体格检查、病史、问卷调查、尿液分析和排尿后残余膀胱扫描。治疗从改变刺激性的饮食、盆腔物理治疗和膀胱训练开始。进一步治疗包括抗胆碱能药物和 β_3 受体激动药。治疗还可能包括适应证范围的骶神经调节或逼尿肌肉毒毒素注射。膀胱出口梗阻的特征是功能性或解剖性的。女性的解剖性梗阻通常是由于阴道前壁脱垂（膀胱膨出）、尿道憩室或以前接受过的治疗干预措施的并发症，如使用悬带。在男性中，梗阻的发生可由于前列腺肥大或尿道张力增大或尿道狭窄（男性女性都可能存在）。这些病因都可以进行手术治疗。女性膀胱出口梗阻大多数是功能性梗阻，并通过可视尿路动力学检查来诊断[31]。它通常是由膀胱颈张力增加或膀胱颈失弛缓引起的。在盆底肌功能障碍的情况下，尿道外括约肌张力较高。神经介导的梗阻通常是多发性硬化症的第一个体征，是由尿道内（膀胱颈）或尿道外括约肌的协同失调引起的。女性膀胱出口梗阻的治疗从盆底物理治疗、α 受体拮抗药、间歇自我导尿和超适应证注射肉毒毒素开始。如果怀疑有神经系统疾病，在干预的同时进行转诊，物理治疗可能没有效果。低活动性膀胱可引起盆腔疼痛，因为膀胱排尿后尿残余量高。其特点是排尿时间延长，可能有排空不完全感、排尿犹豫、尿流较弱和排尿时紧张。它通过排尿后残余量测量和尿动力学测试来诊断，可能需要膀胱镜检查以排除其他病因。治疗包括行为矫正、盆底物理治疗、α 受体拮抗药和间歇或留置导尿。进一步的治疗步骤可能包括留置耻骨上导尿管或尿流改道术；在特发性（非神经源性）尿潴留中，骶神经调节可能有效。

输尿管引起的慢性盆腔疼痛增加是罕见的，但多数发生在输尿管远端结石漏诊的情况下。诊断线索包括突发疼痛和伴有偶尔腰痛的尿路症状。输尿管梗阻的发生可能是由于子宫内膜异位症或手术瘢痕的形成，或由于先天性异常（输尿管膨出）。诊断可通过超声、MRI 或 CT。治疗包括非甾体抗炎药、α 受体拮抗药和针对解剖病变的手术治疗。结石通过输尿管后可出现持续性痛觉过敏[32]。

如果出现肉眼血尿，应排除尿路恶性肿瘤；这既不应与饮食或尿液颜色的合成变化（如食用甜菜）相混淆，也不应因为使用抗凝血药而被忽视。显微镜下血尿定义为在无感染的情况下，每高倍镜视野≥3 个红细胞。血尿需要启动肾肿块诊断方案，如肾脏影像，也需要泌尿科医生行膀胱镜检查[33]。

（四）胃肠道问题、肛门痛和排便痛

由于腹部复杂的内脏神经支配，一些胃肠道疾病可能导致盆腔疼痛（图 42–3）。与肛门直肠相关的引起盆腔疼痛的原因包括痔疮脱垂、肛裂、脓肿、直肠脱垂、痉挛性肛部痛和肛门癌。胃肠道相关的疾病可能包括肠易激综合征、炎症性肠病（如溃疡性结肠炎或克罗恩病）、严重便秘、狭窄、梗阻、憩室或结肠癌。一个完整的疼痛病史是必要的，并应该包括关于直肠出血或黑粪、发热、恶心、呕吐、体重减轻、关节肿胀、皮疹、易疲劳和眼部疼痛等明确的问题。外科、内科、妇科和产科病史也可能与疼痛相关。胃肠道疾病引起盆腔疼痛的症状包括与排便、进食、特定食物和排便习惯的改变有关的疼痛。体格检查应该包括肛门视诊、直肠指检、肛门镜检查。根据最初的检查结果，进一步的检查可能包括结肠镜检查、MRI、X 线检查、排便造影、肛门内超声、CT、肛管直肠测压或胃肠动力标记物胶囊检查。下面将讨论一些引起盆腔疼痛的特殊的肠道和肛肠疾病。

肠易激综合征是一种与排便习惯改变有关的功能障碍，可导致慢性腹部和盆腔疼痛。症状各不相同，诊断通常是排除性诊断。肠易激综合征可能与创伤性早期生活经历、抑郁、焦虑和其他感觉过敏性疾病，如偏头痛、慢性疲劳和纤维肌痛有关。多种食物会诱发这种良性疾病，治疗应该从限制饮食开始，限制乳制品、谷物蛋白和可发酵的糖类的摄入。治疗可能包括加巴喷丁和低剂量抗抑郁药等药物，这取决于患者的具体症状。一些患者不愿意讲述自己的症状，因为他们被告知“这都是心理因素造成的”；因此，医生需要告诉患者肠易激综合征症状的出现是有生物学因素的。

炎症性肠病通常分为溃疡性结肠炎和克罗恩病。溃疡性结肠炎累及大肠最内层，导致持续性的炎症，通常从直肠远端开始并向近端进展；症状包括严重（血性）腹泻、痉挛性腹痛、发热、体重减轻和疲劳。通过结肠镜检查来确诊[34]。克罗恩病引起“跳跃性病变”，可不间断地累及从口腔到肛门的任何一段胃肠道，整个肠壁均受累及，但直肠通常不受累及。并发症包括狭窄、脓肿和瘘管。评估包括结肠镜检查、CT 和血液检查，如粪便钙卫蛋白。美沙拉嗪对轻度溃疡性结肠炎有治疗效果，而重度溃疡性结肠炎和克罗恩病的治疗应该包括泼尼松和其他免疫调节剂，如硫唑嘌呤、英夫利西单抗、阿达木单抗、乌司奴单抗和维得利珠单抗。

难治性便秘可由结肠转运缓慢或盆底功能障碍和其他疾病引起，如结肠狭窄、直肠炎症、神经系统疾病或结肠癌。评估包括完整的病史、结肠镜检查、肛肠测压、胃肠动力标志物胶囊检查、功能检查或影像学检查。患者可能不知道他们患有便秘症。治疗是基于病因治疗，可能包括盆底物理治疗、饮食改变或泻药。

既往的腹部手术可导致粘连，这可导致肠道运动的改变或腹膜的刺激，并可通过腹腔镜检查进行诊断。

疝的发生是由于腹部器官或组织从腹膜的薄弱部位突出，股疝或腹股沟疝常伴有盆腔疼痛。腹股沟疝多见于男性，股疝多见于女性。可复性或无痛性疝并不总是需要干预，但如果是嵌顿疝或绞窄疝，则需要紧急手术。需要紧急手术的疝的症状包括突发性疼痛、红色或紫色的隆起、排便能力的丧失、发热和呕吐。

痔疮（内痔和外痔）来源于肛管内和周围充血的血管。据估计，75% 的人在其一生中会经历痔疮，其主要症状是无痛性直肠出血[35]。其他症状可能包括肛门疼痛、瘙痒或触摸肛门区域时的不适感。外痔通常是无症状的，除非血栓形成，而内痔疼痛与脱垂、绞窄或血栓形成有关。痔疮的评估包括直肠检查、肛门镜检查，如果需要排除其他出血来源，需要行结肠镜检查。痔疮的治疗首先应预防便秘，优化排便时的位置，坐浴，使用局部制剂和含有氢

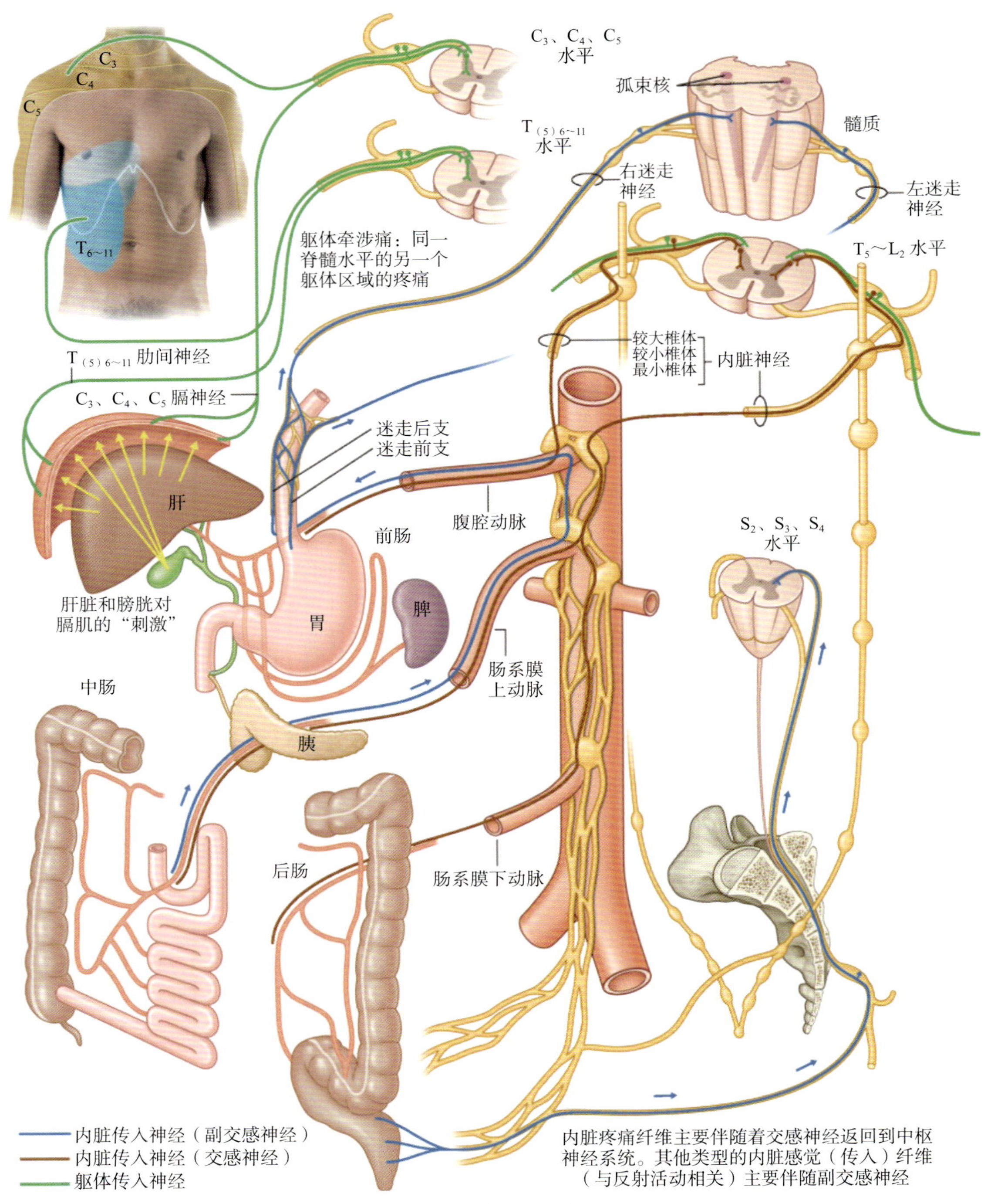

▲ 图 42-3 **腹部的内脏神经支配**

引自 Drake RL, Vogl A, Mitchell WA. Gray's Atlas of Anatomy. 3rd ed. Philadelphia, PA: Elsevier; 2021:133–212.

化可的松栓剂。对于保守治疗不能缓解的痔疮，可以选择套扎、烧灼和硬化治疗。手术治疗包括结扎，伴或不伴黏膜固定术或痔疮切除术。

肛周皮肤暴露于粪便可引起亚急性刺激性皮炎，表现为皮肤糜烂、红斑和鳞片状皮损，没有明确的边界。相关的情况包括皮损上的真菌（酵母菌）感染。老年人患刺激性皮炎的风险更高。治疗包括每天清洁皮肤以保持酸度和干燥；含有氧化锌、凡士林或二甲硅油的乳膏、乳液、软膏或液体形式的皮肤屏障产品可涂抹于皮损处，并在每次排便清洗皮损后重新涂抹。如果存在真菌或酵母菌感染，应使用克霉唑和咪康唑等药物。粪便成型纤维补充剂和减少排便频率的产品可能有用，避免油腻和辛辣的食物有助于粪便保持固体形态。

肛裂是指肛管内壁的撕裂，由肛门括约肌张力高或重复的肛门创伤（如慢性便秘）造成。症状包括排便时剧烈疼痛、轻微出血、分泌物、瘙痒和灼烧感。通常可以通过病史来诊断，但温和的指检和棉签试验可能是必要的。治疗主要集中在预防便秘，而局部药物，如硝苯地平或地尔硫䓬（钙通道阻滞药）、硝酸甘油（glyceryl nitrate，GTN）或肉毒毒素注射也可能有效。如果裂隙不能通过保守治疗而愈合，则可能需要进行裂隙切除术或内括约肌侧切术。

肛门瘙痒症是一种以慢性肛门瘙痒为症状的疾病，会导致肛周皮肤刺激、疼痛和出血，可由粪便污染、接触性皮炎、牛皮癣、感染或某些食物引起。诊断该疾病可能需要皮肤活检以排除湿疹样癌或恶性肿瘤。对因治疗是最好的治疗方法，但皮肤屏障乳膏、保持肛周卫生和干燥可能会对治疗有所帮助。

直肠脱垂是指直肠全层通过肛门形成突出物，高发于盆底肌肉和直肠筋膜附着物薄弱或乙状结肠细长的患者。这在女性中更常见且风险随着年龄的增长而增加。症状包括直肠出血、黏液分泌物和盆腔不适。通常，突出物可以还纳；如果不能还纳，这就成为一个紧迫的问题，需要及时的评估，因为可能会发生组织绞窄性坏死。评估通常需要结肠镜检查、排便造影和肛门直肠测压，而手术治疗是最终的治疗方法。

肛提肌综合征表现为复发性盆腔或直肠疼痛，持续 30min 或以上，常与肛提肌痉挛有关。治疗包括直肠按摩、物理治疗、坐浴、热敷、冷敷、沙丁胺醇吸入、肌肉松弛药、肉毒毒素注射、加巴喷丁和神经阻滞。痉挛性肛门痛是一种相关疾病，疼痛持续时间长达 30min，疼痛较轻，大多数患者每年发作少于 5 次。这种疼痛被认为是由肛门括约肌复合体的异常平滑肌收缩引起的。治疗主要包括支持性护理和局部药物，如地尔硫䓬和硝酸甘油或吸入沙丁胺醇。

（五）盆腔疼痛的肌肉骨骼病因

在进行慢性盆腔疼痛评估时，肌肉骨骼因素经常被忽视[36]。然而据估计，它们在美国的患病率为 8%～22%[37, 38]。考虑到这样的患病率，在评估慢性盆腔疼痛时，记录肌肉骨骼因素是很重要的。患者病史应考虑到既往下肢骨折、足部（拇囊炎）、踝关节或膝关节疼痛、脊柱侧弯、人体工程学改变、久坐或举重（如一侧携带工作袋或怀抱幼儿）。影响骨盆带或盆底肌肉的疾病与阴道痉挛、外阴痛、痉挛性肛门痛和性交困难的发展有关，甚至可导致神经压迫（即阴部神经痛）[5, 39]。下背部、臀部、腹肌、膀胱或肠道的疼痛可能和盆腔区域的疼痛有关。其他常见的疼痛原因包括既往手术对髂腹股沟或腹壁下神经的损伤。减轻原发区域的疼痛通常会改善盆腔疼痛。

骨盆底肌肉（pelvic floor muscles，PFM）支持骨盆腔器官、骨盆和脊柱，协助姿势，并且对于男性和女性的正常膀胱和肠道功能是必需的。骨盆底肌肉的病理应力变化源于创伤、重复使用或使用不足，或固有的肌肉疾病，而疼痛本身源于由此产生的肌肉痉挛、过度活动或肌肉张力增加[5, 40]。PFM 的高张力是男性和女性盆腔疼痛的常见原因或促成因素。高达 87% 的患有 CPP 的女性和 13% 的筛查女性体检时会出现这种情况[41, 42]。

对疼痛或肌肉骨骼失衡的压力的反应是导致骨盆肌肉筋膜疼痛的原因之一。这可能与其他骨盆结构的症状有关，如膀胱、胃肠道、臀部和背部。肌筋膜痛常伴有盆腔压迫和伴随性交、排尿或排便的疼痛。诊断基于体格检查，最显著的是肌束紧绷、触诊不适或明显的触发点，类似于提肌、闭孔肌、尾骨肌和梨状肌的检查所见的纤维肌痛（图 42–4）。没有诊断成像的指征，但 MRI 上已显示肌肉缩短。治疗包括盆底物理治疗、放松技术和药物治疗，如肌肉松弛药或标签外注射肉毒毒素、类固醇或局部麻醉药的触发点注射。图 42–5 说明了 PFM。

影响骨盆带的病理改变也可能与慢性盆腔疼痛的发生有关。要使骨盆充分转移负荷，它必须与周围的所有神经肌肉和关节系统很好地协调[43]。骨骼本身、关节、肌腱或韧带内的异常可使负荷分配不充分 / 不平衡，并引发盆腔疼痛。骨盆骨折可能继发于骨质疏松症或高能量碰撞。损伤联合韧带也可能发生，无论是由于创伤或分娩，导致耻骨联合分离等。这些患者在产后行走时会感受到骨盆前部疼痛，诊断标准是 X 线间隔＞10～13mm（FPP）。

也许并不令人惊讶的是，骨盆周围结构的改变也会导致疼痛的发展。脊柱或下肢的功能障碍（如脊柱侧弯、扁平足、肌腱断裂）也会影响负荷的转移，并被视为慢性盆腔疼痛的潜在原因[44]。腹壁经常通

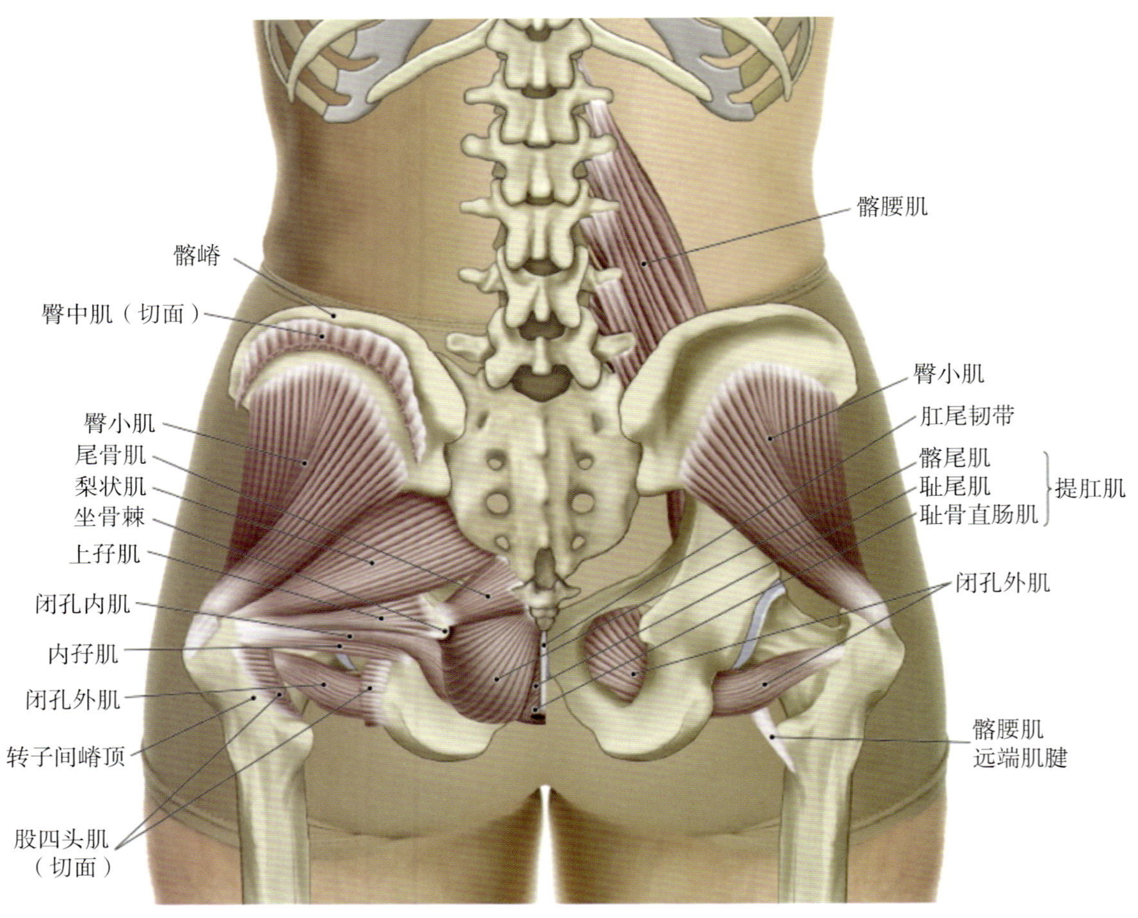

▲ 图 42–4　**尾骨肌和提肛肌的后视图**

引自 Joseph E. Muscolino, The Muscle and Bone Palpation Manual, with Trigger Points, Referral Patterns, and Stretching, 2ed. Elsevier 2016.

过放射 / 牵涉性疼痛或通过影响骨盆带受力对骨盆疼痛产生影响[45]。髋关节是关节炎的常见部位，也可通过牵涉疼痛引起慢性盆腔疼痛。

诊断方法应侧重于病史和体格检查，因为对于肌肉骨骼 CPP 的诊断没有单一的金标准测试。除了通常的问题，病史还应包括任何既往的创伤或症状史，如排便、排尿或性交时疼痛。也应注意以前的手术干预或分娩器械。

对于体检，重要的是评估运动范围、姿势、步态、下肢力量和长度、反射和感觉检查。评估盆腔内外肌肉骨骼结构（如收缩或放松能力、肌肉张力和压痛）在评估 CPP 的肌肉骨骼病因时也是非常重要的。盆底肌肉过度活动（坚固性）手动检查是一种实用的四点高张度量表，其基础是将 PFM 与大鱼际隆起进行比较。图 42–6 显示了如何快速评估 PFM 的张力。

Trendelenburg 步态不对称，髋关节功能障碍和肌肉疾病影响臀中肌。脚后跟或脚趾走路应怀疑神经病理性虚弱。耻骨分离的疼痛是由双侧压迫粗隆和双腿伸展的髋关节屈曲引起的。耻骨骨炎，通常见于年轻的女运动员，会导致疼痛的等长内收肌收缩。Patrick 试验［屈曲、外展、外旋（FABER）］可诊断骶髂关节和髂腰肌疼痛。FABER 试验阳性提示为骶髂关节功能障碍或髂腰肌痛（见第 30 章）。

一些有助于诊断盆腔疼痛的肌肉骨骼原因的诊断方法包括盆腔 X 线、超声测量的骶髂关节松弛程度和骨密度，但一般来说，除非怀疑有不稳定的骨骼或神经损伤，否则第一步（通常也是唯一的一步）将是通过盆腔健康认证的物理治疗师的身体评估[36]。

与 CPP 的其他原因一样，可能需要多模式治疗才能达到最佳结果。理疗技术是最重要的。肌肉骨骼疼痛也可以通过药物和微创干预的组合来治疗[46]。

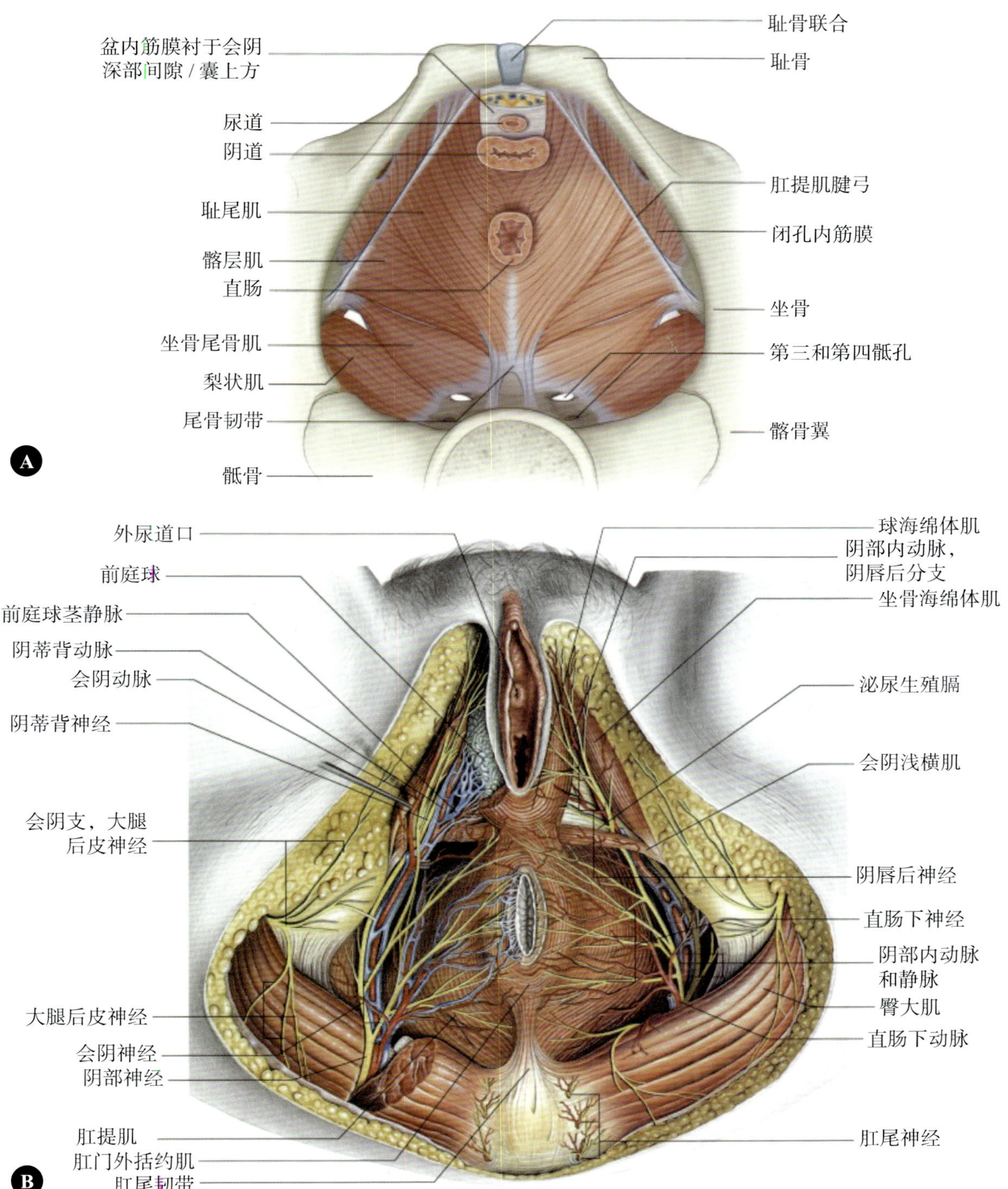

▲ 图 42-5　盆底肌肉（女性），包括左提肌群，包括耻骨直肠肌、髂尾肌和耻骨尾肌

A. 带有器官的俯视图（内部），未显示；B. 仰视图，包括神经和血管（经许可转载，引自 Gray's Atlas of Anatomy. The Anatomical Basis of Clinical Practice. 41st Edition. Standring, Susan MBE, PhD, DSc, FKC, Hon FRCS. Elsevier Limited. Published January 1, 2016. Pages 1221-1236.e1. © 2016. Part B, Paulsen, Waschke, Sobotta Atlas of Human Anatomy, 16th Edition 2018 © Elsevier GmbH, Urban & Fischer, Munich）

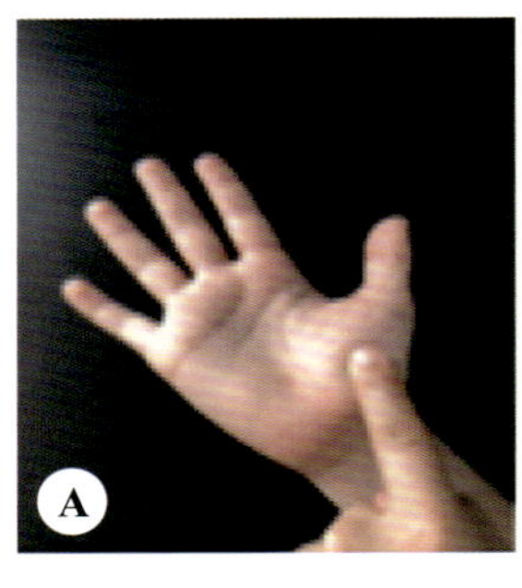

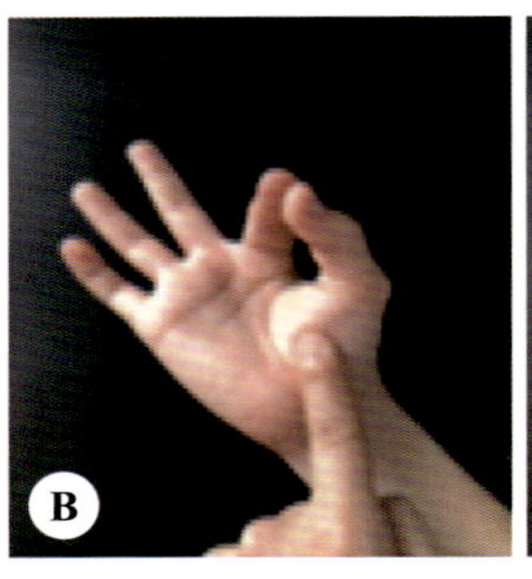

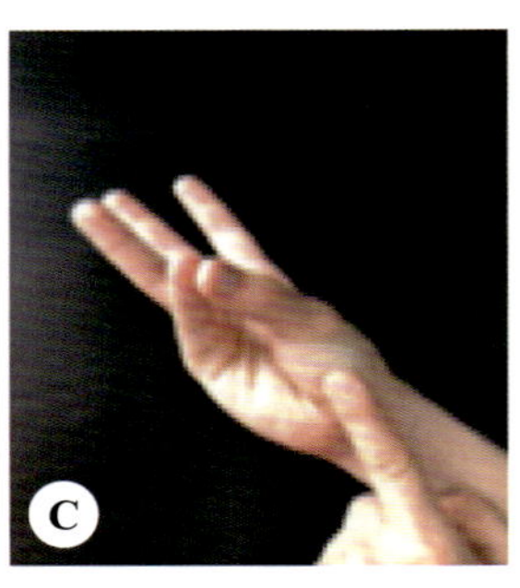

◀ **图 42-6 盆底肌过度活动（硬度）手动检查是一种实用的四点高张力量表，基于盆底肌与鱼际隆起的比较**

正常（A）、中度（B）和重度（C）高张，低张力会比松弛的鱼际肌肉感觉更柔软

TCA 已被证明在治疗慢性疼痛，特别是对肌肉筋膜疼痛有效。只要合并症允许经验性使用（如肾脏疾病、消化性溃疡疾病），非甾体抗炎药（即布洛芬、萘普生）对肌肉骨骼疼痛有效。由于阿片类药物的疗效、不良反应和耐受性 / 依赖性的潜力有限，提供者一致同意将阿片类药物的使用保留给重症或难治性病例[7, 46]。

肌肉松弛药也可以使用。然而，一项系统综述表明，肌肉松弛药会增加 50% 的不良反应（RR=1.50，95%CI 1.14～1.98），包括镇静、头痛、视物模糊和依赖[47, 48]。

物理治疗被认为是 CPP 肌肉骨骼部分治疗的基石，因为肌肉失衡、不良姿势或影响骨盆负荷分配的改变是疼痛的重要来源[49]。对于骨盆骨折，应安排骨科密切随访，因为骨盆骨折可能需要长达 1 年的时间才能完全愈合，而且后遗症的风险很高[5]。

如果之前的干预措施不能改善疼痛，可以尝试在触发点进行治疗性注射（如 1%～2% 利多卡因）或使用肉毒毒素[46, 50]。靶点包括闭孔内肌、梨状肌、耻骨联合、尾骨、骶骨或髋关节。在伴随神经源性疼痛的患者中，腰部或硬膜外注射可以帮助减少肌肉痉挛，进而减少肌肉骨骼疼痛的来源。治疗性注射应与其他治疗方式一起使用，如物理治疗。

（六）导致盆腔疼痛的局灶性神经疾病

骨盆疼痛的神经学原因可能出现在神经系统的任何地方。影响中枢神经系统或周围神经系统的情况，以及全身性神经病变，可表现为 CPP。这一部分将强调盆腔疼痛的局部神经学病因，同时稍后探索神经系统 CPP 的更多系统性原因。

骨盆由一系列神经系统支配。腰丛、腹下丛和骶丛是支配骨盆的主要神经群[51]。它们含有躯体和自主神经纤维（包括副交感神经和交感神经）。躯体成分见于腰、股、坐骨神经、闭孔和阴部（发自神经根 $S_{2\sim4}$），副交感和交感神经成分分别来自 $T_{12}\sim L_2$ 和 $S_{2\sim4}$[52]。图 42-7 显示了腹部、骨盆和膀胱的副交感和交感神经支配。

副交感神经纤维（主要是盆腔内脏神经，又称骨盆神经或勃起神经）调节膀胱和直肠的收缩和括约肌的松弛。节前神经元位于骶副交感神经核内。来自这些神经元的轴突纤维通过腹神经根到达周围神经节。节后神经元胞体位于逼尿肌壁和盆丛（腹下神经丛）。因此，马尾或盆丛损伤是去中心化的，但不一定是去神经性的。勃起等性功能也受到副交感内脏神经的调节。交感神经纤维（主要来自上腹部下神经丛）参与射精、逼尿肌抑制和膀胱颈的不自主闭合[53]。信号是去甲肾上腺素能的。周围神经涉及交感神经链神经节、肠系膜下神经节、腹下神经，然后是盆丛（腹下神经丛）（图 42-8）。阴部神经对括约肌的无意识控制是躯体的，其运动神经元位于 Onuf 核。骨盆的躯体纤维可以是运动、感觉或混合的，主要的躯体神经有闭孔、阴部、臀部、生殖股、股外侧皮、髂腹股沟和股神经。这些神经的相互作用是复杂的。例如，在排尿中，储藏反射通过副交感神经低水平放电和来自脑桥排尿中心的传入放电来维持，通过交感神经流出刺激脊髓保护反射，同时抑制逼尿肌和刺激膀胱出口的收缩，阴部流出到尿外括约肌。排尿反射表现为膀胱传入活动增强，激活脑桥排尿中枢。这抑制了脊髓保护反射，刺激了高水平的副交感神经流出，而上升传入维持排尿反射，直到膀胱排空。

损伤可由直接损伤（如分娩、手术）或邻近结构对神经的压迫造成。神经疾病，如小纤维神经病和感染（如疱疹病毒）也会损害骨盆神经[5]。

骨盆结构的感觉神经支配是弥漫的，并显示出相互影响的作用，这使得准确定位疼痛的来源具有挑战性。疼痛特征可以提示这是内脏疼痛还是躯体疼痛，从而有所帮助。内脏神经损伤引起的内脏疼痛通常被描述为迟钝、定位不良，并与自主神经症

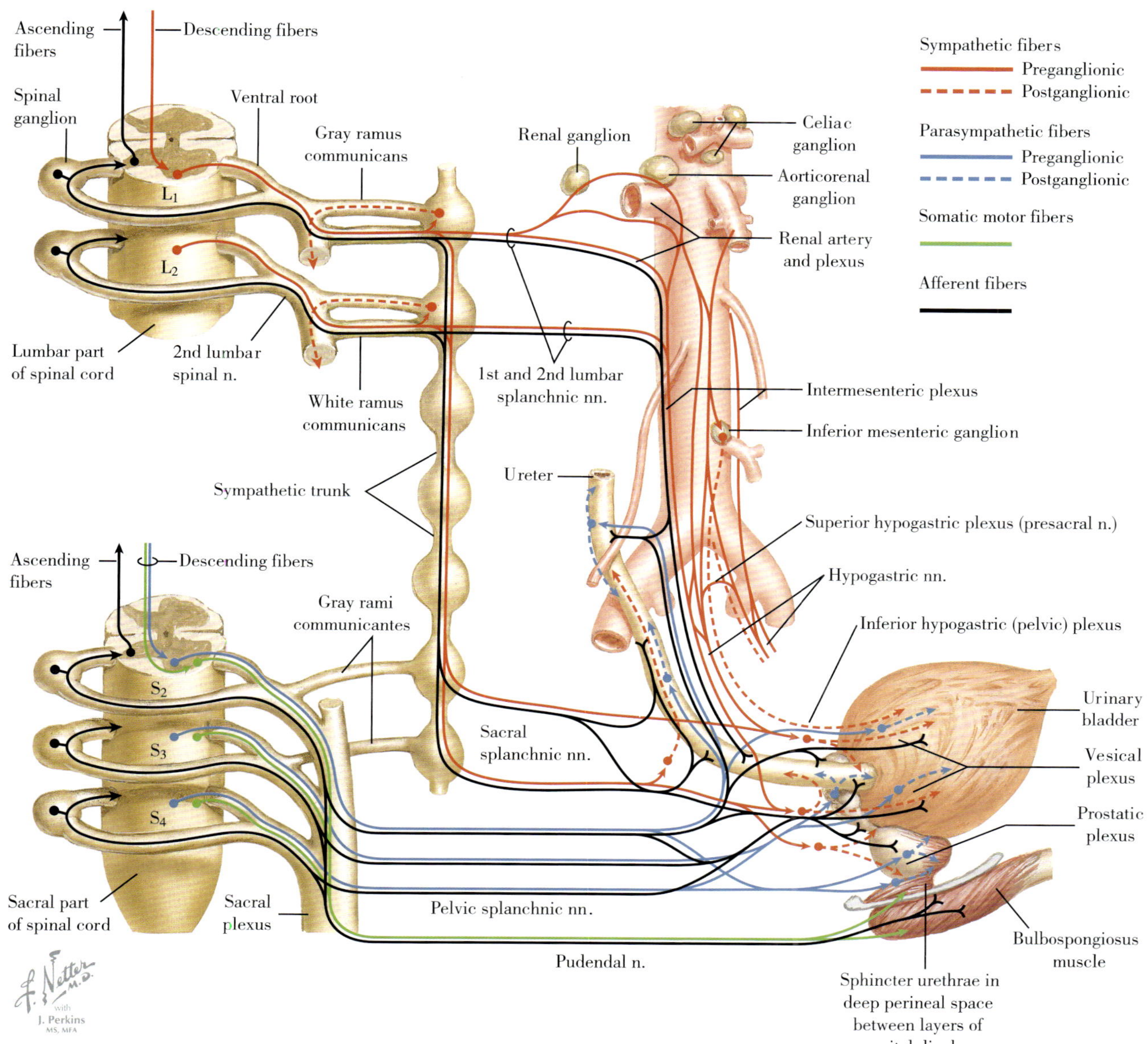

▲图 42-7 **Autonomic innervation of the pelvic floor. From: Netter Images.Available at: https: //www.netterimages.com/innervation-of-the-urinary-bladder-and-lower-ureter-labeled-felten-2e-general-anatomy-frank-h-netter-29488.html**

状（如恶心）有关[51, 55, 56]。躯体疼痛由与组织损伤相关的伤害性信号引起，而神经性疼痛与神经、神经丛、神经根或中枢神经系统水平的神经损伤有关。神经性疼痛与感觉异常、痛觉过敏、超敏或异常热感等症状有关。也可以看到受影响神经的肌节的肌肉无力。图 42-9 显示了骨盆的神经分布。

周围神经损伤引起神经性盆腔疼痛的最常见原因在表 42-4 中讨论。阴部神经痛是盆腔疼痛中最常见的神经压迫。阴部神经的直接压迫可由多个层面的因素引起，非机械性压迫（如病毒感染或糖尿病）也可造成阴部神经痛[57]。42% 的病例发生在骶棘 / 骶结节韧带处，26% 的病例发生在 Alcock 管（闭孔内肌内侧，筋膜内），17% 的病例的发生由多个因素引起[58, 59]。阴部神经痛也可以发生在梨状肌水平，但其发病率没有被报道。病变沿阴部神经越远，肛区受累的可能性越小。阴部神经痛表现为 S_2、S_3 和 S_4 神经分布区的疼痛和功能障碍（包括直肠、外生殖器和尿道），性功能和括约肌功能障碍，并且疼痛通常会在坐位时加重[60]。Nantes 标准是阴部神经疼痛的诊断工具[61]。其治疗方法是使用神经调节剂、物

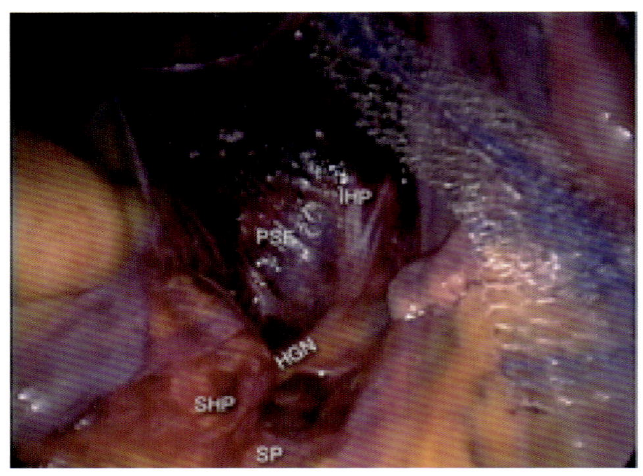

▲ 图 42-8 腹腔镜下骶骨阴道固定术术中拍摄的照片

IHP. 下腹下神经丛；PSF. 盆腔神经纤维；HGN. 下腹神经；SHP. 上腹下神经丛；SP. 骶骨岬（图片由 Nucelio Lemos，MD PhD 提供）

理治疗、触发点注射、肉毒毒素注射、神经调制，以及在特定情况下可以进行手术治疗。手术松解对离散性病变的减压是有效的。若疼痛持续时间小于 6 年，66% 的患者可以得到改善[59]，疼痛持续时间大于 6 年，则 40% 的患者可以得到改善。另一种病理情况，即骶骨神经痛，也可以表现出类似的症状，并经常与阴部神经痛相混淆[62]。骶骨神经痛的特有的症状包括背痛逐渐加重、臀部疼痛和坐骨神经痛。最常见引起疼痛的原因包括手术损伤、静脉曲张压迫、子宫内膜异位症、骶骨肿瘤、脊髓拴系和骶管囊肿[63]。阴部神经痛只是引起盆腔疼痛的许多周围神经病变之一。请参考表 42-4 以获得诊断指导。图 42-10 至图 42-12 展示了盆腔神经和皮神经。

脊髓的病变可导致神经的损伤，表现为盆腔疼痛（表 42-5）。脊髓病变导致的慢性盆腔疼痛尤其常见。美国的一项回顾性研究纳入了 1295 名脊髓损伤患者，其中约 25% 的患者表现为整个腰水平的慢性盆腔疼痛[62]。肿瘤、骶管囊肿、椎间盘突出症和脊髓拴系是导致脊髓源性神经性盆腔疼痛的主要原因（图 42-13）。

马尾综合征等症状可呈急性发作，包括肠道或膀胱功能障碍、马鞍麻痹、双侧坐骨神经痛和下肢无力。最常见的原因肿瘤或椎间盘突出症，是一种医疗紧急情况。马尾综合征的其他原因包括脓肿、蛛网膜炎、脊髓拴系、慢性炎性脱髓鞘多发性神经病、单纯疱疹和带状疱疹、莱姆病和结核病[5]。大脑本身的病变也可以导致盆腔疼痛，特别是通过疼痛的中枢敏化。这一概念将在本章进一步讨论。

对导致盆腔疼痛的神经源性病因的诊断方法是通过全面的生殖器和神经系统检查。病史应侧重于风险因素，如盆腔或腹部手术、血栓形成、产科史和中枢神经系统的病变。重要的是，要注意疼痛的特点、时间、性质、强度，以及是否有放射痛或牵涉痛。体检应评估肌力、肌张力和关节活动度。对腰骶部皮肤的感觉进行评估，并且还应进行本体感觉、振动觉和神经反射的检查。应记录单个病灶或多病灶，以及在上运动神经元与下运动神经元检查中的发现。

一些与神经系统相关的病变，如阴部、腹壁或骶部神经病变，可以通过选择性神经阻滞来进行有效诊断[51]。其他检查，如超声或尿动力学检查（膀胱功能）、排便检查（肠道功能）和肌电图可以帮助确定病因。值得注意的是，标准化体格检查和肌电图只能评估大神经纤维。以下将进一步讨论小纤维神经病，它需要进行定量感觉测试（机械学和热学）来诊断。

神经源性盆腔疼痛的治疗有多种选择，从保守的物理治疗到手术治疗。单纯的物理治疗在治疗神经根性疼痛方面仍有争议，特别是在急性发作期，这是因为有一些研究注意到物理治疗和休息之间的治疗结果没有较大的区别[64, 65]。

药物治疗包括使用非甾体抗炎药、对乙酰氨基酚或 5-HT 类化合物。值得注意的是，这些药物用于神经系统时缺乏选择性，这可能会限制它们在严重病例中的疗效。阿片类药物对这类患者的治疗是有效的，但应特别注意避免产生耐受性和阿片类药物引起的痛觉过敏，对大多数患者建议主要在急性发作期使用[66, 67]。阿片类药物的不良反应和依赖性限制了阿片类药物的使用。普瑞巴林能降低脊髓的神经元过度兴奋性，并抑制内脏通路的超敏性，因此能有效控制神经性盆腔疼痛[68]。

有研究者认为，对因治疗应该优先于单纯的对症治疗[51]。有针对性的疗法 / 靶向治疗，如治疗性注射，无论是针对单一的神经（如注射局部麻醉药、糖皮质激素、肉毒杆菌）还是硬膜外注射（如注射类固醇药物），都是非常有效的[66, 69]。其他疗法，如神经松解术、神经减压术、神经外科或脊柱手术，对特定适应证的治疗也是有效的。

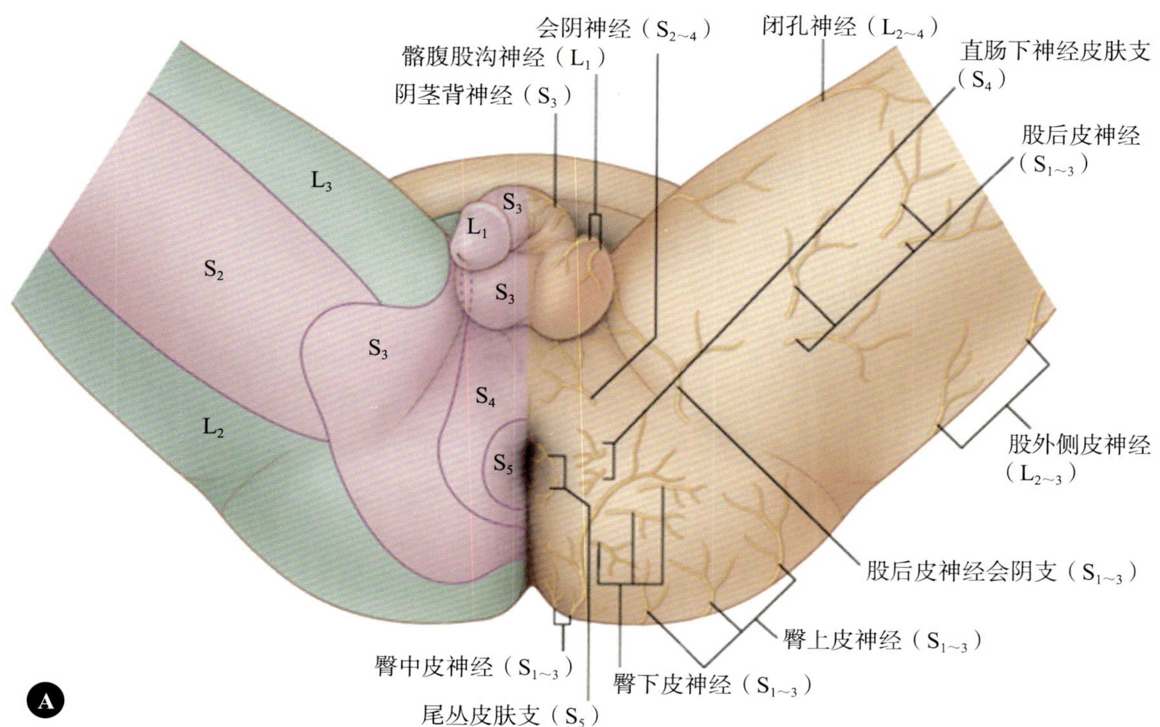

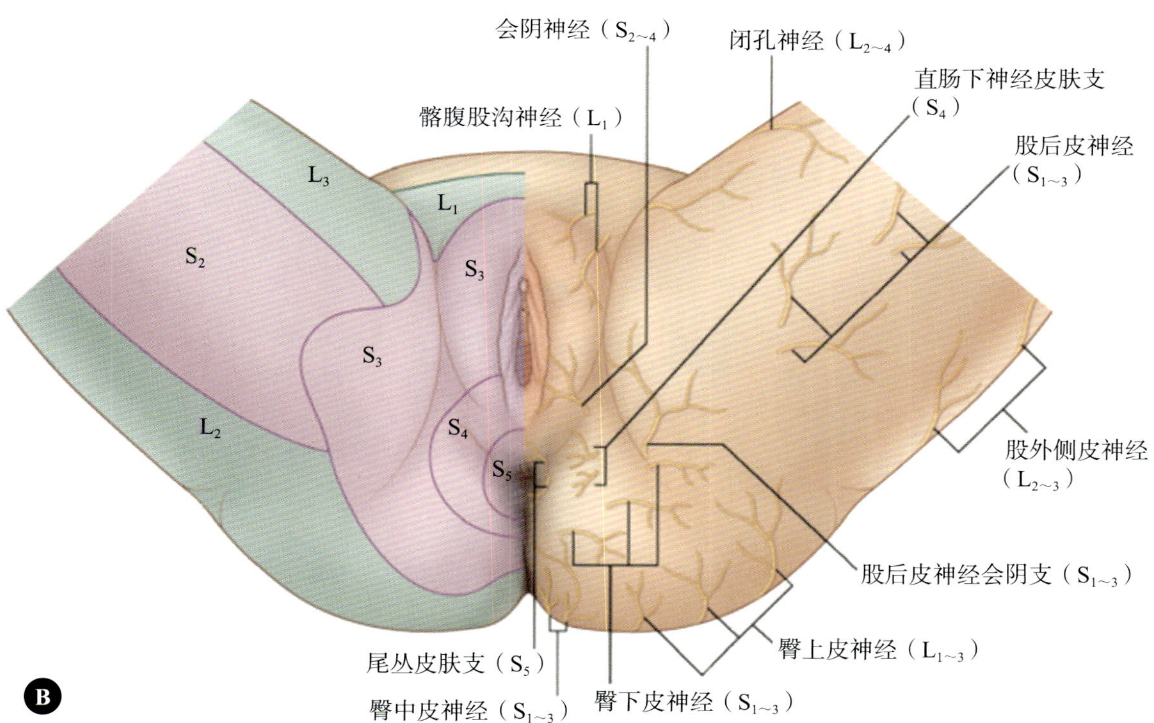

▲ 图 42-9 可能导致慢性疼痛的盆腔特定神经的分布

A. 男性会阴部皮片及皮神经分布；B. 女性会阴部皮片及皮神经分布。会阴部皮片显示髂腹下神经、髂腹股沟神经、生殖股神经、股神经、阴部神经、臀下皮神经、闭孔神经、股后皮神经、股外侧皮神经和尾丛的真皮分布区域，这些神经可能经常出现解剖学上的变化和相互连接（引自 Drake RL, Vogl A, Mitchell WA. *Gray's Atlas of Anatomy Elsevier*. Churchill Livingstone, London. 3rd ed. Philadelpha, PA: Elsevier; 2021:213–292）

表 42–4　与盆腔疼痛和功能障碍相关的周围神经损伤

相关神经	表　现
髂腹股沟神经（T_{12}～L_1）	腹股沟疼痛，并放射至阴道、大阴唇、阴茎根部或阴囊上部、阴阜、腰部外侧
髂腹下神经（T_{12}～L_1）	臀外侧和耻骨上疼痛
闭孔神经（$L_{2\sim4}$）	阴部疼痛，放射至大腿内侧和膝水平。髋关节内收（内收肌）和外旋（股薄肌）障碍。闭孔神经在盆腔淋巴结清扫术、深部浸润型子宫内膜异位症，以及膀胱旁窝、耻骨后间隙或髂腰窝的剥离术中可发生损伤
腹上皮神经	腹痛通常在腹直肌鞘的侧面
股外侧皮神经（L_2，L_3）	大腿外侧的疼痛和麻木。损伤可能继发于肥胖、过于紧身的裤子和腰带，或髋关节长时间的屈曲姿态
S_1 神经根	大腿后侧、小腿外侧、足外侧出现疼痛和麻木。S_1 神经根卡压可引起步态障碍和踝关节稳定性丧失
S_2 神经根	大腿后半部、小腿的内侧、足内侧皮肤、外阴和阴蒂（女性）、阴茎和阴囊（男性）的疼痛和麻木。通常伴有尿急和尿频。也可能出现生殖器唤醒障碍、勃起功能障碍和（或）阴道润滑分泌物的缺乏
$S_{3/4}$ 神经根	臀、肛门、会阴、外阴和阴蒂（女性）、阴茎和阴囊（男性）的疼痛和麻木。通常伴有尿急和尿频，尿痛或排便时疼痛。常常伴有阴道和（或）直肠异物感
坐骨神经（L_4～S_3）	臀、大腿后侧、小腿外侧和足部疼痛。影响小腿后前方和侧方的肌肉，导致足下垂。由于仅位于距骶棘韧带 2cm 处，因此在骶棘韧带固定术中可能会损伤。髋关节置换，甚至是臀部注射不当也可能会导致损伤
生殖股神经（L_1，L_2）	生殖股神经分支所支配的区域（如腹股沟褶、阴阜、阴茎根部、大阴唇、前外阴、阴蒂、尿道）及股支（如大腿上内侧等部位）的疼痛。损伤可发生在盆腔淋巴结清扫术或膀胱腰大肌悬吊术中
阴部神经（$S_{2\sim4}$）	S_2、S_3 和 S_4 神经分布区域的疼痛和功能障碍（包括直肠、生殖器、尿路及尿道），表现为与排尿或排便有关的急迫或疼痛，性共功能障碍和括约肌功能障碍［勃起功能障碍和（或）缺乏润滑分泌物］，疼痛通常在坐立时加重 它可能在腿部手术中被损伤。也可能在骶棘韧带固定术中，由于感染（如疱疹）或被高张力的肌肉挤压导致损伤
股后皮神经和臀下皮神经	臀下端（臀部）疼痛
自主神经 交感神经：上腹下神经丛、腹下神经丛、下腹下神经丛 副交感神经：盆内脏神经、下腹下神经丛、内脏神经分支	交感神经的损伤可导致尿急和尿失禁。骶骨切除术中可能会损伤腹下神经丛。副交感神经的损伤可导致无张力膀胱、膀胱和直肠感觉减退、阴道血流量减少和润滑分泌物缺乏。经腹会阴直肠切除术或应用网片治疗脱垂可分别损伤下腹下丛和直肠神经丛的内脏神经分支

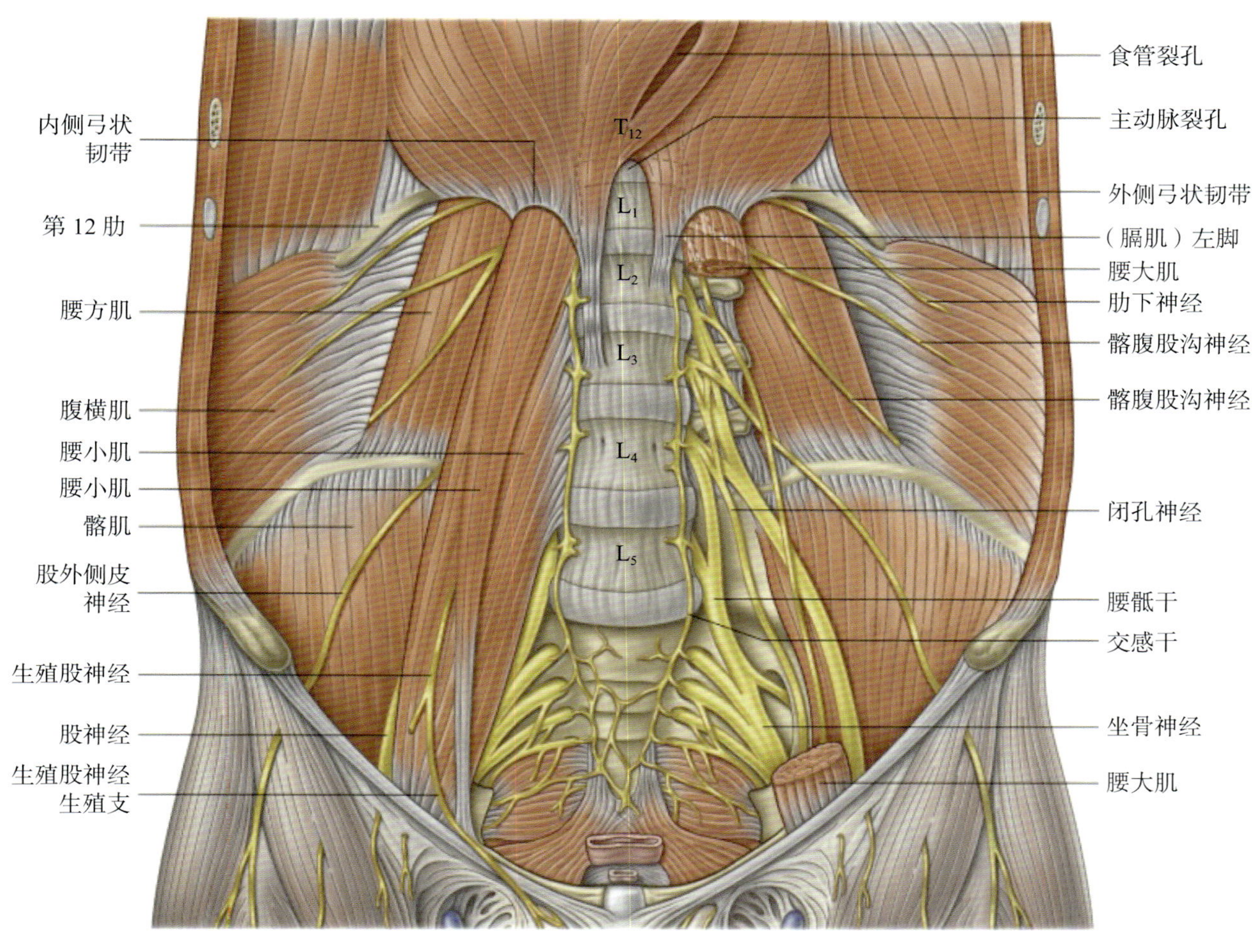

▲ 图 42-10　腰骶丛

这些周围神经（连接脊髓、大脑与四肢、器官的神经）支配着盆腔中的许多结构，尽管其中一些神经起源于盆腔之外（引自 Standring S. *Gray's Atlas of Anatomy. The Anatomical Basis of Clinical Practice.* 41st ed. Elsevier; USA, 2016:1083–1097.e2. Figure 62.14）

神经调制在治疗难治性盆腔疼痛方面取得了巨大的成功，50%～90% 的 CPP 患者得到了很大程度的改善，这主要是因为采用了多种不同的神经刺激方式[70]，如脊髓电刺激、神经根刺激和阴部神经刺激。运动皮质刺激也是一种方法，在其他神经刺激方式难治的情况下可以尝试[71]。

（七）盆腔疼痛的血管性原因

盆腔疼痛的血管原因可源于静脉或动脉疾病。盆腔的动脉供应大部分来自髂内动脉及其分支。阴部动脉供应会阴部，臀部区域由臀部动脉供应，盆腔器官由膀胱动脉、直肠动脉和子宫动脉（女性）供应[72]。来自骨盆的静脉主要汇入髂内静脉。性腺动脉和静脉是例外，它们来自腹主动脉并经下腔静脉（inferior vena cava，IVC）回心[73]。图 42-14 和图 42-15 展示了盆腔内的血管结构。

尽管动脉源性病因是盆腔疼痛的罕见原因，但脉管炎和缺血性疾病会对机体产生严重影响，所以当有证据表明存在此类疾病，则也应尽快治疗。

血管炎是盆腔疼痛的一种罕见病因，由于其表现出的非特异性体征和症状，可能难以诊断，因为其可影响体内的任何血管。在这些疾病中，白细胞浸润血管壁导致炎症反应。血管炎可以是原发性疾病，可继发于其他过程，也可以因全身性疾病或单一器官血管炎而发生。两者均可引起 CPP[74]。单器官血管炎（single organ vasculitis，SOV）可以是系统性血管炎的首发表现，也可以是损伤（如肿瘤或盆腔手术）引起的局部炎症反应，后者最为常见[75, 76]。真正进展为系统性血管炎的 SOV 并不常见（<1%），通常需要基础诊断治疗以外的对症治疗[77]。通常情况下，血管炎的确切病因仍然未知，但病因包括自

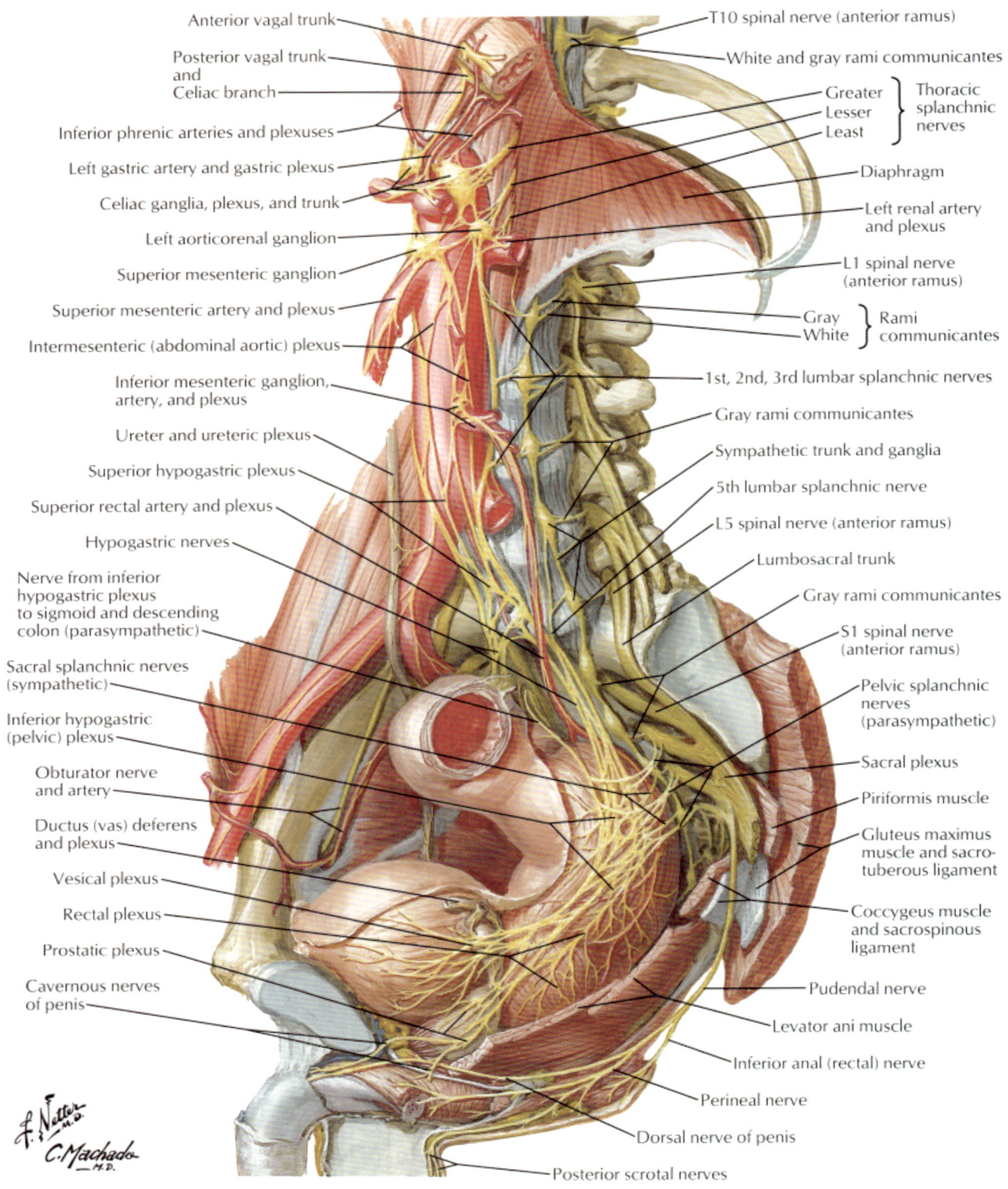

▲ 图 42-11 **Nerves of the pelvic viscera（male）.Reproduced from Netter FH.Plate 392.***Atlas of Human Anatomy*. **2018：pp.36**

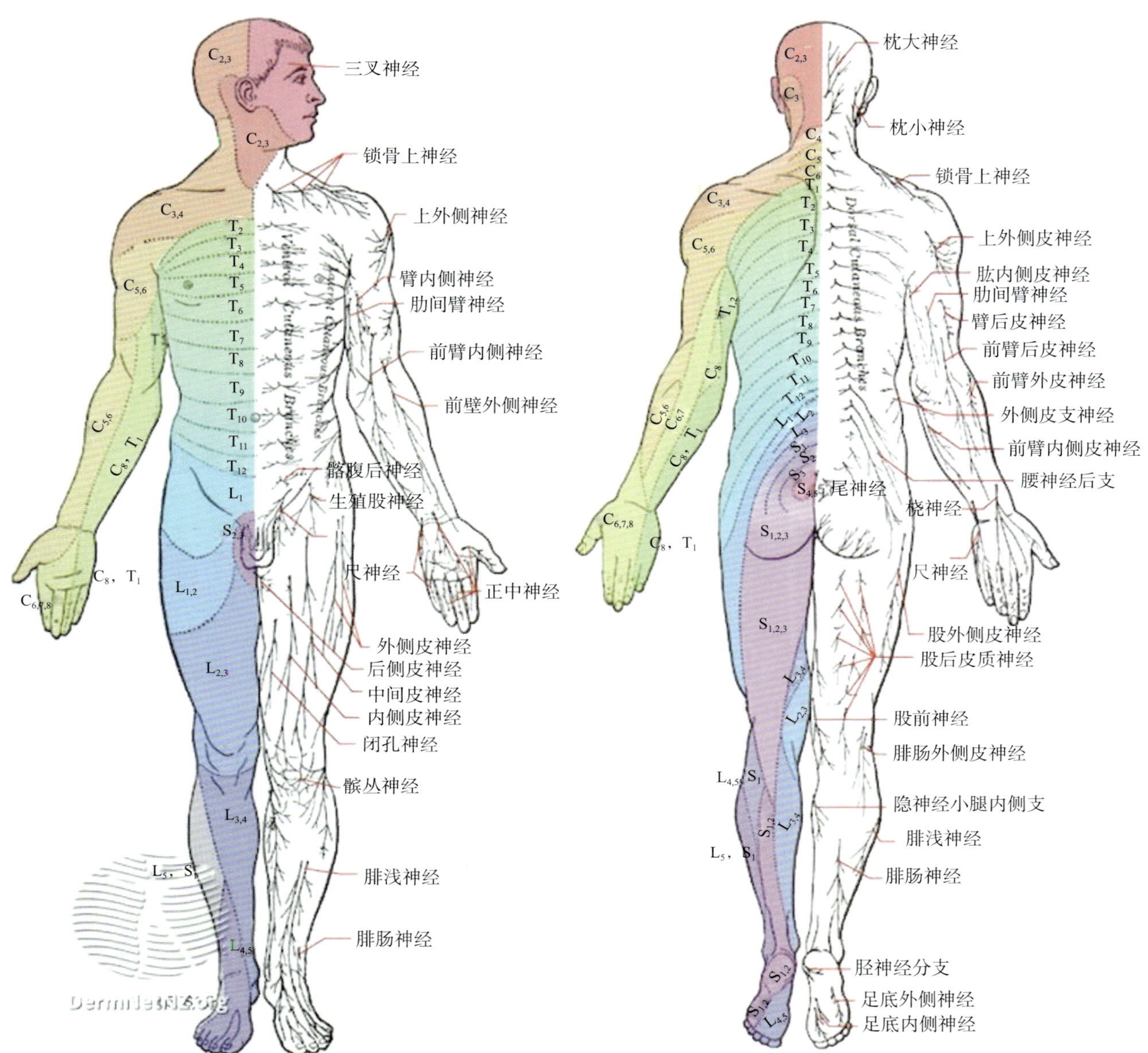

▲ 图 42-12　**皮肤神经和皮节 20/1/8 已提交许可申请，获得网址：https://www.dermnetnz.org/permission/image/42666, https://www.dermnetnz.org/topics/dermatomes/Credit: https://www.grepmed.com/images/2963/dermatomal-dermatomes-diagnosis-cutaneous-anatomy-nerves-roots.**

身免疫或风湿性疾病、药物反应或感染。目前仍在努力开发血管炎的通用分类，但通常根据所涉及血管的大小（即小型、中型和大型血管）进行分类。在系统性血管炎中，巨细胞动脉炎（以前称颞动脉炎）在盆腔疼痛患者中最为常见。GCA 的典型症状包括头痛、视力丧失、下颌移位、头皮压痛、肌肉僵硬和疼痛[78]。GCA 与风湿性多肌痛（polymyalgia rheumatica，PMR）之间的高度相关性在盆腔疼痛的表现中发挥作用。通过活检记录发现，约 50% 的 PMR 患者伴随 GCA。在这些情况下，50%～70% 的 PMR 患者中存在双侧骨盆带疼痛[79, 80]。由于 GCA 可能导致失明，所以在诊断盆腔疼痛时有很高的怀疑度。其他可引起盆腔疼痛的系统性血管炎病的示例包括以下方面。

1. 大血管

- 多发性大动脉炎，一种大血管性血管炎，累及主动脉和外周血管的主要分支，有时累及内脏器官，通常发生于 50 岁以下的女性。
- 巨细胞 / 颞细胞动脉炎，前文已经讨论过。

2. 中小血管

- 肉芽肿病伴多血管炎（granulomatosis with

表 42-5　盆腔疼痛的中枢神经系统原因

脊柱诊断	症　状	体格检查结果
椎间盘突出：椎间盘突出引起脊髓或神经根受压	特定皮节模式的背痛、刺痛或麻木（例如，T_{10}～L_1 椎间盘突出可能会放射到腹股沟或腹部的皮肤），或腿部坐骨神经症状；脊柱可也引起持续性生殖器唤醒障碍	步态异常，刺激性动作引起的疼痛（如腰部屈曲时疼痛，直腿试验阳性，脊柱活动范围内放射疼痛），反射可能增加或减少
Tarlov 囊肿：脊柱骶部常可见充盈液体的神经根；5%～10% 的人可能存在属于正常变异的小囊肿	症状不同，但可能表现为臀部和骶骨疼痛或肠道、膀胱或性功能障碍	坐位、站立或行走时疼痛；接触骶骨和臀部的灵敏度可能会增加或丢失；可表现为下肢无力
隐匿性脊柱裂	通常无症状，但可能导致下肢症状，包括虚弱。泌尿、性功能或肠道症状，盆腔疼痛，生殖器、膀胱或肠道感觉受损。有时因为相关的脊髓拴系，症状开始于生长激增期	可表现为下肢无力；脊椎上的皮肤可能会出现异常的毛发簇、酒窝或胎记
脊髓拴系：由限制脊髓在脊柱内运动的附着组织引起；这些附件会导致脊髓的异常拉伸，因此可能会出现上下运动神经元的表现；与脊柱裂有关	背部疼痛或腿部射痛、腿部无力或麻木、下肢痉挛、肠道或膀胱功能障碍（过度活动或活动不足）	下肢无力，反射异常低或高，下肢感觉减弱。臀部或小腿萎缩
马尾综合征：由中央脊椎神经受压引起，如腰椎间盘突出或肿瘤引起的腰椎区狭窄	症状可能包括严重的下肢无力和（或）疼痛，腿部和（或）下盆腔感觉减弱（“鞍区麻痹”），新发排尿困难或突然尿失禁，以及大便失禁。如果上述症状是急性的，则需要进行紧急评估	下肢无力，腿部、臀肌反射减少或缺失，或慢性萎缩
骶骨肿瘤：骶神经根周围良性或恶性增生	可能表现为类似于 Tarlov 囊肿和椎间盘突出的症状，如背部疼痛、下肢疼痛、下肢无力、麻木或刺痛、直肠功能障碍、尿潴留或尿失禁、勃起功能障碍	可表现为骶骨压痛或下肢无力。骶骨区可触及肿块。可能存在臀部和小腿萎缩

改编自 Facing Pelvic Pain[5].

polyangiitis，GPA），以前称为 Wegener 病，是一种全身性疾病，涉及肺、肾、上呼吸器官和其他与自身抗体 ANCA 相关的器官。

- 嗜酸性肉芽肿伴多血管炎（eosinophilic granulomatosis with polyangiitis，EGPA），以前称为 Churg Strauss 综合征，与哮喘、鼻息肉、鼻窦炎、嗜酸性粒细胞计数升高和血管炎有关，往往累及肺、周围神经、皮肤、肾脏和心脏。
- 显微镜下多血管炎：一种影响中小血管的系统性血管炎，也与 ANCA 相关。
- 结节性多动脉炎：系统性血管炎的原型，涉及许多不同的器官系统，如肠道和肾脏。

对于有全身症状和器官功能障碍证据的患者，应怀疑血管 CPP 的少见病因，如血管炎；而对于有外周动脉疾病危险因素的患者，应排除缺血性疾病[81]。

CRP 或 ESR 等实验室检查对诊断血管炎有特别的帮助。研究发现多普勒超声诊断 GCA 的灵敏度为 70%～92%，特异度在 96% 左右[82, 83]。静脉造影（通过 CT 或 MRI）是诊断充血性盆腔静脉疾病的金标准，通常显示盆腔静脉曲张。也使用静脉双功能 / 多普勒超声。

包括在出现视觉症状（如 GCA）的情况下，血管炎病的治疗通常以更积极的方法给予皮质类固醇（给药剂量为 40～60mg/d）（静脉注射甲泼尼龙，前 3～5 天，1g/d）[84]。然而，由于长期皮质类固醇给药

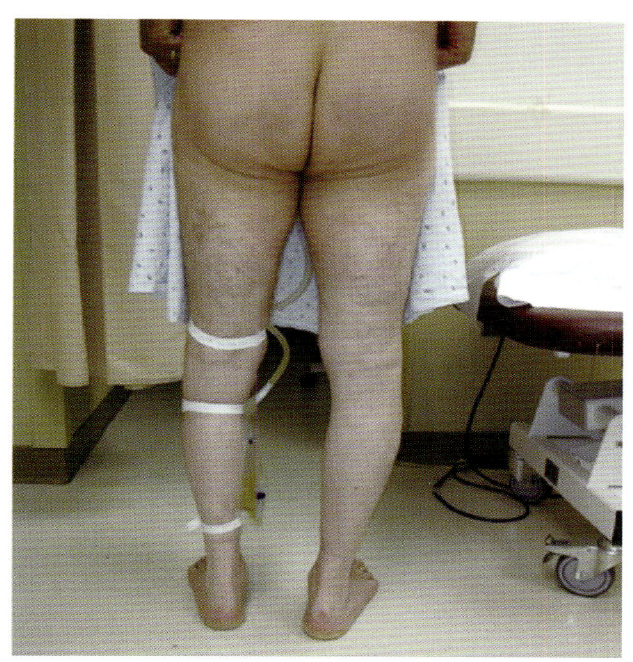

▲ 图 42-13 骶骨肿瘤影响膀胱功能、步态和肌肉张力。患者也报道了神经根疼痛、大便失禁和勃起功能障碍（图片由 Elise De，MD 提供）

的不良反应（高达 85%），类固醇减量制剂（如托珠单抗或阿巴西普）正在研究中，并在早期试验中显示出前景[83]。

虽然在 CPP 背景下罕见，但缺血性疾病可表现为骨盆带内疼痛。腹主动脉和髂总动脉分叉处是动脉粥样硬化斑块形成的共同区域，可影响盆腔血流[85]。慢性盆腔缺血主要影响下尿路的灌注。该区域的缺血可促使膀胱过度活动症、膀胱疼痛综合征和相关的性功能障碍的发生[86, 87]。很少有文献报道关于将缺血性疾病作为 CPP 来源的治疗，可能是因为该疾病的其他表现在临床上占主导地位。有关如何治疗缺血性疾病引起的慢性盆腔痛的文献很少，可能是因为由缺血性疾病引起的慢性盆腔痛的其他临床表现在临床中更为常见。治疗方法应以改变生活方式为主，如戒烟。可以考虑添加降低心血管死亡率的药物，如氯吡格雷和阿司匹林。西洛他唑是控制间歇性跛行症状的有效药物，因为它有助于舒张血管，但有关西洛他唑治疗慢性盆腔缺血的资料很少。之前的研究发现，思洛定、他达拉非、米拉贝隆和褪黑素等药物对慢性膀胱痛患者的膀胱功能可以产生保护性尿动力学参数，但还需要进一步的研究。

盆腔静脉疾病：盆腔静脉疾病是引起慢性盆腔炎最常见的原因之一，在女性慢性盆腔炎病例中，有高达 31% 的患者是由盆腔静脉疾病引起的[7, 88]。盆腔静脉疾病在经产、绝经前女性中更常见。骨盆静脉血管系统复杂的相互作用和模糊的症状使处理这些盆腔静脉疾病十分困难；有人建议将盆腔静脉血管系统看作由肾静脉和性腺静脉、髂静脉、下肢静脉这三个相互关联的静脉系统组成。静脉疾病引起的疼痛原因最有可能是因为这些系统内出现的静脉高压。产生什么样的体征和症状取决于静脉压力传导至哪个静脉贮血器中（肾门、骨盆或下肢）。临床表现包括盆腔疼痛、盆腔静脉曲张、下肢静脉曲张，以及与肾静脉高压相关的症状（如血尿、左侧腹痛）。

这种静脉压力增加通常是由左性腺静脉、左肾静脉（left renal vein，LRV）、髂总静脉（common iliac veins，CIV）原发性或继发性功能不全引起。盆腔静脉的原发性功能不全可分为先天性或后天性。继发性功能不足是由胡桃夹子综合征（肠系膜上动脉压迫左肾静脉）或 May-Turner 综合征（通常是左髂内动脉压迫左髂总静脉）等疾病引起的[88]。

诊断盆腔疼痛的血管性病因需要结合患者病史、体格检查和影像学检查进行综合分析。询问疼痛发作的时间及疼痛的性质。患者通常描述盆腔静脉疾病引起的疼痛为钝痛、刺痛和隐痛。长时间站立时会出现盆腔疼痛或使疼痛加剧，仰卧位时疼痛可得到缓解，这样循环往复。也可能出现腰痛、排尿困难、膀胱和肠道症状，往往在月经期、长时间站立或性交时盆腔疼痛会加重，患者描述是隐痛、与压力相关的疼痛或者绞痛。这种情况在生育过的女性中更常见，因为左性腺静脉汇入左肾静脉（在患有 May-Turner 综合征的患者中，左髂总静脉的构型与左髂内动脉有关），所以左侧更常受到影响。女性在体检时应评估子宫颈触痛或子宫颈抬举样疼痛，有报道称，有性交后疼痛史的子宫颈触痛患者对盆腔充血综合征（pelvic congestion syndrome，PCS）的灵敏度为 94%，特异度为 77%[89]。存在下肢静脉曲张、女性外阴 – 会阴区静脉曲张或男性精索静脉曲张都应该记录下来。此外，有 33% 的盆腔充血综合征患者存在外阴静脉曲张（痔疮或者会阴、外阴、臀部静脉曲张），90% 有下肢（lower extremity，LE）静脉曲张。然而，值得注意的是，只有 5% 的下肢静脉曲张患者患有盆腔充血综合征。影像学检查中超声可显示盆腔内的静脉曲张。MR 静脉造影具有诊断意义，

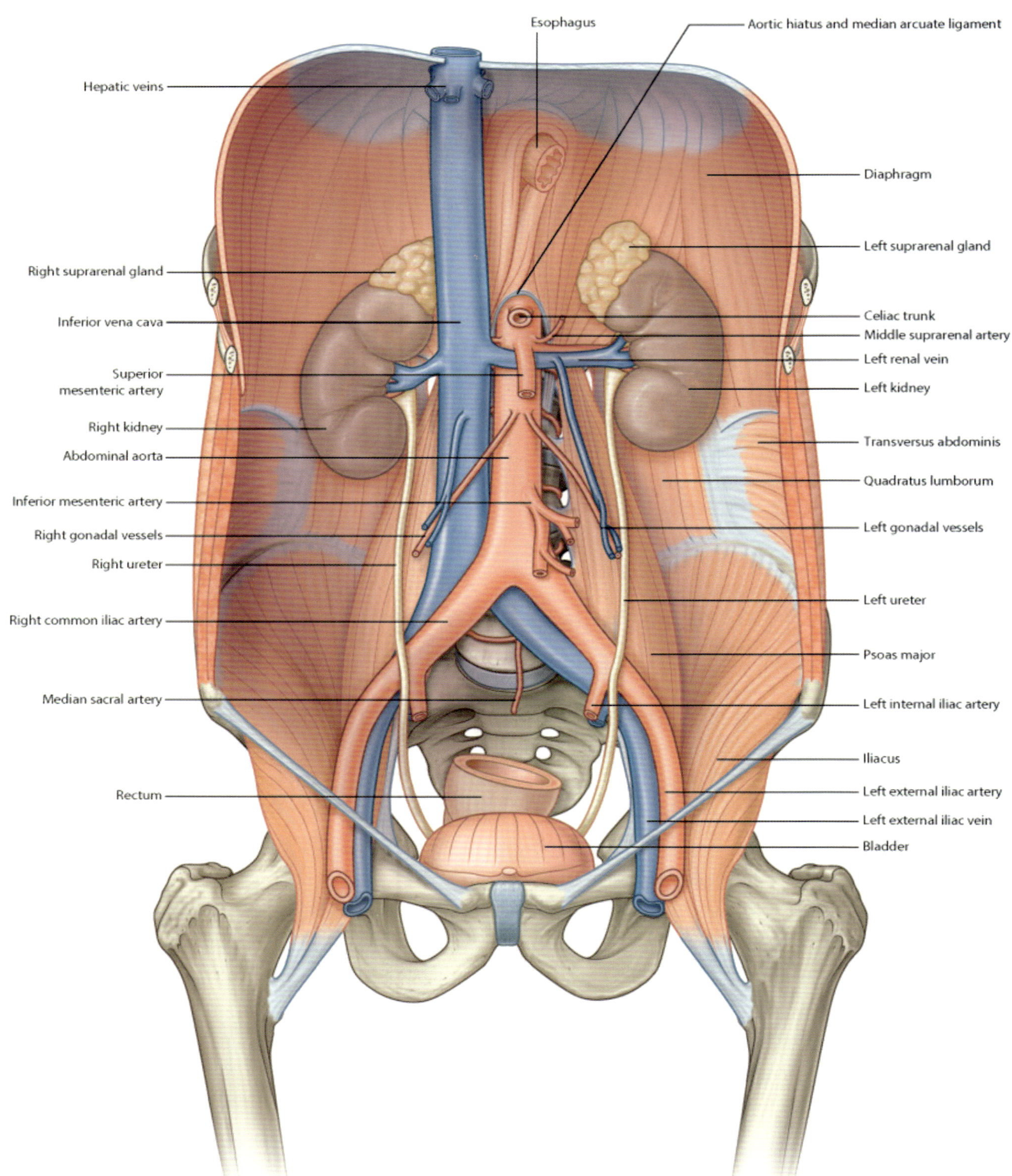

▲ 图 42–14 **Vessels of the posterior wall. From: Drake RL, Vogl A, Mitchell WA. Gray' s Atlas of Anatomy, 2021, pp. 133–212.**

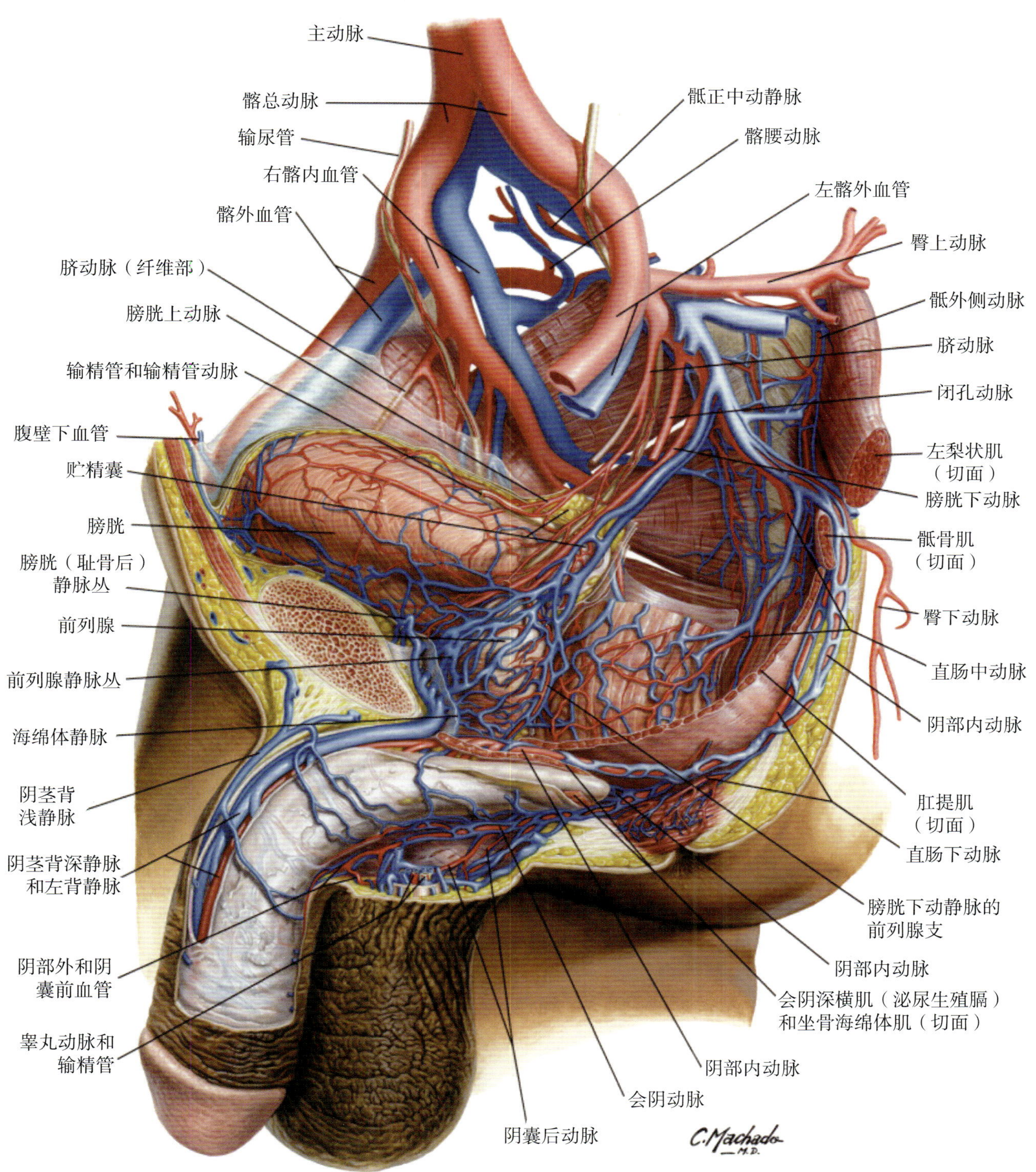

▲ 图 42-15　盆腔动静脉：男性

引自 Netter FH.Plate 385.*Atlas of Human Anatomy*.2018：367-44D1.e11

同时也可以显影扩张的静脉，盆腔静脉曲张中左侧性腺静脉曲张最常见[90, 91]。

血管内或外科手术是治疗盆腔静脉充血引起的疼痛的最佳选择。基于盆腔静脉血管对雌激素的高反应性，已在女性患者中尝试用甲羟孕酮或戈舍瑞林进行药物治疗，但尚未实现持续缓解，而且不良反应明显[92]。手术治疗方法包括卵巢静脉切除术或子宫切除术，这两种治疗方法可行但是有创，同时由于血管扩张有出血的风险，复发率也高（子宫切除术的复发率高达 33%）。对于静脉瓣膜闭塞 / 反流，血管内手术包括简单的线圈栓塞、胶水栓塞或硬化疗法，可用来控制原发性卵巢和髂内静脉的反流。同时也发现，血管内支架植入术对压迫综合征，如 May-Turner 和胡桃夹子综合征是有益的[7]。对于 May-Turner 综合征，在对扩张的盆腔静脉进行栓塞或正式手术之前，可以考虑将血管成形术后支架植入作为首选治疗方案。髂静脉支架植入术后，80% 的患者在术后 1 年内疼痛和性交困难可得到缓解[93]。在胡桃夹子综合征中，有更多关于正式手术治疗（左肾静脉转位）的有力数据，在平均 37 个月的随访周期中，87% 的患者症状得到缓解[94, 95]。血管内支架植入术的发展前景很好，但目前有关血管内支架植入术研究数据较少，并且有报道经血管内支架植入术治疗后发生支架移位、右心栓塞、血栓形成的案例。

（八）盆腔疼痛的系统性原因

评估系统性疾病是有帮助的，因为有时体内发生的其他更大的病理过程能通过慢性盆腔疼痛表现出来。指导评估的一个基本概念就是确定疼痛是否局限于盆腔，或者患者是否有多种疼痛综合征并存。下面简要讨论一些已确定的慢性盆腔疼痛的系统性原因。

1. 神经系统

慢性盆腔疼痛可能与中枢和周围神经系统的直接或间接损伤有关，然而，一些患有全身性的神经系统疾病的患者可以出现广泛的疼痛；在受原发性神经系统疾病折磨的患者中，20%～40% 的患者出现了广泛的疼痛[96]。

大脑结构和化学成分的改变导致感觉、调节、认知和情感系统之间出现异常交流。即使外周刺激消失，这些改变也会加剧患者的疼痛。例如，复杂区域疼痛综合征因为周围神经的小损伤会引起丘脑和丘脑底水平的变化，甚至会引起顶叶和基底神经节的变化。

其他中枢神经系统疾病，如帕金森病、阿尔茨海默病、脑卒中、多发性硬化症和肌萎缩性脊髓侧索硬化症（amyotrophic lateral sclerosis，ALS）均可出现广泛性疼痛，在某些特定情况下广泛性疼痛的患病率较高。例如，在多发性硬化症中，多达 86% 的患者报告有广泛性疼痛[97]。在帕金森病中，大约 40% 的患者有广泛性疼痛，在一些患者中，广泛性疼痛甚至超过了运动症状成为患者主要的主诉[98]。患阿尔茨海默病（57%）、脑卒中（特别是丘脑受到影响的患者）（8%～14%）和肌萎缩性脊髓侧索硬化症（15%）的患者中，广泛性疼痛的患病率也相当高[99-101]。可以尝试使用药物治疗（如抗癫痫药物、抗抑郁药物和膜稳定剂）、脑刺激技术，甚至可以使用 CT 或 MRI 成像将药物靶向递送到中枢神经系统进行治疗。

在评估盆腔疼痛患者时，尤其是当慢性盆腔疼痛治疗效果不佳或与其他疼痛综合征同时发生时，一定要考虑到周围神经病变的可能。在美国大约有 4000 万人患有周围神经病变。许多周围神经病变是混合性神经病变，包括大纤维和小纤维病变（表 42-6）。越来越多的人认识到小有髓或无髓纤维也与盆腔疼痛有关，如小纤维神经病变[102]。

在复杂盆腔疼痛患者中（难治性或多系统疼痛），64% 的患者（39 人中的 25 人）的皮肤活检结果为小纤维多发性神经病。并发症包括胃食管反流病 46%、偏头痛 38%、肠易激综合征 33%、腰痛 33%、纤维肌痛 38%、子宫内膜异位症 15%、间质性膀胱炎 18%、外阴炎 5%、其他慢性疼痛综合征 36%[103]。值得注意的是，一些研究显示在诊断性活检中约有 50% 纤维肌痛患者与小纤维多发性神经病（small fiber polyneuropathy，SFPN）的结果一致[104, 105]。小纤维多发性神经病可以表现为肌肉痉挛。当周围神经的损伤主要或完全影响到有髓鞘（Aδ）或无髓鞘（C）纤维时，就会发生小纤维神经病（small fiber neuropathies，SFN）。受影响的纤维包括躯体疼痛小纤维和自主神经纤维。热觉和痛觉、肠道功能、心血管、泌尿生殖系统、排汗、泪腺和唾液腺功能都由小纤维支配[106]。

大多数小纤维神经病具有长度依赖性，首先是袜套样分布，然后变成手套样分布。现在时不时也

表 42-6　大纤维和小纤维多发性神经病

	大纤维神经病	小纤维神经病
症状	麻木、针扎、刺痛、平衡感差	疼痛：灼热、电击、刺痛、麻木
检查结果	反射，本体感觉振动，运动 +/–	热、针刺感、异常疼痛
功能变化	压力、平衡、下降	痛觉；保护性感觉
诊断测试	EMG/NCV，腓肠神经活检	QST、神经活检、表皮内神经纤维密度（皮肤活检）

能见到长度依赖性的小纤维神经病发生在面部、躯干、四肢近端或其他更局部的区域，如骨盆。小纤维损伤的发病机制尚不清楚，可进一步发展涉及有髓鞘、得到更好保护的大纤维。荷兰的流行病学资料表明，小纤维多发性神经病的最低发病率为 12/100 000 人[107]。儿童也会患小纤维神经病。与小纤维多发性神经病相关的疾病有糖尿病、结节病、甲状腺功能障碍、维生素 B_{12} 缺乏症、Guillain-Barré 综合征、慢性炎性脱髓鞘性多发性神经病、系统性红斑狼疮、淀粉样变性、Ehlers Danlos 综合征、遗传性感觉和自主神经病、饮酒、莱姆病、甲硝唑、他汀类药物、乳糜泻 / 麸质不耐受。

小纤维多发性神经病症状的严重程度往往因人而异。患者常形容逐渐出现模糊的远端感觉障碍，如感觉鞋子里有沙子、袜子里有鹅卵石、针刺感、冷痛或刺痛、四肢烧灼痛、异常疼痛和感觉过敏。袜子或床单都可能引起疼痛。通常夜间症状更重。可能出现自主神经和肠道功能紊乱，包括眼干、口干、姿势改变时引起头晕、晕厥、出汗异常、勃起功能障碍、胃肠道症状（如恶心和呕吐、便秘、腹泻）、尿频的变化（如夜尿）。通过病史、定量感觉测试、皮肤活检和自主神经测试来诊断小纤维多发性神经病。神经系统检查（评估大纤维）可能是正常的。然而，也可能发现一些异常检查结果，如针刺感减弱、热感觉减弱、痛觉减退或皮肤干燥。自主神经测试（倾斜台）可能发现深呼吸时心率的异常，Valsalva 动作时的心率和血压反应，70° 倾斜时的心率和血压的反应，以及出汗反应（汗液分泌）。标准活检是进行 3mm 皮肤穿刺活检，在身体任何部位都可以进行穿刺活检。因为需要与正常值进行比较，因此最常评估的部位是外踝近端 10cm 处的小腿皮肤（长度依赖性小纤维神经病比非长度依赖性更常见）。结果是通过每毫米表皮内纤维的数量进行计算。该技术的灵敏度（78%～92%）和特异度（65%～90%）都相当高[106]。一旦确诊，应根据患者的可疑病因进行相关检查，如代谢、营养、感染、自身免疫、过敏、副肿瘤、神经毒素或遗传性。如果怀疑是炎性、自身免疫性或副免疫性肌浆病引起的，则可能需要进行腰椎穿刺。如果可以确定小纤维神经病的根本病因，再针对病因进行最佳治疗，则可以减轻小纤维神经病的临床症状。对小纤维神经病相关的疼痛进行药物治疗的研究和指南很少。在一项研究中，发现加巴喷丁和曲马多都对小纤维神经病有效。TCA、静脉注射利多卡因、SNRI、SSRI 和静脉注射免疫球蛋白均可以使用。

2. 风湿病学

由风湿病病程发展而引起慢性盆腔疼痛的最常见原因是风湿性多肌痛，但值得重视的是，风湿病并不是引起慢性盆腔疼痛的常见原因。尽管如此，如果风湿病影响到骨盆腰部的关节（如炎症性关节炎），它也可以表现为盆腔疼痛。在这些关节中，骶髂关节是最常受影响的关节之一。与炎症性关节炎相关的常见疾病有类风湿关节炎、强直性脊柱炎和痛风性关节炎[108]。系统性红斑狼疮、肌病和骨软化症也可引起盆腔疼痛，但不属于炎症性关节炎。类风湿关节炎如果直接影响骨盆关节或构成骨盆带的骨骼，则会导致盆腔疼痛。一些残缺型类风湿关节炎患者参与了骨盆环不全性骨折的发展，表现出盆腔疼痛逐渐加重[109, 110]。也发现类风湿关节炎与膀胱疼痛综合征 / 间质性膀胱炎有关[111]。强直性脊柱炎以炎性背痛为特征（表现为运动可以缓解背痛、隐匿性发作、夜间背痛明显、休息无法缓解背痛、晨僵>30min）。据报道，在所有强直性脊柱炎患者中，有 25%～35% 的患者存在骨盆关节病变，髋关节受累的严重程度与整体功能状况密切相关[112]。另一方面，痛风是一种极为罕见的盆腔疼痛原因，据报道，影响耻骨联合的痛风病例不到10例[113, 114]。风湿性疾病中盆腔疼痛的治疗旨在治疗基础疾病。非甾体抗炎药、改善病情抗风湿药物（disease-modifying anti-rheumatic drugs，DMARD）（如甲氨蝶呤）和TNF抑制药是治疗这些疾病的主要药物。其他药物，如秋水仙碱或糖皮质激素治疗痛风也可以考虑。最后，由于盆腔疼痛是诊断标准的一部分，故CPP和纤维肌痛之间的诊断间存在明显重叠。提肌可能受益于盆底物理治疗，并且由于肌肉张力和触发点增强剂的使用，患者可在家中使用手杖进行自我治疗。

四、特殊注意事项

（一）儿童和青少年

在评估儿童和青少年骨盆疼痛时应特别注意。与成人一样，骨盆疼痛可能源于胃肠道、泌尿系统、生殖系统、骨骼系统、神经系统、先天性、外伤性或感染性，强调需要进行全面的病史采集，包括肠功能、运动损伤史、跌倒史和月经史。必须解决敏感问题，包括关于不适当触摸和其他非自愿身体接触的询问。这可能需要临床医生要求父母和监护人在患者访谈中回避。问诊和体格检查的这一部分必须有女性陪同。根据患者的舒适程度和先前其他专科检查的完整度，除了神经系统检查外，还可能需要检查生殖器和肛周组织。应常规进行尿液分析，并根据指示进行培养、实验室检查和影像学检查。青春期男性通常只在青春期后经历骨盆疼痛。最常见的原因是泌尿系统疾病或尾骨、生殖器（如跨骑、拉链伤或性传播疾病）或臀部受伤。青春期女性骨盆疼痛最常见的原因是月经疼痛和便秘，症状通常包括腹胀、恶心和胃灼热。当年轻女性连续3个月无月经时，月经间隔不到3周，或者从月经开始的任何时间点，月经之间经常出血，医生应评估显著的月经疼痛[115]。可能需要进行经腹盆腔超声检查，儿童和青少年通常不需要进行阴道内检查。有时，可能需要将棉签插入阴道以检查是否有阻塞或感染。约70%患有盆腔疼痛的青春期女性被诊断为子宫内膜异位症[116]。青少年子宫内膜异位症的推荐治疗是用于诊断和治疗的保守手术治疗，以及持续的抑制性激素治疗（即口服避孕药），以防止子宫内膜增生[117]。由于青少年子宫内膜异位症植入物可能很难识别，因为它们通常呈现透明或红色，因此将患者转诊至熟悉青少年子宫内膜异症的妇科医生很重要。

男性和女性青少年都可能有原发性损伤或继发于已知的盆腔疾病引起的肌筋膜疼痛。肌肉可能会痉挛，触摸时会变软，盆底功能障碍可引起排尿或排便疼痛。与成人不同，青少年的肌筋膜盆腔疼痛通常与局部神经刺激或神经卡压无关，虽然诊断性神经阻滞可以帮助区分腹壁、脊柱和骨盆腔肌肉与其他来源的疼痛，但约95%的青少年肌筋膜骨盆腔疼痛通过物理治疗得到改善。在成人中，盆底物理治疗通常涉及阴道壁，但在青少年中，来自外腹部、臀部、大腿和下背部肌肉的间接刺激仍然可以获得很大的好处。由于神经可塑性，治疗青少年的慢性疼痛往往比成人更容易。通常最好是选择一个多学科团队来处理儿童和青少年的盆腔疼痛，包括儿科医生、青少年妇科医生、泌尿科医生、胃肠医学医生、儿科疼痛医生、物理和作业治疗师、儿童和青少年心理学家。

（二）残疾患者的骨盆疼痛

由于沟通困难、缺乏建设性行为、先前存在的会使诊断复杂化的情况，在处理智力残疾（intellectual disability，ID）患者的慢性疼痛时可能会面临挑战。因为每个残疾患者的资源、应对技能和机制不同，所以应注意患者的个人情况[119]。据估计，ID患者的慢性疼痛患病率接近15%。考虑到有些残疾人可能无法有效地诉说疼痛，这一数字可能会更高[120]。患者主诉被视为评估疼痛的金标准，应尽可能考虑。ID患者在主诉疼痛方面取得了一些成功，并且通常需要视觉模拟评分等量表的帮助。当患者无法诉说疼痛时，借助观察疼痛评估工具的行为观察方法已被证明是有益的。没有交流能力的儿童疼痛清单或面部、腿部、活动、哭泣和安慰性量表等工具考虑了一些非语言线索，这些线索提供了关于是否存在疼痛的有价值信息。对这些患者的管理必须包括认知行为疗法或放松疗法结合医疗和教导家庭成员识别患者的疼痛。应对策略应根据每位患者的需要量身定制和指导，同时优先采用主动应对方法（如尽管疼痛但仍能发挥作用），而不是被动应对方法（如避免疼痛的发展）[5, 121]。

身体和神经残疾患者的盆腔疼痛最好包括疼痛管理、物理医学和康复、神经病学、物理治疗和作业治疗师的团队来提供治疗。感觉缺陷可导致伤害性刺激的延长，例如，坐轮椅患者坐在尾骨上的时间过长。对于非卧床患者，医生应认识到可能导致生物力学补偿的步态偏差、疼痛和缺陷。适当应用治疗性锻炼和适应性设备可以减少这些压力。

（三）心理因素的考量

对患有 CPP 的患者进行心理并发症的评估并提供支持。需要强调的是，治疗疼痛对患者生活的影响、疼痛的心理放大效应，以及治疗个体的整体状态，这对于良好的治疗效果很重要，但不认为疼痛是由心理疾病引起的。到医院就诊的大多数女性患者经历中至重度焦虑，约 25% 的患者报告中至重度抑郁[122]。

这些并发症，连同剧烈的疼痛，如果严重的话，会使治疗复杂化[5]。性伴侣关系和性功能也可能受到盆腔疼痛的影响。性交过程中的预期焦虑或疼痛会降低性满意度和兴趣。这可能会导致对现有和新伴侣的吸引力下降的后果[123]。同样令人关注的是过去的创伤，如性虐待或其他非自愿性行为。据报道，有性虐待史的少女报告发生 CPP 的可能性几乎是没有性虐待史的 2 倍[124]。男性患者有外伤史并不罕见。在所有性别中，包括变性人，将控制点由患者自己决定的同时，为过去事件留出空间但不要求披露过去事件的创伤知情方法通常会导致所有相关方易于进行临床互动。CBT 和正念认知疗法在 CPP 的治疗中都取得了成功。

五、疼痛的慢性化（疼痛的中央和外周敏化）

我们已经讨论了 CPP 的一些中枢和周围神经学原因，但重要的是要了解许多慢性疼痛患者的神经生理学发生了变化。疼痛的慢性化是指急性疼痛转变为慢性疼痛。它涉及外周和中枢神经系统的敏化[124]。疼痛从伤害感受器到大脑皮质的传递涉及信号转导、动作电位产生及其到丘脑和后顶叶皮质的传递[125]。该通路内的变化引起对疼痛刺激的敏感性（痛觉过敏）。

伤害感受器是对炎症分子（缓激肽、前列腺素和 P 物质）反应的化学受体。周围神经系统的重复刺激导致伤害感受器的上调和神经元兴奋性的增加（如通过上调钠通道）。二阶和三阶神经元分别将疼痛信号传递到丘脑和大脑皮质。当这些神经元降低其动作电位的阈值并最终对阈下刺激做出反应时，就会发生中枢敏化。上述致敏是由于 NMDA 受体、谷氨酸和 P 物质与 GPCR 相互作用的上调、GABA 抑制信号的减少[124]。

急性至慢性疼痛综合征的病因有所不同。最常见的是慢性术后疼痛和阿片类导致的痛觉过敏，患者个体因素是疼痛慢性化的潜在原因。患者先天条件或遗传多样性（如 *COMT* 基因的突变）可能使个体更容易发展为慢性疼痛。肥胖、女性和年轻也是危险因素[126]。

高危患者可在围术期预防性使用氯胺酮、加巴喷丁类药物、非甾体抗炎药和区域麻醉。这些干预措施可降低 CPSP 的发生。

对于与中枢敏化相关的慢性疼痛的治疗，基于大脑的治疗集中于对神经信息的重新解读。干预措施是可以基于改变对疼痛的记忆或恐惧[127]。TENS 单元、冥想、放松、正念疗法、身心医学、CBT 和锻炼都是有益的。医生应专注于减少存在的任何导致身体疼痛的因素（如因慢性坐姿、膀胱刺激和外阴萎缩而导致疼痛的患者）。

采用多学科方法可以改变患者对刺激的反应，通常有助于应对慢性病[128]。

结论

通过谨慎、知情、多方面的方法，CPP 在大多数患者中得到改善或解决。对这些人的治疗可以达到非常满意的效果，并且医生的知识面越广泛，治疗就会越有效。通常，CPP 会对更直接的干预做出反应，在需要时，可以根据上述内容扩展鉴别诊断。

声明

我们感谢 *Facing Pelvic Pain* 一书的作者，使我们在盆腔疼痛治疗方面的知识扩展到足以撰写本章，并感谢 Kenneth Barron 医学博士对妇科疼痛部分的建议。

要 点

- 盆腔疼痛几乎可以由身体的任何器官系统引起。
- 治疗急性盆腔疼痛的方法应排除危及生命的情况。
- CPP 的管理需要一个多学科团队。
- 某些严重情况，如癌症，可能表现为进行性或难治性 CPP。
- 处理儿科患者和残疾患者时应特别注意。
- 由于病情的性质，应仔细进行病史收集和体格检查。

第 43 章 儿童慢性疼痛管理
Pediatric Chronic Pain Management

Angelica A.Vargas　Ravi Shah　Bonnie S.Essner　Santhanam Suresh　著
孙刚强　译　　郭文俊　校

慢性疼痛是儿童中常见但易被忽视的问题，发生率高达 25%～45%[1]。对孩子及家庭都有心理、情感和社会等影响[2]。常见疼痛相关的问题包括睡眠困难、无法追求爱好，进食困难，缺课，以及无法与朋友互动交流[1]。这些可能对儿童生活质量产生负面影响的后果促进了小儿疼痛多学科治疗方法的发展[3, 4]。各种行为学、药理学、理疗应用于儿童慢性疼痛的治疗。其他治疗方法失败后，可采用介入性治疗[5]。在本章中，我们将讨论儿童常见的慢性疼痛综合征及其评估、诊断和治疗（框 43–1）。

框 43–1　儿童慢性疼痛：常见诊断

- 神经性疼痛
  - 复杂区域疼痛综合征 1 型
  - 周围神经损伤
  - 截肢后疼痛
  - 传入神经阻滞疼痛
- 头痛
- 胸痛
- 慢性疾病
  - 镰状细胞危象
  - 囊性纤维化病
  - 胶原血管疾病（如幼年类风湿关节炎、系统性红斑狼疮）
- 反复腹痛
- 幼年原发性纤维肌痛
- 骨盆疼痛
- 背部疼痛
- 癌症相关疼痛

一、儿童慢性疼痛的评估

慢性疼痛儿童的评估需要生物 – 心理 – 社会模式。多维模型聚焦在各种生物学、成长、行为、情感、社会文化和情境因素影响疼痛的严重程度和恢复过程[6, 7]。每个领域都可能成为评估和干预的目标。现在已开发几个敏感性高并通过验证的量表从不同方面测量儿童疼痛（表 43–1）。

根据学龄儿童和青少年儿童及其父母进行的 2 项标准化访谈，可对儿童的慢性疼痛进行全面真实的评估：儿童综合疼痛问卷（Children’s Comprehensive Pain Questionnaire，CCPQ）[8] 和 Varni-Thompson 儿童疼痛问卷。这些访谈通过开放式问题、清单和定量疼痛评定量表分别评估孩子和父母对疼痛问题的感受。一些研究表明，由于儿童之间的文化或认知差异，这些自我评分的方法有潜在的局限性[9]。此外，疼痛行为观察法是一种 10min 的疼痛行为观察方法，可用于慢性疼痛儿童，因为年龄或认知能力的限制，自我评分对于他们可能有困难[10]。有研究建议，对慢性疼痛的儿童使用电子和纸质的疼痛日记；对于复发性疼痛的儿童，使用电子日记被证明是可行的，并且在日记记录方面比传统的纸质日记更具依从性和准确性[11]。

有充分证据表明，慢性疼痛儿童常伴有精神异常[12]，尤其是抑郁和焦虑等内在性障碍[13]，因此临床医生必须对这些疾病进行筛查。儿童抑郁量表（Children’s Depression Inventory，CDI）[14] 是一种广泛用于评估 7—17 岁儿童抑郁的自我评分问卷。由于在儿童和成人慢性疼痛患者中，疼痛相关的残疾与焦虑敏感性[15]、对焦虑相关的稳定的恐惧倾向、疼痛相关的逃避行为[16] 有关，因此评估焦虑症状很重要。儿童焦虑敏感指数（Children’s Anxiety Sensitivity Index，CASI）[15] 是唯一用于评估儿童这一症状的工具。

表 43-1 儿童和青少年慢性疼痛的评估方法

疼痛测量	残疾或质量的生活	压力和应对	焦虑	抑郁症	其他行为对策
Varni-Thompson 儿科疼痛问卷（PPQ） 年龄：5—18 岁	功能残疾量表（FDI） 年龄：8—17 岁	儿童烦恼量表（CHS） 年龄：8—17 岁	儿童多维焦虑量表（MASC） 年龄：8—19 岁	儿童抑郁量表（CDI） 年龄：7—17 岁	儿童躯体化量表（CSI） 年龄：8—18 岁 （加父母表格）
儿童综合疼痛问卷（CCPQ） 年龄：5—19 岁	儿童健康问卷（CHQ） 年龄：5 岁以上 （加父母表格）	疼痛应对问卷（PCQ） 年龄：8—18 岁	儿童焦虑相关障碍自我报告（SCARED） 年龄：9—18 岁 （加父母表格）	Beck 抑郁量表 - Ⅱ 年龄：13 岁以上	Harter 儿童感知能力量表 年龄：4—12 岁
疼痛日记（纸质版或电子版） 年龄：8 岁 +	儿童生活质量量表通用核心量表（PedsQL4.0） 年龄：5—18 岁（2—18 岁，加父母报告）	疼痛反应量表（PRI） 年龄：8—19 岁	Spence 儿童焦虑量表（SCAS） 年龄：8—12 岁 （加父母表格）		
疼痛行为观察方法 年龄：6—17 岁	儿童偏头痛残疾程度评估量表（PedMIDAS） 年龄：6—18 岁	疼痛灾难化量表（PCS） 年龄：8—16 岁	修订儿童显性焦虑量表（RCMAS） 年龄：6—19 岁		
非沟通儿童疼痛清单（NCCPC-R） 年龄：2 岁到成人	儿童活动限制访谈（CALI） 年龄：8—16 岁		儿童状态 – 特质焦虑量表 年龄：9—12 岁		
			儿童焦虑敏感指数（CASI） 年龄：7—12 岁		

一些验证较好的自我评分问卷用于评估儿童焦虑（表 43-1）。儿童焦虑相关障碍自我报告（Self-Report for Child Anxiety Related Disorders，SCARED）[17] 和 Spence 儿童焦虑量表（Spence Children's Anxiety Scale，SCAS）[18]，包括子量表，用来鉴别 DSM-Ⅳ中列出的具体焦虑疾病。

儿童多维焦虑量表（Multidimensional Anxiety Scale for Children，MASC）[19] 和修订儿童显性焦虑量表（Revised Children's Manifest Anxiety Scale，RCMAS）[20] 及其子量表聚焦其他维度的焦虑。这些子量表包括身体症状、社交和分离焦虑、危害规避、生理症状、忧愁、过度敏感、影响注意力集中因素，以及社会赞许性等项目来检测报告中的不一致性或随机性。SCAS 和 SCARED 提供儿童和父母两种形式，可以检查孩子和父母对孩子焦虑症状的评估是否一致。

影响儿童应对慢性疼痛能力密切相关的因素，如感知压力[21] 和应对压力[22] 的能力，可以帮助制定行为干预计划。疼痛应对问卷（Pain Coping Questionnaire，PCQ）[23]、疼痛反应量表（Pain Response Inventory，PRI）[24]、儿童疼痛灾难化量表（Pain Catastrophizing Scale for Children，PCS-C）[25] 分别评估疼痛应对策略。对应对反应不足的识别和改善是治疗慢性疼痛儿童认知行为的核心要素。

在治疗儿童和青少年慢性疼痛时，日常生活能力是一个至关重要的评估指标。通常，疼痛不能完全缓解，孩子必须学会接受、应付和适应疼痛，才能参与正常的成长活动和任务，如上学、参加课外活动、建立和维持社会关系。有几种方法来评估儿童的能力和生活质量。例如，儿童偏头痛残疾程度评估量表（Pediatric Migraine Disability Scale，

PedMIDAS）评估慢性疼痛儿童的头痛相关障碍[26]，这个包含六个问题的工具可以评估所有慢性疼痛儿童相关学校、娱乐和参与社会活动的能力。儿童活动限制访谈（Child Activity Limitations Interview，CALI）[27]评估反复疼痛对儿童日常活动的影响，作为确定相应治疗目标的一种参考。此外，用于评估儿童和青少年疾病相关残疾的功能残疾量表（Functional Disability Inventory，FDI）[28]是评估慢性疼痛儿童功能状态的一个有用工具，尤其重要的是关注疼痛性疾病儿童的心理因素和疼痛相关残疾综合征[29]。疼痛相关的功能障碍随着年龄的增长而增加，青春期出现性别差异，疼痛相关功能障碍的女孩多于男孩[30]。

生活质量也可以评估患有慢性疼痛的儿童和青少年，并作为治疗效果的指标。一项研究发现，有反复性头痛儿童的生活质量与患有类风湿关节炎或癌症的儿童类似[31]。儿童健康问卷，包括儿童（CHQ-CF87）与家长报告（CHQ-50）[32]和 PedsQL[33]是可用于评估慢性疼痛儿童的总体生活质量，优点是这些评估指标的结果可以与患有其他疾病的儿童标准化样本结果进行比较。

另外一些评估工具可能进一步解释儿童对慢性疼痛的适应性行为的心理因素，包括儿童躯体化量表（Children's Somatization Inventory，CSI）[34]衡量儿童的躯体化倾向，Harter 感知能力量表[35]评估判断儿童许多方面的能力，如学校表现、同伴关系和运动能力。孩子对自己在这些方面的能力判断是有用的，可以了解其他因素可能对孩子能力的影响[36]。例如，患有慢性疼痛儿童如果认为自己在社会和学业方面的能力较低，他们可能有多种理由不愿重返学校。

儿童基线状态和发展的全面评估对指导慢性疼痛治疗和评估疗效至关重要。评估的核心要素包括儿童疼痛问题的综合评估，以及筛查伴随的精神疾病和功能状态（框 43-2）。对儿童感知到的压力和能力、父母和家庭的作用进行更加深入的评估，为确定治疗计划提供有价值的参考，尤其是治疗效果不佳的长期疼痛儿童。

框 43-2 儿科问卷组成

- 发展水平
- 对疼痛的理解
- 有疼痛及治疗史
- 与他人进行有关疼痛的互动
- 影响和行为
- 疼痛对功能能力的影响
- 家庭环境与压力
- 应对技能
- 精神病史
- 医疗问题

（一）心理性疼痛管理方法

一种强调改善儿童和家庭应对慢性疾病能力的康复方法可用于慢性疼痛儿童治疗方案。关注的焦点从仅仅治疗急性疼痛减轻疼痛，扩展到以减少疼痛相关的情绪和行为障碍，从而提高孩子的功能状态[29, 37]。关于心理疗法使用的研究，主要集中在头痛儿童的临床试验方面[38, 39]。Eccleston 等[40]一项评估行为干预对儿童慢性疼痛疗效的 Meta 分析认为，"充分证据表明，心理治疗，主要是放松和认知行为疗法可非常有效降低儿童和青少年慢性疼痛的严重程度和发作频率"。此外，Logan 等[39]的研究结果建议，跨学科的儿童疼痛康复可能有助于增强自我管理疼痛的意愿，与功能和心理健康的改善有关。最后，有前景的心理治疗也被用于疾病相关慢性疼痛的儿童，包括镰状细胞病[41]、反复腹痛[42]、复杂区域疼痛综合征 1 型[43]、肌肉骨骼疼痛[44]和儿童原发性纤维肌痛综合征[45]，心理疗法治疗儿童疼痛可能有效的证据会更多。

这些循证心理治疗方案主要来源于认知行为疗法原则。传统的认知行为疗法和更多新的认知行为疗法（如接纳与承诺疗法），包括一系列不同的标准干预因素改变儿童对疼痛的认知、情感和感官体验、儿童对疼痛的行为反应，以及影响疼痛体验的环境和社会因素。关于慢性疼痛的教育和改善儿童功能状态对儿童和家庭是非常重要的，在慢性疼痛管理中发挥积极作用。认知技术的目标是改变孩子对疼痛的想法，增强对疼痛的预知和对疼痛的控制，改变对痛苦经历的记忆[46]，减少对疼痛的负面认知，特别是灾难化[47]。在疼痛的心理治疗中，减少对躯体的专注和与疼痛相关的思维反刍[37]，冷静应对和学会接受疼痛可能依然是关键的干预目标[48]。CBT 治疗儿童慢性疼痛的主要方法见表 43-2。

改变慢性疼痛感觉的技术包括放松训练、生物

表 43-2 儿童慢性疼痛认知行为疗法的样本组成部分

治疗领域	干预目标	干预例子
心理教育	• 提高卫生知识水平 • 建立积极的治疗期望，以及对改变的乐观态度	• 参与疼痛基础神经科学的宣教 • 类比描述慢性疼痛如何作为一个错误的警报和心理治疗重置大脑和身体的疼痛信号
放松练习	• 激活副交感神经系统 • 减少情绪困扰 • 提高自我效能	• 膈肌呼吸 • 渐进式肌肉放松法 • 暗示疗法
认知能力	• 增强对认知模式的认识 • 采用适应性思维模式 • 中和对思想的情感反应	• 对思想 – 情绪 – 疼痛 – 行动模式的自我监控记录和反思 • 关于认知误解和思维陷阱的宣教 • 认知重构和对实践乐观的重新评价 • 认知脱离实践
行为改变技能	• 提倡适当体育活动 • 逐渐增加每天适应性的日常活动 • 增强健康行为	• 逐步发现与疼痛恶化和加剧相关的经历和环境 • 有计划的体育活动和行为激活策略 • 逐步改善饮食和饮食习惯 • 逐步实施行为睡眠医学原则，减少夜间唤醒
家庭为中心技能	• 增强家庭整体功能 • 促进父母对疼痛的适应性反应 • 改善家庭沟通模式	• 奖励适应性行为变化的有效性策略 • 促进父母和家庭对痛苦和压力的适应性应对模式 • 沟通策略 • 有计划的问题解决技能培训

反馈疗法、想象和催眠。干预措施主要减少使慢性疼痛和功能障碍加重的因素，包括应急准备或行为管理方法、调整活动与休息周期以达到稳定的活动节奏，以及一个渐进、结构化的计划，让患者和家属接触到以前因疼痛而逃避的状况[37, 48]。很少有分析来确定心理治疗的哪些因素在儿科慢性疼痛的治疗中可能是必要的，但对于大多数慢性疼痛情况，多种治疗方式的结合为达到理想的期望值提供最佳的机会。各种行为学方法侧重点的改变可能会提供机会，对特定儿童进行个性化治疗，通过考虑成长、心理、父母和家庭因素，可能为儿童提供一种量身定做的特殊治疗方法。

人们越来越认识到父母在慢性疼痛儿童成功康复中所起的关键作用，因此他们越来越多地成为儿童治疗中的积极参与者[49]。父母与孩子之间进行与疼痛有关的互动，以及慢性疼痛患儿的家庭特征可能加剧对疼痛的不适当处理，都是活跃的研究领域[50, 51]。特定类型的父母行为被证明会影响孩子应对疼痛的能力。Walker 等[51]发现，有功能性腹痛的女孩由于受到父母更多关注，更容易出现症状强化效应。有趣的是，虽然患有疼痛的孩子认为父母的分散注意力是一个有用的策略，他们的父母认为分散注意力比集中注意力更有可能对孩子产生负面影响。这些发现有助于指导对慢性疼痛儿童及其家庭的行为干预，因为父母相信任何旨在提高慢性疼痛儿童功能能力的措施中，最有效的疼痛管理策略都需要有针对性。

针对复发性或慢性疼痛儿童进行心理干预的几种方法被证明有效，包括涉及重症住院患者或门诊治疗患者，自我管理[52]，以学校为基础[53]、以互联网为基础[54, 55]、基于光盘[56]和极少与诊所联系的家庭[55]。这些干预措施的方法可广泛应用于慢性疼痛儿童群体，从而使更多儿童受益，而不限于专门的儿科疼痛治疗中心患儿。最理想的情况是，孩子的学校和其他看护者都包括在治疗团队中，以确保对儿童的疼痛和障碍进行持续和全面治疗。儿童慢性疼痛的复杂性给其评估和治疗带来许多挑战，但这种复杂性可以为控制疼痛和功能康复提供最有效的方法。多维评估为慢性疼痛儿童的最佳疼痛管理和功能康复提供了基础。心理干预包括一系列治疗慢性疼痛的技术，通过改变儿童对疼痛的认知、情感和感官体验，改变他们对疼痛、环境和影响疼痛体验相互作用因素的反应行为。对慢性疼痛儿童的医学治疗可能疗效较差，可能不解决导致疼痛和疼痛相关残疾的心理因素。儿童慢性疼痛多维模型的研究可以指导研究人员确定有效的疼痛治疗方法，以及这些方法对哪些儿童最有效。

（二）整合医学技术

据报道，近 75% 的儿童患者，特别是那些患有慢性疾病的患儿，不同程度的使用补充和替代疗法[57]。整合医学（integrative medicine，IM）的一些原则强调健康保健和生活方式，同时包括身体、思想和精神等所有方面健康。这些概念使这一领域成为一个有前途的儿童慢性疼痛辅助治疗。关于 IM 在儿科疼痛实践中的数据仅限于头痛治疗和肠易激综合征 / 功能性腹痛综合征。此外，最近的一项研究发现，儿科疼痛诊所常采用 IM，包括针灸、身心疗法、按摩、芳香疗法、营养咨询和（或）艺术 / 音乐疗法[58]。我们经常向患者推荐这些疗法，同时推荐其他技术，如维生素补充剂 / 草药、按摩疗法和生物反馈。

二、慢性疼痛综合征

我们将简要讨论一些常见、已在慢性疼痛门诊确诊的儿童慢性疼痛综合征的诊断和管理。多学科儿科疼痛诊所的开设使儿童可以在一个诊所就诊，同时被多位专家会诊，为儿童制定全面疼痛管理计划。例如，这种模式包括专攻疼痛管理的麻醉医生、儿科疼痛心理学家、一名理疗师、一名辅助医疗从业者（包括按摩疗法和针灸疗法）、一名生物反馈的专家。这种综合的方法减少患者多次就诊，并使患者接受多模式的治疗。

儿童常见的疼痛综合征有 CRPS Ⅰ型、头痛、腹痛、青少年原发性纤维肌痛、胸壁疼痛、背部疼痛、骨盆疼痛和癌症相关的疼痛。我们为每种疾病介绍最近已认可的治疗方法。

（一）复杂区域疼痛综合征

CRPS Ⅰ型或反射性交感神经营养不良（reflex sympathetic dystrophy，RSD）是包括神经性疼痛综合征等组成的一种复杂的综合征，包括痛觉敏化和痛觉过敏、出汗功能障碍和运动 / 营养改变。在儿科人群中，它多见于下肢[59]，以女性居多[60]。重大创伤的发生率低于成人[60]。虽然有一篇 2 岁半女孩的病例报道[61]，它通常见于 9 岁以上的儿童，11—13 岁的青少年更多见[62]。与成人相比，儿童对非侵入性、预后好的治疗策略接受程度好[43]。然而，早期识别和管理是改善预后和预防 CRPS 耐药的主要因素[63]。尽管有病例报道描述年龄最小为 3 岁患者的坐骨神经分布区域疼痛[64, 65]，但有关 CRPS Ⅰ型的流行病学数据有限。

1. Ⅰ型复杂区域疼痛综合征的评估

(1) 病史：评估前必须详细记录损伤的性质、疼痛的类型和持续时间、缓解和加重的原因、对药物的依赖。

(2) 体质评估：应进行全面、系统的神经系统检查。应对运动、感觉、小脑、脑神经、反射、认知和情绪功能进行全面评估。必须使用包括实验室评估、影像学检查（如 X 线、MRI、CT）或患肢肌电图等方法，共同排除罕见但可能的恶性肿瘤或中枢性退行性疾病。

以下几种情况应该评估四肢的力量。特别是要与对侧肢体的力量进行比较，因为 CRPS Ⅰ型可能同时发生在双侧肢体。痛觉超敏（对常规不会疼痛的刺激出现疼痛）常见。痛觉过敏（一种更加严重的疼痛反应）也常见，特别是对寒冷的感觉[66]。同样，在成年人中，分布一般不局限于特定的区域，通常分布于手套和袜子区域。神经传导研究可能为特定的神经损伤提供更加深入的研究，尽管临床表现相似，但患者的感觉异常以不同的组合出现，定位中枢神经的病理改变[67]。受累肢体的热、振动感觉和热痛阈值的定量感觉测试可以与正常健康儿童的数据进行比较。虽然需要复杂的设备，床边 QST 可能在儿童和青少年 CRPS Ⅰ型的诊断中发挥更大的作用[68]。骨扫描可能有助于 CRPS 的诊断。然而，其在儿童诊断中的准确性数据有限。在怀疑 CRPS Ⅰ型的患者中观察到同位素摄取减少。

(3) 诊断：儿童 CRPS Ⅰ型的诊断依据是症状和体征（表 43-3）。疼痛、感觉和运动的特征、出汗改变可能因人而异。1994 年 IASP 关于 CRPS Ⅰ型的标准和 2003 年 Budapest 标准可用于儿童和青少年（框 43-3）。然而，值得注意的是，尽管 Budapest 标准在成人人群中有近 100% 的敏感性和 70%～80% 的特异性，但这些标准尚未在儿童人群中得到验证。

表 43-3　慢性区域疼痛综合征 1 型各阶段的症状和变化

特征性	急　性	营养不良	萎　缩
疼痛	痛觉过敏，灼痛	慢性	
血流	增加	减少	无变化
温度	升高	降低	无变化
头发和指甲生长	增加	减少	变化慢
出汗	减少	增加	无变化
水肿	无	肌肉水肿	肌肉萎缩、皮肤萎缩
颜色	红	青紫	萎缩

框 43-3　IASP 关于 CRPS Ⅰ型的标准和 Budapest 标准

国际复杂区域疼痛综合征疼痛诊断标准研究协会标准

- 存在诱发事件或活动受限的原因
- 与已知刺激强度所致疼痛不对应的持续性疼痛、异位性疼痛或痛觉过敏
- 某些时候疼痛区域出现水肿、血流改变或异常的肌肉运动
- 诊断排除可引起疼痛和功能不全加剧的其他疾病

Budapest 复杂区域疼痛综合征标准

- 持续的疼痛，与任何刺激因素都不成比例
- 必须报告以下四类中三类中的至少一种症状
  - 感觉：感觉过敏和（或）触摸痛的报告
  - 血管舒缩：体温不对称和（或）皮肤颜色变化和（或）皮肤颜色不对称的报告
  - 出汗 / 水肿：水肿和（或）出汗变化和（或）出汗不对称的报告
  - 运动 / 营养：运动范围下降和（或）运动功能障碍（虚弱、震颤、肌张力障碍）和（或）营养变化（头发、指甲、皮肤）报告
- 在评估时必须显示以下两个或多个类别中的至少一种体征
  - 感觉：痛觉过敏（针刺）和（或）触摸痛［轻触和（或）身体深层压力和（或）关节运动］证据
  - 血管舒缩：温度不对称（>0.6℃）和（或）皮肤颜色变化和（或）不对称的证据
  - 催汗 / 水肿：水肿和（或）出汗变化和（或）出汗不对称的证据
  - 运动 / 营养：运动范围下降和（或）运动功能障碍（虚弱、震颤、肌张力障碍）和（或）营养变化（头发、指甲、皮肤）的证据
- 没有其他诊断能更好地解释这些症状和体征

引自 Bruehl S, Harden RN, Galer BS, et al. External validation of the IASP diagnostic criteria for complex regional pain syndrome and proposed research diagnostic criteria International Association for the Study of Pain. *Pain.* 1999;81:147–154. Harden RN, Bruehl S, Perez RSGM, et al. Validation of proposed diagnostic criteria (the "Budapest criteria") for complex regional pain syndrome. *Pain.* 2010;150(2):268–74.

CRPS Ⅰ型的治疗：CRPS 的治疗应尽快进行，主要以四肢功能的恢复和康复为重点[69]。CRPS 的管理（框 43-4）可能会让护理人员和患者感到沮丧，因为没有单一的方法能够简单地治疗这些患者。治疗计划应该是多学科的。虽然可以给儿童开药物，也可以对儿童进行手术治疗，但康复治疗是疗效好的最佳证据。Logan 等[39]在为期 3 周的时间内，通过医疗和护理措施，研究深入细致、多学科的日常认知行为和职业理疗模式对儿童 CRPS 的影响，发现患者的疼痛感觉显著好转，技能水平和肢体功能改

框 43-4　神经性疼痛的处理

1. 非药物治疗

- 催眠，生物反馈，视觉暗示疗法，TENS，物理治疗，作业疗法
- 个人和家庭治疗（如有需要，日间治疗）

2. 药物治疗

- 对乙酰氨基酚、非甾体抗炎药
- TCA（如阿米替林、去甲替林、多塞平）；从低剂量开始，0.1mg/kg，缓慢加量
- 抗惊厥药物（加巴喷丁、普瑞巴林、卡马西平、苯妥英和氯硝西泮），局部麻醉药（美西律，利多卡因）
- SNRI
- 阿片类药物［吗啡、美沙酮等口服，静脉注射，或通过局部技术给予（硬膜外或鞘内），特别是对癌症患者］

3. 慢性疼痛区域阻滞

- 硬膜外，蛛网膜下腔和交感神经丛，外周导管阻滞
- 交感神经阻滞治疗 CRPS Ⅰ型
- 连续导管技术可使用 5～7 天
- 硬膜外和蛛网膜下腔阻滞治疗癌症患者：通过皮下隧道可较长时间放置导管
- 用于癌症的神经阻滞

善，情绪改善。

一个主要目标是让孩子恢复功能状态和回归学校，作为疼痛的最终解决方案并不总能够实现。大多数的治疗技术都是从对成年患者研究成果中推断出来的[70]。与患者和家长建立信任是很必要的。家庭状态很重要，因为家庭不和谐或父母虐待的额外刺激会加重症状。在这些家庭中似乎有更大的纠纷倾向。

(4) 心理和行为治疗：心理治疗是治疗儿科 CRPS 的主要手段，可能需要专业的疼痛心理学家参与。虽然没有一种疗法被证明是“金标准”，但 CBT 是被接受的公认的治疗策略。其他技术，包括生物反馈、视觉暗示治疗和结构化咨询，已被证明有助于培养满意的应对技能[71]。参与一天的急性心理干预项目对有些患者是有价值的，特别是那些合并有明显精神疾病的患者。各种心理干预措施更详细的解释已在前面章节中叙述。

(5) 物理治疗：物理治疗是为了使孩子有满意的技能水平。经皮神经电刺激已广泛应用，其疗效在成人和儿童中都有研究。TENS 对 RSD 患儿的治疗效果已被 Kesler[72] 等报道，他们在临床中常规使用 TENS，同时使用理疗，包括主动和被动理疗。理疗方案针对个体患者，以最大限度的参与为首要目标。可能有必要从专业儿科理疗师或专业治疗师那里获得信息以进行满意的管理。CRPS 常用的治疗方案包括脱敏、分级负重、运动疗法、逐渐负重训练、温水和冷水浴、按摩疗法和水疗。

(6) 药物治疗：大多数儿童治疗策略都是从成人数据中推断而来，包括药物治疗、局部麻醉、交感神经阻滞和神经调节。非甾体抗炎药等非处方药通常是患者和家属用于疼痛治疗的首选药物。然而，关于它们的疗效有各种不同的研究结果[62]。抗神经性疼痛的药物可以循序使用，但应密切监测儿童患者的不良反应（框 43-4）。

①TCA：成人经常使用 TCA 治疗神经病（neuropathy，NP）[73]。尽管缺乏足够的儿科对照研究，TCA 广泛用于几种类型的 NP[74]。因为阿米替林可能引起镇静，我们选用去甲替林，镇静和抗胆碱能不良反应似乎较小。因为有药物相关的心动过速和其他心脏传导异常，特别是 QT 间期延长综合征，在使用 TCA 治疗之前，必须对心血管系统进行彻底的检查[75, 76]。

② 抗惊厥药物：抗惊厥药物用于治疗 NP 已有多年[77]。虽然卡马西平和奥卡西平已被广泛用于治疗 NP，加巴喷丁和普瑞巴林的应用已经彻底改变了世界疼痛医学[78-80]。尽管缺乏儿童对照试验来证明这两种药物的疗效，但这两种电压门控钙通道阻滞药已在我们的临床中使用，并取得良好的结果。需要更多的对照试验进一步确定这类药物在患有 CRPS Ⅰ型儿童中的剂量和疗效[80]。我们在临床实践中注意到的一个严重的不良反应是可能出现嗜睡和体重增加。与其他抗惊厥药物类似，服用加巴喷丁类药物的青少年也会出现情绪变化、躁动和攻击性增加等问题。因此，美国 FDA 已经发布了关于使用这些药物增加自杀率的警告[81]，在开始使用这些药物之前应该告知家长。

③ SSRI 和 SNRI：尽管在儿童和青少年疼痛治疗中使用 SSRI 的有效性尚未得到证实，但它们偶尔被用于治疗心理并发症，包括与疼痛相关的抑郁症[82]。最近，SNRI 已成功用于治疗 NP，特别是有心理并发症患者[83]。

④ 系统性血管舒张：一些 RSD 患者使用血管扩张药物有效，如哌唑嗪、硝苯地平和苯氧苄胺。然而，直立性低血压的严重不良反应往往限制其使用。

⑤ 区域麻醉和交感神经阻滞：对这些综合征的常用治疗是通过交感神经阻滞阻断显著的病理反射（框 43–5）。区域麻醉虽然常用于成人 CRPS 的诊断和治疗，但儿童一般在经过药物、理疗和认知行为疗法效果不佳后才考虑使用[5]。最近，Zerkinow 等对 8—15 岁患有复杂区域疼痛综合征的儿童的侵入性手术进行了综述。他们发现，在 36 项研究中，共有 173 名患者接受了这种手术，不同时期所实施的手术不同。由于研究质量较差和缺乏对照，侵入性治疗在小儿 CRPS 中的有效性并不确定，需要进一步开展随机对照研究[84]。在本部分中，我们介绍几种在儿童 CRPS 治疗中可能有用的区域阻滞技术。

框 43–5　复合区域麻醉区域疼痛综合征 1 型

- 静脉区域麻醉：胍乙啶、溴苄铵、利多卡因 – 酮咯酸
- 硬膜外镇痛（连续）
- 鞘内镇痛
- 交感神经链阻滞
  - 星状神经节阻滞
  - 腰椎交感神经阻滞
- 臂丛神经置管
- 坐骨神经置管

⑥ 中枢神经轴阻滞：在重度疼痛儿童中的使用，促进理疗的应用。将硬膜外导管留置于腰椎或颈椎区域，输注低浓度局部麻醉药溶液，使患者和家长能更好接纳理疗方案。此外，据报道，鞘内镇痛是儿童难治性 CRPS Ⅰ 型疼痛的有效治疗方法[85, 86]。

⑦ 静脉区域阻滞：已作为主要方式为轻至中度 CRPS Ⅰ 型病例提供镇痛和交感神经阻滞。虽然已经有很多物质用于静脉区域阻滞，但局部麻醉药与 α_2 受体激动药或非甾体抗炎药联合效果更好。在接受利多卡因和酮咯酸静脉局部阻滞的儿童系列病例证实，症状和开展理疗的能力有显著改善[70]。

⑧ 周围神经阻滞：用于促进理疗开展，同时行交感神经切断术更加可行，特别是使用超声引导[87]。连续的周围神经阻滞，可以提供比传导阻滞更持久的疼痛缓解。可能是因为降低中枢敏化，阻断伤害感受器、中枢神经系统和运动单元之间建立回路[88]。

⑨ 连续周围神经阻滞：据报道，其能有效控制儿童 CRPS 的疼痛并促进理疗[89]。尽管有这样的报道，但 CPNB 在儿童中使用的可行性、安全性和有效性的相关数据仍然有限[90]。周围神经导管放置后，注入稀释的局部麻醉药溶液，既可以提供镇痛，同时允许身体活动。导管可以放置 4～5 天；住院患者可以使用，也可以让患者带着便携式输液装置回家。我们建议下肢放置坐骨神经导管（图 43–1），上肢放置斜角肌间沟或锁骨下臂丛导管。同时进行理疗可改善活动范围和功能。我们在提供神经阻滞的同时实施理疗，以改善患者的治疗体验。

⑩ 交感神经阻滞：可以在儿童经过上述方法治疗无效后采用。上肢 CRPS 可在超声引导下行星状神经节阻滞（图 43–2），下肢 CRPS 可在透视引导下行腰椎交感神经阻滞[91]。一项交叉试验表明，在青少年 CRPS 患者中，与静脉注射利多卡因相比，腰椎交感神经阻滞可降低痛觉超敏和疼痛强度[92]。

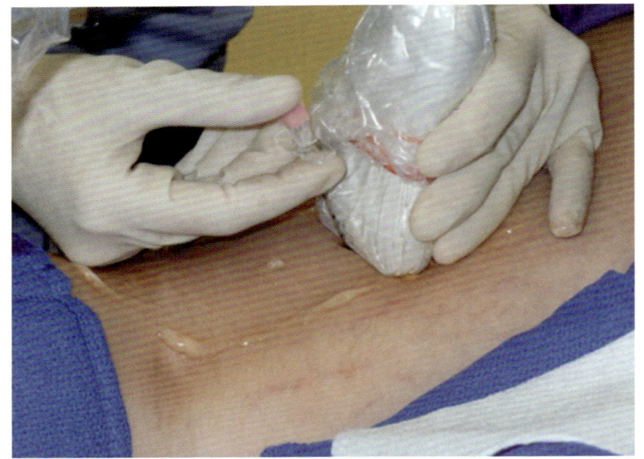

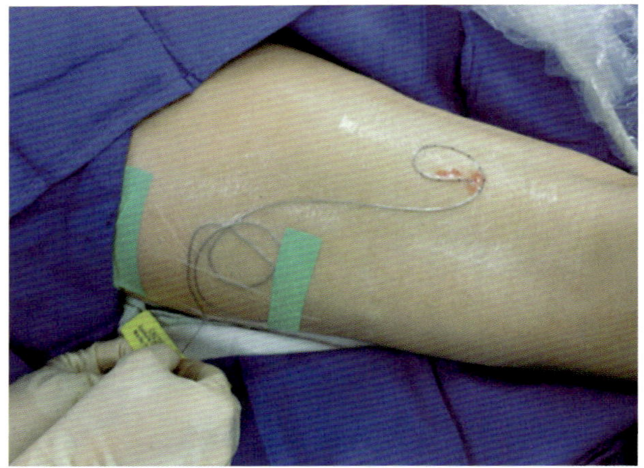

▲ 图 43–1　坐骨神经导管治疗复杂区域疼痛综合征 1 型

⑪ 神经调节：可以通过脊髓电刺激实施，通常用于成人难治性 CRPS，很少用于儿童[93]。据报道，脊髓电刺激在治疗青少年顽固性 CRPS 中取得了良好的效果[94]。周围神经电刺激器在儿童使用越来越多，对沿神经分布的儿童顽固性 CRPS 可能有效。

（二）头痛

头痛在儿童和青少年中很常见。儿童头痛很少受到关注，直到 1873 年，英国儿科医生 William Henry Day 在 *Essays on Children Disease* 中用一章的篇幅专门讨论儿童头痛问题[95]。现代医学文献和对儿童头痛的研究显著增加。1962 年，Bille 发表了一项针对 9000 名儿童的具有里程碑意义的研究，显示 12 岁以下儿童中有 3.9% 患有偏头痛，每天有 6.8% 的儿童患有非偏头痛[96]。自此，报告的发病率开始上升。一项 1977—1991 年对 27 000 名儿童进行的 Meta 分析指出，高达 51% 的儿童在 7 岁前经历过明显的头痛，到 15 岁时逐渐增加到近 82%[97]。

多数儿童头痛与器质性或非器质性原因有关，根据头痛的持续时间分为急性或慢性。慢性每天头痛是指连续 3 个月每月至少头痛 15 次，每天持续 4h 以上[98]。

1. 头痛评估

详细的病史和身体检查有助于确定头痛的性质。需要询问有关神经系统症状的具体问题，如共济失调、嗜睡、癫痫发作和视力障碍。必须评估身体其他状况，如高血压、鼻窦炎和情绪障碍。患有头痛的儿童必须进行体检，包括全面的神经系统检查和测血压。可能需要神经影像学检查，在某些情况下建议腰椎穿刺。良性颅内高压或原发性颅内高压是一系列症状的综合征，症状包括头痛、复视、耳鸣和眼睛疼痛。这些情况通常影像学结果是正常的[99]。虽然在某些情况下可能需要进行诊断性腰椎穿刺，但患有慢性日常头痛的患者可能容易发生腰椎穿刺后头痛[99]。

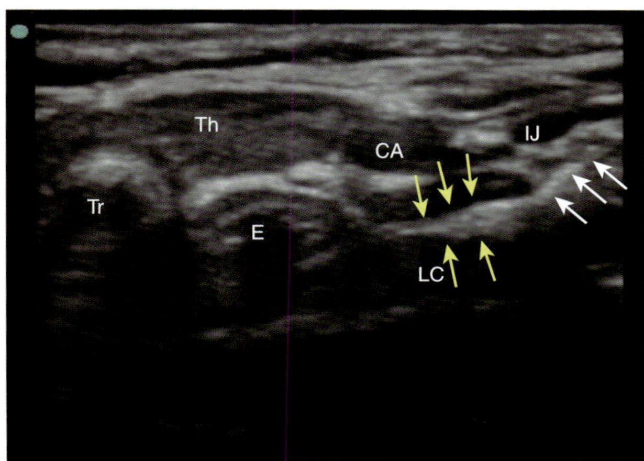

▲ 图 43-2 超声引导星状神经节阻滞图像

Tr. 气管；Th. 甲状腺；LC. 头长肌；E. 食管；CA. 颈动脉；IJ. 颈内静脉；黄箭 . 星状神经节；白箭 . 针

2. 头痛的病理生理学

头痛受颅外和颅内结构的调节（框 43-6）。

3. 头痛的分类

头痛的分类是基于判断的异常位置、起源、病理生理或患者的症状复杂性（框 43-7）。

4. 头痛的评估

与头痛相关的伴随症状。睡眠不足是最常见的伴随症状。患有头痛的儿童经常出现睡眠延迟。许多人有眩晕症状，这可能与体位性低血压和心动过速有关（体位性心动过速综合征）。直立性低血压应增加液体摄入，必要时可能需要 β 受体拮抗药。如儿童有新发严重头痛、导致睡眠中惊醒的疼痛、与紧张相关的头痛、慢性头痛模式的改变，或伴有恶心或呕吐的头痛病史，则提示头痛的病理原因更多，必须仔细评估（框 43-8）。

框 43-6 头痛的病理生理学

疼痛敏感头痛

- 颅外
  - 皮肤
  - 皮下组织
  - 肌肉
  - 黏膜
  - 牙齿
  - 大血管
- 颅内
  - 鼻窦血管
  - 大静脉
  - 硬脑膜周围静脉
  - 硬脑膜动脉
  - 大脑基底动脉

疼痛不敏感头痛

- 大脑
- 头盖骨
- 大部分硬脑膜
- 室管膜
- 脉络丛

框 43-7 头痛分类：鉴别诊断

- 急性头痛
  - 系统性疾病
  - 蛛网膜下腔出血
  - 创伤
  - 中毒，如铅或一氧化碳
  - 电解质紊乱
  - 高血压
- 急性复发性头痛
  - 偏头痛
  - 紧张性头痛
- 慢性进行性头痛
  - 器质性大脑疾病
  - 脑室腹腔分流功能障碍
- 慢性非进展性头痛
  - 质量功能
- 混合头痛

在患者预约到疼痛诊所就诊之前有必要评估相关的神经影像学资料。在确定头痛不是继发于任何颅内病理后，要获得以下信息。

- 神经状况，包括完整的神经检查。
- 患者的身体 / 功能状况。
- 头痛是否会妨碍孩子进行正常的活动（如与他人互动和参加体育运动）？
- 有旷课的历史吗？
- 孩子在家里与父母和兄弟姐妹进行什么互动？
- 有什么方法可以缓解头痛吗？
- 孩子服用镇痛药了吗？疼痛的临床特征有改善吗？
- 姿势改变与头痛有关吗？头痛是否有昼夜变化？
- 家族史对这些孩子至关重要，家族偏头痛病史提示儿童偏头痛。

头痛经过仔细评估和分类后，立即开始循序渐进地治疗。图 43-3 中给出了头痛管理流程的一个示例。

偏头痛患者经常被神经科医生治疗，只有在难治性偏头痛的情况下才会被转诊到疼痛科。我们已经参与为头痛患者提供周围神经阻滞。三叉神经阻滞治疗额部头痛、枕神经阻滞治疗持续性枕部疼痛均对儿童有效[100]。

框 43-8 头痛的评估

1. 一般体格检查

- 血压：体位性低血压
- 仔细的皮肤检查：咖啡牛奶斑，皮脂腺腺瘤，色素减退性病变，瘀点

2. 神经系统检查

- 颅骨周长测量
- 颅骨听诊杂音
- 鼻窦有压痛或有隐性创伤，表明孩子受到了虐待
- 眼底检查：视神经萎缩，视盘水肿
- 检查脑神经是否存在损伤
- 精神状态
- 语言功能的改变
- 步态改变
- 脑神经测试

3. 实验室检查

- 脑电图描记法：非特异性
- CT：特别是增强对比，可能有助于确定血管异常
- MRI：对判断异常蝶鞍、颅后窝和颞叶异常最可靠
- 腰椎穿刺有助于确定是否急性感染
- 心理测试可以确定头痛是否有心理原因
- 倾斜试验：是否存在体位性低血压（体位性直立性心动过速综合征）
- 血管造影（静脉或动脉）：如果怀疑有颅内病变

紧张性头痛可能是我们在疼痛诊所观察到的最常见的头痛类型。这些患者经常抱怨额颞或额顶叶的头痛使人衰弱。头痛由颞肌收缩和头皮肌肉紧张引起[101]。处理紧张性头痛包括使用放松技巧，以及生物反馈。这些患者常规使用非甾体药物经常有效[102]。

偏头痛可以用顿挫治疗药物（如曲坦类药物）或与镇痛药同时使用，包括对乙酰氨基酚、阿司匹林、布洛芬、萘普生或氢可酮、曲马多等阿片类药物。药物过度使用时头痛可能会随着这些药物的频繁使用而发生，如果每月药物使用超过 10 天或每月超过 15 天且持续 3 个月以上就可能发生[103]。在这些情况下，应考虑使用预防性药物，如普萘洛尔、阿米替林、托吡酯或类似的药物。A 型肉毒毒素和厄瑞努单抗（CGRP 单克隆抗体）是已经被批准用于预防偏头痛的注射药物。然而，关于其在儿科患者中的疗效的研究尚缺乏[104]。

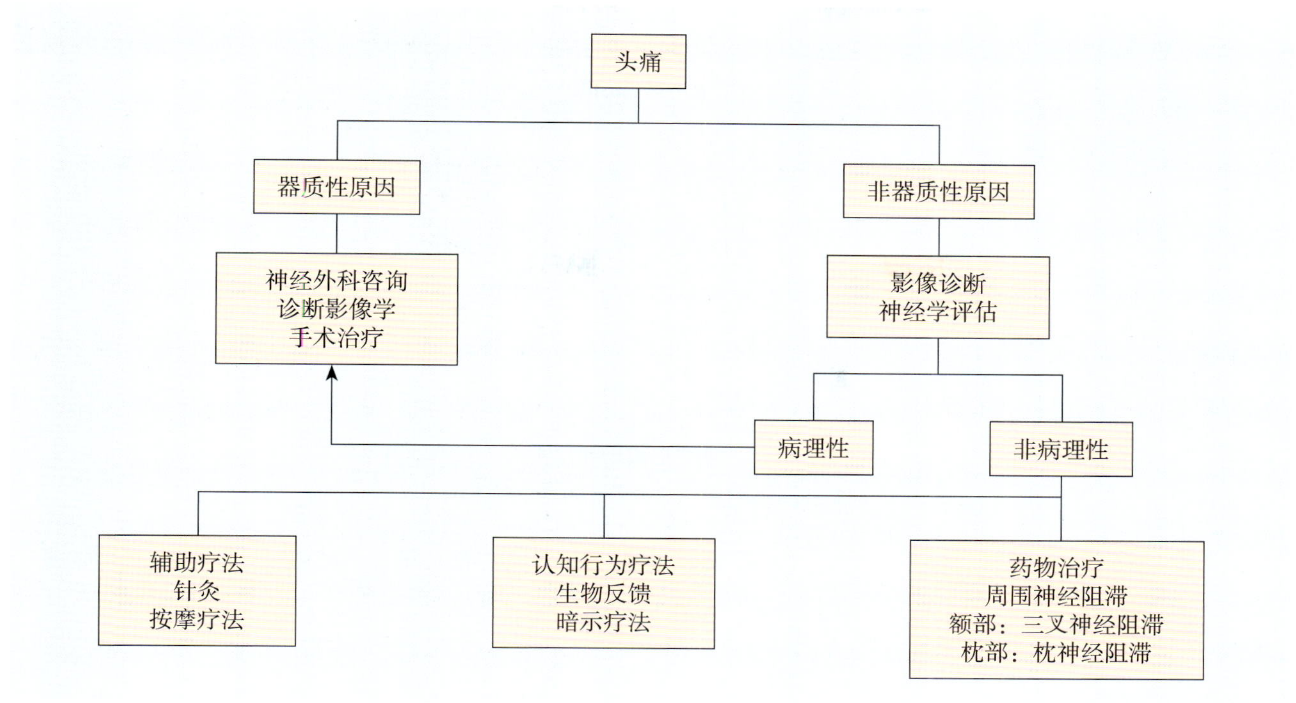

▲ 图 43-3　头痛治疗流程

如果患者出现恶心、呕吐或其他颅内压增高的迹象，应寻求神经外科会诊

儿童偶尔会有持续性神经性头痛。这通常发生在因 Chiari 畸形而接受脑室腹腔分流或减压手术的患者。在 CBT 治疗后，我们尝试对这些患者使用连续的周围神经阻滞，包括三叉神经阻滞治疗额部头痛和枕部神经阻滞治疗枕部头痛。超声引导入路至枕神经可方便进入 C_2 神经根，从而提供比周围皮下注射更有效的阻滞效果[105]。局部麻醉是复合注射或不注射小剂量类固醇以提供镇痛。

(1) 青少年原发性纤维肌痛综合征（juvenile primary fibromyalgia syndrome，JPFS）：JPFS 是一种特发性疼痛综合征，儿童和青少年发病率高达 6%[106, 107]。它是一种以慢性广泛的肌肉骨骼疼痛、睡眠障碍、疲劳和多处触摸痛为特征的疾病。临床诊断根据病史、体格检查、没有其他能解释的疲劳和疼痛的病理因素，实验室检查正常。其他相关症状包括慢性焦虑、慢性头痛、软组织肿胀，以及受身体活动、天气和情绪压力影响的疼痛[108]。JPFS 相关的最常见问题包括上学率低、身体功能弱、社会接受能力差和伴有情绪障碍[107]。很多有 JPFS 的青少年患者症状会持续到成年[28]。它影响最多的是 10—15 岁的青少年，而且对女性的影响比男性更大[106]。

(2) JPFS 的诊断：以前，JPFS 的诊断采用 Yunus 和 Masi 的 1985 年标准，包括 3 个月相关的疲劳、睡眠困难、焦虑和检查时的压痛点[107]。然而，它缺乏验证和关键分析。2010 年，Wolfe 等提出了成人纤维肌痛的标准，包括对纤维肌痛主要症状评价的广泛疼痛指数和症状严重程度量表（Symptom Severity，SS）（表 43-4）。已证实这是对青少年女性 JPFS 人群的有效筛查和诊断工具，也是临床使用的诊断工具。

(3) JPFS 的治疗：多学科模式是目前公认的 JPFS 治疗策略。这包括生物行为学、药理学和基于运动的模式。以 CBT 为代表的心理疗法在 JPFS 的治疗中有显著的疗效。关于 JPFS 的药物治疗的资料很少。各类药物已试用于治疗 JPFS。然而，疗效数据仍然有限[106]。因此，药物治疗策略是从经过验证的成人研究中推断出来的。TCA 尤其是阿米替林，对成人纤维肌痛综合征的几个指标有效。SSRI 和 SNRI 也在 JPFS 中进行研究，特别是伴有抑郁症和焦虑症的倾向。然而，有重度抑郁病史青少年的自杀意念应该被作为“黑框警告”，父母应严格监控及精神病学随访[109]。近年来，小剂量纳曲酮等阿片类拮抗药在治疗成人纤维肌痛综合征方面得到了积极的研究。据推测，低剂量纳曲酮（每天 1～5mg）通过 TLR4 调节，抑制胶质细胞炎症反应，并上调机体内源性阿

表 43-4 广泛疼痛指数和症状严重程度在纤维肌痛诊断中的应用

广泛的疼痛指数				
A. 上周你是否有以下部位疼痛				
右肩	左肩	右上臂	左上臂	
右下臂	左下臂	右臀部	左臀部	
右大腿	左大腿	右小腿	左小腿	
右下颏	左下颏	胸	腹部	
下背部	上背部	颈部		
症状严重程度				
B. 在过去的 1 周中，下列问题对你造成了多大的影响				
	没有问题	轻微的问题，轻微或间歇	中度，相当大的问题，经常出现	严重、普遍、持续、困扰生活的问题
疲劳	0	1	2	3
睡醒仍然感到疲倦	0	1	2	3
注意力或记忆问题	0	1	2	3
C. 在过去的 3 个月里，你是否有以下任何方面的问题				
肌肉疼痛	头痛	阳光敏感	胸痛	
肌肉无力	头晕	视物模糊	脱发	
麻木 / 刺痛	呼吸短促	味觉丧失 / 改变	发热	
肠易激综合征	神经过敏	听力障碍	思维问题	
腹痛 / 痉挛	抑郁	耳鸣	口干	
腹泻	疲劳	瘀青	眼睛干涩	
便秘	失眠	尿频	瘙痒	
胃痛	食欲不振	膀胱痉挛	喘息	
呕吐	皮疹	尿痛	口腔溃疡	
恶心	荨麻疹 / 红肿	癫痫发作	雷诺综合征	
C 部分评分：O= 无症状，1= 很少症状，2= 中度数量，3= 多种症状				
WPI= 得分				
SS=B 得分 +C 得分				
纤维肌痛：如果 WPI≥7，SS≥5 或 WPI≥3～6，SS≥9				

片类物质加强镇痛作用。在成人中，经过 3 个月的治疗，能减少疼痛和焦虑，并改善睡眠习惯[110]。典型剂量为 1～5mg/d。尽管其在儿科患者中的使用缺乏研究，但它的不良反应相对较低，患者的耐受性较好，使其成为治疗 JPFS 的理想辅助药物。其他试验过的药物包括加巴喷丁类药物、肌肉松弛药和非甾

体抗炎药。

（三）腹部疼痛

腹痛是婴儿、儿童和青少年经常出现的问题。评估腹痛时，必须排除器质性原因。腹痛可分为内脏痛、腔壁痛和功能性痛[111]。功能性腹痛（functional abdominal pain，FAP）是没有器质性胃肠病变的疼痛[112]。一旦诊断 FAP，CBT 和以家庭为中心的治疗是有效的[113]。有作者描述了 FAP 的情感要素[114]。此外，Walker[115] 等认为，FAP 儿童在成年后患慢性疼痛的风险增加，这可能是中枢敏化机制。阿米替林治疗儿童 FAP 有效，尽管一项随机前瞻性试验表明对照组和阿米替林组之间没有显著差异[116]。

前皮神经卡压综合征（anterior cutaneous nerve entrapment syndrome，ACNES）经常被漏诊，原因是主要关注内脏系统及 FAP 的误诊[111]。然而，Siawash[117] 等发现，13% 的小儿腹痛患者存在 ACNES。疼痛通常是局部浅表的刺痛或灼烧感。考虑到主要是腹壁的问题，跑步或骑自行车等日常活动可能会加重疼痛。通常，患者表现为 Carnett 征阳性，包括疼痛局部肌肉张力增加的压痛[117]。

腹痛儿童，特别是腹部手术后发生 NP 的患者可使用连续神经阻滞。使用超声引导下的腹直肌鞘阻滞或腹横肌平面连续阻滞可以减少这类人群和 ACNES 患者的腹痛[118]。通过阻断胸腰段神经根，可以提供前腹壁镇痛（图 43–4）。

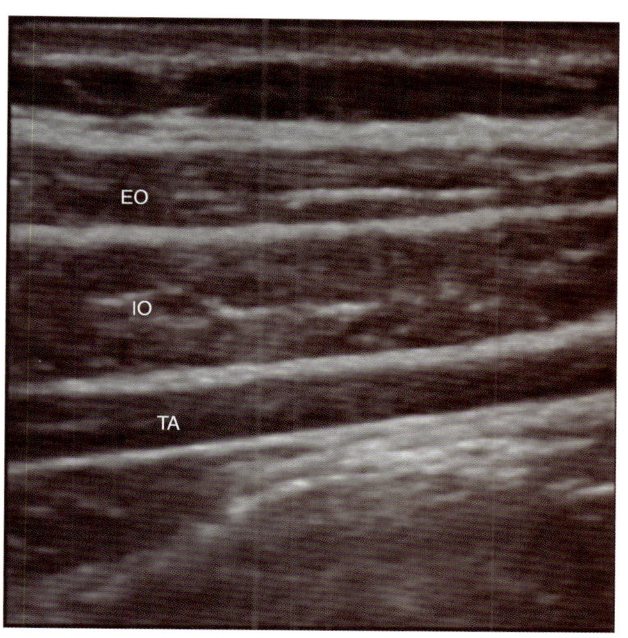

▲ 图 43–4 腹横肌（TA）平面的超声解剖
EO. 腹外斜肌；IO. 腹内斜肌

疝修补术后的髂腹股沟神经痛是一个很少报道的引起大龄儿童和青少年腹痛的原因[119]，可能是继发手术中的解剖操作。TENS 可能是有用的，周围神经阻滞可以用来控制疼痛。超声引导的髂腹股沟神经连续阻滞是有效的[120]。严重者可留置神经周围导管。植入式周围神经电刺激术治疗成人腹股沟术后神经痛有很好的效果。然而，儿科的使用数据有限[121]。

（四）胸部疼痛

胸痛是年龄较大的儿童和青少年的常见症状。比利时的一项研究报道，男性所占比例更高[122]。大多数在急诊科遇到的儿童主诉胸闷和疼痛位于胸骨外侧[123]。在一项 96 名平均年龄为 13 岁的患者的研究中，37% 的患者有自发性胸痛。生活中的重大事件，如父母离婚或亲属死亡，是导致这些儿童中 30% 以上患者胸痛的重要因素[124]。

1. 胸痛的原因

胸痛最常见的原因包括胸壁痛（64.5%）、心源性（5%）、呼吸性（13%）、胃肠性（3%）、心理性（9%）和创伤（5%）。通过 ECG 和仔细的体格检查排除心脏原因后，就应考虑引起胸痛的其他原因[124]。每一种疾病的初始症状相似，但根据身体检查结果，诊断结果可能有所不同（表 43–5）。

表 43–5 胸痛的原因

原　因	临床表现
胸壁疼痛	肌肉骨骼胸壁疼痛，肋软骨炎，Tietze 综合征
呼吸道疾病	肺炎，胸膜炎，哮喘，上呼吸道感染
心理性的因素	焦虑，抑郁，过度换气
创伤	软组织损伤，气胸
心源性因素	心肌炎，心律失常，二尖瓣脱垂，缺血
消化性因素	食管炎，胃炎
其他	镰状细胞病，囊性纤维化症

2. 胸壁疼痛

通常见于青少年，主要表现为沿肋缘的剧烈疼痛。最常见的胸壁疼痛是继发于肋软骨炎[124]。诊断是深压肋软骨边缘可引起疼痛。其他胸壁疼痛综合征包括 Tietze 综合征和肋骨滑脱综合征[125]，通常使用非甾体抗炎药。也有一些肋骨滑脱综合征患者，尽管手术切除了滑脱的肋骨，但疼痛并未得到缓解。对这些孩子使用认知行为疗法及其他替代疗法，包括针灸和按摩疗法。另外，超声引导下实施肋间神经阻滞，对复发性严重胸壁疼痛患儿有较好的缓解效果。在充分利用生物反馈和按摩治疗资源的情况下进行连续阻滞，以减轻任何与疼痛相关的焦虑。

3. 肺的原因

严重哮喘发作是儿童最常见的呼吸系统紧急情况，表现为急性胸壁痛，这些儿童可能只有胸痛表现，并没有呼吸系统症状。其他常见的病因包括支气管肺炎和呼吸系统疾病，如严重的下呼吸道疾病。呼吸道疾病治疗包括使用抗生素、抗胆碱能药物和吸入支气管扩张药。

4. 心脏的原因

心脏原因引起的胸痛可能最需要进行彻底诊断检查。引起胸痛最常见的心脏原因包括二尖瓣脱垂和心律失常。诊断检查包括超声心动图、ECG，有些情况下，选用动态 ECG（Holter）进行诊断。快速处理疼痛和仔细评估非常重要。

5. 腹部的原因

胃食管反流是儿童持续胸痛最常见的腹部原因。此外，通过内镜检查排除嗜酸性食管炎，因为它通常可以治疗。

6. 精神性原因

通常，有间歇性心脏病史的家庭，包括最近一位年长的家庭成员的心肌梗死，或者可能是一位家庭成员因心脏原因死亡而导致胸壁疼痛。大多数情况下，应提供适当的家庭治疗[126]。随着诊断方法的日益普及，这些儿童的诊断比几十年前更加准确。

（五）背部疼痛

背痛是成年人的常见问题，现在也成为儿童的一个重要健康问题[127, 128]。在需要背部肌肉用力的高强度运动中，如体操，儿童似乎更容易背部受伤[129]。常见的背部问题包括椎骨峡部不连[130]、脊椎滑脱、椎间盘退变、椎间盘突出[131, 132]、脊髓肿瘤，以及其他疾病，包括镰状细胞疾病。鉴于此，高达 57% 的儿童背痛是由非器质性病因[133]，儿童治疗较保守，主要强调锻炼背部。一项针对 177 例儿科急诊患者的研究发现，77% 的就诊患者是非病理性的。38% 的患者进行影像学检查，只有 17% 的 X 线显示阳性结果[134]。对于难治性背痛、夜间疼痛、与全身症状相关、存在感觉或运动神经根症状的患者，需要采用先进的影像学检查，如 CT 或 MRI。如果保守治疗失败，可以考虑硬膜外类固醇注射，并进行适当的影像学检查。替代医学，包括按摩疗法和针灸，可用于治疗儿童和青少年的背部疼痛。当疼痛与肌筋膜相关时，这些疗法可能特别有效。

（六）盆腔痛

盆腔疼痛常见于女性青少年[135]。必须获得完整的病史，包括性行为史。有性虐待史的儿童患慢性盆腔痛的比例较高[136]。虽然不常见，但这些青春期女孩有子宫内膜异位症的病史。这可能会导致严重的盆腔疼痛，可能需要比偶尔的盆腔疼痛更积极的治疗。这些患者应使用避孕药改变排卵周期，以及使用强效非甾体抗炎药。我们已经成功地将定期按摩疗法和理疗作为这些患者治疗的辅助手段。

（七）癌症相关疼痛

癌症仍然是儿童死亡的第二大原因。每年有 12 000 多名儿童被诊断出患有癌症，每年有 2200 名儿童死于癌症[137]。疼痛是癌症不同治疗阶段的常见症状。儿童癌症相关疼痛在诊断时的发生率估计为 75%，持续疼痛占 50%[138, 139]。然而，疼痛在疾病终末期的发生率可能高于 89%[139]。儿童癌性疼痛有以下几个原因：①癌症相关的疼痛（如实体瘤或骨转移瘤）；②治疗引起的疼痛（如黏膜炎或手术疼痛）；③肿瘤侵袭或手术继发的 NP。治疗和病程中的疼痛是癌症儿童经历最多的疼痛类型[140]。

儿童癌症相关疼痛的治疗必须个体化，护理人员必须理解其家庭需求和关注。虽然多数的疼痛可以通过 WHO 癌症疼痛阶梯模式进行处理，但仍有很多儿童因为疼痛持续升级或顽固的疼痛，可能需要额外的治疗或技术来缓解疼痛。本部分只讨论对症处理方法。大多数儿科药物的剂量是超说明书推荐，并且剂量是基于目前的儿科临床文献。

1. 口服药物

大多数疼痛治疗可以通过口服维持剂量来实现。持续的治疗与间断性补充治疗相结合。口服方法应用包括舌下和经黏膜应用的突发和持续性疼痛。

舌下应用吗啡与静脉注射吗啡对小儿术后疼痛同样有效[141]。由于舌下给药避免了肝脏首过效应，它与静脉给药类似。对于患有癌性疼痛的儿童，如果肠道耐受或静脉注射受限，舌下使用吗啡控制疼痛可能是一种合适的替代静脉注射吗啡的方法。丁丙诺啡每次 5～7μg/kg 舌下含服与静脉注射吗啡 150μg/kg 的镇痛效果相似[142]。20mg/ml 的羟考酮浓缩液适合舌下应用，但很小的体积变化会导致剂量很大的偏差。使用这种浓缩配方时，每增加 0.1ml（0.2～0.3ml），剂量就增加 50%；额外增加 0.1ml（0.2～0.4ml）表示给药剂量增加 100% 或成倍增加。因此，处方剂量增加小于 5mg 时可能会导致羟考酮浓缩物的实际使用剂量不精确。羟考酮浓缩液不建议用于幼儿。

经黏膜吸收途径的静脉注射制剂已取得很多成功。口服芬太尼静脉注射制剂的药代动力学分布与口服经黏膜吸收的枸橼酸芬太尼（oral transmucosal fentanyl citrate，OTFC）含片相似，但患者间有很大变异性。OTFC 含片已被用于治疗儿童突发性和持续性疼痛。口服 200μg OTFC 片治疗口腔黏膜炎疼痛是可行的，但对成人癌症患者无效[143]。术后镇痛的有效口服剂量为 10～15μg/kg[144]。Schechter 等[145]发现，15～20μg/kg OTFC 对儿童术后疼痛有效，但 1/3 的儿童出现呕吐。经黏膜途径的羟考酮（200μg/kg）对手术相关疼痛的缓解作用与 10μg/kg OTFC 相似[143]。

为口腔给药设计的片剂旨在提高生物利用度和药物摄取，并能迅速缓解疼痛，避免了肝脏首过效应[146]。芬太尼泡腾口含片的研究显示，镇痛起效时间为 10～15min。系统效能取决于 pH 值，因为较低的 pH 值下可以达到较高的血浆浓度。该技术的另一个好处是它的离散性，因为药片被夹在脸颊和牙龈之间，没有任何药物吞咽的迹象。口含片比口服或经黏膜给药的起效更快，因此在突发性疼痛的治疗中特别有用，可能对可预期的疼痛或潜在的不利状况有帮助。对于那些由于吞咽困难或不愿服药而无法吞咽药物的人，这可能是一种替代给药途径。

2. 透皮使用

(1) 透皮给药系统：经透皮给药系统给予镇痛药和辅助用药可有效治疗慢性疼痛。理想的透皮给药系统包括低分子量、亲脂性、高效性和可靠的胶粘片粘附性[147]。药物在胶粘剂中的溶解度、扩散系数和渗透系数对药物稳定释放入皮肤的时间起主要作用[148]。药物的释放速度取决于药物浓度和所用基质的类型。稳定的药物释放速度需要恒定的皮肤渗透和药物零级动力消除。几种透皮系统可用于阿片类药物、α_2 受体激动药和麻醉药。

芬太尼：2002 年，芬太尼透皮药被批准用于儿童[149]。一项前瞻性研究指出，对已接受阿片类药物治疗癌症和慢性非癌痛的 2—16 岁儿童，可改善疼痛和生活质量[150]。在儿童肿瘤研究中，芬太尼透皮治疗对缓解癌症相关疼痛，效果“好”或“非常好”的报道为 75%～90%。这些结果表明，透皮芬太尼对儿童及其家庭是有效和可接受的[151]。

丁丙诺啡：透皮丁丙诺啡已用于治疗伤害性疼痛和 NP。丁丙诺啡是一种长效、μ 阿片受体部分激动药，对 κ 阿片受体和 δ 阿片受体具有拮抗作用[152]。使用纳洛酮逆转阿片受体激动 – 拮抗药的呼吸抑制和镇静的效果较差[153]。既往使用阿片类药物的患者，其镇痛需求。与吗啡相比，儿童对丁丙诺啡的耐受性与通气能力显著降低有关，在使用丁丙诺啡的最初 24h 需要密切观察[153]。

可乐定：可乐定透皮给药是目前研究最多的 α_2 受体激动药给药方式。透皮可乐定在成人中的应用已经得到充分的研究，但它很难用于急性或慢性疼痛的治疗。虽然椎管内使用可乐定在治疗癌症和慢性疼痛中有一定的作用，但它的镇痛效果或减少阿片类药物用量证据有限[154]。然而，透皮应用增加脑啡肽样物质的释放，因此可能是平衡镇痛技术的一种辅助剂[155]。

(2) 利多卡因贴剂：5% 利多卡因贴剂是经美国 FDA 批准用于治疗带状疱疹后神经痛的外用镇痛药[156]。它已被用于非癌症患者的伤害性疼痛和 NP。该技术可用于治疗恶性肿瘤导致的周围神经疾病。与通过全身吸收的其他透皮给药系统不同，贴片中所含的利多卡因穿透皮肤，局部作用于皮肤下受损或功能失调的神经和软组织。每片 10cm × 14cm 的 5% 利多卡因贴片含有 700mg 利多卡因水溶液。因为有全身吸收的风险，它仅用于完整的皮肤。贴片直接贴在疼痛部位或疼痛周围。在撕去隔离膜之前，应根据疼痛区域大小修剪贴片。推荐方法是连续使用 12h，间隔 12h。口服抗心律失常药物（如美西林）的局部麻醉患者慎用，以防止叠加作用。对酰胺类局部麻醉药（如布比卡因或罗哌卡因）敏感的患者不应使用利多卡因贴片。5% 利多卡因贴剂尚未在儿童中广泛研究。然而，最近的一项研究显示，血管阻塞危象患者耐受性良好[157]。

(3) 局部表面麻醉药

共晶局部麻醉药：4% 的丁卡因凝胶和共晶局部

麻醉药（eutectic mixture of local anesthetics，EMLA）、利多卡因和丙胺卡因的共晶混合物，对接受癌症相关手术的儿童缓解疼痛是有效的膏剂或贴剂[158]。对3—21岁儿童的研究表明，这些商业制剂可减轻腰椎穿刺、静脉穿刺和开放中心静脉通路时的疼痛。因为有局部麻醉药毒性风险，早产儿不宜应用这些制剂。利多卡因和丙胺卡因的血浆浓度都远低于每种药剂的中毒阈值。利多卡因中等血浆浓度（4.5～7.5μg/ml）可能会引起不安、头晕、视物模糊或震颤。高浓度利多卡因（>7.5μg/ml）可引起全身强直性痉挛[159]。口腔应用EMLA未引起局部麻醉药毒性。一项有12名受试者参与的研究显示，利多卡因和丙胺卡因在40min时浓度达到峰值，在所有受试者中，测量的最大浓度利多卡因为418ng/ml，丙胺卡因为223ng/ml，均低于中毒血浆浓度[160]。在烧伤或擦伤后新再生的皮肤上应用EMLA时，曾报道过丙胺卡因引起的高铁血红蛋白血症[161]。2例均使用了封闭敷料。高铁血红蛋白水平低于3%是无毒的，但可能发生皮肤发绀。浓度高于3%可导致躁动，浓度高于50%可导致昏迷、癫痫发作、心律失常和酸中毒[162]。EMLA的不良反应包括短暂皮肤苍白、红斑、荨麻疹、过敏性接触性皮炎、刺激性接触性皮炎、色素沉着和紫癜。

脂质体包裹利多卡因：静脉穿刺前的另一种局部镇痛选择是4%脂质体利多卡因（L-M-X4），这是一种非处方局部麻醉药，由于不含丙胺卡因，因此不会引起高铁血红蛋白血症。4%丁卡因凝胶和4%脂质体利多卡因在30min内均有效。

(4) 外用复合：霜剂和凝胶主要治疗皮肤局部的疼痛和不适。普朗尼克卵磷脂有机凝胶是一种用于局部给药的聚羟体，生物利用度为10%～60%[163]。局部用药的优点是高浓度药物准确地集中在疼痛局部，全身吸收较少。这将减少或消除这些药物口服时的常见不良反应。有了处方，药房可以将选定的药物制备成目前在公开市场上无法获得的局部制剂。然而，由于浓度差异、消毒和缺乏FDA监管控制，使用这些药物需要谨慎。常用的外用复合制剂包括非甾体抗炎药（如阿司匹林和酮洛芬）、膜稳定剂（如阿米替林、可乐定、加巴喷丁、利多卡因）、肌肉松弛药（如环苄扎林、巴氯芬）和抗生素（如阿莫西林和克拉维酸）。癌症儿童局部使用可乐定有效[164]。外用可乐定软膏成功治疗1例骨髓移植后疱疹性神经痛患儿，减轻相关疼痛、瘙痒和失眠[164]。

3. 注射用药物

(1) 皮下输液：一旦达到血浆稳定浓度，皮下输注等同于静脉输注。经皮下输注吸收可高达5ml/h，这种用药途径可用于儿童癌痛治疗[165]。当需要长期使用阿片类药物，而口服途径不行时，应考虑采用这种方法。这项技术的成功取决于患者的选择、持续的家庭保健支持和镇痛药物的选择。高浓度溶液的耐受性良好，从而降低了注射速度。成人可耐受阿片类药物连续7天浓度高达30mg/ml，每72小时需要调换输注部位[166]。如果静脉通路不行，患者可以通过皮下输注进行PCA。通过小口径针头，如27号蝶形针或22号隧道式静脉导管置入，可以不用调换部位维持输液。静脉通路受限时可采用皮下和静脉输注联合技术，但需要滴定式个体化用药。

(2) 静脉输注：门诊使用静脉阿片类药物和辅助用药的指征是胃肠不耐受，口服药物调整后控制不佳导致疼痛加剧或出现不能忍受的口服药物不良反应。经外周或中心静脉置入导管的静脉输注方法经常用于化疗或营养支持。由于静脉通路限制，与肠外营养同时给药时应考虑减少通路相互干扰和控制感染风险。Trissel等[167]研究了在模拟Y形管输液过程中肠外营养液与选定药物的相容性。他们报道，肠外营养液与许多药物（包括阿片类药物）在23℃下兼容4h，吗啡、芬太尼、氢吗啡酮和羟吗啡酮与过滤器内的全肠外营养液兼容。尽管进行了视觉相容性测试，但不建议在营养溶液中掺入镇痛药。镇痛药最好通过中心静脉导管的Y形管给药。

(3) 神经轴输送系统：与非实体瘤儿童（如白血病）相比，实体瘤儿童瘤体扩大至周围神经或神经根，可能需要更大剂量的阿片类药物[168]。已经有人提出痛觉过敏和NP与阿片类药物镇痛作用降低、阿片类药物需求量增加有关。在儿科文献中，吗啡全身使用的剂量高达518mg/(kg・h)[169]。使用神经轴（硬膜外和硬膜内）镇痛的指征是在癌痛治疗时，其他方法效果不佳或产生不能忍受的不良反应。成人和儿童的回顾性研究表明，神经轴（硬膜外或硬膜内）感染是罕见的。Strafford等[170]的一项综述显示，1620名实施短期硬膜外置管的普通儿科受试者没有严重的并发症。对儿童骶尾部和腰椎硬膜外导管的细菌培养进行了前瞻性研究。Kost-Byerly等[171]的相关研究发现，当导管留置达5天（平均持续时间为3

天）时，硬膜外导管细菌培养阳性率为 35%，局部炎症发生率为 11%。

长期使用硬膜外镇痛对癌症相关疼痛和疾病终末期患者是有效和安全的，但适当的感染风险管理和严格的导管护理是必要的。硬膜外导管穿隧道放置可减少感染，提高导管的牢固性，延长神经轴镇痛期间帮助患者活动。经皮下隧道置入导管连接外接泵是一种可行的持续治疗技术（图 43-5 至图 43-8）。使用 0.2μm 过滤器，定期更换泵管，每周或每 2 周进行无菌处理，可降低感染风险。在一项对 25 名儿童的回顾性研究中，导管放置 240 天而没有发生硬膜外脓肿或脑膜炎[172]。按区域划分，导管使用时间胸段为 22 天（3 根），腰段为 240 天（12 根），尾段为 42 天（10 根）。

对于癌症患者和合并 NP 的患者进行隧道式硬膜外镇痛的风险 - 获益应该全面权衡。建议对 NP 患者考虑采用全植入系统[173]。硬膜外感染的体征和症状包括发热、逐渐加重的背痛、背部或颈疼痛、炎症的 MRI 证据、ESR 升高、CRP 水平和白细胞计数。

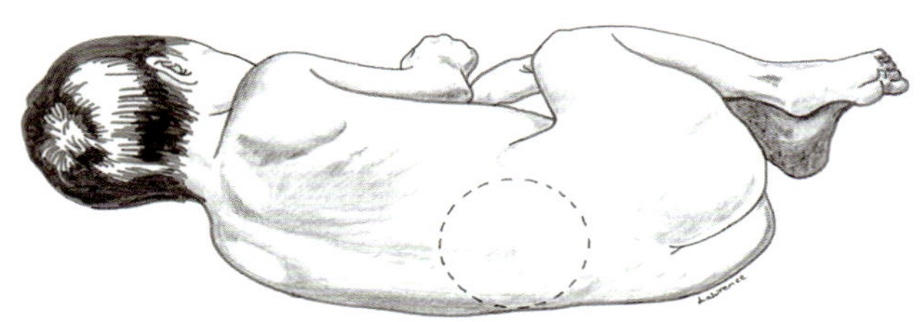

▲ 图 43-5　小儿硬膜外穿刺体位

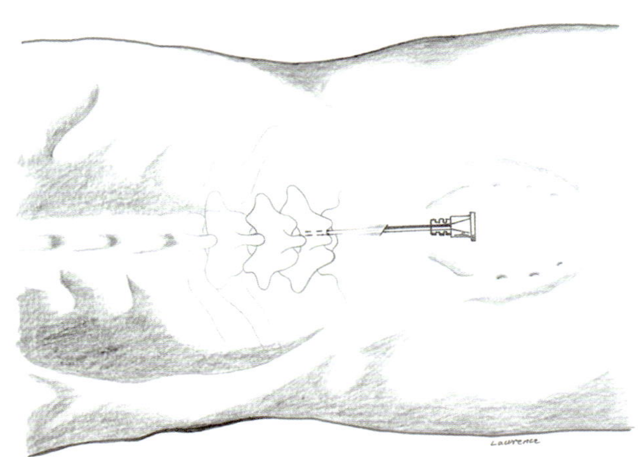

▲ 图 43-6　经皮穿刺硬膜外阻滞

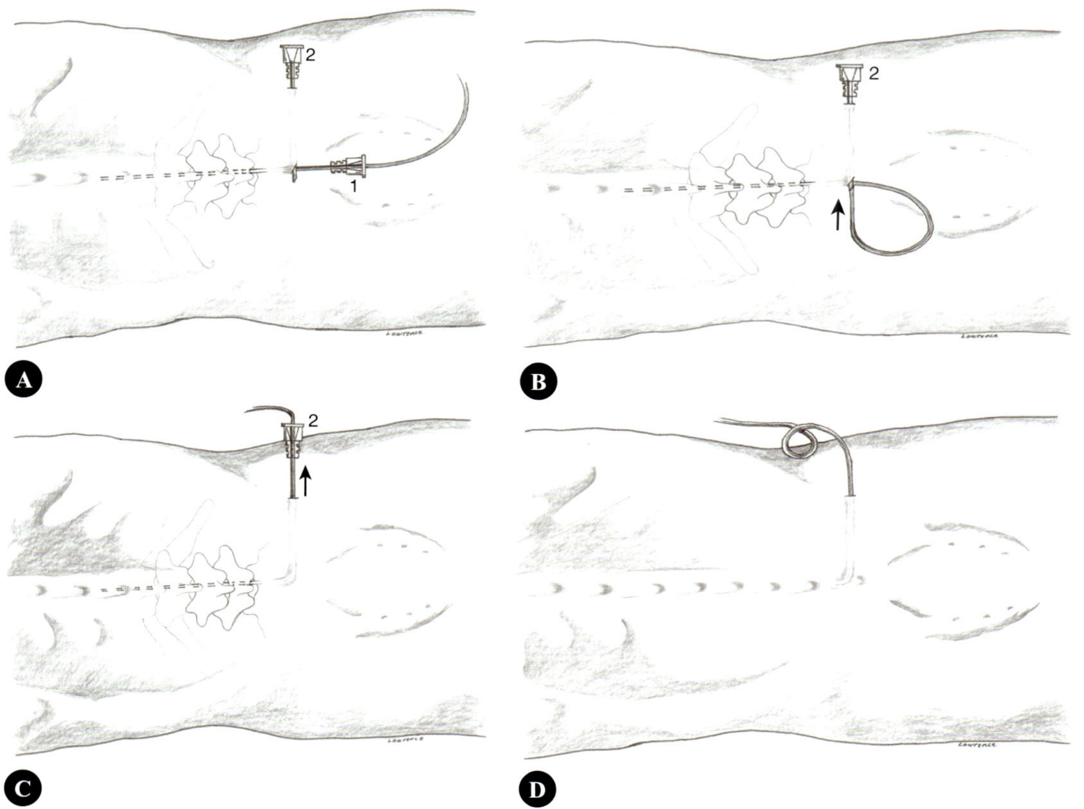

▲ 图 43-7　**A.** 导管穿过硬膜外穿刺针，在取出第一根针之前，第二根针穿出硬膜外穿刺针入针点，以免导管被剪断；**B.** 第二根针用作套管针，皮下隧道较长时这一步骤可以重复，将导管带到前面；**C.** 取出第一根针，以逆行方式将导管穿入第二根针的尖端并退出针座；**D.** 拔出第二针

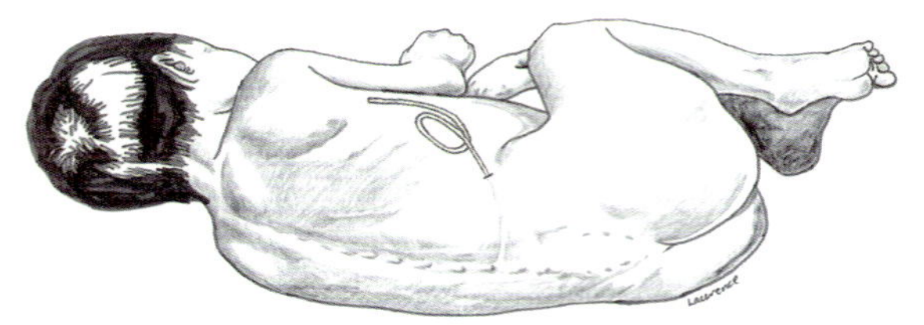

▲ 图 43-8　外部导管与球囊型泵或 PCA 连接

浅表感染可包括局部压痛、红斑、皮下蜂窝织炎和导管出皮肤处渗出物。硬膜外脓肿的存在可通过渗出液抽吸、硬膜外造影见导管尖端或逆行血流有染色、导管尖端培养阳性或硬膜外灌洗液培养阳性来证实。如果有上述体征和症状，体温 39℃或更高的情况下需要拔除硬膜外导管。浅表感染的治疗需要 7～14 天的抗生素疗程。硬膜外脓肿的治疗包括 6 周或更长时间的静脉抗生素治疗，或进行硬膜外脓肿的神经外科引流[174]。

神经轴途径镇痛所需阿片类药物剂量明显减小，出现镇静和不良反应较少。脊髓使用阿片类药物提供选择性疼痛阻滞，而无交感神经系统阻滞[175]。亲水性或疏水性较强的阿片类物质在硬膜外脂肪及其血管系统中吸收受限，在脑脊液中比芬太尼等疏水性亲脂类阿片类物质产生更好的两侧扩散。鞘内阿片类药物绕过血流，直接在脑脊液中扩散。鞘内吗啡的起效时间为 15～45min。要关注脊髓阿片类药物的迟发性呼吸抑制。Gregory 等[176]注意到，腰椎鞘内注射吗啡 6h 后，髓质中吗啡水平的峰值与通气抑制的峰值相吻合。Nichols 等[177]在 $L_{4\sim5}$ 间隙鞘内注射 0.020mg/kg 吗啡，结果显示，6h 后，呼吸系统对二氧化碳的反应抑制作用最强，并持续 18h，4—12 月龄婴儿与 2—15 岁儿童反应相似。其他不良反应似乎与剂量无关，包括恶心、呕吐、瘙痒和尿潴留。然而，鞘内给药的不良反应比硬膜外给药更严重。

改善疼痛和减少阿片类药物需求最常用的辅助用药包括局部麻醉药和 α_2 受体激动药。文献一致证实，当可乐定作为阿片类药物或局部麻醉的辅助用药时，经静脉和神经轴给药可明显控制疼痛[178]。可乐定作为辅助剂的优点包括：①减少镇痛所需阿片类药物的用量，从而可能减少阿片类药物引起的不良反应；②与阿片类药物合用时，能进行滴定式镇静、抗焦虑，不增加呼吸抑制；③扩张血管和改善脑血管、冠状动脉和内脏血管床灌注[178]。

在成人和儿童人群中，持续静脉滴注可乐定被认为是一种安全的镇痛药，但存在对神经行为功能的长期影响的问题。经历手术疼痛的患者所需的阿片类药物量减少 30%。血流动力学稳定维持在正常范围内，因为患者的平均血压变化小于 10%。可乐定还有一个更大的优点，它能产生镇静作用，减少分钟通气轻微，对高碳酸血症或低氧性呼吸动力没有影响[179]。

三、临终疾病疼痛

近年来，疼痛治疗方式快速增加，儿童治疗现在是以治疗为导向、以技术为基础的医疗保健系统的一部分。最近，随着临终关怀院等机构的参与，已经建立了与成人相同模式的临终儿童关怀[180]。对于需要临终关怀的儿童来说，疼痛是一个严重的问题。当一些患有危及生命疾病的儿童出现严重威胁时，可能没有明确的标准来停止治疗和直接姑息治疗。

新的镇痛治疗的替代方法已用于需要疼痛治疗但没有静脉通路的儿童。雾化阿片类药物[181]或透皮给药系统已用于缓解顽固性疼痛儿童的疼痛。与长期使用阿片类药物相关的不良反应包括耐受和戒断。在儿童和青少年的治疗中，应仔细谨慎地交替使用阿片类药物和其他佐剂，如 NMDA 受体拮抗药。

根据患者的状态、疾病过程、看护者的一般状态，可以采取几种疼痛管理的方法。在我院 PCA 已广泛应用于居家治疗的晚期癌症患者。容易编程和不用频繁调整的更小、更容易使用的镇痛泵已出现。对于没有静脉通路的患者，我们建议使用皮下 PCA。其他药物对临终患儿也有用。非甾体抗炎药和类固醇在治疗转移性骨痛方面效果特别好。卡马西平、加巴喷丁、普瑞巴林和 TCA 治疗 NP 的效果较好。对没有深度镇静的儿童，使用催眠、生物反馈和分散注意力技术是有效的。

孩子对死亡的看法与成年人的截然不同。随着儿童年龄的增长，死亡的概念会持续变化，最后，学龄儿童明白了死亡的永恒。家庭护理可能有助于家庭缓解悲伤，这也让其他兄弟姐妹陪伴所爱的人。家庭护理协调员应该可以处理意外情况。熟悉家庭有助于协调员了解家庭的期望值。临终关怀的一个基本宗旨是让患者在剩余的时间里过一个丰富、高质量的生活。家庭和护理者之间的合作应该让孩子最大限度的有尊严地死去。家庭护理协调员的责任是为护理人员提供完整的疼痛治疗的信息。

随着越来越多的受体特异性药物的出现，靶向和滴定式镇痛作用正成为现实。需要更多的儿童研究来证实所讨论的药物和技术在儿童和青少年癌症相关疼痛治疗中的应用。无论疼痛管理的创新进展如何，患者的安全必须放在第一位。老药新用扩大了儿科麻醉医生和疼痛治疗专家的手段。

结论

对儿童慢性疼痛的认识不足。早期诊断和干预有助于确保满意的转归。专用的 CBT 计划是对药物治疗和物理治疗的有益辅助。按摩、针灸和生物反馈等辅助疗法可以减轻疼痛和减少镇痛药的额外需要。连续神经阻滞等介入技术对难治性病例有帮助。专门的疼痛治疗中心有助于充分和早期的儿童疼痛治疗，以确保快速恢复到正常功能。未来研究需要探讨儿童慢性疼痛管理模式，形成治疗策略，开发新的方法治疗这一富有挑战性的患者群体。

要　点

- 儿童疼痛评估涉及专门针对每个患者及家庭的生物医学、心理和社会因素的多学科方法。
- 心理干预可以通过改变儿童对疼痛的认知、情感和感觉体验、对疼痛的反应行为、影响疼痛体验的环境和相互作用因素来有效治疗疼痛。
- 儿童 CRPS 管理包括物理治疗、药物治疗、局部和交感神经阻滞、神经调节和心理干预。
- 儿童头痛开始治疗前，应仔细评估原因。
- 头痛治疗包括药物治疗、CBT、周围神经阻滞和辅助治疗。
- FAP 最好的治疗方法是 CBT、抗抑郁药和连续腹直肌鞘或横腹肌平面阻滞。
- 非心源性胸壁疼痛可采用非甾体抗炎药、CBT 和辅助技术，包括针灸和按摩治疗。神经阻滞可用于难治性患者。
- 小儿背部疼痛的常见原因包括峡部裂、滑脱、椎间盘退变、椎间盘突出、脊髓肿瘤，以及其他疾病，包括镰状细胞病。
- 儿童癌症相关疼痛的管理是个体化的，并基于家庭的需求和关注。
- 对于需要临终关怀的儿童，疼痛是严重的问题。疼痛管理的方法基于患者的状态、疾病过程的参与、看护者的一般状态。

第 44 章　老年疼痛管理
Geriatric Pain Management

Keela A.Herr　Staja Q.Booker　Lynn Nakad　David J.Derrico　著
王存金　译　　高　巨　校

全球人口正在迅速老龄化，全球 65 岁及以上成年人的比例从 6.1% 增加至 8.8%[1]。慢性病患病率不断上升，其中令人痛苦且常见的持续性疼痛与年龄增长密切相关[2]。三种或三种以上相互作用的慢性病是导致持续性疼痛的主要原因[3]。持续性疼痛常发生在原发病后，通常缺乏明确的原因，52.9% 的老年人曾经患有某种疾病[4]。Lapane 等发现在养老院的老人中，27.9% 存在轻度疼痛，46.6% 存在中度疼痛，25.6% 存在严重的疼痛[5]。与持续性疼痛发展相关的风险因素，除了年龄，还包括性别（女性比男性更容易存在持续性疼痛）[6]、低收入[7]、精神健康状况（如抑郁和焦虑）、肥胖[8]。老年人持续性疼痛的普遍原因为骨关节炎、癌症、受伤 / 跌倒、慢性腰痛和糖尿病（糖尿病性神经病变）等[9]。

身体衰弱、埃博拉病毒和新型冠状病毒等传染病可能会增加慢性疼痛的发生风险[10, 11]。有学者推测，新型冠状病毒会导致慢性疼痛，其中感染、炎症和心理触发因素可能作为潜在诱因[12]，这将给老年疼痛的治疗带来新的挑战，并且需要多学科诊治，以及制定实施新型冠状病毒疼痛诊疗指南[14]。

持续性疼痛会给老年人带来诸多不良后果，包括心理困扰、社会孤立、睡眠质量受损、身体残疾、跌倒风险增加、失去独立生活能力等[3, 15]。优化疼痛管理非常重要，然而识别、评估和管理疼痛的重点在于加强对老年患者的关注[16]。考虑老年人的健康、身体功能和认知能力对于患者可靠报告疼痛的能力至关重要，在制订疼痛管理计划时，他们也可以参与其中。本章为读者提供了有关评估和管理老年持续性疼痛的一些最新观点，并重点阐述了医疗机构在为老年人提供疼痛护理时可能遇到的困难和挑战。

一、老年患者疼痛管理障碍

（一）生理和感觉障碍

在衰老过程中伴随的损伤或疾病会使老年人的健康状况迅速恶化。疼痛传递、耐受性和阈值的变化会降低伤害性刺激的传递速度，从而影响老年人早期感知和响应疼痛刺激的能力[17]。因此，老年人更容易受到烧伤或外伤等导致的伤害。这些改变反映了与衰老相关的外周感觉神经纤维密度减少，并导致感觉丧失和疼痛。此外，感觉障碍在老年人中也很常见，这也会对疼痛的管理产生负面影响[18]。白内障、黄斑变性和糖尿病性视网膜病变等视觉障碍会导致老年人阅读处方或外出参加锻炼时出现困难[18]。因此，医疗机构检查室应照明良好，要求老年患者就医时佩戴眼镜，以及医疗机构提供大字体的阅读材料，这些举措将有助于减轻视力不佳对疼痛治疗的影响。此外，听力障碍也很常见，医务人员应手持扩音器或在面对面与老年患者交流时放慢语速，并提供相应的书面说明，这些都将有助于减少听力障碍的老年人在治疗时遇到的不便[19]。

（二）认知障碍

认知障碍在老年人中很常见，但目前仍未得到人们充分的认识和有针对性的治疗[20]。尽管最近的一项报道称中至重度阿尔茨海默病患者的疼痛治疗目前有所改善，但养老院中仍有 45% 的老人经历着中度甚至重度疼痛，并且没有接受正规的疼痛治疗[21]。对于治疗者来说，为这一群体提供适当的镇痛确实存在许多障碍。沟通困难是评估和管理这一患者群体的主要问题，认知受损的老年患者往往会低估其实际疼痛水平[22–24]，并且他们的疼痛表现也可能因行为障碍而呈现出各种症状，如嗜睡、攻击状态、过度反应、呻吟等。因此，认知障碍给评估工作带来了挑战[25, 26]。随着老年人认知障碍严重程度的增加，患者自我报告疼痛的能力逐步下降，尤其在合并有多种认知障碍（如谵妄、躁狂和痴呆）的患者中自我报告更加困难。

（三）护理难题

随着老年人疼痛患病率的增加，对护理人员，特别是非正式护理人员的需求也在增加。非正式照顾者和无偿照顾者，如照顾亲人的家庭成员、亲属、朋友和伴侣，在管理老年人的身体状况方面发挥着重要作用[28]。护理人员工作中，最具挑战性的任务之一也是疼痛管理，护理人员会遇到包括缺乏培训、与疼痛治疗医师沟通不畅等各种难题。因为护理人员可能是老年人整个生命周期中疼痛管理的重要辅助人员[29]，因此这些问题都急需解决，对护理人员进行全面的疼痛管理技能培训和教育对改善老年患者的预后具有重要意义[30]。

（四）缺乏疼痛治疗的正确理念

老年人对疼痛及其治疗期望值不高，依从性也较差，这些都给疼痛的治疗带来困难。许多老年人认为，疼痛是衰老的一个部分，认为它是可以承受的[31]。诸如此类的观念导致老年患者选择忍耐或接受现状[32]。很少有研究表明这些观念是否与特定的健康行为相关，但这些观念会对老年患者的治疗产生较大的负面影响。除此之外，一些老年人因害怕疼痛药物的负面作用（如成瘾和依赖）而拒绝用药[33, 34]，并且老年患者的照顾者（如配偶及子女）同样也会表达上述这些担忧。因此，由于害怕对患者造成伤害，一些医疗保健提供者可能更不愿意为患有非癌症性疼痛的老年患者开具阿片类药物。很多老年人表示，除非疼痛“非常严重”，否则会尽量减少药物的使用[35]。另外，有研究认为严重的疼痛与老年人使用阿片类药物和精神药物有关[34]。因此，医务工作者应在治疗期间努力纠正这些错误的观念，定期进行健康宣教，以消除患者及家属的各种顾虑[36]。

（五）文化背景差异

疼痛评估和管理必须个体化，并考虑到老年人的文化、语言和习俗。疼痛专科医生应为不同种族、文化、宗教和近期移民的患者提供疼痛护理。关于疼痛的一些观念和行为会受到文化适应、迁移时间和性别等多种因素的影响，因此了解老年患者疼痛观念和文化差异能够更好地提供科学的疼痛治疗[37]。

属于少数群体（种族、宗教、性别）的老年人在疼痛管理方面面临着特殊的障碍。一些少数族裔的老年人具有如下特点：①不愿意主动报告疼痛；②持续性疼痛患病率高；③不愿意因疼痛主动寻求帮助；④不愿意接受治疗[38, 39]。此外，在疼痛管理方面也存在复杂的影响因素，包括社会经济劣势、歧视性的医疗保健系统和医疗保健政策，以及被误导的疼痛观念等。医务工作者无法轻易改变社会经济劣势和歧视性制度，但可以通过花时间了解每个患者的具体情况进行针对性治疗。一个适用于临床环境的简单文化框架是“ASKED MYSELF”记忆法，它适用于有疼痛的非裔美国人，也可以很容易地用于多个种族 / 族裔群体[40]。例如，A= 意识（awareness）：我是否知道（aware）非裔美国人在诊断、治疗和结果方面存在巨大的疼痛差异？ K= 知识（knowledge）：我是否了解（knowledgeable）与疼痛相关的信仰、实践和文化价值观？

语言障碍可能需要额外的帮助。这包括将疼痛评估量表翻译成多种语言。如果新移民和年长的移民不能流利地使用该国的主要语言，依赖家人或朋友与医务人员沟通，对他们来说医疗保健是有困难的。非正式的翻译人员可能会影响咨询结果，这一方面是因为语言翻译的准确性，另一方面也因为医疗互动中的文化信仰和社会角色，这可能会受到年龄、性别和社会地位的影响[41]。医务人员不仅必须了解语言障碍，还必须了解不同文化背景人群表达疼痛的方式。

（六）医疗保健服务和技术不到位

在医疗资源有限且昂贵的农村地区，老年人口的比例增长得更快。这促使人们提出新的有效的医疗保健模式，尤其是在包括疼痛在内的慢性病管理方面[42]。互联网技术可以让患者或医务人员足不出户便可享受或提供医疗服务，并且都能更便捷地参与到疼痛管理中[43]。例如，数字设备（智能手机、平板电脑、计算机、语音助手或其他支持互联网的设备）和软件（如电子邮件、视频聊天应用程序、在线医疗保健门户、社交网络 / 媒体）等互联网技术可通过更有效地监测治疗结果、加强患者与医务人员的沟通、提出新的治疗方法来进行患者诊疗[9, 43]。这些技术被称为 eHealth（电子健康）或 mHealth（移动健康）。eHealth 是一个宽泛的概念，通常包括远程医疗和远程护理，也可涵盖在线教育和健康专业咨询。远程护理涉及监控患者活动的各个方面（如跌倒报警、运动传感器、可穿戴活动跟踪器），而远程医疗技术需要患者把各种指标定期提交给平台（如血压和在线的疼痛日志）[42]。虚拟现实技术等其他技术也可以作为老年人非药物治疗的补充[45]。实施电子健康或其他支持疼痛管理的互联网技术应循序渐进，从补充现有护理开始，并应注意患者所处的环境、能力、日常网络的使用情况、老年人对网上医疗的接受程度[44]。

二、老年疼痛评估

准确评估疼痛是疼痛管理过程中的关键，但即使是经验丰富的临床医生来进行评估也会面临挑战。老年人通常会出现多种症状，这使得医务人员几乎没有时间在繁忙的例行问诊中快速解决患者的疼痛问题。在本章前面的章节中，我们已经描述了老年患者会遇到的各种障碍的含义，认识到这些挑战并采取措施解决是评估和管理老年人疼痛的重点。制定合理诊疗计划的关键是对疼痛的病因、特征、身体 – 心理 – 社会功能及生活质量的影响进行综合评估。疼痛常合并焦虑、抑郁、信念、失眠等，这些都可能导致患者出现认知功能受损。了解疼痛的类型（表 44–1）及当前的用药情况，可为指导下一步治疗计划提供重要信息。评估日常的活动有助于确定疼痛对患者功能的影响。此外，对疼痛源和肌肉骨骼、外周血管和神经系统进行全面的体格检查对于确定治疗目标也很重要。体格检查还应针对可以解决的潜在疼痛因素（如肌筋膜疼痛、骶髂关节综合征）。虽然实验室检查可用于确定病因诊断，但

表 44–1　疼痛类型和治疗方法

分　类	临床表现	举　例
损伤性：导致的疼痛对非阿片类药物（如对乙酰氨基酚、非甾体抗炎药）、阿片类药物及非药物治疗（如热、针灸、按摩、运动、水生疗法、TENS）的反应较好		
躯体损伤、骨骼、软组织、关节和肌肉损伤	定位良好，恒定表现为针刺样、波动性疼痛	关节炎，腰痛，肌筋膜炎，急性术后疼痛，骨折，骨癌痛
内脏损伤：心脏、肺、生殖器和胆道	弥漫性，定位差常伴有恶心、呕吐、发汗	肾绞痛，便秘，尿路感染
神经性：经常使用辅助药物治疗，如抗惊厥药物（TCA、SSNRI），必要时使用阿片类药物；作用于神经系统机制的非药物治疗也重要（如神经刺激治疗、CBT）		
周围神经系统损伤	通常持续的，偶可有阵发性；尖锐性、烧灼样、针刺样和电击样疼痛；其他感觉障碍，痛觉过敏、运动功能受损、肌肉萎缩或深部肌腱反射异常	颈椎或腰椎神经根痛，带状疱疹后神经痛，三叉神经痛，糖尿病神经病变，幻肢痛，椎间盘突出，药物毒性损伤
中枢神经系统损伤	临床表现同周围神经系统损伤。疼痛可发生在脊髓以上或脊髓水平	脑卒中后综合征，脊髓损伤相关神经性疼痛，多发性硬化症
混合性或非药物性疼痛：治疗可能包括非药物疗法(如运动、CBT 等)、非阿片类物质、阿片类药物和辅助药物，以管理多种疼痛		
中枢性、未定型或混合性：尽管没有明确的证据表明实际的组织损伤，但痛觉改变引起的疼痛；神经功能障碍和（或）伤害性问题和不确定的原因	不典型症状；广泛的肌肉骨骼疼痛、僵硬和虚弱；疲劳、睡眠障碍；对感觉刺激的敏感性增加	肌筋膜疼痛综合征，躯体疼痛障碍，纤维肌痛；脑卒中后疼痛；颞下颌关节功能障碍，紧张性头痛

CBT. 认知行为疗法；TENS. 经皮神经电刺激

改编自 Reuben et al. *Geriatrics at Your Fingertips*. 22nd edition. New York: American Geriatrics Society; 2020. Used with permission from the American Geriatrics Society.

退行性关节病的影像学证据通常与疼痛严重程度无关[46, 47]。

在每次就诊时应例行询问老年患者是否有疼痛。有关疼痛类型的描述对于确定治疗计划至关重要，收集身体和心理的信息对于充分了解患者的疼痛及其对机体的影响和制定治疗计划也非常重要[15]。表 44–2 概述了对认知完整和认知受损的老年人进行疼痛评估的方法和步骤。

（一）评估工具

目前有多种成熟的评估工具可用于老年疼痛评估。一维疼痛评估量表（如仅评估疼痛强度的疼痛量表）适用于繁忙的临床工作，其包括口头对疼痛程度的描述（无、轻度、中度或重度）、数字评分量表（0～5 或 0～10）和面部表情疼痛评估量表，这些都可用于包括轻至中度认知障碍的老年患者[48]。强烈推荐使用能够多维测量的疼痛评估工具，包括其对功能的评估[49]。评估疼痛对功能影响可以简单地纳入老年疼痛实践，包括简短疼痛量表（Brief Pain Inventory-Short Form，BPI-SF）、PEG 或功能性疼痛量表（Functional Pain Scale，FPS）[50]。

表 44–2 老年患者疼痛评估的步骤

认知功能正常	认知功能受损
第 1 步：通过观察语言交流的连贯性来确定患者是否具有自我报告疼痛的意愿、能力和可靠性，通过询问轻度疼痛和重度疼痛在 0～10 级疼痛量表中的位置来评估并进行认知功能筛查，如 Mini-COG 或 MMSE 神状态检查。MMSE 得分在 18 分或以上的老年人通常可以可靠地自我报告疼痛程度	第 1 步：确定患者自我报告疼痛的意愿、能力和可靠性，并注意是否被诊断为认知功能障碍或痴呆。一些患有轻至中度痴呆的老年患者仍然能够自我报告疼痛；在这些情况下，请参考左栏认知功能正常评估步骤。如果无法进行自我报告，请继续执行本专栏中的第 2～6 步
第 2 步：通过回顾病史、体格检查、诊断测试、实验室检查和用药史，注意或识别潜在的疼痛来源和原因	第 2 步：寻找可能的病因，如疼痛病史、病理（如慢性疾病、感染）、诱因（如术后疼痛、血压袖带疼痛、伤口护理）、意外（如皮肤撕裂）、创伤（如跌倒、脑震荡、虐待老人）和情绪原因（如抑郁、焦虑、PTSD）。
第 3 步：通过询问老年人是否“现在”或“此时此刻”正在经历疼痛，来确定疼痛的存在 / 不存在，以及疼痛的强度。使用有效、可靠和首选的疼痛量表测量自我报告的疼痛强度，如修订版面部表情疼痛评分法、修订版爱荷华疼痛温度计（Revised Iowa Pain Thermometer，IPT-R）、语言描述量表或数字评分量表[48, 73]。最佳做法是询问老年人他们喜欢使用的工具	第 3 步：尝试自我报告来确定疼痛是否存在和疼痛强度。语言和认知功能受损的患者可以通过简单的是 / 否、其他发声或手势来表达疼痛
第 4 步：评估疼痛对器官功能的影响，以确定疼痛耐受性和对日常生活的干扰。不同的患者表现出对疼痛的耐受性不同，这一信息对建立疼痛治疗目标至关重要。使用既定的措施	第 4 步：观察患者面部表情、语言 / 发声、身体动作、精神状态的变化可能有助于判断疼痛程度。选择推荐的疼痛行为观察工具，如晚期痴呆疼痛评估量表或交流能力有限的老年人疼痛评估量表，以持续评估疼痛相关行为
第 5 步：在适当的时候，让患者的家属或护理人员参与评估。当患者不愿主动报告疼痛时，这些人可能会对疼痛的存在及其对功能的影响提供额外的识别	第 5 步：与患者护理团队和家属合作，获得有关老年人日常行为、沟通方式和情绪的报告代理人
第 6 步：制订并实施一个全面的疼痛管理计划，一个全面的计划是由患者的护理目标和偏好驱动的，并结合药物和非药物干预，定期根据疼痛的严重程度和类型，使用相同的疼痛强度自我报告量表进行动态持续的评估	第 6 步：如出现疼痛，立即启动镇痛治疗。明确患者出现疼痛；非药物干预对缓解疼痛不起作用；排除其他导致患者不适的情况，启动镇痛试验。试验性治疗可为 1～7 天不等。如给药后能够改善患者异常行为，则表明镇痛有效，然后下一步根据情况制定一个多模式治疗计划

经许可引自 Booker S. Herr KA ©2020. The University of lowa, College of Nursing.

（二）认知障碍老年患者疼痛评估

痴呆患者发生的认知障碍往往会改变疼痛体验，并出现难以理解的疼痛表现，从而增加对疼痛的敏感性[51]。老年认知障碍患者的疼痛评估需要采用适当的方法来识别潜在的疼痛相关问题，包括寻找已知的疼痛，观察与疼痛相关的行为、活动模式或精神状态的变化，可与家人或护理人员沟通获得相关信息，并在必要时使用镇痛药试验来验证是否存在疼痛[16, 52]。这些步骤在表44–2中均做了详细说明，其中包括面部表情（鬼脸、皱眉）、发声（不规则的呼吸）、活动模式的变化（吃饭、睡觉）、精神状态的变化（混乱、易怒）、身体运动和人际交往互动（攻击性、破坏性、社交障碍）等，提示可能存在疼痛的行为[51]。最近发表的一篇综述对行为疼痛量表进行了评估，其提示最实用的工具有晚期痴呆疼痛评估量表（Pain Assessment IN Advanced Dementia，PAINAD）、沟通能力受限老年人疼痛评估清单（Pain Assessment Checklist for Seniors with Limited Ability to Communicate，PACSLAC）和DOLOPLUS-2[51]。此外，应在患者日常活动期间对其进行观察[53, 54]，不能仅仅在患者休息时进行评估[16]。综上所述，使用疼痛评估或行为量表收集的信息有助于医务人员制定一个全面合理的疼痛诊疗和管理计划。

三、老年疼痛管理

各种生理、社会和心理因素都会导致疼痛，无论是急性还是慢性疾病，都需要一个良好的多模式镇痛方案。不仅要关注减轻疼痛强度，还要解决致病原因和预防疼痛的长期影响。制定疼痛诊疗计划需要综合评估风险–获益并确保患者安全。多模式镇痛是一种个性化的镇痛方案，包括多种非药物策略、药物、镇痛技术和疼痛诊疗设备，综合使用以获得良好的疼痛控制效果（图44–1）。这种治疗方案可能总是包括镇痛药，但应该从非药物干预开始，因为许多药物是可获得、便宜、容易使用的，而且不良反应更少[55]。ACR最近的指南建议采用综合方法治疗骨关节炎疼痛[56]。

（一）非药物治疗和自我疗法

随着目前阿片类药物滥用情况日益严重，在老年疼痛患者诊疗过程中，应考虑将非药物治疗作为早期选择。目前一系列生理和心理干预均可用于治疗持续性疼痛，包括理疗技术，如使用冷热、按摩、经皮电刺激和治疗性按摩，以及心理治疗，如分散注意力、放松等[57, 58]。评估它们在认知障碍人群中的应用的研究是有限的；然而，基于它们对认知完好的老年人的疗效，可以推断它们在这一人群中的普遍使用。个性化适当的补充治疗，因为认知障碍的程度可能限制某些干预措施的使用，特别是行为改变。个体化的补充疗法可能会因为患者认知障碍的水平，从而限制某些干预措施的实施。

体育活动和锻炼可以帮助患者减轻疼痛及相关的并发症，并提高老年患者身体功能和生活质量。通过定期适度运动（所有美国成年人每周至少150min），老年人可以增强身体功能，减缓身体退化的进程，并改善运动范围。然而，由于疼痛本身通常限制了患者的运动，而缺乏运动会导致身体功能进一步下降并加重疼痛[59]。因此锻炼应个体化，并结合患者情况进行柔韧性、力量和耐力锻炼，如太极拳和瑜伽等[55]。

心理疗法，如认知行为疗法可缓解疼痛。这一疗法对于老年患者的治疗目标很重要，如增加社交互动和日常活动的独立性。CBT旨在促进自我管理，以及增强战胜疼痛的信念[55]。对于患有持续性疼痛的老年人，在专业人士主导的情况下，可以个人或团体为基础参与线下或线上的CBT。然而，目前能够提供心理治疗的医疗人员的数量还很有限。

自我管理策略包括身体和心理，是慢性疼痛管理的重要方面。疼痛自我管理是一个以患者本人为中心的综合性治疗过程，包括疼痛评估、治疗和自我管理及处理其他相关症状所需的基本技能。成功的疼痛治疗要求老年患者要有足够的信心并进行自我疼痛管理[55, 56]。另外，对于需要额外支持的老年患者可以使用各种材料和干预措施，包括专业或非专业主导的小组课程（线上或线下授课）、教育资源（即手册、网站、视频）和自发组成的疼痛互助小组[31, 60]。

应尽可能鼓励老年患者在各种形式中选择能满足其需求的个体化疼痛管理策略。这些策略可以通过采取积极的疼痛干预措施来提高生活质量，并减少疼痛及疼痛对日常生活的影响。然而，也应该综合评估疼痛管理方案，尽管许多方案看似无害，但可能存在未知风险。例如，某些膳食补充剂或草药在与特定药物一起服用时可能会有潜在风险[61]。

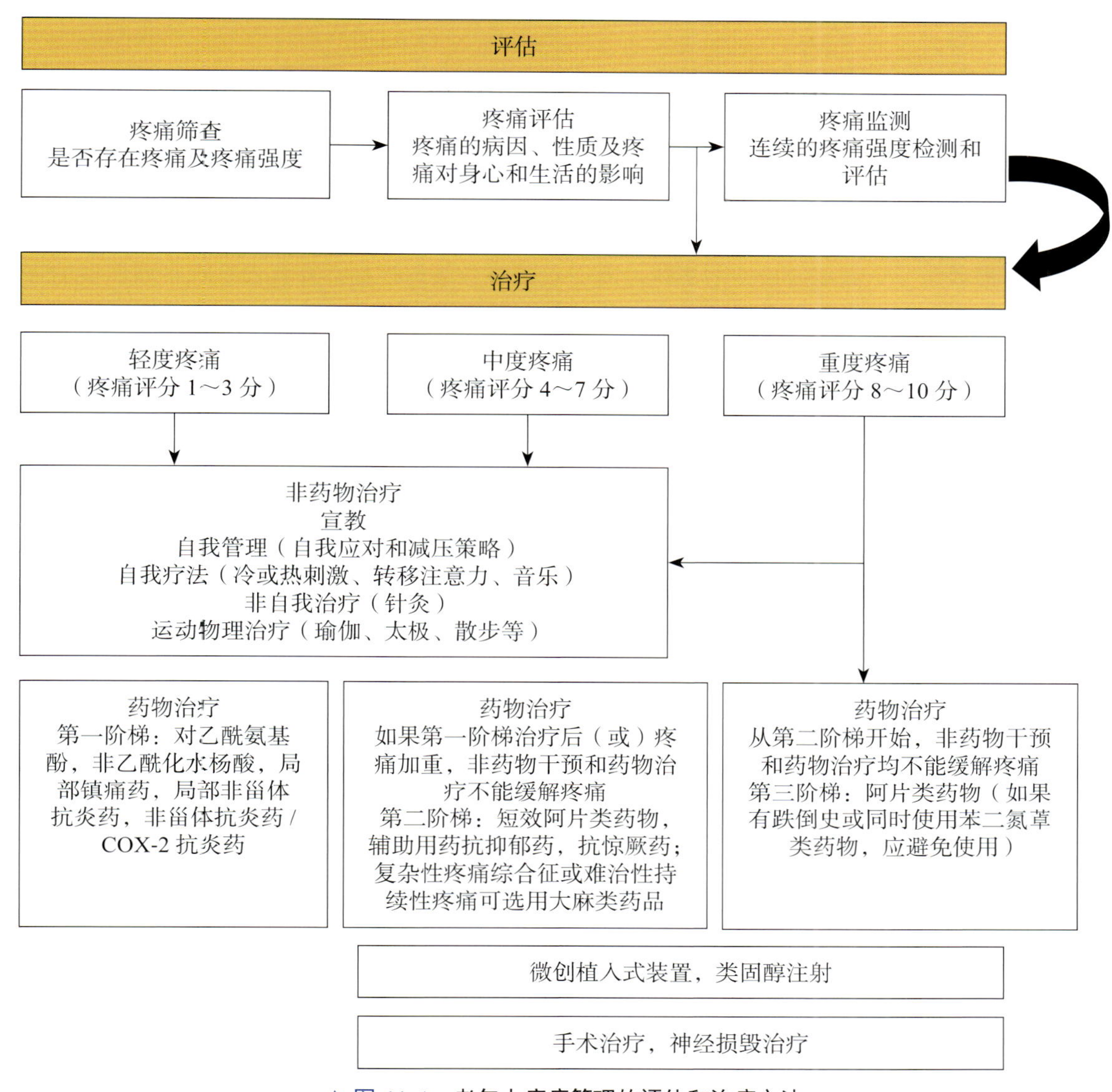

▲ 图 44–1　老年人疼痛管理的评估和治疗方法

引自 2020 K. Herr. Used with permission K. Herr, University of Iowa, College of Nursing.

（二）药品管理

老年患者疼痛药物治疗的一般原则包括对疼痛的评估，全天候镇痛药的使用，评估患者对治疗的语言、行为和功能的反应，以及必要时镇痛药的使用[62]。美国 CDC 建议，对于老年疼痛患者首选非药理学和非阿片类药物治疗[63]，但实际实施过程中镇痛药物仍然是老年疼痛患者的主要治疗方法[64, 65]。目前已经将镇痛药的使用作为老年疼痛患者日常疼痛管理的重要方法，特别是在一些非药物方法难以治疗的慢性疼痛，镇痛药的使用无疑是一把缓解疼痛的利器[64, 66]。德国一项针对老年慢性疼痛治疗的临床研究表明，81.4% 的患者经常使用镇痛药[67]。尽管如此，有关老年慢性疼痛的治疗目前仍然以多模式镇痛管理计划为主，主要包括药物治疗和非药物治疗。

对于老年患者来说，最佳的药物镇痛方法要在评估了患者的个体差异、用药的风险 – 获益分析后得出。用药过程中应依据药代动力学（如药物吸收、分布、代谢和排泄的改变）和药效学（如药物相关的不良反应）的变化对老年患者镇痛药物的选择和使用进行持续的优化和改进[62, 68]。此外，对于肝肾功能较差的老年患者，应当适当减少药物的使用剂量及药物的给药频率。由于老年患者体内总脂肪增加而体内总水分减少，这意味着水溶性药物的血浆峰浓度更高，而脂溶性药物的半衰期延长。对于一些衰弱的老年人，大多合并低白蛋白血症时同样会影响药物的血浆药物浓度。

镇痛药物大多会引起尿潴留、便秘、过度镇静、认知障碍等风险[69]。老年患者疼痛管理时面临的困难很多，如与年龄相关的一些生理变化，往往决定了镇痛药物的使用剂量和给药频率。对于许多种类的镇痛药，老年患者可能表现出镇痛药物的敏感性[70]。由于老年患者是一个高度异质性的群体，因此镇痛药物的使用须权衡患者的疼痛及患者的身体功能状态、合并症和其他因素。对于患有持续性疼痛的老年患者，有时因合并多种慢性疾病，日常需使用多种药物治疗，这也使这些人群在疼痛用药管理方面变得更加复杂[3]。除此之外，各种社会因素也可能成为老年疼痛患者治疗的障碍。尽管适当的社会支持可提高药物依从性[71]，但许多老年独居患者，社会支持有限[7]。许多老年人负担不起某些昂贵的镇痛药物。此外，一些老年患者可能缺乏阅读和处理基本医疗信息的必要技能，包括了解药瓶说明书、信息患者手册等，这些都会导致老年疼痛患者药物使用依从性差[72]。

目前在患有持续性疼痛的老年患者中，常用处方镇痛药包括非阿片类药物、阿片类药物及辅助用药。图44-1简要总结了与上述三种镇痛药的安全性和有效性的相关问题。

（三）非阿片类药物

指南推荐中将对乙酰氨基酚作为老年人轻至中度慢性疼痛治疗的一线药物。由于它成本低、整体安全性高且疗效适中，目前是治疗轻至中度持续性疼痛最常用的镇痛药[73]。然而，对乙酰氨基酚是600多种非处方药或处方药的有效成分之一，因此，过量使用很容易诱发急性肝功能衰竭[74, 75]。

当对乙酰氨基酚无法有效控制疼痛时，非甾体抗炎药可用于治疗老年人的慢性疼痛。非甾体抗炎药特别有助于治疗对乙酰氨基酚疗效有限的炎症性疼痛[76]。尤其是作为非处方药产品，非甾体抗炎药仍然是最常用的镇痛药之一。尽管口服非甾体抗炎药被广泛认为比对乙酰氨基酚更有效，但非甾体抗炎药的使用在肾脏、胃肠道和心血管毒性方面存在很多局限性。与年轻患者相比，老年患者出现消化性溃疡病和胃肠道出血并发症的风险大大增加[77]。研究表明，使用COX-2选择性抑制药（如塞来昔布）或非选择性非甾体抗炎药与心肌梗死、脑卒中和死亡的风险增加有关[78, 79]。鉴于口服非甾体抗炎药的相关风险，目前人们已经越来越多的把注意力集中在外用非甾体抗炎药的研发和测试上。外用非甾体抗炎药已获美国FDA批准，许多外用药剂也可通过非处方药的渠道获得[80]。已经有系统综述评估了其疗效，发现外用非甾体抗炎药对骨关节炎有效且安全。双氯芬酸贴剂是最有效的局部非甾体抗炎药，能有效缓解疼痛，并且没有观察到严重的胃肠道或肾脏不良事件。一项对比非选择性局部外用NSAID或口服NSAID治疗类风湿关节炎患者的回顾性队列研究发现，局部外用NSAID组的心血管事件风险发生率比口服NSAID组低36%（HR=0.64，95%CI 0.43～0.95）[79]。

（四）阿片类药物

阿片类药物作为治疗急性痛和癌痛的有效药物已被广泛应用，然而阿片类镇痛药在治疗持续性非癌性疼痛方面存在争议[73]。尽管如此，在中至重度持续性疼痛的老年患者中，阿片类药物仍被认为是最有效的镇痛药物[81]。在一些顽固性的疼痛治疗中，老年人对阿片类药物的使用有所增加；然而，阿片类药物对慢性疼痛的长期影响的证据仍然很少[82]。当药效较低的药物失效或被禁用时，阿片类药物用于老年人慢性疼痛管理可能是合理的[83]。由于担心成瘾和相关不良反应，如恶心呕吐、瘙痒、便秘、嗜睡、认知及对呼吸的影响，目前许多老年人和医务人员不愿使用阿片类药物[83]。此外，还有些不太常见的不良反应，如性功能减退、免疫抑制和痛觉过敏等[46]。尽管如此，但临床试验证据表明，在相对谨慎的情况下，老年疼痛患者使用阿片类药物是安全有效的，包括较低的起始剂量、较慢的滴定速度、较长的给药间隔、加强监测等[84]。除此之外，在开始长期阿片类药物治疗之前，应完成患者风险-获益-成本分析及充分的宣教。

根据美国2019年老年病学会建议，除非在严重急性疼痛情况下，如骨折或关节置换等大手术，老年人应避免常规使用阿片类药物，因为使用阿片类药物可能会导致共济失调、精神运动功能受损、晕厥和跌倒等不良事件发生[85, 86]。如果必须使用阿片类药物，应减少同时使用其他增加跌倒风险的中枢神经系统药物[86]。此外，必须密切监测肾功能，患有肾病的老年患者应避免使用可待因药物。最近的一项综述表明，大剂量阿片类药物使用会导致患者出现认知功能的损害[87]。

（五）阿片药物滥用

阿片类药物滥用是指以任何非处方指导的方式使用阿片类药物[88]。目前的统计显示，65岁以上的成年人中，滥用阿片类药物的人口数量迅速增长，对这些人群进行阿片类药物治疗时更加需要特别考虑阿片类药物的监管[89]。在对急诊科就诊的老年人进行的多变量分析结果表明，65—74岁成年人滥用阿片类药物的概率是85岁及以上其他类似成年人的6.75倍（$P<0.001$），75—84岁成年人的阿片类滥用概率是85岁及以上其他相似成年人的2.16倍（$P<0.001$）[90]。在临床医生监督下使用阿片类药物可为许多老年人提供必要镇痛，然而，也有一些老年人可能在没有处方、没有疼痛或没有医疗指征的情况下滥用阿片类药物[88]。

尽管临床医生应该对所有患者（与年龄无关）滥用阿片类药物的可能性保持警惕，但值得注意的是，年龄的增长与阿片类滥用风险的显著降低相关[91]。因此，由于医务人员对老年人行为的认知，以及在这一人群中缺乏对药物滥用的筛查手段，老年人可能无法意识到阿片类药物的滥用。较早的研究表明，在老年人群中阿片类药物使用不足是一个很大的问题[92]。然而，最近的统计显示，2006—2014年，美国患有阿片类药物使用障碍的老年人到急诊科就诊的人数增加了220%[90]。令人震惊的是，在加拿大65岁以上的老年人因阿片类药物过量而入院的比率高于年轻人[93]。鉴于上述现状，临床医生必须严格筛查阿片类药物滥用情况，并使用有效工具，如阿片风险工具。

（六）辅助用药

辅助用药是指联合配伍使用的一些药物，包括抗抑郁药和抗惊厥药，通常用于治疗神经病理性疼痛[94]。然而，2项Cochrane系统评价没有发现足够的证据支持在治疗慢性神经性疼痛时使用去甲替林和地昔帕明等TCA[95, 96]。虽然使用低剂量可以减轻阿片类药物不良反应的发生，但许多老年人的治疗限制了抗胆碱能不良反应，如口干、尿潴留、便秘及跌倒风险增加。因此，这些药物的使用必须考虑到是否之前已经使用过；此外，对于一些患有严重疼痛的老年患者来说，TCA轻微的神经系统影响可忽略。度洛西汀是一种选择性SNRI，已被证明可有效降低患者的疼痛水平[94]。

卡马西平是神经病理疼痛治疗的一线用药[76]。然而，应特别注意卡马西平造成的低钠血症风险，有研究表明，患有低钠血症的老年患者比没有低钠血症的患者更容易跌倒受伤[98, 99]。因此，在服用卡马西平时，应定期进行血钠水平的检测，并且在使用时应从低剂量开始，然后缓慢增加。抗惊厥药普瑞巴林和加巴喷丁也可用于治疗神经性疼痛[94]，但镇静、精神错乱和外周水肿等一系列的不良反应限制了普瑞巴林的使用。老年患者使用加巴喷丁也会增加跌倒风险。因此，在开具抗惊厥药时，筛查所有老年患者的跌倒风险非常重要[98]。2019年Beers标准表明，抗惊厥药和抗抑郁药（包括SNRI）可能会导致共济失调、精神运动功能受损、晕厥和跌倒。因此，必须仔细评估这些药物的安全性，并与其他药物进行比较，以尽量减少中枢神经系统不良反应的增加。

四、临床建议

（一）评估

1. 寻找引起疼痛的病因并进行详细的体格检查，以及完善相关检查。

2. 询问目前疼痛程度，运用疼痛评估量表进行评估。

3. 对于有认知受损的患者，应首先判定患者是否具有可信的自我报告的能力，如果语言交流障碍，可使用有效的疼痛行为工具进行评估。

4. 定期评估疼痛以确定疼痛的变化特征（如频率、持续时间、触发因素和强度）。

（二）管理

1. 联合使用非药物治疗方法以增强药物镇痛的作用。

2. 让老年患者本人和家属共同参与治疗。

3. 评估老年患者不断变化的身体和认知改变情况，以便更好地制订治疗方案。

4. 针对治疗的风险－获益进行详细的个体评估后，再根据疼痛病因和可能的机制选择相关镇痛药物。

5. 如果治疗效果不佳或者患者产生耐受，可酌情考虑增加药物剂量或更换新的药物或新的治疗方法。

结论

老年人应该得到高质量的疼痛护理，这些护理应来自可靠的研究、提供者的专业知识和患者的价值观。尽管存在许多挑战和障碍，使评估和治疗变得复杂，但可以使用在线资源来指导提供者、患者和护理人员（例如，geriatricpain.org）。目标是早期发现疼痛并安全有效地治疗，以便老年人能够茁壮成长和生存。

要　点

- 以证据为基础的疼痛评估和管理方法可以有针对性的治疗并能改善患者生活质量。
- 采用多种可靠的评估量表或工具对老年疼痛患者进行评估。
- 镇痛方案应选用多模式镇痛并进行多学科诊疗综合管理。
- 重视老年疼痛患者在治疗前的身体状况，是否具有认知功能障碍，以及是否存在社会和文化因素导致的沟通和交流障碍。
- 综合考虑选择药物和非药物的治疗方案。
- 鼓励老年患者及家属参与疼痛诊疗的全过程。

第 45 章　妊娠和哺乳期的疼痛管理

Managing Pain During Pregnancy and Lactation

Geeta Nagpal　Feyce M.Peralta　James P.Rathmell　著

王若国　译　　安建雄　校

一、妊娠期间药物的使用

妊娠患者的诊疗原则是尽量避免和减少药物的使用，尽可能使用非药物治疗方法。临床医生在选择药物治疗时，必须考虑药物对母亲或胎儿的潜在伤害，以及对妊娠生理状态的影响。药物的蛋白结合度、脂溶性、分子量和母体新陈代谢的速度都会影响药物从母体向胎盘转移。除了极性大分子（如肝素和胰岛素）和离子化分子（格隆溴铵），几乎所有药物都会在一定程度上影响胎儿。

大约 3% 的新生儿存在严重的先天性畸形[1]，其中 25% 有已知的遗传因素，2%～3% 的胎儿畸形有明确的环境关联，如在器官形成过程中母亲药物暴露[2]。因为动物和人类有特异性，所以评估药物致畸的困难在于对动物的致残未必在发生在人类身上。一个典型的药物是沙利度胺，非灵长类动物的研究没有显示出致畸作用，但当沙利度胺用于在人类妊娠期间时，新生儿会发生严重的肢体畸形[3]。

胎儿发育早期，即从受孕到妊娠的第 10 周（最后 1 个月经周期之后的第 10 周），是减少母体药物暴露的最关键阶段。器官发育前期（第 4 个月经周之前）的药物暴露通常会引起“全或无”方式影响，即胚胎要么无法存活，要么发育无异常[4]。妊娠后期的药物作用通常会导致单一或多器官受累、发育综合征或宫内发育迟缓[2]。某些药物可能不会直接影响胎儿器官发育，但可能对妊娠生理状态产生不利影响。例如，非甾体抗炎药可能造成分娩延迟，减少羊水量，增加新生儿肺动脉高压或肾损伤的风险。

众所周知，美国 FDA 制订了一个五类标识系统，对所有在美国批准的药物进行妊娠字母类别（A、B、C、D 和 X）标识。基于现有的科学和临床证据，该标识系统对药物致畸或胚胎毒性作用的潜在风险进行了评级。2014 年，因为该系统标识混乱，并且没有准确或一致地表明胎儿风险程度的差异，而被废除。2015 年—2020 年 6 月，妊娠字母类别标识系统逐渐被弃用。因为在妊娠期间使用药物的风险 – 获益决策比妊娠字母类别揭示的意义要复杂得多，妊娠字母类别标识系统可能导致医生做出依据不充分的临床决策。为了取代字母系统，专家们开始总结和讨论妊娠期间药物的风险和数据，以便为医务工作者提供更有意义的信息。由于人类妊娠期间几乎不可能进行大规模药物试验，实际上我们对大多数药物用于妊娠期的潜在益处和危害知之甚少。对妊娠期间严重疼痛带来的不良影响及用药风险的认识也不够全面。临床上对药物使用的利弊需要根据每位患者具体情况进行审慎评估。

二、哺乳期间母亲的药物使用

很多孕妇由于担心药物对婴儿产生不良影响，会停止母乳喂养或避免服用药物，这种做法缺乏科学依据。在多数情况下，这种过于谨慎的做法是没有必要的，因为只有很少种类的药物在哺乳过程中是禁用的，或者与婴儿的不良反应有关。促进药物进入至胎盘的物理化学特性也会影响药物在母乳中的蓄积，高脂溶性、低分子量、蛋白结合率低及非离子状态都有助于药物进入母乳。新生儿通过母乳吸收药物剂量实为母体药物剂量的 1%～2%[5]。即使通过母乳的吸收的药物很少，也必须考虑可能发生的新生儿药物过敏和婴儿对药物代谢缓慢的风险[6]。在产后的最初几天，由于母乳分泌量很少，即使产妇在分娩期间接受了药物治疗，也不用担心早期母乳喂养给婴儿带来的风险[7]。

通常母乳是在产妇哺乳过程中和哺乳后立即合成和分泌，因此产妇在哺乳后服药、延长婴儿的喂养间隔时间、避免应用长效药物可减少药物通过母乳转移到婴儿[8]。然而，有效控制慢性疼痛常需要使用长效镇痛药，特别是长效阿片类药物。权衡哺乳期用药的利弊需要考虑下列多种因素：①母亲对药物的需求；②对乳汁分泌量的潜在影响；③乳汁药物含量；④婴儿对药物的吸收；⑤药物对婴儿潜在的不利影响；⑥母乳喂养婴儿的年龄。

与妊娠期间使用的药物分类等级一样，美国儿科学会（American Academy of Pediatrics，AAP）取消了他们对药物使用和母乳喂养的相关性分级（第一类到第三类）。根据 FDA 2015 年的修改，现在的标识必须包含三个母乳喂养风险标题：风险概要、临床考虑和数据。在 2013 年发表的一份临床报道中，AAP 向医生提供了关于药物使用的指导，并重申大多数药物在哺乳期间使用是安全的[9]。

由于公开发表的文章难以及时更新研究进展和药物准入信息，建议医生给哺乳期产妇开处方时查阅美国 NIH LactMed 数据库，获取最新相关信息。

三、疼痛管理中常用药物

（一）非甾体抗炎药和对乙酰氨基酚

NSAID 具有镇痛和抗炎的特性，常用于治疗肌肉骨骼疼痛[10]。虽然确切作用机制尚不清楚，但此类药物作为非选择性的 COX 抑制药，可以抑制前列腺素合成来减轻疼痛已成为共识[10]。在妊娠期间，前列腺素调节许多关键生理过程，包括刺激子宫收缩，保持胎儿动脉导管的畅通（对子宫内充足的血液流动至关重要），促进胎儿尿液产生（有助于提高中、晚期妊娠的羊水水平）。药物使用时间和持续时间不同，前列腺素代谢的改变对妊娠产生影响也不一样。例如，在妊娠中期短期使用吲哚美辛对减轻变性肌瘤引起的疼痛有效，在妊娠晚期长期使用吲哚美辛（超过 48h）会导致动脉导管变窄[11, 12]和羊水过少[13]。更复杂的是，阿司匹林作为一种典型的 NSAID，使用低剂量（80～160mg/d）可降低某些高危人群妊娠并发症的发生率，但在高剂量使用时，则与胎儿动脉导管过早狭窄有关[14]。因此，在妊娠期间使用 NSAID 必须仔细制订计划，以达到预期效果，避免胎儿可能经受的风险。一般来说，如果使用 NSAID，持续时间短于 48h 时，无须监测胎儿导管流量和羊水量。所有用于治疗疼痛的 NSAID 应在妊娠 34 周停用，以防发生新生儿肺动脉高压[15]。

NSAID 是妊娠早期最常用的药物之一[16, 17]。因为这些药物的普遍使用，许多孕妇可能不会意识到它们对自身或发育中胎儿的潜在危害。此外，随着一胎孕龄的增高，有更多的女性可能会服用 NSAID 缓解关节和肌肉骨骼疼痛。在妊娠晚期，NSAID 对胎儿的影响已被充分证明，与动脉导管过早闭合、狭窄，从而导致新生儿肺动脉高压有关。然而，产妇使用这些药物和其他胎儿畸形相关的风险存在争议[18]。

NSAID 对风湿病或子宫肌瘤相关的疼痛有效，但对妊娠疼痛却无效。妊娠期间使用 NSAID 已有许多研究报道，其中 Ostensen 和 Ostensen[19] 对 88 名患有风湿病女性的研究中，比较了妊娠期间接受 NSAID（45 例）与未接受 NSAID（43 例），常用药为萘普生（23/45）和布洛芬（8/45）。NSAID 在妊娠早期和中期最常用，因为多数孕妇一旦发现妊娠就会停止用药。许多风湿病在妊娠后期得到缓解。在长期随访（6 个月～14 年）中，发现妊娠结局（妊娠时间和分娩时间、阴道分娩率、需要输血的产妇出血或先天性异常发生率）或后代的健康状况没有显著差异。作者认为，NSAID 用于活动期的风湿病时，直到 34～36 周对新生儿没有不良影响。然而，需要注意的是，患有风湿病的女性一般妊娠结局较差，因此，这一结论不适用于普通产科人群。

最近，Ofori 等[18] 发表了一项关于孕妇服用 NSAID 新生儿先天性异常风险的病例对照研究。利用 1997—2003 年在 Quebec 省人群的妊娠登记记录，发现在 1056 名妊娠前 3 个月服用 NSAID 的女性中，有 93 名（8.8%）新生儿患有先天性畸形，而 35 331 名未服用 NSAID 的女性中新生儿畸形的年发生数为 2478 名（7%），结论是服用药物孕妇的孩子患先天性畸形的风险可能更大，其中与心脏间隔闭合有关的畸形更为突出。

尽管 NSAID 对生理有影响，但围产期合作项目研究结果表明，妊娠早期服用阿司匹林没有明显的致畸风险[20]，最常用的 NSAID 布洛芬或萘普生也没有致畸风险，服用 NSAID 不会造成妊娠不良结局。然而，NSAID 可干扰着床和胎盘循环。有一项队列研究结果表明，使用任何 NSAID 的流产风险均为 1.8（95%CI 1.0～3.2），如果在妊娠前后使用超过 1 周，流产风险增加到 8.1（95%CI 2.8～23.4）[21]。

众所周知，阿司匹林具有血小板抑制作用，理论上可能会增加围产期出血的风险。接受阿司匹林治疗的产妇中，其新生儿血小板功能在分娩后 5 天内受到抑制[22]。虽然低剂量阿司匹林治疗（60～80mg/d）与孕产妇或新生儿并发症没有关联，但高剂量可能增加妊娠 35 周前新生儿颅内出血的风险[13]。小剂量阿司匹林已被用于改善妊娠期的抗磷脂抗体和先兆子痫[23]。然而，与其他 NSAID 一样，阿司匹林可进入胎盘，虽然不会引起先天性畸形，但可增加血管破裂的风险，特别是腹裂畸形[23, 24]。2 项回顾性 Meta 分析数据表明，服用阿司匹林可能会使腹裂畸形的风险增加 2～3 倍[24, 25]。一项涉及 3 万多名女性进行的随机对照研究显示，低剂量阿司匹林和安慰剂均未显示有增加脑室出血、其他新生儿出血或妊娠疾病的风险[23]。

酮咯酸是一种 NSAID，可口服和非肠道给药。根据药物使用说明[26]，酮咯酸对妊娠家兔无先天性残疾风险。然而，在分娩过程中服用酮咯酸确实会导致啮齿动物难产。酮咯酸与其他 NSAID 一样具有抑制血小板作用[27]。虽然酮咯酸对胎儿动脉导管或肾血管的影响尚未进行评估，但很可能具有与其他 NSAID 类似作用。相比安全性未经证实的药物，妊娠期间使用有明确结论的 NSAID 无疑是正确的选择。

根据临床经验和对现有文献的回顾，作者提出了妊娠期间使用 NSAID 的建议（框 45-1）。在妊娠期间使用 NSAID 必须仔细制订用药计划，以获得疗效的同时也避免胎儿风险。一般原则是需要使用 NSAID 时，在没有监测胎儿动脉导管流量和羊水量的情况下，持续时间应不超过 48h。妊娠期间，尤其是妊娠晚期应避免长期使用 NSAID。在妊娠 24 周前应谨慎使用 NSAID；如有必要，最好使用短半衰期的 NSAID，同时使用低剂量。

由于 NSAID 的抗血小板特性，许多麻醉医师关注硬膜外置管导致硬膜外血肿的风险。到目前为止，并没有证据表明服用低剂量阿司匹林或使用其他 NSAID 会增加脊髓或硬膜外腔置管后硬膜外血肿形成的风险[28]。作为常规病史和产妇体检的一部分，作者会筛查出血因素或容易瘀血的原因，如果没有明确出血倾向，作者会继续进行硬膜外置管，无须做进一步的实验室检测。这一习惯与美国区域麻醉协会发布的实践指南一致[29]。

框 45-1 孕期使用 NSAID 的建议

- 首先考虑使用非药物治疗或对乙酰氨基酚
- 考虑使用弱阿片类药物或阿片类药物 - 对乙酰氨基酚复合镇痛药
- 如果非药物或单独使用对乙酰氨基酚时疼痛未能控制，继续服用阿司匹林或其他 NSAID
- 在妊娠中期进行密切的胎儿监测。如果需要大剂量的 NSAID，应定期进行胎儿超声检查，包括用胎儿超声心动图来监测羊水容量和动脉导管的通畅情况
- 在 34～36 周后停止使用 NSAID，以减少围产期出血、新生儿出血和持续胎儿循环的风险

NSAID. 非甾体抗炎药

水杨酸可经哺乳期产妇母乳中分泌，高剂量阿司匹林导致乳汁中浓度不成正比地升高。如果持续大剂量服用，应首选替代药物。每天服用低剂量阿司匹林（75～325mg），不会有阿司匹林分泌到母乳中，水杨酸水平也很低。如果在哺乳期考虑偶尔或短期超量使用阿司匹林，则仍应谨慎。因为新生儿对水杨酸盐的消除非常缓慢[30]，大剂量阿司匹林可导致婴儿皮疹、血小板异常和出血。如果需要使用 NSAID 来控制哺乳女性的疼痛，布洛芬是首选药物，因为它半衰期短，对婴儿也很安全。婴儿吸收的剂量比母乳中排泄的剂量低得多。而萘普生更容易代谢到母乳当中，半衰期较长，应选择使用其他药物。双氯芬酸和吲哚美辛也可以用于哺乳期女性，但因现有数据很少，建议选用其他药物[31]。

关于母亲在哺乳期间使用酮咯酸的安全性证据很少。一项研究发现，母乳酮咯酸的浓度是母亲血清水平的 1%～4%[32]。10 名产妇 4 天内每 6 小时口服 10mg 酮咯酸，母乳分析结果表明不会对婴儿造成影响[33]。考虑到口服酮咯酸的生物利用度，新生儿血液药物浓度水平可能介于孕产妇剂量的 0.16%～0.40%。酮咯酸通常在剖宫产后使用，很少经初乳排出。酮咯酸药物说明书认为是母乳喂养禁忌证，因此，在新生儿出生后 24～72h 产生更多的母乳时，建议改用其他药物。

对乙酰氨基酚是孕妇常用的镇痛药和退烧药，镇痛效果类似，但不具有 NSAID 的抗炎作用。尚未发现对乙酰氨基酚有致畸作用，不抑制前列腺素合成或血小板功能，只有在极量时才有肝脏毒性[13, 33]。与大多数药物一样，目前还没有对妊娠前 3 个月的孕

妇服用对乙酰氨基酚对照研究。动物实验也未发现对乙酰氨基酚对胎儿有害。一项来自丹麦全国出生队列分析研究（1996—2003）显示，88 142 名孕妇妊娠前 3 个月使用对乙酰氨基酚的孕妇，妊娠期间摄入对乙酰氨基酚与先天性畸形总体患病率及常见畸形患病率的增加无关[34]。如果妊娠期间持续的疼痛确实需要使用温和的镇痛药，对乙酰氨基酚似乎是安全有效的首选药物。对乙酰氨基酚确实会经母乳排出，然而新生儿摄入的最大剂量不超过母亲剂量的 2%[35]，对乙酰氨基酚被认为适宜用于哺乳期疼痛治疗。

（二）阿片类镇痛药

许多育龄女性服用阿片类药物来治疗间歇性或持续性疼痛。妊娠期间长时间使用阿片类药物的危害知识基本都源于对阿片类药物滥用患者的研究[36-38]。已知妊娠期长期服用阿片类药物与新生儿低体重和头围下降相关。然而，多种药物滥用和吸烟的危害尚不清楚。美沙酮治疗阿片类药物依赖性可改善新生儿低体重并延长妊娠期，这一结果支持妊娠期使用美沙酮[38]。

迄今尚无证据表明在妊娠期间使用阿片受体激动药或激动 – 拮抗药与严重或轻微的致畸作用有关。围产期合作项目对 50 282 对母婴药物使用进行监测，包括可待因、丙氧苯、氢可酮、哌啶、美沙酮、吗啡或羟考酮的使用[20]。仅发现可待因与畸形（呼吸系统）有关，但其他研究并未得出类似结论。没有证据表明任何一种阿片类药物与严重或轻微畸形有关系。2011 年春天，Broussard 等发表了一项研究，该研究数据源于全国出生缺陷预防研究（1997—2005）数据库，包括一项正在进行的多中心、基于人群的病例对照研究，涉及 30 多种主要先天性结构畸形[39]。结果显示，妊娠前 1 个月到妊娠前 3 个月应用阿片类药物与三尖瓣间隔缺陷、房室间隔缺损、左心发育不良综合征、脊柱裂和腹裂畸形的发病风险相关。可待因和氢可酮占所有发病率的 69%。然而，这些结果应谨慎解释，因为一些样本量是临界性的，有必要进一步的研究。重要的是要了解，由于服用药物导致罕见先天性残疾的相对风险增加，通常仅转化为高于基础水平的中等绝对风险。医务人员在给孕妇或育龄女性开药时必须权衡利弊。

值得注意的是，当孕妇在妊娠期间长期接受阿片类药物治疗时，新生儿阿片类药物依赖的风险会增加。妊娠晚期阿片类药物依赖患者突然停用阿片类药物可导致胎儿宫内药物戒断，表现为胎心动过速和胎儿死亡[40]。因此，对阿片类药物有依赖的孕妇，无论是医疗用药或非法滥用，在没有胎儿监测的情况下，不应该在妊娠后期突然停药。建议对使用非法滥用药物的女性继续提供麻醉药物（处方使用）或阿片类药物替代治疗，如美沙酮或丁丙诺啡，并实施戒断治疗[41-43]。戒断治疗的益处还包括改善产前护理，提高新生儿体重，降低新生儿的感染风险等。

在子宫内接触阿片类药物的新生儿会产生依赖性，并在出生后的头几天出现戒断症状，称为新生儿戒断综合征。轻症特点是易怒和哭声增加，重症者与喂养不良和癫痫发作有关[44]。当母亲因非法滥用阿片类药物而接受戒断治疗时，婴儿在宫内接触二乙酰吗啡、美沙酮或丁丙诺啡[37, 38, 42, 45]，NAS 发生率为 30%～90%。需要用美沙酮治疗慢性疼痛的患者往往只需要较低剂量的美沙酮，她们的胎儿患 NAS 的概率较低，约为 11%[46]。大多数有麻醉性镇痛药戒断症状的新生儿会在产后 48h 出现症状，但也有报道称在产后 7～14 天开始出现戒断症状[37]。出生前长时间接触阿片类药物的新生儿需要缓慢断奶（慢到每 3 天减少 10%），以防止戒断症状发作[47]。AAP 认为，美沙酮适合阿片类药物成瘾产妇哺乳期服用[9]。

鉴别有 NAS 风险的新生儿并给予适当的支持治疗通常不会给新生儿造成短期不良后果。长期使用可通过胎盘的阿片类药物对胎儿的影响尚不清楚[48, 49]。Chasnoff 在一项研究中通过排除影响儿童的环境和社会经济因素后，认为并无明确的数据证明长期使用可通过胎盘的阿片类药物与胎儿发育疾病相关[50]。

丁丙诺啡属于部分 μ 阿片受体激动药和 κ 阿片受体拮抗药，目前用于阿片类药物依赖的门诊治疗，但在慢性疼痛治疗中的应用越来越多。产科医生和麻醉医生将越来越频繁地遇到使用丁丙诺啡治疗的患者。与美沙酮相比，这种药物的内在活性导致天花板效应，降低过量服用的风险[43]。虽然美沙酮用于阿片类药物依赖的治疗已超过 40 年，现在提倡丁丙诺啡作为一线治疗药物[42]。鲜有丁丙诺啡用于妊娠的文献，但已经发现丁丙诺啡在减少新生儿戒断症状方面优于美沙酮，具有用药较少和缩短新生儿住院时间等优点。在一项随机、双盲的对照研究中，比较了 175 名接受美沙酮和丁丙诺啡治疗的产妇和婴儿，发现产前暴露于丁丙诺啡的婴儿在 NAS 治疗中需要的吗啡显著减少，NAS 治疗周期和住院时间明显缩短。在需要 NAS 治疗的新生儿数量、NAS 峰值评分、头围等数据，以及新生儿或孕产妇预后方面没有差异[43, 53]。在丁丙诺啡维持治疗的患者中，因为 μ 受体的部分拮抗作用，急性疼痛的治疗有一定难度。虽然阿片类药物依赖的治疗只需要每天给药 1 次，但阿片类药物依赖患者在接受丁丙诺啡的同时伴有轻微疼痛时，需将每天剂量分为 4 份，每 6 小时给药即可有效镇痛[54]。

尽管没有发现母乳喂养期间使用丁丙诺啡存在安全问题，但药物使用说明书并不建议在母乳喂养期间使用丁丙诺啡[42]。由于母乳中丁丙诺啡需要浓度很低和婴儿口服生物利用度较差，婴儿暴露的剂量为母亲体重调整剂量的 1%～1.4%。几乎不存在母乳导致婴儿成瘾的风险，而且没有证据指导通过调整母乳喂养时间来避免丁丙诺啡的峰值水平。母乳中丁丙诺啡的含量可能不足以防止新生儿戒断，可能需要直接对婴儿进行治疗[55]。

芬太尼是围术期最常用的一种非肠道阿片类镇痛药物。与所有阿片类镇痛药一样，分娩前给产妇使用芬太尼可能导致新生儿呼吸抑制[56]。芬太尼或其他阿片类药物也可能导致胎儿心率正常变异性的丧失。胎心率变异性的丧失可能是胎儿低氧血症的信号，因此，在分娩过程中使用阿片类药物可能会影响产科护理人员对胎儿病情的评估[57]。

哌替啶经过肝脏代谢为去甲哌替啶，去甲哌替啶消除半衰期长达 18h。反复给药可导致蓄积，肾功能不全的患者蓄积更显著[58]。去甲哌啶可引起中枢神经系统异常兴奋，表现为震颤、肌阵挛和全身性癫痫发作[59]。接受单次或低频次给药的产妇，一般不会发生去甲哌替啶显著蓄积。与其他非肠道类阿片类药物相比，哌替啶并没有显著优势。

虽然部分激动 – 拮抗药阿片类镇痛药被广泛用于分娩镇痛，但它们与纯阿片类激动药相比，并没有显示任何优势。一项对分娩过程中使用哌替啶和纳布啡随机双盲对照研究发现，两种药物镇痛效果、新生儿 Apgar 和神经行为评分没有差异[60]。使用纳布啡[61]或喷他佐辛[62]会导致 NAS。孕妇使用纳布啡后可能引起胎儿正弦胎心率，使胎儿病情评估复杂化[63]。

临床上曲马多等弱阿片类药物激动药的使用有增多的趋势，部分原因可以降低药物滥用和成瘾发生率。没有证据表明曲马多用于分娩镇痛比传统的阿片类药物有任何优势。按药物使用说明，给大鼠最大口服剂量 1.6 倍的曲马多和对乙酰氨基酚联合用药，未观察到大鼠子代药物相关致畸现象；此剂量下可增加胎儿体重下降和多发肋骨等毒性作用[64]。分娩过程中曲马多肌内注射镇痛，药物可以通过胎盘自由进入新生儿循环，说明胎盘对曲马多有高度通透性。新生儿具备完整肝脏功能，可将曲马多代谢成活性代谢物[65]，然而，新生儿肾脏功能成熟过程缓慢，活性产物 O– 去甲基曲马多的肾脏清除率延迟。妊娠期间长期服用曲马多，新生儿会可能有戒断反应的风险。目前还没有关于单独使用曲马多与其他阿片类镇痛药 NAS 相对发生率的研究。

对于大多数接受非产科手术的孕妇，麻醉性镇痛药术后镇痛会取得良好的效果（表 45–1 和表 45–2）。即使有重度术后疼痛发生，静脉芬太尼、吗啡和氢吗啡酮等强效阿片类药物安全有效。对于轻度术后疼痛，很多安全有效的口服镇痛药可供选择，单独使用对乙酰氨基酚或与氢可酮联合使用都可以获得良好的镇痛。中度术后疼痛，可以单独使用羟考酮或联合使用对乙酰氨基酚。剧烈疼痛可选用吗啡或氢吗啡酮，这两种药物都有口服制剂。

麻醉性镇痛药也可经鞘内或硬膜外腔给药用于术后镇痛。以吗啡为代表的水溶性药物经鞘内或硬膜外腔给药在提供良好的镇痛前提下，大幅减少术后镇痛药物用量[66]。鞘内或硬膜外使用阿片类药物可降低产妇血浆浓度，从而减少经胎盘转移到胎儿或经母乳喂养婴儿吸收的药物剂量。

哺乳期女性使用阿片类药物可导致婴儿嗜睡和中枢神经抑制，严重者甚至发生死亡。阿片类药物可经母乳分泌，药代动力学分析证实，母乳中可待因和吗啡的浓度等于或略高于母体血浆浓度[67]。母乳喂养的母亲通过 PCA 使用哌替啶镇痛，对新生儿的神经行为抑制作用明显大于相同剂量的吗啡[68]。母乳经婴儿胃肠道吸收后，其中的阿片类物质经历了重要的首关消除。吗啡经葡萄糖醛酸化反应生成无活性代谢物[67]。哌替啶经过 N– 去甲基化生成活性代谢物去甲哌替啶[69]。新生儿的去甲哌替啶半衰期明显延长[70]，定期母乳喂养会导致药物蓄积，从而增加神经行为抑制和癫痫发作风险。AAP 推荐多种

表 45-1　治疗孕期疼痛的口服镇痛药 *

药　品	规　格	等效镇痛口服剂量（mg）
对乙酰氨基酚	—	325mg、500mg、625mg 片剂；500mg/15ml 酏剂
可待因	60	15mg、30mg、60mg 片剂；15mg/5ml 酏剂
对乙酰氨基酚－可待因	—	300×15mg，300×30mg，300×60mg 片剂；120×12mg/5ml 酏剂
氢可酮	60	—‡
对乙酰氨基酚－氢可酮	—	500×2.5mg，500×5mg，500×7.5mg，600×10mg 片剂；500×7.5mg/15ml 酏剂
羟考酮	10	5mg 片剂；5mg/5ml 酏剂
对乙酰氨基酚－羟考酮	—	325×5mg，500×5mg 片剂；325×5mg/5ml 酏剂
吗啡	20	15mg、30mg 片剂；10mg/5ml、20mg/5ml 酏剂
氢吗啡酮	2	2mg、4mg、8mg 片剂；5mg/5ml 酏剂

*. 镇痛作用的持续时间因人而异。所有列出的口服药物一般都是每 4～6 小时给药 1 次。另可根据需要调整给药间隔，以维持满意镇痛

‡. 在美国没有单独使用氢可酮的口服制剂

表 45-2　用于孕期中至重度疼痛的镇痛药 *

药　品	等效镇痛肠外剂量	等效镇痛口服剂量
芬太尼	50μg	—
氢吗啡酮	1mg	2～4mg
吗啡	5mg	30～60mg
哌替啶	50mg	150～300mg

*. 镇痛作用的持续时间因人而异。所有列出的肠道外药物一般都是每 3～4 小时给药 1 次，口服药物每 4～6 小时给药 1 次。给药间隔可根据需要调整，以维持满意的镇痛

阿片类镇痛药物用于母乳喂养的哺乳女性，包括可待因、芬太尼、美沙酮、吗啡和丙氧苯。尽管只有微量丁丙诺啡经母乳排出，但丁丙诺啡用于母乳喂养的安全性尚未被证实[71]。

（三）局部麻醉药

很少有研究关注局部麻醉药的潜在致畸作用。没有证据表明利多卡因和布比卡因对胎儿的发育造成重大风险[20]。在一项围产期合作研究项目中发现只有甲哌卡因有致畸作用，但暴露患者的数量不足以得出结论。动物研究发现，在妊娠期间持续暴露于利多卡因不会导致先天性畸形，但有可能降低新生儿出生体重[72]。临床上很少有患者长时间使用局部麻醉药，但在治疗带状疱疹后神经痛和其他神经性疼痛时可能会频繁使用局部麻醉药贴剂或乳膏治疗。

研究表明，分娩过程中用利多卡因和布比卡因进行硬膜外镇痛时母乳中未测得药物存在[7]。静脉输注大剂量（2～4mg/min）利多卡因用于抗心律失常时，母乳中也只测得微量利多卡因[73]。基于这些观察结果，连续硬膜外输注低浓度局部麻醉药用于术后镇痛时，只有少量的药物到达胎儿循环。综上所述，AAP 认定在哺乳期女性身上使用局部麻醉药对新生儿是安全的[9]。

美西律是一种抗心律失常口服药，其结构和药理特性与利多卡因相似，有证据表明美西律用于治疗神经病理性疼痛有良好前景。美西律属于脂溶性药物，可自由通过胎盘。目前还没有关于人类妊娠期使用美西律的对照研究。对大鼠、小鼠和兔的实验研究表明，使用人类最大剂量 4 倍药物剂量时会增加胎儿吸收的风险，但没有致畸作用[74]。虽然美西律在母乳中浓度较高，然而，根据预期母乳中药物浓度和平均每天母乳摄取量，婴儿接受的药物剂量比美西律在儿科常用维持剂量小得多[75]。AAP 认为美西律适宜用于哺乳女性[9]。

（四）类固醇

皮质类固醇常用于自身免疫性疾病和胎膜早破

的孕妇。类固醇的胎盘代谢和胎盘通过率与药物剂型相关[10]。多数皮质类固醇可通过胎盘，尽管泼尼松和泼尼松龙在胎盘中失活[2]，然而地塞米松和倍他米松没有进行显著的代谢，胎儿血清中泼尼松浓度低于产妇水平的 10%。对 145 名妊娠前 3 个月接触皮质类固醇的孕妇研究表明，畸形发生率并无增加[20]。为数不多的研究表明，孕妇使用硬膜外类固醇注射时对胎儿造成的风险很小。

一次性服用泼尼松的哺乳期母亲，其母乳喂养的婴儿在接下来 3 天内的泼尼松剂量不足母亲服用剂量的 1%[76]，这个剂量的类固醇不太可能会影响婴儿内源性皮质醇分泌[76]。

（五）苯二氮䓬类药物

苯二氮䓬类药物是最常用的处方药，常被用作治疗失眠、焦虑，或作为慢性疼痛患者的骨骼肌弛缓药[77]。妊娠期前 3 个月使用苯二氮䓬类药物可能增加先天性畸形风险。地西泮可能与唇腭裂[78]、先天性腹股沟疝有关[79]。然而，流行病学证据尚未证实地西泮与裂隙异常之间的关系。实际上，地西泮被广泛使用后，唇腭裂的发生率保持稳定[80]。流行病学研究已经证实了妊娠期间使用地西泮与新生儿先天性腹股沟疝患病的关系[80]。临分娩前使用苯二氮䓬类药物还会导致新生儿体温过低、高胆红素血症和呼吸抑制[81]。

另外两种苯二氮䓬类药物的致畸性已被评估。有研究报道，氯氮䓬可使先天性畸形增加 4 倍，包括痉挛性地双侧瘫痪、十二指肠闭锁和先天性心脏病[82, 83]。然而，一项针对 20 多万密歇根无医疗保险而接受基金救助的患者的研究并不支持这项早期的发现[84]。相反，在接受苯二氮䓬治疗的患者中，同时使用酒精和非法药物的概率很高。单独使用苯二氮䓬类药物并不是先天性畸形的危险因素。在妊娠期间使用奥沙西泮也与先天性畸形有关，包括面部特征畸形综合征和中枢神经系统缺陷[85]。除了致畸风险外，在子宫内暴露于苯二氮䓬类药物的新生儿可能在出生后立即出现戒断症状[86]。

即使哺乳期母亲单次使用地西泮 10 天后，其母乳喂养的婴儿血清中仍可检测到地西泮及其代谢物去甲地西泮，原因是新生儿的新陈代谢比成人缓慢[87]。临床上，接受地西泮治疗的母亲喂养的婴儿可能表现出镇静和喂养不良[87]。稳妥的做法是避免在器官形成期间、分娩前后和哺乳期使用苯二氮䓬类药物。

（六）抗抑郁药

抗抑郁药常用于治疗偏头痛、慢性疼痛和抑郁症。SSRI 是当下主流抗抑郁药并被广泛使用。使用抗抑郁药可能增加妊娠和新生儿不良反应。起初认为帕罗西汀用于妊娠早期是安全的，但来自葛兰素史克公司一项未正式发表的流行病学报告引起了人们的担忧，帕罗西汀是最广泛使用的抗抑郁药物之一，在妊娠前 3 个月使用，可能增加先天畸形的风险，多见于心血管先天畸形[88]。最近一项对 3581 名妊娠早期暴露于帕罗西汀或其他抗抑郁药的孕妇的回顾性流行病学研究表明，与其他抗抑郁药物相比，帕罗西汀总体可增加严重先天性畸形的风险（OR=2.20，95%CI 1.34～3.63），也增加心血管先天畸形的风险（OR=2.08，95%CI 1.03～4.23）；在 14 例心血管畸形婴儿中，有 10 例为室间隔缺损。在妊娠后期使用帕罗西汀有发生 NAS 的病例报道，包括神经紧张、癫痫发作[89]，以及新生儿的肺动脉高压[90]。帕罗西汀一般不建议用于妊娠期，推荐选用西酞普兰和舍曲林，因为这两种药物与先天性畸形无关。值得注意的是，尽管不良反应有所增加，但先天畸形发生率（1%～3%）、肺动脉高压发病率（0.5%～1%）很低，而患有严重抑郁的孕妇比例很高（15%）。与所有药物一样，必须仔细权衡使用抗抑郁药与不用药可能的风险。许多女性在妊娠期间都需要继续服用抗抑郁药，而不良结果的低发生率支持妊娠期间使用抗抑郁药物。

虽然 TCA 治疗抑郁症作用有限，但对慢性疼痛患者有益[91]。阿米替林可诱发仓鼠脑膨出和大鼠骨骼缺陷等先天畸形[13]。丙咪嗪与兔的几种先天性残疾有关，但对大鼠、小鼠或猴却没有致畸作用[92]。虽然临床上有报道孕妇服用阿米替林和丙咪嗪后出现新生儿肢体畸形，但大样本研究显示，除孕妇使用丙咪嗪后可能出现胎儿心血管缺陷外[13]，并未发现这两种药物与先天性畸形相关。迄今尚无孕妇使用地昔帕明与先天性残疾报道。有报道称使用去甲替林、丙咪嗪和地昔帕明孕妇的新生儿出现戒断综合征，包括烦躁、肠绞痛、呼吸急促和尿潴留等[13]。

阿米替林、去甲替林和地昔帕明都会经母乳排出。药代动力学模型表明，服用上述药物母亲哺乳后，其婴儿药物浓度约为母体的 1%[93]。Wisner 等关于母乳喂养中使用抗抑郁药的文献综述中认为，阿米替林、去甲替林、地昔帕明、氯米帕明和舍曲林在母乳中未测得有效剂量，母乳喂养未见不良反应的报道，作者推荐母乳喂养的抑郁症女性选择使用上述抗抑郁药[93]。氟西汀也会经母乳排出，乳液与血浆中药物浓度的比例约为0.3。尚无对照研究可用来指导哺乳期间氟西汀的使用[13]。然而，有报道肠绞痛和婴儿血清药物水平过高案例[94]。母体使用多塞平也与哺乳期婴儿血浆代谢物N-去甲基多塞平的血清水平升高和呼吸抑制有关[95]。AAP认为，所有抗抑郁药物在哺乳期都可能存在未知风险[9]。

度洛西汀是一种选择性SNRI，是结合抑制5-HT和去甲肾上腺素再摄取作用的一类新药代表。度洛西汀对抑郁症和神经病理性疼痛有效，并对糖尿病神经性病变可能有特殊疗效。如前所述，接受SSRI或SNRI药物治疗的母亲的新生儿可能会有戒断反应。尽管孕妇接受度洛西汀治疗时，母乳喂养的相对风险和益处尚未得到充分评估，但厂家建议在母乳喂养期间不要使用度洛西汀。

（七）抗惊厥药物

有多种抗惊厥药物被用于慢性疼痛的治疗，然而，服用抗惊厥药物女性胎儿严重畸形风险的数据均来自癫痫治疗。虽然癫痫本身与先天性畸形无关，但理论上仍然可能存在风险关联。尽管如此，仍然使用癫痫病女性服用抗惊厥药物的数据来评估这种药物用于治疗疼痛的风险。美国神经病学学会和美国癫痫学会专门委员会最近对孕妇使用抗癫痫药致畸作用和围产期预后进行了系统回顾研究[96, 97]，结果发现，丙戊酸暴露可导致神经管缺损、面裂、尿道下裂，妊娠早期使用丙戊酸风险显著升高。该研究还发现，服用抗惊厥药物孕妇的新生儿更有可能出现比预期胎龄发育小的情况，Apgar评分更低。与服用卡马西平或拉莫三嗪相比，丙戊酸与严重先天性畸形相关性更高。在妊娠前3个月，丙戊酸可能与先天性畸形的发生存在剂量相关，虽然现有研究结果并不一致，但丙戊酸每天剂量大于1000mg时致畸风险显著增高。

在同一篇综述中发现卡马西平与腭裂风险增加相关，但另一项使用欧洲先天性异常监测（European Surveillance of Congenital Anomalies，EUROCAT）数据库的研究并不支持这个结论。不过，虽然这项研究没有发现卡马西平与身体部位存在裂隙畸形相关，但证实卡马西平与脊柱裂畸形相关。

妊娠期间使用托吡酯及其仿制药会增加新生儿唇裂和腭裂风险[98]，并且与新生儿低体重有关[99]。

加巴喷丁是一种抗惊厥药，可用于治疗神经病理性疼痛综合征。有关孕妇服用加巴喷丁的安全性的数据很少，迄今尚未发现加巴喷丁增加孕妇和胎儿不良事件的风险[100]。在厂家的处方信息中，报道了9名妊娠期间服用加巴喷丁的孕妇，其中4名选择终止妊娠，4名结果正常，1名孕妇的新生儿有先天性幽门狭窄和腹股沟疝[101]。目前尚无足够证据显示孕期使用加巴喷丁会对胎儿有致畸风险。

普瑞巴林与加巴喷丁属于同类药物，它结合了抗惊厥药物的活性和对GABA受体的亲和性。临床上，普瑞巴林主要用于治疗糖尿病神经病变和带状疱疹后神经痛的疼痛。

有必要对正在接受抗惊厥药治疗的备孕女性进行严格药物作用评估，强烈建议服用抗惊厥药物治疗神经性疼痛的女性在妊娠期间停用此药，特别是在妊娠前3个月。如果妊娠期间继续使用抗惊厥药物，建议咨询围产期医生，应频繁监测血清抗惊厥药物水平和补充叶酸，并考虑筛查母体甲胎蛋白，有助于发现胎儿神经管缺陷。

在哺乳期使用抗惊厥药物似乎对婴儿无害。苯妥英钠、卡马西平和丙戊酸在母乳中含量很小，无不良反应报道[13]。普瑞巴林和加巴喷丁的研究数据有限。

（八）麦角生物碱

麦角胺对偏头痛发作的治疗有显著疗效。然而，即使是低剂量的麦角胺也有显著的致畸风险，高剂量的麦角胺会引起子宫收缩和自然流产[91]。哺乳期使用麦角生物碱与新生儿惊厥和严重胃肠道紊乱有关。有时，甲基-麦角新碱被用于治疗子宫松弛和产妇产后出血，这种短暂的使用并不妨碍母乳喂养[102]。

（九）咖啡因

咖啡因是一种甲基黄嘌呤，常与镇痛药配伍治疗血管性头痛，容易被胃肠道吸收并通过胎盘，使胎儿循环血药浓度与母亲水平相当[103]。早期研究表明，妊娠期间摄入咖啡因会增加宫内生长迟缓、胎儿死亡和早产的风险[104]，但近期的研究得出不一致的结论[105]。目前多数产科医生认为妊娠期孕妇不必禁止服用咖啡因，但应将其摄入量限制在每天300mg以下。迄今尚无证据表明咖啡因有先天性致畸作用[106]。

咖啡因的使用也与某些心血管变化有关。与未饮用咖啡因的受试者相比，摄入适量咖啡因（100mg/m²，这一剂量相当于煮好的 2 杯咖啡），孕妇和胎儿出现轻微的心血管变化，孕妇心率和平均动脉压增加，主动脉流速峰值增加，胎儿则表现为心率降低[107]。咖啡因所致胎儿心率减慢和频率的增加可能会掩盖胎心变化的实际趋势。咖啡因摄入有可能增加新生儿快速心律失常的发生率，包括室上性快速心律失常、心房扑动和心房期前收缩[108]。许多非处方镇痛药含咖啡因（通常为 30～65mg/ 剂），在临床工作中应综合计算孕妇饮用咖啡因、处方药和非处方药中咖啡因的含量。

哺乳期适量摄入咖啡因（每天两杯咖啡）通常不会影响婴儿。母乳中咖啡因的含量通常不到母亲摄入量的 1%，母亲饮用咖啡后 1h 母乳中咖啡因达到峰值。过量使用咖啡因会让婴儿清醒和易哭闹烦躁。

（十）舒马曲坦

舒马曲坦是选择性 5-HT 激动药，治疗偏头痛疗效显著并被广泛应用。舒马曲坦可致兔胎畸形，但在大鼠实验中未见致畸作用[109]。尚无研究支持舒马曲坦对人类有致畸作用[91, 110]。舒马曲坦在治疗妊娠期偏头痛的优势在于，它没有麦角胺的子宫收缩作用和流产风险[111]。从 1996 年 1 月开始，葛兰素史克公司开始开展一项研究，前瞻性地评估妊娠期间使用舒马曲坦的风险[112]，综合此研究和其他研究结果发现，舒马曲坦用于治疗孕妇偏头痛发作安全有效。

只有少量舒马曲坦会经母乳排出，因此服用该药后母乳喂养婴儿被认为是安全的。舒马曲坦在哺乳期间应用的研究报道有限，一项研究显示，哺乳女性皮下注射 6mg 舒马曲坦后母乳中舒马曲坦的总剂量仅为母体剂量的 0.24%。婴儿胃肠道对舒马曲坦的吸收能力很差，胎儿摄入的药物中只有 14% 的生物利用度。即使是这种轻微的暴露，也可以通过在注射后 8h 内将所有乳汁挤出并丢弃，从而在很大程度上避免婴儿摄入[113]。

（十一）β 受体拮抗药

普萘洛尔和其他 β 受体拮抗药可用于预防慢性偏头痛和非偏头痛类的血管性头痛。有关妊娠期使用 β 受体拮抗药的研究，多数文献针对高血压控制而非预防偏头痛，高血压本身会增加小于胎龄儿的风险[114]。2009 年，Cochrane 对 β 受体拮抗药治疗孕期轻至中度高血压的文献进行综述，发现 β 受体拮抗药对围产期预后的影响并不明朗[115]，也没有证据表明普萘洛尔有致畸作用。孕妇服用普萘洛尔可导致胎儿体重下降，可能是由于母亲心排血量略有下降，从而导致胎盘灌注减少造成[116]。孕妇应了解胎儿毒性导致的并发症，包括宫内生长迟缓、低血糖、心动过缓和呼吸抑制[116]。作用时间越长，母体和胎儿血药浓度波动越小，胎儿心率波动也可能越小。哺乳期产妇每天摄入 240mg 普萘洛尔时，婴儿体内血药浓度达不到治疗剂量，因此对新生儿的影响可以忽略。

（十二）大麻

由于大麻用于医疗和娱乐日趋增多，它也成为妊娠期间最常使用的成瘾物质[117]。加州最早于 1996 年将大麻合法化，从此大麻在美国的使用量持续增加。就在作者撰写本文时，已经有 33 个州和哥伦比亚特区制定了医用大麻计划，11 个州还将娱乐用途合法化，另有 16 个州将大麻合法化。尽管四氢大麻酚（tetrahydrocannabinol，THC）的化学浓度急剧增加，但这种合法程度的提高也提升了人们对其安全性的认识。虽然 1995 年 THC 在大麻中的影响力平均约为 4%，但现在已增加到约 12%。在同一的时间范围内，认为常规使用大麻没有风险的育龄女性人数从 4.6% 增加到 19%[118]。

美国妇产科学院[118]和 CDC[117]目前建议对所有孕妇进行大麻使用筛查，并提倡妊娠期间停止使用大麻。已知 THC 可以透过胎盘，也通过母乳排出，从而作用于胎儿和新生儿。然而，现有证据均基于回顾性研究，数据均为患者主诉，因此妊娠和母乳喂养期间使用大麻不良反应的确切证据不足。此外，许多研究也未针对烟草使用和社会经济地位等混杂因素进行处理，不过确实有足够证据证实，人类和动物使用大麻具有潜在危害。使用大麻可能与长期不良神经行为、早产、死胎、生长受限和新生儿重症监护治疗有关，建议教育妊娠和哺乳期女性尽量避免使用大麻[118]。

四、孕期疼痛的评估和治疗

疼痛医师可能会被邀请会诊孕期难治性疼痛，妊娠期剧烈疼痛主要发生于肌肉骨骼疼痛综合征，包括腹壁和韧带疼痛、髋关节疼痛和盆腔痛，疼痛医生应掌握妊娠期肌肉骨骼疼痛疾病诊疗知识。妊娠期腰痛和偏头痛也属常见病，将在孕期疼痛章节讨论，这是在实践中遇到的最常见的问题。镰状细胞性疼痛虽然不是常见病，但是作为妊娠期慢性复发性疼痛疾病，具有一定代表性，本部分将予以讨论。

（一）孕期肌肉骨骼相关疼痛

腹壁和韧带疼痛

妊娠期腹壁疼痛患者一般在第一时间求助产科医生。妊娠早期腹痛最常见的原因是流产，主要表现为腹痛和阴道出血。未破裂的异位妊娠和卵巢扭转可表现为定位模糊的下腹自发疼痛和耻骨上压痛。一旦出现上述症状，产科医生应立即进行病因排除，应注意腹部筋膜病变可能是腹痛原因之一。

当子宫在腹部上升时，圆韧带就会拉长，如果这种牵拉过快，韧带可能出现小血肿（图45-1）。此种情形通常发生在妊娠16～20周，疼痛和压痛局限于圆韧带，可放射到耻骨结节[119]。治疗方法是先嘱患者卧床休息和局部保温，严重者可口服镇痛药。

腹直肌鞘内血肿形成引起的腹痛并不常见（图45-2），当子宫扩张时，腹壁的肌肉会被过度拉伸，有时腹直肌会发生断裂，或腹壁肌肉下静脉破裂。剧烈疼痛通常发生在打喷嚏之后。检查时令患者腹部肌肉收紧（仰卧位抬头），如果疼痛加重，即可诊断为腹直肌血肿，超声检查可帮助确诊。保守治疗包括卧床休息、局部热敷和弱效镇痛药。

（二）髋关节疼痛

股骨头骨坏死和髋关节短暂性骨质疏松较为少见，孕期的发生率稍高[120]。虽然确切原因尚不清楚，但母体循环中雌激素和孕激素水平高、骨间压力增加可能会促进骨坏死的发展[121]。髋关节短暂性骨质疏松症是一种罕见的疾病，其特点是髋关节疼痛、活动受限、股骨头骨质减少[122]。两种情形在妊娠晚期都有髋关节疼痛，可能突然发作，也可以逐渐发展。骨质疏松症很容易诊断，X线显示股骨头骨质减少并保留关节间隙。MRI是评价骨坏死的最佳方法，比X线能更早发现骨质疏松改变。妊娠期股骨头坏死和骨质疏松症治疗原则是对症处理。髋关节短暂性骨质疏松症患者限制负重是避免股骨颈骨折的主要原则[122]。

（三）盆腔痛

病因及临床表现

盆腔痛（pelvic girdle pain，PGP）是一种局限

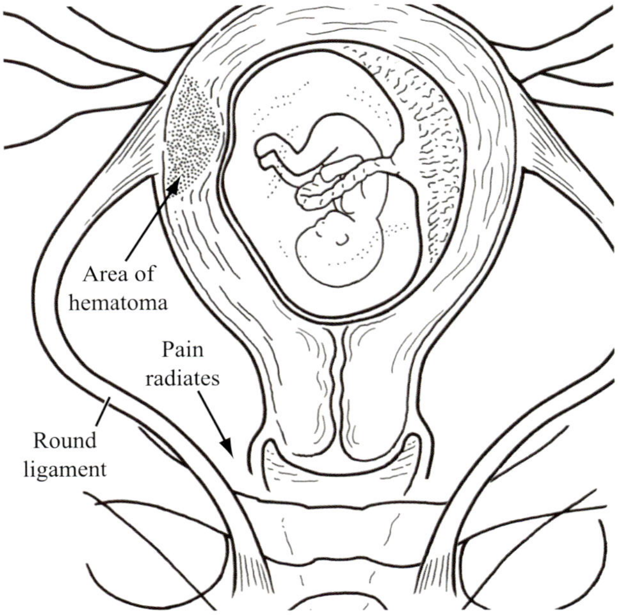

▲图 45-1 **Abdominal pain arising from stretch and hematoma formation in the round ligament usually presents between 16 and 20 weeks of gestation, with pain and tenderness over the round ligament, which radiates to the pubic symphysis. (Adapted with permission from Chamberlain G. ABC of antenatal care. Abdominal pain in pregnancy. *Br Med J*. 1991;302:1390–1394.)**

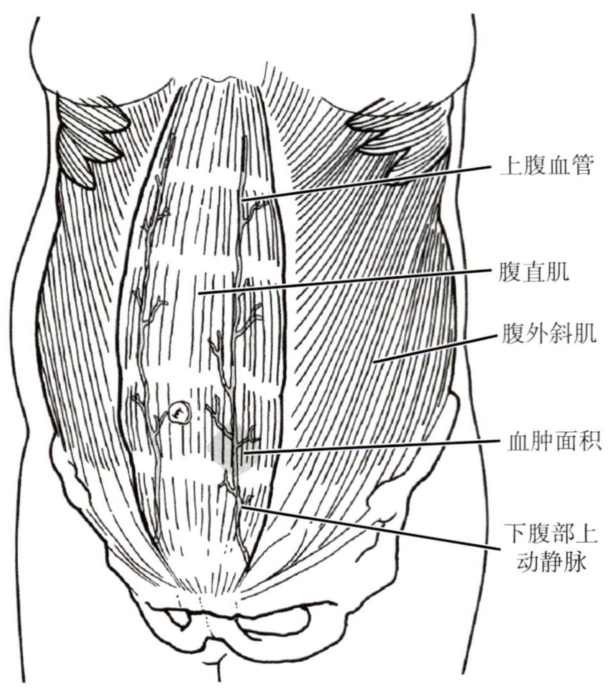

▲图 45-2 见妊娠时拉伸腹壁可撕裂腹直肌或腹壁下静脉，在腹直肌鞘内形成疼痛性血肿。疼痛是局部的，而且可能很严重，通常在一阵咳嗽或打喷嚏之后开始

改编自 Chamberlain G. ABC of antenatal care. Abdominal pain in pregnancy. *Br Med J*. 1991;302:1390–1394.

于骨盆前后、髂后嵴和臀襞的疼痛综合征，包括耻骨联合功能障碍、骨盆关节功能不全、韧带松弛和骨盆后疼痛[123]。这种疼痛不同于妊娠相关腰痛（框 45–2），疼痛常被描述为刺痛，有时在骶髂关节区域出现灼痛，并可向前延伸至耻骨联合区域，可放射至腹股沟、会阴和大腿后部，疼痛部位在妊娠过程中会发生变化。发病时间可以在妊娠早期到产后 1 个月，但多数作者认为妊娠晚期是疼痛高峰期。大多数患者在产后 6 个月症状自动消失。由于不同研究使用的诊断标准不同，妊娠期盆腔痛真实发病率很难确定，一般认为发病率为 16%～25%[124, 125]。

框 45–2 盆腔疼痛综合征的症状与体征

- 有与时间和负重相关的后骨盆疼痛史，深入到臀部区域
- 后盆腔激发试验阳性（图 45–5）
- 在 L_5～S_1 区域远端和外侧有明确的刺痛，有或无放射到大腿或膝盖，但没有放射到足部（图 45–6）
- 髋部和脊柱可自由活动，无神经根症状
- 床上翻身时疼痛

经许可转载，改编自 Ostgaard HC, Zetherström G, Roos-Hanson E, et al. Reduction of back and posterior pelvic pain in pregnancy. Spine.1994;19 894–900.

PGP 的病因尚不清楚，可能与机械损伤、激素和基因有关。机械损伤因孕期耻骨联合分离引起，激素变化包括孕酮和松弛素水平升高，遗传影响是基于一级亲属中患病率增加的流行病学调查结果。

（四）背部疼痛

1. 病因及临床表现

妊娠相关腰痛（pregnancy related low back pain，PLBP）的特征是腰椎区域疼痛。50% 的女性会在妊娠期间经历腰痛，通常被视为妊娠的正常过程（图 45–3）[126]。约有 1/3 孕妇有严重背痛并影响日常活动[127]。这种疼痛与非妊娠时腰痛类似，性质为钝痛，腰椎活动范围受限，前屈和竖脊肌触诊时可加重疼痛[128]。

与 PGP 一样，导致 PLBP 可能有多重原因。妊娠期间为了平衡子宫前部的重量，腰椎前凸会明显加重，可能是疼痛的机械原因[129]。妊娠期间内分泌变化也可能是背部疼痛的原因之一。

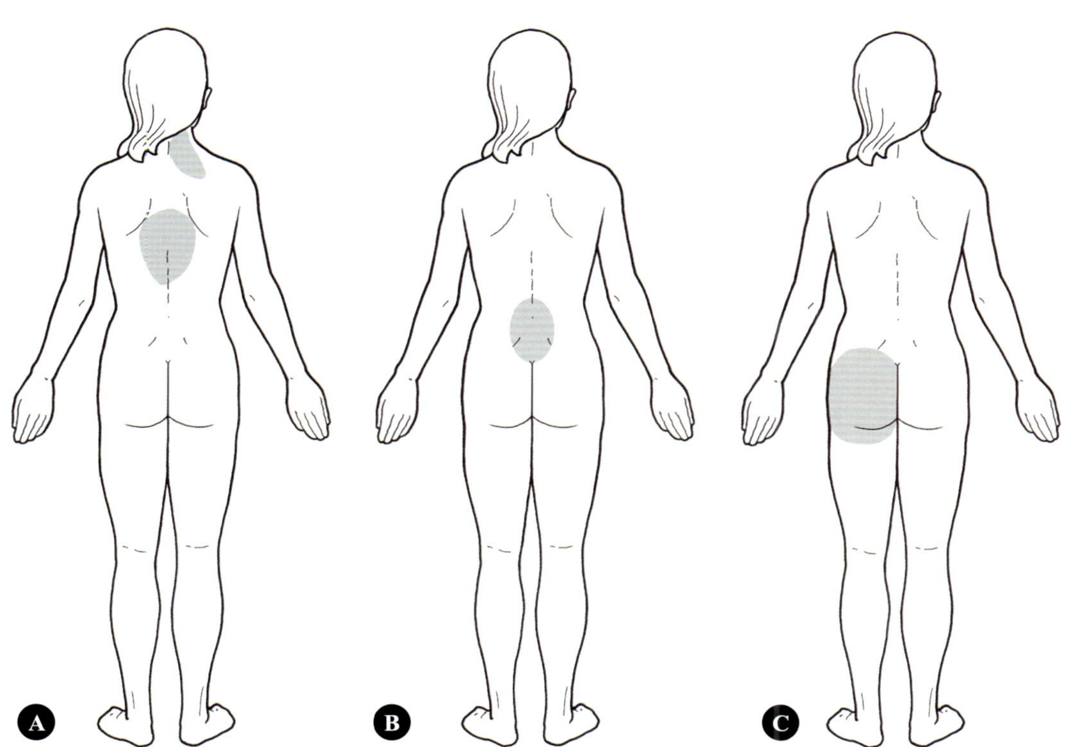

▲ **图 45–3 一项关于 855 名妊娠 12 周至分娩的女性的研究中，报道了 3 种类型的疼痛。49% 的女性在妊娠期间出现过背痛**

A. 背痛（10%）；B. 腰痛（40%）；C. 骶髂关节疼痛（50%）（经许可转载，改编自 Ostgaard HC, Andersson GBJ, Karlsson K. Prevalence of back pain in pregnancy. *Spine*. 1991;16:549–552.）

松弛素是一种由黄体分泌的多肽，可软化骨盆关节和子宫颈周围的韧带，以适应发育胎儿发育，并促进阴道分娩。这种松弛可能会因过度活动引起疼痛[130]。

腰痛通常在妊娠第 18 周左右开始，在第 24～36 周达到高峰[128]。然而，疼痛最早可以发生在妊娠前 3 个月，也可能晚到产后 3 周。患有 PLBP 的女性中有 16% 在疼痛会持续到产后 6 年，因此妊娠是慢性腰痛的一个危险因素[131]。虽然妊娠期间腰背痛常伴有神经根性症状，但髓核突出（herniated nucleus pulposus，HNP）的发病率只有 1：10 000[132]。孕期不会增加腰椎间盘突出的患病率[133]。胎儿直接压迫腰骶神经或腰丛是神经根症状的直接原因。

2. 背部和盆腔痛患者的评估

对有腰痛、PGP 的孕妇评估时，首先必须详细询问病史和进行体格检查[134]，以便排除妊娠以外疼痛原因，因为产科并发症（早产、早剥、子宫肌瘤变性、圆韧带疼痛和绒毛膜羊膜炎）也可能表现为腰痛[135, 136]。泌尿系统疾病，包括肾积水、肾盂肾炎和肾结石等也可能出现腰背部不适[137]。主要的形态学改变发生在孕妇的泌尿系统，包括肾盏、肾盂和输尿管的扩张（图 45–4）[138]。体格检查应包括完整的背部和神经系统评估，检查时应特别注意骨盆和骶髂关节。体格检查时如发现骨盆后痛（骶髂功能障碍），往往可以与其他原因引起的腰痛区别开来（图 45–5、图 45–6、表 45–3 和框 45–2）；直腿抬高试验阳性（伴或不伴同侧下肢放射的典型腰痛）与骶髂关节半脱位或 HNP 一致，单侧膝关节或踝关节反射丧失或存在感觉、运动障碍提示腰神经根受压。

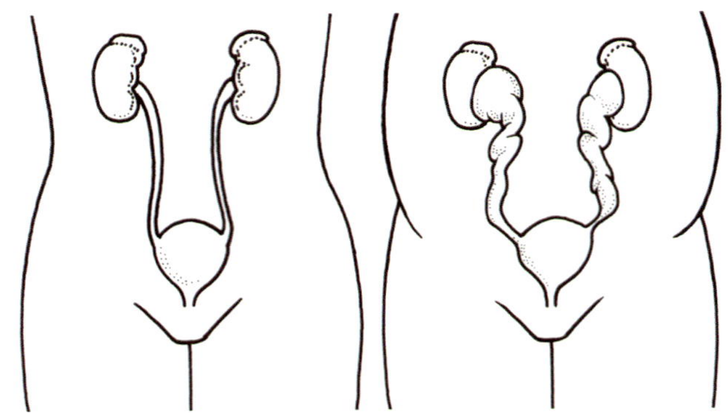

▲ 图 45–4 孕酮水平升高和子宫扩张带来的压力导致妊娠期输尿管扩张

尿路淤积可导致肾盂肾炎（经许可转载，改编自 Chamberlain G. ABC of antenatal care. Abdominal pain in pregnancy. *Br Med J*. 1991;302:1390–1394.）

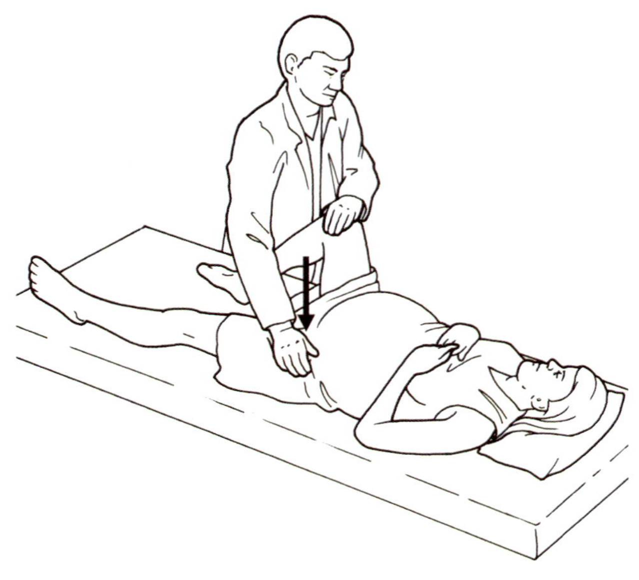

▲ 图 45–5 后盆腔激发试验

经许可转载，改编自 Ostgaard HC, Zetherstrom G, Roos-Hanson E, et al. Reduction of back and posterior pelvic pain in pregnancy. *Spine*. 1994;19:894–900.

CT 等成像技术不适合妊娠期使用，不过妊娠并不是影像学评估的绝对禁忌证。妊娠期间的辐射暴露会导致先天性畸形、智力迟钝和后续癌症风险增加[139]。未发现胎儿暴露于小于 10rad 的环境中与发育或精神异常有关；在典型的三维立体脊柱系列手术中，接受的剂量一般不超过 1.5rad[140]。当怀疑骨折、脱位和破坏性骨质病变时，X 线可提供重要诊断依据。

MRI 对妊娠期的诊断成像具有革命性意义，在许多结构异常的诊断中是有效和可靠的[141]。虽然妊娠期间接受 MRI 被认为没有辐射风险，但实际上并没有妊娠期胎儿暴露于强磁场期后长期随访的安全性数据[142]。Schwartz[140] 对妊娠患者的神经诊断成像进行了全面而深入的回顾。框 45–3 给出了使用放射学研究评估孕妇的实用指南。

肌电图和神经传导检查（统称为肌电图）对伴有感觉或运动症状的新发腰痛患者是很好的筛查试验。当临床表现不能确诊时，肌电图可帮助鉴别周围神经病变、多神经病变、神经丛病变和单一神经根病变。然而，肌电图假阴性是常见现象，在 HNP 引起单一神经根压迫时尤其多见[143]。

3. 背痛和盆腔痛的防治

预防和治疗背部和盆腔痛的常用策略通常无效。

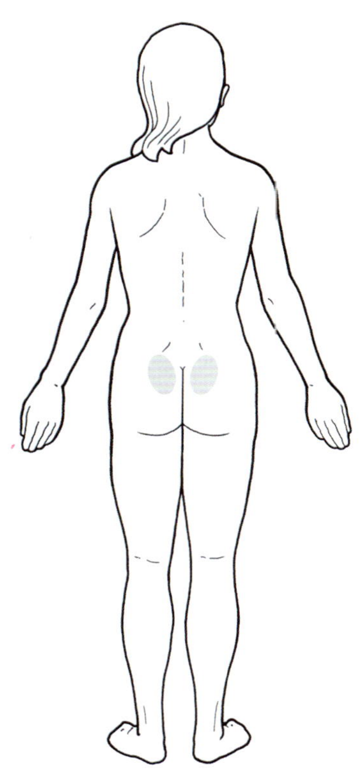

◀ **图 45-6　骨盆后部疼痛进行后激试验时疼痛的区域**

经许可转载，改编自 Ostgaard HC, Zetherström G, Roos-Hanson E, et al. Reduction of back and posterior pelvic pain in pregnancy. *Spine*. 1994;19:894–900.

接受相关知识培训可以减少患者疼痛发病率[144]。妊娠期间进行有氧运动不增加风险[144]。然而，保持良好的身体状况并不能减少妊娠期间背痛发生率[145]。尽管如此，美国妇产科学院和妇科医生仍建议进行特定的肌肉训练，通过保持良好的姿势预防孕期腰痛[146]。

妊娠相关腰背痛和 PGP 的治疗方案主要针对妊娠期间疼痛病因。背部护理课程的重点包括解剖学、人体工程学、正确的姿势和放松技巧等。如果疼痛仍然无法缓解，可请理疗师进行身体力学指导和腰背部锻炼。Cochrane 最近发表的一篇关于腰痛治疗的综述认为，孕妇特有的运动计划、物理疗法和针灸，加上常规的产前护理，比常规的产前护理更能有效减轻腰痛。此外，针灸可能比物理疗法更有效。水上体操项目也可减少因背部疼痛导致的工作缺勤[147]。

虽然妊娠期 HNP 的发病率较低，但神经根性症状很常见，常伴有骶髂关节半脱位和肌筋膜疼痛综合征。在孕期外使用硬膜外类固醇存在争议[148]。硬膜外类固醇疗效最有力的证据用于急性椎间盘病理症状的患者[149]。虽然单次剂量硬膜外皮质类固醇对胎儿的风险较低，但作者认为硬膜外类固醇最好用于出现新发症状（如单侧深腱反射丧失、皮区分布感觉运动改变）和有腰椎神经根受压症状的产妇。作者认为在获得这类患者的影像学结果前进行硬膜外类固醇治疗是合理的。经硬膜外类固醇治疗后，如果神经根症状消失，可以免除影像学检查。

表 45-3　骶髂关节半脱位：诊断标准及常见确诊体征

标准或体征	描　述
诊断标准	
骶骨疼痛	骶部疼痛通常为单侧疼痛，在某些情况下，可放射至臀部、下腹部、大腿内侧前部、腹股沟或大腿后部
Piedallu 征阳性	下背部前屈导致髂后上棘不对称运动，其中一侧髂后上棘比另一侧高
正向骨盆挤压	骶区疼痛是由双侧直接向下压迫髂前上棘引起的
髂前上棘的不对称性	患者仰卧位时应检查髂前上棘，以消除腿长差异的影响；骶髂关节半脱位时，一侧 ASIS 高于另一侧
确诊体征	
直腿抬高试验	患者取仰卧位，伸展膝盖，被动抬高患者的腿，通常在正常范围内引起疼痛
屈曲	患者取仰卧位，膝关节弯曲 90°，然后向胸部被动按压；患侧因疼痛仅可屈曲到预期范围一半
4 字试验	把一只脚后跟放在另一只膝盖上，以平卧的姿势，同时向外转动腿会引起疼痛
麦氏点疼痛	在疼痛侧的脐下有一个压痛点，大约在脐和 ASIS 之间的 1/3 处

改编自 Daly JM, Frame PS, Rapoza PA. Sacroiliac subluxation: a common, treatable cause of low back pain in pregnancy. *Fam Pract Res J*. 1991;11:149–159.

局部麻醉药注射骶髂关节或耻骨联合具有诊断和治疗价值。

如前所述，大多数临床医生希望限制孕期接触电离辐射。超声可用于辅助穿刺骶髂关节。关节腔注射后疼痛缓解表明关节内有病理性变化，骶髂关节浅表韧带劳损等关节外病变时，关节内注射后疼痛不会改善。

妊娠期间的治疗方案应考虑胎儿的影响。分娩后大多数女性的症状会在几个月内得到改善。妊娠期间使用非药物治疗方式包括骨盆倾斜运动的物理

框 45-3　孕妇神经诊断影像学使用建议

- 确定放射学检查的必要性和潜在风险
- 尽量在月经后的前 10 天内进行检查。如果患者已经妊娠，最好在妊娠晚期或产后再进行检查
- 确诊所需最有效的放射方法选择
- 尽可能使用 MRI
- 避免直接照射腹部和骨盆
- 避免使用对比剂
- 不要单纯为了妊娠而避免放射检查。牢记医生有责任为患者提供最好的医疗。对孕妇错过必要的放射检查，也是对胎儿有间接风险
- 如果妊娠的患者接受了大量辐射，请放射生物学家（通常在放射科工作）仔细回顾放射检查史，以便准确评估辐射总量
- 因过度辐射而决定终止妊娠是一个极其复杂的问题，如果辐射剂量不超过 0.1～0.15Gy（10～15rad），不会增加畸形风险。胚胎或胎儿在放射诊断过程中实际接受的放射量通常远远低于治疗性流产所需要的水平
- 不需要也不建议填写知情同意书。应口头告知患者，妊娠期间任何放射学检查都属医疗必需。CT 或 X 线造影对胎儿的风险非常低，MRI 对人类尚无已知风险。让患者签署同意书会增加其风险意识，从而增加其检查期间和检查后不必要的担忧

改编自 Schwartz RB. Neurodiagnostic imaging of the pregnant patient. In: O Devinsky, E Feldmann, B Mainline (eds). *Neurologic Complications of Pregnancy*. New York, Raven Press; 1994: 243–248.

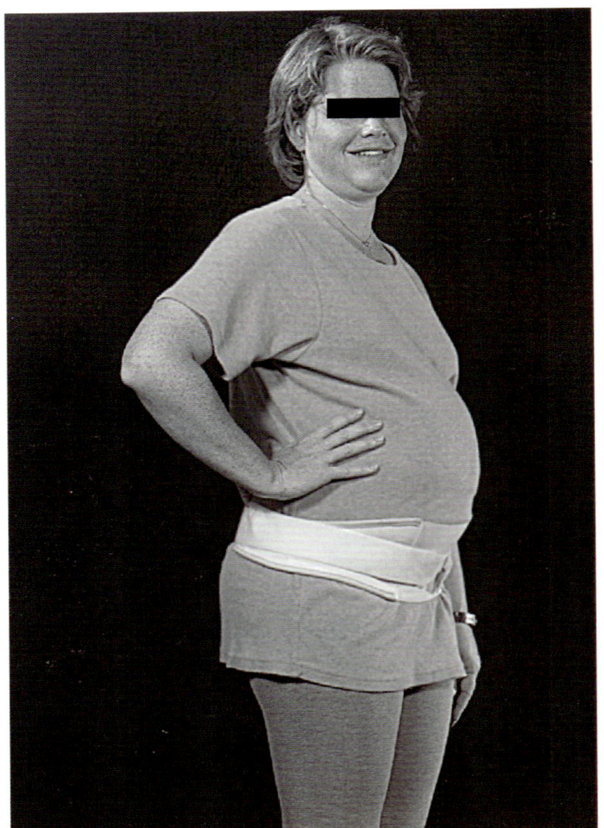

▲图 45-7　适当放置转子带以稳定疼痛的骨盆关节并减轻背部疼痛

治疗、使用支撑带（图 45-7）、骶髂关节旋转手法、水上体操、经皮神经电刺激和针灸等[147]。妊娠期间使用 TENS，理论上存在通过使用某些穴位时电流通过胎儿心脏引起胎儿心脏传导障碍，导致意外引产。有限的研究数据表明，妊娠期间使用 TENS 是安全的。Cochrane 最近发表的一篇综述认为，TENS 用于分娩镇痛时对母亲或胎儿都没有不良影响[150]。基于安全考虑，建议在妊娠期间使用 TENS，保持低电流强度，并避免刺激某些穴位[151]。

（五）孕期偏头痛

1. 病因及临床表现

临床医生经常面临孕期头痛的患者，因为复发性头痛最常发生在生育期。偏头痛可能是一种致残性疾病，女性发病率高于男性[152]，可能与性激素有关，女性偏头痛与生殖密切相关，包括初潮、月经、口服避孕药、妊娠和更年期[153]。80% 的女性偏头痛患者发病年龄为 10—39 岁，表明性激素在发病机制中发挥重要作用[154]，妊娠的前 3 个月雌二醇水平突然持续上升时疼痛有所改善[155]。事实上，50%～80% 的女性偏头痛患者在妊娠期间发作频率显著降低或完全停止。然而，头痛持续到妊娠中期的女性，以后改善的可能性较小。

偏头痛很少在妊娠期间发生，但一旦发生，通常在妊娠的前 3 个月。许多临床医生认为，妊娠期头痛在最初出现时应彻底查清原因[91, 156]。一篇关于妊娠期间出现偏头痛的文献显示，9 名患者中有 4 名出现严重血小板减少，2 名符合子痫前期诊断标准，还有 1 名流产[156]。文献中有大量关于妊娠期偏头痛颅内病理学报告，包括脑卒中、大脑假性肿瘤、肿瘤、动脉瘤、动静脉畸形和脑静脉血栓形成等[91]。妊娠期头痛的代谢原因包括不合理的药物应用（最明显的是可卡因[157]）、抗磷脂抗体综合征和绒毛膜癌[158]。

2. 评估

对妊娠期首次出现严重头痛的患者应给予及时

评估。只有排除了继发性妊娠头痛的原因，包括头部外伤、脑静脉血栓形成、子痫前期、脑出血或蛛网膜下腔出血、缺血性脑卒中、血管炎或脱水等，孕妇才可以诊断为原发性头痛。首先应详细了解病史和进行神经系统检查。当有局部神经系统异常、视盘水肿和头痛发作时应进一步深入研究。妊娠期初次头痛发作时，建议进行尿检、生化、血液学检查、肝功能和凝血检查[154]。脑成像也是检查的重要组成部分，不含钆的 MRI 检查对 3 个月内妊娠中是安全的，是妊娠期间的首选方法[154]。如果患者突然出现“一生中最严重的头痛”，应该首先排除蛛网膜下腔出血[91]。如果颅脑 CT 为阴性，应进行腰椎穿刺，通过脑脊液检查鉴别是否有蛛网膜下腔出血。体重突然增加的情况下，逐渐加重的头痛应提示子痫前期或大脑假性肿瘤。血压升高、蛋白尿和外周水肿三者提示子痫前期，先兆子痫患者还会伴有反射亢进和血清尿酸升高。

3. 治疗和预防

对于妊娠前有偏头痛病史且神经系统检查正常的孕妇，治疗难点是控制头痛的同时应将对胎儿的风险降至最低。通常用非药物治疗包括放松、生物反馈和避免某些饮食即可达到治疗目的。Marcus 等[159]的研究证实，通过放松训练、生物反馈和物理治疗练习配合应用，发现妊娠期间和随访 1 年中产妇头痛明显减少。

如果药物治疗合理应用，含有或不含咖啡因的对乙酰氨基酚都是安全有效的[160]。对乙酰氨基酚具有药物滥用和反弹性头痛的潜在风险，可能会加重慢性头痛。布洛芬和萘普生最常用的治疗偏头痛的 NSAID。然而，它们可能对妊娠产生不良影响。短期单独使用氢可酮等弱阿片类镇痛药，或与对乙酰氨基酚联合使用时风险很小（表 45-1）。当口服镇痛药无效时，可能需要入院并给予肠外阿片类药物（表 45-2）。

在获得关于妊娠期间使用舒马曲坦安全性的更多信息之前，只有在其他方法失败后才应使用。曲坦类药物是非妊娠患者使用最多的流产药，但在妊娠期间很少使用。妊娠使用舒马曲坦和纳曲普坦都会注册登记，以便跟踪接触这些药物后的妊娠预后。结果表明，在妊娠早期使用该药并没有增加致畸风险或不良妊娠结果的发生率。妊娠和哺乳期应避免使用麦角制剂，麦角制剂会导致子宫收缩明显延长和胎盘血流降低，引起胎儿窘迫或自然流产。

每个月有 3～4 次头痛发作的患者应采取预防性治疗[160]。如果头痛频率虽然每月低于 3～4 次，但疼痛严重且通过处理无法控制，也应考虑预防性治疗，以防止孕妇脱水而导致胎儿窘迫。尽管阿替洛尔可能增加早产发生率，但每天口服仍利大于弊。药物作用时间越长，母体和胎儿血药浓度波动越小，胎儿心率波动也会越小，据此推荐尽量使用长效药物（如阿替洛尔或缓释普萘洛尔）。

虽然抗抑郁药对非妊娠头痛患者有预防作用，但因这类药物（丙咪嗪、阿米替林和去甲替林）对妊娠患者的影响不清楚，因此应避免使用。SSNI 需谨慎使用，合并抑郁症时应更为谨慎。已有钙通道阻滞药（维拉帕米、硝苯地平和地尔硫氮）和小剂量阿司匹林（81mg/d）临床数据显示，它们可有效预防妊娠期间偏头痛[91, 160]。

（六）偏头痛和哺乳期

30%～40% 的女性有产后头痛[153]，通常发生在妊娠后的第 1 周。妊娠期偏头痛缓解的患者，半数在分娩后短时间内会复发。这种现象可能是继发于卵巢中孕酮和雌二醇的快速消退。泌乳可抑制产褥期的排卵周期，表现为催乳素水平升高和雌二醇水平降低。非母乳喂养的产妇，激素周期迅速恢复，这可能是产后偏头痛复发的主要风险因素[162]。

（七）妊娠期镰状细胞病患者的疼痛

1. 病因及临床表现

镰状细胞病是一种遗传性多系统疾病。红细胞中存在异常的血红蛋白是本病的主要特征，表现为慢性溶血性贫血和反复疼痛发作。产妇血管阻塞危象是镰状红细胞血红蛋白病最常见并发症[161]。血管闭塞性危象以突然、反复发作的疼痛为特征，通常累及腹部、胸部、脊柱和四肢。一项前瞻性研究表明，患有镰状细胞病的女性的临床病程不会因妊娠而加重病情，这项研究的评价标准为 100 天以上疼痛发作频率[163]。在第一次妊娠前、妊娠期间，妊娠后，以及下次妊娠期间，有一半的妊娠过程中会发生疼痛。

镰状细胞病患者在妊娠期间发生危象多数有血管闭塞，通常由尿路感染、先兆子痫或子痫、血栓性静脉炎或肺炎引起。临床上患者会主诉骨骼或关节疼痛，但也可能会感到软组织不适。内脏痛也很常见，多涉及肝脏或脾脏。疼痛严重程度和持续时间各不相同，多数会持续 3～5 天[164]。

2. 评估

由于实验室评估不具特异性，因此血管阻塞危象的诊断首先要排除疼痛发作的其他原因，特别是隐性感染[162]。Martin 等对妊娠期镰状细胞危象的完整评估和急性处理进行了回顾[165]。

3. 治疗

妊娠期血管阻塞危象的处理原则是支持和对症。2009 年，Cochrane 对妊娠期镰状细胞危象干预治疗的综述试图评估常用治疗方案的有效性和安全性，包括红细胞输血、氧疗、静脉补液、镇痛药和类固醇等。由于孕妇往往不能纳入临床试验[166]，目前就此尚无相关随机对照临床研究。多数临床医生都采用积极的补液治疗，以增加血管内容量和降低血液黏度[165]。低氧血症患者必须吸氧。部分交换输血以降低聚合血红蛋白 S 仍然是镰状细胞病治疗的重点[167]。预防性输血可减少妊娠期间严重镰状贫血并发症的发生率[168]。

妊娠与镰状细胞病相互关系的科普教育有助于减少患者的抑郁和焦虑情绪，并降低患者的疼痛。生物反馈已被证明可以减少镰状细胞危象的疼痛和服用镇痛药时间[169]。物理疗法（如运动、夹板、局部加热）有效[170]。当疼痛范围局限时，经皮神经电刺激可能有益[171]。

镰状细胞性疼痛的药物选择取决于疼痛的严重程度，虽然非阿片类镇痛药可提供足够镇痛，但通常也会给患者口服或非口服阿片类药物（表 45–1 和表 45–2）。对乙酰氨基酚仍然是妊娠期间首选的非阿片类镇痛药。虽然 NSAID 是有用的辅助药物，特别是在骨痛治疗，但妊娠期间应谨慎使用。对于更严重的疼痛，可口服含有对乙酰氨基酚和氢可酮或其他弱至中度阿片类药物联合镇痛。

对于患有严重镰状细胞性疼痛的住院患者，可能需要静脉注射强阿片类镇痛药提高镇痛满意度（表 45–2）。硫酸吗啡耐受性好，可有效控制严重的镰状细胞性痛[172]。不能耐受吗啡的患者可以选芬太尼和氢吗啡酮。通过 PCA 应用吗啡可以让患者根据病情自我控制给药。Weisman 和 Schecter[173] 注意到，与术后疼痛相比，控制血管闭塞性危象疼痛可能需要更高剂量的阿片类药物。作者在临床实践中通过 PCA 给予有效的阿片类药物（主要用吗啡），积极治疗患有严重镰状细胞性疼痛的患者。血管闭塞危象疼痛缓解后，再更换长效口服阿片类药物（如缓释吗啡片），这种方案可让患者更早下地走动和减少住院时间。阿片类药物在接下来的 7～10 天用量都会逐渐减少。

区域麻醉在镰状细胞病中的应用尚未被正式研究。有病例报道硬膜外镇痛治疗孕妇躯干或下肢疼痛的镰状细胞危象[174, 175]。这项技术提供了增加微血管血流的理论优势，同时可以在不适用阿片类药物的情况下缓解疼痛。

（八）阿片类药物依赖患者的急性疼痛

急性疼痛最主要发生在分娩过程。疼痛缓解和戒断症状都通过 μ 阿片受体介导的。因此，阿片类镇痛药也通过结合 μ 阿片类受体发挥作用，在阿片类依赖患者中，μ 阿片类受体也可被阿片类受体激动药激活。目前还没有随机或对照研究来确定阿片类药物依赖患者与对照组患者的麻醉需求是否不同。一项描述性研究发现，24% 的阿片类药物依赖女性分娩镇痛不满意，74% 的女性进行剖宫产后镇痛效果不佳[176]。然而，这些统计数据可能夸大了疼痛控制的难度，是由于在治疗急性疼痛之前，医生没有了解阿片类药物依赖患者的药物用量，从而造成用量不足。未经脱毒的阿片类药物依赖患者发生急性疼痛时，阿片类药物需求不仅是镇痛需求，实际上是综合治疗。我们临床实践表明，标准剂量的局部麻醉药配合低剂量阿片类药物（如 0.0625% 布比卡因加芬太尼 2mg/ml）硬膜外镇痛，可以提供满意的分娩镇痛。

单独阿片类药物鞘内或硬膜外镇痛可能无法减少药物依赖患者对全身阿片类药物的需求。经任何给药途径持续应用 μ 阿片受体激动药，均可诱导阿片耐受和类似神经病理性疼痛的异常疼痛[177]。部分患者起初被诊断为药物耐受，但服用美沙酮防止戒断症状时，可能会发生阿片类诱发的痛觉过敏，推测可能是由神经递质 NMDA 介导，也有可能是另一种神经肽强啡肽介导[178]。有趣的是，强啡肽可能是慢性神经性疼痛的重要中介，也可能是阿片类药物依赖的常见原因。

目前还没有关于阿片类药物耐受患者经阴道或剖宫产分娩后使用阿片类药物和疼痛控制的研究数据。最近发布的急性疼痛治疗指南里，美沙酮或丁丙诺啡替代维持方法为这类患者提供了较理想治疗方案[54]。使用美沙酮治疗阿片类药物依赖的患者，除了急性疼痛所需标准剂量的阿片类药物外，还应继续沿用相同剂量的美沙酮，非阿片类镇痛药也应继续使用。额外使用的短效阿片类药物可根据临床需要逐步停用。如果患者不能耐受口服药物，美沙酮可以分成每天 2～4 次肌内注射或皮下注射。

术后应用丁丙诺啡持续治疗的患者有面临一个更为困难的处境，丁丙诺啡作为阿片类受体激动－拮抗药，持续使用可阻断短效阿片类药物通过 μ 受体介导发挥镇痛作用[179]。虽然未妊娠的患者可以联合使用丁丙诺啡和纳洛酮，但在妊娠期间应避免新生儿纳洛酮暴露[180]。选用非阿片类镇痛药治疗疼痛时应注意[54]，如预计需要剂量较大，可利用丁丙诺啡的短期镇痛作用，加上短效阿片类药物，丁丙诺啡每天剂量可分成每 6 小时间隔给药。假如丁丙诺啡会随着另一种阿片类药物（如美沙酮）的使用而停药。在这种情况下，这种方法最好是在成瘾专家的帮助下尝试，因为在急性疼痛消除后重新开始服用丁丙诺啡，如果管理不当，可能会加速戒断。一般来说，丁丙诺啡只有在患者有轻微的戒断症状时才应该重新开始使用，以防止 μ 阿片受体的拮抗作用。

结论

评估和治疗孕妇病情因受到影像学检查相对禁忌证和药物治疗风险的限制，医生会对孕妇的疼痛治疗感到担忧。熟悉常见疼痛医学知识和疼痛对孕妇和胎儿存在的风险，疼痛科医生可帮助孕产妇舒适地度过妊娠阶段。建议有专门医务人员统一协调多学科医生进行评估，并将意见综合后制定合理的疼痛治疗方案。

要　点

- 对孕妇的诊疗应从尽量避免所有药物应用，尽可能选择非药物疗法。
- 从受孕到妊娠的第 10 周是胎儿早期发育阶段，也是避免药物暴露的最关键时期。
- 大多数含有药物的母乳在哺乳期间和哺乳后被合成和排出体外。在母乳喂养后或婴儿哺乳间隔时间最长时服药，以及避免使用长效药物等措施可减少通过母乳被婴儿吸收。
- 除风湿病和子宫肌瘤相关疼痛外，常规使用 NSAID 不能缓解疼痛。
- 所有 NSAID 应在妊娠 34 周后停用，以防新生儿肺动脉高压。
- 所有阿片类镇痛药都有致畸风险，但可用于控制急性和慢性疼痛。
- 阿片类药物依赖的产妇，丁丙诺啡减少新生儿戒断症状优于美沙酮，并可减少药物治疗和婴儿住院时间。
- 在胎儿器官形成、分娩过程和哺乳期间，应避免使用苯二氮䓬类药物。
- 50% 的女性在妊娠期间会经历腰痛，这通常被视为妊娠的正常部分。
- 虽然妊娠期间髓核突出发病率较低，但神经根性症状很常见，常伴有骶髂关节半脱位和肌筋膜疼痛综合征。
- 妊娠期间偏头痛很少发作，少数患者可在妊娠早期发作。
- 妊娠期间孕妇首次出现严重头痛应立刻进行评估，只有在排除妊娠期头痛的继发性原因后，才可做出原发性头痛诊断。
- 30%～40% 的产妇会出现产后头痛，并且多数发生在妊娠第 1 周，妊娠期间偏头痛缓解的孕妇中，有 50% 在分娩后短时间内头痛复发。
- 血管阻塞危象是镰状红细胞血红蛋白病孕妇常见并发症。
- 孕妇疼痛的评估和治疗受限于影像学检查的相对禁忌证和妊娠期间药物治疗的相关风险。

第46章 风湿性疾病

Rheumatologic Conditions

David Andrew Walsh 著

陈雅儒 译 倪新莉 校

风湿病学是研究风湿病、关节炎和其他关节、肌肉和韧带疾病的学科[1, 2]。风湿病非常普遍。据报道，在英国有接近1/5的人口患有慢性肌肉骨骼系统疾病。风湿性疾病通常在职业生涯中开始，尽管许多人在成年早期甚至儿童时期就受到炎症性关节炎的折磨，但是痛风和类风湿关节炎的发病率在职业生涯的晚期才达到高峰。风湿性疾病是复杂多样的，需要多学科方法来管理。世界各地的卫生系统以不同的方式构建风湿病治疗团队，通常包括具有风湿病学和基础医学专业知识的医生、整形外科医生、代谢性骨病医生、护士、物理治疗师、作业治疗师、矫形师、足科医生等。风湿性疾病患者作为团队的中心，疼痛尽管不是唯一的问题，却是患者描述的主要问题。风湿性疾病的疼痛管理依赖于其他学科的疼痛管理原则和研究，包括药理学和非药理学方法。由于肌肉骨骼系统功能的特殊性，以及风湿性疾病的本质，可能需要针对特定疾病的疼痛管理方法。疼痛和功能是密切相关的，物理治疗和作业治疗的目的是同时解决两者的问题。常见的慢性疾病，如骨关节炎、类风湿关节炎和痛风，均证实持续性慢性疼痛和发作性急性疼痛与肌肉骨骼疾病具有相关性。

骨关节炎是关节炎中最常见的一种，发病率随着年龄的增长而增加。骨关节炎可以根据关节类型（如膝关节、髋关节或手部小关节）或根据发病原因（如原发性、创伤后或继发性炎症性关节炎）来分类。骨关节炎不仅影响负重关节的活动和功能，还影响手或脚的小关节导致严重的疼痛和残疾。

类风湿关节炎是最常见的炎症性关节炎，影响到1%～2%的西方人口。据报道，改善疼痛是炎症性关节炎患者急需解决的问题[3, 4]。炎症性关节炎是一种自身免疫性疾病，其特征是免疫介导的关节黏膜炎症（滑膜炎），如果控制不当，可导致关节损伤和继发性骨关节炎。血清反应阴性的炎症性关节炎可能与银屑病、结肠炎、强直性脊柱炎或感染后的反应性关节炎有关，每一种都有其特定的遗传和免疫特征。类风湿关节炎常累及手和脚的小关节，经常影响膝、肩、脚踝或手腕的对称关节。血清反应阴性的脊柱关节病通常累及少量负重关节（少关节）和（或）长骨，其特征是肌腱炎（韧带附着处的炎症）和腱鞘炎。因此，炎性疼痛可能并不总是与局部关节肿胀相关，炎症引起的压痛点可能与肌纤维痛相关的压痛点重叠。炎症性关节炎的疼痛和僵硬表现为晨重暮轻，可能是由于内源性糖皮质激素的昼夜变化。疾病的起病可能是急性或隐匿的，在疾病早期很难诊断。将这些情况归类为“炎症”并不能否认炎症对骨关节炎和痛风时关节疼痛的重要作用。

晶体疾病的特征是由晶体沉积诱发先天性炎症反应，从而引起的急性、严重的疼痛发作。在肾脏清除不足或产生增加（如化疗期间）时会导致尿酸浓度升高，可能出现尿酸晶体沉积，从而引起痛风发作。在焦磷酸钙沉积（calcium pyrophosphate deposition，CPPD）中，晶体可能引发与痛风难以区分的疼痛，因此被称为假性痛风。关节软骨中的焦磷酸钙沉积后在影像学上表现为软骨钙质沉着症。在CPPD中，晶体的形成可能与涉及的二价阳离子代谢紊乱有关（如Wilson病）。痛风和假性痛风可能与骨关节炎有关。发作通常影响单一关节，如膝关节、第一跖趾关节（特别是痛风）或指间关节。然而，任何滑膜关节都可能受到影响，可能出现少关节炎甚至多关节急性炎症表现。

与运动过度相关的非炎症性遗传性结缔组织疾

病通常与慢性肌肉骨骼疼痛相关。运动过度综合征包括马方综合征、Ehlers-Danlos 综合征和 Stickler 综合征，分别与纤颤蛋白 –1、胶原蛋白 Col3/Col5 或 Col2/9/11 的遗传变异有关[5]。然而，大多数运动过度关节病的人（大约占人口的 10%）是有多基因背景的良性疾病。

一、风湿性疾病疼痛的表现

疼痛很少是单一的体验，风湿性疾病患者的主诉可能包含疼痛的多重特征。风湿性疼痛可以用 McGill 疼痛问卷中包含的所有术语来描述，包括一般疼痛和神经性疼痛[6]。骨关节炎、炎症性关节炎和晶体疾病的特征经常重叠，这些情况可能并存。一种风湿病的证据和经验有时可以推广到其他疾病，但当这种推广没有可靠证据时，应谨慎行事。

在骨关节炎中，疼痛可能在负重时、关节运动时或者休息时发生。间断性疼痛可能是短暂剧烈的，也可能是间断持久的疼痛[7]。急性暴发性疼痛可能是自发、无诱因或由不良运动引起的。发作期可能持续数周或数月，间歇性疼痛具有不可预测性。疼痛可能是渐进性的，也可能会减轻或消失。

在类风湿关节炎中，疼痛常与关节炎症有关，表现为软组织肿胀、滑膜积液、局部温度升高和压痛。这些特征通常随着时间的推移而变化，可以是自发的，或随着治疗而变化。然而，这种炎症和疼痛的变化并不总是同时发生的。疼痛的加剧可能预示着炎症即将暴发，而血液检验中急性期炎性物质的减少可能先于症状改善。

间歇性和剧烈的疼痛是晶体关节病的特征，如痛风或假性痛风。在发病期间，受累的关节变红、发热、肿胀，以至于无法活动或负重，甚至无法耐受衣物的重量。这些体征类似于急性感染，必须要与其鉴别。在发作期间，关节通常是无痛的。

疼痛并不是风湿性疾病的唯一症状，人们对疼痛和其他症状的理解或区分方式不同。疼痛与疲劳、僵硬和功能障碍同时存在。睡眠障碍和抑郁症状在炎性关节炎患者中比在一般人群中更常见[8]。关节僵硬是炎性关节疾病（如类风湿关节炎）的一个特征，关节僵硬具有昼夜变化，并随着炎性活动的增加而增加。在活动性滑膜炎患者中，持续超过 1h 的晨僵并不罕见，尽管它可能会缓解关节运动和活动。骨关节炎患者也会存在关节僵硬，这可能与其炎症反应相关。运动减少可能是由于关节结构的变化，如关节软骨的丧失、关节边缘的骨质增生（骨赘）、关节囊纤维化和肌腱挛缩。这种类型的僵硬，不同于炎症相关的僵硬，昼夜变化不明显。

僵硬是一种症状，表现为关节不能自由活动，是由关节内外和中枢神经系统多种机制共同作用的结果。中心机制就是僵硬。接受过截肢手术的类风湿关节炎患者可能会存在幻肢僵硬，这种僵硬具有昼夜变化，并伴有关节炎的广泛性炎症发作[9]。人们通常很难分清疼痛和僵硬。事实上，僵硬是令人不快的，与组织损伤有关，它符合 IASP 对疼痛的定义[10]，因此被认为是疼痛的一个组成部分。

疲劳是风湿性疾病疼痛常见的伴随症状，据报道是类风湿关节炎患者的第二大症状。人们可能把他们的疲劳归因于睡眠障碍，例如，在夜间翻身时由于关节疼痛而醒来。然而，睡眠障碍本身就令人不悦，并不是疲劳的必然原因，生物 – 心理 – 社会因素也很重要。睡眠障碍和疲劳可能与骨关节炎或类风湿关节炎的中枢敏化有关[11]，它也与广泛的慢性疼痛有关。循环细胞因子可能导致系统性炎症患者的疲劳[12]。即使在没有慢性肌肉骨骼疼痛的情况下，疲劳也与情绪低落有关。无论其潜在机制如何，疲劳与慢性肌肉骨骼疼痛相关，它是一种重要的症状，会成为有效疼痛管理的障碍。过度疲劳会挑战患者应对疼痛的能力，并会限制他们将运动作为一种治疗方式。

患者的接受程度、心理压力（焦虑和抑郁）、灾难化感受和对疾病的认知是风湿性疾病疼痛的关键，并不亚于其他慢性疼痛。由于这种疾病无法治愈，需要终生治疗，并伴随着相关的风险和不便，患者很难接受他们患有风湿性疾病这个现实。刚确诊时，因为他们永久地失去了健康，人们通常会很悲伤。即使炎症已经完全被抑制，持续疼痛仍然被（患者和临床医生）解释为持续炎症、治疗失败和持续的关节损伤导致。对活动时疼痛的恐惧不可避免地表明关节在遭受损伤，这可能是康复的障碍，并加剧关节功能障碍。

另外，构成疼痛的关键因素，如情绪，心理压力还可能与中枢敏化[13]、增强的痛觉信号和维度有关。疼痛会分散注意力和影响患者的认知，从而影响其工作和娱乐。在现代免疫抑制疗法的帮助下，患有类风湿关节炎的患者有望过上正常的生活，与正常人一起从事工作、运动和其他活动。然而，暴发性疼痛的不可预测性会妨碍工作和度假的计划，并削弱患者的自尊。自我治愈和成功的自我管理需要控制持续和间歇性的症状，并抑制潜在的病理疾病。

控制风湿性疾病患者的疼痛是迫在眉睫的。此外，不及时进行有效的疼痛管理可能导致患者出现功能障碍并失去有收入的工作，这些都是难以扭转的。风湿性疾病患者的疼痛管理不充分是患者后期疼痛耐受程度下降、心理压力增加、工作效率下降、医疗利用率降低、对后期的干预措施（如关节置换手术）反应不佳的一个风险因素[6, 14]。疼痛管理的目的是改善症状，是改变患者和社会不良转归的关键因素。

二、风湿性疾病疼痛表现的原因

风湿痛的机制包括外周肌肉骨骼系统的改变、外周和中枢敏化、大脑通路的改变及心理因素。每一种疼痛都受机体自身和疾病的共同影响。在不同疾病、不同个体及同一个体的不同时期，可能存在着相同或不同的疼痛机制。因此，疼痛的程度、周期、伴随症状、对个体的影响及对治疗的反应均不同。

肌肉骨骼系统是为负重和运动而设计的，生物力学因素对风湿痛有显著影响。正常运动时的疼痛可能表明周围神经系统或中枢神经系统的痛觉过敏。痛觉过敏可能是由生长因子或细胞因子等化学介质作用于末梢神经所致。结构改变可能会重新分配关节受力。变薄、不规则或无弹性的关节软骨无法充分分散力量，从而激活软骨下的神经。例如，运动过度可能引起髌骨运动不良，从而导致膝关节前侧疼痛。感觉神经末梢与相邻结缔组织分子之间的异常相互作用可能增加痛觉传导。

骨软骨完整性的破坏会使软骨下的神经暴露，进一步刺激软骨的炎症反应而导致神经痛觉过敏。在疾病进展过程中，关节受力后会激活生长在关节软骨或膝关节半月板中的神经而引起痛觉[15, 16]。这些关节结构在正常人群中无神经支配。

外周敏化是风湿痛的一个关键因素。炎症或受损的组织产生 COX 产物、缓激肽和 NGF。这些物质能够激活初级痛觉传入神经末梢或使其更加敏感。尿酸（痛风）或焦磷酸钙（假性痛风）晶体使白细胞脱颗粒引起急性免疫反应。在慢性类风湿关节炎或骨关节炎中，滑膜和软骨下骨中的 NGF、IL-1 和 TNF-α 等细胞因子和趋化因子可能上调[17]。NGF 已被证实为骨关节炎外周敏化的关键原因[18]，也可以导致类风湿关节炎的疼痛[19]，NGF 诱导 TRPV1 磷酸化，增加了背根神经节中 P 物质、CGRP 和 BDNF 的表达，并增加了背角内第一突触的递质和调解水平。另外，系统性因素，如自身抗体循环或免疫复合物，与初级传入痛觉受体相互作用，使风湿病患者的痛觉过敏增加[20]。

持续的痛觉刺激，生长因子的释放，中枢神经系统内胶质细胞激活，以及下行痛觉控制的改变，共同导致了风湿性疾病患者的中枢敏化。由于关节的持续病理状态和痛觉的加剧，中枢性疼痛机制变得越来越重要。参与痛觉和情感体验的大脑区域之间的功能连接增强，加重疼痛的情绪反应[21]。

疼痛程度依赖于社会心理环境。近几十年来，对风湿病潜在机制的研究使得免疫疗法有了重大进步。然而，疼痛和炎症是不一致的[22]。当患者被告知他们的炎症疾病得到了很好的控制时，他们可能会觉得他们的疼痛是无效或不可信的。疼痛并不一定是问题，例如，患者更加担心未来会出现严重或不可预知的症状。

尽管是相似的风湿病病理过程，不同的人对疼痛的感受是不同的。这种多样性部分取决于基因的异质性。对疼痛性骨关节炎的基因分型研究已经发现了会影响关节形状和结构的基因多态性，也发现了调节神经功能或镇痛反应的基因多态性。风湿痛的性别差异同样反映了关节病理类型的倾向性和对痛觉处理的差异性[23]。

三、风湿性疾病的疼痛评估

疼痛是大多数风湿性疾病的主要症状，以患者为中心的评估应包括疼痛的性质、严重程度和后果。还应涉及疼痛机制，如应用与诊断或病理相关的生物标志物，以揭开这个最烦人的症状的神秘面纱，并选择最有益的治疗方法。关注疾病的多样性，告知患者疾病的预后，最大限度地提高生活质量，减少疼痛治疗的风险。了解患者的期望值，有助于更好的治疗。

（一）风湿痛

疼痛评估的目的是确定其性质、严重程度和对患者的影响，也是评估治疗效果的必要条件。如果疼痛是目前的主要问题，没有详细的疼痛评估，评估报告必然是不完整的。疼痛是一种主观体验，只有患者才能提供最准确的评估报告。

用于评估疼痛的量表可以是通用的，也可以是疾病专用的。临床中使用的评估量表不同于研究中使用的评估量表，因为两者对有效性、可行性和敏感性的要求是不同的。在临床中，更注重个体的疼痛体验，而在研究中注重的是整体效应。研究的目的是寻求目前没有有效治疗的人群进行探索，而临床的目的是确定治疗的效果。疼痛是一种主观体验，其机制是复杂、未知的。因此，评估应该以患者主观评价为主，而不是寻求客观指标。

通常，以患者为中心的疼痛评估关注其对患者功能（包括生理、心理、睡眠）的影响。假设量表，如神经病理评估量表，不能充分反应风湿性疾病患者的问题[24]。疼痛很少作为一种孤立的症状出现，因此风湿性疾病特异性指标通常包括疼痛、僵硬和疲劳等其他因素[25, 26]。疼痛的转归可纳入生活质量量表评估，如 SF-36 和 EuroQoL。这些生活质量量表缺乏对单个关节的评估，均是针对整体疼痛状况的评估。专用的评估量表可以直接反应单一关节的疼痛机制及其疗效。

骨关节炎疼痛可以使用自评量表或者问卷进行评估，如间歇性和持续性骨关节炎疼痛问卷（Intermittent and Constant Osteoarthritis Pain，ICOAP）、WOMAC[27]的 7 个疼痛量表、膝关节损伤和关节炎结果评分（Knee Injury and Osteoarthritis Outcome Score，KOOS）[28]。WOMAC 包含五个与负重或非负重疼痛相关的项目，并证实负重和非负重 OA 疼痛是具有不同病理机制的双因素结构。例如，疼痛的负重关节在 MRI 上表现为关节的骨髓病变[29]。KOOS 量表改良了 WOMAC 量表，主要针对疼痛程度较低或者有肌肉骨骼损伤的患者。ICOAP 量表则是针对 OA 患者膝关节或髋关节疼痛的评估，评估间歇性或持续性疼痛对应的双因素结构。风湿性疾病患者早期主要表现为间歇性疼痛，而晚期 OA 患者表现为间歇性疼痛与持续性疼痛共存，表明当疾病进展导致组织结构变化时，疼痛机制也发生了变化。

类风湿关节炎的传统治疗主要是抑制关节炎症。疼痛被认为是炎症的主要特征之一。然而，类风湿关节炎的疼痛也可能涉及非炎症机制。类风湿关节炎患者病情评价表（28 joint disease activity score，DAS28）常用于临床评估患者免疫治疗效果及预后。DAS28 量表评估了类风湿关节炎易受累的 28 个关节中的压痛关节数（tender joint counts，TJC）和肿胀关节数（swollen joint counts，SJC）。TJC 是在每个关节上施加标准化压力（使评估者的甲床变白）来判断的。SJC 由临床医生观察到的软组织肿胀来确定。TJC、SJC、100mm 疼痛视觉模拟标尺（Visual Analog Scale of General Health，VAS-GH），以及急性期反应物水平（ESR 或 CRP）4 项指标共同评估患者类风湿关节炎的活动度。VAS-GH 与患者的疼痛程度密切相关。因此，DAS28 包括自身评价指标（VAS-GH 和 TJC）和客观指标（ESR/CRP 和 SJC）。滑膜炎会增加每一项的评分，而中枢敏化也会选择性地增加 VAS-GH 和 TJC 的分值。因此，TJC 和 SJC 之间的差异被提出来可作为类风湿关节炎非炎性疼痛机制的一个指标[30]。DAS28 指标升高在一些国家被用作开始或继续免疫治疗的标准。这种方式对于炎性疾病的患者有益，但对于非炎性机制导致的疼痛的患者，不恰当的免疫治疗会使他们面临风险。

（二）疼痛相关的生物标志物

生物标志物有助于诊断、识别和鉴别外周或中枢疼痛机制，帮助指导风湿性疾病的治疗，还可以预测预后或治疗结果。一般来说，有严重疼痛经历的患者预后较差，而持续疼痛或者疼痛逐渐恶化的患者通过治疗预后较好。针对疼痛机制的治疗可以达到最好的效果。生物标志物的水平发生变化时预示患者的病情即将恶化或改善，这为早期干预和加速新疗法的开发提供了机会。生物标志物可指导医生适时停止治疗，最大限度地降低不良反应的发生率及患者的治疗风险。

1. 诊断性生物标志物和遗传风险

尽管不同疾病的疼痛机制存在重叠，但不同疾病的风湿痛的性质和治疗反应有所不同。生物标志物可用于辅助诊断。特殊的结缔组织遗传变异直接引起过度运动综合征，如 Ehlers-Danlos 综合征。一些基因变异可能使人类易患风湿性疾病（如脊柱关节病中的 HLA-B27 发生变异）。编码神经元蛋白的基因变异，如离子通道，可能会诱发或预防风湿痛。还有一些基因变异，如 μ 阿片受体，可能影响患者对镇痛药物的反应性。

瓜氨酸肽或双链 DNA 的循环自身抗体分别对类

风湿关节炎和系统性红斑狼疮具有中到高度的特异性。影像学特征有助于疾病的分类，如骨关节炎的骨赘，炎症性关节炎的骨质破坏，强直性脊柱炎的脊柱韧带联合或骶髂关节融合。高尿酸血症是痛风的一个危险因素，也是假性痛风影像软骨钙沉着症的一个危险因素，但这些疾病的确诊需要取到关节积液中的晶体。在疾病早期，诊断和疼痛机制之间的联系最紧密，诊断性生物标志物就特别重要。合并骨关节炎或纤维性肌痛的患者，随着疾病发作时间的增长，疼痛机制也更加复杂。

准确判断疾病的类型有助于预测疼痛预后和治疗效果。根据骨关节炎的影像学表现，可以预测患者膝关节疼痛的持续时间和严重程度[31]。疾病的诊断也可以预测患者对治疗的反应。然而，尤其在疾病早期，不能明确诊断的情况是普遍存在的。骨关节炎的早期影像学检查并不能确诊，类风湿关节炎早期与自限性细小病毒感染相似，也很难做出明确诊断。然而，即使不能明确诊断也不能妨碍充分的疼痛管理。

2. 外周疼痛机制的生物标志物

关节内疼痛机制可进行干预的生物标志物，包括炎症和关节结构的病理性改变指标。

可以根据急性期反应物，如 ESR 或 CRP、超声或 MRI 表现的炎症反应，诊断风湿痛，如类风湿关节炎、银屑病关节炎和强直性脊柱炎。类风湿关节炎急性期的延长预示患者预后较差，但不是疼痛的转归差[32]，这可能是因为现在的治疗可以有效地抑制炎症反应。同样，强直性脊柱炎急性期或 MRI 显示脊髓炎症反应加剧预示着患者通过生物治疗有更好的转归[33]。然而，风湿痛的确切机制仍不明确，这些指标不应被过度解释为疼痛的直接原因。例如，肝脏中 CRP 的产生依赖于 IL-6，而 IL-6 阻断抗体降低循环中 CRP 的浓度，就不能考虑 CRP 对疼痛的影响。在多发性关节炎早期，如果患者对病毒感染有急性滑膜反应，而不是类风湿关节炎反应，那么急性期升高的炎性指标与良好的预后则是矛盾的。

在横断面研究中，负重膝关节 X 线上的关节间隙越窄，患者疼痛越严重，并且在骨关节炎的纵向社区研究中表明，其疼痛转归较差，但关节置换手术的结果较好（图 46-1）。骨关节炎的影像学表现和疼痛之间的相关性较小。影像学表现为关节面破坏或合并有类风湿关节炎的手骨关节炎与疼痛的关系微弱，并且不能预测长期治疗后的慢性疼痛程度[34]，这与非结构性机制引起疼痛的表现一致。MRI 可以提供更详细的外周疼痛机制的生物标志物。在骨关节炎患者的横向和纵向研究中发现，软骨下骨髓病变和滑膜炎与疼痛相关[35]。其他 MRI 特征，如膝关节半月板挤压或软骨缺损，也可能与疼痛有关，骨关节炎结构病理学不同方面之间的密切联系，增加了在判断哪些特征直接导致疼痛时的不确定性。

3. 中枢疼痛机制的生物标志物

定量感觉测试证明致敏性与骨关节炎[36]、类风湿关节炎[37]的疼痛严重程度高度相关。尽管目前还不确定致敏机制是否存在特定的痛觉感受器亚型，但是钝器、袖带压力或点状皮肤刺激等机械刺激方式与热刺激相比，与风湿痛的相关性更高。致敏的

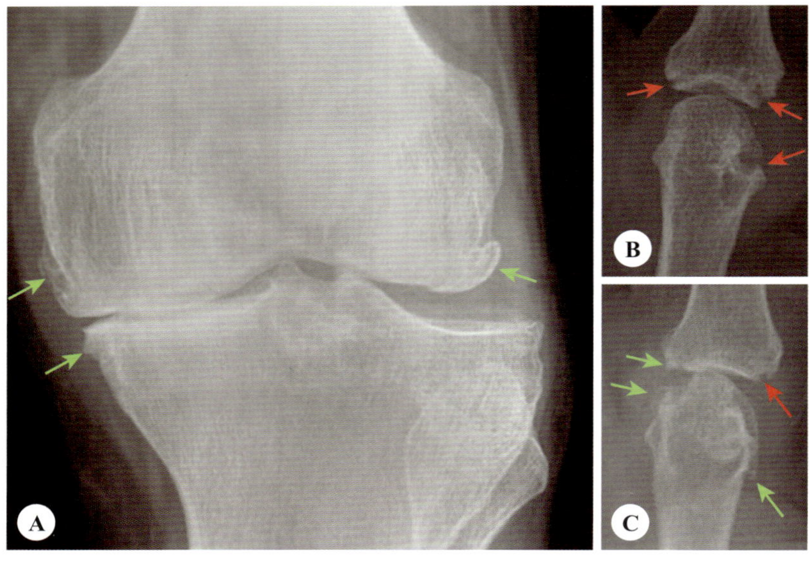

◀ **图 46-1 骨关节炎和类风湿关节炎的影像学改变**

A. 胫股关节骨关节炎患者的膝关节正位 X 线。通过腓骨的定位可以确定外侧关节腔。胫股关节内侧间隙变窄，边缘骨赘（绿箭）和软骨下硬化症。B 和 C. 2 例类风湿关节炎患者的第 2 掌指关节 X 线。B 表示关节边缘的侵蚀破坏（红箭）。C 中关节也有侵蚀性变化，关节间隙更窄及边缘骨赘。然而，不能从 X 线上判断患者是否存在疼痛，也不可能确定疼痛的程度。C 中骨关节炎改变可能代表类风湿关节炎发病前合并骨关节炎，也可能表现为早期侵蚀性损伤后的继发性骨关节炎。通过治疗可减少类风湿关节炎侵蚀性病变的进展，但不能使疼痛消失

基线 QST 预示着随访时疼痛加剧和疼痛进展加速[38]。许多证据来自静态机械 QST 模式，如压力疼痛阈值。远端或远离受累关节的 PPT 被认为是中枢敏化的指征，而关节处的 PPT 可能反映了外周和中枢敏化的结合[39]。动态 QST 模式，如时间总和（temporal summation，TS）和条件性疼痛调节更直接地反映了中枢敏化。较大的 TS 可能表明脊髓敏化，而较低的 CPM 可能表明脊髓上内源性镇痛机制的缺陷。与 PPT 相比，动态 QST 模式能更好地预测风湿性疾病的疼痛转归[37, 38]。中枢敏化的证据表明，针对外周痛觉治疗的耐药性，预示着风湿性疾病不良的疼痛转归。

一些表型特征与中枢敏化的 QST 证据相关，因此建议可以使用调查问卷来评估风湿性疾病患者的中枢敏化程度。膝关节疼痛、心理压力（抑郁或焦虑状态）、灾难感、睡眠障碍、疲劳、认知障碍、神经病变样症状和广泛的疼痛均与受累膝关节远端较低的 PPT 相关。这八个特征都与一个单一因素有关，即中枢机制特征，它与 PPT 的关系更密切。在膝关节疼痛的患者中，较高的中枢机制特征得分与疼痛的程度相关，并预示着不良的疼痛转归[40]。类似的报告可以预测其他风湿性和非风湿性疾病患者的疼痛转归[41]，而且有助于纤维性肌痛的诊断分类。

（三）合并症和并发症

合并症可能与风湿性疾病有关，也可能无关。类风湿关节炎与心血管疾病、糖尿病和纤维肌痛相关。风湿性疾病的发病率随着年龄的增长而增加，因此，无论疾病之间有无因果关系，普遍存在着患者同时患有多种疾病。然而，多种疾病的存在与疼痛加剧有关[6]，会使个体虚弱并丧失恢复健康的挑战能力。合并症会加重风湿病引起的疼痛，因此，对合并症的治疗能改善疼痛的转归。发病率或危险因素的发展趋势会影响疼痛管理策略的选择。一些免疫抑制疗法有助于治疗皮肤银屑病和银屑病关节炎。合并症是治疗过程中不良事件发生的危险因素，如使用非甾体抗炎药或滥用镇痛药物引起的胃肠道出血。合并有高血压、肥胖等会增加麻醉或手术风险的患者，在择期手术前应调整至最佳状态。为避免由于急性医疗需求而中断疼痛治疗，需要整体考虑整个治疗。合并症可能存在疼痛，也可能不存在疼痛。

当风湿性疾病合并其他疾病时，会影响疼痛的感受。纤维肌痛是炎症性和非炎症性风湿性疾病的常见伴随症状。风湿性疾病和纤维肌痛相似表型的程度反映了这两种疾病共同的发病机制仍不确定。运动过度患者的慢性广泛疼痛可能与纤维肌痛或中枢敏化有关，但也可能与周围神经功能异常有关。纤维肌痛可被认为是一种合并症，也可被视为一种与疼痛机制相关的临床症状。可以通过问卷调查对风湿性疾病患者进行分类或评估；病情严重程度量表，包括疲劳、清醒后状态、躯体症状、广泛疼痛指数[42]。

骨关节炎是其他风湿性疾病的常见的合并症。原发性骨关节炎是一种普遍的疾病。与所有非致命、不可治愈的疾病相似，骨关节炎的患病率随着年龄的增长而增加。风湿性疾病患者更易合并骨关节炎。运动过度所导致的关节损伤和伴有侵蚀性损伤的炎症性关节炎都是继发性骨关节炎的危险因素。

肥胖与骨关节炎和疼痛增加有关。体重与骨关节炎的联系与多种因素有关，如遗传和生物力学因素。脂肪可能会加重疼痛程度[43]。因关节炎引起的疼痛会阻碍锻炼，减肥就很难实现。糖尿病与肥胖有关，是一种与炎症性风湿性疾病相关的自身免疫性疾病。即使没有明显的神经病变，糖尿病也会使患者疼痛程度增加[44]。有文献指出，骨关节炎疼痛和高血压之间的负相关被归因于 β 受体拮抗药的使用[45]，但还需要随机对照试验的证实。

类风湿关节炎和系统性红斑狼疮与心血管疾病风险的增加有关，这可能是由于系统性炎症、应用糖皮质激素或非甾体抗炎药的不良影响。类风湿性疾病患者的心血管风险评估包括年龄、性别、吸烟状况、糖尿病、高血压、缺血性心脏病和慢性肾病[46]。

（四）治疗史、治疗期望、治疗偏好

评估患者应包括治疗期望和偏好的详细记录。治疗期望会影响治疗计划的一致性，可能影响镇痛效果或引发不良事件。患者乐观的预期可能促进安慰剂镇痛，相反对不良事件的预期可能有助于反安慰剂反应。对治疗的期望是由患者对其疾病的本质、机制及其治疗的理解所驱动的。如果疼痛程度超出了患者的理解或控制，疼痛的威胁就会更大。将对疼痛的生物力学、结构、炎症和神经机制的理解与患者的体验联系起来是很重要的。如果将治疗与疾病的潜在机制对患者解释清楚，可以增强治疗效果，

提高患者满意度。

患者的疼痛经历强烈影响着他们对未来治疗的预期。在这方面，患者的回忆是最重要的，但超过 1 周的疼痛回忆是不可靠的，而用于炎症性关节炎的免疫调节药物通常具有缓慢（几周）的镇痛效果。炎症性关节炎患者可以快速、轻松地接受大剂量糖皮质激素缓解疼痛。然而，为了解抗风湿药物在镇痛方面的作用，尚需要前瞻性的研究来予以证实。糖皮质激素具有快速的镇痛效果，与其相比，抗风湿药物的长期疗效好而不良反应少。治疗效果不好会影响患者的治疗期望，而反复较差的治疗效果，会降低患者对未来治疗的期望。应该选择治疗效果最好，不良反应最少的治疗方式。患者的期望可能因为不同的评估方式而不同，应该为患者选择最佳的治疗方法。

不同的患者对治疗效果的侧重不同。那些丈夫刚刚死于心肌梗死的人可能会不顾个人风险而不愿使用非甾体抗炎药。中至重度膝部骨关节炎患者通常更重视镇痛的效果，而不考虑不良反应，需要医师进行整体评估，以确保患者能够做出最佳的治疗决定，不单纯采取大数据的治疗模式，而且要考虑个人需求。

四、疼痛预后和转归

那些预后差的高风险患者通过改变治疗方式而获益最多。对风湿性疾病患者的评估应有助于了解预后、治疗对疼痛的影响及治疗不良事件的风险。疼痛风险评估与其他结局风险重叠，但不等同于其他风险，如关节结构损伤的风险。

在接受常规治疗的人群中，随访时较严重的膝关节疼痛可由一系列一般和特定疾病的风险因素预测。在风湿性疾病和非风湿性疾病中，女性、老年、较高的 BMI、焦虑、抑郁、灾难化认知和广泛的疼痛预示着较差的疼痛转归，QST 和调查问卷的中枢敏化指标也预示较差的疼痛转归[38, 40]，平均结果掩盖了个体差异。在骨关节炎患者中，疼痛的进展并不是不可避免的，随着时间的推移，部分患者的疼痛会恶化，也有部分患者的疼痛会改善[48]。早期确诊的类风湿关节炎患者，其疼痛可恢复到正常人群的水平，而对其他患者来说，疼痛可能持续数年不变[32]。患者疼痛发展的预测因素与随访时持续疼痛的因素重叠。

针对风湿性疾病的特殊干预可以改善疼痛预后。因此，在未治疗人群中，疼痛的转归是不同的，当急性期反应物指标升高时，预示疼痛预后较差，但是应用免疫治疗会改善疼痛[32]。关节间隙变窄预示着膝关节疼痛患者预后较差，但关节成形术疗效较好。因此，风险取决于治疗环境，我们可以预见，目前的不良风险因素将成为未来积极治疗的预后因素。

关节炎症指数可预测免疫调节治疗类风湿关节炎的镇痛效果。有些人推荐用 DAS28 来遴选可以接受生物免疫调节治疗的患者。由于非炎症性疼痛机制的影响，DAS28 需要仔细评估。类风湿关节炎的随机对照试验要求在治疗前急性期反应物和 SJC 需达到最低值。

患者的风险因素和疼痛机制会随着时间的推移而发生变化。这就是为什么以前有效的治疗方法不再有效，而以前无效的治疗方法现在反而有效了。例如，早期类风湿关节炎的疼痛免疫调节疗法效果较好，而在晚期，如果中枢敏化或关节损伤占主导地位，继续抑制炎症可能无法缓解疼痛。

即使大量文献研究显示单个风险因素的高度相关性，但是其对疼痛转归的影响较小。例如，文献报道 BMI 较高的患者接受关节置换术后预后差，但由于患者仍能从手术中获益，因此不应该拒绝手术治疗[49]。多种危险因素的组合只能解释一小部分治疗结果。例如，只有不到 1/5 的关节成形术预后不良的患者可以通过术前危险因素组合来判断预后[50]。医师应该根据患者的风险因素，在选择治疗方案时将风险降至最低。

镇痛反应并不完全依赖特定因素，它也取决于环境因素，这些因素可在安慰剂治疗中观察到。患者的镇痛效果中，只有一半是治疗效果[51]。安慰剂的预测与药物治疗的预测不同。这种镇痛作用的混合模式对镇痛效果的预测提出了挑战。例如，可以通过超声评估滑膜炎患者的疼痛程度[31]，但无法判断关节内注射糖皮质激素的反应。需要改进疼痛机制的生物标志物来确定机制特异性治疗的有效靶点。

中枢机制可通过治疗反应来预测较差的疼痛结果。患者由于对未来的失望而情绪低落会降低治疗效果或缩短治疗时间。焦虑和灾难化认知会降低患者对药物治疗或物理治疗的依从性，在这些情况下，患者担心不良事件的发生，担心改善疼痛的治疗会损害关节。睡眠障碍和慢性疲劳会降低患者参加体育活动的能力，降低患者治疗的积极性，也降低患者旅行和参加保健的能力。对疾病的认知不足导致患者对治疗方案的不理解和不能坚持。多部位疼痛会影响特定关节的治疗，如限制关节活动。治疗一个关节会暴露另一个关节的局限性。将不良结果的风险因素作为治疗效果的障碍，可以制定协同疼痛管理的干预措施。

风湿性疾病的疼痛可持续数年，镇痛药物的长期疗效尚未得到证实。对那些获益甚微的患者继续使用药物，会使他们面临不必要的不良事件风险。应在充分的治疗后评估患者对治疗的反应，再考虑是否继续治疗。对治疗反应的评估由于治疗方式的不同而有差异。使用非甾体抗炎药的患者 2 周后即可评估，而使用生物制剂 DMARD 的患者可能需在用药 6 个月后才可以评估，特别是同时使用的糖皮质激素剂量发生变化时。如果治疗的目的是减少疼痛发作，那么治疗反应的评估就取决于疼痛发作的初始频率。对于急性痛风发作的患者，治疗后血清尿酸水平低于正常范围的一半，从而使炎症性关节炎或骨关节炎的疼痛发作风险降低。

具有不同疗效和风险特征的新疗法将增加患者及临床医生的选择，并增加需要评估的风险因素的范围。例如，针对骨关节炎疼痛的 NGF 抑制药，已经确定有加快骨关节炎进展的风险，所以将大型关节 X 线纳入风险筛查工具[18]。

五、疼痛管理

（一）一般原则

框 46-1 总结了专家对风湿性疾病疼痛管理的最新指南的主要管理建议[52-54]。指南建议对患者进行整体评估和分级诊疗，通过专家建议和多学科诊疗，从教育和自我管理中逐步增加治疗强度和成本。个性化的治疗方案取决于个人的风险因素、需求和价值观。并非所有的治疗都是必要或适合所有患者的。由共同决策指导的个性化管理计划有助于实现这种方法。

最佳的治疗需要考虑风湿痛的性质和影响，以及患者寻求解决的其他症状和疼痛进展的风险因素。应根据个人的循证信息，鼓励接受或不接受治疗的患者实现其期望值。接受治疗的决定取决于个人利益与不良事件和风险的平衡，以及患者关注的角度。

框 46-1　风湿性疾病疼痛管理指南

教育

- 鼓励持续更新的教育材料、小册子 / 在线资源、睡眠指南
- 专业人员的心理辅导
- 自我管理干预措施，在线 / 面对面

体育活动和锻炼

- 保持活动的建议
- 物理疗法，个体化的分级体育锻炼或力量训练
- 多学科干预，认知行为疗法解决对运动和灾难化认知的恐惧

作业治疗、矫形师、矫形鞋

- 夹板、支架、手套、袖子、鞋垫和鞋子
- 日常生活辅助用品，如开罐器
- 辅助装置，如手杖、滚轮
- 家庭 / 工作场所的人体工程学改造

心理或社会干预

- 基本的社会和心理支持
- 介绍心理学家，社会工作者，自我管理支持项目，认知行为疗法

睡眠干预

- 基础教育，睡眠卫生
- 介绍睡眠治疗师 / 项目或专门的睡眠诊所

体重管理

- 营养师，心理学家，社区生活方式服务，减肥诊所 / 外科手术

药理和关节特异性疼痛

- 关于处方和非处方镇痛药的建议
- 如果担心安全 / 有效的使用，或如果需要额外的药物治疗，请咨询医生

多学科治疗

- 如果有多个治疗选择，或者单一疗法失败

框 46-1 总结了欧洲抗风湿病联盟对风湿病疼痛管理指南中的主要管理建议[52]。ACR 也发布了类似的指南[53]。国际骨关节炎研究协会（Osteoarthritis Research Society International，OARSI）也发布了指南，使用了膝关节、髋关节或全身性骨关节炎的证据，包括除了疼痛以外的预后[54]。应向所有患者提供个性化的建议和指导，在此基础上，采用阶梯式护理方法为受益最多的患者提供治疗机会。尽管治疗可能由一系列专业和非专业团队成员提供，个人或专业团体可能在特定的治疗领域拥有特殊技能

个体治疗的反应因人而异，当疗效大于风险时，应继续治疗。情绪低落、焦虑或肥胖等可改变的危险因素，可能是治疗和改善疼痛预后的指征。非甾体抗炎药引起的胃肠道出血风险可通过联合使用质子泵抑制药降低，而糖皮质激素诱发的骨质疏松风险可通过摄入充足的钙和维生素 D 后补充双膦酸盐来降低。

对于个体不同的疼痛机制和性质可能需要联合治疗。干预的目的是抑制持续疼痛，或预防、抑制或中止间歇性疼痛。口服非甾体抗炎药可缓解风湿痛，但其使用可能受到患者心血管、胃肠或肾脏功能状态的限制。阿片类镇痛药可缓解急性风湿痛，尽管没有证据表明阿片类药物对炎症性关节炎有持续镇痛作用，2002—2015 年，阿片类药物的使用逐步增加[55]。许多患者根据症状的变化，按需使用镇痛药物，预先进行特定活动或帮助控制疼痛发作。这种间歇性的治疗有助于优化治疗效果和风险之间的平衡，随机对照试验也没有证实按时使用镇痛药物优于按需使用镇痛药物。然而，对于长期慢性治疗，如 DMARD、降尿酸治疗或抗神经过敏镇痛药，还是应强烈建议按时使用。

一些治疗方法可以有效地减轻多种疾病导致的疼痛，而另一些治疗方法仅对单一疾病有效。关节腔内注射糖皮质激素可减轻类风湿关节炎或骨关节炎的疼痛。全身应用糖皮质激素可以减轻类风湿关节炎的疼痛[56]，但不推荐用于骨关节炎。TNF-α 阻滞药可减轻类风湿关节炎或银屑病关节炎的疼痛，而 IL-6 阻滞药只能减轻类风湿关节炎的疼痛，IL-17 阻滞药只能减轻银屑病关节炎的疼痛（表 46-1）[57]。对于某些情况，没有特定的治疗方法，应该采用通用的疼痛管理方法。过度运动综合征是由基因变异决定的，没有特定的治疗方法。加强股四头肌的锻炼可以改善运动过度相关的膝关节前侧疼痛，对于纤维肌痛患者可能是有帮助的，尽管这些人应该避免增加活动能力的锻炼。

运动疗法是常用的治疗方法，可以减少风湿痛，提高肌肉力量、保持平衡和提升耐力，减少虚弱和跌倒，改善患者一般健康状况。根据患者的合并症及身体状况制订个体化锻炼计划。如果有严重的髋关节疾病，需要进行膝关节锻炼。尽管增加有氧健身会降低心血管风险，但是不稳定型心绞痛患者可能不能进行有氧运动。风湿病的治疗比较复杂，对于有认知障碍或者情绪低落的患者来说可能很有挑战性。广场恐惧症或人格障碍的患者可能不能参加团体锻炼。

（二）骨关节炎

骨关节炎的随机对照试验主要集中在膝关节或髋关节等主要负重关节。对于手部骨关节炎疼痛的证据可能不那么可靠，虽然镇痛和锻炼是有效的，但治疗还需要适应不同关节的特殊需求。OA 管理的国际指南推荐了关节炎教育和核心治疗锻炼方法，包括强化、心血管健康、平衡训练和神经肌肉控制，或太极、瑜伽等身心锻炼[54]。这些核心治疗的目的在于改善疼痛和关节的功能。关于锻炼的 Meta 分析表明，身心运动在改善膝关节疼痛方面比肌肉强化运动更有效[58]。然而，还需要进一步的研究来确定，在不同的个体中施行不同的治疗方法，是否更容易被接受或更有效。

核心运动疗法辅助水上运动、步态辅助或自我管理项目，可用于预后不良的高风险人群。此外，如果无禁忌证，可向他们提供镇痛药物，如外用非甾体抗炎药或口服非甾体抗炎药，以及用于保护胃的质子泵抑制药。辣椒素在临床上也可缓解膝关节或手部骨关节炎的疼痛，其总体疗效与外用非甾体抗炎药相似，不同患者对其中一种药物的反应可能更好[59]，目前的证据还不能准确预测哪种镇痛药物对哪个患者最有效，如果第一种药物无效，应该考虑第二种药物治疗。关节内注射皮质类固醇可减轻骨关节炎疼痛，镇痛效果可持续数周，很少与重要的不良事件（如加速结构损伤）相关，但不能自行给药[60]。其他镇痛药物对骨关节炎的镇痛疗效有限。随机对照试验尚未明确对乙酰氨基酚对骨关节炎的疗效，它对 OA 的镇痛效果不如非甾体抗炎药。对乙酰氨基酚的治疗窗较窄，超过治疗窗会出现显著的肝毒性，其他不良事件与非甾体抗炎药相似[61]。目前没有证据表明使用口服阿片类药物或透皮贴剂对骨关节炎疼痛有持续疗效，而且有恶心、便秘、认知障碍、跌倒和药物依赖性的风险。目前迫切需要更有效的治疗骨关节炎疼痛的药物，已有几种药物正在研发中[18]。

当核心治疗和补充措施不能充分控制骨关节炎疼痛时，可以考虑关节内注射透明质酸，也可以结合运动与认知行为疗法[54]。当保守的疼痛管理方法失败时表明需要手术干预。较好的术前和围术期疼

表 46-1 炎症性关节炎的免疫靶向治疗

靶向分子	代表药物	风湿性疾病	对周围感觉神经的直接作用
TNF-α	英夫利昔，依那西普，阿达木，赛妥珠单抗，戈利木单抗	类风湿关节炎，银屑病关节炎，强直性脊柱炎	敏化电压门控钠通道[70] 移植 Nav1.7 电流[71] 增加基因表达；CGRP，肾上腺髓质素，CCL2，MMP-9[72] Nav1.6[73]，Nav1.7[74]，BDNF[75] 增加神经突产物[76]
IL-1β	阿那白滞素	类风湿关节炎	增加 CGRP 表达[77] 增加 CGRP[77] 和 SP 的释放[78]
IL-6	妥珠单抗，萨瑞鲁单抗	类风湿关节炎	增加 TRPV1 和 NK1 受体的表达[79]
IL-17	苏金单抗，伊西贝单抗，布达鲁单抗	银屑病关节炎，强直性脊柱炎	增加轴突生长和线粒体功能[80]
IL-12/23	乌司奴单抗，古塞库单抗	银屑病关节炎	未知
CD20（B 细胞去除）	利妥昔单抗	类风湿关节炎，系统性红斑狼疮	未知
CD80/86（T 细胞共刺激分子）	阿巴西普	类风湿关节炎	未知
JAK 激酶 /STAT3	Baricitinib，Tofacitinib	类风湿关节炎，银屑病关节炎	调节 TNF-α 诱导的基因表达[73]

生物制剂（bDMARD）和靶向免疫调节药对背根神经节神经元有直接作用。bDMARD 的主要镇痛作用是抑制外周炎症，可能是因为抑制其他致敏剂的释放。然而，分子靶点本身可能使外周伤害感受器敏化，对神经功能的直接影响可能先于免疫抑制的继发性影响。生物制剂穿过血脑屏障的穿透性很低，因此它们的镇痛作用很可能是由外周介导的。JAK 激酶 /STAT3 抑制药可能有额外的作用，如对中枢神经系统内的胶质细胞

痛控制、无肌肉骨骼并发症（包括纤维肌痛）、较低的中枢敏化指数、较低的 BMI、关节腔较窄、良好的心理状态和较低的灾难化认知程度均预示着关节置换术的较好结果。然而，这些因素只解释了一小部分的结果变化，应该被视为改善结果的目标，而不是术前必须克服的障碍。对于手术指征明确的患者，关节置换术后疼痛的改善是明显的，特别是髋关节置换手术。然而，高达 20% 接受全膝关节置换术的患者仍然遭受疼痛[62]。仅仅缓解疼痛可能不足以使患者恢复有价值的活动。针对对疾病的恐惧、情绪低落和并发症的辅助治疗也发挥着重要的作用。

（三）炎性关节炎

对炎性关节炎疼痛的最佳管理可以减轻患者负担，使其更好地管理他们的炎性疾病。患者主要关注疼痛、疲劳、僵硬和功能障碍，而医生更关注炎性指标或关节损伤程度，这种差异与较差的预后有关[63]。DMARD 治疗的目的是缓解炎性疾病的进展，但许多患者存在间歇性发作或持续的低级别炎症状态。尽管炎症得到了缓解，但非炎性疼痛机制持续存在，即使炎症被完全抑制，但治疗过程中疼痛的改善也可能是不完全的[32]。

1. 类风湿关节炎

抑制炎症反应可以减轻活动性类风湿关节炎的疼痛[6]，并减轻关节僵硬和肿胀。免疫抑制疗法可以减缓或阻止结构损伤，也被称为 DMARD。目前已有多种 DMARD 可供选择，并有高质量的随机对照试验证明 DMARD 在临床上具有镇痛效果。这些药物包括常规合成的 DMARD，如甲氨蝶呤，以及靶向生物制剂，包括 TNF-α 抑制药、B 细胞（利妥昔单抗）或 T 细胞（阿巴他普）靶向治疗药、IL-6 抑制药（托珠单抗、萨瑞鲁单抗）和小分子 JAK/STAT 激酶抑制药（如 Baricitinib、Tofacitinib）（表 46-1）[64]。每一

种药物都有显著增加感染的风险，一些药物还具有潜在的肝脏或血液毒性。治疗期间需定期进行血液监测，从而在不良事件出现临床症状前发现，方能降低风险。由于生物制剂需要皮下或静脉注射、治疗期间需要监测和费用较高，因此需要通过二级保健服务提供支持。免疫抑制疗法通常不会有立竿见影的效果，根据所选药物的不同，可能需要长达6个月的治疗才能明确评估疗效。在这些治疗起效之前，疼痛可能会很严重，因此缓解疼痛在实践和理论上都是必要的。

糖皮质激素可在疾病发作时或发作期间迅速地抑制炎症。可通过局部（如关节腔内）注射给药或口服药物、肌内注射或静脉注射给药。任何一种给药方式都可以有效地缓解类风湿关节炎的炎性疼痛，减少关节僵硬、肿胀和缓解疲劳。尽管大剂量糖皮质激素可诱发糖尿病、使血糖不稳定或诱发精神病，但是短期使用时不良事件通常影响较小。糖皮质激素短期小剂量全身使用，如甲泼尼龙（7.5mg/d或更少），不太可能发生严重的不良反应，但镇痛效果较差。长期使用糖皮质激素会使患者症状缓解越来越不明显，并且会增加不良事件的风险，部分不良事件可通过合用药物缓解（如双膦酸盐降低骨质疏松风险）。那些在发病后不久就对高剂量糖皮质激素有良好反应的患者，可能不愿意接受维持型DMARD治疗，因为后者起效较慢（因此治疗效果不太明显），而且可能出现不良事件。然而，长期使用糖皮质激素本身具有高风险和低疗效，而且不能延缓病情进展，应逐渐用DMARD替代糖皮质激素进行长期治疗。

非甾体抗炎药也可减轻类风湿关节炎的炎性疼痛，改善关节僵硬。此药使用方便，可以按需使用。即使没有合并骨关节炎，口服非甾体抗炎药或外用辣椒素可能对类风湿关节炎有效，但其证据不如骨关节炎的证据有力。糖皮质激素也抑制COX，同时使用非甾体抗炎药和糖皮质激素会显著增加胃肠道出血的风险。然而，每天同时使用非甾体抗炎药和小剂量糖皮质激素（甲泼尼龙＜7.5mg/d）会有较好的镇痛效果。类风湿关节炎发病高峰年龄是50岁以上，合并心血管疾病或肾脏疾病或抗凝治疗会限制非甾体抗炎药的应用。

2. 其他炎性关节炎

银屑病、肠病（如溃疡性结肠炎和克罗恩病）、反应性关节炎和强直性脊柱炎的疼痛表现出类似的特征和周期性，对类风湿关节炎的疼痛治疗方法也有反应，但也有一些重要的区别（表46-1）。不同疾病引起炎性疼痛的分子机制不同。例如，IL-17阻滞药可有效减轻银屑病关节炎的疼痛，但目前不推荐用于类风湿关节炎的治疗[64]。不同形式的炎性关节炎存在不同的并发症，选择的治疗方法应该可以减轻并发症的症状和影响。例如，TNF-α抑制药既可改善银屑病关节炎患者脊髓和周围关节疼痛，又可以改善其皮肤病。血清阴性炎性关节炎可能与葡萄膜炎相关，会影响视力，因此要权衡生物制剂的疗效和它们诱发或加重眼部疾病之间的利弊。TNF-α抑制药还没有被证实能延缓炎症性脊柱疾病中骨结构变化的进展，但是临床症状的改善就证明了免疫抑制疗法的效果。

3. 炎症性关节炎的非炎性疼痛和非选择性干预

即使炎症性疾病得到缓解，患有炎性关节炎的患者仍可能经历着不可耐受的疼痛。如果患者的关节炎在其他方面得到了控制，但是依然存在关节急性剧烈疼痛，那么就有可能是由于其他疾病，如感染或不全性骨折。尽管有客观证据表明患者炎性疾病缓解，但仍有高达30%的类风湿关节炎[32]或银屑病关节炎[65]患者存在慢性持续性和致残性疼痛。这一令人失望的平均结果掩盖了一些疼痛减轻到正常人群水平的报告，但也掩盖了那些DMARD治疗中几乎没有获得镇痛效果的亚组。因此，持续的非炎症性疼痛是这些患者的主要问题。此外，用于判断免疫调节治疗反应的炎症性疾病活动性的评估和临床评分受到疼痛的剧烈影响[26, 30]。为了说服患者和临床医生，炎性疾病已得到充分控制，以避免不必要的升级治疗及过度免疫抑制治疗带来的风险，就需要完善的镇痛。

持续的非炎症性疼痛可能是由于患者本身存在的疾病或早期活动性炎症疾病的结果。在接受二级护理的早期类风湿关节炎患者中，有1/2已经在影像学中表现出手部或足部的骨关节炎[66]。高达1/3已确诊类风湿关节炎、银屑病关节炎或脊椎炎的患者符合纤维肌痛的分类诊断标准[67]。纤维肌痛的诊断可能只是冰山一角，纤维肌痛影响着许多不符合纤维肌痛分类标准的患者。

当炎症性关节炎患者合并原发性纤维肌痛或骨关节炎时，应建议患者进行治疗。事实上，即使没有相关的并发症，在非炎症性疼痛情况下使用疼痛管理策略对炎性关节炎患者是有帮助的。治疗应采用以患者为中心的框架，配合个体化管理、药物治疗和针对关节疼痛的特异性治疗及多学科诊疗[52, 53]。强有力的研究证据支持在肥胖人群中使用教育、有氧运动、认知行为疗法和减肥。此外，有证据表明，力量训练、催眠疗法、生物反馈疗法、沐浴疗法、瑜伽、太极、神经调节、针灸、脊椎按摩、手工疗法和按摩疗法都是对患者有益处的。

合并有纤维肌痛或骨关节炎的炎性关节炎患者会引起额外的关注。上述每一种疾病都与疼痛发作有关，患者和临床医生很难决定，当疼痛发作时，是要加强抗感染治疗还是加强镇痛。将疼痛单纯归咎于非炎症性原因可能会阻碍有效的治疗，而反复使用大剂量糖皮质激素镇痛对纤维肌痛或骨关节炎也是不合适的。如果患者一旦认为他们接受有效的 DMARD 治疗后，疼痛就会消失，那么对慢性疼痛管理的干预措施就会受到限制。分级理疗对骨关节炎和纤维肌痛有帮助，但在运动时疼痛的增加表明需要进一步评估患者炎性疾病的活动度。

总之，在炎症性关节炎患者中治疗合并的纤维肌痛和骨关节炎并不是禁忌证，而且许多治疗方式对炎症性和非炎症性疼痛都有好处。许多患者需要通过数月的 DMARD 治疗调整，炎症才能缓解。非炎症性疼痛的早期治疗和有效管理的目的是减少这一时期的痛苦，降低慢性疼痛的风险，并使患者能够进行长期有效的自我管理。

（四）痛风和假性痛风

痛风治疗的主要目的是通过控制血清尿酸水平来减轻患者发作时的急性疼痛程度和预防痛风发作[68]。目前还无法预防假性痛风，其管理重点是治疗急性发作[69]。痛风与严重的肾脏、心血管和代谢并发症相关，这些并发症使治疗复杂化，需要对症处理。

在痛风或假性痛风急性发作期间，可以使用秋水仙碱、非甾体抗炎药和（或）糖皮质激素快速减轻患者的疼痛。秋水仙碱抑制微管功能，从而减少白细胞脱颗粒，因微管还调节胃肠道上皮和神经功能，因此如果长期使用秋水仙碱，也会引起腹泻和神经病变。非甾体抗炎药对由于急性晶体引起的疼痛同样有效。然而，对于痛风合并严重的肾脏疾病、高尿酸血症或代谢综合征及相关的心血管疾病患者，非甾体抗炎药是禁忌。糖皮质激素通过关节腔内注射或全身给药，也可以迅速缓解急性晶体发作时的疼痛。然而，使用前需要排除关节感染。尽管晶体发作时疼痛严重，但强效阿片类药物通常是不必要的，因为可以通过针对炎症机制的对症治疗实现更有效的镇痛。

此外，对于急性痛风发作，治疗的目的是减少复发的风险。可以避免痛风发作的诱因，如酒精摄入或药物使用，如噻嗪类利尿药。然而，对于那些经历过多次发作或血清尿酸水平异常增高的患者，应该考虑长期使用别嘌醇降低尿酸。通过有效的降尿酸治疗，完全可以预防痛风的急性发作。然而，令人失望的是，许多患者多年来反复经历痛风的发作，其原因很复杂，患者缺乏该疾病仅能被控制而不能被治愈的理解，导致患者感觉良好后即停止药物治疗。不同个体用药后血清尿酸浓度降低的差异较大，如果要防止急性发作，需要使血清尿酸浓度达到正常范围的一半以下。急性发作可能由尿酸水平升高或降低引起，患者可能不明白，在开始治疗后血清尿酸水平下降仍然出现痛风发作，并不预示长期治疗的失败。

结论

风湿性疾病通常与急性和慢性疼痛相关。许多明确病理机制的疾病，可以通过特定的治疗快速有效的缓解疼痛。然而，风湿性疾病中的疼痛是多因素且复杂的，抑制潜在疾病往往不能消除疼痛。靶向免疫抑制治疗的发展使得缓解炎性疾病的进展成为大多数类风湿关节炎患者的治疗目标。然而，非炎症性疼痛机制仍然对治疗有耐药性，迫切需要新的治疗方法。医疗上应通过对最有可能受益的患者进行仔细及时的选择并进行有针对性的治疗，使其获得最有效的治疗。大量有用的疼痛管理策略给寻求帮助的患者带来了希望，但也有患者因无法找到最佳治疗方式而感到迷茫。患者、患者家属、朋友和专家都能感受到，风湿痛的管理是基于个人价值观和治疗期望的个体化治疗，并需要医生对疼痛机制、治疗效果及风险有正确的理解。

要 点

- 风湿性疾病患者会经历不同程度的疼痛，疼痛的严重程度、质量和影响会随着时间的推移而变化，也会有个体差异。
- 风湿痛的机制是多种多样且不断变化的，包含与中枢神经系统相关的外周伤害性感受和伤害可塑性疼痛机制。
- 风湿性疾病中的疼痛通常合并有疲劳、僵硬、残疾、情绪低落和焦虑等症状。疼痛应与这些症状一起治疗，以最大限度地提高患者的生活质量。
- 因此，疼痛机制和一些治疗建议在炎症性和非炎症性风湿性疾病及其他非风湿性慢性疼痛之间存在重叠。
- 风湿病疼痛管理的一般原则反映了其他慢性疼痛状况，受益于与患者需求成比例的个性化、多学科方法。
- 针对特异性免疫分子途径的治疗，可以有效减轻类风湿关节炎等炎症性风湿性疾病的疼痛，但残余的非炎症性疼痛仍然是治疗的难题。
- 间歇性疼痛通常是严重而不可预测的，对风湿性疾病患者有重大影响。对于痛风患者，维持低尿酸水平可以预防发作，但在其他风湿病中预防疼痛发作还需要进一步的研究。
- 疼痛性和非疼痛性并发症在风湿性疾病患者中很常见，应告知患者可选择的治疗方式，使患者整体受益最大化，并将不良事件的风险降至最低。
- 每名患者都有不同的价值观和需求，包括对疼痛程度及其缓解的需求、其他症状的治疗、治疗的费用和治疗的不便利，以及其他潜在或已经历的不良事件。治疗应该根据个人的需要和价值观进行调整。
- 疼痛管理是道德和个人的需要，在建立最佳的治疗方法的时间内，不应拖延对疼痛的治疗。

第 47 章 共病患者的疼痛管理

Pain Management in Patients With Comorbidities

Natalie H.Strand Andrea L.Chadwick 著

雍芳芳 译 贾慧群 校

IASP 将疼痛定义为“与实际或潜在组织损伤相关或类似的一种不愉快的感觉及情感体验”[1]。鉴于疼痛不仅是一种症状，也是一种独立的疾病，所以患有慢性疼痛的患者很可能同时患有其他的合并症和疾病，这些将影响疼痛的治疗方案。所有患有慢性疼痛的患者，其疼痛的严重程度、发生频率和耐受性是会发生变化的，受多种因素的影响，包括自身的文化背景、期望、行为、身体和情绪健康状态。患有合并症的患者，如肾脏疾病、肝脏疾病、糖尿病及老年人群等合并症患者，了解这些疾病如何影响疼痛治疗至关重要。根据潜在的合并症情况，适当选择非药物、药物和介入治疗可能会改善患者的躯体功能、情绪健康和整体生活质量。本章的内容主要是如何理解疼痛管理策略，并将其具体应用于患有肾病、肝病、糖尿病及衰弱 / 老年人等具有合并症情况的人群中。

一、肾病

（一）流行病学

慢性肾脏病（chronic kidney disease，CKD）是全球性的公共健康问题，其发病率和流行率都在增加，患者预后差，医疗花费高[2]。CKD 的定义是，肾脏进行性丧失浓缩尿液、排泄废物和代谢物、分泌激素及保存电解质的功能，其不同于终末期肾病（end stage renal disease，ESRD），ESRD 患者的肾功能已恶化至需要肾透析或肾移植才能生存的程度。CKD 和 ESRD 患者躯体症状的发生率和严重程度都很高，与其自身疾病相关。相比于普通人群，这类人群的症状负担更重，除了具体的并发症，还有无法充分认识、评估和治疗的相关症状[3-5]。疼痛是其最常见的症状之一，据报道，CKD 和 ESRD 患者的疼痛患病率为 30%～58%[6-9]。在接受血液透析（hemodialysis，HD）或腹膜透析（peritoneal dialysis，PD）的 ESRD 患者中，急性和慢性疼痛的发生率高达 80%[10]。在这些合并疼痛的患者中，超过一半为中至重度疼痛[8, 9, 11, 12]。

（二）病因学

类似于 CKD 和 ESRD 中存在的潜在疾病过程，肾病患者所经历的疼痛通常是多因素的。疼痛的病因可能很简单，也可能很复杂，并且与许多问题相关（表 47-1）。症状可能是原发性肾脏疾病直接引起的，如与常染色体显性多囊肾病相关的疼痛，也可能与相关的潜在全身性疾病和合并症有关，如糖尿病、外周血管疾病和各种肌肉骨骼疾病[7]。疼痛也可能是 HD 或 PD 手术本身直接导致的[10, 12]。同样重要的是，其他与疼痛相关的诊断，如焦虑、抑郁和睡眠问题，可能与 CKD/ESRD 患者所经历的慢性疼痛综合征同时存在，这些情况可能会加剧这类人群慢性疼痛的治疗难度。

与其他患有急性或慢性疼痛的患者一样，确定疼痛的类型和严重程度有利于制订合理的治疗计划。医生在倾听患者描述疼痛症状和经历的同时，能与其共情并肯定问题的重要性，这是治疗关系的重要组成部分。

急性和慢性疼痛可分为伤害性疼痛、神经病理性疼痛、伤害可塑性疼痛和混合性疼痛。根据定义，伤害性疼痛源于对非神经组织的实际或潜在性损伤，由伤害性感受器激活引起。而神经病理性疼痛是由确定的病变或特定疾病过程影响躯体感觉神经系统的一种临床描述。伤害性刺激的持续存在可导致中枢神经系统的多种功能和结构变化，称为中枢敏化[13]。许多慢性疼痛病症的特征是中枢敏化、广

表 47-1　慢性肾病和终末期肾病的疼痛起源

疼痛起源	举　例
肾脏病理学	• 血管钙化 • 肾性骨病（骨痛） • 透析通路相关窃血综合征引起的肢体缺血 • 透析相关淀粉样关节病
潜在或共病过程	• 常染色体显性多囊肾病 • 尿路感染 • 血管周围神经病变 • 糖尿病周围神经病变 • 淀粉样变性 • 幻肢痛 • 皮肤病 • 恶性肿瘤 • 骨质疏松症
透析相关	• 动静脉瘘 / 外科手术置入移植物 • 血液透析动静脉通路穿刺 • 腹膜透析液 • 腹膜透析相关性腹膜炎，透析超滤引起的腰痛肌肉痉挛 • 瘙痒 • 头痛 • 与透析相关的胸痛 • 低血压 • 呼吸困难 • HD 导管感染
与肾脏疾病无关的疼痛	• 骨关节炎 • 恶性肿瘤 • 椎间盘退行性疾病 • 神经痛 • 偏头痛 • 痛风 • 纤维肌痛 • 不宁腿综合征 • 神经压迫

CKD/ESRD 患者疼痛的临床表现和评估

泛疼痛和下行疼痛调节改变[14]。IASP 最近引入了一个新术语，即伤害可塑性疼痛，指在没有实际或潜在的组织损伤或病变时，或没有躯体神经系统疾病的明确证据下，由伤害性刺激的改变所引起的状况。ESRD 患者可能患有伤害性、神经病理性、伤害可塑性或混合性疼痛状态。确定慢性疼痛的机制，对基于机制的镇痛疗法选择至关重要[15, 16]。

完善的疼痛评估包括确定导致急性和慢性疼痛的几个属性，如疼痛的严重程度、疼痛性质、诱发和减轻因素、疼痛对日常活动和身体功能的影响、疼痛对情绪和睡眠的影响、疼痛对生活质量的影响。目前还没有专门设计并验证用于 CKD/ESRD 患者疼痛评估的工具。然而，可以使用以下几种方法：一维量表是可用于确定疼痛严重程度的工具，而多维量表可用于反映疼痛的生物 – 心理 – 社会模型，该模型将社会心理模型与疼痛的生物学机制相结合。

疼痛评估最常用的一维量表是 11 分数字评分量表，其中 0 表示没有疼痛，10 是可以想象的最剧烈的疼痛，而 10cm（100mm）连续视觉模拟评分量表是在两个极端赋予两个语言描述符（“无痛”和“剧痛”）。许多用于非肾脏疾病疼痛患者的评估工具，同样适用于 CKD/ESRD 人群。McGill 疼痛问卷和简明疼痛评估量表是用于评估疼痛的最常见的多维量表。MPQ 自 1975 年以来一直在使用，是一种广泛使用的评估疼痛的工具，有助于对疼痛进行定量和定性，如位置、等级、时间特征和强度[17]。BPI 最初是为癌症患者开发的，但经过验证亦可用于慢性非癌性疼痛。BPI 使用 11 分 NRS 表示疼痛强度，要求患者在身体图上画出疼痛部位，并使用 11 分 NRS 评估疼痛对 7 个领域造成的干扰程度，包括一般活动、情绪、步行能力、工作、与他人的关系、睡眠和生活乐趣[18]。

评估工具，如修订版 Edmonton 症状评估量表（m-ESASv.2）[19] 和姑息治疗结局量表 – 肾脏（palliative care outcome scale-renal，POS-renal）[20] 是肾脏特异性筛查工具，可能更适用于肾病患者疼痛的常规临床筛查。通过评估确定了是否存在疼痛，并为讨论合适的姑息治疗和支持治疗方案提供了证据。

（三）肾病疼痛管理的障碍

慢性疼痛在 CKD 和 ESRD 患者中非常常见，然而，之前大家一直未充分认识，并且经常管理不善。众所周知，疼痛控制不佳会导致生活质量下降、身体功能下降、行动不便、医疗资源占用和住院时间延长[16]。据报道，CKD 和 ESRD 患者疼痛管理不足的原因有很多，包括疼痛评估不足、对镇痛药相关不良反应的担忧和误解[3, 5, 16]。

充分的疼痛评估需要准确的病史、完善的体格检查、应用经过验证的工具来确定疼痛强度和性质。应定期评估 CKD 和 ESRD 患者是否存在疼痛及其严重程度，如果可以，应在每次 HD 治疗期间进行评估。由于担心镇痛药物的潜在毒性，CKD 和 ESRD 患者的疼痛通常治疗不足。非阿片类和阿片类镇痛药的不当应用可导致过度治疗、用药过量和镇痛不足。不幸的是，此类人群中常见镇痛药的药代动力学、临床疗效和安全性的高质量数据或指南仍然缺乏。事实上，直接使用非 CKD/ESRD 人群中使用的药物性疼痛管理方法可能存在危险，因为 CKD 和 ESRD 患者的肾功能降低，药代动力学改变[21]。代谢和排泄的改变可能导致显著的不良反应，大多数镇痛药都需要调整剂量。

（四）设定期望

在任何疼痛管理治疗计划开始时，必须与患者讨论对于治疗的期望。这些期望应涉及确定合理的治疗目标，包括为保证生活质量患者可接受的疼痛程度、治疗的风险和益处、药物治疗的持续时间、长期的护理。近期和长期疼痛管理的总体目标应该是改善功能状态。此外，重要的是，需要告知患者不应期望无痛，合理的期望应该是疼痛可能无法完全解决或控制，疼痛症状减轻 30% 通常具有临床意义[22]。

（五）伴或不伴有血液透析的 CKD 和 ESRD 患者的疼痛管理方法

1. 一般原则

疼痛治疗方案应根据疼痛的类型和严重程度为每个人量身定制。一般来说，应首先使用非药物疗法。非药物治疗选择可大致分为心理 – 社会 / 行为干预（如认知行为疗法、正念）和物理干预（如运动、物理治疗、瑜伽、针灸、电刺激）。尽管其中大多数尚未在 CKD/ESRD 患者中进行专门测试，但它们已被证明对其他慢性疼痛状态有效。无论是单独使用，还是作为药物治疗的辅助手段，非药物治疗干预的各种方法为该人群的疼痛治疗提供了可行的参考方案。

药物镇痛治疗应根据疼痛的类型、严重程度，药物的益处与可能的不良反应、药物相互作用和并存的内科疾病进行谨慎权衡。建议患者以最小剂量的镇痛药物开始治疗，根据反应和耐受性缓慢增加剂量，并密切监测不良反应或不良事件。在大多数情况下，建议尽量避免使用阿片类药物。

2. 非药物疗法

非药物治疗是疼痛管理的第一步。特别是对于使用药物有风险的患者，应鼓励其使用非药物干预。非药物干预包括生物反馈、CBT、按摩和物理治疗 / 锻炼计划。

CBT 已成为普通人群中，发生慢性疼痛时公认可接受的治疗方法。来自 35 项试验（＞4700 名患者）的 Meta 分析的有力证据支持了 CBT 在改善普通人群慢性疼痛症状和疼痛相关身体残疾方面的作用。然而，其效果可能很小，而且长期效果不持久[23]。在 CKD/ESRD 人群中，CBT 可有效改善抑郁症，但其对疼痛的效果尚未经过测试[24]。CBT 已被证明在一般非癌症慢性疼痛人群中有效，源于这类人群自我管理技能、自我效能和应对技能不良。如果以上前提条件成立，那么 CBT 可能是一种成功的非药物疼痛管理策略。

补充和替代疗法的潜在益处尚未在 CKD/ESRD 患者中得到充分研究，包括放松技术、正念和针灸。一项随机对照试验的系统评价调查了放松技术对超过 400 名慢性疼痛患者的影响，发现其在减轻疼痛方面没有显著益处。然而，这些研究质量很低，因此目前的数据并不完全可靠[25]。2 项关于 HD 患者的小型研究表明，放松技术可以缓解疼痛强度，改善与健康相关的生活质量[26, 27]。包括冥想在内的以正念为基础的技术，将注意力集中在当前的体验（如感觉、情绪、想法）上，有望改善非 ESRD 人群的疼痛[28]。此外，最近的一项研究表明，对 HD 患者进行简短、个性化、椅旁正念冥想干预是可行且可接受的[29]。最近的 Cochrane 分析评估了各种针灸治疗慢性肾病患者的 24 项研究，关于针灸治疗 HD 患者疲劳、抑郁、睡眠障碍和尿毒症瘙痒的疗效证据很少，此外，关于针灸可能造成的伤害的数据也比较缺乏。因此很难对其安全性下结论[30]。

在慢性疼痛的多模式疗法中，侵入性干预疼痛技术可能在传统药物难以控制的疼痛时或减少 CKD/ESRD 患者的镇痛药剂量方面发挥作用。关于这方面的文献很少。然而，脊髓电刺激可能对患有周围血管疾病、截肢后残肢痛和痛性糖尿病神经病变（painful diabetic neuropathy，PDN）的 HD 患者有用，但目前的指南仅支持弱推荐[31]。

3. 药物治疗

最初为治疗癌痛而创建的 WHO 镇痛控制阶梯已被验证可用于 CKD/ESRD 人群[32]。修改后的阶梯使用三阶梯镇痛用药方案进行疼痛管理。轻度疼痛通常在第一阶梯中使用非阿片类镇痛药进行治疗，如对乙酰氨基酚和非甾体抗炎药。第二阶梯增加轻度或弱阿片类药物（如曲马多、低剂量羟考酮和低剂量氢吗啡酮）来治疗中度疼痛。第三阶梯开始使用更高剂量的阿片类药物，如更高剂量的羟考酮 / 氢吗啡酮、芬太尼、美沙酮和丁丙诺啡，以治疗剧烈疼痛。加巴喷丁、普瑞巴林、TCA 和 SNRI 等辅助药物可在阶梯的任何阶段添加[33]。

当实施 CKD/ESRD 疼痛管理的药物干预时，最好先确定患者当前肾功能的水平。此外，在选择药物治疗时，应特别强调防止肾功能进一步恶化，并保护中至重度受损患者的现有肾功能。因此，可能需要对 CKD/ESRD 患者进行药物调整。推荐两种调整给药方案：延长给药间隔，同时保持相同的剂量大小（减少每天给药次数）；或者相同的给药间隔，减少个体处方剂量[16]。有时，这两种方法（间隔延长和剂量减少）可能需要组合使用。间隔延长法通常不适用于半衰期短的药物，因为存在长时间处于亚治疗药物浓度的风险。这种方法推荐用于半衰期相对较长的药物[16]。

(1) 非阿片类药物：对乙酰氨基酚是最常用于 ESRD 的非阿片类镇痛药[34]。美国国家肾脏基金会建议，对乙酰氨基酚可轻度缓解 CKD/ESRD 患者的疼痛[8]。建议对 HD 患者调整为每 8 小时给药 1 次[35]。临床研究表明，HD 可有效清除对乙酰氨基酚及其代谢物[36]。

非甾体抗炎药具有抗炎和镇痛特性。然而，其还具有胃肠道、心血管和肾毒性。CKD/ESRD 患者使用 NSAID 的临床研究通常是短期单剂量研究或试验，并非旨在评估其疗效和安全性[16]。目前关于在 HD 患者中使用 NSAID 的资料有限。考虑到潜在的肾毒性，强烈建议避免在 CKD/ESRD 患者中使用 NSAID[16]。尽管如此，文献表明在该人群中仍普遍使用 NSAID，在一项对 972 名 CKD 受试者进行的队列研究中，16.9% 的患者每天或每周数次使用 NSAID，在 HD 患者中这一比例增加到 35%[37]。在这些病例中，46.7% 的 CKD/ESRD 患者在没有医疗专业人员的建议下使用 NSAID，而且不知道镇痛药的潜在不良反应，其余则是由医生或药剂师开具处方。在该队列中，超过 40% 的暴露患者出现肾功能恶化，37.6% 出现消化性溃疡，18.2% 出现血压改变[37]。因此，如果考虑在肾病患者中使用 NSAID 药物，应充分告知患者其风险和益处，并应在整个治疗过程中持续监测肾功能。局部外用非甾体抗炎药，如双氯芬酸凝胶，不会产生明显的全身不良反应[38]。

强烈推荐抗惊厥药，尤其是加巴喷丁类，作为治疗神经病理性疼痛的一线治疗药物，神经病理性疼痛在 CKD/ESRD 患者中很常见[39]。加巴喷丁和普瑞巴林已在 CKD/ESRD 患者中进行了专门评估。这些药物需要通过剂量减少和间隔期延长进行剂量调整。加巴喷丁具有良好的药代动力学特征。它通过尿液以原形经肾脏排泄，血浆浓度和毒性与肾功能受损相关。其半衰期在健康受试者中为 6～8h，在 HD 后减少至 4h，在无 HD 的 ESRD 患者中增加至 132h[40]。低蛋白结合率使加巴喷丁易于透析（约 35%）。HD 患者的推荐剂量为每天 300mg，每次 HD 治疗后补充 200～300mg[41]。

普瑞巴林同样易于透析，因为它低分子量，低分布容积（0.5L/kg），并且不与血浆蛋白结合[42]。ESRD 患者的普瑞巴林最大推荐剂量降至 25～75mg/d。然而，最近一项关于普瑞巴林治疗 HD 患者神经病理性疼痛的前瞻性、开放标签、单臂研究中，评估了 45 名在 12 周研究期间谨慎滴定至 150mg 的患者[43]，有 22.2% 的受试者退出研究，主要由于一些不良反应的影响（主要是嗜睡和头晕），而不是严重的药物相关不良事件。普瑞巴林已被证明可有效降低疼痛评分，改善生活质量[43]。这些药物可能导致跌倒、认知障碍和精神状态改变的风险增加，呈剂量依赖性，在老年人群中可能更明显[44]。

SNRI 和 TCA 等替代性神经性镇痛药已被广泛研究，据报道，在非 CKD/ESRD 人群中有效，并被推荐作为许多慢性神经性疼痛的一线或二线治疗，然而，尚无数据支持这些药物在 CKD/ESRD 中的安全性和有效性。HD 不能清除这些药物，并且这些药物的抗胆碱能和 5-HT 能作用可能会在 ESRD 患者中增强。最近的一项系统评价得出结论，大多数关于 ESRD 患者抑郁症的抗抑郁药研究受试者较少，并且是观察性的，这可能导致偏倚。目前建议减少度洛西汀、阿米替林、文拉法辛、地文拉法辛和米那普仑的剂量[45]。一般来说，抗抑郁药应从较低剂量开始，并谨慎滴定至有效剂量以降低不良反应风险[46]。

(2) 阿片类药物：阿片类药物被广泛用于慢性疼痛管理，一直是治疗严重和难治性慢性疼痛的主要药物。然而，没有高质量的临床证据能证明它们可以被长期用于慢性非癌性疼痛，并在系统评价仅报道了中等益处[47]。美国 CDC 当前指南建议，慢性疼痛患者应谨慎使用阿片类药物处方，非阿片类药物治疗是慢性疼痛的首选治疗方法，只有当疼痛和功能的获得益处超过风险时，才建议使用阿片类药物[48]。由于医务人员担心药物代谢和清除率降低，以及不良事件风险增加，与普通人群相比，CKD 和 ESRD 患者阿片类药物可能剂量不足[49]。如果 CKD/ESRD 患者开始使用阿片类药物，建议以尽可能低的剂量开始，并使用即释制剂（而不是缓释制剂）[50]。如果使用低剂量没有缓解疼痛，阿片类药物可能对这种疼痛无效，如果疼痛有轻微缓解、比预期的疼痛程度低或间隔时间缩短，增加剂量或频率则可能是合理的。处方医师在使用阿片类药物和吗啡时，MME 剂量超过 50mg/d 时应谨慎对待。根据当前的 CDC 指南，应避免同时使用苯二氮䓬类药物及其他镇静药。

即使在一般健康的人群中，阿片类药物的治疗窗口也很窄。许多使用阿片类药物治疗慢性疼痛的试验中并未纳入 CKD 或 ESRD 患者，因此该人群中阿片类药物的具体镇痛作用尚不清楚。然而，CKD 和 ESRD 患者可能会经历许多阿片类药物的已知不良反应，包括镇静、精神错乱和便秘。虽然关于这些特定不良反应在 CKD/ESRD 人群中的文献有限，但在老年人中得到了充分的记录，而老年人占 CKD/ESRD 患者的比例很高。即使是使用低剂量的阿片类药物，ESRD 的发病率和死亡率也会增加[51, 52]。

ESRD 和 HD 可导致其他并发症，这与阿片类药物的代谢和透析率相关。大多数天然存在的阿片类药物具有活性代谢产物，这可能导致 CKD/ESRD 患者的毒性增加。例如，吗啡和可待因在肝脏中分别代谢为活性代谢产物 M6G 和 M3G[33, 53]。已知这些代谢产物会在肾功能受损的患者体内蓄积，从而导致潜在的神经毒性和其他不良反应，如恶心、呕吐和呼吸抑制。哌替啶的活性代谢产物去甲哌啶经肾脏排泄，具有高度神经毒性[33, 53]，当在 CKD 和 ESRD 患者体内蓄积时，癫痫发作的风险较高。与其他一些阿片类药物相似，肾功能下降的患者通常避免使用吗啡、可待因和哌替啶（表 47-2）。

半合成阿片类药物（如氢吗啡酮、丁丙诺啡）和合成阿片类药物（如芬太尼和美沙酮）没有活性代谢产物。据报道，这些药物在 CKD 和 ESRD 患者中具有更高的安全性[16, 50]。尽管羟考酮经肝脏代谢为活性代谢产物，可能在 CKD/ESRD 中蓄积，但这些患者可谨慎使用。不过，由于存在蓄积和毒性的风险，应避免使用缓释制剂[16, 50]。丁丙诺啡的风险较低，可分次给药或使用连续透皮贴剂[54]。曲马多属于具有双重作用的一类药物，既是 μ 阿片受体激动药，又是 SNRI。由于其代谢取决于个体的 CYP 谱，因此，其阿片类药物代谢和产生的效力是高度可变且不可预测[55]。通常认为其即释制剂在普通人群、CKD 和 ESRD 中是安全的[8, 56]。然而，鉴于效果的可变性，ESRD 患者应从最小剂量开始，并谨慎使用。缓释曲马多在 CKD 和 ESRD 中的安全性数据有限，因此不建议在该人群中使用[8, 56]。

与任何患者群体都一样，在开具阿片类药物处方时，医务人员应对阿片类药物过量的风险进行宣教，并将风险缓解策略纳入治疗计划。包括当存在阿片类药物过量的风险因素［如过量服用史、药物成瘾、较高的阿片类药物剂量（MME≥50mg/d）或同时使用苯二氮䓬类药物］时，考虑使用阿片类药物拮抗药纳洛酮。

二、肝病

（一）流行病学

肝病是一个重大的公共健康问题，每年造成超过 700 000 人死亡[57]。疼痛在肝病患者中非常常见，并且由于潜在的内科合并症，医生通常难以控制疼痛。据报道，高达 82% 的肝硬化患者出现疼痛，超过一半的肝病患者为慢性疼痛[58]。尽管疼痛在这一人群中的患病率较高并可能产生不良后果，但关于肝病和肝硬化疼痛管理的研究、知识和指南较为有限，现有的大多数文献主要集中在肝硬化患者的疼痛评估和治疗上。

（二）评估肝病和肝硬化的疼痛

肝病或肝硬化患者的疼痛评估可以通过标准筛查评估来完成，如数字或视觉模拟评分量表。与一般人群一样，正如前面关于肾脏疾病的详细讨论那样，一旦确定存在疼痛，下一步就是确定疼痛的性质和可能的机制，包括位置、性质和持续时间，并进行体格检查以评估潜在的病因[58]。

表 47-2 慢性肾病 / 终末期肾病应避免使用阿片类药物

药　物	CKD 和 ESRD 的药代动力学	已知毒性
吗啡	活性代谢物 M6G 被肾脏清除 M6G 在肾功能不全时积累 血液透析患者的 M6G 浓度是肾功能正常者的 15 倍	呼吸抑制 中枢神经系统抑制 抽搐 肌痉挛 过量致死
可待因	肝脏代谢成活性代谢物 肾功能不全时原型药物和代谢物的清除率降低 血液透析患者的药物累积风险	恶心、呕吐 低血压 呼吸抑制或停止 中枢神经系统抑制
氢可酮	肾病和肾衰竭的数据有限 85% 的口服剂量在 24h 内以原型药物或代谢物的形式从尿液中排出 肾功能不全和药物累积会增加不良反应的风险	
他喷他多	用于肾功能不全和肾衰竭的数据有限 经首过代谢为无活性代谢物，其中 99% 经尿液排出体外 在严重肾功能不全时，代谢物的 AUC 增加 5.5 倍	
哌替啶	肝脏代谢为活性代谢物去甲哌替啶，经肾脏排泄 肾功能不全时去甲哌替啶的半衰期延长 在用药过量时可以透析	精神状态变化，癫痫
曲马多（特别是缓释剂）	有限的数据，尚未在肾脏疾病中进行研究	抽搐 5-HT 综合征

（三）肝病和肝硬化患者的特殊注意事项

大多数存在疼痛的肝病和肝硬化患者，其描述的疼痛区域主要为腹部。然而，很大一部分患者还报告下背部、大关节和弥漫性疼痛[59]。随着非酒精性脂肪肝患病率的增加，它可能与其他常见的非肝性疾病的疼痛症状重叠，如骨关节炎，它是肥胖的常见病因。与肾脏疾病一样，应注意与疾病过程本身相关的内在因素。肝病和肝硬化患者腹痛的高发病率可能与多种因素有关，包括肝包膜扩张、腹水、腹膜炎和脾大[58, 59]。值得注意的是，肝硬化是一种促炎状态，与肝硬化相关的细胞因子同样也与疼痛有关。在 HCV 和非 HCV 相关的肝病中都发现了纤维肌痛样综合征，可能与全身炎症有关[60]。

（四）肝病患者的疼痛管理方法

1. 一般原则

肝病和肝硬化患者的疼痛管理很复杂，与疼痛治疗相关的不良事件风险很高[61]。与其他患者的疼痛治疗类似，肝病或肝硬化患者的疼痛管理计划应侧重于改善躯体和其他功能。治疗计划应根据身体、行为、药物和程序方法进行个体化，最好通过多学科方法来完成，包括行为健康、姑息治疗或慢性疼痛治疗[61]。

在肝病和肝硬化疼痛治疗时，脑病、出血、肝肾综合征的风险、许多镇痛药（如对乙酰氨基酚和非甾体抗炎药）与药物性肝损伤的关联是需要考虑的。此外，慢性肝病患者发生药物不良反应的风险也会增加，包括过度镇静或服药过量、便秘、药物代谢和药代动力学改变。因此，为了提供有效的镇痛并降低不良事件或不良反应的风险，重要的是，要考虑严重的肝病如何改变镇痛药的代谢和作用，在这一领域对医生治疗有指导意见的文献相当少[62, 63]。

2. 肝病和肝硬化中的药物代谢

肝脏在大多数药物（包括镇痛疗法）的分布和消除中起重要作用。通常，肝脏中的药物代谢通过以下方式进行：①结合；②通过肝 CYP 酶的氧化、还原或水解反应；③胆汁排泄和清除[57]。镇痛药的清除效率取决于多种因素，包括血流量、血浆蛋白结合和 CYP 酶的内在活性，肝病和肝硬化会影响这些过程，并且可以改变许多药物的代谢和清除。一般来说，肝病越严重，这些过程的改变程度越大。与肾脏疾病不同，没有准确的衡量肝脏疾病严重程度的方法可用于指导剂量调整。需对晚期或失代偿期肝病患者（发生药物不良反应的风险更大）进行密切监测，并在平衡镇静等不良反应的同时逐步增加剂量[61]。

3. 肝病或肝硬化患者的非药物疼痛管理

如前所述，在肾病患者中，对疼痛的生物 – 心理 – 社会学方法包括非药物选择，如简单的冷热疗法、减肥、物理疗法、按摩疗法、针灸 / 指压、CBT 和冥想。然而，还没有关于这些方法在肝病或肝硬化患者中的疗效或使用的数据。

4. 肝病或肝硬化患者的药物疼痛管理

如前所述，由于药物代谢会发生改变且通常不可预测，因此在对肝病和肝硬化患者进行疼痛管理的药物治疗方法上很具挑战性。

(1) 非阿片类药物：尽管公众通常使用对乙酰氨基酚进行镇痛，但肝病患者需避免使用对乙酰氨基酚，因为它在较高剂量下具有潜在的致命肝毒性。尽管关于肝病患者长期每天使用对乙酰氨基酚的数据有限，但据报道，肝硬化患者减少至 2g/d 的剂量是安全的[61-63]。一项双盲研究中，20 名患有慢性肝病（严重程度未记录）的患者接受了对乙酰氨基酚（4g/d）或安慰剂治疗 13 天，然后交叉使用替代治疗 13 天，肝功能没有显著变化[64]。因此，低剂量对乙酰氨基酚（≤2g/d）已被推荐为肝硬化患者的一线镇痛药。

考虑到使用对乙酰氨基酚会导致肝损伤，肝病和肝硬化的患者经常服用或被开具非甾体抗炎药治疗疼痛，而 NSAID 在这一人群中可能更危险[58]。NSAID 主要由 CYP 酶代谢，并且与蛋白质高度结合。因此，肝病和肝硬化患者在使用非甾体抗炎药时发生肾功能不全和出血并发症的风险要高得多。一项病例对照研究报道，使用非甾体抗炎药与静脉曲张出血增加之间存在关联[65]。鉴于这些风险，非甾体抗炎药禁用于肝硬化和晚期肝病患者[58]。

非阿片类辅助镇痛药偶尔需要用于继发于合并糖尿病、饮酒或 HCV 相关冷球蛋白血症的周围神经病变引起的神经病理性疼痛[66]。如前所述，加巴喷丁和普瑞巴林在治疗神经病理性疼痛中发挥着重要作用。加巴喷丁和普瑞巴林的肝脏代谢率最小，以原形经肾脏排泄[67]。加巴喷丁对肝毒性没有显著影响，被推荐作为治疗神经病理性疼痛的一线药物，如肾功能正常，最大剂量为 3600mg/d。普瑞巴林很少有特发性肝损伤的报道，虽然罕见，但应考虑到该风险并作为加巴喷丁的二线药物[68]。加巴喷丁和普瑞巴林都是治疗神经病理性疼痛的合理一线药物，然而，它们会引起镇静，并有可能导致患者出现认知障碍或精神抑郁状态。与许多其他镇痛药一样，也应缓慢开始，并在基础剂量上谨慎滴定增加剂量。

抗抑郁药也经常用于治疗慢性疼痛，尤其是神经病理性疼痛，并取得了一定成功。TCA 常用于治疗神经病理性疼痛，由 CYP 酶代谢，并依赖肾脏清除。因此，在进行性肝病中可以观察到药物蓄积。然而，据报道，其在肝病和肝硬化患者中低剂量和短期使用相对安全[69]。建议从最低剂量开始 TCA 治疗并缓慢滴定，同时使用泻药预防便秘诱发性脑病[61]。

SNRI（包括文拉法辛和度洛西汀）也被用于治疗神经病理性疼痛，但据报道，不适用于严重肝病或肝硬化的患者。度洛西汀有许多药物性肝损伤病例的报道，制造商对其进行了肝毒性警告，不推荐用于慢性肝病患者[70]。关于文拉法辛，由于它严重依赖于肝 CYP，建议减少剂量[71]。因为其疗效低于 TCA，SSRI 通常不推荐用于治疗普通人群的神经病理性疼痛，然而，尽管需要进一步确定 SSRI 对这一人群慢性疼痛的有效性，鉴于之前描述的 TCA 和 SNRI 的风险，可以考虑使用 SSRI。

(2) 阿片类药物：肝病或肝硬化患者需要谨慎使用阿片类药物治疗疼痛，因为它们会引起患者的镇静、便秘和脑病。阿片类药物主要通过 CYP450（CYP2D6 和 CYP3A4）和葡萄糖醛酸代谢，两者都受肝病的影响[61, 72]。肝病和肝硬化是阿片类药物毒性和（或）过量的危险因素。据报道，阿片类药物的使用与肝移植预后不良有关[73, 74]。此外，肝病和肝硬化患者通常有药物滥用史。因此，阿片类处方药物会导致患者出现药物依赖、成瘾和滥用，尤其是在有成瘾史的人群中；一般而言，在该人群中阿片类药物不应作为一线镇痛治疗。即使在普通人群中，使用阿片类药物治疗慢性疼痛的决策过程也很困难，只有在所有非药物和非阿片类药物治疗方案都无效，患者功能和生活质量的获益超过了长期使用阿片类药物的风险时才应使用。

目前，仍无关于肝病和肝硬化患者使用阿片类药物的安全处方的剂量。然而，它们可能远低于普通人群，MME 每天总剂量＞50mg 即会导致普通人群的用药过量的风险[75]。一项研究表明，肝移植前每天低至 10mg 的阿片类药物剂量与移植术后死亡率显著增加有关[74]。由于毒性药物或代谢物在肝病或肝硬化中积累的风险，应避免使用长效或缓释阿片类药物。应避免阿片类药物和对乙酰氨基酚的组合，因为对乙酰氨基酚可能引起额外的肝毒性。表 47-3 基于近期对阿片类药物在肝病中使用的系统性综述，概述了不同阿片类药物的代谢和数据[57, 58, 61, 76]。由于可能发生肝性脑病，强烈建议使用乳果糖或其他泻药减轻便秘。

三、糖尿病

糖尿病是一种由于胰岛素不足或缺乏而导致糖耐量受损的代谢紊乱综合征。根据美国糖尿病协会的数据，大约有 3400 万美国人患有 1 型或 2 型糖尿病，占美国人口的 10% 以上。值得注意的是，在疼痛诊疗中我们常会治疗许多伴随糖尿病的患者，慢性疼痛是糖尿病最常见的并发症[77]。这种疼痛综合征在第 34 章中会有更详细的讨论。

（一）糖尿病性周围神经病

糖尿病性周围神经病是与糖尿病相关的最常见的疼痛综合征。与其他周围神经病变一样，长度依赖性周围神经病变是糖尿病性周围神经病最常见的类型，呈手套和袜子样分布，多达 26% 的糖尿病患者会发展为糖尿病周围神经病变[78]。控制血糖是一种重要的预防措施，有助于减缓神经病变的进展。

糖尿病周围神经病变引起的疼痛会严重影响患者的健康状况。患者经常出现情绪障碍、睡眠质量下降、疼痛水平增加和生活质量下降[79]。

痛性糖尿病周围神经病（painful diabetic peripheral neuropathy，PDPN）是一种难治性疾病，许多药物治疗效果不显著，即便患者接受了治疗，仍长期处于痛苦之中。PDPN 的一线治疗包括 TCA、SNRI 和抗惊厥药等药物。阿片类药物通常因其不良反应而被用于二线或三线治疗。

（二）与糖尿病相关的其他疼痛性疾病

虽然糖尿病性周围神经病是与糖尿病相关的最常见疼痛性疾病，但临床上约 50% 的糖尿病患者会出现显著的神经病变，我们也应该熟悉其他类似的诊断[80]。痛性神经病包括单神经病、脑神经病变和神经丛病变。

单神经病变：其特征是沿单个神经分布的疼痛和运动功能障碍。这可能是由于缺血性损伤和压缩性的病变[81]。最常受影响的神经是动眼肌神经和正中神经。

脑神经病变：糖尿病患者最常见的脑神经病变是动眼神经病变，通常表现为第Ⅲ对脑神经麻痹伴瞳孔保留[82]。

神经根病：糖尿病患者可有神经根病，但没有退行性脊柱改变或椎间盘突出[81]。由于糖尿病是导致非压迫性神经根病的原因，因此避免不必要的减压手术至关重要。

多发性单神经炎：多发性病变影响多个神经干导致感觉异常，可能与缺血有关[83]。

胰岛素神经炎 / 治疗引起的神经病变：继发于长期高血糖患者血糖急剧下降（如开始胰岛素治疗）后，并伴有自主神经功能障碍和急性疼痛表现为对称的远端神经病变[84]。这种情况通常是可逆的，但疼痛是持续的，并且具有难治性，典型的神经性疼痛药物治疗通常难以治疗。

（三）药物治疗

1. TCA

虽然该药最初用于治疗情绪障碍，但在疼痛领域中使用这类药物来治疗神经性疼痛也是很常见的。这类常用药物包括去甲替林、阿米替林和去西帕明。初始剂量从低剂量开始，如每晚 10～25mg。每 5～7 天增加 1 次剂量，直到达到能够缓解疼痛的目标剂量或出现不良反应。与 SSRI 和 SNRI 类药物相比，TCA 镇痛作用同样延迟起效[85]，但不良反应并不少见，包括嗜睡、头晕、尿潴留和跌倒风险增加等。尿潴留的患者、跌倒风险高的患者及潜在的心脏病的患者均应谨慎用药[86]。通常这类药物中应用的第一种药物是阿米替林，如果阿米替林无效或不耐受，可将去甲替林作为二线替代药物。与阿米替林和去甲替林相比，去西普明不良反应较多而通常不在临床使用。

2. SNRI/SSRI

5-HT 受体激动药是另一种常用于治疗 PDPN 的药物，度洛西汀是最常用的药物之一。度洛西汀的初始剂量为 30mg/d，持续 2 周，然后增加到 60mg/d，其完全起效可能需要 12 周。有研究表明，日剂量 60mg 和 120mg 的度洛西汀均可以成功治疗 PDN，

表 47-3 肝病中的阿片类药物

药 物	代 谢	建 议
羟考酮	• 通过 CYP3A4 和 CYP2D6 代谢为 α 和 β 羟考酮 • 在晚期肝病中，血浆浓度增加高达 40%，并且 IR 制剂的半衰期从 6.4h 增加到 24.6h（平均 14h，正常半衰期 3.5h） • 生物利用度显著增加	• 初始剂量应减少到通常起始剂量的 30%～50% • 剂量之间的间隔应该延长
可待因	• 前药，部分通过 CYP2D6 代谢转化为吗啡，镇痛效果较差 • 由于代谢物清除延迟，吗啡血症可能导致严重的呼吸抑制和用药过量	不建议用于肝病或肝硬化
哌替啶	• 通过 CYP3A4 和 CYP2B6 水解转化为去甲哌替啶，清除率降低，半衰期延长 • 累积可导致呼吸抑制、癫痫发作、中枢神经系统抑制和脑病	不建议用于肝病或肝硬化
美沙酮	• 由 CYP3A4 和 CYP12A 代谢 • 肝病时清除率降低，该化合物具有较长的半衰期 • 不产生毒性代谢物，对蛋白质的结合亲和力高	• 在轻度肝病中，可谨慎使用，开始时剂量较低 / 速度较慢，因为数据显示轻度损伤不需要改变剂量 • 对于伴有或不伴有低白蛋白血症的中度肝病患者，建议减少剂量和减少给药频率 • 严重肝病患者禁用
曲马多	• 由 CYP3A4 和 CYP2D6 代谢 • 活性代谢物的代谢可能会减少，从而降低镇痛效果	• 需要更多的研究，推荐替代疗法 • 如果用于癫痫发作障碍患者或同时使用 SNRI、TCA 或 SSRI，建议谨慎
吗啡	• 通过葡萄糖醛酸化首过代谢，肝病降低了葡萄糖醛酸化，导致生物利用度增加，清除率降低，半衰期延长	• 建议小心 • 随着给药和缓慢滴定之间时间的增加，给药减少
氢吗啡酮	• 不需要代谢成活性代谢物 • 通过葡萄糖醛酸化作用进行首过代谢，在肝病中减少，导致生物利用度更高的代谢物，但不知其是否具有神经毒性	将常规起始剂量减少 50%～75%，缓慢滴定
芬太尼	• 由 CYP3A4 代谢 • 肝脏血流减少时，清除率降低 • 大量蛋白质结合 • 在代偿良好的肝脏疾病中，与健康受试者相似的单次静脉给药的药代动力学 • 这些发现不能外推到芬太尼透皮贴剂	• 未经充分研究的透皮制剂可能会降低吸收、代谢 • 严重肝功能损害的患者应避免使用本品
氢可酮	通过 CYP2D6 代谢为氢吗啡酮和羟吗啡酮的前药 肝病患者的半衰期延长	将初始剂量减少至少 50%，并缓慢滴定，给药间隔时间可能会延长

但每天 20mg 的剂量则无效[87]。因此，应用度洛西汀时应告知患者其延迟起效的特性以提高患者依从性。度洛西汀常见的不良反应包括恶心、口干、出汗和便秘。可以通过应用较低的初始剂量来减少不良反应的发生，提高药物耐受性。对合并情绪障碍的患者 SNRI 也有助于治疗疼痛。

3. 抗惊厥药

目前用于治疗神经性疼痛最常见的是抗惊厥药物，加巴喷丁和普瑞巴林均都已被证明对 PDPN 有效[88, 89]。加巴喷丁类药物，包括加巴喷丁和普瑞巴林，通过与电压门控钙通道的两个 δ 亚基结合来抑制钙电流[90]。加巴喷丁已被证明有效且价格低廉，耐受性好。药物需要以低剂量开始，直到药物起效并患者耐受。对于神经性疼痛，患者需要从 2700mg/d 或者更高的剂量开始滴定。尽管患者使用普瑞巴林将会获得实质性的疼痛缓解，如缓解中度的疼痛，但仍有许多患者根本没有任何缓解[91]。

4. 阿片类药物

阿片类药物并不是 PDPN 的一线治疗药物，但有时在治疗神经性疼痛方面比其他药物更有效。NMDA 受体激动药和阿片受体激动药联合应用，如曲马多联合美沙酮，可能比单纯应用 μ 受体激动药效果更好。纳曲酮是 μ 和 κ 阿片受体的可逆竞争性拮抗药，低剂量纳曲酮正广泛应用于治疗 PDPN。低剂量纳曲酮（1～5mg/d）可作为一种胶质调节剂，通过抑制小胶质细胞激活起到神经保护作用[92]。

5. 外用药物

外用药物治疗 PDPN 的效果尚有争议。研究显示，0.075% 辣椒素洗液的疗效与安慰剂相似，但其耐受性良好[93]。在另一项研究中，单次使用 8% 辣椒素皮肤贴片 30min 可以持续缓解疼痛达 12 周并改善睡眠质量[94]。基于此，患者可以根据需要使用 8% 的辣椒素皮肤贴片进行重复治疗。

总之，许多药物都是治疗 PDPN 和其他与糖尿病相关疼痛疾病的选择。必须根据每个患者的特定需求和风险因素进行个体化用药，最大限度地提高治疗效果，降低不良反应的发生[95]。英国国家健康和护理卓越研究所（National Institute for Health and Care Excellence，NICE）推荐阿米替林、度洛西汀、普瑞巴林和加巴喷丁作为 PDPN 的初始治疗方法。如果无效，则与其他药物联合治疗[96]。如果药物治疗无效，应考虑其他疼痛治疗方案。

6. 肉毒毒素

A 型肉毒毒素（botulinum toxin A，BTa）已被证明可以显著改善 PDPN[97]。其可以通过阻止突触囊泡与细胞膜的融合来阻止神经递质的释放，从而减少神经性疼痛[98]。在疼痛区域网格状注射 BTa，通常患者的疼痛症状会在注射后的 1～2 周内缓解，并可持续长达 12 周。

7. 扰频器治疗

常规的一线和二线治疗 PDPN 无效时，扰频疗法可能是治疗顽固性神经病变的一种选择[99]。扰频器疗法类似于 TENS 疗法，即电极被放置在皮肤上。然而，在扰频器治疗中，电极被放置在非疼痛区域。在治疗期间，患者在先前疼痛的区域感知到非疼痛的感觉，如瘙痒或压力。其镇痛机制包括电极向外周受体发送非疼痛脉冲，Aδ 和 C 纤维将刺激传递到中枢神经系统。扰频器疗法已被证明对一些神经性疼痛综合征有效[99]。

综合疗法，包括冥想法和渐进式放松，被证明可以减少糖尿病女性的慢性疼痛[77]。Rozworska 等研究显示，基于冥想法的减压可以改善与疼痛相关的不良结局[100]。针灸也被证明可以改善 PDPN 症状[101]。运动虽然不能降低疼痛评分但也可以减少疼痛干扰[102]。

8. 再生医学

越来越多的证据表明，炎症因子增加和血管生成因子缺乏可能是 PDPN 的潜在病理基础，骨髓源性干细胞可能是一种很有前途的组织修复策略[103]。基于抑制炎症和促进血管生成可改善 PDPN 患者症状，骨髓可能是 PDPN 患者的一种新的治疗选择。

9. 脊髓电刺激

脊髓电刺激已被证明可以减少 PDPN 引起的疼痛[104]。外周血流是 PDPN 病理生理的基本组成部分，SCS 可通过外周血管舒张和改善血流对减轻疼痛起到一定作用[105]。

10. 手术

手术可用于糖尿病周围神经综合征患者合并周围神经卡压综合征的治疗，可减轻疼痛和恢复感觉。一项研究评估了对多发性周围神经行显微减压手术后，对下肢难治性 PDPN 患者的效果，结果显示术后 2 周，身体疼痛明显减轻[106]。

（四）结论

糖尿病患者在开始疼痛治疗时，需充分考虑他们的整体健康状况。阿片类药物可能会导致糖尿病性胃轻瘫患者恶心的发生。类固醇注射也可能导致高血糖，在肾衰竭或透析的情况下，可能需要调整药物的剂量。通过全面的分析和细节关注，我们可以安全地治疗这些患者，并为他们提供全方位的多学科疼痛管理，从而恢复功能，提高生活质量。

四、老年人群的疼痛管理

（一）背景

据美国人口普查局估计，大于 65 岁的美国人有

5100 万，约占美国人口的 16%。65 岁以上的老年人疼痛发生率高达 65%，多达 30% 的人患有慢性疼痛（painconsortium.nih.gov）。老年人比年轻人更容易遭受疼痛的困扰[107]。由于患者报告、沟通障碍和潜在的合并症的差异，诊断和治疗老年人的疼痛可能很困难。最常见的出现慢性疼痛疾病是关节炎、背部或颈部疼痛和关节痛，发病率分别为 48%、45% 和 41%[108, 109]。疗养院中高达 50% 的患者需要使用镇痛疗法治疗疼痛，一些资料也显示，疗养院中高达 80% 的患者患有疼痛[110]。因此，疼痛管理是老年人群中的一个重大问题。疼痛医生需要深入了解这类人群疼痛的潜在机制，以及影响治疗方案疗效和产生不良反应的生理变化。由于各种原因，老年人群的疼痛治疗显著不足[111]。老年人群中疼痛管理的重要性不言而喻。疼痛控制不佳会导致老年人缺乏社交能力、睡眠质量差、抑郁、医疗费用增加，从而导致其生活质量进一步下降[112, 113]。

（二）评估：评价和体格检查

1. 评价

与年轻人的表现方式不同，老年人常因不能识别疼痛而未进行治疗，但老年人常患有多种疼痛疾病，因此需要对这些人群进行综合评价[114]。此外，老年人患有多种合并症，可能难以确定疼痛的根本原因。要通过详细的病史，完善的体格检查和辅助检查，包括影像学和神经传导检查，帮助确定患者疼痛的来源。在获得患者的病史之前，应评估其报告疼痛的能力，如果患者不能提供病史，可以让其他相关人员补充病史，应详细说明疼痛的发作时间、位置、特征，以及近期疼痛的发作方式是否有变化。注意使用除疼痛以外的用词，因为这些患者可能更认同“隐痛”或“不适”这样的词。与年轻患者疼痛治疗相似，需要了解老年人疼痛的基础情况，确定其对疼痛治疗的反应。然而，老年患者疼痛缓解的情况需要通过行为观察、护理人员和家庭成员的描述及疼痛评估工具来补充。缺乏适当的评估工具可能是老年人疼痛评估的一个障碍[115]，我们最常用的疼痛评估工具 VAS 并不适用于老年疼痛患者[116]，其他的疼痛评估工具也曾被使用，如面部疼痛量表、NRS、语言描述量表、疼痛温度计、图形疼痛量表等[112, 116]。此外，文化信仰的不同可能会导致患者的漏报[117]。因此，询问病史时应注意措辞，患者可能仅描述有轻度疼痛，但如果询问是否有不适或隐痛时，可能会发现更多的病史资料。同时，在询问病史和体格检查时记录非语言行为能提高评估的准确性。非语言疼痛指标清单（checklist of nonverbal pain indicators，CNPI）和晚期痴呆患者疼痛评估是两种可用的行为观察工具[118]，这些工具在第 43 章、第 79 章和第 84 章中进行了讨论。除了疼痛的严重程度，了解可能影响疼痛的干扰因素也很重要。干扰因素可以通过询问疲劳、睡眠情况、活动水平、心理健康和生活质量来评估[119]。

2. 体格检查

体格检查应全面，但主要集中在肌肉骨骼和神经系统。在评估神经功能时，重要的是评估力量、对轻触和针刺的反应及感觉。在评估肌肉骨骼功能时，不仅观察是否有功能失调、灵活性降低和肌肉质量减少，还需要检查关节是否肿胀、活动范围、触诊是否压痛、肌肉疼痛和直腿抬高试验[112]。此外，也需要注意与年龄相关的肌腱反射的丧失，应关注不对称的变化，而不是反射的整体下降[120]。

（三）常见疼痛综合征的评估

1. 骨关节炎

骨关节炎（OA）是老年患者中非常常见的疾病，可显著影响生活质量和活动能力。OA 的症状包括僵硬、疼痛、活动范围缩小和残疾。年龄是 OA 的独立危险因素，其危险因素还包括肥胖、代谢性疾病、性别、遗传和种族[121]。

2. 颈部疼痛

颈部疼痛在老年人群中很常见，通常是由多因素导致的疼痛，包括骨关节炎、椎间盘退行性变、肌筋膜疼痛、颈椎病和创伤[122]。颈部疼痛是导致成人残疾的第四大原因[123]。可以用 X 线、CT、MRI 和 CT 脊髓扫描等辅助检查来帮助诊断[124]。颈部疼痛的鉴别诊断和影像学检查是根据患者的相关病史和体格检查来确定的。颈部影像学检查的常见适应证包括创伤、神经功能缺损、脊髓病或“危险信号症状”、神经根病变或持续性疼痛[125]。

3. 腰痛

慢性腰痛在老年人群中非常常见，在 65 岁及以上的老年人群中，发病率可高达 25%[126]。慢性腰痛是目前世界范围内最常见的致残原因[127]，常见原因包括骨关节炎、小关节突关节病、肌筋膜疼痛、腰椎病、腰椎椎管狭窄和椎体压缩性骨折，其他不常见的原因包括感染和肿瘤。影像学检查可以使用 X

线、CT、MRI。腰痛的鉴别诊断和影像学检查是根据患者的相关病史和体格检查来确定的。腰椎影像学检查的常见适应证包括创伤、神经功能缺损、脊髓病或“危险信号症状”、神经根病变和持续性疼痛。

（四）老年人用药的注意事项

老年人疼痛管理中最令人担忧的方面是药物不良反应。疼痛医师不应顾虑不良反应而对老年患者不使用药物治疗，而应该更注重详细了解老年人群中的剂量和不良反应的差异，识别潜在不良反应，为患者提供舒适安全的疼痛诊疗环境。

肾功能：由于老年患者的肾功能出现减退，应避免使用可能影响肾功能的药物。此外，在确定合适剂量时，需要考虑潜在的肾脏问题，以避免毒性代谢物的积累。虽然非甾体抗炎药是治疗炎症过程的有效药物，但其与肾毒性相关，并且非甾体抗炎药的严重不良反应在老年患者中更为常见[128]。

肝脏代谢：老年人肝功能减退和肝灌注减少，高度依赖肝脏代谢的药物可能会增加生物利用度[129]。对于接受依赖P450酶代谢的药物，应减少剂量。

药代动力学和药效学变化：随着年龄的增长，肾脏和肝脏的清除率降低。此外，脂溶性药物的分布增加，可导致消除半衰期的延长[130]。药效学的变化导致对药物的敏感性增加[130]。

结论

总之，对老年患者疼痛的评估和管理，需要全面了解如何评估该人群的疼痛，包括应用多种疼痛评分量表，以便于在老年人不同认知情况下进行评估，包括常见的疼痛综合征，以及老年患者存在的药效学和药代动力学的差异。不应由于老年患者沟通有障碍、体格检查困难或认为疼痛是老龄化的一部分而导致治疗不足。通过恰当的管理，许多老年患者可以因为慢性疼痛的缓解而获得更高的生活质量。

慢性疼痛患者在开始药物治疗或医疗干预之前，医生必须考虑患者的整体健康状况和潜在的并发症。许多患者患有肾脏或肝脏疾病、糖尿病或老年患者，通常需要多学科疼痛治疗，如心理学/行为健康服务、功能康复、物理治疗、作业治疗，以及包括神经调节在内的介入治疗。治疗需要深入了解不同人群的特征，包括药代动力学、代谢和清除的变化。与没有慢性疾病的患者或非老年患者相比，这些患者需要更详细的询问病史和全面评估。疼痛治疗医生应该熟悉这些人群中常见的疼痛综合征及治疗方法。此外，更重要的是，在这些患者群体中，疼痛往往没有得到充分治疗。如果处理得当，治疗可显著提高患者机体功能，改善患者的生活质量。

要　点

- 慢性疼痛疾病中，常见的并发症有肾脏疾病、肝病、糖尿病和老年患者。
- 疼痛是CKD、ESRD和肝病最常见的症状之一。
- 肾病和肝病患者的疼痛通常是多因素导致的，可能是由于潜在的器官相关病理生理变化、血液透析或其他合并症。
- 许多非药物和非阿片类药物的疼痛管理策略已被证明有助于改善肾病和肝病患者的疼痛。然而，还需要进一步的研究来确定其疗效。
- 对肾病和肝病患者实施药物干预的疼痛管理时，最好确定当前的肾功能和肝功能水平，重点是防止进一步的损伤，并根据建议调整药物剂量。
- 虽然糖尿病周围神经病变是与糖尿病相关的最常见的疼痛疾病，但疼痛治疗医生还应熟悉其他类似诊断，大约50%的糖尿病患者会有显著的神经病变。
- 用于治疗神经病理性疼痛最常见的抗惊厥药是加巴喷丁和普瑞巴林，这两种药物都已被证明对PDPN有效。
- 阿片类药物并不是PDPN的一线治疗药物。
- 老年患者的疼痛往往得不到充分治疗。
- 疼痛不应该因为医患的沟通障碍、体格检查困难或认为疼痛只是老龄化的一部分而治疗不足。
- 在药物治疗时，应充分考虑老年人群的药效学和药代动力学的变化。

第五篇

药物、心理和物理药物治疗及相关问题

Pharmacologic, Psychologic, and Physical Medicine Treatments and Associated Issues

第 48 章　主要阿片类药物和慢性阿片类药物治疗

Major Opioids and Chronic Opioid Therapy

David Copenhaver　Rebecca Hoss　Megan H.Cortazzo　Iris Vuong　Scott M.Fishman　著

张文奇　译　　吴多志　校

一、阿片类药物应用的概述

自公元前 3500 年以来，罂粟的衍生物被定义为镇痛药并用于疼痛控制。1806 年，人们分离出一种较纯的阿片类物质，被称为“吗啡”，以希腊神 Morpheus 的名字命名[1]。此后，人们在罂粟中又提取了其他副产品，还生产出了用于药用的合成吗啡类似物。在美国，阿片类药物的使用情况受各种因素的影响而波动，包括生产、可获得性、政府监管、医师和社会的态度，以及指南立场的改变等。在过去 20 年中，多种原因造成多种形式的阿片类药物处方开具显著增多。处方书写的增加趋势伴随着药物更换和滥用发生率的上升、用药过量和包括死亡在内的并发症发生率的上升。在过去几十年中，对于阿片类药物在缓解慢性疼痛方面持续获益的证据仍然薄弱且不足，其结果不确切或科学质量较差。然而，与阿片类药物使用相关的风险证据在文献和公共卫生机构中得到了越来越多的阐明。阿片类药物疗效证据未发生变化，而使用风险增加，这一改变应会显著影响基于风险 – 获益批判性分析的治疗决策。本章旨在回顾所选阿片类药物的临床相关内容，包括不良反应和药理学，并回顾当前关于阿片类药物合理处方的共识。

（一）阿片受体

除多个其他内源性系统外，内源性阿片受体也参与痛觉的调节。天然的内源性阿片类物质包括 β– 内啡肽、脑啡肽和强啡肽等内源性肽。自 1973 年在中枢神经系统中发现阿片受体以来，出现了大量描述其功能和定位的文献[2, 3]。阿片受体在内源性镇痛系统中起着不可或缺的作用，相应分布于整个中枢和周围神经系统。描述最为充分的阿片受体为 μ、κ 和 δ 受体，主要位于 CNS，尤其是脊髓背角[4]，亦分布于背根神经节和周围神经中。这三种已鉴定出的 μ、κ 和 δ 阿片受体属于鸟嘌呤蛋白偶联受体超家族，它们位于 CNS 和周围组织的突触前和突触后位点[7]。

μ 阿片受体调节来自脊髓上水平的机械、化学和热刺激的信号输入。κ 受体与 μ 受体以类似的方式影响热痛觉，并调节化学性内脏痛。δ 受体影响机械性和炎性疼痛[8]。阿片受体激动药（如吗啡）主要与 μ 阿片受体结合而产生镇痛作用，同时产生不良反应，如呼吸抑制和便秘。在一项使用缺乏 μ 受体的基因敲除小鼠的研究中发现，这些小鼠在镇痛、呼吸抑制、便秘或躯体依赖方面对吗啡无反应[9]。

（二）分布、代谢和排泄

镇痛所需阿片类药物的用量存在显著的个体差异。造成这种差异的因素包括阿片受体的个体化，以及阿片吸收和清除的差异。这种个体变异性需要我们仔细滴定阿片类药物，使其达到所需效应。镇痛的起效、持续时间和强度取决于药物传递到靶点的时间，以及受体被占据的时长。受体被占据的数量和阿片类药物激活靶受体的时长则取决于药物的灌注、血浆浓度、pH 和渗透系数[10]。

每种阿片类药物的代谢途径是基于其特定的阿片分子变量。具有羟基的阿片类药物（如吗啡和氢吗啡酮）通过 UGT 在肝脏进行代谢。UGT 添加葡萄糖苷酸部分，形成葡萄糖苷酸代谢产物，如 H3G、M6G 和 M3G。这些代谢产物通过肾脏排泄。肾功能不全患者特别容易出现代谢产物蓄积的有害作用[11]。

CYP 系统包含两种代谢特定阿片类物质的多态异构体。第一个 CYP 异构体是 2D6，负责可待因、羟考酮和氢考酮的生物转化。据估计，多达 10% 的白种人缺乏这种酶，因此成为某些阿片类药物的“弱代谢者”，这是阿片类药物治疗患者中观察到的高个体间变异性的另一个原因[11]。CYP 系统的 3A4 亚型则参与了芬太尼和美沙酮向非活性形式的生物转化[12]。由于其他药物也与 3A4 同工酶相互作用，因此美沙酮和芬太尼的代谢可能会被减慢或加速。例如，大环内酯类抗生素会抑制该酶，从而降低美沙酮和芬太尼的清除率，而苯妥英钠等抗惊厥药则会诱导该酶系统的激活，从而增加美沙酮和芬太尼的清除率[13, 14]。大多数阿片代谢产物通过肾脏排泄，但一些葡萄糖苷酸结合物通过胆汁排泄，而美沙酮主要通过粪便排泄[11]。

药物基因组多态性的研究对于理解镇痛效果的个体差异非常重要（见第 13 章）。阿片类药物相关疗法拥有多种影响特定阿片类药物代谢和清除的遗传因素。在未来，使用监管机构批准的药物基因组学检测法可能有利于识别其中许多变异等位基因。了解药物基因组学多态性很可能在治疗急性和慢性疼痛的日常临床决策中发挥作用。懂得特定多态性的详细知识能在药物安全性和病患治疗方面获益，这一科学极有可能被纳入医师的治疗标准[15]。

（三）应用

给药途径多样化是阿片类药物的许多临床有用特征之一，包括鞘内、静脉、口服、直肠、舌下、口腔黏膜、鼻内或经支给药。根据具体情况，某一种给药途径可能比其他途径更有利。例如，需要持续给予阿片类药物，但无法口服药物的患者可能受益于透皮给药系统，如目前含有芬太尼的透皮贴剂，以及美国 FDA 最近批准的含有丁丙诺啡的透皮贴剂，在合理使用时，可能比芬太尼更具潜在的安全性优势。芬太尼也可作为一种快速起效的经黏膜给药产品。阿片类药物椎管内给药途径被广泛应用于围术期和术后治疗，以及临终患者。

阿片类药物对于慢性疼痛的有效治疗，其药理学目标是在定期间隔内提供持续镇痛[16]。这需要考虑几个因素，包括了解阿片类药物之间的等效镇痛剂量，以及特定阿片类药物的药理学特性和不良反应。阿片类药物耐受患者的疼痛尤其具有挑战性，因为典型剂量对于未接触过阿片类药物患者并不适用，并且可能需要仔细滴定以明确阿片类药物需求量。

固定剂量是否优于按需剂量（pro re nata，PRN）一直存在争议且因人而异。在固定剂量下，阿片类药物的给药是持续的，理论上可以达到稳态水平[17]。据推测，这可以避免与按需给药相关的峰值和谷值效应，并可能避免按需给药计划可能出现的给药延迟。对于接受较长半衰期的固定剂量阿片类药物的未接触过阿片类药物的患者，一个问题是由于难以预测确切的阿片类药物需求和潜在蓄积，他们可能会出现过多的不良反应或毒性。例如，吗啡可能需要不到 24h 达到稳态水平，而美沙酮可能需要长达 1 周。当需要评估患者的镇痛阈值时，可以使用半衰期短的阿片类药物的 PRN 剂量，或者使用半衰期短的阿片类药物的保守固定剂量，并辅以 PRN 的补救剂量。

长效阿片类药物（long-acting opioids，LAO）的镇痛治疗可提供方便的剂量间隔，以达到安全、有效和稳定的状态。目前有几种控释型阿片类药物，包括吗啡（MS Contin，Oramorph SR，Kadian）、氢可酮（Hysingla）、羟考酮（OxyContin，Xtampza）、芬太尼（Duragesic patch）、氢吗啡酮（Exalgo）、他喷他多（Nucynta ER）和羟吗啡酮。美沙酮可作为一种相对的 LAO［比短效阿片类药物（short-acting opioids，SAO）的作用时间长，但比大多数 LAO 的作用时间短］使用，但与其他阿片类药物不同，美沙酮给临床医师带来了特定的问题和担忧。美沙酮比许多其他 SAO 起效更快，镇痛效果更持久，在某些情况下可能是理想的。然而，美沙酮的其他特性和不良反应可能限制其使用。美沙酮不像其他 LAO 那样专门为缓释而配制，后者基本上是在药物通过胃肠道（gastrointestinal，GI）的过程中释放出 SAO。美沙酮的血浆半衰期本质上比其他典型阿片类药物［如氢吗啡酮（Dilaudid）和吗啡］更长，因此对于有 GI 动力问题（如短肠综合征）的患者可能有优势。

虽然缓释和即时释放的阿片类药物已使口服途径成为一种切实可行的选择，但一些患者无法耐受口服给药[18]。在这种情况下，经皮、口腔、直肠、静脉或皮下输注往往是一种实用的替代方案。通过静脉输注的优势是可以消除首过效应。与口服途径相比，静脉给药的镇痛起效更快更直接。与肌内给药途径相比，在有出血性疾病或肌肉量减少的患者中，静脉给药途径通常疼痛较轻，并且可能更安全。

（四）不良反应

最常见与阿片类药物相关的不良反应包括便秘、恶心、呕吐、镇静状态、尿潴留、瘙痒和性腺功能减退。虽然呼吸抑制不常见，但其潜在的灾难性后果受到高度关注。这些不良反应中的任何一种都可能明显影响治疗，但大多数不良反应可以在阿片类药物开始用药后不久消失。然而，便秘是主要的一个例外，因为它不会随着阿片类药物的长期使用而消退。应特别关注老年人和肝肾功能不全的患者。耐受性（药效随时间推移而逐渐减退或需要更高的剂量才能达到相同的效果）和躯体依赖（突然停药产生戒断效应）也通常与阿片类药物治疗相关。这些是与阿片类药物相关的药理学特性，经常被误解为成瘾的指标。成瘾也是与阿片类药物使用相关的潜在风险。医师应能预见到这些不良反应中的任何一种，在整个治疗过程中保持警惕并密切监测患者，特别是在治疗起始阶段和增加药量时。

1. 便秘

阿片类药物最常见的不良反应是便秘。遗憾的是，对这种便秘的耐受性往往不会发生。便秘会引起明显的不适、恶心和呕吐。目前认为，阿片类药物诱发便秘的潜在机制之一是胃动力下降，原因是阿片类药物与位于胃窦和小肠近端的高度集中 μ 阿片受体结合[19, 20]。关于等效镇痛剂量的阿片类药物引起便秘发生率的证据比较的研究不多。由于芬太尼的经皮给药途径绕过了 GI 的初始暴露，因此推测芬太尼经皮给药与口服阿片类药物相比较少产生便秘[21-23]。然而，目前的数据并不能完全令人信服，众所周知，阿片类药物透皮给药也会引起与口服给药类似的严重便秘，并需要积极的治疗。

在开始使用任何阿片类药物时，一定要同时开具能够维持正常排便的药物处方。阿片类药物引起便秘的治疗应包括活性泻药（如番泻叶、乳果糖或比沙可啶）或渗透剂（如聚乙二醇）；大便软化剂或纤维增粗剂等被动药物可能效果不佳，因为它们依赖于胃动力触发，而后者又受到阿片类药物的抑制。另一种选择是利用辅助类药物（如米索前列醇）的不良反应（包括腹泻）以很好地中和便秘。然而，育龄女性应慎用米索前列醇，因为它可能导致子宫收缩和流产[24, 25]。

周围阿片受体拮抗药也证实对阿片类药物诱发的难治性便秘病例有效。甲基纳曲酮是纳曲酮的四价衍生物，含有一个永久带电的四价氮原子，不能穿过血脑屏障[26, 27]。甲基纳曲酮是 μ 受体拮抗药。它可阻断阿片类药物的周围作用，同时保留其中枢镇痛作用，并逆转阿片类药物相关治疗中经常出现的肠蠕动减慢。2008 年，美国 FDA 批准将阿片类药物引起的便秘作为甲基纳曲酮的用药指征。爱维莫潘也于 2008 年获得 FDA 批准，它是一种作用于外周的 μ 阿片拮抗药，通过血脑屏障的能力有限。爱维莫潘、纳洛塞醇和纳地美定作为阿片受体拮抗药可用于治疗便秘，并且在大多数情况下不会影响其镇痛作用或仓促戒断。该药物的主要适应证是避免大肠或小肠部分切除并一期吻合后的术后肠梗阻[26, 27]。除了阿片受体拮抗药之外，鲁比前列酮也被 FDA 批准用于治疗阿片类药物诱发的便秘。然而，这些药物选项目前都处于专利保护阶段且价格昂贵，仅用于难治性阿片类药物诱发的便秘。

2. 恶心和呕吐

恶心和呕吐常见于接受阿片类药物治疗的患者，一般来说是一种短暂的不良反应，持续 2～3 天。恶心和呕吐的潜在机制似乎与若干致病因素相关。一种是脑干内受体的激活，它向延髓化学感受器触发区传入输入信号，而延髓化学感受器触发区负责向大脑的呕吐中枢提供传入信号。这些区域密集分布着神经递质受体，与临床上使用的止吐药相对应。恶心的可能原因是前庭器官中的受体受到刺激[28, 29]。便秘是另一个未被充分认识的与阿片类药物相关的恶心原因，增加活动性的治疗常有效。

在评估服用阿片类药物期间主诉恶心和呕吐的患者时，我们应确定与恶心发生有关的重要病史相关因素，如最后一次排便的时间、排便是否随着运动而加重、阿片类药物摄入与恶心发生之间是否存在时间关系。止吐药的选择取决于既往所报告的不良反应。在非卧床条件下出现恶心的患者更有可能出现前庭相关性恶心，如美克洛嗪、异丙嗪或东莨菪碱等药物可能有助于缓解。氟哌利多、丙氯拉嗪、昂丹司琼或羟嗪对非运动相关的恶心可能有较大益处，而这类恶心被认为与化学受体触发区相关的激活有关[30, 31]。然而，这些药物可能引起心脏不良反应，在 ECG 中表现为 QTc 延长。在将恶心或呕吐完全归因于阿片类药物之前，还应排除可能引起恶心或呕吐的其他因素，如可逆性代谢原因、颅内病变或其他药物。

下列方法可用于治疗阿片类药物诱发的恶心和呕吐。可加用止吐药，通常根据个体患者的需求选择具有促动力、镇静、止痒、抗焦虑或抗精神病作用等次要作用的药物。降低不良反应的发生频率和严重程度的另一种选择，是将阿片类药物的剂量降低至仍可达到充分镇痛的最小可接受剂量。根据对阿片类药物引起的恶心的耐受性迅速增加的观察，可以将之前减少的剂量缓慢滴定增加，在不引起恶心的情况下提高镇痛效果。如果恶心持续时间较长，可考虑改用其他阿片类药物。因为阿片类药物所引起的致吐反应具有独特性，换一种阿片类药物可能就不会引起恶心了[32]。

3. 瘙痒

阿片类药物经静脉或椎管内给药比口服给药更容易诱发瘙痒。患者对瘙痒通常出现相当迅速的耐受性，但在少数病例中，瘙痒更为持久。瘙痒的潜在机制似乎与组胺释放有关，组胺激活具有瘙痒受体的 C 纤维，后者不同于传递疼痛的 C 纤维。临床上，瘙痒通常局限于面部和会阴，但也可能发展为全身和重度瘙痒。治疗可采用抗组胺药，但其疗效更多地与镇静有关，而不是直接的抗组胺作用[32]。当接受鞘内或静脉注射吗啡的患者出现抗组胺药无效的瘙痒时，小剂量纳布啡作为 μ 受体拮抗药和 κ 受体激动药，可有效减轻瘙痒而不逆转镇痛作用[33, 34]。

4. 镇静

未接触阿片类药物患者或长期服用阿片类药物并正在增加剂量的患者常会出现镇静和嗜睡。镇静对于接受新的药物或剂量的患者通常是暂时性的，而且已有证据表明，持续使用稳定剂量的阿片类药物达 7 天的患者很少出现精神运动性损害[35–37]。这一事实的重要性怎么强调都不为过，因为自从人们认识到阿片类药物危象以来，为癌症和非癌症相关疼痛患者开具的阿片类药物处方仍然数量巨大。患者和其他人可能会质疑在服用阿片类药物的同时驾驶机动车是否安全。这是一个有争议的问题，正反双方都可以提供有力的论据。有些医生建议不采取预防措施，而另一些医生则建议其患者在服用阿片类药物期间绝对不要开车。关于这一问题的新证据尚不完全明确，但一些研究提示，长期接受阿片类药物治疗的患者可能足以保持安全驾驶所需的警觉性[38, 39]。然而，谨慎的做法还是在阿片类药物治疗方案开始或剂量增加的至少 1 周或更长时间内限制驾驶。

尽管对阿片类药物剂量有适当的调整周期，但持续镇静与疼痛本身一样成问题。在这种情况下，可考虑将阿片类药物的剂量降低至可接受的最低镇痛水平，增加（延长）给药间期，或改用另一种镇静作用可能较弱的阿片类药物[32]。如果认为镇静作用继发于药物或其代谢产物水平的累积，则改用不依赖肾脏清除率或不具有活性代谢产物的其他药物（如芬太尼），可能会减少镇静作用。对于限制 CNS 抑制药、尝试减少阿片类药物剂量并排除所有其他潜在原因后仍有持续镇静的患者，精神兴奋药可能有用（如苯丙胺、莫达非尼）。

最近的研究关注到其他药物相关因素所导致的镇静效应［如苯二氮䓬类药物、止吐药、TCA 和抗惊厥药（如加巴喷丁和普瑞巴林）]，以及肝肾功能障碍导致患者原发疾病的加重或进展所引起的镇静效应。加巴喷丁类药物常用于治疗疼痛，人们越来越担心加巴喷丁等药物会被滥用，而且与阿片类药物联用可能会增加呼吸抑制的风险。Gomes 等在 2017 年的一项研究中发现，加巴喷丁和阿片类药物同时使用时阿片类药物相关死亡风险显著增加[40]。围术期使用加巴喷丁可能会增加阿片类药物过量和其他阿片类药物相关不良事件的风险。尽管加巴喷丁似乎没有很大的成瘾潜力，但其被滥用并具有非法使用的黑市价值这一点令人担忧[41]。FDA 2019 年的一份咨询报告指出，“已有加巴喷丁单独或与阿片类药物联合滥用的报告，这种联合使用会产生严重后果，包括呼吸抑制和增加阿片类药物过量的死亡风险”。有鉴于此，FDA 要求更新加巴喷丁类药物的使用说明，警告其潜在的呼吸抑制作用。据联邦政府称，一些州已经将加巴喷丁列为潜在滥用药物，而普瑞巴林被列为第 4 类药物。

5. 呼吸抑制

呼吸抑制是阿片类药物处方中最严重和危险的并发症之一。呼吸抑制的潜在机制是 μ 受体诱发对辅助呼吸驱动的脑干中枢的抑制[42]。长期以来的观点认为，在接受鞘内－硬膜外联合口服或静脉注射阿片类药物治疗的患者中，呼吸抑制发生得更快。虽然支持这一说法的证据很少，但认识到这是一种可能的风险通常支持以可接受的风险管理为导向的阿片类药物给药方法。此外，阿片类药物与其他镇静药物联用可加速呼吸抑制。这一点尤其重要，因为与阿片类药物过量相关的意外死亡率不断上升，其中许多涉及包括苯二氮䓬类等其他具有呼吸抑制作用在内的多种药物。临床上，患者出现呼吸抑制的最先表现为镇静，这在患者处于夜间睡眠状态时会造成难以监测的困难。因为呼吸抑制可在硬膜外和鞘内给予阿片类药物后发生，并且常延迟至注射后约 12h 才出现，所以镇静征象可能在睡眠期间消失。因此，建议临床对有需要的患者使用有报警的脉搏血氧监测[32]。

疼痛是一种呼吸驱动的强大生理性刺激，与阿片类药物的呼吸抑制作用相对抗。对于预期通过非阿片类镇痛药治疗（如神经松解术、放射治疗、辅助镇痛药、手术）以缓解疼痛的患者，可能需要减少阿片类药物的剂量[42]。

如果怀疑患者出现阿片类药物引起的呼吸抑制且不能被唤醒，应给予特异性阿片类受体拮抗药纳洛酮。在对服用阿片类药物超过 1 周的患者或老年患者使用纳洛酮时必须小心，因为可能会诱发严重的戒断症状、癫痫发作和剧烈疼痛。使用纳洛酮也可导致易感患者出现充血性心力衰竭。纳洛酮通常包装在含有 0.4mg 的安瓿中以用于静脉给药，用 10ml 生理盐水稀释，每 2 分钟注射 0.5ml（0.02mg/0.5ml）[42]。

（五）阿片类药物和免疫效应

阿片类药物被认为增加二乙酰吗啡使用者的感染发生率，并与 HIV 的发病机制有关[27]。值得注意的是，尽管有人认为外源性阿片类药物可能导致免疫抑制，但内源性阿片类药物（如内啡肽）可促进免疫激活[27]。急性和慢性阿片类药物的应用均涉及对抗体和细胞免疫应答、自然杀伤细胞活性、细胞因子表达和吞噬活性的抑制作用[27, 41]。此外，人们注意到外周免疫细胞能够表达阿片受体，这使得细胞和细胞因子之间能够进行复杂的交流[27, 43]。阿片类药物诱导的免疫功能改变可分为中枢和外周部分。据推测，中枢阿片受体通过下丘脑－垂体－肾上腺轴和自主神经系统来介导外周免疫抑制[27, 41, 44]。有趣的是，重度慢性疼痛被认为与免疫功能下降相关[27, 41, 43]。

（六）阿片类药物和激素变化

已有充分证据表明，长期以口服、静脉和鞘内为给药途径的阿片类药物治疗可改变男性和女性的激素效应[27]。在阿片类药物的非法使用者中，血清激素在给药后发生改变，而在停药后恢复正常[44]。阿片类药物所扰乱的激素不仅仅是睾酮（总睾酮和游离睾酮），还包括雌激素（雌二醇）、黄体生成素、促性腺激素释放激素、脱氢表雄酮、促肾上腺皮质激素、促肾上腺皮质激素释放激素和皮质醇[27, 45–49]。阿片类药物相关的内分泌学研究重点是雄激素，其不良反应症状描述最详细。性功能障碍（勃起功能障碍、性欲下降）、抑郁和疲劳是男性在接受慢性阿片类药物治疗时可能出现的众多不良反应中的一部分[27, 45, 46]。上述不良反应都与性腺功能减退有关。抑郁、性功能障碍等症状并非男性特有，女性也可能会有这样的经历[27, 45, 46]。女性还可能会经历痛经及骨密度降低。女性的睾酮水平可能降低并与 BMI 相关[27, 47, 48]。

（七）阿片类药物诱发的睡眠障碍

关于慢性阿片类药物治疗对睡眠的影响，仍需要大量的研究来解释。尽管数据匮乏，但研究表明，阿片类药物增加睡眠－觉醒状态的交替次数，减少总睡眠时间、睡眠效率、δ 波睡眠和快速眼动（rapid eye movement，REM）睡眠[27, 50–52]。在各种研究中，很难将阿片类药物对睡眠的影响与并发症（如癌症、成瘾或依赖、术后疼痛）的影响区分开来。研究表明，脑桥内侧网状结构中通过抑制乙酰胆碱释放的 GABA 信号通路是阿片类药物干扰睡眠的主要原因[27, 50–52]。吗啡已被证明可以减少 REM 睡眠。由此导致的睡眠结构紊乱会影响清醒时的觉醒状态[27, 50–52]。

（八）阿片耐受和躯体依赖

耐受、依赖和成瘾之间有很多不同之处以用来区分。遗憾的是，这些概念经常被误解。2001 年，APS、IASP 和美国成瘾医学学会批准了成瘾、躯体依赖和耐受的定义，希望减少对需要阿片类药物进行疼痛治疗的患者的错误引导。对于长期接受阿片类药物治疗的患者，我们应该预见可能会进展为躯体依赖和耐受，但临床医师应对成瘾患者的行为不适应改变保持警惕，同时认识到这些变化只发生于少数病例[53]。

1. 耐受

“阿片耐受”一词常用于描述当固定剂量的阿片类药物产生的镇痛效应降低，而需要随时间推移使用更高剂量的药物以达到相同或较弱的作用时所发生的现象[32]。因为有些阿片类药物仅适用于阿片类药物耐受的患者，从实用角度来说，FDA 将阿片类药物耐受的患者定义为已接受至少 60mg 口服 MME 且治疗至少 7 天的患者。造成这一现象的机制尚不完全清楚，但已证明 NMDA 受体参与其中[54, 55]。NMDA 受体参与的临床用途尚未完全确定，但非人体研究继续揭示了 NMDA 受体拮抗药联合阿片类药物在减轻耐受和躯体依赖方面的潜力[56, 57]。表达 NMDA 受体的背角神经元亚群经大剂量吗啡治疗后，NMDA 受体介导的活性增强。此外，μ 受体拮抗药和 NMDA 受体拮抗药对这一亚群的治疗可减弱已增加的活性[56]。另一项研究表明，在使用 NMDA 受体拮抗药处理的“吗啡耐受”大鼠中，吗啡诱导的耐受被逆转[57]。迄今为止，这些发现的临床相关性尚不清楚。

关于 NMDA 受体对阿片耐受影响的人体研究前景不佳。人们曾对氯胺酮或右美沙芬等 NMDA 受体拮抗药可能增强阿片类药物的镇痛作用抱有很大希望，但尚未从重复试验中获得令人信服的证据[58, 59]。在一项比较吗啡和吗啡 – 右美沙芬联合用药的双盲对照临床试验中，未观察到组间镇痛效果或剂量有统计学差异[60]。尽管如此，基本观念仍然支持以下理解：NMDA 受体是阿片类药物诱导耐受形成的关键组成部分。特别是氯胺酮，仍然是人们主要关注的药物，因为它有可能通过预防耐受和增强阿片类药物诱导的镇痛来改善阿片类药物的性能[61–63]。

当患者被怀疑对某种药物产生耐受时，原因可能是疼痛对阿片类药物不敏感，患者已经产生了阿片类药物耐受，也可能与疼痛增加有关，这需要调整药物剂量。长期接受阿片类药物治疗的患者需要增加剂量时，应考虑到其基础疾病的进展。当存在阿片类药物诱导的耐受时，可进行药物轮换。基于临床观察结果，患者通常对不同的阿片类药物有个体化的镇痛反应，并且当使用不同的阿片类药物时，镇痛效果可能会改善且不良反应更少[64]。虽然这种现象的完整机制尚不完全清楚，但通常认为其发生是由于不完全的耐受，这可能和阿片类药物与 μ 阿片受体及其他阿片受体的亲和力不同有关。与 opioid-naïve 患者不同，当阿片类药物在阿片耐受患者中进行轮换使用时，可能无须完全等效的镇痛剂量。当达到等效剂量的一半时，患者即可能产生镇痛反应；如果没有达到，则可以将剂量滴定至出现足够的镇痛效果，这通常低于根据标准公式计算等效剂量转换时的剂量。这是一种潜在有用的现象，借此患者对阿片类药物的总体需求可能会减少，从而达到阿片类药物的节约效应。

2. 躯体依赖和戒断

躯体依赖是指突然停药造成戒断综合征的一种生理状态，与成瘾不是同一个概念。有证据支持 CNS 内不同解剖区域分别负责参与躯体依赖和成瘾的发生。蓝斑内的去甲肾上腺素能神经元与依赖的维持和戒断的发生有关，而腹侧被盖多巴胺能区和伏隔核的眶额谷氨酸能投射被认为可促进成瘾[61, 65]。已有研究表明，滥用药物（如二乙酰吗啡、可卡因、尼古丁、酒精、苯环利定和大麻）通过激活大脑中的共同奖励通路来启动习惯形成行为[66]。去甲肾上腺素能神经元也参与了戒断的发生。在形成阿片类药物依赖后，大脑中的去甲肾上腺素水平发生变化，而 α_2 受体激动药（如可乐定）或 β 受体拮抗药（如普萘洛尔）的应用也可减轻阿片类药物的许多戒断症状，但不能逆转成瘾[67]。

阿片类药物戒断的临床表现最初通常为易激惹、焦虑、失眠、出汗、打哈欠、流涕和流泪。如果在未干预的情况下进一步发展，则会出现流感样症状，表现为寒战、肌痛、发热、腹部绞痛、恶心、腹泻、心动过速和高肾上腺素能状态的其他特征。虽然这些症状令患者不适，但却是自限性的，持续 3～7 天。阿片类药物戒断可能发生在突然停药的患者，或者适应 LAO 较长血浆半衰期后服用 SAO 的相对停药患者[32]。

在不诱发患者戒断症状的情况下可以将阿片类药物逐渐减量。虽然快速完成减量也可能不出现戒断症状，但如果时间允许，在较长时间内（通常为 2～3 周，视剂量而定），每 48～72 小时减量 10%～20%，很少有患者会出现戒断症状[68]。如果在停药或减量期间出现戒断症状，可使用 0.2～0.4mg/d 的可乐定来减轻不适[69]。在 SAO 逐渐减量期间，可乐定通常维持用药 4 天；在 LAO 逐渐减量期间，可乐定通常维持用药 14 天。在阿片类药物停药后，可乐定可在约 1 周内逐渐减量[32]。

其他药物也可用于管理戒断症状，通常是具有 $GABA_B$ 受体拮抗药的药物（即替扎尼定）和（或）α_{2A} 受体激动药（即氯非西定或替扎尼定）。

3. 阿片类药物使用障碍

阿片类药物的高滥用率足以引起人们高度关注。然而，使用治疗性阿片类药物导致阿片类药物使用障碍的真实发生率存在争议。阿片类药物使用障碍的特征是阿片类药物的使用导致身体、心理或社会功能障碍（或这些障碍的组合），并在功能障碍的情况下继续使用阿片类药物。DSM-Ⅴ将 OUD 定义为有问题的阿片类药物使用模式，其导致临床显著的损害或痛苦，并且在至少 12 个月内出现 11 种症状中的至少两种（框 48–1）。

神经生物学证据提示，脑内多巴胺能系统的正强化和敏化可能促进了 OUD 的发生，这解释了为什么患者会持续寻找一种对其生活具有破坏性的物质[70]。在阿片类药物剂量不足的情况下，患者会出现寻求更多镇痛药物以缓解疼痛的觅药行为，这可能被误认为是与 OUD 相关的觅药行为。医师在区分真正的用药障碍和治疗不足的疼痛时常常面临挑战，因为治疗不足的疼痛而寻求药物和自我加量的特点与 OUD 相似。然而，与 OUD 不同，治疗不足的患者随着阿片类药物剂量的增加，疼痛得到缓解，并且功能得到改善。OUD 与治疗不足的疼痛患者接受剂量增加后的情况形成了直接对比。在 OUD 患者中，异常行为不仅在阿片类药物增加的情况下持续存在，而且通常还会因更多地暴露于成瘾药物而进一步刺激和加重。美国成瘾医学学会疼痛委员会将 OUD 定义为在使用阿片类药物治疗疼痛的背景下，基于综合临床评估（包括病史、体格检查、经过验证的衡量戒断症状的临床量表和尿液药物检测）的持续性阿片类药物使用功能失调模式[71]。可以通过累积患者行为来支持成瘾的诊断，但不是总能得出绝对结论，特别是在没有长期纵向信息的情况下。许多类型的行为可表明成瘾的可能性（框 48–2）。

框 48–1　阿片类药物使用障碍的 11 种症状

- 比预期更大剂量或更长时间服用阿片类药物
- 有持续控制阿片类药物使用的欲望
- 在获取、使用或从阿片类药物使用中恢复的过程花费过多的时间
- 渴望使用阿片类药物
- 因持续使用阿片类药物而无法履行工作、家庭或学校职责
- 在人际关系问题持续存在的情况下继续使用阿片类药物
- 缺乏参与社交、职业或娱乐活动
- 在有身体危险的情况下使用阿片类药物
- 在持续存在身体或心理问题的情况下继续使用阿片类药物
- 阿片耐受，包括需要增加阿片类药物剂量
- 阿片类药物戒断综合征
- DSM-Ⅴ将 OUD 定义为有问题的阿片类药物使用模式，其导致临床显著的损害或痛苦，并且在至少 12 个月内出现 11 种症状中的至少 2 种

框 48–2　表明成瘾的异常行为

表明成瘾程度较低的行为

- 对反复出现的症状表现出焦虑或绝望
- 囤积药品
- 服用他人的镇痛药物
- 向医师强烈抱怨并索要更多药物
- 要求一种或多种特定的药物
- 使用比建议剂量更大的阿片类药物
- 疼痛时喝更多的酒
- 对更换一种新药表示担忧，即使这种新药的不良反应可能更少
- （在许可条件下）服用他人的处方阿片类药物
- 自行增加阿片类药物的剂量
- 向医师或家庭成员表示担心疼痛可能导致使用黑市毒品
- 询问关于镇痛药物的其他意见
- 吸烟以缓解疼痛
- 曾使用阿片类药物治疗其他症状

表明成瘾程度较高的行为

- 从黑市商贩处购买镇痛药物
- 偷钱买药
- 试图从多个渠道获取阿片类药物
- 因毒品而实施性行为
- 在对方不知情的情况下同时看两位医师
- 实施性交易以购买毒品
- 偷他人的毒品
- 卖淫赚钱以获取毒品
- 卖淫以获取毒品
- 伪造处方
- 销售处方药

引自 Passik SD, Kirsh KL, Donaghy KB, et al. Pain and aberrant drug-related behaviors in medically ill patients with and without a history of substance abuse. *Clin J Pain* 2006;22:173–181.

阿片类药物治疗的依从性差与多种可能性相关，包括不良反应、健忘、生活方式不适应和对药物治疗方案的困惑。依从性差可能很少与注意力转移或药物滥用等异常行为有关，谨慎的医师会保持警惕，而不会强求立即得出结论。如果医师选择对有成瘾风险的患者使用有滥用可能的药物进行疼痛治疗，则建议与成瘾专家或成瘾精神科医师合作，确保有必要的资源支持适当的风险管理计划。这些资源通常远远超过普通处方开具者所能获得的资源，如果没有必需的资源以确保安全性，则不应开具处方。必须始终保持高度的警惕和从容的判断。

慢性疼痛患者中阿片类药物误用和滥用的确切发生率尚不完全清楚，为 1%～40%[72]。治疗有物质使用障碍病史的慢性疼痛患者具有挑战性和高风险，但并非绝对禁忌。尽管如此，负责任的阿片类药物处方医生必须在开始治疗之前确保适当的安全使用资源均配备就位。如果没有适当的风险管理，则不应开始治疗。此外，应确保在需要时能够随时终止治疗，否则也不应该开始治疗。

虽然慢性疼痛患者群体中对阿片类药物成瘾的比例较低，但由于处方医师担心患者滥用阿片类药物，反而会增加剩余人群可能达不到理想的镇痛效果的风险[73]。已有越来越多的辩论集中于如何在慢性疼痛发生率高的情况下使用阿片类药物，同时在警惕使用阿片类药物的必要性与达到可接受安全性的充分风险管理之间取得平衡。

如果决定开具阿片类药物处方，则必须开具阿片类药物拮抗药（最常见的是鼻内纳洛酮）处方，以作为 OUD 患者挽救生命的解毒剂。美国 FDA 建议向所有使用阿片类药物的患者提供纳洛酮。对于阿片类药物过量风险增加的患者（有 OUD 病史的患者、同时使用其他 CNS 抑制药的患者和有阿片类药物过量病史的患者），开具纳洛酮更为重要。

二、入选的阿片类药物

虽然新的镇痛治疗选择不断出现，但目前阿片类药物仍然是镇痛药中的金标准。尽管阿片类药物被广泛用于治疗急性和慢性疼痛，但在将其用于治疗慢性非恶性疼痛方面仍存在争议。争论的双方都有支持者，对开具阿片类药物处方的顾虑部分原因是没有准确理解用药的正常后果，以及滥用或不良反应的风险。虽然阿片类药物是为患者提供充分镇痛的有效工具，但对其发展为 OUD、阿片依赖或不良反应的恐惧往往使医师不愿开具阿片类药物处方[74]。如果决定对慢性非恶性疼痛患者启动阿片类药物治疗，则应深思熟虑后制订合理的治疗方案，并考虑好明确的治疗终点。

一旦决定启动阿片类药物治疗，首选 SAO 用于慢性和非癌性急性疼痛管理的初始阶段。LAO 通常适用于阿片类药物剂量已确定的患者。应将 SAO 缓慢滴定至最低有效剂量，增量为每天总剂量的 25%～50%。一般而言，在治疗慢性疼痛时，专家指南建议 MME 不超过 90mg 的药物剂量，因为较大剂量会增加药物过量和其他不良反应的风险，并且缺乏证据表明过大剂量可以增强镇痛效果。鉴于一般人群中 OUD 患病率的增加，指南现在建议避免使用大剂量或数量的阿片类药物。SAO 最初通常用于慢性疼痛综合征患者，因为其活性镇痛药代谢产物的血清峰值水平相对较短。然而，使用 SAO 治疗持续性基线慢性疼痛时可能需要频繁给药。这种过山车效应被认为会促进疼痛相关不良行为，这就是为什么一旦确定阿片类药物总剂量，就会使用 LAO。尽管如此，科学尚未明确证明这一优势。

SAO 通常与其他镇痛药（如对乙酰氨基酚、非甾体抗炎药或阿司匹林）联用，这些药物可能因减少用药而产生药物节俭效应。虽然联合用药有助于减少阿片类药物相关的不良反应和毒性，但非阿片类药物成分（如对乙酰氨基酚、NSAID、阿司匹林）也可能对主要器官造成损害。在使用复方阿片类药物时，医师必须注意肾功能和肝功能问题，以及可能对 GI 系统造成的潜在危害。必须告知患者联用其他镇痛药（如对乙酰氨基酚、NSAID 和阿司匹林）时的风险。此外，医师还必须考虑到非阿片类药物可能会产生天花板效应，超过其上限后就不再有效。由于阿片类药物可诱导耐受性，并且无天花板效应，因此药理学上在增加阿片类药物的适当需求的同时可能无意中将联合用药中的非阿片类药物推高至毒性水平。虽然对所有可用阿片类药物的综述超出了本章的范围，但我们将总结用于疼痛管理的一些最常用的阿片类药物。小众的阿片类药物，如氢可酮，将在第 49 章中讨论。

（一）可待因

可待因是一种在鸦片中浓度很低的生物碱，现在是从吗啡中提取的。可待因常与对乙酰氨基酚、布他比妥和咖啡因联用[69]。可待因已被证明是慢性非恶性疼痛的有效镇痛药，但也有局限性。它是一种弱μ阿片受体激动药，半衰期为2.5～3h。主要代谢途径将可待因葡萄糖苷酸酸化为可待因6-葡糖醛酸，次要代谢途径由多态性表达酶CYP2D6催化，通过可待因的N-去甲基化为去甲可待因，可待因的O-去甲基化为吗啡[10]。有证据提示，可待因的镇痛作用依赖于其转化为吗啡，而转化所需的酶有遗传变异的患者可待因的镇痛效果较差[76]。CYP2D6的基因多态性是患者对药物产生不同应答的原因。CYP2D6低代谢（poor metabolizers，PM）基因型的患者使用可待因无法达到足够的镇痛效果。此外，某些抑制CYP2D6的药物，如奎尼丁、帕罗西汀、氟西汀和安非他酮，可改变患者的正常遗传学表型，从而降低可待因的镇痛效果[77]。可待因的尿排泄产物包括可待因（70%）、去甲可待因（10%）、吗啡（10%）、去甲吗啡（4%）和氢可酮（1%）[69]。这对于解释服用可待因患者的尿液毒理学筛查结果非常重要。

（二）吗啡

吗啡是一种亲水性菲衍生物，是一种典型的阿片类药物，并与所有其他阿片类药物进行等效镇痛效价的比较。由于其亲水性，它在血脑屏障的转运延迟导致起效延迟。相反，它的作用持续时间（4～5h）比血浆半衰期（2～3h）长[25]。吗啡主要经肝脏代谢为两种主要的代谢产物，包括M3G和M6G（表48-1）。虽然母体化合物产生镇痛和不良反应，但M6G也可能产生一些镇痛作用和不良反应。M6G占吗啡代谢产物的5%～15%，是一种μ受体和δ受体激动药，这说明了它的镇痛作用。研究表明，M6G在缺乏μ受体的基因敲除小鼠中不发挥镇痛效应[78]。

M3G占吗啡代谢产物的50%，似乎不具有阿片受体激动作用，却可能产生与吗啡镇痛作用相反的效应，如痛觉超敏、痛觉过敏、肌阵挛和癫痫发作[10]。与静脉、肌内或直肠途径相比，口服吗啡产生的M3G和M6G水平较高，而静脉、肌肉内或直肠途径可绕过肝脏代谢[79]。长期给予吗啡最终可导致M3G和M6G代谢产物的循环水平高于母体化合物[80]。研究发现，长期接受大剂量吗啡的患者其吗啡会代谢为氢吗啡酮，并且在尿液毒理学筛查中氢吗啡酮呈阳性[81]。这对于使用吗啡治疗慢性疼痛并接受尿液药物筛查的患者至关重要。

虽然已证明吗啡的肝外代谢发生在胃和肠上皮细胞，但对于肝功能减退（如肝硬化）的患者，应谨慎使用吗啡[10]。此外，已证明葡萄糖苷酸可经结肠菌群解离回母体化合物，并作为吗啡被重吸收[10]。吗啡的代谢产物经肾脏排泄，因此在为肾功能受损的患者开具吗啡处方时也应谨慎，因为M6G和M3G的蓄积可能具有毒性。吗啡有短效和长效两种剂型。合成的短效制剂几乎可用于任何给药途径，长效制剂通常使用专门的缓释基质技术，见于MS Contin、Kadian、Oramorph SR和Avinza等药物。

（三）羟考酮

羟考酮是一种与吗啡密切相关的半合成阿片样物质。自1917年在德国进入临床实践以来，羟考酮就用于镇痛[82]。它是从鸦片中发现的一种有机化合物（蒂巴因）中提炼出来的。与吗啡类似，目前可用的羟考酮包括短效和长效制剂。短效羟考酮可单独使用（如Roxicodone），也可与对乙酰氨基酚（如Percocet、Roxicet、Endocet）或阿司匹林（如Percodan）复合使用。长效羟考酮制剂是为口服给药设计的，包括使用专门的缓释技术（如奥施康定、

表48-1 入选的阿片类药物：口服生物利用度、半衰期、作用持续时间和代谢产物

阿片类药物	可利用率（%）	半衰期（h）	作用持续时间（h）	代谢产物
吗啡	10～45	2～3	4～5	M6G，M3G
羟考酮（OxyContin）	60～80	4.5	12	羟吗啡酮，去甲羟考酮
美沙酮	60～95	8～80（平均27）	6～8	—
氢吗啡酮	24	2.3	3～4	H3G
羟吗啡酮（Opana ER）	10	9±3	12	O3G，6-羟氧吗啡酮

H3G. 氢吗啡酮-3-葡萄糖苷酸；M3G. 吗啡-3-葡萄糖苷酸；M6G. 吗啡-6-葡萄糖苷酸；O3G. 羟吗啡酮-3-葡萄糖醛酸

Xtampza 和类似的仿制药）。

羟考酮的生物利用度为 60%，而吗啡的生物利用度为 33%，因此羟考酮的效价几乎是吗啡的 2 倍[70]。羟考酮是一种前体药物，在肝脏通过 CYP2D6 同工酶进行代谢，转化为活性代谢产物羟吗啡酮（μ 阿片受体激动药）和非活性代谢产物去甲羟考酮。据报道，羟吗啡酮往往检测不到，其效价是母体化合物的 14 倍。

与可待因类似，10% 的人群存在遗传多态性，这就导致了羟考酮代谢的显著变异。这一变异解释了为什么一些患者需要比常规剂量更高的羟考酮才能达到镇痛效果。开具羟考酮处方时需要考虑的另一个因素是处方中是否有 CYP2D6 同工酶的其他潜在竞争性药物。此类相互作用的药物包括神经安定药、TCA 和 SSRI。SSRI 和羟考酮同时使用时发生 5-HT 综合征的病例在文献中已有描述[83, 84]。

（四）哌替啶

哌替啶由于具有潜在的神经毒性，近年来在镇痛中的应用逐渐减少。与吗啡相比，哌替啶是一种较弱的 μ 阿片受体激动药，效价为吗啡的 10%，起效更快，作用持续时间更短[85]，半衰期为 3h，并在肝内经去甲基化形成其神经毒性代谢产物去甲哌替啶，其半衰期为 12～16h。有充分证据表明，去甲哌替啶可引起 CNS 过度活跃和癫痫发作[25]。去甲哌替啶通过肾脏排泄。因此，对于有肾损害或 CNS 过度兴奋倾向的患者，应谨慎使用哌替啶。其毒性作用起初表现为情绪的细微变化，进而发展为纳洛酮不可逆转的震颤、肌阵挛和癫痫发作。肾功能正常的患者长期服用哌替啶，或将哌替啶与 SSRI、MAOI、曲马多和美沙酮联用也可导致神经毒性不良反应。

（五）氢吗啡酮

氢吗啡酮对 μ 受体有很强的亲和力。它是一种吗啡的氢化酮类似物，可由 N- 去甲基化的氢可酮组成[85]。氢吗啡酮与吗啡的相似之处在于它是亲水性的，镇痛持续时间相当，但在不良反应和效价方面有所不同。瘙痒、镇静、恶心和呕吐发生率高。氢吗啡酮经口服给药时的效价是吗啡的 5 倍（表 48-2），经肠道外给药时的效价是吗啡的 7 倍。虽然氢吗啡酮本质上属于亲水性，但其亲脂性是吗啡的 10 倍，对于不能口服且不能维持静脉通路的患者（如临终关怀）比较有利，可以 10～20mg/ml 的剂量经皮下给药。这一给药途径的吸收剂量约为静脉给药的

表 48-2　阿片类药物的等效镇痛剂量

阿片类药物	口服等效镇痛剂量（mg）
丁丙诺啡	0.3
羟吗啡酮	1.5
布托啡诺	2
氢吗啡酮	2
羟考酮	7
氢可酮	10
吗啡	10
美沙酮	10～20
曲马多	40
可待因	80
哌替啶	100

80%[85]。起效时间分别为口服给药后 30min 和静脉给药后 5min，达峰时间为 8～20min[85]。

氢吗啡酮经肝脏代谢为 H3G，它和母体化合物一样通过肾脏排泄。与 M3G 一样，H3G 没有镇痛作用，但可能是一种增强神经毒性作用（如痛觉超敏、肌阵挛和癫痫发作）的活性代谢产物[10]。H3G 的生成量相对较低，因此神经毒性不良反应的风险相对较低。然而，在肾功能不全的患者中 H3G 可能会蓄积[81]。

（六）芬太尼

芬太尼是一种高度亲脂性药物，对 μ 阿片受体具有高亲和力。其效价是吗啡的 75～125 倍，并且起效更快[80]。由于其效价更高，相对于其他阿片类药物，芬太尼给药量更少。虽然芬太尼被认为是短效药物，但其亲脂性使其可以通过长效经皮给药和快速起效的经黏膜给药方式分别治疗慢性和急性疼痛[86, 87]。芬太尼主要通过 CYP3A4 N- 脱烷基化为去甲芬太尼进行肝内生物转化，此外还有其他一些次要途径。其半衰期和起效时间根据给药途径而有很大差异（经黏膜给药芬太尼跳过首过代谢，起效时间为 5～10min）[88]。

芬太尼透皮贴剂用于一些慢性疼痛或癌症相关疼痛的患者。芬太尼透皮贴剂已用于急性术后疼痛，但可能与通气不足有相关性[87]。透皮贴剂通常被放

置在身体表面无毛发无破损且不影响贴剂黏附的平坦部位。应建议患者避免将贴剂浸泡在热水中或在该区域放置加热垫，否则会影响药物吸收。最常见的不良反应是局部皮肤红斑或刺激[87]。

对于有严重胃肠道问题（如持续性呕吐、慢性恶心或“短肠”综合征）或有口服药物转移风险的患者，芬太尼透皮贴剂可以作为一种选择。使用贴剂可使患者在再次开方时将旧贴剂交还。理论上来讲，经皮给药因避免药物直接暴露于 GI，可能与口服阿片类药物相比引起便秘的概率较小，但鉴于几乎所有经皮使用阿片类药物的患者经常见出现显著便秘，这一结论值得怀疑。

因为患者的个体特征存在差异（如皮肤出汗、皮肤温度、脂肪和肌肉量），故与其他 LAO 药物不同，芬太尼透皮贴剂的滴定使用可能具有挑战性[10]。其达到治疗血药浓度的速率可能不同（范围为 1～30h，平均为 13h）。由于达到治疗血药浓度的速率差异很大，故当阿片类药物的透皮效应正逐步增强，或者当患者换其他阿片类药物时，为防止戒断症状时，可能需要短效口服镇痛药或静脉 PCA 来应对暴发性疼痛的情况。达到稳定的血药浓度水平可能需要长达 6 天的时间，达到稳态后所需的 SAO 量将有助于确定是否必须增加芬太尼的剂量[10]。然而，如果去除芬太尼贴片，血清药物浓度下降至 50% 可能需要长达 16h。

与其他 SAO 相比，口服经黏膜给药的芬太尼避免了 GI 吸收和首过肝脏代谢，镇痛起效更快，一般在 10～15min 内迅速起效。有研究比较经静脉注射吗啡和经黏膜给予芬太尼治疗术后急性疼痛，结果显示其镇痛起效时间相似[88]。经黏膜给予芬太尼可使急性暴发性疼痛患者获益，目前该途径的一个主要局限性是费用较高。

（七）美沙酮

美沙酮独特的属性使之成为一种有吸引力的镇痛选择，但这些与其他阿片类药物不同的特征也增加了其发生不良反应的可能性。在美国，美沙酮已成为与意外过量死亡相关的最常见阿片类药物。因此，使用这种药物时应谨慎。从美沙酮风险 - 获益图的积极方面来看，其特征包括无已知的神经毒性或活性代谢产物、高吸收度和生物利用度，以及多种受体活性，包括 μ 阿片受体和 δ 阿片受体激动作用、NMDA 拮抗作用和 5-HT 再摄取的阻断作用。美沙酮的生物利用度约为吗啡的 3 倍[89, 90]。在需要大剂量 LAO 的患者中，美沙酮似乎是理论上的二线选择，它不产生引起肌阵挛、幻觉、癫痫发作、镇静和意识错乱的神经毒性代谢产物累积。然而，美沙酮独特的药代动力学和药效学使其效果不可预测。

美沙酮在结构上与其他阿片类衍生生物碱不同。它是两种对映异构体的外消旋混合物，包括 D- 异构体（S- 美沙酮）和 L- 异构体（R- 美沙酮）。R- 美沙酮具有阿片受体亲和力，产生阿片样效应。动物研究表明，美沙酮对 μ 受体的亲和力低于吗啡。这解释了为什么美沙酮的 μ 阿片类药物相关不良反应可能比吗啡少。然而，美沙酮对 δ 受体的亲和力高于吗啡。

美沙酮的消除半衰期缓慢，但个体差异大，平均约 27h，这可能与美沙酮的亲脂性和广泛的组织分布有关[91]。美沙酮的清除延迟是其用于维持治疗的基础。令人惊讶的是，尽管美沙酮可能预防 24h 或更长时间的戒断症状而对维持治疗有效，但其镇痛半衰期短于 24h，通常为 6～8h。这一差异与双相消除有关。α 消除期持续 8～12h，与镇痛期相关，镇痛期持续 6～8h。β 消除期持续 30～60h，用于预防戒断症状，这一特性被用于维持治疗[91]。

美沙酮与多种 CYP 系统的诱导药或抑制药具有药物相互作用，尤其是 2D6 和 3A4 亚型[92]。由于这些相互作用很少在其他阿片类药物中观察到，因此与美沙酮的药物相互作用可能不那么容易预测或检测。除了与药物的相互作用外，3A4 还是一种自诱导酶，这就解释了美沙酮可以引起自身代谢，并随着使用时间的延长而清除率增加[91, 92]。

影响美沙酮吸收和蓄积的其他因素是胃和尿液 pH。胃液 pH 降低（如在服用质子泵抑制药的患者中）导致美沙酮吸收速率增加。肾衰竭和血液透析不会改变美沙酮的排泄。然而，随着尿液 pH 的增加，尿液中美沙酮的清除率降低。尿液 pH>6 可将美沙酮清除率从 30% 降低至近 0%，从而导致其血循环中的水平增加。大多数美沙酮在粪便中被清除[10]。美沙酮潜在代谢不稳定性的另一个来源跟它与蛋白的高度结合有关。蛋白结合力的急性改变可能导致循环中的美沙酮水平突然增加或减少。

美沙酮与其他 LAO 的区别在于，美沙酮的作用持续时间在本质上就是长效的，而大多数其他 LAO 是基于复合技术的缓释剂型。这对 GI 吸收功能受损的患者是有益的。此外，美沙酮还可以制成粉末状，这使得它可以被配制用于几乎任何给药途径。美沙酮片可以掰成两半，也可以制成液体酏剂（1mg/ml 或 10mg/ml）。这样就避免了将药片碾碎，对于有胃造瘘管的患者具有潜在优势。此外，由于美沙酮酏剂的配方浓度较低，可以对美沙酮进行细致而精确的滴定，以达到足够的镇痛效果。

据报道，在美国，使用美沙酮最令人不安的一个方面是与美沙酮相关死亡人数的增加[93-95]。虽然这些死亡的机制尚不完全清楚，但许多似乎与用药过量和药物相互作用有关。在某些情况下，用药过量可能与误解了美沙酮与其他阿片类药物的标准转化率有关。与传统观点相反，对于正在从大剂量其他阿片类药物转为美沙酮治疗的患者，美沙酮似乎更有效（毫克转换为毫克）。虽然标准换算表提示吗啡和美沙酮的转换比例可能为 1∶1～1∶3，但这些比例来自对急性疼痛或正常对照的研究。其中许多换算表是 20 多年前制订的，远早于近期美沙酮作为慢性镇痛药的使用增加。如果转换前的药物剂量很高，那么适宜的吗啡与美沙酮的转换比例可能在 1∶5～1∶20 或更高。这样一种违反直觉的给药现象会导致过量的可能性。

美沙酮相关死亡的另一个可能原因是尖端扭转型心律失常，这在一些患者中已有报告[96]。一项前瞻性研究表明，虽然服用美沙酮的患者在 ECG 上出现 QT 间期延长，但其增加幅度小于其他抗心律失常药，也不高于其他药物（如 TCA）引起的 QT 间期延长[96]。使用美沙酮需要注意可能出现的 QT 间期延长，以及其他延长 QT 间期的药物与美沙酮联用时可能出现的叠加效应。表 48–1 列出了所选阿片类药物的口服生物利用度、半衰期、作用持续时间和代谢产物。表 48–2 显示了不同阿片类药物的等效镇痛剂量。

使用美沙酮时必须充分了解其易于产生重大风险的特性。缓慢的剂量滴定和严密监测是安全使用的必要条件。如果这一点和所有其他阿片类药物的安全处方要素都不可能实现，则不应开具该药处方。

（八）丁丙诺啡

丁丙诺啡对阿片受体具有高亲和力和混合激动－拮抗活性。丁丙诺啡是吗啡生物碱的衍生物，是一种半合成的阿片类药物，与传统阿片类药物相比，具有独特的药理学特征，使其成为治疗慢性疼痛的首选药物。

丁丙诺啡是 μ 阿片受体激动药、κ 阿片受体拮抗药、δ 阿片受体的温和拮抗药。κ 受体的拮抗活性可以解释为与丁丙诺啡相关的抗痛觉过敏，相比传统阿片类药物，具有更轻的镇静、欣快、渴望和烦躁症状，以及具有作为抗抑郁药的潜力。值得注意的是，丁丙诺啡已被证明可激活 ORL-1 受体，这可能解释了其对阿片耐受发生的减少。作为一种“分子伴侣”配体，丁丙诺啡具有促进细胞膜 μ 阿片受体表达的能力。

丁丙诺啡是一种Ⅲ级管制药品，有多种剂型，包括注射（IV、depo-SC、皮下埋植剂）、经皮、经口和舌下途径。丁丙诺啡可以单独使用，也可以与纳洛酮以 4∶1 的比例联用。舌下途径加用纳洛酮（阿片受体拮抗药）的目的是防止误用，并减弱注射时阿片受体激动药效应。由于肝脏首过清除率高，丁丙诺啡的口服生物利用度较差（10%）。丁丙诺啡在肝内通过细胞色素 CYP3A4 代谢为去甲丁丙诺啡，并主要通过粪便排泄。对于肾衰竭患者，丁丙诺啡是首选的阿片类镇痛药，其药物清除率不随肾功能损害而改变，并且不能通过透析清除。

与传统阿片类药物相比，丁丙诺啡具有安全性优势。最值得注意的是，丁丙诺啡单独使用时，表现出与呼吸抑制相关的天花板效应。与酒精或苯二氮䓬类等呼吸抑制药联用时，这种保护作用会减弱。与其他阿片类药物相比，丁丙诺啡的不良反应（如便秘、镇静、性腺功能减退和耐受）程度也较小。

与美沙酮类似，丁丙诺啡是 OUD 和阿片类药物依赖的有效治疗方法。丁丙诺啡从阿片受体分解缓慢，舌下含服制剂的血浆半衰期较长（24～72h）。药物清除延迟和高亲脂性使丁丙诺啡成为预防戒断症状的理想药物，通常作用可持续 3 天。有趣的是，与美沙酮相似，丁丙诺啡的镇痛半衰期较短（6～8h），通常每天给药 2～4 次以缓解疼痛。需要澄清的是，如果要开具丁丙诺啡治疗 OUD，需要获得 Data-2000 豁免（对开具成瘾药物处方的额外培训），但如果要开具丁丙诺啡治疗疼痛，则不需要。

与完全激动型阿片类药物相比，丁丙诺啡作为慢性疼痛的首选阿片类药物可能具有吸引力，但开具药物本身存在着操作上的局限性。主要问题包括缺乏第三方支付方和医院处方的覆盖和报销，以及缺乏关于丁丙诺啡正确用法的教育。将患者从完全阿片类受体激动药过渡到丁丙诺啡时，需要足够的临床经验。谨慎选择初始完全阿片受体激动药的清除时间窗，以防止被丁丙诺啡突然取代。如果不考虑这一点，可能会导致严重的催促戒断。此外，丁丙诺啡的等效镇痛剂量数据是相互矛盾且不完整的。

关于是否维持丁丙诺啡作为阿片类药物部分激动药的分类，不同文献存在争议。丁丙诺啡在体外表现出较低的内在活性，在动物模型中引起镇痛的天花板效应，在人类中引起呼吸抑制的天花板效应。目前的问题是如何对其进行临床解释。一些研究显示出丁丙诺啡镇痛效应的钟形曲线，而其他研究观察到它与完全 μ 阿片受体激动药（如吗啡和芬太尼）相似的镇痛价值。个体对不同阿片类药物反应的差异性仍然可靠。在做出使用一种而非另一种阿片类药物的临床决策时，应考虑到患者的具体情况。

三、合理的阿片类药物处方

阿片类药物对部分疼痛有效，但并非全部。它们可能对许多人造成问题，甚至对一些人构成生命威胁，而识别高危人群却不是那么简单。严重疼痛的治疗可能需要使用阿片类药物相关的药物。阿片类药物不是疼痛治疗的首选，也不一定是最后的选择。详细的诊断、完整的病史和体格检查、对风险－获益的基本关注将推动个体化镇痛治疗的选择。非阿片类药物治疗通常是首选。随着处方药滥用这一公共卫生流行事件已上升至全国讨论的高度，使用阿片类药物治疗的决定受到了严格审查。对于管理阿片类药物安全使用的风险－获益比的重点关注，突出了阿片类药物滥用和过量死亡的潜在严重可能性，这一情况都在近 15 年的回顾性数据中记录在案。精神病共病史和药物滥用史是提示滥用和意外过量死亡风险增加的已知变量。关于阿片类药物的安全处方的完整讨论超出了本章的范围，但可以在其他资源中找到，如卫生和公众服务部（https：//www.hhs.gov/opioids/prevention/safe-opioid-prescribing/index.html）、美国 CDC 慢性疼痛阿片类药物处方指南（https://www.cdc.gov/drugoverdose/prescribing/guideline.html）和 FDA（https://www.fda.gov/consumers/consumer-updates/guide-safe-use-pain-medicine）。

在开始阿片类药物治疗之前，有必要进行详细评估。评估必须包括风险分层、功能活动评估、患者病史的全面回顾（尤其要注意既往使用阿片类镇痛药的经历），以及回顾其他相关的并发症因素，包括既往药物滥用、精神疾病，以及肝、肾或肺功能障碍或睡眠呼吸暂停。知情同意是阿片类药物治疗的一个关键因素，这需要向患者宣教与治疗相关的获益和风险。必须尽早明确患者的预期和责任。监测和管理阿片类药物诱发的不良反应至关重要。在启动治疗之前，必须考虑签署阿片类药物治疗同意书、尿液药物筛查和明确的治疗边界，以及各种原因导致治疗失败时的退出策略。

如果患者未接触过阿片类药物，并且获益大于风险，则初始可以使用小剂量 SAO（如氢考酮或羟考酮），并仔细滴定剂量以确立阿片类药物的需要量。由于 SAO 的快速清除率和短暂半衰期，药物发生毒性蓄积的可能性低于 LAO。患者疼痛的严重程度和持续时间有助于指导是否需要 PRN 还是固定剂量。对于预期快速愈合的损伤或手术后继发急性疼痛的患者，PRN 的剂量是合理的。然而，对于预期恢复时间较长或者慢性疼痛且存在显著的基线或持续性疼痛的患者，阿片类药物可以采用固定剂量间隔叠加 PRN 间隔治疗暴发性疼痛的方式。定期给药可减少对时间关注的焦虑和疼痛行为的强化。然而，它可能导致药物蓄积。如果患者能够耐受 SAO 及其不良反应，那么比较合理的步骤是将每天的阿片类药物需求整合到等效镇痛的 LAO 方案中。

虽然阿片类药物可能是很好的镇痛药，但它们常被用作慢性疼痛的二线治疗，这主要是因为有些风险更小的非阿片类药物可能对慢性疼痛治疗有效。当其他药物、康复或介入操作不合适或不成功时，应考虑长期使用阿片类药物治疗。将阿片类药物治疗与其他方法（包括心理和身体康复）联合应用的情况也比较常见。同时，介入镇痛治疗和辅助镇痛药也可能有效。

阿片类药物治疗某些类型的慢性疼痛（如神经病理性疼痛）的有效性仍有争议。由于抗抑郁药和抗惊厥药提供的镇痛效果平均不到 50%，因此尽管阿片类药物的治疗窗很窄，但仍被用于治疗慢性神经病理性疼痛[97]。研究表明，在治疗神经病理性疼痛时，阿片类药物的效价可能相对低于治疗其他疾病的效价。这似乎是继发于神经损伤后内源性阿片系统发生的变化。在痛觉通路中，内源性肽水平和阿片受体密度降低[97]。神经损伤后 GABA 能张力降低，吗啡对神经损伤后背角神经元投射的抑制作用较其对非损伤神经的作用减弱[98]。尽管有这些发现，仍有文献证据表明阿片类药物对神经病理性疼痛有效。一项试验表明，加巴喷丁和吗啡联合治疗神经病理性疼痛优于其中任何一种单独治疗[99]。然而，加巴喷丁类药物也可能带来呼吸抑制、药物滥用和其他不良反应的风险，尤其是在术后条件下使用[100, 101]。

对于与神经损伤无关且对其他治疗反应不佳的慢性疼痛，阿片类药物治疗已被证明在减轻疼痛方面比安慰剂或单独使用抗炎药更有效。然而，现有研究难以证明阿片类药物治疗可实质性改善患者的总体功能。虽然阿片类药物作为改变慢性疼痛所有主要和次要影响的唯一用药可能有效，但其有效性可能不足。多学科方法治疗慢性疼痛综合征的重要性再强调都不为过。

阿片类药物的使用需要基于风险 - 获益的综合策略，包括考虑其他可能有效但风险较低的疗法。合理的处方还需要考虑到与治疗相关的所有潜在风险，并应包括避免或处理这些风险的计划。

（一）阿片类药物处方的考虑因素

为应对日益加剧的处方药滥用相关的公共健康危机，奥巴马政府于 2011 年通过国家药物管制政策办公室（Office of National Drug Control Policy，ONDCP）制订了一项处方药滥用预防计划。ONDCP 计划需要在监测、适当药物处置、执法和教育方面做出专门的努力。对患者、父母和青少年的教育是白宫实施药物滥用预防计划所关注的重点内容之一。对开具处方的医师和治疗人员的教育同样重要。2014 年，美国州医学委员会联合会（Federation of State Medical Boards，FSMB）修订并扩展了《负责任的阿片类药物处方：临床医师指南》（*Responsible Opioid Prescribing：A clinical physician's Guide*）[102]。修订版指南审查了关于阿片类药物风险和毒性（包括意外过量死亡的高发生率）的新数据，这些数据在 2006 年撰写第 1 版时是缺乏的。它为临床医师提供了降低阿片类药物成瘾、滥用和转移风险的现行联邦指南和策略的范例。此外，修订版包括但不限于明确患者评估策略，包括风险评估、纳入功能目标的治疗计划、对患者的定期审查和监测、记录、知情同意和慢性阿片类药物治疗的终止策略。它还强调了在使用美沙酮和治疗儿童和青少年时的特殊关注点，以及处方医师有责任对患者进行阿片类药物安全使用方面的教育。对于慢性阿片类药物治疗的处方医师，使用确定的风险分层方法已变得至关重要。2016 年，美国 CDC 发布了慢性疼痛的阿片类药物处方指南。2017 年，FSMB 发布了阿片类镇痛药长期使用指南。这些指南提供了关于阿片类药物处方预期的详细信息，得到了广泛认可。然而，对 CDC 指南的过度反应导致一些临床医师迅速且非自愿地停止开具阿片类药物长期维持处方，这导致一些患者的风险增加，包括非法药物使用和自杀的增加。因此，CDC 在 2019 年重新制定了指南（见第 50 章）。然而，慢性阿片类药物治疗的风险（包括毒性、过量和 OUD）得到了数据的充分支持。此外，慢性阿片类药物治疗对慢性非癌性疼痛的益处仍然微弱且不足。因此，对风险 - 获益的分析必须灵活应变，这是决定是否开始使用阿片类药物的关键基础。Gourlay 等支持一种通用的预防方法，并建议只能在行为前瞻性的基础上阐明成瘾[103]。

（二）治疗终点

疼痛是一种主观体验，以“疼痛缓解”作为治疗终点是主观且不可检验治疗是否成功的指标。如前所述，慢性阿片类药物治疗最令人担忧的后果之一是 OUD，包括强迫性使用阿片类药物并导致功能障碍，并在功能障碍的情况下继续使用阿片类药物（即对患者的生活产生负面影响或伤害）。由于有效的镇痛应改善功能，而 OUD 的不良反应风险也取决于功能障碍，因此慢性阿片类药物治疗的主要重点应是功能改善，并将其作为客观终点。仔细审慎地使用阿片类药物治疗并实现镇痛的患者应该能够得到预期的功能改善。这与那些因药物滥用而受损害且表现为功能障碍的 OUD 患者形成了鲜明对比。使用阿片类药物治疗慢性疼痛的医师所面临的挑战是设计一个客观标记系统，以区分功能和功能障碍，并强调广泛的治疗目标。

长期接受阿片类药物治疗的患者可使用几种功能改善标志物来进行评估。若干标准化功能测量法（如 SF-36 和 Oswestry 功能障碍指数）可用于主观评估疼痛的减轻程度，并有支持性的客观证据用于评估功能状态的改善和对生活质量的影响。然而，心理和社会因素、并存疾病的状态可能会影响对疼痛、痛苦和权利的认知，并可能改变总体评估。遗憾的是，在开始阿片类药物治疗后，并非所有这些参数都将同时改善或成比例改善。如果与心理和身体恢复相关的因素未得到解决，则阿片类药物试用后的疼痛感知和减轻效果可能不是最理想的。

在阿片类药物试用期间，确定其有效治疗终点可能需要灵活考虑疗效和功能增益等许多可能的变化。在阿片类药物试用开始阶段，一个可能有用的核心问题是，“对于这种治疗，你需要做哪些现在无法做的事情？”接下来应该创建一个涵盖患者生活多个领域的合理可实现的功能目标列表。在记录这一清单时还有一些事项同样重要，包括实现目标的过程，以及患者计划如何在每次后续随访中为临床医师记录实现每个功能目标的进展，可能包括但不限于非阿片类镇痛药的使用、物理治疗、针灸、注射和手术。应定期监测每项目标，并根据进展情况进行调整。如果未能达到目标，则可能需要降低预期，或者随着患者病情改善而提高预期。

为确定患者是否从阿片类药物治疗中获益，需要从参与患者治疗和生活的其他人那里收集附带信息。职业理疗师、心理学家、家庭成员和照护者的信息均被证明是极为有用的。功能改善的证据可包括就业增长、日常生活活动增加、与家人和朋友的社交增加。相反，如果患者在就业、社交或私人生活方面出现功能障碍，则应考虑可能出现与药物相关的恶化，包括成瘾。然而，功能下降不是 OUD 的特征性表现。这可能与患者控制以外的因素有关，如镇静、认知障碍或其他外部原因。假设这些或其他外部问题不是导致患者精神或身体健康恶化的原因，那么在这种情况下，考虑以多学科项目的形式寻求支援或向其他专业人士（如心理学家、社会工作者、精神病学家或成瘾专家）转诊可能会有帮助。

在没有生活质量改善的客观证据的情况下，主观缓解是否足以证明长期使用阿片类药物的合理性，目前仍有争议。疼痛减轻是一个主观变量，将其用于评估治疗成功的工具仅能代表长期阿片类药物合理治疗的一个方面。例如，一名伴有疼痛相关的显著功能障碍的患者在疼痛严重程度量表的评分为 6 分（1～10 分）。虽然阿片类药物治疗可能没有显著降低主观疼痛评分，但这并不意味着治疗失败。事实上，尽管没有报告疼痛评分的降低，但恢复工作和体力活动增加的客观迹象清楚表明这一治疗改善了患者的生活质量。相反，假设一项阿片类药物试验以主观报告疼痛明显缓解为特征，而在这种情况下，患者却没有明显的功能获益，甚至可能有持续镇静的迹象，并伴有体力活动减少、自愿失业、人际关系功能障碍或活动能力减退。这种情况下医生必须要考虑为什么患者会认为这是一种良性结果，并尝试解决其中潜在的问题或错误的认知。

正如 FSMB 所指出，阿片类药物安全管理的一个关键点是记录患者的治疗，包括初始评估和全程随访当下功能状态[104]。记录不仅需要事件的清晰性，还应提供医师决策过程的透明度，特别是关于风险－获益的考虑、选择和风险管理计划。发现功能下降时必须提高警惕，这有助于发现 OUD、进行性疾病或对阿片类药物无反应的疼痛等问题。

在治疗之前和治疗过程中需要考虑的另一个关键问题是，如果认为阿片类药物治疗无效，则应停止治疗。在认为治疗失败之前必须考虑许多因素，包括给药不足、给药方案不当、给药途径不当、对阿片类药物不敏感的疼痛、限制剂量增加的不良反应、社会和心理问题。

有效阿片类药物治疗的适当持续时间仍有争议。目前关于这一问题尚无明确的指南或共识。在制订有关治疗时长的决策时，必须充分考虑疗效、阿片类药物治疗的不良反应和基础疾病的进展，并且必须定期重审这些因素。一旦开始阿片类药物治疗，在逐渐减量之前，很难确定停药是否会再次出现疼痛。

要　点

- 数千年来，阿片类药物作为可靠和有效的镇痛药一直被用于控制疼痛，但它们并不是对所有疼痛、每个人或每种疾病都有效，而且可能会带来严重风险。
- 随着处方药滥用这一公共卫生流行事件已上升至全国讨论的高度，使用阿片类药物治疗的决定受到了严格审查。
- 阿片类药物在缓解慢性疼痛方面持续获益的证据薄弱且不足，而与使用这些药物相关的风险的证据明确且充足。

- 对安全使用阿片类药物的风险 – 获益比的关注凸显了阿片类药物滥用和过量死亡的严重潜在风险，这一情况都在近 15 年的回顾性数据中记录在案。
- 人们越来越担心阿片类药物和加巴喷丁类药物相关的呼吸抑制。
- 由于处方阿片类药物的使用而导致成瘾的确切发生率相对较低，但这是一个重要问题。
- 阿片类药物的突然或非自愿停药可能与不良反应和发病率相关。
- 美沙酮具有许多与其他阿片类药物不同的特征，包括高风险和严重危及生命的不良结局。
- 详细的诊断评估（包括完整的病史和体格检查，以及对风险 – 获益的基本关注）将推动个体化镇痛治疗的选择。
- 滥用和非故意过量死亡风险的增加需要加强风险管理，包括风险评估、纳入功能目标的治疗计划、定期审查和监测患者、文件记录、知情同意，以及慢性阿片类药物治疗的终止策略。
- 完整的精神疾病共病史和药物滥用史是安全处方的重要组成部分。
- 一旦启动阿片类药物治疗，在逐渐减量之前，很难确定停药是否会再次出现疼痛。

第 49 章　轻度镇痛药：非阿片及阿片制剂
Minor Analgesics: Non-Opioid and Opioid Formulations

Steven P.Stanos　Mark D.Tyburski　Sagar S.Parikh　著
郭琇茜　译　　马　柯　校

人们使用自然界的植物来缓解疼痛的历史可以追溯到很早以前。在 19 世纪晚期，随着水杨酸、安替比林及对乙酰氨基酚的研发成功，解热镇痛药有了很大的进展[1]。无论是处方制剂还是非处方制剂（over-the-counter，OCT），这些基本药物如今还在使用，轻度镇痛药水杨酸及对乙酰氨基酚拥有广泛的市场，被大量使用。用于治疗急慢性疼痛的轻度镇痛药包括处方药物及非处方药物，可以单独使用，也可作为多模式综合用药的辅助药物。轻度镇痛药中，非处方药物在急慢性疼痛管理方面有很大的市场。研究证实，非处方药物在美国大约 54 000 家药店及超过 75 万家零售店中有售卖，至少 80% 的成年人将非处方药物作为治疗小病的首选药物[2]。一部分人群调查表明，使用非处方药物（许多是轻度镇痛药）是缓解疼痛的最常用方法（53%），紧随其后的是锻炼身体（52%）和使用处方药物（35%）[3]。

本章中介绍的轻度镇痛药包括口服对乙酰氨基酚、阿片类复方制剂（如可待因、丙氧芬、氢可酮、羟考酮和曲马多）、他喷他多、治疗慢性疼痛的丁丙诺啡制剂（口颊膜贴剂和透皮贴剂）、类固醇及咖啡因，还包括局部用化合物及其给药方法的制剂。本书在第 48 章、第 53 章至第 57 章详细介绍了阿片类药物、抗惊厥药、抗抑郁药及非甾体抗炎药。轻度镇痛药的非处方复方制剂包括各种便利组合，涉及阿司匹林、对乙酰氨基酚或布洛芬复合其他药物（如鼻充血减轻剂、抗组胺药、止咳药或抗酸药）。这些药物能够治疗原发疾病（如感冒和流感症状、失眠症、咳嗽）的后遗症及共存的疼痛症状[4]。

使用镇痛药治疗各种肌肉骨骼疾病的处方习惯不断在变化。Caudill-Slosberg 等[5] 比较了 1980—1981 年和 1999—2000 年的处方习惯，发现在急慢性肌肉骨骼疼痛的患者中处方量大大增加，主要为非甾体抗炎药、COX-2 抑制药及许多强效阿片类药物（包括含有对乙酰氨基酚和非甾体抗炎药的阿片类复方制剂）的使用显著增加。

轻度镇痛药的日常使用较广泛，每周 2 次使用处方药和非处方药的比例分别为 8.7% 和 8.8%。人群研究表明，非处方药中销量最大的是镇痛药。每天使用的药物通常为处方药，而每周使用数次的药物通常为非处方类镇痛药[6, 7]。在处方药物及非处方药物中，最常用的是对乙酰氨基酚、布洛芬和阿司匹林[8]。镇痛药（包括轻度制剂）的费用占医疗费用的很大部分。一项人群调查表明，在治疗急性腰痛的医疗费用中，镇痛药的费用紧随诊断性影像学检查之后，排第二位[7]。处方药物及非处方药物（如阿司匹林、非阿司匹林的非甾体抗炎药类药物及对乙酰氨基酚）的长期使用可能会持续超过 1 年。在相似的调查报告中，大约有 230 万的成人使用非阿司匹林的非甾体抗炎药类药物，约有 260 万人频繁使用对乙酰氨基酚超过 5 年[9]。尽管人们知道短期和长期使用药物会增加胃肠道、肾脏及心脏毒性的风险，但药物使用仍非常普遍。不幸的是，人们仍然认为，非处方和处方非甾体抗炎药类药物较安全。这一误解导致了人们频繁地不恰当服用，并可能导致严重的不良反应[10]。非处方制剂的市场化及可获得性不断增加，造成了患者的滥用，并且他们并没有意识到这样使用带来的巨大风险：60% 的患者不清楚镇痛药里的活性成分是什么，40% 的美国人坚信非处方药物的药效低，不会造成严重的伤害[11]。

非处方及处方镇痛药的使用不仅仅局限于门诊患者。据报道，2001 年养老院中的医疗保险受益人也在大量使用这些药物。患者每个月平均使用 8.8 种药物，其中包括 2.9 种非处方药。这些人中，70% 在使用非处方非阿片类镇痛药，19% 使用处方非阿片镇痛药[12]。

药物

（一）弱阿片类药物

弱阿片类药物是指可待因、丙氧芬、氢可酮或羟考酮的镇痛复合制剂，也包括曲马多和他喷他多在内的具有双重作用机制的阿片类药物。此外，本章将总结丁丙诺啡在慢性疼痛管理的应用，包括口颊膜贴剂、经皮给药制剂和贴片。这些药物在治疗慢性持续性疼痛的处方药中占很大比例。复合阿片类镇痛药（其成分包括对乙酰氨基酚或非甾体抗炎药）在家庭医生和疼痛专科医生开具的阿片类处方药中占大部分。一些治疗指南，包括 WHO 推荐的三阶梯镇痛原则，也都推荐使用联合镇痛药（第二阶梯）（图 49–1）[13, 14]。

在 CDC 处方阿片类药物用于急慢性疼痛的指南发布前，1999—2010 年的阿片药物治疗大幅增加，2013 年后开始减少。在此期间，为应对非阿片类镇痛药物（主要是非甾体抗炎药）相关的心血管风险，2003—2006 年逐渐出现了以阿片类药物代替非阿片类镇痛药的现象[15]。从 20 世纪 90 年代开始，含有羟考酮和氢可酮的复方轻度镇痛药的使用持续增加，含有可待因的制剂的使用不断减少。诊所的类型（如家庭医生诊所、脊柱中心、疼痛中心）、地理位置和社会经济指标也可影响处方的开具模式[16]。

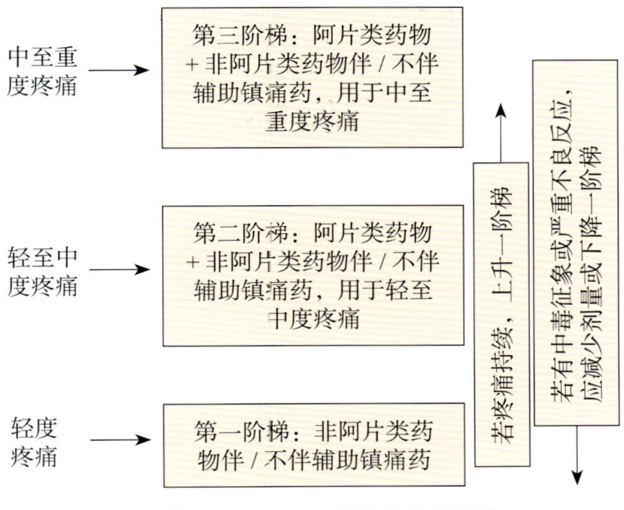

▲ 图 49–1　**WHO 三阶梯镇痛原则**

改编自 World Health Organization. *Cancer Pain Relief.* Geneva: World Health Organization; 1990.

根据化学基团的不同，阿片类镇痛药可分为三类：①合成的苯基哌啶类（如哌替啶、芬太尼）；②合成的假哌啶类（如美沙酮、丙氧芬）；③直接来源于罂粟籽的天然生物碱（如吗啡、可待因、蒂巴因）及其半合成衍生物（如氢吗啡酮、羟考酮、羟吗啡酮）[17]。本章回顾了用于慢性疼痛治疗的可待因、羟考酮、氢可酮、曲马多复方制剂，以及他喷他多和丁丙诺啡（表 49–1 和表 49–2）。

1. 药代动力学及药效学

为了合理使用弱阿片类处方药、解释相关的毒理学筛查结果、了解不良反应的可能作用机制，我们有必要掌握其药代动力学及药效学。通常，药物主要是经 CYP 及糖醛酸途径代谢。同其他药物一样，阿片类药物可由 CYP 药物代谢酶系统 2D26 代谢。*CYP2D6* 基因的多态性可能是导致酶分解速率及药物临床效果不一的原因。CYP2D6 的缺乏可见于白种人（7%）及一些亚裔的后代（1%）[18]。这些酶系统可被许多介质诱导（激活）或抑制，包括药物、酒精、香烟及一些内源性物质。诱导剂是指可以激活 CYP 酶系统，继而增强其代谢作用并降低药物作用的物质；抑制药是指可能损伤 CYP 酶系统，进而限制药物代谢，增加药效的物质。尽管药代动力学中的药物间相互作用可能会影响某药的血浆浓度，但大多数患者可能只有亚临床表现，非常明显的相互作用仅发生于 10%～15% 的患者[19]。患者对于单个阿片类药物的反应可能不尽相同。目前的研究表明，μ 阿片类药物的镇痛作用有多种机制参与，并可能与受体的基因多态性有关。

吗啡、氢吗啡酮、羟吗啡酮不经 CYP 代谢，而经 UGT 系统代谢。除了吗啡和可待因外，UGT 酶主要将药物代谢为活性代谢产物。吗啡转化为大量相对无活性的 M3G 及少量活性代谢产物 M6G，M6G 效能是吗啡的 50 倍。M3G 可能是造成中枢神经系统毒性（包括降低癫痫发作阈值）的原因[21]。各种弱阿片类复方制剂和吗啡的等效口服镇痛剂量如表 49–3 所示。

2. 可待因

吗啡、蒂巴因、可待因（甲基吗啡）都是天然阿片类生物碱的衍生物。可待因是一种弱镇痛药，结构与吗啡相似，但与 μ 阿片受体的亲和力比吗啡低 300 倍。传统认为，可待因是通过 CYP2D6 酶经 O– 脱

表 49-1　短效弱阿片类药物

类　别	名　称	成人剂量	半衰期（起效时间）	作用机制	备注（与吗啡对比）
天然阿片生物碱	可待因与对乙酰氨基酚或乙酰水杨酸（ASA）（Tylenol No.2，No.3，No.4；Empirin No.3，No.4；Capital with Codeine；Aceta with Codeine；Fioricet with Codeine；Fiorinal with Codeine）	口服：15～60mg，每 4 小时 1 次（每天对乙酰氨基酚 -ASA 最大剂量，4g）	2.5～3.5h（30～60min）	多种阿片受体激动药：μ 受体（脊髓上镇痛、欣快）、κ 受体（脊髓和镇静）、δ 受体（烦躁、拟精神病作用）	镇痛作用、便秘、呼吸抑制、镇静、呕吐、生理依赖性减少；而镇咳作用增加
菲衍生物	氢可酮加乙酰水杨酸或对乙酰氨基酚（Lortab，Lortab ASA，Vicodin，Norco，Vicoprofen，ZTuss，P-V-Tussin，Tussafed HC）	口服:5～10mg，每 4～6 小时 1 次（最大剂量，4g）	3.8h（10～30min）		镇痛、镇咳作用、呼吸抑制程度、生理依赖性均与吗啡相似
	羟考酮（含或不含对乙酰氨基酚或乙酰水杨酸）（OxyIR，Roxicodone）；羟考酮加乙酰水杨酸（Percodan，Endodan，Roxiprin）；羟考酮加对乙酰氨基酚（Percocet，Endocet，Tylox，Roxicet，Roxilox）	口服:5～30mg，每 4～6 小时 1 次（ASA/ 对乙酰氨基酚最大剂量为 4g）；缓释剂：10/10～160mg 每 12 小时 1 次	2～5h（10～15min）		镇痛、镇咳作用更强，但便秘、呼吸抑制、镇静、呕吐、生理依赖性也更多
二苯基庚烷衍生物	丙氧芬含或不含对乙酰氨基酚（Darvon，Darvon-N）；丙氧芬加对乙酰氨基酚（Darvocet A500，Propacet 100）	口服：65mg，每 4 小时 1 次（最大剂量 390mg/d）；萘磺酸盐，100mg，每 4 小时 1 次（最大剂量 600mg/d）	6～12h（15～60min）		镇痛作用、镇静、呕吐、呼吸抑制、生理依赖性均少于吗啡

表 49-2　阿片复方制剂

药物种类	药物名称	商品名	可用剂量	常规剂量	备　注	半衰期
对氨基苯酚衍生物/天然阿片生物碱	对乙酰氨基酚/磷酸可待因	泰诺加可待因酏剂；泰诺加可待因 2 号、3 号、4 号	（120/12mg）/5ml 液体；300/15mg，300/30mg，300/60mg（片剂）	酏剂：<3 岁的儿童，尚未确定安全剂量；3—6 岁，5ml（1 茶匙）每天 3～4 次；7—12 岁，10ml 每天 3～4 次；成人，15ml，每 4 小时 1 次；片剂和胶囊，15～60mg 可待因，每 4～6 小时 1 次	每天最大剂量：磷酸可待因，360mg；对乙酰氨基酚，4000mg	对乙酰氨基酚 1～4h；可待因 2.5～3h
			650/30mg（片剂）	30～60mg 可待因，每 4～6 小时 1 次	每天最大剂量：磷酸可待因，360mg；对乙酰氨基酚，4000mg	对乙酰氨基酚 1～4h；可待因 2.5～3h
乙酰水杨酸/天然阿片生物碱	阿司匹林/磷酸可待因	安匹林加可待因 3 号、4 号	325/30mg，325/60mg（片剂）	1～2 片，每 4～6 小时 1 次	每天最大剂量：磷酸可待因 360mg	阿司匹林 2.5～3.5h；可待因 2.5～3h
对氨基苯酚衍生物/菲衍生物	酒石酸氢可酮/对乙酰氨基酚	维柯丁，Lorcet-HD，Lortab 诺科，马西酮，Anexsia	2.5/500mg，5/500mg，7.5/325mg，7.5/500mg，7.5/650mg，7.5/750mg，10/325mg，10/500mg，10/650mg，10/660mg，10/750mg（片剂）	1～2 片，每 4～6 小时 1 次	剂量通常限制在对乙酰氨基酚的每天最大剂量 4000mg	氢可酮 3.5～4.1h
	羟考酮/对乙酰氨基酚	Percocet，Endocet，泰勒宁，Roxicet，Roxilox	5/325mg，7.5/325mg，5/500mg（Tylox），7.5/500mg，10/325mg，10/650mg（片剂）；5/500mg（片剂）（Roxicet）；5/325mg/5ml（溶液）（Roxicet）	1 片，每 4～6 小时 1 次	对乙酰氨基酚每天最大剂量 4000mg	对乙酰氨基酚 1～4h；羟考酮 3.1～3.7h
乙酰水杨酸/菲衍生物	羟考酮/阿司匹林	Percodan，Endodan，Roxiprin	4.8/325mg（片剂）	1 片，每 4～6 小时 1 次	阿司匹林每天最大剂量 4000mg	阿司匹林 2.5～3.5h，羟考酮 3.1～3.7h

（续表）

药物种类	药物名称	商品名	可用剂量	常规剂量	备　注	半衰期
丙酸 / 菲衍生物	酒石酸氢可酮 / 布洛芬	Vicoprofen	7.5/200mg（片剂）	1 片，每 4～6 小时 1 次	已上市的产品用于急性疼痛的短期管理；非甾体抗炎药可能增加严重心血管血栓事件、心肌梗死、脑卒中的风险	氢可酮 3.5～4.1h；布洛芬 4～6h
	羟考酮 / 布洛芬	Combunox	5/400mg（片剂）	1～2 片，每 4～6 小时 1 次	布洛芬每天最大剂量 2400～3200mg	羟考酮 3.1～3.7h；布洛芬 1.8～2.6h
二苯基庚烷衍生物	丙氧芬 HC1/ 对乙酰氨基酚		65/650mg（片剂）	1 片，每 4～6 小时 1 次	结构上与美沙酮相关，丙氧芬 HC1 每天最大剂量 390mg	丙氧芬 6～12h；去甲丙氧芬 30～36h；对乙酰氨基酚 1～4h
	丙氧芬 HC1/ 阿司匹林 / 咖啡因	达尔丰复合物 65	65/389/32.4mg（片剂）	1～2 片，每 4～6 小时 1 次		丙氧芬 6～12h；去甲丙氧芬 30～36h；阿司匹林 2.5～3.5h；咖啡因 3～6h
	萘磺酸丙氧芬 / 对乙酰氨基酚	Darvocet-N50，Darvocet-N100，Darvocet A500，Propacet 100	50/325mg（N50），100/650mg（N100），100/500mg（A500）（片剂）	1～2 片，每 4～6 小时 1 次	结构上与美沙酮相关，萘磺酸丙氧芬每天最大剂量 600mg	丙氧芬 6～12h；去甲丙氧芬 30～36h；对乙酰氨基酚 1～4h

表 49-3　用于轻至中度疼痛的复方镇痛药

种　类	起效时间（min）	持续时间（h）	等效镇痛口服剂量（mg）[a]	DEA 分级[b]
羟考酮复方制剂	10～15	4～6	30[c]	Ⅱ
氢可酮复方制剂	30～60	4～6	30	Ⅲ
可待因复方制剂	30～60	4～6	130	Ⅲ
丙氧芬复方制剂	15～60	4～6	130	Ⅳ
曲马多复方制剂	60	6～7	100	Ⅲ

a. 剂量仅反应阿片类成分，并且为 30mg 吗啡的等效剂量
b. DEA. 美国毒品管制局
c. 用于治疗中至重度疼痛的剂量不一定等效于 30mg 吗啡
引自 Gutstein HB, Akil H. Opioid analgesics. In: JG Hardman, LE Limbird, AG Gilman (eds). *Goodman and Gilman's the Pharmacological Basis of Therapeutics*,. 10th ed. New York: McGraw-Hill; 2001: 569–619.

甲基代谢为其主要活性代谢产物吗啡[22]。研究表明，仅有小部分（3%）[23]可待因经 CYP2D6 代谢为吗啡，约有 80% 直接经 UGT2B7 醛糖酸化为 C6G，后者是另一种活性代谢产物。其余为无活性代谢产物，主要为去甲可待因（2%）及去甲吗啡（2.4%）[24]。基因变异、基因缺失[25]或药理学抑制作用[26]可使 CYP2D6 失去功能，导致可待因无效。可待因的不良反应不包括吗啡生成引起的认知障碍[27]、镇静、眩晕、欣快烦躁、头痛、视物模糊[28]及胃肠道排空时间延长，其平均半衰期为 2.5h。由于 CYP2D6 的基因型不同，7%～10% 的白种人为弱代谢者，与正常或强代谢者相比，可减少可待因代谢转化为吗啡的比例，导致镇痛作用降低。1%～7% 的白种人可能会出现超快代谢，3%～10% 的欧洲人在推荐剂量的可待因下可能会使吗啡的生成增加，并可能产生不良反应[29]。作为镇痛药，可待因的代谢不可预测，故被其他阿片类药物或复方制剂所取代。

疗效：可待因单独使用时，常用剂量为每 4～6 小时 30～60mg，在用药 30～60min 内开始发挥镇痛作用，作用时间可维持 4～6h。可待因是有效的镇咳剂（10～120mg/d），常出现在非处方感冒止咳药中[30]。然而，可待因的阿片类镇痛作用一直未能证实。在 20 世纪 60 年代，Houde 的经典实验表明，32mg 可待因的镇痛作用并不比 650mg 阿司匹林强，尽管两者都比安慰剂有效[31]。服用 60mg 可待因时，NNT 或缓解至少 50% 疼痛的患者数为 16.7[32]，所以可待因通常采用复方制剂。

可待因（10～60mg）常与对乙酰氨基酚（400～1000mg）、阿司匹林或非甾体抗炎药［如布洛芬（400mg）］组成复方制剂。一项针对可待因和对乙酰氨基酚治疗急性非癌症相关疼痛的系统性评价发现，其镇痛作用与单独使用可待因相比仅有轻度增强（5%）[33]。一项比较单独使用对乙酰氨基酚与可待因联合使用的系统性评价发现，患者使用对乙酰氨基酚联合 60mg 可待因比单独使用对乙酰氨基酚有效。当剂量超过 60mg 时，随着剂量的增加，镇痛作用并不会随之增加，反而有可能导致不良反应的发生（如便秘、恶心及镇静）[34]。一项对 30mg 可待因联合 300mg 对乙酰氨基酚与 7.5mg 氢可酮联合 500mg 对乙酰氨基酚的头对头研究显示，相较于安慰剂，可待因复合对乙酰氨基酚可以显著减轻中至重度术后疼痛，但是镇痛效果比氢可酮与对乙酰氨基酚的复方制剂弱[35]。

3. 丙氧芬（右旋丙氧芬）

丙氧芬（右旋丙氧芬）最早合成于 20 世纪 50 年代，是一种温和的合成阿片类药物，曾一度以其盐酸盐制剂达尔丰（65mg；最高每天 400mg）和萘磺酸丙氧芬（Darvocet-N 50，Darvocet-N100）制剂上市，在欧洲以丙氧芬复方片（co-proxamol，32.5mg 右旋丙氧芬加 325mg 对乙酰氨基酚）上市。20 世纪 60 年代末，丙氧芬是美国使用最广泛的镇痛药[36]。丙氧芬过量服用的报道促使美国 FDA 于 1978 年发布警告，其用量也随之减少[37]。丙氧芬的主要代谢产物去甲丙氧芬较丙氧芬对中枢神经系统的影响小，但

会在心脏组织中沉积，从而导致局部麻醉作用和动作电位延长，在某些情况下会导致致命性的尖端扭转型室速[38]。由于服用致命剂量的复方丙羟氨酚的人数不断增加，并且支持其对慢性疼痛的疗效优于对乙酰氨基酚的证据有限，英国政府于2005年1月宣布逐步将复方丙羟氨酚撤出英国市场[39]。由于患者权益团体的公然抗议不断增加，以及FDA咨询委员会小组的建议，丙氧芬分别于2011年和2013年在美国与印度市场上撤出[40, 41]。有趣的是，在其退出市场后，68%的疼痛专科医生仍能遇到由家庭医生开具丙氧芬的患者。有些国家目前仍在使用丙氧芬，尽管需要开具处方。

4. 羟考酮

羟考酮是一种源自阿片类生物碱蒂巴因的半合成阿片类镇痛药。人体试验已证实，口服羟考酮的镇痛效力是吗啡的1.5倍[43]。羟考酮的活性代谢产物介导了该药的临床药代动力学。一种理论认为，羟考酮在CYPD26作用下，3-O-去甲基化为羟吗啡酮。后者是强效的μ阿片配体，与受体的亲和力比吗啡高2～5倍。尽管强效，但羟吗啡酮仅占羟考酮代谢产物的10%。羟吗啡酮已进入市场数年，可通过胃肠外或直肠途径给药，以即释（immediate-release，IR）或缓释（extended-release，ER）制剂合成。体外实验表明，羟考酮的O-去甲基化占其氧化代谢的13%。羟考酮的氧化主要通过CYP3A4/5的N-去甲基化生成去甲羟考酮，后者是最多的循环代谢产物，但去甲羟考酮与μ阿片受体的亲和力较弱[44]。

羟考酮在体内可以产生强效μ阿片受体作用，但数据显示，其体内镇痛作用可能会受到κ受体的调控[45]。这使得有人将羟考酮视为对吗啡（经典的μ阿片受体激动药）无反应的患者进行阿片类药物转换时的理想药物[46, 47]。近期研究表明，非CYP2D6代谢产物（去甲羟考酮、去甲吗啡酮、去甲羟考醇、羟考醇）是羟考酮导致μ阿片受体兴奋及镇痛作用的附加物质[48]。动物实验已证实，评估羟考酮镇痛作用时，雌性和雄性大鼠存在性别差异[49]。

5. 氢可酮

氢可酮在结构上与可待因相似，但其效能是可待因的6～8倍[50]。氢可酮是一种前体药，经CYP2D6代谢为氢吗啡酮，经CYP3A4代谢为去甲羟考酮。氢可酮与受体的亲和力低于吗啡，与吗啡相比，其相对镇痛效能为0.59。氢可酮的受体亲和力和效能与吗啡的受体亲和力和效能之间存在差异，可能是由于氢可酮的活性代谢产物或受体激活内在效能的结果，故氢可酮比吗啡更有效[51]。市场上，氢可酮经常与对乙酰氨基酚、布洛芬、阿司匹林制成复方制剂。

疗效：氢可酮-布洛芬复方制剂（氢可酮7.5mg，布洛芬200mg）于1997年引入美国，已证实对急性术后疼痛有效[52]。无论是单独使用7.5mg氢可酮还是200mg布洛芬，其镇痛效果均未优于安慰剂，故证实这两种药物存在镇痛协同作用。相同的结果也可以在急性腰部疼痛[53]、妇产科术后疼痛[54]中得到证实。1～2片氢可酮（7.5mg）-对乙酰氨基酚（200mg）与固定剂量的可待因（30mg）和对乙酰氨基酚（300mg）复方制剂相比，2片氢可酮-对乙酰氨基酚制剂比1片更有效，并且比1片或2片可待因-对乙酰氨基酚制剂更有效[55]。

2014年，为了应对阿片类药物滥用、过量开药、过量使用致死亡人数不断增加的情况，美国毒品管制局（Drug Enforcement Agency，DEA）调整了氢可酮复方制剂的使用，从DEA方案Ⅲ改为DEA方案Ⅱ，减少针对急慢性疼痛的氢可酮复方制剂处方，并随之增加了其他轻度镇痛药（包括可待因复方制剂和曲马多）的使用[56–58]。目前常用的处方氢可酮-对乙酰氨基酚复方制剂包括10mg、7.5mg、5mg氢可酮和325mg、500mg、750mg对乙酰氨基酚（重酒石酸氢可酮/对乙酰氨基酚片剂，Package Insert，Mallinckrodt，Inc.，St.Louis）。

2013年，长效和缓释氢可酮制剂进入美国市场，包括氢可酮缓释剂［氢可酮双酒石酸盐缓释胶囊（Zohydro），Zogenix，Inc.，San Diego］。2014年，批准通过了一种每天服用一次的制剂，即酒石酸氢可酮（Hysingla ER.Stamford，CT：Purdue Pharma LP，February 2015）。这两种制剂都具有防止滥用的作用，并且都可用于严重到需要每天用药且长时间用药的疼痛患者，并可用于无其他替代治疗方案的情况。这两种氢可酮缓释制剂的说明书中有与CYP相互作用相关的药物相互作用警告，包括影响氢可酮清除的CYP3A4同工酶的作用。CYP3A4抑制药［如酮康唑、大环内酯类抗生素和蛋白酶抑制药（如利托那韦）］可降低药物清除率，导致氢可酮水平升高。CYP3A4诱导剂（如利福平、卡马西平和苯妥英）可能会导致对氢可酮有生理性依赖的患者疗效降低或出现戒断综合征。第三种氢可酮缓释制剂为酒石酸氢可酮（Vantrela ER，Hydrocodone Bitartrate PI，Teva，2017）于 2017 年获得批准，也具有抗滥用的作用，可通过控制片剂释放吸收，降低口服、鼻内和静脉滥用的风险，但目前该药尚未进入市场。

（二）他喷他多

他喷他多，即 3-[（1R，2R）-3（二甲氨基）-1-乙基 -2- 甲基丙基］苯酚盐酸盐，是一种用于治疗慢性中度疼痛或中枢性疼痛综合征的非消旋分子[59]。他喷他多（尼欣达）于 2008 年获批（Nucynta PI，Ortho-McNeil Janssen Pharmaceuticals，2008），有 50mg、75mg、100mg 三种剂量规格。他喷他多 ER 是一种缓释制剂，于 2011 年获批，专门用于治疗与糖尿病周围神经病变相关的神经病理性疼痛，推荐剂量为每天 2 次（50mg、100mg、150mg、200mg 和 250mg 规格）（Nucynta ER PI，Janssen Pharmaceuticals，Inc，Titusville，NJ，2014）。

由于他喷他多对阿片受体的亲和性及对单胺再摄取抑制作用，故其具有阿片类药物和神经病理学特性的双重作用，并被认为是一种强效合成阿片类药物。临床试验已证实，他喷他多具有更好的耐受性，并与羟考酮疗效相当。他喷他多是 μ 阿片受体激动药和去甲肾上腺素再摄取抑制药[60]。它还具有抑制 5-HT 再摄取的特性，但这还不足以显著促进其镇痛作用。它选择性地结合 μ 阿片受体，亲和力比吗啡低 44 倍[57]。尽管受体亲和力较低，但他喷他多的镇痛效果只比吗啡低 2～3 倍，这主要是由于其双重镇痛机制的作用。他喷他多的神经病理学作用特性可增加去甲肾上腺素水平，通过激活抑制性 α_2 受体发挥镇痛作用。他喷他多对 μ 阿片受体和去甲肾上腺素再摄取的作用机制既独立又协同地促进其镇痛效果。不过，这种协同作用在药物不良反应方面并不明显[61]。因此，与典型的阿片类药物相比，他喷他多的不良反应更少，耐受性更好。他喷他多有即释和缓释两种制剂，关于他喷他多即释制剂到缓释剂的换算，可以在每天总剂量基础上直接从毫克转换为毫克。

由于存在首过代谢，口服他喷他多的生物利用度仅为 32%。口服时，药物被迅速吸收，并在规律服用时，25～30h 内运到血浆稳态浓度。接近 97% 的药物被葡萄糖醛酸代谢为非活性代谢产物，而经 CYP 酶的代谢较少。一旦代谢，其产物没有镇痛作用；所有代谢产物及母药均经肾脏排泄。

（三）丁丙诺啡

丁丙诺啡是方案Ⅲ中的药物，它是由蒂巴因衍生的亲脂性半合成衍生物。与传统阿片类药物相比，丁丙诺啡具有独特的阿片类药物活性，包括部分 μ 阿片类激动药和多重非选择性混合激动 – 拮抗药阿片受体活性（κ 阿片受体、δ 阿片受体、ORL1）。作为阿片类药物，丁丙诺啡的特性包括与独特的受体亲和力相关的钟形镇痛量效曲线[62]，以及呼吸抑制的上限效应；由于降低了毒性和药物过量的风险，使其成为临床上有吸引力的选择[63]。FDA 确定的丁丙诺啡适应证包括阿片类药物的解毒、阿片类药物的维持治疗，以及对严重到需要每天用药且长时间使用阿片类药物的疼痛的管理[64]。

丁丙诺啡具有多种激动 – 拮抗药的特性。它是 μ 阿片受体的部分激动药，与 μ 阿片受体亲和力高，解离较慢，有助于维持镇痛，并减少撤药反应的可能性[65]。丁丙诺啡是 κ 阿片受体拮抗药及 δ 阿片受体激动药，并且对 GPCR 的一个阿片类亚家族 ORL-1 受体也有较弱的亲和力。由于它可以阻断电压门控钠通道，故还有较强的局部麻醉作用。丁丙诺啡对阿片受体的多机制激活可能是其镇痛作用强、不良反应少的原因。丁丙诺啡的药效学特性见图 49-2。

丁丙诺啡在肝脏经 CYP3A4 酶代谢为去甲丁丙诺啡，并通过 UGT1Al 和 UGI2B7 进行葡糖醛酸结合反应，然后通过胆汁排泄，故该化合物在肾损害患者中相对安全。虽然其呼吸抑制的作用较明显，但其代谢产物去甲丁丙诺啡不容易通过血脑屏障，因此呼吸抑制的不良反应比其他阿片类化合物轻。尽管如此，使用丁丙诺啡时依然需要对呼吸抑制进行监测。

丁丙诺啡包括静脉注射制剂、舌下含服制剂、口颊膜贴剂和透皮制剂（贴剂）。丁丙诺啡有两种舌下含服 / 口服剂型可用于阿片类药物依赖的维持治疗和诱导。一种舌下含服的丁丙诺啡制剂（Subutex Package Insert，Indivior UK Ltd.，2018）有 2mg 和 8mg 两种规格，可用于阿片类药物依赖，并且可作为起始治疗的首选药物。盐酸丁丙诺啡（Suboxone）是一种丁丙诺啡和纳洛酮的复合制剂（Suboxone Package Inscert，Indivator，Inc，2018），由 4 : 1 丁丙诺啡与纳洛酮配成，用于阿片类药物依赖的维持治疗（2mg/0.5mg，4mg/1mg，8mg/2mg，12mg/3mg）。纳洛酮是阿片受体拮抗药，添加纳洛酮是为了防止

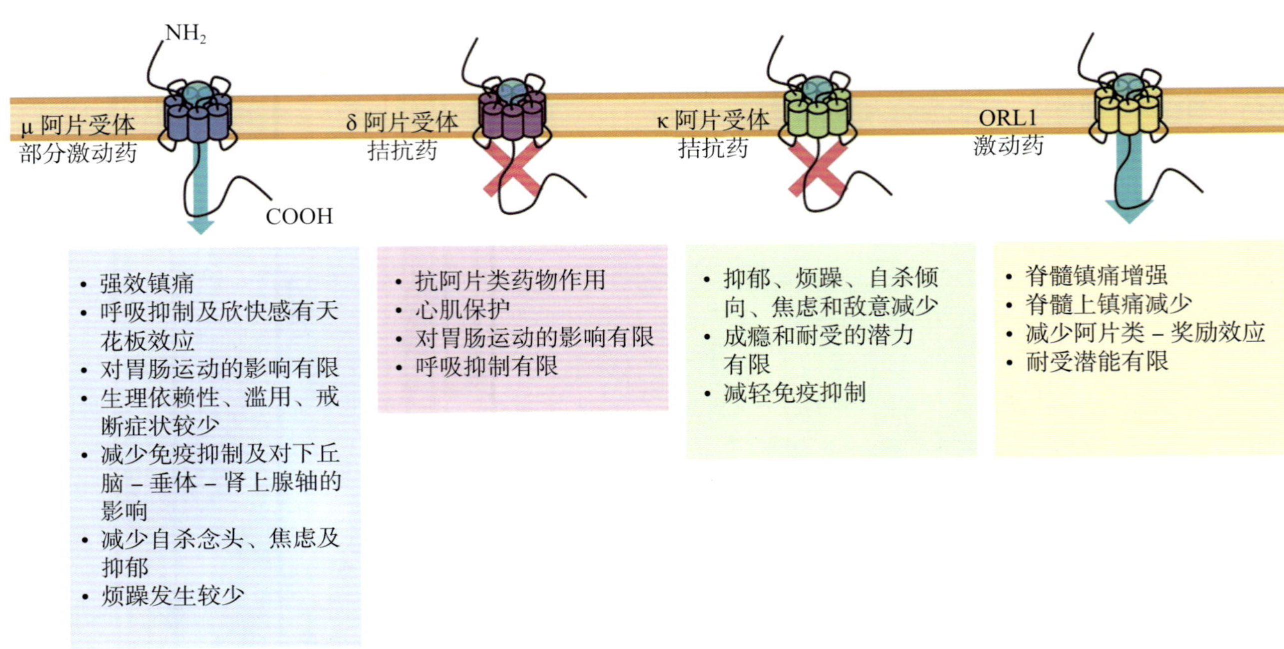

▲ 图 49–2 丁丙诺啡的药效学特性：阿片类受体的多机制调节

引自 Gudin J, Fudin J. A narrative pharmacological review of buprenorphine: a unique opioid for the treatment of chronic pain. *Pain Ther*. 2020;9:41–54.

压碎药品用于药物滥用，因为压碎服用可导致严重的阿片类药物戒断症状。

FDA 批准用于慢性疼痛的两种丁丙诺啡制剂包括口颊膜贴剂（Belbuca）和透皮贴剂（Butrans）。丁丙诺啡口颊膜贴剂（Belbuca，Endo Pharmaceuticals，Inc，2015）是治疗慢性疼痛的长效阿片类药物（管理需要每天用药且长时间使用阿片类药物且替代治疗方案不足的严重疼痛）。从其他阿片类药物改成丁丙诺啡口颊膜贴剂的适应证包括初次使用阿片类药物或使用 MED 小于 30mg 的患者，从每 12 小时 75μg 贴剂开始；30～89mg，每 12 小时 150μg；90～160mg，每 12 小时 300μg。剂量增加的频率不应超过每 4 天 1 次。对于当前使用量大于 160mg 的患者，不建议使用这一药物。可溶解的贴片紧贴颊黏膜内侧，保持 5s 以使贴片粘住，通常在 30min 内可溶解。丁丙诺啡口颊膜贴剂有许多剂量规格（75μg、150μg、300μg、450μg、600μg、750μg、900μg）。从其他阿片类药物改为贴剂的患者应在开始治疗前降至 30mg 以下[67]。

与口服制剂相比，丁丙诺啡透皮制剂或贴片（Butrans Package Insert，Purdue Pharma LP 2019）的血药浓度较低，适用于初次使用阿片类药物及 MED 相对较低的慢性疼痛患者。该制剂不适用于阿片样物质使用障碍、维持或脱毒的患者。

丁丙诺啡透皮贴片制剂（Butrans Package Insert，Purdue Pharma，2019）可提供连续 7 天的丁丙诺啡全身给药。透皮贴片制剂的剂量规格有 5 种，包括 5μg/h、7.5μg/h、10μg/h、15μg/h 和 20μg/h。该产品已被 FDA 批准用于治疗严重到需要每天用药且长时间使用阿片类药物治疗的疼痛患者，并已证明对慢性骨关节炎疼痛和慢性腰痛有效[68, 69]。对于从未服用过阿片类药物的患者，开始时以 5μg/h 的剂量治疗 7 天，至少 72h 后剂量增加到下一个更高的水平。服用其他阿片类药物的患者改用丁丙诺啡贴片制剂时，建议在以 5μg/h 的剂量进行为期 7 天的治疗之前，先在 7 天内逐渐减少目前使用的阿片类药物，使其 MED 不超过 30mg。MED 30～80mg 的患者可以从 10μg/h 的贴片开始使用。在美国，丁丙诺啡透皮贴剂的最大剂量规格为 20μg/h，这是因为在用于 FDA 获批的临床试验中发现，丁丙诺啡透皮贴剂存在 QTc 间期延长的潜在风险。建议患者在佩戴贴片时避免将贴片部位直接暴露于外部热源，因为丁丙诺啡释放量可能会呈剂量依赖性增加，可导致阿片类药物毒性反应和过量。临床试验中最常见的不良事件包括恶心、眩晕、头痛和用药部位瘙痒（Butrans Package Insert，Purdue Pharma LP 2019）。

（四）对乙酰氨基酚

对乙酰氨基酚（扑热息痛）和对乙酰氨基酚复方制剂（含有阿片类药物）是治疗急性和慢性疼痛的轻度镇痛药（表 49–2）。2000 年，ACR 和类似的欧洲专业学会推荐其作为骨关节炎的一线治疗药物[70, 71]。处方类对乙酰氨基酚包括含阿片类药物（如可待因、氢可酮、羟考酮）的复方制剂，而非处方制剂包括与伪麻黄碱或右美沙芬复合的便利药品。

1. 作用机制与描述

对乙酰氨基酚（扑热息痛）是一种对氨基苯酚镇痛药，由德国于 19 世纪末研发成功，是迅速发展的化工业的产物。新合成的化合物包括合成的解热药和镇痛药，如乙酰乙氧基苯胺（非那西丁）、安替比林（非那宗）和乙酰水杨酸（阿司匹林）[72]。扑热息痛是非那西丁的活性代谢产物，其胃肠道不良反应较少，因此常被用作镇痛药。20 世纪 50 年代，美国正式引入对乙酰氨基酚。尽管在 20 世纪 60 年代已证实，无意中误用和过量服用对乙酰氨基酚具有肝毒性作用，但目前该药已成为世界范围内使用最广泛的非处方药物及复方镇痛药之一。

对乙酰氨基酚的药理作用机制尚不清楚。总体而言，其解热镇痛作用明确，但外周抗炎或抗血小板作用仍不确定。其解热活性可能是由于阻断了前列腺素（prostaglandin，PG）的生成，并在中枢抑制内过氧化物 H_2 合成酶和 COX。对乙酰氨基酚可将 COX 的活性形式转变为非活性形式来阻断 COX 活性。对乙酰氨基酚对胃肠道影响小，并且作用于外周炎症部位，故比非甾体抗炎药的胃肠道不良反应少[73]。此外，最近的研究表明，其中枢镇痛作用可能与内源性阿片肽亚型（β– 内啡肽）的活性降低有关[74]。

对乙酰氨基酚有口服和直肠给药两种剂型，可在胃肠道（主要是小肠）快速吸收[75]。对乙酰氨基酚的半衰期（$t_{1/2}$）为 1.25～3h，治疗水平的血浆浓度为 10～30μg/ml。在肝脏的首关消除率为 25%，高达 90% 的对乙酰氨基酚在肝脏中经葡糖醛酸化和硫酸结合反应代谢为无毒代谢产物。剩余的 10% 通过 CYP 系统（CYP2E1 和 CYP1A2）进行氧化代谢，该系统导致肝肾毒性代谢产物 NAPQI（图 49–3）的生成。当磺酸化和葡糖醛酸化的酶系统达到饱和且剂量高于 150mg/kg 时，此次要代谢途径变得更加关键，从而可增加 NAPQI 的水平。在口服给药 24h 内，大约 85% 经尿液排出。NAPQI 本身可通过与谷胱甘肽结合而脱毒[76]。病例报道表明，以低谷胱甘肽水平为特点的临床疾病（如慢性丙型肝炎、营养不良、HIV 感染、肝硬化）可能使这些患者面临对乙酰氨基酚不良事件的风险更大。然而，也有研究表明，没有明显证据证实这些人群的对乙酰氨基酚毒性风险更高[77]。临床上，对乙酰氨基酚治疗剂量与药物的相互作用具有重要的临床意义。虽然病例报道将 INR 的升高归因于对乙酰氨基酚和口服抗凝血药的相互作用[78]，但随机对照研究并未发现 INR 有明显临床意义的变化。即使研究表明存在相关性，但不一定有明确的因果关系[80]。

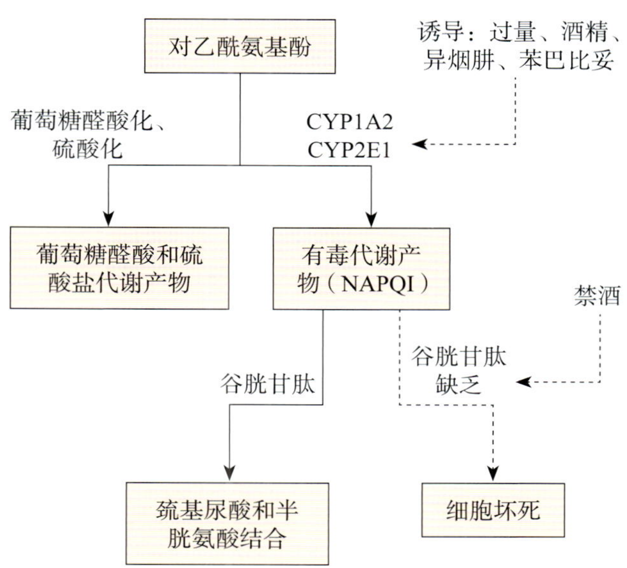

▲ 图 49–3　对乙酰氨基酚的代谢

NAPQI. N– 乙酰对苯醌亚胺（引自 Barkin RL. Acetaminophen, aspirin, or ibuprofen in combination analgesic products. *Am J Ther*. 2001;8:433–442.）

2. 风险与预防

对乙酰氨基酚引起的毒性通常与肝和肾功能不全有关。对乙酰氨基酚超敏反应很少见，但仍可能发生严重反应。一般来说，长期服用对乙酰氨基酚可能会导致谷胱甘肽储备耗尽，从而导致更多肝肾毒性代谢产物 NAPQI 的产生。目前推荐的对乙酰氨基酚成人每天最大剂量为 4g/d，婴幼儿为 75mg/（kg · d）（框 49–1）[81]。如使用非处方和处方对乙酰氨基酚制剂自我治疗的剂量超过 4g/d，可能会导致意料之外的肝损伤（如肝坏死或急性肝衰竭）。

快速使用推荐剂量的对乙酰氨基酚可使血清 ALT 水平升高。Watkins 和 Seeff[82] 研究了连续服用

4g对乙酰氨基酚14天的健康成年人。他们发现，在服用对乙酰氨基酚和各种阿片类–对乙酰氨基酚复方制剂的患者中，31%～44%的ALT水平是正常值上限的3倍（通常认为具有临床意义），而阿片类药物对ALT水平没有影响。长期使用对乙酰氨基酚常不会有肝酶升高，这是由于细胞适应造成的[82]。对乙酰氨基酚的耐受可能与CYP生物活性的下调和肝细胞谷胱甘肽生成的增加有关[83]。

目前针对同时使用酒精和对乙酰氨基酚是否导致风险增加、肝肾毒性阈值降低仍存在争议，这些报道主要发表在回顾性综述和病例报道中[84]。急慢性饮酒可通过诱导CYP2E1和NAPQI的形成而导致药物诱导的肝毒性[85]。只有对乙酰氨基酚水平高于300mg/ml的高危患者才表现出乙醇相关的毒性增强，这远高于说明书建议的每天不超过3种酒精饮料的水平[86]。与对乙酰氨基酚一起服用时，乙醇可能会阻断NAPQI的形成[87]。用于疼痛治疗的肝同工酶CYP2EI和CYP1A2的诱导剂有卡马西平、奥卡西平、巴比妥类和苯妥英（框49–2）[88]。重要的是，酒精性肝病、病毒性肝炎或酒精中毒患者由于葡萄糖醛酸结合减少，以及随后谷胱甘肽储备的减少，对乙酰氨基酚诱导的肝毒性风险在这些患者中可能会增加。

尽管对乙酰氨基酚损伤肾脏的确切机制尚不清楚，并且肾损伤可能仅与先前存在肾损伤或系统性疾病有关，但应避免给肾病患者长期开具对乙酰氨基酚处方[89]。目前已证实，有水杨酸过敏史且有药物性荨麻疹的患者对对乙酰氨基酚的交叉反应率为11%[90]。2项针对女性的大型前瞻性研究表明，对乙酰氨基酚的使用与高血压相关[91, 92]，但对健康男性的类似研究并没有显示出使用对乙酰氨基酚与高血压之间的相关性[93]。一般来说，镇痛药可通过几种机制轻度影响血压，主要是通过肾脏或全身COX-2抑制前列腺素的合成，从而导致血管舒张药PGI_2和PGE_2与血管收缩药$PGF_2\alpha$和血栓素A_2之间的失衡。然而，非甾体抗炎药对前列腺素合成的影响比对乙酰氨基酚更大[94]。

3. 临床应用

尽管一些指南常推荐对乙酰氨基酚作为一线药物，但在治疗骨关节炎相关性疼痛方面相较于非甾体抗炎药是否有优势仍存在争议。一项为期1个月的对乙酰氨基酚（4g/d）的双盲试验发现，对乙酰

框49–1　对乙酰氨基酚的剂量选择

轻度疼痛的剂量

- 325～1000mg口服，经直肠/次，q4～6h
- 最大剂量：1g/剂；4g/24h
- 美国肝脏基金会：长期服用对乙酰氨基酚的患者，剂量不得超过3g/d*

肾损伤

- 调整剂量频率
- CrCl=10～50ml/min，q6h；CrCl＜10ml/min，q8h

肝损伤

- 慎用
- 考虑减少剂量，监测肝功能，避免长期使用

患者用药咨询

非处方对乙酰氨基酚制剂

- 常规作用强度的对乙酰氨基酚制剂通常含有325mg/片
- 超作用强度对乙酰氨基酚制剂通常含有500mg/片

* 根据Watkins和Seef[82]的研究

框49–2　通过诱导CYP增加对乙酰氨基酚肝毒性风险的药物

- CYP1A2
  - 巴比妥类
  - 安非他酮（可能）
  - 咖啡因
  - 卡马西平
  - 碳烤食品
  - 十字花科蔬菜
  - 双肼屈嗪
  - 异烟肼
  - 苯妥英
  - 扑米酮
  - 利福平
  - 利托那韦
  - 磺吡酮
- CYP2E1
  - 乙醇
  - 异烟肼

改编自 Barkin RL. Acetaminophen, aspirin, or ibuprofen in combination analgesic products. Am J Ther. 2001;8:433–442.

氨基酚对骨性膝关节炎患者的镇痛和抗炎作用与布洛芬一样有效[95]。2019 年，ACR 骨关节炎指南有条件地推荐对乙酰氨基酚用于膝、髋和手骨关节炎的治疗[96]；其条件为，当证据质量较低或非常低和（或）益处与危害及负担的平衡非常接近时，需要患者和临床医生共同决策是否使用对乙酰氨基酚。该建议基于效应量较小的临床试验，并且 Meta 分析表明，对乙酰氨基酚作为单一疗法可能无效[97]。最新的 ACR 骨关节炎指南建议对乙酰氨基酚用于短期或偶然使用非甾体抗炎药出现不耐受或存在禁忌证而药物选择有限的患者[96]。

研究表明，与传统非甾体抗炎药（双氯芬酸）[98]和 COX-2 抑制药（塞来昔布）[99]相比，对乙酰氨基酚在髋关节和骨性膝关节炎队列中有效。Cochrane 数据库中一项关于使用对乙酰氨基酚治疗骨关节炎慢性疼痛研究的系统性评价发现，该药在减轻疼痛评分方面不如非甾体抗炎药有效，尽管在疼痛更严重的骨关节炎患者中非甾体抗炎药似乎优于对乙酰氨基酚，但在功能状态方面两药的疗效相似[100]。在骨性膝关节炎患者中，对乙酰氨基酚的抗炎作用可能与非甾体抗炎药相似。Brandt 等[101]对 30 例已确诊为骨性膝关节炎的受试者进行了初步研究，结果表明，与使用非甾体抗炎药治疗相比，使用对乙酰氨基酚治疗后的膝关节平均总积液量（通过 MRI 测量）有类似的显著下降。一项关于对乙酰氨基酚治疗慢性疼痛有效性的系统性评价发现，其对慢性疼痛的治疗没有或几乎没有疗效，并建议对患者持续使用对乙酰氨基酚的有效性进行评估[102]。

（五）曲马多

曲马多，即（±）顺 –2–[（二甲氨基）甲基 –1]–（3– 甲氧基苯基）– 环己醇盐酸盐，是一种合成的外消旋混合物，具有中枢性镇痛作用。临床和基础研究发现，曲马多具有中枢和外周部位的多种作用机制。曲马多属于合成的弱阿片类药物，具有轻度 5-HT 和去甲肾上腺素再摄取抑制作用[103]。

1. 作用机制与描述

研究最为广泛的曲马多作用机制是其对阿片受体的弱亲和力，其中主要涉及 μ 受体。曲马多诱导的镇痛仅能被阿片拮抗药纳洛酮部分抑制，提示曲马多具有非阿片类药物相关的其他镇痛机制[104]。曲马多还对中枢神经元再摄取去甲肾上腺素和 5-HT 有抑制作用。其他机制包括局部麻醉作用、在实验大鼠模型中的抗炎作用、降低人体滑膜液中的 P 物质水平的作用[105, 106]。虽然也有报道称其可激动 α_2 受体，但在 10～100μmol/L 浓度范围内，并不会显著与 α_2 受体结合。

曲马多对 μ 受体的亲和力约比可待因弱 10 倍，比右旋丙氧芬弱 60 倍，比吗啡弱 6000 倍（表 49–4）[104]。活性 O– 脱甲基代谢产物 M_1 对 μ 受体的亲和力是母药的 300 倍，并且其镇痛效能是母药的 6 倍[107]。

2. 中枢神经作用

有报道，曲马多具有多种影响下行抑制性疼痛通路的作用[108, 109]。第一个系统涉及源自中脑导水管周围灰质的神经元，这些神经元的突触在中缝核，其纤维投射到脊髓；曲马多抑制 5-HT 再摄取可能有助于抑制疼痛。另一条途径起源于脑桥的蓝斑，其纤维投射至脊髓。该途径释放的去甲肾上腺素可通

表 49–4　曲马多及其他药物对阿片受体的亲和力

药　品	K_I[a]（mmol/L）		
	μ 受体	δ 受体	κ 受体
吗啡	0.000 34	0.092	0.66
右旋丙氧芬	0.034	0.38	1.22
可待因	0.2	5.1	6.0
曲马多	2.1	57.6	42.7
丙咪嗪	3.7	12.7	1.8

a. K_I 为抑制常数，其值越低则表示与受体亲和力越高

引自 Hennies HH, Friderichs E, Schneider J. Receptor binding, analgesic and antitussive potency of tramadol and other selected opioids. *Arzneimittelforschung*. 1988;38:877–880.

过 α 肾上腺素能机制抑制脊髓的疼痛反应。

这些下行疼痛抑制通路的激活可刺激中间神经元释放内源性阿片类物质，抑制脊髓背角的痛觉传递。阿片受体由曲马多右旋（+）对映体激活，而不是由左旋（–）对映体激活[110]。(–）对映体在抑制去甲肾上腺素摄取方面的效能约为（+）对映体的 10 倍，而（+）对映体在抑制 5–HT 摄取方面的效能约为（–）对映体的 4 倍。M_1 对 μ 阿片受体有更高的亲和力（300～400 倍），并且镇痛作用比母药更大。M_1（+）对映体作用于 μ 受体，而 M_1（–）对映体主要抑制去甲肾上腺素的再摄取（表 49–5）[108, 109]。

曲马多包括即释和缓释两种口服制剂（缓释制剂，每 12 小时给药 1 次；控释制剂，每 24 小时给药 1 次）；此外，还有皮下、静脉或肌内注射的注射制剂及直肠给药制剂。缓释制剂在全球多个国家有售，控释制剂目前仅在美国有售。此外，目前正在开发用于治疗中至重度疼痛的曲马多口腔裂解片（Ralivia Flash Dose）[111]。目前推荐曲马多用于治疗口服药物无效或对选择性 COX-2 或非选择性 COX-2 的非甾体抗炎药有禁忌证的中至重度疼痛。

3. 历史

曲马多自 1977 年在德国上市以来，已成为使用最广泛的处方镇痛药之一。1995 年曲马多在美国上市之前，临床[112]和流行病学研究[113]表明曲马多滥用的风险较小，因此药物滥用咨询委员会向 FDA 建议批准曲马多作为非计划镇痛药。目前的研究仍支持曲马多的滥用较少。一项上市后调查显示，与曲马多使用相关的依赖、戒断和滥用十分有限[114]。在另一项关于评估曲马多与非甾体抗炎药及含氢可酮的镇痛药在慢性非癌症相关疼痛患者中滥用情况的研究中[115]，他们采用滥用指数，根据以下行为确定受试者是否存在滥用：①未经医生批准增加剂量；②用于非预期目的；③证明无法停止使用；④经历了戒断。结果发现，在 12 个月内，受试者对非甾体抗炎药、曲马多和氢可酮的滥用阳性率（4 种行为中至少出现 1 种）分别为 2.5%、2.7% 和 4.9%。

4. 制剂类型

目前可用的曲马多口服制剂包括 50mg 即释片剂、缓释片剂和胶囊（每 12 小时 1 次，除美国外全球范围内均有提供），2 种缓释制剂［每天 1 次，Ultram ER 和 Ryzolt（Purdue Pharma）］，以及复方片剂（37.5mg 曲马多加 325mg 对乙酰氨基酚[116]）。缓释制剂的规格包括 50mg、100mg、150mg 及 200mg，每天服用 2 次。盐酸曲马多缓释片剂（Ultram-ER）的规格包括 100mg、200mg 及 300mg，每天服用 1 次。相对于每 6 小时 50mg 的曲马多即释制剂，200mg Ultram ER 的生物利用度为 85%～90%。曲马多和 M_1 连续每天给药 1 次时，4 天内达到稳态血浆浓度。200mg 缓释制剂的重要药代动力学参数包括曲马多和 M_1 代谢产物最大浓度（T_{max}）分别为 12h 和 15h，而 50mg 即释制剂的曲马多和 M_1 代谢产物最大浓度（T_{max}）分别为 1.5h 和 1.9h（表 49–6）[116]。

表 49–5 Affinity Between Tramadol, Two Enantiomers, and Its Active Metabolite M1, Opioid Receptors, and Inhibition of Serotonin and Norepinephrine Reuptake

Product	AFFINITY FOR OPIOID RECEPTORS (Ki, mmol/L)			REUPTAKE INHIBITION	
	μ	δ	κ	Norepinephrine	Serotonin
（±）Tramadol	2.1	57.6	42.7	0.78	0.9
(+) Tramadol	1.3	62.4	54.0	2.51	0.53
(–) Tramadol	24.8	213	53.5	0.43	2.35
(+) M1	0.0034				
Morphine	0.00034	0.092	0.57	Inactive	Inactive
Imipramine	3.7	12.7	1.8	0.0066	0.021

K_i, Constant of inhibition.

Modified from Grond S, Sablotzki A. Clinical pharmacology of tramadol. Clin Pharmacokinet. 2004;43:879–923; and Mattia C, Coluzzi F. Tramadol. Focus on musculoskeletal and neuropathic pain. *Minerva Anestesiol*. 2005;71:565–584.

表 49-6 即释和缓释曲马多及其 M_1 代谢产物的药代动力学参数

药代动力学参数	曲马多		M_1 代谢产物	
	Ultram ER	Ultram IR	Ultram ER	Ultram IR
C_{max}（μg/L）	335	383	95	104
C_{max}（μg/L）	187	228	69	82
T_{max}（h）	12	1.5	15	1.9

每天 1 次的 Ultram ER 由于具有更稳定的血浆浓度，可减少每 6 小时 1 次的即释盐酸曲马多(Ultram）的用量，增加患者依从性并减少睡眠中断。曲马多缓释制剂的生物利用度与曲马多即释制剂的生物利用度相当，与每天服用 4 次的曲马多即释制剂相比，缓释制剂具有稳态生物等效性（血浆药物浓度 – 时间曲线下的面积和 C_{max} 值）[116]。曲马多缓释制剂（200mg）T_{max}（曲马多，12h；M_1 代谢产物，15h）比曲马多即释制剂 T_{max}（曲马多，1.5h；M_1 代谢产物，1.9h）更长，每天服用 1 次时，4 天内达到稳态血浆浓度（曲马多和 M_1）。

在一项膝关节骨关节炎随机试验中，根据 1～12 周平均疼痛评分变化，发现曲马多缓释制剂(100mg、200mg、300mg）优于安慰剂。曲马多缓释制剂的平均剂量为 276mg/d[117]。

盐酸曲马多缓释片剂（Ryzolt，Purdue Pharma LP，Stamford，Conn，2009）既包含即释特性，又包含缓释特性（100、200 和 300mg）。Ryzolt 适用于严重到需要每天用药且长时间使用的成人中至重度慢性疼痛的治疗。多次服用 200mg 片剂后，曲马多和 M_1 的血浆浓度达到峰值的中位时间分别约为 4h 和 5h。与曲马多即释制剂 [(每 6 小时 50mg（Ryzolt Package Insert，Purdue Pharma LP，2009）] 相比，200mg Ryzolt 在 2 天后达到稳定状态，相对生物利用度约为 95%。

5. 药代动力学

口服曲马多大约在 2h 内达到最大血浆浓度[118]。单次给药后平均生物利用度为 68%[119]，多次给药后平均生物利用度增加到 90%～100%。肌内注射后的平均生物利用度为 100%，直肠注射后为 78%。20% 的曲马多与血浆蛋白结合并穿过胎盘[120]。曲马多主要通过肝脏 CYP 酶系统进行代谢，由肾脏（90%）和粪便（10%）排泄。肝脏中的生物转化产生 23 种代谢产物，主要代谢产物是 O- 去甲曲马多（M_1）[121]。肝脏 CYP2D6 同工酶的基因多态性（存在于 7%～10% 的白人）可能会导致代谢不良者的镇痛作用减弱。此类患者可能需要更高的负荷剂量和更多的补救性镇痛[122]。曲马多的消除时间为 5～6h，而 M_1 大约为 8h。肝肾衰竭患者和老年患者需要调整剂量（表 49-7）[123]。即释制剂和缓释 – 控释制剂之间的生物等效性已得到证实[107]。

6. 管理注意事项

为了提高曲马多的耐受性，已经提出了多种滴定给药方案。用于中至重度慢性疼痛患者的 50mg 即释片剂滴定方案如下。

(1) 从 25mg/d 开始，以 25mg 的增量每 3 天调整 1 次剂量，直至达到 100mg/d（25mg 每天 4 次）。

(2) 每 3 天增加每天总量 50mg，达到 200mg/d（每天 4 次，每次 50mg）。

(3) 调整后，可根据需要每 4～6 小时服用 50～100mg 曲马多以缓解疼痛，但不要超过 400mg/d。

需要立即进行疼痛控制的中至重度疼痛患者可能会从更激进的给药计划中受益。然而，在这种情况下，必须讨论并愿意接受与较高初始剂量相关的不良事件风险。在这部分患者中，可根据需要每 4～6 小时服用 50～100mg 曲马多，每 24 小时总量不超过 400mg。

曲马多缓释制剂的初始推荐剂量为 50～100mg，每天 2 次。可根据需要，根据不良反应耐受性和疼痛缓解效果，将剂量调整至 150～200mg，每天 2 次。曲马多缓释制剂的推荐剂量为初始剂量每天 100mg，每 5 天增加 100mg，增加至最大剂量每天 300mg。

7. 风险与预防

与传统阿片类镇痛药相比，曲马多的不良反应较轻，可能与长期使用成瘾的风险较低有关[124]。

(1) 常见不良反应：最常见的不良反应包括恶心、呕吐、头晕、疲劳、出汗、口干、嗜睡、镇静及直立性低血压。据报道，在主诉慢性疼痛的患者中不

表 49–7 Primary Kinetic Parameters of Tramadol in the Young, Elderly, and in Patients With Renal or Hepatic Failure*

Parameter	YOUNG HEALTHY VOLUNTEERS		OLDER HEALTHY VOLUNTEERS		Patients With Renal Failure（IV, n=12）	Patients With Hepatic Failure（PO, n=10）
	IV（n=10）	PO（n=10）	PO（n=12; age=65–75years）	PO（n=8; age >75years）		
T_{max}（h）	—	1.9	2.0	2.1	—	1.9
C_{max}（μg/L）	409	290	324	415	894	433
AUC（μ/L×h）	3709	2488	2508	3854	7832	7848
$t_{½}β$（h）	5.2	5.1	6.1	7.0	10.8	13.3
TC（L/h）	28.8	42.6	47.6	29.5	16.8	16.3

AUC, Area under the plasma drug concentration-versus-time curve; TC, total clearance; C_{max}, maximum plasma concentration; $t_{½}β$, elimination half-life; T_{max}, time necessary to reach the maximum plasma concentration.

*. Depending on the patient’ s age and hepatic and renal failure.

From Mattia C, Coluzzi F. Tramadol. Focus on musculoskeletal and neuropathic pain. *Minerva Anestesiol*. 2005;71:565–584.

良反应发生率高达 16.8%。控释制剂的不良反应发生率（6.5%）可能较低[125]。

尽管其不良反应较少，并早已将其视为纯 μ 阿片受体激动药的替代药物，但药物过量和死亡报告使得厂家不得不改变产品说明书，标明既往或当前有阿片类药物成瘾或依赖史的患者禁忌使用[113]。其他更严重的不良反应包括血管性水肿[126]、因口服抗凝血药作用增强而导致的出血并发症[127]及 5-HT 中毒[128–130]。

(2) 曲马多和 5-HT 中毒（5-HT 综合征）：同时使用曲马多和其他 5-HT 能药物（如 SSRI、MAOI 和 SNRI）（框 49–3）与 5-HT 中毒的病例报道有关[131]。鉴于几种常用于疼痛管理的药物可能会使患者产生轻度至重度 5-HT 毒性症状，因此有必要进行 5-HT 中毒和 5-HT 综合征方面的总结。

(3) 5-HT 中毒的定义：5-HT 中毒是一种药物引起的医源性毒性症候群，包括与特定化学性中毒同时发生的一组症状和体征。5-HT 中毒威胁生命的情况虽然比较罕见，但由于其通常由服用 MAOI 和 SSRI 引起，因而在某些情况下会导致高热和死亡[132]。5-HT 中毒病理生理学机制尚不清楚，可能涉及大脑中 $5\text{-}HT_{1A}$ 和 $5\text{-}HT_2$ 受体的过度刺激。Gillman 和 Whyte 将 5-HT 毒性描述为涉及神经肌肉功能亢进、自主神经过度活动和精神状态改变的三联征（表 49–8）[130]。

框 49–3 5-HT 能药物

- 5-HT 再摄取抑制药
  - 帕罗西汀、舍曲林、氟西汀、氟伏沙明、西酞普兰
  - 文拉法辛、米那普仑、度洛西汀
  - 氯丙咪嗪、丙咪嗪
  - 曲马多、哌替啶、芬太尼、美沙酮、右美沙芬、右丙氧芬
- 5-HT 前体
- 5-HTP，1– 色氨酸
- $5\text{-}HT_{1A}$ 拮抗药
- LSD、双氢麦角碱、溴隐亭、丁螺环酮
- 5-HT 释放剂
  - 安非他明、亚甲二氧甲基苯丙胺（“摇头丸”）
- MAOI
  - 反苯环丙胺、苯乙肼、烟肼酰胺、异烟肼、异丙烟肼、异卡波肼
  - 优降宁（帕吉林）、司来吉兰、丙卡巴肼
  - 吗氯贝胺

改编自 Gillman PK. A review of serotonin toxicity data: implications for the mechanisms of antidepressant drug action. *Biol Psychiatry*. 2006;59:1046–1051.

Sternbach 提出的 5-HT 综合征标准是较早发表的综述[128]。2000 年，Radomski 等[129] 发表了 5-HT 综合征诊断标准的修订版（表 49–9）。

5-HT 中毒机制：5-HT 中毒可能与药物的作用机制和效能有关。TCA 对人体 5-HT 转运体的亲和力有 100 倍的变异率。单独过量服用阿米替林不会导致 5-HT 中毒[133]。强效 TCA（如氯丙咪嗪）在临床使用和过量服用时可能具有较高的 5-HT 能效应。在过量服用 SSRI 或 SNRI（如单独使用文拉法辛）时，15% 的患者表现出中度 5-HT 毒性，但并没有危及生命的症状或发热[134]。尽管文拉法辛在受体水平上的效能不如阿米替林，但相较于 SSRI，其诱发 5-HT 中毒的概率更高（15%vs.30%）。这可能与其抑制 5-HT 再摄取以外的机制有关[135]。曲唑酮和奈法唑酮与 TCA 和 SSRI 不同，它们主要是 5-HT_{2A} 拮抗药，既不会导致 5-HT 能不良反应，也不会在过量时引起 5-HT 中毒[132]。

其他几种药物（包括违禁药品）也可增强 5-HT 活性的药物，在研究可能的 5-HT 中毒时必须加以考虑（如丁螺环酮、麦角类生物碱、苯丙胺、可卡因、TCA、MAOI）（框 49–3）[136]。

表 49–8　5-HT 中毒的临床三联征

三联征	表　现
神经肌肉功能亢进	震颤、阵挛、肌阵挛、反射亢进
自主神经过度活动	出汗、发热、心动过速、呼吸急促、瞳孔散大
精神状态改变	激动、兴奋、意识错乱

8. 曲马多制剂的临床应用

早期研究评估了曲马多对各种疼痛状况的有效性，得出了矛盾的结论。在急性疼痛的对比研究中，口服曲马多在术后疼痛疗效与丙氧芬相似，在牙科手术相关疼痛中与可待因的疗效相当[137]。然而，50mg 和 100mg 盐酸曲马多在全髋关节置换术后疼痛中的疗效与安慰剂相似[138]，但在急诊肌肉疼痛疾病（包括骨折、扭伤和挫伤）中，其镇痛效果不如氢可酮 – 对乙酰氨基酚复方制剂[139]。

最近的临床和循证研究发现，曲马多对多种疼痛都有效，包括骨关节炎、截肢后假肢和残肢疼痛[140]、膝关节镜术后疼痛[142] 和癌症相关疼痛[142]。骨关节炎药理学管理指南推荐曲马多用于对乙酰氨基酚、COX-2 抑制药或非甾体抗炎药无效的患者[143]。

2004 年，一项关于曲马多治疗神经病理性疼痛的 Cochrane 协作综述纳入了数项合格的试验，包括 2 项比较曲马多与安慰剂的试验[144, 145]，1 项比较曲马多与氯丙咪嗪的试验[146]，1 项比较曲马多与吗啡用于癌痛治疗的试验[147]。基于这些有限的短期研究（4～6 周），发现曲马多对神经病理性疼痛有效。曲马多缓解神经病理性疼痛的 NNT（3.5）与其他常用药物相似，TCA 为 2.4，卡马西平为 2.5，加巴喷丁为 3.7。

9. 曲马多 – 对乙酰氨基酚

在美国和欧洲有几种作用强度不等的曲马多和对乙酰氨基酚复方制剂。该复方制剂利用了动物和人体研究中已证明的两种化合物之间的潜在协同作用，先利用对乙酰氨基酚（20min）的镇痛作用，随

表 49–9　5–HT 综合征的分级

轻度 5–HT 相关症状	5–HT 综合征（全面型）		中毒状态
单一症状占主导	至少有以下 3 或 4 种主要症状，以及 2 种次要症状		昏迷
	主要症状	次要症状	
最常见的症状是震颤、肌阵挛、出汗和颤抖	精神症状：意识受损 神经症状：肌阵挛、震颤、颤抖、僵硬、反射亢进 自主神经症状：发热、出汗	躁动、失眠、不协调、瞳孔扩张、心动过速、呼吸困难、腹泻、高血压、低血压	全身强直阵挛性癫痫发作、发热（可能会超过 40℃）、弥散性血管内凝血和肾衰竭

与添加或增加 5–HT 能药物剂量同时发生。在开始 5–HT 能药物治疗前，上述临床特征不是基础精神疾病的组成部分

已排除其他原因（如感染、代谢或内分泌、药物滥用或戒断）。在出现上述体征和症状前，尚未开始或增加神经安定药的剂量

引自 Gnanadesigan N, Espinoza RT, Smith R, et al. Interaction of serotonergic antidepressants and opioid analgesics: is serotonin syndrome going undetected? J Am Med Dir Assoc 2005;6:265–269.

后利用曲马多（约 50min）的镇痛作用[148]。对牙科疼痛的 Meta 分析表明，对乙酰氨基酚联合曲马多与单独使用对乙酰氨基酚有相似的快速起效，但镇痛维持时间比单独使用曲马多更长[149]。曲马多–对乙酰氨基酚复方制剂中，曲马多含量（在美国为 37.5mg vs. 50mg）和对乙酰氨基酚含量［325mg vs.500mg（超强度对乙酰氨基酚）］均不高，因此在推荐剂量范围内服用可降低脏器毒性（肝脏）的潜在发生率[107]。已证实曲马多–对乙酰氨基酚复方制剂可用于治疗急性和慢性疼痛。37.5mg 曲马多联合和 325mg 对乙酰氨基酚可为慢性骨关节炎患者提供等同于可待因–对乙酰氨基酚复方制剂的镇痛作用，但药物耐受性更好[151]。平均每天 4.1 片的剂量下，最常见的治疗相关不良事件包括嗜睡、恶心和便秘[152]。图 49–4 展示了采用 NNT 评估曲马多–对乙酰氨基酚复方制剂对中至重度术后疼痛的 Meta 分析结果[153]。

（六）口服类固醇

世界上第一种糖皮质激素于 1935 年分离成功。之后，天然的皮质类固醇、可的松于 1944 年在实验室合成成功。4 年后，Mayo 诊所的 Hench 等从 Merck 公司获得合成的可的松，用于临床试验。他们给类风湿关节炎患者注射“化合物 E”（可的松）。患者的疼痛明显减轻，并且活动功能显著改善。仅仅 1 周后，可的松已全部用完，所有接受治疗的患者的疼痛均得到缓解[154]。这份报告不仅使得可的松广泛用于风湿性疾病的治疗，还使 Hench、Kendall 和 Reichstein 三人共同荣获了 1950 年的诺贝尔医学和生理学奖。随着口服类固醇制剂的研发成功，除注射治疗外，口服类固醇也可达到全身治疗的血药浓度，从而更适合长期治疗，因而口服类固醇的用量不断增加。脉冲式给药方案现在常用于疾病管理及各种疾病偶发性发作的治疗，包括风湿病及肺、皮肤、神经、眼科、血液和内分泌疾病。外源性糖皮质激素对下丘脑–垂体–肾上腺轴有抑制作用。有人认为，使用超生理剂量时，这种情况可在短短 5 天内发生。在生理剂量下，这种情况在 3～4 周内一般都不会发生。因此，当治疗时间超过 2～3 周时，通常建议采用逐渐减量的给药方案[155]。使用类固醇治疗疼痛主要基于炎症因子介导疼痛发生的前提[156]。长期口服类固醇疗法可用于治疗风湿性炎性疾病（如类风湿关节炎、风湿性多肌痛、克罗恩病）和癌痛。此外，采用短期或脉冲式给药方案，口服类固醇可用于治疗复杂区域疼痛综合征、类风湿关节炎发作、痛风或骨关节炎发作、痛性神经根病变、滑囊炎、腕管综合征和其他急慢性肌肉骨骼疾病[157–159]。

1. 作用机制与描述

肾上腺糖皮质激素（如泼尼松、甲泼尼龙和地塞米松）可通过抑制多种细胞机制发挥作用，包括炎症部位炎性细胞的积聚、巨噬细胞吞噬、溶酶体酶的合成和释放、炎症介质的释放。类固醇减轻疼痛的作用可能与其强烈的抗炎作用有关。类固醇可抑制或阻止细胞介导的免疫反应，并减少或阻止组织对

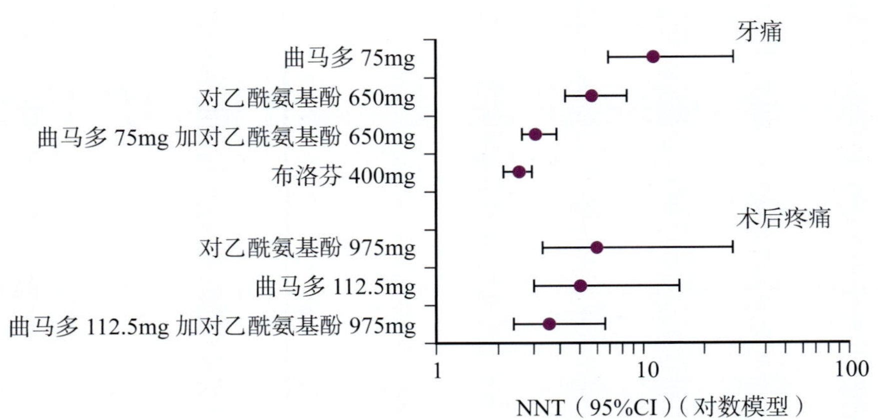

▲ 图 49–4　评估曲马多–对乙酰氨基酚复方制剂对中至重度疼痛的 Meta 分析

CI. 置信区间；NNT. 需治疗人数（引自 Edwards JE, McQuay HJ, Moore RA. Combination analgesic efficacy: individual patient data meta-analysis of single-dose oral tramadol plus acetaminophen in acute postoperative pain. *J Pain Symptom Manage*. 2002;23:121–130.）

炎症的反应。缓解癌痛的机制主要是通过继发性地抑制前列腺素的合成，降低毛细血管通透性以减少肿瘤周围和神经周围的水肿[156]。

口服泼尼松易在胃肠道吸收，与蛋白质高度结合（高达 70%～90%），广泛分布于各种组织中。泼尼松的血浆 $t_{1/2}$ 为 3.4～4h，生物 $t_{1/2}$ 为 18～36h。它在肝脏代谢为活性代谢产物泼尼松龙，泼尼松龙进一步代谢为非活性化合物。活性代谢产物和非活性化合物经尿液排出，药物不能通过血液透析去除[160]。常用糖皮质激素的药效学参数如表 49–10 所示。

泼尼松片有多种剂型，规格为 2.5～50mg。通常用于治疗疼痛的其他糖皮质激素包括甲泼尼龙（Medrol Dosepak）和地塞米松（表 49–11）。Medrol Dosepak 由 21×4mg 片剂组成，片剂从第 1 天的 6 片逐渐减少到第 6 天的 1 片。常见糖皮质激素剂量见框 49–4。

2. 风险与预防

一般来说，长期服用生理替代剂量的糖皮质激素不会导致不良反应。同样，超生理水平的短期给药通常也不会引起不良反应。许多人建议采用逐渐减量的给药方式，以避免糖皮质激素停药反应，超生理剂量的给药可在短短 5 天内发生，在生理剂量给药可在 3～4 周内发生[155]。在长期皮质类固醇治疗停止后，其对 HPA 轴的抑制可持续长达 12 个月，在生理应激（如手术、急性失血或感染）期间，可能需要补充糖皮质激素。由于皮质醇抑制和预防细胞介导的免疫反应，故无论是急性还是慢性免疫功能低下的患者，都不能很好地耐受口服皮质醇类药物。然而，它们在癌痛治疗中又的确可以起到辅助作用[162]。这种情况下，必须仔细评估癌症患者或姑息治疗患者新的疼痛缓解诉求，因为在使用阿片类镇痛药和

表 49–10　常见糖皮质激素的药效学

药名	等效糖皮质激素剂量（mg）	相对糖皮质激素活性	相对盐皮质激素活性[a]	相对血浆半衰期（h）	生物半衰期（h）
可的松	25	0.8	0.8	0.5	8～12
氢化可的松	20	1	1	1.5～2	8～12
甲泼尼龙	4	5	0.5	＞3.5	18～36
泼尼松龙	5	4	0.6	2.1～3.5	18～36
泼尼松	5	4	0.6	3.4～3.8	18～36
曲安西龙	4	5	0	2～5	18～36
地塞米松	0.75	20～30	0	3～4.5	36～54
倍他米松	0.6	20～30	0	3～5	36～54

a. 临床意义：水钠潴留，钾丢失

改编自 Jacobs JWD, Bijlsma JWJ. Glucocorticoid therapy. In: W Kelly, E Harris, S Ruddy, et al. (eds). *Kelly's Textbook of Rheumatology.* 7th ed. Philadelphia: Saunders; 2005: Table 57–1.

表 49–11　常用的处方口服糖皮质激素

药　名	商品名	可用剂型
甲泼尼龙	美卓乐	2mg，4mg，8mg，16mg，24mg，32mg 片剂
泼尼松	德尔塔松，Sterapred	2.5mg，5mg，10mg，20mg，50mg 片剂
	泼尼松 Intensol（口服浓度）	5mg/ml
地塞米松	地卡特隆	0.25mg，0.5mg，0.75mg，1.5mg，4mg，8mg 片剂
	地卡特隆酏剂（口服浓度）	0.5mg/5ml

框 49-4 常用糖皮质激素剂量表

- 泼尼松，10mg 片剂
  - 3 片口服，每天 2 次，服用 4 天；2 片口服，每天 2 次，服用 3 天；1 片口服，每天 2 次，服用 3 天
- 甲泼尼龙，4mg 片剂
  - 第 1 天：早餐前 2 片，午餐和晚餐后 1 片，睡前 2 片（总共 6 片）。如果当天晚些时候服用，可一次性或分次服用 6 片
  - 第 2 天：早餐前 1 片，午餐和晚餐后 1 片，睡前 2 片
  - 第 3 天：与第 2 天相同，但睡前仅服用 1 片
  - 第 4 天：早餐前、午餐后和睡前各吃 1 片
  - 第 5 天：早餐后和睡前服用 1 片
  - 第 6 天：早餐后 1 片
- 地塞米松，8mg 片剂
  - 7 天内逐渐减少剂量方案：64mg，32mg，24mg，16mg，8mg，8mg，8mg

皮质类固醇治疗时，疼痛症状可能会被掩盖，并且疼痛常与新发疾病（如阑尾炎）相关[162]。

一项基于人群的研究对 2400 多例长期口服糖皮质激素的患者进行了检查，发现不良反应与累积剂量和平均剂量呈剂量依赖关系[163]。该研究允许使用不同的糖皮质激素制剂，并将其统一转换为泼尼松等效剂量。最常见的不良反应（占发病率）包括体重增加（70%）、皮肤青紫（53%）、睡眠障碍（45%）、情绪症状（42%）、白内障（15%）、痤疮（15%）及骨折（12%）。相较于使用时间延长，每天剂量增加与骨折和睡眠障碍发生的相关性更为显著[163]。

孕早期使用泼尼松采用方案 D，孕中晚期采用方案 C。妊娠早期暴露于全身皮质类固醇（C 类）与宫内生长迟缓和唇裂的发病率增加（伴或不伴有腭裂）有关。必要情况下服用，则短期口服皮质类固醇给产妇带来的益处可能会超过在妊娠早期服用皮质类固醇给胎儿带来的风险[165]。

3. 临床应用

口服皮质类固醇在疼痛治疗方面的作用有限。它们可能有助于治疗急性炎症性疼痛，包括复杂区域疼痛综合征、腕管综合征、肩袖关节病（粘连性关节囊炎）和痛性颈椎或腰椎神经根病。皮质类固醇有多种给药途径，目前已用于并将继续用于复杂区域疼痛综合征的治疗。

一项关于慢性甲泼尼龙治疗 I 型复杂区域疼痛综合征大鼠模型（胫骨骨折）的动物研究表明，糖皮质激素可逆转骨折后的后足水肿和发热，并且在停止治疗后其效应持续存在。然而，糖皮质激素治疗并不能减轻胫骨骨折后的痛觉超敏、后足不能负重和关节周围骨质丢失[166]。早期研究报道全身使用类固醇有效[167]。Christensen 等[160]研究了 23 例患者，发现每天口服 30mg 泼尼松改善临床结局的作用显著强于安慰剂。Braus 等[167]研究了甲泼尼龙的作用，以 32mg/d 的剂量持续给药 2 周，然后在 2 周内逐渐减少剂量，以治疗脑卒中后患者的复杂区域疼痛综合征。这项随机研究结果显示，接受类固醇治疗的患者在 4 周后有明显的临床改善。最近的研究表明，口服类固醇对复杂区域疼痛综合征有效。Jamroz 等采用经典的泼尼松方案治疗复杂区域疼痛综合征患者（初始剂量 60mg，之后每天减少 5mg，减至 20mg；老年人、青少年和糖尿病患者的初始剂量为 40mg）[168]。39 例患者中，19 例（49%）报告疼痛完全缓解，17 例患者报告功能得到恢复。他们指出，早期治疗的效果更好，证实了早期的一项研究，早期研究表明，类固醇治疗病程超过 3 个月的复杂区域疼痛综合征的疗效有限[169]。口服低剂量类固醇(总量 200mg：30mg，3 天；20mg，3 天；10mg，3 天；第 10～14 天服用 5mg，然后停止服用）在缓解 I 型复杂区域疼痛综合征患者的症状方面，与高剂量方案（总量 450mg）相当[170]。

癌痛患者也常使用轻度镇痛药。与阿片类最常合用的镇痛药为非甾体抗炎药和对乙酰氨基酚，但高达 39% 的癌症患者会服用各种类型的皮质激素类药物，其中最常用的是地塞米松，可用于乳腺癌、肺癌和结直肠癌疼痛。研究证实，皮质类固醇可用于癌痛管理的多药合用方案[161, 171, 172]。它对肿瘤压迫（恶行肿瘤压迫脊髓、臂丛或腰骶丛）、肿瘤引起的骨痛和肝转移癌所致的肝包膜牵张等引起的神经病理性疼痛有疗效[156, 173]。除了非甾体抗炎药及能改善病情的抗风湿药外，口服小剂量糖皮质激素类也有助于控制化疗诱发的关节病变的症状[174]。

癌痛患者的招募可能会比较困难[175]。尽管缺乏临床对照试验，皮质类固醇经常作为辅助药物缓解和控制化疗的不良反应。因此，这些药物可能在特定患者中发挥双重作用。许多人认为，皮质类固醇既有助于预防化疗引起的恶心、呕吐及超敏反应，还可改善乏力和疲劳等症状，并可刺激患者食

欲[158, 176]。口服类固醇对癌症相关性呼吸困难的影响受限于目前的研究质量较低，证据不足[177]。

在治疗伴有神经根性痛的急性椎间盘突出症时，常使用口服糖皮质激素甲泼尼龙或泼尼松冲击或逐渐减量方案治疗。尽管关于透视引导下硬膜外类固醇注射治疗疗效的研究数量显著增加（见第65章），但口服或全身应用皮质类固醇在这类疼痛人群中的作用的研究却很少。在一项评估口服皮质类固醇治疗神经根性疼痛疗效的前瞻性、双盲、随机对照试验中，7天内逐渐减量的地塞米松治疗方案在早期或长期缓解腰骶神经根性疼痛方面并不优于安慰剂[178]。然而，在直腿抬高试验中，地塞米松在减少拉伸引起的疼痛方面优于安慰剂。这项研究允许同时使用哌替啶、羟考酮和对乙酰氨基酚进行镇痛[178]。经肌内注射地塞米松的作用有限，研究结果相互矛盾[179, 180]。使用口服皮质类固醇是基于观察到受损椎间盘可释放促炎介质及神经致敏性化学因子[181, 182]。

在大多数肌肉骨骼损伤中，损伤和疼痛密切相关。因此，综合管理方案中的个体化治疗可能具有双重目的，即减轻炎症以控制局部损伤，并同时减轻疼痛。虽然很少有试验评估口服皮质类固醇对肌肉骨骼损伤的效果，但临床上的应用非常广泛。在全国运动医学会议上进行的一项问卷调查研究发现，59%的医生治疗肌肉骨骼损伤会开具口服糖皮质激素类药物，其中最常用的是泼尼松[183]。该研究没有区分采用糖皮质激素是专门针对疼痛还是利用其抗炎作用，但针对急慢性疾病的处方是相同的。

腕管综合征的主要治疗方法包括保持腕关节处于中立位的腕夹板、人体工程学评估和改变生物力学、口服非甾体抗炎药、类固醇注射和手术松解腕横韧带。有证据表明，对于轻至中度症状患者及不想做或不愿等待腕横韧带手术松解术的患者，口服皮质类固醇可能在短期内有效。有研究评估了不同剂量和不同治疗时间的泼尼松龙（10天～3周，每天剂量高达25mg）的疗效。结果表明，无论给药剂量如何，与安慰剂组患者相比，口服皮质类固醇患者的总体症状评分都有所改善[157]。

有人研究了短期口服不同剂量泼尼松龙在粘连性关节囊炎中的治疗作用。Binder等[184]使用以下治疗方法：开始每天10mg，持续4周，然后减至每天5mg，持续2周。8周后，治疗组的夜间疼痛明显降低。然而，到了第5个月，这一作用已不存在。在整个8个月的治疗过程中，口服类固醇组和对照组（即未接受特殊治疗组）在静息疼痛、运动疼痛、运动范围或累积恢复曲线方面无明显差异。其他研究评估了每天30mg泼尼松龙持续3周的疗法，结果发现，疼痛和残疾显著减轻，活动范围改善，3周时参与者评分提高。6周后，改善仍较明显，但差异无统计学意义。12周时，安慰剂组则更有益[158]。一份关于粘连性关节囊炎治疗的综述表明，类固醇是多模式管理（包括类固醇关节内注射、物理治疗、麻醉下操作和关节镜下关节囊松解）的一部分[185]。

自1949年起，Hench等[186]开始研究口服皮质类固醇对类风湿关节炎的疗效，在非对照试验中发现该治疗有效。尽管口服皮质类固醇可能对疾病的影像学进展期产生有益的影响[187]，但它们更常用于症状发作期，以控制疼痛或作为慢效药物桥接治疗[188, 189]。一项比较低剂量泼尼松龙与安慰剂及非甾体抗炎药疗效的Meta分析发现，低剂量泼尼松龙（＜15mg/d）对关节压痛和疼痛的疗效大于安慰剂和非甾体抗炎药[189]。目前，口服类固醇（泼尼松）常作为治疗类风湿关节炎的辅助药物，主要药物是改善病情的抗风湿药物，包括甲氨蝶呤、柳氮磺胺吡啶和（或）生物制剂（如阿达木单抗）[190]。

（七）咖啡因

咖啡因是一种与非处方和处方镇痛药联合使用的重要辅助化合物。咖啡因与阿片类镇痛药联合使用时，具有抗伤害作用和镇痛作用[191]。已证实咖啡因复方制剂可用于头痛[192]、腰痛[193]及产后相关疼痛的治疗[194]。咖啡因（65～130mg）能将其他镇痛药的镇痛作用提高40%[195]。非处方头痛药物常含有65mg或32.5mg咖啡因，联合250～500mg对乙酰氨基酚和（或）250～520mg阿司匹林（表49-12）。

1. 作用机制与描述

咖啡因是一种甲基黄嘌呤生物碱，为非选择性腺苷受体拮抗药，可阻断外周组织和中枢神经系统中的多种腺苷受体（A1、A2A、A2B和A3）[196, 197]。在中枢，咖啡因可增加多巴胺和去甲肾上腺素水平，并可作为血管收缩药，在某些头痛性疾病中发挥镇痛作用[198]。一项动物研究表明，使用固定剂量的阿司匹林、对乙酰氨基酚（扑热息痛）和咖啡因可使大鼠纹状体的去甲肾上腺素增加，多巴胺减少[199]。

2. 临床应用

关于摄入咖啡因与慢性腰痛相关性的早期研究

表 49–12　含咖啡因的非处方药物成分

商品名	咖啡因（mg）	对乙酰氨基酚（mg）	非甾体抗炎药（mg）
Excedrin 紧张型头痛	65	500	N/A
埃克赛德林偏头痛	65	250	250 阿司匹林
Goody 超强力头痛粉	32.5	260	250 阿司匹林

N/A. 不适用

得出了相互矛盾的结果[200, 201]。一项回顾性研究显示，慢性腰痛患者的咖啡因消耗量较高[201]，而另一项回顾性研究显示，服用低、中、高剂量咖啡因组在疼痛程度、焦虑、痛苦或睡眠模式方面并没有显著差异[200]。咖啡因本身并不能单独用于腰痛治疗，相反，它常作为联合治疗的组成部分。最近的一项研究表明，小剂量的复方制剂（含阿司匹林、对乙酰氨基酚、咖啡因和氯苯那敏）与 500mg 对乙酰氨基酚一样有效[202]。

含咖啡因的药物，无论是单独使用还是联合使用，都已广泛用于头痛的治疗。一项研究表明，与单独使用镇痛药相比，咖啡因与镇痛药（对乙酰氨基酚、阿司匹林、布洛芬）的联合使用可提高对紧张型头痛或偏头痛的疗效[203]。咖啡因也可用于硬膜外穿破后轻度头痛的治疗[204]。

结论

镇痛药在许多急慢性疼痛的治疗中起着重要作用。传统上，许多轻度镇痛药是 WHO 三阶梯治疗的第一线药物，包括非处方药到阿片类药物，以及治疗肌肉骨骼疾病、关节炎、脊柱相关疾病和癌痛的辅助用药。“轻度镇痛药”的类别已从最初的 WHO 阶梯用药扩展到用于慢性疼痛治疗的他喷他多和丁丙诺啡制剂。虽然和许多其他处方药物和更强的 μ 阿片受体激动药相比，轻度镇痛药相对比较安全，但仍需谨慎使用，并需要密切监测患者情况。与常用药物和误用药物相关的不良反应和不良事件包括：①肝毒性（对乙酰氨基酚）；②胃肠道、肾脏和心脏毒性（非甾体抗炎药和 COX-2 抑制药）；③生理依赖、药物耐受和成瘾（复方阿片类镇痛药、曲马多、他喷他多和丁丙诺啡产品）。

要　点

- 定期使用非处方镇痛药是患者缓解各种疼痛疾病的常用方法。
- 弱阿片类镇痛药包括丙氧芬、氢可酮、羟考酮和曲马多，可单独使用，也可联合使用。
- 丁丙诺啡制剂有两种，一种是有效期 7 天的透皮贴剂，另一种是口颊膜贴剂。丁丙诺啡是弱阿片类镇痛药，适用于慢性疼痛，它不同于在阿片类药物使用障碍中使用的舌下制剂。丁丙诺啡具有独特的阿片受体激动 – 拮抗药特性，具有多种药理作用机制。
- 不同患者对单独使用的阿片类药物和阿片类药物复方制剂的反应可能存在显著差异。其原因可能包括阿片受体的基因多态性、药理学差异、与肝脏代谢系统的酶分解相关的遗传变异。
- 真正的 5-HT 中毒和 5-HT 综合征在疼痛治疗过程中很少见，但可能致命。其临床特征包括精神状态的改变，以及自主神经和神经肌肉的过度活动。
- 尽管存在相互矛盾的临床证据，但口服皮质激素可能有助于改善脊柱、肌肉骨骼和风湿性疾病。开处方的医生应了解不同类固醇制剂的差别及其相关的剂量差异。
- 与镇痛药单独使用相比，咖啡因与镇痛药（对乙酰氨基酚、阿司匹林、布洛芬）联合使用可提高对紧张型头痛和偏头痛的疗效。咖啡因也被推荐用于轻度硬膜外穿破后头痛的治疗。

第 50 章　美国阿片类药物危机、法律和立法
The U.S. Opioid Crisis and the Legal and Legislative Implications

Jordan Starr　Mohammed A.Issa　Ajay Wasan　著
汪永昊　译　　郑拥军　校

阿片类药物危机对美国医疗行业产生的影响巨大，涉及所有医疗服务提供者，尤其是疼痛医生及其患者。1999—2011 年，羟考酮的使用量增加了 5 倍。同一时间，同期与阿片类药物过量使用相关的死亡人数翻了两番[1, 2]。尽管在 2011 年，医疗行业已正式认识到阿片类药物危机，并随后减少了阿片类药物处方的使用，但 2018 年仍有 1030 万美国人滥用阿片类药物，其中 990 万人存在处方镇痛药的不当使用[3]。仅在那一年，就有 4.8 万多人因阿片类药物过量而死亡[4]。尽管美国政府和医学界的众多利益攸关方对此方面做出了努力，但与类阿片流行做斗争仍然是必要的。作为利益相关者群体中的一员，疼痛医生不仅要了解应对阿片类药物流行的根本方法，还必须了解他们的具体作用。此外，疼痛医生还需担忧处方阿片类药物的使用和限制，以及公众的看法和反馈。在此背景下，本章回顾了阿片类药物危机的历史、当前的努力及这些干预措施背后的法律背景。

一、从历史的视角

在公元前 3400 年，美索不达米亚下游的苏美尔人就记录了鸦片的使用，人们很快认识到它的成瘾性[5]。在随后的几千年里，鸦片遍及亚洲和欧洲，但有记载的第一次“鸦片滥用”发生在 18 世纪末—20 世纪初的中国。

美国在 19 世纪末和 20 世纪初积极应对了本国的阿片类药物滥用问题[7]。美国内战期间，在战场上接触吗啡后，导致人们对吗啡的依赖性增加[8]。1898 年，二乙酰吗啡的出现加剧了这种情况，起因是据称二乙酰吗啡不会“导致毒瘾”。美国和其他西方国家类阿片使用的增加，加上中国前所未有的危机，最终导致了国际药物管制体系的形成和广泛的改革。1915 年，美国将非临床类阿片使用定为犯罪行为。

美国使用阿片类药物的下一波浪潮始于 20 世纪 60—70 年代，当时大约有 20% 的越战退伍军人对二乙酰吗啡上瘾[10, 11]。随后是一段时间的“阿片恐惧症”，在此期间，由于担心对医源性阿片类药物成瘾，患者和医生都被限制了阿片类药物的使用[11, 12]。

二、近代史

现代阿片类药物危机可以追溯到 20 世纪 80 年代发表的两篇现如今声名狼藉的科学文章。第一篇是 1980 年 Porter 和 Jick 在 *New England Journal of Medicine* 上发表的致编辑的信，信中写道：最近，我们检查了当前的档案，以确定连续监测的 39 946 名住院医疗患者的阿片类药物成瘾发生率。尽管有 11 882 名患者接受了至少一种麻醉制剂，但在没有成瘾史的患者中，只有 4 例有充分记录的成瘾病例。只有一种情况认为上瘾是主要原因。涉及的药物是两名患者的哌替啶、一名患者的复方羟考酮和一名患者的氢吗啡酮。我们的结论是，尽管阿片类药物在医院中广泛使用，但在没有成瘾史的患者中，很少会出现成瘾的情况[13]。

第二篇是 1986 年由 Portenoy 和 Foley 在 IASP 期刊 *Pain* 上发表的一篇回顾性综述，其中探讨了包括 38 名接受慢性阿片类药物治疗在内的慢性疼痛患者。该研究得出结论，对于患有顽固性非恶性疼痛和无药物滥用史的患者，使用阿片类药物维持治疗与进行手术或不治疗相比，可能是一种安全、有益且更人道的替代方案[14]。这些文章被广泛引用，以支持医疗行业和制药行业关于慢性阿片类药物治疗安全性的说法[15, 16]。

当“阿片恐惧症”逐渐被医学文献所缓解时，制药业也开始同步进行创新，以创造出理论上成瘾性更低的阿片类药物。普渡制药于 1995 年推出奥施康定，即一种羟考酮的缓释制剂。这种药物所得到的广泛宣传，以及对 2 万多个医学教育项目提供的赞助，都与 1996 年起阿片类药物处方的加速有关[17, 18]。普渡制药还为多个专业协会提供资金支持，这些协会随后主张更多地关注疼痛的治疗和阿片类药物在慢性非癌症疼痛中的应用[1, 19, 20]。例如，美国疼痛学会（APS）于 1995 年发起了“疼痛是第五种生命体征”运动。除了影响教育之外，这一运动还影响了主要医院认证机构地政策，即 1999 年退伍军人事务部和 2001 年美国联合委员会（TJC）的政策[22, 23]。这些举措与随后几年住院和门诊阿片类药物处方使用的急剧增加有关（图 50–1）[24]。

以前，医生、药剂师和患者由于担心依赖和上瘾而尽量减少阿片类药物；现在，他们根据指南更自由地使用阿片类药物，以避免对疼痛的治疗不足。然而，在此期间阿片类药物处方使用的急剧增长，却没有给患者带来好处。例如，普渡制药（Purdue Pharma）在 2020 年支付了 83 亿美元的和解金，作为 3 项刑事不当行为重罪认罪协议的一部分[25]。普渡制药并不是唯一面临处罚的制药公司，强生、马林克罗特和提瓦制药在此之前已经达成和解[26]。

在此期间，医生、药剂师、医师助理、护士、有组织犯罪和街头毒贩也促使处方阿片类药物的流行[27]。例如，在阿肯色州的一个“pill mill”计划中，招聘人员发现一家诊所给患者不恰当地开了大量阿片类药物。这些患者在参与该计划的药房按处方配药，随后患者将药片交给毒贩，所有参与者都将获得部分利润。理论上，药品分销公司可以发现和报告不定期、大量的受控药物处方，但事实上这种机制是不充分的，导致了三家最大的药品分销公司的法律纠纷，包括美源伯根公司、卡蒂诺医疗公司、麦克森公司[26]。

处方阿片类药物流入市场，导致美国阿片类药物使用量大幅增加。在 1988—1994 年，20 岁以上的医疗和非医疗使用者过去 30 天内阿片类药物使用率为 3.4%[28]。1999—2002 年，这一数字增长到 5.0%；2003—2006 年，这一数字达到了 6.9% 的峰值，并至少持续到 2012 年；随着阿片类药物使用的增加，在 1999—2010 年的第一次阿片类药物危机期间，医疗和非医疗使用者中阿片类药物过量死亡人数增加（图 50–2）[29, 30]。

第 2 次阿片类药物危机始于 2010 年，涉及二乙酰吗啡阿片类药物过量而死亡的人数急剧上升[30]。二乙酰吗啡使用后死亡人数的上升归因于几个因素：高纯度二乙酰吗啡的供应增加，一些滥用处方药的人将目标转向二乙酰吗啡，二乙酰吗啡的使用者也比较年轻化[31]。根据美国缉毒局（Drug Enforcement

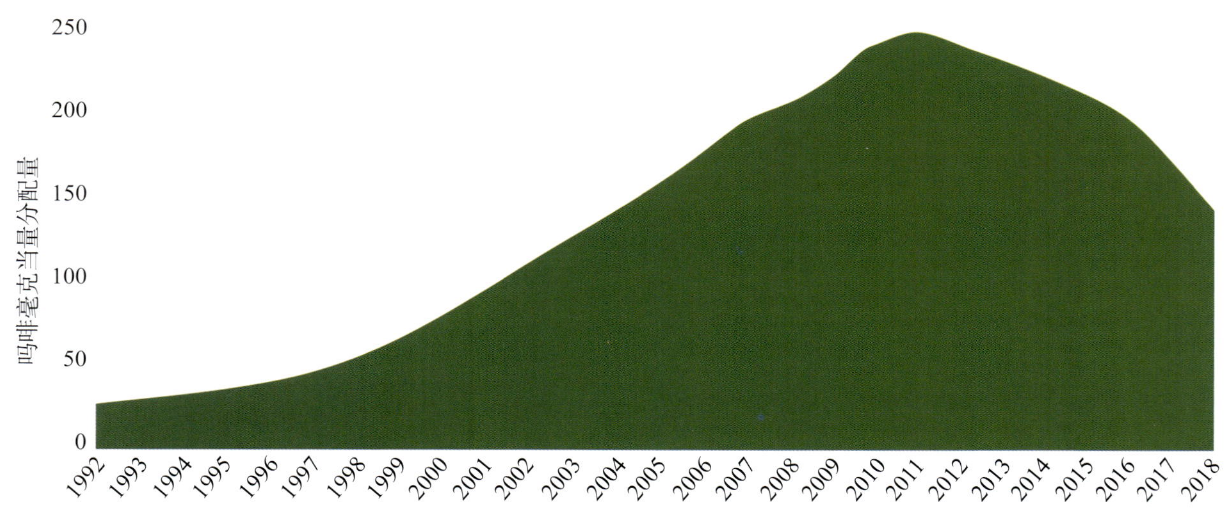

▲ 图 50–1　以吗啡毫克当量计的麻醉镇痛药分配量数十亿

该分析基于镇痛类阿片类药物，不包括用于药物辅助阿片类药物依赖治疗或过量恢复的药物（引自 IQVIA National Prescription Audit, Dec 2017; IQVIA Xponent, Feb 2019）

Administration，DEA）的数据可知，2008—2015 年，美国西南边境缴获的二乙酰吗啡数量增加了 352%。此外，由于执法导致的非法处方类阿片分销受到限制，类阿片类药物使用者便转而使用更便宜、更容易获得的二乙酰吗啡。处方镇痛药滥用者开始使用二乙酰吗啡的可能性是普通人群的 19 倍 [32]。此外，二乙酰吗啡使用者的平均年龄降至 21.4 岁，这与多种物质滥用和酗酒率较高有关 [32]。

2011 年，奥巴马政府正式处理阿片类药物滥用的问题，并公布了一项应对危机的计划 [33]。该计划详细阐述了涉及许多政府机构的广泛改革。最值得注意的是，它发起了多样化的教育举措，投资处方药监测项目，鼓励适当的药物处理，显著减少了执法障碍。与此同时，处方类阿片过量死亡人数稳定下来，吗啡等药物的使用量开始下降 [24, 30]。然而，二乙酰吗啡的使用率继续增长。

在阿片类药物过量死亡人数稳定，而与二乙酰吗啡相关的死亡人数不断增加的情况下，第 3 次阿片类药物危机于 2013 年开始，芬太尼和其他合成类阿片类药物的使用增加 [30]。执法力度的加强增加了二乙酰吗啡生产和运输的难度，这导致毒品的生产重点转向了芬太尼。芬太尼不需要收割罂粟，少量装运也是有利可图的。此外，芬太尼被发现与可卡因和甲基苯丙胺等非阿片类药物混合在一起，这表明交易商可能会试图利用其成瘾性在非阿片类药物中加入芬太尼 [34, 35]。

随着阿片类药物危机的持续存在和发展，一些专业组织、州和联邦机构开始发布阿片类药物处方指南，但这些指南在使用证据、解决利益冲突的方法及最终的具体建议方面存在差异 [36]。这促使美国 CDC 在 2016 年发布慢性疼痛类阿片类药物处方指南，旨在建议初级临床医生如何避免为患有慢性非癌性疼痛的成年人开出有问题的处方。所有的疼痛医生都应该熟悉 CDC 指南的全文，框 50–1 中列出了 12 项主要建议 [36]。

该指南明确规定了 MME 阈值，对阿片类药物处

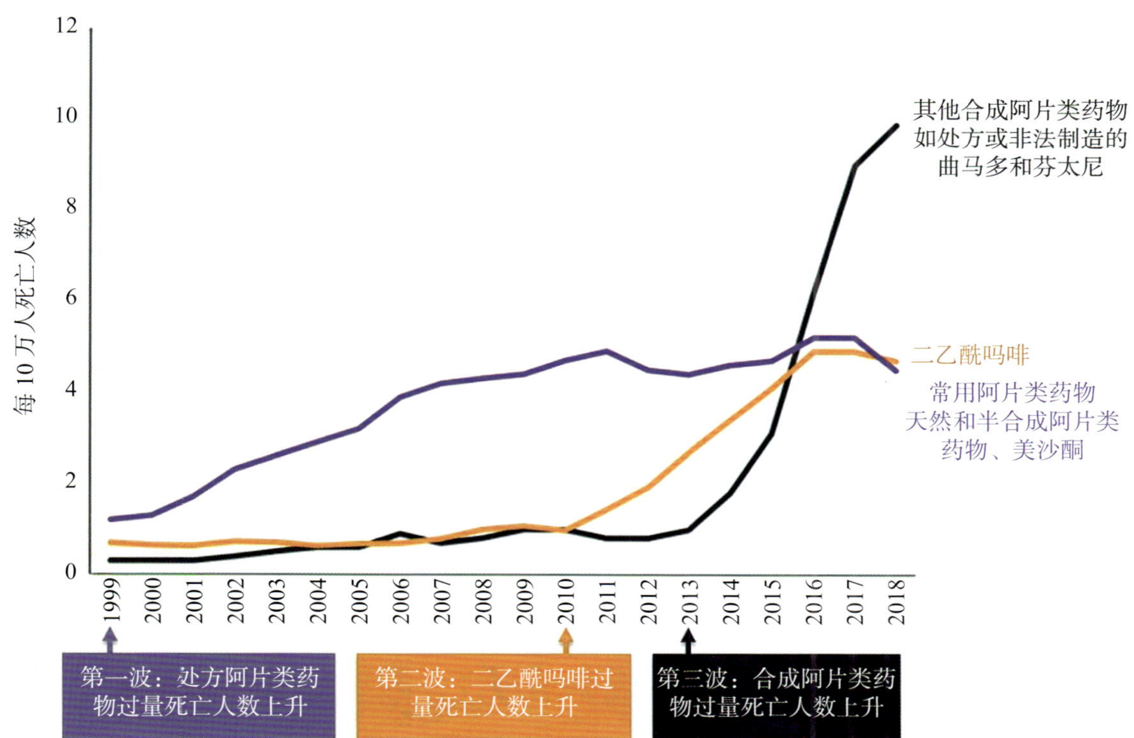

▲ 图 50–2　按阿片类药物类型按年分层的阿片类药物过量死亡率

引自 the Centers for Disease Control and Prevention.

框 50-1　来自 CDC 的建议处方指南用于慢性疼痛的阿片类药物（美国，2016 年）

- 慢性疼痛首选非药物治疗和非阿片类药物治疗。只有在预期对疼痛和功能的益处大于对患者的风险时，临床医生才应考虑阿片类药物治疗。如使用阿片类药物，应根据需要与非药物治疗和非阿片类药物治疗联合使用
- 在开始阿片类药物治疗慢性疼痛之前，临床医师应为所有患者确立治疗目标，包括针对疼痛和功能的现实目标，并应考虑如果获益未超过风险，如何停止阿片类药物治疗。只有当疼痛和功能有临床意义的改善超过对患者安全的风险时，临床医师才应继续阿片类药物治疗
- 在开始阿片类药物治疗之前和治疗期间，临床医师应与患者讨论阿片类药物治疗的已知风险和实际获益，以及患者和临床医师在治疗管理中的责任
- 在开始阿片类药物治疗慢性疼痛时，临床医师应开出立即释放的阿片类药物，而不是缓释 / 长效阿片类药物
- 开始使用阿片类药物时，临床医师应开出最低有效剂量。临床医师开具任何剂量的阿片类药物时均应谨慎，考虑将 MME 增加至≥50mg/d 时应仔细重新评估关于个体获益和风险的证据，避免将剂量增加至≥90mg/d，或仔细论证将剂量调整至≥90mg/d 的决定
- 长期使用阿片类药物通常开始于急性疼痛的治疗。将阿片类药物用于急性疼痛时，临床医师应开出最低有效剂量的即释阿片类药物，并且开出的剂量不应超过预期疼痛持续时间所需的剂量，疼痛严重到需要使用阿片类药物。3 天或更短的时间就足够了，很少需要超过 7 天的时间
- 临床医师应在开始阿片类药物治疗慢性疼痛或增加剂量后 1～4 周内评估患者的获益和危害。临床医师应每 3 个月或更频繁地评估患者继续治疗的获益和危害。如果继续阿片类药物治疗的益处未超过危害，临床医师应优化其他疗法，并与患者合作将阿片类药物逐渐减量，以降低剂量，或者逐渐减量并停用阿片类药物
- 在开始阿片类药物治疗之前和持续阿片类药物治疗期间，临床医师应评估阿片类药物相关危害的危险因素。临床医师应将降低风险的策略纳入管理计划，包括在有增加阿片类药物过量风险的因素时［如用药过量史、物质使用障碍病史、较大的阿片类药物剂量（MME≥50mg/d）或同时使用苯二氮䓬类药物］考虑提供纳洛酮
- 临床医师应利用州 PDMP 数据审查患者的受管制物质处方史，以确定患者是否正在接受阿片类药物剂量或使其处于过量用药高风险的危险组合。临床医师应在开始阿片类药物治疗慢性疼痛时，以及在阿片类药物治疗慢性疼痛期间（从每次开出处方到每 3 个月 1 次）定期审查 PDMP 数据
- 为慢性疼痛开具阿片类药物处方时，临床医师应在开始阿片类药物治疗之前进行尿液药物检测，并考虑至少每年进行一次尿液药物检测，以评估处方药物以及其他受管制的处方药和非法药物
- 临床医师应尽可能避免同时开出阿片类镇痛药和苯二氮䓬类药物
- 临床医师应为阿片类药物使用障碍患者提供或安排循证治疗（通常为丁丙诺啡或美沙酮药物辅助治疗联合行为治疗）

方产生了巨大影响[37]。指南发布后，大剂量阿片类药物处方、同时使用阿片类药物处方、苯二氮䓬类药物处方、总体阿片类药物处方率均下降较快[37]。

在第二个任期结束之前，奥巴马总统签署了另外 2 项立法，以进一步应对阿片类药物危机，即 2016 年的全面成瘾和康复法案（Comprehensive Addiction and Recovery Act，CARA），随后又签署了 21 世纪治疗法案[38, 39]。CARA 为阿片类药物流行提供了新的资金，并专注于预防、过量逆转、治疗、康复、执法和刑事司法改革[39]。21 世纪治疗法案为这项工作提供了补充资金，用于戒毒和精神健康治疗[38]。

三、当前状态

2017 年 1 月，唐纳德·特朗普宣誓就任美国总统。截至 2017 年 10 月，特朗普总统宣布阿片类药物危机为公共卫生紧急情况，并一直持续至 2018 年 10 月[40]。紧急状态减少了政府应对危机的文书工作和等待时间。然而，这一紧急状态宣布的总体影响是一个有争议的问题[41]。

2017 年 11 月，打击吸毒成瘾和阿片类药物危机总统委员会发布了其最终报告，其中包括 56 项建议[42]。2018 年 3 月，特朗普总统发布了停止阿片类药物滥用和减少药物供应和需求的倡议[43]。这两份报告概述了各种优先事项，并继续影响行政当局的行动。例如，他们主张增加对阿片类药物相关政府活动的资助，开展大众媒体预防行动，增加对药物使用成瘾患者的治疗机会，将其送至法庭而不是监狱，通过立法帮助前重罪犯寻找工作，以及扩大执

法力度[42, 43]。2019年5月，特朗普政府发布了一份进展更新，列举了其在实现这些报告的目标方面取得的进展：2年内提供了60亿美元资金以对抗阿片类药物危机，开展了大众媒体预防运动，减少了阿片类药物的发放，执法部门逮捕和查获的人数增加，药物辅助治疗的使用增加，纳洛酮处方增加等[44]。

特朗普政府对抗阿片类药物危机的另一项努力是“处方禁止和诉讼工作组”，该工作组于2018年2月宣布成立。该工作组支持地方司法机关对处方药生产商和分销商提起诉讼[45]。例如，特别工作组在联邦法院的一起案件中提交了一份利益声明，该案件合并了不同政府实体针对阿片类药物制造商提出的600多起诉讼[46]。

除努力减少阿片类药物使用之外，阿片类药物危机的另一个发展是“阿片类药物的钟摆”朝着合理但稍微更加自由的阿片类处方方向的回归[47–49]。尽管CDC的指导方针在许多方面是成功的，但它也导致了一些不灵活的政策和做法[47–49]。例如，指南的误用影响了癌症、镰状细胞危象和阿片类药物使用障碍患者的护理[47, 50]。该指南还被用于证明在一些患者中快速减量或完全停用阿片类药物的合理性[47, 49]。这种做法不仅对患者来说很困难，而且还可能与高风险人群过量死亡的风险增加有关[51]。这些担忧促使CDC指南的几位作者在2019年4月就指南的适当应用提供了进一步的指导[47, 48]。强调个体化治疗，不鼓励硬限制、突然减量和突然停用阿片类药物[47, 48]。

在撰写本文时，阿片类药物危机的当前状态仍存在改善的空间。阿片类药物配药量自2011年达到峰值以来，每年都在下降，仅2018年就下降了17%[24]。自2017年11月达到48580例死亡的峰值以来，与阿片类药物相关的过量死亡可能也已趋于平稳，尽管合成阿片类药物死亡人数继续上升[52]。2018年，总体预期寿命自2014年以来首次上升。美国CDC将这部分归因于意外伤害的减少，其中包括阿片类药物过量致死。与阿片类药物相关的过量死亡下降的部分原因可能由于越来越多的人使用MAT治疗阿片类药物使用障碍。2014—2018年，MAT处方增加了47%，从100万张增至1620万张。美国青少年阿片类药物滥用也呈下降趋势。例如，2.7%的12年级学生报告非法使用处方阿片类药物，这是自1991年调查开始以来有记录的最低比例。尽管有这些令人鼓舞的趋势，阿片类药物危机仍然是一个重大问题。在美国，死于阿片类药物过量的人数超过了车祸，2017年11月—2019年8月，阿片类药物过量死亡人数基本保持不变[52, 55]。

四、法律环境

过去和现在对抗阿片类药物危机的所有努力都建立在一系列国际条约、联邦和州法律及判例法设定的法律先例的基础上。虽然对这些影响的全面描述超出了本章的范围，但一些最具影响力的影响将在以下章节中进行描述，以便疼痛医生工作。

（一）国际影响

影响阿片类药物分销的最重要国际条约是由186个国家签署的1961年麻醉品单一公约[56–58]。麻醉品单一公约鼓励在尽量减少阿片类药物滥用和确保阿片类药物可用于合法医疗和科学目的的双重义务之间取得平衡[57, 58]。这些要求规定了参与类阿片医疗分销的所有各方的授权和许可证，为患者开具有效的类阿片处方，以及防止滥用的障碍不得高到限制合理使用的程度[57, 58]。有趣的是，负责监测麻醉品单一公约遵守情况的联合国机构（国际麻醉品管制局）的大部分全球工作都侧重于增加阿片类药物的使用，以满足适当的医疗需要。虽然美国正在与阿片类药物危机做斗争，但全球约75%的人口无法获得足够的阿片类药物[59]。

（二）美国

直到20世纪早期，阿片类药物的使用在美国实际上是不受管制的。鸦片、吗啡或二乙酰吗啡可以被广泛获取[60]。这种情况随着1914年哈里森麻醉品税法案的通过而改变。它最初的目的是作为一项管制阿片类药物市场的法律，后来被执法部门解释为禁止除治疗疼痛外的所有类阿片的使用[60]。非处方阿片类药物使用在几周内就被宣布为非法，根据哈里森法案，阿片类药物成瘾的MAT在1924年停止了[60]。

影响美国处方阿片类药物使用的下一项主要立法是1962年的联邦食品、药物和化妆品法案（Federal Food，Drug and Cosmetic Act），该法案为美国FDA提供了新的权力[61]。在此之前，FDA没有权力强制执行适当的制造工艺或监制所有营销[62]。紧随其后的是2007年的食品和药物管理修正法案，该法案与阿片类药物处方特别相关[63]。它授权FDA决定药品制造商是否必须提交预期危害药物的风险评估缓解战略（risk evaluation and mitigation strategies，REMS）[63]。从那时起，REMS项目已经建立了各种阿片类制剂，包括经黏膜立即释放芬太尼（transmucosal immediate-release fentanyl，TIRF）产品和长效（long-acting，LA）和缓释产品[64, 65]。REMS项目包括对患者和医护人员的教育，以增加知识和减少伤害[66]。然而，它们也为一些临床医师开具处方制造了障碍，从而限制了一些患者获得药物的机会[67]。

1914—1970年，美国通过了55项联邦法律，以加强哈里森麻醉品税法案的权威[60]。在单一公约、FDA现代化、20世纪60年代中后期法律模糊、美沙酮维持治疗的兴起、20世纪60年代后期娱乐性毒品使用的增加、随后的“毒品战争”等背景下，原有的联邦法律被合并为1970年综合药物滥用预防和控制法案（Comprehensive Drug Abuse Prevention and Control Act），其中包括管制物质法案（Controlled Substances Act，CSA）[60, 68–70]。

CSA现在是规定阿片类药物在美国分销的主要法律，主要由美国DEA执行[68, 71]。重要的是，在努力防止阿片类药物和其他受管制物质非法分销的同时，该公约旨在遵守单一公约，确保阿片类药物用于合法医疗目的的供应[68, 72]。此外，在控制关于阿片类药物的分发的同时，CSA没有定义或授权DEA定义合适的医疗法规。这个权力由各州负责[68, 71]。

框50–2根据医疗用途和滥用可能性列出了受管制物质[68]。简单地说，Ⅰ类药物是指没有公认的医疗用途和有很大滥用可能性的药物。然而，关于哪些药物应该属于这一类存在争议[68]。例如，它包括大麻，已经确立了对多种疾病的医疗价值[68, 73]。Ⅱ类药物是指具有医疗用途和高度滥用可能性的药物，其中包括大多数阿片类药物[68]；Ⅱ类药物最多只能开30天的处方，而且不能再配药[68, 74]；Ⅲ类药物滥用的可能性较小，包括可待因及丁丙诺啡[71]。Ⅲ类和Ⅳ类药物的处方最多可配药5次[68]；Ⅴ类药物最不容易滥用，如含有极低剂量阿片类药物的复合物，用于抑制咳嗽或止泻[71]。

CSA的另外一个重要内容是将用于成瘾治疗的阿片类药物处方明确合法化，而不仅仅是用于疼痛的治疗[68]。阿片类药物维持治疗成瘾与为疼痛开出处方不同。然而，所有研究中心必须注册为阿片类药物治疗项目，才能开出阿片类药物戒毒或维持处方[68]。

（三）美国各州

通过立法或法规，监管医疗实践的权力属于各

框50–2　美国禁毒署药物管制表

Ⅰ类

Ⅰ类物质或化学品被定义为目前不被接受的医疗用途和有很高的滥用潜力的药物，如二乙酰吗啡、麦角酸二乙基酰胺（LSSD）、大麻、3，4-亚甲二氧甲基安非他明（摇头丸）、甲喹酮和佩约特

Ⅱ类

Ⅱ类物质或化学品被定义为具有高度滥用潜力的药物，有可能导致严重的心理或身体依赖。这些药物被认为是危险的，如每剂量单位含少于15mg氢可酮的组合产品（维柯丁）、可卡因、甲基苯丙胺、美沙酮、氢吗啡酮（二氧吗啡酮）、哌替啶（杜冷丁）、羟考酮（奥施康定）、芬太尼、硫酸右旋胺、阿德拉和哌甲酯

Ⅲ类

Ⅲ类物质或化学品被定义为对身体和心理有中等到低潜在依赖性的药物。Ⅲ类药物的滥用潜力低于Ⅰ类和Ⅱ类药物，但高于Ⅳ类药物，如每剂量单位可待因含量低于90mg的产品（含可待因的泰诺）、氯胺酮、合成代谢类固醇、睾酮

Ⅳ类

Ⅳ类药物、物质或化学品被定义为具有低滥用潜力和低依赖风险的药物，如阿普唑仑、索马（Soma）、达尔丰、丙氧酚、安定、劳拉西泮、喷他佐新、安必恩、曲马多

Ⅴ类

Ⅴ类物质或化学品被定义为滥用潜力低于附表Ⅳ的药物，并由含有有限数量某些麻醉品的制剂组成。Ⅴ类药物通常用于止泻、止咳和镇痛：咳嗽制剂的可待因含量低于200mg或200mg/100ml（惠菲芬）、复方地芬诺酯片、莫托芬、普瑞巴林、帕雷佩克托林

州及其医疗执照委员会。这些监管权力必须符合联邦法律和单一公约[71]。尽管每个州的法律不同，但几乎每个州都采用了 FSMB 的 2017 年阿片类镇痛药长期使用指南[71, 76]。这些指南旨在为州医疗委员会评估医生是否以“医学上适当的方式”使用阿片类药物[76]。每个治疗疼痛的临床医生都应该了解他或她所在州的法律法规。然而，各种各样的法律问题适用于所有的州[77]。

保持阿片类药物使用和监管之间的平衡仍然十分重要，特别是在阿片类药物泛滥的时代[77]。例如，华盛顿的初级保健医师对于接受 MED 大于 120mg 的患者必须咨询疼痛科医师[78]。然而，如果由于距离或保险覆盖而无法获得疼痛医师会诊，这一要求可能会造成不平衡。处方在数量或天数方面过于严格的限制也可能造成不平衡[78]。

另一个问题是药物成瘾分类[77]。在没有必要的情况下，通过生理依赖或耐受程度来定义成瘾性，可能会错误地将接受慢性阿片类药物治疗的患者称为“成瘾者”[77, 79]。这可能会产生其他法律后果，这取决于针对真正的药物滥用障碍患者的阿片类药物处方法律。此外，对于药物滥用障碍患者，法律应旨在限制滥用，但不应阻止有药物滥用障碍患者接受适当的疼痛治疗[71, 77]。

药物的具体使用原则与如何制定法律法规同等重要。医师对政策的误解可能导致不愿开出阿片类药物，从而导致阿片类药物的使用受到限制。从这个意义上说，法律模糊性本身就是国家控制范围内的问题。

除法律法规外，各州还在维护 PDMP 方面发挥着关键作用。49 个州、哥伦比亚区和关岛都有可运行的 PDMP。唯一一个没有的州是密苏里州，尽管它有几个市级和县级别 PDMP。理想情况下，所有 PDMP 都将提供近乎实时的信息，临床医师在开具处方时可随时访问，并从邻近的司法管辖区（如果不是所有司法管辖区）中提取信息。

（四）法律决策

除通过的立法之外，还有许多与阿片类药物处方相关的诉讼设立了先例。虽然有许多可以讨论，但其中有三个案例便可供说明。判例法的约束力取决于未决诉讼的管辖权，但这些案例显示了法院对于这类案件的处理方式。

第一个案件是 1991 年在北卡罗来纳州判决的 Henry Jame 遗产诉 Hillhaven 公司案。在此例中，一名转移性癌症患者在医院接受阿片类药物治疗后疼痛得到控制。然而，当他入住一家专业的护理机构时，一名护士确定他对吗啡成瘾，并用镇静药完全替代了阿片类药物。在他离世之后，他的遗产管理人起诉了该机构，称其治疗没有达到标准，导致了痛苦。他的遗产管理人以 1500 万美元赢得了此案。本案表明患者有权获得有效的疼痛缓解[82]。

美国诉 Rosen 案是美国第五巡回上诉法院在 1978 年裁决的一个案件，属于与规定范围相反的案件。作为减肥实践的一部分，Rosen 大量开处方，他被控 25 项分销管制药物的罪名，最终被判 5 年监禁[83]。要以这些指控定罪，控方必须证明他在没有合法医疗目的的情况下开这些药。通过表明他的行为远远超过了标准的医疗实践，他不仅被视为一个疏忽大意的医生，可能会导致医疗事故或吊销他的执照。他被指控为毒贩并受到刑事处罚，这一案例表明，如果开处方的医生行为不符合标准，他们可能会被视为罪犯[71]。

另一个值得关注的案例是 DEA 行政决定于 1993 年向 David Gillis 博士授予 DEA 注册证书。DEA 最初试图否认 Gillis 博士有机会注册 DEA 许可证，因为他们声称他正在给已知的药物滥用者开阿片类药物。然而，因为医生开处方是为了治疗疼痛，所以行政决定认为医生的行为是合法的[84]。这阐明了在不考虑成瘾的情况下开具疼痛治疗处方的权利。归根结底，开处方的目的是最重要的[71]。

结论

阿片类药物在人类历史上扮演着复杂的角色，他们无疑是医生工具箱中必不可少的工具，尤其是治疗急性疼痛时。然而，他们的成瘾性和杀伤力一直困扰着人类，为了解决当前的阿片类药物危机，相关人群在不断变化的法律和监管环境下积极处理各类情况。作为临床医生，我们必须理解和协助这些努力，来切实的帮助患者及社会。

要　点

- 阿片类药物是医生工具箱里的重要工具，但历史上它们的成瘾性和致命性也困扰着人类。
- 1996 年奥施康定的研发，加上广告宣传活动和对 2 万多个教育项目的赞助，促进了阿片类药物处方的加速发展。
- 阿片类药物流行的第一波始于 1999 年，处方阿片类药物过量致死的人数大幅增加。第二波阿片类药物流行始于 2010 年，之前的处方使用者由阿片类药物过渡到二乙酰吗啡的使用。第三波阿片类药物流行始于 2013 年，当时芬太尼在非法阿片类药物供应中大幅增加。
- 美国 CDC 于 2016 年发布了阿片类药物处方指南，导致阿片类药物使用量下降。然而，2019 年发布了澄清说明，强调了药物的个性化使用方法，避免阿片类药物的硬性限制、突然减量和突然停药。
- 2018 年，有 1030 万美国人滥用阿片类药物，990 万人滥用处方镇痛药。仅在那一年，就有超过 4.8 万人因服用阿片类药物过量而死亡。
- 最终，制药公司、药品分销商、药店、医生、护士和药剂师对阿片类药物的流行均负有一定的责任。
- 有必要在目前和今后努力打击阿片类药物危机，但所有工作都必须在防止阿片类药物滥用和使其用于合法医疗目的之间保持平衡。疼痛科医师必须了解应对阿片类药物持续流行的方法及药物在这些治疗中的具体作用。

第51章 阿片类药物管理的评估：阿片类药物滥用的评估工具和药物测试

Evaluation for Opioid Management: Opioid Misuse Assessment Tools and Drug Testing in Pain Management

Robert N.Jamison　Samantha Curran　著

黄　敏　译　　王爱忠　校

一、疼痛相关背景及概述

慢性疼痛，通常定义为持续超过3个月的疼痛[1]，是一个不容忽视的全球性问题。会对人们日常生活的方方面面产生负面影响[2, 3]。据估计，在美国有5000万～1亿成年人患有慢性疼痛，影响的人数比心脏病、糖尿病和癌症患者的总和还要多[4]。慢性疼痛可能会导致心理问题、不合群、睡眠障碍和失业等情况。也是人们去看初级保健医生的主要原因之一[5]。众所周知，慢性疼痛会干扰日常活动，同时对食欲、情绪、活动耐受和性活动产生负面影响。慢性疼痛患者经常因为财务、家庭互动和未来引发的残疾而忧心忡忡[6]。据估计，仅在美国，慢性疼痛每年就产生高达6350亿美元的医疗保健费用和生产力损失，比任何其他慢性疾病都多[4]。对于类似的疾病，有慢性疼痛的患者比没有慢性疼痛的患者治疗花费要高3倍[7]。由于人口的老龄化和老龄相关的并发症，慢性疼痛对社会造成的负担正在增加[5]。而慢性疼痛由于缺乏充分的评估和治疗，以及不同个体对疼痛体验的显著差异，对公共卫生发起了巨大挑战[4]。

众所周知，阿片类药物可用于治疗急性和癌症相关的疼痛[8]。据估计，有500万～800万美国人使用阿片类药物治疗慢性非癌症疼痛[9]。因为担心耐受性、依赖性和成瘾性，以及对患者在这种情况下长期获益的不确定性，越来越多的医生不愿意开阿片类药物处方用于治疗慢性非癌性疼痛[10]。由于近年来与阿片类药物相关的死亡人数急剧增加[11]，以及媒体对阿片类药物成瘾问题的大量关注[12]，导致了所谓的“阿片类药物危机”[13, 14]。这场危机的部分原因是处方阿片类药物的使用在美国持续增加[15, 16]，这被视为处方阿片类药物滥用[17]及阿片类药物相关住院率增加的主要因素[11, 18]。在美国，处方阿片类药物滥用造成的死亡人数超过可卡因和二乙酰吗啡的总和，被称为滥用最多的药物[19, 20]。尽管这一比例一直在逐渐下降，但在近几年内，美国消耗的处方类阿片药物大约占全世界处方类阿片药物的80%[21]。曾经滥用过处方类阿片药物的人认为，处方类阿片药物比街头毒品更安全、更容易获得，通常是家人和朋友没用完的药物。人们知道制造阿片药物有严格监管制度，从而认为处方阿片类药物的纯度更高。许多管理慢性疼痛患者的医务人员在疼痛评估和治疗方面的培训有限。他们不了解密切监测接受处方阿片类药物的风险评估策略和方法。研究表明，那些有滥用阿片类药物风险的人往往最有可能是服用阿片类药物来治疗疼痛的人[22]。

在本章中，我们介绍了与阿片类药物误用和滥用相关术语的定义，并分享有关处方类阿片类药物误用流行的信息。我们将概述阿片类药物的风险因素和旨在提高患者依从性的风险评估策略。最后，我们将简要讨论旨在改善和最大限度地提高患者依从性的行为干预，并探讨将来如何提高患者的参与度。

二、术语

对描述处方阿片类药物滥用问题的术语有清楚

的理解非常重要。滥用通常用于描述非医疗使用、误用和（或）成瘾。因此，首先定义用于描述这个多维问题的术语很重要。本章的术语定义见表 51–1。就本章而言，我们将滥用定义为任何重复使用非法药物或故意自我给药以得到特定目的，如改变一个人的意识状态和获得欣快感[23, 24]。相反，误用是指不按照说明书或处方规定的方式使用任何药物，但不一定具有非法意图。例如，患者可以拆分药丸以减少剂量或将剂量加倍以增加疼痛缓解。相比之下，成瘾是一种原发、慢性的神经生物学综合征，其特征包括对药物使用的控制受损、强迫使用（可能会干扰正常的功能和行为）、明知有害仍渴望药物和继续使用。成瘾是指一种物质滥用的行为模式，其特征是过度依赖药物的使用。强迫性使用该药物会对使用者造成身体、心理和社会伤害，并且尽管出现了这种伤害，但仍会继续使用该药物。医源性成瘾是一种因急性疼痛而使用阿片类药物的成瘾。

与药物相关的异常行为是指任何可能存在药物滥用或成瘾的行为（如“采购式求医”）[10, 25–27]。假成瘾是一个用来描述患者表现有成瘾的行为，但这些行为在给予适当量的镇痛药物治疗后消失[28]。例如，任何疼痛治疗不足的患者（可能由于医师担心患者成瘾或滥用，开具的处方类镇痛药不足），为了充分缓解疼痛而求助另一位医生，这种情况就是假成瘾。这种情况是否存在尚不确定，但过去曾因此使人们支持增加使用阿片类药物。然而，这个词最近已经过时了。

躯体依赖是在许多药物（包括阿片类药物）的剂量迅速减少后出现的生理性戒断状态。戒断症状有特异性，通常和涉及的物质类别相关，如阿片类药物和苯二氮䓬类药物。所有哺乳动物在服用阿片类药物后，都会逐渐发生躯体依赖。在快速减少阿片类药物的剂量［包括降低阿片类药物的血液水平和（或）给予拮抗药］后，出现的戒断症状可能包括腹泻、流鼻涕、勃起、失眠、易怒和精神运动性激越[29, 30]。通过在较长时间内逐渐减少剂量，阿片类药物戒断的影响可以降低。躯体依赖是任何长期主动使用阿片类药物治疗的人的常见状况，不被视为成瘾。耐受是与长期使用阿片类药物相关的另一种现象，需要增加剂量以获得相同的镇痛效果[23, 24, 31]。

美国缉毒局将转换定义为将合法使用的管控物质转变为非法使用[32]。药物可以通过被盗或在街上出售而转换。此外，它还包括从合法来源以合法方式获取药物，但用于非法目的，如将药物卖给吸毒的人。在 50 岁以上的成年人中，接受阿片类药物的主要来源是通过医生的处方，这个年龄组占自我报告阿片类药物滥用的比例为 25%。对于 50 岁以下的人，从非法来源获得阿片类药物的途径更常见[33]。

表 51–1　术语定义

术　语	定　义
与药物有关的异常行为	任何提示可能存在药物滥用或成瘾的行为
滥用	出于非医疗目的使用非法药物或故意自我给药去改变一个人的意识状态，如获得欣快感
成瘾	一种原发性、慢性、神经生物学综合征，其行为特征包括以下一项或多项 • 对药物使用的失控 • 强迫性使用（可能会干扰正常的行为） • 尽管受到伤害仍继续使用 • 对药物的渴望（如全神贯注于药物和痴迷）
转换	将处方药物从合法的分销渠道或使用转换到非法渠道和用途
误用	不按说明书或处方规定的方式使用任何药物，但不一定具有非法意图
躯体依赖	一种适应状态，表现为药物类别特异性戒断综合征，可通过突然停药、快速剂量减少、降低药物血液水平和（或）使用拮抗药而产生
伪成瘾	存在暗示滥用的异常行为（如“购物式医生”），实际上表明疼痛治疗不足
耐受	需要增加剂量才能获得相同的镇痛效果

三、处方阿片类药物滥用和成瘾的流行情况

成瘾通常被理解为一种可以逆转的慢性病。然而，潜在的神经生物学功能障碍一旦表现出来，就会持续存在[12, 34]。因此，向具有成瘾倾向或有成瘾史的患者开具阿片类镇痛药可能会引发成瘾性疾病或复发。研究报道显示，住院患者使用阿片类药物镇痛，发生成瘾的风险极低，而一般人群中药物滥用发生成瘾的比例显著增高。这些研究结果之间的差异可以用目前尚不可靠的医源性成瘾（例如，成瘾是由于在住院时患者使用阿片类药物治疗急性疼痛）的调查方法来解释。

尽管缺乏关于慢性疼痛患者药物滥用流行率的高质量证据或一致性调查，但有趋势表明，慢性非癌症疼痛患者中阿片类药物剂量的显著增加，与药物滥用风险的升高和阿片类药物相关的不良反应增加有关[19]。不同报道中慢性疼痛患者的阿片类药物误用和成瘾率各不相同，但被认为远高于 20 世纪 80 年代最初公布的数据[15, 21, 35]。成瘾率不同是因为它们不是从具有代表性的慢性疼痛患者中获得的数据[30]，并且使用了不同的成瘾定义[36]。部分回顾性研究报道了成瘾的流行率，而不是新成瘾病例的发生率和发病率[37, 38]。此外，那些被认为有心理健康问题或药物滥用问题的人通常被排除在研究外。患有慢性疼痛的患者通常会出现情绪障碍和并存的精神疾病，医生也常常给他们开具阿片类药物处方。因此，人们认为处方阿片类药物早期滥用的比率很低。不幸的是，很少有大样本的实验研究慢性疼痛患者使用阿片类药物后确切的成瘾发生率。对医源性阿片类药物依赖和滥用发生率的系统回顾和 Meta 分析显示，合并发生率为 4.7%[36]。作者发现，使用 DSM 为标准的实验同使用 ICD-9 为标准的实验相比，成瘾率显著增高（11.3%vs.1.3%）。Vowles 等[39]发现，研究中处方阿片类药物成瘾率存在很大差异（范围为 8%～34.1%）。在阿片类药物成瘾率中观察到的差异被认为部分是由于研究人群、研究设计和阿片类药物种类的差异。不幸的是，当成瘾基于 DSM-Ⅴ标准（阿片类药物使用障碍）判断时，报道的成瘾率往往显著增高。

四、处方阿片类药物滥用风险因素

美国疾病控制中心的指南建议医疗保健工作者尽一切努力识别处方阿片类药物的滥用和可能的转换使用[18, 32]。指南指出了特定的不正常行为，包括向多个医生寻求处方药，使用非法药物、销售或转移药物、吸食或注射药物，以及以非预期方式使用药物，都应受到严格监控。尽管需要识别阿片类药物的滥用并限制不适当的处方，但医疗保健专业人员需要为有真正疼痛患者提供适当的疼痛缓解方法[29]。

与长期使用阿片类药物相关的其他问题包括心理依赖[40, 41]、认知受损、精神运动功能障碍[42]，以及阿片类药物诱发的痛觉过敏[43, 44]。大剂量阿片类药物（每天超过 180mg 吗啡或等效的其他阿片类药物）会导致睡眠呼吸暂停、呼吸抑制和呼吸障碍。最令人担忧的是对阿片类药物的更多依赖可能导致成瘾的风险[12, 21]。这强烈支持在阿片类药物开始时进行风险评估和持续严格监测[15, 45, 46]，在需要时维持较低剂量的阿片类药物[18, 20, 47]，跟踪患者使用药物的依从性[10, 24, 48]，并提供多学科的疼痛管理方法[49, 50]。

那些滥用阿片类药物风险较低的人具有可识别的特征，包括年龄较大、情绪稳定、有可靠的预约和遵循医疗建议的记录、没有过度使用药物的历史、没有认知障碍、总体上性格乐观[20, 50]。同样，药物滥用风险较高的人也有一些特征，包括年轻且有冒险行为史、有法律问题史、经常与滥用药物的人接触、有情绪障碍、有个人或家族药物滥用史[50]。其他因素包括药物或酒精依赖康复史、儿童早期受过虐待和创伤史、同时承受多方面压力、吸烟或经常使用其他导致依赖的物质（表 51-2）[51-53]。

表 51-2　阿片类药物误用的危险因素

- 药物滥用家族史
- 药物滥用个人史
- 年轻人
- 情绪问题，如极度焦虑、抑郁和（或）狂躁
- 犯罪史和（或）法律问题，包括危险驾驶
- 儿童时期经历过虐待和（或）创伤
- 与误用药物的人交往
- 人际交往问题（包括与前雇主、家人、朋友）
- 危险及追求刺激的行为
- 烟草及其他成瘾物质的使用
- 社会心理压力源
- 曾接受过药物和（或）酒精康复治疗

对任何使用阿片类药物治疗慢性疼痛的患者，医生要提醒他们必须以负责任的方式使用阿片类药物，并且对可能导致阿片类药物滥用的因素保持警惕。重要的是，要提醒任何使用处方阿片类药物治疗疼痛的人，一些因素可增加他们发生药物滥用的可能性。这些因素包括易于冲动[54, 55]、易于自我给药以缓解焦虑或抑郁症状[56, 57]、表现出对药物的喜欢和渴望[58, 59]。

五、不良影响和阿片类药物滥用

我们知道慢性疼痛和情绪障碍之间存在症状上的重叠，包括抑郁、焦虑和易怒，而一些人认为慢性疼痛患者中出现精神并发症是长期疼痛的正常反应[60–62]。据估计，初级保健中心30%～40%的疼痛患者有严重的精神疾病并表现出不良影响[63, 64]。在疼痛专科中心接受治疗的患者中，这一比例增加到了50%～75%[65]。另外，在慢性疼痛患者的自我报告中显示，受到躯体或性虐待和儿童早期创伤的比例很高[66]，使精神问题成为这些患者中最普遍的并发症[67, 68]。自我报告的情绪困扰和疼痛高敏感性与疼痛导致的残疾明确相关[68, 69]。PharmMetrics对来自61个健康中心的3600万患者进行的大型保险索赔数据分析，将焦虑和抑郁患者与匹配的对照组进行比较，发现那些有负面行为（高度焦虑和抑郁）的人有更多的躯体不适、更多的疼痛，并且更多地寻求医疗服务[70]。

六、阿片类药物治疗和情绪障碍

在Arkinstall等进行的早期调查研究中，发现50%服用阿片类药物的患者有情绪障碍[71]。Grattan等报道，患者更多是因情绪障碍和情感应激服用阿片类药物，而不是因为他们报告的疼痛严重程度或身体病理情况[65]。

几项研究表明，合并有严重精神病症状的慢性疼痛患者往往表现出比合并有轻微精神病症状的人更差的预后。显示出更高的疼痛强度和更多的疼痛相关残疾[72, 73]。焦虑和抑郁在慢性疼痛患者中很常见，并且患有情绪障碍与难于重返回工作岗位明确相关[74]。在一项研究静脉注射吗啡对慢性疼痛患者益处的对照试验中（与生理盐水相比），那些表现出较重精神病症状的患者静脉注射吗啡后疼痛减轻最少[72]。因此，有一致的证据表明慢性疼痛合并严重精神病症状的患者从阿片类药物中获益较少，需要联合其他方法进行镇痛治疗[50, 67]。

研究发现，慢性疼痛合并情绪困扰和消极情感的人更容易滥用阿片类药物[65, 75, 76]。有迹象表明，某些患者使用处方阿片类药物来帮助缓解他们的焦虑和抑郁[74]。尽管许多有情绪困扰和情绪障碍的患者也会出现药物使用障碍，但一项针对没有药物滥用史的慢性疼痛患者的研究表明，焦虑和抑郁会增加阿片类药物滥用的发生率[59, 77]。综合以上，有证据表明，积极减轻情绪困扰可以降低药物滥用的风险[58]。

七、风险评估工具

随着最近对阿片类药物危机的关注，医疗人员面临挑战，既需要提供适当的疼痛缓解，又要同时避免阿片类药物相关的风险。这导致我们更需要采用风险评估措施来识别那些更容易滥用处方阿片类药物的人[40, 41]。医疗保健组织和监管机构的指南强烈鼓励使用风险评估筛选工具[78, 79]。这些指南强调对所有可能使用处方类阿片药的患者进行全面的评估，包括完整地询问社会史和病史，仔细体检和审查以往的医疗记录。

有多种经过验证且可靠的自我报告筛查方法可以帮助评估阿片类药物滥用的风险。遗憾的是，评估物质使用障碍和酒精依赖的许多推荐方法，特别在DSM-Ⅴ中阐述的标准，尚未在慢性疼痛患者中得到验证[80]。这些方法往往在尚不存在滥用时，阿片类药物依赖和耐受性作为滥用和成瘾的提示。

多年来，研究者们已经开发了数种筛查方法，这些方法已被证明在评估慢性疼痛患者滥用处方阿片类药物的风险方面特别有用。其中包括专门用于衡量滥用风险的疼痛患者筛查和阿片类药物评估修订版[81–83]。该方法的简化版本[84–86]和西班牙语翻译版共同存在[87]。另外一个评估滥用风险状态（如可能随时间变化）的调查问卷是当前阿片类药物滥用测量工具[88, 89]。SOAPP-R和COMM已在临床和研究方案中得到交叉验证和广泛使用[90, 91]。COMM的简化版本也同时流行[92]。其他自我报告问卷包括阿片类药物风险工具[93, 94]，诊断、难治性、风险和疗效（Diagnosia，Intractability，Risk，and Efficacy，DIRE）量表[95]，以及药物使用障碍识别测试（Drug Use Disorders Identification Test，DUDIT）[96]、药物滥用筛查测试（Drug Abuse Screening Test，DAST）[97, 98]、药物滥用可能性筛查工具（Screening Instrument for Substande Abuse Potential，SISAP）[99]、镇痛药物问卷（Pain Medication Questionnaire，PMQ）[100] 和回答疼痛反应的单个问题评估法可用于预测慢性疼痛患者阿片类药物滥用[101]。Lawrence 等在 2017 年的系统评价发现 SOAPP-R、COMM 和 PMQ 能在慢性疼痛患者中最有效地评估阿片类药物的使用风险[102]。ORT 因其简洁性（只回答 5 个问题）而广受欢迎，修订版 ORT 省略了有关先前儿童性虐待的问题，并且发现男性和女性之间的阿片类药物风险相当[103]。一个阿片类药物依从性清单（opioid compliance checklist，OCC）的内容也已经过临床验证和使用[10, 25]。

尽管使用任何阿片类药物风险的自我报告测量方法都存在弱点，并且总是可能有漏报问题，但这些经过验证的自我报告筛查工具是了解慢性疼痛患者的方法之一，帮助人们识别那些容易滥用阿片类药物的人。重要的是，虽然这些方法的得分较高时可能不会减少处方阿片类药物的使用，但它们可能会引起人们注意，并更仔细地跟踪和监测某些个人[102]。这些评估工具的简要描述见表 51–3。

八、管理高危患者的策略

（一）实践指南

慢性疼痛患者的治疗需要在满意的镇痛效果和最大限度地减少与阿片类药物相关风险之间进行平衡。在过去的几十年里，使用阿片类药物治疗非癌性疼痛的情况急剧增加，CDC 和其他地方的指南已经公布了关于减少处方阿片类药物滥用、转换和成瘾的规范[104, 105]。这些指南强烈建议使用经过验证的筛查工具，识别临床实践中阿片类药物滥用风险较高的个体。这些筛查工具的目的是降低医源性成瘾的风险。风险评估应与对患者过去医疗记录的审查、完整的病史和全面的体格检查相结合，因为各个评估过程单独可能无法准确识别那些不适合使用阿片类药物或可能需要非常仔细监测的人。初步筛查还应包括药物滥用史和当前并发症。建议进行尿液毒理学筛查，并通过处方药物监测项目（PDMP）监测阿片类药物。此外，强烈建议签订阿片类药物治疗协议和实行普遍预防措施[106, 107]。这些组合策略有助于可靠地对风险水平进行分层，并通过调整药量以匹配这种风险。最近的趋势是在短期内开出较低的每天阿片类药物剂量[108]，尽管最近的一项系统评价表明，开出较高剂量的强效阿片类药物并不会增加阿片类药物依赖和滥用的发生率[36]。

（二）尿液毒理学筛查

尿液毒理学筛查可以用来确定处方阿片类药物的依从性[109]。大多数基于医院的毒理学筛查使用免疫测定来确定尿液样本中是否存在一类药物。使用气相色谱 / 质谱（gas chromatology/mass spectrometry，GCMS）可以确定存在的每种药物的数量，可测试肌酐水平以确定可能的药物逐渐减量，可确定是否使用处方阿片类药物、非处方药物或非法物质[110]。医护人员依靠定期尿液毒理学筛查作为评估合规使用阿片类药物的客观方法。随着时间的推移，尽管存在局限性，这些测试方法变得更加准确，假阳性更少[109, 111]。对于那些被认为滥用风险较低的阿片类药物，推荐每年至少进行一次毒理学筛查，而对那些被确定为阿片类药物滥用风险较高的人，建议进行更频繁的筛查[112]。

在一项研究中，调查了 226 名使用阿片类药物的慢性疼痛患者，其中 46.5% 的患者显示出尿液毒理学筛查异常，这凸显了尿液筛查的重要性[113]。许多诊所往往先进行免疫测定尿液筛查，然后根据是否需要了解尿液中药物代谢物的水平再进行 GCMS 检测。因为随机尿液毒理学筛查显示异常率很高，因此单独使用自我报告进行风险评估可能不是最佳选择。最优的方法是尿液毒理学筛查、使用阿片类药物情况调查和实施 PDMP。

（三）处方药监测计划

人们越来越关注政府的监管行动，以帮助减少阿片类药物滥用和转换。一项在美国全国范围内制订的倡议是 PDMP。各项目主要是分析和监控来自药房的关于阿片类药物的电子处方数据，以帮助监管处方类阿片类药物的使用。各州对 PDMP 数据的使用正逐渐增加[3]。

（四）阿片类药物治疗告知书

多年来，疼痛诊所一直使用阿片类药物治疗告知书来告知患者服用阿片类药物的正确方法和对治疗效果的预期。这些告知书旨在告知患者使用阿片类药物的潜在风险并提高患者对阿片类药物的依从性[106, 114]，教育患者需要对使用处方阿片类药物负责，并记录与误用相关的风险。医护人员和患者可以书面形式确认所有各方对阿片类药物使用的期望。

表 51-3 阿片类药物和药物滥用筛查评估

问卷名称	文献	问卷目的
当前阿片类药物滥用测量工具（COMM）	Butler 等，2007；2010；McCaffrey，2019[88, 89, 92]	为识别当前滥用处方阿片类药物的慢性疼痛患者而开发的 17 项自我报告评估。阿片类药物风险临界值为 9。COMM 具有可靠性和预测有效性。现已开发并验证了一个较精简的版本
诊断、难治性、风险和疗效（DIRE）	Belgrade 等，2006[95]	预测长期阿片类药物治疗非癌性疼痛的可行性。也用于查明个人使用阿片类药物的获益因素（如果有）。阿片类药物风险临界值为 14
药物滥用筛查测试（DAST-2）	Tiet，2017；Giguere，2017[97, 98]	DAST 的两个项目版本，是用于评估物质使用障碍的证据。该测试尚未针对慢性疼痛患者进行验证
药物使用障碍识别测试（DUDIT）	Hildebrand，2015[96]	为接受阿片类镇痛治疗的人开发的 11 项药物使用障碍评估工具。其最初不是为了慢性疼痛患者设计的
阿片类药物依从性清单（OCC）	Jamison 等，2014，2016[10, 25]	制订了 12 项问卷，以评估慢性疼痛患者对长期处方阿片类药物的依从性。基于多变量逻辑回归分析，发现 5 个项目可以最好地预测随后的异常行为
阿片类药物风险工具（ORT）	Webster 和 Webster，2005；Webster 和 Dove，2007；Cheatle 等，2019[93, 94, 103]	医生确定患者是否会表现出与药物相关的异常行为的 5 项清单。阿片类药物风险评分为 8。没有儿童性虐待史的更新版本已经过验证
疼痛评估文档工具（PADT）	Passik 等，2004[137]	41 项调查问卷，提供患者进展的大量文档并客观地监控患者的护理。此评估没有数字评分方法
患者对疼痛反应分级项目	Lutz，2017[101]	应对策略问卷中的一项患者对疼痛反应分级评估，可预测阿片类药物滥用的风险。它与 SOAPP-R 高度相关
镇痛药物问卷（PMQ）	Holmes，2006[100]	一种自我报告问卷，旨在评估慢性疼痛患者滥用阿片类药物的风险
处方药使用问卷（PDUQ）	Compton 等，2008[116]	用于识别可能不成瘾、滥用药物或依赖药物的受试者的 42 项问卷
药物滥用可能性筛查工具（SISAP）	Coambs 等，1996[99]	物质滥用潜力的 5 项自我报告筛查问卷，主要针对酒精滥用
疼痛患者筛查和阿片类药物评估修订版（SOAPP-R）	Butler 等，2004；Butler 等，2008；Butler 等，2009；Butler 等，2013；Finkelman 等，2015，2017；Black 等，2018[81–87]	24 项自我管理的筛选工具，旨在预测正在考虑进行长期阿片类药物治疗的慢性疼痛患者的异常药物相关行为。阿片类药物风险评分为 18。SOAPP-R 的可靠性和预测价值高。已开发并验证了较精简的版本

尽管阿片类药物治疗告知书对提高依从性的证据很弱，但普遍推荐使用。

在大多数阿片类药物治疗告知书中，有要求患者继续接受阿片类药物治疗条件。虽然不是法律文件，但患者被告知使用阿片类药物相关的潜在风险和不良反应[10, 25]。通常患者被告知他们应该只能按照处方规定使用药物，他们应该只从一个医生和一家药房接受阿片类药物，如果他们在处方的指定时间内提前用完药物或药物丢失或被盗，将不会获得额外的药物。他们还同意定期进行尿液毒理学筛查，并有责任履行他们的诊所预约。如果开处方的医生认为阿片类药物治疗的风险大于益处，那么阿片类药物将逐渐减少使用[3, 53]。

重要的是，要与患者确认告知书的每个组成部分，并在电子病历中保存一份签名副本。澄清告知书的所有组成部分很重要，这样所有各方都知道预期的内容。签署告知书并向所有相关人员分发副本有助于确认诊所设定的条件和责任。建议每年阅读并签署本告知书，说明阿片类药物仅用于镇痛，这将提醒疼痛患者使用处方阿片类药物的责任，以及需要非常小心地对待这些物质。此外，应定期提醒患者违反协议可能将其阿片类药物逐渐停药。阿片类药物依从性清单根据经典的阿片类药物使用协议创建，用于记录阿片类药物使用者的依从性，包括 8 项检查内容，需要每月对那些用阿片类药物镇痛的患者进行询问检查[10, 25]。维持阿片类药物依从性的责任取决于接受这种药物的患者，但医生应保持警惕，跟踪依从性和确定是否坚持使用[3]。不幸的是，支持阿片类药物治疗告知书在减少阿片类药物滥用方面的有效性一直没有得到证实。然而，在阿片类药物治疗指南中非常推荐使用它们[115]。

（五）提高阿片类药物治疗依从性的行为策略

医护人员在遇到有明确病因且也有阿片类药物滥用高风险的疼痛患者时，经常对如何能最好地管理慢性疼痛感到左右为难。对于这些患者，许多人选择完全避免使用处方阿片类药物。如果需要考虑对具有阿片类药物滥用倾向因素（如术后疼痛）（表 51–2）的患者进行阿片类药物治疗，则需要某些策略来帮助提高阿片类药物依从性，并且避免阿片类药物滥用。在一项随机试验中，患有原发性腰痛且有阿片类药物滥用高风险的患者要么接受提高阿片类药物依从性的干预措施，要么被分配到作为控制条件的对照治疗组。这项研究还招募了一些阿片类药物滥用低风险患者作为对照组，所有受试者都被跟踪了 6 个月。高风险实验组的参与者被要求在每个月的预约复诊中进行尿液毒理学筛查，完成阿片类药物依从性清单，参加个人认知行为激励性咨询，并参加以讨论阿片类药物滥用为主题的每月小组会议。那些在处方药使用问卷（Prescription Drug Use Questionnaire，PDUQ）中承认阿片类药物滥用的受试者[116]、尿液检查异常的受试者或被医生评定的成瘾行为清单（addiction behavior checklist，ABC）[117]评估为显阳性的受试者都被归类为阿片类药物阳性误用指数（opioid misuse index，OMI）。结果表明，那些受到仔细监测并接受激励性咨询的高风险受试者的阿片类药物滥用指数显著低于高风险控制组，而且他们的阿片类药物滥用的成瘾度与低风险受试者无差别。这些发现表明，风险评估和认知行为支持的仔细监测可以显著提高阿片类药物的依从性和坚持度。

现在推荐对任何使用阿片类药物治疗疼痛的人进行全面评估。这包括一份自我报告问卷和一份详细的病史和身体检查。所有患者都应阅读并签署阿片类药物告知书，并根据其风险水平进行监测。对于阿片类药物滥用风险最大的人，建议使用较低剂量的阿片类药物处方、定期进行尿液筛查、完成阿片类药物依从性清单、进行激励性咨询。一些医护人员鼓励患者使用药片计数[3]。最终结果是，通过仔细监测和风险评估，阿片类药物滥用的机会将会减少[46]。

九、未来展望

近年来为了阻止滥用开发了更新的阿片类镇痛药。这些所谓的防滥用阿片类制剂主要是防止滥用者注射、压碎、吸食或以其他方式改变长效阿片类药物配方[118, 119]，其目的是制造出安全的阿片类药物供患者使用，同时使这些药物对想要用阿片类药物得到欣快感的人没有吸引力。已经开发出将阿片类药物与其拮抗药结合起来的不同制剂，这些拮抗药在药物滥用时会释放出来[120, 121]。有证据表明，防滥用的阿片类药物降低了长效阿片类药物滥用的发生率[122, 123]。

创新技术已被用于跟踪阿片类药物的依从性和培训药剂师和医生，这些技术必将继续发展。阿片类药物的容器和患者特异性的序列化泡罩包装可以与服用药物的日期和时间一起进行电子监控。移动电话应用程序（APP）在疼痛评估和管理方面迅速增长[124–126]。使用短信服务和活动监视器的移动医疗技术的出现促进了患者和医护沟通的方式，并在就诊期间跟踪其活动[124, 127]。这项技术不仅在收集临床试验信息方面有用，而且诊所可以使用这些信息来帮助建立患者预后和依从性的资料库。目前，世界上 95% 的人口可以访问互联网，远程跟踪和监控对全世界的患者来说更容易获得。信息和个人健康数据的访问范围正在扩大，这可以改善应对能力，并可能降低医保的费用。呼吁对医护人员进行更好的疼痛教育[47]，增加社交媒体的使用，纳入在线同道教育，以及对接受阿片类药物治疗慢性疼痛患者的日常支持[128-130]。未来可能使用人工智能去识别那些个体特征，以帮助预测阿片类药物治疗的最佳结果[130, 131]。

未来在体内化学反应系统中确定阿片类药物益处和滥用的标志物将有助于我们了解耐受、痛觉过敏和潜在的阿片类药物滥用[132]。调查人口统计变量或性别、种族起源和人格特征的纵向研究将有助于在创建基于经验的实践指南。纳米技术用于向特定目标区域提供靶向治疗，其他治疗策略（如透皮贴剂）的开发将增加治疗选择。加深对急性疼痛如何发展为慢性疼痛状况的了解将有助于识别那些有患慢性疼痛风险的人。增加使用基因组研究和遗传学测试来帮助识别潜在阿片类药物滥用的标记将对阿片类药物风险评估产生积极影响[133, 134]。最近强调使用正念等行为干预来减少患者对药物的渴望和改善患者对药物的管控能力[135, 136]。我们长期目标是总体减少患者慢性疼痛相关的痛苦，而未来最期盼的是更多地了解导致疼痛的机制。

结论

慢性疼痛是一个全球性的健康问题，无论是治疗疼痛所花费的金钱，还是因疼痛导致的生产力损失，都需要付出巨大的代价。慢性疼痛会给人类带来巨大的痛苦和残疾，并且通常与精神疾病相关，如情绪困扰、负面影响、抑郁和焦虑。患者的情绪障碍与阿片类药物误用、滥用和（或）转换之间存在对应关系。由于过去松散的阿片类药物处方管理，致使阿片类药物流行。将来阿片类处方药物的使用需要仔细监测和风险评估、签署阿片类药物治疗告知书、进行尿液毒理学筛查、推广 PDMP 的使用、重视旨在提高患者依从性的行为干预。创新技术的作用是帮助医疗保健人员更容易管理服用阿片类药物的慢性疼痛患者。将来需要进行更多的临床对照试验，为我们提供阿片类药物治疗慢性疼痛的最佳方法。需要继续赞助基础研究以促进我们对阿片类药物治疗疼痛的经验理解上升到理论水平。

要　点

- 慢性疼痛会给人类带来巨大的痛苦和残疾，并且通常与精神疾病有关，如情绪困扰、负面影响、抑郁和焦虑。
- 情绪障碍与阿片类药物误用、滥用和（或）转换用途之间存在对应的关系。
- 由于过去的阿片类药物处方管理不严格，导致阿片类药物流行，将来需要对阿片类处方药物的使用进行仔细监测和风险评估。
- 有数种经过验证且可靠的自我报告筛查可以帮助评估阿片类药物滥用的风险。
- 阿片类药物治疗告知书、尿液毒理学筛查、PDMP 的使用和行为干预可提高患者对阿片类药物的依从性。

第 52 章　疼痛和成瘾：挑战与机遇

Pain and Addictive Disorders: Challenge and Opportunity

Shannon Nugent　Mark Beitel　Gretchen Hermes　Marina Gaeta Gazzola　Declan Barry　著
许　华　译　　陆　菡　校

对伴有成瘾或物质使用障碍（SUD）共病疼痛患者的治疗是复杂的[1]。传统以来，慢性疼痛和 SUD 是由不同学科的医生分开治疗的，直到最近，疼痛研究人员还经常将存在 SUD 的患者排除在慢性疼痛治疗的临床试验之外。由于慢性疼痛和 SUD 经常同时发生，所以疼痛治疗专家必须能够在患者病情评估时识别这些相互关联的慢性复发性疾病，并为之制定适当的治疗方案。本章旨在为疼痛医生提供 SUD 患者疼痛治疗相关的最新研究进展。我们最关注的是阿片类药物使用障碍，因为这是疼痛治疗文献中最常研究的 SUD 类型，在回顾了相关专业术语、SUD 诊断标准和药物成瘾的神经生物学机制之后，我们讨论了疼痛和 SUD 共病的发生率、原因及疼痛治疗的挑战，包括该类患者的临床复杂性、对阿片类和非阿片类治疗作用的认识及发展。我们回顾了并发慢性疼痛的 SUD 患者的筛选、监测和管理，以及治疗 SUD 患者的慢性和急性疼痛的方法，其中特别关注了大麻使用障碍和阿片样物质使用障碍（OUD）。本章还阐述了疼痛科医生和成瘾治疗临床医生之间合作的重要性，以及疼痛科医生在 SUD 疼痛患者诊疗方面所应有的重要作用。

一、命名

为了促进形成统一的分类法，美国成瘾医学学会（American Society of Addiction Medicine，ASAM）于 2019 年 12 月将成瘾定义为一种涉及脑回路、基因、环境和个人生活经历之间复杂相互作用的可治疗的慢性疾病。成瘾者强迫自己使用某些药物或实施某些行为，并且往往不顾有害后果继续下去[1]。在此提醒各位读者这一定义中三个经常被忽视的含义。首先，成瘾是一种类似于糖尿病或高血压的慢性复发性疾病[2]；因此，医生应该能预期成瘾的患者可能会定期出现症状，不应因为患者出现成瘾症状而自动让其停止治疗。其次，成瘾是可以治疗的，SUD 的有效治疗（如减少药物使用并降低药物过量、感染和全因死亡的风险）因所滥用药物的性质而不同，在对酒精、尼古丁或阿片类药物成瘾的情况下，有效的治疗方法通常由 FDA 批准的药物和心理咨询组成，以促进患者生活方式的改变[3-6]。最后，成瘾治疗的成功率与其他慢性疾病相当。例如，在一项对接受药物治疗的 OUD 患者进行的综合分析中，全球范围内 12 个月的药物依从性中位数为 57%[7]。相比之下，一项接受抗高血压药物、降脂药和口服抗糖尿病药物患者的服药依从性 Meta 分析中，平均服药依从性为 59%[9]。

ASAM 的定义与社会上常见的误解形成鲜明对比，即成瘾是一种由于“道德缺失”或性格缺陷导致的急性疾病[9-11]。由于治疗者和患者可能会受到这种偏见的影响，临床医生需要注意他们自己对 SUD 及伴有 SUD 人群（和可能的倾向）的臆断推定[12]。语言是体现偏见的一种方式。医生（和研究人员）使用的某些术语可能会引起患者的羞耻感。因此，近年来，在成瘾医学的学术研究和临床实践中，人们越来越关注使用中性和更具有人文关怀的术语（如用“患有 SUD 的人”代替“成瘾者”），以避免对个体的污名化，并强调 SUD 是一种疾病[13-15]。最近的一篇报道显示，医学生在参加美国医师资格证考试时，仍然会在试题中遇到关于 SUD 的贬义术语[16]。值得注意的是，政府机构和法律体系在描述成瘾和成瘾者时，历来都使用贬义的语言。例如，美国管制物质法案将成瘾者定义为“习惯性使用任何麻醉药品以危害公共健康、道德和安全，或对使用麻醉药品上瘾到失去自我控制能力的人”[17]。

医务人员的语言可能特别重要，因为患有SUD的慢性疼痛或其他疾病的患者在医疗系统中经历耻辱和歧视，则会相应地降低寻求治疗的愿望及坦白药物滥用病史的可能性[12, 18]。有多项研究表明，医生会低估了黑种人和西班牙裔患者的疼痛，并且这些患者发生急性疼痛时得到镇痛治疗的可能性低于白人患者[19]。与白种人患者相比，医生可能会更多地筛查黑种人疼痛患者的药物使用情况，如果药物筛查结果阳性，则更有可能停止对黑种人患者的治疗[20]。然而，相比于白种人患者，黑种人患者被转诊到专业疼痛治疗机构的可能性更小[21]。研究还表明，包括教育和财富在内的健康的社会决定因素，可能在疼痛的发生及严重程度方面发挥作用，贫穷和受教育程度低的患者会遭受更多、更严重的疼痛[22]。因此，对于医生来说，收集患者的疼痛和SUD病史、在制订治疗计划时引入以患者为中心的共同决策，是非常重要的。因此我们建议，无论患者的基本信息如何，医疗机构应对患者进行标准化筛查和监测[20, 21]。

虽然SUD发生伴随有大脑和其他生物学变化有关，但其诊断是基于患者的行为模式和患者报告。目前，美国的医疗机构使用DSM-Ⅴ来诊断SUD[23]。DSM-Ⅴ中药物使用障碍的诊断标准为具有药物使用不良模式且导致严重的损伤或痛苦，并在12个月内出现以下至少两种情况（诊断标准已缩写）[23]。

1. 药物摄入量比预期更大，服用时间更长。
2. 具有持续减少或控制药物使用的愿望或努力但未成功。
3. 花费大量时间去获取或使用某一物质或努力从其影响中恢复。
4. 渴望或有强烈的欲望或冲动去使用某种药物。
5. 反复使用某种药物导致无法完成主要工作。
6. 尽管造成或加剧了持续或反复出现的社会、人际关系问题，但仍然继续使用。
7. 重要的社交、工作或娱乐活动因使用药物减少。
8. 在对身体有危害的情况下使用药物。
9. 尽管知道药物已经造成或加剧了持续或反复出现的身体或心理问题，但仍继续使用药物。
10. 耐受[2]。
11. 戒断[2]。

DSM-Ⅴ在其成瘾性疾病的分类下还包括一种非药物相关障碍：赌博成瘾[23]。有趣的是，我们听说患者将赌博或游戏描述为一种让他们不再关注疼痛的活动，而目前针对赌博障碍和慢性疼痛同时发生的研究非常少[24, 25]。

（一）与阿片类药物使用障碍治疗相关的术语

FDA已经批准了三种用于治疗OUD的药物：美沙酮（μ阿片受体激动药）、丁丙诺啡（阿片受体部分激动药）和纳曲酮（阿片受体拮抗药）。这些药物被统称为药物辅助治疗。目前首选的术语是“治疗OUD的药物”，一部分原因是为了强调药物的核心（而不是次要）作用[26]。阿片类激动药治疗是指使用美沙酮或丁丙诺啡治疗OUD。

1. 成瘾的神经生物学

在过去的几十年中，基础和临床研究已经对SUD做出了神经科学说明。这些研究挑战了把道德缺陷归为药物成瘾原因的老观念，阐明了成瘾原因的科学依据，为寻求治疗的患者和他们的医生提供了指南。

成瘾性物质，包括阿片类、可卡因、安非他明、氯胺酮、尼古丁和大麻，均对多巴胺能神经元产生强烈影响，带来远超过内源性多巴胺水平所产生的欣快感。这种奖赏感的急剧增加可能与药物使用的场景刺激有关。随着药物的慢性暴露，产生退变和损伤的多巴胺神经元开始抑制自身的奖赏体验，反过来驱动机体对奖赏体验更多的渴望和期待，并需要更多药物以满足需求[11, 27]。值得注意的是，成瘾者经常因为他们长期服用的药物不再为其提供欣快感而感到迷惑。可以把成瘾理解成一种激励驱动：为了避免奖赏回路失调有关的不适和因没有足够的麻痹、激活或改变药物的感觉而引起的痛苦[11, 27]。

在过去10年中，已经发展出一套启发式方法，阐述了关于从狂欢、成瘾，到戒断/消极影响，再到关注/期盼的成瘾周期中，所涉及的神经解剖、环路和信号分子。对这些可分离、可控制的通路和涉及的信号分子的研究，为研究人员确定治疗靶点、可用药物、可验证动物模型和临床试验建立了一个基于合理治疗靶点的药理学干预试验框架[11, 27]。这套启发式方法对此领域的研究人员、临床医生和患者具有重要意义，值得在此综述。

在成瘾的狂欢/陶醉阶段，服用阿片类药物的主要动机是腹侧和背侧纹状体、苍白球和丘脑所产生的积极的奖赏体验。此类非法药物有效激活这些大脑区域的神经元，与有目的的行为无关。过度的刺激导致大脑自然奖赏机制进行性和隐性失调。随着时间的推移，积极的奖励反馈被下调，导致需要增加药物水平才能触发大脑的奖赏机制。临床试验和动物研究表明，长期滥用药物会损害伏隔核中的多巴胺神经元和多巴胺分子信号传导，此影响可能是多巴胺神经元对长期慢性用药的物理收缩反应介导的[28]。这种潜在的神经解剖学变化降低了大脑得到奖赏反馈的能力，并使成瘾者在没有药物的情况下得不到奖励、缺乏动力、感到沮丧。有研究表明，滥用阿片类药物通过剥夺神经元的关键 NGF、BDNF 来减少中脑的腹侧被盖区和伏隔核中多巴胺神经元的大小[28]。从最初对意想不到的奖赏的欣快感，随着时间推移变成压倒性的对药物渴望的行为改变。

在戒断 – 消极 – 反应阶段，多巴胺系统受损，促进产生烦躁不安的情绪状态，在这令人厌恶的背景下，则需要更多的药物刺激或药物相关刺激，健康的奖赏效应则因驱动力量无法满足而得不到有效反馈。在成瘾的情况下（无论人还是动物），药物增加多巴胺水平的幅度则小得多。随着时间的推移，多巴胺的释放衰减，致大脑的奖赏系统对药物相关和非药物相关的刺激变得更不敏感。成瘾者往往选择在更高风险的危险环境里寻求更多的多巴胺释放。当药物产生的欣快感逐渐减少，患者的人际关系、社区和职业的人力成本增加。基底前脑伸展的杏仁核的环路适应性变化则会导致负性情绪的出现。

在预想 – 期待阶段，成瘾者渴望并追求使用药物。在成瘾周期中，这一阶段的特点为慢性复发，是由滥用药物对基底外侧杏仁核、海马和前额叶皮质的影响导致[11, 27]。值得注意的是，海马是阿片受体激动药（如吗啡、美沙酮、二乙酰吗啡）及各种短效阿片受体激动药的靶点[29]。海马内的阿片系统是情境关联学习的基础，这对于将药物与特定地点事件联系起来至关重要[30]。此外，长期服用药物也会损害前额叶皮质，以及自我调节、决策的能力和灵活性[11]。总之，杏仁核、海马体和前额叶皮质的联合作用解释了欲望、环境、冲动如何让成瘾者无法停止服用药物。

最后，除了滥用药物对大脑的直接影响之外，基于人群研究的大量证据表明，成瘾发生与社会心理问题、慢性痛苦之间存在正相关[31]。应激对药物使用的影响表现为剂量依赖性方式。反复或长期的应激会引起应激反应性、应激程度和应激相关的激素的持久变化，这反过来又会增加压力相关疾病和成瘾的风险[31]。与滥用药物类似，压力会增加伏隔核中多巴胺的释放，两者都会激活中脑边缘通路，导致腹侧被盖区多巴胺神经元和前额叶皮质的突触适应。环境挑战导致持续且控制不良的反应，会导致滥用药物及成瘾的持续存在和复发；但很明显，药物滥用和复发的脆弱性可能存在于使用成瘾药物之前，并且与遗传或者儿童时期的负性事件或滥用相关。例如，由于应激反应能力的先天基线差异，就会导致获得性成瘾[29, 31, 32]。

2. 对躯体依赖和成瘾的误解

许多患有 SUD 的人反馈，与首次服用药物相比，随着时间的推移，使用更大剂量的药物才能获得相同的效果，或者使用之前的剂量已不能产生同样长时间的效果（即耐受性）。在他们突然药后，身体会出现一些特殊的症状（即戒断反应）。戒断反应因所用药物类别（如酒精和阿片类药物）不同而有所差异。根据 DSM–Ⅴ规定，服用这些药物（或类似药）能缓解或避免戒断反应也视为符合戒断标准。根据成瘾的严重程度和药物类型，戒断反应包括相对轻微的症状（如因戒掉咖啡因而头痛）到危及生命的症状（如戒酒引起癫痫）。然而，耐受和戒断是躯体表现，并不伴随 SUD 存在，耐受和戒断与药理特性有关。当患者服用处方药（如抗抑郁药 / 抗焦虑药）时，可能会出现耐受和戒断反应。因此 DSM-Ⅴ特别指出，那些按处方规定服用阿片类药物的患者（没有擅自服用其他非法药物）出现耐受和戒断不符合 OUD 的最低诊断标准。

（二）慢性疼痛患者药物使用和 SUD 的发生情况

慢性疼痛患者中 SUD 的发病率为 1%～40%。导致这种差异的原因有多种，包括研究时间段（当前和生命周期）、评估方法（筛查和诊断评估）、调查人群（如是否在接受治疗）[33] 等差异。尽管如此，很显然的是有相当大比例的慢性疼痛患者，包括长期阿片类药物治疗（long term opioid therapy，LTOT）的患者会合并 SUD[34]。2019 年估计 12 岁及以上的美国人中有 5.3% 的人患有酒精依赖症，而大约有 3% 的人存在 SUD[35]。

1. 阿片类药物

一项系统回顾统计，LTOT 的患者中有 8%～12% 符合 OUD 标准，21%～29% 符合阿片类药物滥用标准[36]。相反的是，OUD 患者中应用阿片激动药治疗的慢性疼痛发生率很高，有37%～61%存在慢性疼痛[37-43]。

2. 烟草

吸烟在慢性疼痛患者中很常见，估计占比达50%（普通人群的2倍）[44-46]，与此相关的是，烟草SUD患者有近60%的经历过慢性疼痛。在一项对9282名美国成年人具有全国代表性的抽样调查中，终身有慢性颈部或背部疼痛的受访者吸烟的可能性是普通人的1.3倍，被诊断为终身尼古丁使用障碍的可能性是普通人群的1.8倍，并且符合过去1年尼古丁使用障碍标准的可能性为普通人群的2.4倍[46]。之前的研究同样支持这一理论，即疼痛可能导致烟草使用问题的加剧[44]，而吸烟反过来又可能导致疼痛（如背痛）的发生[47]或类风湿关节炎的发生[48]。

3. 大麻

大约36%的LTOT患者曾吸食过大麻[49]，而多达15%的初诊患者报告其在30天之内吸食过大麻[33]。由于大麻合法化和产业链迅速扩大，尽管对慢性非癌性疼痛患者中大麻使用障碍（cannabis use disorder，CUD）的研究尚不充分，但CUD在普通人群中越来越普遍[50]。一项研究发现，因慢性疼痛住院的患者CUD的发生率从2011年的1.9%上升到2015年的3%[51]。

4. 酒精和镇静药

据统计，约25%寻求疼痛治疗的患者有中至重度酒精使用情况[52]。慢性颈痛或背痛的人符合酒精使用障碍标准的可能性几乎是正常人的2倍[53]，酒精与更严重的疼痛后果相关，如增加了疼痛强度和致残率。在初级医疗机构接受治疗的慢性疼痛患者中，有9%～11%符合镇静药使用障碍的标准[54, 55]。

5. 兴奋剂

慢性疼痛可能与使用兴奋剂的风险增加有关。在一份全国范围的成年人调查中，慢性腰痛的人使用兴奋剂的比例几乎是无慢性腰痛者的2倍（可卡因：22% vs. 14%；甲基苯丙胺：9% vs. 5%）[56]。之前一项对疼痛门诊患者的研究估计，可卡因和甲基苯丙胺的使用率分别为5%和2.5%[57]。重要的是，兴奋剂和阿片类药物通过直接激活多巴胺受体或阿片受体影响中枢神经系统中的多巴胺能受体[58]。因此，同时使用兴奋剂和阿片类药物的人遭遇成瘾和不良事件的风险会增加。

6. SUD患者的慢性疼痛

最近一项针对大型学术医疗机构就诊患者的研究报道显示大多数存在SUD患者（阿片类药物75%，大麻64%，酒精59%，烟草60%）同时患有慢性疼痛[59]。也有其他研究显示伴有慢性疼痛的患者在接受阿片类药物治疗时经常使用烟草、酒精及非医疗用大麻、阿片和苯二氮䓬类来控制疼痛[37, 38]。鉴于慢性疼痛和成瘾的共病程度很高，疼痛科医生和成瘾治疗医生都应了解这两种疾病。

（三）复杂性和困惑

慢性疼痛和SUD的同时存在会掩盖或干扰对另一方的诊断和治疗[60]。在治疗SUD时，并不常规评估、处理慢性疼痛，而在疼痛治疗时也存在相同的情况。一些同时存在慢性疼痛和SUD的患者，慢性疼痛的发病比SUD更早，也有SUD先于慢性疼痛出现或两者同时发生的情况[61, 62]。发病顺序可能会影响患者的自我认知（如一名女性首先出现疼痛并被诊断为因缓解疼痛被处方阿片并导致阿片类成瘾，她可能只认为自己是“疼痛患者”而忽视SUD的存在）。尽管此研究领域尚处于初期阶段，但一项研究发现，在170名因慢性疼痛和OUD同时存在而寻求治疗的患者中，那些慢性疼痛先于OUD发生的患者与那些OUD先发生的患者相比，符合当前非阿片类药物SUD标准的可能性较小[63]。

SUD患者，包括躯体创伤、性侵[64]及痛性疾病（如肝硬化、丙型肝炎和HIV）等[65-67]，发生医疗问题的概率很大。接受阿片激动药治疗的慢性疼痛患者主诉最常见的病因是交通事故（如汽车）[68]。因此，有疼痛就会增加暴露于管制药物的可能性。慢性疼痛往往伴发包括焦虑、情感和人格障碍在内的精神疾病，尤其是同时存在OUD的患者[69-71]。我们发现，接受LTOT的患者中，精神障碍与服用较高剂量的阿片类药物、较高的意外过量服用风险有关[72]。鉴于评估疼痛时依赖患者的自我评分，寻求阿片类药物治疗慢性疼痛的SUD患者可能会无意中忽视非阿片类药物的镇痛效果[60]。而近来对阿片类药物相关危害的关注度的增加可能会劝告一些正在服用阿片类药物治疗的患者不再寻求使用阿片类镇痛药，甚至在某些情况应用阿片类药物是合适的（如由急诊科医生处方管理的阿片类药物，以治疗严重机动车事故后的疼痛）。

共病成瘾使疼痛治疗变得复杂化。患者可能对镇痛、兴奋情绪的药物产生依赖，也容易出现更严重的疼痛[73]。那些存在成瘾和疼痛共病的患者出现阿片类药物的不良后果的风险也更高，包括过量用药和死亡[72]。因此疼痛科医生应在治疗前和治疗过程中筛查患者的成瘾风险，尤其是涉及应用管控药物的治疗，既要准备提供关于 SUD 的治疗，还要提供转诊方案。

（四）一般预防措施

不管计划的疼痛干预措施如何，使用 SUD 筛查工具进行筛查都被视为疼痛治疗时常用预防措施的一部分。医生可以查看其他医院的电子处方监控系统，与患者提供的病史信息进行比较，患者亲属或关系密切人员也是获得相关信息的重要来源。

Gourlay 和 Heit 制订了与感染控制指南相当的疼痛治疗中通用的预防指南[74]。我们建议对这些指南进行修改，以与 CDC 2016 年发布的慢性非癌痛患者阿片类药物使用指南相一致（框 52–1）[75]。最初 Gourlay 和 Heit 指南中的第六步，即设想阿片类药物适合作为许多非癌症慢性疼痛患者的一线疼痛管理干预措施，已在我们的修订版中进行了修改："启动疼痛管理干预措施。"根据 CDC 指南，对于修改后的第六步，临床医生应考虑将非阿片类药物治疗和具有循证医学依据的非药物干预措施作为一线治疗（见第 34 章和第 37 章、第 53 章至第 55 章、第 58 章至第 61 章）（框 52–2）。

框 52–1　疼痛医学中改良的通用预防 10 步法

1. 适当的鉴别诊断。
2. 心理评估，包括物质使用障碍风险评估。
3. 知情同意。
4. 治疗许可。
5. 治疗前后疼痛水平和功能评估。
6. 启动疼痛管理干预。
7. 重新评估疼痛评分和功能水平。
8. 定期评估疼痛 4A 指标：镇痛、活动、不良反应和异常行为。
9. 定期审查诊断与共病，包括 SUD。
10. 记录文档。

注：原指南的第 6 步已根据最新的 CDC 指南更新

二、药物使用障碍的筛查工具

由于慢性疼痛患者中 SUD 发生率很高，疼痛科医生无论是否为其开具阿片类药物，都应评估患者是否合并 SUD。下面我们回顾一些常用的 SUD 筛查工具，如果患者筛查后结果为阳性，则应进一步采用 DSM-Ⅴ SUD 标准来进行评估[23]。

框 52–2　包括药物的 CAGE 问答表（CAGE-AID）

1. 你觉得你应该减少饮酒或药物使用吗？
2. 是否有人因批评你酗酒或用药而惹恼了你？
3. 你是否对自己酗酒或用药而感到内疚？
4. 你是否曾在早上起来先去饮酒或服药来稳定自己的情绪或使自己清醒？

C. 减少；A. 烦恼；G. 内疚；E. 清醒

（一）非医疗用途的阿片类药物或阿片类药物使用障碍的风险筛查

针对慢性非癌痛患者处方阿片的问题，CDC 从 2016 年开始不推荐慢性非癌性疼痛患者接受 LTOT，但仍有一些慢性疼痛的患者希望采用 LTOT。此外，大量患者目前正在接受 LTOT 或正在积极减少阿片类药物的应用，因此筛查非医疗用途的阿片类药物使用和 OUD 非常重要[76]。

（二）阿片类专用筛查工具

疼痛患者筛查和阿片类药物评估修订版[77]、阿片类药物风险工具[78]、当前阿片类药物滥用测量工具[79]，以及筛查非医疗目的阿片使用行为镇痛药物问卷[80]。评估继续 LTOT 风险与获益的 DIRE 量表[81]。对这些筛查工具的比较表明，所有这些筛查都有一定的价值，在有临床访谈的支持下，这些筛查是最有用的[82]。

（三）非阿片类药物筛查工具

常见的用于非阿片类药物筛查工具包括酒精使用障碍鉴定测试（alcohol use disorder identification test，AUDIT）[83]，修订版大麻使用障碍鉴定测试（cannabis use disorder identification test-revised，CUDITR）[84]，药物滥用筛查测试（drug abuse screening test，DAST-10）[85, 86]，WHO 酒精、吸烟和药物参与筛查测试（Alcohol，Smoking，and substance Involvement Screening Test，ASSIST）[87]。最后，简单的 4 项 CAGE 清单被修改为用于筛查 SUD 的量表[88]（框 52–2）。

（四）阿片危机和疼痛治疗中不断变革的阿片应用指南

随着 20 世纪 90 年代处方治疗非癌性疼痛的阿片类药物逐渐增加，OUD 的发生率、进入成瘾治疗机构的患者和因阿片过量使用而死亡的人数都有大幅增加[89]。根据美国 CDC 的数据，2000—2014 年期间，涉及阿片类药物的致命中毒事件增加了 4 倍，从每 10 万人中的 1.5 例发展到 5.9 例[90]。由于阿片危机，在过去 10 年中，阿片类药物相关研究的一个主要重点是预防和治疗非医疗性阿片类药物使用和 OUD。非医疗性阿片类药物使用包括超处方剂量服用阿片类药物、使用处方的阿片类药物来控制疼痛以外的症状（包括情绪低落），以及在使用阿片类镇痛药时同时使用非处方药物（如酒精或大麻）。虽然非医疗性使用阿片类药物的患者并不会自动符合 OUD 的诊断标准，但反复接触阿片药物使那些存在非医疗性使用阿片药物的 LTOT 患者面临更高的不良事件风险，包括成瘾和用药过量。一项综述显示，在服用阿片类药物的慢性疼痛患者中，非医疗性阿片类药物的使用率为 21%～29%，而 OUD 发生率为 8%～12%[36]。2011—2015 年因慢性疼痛住院的患者中，OUD 发生率接近 7% 且呈逐年上升趋势[91]。1990 年，OUD 是导致生命周期中失能的第 11 位原因，到 2016 年上升为第 7 位[92]。此外，很重要必须指出的是，在美国普通人群中服用非医疗性阿片类药物也相对普遍，例如，2019 年估计有 1000 万 12 岁及以上的人至少滥用过一次阿片类药物[35]。

为应对阿片类药物危机，2016 年 3 月，CDC 发布了处方阿片类药物治疗慢性疼痛的指南[75]。尽管 CDC 的指南遭遇到一些争议[93, 94]，但随后不断有研究质疑 LTOT 的长期疗效，研究结果支持，随着时间推移，LTOT（尤其使用较高剂量）相关风险增加[95–98]。然而，需要重点强调的是，对于治疗获益大于伤害的 LTOT 患者，持续进行密切的监测是合理。对未出现 LTOT 不良反应的患者采取非自愿减量治疗，既无证据支持也不符合 CDC 指南，并且可能会带来其他的风险[99]。Bohnert 等收集了 2012—2017 年阿片类药物处方数据，证实了 CDC 指南实施后阿片大剂量应用的比率和整体的阿片类药物使用率呈下降趋势，2012 年 1 月，大剂量阿片应用（MME≥90mg/d）的比例为 683/100 000 人，而到 2017 年 12 月降至 356/100 000 人；总体阿片类药物处方率从每 10 万人中 6577 人下降至 4240 人[98]。

（五）阿片类药物使用障碍的药物治疗

阿片类药物使用障碍药物治疗（medication for opioid use disorder，MOUD）与心理行为干预相结合，是 OUD 的标准治疗方法[3]。MOUD 减少了与 OUD 有关的伤害，包括死亡和感染性疾病传播（如 HIV、丙型肝炎、心内膜炎）[4, 100–102]。MOUD 由阿片受体激动药治疗组成，包括长效 μ 阿片受体完全激动药美沙酮、阿片受体部分激动药丁丙诺啡（常与阿片受体拮抗药纳洛酮联合使用）和阿片受体拮抗药纳曲酮。美沙酮可从受到严格监管的阿片类药物治疗方案中获得，这些方案要求至少在治疗的前 3 个月内每周进行 6 次探访，从而在监督下服用美沙酮[103, 104]。丁丙诺啡可由医生和其他从业人员开具，具体取决于各州的规定（如高级执业护士和助理医师），处方开具人员应已接受额外的培训（医师 8h，高级职业护士和助理医师 24h），并获得 DEA 可以治疗 OUD 的豁免。政府对被 DEA 豁免的医疗机构设置了患者限制，大多数医疗机构在被豁免的第 1 年最多可收治 30 名患者，在随后的几年增长至 100 名。拥有成瘾医学或精神病学委员会认证的医疗机构或特定的医疗机构在第 1 年最多可收治 100 名患者，第 2 年扩大至 275 名[105]。对寻求额外培训和 DEA 豁免的人，没有专业限制。因此，对有兴趣在自己的诊所治疗 OUD 的疼痛科医生获得豁免是有用的[105]。美沙酮和丁丙诺啡治疗均从小剂量（通常为亚治疗剂量）开始应用，并在数周内逐渐减量，以找到既能减轻 OUD 症状又不引起不良反应（如镇静）的个体化剂量[103]。

（六）医源性阿片类药物使用障碍

医源性 OUD（即在医学监测下进行阿片类药物镇痛治疗过程中发生的 OUD）的表现特征比娱乐性阿片类药物使用相关的 OUD 更难察觉[60]。行为失控是成瘾的一个关键标志，如超处方剂量服用阿片类药物，然后去急诊科或请求多位医生开具阿片类药物；因此，医生开具阿片类药物处方前应通过州的在线药物处方监控系统查明患者应用控制药物的情况。家庭成员也能帮助确定医源性 OUD 的症状（如患者不能清晰表达或非恰当时间处于睡眠状态）[60]。迄今为止，指南并未明确当担忧患者服药行为时医生应采取的特别措施。然而，一项针对临床医生的德尔菲研究建议以患者为中心讨论患者的行为，重新审视阿片类药物治疗同意协议，并为任何停止或逐渐减少阿片类药物应用的决定提供确切的理由[106]。另一重要方面，一部分临床医生可能会在医疗机构或州政策的压力下要求患者迅速停用阿片类药物[106, 107]。

（七）长期阿片类药物治疗患者疑似出现 OUD 该怎么办

接受处方的阿片类药物治疗后发展为 OUD 是

疼痛科医生和患者首先担心的问题[108-110]。对于现阶段阿片类药物疗效不佳或风险超过获益的患者来说，以患者为中心减少 LTOT 是合理的[111]。然而，对于许多 LTOT 患者，改用非阿片类药物治疗可能不合理或不符合他们的最大利益。在这种情况下，一个可行的策略是从 LTOT 过渡到丁丙诺啡治疗，丁丙诺啡对于服用高剂量阿片类药物（MME＞50mg）的患者来说发生不良事件的风险更低[112-114]。虽然丁丙诺啡是 μ 阿片受体部分激动药，但最初它是为治疗疼痛而研发的，研究表明，丁丙诺啡比其他阿片类药物更安全且可能适合更多类型的疼痛[113-115]。此外，对于出现 OUD 症状的疼痛患者还有其他方法可以控制疼痛。伴随 MOUD 的 OUD 标准诊疗措施可有效降低 OUD 的发病率和死亡率和 OUD 导致的药物渴求[4, 102]。对于现在还未接受治疗的患者，下列步骤有助于决定是否继续 LTOT 方案或更换其他治疗方案[112]。

第一步：患者是否符合 DSM-Ⅴ OUD 标准，如果是，至第二步；若不是，至第三步。

第二步：对于符合 OUD 标准的患者，立即采用标准治疗方案，MOUD 采用美沙酮、丁丙诺啡或纳曲酮进行治疗。为了预防纳曲酮诱发的戒断症状，在给予纳曲酮前 LTOT 患者必须有 7～10 天的停药洗脱期，所以阿片激动药（美沙酮或丁丙诺啡）目前可能依然是 LTOT 患者的治疗首选。在这种情况下，转诊至成瘾专门医疗机构或接受阿片治疗方案是推荐的，除非疼痛科医生已完成 DEA 豁免培训可以开具丁丙诺啡。

第三步：对于不符合 OUD 标准的患者，应进行 LTOT 的风险 – 获益分析，是否存在过量服用风险增加或形成 OUD 的风险因素（如药物相互作用，年龄＞65 岁，肝肾功能损伤，呼吸抑制风险）[116]。CDC 2016 年的指南指出改善疼痛和功能可能会导致 LTOT 的时间延长。对于接受 MME 剂量＜50mg 阿片类药物治疗且 LTOT 的获益大于风险的患者，应常规进行监测评估。对于 MME 日剂量＞50mg 或＜50mg 但获益低于风险的患者，建议改用丁丙诺啡或采用以患者为中心的减药路径[117]。

（八）非阿片类药物治疗疼痛和 SUD 共病

越来越多的证据表明，治疗慢性非癌性疼痛 LTOT 的潜在危害大于获益[97, 118]，非阿片类药物治疗被推荐为所有慢性非癌性疼痛患者的一线治疗[75]。

1. 非阿片类药物治疗

根据不同的疼痛种类，可选的药物有非甾体抗炎药、抗惊厥药物和 SNRI[75]。然而，我们注意到最近的一些研究表明，抗惊厥药物加巴喷丁和普瑞巴林有药物滥用的潜在风险，它们可能会增加阿片类药物使用者的呼吸抑制和药物过量使用的风险[119, 120]。值得注意的是，一些治疗疼痛的药物或非药物疗法可用于治疗 SUD，反之亦然[112]。疼痛医生有时会惊讶地发现用来治疗慢性疼痛的药物也可以治疗 SUD[112]。在后文中，将简要介绍常用的治疗慢性疼痛和 SUD 的共用药物。由于 SUD 的治疗有效剂量可能与经典的疼痛治疗用量不同，因此建议疼痛科医生和成瘾治疗医生讨论合适药物使用剂量。对于存在 OUD 的患者，值得考虑改变患者的疼痛治疗方案，以及成瘾治疗医生协作，使用能同时治疗慢性疼痛和 OUD 的药物。需要注意的是，对于目前正在接受阿片类药物治疗的患者，一般不建议使用可能导致镇静或增加呼吸抑制风险的佐剂药物（如肌肉松弛药、抗癫痫药、苯二氮䓬类药物和阿米替林）[113]。

2. 抗惊厥药物

疼痛科医生应该熟悉抗惊厥药物的应用，包括用于神经病理性疼痛和纤维肌痛治疗的加巴喷丁、普瑞巴林和奥卡西，以及用于预防性偏头痛的托吡酯[121, 122]。托吡酯过去曾用于神经病理疼痛和纤维肌痛的治疗，后来发现没有治疗获益[123, 124]。研究表明，酒精使用障碍者应用加巴喷丁治疗有临床获益[123, 124]。多项研究显示，与安慰剂相比，服用加巴喷丁的酒精使用障碍患者对酒精的渴望及饮酒行为有所减少，一些报道称其对情绪和失眠也有一定疗效[125-127]。2019 年 12 月，FDA 发布了一份关于加巴喷丁类药物与其他中枢神经系统抑制药（特别是阿片类药物）联合使用相关呼吸抑制风险的安全沟通，这种风险将如何影响未来加巴喷丁类药物在疼痛治疗中的应用是一个不断演变的话题[128]。托吡酯在 AUD 治疗中也显示出临床益处，一些初步研究表明，它可以应用于可卡因使用障碍和烟草使用障碍患者的治疗，当然这需要更多的研究支持。

3. 肌肉松弛药

巴氯芬已被用于治疗痉挛和肌肉张力增高，特别是用在像多发性硬化这类疾病。评估巴氯芬治疗酒精使用障碍疗效的系统综述未证明其有明显益处，但这是目前研究的一个热点领域[131, 132]，特别是在戒酒患者中的应用[133]。有关肌肉松弛药在疼痛治疗中的作用的更详细描述见第55章。

4. 苯二氮䓬类药物

尽管苯二氮䓬类药物与阿片类药物联用会增加药物过量、镇静和OUD发生的风险，但在门诊处方联合用药的比例仍高达40%[134, 135]。苯二氮䓬类药物是预防酒精戒断综合征患者癫痫发作的重要治疗方法。然而，除了这一适应证外，在为服用阿片类药物的患者处方苯二氮䓬类药物时应谨慎。

5. α_2受体激动药

α_2受体激动药常用于麻醉[136]。例如，可乐定可在插管期间提供预防性心血管保护，而替扎尼定可协助治疗脑瘫相关的痉挛。虽然美国FDA批准α_2受体激动药氯非西定用于治疗阿片类药物戒断症状，可乐定常常超适应证用于类似适应证。研究证实了这些药物具有确切疗效。然而，它们可能有其他药物（如美沙酮和丁丙诺啡）所没有的更多不良反应，并且可能不能完全消除戒断综合征相关的不适[137]。

（九）非药物疼痛管理干预措施的重要性

最近，一项针对慢性疼痛（无SUD）的非侵入性非药物治疗的系统综述得出结论，对某些特定疼痛，与常规护理、假性治疗或注意力控制相比，运动、多学科康复、针灸、认知行为疗法、正念练习和身心练习均显示对疼痛强度和功能有中等程度改善[138]。一篇包含56项针对慢性疼痛和OUD患者社会心理干预研究的描述性综述显示，一组类似的社会心理干预具有可期待的应用前景，包括CBT、接纳与承诺疗法、正念认知疗法、正念减压疗法（mindfulness-based stress reduction，MBSR）、预防复发和动机增强疗法（motivational enhancement therapy，MET）[139]。识别触发因素（疼痛和药物使用），知晓负面情绪，增强积极的应对策略，来自于疼痛和SUD处理路径的愉快的活动策划，这些都是针对疼痛和SUD的混合社会心理干预治疗的重要组成[140]。最近的一篇特别关注疼痛和OUD的治疗的文献综述，描述了在初级保健医疗机构中采用阶梯处理路径的一些证据，并强调需要更多的综合治疗和多学科合作[141]。

疼痛和SUD共病患者的非药物干预

越来越多的文献报道了行为干预对SUD和慢性疼痛共病患者的疗效。一些试验包括了异质性的SUD组，而另一些则专注于特定的SUD。在那些有更多异质性SUD组的研究中，与随机接受支持性心理教育控制的患者相比，在成瘾治疗中聚焦预防复发和疼痛治疗技术的行为疼痛干预，8周的干预改善了疼痛，男性患者对疼痛的耐受性提高，女性患者的疼痛强度下降，但与药物相关的后果没有差异[142]。其他包括特殊的SUD患者的研究，最近的一项研究观察对存在慢性疼痛和OUD共病患者实施以正念为导向的恢复增强干预的效果，发现与常规治疗相比，8周的干预改善了患者对阿片类的渴求、疼痛的不愉快感并增加了积极情绪[143]。初步研究已经证明，CBT联合MOUD对应用美沙酮[144]和丁丙诺啡治疗的OUD与慢性疼痛共病患者的可行性和有效性[145]。在一项为期12周的前期研究中，40名存在腰痛的OUD患者接受MMT（美沙酮维持治疗）后，与美沙酮药物常规治疗相比，患者对CBT的满意度更高。CBT组中尿液非法阿片类药物筛查阴性患者更多，两组的疼痛干预结果相似[144]。另一项研究表明，在接受MMT的患者中，参加CBT告知疼痛咨询小组的患者重复就诊率及满意度更高[146]。最后，一项对慢性疼痛患者进行短暂戒烟干预的研究发现，那些随机参与干预的人更愿意考虑戒烟[145]。

（十）慢性疼痛和阿片类药物使用障碍共病患者急性疼痛的处理

对接受阿片类药物（如LTOT、MOUD或有SUD病史）患者的急性疼痛的处理具有挑战性。服用阿片类药物的患者由于存在对阿片的耐受和阿片导致的痛觉过敏，患者需要增加阿片类药物的剂量才能缓解疼痛[147, 150]。医生对有SUD病史的患者开具阿片类药物会持谨慎态度，这些患者因创伤、手术或其他治疗导致的急性疼痛则可能因此无法缓解。SUD患者也可能因为担心复发或害怕发展成OUD而对服用阿片类药物犹豫不决。由于担心阿片类药物的使用不当，以及如何规范治疗大量因急性或慢性疼痛住院的患者，专业协会制订了针对所有患者的术后镇痛指南。虽然这些指南并非专门针对SUD患者或慢性疼痛人群，但对于临床实践或术前准备非常有用[151–153]。有些策略可能对某些情况有所帮助，诸如针对个人和机构的全面疼痛计划，其中包括对如何管理个体患者的急性疼痛做了明确指导。例如，指南推荐的针对镰状细胞病患者急性疼痛的个体化治疗方案已被证明可以减少患者入院和再入院次数，改善患者的疼痛并提高患者满意度[155]。

对于接受 MOUD 患者的急性疼痛治疗的优化还需更多的研究，但有证据表明，在手术或治疗急性疼痛期间持续 MOUD 是很重要的。2020 年发布的 ASAM 指南建议，接受 MMT 和丁丙诺啡治疗的患者在急性疼痛发作时，临时增加阿片受体激动药每天剂量或拆分使用来优化治疗是合适的。来自 ASAM 和疼痛及成瘾多学科网络的指南支持对接受丁丙诺啡治疗的 OUD 患者的难治性疼痛使用大剂量的阿片激动药来控制疼痛[157]，ASAM 推荐接受 MMT 治疗的患者也适用该指南。对于接受纳曲酮治疗的患者，急性疼痛处理方法的选择包括局部疼痛治疗（如神经阻滞），使用镇静药（包括氯胺酮和苯二氮䓬）、非阿片类药物，或使用高亲和力的 μ 受体激动药来反转对 μ 受体的阻断。术前准备时，为避免戒断反应，患者至少提前 72h 停用纳曲酮，并在恢复使用纳曲酮之前 3～7 天不服用阿片类药物[149]。对于在术前决定停用美沙酮或丁丙诺啡的患者，ASAM 建议仅手术前 1 天或手术当天停用，并且由医生决定何时恢复使用[149]。

（十一）使用大麻镇痛及大麻使用障碍

尽管有不同的证据表明大麻对慢性疼痛有治疗作用，但也有包括成瘾在内的潜在危害（见第 56 章）[158]，大麻的获得及慢性疼痛治疗中的应用正在增加。在常规使用者中，大麻可导致生理依赖并导致戒断综合征，包括情绪烦躁、睡眠紊乱、胃肠道症状和食欲下降。在成年人中，CUD 的总体患病率 12 个月内为 2.5%，终生患病率为 6.3%[50, 23]。此外，有报道过去 1 年吸食大麻的人群中，与前 1 年相比，符合 CUD 诊断标准的多了 36%[159]，尽管 CUD 比许多人认识到的更为普遍和严重，但只有 5% 的 CUD 患者曾到医疗机构寻求治疗[50]。

CUD 的标准治疗包括心理治疗，如 CBT、MET 或应急管理（contingency management，CM）[160]。然而，这些治疗由于需要时间和密集的资源故难以实现。目前已有一些尚未获得 FDA 批准的 CUD 治疗药物，虽然这些药（如大麻素、抗抑郁药、抗焦虑药和谷氨酸调节剂）被建议超适应证使用[161]。最近一项关于 CUD 治疗的系统综述发现，关于 CUD 药物干预的证据很少，但有证据表明这几类药物（包括大麻素和选择性 SNRI）是无效的[162]。

治疗大麻使用者慢性疼痛的临床考虑包括了解州、联邦和政府关于大麻管理的政策，制订有关大麻使用的目标，筛查非医疗应用和成瘾状况，向患者宣教其危害和风险，提供常规管理建议，持续监测功能状态、症状的严重性和其他药物使用情况，做尿液药物检测，监测与大麻相关的危害（跌倒、认知问题、交通事故），并就停用大麻或 SUD 治疗转诊提供建议[49]。

（十二）协调合作的重要性

许多疼痛科医生可能会担心接受目前正在进行 OUD 治疗患者的临床复杂性。我们鼓励疼痛科医生与为患者制定 MOUD 方案、开具处方的医生建立联系。研究表明，治疗慢性疼痛的医生认为他们在治疗 SUD 方面经验不足，同样治疗成瘾疾病的医生也对自己在疼痛治疗方面的经验和培训感到欠缺[163, 164]。疼痛科医生有许多疼痛诊疗的知识和经验可以提供给成瘾医学的同事。这两个专业之间的协调合作可以为患者和医生带来更好的体验。

结论

慢性疼痛和 SUD 是经常共生的常见慢性疾病。这两种疾病的共病患者一般病情都比较复杂，还可能合并精神及其他病变。在过去 30 年中，许多患者接受了针对慢性疼痛的 LTOT，鉴于阿片类药物相关危害的风险，现在专家指南建议大多数患者不要采用 LTOT。SUD 患者慢性疼痛的发生率很高，同样，许多慢性疼痛患者患有 SUD 并可能服用药物控制疼痛。由于针对疼痛和 SUD 的治疗还不完善，患者的临床需求还得不到满足。虽然对 SUD 有一些有效的治疗方法，特别是针对 OUD 患者的 MOUD，但许多 SUD 患者并没有得到有循证医学证据支持的治疗。针对慢性疼痛和 SUD 的非阿片类药物治疗方案是有希望的，包括非阿片类药物治疗和非药物疼痛管理干预。疼痛科医生应对 SUD 进行筛查，如果他们不愿意或无法同时治疗疼痛和 SUD，则应与成瘾医学机构协调合作。在治疗 OUD 时，持有执照的医生可以开具丁丙诺啡处方为疼痛科医生治疗慢性疼痛和 OUD 共病患者提供了机遇。

要　点

- 成瘾是一种类似于高血压或糖尿病可以有效治疗的慢性复发性疾病。
- 慢性疼痛患者的 SUD 发生率较高，同样 SUD 患者伴发慢性疼痛的概率也较大。
- 疼痛科医生应在治疗前和治疗期间筛查成瘾风险，尤其是在使用管控药物治疗时，并准备治疗 SUD 或转诊。

第53章 抗抑郁药

Anti-depressants

Anthony H.Dickenson Ryan Patel Charles E.Argoff 著
严浩妮 译 江 来 校

20世纪下半叶，出现了一系列具有抗抑郁作用的治疗药物。当前的分类方式主要是基于化学结构和药物作用（框53-1）。在药物进入临床应用前，抑郁与疼痛之间的关联已经得到了明确的认识。由于这一关联可能是因果关系，它促使抗抑郁药用于同时表现出疼痛和抑郁症状的患者。现有研究表明，抗抑郁药物的镇痛效果可能与其引起的情绪变化无关。此外，较之抗抑郁作用，镇痛作用在较低的剂量或血清浓度下即可起效[2-5]。

当前，抗抑郁药物治疗神经性疼痛的主要作用机制为阻断下行调节通路中的单胺类神经递质再摄取。在正常状态下，延髓脊髓回路的活动保持精确平衡，以调节脊髓层面的感觉增益，并能够根据不同情境迅速调整，以放大或抑制疼痛。例如，急性应激诱导的镇痛作用、慢性应激诱导的痛觉过敏[6]、安慰剂效应部分由下行性阿片能抑制作用所介导[7]，参与的神经回路已得以明确。

背侧缝核的血清素（5-HT）在脊髓水平对感觉神经元活动具有双向调控作用，这取决于特定的受体亚型。在细胞层面，5-HT受体有兴奋性的（2、3、4、6、7亚型）或抑制性的（1、5亚型）。它们放大或抑制的感觉传递复杂性取决于在兴奋性和抑制性中间神经元的表达模式[8]。5-HT_{2A}和5-HT_3受体是背角中主要的易化受体，它们对突触前初级传入末梢的兴奋作用超过了对抑制性中间神经元的作用[9, 10]。相反，5-HT_7受体在抑制性中间神经元上表达更多，其激动药可抑制感觉传递[11]。与这些投射至背角的5-HT能神经平行的是来自脑桥的去甲肾上腺素能通路，尤其是来自A5和A6（蓝斑）神经元组的神经纤维；这些神经的末梢终止于脊髓的α_1和α_2肾上腺素受体。α_2肾上腺素受体主要表达于初级传入神经末梢（α_{2A}）和兴奋性中间神经元（α_{2C}）的突触前，其激活可抑制神经元的兴奋。相反，α_1肾上腺素受体是兴奋性的，主要表达于抑制性和兴奋性中间神经元。它们对感觉传递的净效应是起到易化作用[8]。有证据表明，去甲肾上腺素能抑制性张力的丧失和5-HT能促进作用的增强与慢性疼痛状态的发生和维持密切相关。因此，在神经病理性疼痛大鼠模型中，这种下行单胺能调控的失衡也表现为弥漫性伤害抑制控制（DNIC）的丧失。DNIC是一种部分依赖阿片和去甲肾上腺素的内源性疼痛调节机制。在没有神经损伤的情况下，当施加两个远距离的有害刺激时，会激活DNIC，招募一个与经典下行疼痛调节网络重叠的延髓脊髓抑制通路[18]。

与DNIC相对应的指标称为条件性疼痛调节（CPM）（见第21章）。实施CPM时，先给予一个伤害性测试刺激，然后在远处施加伤害性条件刺激（如冷压刺激）的同时重复进行测试，测定疼痛评分（视觉模拟评分量表）或疼痛阈值。功能性CPM可通过疼痛评分的下降或疼痛阈值的升高进行量化。作为一种感觉测试工具，采用CPM研究下行性调控在疼痛病因中的作用近年来受到广泛关注。低CPM与多种神经病理性和非神经病理性慢性疼痛状态[19-23]及术后疼痛高风险密切相关[24, 25]。为了说明如何根据假定的病理生理机制区分患者，一项大规模研究根据脊髓增益机制（增强的时间总和）或下行性控制的丧失（低CPM）对慢性疼痛患者进行分层，结果发现，37%的患者存在低CPM，21%的患者同时有低CPM和增强的时间总和[26]。由于神经损伤可能导致整个感觉神经轴发生多种转录变化和神经可塑性，分层将是未来临床试验设计和治疗选择的关键。任何具有明确作用机制的药物，只有针对患者的主要

框 53–1　抗抑郁药的分类

TCA
- 阿米替林
- 氯米帕明
- 地昔帕明
- 度硫平
- 多塞平
- 丙咪嗪
- 伊普吲哚
- 洛非帕明
- 去甲替林
- 奥匹哌醇
- 普罗替林
- 曲米帕明

SNRI
- 度洛西汀
- 米那普仑
- 萘法唑酮
- 文拉法辛

SSRI
- 阿拉丙酯
- 西酞普兰
- 依他普仑
- 依托哌酮
- 氟西汀
- 氟伏沙明
- 帕罗西汀
- 舍曲林
- 齐美定

MAOI
- 骆驼蓬
- 异丙氯肼
- 异丙烟肼
- 异卡波肼
- 吗氯贝胺
- 烟肼酰胺
- 司来吉兰
- 托洛沙酮
- 反苯环丙胺

多巴胺再摄取抑制药
- 氨奈普汀
- 安非他酮

去甲肾上腺素再摄取抑制药
- 瑞波西汀

选择性 5-HT 再摄取增强药
- 噻奈普汀

四环类抗抑郁药
- 阿莫沙平
- 马普替林
- 米安色林
- 米氮平

TCA. 三环类抗抑郁药；SNRI. 5– 羟色胺再摄取抑制药；SSRI. 选择性 5– 羟色胺再摄取抑制药；MAOI. 单胺氧化酶抑制药

病理生理机制才能缓解疼痛。从这角度来看，许多患者未能获得足够的疼痛缓解是可以理解的。

本章的重点是探讨那些通常用于治疗抑郁症的药物在减轻疼痛方面的潜力。大多数引用的临床研究基于未进行分层的患者队列，且通常使用患者报告的持续疼痛评分作为主要疗效终点。然而，最近已描述了跨病因的感觉表型，每种表型可能具有特定的药物敏感性，这些敏感性由共同的潜在机制决定（见第 21 章）[27]。本章还将讨论基于机制的治疗选择在抗抑郁药应用中的前景。

一、TCA

（一）作用机制（动物模型）

除了增加突触单胺浓度外，TCA（图 53–1）还发挥多种药理作用。表 53–1 比较了各种 TCA 的受体亲和力谱。所有 TCA 对多巴胺转运体的亲和力都较低，与 5–HT 和去甲肾上腺素转运体的结合力各不相同。阿米替林对这两种转运体都有相当强的亲和力，而地昔普明对去甲肾上腺素转运体有较高的亲和力（约 40 倍），氯米帕明对 5-HT 转运体有较高的亲和力（约 230 倍）。尽管 TCA 对多巴胺再摄取转运的亲和力较低，但全身应用阿米替林可在脊髓水平促进神经病理性疼痛大鼠多巴胺的释放，并且 D_2 受体拮抗药可部分阻断其镇痛作用[28]。这可能是单胺系统在脊髓水平的相互作用所致。多巴胺能神经末梢上 5-HT 能或去甲肾上腺素能受体表达的可塑性可促进多巴胺的释放。或者，这一相互作用发生在更高级的神经中枢，可导致下行性多巴胺能驱动自上而下增加。一个潜在的混杂因素是多巴胺在运动功能及动机形成中具有的作用可能会改变对疼痛刺激的行为反应。

5-HT 和去甲肾上腺素再摄取的双重抑制药（如大多数 TCA 和 SNRI）比选择性转运体药物能更有效地缓解疼痛。这是因为在解剖和功能上，单胺信号传导系统之间存在显著的相互作用，因此，药物作用于一个系统时，必然会影响到另一个系统，这可能会产生协同的药效[29]。TCA 和 SNRI 介导的抗痛觉超敏作用的核心机制之一是对蓝斑脊髓活动的调节。在脊髓水平，阿米替林可增加神经病理性疼痛大鼠脊髓去甲肾上腺素的浓度，同时逆转诱发的痛觉过敏，恢复 DNIC[30]。蓝斑内去甲肾上腺素释放的增加可分别通过 α_1 和 α_2 肾上腺素受体对神经元活动产生兴奋或抑制作用。然而，长期服用地昔帕明和度洛西汀会导致 α_2 自身受体脱敏，继而可能恢复下行抑制[31]。背角内通道功能的可塑性（如受体密度增加和 G 蛋白耦联增强）也可能增加病理生理状态下药物的作用强度[32, 33]。

TCA 可能通过激活阿片信号通路发挥部分镇痛作用[34–36]。去甲替林长期给药后的镇痛作用可被纳洛酮及 δ 受体和 κ 受体选择性拮抗药逆转[34]，但 μ 受体拮抗药无此作用[35]。TCA 和阿片受体的亲和力较低，因此，其效应被认为是单胺变化等机制以外的次要机制。在其他中枢靶点方面，TCA 可通过直接作用于 NMDA 受体[37] 或通过下调 NR2B 亚单位[38] 逆转中枢敏化。近年来的研究揭示了其潜在的外周镇痛机制。TCA 可间接调节神经免疫反应，如下调肿瘤坏死因子（TNF-α）和核因子 κB（NF-κB）信号通路，从而减少外周感觉神经元的炎性敏化[39–41]。体外研究表明，TCA 是 Nav1.3、Nav1.7 和 Nav1.8 通道的激活状态依赖和使用依赖的阻滞药，其 IC50 在抑郁症和神经病理性疼痛治疗的血浆浓度范围内[42, 43]。Nav1.7

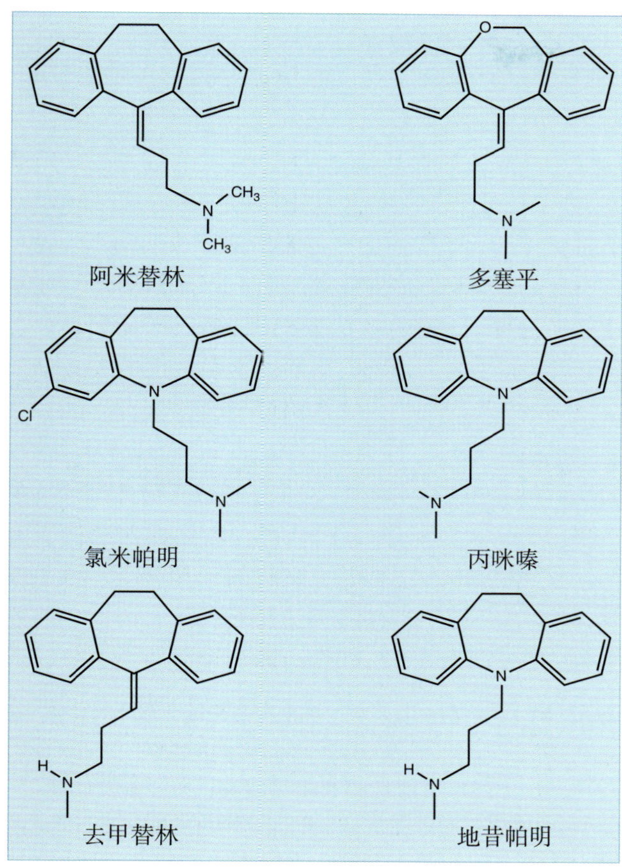

▲ 图 53-1　三环类抗抑郁药

和 Nav1.8 通道几乎只在伤害性感受器中表达[44, 45]，而 Nav1.3 在成年神经元中一般不表达，但在神经损伤后其表达会上调，具有促进神经元过度兴奋的作用[46]。有研究表明，阿米替林还可通过抑制腺苷再摄取来降低周围神经元的过度兴奋[47, 48]。然而，在临床试验中没有证据表明腺苷受体激动药具有镇痛作用[49]。目前的研究仍无法确定上述非单胺作用介导了临床剂量 TCA 的疼痛控制作用。

（二）疼痛的临床管理

药物的疗效通常采用需治疗人数（NNT）指标进行评估。对于镇痛药，NNT 表示需要接受治疗以获得 50% 或更大程度疼痛缓解的患者数量。一项关于 TCA 治疗神经病理性疼痛的双盲安慰剂对照试验的 Meta 分析计算得到的 NNT 为 3.6（图 53-2）[50]，这一疗效高于大多数其他治疗方法。TCA 对周围性和中枢性神经病变均有效，包括糖尿病神经病变[1, 51-53]、带状疱疹后神经痛[54-56]、周围神经损伤[57]、脊髓损伤[58]、脑卒中后疼痛[59]和多发性硬化[60]。在一项纳入 HIV 神经病变患者[61]和神经根病变患者的试验中，TCA 的镇痛作用较有限[62]。阿米替林是研究最多的 TCA 药物，地昔帕明[51, 54, 55]、去甲替林[55]和丙咪嗪[52]的研究多基于较小的数据库，现有研究结果表明它们的 NNT 与阿米替林具有可比性[1, 53, 56-61]。鉴

表 53-1　TCA 对各种转运体和受体的亲和力谱

	SERT	NET	DAT	5-HT_{1A}	5-HT_{2A}	α_1	α_2	D_1	D_2	H_1	H_2	mACh
阿米替林	40	68	4000	450	21	15	581	89	885	1	66	16
氯米帕明	0.2	46	2600	＞10 000	35	20	1862	219	143	22	209	37
地昔帕明	112	2.9	＞3000	＞6400	350	49	2750	5462	2530	87	1549	205
度硫平	8.6	46	5310	ND	ND	ND	ND	ND	ND	ND	ND	64
多塞平	68	30	＞10 000	276	27	24	1185	ND	1380	0.27	ND	72
丙咪嗪	8.3	83	＞8500	＞5800	150	51	3150	＞10 000	1115	9.3	550	62
洛非帕明	70	5.4	＞10 000	4600	200	100	2700	ND	2000	245	4266	265
去甲替林	18	4	1130	294	ND	55	2000	ND	2570	3	645	37
普罗替林	19.6	1.4	2100	ND	ND	130	6600	ND	2300	16.1	398	25
曲米帕明	149	2450	3780	ND	ND	24	680	ND	180	1	41	58

对于人蛋白的 Ki（nM）值，Ki 越小，亲和力越大。TCA 是转运体的抑制药和受体的拮抗药 / 反向激动药
SERT.5-HT 再摄取转运体；NET. 去甲肾上腺素再摄取转运体；DAT. 多巴胺再摄取转接体；ND. 未确定
引自 the Psychoactive Drug Screening Program K_i database, Roth and Driscol, University of North Carolina.

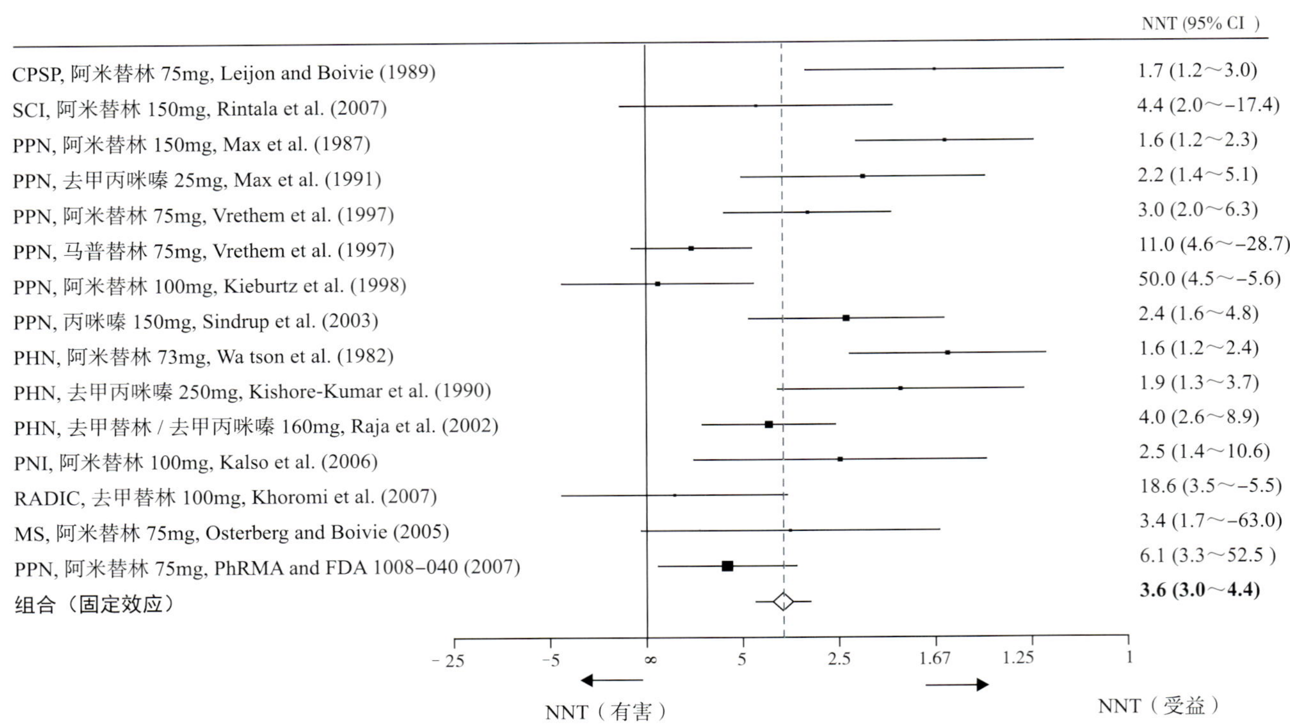

▲ **图 53-2 每项试验和总体估计（固定效应，Mantel-Haenszel）的 TCA（15 项研究，948 例参与者）的 NNT 值（95%CI）**

正方形的大小代表了该研究在 Meta 分析中的 Mantel-Haenszel 权重。CPSP. 中枢性脑卒中后疼痛；MS. 多发性硬化；NNT. 需治疗人数；PHN. 带状疱疹后神经痛；PhRMA. 美国制药研究和制造商协会；PNI. 周围神经损伤；PPN. 痛性多发性神经病变；RADIC. 痛性神经根病变；SCI. 脊髓损伤后疼痛［引自 Finnerup et al., Pharmacotherapy for neuropathic pain in adults: a systematic review and meta-analysis. Lancet Neurol. 2015;14(2):162–73.[50]］

于 TCA 可阻断 5–HT 和去甲肾上腺素的再摄取，因此低效的 CPM 似乎可以预测 TCA 的镇痛效果，这在度洛西汀的疗效预测中已被证实[23]。局部给药可减少镇痛药的中枢不良反应，由于 TCA 在多个已知在初级传入神经中表达的各种离子通道中具有靶向效应，它们被认为是潜在的候选药物。然而，目前没有随机、双盲、安慰剂对照试验支持局部使用阿米替林的疗效[63]。在对口服 TCA 无效的患者中，局部使用多塞平可略微减少持续性疼痛评分，但感觉异常、触诱发痛和刺痛无明显改善[64]。

纤维肌痛不属于神经性疾病，但具有神经病理性疼痛的特征（如中枢敏化和中枢调控的改变）。部分纤维肌痛患者可表现为下行调控障碍[65]。有报道称，纤维肌痛患者在 CPM 期间，可出现疼痛易化及疼痛抑制的消失[66]。一项针对纤维肌痛的 TCA 试验的 Meta 分析表明，TCA 治疗后，疼痛、睡眠障碍和疲劳总体上有轻至中度的改善[67]。虽然少数患者抗抑郁药治疗中获益明显，但也有大量患者因无法忍受不良反应而退出临床试验。TCA 似乎对共病失眠患者更有效，而 SNRI 可能对共病抑郁症患者更有效。基于一个较低的有临床意义的效应量（疼痛减轻 30%），TCA 在纤维肌痛中的 NNT 为 4.9。

二、SNRI

（一）作用机制（动物模型）

SNRI 可选择性地阻断 5-HT 和去甲肾上腺素的再摄取（图 53–3）。米那普仑对 5-HT 和去甲肾上腺素转运体具有相同的亲和力，而度洛西汀和文拉法辛对 5–HT 转运体的亲和力分别为去甲肾上腺素转运体的 10 倍和 30 倍。度洛西汀和米那普仑单次全身给药均可增加脊髓中 5-HT 和去甲肾上腺素的浓度，但有趣的是，两者递质累积的时间动力学并不相同。米那普仑逐渐增加两种递质的水平。与米那普仑不同，度洛西汀先迅速增加 5-HT 的浓度，而后随着时间的推移，5-HT 浓度逐渐下降，而去甲肾上腺素的浓度则逐渐增加[68]。如前所述，蓝斑 – 脊髓通路

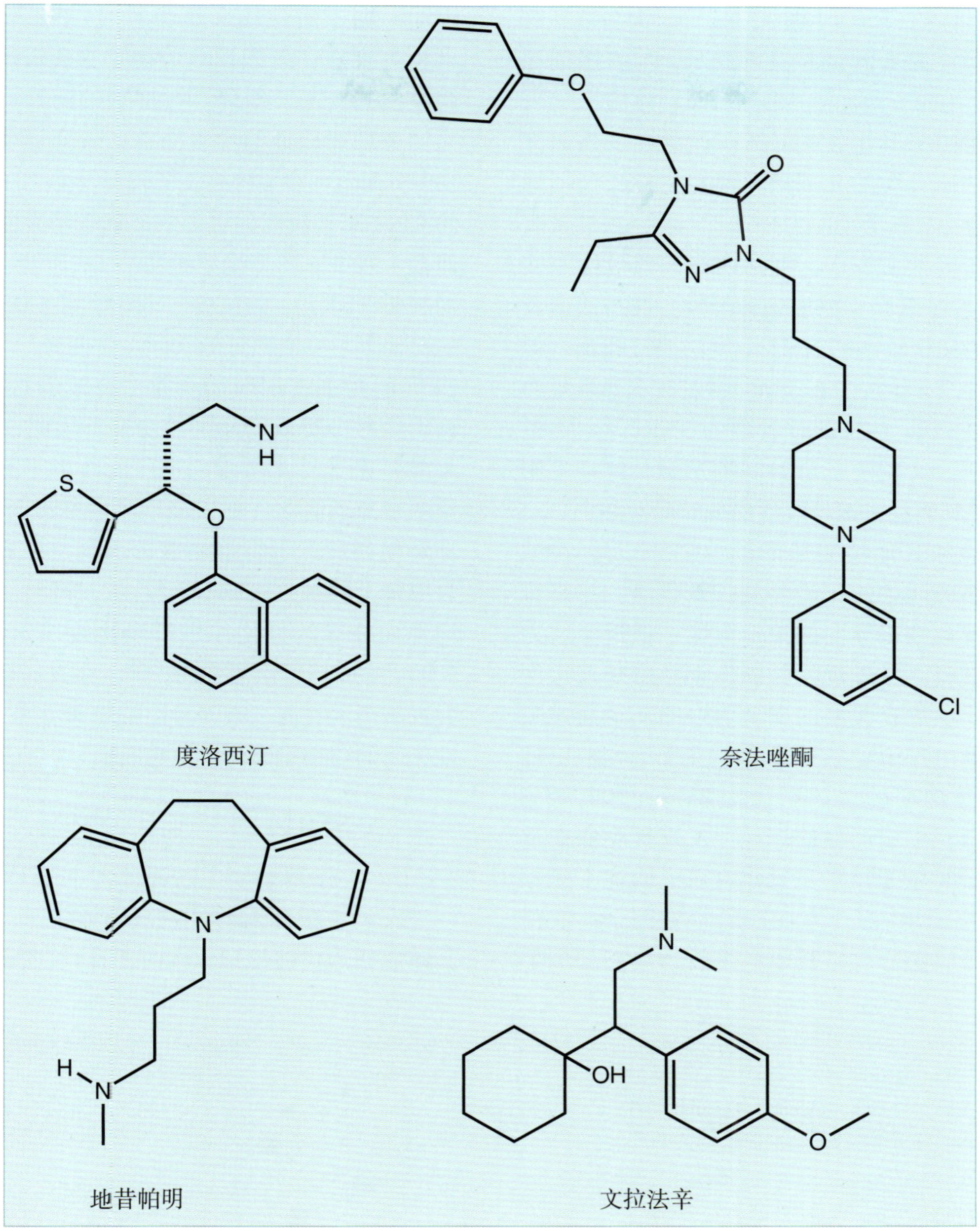

▲ 图 53-3　SNRI

中去甲肾上腺素能信号的增强对 SNRI 介导的镇痛作用十分重要。在神经病理性疼痛大鼠中，度洛西汀可增加脊髓去甲肾上腺素含量，其抗伤害性感受作用可被鞘内 α_2 受体拮抗药逆转 [69]。与临床观察一致 [23]，神经损伤后 DNIC 丧失，但度洛西汀可恢复此功能 [69]。阿片信号系统在 SNRI 的抗伤害性感受中的作用存在相互矛盾的数据，这些作用因损伤模型和给药方案的不同而不同 [36, 40, 70, 71]。内源性阿片信号的激活可能继发于去甲肾上腺素和 5-HT 再摄取的阻断，而其反过来又可激活脊髓背角中抑制性阿片能中间神经元上的相应受体。有报道显示，度洛西汀长期给药还具有外周作用，这一作用依赖于外周交感神经末梢释放去甲肾上腺素。这随后又可下调神经病理性疼痛小鼠背根神经节中非神经元卫星细胞上 β_2 肾上腺素受体介导的 TNF-α 和 NF-κB 通路的活性 [39, 40]。

（二）疼痛的临床管理

目前，度洛西汀是（美国）唯一获批用于治疗糖尿病神经病变的抗抑郁药，并且已被批准用于纤维肌痛和慢性肌肉骨骼疼痛的治疗。一项关于 SNRI 在神经病理性疼痛中的双盲安慰剂对照试验的 Meta 分析计算得到的NNT为6.4（图53–4）[50]。大多数针对糖尿病神经病变患者的试验报道显示，与安慰剂相比，度洛西汀（60～120mg）治疗可减轻疼痛[2, 72–75]，而有研究则报道了其短暂的效果。此外，度洛西汀还改善了这些研究中的几项次要终点指标，包括睡眠[72, 75]、情绪[2, 72]和活动能力[72, 75, 76]。在一项涉及多发性硬化症患者的研究中，度洛西汀的疗效优于安慰剂。但NNT显著高于糖尿病神经病。文拉法辛及其代谢产物地文拉法辛的NNT与度洛西汀相当，但需要考虑剂量，文拉法辛在75mg剂量时主要表现为SSRI，在150mg以上剂量时表现为SNRI[80]。定量感觉测试表明，文拉法辛可抑制诱发痛，包括毛刷触诱发痛、针刺痛觉过敏持续疼痛的时间总和[81]。

抗抑郁药和其他镇痛药的高NNT使人们在试验设计时重新关注个体化治疗和疗效预测。尽管目前还未建立感觉测试导向的治疗方案，但近年这方面的研究已取得一些进展。外周伤害性感受器过度兴奋的患者比感觉丧失型的患者更可能从钠通道阻滞药奥卡西平治疗中受益[82]。有研究采用普瑞巴林治疗HIV神经病变的总体结果为阴性，但事后分析的结果显示，普瑞巴林治疗后，严重针刺痛觉过敏患者的疼痛明显减轻[83]。近年有研究验证了感觉表型能否作为SNRI治疗有反应的预测因子，取得了不同程度的成功[84–86]。其中一个较为典型的例子表明，糖尿病神经病变患者的CPM效果与镇痛效果相关[23]。作者假设，药物处方会根据患者的疼痛调节模式开具，增强下行抑制的药物可使内源性疼痛调节功能较低的患者获益。研究表明，度洛西汀（30～60mg）在CPM水平较低患者中的疗效更高，而CPM水平较高的患者的疼痛缓解有限[23]。在他喷他多［双重μ阿片受体激动药/去甲肾上腺素再摄取抑制药（NRI）］的试验中也观察到了相似的结果[21]，他喷他多与度洛西汀的共同点是两者均为NRI。解释CPM的预测作用时需注意，有效的CPM是从下行输出信号中提取的净抑制功能。因此，CPM的消失可能是由于易化增强，也可能是由于抑制作用消失或两者兼而有之。在一项回溯性啮齿类动物研究中，神经损伤后的下行抑制显著减弱，可通过阻断脊髓去甲肾上腺素再摄取而恢复下行抑制，但脊髓$5\text{-}HT_3$增强而介导的易化作用可以掩盖残余的抑制功能，$5\text{-}HT_3$拮抗药可恢复DNIC[16]。因此，CPM/DNIC缺失可能预示着通过增强抑制信号和（或）减少易化活性作用的药物能够产生镇痛效果。

三、SSRI

（一）作用机制（动物模型）

人们希望随着作用更特异的抗抑郁药的出现，其镇痛作用仍能保留，同时不良反应可减少。然而，

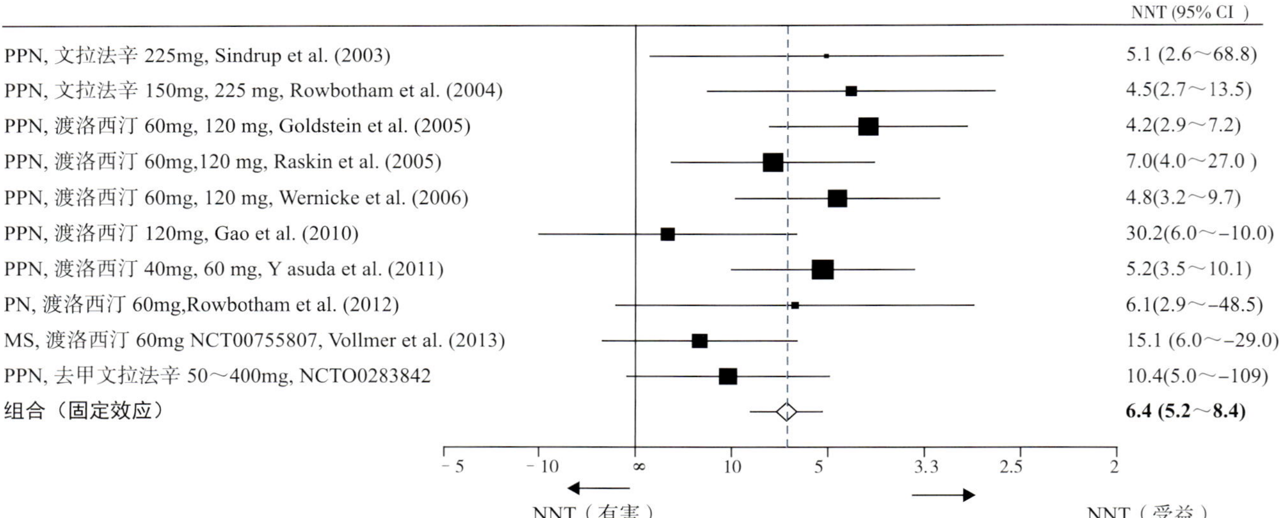

▲ 图53–4 每项试验和总体估计（固定效应，Mantel-Haenszel）的SNRI（10项研究，2541名参与者）的NNT值（95%CI）

正方形的大小代表了该研究在Meta分析中施加的Mantel-Haenszel权重。CI. 置信区间；MS. 多发性硬化症；NNT. 需治疗人数；PPN. 痛性多发性神经病［引自Finnerup et al., Pharmacotherapy for neuropathic pain in adults: a systematic review and meta-analysis. Lancet Neurol. 2015;14(2):162–73.］

啮齿类动物神经病变模型的研究结果显示 SSRI 疗效存在一定争议（图 53-5）。西酞普兰和氟西汀似乎不影响神经损伤后的机械性痛觉过敏[34, 87, 88]。但西酞普兰部分逆转了热痛觉过敏[87]。在有效剂量下，SSRI 氟西汀可减轻短期中枢敏化模型中的痛行为，这一作用会因内源性 5-HT 的耗竭而减弱[89]。然而，采用较大剂量的 SSRI 时，镇痛作用可能与其对去甲肾上腺素转运体的非选择性作用有关，因为帕罗西汀可增加脊髓去甲肾上腺素的释放[90]。相反，仅鞘内注射西酞普兰和氟西汀可恢复神经病理学疼痛大鼠 DNIC 的减弱，而全身给药则无此作用，提示西酞普兰和氟西汀可在多个部位同时产生抑制 / 易化作用。鞘内注射 SSRI 的作用由 5-HT_7 受体介导，可通过 α_2 肾上腺素受体恢复 DNIC[91]。

药物在上行中枢结构中急性和慢性作用机制可能对神经元活动产生复杂的影响。蓝斑中的去甲肾上腺素神经元接受来自背侧缝核的密集 5-HT 能投射，这些投射对神经活动具有持久的抑制作用[92]，且这一作用被 SSRI 增强[93]。在神经病理性疼痛状态下，SSRI 的脊髓抑制作用可被自上而下的下行性去甲肾上腺素能抑制的压制而抵消。在背侧缝核，SSRI 可以 5-HT_{1A} 受体依赖的方式抑制 5-HT 能神经元的自发活动，但长期给药可致 5-HT_{1A} 自身受体脱敏，导致活性恢复[94]。此外，皮质 – 边缘回路在为感觉信号输入分配情绪向性中起着关键作用，这些通路也受到 5-HT 能调节的影响。在关节炎模型中，抑制基底外侧杏仁核内的 5-HT_{2C} 受体可增强氟伏沙明对脊髓上行中枢行为（如发声和焦虑样行为）的镇痛作用，但对疼痛刺激的脊髓反射没有影响[95]。大多数啮齿类动物实验主要研究药物的急性效应。然而，长期给药可导致基因转录的改变，包括脊髓和脊髓上 5-HT_{2C} 受体表达的改变[96]，以及背根神经节和脊髓背角中 HDAC2 和 mGlu2 受体表达的改变[97]。

（二）疼痛的临床管理

临床试验数据为 SSRI 治疗神经性疼痛提供的证据较弱。可比性研究的缺乏意味着较难计算出可靠的 NNT，目前认为 SSRI 的 NNT 至少为 6.7，这一

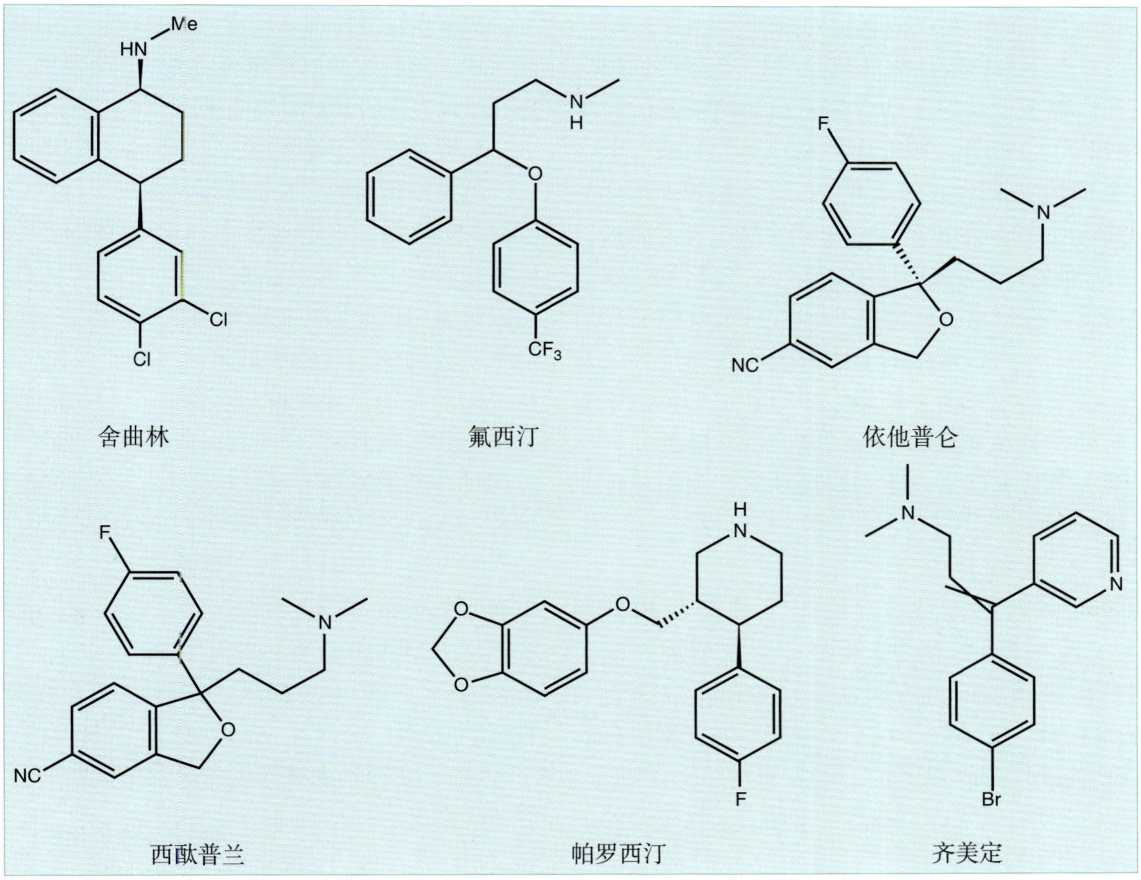

▲ 图 53-5 SSRI

数字有可能被低估了[98]。3 项针对糖尿病神经病变患者的交叉研究比较了西酞普兰、氟西汀和帕罗西汀（剂量均为 40mg）与安慰剂的疗效。结果发现，氟西汀并不比安慰剂的疗效更好[4]，而西酞普兰对疼痛只有轻微的改善作用[99]。帕罗西汀降低了连续疼痛评分和感觉异常，但没有改善睡眠障碍，其疗效不如丙咪嗪[100]。纤维肌痛的研究结果与神经病理性疼痛的研究相似，数据也不一致。使用西酞普兰（20～40mg）治疗一个疗程后，疼痛评分、压痛点或抑郁评分均无明显改善[101]，另一项研究报道了相似的结果，仅取得了微弱的疗效[102]。氟西汀试验的结果也与上述研究相似，疼痛评分和压痛点的改善有限或没有改善，而睡眠障碍、健康评分和抑郁评分等次要指标的结果也很不一致[103-105]。

四、去甲肾上腺素再摄取抑制药

（一）作用机制（动物模型）

瑞波西汀是一种选择性 NRI，对 5-HT 和多巴胺再摄取转运蛋白几乎无亲和力。在啮齿类动物神经损伤模型中，鞘内注射瑞波西汀可通过抑制诱发的痛觉过敏和持续性疼痛（条件性位置偏好范式）逆转去甲肾上腺素下行调控功能的减弱[106]。类似的作用也出现在病理生理状态下的脊髓丘脑通路引发的神经元活动中[107]。此外，鞘内注射 α_2 受体拮抗药可阻断功能性 DNIC，鞘内注射瑞波西汀可恢复神经病理性疼痛大鼠消失的 DNIC[16]。这一去甲肾上腺素能机制可以解释低 CPM 与使用他喷他多（μ 受体 /NRI 双重激动药）和度洛西汀（SNRI）治疗神经性疼痛之间的联系[21, 23]。来自脑桥的去甲肾上腺素通过神经轴投射，参与调节觉醒、情绪、学习和记忆。去甲肾上腺素能成分在上行和下行通路中的功能差异可能是针对去甲肾上腺素系统全身用药时产生不良反应的神经学基础[108]。

（二）疼痛的临床管理

目前没有数据支持 NRI 适用于神经病理性疼痛的治疗。辉瑞主导的 2 项治疗疱疹后神经痛和糖尿病神经病变的试验因缺乏疗效而提前终止（NCT00348894、NCT00354094）。然而，在纤维肌痛方面，辉瑞公司的研究报道称，与安慰剂相比，NRI 对总体疼痛评分（主要结局指标）和疲劳（次要结局指标）有轻度但持续的改善[109]。

1. 多巴胺再摄取抑制药

虽然安非他酮被归为多巴胺再摄取抑制药，但它也能阻断去甲肾上腺素再摄取转运体。神经病理性疼痛大鼠鞘内给药可增加脊髓中多巴胺和去甲肾上腺素的浓度，以 α_2 受体和 D_2 受体依赖的方式产生镇痛作用[110]。虽然疗效证据有限但一项研究报道称，在安慰剂对照试验中，73% 的神经病理性疼痛患者在使用安非他酮治疗后获得了一定程度的疼痛缓解[111]。

2. 四环类抗抑郁药

目前有关四环类抗抑郁药的镇痛作用证据比较有限。与 TCA 类似，四环素类药物的药理学作用多样。总体而言，这些药物都具有阻断去甲肾上腺素再摄取的作用，对 5-HT 和多巴胺再摄取转运体几乎没有亲和力。一项针对带状疱疹后神经痛患者的交叉研究发现，阿米替林比马普替林更有效[112]。啮齿类动物研究表明，马普替林[113]、米安色林[114]和米氮平[115]可逆转神经病理性疼痛模型中诱发的痛觉过敏。

3. MAOI

MAOI 有多种不良反应，药物相互作用及使用时需采用无酪胺饮食而在疼痛管理中等级靠后。现有证据几乎没有表明其具有镇痛作用[116]。

4. 安全性及不良反应

抗抑郁药物的安全性可以从剂量进行评估［正常（如框 53-2 所示）和过量］。一项对英国处方药物的分析研究计算了每百万处方药物的死亡人数，揭示了过量服用抗抑郁药物的潜在危险（表 53-2）。目前尚不清楚为何地昔帕明的致死率高于其他 TCA，但这一结果提示过量风险应根据单个药物的数据而非整个药物类别判断[117]。就患者的耐受性而言，新型抗抑郁药的耐受性有望优于 TCA。一项回顾治疗抑郁症使用 TCA 和 SSRI 耐受性的 Meta 分析计算出需伤害人数（NNH），即需要暴露于某种风险因素的患者平均人数，以造成对一个人的伤害，否则该人群不会受到伤害，结果指出 TCA 的 NNH 为 4～30，SSRI 为 20～90[118]。同样，在神经病理性疼痛中，TCA 的 NNH 为 13.4，SNRI 的 NNH 是 11.8[50]。对于 SNRI，在神经病理性疼痛的临床试验中，米那西普兰的退出率（28%）似乎高于度洛西汀（4%～19%）和文拉法辛（9%）。度洛西汀最常见的不良反应是恶

框 53-2　抗抑郁药：安全性和不良反应

体重：服用抗抑郁药后体重增加很常见。当它们用于治疗抑郁症时，情绪改变可能会影响食欲和健康。TCA 比 SSRI 更容易导致体重增加[122]

胆碱能不良反应：包括口干、镇静和尿潴留，可使 TCA 的使用复杂化

跌倒风险：一项对美国退伍军人的研究显示，2212 例髋部骨折患者中，70% 的患者在骨折前服用过抗抑郁药药物，这可能是导致他们跌倒的原因。患者服用 TCA 或 SSRI 后跌倒的发生率是对照组的 2 倍[123]

妊娠期用药：抗抑郁药的使用与心脏畸形、早产和新生儿呼吸窘迫的风险增加相关

汽车驾驶：在镇静类抗抑郁药（如阿米替林、丙咪嗪、多塞平、米安色林）急性给药后，驾驶能力的测试结果与血液中酒精浓度为 0.8mg/ml 的人相当[125]。研究还指出，苯二氮䓬类药物与抗抑郁药同时使用会导致严重的驾驶障碍。服用 SSRI 时，未发现驾驶能力受损[126]。因此，当 TCA 时，患者应被告知在 TCA 稳定使用固定剂量之前避免驾驶车

SSRI 和 NSAID：一项纳入 15 445 例新使用抗抑郁药患者（无论是否使用非甾体抗炎药）的研究发现，在 691 例给予 TCA 但未服用 NSAID 的患者中，消化性溃疡治疗药物的需求率为 0.051%，SSRI 组（1181 例受试者）为 1.2%。当 SSRI 与非甾体抗炎药同时服用时（86 例受试者），消化性溃疡治疗药物的需求率为 12.4%，而非 TCA-NSAID 队列中的 2.5%。这表明将 SSRI 用于同时服用 NSAID 的患者时，需格外谨慎[127]

心、头晕、嗜睡和便秘，发生率高达 30%。

结论

大量证据表明，SNRI 对部分神经病理性疼痛患者非常有效。既往试验的一个研究不足是没有评估药物对不同类型疼痛的影响，而仅观察了不同类型疼痛患者总体上能否获得疼痛缓解。近年的度洛西汀试验中的 NNT 值往往高于之前的 TCA 试验，反映了安慰剂效应随时间增强[120]。根据其定量感觉测试结果，神经疼痛性疼痛可分为三类：机械痛、热痛和感觉丧失[27]。假设这一亚组分型可作为不同病理生理改变的感觉替代生物标志物，对临床试验的事后分析表明，感觉增强的患者比感觉丧失的患者更可能从丙咪嗪治疗中受益[85]。其他基于机制的患者分类指标包括增强的时间总和（脊髓放大）或 CPM 消失（下行疼痛控制减弱）[121]。CPM 减弱可能是度洛西汀镇痛有效的预测指标，这一预测方法可应用于其他具有类似作用机制的抗抑郁药节。虽然本章主要关注神经病理性疼痛，但类似的感觉表型也已在骨关节炎和纤维肌痛中被描述，并且相同的原理也适用。

表 53-2　每百万抗抑郁药处方的死亡人数（英国）

	药	每百万处方死亡人数（95%CI）
TCA	地昔帕明	200.9（92.0～381.6）
	度硫平	53.5（50.5～56.1）
	阿米替林	38.0（35.5～40.5）
	丙咪嗪	32.8（27.0～39.5）
	多塞平	25.2（18.0～34.3）
	曲米帕明	16.5（11.7～22.5）
	氯米帕明	12.5（9.4～16.3）
	去甲替林	5.5（2.2～11.4）
	洛非帕明	1.3（0.6～2.4）
	布替林	0（0～3372）
	伊普吲哚	0（0～1218）
	普罗替林	0（0～39.2）
SNRI	文拉法辛	13.2（9.2～18.5）
	萘法唑酮	0（0～6.4）
SSRI	氟伏沙明	3.0（0.3～10.9）
	西酞普兰	1.9（0.6～4.5）
	舍曲林	1.2（0.5～2.4）
	氟西汀	0.9（0.5～1.4）
	帕罗西汀	0.7（0.4～1.3）
NRI	瑞波西汀	0（0～21.1）

NRI. 去甲肾上腺素再摄取抑制药；SNRI.5- 羟色胺 - 去甲肾上腺素再摄取抑制药；SSRI. 选择性 5- 羟色胺再摄取抑制药；TCA. 三环类抗抑郁药

引自 Buckley 和 McManus. Fatal toxicity of serotoninergic and other antidepressant drugs: analysis of United Kingdom mortality data. *BMJ*. 2002;325(7376):1332–3.[117]

要 点

- 抗抑郁药可以有效治疗神经病理性疼痛，而不依赖于其对抑郁共病的作用。
- 与治疗抑郁症相比，这类药物镇痛作用的起效往往更快，所需剂量更低。
- 主要作用机制为阻断下行调节通路中的单胺再摄取，但许多 TCA 对单胺能受体也有亲和力，并借此发挥镇痛作用。药物的不良反应是由于对组胺能受体和胆碱能受体的阻滞。
- 度洛西汀和阿米替林是治疗神经病理性疼痛的一线药物（NeuPSIG 推荐[50]），度洛西丁由于不良反应更少，常作为首选用药。
- 低 CPM 是神经病理性疼痛下行调节障碍的指标。CPM 在机制导向的治疗方案选择中有一定的价值，低 CPM 与度洛西汀的镇痛效果具有相关性。
- 目前没有令人信服的证据支持使用 SSRI、去甲肾上腺素再摄取抑制药、多巴胺再摄取抑制药、四环素类抗抑郁药和 MAOI 治疗神经病理性疼痛。

第 54 章　疼痛管理的辅助药物

Adjunct Medications for Pain Management

Daniel B.Larach　Andrea L.Chadwick　Charles E.Argoff　Robert W.Hurley　著

方洪伟　程二登　译　　方　浩　校

慢性疼痛的治疗，需要理解疼痛综合征的病理生理学中涉及的伤害感受、神经病变和伤害调节机制的相互作用。对慢性疼痛潜在机制的研究为使用非阿片类药物治疗慢性疼痛障碍提供了理论基础。非阿片类药物，通常称为辅助药物，可以采用胺类再摄取抑制药的形式（如 SNRI 和 TCA）、神经膜稳定药（如钠和钙通道阻断抗惊厥药物）、非甾体抗炎药、局部镇痛药、肌肉松弛药、TRPV1 受体激动药、NMDA 受体拮抗药、阿片受体拮抗药和肉毒毒素。非甾体抗炎药、局部镇痛药、SNRI、TCA 和肌肉松弛药在慢性疼痛障碍中的应用在其他章节中进行了描述。在本章中，我们将讨论神经元膜稳定剂、TRPV1 激动药（辣椒素）、NMDA 拮抗药（氯胺酮）、阿片受体拮抗药（低剂量纳曲酮）和肉毒毒素的使用，以及它们用于慢性疼痛管理的相关数据。

一、膜稳定剂

钠和钙离子通道功能的改变在许多慢性疼痛综合征的病理生理方面的文献中被研究[1, 2]。临床上可用的作用于这些离子通道的药物包括膜稳定剂，通常用于治疗癫痫。其中大部分药物已经在疼痛患者身上得到不同程度的疗效。膜稳定剂分类下的多种药物有益于治疗疼痛（表 54–1）。这些药物包括抗癫痫 / 抗惊厥药物、局部麻醉药、TCA 和抗心律失常药物，可以抑制异位神经元放电的发展和传播。用于治疗慢性疼痛的这类辅助药物的主要药物包括抗癫痫 / 抗惊厥药物、局部麻醉药和 TCA。TCA 将在单独的章节中讨论，这里不做介绍。加巴喷丁和普瑞巴林虽然也是抗惊厥药物，但是由于其作用机制不同于其他膜稳定剂，将在钙通道调节剂下分别进行讨论。

二、钙通道调节药

钙通道调节药是广泛用于慢性疼痛的非阿片类药物，是许多神经性和非神经性慢性疼痛的一线治疗药物[3]。细胞内游离钙离子浓度仅为细胞外环境的 1/10 000，钙通过钙通道流入对神经元具有重要的去极化作用。电压门控钙通道可分为高电压激活（high-voltage activated，HVA）和低电压激活（low-voltage activated，LVA）通道。电生理特性允许根据激活阈值分为 HVA 和 LVA 通道。HVA 组又分为 L 型、P/Q 型、N 型和 R 型[4]，这些通道需要较大的膜去极化，主要负责钙的进入和突触前神经末梢神经递质地释放。低电压通道，如 T 型，通过参与冲击和内在振荡来调节放电。失神发作时，丘脑的棘慢波依赖于 T 型钙通道；这些放电被丙戊酸或乙琥咪嗪抑制。N 型 HVA 钙通道被认为主要负责突触连接神经递质地释放，并很快失活。P/Q 型钙通道之所以这样命名，是因为它最初在小脑的浦肯野细胞中被描述。T 型通道，以引起的瞬态电流命名，开始以弱去极化打开，接近静止电位。L 型通道在骨骼肌和许多其他组织中发现高浓度，如神经元和平滑肌，这是研究最多的组织。电压化钙通道由 5 个多肽亚基组成，是许多药物的靶点。钙通道由一个 α 蛋白和几个辅助亚基组成，α 蛋白形成通道孔。

用于治疗慢性疼痛的钙通道调节剂，如加巴喷丁和普瑞巴林，与 L 型电压门限值钙通道 $\alpha_2\delta$ 亚基结合，这种结合导致谷氨酸、去甲肾上腺素和 P 物质释放减少[5]。虽然结构上源自抑制性神经递质 GABA，但加巴喷丁和普瑞巴林都不与 GABA 受体结合或具有活性。它们也不影响 GABA 的摄取和代谢。

表 54-1　针对疼痛的膜稳定剂

膜稳定剂	机　制	不良反应
卡马西平	钠通道阻滞	镇静，头晕，步态异常，血流动力学改变
奥卡西平	钠通道阻滞	低钠血症，嗜睡，眩晕
拉莫三嗪	稳定慢钠通道；抑制突触前神经元谷氨酸的释放	皮疹，头晕，嗜睡
加巴喷丁 / 普瑞巴林	结合到电压门控 Ca 通道的 $\alpha_2\delta$ 亚基	头晕，镇静
丙戊酸	钠通道阻滞；增加 GABA	嗜睡，头晕，肠胃不适
托吡酯	钠通道阻滞；增强 GABA 抑制	镇静，肾结石，青光眼
美西律	钠通道阻滞	恶心，视物模糊
拉科酰胺	钠通道阻滞	头晕，恶心，复视，头痛

GABA. γ- 氨基丁酸

（一）加巴喷丁

加巴喷丁（Neurontin）是一种非阿片类药物，广泛用于慢性疼痛的治疗。加巴喷丁的标准初始剂量取决于所使用的特定加巴喷丁配方。加巴喷丁是一种非阿片类药物，已广泛用于慢性疼痛管理。加巴喷丁的标准初始剂量取决于所用的特定加巴喷丁制剂。对于加巴喷丁的首个可用制剂，其剂量为 100～300mg/d。尽管美国 FDA 批准的该制剂用于治疗带状疱疹后神经痛（PHN）（该制剂适用于的唯一慢性疼痛疾病）的治疗剂量为 1800mg，但许多临床医生会从较低剂量开始，逐渐增加至最大剂量 3600mg/d，分 3 次给药，作为耐受剂量（表 54-2）。为了尽量减少某些不良反应的后果，如镇静和头晕，初始剂量通常是在睡前服药。2～5 天后，剂量增加到 300mg 每天 2 次，再过 2～5 天后，增加到 300mg 每天 3 次。在耐受的情况下，每隔几天增加 300～600mg 的剂量，直到获得有效剂量，达到最大日剂量或出现不良反应。一种胃滞留制剂加巴喷丁（Gralise）也已被 FDA 批准用于 PHN。它的目的是通过使用基于聚合物的技术，提供比传统通用加巴喷丁所需的更简单的给药模式，允许胃保留药片，以延长有效药物的输送。加巴喷丁的另一种制剂，即加巴喷丁那撒比尔（奥里桑），被开发出来并最初被批准用于治疗不宁腿综合征。它是加巴喷丁的一种主动运输的前药形式，可以每天 2 次给药，因为与标准加巴喷丁相比，它的生物利用度更稳定。在一项随机对照试验中，这种前药物配方也被发现对 PHN 的治疗有效[6]，每天给予 2 次该药物已获 FDA 批准用于治疗 PHN 和不宁腿综合征。

加巴喷丁的主要剂量限制不良反应是疲劳、嗜睡和头晕，这些不良反应通常通过逐渐剂量滴定减轻。虽然加巴喷丁的药物相互作用很少，但肾功能不全的患者需要减少剂量。然而，加巴喷丁的起始剂量通常不能立即缓解疼痛，使用即释型加巴喷丁时，缓慢的滴定要求可能需要长达 2 个月的时间才能达到足够的疼痛缓解。当给予缓释制剂时，治疗剂量可在大约 2 周内达到。

加巴喷丁可用于多种慢性疼痛。对接受 PHN、复杂区域疼痛综合征、疼痛性糖尿病神经病和其他形式的神经性疼痛（neuropathic pain，NP）及病因有争议的疼痛（包括纤维肌痛和阿片类药物诱发的痛觉过敏）患者进行了研究[7-9]。一项对 37 项研究的 5914 名参与者的 Meta 分析发现，PHN 和 PDN 患者有实质性的好处（至少 50% 的疼痛缓解或患者整体印象变化量表“大大改善”）。在整个 Meta 分析人群中常见的不良反应包括头晕（19%）、步态障碍（14%）、嗜睡（14%）和外周水肿（7%）。

在来自 8 项研究的 2260 例 PHN 患者中，32% 的受试者对加巴喷丁≥1200mg/d 有显著疗效，而 17% 的受试者对安慰剂有显著疗效（RR=1.8，95%CI 1.5～2.1；NNT=6.7，5.4～8.7）。当检测中度受益（至少 30% 的疼痛缓解或 PGIC 大大改善或非常改善）时，46% 的 PHN 参与者符合这些标准，而服用安慰剂的参与者为 25%（RR=1.8，95%CI 1.6～2.0；

表 54-2 神经性疼痛的剂量建议

膜稳定剂	初始剂量	滴定法	最大治疗剂量
卡马西平	100～200mg，bid	以 200mg 为增量逐渐增加	1200mg，qd
奥卡西平	600mg，bid	增加 300mg	1200～1800mg，tid
拉莫三嗪	25～50mg，QHS	每 1～2 周增加 50mg	300～500mg，qd
加巴喷丁 *	100～300mg，QHS	在耐受情况下，每 1～7 天增加 100～300mg 或 100～300mg，tid	3600mg（1200mg，tid）
加巴喷丁 GR	300mg，QHS	第 1 天，300mg；第 2 天，600mg；第 3～6 天，900mg；第 7～10 日，1200mg；第 11～14 天，1500mg，之后是 1800mg	1800mg，QHS
普瑞巴林	50mg，tid；75mg，bid	3～7 天后增加到 300mg/d，然后在耐受的情况下，每 3～7 天增加 150mg/d	600mg，qd（200mg，tid；300mg，bid）
丙戊酸	250mg，bid	每周增加 250mg	500mg，bid
托吡酯	50mg，QHS	1 周后开始服用 50mg，bid，7 天后增加 100mg，bid	100mg，bid
美西律	150mg，qd	在 3 天内增加到 300mg，然后是 600mg	最大剂量：10mg/(kg·d）

*. 肾功能受损可减少

bid. 每天 2 次；QHS. 临睡前；qd. 每天 1 次；tid. 每天 3 次

NNT=4.8，4.1～6.0）。

这两种结果的证据均被评为中等质量。同一项 Meta 分析发现，在 6 项研究的 1277 名 PDN 患者中，38% 接受加巴喷丁≥1200mg/d 的患者获得了实质性的获益，而接受安慰剂的患者中这一比例为 21%（RR=1.9，95%CI 1.5～2.3；NNT=5.9，4.6～8.3）。同样，接受加巴喷丁的受试者中 52% 有中度受益，而接受安慰剂的受试者中 37% 有中度受益（7 项研究共 1439 名参与者；RR=1.4，95%CI 1.3～1.6；NNT=6.6，4.9～9.9）。证据再次被评为中等质量。值得注意的是，加巴喷丁用于其他神经性疼痛的数据非常有限，如神经损伤、脊髓损伤和神经根性腿痛，尽管加巴喷丁通常用于这些适应证[10]。其他的 Meta 分析研究加巴喷丁在患幻肢痛中的应用，在 43 名受试者的小样本中，与安慰剂相比，加巴喷丁的数字评分量表差异为 -1.16（95%CI -1.94～0.38）[11]，在慢性腰痛（CLBP）中，与安慰剂相比，185 名受试者的疼痛没有显著改善（平均 NRS 差异 -0.22，95%CI -0.5～0.07）[12]，总的来说证据质量较低，大多数 NP 治疗指南加巴喷丁作为一线药物[13]。

最近的关注点集中在与加巴喷丁相关的误用和滥用，以及与阿片类药物共同处方时的发病率和死亡率风险。对 59 项关于加巴喷丁误用和滥用的研究进行的系统综述发现，在普通人群中滥用发生率为 1.6%，但在阿片类药物滥用者中，滥用发生率为 3%～68%；滥用的总体风险因素包括药物滥用史，特别是阿片类药物，以及精神共病。在这些人群中，处方医师应谨慎使用加巴喷丁[14]。一项基于人群的巢式病例对照研究，对 1256 名死于阿片类药物相关原因的阿片类药物使用者和 4619 名阿片类药物使用者进行研究，发现与未使用加巴喷丁的阿片类药物使用相比，阿片类药物和加巴喷丁共同使用显著增加了阿片类药物相关死亡的概率（AOR=1.49，95%CI 1.18～1.88）[15]。FDA 最近增加了加巴喷丁（和普瑞巴林）的黑框警告，警告老年患者或患有呼吸疾病的患者在接受加巴喷丁类药物的同时接受阿片类药物和苯二氮䓬类等中枢神经系统抑制药治疗时，可能会出现呼吸抑制和镇静[16]。

很少有研究关注加巴喷丁在 CLBP 中的应用。Atkinson 等的一项研究调查加巴喷丁与安慰剂对 CLBP 的疗效，发现在每个治疗组中，疼痛都有统计学上显著的减轻。然而，当加巴喷丁与安慰剂比较时，两组之间在疼痛缓解方面没有统计学上的显著差异[17]。

加巴喷丁已被报道用于治疗纤维肌痛。然而，只有一项严格的随机对照试验发表，研究加巴喷丁与安慰剂在这种情况下的对比。在 Arnold 等的这项研究中，150 名患者被随机分为安慰剂组和加巴喷丁组（滴定剂量为 1200～2400mg/d），为期 12 周[18]。结果显示，加巴喷丁治疗的患者在中等效果的平均疼痛评分上有显著更大的改善。

（二）普瑞巴林

与加巴喷丁一样，普瑞巴林也用于治疗慢性疼痛，其作用机制是与 L 型电压门控钙通道的 $\alpha_2\delta$ 亚单位结合，从而导致神经元兴奋性降低。普瑞巴林被 FDA 批准用于治疗 PHN、PDN、纤维肌痛和脊髓损伤相关疼痛。普瑞巴林的初始剂量是每天 150mg，分 2 次或 3 次给药，或在老年患者睡前给予 25～50mg。可在 3～7 天内增加至 300mg/d，并在随后的 2 周内增加至最大剂量 600mg/d。与加巴喷丁相似，肾功能减退的患者必须减少普瑞巴林的用量。

普瑞巴林与加巴喷丁相比优势包括疼痛缓解起效更快、药代动力学呈线性、受试者间变异性低、剂量相关的不良反应更少[19]，从而允许更快的增加药物剂量达到每天服用3次。此外，在 300～600mg/d 的目标剂量治疗，通常 2 周后会获得最佳获益，而加巴喷丁需要 2 个月。普瑞巴林的优势在于，它的起效快和不良反应小[20]，最常见的不良反应包括嗜睡和头晕，而且剂量越大，频率越高。停用普瑞巴林时，应在至少 1 周内逐渐减量，以尽量减少不良症状，包括失眠、恶心、头痛和腹泻。

与加巴喷丁一样，普瑞巴林在 PHN 和 PDN 患者中的疗效已经确定。一项 Meta 收集来自 45 项研究中的 11 906 名患者[21]。在患有 PHN 的受试者中，与服用安慰剂的患者相比，每天服用 300mg 普瑞巴林的受试者更有可能疼痛缓解≥50%（32%vs.13%；RR=2.5，95%CI 1.9～3.4；NNT=5.3，3.9～8.1，在 4 项研究中 713 名受试者）和缓解≥30%（50%vs.25%；RR=2.1，95%CI 1.6～2.6；NNT=3.9，3.0～5.6，在 3 项研究中的 589 名受试者）。同时在人群中观察到剂量与患者反应之间的关系：与给予安慰剂的受试者相比，每天给予普瑞巴林 600mg 的受试者更有可能疼痛缓解≥50%（41%vs.15%；RR=2.7，95%CI 2.0～3.5；NNT=3.9，3.1～5.5，在 4 项研究中 732 名受试者）和疼痛缓解≥30%（62%vs.24%；RR=2.5，95%CI 2.0～3.2；NNT=2.7，2.2～3.7，3 项研究中的 537 名受试者）。所有 PHN 分析的证据都被评为中等质量。

在 PDN 中，与安慰剂组相比，每天服用普瑞巴林 300mg 的受试者疼痛缓解≥50%（31%vs.24%；RR=1.3，95%CI 1.2～1.5；NNT=22，12～200）和疼痛缓解≥30%（47%vs.42%；RR=1.1，95%CI 1.01～1.2）；在有 2320 名参与者的 8 项研究中，NNTB=22（12～200），而 PGIC 量表中得到“很大”或“非常”改善的概率更高（51%vs.30%；RR=1.8，95%CI 1.5～2.0；NNT=4.9，3.8～6.9，在 5 项研究中有 1050 名参与者）。

在 PHN 中，每天服用 600mg 的患者比服用 300mg 的患者有更多的改善，服用这种剂量的患者中有 41% 的人疼痛缓解≥50%，而服用安慰剂的患者中只有 28% 的人（RR=1.4，95%CI 1.2～1.7；NNT=7.8，5.4～14，5 项研究的 1015 名参与者）；疼痛缓解≥30% 则有 63% 的人，安慰剂组有 52%（RR=1.2，95%CI 1.04～1.4；NNT=9.6，5.5～41，2 项研究的 611 名参与者）。在 PDN 相关研究中，每天 300mg 剂量的证据被评级为中等质量，而 600mg 剂量的证据被评级为低质量。

普瑞巴林 600mg/d 对混合性或未分类的创伤后神经性疼痛也有疗效。来自 4 项研究中的 1367 名受试者的 Meta 分析显示，服用普瑞巴林的患者中，34% 的人疼痛缓解≥50%，安慰剂组则为 20%（RR=1.5，1.2～1.9；NNT=7.2，5.4～11；中等质量证据）；疼痛缓解≥30% 则为 48%vs.36%（RR=1.2，1.1～1.4；NNT=8.2，5.7～15；低质量证据）。普瑞巴林对中枢神经性疼痛也有效。在 3 项研究的 562 名参与者中，26%（vs.15%）疼痛缓解≥50%（RR=1.7，1.2～2.3；NNT=9.8，6.0～28；低质量证据）；44%（vs.28%）疼痛缓解≥30%（RR=1.6，1.3～2.0;NNT=5.9，4.1～11；低质量证据）。当对 2 项研究中的 674 名受试者进行 Meta 分析（中等质量的证据）并限制其他神经病理性疼痛疾病数据（包括癌症疼痛、多发性神经病、背痛和坐骨神经痛），没有证据表明对 HIV 神经病有好处，除了治疗 PHN，普瑞巴林 150mg/d 的剂量是无效的；如果低剂量治疗无效，临床医生应该考虑高剂量。临床医生还应该意识到加巴喷丁类药物可能会误用、滥用和呼吸抑制。

2 项研究对普瑞巴林与其他药物进行比较，发现普瑞巴林在治疗 CLBP 方面并不优于阿片类药物[22]

或塞来昔布[23]。然而，在 Romano 等的研究中，塞来昔布联合普瑞巴林优于单一疗法[23]。

许多关于普瑞巴林治疗纤维肌痛综合征的研究已经开展。7 个随机对照试验研究普瑞巴林单一疗法，剂量为 150～600mg/d，发现与安慰剂相比，有更好的镇痛效果。Arnold 等[24] 和 Mease 等[25] 都发现，每天 300mg/d、450mg/d、600mg/d 剂量在镇痛效果上都优于安慰剂。Crofford 等[26] 发现只有 450mg/d 的剂量比安慰剂更有效。Ohta 等[27] 报道，在 300mg/d 或 450mg/d 的剂量，普瑞巴林优于安慰剂。Arnold 等[28] 和 Clair 等[29]，还报道普瑞巴林在 300～450mg/d 的混合组中优于安慰剂的疗效。Pauer 等报道在 450mg/d 时，相对于安慰剂仅有统计学上的意义[30]。在 Gilron 等的一项研究中，报道普瑞巴林联合度洛西汀优于安慰剂和普瑞巴林单一治疗[31]。

（三）唑尼沙胺

唑尼沙胺是成人部分癫痫发作的辅助用药，2000 年在美国上市。它通过阻断 T 型钙离子通道和钠离子通道发挥作用，还可以增加 GABA 的释放。初始剂量是 100mg/d，连续 2 周每周增加 200mg，直至达到 600mg/d 用量。已有相关报道其对脑卒中后疼痛和头痛的有效性。一项关于唑尼沙胺治疗 PDN 疗效的随机、双盲、对照的研究显示，与对照组相比，唑尼沙胺组在视觉模拟评分和心理测量反应（Likert）评分上下降得更多。然而，这些差异没有达到统计学意义[32]。其不良反应包括共济失调、食欲下降、皮疹和肾结石（由碳酸酐酶抑制药效应引起）。唑尼沙胺禁用于磺胺过敏患者，因为它是磺胺类化合物，并且约有 40% 与血浆蛋白结合，儿童少汗和高热的风险增加。唑尼沙胺对其他慢性疼痛综合征的疗效尚未有可靠的数据[33]。

（四）齐考诺肽

齐考诺肽是一种 ω- 芋螺肽（以前称为 SNX-111），由于其多肽结构而通过鞘内给药。它来自海洋蜗牛（芋螺属）的毒液。

通过阻断脊髓背角板层中的 N 型钙通道的钙离子流入，从而阻止神经信号的传入传导。通过鞘内给药，开始剂量应较低，推荐剂量为 2.4μg/d（0.1μg/h）。由于延迟起效，应以每周 2～3 次的间隔缓慢滴定到推荐的最大量 19.2μg/d[34]。齐考诺肽不会引起耐受、依赖或呼吸抑制，不良反应主要涉及中枢神经系统，包括头晕、共济失调、精神错乱、头痛、明显的精神病和自杀想法。

从 3 个随机对照试验，共 586 名受试者中对齐康肽单一疗法治疗慢性 NP 的疗效进行了 Meta 分析。与对照组相比，使用齐考诺肽的疼痛缓解≥30% 的合并 OR 值为 2.77%（95%CI 1.37%～5.59%）[35]。在纳入的研究中，经常出现严重的不良反应，但证据表明，可通过缓慢滴定降低发生率[36]。一项关于使用齐考诺肽的前瞻性多中心观察研究（作为单一治疗或与其他鞘内药物联合使用）发现，在 12 周和 18 个月时，分别有 17.4% 和 38.5% 的患者疼痛缓解≥30%。几乎所有患者都出现不良反应，包括 22.6% 的患者出现精神错乱[37]。

齐考诺肽在治疗慢性疼痛中的作用尚未完全明了。目前，齐康多被批准用于需要鞘内给药且对其他治疗不耐受患者，包括鞘内给予阿片类药物、局部麻醉药和 α 肾上腺素能激动药。然而，这种药物应该谨慎使用，因为它的不良反应很大。应特别注意有既往精神疾病的患者。

三、钠通道阻滞药

钠通道阻滞药被用作神经病理性疼痛综合征的治疗或辅助治疗，如三叉神经痛、CRPS、PDN、神经根性肢体疼痛、化疗引起的周围神经病变和 PHN。与所有膜稳定剂一样，在使用这些药物时，了解适当的剂量、毒性及其与其他药物联合使用时的效果是至关重要的。一般来说，剂量应在安全范围内根据患者的反应进行滴定。

当神经元被去极化并接近动作电位时，电压门控钠通道迅速改变构象，并允许钠离子流动。因为膜上的电场发生变化，钠通道（和其他电压门控离子通道）由于带电残基向外移动而激活。钠通道在神经元和其他可电兴奋细胞的动作电位中起着至关重要的作用。钠离子的流动在几毫秒内通过通道的失活而终止（快速失活）。钠通道可以快速地循环开启和关闭，这可能会导致癫痫发作、神经病理性疼痛或感觉异常。

通道的结构基本上是一个矩形管，它的四个壁由四个亚基组成，四个亚基是单个多肽的四个结构域。靠近 N- 末端的区域突出到胞质溶胶中并形成失活颗粒。目前已证实，氨基酸残基的短环作为活瓣或铰链，阻断钠通道的内口，导致快速失活[38]。高度保守的细胞内环结合到细胞内孔的门，并在几毫秒内使其失活。针对这种细胞内环的定点抗体研究阻止了这种快速失活。

电压门控钠通道可分为 α 亚基和一个或多个辅助 β 亚基。至少有 9 个 α 亚基的功能特征已经被确定，包括 $Na_v1.1$ 到 $Na_v1.9$[39]。钠通道 1.2、1.8 和 1.9 优先在外周感觉神经元上表达，它们在伤害性感受中起重要作用，并可能成为未来通道特异性镇痛的靶点[40]。在 9 个钠通道亚型中，有 7 个在感觉神经节中被发现，如背根神经节和三叉神经节。$Na_v1.7$ 大量存在于周围神经系统中。$Na_v1.2$ 在无髓神经元中表达，$Na_v1.4$ 和 $Na_v1.5$ 则是肌肉钠通道。

钠通道突变会导致一些典型的综合征。$Na_v1.4$ 突变导致高钾性周期性瘫痪，$Na_v1.5$ 突变可能引起遗传性长 QT 综合征。Na1.7 的 SCN9A 突变与几种疼痛障碍有关，原发性红斑性肢痛症和阵发性极端疼痛障碍是由功能获得性变异引起的。功能丧失变异则造成先天对疼痛的不敏感。

慢性疼痛患者外周和中枢感觉神经元钠通道表达增加，这是疼痛通路过度兴奋的机制之一[41]。调节钠通道门控的抗惊厥药物包括苯妥英钠、拉莫三嗪、卡马西平、奥卡西平和唑尼沙胺，托吡酯和丙戊酸也有一定的作用。值得注意的是，在临床治疗浓度下，钠通道只有在超极化时才会被微弱地阻断。当神经细胞膜去极化时，通道受到的抑制要大得多。与局部麻醉药相比，抗惊厥药对通道的结合较慢。抗惊厥药物的缓慢结合确保正常动作电位的动力学性质不会改变。一般来说，抗惊厥药物在急性疼痛的治疗中没有作用，尽管它们在慢性疼痛条件下已被证实是有效的。有趣的是，局部应用苯妥英钠和卡马西平具有比利多卡因更强的镇痛作用[42]。已经证明，苯妥英钠、卡马西平和拉莫三嗪与钠通道上的一个共同识别位点结合，可能是因为它们的两个苯酚基团作为结合元素[43]。在正常的静息电位下，这些药物对动作电位几乎没有影响。除了开放通道的快速电流外，还有持续性的钠电流。这种由持续开放的通道造成的电流只是快电流的一小部分，但可能在调节神经兴奋性方面有着重要作用。有证据表明，几种抗惊厥药物，如苯妥英钠、丙戊酸盐和托吡酯，也通过阻断持续的钠电流发挥作用。

（一）苯妥英钠

苯妥英钠除广泛用于癫痫发作治疗外，它还是第一个用于 NP 的抗惊厥药物，20 世纪 40 年代有报道称它用于治疗 TN。苯妥英以其非线性代谢而闻名，表现为代谢饱和后血浆浓度显著升高，但剂量增加很少。95% 左右的苯妥英钠作为代谢物从 CYP 系统排泄。苯妥英钠的起始量为 100mg，每天 2～3 次。它主要用于治疗糖尿病神经病变。然而，其疗效虽好，但不良反应很大，因此已被淘汰。苯妥英钠通过阻断钠通道来缓解疼痛，从而阻止兴奋性谷氨酸的释放，并抑制异位放电。

有关静脉注射苯妥英钠治疗慢性疼痛的研究数据有限。一项系统的回顾和 Meta 分析没有发现任何有值得纳入的研究[44]。苯妥英钠的不良反应包括反应迟钝和嗜睡，在一些患者中出现眼球震颤和共济失调。在抗癫痫药物中，苯妥英钠是唯一能引起面部改变的药物，包括牙床增生和面部特征粗化。磷苯妥英是一种静脉注射的前药，可以转化为苯妥英钠，一些人使用它来避免长时间地给药间隔或注射部位的注射痛。

苯妥英钠可激活肝脏中的 CYP 酶系统，因此有必要对联合治疗进行仔细评估。例如，苯妥英会降低美沙酮、芬太尼、曲马多、美西律、拉莫三嗪和卡马西平的疗效。因此，这些药物的剂量应该相应地进行调整。另外，与抗抑郁药和丙戊酸盐联合使用可能会导致苯妥英钠的血液浓度增加，从而降低后续给药量。大多数人不会使用苯妥英钠治疗 NP，除非是在难治性情况下。

（二）卡马西平

自 20 世纪 80 年代以来，卡马西平在美国已被用来治疗部分和全面性强直 – 阵挛发作。然而有趣的是，卡马西平最初被 FDA 批准用来治疗三叉神经痛，而不是癫痫，除了抗惊厥和 TN 适应证以外，它还经常被用来治疗双相情感障碍，卡马西平是最早研究用于缓解 NP（神经性疼痛）的抗惊厥药物之一。1962 年，首次报道卡马西平的镇痛特性[45]。它在化学上与 TCA 有关，相关报道包括其用于 PHN、PDN、脑卒中后疼痛和 Guillain-Barré 综合征疼痛的研究。卡马西平的初始剂量为 100～200mg，每天 2 次，滴定效价，经典剂量范围为 300～1200mg/d，分 2 次给药，一般维持剂量为 600～800mg。

常见的不良反应包括嗜睡、头晕、恶心和呕吐，这通常会受到缓慢滴定的缓解。卡马西平比较严重的不良反应包括全血细胞减少、Stevens-Johnson 综合征和中毒性表皮坏死松解。

卡马西平被认为是 TN 药物治疗的一个选择。虽然三叉神经分布区之一的这种严重神经病理性面部疼痛的病理学尚未完全确定，但大多数病例被认为是动脉或静脉的异常循环压迫三叉神经的脑桥起点引起的。尽管卡马西平长期用于这种情况，但在最近的 Meta 分析中发现，缺乏卡马西平治疗 TN 疗效的高质量证据。仅纳入 20 世纪 60 年代的 2 项短期安慰剂对照研究，总体 RR 为 6.02（95%CI 2.82～12.85）[46]。然而，社会指南强调在 4 项此类小型研究中观察到了良好治疗反应，58%～100% 的患者获得意义非凡的疼痛缓解，而安慰剂组为 0%～40%，并且 NNT＜2[47]。不管怎么说，TN 是一种疾病过程，对许多患者来说，很难完全治疗，通常需要多种药物。

卡马西平也被研究用于其他慢性 NP 状态，同样缺乏高质量证据。对包括 188 名 TN、PDN 和脑卒中后疼痛患者在内的 4 项研究进行的 Meta 分析计算出，RR 为 6.5（95%CI 3.4～12），NNT 为 1.9（95%CI 1.6～2.5），疼痛减轻≥50%，但需注意的是，该研究规模小且持续时间短[46]。重要的是，接受卡马西平治疗的患者应每 2～4 个月进行 1 次血液检查，因为使用该药物会增加粒细胞缺乏症和再生障碍性贫血的风险。研究表明，严重不良反应 NNH 为 24 例，轻微不良反应（如镇静）为 3 例[47]。

（三）奥卡西平

奥卡西平是卡马西平的类似物，其开发目的是保持卡马西平的膜稳定作用，同时尽量减轻不良反应，如镇静和严重的危及生命的反应。奥卡西平的一个主要优点是，通常不需要监测血浆药物水平和血液学特征。与卡马西平类似，奥卡西平阻断钠通道，不影响 GABA 受体。

奥卡西平治疗期间可能出现严重的低钠血症（钠＜125mmol/L），通常发生在前 3 个月，停药后几天内钠水平恢复正常。在进行奥卡西平治疗时，应监测钠水平。经常报道的奥卡西平不良反应包括头晕、嗜睡、恶心和呕吐，通常能很好耐受；皮肤方面的不良反应，如 Stevens-Johnson 综合征和中毒性表皮坏死松解症也很少报道。

奥卡西平的不良反应少于卡马西平，这导致其使用增加。基于 2 项中等质量的随机对照试验，已发表的指南将其列为治疗 TN 疼痛的可能有效药物，研究表明在 130 名患者中，奥卡西平和卡马西平的疗效相同，88% 的患者疼痛发作减少 50%[47]，还发现奥卡西平对卡马西平治疗无反应的 TN 患者是有效的[48]，而对于镇痛反应不足的患者，医生应考虑用一种药物替代另一种[49]。对奥卡西平数据进行 Meta 分析未发现与 TN 相关的适当安慰剂对照试验，也没有证据支持其用于其他形式的 NP，如 PDN、神经根疼痛和混合性神经病[50]，尽管对 146 名 PDN 患者进行的一项随机对照试验确实显示，与安慰剂相比，奥卡西平的疼痛缓解率为≥50%（34.8%vs.18.2%，RR=1.91，95%CI 1.08～3.39，NNT=6，95%CI 3～41）[51]。

（四）拉莫三嗪

拉莫三嗪于 1994 年获得美国 FDA 审批，它被用作部分癫痫发作的辅助剂，以及部分和全身癫痫发作的单一疗法。与本部分讨论的其他药剂一样，拉莫三嗪是一种阻断活跃神经中钠通道的药物。它对正常运作的自然神经系统的感觉没有影响。拉莫三嗪的独特之处在于，除了作为钠通道阻滞药外，该药物还能阻止谷氨酸的释放，谷氨酸是一种参与痛觉传导的兴奋性递质。拉莫三嗪会出现头晕、嗜睡和认知障碍等不良事件[52]。拉莫三嗪似乎无剂量依赖毒性，因此无须监测实验室值。最令人担忧的不良反应是皮疹，在快速滴定时更常见；它可以表现为 Stevens-Johnson 综合征[53]。皮疹的风险与苯妥英或卡马西平相似，为 5%～10%。酶诱导药物可降低拉莫三嗪的血清水平。拉莫三嗪对肝酶没有影响，通过葡萄糖醛酸化代谢，55% 的蛋白质结合，半衰期为 30h。需要缓慢滴定，至少 4～6 周。

拉莫三嗪与巴氯芬和加巴喷丁一起被认为是治疗 TN 的二线药物。虽然卡马西平和奥卡西平通常被认为是 TN 的一线治疗药物，但它们并不总是对这些患者有效。拉莫三嗪作为联合用药和卡马西平的替代品已在该患者群体中进行研究，并取得令人满意的结果[54-56]。因此，可以考虑使用拉莫三嗪治疗卡马西平或奥卡西平耐药的 TN。在两个安慰剂对照的 RCT 中，拉莫三嗪对降低 PDN 疼痛强度的效果甚微[57, 58]，并且在一个试验中都没有变化[58]。受试者在睡眠干扰、生活质量、患者报告疼痛或情绪改善方面没有改善，最常见的不良反应是皮疹[57, 58]。在阳性试验中，最小有效剂量为 400mg/d，疼痛减轻在 6 周内发生，对来自 11 项研究的 1511 名参与者进行的 Meta 分析发现，在其他 NP 状态下，如中枢性脑卒中后疼痛、化疗诱发的神经病理性疼痛、DPN、HIV 相关神经病理性、脊髓损伤后疼痛和混合性神经病理性痛，疗效最低[59]。

（五）托吡酯

托吡酯具有多种作用机制，广泛用于癫痫发作。托吡酯阻断电压敏感性钠通道，限制持续重复放电，并与 GABA 受体结合，通过非苯二氮䓬类和非巴比妥类相关机制增强 GABA 活性。它增加 $GABA_A$ 受体中 Cl^- 通道的开放频率，并可通过在该受体处充当谷氨酸的负调节剂来阻断 AMPA- 海藻酸盐谷氨酸受体。托吡酯还降低 L 型钙通道的活性，是碳酸酐酶抑制药。托吡酯在其剂量范围内呈现线性药代动力学，半衰期为 19～25h。其口服生物利用度约为 85%，不受食物影响，酶诱导药物可降低托吡酯的血清水平。常见的不良反应包括碳酸酐酶抑制引起的感觉异常、嗜睡、疲劳和认知症状。在临床试验中，肾结石的发生率为 1.5%，并且经常可见轻微的体重减轻。导致一些减肥倾向的患者对其作为减肥剂的潜力研究[60]。

睡前初始剂量为 50mg，每天 2 次增加至 200mg 的上限。研究表明，200mg/d 的剂量开始缓解疼痛。托吡酯预防偏头痛的 2 项大型试验于 2004 年发表，托吡酯获得 FDA 批准用于该种疾病的治疗[61, 62]。在 2 项治疗 PDN 的随机对照试验[63, 64]，托吡酯在降低疼痛强度、改善睡眠干扰、生活质量和情绪方面显示出边缘效应[63]，但在其他 2 项试验的所有领域都无效[64]。在阳性试验中，疼痛减轻发生在 8 周内[63]。所有试验中最一致的发现是体重减轻。托吡酯组体重减轻的受试者明显多于安慰剂对照组[63]。然而，一项关于托吡酯治疗 PDN 疗效的多个双盲研究的综述未能显示出显著的镇痛效果[55]，对 1684 名 PDN 或腰椎神经根病患者的 Meta 分析发现，与安慰剂相比，200～400mg/d 剂量的 PDN 或腰根病患者同样缺乏疗效。很少有研究者对托吡酯治疗 cLBP 进行研究。然而，在一项安慰剂对照的随机对照试验中，托吡酯对 cLBP 的影响与惰性安慰剂相比，表明托吡酯在降低疼痛评分方面优于安慰剂[65]。由于尚未显示托吡酯对神经病理性疼痛治疗的明显益处，当其他膜稳定剂未能成功缓解疼痛时，托吡酯最好作为难治性疼痛治疗的辅助药物[66]。

（六）拉科酰胺

拉科酰胺是一种有效且耐受性良好的抗癫痫药物，用于辅助治疗其他药物无法控制的局灶性癫痫发作[67]。虽然尚未直接与其他辅助治疗方案进行比较，但其不同的作用机制和良好的安全性使该抗癫痫药物成为有价值的可用治疗方案。拉科酰胺的主要作用是增强电压门控钠通道的缓慢失活，而与快速失活没有任何明显的相互作用，这一机制不同于其他钠通道阻断膜稳定剂。除了治疗癫痫外，还发现拉科酰胺对 PDN 的治疗是有益的。一项包括来自 5 项研究的 1863 名 PDN 患者的 Meta 分析，发现中等质量的证据表明，400mg/d 剂量是有益的，与安慰剂相比，NNT 为 10～12[68]。因此，拉科酰胺可被视为难以治疗的神经病理性疼痛的辅助用药。

四、GABA 能药物

（一）丙戊酸钠

丙戊酸钠于 1882 年首次合成，20 世纪 60 年代作为抗癫痫药物上市，1978 年作为即释制剂获得 FDA 批准[69]。该药物广泛用于癫痫发作，包括失神发作，现在也被精神病医生广泛用于治疗情绪障碍。其临床效应的确切分子机制尚不清楚。GABA 的分解代谢被抑制，GABA 的突触释放增加。文献中关于这种药物对 NP 的疗效有相互矛盾的报道，尽管研究表明，它作为偏头痛治疗的有效剂量为 750mg/d，持续 3 个月[70]。一项 Meta 分析确定丙戊酸治疗 NP 的 3 个小的安慰剂对照的随机对照试验：2 个在 PDN 中，1 个在 PHN 中。三者中有两个在疼痛方面有统计学意义的改善（尽管比较轻微）[71]。不良反应包括胃肠道不适、嗜睡和头晕。丙戊酸在疼痛治疗中的确切作用尚待阐明，但鉴于其他药物的优越证据，不应考虑将其用于 NP 的初始治疗[72]。

（二）地西泮、劳拉西泮、氯硝西泮

苯二氮䓬类药物，如地西泮（Valium）、劳拉西泮（Ativan）、氯硝西泮（Klonopin），由于与 $GABA_A$ 受体结合，促进中枢神经系统中 GABA 的作用。嗜睡、共济失调及促进抗癫痫药物的耐受等不良反应限制苯二氮䓬类药物的长期使用。氯硝西泮有时用于慢性神经病理性疼痛，但支持这一点的证据有限[73]。

尽管苯二氮䓬类药物经常被用于多种疼痛综合征，但几乎没有证据表明其作为疼痛治疗的益处，而且它们更常与不良事件相关，尤其是与阿片类药

物联合用药时[74]。除了公认用于两种罕见的疼痛症状（舌灼热综合征和僵硬综合征）外，苯二氮䓬类药物似乎没有风险 – 获益比，可以作为慢性疼痛的镇痛药使用[75]。

五、局部麻醉药

局部麻醉药在 NP 状态下用于阻断非正常神经的异常放电，尽管它们也阻断正常传导（非伤害性）神经，它们在治疗 PHN、TN、神经根病和周围神经病变方面是有效的。

（一）利多卡因

静脉注射利多卡因不仅对钠通道有调节作用，而且对钾和钙通道、毒蕈碱受体和 NMDA 受体、甘氨酸能系统和 GPCR 也有调节作用[76]。全身利多卡因的抗炎特性也得到认可[77]。静脉注射利多卡因一直是 NP 的研究重点；Meta 分析显示，在 373 名受试者中，VAS 的加权平均差异为 –11mm（95%CI –17～–5mm），显著优于安慰剂[78]。然而，尽管最近的另一项 Meta 分析观察到个体利多卡因输注后 NP 也有类似的降低（500 名患者；加权平均 VAS 差异 –11.9，95%CI –16.8～–7），但它没有显示在 4 周内多次利多卡因输注在降低 NP 方面的长期疗效（110 名患者；平均加权 VAS 差异 –0.96；95%CI –2.02～0.11）[79]。因此，这种输液可能更适合急性而非慢性环境。利多卡因的典型静脉输注剂量为 0.5～2mg/(kg · h)。不良反应包括头晕、视物模糊和癫痫发作，通常在血浆浓度为 10mg/ml 时发生[80]。鉴于利多卡因是一种抗心律失常药，心动过缓和心脏抑制（在血浆浓度为 20～25mg/ml 时出现）是使用该药的潜在风险。因此，长期或高剂量使用利多卡因的患者应该密切监测 ECG。

5% 利多卡因贴片制剂可作为局部制剂使用，1.8% 利多卡因局部系统（ZTLIDO）也是如此。FDA 批准其用于 PHN，并证明其对患有各种其他类型神经病理性疼痛的患者有益，包括 PDN、开胸术后疼痛、肋间神经痛和感觉异常痛[81]。很少有研究调查利多卡因贴剂用于肌肉骨骼疼痛的情况。在一项调查 CLBP 中利多卡因贴片使用情况的研究中，30 名患者被随机分为 5% 利多卡因贴剂或安慰剂贴剂组中[82]。使用 2 周后，利多卡因贴片组和安慰剂贴片组均报告疼痛减轻 50% 以上，这表明 5% 利多卡因贴剂对 CLBP 可能没有独立疗效。在肌筋膜疼痛综合征中，一项随机对照试验比较了局部利多卡因贴剂（每天总剂量 350mg）、安慰剂贴片和在一个疼痛触发点注射 0.5% 布比卡因 4 天的治疗效果[83]。这项研究发现，利多卡因贴剂和局部麻醉药渗透在短期内对 MPS 患者的疼痛有效。在另一项随机对照试验中，据报道，5% 利多卡因贴剂用于宫颈 MPS 14 天可能优于安慰剂，但安慰剂贴剂组的疼痛意外增加可能使两组之间的显著差异出现偏差[84]。虽然利多卡因用于 NP 治疗的证据很有力，如 FDA 批准利多卡因贴剂用于许多神经性疼痛综合征，但对于肌肉骨骼疼痛情况，证据并不那么有力。因此，尽管 5% 利多卡因贴片风险低且可能有益，但使用其他已知有益于这些情况的药物可能是谨慎的，并且仅在难治性病例中使用 5% 利多利多卡因贴剂。

由普鲁卡因和利多卡因组成的低共晶局部麻醉药混合物也被提倡用作局部麻醉药。该试剂有时用作儿科人群中静脉穿刺的辅助剂，但必须注意给患者的 EMLA 乳膏的用量，以避免毒性。普鲁卡因易于代谢为邻甲苯胺，可导致高铁血红蛋白血症。然而，如果普鲁卡因的剂量保持在 600mg 以下，临床高铁血红蛋白血症发生的可能性较小。

（二）美西律

美西律是一种抗心律失常药，可作为利多卡因的口服类似物用于缓解疼痛。疼痛医生可提供静脉注射利多卡因用于疼痛管理，并监测剂量和效果。在接受一定剂量的静脉给药后，治疗可能很容易转换为口服美西律。标准起始剂量为 75～150mg/d，目标剂量为 300～450mg/d。

美西律可用于 PDN、丘脑卒中疼痛、痉挛、异常疼痛和肌强直[85]。对来自 9 项安慰剂对照的随机对照试验的 377 名受试者进行的 Meta 分析显示，NP 的结果与利多卡因相似（加权平均 VAS 差异 –11mm，95%CI –16～–6mm）[78]。美西律也已成功用于罕见的 $Na_v1.7$ 突变引起红斑性肢痛病的患者[86]。常见的不良反应包括嗜睡、易怒、视物模糊、恶心和呕吐，限制该药物的效用。患者也有发生血液障碍的风险，应定期进行血液检查。

六、其他

（一）镁

已有研究对 NMDA 受体拮抗药进行评估，包括镁的膜稳定作用。一项包含 9 项随机对照试验的系统综述，共418名慢性疼痛患者，但这些研究的显著异质性（3项关于NP，3项关于偏头痛，2项关于CRPS 1型，1项关于CLBP）排除了Meta分析。尽管一些个别研究显示出显著的阳性结果，但大部分数据都是混合或阴性的[87]。需要更大规模和更高质量的随机对照试验来帮助确定镁在慢性NP治疗中的作用。

（二）氯胺酮

氯胺酮是另一种NMDA受体拮抗药，已被广泛研究用于治疗NP。最近的研究表明，虽然这种药物的镇痛作用主要是由于NMDA调节，但也可能涉及其他受体，如AMPA，以及代谢物去甲氯胺酮。此外，氯胺酮引起的慢性疼痛感觉辨别成分的减少往往不会持续到输液期后，这表明氯胺酮对某些患者长期缓解疼痛的能力可能是由于对慢性疼痛的情感动机成分的影响[88]。最近发布的静脉注射氯胺酮的指南建议，门诊开始输注的一次剂量至少80mg，持续至少2h，并在进一步给药之前评估患者的反应。已报道的方案有相当大的差异，一些出版物描述了插管患者以高达7mg/（kg·h）的剂量进行多天输注[89]。幻觉和心血管不良反应是最常见的，导致一些中心在开始用药之前要求获得心理学和心脏病学的许可。然而，也有肝毒性（可能是胆汁淤积性）和膀胱炎的报道，后者更常见于非法使用氯胺酮。有药物滥用、严重肝功能障碍、精神障碍和心血管疾病控制不良的患者应避免使用氯胺酮[89]。

大多数关于氯胺酮用于慢性疼痛的数据都与静脉注射有关。最近的一项Meta分析汇总了7项研究中的191名患者，检查NP和非NP疼痛，发现与安慰剂相比，NRS在输注后2周内疼痛明显减轻（SMD=–1.83；95%CI –2.35～–1.31；对于报道缓解率的研究，与安慰剂相比，氯胺酮阳性反应的RR=2.43，95%CI 1.10～5.40）。对79名患有NP或神经性–伤害性混合疼痛的患者进行的亚组分析也显示，与安慰剂相比，注射氯胺酮后疼痛评分显著降低（SMD=–1.75，95%CI –2.08～–1.43）[90]。需要持续的大型随机对照试验来确定理想的静脉给药和长期治疗。口服氯胺酮的数据较少且不一致，其生物利用度仅为10%～20%[91, 92]。上述指南发现，静脉输注后考虑口服氯胺酮（推荐剂量为每天150mg，或每6小时0.5mg/kg）的证据质量较低；口服氯胺酮存在滥用风险，因此应谨慎选择患者[89]。

（三）左乙拉西坦

左乙拉西坦是一种较新的抗惊厥药物，于1999年被批准作为成人癫痫部分性发作的辅助治疗。左乙拉西坦的抗惊厥作用似乎与电压门控钠通道或T型钙通道的抑制无关，左乙拉西坦似乎也没有直接的GABA受体效应。

因此，左乙拉西坦的作用机制不涉及对四个主要系统的调节。左乙拉西坦的起始量是每天2次，每次500mg，并可分次增加到推荐的3000mg/d。已经评估高达5000mg/d的剂量治疗NP[93]。随着剂量的增加，其药代动力学结果呈线性关系，效果可预测。

左乙拉西坦不被CYP系统代谢，因此不存在显著的药物相互作用[94]。不良反应包括虚弱、头晕、嗜睡和头痛。该药物具有几个有利的特性，并已被研究用于疼痛等领域的辅助用药。不幸的是，在一些进展良好的随机对照试验中，其对于继发于脊髓损伤[95]、多神经病变[96]和乳房切除术后疼痛[97]等的NP无效。对4项研究中240名NP患者的Meta分析发现，证据质量非常低，左乙拉西坦与安慰剂的反应没有统计学差异[98]。

（四）肉毒毒素

A型肉毒毒素（Botox、DySports、Xeomin）是一种神经毒素，通过阻断神经肌肉接头处的乙酰胆碱释放而导致肌肉松弛。FDA批准用于治疗神经疾病引起的逼尿肌过度活动引起的尿失禁、慢性偏头痛、上肢痉挛、颈肌张力障碍、腋窝多汗症、眼睑痉挛和斜视。它也可用于治疗慢性疼痛，包括神经性疼痛和肌肉骨骼疼痛。A型肉毒毒素（BTX-A）对神经性疼痛的镇痛机制可能与抑制谷氨酸、CGRP和P物质等伤害性神经递质，以及降低TRPV1通道活性有关[99]。不良反应包括注射部位刺激和疼痛、肌肉无力和皮疹。FDA还设置一个黑框警告，因为这种神经毒素可能会延迟扩散到用药部位之外的部位，导致类似肉毒中毒的症状：吞咽和呼吸困难，严重的肌肉无力和语言障碍。

肉毒毒素在神经病理性疼痛条件下的数据主要适用于TN和PHN。最近对来自10项随机对照试验的391名受试者进行的TN和周围神经病理性疼痛的Meta分析表明，BTX-A在治疗3个月后的综合效果优于安慰剂：SMD=–0.55（NRS评分），95%CI –0.87～–0.22。随后的亚组分析发现，TN和PHN患者的疼痛强度下降幅度最大[100]。另一项Meta分析对来自 12 个随机对照试验的 495 名未分化神经病理性疼痛患者进行研究，结果还发现，在 24 周时，服用 BTX-A 可以显著减轻疼痛（SMD=–1.61，95%CI –2.81～–0.40）[111]。一项针对 PDN 的 BTX-A 的小型 Meta 分析也已发表（2 项研究，58 名患者），显示治疗后疼痛减轻 1.96NRS 评分（95%CI –3.09～–0.84）[102]。进一步的大型高质量的随机对照试验是必要的，以确定该药物在 NP 治疗中的作用。对于标准治疗无反应的 NP 患者，考虑使用 BTX-A 可能是合理的。

BTX-A 已经在慢性肌肉骨骼疼痛条件下进行研究，包括 CLBP 和 MPS。在一项关于 CLBP 的研究中，15 名 CLBP 患者接受 200U 的腰椎旁肌内注射 BTX-A 治疗，16 名患者接受生理盐水注射[103]。那些接受 BTX-A 注射的人在治疗后 3 周和 8 周比注射生理盐水的疼痛缓解得更好。许多随机对照试验已经对慢性 MPS 的 BTX-A 进行研究。大多数接受调查的颈肩部 MPS 患者，大多数使用安慰剂或对照组。对腰椎 MPS 进行的唯一研究由 De Andres 等进行，并发现 BTX-A 在疗效上并不优于安慰剂，但在组内分析中是有效的[104]。7 项研究表明，与生理盐水[105–109]、局部麻醉药和干针[110]或类固醇[111]相比，BTX-A 注射治疗颈部 MPS 的疗效更好。已发表的 8 项研究发现，BTX-A 没有发现比生理盐水[112–118]或局部麻醉药[119]等对照组更有效。阳性和阴性研究之间的差异被认为是存在的，因为不同的研究设计方法和对照组的应用被认为产生镇痛效果[120]。

（五）辣椒素

辣椒素是辣椒中的活性化合物，与皮肤中的 TRPV1 伤害性感受器结合，引起去极化和动作电位，传统上认为这是一种灼热感或刺痛感。其镇痛特性被认为是由于反复应用（或单一应用高浓度辣椒素），导致以神经末梢可逆性退化为标志的长期的“功能丧失”。不出所料，辣椒素的主要不良反应是应用部位的刺痛、灼热和红肿（这些也使安慰剂对照研究设计具有挑战性）。也有报道称，吸入干乳膏会引起呼吸道刺激。辣椒素有低剂量（<0.2%）和高剂量（8%）两种配方。大多数低剂量的研究都没有显示出比安慰剂更好的结果[121]。

在最近的 2 项 Meta 分析中，8% 的配方需要监督管理和后续监测。对于其主要适应证 PHN，在 4 项有 1272 名参与者的研究中，明显更多的受试者说，与活性安慰剂（通常是 0.04% 的辣椒素）相比，在 2～8 周内，接受辣椒素的疼痛减轻 30%（RR=1.3，95%CI 1.1～1.5；NNT=11，95%CI 6.8～26）。关于在同一时期疼痛改善 50% 的数据来自 3 项有 870 名参与者的研究，显示 RR=1.4（95%CI 1.1～1.9）和 NNT=12（95%CI 7.2～41）。证据被评为中等质量。在 HIV 神经病和 PDN 中使用 8% 辣椒素的证据质量很低。对于前者，有 801 名参与者的 2 项研究的 Meta 分析显示，支持辣椒素的 RR=1.4（95%CI 1.1～1.7），NNT=11（95%CI 6.2～47）。对于后者，一项对 369 名受试者的单一研究发现，在注射辣椒素后 8 周，PGIC 更多出现在“很有效”或“非常有效”的情况下（RR=1.3，95%CI 1.0～1.8；NNT=10，95%CI 5.2～520）[122]。对 PDN 进行的一项 Meta 分析比较 8% 辣椒素和几种口服神经病变药物，包括 25 项随机对照试验，发现辣椒素比安慰剂可显著减少≥30% 的疼痛（OR=2.28，95%CI 1.19～4.03）。与普瑞巴林、加巴喷丁或度洛西汀相比，在统计学上没有明显的优势，尽管数据表明有类似的疗效[123]。总体而言，考虑大剂量辣椒素治疗难治性神经病理性疼痛是合理的，特别是 PHN 和 PDN（FDA 批准的两个适应证），同时考虑到给药必要的情况。

（六）低剂量纳曲酮

环丙甲羟二羟吗啡酮（纳曲酮，LDN），即 17–（环丙基甲基）–4，5– 环氧 –3，14– 二羟吗啡喃 –6– 酮盐酸盐，是一种长效阿片类受体拮抗药，于 1984 年最初被 FDA 批准用于治疗阿片类依赖，目前也被 FDA 批准用于治疗酒精依赖[124]。纳曲酮及其活性代谢物 6–β– 纳曲醇是 μ 阿片受体和 κ 阿片受体的可逆性竞争拮抗药，与 μ 阿片受体亲和力最高[124, 125]。FDA 批准的适应证标准剂量为 50～150mg 纳曲酮，也可以防止 GABA 受体和多巴胺释放的抑制。使用低剂量纳曲酮的前提是其动力学不遵循线性剂量 – 效应曲线。相反，它遵循多种剂量依赖的药理学途径，具有不同的最终结果。LDN 已被证实具有多种作用机制，其在慢性疼痛综合征中的作用包括短暂的阿片受体阻断上调阿片信号转导，通过 TLR4 拮抗抑制中枢小胶质细胞的激活而发挥神经调节作用，以及阻断 OGFR，导致生物反馈反应，增加内源性阿片生长因子，也称为 Met5– 脑啡肽，伴随 μ 阿片、δ 阿片和生长因子受体表达的增加，从而促进 OGF 和 OGFR 之间的相互作用[124, 126, 127]。

LDN 的治疗剂量范围为每天服用一次 0.5～9mg（最常见的是 3～5mg），在多个已发表的病例报道和研究中显示，LDN 在改善纤维肌痛[126, 128-130]、CRPS[131]、CLBP[132] 和 PDN[133] 患者的慢性疼痛严重程度方面有效。纳曲酮是一种不良反应低的廉价药物，据报道，会出现一些梦境、噩梦、头痛，以及焦虑和心动过速。目前的证据支持其安全性和耐受性，大多数现有证据表明，生活质量和自我报告疼痛等主观疼痛指标有所改善，但客观数据有限[134]。目前没有 LDN 的临床使用指南，也没有 FDA 批准的任何剂量的纳曲酮用于治疗慢性疼痛。此外，LDN 还没有商业化，必须在药厂生产。

综上所述，纳曲酮仍然是治疗慢性疼痛的超适应证选择。有必要进行进一步的随机对照临床研究，并推荐那些金标准或其他常规治疗失败的慢性疼痛患者使用该药物。

结论

目前有多种非阿片类辅助药物用于治疗慢性疼痛综合征。大多数确定这些药物有效性的随机对照试验涉及选定的条件，并根据已知的潜在病理生理学将这些结果外推到其他慢性疼痛。随着疼痛医学的进步，研究已经开始关注不常见的慢性疼痛和这些辅助剂对它们的疗效。包括 NMDA 拮抗药、辣椒素和 LDN 在内的新兴疗法显示出良好的结果，但缺乏严谨设计的大规模随机对照试验进行确认。

声明

作者感谢本章先前版本的合著者 Brian E.McGeeney 博士的贡献。

要　点

- 癌症和非癌症相关疼痛的多模式医疗管理可能涉及使用非阿片类药物和阿片类药物。
- 用于治疗慢性疼痛的钙通道调节剂，如加巴喷丁和普瑞巴林，与 L 型电压门控钙通道 $\alpha_2\delta$ 亚单位结合，导致谷氨酸、去甲肾上腺素和 P 物质释放减少。
- 加巴喷丁和普瑞巴林作为膜稳定剂对神经性疼痛和各种其他慢性疼痛综合征最有效的证据是最强的。
- 托吡酯对治疗慢性疼痛没有确切的疗效。
- 除极少数例外，苯二氮䓬类药物不应用于治疗慢性疼痛，因为它们有相当大的风险，而且获益的证据有限。
- 静脉注射利多卡因治疗慢性疼痛的短期效果很好，但缺乏长期疗效的数据。
- 静脉注射氯胺酮对慢性疼痛是相当有利的，但需要进一步研究确定最佳剂量和长期治疗效果。
- A 型肉毒毒素、大剂量外用辣椒素和 LDN 可考虑治疗难治性慢性疼痛。

第 55 章　骨骼肌松弛药
Skeletal Muscle Relaxants

Ravneet Bhullar　Evangeline P.Koutalianos　Charles E.Argoff　Andrew Dubin　著
朱万莉　译　　吕　欣　校

骨骼肌松弛药有不同的种类，故骨骼肌松弛剂的命名有时会使患者和临床医生感到困惑。常用的骨骼肌松弛药分为抗痉药和解痉药两类，某些药物作用有重叠（表 55-1）[1-4]。临床上，使用骨骼肌松弛药治疗急性腰背部疼痛时，可单用或联合应用非甾体抗炎药[5]。常用的骨骼肌松弛药有卡立普多、氯唑沙宗、环苯扎林、美他沙酮、美索巴莫和奥芬那君等。这些药物已获美国 FDA 认证，可用于缓解与骨骼肌肉疾病相关的急性疼痛。FDA 推荐巴氯芬和替扎尼定用于治疗由上运动神经元综合征引起的痉挛，如多发性硬化症和脊髓疾病或损伤。此外，苯二氮䓬类药物（主要是地西泮）也常辅助用于缓解骨骼肌痉挛，该药在骨骼肌松弛药的讨论中常被提及。

在讨论这一品种和类别多样的骨骼肌松弛药药物时，很难回避药物预期的治疗结果。这些药物常用于急性腰背痛的早期。损伤多发生在腰椎周围的肌肉、韧带或肌腱等组织结构。临床表现包括局部疼痛和压痛、肌肉痉挛和活动范围受限等。其中，肌肉痉挛通常是最难定义或界定的，也是部分临床医生争论的焦点[7]。肌肉痉挛从本质而言是机体一种自我保护受损组织和结构的“疼痛－痉挛－疼痛”的恶性循环，即继发于疼痛刺激后，损伤部位可能会出现非自主的反射性肌肉收缩，进而导致局部肌肉或组织缺血性损伤。这种机体的自我保护机制可进一步促进“疼痛－痉挛－疼痛”的恶性循环。因此，肌肉痉挛现象也被认为是一种肌筋膜疼痛的表现形式[8]。

一、作用机制

讨论肌肉痉挛的病理生理学时，如何定义骨骼肌松弛药的作用强度或效能是一个重要议题。尽管不同种类骨骼肌松弛药的确切作用机制尚未完全阐明，但目前普遍认为骨骼肌松弛药可通过多种机制抑制脊髓背角内的多突触反射（框 55-1），从而以间接的方式松弛骨骼肌组织[1-3]。动物研究表明，骨骼肌松弛药可通过抑制神经元间活动、阻断脊髓中的多突触神经元及大脑下行网状结构等途径产生肌肉松弛作用。值得注意的是，镇静药也能抑制多突触反射，因此很难确定骨骼肌松弛药究竟是通过镇静作用还是阻断疼痛－痉挛－疼痛恶性循环，从而产生肌肉松弛的临床效应。

二、适应证

尽管骨骼肌松弛药在临床普遍使用，但有关骨骼肌松弛药在治疗慢性腰背部疼痛的临床数据还相对较少[9, 10]。本章讨论的药物均不用于治疗慢性腰背部疼痛。在美国一项关于骨骼肌松弛药使用情况的调查中，虽然适用于短期治疗，但肌肉松弛药却常作为长期治疗的基本处方药[11]。一般来说，骨骼肌松弛药（不包括巴氯芬和替扎尼定）一直是 FDA 认证的急性腰背痛短期治疗的辅助药物，通常用于治疗肌肉痉挛及痉挛相关的疼痛，1～3 周的疗程后，大多数患者的急性或亚急性腰背痛会随时间缓解[5]。然而，在这种情况下，除了这些药物可能的姑息镇痛作用改善患者症状之外，很难确切区分它们发挥了何种具体作用。因此，骨骼肌松弛药的选择主要取决于药物不良反应、禁忌证、患者耐受度和临床经验等方面的评估。本章还将简要总结讨论肉毒毒素作为肌肉骨骼疼痛治疗药物的临床应用。

框 55-1　基于作用机制的肌肉松弛药分类

药　物	作用机制	作用位点
巴氯芬	类似于 GABA 作用于突触前 $GABA_A$ 位点，减少向脊髓的传递突触	中枢作用：脊髓
丹曲林	抑制骨骼肌细胞的肌浆网释放钙离子	外周作用
卡立普多	调控网状结构和脊髓的神经元传递	中枢作用：脊髓和大脑
氯唑沙宗	作用于脊髓和皮质下脑区，抑制引起和维持肌肉痉挛的反射弧	中枢作用：脊髓和大脑
环苯扎林	脑干脊髓上区下行肾上腺素能神经元的 α_2 受体激动药，$5\text{-}HT_2$ 受体的 5-HT 能拮抗药	中枢作用：脑干
美他沙酮	中枢神经系统抑制药	中枢作用
美索巴莫	中枢神经系统抑制药	中枢作用
奥芬那君	中枢阿托品样结构缓解肌肉痉挛	中枢作用
地西泮	苯二氮䓬类药物，增强 GABA 介导的脊髓和脊髓上结构的突触前抑制	中枢作用：脊髓和大脑
替扎尼定	α_2 受体激动药，运动神经元的突触前抑制	中枢作用
肉毒毒素	神经毒素阻断神经肌肉接头处乙酰胆碱的释放，诱发肌肉麻痹	中枢和外周作用

三、按类别划分的代表药物

（一）抗痉挛药（作用于中枢）

1. 卡立普多

卡立普多是一种附表Ⅳ类药物，通常是 250mg 或 350mg 的片剂，可与阿司匹林（Soma 化合物）或阿司匹林和可待因（Soma 化合物与可待因）联合使用。卡立普多 24h 内的用量在不应超过 4 剂（表 55-1），处方疗程不应超过 3 周[12, 13]。卡立普多最常见的不良反应为嗜睡、头晕和头痛，与其他肌肉松弛药类似，在与酒精或其他中枢神经系统抑制药一起服用时，卡立普多的镇静作用将增强[12-14]。

卡立普多在肝脏中转化为甲丙氨酯（其半衰期长达 10h）[12, 13]。已知甲丙氨酯能产生生理和心理依赖[13-15]，卡立普多口服后，起效迅速，达到最大血浆浓度的时间为 1.5～1.7h[12]。在美国，卡立普多 2012 年已被管控物质法案列为附表Ⅳ类受控物质。由于存在潜在的生理和心理依赖风险，应尽可能避免使用卡立普多。而一旦使用卡立普多时，应逐渐减量至停药，而不能在长期使用后突然停药，以免出现戒断症状。

2. 氯唑沙宗

氯唑沙宗是一种作用于中枢的肌肉松弛药，主要作用于大脑和脊髓的皮质下区域。为 250mg 或 500mg 的片剂，每天最多可服用 4 次[16, 17]。有人认为氯唑沙宗可能不如其他骨骼肌松弛药有效[9]。尽管没有显著的药物间相互作用，但氯唑沙宗具有明显的不良反应，包括罕见的特异性肝细胞反应。因其疗效的不确切性且具有明确的不良反应，该药物的临床疗应尚不明确[16, 17]。

3. 环苯扎林

环苯扎林有 5mg 和 10mg 两种片剂，推荐剂量每天最多服用 3 次，因其缺乏长期治疗的证据支持，因此连续使用最长不超过 3 周。同时，环苯扎林还有缓释剂型。环苯扎林在结构和药理学上与 TCA 相关，它不是标准的 CNS 抑制性骨骼肌松弛药，而是一种作用于中枢的 5-HT 受体拮抗药和下行 α_2 去甲肾上腺素能神经元受体激动药[18-20]。与其他骨骼肌松弛药一样，环苯扎林对肌肉组织并无直接作用，动物实验数据表明其主要作用于脑干。环苯扎林这种作用的最终结果是患者强直性躯体运动减少[21]。尽管尚无人体临床数据支持这种机制，但与镇静作用更强的 10mg 相比，5mg 片剂产生的临床疗效相似[22]。因此，这可能是今后被进一步证明环苯扎林与其他 CNS 抑制药的重要区别。在一项对伴有肌肉痉挛的

表 55-1 常用骨骼肌松弛药

药 物	起效时间	作用持续时间（h）	剂量（根据需要或耐受度）	不良反应	重要的药物间相互作用
丹曲林（抗痉药）	>7天（口服）	随剂量不同（口服），血浆浓度峰值出现在6h	口服25～100mg，每天4次	肌无力，静脉炎，呼吸衰竭，胃肠功能衰竭	长期治疗可引起肝功能障碍。血管紧张素转换酶抑制药，麻醉肌肉松弛药，如维库溴铵
巴氯芬（抗痉药）	3～4天（口服） 4～6h（IT） 30min（IT）	剂量不同（口服）	口服5～10mg，每天3次	嗜睡，言语不清，低血压，便秘，尿潴留	抗抑郁药（短期记忆丧失），丙咪嗪的累加效应
卡立普多（解痉药）	30min	4～6	口服250～350mg，每天3次	嗜睡，眩晕，头痛	CYP2C19抑制药和诱导剂
氯唑沙宗（解痉药）	约1h	3～4	口服250～750mg，每天4次	N/V，头痛，嗜睡，眩晕	与酒精或其他CNS抑制药合用的叠加效应
环苯扎林（解痉药）	约1h	12～24	口服5～10mg，每天3次	嗜睡，眩晕，口干	巴比妥类药物、酒精、其他CNS抑制药的叠加效应，与曲马多和MAOI合用时可致癫痫发作，TCA的叠加效应
美他沙酮（解痉药）	1h	4～6	口服800mg，每天4次	眩晕，头痛，嗜睡，N/V，皮疹	与酒精或其他CNS抑制药合用的叠加效应
美索巴莫（解痉药）	30min（口服）	4～6	口服750～1500mg，每天4次	头晕，视物模糊，嗜睡	与酒精或其他CNS抑制药合用的叠加效应
奥芬那君（解痉药）	1h（口服）	4～6	口服100mg，每天2次	心动过速，头晕目眩，焦虑	丙氧芬（意识模糊、N/V、口干、震颤）
地西泮（抗痉/解痉药）	30min（口服）	随剂量不同，取决于清除	口服2～10mg，每天4次	镇静，疲劳，低血压，共济失调，呼吸抑制	与吩噻嗪类、阿片类药物、巴比妥类药物、MAOI类药物合用时效果增强
替扎尼定（抗痉/解痉药）	2周	随剂量不同	口服2～8mg，每天4次	嗜睡，口干，眩晕，低血压，痉挛或肌张力增加	与酒精或其他CNS抑制药合用的叠加效应，口服避孕药的清除率降低

CNS. 中枢神经系统；IT. 鞘内注射；MAOI. 单胺氧化酶抑制药；N/V. 恶心呕吐；TCA. 三环类抗抑郁药

急性颈部或腰背部疼痛患者的开放性研究中，患者随机接受每天3次口服5mg环苯扎林治疗，或每天3次口服5mg环苯扎林同时联用400mg或800mg布洛芬口服，总疗程7天，结果表明，两组间的治疗效果无显著差异[23]。

同时，因其在结构上与TCA相似，环苯扎林具有相似的不良反应，包括嗜睡、头晕和口干等显著的抗胆碱能作用，其他的不良反应还有尿潴留、低血压和便秘等[23]。因此，环苯扎林禁用于心律失常、充血性心力衰竭、甲状腺功能亢进、急性青光眼、闭角型青光眼或心肌梗死急性恢复期的患者。有研究表明，它与前羟色胺药物（如SSRI）合用可能使患者诱发5-HT综合征[24]。

环苯扎林可增加服用曲马多的患者发生5-HT综合征的风险，从而增加癫痫发作的风险。同时，环苯扎林不能与MAOI合用，或在MAOI停用后的14

天内使用。此外，环苯扎林还可增强 CNS 抑制药的作用。老年人在使用环苯扎林时出现中枢神经系统相关不良反应的风险更高，如幻觉和意识模糊等。由于长期使用环苯扎林停药后会出现戒断症状，因此对于长时间使用环苯扎林的患者，应特别注意需逐渐减量。

4. 美他沙酮

美他沙酮有 400mg 和 800mg 两种片剂，推荐最大使用量为 800mg，每天口服 3～4 次。美他沙酮可导致 CNS 的普遍抑制，但其确切的作用机制尚不明确[25]。美他沙酮不存在药物间相互作用，并且几乎没有不良反应。尽管如此，已有因使用美他沙酮而导致死亡病例的相关报道[25, 26]。还有使用美他沙酮后出现溶血性贫血、白细胞减少和肝功能受损等报道，但并不常见。严重肾肝功能损害者禁用美他沙酮。目前已知使用美他沙酮会导致脑磷脂絮凝试验升高，但尚需进行全面的肝功能评估。美他沙酮还可使 Benedict 试验(尿糖阳性)结果呈假阳性。因此，口服美他沙酮患者 Benedict 试验还需进一步检测与评估尿葡萄糖试验[27, 28]。

5. 美索巴莫

美索巴莫有口服和注射两种剂型。然而，注射剂的并发症较多，包括疼痛、皮肤脱落和血栓性静脉炎等。虽然美索巴莫可使 CNS 普遍抑制，但其确切的作用机制尚不明确。美索巴莫与苯二氮䓬类药物、巴比妥类药物、可待因及其衍生物等合用时，可导致呼吸抑制[29]。对已知乳胶过敏的患者，应谨慎使用美索巴莫的注射剂型。美索巴莫片剂有 500mg 和 750mg 两种规格，推荐的每天剂量范围为 4000～4500mg，每天分 3～4 次服用。对于重症患者，前 24～48h 的剂量可高达 6～8g/d。Robaxisal 为美索巴莫与阿司匹林的合剂（每片含美索巴莫 400mg 和阿司匹林 325mg）。在一项针对急诊科急性腰痛患者治疗的随机、双盲、安慰剂对照试验发现，与萘普生联合安慰剂相比，萘普生联合奥芬那君或美索巴莫的两组均未发现功能方面改善的优势[30]。

6. 枸橼酸奥芬那君

奥芬那君在结构上与苯海拉明相似，因此具有抗组胺和抗胆碱能的特性。奥芬那君可阻断 CNS 毒蕈碱样乙酰胆碱受体和 NMDA 受体[31]。与美索巴莫一样，奥芬那君也有注射剂型。然而，有报道显示奥芬那君注射剂可产生严重的不良反应（如过敏反应等），因此注射剂目前使用存在困难。奥芬那君有 100mg 片剂（Norflex）、与阿司匹林（Norgesic）或咖啡因（Norgesic Forte）的复合制剂。

奥芬那君大剂量使用时可产生显著抗胆碱能相关的不良反应，如心动过速、心悸、尿潴留和视物模糊等[32]。鉴于其显著的抗胆碱能特性，奥芬那君禁用于患有潜在神经肌肉接头缺陷疾病（如重症肌无力和 Lambert Eaton 综合征）患者。

（二）抗痉挛药与解痉药联合（作用于中枢和外周）

1. 地西泮

地西泮被批准用于治疗焦虑、急性酒精戒断、骨骼肌痉挛和惊厥性疾病[33]。地西泮中枢肌肉松弛的主要作用机制是 GABA 介导的脊髓突触前抑制[34]。该药也属附表Ⅳ受控物质，存在过度镇静和药物滥用可能等严重的不良反应，因此不应作为一线肌肉松弛药使用[35]。长期使用地西泮后应逐渐减量至停药，以免产生戒断反应。若地西泮长期大剂量治疗后突然停药，可出现不同程度的戒断反应，轻则出现头痛或疼痛等，重则出现精神病、幻觉、癫痫发作、躁狂、抽搐甚至死亡等[36]。目前有多种剂量的地西泮制剂可供选择，每个患者都应根据自身情况进行个体化用药。例如，肌肉骨骼疼痛的患者推荐口服剂量范围为 2～10mg，每天服用 2～4 次[34]。安定在服用其他苯二氮䓬类药物和阿片类药物的患者存在严重的药物间相互作用，从而增加了患者呼吸抑制和呼吸衰竭死亡的风险。

2. 替扎尼定

替扎尼定是一种作用于中枢的 α_2 受体激动药，可抑制脊髓和脊髓上水平的兴奋性神经递质。替扎尼定可通过抑制神经递质释放和增强肌肉运动的脊髓通路，从而有效减轻脊髓损伤患者的肌肉痉挛[37]。替扎尼定的主要不良反应有镇静、头晕、低血压、肝毒性和口干等[38]。因此，在服用替扎尼定时，应定期监测患者肝功能。目前，替扎尼定已被 FDA 批准用于治疗因多发性硬化症、获得性脑损伤或脊髓损伤等引起的痉挛。一项比较替扎尼定、巴氯芬和地西泮的 Meta 分析发现，它们在降低多发性硬化症或脑血管病变患者过度肌紧张方面同样有效，并且这三个药物治疗组患者的肌肉力量均有所改善，但以替扎尼定组的改善作用最为显著[39]。研究表明，替扎尼定对颈椎和腰椎肌筋膜疼痛患者同样有效[40]。一项双盲、多中心研究评估了105名急性LBP患者，予每天3次口服替扎尼定4mg联合布洛芬400mg，或每天3次口服布洛芬400mg联合安慰剂，结果表明，替扎尼定联合布洛芬治疗中度或重度急性腰背痛比单用安慰剂和布洛芬更有效[41]。替扎尼定片剂的口服剂量从每天2～4mg开始，通常在睡前服用，并可逐渐增加剂量至最大每天36mg，分3～4次口服，具体取决于患者对该药的耐受性[42]。

替扎尼定慎用于肾功能不全患者。肌酐清除率小于25ml/min的患者替扎尼定清除率将降低50%，因此，建议肾功能不全患者替扎尼定的起始剂量为2mg/d，而非4mg/d[43]。已有研究发现，替扎尼定可引起肝毒性，因此治疗期间应定期监测肝功能。此外，与酒精合用时替扎尼定最大血药浓度可增加约15%，而同时口服避孕药也可降低替扎尼定的清除率，从而增强其镇静作用。

（三）解痉药（作用于外周）

1. 巴氯芬

巴氯芬为$GABA_B$受体激动药，通过抑制脊髓的单突触和多突触传递而产生作用。巴氯芬被FDA批准用于治疗可逆性痉挛，特别是用于缓解继发于脊髓损伤和多发性硬化症患者的屈肌痉挛、阵挛和痉挛相关的疼痛[44]。研究表明，与替扎尼定相比，巴氯芬具有更好的疗效和耐受性[45]。巴氯芬可对严重痉挛及对口服治疗不耐受或无效的患者进行鞘内注射给药。鞘内注射巴氯芬可使高浓度药物直接作用于患者脊髓，同时减少因口服大剂量巴氯芬而产生的镇静等中枢神经系统不良反应[46]。巴氯芬口服的起始剂量为5mg，每天3次，剂量每3天可递增1次，直至达到最佳治疗效应，但每天最大剂量不应超过80mg。巴氯芬的常用治疗剂量范围是每天40～80mg[44]。巴氯芬的常见不良反应是肌肉无力、嗜睡、感觉异常、眩晕和恶心等[47]。巴氯芬停药时建议逐渐减少剂量以防止戒断反应，突然停止口服巴氯芬可导致癫痫发作和幻觉，与此同时，停用鞘内注射巴氯芬也可能会导致高热、精神异常、肌肉强直和严重的反跳性痉挛等不良反应。由于巴氯芬可导致多个器官系统的不良反应，因此老年和肾功能不全患者应慎用[48]。

2. 丹曲林

丹曲林是一种直接作用于骨骼肌的骨骼肌松弛药，可干扰骨骼肌细胞肌浆网中钙离子的释放。它与罗丹受体1（ryanodine receptor 1）结合并降低细胞内钙，从而减慢肌肉细胞的收缩周期。丹曲林被FDA批准用于治疗成人及儿童的恶性高热、神经阻滞药恶性综合征（neuroleptic malignant syndrome，NMS），以及涉及大脑和脊髓的上运动神经元疾病等。然而，不推荐其作为治疗急性肌肉骨骼疼痛的药物。

丹曲林有口服和注射两种剂型。常见的不良反应包括骨骼肌无力、肝毒性等。因此，丹曲林禁用于既往有潜在肝病的患者[31, 49]。

3. 肉毒毒素类（Botox-onabotulinumtoxin A、Dysportabobotulinumtoxin A、Xeomin-incobotulinumtoxin A和Myobloc-rimabotulinumtoxin B）

肉毒毒素是一种由革兰阳性厌氧菌肉毒杆菌产生的强效神经毒素蛋白[50]。A型和B型肉毒毒素已成功研发常规使用。肉毒毒素的主要作用机制与其抑制胆碱能神经末梢释放乙酰胆碱有关。同时，它也抑制谷氨酸、神经肽P物质和CGRP的释放，并可抑制背根神经节中TRPV1和嘌呤能受体（P2X3受体）的表达[51]。这些药理作用可能有助于肉毒毒素的镇痛作用。肉毒毒素已被研究用于治疗多种与疼痛性肌肉痉挛相关的慢性疼痛，如头颈部肌筋膜疼痛、颞下颌关节疾病、颈肌张力障碍综合征和慢性LBP等。

目前，已有研究发现肉毒毒素在头部和颈部慢性肌筋膜疼痛治疗中的潜在优势。2016年的一项Meta分析回顾了13项随机临床对照试验，评估比较A型肉毒毒素注射和安慰剂对头颈部肌筋膜疼痛的疗效[52]。该研究共纳入656名患者，其中观察组366名患者肌筋膜触发点注射A型肉毒毒素，对照组290名患者则注射相同容量的生理盐水，结果发现，在肉毒毒素注射治疗后4～6周，患者的疼痛强度并没有得到显著改善；但与安慰剂（注射生理盐水）组相比，注射肉毒毒素后2～6个月时的患者的疼痛强度得到了显著改善（P=0.008）[52]。2017年的一项回顾性研究观察评估了肉毒毒素（onabotulinumtoxin A，Botox）颞肌和咬肌注射对颞下颌关节功能紊乱患者的疗效，结果71名受试者中有55名（77%）在肉毒毒素注射治疗中获益。此外，与5周内相比，患者在注射Botox后5～10周时的疼痛改善效果更为显著（P=0.009）[53]。与上述Meta分析一致，在注射肉毒毒素几周后疼痛将显著改善。最近，一项随机临床试验评估了A型肉毒毒素注射用于治疗咬肌和颞前肌筋膜疼痛[54]。该研究发现，与安慰剂相比，肉毒毒素注射可降低患者疼痛强度（$P<0.0001$），并可增加压力疼痛阈值（$P<0.0001$）长达 24 周；但同时也观察到与剂量相关的不良反应，如咀嚼肌功能的短暂下降（$P<0.05$）、肌肉挛缩（$P<0.0001$）、肌肉厚度变薄（$P<0.05$）、冠状突和髁突骨体积缩小（$P<0.05$）等[54]。上述研究表明，对于保守治疗无效的持续性肌筋膜疼痛，推荐使用小剂量肉毒毒素治疗。

肉毒毒素被认为是治疗颈肌张力障碍的一线治疗药物，2014 年发表的一项系统评价和 Meta 分析，评估了 A 型肉毒毒素在这些患者中的疗效[55]。该 Meta 分析共回顾了 18 项研究，发现注射 A 型肉毒毒素的有效作用的平均持续时间为 93.2 天；与＜180U（86～88 天）相比，＞180U 的治疗剂量的有效作用持续时间（107～109 天，$P<0.01$）更长[55]。根据已发表的文献中的有效作用持续时间，接受 A 型肉毒毒素治疗的颈肌张力障碍患者每年大约需治疗 4 次。

肉毒毒素注射在治疗慢性腰背痛的疗效亦有相关研究。在一项研究中，31 名慢性 LBP 患者随机分组，其中 15 名患者接受 200U A 型肉毒毒素，注射 5 个部位（在 5 个腰椎旁水平的注射点分别注射 40U），16 名患者接受安慰剂注射[56]。在注射后第 3 周和第 8 周分别使用视觉模拟评分量表、Oswestry 腰背痛和功能障碍评估量表对患者疼痛和功能障碍进行评估，结果发现，在注射后第 3 周，A 型肉毒毒素治疗组中有 73.3% 的患者疼痛缓解超过 50%，而安慰剂组仅 25%（P=0.012）的患者缓解；在第 8 周时，60% 接受 A 型肉毒毒素注射的患者和 12.5% 接受安慰剂注射的患者疼痛得到缓解（P=0.009）[56]，并且这些患者均未出现不良反应。该研究结果提示，在椎旁肌肉内注射 A 型肉毒毒素，可改善治疗后 3 周和 8 周的慢性腰背痛患者疼痛评分和和机体功能障碍。一项开放标签的前期研究还评估了 A 型肉毒毒素对慢性 LBP 患者的疗效[57]。有学者前瞻性观察评价 A 型肉毒毒素注射对 75 名慢性 LBP 患者的疗效，并在 14 个月的疗程内进行重复治疗。研究者将 A 型肉毒毒素注入 L_1 和 S_1 间 4～5 个椎体平面的椎旁肌肉，每个部位 A 型肉毒毒素的剂量范围为 40～50U。应用 VAS 疼痛频率量表和 Oswestry 腰背痛和功能障碍评估量表评估患者疼痛强度和功能状态，分别在基线、治疗后 3 周及 2 个月、4 个月、6 个月、8 个月、10 个月、12 个月和 14 个月时进行上述评估。结果发现，在治疗后 3 周时，有 40 名（40/75，53%）患者的疼痛得到显著缓解；在 2 个月时，39 名（39/75，52%）患者的疼痛得到显著缓解。每次注射后 2 个月时的 VAS 值、Oswestry 评分和疼痛天数与基线相比均有显著统计学意义（$P<0.005$），并且在随后的治疗中始终有效。大多数患者（91%）在整个研究期间对 A 型肉毒毒素注射的反应良好，仅 4% 的患者出现短暂的轻度流感样症状[57]。

结论

临床数据表明，骨骼肌松弛药在缓解急性 LBP 方面比安慰剂更有效[58]。在选择药物时，详细了解和辨别不同类别肌肉松弛药及其预期效果尤为重要。大多数临床指南将骨骼肌松弛药列为单独使用或与非甾体抗炎药联合使用的备选药物。一项开放性、前瞻性、多中心研究评估比较急性 LBP 患者使用 500mg 氯唑沙宗和 400mg 布洛芬的固定剂量组合制剂和单用布洛芬 400mg、每天 3 次共 7 天疗程的疗效[59]。该研究表明，氯唑沙宗和布洛芬固定剂量组合制剂在急性 LBP 患者中的疗效优于布洛芬单药治疗。大多数临床医生和研究人员一致认为，骨骼肌松弛药可能对急性 LBP 患者有益，因为它可减少疼痛不适的持续时间，并加速功能恢复。建议推荐使用骨骼肌松弛药作为非甾体抗炎药的辅助用药或替代药物，特别是在非甾体抗炎药毒性受到关注或单用非甾体抗炎药治疗效果不佳的情况下。

因骨骼肌松弛药具有 CNS 抑制作用，故使用应谨慎，特别是对于老年患者和同时使用酒精、抗焦虑药、阿片类镇痛药和（或）其他镇静药物的患者。骨骼肌松弛药总体不良反应发生的风险较高，尤其是涉及中枢神经系统的不良反应。中枢神经系统最常见不良反应是嗜睡和头晕[60]。苯二氮䓬类肌肉松弛药（如地西泮）和镇静类肌肉松弛药（如卡立普多）具有高度成瘾性，因此严禁作为一线用药[61]。

考虑到许多药物一些肌筋膜疼痛患者无效或无法耐受（如 NSAID 的不良反应），因此对持续性和顽固性肌筋膜疼痛的患者选择使用骨骼肌松弛药非常重要。

要　点

- 肌肉松弛药共分为三大类：解痉药、抗痉药、解痉和抗痉联合制剂。
- 肌肉松弛药通过 2 种作用机制治疗肌肉痉挛。首先，可通过减少兴奋性信号或增加抑制性中间神经元来调控牵张反射弧，从而减少 α 运动神经元的激活。其次，可阻断肌肉的兴奋 – 收缩耦合反应，从而减少或减弱肌肉收缩。
- 环苯扎林是一种作用于中枢的骨骼肌松弛药，在结构上与 TCA 相似，主要作用于脑干水平。
- 作为 $GABA_B$ 激动药，巴氯芬可引起超极化，从而减少大脑和脊髓中兴奋性神经递质的释放。与苯二氮䓬类药物相比，其镇静作用更小，并可通过减少 P 物质的释放，从而减轻疼痛。
- 骨骼肌松弛药治疗急性 LBP 患者，已被证实无论在短期疼痛缓解、整体疗效，还是身体功能改善等方面，均较安慰剂更有效。
- 肉毒毒素不仅能抑制胆碱能神经末梢释放乙酰胆碱，还可抑制谷氨酸、P 物质和 CGRP 的释放，并可抑制背根神经节中 TRPV1 和嘌呤能受体（P2X3 受体）的表达，上述作用机制有助于解释肉毒毒素的镇痛特性。
- A 型肉毒毒素注射可有效治疗头颈部肌筋膜疼痛、颞下颌关节疾病、颈肌张力障碍和慢性腰背痛。
- 卡立普多可在肝脏中转化为甲丙氨酯，已知甲丙氨酯可产生生理和心理依赖，是一种静脉注射受控物质。

第 56 章　大麻素在疼痛管理中的应用

Cannabinoids for Pain Management

Ning Nan Wang　Anuj Bhatia　著
陈苏孟　译　　黄绍强　校

大麻是桑科大麻属植物，其药用历史最早可以追溯到古代中国（约公元前 2700 年），大麻的药用价值最早被记录于世界上最古老的药典《神农本草经》中，用于治疗风湿痛、便秘等疾病[1]。尽管其药用特性很快就传遍了印度、中东、非洲、欧洲、美洲等地区，但是直到 18 世纪，一位名叫 Willian B.O'Shaughnessy 的爱尔兰医生才首次将大麻及其治疗风湿病、抽搐和肌肉痉挛的方法引入西医[2]。大麻素可能对包括难治性癫痫、癌症化疗相关的恶心呕吐（cancer chemotherapy induced nausea and vomiting，CINV）、HIV/AIDS 患者的食欲不振与体重减轻在内的多种疾病起到治疗作用。此外，越来越多研究表明，大麻素对急、慢性疼痛具有镇痛作用[3-5]。大麻素也是一种减少慢性疼痛治疗时阿片类药物剂量的潜在选择[6]。直至今日，大麻及其相关产品已被更广泛的接受，用于娱乐性流行文化和医疗。

一、定义 / 术语

大麻属包括许多亚种，最著名的是栽培大麻、印度大麻和野生大麻三种。大麻属植物中含有大约 540 种化学物质，"cannabis" 一词指从栽培大麻植物中提取的所有产物。"marijuana" 一词指栽培大麻植物的一部分或产物，其中含有大量的 Δ9- 四氢大麻酚（THC），该物质主要作用于大麻素受体（cannabinoid receptors，CBR），从而发挥生理作用[7]。"medical marijuana" 一词指使用未经加工的整株大麻植物或其基本提取物来治疗疾病[8]。

大麻素是在大麻植物中发现的一组超过 100 种化学物质的集合，可以用于娱乐和医疗。除 THC 外，大麻二酚（cannabidiol，CBD）和大麻酚（cannabinol，CBN）也是从大麻植物中发现、能够刺激 CBR 的大麻素。此外，大麻中还含有超过 120 种被称为萜烯和倍半萜烯的挥发性化合物，这类物质具有独特的香味。合成大麻素是人工合成的 CBR 激动药[9]。

二、内源性大麻素系统

内源性大麻素系统是一个复杂的生物系统，由内源性 CBR 及相应的激动药组成，参与调节人体多种生理和认知过程以维持体内平衡。

（一）大麻素受体

CBR 是具有七个跨膜结构域的细胞膜 GPCR[10]。CBR 分为 CB1R 和 CB2R，分别于 1990 年和 1993 年被鉴别和克隆[11, 12]。CBR 存在于身体的不同部位，如大脑、脊髓、垂体、甲状腺、肾上腺和消化系统[13-16]，但其分布、信号通路和功能仍未被阐明[17-19]（表 56-1）。

GPR18、GPR55、GPR119 是新型 CBR[20]，可被多种配体激活，包括 THC、AEA、2-AG 和其他许多非大麻素化合物（如溶血磷脂酰肌醇）[21]。GPR18 参与小胶质细胞迁移[22]。

（二）大麻素受体激活的相关分子和细胞结果

CB1R 和 CB2R 调节多种细胞功能，包括突触传递、基因转录和细胞运动[23]。CB1R 通过与兴奋性或抑制性神经递质（如乙酰胆碱、去甲肾上腺素、多巴胺、5-HT、GABA、谷氨酸、D- 天冬氨酸等）和 CCK 结合发挥作用[23]。CB1R 和 CB2R 能够抑制 cAMP 的活性，减少 cAMP 的产生，增强 MAPK 的活性[10]。CB1R 的活化还会激活内向整流钾通道并抑制 L 型、N 型、P/Q 型电压门控钙通道，从而减少神经递质的释放[24]。CB2R 与 CB1R 拥有相似的信号通路，但是亲和力不同，对离子通道的影响也较小[10]。在细胞内结构，如溶酶体、内涵体和线粒体上也能

表 56-1　大麻素受体及其作用

	CB1R	CB2R
定位	主要位于中枢神经系统（大脑 - 海马、基底节、小脑、嗅球、杏仁核、下丘脑、大脑皮质[14]、脊髓、背根神经节）；部分位于周围神经系统、肝脏、生殖系统、心血管系统和胃肠道系统	主要位于外周组织、免疫细胞、造血细胞、骨、肝脏、角化细胞、周围神经系统，部分位于中枢神经系统[15]
大麻素受体基因的染色体定位	6 号染色体	1 号染色体
生理效应	精神活动、疼痛和记忆处理、运动控制[16]	对炎症反应的镇痛调节、外周镇痛、肠道炎症反应、神经免疫相互作用[17]
参与疾病过程	焦虑、抑郁、成瘾、精神分裂症、脑卒中、多发性硬化症、神经变性和癫痫[18]	阿尔茨海默病、多发性硬化症、自身免疫性疾病、肝炎、子宫内膜炎、胰腺炎和炎症性肠病[19]

检测到 CBR 的亚群，它们具有独特的药理特性，包括抑制线粒体呼吸和 cAMP 产生，从而调节细胞能量代谢[10, 25]。

（三）内源性大麻素

内源性大麻素是内源性脂肪酸神经递质，负责细胞间信号传递。到目前为止已经确定了 7 种内源性大麻素，研究最多的是 AEA 和 2-AG[26]。AEA 是 CB1R 的高亲和力部分激动药，对 CB2R 效力很低，而 2-AG 是 CB1R 和 CB2R 中低亲和力的完全激动药[27]。内源性大麻素同时与其他疼痛相关受体相互作用，如 TRPV1 和过氧化物酶体增殖物激活受体。这种相互作用有助于内源性大麻素在突触传递和镇痛过程中发挥调节作用[28]。组织损伤后，神经元和非神经元细胞内一系列特定生理反应被激活，内源性大麻素的产生是其中一部分，产生的内源性大麻素通过 CB1R 和 CB2R 信号通路参与镇痛、痛觉敏化和炎症反应的调节[28]。AEA 和 2-AG 是自分泌和旁分泌的信使，通过逆行信号传导作用于突触传递过程。与传统的神经递质不同，内源性大麻素不在细胞内产生和累积，而是由突触后囊泡根据膜脂前体细胞内钙浓度的增加而按需产生的[29]。AEA 和 2-AG 的作用时间很短，分别被脂肪酸酰胺水解酶和单酰甘油脂肪酶酶解、水解、氧化而有效降解[29, 30]。

三、大麻素

（一）植物性大麻素

植物性大麻素是一类能够直接与 CBR 发生作用或与内源性大麻素有化学相似性或两者兼有的天然物质，仅在栽培大麻中就已经发现了 100 多种活性植物大麻素[31]。大麻素包括大麻萜类，也存在于其他植物品种中[32]。除了植物性大麻素，栽培大麻中还含有其他具有药理活性的化合物，如萜类化合物和 β- 石竹烯，它们属于其他化学家族。这些化合物也能通过 CBR 相互作用表现出潜在治疗效果[7]。

研究最多的两种植物性大麻素 CBD 和 THC 分别于 1940 年和 1964 年被发现。THC 是 CB1R 和 CB2R 的部分激动药[33]，也是大麻的主要精神活性成分。在动物研究中，THC 激活 CB1R，从而抑制动物运动能力，并与甩尾实验和热板实验中观察到的镇痛作用、体温降低有关[34]。THC 还具有一些其他作用，如刺激食欲、止吐、抗痉挛和镇痛。CBD 是一种非精神活性的植物性大麻素，占大麻提取物的 40%[35]，它是 CB1R 的部分拮抗药（即能与 CB1R 活性部位结合但不能完全阻断 CB1R 的作用），也是 CB2R 的弱反向激动药（即药理学反应与激动药作用相反）[36, 37]。CBD 也与其他非大麻素受体相互作用共同调节疼痛感觉，包括 5-HT_1A 受体、TRPV1 受体和腺苷 A2A 受体[38]。CBD 还可作为 CB1R 的非竞争性负向变构调节剂发挥作用[39]，在 THC 同时存在的情况下，CBD 具有复杂的生理效应。CBD 和 THC 协同发挥镇痛作用，同时减少 THC 的精神活性和对认知功能的不良反应，如镇静及记忆障碍[40]。

此外，不同的大麻提取物也提供给消费者，并在膳食补充剂、大麻油、富含 CBD 产品等多种类别下进行销售[7]。在 CBD 和大麻油产品中添加或包含的成分通常包括栽培大麻、β- 石竹烯、柠檬烯和大麻色素等多种植物大麻素[7]。由于种类繁多，为了筛选出高质量的产品，Van Dolah 等提出了一个包括四个问题的检查清单[7]。

1. 是否符合以下质量标准。

(1) 美国 FDA 现行的良好生产规范认证。

(2) 欧盟、澳大利亚或加拿大食品检验机构有机认证。

(3) 国家科学基金会国际认证。

2. 公司是否有独立的不良事件报告程序。

3. 产品是否经过有机认证，是否为生态友好型种植。

4. 产品是否按批次进行实验室测试，确保 THC 含量＜0.3% 且无杀虫剂和重金属残留。

（二）合成大麻素

合成大麻素是一类人工合成、能激活 CBR、表现出特殊药理学活性的化学分子。只有两种合成大麻素已用于临床：纳比隆和屈大麻酚。纳比隆被推荐用于治疗 CINV 即癌症患者化疗后的恶心呕吐，屈大麻酚则用于治疗 AIDS 导致的厌食和 CINV。合成大麻素根据其所属的化学家族分类[9]，还有一类单独的大麻素受体拮抗药或反式激动药正在研究和开发中。

（三）合成大麻素分类

- 经典大麻素：是基于与 THC 和三环二苯吡喃环相似的化学结构而开发的第一个化学家族[41]。
- 非经典大麻素：是由环己基苯酚衍生物组成的第一个化合物，作为一种娱乐用途药物被滥用[34]。
- 混合型大麻素：这类化合物中存在能与经典和非经典大麻素结合的化学结构[9]。
- 氨基烷基吲哚类化合物：是一大类结构上与 THC 或内源性大麻素不同的化合物，但具有类似大麻的特性[9]。
- 内源性大麻素类似物或类花生酸：是 2012 年发现的一组基于吲哚 -3- 羧酸盐的新合成大麻素[42]。
- 其他：不属于上述任何分类的所有其他化合物[9]。

1. 纳比隆[43]

纳比隆是一种合成 THC 类似物口服处方药[43]，用于治疗 CINV 和 AIDS 引起的厌食症已在许多国家获得批准。它与 CB1R、CB2R 及内源性大麻素系统相互作用发挥复杂的药理作用。一些小型的随机对照试验对其在慢性疼痛中的应用进行了研究，研究对象包括神经病理性疼痛、纤维肌痛、癌痛和慢性非癌痛患者。最近由 Tsang 等进行的系统综述回顾了关于纳比隆的已有研究，包括 8 项 RCT、2 项前瞻性队列研究和 1 项回顾性图表综述，结论是纳比隆可以作为常规镇痛药物治疗的辅助药物[44]。在另一篇系统综述和 Meta 分析中，对 3 项纳比隆 RCT 进行了亚组分析，作者未能找到纳比隆对慢性疼痛具有镇痛效果的支持性证据[3]。最近一篇系统综述，对 4 项纳比隆 RCT 的亚组分析显示，视觉模拟评分量表得分降低了 10%，这种效果在临床上并不明显，但持续时间较长，6 个月后依然存在[5]。

2. 屈大麻酚[45, 46]

屈大麻酚是一种口服的合成 THC 类似物，与纳比隆类似，也被批准用于治疗 CINV 和 AIDS 引起的厌食症[45]。有关屈大麻酚的作用及其针对慢性疼痛患者镇痛效应的研究非常有限。一篇系统综述和 Mata 分析，包括屈大麻酚在功能性胸痛、多发性硬化症（伴有痉挛和中枢神经痛）、肌萎缩性脊髓侧索硬化症、特发性颈部肌张力障碍和脊髓损伤患者中的应用进行亚组分析，报道在使用 2 周～6 个月后缺乏镇痛效果[5]。屈大麻酚是一种新型的天然 THC 片剂[46]，但其对慢性疼痛患者的疗效尚缺乏相关数据。在一项二期安慰剂对照研究中，屈大麻酚对慢性腹痛患者未表现出镇痛效果[47]。

3. 纳比西莫[48]

纳比西莫是一种含有 THC 和 CBD 提取物的口腔黏膜大麻喷雾剂，两者比例为 50：50，每喷喷雾中含有 2.7mg THC 和 2.5mg CBD[48]。它在许多国家被批准用于治疗多发性硬化症相关痉挛。一项关于大麻素治疗神经性疼痛的系统综述和 Meta 分析，对纳比西莫的 6 项 RCT 研究进行了亚组分析，发现其镇痛效果并不确定[3]。纳比西莫和对照组之间的平均疼痛评分在统计学上存在差异，但这种差异几乎没有临床意义（0～10 分制，平均差异 -0.50 分；95% CI -0.89～-0.12 分）[3]。

表 56-2 和表 56-3 总结了合成大麻素的药代动力学和应用药理学。

四、大麻素的镇痛机制

研究证实，大麻素通过几种不同机制对急性、慢性炎症性疼痛和神经病理性疼痛发挥镇痛作用。与阿片类药物类似，大麻素同时作用于中枢神经系统和周围神经系统，CBR 在上行和下行伤害性感受通路时都参与了疼痛的转导、传递、调节和感知过程[49]。以下是镇痛机制的总结。

（一）急性疼痛模型

动物研究表明，脑室内给大麻素延长了大鼠的甩尾反应潜伏期，从而证实大麻素具有镇痛作用[44]。

表 56-2　合成处方大麻素的药代动力学

	纳比隆®[43]	屈大麻酚®[45, 123]	纳比西莫®[48]	大麻二酚®[48]
化合物	合成 THC	合成 THC	50：50 THC：CBD 提取物	CBD 提取物
剂型	口服片剂	口服片剂	口腔喷雾剂	口服溶液
吸收	迅速而完全	几乎被完全吸收	快速	快速
分布容积	12.5L/kg 广泛而快速分布	约 10L/kg 广泛而快速分布	广泛分布	广泛分布，20963～42849L
代谢	肝脏 – 多种途径：酶促氧化和还原	肝脏 – 有待研究：羟化作用	肝脏	肝脏和肠道
排泄途径	粪便：约 60% 尿液：约 24%	粪便：50% 尿液：约 15%	粪便 尿液	粪便；少量经肾脏
消除半衰期	原型：约 2h 代谢物：约 35h	原型：约 4h 代谢物：25～36h	THC：约 2h CBD：2 次喷洒约 5h，终末半衰期为 25～36h	56～61h

CBD. 大麻二酚；THC. 四氢大麻酚

表 56-3　合成处方大麻素的应用药理学

	纳比隆 / Cesamet®[43]	屈大麻酚 / Marinol®[45, 123]	纳比西莫 / Sativex®[48]	大麻二酚 / Epidiolex®[48]
使用指征	CINV	CINV，AIDS 相关厌食症	多发性硬化症相关痉挛	癫痫发作（Lennox-Gastaut 综合征和 Dravet 综合征）
建议最低年龄	18 岁	18 岁	18 岁	2 岁
剂型	0.25mg，0.5mg，1mg	2.5mg，5mg，10mg	10ml（90 喷）/ 瓶，浓度：THC 27mg/ml，CBD 25mg/ml	口服溶液：100mg/ml
剂量范围	1～2mg，bid	2.5mg，口服，bid	初始剂量为 1 喷，bid，治疗性剂量为每天 4～8 喷	初始剂量：2.5mg/kg，bid 维持剂量：5mg/kg，bid 最大剂量：10mg/kg，bid
推荐每天最大剂量	6mg	50mg	12 喷	20mg/kg
不良反应和其他重要事实	纳比隆在药物尿检中不能被检出	对屈大麻酚或芝麻油产生过敏反应	舌痛、口腔溃疡、继发于乙醇疼痛反应的口腔不适，应用部位刺激	可能与剂量相关的肝转氨酶升高、对大麻过敏、肝脏功能受损患者需要调整剂量

AIDS. 获得性免疫缺陷综合征；CINV. 化疗相关的恶心呕吐；bid. 每天 2 次

在其他急性疼痛模型中，将外源性 CBR 激动药微注射到中脑导水管周围灰质、延髓头端腹内侧区（这两个区域负责调节下行抑制通路）、杏仁核、中缝背核，显示出镇痛作用[50]。同时，通过中脑导水管周围灰质和延髓头端腹内侧区逆行上传的信号激活内源性大麻素系统，抑制 GABA 能和谷氨酸能神经元的突触前神经递质释放[51]，此外大麻素还能调节突触后神经元的兴奋性。大麻素的脊髓镇痛机制研究证实，外源性大麻素鞘内给药可减轻小鼠模型中福尔马林引起的疼痛[52]。外源性大麻素还可以通过 CB1R 信号通路部分逆转坐骨神经结扎神经病理性疼痛模型中已经出现的机械性痛觉超敏，而且可能比阿片类药物更有效[53]。此外，CB1R 在周围神经系统中大量表达，在特定区域（如真皮的初级传入神经元、背根神经节、三叉神经节）发挥镇痛作用[54, 55]。内源性 CB1R 激动药（AEA）的外周镇痛机制证据和周围神经系统神经末梢的 CB2R 选择性激活进一步证实了大麻素在外周镇痛中也发挥作用[54, 56]。非大麻素类药物，如甲氧苄啶（一种非阿片类镇痛药）也显示出对 CBR 的激活，作为其镇痛机制之一[57]，将 CB1R 拮抗药注射到脊髓上部，如中脑导水管周围灰质和延髓头端腹侧内区，可以逆转甲氧苄啶介导的镇痛作用[57]。

（二）炎症性疼痛模型

越来越多的研究证实大麻素能够缓解炎症性疼痛。微量注射外源性 CB1R 激动药可抑制大鼠模型中福尔马林诱导的疼痛、厌恶感及惊恐样行为[58]。在脊髓水平，CB2R 参与了大鼠炎症模型。在慢性炎症模型大鼠中 CB2R mRNA 表达上调[59]，CB2R 激活后通过小胶质细胞迁移影响中枢神经系统对炎症的反应[60]。外周 CB2R 激活抑制了炎症性疼痛模型中对热和机械超敏反应[61]。在辣椒素诱导的炎症性疼痛模型中，CB2R 的激活也能表现出类似的镇痛效果[62]。

（三）神经病理性疼痛模型

大麻素和内源性大麻素相互作用为神经病理性疼痛治疗中减轻神经元过度兴奋提供了潜在途径。在神经病理性疼痛模型中，丘脑是参与疼痛处理的脑区[63]，有研究表明，神经病理性疼痛模型大鼠丘脑 CB1R mRNA 上调。基于坐骨神经损伤或结扎（sciatic nerve injury or ligation，SNI 或 SNL）、脊神经结扎和选择性损伤（spared-nerve injury，SPNI）的多种神经病理性疼痛动物模型已被用于探讨大麻素系统在神经病理性疼痛中的作用。研究报道在 SNI 大鼠模型中，TRPV1 和 FAAH 的阻断使内侧前额叶皮质神经病理性疼痛的症状和后遗症得到缓解[64]。在脊髓水平，一些证据表明，合成大麻素可以减轻神经病理性疼痛模型中的机械和热痛觉过敏或异常性冷感觉疼痛[63, 65]。总之，体外和体内动物研究证明了大麻素的镇痛潜力，然而基础研究的结论转化并应用于临床实践还需要进一步研究证实。

（四）大麻素治疗慢性疼痛的研究综述

许多研究评估了大麻素的镇痛效果。最近 Johal 等对共 4006 名参与者的 36 项 RCT 进行了系统综述和 Meta 分析，探讨吸食大麻（4 项 RCT）、口腔黏膜大麻喷剂（14 项 RCT）、口服大麻素（18 项 RCT）的作用[5]。大麻素组与安慰剂组的镇痛效果存在统计学差异，但是镇痛作用较弱［VAS 为 −0.63（范围为 0～10），95%CI −0.85～−0.42］，证据质量较低。口服大麻素相较于口腔黏膜大麻喷剂和直接吸食大麻镇痛效果更强。在所有服用途径和剂型中，大麻素在 2 周时的镇痛效果（VAS 为 −0.54，95%CI −0.76～−0.31；中等质量证据）相较于 6 个月时镇痛效果（VAS −0.43，95%CI −0.75～−0.10，低质量证据）更强[5]。

2018 年另一篇系统综述和 Meta 分析综述了 1980—2017 年间共计 104 项关于大麻素镇痛作用的研究，涉及 9958 名参与者，包括 47 项 RCT 和 57 项观察行研究[4]。48 项研究针对神经病理性疼痛患者，7 项针对纤维肌痛患者，1 项针对一类风湿关节炎患者，另外 48 项针对慢性非癌症性疼痛患者。所有 RCT 中，在疼痛评分下降 30% 的合并事件发生率（pooled event rates，PER）方面，大麻素的作用是显著的（大麻素 29.0% vs. 安慰剂 25.9%，CI 15%～61%）[4]。该综述还表明，使用大麻素对与疼痛相关的次要结局指标具有积极意义，包括改善睡眠（低质量证据）和患者对变化的整体感知[4]。2017 年发表的另一项系统综述和 Meta 分析评估了大麻素用于镇痛，尤其是用于神经病理性疼痛患者的效果，纳入了 11 项 RCT（包括 1219 名患者），结果表明相比对照组，大麻素组的平均疼痛数字评分降低，这种差异具有统计学意义（−0.65 分，95%CI −1.06～−0.23 分），但临床意义并不明显[3]。此外，该综述还报道了大麻素对改善生活质量（8 项研究中的 5 项）和睡眠质量（7 项研究中的 6 项）的次要益处[3]。

五、用药途径

市场上有多种用于娱乐和药用的大麻衍生产品。服用大麻的标志性方式与吸入有关，通过大麻烟卷、烟斗、雪茄、水烟/烟枪吸食是最常用的使用方式[66, 67]。其他用药途径（other routes of administrations，ROA）包括蒸发汽化吸入、涂抹、电子烟、口腔喷雾剂、食品、饮品、酊剂（以酒精为底的液体大麻提取物）、其他口腔黏膜/舌下用药（如贴片和药片）、局部透皮吸收（含有大麻的洗剂、香膏、油）、静脉给药（注射）和直肠内给药（栓剂）[68–70]。

THC 和 CBD 都在肝脏内进行广泛代谢，THC 通过微粒体羟基化作用和 CYP2C9、CYP2C19、CYP3A4 的氧化作用进行代谢[38]，并经尿液、粪便排出体外。CBD 经历广泛的 I 相代谢[71]，主要通过初级氧化和侧链氧化进行代谢[72]。

与其他给药途径相比，吸食大麻吸收迅速且有效，具有峰值效应、作用持续时间更短、THC 血药浓度更高（表 56–4）[73–75]。吸食大麻的吸收和生物利用度取决于吸入深度、吸烟工具的类型、抽吸和屏气的持续时间、香烟的成分[76]。有关吸食 CBD 药理学的临床资料文献非常少。据推测它与 THC 类似，包括 31% 的生物利用度（范围为 11%～45%）[77]。平均而言，每支大麻烟含有 0.5～1g 大麻植物、7.5～225mg THC（1%～30%）、0～180mg CBD（0%～24%）[78]。蒸发汽化吸入与直接吸食大麻药理学特征相似，是一种低风险的潜在用药途径，因为它减少了一氧化碳、多环芳烃和焦油等有害物质的形成[79]。蒸发汽化吸入大麻效果的差异取决于大麻类型、蒸发器内的大麻数量、温度、蒸发持续时间、蒸发器类型。例如，一次向口腔黏膜喷纳比西莫喷雾 4 喷（共含 10.8mg THC 和 10mg CBD），THC 和 CBD 的血浆浓度在 2～4h 内达到峰值[48]。

与吸入相比，口服大麻素吸收缓慢、效果不稳定且高度依赖于与大麻素一起摄入的相关食物[80, 81]。仅就生物利用度来说，吸入大麻素和与口服大麻素的转换系数约为 2.5[82]。大麻素为亲脂性化合物，但没有证据证实高脂饮食或亲脂性配方（饼干或油基）可提高大麻素的吸收和生物利用度[83]。任何经口摄入的大麻素都会在肝脏中进行广泛的首过代谢，如屈大麻酚口服摄入后的生物利用度为给药剂量的 10%～20%[45, 74]。然而，大麻素直肠给药和透皮给药都不经过首过代谢。在直肠栓剂中，THC– 半琥珀酸盐配方生物利用度最高可达 13.5%[84]，而透皮吸收的大麻产品可通过在丙二醇和乙醇中使用水和油酸来增强吸收[85]。

比较大麻产品其他给药途径镇痛效果和安全性的直接数据很少[68]。大规模研究已经记录了吸食大麻的许多有害影响[86]。直接吸食作为一种特殊的给药途径，许多肺部并发症有关。表 56–4 总结了大麻素不同 ROA 相关的重要药理学特性。

六、大麻素急性、慢性使用的不良反应

（一）短期使用

短期使用大麻素在使用后不久即可能导致一系列心血管系统不良反应，包括心动过速、仰卧位高血压、外周血管扩张和直立性低血压[87–89]。一项回顾性研究报道吸食大麻后第 1 小时心肌梗死的风险增

表 56–4　根据给药途径不同大麻制品的应用药理学

	吸入[66, 67, 73–75]	口服[80, 81]	表面用药[85]	液体提取物[71]	直肠用药[84]	眼部用药[125]
吸收	快速（s）	1～2h	可变（可被乙醇中的水和油酸增强）	10～45min	可变（取决于基础配方）	1h
血浆浓度达峰时间	3～10min	4～6h	可变（约 1.4h）	可变	2～8h	几个小时
生物利用度	10%～35%	可变（6%～10%）	可变	可变	可变（至多 13.5%）	6%～40%
作用时间	1～6h	4～12h	48h（稳态）	2～8h	可变	可变

加4.8倍（95%CI 2.4～9.5）[88]。呼吸系统不良反应包括支气管扩张和气道阻力下降，也可能导致气道高反应性[90]。中枢神经系统方面，使用大麻素既可能增强、也可能减轻焦虑症和妄想症[90]。其他重要的认知功能相关不良反应包括出现欣快感、幻觉、记忆障碍、头痛和眩晕[87]。吸入大麻与脑卒中和短暂性脑缺血的相关性也有文献记录[91-93]。虽然大麻素具有刺激食欲、抑制恶心的作用，但也有研究报道过一种大麻素催吐综合征，主要表现为反复发作的严重恶心、呕吐和腹痛[94]。

（二）长期使用

在长期使用大麻素患者中，每年发生心肌梗死的风险从1.5%增加到了3%[93]。一项持续性心肌梗死的大麻素使用者队列研究还发现其死亡风险增加了4.2倍（95%CI 1.2～14.3）[96]。呼吸系统不良反应的潜在危害程度与摄入大麻素的途径有关。例如，长期吸食大麻与吸烟类似，会导致慢性咳嗽、支气管炎和肺气肿[87]。长期使用大麻素还存在耐受和成瘾的风险[90]。最近3篇关于大麻素的系统综述和Meta分析报道了大量与使用大麻素相关的不良反应，与治疗相关的一般不良反应包括头晕（最常见，每3个患者中就会出现1个）、喉咙不适、气喘、疲劳、嗜睡、口干、食欲增加、幻觉、恶心、难治性痉挛等[3-5]。严重、需要医疗手段干预或退出研究的不良反应发生率为5.9%[5]。Stockings等另一篇对慢性非癌性疼痛的系统综述发现，全因不良反应的PER在大麻素组为81.2%，安慰剂组为66.2%，神经、精神相关不良反应NNH分别为3和6[4]。鉴于大麻素一般不良反应的高发生率和其相对较低的NNT，大麻素的治疗指数似乎很窄。

七、使用大麻素的禁忌证

大麻素是一种新兴的治疗药物，随着该领域研究的不断深入，其使用禁忌证也在不断变化。对于已知或怀疑对大麻素过敏的患者禁止使用大麻素[97]。其他绝对禁忌证包括精神分裂症或其他形式的精神障碍疾病史[98]。孕期和哺乳期也禁止使用大麻素。在动物模型中，大麻素会导致胚胎生长发育和性成熟延迟、神经行为改变、雄性生殖器官发育障碍和生育能力降低[99]。在人类胎儿中，大麻素可能对胚胎造成严重的神经功能损伤[100]。在动物繁殖研究中，合成大麻素药物（如纳比隆）被归为妊娠期C类药物，但其在人体中尚未进行充分、良好对照的研究。然而，尽管存在潜在风险，但潜在的益处也可能使孕妇使用该药[101]。在母乳喂养期间不鼓励使用此类药物，大麻素是否能通过母乳喂养转移给婴儿尚未得出一致结论。妇产科学会建议哺乳期不要使用大麻相关产品，防止婴儿出现不良反应[102]。

患有严重心血管系统、呼吸系统、肝肾疾病的成年患者使用大麻素时应特别注意，充分评估风险–获益比后再决定是否用药[103]。正在服用阿片类药物和苯二氮䓬类药物的患者如需使用大麻素，应谨慎评估镇静和认知功能损伤风险增加的可能性[97]。

除非存在特殊医疗情况，否则儿童和青少年的慢性疼痛治疗禁用大麻制品[97]。关于青少年过度娱乐性使用大麻的纵向研究显示，使用大麻素与认知、精神、神经发育等指标较差相关[104]。避免25岁以下人群使用大麻素是一种共识，因为他们的神经系统尚在发育中[105]。2017年的一项系统综述表明，大麻素用于治疗儿童和青少年神经病理性疼痛的证据不充分[106]。对有个人或家族成瘾史和精神障碍的患者也应谨慎使用大麻素。大麻素的不当使用可能与DSM-Ⅴ中提到的大麻使用障碍即大麻成瘾有关[107]。已经开发了一些临床方法来快速筛查患者对大麻心理和生理依赖的严重程度，如依赖程度量表和修订版大麻使用障碍识别测试（Cannabis Use Disorder Identification Test-Revised，CUDIT-R）[108]。也建议使用CAGE工具筛查患者酒精和药物滥用情况，因为大麻是否被恰当使用也与患者当前或过去是否药物滥用有关。

八、目前大麻素研究的局限性

关于大麻素使用适应证、益处和风险的证据仍在不断发展。大多数关于天然和合成大麻素的临床研究样本量仍然较小，随访时间相对较短。根据最近一篇系统综述报道，在纳入的104项研究中，只有21项研究每个治疗组至少有100名受试者，这些研究的中位随访时间为8周[4, 5]。在研究中使用的大麻素成分和剂量也不够标准化。剂量和给药途径的差异为临床结果的解释带来了一定困难。此外，大多数研究集中在THC上，而CBD和CBN的临床应用并未得到充分研究，美国的植物性大麻素研究往往使用由美国NIH提供的干大麻，CBD含量低于1%[4]。然而，由于CBD和CBN不具有精神活性，人们对其兴趣越来越大。来自不同大麻品系及其提取物中的THC和CBD的不同组合会产生不同的生理效应。许多早期研究是动物研究，其结论直接推广至人类可能并不合适，因为大麻素的生理效应在不同物种间存在很大差异。例如，大麻素用于人类会引起心动过速和体位性低血压，但用于狗却引起心动过缓[109]。

已发表研究的局限性还包括受试者摄入大麻素的精确剂量和持续时间记录不佳。这个局限性非常重要，因为既往这些研究中，受试者往往可以自我调整大麻素剂量。另外，鉴于慢性疼痛患者中多发性疼痛的高发生率，大多数研究的重点是将大麻素作为辅助性镇痛药物而非主要的镇痛方案。最后，关于大麻素治疗慢性疼痛综合征的有效性和安全性研究的长期数据非常有限。

九、相关法律和监管

除了围绕大麻素不断发展的科学，有关大麻种植、销售和使用的立法和监管也在迅速发展。在撰写本章时，美国33个州、哥伦比亚特区、关岛、波多黎各和美属维尔京群岛已经批准了全面且公开的医用大麻/大麻计划。还有14个州允许出于医疗考虑有条件地使用“低THC/高CBD”大麻产品[110]。尽管有众多的大麻准入州立法，美国DEA仍然将CBD和大麻油归为附表1的药物[111]。按照DEA的规定，附表1药物不具备医疗价值且滥用可能性大（如二乙酰吗啡、麦角酸二乙基酰胺、摇头丸），除了被批准的研究之外，任何场合下使用都被认为是非法的。而可卡因和甲基苯丙胺被标记为附表2药物，换言之，与大麻素相比，这些药物被认为危险性较小且具有更大的医疗价值，这显然是悖论。然而，在2020年4月，DEA宣布Epidelex（一种用于治疗难治性癫痫的大麻素）已从受控物质法案附表5中取消[112]。自2001年以来，加拿大已经通过大麻医疗准入条例（Marijuana Medical Access Regulations，MMAR）提供了用于医疗目的的大麻素，2018年大麻法案将娱乐性使用大麻合法化[113, 114]。

十、医用大麻应用现行准则和实践建议概要

关于大麻相关产品剂量的建议仍在不断发展。对于干大麻、吸食大麻/蒸发汽化大麻和CBD油，没有既定的剂量表。滴定大麻素使用的一般指导原则是“从小剂量开始，缓慢增加”，目的是在获得最大潜在治疗效果的同时尽量减少不良反应的发生。同样重要的是，要考虑区域立法/监管制度在大麻产品和药物的供应、批准方面的差异。

大麻素用于治疗慢性非癌性疼痛有一些指南和建议。IASP的神经病理性疼痛小组发现，反对大麻素治疗神经病理性疼痛的证据并不充分[115]。欧洲疼痛联盟（European Pain Federation，EFIC）和加拿大疼痛协会根据文献中的低质量证据将大麻素推荐作为治疗神经病理性疼痛的三线药物[97, 116]。EFIC推荐在阿片类药物或其他镇痛药物无效的情况下单独或配伍使用纳比西莫口服喷雾剂缓解癌症性疼痛[97]。对于慢性非癌症性疼痛、慢性非神经病理性疼痛，EFIC建议仅在特殊情况下作为个体治疗试验使用大麻[97]。欧洲神经协会联合会建议将大麻素作为多发性硬化引起的中枢神经性疼痛和痉挛的三线治疗药物（A级证据）[117]。澳大利亚国家毒品与酒精委员会于2017年发布了医用大麻素使用的姑息治疗指南[118]。该指南建议先进行为期4～12周的试验，若其他所有标准治疗方法都不起作用，则可使用医用大麻素进行治疗[118]。

在医用大麻素使用的建议中，基于较弱的证据，加拿大家庭医师学院推荐将大麻素作为治疗难治性神经病理性疼痛和姑息性治疗难治性癌症性疼痛的三线药物[119]。该学院还强烈建议不应使用大麻素来治疗任何其他类型的疼痛，可以使用处方药（如纳比隆或纳比西莫）作为首选药物替代医用植物大麻[119]。

十一、大麻的围术期应用

最近，Abdallah等对大麻素在术后急性疼痛管理中的镇痛效果进行了系统综述和Meta分析，主要结局指标为术后24h累计口服吗啡剂量和术后24h静息状态下疼痛评分。该综述共纳入8项RCT（924名患者）和4项观察性研究（4259名患者），但由于数据不足，不能汇总累积差异并量化[120]。然而，有证据表明，接受大麻素治疗的患者在术后12h内疼痛感增强，并且术后出现低血压的风险增加[120]。

在一系列关于上述研究的观点截然不同的讨论文章中，Meeker等认为缺乏支持大麻素用于术后急性疼痛的证据，还强调了部分已知的大麻素镇痛机制，以及它与急性疼痛激活的内源性大麻素系统的相互作用[121]。Clarke等认为，Abdallah等的系统综述和Meta分析的临床意义有限[122]。事实上，该综

述提到的一些药物和化合物是公众无法获得的。关于目前文献的局限性，请参考其他章节相关内容。Clarke 等建议临床医生考虑：①大麻戒断的可能性；②消除将所有大麻产品视为“野草”的歧视；③开展 eCB 系统和患者使用大麻产品的教育；④考虑与使用植物性大麻产品相关的麻醉护理的潜在相互作用[122]。

结论

大麻素可能成为神经病理性疼痛或特殊病例进行姑息治疗 / 肿瘤治疗的潜在治疗选择，但对其他慢性疼痛的疗效尚未明确。它们作用机制复杂，与内源性大麻素系统的相互作用仅被部分阐明，药理学作用多样化，并有多种给药途径。从多种给药途径中选择出一种合适的方法需要不断进行动物实验和临床研究，以便得到可靠数据作为支撑。对快速发展的科学的理解，以证据为基石的指导方针，建立大麻素相关法律法规，对于建立有效、安全的使用方案非常重要。

要　点

- 内源性大麻素系统是一个复杂的生物系统，由内源性 CBR 及其相应激动药组成，参与调节人体多种生理和认知过程以维持稳态。
- 内源性大麻素是内源性的脂肪酸类神经递质，负责细胞间的信号传导。迄今为止已经确定了七种内源性大麻素，研究最多的是 AEA 和 2–AG。
- CBR 属于细胞膜 GPCR，最著名的 CBR 是 CB1R 和 CB2R。
- CBR 存在于身体不同部位，如大脑、脊髓、垂体、甲状腺、肾上腺和消化系统[13]，但其分布、信号通路和功能仍未被阐明（表 56–1）。
- 植物性大麻素是能够直接与 CBR 发生作用和（或）与内源性大麻素具有化学相似性的天然物质。仅在植物大麻中就发现了超过 100 种活性植物性大麻素[31]。
- 合成大麻素是人工合成的通过激活 CBR 而发挥药理特性的化学分子。目前只有两种合成 THC 用于临床：纳比隆和屈大麻酚。纳比隆被批准用于治疗 CINV，屈大麻酚则用于治疗 AIDS 引起的厌食症和 CINV。
- 大麻素对急、慢性炎症性疼痛和神经病理性疼痛的镇痛作用涉及几种可能的机制。与阿片类药物类似，大麻素同时作用于中枢神经系统和周围神经系统。CBR 在上行和下行痛觉传导通路中参与了疼痛的转导、传递、调节和感知过程。
- 市场上有大量用于娱乐和医疗的大麻衍生产品。常见的用药途径包括吸入或通过大麻烟卷、烟斗、雪茄、水烟 / 烟枪吸食、蒸发吸入、涂抹、电子烟、口腔喷雾剂、食品、饮品、酊剂（以酒精为底的液体大麻提取物）、其他口腔黏膜 / 舌下用药（如贴片和药片）、局部透皮吸收给药（含有大麻的洗剂、香膏、油）、静脉给药（注射）和直肠内给药（栓剂）。
- 短期或长期使用大麻都可能引发心血管系统、呼吸系统、神经系统和胃肠道系统的严重不良反应。
- 在撰写本章时，美国 33 个州、哥伦比亚特区、关岛、波多黎各和美属维尔京群岛已经批准了全面且公开的医用大麻 / 大麻计划。
- 关于大麻相关产品剂量的建议仍在不断发展。干大麻、吸食 / 蒸发吸入大麻和 CBD 油的使用没有确定的剂量表。滴定法使用大麻类药物的一般指导原则是“从小剂量开始，缓慢增加”，以便在获得最优治疗效果的同时尽量减少不良反应发生率。

第 57 章　表面镇痛药
Topical Analgesics

Magdalena Anitescu　Charles E.Argoff　著
谢首昱　译　　吴镜湘　校

与使用全身性镇痛药相比，使用表面镇痛药可减轻疼痛，并且无明显的全身吸收。

在某些情况下，使用特定药物（如硝酸甘油、芬太尼、可乐定）透皮应用会导致全身吸收。在这些情况下，通过皮肤吸收达到一定的血药浓度是药物起效的原因。

与此相反，表面镇痛药既不需要全身吸收，也不需要达到一定的全身浓度才具有临床效果。它直接应用于疼痛区域局部即可产生作用，首要作用部位就是应用的区域。

表面镇痛药可用于急性疼痛，以及各种类型的慢性神经性和非神经性疼痛。不同的表面镇痛药有不同的作用机制，它不但在周围神经系统局部产生作用，而且还可以作用于中枢神经系统，使用功能性神经成像发现其导致 CNS 信号发生相应的变化。

一、背景

表面镇痛药可阻断疼痛传递，从而减少传入中枢的伤害信号，缓解痛感。因此，皮肤应用表面镇痛药可以减少 PNS 的激活，从而最大限度地减少疼痛信号的传递和 CNS 的处理。本章回顾了使用表面镇痛药治疗各种疼痛的情况，并对既往发表的有关综述进行了更新[1-3]。

由于表面镇痛药是局部应用，没有明显的全身吸收，因此，显著不良反应、药物之间的相互作用的风险及其严重程度通常小于全身使用相同镇痛药[4]。例如，在膝关节炎中使用表面非甾体抗炎药制剂与口服制剂相比，可以有效地降低不良反应。使用表面镇痛药偶尔有皮疹和不愉快的皮肤感觉，但发生率很低[5]。FDA 目前批准的表面镇痛药（表 57-1）包括 5% 利多卡因贴剂（Lidoderm）。多项研究已经证实了其安全性和耐受性，即便每天使用超过 12h，5% 利多卡因贴片也未显示出明显的全身不良反应，检测血浆利多卡因浓度也显著低于造成心脏毒性的浓度。长期（24h）使用利多卡因贴片的患者也未观察到明显的皮肤不良反应[5-7]。

虽然皮肤过敏是所有表面镇痛药的潜在不良反应，特定的表面镇痛药（如辣椒素）还可能导致其他的局部不良反应。表面使用辣椒素可能导致严重的局部皮肤烧灼感。目前在皮肤上使用的低剂量配方辣椒素，不会导致显著的全身蓄积或任何危及生命的后果；重复使用可能会降低烧灼感的发生率。然而，这种不良反应的发生可能会对患者的治疗依从性产生负面的影响，从而影响患者使用，使其无法从中获益。与需要多次涂抹的非处方辣椒素制剂不同，8% 辣椒素贴剂（Qutenza）可以每小时使用 1 次，镇痛效果可持续长达 12 周。在临床试验中，即使发生灼痛，Qutenza 也有良好的耐受性，美国 FDA 于 2020 年 7 月批准将其用于治疗带状疱疹后神经痛和糖尿病周围神经病变的疼痛。

对于伴随其他病症（如高脂血症、高血压、冠心病和糖尿病）的慢性疼痛患者，如果已经由于其伴随疾病而服用大量全身性药物，使用表面镇痛药（而不用全身性镇痛药）有助于减少全身性药物之间的相互干扰。由于许多全身性的镇痛药物都需要进行剂量滴定，但目前的表面镇痛药通常无须滴定，这对患者来说是另一大益处。

经 FDA 批准的表面镇痛药必须向 FDA 证明其符合一致性的评价，包括制造标准和质量控制，这与复方制剂的生产及销售不同。表面镇痛药可能是复合制剂，由多种药物成分组成，如局部麻醉药、非甾体抗炎药和抗抑郁药，这些物质混合在一种经

FDA 批准的非市售化学基料中。目前，尽管对复方制剂的生产没有一致性评价的要求，然而，ASRA 的 1/3 的会员医生报告，他们经常开复合制剂的表面镇痛药处方。表面镇痛复合制剂可能包括阿片类、局部麻醉药、抗抑郁药、谷氨酸受体拮抗药、α 受体激动药、腺苷、大麻素、胆碱能受体激动药、加巴喷丁类、前列腺素、缓激肽、ATP、生物胺和 NGF 等，这些制剂均处于不同的临床研究阶段。

表面镇痛药的作用机制取决于药物中的特定化学成分。在局部使用辣椒素，其机制可能是通过激活 Aδ 和 C 纤维上的 TRPV1，从而促进 P 物质和 CGRP 的释放，随后导致 C 纤维中 P 物质的耗竭导致外周和中枢兴奋性降低，从而使传入神经输入信号减少而减轻疼痛。人体神经组织活检和动物研究的结果都表明，应用辣椒素部位下方的皮肤中存在神经纤维退化，这种与辣椒素应用相关的神经纤维退化被认为是其缓解疼痛的机制之一。

局部非甾体抗炎药的作用机制可能与抑制前列腺素合成和由此产生的抗炎作用有关。然而，抗炎作用的程度并不总是与疼痛缓解成比例，因此，可能存在其他作用机制。

复方制剂的潜在效果可能与更多的协同作用机制相关。例如，在大鼠实验中证实，局部吗啡的镇痛作用可能会被局部使用大麻素增强。

局部麻醉药可抑制传入感觉神经中外周钠通道的活性和随后的疼痛传递。已经注意到，在使用局部麻醉药后，特定钠通道亚型的 mRNA 表达可能会降低。目前市面上有几种含局部麻醉药的表面镇痛药，包括 5% 利多卡因贴剂、EMLA 乳膏（局部麻醉药的混合物，2.5% 利多卡因 /2.5% 丙胺卡因）和 Synera 贴剂（利多卡因 70mg/ 丁卡因 70mg）。在这三种药物中，只有 5% 的利多卡因贴剂具有镇痛作用，而不会产生麻醉皮肤的作用，而使用 EMLA 乳膏或 FDA 批准的 Synera 贴剂可能会产生镇痛和麻醉的作用。药物之间的这种差异有助于在不同的临床场景中应用，如静脉穿刺、腰椎穿刺、肌内注射和包皮环切术等不同的麻醉或者镇痛场景。

表面镇痛药开发的一个新领域涉及使用 TCA 作为表面镇痛药。某些 TCA（如阿米替林和多塞平）已被证明可阻断钠通道，当局部应用此类药物时，其潜在临床益处是对化疗引起的周围神经病变特别有效。一种市售的局部抗抑郁药盐酸多塞平（Zonalon）乳膏目前已被 FDA 批准用于短期治疗成人特应性皮炎或慢性单纯苔藓（神经性皮炎）相关的瘙痒。

表 57-1　FDA 批准的表面镇痛药

药　物	适应证
利多卡因	带状疱疹后神经痛，肋间神经痛，糖尿病神经病变疼痛
利多卡因 / 丙洛卡因	带状疱疹后神经痛
双氯芬酸	软组织损伤，骨关节炎，肌肉骨骼疼痛
多塞平	化疗引起的神经病变，特应性皮炎，慢性单纯性苔藓
辣椒素	糖尿病神经病变疼痛，HIV 神经病变，带状疱疹后神经痛，乳房切除术后疼痛

二、针对特定临床条件使用局部镇痛药

（一）神经病理性疼痛

目前已经有一些使用表面镇痛药来治疗神经病理性痛观察其疗效的临床试验（框 57-1）。

1. 局部麻醉药

第一个获得 FDA 批准用于治疗 PHN 的药物是 5% 利多卡因贴片。初步研究表明，与安慰剂相比，5% 利多卡因贴片治疗的患者在安全性和耐受性良好的情况下，疼痛减轻程度在统计学上有显著差异。截至目前，针对 5% 利多卡因贴剂的临床疗效已进行了多项研究。在一项比较 5% 利多卡因贴片和普瑞巴林（Lyrica）治疗 PHN 的开放性研究中，局部麻醉药在缓解 PHN 患者疼痛方面与普瑞巴林一样有效。此外，还有研究表明，对于 5% 利多卡因贴剂或普瑞巴林单用无效的患者，联合使用两者可带来更大的疗效，并且这些患者的耐受性良好。

一项综述回顾分析了随机、对照和开放标签试验的研究结果，发现使用 5% 利多卡因贴治疗局部神经病理性疼痛（localized neuro pathic pain，LNP）是

框 57-1　表面镇痛药可治疗的疼痛

- 神经性疼痛（各种综合征）
- 肌肉骨骼疼痛（急性或慢性）
- 软组织疼痛（急性或慢性）
- 其他疼痛（换药，癌症治疗相关）

有效的，既可作为多模式镇痛方案的一部分，也可作为单一药物使用。在一项欧洲的随机、双盲、安慰剂对照研究也发现，5% 利多卡因贴剂对肋间和髂腹股沟神经痛等单一神经病变有效。该研究将 5% 利多卡因贴剂添加到其他药物治疗方案中，可在应用后的 7 天，减少前 8h 内持续疼痛和异常疼痛。目前，5% 利多卡因贴剂的使用已被纳入治疗 LNP 的国际治疗指南，既可以作为单一疗法，也可是多模式镇痛方案的一部分。几项使用 5% 利多卡因贴剂治疗糖尿病神经病变疼痛的非对照研究表明，这种药物可减轻疼痛并具有良好的耐受性。同样，一项使用 5% 利多卡因贴剂治疗特发性感觉多发性神经病理性疼痛的开放标签研究发现，患者疼痛和生活质量指标均有显著改善。

一项多中心、随机、对照研究发现，150 名 PHN 患者皮肤局部使用 5% 利多卡因的贴剂（最多 3 个贴片，每天 12h），用神经性疼痛量表测量的疼痛程度明显降低。这一结果非常有趣，因为既往研究认为某些类型的神经病理性疼痛（深部疼痛、锐痛和烧痛）的缓解与周围神经系统无关，只是与中枢神经系统机制有关。作者在其结果的讨论中认为，鉴于局部使用 5% 利多卡因贴剂主要作用周围神经系统机制，推测神经性疼痛的外周机制可能在这些神经性疼痛特性的发展中也很重要。对使用 5% 利多卡因贴片治疗不同时间长度的 PHN 患者的脑 fMRI 研究结果表明，PHN 自发性疼痛的脑活动调节机制似乎与该药物使用时间的长短相关，再次表明外周作用制剂也可能对中枢神经系统疼痛机制产生影响。

另一种市售局部麻醉制剂是 EMLA 乳膏。其 FDA 批准的适应证主要是用于正常完整皮肤的镇痛，但尚未获批用于神经病理性疼痛。几项关于 EMLA 乳膏治疗 PHN 的研究报道了不同的结果。虽然单独的 EMLA 乳膏在治疗 PHN 中与安慰剂相比没有显著差异，但将其预处理后使用 8% 辣椒素贴剂（Qutenza），可提供极好的镇痛效果。此外，2 项非对照研究的结果则表明使用 EMLA 乳膏可以缓解 PHN 相关疼痛。

2. 辣椒素

尽管人们对使用辣椒素治疗多种神经病理性疼痛疾病感兴趣，如糖尿病性神经病变、HIV 相关的疼痛性神经病变、PHN 和乳房切除术后疼痛，但许多前期研究结果令人失望，部分原因可能是辣椒素浓度不足（0.025% vs. 0.075%），以及治疗的耐受性和依从性差，导致疼痛缓解不足。相反，高浓度辣椒素制剂有良好的镇痛效果。有一项研究发现局部使用 7.5% 辣椒素乳膏可以使 HIV 神经病变患者的疼痛明显减轻，但患者无法耐受该药物，需要同时进行硬膜外麻醉治疗。局部使用高浓度辣椒素对 HIV 相关远端对称性多发性神经病和 PHN 患者有显著的镇痛作用。疼痛缓解的持续时间最长可达 48 周（PHN），但最常见缓解时长是 12 周。对已发表的关于使用局部辣椒素治疗神经性或肌肉骨骼疼痛综合征的随机试验进行综述发现，少数对其他治疗手段无效或不耐受的患者，辣椒素可作为辅助治疗或单独治疗使用。在 FDA 批准的研究中，8% 辣椒素贴片（Qutenza）与作为安慰剂的低浓度活性辣椒素产品相比，在降低疼痛强度方面更有效，而且患者耐受性通常良好。2020 年 7 月，FDA 批准了用于治疗糖尿病神经病变疼痛的辣椒素制剂。据报道，在其他神经病理性疼痛状态，如 HIV 神经病变，也有良好的效果。

3. 其他药物

TCA 可能已成为一种治疗神经病理性疼痛有效的药物。然而，临床研究结果好坏参半。

一项涉及 92 名患有糖尿病性神经病变、PHN、手术后或创伤后神经病理性疼痛的患者的双盲、随机、安慰剂对照研究显示，四个治疗组（安慰剂、2% 阿米替林单独用药、单独使用 1% 氯胺酮、2% 阿米替林和 1% 氯胺酮联合使用）的镇痛效果无差异。然而，同一研究者完成一项涉及 28 名神经性疼痛患者的开放标签研究得到了不同的结果，患者接受了 2% 阿米替林和 1% 氯胺酮复方局部镇痛药治疗 6～12 个月，发现疼痛平均减轻了 34%。在另一项使用相同类型制剂的开放标签研究中，研究人员也发现了一些令人鼓舞的结果。最近的证据均证实了这些制剂治疗 PHN 的有效性。

一项评估局部使用氯胺酮在 PHN 治疗中的非对照试验得出结论，局部氯胺酮可能是一种有效的表面镇痛药。然而，试验未测量血清氯胺酮水平；因此，目前尚不清楚氯胺酮制剂的效应到底是如何“表面”。另有研究报道，局部应用天竺葵油可暂时缓解 PHN。

（二）软组织损伤和骨关节炎

常见的导致肌肉骨骼疼痛的情况包括软组织损

伤与骨关节炎。自2007年以来，FDA批准了三种局部非甾体抗炎药用于治疗这些疾病：1%双氯芬酸钠凝胶（1%伏他林凝胶）、1.3%双氯芬酸吡咯乙醇局部贴剂（Flector贴剂）和1.5%双氯酚酸局部溶液（Pennsaid）。每一种FDA批准的局部非甾体抗炎药都有不同的适应证。1%双氯芬酸钠凝胶（1%伏他林凝胶）经FDA批准用于治疗骨关节炎相关疼痛，可进行局部治疗，如膝盖和手。自2020年起，双氯芬酸局部贴剂（Flector贴剂）已被FDA批准作为一种非处方药使用，用于局部治疗轻微拉伤、扭伤和挫伤引起的急性疼痛。双氯芬酸钠局部溶液（Pennsaid）经FDA批准用于治疗膝关节骨关节炎的症状和体征。

对其他局部非甾体抗炎药的使用也有了一些研究，这也研究主要是在美国以外的国家进行。对163名踝关节扭伤疼痛患者进行的为期2周的随机、安慰剂对照研究发现，局部酮洛芬贴片（100mg）治疗7天后的疼痛减轻明显优于安慰剂。在另一项随机、双盲、安慰剂对照研究中，对肌腱炎患者进行了可比较的局部酮洛芬制剂的评估，发现使用活性药物治疗的受试者比安慰剂治疗组表现更好，只有轻微的皮肤刺激。酮洛芬凝胶也被证明对膝关节骨关节炎有帮助，并且发现其疗效优于口服塞来昔布。另一项随机、对照、开放性试验比较了双氯芬酸贴剂与口服双氯芬酸钠治疗慢性肌肉骨骼疾病的疗效，发现两种制剂的疗效相同。在一项随机、双盲、安慰剂对照研究中，双氯芬酸贴剂已被证明对治疗急性运动损伤相关疼痛有效。这些结果在最近的一项Meta分析中得到了证实，该综述包括23项研究和11 000多名参与者，其中局部使用双氯芬酸被证明对急性疼痛（如扭伤）有效且不良反应最小。2020年4月，FDA批准了非处方使用双氯芬酸凝胶治疗轻微肌肉骨骼损伤的急性疼痛，其镇痛效果确切，并且安全性良好。

在一项非对照研究中，与口服双氯芬酸相比，局部应用氟比洛芬酯可更大程度地减轻疼痛且不良反应较少。在另一项对照研究中也有类似的发现，局部使用布洛芬乳膏治疗急性踝关节扭伤在减轻疼痛方面优于安慰剂。在一项单中心、随机、单盲、对照研究中，5%布洛芬凝胶（含3%左炔诺醇）对急性软组织损伤患者的疗效与1.16%双氯芬酸凝胶相同，并且优于单独使用布洛芬凝胶，两组最多分别给予安慰剂和5%布洛芬凝胶7次，研究组疼痛强度显著降低（$P<0.001$），身体活动改善。与口服非甾体抗炎药相比，包括Cochrane循证数据库综述在内的几项研究表明，在治疗急性肌肉骨骼疼痛时，局部非甾类抗炎药可提供良好的镇痛作用，并且无口服非甾体抗炎药的全身不良反应。

表面镇痛药被证明对治疗骨关节炎有效。一项针对膝关节骨关节炎继发慢性疼痛患者的随机、双盲、对照研究表明，双氯芬酸贴剂对这种常见疾病可能是安全有效的。另一项比较局部使用双氯芬酸溶液和口服双氯芬酸治疗膝关节骨关节炎的随机对照研究得出结论，局部使用双氯芬酸缓解症状与口服双氯芬酸相当，而相关胃肠道不适的发生率显著降低。局部使用双氯芬酸溶液进行的长期研究证实了其在研究期间的安全性。颞下颌关节疼痛患者也可从局部使用双氯芬酸溶液中获益，每天数次局部应用该治疗被证明与口服双氯芬酸一样有效。患者还报告局部使用双氯芬酸溶液的胃肠道不良反应显著减少。一项随机对照试验证明，局部使用1.16%双氯芬酸凝胶相比安慰剂对膝关节炎疼痛患者疗效显著。一项研究局部非甾体抗炎药治疗骨关节炎的Meta分析发现，仅在治疗的最初2周，局部非甾体抗炎药比安慰剂更有效，并得出结论，现有证据表明，在治疗的第1周，局部使用NSAID不如口服NSAID有效。一项单独的Meta分析回顾了局部使用非甾体抗炎药治疗慢性肌肉骨骼疼痛的证据，结果发现局部使用非甾体抗炎药在治疗慢性肌肉骨骼疾病2周内是安全有效的。另一项关于局部使用非甾体抗炎药治疗骨关节炎的Meta分析表明，在4项比较局部使用非甾体抗炎药与安慰剂治疗膝关节骨关节炎患者的研究中，局部使用非甾体抗炎药的疼痛缓解时间确实比安慰剂长，但这个结果和之前的研究并不一致。

患者使用的非处方制剂通常是外用水杨酸盐。这些药物可能会产生明显的不良反应，如皮肤刺激。当过量使用时，水杨酸盐会发生中毒，从直接刺激髓质开始到过度换气和呼吸性碱中毒，并发展为氧化磷酸化解偶联和由此产生的乳酸酸中毒。在欧洲完成的一项随机对照研究，对237名膝关节骨关节炎患者进行了局部使用依尔替酸与安慰剂的疗效比较，结果发现，局部使用依尔替酸治疗膝关节骨关节炎是安全有效的。在另一项临床试验中，对膝关节骨关节炎患者局部使用依尔替酸凝胶与口服双氯芬酸和安慰剂进行了比较，两种药物的镇痛效果均优于安慰剂，局部依尔替酸凝胶治疗组的胃肠道不良反应发生率明显低于口服双氯芬酸治疗组。前期研究表明，局部使用双氯芬酸可有效患者各种退行性关节疾病的疼痛。

其他表面药物也已被用于治疗肌肉骨骼疼痛，研究结果好坏参半。在一项 30 名颞下颌关节疼痛患者的随机双盲研究中，发现 0.025% 辣椒素软膏不优于安慰剂（非活性）软膏。一项包含硫酸氨基葡萄糖、硫酸软骨素和樟脑的外用乳膏治疗膝关节骨关节炎的随机对照研究显示，与安慰剂组相比，治疗组在 8 周后疼痛明显减轻。

尽管有报道称吗啡是治疗慢性骨关节炎相关疼痛的潜在表面镇痛药，但在接受治疗的患者尿液中发现了吗啡代谢物，鉴于其全身效应，对该制剂的“局部”作用受到质疑。

（三）腰背痛和肌筋膜痛

关于使用表面镇痛药治疗腰痛或肌筋膜疼痛的研究很少，这两种疼痛非常常见。一项随机、双盲、安慰剂对照研究比较了 154 名慢性腰痛患者使用局部辣椒素和安慰剂的情况，结果显示，60.8% 的辣椒素治疗患者和 42.1% 的安慰剂患者在治疗 3 周后疼痛减轻了 30%（$P<0.02$）。一项涉及 120 名急性（<6 周）、亚急性（<3 个月）、短期慢性（3～12 个月）或长期慢性（>12 个月）腰痛患者的多中心开放性研究表明，将 4 个 5% 的利多卡因贴片应用于腰部最疼痛的区域，在 6 周的研究周期内，大多数患者的疼痛得到了中度缓解。另一项双盲、安慰剂对照研究将非处方 3.6% 的利多卡因和 1.25% 的薄荷脑贴剂与 5% 的利多卡因贴剂和安慰剂进行了比较，显示了非处方制剂的非劣效性。其他研究也已经以摘要形式发表，可能是因为它们涉及使用局部麻醉药治疗了那些通常认为对这种治疗无效的疾病。

（四）其他情况

表面镇痛药也被用于其他疼痛的情况。然而，研究数量相对较少。一些表面镇痛药，包括阿片类药物，可能有助于减轻与压疮或换药相关的疼痛。对照研究已证明 EMLA 乳膏在减少包皮环切术和静脉穿刺相关疼痛、减少乳腺癌手术相关疼痛方面有效。至少有 2 项研究表明，局部氯胺酮或局部吗啡制剂可用于头颈部肿瘤患者化疗或放疗后黏膜炎的相关疼痛。据报道，阿片类药物减轻了两名大疱性表皮松解症患儿的疼痛。在一份报道中，薄荷醇（许多非处方镇痛制剂中常见的局部镇痛药成分）的镇痛效果被假设为 κ 阿片受体激活所致。据报道，局部洛哌丁胺制剂可有效治疗烧伤疼痛。2 项随机对照研究显示，双氯芬酸贴剂治疗术后疼痛和辣椒膏穴位贴敷治疗伤口疼痛均有较好的疗效。在一项病例报道中，5% 利多卡因贴片成功治疗了中枢神经性瘙痒。在一项开放标签的研究中，对 4% 阿米替林 /2% 氯胺酮软膏、2% 阿米替林 /1% 氯胺酮软膏等治疗有反应的 PHN 患者，匹配安慰剂对照组，进行随机化再研究，结果发现经过 3 周治疗，接受高浓度复方乳膏治疗的患者平均每天疼痛强度低于接受低浓度复方乳膏或安慰剂的患者（高浓度乳膏与安慰剂相比，$P=0.026$）。另一项开放标签研究显示，在 25 名疼痛性糖尿病多发性神经病患者和 7 名 PHN 患者中使用含有利多卡因的 0.25% 局部辣椒素制剂，大多数患者的疼痛得到缓解。在一项针对 23 名急性偏头痛患者的非对照研究中，局部应用 0.1% 辣椒素凝胶有助于缓解轻度或中度疼痛。在一项随机、对照、双盲研究中，评估了 154 名外侧上髁炎引起的慢性疼痛患者，发现与安慰剂相比，局部使用硝酸甘油（0.72mg/d）在 8 周后疼痛缓解具有统计学差异。在另一项对 52 名继发于慢性跟腱病变的慢性疼痛患者的研究中，在治疗结束 3 年后，局部使用硝酸甘油治疗 6 个月的患者比使用安慰剂治疗的患者更少出现疼痛，并保留了更多的运动功能。已发表的关于局部使用苯妥英钠治疗浅表烧伤或慢性腿部溃疡疼痛的报道也值得关注。

结论

临床医生应考虑使用表面镇痛药治疗各种疼痛。值得注意的是，FDA 批准的表面用的药物数量有所增加。使用现有适应证以外的疗法必须仔细考虑潜在的风险 - 获益。反复观察表明，表面镇痛药通常比口服、经皮、肠外或鞘内使用镇痛药产生更少的不良反应；在为个体患者制订镇痛药物治疗方案时，应考虑这一因素。事实上，有待大型、精心设计的研究，包括与非表面镇痛药的比较试验，这将有助于更好地了解外用镇痛药在急性和慢性疼痛治疗中的作用。

要 点

- 当表面镇痛药直接应用于疼痛区域时，会产生局部镇痛作用，主要作用部位是药物局部应用的位点。
- 目前 FDA 批准用于软组织疼痛和疼痛性骨关节炎的局部非甾体抗炎药是 1% 双氯芬酸钠凝胶、1.3% 双氯芬酸吡咯乙醇外用贴剂和 1.5% 双氯芬酸外用溶液。
- FDA 批准利多卡因和辣椒素用于 PHN 的神经性疼痛，8% 辣椒素用于糖尿病神经病变疼痛。
- 与使用全身镇痛药相比，使用表面镇痛药不太可能引起全身不良反应，因为表面镇痛药的全身浓度可能低于全身给药。
- 尽管表面镇痛药具有局部外周作用机制，但其可能对中枢神经系统也有影响。

第58章 疼痛管理中的心理学方法

Psychological Approaches in Pain Management

Dennis C.Turk　Akiko Okifuji　著

赵嫣红　译　　张晓庆　校

心理干预用于慢性疼痛管理包括各种治疗方法和治疗靶点，这些方法和靶点是以一些理论为基础的。本章将首先概述心理学治疗应用于慢性疼痛所依据的基本原理和背景，然后对已得到大量循证医学支持的治疗方法进行综述。

从一般的社会心理学角度来看，我们应该区分“患者”和“慢性疼痛者”的概念。患者是指在医疗机构接受治疗者，而慢性疼痛者往往不局限于医疗系统，可能拓展到整个社会生活中。慢性疼痛大多是不能很快治愈的，可能持续很长一段时间，数年甚至数十年。因此，慢性疼痛患者必须学会适应并自我管理好疼痛损伤一直伴随的生活。

为了便于阐述，大多数疼痛治疗的临床试验的主要纳入标准是中度疼痛患者（通常定义0～10数字评分表示疼痛强度，其中0表示无疼痛，10表示“可能的最严重疼痛”或“可想象的最严重疼痛”，临床试验选择疼痛评分为4或4以上的患者）。在这些试验结束时，即使达到具有统计学意义的疼痛减轻，但大多数患者的终点疼痛评分仍可能大于4。这表明尽管接受了有效的治疗，慢性疼痛患者仍可能遗留至少中等程度的疼痛。因此，适应和康复需要个人的努力，而这些努力大多不在医疗保健的范围内。为了能够帮助患者转变生活方式，以最大限度地提高他们管理疼痛和减少生活中断的能力，医务工作者必须充分掌握慢性疼痛管理的要领。

一、慢性疼痛患者的困境

患有慢性疼痛和复发性、阵发性急性疼痛（如偏头痛、三叉神经痛）的患者经常感受到被本应服务他们的社会所拒绝。他们通常在开始医治过程中，期望医疗机构能够查清导致疼痛的身体或病理的原因，给出治疗方案，并且在合理的时间内消除疼痛。在这种情况下，慢性疼痛患者仍然是被动接受者，等待医疗机构提供的治愈。然而，对这类患者，寻求治愈之旅变得很艰难，他们不得不从一个医疗机构转诊到另一个医疗机构，不断增加有创性检测和影像学检查，如果再找另外的专家，还要做更多的诊断性检测。长此以往，其日常生活受到影响，家庭和社会互动受损，甚至就业也会变得越来越困难，无效诊治的医疗费用不断积累，与保险公司的矛盾冲突逐步升级。他们经常被告知无法确定导致疼痛的具体病因。最终，所有可供选择的治疗方案都已用尽（“我们已无能为力”）。永远处于“医疗边缘”的经历让他们付出了所有耐心和毅力。心理痛苦加上原本存在的慢性疼痛和身体功能障碍一起加剧了这些患者生活的艰辛。他们情绪失落，感到无助，可能对医保系统失去信心。

与患者一样心情沮丧的医生没法解释持续疼痛的原因，也找不到新的治疗方案，可能会暗示甚或明确表示疼痛是由“心理问题”引起的，这就会引发恶性循环。曾经乐观的家庭成员也会经受普遍的挫折感，从而对家庭关系产生不利的影响。这些患者尽管接受了先进的生物医学技术诊治，但效果不佳，随着时间的推移，疼痛的合理性可能会受到亲朋好友、雇主和保险公司的质疑。这导致许多慢性疼痛患者对自己的处境感到不自信、被忽视或被污名化，进一步加剧了他们的痛苦[1]。毫无疑问，为了寻求解脱，他们的情绪会越来越紧张。

目前，超过20%的美国成年人（5000万）经受慢性疼痛困扰，超过8%的人自诉承受慢性疼痛的严重影响（在过去6个月大部分时间里，日常工作和生活受限）[2]。如果我们将视角扩展到患者的家庭和朋友，则会有更多的人直接或间接受到慢性疼痛的影响，产生远远超出患者个人的社会后果。疼痛是昂贵的，由于慢性疼痛导致的与残疾、税收损失、再培训、失业或就业不足、法律费用相关的医疗和间接费用每年超过5500亿美元[2]，然而，这些天文数字并没有包括患者长期遭受的难以估量的痛苦。坦率地说，疼痛会伤害患者的身体，伤害其身边的人，伤害整个社会。因此，美国IOM将当前的慢性疼痛状况标记为“危机”[2]。

尽管人们对疼痛的病理生理有了更多的了解，技术不断进步，药物治疗不断创新，研究者和医疗机构也尽了最大努力，却仍未找到治愈慢性疼痛的方法。无论采用何种治疗方式，疼痛的平均缓解率大约只有35%，还不到接受治疗患者的一半。他们的心理、生理和社交能力的改善程度往往更低[3]。

慢性疼痛患者的有害症状和经历不断影响他们生活各个方面，因此，控制那些有害症状尤为迫切。60多年前，Bonica在其开创性著作*Management of Pain*第1版前言中有这样一段评论[4]：“直到最近，心理和环境因素在导致大量患者疼痛方面的关键作用才受到关注。因此，出现了一个具有受体、传导纤维和标准功能的疼痛仪草图，该草图适用于所有场景。然而，……在这样做的过程中，医学忽视了这样一个事实，即这种仪器的活动会受到思维不断变化的影响。”

显然，心理、社会和环境因素在疼痛的经历、维持和加剧中起着重要的作用。神经生理学研究离不开心理学和疼痛发生的环境。我们的所作所为、思维方式和感觉方式不断向大脑发送反馈，以调节神经生理系统。心理过程，如情绪状态、对疼痛的思考和对疼痛的反应态度，可能会影响一个人如何解释、感知和处理他（或她）的疼痛，反之亦然[5]。

随着创新性研究的出现，我们发现心理因素与参与疼痛的感知、注意和调节的大脑片区相互关联[6, 7]。因此，这些研究表明预测一个人对疼痛反应的不是疼痛本身，而是对疼痛的理解。别人对疼痛的反应会影响他们的疼痛体验、适应能力和功能障碍程度。这些观察结果是人们对使用心理学方法帮助个人疼痛管理兴趣产生的基础。

二、慢性疼痛的心理形成

对许多医疗机构来说，“心理治疗”是一个通用术语。然而，各种心理干预根据其原则形成了多种心理治疗手段。尽管所有的心理治疗都有一个基本的共性，即强调患者整体影响和自我管理而不是治愈，但它们确实有本质的区别。有必要对该领域的历史进行简要回顾，以便更好地了解目前对慢性疼痛患者进行心理干预的做法。这对于非心理健康专业人员的治疗规划和提出从现有的心理治疗中选择哪种心理治疗转诊请求非常重要。由于各种治疗方法的侧重点不同，医疗机构需要确定并选择最适合某特定患者当前状态、最紧迫的个体化治疗方案。然而，治疗方案的选择可能会受到资源的限制和约束。

（一）心因性观点

正如医学中经常出现的情况一样，当体格检查资料不充分且没有任何治疗能提供一致的结果时，患者的疼痛通常被归因于心理原因（即心因性）。这一医学上的不幸趋势有着悠久的历史，在20世纪60年代首次被系统地阐述过，当时持续疼痛的人被视为具有强迫性和受虐性特征、被抑制的攻击性需求和未解决的负罪感，即“疼痛易感人格”[8]。人们普遍认为，持续疼痛的人存在童年病史，包括情感虐待、家庭不和谐、失去父母、追求不合理的高目标的压力[9]。一些人通过将童年心理创伤与成年慢性疼痛联系起来，暗示心理“创伤”带来疼痛的心理成因，尽管支持这一论点的研究结果并不一致，而且仍然存在争议[10, 11]。

心因模型集中了临床医生的努力，以确定所涉及的病因学和历史精神病理过程，解决造成疼痛的不适应心理需求，这常见于疼痛治疗的早期[12, 13]。

虽然抑郁和焦虑的发生率在慢性疼痛人群中很常见，但不能给出描述慢性疼痛者的困境，很难建立一致的因果联系[14]。为了解决这一问题，美国精神病学协会在其DSM-Ⅳ中制订了一项精神病学诊断，即“躯体病样疼痛症”[15]。当持续性疼痛无法用生物医学方法解释，并且疼痛与感觉、行为和对症状的过度思考有关时，默认诊断为躯体病样疼痛症。该诊断类别因其病因学说“医学上无法解释的”疼痛的可疑含义、定义不明确的“过度痛苦”而受到高度批评[16]，使其从最新版本的诊断手册中删除，代之以新名称“躯体性症状障碍”。值得注意的是，在这个新的迭代中，疼痛不再需要是“医学上无法解释的”[17]。然而，目前尚不清楚针对该诊断合适的治疗方案，而且它仍有可能被误诊为精神病的风险[16]。因此，在大多数情况下，心因模型受到了一定的置疑，不再受宠。

（二）行为模式

学习行为在慢性疼痛相关的机体功能障碍中起重要作用。三种行为学习可以单独和交互地影响慢性疼痛患者。通过基于经典（巴甫洛夫）条件反射模型的经验学习，痛苦的经历可以导致情境因素与对疼痛的恐惧之间的情感联系。例如，对于试图用真空吸尘器清洁地毯然后经历疼痛发作的人来说，地板吸尘会引起产生疼痛的恐惧。回避是对恐惧活动的自然反应。疼痛相关的基于恐惧的条件反射在慢性疼痛中普遍存在，会导致进一步去条件化和功能丧失。恐惧回避模型将条件性恐惧和回避纳入了疼痛、回避活动、随后的去条件化和由此产生的功能障碍的恶性循环中[18]。多项研究显示，疼痛相关的恐惧回避与功能障碍之间存在显著的相关性[19-21]。

学习行为对疼痛的另一个影响来自于操作性条件反射模型，该模型是由华盛顿大学的 Fordyce 在 20 世纪 70 年代首创的[22]。操作性条件反射模型假设特定行为重复发生的可能性取决于该行为的直接后果。例如，想象一个男人在和他的妻子争论时出现痛苦表情并抱怨背痛。妻子立刻停止争吵，给他递上一杯冰啤酒，告诉他放松，并且给他揉揉背。在这里，负强化（消除厌恶的情况）和正强化（获得一些积极的东西：啤酒、同情和揉背）的直接后果，使痛苦表情和抱怨再次发生的可能性将增加。Fordyce 认为，随着时间的推移，各种与疼痛相关的行为（如叹息、呻吟、支撑、跛行、守护、服药）可以通过操作性条件反射得到加强，从而形成并维持机体的慢性疼痛体验。

从操作性条件反射理论角度看，疼痛行为的中心特征是指行为是交流的来源，以及行为是可观察的。人们用不同的方式表达他们的痛苦，身边的人以不同的方式对这些表达行为做出回应。然而，操作性条件作用的原理适用于所有的行为交流。适应不良的行为模式得到加强可能导致显著的功能障碍，并增加医保支出[23]。因此，识别不适应的强化模式并用适应模式取代它们以强化“良好行为”（如活动、减少躺卧时间）是慢性疼痛患者行为治疗的关键点。

Fordyce 的操作性条件反射模型并不关注引起疼痛的最初原因，它也不能直接解决疼痛本身，这是一种主观感知体验。相反，操作性条件反射模型专注于可观察到的行为，可能与疼痛的表达和随后的强化有关。可察觉到的行为有助于慢性疼痛患者与周围世界交流，但如果不适应的行为持续得到加强和维持，则可能导致更大的功能障碍。

然而，重要的是不能错误地将疼痛行为等同于“装病”。装病是一种精神病学和法律层面涉及有意识和有目的地为了个人利益而假装疾病症状。操作性条件行为既不是故意的，也不是伪造的，人们不会明确地使用操作性条件行为（疼痛行为）来获得他们所珍视和渴望的东西。

第三种行为学习理论是社会学习。社会学习原则强调，行为不仅可以通过实际的经验条件作用来学习，还可以通过观察“别人做了什么”“他们是如何被回应的”及“他们自己如何回应”来学习。例如，一个中年男子可能会通过观察其他处于类似情况下的人的行为，来学习当疼痛发作时如何去做。这种类型的学习在我们的生活中无处不在，从“婴儿通过观察父母学习如何对压力做出反应”到公众人物和社交媒体塑造文化规范。以电视连续剧 *House* 为例，中心人物 Gregory House 医生展示了他对慢性疼痛的反应，即过度服用镇痛药物。因此，我们可以通过观察他人来获得以前在我们的行为库中没有的反应。我们不仅学习可观察到的行为，还从他人那里学习态度。我们对疼痛的反应也不例外，对伤害性刺激的预期和行为反应至少部分基于一个人的社会学习经历[24]，这个预期在形成疼痛体验中起重要作用[25]。

了解社会学习史在疼痛医学中具有重要的临床意义，孩子们会从父母和其他关系密切的成年人那里培养对健康和医疗保健的态度和预期。这让他们学会如何评估躯体信号并对疼痛做出反应。研究表明，与健康父母的孩子相比，患有慢性疼痛的父母的孩子在压力时期表现出更多与疼痛相关的行为[26, 27]。研究还发现人们可以通过观察获得对疼痛的生理反应[28]。

（三）闸门控制理论

尽管闸门控制理论（Gate Control Theory，GCT）[29]本身不是一个心理学公式，但它普及了中枢心理因素在疼痛知觉中的重要性。GCT 已经彻底改变了关于伤害感受过程和疼痛感知的思考。Melzack 和 Casey 区分了与痛觉加工相关的三个系统：感觉 – 辨别、动机 – 情感和认知 – 评价。所有这些系统都有助于疼痛感知的最终体验[30]。GCT 反驳了疼痛是躯体还是心理的二元观念，相反，它支持调节疼痛体验的心理因素的生理基础。

GCT 是第一个完整的疼痛模型。在此之前，心理过程在很大程度上被认为是对疼痛的一种反应。GCT 特别指出，心理因素是疼痛的重要调节因素。尽管 GCT 的生理学细节受到了挑战[31]，但它对疼痛研究的影响是巨大的，因为它是技术创新和临床应用的灵感来源，如神经调节、药物治疗和多模式疼痛治疗等方法。

（四）认知行为理论

CB 是一种广泛的心理学模型，整合了许多上述的行为、情绪、社会和认知因素[32–34]。该模型侧重于认知因素作为一个人的情绪、背景和行为经验的驱动力，形成与慢性疼痛经验相互作用的动态个人心理 – 社会环境[35]。该理论表明，消极的认知结构（如恐惧评估、灾难、对无助的信念）及保护性因素（如韧性、自信心）都可以影响疼痛的体验。该模型假定，在个体如何感知、理解和管理他们的疼痛方面，认知过程比感官活动更具影响力[35, 36]。基于 CB 的治疗不是针对治愈，而是针对解决负面评价和解释，鼓励患者建立自信心和积极信念，培养毅力，并鼓励在疼痛持续存在的情况下仍能适应的行为。后述的一组技术可以用来实现这些目标。

为了说明认知因素的潜在作用，可以想象一位腹痛患者痛醒的病例。患者会利用自己先前的经历和认知能力，尝试理解这种新的感官体验。如果患者将疼痛归因于昨天在健身房的严格锻炼，而不是考虑结肠癌家族史，其情绪反应和所采取的行动将会大不相同。思维过程通常充当过滤器，决定该体验的意义和适当的反应。因此，威胁性的思维过程可能会导致负面情绪，产生一种不知所措和痛苦的感觉，而温和的思维理解可能影响相对较小。

（五）生物 – 心理 – 社会模型

生物 – 心理 – 社会模型整合并扩展了 GCT 和 CB 对疼痛的观点，将慢性疼痛视为生物 – 心理 – 社会文化之间和内部动态互动的结果[37, 38]。该模型接受了这种动态性的特质，同时为治疗这些慢性疼痛患者提供了概念框架。最初的疼痛发作可能会驱动所有系统，但随后每个系统都会相互影响，这种动态相互作用导致进一步功能障碍和痛苦。从生物 – 心理 – 社会模型来看，每个因素在疼痛的整个轨迹中都具有重要作用。然而，随着时间的推移，每种因素的相对作用可能会有所不同，其中生物因素在急性期的作用最大，随着疼痛持续存在，心理和社会因素的作用会增加。生物 – 心理 – 社会模型已成为疼痛医学多模式治疗的基础，因为该模型表明疼痛是一种多因素现象，仅解决一个方面的问题可能得不到满意的效果。

三、心理干预的转诊

在理想情况下，应该对所有持续性疼痛患者给予心理 – 社会因素的关注。全面的社会心理评估可能超出了初级医疗机构的权限，尽管他们也承认心理和社会因素的重要性。因此，医疗机构应考虑将心理评估和治疗的转诊作为综合治疗计划的一部分。同时，初级医疗机构应当重视患者发出需要转诊的危险信号，以便由专门从事疼痛治疗的心理健康专家进行更彻底的评估。

框 58–1 列出了值得初级医疗机构考虑的一组一般性问题，适用于持续性或复发性疼痛的患者，有助于指导更全面的社会心理评估。对单一问题的肯定回答不应被视为转诊的条件，但当超过 6 个或 7 个回答为肯定时，应考虑转诊。不应将这些问题视为对更全面的心理 – 社会评估的替代，而应将其视为筛查。在讨论慢性疼痛患者的病史时，应常规纳入这些问题。它们有助于确定哪些患者可能需要转诊进行社会心理评价。第 15 章讨论了当确定有必要进行综合社会心理评估时，该评估所包括的内容。

四、心理干预

心理治疗是一个通用短语，包括一系列基于概念模型的干预措施，这些概念模型不尽相同，并且侧重点也不同。任何心理健康专业人士所采取的方法都将基于他（她）对上述特定理论模型的遵守。

（一）领悟疗法

领悟疗法依赖于人类发展的心理成因和心理动力学概念，并注重个体的早期关系经历。在治疗关系的背景下，重建适应不良的经验，目的是帮助患者以一种“正确”的方式重新建立经验[9]。患者通过理解治疗关系，获得对自身情感需求和动机的洞察。目前，尚不清楚这种方法在慢性疼痛治疗中是否常见。

虽然缺乏支持心因性观点的经验证据，也并不能说领悟疗法在治疗慢性疼痛方面没有作用，可

框 58-1 筛选问题[a]

- 尽管进行了适当的干预，并且无进行性疾病，但患者的疼痛是否持续了 3 个月或更长时间？（是）
- 患者是否重复和过度使用医保系统，在被告知侵入性检查或治疗不适当后是否坚持寻求这些检查或治疗，或患者以医生担心的方式使用阿片类或镇静催眠药物或酒精（如用量逐步增加）？（是）
- 患者是否要求服用特定的阿片类药物［如氢吗啡酮（双氢吗啡）、羟考酮（羟考定）］？（是）
- 患者是否对医疗机构或所提供的治疗有不切实际的期望（“完全消除疼痛和相关症状”）？（是）
- 患者是否有药物滥用史，或者他（她）目前正在滥用精神类药物？（是）
- 患者会被询问：“你是否发现自己服用的药物比处方的多，或者你是否因为疼痛严重而饮酒？”或者“你的家人中有人关心你服用的药量吗？”（是）
- 患者是否表现出大量似乎被夸大的疼痛行为（如痛苦表情、僵硬或防护姿势）？（是）
- 患者是否有未决诉讼？（是）
- 患者是否在寻求或接受残疾补偿？（是）
- 患者是否有任何其他曾经患有或正遭受慢性疼痛疾病的家庭成员？（是）
- 患者是否表现出过度抑郁或焦虑？（是）

简单的问题，如“你情绪低落吗？”或者“你的疼痛对你的情绪有什么影响？”可以明确这方面是否需要更详细的评估。

- 在症状出现或恶化之前，患者是否能识别出一个或多个重大的应激性生活事件？（是）
- 如果已结婚或与伴侣生活在一起，患者是否表明存在高度的人际冲突？（是）
- 患者是否因疼痛而放弃了许多活动（如娱乐、社交、家庭，以及职业和工作活动）？（是）
- 如果疼痛减轻，患者是否有任何计划更新或增加活动？（否）
- 患者是否在疼痛发作前就业？（否）如果是，他或她是否希望回到那个工作岗位或任何工作岗位？（否）
- 患者是否认为自己能够恢复正常生活和正常功能？（否）

a. 如果对问题 1～13 的回答多于 6 个“是”，对问题 14～16 的回答有“否”，或者如果在任何一个方面存在普遍的关注，则需要考虑转诊进行心理评估

能会有一部分患者获益[12]。然而，领悟疗法在减轻大多数慢性疼痛患者的症状尚未显示出特别的疗效。此外，研究表明，在慢性疼痛人群中观察到的精神损害通常是对疼痛的反应[39, 40]，一旦疼痛得到充分治疗，这种精神损害可能会消退。此外，先前的适应不良经历可能在慢性疼痛的维持中不起重要作用[41]。

（二）行为疗法

1. 消除 / 暴露干预

基于条件反射模型，消除 / 暴露干预（extinction/exposure intervention，EI）旨在切断疼痛与恐惧的联系，以及随后对功能活动的回避。治疗是从彻底识别与精神损害相关的回避活动开始。临床医生和患者共同努力，根据与每项活动相关的精神损害程度，制定回避活动的分级列表。临床医生提供有关条件反射的行为原则，以及 EI 如何改善身体和情绪功能的教育。暴露于令人恐惧的活动中，然后会以分级的方式，从被避免行为（那些导致最低程度的精神损害的行为）列表的底部开始，朝着具有更大精神压力的任务努力。当患者在恐惧活动列表中上移时，将鼓励其放松，以减少伴随的情绪唤醒，并减少与回避的特定活动相关的恐惧。EI 的关键是直接体验和重复。一个人会实施回避的行为，直到最初与任务相关的情绪困扰在临床环境中开始减轻，后续可能通过家庭实践扩展到个人的自然环境中。

EI 本质上是经验性的，它通过有力否定与被回避的任务相关的假定风险，从而导致行为改变。一个重要的行为概念是对一个初始刺激反应的概括，如一个特定的活动，将被扩展到被认为是相似的刺激（如活动）。因此，在回避的情况下，某项特定活动可能会延伸至相关活动，从而导致功能限制增加和身体状况恶化，进而加重功能障碍。

尽管 EI 被认为是一种“行为治疗”方法，但它的影响可以扩展到认知和情感领域。最近针对背痛患者进行的一项随机对照试验（按时段分析）显示，EI 和认知行为疗法有着相同的心理过程[42]。

相关的研究显示，EI 能够显著减轻成人的各种疼痛，以及由于疼痛所致的功能障碍，包括背痛[42–44]、复杂区域疼痛综合征[45]、创伤后颈部疼痛[46]和上肢疼痛[47]。

然而，与所有心理干预一样，EI 并非适用于所有人。它的禁忌证包括使用苯二氮䓬类药物的患者。疼痛 – 恐惧 – 回避联系的成功消除取决于条件性恐惧的充分体验。该体验可能被药物治疗衰减，导致不完全的消除。有些人可能会通过这种方式经历恐惧而感到舒服，因此，在选择患者时应考虑这些问题。

2. 操作性条件反射方法

操作性条件反射的目的有两个，即减少疼痛行为的积极后果，以及强化"良好行为"（如身体活动、积极的社会互动、开放的交流）。操作性条件反射方法不能直接降低疼痛强度，相反，其重点是引导人们远离适应不良的疼痛行为，并推动人们朝着健康的行为模式发展。通过仔细的行为分析来描述人们如何交流他们的疼痛，以及这种交流是如何被回应的（即强化），从而确定治疗目标。

例如，想象这样一个病例：每当一个女性感到疼痛时，她的子女会告诉她去休息，同时会接管具体的家务。行为分析表明，对疼痛的口头抱怨得到了她的孩子的回应，给了她关注并鼓励她休息（积极的强化），使她逃避家务的责任（消极的强化）。临床医生可以与患者及其子女合作，帮助他们理解这种偶然性，并改变女性的反应。孩子们不必漠不关心，但他们不应该再鼓励她休息和接管她的家务。医生和家属可以共同努力，找到双方都能接受的应对措施。另一个例子是根据需要使用药物（如前文提到的电视角色 House 医生所示）。为了减少药物介导的强化效应（如减少痛苦和疼痛），在基于操作性条件反射的方案中鼓励按时间使用药物（即无论当前疼痛强度如何均按计划使用）。同样，操作性条件反射会阻止疼痛相关的活动（例如，由于疲劳增加而不是计划的休息时间而停止活动）。疼痛程度通常会波动，但操作性条件反射方法不鼓励仅根据疼痛来改变活动程度。相反，不管疼痛程度如何，该方案以分级的方式为人们设定具体目标，以增强他们的身体功能。

这有助于提醒接受操作性条件反射治疗的患者，改变强化偶发性可以暂时增加他们试图消除的不适应行为。这被称为行为"增强"，一种当强化被撤回时目标行为增加的现象。许多人对他们正在尝试的行为升级感到气馁，重要的是要帮助他们理解这是预期的，只要他们坚持操作疗法，身体状况得到改善，这种情况就会消失。

针对下背痛[48]和纤维肌痛[49]患者的几项研究已经证明了操作性条件反射治疗的有效性。行为理论通常作为多模式治疗方法（如物理治疗、跨学科康复计划）的一部分。然而，正如 EI 所示，并非所有患者对操作性条件反射方法治疗反应良好，这需要进行研究以确定最大获益者的特征[50]。

3. 认知行为疗法

CBT 是慢性疼痛人群最广泛接受、最主流的心理干预手段。然而，极其重要的是，不要将 CBT 与一套特定的认知和行为技术相混淆。认知行为主要关注自我管理能力和顺应性。多种认知和行为技术经常被用来实现目标。CBT 的主要假设之一是慢性疼痛中与疼痛相关的功能性障碍与经历慢性疼痛的人们在处理疼痛时的无助感有关。因此，治疗目标侧重于帮助有身体症状和损伤的人们真正认识到他们能够获得适应性应对的技能，并运用这些技能来管理疼痛和增强复原力。虽然没有一个特定的 CBT 方案是所有治疗师都遵循的，但所有的 CBT 方法都有一个共同的目标，即提高患者积极管理疼痛的自信心。典型的 CBT 包括改变不适应的认知过程，获得行为技能，以及融入 CBT 生活方式。框 58–2 中列出了 CBT 的基本假设。

框 58–2　认知行为观点假设

- 人是信息的主动处理者，而不是被动反应者
- 思想（如评价、期望、信念）可以引发和影响情绪，影响生理过程，产生社会后果，并成为行为的动力；相反，情绪、生理、环境因素和行为可以影响思维过程的性质和内容
- 行为是由个人和环境因素相互决定的
- 人们可以学习更具适应性的思维、感觉和行为方式
- 人们应该在改变他们的想法、感觉、行为和生理上成为积极的协作主体

认知是我们行为和情感的强大中介。治疗师可以使用简单的例子，通过对比的例子来证明中介效应。设想疼痛发作后的两种想法：①如果一个女性认为这意味着她永远也不会好转，这会有什么后果；

②如果一个女性认为这虽然是一个挑战，但她今天仍然可以做很多事情，并看到如果她努力自我管理她的疼痛、疼痛的影响和生活，她可能会做更多想要的活动。在 CBT 期间，需要花费大量时间帮助患者了解适应不良、负面且通常是极端的思维过程的影响，如灾难性思维和二分法（黑 / 白）思维。指导患者注意他们对压力和疼痛的反应，以识别他们自己的适应不良想法。他们被教导挑战这些想法（“我确定我知道我的痛苦永远不会消失吗？我的假设是基于什么？”），并想出替代的想法（“我确信的是，尽管我现在不舒服，但我不知道疼痛是否会永远持续下去。也许我可以练习一些伸展运动，看看是否有帮助”）。

持续疼痛的人往往对自己控制疼痛的能力期望很低，他们认为自己是无助的。这种负面评价会导致情绪低落、不活动、拖延，以及对疼痛和压力的过度反应。挑战这种消极并找到替代评估可以使患者从被动接受治疗转变为疼痛管理的积极参与者。

随着这种改变，行为技能的获得对于帮助患者更好地应对疼痛和压力至关重要。有数种技能训练方案，包括沟通技能、应对技能、解决问题、自主技能（放松）、行为排练、时间管理、踱步、注意力分散、描述和冥想。请注意，CBT 作为一种操作和 EI 干预手段，其目的不是消除压力和疼痛。事实上，通过认知和行为帮助患者变得自我高效地重新调节他们的生理和情绪反应。个人对各种技能的掌握和偏好有很大差异。没有一种技能训练对每个人都有效。临床医生可能需要尝试多种方案，并最终根据个体的具体需求定制技能培训，以优化治疗效果。

如果 CBT 不成为个人生活方式的一部分，就不会有益处。生活技能的整合对于成功实施 CBT 至关重要。因此，CBT 的一个关键要素是家庭实践。开始时需要在家中对症状、想法、行为和情绪进行强化监测，以确定治疗目标范围。随着患者在治疗过程中的进展，预计他们会将这些技能应用到日常生活中。随后的治疗阶段（亲自、以技术手段提供、个人或小组）逐渐成为回顾、诊断和完善技能的时间。这种在诊所外推广技能的过程成为可持续、长期受益的载体。

我们已经详细描述了 CBT，因为它可能是疼痛医学中最常用的心理评估方法，有大量证据支持它对治疗成人和儿童的各种慢性疼痛疾病的疗效[51-53]。影像学研究表明，CBT 显著改变各种疼痛疾病患者的皮质密度 / 容积[54, 55]。与对照组（如心理教育）相比，当 CBT 作为常规治疗进行测试或对照试验时，CBT 的影响更为显著。然而，对一些综述的解释有些混乱，因为其中包括单独使用 CBT 和联合使用 CBT 及其他模式药物的试验[56]。一般来说，当单独使用 CBT 而不使用其他日常药物时，对适应不良思维和情绪困扰的影响程度为低至中度，但对减轻疼痛的影响有限[57]。最常见的情况是，将 CBT 纳入更全面的康复计划中。认知行为理论已被护士和医师改编和使用，并由精神专业人员直接提供[58]。

4. CBT 与团队康复

评估团队疼痛治疗项目的研究通常包括药物管理、物理治疗和 CBT，可包括介入程序。这种综合多模式方法的基本前提是生物 – 心理 – 社会模式，认知行为针对临床医生试图通过改善身体功能和应对技能来帮助患者熟练掌握疼痛管理。综合和同步治疗计划可能包括药物减量或调整、运动和其他物理治疗模式，以及提高认知和行为技能的行为医学组成部分。

团队疼痛治疗是疼痛医学中最循证的方法。已获得大量的经验结果，支持团队疼痛治疗方法的有效性，以改善疼痛、身体功能、情绪、工作能力和医保利用率[59-62]，并证明获益的长期性和可持续性[63, 64]。关于康复的更广泛讨论，见第 60 章。

5. 接纳与承诺疗法

ACT 是由 CBT 演变而来，其整合了正念减压法、僵化认知扩散、接受疼痛和基于价值的行为激活[65]。ACT 的中心前提是不要专注于控制疼痛。ACT 涉及通过正念训练和识别生命活动来接受疼痛。ACT 教育试图帮助慢性疼痛患者理解经验回避：一种回避某项活动的倾向，尽管该活动可以引导人们实现想要的生活目标，但因为它会带来厌恶感（如焦虑、恐惧），人们会有回避倾向。例如，尽管到学校是实现一个孩子上大学目标的一项重要活动，但因为其不知道如何与同龄人相处，并担心别人的看法，所以孩子回避上学。经验回避在慢性疼痛中很常见。当治疗中出现朝着目标缺乏进展时，常被误解为患者缺乏动力或懒惰。这有助于临床医生评估经验回避的可能性，ACT 是直接解决这一问题的一种治疗方式。

慢性疼痛的经历往往限制了身体和一个人生活

的社交范围。康复和复原不一定意味着他们恢复了疼痛发作前的生活。建立“新常态”需要重新调整对自己和他人的期望，并引导患者如何向世界扮演自己。ACT 治疗工作被称为“心理灵活性”的心理过程[66]，定义为通过修改行为或心理储备来实现个人看重的目标来适应情境需求的能力。ACT 类似 CBT 解决适应不良认知来帮助这一心理过程；但是，CBT 质疑负面认知，而 ACT 往往接受并试图“化解”它们。

有研究显示，ACT 在治疗纤维肌痛方面优于美国 FDA 批准的药物疗法[67]。与 CBT 一样，当作为多模式、团队治疗计划的一部分进行整合时，ACT 似乎在多个研究显示患者能够获得有临床意义的疗效[68-70]。最近的一项系统综述表明，与单独使用 ACT 相比，使用 ACT 的团队计划在身体功能、心理–社会影响和情绪方面产生的影响更为显著[71]。

尽管有些研究获得一些积极的结果，但 Meta 分析得出结论认为，在所有研究中，ACT 和基于正念的方法并未显示出显著优于更传统的 CBT 的效果；然而，它仍是治疗慢性疼痛的可行且相对有效的治疗措施[72, 73]。ACT 和其他方法之间相对缺乏区别也可能是因为非特异性治疗因素导致这些治疗机制模糊不清；最近的一项研究报道，在完成一项以 CBT 为主的团队治疗计划后，患者的疼痛可接受性显著增加[74]。

6. 正念减压方法

正念减压方法是一组冥想技巧的集合，旨在通过在 ACT 中经常使用的正念练习来减少压力反应。作为训练的一部分，人们被教导接受身体经验，不管有没有厌恶，只将其作为自然发生的经验。当应用于慢性疼痛时，这种方法强调接受疼痛是自然的重要性。其目的是降低疼痛的威胁值，从而改变对疼痛的情绪反应。

正念冥想的中心目标是提高一个人对整个感知的意识，结合了当下集中注意力和整体意识。个体被鼓励去体验痛苦，在没有判断、思想和情感的情况下简单地观察它，因为它会每时每刻出现[75]。通过正念冥想，身体疼痛会从被害怕的东西转化为被调查、体验和探索的对象[76]。关于正念和构成这个概念的潜在因素没有普遍接受的定义。因此，在探索正念的不同研究之间进行比较可能是不合适的，因为这些研究中正念是以不同的方式测量、教授和实践的[77]。

因此，对 MBSR 成果的评估是困难的，因为方法和技术多种多样。另一个问题是评估 MBSR 的研究在方法论上的严密性普遍存在弱点。多项系统综述的结论是，由于研究质量差，无法最终确定 MBSR 的有效性[73, 78-81]。

并非所有研究结果都令人沮丧。最近的一项平行随机试验显示，MBSR 较 CBT 具有更好的获益，并且优于常规治疗组的效果[82]。然而，在我们能够自信地评估 MBSR 治疗慢性疼痛的有效性之前，还需要从严格的研究中积累更多的证据。

（三）其他心理学治疗技巧

多种心理技术和技能训练可以用于治疗慢性疼痛患者。这些工具通常作为描述的全面 CBT 或 ACT 方法的一部分。在这里，我们简要介绍一些常用的技术。

1. 控制呼吸和放松训练

慢性疼痛患者常不能适当地调节应激反应[83]。经常观察到，慢性疼痛患者抱怨“我永远无法放松”。有许多类型的放松练习方法，也没有证据证明其中任何一种比其他方式更有效。放松训练有助于人们达到精神和生理上的放松状态，并控制过度兴奋。放松训练与一般术语“放松”有着完全不同的内涵。许多人把放松等同于什么也不做。然而，放松训练是一种积极的练习，人们学会关注自己的身体状态，积极改变紧张程度。呼吸技术，特别是腹式呼吸，通过激活迷走神经刺激副交感神经系统[84]。放松和呼吸控制培训有许多种，对于那些感兴趣的人，可以参阅相关手册[85, 86]。

将放松技能训练作为唯一治疗慢性疼痛的方法相对罕见，因此很难评估其临床效果。放松训练经常被纳入团队治疗项目，并被纳入 ET 和 CBT 中。一般来说，放松的效果是积极的[87, 88]。然而，这种效果似乎是有时间限制的[89]。此外，在设计严格的试验中测试呼吸存在一些方法学上的挑战，这使得确定其确切的益处变得困难[90]。

2. 生物反馈技术

生物反馈技术发展于 20 世纪 60 年代，是一种自我调节技术，已被成功应用于治疗多种慢性疼痛状态，如头痛、背痛、慢性肌筋膜疼痛和肠易激综合征[91, 92]。生物反馈技术的目标是教会人们对其生理过程施加控制，这些生理过程是被认为与头痛、背痛和与颞下颌关节功能紊乱相关的疼痛等症状有关。

生物反馈技术利用皮肤和肌肉上的电传感器来检测不断上升的张力。电传感器与生物反馈机相连，生物反馈机向患者提供听觉或视觉信号，这些信号使人们能够理解他们的生理活动，并有意识地控制它们。随着时间的推移，这一过程会更自动。通过练习，人们可以决定不同水平的精神或身体调整，使其最大限度地缓解紧张情绪。他们可以在没有生物反馈机的情况下进行这些练习。

如前所述，在生物反馈期间，患者通过电极连接到与记录生理反应的计算机相连的设备。这些过程可能包括皮肤电导、呼吸、心率、心率变异性、皮肤温度、脑电波活动和肌肉张力。记录设备将读数放大，并在监护仪上转换为患者可以观察到的视觉或听觉信号。这样，所记录的信息被“反馈”给人，便可潜在地帮助个体通过操纵听觉或视觉信号来学习改变其生理反应。

一种与肌肉骨骼疼痛和紧张型头痛特别相关的生物反馈疗法是肌电生物反馈。向患者提供从生理记录反馈给他们的信息，并指导他们处理与症状相关的特定肌肉的张力。偏头痛患者可获得热反馈。他们被指示通过使用视觉或听觉线索来加热他们的手温[37]。此外，可以给予患者生物反馈，以通过心率变异性来调节自主神经功能，这已被证明可以影响疼痛[93, 94]。

一种创新的生物反馈方法是使用实时 fMRI（“神经反馈”）来帮助训练人们控制前扣带皮质喙部（rostral anterior cingulate cortex，rACC）的激活，并显示出了良好的结果。据说这个脑区参与疼痛的感知和调节，当受试者故意诱发 rACC 变化时，他们对疼痛的感知也发生了相应的变化[95]。然而，最近一项关于“神经反馈”对慢性疼痛影响的系统综述指出，有希望的结果主要来自较低质量的研究，表明该结论有待进一步更高质量的研究[96]。

生物反馈技术成功的具体机制尚不清楚。然而，在生物反馈治疗中，疼痛水平据推测是由自主神经系统的失调而维持或加剧的，这被认为与伤害性刺激（如腰痛患者中位于竖脊肌的肌肉张力）的产生相关。除了生物反馈带来的生理变化外，还为患者提供了一种对自身的控制感。鉴于在有慢性疼痛问题的患者中观察到的高度无助，控制感可能与观察到的实际生理变化一样重要。一般的放松感也是生物反馈的一个重要特征。同样，目前尚不清楚推定与疼痛相关的特定生理参数的改变是否是生物反馈的最重要组成部分，或者是否是更广泛的放松和自我控制产生的。

3. 意象导引

意象导引作为一种辅助手段可以帮助疼痛患者放松来获得控制感，并通过将注意力集中在更积极的意象和感觉上，使自己远离有害的感觉、情绪困扰和情绪低落的想法。他们可以使用应对策略，从而对抗无助感。

这种方式包括通过自我或通过临床医生的指导产生心理意象。训练通常从中性的意象开始，如在脑海中想象他们房子里的一个房间，然后发展到更吸引人、更积极的意象。最成功的意象涉及所有的感官（即视觉、听觉、触觉、嗅觉和味觉），就好像这个人在意象场景中“存在”一样。

一旦患者对使用体验意象感到舒适，临床医生和患者就会合作定义特定的意象或故事情节，从而可以治疗该患者。当慢性疼痛患者感觉疼痛或经历疼痛加重时，他（她）可以使用意象帮助将注意力从疼痛转移开，并在慢性疼痛中达到心理生理的放松状态。

引出经验意象的能力因人而异，并非所有人都能成功运用这一技术。如果一个人很难产生特别生动的视觉意象，听录音或看杂志上的海报、图片同样会有所帮助，这样他们可以集中注意力来辅助他们的想象力。

虽然有些人提倡使用引导意象作为一种独立的干预，以减少术前焦虑和术后疼痛并加速愈合[97]。然而，这种单一的方式最常用于其他治疗干预，如 CBT、冥想或放松[35, 38]。

4. 催眠

至少从 19 世纪 50 年代开始，催眠就被用作疼痛控制的一种治疗手段。催眠暗示被用来向人们灌输积极的态度，促进治疗的依从性，使人从消极想法或刺激上分心，减轻与医疗程序相关的焦虑，减少对药物的依赖，促进适应性行为的放松和演练[98]。

催眠被定义为“一种被唤醒的注意力集中与周边意识的相对暂停相结合的自然状态”。催眠状态有三个中心组成部分：①专注，或强烈参与集中的中心对象；②分离，其中通常被有意识地感觉到的体验发生在有意识的感知之外（即冥想的反面）；③暗示，在这种情况下，人们更有可能接受外部输入，而无须认知审查或批判。

催眠已被证明在缓解患有头痛、烧伤、关节炎、癌症和慢性背痛的特定人群的疼痛方面有效[98, 100, 101]。一项 Meta 分析表明，尽管可能受到个体的催眠暗示性水平的影响，但在非催眠疼痛管理策略中增加催眠会有益处[98]。关于诱导催眠的方法，不同研究存在差异，使得准确评估这种干预的有效性变得困难[102]。最后，基于系统综述，Patterson 和 Jensen 认为催眠对于急性疼痛的治疗比慢性疼痛更有效[100, 101]。然而，排除其他干预措施的有效性后，催眠的帮助程度，以及催眠对哪些人群或对谁有用还有待进一步阐明。

结论

经历慢性疼痛的人不断寻求缓解，但缓解可能仍然难以捉摸，这会导致无助、绝望、情绪低落和彻底抑郁。情绪困扰可归因于多种因素，包括应对资源不足或适应不良、医源性并发症、过度使用或服用药物、功能障碍、经济困难、诉讼、不参加日常活动、社会支持不足和睡眠障碍。因此，慢性疼痛代表了一种令人沮丧的情况；疼痛个体不仅面临疼痛带来的痛苦，还要面对一连串持续存在的影响生活方方面面的应激源。与有慢性疼痛的人一起生活需要相当大的情感忍耐能力，往往会耗尽情感储备。因此慢性疼痛不仅会对遭受疼痛的人带来痛苦，还会对家庭成员和提供重要支持的人造成负担。鉴于慢性疼痛体验的复杂性，我们应该非常清楚地认识到，对慢性疼痛患者的治疗必须超越神经生理学的范畴。如本章所述，大量证据表明，心理因素是影响慢性疼痛患者预后的关键因素。心理干预正在成为疼痛医学的标准治疗手段，最常与其他治疗方式相结合。心理治疗的主要目标是通过解决与疼痛相关的认知、行为和情感因素，改善对疼痛慢性状态和功能受限的适应，从而改善疼痛调节。

通常，在临床医生的办公室里为患者提供面对面的心理干预。然而，越来越多的文献证明提供技术的心理治疗对各种慢性疼痛疾病有潜在价值[103]。这些方法具有方便、可用性和潜在成本更低的优势。虽然有吸引力，但初步报道主要是小规模的示范项目，没有在大规模的随机临床试验中进行，通常没有设对照组，退出率高，随访有限。虽然这些成果看起来很有希望，但仍然需要有精心设计的研究来证明其有别于其他疗法的有效性和持续性优势。

需要再次强调的是，本章所述治疗均未能成功完全消除疼痛。这些治疗也不是为完全消除疼痛的目的而设计的。相反，目标是改善功能和提高健康的生活质量。心理治疗在减轻疼痛本身方面的成功适用于疼痛医学中的所有模式，包括药物、医学和干预治疗。所有模式的治疗结果都是适度的[3]。因此，大多数慢性疼痛患者最终必须适应疼痛的压力，学会自我管理症状，并找到有症状仍能正常工作和保持劳动能力的方法。在本章中描述的与传统治疗相结合、基于生物 – 心理 – 社会治疗模式的干预措施，似乎是慢性疼痛患者的最佳治疗方案。

本章所述的心理治疗方法没有一种被证明对所有人都有效[49]，承认这一点非常重要。目前，很少有证据能够明确最有可能受益于本章所述疼痛治疗方法的患者的特征。当与患者的具体特征相匹配时，心理治疗可能是最有效的。后续研究需要确定对具有某些特征的患者哪些治疗方案，以及应如何进行治疗最有效，并导致最少的医源性并发症和不良事件[35, 49]。正向的研究成果将使更有效和更经济的方法用于治疗困难的慢性疼痛患者。需要进一步研究来验证这一假说，并确定最有可能从特定的心理方法和治疗方法中获益的条件[104]。鉴于回顾性研究证据，强烈建议临床医生考虑将心理干预与疼痛医学的医疗或实践结合起来，作为综合治疗方案一部分。

要 点

- 疼痛是一种复杂、主观的体验，有社会心理、行为和生物学因素。
- 目前尽管采用了最先进的药物、麻醉和手术治疗，但可用的生物治疗可能不够充分，仍持续存在显著程度的疼痛。
- 持续疼痛会影响到个人生活的方方面面。
- 患有慢性疼痛的人情绪低落，因为他们的身体和医保系统都让他们感到失望。
- 慢性疼痛不仅影响患者，还影响其周边的人、医疗机构、雇主和保险公司。
- 慢性疼痛的体验、应对和适应方式、对治疗的反应存在巨大的个体差异。
- 环境因素（包括医疗机构在内的别人的关注）会增强患者的行为反应。
- 患者的信念、态度和期望会影响疼痛、功能障碍和治疗反应的体验。
- 有必要采用综合方法评估慢性疼痛患者，解决医疗、心理和环境因素，以制订最佳治疗计划。
- 最常用的心理学方法结合了多种技术和技能训练，如 CBT、ACT 和 MBSR 技巧。
- 由于慢性疼痛无法治愈，患者需要学会接受在疼痛和生活中自我管理的角色。
- 一些行为（如放松、生物反馈）和认知（如解决问题、冥想）模式可能对患者有帮助，可以作为传统医学治疗的补充来教授和学习。
- 整合心理和物理治疗团队的疼痛康复方案已被证明可使顽固性慢性疼痛患者受益。
- 需要更多研究以确定对具有不同生理和心理 – 社会特征的患者的最佳治疗组合。

第 59 章　急性和慢性疼痛管理的循证康复方法

Evidence-Based Rehabilitation Approaches to Acute and Chronic Pain Management

Dana Dailey　Kathleen A.Sluka　Carol G.T.Vance　著
宋　辉　译　　陆智杰　陶国荣　校

慢性疼痛的康复要求以患者为中心，结合药物和非药物治疗进行管理，由不同的医护人员为患者提供康复服务，包括专门从事物理医学、康复医学、疼痛医学、运动医学的医生，以及物理治疗、作业治疗和综合健康方面的临床医生。疼痛患者的康复可以在急性期、亚急性期或慢性期进行，旨在改善功能和缓解疼痛，最好采用多学科团队协作。虽然药物和非药物策略都可用于康复，但本章的重点将介绍非药物治疗。

一、康复方法

康复方法是一种多方面、多模式疼痛管理方法，目标是提高患者的自我疼痛管理能力[1]。该方法基于疼痛预防、评估和干预的生物－心理－社会模型，用以解决疼痛的多方面问题并提供疼痛管理的个性化方案（图 59–1A）。自我管理计划的目的是通过使用身体活动、运动调节等非药物疗法来增强患者自我疼痛管理的能力。成功的自我管理需要患者掌握可转化的技能和策略，并将其转化为全面的自我管理计划。该计划可能包括疼痛管理的许多方面，如教育、运动、身体活动和辅助性非药物治疗。

已发布的多项指南有助于医务人员制定以患者为中心的自我管理计划，用于治疗各种疼痛[2–5]。这些指南通常包括有力证据支持的运动建议[6–11]。最近对非特异性腰痛的 15 种不同的护理指南进行回顾，结果表明在这些方法上意见一致，实践指南几乎没有差异[2–4, 8, 12–18]。这些指南指出，受伤的所有阶段都应避免卧床休息，对于慢性疼痛，特别推荐的方法包括教育、心理－社会的干预和适当的锻炼[16]。

2011 年，IOM 发布的“缓解美国疼痛”报告建议使用综合性、跨学科方法作为治疗疼痛的最有效方法[19]。此外，美国卫生与公共服务部 2016 年全国疼痛战略强调慢性疼痛管理的自我管理方法，以及急性和慢性疼痛的预防策略[20]。国家疼痛战略还建议采用自我管理计划[20]。

国家疼痛战略（美国）建议，“经历疼痛的人应当能够及时获得以患者为中心的治疗，以满足他们的生物－心理－社会需求并应当考虑个人偏好、风险和社会背景[20]”。临床医生使用生物－心理－社会方法需要对患有慢性疼痛的个体进行全面评估，以使用循证实践制定以患者为中心的综合治疗计划。虽然大多数人是由社区医务人员进行管理的，但在有需要时应转诊至跨学科团队。因此，最佳治疗通常是多学科的，旨在减轻疼痛并改善患者的身体功能和心理健康。

理想情况下，康复团队方法涉及多个专业，可以是多学科或跨学科的。所使用的方法应当取决于患者的疼痛状况、地理位置、可获取的医疗资源和经济情况[21]。多学科治疗指由来自不同学科的医护人员提供的多模式治疗[21]，是目前最常用的治疗手段，并且通常涉及每个专业分别针对的特定学科的治疗目标。另外，跨学科治疗指由多学科团队合作提供的多模式治疗，大家拥有共同目标，使用共享的生物－心理－社会模型进行评估和干预[22]，当单模式治疗不足时，通常采用这种方法。

跨学科团队的规模会根据个体需求有所不同。跨学科团队成员从有痛苦的患者开始。医生、物理治疗师、心理学家或精神科医生组成了团队的其余部分[23]。其他团队成员可能包括来自作业治疗、药学、营养学、互补和整合医学领域的专业人士。跨学科团队的一个关键方面是团队成员之间、患者与团队之间的定期沟通和会议。医生提供对患者疼痛和临床表现的全面检查和评估，调整治疗策略，并提供药物和非药物方法来缓解疼痛。物理治疗方法侧重于通过教育、锻炼和电物理疗法来改善患者功能和运动能力[24-26]。作业治疗师通过活动适应、自我管理、教育和锻炼来帮助患者参与日常生活。心理学家为疼痛患者提供应对与疼痛相关的情绪、感觉和行为的技能，使用各种方法来协助患者进行疼痛感觉相关的自我管理[27, 28]。药剂师为疼痛患者和处方医生提供药物教育和管理的服务，包括剂量选择、药物不良反应监测、成本管理和决策制定[29, 30]。康复团队成员的其他专业人员可能从事包括饮食护理、脊椎按摩疗法、针灸、推拿、音乐疗法、休闲治疗和作业疗法等。每个跨学科团队都会针对患者的个体需求而有所不同，重点是包含的职业和策略，以便最大限度满足患者的需求（表 59–1）。

二、治疗方法

在疼痛的康复方法中，不同疼痛类型有不同的治疗目标。急性疼痛治疗旨在确定和治疗潜在病因，维持或改善功能，并缓解疼痛。慢性疼痛治疗旨在促进自我管理并改善机体功能和生活质量。在急性疼痛发作期间对疼痛和危险因素进行充分治疗有助于降低其转变为慢性疼痛的概率，这一点至关重要[31-33]。

依据患者的疼痛表现、患者偏好、临床经验和临床证据，可以在康复中选择各种治疗方法。康复

表 59–1　专业人员在疼痛康复管理中的角色

专　业	角　色
医生	医务人员为患有肌肉骨骼方面疾病患者提供疼痛和临床表现的全面检查和评估。医生可以利用药物和非药物策略来缓解急性和慢性疼痛。通过跨学科团队协助治疗，疼痛管理专家可提供干预性疼痛管理程序[1]
护理	护理的疼痛管理包括药物和非药物策略。护理中的药理学策略包括监测镇痛治疗、药物核查、药物教育和安全管理。护理中的非药物策略包括关于疼痛及其管理、放松训练的宣教和协助跨学科团队的转诊工作[2]
物理疗法	物理治疗理侧重于通过教育、锻炼、电刺激、冷热疗法、运动想象、感觉再教育和虚拟现实等技术来改善患者的机体功能和运动能力[3, 4]
作业治疗	作业治疗师通过调整活动、自我管理、教育和锻炼来帮助疼痛患者参与日常生活。作业治疗师还将参与放松干预、压力管理、节奏控制、问题解决和沟通技巧培训[5]
心理学	心理学家帮助慢性疼痛患者和治疗人员应对与疼痛相关的情绪、感受和行为。他们有多种方法来帮助与疼痛感受相关的自我管理（自我效能、灾难化、应对恐惧和回避、生活控制接受、心理灵活性、睡眠、负面影响、认知、生活质量、放松、生物反馈，疼痛自我管理的认知行为方法）[6, 7]
药理学	药剂师在疼痛自我管理过程中发挥着不可或缺的作用。他们在疼痛各阶段（急性、亚急性和慢性）向疼痛患者提供服务，包括有关药物信息、使用方法、剂量、监测、对药物的可能不良反应、药物成本的教育，以及为疼痛患者和处方医师的决策提供建议（参考药剂师资源）。作为跨学科疼痛管理团队的一部分，药剂师在药物核查、药物干预时间、药物不良反应方面提供合作[8]
营养学	营养师在疼痛患者的跨学科团队中发挥着重要作用，合理的营养有助于机体应对炎症和镇痛。营养师评估患者的饮食和营养状况、热量摄入、水合作用、营养需求，为饮食计划提供教育，其中可能包括抗炎食物、天然食物和营养物质，以帮助患者自我管理疼痛。有关饮食对炎症标志物影响的研究表明，食用高纤维、有益油脂、水果、蔬菜，以及低糖、低碳水化合物和低无益油脂的食物可以减少炎症和症状。营养师需要以患者为中心，考虑饮食和营养对于患者生物 – 心理 – 社会的影响[9]
其他	跨学科团队的其他专业人员可能包括脊椎按摩疗法、针灸、推拿、音乐疗法、娱乐疗法和作业疗法等方面的治疗人员。每个跨学科团队都将因人而异，并专注于融入专业性策略，以满足患者的最大需求[9]

治疗的主要干预措施是教育和锻炼，次要干预措施可包括使用电物理治疗[34]、手法治疗[5, 35]和药物治疗。

三、疼痛管理注意事项

（一）评估

康复评估的关键方面侧重于功能、运动学表现、日常家庭和工作生活能力。运动会受到疼痛的影响，并且改变的运动模式会影响疼痛（图59–1）[36, 37]。康复专家专注于WHO《功能残疾和健康国际分类》（ICF），以确定患者功能限制和活动参与度[38]。基于患者表现的功能测试，如步行测试或坐站测试，评估患者执行标准化任务的能力。生物力学评估包括受影响的身体结构的姿势、力量和运动范围。疼痛对功能，以及患者的进一步影响在家庭和工作中执行日常生活活动的能力将用于指导治疗[39, 40]。

心理–社会变量在评估过程中至关重要，有助于确定其对机体功能和疼痛体验的影响。每个患者都有一系列独一无二的因素，这些因素在生物学、社会学和心理学因素之间动态相互作用，调节疼痛体验[41, 42]。心理因素可以增强疼痛并影响疼痛的恢复[41]，积极和消极的社会心理因素影响疼痛反应。负面因素可能包括疼痛灾难化、恐惧回避、对疼痛的恐惧、对运动的恐惧和负面情绪。积极因素包括弹性增强、管理疼痛的自我效能、疼痛相关的应对和自我管理技能[41, 43, 44]。

疼痛的三种机制有助于指导治疗。伤害感受性疼痛源于对非神经组织的实际或潜在损伤，由正常功能的躯体体感系统中伤害感受器的激活引起[45]。伤害可塑性疼痛通常没有明确的组织损失或病变证据，而是由于感觉系统的改变或异常传递的疼痛信号引起[45]。神经性疼痛由躯体感觉神经系统的损伤或疾病引起[45]。这些机制在患有急性或慢性疼痛的个体中可能重叠。识别疼痛机制有助于指导以患者为中心的循证评估和干预措施（图59–1）[36, 37]。

（二）制订治疗计划

根据评估结果，以及患者和临床医生的偏好，可以使用多种方法从康复的角度管理疼痛。使用康复方法进行疼痛管理的主要目标是使个人能够在疼痛的自我管理中发挥独立性。定期评估哪些策略有效，哪些无效，制订可能更成功的新策略或增加其他工具。充实患者的自我管理“工具箱”是至关重要的。这种独立的自我管理计划让疼痛患者在制订减轻疼痛、提高功能、增强活动和参与家庭或社区的目标方面发挥积极作用。这种技能发展应该是个性化的，并应专注于解决问题，努力做到以患者为中心，同时增强学科内和学科之间的沟通。自我管理的工具包括教育、功能训练、自我护理、家庭和（或）工作管理、治疗性锻炼、手法治疗和电物理疗法[46–48]。干预措施的组合对于关注以患者为中心的治疗和提供多种策略来控制疼痛至关重要。虽然单独使用这些干预措施可能会取得成功，但这些干预措施的组合往往比单独的干预措施更有效。

所有这些干预措施的一个共同点是教育和使用基于循证的方法来让患者积极参与。教育对于自我管理的独立性至关重要。确定患者的学习方式、偏好、以往经验和期望是促进独立和未来遵循自我管理工具的第一步[35, 49]。

A

生物性	心理性	社会性
• 年龄 • 性别 • 遗传 • 身体健康 • 躯体结构 • 机体功能 • 药物作用	• 心理健康 • 情绪健康 • 态度 • 信念 • 人格 • 学习 • 记忆 • 期望 • 应对 • 社会技能	• 与同辈、家庭、朋友的关系 • 社会支持 • 社会效益 • 人种 • 文化 • 教育

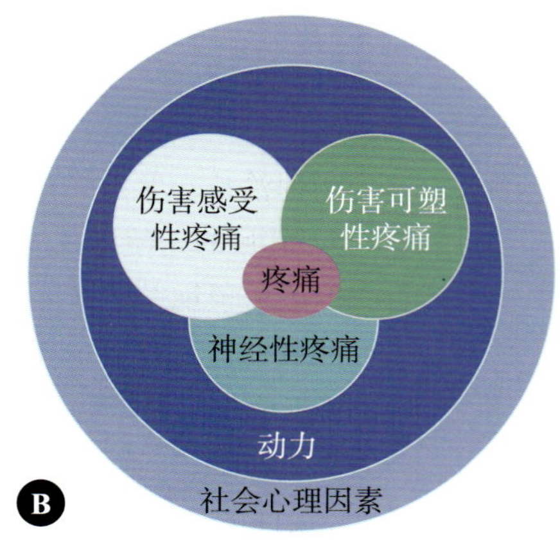

▲ 图59–1 A. 疼痛管理中要考虑的生物–心理–社会因素；B. 生物–心理–社会模型
改编自 Chimenti RL et al，2018[1]

四、康复干预措施

（一）自我管理策略

自我管理策略是急性或慢性疼痛患者的标准治疗方法[50, 51]。对于慢性病患者，自我管理计划鼓励积极参与并支持持续的治疗[46–48]。医务人员应采取方法使患者在康复过程中保持活跃。所有干预措施（锻炼、手法治疗、生物物理和电物理治疗、行为矫正）都应与强调自我管理，并对患者做好依从性教育。

对于急性疼痛患者，活动调整（舒适和回避的姿势、适当的运动）和对预期疼痛的教育是主要干预措施[52–54]。其次，电物理治疗管理策略可用于家庭疼痛管理，必要时补充药物治疗[16, 55–57]。术后患者可能会受益于引导式想象、放松疗法或音乐 / 视频分心疗法[58]。随着急性期的进展，重点是增加适当的锻炼、活动和功能锻炼，以维持和改善功能[59]。教育使患者逐渐了解自己所面对的物理伤害与心理伤害，增加适当的运动，使组织承受压力，从而达到最佳愈合效果，同时可以使用电物理治疗来协助运动干预[36, 56, 62, 63]。

自我管理已变得越来越重要，并已成为患者有效管理慢性疼痛的主要目标[1, 64]。慢性疼痛自我管理的常见项目包括：①有关疼痛和疾病的教育；②活动增加与运动调节的教育；③发展使用非药物方法的疼痛管理技能；④发展应对技能[65–67]。自我管理计划可以提供多种形式，包括单人课程、团体课程或基于互联网的课程，通常由康复团队中的多名从业者提供[67–70]。发展慢性疼痛患者的自我管理可能比较困难，因此，培养对疼痛治疗干预措施的依从性变得尤为关键。

慢性疼痛自我管理的主要目标是为患者提供有效的资源和技能[61, 67]。它是更全面康复治疗计划的一部分，包括物理治疗、医疗管理和心理干预（视情况而定）[22, 71]。其目的是使患者成为管理其疾病的积极参与者，因此，预期的主要结果是患者行为的改变[72]。个性化技能集或工具箱的开发是所有自我管理计划的关键组成部分。该工具箱可能包括跟练、放松和压力管理、身体活动和锻炼，以及安全有效的镇痛方式（经皮神经电刺激、热疗、冷疗）[56, 73–77]。

临床数据实践指南和国家疼痛战略（美国）建议使用自我管理技能来管理各种慢性疼痛状况[12, 71, 78, 79]。对自我管理计划有效性的系统评价参差不齐，单独实施时通常显示较小的效应[68, 80–84]。自我管理计划的关键组成部分仍在开发中。近期的研究表明，采用生物 – 心理 – 社会和个性化方法作为标准治疗的辅助，能够提高患者对运动和物理治疗的依从性[85–88]。

（二）体育活动和运动

运动是康复治疗的关键组成部分。临床实践指南强烈建议针对各种疼痛状况进行运动[12, 16, 89–94]，并且对文献的系统评价也建议将运动作为慢性疼痛患者的一线治疗方法[95]。从机制上讲，运动是一种多模式治疗方式，通过损伤部位的外周效益可促进愈合、缓解疼痛、降低中枢兴奋性、增加中枢抑制、调节免疫系统和情绪[96, 97]。运动可激活多种神经递质和受体，包括内源性阿片类药物、5-HT 和大麻素受体[96, 97]。此外，运动可以改善运动控制、力量、有氧能力整体功能。

运动疗法，包括传统的结构化运动（有氧运动、力量训练）、功能训练、辅助运动技术（瑜伽、太极）和行为运动方法（分级运动），可用于减轻疼痛和残疾、改善功能、预防慢性疼痛的发展，并减少慢性疼痛的复发[95]。虽然临床证据表明运动训练对大多数疼痛情况有效，但运动类型选择可能不如实施运动重要。一些研究比较了针对同一类型疼痛患者进行不同运动类型的训练，结果显示各组之间的疗效没有差异[98–101]。例如，对颈痛患者实施本体感受训练或颅颈屈曲运动训练的比较显示，两组之间没有差异[99]。同样，对慢性腰痛患者进行分级锻炼或分级暴露疗法的比较也显示出类似的效果[102]。我们认为，康复效果缺乏锻炼特异性可能与锻炼减轻疼痛和改善功能的多种广泛机制有关。因此，选择一个患者会坚持并享受的运动模式对其康复尤为重要。

遵守运动计划对于运动干预的成功至关重要[103]。高水平的自我效能、自我激励、参与意愿、社会支持和健康控制可以提高患者对干预措施的坚持[72, 85, 104–106]。评估这些变量，并使用旨在提高积极性的策略，临床医生的监督也能显著提高患者的依从性[107]。医患共同决策也是提高依从性的一个组成部分，旨在将患者纳入决策过程并针对其诊断量身定制的运动计划也有助于提高其依从性[3, 85, 104]。自我管理计划可以提高对运动的依从性[72, 85–87, 107, 108]，这些措施应该一起采用以达到最佳效果。随着患者依从性的重要性不断显现，有必要制定策略来改善疼痛人群的这一问题[104, 109]。

（三）手法治疗

在本章中，手法治疗指临床医生通过熟练的手部动作，旨在改善患者组织的延展性、调节疼痛、促进放松、活动软组织和关节[59]。手法治疗的方法很多，通过医生的双手实施，如经典按摩、软组织松动和关节推拿。按摩疗法的使用很早就出现了，几乎每个社会和文化在其历史上都存在的一种手法疗法。按摩可能通过减少炎症、促进愈合和恢复正常运动模式而间接产生治疗作用[110–112]。虽然按摩疗法存在一些临床证据，但证据通常很薄弱，并且都是基于质量较低的临床试验。此外，按摩很少被用作独立的治疗方法，如果单独评估按摩的整体效果，可能会在研究中产生偏见。这一结论通过包括 23 项针对颈部疼痛的研究的系统评价得到了证明，发现手法治疗和运动相结合对疼痛的减轻优于仅用手法治疗或单独运动[113]。检验按摩效果的系统评价发现，与手术相比，在腰痛、纤维肌痛和颈部疼痛患者中，按摩可以显著缓解疼痛[114–117]。然而，在改善疼痛和机体功能方面，按摩与其他治疗方法有相似的疗效，并且此疗法只建议短期使用[118]。评论指出，具体技术的报告缺乏一致性，且方法学质量低，使临床建议不够明确。有趣的是，2 项临床试验检测了按摩的持续时间，结果表明，对于患有膝关节骨关节炎或颈部疼痛的患者，几周内持续 60min 的按摩比持续 30min 更有效[119, 120]。此外，在非特异性腰痛的患者中，使用任一传统按摩技术或靶向软组织技术都发现了类似的结果[121]。因此，系统评价和临床试验都证明重复实施短时间的按摩可以有效缓解疼痛。

关节推拿包括高速、短时间的关节运动，以及低速度、较长时间的关节运动（也称为关节动员）。关节推拿已经常被用于改善受限关节的运动。然而，有证据表明，关节推拿还可调节外周和中枢伤害性刺激的传递。外周伤害感受可以改变运动神经元的兴奋性和肌梭活动，并降低椎旁肌的肌电图活动[122–125]。关节活动还可以增加疼痛阈值，降低通过时间总和测量的中枢兴奋性，并通过去甲肾上腺素和 5–HT 在脊髓中的释放而产生镇痛作用[122, 125, 126]。其他神经递质也可能参与推拿的镇痛作用，包括外周的阿片受体、外周和中枢的腺苷受体，以及外周和中枢的大麻素受体[127, 128]。因此，这些研究表明，关节推拿可以调节运动活动并激活外周和中枢的内源性抑制途径以减轻疼痛。

系统评价的结果显示，关节推拿对颈部和腰部疼痛的减轻具有统计学意义[92, 94, 129–132]。应该注意的是，这些效果是短期的，可能没有临床意义，减轻程度在 100 分疼痛量表上小于 10。脊椎推拿比假推拿更有效，但与其他辅助疗法（包括物理疗法或运动）具有相似的镇痛效果[132]。此外，对于患有急性腰痛的患者，脊椎推拿并不比制动更有效[131]。关节推拿和活动也适用于外周关节，以改善关节的活动范围和功能，减轻疼痛。有关外周关节推拿的研究比较少。在患有骨关节炎、外上髁痛和急性或慢性踝关节扭伤的患者中，与安慰剂相比，关节活动可减轻疼痛并改善功能[126, 133–135]。因此，关节活动可以短期缓解疼痛并改善功能。

（四）生物物理疗法和电疗

生物物理和电疗通常用作自我管理和锻炼计划的辅助治疗，以减轻疼痛并促进愈合[56]。这些治疗包括热疗、冷疗和电疗。该方式安全、便宜，可以在家庭环境中实施。对这些辅助干预措施的研究证据（表 59–2）表明，采用合适的剂量对其有效性至关重要[56]。例如，以感觉阈值进行的电疗[34]或以较短的治疗时间通过大面积的超声治疗不能减轻疼痛[136]。因此，当剂量足够时，生物物理疗法和电疗可以作为疼痛治疗计划的一部分。

1. 电疗

在本文中，电疗一词代表任何形式的电流应用于身体以减轻疼痛。最常用的电疗方法包括 TENS 和干扰电流（interferential current，IFC）。TENS 是通过应用于皮肤的电极施加低压脉冲交流电。其重要参数包括高、低或混合频率电流，足以引起强烈而舒适感觉的幅度，至少持续 30min。IFC 是通过四个电极将两个高频电流施加到皮肤上，在组织中产生幅度调制的拍频。

TENS 和 IFC 刺激皮肤中的传入纤维，更重要的是，它能刺激更深的组织[137]。TENS 镇痛是通过激活中枢神经系统中的神经通路，降低中枢兴奋性的产生，并增加中枢抑制[37]。简而言之，通过中枢神经系统参与镇痛的通路起作用，高频刺激（50～125Hz）激活 δ 阿片受体，低频 TENS（1～10Hz）激活 μ 阿片受体[34, 138]。TENS 通过降低脊髓背角神经元的中枢敏感性和背角兴奋性神经递质谷氨酸的释放来降低

表 59-2 非药物方法对疼痛治疗的有效性总结

状态	自我管理	锻炼	TENS/IFC	热疗	冷疗	超声	按摩	关节推拿	光生物调节
急性腰痛	#/+	#	#	#	#	–	#	#	–
慢性腰痛	+	+	#	+	#	–	#	+	–
慢性膝关节疼痛	+	+	+	–	–	+	–	–	+
慢性颈部疼痛	+	+	#	#	#	#	+	+	–
纤维肌痛	+	+	+	#	#	–	+	#	+
骨关节炎	+	+	+	+	+	#	#	–	+
类风湿关节炎	+	+	+	+	+	+	#	–	–
周围神经痛	+	+	+	–	–	–	–	–	#
术后疼痛	+	+	+	#	#	–	#	–	–

+. 基于系统评价或临床实践指南的证据

#. 来自系统评价或临床实践指南的不确定 / 模棱两可的证据

–. 缺乏证据

IFC. 干扰电流；TENS. 经皮神经电刺激

中枢兴奋性。TENS 还通过激活 5-HT、GABA 和脊髓毒蕈碱受体产生镇痛作用[34, 37, 139, 140]。因此，TENS 使用多种机制产生镇痛作用。

临床上，TENS 可用于急性和慢性疼痛。几项系统评价报道了关于使用 TENS 治疗各种疼痛疾病的阴性或不确定的结果，包括骨关节炎、术后疼痛和纤维肌痛[141–146]。相反，据报道，运用于糖尿病周围神经病变、膝关节置换术后、纤维肌痛、胸外科术后和类风湿关节炎，可使疼痛减轻。此外，一项关于慢性疼痛的系统评价和 Meta 分析同样报道，与安慰剂相比，TENS 可以使疼痛显著减轻[153]。

最近对 TENS 文献的 2 项分析表明，现有 TENS 试验的质量和设计存在几个问题，导致结果模棱两可[154, 155]。TENS 有效的一个关键方面是以最小强度提供足够剂量的刺激，该刺激强度高但舒适[154, 156]。这得到了系统综述的支持，当使用的剂量足够时，TENS 对术后疼痛、膝关节骨关节炎和急性疼痛有效[157–159]。与现有临床试验相关的另一个问题是结果测量的时间，因为在 TENS 装置刚打开时，其工作效果最佳[77, 159]。鉴于 TENS 的神经药理学机制，这并不奇怪。此外，在人类和动物研究中，以相同频率重复使用 TENS 可导致镇痛耐受性，而低频 TENS 对阿片类药物耐受个体的效果较差[160–163]。耐受性效应是由脊髓阿片受体的耐受所致[160]，这可以通过在单次治疗中交替使用低频和高频来缓解[164]。最近一项测试 TENS 在纤维肌痛中的疗效的临床研究解决了先前研究的弱点，使用交替的刺激频率、强而舒适的刺激，并测量了 TENS 的效果[63]。结果发现，与安慰剂或无 TENS 条件相比，运动诱发的疼痛和疲劳、静息痛和疲劳在临床上显著减少。因最小不良事件而受到伤害的人数较多（20～100 人），需要治疗的人数相对较低（3～4 人）[63, 165]，表明 TENS 有效且安全。一项相应分析显示，单次治疗的反应可以预测 1 个月后治疗的反应，而那些对第一次治疗有 10% 反应的人在家庭使用 1 个月后可能产生超过 30% 的疼痛降低。因此，当以足够的剂量使用 TENS 时，可有效减轻纤维肌痛患者的运动诱发痛，其疗效与药物治疗相似。TENS 成本低且安全，是急性和慢性疼痛患者的首选。

IFC 广泛应用于治疗肌肉骨骼疼痛，系统综述显示其对各种疼痛均有效，包括骨关节炎、纤维肌痛和术后疼痛[141, 166–168]。相反，Fuentes 等的 Meta 分析表明，单独给予 IFC 并不比安慰剂、手法治疗或按摩更有效，并且在用作现有治疗的辅助干预时尚不清楚其疗效[169]。更为重要的是，TENS 和 IFC 在治疗急性和慢性疼痛方面产生了相似的效果[168]。系统综述对研究的质量和异质性提出了警告。

2. 温度疗法

温度疗法（热疗或冷疗）历史上一直在使用，热或冷引起的镇痛的概念被普遍接受。该过程的特点是冷热剂和身体组织之间的能量转移。湿热袋或干热袋是常见的加热剂，冷冻疗法可以通过冰按摩、冰袋或商业冷袋来完成。水疗也可用于临床治疗环境，具有环境暴露、保持恒温的能力，并且患者在接受热疗时可以进行运动。如果该模式旨在用于客户自我管理症状或在临床环境中使用，则由临床医生根据诊断、疼痛相关的身体部位、损伤阶段、应用的难易程度来选择冷热剂的类型。

温度疗法对疼痛的影响是通过直接或间接的途径起作用。直接影响包括使用冷热剂周围组织中伤害感受器放电的变化和神经传导速度的改变[170]。间接影响包括治疗区域中血流、组织代谢和化学刺激物的变化[170]。温度疗法会使组织伸展性增加和关节僵硬降低，导致中枢神经系统的伤害性感受传入减少。温度疗法的其他神经机制可能通过减少Ⅱ型肌梭传入神经的放电来减轻肌肉痉挛[171]。

尽管温度疗法缓解疼痛的方法得到广泛使用和普遍接受，但支持其使用的临床证据很少。很少有高质量的临床试验研究热疗法的有效性，导致关于热疗法缓解疼痛的有效性的数据比较混乱[130, 172–177]。例如，Wong 等[130]得出结论，热疗、冷疗和超声疗法对减轻颈部疼痛无效，而 ACP 指南和系统综述表明热疗可以减轻腰痛[16, 176]。对于术后疼痛，不推荐也不鼓励使用热疗法[3]，而对于类风湿关节炎，则推荐使用热疗法[178]。对于骨关节炎，冷疗可以改善活动范围、功能和膝关节力量，但不影响疼痛[173, 179]。虽然目前的证据不一致，但冷热剂的使用成本低，风险低，易于推广应用。患者可以在家中进行热疗和冷疗，并且应将其作为非药物治疗方法纳入患者自我疼痛管理计划中。

3. 治疗性超声

治疗性超声是利用声波作用于组织，已广泛使用 60 多年。其治疗效果取决于参数设置，包括热效应和非热效应。超声对疼痛的影响可归因于通过改善流向该区域的血流、增加组织代谢和增加组织延展性而达到更深的组织[136, 170]。因此，超声波通过改善血管对氧气和营养物的输送同时清除代谢刺激物，从而达到减轻疼痛的效果。

治疗参数包括治疗频率（1MHz 或 3MHz）、强度（0.01～2.00W/cm^2）和治疗持续时间。据报道，以大于 1.0W/cm^2 的强度应用超声波可增加组织的延展性并减少炎症，而减轻疼痛通常不是临床医生使用超声波的主要目标。尽管有相互矛盾的报道且只有相对低质量的证据支持这种方式，但超声的临床应用仍是广受欢迎的。

尽管治疗性超声被广泛使用，但支持其用于减轻疼痛的研究是有限且结果仍不确切。系统综述表明，超声不能影响腰痛、颈痛、腕管综合征、肩袖肌腱病或急性踝关节扭伤患者的疼痛[130, 180–184]。尽管一些 RCT 支持使用超声治疗肌筋膜疼痛，但一项对 10 个研究的系统综述表明，由于偏倚风险高且证据质量低，其疗效尚不明确[185]。与此相反，另一项系统综述已证明超声对膝关节骨关节炎患者的疼痛减轻和功能改善有效[186–188]。超声疗法还被推荐用于类风湿关节炎和肩部钙化性肌腱炎[189, 190]。因此，除了少数非常特殊的情况外，使用超声的证据是模棱两可的，并且这种方式的临床效果尚不清楚。

4. 光生物调节

光生物调节也被称为低水平激光疗法。在过去的 30 年中，该疗法已被用于治疗疼痛的肌肉骨骼疾病。这种非药物干预使用低能量辐照来改变组织细胞的生命活动并提供抗炎作用[56]。与其他非药物方法类似，不同的光生物调节的临床研究结果存在很大差异。使用世界激光治疗协会参数来作为有效剂量窗口（波长范围为 632～1064nm）而进行的研究证明，光生物调节可改善各种肌肉骨骼疾病[191–193]。同样，最近的系统综述表明，当剂量适当时，光生物调节可有效减轻肌肉骨骼疾病、肩部肌腱病、膝骨关节炎、足底筋膜炎和纤维肌痛的疼痛[151, 185, 193–197]。与其他非药物干预一样，审核者建议研究者需对研究中的异质性、实验设计和结果解释保持谨慎[191]。尽管如此，光生物调节正在成为各种疼痛的有效缓解工具。

5. 新兴的非药物干预

近年来用于疼痛治疗的其他三种非药物辅助干预措施包括体外冲击波疗法（extracorporeal shock wave therapy，ESWT）、干针疗法和静磁疗法。ESWT 是一种声能脉冲，据信会引起局部微创伤，从而刺激血管生成。最近，对 ESWT 的兴趣而开展了许多针对跟腱和膝关节肌腱病、外上髁炎、腰痛和其他肌肉骨骼疾病的随机对照试验。一项关于外上髁炎治疗的系统综述显示，与传统超声相比，ESWT 治疗后疼痛缓解可以长达 6 个月[198]。与安慰剂相比，ESWT 可以很好缓解足底筋膜炎的疼痛，但结果表明神经刺激、传统超声波和光生物调节可能是更好的选择[199]。一项比较 ESWT 与皮质类固醇注射治疗足底筋膜炎的系统综述表明，这两种方法都能减轻疼痛[200]。这个发现让那些渴望非侵入性治疗的患者看到了希望。鉴于 ESWT 的大量个体研究的初步结果存在不一致性，有必要进行更多的高质量随机对照临床试验。

干针疗法是将固体针刺入肌肉的触发点。使用干针的证据是有争议的。对于口面部疼痛和一般肌肉骨骼疾病，由于研究的异质性和质量参差不齐，导致系统综述显示其疗效不够确定[201-203]。相反，对于肌筋膜疼痛，最近的一项系统综述得出结论，与安慰剂或不治疗相比，干针疗法可减轻疼痛，但与其他治疗方法相比疗效相似[204-206]。干针疗法的效果是立竿见影的，并且可持续长达 4 周[206]。然而，由于高质量的随机对照试验数量较少，有待更多研究以支持使用干针治疗肌筋膜疼痛。

静磁疗法涉及使用脉冲磁场。磁铁用于治疗已有 2000 多年的历史[207]。在过去的 20 年中，磁铁已被纳入服装和治疗设备中。它们相对便宜，无须直接监督即可佩戴，风险低，因此可以作为疼痛自我管理策略的一部分。然而，我们发现没有令人信服的证据表明它们在疼痛治疗方面的有效性。

结论

使用康复方法进行疼痛管理是一个以患者为中心的过程，其主要目标是培养患者在疼痛的自我管理中的独立性。它基于结合了生物学、心理学和社会学因素的生物 – 心理 – 社会模型。在这个模型中，重要的是需要考虑疼痛和炎症的阶段、疼痛的来源、积极和消极的社会心理因素、环境、参与性、活动、疼痛个体的功能。为了实现疼痛自我管理的独立性，重要的是采用基于团队的康复方法，其中包括必要的学科参与、评估和基于证据的具体干预措施，以解决患者的目标和需求。处于疼痛中的患者应该积极参与该过程，以多模式、动态化的方式进行治疗效果更好。教育是这种跨学科组合进行治疗的关键因素。所有治疗措施（运动、手法治疗、生物物理和电学疗法、行为矫正）都应提供基于循证的剂量参数，并且强调对患者依从性和自我管理的教育。

要　点

- 疼痛管理康复方法的目标是自我独立管理。自我管理的主要目标是为患者提供资源和技能，以有效地管理他们的痛苦。
- 疼痛管理的康复方法以患者为中心，基于生物 – 心理 – 社会模型，并根据个体疼痛情况使用多学科团队。
- 应在疼痛管理的康复方法中使用循证建议的指南和干预措施。
- 干预措施的组合、提供多种策略对于专注于以患者为中心的疼痛管理治疗来说非常重要。干预措施的组合比单独的干预措施更有效。
- 非药物干预的教育和运动应被视为疼痛的所有阶段的一线治疗。
- 康复方法的目的是使患者成为管理其状况的积极参与者；因此，预期的主要结果是改变其行为，其长期目标是坚持自我管理疼痛。

第 60 章　慢性疼痛患者的康复治疗
Physical Rehabilitation for Patients With Chronic Pain

Harriet Wittink，Jeanine A.Verbunt　著
李　莹　译　　张　军　校

理想情况下，导致疼痛相关的残疾患者应由跨学科的医疗专业团队治疗，该团队通常由临床医生、心理学家、职业的物理治疗师、社会工作者和护士组成，从疼痛的生物–心理–社会本质去治疗。跨学科治疗被定义为由多学科团队使用共享的生物–心理–社会模型和目标在评估和治疗方面合作而提供的多模式治疗。例如，医生开出抗抑郁药处方，物理治疗师开出运动治疗，心理学家开出认知行为疗法，所有这些都需要通过定期团队会议（面对面或线上）密切合作，就诊断、治疗目标、治疗计划及效果评估达成一致[1]。在疼痛管理环境中工作的康复专家认识到慢性（相较于急性）疼痛的复杂性，如疼痛、损伤和残疾之间的关系不明确，需要去解决慢性疼痛的行为、情感和认知。慢性疼痛被理解为一种疾病，一种在大脑和脊髓中产生异常变化的神经系统病理性疾病，而不单纯是组织损伤的症状和体征。

患者参加我们的疼痛管理计划时对评估和治疗会有一定的期望，尽管有几项调查研究显示疼痛管理项目中慢性疼痛患者对他们的康复专家期望不高。大多数患者希望医生能够解释或加深对疼痛问题的理解（疼痛教育）、缓解疼痛并明确诊断[2, 3]。许多慢性疼痛患者拒绝接受身体康复治疗，部分原因在于患者既往多次治疗失败的经历。过去的治疗失败可能有几个因素，包括卫生专业人员（医生、物理治疗师和职业治疗师）未能识别和治疗患者急性与慢性疼痛状态的差异，过去的治疗没有解决慢性疼痛的情绪和认知方面的问题，以及患者无法将未完全缓解疼痛视为成功[4]。因此，在初次就诊时确定患者的期望以防止对转诊至疼痛管理的康复治疗感到失望，这一点至关重要。

一、患者评估

在循证医学中，临床决策需要考虑的内容必须包括：首先，患者的临床表现和身体状况，以确定是什么问题，以及有哪些治疗方案可以解决这个问题；其次，需要关注相关证据研究了解有关治疗方案的疗效、有效性和效率；再次，鉴于各个方案所致的后果，临床医生必须考虑患者的偏好和可能的行动（据此选择患者更易于接受的治疗措施）。临床上需要将这些因素予以综合考虑，并推荐患者愿意接受的治疗[5]。康复专家评估的目的是确立一个基准，据此制订计划，帮助选择适当的治疗措施，并评估其有效性。

正如 Fordyce 引入疼痛的生物–心理–社会医学模式所述，致残也可以由生物学、心理和社会因素导致[6]。该模型的基本观点是，导致疼痛持续的原因不一定与引发疼痛的原因相同。因此，有必要建立一个基准，并对所有导致患者功能损伤的因素进行全面汇总。ICF 基于生物–心理–社会医学模式，从身体、心理和社会三个水平描述健康状态。在 ICF 的定义中身体功能和结构指身体各系统的生理功能和解剖结构（如器官、肢体及其组成部分），活动指个体执行一项任务或行动，而参与是指个体参与他人相关的社会活动。在 ICF 中，功能包括所有身体功能、活动和参与，残疾是 ICF 对损伤、活动限制和参与限制的总称。ICF 提供的框架包含了背景因素（图 60–1）、外部环境因素（如亲人、雇主、药物和保险公司）和个人因素（如年龄、教育、收入、担心活动会加剧疼痛或受伤导致回避活动以防止预期的负面后果）。

活动和参与分类的限定符可以清楚地区分患者

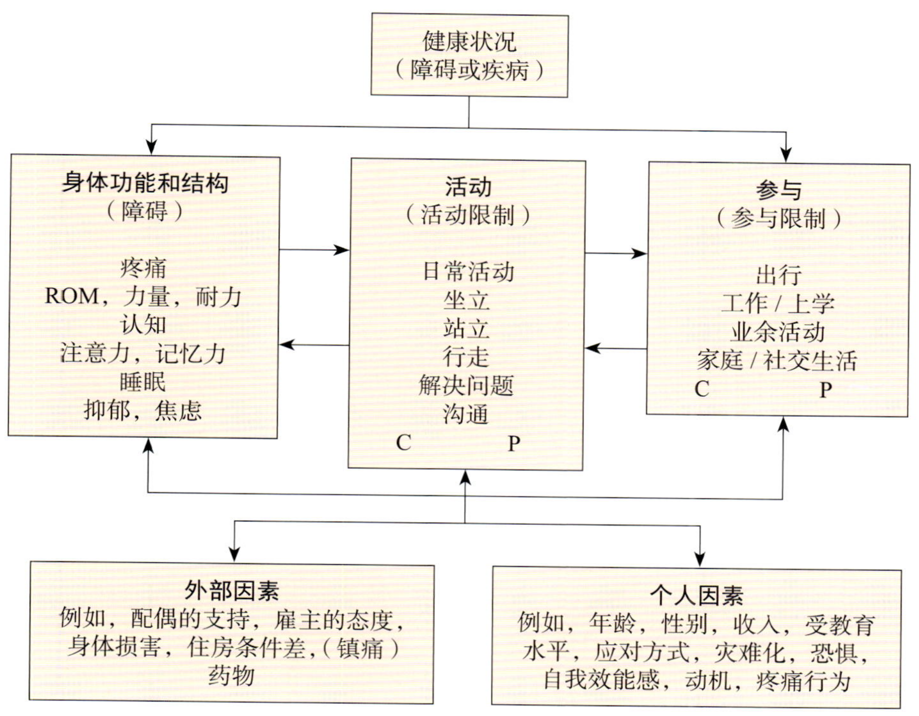

▲ 图 60-1　ICF 失能模型

C. 能力；P. 性能；ROM. 运动范围（改编自 Ustun TB, Chatterji S, Bickenbach J, et al. The international classification of functioning, disability and health: a new tool for understanding disability and health. Disabil Rehabil. 2003;25:565–71.）

在某个领域内执行活动的固有能力和在实际环境中的表现[7]。能力是指个体在环境中调整的内在能力，换句话说，在标准化的环境中，个体功能在特定时间和特定领域能达到的最大可能。能力可以通过身体检查或调查问卷来衡量。表现是指一个人在当前实际环境中所做的事情，因此对具有促进或阻碍因素的人可评估其在现实生活环境中的功能[8]，它可以通过直接观察来衡量。然而，由于目视观察通常是非常不切实际的，因此可以用自我评估量表来代替。越来越多的评估工具被用来客观地了解一个人的活动和久坐水平。

康复问题解决（rehabilitation problem solving，RPS）表格是基于 ICF[9] 的一种实用工具，用于直观了解患者的功能和残疾状态。该表格用于精准罗列患者存在的相关问题，同时识别导致或促进这些问题的因素，从而制订最合适的治疗措施。另外，该表格被设计为一种工具，以促进专业人员内部和跨专业人员之间的沟通，并且有助于改善医护人员与患者之间的沟通[9]。该表格分为三个部分：①标题提供基本信息；②上半部分用于描述患者的状态；③下半部分用于医护人员的分析。

该表格可以直观了解患者当前的活动情况、参与状态和存在的关键问题，以及医疗团队如何将它们与假设中介和背景因素联系起来（图 60–2）。

通过精心挑选的问卷、面谈、体格检查和身体测试可以获得大部分的信息，并可据此制订合适的治疗计划。

（一）患者面谈

医疗机构认证联合委员会要求所有患者都有权获得充分的疼痛评估，包括疼痛部位、强度、性质、发作 / 持续时间 / 变化 / 规律、疼痛的表现、疼痛缓解或加重的因素、疼痛的后果等。除了关于疼痛的位置、强度、频率和持续时间等问题外，还有“你认为是什么导致你的疼痛”和“你认为因为疼痛而发生在你身上最糟糕的事情是什么”等问题有助于更深入的了解患者的信仰体系，这对来自不同文化的患者尤其重要。此外，康复专家需要关注疼痛对患者活动和参与的影响程度：日常活动（如家务、购物和社区活动），娱乐和社交活动，以及工作能力和睡眠状态。例如，可以记录他（她）一天中因疼痛而躺下或

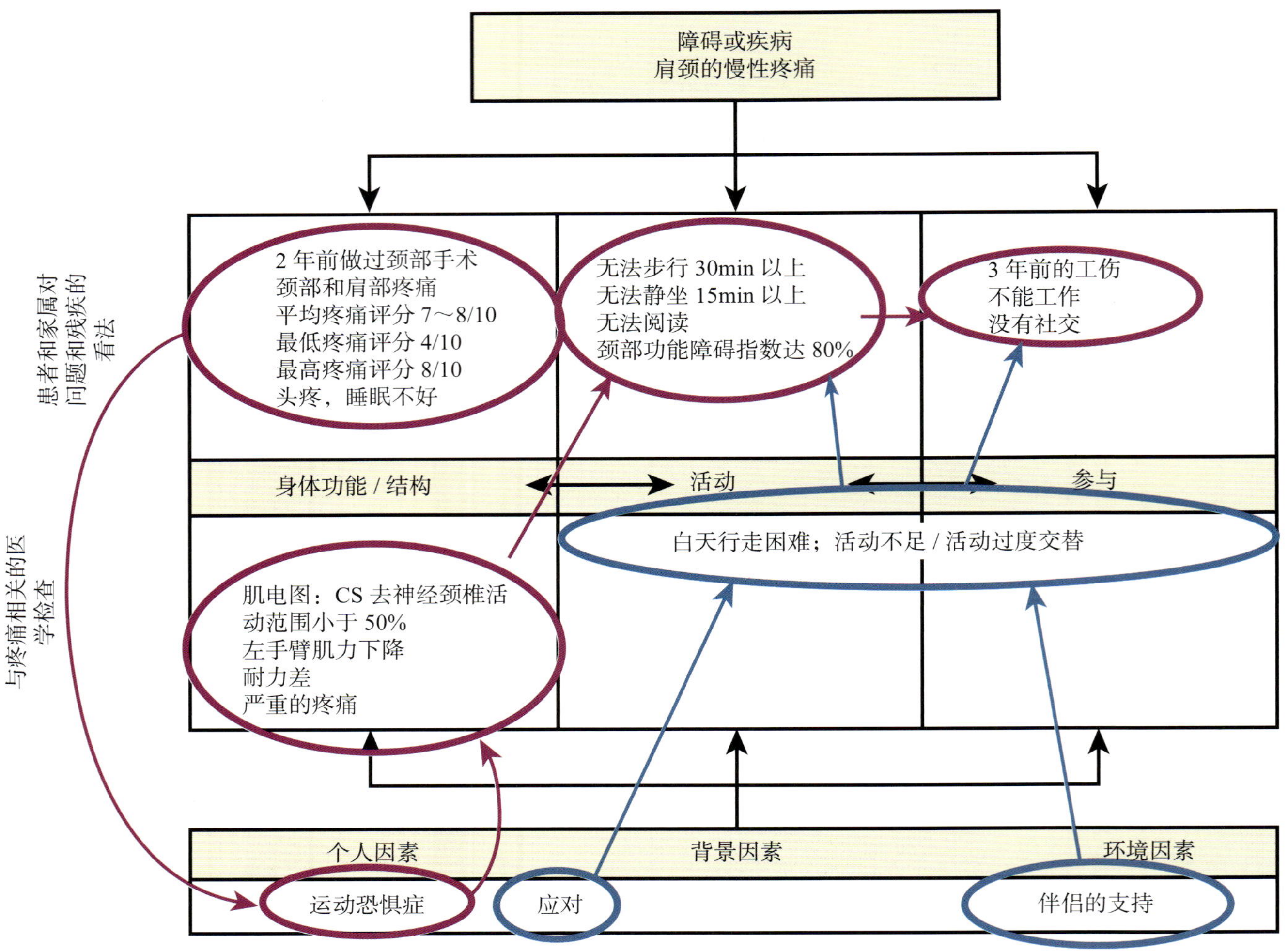

▲ 图 60–2 康复问题解决表格用于慢性颈肩疼痛患者

改编自 Steiner WA，Ryser L，Huber E，et al.Use of the ICF model as a clinical problem-solving tool in physical therapy and rehabilitation medicine.Phys Ther.2002；82：1098-107

导致活动水平改变的小时数，还可进一步询问患者的重要亲人，如伴侣、父母和孩子，他们是否会帮助、忽视患者或因为担心患者可能会“伤害”到自己而阻止其做某些事。

不幸的是，没有完美的量表可以准确评估患者的身体活动或活动受限。综合测量可包括主观测量（基于自我报告）和客观测量（基于直接测量）。自我报告可以由患者自我管理，可以由面谈者实施，也可以通过电话访谈进行。然而，身体活动的自我报告常会出现患者实际活动程度与他们自认为的活动程度之间存在偏差，从而导致自我报告的身体活动水平与实际观察到的积极行为之间的差异[10]。一些研究证明，关于活动及活动相关残疾的自我报告和客观测量之间存在差距[11]。因此，在康复实践中，倾向于综合使用客观测量和自我报告的措施来评估身体的活动状况。客观测量包括活动能力测定、活动记录（加速度计、智能手机注册活动、监测仪记录活动）、观察或录像活动（直接观察）[12]。自我报告的状态通常涉及与患者及其亲人最相关和最重要的结果[13]，因为它们获取到了患者的经历和观点。康复治疗师在评估过程中应该了解这些差异。除了评估患者的活动水平，在选择最合适的治疗方案时，记录患者与活动相关的行为方式似乎具有额外的价值：该患者是否会因为疼痛而避免活动（回避型），还是会不顾痛苦而坚持活动（坚持型）[14]。

在慢性疼痛的患者中，心理 – 社会因素对感知残疾有显著的影响。作为筛查程序的一部分，康复治疗师在面谈或功能测试期间对患者行为的观察可以提供有价值的信息，并且应当清楚地传达给团队的其他成员，然后为患者确定合适的心理和精神治疗方案。康复治疗师对有病史记录的患者进行心理筛查已被证明对识别痛苦患者的敏感性和预测价值较低。因此，推荐进行某种形式的正式筛查，如使用问卷调查[15]。可以通过问卷调查来评估心理－社会因素导致患者残疾的程度，例如，对活动的恐惧[16]（Tampa 运动恐惧症量表[17]）、灾难化（疼痛灾难化量表[18]）和抑郁（Beck 抑郁量表[19]）。高疼痛灾难化也被发现是治疗期间患者退出的一个预测因素[20]。如前所述，患者对疼痛治疗的期望特别重要。患者的信念和预期在治疗参与和最终治疗结果中起着重要作用。研究表明，患者的高期望可能对临床结果产生积极影响[21]，而不依赖于治疗本身。慢性疼痛的治疗通常十分复杂，尤其当患者和保险公司对治疗有不同的目标和态度时，情况可能会更加复杂。这还可能导致参与协作治疗决策的困难。对治疗结果的负面预期会影响治疗依从性，例如，一个只寻求缓解疼痛并坚持将药物治疗作为疼痛的唯一方法的患者不太可能遵守康复计划。加强医患沟通及系统检查非特异性治疗因素可能有助于慢性疼痛的有效管理。为了达到有效医患沟通，建议医护人员不使用医学术语、一次不提供太多信息、通过使用反馈技巧确认患者对所讨论内容的理解[22]。不幸的是，尽管医生普遍被建议直接检查患者对沟通信息的理解，但在实际工作中这似乎还未成为常规[23]。

（二）体格检查

以康复为导向的传统体格检查需要评估关节活动度（range of motion，ROM）、力量、神经完整性和步态的损伤程度。诊断程序应迅速确定需要及时医学评估的潜在“危险信号”状况。其主要目标是确定疼痛报告与客观体格检查结果之间是否存在关联，以及患者是否出现慢性原发性疼痛或慢性继发性疼痛[24]。在前者中，治疗可能侧重于总体上改善身体功能，使用更特异的治疗方法。在后一种情况中，康复治疗可能会更具体地关注导致功能受限的损伤。

患者焦虑可能会使体格检查复杂化。灾难化认知、疼痛的行为表现和检查期间测量的躯体感觉已被证明可以独特地预测检查期间经受的焦虑[25]。肌肉保护和疼痛行为在体检期间常会有表现，包括呻吟、叹息、摩擦、抗拒任何主动运动、虚弱表现和非生理性体征。Waddell 腰背痛患者非生理的行为体征可通过触诊和模拟测试进行评估[26]，包括轴向负荷（向患者头顶施加一定的压力）、模拟旋转（肩部和臀部一起移动，使躯干不发生旋转），坐位与仰卧位的直腿抬高不一致，对抗性肌肉测试可以了解虚弱状况，同时还可以了解区域感觉的变化。几项横断面研究检验了 Waddell 评分的有效性，发现它可有效衡量疼痛强度、疾病行为、身体功能障碍和心理功能[27]、夸大躯体症状[28]、感知残疾加重和普遍的疼痛干扰[29]。对慢性疼痛患者的研究可以发现自我报告的身体活动与实际身体活动水平之间存在差异，因此除了传统的损伤检查外，还需要进行能力测试。这包括直接观察患者在特定任务上的表现，并评估患者是否愿意活动或害怕执行特定任务。基准功能能力评估可以提供关于患者生活质量和参与正常生活能力的客观信息。

功能测试可用于关注日常生活的表现，如步行、爬楼梯和举重。各种特定任务或测试可应用并记录用于评估日常活动能力。简单的任务，如 5min 步行、50 英尺步行、坐立试验、1min 爬楼梯、负重前伸或各种提升的任务可用于测试患者在一项特定活动中的能力。然而，对于测试反映出的疼痛患者功能水平的结论需谨慎对待，因为在大多数测试中，复测的可靠性[30]和反应性似乎只有中等水平[31]。除单一测试外，还可用测试组合来评估疼痛患者的功能。例如，背部表现量表是针对背痛患者活动受限的特定条件表现量表，包括 5 项需要躯干运动的日常活动测试：袜子测试、捡起测试、卷起测试、指尖触地测试和举重测试。该测试组合的心理测量特性已得到证明[32, 33]。第二个示例是一个通用测试组合，它包括 9 个物理性测试：记录完成各种任务所需的时间（如捡硬币、系腰带、举起手、穿袜子、坐立测试、50 英尺快走、以正常速度走 50 英尺），步行 6min 距离，以及站立正常前伸运动的距离。该测试组合的可靠性和鉴别能力也已得到证实[34]。

在评估与工作相关的表现时，通常使用功能性能力评估（functional capacity evaluation，FCE）[35, 36]。FCE 对活动能力的评估，可用于评估个人身体功能和结构可否参与工作、环境因素、个人因素和健康状况[37]。FCE 是对患者活动能力的评估，同时考虑患者的身体功能和结构、环境因素、个人因素和健康状况，最终为能否参与工作提出建议。FCE 的目的是测试一个人身体能力的上限，来客观地记录他们的日常生活和工作的强度，它现已成为工伤预防和康复治疗的一部分[38, 39]。在 FCE 期间，患者必须完成标准化的体力任务，同时由训练有素的观察员记录其能力和受限情况。评估内容包括从地板到腰部和从腰部到头顶举重、携带、爬行、蹲下、坐姿、站姿、走、爬楼梯、推拉重物的能力。有氧运动能力可以通过自行车或跑步机来测试。此外，还可以进行额外的特定测试，如用于评估手部和握力的精细运动技能的测试。通过汇总自 21 世纪 00 年代初以来使用 FCE 测定的个人身体能力的实际数据，目前已经建立了标准数据库[36]。生物－心理－社会因素可能会影响功能测试和 FCE 测试结果，但尚不清楚其影响的程度，以及哪些因素影响更大。一项系统评价得出的结论是，在非特异性慢性腰痛患者中，心理因素对能力测试结果的影响存在相互矛盾的证据，而社会和生物/生理因素的影响则缺乏证据[40]。FCE 测试结果的解释并不完全客观，因为这是由观察者决定患者在测试期间的表现是最大还是次最大。此外，疼痛和与疼痛相关的结构已被证明会对 FCE 测定水平产生负面影响。因此，FCE 不应被视为独立于受试者或评估者感知的功能障碍之外的纯粹“客观”指标[41]。

一些研究表明，患者的自我报告、具体表现和能力测试虽然相关，但似乎涉及身体功能领域的不同方面[11]。例如，CLBP 患者通过比较自我报告、临床检查和功能测试评估工作相关受限时表现出了显著的差异。因此，专业医护人员在日常实践中使用时应注意这些差异[42, 43]。

二、慢性疼痛的治疗

急性疼痛患者和慢性疼痛患者之间的一个重要区别是疼痛、活动受限和参与受限之间关系的不同。对于急性疼痛的患者，伤害感受、感知疼痛、活动受限和参与受限往往有着密切的关系。因此，急性期的治疗侧重于消除疼痛的致病因素，从而可以减少活动受限和预防残疾。然而，对于慢性疼痛患者，这种治疗策略往往是不够的。即使唯一确定的损害是疼痛，慢性疼痛患者也可能永远不会重返工作岗位。如果像急性疼痛一样，将慢性疼痛单纯针对组织损伤进行治疗，不会改变慢性疼痛患者的疾病状态和残疾行为，也不会改善他们的生活质量。因此，慢性疼痛治疗的重点应该是帮助这些患者通过积极参与疼痛管理计划和学习应对疼痛来重新获得控制自己人生的能力。为实现这一目标，患者和康复专业人员之间需要积极合作。与其他患者一样，慢性疼痛患者也需要建立基于信心的沟通，包括理解、倾听、尊重和参与决策[44]。面谈和通过评估量表获得的信息构成了共同决策的基础，这至少涉及参与信息交流和互动讨论的两个参与者。增加患者的参与度会带来更大的个人控制感、对治疗会有更高满意度、更好的治疗依从性，并融入疾病管理的日常工作中，从而获得更好的治疗效果[45]。

慢性疼痛患者并不是一个同质的群体，也没有万能的灵丹妙药。由于每位患者的状况、社会心理问题和身体检查结果各不相同，因此治疗是个体化的，并且需要基于对患者的综合评估和患者的个人目标来制订。

慢性疼痛管理应包括以下方面[46]。

- 康复专业人员与患者的合作。
- 个体化的康复计划。
- 对问题本质的个体化教育。
- 解决与功能性目标实现相关的治疗障碍。
- 针对疼痛独立管理的定制指导。
- 指导预防远期问题的方法。
- 监测结局（实现患者目标）。
- 监测治疗依从性。
- 随访计划。

（一）康复专家与患者的合作

对慢性疼痛患者，实施以患者为中心，并借鉴慢病管理模型的原则来改善护理系统，可能会提高患者及家属的满意度[47]。例如，在慢性肌肉骨骼疼痛患者的康复治疗中发现，获得患者信任的治疗团队在患者对治疗的整体感知效果、疼痛的变化、身体功能、患者对治疗的满意度、抑郁症和一般健康状况等方面都会获得更满意的效果[48]。促成积极的医患关系的是：①治疗师－患者就治疗目标达成一致；②治疗师与患者就干预措施达成一致；③患者与治疗师之间建立情感纽带[48]。一些研究表明，相对于健康状况的改善，患者对治疗师参与和关注的感知更容易影响患者的满意度[49]。

就康复目标和干预措施达成共识可能是一项挑战。为了减少慢性疼痛对机体功能和健康相关生活质量的负面影响，患者必须做好自我管理。为了做到这一点，在疼痛持续不减轻的情况下，患者必须调整好心态，停止寻求进一步的医学检查试图找到确切的疼痛治疗方案，并转变为积极主动地进行自我管理。然而，并非所有患者都能做好这样的准备。为了建立治疗师和患者之间的良好合作，患者必须去尝试采取积极的自我管理，治疗师应该支持和鼓励患者完成这个目标。运动可以改善持续性肌肉骨骼疼痛（persistent musculoskeletal pain，PMSK）患者的痛感和功能，但其依从性往往较差。有证据表明，锻炼行为是可以改变的，锻炼的开始和维持可以通过改变外界干预来加强[50, 51]。一项系统综述研究了行为改变技术（behavior change techniques，BCT）与慢性肌肉骨骼疼痛患者坚持规定运动的相关性，发现了中等水平的证据支持 5 种 BCT 可增强依从性，包括：①社会支持（未明确）；②设定目标（行为）；③行为指导；④示范行为；⑤行为实践 / 彩排。研究发现，采用 7 个以内 BCT 的治疗组相对于对照组在增强患者的锻炼能力方面效果最佳[52]。

不仅患者对治疗有较高期望，治疗师也是如此。治疗方案常常受到治疗师个人理念的严重影响。多项研究表明，康复专业人员和其他医护人员对疼痛的态度和信念会影响他们对患者恢复功能和重返工作岗位的建议。偏向于生物医学的治疗师更有可能使用针对疼痛的治疗方法并专注于"治愈"损伤，而偏向生物 – 心理 – 社会模式的治疗师更可能使用基于时间的治疗方法并专注于增加活动。Linton 等比较了执业全科医生和物理治疗师的恐惧回避信念水平[53]。与恐惧回避程度低的治疗者相比，在没有提供活动有关的完整信息，并且不确定患者有发展成持续性疼痛问题风险的情况下，恐惧回避信念水平高的治疗者更容易认为请病假是一种好的治疗方法。高度恐惧回避治疗师与高度恐惧回避患者的组合似乎是慢性疼痛管理的灾难，应该不惜一切代价予以避免。

目前已有不同的评估工具用于衡量治疗师对疼痛的看法，如肌肉骨骼治疗师对背痛的态度量表（Attitudes to Back Pain scale for musculoskeletal practitioners，ABS.mp）、医护人员的疼痛和损伤关系量表（Healthcare Providers' Pain and Impairment Relationship Scale，HC-PAIRS）、物理治疗师的疼痛态度和信念量表（Pain Attitudes and Beliefs Scale for Physiotherapists，PABS.PT）[54]。

为了与患者进行最佳互动，康复专业人员应该具备以下素质：①以患者为中心的动态、多维的知识库；②临床推理过程中与患者合作解决问题；③重点关注与患者功能相关的运动评估；④持续给予患者关怀和承诺[55]。

（二）个体化的康复计划

为了赢得患者及其家人的合作，康复专业人员需要与每位患者协商并就他们正在解决的问题达成共识。随后，他们还必须就治疗目标达成一致，并制定个体化、协作性的自我管理计划[46]。医患双方需要就治疗目的达成共识，以避免双方发生误解和失望，并建立良好合作关系。由医患双方共同决策制定治疗计划和目标可能是有效的。对医护人员和患者的培训和支持有助于他们做共同的决策[56]。建立可实现的具体目标有助于任务的完成，而制订不切实际的目标会导致动力下降和挫败感。自信心有助于目标的设定，自信心高的人会选择执行更具挑战性的任务[57]，他们为自己设定更高的目标并坚持下去。自信心可以理解为一个人对自己处理某些生活压力的信心。自信心高往往与更好的治疗结果相关，如更高水平的身体功能和更好使用疼痛应对策略，从而更好地适应慢性疼痛。

将治疗目标与患者的价值观（基于价值的目标）联系起来应该有助于实现这些目标，因为价值观是我们选择目标的主要决定因素之一。可以认为目标是让患者朝着他们的价值观前进的垫脚石。目标必须是可衡量的，以便治疗可以有时间限制并具有可观察的终点。例如，回到无痛状态就是一个不切实际的目标。常用（现实）目标有减少疼痛对患者生活的影响（即增加活动和参与的水平）、自我疼痛管理和实现功能恢复等。例如，功能性目标可以是能够步行 1h、坐立吃饭或看电影、能够携带和举起一定重量的物体、和孩子一起玩耍、和家人一起出去、能够完成基本的工作等。职业康复应成为治疗计划的一部分，以便在适当的时候重返工作岗位。制定的目标必须是现实的，并且可以在合理的时间内实现。在目标设定和治疗的过程中，加拿大职业表现量表等可能会有所帮助[58]。开始治疗前确定每周治疗次数和治疗周数是有帮助的（例如，治疗将每周发生 3 次，持续 6 周）。有一个明确的治疗终点可以提高患者的依从性，并帮助患者和治疗团队制定一个计划来实现目标。治疗方案包含治疗目标、强度和频率、预期，这些对提高患者的依从性可能会有所帮助。

在治疗期间，建议使用目标设定图表。为患者每周设定一个活动目标，在表格上记录他们的成绩，记下碰到的困难，以及下次将如何解决这些困难，并提出其他建议。患者可以评价自己的表现或所设定的目标的适当性。通过这种方式，他们可以监控自己的进度并提高目标设定的准确性。

（三）对问题本质的教育

几项研究表明，大多数患者期望对他们的疼痛问题进行解释或更好地理解，得到一个明确的诊断，找到疼痛的原因，获得详细的信息并予以清晰的说明。他们期望医护人员确认他们的疼痛是真实的[2, 44]。对于就诊于疼痛门诊的患者来说，对疼痛问题的解释和治愈或缓解疼痛同样重要[2]。有系统综述表明，重新定义疼痛可以提高患者对疼痛生理学的认识，减少灾难性想法，改善疼痛和功能[59–63]。对疼痛的神经生理学的教育很重要，这可能是疼痛管理成功的先决条件[61, 63, 64]。痛觉敏化模型可以用来解释疼痛如何与神经系统的改变相关，并解释慢性疼痛如何在没有组织损伤的情况下持续存在。这些解释有助于提高患者参与讨论影响其慢性疼痛的社会心理因素的积极性。然而，并非所有患者都能从中受益，对于有些患者来说，关于危险信号和大脑的信息过于抽象。有些患者采用“边做边学”、认知行为疗法和简化阅读能力的教育计划可能更易获益，这些方法已被证明可以改善患有慢性疼痛的儿童和患有慢性疼痛且健康知识有限的成年人的疼痛症状和机体功能状态[65, 66]。

教育的主要目标是消除患者对进一步治疗的疑虑，不要给患者实施可能直接或间接增加与下背痛相关的感知威胁或恐惧的教育和咨询策略，如对患者下背痛的具体原因进行深入的病理解剖学解释[67]。在集体治疗患者时，教育也可以是来自其他患者。他们可能会分享功能问题的解决方案，更好的安排活动的方法，或者他们发现有帮助的独立疼痛管理技术。

（四）解决与功能性目标实现相关的可治疗的障碍

慢性疼痛患者实现功能目标的障碍通常是受身体因素、患者信念和认知的综合作用。体能训练计划，包括认知行为疗法，以及包括有氧能力、肌肉力量、耐力和协调性在内的高强度体能训练（无论是否针对工作），在某种程度上与工作相关，并且由康复专业人士或多学科团队指定和监督，与常规护理相比，似乎可以减少一些患有慢性背痛的工人的病假天数[68, 69]。理想情况下，应采用运动疗法与认知行为疗法相结合的慢性疼痛康复计划。

运动疗法

在20世纪80年代中期，“退化综合征”[70, 71]被认为是导致慢性疼痛患者对身体活动不耐受及随后（进一步）丧失功能和残疾的一个因素。在理论疼痛研究模型中，身体废用已被认为是使慢性疼痛永久化的一个因素。尽管目前的证据不支持退化综合征对慢性疼痛综合征的致残影响[72]，但修复仍然被用作各种疼痛康复计划的基础。加强身体活动和健身确实可以对慢性疼痛患者产生有益的影响。例如，Meta分析已证明肌肉锻炼和有氧运动对减轻关节炎、其他风湿性疾病[73]和肩痛患者的症状有效[74]。有证据表明（尽管这些研究被归类为低质量）背痛患者应用运动疗法比常规护理更有效[75]。运动疗法包括一组异质的干预措施，一些研究发现运动对镇痛和功能改善有益。然而，最有效的锻炼方法仍然不能确定。大多数研究没有足够的数据来提供关于最佳运动类型或剂量的有用指南，尽管有一些证据表明“病情较重”的患者可能会从更强化的治疗中受益。例如，Haldorsen等[76]认为，恢复工作预后较差的患者在完成更密集的多学科治疗计划后，可以显著提高恢复工作的比率。相比之下，恢复工作预后良好的患者从普通治疗和多学科治疗中获益相同。当然，并非所有患者都能从相同的锻炼计划中受益。因此，需要根据患者的个人需求设计和制定锻炼计划。此外，物理治疗支持慢性疼痛患者改善的机制可能不仅仅基于肌肉力量或健康状况的变化。Smeets等的一项研究发现，疼痛灾难化似乎对认知行为疗法和物理治疗都有影响[77]。灾难化程度的变化，而不是身体健康的变化，与治疗期间残疾的变化相关。

几乎没有证据支持使用被动治疗方式可以有效改善慢性疼痛患者。高质量的临床研究证明，对CLBP患者，脊柱手法治疗与其他干预措施在减轻疼痛和改善功能方面没有临床相关的差异[78]。低强度激光、按摩、牵引、热/冷敷和腰椎支撑等手段用于CLBP患者治疗的效果目前仍缺乏证据[75]。系统综述和Meta分析对经皮神经电刺激（TENS）的结论是矛盾的，TENS不能改善下背痛的症状，但或许能提供功能性残疾的短期改善[79]，并显著减轻CLBP的疼痛[80]。由于研究质量低，TENS 对 CLBP 患者的益处尚无定论[81]。应该限制被动方式（TENS、超声波、按摩、牵引、针灸）的应用，并且要与主动锻炼计划结合使用。

（五）认知行为疗法

认知行为疗法（CBT）是认知疗法和行为疗法的结合。行为疗法解决的是情境和患者对情境的习惯性反应之间的联系（如跛行，它能得到配偶的积极关注）。认知疗法解决了患者的想法或信念，这些想法或信念使他们以自我的方式感受和行动（例如，"如果我用背部，我会截瘫，所以对我来说最安全的事情就是躺在沙发上什么都不做"）。因此，如果患者表现出讨厌的行为，重要的是识别导致该行为的信念，并教患者如何替换或修正这些信念，以便采用更合适的行为。

认知行为的改变可以通过几种方式完成：谈论信念，接触回避的活动，增加日常活动的次数和持续时间，参与奖励和鼓励健康行为，忽略不健康行为的"奖励系统"，以及听取其他患者对其行为的反馈。

疼痛相关的恐惧一直与慢性疼痛所致残疾的发生和维持相关[82]。对于因严重疼痛和活动相关恐惧导致活动回避的患者，分级活动和分级暴露治疗等行为方法均已被证明可以有效减少其残疾[83]。反复接触回避的活动可减少对活动的焦虑和恐惧。在分级暴露中，患者可以挑战认为会伤害他们的特定身体活动。在多数情况下，暴露治疗需要在物理治疗师和行为治疗师的联合治疗中进行。

尽管多学科治疗已显示出对慢性疼痛患者的有效性[84]，但仍不清楚哪种措施是最有效的。在一项研究中，对 CLBP 患者实施三种康复干预措施（积极的身体锻炼、认知行为和联合治疗），并与不接受治疗的对照组进行了比较，结果显示，三种干预措施都是有效的。然而，联合治疗和单一治疗的效果没有临床差异[85]。CBT 的新方法已被引入疼痛治疗。CBT 新方法的一个分支是接纳与承诺疗法（ACT）。ACT 与传统 CBT 的不同之处在于，它不是试图教人们更好地控制自己的思想、心情和感觉，ACT 教会他们关注、接受和拥抱个人生活事件。ACT 旨在帮助个人阐明他们的个人价值观并对其采取行动，为他们的生活带来更多意义[86]。ACT 可能是传统 CBT 的一个有效替代方案，因为它的重点从试图减少或控制疼痛体验转变为在存在疼痛的情况下专注于有价值的行为。接受慢性疼痛要求个体即使在体验疼痛感的同时，在日常生活中保持功能并参与令人愉快和强化的活动。随机效应 Meta 分析发现，应用 ACT 治疗与患者预后呈正相关[87]。

（六）自我管理技术

自我管理仍然是一个难以衡量的复杂概念[88]。为了维持足够的生活质量，成功的自我管理（管理与慢性疾病相关的症状、治疗、身体、心理和社会后果、生活方式改变的能力）必不可少。自我管理技术包括问题解决、决策制订、资源利用、与医护人员建立合作伙伴关系并参与行动[89]。目前已证明自我管理干预措施对慢性肌肉骨骼疼痛患者有效[90]。有新的证据表明，对于非头痛疾病的患者，通过互联网提供的心理治疗可以减少疼痛、残疾、抑郁和焦虑，随访发现这种对残疾的积极效果是可以维持的。这些疗效是很有希望的，但对疗效的估计仍然存在很大的不确定性[91]。

（七）预防未来问题的方法说明

慢性疼痛患者几乎不可避免地会经历疼痛的恶化。复发可能是由于个人身体事件，也可能是由于累积的身体和心理压力超出了患者的应对能力。康复专业人员可以帮助识别具有挑战性的情况并制订应对策略。该策略可能包括设置复诊的标准、使用镇痛药或短暂休息和放松。病情恶化后恢复活动的计划至关重要[92]。

技术应用，如应用程序、虚拟现实或电话，可以帮助患者保持他们在疼痛管理计划中学到技能并防止复发。

如果让患者重返工作岗位是一个重要目标，那么尽可能详细的工作描述可以提供重要信息。患者可以与物理治疗师一起在家中进行与工作需要相关的练习。

人体工程学的目标是确保工作场所的设计能够防止工伤。非自然姿势、用力的动作、克制或静止的姿势、重复性工作、捏握、超过肩高的工作、躯干长时间前倾、举重、举重时扭转、全身和振动都是与工作相关的肌肉骨骼疾病的风险因素。一种常见的符合人体工程学的指导是对患者进行手动搬运和提举、最佳坐姿和活动、座椅与工作台或办公桌的关系等方面的教育。患者被教导在工作期间进行"伸展休息"或交替进行工作的不同组成部分。

在治疗结束时，建议进行职业评估，其中最好包括 FCE 评估，将 FCE 与职位描述相匹配。通过评估给出重返工作岗位的建议，也可能会建议改变工作以使患者能够重返工作岗位。如果可能，还应进行工作场所分析，以帮助识别患者面临的风险，并建议合理改变工作环境以适应患者的身体。

重返工作岗位通常建议先从事“轻型”工作或逐渐增加每天的工作时间。一些治疗师会提供“工作强化”计划，在该计划中，疼痛患者逐渐增加工作到常规的工作日 8h。5 项身体调节研究的结果汇总后发现，对患有慢性背痛的工人在长期随访中对病假的影响很小，在身体调节计划中加入认知行为疗法并不比单独的身体调节更有效，工作场所的调整可能会改善结果[69]。经过规范治疗后，慢性疼痛患者是适合全职重返工作岗位的。

（八）结局监测（实现患者目标）

已经开发了通用和特定的慢性疼痛疾病测量工具。基于临床试验中的方法、测量和疼痛评估倡议（IMMPACT）可有助于设计用于监测治疗进展的常规评估组合[93]。IMMPACT 建议评估需要考虑的重点包括疼痛、疲劳、睡眠障碍、身体功能、情绪功能、患者总体满意度评分和健康相关的生活质量。此外，患者的治疗目标可以作为确定治疗效果的结局指标。一个简单的视觉模拟评分量表可以可视化其进度。

三、在过去的 1 周里，你能走 1 英里吗

完全不能 ______________ 完全能

（一）监测治疗依从性

早在 1990 年，Turk 等就提出，在治疗期间和治疗终止后不遵守治疗建议是慢性疼痛患者治疗中被忽视的常见问题[92]。该问题仍未得到充分研究。

除了结局效果，IMMPACT 还关注参与者的倾向（如对治疗方案的依从性和过早退出试验的原因）。应在临床实践中监测对疼痛管理治疗建议的遵守情况和缺席的次数。康复专业人员需要通过保持清晰的结构、一致的规则、对患者在治疗期间的积极反应进行奖励等方法提供一个适当的行为框架。当患者持续不依从时，应解决问题，并探求其不依从的原因。不依从的原因可能包括对治疗结果的满意度低或医患关系不好。

（二）随访计划

关于多学科治疗后随访计划的文献很少。有计划的随访可以单独或在小组环境中进行，用于防止危机管理。它也可以作为外部动力（他们会知道我没有做我的锻炼 / 自我管理技巧）。然而，目前还没有证据表明随访的最佳频率或持续时间。

结论

一般来说，慢性疼痛患者的评估和治疗是一项艰巨的任务，最好在跨学科团队环境中进行，因为必须解决与疼痛问题相关的生物医学和社会心理方面的问题。因此，康复专家的作用是建立密切的合作团队，帮助患者在活动和参与层面设定和实现个人目标，并教会患者自我管理技能。最终，患者应该成为管理自己慢性疼痛的专家，以便他们尽可能享受最好的健康生活。

要　点

- 慢性疼痛患者的跨学科治疗已被证明具有重要价值。
- 患者和康复专业人员之间的协作关系对于提高结局的成功率至关重要。
- 疼痛管理计划必须针对患者进行个体化定制。
- 建立治疗目标、患者教育、治疗性运动和行为技术是康复管理的核心。
- 患者的积极参与和治疗依从性是必要的。

第 61 章　疼痛管理的整合方法

The Integrative Approach to Pain Management

Delia Chiaramonte　Brian Morrison　Chris D'adamo　著
李　黛　译　卞金俊　校

一、整合医学概述

整合医学是一种医学哲学，它将常规的对抗疗法与传统医学中通常不包含的方式相结合，以此来解决患者的身体、情感和精神需求。这一医学领域有时被称为补充医学或补充和替代医学。然而，这些术语更确切地指的是针灸、冥想、营养补充剂和按摩等方式，这些方式都可能包含在整合医学"工具箱"中。现在一些组织使用"整合医学与健康"一词来强调该领域对个人和社区健康促进的重要性。整合医学与健康学术联盟对"整合医学与健康"的定义如下："整合医学与健康重申了医务人员与患者之间关系的重要性，关注人是一个整体，以证据为基础，并利用所有适当的治疗和生活方式的调整、医务人员的参与和合理的训练，以实现最佳的健康和康复[1]。"

在过去的几十年中，人们对使用和评估整合医疗方法的研究越来越感兴趣，现在许多医学院将整合医学主题纳入其课程体系。越来越多的证据表明，整合医学有助于管理甚至预防许多对美国医保系统、社会健康和财务负担产生负面影响的慢性疾病。2011年，Bravewell 合作组织发起了一项调查，以阐明美国是如何实施整合医学的[2]。有 29 个整合医学项目参与了该项调查。

整合医学最常见的从业人员是医生、按摩治疗师、冥想教练和针灸师。最常见的干预措施按降序排列如下。

- 营养干预。
- 膳食补充剂。
- 瑜伽。
- 冥想。
- 中医 / 针灸。
- 按摩。
- 药物。

该调查确定了受访者认为他们在整合医学中心得到最有效治疗的五种疾病：慢性疼痛、胃肠道疾病、抑郁症、应激和癌症。各中心在针对特定临床条件使用特定干预措施方面具有显著的一致性，这表明已经出现了一个共同的知识库来指导整合临床医疗。此外，72% 的项目为其从业者和员工提供了自我保健 / 健康体验。整合医学结合传统疗法和补充疗法，关注患者、家庭和从业人员的思想、身体、精神及社区情况。

医生可能会向他们的患者推荐补充疗法，患者也可能会自行寻找补充疗法。最近的一项研究发现[3]，按摩疗法是临床医生最常向患者推荐的方式，其次是脊椎按摩 / 整骨疗法、草药 / 非维生素补充剂、瑜伽和针灸。超过 50% 的医生在前 1 年向他们的患者推荐了至少一种补充疗法。随着时间的推移（2002—2012），补充疗法的使用对比显示，膳食补充剂（特别是鱼油和氨基葡萄糖 / 软骨素）仍然是各个时期最流行的方式，深呼吸练习是第二常用的方式[4]。瑜伽、太极拳和气功在调查的时间段内呈线性增加，脊椎按摩 / 整骨疗法和冥想也很常用。阿育吠陀疗法、生物反馈、引导性想象 / 催眠和能量治疗应用都很少，并且随着时间的推移没有明显变化。

慢性腰背痛等疼痛综合征与高昂的医疗保健费用相关[5]。未控制的疼痛对身体、情绪和精神健康具有广泛的影响，并对社会和职业功能产生负面影响。整合医学采用身心方法治疗疼痛并采用多种有效的互补方式，非常适合治疗慢性疼痛综合征，并可能降低医疗成本[6]。慢性疼痛是人们使用补充和综合医学模式的最常见原因之一[7]，针灸、身心模式、饮食干预和草药 / 补充剂是常见的选择。补充性和整合性疼痛管理策略也用于癌痛患者[8]和社区居住的老年人[9]。

二、疼痛的多维感知

机体对疼痛的感知是多因素的，涉及周围神经系统和中枢神经系统之间复杂的相互作用。当疼痛信号从外周到达大脑时，大脑可以通过激活抑制通路并释放内啡肽和神经递质等物质来改变这些信号。或者，如果感知到具有威胁性的伤害性感受信号，大脑可以放大它们，从而增加对疼痛的感知。疼痛既有伤害性成分，也有情感成分；因此，情绪和疼痛深深交织在一起[10]。大脑皮质和边缘系统之间的联系使大脑能够赋予疼痛体验以意义。正是这种情绪和疼痛感知之间的联系构成了身心疼痛治疗方法的基础。例如，灾难化倾向等心理因素与慢性疼痛有关[11]，而疼痛灾难化与健康相关的生活质量下降有关[12]。总之，多种社会心理因素会影响疼痛的慢性化、应对疼痛的能力及疼痛治疗的有效性[13]。这些因素包括童年创伤、负性情感、社会支持水平、疼痛灾难化、自信心等。

儿童期[14]或成年期[15]的生活压力可能与成人疼痛综合征有关，焦虑和慢性疼痛经常并存[16]。抑郁和疼痛是相关的，两者相互产生负面影响。5-HT 能和去甲肾上腺素系统在调节抑郁和疼痛方面都很重要，5-HT 能和去甲肾上腺素能抗抑郁药的疼痛调节特性就说明了这一点[17]。未经治疗的疼痛可能导致抑郁，而未经治疗的抑郁会加剧疼痛。即使是旨在解决疼痛情绪成分的简单的心理干预措施，也能有效降低疼痛的严重程度[18]。

前额叶皮质在疼痛处理中很重要。PFC 与大脑杏仁核、海马体、丘脑等其他脑区相互作用。急性和慢性疼痛都能导致 PFC 发生变化，包括神经递质释放、基因表达和炎症的改变，这会影响 PFC 的结构、活动和功能[19]。疼痛管理的生物 – 心理 – 社会模型利用了 PFC 和大脑的其他情绪调节区域之间的相互作用。认知行为疗法、正念、音乐、冥想、锻炼等干预措施有助于调节大脑的情绪中心，从而有利于疼痛的控制。

情绪和疼痛激活大脑的相似区域[20]。神经影像学研究表明，社交疼痛和身体疼痛在大脑中的投射区域相似。在另一项研究中，受试者玩了一个虚拟游戏，引发了被排斥的感觉。前扣带回皮质在被排斥期间表现出活动的增强，包括与身体疼痛相似的生理变化[21]。此外，疼痛的催眠暗示已被证明会在前扣带皮质、丘脑、岛叶、前额叶皮质和顶叶皮质的 fMRI 上产生变化，这些变化也受到源自外周组织的疼痛影响[22]。这表明由大脑引发的疼痛与起源于外周的疼痛具有显著的相似性。该概念突出了身心联系，对于理解和治疗急性和慢性疼痛非常重要。

慢性腰背痛的患者抑制疼痛的能力明显受损。这可能与前扣带皮质和前额叶皮质（下行抑制系统的组成部分）和伏隔核的激活减少有关，伏隔核与多巴胺能系统有关，负责内源性阿片样物质的释放[23]。增强某些脑区的积极应对和恢复的技术可能有助于调节疼痛，神经反馈就是这种技术的一个例子。在一项研究中，28 名受试者在接受热诱导的疼痛刺激时使用 fMRI 神经反馈。成功的疼痛应对与前扣带皮质、前额叶皮质、海马和视觉皮质的激活呈正相关。正念冥想（mindfulness meditation，MM）对灾难化疼痛基线较高的人更有帮助，而基于正念的认知疗法（mindfulness based cognitive therapy，MBCT）对灾难化疼痛基线较低的人更有帮助。MM 是一种呼吸练习，它鼓励将意识和注意力集中在当前时刻，而不会被思想带走，而认知行为疗法则侧重于思想、感受和行为如何相互影响。MBCT 结合了 MM 和 CBT 的维度。因此，某些治疗方法可能对某些患者比其他患者更有效，多模式的靶向治疗方法颇为理想[25]。

三、整合医学模式和疼痛

各种补充医学技术已显示出治疗疼痛的优势。越来越多的证据支持中医、身心医学、手法医学等领域在疼痛治疗中的应用。下面讨论最常用和最受证据支持的方法。

（一）针灸和中医

中医（traditional Chinese medicine，TCM）是一种基于 3000 年古籍的包容性医疗体系。它融合了多种治疗方式，包括针灸、穴位按摩法、中草药、太极拳和气功等冥想运动、艾灸、拔罐和称为推拿的专业按摩技术。

针灸甚至整个中医都是基于这样的理论，即健康取决于生命能量流动的平衡，称为气，被认为存在于所有生物中。中医使用阴阳、湿、风等概念，这些概念在传统医学中没有对应物，因此很难用标准医学术语来解释。“阴”代表冷、慢、被动的概念，而“阳”代表热、快、主动的能量。健康被认为是建立在这些和其他对立力量（如湿气和干燥）平衡的基础上，并且需要气的自由流动。疾病被认为是由这些力量的不平衡引起的。不平衡会导致气（生命能量）沿着指定的途径（经络）阻塞。在所有生物体中，气被认为是通过经络的特定通道流动的，而中医疗法主要是疏通气的流动。与传统医学不同，中医治疗计划是高度个体化的，并且基于中医专业人员评估的个体体质及其症状。因此，具有相同主诉的两名患者可能会根据其基线特征不同接受完全不同的治疗计划。

美国人群对针灸的接受度持续上升，2002—2012 年增加了 50%。在同一时期，美国执业针灸师的数量增加了 100%[26]。医学教育工作者的接受度也在增长。一项针对疼痛研究协会会员的调查显示，针灸在治疗常见疼痛方面具有积极的作用。针灸通常包含在他们的治疗计划中，并通过疼痛学会将其纳入会员的课程中[27]。干针疗法也越来越受欢迎，这是一种与针灸（将细针插入穴位）相似的治疗方式，但由非针灸师（如物理治疗师）执行，这不符合中医原则。这让针灸界的一些人感到惊愕，而另一些人则主张采取合作的方法[28]。穴位位于公认的经络上，针灸的过程涉及将细针插入这些穴位。虽然经络在解剖学上无法显示，但穴位通常对应于肌肉、骨骼或神经孔的凹陷处，并且可能有神经血管束，从而将穴位与周围组织区分开来[29]。穴位通常可被触及，并且触之可有酸痛感。

从传统医学的角度来看，针灸的作用机制尚未明确。关于针灸功效的理论包括释放内啡肽和神经递质、增强局部免疫反应、促进局部血液循环和平滑肌松弛、刺激组织生长和修复，以及刺激脊髓和周围神经。大量证据支持针灸会使针刺部位、大脑皮质产生生理变化并刺激激素和内啡肽释放[29]。针灸还可能刺激神经生成[30]。研究发现，它可以改善马的跛足[31]，以及患有肌肉骨骼疾病的狗的疼痛和运动[32]，这表明针灸的有效性并不依赖于安慰剂的效应。

已有大量证据支持可以在不同的医疗条件下使用针灸，但针灸研究面临着可能影响结果的特殊挑战。针灸没有真正的安慰剂对照，假针灸有时被证明与真的针灸一样有效[33]。在“假”穴位中插入针头可能也会引起生理变化，即使是压迫但不刺入皮肤的假针灸针，如果在特定穴位使用，也可能接近指压效果。此外，标准化的针灸治疗通常用于研究，以提供一致和可复制的方法。也就是说，所有腰背痛患者都会在相同的穴位接受针灸治疗。然而，这并没有复制在实践中实施针灸的个体化治疗，从而造就了一个不反映现实生活状况的研究环境。

针灸被用于各种健康状况的人，也被有些健康人用来保养身体。它最常用于缓解肌肉骨骼的疼痛。2001 年对针灸安全性的审查发现，轻微的不良事件很常见，但严重的不良事件很少见。最常见的不良事件是针刺痛（1%～45%）、疲倦（2%～41%）、恶心或呕吐（0.01%～0.2%）和轻微出血/瘀伤（0.03%～38%）（框 61-1）。感觉虚弱非常罕见（0%～0.3%），而气胸极为罕见，在近 25 万次治疗中仅发生 2 次[34]。最近对针灸安全性的系统综述证实了相对频繁的轻微不良事件，但很少发生严重的不良事件[35]。即使在接受抗凝治疗的人群中，针灸也是安全的[36]。

框 61-1　与补充医学模式相关的不良事件

治　疗	不良事件
针灸	• 针刺痛 • 疲倦 • 恶心 / 呕吐 • 出血 / 瘀伤 • 感觉虚弱 • 气胸
瑜伽	• 软组织损伤（如过度使用） • 轴向非骨性损伤（如退行性关节病恶化） • 骨损伤（如压缩性骨折）
手法治疗	• 疼痛加重 • 肌肉僵硬 • 头痛

每个州都制定了有关针灸操作的法律。从业者可能包括在东方医学学院或硕士课程中完成超过 1000h 培训的持证针灸师，在其专业学习课程中接受一些针灸培训并可能选择进行额外研究生培训的手

疗法医师，以及在完成专业课程后继续接受针灸培训的内科医生和牙医。大多数针对医师、手疗法医师和牙医的课程包括 200～400h 的培训。委员会认证可通过国家针灸和东方医学认证委员会（National Certification Commission for Acupuncture and Oriental Medicine，NCCAOM）（https：//www.nccaom.org）获得。对于内科医师，可通过美国医学针灸委员会（http：//www.dabma.org/requirements.asp）的认证。针灸风格各不相同，可以包括传统的中国针灸、五行针灸、韩国或日本针灸及耳针。目前尚无证据表明某一种针灸优于其他针灸。

一篇关于针灸治疗疼痛的 Cochrane 系统评价发现，针灸对偏头痛、颈部疾病、紧张型头痛和外周骨关节炎有效[37]。一项精心设计的针灸治疗膝骨关节炎的随机对照试验纳入了由两个大学门诊招募的 507 名患者（框 61–2）[38]。患者被随机分为三组：针灸组、假针灸组或宣教对照组。主要观察指标是第 8 周和第 26 周时用 WOMAC 疼痛和功能评分的变化。次要观察指标是患者的整体评估、6min 步行距离和 SF-36 问卷的健康评分。与假针灸组和宣教对照组相比，第 8 周时真针灸组的参与者在 WOMAC 功能评分方面的改善更加显著，但在 WOMAC 疼痛评分或患者整体评估方面则没有差异。在 26 周时，真针灸组在 WOMAC 功能评分、WOMAC 疼痛评分和患者整体评估方面的改善均明显大于假针刺组和宣教对照组。作者得出结论，针灸可作为治疗膝骨关节炎的辅助疗法[38]。

框 61–2　针灸可能有效的临床情况

- 慢性腰背痛
- 腕管综合征*
- 偏头痛
- 慢性紧张型头痛
- 一些神经病变（糖尿病性神经病变、贝尔麻痹）**
- 非特异性肌肉骨骼疼痛
- 外周骨关节炎，如膝盖
- 肩部疼痛

*. 对髌股疼痛没有益处。
**. 可能对 HIV 神经病变有效[45]

针灸的 Cochrane 系统综述显示，假针灸对照组显示出具有统计学意义的疗效，但这些疗效很小，部分原因可能是由于不完全盲法所致的安慰剂效应[39]。针灸已被证明有助于在围术期减少焦虑和术后镇痛药的使用量[40]，在另一些研究中被证明针灸可以改善慢性腰背痛[41]，但在其他研究中却被认为没有效果[42]。针灸在某些肌肉骨骼疾病中显示出明显疗效，如腕管综合征，但对其他疾病并无疗效，如髌股关节疼痛[43]。针灸治疗慢性紧张型头痛的 Cochrane 系统综述表明，针灸对于频繁发作性或慢性紧张型头痛的患者可能是一种有价值的非药物工具[44]。针灸还显示出对各种神经病理性疾病的疗效[45]。最近的一项 Meta 分析评估了针灸对非特异性肌肉骨骼疼痛、骨关节炎、慢性头痛或肩痛的疗效（框 61–2）。主要结局指标是疼痛和功能。来自 39 项研究（包括 20 000 多名患者）的数据表明，针灸组在每种疼痛状态中都优于假针灸和空白对照组[46]。因此，尽管有证据表明针灸有益于治疗各种疼痛综合征，但具体情况尚不完全清楚。对疗效的预期、假对照可能的生理作用、不同的针灸风格、可能与“现实生活”针灸实践不匹配的针灸研究方案都对针灸治疗疼痛的有效性产生了一些不确定性。然而，越来越多的证据表明，在有明确的安全性证据时，将针灸添加到常规治疗中可以增加镇痛效果。

（二）身心医学

身心医学一词并不指特定的治疗方式。相反，它指的是一组由心理和身体之间错综复杂联系这一基本概念统一的形式。我们生活的身体、情感、精神和社会各方面会影响健康和福祉，某一方面的功能障碍可能会导致另一方面的功能障碍。身心医学认为，在追求健康和幸福的过程中，心灵可以对身体产生积极的影响。

我们的日常经验清楚地表明，心理活动可以影响生理。因社交尴尬而脸红的原因是流向面部的血流量增加，恐怖电影会增加心血管生命体征，性刺激的视觉素材会增加流向阴茎的血流量。同样，心理压力会导致明显的生理变化，其中大部分可能是有害的。慢性血压升高和肌肉紧张加剧导致头痛或颈部疼痛，而慢性疼痛综合征的发病率增加可能与心理压力有关。疼痛和压力是相互关联的，通常会产生一个恶性循环，在这种循环中，疼痛会导致压力，然后压力会导致更多的疼痛。身心技术可以提高机体应对疼痛的能力，减少对疼痛的感知，并增加幸福感和放松感。灾难化的心理倾向与疼痛感知增加有关[47]，身心技术有助于缓解这种焦虑状态。

放松反应是一种身体状态或反应，它抵消了对压力的生理和情绪反应，在本质上与战斗或逃跑反应相反。这是由哈佛医学院的 Herbert Benson 等在 20 世纪 70 年代首先描述的[48]。正如引发压力反应会产生有害的生理变化一样，引发放松反应可产生诱发健康的生理效应。放松反应不同于简单地看书或在电视机前放松。尽管这些活动可能被认为是“放松的”，但它们不会产生与放松反应相关的生理变化。放松反应是通过将注意力集中在特定的单词、短语、呼吸、图像或动作上并对自己的想法采取被动态度而引起的。心血管参数的调节、肌肉放松和应激荷尔蒙（如皮质醇、肾上腺素和去甲肾上腺素）的正常化都与放松反应有关。

身心技巧多种多样，并且通过练习可变得更加容易。具体技术包括腹式呼吸、冥想、引导性想象、生物反馈、瑜伽、太极、气功、治疗艺术，甚至祈祷。尚无一种身心技术在本质上比另一种更有效，所有这些技术都可以用来减轻压力并引发放松反应。有些涉及运动和伸展，而另一些则以坐姿或卧姿练习。它们可以分组进行，单独与教练一起进行，也可以单独进行。患者可以选择尝试不同的身心技术来找到他们喜欢的一种或几种方式。各种身心技术已显示出可以改善疼痛的强度和减少对阿片类药物使用量的效果[49]，其中冥想和催眠比其他身心技术有更多优势。身心医学领域的一个挑战是，对于有益的身心练习所需的“剂量”缺乏明确的界定。一项关于非常短暂（10min）放松训练体验的研究表明，与对照组相比，实验组患者对疼痛的耐受性并没有增加[50]。MBSR 是一种结构化和标准化的身心项目，可提供大“剂量”的身心练习。这是一个为期 8 周的培训计划，可以每天在家练习。它通常需要付费才能参与，也可以免费获得在线版本（https：//palousemidfulness.com）。一项针对 342 名 20—70 岁患有慢性腰背痛成年人的随机对照试验发现，与常规治疗相比，参与 MBSR 项目的患者疼痛和功能受限有显著改善[51]。此外，还评估了 CBT；MBSR 和 CBT 同样有效，并且在 26 周时还可持续改善。慢性头痛患者的疼痛和生活质量也得到了类似的改善[52]。具体的身心技术将在随后的段落中进行描述。

1. 渐进式肌肉放松

渐进式肌肉放松是一种常用的引发放松反应和缓解肌肉紧张的技术。它易于学习，即使对冥想不熟悉或不感兴趣的人也可以使用。渐进式肌肉放松包括依次放松各种肌肉群，通常从头部开始，然后向下移动到脚部。参与者可能会在放松肌肉之前先拉紧肌肉（如咬紧下巴然后松开），或者只是将注意力集中在肌肉群上并有意放松。渐进式肌肉放松通常与引导性想象法相结合。就其本身而言，它已被证明可以改善疼痛，即使对于患有镰状细胞病的困难人群也有效[53]。它还可以成功减轻儿童的头痛[54]。附录 61–1 中提供了渐进式肌肉放松的脚本示例。

2. 冥想

19% 的成人、平民或非慈善机构的美国人都进行过某种形式的冥想[55]。冥想一词指的是各种类似的做法，但意图可能截然不同。根据禅修者的文化和传统，禅修可用于诱导放松、增加生命能量（“气”或“普拉纳”）、接近神灵，引发沉思状态或最终意识。许多西方和东方的宗教信仰都在其传统中包含冥想练习，在过去的 40 多年中，更通俗的冥想版本越来越受欢迎。这些形式的冥想通常被认为是放松技巧，它们涉及有意识地关注呼吸、声音、物体、短语或运动的行为。这些冥想形式的目标通常是提高对当下的感悟能力，引发放松反应，减轻压力，促进个人的成长。

西方使用的两种常见的冥想形式是正念冥想（MM）和集中冥想。在 MM 中，参与者全神贯注于自己的呼吸，专注于每次吸气和呼气。当念头、感觉或知觉发生时，禅修者只是不加评判地注意并接受它们，并将注意力带回到呼吸上。在集中冥想中，注意力集中在一件事情上，如一个物体（蜡烛）或一个声音、单词或短语，每个呼吸周期都会默默地重复这些内容。常用短语可能包括吸气时的“和平”和呼气时的“爱”或“一切都会 / 一切都好”。

在当下练习集中注意力，不加评判地接受经验或想法，可以减少大脑担心未来或沉思过去的倾向。它也被发现在疼痛情况下有用。在一项关于实验性疼痛的有趣研究中，受试者学习了 MM，他们每天练习 20min，持续 3 天。研究人员测量了冥想训练前后的疼痛敏感性，发现冥想 3 天后敏感性降低。作者认为，耐受疼痛的能力增加与焦虑减少和专注于当下的能力增加有关[56]。最近一项对 40 名参与者的研究发现，那些被分配参加短暂 MM 训练的人对实验性疼痛的耐受性有所提高[57]。一项有趣的研究解决了基于正念冥想的镇痛是否由内源性阿片类物质介导的问题[58]，研究人员针对接受纳洛酮（阿片拮抗药）或生理盐水的受试者开展了一项双盲、随机、对照研究以观察MM对热伤害刺激的影响，结果发现，冥想组减轻了疼痛的不适感和强度，而纳洛酮并未抵消这种效果。这有力地证明冥想的疼痛调节作用与内源性阿片类物质无关。一项针对MM用于慢性疼痛的系统综述发现，MM有助于控制疼痛、减轻抑郁和改善生活质量，但提供这些证据的相关研究的质量较低[59]。

3. 引导性想象法

引导性想象法是通过产生特定的心理图像以唤起放松或生理变化的状态。它利用思想和身体之间的沟通联系，并利用想象力来产生有意图的生理状态，如放松或缓解疼痛。它可以由治疗师和患者亲自进行，也可以由患者通过听录音单独进行。

一项针对纤维肌痛患者的研究将受试者随机分为6周的录音带每天引导性想象或常规治疗，引导性想象组的患者在应对纤维肌痛的能力上有显著改善，可以使纤维肌痛相关的问卷评分降低，疼痛管理的自我效能感增加[60]。有趣的是，想象的量与效果无显著相关性。这种剂量效应关系的缺乏表明，即使不经常使用引导性想象也可能是有益的。引导性想象法被证明可以减少头痛的强度、持续时间和频率[61]，它对肌肉骨骼疼痛[62]和与乳房活检相关的疼痛也有效[63]。

与渐进性肌肉放松一起使用，引导性想象法已被证明可以减轻化疗患者的疼痛和疲劳[64]，以及晚期癌症患者的疼痛相关疾苦[65]。有证据表明，引导性想象法在围术期也很有效，有助于缓解术前焦虑和术后疼痛[67]并缩短住院时间[66]。

4. 催眠

催眠涉及引导患者进入一种专注、恍惚的状态。通过将注意力集中在一个特定的思想、记忆、感觉或知觉上，并排除所有干扰，患者会变得平静、放松，并对催眠暗示持开放态度。催眠可以提供促进健康的建议，包括减少焦虑或疼痛。患者的自由意志在催眠期间保持不变，不能违背自己的意愿去做对自己或他人有危险的行为。

有证据支持催眠用于各种疼痛综合征，如慢性疼痛、癌症、骨关节炎、镰状细胞病、颞下颌关节紊乱、纤维肌痛、非心源性胸痛和与残疾相关的慢性疼痛[68]。最近的一项Meta分析评估了镇痛直接暗示的催眠对疼痛的影响，结果表明，高度或中度暗示的参与者疼痛显著减轻[69]，轻微暗示的参与者没有产生明显的镇痛效果。在一项针对50名姑息治疗患者的对照研究中，与对照组相比，接受催眠治疗的患者疼痛和焦虑有所减轻，而且这些改善持续了1年和2年。在2年的随访中，对照组增加镇痛药使用的风险高了4倍[70]。

5. 瑜伽

瑜伽起源于印度，但现在在世界范围内广泛流行，通常用于改善放松、增加力量和柔韧性。瑜伽通过对正念、呼吸和身体运动的综合关注，从而促进身心健康。在美国，普遍练习以下几种瑜伽，包括哈达瑜伽、串联瑜伽、阿斯汤加瑜伽、艾扬格瑜伽、阿努萨拉瑜伽和比克拉姆瑜伽，每一种都有独特的意图和技巧。哈达瑜伽可能更适合初学者，而阿斯汤加瑜伽往往对体力要求更高。“力量瑜伽”课程适合寻求有氧运动的人，它们通常修改自阿斯汤加风格。高温瑜伽，通常被称为“热瑜伽”，在加热到95～100℉（32～38℃）的房间里练习，艾扬格瑜伽则特别关注身体的协调性。

瑜伽经常被用作一种放松的练习，但它也被证明对镇痛有帮助。最近，一项瑜伽治疗慢性腰背痛的Cochrane系统评价表明，与非运动对照组相比，瑜伽在改善疼痛相关功能方面具有效果[71]。这种效果可持续3～6个月。与非运动对照组相比，与瑜伽相关的不良事件较多，但所有不良事件均不严重。有研究报道瑜伽减轻了退伍军人后背痛[72]，但并非所有针对背痛的瑜伽研究都显示出疗效[73]。瑜伽还显示出对慢性颈部疼痛[74]、乳腺癌女性肩部和手臂疼痛[75]、子宫内膜异位症慢性盆腔疼痛的女性患者[76]、镰状细胞危象的儿童有疗效[77]。瑜伽的益处已在面对面和远程医疗课程中得到体现[78]。

由于瑜伽训练所致的损伤[79]主要有三类：软组织损伤、轴向非骨性损伤和骨性损伤（框61-1）。在软组织组中，过度使用损伤很常见。轴向组中，退行性关节病加重明显。骨损伤组中，脊柱后侧凸、脊椎滑脱和压缩性骨折的发生概率大致相同。脊柱的过度屈曲和过度伸展是造成损伤的常见原因。脊柱过度屈曲可能会增加高危人群发生压缩性骨折的风险[80]。

瑜伽疗法是一个新兴领域，旨在利用瑜伽的哲理和实践来促进健康，而不受身体的限制。它更多地关注个人整体，不是体式（姿势），并支持在疾病、疼痛或残疾经历中的个体转变[81]。一项针对瑜伽治疗师的全国调查显示，大多数瑜伽治疗是在城市或郊区进行的，而大多数治疗师提供治疗性瑜伽课程和个人课程。寻求瑜伽疗法的常见原因包括焦虑、背部或颈部疼痛、关节疼痛或僵硬[82]。

6. 太极和气功

太极和气功是古老的冥想运动技巧，将标准化的身体动作与冥想和放松呼吸技巧相结合。它们在中国已经使用了数千年，作为传统中医理论的一部分，被认为可以疏通和平衡生命能量（“气”）。在美国，太极和气功常被用来缓解压力、改善平衡和减轻疼痛。这些练习使用有意识、通常是缓慢的运动，并专注于与传统西方运动不同的目标，如在体内培养意识和增强能量的顺畅流动。

最近发表在 *American Journal of Public Health* 上的一项研究使用全国健康访谈调查评估了2002—2017年太极/气功/瑜伽的使用趋势。综合评估下来，这些方式的使用率从2002年的5.8%增加到2017年的14.5%[83]。使用原因包括期望它们有益、关注整体，以及这些方式是“自然”的事实。人们使用这些冥想运动方式的前三种情况是急性和慢性疼痛、关节炎和抑郁症。

太极治疗肌肉骨骼疼痛的系统评价和Meta分析仅对随机对照试验做了评估。共有15项试验符合纳入标准，研究质量中等。结果发现，太极比不治疗或常规治疗更能有效地缓解疼痛和残疾[84]。太极已被证明可以像有氧运动一样有效地减轻纤维肌痛的疼痛[85]、减少抑郁、改善疲劳、增强睡眠。除了改善疼痛外，太极还可以改善身心生活质量[86]。在膝关节骨关节炎的治疗中，它的效果被证明等同于物理疗法[87]，能改善这些患者的功能和生活质量[88]。

对医学文献的回顾发现太极和气功对健康有显著的益处。作者回顾了77篇文章，报道了66项随机对照试验，实验组包括6000多名使用太极或气功的患者，对照组包括非运动对照、运动对照或两者兼有。本综述中最令人信服的疗效证据是骨密度、心肺功能、防跌倒、平衡、生活质量和自我效能[89]。

（三）虚拟现实

虚拟现实使用计算机技术来创建一个身临其境的模拟环境，使用头戴式显示器并使用尽可能多的传感器，虚拟现实可以创造出高度逼真的三维图像，并将参与者置于体验“内部”。虚拟现实越来越多地用于医疗场所，以帮助疼痛治疗和其他一些情况。

最近对虚拟现实治疗操作性疼痛和忧虑的综合文献回顾表明，即使对于接受极度痛苦手术（如烧伤患者的伤口护理）的患者也有疗效[90]。它还显示出对接受化疗的癌症患者有益，而且不良反应轻微。虚拟现实还对幻肢痛[91]、急性经验性疼痛[92]有疗效。在一项关于吗啡联合虚拟现实的研究发现，与单独使用吗啡相比，两者联合对疼痛和焦虑的控制更有效[93]。除了在急性和操作性疼痛的治疗中有效果外，虚拟现实在慢性疼痛的治疗中也同样有疗[94, 95]。

（四）艺术和音乐疗法

创意艺术可用于治疗环境，以缓解患者和医护人员的压力、焦虑和疼痛[96, 97]。艺术疗法已被用于在姑息治疗环境中促进放松[98]，并分散对骨髓移植不良反应的注意力[99]。

一项针对癌症患者的音乐疗法的Cochrane系统评价评估了30项试验，共有1891名参与者。音乐来自多个来源，包括录制的音乐和训练有素的音乐治疗师提供的音乐，结果发现，音乐干预可能对癌症患者的疼痛、焦虑、情绪和生活质量产生有益影响[100]。另一项更新的综述评估了根据Cochrane协作指南进行的研究也发现了类似的结果[101]。此外，在脊柱融合手术后，随机分配到音乐疗法加常规治疗组的患者与单独常规治疗组相比，术后疼痛有所减轻[102]。在更换烧伤敷料期间，音乐疗法可以减轻疼痛、降低焦虑和减少阿片类药物的使用[103]。此外，音乐疗法还能减轻胸外科手术后焦虑和疼痛[104]。当音乐由患者而不是从业者选择时，效果可能更佳[105]。音乐疗法已成功用于急诊[106]、重症监护室[107, 108]和接受姑息治疗的患者[109]。

（五）能量医学

能量医学模式，有时称为生物场疗法，其理论依据为所有生物都有能量，并且该能量可以由训练有素的从业者在追求健康的过程中进行操纵。

一项针对118名化疗患者为期3年的研究调查了灵气疗法（一种能量医学）在癌症患者焦虑、疼痛和整体健康管理中的作用，使用视觉模拟评分量表评估疼痛和焦虑，在接受完整疗程（4个灵气疗程）的患者中，平均VAS焦虑评分从6.77下降到2.28，这是一个非常显著的疗效；然而，该研究没有纳入对照组，并且存在明显的偏差。平均 VAS 疼痛评分也从 4.4 下降到 2.32，但无统计学意义[110]。最近一项针对疼痛的灵气疗法 Meta 分析也表明，它可以使 VAS 疼痛评分在统计学上显著下降[111]，对接受骨髓移植的儿童也有类似的减轻疼痛的作用，但该研究不够严谨[112]。研究灵气对身心健康有效性的大规模试验发现，其对疼痛、情感、疲劳、恶心、焦虑、抑郁和整体健康方面有统计学意义的改善[113]。

虽然灵气疗法可能是安全的，并且可能对疼痛和焦虑有效，但需要有更高质量的研究来确定其临床适应证。

（六）手法治疗

手法治疗这一术语为非特异性的，指的是用手来诊断和治疗肌肉骨骼系统疾病的技术。更特定的术语包括高速、低幅度关节推拿、关节松解和软组织推拿。这些技术通常用于治疗各种急性、亚急性和慢性肌肉骨骼疾病的疼痛，多项研究已证明其有效性[114, 117, 119, 123]。脊柱推拿是最古老的腰痛治疗方法之一，直到 20 世纪下半叶，大部分都在医学专业之外进行[124]。今天，手法治疗可能由物理治疗师、脊椎治疗师（chiropractors，DC）、按摩治疗师、整骨医师（osteopathic physicians，DO）等进行，具体手法可能包括整脊疗法（chiropractic manipulative therapy，CMT）、颅骶疗法和整骨推拿技术（osteopathic manipulative techniques，OMT）等技术。1991 年一项 RAND 研究估计，94% 的推拿都是由脊椎治疗师进行的[125]。虽然物理治疗师无疑增加了脊柱推拿的推广应用，但脊椎治疗师实施了绝大多数的脊柱推拿。

手法治疗对肌肉骨骼疼痛患者有效的证据不断增加，同时，发生不良反应的风险似乎很低；然而，并非所有研究都显示出临床效果或成本效益。非药物疼痛治疗策略可能需要同时考虑其安全性和成本效益，因此 ACP 指南现在建议将脊柱推拿、按摩、浅层热疗和针灸作为急性腰痛患者的一线治疗方法。Thomas 等最近对年轻人的轻至中度慢性腰背痛进行了一项研究，将脊柱推拿与脊柱松解和假冷激光（安慰剂）进行了比较。结果发现，脊柱推拿、脊柱松解和安慰剂之间自我报告的残疾评分变化无显著差异[126]。因此，尚不完全清楚哪种手法治疗干预最有效，以及与疼痛相关的残疾患者可能比受损害较轻的患者受益更多或更少。与药物方法相比，非药物方法与减少危害有关[127]。因此，进一步研究手法治疗的潜在益处可能有利于患者和医疗系统。值得注意的是，ACP 指南规定，手法治疗师应通过适当的培训才能实施治疗，如整骨医师、脊柱按摩师和物理治疗师。*Lancet* 报道了类似的欧洲腰痛管理指南[128]。

一项针对手法治疗随机临床试验的系统评价评估了脊柱推拿或松解治疗几种不同疾病的证据，包括 13 种肌肉骨骼疼痛和头痛。作者回顾了 49 项系统评价、16 项循证临床指南及另外 46 项尚未纳入系统评价和指南的随机临床试验。他们发现脊柱推拿对成人急性、亚急性和慢性背痛、偏头痛和颈源性头痛、颈源性头晕有效，而胸部推拿或松解被确定对急性和亚急性颈痛有效[119]。另据报道，对手法治疗有效果的其他疾病包括胸骨疼痛[129]、腰椎椎管狭窄症伴神经源性跛行[130]、妊娠相关骨盆疼痛[131]、四肢关节疼痛[132, 133]、骨关节炎[134]和肌筋膜疼痛。虽然有传闻报道，但手法治疗对颞下颌关节紊乱和口面部疼痛的疗效尚不清楚[135]。

现代社会继续与史诗般的阿片类药物滥用危机做斗争。越来越多的研究表明，与寻求传统治疗的患者相比，转诊或自我转诊的 MSK 疼痛患者开具阿片类药物处方的概率更低[136-142]，在某些情况下降低了 60%[137]。

使用手法治疗可以显著节省医疗成本：2012 年 Optum 数据显示，统计了 140 万次用非手术方法治疗腰痛的成本，结果发现，从手法治疗师（在本例中为脊柱按摩师）开始治疗计费，（手法治疗）每次的成本最低，包含影像成本共降低 50%。

几种模型试图解释推拿或手法治疗调节疼痛和改善功能的机制。主要有以下三种模型。

(1) 结构模型：结构错位的状态，如骨骼错位，会影响神经并对软组织施加压力，从而刺激伤害感受器。常见术语包括“半脱位”“骨性病变”“骨盆倾斜”“腿长不均”和“扭转”。据报道，通过手法纠正这些错位可以消除疼痛并改善功能。循证不支持结构性错位在大多数情况下具有临床意义的理念，认为推拿或活动可以纠正结构性错位的前提在很大程度上已经被证明是错误的[143-145]。

(2) 功能模型：肌肉失衡导致关节负荷异常，进而导致辅助运动水平的关节功能丧失，也称为“关节内运动”[146-148]。术语包括“躯体功能障碍”“生物力学损伤”“阻塞”“固定”“限制”“肌肉抑制 / 促进”和“不稳定 / 稳定”。(肌肉失衡)综合征包括上下交叉综合征[149, 150]，每种综合征都以肌肉促进(紧绷)和抑制(无力)的特定模式为特征。例如，上交叉综合征的特征是上斜方肌、提肌、胸锁乳突肌和胸大肌的促进或“紧绷”，而颈深屈肌、下斜方肌和前锯肌受到抑制和无力。从业者结合使用推拿和康复锻炼，目的是改变肌肉活动并减少伤害性输入。这是当前大多数脊柱按摩疗法、物理疗法和整骨疗法手法项目中呈现的模型。

(3) 神经生理模型：该模型与新兴概念一致，即疼痛体验是一种中枢神经系统输出，受多种因素调节，如压力、焦虑、恐惧回避、经验和大脑中的“神经基质”环境，均可能调节疼痛[151]。Wellens 等提出，手法治疗将一种新的刺激引入中枢神经系统，这可能有助于大脑下调对伤害性刺激的感知威胁，从而通过下行抑制和其他外周和中枢机制来减轻疼痛。反过来，这可能会刺激大脑对疼痛产生的不适应的运动响应发生变化。脊髓水平的其他反射性反应可能会影响时间总和并进一步下调伤害性输入的值(威胁)[152, 153]。

Bialosky 等[154]提出，手法治疗通过以下方式影响疼痛状态。

- 减少外周炎症和伤害感受。
- 减少脊髓水平的激活 / 时间总和。
- 通过大脑和中枢神经系统激活下行调制。

尽管该模型是假设性的，但仍有大量支持性文献而令人印象深刻[155-158]。其中一些研究描述了脊柱推拿后的神经生理学变化，包括神经可塑性变化、运动神经元兴奋性的改变和皮质驱动力的增加。高速、低振幅推拿(high velocity，low amplitude manipulation，HVLA)导致可听到的“爆裂声”或空化现象，已被证明可下调肌梭和(或)1a 牵张反射通路的其他节段位点的敏感性[159]。Reed 在 2015 年的研究发现，HVLA 减少了来自椎旁肌梭的感觉输入[160]。

手法治疗师普遍认为，肌肉骨骼问题源于异常的重复运动模式、长时间的静止姿势、创伤、缺乏运动、饮食不足和生活方式选择不当，最终导致能力下降、过度和(或)不对称的肌肉骨骼负荷造成伤害性输入和功能损害。可能导致疼痛的肌肉骨骼不对称的例子包括携带沉重的包时一侧肩膀缓慢性抬高，长时间固定后组织活动异常，以及与办公桌工作、电脑使用和长时间坐立导致软组织超负荷相关的头部前倾。

临床实践中最常用的手法治疗形式是推拿和松解。

推拿(也称为高速、低振幅或推力操作)是通过推力或脉冲将快速旋转、剪切或牵引力引入关节的熟练操作，通常可听见与关节瞬时空化引起的爆裂声。

松解是一种较慢、精细的关节运动过程，旨在缓解疼痛、改善生物力学弹性和增强运动范围。患者可以被动也可以主动协助。

软组织推拿或松解是直接压力、横向摩擦按摩、手动拉伸、器械辅助软组织松解(instrument assisted soft tissue mobilization，IASTM)，有或没有被动或主动运动，旨在通过“释放”触发点、活动筋膜和减少周围神经的卡压。Graston 技术是广泛使用的 IASTM 技术的一个例子。主动释放是一种手法技术，结合患者的主动运动来解决肌筋膜限制和缓解疼痛。这里有一个关于周围神经动力学的极好描述，以及解决周围神经受压的练习和技术[161]。

肌筋膜疼痛综合征是一种慢性肌肉骨骼疼痛性疾病，其病理生理机制复杂而且不甚清楚。它可能在组织损伤、慢性压力相关的肌肉收缩或肌肉、肌腱、韧带过度劳损后出现。在受影响的肌肉群中可能会形成易激惹、收缩的肌肉纤维的柔软区域，称为触发点，并导致局部和牵涉性疼痛。肌筋膜触发点是骨骼肌内可触及的触痛结节，具有与正常肌肉组织不同的特征性牵涉痛模式和生理活动[162]。新兴研究表明，疼痛的肌筋膜扳机点可能是由继发于中枢致敏的神经源性机制引发，而不一定是由局部损伤引起的[163]。扳机点可以通过物理疗法、手法或 IASTM、按摩、经皮电刺激、治疗性超声、拮抗肌或肌肉群的选择性自主收缩[164]、注射盐水或局部麻醉药、干针灸法、应用蒸汽冷却剂喷雾与集中肌肉拉伸相结合来处理。肉毒毒素亦有使用[165]。

对于某些病情，如慢性腰背痛，推拿似乎更有效，而在急性疼痛状态或更精细的结构疼痛，松解和软组织推拿可能更好。

1. 手法治疗的不良反应

Walker[166]进行了一项随机对照试验，包括 183

名年龄在 20—85 岁的脊柱疼痛患者，该研究发现，手法治疗后的不良事件很常见但很微小，主要包括疼痛增加、肌肉僵硬和头痛。不良事件发生的相对风险不显著，未报告严重不良事件。Swait 通过综述文献发现手法治疗脊柱疼痛的无害不良事件很常见，而严重的不良事件很少见[167]。

一些病例报道称，按摩和推拿腰椎会导致腰椎间盘突出（lumbar disc herniation，LDH）[168]。然而，一项为期 10 年的基于人群的自我对照病例系列研究发现，虽然急性 LDH 与脊椎按摩治疗和初次就诊之间存在强正相关，但与初次就诊相比，没有证据表明需早期手术的急性 LDH 与脊椎按摩治疗相关性更高[169]。

一些人担心颈部推拿会增加颈动脉夹层（cervical artery dissection，CAD）脑卒中风险。加拿大一项包括超过 1 亿人年次的大型研究表明，这些担忧可能并无根据[170]。尽管有关这个话题的争论仍然存在[171, 172]。宾夕法尼亚州立大学赫尔希医学中心神经外科和约翰斯·霍普金斯大学医学院最近对脊柱推拿和 CAD 进行的系统回顾和 Meta 分析得出结论，“没有令人信服的证据支持脊柱推拿和 CAD 之间存在因果关系”[173]。然而，推拿治疗是有明确的禁忌证（框 61–3）[174]。

框 61–3　手法治疗的禁忌证

相对禁忌证	绝对禁忌证
• 急性椎间盘突出症 • 骨质减少 • 脊柱关节病 • 抗凝血药 • 出血 / 凝血障碍 • 心理叠加作用 • 过度活动 / 韧带松弛	• 不稳定的齿突 • 愈合骨折 / 脱位 • 缺血性坏死 • 骨感染 • 节段不稳定 • 马尾综合征 • 大型腹主动脉瘤 • 内脏牵涉痛 • 长期反复推拿，症状缓解持续<1 天 • 公认的二次获益或装病

2. 按摩

按摩是一种广泛使用的手法治疗形式，将各种技术应用于肌肉、韧带、肌腱和相关结构，以达到缓解疼痛、健康和保健的目的。可以用手、肘部、前臂或脚进行按摩，也可以用热石等器具进行按摩。按摩有很多种，每一种都有独特的技术和目标，如瑞典式按摩、触发点按摩、反射疗法和淋巴引流。

按摩通常用于解决疼痛综合征，如背痛、颈部疼痛和运动损伤，以及帮助减轻压力和产生放松反应。已发现按摩可以改善膝关节骨关节炎[175]和慢性腰痛的症状，减少药物使用和医疗费用[176–178]，并能减轻癌症疼痛[179]。

目前尚不清楚某些形式的按摩是否优于其他形式，或者不同按摩方式的效果是否相同。最近的一项研究将 401 名非特异性腰背痛患者随机分配至放松按摩、结构按摩或常规治疗组，并使用 Roland Morris 残疾评分和症状困扰评分评估他们的症状。参与者不知道按摩的类型，但能区分按摩与常规治疗。与常规治疗组相比，两个按摩组在 10 周时的 2 项测量结果都有统计学上的显著改善[180]。按摩疗法对疼痛管理的长期成本效益尚未确定。按摩通常对健康人群是安全的。其禁忌证包括存在转移性病变、严重骨质疏松症、血栓形成、感染或伤口、急性炎症和出血性疾病。

3. 整脊疗法

整脊医生主要关注身体结构和功能之间的相互作用，特别关注脊柱。一直以来其主要目标是纠正肌肉骨骼错位（半脱位）以减轻神经压力，从而减轻疼痛并提高身体的自我修复能力。整脊疗法的主要方式是 HVLA 脊骨矫治技术（脊柱调整）。调整通常涉及使用手或设备对准受损或运动受限的关节或身体部分施加有意、受控、快速的力量。恢复的节间运动或关节位置被认为可以改善功能和整体的健康状态。现代整脊医生拒绝错位 / 半脱位假设，而代之以专注于恢复关节活动度。有多种脊椎治疗技术，每种技术都有自己独特的一套诊断和治疗方案。有些人使用最小的力量，而有些则使用较大的力量。最常见的技术被称为“多样化”，包括脊柱和四肢所有关节的 HVLA 手法。目前，没有一种技术被认为是最优的。除了手法治疗外，整脊医生还可以将疼痛教育、人体工程学改造、放松技巧、饮食指导、营养补充、物理治疗和康复锻炼纳入他们的治疗计划。HVLA 和康复锻炼的结合似乎能取得最佳的效果[181]。

大多数选择脊椎按摩治疗的患者都是因为背部

或颈部问题。患者通常对他们的脊椎按摩治疗感到满意[182]。Lisi 等于 2018 年开展的一项调查将脊椎按摩治疗纳入私营医疗机构，结果发现，脊椎按摩治疗服务（包括 CMT）在患者、医务人员和管理部门中具有很高的价值。患者的治疗效果、患者的满意度、医务人员的效率和成本补偿被确定为临床成功的标志[183]。

在 Goertz 等的一项研究中，91 名患者被随机分配到标准治疗或 CMT 组。作者得出的结论是，"与仅使用标准治疗相比，CMT 与标准治疗相结合在减少急性腰背痛和改善身体功能方面具有显著优势"[184]。

4. 整骨疗法

整骨医学教育与对抗疗法医学院的教育相似，它更侧重于整体和预防性的治疗方法。此外，整骨医师学习 OMT，这不包括在对抗疗法医学院课程中。OMT 是一种动手实践，旨在恢复正常的肌肉骨骼运动和功能，同时减轻疼痛。

整骨医师可以选择专长，并且可以获得整骨疗法和对抗疗法医学委员会认证。大多数整骨医师完成了对抗疗法的住院医师培训后，实践范围与对抗疗法医师没有区别。然而，其他整骨医师的实践范围主要集中在整骨疗法的原则和技术上。

整骨疗法原则包括与患者合作以促进健康和预防疾病。其理念是结构影响功能，也就是说，身体某个部位的结构性问题可能会影响该部位的功能，也可能影响其他部位的功能。整骨医生通常认为身体具有与生俱来的自我修复能力，而 OMT 技术被认为有助于这一过程。

OMT 操作旨在增加肌肉骨骼功能受限区域的活动性并减轻疼痛。一些治疗师专注于缓解疼痛，而其他治疗师则对增加肌肉骨骼系统内活动性更感兴趣。OMT 的既定目标是在姿势平衡中恢复肌肉骨骼系统的最大、无痛运动[185]。技术包括肌肉能量技术、有或无脉冲的松解技术、间接技术、肌筋膜释放技术和综合神经肌肉骨骼技术[185]。

OMT 已被证明对颈部疼痛[185]和偏头痛有效，与对照组相比，疼痛强度、功能障碍和残疾天数都有好转。一项针对 OMT 治疗腰痛的 Meta 分析发现，OMT 能显著减轻腰痛症状，而且这种效果至少持续 3 个月[186]。

5. 骨科手法理疗

骨科手法理疗是物理治疗师实施手法治疗[187, 188]。手法治疗是物理治疗核心课程的一部分，大多数治疗师通过继续教育或专科培训获得知识和技能[188]。接受过手法治疗培训的物理治疗师使用拉伸、松解和肌肉能量相关技术等方法来增加运动范围、改善功能、调节疼痛、减少组织炎症和促进组织修复，还使用康复锻炼和其他物理治疗方式，如电肌肉刺激和治疗性超声。

手法理疗的治疗师可能接受过物理治疗师、整骨医师、脊椎按摩师的培训，在某种程度上，也可能接受过按摩治疗师的培训，其练习风格和技术方法缺乏严格区分。所有相关从业人员均可获得认证的标准化知识库，这一点是很有价值的。目前尚不清楚是否某一个职业最终会"拥有"手法理疗，或者是否会出现一个新的专业。有一种建议的模式是为物理治疗师、脊椎按摩师、整骨疗法医师、对抗疗法医师和按摩治疗师提供具有学会认证的手法理疗专科培训。匹兹堡大学最近启动了一项旨在提高作为治疗脊柱相关疾病的初诊从业者的能力计划（https：//www.psp.pitt.edu/index.html）。初级脊柱从业者（primary spine practitioner，PSP）认证项目对脊椎按摩师和物理治疗师开放，项目描述："PSP 是脊柱相关疾病（spine related disorders，SRD）患者的初次接诊医务人员。该项目负责管理大多数患者，无须进行特殊测试或专家转诊。它还涉及少数需要进一步诊断评估（X 线、MRI、CT、EMG）或特殊干预（注射、手术）的患者。此外，PSP 充当跨专业治疗协调员，为患者推荐适当的检查或专业服务，并在这些推荐之后跟进，以不断指导患者解决 SRD。要履行这一职责，PSP 需要一套非常具体和精炼的技能[189]。"

四、手法医学和生物 – 心理 – 社会模型

手法医学治疗师可能会发现自己的角色是机械师，MSK 疼痛患者相信治疗师可以在没有他们本人积极参与的情况下进行救治并"解决"问题。疼痛的控制点被分配给治疗师，并且患者可能变得依赖于治疗师来体验缓解疼痛或与疼痛相关的功能障碍。这种想法强化了患者的观点，即他们在某种程度上"损伤"或功能受限，因此必须依靠治疗师来修复他们的损伤或功能障碍。这可能会强化患者的恐惧回避信念或灾难化，这两者都是导致中枢敏化和疼痛慢性化的原因。虽然脊椎推拿确实可以迅速缓解疼

痛，但效果通常较为短暂。操作产生的镇痛效果可以为患者提供一个时间窗口，通过向他们展示如何恢复受损的身体功能、减少残疾[153]并重新获得独立，帮助他们发现自己的恢复能力。

尤其是对于慢性疼痛患者，可以应用手法治疗和精心设计、强度合理的康复计划（包括疼痛教育）来处理。同时对患者进行有关疼痛的生物－心理－社会方面的适当教育，包括关于反安慰剂反映的信息、对实际或感知威胁、恐惧避免、灾难化的解释、使用运动向患者说明他们的能力，熟练的手法治疗师可以与疼痛管理团队的其他成员合作，一起指导患者提高机体功能、健康程度和自控能力。这种方法将成为指导患者康复的主要策略。

（一）顺势疗法

顺势疗法的原理是药物的功效随着剂量的减少而增加。顺势疗法药物被连续稀释，直到不再包含原始药物的任何分子。稀释剂通常是水，顺势疗法者认为被原始物质“印记”，从而赋予治疗功效。2%的美国人使用顺势疗法，主要用于耳鼻喉、肌肉骨骼和呼吸系统方面疾病[191]。在德国人中使用顺势疗法更为普遍，高达35%[191]。通过严格的临床试验和系统分析研究发现，没有证据支持顺势疗法可以有效治疗任何特定病症[192]。同样，对顺势疗法用于肠易激综合征的Cochrane系统评价也无法得出其有疗效的结论[193]。尽管缺乏验证顺势疗法功效的高质量研究，但一些小型研究表明，它对乳腺癌患者的关节疼痛[195]、骨盆疼痛[195]和其他各种慢性疾病有益[196]。一项在类风湿关节炎患者中进行的随机、双盲的对照试验表明，是顺势疗法的咨询而不是药物本身产生了积极的效果[197]。

（二）生物制品：草药、营养品和营养补充剂

大量临床证据支持使用基于生物的产品来缓解疼痛。这种减轻疼痛的支持性证据涵盖了各种各样的草药、营养品、营养补充剂和食品衍生的外用产品。以下产品已经被证明能够缓解疼痛。

1. 辣椒素

辣椒素来自辣椒属中的辣椒，包括常用于烹饪的辣椒。局部涂抹浓度为0.025%～8%的辣椒素乳膏和凝胶可缓解疼痛。辣椒素减轻疼痛的主要机制是消耗P物质，P物质是一种神经肽，参与将疼痛信号从神经末梢传递到大脑并激活关节中的炎性细胞因子。因此，辣椒素参与疼痛的神经调制[198]。

许多高质量、随机、双盲、安慰剂对照试验发现，局部应用辣椒素是治疗骨关节炎疼痛的有效方法。最近的一篇文献综述发现，与安慰剂相比，辣椒素可以安全地减轻手、膝、髋和肩部的骨关节炎疼痛[199]。受较高浓度下相对常见的灼烧感的启发，一项试验评估了100名局部应用1.25%辣椒素的膝关节骨关节炎患者[200]，这种较低浓度的辣椒素可有效改善疼痛。虽然涂抹局部常有轻微的烧灼感，但没有参与者因此而退出研究。因此，局部应用较低浓度的辣椒素可能是治疗轻至中度骨关节炎疼痛的另一种有效选择。

虽然大多数辣椒素研究都集中在骨关节炎疼痛上，但另有几项研究评估了它对神经病理性疼痛的疗效[201-203]。瞬时应用含有8%辣椒素的皮肤贴剂已被证明是减轻神经病理性疼痛的有效方法。在患有糖尿病周围神经病变所致的疼痛患者中，与安慰剂相比，单次使用30min 8%辣椒素皮肤贴剂可提供12周的镇痛效果[204]。疗效不比口服普瑞巴林差，并且起效更快，治疗满意度更高。辣椒素最初应用后会导致敏感性增加，重复使用会导致敏感性降低并最终脱敏。8%辣椒素贴剂已被开发以实现快速脱敏并提高其依从性和耐受性。贴剂通常在医生办公室使用，它不是家庭使用的处方药。为了减少患者的不适，贴剂应在使用局部麻醉药后使用60min。有时还可能需要冰袋或其他镇痛药。治疗可以每3个月重复1次。一项高质量的Cochrane系统评价证实了高浓度辣椒素贴剂对各种病因引起的周围神经病变的疗效[205]，结果发现其效果与普瑞巴林、度洛西汀和加巴喷丁等口服药物相似，而且不良反应较少[206]。

2. 齿叶乳香

数千年来，乳香锯缘植物的提取物一直被用作印度草药疗法的重要成分。西方科学已经验证了齿叶乳香镇痛的传统用途，它的提取物通过抑制5-LOX酶而产生强大的抗炎活性。已有数种形式的齿叶乳香被研究应用于临床。

一项针对乳香应用于骨关节炎患者的双盲安慰剂对照研究表明，与安慰剂相比，乳香可显著改善疼痛、僵硬和身体功能[207]，还可降低炎症标志物CRP的水平。目前尚无严重不良事件报道。乳香有时可与姜黄素一起使用，联合使用可能比单独使用更有效[208]。

3. 氨基葡萄糖和软骨素

大量 Meta 分析已确定，氨基葡萄糖与软骨素联合或单独使用是治疗骨关节炎疼痛的有效方法[209-212]。尽管有大量关于使用氨基葡萄糖和软骨素的积极证据，但一项用于关节炎的大型干预试验发现了常被误解的矛盾结果[213]。该研究对单独应用氨基葡萄糖、单独应用硫酸软骨素、氨基葡萄糖 / 硫酸软骨素和塞来昔布与安慰剂进行了比较。在膝关节骨关节炎患者的总体研究样本中［轻度（n=1229）vs. 中至重度（n=354）］，与安慰剂相比，氨基葡萄糖 / 软骨素组在主要结果（WOMAC 疼痛评分改善 20%）方面没有统计学意义的显著改善。然而，氨基葡萄糖 / 软骨素组中有 67% 的患者疼痛改善至少 20%，其差异具有统计学意义的趋势（P=0.09）。统计学差异缺乏 P=0.05 被认为是由于安慰剂组出现了出乎意料的高改善（60.1%）。此外，在 354 名中至重度膝关节骨关节炎患者中，79% 的葡萄糖胺 / 软骨素联合组患者的 WOMAC 疼痛评分至少提高了 20%，与安慰剂相比具有统计学意义（P=0.002）。有趣的是，与安慰剂相比，塞来昔布组中至重度关节炎疼痛的参与者没有表现出统计学上的改善，这一结果鲜有报道。虽然该论文没有报道氨基葡萄糖 / 软骨素组和塞来昔布组之间的统计比较，但氨基葡萄糖 / 软骨素在中至重度骨关节炎患者中显示出比塞来昔布疗效更佳。

最近，一项多中心随机、双盲非劣性试验发现，与塞来昔布相比，氨基葡萄糖与软骨素联合应用治疗膝骨关节炎 6 个月后，在减轻疼痛、僵硬、关节肿胀 / 积液和功能受限方面的疗效相当，各组的不良事件轻微且相似[214]。尽管 50 多个葡萄糖胺 / 软骨素治疗骨关节炎疼痛的随机对照试验的结果并不都获得阳性结果，但考虑到大量证据，已证明葡萄糖胺 / 软骨素是一种安全且至少是中等有效的治疗骨关节病疼痛的方法。综合既往研究，每天推荐剂量是 1500mg 氨基葡萄糖和 1200mg 软骨素。

4. S– 腺苷蛋氨酸

S– 腺苷蛋氨酸（S-adenosyl-methionine，SAM-e）减轻关节疼痛的作用首先在抑郁症临床试验中作为不良反应被观察到。SAM-e 由 L– 蛋氨酸和 ATP 制成，是参与多种代谢过程的甲基供体。虽然作用机制尚不完全清楚，但在动物模型中，SAM-e 已被证明具有抗炎和镇痛作用，而不会造成胃肠道损伤。SAM-e 还通过刺激软骨细胞使软骨生成增加，证明其有软骨保护作用。

通过对 13 项临床试验的 Meta 分析发现，SAM-e 在减轻骨关节炎疼痛方面与布洛芬作用相当，优于安慰剂[215]。在该系统评价之后发表的一项大型随机对照试验比较了 SAM-e 与塞来昔布在骨关节炎患者镇痛中的疗效[216]，结果发现，治疗 16 周后，SAM-e 在缓解疼痛方面与塞来昔布效果一样。最近一项对实验性诱导神经损伤小鼠的研究发现，与安慰剂盐水相比，SAM-e 减轻了痛觉和认知症状。作者推测症状的改善可能部分是由于中枢神经系统中 DNA 甲基化的调节[217]。SAM-e 还被证明可以减弱大鼠的吗啡耐受性[218]。

有待更多高质量的人体试验来证实 SAM-e 对关节疼痛的疗效。然而，由于它常用于抑郁症，这会加剧疼痛，因此应考虑将其用于伴有疼痛的抑郁症患者。SAM-e 的镇痛效果比一些镇痛药慢，但没有发现其不良反应。迄今为止，大多数临床试验使用的剂量在 400～1600mg/d。

5. ω-3 脂肪酸

膳食 ω-3 脂肪酸，包括 α– 亚麻酸（α-linolenic acid，ALA）、二十碳五烯酸和二十二碳六烯酸，可以中断炎症化合物的产生，如 PGE_2 和 LTB4、IL-1β、白三烯 B4 和 TNF-α。ω-3 脂肪酸还抑制血小板活化因子合成途径、COX 途径和 5– 脂加氧酶途径。因此，ω-3 脂肪酸在调节炎症级联反应和自身免疫性疾病的病理生理学中发挥重要作用，其主要的适应证是类风湿关节炎。

许多系统评价显示 ω-3 脂肪酸可以减轻类风湿关节炎的疼痛和关节压痛[219-221]。多项研究还发现，补充 ω-3 可以减少疾病相关标志物[222, 223]，减轻对非甾体抗炎药和抗风湿药的依赖[224-226]。除了减轻与类风湿关节炎相关的疼痛外，ω-3 脂肪酸还可有效减轻颈部和背部疼痛[227]、神经病理性疼痛[228]、炎症性肠病和痛经所致的疼痛[229]。它还减少了术后疼痛和术后 CRP（一种炎症标志物[230]），在预防和治疗化疗患者的口腔黏膜炎方面有疗效[231]。在肥胖患者中，与安慰剂相比，ω-3 可减轻芳香酶抑制药引起的关节痛[232]（非肥胖患者无此现象）。使用 ω-3 脂肪酸没有明显的不良反应，服用抗凝血药的患者应注意两者潜在的相互作用。

ω-3 脂肪酸 EPH、DHA 和 ALA 不是人类内源性产生的，必须通过饮食获得。膳食来源包括鲑鱼、沙丁鱼和其他冷水鱼、鱼油和磷虾油，以及来自亚麻籽或核桃的植物油。虽然所有形式的 ω-3 脂肪酸都很重要，但 EPA 和 DHA 具有直接的抗炎作用，并且更容易被身体利用[233]。体内从 ALA 到 EPA 和 DHA 的转化很差，在男性中尤甚[234]。因此，用于治疗疼痛的 ω-3 脂肪酸的最佳形式是 EPA 和 DHA。迄今为止，大多数研究均观察了鱼油的效果，因为它们含有高浓度的 EPA 和 DHA。这些研究发现，要达到有效的镇痛，每天至少需要摄入 3g EPA 和 DHA，而且，至少数周后才能显现镇痛作用。

结论

整合方法是将各种疼痛治疗方法纳入治疗计划，以最小的附加风险获得较好的临床疗效。治疗师应该了解身心联系及其与疼痛感知和治疗的相关性，这一点对急性疼痛患者重要，对慢性疼痛患者尤为重要。生物活性产品、身心疗法、以身体为基础的推拿治疗可以使某些疼痛患者获益。有关能量医学和顺势疗法的疗效证据很少且质量低，而整合医学方法在医疗领域获得了广泛的认可。尽管如此，还需要对各种补充治疗方法开展进一步的大规模、精心设计的研究，以确认哪些方法最适合哪些疾病。

要　点

- 整合医学是一种将传统医学方法与补充方式相结合的治疗理念。
- 常用的补充方式包括膳食补充剂、瑜伽、冥想、针灸和按摩。
- 对疼痛的感知呈多因素，具有伤害性和情感性成分，从而支持整合方法的应用。
- 社会心理变量，包括灾难性和负面影响，这些会影响疼痛的严重性和长期性。
- 针灸已显示出对偏头痛、颈部疾病、紧张型头痛和外周骨关节炎的疗效。
- 身心模式，如冥想和引导性想象，是安全有效的模式，已被证明可以减轻疼痛。
- 瑜伽已显示出治疗多种疼痛综合征的疗效，包括腰痛、慢性颈痛、慢性盆腔痛和镰状细胞病。
- 按摩、整脊疗法、物理疗法和整骨疗法等手法治疗已被证明可以改善腰痛、肌筋膜疼痛综合征和关节炎等疼痛综合征。
- 营养补充剂可能对治疗疼痛有一些好处，尤其是伴有炎症的疼痛。

附录 61–1

找一个你不会被打断的舒适位置。

你可以坐起或躺下，但确保你处于最舒服的位置。在接下来的几分钟里，你将把注意力集中在你的身体上。如果你的心思游移，简单地把你的注意力带回你的身体。

深吸一口气到你的腹部，让气息把腹部推出来。屏住呼吸几秒钟，然后慢慢呼气。再做一次深呼吸，感受你的呼吸。保持几秒钟，慢慢释放你的呼吸。

当你呼气时，想象一下你体内的张力被释放，并顺着气息流出你的身体。再次，吸气，保持，然后呼气。感觉身体开始放松。现在通过抬高你的眉毛使额头肌肉收紧，使眉毛尽可能高。保持 5s 左右。感觉紧张消失。

暂停 10s 左右。

现在微笑，感觉你的嘴巴和脸颊紧张。保持 5s 左右，释放，注意到你面部的柔软。现在只需慢慢呼吸 10s 左右，每次呼吸都能感觉到脸部越来越放松。接下来，通过紧闭眼睑来收紧眼肌。保持 5s 左右，释放。

暂停 10s 左右，呼吸缓慢，放松呼吸。

现在把你的肩膀举起来，好像肩膀可以触摸耳朵。保持 5s 左右，迅速释放，感受沉重感。

暂停 10s 左右，当你继续慢慢呼吸，放松呼吸时，感觉双臂变得沉重和温暖。

拉紧你上背部使肩膀紧张，尝试让肩胛骨触碰。保持5s左右，释放。

暂停10s左右，呼吸缓慢，放松呼吸。

深吸一口气，收紧胸口，保持5s左右，呼气，呼尽所有紧张感。

呼吸，吸气，呼气。

释放所有压力。

现在，紧紧握住你的拳头。保持5s左右，释放。

暂停10s左右。

现在，屈臂收缩你的肱二头肌。感受紧张感的积累。你甚至可以想象肌肉的紧缩。保持5秒左右，释放，享受柔软的感觉。缓慢呼吸。

现在伸直手臂收紧你的肱三头肌。保持5s左右，释放。

暂停10s左右，想象所有的压力和紧张都随着你的指尖离开你的身体。

现在通过让腹腔变小来收紧你的腹部肌肉。保持5s左右，释放。暂停10s左右，感受呼吸慢慢进入你的腹部，注意到你的腹部随着每次吸气而远离你的身体。

轻轻拱起你的下背部。保持5s左右，放松。暂停10s左右。

感受上半身柔软，释放紧张和压力，保持5s左右，放松。你的双臂是沉重而温暖的，紧张感通过你的指尖离开你的身体。

收紧臀部。保持5s左右，释放，想象你的臀部坠落松脱。

暂停10s左右，缓慢呼吸，放松呼吸。

通过把膝盖压在一起来拉紧你的大腿。保持5s左右，释放。

暂停10s左右。

现在伸展你的脚，把你的脚趾拉向自己，感受小腿的紧张感。保持5s左右，放松，感觉双腿重量下沉。

暂停10s左右。

蜷缩脚趾，紧张双脚。保持5s左右，释放。

暂停10s左右。

现在想象一下，一阵放松的浪潮慢慢传遍你的身体，从你的头顶开始，一直延伸到你的脚下。

保持呼吸。缓慢吸气，缓慢呼气。

改编自 The Anxiety & Phobia Workbook，by Edmund J.Bourne.

第 62 章　疼痛患者的健康宣教与自我管理
Patient Education and Self-Management

David A.Williams　Silvie Cooper　著
施　翘　译　　徐子锋　校

2011 年，美国 IOM 的一项报道指出，慢性疼痛的护理应根据每个患者的具体情况量身定制，疼痛的自我管理应作为改善护理水平的核心策略加以推广[1]。以下这些文件都强调了疼痛患者自我管理的重要性，包括提供最佳疼痛护理蓝图的国家疼痛战略[2]、CDC 的慢性疼痛阿片类药物处方指南[3]、2020 年健康人群报告[4]、联邦疼痛研究战略[5]。此外，许多临床诊疗指南也推荐对慢性疼痛患者进行自我管理[6-8]。尽管疼痛自我管理被广泛推崇，然而在目前的临床实践中仍然没有被作为常规诊疗手段去实施。因此，本章从两个部分对疼痛自我管理的现状进行综述，旨在进一步为临床诊疗护理工作提供相关理论依据及参考。第一部分重点阐述疼痛自我管理的定义、组成，以及证实其有效性的循证医学证据。第二部分着重探讨慢性疼痛自我管理在初级保健中的应用，以及实施自我管理的注意事项，包括专业人员面对面指导、在线指导、指导和无指导的不同形式。最后，本章展望了慢性疼痛自我管理的广泛应用前景，并建议将其作为临床疼痛管理的常规方案推广实施。

一、疼痛的自我管理：定义和组成

（一）定义

尽管慢性疼痛自我管理可以使患者获益，然而至今尚未被广泛认可。其原因在于部分临床医师和患者对“自我管理”存在误解。对疼痛自我管理通常存在以下三种误解：①临床医师认为患者感受到的疼痛并不真实，因此不会提供“真正”的疼痛治疗（如药物、手术）；②临床医师放任患者自己处理疼痛；③临床医师由于担心药物成瘾及由此产生的责任问题而拒绝给予患者“真正”的疼痛治疗。事实上，以上这些情况都没有反映出疼痛自我管理的正确应用或临床潜力。以下定义可能会有所帮助[9]：“自我管理是指慢性病患者个人管理其症状、治疗、生理和心理后果、（生活方式）固有变化的能力。有效的自我管理包括监控自身的状况，并维持令人满意的生活质量所需的认知、行为和情感反应的能力。因此，建立了一个动态和连续的自我调节过程。”

自我管理是指患者为消除疼痛除了去看医疗专家（可能是经常去看，也可能根本不去看）之外，还可以自己做的所有事情。自我管理并没有取代传统的医疗，而是对现有医疗措施进行补充并弥补了与医疗就诊之间的缺口。疼痛的自我管理与糖尿病自我管理类似（如改变生活方式、改变饮食、监测血糖），却又不尽相同。对于糖尿病护理而言，患者的日常行为变化并不能取代医疗管理，而这种自我管理方式作为慢性病医疗的一个组成部分，有助于提高患者的生活质量和功能恢复。

（二）疼痛自我管理的组成部分

疼痛自我管理程序（pain self-management programs，SMP）有几个关键组成部分。最常见的部分包括：①医患关系的功能（如共同决策、患者教育、目标设定和行动计划）；②自我效能建设（如技能培训、问题的解决和个性化定制）；③自我监测（如症状监测和行为监测）；④社会支持（如社会关系的维持和考虑文化背景）。后文将简要描述每个组成部分（表 62-1）。

（三）医患关系

将临床医师包含在“自我管理”的描述中似乎有些奇怪。使用“患者”一词也可能有些奇怪，因为“自我管理”意味着“患者”是自己在管理疼痛，因此并不是传统意义上的“患者”角色。这在后文中将要

表 62-1　疼痛自我管理的组成部分

医患关系的功能	疼痛教育
	共同决策
	目标设定
	行动计划
自我效能建设	技能培训
	问题的解决
	个性化定制
监测	症状
	行为
社会支持	关系维持
	文化背景

讨论，“自我管理”可以仅通过患者个人的努力实现，也可以在专业指导护理的帮助下实现“支持性自我管理”[12]。

随着医疗尖端技术不断出现，以及医疗护理的日益科层化，医生和患者之间的沟通变得更为直接、高效与客观。虽然医疗商业模式中需要简单高效的沟通方式，然而这种沟通模式无法满足慢性疼痛患者的诊疗需求[13]。患者和临床医师都认为缺乏足够的时间来沟通并共同处理所有与疼痛相关的问题。

患者与临床医师通常会从两种截然不同的角度来看待诊疗关系。临床医师对于疼痛发生的原因，最佳治疗方案的选择、处理相关合并症的时机和方法都有深入的见解。相对而言，患者能提供有关病情的第一手信息，包括疼痛发生时的状态及其对日常生活的影响。同时，患者也更为关注对他们有益、他们更愿意接受的治疗方式。将自我护理融入慢性疼痛护理中，如果取得成功，临床医生和患者都可以发挥作用。自我护理并不是简单地把疼痛治疗的责任转移到患者身上。相反，它可以帮助医生站在患者的角度，更具体地了解影响患者疼痛的相关因素，帮助医患共同确立疼痛治疗的合理目标[14]。此外，鉴于疼痛的长期性，需要通过持续的护理和不断调整自我管理的策略来提高患者的生活质量[15]。有充分的证据表明，以患者为中心的护理，让患者在护理中发挥积极的作用，从长远来看可以给患者带来更好的治疗体验和效果[16, 17]。

良好医患关系的基础是相互尊重和信任。根据定义，慢性疼痛将是长期的，双方需要长期共同努力来建立有效的关系，一起克服挑战和挫折，当医学证据和治疗措施的可行性与患者的治疗意愿发生冲突时能够做出妥协。在慢性疼痛疗效未知的情况下，相互尊重和信任可以为做出共同决策提供帮助。在这个过程中，医患双方可以共同了解慢性疼痛的机制，为各种治疗方法的尝试提供依据，以及认识潜在的不良反应。医患双方通过设定更客观合理的目标和行动计划来提高疗效。没有客观的目标和合理的计划，就不可能知道是否取得了预期的进展，或何时需要对诊疗方案进一步做出微调。每次决策过程都需要医患双方的共同努力。

1. 共同决策

现有研究证实融洽的医患关系可以影响患者的日常行为、提高患者依从性、改善治疗效果[18]。在传统的生物医学模式中，临床医师通常作为一个知识渊博的权威角色，对疾病诊疗的全过程进行把控。当疾病有可能被治愈时，生物医学模式可以很好地发挥作用，但当疗效不佳时（如慢性疼痛），这种诊疗模式可能会让双方都感到失望[19]。新近的研究表明，在以患者为中心的诊疗模式中，临床医师仍然可以作为一个富有专业医疗知识的合作伙伴，但更多的是提供各种治疗选择，以及向患者解释这些治疗措施的利弊，并帮助患者选择最有效的治疗方法。这就是“以患者为中心的模式”，一种需要患者合作和参与的方法[13, 20]。遗憾的是，在目前的基本医疗保健实施过程中，大多数患者认为他们在疼痛护理决策中与医生并不是一个平等的合作伙伴[21]。因此，将“以患者为中心的护理”的概念转化为实际的疼痛管理实践还需要许多努力和工作[22]。

2. 疼痛神经科学教育

为了维持良好的医患关系，双方必须共建一个理解疼痛的共同框架（即疼痛、疼痛的机制、如何针对机制实施最佳的对因治疗及其原因）。为患者编写的疼痛神经科学相关科普书籍，一方面为医患双方探讨疼痛相关问题提供了一种共同语言，另一方面也可以为药物和非药物治疗方案提供了理论依据，最后可以为提出个性化的有效治疗目标奠定基础。一项关于在线疼痛神经科学教育科普视频的研究表明，疼痛神经科学教育科普视频应该包含七个关键内容[23]：①导致疼痛体验的多种来源；②神经系统和疼痛的生物可塑性；③疼痛并非反应组织状态的准确指标；④疼痛教育应作为一种治疗形式；⑤疼痛在大脑中的产生与分布；⑥疼痛的保护作用；⑦病理性疼痛的过度保护 / 致敏病理。有趣的是，大多数声称提供疼痛教育科普的在线视频并没有完全涉及上述任何内容，只有一个“驯服野兽：是时候重新思考持续性疼痛”的视频涉及以上所有内容。最常见的科普内容通常是疼痛在大脑中的产生和分布，以及疼痛的保护作用。最少被提及的内容是生物可塑性和疼痛的过度保护 / 致敏病理。鉴于在线教育资料的良莠不齐，医患双方共享教育资源可以帮助患者选择高质量的资料进行学习，同时建立对疼痛的共同理解，从而有助于改善医患双方的关系。

3. 目标设定

设定治疗目标是医患关系的重要组成部分[24]。通过设定目标可以评估和确定短期和长期的疗效。目标设定为疼痛管理提供了三种价值：①提供确定相关结果的方法（如个人目标的实现）；②可以量身定制治疗方案；③预测其他治疗能否成功的方法（如增加行走步数的目标可以预测疼痛是否改善）[25]。在疼痛管理的背景下设定目标增加了管理过程的层次感，并且为评估疗效提供依据。目标设定是指选择目标并确定评价标准。例如，如果患者设定了减轻疼痛的目标，那么确定减轻多少疼痛才算达到这个目标是很重要的（如完全缓解或 30%）。设定合理且稍微难以达到的目标通常在疼痛管理中效果最好。Heapy 等确定了通常与疼痛自我管理目标设定相关的七个类别，包括体育活动目标、功能状态目标、健康目标、娱乐活动目标、家务及庭院工作目标、社交目标、工作或学校活动目标[26]。同样，当个人可以设定目标时，可以将目标设定作为医患关系的一部分，让目标成为医患共识，并允许临床医师加强目标的实现。

4. 行动计划

目标设定是疼痛自我管理的战略组成部分，而行动计划是战术组成部分。通过共同制订行动计划，医患双方可以确定需要实施何种具体行为，将目标转化为行动。一旦达成一致，患者就需要按照计划行事。这就是所谓的“目标奋斗”[27]。根据行动的结果，临床医师可以加强或协助制定替代方案。临床医师参与行动计划可以帮助临床医师了解患者试图实现的目标，并可以作为一个提醒，在下次就诊时询问整个治疗计划（即药物治疗和自我管理）。有证据表明，当临床医师鼓励患者设定自我管理计划，并积极成为合作伙伴时，患者则更容易学习疼痛的相关知识，并且可以更好地对症状和治疗不良反应进行管理，同时表现出对整体治疗计划更具有依从性[28]。

5. 自我效能建设

任何自我管理计划的目标都是让疼痛患者在运用管理和控制疼痛的措施时感到自我效能。患者需要超越简单的学习技能，通过使用技能来体验成功。当患者的自我效能被成功的建立，他 / 她可以感觉到有能力在未来的各种情况下管理疼痛。通常情况下，患者自我管理的能力是专业医疗保健人员通过不断的支持沟通与治疗过程中逐渐养成的。一旦患者养成了自我管理的能力，那么便可以不再依赖专业医疗保健人员的指导，成为独立的自我管理者。

目前有充分的证据支持并广泛实施的，针对慢性疼痛的非药物疗法有九种[29]，分为三类，包括基于心理的疗法（认知行为疗法、接纳与承诺疗法、正念减压疗法），锻炼和运动疗法（运动、瑜伽、太极拳），手法治疗（推拿、针灸、按摩）。

这些治疗方法包括促进个人自我管理以获得对疼痛和症状的控制能力；在与疼痛共存的背景下，增加患者心理上的接受度，改善患者机体功能；患者通过选择调整药物剂量或寻求临床医师就诊来有效管理疼痛的能力。

为了更好地进行疼痛管理，上述每种治疗方案的各个组成部分往往相互叠加使用，并且分别代表了一套需要学习、实践和掌握的技能。掌握这些技能可以直接缓解疼痛和改善机体功能状态，并为疼痛自我管理效能提供经验基础。考虑到这些技能在实际应用时的困难，针对个人特殊情况，对解决问题的技巧和方法进行个体化培训也有助于建立自我效能感，以确保疼痛自我管理的长期成功。

6. 技能培训

传统疗法中有许多技能可供自己学习并使用。其中一些技能可以被归类为个人内在技能，以及个人生活方式相关技能。

(1) 内在技能

- 放松：实现身心放松的方法有很多（如渐进式肌肉放松、视觉想象、冥想、生物反馈）。所有方法都是有效的，但是需要定期练习以建立一种能被身体识别为放松信号的放松节奏[30]。

• 睡眠：一晚的睡眠不足可能会影响接下来 3 天的协调性、情绪和思维敏捷性[31]。尽管疼痛依然存在，行为睡眠策略和睡眠卫生技巧可以帮助疼痛患者获得更好的睡眠[32]。

• 情绪管理：抑郁、焦虑和愤怒是维持疼痛并使其恶化的三大主要情绪。这些不良情绪在精神层面会进一步加重疼痛的相关症状。正念冥想[33]和愉快的活动计划[34]等方法可以改变大脑处理疼痛时的情绪基调。

• 压力管理：即使没有疼痛，生活也会充满压力。当压力存在时，会加剧疼痛。同样，愉快的活动计划[34]（包括参与日常简短、简单、愉快的活动，如散步或培养兴趣爱好）可以与正念减压疗法一起帮助减轻压力[35]。

• 重构和认知重建：我们大脑会对所经历的各种事件进行总结，在下一次遇到类似的事件时会有似曾相识的感觉。大脑这种反复回忆信息的方式有助于更快地进行心理建设，以及提高认知效率。虽然这种大脑惯性处理方式对于处理日常事务有益，然而，由于慢性疼痛具有负面不良体验，这种惯性思维的处理可能会带来一些问题。例如，我们的大脑可能会自动回忆起慢性疼痛所引起的不良体验，从而使我们自发的对相应治疗形成抵触，甚至引起自卑感的出现。对于慢性疼痛的治疗，需要改变这种惯性思维，通过重建积极的惯性思维与情绪反应，从而对疼痛进行更好的管理[36]。

• 复原力：复原力指的是个人在努力缓解痛苦时所具有的个人力量。这种能力可以是与生俱来的，也可以是后天习得的，包括享受每一刻、学会感恩、记住积极的事情、随意的善举、了解自己独有的某些优势[37]。

(2) 生活方式

• 锻炼：锻炼对个人有益，无论是否被疼痛困扰，都可以进行包括锻炼、散步、水中有氧运动，或利用个人某项生活习惯进行活动[38, 39]。

• 按照节奏 / 分级活动：活动可以按时间进行，也可以分解为较小的任务，以达到减少疼痛暴发、节省能量、提高机体功能和完成自我管理任务的目的[40, 41]。

• 饮食和营养：健康的饮食为健康提供了坚实的基础。减轻体重可以减轻关节负担，使机体活动更为自如。还有一些证据表明，非炎症饮食、无麸质饮食和低热量饮食都可以减轻疼痛[42, 43]。

• 穴位按压：针灸是一种有效的疼痛干预，但需要专业针灸师才能进行，因此不是一种自我护理形式。通过穴位按压，用压力代替了针刺（如使用拇指、其他手指或钝物），可以起到与针灸类似的效果，适用于非专业患者的自我护理。有研究证据表明[44, 45]，关于这种替代方法对慢性疼痛患者自我管理同样有效。

• 精神力：患者群体中经常提到精神力在处理疼痛中的重要性。精神力不是指任何一种理论或哲学，而是指与更大的事物建立联系的重要性，它包含个人价值观的形成和对生命意义的探索。

7. 问题的解决

有疼痛体验的人比没有疼痛体验的人面临更多的挑战。在痛苦时，即使是把杂货搬上楼梯或开车去拜访亲戚这样的小事，也会带来巨大的挑战。患者可以通过被教授或者自学一些结构化的解决问题的过程。结构化的解决方法包括把一个大问题分解成小问题来解决[46, 47]。结构化的问题解决包括六个步骤。第一步是发现问题。如果存在不止一个问题，那么就需要将其分解成更小的部分。第二步是收集有关问题的信息，以便理解问题。第三步是发动头脑风暴，集思广益讨论解决方案。对于这个步骤，所有选项都可以摊开来说。第四步是评估头脑风暴中提到的每个解决方案的现实性和有利性。第五步是制定解决这一问题的工作计划。工作计划应包括可采取行动的项目，查明潜在的障碍，以及解决这些障碍的方法。最后，第六步涉及评估计划如何运作。如果运作成功，迎接胜利。如果不成功，则需要修改问题标识，重新回到步骤一重启该流程。

许多患者面临一个共同的障碍，那就是如何将各种疼痛管理技能融入自己的生活方式中。许多疼痛管理技能需要持续的练习，养成习惯或建立身体节奏，并融入已有的生活方式。患者了解这些技巧，却在执行时未达到预期效果，可能会对自我效能产生有害影响，并最终导致放弃自我管理。虽然解决问题本身不是一种疼痛管理技能，但它可以帮助促进掌握其他疼痛管理技能。

8. 个性化定制

与解决问题类似，个性化定制涉及围绕疼痛患者的生活塑造疼痛管理的常用技能。个性化可以有多种形式，包括选择技能中有用的要素（如使用鉴赏韧性技能而非特征性优势）。技能也可以在时间安排/日程安排中进行个体化设置（如每天放松20min），根据个人喜好调整技能（如使用自己的音乐而不是脚本磁带进行放松），或者接受关于疾病进展或过程中遇到的障碍的个性化反馈。对个性化自我管理价值的研究支持该方法，将其作为一种提高依从性和加强个人疼痛管理自我效能的手段[48]。

（四）自我监测

监测症状随时间的变化，以及具体的行为变化对特定症状或多或少的益处，可以让患者了解什么治疗是有效的，什么治疗可以长期停止。本文将介绍两种类型的自我监测，即症状监测和行为监测。

1. 症状监测

人们很难记住疼痛强度的波动。如果被问及过去1周的疼痛强度，人们最有可能回忆起过去1周的疼痛高峰，或报告过去几小时内发生的疼痛强度[49-51]。无法客观地描述疼痛是如何随着时间的推移而发生变化，这使得治疗计划变得更加困难，也使人们难以评估何时、何种治疗有效，哪些治疗无效。

在疼痛背景下监测的最常见的症状包括疼痛强度、疼痛的位置（使用身体图）、睡眠问题、焦虑/抑郁、认知困难（如记忆力和注意力）和疲劳度。这些症状代表一组症状群，通常伴随疼痛和其他慢性疾病。在人类和动物模型中，这种被缩写为SPACE（S-睡眠，P-疼痛，A-情感，C-认知，E-能量）的症状群已被定为“不健康”的指标[52]。随着时间的推移，监测SPACE可以有助于了解这些症状之间如何相互作用，与其他症状相比或与特定治疗相比，这些症状又是如何恶化或改善的。

2. 行为监测

许多自我管理策略需要在行为上做出改变。因此，监测或跟踪个人自我管理技能的使用有助于坚持和习惯的形成。例如，如果一个人想学习放松技能，监测每天练习放松的时间可能会有所帮助。如果受试者试图增加锻炼时间或监测饮食摄入，同样也会有所帮助。行为监测有助于建立常规，但也可以与症状监测相结合以确定哪些行为变化有利于改变SPACE症状群。

（五）社会支持

良好的社会支持已被证明可以缓冲慢性疼痛对生活造成的不便，并减少所需药物的治疗剂量[53]。然而，这并不意味着痛苦的人需要数百个朋友，相反，有几个亲密的熟人也很好[54]。虽然疼痛是一种个人经历，但患者往往需要与他人分享痛苦的经历（即倾诉自己的痛苦）。疼痛往往是看不见的，因此，让别人知道自己正在经历什么的唯一方法就是向他人倾诉。这里我们讨论社会支持的两个方面：社会关系的维持和文化背景的考虑。

1. 关系维持

疼痛并不是在真空中体验的，而是在与他人的交往中经历的，如家人、朋友、工作场所的雇主/同事和临床医师。每一种关系都提供了或身体上（如帮助完成任务，提供身体上的帮助）或心理上（如表现出同理心，提供鼓励，简单倾听）的支持。不是所有人都知道如何帮助疼痛患者，也不是所有的患者都知道如何更好地寻求帮助。与每个社会群体进行有效沟通的最佳方式是自信的沟通技巧，双方都需有发言权，并在对事情轻重缓急的认定上做出妥协[55]。

2. 文化背景考虑

自我管理必须考虑患者的文化背景。自我管理的某些组成部分在某些文化中很有效，但在另一些文化中则不然。例如，在某些文化中自信的沟通、花时间冥想、参与水中有氧运动或使用穴位按压可能被认为是消极或被禁止的行为。向患者推荐自我管理的临床医师应该意识到这些文化因素，并与患者一起合作，制定符合患者文化背景的目标和行动计划。考虑到文化因素的自我管理可能对治疗结果和患者的坚持产生积极的影响[56]。

（六）支持疼痛SMP的证据

美国退伍军人管理局已经将教育和疼痛自我管理作为他们“疼痛管理的阶梯式护理模式”的第一步[57]。在这一模式中，自我管理既是一种预防策略，也是治疗持续性疼痛的一线方法。如果治疗效果不足，那么可以在初级医疗保健中尝试逐步加强的方法（即第二步，药物，心理治疗）。第三步涉及二级咨询（如使用康复医学、多学科疼痛医学团队、精神健康/药物进行干预）。第四步，三级疼痛中心，包括介入疼痛治疗或多学科疼痛项目。英国疼痛协会在英国开发了一个类似的模式，称为“疼痛护理路径”。该模式首先从诊断和治疗计划开始，包括患者宣教和自我管理，然后再转向到更为密集或侵入性的治疗选择[58, 59]。

（七）寻找相关比较对象

在决定疼痛 SMP 是否有效之前，有必要问一个问题："疼痛治疗对什么有效？" 疼痛 SMP 的目标是治疗疼痛吗？并不是。疼痛 SMP 的目标是优于或取代介入性治疗吗？也不是。治疗的目标是超越或取代传统疗法，如药物、物理疗法或 CBT 吗？同样不是。为了理解疼痛自我管理的比较对象，需要在连续的疼痛治疗中记住自我管理的预期目的。如果遵循阶梯式的护理模式，在需要其他治疗或患者无须积极参与的治疗之前提出疼痛自我管理的比较对象是毫无意义的。关于疼痛自我管理最有用的临床研究也许是在持续护理中评估自我管理的最佳方式，以及最有可能从这种方式中受益的个体特征。

然而，大多数支持自我管理的证据出自于"自我管理"与"常规治疗（treatment as usual，TAU）或积极干预"之间的比较。所有这些比较对象都发生在阶梯式护理模式的第二步或之后。例如，TAU 通常涉及广泛的药物治疗和来自多模式专业护理的其他积极干预（如 PT、CBT）。因此，已发表的关于自我管理项目的研究实际上可能低估了真实的效果，因为比较对象包括了阶梯式护理治疗的更高层次，并且可能纳入了比实际的阶梯式护理模式的第一步预期受益更多的难治性疼痛患者。

（八）证据审查

一项关于 SMP 治疗腰痛的系统回顾和 Meta 分析纳入了 13 项随机对照试验[60]。在这项研究中发现，疼痛 SMP 在 1 年内对减轻疼痛强度有中等效果。同样，对缓解 3 个月以下的生活不便也显示出中等效果，然后对 6 个月～1 年的生活不便，其治疗效果较小。值得注意的是，13 项随机对照研究（合并 n=2188）均未报道任何与 SMP 相关的严重不良事件，这表明与其他形式的疼痛治疗相比，SMP 是相对安全的。

为了从自我管理中受益，参与者需要实际参与并使用这些技能。在英国进行的一项研究中，SMP 的保留率相当良好，该计划的接受率为 71%（n=376）。在 7 周的课程结束后，他们仍然报告了 82% 的完成率。课前评估 6 个月后，参与者报告说他们的活动、健康状况、抑郁和焦虑显著改善，疼痛强度和干扰程度降低，自我管理技能提高[61]。SMP 由医生和患者双方共同参与的独特特征可能有助于产生和保持积极的效果。

尽管进行了上述研究，但医护对参与者中途退出 SMP 的担忧可能更普遍，尤其是在缺乏医疗保障的人群中。在一项使用双变量分析的研究中发现早期退出 SMP 与以下因素有关：男性、低龄、有药物滥用史、有创伤史、领取失业 / 残疾津贴、文化水平低、灾难性得分高、日常阿片类药物使用较多，以及对疼痛持有狭隘的生物医学理解者。逻辑回归分析揭示了与退出 SMP 相关的最强预测因素是药物滥用史、创伤、灾难，以及对疼痛持有狭隘的生物医学理解者[62]。

总体而言，似乎学者们支持将自我管理作为大多数形式的慢性疼痛的初始干预措施。虽然这不能满足所有的个体，但作为传统护理的辅助措施，它似乎为获得一些疼痛缓解和功能改善提供了良好的基础。不同形式的自我管理在有效性方面似乎也没有太大差异，例如，无论是专业性的自我管理还是非专业的自我管理，或者是单独管理还是集体管理[63]。

二、初级医疗保健中的疼痛自我管理

慢性疼痛是寻求医疗的最常见原因，大多数病例最初出现在家庭医师的诊所中[64]。不幸的是，这些临床医师可能没有最好的设备来处理这种复杂的情况。80% 的美国医学院在他们的课程中没有正式的疼痛教育，而那些有正式课程的医学院报告说，他们也只是接受了 5h 或更少的与疼痛相关的基础科学教育[65]。许多住院医师项目同样没有达到教学目标，因为它们继续强调过时的生物医学护理模式，专注于"治愈"疼痛，而不是多学科管理疼痛[13]。众所周知，传统的模式往往不能为大多数人充分缓解疼痛，不良事件发生率很高，并且缺乏足够的证据支持它们使用侵入性的治疗[66-68]。

自我管理可以为家庭医生提供一种减少患者疼痛体验和增加功能的方法，成本低，不良事件少。不幸的是，自我管理在家庭医疗中的应用一直缓慢，这可能需要文化转变，其中接受疼痛作为一种生物 – 心理 – 社会和感知体验，需要个性化和有针对性的护理这一观念[69]，需要被包括患者、临床医师、付款人和医疗保健系统在内的众多利益相关者所接受[70, 71]。

（一）护理点重组

将 SMP 更好地纳入基本医保中可能需要稍微重新配置护理点[72]。从临床医师的角度来看，高质量的初级保健疼痛管理方案需要这六个要素[28]。

(1) 家庭医师（primary care clinician，PCP）与社区自我管理资源（如健身课程、游泳池、瑜伽）之间的本地联系。

(2) PCP 要求医疗组织重视多学科疼痛护理。

(3) PCP 需要真正重视自我管理，并从患者结果和经济效益两方面认识到患者通过成功的疼痛护理中获得的好处。

(4) PCP 需要一个提供自我管理的结构，其中包括团队成员在教育患者、评估需求、设定目标和制定行动计划方面的角色和任务。

(5) PCP 需要行政支持，将有证据的疼痛护理纳入日常实践。

(6) PCP 需要临床信息系统，提醒临床医师患者使用的自我管理资源和技能及其个人结局。

第二项定性研究收集了患者和临床医师对患者参与疼痛自我管理能力相关障碍的看法。这些障碍包括以下方面[73]。

(1) 患者认为临床医师等待太久而无法就自我管理策略提供意见和建议。

(2) 患者认为临床医师过于匆忙，没有认真倾听他们的担忧。

(3) 患者认为临床医师只提供一般性的自我管理信息（如果有的话）。

(4) 患者认为他们需要自己学习自我管理，在疼痛护理方面没有得到医师的支持。

(5) 临床医师在仍然相信生物医学模式和“治愈”慢性疼痛的可能性时，对提供自我管理感到矛盾。

(6) 临床医师在不熟悉信息质量的情况下，对提供自我管理的建议感到矛盾。

(7) 临床医师发现讨论护理的生物 – 心理 – 社会模型具有挑战性，并感到许多患者不准备或不愿意参与。

(8) 临床医师和患者都认为过度强调疼痛的药物治疗，需要更多地接受替代方案。

(9) 临床医师和患者都认为自我管理要发挥作用，需要有更多的护理连续性，将自我管理真正纳入家庭医疗的流程。

从所讨论的内容来看，通过适当地将自我管理置于疼痛护理实践方法的前端，这些障碍中的许多都能被克服。此外，临床医师在推荐自我管理方面的舒适程度与患者在诊所就诊和家庭医疗之间使用这种方法的愿望之间也存在明显的不匹配。

（二）向患者解释自我管理

PCP 医生面临的另一个持续挑战是与患者探讨疼痛自我管理。他们担心自我管理的概念会被拒绝，所提出的建议会损害双方关系，或者基层医生们可能会不愿意解释为什么自我管理是真正的疼痛治疗[74]。在过去的 3 年里，密歇根大学慢性疼痛和疲劳研究中心的教师们参与了一项全州范围内的倡议，以教育 PCP 医生最佳的疼痛管理，其中包括自我管理的使用。以下是如何向患者介绍自我管理的基本原理的示例[75]。

（三）如何使用自我管理方法消除症状群

当疼痛是慢性时，存在痛感的特定受损组织（如腿或背部）很少会出现问题。相反，慢性疼痛被认为是大脑如何“处理”疼痛的结果[76]。与急性疼痛不同，慢性疼痛通常伴随 SPACE 症候群，包括睡眠、疼痛、情感、认知和精力方面的问题。疼痛处理涉及的机制也会导致其他的这些症状；因此，疼痛和这些其他症状往往同时出现。神经生物学方面，疼痛和这些其他症状在大脑中共享相同的神经递质系统（如谷氨酸、GABA、去甲肾上腺素、5-HT），具有重叠的皮质表现（如杏仁核、脑岛、前额叶皮质、海马、前扣带回）[77]。鉴于这种共同的神经生理学基础，慢性疼痛患者在临床上往往会出现一系列复杂的问题。然而，这些问题往往都来自同一个源头，这就解释了这种复杂性[78]。共享神经生理学为更好的疼痛治疗提供了机会。虽然我们的镇痛药可能只能适度缓解疼痛，但我们确实对睡眠、情绪和疲劳有相对较好的治疗效果。针对这些其他症状的治疗可以对疼痛产生间接的好处（例如，解决睡眠不足的问题也可能有助于减轻疼痛）[52]。

许多用于治疗疼痛的自我管理技能是通用的疾病管理策略，因此可以使 SPACE 症状群中的每个症状受益。例如，坚持锻炼已经证明不仅对疼痛有好处，而且对睡眠[79]、情绪[80]、疲劳[81]、认知功能[82]也有好处。各种自我管理方法可以分成不同的类别，处理情绪（如愉快的活动安排、压力管理）、反思（如重新规划、放松）、行动（如锻炼、慢走）、睡眠（如行为和睡眠卫生）和环境因素（如社会支持、沟通）。自我管理的类别可以通过首字母缩写“ERASE”来记住。因此，当临床医师探讨使用自我管理治疗疼痛的基本原理时，患者的目标是使用自我管理方法消除（ERASE）症状群（SPACE）（表 62–2）。

（四）报销

将自我管理纳入到日常疼痛护理中最大的障碍可能是医保报销问题。从历史上看，对自我护理的抵制源于一种误解，即心理 – 社会建构不如疼痛“真正的生物学”原因重要，并且可能意味着是由患者捏造的对疼痛的担忧。由于需要临床医师参与共同决策、目标设定、行动计划和监测，自我管理也被认为是低效的。对于生物医学模式的支持者来说，心理 – 社会因素代表着非必要的附加因素，这种反对是可以理解的。然而，生物医学模式往往与缺乏效益相关联，需要重新考虑如何最好地利用临床医师的时间。神经科学理论认为慢性疼痛是一个感知问题，而不是外周组织的有形损伤。临床医师需要认识治疗疼痛感知的必要性，以及如何处理疼痛，而不是专注于修复可能与疼痛有关的身体受损部位。

最近，医保部门发现更多的诊断和更多的程序并没有产生更好的结果，因此，将重点从治愈慢性疼痛转移到管理疼痛中[13, 14]。当鼓励患者在持续护理的背景下理解自我管理时，临床医师以同步协作的方式工作，为患者量身定制治疗方案，减少对专家的依赖，并改善疗效[83]。注重自我管理扩展了临床医师的服务范围，而不是简单地侵占其宝贵的临床时间。通过这样做，患者有权与临床医师就治疗偏好和自我管理策略的使用进行有效沟通，并在进行其他更昂贵或侵入性治疗之前评估这些策略的效益[16, 84–86]。最近，美国 HHS 发布了关于疼痛管理最佳临床实践方法的报告，包括建议更广泛的报销非药物治疗，以及自我管理方法[87]。

即使临床完全采用了自我管理的基本原理，SMP 在进行过程中仍然会存在问题。教育、目标设定和行动计划都需要时间，并不适用于 15min 的门诊。利用其他团队成员（如护士、物理治疗师、作业治疗师）进行面对面的指导可能是有效的方式[88–94]，但可能在许多临床实践中仍然不是可行的选择。数字疼痛自我管理越来越受欢迎，可以帮助扩大 SMP 的覆盖面。这些数字管理项目（也称为 e-Health 或 mHealth）包括交互式语音应答、电话指导、基于网站的自我管理和基于智能手机应用程序的方法。

（五）数字 SMP

数字 SMP 通常以指导（有治疗师 / 教练）或无指导（自我指导）的形式提供。无指导形式既可以是仅提供静态内容，也可以通过智能推荐个性化内容。只有少数研究能够直接比较有无指导的疗效区别。然而，一项 Meta 分析研究表明，当指导者可以激励患者、解释发生困难的原因、提供个性化指导时，治疗干预的效果最佳[95]。有一项使用 ACT 版本（即 ACTonPain）的数字干预在三臂随机对照试验（即指导 vs. 无指导 vs. 常规护理）中探讨了这个问题。有指导显示了最佳的总体结果，但成本明显更高。这项研究的卫生经济学分析表明，根据一个社会的支付意愿，无指导可能更可取，因为它仍然比常规护理组产生更显著的疗效，但成本要低得多[96]。

（六）数字疼痛自我管理：利与弊

有了疼痛的数字化自我管理后，它有点像“西部狂野”遍地开花。针对疼痛管理的数字产品多达 900 多种[10]，其中大多数是在没有疼痛专家指导的情况下开发的[97]。已经有人尝试使用 JAMA 评分标准或 HONcode 系统来评估网站的健康信息质量。一项对使用这些方法评估有关纤维肌痛的网站的研究发现，

表 62–2 使用自我管理方法消除症状群

自我管理类别	慢性疼痛症状群（SPACE）				
	睡眠问题	疼痛强度和分布	影响：抑郁焦虑	认知：记忆专注	能量：疲劳
情绪	例如，愉快的活动安排，压力管理，写日记				
反思	例如，放松，正念，重新规划				
行动	例如，锻炼，慢走，饮食 / 营养，穴位按压				
睡眠	例如，行为睡眠策略，睡眠卫生				
环境	例如，社会支持、人体工程学、自信的沟通技巧				

总体而言，大多数网站上的健康信息质量被评为糟糕且难以理解[98]。非营利组织往往拥有最好的信息。关于大多数在线自我管理资源的另一个问题是，大多数网站都是在没有经过有效性测试的情况下就向公众开放[10, 97, 99]。

考虑到质量的可变性，许多临床医师在推荐患者使用数字自我管理资源时犹豫不决也就不足为奇了。一项研究发现，只有一半接受调查的临床医师会向他们的疼痛患者推荐在线自我管理[100]。不使用这种资源的原因包括对自我管理缺乏信心，以及对现有资源的质量和可用性缺乏了解。

从患者的角度来看，理想的数字SMP应该提供关于疼痛及其治疗的信息和知识，在管理疼痛和正常生活之间取得平衡的方法，以及与他人沟通和参与并获得社会支持的手段[101]。数字自我管理资源与这一理想相去甚远。一项对目前用于疼痛管理的智能手机应用程序的审查发现，大多数应用程序只包含4/14的潜在功能，而一些更全面的程序提供8/14的功能[10]。最常见的功能是冥想和引导放松，其次是监测症状和自我调整策略的能力。只有少数应用程序提供社会支持或与临床医师沟通的功能，而且没有一个应用程序提供针对文化需求的定制功能。数字自我管理应用程序提供了传统SMP面对面形式中常见的一些功能，但不是大部分。临床医师可能想要用这些资源扩大他们的实践，但需要仔细审查他们提供给患者的数字资源的范围和质量。

在丰富的数字产品中，有一些由专家开发并已经在随机对照试验中进行了评估。这些研究普遍认为，数字化带来的好处与传统的亲身自我管理类似。一项系统回顾表明，无指导数字SMP在疼痛强度和抑郁方面有显著的短期和长期改善，在疼痛灾难化和自我效能方面有短期改善[102]。该研究最后建议增加有效的数字化自我管理方案用于日常护理的可用性。

（七）未来方向

自我管理无论是面对面形式还是数字形式，无论是有指导还是无指导，都应置于疼痛护理之前。如果采用非指导的数字形式，并且不会影响许多个人的结果，那么节省成本似乎是可能的。然而，自我管理最好是在整体护理模式的背景下使用，这种模式可以根据需要增加或减少强度。自我管理可能不足以作为单一疗法，但可以作为门诊之外的护理延伸。

也许自我管理中最棘手的问题之一仍然是参与问题。参与可以被定义为两种形式：简单参与和“有效参与”[103]。如果使用自我管理网站，个人登录可能只是为了浏览。这将是一个简单的参与（即个人在场）。然而，他们可能不会积极参与网站提供的自我管理技能。个人需要花时间在网站上学习和应用自我管理技能。简单参与和有效参与之间的区别可能解释了网站使用和结果之间通常不直观的联系[104, 105]（例如，低参与可能与好结果相关，高参与可能与差结果相关）。仅仅通过持续的参与而没有有效的参与，结果不太可能改变。为了提高有效的参与，未来的数字SMP将需要采用“以人为本”的开发方法，考虑用户的知识、技能、行为、动机、文化和使用程序的背景。使用数字产品而不是从事其他活动会带来机会成本。如果要实现有效的参与，成本和获益必须有利于数字产品。如果内容与参与者的教育水平或文化水平相匹配，有效参与的可能性也更大。利用有关参与者背景或情况的知识所定制的消息可以增强有效参与的动机。无指导的自我管理可能是有效的，但效果小于有指导时的效果。指导者增加了支持性的责任感，让参与者意识到不必完全靠自己来应对疼痛。最后，一个值得信任的临床医师的推荐就可以增强有效的参与。虽然许多数字资源都是免费提供的，但来自信赖的医生的推荐可能会增加患者对该资源的参与度[103]。

由于依旧需要阿片类药物的替代品，而且人们希望将更以人为本的多方面疼痛管理方法纳入其中，自我管理仍将是护理的一个重要内容。改进的临床医师和付款人教育可以增加自我管理的感知价值。改进报销范围同样有助于社会更广泛地接受这种办法。最后，投资信息基础设施，以支持自我管理的交付、跟踪和可持续性，一直是一个关键的缺失元素，可以促进自我管理被更广泛地部署和采纳。

要　点

- 疼痛自我管理最适于全面疼痛管理计划的启动。
- 自我管理是患者选择医院就诊和传统的护理之间管理疼痛的方法。
- 自我管理不能替代或与传统的疼痛治疗形式相竞争。
- 自我管理需要更好地纳入日常疼痛护理。
- 传统的家庭医疗可能需要重新设计，通过增加监测进展的信息和在需要时支持患者的工作人员来优化疼痛自我管理。
- 数字资源可以加强自我管理，但网站和应用程序的质量差异很大，需要进行审查。
- 有指导/教练的自我管理比无指导的资源略有效，但患者仍然可以以较低的成本从后者中受益。
- 临床医师需要像药物治疗和其他传统形式的疼痛治疗一样询问患者使用自我管理的情况。

第六篇

神经阻滞和介入治疗技术
Neural Block and Interventional Techniques

第 63 章　神经毁损药物、椎管内神经毁损和交感神经轴神经毁损术治疗癌症疼痛

Neurolytic Agents, Neuraxial Neurolysis, and Neurolysis of Sympathetic Axis for Cancer Pain

Heather A.Columbano　Amit Gulati　Robert W.Hurley　著

刘　健　译　　赵　璇　校

对于合适的患者，神经毁损治疗可以显著提高生活质量，可能促进功能恢复。神经毁损治疗要求有针对性地选择患者和细致的操作技术，很少有其他介入性疼痛疗法具有如此极端的风险 – 获益特征。神经毁损常常仅被用于终末期的治疗，主要用于出现严重不良反应的难治性癌痛患者。例如，椎管内神经毁损可以显著缓解骨盆浸润性肿瘤引起的疼痛，但这种方法通常也会导致直肠或膀胱功能丧失，并且很可能还会导致下肢无力。需要强调的是，因为大多数患者癌性疼痛来源多样，神经毁损带来的疼痛缓解通常是不完全的。椎管内神经毁损是绝症患者的重要治疗方式。在美国可用于神经毁损治疗的常用毁损剂包括乙醇和苯酚。神经毁损治疗[1]的五个标准是：①存在剧烈疼痛；②微创技术未能缓解疼痛；③疼痛位置局限；④诊断性局部麻醉药阻滞可缓解疼痛；⑤诊断性阻滞后无不良影响（框 63–1）。

框 63–1　神经毁损治疗的应用标准

- 严重、持续性疼痛
- 药物治疗无效的疼痛
- 诊断性局部麻醉药阻滞能够缓解的疼痛
- 局部麻醉药阻滞时无不良反应发生
- 疼痛定位清晰
- 疼痛影响患者功能
- 患者不适合接受椎管内药物镇痛
- 椎管内药物镇痛效果不佳
- 患者能完成知情同意或有合适的高级指导

神经毁损可以用于周围神经、中枢神经及内脏神经。三者中，内脏神经毁损是最常见的。在周围神经毁损治疗时，阻断运动和感觉的混合性神经可导致运动障碍，从而导致患者功能丧失。此外，周围神经炎和传入神经痛也是其潜在的不良后果，并且阻滞效果本身也并不是永久性的[1]。最后，患者也可能对治疗后阻滞区域的麻木感到不满意，并抱怨痛性感觉缺失。中枢神经的神经毁损，包括鞘内或硬膜外使用酒精或苯酚，目前已很少应用，因为中枢性镇痛药物，包括阿片类药物、局部麻醉药和可乐定，可以有效、安全地用于治疗癌症疼痛。鞘内给药系统可以通过调整以适应病情发展，而神经毁损治疗在病情变化时，如新的转移性病灶发生时，可能必须重复操作，在这种情况下，考虑到治疗风险，进行蛛网膜下腔毁损注射并不合适，而留置的鞘内（有时是硬膜外）给药系统仍将覆盖新的疼痛区域，继续保持良好镇痛效果。相比之下，神经毁损阻滞比植入鞘内给药系统的经济负担更小。

虽然神经毁损可有效治疗内脏疼痛综合征，但在治疗躯体疼痛综合征或淋巴疼痛综合征时可能效果较差或效果持续时间较短。牵扯、压迫、侵入或扩张内脏结构可导致定位不清的内脏疼痛。伴有内脏疼痛的患者通常将疼痛描述为模糊、深部、压榨性、痉挛性或绞窄性的疼痛。其他体征和症状包括牵涉痛（如当横膈被肿瘤侵犯时出现的肩痛），以及由于迷走神经刺激引起的恶心和呕吐。

与癌症相关的内脏疼痛可通过口服药物治疗缓解，经典的药物治疗包括非甾体抗炎药、阿片类药

物和辅助治疗药物（抗惊厥药和 TCA）的组合。非甾体抗炎药因与血栓形成相关，在治疗慢性疼痛方面已经失去了一些临床医生的青睐。除药物治疗外，交感神经干毁损治疗也可有效控制癌性内脏痛，应作为药物治疗减轻严重内脏疼痛的重要辅助手段。毁损治疗一般不能消除癌症疼痛，因为患者常常伴有躯体性疼痛和神经性疼痛。因此，大多数疾病晚期患者必须继续口服药物治疗。对交感神经干进行神经毁损的目的是最大限度地发挥阿片类及非阿片类镇痛药的镇痛作用，并减少这些药物的用量以减轻不良反应。本章回顾了用于治疗癌症疼痛的毁损性神经阻滞、神经轴神经毁损术和交感干神经毁损术的技术方法和使用药物。

一、神经毁损剂（表 63-1）

（一）乙醇

乙醇（酒精）是经典的神经毁损剂，最早由 Dogliotti 在 1931 年报道用于鞘内注射[2]。无水乙醇是市售的未稀释乙醇（浓度约为 100%），当暴露在环境中时会从空气中吸收少量水分。虽然已经证明，毁损性神经阻滞时需要使用 33% 或更高浓度的酒精来发挥神经毁损的作用[3]，但与对比剂或局部麻醉药稀释时最常用的浓度≥80%。酒精的神经毁损作用是通过萃取出神经中的胆固醇、磷脂和脑苷，并析出黏肽而起效[4]，这些作用使神经纤维和髓鞘硬化，导致神经脱髓鞘[5]。当施万细胞鞘的基底层保持完整，允许新的施万细胞生长，从而为随后的神经纤维生长提供框架。此框架可以促进轴突的再生，但前提是神经的细胞体没有被完全破坏[6]。鞘内注射酒精后，神经退行性变化是非选择性的，在周围神经和脊神经根中均可观察到。脱髓鞘变化可见于脊髓后柱、背外侧束和背根，其次是脊髓背角的沃勒变性[7]。鞘内注射酒精会导致酒精被快速摄取，并对脊髓表面造成不同程度的损伤。

表 63-1　化学神经毁损药物的特性

	乙　醇	苯　酚
物理特性	低水溶解度	空气中吸收水
室温下稳定性	不稳定	稳定
浓度	100%	4%～8%
稀释液	无	甘油
相对 CSF 比重	低比重	重比重
注射时感觉	烧灼样疼痛	无痛，温暖感
毁损起效时间	立即	延迟（15min）
CSF 摄取终止	30min	15min
毁损完全时间	3～5 天	1 天

CSF. 脑脊液

乙醇进入脑脊液后迅速被吸收，注射后 10min 脑脊液中仅残留初始剂量的 10%，30min 后仅有 4%。从注射部位迅速扩散意味着乙醇需要比苯酚更大的容积，这可能导致局部组织的损伤[9]。在行腹腔神经丛毁损时，乙醇被迅速吸收到血液中。已有研究表明，腹腔丛阻滞后，血清乙醇水平可达 54mg/dl[10]。然而，在鞘内注射乙醇后，不太可能有明显的血液吸收。乙醇的比重小于 0.8，脑脊液的比重略大于 1。在脑脊液中，酒精处于低比重状态，会逆重力方向运动，向上“漂浮”。因此，在进行操作时，患者的体位是极其重要的考虑因素。

乙醇作为神经毁损剂可引起双硫仑样效应，即乙醛综合征。病例报道描述了一名服用莫沙内酰胺（一种抑制乙醛脱氢酶的 β- 内酰胺类抗生素）的患者，出现了双硫仑样反应，另一名服用抗癌药物 1- 己基氨基甲酰基 -5- 氟尿嘧啶的患者也出现了类似症状[11]。2 例病例均接受了腹腔丛毁损，在注射酒精后 15min 内出现面色潮红、低血压、心动过速和出汗。症状持续了 4～6h 后消退，期间需要干预措施稳定血流动力学。疼痛医生需要熟悉在使用酒精进行周围神经毁损阻滞后可能引起双硫仑样作用的药物，如氯霉素、β- 内酰胺、甲硝唑、甲苯丁酰胺、氯丙酰胺和双硫仑[12]。

神经周围注射乙醇与神经分布区域的灼烧性感觉障碍相关。这种感觉对患者来说通常是非常不愉快的，可能持续数分钟到数周。为了减轻这种不良感觉，在注射乙醇前，可预先注射局部麻醉药。提前注射局部麻醉药还可以为神经毁损剂的注射定位提供诊断指导，这是非常重要的。注射乙醇用于神经毁损可产生灾难性的后果，它与腹腔丛和鞘内阻滞产生的暂时性或永久性截瘫相关。据推测，这些不良后果可能继发于酒精直接作用引起的脊髓动脉血管痉挛或直接损伤脊髓运动神经所致[9]。

（二）苯酚

苯酚有一个苯环，其中一个羟基取代了一个氢原子。因为市场上目前没有苯酚的预混液，因此通常是由医院药房配制的。苯酚不易溶于水，在室温下只能形成 6.7% 的水溶液。低温避光条件下，苯酚的保质期大约为 1 年。苯酚暴露在空气中时会因氧化变为红色。苯酚常用无菌水、无菌盐水或甘油配制。当与甘油一起制备时，苯酚的扩散受到限制，因此，注射药液更加局部化。在大鼠体内，苯酚的水溶液比甘油溶液有更强的穿透神经束膜的能力，并可造成更大的神经内膜损伤，但两者神经内注射后的结果没有差异[13]。不同于酒精，苯酚注射后会先产生局部麻醉作用。它与药液的局部灼烧无关，而是在注射后产生一种短暂的温暖感。这种感觉的分布可以帮助医生判断针尖的正确位置，类似于诊断性注射局部麻醉药的作用。4%～10% 浓度的苯酚通常用于神经毁损。当苯酚在甘油中配制时，药液的比重为 1.25，这使得药液具有较高的比重。苯酚甘油制剂具有很高的黏性，这让通过较小（22 号或 25 号）的脊椎穿刺针给药变得困难。

Putnam 和 Hampton 在 1936 年首次将苯酚作为神经毁损剂。1947 年，Mandl 在动物体内将苯酚用于交感神经节阻滞[14]。1955 年，苯酚首次作为药物用于人体鞘内注射[15]。因为苯酚对血管组织的亲和力大于对神经组织的亲和力，其神经毁损作用曾被认为可能是由于其造成局部缺血所致[16, 17]。Racz 发现，与硬膜外注射不同，鞘内注射可导致脊髓组织损伤，但损伤部位的血管床保持完整[18]。这一发现提示了苯酚的直接神经毒性效应，而非通过造成局部缺血产生的继发效应。苯酚的作用很可能是直接神经毒性作用和组织缺血作用的共同结果[19]。研究者起初推测苯酚对小直径、无髓鞘的神经纤维有选择性作用，如 C 传入纤维和部分有髓鞘 Aδ 传入纤维。随后的研究表明，苯酚的浓度决定了破坏神经的类型和程度。鞘内注射较低浓度的苯酚可产生短暂的局部麻醉药阻滞作用，而浓度增加则可产生明显的神经损伤[20]。在浓度＜5% 时，苯酚会导致轴突和周围血管的蛋白质变性；在浓度＞5% 时，苯酚可引起蛋白质凝固和非选择性节段性脱髓鞘改变。Nathan 通过组织学研究结合 Aα 和 Aβ 纤维电生理变化证实了苯酚的非选择性作用[21]。Smith 发现，向猫和人的鞘内注射苯酚主要破坏脊髓背根的神经轴突和脊髓背柱，同时对脊神经前根轴突也有一些影响[22]。Maher 和 Mehta 指出，鞘内注射时，当苯酚浓度＞5%，可以产生运动神经阻滞，而苯酚浓度＜5% 则主要产生感觉神经阻滞。较高浓度时，神经损伤程度可显著增加，并有轴索神经根损伤和脊髓梗死的可能。注射较高浓度苯酚也与蛛网膜炎和脑膜炎有关[24]。

当苯酚浓度＞8.5% 时，会产生全身性不良反应。最初表现为抽搐，随后中枢神经系统受到抑制，最后发展为循环系统衰竭。长期慢性暴露可能与肾毒性、皮肤损害和胃肠道反应有关。然而，苯酚通常不会被长期使用，常用剂量一般少于 100mg，不太可能产生任何全身效应。

与酒精相比，苯酚注射后，似乎在更短时间内神经轴突可再生。通过猫周围神经的电生理学比较研究发现，注射苯酚的猫周围神经 2 个月后恢复正常，而同一时间，注射酒精的猫仍然表现出复合动作电位的抑制[25]。

（三）甘油

甘油是一种无色、无味、黏性液体状的多元醇化合物。甘油化学结构上有三个羟基，这使得它在自然界中具有高水溶性及强吸湿特性。甘油骨架是所有甘油三酯类化合物的中心结构。当甘油作用于神经组织时，会使有髓鞘和无髓鞘神经纤维均发生髓鞘解体和轴索溶解。在结构完整的神经纤维中，C 纤维和部分有髓鞘的神经纤维对甘油的神经毁损作用最敏感，而有髓神经纤维则需要更高浓度的甘油才能被破坏。然而，当神经结构遭到破坏后，敏感性顺序发生了变化，富含髓鞘的神经纤维对甘油的神经溶解作用变得非常敏感。1981 年，Hakanson 首次将甘油用于三叉神经节毁损术[26]。其成功应用的原因可能是甘油黏稠的特质使其不易扩散到其他敏感结构，较低浓度的甘油可以破坏已受损的有髓鞘神经纤维，同时保留了正常未受损神经的感觉传入。甘油目前在神经毁损术中主要应用于半月神经节毁损。

二、化学性神经毁损

神经毁损剂可在周围神经周围注射、鞘内或硬膜外间隙注射，或在毗邻内脏的交感神经旁注射。不同注射部位均有各自的获益、风险及可能并发症。周围神经毁损术可在三叉神经节、躯干、上肢及下肢处实施[1]。

（一）头部及颈部

1. 半月神经节毁损术

头部和颈部的末梢神经可因多种原因需要损毁，包括对药物治疗无效的三叉神经痛的三叉神经节毁损，缓解眼眶、上颌窦和下颌骨浸润性肿瘤继发的癌痛，以及阻滞头部单支周围神经。

半月神经节是由两个三叉神经根形成的，它们从脑干的脑桥中段水平的腹侧面发出[27]。神经向前和向外侧走行，在颅后窝处穿过颞骨岩的边界，随后进入位于颅中窝的 Meckel 腔。半月神经节包括眼支、上颌支和下颌支。一个较小的运动支在出卵圆孔时加入下颌支。需要注意的是，硬脑膜囊，即三叉神经池，位于三叉神经节后面。在半月神经节损毁时，穿刺针自口角外侧约 2.5cm 处穿入，垂直同侧瞳孔方向（保持眼球正中位置），朝向耳道方向向头侧进针[28]。当接触到颅骨时，回抽穿刺针并调整位置朝向卵圆孔（图 63–1）。常可观察到少量脑脊液流出，可用 X 线透视方法确定针尖位置。注射极少量（如单次 0.1ml）局部麻醉药或神经损毁剂（通常是甘油），总剂量可达 0.4～0.5ml。由于药剂比重不同，注射酒精时患者需保持平卧位，而注射苯酚时患者需保持坐位，并将下颌贴于胸前。这样操作可使苯酚固定于三叉神经的上颌支和下颌支旁，避免了向眼支扩散，减少因结膜反射丧失引起角膜炎的风险。如果使用甘油，患者需要保持坐位头抬高。翼腭间隙血管密集，可发生面部明显血肿和眼巩膜下血肿。颞下区域的静脉可能被刺穿，导致颞窝出血。因神经节位于脑脊液中，注射局部麻醉药可能引起脊髓麻醉。阻滞三叉神经运动支可能影响咀嚼肌[29]。动眼神经麻痹可导致复视和斜视，不过通常是暂时性的。外展神经麻痹虽然也是暂时性的，但是已有永久性眼外直肌麻痹的病例报道[30]。神经毁损及扩散到面神经会导致面肌麻痹，眼睑无法闭合，从而导致角膜炎或角膜溃疡。阻滞岩大神经可能导致泪液产生减少及结膜炎。阻滞听神经可能导致耳聋或头晕。半月神经节毁损的延迟并发症包括神经营养问题，如角膜炎、鼻溃疡和口腔糜烂。这些问题常在组织受损后出现。另一种延迟并发症是麻木感，常见于使用酒精和苯酚进行神经损毁时。因半月神经节化学毁损与很多严重的并发症相关，许多神经外科医生和疼痛科医生选择用神经射频毁损术代替[30]。由于半月神经节毁损的技术难度高和相关并发症，一些研究者在周围神经支（眶上神经、眶下神经和下颌神经）注射 10% 苯酚以减轻三叉神经痛[31]。

2. 头颈部其他神经毁损术

单支脑神经及其分支也可进行神经毁损术，其

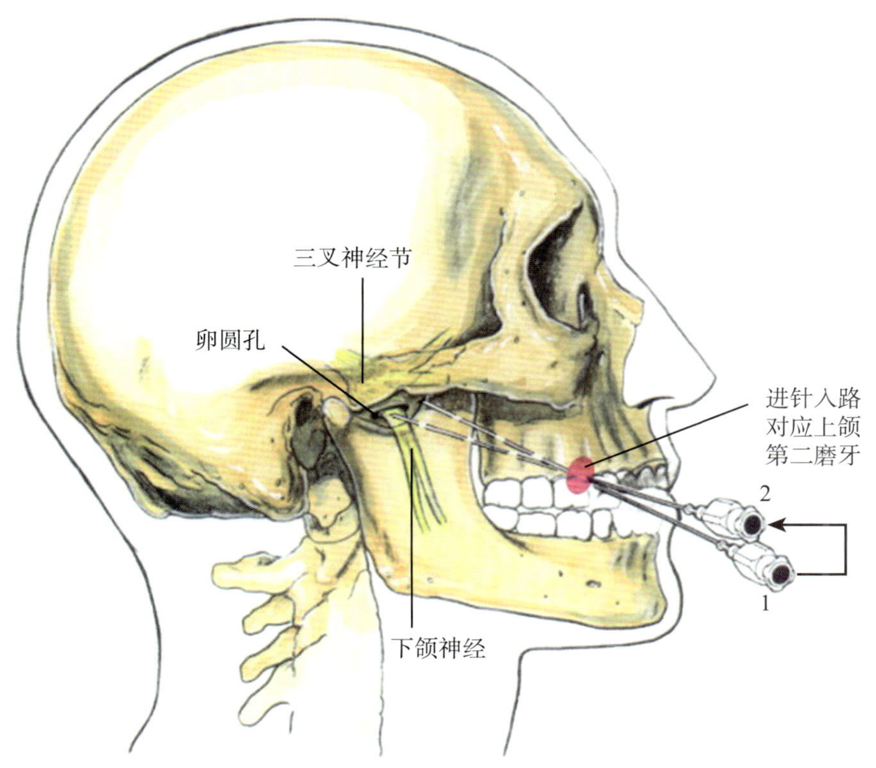

◀ **图 63–1 三叉神经节阻滞：解剖和技术**

经许可引自 Brown D. *Atlas of Regional Anesthesia*. 3rd ed. Philadelphia: Saunders, an imprint of Elsevier; 2006: Figure 20–5.

并发症与神经的走行及其支配相关。上颌神经圆孔处毁损或眶下神经毁损可引起鼻翼和脸颊的溃疡和脱落、上腭缺血性坏死或上颌上嵴的后部分脱落[30]。在卵圆孔处行下颌神经毁损可能会导致毁损侧咀嚼肌无力，而面神经毁损则会导致面肌无力或瘫痪。由于舌咽神经靠近迷走神经、延髓副神经和舌下神经，因此很少毁损舌咽神经。由于和其他神经位置接近，研究人员建议在 X 线透视下对舌咽神经进行毁损[32]，或采用射频神经根切断术[33]。舌咽神经支配的感觉区域包括鼻咽、咽鼓管、悬雍垂、扁桃体、软腭、舌底和部分外耳道[1]。咽部肌肉麻痹是舌咽神经毁损的并发症。

（二）脊柱旁交感神经毁损术

1. 星状神经节阻滞和毁损

(1) 临床相关解剖学：颈交感干包括上、中、下颈神经节。在 80% 的人群中，最下方的颈神经节与第一胸神经节融合，形成颈胸（星状）神经节。颈交感神经链位于椎前筋膜前方，紧贴椎前肌（图 63-2）。交感神经链被封闭在菲薄的翼状筋膜内，与咽后间隙隔开。颈动脉鞘通过间皮样筋膜与翼状筋膜相连。包围交感神经链的筋膜可能与几个空间结构直接相连，包括臂丛、椎动脉、胸内筋膜和 $T_{1\sim2}$ 处的胸壁肌肉。在 C_6 水平，颈交感干位于颈长肌（longus colli muscle，LCM）表面、椎前筋膜后外侧[34]，颈动脉血管在其前面，而臂丛下部分的神经根在神经节的外侧。椎动脉穿过神经节，进入 C_6 前结节后方的横突孔。包绕星形神经节的筋膜与上述结构相通，并且星形神经节与椎动脉、颈动脉血管、膈神经和喉返神经相邻，这可解释星形神经节阻滞的一些潜在并发症[35]（图 63-3）。

(2) 概述：星状神经节阻滞常用于上肢交感神经介导的疼痛及血管功能不全的诊断和治疗。此外，星状神经节阻滞还被推荐治疗各种难以解释的临床疾病，如幻肢痛、疱疹后神经痛、癌症疼痛、心律失常、口面部疼痛和血管性头痛[7]。近年来，颈交感神经阻滞被认为是预防和治疗脑血管痉挛、面部潮热和创伤后应激障碍的有效方法[36-38]。

(3) 可用技术：目前已有数种星状神经节阻滞技术被详细阐述，包括在 C_6 水平进针、在 C_7 水平进针和胸后入路[35]。在 C_6 水平进针时，针头与 C_6 结节或 C_6 椎体和结节之间的交界处接触（图 63-4）。针头回退 1～2mm，注射初始试验剂量 0.5～1ml，或可注射 5～10ml 体积。如果患者采用反向 Trendelenburg 体位，注射液从尾部行进并到达星状神经节和上胸交感神经节[36]。当针头放置在 C_7 水平时，较小量的药物就足够了。然而，由于椎动脉位于 C_7 横突的前方，这种入路椎动脉注射的发生率增加。由于肺尖更靠近注射部位，因此气胸的风险也会增加。当针对 C_7 的钩突采取斜入路时，这些风险会降低[37, 38]。胸后入路需要透视引导以识别 T_1 或 T_2 的椎板，并建议注射染料以记录药物的扩散。在这种方法中，针接触 T_1 或 T_2 的椎板，横向移出椎板，并在超过椎板 2cm 的深度处穿过肋横韧带。要么使用阻力消失的方法，要么注入染料以确认正确的置针放置。

Kapral 发表了一种超声引导技术，使用超声对星状神经节进行可视化[39]。自从这项技术开发以来，已经进行了许多改进以提高阻滞的安全性、有效性和操作速度[34, 40]。患者采用仰卧位，颈部略微过度伸展，超声探头放置在 C_6 水平，提供该水平的解剖结构（图 63-5 和图 63-6）。可见气管、食管、甲状腺、颈动脉、颈静脉、LCM 和 C_6 横突。一个 22G 2 英寸的针可以与超声探头沿气管旁向 LCM 平面推进，同时避开其他结构，并在尖端到达椎前筋膜时停止。针在连续超声引导下插入，并通过短轴、平面外方法引导到 LCM 前表面。当针尖在接近目标时直接或间接（组织运动）可视化时，注射 1～2ml 盐水以确认针头位于椎前筋膜下方并促进组织平面的清晰分离（图 63-7）。如果在筋膜上方或肌肉内观察到注射液，则必须仔细重新定位针头。如果扩散合适，在直视下注射 5～10ml 局部麻醉药，可以看到沿着椎前筋膜扩散[41]。

最近报道并验证了一种侧向方法[22]。患者采用侧卧位，待治疗侧位于最上方。如前所述进行准备和超声检查。超声探头位于 C_6 横突的中心，而不是颈部的前面。如图 63-8 所示放置探头，在针的投影入口附近仅可见 C_6 横突的前结节，并且在入口点和 LCM 前外侧表面之间不存在内脏或神经组织。进针路线完全是肌肉内的，并穿过胸锁肌、前斜角肌或先后穿过两者。偶尔会看到颈内静脉，但通过在探头上施加轻微压力很容易使颈内静脉塌陷。

表面麻醉在放置超声探头后立即进行。在连续超声引导下，针通过短轴平面技术插入（图 63-9）。侧入路的优点除了避免侵入甲状腺外，还在于完全可控，针从皮肤穿刺点到靶点的推进过程清晰可见。

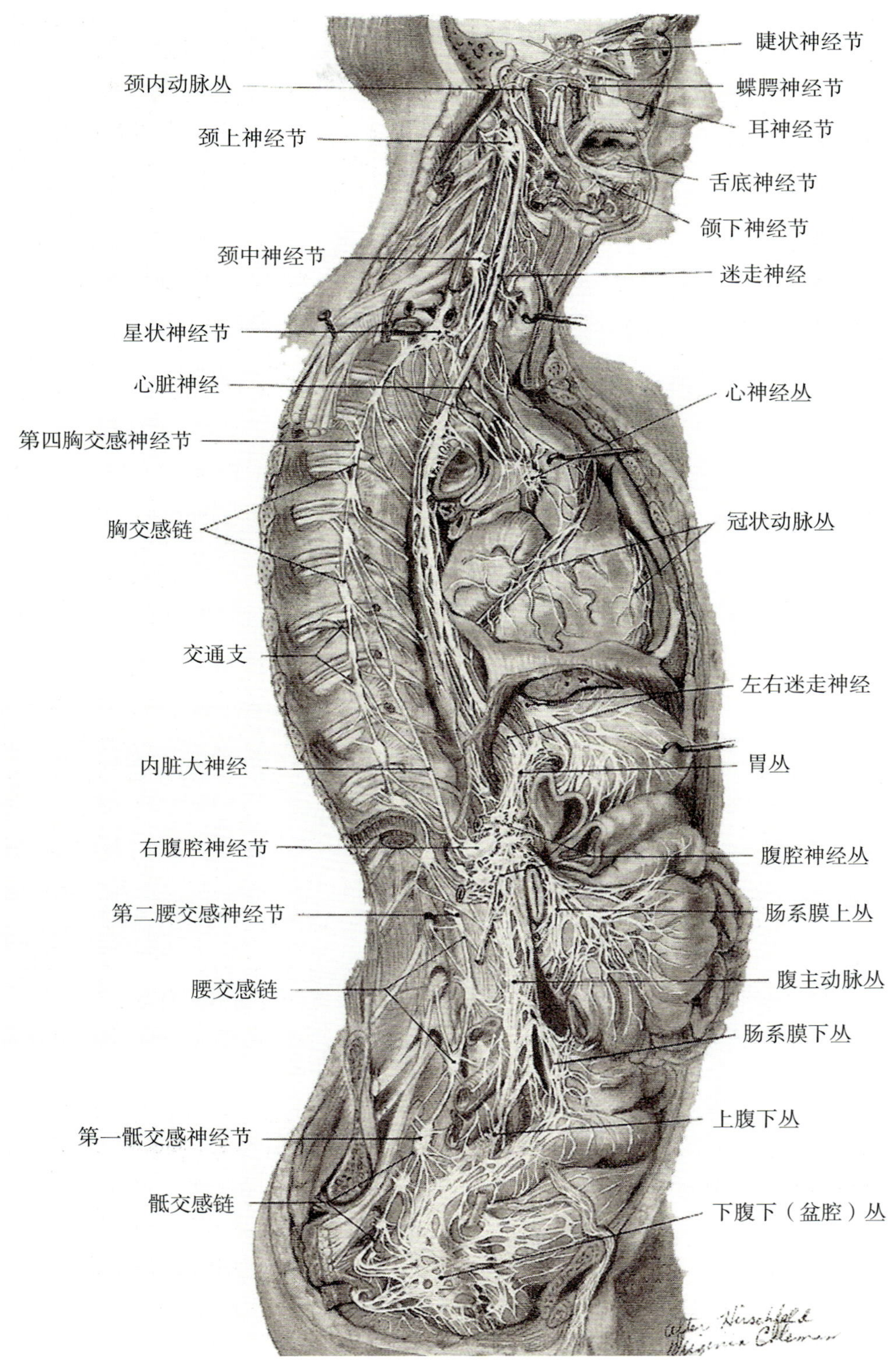

▲ 图 63–2　外周自主神经系统

引自 Bonica JJ. *The Management of Pain*. Philadelphia: Lea & Febiger; 1953.

针位置的验证和其余步骤的完成与前入路相同。

注射 5ml 局部麻醉药通常会导致 C_3～T_1 椎前扩散并完全阻断 CST 和星状神经节。如果不希望对上颈神经节进行麻醉阻滞，应谨慎地将注射剂的体积限制在 3ml。

(4) 并发症：盲法气管旁注射产生不可靠的结果，

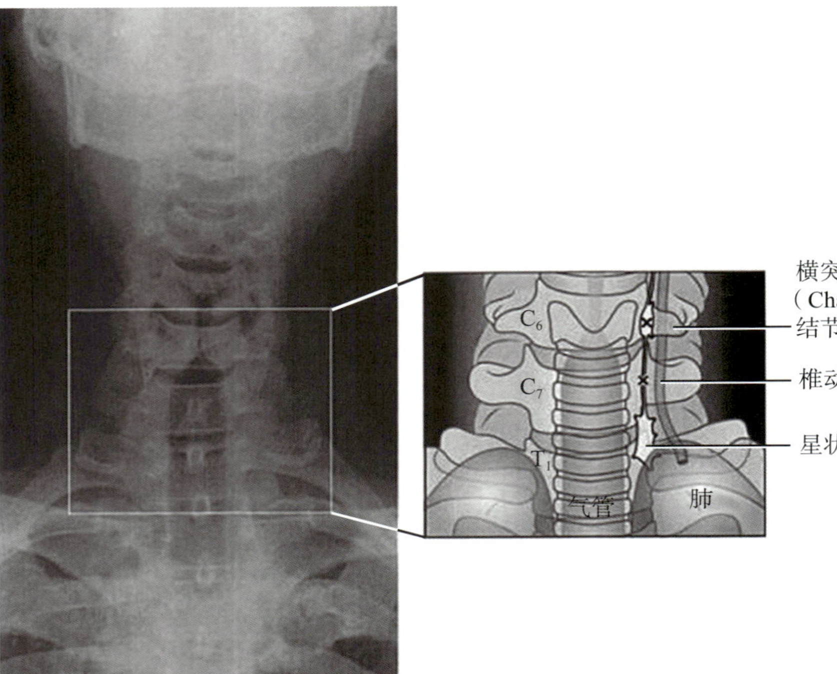

◀ **图 63-3 星状神经节解剖。星状神经节、椎动脉和下位颈椎的相对关系**

C_6、C_7、T_1 椎体，Chassaignac 结节（C_6 横突前结节），以及椎动脉毗邻关系如图所示。椎动脉穿行于 C_6 横突孔，但 C_7 横突孔存在变异，椎动脉经常直接显露于 C_7 横突前方

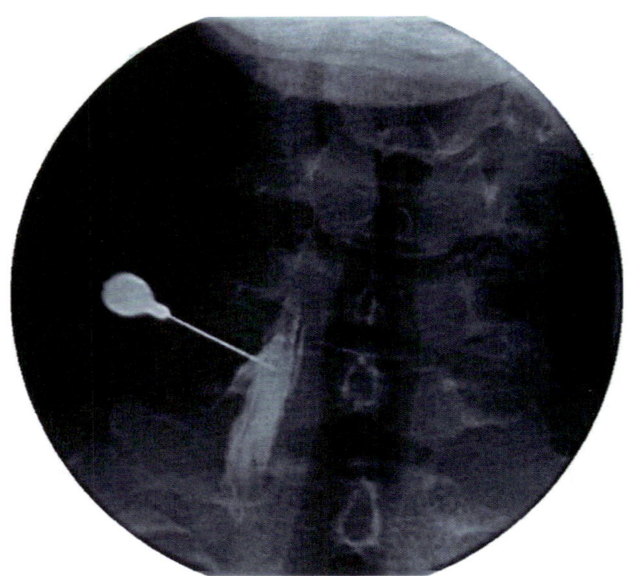

▲ **图 63-4 前后位透视显示一根阻滞针放置在 C_6 横突的前基部。注射的对比剂位于颈长肌内**

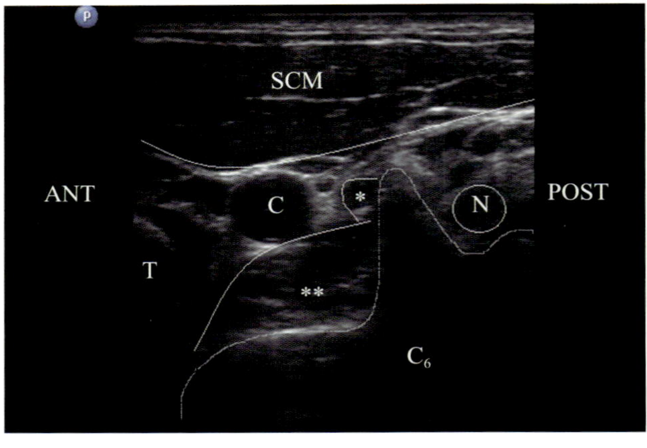

▲ **图 63-5 C_6 水平的短轴视图**

*. 头长肌；**. 颈长肌；C. 颈动脉；C_6. 第六颈椎，前结节突出；N. C_6 神经根；SCM. 胸锁乳突肌；T. 气管；ANT. 前面；POST. 后面

并与各种不良反应和并发症有关，如血管内注射、血肿形成、喉返神经暂时麻痹、椎间盘炎和食管损伤[39-44]。Narouze 等进一步强调了盲法[43]固有的风险，指出左侧 C_6 水平的盲注可能导致食管意外穿刺或可能穿过甲状腺。

透视引导可以防止与血管内、神经根或椎管内注射相关的不良后果。然而，软组织、血管和颈部交感神经节的可视化使得超声引导优于透视引导。筋膜下注射 5ml 注射剂可以可靠地产生颈交感神经阻滞。超声引导可预防盲法或透视引导技术相关的并发症和不良后果。

血管内注射局部麻醉药的并发症是众所周知的，包括意识丧失、呼吸暂停、低血压和癫痫发作。星状神经节的局部麻醉阻滞已用于复杂的局部疼痛综合征、上肢血管功能不全、面部和上肢多汗症。当使用局部麻醉药进行诊断性阻滞后持续缓解且疼痛

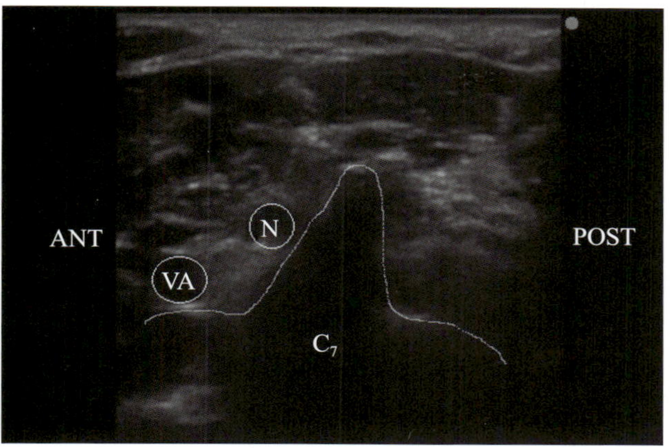

▲ 图 63-6　C_7 水平的短轴视图

C_7. 第 7 颈椎，只有一个结节；N. C_7 神经根；VA. 椎动脉；ANT. 前面；POST. 后面

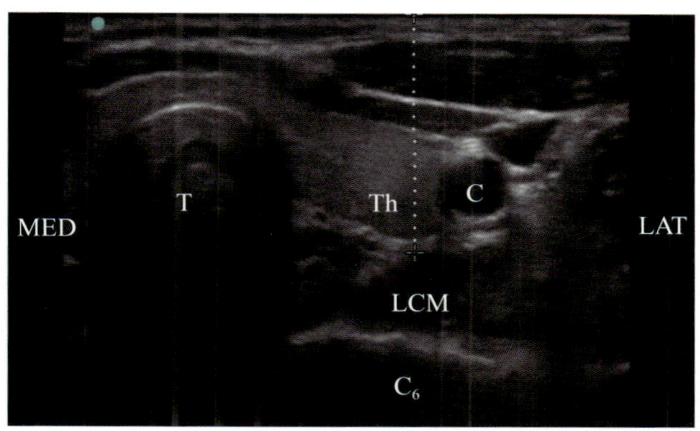

▲ 图 63-8　前路超声引导入路

虚线代表针的轨迹，它正在侵入甲状腺（Th）。C. 颈动脉；C_6. 第六颈椎；LCM. 颈长肌；T. 气管；MED. 内侧；LAT. 外侧

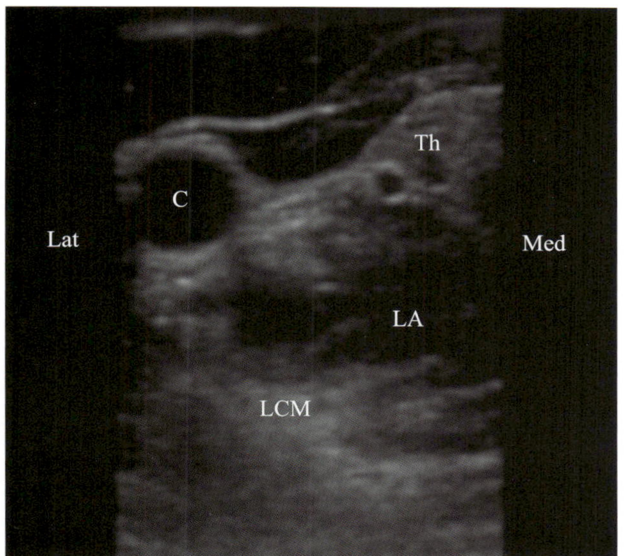

▲ 图 63-7　注射局部麻醉药产生无回声信号

注射后，颈长肌出现高回声。C. 颈动脉；Th. 甲状腺；Lat. 外侧；Med. 内侧

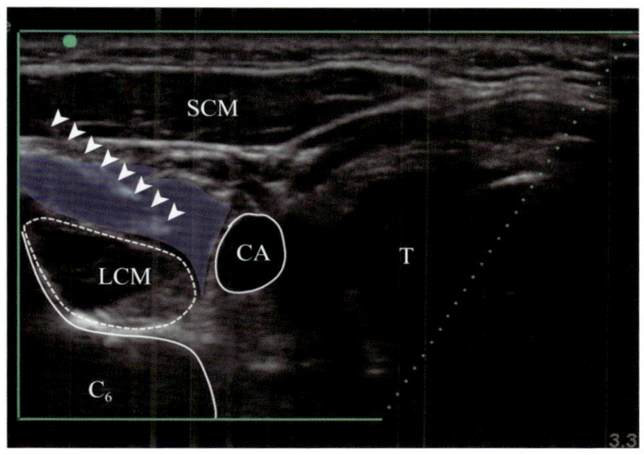

▲ 图 63-9　横向超声引导入路

针（箭头）放置在椎前筋膜下。局部麻醉药（半透明图）表面扩散至颈长肌并向后扩散至颈动脉。C_6. 第 6 颈椎；SCM. 胸锁乳突肌；T. 气管

缓解持续时间不延长时，对复杂区域疼痛综合征进行星状神经节的神经毁损性阻滞。并发症的总发生率为 0.17%[45]。气胸的确切发病率尚不清楚。除霍纳综合征外，还报道了声音嘶哑、臂丛神经阻滞、蛛网膜下腔和硬膜外扩散、脊髓梗死[46]。臂丛阻滞继发于针插入过于靠外侧或药物沿椎前筋膜扩散。上睑下垂可以通过上眼睑悬吊手术矫正。此外，还报道了咽后血肿，程度从患者轻微不适到气道完全闭塞[47, 48]。据报道，一种罕见的并发症是暂时性闭锁综合征，患者因意外的血管内麻醉药物注射而瘫痪，无法呼吸或说话，只能移动眼睛[49]。这些并发症导致其他研究者使用替代技术进行颈胸交感神经切除术，包括射频神经根切断术和胸腔镜交感神经切断术。

（三）腰交感神经毁损术

椎旁交感神经阻滞用于治疗复杂区域疼痛综合征、下肢血管功能不全、幻肢痛和多汗症等其他疾病。由于气胸的高发生率，很少进行经皮胸椎旁交感神经毁损术。胸外科医生通常会在直视下进行交感神经切除术以对该区域进行治疗。腰椎旁交感神经毁损术更安全。这种技术需将针穿刺至 L_2 或 L_3 椎体的前外侧。X 线透视用于确认穿刺椎体的节段、针尖的位置正确、染料沿椎体前外侧的充分扩散。虽然可以使用单针技术，但建议使用 2 根针（一根在 L_2，另一根在 L_3）进行化学神经毁损，以便每针注

射更小的体积。注射1～2ml局部麻醉药，如果随后温度升高，则每针注射3～4ml 6%～10%苯酚。苯酚引起供应输尿管的卵巢动脉分支血栓形成或针尖穿刺都可能导致输尿管损伤。7%～20%能导致输的患者发生生殖股神经痛，可能持续4～5周[50]。交感神经切除术后感觉迟钝会导致大腿麻木和疼痛，并可能持续数月。当进行交感神经链的神经毁损阻滞时，必须使用引导技术，如透视、CT或超声。替代的非化学性神经毁损技术，包括腰交感神经的射频神经切断术，已被用于避免神经毁损剂溢出引起的并发症。然而，尽管其他研究发现了益处[52, 53]，但这种技术并没有带来长期的疼痛缓解[51]。与苯酚神经毁损术相比，不完全神经松解术似乎更常见于射频神经根切断术[54]，但苯酚组的交感神经切除术后神经痛的发生率更高（33% vs. 11%）。

（四）躯干和四肢的神经毁损

1. 肋间神经毁损术

周围神经毁损是一个有争议的话题。尽管有人认为它在疼痛管理中没有实际用途，但肋间神经毁损在恶性胸壁疼痛的治疗中发挥作用。周围神经毁损是在成功的局部麻醉药阻滞之后进行的。除了注射后感觉障碍外，周围神经毁损通常与神经炎、去传入神经痛、注射后感觉迟钝有关（框63-2）。尽管这些并发症令人不快，但它们可能比患者存在的疼痛更易耐受，或者患者可能在这些并发症完全表现出来之前死于原发疾病[55]。肋间阻滞用于治疗胸壁或腹壁疼痛，并作为外科手术的辅助手段[56, 57]。并发症包括气胸、血管内注射、肺内注射导致支气管痉挛和椎管内扩散（表63-2）。X线检测到的气胸发生率为0.082%～2%[58]。临床上显著的气胸发生率较低，很少需要插入胸管。另一个报道的并发症是术中胸内注射后的全脊髓麻醉[59]。在中间位置进行胸内注射导致局部麻醉药注射到硬膜囊或神经本身，药物向近端扩散。已有报道因肺内注射苯酚引起支气管痉挛[60]。报道称，7.5%苯酚导致的肋间阻滞持续性截瘫，作者怀疑这种损害是苯酚通过椎间孔扩散并随后破坏运动神经根和感觉神经根[61]。与其他周围神经阻滞的优点类似，超声使肋间神经阻滞成为一种更安全的技术，因为可以显示胸膜，防止其穿刺，避免气胸[62]。

2. 髂腹股沟和髂腹下神经毁损术

髂腹股沟和髂腹下神经阻滞用于腹股沟疝修补术围术期疼痛管理。术前伤口浸润可降低腹股沟疝修补术后的疼痛评分和镇痛需求。疝修补术前局部麻醉药切口前浸润的超前镇痛作用尚未确定。在疼痛门诊，髂腹股沟和髂腹下神经阻滞用于下腹部手术或腹股沟疝修补术后腹股沟和耻骨上疼痛的诊断和治疗。阻滞的并发症包括意外的股外侧皮神经和股神经阻滞。这些并发症的发生率尚不清楚。这些神经的神经阻滞目前正被脉冲射频治疗（这不是神经毁损手术）和射频神经切断术所取代[63]。射频技术的优点包括能够首先刺激神经以提供精确定位，其方式类似于在小关节去神经术中对内侧分支神经进行感觉和运动测试。建议在进行神经毁损（化学毁损或热毁损）操作之前先进行诊断性阻滞。

框63-2　周围神经阻滞的局限性

- 当混合感觉运动神经受阻滞时，可能会出现运动障碍
- 动可能会出现神经炎/去传入神经疼痛，并可能比先前存在的疼痛更严重
- 毁损性神经阻滞不是永久性的
- 滞在某些情况下，周围神经毁损后的感觉丧失可能比原来的疼痛更令人痛苦

表63-2　躯干阻滞后的并发症

阻滞部位	并发症
肋间	• 气胸 • 血管内注射 • 支气管痉挛（肺内注射） • 椎管内阻滞
躯干	• 低血压 • 尿潴留
腰部	蛛网膜下腔阻滞

3. 其他周围神经的神经毁损术

据报道，神经毁损注射可有益于疼痛神经瘤患者（0.2～0.5ml 5%苯酚）[64]、继发于瘢痕神经瘤的胸骨切开术后疼痛患者（2～3ml 6%苯酚）[65]和手术瘢痕疼痛患者（1ml无水酒精）[66]。在这些周围神经毁损后，没有报道神经炎。

由于伴随的肢体麻痹，很少进行四肢神经根破坏。Mullin报道了一名患有继发于Pancoast肿瘤的

手臂疼痛的患者，用 10ml 10% 苯酚对臂丛神经进行了神经阻滞[67]。在最小的运动阻滞下，该患者的疼痛得到了短期缓解。周围神经的神经毁损的并发症包括痛性感觉迟钝，以及感觉和运动阻滞。这些并发症的确切发生率尚不清楚，但已经足够高，以至于不推荐这种治疗。

4. 肌筋膜疼痛和痉挛的神经毁损

周围神经的神经毁损可用于获得性痉挛的患者，以促进康复并恢复肢体的正常位置，保持卫生。这些阻滞的例子包括用于缓解髋关节内收的闭孔神经阻滞、用于肘屈曲的肌皮神经阻滞和用于跖屈的胫后神经阻滞[68]。对痉挛患者进行了苯酚周围神经毁损，可改善他们的步态和平衡，并帮助他们康复。在该技术中，运动神经或混合神经被优先定位。神经刺激器可用于神经识别。注射少量 3%～5% 苯酚可有效缓解受影响肌肉的高张力状态，肌肉松弛通常持续 2 个月。在此期间，广泛的物理疗法用于肢体的功能训练。乙醇治疗似乎可以延长治疗益处。在一项对 20 名患者进行的随机对照试验中，评估苯酚（5%）与乙醇（50%）在脑卒中后腓肠肌痉挛的胫骨运动分支神经毁损中的效果，乙醇组 10 名患者中有 9 名患者的疗效维持了 6 个月，而苯酚组 10 名患者仅 7 名患者的缓解持续时间能达到 6 个月[69]。关于并发症，15% 的患者出现局部运动无力，10% 的患者出现感觉迟钝，但在接受乙醇和接受苯酚的患者之间没有差异。运动无力通常持续 1 周，而感觉迟钝持续几天到几周。其他人报道了苯酚阻滞肱桡神经和肌皮神经后患者上肢动脉闭塞的罕见并发症[70]。值得注意的是，肉毒毒素的发展和广泛使用使神经毁损术成为这种情况的最后治疗手段。

5. 椎管内神经毁损术

(1) 鞘内酒精：鞘内神经毁损操作应在目标背根离开脊髓的位置进行，而不是在其穿过椎间孔的位置进行。由于脊髓节段和椎体节段不匹配（尤其是从胸段脊髓到下腰椎），所以不推荐使用椎间孔的位置进行操作。准确的测定应根据皮区和骨节、选择性局部鞘内阻滞评估要阻滞的水平[71]。患者应侧卧，使根部（DREZ）高于注射部位[72]。由于酒精低比重的特点，酒精会浮在脑脊液中，因此这种体位是必要的[73]。患者应侧俯卧位 45°（图 63-10），使目标区域（DREZ）呈水平位，处于腹侧神经根上方，与酒精充分接触[72]。在患者摆好正确的体位后，将短斜角针（如小号 Touhy，22 号）缓慢放置到预定水平，直到到达硬膜外腔。

最好通过空气阻力消失和透视来确认针尖的正确定位。在确定已到达硬膜外腔后，应缓慢推进针头，同时持续抽吸，直至到达鞘内腔并注射对比剂（图 63-11）。医生应注射低容量 / 高浓度的快速起效局部麻醉药，以提供麻醉和针头位置的临床反馈。缺乏局部麻醉药预处理将导致明显的不适和患者扭动的可能性。使用 1ml 注射器，以 0.1ml 增量注射酒精，重复给药之间至少间隔 60～90s。每根神经的最

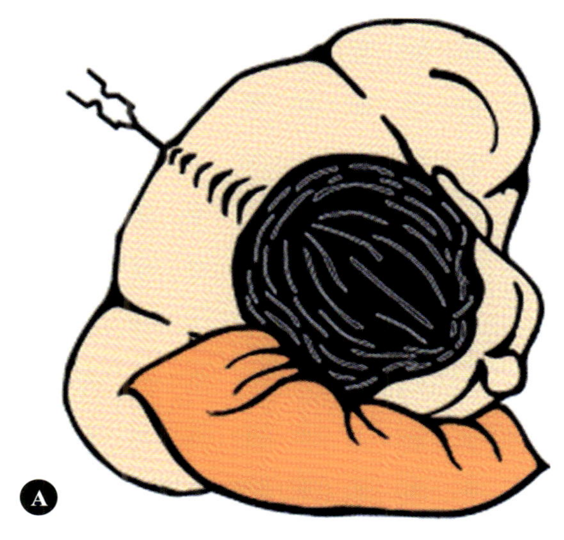

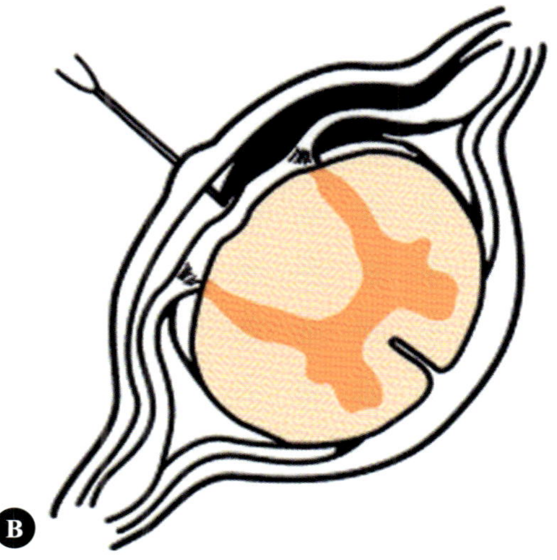

▲ 图 63-10 **A. 鞘内注射酒精时左侧疼痛患者的正确体位，注意 45° 前倾，旨在用低比重酒精浸泡背侧（感觉）神经根，同时保护腹侧（运动）根；B. 上述的横截面**

经许可转载，引自 Candido K, Stevens RA. Intrathecal neurolytic blocks for the relief of cancer pain. *Best Pract Res Clin Anaesthesiol*. 2003;17:407-428, Figure 4.

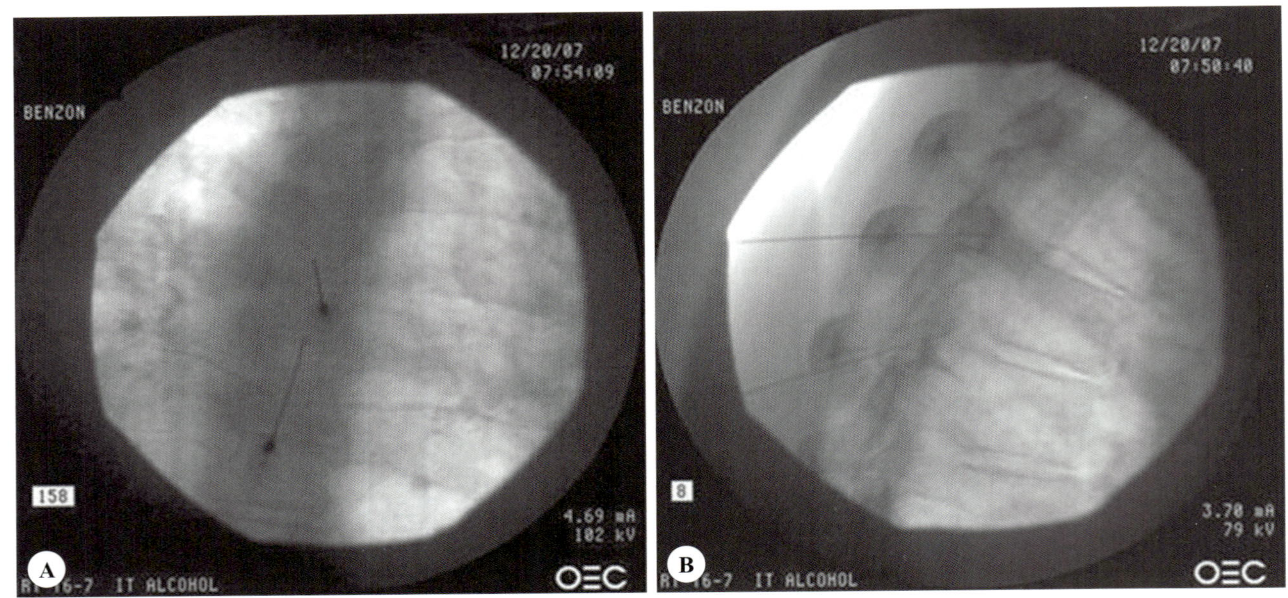

▲ 图 63-11 鞘内神经松解术

A. 前后透视视图；B. 横向透视图（经许可转载，引自 Benzon H, Raja S, Fishman S, et al. (eds). *Essentials of Pain Medicine. 3rd ed.* Philadelphia: Elsevier; 2011: Figure 72-3.）

大剂量通常为 0.3ml，当对多个神经根进行神经毁损时，总酒精量不应超过 0.5～0.7ml[74]。注射后，患者应保持原位 15～30min。保持体位有利于酒精在目标位置发挥其最大作用，同时最低程度地扩散到相邻水平。30min 后，应进行神经系统检查。酒精注射后 3～5 天应重新评估患者的疼痛，以确定手术的有效性。

(2) 鞘内苯酚：酒精注射前需要斟酌考虑的要点同样也适用于苯酚。疼痛部位应通过皮区和骨节确定，并在透视下通过诊断性注射局部麻醉药或对比剂进行定位。酒精和苯酚给药之间有两个根本区别。使用苯酚时，患者必须倾斜 45° 仰卧，使目标解剖结构处于较低位置；由于苯酚的黏性较大，脊髓针内径也应该更大。溶解在甘油溶液中的苯酚比重较大，因此需要特定体位以使苯酚下沉到目标 DREZ 和神经根。20G 短针头足以满足大部分情况下黏稠的苯酚溶液的注射需求。如果还是出现注射困难，可通过温水水浴以增加苯酚溶液的流动性。

虽然摆体位可能具有挑战性，但一种常见的方法是轻微抬高床头，调整床的弯曲度，患者仰卧倾斜 45°（图 63-12）。使用支撑物，如枕头、毛巾、海绵垫，以及适量的静脉镇静来增加患者的舒适度，以防止因患者体位移动导致操作失败。有别于酒精，苯酚不需要局部麻醉预处理来进行部位镇痛。然而，局部麻醉药的诊断价值（针的定位）仍然是必不可少的。与酒精神经毁损类似，苯酚以 0.1ml 增量注射，每次注射间隔 60～90s。总注射量为 0.5～0.7ml。苯酚带来的温暖感觉转瞬即逝，可能会缓解一些疼痛。尽管苯酚的扩散比酒精少，但患者应在苯酚给药后保持体位不动 30min。注射 24h 后达到最大效果。

(3) 硬膜外毁损性神经阻滞：硬膜外神经毁损术用于内脏及混合躯体和内脏来源的腹部癌痛。与鞘内神经毁损术相比，硬膜外毁损仍受欢迎，因为它安全性较高，易于重复注射，并且对胸部和颈胸交界处的疼痛疗效更佳。然而，与鞘内给药相比，硬膜外毁损通常对患者疼痛区域阻滞不全。尽管本章描述了这项传统技术，但一项研究表明，必要时使用经椎间孔入路可提供极好的效果[75]。如前所述，阻滞针的尺寸选择取决于所使用的药剂。如果使用酒精，医生可能会使用硬膜外导管给药。硬膜外导管具有可重复注射的优点，无须反复穿刺硬膜外腔。然而，留置导管也可能成为硬膜外感染的来源。软头导管最为合适，因其既能精确操作，又能通过注射少量对比剂和局部麻醉药确认位置。

与神经毁损剂的鞘内给药不同，针头或导管尖端的位置应选择在与患者疼痛区域表现出的皮节水平相对应的椎骨附近，以便将药物沉积在适当的神经根上。注射应在无菌条件下进行。建议在几天内

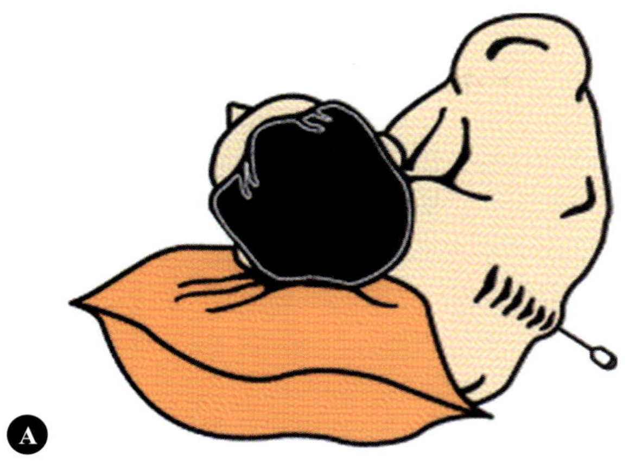

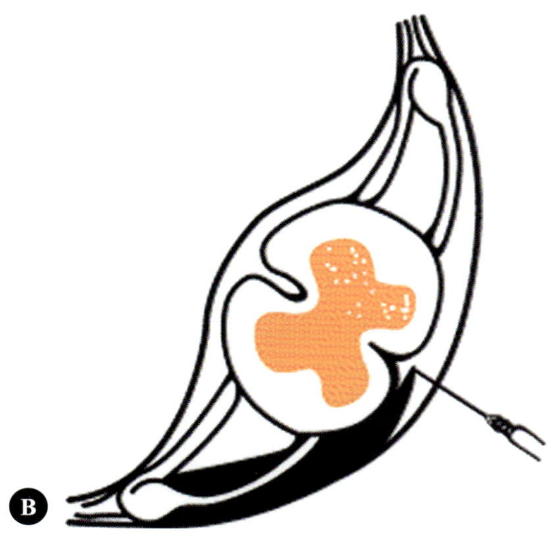

▲ 图 63–12　**A. 鞘内注射苯酚甘油时左侧疼痛患者的正确定位，注意 45° 后倾，旨在用高比重苯酚浸泡背侧（感觉）神经根，同时保护腹侧（运动）根；B. 上述横截面**

经许可转载，引自 Candido K, Stevens RA. Intrathecal neurolytic blocks for the relief of cancer pain. *Best Pract Res Clin Anaesthesiol*. 2003;17:407–428, Figure 5.

重复注射以改善疗效和预后。一旦确定了针和患者的体位，就可以进行对比增强透视成像和局部麻醉药测试，以确认针头深度和位置是否正确。毁损剂的容量取决于神经毁损术实施的位置。2～5ml 的剂量通常就足够了，随着位置向尾部移动，剂量增加。Racz 等采用每天注射，直到疼痛程度不再发生明显变化或者注射 24h 后不再疼痛的方法。在最初将硬膜外导管置入硬膜外腔 3～5cm 后的 3 天内，可以每天注射乙醇。每天给药之前，研究人员给局部麻醉药试验剂量以再次确认导管位置[76]。以 0.2ml 为增量，20～30min 内给 3～5ml 酒精。尽管该方案使得所有癌症患者都获得了初步缓解，但在慢性非恶性疼痛患者中的效果并不显著[77]。在 4 项研究中证实胸部硬膜外神经毁损术可显著缓解癌性疼痛[6]。80% 的患者的疼痛程度缓解了 65%～100%。疼痛缓解程度因人群而异，并且能够反映疾病的严重程度。尽管如此，许多患者直到死亡都没有疼痛。而在存活的患者中，疼痛缓解的时间从少于 1 个月到超过 3 个月。

用于癌症疼痛治疗的椎管内神经毁损术现在很少使用，因为鞘内阿片类药物泵已经取代了它。鞘内药物输注泵的优点是能根据疾病进展情况进行疼痛控制，并且能够解决恶性肿瘤患者常见的转移性疼痛。

(4) 与鞘内和硬膜外神经毁损相关的其他并发症：与鞘内神经毁损相比，尽管硬膜外神经毁损更易于给药，但其安全性似乎并没有增加。Katz 的一项研究表明，在一组灵长类动物腰椎硬膜外注射苯酚 2 周后，除了前根和脊髓损伤外，还发现后根的显著损伤，物理检查还发现受试动物下肢运动无力[78]。神经毁损术的并发症发生率为 1%～14%，严重程度从阻滞不完全到肢体无力或膀胱 / 直肠麻痹[5]。像大多数介入性疼痛治疗一样，最常见的并发症是手术未能提供明显的疼痛缓解。疼痛缓解不佳可能有多种原因。患者对疼痛缓解有很高的期望，而神经毁损术不能满足这些期望，这并不罕见。因此，疼痛医生需要在术前与患者进行清楚的沟通以明确合理的预期疗效。疼痛缓解不足的另一个原因可能是阻滞不全，这可以通过重复给药来补救。如果肿瘤生长广泛或跨越多个皮区，神经毁损可能不太有效。不幸的是，即便阻滞效果良好，依然存在神经毁损剂局部扩散损伤邻近组织的风险。

注射药物进入椎管引起的并发症，包括硬脑膜穿刺后头痛、脑膜炎、蛛网膜炎和创伤引起的神经损伤。体位性头痛通常在 1～5 天内缓解。与神经毁损剂相关的并发症包括由于前根损伤而导致的运动功能丧失、触觉和本体感觉丧失、括约肌张力丧失。在这些潜在的并发症中，肠或膀胱括约肌张力下降相对常见。由神经毁损剂引起的并发症通常是一过性的。根据 Gerbershagen 团队的研究，神经毁损并发症的缓解时间 28% 在 3 天，23% 在 1 周，21% 在 1 个月，9% 在 4 个月，18% 在 4 个月以上[79]。Swerdlow 分析了 145 名患者的并发症，结果显示酒精和苯酚的并发症发生率相似[80]。

并发症具有相对于神经阻滞脊柱部位的特异性。

在颈椎水平，臂丛神经可发生损伤，最常表现为肢体感觉异常。相对于颈椎和腰椎，胸椎节段的并发症最不常见。在 L_1 脊柱水平以下，注射药物可能会进入马尾，该部位前根和后根没有分离，这使得运动或感觉损伤程度难以预测。

神经毁损阻滞可能会改变阿片类药物的使用情况。通常长期服用高剂量阿片类药物的患者，在神经毁损成功后控制疼痛的阿片药用量会减少。快速停用阿片类药物会导致戒断不良反应；在没有疼痛作为刺激的情况下，神经毁损前的阿片类药物剂量可能会导致镇静过度和呼吸抑制。在神经毁损成功后的数小时到数天内仔细观察患者可以避免这些问题。

（五）用于癌症疼痛治疗的交感神经轴神经毁损术

腹腔神经丛毁损

(1) 临床相关解剖：腹腔神经丛位于上腹部腹膜后。在 T_{12} 和 L_1 椎体水平，横膈脚的前方。腹腔神经丛环绕腹主动脉、腹腔和肠系膜上动脉（图 63–13）。腹腔神经丛由来自交感神经和副交感神经系统的神经纤维网络组成。它包含两大神经节，接收来自三条内脏神经（大、小和最小）的交感神经纤维。$T_{5\sim9}$ 神经节前纤维合并形成内脏大神经，T_{10} 和 T_{11} 构成内脏小神经，T_{12} 构成内脏最小神经[81]。

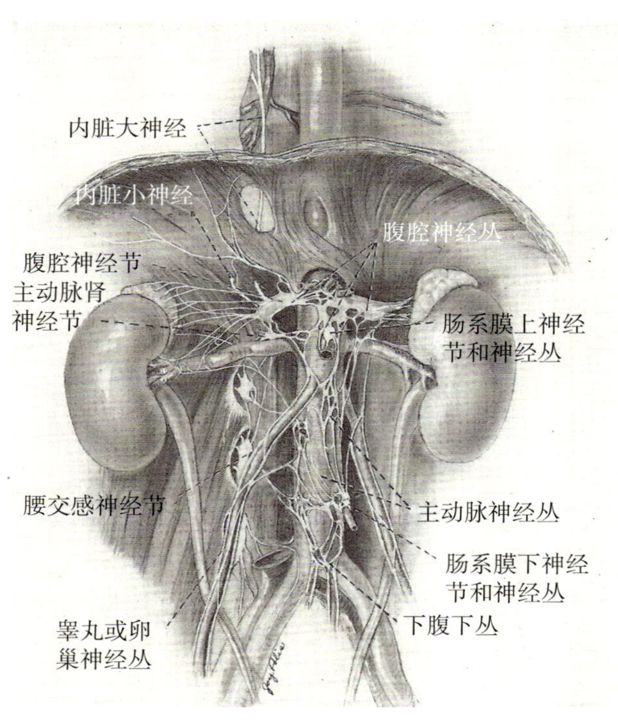

▲ 图 63–13　腹腔神经丛解剖

引自 Bonica JJ. *The Management of Pain*. Philadelphia: Lea & Febiger; 1953.

腹腔神经丛还接收来自迷走神经的副交感神经纤维。支配肝、胰、胆囊、胃、脾、肾、肠和肾上腺、血管的自主神经源自腹腔丛。感觉（传入）纤维不在腹腔丛形成突触，而是穿过它并通过内脏神经上升到脊髓水平。

(2) 适应证：腹腔神经丛毁损术（neurolytic celiac plexus block，NCPB）已用于治疗恶性和慢性非恶性疼痛。NCPB 适用于治疗与胰腺癌、胃癌、十二指肠癌和小肠近端癌相关的疼痛。此外，淋巴结转移性肿瘤可能会引起类似的疼痛，因此也可能适用 NCPB。在良性疾病的情况下，可尝试腹腔神经丛阻滞进行镇痛，并可按需重复阻滞。如果疼痛减轻显著但只持续了很短的时间，则可以尝试 NCPB。在急性或慢性胰腺炎患者中，使用腹腔神经丛阻滞取得了不同程度的成功[82]。同样，具有明显内脏痛的上腹部癌症患者对该阻滞反应良好[83]。

(3) 腹腔神经丛阻滞的证据：国际循证医学协作组对所有研究腹腔神经丛阻滞治疗胰腺癌疼痛有效性的随机对照研究进行了系统评价。他们得出的结论是，尽管有少量证据表明疼痛缓解有所增加，但由于对阿片类药物的需求减少，不良反应情况得到改善是可取的[84]。必须考虑的是，许多将各种介入疗法与口服药物疗法进行比较的研究都包括非甾体抗炎药。如果将来有更多方案排除 NSAID，那么介入治疗组和药物治疗组之间的统计差异可能会更大。一项随机对照研究显示，当静脉药物治疗未能改善胃肠道功能障碍时，CPB 可有效治疗危重症患者的喂养不耐受[85]。

(4) 可用技术：阻断上腹部内脏伤害性冲动的三种方法包括膈脚后（或经典）入路、膈脚前入路和内脏神经毁损术[86-89]。无论采用何种入路，均在第一腰椎水平处，距中线 5～7cm 处进针。针尖对准 L_1 椎体的上 1/3，为膈脚后入路法，对准 L_1 椎体的下 1/3，为膈脚前入路法（图 63–14）。在脚后入路的情况下，针尖向前移动不超过 L_1 前缘前方 0.5cm，而在脚前入路（图 63–14）中，针尖通过左侧主动脉向前移动，直到针内无血流为止。这就是脚前入路也称为经主动脉入路的原因。在内脏神经阻滞的情况下，针指向 T_{12} 椎体（图 63–15）。在这种情况下，当针尖在侧位视图上的 T_{12} 椎体前部时，就可以实现针

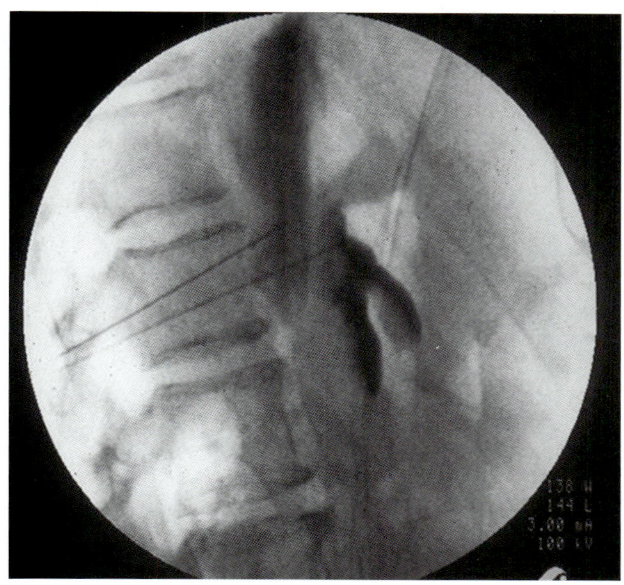

▲ 图 63-14 腹腔神经丛毁损膈脚后与膈脚前入路穿刺针尖侧位图

注意膈脚后入路针尖在 L_1 椎体的上 1/3，超出椎体前缘 1cm，对比剂向头端扩散。膈脚前入路针尖在 L_1 椎体的下 1/3，超出椎体前缘 3cm。该病例对比剂向尾端扩散

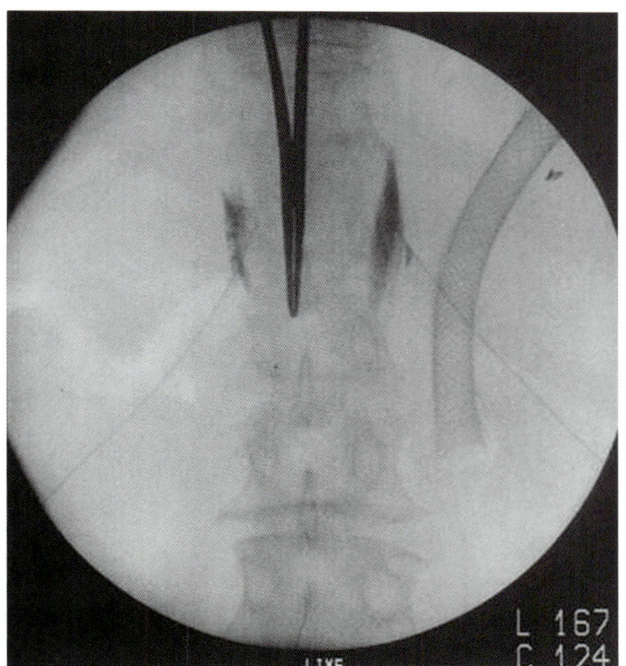

▲ 图 63-15 内脏神经毁损穿刺针位置后前位观。注意对比剂的扩散局限于 T_{12} 椎体两侧

的完美定位（图 63-16）。

CT（图 63-17 和图 63-18）和超声技术（图 63-19 至图 63-21）使疼痛专科医生能够通过经腹入路实现腹腔丛神经毁损术。当患者不能忍受俯卧位

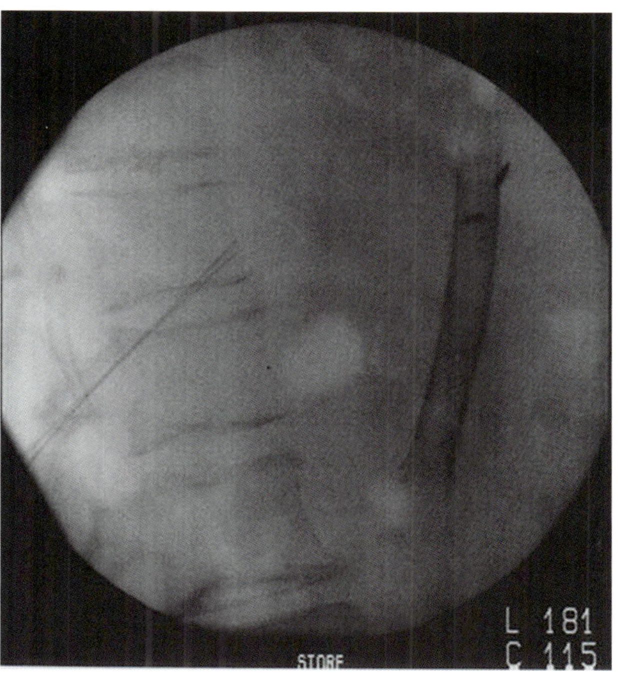

▲ 图 63-16 内脏神经毁损穿刺针位置侧位观。注意穿刺针尖端至于 T_{12} 椎体前缘，避免刺破胸膜的潜在风险

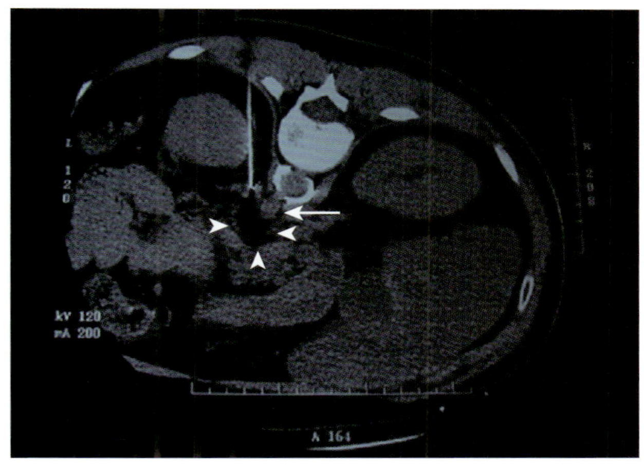

▲ 图 63-17 CT 引导下腹腔神经丛毁损术

穿刺针位于腹主动脉旁，并注射酒精（箭头所包围的黑色阴影）。箭提示腹腔神经干

或侧卧位，或者当他们的肝脏过大以至于后路方法不可行时，这种方法经常使用。CT 引导允许在不刺穿主动脉的情况下实施前路技术，因此在这种情况下增加了安全因素。与其他方式相比，超声引导的经皮 CPB 可能有几点好处。它可以在床旁进行，没有辐射危害。此外，仰卧位对患者来说更舒适，还允许实时显示注射剂的扩散情况。缺点包括对深层结构（包括胰腺）的可视性差，以及肠襻中空气会干扰视图。与前路 CT 引导类似，它可能与胃、肠、胰

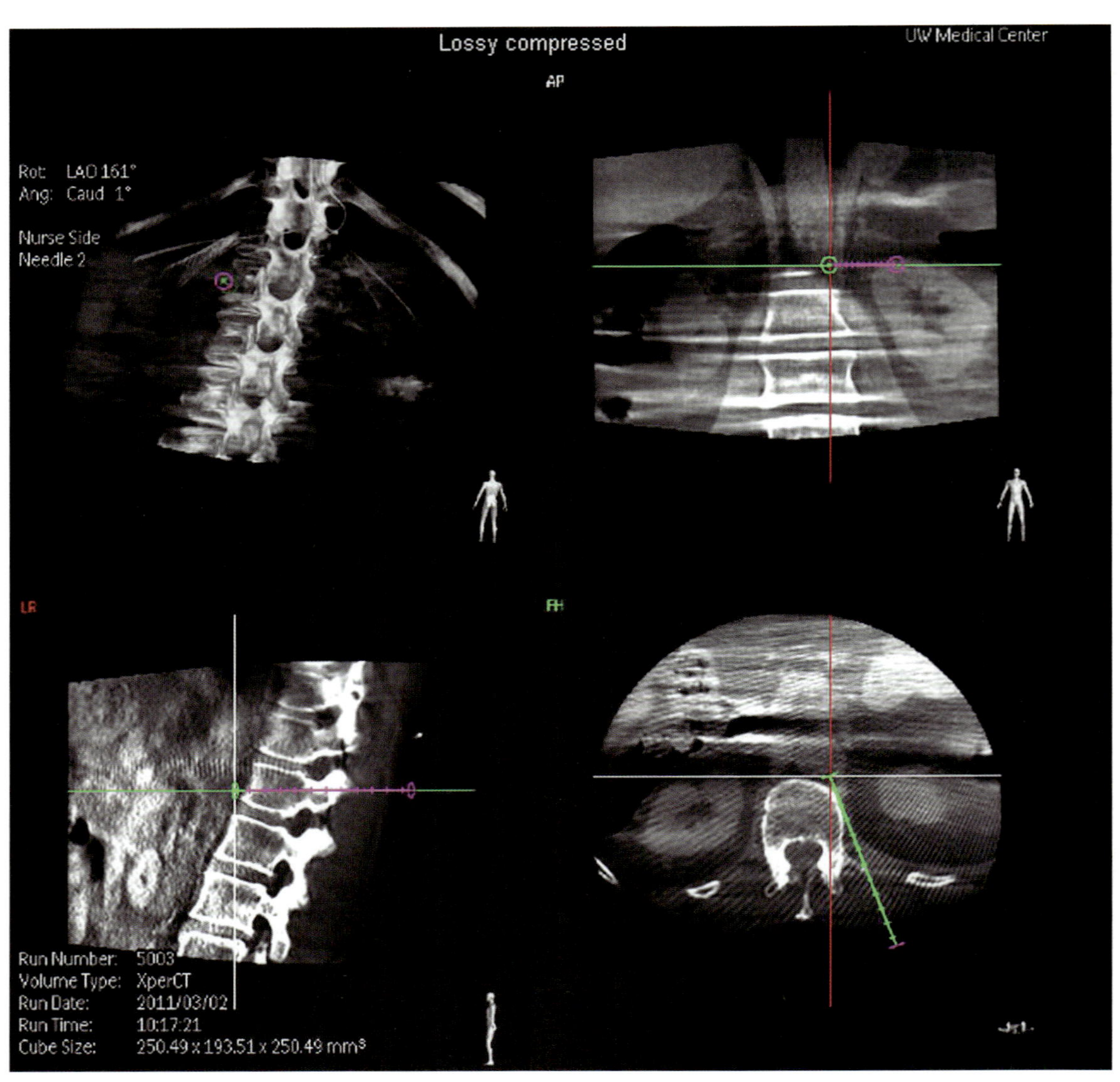

▲ 图 63-18 锥形束 CT 引导下腹腔神经丛毁损操作步骤

腺或肝脏穿孔有关。

(5) 药物和剂量：通过膈脚后或膈脚前入路进行神经阻滞时，使用 50%～100% 酒精。酒精单独注射会产生剧烈的疼痛。因此，建议在注射酒精前 3～5min 或注射时先注射 5～10ml 0.25% 布比卡因，方法是用相同量的局部麻醉药（0.25% 布比卡因）将 100% 酒精稀释至 50% 浓度。也可以使用最终浓度为 6%～10% 的苯酚，它的优点是注射时无痛，两种药剂似乎具有相同的临床疗效。酒精或苯酚用量因使用的方法而异。膈脚后入路法，每侧注射 20～25ml 酒精；因此，大容量的注射需求排除了在后入路中使用苯酚的可能性。膈脚前入路法，每侧使用 8～10ml 神经毁损剂。对于内脏神经阻滞，建议每侧使用 6～8ml 苯酚。

(6) 并发症：Davis 对 1986—1990 年接受 NCPB 治疗的 2730 例患者并发症发生率进行了评估[90]。主要并发症（如截瘫、膀胱和肠功能障碍）的总发生率为 1/683。然而，该文献并没有描述使用了哪种或哪些阻滞方法。与腹腔神经丛阻滞相关的并发症似乎与所使用的技术有关：膈脚后[87]、经膈脚[88]或经主动脉[89]。在一项针对 61 例胰腺癌患者的前瞻性随机研究中，Ischia 等比较了这三种方法实施腹腔神经丛神经毁损术，其疗效和并发症发生率的差异[86]。当使用膈脚后入路（50%）或内脏神经阻滞（52%）技术时，患者体位性低血压发生率更高，因此表明相关的交感神经链神经毁损。相比之下，膈脚前入路的低血压发生率为 10%。相反，与内脏神经阻滞技术（5%）或膈脚后入路（25%）相比，膈脚前入路

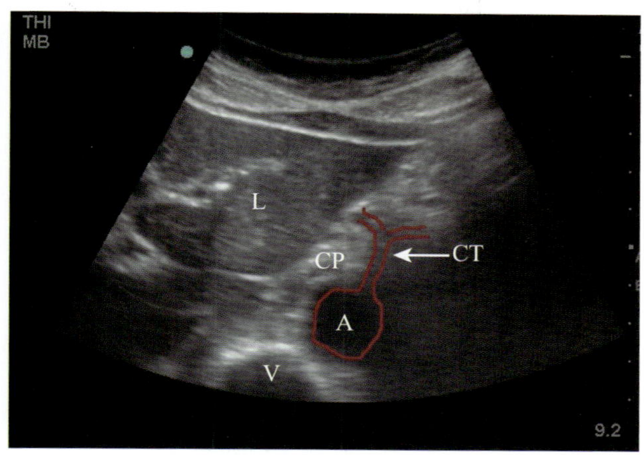

▲ 图 63-19　腹腔神经丛超声短轴观

A. 腹主动脉；CP. 腹腔神经丛；CT. 腹腔神经干；L. 肝脏；V.L_1 椎体

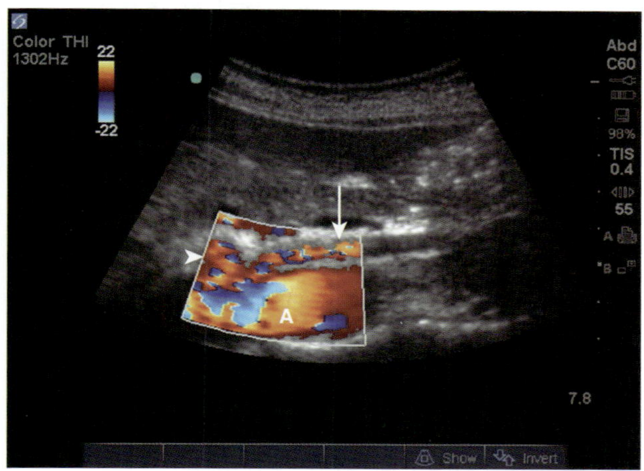

▲ 图 63-20　腹腔神经丛超声长轴观

A. 腹主动脉；箭 . 肠系膜上动脉；箭头 . 腹腔干

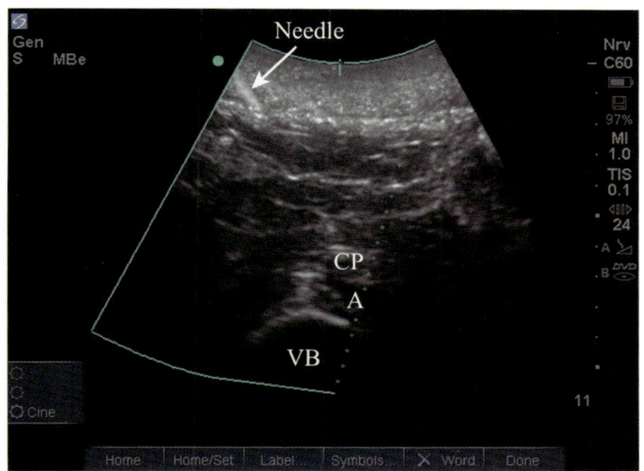

▲ 图 63-21　针头在短轴视图平面内插入，置于腹腔神经丛（CP）上

A. 腹主动脉；VB. 椎体

的一过性腹泻更常见（65%）。三组间感觉迟钝、肩胛间背痛、反应性胸膜炎、呃逆或血尿的发生率无统计学差异。

以下段落将讨论诊断和处理特定并发症所涉及的几个方面。

在注射神经毁损剂之前，针尖可能在血管内、腹腔或内脏中，影像引导可避免针尖错位。目前使用的影像引导技术包括双平面透视、CT 和超声。然而，还没有研究评估某一种技术相较其他技术更具优势。基于一项对 136 例接受腹腔丛神经阻滞治疗的胰腺癌疼痛患者的回顾性研究，在对针尖位置进行放射或不放射的情况下，Wong 和 Brown 认为放射成像的使用不会改变阻滞的质量或并发症的发生率[91]。然而，尚不清楚这些患者中有多少接受了影像引导。假设有一半的患者没有接受，并发症的 95%CI 上限将为 5%[92]。

体位性低血压可在阻滞后 5 天内发生。治疗包括卧床休息、避免突然改变体位和补充液体。一旦代偿性血管反射被完全激活，这种不良反应就会消失。对于出现直立性低血压的患者，用弹力绷带将下肢从脚趾包裹到大腿上部是可行的，这使他们在阻滞后的第 1 周内能够行走。

背痛可能是由进针过程中的局部创伤和随后的腹膜后血肿或酒精刺激腹膜后结构所致。背痛患者应至少每小时测量 2 次红细胞压积。如果红细胞压积降低，影像学检查可排除腹膜后血肿。尿检红细胞阳性提示肾脏受损。

腹膜后出血很少见。然而，在体位性低血压患者中，在假定它是对神经阻滞的生理反应之前，必须先排除出血的可能性。腹腔神经丛阻滞后出现背痛和体位性低血压的患者应住院，并进行连续红细胞压积监测。如果红细胞压积低或下降，患者应进行放射学评估以排除对肾脏、主动脉或其他血管结构的损伤。应尽快进行外科会诊。

肠道交感神经阻滞可能导致腹泻。治疗包括补液和使用止泻药。可以使用任何抗胆碱能药物，口服洛哌丁胺就是个不错的选择。Matson 等曾报道，在肠道交感神经阻滞之后，腹泻引发了几乎致命的脱水。对于虚弱的患者，必须积极治疗腹泻[93]。

腹主动脉夹层也有报道[94, 95]。主动脉损伤的机制是神经阻滞操作过程中针尖的直接损伤。正如预期的一样，前脚入路更常与这种并发症相关。因此，腹主动脉动脉粥样硬化疾病患者应避免使用这种方法。

腹腔神经丛阻滞后曾发生过截瘫和短暂性运动麻痹[96–102]。这些神经系统并发症可能是由给脊髓提供血液灌注的节段性腰动脉痉挛造成的[103]。事实上，犬类的腰动脉在暴露于低浓度和高浓度酒精时均会收缩[103]。因此，这些数据表明，如果有证据表明主动脉有明显的动脉粥样硬化，则不应使用酒精，因为脊髓的血液循环也可能受损并只能依赖于腰动脉。然而，也有使用苯酚后截瘫的报道[96]，这表明其他因素（如直接的血管或神经损伤或药物逆行扩散到脊髓）也可能在发挥作用。这些并发症进一步支持了在实施这些阻滞时需要进行放射成像。

(7) 疗效：3 项随机对照试验和 1 项前瞻性研究评估了腹腔神经丛毁损术缓解上腹部癌痛的功效[86, 104, 105, 106]。在一项前瞻性随机研究中，Ischia 等评估了三种不同方法对胰腺癌腹腔神经丛神经毁损术的疗效[86]。在 61 名胰腺癌疼痛患者中，29 名（48%）在神经阻滞后疼痛完全缓解。其余 32 名患者（52%）需要进一步治疗，其中 15 名患者因技术失败继发残余内脏疼痛，17 名患者有神经性或躯体疼痛而需要进一步治疗。第二项研究对 20 名患者比较该方法与口服药物疗效的差异，认为腹腔神经丛毁损导致视觉模拟评分的降低与联合使用非甾体抗炎药和阿片类药物治疗的效果相同[104]。然而，在研究的 7 周内，接受神经毁损组的患者阿片类药物消耗量显著低于接受口服药物治疗组的患者。接受口服药物治疗的患者的药物不良反应发生率高于接受神经毁损的患者。关于第 3 项随机对照研究，鉴于神经毁损技术和综合医疗管理（comprehensive medical management，CMM）之间缺乏恰当的设计，Wong 和合作者[105]的研究结果可以接受。尽管如此，需要强调本研究在设计和结果中存在以下几个问题。

• 参与这项研究的患者在纳入研究时没有感到严重的疼痛。NCPB 组和 CMM 组基线疼痛评分分别为 4.4 ± 1.7 和 4.1 ± 1.8。这在这种类型的恶性肿瘤患者中是一个令人惊讶的发现，可能反映了参与研究的人群在疼痛感知和报告方面的种族和民族差异。

• 尽管作者报道说，当比较 NCPB 组和 CMM 组时，治疗 1 周后疼痛评分显著降低，但两组之间的差异可能在临床上并没有重要意义。分配到 NCPB 组的患者报告的平均疼痛评分为 2.1 ± 1.4，而随机分配到 CMM 组的患者在该时间段报告的疼痛评分为 2.7 ± 2.1。此外，只有当单独分析 NCPB 组和 CMM 组较基线的下降百分比时，才发现统计学差异（NCPB 组较基线下降 53%，P=0.05，而 CMM 组下降 27%，P=0.01）。

• 值得注意的是，大多数患者（93%）在治疗的第 1 周服用了阿片类药物，并且两个治疗组服用的阿片类药物剂量相似。在研究期间，两组患者阿片类药物的消耗量随着时间的推移而增加，并且在不同时间段两组之间用量没有差异。在任何时间点，两个治疗组的不良反应发生率也没有差异。

• 同样，在任何评估点上，两组患者的生活质量评分、前列腺癌治疗功能评估中的身体和功能健康子量表均无差异。

这些结果产生了两个重要的问题。

• 这项研究的主要发现是，与接受优化 CMM 治疗的患者相比，NCPB 显著缓解了晚期胰腺癌患者的疼痛。然而，作者真的能得出上述结论吗？

• 根据这些结果，考虑到与这种操作相关的潜在不良反应和并发症，我们有理由对一名晚期胰腺癌患者使用 NCPB 吗？

我们不认为作者可以得出结论，NCPB 能显著改善晚期胰腺癌患者的疼痛缓解程度。部分原因是两组患者在治疗 1 周后所达到的镇痛水平都被认为是临床可接受的。此外，只有当作者分析了每个治疗组中与基线相比疼痛减轻的百分比时，才发现统计学差异。

同样，基于这些结果，我们不会推荐晚期胰腺癌患者使用 NCPB，因为该技术并非完美无缺，并发症确实会发生。

鉴于这些保留意见，这是否意味着我们不应该对胰腺恶性肿瘤患者进行 NCPB？与每项临床研究一样，Wong 等的结果仅适用于受试人群和研究方案设计的条件下。关键问题是所有患者都患有不可切除的疾病，这表明患者可能有其他疼痛成分，如躯体性或神经性疼痛，它们对 NCPB 没有反应[86]。这是因为交感神经轴的神经毁损阻滞只能治疗内脏痛。此外，先前的研究表明，在有胰腺外疾病证据的患者中，如腹腔或门脉淋巴结肿大，该阻滞的成功率显著降低[106]。在 De Cicco 及其合作者的研究中，当对比剂扩散到四个象限时，9 名患者中有 9 人获得长期的疼痛缓解（95%CI 60～100）；当对比剂扩散到三个象限时，21 名患者中有 10 人（95%CI 26～70）获得长期的疼痛缓解。当对比剂扩散到两个或一个象限时，75 名患者中没有人获得持久的疼痛缓解[106]。因此，继发于肿瘤转移的淋巴结肿大是毁损效果不良的预测因素。这种有效性的降低并不是因为肿大淋巴结阻碍神经毁损药物的扩散等机械因素，而是因为淋巴结肿大意味着疾病的范围更广泛，通常包括非内脏疼痛成分，因此不太适合 NCPB。Wong 及其合作者的研究结果进一步支持了 NCPB 不应在晚期不可切除的胰腺癌患者中实施的观点。该项技术应该用于证据表明疾病没有播散到内脏以外的患者，以确保患者仅具有内脏疼痛。

一项前瞻性非随机研究比较了 41 名依据 WHO 癌症疼痛缓解指南治疗的患者和 21 名接受 NCPB 治疗的患者，认为这项技术可以在胰腺癌疼痛的治疗中发挥重要作用[107]。

由于 3 项随机对照研究中的一项在没有设立对照组的情况下比较了不同的腹腔丛处理方法[86]，而另一项研究将这项技术和一种镇痛药进行比较[104]，因此无法评估这项技术的成功率。相比之下，一项 Meta 分析评估了 21 项回顾性研究的结果，包含 1145 名患者，其结果表明，89% 的患者在神经毁损后的前 2 周内可以获得足够至极佳的疼痛缓解[108]。大约 90% 存活 3 个月以上的患者和 70%～90% 3 个月后死亡的患者得到了部分或完全的疼痛缓解。该技术在其他上腹部恶性肿瘤患者中的疗效与在胰腺癌患者中的类似。然而，这些结果是基于回顾性研究，可能并不可靠或者会受发表偏见的影响。此外，分析数据的统计学方法必须考虑到患者选择标准、毁损技术操作的差异、所使用的神经毁损剂类型和剂量的选择、疼痛评估工具的多样性、治疗目标和其他因素所产生的异质性。因此，必须谨慎解读这一结果可能过于乐观的 Meta 分析。

口服阿片类、非甾体抗炎药和辅助药物常用于癌痛的治疗。然而，证据表明，长期使用大剂量阿片类药物对免疫力有负面影响[109]。因此，镇痛技术因减少口服阿片类药物用量可能会对患者的预后产生积极影响。Lillemoe 等[110] 在一项前瞻性随机试验中指出，在手术难以切除的胰腺癌患者中，接受内脏神经毁损术的患者比那些没有接受神经毁损术的患者寿命更长。这可能是由于接受神经毁损的患者使用阿片类药物较少，因而免疫功能更好，并且药物不良反应（如恶心和呕吐）较少，使得他们能更好地进食。虽然 Wong 等[105] 的研究没有发现随机进入神经毁损组的患者寿命更长，但这可能是因为研究期间阿片类药物的大量摄入抵消了神经毁损的作用。这一技术对患者长期生存的影响还需要进一步的实验研究。

（六）上腹下神经丛阻滞

各种内脏和躯体因素都会导致骨盆疼痛，包括子宫内膜异位症、炎症、术后粘连和癌症。通常，这种疼痛是弥漫、定位不明确的内脏痛，可在相应交感神经被阻滞后消失。骨盆转移瘤的患者可能会出现口服或静脉使用阿片类药物无效的剧烈疼痛。此外，过度镇静或其他不良反应可能会限制口服阿片类药物治疗的可接受性和有效性。因此，需要一种更具侵入性的方法来控制疼痛，提高这些患者的生活质量。

与癌症和慢性非癌性疾病相关的盆腔疼痛可以通过阻断上腹下神经丛来缓解。支配盆腔脏器的传入纤维在交感神经、神经干、神经节、神经分支中走行，因而盆腔器官的镇痛是可能的。交感神经切除术治疗内脏痛类似于运用周围神经切除术或背根切断术治疗躯体痛。一项研究[114] 表明，即使是在晚期，内脏痛也是骨盆肿瘤患者癌痛的重要组成部分。因此，对于晚期盆腔肿瘤患者，应更多地考虑经皮上腹下神经丛毁损术。

一个日本研究小组调查了 35 名有大量内脏痛成分的腹部或盆腔疼痛（或两者兼有）的患者。他们在同一时间对所有患者实施了 3 项神经阻滞：腹腔神经丛、肠系膜下神经和上腹下神经。结果是所有患者的 VAS 疼痛评分降至 0，获得了 100% 的即刻成功率。有显著统计学意义的疼痛评分下降在阻滞后持续了 3 个月。他们还发现，在持续干预的第 1 个月内，阿片类药物的使用显著减少[112]。这再次强调了内脏疼痛患者选择神经毁损的必要性。

1. 临床相关解剖学

上腹下神经丛（superior hypogastric plexus，SHP）位于腹膜后，从第 5 腰椎体的下 1/3 延伸至第 1 骶椎体的上 1/3（图 63-2）。神经丛位于腰大肌前内侧和髂动脉分叉处的尾侧。SHP 向各种较小的神经丛发出多个分支，向除卵巢和输卵管外的所有盆腔脏器提供交感神经支配。它作为腹下神经向远端延伸，形成下腹下神经丛。

2. 可用的技术和方法

阻滞的技术在其他地方已有描述[111, 114, 115]。患者取俯卧位，骨盆下放置一个枕头，以压平腰椎前凸。插入两根 7cm 长的针，斜面朝向内侧 45°，朝向尾部 30°，使尖端位于 L_5～S_1 间盘间隙的前外侧。回抽很重要，以避免注射到髂动脉。如果回抽有血，可以采用经血管途径。通过双平面 X 线透视检查证实了针的准确位置。前后位应显示出针尖在 L_5 和 S_1 椎体交界处的水平。这是一项能够避免神经毁损剂朝着 L_5 神经根扩散的重要安全措施。侧面视角能够确保针尖的位置刚好超过锥体前侧壁的边缘。注射 3～5ml 水溶性对比剂能够用来准确地分辨针的位置，以及避免血管内注射。在 AP 视角，对比剂的扩散需要局限于中线区域。在侧位视角，与腰大肌筋膜前方相对应的光滑后部轮廓提示进针的深度合适。对于诊断性腹下丛神经阻滞或者没有癌痛的患者，仅使用局部麻醉药。对于伴有癌痛患者的治疗，苯酚是常用的神经毁损剂。

由于 L_5 横突阻碍针尖到达 L_5～S_1 前侧区域，使得这项技术很难被掌握。因此，推荐使用经椎间盘的方式（图 63-22 至图 63-24），但该入路有刺穿椎间盘相关的固有风险[113]。

最近还提出了能够显示出髂血管和锥体位置的超声引导下的前路穿刺技术。在超声引导下，该技术能够精确的确定荧光对比染料的扩散范围，尤其是在注射神经毁损剂之前。

患者取平卧位，通过凸阵探头对主动脉尾端进行追踪至分叉为髂动脉的位置（图 63-25）。使用彩色多普勒可以帮助正确识别这一位置。该部位能够看主动脉分叉的内侧和后侧，以及第 5 腰椎的锥体。注射的位置位于 L_5 椎体的前侧及最尾端。穿刺的轨迹需要避开血管的位置（图 63-26）确定好穿刺点后消毒铺巾。使用无菌操作技术，用 22G 腰椎穿刺针通过平面内或平面外穿刺技术向锥体的前外侧缘穿刺，置管。在注射局部麻醉药前，可通过 DSA 准确判断导管位置是否合适。常用的局部麻醉药物容量为每侧约 10ml。在局部麻醉药确定能够改善患者疼痛后，可以使用神经毁损剂。这里推荐术前使用抗生素。

3. 适应证

阻滞上下腹丛神经（superior hypogastic plexus block，SHPB）能够缓解由于癌症或者子宫内膜异位症引起的盆腔脏器疼痛。有报道证实，SHPB 还能够减轻前列腺切除术后阴茎疼痛、尿道疼痛和子宫动脉栓塞术后疼痛[117-120]。

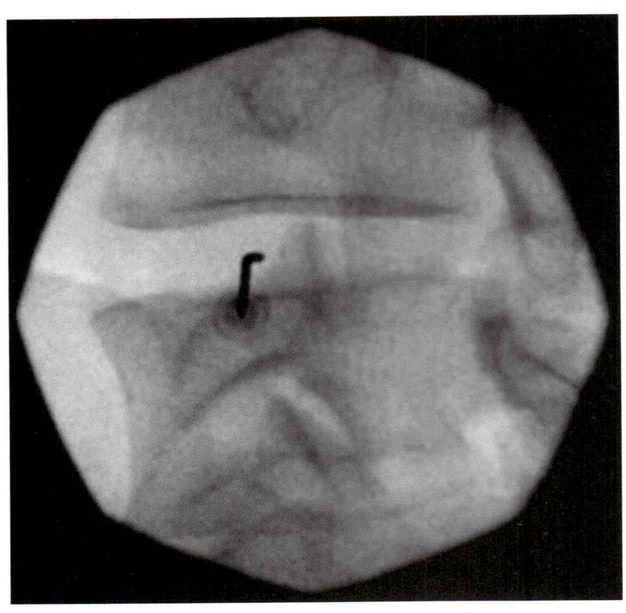

▲ 图 63-22 上腹下神经丛阻滞经椎间盘入路 L_5～S_1 水平穿刺针斜位观

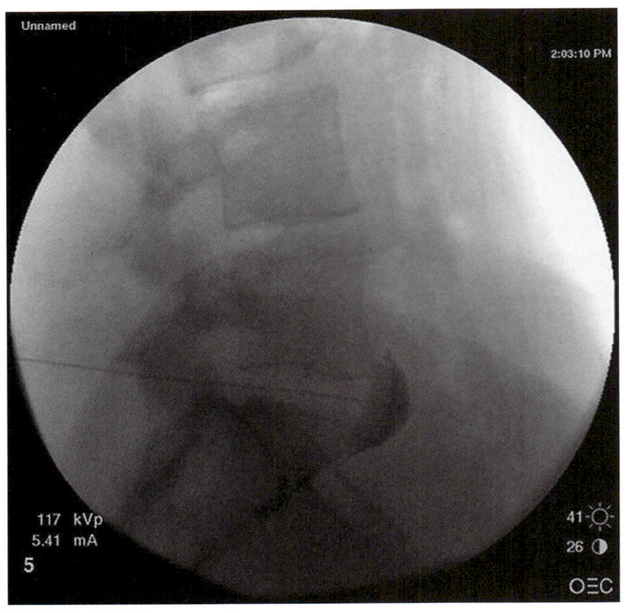

▲ 图 63-23 上腹下神经丛阻滞经椎间盘入路 L_5～S_1 水平穿刺针侧位观

4. 并发症

结合来自墨西哥癌症研究所，Roswell Park 癌症研究所和 M.D.Anderson 癌症中心的超 200 例病例的研究显示，没有因为这项神经阻滞造成的神经系统并发症[115]。然而，应格外小心将针尖置于 L_5 中上部，从而可能造成溶液逆行扩散到神经根。如果没

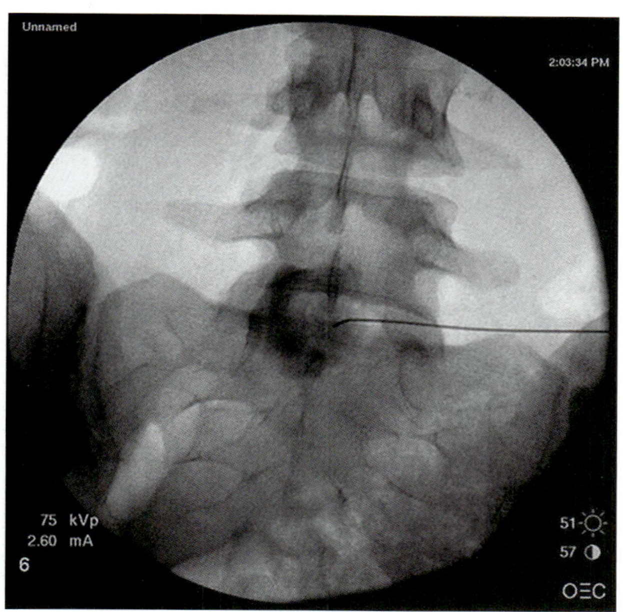

▲ 图 63-24　上腹下神经丛阻滞经椎间盘入路 L_5～S_1 水平穿刺针后前位观

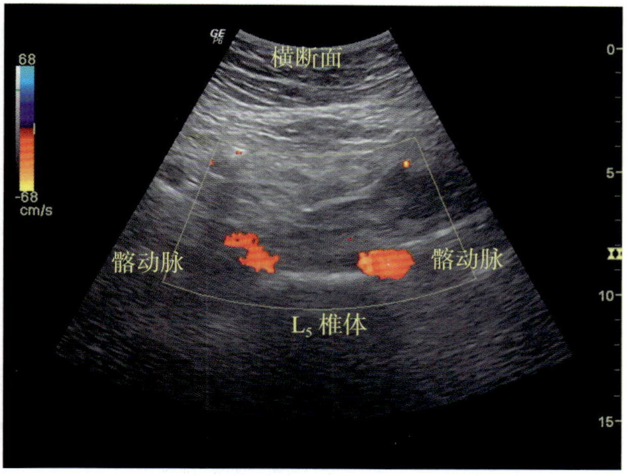

▲ 图 63-25　超声多普勒横断面显示腹主动脉的双侧髂动脉分支

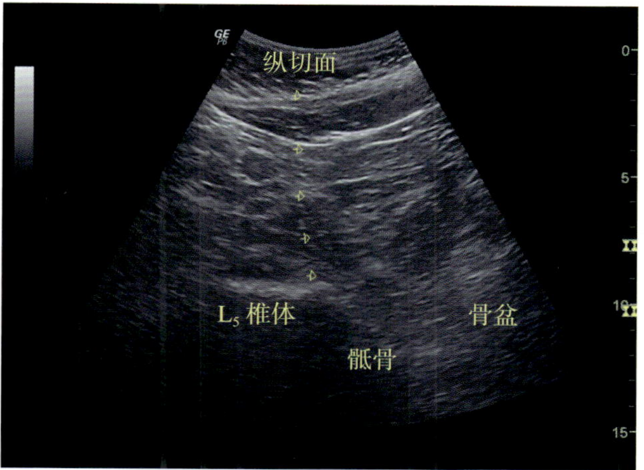

▲ 图 63-26　超声纵切面显示 L_5 椎体。图中箭线指示穿刺针轨迹

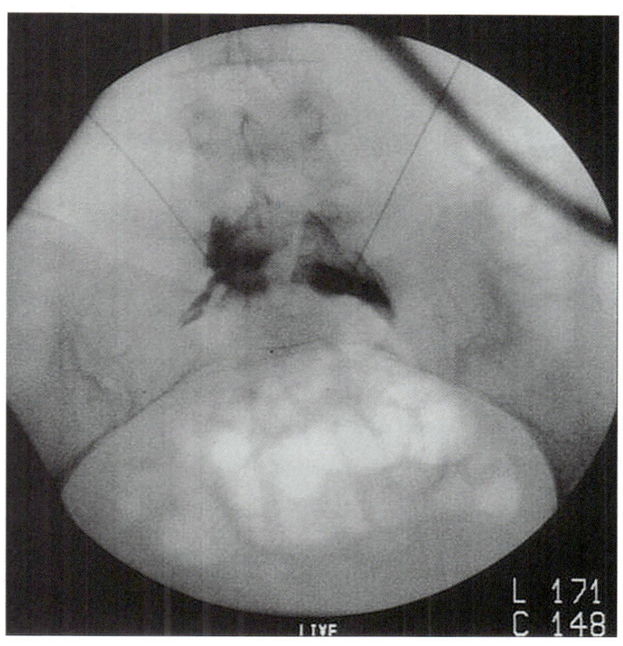

▲ 图 63-27　上腹下神经丛毁损穿刺针位置不当。注意对比剂扩散至 L_5 神经根周围

有发现这种扩散，注射神经毁损剂将造成可预测的神经功能缺失（图 63-27 和图 63-28）。

5. 疗效

上腹下神经丛阻滞的有效性最初是通过 VAS 疼痛评分显著降低来证明的。Plancarte 等[111] 研究表明，在 70% 与癌症相关的盆腔疼痛患者中，这种阻滞有效地降低了 VAS 疼痛评分，该研究入选的大多数患者患有宫颈癌。随后的一项研究中[114]，69% 的患者 VAS 疼痛评分下降，阿片类药物的平均每天使用量在阻滞成功组减少 67%（从 736 ± 633mg/d 减少到 251 ± 191mg/d），在失败组减少 45%（从 1443 ± 703mg/d 减少到 800 ± 345mg/d）。后来的一项多中心研究评估了 159 名癌症相关的盆腔疼痛患者，总体而言，115 名患者（72%）在 1～2 次神经毁损手术后疼痛得到满意缓解；治疗 3 周后，所有患者的平均阿片类药物使用量从 58 ± 43mg/d 减少到 35 ± 18mg/d；阿片类药物消耗的减少在阻滞成功组（56 ± 32mg/d 降至 32 ± 16mg/d）和失败组（65 ± 28mg/d 降至 48 ± 21mg/d）中都是显著的[115]。2 项研究将阻滞成功定义为在神经阻滞后 3 周内阿片类药物消耗量

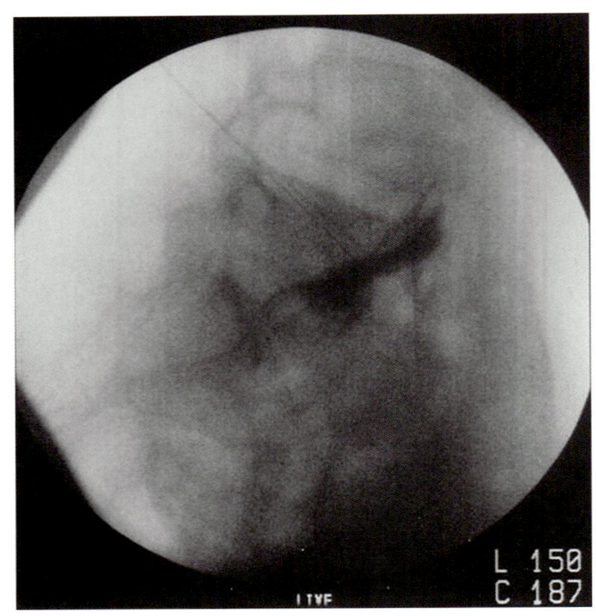

▲ 图 63–28　图 63–27 所示患者侧位观

减少 50% 以上，并将总分 10 分的 VAS 疼痛评分降至 4 分以下[103, 114]。

在一份病例报道中，Rosenberg 等[121] 报道了上腹下神经丛阻滞对一例经尿道前列腺电切术后严重的慢性非癌性阴茎疼痛患者的疗效，虽然患者没有接受神经毁损剂，但使用 0.25% 布比卡因和 20mg 甲泼尼龙进行的诊断性阻滞有效缓解疼痛达到 6 个月以上。这项阻滞对慢性良性疼痛的有效性还没有充分的文献报道。

因此，SHPB 可以在影像引导下通过前入路或后入路缓解盆腔疼痛。前入路的主要优点是患者舒适度较高。虽然已经描述了 CT 和 X 线透视引导的方法，但它们都有辐射暴露过量的缺点。可先使用超声引导下从前入路置针，随后进行透视对比确认。这项技术的安全性、可重复性和有效性仍有待确定。

（七）奇神经节阻滞

奇神经节是骶尾交界处孤立的腹膜后结构。这个不成对的神经节标志着两条交感神经链的末端。与恶性肿瘤相关的会阴区内脏痛可以通过奇神经节毁损术（Walther）得到有效的治疗[122]。从这种阻滞中受益的患者经常会有模糊、定位不明的疼痛，并且伴随着灼热感和紧迫感。然而，由于已发表的经验有限，这种阻滞的临床价值尚不清楚。

1. 临床相关解剖

奇神经节形状不规则，是交感神经链的终末神经节，通常位于中线附近。这个形状变异度很大的神经节大约有 4mm。它可能位于从骶尾骨交界处前表面到下尾骨椎体之间的任何位置[123]。奇神经节发出灰色神经纤维传入脊神经，但似乎缺乏将冲动从脊神经传到胸部和上腰部神经节的白色神经纤维[122]。支配会阴、直肠远端、肛门、尿道远端、外阴和阴道远端的内脏传入纤维汇聚在奇神经节。

2. 适应证

奇神经节阻滞（ganglion impar block，GIB）用于肛门区、直肠远端、尿道部和阴道区域交感神经介导的疼痛。由于创伤、感染、退行性改变和半脱位引起的尾骨痛也可以用这个阻滞方法获得暂时的缓解。

3. 可用的技术和方法

最初的技术是由 Plancarte 等描述[122]。该技术要求患者侧卧位，髋关节完全弯曲。一个标准的 22 号 3.5 英寸腰穿针从其针座弯曲 1 英寸形成 30°。在局部麻醉下将针插入骶尾韧带，并将其凹陷朝向后方。在透视引导下在骶尾关节处或附近沿着中线前进，同时将手指放在直肠上，以避免刺穿直肠。通过观察 2ml 水溶性对比剂的扩散情况，确定腹膜后的位置。Nebab 和 Florence 提出了另一种针的形状，即把针弯曲成弧形[133]。

一种更简单的技术是经骶尾部入路（图 63–29）[134]，在透视引导下，通过将一根 20G 1.5 英寸的针穿过骶尾部韧带，将针尖直接放入腹膜后间隙，使针尖恰好位于骶骨前部之前。这项技术避免了针损伤更多的臀部结构（直肠），也不需要将手指插入直肠。

对于诊断性阻滞，仅使用局部麻醉药。神经毁损建议使用 6% 苯酚。经骶尾入路冷冻消融奇神经节曾被反复用于治疗 1 例腹会阴切除术后慢性良性疼痛的患者[135]。

4. 超声引导下奇神经节阻滞技术

患者俯卧，骨盆下方置一枕头，髋部向外旋转，以显露会阴。皮肤消毒，铺巾。用无菌套中的线阵探头在横切面和纵切面上进行初步扫描，以可视化骶骨和尾骨。在纵向上将尾骨置于屏幕中央，并规划合适路线（图 63–29 至图 63–31）。在纵向观察尾骨的同时，在超声探头的尾部进针点处注射 1% 利多卡因形成皮丘。通过平面内实时显示穿刺针技术将 Quincke 腰穿针从尾部引导到第一尾椎椎体前部（图 63–31）。由于声影，在尾骨下可能看不清针尖。可

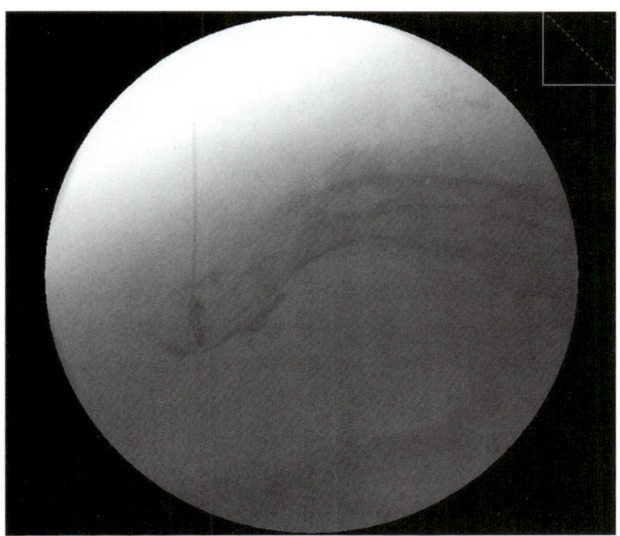

▲ 图 63-29　经骶尾骨入路骶骨、尾骨和穿刺针侧位 X 线影像，可见对比剂沿尾骨前缘扩散

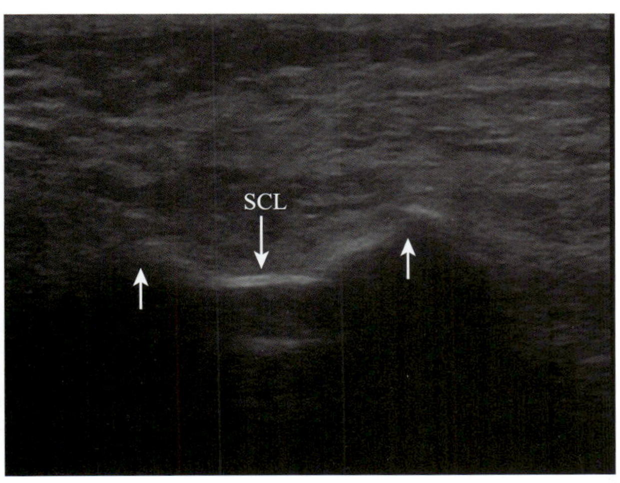

▲ 图 63-30　超声横切面显示骶裂孔。箭指向骶裂孔
SCL. 骶尾韧带

供选择的方法是使用平面外技术行经骶尾部或尾骨旁入路，这种方法进针轨迹短，但可视化较差。

通过侧位透视进一步的确认，针尖应当恰好位于尾骨之前和直肠之后。在注射局部麻醉药、类固醇或神经毁损药物之前，在可视引导下，注射 0.5～1ml 对比剂以确认液体扩散路径正确，它会看起来像一个“逗号”（图 63-29）。在注射类固醇或实施神经毁损之前，推荐注射局部麻醉药并确认疼痛程度减轻。通常所需的药物总体积为 2～4ml。

5. 疗效

3 项前瞻性、非随机，非对照研究评估了奇神经节阻滞的镇痛效果。Plancarte 等观察了 16 例进展期

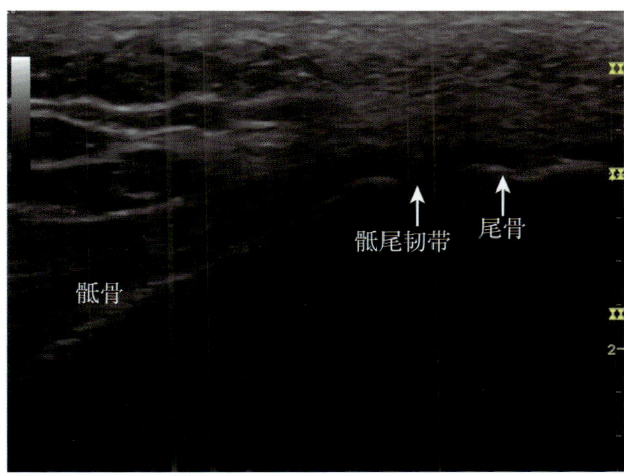

▲ 图 63-31　超声纵切面显示骶骨、尾骨及平面内经骶尾韧带的穿刺针

肿瘤患者（宫颈癌 9 例，结肠癌 2 例，膀胱癌 2 例，直肠癌 1 例，子宫内膜癌 2 例），尽管药物治疗缓解了 30% 的全身疼痛，但仍存在持续性疼痛[122]。所有患者会阴区均有疼痛，其中 8 例患者疼痛性质为烧灼样，其余 8 例为混合性质疼痛。7 例患者疼痛牵涉直肠，6 例牵涉会阴区，3 例牵涉阴道。经过一次经肛门尾骨入路奇神经节毁损治疗后，8 例患者自诉疼痛完全缓解，其余患者疼痛明显减轻（60%～90%）。2 例患者再次接受毁损治疗，根据患者的生存情况，随访了 14～120 天。

Swofford 和 Ratzman[136] 报道了经骶尾关节入路奇神经节阻滞 / 毁损的疗效。该研究纳入了 20 例既往治疗效果不佳的会阴区疼痛患者，其中 18 例接受了布比卡因 / 皮质激素的奇神经节阻滞治疗，2 例接受了毁损治疗。布比卡因 / 皮质激素治疗组，5 例患者自诉疼痛完全缓解（100%），10 例患者疼痛缓解超过 75%，3 例患者疼痛缓解超过 50%。毁损治疗的 2 例患者疼痛均完全缓解。疼痛缓解的持续时间从 4 周到长期不等。

Vranken 等观察了奇神经节阻滞治疗慢性常规治疗不敏感的尾骨痛的疗效[137]。共纳入 20 例患者，其中女性 17 例，男性 3 例，自发性尾骨痛 7 例，骨折 3 例，外伤 10 例，均接受 0.25% 布比卡因 5ml 阻滞治疗。研究发现，该治疗不能减轻疼痛程度或者提高生活质量。鉴于此研究，奇神经节阻滞似乎不能有效治疗尾骨痛。

6. 并发症

虽然总是存在损伤奇神经节毗邻结构的风险，

但是目前尚无该技术并发症的报道。Plancarte 等报道了 1 例患者对比剂扩散至硬膜外间隙尾端，通过调整穿刺针位置，解决了这个问题[138]。虽然已发表的奇神经节阻滞 / 毁损的文献有限，并且缺乏预测阻滞成功或失败的标准，定位模糊的会阴区疼痛伴烧灼样特征的患者被认为是奇神经节阻滞的候选人群。该操作安全，目前尚无并发症报道。

结论

毁损腹腔神经丛、上腹下丛或奇神经节，可分别用于伴有上腹部、盆腔及会阴区内脏痛的患者。对于没有明显内脏痛特征的患者，采用这些技术是不必要的。阻滞区域存在疾病相关淋巴结是阻滞效果不佳的预测标志。报道的并发症发生率是低的，但仍然可能发生，并明显影响患者的生活质量。因此，严格的遵守操作规范对于并发症预防很重要。

要 点

- 仅在其他治疗方法无效的情况下，才考虑行化学神经毁损治疗。该治疗通常仅用于终末期疾病患者。治疗医师应与患者充分沟通，明确清晰的治疗目标和治疗缺陷。
- 化学毁损治疗有助于患者减少全身药物的用量，从而改善患者的生活质量，使得患者在生命的危急时刻获得与爱人交流的机会。
- 酒精和苯酚是鞘内和硬膜外最常使用的化学毁损药物，酒精注射时有烧灼感，因此给药前需注射局部麻醉药。苯酚注射相对无痛，伴有温暖感。苯酚用于三叉神经毁损。
- 应根据骨节、皮区和影像学检查准确定位疼痛部位。进行椎管内注射时，应根据患者舒适度、拟注射的药物选择恰当体位。酒精是低比重的，在脑脊液中上浮，而苯酚是重比重的，在脑脊液中下沉。
- 最常见的并发症是疼痛缓解不满意。缓解疼痛常需多次注射。蛛网膜下腔或硬膜外神经毁损的其他并发症包括运动功能丧失，触觉或本体感觉丧失，直肠或膀胱括约肌功能丧失。
- 交感链神经毁损用于控制肿瘤患者的慢性上腹痛和盆腔疼痛。
- 一项研究提示，即使在最佳情况下，神经毁损后完全的疼痛控制也仅持续 2 个月。
- 神经毁损的目标是最大限度地发挥镇痛药物的镇痛作用，同时减少药物用量，减轻不良反应。
- 星状神经节阻滞在历史上被用于治疗多种相关或不相关疾病，但治疗效果的证据有限。盲法注射不准确且风险高。推荐超声引导阻滞保证准确性和安全性。
- 腹腔神经丛位于腹膜后腹腔上部，T_{12} 和 L_1 椎体水平，膈肌脚前方。腹腔神经丛由起源于 $T_{5\sim12}$ 的内脏大神经、内脏小神经及最小神经组成。
- 腹腔神经丛阻滞有三种方法，包括后脚入路（或经典入路）、前入路、内脏神经毁损。
- 镇痛药和腹腔神经丛毁损治疗非恶性腹痛效果不佳。
- 可通过阻滞上腹下丛缓解癌症和慢性非恶性疾病相关的盆腔痛。
- 奇神经节阻滞可缓解尾骨痛，以及涉及直肠、肛门、尿道、阴道下段的疼痛。
- 奇神经节毁损可有效缓解恶性肿瘤相关的会阴区内脏痛。

第 64 章 头部和颈部神经阻滞

Head and Neck Blocks

Antoun Nader Jee Youn Moon Mary Leemputte Kenneth D.Candido 著
吕卓辰 译 任 瑜 校

头颈部神经阻滞包括寰枢关节阻滞、第三枕神经阻滞、枕神经阻滞、蝶腭神经节阻滞、三叉神经阻滞和舌咽神经阻滞。本章将讨论这些神经阻滞的基本原理、相关解剖和阻滞技术。与其他周围神经阻滞一样，头颈部神经阻滞也取得了巨大的进步：从里程碑式透视技术的应用，到近年来超声技术的普及。鉴于目前许多阻滞技术疗效的讨论尚不完整，本文仅对近年来已发表的相关研究成果进行整理和阐述。

一、寰枢关节阻滞

实施寰枢关节（atlanto-axial，A-A）神经阻滞的主要指征，是对枕下疼痛的诊断和治疗评估，枕下疼痛有时可牵涉到颞下颌关节区，因头部旋转而使疼痛加重。挥鞭样损伤和颈源性头痛是该神经阻滞的另外两种更为常见的指征。寰枢关节（图 64–1 和图 64–2，图 52–1 和图 52–2）缺乏关节后部结构，因此既不是真正的椎小关节，也不是真正的椎关节突关节。此外，寰椎（C_1）和枢椎（C_2）之间没有椎间盘结构，也没有椎间孔来容纳神经根。通过寰枢关节的运动，头部在水平面上能够屈伸、伸展和旋转达 60°，对头颈部的稳定性和灵活性都至关重要。轻微的创伤就可以损伤关节，引起的疼痛综合征往往是比较严重的，一般表现为后颈和枕骨下区的钝痛、持续痛和隐痛。若遭遇更严重的损伤，如机动车事故等，可能使关节遭受加速 – 减速型损伤，可能引起相关后遗症和功能障碍。事实上，韧带断裂可能导致瘫痪甚至死亡，类似于齿状突骨折。相应的脊神经 C_1，尤其是 C_2 神经纤维有助于枕神经（枕大神经、枕小神经）的形成，这是疼痛科医师经常采取治疗的部位。值得一提的是，一个极其重要的解剖学概念涉及椎动脉与寰枢关节的关系；其中，动脉位于寰枕关节（atlanto-occipital，A-O）内侧[1]，并且位于寰枢关节外侧。因此，在实施神经阻滞时，指向关节的针头需要稍向内侧，警惕不要刺入椎板间甚至枕骨大孔。

寰枢关节阻滞技术（图 64–3 和图 64–4，图 52–3 和图 52–4）

实施寰枢关节阻滞需要透视技术辅助，确定穿刺针没有损伤关键解剖结构，如椎动脉和脊髓。在进行阻滞前，需要了解患者的病史，并进行针对性的检查，确定无出血或感染风险，并记录基本生命体征后，将患者置于俯卧位。记录患者的基本生命体征，并预防性地建立外周静脉通道。将枕垫放置在患者胸部下方，使肩部抬高，放松颈部，前额置于神经外科头圈或枕头上。消毒铺巾后，将 X 线机放置于目标位置，确定寰枕关节和枕骨大孔结构，调整至所有结构都清晰可见。寰枢关节位于枕骨大

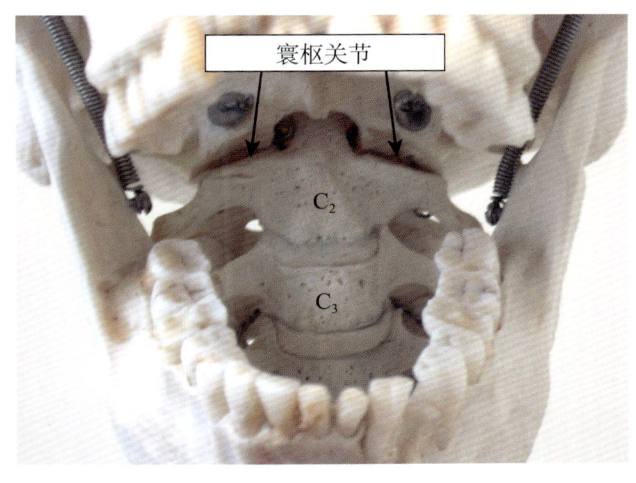

▲ 图 64–1 张口位，寰枢关节前部（$C_{1\sim2}$）
图片由 Kenneth D. Candido，M.D 提供

孔和寰椎的外侧和下方（图 64–2）。局部麻醉后，用 18G 穿刺针扩皮，再使用 22G 钝性 Whitacre 型蛛网膜下腔穿刺针（其远端尖端呈弧形，以便在穿过皮肤和皮下组织后调整方向）。穿刺针在 X 线引导下前进，旋转装置的光束，直到针头出现在隧道或“枪管”视图中，代表穿刺针进入寰枢关节的后外侧。此时，穿刺针略向中间方向调整，避免刺入椎动脉，但不能过于朝向中间，因为这可能会损伤脊髓。有时，当穿刺针穿过关节并从后向前推进时，会有爆裂感（图 64–3）。此时，透视装置必须横向旋转（图 64–4），以确认穿刺针在寰椎和脊椎之间的深度。一旦确定位置后，轻轻回抽，评估是否有脑脊液或血液。如果没有脑脊液或血液，可以在 X 线引导下注入小剂量（即 1ml）对比剂。如果穿刺针确实位于关节内，则会显示双侧凹陷，表明关节囊完整。然而，如果关节囊结构破坏，对比剂可能会扩散到硬膜外腔。不应注射长效局部麻醉药（布比卡因、罗哌卡因）。需要警惕的是，对比剂的快速扩散可能意味着误入血管，特别是怀疑穿刺针可能进入侧面的椎动脉时。如果发生这种情况，在注射局部麻醉药或佐剂之前，应将穿刺针转向内侧，从四个象限重新回抽，并重新注射对比剂。即使没有直接穿刺到椎动脉（即使注射极少量稀释的局部麻醉药，也可能导致癫痫发作），寰枢关节阻滞后的共济失调并不少见，可能是因为该部位血管极为密集，大量摄取局部麻醉药[2]。

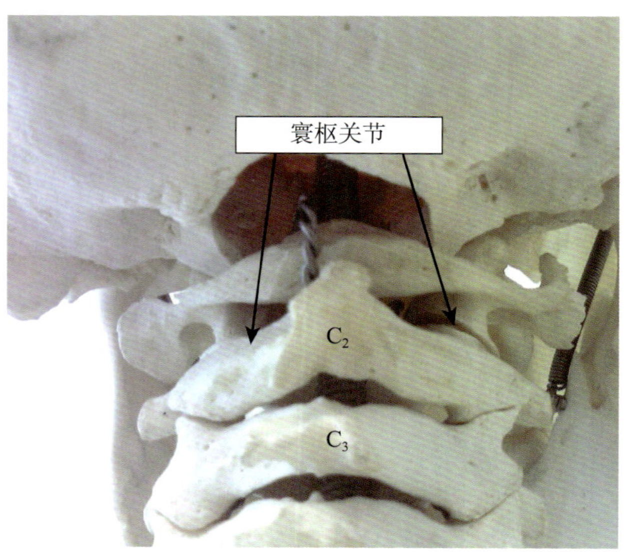

▲ 图 64–2　寰枢关节后部（$C_{1\sim2}$）

图片由 Kenneth D.Candido，M.D 提供

二、第三枕神经阻滞

不同的疼痛综合征由颈椎椎间盘、关节突关节（关节突或 z 形关节）或两者紊乱引起。当遇到头部、颈部和（或）肩部疼痛的患者时，临床医生在很大程度上根据病史和体格检查来进行诊断。在体格检查时，与颈内侧支神经感觉分布相关的神经支配存在显著的变异性和重叠，导致诊断变得复杂（图 64–5 和图 52–5）。第三枕神经与慢性头痛有关，主要导致颈源性头痛。值得一提的是，上颈椎内侧分支神经功能障碍相关的综合征有时会被误诊为紧张性头痛和其他形式的头痛。因此，这些被误诊的患者并未能从药物治疗和其他保守治疗措施中获得疗效。

第三枕神经（the third occipital nerve，TON）是 C_3 背支的浅支。它是唯一支配 $C_{2\sim3}$ 小关节的内侧支神经（图 64–6 至图 64–8，图 52–6 至图 52–8）。因此，成功阻滞第三枕神经及 $C_{2\sim3}$ 关节能够缓解第三枕神经相关性头痛。

解剖相关注意事项

$C_{2\sim3}$ 关节是颈椎的第一个关节，它拥有真正的关节囊和滑膜，是第一个存在椎间盘和椎间孔的节段，用以容纳 C_3 神经根。因此，$C_{2\sim3}$ 关节不同于上部的寰枕关节（$C_{0\sim1}$）和寰枢关节（$C_{1\sim2}$），是颈部旋转和下颈椎小关节之间的过渡区域，它不是在颈

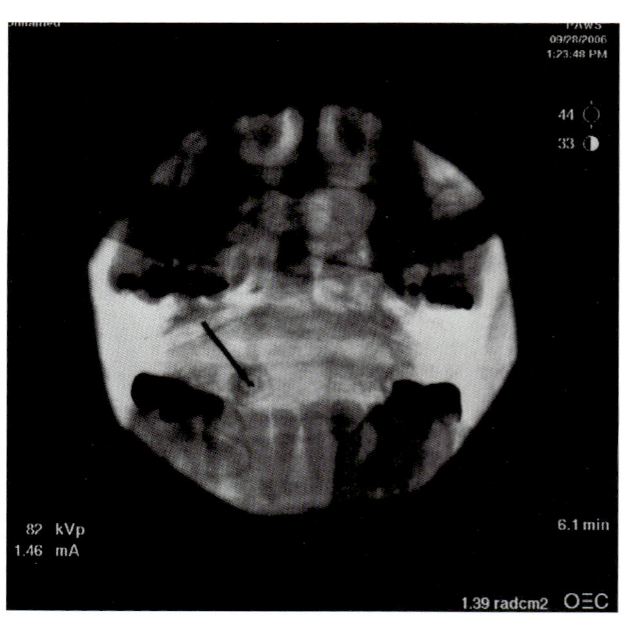

▲ 图 64–3　后前位 X 线，左寰枢关节后路入路正确的穿刺针位置

图片由 Kenneth D.Candido，M.D 提供

部和头部旋转中起作用，而是在颈部外展和伸展中起作用。

关节包含游离神经末梢和有被囊神经末梢。此外，在关节突关节的神经中含有 P 物质和 CGRP。关节突关节的关节囊内，具有低阈值的机械感受器、机械敏感性伤害感受器和寂静性伤害感受器。每一种感受器都可能对有害的刺激产生反应，包括中至重度的骨关节炎，并引起头痛或颈部疼痛。

颈椎背支的临床解剖是由 Bogduk 教授在解剖 5 具成人尸体后描述的。他指出，大约 30 年前，经典教科书对颈椎背支的描述在范围和细节上是有限的。在解剖内侧分支时，他将金属丝置于神经上方并平行于神经，通过 X 线对金属丝与颈椎骨骼的关系进行分析。值得注意的是，头半棘肌覆盖了颈椎内侧支，而 $C_{3\sim7}$ 外侧支位于该肌肉起源肌腱。第三枕神经穿透头半棘肌。C_3 背支是一根短神经，起源于 $C_{2\sim3}$ 椎间孔的 C_3 脊神经，然后弯曲通过横间隙。为此，C_3 背支被分为三个主要分支：两个内侧分支、外侧分支和交通支。在三具标本中，C_3 的两个内侧分支来源于一个共同的神经干，在另外两具标本中，则起源各不相同。第三枕神经是 C_3 背支主要及恒定的内侧分支，从 C_3 背侧支开始，第三枕神经向背侧和内侧弯曲，绕过 C_3 椎体的上关节，在关节下方或关节水平穿过 $C_{2\sim3}$ 关节突关节。第三枕神经横贯内侧穿过下斜肌下方的纤维脂肪组织，背侧到达 C_2 椎板。

第三枕神经的一个分支支配头半棘肌，这是它的浅支。枕大神经（greater occipital nerve，GON）交通支也支配该肌。该分支位于 C_2 棘突上方。第三枕神经从背侧穿过，并穿过头半棘肌和头夹肌，然后穿过斜方肌，斜方肌位于其上部。更内侧的末端分支支配侧颈和枕外隆突下的枕部皮肤。更多的侧

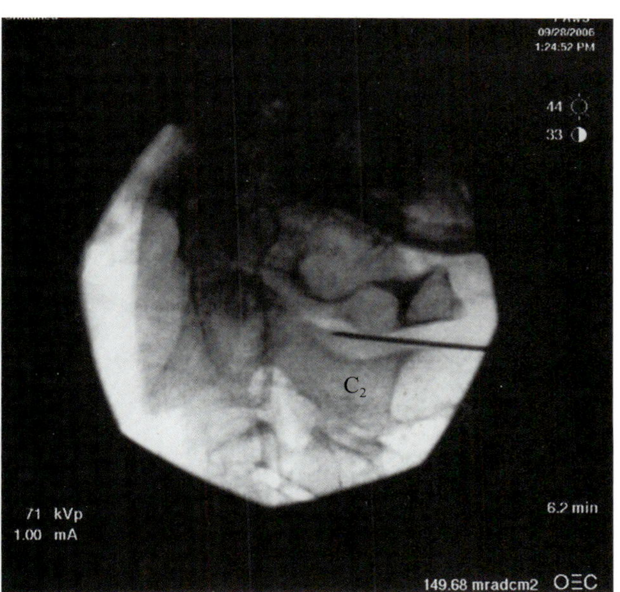

▲ 图 64-4　侧位 X 线，穿刺针的正确位置用于寰枢关节注射

图片由 Kenneth D.Candido，M.D 提供

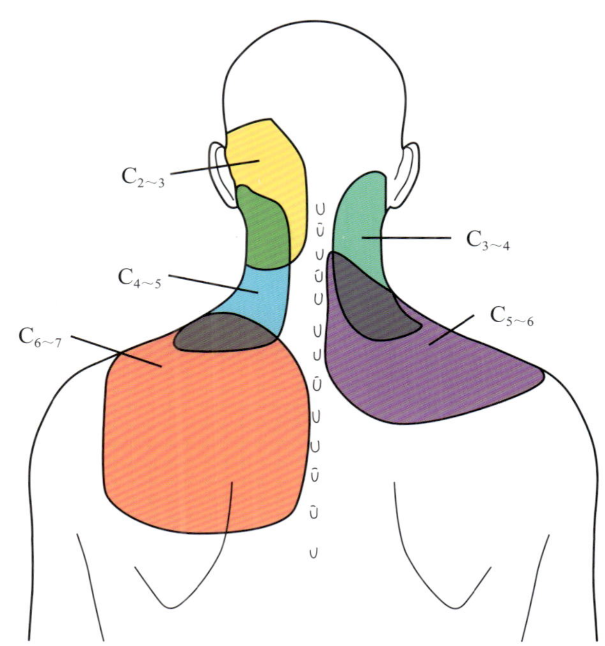

▲ 图 64-5　颈内侧支感觉神经支配区域

引自 Cooper G, Bailey B, Bogduk N. Cervical zygapophysial joint pain maps. *Pain Med*. 2007;8:344–353.

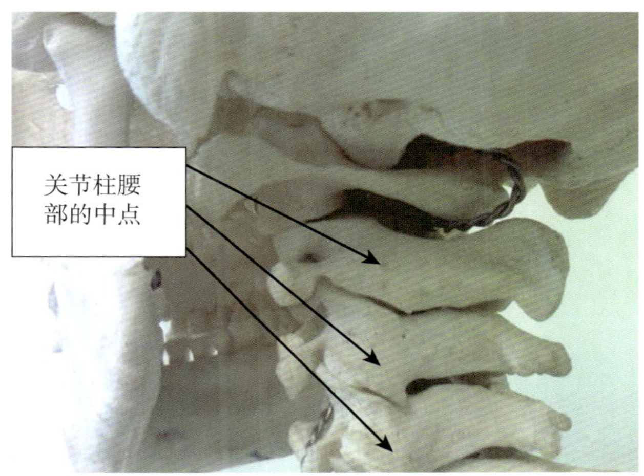

▲ 图 64-6　侧位图，内侧分支阻滞穿刺针的进针位点，以及颈椎小关节去神经的射频消融术

图片由 Kenneth D.Candido，M.D 提供

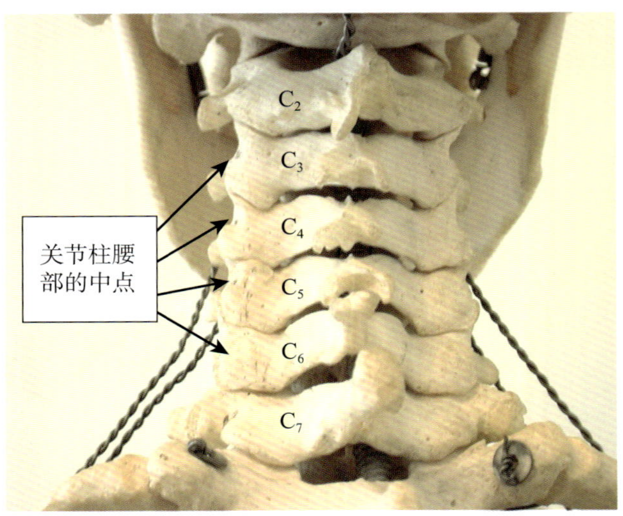

▲ 图 64–7 扇形区域的后视图，代表颈椎关节柱腰部，局部麻醉药阻滞小关节内侧支，以及射频消融术和脉冲射频术去神经支配或神经调节颈椎小关节神经的进针位置。C_7～T_1 椎板间开口比近端更宽，是颈椎硬膜外穿刺的常用位置

图片由 Kenneth D.Candido，M.D 提供

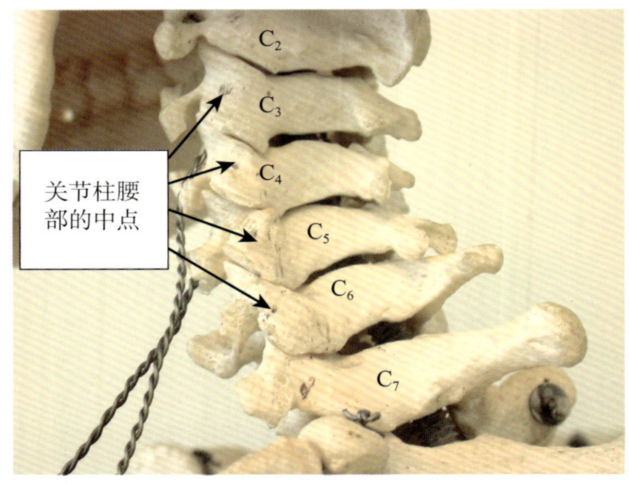

▲ 图 64–8 侧位图所示关节柱腰部，考虑到颈椎小关节的内侧支阻滞。颈椎硬膜外阻滞针放置于 C_7～T_1 的椎板间隙

图片由 Kenneth D. Candido，M.D 提供

支伸向乳突，与枕大神经和枕小神经（lesser occipital nerve，LON）相连。由于枕大神经和枕小神经的横切关系，这两条神经可能会被颈部上部的矢状旁切口损伤。

神经阻滞的目标分支为第三枕神经，背侧和内侧环绕 C_3 关节柱腰部中部。当它向中间走行时，则覆盖在多裂肌上。前部为交通支，它通常起源于 C_3 背支，在喙内侧穿过 $C_{2\sim3}$ 关节突关节后部[2]。经皮定位神经的解剖目标，是利用侧位透视来确定 C_2 和 C_3 关节柱腰部，并向 $C_{2\sim3}$ 关节突关节置入穿刺针或射频套管。Bogduk 教授认为，“穿刺针或电极倾斜置入，直到关节背外侧方向，停留在内侧分支。该部位神经与骨骼的关系是恒定的，因为内侧分支通过筋膜与骨膜结合，并由头半棘肌肌腱固定在关节上”。避免损伤任何大动脉（椎动脉）或其他血管结构，以及脊髓神经和脊髓，因此，它提供了一种可能最大限度减少对非目标组织损伤的阻滞方法。

三、第三枕神经与头痛

$C_{2\sim3}$ 关节突关节的骨关节炎和与机动车事故相关的创伤，是造成持续性枕部或枕下头痛的主要原因。由于缺乏明确的临床评估技术或诊断工具，难以确定因该关节疾病或颈部创伤（或由第三枕神经引起的创伤）引起的头痛患者，因此，在对常规药物治疗无反应的持续性头痛病例中，应实施第三枕神经阻滞[3]。

Bogduk 教授和 Marsland 教授在 X 线引导下，对 10 例出现枕部或枕下头痛的患者进行第三枕神经阻滞。选择将穿刺针放置在 $C_{2\sim3}$ 关节突关节的下半部分，X 线所示为一个从 C_3 关节柱的凹面向上的凸起，与 C_2 棘突和 $C_{2\sim3}$ 椎间盘水平相对（图 64–9 至图 64–11）。所有手术均采用俯卧位，在上胸和肩下垫枕头，使患者头部放松伸展于手术台上。将 0.5ml 0.5% 布比卡因注射到三个不同的部位；一个为关节突关节 $C_{2\sim3}$ 位置的中间，一个为关节下端，一个为前两个注射位置的中间点（双侧阻滞总体积 3ml，每侧 1.5ml）。70% 的患者在单侧阻滞后，在布比卡因药效持续时间内，疼痛得到缓解。而 30% 的患者疼痛没有得到有效缓解。Bogduk 教授指出，与关节内注射相比，阻滞内侧分支神经，特别是第三枕神经，患者更容易耐受。因为阻滞更容易，而且在操作过程中疼痛更少。此外，注射到关节内的局部麻醉药实际上并不停留在关节间隙内，这可能会影响疾病的诊断。最后，明显退化的关节可能阻碍针尖的推进，因此这种关节入路的选择可能完全无用[2]。关节间隙边缘一旦被穿破，可能进入硬膜外或蛛网膜下腔，这可能会造成非常严重的后果。

没有人确切知道枕骨和枕骨下区域的疼痛有多大可能来自 $C_{2\sim3}$ 关节突关节，虽然各种研究显示了截然不同的结果，需要进一步明确该疾病的发病率（在特定时期内发生某疾病的风险）或患病率（人口

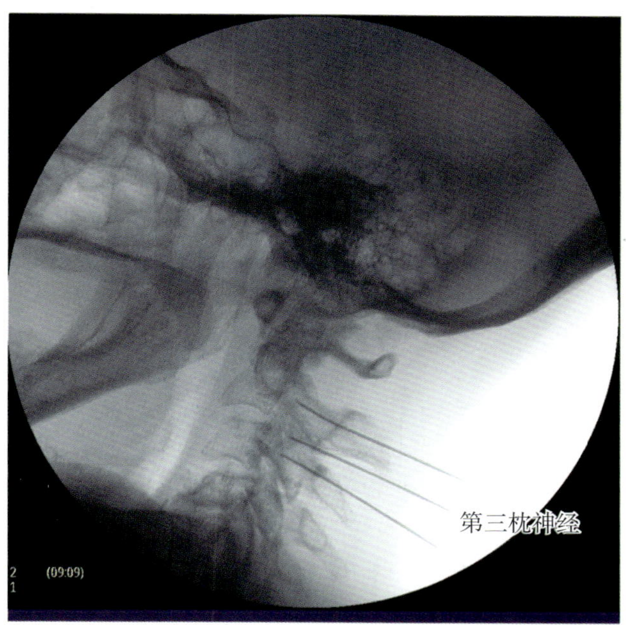

▲ 图 64-9　右侧 C_2、C_3 和第三枕神经阻滞，X 线显示三个穿刺针的位置

图片由 Kenneth D.Candido，M.D 提供

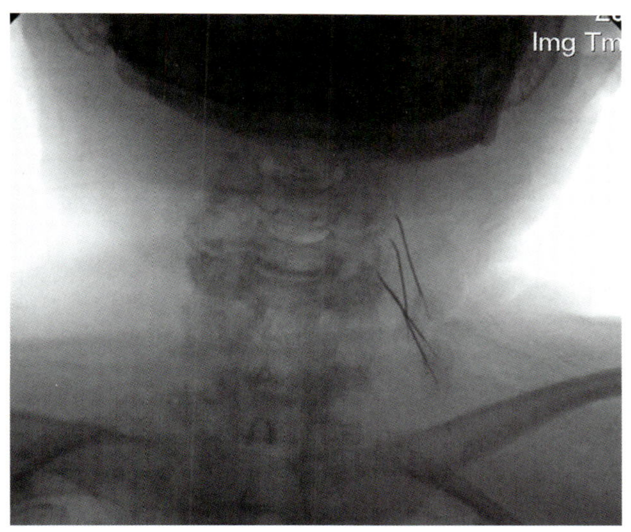

▲ 图 64-10　前后位，右侧 C_2、C_3 和第三枕神经阻滞三个穿刺针的位置

图片由 Kenneth D.Candido，M.D 提供

中的总病例数除以人口中的个体数）。

其中一项关于颈关节突关节在颈痛中的作用研究，涉及 24 例连续的患者，他们表现为未确诊的颈痛，通过局部麻醉药注射的诊断性阻滞控制了疼痛[4]。治疗枕骨或枕骨下头痛和颈痛的患者，选择 $C_{2\sim3}$ 关节突关节外侧缘下半部分作为注射部位。如果患者在接受布比卡因阻滞后回家进行日常活动，

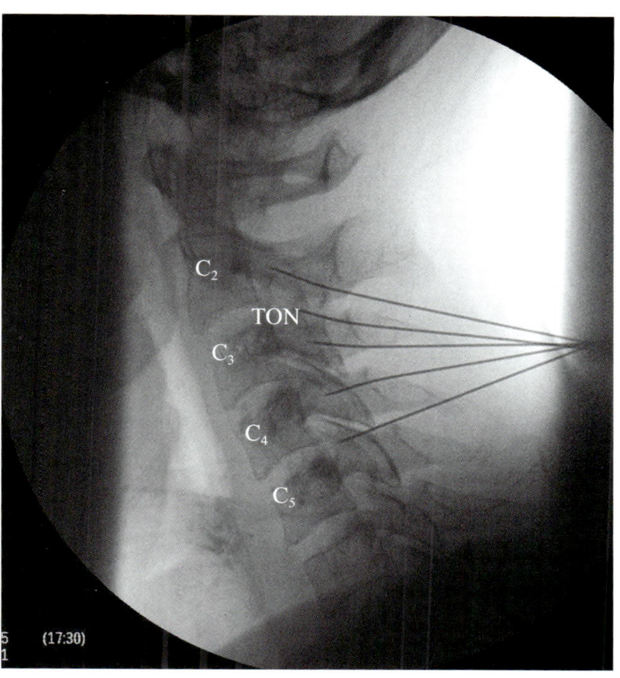

▲ 图 64-11　侧位图，C_2、第三枕神经、C_3、C_4 和 C_5 内侧支的关节柱腰部中间放置 22G 3.5 英寸 Whitacre 蛛网膜下腔穿刺针。5 个穿刺针为同一进针点，最大限度减少患者在手术过程中的不适

图片由 Kenneth D.Candido，M.D 提供

观察到至少 2h 的总镇痛，则认为疼痛完全缓解。若未能缓解疼痛的患者，则在相邻节段进行额外的颈椎内侧支阻滞。24 例患者中，有 19 例为完全疼痛缓解，其中 9 例仅采用了 $C_{2\sim3}$ 注射。这意味着在 47% 被诊断为颈椎关节突关节疼痛的患者中，第三枕神经是负责调节疼痛的神经。虽然这项研究还没有进行重复验证，但遇到颈椎退行性疾病引起的颈部疼痛患者，根据症状与体征进行神经阻滞时，可以尝试这种阻滞方式[5, 6]。在一半的患者中，造成疼痛问题的部位是 $C_{2\sim3}$ 关节，那么在一开始就迅速确定或排除该部位，并将第三枕神经阻滞作为诊断检查的一部分，则会大大节省时间、费用和患者不适。然而，就 $C_{2\sim3}$ 相关疼痛的实际发生率而言，这些数据可能过于乐观。虽然第三枕神经阻滞操作容易，并且几乎不可能发生严重并发症，但不良反应确实经常发生。事实上，任何接受该手术的患者都必须及时告知，成功阻滞第三枕神经（或枕大神经）可能会导致暂时性共济失调和步态不稳。出于这个原因，除非风险 - 获益比很大，进行双侧阻滞必须谨慎对待。

如前所述（图 64-5 和图 52-5），关节痛分布图

的价值和重要性被特别提及。大家多次尝试描述每个小关节和内侧分支的感觉和疼痛具体皮区分布[5-9]。Fukui 教授研究指出，在关节突关节内注射和电刺激的部位，是根据局灶性椎管旁压痛来选择的[8]。他们观察到，在 $C_{2\sim3}$（n=14）进行注射后，上后颈椎区（64%）、枕区（50%）和（或）上后外侧颈椎区（50%）的症状得到有效缓解[8]。Windsor 教授电刺激 9 例慢性颈痛患者的颈部内侧支，包括第三枕神经[9]，采用 $C_{2\sim3}$ 关节突关节的横向中点来确定第三枕神经的位置，可重复性地确定第三枕神经及其他内侧支的神经分布[9]。

然而，当回顾这些研究时，显而易见的是，每个节段所支配的区域存在相当大的重叠，这比绘制脊神经皮肤分布图时观察到的重叠要多。因此，产生了一个诊断难题，当治疗颈椎疼痛时，即使是完美的阻滞技术，使用标准化和公认的解剖标志，也可能导致无法有效镇痛，导致治疗效果欠佳。

由于椎间盘和小关节都是颈部疼痛的来源（根据2项独立的研究，大约各占40%颈部疼痛的来源），在为特定个体提供镇痛治疗时，漏诊可能会导致疼痛医生寻错治疗方向[10, 11]。绘图可能有助于确定支配疼痛的区域，这些区域可以接受局部麻醉阻滞和（或）射频消融技术。在一项研究中，通过分离 $C_{2\sim3}$ 至 $C_{6\sim7}$ 节段的关节囊来绘制关节图谱。这是通过连续注射对比剂来完成的，随后可以通过 X 线检查确定。记录每个关节产生的特征性、独立的疼痛模式，由此绘制疼痛图（图 64-5 和图 52-5）[6]，尽管只有 4 名受试者参与了评估，但结果与最初选择的一小群受试者并没有太大区别，这些受试者被用于绘制神经受损个体的原始皮肤支配图。这一过程已经持续了 60 多年，基本上没有异议，90% 的受试者完全符合预测的疼痛水平和对神经阻滞的反应[12]。$C_{3\sim4}$、$C_{4\sim5}$ 和 $C_{5\sim6}$ 水平最容易被影响，只有 10%（1/10）的患者有疼痛，是由于在 $C_{2\sim3}$ 水平阻滞[7]。然而，Barnsley 教授和 Bogduk 教授在 1993 年的一项研究中发现，16 名慢性颈痛患者在接受第三枕神经阻滞后，33%（3/9）的患者疼痛完全缓解[13]。然而，我们还不清楚第三枕神经与慢性头颈疼痛有多大关系。Lord 教授和 Barnsley 教授对第三枕神经引起的头痛和颈部疼痛的患病率进行了最新研究[14, 15]，选择 100 名患者接受了第三枕神经阻滞的双盲对照研究，采用利多卡因或布比卡因进行神经阻滞。只有在两种阻滞方式均缓解症状的情况下才能诊断第三枕神经受累，布比卡因注射引起的疼痛缓解时间比利多卡因更长。结果显示，挥鞭样损伤后慢性颈痛中第三枕神经性头痛的发生率为 27%，而单纯第三枕神经性头痛的发生率为 38%[14]。

在第二项研究中，50 名慢性颈部疼痛和颈部扭伤患者进行双盲、对照试验，内侧支阻滞采用 0.5ml 利多卡因（2%）或布比卡因（0.5%）进行注射。在 12/27 的患者中（44%），疼痛来源仅为 $C_{2\sim3}$ 关节突关节[15]。

这些结果证实，尽管中枢神经系统和周围神经系统的皮肤神经支配可能存在重叠，但这些图谱是帮助大家确定阻滞入路的必要工具。这些研究表明，在评估 $C_{2\sim3}$ 关节突关节疼痛的相对发生率和相对患病率方面也存在差异，这取决于不同的评估方法和不同的阻滞方式。

（一）第三枕神经阻滞原理

第三枕神经阻滞在诊断和治疗颈源性头痛的治疗中都是非常有效的。局部麻醉阻滞和颈椎内侧支射频消融的疗效证据已经积累了几十年。然而，内侧支神经阻滞技术和射频消融技术的应用在文献中得到科学支持则相对较晚。事实上，2 项独立 Meta 分析显示出不尽相同的结果。在 2001 年发表的研究中，射频神经切断术用于治疗屈伸性损伤后颈椎关节突关节疼痛中，所获得的数据比较有限，仅有 6 项研究满足纳入标准；因此，该结果缺乏有效性评估[16]。2007 年发表的研究中，在一定程度上放宽了纳入标准，发现支持颈椎内侧支阻滞的证据等级为中等（Ⅲ级），颈椎内侧支神经切断术的证据等级也为中等[17]。因此，作者纳入医疗保健研究和质量机构的标准，其中包括一些非随机试验，以及 Cochrane 肌肉 – 骨骼回顾组的随机试验研究。值得一提的是，无论是短期还是长期镇痛，进行颈椎关节内注射的证据都是有限的。这也证实了 Bogduk 教授的早期观点，即阻滞内侧分支不仅更有可能针对与颈椎退行性小关节疾病相关的真正疼痛来源，而且关节内注射本身具有很高的失败率，因为不能保证注射的局部麻醉药物会留在关节内。

第三枕神经阻滞的基本原理包含两方面：①对 $C_{2\sim3}$ 小关节作为枕骨和枕骨下区疼痛的来源提供诊断评估；②提供神经消融术应用于该神经是否可能对长期治疗疼痛有效的指示。

本文作者建议，在进行第三枕神经切断术之前，使用 0.5ml 局部麻醉药进行双侧阻滞，通常为 0.5% 罗哌卡因。使用罗哌卡因主要有两个原因，它具有血管收缩特性，因此不需要添加肾上腺素，并且它在心血管方面的安全性也优于布比卡因，门诊使用的风险更小。与布比卡因相比，使用罗哌卡因时，若无意中误入血管，包括椎动脉等，不太可能导致严重的并发症。罗哌卡因的镇痛持续时间也超过利多卡因或甲哌卡因等。在评估疗效方面，长效氨基酰胺局部麻醉药可能比短效药更能获益，因为短效局部麻醉药的作用是短暂的，从而可能提供不准确的临床信息。然而，这一观点仍然存在争议。

双侧阻滞已被用来评估颈椎内侧支阻滞的有效性。Barnsley 教授在 55 名颈部疼痛超过 3 个月的成年患者中比较单侧阻滞和双侧阻滞的治疗效果[18]。随机采用 0.5% 布比卡因或 2% 利多卡因 0.5ml，镇痛持续时间采用双盲法进行评估。结果发现，单侧阻滞的假阳性率为 27%（16/60）[18]。Lord 教授发现，在 50 名随机、双盲、安慰剂对照的患者中，使用利多卡因、布比卡因或生理盐水进行内侧分支阻滞的特异性（没有特定疾病的个体被正确识别为阴性的统计概率，表示为真阴性结果与真阴性和假阳性结果之和的比例，TN/TN+FP）为 88%，边际灵敏度（当进行检测特定疾病的测试时，人群中能够正确识别的个体的比例，计算为真阳性结果数除以真阳性和假阴性结果数，TP/TP+FN）为 54%[19]。因此，如果诊断仅仅基于相对的阻滞效果，46% 的非安慰剂应答者可能会被错误地标记为安慰剂应答者[19]。

Slipman 教授回顾性分析了 18 例在挥鞭样损伤后平均持续 34 个月的慢性持续性每天头痛患者，他们接受了关节内 $C_{2\sim3}$ 关节突关节注射[20]。结果发现，61% 的患者头痛频率从每天发作减少到每周不到 3 次发作。虽然这项研究是回顾性的，但结果仍然证明了在传统保守护理和治疗难以缓解的慢性头痛疾病中对第三枕神经进行靶向治疗的可行性。此外，由于注射到关节部位而不是内侧支，该结论可能对射频神经切断术的参考价值不大。

（二）第三枕神经阻滞技术

$C_{2\sim3}$ 内侧支（第三枕神经）阻滞通常采用俯卧位，在注射期间使用连续实时透视引导（图 64–9 至图 64–11，图 52–9 至图 52–11）[21]，在肩膀和胸下放置一个枕头，使患者的头部和颈部放松并向前弯曲。开放外周静脉，使用标准的 ASA 监测生命体征。消毒铺巾后，对颈部进行定位，寻找外侧椎体的扇形边缘。皮下注射 1～3ml 利多卡因进行局部麻醉，使用短斜角 22G 2.5～3.5 英寸穿刺针进行穿刺，向椎体的扇形边缘推进，直到触及骨面。此时，侧旋转 X 线设备，评估穿刺针与 $C_{2\sim3}$ 关节突关节中心的关系。穿刺针必须向后凹进，远离 $C_{2\sim3}$ 椎间孔及椎动脉。如果未触及骨面，并且穿刺针已置入皮肤 2cm，则仍需要在 X 线引导下重新评估入路和方向。一旦穿刺针位置正确（图 64–4 和图 52–4），再次进行 X 线评估，以验证穿刺针位于椎体外侧缘的正确位置。

超声引导的方法在介入性疼痛治疗中迅速普及，但大多数临床医生还没有达到熟练水平来替代透视技术在这一特殊治疗中的应用。此时，操作时需要进行回抽，以确认没有回抽到血液或脑脊液，并向患者询问以确定没有任何感觉异常。若患者生命体征稳定，注射 0.5% 罗哌卡因 0.5ml，不添加糖皮质激素，正如 Manchikanti 教授认为的那样[22]，在阻滞中添加皮质类固醇几乎没有任何价值。虽然这项研究表明，与不使用类固醇相比，在诊断 / 治疗颈内侧分支注射中使用皮质类固醇没有额外的好处，但许多临床医生仍在日常实践中使用皮质类固醇。注射结束后，清理并收回针头，在注射部位覆盖无菌敷料。患者应观察不少于 30min，因为大多数患者在操作成功后会常常会出现共济失调或步态不稳。出院指导中，应清晰准确地指导患者在发生任何延迟发作的不良反应或并发症时寻求紧急医疗护理，尽管此类事件很少发生。

（三）射频神经切断术

在特定的患者中，可以考虑针对第三枕神经进行射频治疗，以获得长期的治疗效益。在 1995 年发表的一项研究中，Lord 教授发现，仅有 40% 的患者（4/10）对治疗有效，其中只有 3 名患者能够持久地缓解疼痛[23]。采用 10cm 穿刺针，针尖外露 4mm 或 6mm。不进行刺激试验，研究者通过 X 线进行引导。$C_{2\sim3}$ 神经切断术的平均持续时间为 1.5h[23]。相比下颈椎内侧分支手术 70% 的成功率，该操作成功率较低。研究者指出，颈椎内侧支射频“具有很高的技术失败率”[23]。1996 年，Lord 教授对 24 例机动车事故后平均疼痛持续时间为 34 个月的患者进行颈椎内侧支射频治疗[24]，显示平均镇痛持续时间为 263 天，与对照组中平均 8 天的镇痛时间形成鲜明对比。然而，他们排除了 $C_{2\sim3}$ 关节突关节疼痛的患者。在同一组研究人员随后发表的一项研究中，在 28 名患者中，71% 的患者在接受一次射频治疗后疼痛完全缓解，平均持续时间为 219 天。当不考虑操作失败时，疼痛缓解平均持续时间延长至 422 天（60 周）[25]。同样，研究排除了因第三枕神经引起的 $C_{2\sim3}$ 疼痛的患者。2003 年，Govind 教授采用 3 个大号电极对第三枕神经进行射频消融操作，在 40 名患者中进行了 51 次神经阻滞治疗，其中 88%（43/49）获得成功，中位持续时间为 297 天（42 周）。不良反应包括共济失调、"轻微" 麻木和暂时性感觉障碍 [26]。他们成功率的提高归功于使用三个穿刺针，采用 Ray 电极而不是较小的 SMK 电极，并确保三个病变节段之间不超过一个电极宽度 [26]。

Cohen 教授发现，预测射频消融成功的唯一因素（定义为至少减轻 50% 的疼痛，持续至少 6 个月）是椎管旁压痛 [27]。虽然作者认为，$C_{2\sim3}$ 疼痛也包括其中，但他们从未说明有多少患者接受该治疗，也未涉及第三枕神经射频消融的成功率。

枕大神经和枕小神经阻滞见图 64-12 至图 64-14、图 52-13 和图 52-14。

枕大神经来源于 C_2 背支，有时也来源于 C_3。枕大神经穿过上颈嵴下方筋膜，沿着枕动脉走行。由神经支配感觉区包括后头皮内侧部分，并向腹侧放射至顶点。枕小神经起源于 C_2 和 C_3 的腹侧支，从枕骨向上向外侧延伸至胸锁乳突肌的外侧缘。在这里，神经发出表皮支，支配后头皮的外侧部分和耳郭的头表面。枕大神经和枕小神经支配大部分枕部皮肤，并负责将来自 $C_{2\sim3}$ 关节紊乱的信息传递至相应区域。

枕神经阻滞已经成为治疗各种原因头痛的越来越常用的方法，尽管其科学支持有限。对 15 名患者使用丙氨卡因和地塞米松时 [28]，枕大神经阻滞对慢性紧张型头痛无效。在治疗脑震荡后头痛（80% 患者有效）[29]、非典型口面部疼痛 [30]，特别是偏头痛时，往往表现出显著的疼痛缓解。枕大神经阻滞已成功治疗了头部异常运动且伴有耳鸣和头晕的患者 [31]，这些患者先前有外伤史 [33]。此外，注射 A 型肉毒毒素（50U）在减少枕骨区慢性头痛患者的短期和长期疼痛方面比使用布比卡因更有效。大部分情况下，由于枕神经痛引起的头痛的诊断并不难 [34]，但仍有难治性头痛患者需要更先进的评估技术 [35]。有研究者建议，先进行 CT 引导下的 $C_{2\sim3}$ 神经阻滞，再行经皮神经根切断术（图 64-8 和图 64-9）。此外，超声技术已成为近年来较为流行的后颈上部枕神经阻滞的引导方式，并称之为近端入路。

（四）枕大神经和枕小神经阻滞技术

有人错误地将枕神经阻滞描述为局部麻醉的区域阻滞，而没有考虑解剖标志或药物误用的后果。事实上，有报道枕小神经阻断后突然失去意识的病例，一部分是由于局部麻醉药误入枕动脉，至少有一例是由于无意中将局部麻醉药注射到先前开颅手术的颅骨缺损处 [36]；此外，也有可能枕大神经阻滞太远离枕骨大孔下方时，导致患者发生意识丧失。

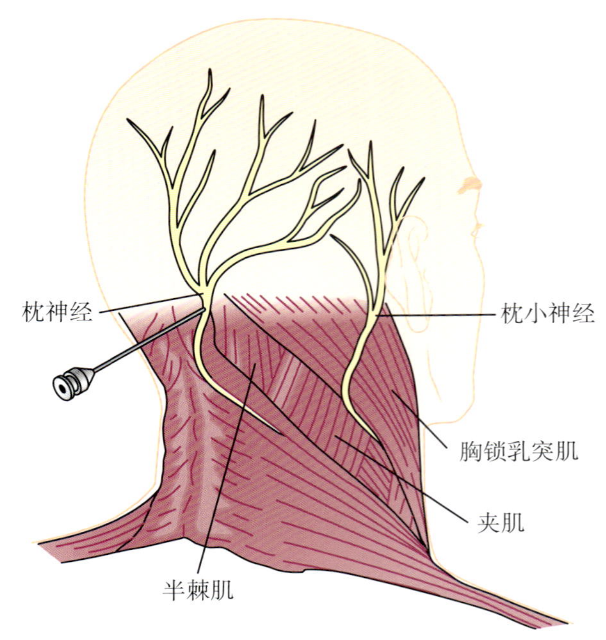

▲ 图 64-12　枕大神经的解剖结构和阻滞部位

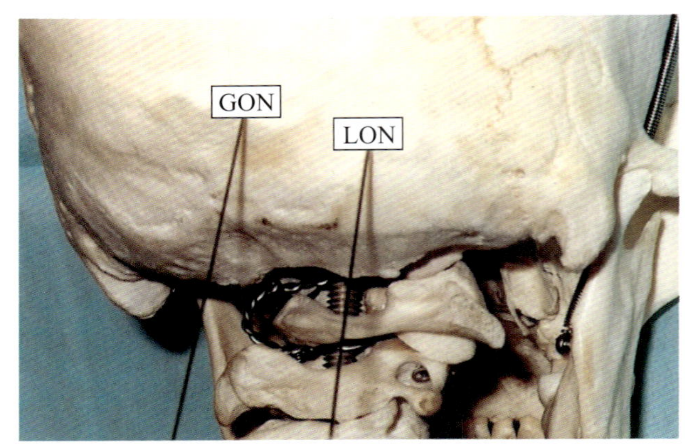

▲ 图 64-13　枕大神经和枕小神经阻滞进针点

图片由 Kenneth D.Candido，M.D 提供

GON. 枕大神经；LON. 枕小神经

此外，如果医务人员在进行枕大神经阻滞时错误使用药物剂量，包括皮质类固醇，可能会导致其他并发症，如库欣综合征[37]。枕神经阻滞时患者一般为坐位，前额向前，靠在垫子上。如有可能，在颈部触诊枕动脉。使用超声引导有助于识别动脉，但边界往往不清晰，不容易识别独特的结构。由于很难对头皮注射部位进行完全消毒，因此在插入穿刺针之前，使用酒精或碘伏纱布进行消毒，确保尽量无菌。将 25G 1.5 英寸穿刺针朝动脉内侧进针，垂直于皮肤向前推进，直到针尖触及骨膜（图 64–14）。一旦触及骨膜，退针约 1mm，并稍转向头侧。轻轻回抽后，以扇形方式注射 5ml 局部麻醉药（0.5% 布比卡因或罗哌卡因）与 4mg 地塞米松或 6mg 倍他米松混合液，注意不要将针指向枕骨大孔内侧太远。耳大神经可能同时被阻滞，从枕大神经阻滞点外侧 3～4cm 处再次进针，进入枕大神经阻滞的下方而非上方（图 64–14）。轻轻回抽后，可再次以扇形分布注射 5ml 局部麻醉药以阻滞神经。在完成枕大神经和枕小神经阻滞后，轻柔按摩头皮组织以帮助药物扩散，同时将注射部位加压包扎，能够有效减少瘀斑或血肿。一般情况下，穿刺后要进行冰敷 20～30min，特别是行双侧阻滞的患者，以进一步减少肿胀和抑制血管对局部麻醉药的吸收。

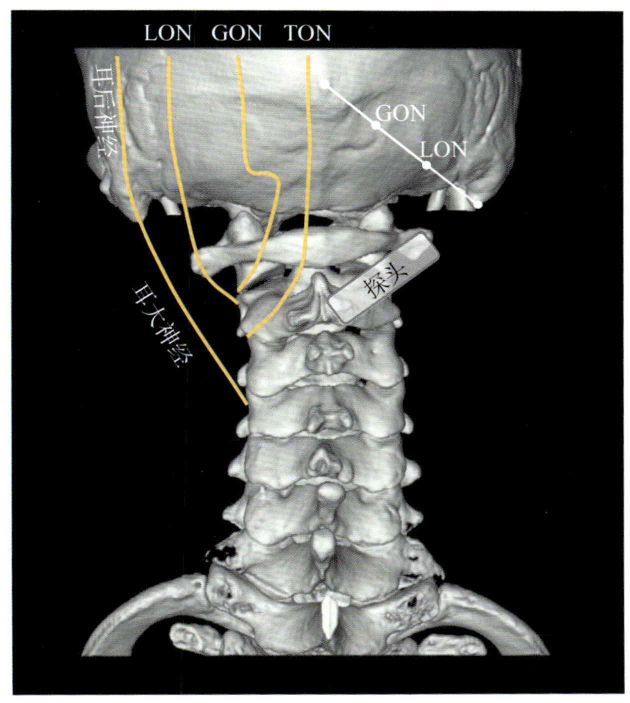

▲ 图 64–14　枕部神经的解剖

GON. 枕大神经；LON. 枕小神经；TON. 第三枕神经

（五）超声引导下枕大神经和枕小神经阻滞入路

超声引导下进行枕大神经阻滞时，患者需保持俯卧位，颈部前伸。第一个关键的超声标志是 C_2 分叉棘突，该结构是下斜头肌的起源。探头必须斜置于 C_2 分叉棘突至 C_1 横突之间，即头下斜肌交叉的位置（图 64–14）。枕大神经通常位于头下斜肌和头半棘肌的下方（图 64–15）。在超声图像中，第三枕神经位于 C_2 分叉棘突的内侧。在实时超声引导下，从外侧向内侧置入 22～25G 1.5～3.5 英寸穿刺针，以避免通过平面入路刺穿紧绷的斜方肌筋膜。将穿刺针由浅外侧向深内侧方向推进时，避免损伤椎动脉，椎动脉位于头下斜肌内侧深部。针尖应在头下斜肌和头半棘肌之间的筋膜平面上可见。轻轻抽吸后，可在实时超声引导下注射局部麻醉药（含或不含皮质类固醇）。

对于超声引导下的枕小神经阻滞，患者需保持侧卧位。枕小神经起源于颈丛浅支（来自 C_2 和 C_3 腹支）。因此，第一步从确定胸锁乳突肌后边界的图像开始，在乳突尾部可见。通过沿胸锁乳突肌后缘向头侧和尾侧移动高分辨率线阵探头，可以发现枕小神经为一个小的低回声椭圆形结构，它起源于胸锁乳突肌上部下方的上颈丛（图 64–16），并向上延伸至枕骨外侧。25G 1.5 英寸穿刺针经平面内入路由后向前进（或由前向后进）。针尖应在胸锁乳突肌的筋膜层上方可见。轻轻抽吸后，可在实时超声引导下注射局部麻醉药（含或不含皮质类固醇）。

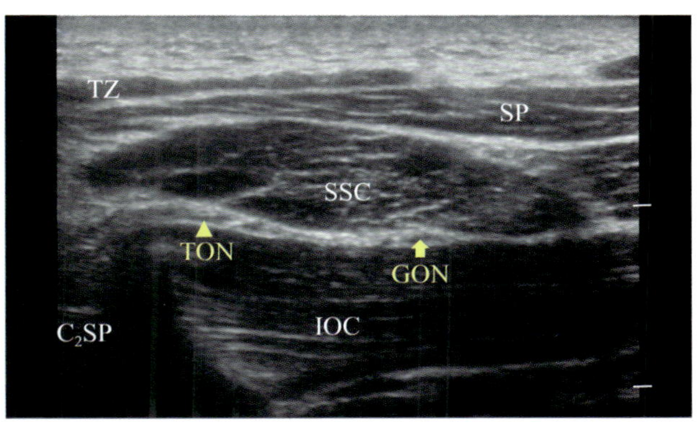

▲ 图 64–15　后颈斜位超声图像，近端入路枕大神经阻滞。探头位于 C_2 棘突和 C_1 之间。枕大神经位于头下斜肌的上筋膜层

C_2SP. C_2 脊柱棘突；GON. 枕大神经；IOC. 下斜头肌；SP. 斜方肌；SSC. 半棘肌；TON. 第三枕神经；TZ. 斜方肌

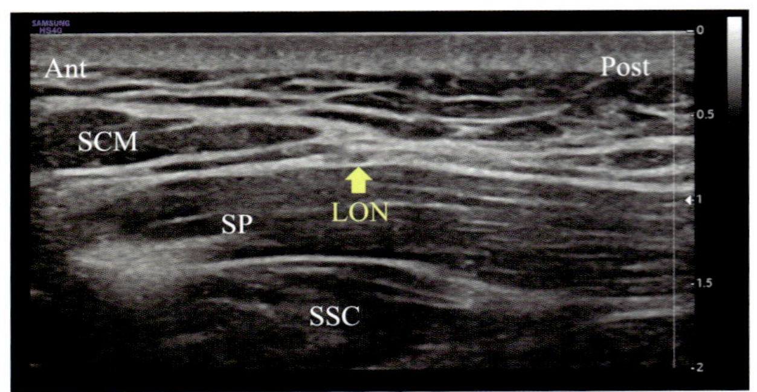

▲ 图 64–16　后侧颈部横断面超声图像。枕小神经起源于颈上神经丛位于胸锁乳突肌的上后缘

Ant. 前；LON. 枕小神经；Post. 后；SCM. 胸锁乳突肌；SP. 斜方肌；SSC. 半棘肌

四、面神经阻滞

（一）眶上、眶下、颏神经阻滞（图 64–17 和图 64–18）

三叉神经系统的周围分支可以采用经皮穿刺阻滞技术。

眶上神经阻滞是治疗额神经疼痛的有效方法，额神经是 V_1 脑神经的一个分支。神经离开眶上切迹进入眶内，从眶顶骨膜下腹侧穿过。额神经有两个分支，即眶上神经和滑车上神经。眶上神经比滑车上神经更大且靠外侧，它支配前额、上眼睑和头皮前部的皮肤感觉。向眶上切迹注射少量稀释的局部麻醉药（添加或不添加皮质类固醇）进行阻滞。完成消毒铺巾后，使用 22～25G 1.5 英寸穿刺针进行操作。避免将针尖穿过切口，因为它会将神经固定在骨膜上，可能会引起眶上神经感觉异常。可以将穿刺针引导至椎间孔，一旦接触骨膜，针应向内侧轻微滑动，使其尖端紧贴椎间孔边缘。回抽无血后，可注射 3～4ml 局部麻醉药、2mg 地塞米松或 6mg 倍他米松。眶上神经阻滞已成功应用于持续性偏头痛的治疗[38]。滑车上神经阻滞可在上述眶上神经阻滞中穿刺位点稍内侧进针，使用同种穿刺针、局部麻醉药及佐剂浓度。该阻滞的适应证、禁忌证、并发症和不良反应几乎与上述一致。

超声引导下眶上神经阻滞时，要求患者取仰卧位。穿刺点通常在同侧眶上缘的 1/3 处，可以识别眶上切迹。使用 6～13MHz 线性换能器，在眉毛周围上下轻轻调整换能器，获得横向图像，直到在超声图像上可以看到眶上切迹（图 64–18A）。眶上神经在多普勒模式下与眶上动脉共同位于眶上切迹，可以使

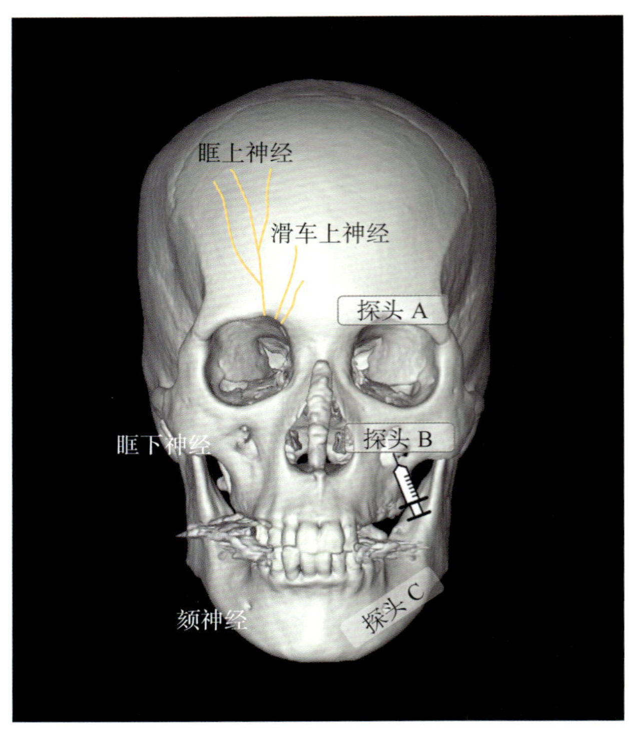

▲ 图 64–17　面部神经解剖，以及每个分支阻滞的探头的位置

用平面外或平面内技术进行穿刺。回抽后，可在实时超声引导下注射局部麻醉药（含或不含皮质类固醇）。

眶下神经阻滞通常用于阻滞上颌神经的周围神经，如慢性面部疼痛，包括复杂的局部疼痛综合征和带状疱疹。眶下神经通过眶下切迹进入眶内，并沿着眶下沟结构的底部，通过眶下孔出颅，支配下眼睑、侧鼻和部分上唇皮肤感觉。眶下神经的一个分支，即上牙槽神经，支配上切牙、尖牙和邻近的软组织。

眶下神经阻滞时，患者取仰卧位，头部保持中立位。触诊眶下孔，并用记号笔做标记。消毒铺巾后，将带有负压（25G 或 27G）1.5 英寸穿刺针插入框下孔，同时保持针尖轻微向内侧，这种方法能够最大限度地减少对神经的潜在创伤。然而，即使采取了这些预防措施，神经也可能受到刺激，导致牙齿或侧鼻孔感觉异常。回抽无血后，逐渐注入小体积（3ml）局部麻醉药（含或不含皮质类固醇）。操作完成后将针收回，在注射部位包扎固定。患者应观察 20min，检查面部是否有血肿，如果有，通常可以采用加压包扎或冰袋冷敷。

在超声引导下进行眶下神经阻滞时，确定眶下神经从眶下孔发出（图 64–18B）。在能量多普勒模式

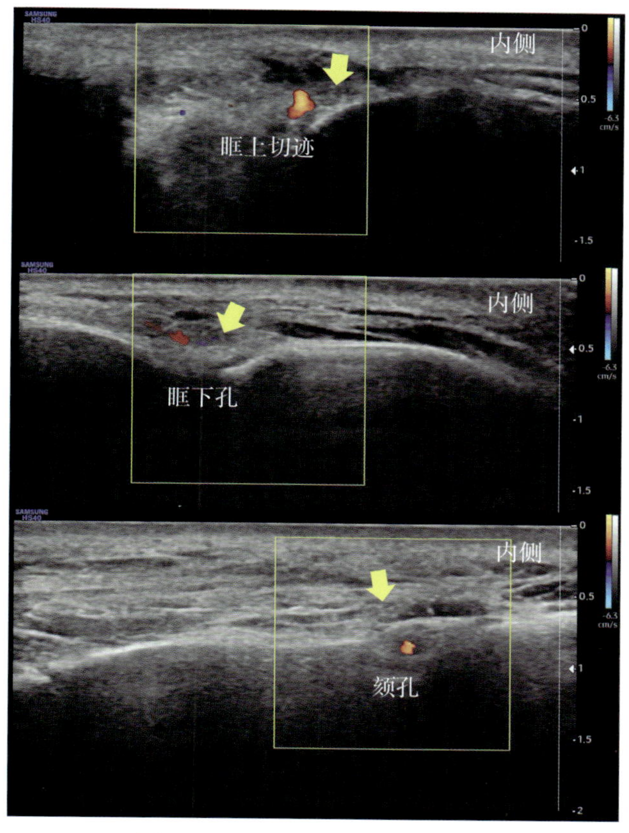

▲ 图 64–18　三叉神经分支的超声图像

上图（探头 A），眶上动脉（红色）和神经（黄箭）来自眶上切迹；中图（探头 B），眶下动脉（红色）和神经（黄箭）从眶下孔发出；下图（探头 C），颏神经（黄箭）与下牙槽动脉（红色）从颏孔发出

下，可以看到眶下神经与眶下动脉一起出现在眶下孔部位。由于眶下孔的轴线位于尾侧和内侧，建议从外侧向内侧入路，以减少穿透眶下孔的风险。较短的穿刺针可在外侧向内侧方向进入，采用平面内入路进针。回抽后，可在实时超声引导下注射局部麻醉药（含或不含皮质类固醇）。

（二）下牙槽（颏）神经阻滞

下牙槽神经是下颌神经的远端分支。该神经在第二磨牙水平处出颏孔，分为切牙支和颏支。出孔后，神经发出上支，支配下唇、下口腔黏膜和颏部（颏支）。该神经阻滞已被用于治疗颏神经痛、面部带状疱疹和三叉神经痛（trigeminal neuralgia，TGN）[39]。有口腔外和口腔内神经阻滞技术。与药物治疗相比，口腔内阻滞对患者的痛苦更小，并且成功率相近[40]。对 123 例患者进行下牙槽神经阻滞，对下颌第一磨牙（92%）、第一前磨牙（55.3%）和尖牙（38.2%）有镇痛 / 麻醉作用[41]。此外，采用 0.5% 左旋布比卡因加 1∶20 万肾上腺素（5μg/ml）进行下牙槽神经阻滞时，与相同浓度和剂量的布比卡因相比，具有同等效力和效果。由于左旋布比卡因具有较低的全身和心脏毒性，有望取代后者成为三叉神经阻滞的常用药物[42]。

下牙槽神经阻滞时，患者取仰卧位，头部保持中立位。在触诊颏孔并消毒铺巾后，使用一根小型（25G 或 27G）1.5 英寸穿刺针（同眶下神经阻滞），通过内侧入路向颏孔推进，尽量减少将神经卡在骨膜上的可能性。使用 6～13MHz 线性换能器，横向图像显示使用能量多普勒模式时，颏神经与下牙槽动脉一起从颏孔发出（图 64–18C）。然而，在进针时可能仍会出现感觉异常。在回抽无血后，使用盲法或实时超声引导下注射 3ml 局部麻醉药（含或不含非颗粒皮质类固醇）。操作完成后，在注射部位加压包扎。患者应观察约 20min，以防止血肿的发生，血肿通常可通过加压包扎或冰袋冷敷进行治疗。

五、蝶腭神经节阻滞

蝶腭神经节也被称为翼腭神经节、鼻神经节或梅克尔神经节。它代表了大脑外和颅骨内最大的神经元集合。它在三叉神经自主性头痛的发生中起着重要作用，包括丛集性头痛、阵发性偏头痛和伴有结膜充血和流泪的单侧短暂性神经痛样头痛（short-lasting unilateral neuralgiform headache attack with conjunctival injection and tearing，SUNCT）。蝶腭神经节包含交感神经和副交感神经，其功能障碍可导致急性偏头痛、创伤后头痛和面部神经痛，包括 Sluder、Vail 和 Gardner 综合征[43–45]。此外，由于蝶腭神经节与面神经、枕小神经、颈皮神经有联系，对蝶腭神经节的刺激也可能导致面颈疼痛。颈上神经节通过交感干与蝶腭神经节相连，这也解释了它在头、面、颈部和上背部疼痛中的作用[46]。

蝶腭神经节位于翼腭窝。颅前窝以上颌窦为界，后以翼状内侧板为界，内以腭骨为界，上以蝶窦为界。可以通过翼上颌裂点进针，而翼腭孔位于神经节内侧，中鼻甲后方。蝶腭窝宽约 1cm，高约 2cm，在 X 线侧位图像上像一个 V 形花瓶。蝶腭神经节表面覆盖有厚 1～1.5mm 的结缔组织和黏膜层，范围约 5mm，呈三角形，其上有静脉丛覆盖。圆孔和翼管分别位于窝的上外侧和下内侧，上颌动脉位于窝内。

蝶腭神经节由翼腭神经“悬挂”于上颌神经，位于上颌神经内侧。神经节后方与翼状神经相连，翼状神经由岩深神经（来自上胸脊髓的交感神经）和岩大神经（来自上唾液核的副交感神经）组成。神经节有多个分支，形成上后外侧鼻神经和咽神经。感觉神经起源于上颌神经，通过蝶腭神经节支配上牙、鼻黏膜、软腭和咽部的皮肤感觉，一部分运动神经与感觉神经共同走行。

神经阻滞技术

目前有几种阻滞蝶腭神经节的方法，其中一种是局部阻滞方法。患者取仰卧位，头部伸直，取嗅花位。医生将 3ml 4% 黏性利多卡因或长效局部麻醉药滴在棉条上。手术过程缓慢而谨慎，尽量减少鼻出血的发生。沿每个鼻孔中鼻甲上缘置入棉条，直到触及蝶腭神经节上的黏膜。在监测患者生命体征的同时，将棉条放置 30min，然后将其取出并丢弃。不良反应通常与医源性鼻出血有关，因为使用这种方法的局部麻醉药毒性非常罕见。

另一种技术是颧下入路行蝶腭神经节阻滞，在技术上具有一定的挑战性。它可以在没有 X 线辅助的情况下进行，但强烈建议采用 X 线引导，因为这将提高阻滞的成功率和速度，并且减少并发症。记录患者生命体征，取仰卧位，消毒铺巾后，获得侧位 X 线图像。触诊下颌切迹，行局部麻醉。如果切迹不明显，在侧位 X 线图像上确认切迹。在侧位图像上识别翼腭窝（表现为 V 形），并叠加左右翼腭窝，通过操纵 C 型臂机或改变患者头部部位来完成。可以使用 3.5 英寸 22G 短斜角针，远端尖端以 30° 弯曲，或使用一个 10cm 20G 或 22G 弯曲钝针进行穿刺。置入穿刺针后，向前推进，直到下颌骨分支的内侧，并在前后位图像上确认。将阻滞针穿过血管，向前内侧，再次在侧位图像上确认。穿刺的目标位置是翼腭窝的中间部分（图 64-19 和图 52-20）。取前后位视图，当针尖靠近腭骨时停止（图 64-20 和图 52-21）。如果在任何一点遇到阻力，立即改变针的方向。由于翼腭窝较小，可能需要频繁的前后位和侧位成像来调整针的方向。抵达穿刺部位后，注射 0.5～1ml 水溶性对比剂，观察穿刺针是否误入血管或鼻腔内。一旦确定正确位置，注射 1～2ml 局部麻醉药，使用或不使用类固醇均可。

在成功实施阻滞后，有两种治疗选择：常规射频损伤（conventional radiofrequency lesioning，RFTC）和脉冲射频。使用颧下入路放置 3～5mm 绝缘射频针。一旦放置到位，刺激在 50Hz～1V 的频率下实施。如果针尖与蝶腭神经节相邻，患者应在小于 0.3V 的电压下感觉到鼻根处感觉异常。若感觉异常在硬腭，应重新将穿刺针转向头侧和内侧。上牙感觉异常提示上颌神经受到刺激，穿刺针应向尾侧和内侧调整。不需要运动刺激。寻找到适当的感觉刺激后，可在 67℃下进行 90s 常规射频损伤，2 次循环。操作前需注射 2～3ml 局部麻醉药。为了避免损伤蝶腭神经节周围的其他神经，3mm 电极针工作端是更好的选择。对于脉冲射频，电极针工作端的大小并

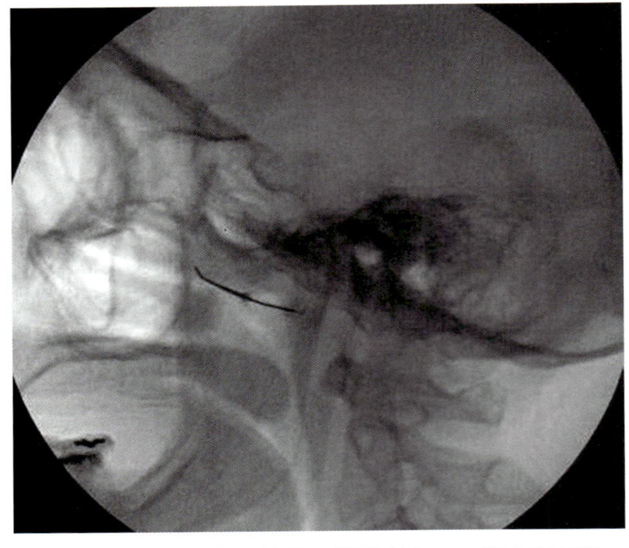

▲ 图 64-19　侧位 X 线显示翼腭窝内 22G 弯曲穿刺针

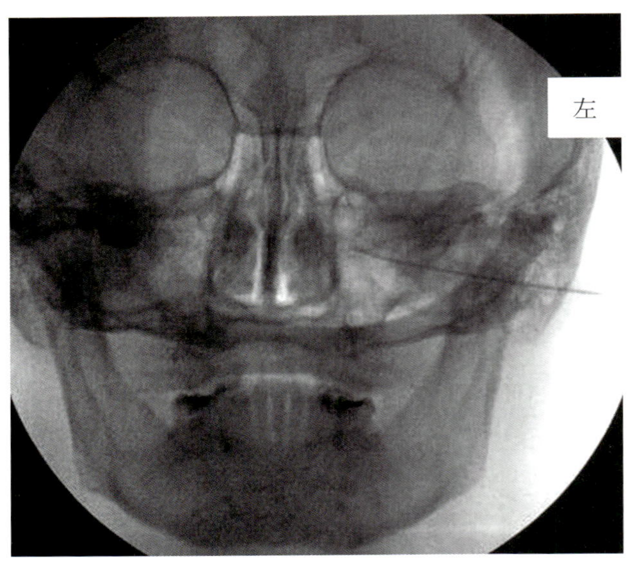

▲ 图 64-20　X 线后前方图像，22G 弯曲穿刺针，位于中鼻甲外侧。感觉刺激证实针尖位于蝶腭神经节上

不重要，因为电磁场是从针尖而不是从轴上投射的。使用脉冲射频时，在 45° 进行 2～4 个 120s 的周期。脉冲射频不需要局部麻醉，成功阻滞后，选择常规还是脉冲射频损伤取决于疼痛医生的判断。在常规和脉冲射频损伤中均可发生心动过缓（Konen 反射），可通过阿托品或甘氨酚酸盐预处理加以预防[47]。

六、三叉神经阻滞

三叉神经阻滞包括一套操作程序，近年来在治疗面部疼痛中显示出明显优势。传统观点认为，在难治性三叉神经痛患者中，该方法已被证实在急性和慢性情况下有效。前瞻性研究表明，疼痛缓解不仅快速有效，而且可以持续几个月[48]，并且迄今为止的文献表明，并发症极其罕见。虽然三叉神经阻滞是行之有效的，但它适用于特定的患者，并且操作医生需彻底了解复杂的操作程序。

对于内科治疗或手术减压不成功的难治性三叉神经痛的患者，通常考虑三叉神经阻滞。也可用于急性带状疱疹暴发和带状疱疹后神经痛，以及癌症姑息治疗和急性面部疼痛加剧的患者。当发生慢性面部疼痛时，三叉神经阻滞治疗优于神经松解术。

三叉神经阻滞与周围神经阻滞的禁忌证是相似的，包括手术部位感染和功能障碍。拒绝或未完全同意风险和益处的患者不应进行阻滞。对于心律失常、深静脉血栓和服用抗凝血药的患者，医生应谨慎对待。凝血功能障碍也可见于肝功能衰竭或其他血液学异常的患者。一般来说，避免在产妇中使用周围神经阻滞。然而，一旦需要进行阻滞，则应减少剂量，因为产妇对局部麻醉药的敏感性增加。

三叉神经节（或 Gasserian 神经节）是三叉神经的感觉支，位于颅中窝的 Meckel 窝，发出三条分支：眼神经（V_1）、上颌神经（V_2）和下颌神经（V_3）。

眼神经（V_1）是感觉神经，出颅并经眶上裂进入眶前，分为三个分支（泪神经、额神经和鼻睫神经）。它支配前额、眉毛、上眼睑和鼻子前部的皮肤感觉[49]。上颌神经（V_2）为纯感觉神经，经圆孔出颅，经翼腭窝、眶下孔到达眶底，成为眶下神经。它支配下眼睑、脸颊、鼻子、上唇、上牙和牙龈、上腭、咽上颚、上颌、蝶窦、筛窦和脑膜的感觉。值得注意的是，上颌神经阻滞也可以通过阻滞蝶腭神经节实现[50]。下颌神经（V_3）是感觉和运动（支配咀嚼肌）的混合神经，通过卵圆孔出颅中窝，下行于翼状肌外侧和内侧之间，位于翼状肌外侧板后，支配耳朵的前部、颞区、舌前 2/3、牙齿、黏膜和下颌骨的感觉[51]。

翼腭窝（pterygopalatine fossa，PPF）是一个锥状空间，以前面的上颌骨、后面的蝶骨侧翼板和眶尖为界。翼腭窝包含上颌神经（V_2）、上颌动脉和蝶腭神经节，并通过翼突上颌切迹与颞下窝相通。阻滞翼腭窝将导致三叉神经上颌（V_2）分支和蝶窦神经节阻滞。翼腭窝上部的局部麻醉药，可经圆孔后内侧到达颅中窝 Gasserian 神经节，导致三叉神经的三个分支全部被阻滞[52]。翼侧板后注射，优先阻滞三叉神经下颌支（V_3）。

（一）翼腭窝注射 / 上颌神经阻滞技术（图 64–21）

在超声和 X 线 /CT 引导下，可以完成翼腭窝中的上颌神经阻滞。

（二）超声技术（图 64–22）

翼腭窝注射可以在手术室内进行。患者取侧卧位，皮下注射 1% 利多卡因 0.3～0.4ml。使用 3～5ml 注射器和 21～22G 穿刺针，注射 5ml 局部麻醉药和类固醇混合物，包括 4ml 布比卡因和地塞米松（1ml）的混合液。使用高频线阵超声探头，包括无菌润滑剂的无菌探针盖。建议操作者佩戴口罩和无菌手套。

患者取侧卧位后，进行标准 ASA 监测。消毒铺巾后，在超声引导下确定翼外肌、翼外板和上颌骨。

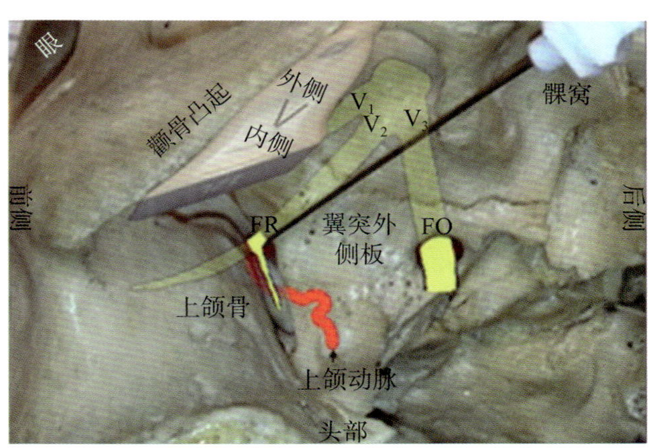

▲ 图 64–21　颅骨图像显示，超声引导下后前入路上颌神经阻滞。探头置于颧骨下方，翼腭窝在翼侧板的前面

引自 Anugerah A, Nguyen K, Nader A. Technical considerations for approaches to the ultrasound-guided maxillary nerve block via the pterygopalatine fossa: a literature review. *Reg Anesth Pain Med*. 2020;45(4):301–305.

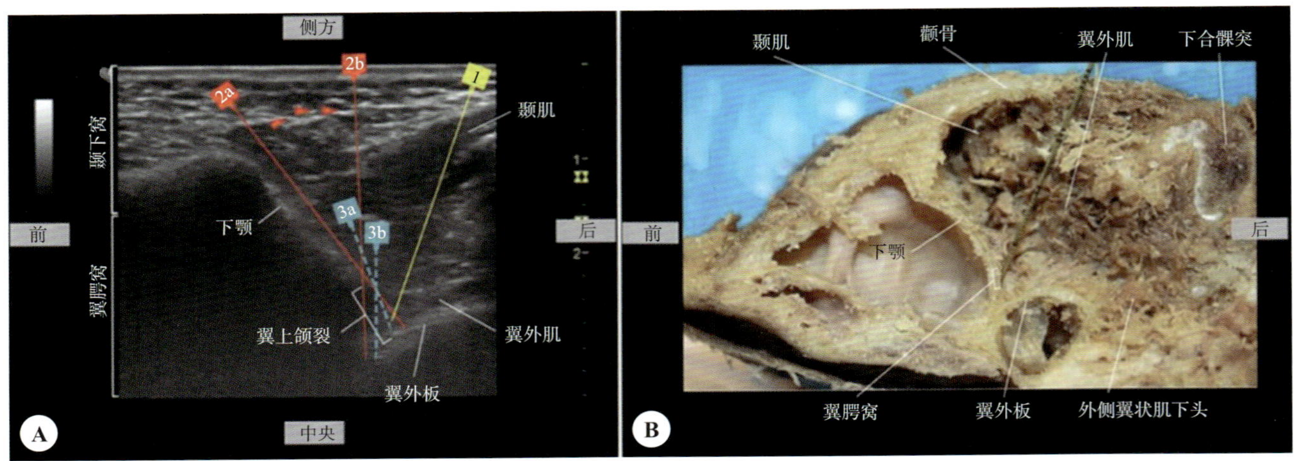

▲ 图 64–22 A. 超声图像显示三种主要入路和周围解剖标志；B. 尸体颅骨图像，穿刺针所示通过翼旁肌进入翼腭窝的位置。黄针（1）颧下后入路，红针（2）颧下前入路，（2a）显示初始翼侧板接触，（2b）进入翼腭窝；蓝针（3）颧上入路，（3a）触及翼板外侧，（3b）进入翼腭窝

引自 Anugerah A, Nguyen K, Nader A. Technical considerations for approaches to the ultrasound-guided maxillary nerve block via the pterygopalatine fossa: a literature review. *Reg Anesth Pain Med*. 2020;45(4):301–305.

1. 颧下入路

使用无菌鞘套覆盖传感器探头，探头纵向放置在紧靠颧突下方、下颌切迹上方和下颌髁前的面部侧面。

2. 后前入路

颧下后前入路，穿刺针在平面内进针，并指向冠突前方。由后向前、外侧向内侧推进，针尖位于翼外肌深处。穿刺目标在翼状旁板的正前方，在翼状上颌骨切迹处，注射时可以实时观察。要注意鉴别，经颅裂进入颅窝的面神经浅动脉和上颌深动脉（图 64–23）。

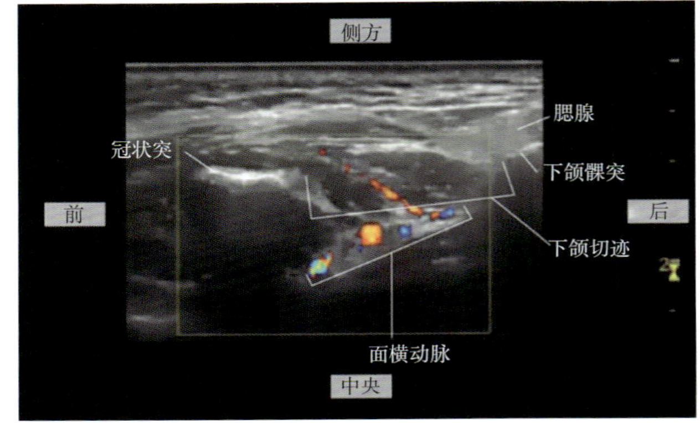

▲ 图 64–23 超声图像显示下颌骨周围结构

引自 Anugerah A, Nguyen K, Nader A. Technical considerations for approaches to the ultrasound-guided maxillary nerve block via the pterygopalatine fossa: a literature review. *Reg Anesth Pain Med*. 2020;45(4):301–305.

3. 前后入路

颧下前后入路也是平面内入路。穿刺针位于颧突下，针头置入翼状旁板最上面部分和上颌骨结节之间的区域。针尖通过翼外侧肌从前到后、从外侧到内侧前进，直到触及翼外侧板。小心地拔出穿刺针，向内侧推进 1～2mm 进入翼腭窝[53]。

4. 颧上入路（图 64–24）

最初在儿科患者中被描述[54]，颧上入路采用平面外入路。超声探头置于颧突下方，额平面和水平面倾角呈 45°。针头垂直于颧骨上方额颧角区域置入。在大约 20mm 深度，触及蝶骨大翼。回退穿刺针，重新定位，向前推进 35～45mm 至翼腭窝。在 70% 采用超声引导的患者中显示，局部麻醉药溶液扩散到翼腭窝的中间（前部）区域，而 22% 扩散至翼腭窝的深部。

（三）透视技术

上颌神经和下颌神经阻滞

冠状突入路可用来进行三叉神经阻滞。采用该方法能够便于阻滞 V_2 和 V_3 神经，在借助 X 线辅助下进行操作（尽管不推荐）。当 V_2 神经离开圆孔时，冠状突入路是一种很有用的入路技术。从技术角度来看，冠状突三叉神经阻滞远远超过经典的 Gasserian 神经节阻滞技术；当 V_1 神经阻滞对面部疼痛的诊断或治疗不是必要的情况下，可以采用该阻滞方式。

患者取仰卧位，将头部转向与阻滞对侧。要求

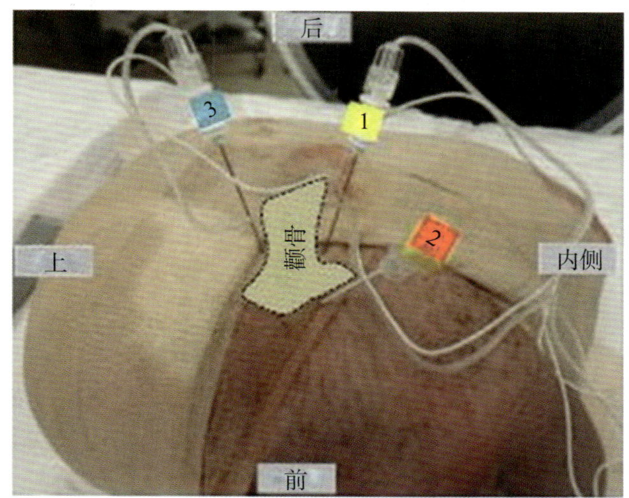

▲ 图 64-24　显示颧后平面内（1）、颧前平面内（2）和颧上平面外（3a）入路

引自 Anugerah A, Nguyen K, Nader A. Technical considerations for approaches to the ultrasound-guided maxillary nerve block via the pterygopalatine fossa: a literature review. *Reg Anesth Pain Med*. 2020;45(4):301–305.

患者开口和闭口，触诊外耳道前下方，冠状切口很容易被识别。一旦确定后，要求患者保持口腔处于中立位置，同时使用 22G 3.5 英寸 Whitacre 或其他钝头穿刺针，垂直于面部一侧的皮肤进针，在颧骨弓正下方的冠状骨弓中心。一旦触及翼外板（距皮肤 4～5cm），针后退约 22mm，稍微拔出穿刺针可以提高除 V_2 神经外成功阻滞下颌神经（V_3）的可能性。注入共 5～10ml 局部麻醉药（含或不含皮质类固醇）用于诊断 / 治疗，若需要神经松解，可以使用相同的方法小心注射相同体积的酒精。下颌骨（V_3）分支可以进行单独阻滞，也可与 V_2 神经同时阻滞，最简单有效的方法是通过冠状突入路。若想单独阻滞神经，一旦针触及翼状外侧板，重新朝到后面和下面进针。在翼状骨侧板接触点深约 1cm 处，通常会引起 V_3 神经感觉异常。由于该区域的血管高度紧张，可以采用持续、间歇的回抽试验，局部麻醉药剂量为 3～5ml。由于下颌神经（V_3）有运动分支，进行良好的局部麻醉或神经松解手术可能会导致咀嚼肌麻痹或无力，以及肌肉无力导致的面部不对称，应该在与患者知情同意的过程中提前告知。

下颌和上颌神经阻滞通常用于改善与三叉神经相关的疼痛，但手术镇痛的适应证包括颈动脉内膜切除术中，使用下颌神经阻滞作为颈丛阻滞的辅助[55]。尽管大多数临床医生选择使用 X 线引导下的下颌神经阻滞，但 CT 引导下的阻滞技术已日趋成熟[56]。连续置管行下颌神经阻滞技术也能够用于癌症疼痛管理和下颌骨折修复后的镇痛治疗[57]。下颌神经损伤后的并发症并不少见，其中舌神经损伤比下牙槽神经损伤更为常见，而且比其他周围神经损伤持续时间更长[58]。对 52 名接受神经阻滞治疗的患者研究发现，这些损伤可能由于神经毒性造成的[59]。进行阻滞手术后，可能会发生血管内注射、血肿、头晕和共济失调，应在知情同意过程中向患者告知[60]。

采用冠状突入路进行上颌神经阻滞时，一旦触及翼状板，穿刺针向前不要超过 0.25cm，避免造成神经损伤[61]。而对于下颌神经阻滞，可以采用 CT 引导技术和连续置管技术，前者能够增加操作成功率[62]，后者能够延长接受上颌窦根治性切开术患者的镇痛持续时间[63]。

七、舌咽神经阻滞

舌咽神经（glossopharyngeal nerve，GPN）（第Ⅸ对脑神经）很少涉及面部和颈部疼痛的情况。然而，由于许多疼痛科医师对舌咽神经的功能障碍和解剖结构知之甚少，在出现顽固性疼痛的情况下，尤其是舌头、口腔和咽部的疼痛时，这是一个需要考虑的重要原因。舌咽神经阻滞适用于舌咽神经痛和恶性肿瘤疼痛等情况[64]。舌、下咽和腭扁桃体肿瘤可能会影响该神经。舌咽神经是一种混合脑神经，包含运动神经和感觉神经。舌咽神经由 3～4 根神经束与延髓相连，运动神经支配茎突咽肌，而来自上神经节和岩神经节细胞的感觉神经分支支配舌头（后 1/3）、腭扁桃体、喉、口腔和咽部的黏膜。舌咽神经的一个分支，颈动脉窦神经，在调节血压、脉搏和呼吸方面至关重要，因为这个分支支配着颈动脉体和颈动脉窦。交感神经细胞既是交感神经系统的节前运动细胞，也是交感神经系统的分泌细胞。副交感神经传导至耳神经节，后神经节神经传导至腮腺。三条脑神经和舌下神经（第Ⅻ对脑神经）位于颈内静脉和颈内动脉之间。颞骨茎突是识别并阻滞舌咽神经的重要标志。进行舌咽神经阻滞时，患者取仰卧位，头部稍转向病变一侧。

可以采用 X 线引导下确定同侧乳突和同侧下颌骨角，因为茎突通常在这两个结构之间呈等距。X 线还可以实时观察对比剂注射情况，防止血管内注射。一旦获得 X 线成像，开放外周静脉，记录基线生命体征，茎突上方的皮肤进行消毒铺巾。使用 25G 1.5 英寸针头和 1% 普通利多卡因（3～4ml）在茎突上行局部麻醉。22G 1.5～2 英寸钝头穿刺针向前进针，垂直于茎突的皮肤，朝向后部。通常穿刺深度为 1.5～4cm。一旦针尖位于茎突后方，应在 X 线引导下逐渐注射 1ml 碘对比剂（图 64–25 和图 52–19）。分次递增注射短效（利多卡因、甲哌卡因）和稀释（1% 浓度）的局部麻醉药，加入肾上腺素 1：200 000（5μg/ml），总体积为 5～8ml。如有需要，可在注射液中加入适量的非颗粒性皮质类固醇（地塞米松、倍他米松）。完成阻滞后，患者至少接受 30min 的监测，以确认对注射的局部麻醉药没有全身反应。即使采取这些预防措施并使用 X 线引导下操作，也不能完全避免发生局部麻醉药阻滞引起的迷走神经反应（引起同侧声带麻痹、心动过缓、心搏停止、反射性心动过速和晕厥）或脊髓副神经反应（斜方肌无力）的可能性。

当手术或肿瘤引起解剖结构发生改变时，也可采用口腔内入路。患者取仰卧张口位，用压舌板或喉镜片将舌头向下内侧收拢。舌咽神经位于扁桃体下方通过腭舌皱襞进入。一旦确认结构，局部使用局部麻醉药喷雾或含 1ml 包含肾上腺素的生理盐水的纱布止血。使用 22G 或 25G 穿刺针，远端稍弯曲（25°），深入黏膜不超过 0.5cm。回抽阴性后，注射 2～3ml 局部麻醉药（0.2% 罗哌卡因），含或不含类固醇。口腔内入路有可能造成血管损伤和神经毒性，但发生率远低于口腔外入路。

超声引导下舌咽神经阻滞

在阻滞过程中，患者取侧卧位，头部下垫一个薄枕头。超声探头定位乳突和下颌角。在下颌角后缘上方约 1.5cm 处，观察明确茎突结构。彩色多普勒可用于鉴别茎突下方或后方的颈内动脉和静脉。使用平面内入路，采用 22G 3.5 英寸穿刺针进行穿刺。当尖端到达茎突时，向后滑动。回抽无血后，在实时超声引导下注射 0.5% 利多卡因和甲泼尼龙 40mg。

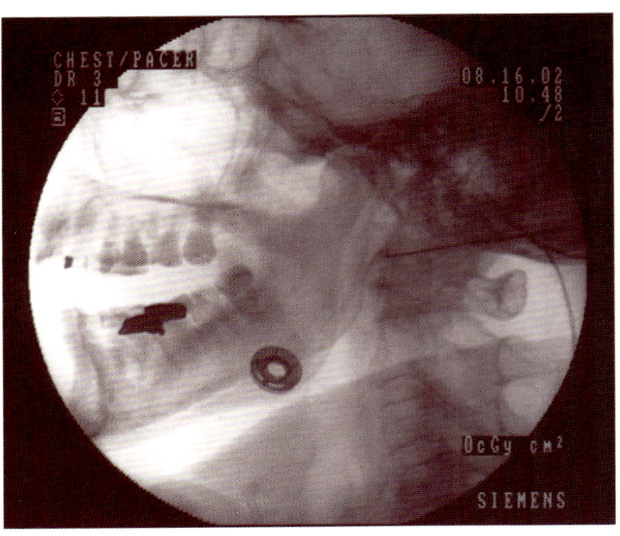

▲ 图 64–25　舌咽神经阻滞的侧位 X 线图像。针尖位于茎突基部

结论

随着 X 线技术，特别是超声技术的普及，使得这些神经阻滞有了巨大的进步，提高了区域阻滞的安全性。因此，临床医生应该学习和适应这些更安全的技术。此外，需要进一步明确区域阻滞的有效性，使其作用更加确切。

要　点

- 超声引导下的枕大神经和枕小神经阻滞可安全有效地治疗某些类型的头颈疼痛。
- 在某些类型面部疼痛的诊断和治疗中，应考虑超声引导下眶上、眶下和颏神经阻滞。
- 详细的面部结构解剖知识将提高三叉神经节、蝶腭神经节和舌咽神经阻滞的成功率。
- 上颈部神经支配的区域有相当大的重叠，即使是完美的阻滞技术也可能无法完全缓解疼痛。
- 在进行三叉神经节阻滞前，应向患者充分告知预期不良反应（如靶向阻滞的神经分布区域麻木）和并发症。
- 在使用热射频治疗三叉神经痛综合征之前，应考虑使用脉冲射频治疗。
- 医生应做好治疗心动过缓的准备，心动过缓常见于三叉神经节和蝶腭神经节阻滞。
- 考虑到面部疼痛综合征的复杂性，应考虑实施蝶腭神经节阻滞。

第 65 章　椎板间隙与椎间孔硬膜外注射治疗

Interlaminar and Transforaminal Therapeutic Epidural Injections

Ariana M.Nelson　Honorio T.Benzon　Magdalena Anitescu　Marc A.Huntoon　著

薛　彬　译　　郑吉建　校

IASP 仍然审慎地将慢性疼痛归类为疾病的症状或病因[1]。撇开语义不谈，疼痛无疑是一种公共卫生危机，因为医学会的报道估计，超过 1 亿的美国公民患有慢性疼痛[2]。在这一群体中，慢性腰背痛最为常见，该诊断使患者的医疗保健支出增加了 1 倍多[3]。除较高的社会成本外，每位患者还面临许多负面的社会、情感及经济问题[2]。

神经根病变是一种神经根受压引起神经传导性缺失（感觉或运动）综合征[4]。神经根病变并不总是与神经根性疼痛相关。神经根性疼痛或沿脊髓神经分布的疼痛是由胶质细胞释放细胞因子引起的炎症所导致的，为了强调疾病的炎症因素，神经根性疼痛有时也被称为神经根炎[5, 6]。将神经根的损伤认定为疼痛的来源可能非常有争议，因为 MRI 和体检结果都与患者症状的严重程度或治疗的反应无确切相关性[7–9]。

从家庭医生到脊柱外科医生，大多数临床医生都同意保守的非干预性手段是最好的初始治疗方案[10]。由于继发于椎间盘突出症的神经根病变自然病程是良好的[11–16]，所以成功治疗神经根性疼痛的目标是减轻疼痛并恢复功能，同时最大限度地降低对患者的风险或伤害。已有许多的指南来指导提供最好的非手术治疗方案[17, 18]，所有这些指南都认可物理治疗和（或）结构化锻炼计划，以及口服镇痛药应该是一线治疗。当这些治疗无效时，腰背部或神经根疼痛的下一步治疗通常是硬膜外类固醇注射（ESI）。

2000—2014 年，美国医疗保险系统支付的注射治疗的数量增加到每年 220 万次。虽然每 10 万例医疗保险受益者中，经椎板间入路 ESI（lumbar interlaminar ESI，IL-ESI）和骶管硬膜外注射总量下降了 2%，但相对的腰椎间孔入路 ESI（lumbar transforaminal ESI，TFESI）数量增加了 609%，颈部硬膜外类固醇注射（cervical epidural steroid injections，CESI）增加了 93%[19]。尽管手术（如脊柱手术）费用依然非常昂贵，但 2/3 非手术（如 ESI）治疗的支出源于脊柱成像检查，而非注射治疗费用[20]。

早期的 ESI 研究在研究方法上存在诸多缺陷[21–23]。许多观察性研究结果令人鼓舞，但是随机对照试验则表明没有临床益处[24–26]。鉴于人类脊柱区域之间的解剖学差异，腰、胸或颈部研究的异质性使得硬膜外注射效果的综合评估更加复杂。

用于治疗神经根综合征的 ESI 至少可以暂时性的缓解疼痛[27]。在短期内，ESI 也可能让患者避免手术[28]。患者的筛选永远是任何成功的介入手术中最重要的组成部分，医生应仔细评估患者的病史、体检及影像学检查结果。这在理论上虽然可行，但围绕非手术治疗最佳方案的不确定性，包括对 ESI 严重并发症的担忧[26, 29, 30]，都对向患者实施硬膜外类固醇注射的介入医生提出了巨大挑战。

一、历史

Mixter 和 Barr 在 1934 年首次提出，椎间盘突出症可能通过机械性压迫脊髓神经根而引起神经根性疼痛[31]。在这一假说出现的 4 年前，Evans 提议通过经骶管注射 120ml 2% 普鲁卡因来治疗坐骨神经痛[32]。十几年以后，Lindahl 和 Rexed 在 1951 年通过检查切除的背部神经根发现，患者的背部神经根存在淋巴细胞浸润和水肿，这表明炎症是导致神经根性疼痛的原因[33]。

第二次世界大战后为获得诺贝尔奖而开展的关于注射用皮质类固醇（corticosteroids，CS）方面的早期研究，最终促成了氢化可的松药物合成[34]。不久之后，CS用于关节注射[35]。Robecchi和Capra在1952年报道了第一例ESI[36]。第2年，Li'evre等报道了20名接受硬膜外注射氢化可的松的患者取得了积极的效果[37]。

1960年—20世纪80年代末，经椎板间入路和骶管入路穿刺进入硬膜外间隙成为主导方法，主要是通过体表标志和“落空感”来指导穿刺，而非图像引导的技术[38]。1988年的一项研究发现，运用“盲穿”的硬膜外注射患者中有很大比例既没有到达硬膜外间隙，也与神经炎症的靶区相去甚远[39]。在随后的综述中，Johnson等描述了5489次连续影像引导注射，仅发生4起并发症，仅有10名患者需要镇静辅助，从而让术者放心在门诊进行ESI手术。他们建议使用对比剂行硬膜外造影，以便在硬膜外间隙内精准定位，同时证明药液准确注射到靶区[40]。Benzon在1986年讨论了ESI用于腰背痛和神经根激惹的疗效。他指出，急性神经痛患者的效果优于慢性疼痛患者[41]。尽管ESI广泛用于治疗神经根性疼痛，但也可用于治疗脊柱囊肿、脊柱骨折及带状疱疹后神经痛[42]，并且是疼痛科最常见的治疗手段之一[43]。

二、病理生理学

引发神经根症状的关键因素包括脊髓神经根的机械压迫或前列腺素和细胞因子等促炎介质引起的炎症[44]。CS通过其抗炎作用，减少神经内或周围的炎症改变[45]，从而减轻疼痛并改善功能[12, 46]。

椎间盘纤维环外1/3的伤害性痛觉神经纤维是小型无髓鞘C纤维，它是由肽类神经递质如降钙素基因相关肽和P物质等激活的。通过对产生疼痛的椎间盘行椎间盘造影证实，这些神经纤维进一步长入椎间盘，通常伴有新生血管和椎间盘基质的深入退化[47]。这种新生神经支配似乎起源于椎体终板区，这可能是椎间盘本身引起的病理性疼痛的前身[48, 49]。椎体终板上的Modic改变与脊柱放射性退变相关，但可能与轴向或肢体疼痛无关[50]。椎间盘相对缺少血管，因此细胞养料和代谢物通过被动扩散进出。身体为改善椎间盘营养而尝试的稳态调节可能解释了为什么新的血管（和相关的神经纤维）从椎体终板区域侵入受伤的椎间盘。

椎间盘的退化最终可能导致椎间盘突出症。椎间盘髓核突出导致细胞因子和其他炎症介质的局部释放，引发化学性神经根炎[51]。Burke等发现，从已知椎间盘疾病患者身上提取的椎间盘样本中的炎症细胞因子IL-6和IL-8水平有所增加[52]。TNF-α、IL-1α、IL-1β、IL-6和IL-17也被认为可以促进细胞外基质降解、趋化因子的产生和椎间盘细胞（intervertebral disc，IVD）表型的改变，所有这些都可能导致IVD组织的退化[51]。Olmarker等发现，将椎间盘物质应用于脊髓神经根会引起这些神经的功能和形态变化[53]。此外，表达TNF-α的椎间盘细胞作用于脊髓神经根时，会产生类似椎间盘物质的变化[51, 54]。在此状态下，选择性抑制TNF-α可以减轻神经内水肿[55]，这进一步证明了神经根暴露在椎间盘物质中可能导致神经根疼痛的理论，无关乎解剖因素的影响。

三、硬膜外注射技术

进入硬膜外间隙的路径包括经椎板间隙、骶管及椎间孔。已发表的研究和指南普遍认为，这三种方法都具有相似的临床益处，但并发症发生率有显著差异[56-59]。除非存在禁忌，所有患者均在俯卧位下接受注射治疗，皆用氯己定溶液清洁皮肤，无菌铺巾，用0.5%～2%利多卡因沿进针穿刺路线行皮肤和皮下组织局部浸润麻醉。由于颗粒类固醇有形成动脉血栓的风险，非颗粒类固醇越来越多地用于经椎间孔注射[60]。如果发生感觉异常或抽吸出脑脊液，应中止操作，这些风险将在后面章节进行更详细的讨论。

（一）经颈椎间孔路径进入硬膜外间隙

调整X线摄片机至侧斜位，以最大限度地扩大椎间孔的宽度，使得上关节突（supelior articular process，SAP）和椎间孔后方呈一直线。脊椎穿刺针从椎后孔接近SAP。穿刺针从SAP开始，“行进”至椎间孔后方，位于中点上方。操作者需确保针尖位于椎间后部中点的上方，即在前后位视图中颈椎关节柱的正中矢状平面上方，以防止位于椎间孔后方下半部分关键动脉的损伤（图65-1）[61, 62]。注射试验剂量的局部麻醉药（local anesthetic，LA）可用于排除针尖误入动脉，在给CS之前，应使用数字减影成像（digital subtraction imaging，DSI）来证实没有血管摄取。虽然我们在本章中讨论了这项技术，但必须格外谨慎，并且需要经过严格的患者筛选和知情同意，因为颈椎水平穿刺误入血管的风险与高致病率，甚至死亡率密切相关。

（二）经腰椎间孔路径进入硬膜外间隙

从 SAP 的侧面取斜向视角，并在 6 点钟位置沿着椎弓根的矢状面画一条标记线，将其一分为二（图 65–2）[25]。可以使用切割型针头或带有侧端开口的钝针；一些作者认为，钝针可能不太容易进入血管[63]。有以下 3 种进针方式：椎弓根下，Bogduk 和 Cherry 提出的“安全三角”[64]，或 Kambin 三角（图 65–3）[65]。三种方法所需的硬膜外对比剂量没有明显差异[66]。注射对比剂可以看到神经显影和药液在硬膜外间隙内的扩散（图 65–4）。数字减影成像有助于证实无血管摄取（图 65–5），同时试验剂量的 LA 也可以辅助避免 CS 误入动脉。

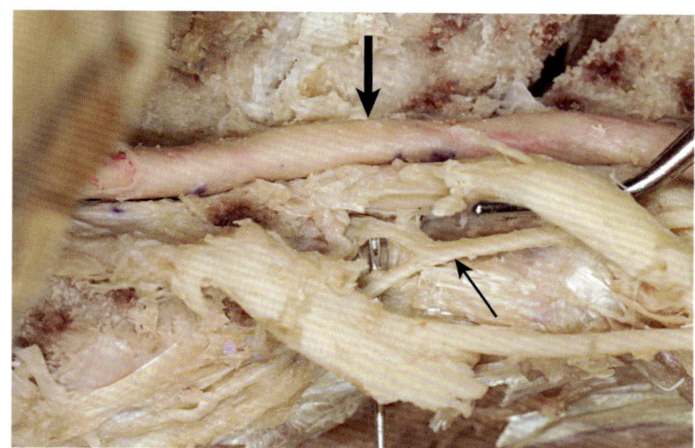

▲ 图 65–1 尸体解剖显示椎动脉（粉红色，粗箭）和探针抬起的左侧 C_5 脊神经。针尖正推进至 $C_{4\sim5}$ 椎间孔外侧的升动脉脊柱分支（细箭）

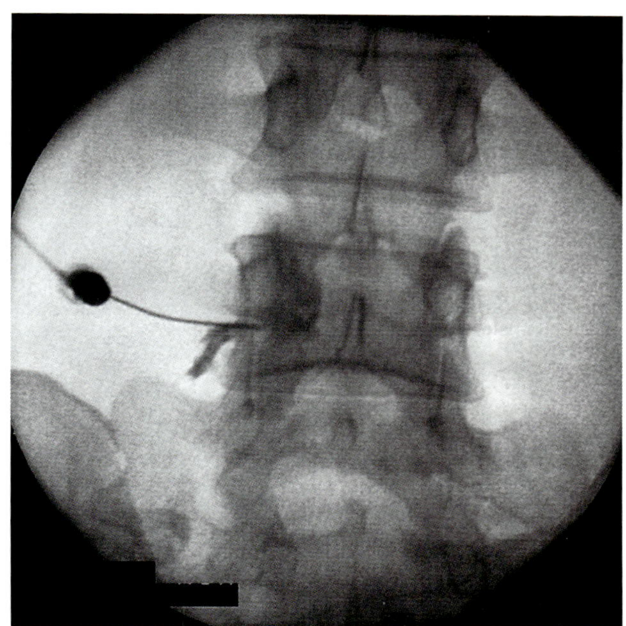

▲ 图 65–2 左 L_4 经椎间孔硬膜外阻滞的针头位置。针头已经离开了上关节突侧缘，大约位于上方椎弓根的正中矢状平面

（三）经颈椎板间隙路径进入硬膜外间隙

在 $C_7\sim T_1$ 或 $T_{1\sim2}$ 水平穿刺最为安全，因为该水平的硬膜外间隙比更高节段的颈椎水平的间隙大 1.5～2.0mm[67]。术前应仔细阅读患者的 MRI，以确保拟注射部位的硬膜外间隙绝对距离>10mm[68, 69]。利用 X 线自尾端至头端成角透视，可以显示椎板间隙打开的最大径，硬膜外穿刺针在目标水平朝向椎体下缘进针。与椎板下缘接触后，针头向上走行，直到穿过椎板上方。此时，注射器会有一个落空感（loss-of-resistance，LOR），随之术者通过侧位透视法或日益流行的对侧斜向透视法结合 LOR 技术进针（图 65–6）[70]。随着针头向棘突前部移动，阻力会逐渐增加，当针尖进入硬膜外间隙时，将感觉到微妙的 LOR，之后可以注射对比剂和 CS。黄韧带在颈段硬膜外水平偶尔会存在不连续的区域[67]，导致 LOR 比下段脊椎水平更不明显。另一种技术则以 45° 进针，直到进入硬膜外间隙，并置入导管到目标水平[71]。

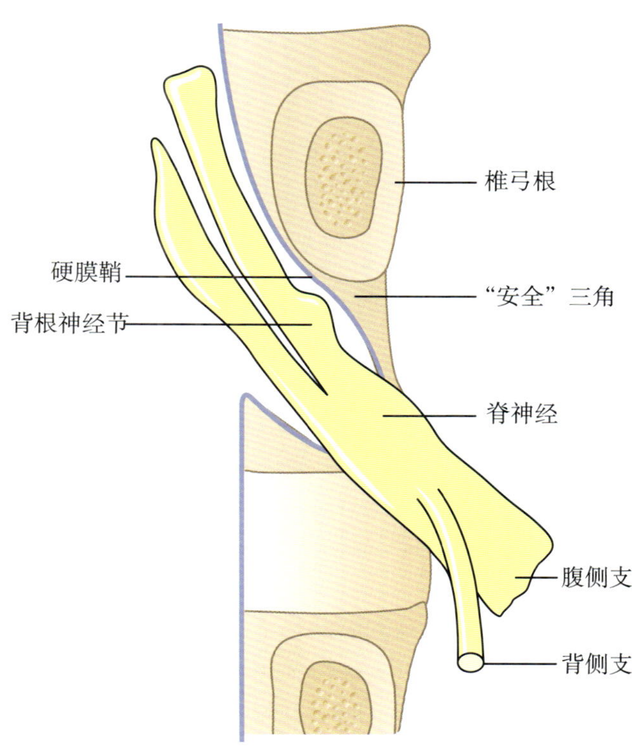

▲ 图 65–3 “安全”三角描述了经典的经椎间孔硬膜外技术的范围。针安全放置在椎弓根下缘下方，斜向穿出的脊神经上方和硬膜鞘外侧

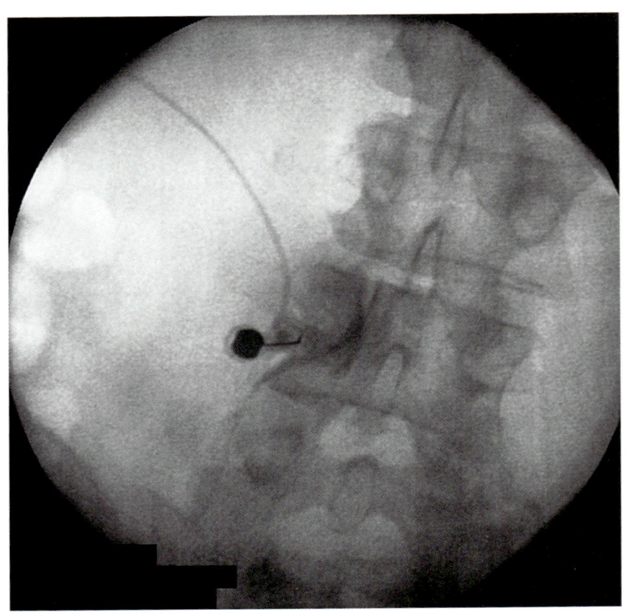

▲ 图 65–4　可以看到对比剂沿着椎弓根的内侧缘扩散，并勾勒出穿出的脊神经

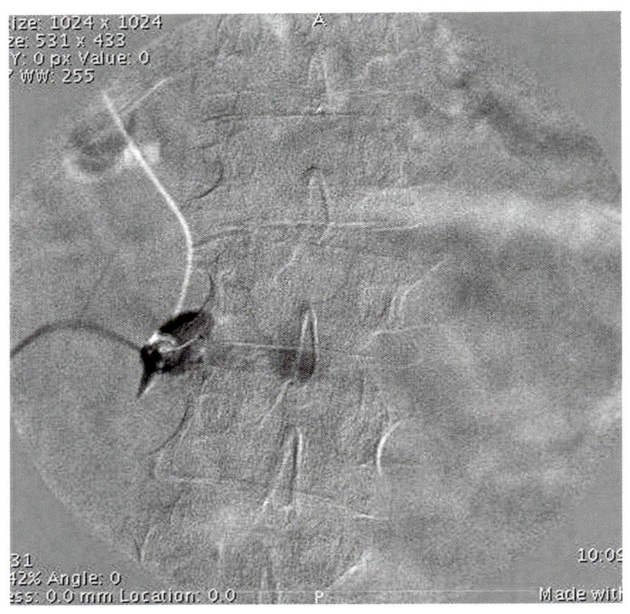

▲ 图 65–5　左侧 L_2 经椎间孔硬膜外注射的数字减影图像

尽管与 Adamkiewicz 动脉脊髓段非常接近，对比剂只显示穿出的脊神经，未见明显的血管摄取（图 60–9）

（四）经腰椎板间隙路径进入硬膜外间隙

硬膜外穿刺针向目标椎体层间推进，并使用 LOR 技术识别硬膜外间隙。介入医生可以选择穿过黄韧带，并在侧位透视中确认进入硬膜外间隙的适当位置。通过后前位（图 65–7）和侧位透视中的对比剂所显示的硬膜外间隙影像，确认合适的位置后注射 CS。

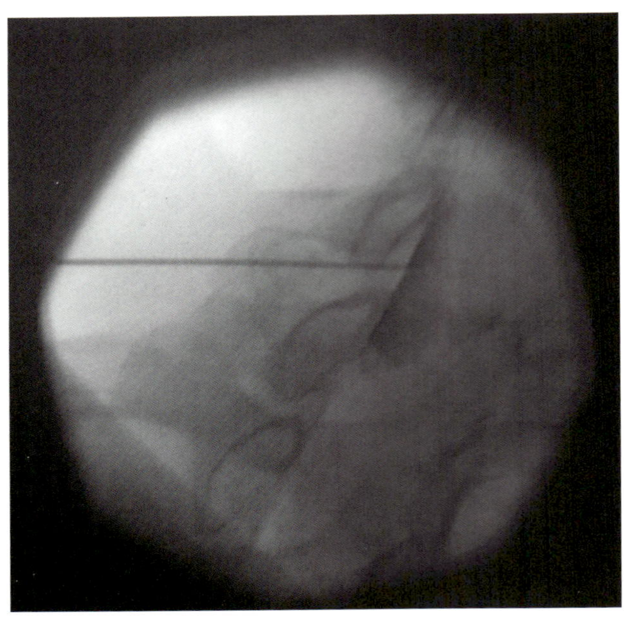

▲ 图 65–6　颈椎板间隙硬膜外操作中对侧斜位透视显示沿椎弓根柱的特征性填充模式

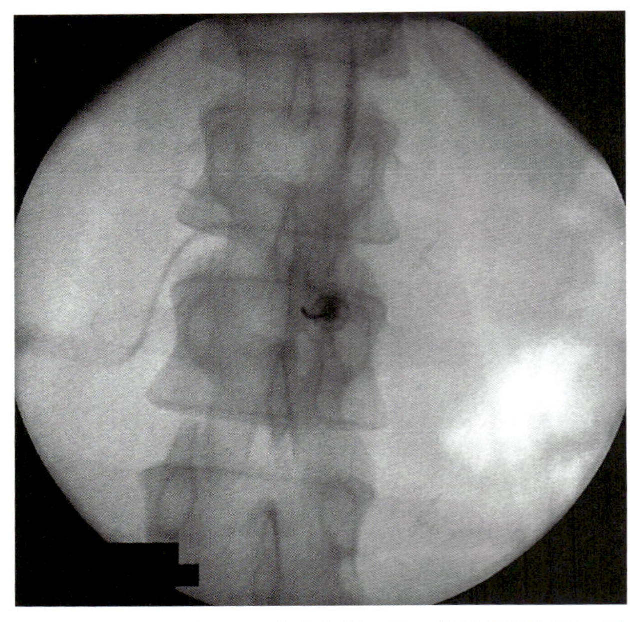

▲ 图 65–7　椎板间隙硬膜外穿刺，显示药液于同侧同一平面向头端单侧扩散

（五）经骶管路径硬膜外间隙

已有许多通过骶裂孔进入硬膜外间隙的技术。锐利和钝的针都可以用于穿刺，盲穿、借助透视或超声引导下皆可。即使后路脊柱内固定手术后的患者也可以进行骶管 ESI，因此该法通常用于术后患者，这些患者既没有可靠的 LOR 进行椎板间隙入路，狭窄的椎孔也无法安全地实施 TFESI。

四、药理学

CS 是维持正常生理功能和在内部或外部压力因素下保护机体的复杂适应机制的关键介质[72]。CS 维系了许多生理和生化过程的功能性和完整性，包括蛋白质、糖类及脂质代谢的调节[73, 74]。天然存在的 CS 分为三个功能组：糖皮质激素、盐皮质激素及性激素[75]。糖皮质激素（glucocorticoids，GC）主要用于促进高能燃料和葡萄糖的生产，并减少其他代谢活性[73, 76]。合成注射 GC 已用于缓解椎体源性、关节炎性及神经根性疼痛[46]。

GC 刺激肝脏葡萄糖生成，增加肝糖原含量，并抑制胰岛素介导的外周血糖摄取。通过减少外周蛋白质合成和刺激蛋白质分解来调节蛋白质代谢，同时刺激肝脏中的蛋白质和酶合成[73]。GC 主要通过增强儿茶酚胺促进细胞脂肪酶的激活，调节脂质代谢，从而导致脂类分解[74]。在血流动力学方面，GC 调节α受体合成和细胞分布密度[77]，防止α受体脱敏和解耦联[78]，并抑制一氧化氮合酶[79]。通过这些机制，GC 维持血管对血管收缩药物的反应性，并在高剂量下，可以在休克（出血、内毒素、过敏反应、创伤）中恢复循环功能。同样，在急性炎症中，它们通过降低毛细血管内皮通透性和预防水肿的形成来维持足够的微循环。

所有 CS 都产生于肾上腺的皮质，该层由三个不同的区域组成[75, 80]。GC 主要由占皮质 70% 以上的中层的束状带产生，少量由内层的网状带产生。皮质醇是主要的糖皮质激素，约占所有 GC 的 80%。血浆脂蛋白为类固醇合成提供了绝大部分的胆固醇。胆固醇的摄取因垂体分泌的促肾上腺皮质激素而上调。类固醇生物合成的第一个且限速的步骤是将胆固醇转化为孕烯醇酮（图 65–8）[80]。皮质醇分泌由下丘脑 – 垂体 – 肾上腺轴（HPA）调控，取决于三个因素。

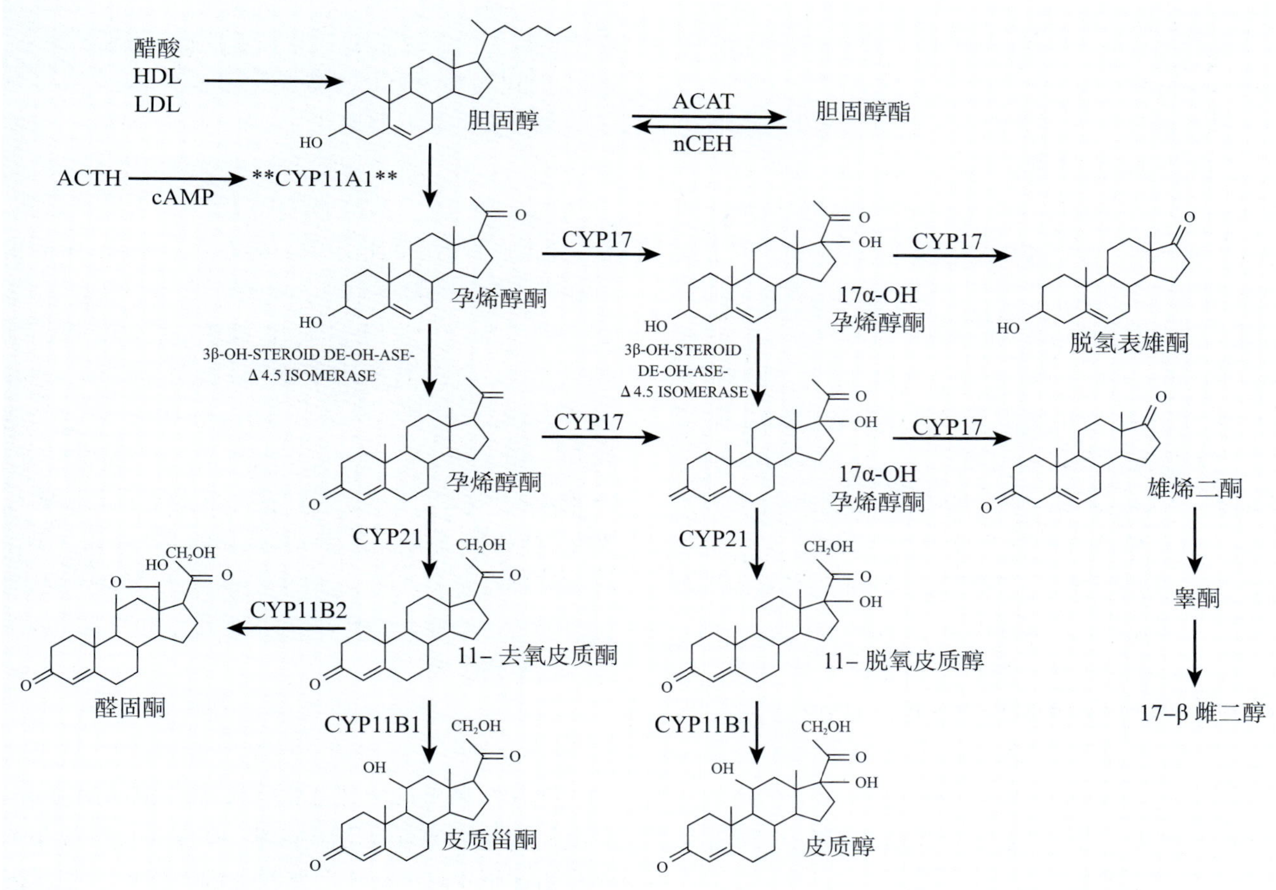

▲ 图 65–8 肾上腺皮质中的类固醇生成

胆固醇转化为孕烯醇酮是糖皮质激素合成的限速步骤［改编自 Rosol TJ, Yarrington JT, Latendresse J, et al. Adrenal gland structure, function, and mechanisms of toxicity. *Toxicol Pathol*. 2001;29(1):41–48.］

(1) 血清皮质醇水平的负反馈。皮质醇通过与中枢神经系统中的特定类固醇受体相结合，对CRH分泌产生负反馈抑制[81]。它还抑制ACTH分泌和POMC基因转录。

(2) 昼夜节律模式。据估计，人类皮质醇分泌量为每天5～10mg/m²[82, 83]。相当于口服氢化可的松20～30mg/d或泼尼松5～7mg/d[82]。ACTH和皮质醇分泌的峰值发生在凌晨4—8点，晚上8点—凌晨12点分泌水平最低[75]。

(3) 中枢神经系统调控分泌。在非应激期，皮质醇的产生受到CNS活动、CRH及ACTH释放的影响，这些释放因压力感受器、化学感受器、痛觉感受器及情感传入信号而异。压力感受器和化学感受器将信号传入延髓，再经脑桥传输到下丘脑。痛觉传入信号激活延髓和丘脑，这些信号与情感触发器一起，通过旧皮质边缘系统直接激活下丘脑。激活的下丘脑室旁核刺激CRH的合成，CRH分泌至垂体前部的下丘脑垂体门脉系统，引起ACTH释放[81]。皮质醇在应激状态下可以增加5～10倍，最大水平可达每天约100mg/m²[75, 84]。

皮质醇以三种形式存在于血液循环中：具有生物活性的游离皮质醇（5%），与CBG结合的皮质醇（90%），其余5%与白蛋白结合或是皮质醇代谢物[73]。CBG，也称为转皮质素，含量虽少，但与皮质醇有很高的亲和力，而白蛋白与皮质醇的亲和力较低，但含量比较大。血液总皮质醇水平，包括未结合皮质醇，在应激状态会有所增加[81]。妊娠期间的高雌激素状态和服用避孕药期间，CBG水平增加[73]。大多数合成GC对CBG的亲和力较小（结合率约为70%），更多为游离皮质醇。这也解释了即使剂量较低，作为一种有生物活性的形式，它们也易于诱发类库欣综合征。皮质醇在肝脏中代谢，代谢产物经肾脏排泄。皮质醇水平在物理（创伤、手术、锻炼）、心理（焦虑、抑郁）或生理（低血糖、感染）因素影响下可在几分钟内快速增加。同样，疼痛、发热及低血容量可导致ACTH和皮质醇分泌的持续增加[84]。手术后ACTH和皮质醇水平的增加能持续24～48h，并与手术的范围大小有关。成人肾上腺在小手术中产生的皮质醇约为50mg/24h，在大手术中产生可达75～150mg/24h[85]。HPA轴受到刺激产生皮质醇的机制是机体对循环中细胞因子水平升高的应答，可在创伤/手术后几分钟内出现。CS通过缩短休克持续时间、降低炎症严重程度、改善血管收缩力和血流动力学，以及防止炎症细胞的聚集、扩散、促炎症介质释放等方面来提高应激下的存活率[86]。

CS主要用于疼痛的介入治疗，因为具有抗炎和暂时缓解疼痛症状的作用。机制包括对细胞因子、炎症介质、炎症细胞、NOS及黏附分子的影响。细胞因子是炎症的重要介质，其表达模式在很大程度上决定了炎症反应程度和持续时间[87]。类固醇对细胞因子转录和合成具有强大的抑制作用，特别是与慢性炎症相关的细胞因子（IL-1、IL-3、IL-4、IL-5、IL-6、IL-8、TNF-α和GM-CSF）[88, 89]。此外，还抑制IL-2受体的合成，并对抗IL-2诱导和T淋巴细胞的激活与增殖。类固醇的抗炎作用体现在抑制参与炎症基因的转录，如胶原酶、弹性酶、纤溶酶原激活剂、COX-2、PGE_2、PLA_2及大多数趋化因子[90, 91]。此外，GC通过损害吞噬功能、抗原的细胞内消化、释放IL-1和TNF-α来干扰巨噬细胞活性[73]。通过抑制趋化因子的表达，GC阻止炎症细胞的激活和聚集，包括嗜酸性粒细胞、嗜碱性粒细胞及淋巴细胞[90]。通过增加脂皮素（膜联蛋白）1，PLA_2抑制药，GC减少了白三烯、前列腺素和血小板激活因子等炎症介质的产生，并上调抗炎基因的转录[89, 91–93]。此外，GC降低血管内皮的粘附性，被称为去着边，继而增加循环中性粒细胞的数量，刺激骨髓增生[94]。GC通过下调T细胞生长因子IL-1β和IL-2抑制T淋巴细胞的产生，并抑制各种T淋巴细胞的细胞因子的释放[73]。GC抑制神经瘤或断裂神经中的异位神经放电[95]，甲泼尼龙的局部应用阻断了C纤维传递，但不能阻断A-β纤维传递[96]。提示其具有直接的神经膜稳定作用。最后，在背角胶质层的5–GC和去甲肾上腺素神经元上发现了GS的受体位点。这些是已知的疼痛传播途径，表明CS可以通过对脊髓的直接作用来调节伤害性传递。

目前有多种合成类固醇制剂可供选择，并广泛用于疼痛的介入治疗。这些类固醇制剂在抗炎效力、盐皮质激素的活性、溶解度及作用持续时间方面各不相同。短效合成类固醇，如氢化可的松和无活性可的松（由肝脏转化为活性皮质醇），作用时间为8～12h；中效类固醇，泼尼松龙、甲泼尼龙及曲安奈德的作用持续时间为24～36h。作用时间最长的类固醇是地塞米松和倍他米松，作用时间超过48h。

虽然疼痛介入治疗医生通常基于抗炎效力和作用持续时间来选择类固醇，但鉴于某些灾难性神经后遗症的报道，类固醇颗粒大小和凝集作用已成为选择 CS 的主要决定因素。表 65–1 总结了常用注射 CS 的特性。

皮质类固醇替代品

由于 CS 存在剂量限制和不良反应，许多研究人员对全身或硬膜外使用特定的抗炎药作为替代疗法感兴趣。Korhonen 等静脉注射英夫利昔单抗（一种 TNF-α 抑制药）来治疗椎间盘突出症和神经根性疼痛患者[97]，在 1 年的随访中发现，疼痛评分较对照组低。另一种 TNF-α 抑制药依那西普作为腰骶神经根综合征的全身治疗用药也表现出令人信服的效果[98]。Cohen 等进行了一项新颖的 RCT[99]，评估了亚急性腰骶根炎患者，结果显示硬膜外注射依那西普对患者的疼痛有显著改善。然而，一项多中心 RCT 的随访表明，与类固醇或安慰剂相比，硬膜外注射依那西普并不能改善疼痛[100]。随后一项设计周密的 RCT 表明，对于脊柱狭窄导致的腰腿部疼痛，硬膜外注射依那西普比地塞米松更有效[101]。因此，这种治疗的证据好坏参半。

此前，涉及人类和动物的研究数据都表明，硬膜外注射局部麻醉药在镇痛作用方面可能与 CS 相似[102–110]。Manchikanti 等在 2008 年开展了双盲 RCT，将单一局部麻醉药与局部麻醉药复合非颗粒倍他米松分别用于透视下的颈椎 IL-ESI 进行比较[102]。两组中都有超过 70% 的患者报告了疼痛有所缓解，两组患者在疼痛缓解或功能状态方面没有差异。一项针对因神经根受压导致单侧腿部疼痛患者的 RCT，用于评估 40mg 甲泼尼龙联合布比卡因或单独使用局部麻醉药进行 TF-ESI，结果显示 3 个月内任何结果测量中均无差异[105]。Manchikanti 等证实了类固醇与局部麻醉药注射的相似效果，硬膜外注射布比卡因复合类固醇或单独注射布比卡因都是治疗腰背痛和下肢疼痛的有效方法[108]。

在一项评估 CS 替代方案的研究中，Burgher 等研究了 TF-ESI 中使用可乐定和曲安奈德（CS）在治疗急性腰骶根病变方面的差异[111]。尽管两组患者在治疗 1 个月时的疼痛强度方面没有差异，但与基线相比，两组在 2 周和 1 个月时的疼痛评分都有显著改善（$P<0.05$）。与可乐定组相比，CS 组患者在 1 个月时的功能改善更为明显（$P=0.022$）。虽然有不良反应，但没有导致严重的并发症。

五、硬膜外注射皮质类固醇的循证医学

很多精心设计的研究已经证实了 ESI 的短期益处[24, 26, 112–114]。鉴于大多数神经根性疼痛患者，特别是与椎间盘突出相关的患者都具有良好的自然病史，因此，我们需要充分了解 ESI 对神经根性疼痛综合征治疗的益处和风险[13, 14, 16]。有必要开展头对头研究，比较经椎板间隙、椎间孔及骶管三种硬膜外间隙入路的风险。本部分挑选了部分关于 ESI 的研究进行回

表 65–1 常用注射用皮质类固醇的特性

类固醇	商品名称	等效效价（mg）	相对 GC 效价	溶解度	颗粒大小（μm）	颗粒＞10μm（%）	颗粒聚集
醋酸甲泼尼龙	狄波美，甲泼尼龙	4	5	0.001	＞500	45	大量
曲安奈德	康宁乐	4	5	0.0002	＞500	45	大量
醋酸倍他米松 倍他米松磷酸钠	Celestone Soluspan，贝施利	0.75	33	醋酸盐形式，几乎不溶解；磷酸钠形式，可自由溶解	500	35	部分
地塞米松磷酸钠	Decadron Phosphate，Adrenocort，Decaject	0.75	27	易溶解	0.5	0	无

改编自MacMahon PJ, Eustace SJ, Kavanagh EC. Injectable corticosteroids and local anesthetic preparations: a review of radiologists. *Radiology*. 2009;252(3):647–681. Benzon HT, Chew TL, McCarthy RJ, et al. Comparison of the particle sizes of different steroids and the effects of dilution. *Anesthesiology*. 2007;106(2):331–338 and HT Benzon, SN Raja, et al. (eds). *Essentials of Pain Medicine*. 2017.

顾分析（表 62–2 表至 62–5）。

针对 Koes 等的系统性回顾分析[22]，Karppinen 等假定 ESI 疗效不佳可能与 IL-ESI 给药时 CS 没有充分渗透到神经根刺激位点有关[115]。他们对神经根性疼痛患者进行了 RCT，比较单次 TFESI（80mg 甲泼尼龙与布比卡因 5mg/ml，2～3ml）与 0.9% 的生理盐水注射的疗效。2 周后，甲泼尼龙 – 布比卡因组患者的腿部疼痛明显缓解，疼痛减少了 45%，生理盐水组只减少了 24%（$P<0.01$）。3 个月时，甲泼尼龙 – 布比卡因组的患者背部疼痛缓解效果更好；6 个月时，生理盐水组的背部和腿痛缓解效果更好，1 年时两组没有差异。Carette 等[116] 在腰椎根病变和有神经根刺激或受压症状的患者中，用甲泼尼龙与生理盐水开展了一项腰椎 IL-ESI 的 RCT。ESI 没有透视引导，这可能导致注射部位不精确的发生率比较高[39]。尽管 Oswestry 功能障碍指数评估并未显示出功能改善方面的统计学差异，但确实发现治疗组在 6 周后腿部疼痛有所缓解。在一项类似的研究中，Arden 等[24] 选取 228 名单侧下肢疼痛和神经根刺激症状的患者进行 RCT，以检测 80mg 曲安奈德复合 10ml 0.25% 布比卡因与生理盐水安慰剂用于腰椎 IL-ESI 的疗效（表 65–2）。治疗组在 3 周后自述功能显著改善，ODI 改善了 75%。两组在 6 周或更长的时间里，所有衡量标准都没有统计学上的显著差异。

表 65–2　入选研究 – 椎板间隙硬膜外类固醇注射

作　者	患者例数	设计 / 技术	结果测量	结　论
Arden 等[24]	C=108 T=120	RA、DB、PC 无透视引导	1–Oswestry 2–VAS，其他	ESI 在 3 周内有改善
Wilson-MacDonald 等[25]	C=48 T=44	RA、DB、PC 无透视引导	Oswestry 牛津疼痛表	ESI 在 35 天内有改善
Carette 等[116]	C=80 T=78	RA、DB、PC 无透视引导	Oswestry VAS，其他	6 周内腿部疼痛有所改善，之后无变化
Rados 等[59]	IL=31 TF=32	RA、PC、透视引导	1–VAS 2–Oswestry	IL 和 TF 注射无差异，均在 24 周后改善
Sencan 等[119]	IL=34 TF=33	RA、DB，透视引导，一次注射	NRS，Oswestry 3–Beck 抑郁量表 无疼痛步行距离	IL 和 TF 是可靠治疗选择。3 周、3 个月、6 个月随访均有所改善
Do 等[120]	IL=60	PO，透视引导，中度和重度腰椎中央椎管狭窄症	NRS	IL 可能对中或重度中央型腰椎椎管狭窄有效，但效果有限，特别是症状严重者
Jang 等[123]	超声引导下神经根阻滞 =44 IL=41 TF=37	R、RA 透视引导下 IL 和 TF	颈椎功能障碍指数 视觉数字量表	所有组患者在 1 个月、3 个月、6 个月随访中疼痛均有缓解。低位颈神经根性疼痛患者推荐超声引导下注射，这样可以降低血管内注射的概率
Sabbaghan 等[118]	IL=111	R，透视引导，一次注射	VAS Oswestry	曲安奈德硬膜外注射治疗椎管狭窄有效
Sencan 等[140]	C=61	PO，透视引导，一次注射	NRS	ESI 患者随访，症状均有所改善。严重椎间孔狭窄和高位颈椎间盘突出对治疗效果有负面影响

C. 颈部；DB. 双盲；ESI. 硬膜外类固醇注射；R. 回顾性；PO. 前瞻性观察；PC. 前瞻性对照；RA. 随机；T. 胸部；VAS. 视觉模拟评分；NRS. 数字评分量表；IL. 椎板间隙；TF. 经椎间孔

Bush 和 Hillier[112] 完成了一项针对顽固性神经根性疼痛、腰椎神经根刺激征及直腿抬高试验阳性的患者进行无透视引导行骶管 ESI 的 RCT。治疗组接受了 25ml（80mg 曲安奈德和 0.5% 普鲁卡因），安慰剂组则使用 25ml 的生理盐水。治疗组在 4 周后，生活质量明显改善，疼痛减轻（P=0.02）。在 1 年的时间里，两组的症状都明显缓解，进一步证明了神经根性疼痛的自愈性。

由于各类硬膜外间隙穿刺技术的效力和风险各异，也使得相关研究更为复杂。经椎板间隙入路与椎间孔入路的效果尚未得到充分证明；一项研究表明，这两种方法在缓解疼痛和肢体功能方面作用相似[59]。Lipetz 等提出，在 TFESI 治疗腰椎神经根性病变后，只有 1/3 的患者在第一次注射后疼痛得到显著和持久的缓解（表 65–3）[117]。根据 Makkar 等对单侧腰椎神经根性病变患者的 RCT 结果，TFESI 和矢状旁线椎间孔入路在有效缓解疼痛和减少功能障碍方面等同于中线椎间孔入路；6 个月后，根据视觉模拟评分量表和 ODI 评分的评估，疼痛得到显著缓解[58]。TFESI 对脊柱椎管狭窄和腰椎狭窄患者来说是一种潜在的有效治疗方法，但与其他方法相比，动脉损伤的风险更高[114, 118]。Sencan 等推测，椎间孔入路因操作简单可能更受欢迎，而椎板间隙入路可能更适合以神经病理性疼痛为主的患者[119]。其他研究表明，当神经根性疼痛仅限于一条神经根时，经椎板间隙入路比椎间孔入路可能更有效[57]。椎板间隙入路也可能缓解中央型腰椎椎管狭窄引起的疼痛，但效果有限，特别是严重狭窄[120]。任何严重椎管狭窄的患者都不适用 IL-ESI，因为存在硬膜外间隙空间不足和脊髓损伤的风险。因此，这些患者的治疗仅限于经椎间孔或骶管入路硬膜外注射。有既往脊柱手术史的患者因存在硬膜外间隙瘢痕，也不适用 IL-ESI。因此，这些患者的治疗也仅限于经椎间孔或骶管入路硬膜外注射。

表 65–3 入选研究 – 经椎间孔硬膜外类固醇注射

作　者	患　者	设计 / 技术	结果测量	结　论
Karppinen 等[115]	C=80 T=80	RA，DB，PC，透视引导，一次注射	VAS，Oswestry，其他	2 周时腿部疼痛有所改善，4 周时没有差异。CS 组在 6 个月时背部和腿部疼痛加剧
Riew 等（RCT 和 5 年随访数据）[129, 133]	C=27 T=28	RA、DB、PC，透视引导，最多 4 次注射	手术干预率	接受 CS+LA 治疗组的患者再手术率降低
Lipetz 等[117]	TF=94	R，透视引导，最多 2 次注射	自定义疼痛调查，0～5 分	1/3 患者单次注射可明显缓解疼痛，2/3 患者第 2 次注射后疼痛明显缓解
Makkar 等[58]	中线 IL=21 旁矢状面 IL=20 TF=20	RCT，DB，无对照，透视引导，一次注射	VAS 2–Oswestry	旁矢状面 IL 组和 TF 组在 6 个月时疼痛缓解得到改善
Jang，Chang[114]	TF=54	R，透视引导，腰椎椎管狭窄症患者	NRS 重复性 TF 硬膜外注射	TF 是一种控制腰椎椎管狭窄引起的神经根性疼痛的安全方法
Bahar-Osdemir 等[124]	TF=103	PO，合并精神疾病对 TF 预后的影响	NRS Oswestry 医院焦虑抑郁量表	治疗方法不应因精神病并发症而改变
Vallée 等[138]	TF=32	PO，透视引导	VAS	ESI 治疗 3 周后改善。6 个月后的没有变化

C. 颈部；DB. 双盲；CS. 皮质类固醇；LA. 局部麻醉；R. 回顾性；PO. 前瞻性观察；PC. 前瞻性对照；RA. 随机试验；RCT. 随机对照试验；T. 胸部；VAS. 视觉模拟评分；IL. 椎板间隙；TF. 经椎间孔

由于部分椎管后部手术患者无法使用IL-ESI，已经对其他的类固醇给药方法进行了评估，并与透视引导的ESI进行了比较。Bureau等在2020年的一项回顾性研究中探讨了CT引导的注射扩散模式和颈椎TFESI与关节内类固醇注射的治疗效果。他们认为将类固醇注射到椎间孔外或关节旁间隙具有更好的安全性，并且比颈部TFESI更有效[121]。Dashfield等进行了RCT，比较骶管ESI和脊柱内镜下靶向注射类固醇用于慢性坐骨神经痛的治疗（表65-4）[122]。每组接受1%的利多卡因10ml和40mg曲安奈德。结果表明，两组患者都有显著疗效，但两组之间没有显著差异。Jang等研究了超声引导选择性神经根阻滞（ultrasound guided selective nerve root block，US-SNRB）与透视引导的IL-ESI和TFESI治疗下段颈神经根性痛[123]。根据数字评分量表和颈部功能障碍指数，所有组患者的疼痛在第1个月、3个月及6个月时都有显著改善。该研究表明，应将US-SNRB视为一种ESI治疗方法。Bahar-Ozdemir进行了一项前瞻性观察研究，以确定患者当时的精神状况是否会影响腰椎TFESI的效果。该研究认为，精神疾病可能会对患者ESI前后的疼痛和功能障碍产生负面影响，但这些患者仍然应该接受介入治疗[124]。

由于医疗模式的地域差异、治疗结果的不一致[14]、成本效益分析，许多脊柱疾病的手术治疗效果正在受到审查。尽管患者普遍接受急性神经根病变的手术治疗，但手术与非手术治疗的疗效比较研究通常模棱两可，一些人赞成非手术治疗[125]，另一些则表示手术治疗是有效的[11, 12, 16, 126]。鉴于神经根性疼痛的良好自然病史，大多数研究表明，各组之间的结果相似（表65-5）[13, 14, 16]。

关于手术和非手术治疗腰椎间盘突出症的SPORT短期结局数据表明，椎间盘切除术的疗效并没有明显优于保守治疗[13]。因此，包括ESI在内的保守治疗方法的临床应用可能会继续增加（图65-9）。然而，对SPORT的10年数据进行系统性回顾分析发现，4年和8年的治疗分析结果显示，接受手术治疗的患者病情明显好转[126]。不幸的是，无论治疗方法如何，腰椎间盘突出症的长期治疗效果仍具挑战性[114]。此外，SPORT也和之前的试验一样[11, 15, 126]，认为椎间盘源性的神经根性疼痛会随着时间的推移而缓慢改善。接受手术和非手术治疗的腰椎狭窄患者在疼痛改善和功能状态变化方面相类似，但手术患者的并发症发病率会有所增加[127]。当无法选择手术时，ESI可以是一种有效的治疗方法[128]。来自腰椎TF-ESI对照试验的数据表明，保守治疗可能随着时间的推移有助于减少椎间盘手术的需求，并且并发症少[129]。这也和颈部神经根疼痛的流行病学研究结果相似[130, 131]。

在一项192 777名因神经根病变、颈椎间盘突出症或狭窄而接受CESI患者的研究发现，在5年内，1/5的患者进行了手术[132]。椎管狭窄或椎间盘突出症患者比单纯的神经根病变患者更有可能接受手术。反复注射的患者不太可能继续手术[132]，这与Riew等的研究结果相一致，接受最多4次TF-ESI治疗的患者进行腰椎手术的频率显著减少[133]。Riew在随访数据中发现，布比卡因-倍他米松组的患者与仅用布比卡因组的患者在避免手术治疗方面没有显著差异[129]。然而，Gerling等[113]发现，ESI不能使退行性脊柱滑脱的患者避免手术，这再次说明患者选择干预的重要性。

表65-4　入选研究：硬膜外类固醇注射

作　者	患　者	设计/技术	结果测量	结　论
Bush和Hillier[112]	C=11 T=12	RA，DB，PC，无透视引导	VAS Grogono和Woodgate症状学调查问卷	4周腿痛和生活方式改善，1年时无显著差异
Dashfield等[122]	骶管=33 内镜=27	RA，DB 骶管ESI与内镜靶向注射类固醇 透视引导	McGill疼痛问卷 医院焦虑抑郁量表 VAS	骶管组在6周、3个月和6个月时疼痛强度和焦虑程度降低

C.颈部；DB.双盲；ESI.硬膜外类固醇注射；PC.前瞻性对照；RA.随机化；T.胸部；VAS.视觉模拟评分

表 65-5 选择研究：手术与非手术治疗

作　者	患　者	设计 / 技术	结果测量	结　论
Weinstein 等[13]	S=245 N=256	RA，被分配到手术治疗组或保守治疗组	手术干预率	手术与非手术患者 2 年内均有所改善
Karademir 等[16]	ESI=70	R，分析有症状的腰椎间盘突出症患者	VAS Oswestry 3– 修订版 Ashworth 量表	持续腰背痛超过 6 周患者，推荐手术治疗
Atlas 等[11]	S=217 N=183	PO，腰椎间盘突出症患者 10 年预后	手术干预率	手术治疗患者 10 年后缓解更加完全。无论何种治疗，改善效果相似
Oster 等[126]	54 篇文章全部分析	Meta 分析，脊柱患者结局研究试验的 10 年临床结果	SF-36 健康状况调查问卷 2–Oswestry	观察队列，手术治疗后 3 个月、2 年较非手术治疗更有效。RCT 队列，没有差异。手术治疗后 4 年、8 年改善更明显
McCormick 等[15]	经皮腰椎间盘减压术 =70 1 年随访 =40 8 年随访 =25	PO，伴有椎间盘源性腰骶神经根性疼痛的患者	NRS Oswestry 手术干预率	经皮腰椎间盘减压术长期随访得到缓解
Zaina 等[127]	26 篇文章全部分析	Meta 分析，腰椎椎管狭窄症患者手术与非手术治疗	Oswestry Zurich 跛行调查	手术与非手术治疗腰椎椎管狭窄效果相似。手术治疗包括非手术治疗未报道不良反应
Gomes 等[128]	ESI=32	PO，退行性腰骶骨狭窄犬	手术干预率	手术减压更有利。ESI 是一种长期替代疗法
Kleimeyer 等[132]	192 777	R、C、ESI 用于诊断颈椎间盘突出或狭窄，或神经根病	从 ESI 到手术的时间	超过 1/5 的患者在 5 年内接受手术。重复注射的患者再手术的风险较低
Gerling[113]	对照组 =192 硬膜外注射液 =74	R，退行性脊柱滑脱的手术候诊者	简易 –36 身体疼痛评分 自我报告对手术的偏好	ESI 与 4 年期间临床结局改善之间无相关性
Lilly 等[125]	277 941	R，腰椎间盘突出症患者	手术干预率	大多数患者非手术成功治疗。预测治疗失败的因素包括男性和既往阿片类药物使用史
Bhattacharjee 等[135]	12 786	R，椎间盘微创切除术患者	手术干预率	6 周前接受注射治疗者，6 个月内再手术率增加
Bush，Hillier[137]	68	PO，连续神经根 / 硬膜外注射皮质类固醇	手术干预率	所有患者在无手术的情况下平均缓解 39 个月

S. 手术；N. 非手术；DB. 双盲；LA. 局部麻醉药；R. 回顾性；PO. 前瞻性观察；PC. 前瞻性对照；RA. 随机化；RCT. 随机对照试验；VAS. 视觉模拟评分；ESI. 硬膜外类固醇注射

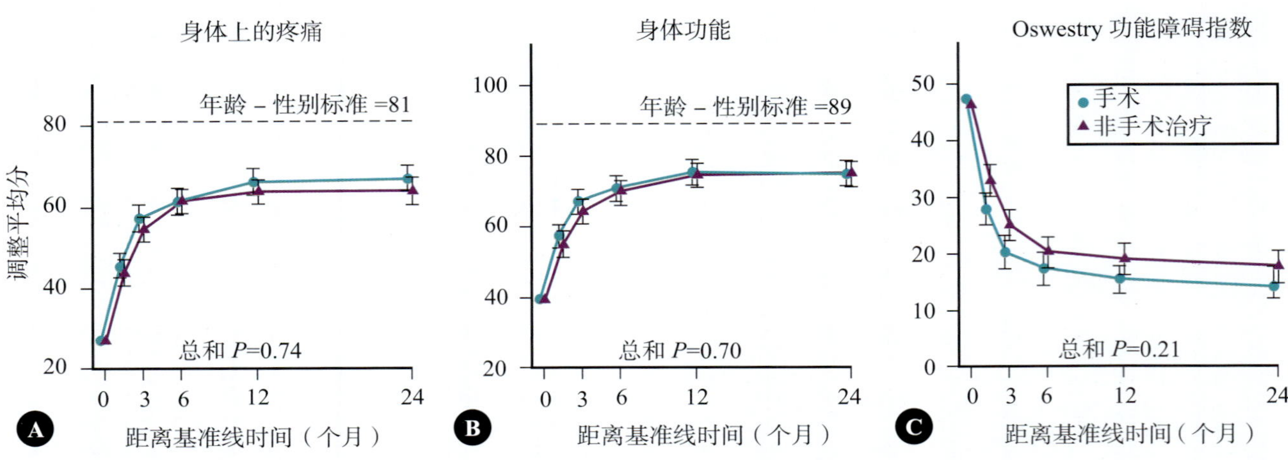

▲ 图 65-9　来自 SPORT 的数据显示，在 2 个月的研究期间，手术与神经根性疼痛患者的身体疼痛评分（A）、身体功能（B）和 ODI（C）之间没有显著差异

引自 Weinstein JN, Tosteson TD, Lurie JD, et al. Surgical vs. nonoperative treatment for lumbar disc herniation: the spine patient outcomes research trial (SPORT): a randomized trial. *JAMA*. 2006;296:2441–2450.

已知最终需要手术治疗的预测因素包括男性和以前应用阿片类药物[125]，生物标志物和对 ESI 的反应之间也可能存在关联。Schaaf 提出，35% 的疼痛患者是有反应者，这与某些物质的基线血浆水平相关，即与无反应者相比，有反应者的血浆硫酸软骨素 -846 水平较低，神经肽 Y 和 5-HT 水平较高[134]。如果在腰椎 ESI 后的 6 周内完成微创椎间盘切除术，患者需要再次手术的风险更高[135]。因此，如果正在考虑手术，医患间必须就干预计划进行沟通。需要进行更多的研究来评估和验证患者的属性，因为这对选择手术候选人至关重要。

在经椎间孔 CESI 和颈椎 TF-ESI 治疗后，患者的临床症状都有所改善[136-138]。因此，由医生自行选择方法。到目前为止，很少有对 CESI（椎板间隙或经椎间孔）进行过随机、安慰剂对照研究[61]。2019 年的一项研究发现，颈椎神经根疼痛经椎板间隙和经椎间孔方法的疗效没有差异[139]。另一项研究指出，颈椎 IL-ESI 治疗在严重椎间孔狭窄或高位颈椎间盘突出症患者中的疗效下降[140]。后者从逻辑上说明了颈椎 IL-ESI 通常不优于 C_7～T_1 间隙注射。然而，鉴于这两种方法的并发症发生率各不同，仍然需要进行随访时间更长的更大规模的研究。

六、硬膜外注射中对比剂的使用

在疼痛介入治疗中，使用对比剂可以协助确定针尖的位置和防止针尖误入血管。一般使用剂量为 1～3ml，可重复注射。总而言之，所有的 ESI 操作都应该使用对比剂。颈椎和腰椎的 IL-ESI 应使用影像引导和试验剂量的对比剂。此外，使用对比剂来确定颈椎和腰椎 TFESI 时的针尖位置应在实时透视下进行[141]。

几项事件的发展影响了 ESI 时放射性对比剂的持续应用，包括反复使用钆对比剂（gadolinium-based contrast agents，GBCA）后可导致大脑中的钆（gadolinium，Gd）沉积/残留[142-144]，鞘内误注 GBCA 可导致脑部病变[145, 146]。CM 介入治疗的另一个问题与超敏反应（hypersensitivity reactions，HR）和含碘对比剂（iodinated contrast medium，ICM）有关[147]。请参阅第 73 章中有关对比剂的更多信息。

Kanda 等首次报道应用 GBCA 患者的齿状核和苍白球呈现高强度信号[142]。他们注意到，接受增强造影检查患者齿状核 - 脑桥间和苍白球 - 丘脑间的信号强度明显高于未接受增强检查的患者。其他人的研究也表明，接受对比剂检查患者的皮肤和骨骼中有 Gd 沉积[148, 149]。然而，与鞘内误注 Gd 的灾难性后遗症相比，脑沉积/残留的影响微不足道。选择特定 GBCA 时需要考虑的因素包括诊断效果、不良反应率、剂量与浓度、射线不透性、在大脑等器官中沉积的倾向性。虽然钆布醇的放射成像最为清晰（与背景相比的像素值差异），但它含有的 Gd 摩尔浓度也最高[150]。Gd 浓度的增加可能会增加鞘内误注后的脑病风险。这需要更多的研究来确定少量血管外注射后脑部 Gd 沉积的临床意义，这是典型的疼痛介入治疗。

在疼痛介入治疗中鞘内误注 Cd 后导致脑病的病例多有报道[30, 146, 151, 152]。众所周知，IL-ESI 存在鞘内误注的风险（0.2%），TF-ESI 也存在鞘内误注的风险（0.04%）[15]。据报道，一名患者在 ESI 之前误注 1.5ml 钆布醇到鞘内，导致癫痫发作、意识障碍及气管插管[146]。另有报道，一名患者在经 IT 导管注射 2ml 钆对比剂后出现下肢疼痛和痉挛[152]。两名患者最后都完全康复。然而，2019 年的一份出版物报道称，在微创腰部减压手术中，一名患者在鞘内误注钆特醇 12h 内需气管插管，患者于 18 天后死亡[30]。鉴于潜在的灾难性后遗症，意外注射 Gd 后的脑病成为疼痛介入医生严重关切的问题。

在含碘的对比剂中，碘己醇和碘酰胺醇已被 FDA 批准用于鞘内使用，并用于脊椎的疼痛介入治疗。由于缺乏超敏反应，这为高风险的鞘内注射疼痛介入治疗提供了另外的对比剂选择。

对比剂即刻反应可以是非 IgE 介导或 IgE 介导的。非 IgE 介导的反应途径包括对嗜碱性粒细胞或肥大细胞的直接细胞膜效应、补体激活或缓激肽的产生[154]。大多数对比剂引起的超敏反应本质上是类过敏，也称为特异性或非过敏性超敏反应[155, 156]。美国放射学会将该反应归类为过敏样和生理性反应，严重程度分为轻、中、重度[157]。对比剂超敏反应的最大风险因素是既往的超敏史，但其他易感因素还包括哮喘、过敏体质、严重心血管疾病、女性及药物过敏[158, 159]。

临床研究表明，低渗透性 ICM 的总体和严重不良反应率分别为 0.2%～0.7% 和 0.01%～0.02%[160–162]。ICM 的 HR 发生率高于 Gd。包含 9 项试验的 Meta 分析（716 978 个病例）表明，过敏样反应的总体和严重发生率分别为每 10 000 例 9.2（0.092%）和 0.52（0.0053%）[163]。与 ICM 类似，GBCA 的 HR 大多是轻微的。最常见的类似过敏症状是荨麻疹和呼吸道或喉部症状[164]。风险因素与 ICM 的风险因素相同，包括既往 HR 史（复发率 30%）、女性、过敏或哮喘、暴露次数、住院状态、造影部位［腹部和（或）骨盆］[159, 164–166]。就对比剂结构而言，HR 在大环状的 GBCA 中比线性 GBCA 中更常见，部分原因是它们的渗透压较高[156]。大环状的 GBCA 也可用于 ICM 中度或重度 HR 的患者，线性 GBCA 也是椎管内注射的选择。无论使用哪种钆制剂，都应谨慎行事，以避免误注神经鞘内。

在一个病例系列报道中，6 名既往有静脉注射 ICM 进行诊断检查发生 HR 的患者在未经预处理的情况下将 ICM 注入硬膜外腔时并没有严重反应。既往有对 ICM 发生 HR 的患者，在疼痛介入治疗过程中应用含碘对比剂。不管患者之前对大容量对比剂 CT 检查时的反应如何，作者将 ESI 期间未发生严重反应归因于注射小容量（1～3ml）CM、硬膜外间隙吸收缓慢、同时使用类固醇[147]。手术后应观察患者至少 30min，特别是既往发生 HR 的患者。对于轻微反应患者，医生可以决定是否需要对这些患者进行预处理。虽然大多数疼痛介入放射科医生不进行预处理，但麻醉医师通常选择预治疗。在反应轻微的情况下，应根据患者发生并发症的风险 – 效益分析来决定使用类固醇进行预处理。选择 ICM 是假设该手术（即椎板间隙硬膜外注射）需要禁用 GBCA。

七、硬膜外类固醇注射的并发症

发生 ESI 并发症可以归因于操作或注射药物两大因素。操作相关的并发症包括神经损伤、感染、出血 / 血肿。注射药物相关的并发症包括神经损伤和全身不良反应[167]。2004 年的一项封闭的索赔研究表明，ESI 占所有慢性疼痛索赔案件的 40%。在这 114 项 ESI 索赔案件中，25% 是神经损伤，21% 是感染，18% 是头痛，8% 是死亡或脑损伤[168]。神经损伤可导致截瘫或四肢瘫痪，可能是因为误注药物到脊髓或者硬膜外脓肿或血肿压迫导致的。感染包括脑膜炎和硬膜外脓肿。死亡或脑损伤仅发生在 ESI 时经硬膜外间隙（完成给药或给药未遂）注射 LA，在某些情况下，与阿片类药物的联合给药。

封闭索赔小组的随访报道指出，颈部手术占慢性疼痛治疗索赔的 22%（64/294），最常见的是穿刺针损伤脊髓、动脉内注射后的神经缺血、穿透硬脑膜[169, 170]。59% 的患者发生脊髓损伤，其中穿刺针直接创伤是主要原因（31%）。在 67% 的颈部介入治疗索赔中，患者使用了全身麻醉或镇静，而在没有脊髓损伤的索赔中，仅有 19% 的患者接受了全身麻醉或镇静。25% 脊髓损伤患者在手术期间没有反应，而在无脊髓损伤的颈部介入患者仅为 5%。适当的镇静可以缓解焦虑，降低突然体动的风险，但当穿刺针接触到神经时，仍然可以报告疼痛或感觉异常。相反，深度镇静使患者丧失了表达脊髓损伤预警信号的能力，不推荐用于椎管手术[170]。腰椎介入术后的背痛通常是轻微和局部的，并在2～3天内缓解。背痛源于韧带、筋膜或骨骼撕裂、局部出血、脊柱固定、麻醉下脊柱旁肌肉松弛、正常腰椎弧度变平、腰骶韧带和关节的拉伸和拉伤[171]。封闭索赔小组还发现，包括76%的索赔使用透视引导，57%的脊髓损伤索赔使用了对比剂。在审查了每个案件的记录后，审查人员得出结论，透视引导可以避免45%的有脊髓损伤的索赔，而没有损伤的索赔为17%[169]。

最近风控保险公司对门诊疼痛介入治疗的医疗过失索赔进行了分析[172]。该分析确定了126项已结案的索赔，其中34项为腰椎，31项为颈椎IL-ESI。常见的指控事件包括不合适的手术时机（n=38）、非无菌操作（n=17）、误穿透硬脑膜（n=13）、穿刺针误入脊髓（n=11）。常见的报道后果包括疼痛加重（n=26）、脊髓梗死（n=16）、硬膜外血肿（n=9）、硬膜外穿刺后头痛（n=9）。83%的索赔存在操作技能方面的缺陷。

（一）硬膜外穿刺后头痛

硬膜外穿刺后头痛虽然很罕见，但在诊断性腰椎穿刺后可能发生。Benzon等研究发现，142例接受硬膜外穿刺的患者中有13例（9%）发生PDPH。PDPH治疗措施包括静脉和口服补液、镇痛药及卧床休息，必要时硬膜外血补丁治疗[173]。临床医生应警惕典型PDPH患者存在的颅内病理学改变，伴有体位相关性头痛，在站立或坐位时疼痛加剧，而仰卧位时疼痛改善，并伴有典型的相关体征和症状，如恶心、呕吐、颈部僵硬[174]。

（二）血管损伤

因为椎动脉内注射可导致脑卒中，所以$C_{1\sim2}$关节内注射目前并不常用[175]。已发生多起TF-ESI后发生大脑或脊髓中枢神经系统损伤的病例报道。涉及大脑损伤的事件包括小脑梗死、枕部皮质水肿导致的皮质盲或脑干出血导致的死亡[176-178]。这些事件可能归因于类固醇颗粒的栓塞、椎动脉创伤或注射对比剂或类固醇引起的血管痉挛。脊髓事件包括截瘫或四肢瘫痪[179-184]。涉及颗粒性类固醇的损伤是永久性的，而非颗粒性注射物（CM或LA）则导致暂时性损伤（下肢瘫痪或失明3周）[179, 184]。一例使用非颗粒类固醇导致的永久性损伤被归因于针尖或注射液引起的血管痉挛和（或）由于血栓形成、内膜皮瓣形成或解剖导致的脊柱前动脉阻塞[183]。Kim等在实时透视期间发现，大约30%的经椎间孔注射患者出现出血管内扩散模式，颈椎间孔注射发生的可能性要比腰椎间孔注射大（$P<0.001$）。因此，作者建议在神经成像期间至少使用3ml对比剂，以确保针尖在血管外[185]。

关于颗粒大小，醋酸甲泼尼龙和复方倍他米松制剂的颗粒最大，曲安奈德次之，倍他米松磷酸钠/醋酸倍他米松最小[176, 186]。如果需要应用不可溶的类固醇，建议首选商用倍他米松制剂。商用倍他米松（Celestone Soluspan®）含有3mg/ml倍他米松磷酸钠（非颗粒物和短效）和3mg/ml醋酸倍他米松（长效和颗粒物）[186]。在一项研究中，地塞米松被认为是纯粹的非颗粒物[176]，而另一项研究则认为它含有小颗粒物[186]。此外，这些颗粒聚集得非常快。这些聚集的颗粒大到可以形成栓塞，阻塞可能的血管通路。因此，仍需对地塞米松的常规应用进行研究，以确定其安全性和有效性。

对于颈部TF-ESI，颗粒状类固醇的栓塞途径包括椎动脉、颈升动脉、颈深动脉，以及与神经根伴行的根动脉[62, 186-188]。对于腰椎TF-ESI，这些途径包括根动脉、Adamkiewicz低位动脉、一些罕见病例中的Desproges-Gotteron动脉。97%的Adamkiewicz动脉位于椎间孔的上半部，从未在椎间孔的最下1/5观察到该动脉[187]，尽管在高位腰椎水平上更常见，但也可能存在于腰椎的任何层面（图65-10）。同样，Desproges-Gotteron动脉可能存在于Kambin三角中，甚至在L_5椎体水平，可以解释在低位腰椎水平发生瘫痪的罕见病例。一项尸体研究表明，颈升动脉和颈深动脉提供髓动脉至脊髓前动脉，并且颈升动脉和颈深动脉与椎动脉吻合[62]。此外，颈升动脉和颈深动脉与颈椎SAP的距离很近（在针尖的2mm以内），这是颈部TF-ESI的标志（图65-1）。一项超声波研究证实，在$C_{5\sim7}$行选择性神经根阻滞的路径上存在许多血管[188]。这些发现可以解释TF-ESI造成大脑的栓塞或脊髓节段性梗死的原因。对比剂或颗粒类固醇可以注射到与脊髓前动脉相连的根动脉中。将甲泼尼龙注射到猪的椎动脉中可导致动物失去知觉并需要机械通气支持，而接受地塞米松的动物却没有发现受损的证据[189]。在向大鼠颈动脉注射不同的类固醇导致脑出血的研究中发现，11 例注射甲泼尼龙的大鼠中 8 例发生脑出血，8 例注射地塞米松和盐水的大鼠均未发生脑出血，而注射药物载体的 6 例大鼠中有 3 例发生脑出血[190]。药物载体导致脑出血可能归因于对防腐剂的反应。虽然很少见，但即使使用地塞米松等水溶性类固醇，血管损伤仍然可能发生[183]。

（三）溶剂毒性

类固醇含有一种载体和防腐剂，可以延长保质期。这些物质包括苯甲醇、聚乙二醇、米吡氯铵（myristyl γ-picolinium chloride，MGPC）及苯扎氯铵（benzalkonium chloride，BKC）[191]。一名初产妇在蛛网膜下腔意外注射含 1.5% 苯甲醇和 0.9% 氯化钠 40ml 后发生弛缓性麻痹，从而推断出苯甲醇的神经毒性。患者在 30h 后恢复，6 个月后完全康复[192]。相比之下，在向盆腔癌痛患者的骶尾部间隙注射 2.5% 苯甲醇 40ml 后并没有发现运动阻滞[193]。动物实验中也未发现苯甲醇的神经毒性。关于聚乙二醇（polyethylene glycol，PEG），在离体的神经模型实验中，30% 的 PEG 降低了 A、B 及 C 纤维的复合动作电位振幅，而 40% 的 PEG 则能完全消除复合动作电位[194]。由于黏度限制，无法研究超过 40% 的

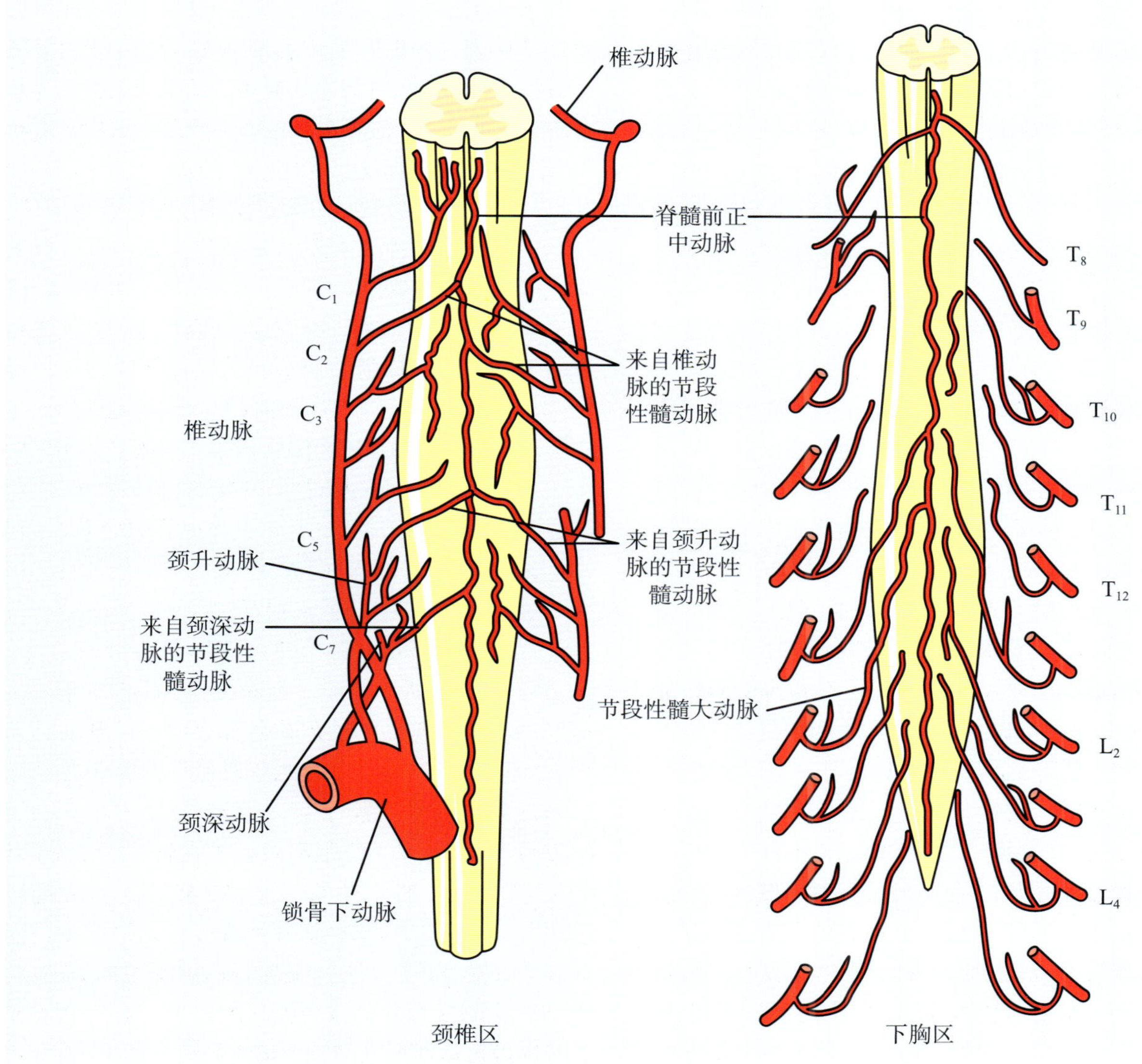

▲ 图 65-10 改编自 Gillilan 早期的绘画

左图，若干节段髓质血管汇入脊髓前中动脉；右图，Adamkiewicz 大节段髓动脉进入左侧 L_2 椎间孔（引自 Gillilan LA. The arterial blood supply of the human spinal cord. *J Comp Neurol*. 1958;110:75–103.）

PEG 浓度的影响。经过 2h 的洗脱，复合动作电位完全恢复。当把 1.0ml 浓度为 0.38mg/ml、0.76mg/ml 或 1.52mg/ml MGPC 注射到兔的玻璃体内 24h 后，视网膜纤维出现肿大，排列紊乱。6 周后，视网膜分层消失[195]。结膜部位使用 0.01% 浓度的 BKC 可导致间质神经纤维密度下降 30%，0.1% 浓度的 BKC 则可导致下降 60%[196]。应该注意的是，除 BKC 外，这些研究中使用的载体和防腐剂的浓度比商用耐储藏类固醇制剂中的浓度高出好几倍。动物研究的整体数据表明，商用耐储藏类固醇中的防腐剂在注射到硬膜外腔时并不具有神经毒性[197-199]。此外，类固醇通常在 ESI 前用 1～3ml 生理盐水或 LA 稀释，可以进一步降低防腐剂的浓度。对防腐剂不良事件的担忧促使临床医生寻求不含任何载体或防腐剂的复方类固醇。然而，使用污染的复方类固醇导致了涉及多州的真菌性脑膜炎病例。

（四）注射液污染

使用复方类固醇的临床医生通常会觉得该试剂避免了防腐剂的神经毒性，并且比商用耐储藏类固醇更加便宜。然而，复方类固醇也带来了一些实际问题。例如，新英格兰公司生产受污染的复方类固醇导致多州真菌感染暴发[200]。这一毁灭性事件导致联邦政府加强了对生产复方类制剂公司的监督。在 2012 年，硬膜外注射受污染的复方甲泼尼龙后发生 590 多例真菌性脑膜炎病例。为了应对这些不良事件，成立了药剂配制认证委员会（Pharmacy Compounding Accreditation Board，PCAB），以评估生产复方类制剂的公司，并要求他们接受国家公认的质量控制、质量保证和质量改进标准。那一年，只有 2% 的生产复方类制剂的公司参加了 PCAB 计划。PCAB 认证将确保无菌和安全药物的制备，但需要进一步的立法和监管改革，以防止未来不良事件的发生。

（五）硬膜外脓肿

这是 ESI 的罕见并发症。一项研究表明，在 7 年内，1857 名患者接受了 4265 次硬膜外注射后并没有发生感染[201]。然而，ESI 后的感染仍有报道，虽然怀疑是患者的病史和身体原因，但最终通过 MRI 确诊（图 65-11）。对前瞻性数据库进行回顾性分析时发现，在 1182 例颈椎 ESI 和 4617 例腰椎 ESI 患者中有 3 例患者发生感染，并且均为腰椎组患者[202]。128 例化脓性脑膜炎的病例分析显示，8 例脊柱旁脓肿源于注射，其中 1 例来自 ESI，其余 7 例是来源于关节突或椎旁注射[203]。导致感染的因素包括无菌技术不规范、皮肤消毒剂失效、受污染的仪器和注射液、血行播散。免疫功能低下的患者感染风险增加。对文献中报道的 14 例硬膜外脓肿或脑膜炎的回顾显示，14 名患者中有 8 例免疫功能低下。作者在评论中指出，所有患者的血液、脑脊液或脓液培养物的金黄色葡萄球菌均呈阳性[204]。除了免疫力低下患者对感染敏感外，注射的类固醇还可抑制肾上腺[205]。ASA 和 ASRA 发布了一份关于椎管内技术后预防、诊断、管理感染并发症的实践建议[206, 207]。关于无菌技术的一些推荐包括操作医师操作前去除佩戴的手饰（如戒指和手表）、洗手，戴帽子，戴上覆盖口鼻的口罩，戴无菌手套，对患者进行无菌铺巾，使用单人使用小包装的消毒物品进行皮肤消毒，使用消毒溶液（如含酒精的氯己定）进行皮肤消毒，并允许足够的干燥时间（见第 74 章）。

（六）改善病情类抗风湿药物的并发症

生物和非生物类改善病情类抗风湿药物用于减缓风湿性关节炎疾病的进展。非生物类 DMARD 包括甲氨蝶呤、柳氮磺胺吡啶、氢氯喹、来氟米特及多西环素。生物制剂类 DMARD 包括依那西普、高

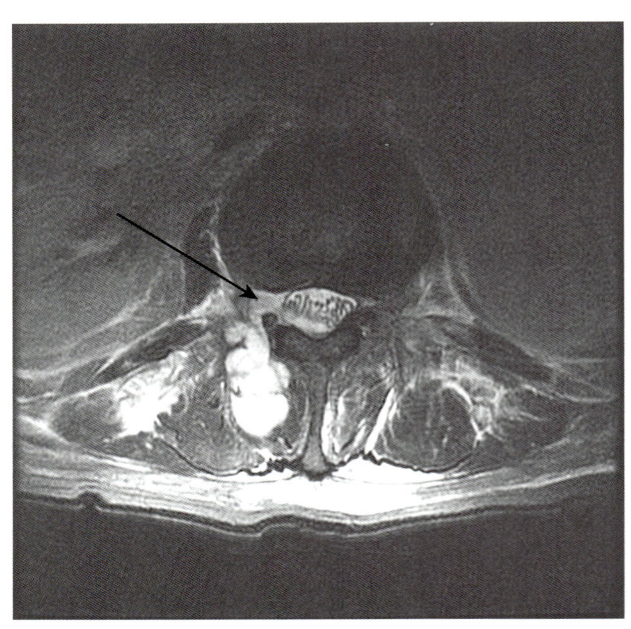

▲ 图 65-11　累积的脓肿物质（箭）沿硬膜外蔓延至脊柱周围软组织

引自 Hooten WM, Kinney MO, Huntoon MA. Epidural abscess and meningitis after epidural corticosteroid injection. *Mayo Clin Proc*. 2004;79:682–686.

利单抗、英夫利昔单抗、阿巴西普、塞托利单抗、利妥昔单抗、托珠单抗、阿纳金拉、塞珠单抗、尿珠单抗、贝利单抗及托法替尼。服用超过一个以上 DMARD 的患者围术期感染风险增加[208, 209]。国家风湿病学学会为此提出告诫，必须平衡术后感染的风险和停止治疗导致关节炎暴发的可能性。该指南建议在围术期继续使用甲氨蝶呤等 DMARD。术前应停用生物制剂类 DMARD，停用的时间间隔取决于特定药物的药代动力学特性[210-213]。抗 TNF 的药物在术前至少 1 周和手术后 1 周内均不得使用[209]，或在手术前 3～5 个相关药物半衰期时间内停止使用[210]。当伤口愈合时，通常在 14 天左右，并且没有感染的情况下，建议恢复治疗。目前还没有关于服用 DMARD 药物的患者硬膜外给药后感染的报道。然而，有一个服用甲氨蝶呤、阿达木单抗及泼尼松的患者在 ESI 后发生了脊柱和脊柱旁炎症反应（团块）的病例[214]。在椎旁软组织、黄韧带及椎弓根的几个病变部位的多次组织培养中，真菌、需氧菌及厌氧菌均呈阴性。该病例显示了即使遵守严格的无菌技术，免疫功能低下的患者仍不可避免发生不良反应。

（七）血肿

硬膜外注射会导致出血和脊髓血肿。第 74 章详细讨论了关于使用抗凝血药的患者行疼痛介入治疗的 ASRA 疼痛医学指南。对于心血管事件高危患者，在停用抗凝血药之前，应遵循共同的决策过程。建议确定 $CHADS_2$（C- 充血性心力衰竭、H- 高血压、A- 年龄≥75 岁、D- 糖尿病、S- 脑卒中或短暂性缺血发作）评分[215]。在这个评分系统中，充血性心力衰竭、高血压、年龄≥75 岁及糖尿病各得 1 分，脑卒中或短暂性缺血发作史各得 2 分。$CHADS_2$ 评分为 3 分的患者在停用抗凝血药后应考虑进行低分子肝素（low-molecular-weight heparin，LMWH）的桥接疗法，并在手术前 24h 停用 LMWH。

（八）内分泌并发症

ESI 最常见的不良反应或并发症与内分泌有关[216, 217]。曲安奈德和甲泼尼龙硬膜外注射导致皮质醇水平下降超过 3 周[218]。Park 等对接受 ESI6 个月或更长时间的患者进行的一项研究未发现库欣综合征，但 2 名患者（11.8%）出现了肾上腺功能不全（AI）。由于 AI 导致的意外肾上腺危机是罕见的，但也是危险的[219]。因此，长期接受 ESI 治疗的患者需要定期监测肾上腺功能。

ESI 可以提高血糖水平。在一项对糖尿病患者的研究中发现，应用 40mg 曲安奈德后第 1～3 天和 20mg 地塞米松后第 1 天患者空腹血糖显著升高。两组的镇痛作用相似[220]。其他的研究也表明，ESI 后血糖升高：一项研究发现血糖增加了 75%[221]，另一项研究发现血糖持续升高长达 3 天[222]，还有一项研究发现血糖升高持续最多 4 天[220]。

也有 ESI 后阴道异常出血的报道。一项针对 8166 例 ESI 大型配对观察性队列研究的回顾性分析发现，受试者在 ESI 后出现异常阴道出血的可能性增加 2.8 倍[223]。此外，52% 的病例因阴道出血进行了子宫内膜活检，100% 的绝经前女性活检病理结果良性。

现已证实，ESI 会影响骨密度。在对包含 7233 名患者的 8 篇研究进行 Meta 分析时显示，ESI 与骨密度下降及脊椎骨折风险增加之间存在关联[224]。骨密度显著下降与 1 年内 200mg 和 3 年内 400mg 甲泼尼龙的累积剂量有关。ESI 期间服用抗骨质疏松药物的患者骨质疏松和骨质减少的风险降低。

（九）神经系统并发症

在 FDA- 安全使用倡议支持下，一个由疼痛医学联盟组织组成的多学科工作组提出了预防 ESI 术后神经系统并发症的保障措施（表 65-6）[141, 225]。不建议给患者使用中、深度镇静。建议在 $C_{6\sim7}$ 或 C_7～T_1 进行颈部 IL-ESI，原因是该处间隙直径更宽，沿颈椎较高水平的韧带中存在间隙[225]。不建议在颈部 TF-ESI 中使用颗粒类固醇。然而，如果初始注射非颗粒类固醇（如地塞米松）无效，颗粒类固醇可以用于腰椎 TFESI[141, 225]。此外，颗粒类固醇在颈胸水平上神经系统并发症的发生率更高[226]。IL-ESI 中不用对比剂是中度 / 重度 HR 史患者的一种选择（见第 73 章）。数字减影成像没有得到该小组的批准。与回抽评估试验相比，DSI 虽然改善了误注静脉检测的概率，但也增加了放射暴露，也无法区分药物是在动脉还是在静脉扩散。即使进行了令人放心的 DSI 研究，仍有一例截瘫病例的报道[227]。

多学科工作组的推荐得到 BENELUX（比利时、荷兰、卢森堡）小组的确认和响应[228]。他们还建议在注射前使用 LA 试验剂量，将注射量限制在 4ml，TF-ESI 在 Bogduk“安全三角”（椎间孔的上方）或 Kambin 三角中进行。如果试验剂量的 LA 进入血管，可能在 30～60s 内出现神经体征和症状，提示针头

表 65-6 多学科工作组关于减少经椎间孔硬膜外类固醇注射后的神经系统损伤的声明和临床注意事项

- 颈部 IL-ESI 罕有引发灾难性神经损伤的风险
- 使用颗粒状类固醇的 TF ESI 引起灾难性神经血管并发症的风险极小
- 所有颈椎 IL-ESI 均应在影像引导下进行，采用适当的前后、外侧或对侧斜位视图和试验剂量的对比剂
- 颈部 TF-ESI 在注射任何可能对患者有害的物质之前，应在实时透视和（或）数字减影成像的 AP 视图下通过注射对比剂完成[a]
- 推荐颈部 IL-ESI 在 C_7～T_1 进行，但最好不高于 $C_{6\sim7}$ 水平
- 在颈椎 IL-ESI 术前应通过影像学检查确保目标水平的硬膜外有足够空间进针
- 颗粒类固醇不应用于治疗性颈椎 TF 注射
- 所有腰椎 IL-ESI 均应在影像学引导下完成，采用适当的 AP、侧位或对侧斜位视图，以及试验剂量的对比剂
- 腰椎 TF-ESI 在注射任何可能对患者有害的物质之前，应在实时透视和（或）数字减影成像的 AP 视图下通过注射对比剂完成[a]
- 首次经腰椎椎间孔硬膜外注射时应使用非颗粒类固醇（如地塞米松）
- 在某些情况下，颗粒类固醇可用于腰椎 TF-ESI
- 推荐所有 TF-ESI 使用延长管
- 在手术过程中，必须戴口罩和无菌手套
- 应由治疗医生通过评估每种技术对每个患者的潜在风险 – 获益比来选择最终的方法或技术（IL vs.TF ESI）
- 对于有使用对比剂禁忌证（如有明显的对比剂过敏史或过敏反应史）的患者，颈椎和腰椎 IL-ESI 可以在没有对比剂的情况下进行
- 有明确禁忌证的患者可以在 TF-ESI 中不使用对比剂。然而，颗粒类固醇在这些情况下是禁忌的，只应使用无防腐剂、无颗粒的类固醇
- ESI 不推荐中、深度镇静，但如果实施轻度镇静，患者应保持能够传达疼痛或其他不良感觉或事件的能力

a. 一个组织投票反对第 4 项和第 9 项声明；建议在经椎间孔注射潜在危险物质之前必须进行数字减影成像
AP. 前后位；ESI. 硬膜外类固醇注射；IL. 椎板间隙注射；TF. 经椎间孔注射

需要重新定位。有研究表明，注射试验剂量 LA 后出现全身毒性迹象的患者可以提示放弃操作，提示试验给药在避免神经并发症方面具有保护作用[229]。关于注射部位，其他作者建议在 Kambin 三角注射，即在椎间孔的下方，因为该区域血管较少[230]。然而，这个三角并不能绝对保证没有血管分布，即使在低腰椎水平也可能存在 Desproges-Gotteron 动脉。这条动脉的损伤是在 Bogduk“安全三角”中通过经椎间孔途径使用地塞米松导致瘫痪病例的潜在原因。BENELUX 推荐的药物最低剂量为甲泼尼龙 40mg、曲安奈德 10～20mg、地塞米松 10mg。一个主要的区别是，该小组允许在 L_3 或更低水平经椎间孔注射非颗粒类固醇。

结论

已有证据似乎支持使用椎板间隙、骶尾部及经椎间孔 CS 注射治疗神经根性疼痛和继发于椎管狭窄或椎间盘病变的疼痛性神经根病，以实施短期镇痛。大多数研究表明，在 2 周～3 个月的时间内都有一定的益处[24, 26, 112–114]。最近的研究表明，颗粒和非颗粒类固醇注射具有相似的缓解时间[141]。ESI 的短期益处和神经根性疼痛的良好自然转归病史可能是临床上观察到患者症状改善的互补因素。其他保守疗法（如药物、锻炼、物理治疗、认知行为策略）结合硬膜外 CS 的影响尚缺乏有力的研究。

考虑到神经根性症状的起伏，病情加重时使用 ESI 可能提供长期的功能益处。尽管如此，ESI 可导致一系列并发症，但这些并发症绝大多数是可以预防的。疼痛科医生应了解这些并发症，采取观察措施去避免并做出及时的诊断，必要时寻求专家咨询，并对患者进行相应的治疗。应由具有疼痛管理专业知识的人员来确定脊柱疼痛的原因并制定适当的治疗计划。

要　点

- 椎间盘源性的神经根性疼痛的自然转归有利于保守治疗。
- 随机、安慰剂对照试验表明，多种技术实施 ESI 有短期益处。
- 尚未确定最佳的非手术方式治疗神经根性疼痛综合征，已开展的对非手术治疗方法之间比较的试验很少。
- 由于硬膜外介入治疗并发症的罕见性和灾难性，以及神经根性疼痛良好的自然转归，治疗的安全性应该是首要关注的问题。
- ESI 的全身不良反应包括骨密度降低，3 周内血皮质醇水平降低，血糖水平升高。
- 经椎间孔硬膜外类固醇注射后可发生神经系统并发症，最常见的并发症是类固醇颗粒通过栓塞伴随的神经根动脉、颈升动脉及颈深动脉引起的血管损伤。颈动脉与节段髓动脉吻合，并与脊髓前动脉连接。
- 当使用经椎间孔 ESI 治疗颈神经根性疼痛和疼痛性神经根病变时，多学科疼痛工作组推荐首选非颗粒类固醇。
- 建议谨慎使用钆作为对比剂，因为它与肾源性系统性纤维化、脑内钆沉积 / 残留、意外鞘内注射导致的脑病 / 死亡有关。
- 未来的研究应探究替代药物或技术来解决神经根性疼痛综合征的病理生理学改变，持续或延长给药值得研究关注。

第 66 章　射频治疗
Radiofrequency Treatment

Koen Van Boxem　Maarten Van Eerd　Thibaut Vanneste　Xander Zuidema　Jan Van Zundert　著

王　剑　译　　宋建钢　校

使用电流进行疼痛治疗有着悠久的历史。早在 19 世纪下半叶，人们在动物实验中使用直流电进行脑神经损伤造模，并发展出了一套通过调节电流强度和时间来量化消融范围大小的经验规则[1, 2]。首次在人体上应用直流电治疗三叉神经痛是 1931 年，当时使用了一根末端绝缘、尖端有一长 10mm 导电区域的穿刺针，将直流电传输到病人的半月神经节[3]。然而，这种方法产生的消融范围难以预测[4]。后来发现，使用高频电流能够更精确地预测消融范围[5]。由于这种高频电流的频率为 300～500kHz，同时也用于无线电发射设备，因此被称为射频（radiofrequency，RF）电流。随后，温度监测被推荐为最重要的参数用于使消融范围标准化[6]。

在疼痛管理领域，射频技术最早应用于经皮外侧脊髓切开术，用于缓解癌症患者的单侧疼痛[5]。几年后，射频治疗三叉神经痛的技术得到了报道[7]。Shealy 首次将射频电流应用于脊柱疼痛的治疗，通过对内侧支进行射频消融来缓解腰椎关节突关节的疼痛[8]。Uematsu 随后描述了在脊柱疼痛中的另一种应用，即通过射频毁损背根神经节（DRG）来缓解疼痛[9]。

在 20 世纪 70 年代末，经皮脊髓切开术和半月神经节射频治疗是唯一被广泛接受的射频治疗技术。1980 年，一个关键的转折点出现，当时被称为 SluijterMehtaKit（SMK）系统的小直径电极首次用于治疗脊柱疼痛[10]。该系统由一个 22G 一次性套管组成，套管内置精细的热电偶探头用于温度监测。电极尺寸的减小显著减少了患者在手术过程中的不适感。由于对大神经干造成机械损伤的风险降低，脊柱前室不再是射频治疗的“禁区”。此后，临近背根神经节（DRG）的射频消融（RF-DRG）、交通支的射频[11, 12]及交感神经链射频等技术逐渐成为疼痛治疗的一部分。

多年来，射频电流的临床效果被认为主要由其产生的热量引起，这一理论并没有受到质疑。高温对细神经纤维的选择性作用被认为干扰了伤害性刺激的传导[13]。

由于以下几个原因，传统“热量作用”这一概念最终受到质疑。首先，传统概念预设了一个严格的条件：射频靶点必须位于病变区域和中枢神经系统（CNS）之间。然而，当射频靶点位于病变区域和中枢神经系统的远端时，治疗同样有效。例如，在治疗椎间盘突出引起的急性神经根性疼痛时，电极被放置于病变区域的远端[14]。其次，背根神经节射频治疗（RF-DRG）通常仅引起短暂的感觉丧失，这可能与热效应相关，但疼痛缓解的持续时间却可能更长[15]。最后，当使用两种不同的电极尖端温度（40℃和 67℃）时，治疗效果并无显著差异[16]。正是在这种背景下，脉冲射频（PRF）治疗应运而生[17]。PRF 通过提供强大的波动电场，将温度效应降至最低。脉冲射频被认为是一种新型且可能更安全的射频能量管理模式[18–20]。它特别适用于无须射频消融的治疗，例如周围神经病变、动脉粥样硬化性疼痛、疼痛触发点，以及在患有神经病变或神经根性疼痛患者的背根神经节中的应用。

一、射频发生器系统

现代射频发生器具有以下组成部分。

- 连续在线测量阻抗。
- 神经刺激功能。
- 射频传输模式。
- 脉冲电流传输模式。
- 射频过程中电压、电流和功率的监测。

- 温度监测。

电阻抗的测量用于确认电路的连续性。在透视引导下放置电极针，并通过神经刺激确认电极位置是否正确。使用 50Hz 刺激以确保电极接近感觉神经纤维；使用 2Hz 刺激检测肌肉收缩，如果观察到肌肉收缩，则表明针尖过于靠近运动神经纤维。如果电极直接接触神经，产生放电所需的最小刺激电压为 0.25V[21]；而距离神经 1cm 处，则需要 2V。因此，刺激阈值可作为电极与神经距离的指示指标。温度监测通过热电偶电极进行。热电偶电极由两种不同金属元素结合而成，并且可以产生与温度成比例的电压。

二、射频治疗的理论基础

（一）连续射频治疗

发射器在电极（主动电极）和地线（分散电极）之间建立电压梯度。射频电流通过组织时，产生交变电场。该电场对组织中的离子（电解质）施加电力，导致离子以高速率来回运动。离子在流体介质中运动的摩擦耗散导致组织加热。消融的范围取决于电极尖端的温度，而尖端温度又取决于输出的功率。其他因素也会影响消融范围，如热量和组织类型。热量通过传导性热损失和血液循环（热“冲洗”）从消融区域被带走。对于给定的尖端温度，热冲洗越大，消融范围越小。组织类型的不同也会影响热冲洗。例如，骨骼是一种有效的热绝缘体，因此靠近骨骼的射频消融会有较少的热冲洗。同样，靠近背根神经节的节段性血管可能导致更多的热冲洗，从而减少消融范围。

（二）脉冲射频治疗

脉冲射频（PRF）治疗的效果基于组织暴露于射频场的双重效应（图 66–1）。除了引起热量产生的离子摩擦外，还有一个独立的电场效应。该电流效应的机制被认为是在神经调节类型效应中对突触传递的改变。已经在外周感觉神经元、背根神经节（DRG）、脊髓背角中的神经递质和小胶质细胞、下行抑制性疼痛通路，以及脑脊液中发现突触传递发生的此类变化。

实际考虑

尽管没有报告临床并发症，但该技术被认为对神经损伤最小[30]。因此，避免超低感觉阈值（＜0.05V）可能是明智的，因为此类数值可能反映了电极位于神经内[22]。在少数病例中，脉冲射频治疗过程中，电极尖端的平均温度在某一时刻超过 42℃。此时，应减少输出功率以免温度过高。可以通过降低电压，减少作用的持续时间（通常为 20～30ms）或频率（通常为 2Hz）来实现。

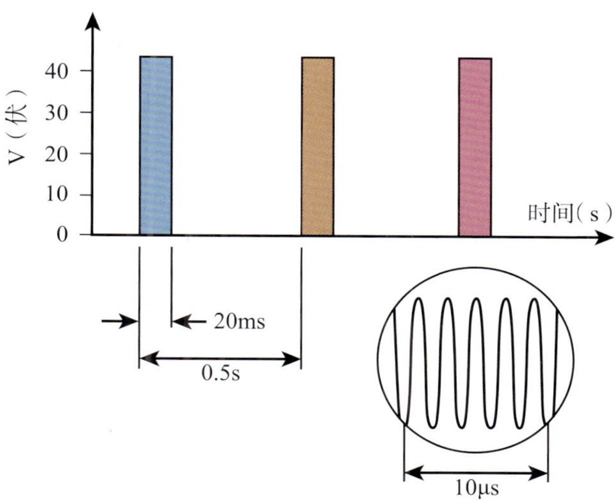

▲ 图 66–1　脉冲射频治疗时的工作周期

每秒有两个活动周期，每个周期为 20ms。在活动期，射频电流以 500000Hz 的正常频率传输（经许可转载，引自 SlujterME. Radiofrequency: PartI. Meggen Switzerland: Flivopress; 2001,withpermissionofthepublisher.）

在脉冲射频治疗过程中，不建议调整电压以达到平均尖端温度，因为尖端温度并不会影响治疗效果[31]。由于热洗出存在较大变动，电压会出现较大且不可预测的波动。虽然没有最佳治疗时间的明确标准，但通常报告的治疗时间为 240s。典型的脉冲射频治疗设置为电压 45V，持续 240s，频率为 2Hz，脉冲宽度为 20ms。

低温射频：低温射频治疗最初用于治疗腰背部和骶髂关节的疼痛，后来被应用于治疗慢性膝关节疼痛[32–34]。

冷冻电极通过从周围组织中移除热量来增加治疗范围，从而允许在不没有组织疤痕和高阻抗的情况下增加输出功率[35]。一项随机对照试验（RCT）研究表明，使用低温射频治疗膝关节疼痛的成功率较高，并且可能具有更长的疗效[36]。目前，低温射频的使用正受到越来越多的关注。

三、射频治疗的适应证

（一）头部射频治疗

1. 半月神经节的射频治疗

(1) 三叉神经痛：三叉神经痛的患者通常会在三

叉神经的一个或多个分支区域出现短暂的剧烈、跳跃性疼痛，通常由触摸引发。这种所谓的触发区不一定位于患者感到疼痛的分支。典型情况下，患者在发作间期没有疼痛。然而，42% 的病例报告有残留疼痛[37]。这些患者被描述为同时患有三叉神经痛和非典型面部疼痛。三叉神经痛主要发生在年长群体（50 岁以上），尽管偶尔也会见到年轻患者。三叉神经痛被认为是由血管压迫三叉神经根引起的。在多发性硬化症患者中，它频繁发生，并且可能是该病的首发症状。在一项评估三叉神经痛患者临床特征的研究中，22 例患者有多发性硬化症，其中 6 例患者有非典型三叉神经痛，16 例患者有脑干受累的症状[38]。目前尚不清楚这些患者的疼痛是否由中枢神经系统中的斑块引起，但临床上，患者脑干受累与否在症状上并无显著区别。三叉神经痛也可能由原发性脑肿瘤（如听神经瘤）引起，在考虑症状治疗前应始终排除这一可能性（警示信号）。

(2) 治疗：对于年轻患者，后颅窝开颅手术结合微血管减压（MVD）是首选治疗方法[39]。该治疗方法成功率高，且避免了神经节热凝术可能带来的感觉丧失等副作用。该手术并发症发生率低，并发症多是严重的神经功能缺损[40]。对于多发性硬化症患者，应在手术中结合部分三叉神经切断术[41]，这提示这些患者可能存在更为中枢的机制。微血管减压术后的疼痛缓解效果显著长于神经节热凝术。如果疼痛复发，重新手术时很少发现再次的血管压迫[42]。此类情况下，可能进行部分神经切断。然而，由于微血管减压术再手术后的并发症发生率较高，一般建议选择其他治疗方法，如热凝术[42, 43]。对于已经接受过手术的患者，热凝术的治疗效果较差[44]。脉冲射频（PRF）似乎是一种更安全的替代方案，在病例报告中显示效果良好[45, 46]。一项随机对照试验（RCT）比较了射频（RF）与脉冲射频（PRF），结果表明 PRF 的疗效持续时间更短[47]。最近一项 RCT 比较了短射频、长射频和脉冲射频，结果显示所有组的疼痛均较基线显著改善，然而组间并无显著差异[48]。一项回顾性研究和另一项 RCT 发现，高电压脉冲射频治疗的镇痛效果持续时间长于标准电压脉冲射频[49, 50]。在 MVD、射频或脉冲射频中选择治疗半月神经节的方法，需考虑患者的年龄、身体状况及个人偏好。

(3) 证据：根据 GRADE（评估证据质量系统）对证据质量的评估，关于射频治疗半月神经节能否在至少 6 个月内减轻特发性三叉神经痛患者的疼痛，证据质量较低。关于脉冲射频（PRF）在三叉神经痛治疗中的有效性，证据质量非常低[51]。然而，射频治疗三叉神经痛已有大量的临床经验。回顾 25 年来对 1600 名接受经皮射频三叉神经根切断术治疗的经验，特发性神经痛急性疼痛缓解率为 97.6%，五年随访中完全疼痛缓解率为 57.7%[52]。与其他治疗方法的比较主要基于回顾性评估[53–59]。Guo 等对特发性三叉神经痛中连续射频（CRF）或脉冲射频（PRF）治疗的应用进行了综合性考虑[60]。

(4) 手术操作：将射频针置入半月神经节的技术步骤如下。

首先使用隧道观察技术定位卵圆孔。为此，X 线的方向应该反向投射，以免影像增强器过于笨重而接触到患者胸部（图 66–2）。调整 C 型臂的位置，直到卵圆孔位于下颌突的内侧和上颌骨的外侧。

卵圆孔的形状会随着 X 线在水平面上的角度变化而不同。垂直方向的 X 线使卵圆孔呈圆形，几乎呈圆形；而水平方向则使卵圆孔变平，呈裂隙状。应调整 C 型臂，以便卵圆孔呈现最佳的椭圆形。此时，在目标点上方标记皮肤进针点，通常位于口角外侧。进针点可能位于下颌上方，但也可能更高，接近上颌（图 66–3）。

(5) 不良事件和并发症：射频治疗半月神经节的相关病死率极低，几乎没有死亡病例报道[61]。关于疼痛复发的报道差异较大，可能与治疗技术的差异有关。如果产生密集的感觉丧失，复发率较低[7, 62]。然而，面部感觉丧失及伴随的感觉异常是

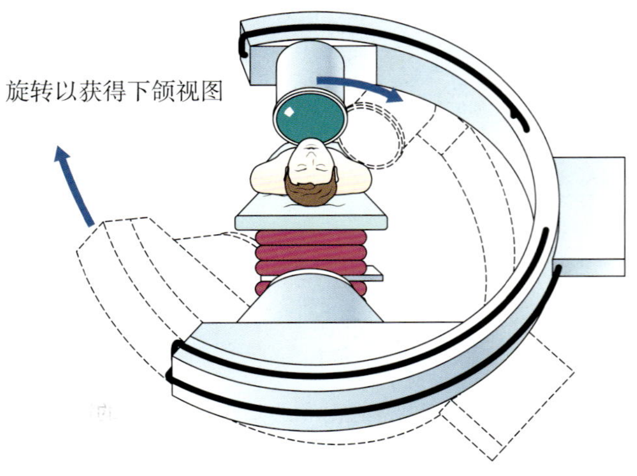

▲ 图 66–2　三叉神经节射频操作的透视位置

该手术的副作用，占所有副作用的 80%，其发生率为 18.8%[61]。如果使用低强度的射频消融，可能会降低异感的发生率，但可能会导致早期疼痛复发。其他并发症包括角膜感觉减退（6.6%）、咬肌无力和瘫痪（4.1%～6.2%）、痛觉麻痹（0.6%～1%）、角膜炎（0.6%～1.2%）、第Ⅲ对和第Ⅳ对脑神经暂时性麻痹（0.8%）、脑脊液漏（0.11%）、听力丧失（0.13%）和脑膜炎（0.02%）[52]。一种更少见的并发症是外展神经永久性麻痹[63]。

关于脉冲射频治疗半月神经节的并发症，目前未见报告[45-50]。

2. 蝶腭神经节（蝶腭管）射频治疗

蝶腭神经节是位于上颌神经下方蝶腭窝内的副交感神经节。它位于或靠近连接翼腭窝与鼻腔的孔道。来自面神经的前根纤维通过大浅穿支神经和蝶腭管神经到达该神经节。深穿支神经也与大浅穿支神经相连形成 Vidian 神经（图 66-4）。许多来自鼻腔黏膜、软腭和咽部的传入纤维在前往上颌神经的途中穿过该神经节，最终汇聚至半月神经节。

(1) 丛集性头痛

治疗与证据：射频治疗丛集性头痛的理论依据是头痛发作期间存在副交感症状[64]。根据 GRADE 系统，较低证据质量表明，关于射频治疗半月神经节能减轻丛集性头痛发作的强度和频率的最多可持续 18 个月[51, 64-66]。一项回顾性研究对 56 名发作型丛集性头痛患者和 10 名慢性丛集性头痛患者进行了射频治疗，并随访 12～70 个月。在发作型丛集性头痛患者中，60.7% 患者获得完全的疼痛缓解，而 10 名慢性丛集性头痛患者中仅有 3 名达到了同样的效果[64]。另一项回顾性研究对 15 名患者进行了研究，结果显示在 18 个月内，平均发作强度和频率均有显著改善[65]。

由于丛集性头痛是一种非常罕见但严重的临床病症，作者建议对于常规治疗无效的丛集性头痛患者，可以考虑蝶腭神经节的射频治疗。

(2) 持续性原发性面痛：一项回顾性研究评估了蝶腭神经节射频治疗对特发性面部持续性疼痛（persistentidiopathicfacialpain，PIFP）的效果，结果显示 60% 的患者（15 名中的 9 名）获得了显著的疼痛缓解。然而，大多数患者需要反复进行射频治疗[67]。已有文献报道使用翼腭神经节射频治疗三叉神经第Ⅱ支引起的非典型面部疼痛[66]。一项关于脉冲射频（PRF）蝶腭神经节治疗创伤后头痛的病例报道显示，患者获得了 17 个月的疼痛缓解[68]。对 30 名患有慢性头痛和面部疼痛的患者进行的 PRF 治疗分析显示，21% 的患者获得了完全的疼痛缓解，65% 的患者获得了轻度至中度的缓解[69]。一项关于顽固性慢性短暂单侧神经型头痛（SUNCT）和伴有颅内自主症状（SUNA）的病例系列研究（n=8）报告了平均疼痛改善 57%（30%～100%），缓解的平均持续时间为 6 个月（2～10 个月）[70]。

关于 PRF 治疗的证据较弱，但鉴于该治疗方法的安全性，作者建议在上述病症中使用 PRF 治疗。

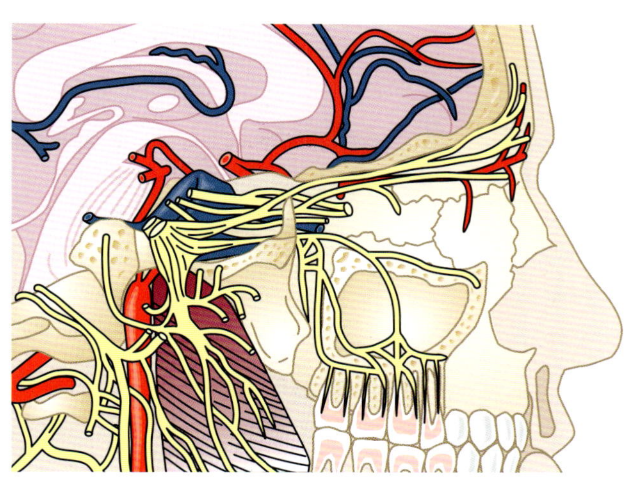

▲ 图 66-3　三叉神经节和三叉神经节分支的解剖

经许可转载，引自 SluijterME. *Radiofrequency: PartI.* Meggen, Switzerland: Flivopress, 2001; withpermissionofthepublisher

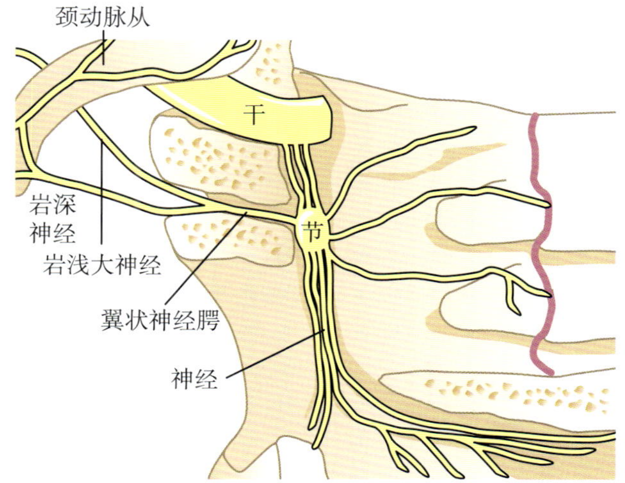

▲ 图 66-4　翼腭神经节的连接

经许可转载，引自 SluijterME. *Radiofequency: PartI.Meggen,* Switzerland: Flivopress; 2001, withpermissionofthepublisher.

操作：患者仰卧位，使头部固定。在侧位透视图像上确认翼腭窝的位置，并在皮肤上画出一条与蝶腭窝重叠的线。该线与颧弓下缘的交点为进针点。皮肤局部麻醉后，在这个位置插入一根10cm长的射频穿刺套管针，活动电极尖端为5mm，然后在侧位透视引导下小心地将其向上、向前进针，直到进入翼腭窝（图66–5）。当套管进入翼腭窝时，套管会接触到上颌神经，患者报告出现感觉异常，此时注射1～2ml的2%利多卡因。套管继续推进，直到尖端达到翼腭窝的前上角。为了避免在射频过程中损伤上颌神经，针尖需要穿过翼腭窝的边缘。

随后，将影像增强器的C型臂置于正位（AP位）。此时，套管尖端应位于鼻咽的外侧壁上方（图66–6）。

去除导针并更换为热电偶射频探头。通过50Hz电刺激验证电极的位置，刺激电压为0.2～1.0V时通常会导致鼻腔内出现感觉异常。如果感觉异常出现在面颊外侧或上唇，则表示刺激了上颌神经。

如脸颊外侧或上唇出现感觉异常表明上颌神经受到刺激，提示此时的针尖位置偏外侧。如患者上颚感觉异常，则将套管推进几毫米。治疗包括三次连续的毁损，在70～80℃下持续60s[64]。在这些毁损靶点之间，套管缓慢推进（1～3mm）。不良事件和并发症：翼腭神经节的完全毁损会导致眼睛干涩、鼻翼张开（因为黏膜不太容易肿胀），以及软腭麻木。然而，热射频后眼睛干涩是不常见的。软腭麻木通常是暂时的，在4～6周内逐渐恢复。有时味觉的丧失可能是永久性的。翼腭神经节经PRF治疗后无并发症的报道。

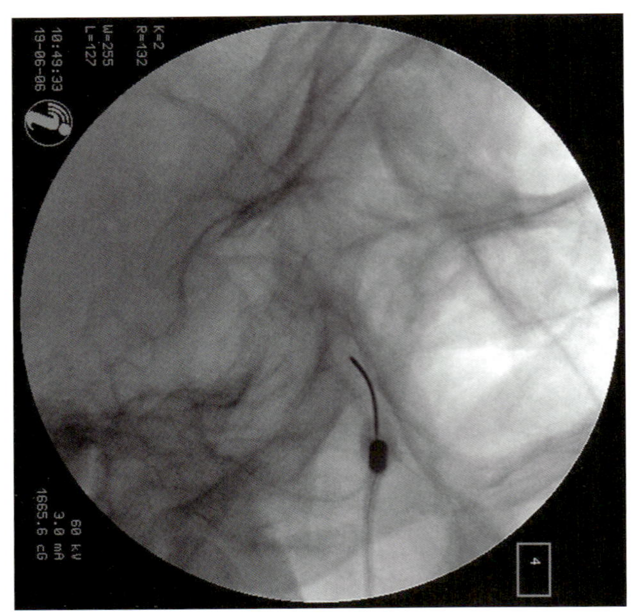

▲ 图66–5 穿刺针位于翼腭窝中

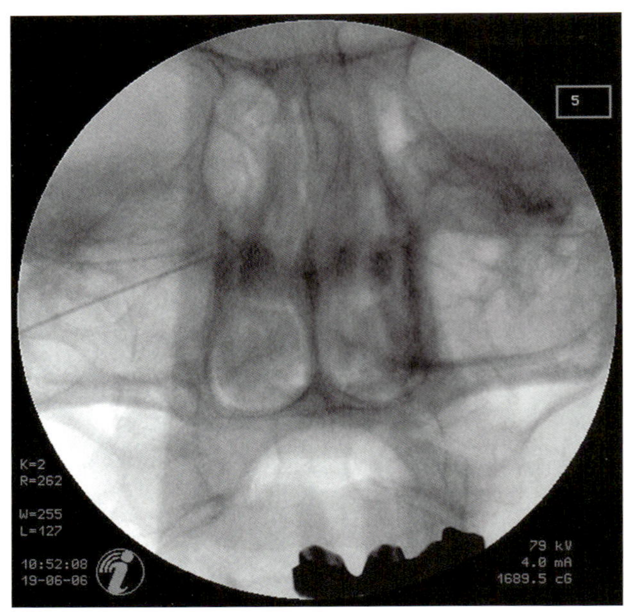

▲ 图66–6 穿刺针在翼腭窝中的视图（前后位）

（二）颈椎射频治疗

1. 颈椎小关节（关节突关节）疼痛

小关节疼痛在第31章中已详细讨论。

颈椎小关节疼痛最常见的症状是单侧疼痛，但不会放射到肩部以外。源自颈椎小关节的疼痛可涉及枕骨、肩胛间区域或肩胛带，具体范围取决于所涉及的颈椎节段[71–74]。高位颈椎小关节疼痛可能是引起颈源性头痛的原因[75]。颈椎体格检查通常表现为椎旁压痛，以及旋转和后屈受限[76]。CT和MRI可以发现颈椎小关节的形态异常。然而，颈椎的退行性改变可出现在无症状患者中，这一现象支持放射学检查结果与疼痛之间缺乏相关性[77, 78]。

对支配颈椎小关节的内侧支进行射频治疗的适应证是退行性和创伤后颈部疼痛（即挥鞭样损伤）[79–82]。图66–7显示了颈椎的解剖结构[82, 83]。颈椎内侧支的射频治疗旨在减少来自脊柱小关节的伤害性信号，通常在2～3个节段水平进行治疗。

(1) 证据：经皮RF治疗颈椎小关节引起的疼痛已被深入研究。有学者对来自多个研究的数据结果进行了系统评价[84–87, 88]。根据GRADE系统分级，有低质量的研究证据表明，内侧支的RF治疗可减轻颈椎小关节的疼痛[5]。仅有一项随机对照试验对挥鞭样损伤患者的后支内侧支的射频治疗进行了评估[79]。

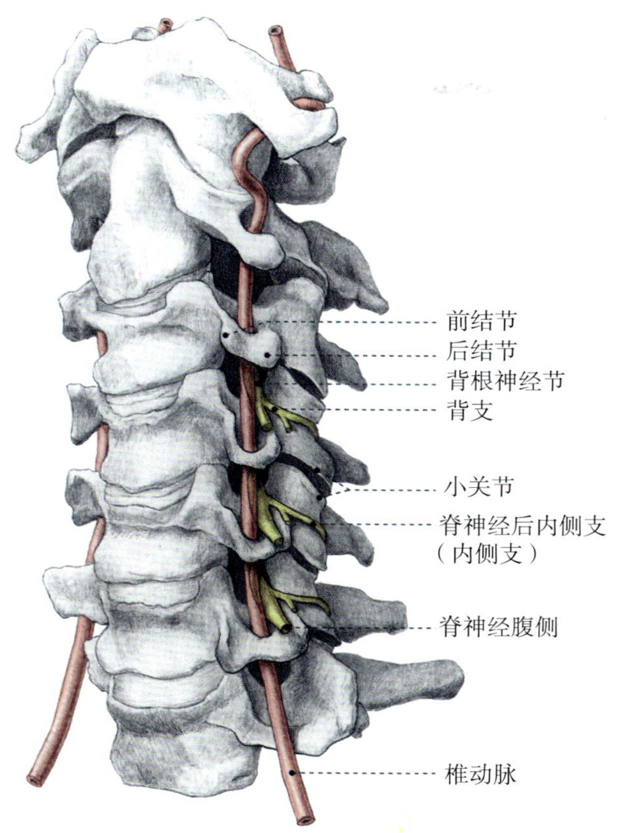

▲ 图 66-7 颈椎的解剖

DRG. 背根神经节（引自 Rogier Trompert Medical Art. Available at: www.medical-art. eu.）

观察性研究显示了 RF 治疗对颈部退行性病变的有效性[76, 89, 90]。一项针对多次小关节 RF 治疗效果的回顾性研究分析显示，首次治疗的平均效果持续时间为 12.5 个月。当疼痛复发时，可以重复进行射频治疗，可取得类似的效果。对第一次治疗效果较好的患者，最多可以继续进行 6 次额外治疗。在每次 RF 治疗后，超过 90% 的患者对疼痛缓解表示满意，疗效可持续 8～12 个月[91]。

VanSuijlekom 等评估了在 $C_{3\sim6}$ 水平对后支内侧支进行射频毁损治疗颈源性头痛的效果[92]。本研究采用后外侧入路。他们证明了颈椎小关节射频治疗可显著降低颈源性头痛患者（依据 Sjaastad 等的诊断标准）的头痛严重程度、头痛天数和镇痛药使用量[75]。在一项关于 RF 作用于 $C_{2\sim3}$ 小关节治疗颈源性头痛的随机、双盲、假对照研究中，纳入了 12 名患者，并对其进行 24 个月的监测。在 3 个月时，RF 组患者疼痛略有改善，而在剩余的随访期间没有观察到差异[93]。相比之下，Haspeslagh 等没有发现任何证据表明 RF 治疗颈椎小关节，必要时辅以颈椎背根神经节治疗，比在枕大神经注射类固醇更好[94]。

另外 2 项针对 104 名患者和 130 名患者的观察性研究显示出明显的疼痛缓解[95]。在第一项研究中，74% 和 61% 的患者分别参加了 2 个不同的治疗，在至少 6 个月内疼痛完全缓解或至少 80% 的疼痛缓解。在这项研究中，首次 RF 治疗的效果持续时间为 17～20 个月，重复治疗的效果持续时间为 15 个月[95]。第二项研究显示，持续治疗 12 个月的患者中，76% 疼痛得到缓解（平均疼痛缓解 88%）。

另一项探索性研究评估了射频治疗在小关节退行性病变患者中的治疗效果及其持续时间，采用单后外侧入路治疗，在 2 个月的随访中，总体疼痛缓解率为 55.4%。在之后 3 年的随访中，仍然有 30% 的患者表示疼痛减轻[97]。

(2) 操作步骤：有几种入路可以到达上颈椎和中颈椎区域的后支内侧支[98]。

在许多观察性研究中最常用的技术是后路技术[88, 89]。

使用斜透视的后外侧技术于 1980 年由 Sluijter 首次报道[100]。患者处于仰卧位，在 X 线下用斜位透视图像显示椎间孔。颈内侧支（cervical medial branch，CMB）射频毁损的目标靶点是上关节突的基底部，在斜位视图中位于椎间孔尾侧的后方。射频针穿刺点估计位于目标点的稍后方和尾部。穿刺后，将射频探头与冠状面成一定角度向前进针，直至骨面。这个角度使针尖与内侧支更加垂直。穿刺目标点位于关节柱的前外侧靠近椎间孔，颈神经后内侧支在此处走行（图 66-8）。在前后位 X 线透视下，将射频探头尖端置入颈椎关节突柱的凹面，注意不要进入椎间孔。这样可以保证针尖和颈椎节段神经之间的安全距离。此外，由射频发射器分别进行 50Hz 和 2Hz 刺激，以避免位置太靠近颈椎节段神经。在所描述的目标靶点处进行单次 RF 毁损。

后路技术由 Lord 等于 1996 年首次报道[79]。该技术被美国脊柱介入学会（Spine Intervention Society，SIS）采用，是 SIS 技术指南的一部分[99]。患者处于俯卧位。后路技术被分为两个步骤。首先，在侧位 X 线透视中，将针尖定位在关节柱的前侧，大致与后外侧技术相同的位置。在前后位的 X 线透视中，沿矢状位方向与 CMB 预期走行的路径平行，向前进针（图 66-8）。由于 CMB 在关节柱腰部的位置存在显

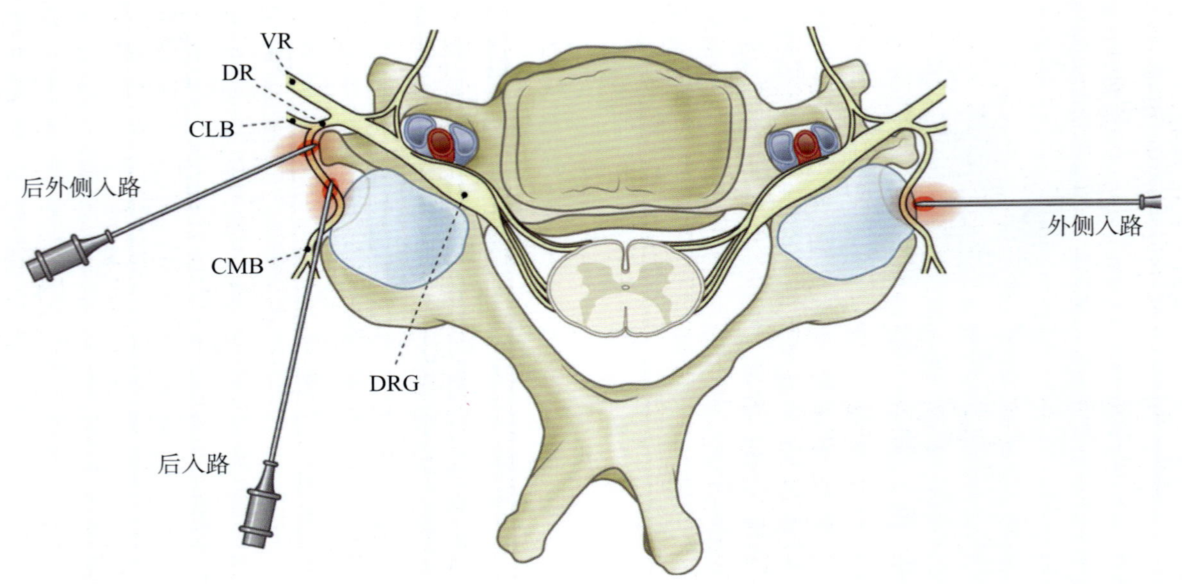

▲ 图 66-8 目前用于 CMB 神经射频毁损的三种技术：后外侧入路、后入路和外侧入路

VR. 颈段脊神经腹侧支；DR. 颈段脊神经背支；CLB. 颈段脊神经后外侧支；CMB. 颈段脊神经后内侧支；DRG. 背根神经节

著的个体间解剖差异，因此需要对 CMB 的预期路径进行大范围多次毁损[101, 102]。

侧方入路技术是作为 CMB 的诊断性阻滞被首先报道的[103]。后来，这种技术也成为一种 RF 治疗技术[105-109]。患者可以处于仰卧位或侧卧位。透视颈椎侧位，因为这是一种"同轴"技术，也称为"隧道视图"技术。针的目标靶点是关节柱的菱形轮廓的中点（图 66-8）。

我们开发了一种新技术，采用侧方透视的后外侧入路技术。目标点与 Sluijter 描述的技术相同。这种技术同样要求患者仰卧位[98]。

C_1 和 C_2 之间的穹顶状结构应该对齐，确保没有任何双重轮廓影，用于颈椎上段的治疗。通常 $C_{3\sim4}$ 的关节间隙清晰可见，也没有重影。C_4、C_5 和 C_6 水平通常需要调整 C 型臂，以对齐小关节间隙和关节柱。在这个位置，可以看到椎间孔的前结节和后结节投影在椎体上。内侧支在后结节上方走行，位于小关节中间。进针点应位于关节柱的背侧，在小关节间隙之间的虚拟垂直线上。在 X 线透视引导下，使射频针略水平缓慢向前进针，直到与关节柱接触（图 66-9）。针尖应位于或略高于后结节，在小关节间隙的中间或稍微偏向头侧。为了确保针尖靠近节段神经但不进入椎间孔，将 C 型臂倾斜大约 30°，使对侧椎弓根的投影或多或少地位于椎体前方（图 66-10）。因为在侧位图上 C_6 和 C_7 的投影位于肩部上方，这个入路有时更适合 C_6 和 C_7 水平的治疗。

将 C 型臂置于前后方向，确认针尖与颈椎相应水平关节突柱凹陷（"腰部"）相邻（图 66-11）。当针头到达最佳解剖位置时，进行电刺激以确认针尖的位置正确。50Hz 的电刺激频率在<0.5V 的电压下应引起颈部反应（刺痛感）。进行 2Hz 刺激以确认针的精确位置。此时会注意到椎旁肌肉的收缩。手臂肌肉收缩表明针头位置太靠近神经。在这种情况下，针头应该更靠后。一旦确认射频针的位置正确，注射 1～2ml 局部麻醉药（1% 或 2% 利多卡因）以阻滞后支的内侧支。在每个节段水平上进行 60～90s 的 80℃射频热毁损。

(3) 不良事件和并发症：颈椎射频治疗的并发症很少见[88]。然而，如果针头向前推入太深进入椎间孔，可能会刺破椎动脉。针尖的位置应通过前后位透视确认，以防止局部麻醉药鞘内注射。在一项观察性研究中，颈椎内侧支阻滞意外穿刺入血管内的发生率为 3.9%，与腰椎水平（3.7%）相当[10]。一些患者经历了短期的血管迷走神经反应。局部麻醉药和造影剂的血管内摄取被认为是造成假阴性诊断性阻滞的原因。没有全身反应的报道[10]。必须对患者

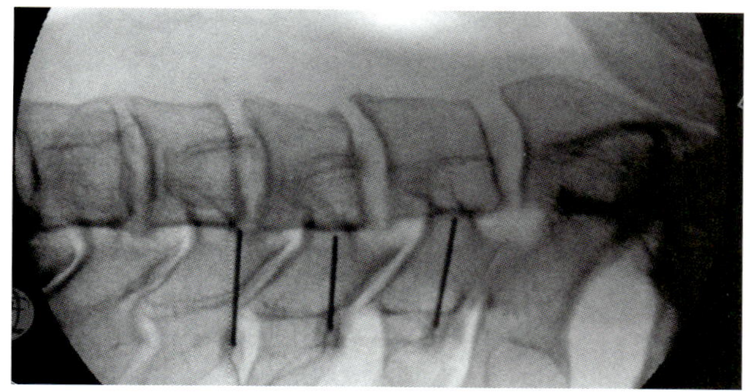

▲ 图 66-9　侧入路颈内侧支治疗时穿刺针位置的透视图像

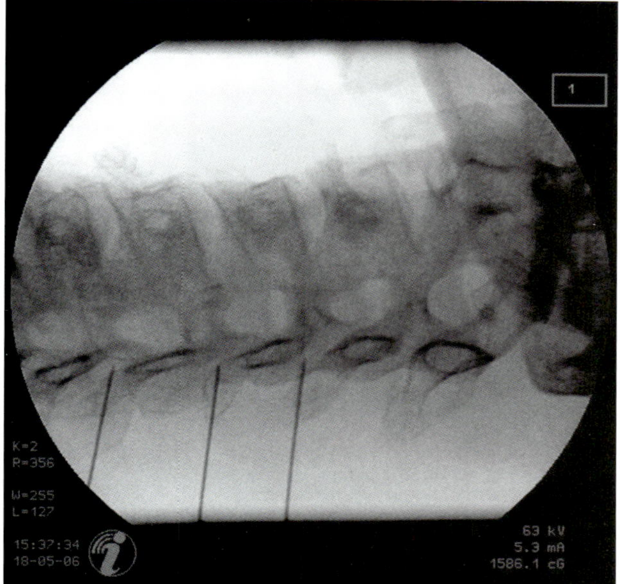

▲ 图 66-10　颈内侧支治疗时穿刺针位置的透视图像

进行氧饱和度的监测，并且准备好复苏急救设备。

有治疗后感染的报道，但发病率未知，可能非常低[112]。关节突关节介入治疗的其他并发症与针头的位置和所给药物有关。这些并发症包括：硬脊膜穿刺、脊髓损伤[113]、全脊麻、化学性脑膜炎、神经损伤、气胸、小关节囊破裂和血肿形成[87]。射频治疗后，患者经常报告烧灼痛。然而，这种疼痛会在1～3 周内消失[94, 114]。尚缺乏高质量的研究报道颈椎内侧支射频治疗后不良反应和并发的发生率[88]。在腰椎水平，并发症的发生率低于 1%[82]。

（三）颈椎 DRG 的射频治疗

1. 颈神经根痛

颈神经根痛是一种常见的疼痛综合征，但必须与神经根型颈椎病相鉴别。神经根型颈椎病意味着感觉和（或）运动功能的丧失。在临床中，这两种

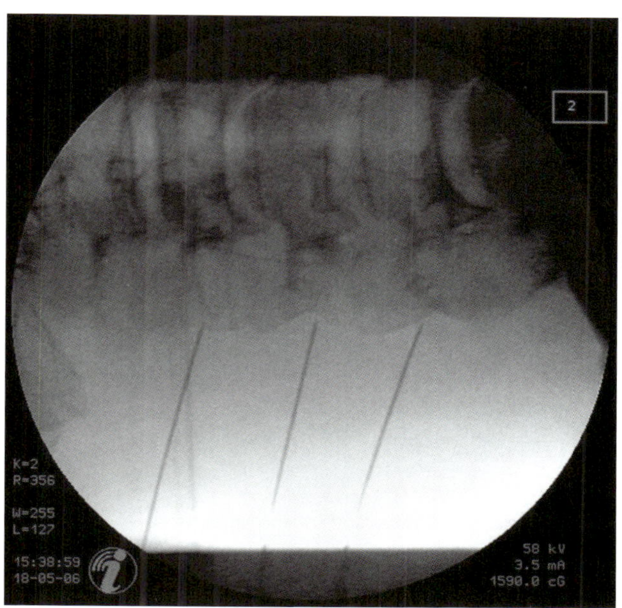

▲ 图 66-11　前后位透视内侧支治疗时穿刺针 – 颈椎的位置

疾病可能同时发生。神经根性疼痛是由异位冲动引起的症状。这可能是由相同的临床情况引起的，如椎间孔狭窄、椎间盘突出、由于关节炎、感染或炎性渗出物引起的神经根炎。关于颈神经根性疼痛的自然病史，公开发表的信息很少。Bland 估计，9% 的男性和 12% 的女性在他们一生中的某个时刻经历过这种疾病[15]。后来，在 1994 年，Radhakrishnan 等发表了一项基于人群的调查。这项流行病学调查发现，在 13—91 岁，神经根型颈椎病的年发病率为每 10 万例中 83.2 例。最常受累的水平是 C_7，占所有病例发病率的 45%～60%，C_6 水平受累占 20%～25%，C_5 和 C_8 水平受累约占全部病例的 10%[31]。

上肢的颈神经根性疼痛通常表现为枪击样或电击样疼痛。疼痛放射的分布提示了受累的颈椎水平[117]。这可以概括为来自 C_4 的疼痛仅限于颈部和肩胛上区域，来自 C_5 的疼痛延伸到上臂，来自 C_6 和 C_7 的疼痛从颈部和肩部延伸到前臂和手部[118]。可以通过诊断性神经阻滞来确认受累水平[111, 119–121]。

颈神经根痛和神经根病的诊断需要完整的病史采集、标准化的体格检查[121, 122]。医学影像和电生理检查。

颈神经根痛的病理生理机制有两个方面：髓核物质渗漏到神经根和（或）解剖异常压迫神经根。这些致病机制导致神经出现两种情况：①炎症反应；②离子通道功能的变化[22]。对于有颈神经根性疼痛

症状持续超过 3 个月，经保守治疗无效的患者，可以考虑使用射频治疗疼痛。

(1) 颈椎 DRG 周围射频治疗的证据：根据 GRADE 系统，有中等质量的证据表明，颈部 DRG 的射频治疗可减轻神经根性疼痛[51]。2 项 RCT 报道了在颈椎 DRG 周围使用射频[16, 191]，第一项研究发现，干预 8 周后，背根神经节周围的射频治疗组的疗效优于假干预组[119]。

第二项研究将电极尖端温度分别设置为 40℃与 67℃，然后对射频治疗进行比较[16]。在治疗 6 周和 3 个月后，两组的视觉模拟评分均显著下降。两组间结果无显著差异。

连续热射频治疗所使用的神经破坏性电极尖端温度会导致神经损伤，并可能导致去传入神经痛。这就是自从开发出对神经破坏性较小的脉冲射频治疗以来，连续射频使用频率降低的原因。

(2) 颈椎 DRG 周围脉冲射频治疗的证据：采用 GRADE 方法，有中等质量的证据表明，颈椎 DRG 的 PRF 治疗可减轻神经根性疼痛。最近一项系统回顾（1 项随机对照试验[124]，3 项前后对照试验[125–127]，1 项病例系列研究[128]）发现[123]，可在 DRG 周围使用 PRF 治疗颈神经根痛。在一项临床试验中，18 例患有颈源性头痛或颈肩痛且保守治疗失败的患者，接受了颈椎 DRG 周围 PRF 治疗[129]。72% 的患者在 8 周时疼痛至少减轻 50%。1 年后，33% 的患者将治疗效果评价为良好或非常好。有一项包括 23 例患者的随机对照试验，将患者随机分配到 PRF 或假干预组，通过区域阻滞确定待治疗水平[124]。在 3 个月的随访中，PRF 组患者的疼痛减轻明显更多，整体感知效果明显更好。PRF 组的 SF-36 量表活力方面明显更好[124]。在 6 个月的随访中，PRF 组对镇痛药的需求减少。系纳入分析的研究中，PRF 治疗都有积极的疗效表现[123]。

一项 43 例患者的病例系列研究表明[125, 127]，超过 60% 的患者在 6 个月后疼痛缓解或治疗成功率超过 50%，并且没有报告严重不良反应。这种缓解在将近一半的患者（21 例患者中有 12 例）中持续 1 年。一项 Meta 分析报道了 PRF-DRG 对椎间盘突出或颈椎管狭窄所致颈神经根性疼痛患者的影响，该分析共包括 4 项研究：1 项随机对照试验、2 项观察性研究和 1 项回顾性研究。随访结果显示在 2 周、1 个月、3 个月和 6 个月时患者的疼痛显著减轻[130]。最近一项回顾性研究对 59 例接受颈部 PRF-DRG 治疗的颈神经根性疼痛患者进行分析，表明 67% 的患者疼痛减轻超过 50%，且这种效果持续了 37 周[131]。在这项研究中，未发现与运动或感觉相关并发症。

总之，有中等质量的证据表明，在颈部水平，PRF-DRG 与 RF-DRG 一样有效。然而，PRF-DRG 更安全，不良反应更少。因此，作者建议使用 PRF-DRG 而不是 RF-DRG 来治疗颈神经根痛。

(3) 操作步骤：为了进行诊断性神经阻滞，使用一种特定的观察技术。其中将 C 型臂机调整到特定位置，使 X 线平行于椎间孔的轴线，使轴线指向前方 25°～35°，并向尾侧倾斜 10°。在 C 型臂机定位准确后，通过将金属尺投影到椎间孔的尾部及后方来确定进针点。平行于 X 线束的方向小心地刺入一根 50mm 长的 22 号神经造影针。随后，将 X 线的方向调整为前后位，并继续推进套管，直到针尖刚好位于脊柱表面外侧。采用 0.4ml 碘海醇造影剂识别节段神经后，将 0.5ml2% 利多卡因缓慢注入神经周围。注射过程中密切观察形成的不透光混合物，以避免其意外流入硬膜外腔[119]。

在射频治疗过程中，采用与之前相同的观察技术。通过将金属尺投射到椎间孔的尾部及后方来确定进针点。接着，将套管针（SMK-C5，尖端 2mm 是裸露的）平行于 X 线束方向刺入。如有必要，在浅层进行入路的调整，直到套管针在屏幕上的投影呈现为单个的点（图 66–12）。实际操作中，这个点应准确位于椎间孔的中下 1/3 交界处。选择这种后方入路的目的是为了避免对相应节段的运动神经纤维和椎间孔腹侧前部的椎动脉造成潜在的损伤。然后，将 X 线的方向变为前后位，并进一步刺入套管针，直到其尖端投影到关节柱的中间（图 66–13）。

取出针芯插入射频探针。检查阻抗后，以 50Hz 的频率进行电刺激。如果患者在 0.4～0.65V 的电压下感到刺痛，将频率调节为 2Hz，观察患者的肌肉收缩情况。这些收缩不应在低于感觉阈值 1.5 倍的电压下发生。此外，注射 0.5ml 碘海醇以排除电极意外定位到硬膜外腔的可能。然后注射 2ml2% 的利多卡因。射频电流通过电极使探针尖端的温度升高至 67℃，并维持 60s。

对于 PRF 操作流程，可以使用相同技术。对于感觉刺激的测试，应在低于 0.5V 的电压下观察患者的感觉。由于目前没有运动相关并发症的报道，因

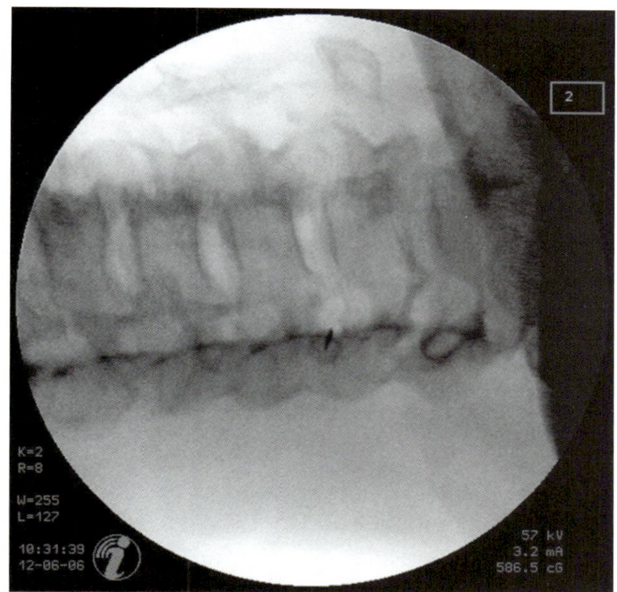

▲ 图 66-12 紧邻背根神经节的射频毁损，角度为 20° 倾斜，10° 头尾方向透视。针尖位于椎间孔后部，中下 1/3 的交界处。在隧道视野中，针体呈一个点状

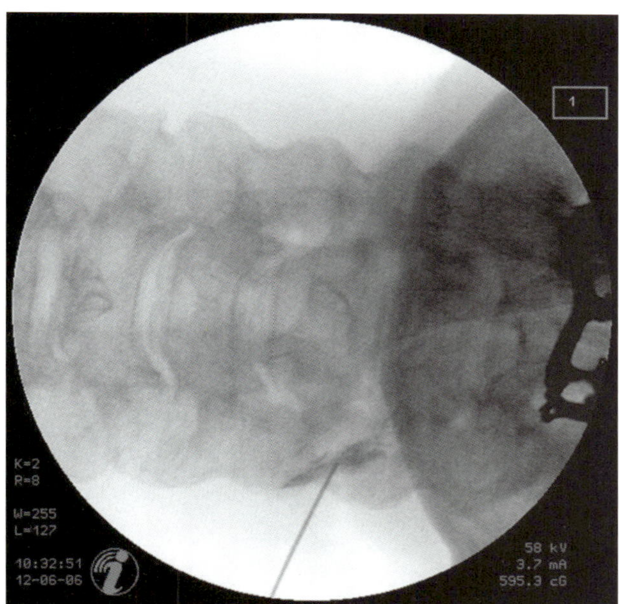

▲ 图 66-13 背根神经节的射频治疗，前后视图。针尖投影在关节柱上

此不需要进行运动刺激的测试，同时在操作前也无须使用造影剂。

(4) 不良事件和并发症：常规射频过程中，有 40%～60% 的患者会出现射频部位皮肤的轻微烧灼感（表现为颈深部的酸痛），通常在 1～3 周后会自行缓解[132]。也可能会出现一些感觉变化，如轻微的感觉迟钝，通常会在 3～4 个月内消失[15, 16, 119]。对于 PRF-DRG，可能会感觉到短暂的烧灼感，并没有感觉或运动相关并发症的报道。

已知的颈神经根阻滞并发症包括硬膜外、蛛网膜下或血管内注射局部麻醉药物。在此过程中，局部麻醉药物可能注射在相邻的静脉丛、椎动脉或颈动脉中。由于颈椎水平较高，靠近大脑，尽管只使用少量的局部麻醉药物，仍存在局部麻醉药物中枢神经系统毒性（癫痫样发作）的风险[133]。

（四）枕神经的脉冲射频治疗

1. 枕神经痛

国际头痛学会将枕神经痛定义为枕大神经或枕小神经阵发性的电击样痛或刺痛[134]。该定义在 2013 年更新为位于头皮后部，在枕大神经、枕小神经或第 3 枕神经的分布区域的单侧或双侧阵发性、刺痛或刀割样疼痛，有时伴有受累区域的感觉减退或感觉异常，通常与受累神经的压迫有关[135]。

关于枕神经痛的流行病学数据尚无报道。90% 的病例主要累及枕大神经，而枕小神经受累的比例仅占 10%。在 8.7% 的病例中，枕大神经和枕小神经都与神经痛相关，通常由枕神经损伤或刺激引起[136]。

枕大神经的走行路线被两个弯曲分成三部分。枕大神经由 C_2 神经根的背支形成[137]。第一部分从神经起点至头下斜肌下缘，在头下斜肌处向内走行，出现第一个弯曲。第二部分神经在一侧的半棘肌和另一侧的头下斜肌、头后直肌和头前直肌之间沿头颅向上延伸走行。当枕大神经穿出半棘肌表面时，神经向外侧走行，出现第二个弯曲。第三部分神经穿过斜方肌腱膜，进一步向外侧延伸，开始皮下走行。枕大神经通常在穿过腱膜后开始出现分支。

通常患者主诉颈部出现电击样痛或刺痛，放射至颅骨。阵发性疼痛的间期可以出现持续性疼痛。由于 C_2 背根和三叉神经尾核重叠，因此可出现眶后区疼痛[138]。另外，由于与第Ⅷ、Ⅸ和Ⅹ对脑神经及颈交感神经之间的联系，也可能出现视力障碍 / 眼痛（67%）、耳鸣（33%）、头晕（50%）、恶心（50%）和鼻塞（17%）等症状[139]。

在临床检查中，可以观察到枕大神经或枕小神经区域的感觉减退或感觉障碍，以及枕大神经或枕小神经支配区域的压痛，可能存在 Tinel 征阳性的表现（叩击神经时出现疼痛）。

临床表现及通过局部麻醉药物阻滞枕大神经和（或）枕小神经得到的暂时性症状改善可明确诊断[134]。

(1) 枕神经脉冲射频治疗的证据：遵循 GRADE 系统，极低质量的证据表明枕神经 PRF 能够减轻枕神经痛[51]。在一项针对 19 例患者的前瞻性试验中，分别有 68.4%、57.9% 和 52.6% 的患者在经过枕神经 PRF 后 1 个月、2 个月和 6 个月报道了 50% 或更多的改善。治疗前的平均疼痛视觉模拟评分为 7.5，分别在 1 个月、2 个月和 6 个月下降至 3.5、3.5 和 3.9。药物使用量和生活质量参数在统计学上有显著改善[140, 141]。

在一项包含 10 例枕神经痛患者的病例系列中，对枕大神经和（或）枕小神经阻滞有阳性反应的患者，进行透视引导下的 PRF 治疗。平均 VAS 评分从诊断前的 6.9 分下降到 PRF 治疗后和最后一次随访时（平均 7.5 个月）的 1.2 和 0.8。80% 的患者完全停止使用镇痛药[142]。

一项包含 102 例原发性诊断为枕神经疼痛患者的回顾性研究表明，他们接受枕大神经和枕小神经的 PRF 治疗后，51 例患者的疼痛减轻≥50%，持续至少 3 个月。与阳性结果相关的变量包括创伤性诱发事件（成功率 67.5%，P=0.03）、较少的诊断性阻滞容量（OR：0.72，95%CI：0.62～0.82）和多周期 PRF（OR：2.95，95%CI：1.77～4.92）。研究中共报道了 6 种“并发症”，其中 5 种是暂时性的疼痛加重[143]。

在一项已发表的包含 81 例患有枕神经疼痛或偏头痛伴枕神经压痛参与者的随机、双盲、对照研究中，42 例患者随机接受局部麻醉药物和生理盐水，以及针对目标神经的 3 个 120s 周期的 PRF 治疗，39 例患者被随机分配接受局部麻醉混合缓释类固醇和三轮假 PRF 治疗。患者、治疗医师和评估者对干预措施均不知情。持续 6 个月的随访发现，PRF 组的主要结局指标，即 6 周时的平均枕部疼痛评分比类固醇组减少更多（与基线的平均变化 -2.74 ± 2.49 vs. -1.38 ± 2.0，$P<0.001$）。PRF 组对于 3 个月内最严重的枕部疼痛评分（与基线的平均变化 -1.93 ± 3.20 vs. -0.54 ± 2.64，P=0.043）和 6 周内的平均整体头痛评分（与基线的平均变化 -2.74 ± 2.75 vs. -1.12 ± 2.1，P=0.037）的降低均优于类固醇组。各组之间的不良事件相似，没有神经系统相关并发症的报道[144]。

(2) 枕神经脉冲射频治疗技术：穿刺部位的选择根据 Vital 等描述的外部标志定位（22G 针，5cm，lcm 有效尖端）（图 66–14）。在刺入皮肤后引入热电偶[137]。枕大神经和枕小神经以 50Hz、0.5V 的电流定位，直到患者报告枕大神经和枕小神经支配节段出现感觉异常。随后，进行 2 次持续 120s、最高温度为 42℃的 PRF 处理（45V，20ms，2Hz）。

（五）腰段背根神经节的射频治疗

腰骶神经根痛

包括坐骨神经痛、坐骨痛、神经根卡压、神经根痛、神经根病及腿部疼痛等在内的多个术语，都被用于描述腰骶神经根痛。腰骶神经根疼痛和神经根疼痛这两个术语更为准确，并被用来描述病情[145, 146]。

在 30 岁以上的普通人群中，高达 5% 的人遭受着放射到腿部的腰痛[147–149]，这可能是最常见的神经根疼痛的形式[150–152]。由椎间盘突出和（或）神经根卡压引起的急性腰骶神经根性疼痛在短期内可显著改善，约 3/4 的患者会在 3 个月后康复[153–155]。然而，报道的复发率很高。此外，当疼痛持续 3 个月后，腰骶神经根疼痛的预后较差，尤其是女性人群中[153, 155, 157–160]。患有腰骶部神经根疼痛的患者通常会出现活动功能下降，导致无法工作。这些患者中有 1/4 在发病 2 年后仍然无法工作[161]。

腰骶神经根疼痛的特征是一个或多个腰部或骶部皮区出现放射痛，可能伴有或不伴有感觉异常和（或）功能下降的症状。患者可能会感受到放射痛，如锐痛、钝痛、刺痛、跳痛或烧灼痛。由椎间盘突出引起的疼痛通常会因久坐、咳嗽或（过度）压迫腰椎间盘而加重，可以通过平躺或有时通过步行来缓解疼痛[147]。

相反，腰椎椎管狭窄引起的疼痛通常会因行走而增加，而向前弯曲时会立即得到改善[162]。

在临床检查时，直腿抬高试验 / 被动直腿抬高试验最常被应用，该试验灵敏度较高，但特异性较低。交叉直腿抬高试验具有良好的特异性，但灵敏度低。其他神经体征包括：肌力减退、感觉丧失或反射丧失，也可用于神经系统检查[153, 163]。疑似的病变水平也可通过影像学检查[164]，并使用最小量的局部麻醉药物，通过一次或多次选择性、诊断性的阻滞来确认[164, 165]。

(1) 背根神经节射频治疗过程：背根神经节射频消融的目的是在背根神经节周围产生最小的，用于治疗神经根疼痛而不引起神经功能缺损病损[166]。为此，在腰椎节段，将一个 10cm 的电极（22 号，5mm 有效尖端）放置在椎间孔的上部靠近背侧椎弓根处（侧视图），并将电极尖端置于前后位投影上的椎弓根正下方（图 66–15）。

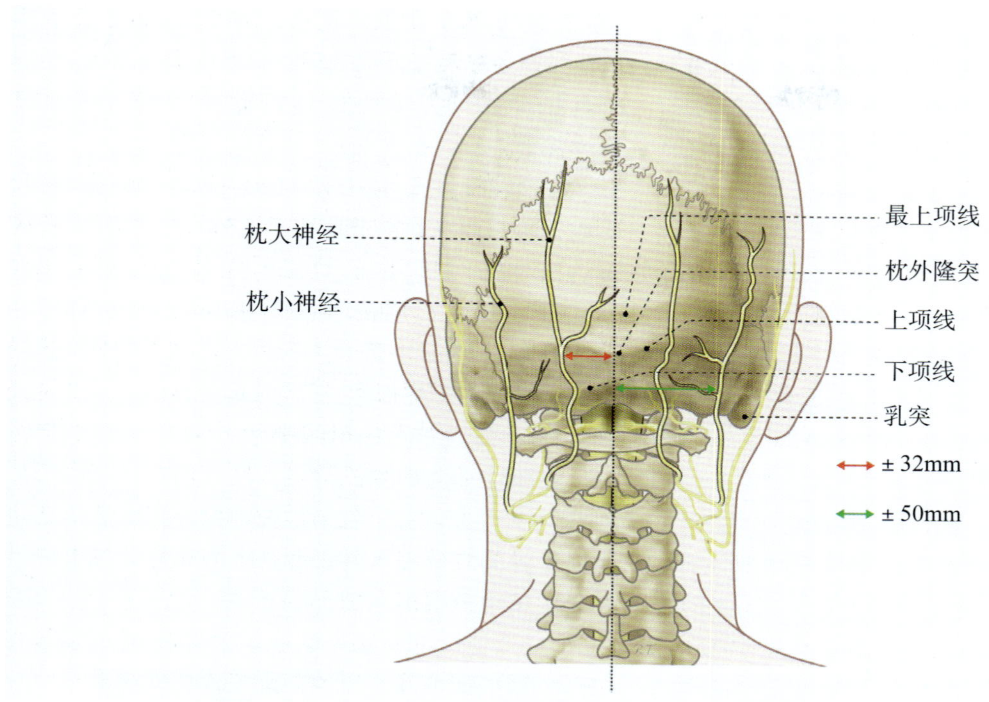

▲ 图 66-14 枕神经注射的体表标志

引自 Rogier Trompert Medical Art. Available at: http://www.medical-art.eu.

感觉和运动刺激分别采用 50Hz 和 2Hz 的频率。如有必要，调整电极的位置以达到 0.5～1.0V 的感觉刺激阈值。运动刺激阈值需要至少是感觉刺激阈值的 1.5 倍。最后通过注射造影剂来观察神经根和神经节，以确定电极的位置。随后，通过套管注入局部麻醉药以实施麻醉。射频消融治疗通常在 65～67℃持续 90s。在骶骨节段，背根神经节的位置首先通过放置在相应神经根背侧骶骨孔中的 22 号针注射造影剂进行可视化。随后，用克氏针和电钻在骶骨相应处钻一小孔，以进入背根神经节。其余操作与腰椎节段操作相同。

(2) DRG 射频治疗的证据：根据 GRADE 系统，有中等证据反对使用 RF 治疗腰椎 DRG [51]。一项前瞻性和几项回顾性研究报道了在放射性下肢疼痛患者中，腰骶部 RF-DRG 在 32%～76% 的病例中是有益的 [10, 168–171]。在一项回顾性研究中，279 名因慢性脊柱疼痛放射至腿部而接受 RF-DRG 的患者，首次成功率约为 60% [7]。一项高质量的随机对照试验评估了 RF-DRG 治疗腰骶神经根性疼痛的疗效。在这项研究中，腰骶部 RF-DRG 相对于局部麻醉药治疗组没有显示出优势 [172]。由于没有明确的证据表明持续热 RF-DRG 治疗的疗效，且腰椎 DRG 位置可变，还有可能诱发去传入神经痛，我们更倾向于使用 PRF-DRG。

(3) 腰椎 DRG 脉冲射频治疗的证据：根据 GRADE 系统，有中等证据表明腰椎 DRG 的 PRF 可减轻神经根性疼痛。第一项 RCT 是一项试点研究，其主要目的是评估 PRF-DRG 与安慰剂进行疗效比较的可行性 [173]。然而，这项研究的有效性并不强。

一项 RCT（62 名参与者）中，针对 MRI 证实的椎管狭窄患者，比较了在腰椎 DRG 周围进行 3 个周期 PRF 治疗（同一疗程）与假干预的效果。所有参与者在 PRF 或假干预后均接受经椎间孔硬膜外类固醇注射。参与者经椎间孔硬膜外注射局部麻醉药和皮质类固醇短时间（≤6 周）后，受试者疼痛减轻≥2 分。在 3 个月的随访中，PRF 组患者在成功治疗综合评分上显著优于对照组患者，但在个体结果（平均疼痛减少 0.331，–0.252～0.914）、功能状态、整体感知效果和口服镇痛药的使用方面没有差异 [174]。

在另一项 RCT（20 名腰神经根病患者）中，对神经根性疼痛的患者，进行了腰背根神经节周围的脉冲射频治疗与经椎间孔皮质类固醇注射治疗的比较，结果显示，在 2 周、4 周、8 周和 12 周时，疼痛缓解和功能改善没有显著差异 [175]。

在另一项前瞻性随机对照试验中，50 例经椎间孔硬膜外类固醇治疗无效的腰骶神经根性疼痛患者在腰椎 DRG 周围接受了常规单极或双极（有两个带套管的电极）PRF 治疗。在双极组中，治疗前疼痛强度（数字评分量表 0～10）为 5.1 ± 0.8。治疗后 1 个月时，平均 NRS 为 2.5 ± 1.5，2 个月时为 2.6 ± 1.6，3 个月时为 2.6 ± 1.7。单极 PRF 组中，平均 NRS 从治疗前的 4.6 ± 0.8 下降到 1 个月时的 3.0 ± 1.5、2 个月时的 3.0 ± 1.5 和 3 个月时的 3.0 ± 1.5。治疗 3 个月后，双极 PRF 组有 76% 的患者疼痛缓解，而单极 PRF 组有 48% 的患者疼痛缓解（≥50% 疼痛减轻）[176]。

一项前瞻性队列研究评估了腰椎 DRG 周围的 PRF 治疗对疼痛和生活质量的影响，包括 65 例单侧和单节段放射性疼痛患者。在 6 个月的随访中，意向治疗分析显示 55.4% 的患者取得了临床成功。与基线相比，NRS 和 Oswestry 功能障碍指数（ODI）的降低具有统计学意义。此外，DN4 显著改善，表明 PRF 治疗后神经根疼痛的神经病理性成分减少。在 3 个月和 6 个月时，RAND-36 在躯体成分评分上有显著改善[177]。

(4) 操作过程：该方法与 RF-DRG 的方法相同。然而，感觉刺激的阈值应小于 0.5V，才能最大限度地达到 DRG。不需要运动刺激和对比剂注射。如果达到适当的阈值，则以 45V 的输出电压施加脉冲电流（通常为 20ms 电流和 480ms 无电流）持续 4min。在此过程中，电极尖端温度不应超过 42℃。

（六）膝关节上的射频操作

膝神经的射频治疗

(1) 慢性膝前痛：膝关节前部慢性疼痛最常见的原因是骨关节炎或术后状态。膝关节骨关节炎是一种累及关节软骨和软骨下骨的进行性退行性疾病。

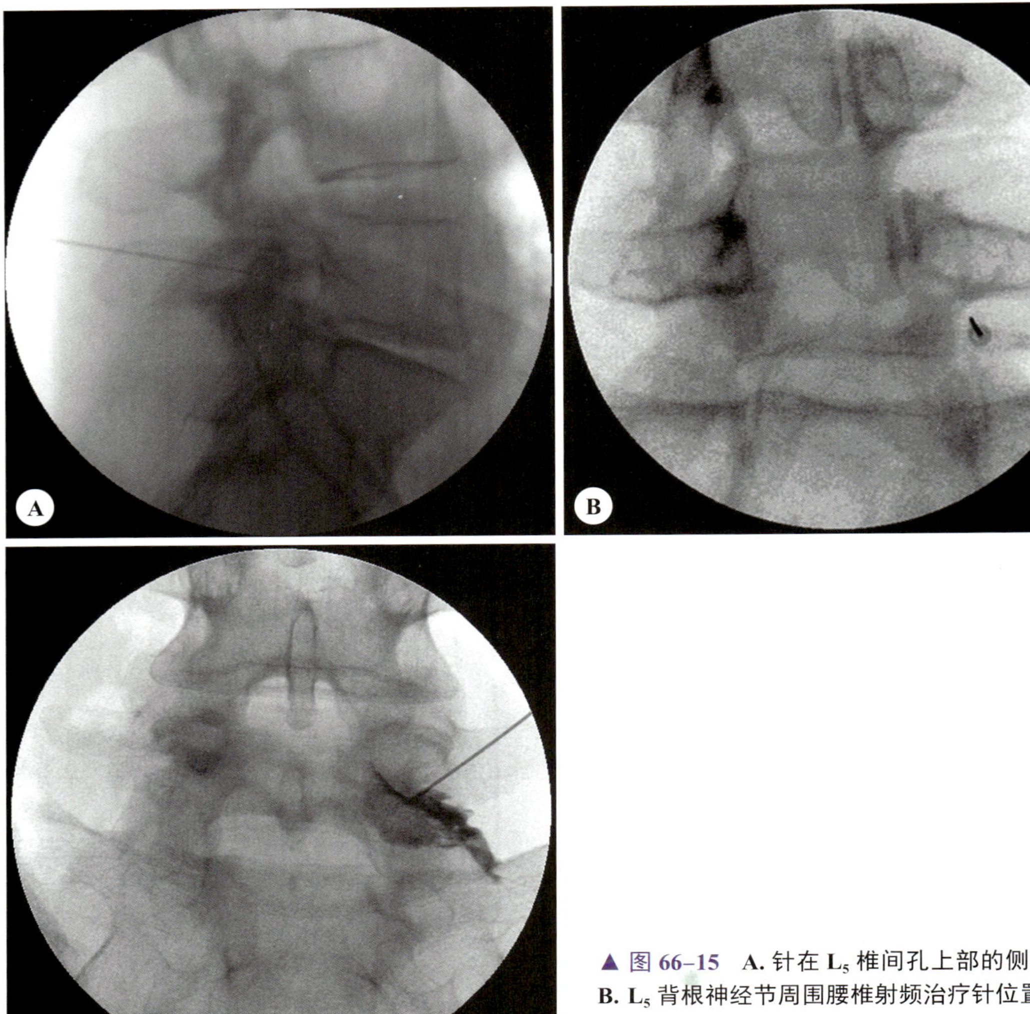

▲ 图 66-15　A. 针在 L_5 椎间孔上部的侧位视图；B. L_5 背根神经节周围腰椎射频治疗针位置的斜位视图；C. 背根神经节周围脉冲射频治疗的前后位视图。注意造影剂的扩散

10%～30% 的骨关节炎患者会出现疼痛、僵硬和功能丧失等症状，从而导致心理和睡眠障碍，以及生活质量下降[178-181]。当保守治疗无效时，可进行全膝关节置换术[182-185]。然而，并非所有患者都适合进行全膝关节置换术，因为存在合并症或年龄较小，而所用假体的使用寿命是有限的。此外，术后疼痛和功能受限的发生率可高达 53%[186-192]。在这些患者中，膝神经的射频治疗可以作为一种替代治疗方案。膝关节前部的感觉主要由膝神经支配。这些神经是股神经、隐神经、闭孔神经、腓总神经、胫骨神经和坐骨神经的关节支（图 66-16）。通过靶向膝上内侧神经、膝上外侧神经和膝下内侧神经，可以实现膝关节前囊的部分去神经支配[93-196]。

(2) 有效证据：2011 年，Choi 等首次描述了因骨关节炎引起的膝神经疼痛的射频治疗。在这项双盲 RCT 试验中，38 例老年患者接受了 70℃的常规射频治疗 90s，与安慰剂组相比，他们在 3 个月时 VAS、Oxford 膝关节评分和整体感知效果均有显著改善[193]。自首次报道以来，不断有多项关于脉冲和低温射频应用于膝神经治疗的研究报道。在最近的一项仅包括对照试验的系统评价和 Meta 分析中，纳入了 6 项研究，其中 5 项研究了常规射频治疗，一项研究了低温射频治疗[197]。他们得出的结论是，射频治疗在长达 24 周内显示出明显更好的短期疼痛缓解。12 周和 24 周时 50% 疼痛缓解率也高于对照组。对照组包括假手术、膝神经阻滞、常规镇痛、膝关节内注射。在关节功能改善方面，去神经治疗在治疗后 4 周和 12 周均显示出良好效果，但在治疗后 24 周时两组间无显著差异。总体而言，射频治疗组报道的结果较好，证据等级相对较高。另一项关于膝神经射频治疗有效性的系统评价和 Meta 分析中，纳入了 12 项随机对照试验[198]。他们发现，RF 组治疗后 3 个月 VAS 评分低于保守治疗组（WMD-1.32，95%CI-2.27～-0.37，$P<0.01$），但膝关节功能无明显改善。此外，作者得出结论，射频消融在减轻疼痛方面比脉冲射频治疗效果更好。最近，膝神经低温射频治疗随访 24 个月的结果显示 61% 的患者在 24 个月时疼痛至少减轻了 50%[199]。

关于射频治疗全膝关节置换术后持续疼痛（persistent post-surgery pain，PPSP）的研究较少。一项大型回顾性研究显示，PPSP 和骨关节炎组在常规射频治疗后的结果无统计学差异[200]。其他观察性研究也显示（冷冻）射频治疗后疼痛减轻[201, 202]。

(3) 操作过程：该过程最初是在透视下成像定位

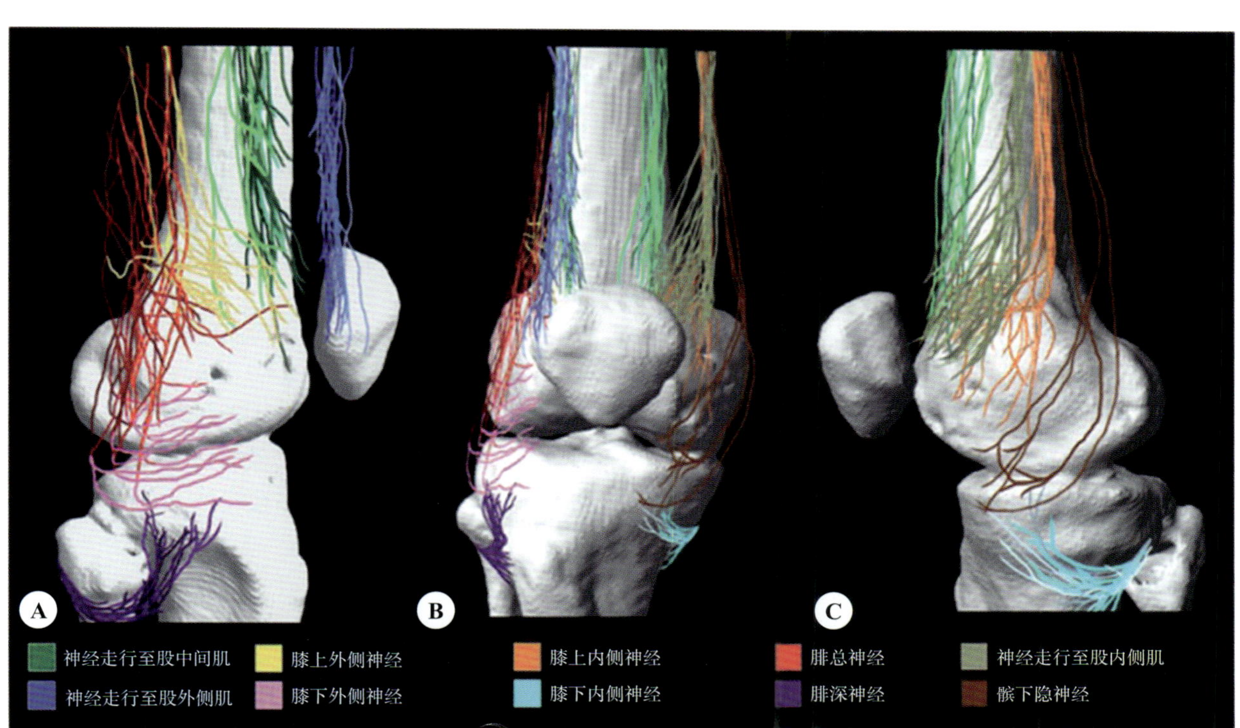

▲ 图 66-16 膝关节前部神经支配频率图

A. 外侧视图；B. 前视图；C. 内侧视图

操作的，后来也使用超声引导。2项随机对照试验比较了透视和超声，发现结果无显著差异[203, 204]。由于结果没有差异，超声没有辐射暴露，并且可以使软组织可视化，超声是对膝神经进行射频治疗的优选成像方法。

患者取仰卧位，在腘窝内放置垫子，膝关节屈曲10°～15°。该过程在无菌条件下进行。可以进行诊断性阻滞，尽管最近的一项研究显示其没有预后价值并引发了有关其效用的讨论[205]。使用高频线阵超声，对膝上内侧、膝上外侧和膝下内侧膝神经进行扫描。膝下外侧神经由于靠近腓总神经及其运动支而不作为靶点（图66-17）[206]。

(4) 膝上内侧神经：探头以冠状位放置在膝关节近端内侧。确定股骨内上髁后，探头向近端移动并居中放置于股骨骺和股骨干之间的交界处，股内侧肌表面，恰好在内收肌结节的前方。在这一层面，在肌肉深筋膜和股骨之间可见或不可见膝上内侧动脉。如果膝上内侧动脉就在骨皮质上方，则目标点就在该动脉旁边。如果动脉不可见，骨骺和骨干之间的交界处就是目标点。使用超声评估探头到目标点的距离。在测量探头到目标点距离位置，垂直于探头中心标记平面外入路的进针点。在该点探头旋转90°成横断面。在估计的进针点用1ml 2%利多卡因浸润皮肤和软组织。在横断面使用从前到后的“平面内”方法推进套管，直到与股骨中心的骨皮质接触为止。

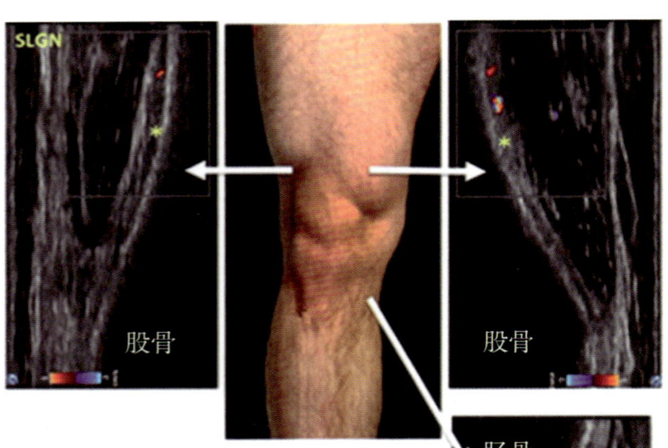

▲ **图66-17　膝关节射频治疗超声探头位置及对应图像**

彩色多普勒显示相应的膝关节动脉。治疗靶点用黄色星号标记

(5) 膝下内侧神经：探头以冠状位放置在膝关节远端内侧，可以观察到胫骨内侧骨骺和骨干交界、膝关节内侧下动脉和内侧副韧带。如果在胫骨内上髁和内侧副韧带的胫骨止点之间的中点，可以看到膝下内侧动脉正好在骨皮质上方内侧副韧带下方，这种情况下，目标点就在这条动脉旁边。如果动脉不可见，骨骺和骨干之间的交界处是目标点。使用超声评估探头到目标点的距离。在测量探头到目标点距离位置，垂直于探头中心标记平面外入路的进针点。在这该点，探头旋转90°成横断面。在估计的进针点用1ml 2%利多卡因浸润皮肤和软组织。在横断面采用从前到后的“平面内”方法推进套管，直到与胫骨中心的骨皮质接触。

(6) 膝上外侧神经：探头以冠状位放置在膝关节近端外侧。确定股骨外上髁后，将探头向近端移动，可以看到股骨骺和骨干的交界，及其浅表的股外侧肌。在这个层面的肌肉深筋膜和股骨之间可见或不可见膝上外侧动脉。如果在骨皮质上方看到膝上外侧动脉，则目标点就在该动脉旁边。如果动脉不可见，骨骺和骨干之间的交界处就是目标点。使用超声评估探头到目标点的距离。在测量探头到目标点距离位置，垂直于探头中心标记平面外入路的进针点。探头在该点旋转90°成横断面。在估计的进针点用1ml 2%利多卡因浸润皮肤和软组织。在横断面中使用从前到后的“平面内”方法推进套管，直到与股骨中心的骨皮质接触。

(7) 射频过程：射频电极插入套管中。施加50Hz的感觉刺激，在低于0.5V的阈值下产生感觉异常。在2Hz的运动刺激下观察低于1V时是否有肌束颤动，确认穿刺针与相关运动分支保持足够的距离。

如果确认针尖位置正确，则在射频治疗开始前注入1ml 2%利多卡因。典型的射频治疗设置为70～80℃持续90s，低温射频设置为60℃持续150s，PRF设置为45V持续4～8min。

(8) 不良事件和并发症：不良反应很少见，而且这种微创手术被认为是安全的。目前只有5例并发症的病例报道。两篇文章报道了出血并发症。其中一篇文章报道了3例患者出现关节周围和关节内血肿，其中 2 例患者正在服用抗凝血药[207]。另一篇文章报道了 1 例患者的关节周围血肿[208]。所有病例均使用膝神经低温射频，出血可能是由膝动脉损伤所致。还有一例化脓性关节炎和一例使用低温射频后鹅足肌腱损伤的病例报道[209, 210]。对于化脓性关节炎患者，射频治疗后注射类固醇，可起到降低术后神经炎风险的作用。最后，还有一例使用常规射频后出现Ⅲ度烧伤的病例[211]。

结论

射频治疗慢性疼痛综合征在过去 10 年中取得了显著进展。现在射频电流可以以连续和脉冲方式应用，并通过内部冷却电极进行连续射频。连续热射频会产生热损伤，使用低温射频，电极尖端的内部冷却可防止组织过热，从而允许在较低的阻抗下应用更高的能量，而不会产生瘢痕组织。PRF 产生的电场会诱导神经细胞发生变化。除了有效性和安全性研究外，计算机建模、体外和动物实验也已开始阐明 PRF 的潜在作用模式。

来自高质量研究的证据表明，连续射频、低温射频和 PRF 可有效治疗一些慢性疼痛综合征。当对精心挑选的患者（常规治疗通常难以缓解这些患者的疼痛）进行治疗时，其疼痛缓解程度可能高于常规治疗。此外，与药物研究相比，其随访时间要长得多，证明了其具有长期疗效。射频治疗会产生轻微的、即刻的不良反应，通常会在短时间内自行消退。主要的神经系统并发症很少见，据报道是传统的连续射频热损伤引起，PRF 不会导致。由于潜在的神经破坏性低，因此我们选择 PRF 治疗 DRG。这些令人鼓舞的结果表明，迫切需要对这种有前景、低神经破坏性治疗模式进行进一步研究。在未来的研究中，应尝试对具有特异性病理变化的同质人群体进行评估。

要 点

- 射频治疗是通过针将高频电流应用于特定的解剖结构。射频电流加热针尖周围的组织。在介入性疼痛治疗中，这些小的热损伤会导致选择性去神经支配。
- 低温射频，通过使用内部冷却电极，可以在不损坏周围组织的情况下增加毁损范围。
- 脉冲射频使用高频电流，在 20ms 的活跃期之后是 480ms 的静默期，从而使产生的热量得以洗出。治疗效应归因于电场的产生。适应证是神经性疼痛综合征。其他适应证有待研究。
- 头部射频治疗的公认适应证是三叉神经痛（Gasserian 神经节射频）。必须进行神经系统评估以排除治疗禁忌。治疗的第一步是药物治疗。翼腭神经节的射频治疗可用于丛集性头痛和一些非典型面部疼痛综合征。PRF 被研究用于治疗三叉神经痛。最近发展的使用高压 PRF 的方法似乎可以延长治疗效果。
- 颈椎小关节内侧支射频治疗的适应证包括退行性和创伤后颈痛。颈椎小关节（高位）射频治疗颈源性头痛有待进一步研究。小关节的射频治疗通常在两个或三个节段水平进行，因为小关节的神经支配存在重叠。
- 上肢神经根性疼痛是由神经根刺激引起的。受累的脊柱水平可以通过疼痛放射的皮区来估计，并且可以通过诊断性神经根阻滞来确诊。DRG 的 PRF 治疗比 RF 治疗更安全，不良反应更少。
- 腰骶神经根痛可能是最常见的神经性疼痛。目前没有明确的证据表明连续热射频治疗 DRG 是有效的，并且可能会产生去传入性神经痛。因此，PRF 治疗 DRG 是首选。
- 由骨关节炎引起的慢性膝关节疼痛或膝关节置换术后持续疼痛可通过膝神经射频治疗。

第 67 章　膝、髋、肩关节的疼痛治疗
Pain Interventions for the Knee, Hip, and Shoulder

Christine L.Hunt　David A.Provenzano　Kailash Chandwani　著
顾　钰　译　　董　榕　校

骨骼肌肉疾病引起的周围关节疼痛的靶向治疗包括关节内注射和消融手术。关节内注射（intraarticular，IA）和滑囊注射用于治疗关节和周围软组织结构的疼痛。射频消融可对周围大关节（包括髋关节、膝关节和肩关节）相关的感觉神经形成可控的损伤。骨骼肌肉系统疾病，包括骨关节炎，是患者寻求治疗最常见的疾病。骨骼肌肉疾病涉及高度残疾和巨大的经济成本[1-3]。骨关节炎是一种非炎症性风湿病，是最常见的关节炎。骨关节炎影响约15% 的美国人口，是老年人下肢残疾的主要原因[4]。1990—2017 年，美国骨关节炎的患病率增加了 23%，其患病率和发病率居世界前列[5]。

Hollander 于 20 世纪 50 年代首次将糖皮质激素关节内注射用于治疗类风湿关节炎[6-8]。于 1958 年进行了第一次关节内注射治疗骨关节炎的临床试验[9]。目前，关节内注射仍被广泛用于骨骼肌肉疾病的多模式治疗。ACR 骨关节炎治疗指南强烈推荐通过关节内注射、运动和自我管理计划来改善疼痛和关节功能[10]。

在过去 20 年，射频消融术治疗骨关节炎疼痛取得了长足的发展，其应用范围已从脊柱扩展到周围关节。射频消融术已经得到深入研究，包含传统单级和多级套管和内部冷却电极。内部冷却电极会造成更大的损伤，其中很大一部分损伤发生在电极尖端和远端（大约 40%），这两者都对周围关节靶区消融具有作用。在过去 10 年里，越来越多的研究表明射频消融术可以有效治疗膝关节、髋关节和肩部骨关节炎的疼痛，尤其是对注射糖皮质激素治疗或黏补充剂无效的患者[11]。

本文提供了针对周围关节的关节内注射和射频消融术的最新进展，以及对每种技术的准确性和治疗效果进行了评估。涵盖六大主要领域：①常用注射药物的药理学；②治疗指征；③图像引导注射技术；④关节内注射相关的不良反应和并发症；⑤射频消融术治疗周围关节疼痛的技术；⑥射频消融术治疗周围关节疼痛（肩、髋和膝关节）的安全性和有效性。

一、关节注射药物的药理学

关节内注射穿刺针的放置通常用于提供治疗药物，以减轻疼痛和改善功能。关节内注射常用的三种药物是局部麻醉药、糖皮质激素和黏弹性补充剂。

（一）局部麻醉药

1. 适应证和作用机制

局部麻醉药常与糖皮质激素联合用于关节内注射和关节外注射。使用局部麻醉药的目的包括缓解穿刺针进针和诊断目的的疼痛，以及在关节内稀释和分散糖皮质激素制剂。

局部麻醉药通过可逆地结合神经细胞膜上的钠通道，从而阻断神经传导[12]。局部麻醉药也有短暂的抗炎作用和抑制几种白细胞的功能[13]。

通常用于关节注射的局部麻醉药包括短效的利多卡因和长效的布比卡因和罗哌卡因。

2. 局部麻醉注射相关的不良反应和并发症

局部麻醉药会出现局部和全身不良反应。局部麻醉药的局部不良反应包括肌毒性和软骨毒性。肌肉毒性可发生在局部麻醉药给药的肌肉组织内或周围，但它通常与临床无关，并会发生肌肉再生[14]。布比卡因的肌毒性大于利多卡因和罗哌卡因[15]。局部麻醉药通过肌浆网和线粒体的溶解变性产生肌坏死。关节内注射的局部麻醉药中添加糖皮质激素会扩大肌肉损伤和延长恢复时间[16]。然而，在常规使用局部麻醉药进行关节内注射的过程中，几乎没有观察到肌坏死的临床表现。

局部麻醉药也有软骨毒性[17-22]。大多数所报道的软骨溶解病例发生在使用持续的关节内注射局部麻醉药来处理术后疼痛，而不是单纯的关节内注射[21]。体外研究表明，局部麻醉药可导致人软骨细胞线粒体功能障碍和细胞死亡[14]。软骨毒性受局部麻醉药类型和浓度的影响。Grishko 等证实[18]，在暴露 24h 后，2% 利多卡因可导致培养的软骨细胞大量坏死；而 1% 利多卡因可导致细胞活力的显著下降。因此，临床上使用低浓度的局部麻醉药可能是有利的。体外研究表明，对于长效局部麻醉药，0.5% 罗哌卡因对人类关节软骨的软骨毒性明显小于 0.5% 布比卡因[19]。与肌毒性相似，局部麻醉药与糖皮质激素结合使用会扩大软骨毒性[23]。虽然局部麻醉药软骨毒性的分子机制尚不完全清楚，但是目前认为局部麻醉药呈时间和剂量依赖性的通过影响钠、钙、钾通道导致线粒体功能障碍，最终引起细胞坏死或细胞凋亡[22]。

与糖皮质激素结合时，可能发生糖皮质激素颗粒的絮凝聚集[24]。事实上，用生理盐水或局部麻醉药稀释都可能影响糖皮质激素颗粒的大小[25]。倍他米松磷酸钠 / 倍他米松醋酸酯不应与含有对羟基苯甲酸甲酯、对羟基苯甲酸丙酯或苯酚辅料的局部麻醉药混合，因为会增加絮凝的风险[24]。絮凝导致的更大的颗粒可能堵塞较小的穿刺针，阻止注射。注射糖皮质激素的絮凝作用对其治疗效果的影响尚不清楚。理论上，随着时间的推移，糖皮质激素微团聚体大小的变化可以显著改变糖皮质激素的生物利用度，以及注射后糖皮质激素在关节内的分布，从而改变其治疗效果。

局部麻醉药的全身不良反应包括过敏反应、中枢神经系统和心脏毒性[26]。如果采取适当措施避免血管内注射，包括频繁回抽和肌肉骨骼注射时使用小容量局部麻醉药，这些不良反应的发生率很低。过敏反应多见于对氨基苯甲酸相关代谢物产生的次级氨基酯。过敏反应也可能是因为载体溶液中含有防腐剂（如对羟基苯甲酸甲酯）。局部麻醉药结构类型之间不存在交叉敏感性。

（二）糖皮质激素

1. 适应证和作用机制

糖皮质激素常用于与症状性关节炎和软组织疾病相关的疼痛，如肌腱炎、滑囊炎和腱鞘炎。许多针对膝关节骨关节炎的指南都推荐关节内注射糖皮质激素来短期缓解疼痛[27-30]。关节内糖皮质激素注射应该是包括有氧和肌肉增强项目在内的多模式治疗计划的一部分。关节内注射的禁忌证见表 67-1。

表 67-1　关节内注射糖皮质激素或黏蛋白补充物的绝对和相对禁忌证

- 绝对禁忌证
  - 覆盖皮肤感染或近期手术侵犯表皮层（即未愈合的文身）
  - 有骨折部位
  - 骨折部位免疫功能严重受损
  - 疑似菌血症
  - 疑似感染性关节炎
  - 既往对黏弹性补充剂过敏
- 相对禁忌证
  - 凝血功能紊乱
  - 对禽类产品过敏（蛋白、羽毛、蛋类产品）[a]
  - 人工关节
  - 控制不良的糖尿病
  - 以往缺乏疗效的人

a. 考虑使用非禽黏弹性补充剂产品

糖皮质激素减少关节炎关节疼痛的确切作用机制尚未完全确定。关节内注射的糖皮质激素可通过局部和全身产生作用[24, 31, 32]。

在类风湿关节炎患者中，在有症状的膝关节内注射泼尼松龙和曲安奈德（Triamcinolone Hexacetonide，TH）后，非注射膝关节热像指数（一种定量测量关节表面特定区域辐射能量的指标）发生了变化[32, 33]。关节内注射醋酸甲泼尼龙（Methylprednisolone Acetate，MPA）40mg 或 80mg，可检测到全身血清水平，并在注射后 2～12h 达到峰值。此外，内源性血清皮质醇水平在注射后被抑制长达 1 周[34]。全身炎症标志物（包括 ESR 和 CRP）水平的降低进一步证实了这种全身性作用[24]。

糖皮质激素具有显著的抗炎和免疫作用，并在细胞水平上与受体结合，改变信使 RNA 合成和特定蛋白生成的速率。具体来说，糖皮质激素导致膜联蛋白 -1 合成增加。膜联蛋白 -1 具有 PLA2 抑制活性，可减少多种炎症介质的产生，包括类二十烷、溶酶体酶、IL-1、白三烯和前列腺素[35-37]。关节内注射糖皮质激素的临床反应伴随组织学改善和关节软骨破坏相关的基因表达下降[38]。此外，糖皮质激素会降低微血管通透性和滑膜灌注，增加滑膜液黏度[39]。

与全身系统或肌肉给药相比，关节内注射糖皮质激素似乎发挥更大的治疗效果。与同等剂量肌内注射相比，在类风湿患者的多个关节注射糖皮质激素可在尿微量白蛋白与尿肌酐比值（ACR）、患者疾病活动性、压痛点数量方面取得更大的改善，并可减少全身不良反应[40]。有中等证据支持膝关节内注射糖皮质激素注射的有效性，研究表明注射后有效性长达 3 个月[41]。

2. 糖皮质激素的选择（结构和功能）

第一个用于关节内注射的糖皮质激素是氢化可的松[7, 8]。在过去 50 年里，药理学的发展促进了糖皮质激素制剂的发展。然而，在药物的选择上仍然存在很大的差异。目前还缺乏比较不同皮质激素治疗骨关节炎疗效的随机对照试验。因此，目前无法提出基于证据的“指导糖皮质激素选择的建议”。2014 年，一项调查表明关节内注射的药物选择通常是由经验决定的，而没有根据部位选择糖皮质激素的类型的一致模式。最常用的三种药物是醋酸甲泼尼龙（45% 的受访者使用）、曲安奈德（Triamcinolone Acetonide，TA）（26.1%）和己曲安奈德 TH（22.1%）[42]。

表 67–2 列出了美国 FDA 认证的关节内注射常用糖皮质激素。TA 缓释制剂仅被 FDA 批准用于膝关节，未被研究用于其他周围关节。2017 年，它被批准在美国用于商业用途，以结晶粉末的形式，在使用时与制造商提供稀释剂混合，5ml 溶液中提供 32mg TA 缓释剂，相当于 40mg TA 常释制剂。缓释配方采用 PLGA 微粒，允许 TA 缓慢释放。这种剂型延长了关节内糖皮质激素的作用时间[43]。另一个被批准用于关节内注射的糖皮质激素是地塞米松。地塞米松是一种高水溶性、非颗粒性的糖皮质激素制剂，在关节内注射后也会产生主要系统性影响，而且通常不用于关节内注射[24, 25]。最终，糖皮质激素的选择可以基于成本和多种药理特性，包括溶解度、晶体和分子结构。

糖皮质激素的溶解度可能影响药效的持续时间，尽管已发表的研究对此有分歧。TH 是最不易溶解的注射用糖皮质激素。一些关节内注射研究表明，与其他溶解度更高的糖皮质激素相比，TH 的活性持续时间更长。Derendorf 等证明[44]，与关节内注射 TA 相比，TH 的活性持续时间较长与较低的全身吸收水平和较高的滑膜水平相关。通过比较 TH 和 MPA 治疗膝关节骨关节炎，糖皮质激素溶解度并不是影响药物作用时间和疗效的唯一因素[45]。3 周后，TH 更

表 67–2　关节内和关节周注射常用糖皮质激素制剂

制　剂	配　比	等效剂量（mg）[a]	抗炎效果[b]	溶解度	氟　化	根据关节大小的剂量
倍他米松磷酸钠 / 醋酸倍他米松（BSP/BA）	3mg/ml BSP+3mg/ml BA	0.75	25	未标明[c]	是	大：1～2ml 中：0.5～1.0ml 小：0.25～0.5ml
醋酸甲泼尼龙（MPA）	20mg/ml，40mg/ml，80mg/ml	4	5	0.001	否	大：20～80mg 中：10～40mg 小：4～10mg
曲安奈德（TA）	10mg/ml，40mg/ml	4	5	0.004	是	大：5～15mg 小：2.5～5mg
己曲安奈德（TH）	5mg/ml，20mg/ml	4	5	0.0002	是	大：10～20mg 小：2～6mg
曲安奈德（TA）缓释制	32mg 粉状	4	5	不能溶解[d]	是	大：32mg[e]

a. 相当于 5mg 醋酸泼尼松。对于 TA 和 TH，未提及中型关节的具体剂量
b. 相对效力基于等效毫克剂量，以氢化可的松为相对基线，效果为 1
c. 倍他米松制剂由不含颗粒的高可溶性酯 BSP 和不溶性 BA 组成
d. 根据 FDA 标签，晶体粉末形式的 TA 缓释制实际上是不溶于水和非常溶于醇
e. TA 缓释制目前被 FDA 批准仅用于膝关节，而不能用于任何其他关节。长期反复注射的安全性和有效性尚未有研究

有效，但在 8 周时只有 MPA 会持续改善疼痛和残疾率评分。另一项比较 TH 和 MPA 治疗类风湿关节炎的研究表明，TH 的治疗效果较长[46]。因此，现有数据存在分歧。

基于周围关节目标指导糖皮质激素的选择证据有限。MPA 和 TA 似乎在改善周围关节目标的疼痛和功能方面具有相似的短期和中期疗效。大多数研究并没有显示高剂量糖皮质激素对疼痛的改善作用更大[47]。

还应该考虑糖皮质激素的不良反应。醋酸甲泼尼龙可用于关节和软组织注射，而 TH 不建议用于软组织注射，因为它有较高的钙化、坏死和软组织萎缩的风险[12, 48, 49]。

3. 糖皮质激素给药和注射后方案

表 67–2 列出了不同关节的糖皮质激素给药剂量范围。目前尚无关于剂量和最大注射频次的循证建议。已有研究表明，每年硬膜外类固醇注射的累积剂量超过 200mg 甲泼尼龙当量与骨密度受损相关[50]，医生应该了解患者在一段时间内从所有注射源接受糖皮质激素的总量。对负重关节的标准建议包括每年最多 3～4 次注射，通常 2 次注射间隔 3～4 个月[39, 48]。关于反复进行关节内注射糖皮质激素的长期安全性存在分歧的证据。Raynauld 等在一项随机、双盲安慰剂对照试验中对糖皮质激素的长期安全性进行了研究，该试验比较了膝关节内注射曲安奈德或生理盐水长达 2 年，每 3 个月注射一次[51]。X 线未观察到有害影响或关节间隙破坏。Balch 等[52]在类风湿关节炎和骨关节炎患者膝关节内长期反复注射（4～15 年）后，未发现放射学证据显示糖皮质激素导致的关节破坏。然而，最近的一项随机对照试验显示，在 2 年的时间里，每 3 个月进行一次关节内糖皮质激素注射治疗，与生理盐水相比，曲安奈德的软骨体积损失明显更大，疼痛评分没有显著差异[53]。此外，在疼痛缓解和功能改善方面，80mg 曲安奈德并不优于 40mg 膝关节注射[54]。

注射糖皮质激素后，通常建议患者在注射后 2～3 天内避免过度使用关节[55]。关于注射糖皮质激素后休息的潜在益处的研究报道有相互矛盾的结果[24]。Chakravarty 等[56]证明了关节内注射后休息 24h 的人有更好改善，然而 Chatham 等[57]发现，休息 48h 的个体没有更好的改善。

如果患者近期要接受关节置换手术，在手术日期（通常在 3 个月内）临近时要更谨慎的进行关节内注射[58]。回顾性比较研究表明，在关节置换手术前不久接受关节内糖皮质激素注射的个体发生深度感染的风险增加[59–61]。然而，Kokubun 等未观察到全膝关节置换术前 90 天内进行关节内注射会引起并发症或感染[62]。2014 年的一项 Meta 分析显示，关节置换术前进行关节内注射与术后感染之间没有明确的关联[63]。然而，这项研究并不局限于手术前 90 天内进行注射，因此更多地说明了关节置换术前任何时间进行注射的明显安全性。当考虑在关节置换手术前使用关节内注射作为暂时减轻疼痛的技术时，应告知患者假体周围感染的风险[64]。

4. 糖皮质激素注射相关的不良反应和并发症

糖皮质激素注射的不良反应和并发症可以分为局部和全身影响。局部不良反应包括组织（皮肤或脂肪）萎缩、Nicolau 综合征、肌腱断裂、软骨损伤、注射后潮红、关节血肿、关节破坏、缺血性坏死和脓毒性关节炎[12, 48, 65, 66]。局部组织萎缩是最常见的局部不良反应之一，发生在 1%～8% 的病例中，通常与注射表浅、注射位置不准确、溶剂少有关，如曲安奈德化合物。皮肤萎缩通常发生在注射后 1～4 个月[39, 65]。甲泼尼龙与软组织萎缩的相关性较低。另一个常见的不良反应是注射后疼痛发作，发生率为 2%～25%。注射后潮红通常在注射后几小时内出现，1～3 天消失[48]。

糖皮质激素对软骨、肌腱和骨骼的特异性影响也值得关注。目前关于糖皮质激素对软骨影响的数据尚有争议。动物研究的结果并不一致，一些研究证实了存在软骨破坏，而另一些则表明其在急性炎症中的具有软骨保护作用[67–73]。临床研究表明，在大量重复注射的情况下，软骨破坏可能更容易发生[12, 53]。关节注射后也有缺血性坏死的报道，其中髋关节最常见。这种并发症通常发生在短时间内多次关节注射后，并且在同时服用口服糖皮质激素的患者中更常见[65]。肌腱断裂也发生在糖皮质激素注射后，应注意避免直接在肌腱内注射[65, 74]。

关节血肿和脓毒性关节炎是两种罕见的有很高发病率的并发症。在使用抗凝血药的患者中注射 IA 糖皮质激素的效果还没有明确的指南，研究已经表明实践中存在很大差异[75]。一项小型研究表明，服用华法林的患者接受 IA 注射出血的风险较低[76]。据报道，脓毒性关节炎的发病率在 1/50 000～1/3000 之间[24, 77, 78]。为了降低这一不良事件的风险，了解注射禁忌证（表 67–1）和严格无菌操作是很重要的。在进行关节注射时，如果滑膜液出现异常，应将抽吸液送去进行完整的 WBC 计数，包括鉴别、细胞分析、革兰染色和培养。在回顾和解释滑膜液分析结果（表 67–3）之前，不应注射糖皮质激素。脓毒性关节炎是一种急症，如果不及时治疗，可导致软骨破坏、败血症，以及几天内死亡。当怀疑是脓毒性关节炎时，应该立即请骨科和传染病专家会诊。关节穿刺和滑膜液分析（表 67–3）是诊断和指导治疗的必要处理。血常规包括白细胞、ESR 和 CRP，在诊断或排除脓毒性关节炎时既不敏感也不特异[79]。在获得滑膜液后开始使用广谱抗生素，并根据培养和敏感性结果进一步指导抗生素的选择。脓毒性关节炎在黏补充剂注射后也有报道[80]。

IA 糖皮质激素的全身不良反应包括内分泌、代谢和血管的影响[81]。最常见和可预测的内分泌效应是对内源性皮质醇合成的快速抑制。对血清皮质醇水平的最大抑制出现在注射 IA 后 24～48h。ACTH 水平通常在 1～4 周之间恢复正常，表明正常的内源性糖皮质激素合成恢复[34, 81, 82]。代谢作用包括糖尿病患者血糖水平的升高[83]。在血糖控制得当的糖尿病患者中，急性高血糖可能持续 2～3 天，峰值血糖水平可达 300mg/dl[81, 84]。面部潮红是一种令人不快的不良反应，出现在 15%～40% 的患者中[12]，平均在注射后 19h 就会发生，而且是自限性的，持续约 36h。服用曲安奈德与较高的面部潮红率相关[81]。

（三）黏弹性补充剂

1. 适应证和作用机制

黏弹性补充剂指的是指关节腔内注射合成透明质酸（hyaluronic acid，HA）。关节内 HA 给药（intraarticular HA administration，IAHA）最初被许多专业指南推荐，包括 ACR、OARSI 和欧洲抗风湿病联盟（European League Against Rheumatism，EULAR），作为膝骨关节炎的治疗选择[27, 85, 86]。专家一致支持使用 IAHA 作为轻至中度膝关节骨关节炎的有效治疗方法，在膝关节和其他关节也是一种耐受性良好的治疗方法[87]。然而，2019 年关于治疗手、髋关节和膝关节骨关节炎的 ACR 和关节炎基金会指南继续强烈推荐使用关节内糖皮质激素注射，但改变了对关节内 HA 注射的态度。2019 年的指南建议对膝骨关节炎患者不使用关节内 HA 注射（有条件），并强烈反对患有髋关节骨关节炎的患者使用 HA 注射[10]。该指南的结论是，最初的 IAHA 注射建议没有考虑到个体初步研究的偏倚风险。这项研究证明益处往往被限制在具有较高偏倚风险的研究中。当 Meta 分析仅限于偏倚风险较低的试验时，与生理盐水相比，HA 的效应大小没有统计学意义。因此，在对膝关节进行 IA 黏质补充前，需要仔细的风险 – 获益评估，以及患者和医生的知情决策。美国 FDA 批准的 IAHA 应用仅限于膝骨关节炎。IAHA 适应证以外的应用据报道已用于肩关节、髋关节和踝关节。选择标准包括具有临床和放射学征象标准而非侵入性治疗方案失败的膝骨关节炎患者[27, 88]。在确定 IAHA 注射的临床反应程度方面，骨关节炎的严重程度可能是一个重要的预测因素。总之，IAHA 似乎对患有早期骨关节炎且具有关节空间保留的放射学证据的患者最有益处[89–91]。IAHA 注射禁忌证见表 67–1。

虽然确切的作用机制尚不清楚，但治疗的目标

表 67–3　滑膜液分析[231–233]

诊　断	颜　色	清晰度	白细胞计数 /mm³	中性粒细胞百分比	革兰染色
正常	无色	清晰	＜200	＜25	阴性
非炎症	淡黄色	清晰	200～2000	＜25	阴性
炎症（结晶）	黄色	模糊	2000～100 000	＞50	阴性
脓毒性关节炎	黄色	模糊	＞25 000～50 000	＞75	可变
伪脓毒病	NA	NA	5000～80 000[a]	NA	阴性

a. 与脓毒症关节炎不同，疑似假脓毒症的关节抽吸物可能含有升高的嗜酸性粒细胞计数，表明其是免疫介导的炎性反应[82]
NA. 不适用

是恢复滑液的黏弹性[92]。观察到的治疗效果不能完全用 IA 药物停留时间来解释，IA 停留时间比临床获益时间短得多。一些体外和临床前研究提出了 IAHA 的其他作用机制，包括抑制炎症和软骨降解，减少疼痛介质，以及诱导体内 HA 合成[93, 94]。HA 在膝关节的研究是最好的；一些研究表明，它可能比关节内糖皮质激素（intra-articular steroid，IAS）注射在疼痛和功能改善方面更持久[95]。

2. 黏弹性补充剂选择（结构和功能）

HA 是一种由滑膜细胞、成纤维细胞和软骨细胞合成的黏多糖，赋予关节黏性和弹性的特性[96]。黏弹性补充剂的配方在其来源、生产方法、分子量、治疗方案和理化性质方面各不相同[94]。在美国至少有 12 种 HA 被批准用于治疗膝骨关节炎，最初以一系列注射剂的形式提出，并于 2009 年引入了第一种单次注射方案[96]。制剂分为交联和非交联两类，并进一步根据化学修饰和生产方法（禽源产品与非禽源产品）进行分类。非禽类产品是通过细菌发酵生产的。所有的禽类制剂都是从公鸡鸡冠中提取的，是纯化的天然产品。禽源 hylan、G-F20、Gel-One® 和非禽源 Monovisc®、Durolane® 经过化学修饰（交联 HA）增加分子量，从而更接近天然滑膜液的特性，并延长 IA 的滞留半衰期[92, 97]。没有确凿的证据表明黏弹性补剂物理特性的差异可以转化为较高的临床疗效[98]。

3. 剂量和注射后方案

黏弹性补充剂的推荐剂量方案是基于其物理特性和制造商的处方建议。目前，没有足够的证据来指导适当的注射频率和给药间隔。常见的建议要么是单次注射，要么是根据所选产品每周注射 2～5 次（表 67–4），但这些建议完全基于每个产品上市前注册试验中制造商提出的建议[99]。虽然 IAHA 的重复疗程通常是安全且耐受性良好的，但并没有关于重复治疗的间隔时间的循证建议，在一些随机对照试验中，至少间隔 6 个月的注射或系统治疗证明是有效的[100]。保险公司通常要求重复疗程之间至少间隔 6 个月。注射前抽吸滑膜液和注射后 48～72h 内避免过度负重活动可能会产生更好的结果[89, 91, 101]。

4. 黏弹性补充剂注射液相关的不良反应和并发症

一般来说，与处理膝骨关节炎的其他医疗干预相比，黏弹性补充剂耐受性较好，局部反应较多，但全身不良反应较少[102]。经常报道的局部不良反应包括注射部位疼痛、短期红斑和关节积液增多。这些影响通常是轻微的，并在 24～48h 内消失。

其他不常见的局部不良反应包括假性脓毒症和假性昏迷[103]。假性脓毒症是一种严重的急性炎症反应，被认为是极端的局部不良反应。其特征是在注射后 24～72h 内出现大量积液、剧烈疼痛和细胞浸润。假性脓毒症通常需要临床干预，如关节穿刺术、IA 糖皮质激素和系统性镇痛药[104]。假性脓毒症可能被误诊为脓毒性关节炎[104]。假性脓毒症的可能机制包括对交联产物的免疫反应。不适当的注射位置也被认为是假性脓毒症的一个诱因[89, 105]。当怀疑是假性脓毒症时，必须排除其他临床疾病，如脓毒症关节炎。

假性痛风是一种以焦磷酸钙晶体沉积为特征的晶体诱发关节病。假性痛风患者表现为急性疼痛、关节肿胀和功能下降。IAHA 后引起假性痛风的病理生理不是很清楚。假性痛风更多发生在既往有软骨钙质沉着症的患者。在这些人身上应该谨慎使用[106, 107]。假性痛风也可能被误诊为假性脓毒症。滑液分析有助于做出正确的诊断（表 67–3）。

二、关节注射技术

三种注射技术（触诊、超声引导和 X 线透视引导）可用于将药物注射到关腔内。与触诊引导的 IA 注射相比，超声的使用提高了准确性和对疼痛、功能改善的短期效果[108]。触诊引导的 IA 注射针头位置放置不当的发生率高达 50%～60%[109, 110]。X 线透视和超声引导的方法已经能够提高注射精确度。虽然这两种技术都允许针的可视化，但超声引导更有优势。超声引导注射的优点包括相关解剖结构的动态实时多平面成像，注射治疗药物的直接可视化，以及没有电离辐射。

可视引导技术带来的注射精确度的提高，确保正确位置的 IA 给药可能会显著影响临床结果。在一项随机对照试验中证实了准确 IA 给药的好处，该试验评估了接受解剖定位引导或超声引导下关节内 IA 注射的患者的临床结果[110]。共研究了 148 例关节注射手术，95% 的注射在大关节（膝关节、髋关节、肩关节、肘关节、腕关节和踝关节）。其余 5% 的注射在小关节（指间关节或掌指关节）。IA 膝关节注射占比最大，为 42%。超声引导在多个部位均有统计学上的优势。与触诊引导下注射相比，超声引导下注射使进行性疼痛减少 43%，2 周绝对疼痛评分减

表 67-4 用于 IA 黏弹性补充的常用透明质酸制剂

制剂结构	制剂名称	来 源	分子量（kDa）	注射间隔	剂量	推荐给药方案
交联	Synvisc®	玻璃酸钠	6000	1 周	2ml	3
	Synvisc-one®	玻璃酸钠	6000	NA	6ml	1
	Gel-One®	玻璃酸钠	NA	NA	3ml	1
	Monovisc®	细菌发酵（非禽类）	1000～2900	NA	5ml（3 次注射 Orthovisc®）	1
	Durolane®	细菌发酵（非禽类）	NA	NA	3ml	1
非交联	Supartz®	透明质酸钠（天然来源）	620～1170	1 周	2.5ml	3 或 5[a]
	Hyalgan®	透明质酸钠（天然来源）	500～730	1 周	2ml	3 或 5[a]
	Visco-3™	透明质酸钠（天然来源）	620～1170	1 周	2.5ml	3
	Orthovisc®	细菌发酵（非禽类）	1000～2900	1 周	2ml	3～4[a]
	Euflexxa®	细菌发酵（非禽类）	2400～3600	1 周	2ml	3
	GelSyn-3™	细菌发酵（非禽类）	1100	1 周	2ml	3
	GenVisc® 850	细菌发酵（非禽类）	620～1170	1 周	2.5ml	5
	TriVisc™	细菌发酵（非禽类）	620～1170	1 周	3ml	3
	Hymovis®	细菌发酵（非禽类）	NA	1 周	3ml	2

a. 治疗方案：请参考厂家的具体建议

NA. 不适用

少 58.5%，有反应者率增加 26%，无反应者率减少 62%。超声引导进针也提高了 200% 的关节积液检出率，增加了 337% 的吸入滑膜液量。作者推断，超声引导 IA 注射具有显著的短期临床优势。

本部分将描述三个主要关节的注射技术：肩关节、髋关节和膝关节。重点将放在图像引导技术，还将讨论 IA 和黏弹性补充剂的功效。所有注射均应采用严格的无菌技术。

（一）肩关节

1. 解剖学

肩关节是一个复杂的解剖结构，允许多向运动。肩胛带指的是与重要肌群相关的几个关节，提供了广泛的肩部运动。三个重要的肩关节是盂肱关节、肩锁关节和胸锁关节。盂肱关节是一个球窝关节，允许外展、内收、屈曲、伸展、旋转和环绕。肩锁关节位于锁骨外侧端和肩胛骨肩峰之间。肩袖肌包括冈上肌、冈下肌、小圆肌和肩胛下肌。肩峰下囊位于肩峰下间隙内，位于三角肌浅面和冈上肌肌腱深面之间，为肩袖提供润滑。

肩部注射技术包括触诊（解剖标志）和图像引导（超声和 X 线透视）途径。我们将重点讨论用于肩部注射的三个主要解剖部位的图像引导技术：①肩峰下 / 三角肌下囊；②肩胛肱骨关节；③肩锁关节。仅使用解剖标志的肩部注射可能是不准确的[111-115]，这可能会对短期临床产生不利影响[116, 117]。

2. 肩峰下 / 三角肌囊注射

(1) 标志和肌肉骨骼病理生理学：肩峰下注射用于治疗各种肩部疾病，包括肩袖病、肩峰下滑囊炎和肩峰下撞击综合征[118, 119]。撞击综合征是指肩袖的可用空间变窄，导致肩袖肌腱压迫喙肩弓下表面[120]。肩袖撞击综合征可导致滑囊炎、肩峰下炎、继发性肌腱炎和退化性破裂的发生[121]。

肩峰下注射后的临床疗效与注射的准确性、影像学检查结果的严重程度和症状持续时间有关[116, 117, 122]。具体来说，MRI 发现孤立的滑囊炎，无肩袖撕裂，年龄较轻，症状持续时间较短（少于 1 年）注射后疗效较好[122]。当注射疗法与适当的家庭锻炼相结合时，效果通常会更好[123]。

(2) 触诊引导的解剖注射技术：通常用于触诊引导下肩峰下注射的入口包括后外侧入路和前外侧入路[111, 121, 124, 125]。在后入路中，针插入肩峰后外侧下方 1～2cm 处。针的方向是向前和向头侧。在前入路中，针插入肩峰前下侧下方约 1cm 处，针指向后方和头侧。由于肩峰下间隙较大，首选后外侧入路，尽管没有明确证据支持任何单一入路的优越性[125]。

(3) X 线透视引导注射技术：关于在 X 线透视引导下进行肩峰下关节注射的详细资料有限，利用对比剂作对比的 X 线透视注射已被用作触诊引导注射的辅助技术，以确保适当的针和注射位置[124, 126]。

(4) 超声引导注射技术：患者坐直，肩膀外展，肘部弯曲，手掌置于同侧的后口袋上（改良的 Crass 位）[119, 127]。首先，用高频线阵探头在前肩定位肱二头肌肌腱的 IA 注射部位。探头朝向冠状面，向上和向后移动，直到与冈上肌肌腱纵轴对齐。冈上肌肌腱在这个位置有一个典型的喙形外观[127]。肩峰下 – 三角肌下囊可见为一条薄的低回声带，由三角肌和冈上肌腱之间的囊周脂肪形成的高回声带所勾勒（图 67–1）[119, 128]。其他可见结构包括内侧端肩峰和外侧端大结节。探头外侧端标记为皮肤进针点。注射针采用平面内技术进入肩峰下三角下囊。确认针在囊内的位置后，缓慢注射所需的药物同时注意囊的扩张[129]。注射无囊膨胀提示针进入了肌肉内或肌腱内，需要重新定位针尖。该技术也可在患者侧卧位下在对侧肩部进行，该侧肢体沿着躯干伸展和放松，并使用平面内技术接近目标[130]。

当直接比较可视引导技术和触诊引导技术时，Naredo 等证实，超声引导注射与触诊引导注射相比，技术准确性和疗效（肩部功能评估）都有所提高[117]。通过超声验证注射位置后，证实触诊引导注射仅有 30% 的准确率。证明了图像引导注射比触诊引导注射更准确[131]。在查阅触诊引导的解剖注射技术的个体研究时，临床和尸体研究报道的准确率在 29%～91%[111, 116, 124, 126, 132, 133]。超声引导[117]或 X 线透视引导[116]所带来的注射准确性的提高可能会对短期临床疗效有积极影响。

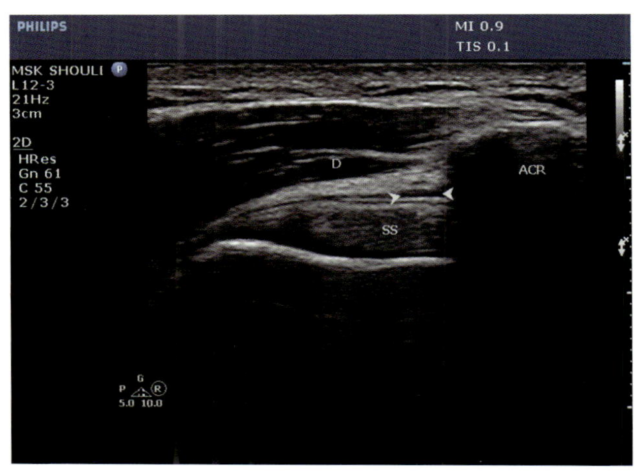

▲ **图 67–1　沿冈上肌肌腱长轴的肩峰下 – 三角肌下囊的超声图。星表示囊周脂肪，箭头指向肩峰下囊。**

ACR. 肩峰；D. 三角肌；H. 肱骨；SS. 冈上肌肌腱

Mathews 等[134]质疑 X 线透视引导注射在尸体研究中的可靠性。在 X 线透视引导下被认为准确进针的注射中，约有 7% 在随后的尸体解剖中发现其位置是不准确的。由于肩关节复杂的软组织解剖结构，X 线透视引导可能不能保证针准确地到达肩峰下间隙。在肩峰下关节注射和诊断性肩关节成像中，使用超声引导可以更好地显示软组织[117, 121, 127]。

3. 盂肱关节注射

(1) 标志和肌肉骨骼病理：盂肱关节注射是痛性盂肱关节病或粘连性囊炎（冻肩）的非手术治疗技术[118]。

(2) X 线透视引导注射技术：患者取侧卧位，头部靠在非靶臂上，靶肩为非依赖位。在患者前方放置一个垫枕，然后患者旋转到垫枕上，同时旋转目标臂，直到在透视前后视图下盂肱关节间隙对齐（图 67–2）[135]。皮肤进入部位标记在肱骨头的内下象限[136]。在同轴透视引导下，将 22 号穿刺针引导进入肱骨头。回抽无血，注射对比剂以确定 IA 针的位置。虽然通常采用后路入路，但也有报道使用前路入路[137]和肩袖间隔入路[138]的其他透视技术。

(3) 超声引导下的注射技术：患者取半俯卧位或者直立位，将患侧手臂放在对侧肩部，以打开盂肱关节间隙。高频线阵探头有助于显示浅表结构，包括冈下肌、关节盂腔、盂肱关节和相关的唇状结构[112]。许多患者根据体型可能需要使用曲阵探头。将探头放置于冈下窝下方，与肩胛棘平行。调整视

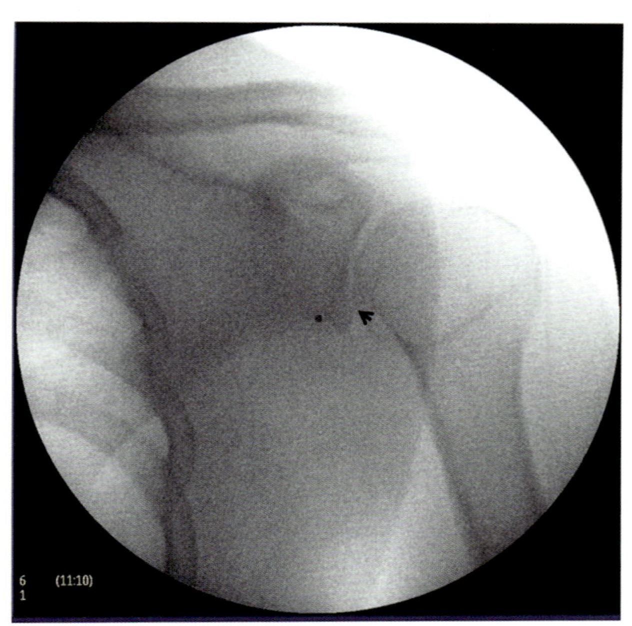

▲ 图 67-2 透视显示盂肱关节

在X线透视引导下切向观察盂肱关节间隙的后部。标记（箭头）肱骨头的内下象限为进针部位（有关患者体位的详细说明，请参阅正文）

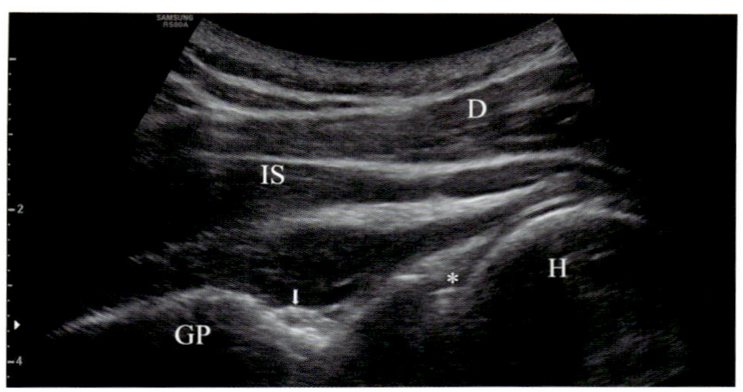

▲ 图 67-3 超声下的肩关节

在超声引导下可观察到关节间隙的后方。*. 盂唇；D. 三角肌；IS. 棘下肌；G和P. 关节盂突；箭 . 棘突切迹；H. 肱骨

野，使之包括后盂缘和盂肱交界处（图67-3）。后关节盂侧唇呈三角形结构。探头的侧端标记为皮肤入口。通过平面内入路，将22号针推进至冈下肌肌腱的关节深处，即在后盂唇和低回声的肱骨关节软骨之间[139]。注射时有阻力提示针尖位于关节软骨或关节唇内，需要重新定位针尖。可选择的入路包括前入路[140]和肩袖间隔入路[141]。X线透视和超声引导下盂肱关节注射的准确性方面在统计学上没有显著差异，在选择引导方式时应考虑避免患者的辐射暴露[142]。

当将超声引导技术与触诊引导技术直接进行比较时，Cunnington等证明具有基本超声技能的初级学员使用超声引导的IA注射准确率（63%）高于触诊引导的准确率（40%）[143]。目前还没有直接比较X线透视引导和触诊引导的盂肱骨注射技术的研究。在一篇综述中，图像引导（X线、超声和MRI）的平均准确率为95%，而触诊引导的平均准确率为79%[131]。当查阅触诊引导的解剖注射技术的个体研究时，发现临床和尸体解剖研究报道了盂肱骨注射准确率为27%～100%[116, 133, 144-146]。

通过超声引导[143, 147]或X线透视确认[116, 143]，提高了盂肱骨注射的准确性，并且显著提高了短期临床结果。Sibbitt等[110]在一项涉及多关节干预的研究中表明，超声引导可显著改善临床结果。Rutten等[112]直接将超声引导和X线透视引导进行比较，证明了超声引导改善了手术结果。超声引导的首次定位准确率为94%，而X线透视引导的首次定位准确率为72%，同时相对减少了手术时间和患者的不适程度。

4. 肩锁关节注射

(1) 适应证与肌肉骨骼病理学：肩锁关节（acromioclavicular，AC）注射用于诊断和治疗疼痛的肩锁关节关节炎[118, 148]。

(2) X线透视引导下的注射技术：很少有报道描述X线透视引导下的AC关节注射。患者取仰卧位，使用前入路或上入路将25号针进针至AC关节。使用不到0.5ml的对比剂来确定IA的位置[149, 150]。

(3) 超声引导下的注射技术：超声引导下的AC关节注射比触诊引导下的AC关节注射能更好地改善疼痛和功能[151]。触诊引导下AC关节内注射的准确率仅为36.5%[152]。平面内[153]和平面外[119, 129, 154]超声引导技术都已得到了应用。然而，由于该关节尺寸小且位置表浅，因此首选平面外技术。患者取坐位，将高频线阵探头放置在AC关节表面上方的解剖冠状平面上（图67-4），可见肩峰突、锁骨、关节囊和楔形纤维软骨盘，通过平面外技术引导25号针进针。由于AC关节位置表浅，进针必须小心谨慎，以免错位进入肩峰下间隙[119, 148]。

由于AC关节尺寸小，形态多变，在没有影像引导的情况下，关节内进针往往是困难和不准确的[132, 155]。在一项解剖研究对比中，使用面内技术的超声引导AC注射准确率为100%，而触诊引导注射的准确率为40%[153]。对于解剖引导的触诊技术，临床和解剖研究报道，当通过X线透视或身体解剖确

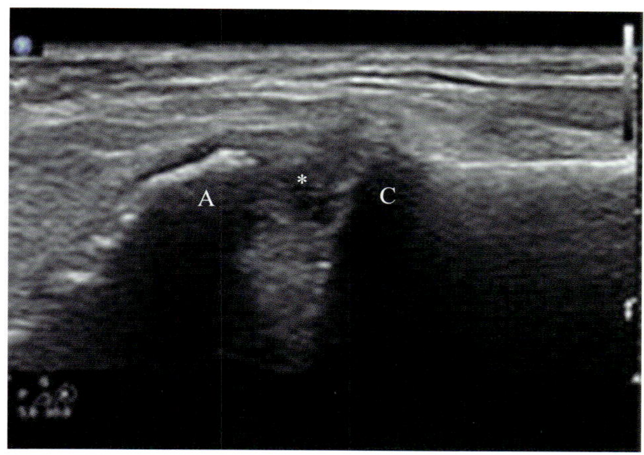

▲ 图 67–4　肩锁关节超声视图

*. 肩锁关节；C. 锁骨；A. 肩峰

认针或注射器放置时，准确率变化在 40%～66% 之间 [132, 155, 156]。Sabeti-Aschraf 等 [154] 观察到，由经验丰富的医生进行触诊引导的 AC 注射和超声引导下的 AC 注射取得了相似的临床结果。

（二）肩部注射的疗效

1. 肩峰下 / 三角肌下滑囊注射的疗效

关于肩峰下 / 三角肌下滑囊注射疗效的证据是相互矛盾的。这种不一致可能与有些研究人群中缺乏对特定肩部诊断的选择或不准确的注射位置有关 [117, 122, 157]。已有关于肩峰下注射成功的预测因素的研究。MRI 表现与轻度撞击和滑囊炎一致，但没有肩袖撕裂的证据，是注射反应的阳性预测因子。影像引导的使用可以提高肩峰下 / 三角肌下滑囊注射在疼痛、功能和活动范围方面的有效性 [158]。

2. 盂肱关节注射的疗效

治疗性盂肱关节注射的大多数现有证据与粘连性关节囊炎有关 [157]。多项系统回顾表明，IA 糖皮质激素注射用于治疗关节囊粘连可改善功能和活动范围，尤其是在与物理治疗和运动联合应用时，最近的系统回顾表明活动范围的改善（24 周）可能比疼痛缓解（8 周）持续更长的时间 [159–161]。IA GH 关节注射被认为与物理疗法治疗粘连性囊炎一样有效，但在 9 个 RCT 中没有显示出明显的优势，合理的方法就是将两者都纳入全面的非手术管理方案中 [162]。除了口服镇痛药和物理治疗外，IA GH 也可以考虑作为标准的保守治疗疼痛性 GH 关节关节炎的方法 [163]。在肩关节置换手术前有明显疼痛和功能受限的患者通常采用该方法治疗。

3. 肩锁关节注射的疗效

迄今为止，尚未有评估 AC 关节注射的长期有效性的 RCT 研究结果发表。有限数量的研究，包括一项为期 3 周的 RCT，报道了 IA 注射在 AC 关节疼痛方面的短期改善 [165–167]。一项涉及 20 名原发性 AC 关节关节炎患者（包含 25 个肩关节）的单一前瞻性研究进行了为期 5 年的随访，结果显示，12 个月时疼痛显著改善且疼痛缓解可持续 5 年 [168]。对于对综合保守管理（包括镇痛药、物理治疗和活动调整）效果不佳的慢性 AC 关节痛患者，AC 关节注射可显著缓解疼痛 [169]。

三、髋关节

（一）解剖学

髋关节是位于骨盆深处的球窝型滑膜关节。髋关节的稳定性归因于凸出的股骨头（球）与凹陷的髋臼（窝）的关节连接，关节囊和周围的肌肉及韧带发挥额外的强化作用。纤维关节囊从髋臼缘穿过关节延伸到股骨颈基底部 [170]。这种包膜解剖结构使得 IA 注射液准确地注入股骨头 / 颈部连接处的包膜中，而不直接进入关节间隙。股神经血管束位于髋关节内侧的股三角。

（二）适应证和肌肉骨骼病理学

关节内注射可用于诊断和治疗髋关节炎症性和非炎症性关节炎的症状。骨关节炎是导致髋关节疼痛和残疾的重要原因。髋关节内注射是髋关节骨关节炎的非手术治疗方法。髋关节内注射也用于诊断目的，以确定和区分 IA 髋关节病理和关节外疼痛来源 [171]。治疗成功的临床预测因素包括关节积液的存在 [172] 和影像学表明无关节萎缩 [173]。髋关节炎的影像学严重程度不能预测治疗性 IA 髋关节注射的疼痛缓解结果。

（三）触诊引导下的解剖注射技术

文献中描述了多种髋关节注射技术，包括触诊（解剖标志）和图像（X 线透视和超声）引导技术。触诊引导注射包括前入路和侧入路。因为关节的位置很深，使用解剖标志的髋关节内注射往往不准确 [174, 175]。我们将重点介绍与提高注射准确度相关的图像引导技术 [176–178]。

（四）X 线透视引导下的髋关节内注射技术

1. 前入路

患者在透视床上取仰卧位。首先，沿着腹股沟进行触诊来识别股动脉[179]。在前后位透视下，确定股骨头 / 颈交界处的外侧[149]。在透视引导下，将穿刺针同轴指向股骨头 / 颈外侧交界处，同时避开先前标记的股动脉。在到达股骨头 / 颈交界处的外侧后，将针稍稍回撤。在回抽无血后，注射对比剂以确认囊内针的位置，然后给予糖皮质激素，通常与局部麻醉药一起注射（表 67–2）。

2. 侧入路

患者在透视床上取侧卧位，目标髋关节取非依赖位。皮肤进针点紧邻大转子。髋关节的中心通常对应于大腿前部和后部之间的中平面[180]。在前后视图中，针尖向前延伸至股骨头 / 颈交界处的外侧（图 67–5）。要注意避免前方或后方的针轨迹到达股骨头 / 颈交界处。在透视图像上，如果针已经通过股骨头 / 颈交界处而没有接触到骨骼，必须重新定位针头以确保囊内注射。注射糖皮质激素，通常与局部麻醉药一起使用（表 67–2）。侧入路的优点包括皮肤进针点远离股神经血管束，以及在整个进针过程中都可显示针尖[179]。

（五）超声引导下髋关节内注射技术

患者仰卧位在手术台上。通常，使用低频曲阵探头以获得足够的穿透深度和更大的视野[181]。短轴切面上可见股神经血管束。将探头横向移动，使其与股骨颈长轴平行。在前斜矢状位（前纵位），显示出股骨颈、股骨头、髋臼缘和滑膜前隐窝[178, 181, 182]。目标位置是股骨头 / 颈交界处的滑膜前隐窝。在此视野中，股神经血管束位于预期针迹内侧 20～30mm 处[182]。能量或彩色多普勒用于识别覆盖的血管结构，如旋股外侧动脉的升支[183]。调整超声视野以提供没有任何血管结构的进针轨迹。通过平面内入路将 22 号针推进滑膜前隐窝（图 67–6）。在确认针尖在滑膜前隐窝内后，缓慢注射药物，同时注意观察髋关节前囊的扩张。

（六）髋关节内注射的疗效

目前评价 IA 髋关节注射治疗骨关节炎疗效的数据有限。由于解剖学和功能特征的差异，IA 膝关节注射的疗效数据不能外推到 IA 髋关节注射。3 项前瞻性随机对照研究表明，在视觉引导下（超声或 X 线透视）给予糖皮质激素可短期缓解疼痛并改善功能[172, 184, 185]。

（七）注射技术的准确性和有效性比较

尽管多项研究推荐使用图像引导来提高准确性，但目前没有研究直接比较图像引导和触诊引导技术[173, 174, 176–178]。传统的触诊引导 IA 注射可能会导致注射位置不准确。股神经血管束是主要存在损伤风险的解剖结构[174, 186]。触诊引导技术记录的 IA 注射的准确率为 60%～80%[174–176, 187]。

超声引导的 IA 髋关节注射的准确率为 97%～100%，与 CT 或 X 线透视引导注射的准确率相当[178, 187]。鉴于缺乏临床结果研究，无法在提高的准确率与临床和功能结果之间建立确切的关系。需要

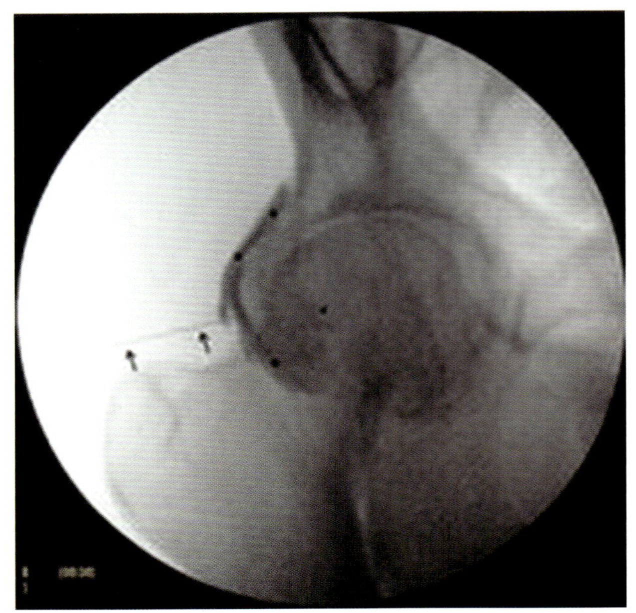

▲ 图 67–5　透视引导下侧入路髋关节注射

前后位透视引导下定位针头用于侧入路髋关节注射。针尖位于股骨头 / 颈外侧交界处。注射放射对比剂可确认针尖囊内位置的准确性。箭指向针。星勾勒出囊内放射对比剂的扩散

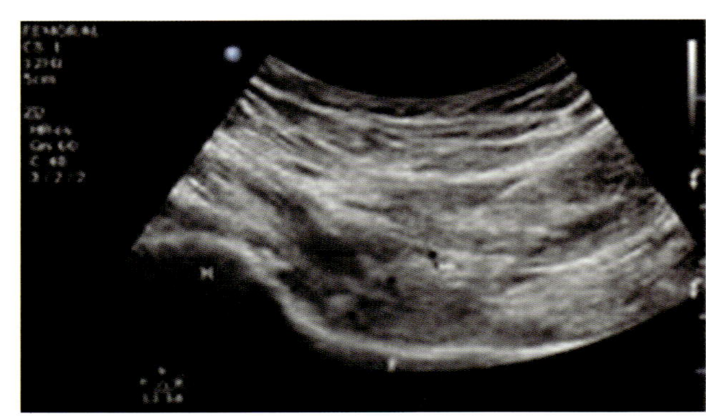

▲ 图 67–6　超声引导下髋关节内注射

箭表示针尖准确地放置在股骨头 / 颈交界处的滑膜凹陷内。F. 股骨干；H. 股骨头

进一步评估 IA 髋关节注射的安全性和有效性，有必要直接比较 X 线透视和超声引导技术。

四、膝关节

（一）解剖学

膝关节是由三块骨头组成的滑膜关节：髌骨、股骨和胫骨。为膝关节提供稳定的四个主要韧带分别是前交叉韧带、后交叉韧带、内侧副韧带和外侧副韧带[188, 189]。

内侧和外侧半月板是为关节空间提供稳定性、润滑和营养的纤维软骨结构。内侧半月板其撕裂的发生率要高 3 倍。膝关节的屈伸平面是主要的运动平面。膝关节分为三个主要腔室：内侧关节、外侧关节和髌股关节。膝关节炎通常发生在两个或多个腔室[189, 190]。

支配膝关节前囊的关节（感觉神经）支是射频消融术毁损的靶点。最近的一项详细的尸体解剖研究描述了膝关节神经分支的高度变异的解剖结构，这些分支是通过 X 线透视引导识别关键的骨性解剖标志进针的靶点[191]。上外侧象限由股外侧皮神经、股中间肌神经、膝上外侧神经和腓总神经支配。下外侧象限由下外侧膝神经和腓返神经支配。内侧上象限由股内侧肌神经、股中间肌神经和膝内侧上神经支配。内侧下象限由隐神经髌下支支配。因为腓总神经及其分支之一（即腓返神经）的位置凝固会导致运动神经损伤，所以下外侧象限不是毁损的目标部位。

（二）适应证与肌肉骨骼病理学

IA 膝关节注射糖皮质激素或黏弹性补充剂是膝关节骨关节炎非手术治疗的一部分。1997 年，黏弹性补充剂在美国被批准用于治疗膝关节骨关节炎。对于膝关节骨关节炎，在 X 线或 MRI 上显示有严重损伤或退行性变的患者可能比轻度结构损伤的患者对 IA 注射糖皮质激素的效果差[192]。与 IA 膝关节注射后疼痛和功能改善可能性负相关的其他因素包括活动范围更受限、局部膝关节压痛和年龄增长[193–197]。

（三）注射技术

1. 触诊引导下的膝关节解剖注射技术

通常用于 IA 膝关节注射入路包括上前内侧、上前外侧、下前内侧、下前外侧、外侧和内侧髌骨中入路。多项研究已经在特定人群中探究了不同的注射技术。对于没有膝关节积液的患者，使用触诊引导技术确认合适的进针位置相对比较困难的。Jackson 等[198]证实，与前内侧入路（75%）和前外侧入路（71%）相比，髌骨中外侧入路具有更高的准确率（93%）。前内侧和前外侧注射在髌骨下方进行，患腿放置在检查床一侧，膝关节屈曲约 90°。

一项尸体解剖研究比较了四个不同的 IA 注射部位（前内侧、前外侧、髌骨中外侧和髌骨中内侧）[199]。患者在检查床上伸展膝关节下行髌骨中入路。在髌骨下方进行前内侧和前外侧注射时，患腿放置在检查床一侧，膝关节屈曲约 90°。前外侧入路准确率最高（85%），髌骨中内侧入路的准确率最低（56%）。

Wind 和 Smolinski[200]研究了髌骨上方注射点（上外侧和上内侧）注射小剂量（2～3ml）亚甲蓝，与黏弹性补充剂的治疗一致。注射时膝关节伸直。在该研究中，侧关节线注射是不可靠的，其 IA 的成功率不到 50%。

2. X 线透视引导下膝关节腔内注射技术

关于 X 线透视引导下的进针技术和触诊下行 IA 注射联合 X 线透视确认进针点的技术均已描述[149, 201]。X 线透视引导下的注射技术可在髌骨上方（图 67–7）、下方或髌骨水平进行。当采用内侧或外侧入路在髌股关节注射时，需推开髌骨进行穿刺[149]。对于患有严重髌股关节关节炎的患者，用这种方法进行关节内注射存在一定的困难。

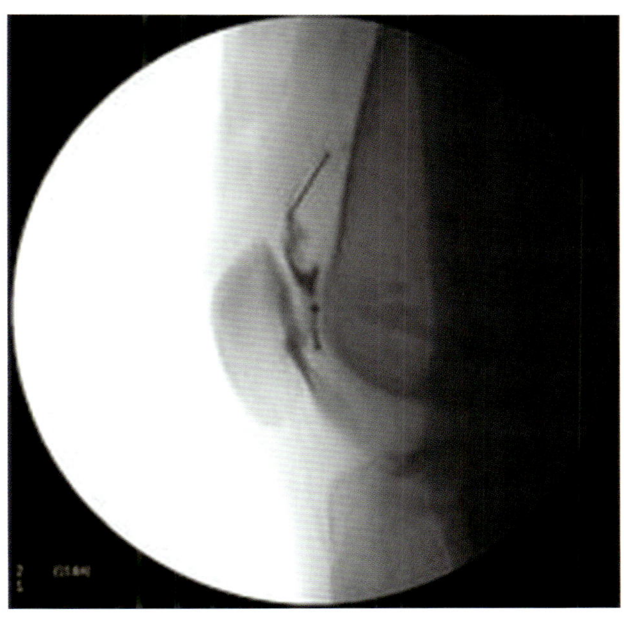

▲ 图 67–7 透视引导下外侧入路行髌上关节内膝关节注射

注射对比剂的适当定位可确认针尖在髌上滑膜隐窝的准确位置

也有前入路注射的报道[202, 203]。Moser等评估了透视下髌下、前外侧和前正中入针方法的技术成功率和患者的耐受情况[203]。前正中入路时，膝关节屈曲至60°，于髌下韧带外侧进针，指向头侧和股骨切迹内侧。前外侧入路时，膝关节屈曲至90°，定位关节间隙。于关节线处进针，穿刺针指向股骨外侧髁稍内侧后方。

对于X线透视引导穿刺技术，可以注射对比剂以确定进针的位置。如果不能使用对比剂，也可以通过微型空气关节造影术验证IA位置[201]。对于髌骨上入路，注入0.5～5ml空气后，若髌上囊内可见清晰的气体阴影，可确定IA位置[201, 204]。当关节周围组织中发现弥漫性气体时，建议选择其他的位置。虽然空气关节造影已被认为是一种安全的方法，但在注射空气之前，应在超声多普勒功能或X线透视引导下进行回抽，以防血管内注射和空气栓塞。

3. 超声引导注射技术

超声引导入路包括髌中外侧入路[204]、髌中内侧入路[205]和髌上滑膜隐窝入路[206]。髌中外侧入路和髌中内侧入路时髌骨影响穿刺针的显影，因此首选的技术是髌上滑膜隐窝入路。这种方法也将软组织和关节软骨损伤的风险降到最低[206]。缺点是对于没有膝关节积液的患者，髌上滑膜隐窝难以可视化。

髌上入路患者取坐位或仰卧位，膝关节屈曲20°～30°[207]。用枕头或毛巾卷支撑膝盖，使股四头肌肌腱放松。可采用高频线阵探头。首先，用平行于股四头肌肌腱纵轴的探头扫查膝关节（图67-8）。识别皮肤和皮下组织、股四头肌腱、髌骨、股四头肌脂肪垫、股前脂肪垫、股骨和髌上滑膜隐窝。髌上滑膜隐窝位于股前和股四头肌脂肪垫之间，与膝关节直接相通。超声探头的压力必须降到最低，以防止挤压滑膜隐窝。在一些患者中，滑膜隐窝可见明显积液。将探头旋转90°为短轴视图（图67-9），并识别相同的结构。在短轴视图上，用平面内技术从外侧向内侧进针至髌上滑膜隐窝。如果有明显的积液，应抽吸滑膜积液。在超声可视下将药物注入关节腔，超声多普勒功能可显示药物在关节腔内扩散。

髌上滑膜隐窝注射也可以用超声探头沿长轴平面进行[206]。采用这种技术时，髌骨上缘是髌上滑膜隐窝的下标志。探头横向移动以避开股四头肌肌腱。超声探头向头侧倾斜，在长轴平面内进针。当短轴

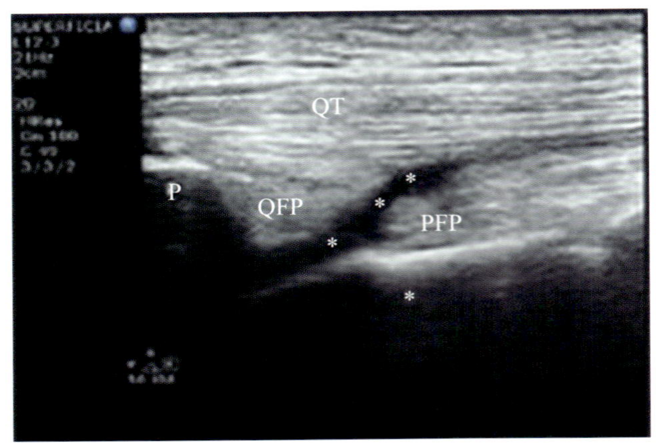

▲ 图67-8　髌上滑膜隐窝的长轴视图

P. 髌骨；F. 股骨；PFP. 股前脂肪垫；QFP. 股四头肌脂肪垫；QT. 股四头肌肌腱；*. 与关节内间隙相通的髌上滑膜隐窝轮廓

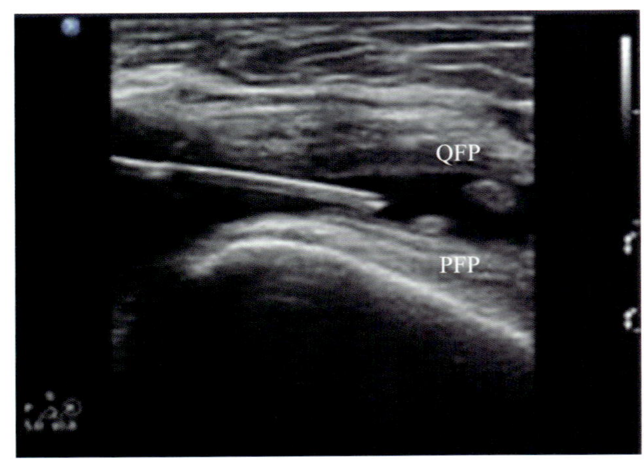

▲ 图67-9　髌上滑膜隐窝的短轴（横切面）。针准确地置于股骨前脂肪垫（PFP）和股四头肌脂肪垫（QFP）之间的髌上滑膜隐窝

平面难以观察到髌上滑膜隐窝时，可选择此入路。

在膝关节注射中，图像引导技术与触诊引导技术相比，具有更高的准确性[110, 205–208]。对于髌骨上入路，超声引导下关节内注射的准确率（96%～100%）高于触诊引导下注射（55%～84%）[206, 207]。对于髌骨内侧入路，相比触诊引导注射，超声应用使得注射的准确率从77%提高到96%[205]。超声引导下准确性提高，对临床成果和成本效益有显著的积极影响[110, 208]。超声引导对渗出性膝关节进行关节治疗时，可使疼痛减少48%和滑膜液抽出量增加183%[209]。注射后短期疼痛也有所改善。尽管X线透视引导有助于穿刺针位置的判断，但临床还缺乏功能相关的数据。

（四）膝关节内注射的有效性和安全性

对 28 项试验进行系统回顾，包括糖皮质激素与安慰剂、黏弹性补充剂（透明质酸和透明质酸衍生物）和关节灌洗[210]。注射糖皮质激素在 1 周时缓解疼痛方面优于安慰剂，NNT 为 3。与安慰剂相比，注射糖皮质激素的镇痛效果可持续 3 周。在 4～24 周，缺乏证据支持长期治疗有效。由于缺乏数据，功能相关的结果难以评估。注射糖皮质激素和黏弹性补充剂的效果在注射后 1～4 周相似。第 5～13 周，黏弹性补充剂能够更好地持续改善功能和疼痛。

另一项关于黏弹性补充剂治疗骨关节炎的系统综述评估了 76 项研究[102]，与安慰剂相比，黏性补充剂的疗效更好。从注射后 5～13 周，黏性补充剂使疼痛较基线改善 28%～54%，功能增强 9%～32%。虽然起效较慢，但黏弹性补充剂似乎比关节内糖皮质激素注射有更持久的治疗效果[211]。由于研究设计和结果测量的差异，无法对不同黏弹性补充剂的配方进行比较[102, 194, 212]。

五、射频消融术

传统和内冷却射频消融技术通过确定的选定参数，包括针尖大小、时间和温度设置，在特定的病变部位诱发可控的热凝固性坏死。该技术在大的外周关节中最适用于膝关节，也适用于髋关节和肩关节。RFA 技术已成为安全、有效、经济的替代关节内糖皮质激素注射治疗疼痛的膝关节骨关节炎的方法，对非手术患者来说，RFA 是一种可行的关节置换手术前的选择。

（一）膝关节射频消融术

膝神经射频消融术涉及 3～4 个热凝靶区，包括膝外侧上支、内侧上支、内侧下支和股中间肌的中间支。X 线透视和超声均可用于确定热凝区域相关的标志[191, 194, 213]。在行 RFA 之前，诊断性的阻滞有助于选择可能有治疗效果的患者。关于诊断性膝神经阻滞的研究参差不齐，需要进一步研究以确定这些注射剂的作用。最近的一项前瞻性随机对照研究评估了膝神经阻滞在预测膝神经 RFA 结果方面的效果，将选择阈值为疼痛缓解≥50% 的诊断性阻滞与不使用诊断性阻滞的组进行比较，并没有显示使用诊断性阻滞的治疗成功率增加[214]。最近的一项多中心随机对照研究比较了内冷却电极射频消融和 IAS 治疗膝关节炎的疗效，发现 RFA 组在减轻疼痛、改善身体功能和减少非阿片类药物使用方面有更有利的结果[196]。除了可能比 IAS 更持久的治疗效果和避免使用糖皮质激素外，RFA 的优势是在关节置换手术后仍是一种可行的治疗选择，尽管缺乏强有力的证据支持其在术后人群中的使用。最近一项关于膝神经射频消融治疗膝关节疼痛非手术治疗的系统综述和 Meta 分析提示，在纳入的 7 项 RCT 中采用射频消融治疗，没有研究报道与该手术相关的严重不良事件[215]。在 5 项高质量的 RCT 和 2 项中等质量的 RCT 中，RFA 优于假性治疗、关节内糖皮质激素和黏弹性补充剂治疗。

尽管在传统的 RFA 技术中只针对 3～4 根神经，解剖表明，超过 10 根神经或分支为膝关节提供神经支配[191]。未来还需要解剖学和临床研究来指导医生确定哪些神经需要损毁以获得最佳临床结果。

1. X 线透视引导技术

热射频消融技术是最常用的治疗方法。麻醉阻滞或者冷却射频消融术常选 3～4 个部位[216]。从膝关节的前后视图来看，这些阻滞部位包括股骨干与内侧和外侧上髁交界处的骨膜（膝关节上内侧和上外侧神经分支），以及胫骨干与内上髁（膝下内侧神经支）的交界处，可以选择在髌骨上方约 3cm 处的第四个毁损靶点，目标是来自股中间肌的神经。为避免损伤腓总神经，膝关节下外侧神经不进行毁损。在膝神经分支的侧位片上，针沿骨膜推进至股骨或胫骨的 40%～60% 深度，髌上位置通过股四头肌腱或使用外侧入路通过肌腱下方，向前推进至骨膜。行射频消融技术前，必须行运动刺激测试，以 2Hz，2V 的频率刺激每个神经分支，并确认无运动反应。对每个消融部位进行麻醉阻滞一段适当的时间，再进行消融。

2. 超声引导技术

膝神经阻滞和 RFA 可以使用超声进行引导，尽管这种引导方式在安全性或有效性方面没有被证明优于 X 线透视引导[217]。使用超声引导的优点之一能够显示目标神经附近的血管，避免了完全依赖骨膜标志来获取神经的大致位置。超声引导技术的效率高度依赖于操作者。

3. 膝关节射频消融术的安全性和有效性

膝关节的神经射频治疗的有效期至少是 3 个月[212]。然而，有病例报道血管结构的损伤可导致异常血管结构的产生、关节积血和骨坏死[194]。33 项研究（包括13项RCT）评估了射频消融的有效性和安全性，随访时间为3～12个月，发现膝关节射频消融改善了因骨关节炎引起的疼痛和功能障碍[218]。其中13项研究使用了不同的参数包括电压（40～50V）、频率（2～5Hz）、温度（38.9～42.9℃）、脉冲宽度（5～20ms）和持续时间（4～15min）等参数探讨了RFA的有效性和安全性。5项研究使用内冷却电极研究了RFA，16项研究使用不同温度（60～80℃）和持续时间（60～120s）参数检测了传统RFA。33项研究中有29项报道了不良事件，其中9项报道了轻微的不良事件，包括膝关节肿胀、穿刺过程中暂时性骨膜疼痛、关节出血、穿刺部位皮下出血和感觉减退。没有严重的手术相关AE的报道，包括感染、出血、运动损伤或热损伤。

膝关节RFA最关注的罕见的理论上不良反应还包括血管损伤、运动损伤和皮肤热损伤。靠近膝关节射频消融靶点的动脉有受损的风险。虽然RFA导致的血管损伤很少见[219]，但在外科文献中已有详细描述[194]。值得重视的是，许多患者膝关节下内侧的射频消融部位真皮层较薄，已有传统射频消融术导致皮肤热损伤的报道[220]。

膝关节RFA是一种具有吸引力的替代传统膝关节内注射的方法，原因主要包括可避免使用糖皮质激素，并且治疗后有更持久的效果。一项随机对照研究比较了冷却射频消融和关节内糖皮质激素注射的差异，在6个月时发现，数字评分量表（有效率50%或更高，74.1%～16.2%，$P<0.0001$）、平均牛津膝关节评分（35.7±8.8～22.4±8.5，$P<0.0001$）、整体感知效应（91.4%～23.9%，$P<0.0001$）[196]方面，冷却射频消融优于关节内糖皮质激素注射。没有与RFA操作相关的AE。对诊断性神经阻滞的反应达80%或以上，疼痛持续时间<5年的患者，射频消融治疗的成功率更高[221]。射频消融术也被证实是治疗骨关节炎疼痛的一种经济有效的方法[222]。

（二）髋关节射频消融术

虽然没有膝关节RFA技术成熟，但是RFA也可用于缓解骨关节炎引起的慢性髋关节疼痛。髋关节前囊是髋关节射频消融的靶点，包括来自股神经、闭孔神经和副闭孔神经的分支[223]。

1. X线透视引导技术

患者取俯卧位，使用触诊或超声引导，标记股动脉，于股动脉的外侧进针。直接从骨盆前位视图向外侧移动，可以看到髋关节的经典图像。股神经关节支的消融靶点在髋臼上12点钟方向，用神经阻滞针对准病变靶部位的骨膜。对于闭孔神经关节支，穿刺针通常从坐骨下方进入，向矢状面和深部进针到坐骨切迹外侧的神经处。对于副闭孔神经关节支，沿着骨膜将针向前推进约1cm进行第二点阻滞，注射1ml局部麻醉药用于诊断性阻滞。运动刺激需在RFA损毁前进行。

2. 髋关节射频消融术的安全性和有效性

目前还没有足够的文献（包括解剖学研究）来指导临床医生对慢性髋关节疼痛行射频消融术。然而，一项系统综述总结了14项髋关节射频融的研究，发现射频消融术后36个月仍有较好的效果。然而，没有一项研究是随机对照试验[224]。同样，几乎没有评估不良事件发生率的数据，但有报道称髋关节射频手术后的不良事件包括感觉减退和血肿，特别是在副闭孔神经的靶部位，这证实了进针前谨慎识别股动脉的重要性。

（三）肩关节射频消融术

相对于膝关节RFA和髋关节RFA，肩关节RFA是一种较新的技术，安全性和有效性的研究也较少。适应证包括难治性肩关节疼痛、肩锁关节疼痛、肩袖疼痛或粘连性囊炎、不适合手术或希望尽可能长时间采用保守治疗的患者。消融的神经包括肩胛上神经、腋神经的关节支和胸外侧神经的关节支[225]。

1. X线透视下肩关节注射技术

患者取俯卧位，轻度内旋或外旋手臂，充分显露肱骨大结节。对于肩胛上神经关节支，C型臂需向同侧倾斜30°～45°，向尾侧倾斜15°。肩胛上神经关节支的靶点位于肩胛窝后骨边缘，棘骨切迹外侧，肩胛骨脊柱下。对于腋神经关节支，采用相同的透视视图，靶点位于肱骨头后外侧和大结节处。射频套管在透视引导下置于干骺端－骨干交界处上方的大结节后下方。对于胸外侧神经关节支，患者取仰卧位，C型臂向同侧倾斜约15°并向头侧倾斜，靶点是喙突的中心。

2. 肩关节射频消融术的安全性和有效性

关于射频消融术治疗肩关节、肩锁关节和肩袖疼痛有效性和安全性的文献很少。最近一篇包括18项研究（其中6项为随机对照试验）的系统综述研究了射频消融治疗慢性肩痛的情况。16项研究是关于脉冲射频消融，剩下的2项研究是关于传统射频消融[226]。研究方法多种多样，包括将 RFA 技术与其他治疗方法（如物理治疗或糖皮质激素注射）结合使用，设定不同的 RFA 参数，因此无法得出关于这些技术对肩关节疗效的确切结论。尽管如此，所有研究都提示 RFA 具有治疗效果，不良反应较少，包括几名患者针刺部位疼痛在 1h 内消退，以及一名患者在穿刺部位出现血肿。外科文献报道了在关节镜下肩峰成形术中发生皮肤热损伤的情况，热损伤应始终被视为任何经皮 RFA 的风险[227]。针对腋神经[228]和肩胛上神经[229, 230]的脉冲射频消融术对于肩痛综合征有较好的效果，但支持长期治疗的证据质量较差。

结论

关节内注射是肌肉骨骼疼痛疾病的非手术多模式治疗的重要组成部分。超声和 X 线透视引导下的关节内注射有助于提高注射的准确性。超声对于介入性肌肉骨骼疼痛的治疗有独特的优势，不仅能够可视化关节周围软组织，还可以避免电离辐射。与触诊引导技术相比，超声引导提高了注射的准确性，显著提高了临床治疗效果。未来还需进一步的对比研究，以确定最合适的关节内注射药物及最佳的注射方式。必须特别注意与治疗每个关节和潜在的肌肉骨骼疾病相关的疗效和不良反应。此外，最佳治疗时机、术后恢复和个体化的治疗方案还有待探索，还需要大规模的研究来比较超声引导与传统触诊及 X 线透视引导注射技术的安全性和有效性。随着成像技术的应用，触诊引导技术在关节内注射中的应用将越来越少。

射频消融术是一种较新的治疗方法，可以安全有效地替代 IA 糖皮质激素注射治疗膝关节、髋关节和肩关节疼痛。到目前为止，关于膝关节 RFA 的研究最为全面，需要更多的研究来支持射频消融治疗肩关节和髋关节疼痛的长期疗效和安全性。

本章所述手术的安全有效实施对介入治疗的发展至关重要，为骨关节炎引起的慢性周围关节疼痛提供经皮疗法，包括相关解剖的详细知识和任何手术对患者的潜在风险。

要　点

- 肌肉骨骼疾病，包括症状性关节炎和软组织疾病，与高残疾水平和重大经济成本相关。骨关节炎是最常见的关节炎。
- 应将关节注射纳入多模式治疗计划。
- 用于关节注射的药物包括糖皮质激素、局部麻醉药和黏补充剂。
- 多种糖皮质激素和黏补充剂配方具有不同的药理学特性。
- 黏补充剂补充可能比 IA 糖皮质激素具有更长的镇痛效果，但 ACR 指南不再支持关节炎疼痛使用关节内注射。
- 重要的是要了解每种注射剂的不良反应和并发症。当这些事件发生时，应采用适当的管理策略。
- 触诊、超声引导或 X 线透视均可引导关节注射。
- 图像引导技术（超声波和 X 线透视）可以提高针尖位置的准确性。
- 超声在特定操作中具有优势，因为它可以可视化关节周围软组织，并在无电离辐射的情况下提供实时穿刺针的轨迹。
- 研究表明，超声引导 IA 对临床和经济结果有积极影响。
- 射频消融已成为治疗慢性外周关节疼痛的一种安全有效的替代激素注射方法。
- 有明确的证据支持膝关节射频消融术的安全性和有效性，可考虑在有或无膝关节手术前的患者中使用。
- 髋关节 RFA 应包括仔细评估神经血管结构，包括考虑使用超声引导识别股动脉。
- 肩部射频消融是一种较新的技术，关于其安全性和有效性的证据仍在不断研究中。

第 68 章　肌筋膜注射和筋膜平面阻滞用于围术期疼痛和慢性疼痛管理

Myofascial Injections and Fascial Plane Blocks for Perioperative and Chronic Pain Management

Ariana M.Nelson　Carlos E.Guerrero　Andrea L.Chadwick　著

宋棋梁　译　　孙建良　校

一、肌筋膜疼痛综合征的概述和病理生理

肌筋膜疼痛（myofascial pain，MP）是颈部、下腰部和身体其他部位疼痛的常见来源。"肌筋膜疼痛"包含多种不同的疼痛状态，除肌肉拉伤和肌筋膜触发点（trigger point，TrP）外，还包括梨状肌综合征、髂腰肌相关性疼痛、斜角肌压迫臂丛神经相关性疼痛［神经源性胸廓出口综合征（neurogenic thoracic outlet syndrome，NTOS）］等特殊的肌筋膜疼痛综合征。骨骼肌由受运动神经控制的肌纤维组成，每个神经根支配一块肌肉或一个肌节；骨骼肌的肌腹通过肌腱与骨骼相连。TrP 存在于肌肉内，通常位于肌肉中心。

虽然关于肌筋膜疼痛的病理生理仍未阐明，但近年来已有一些研究提出了若干新的理论。潜在的生物力学和体态因素与神经、心理等因素（包括抑郁和焦虑）、体内激素和营养失调相互作用。这些因素部分或整体上引起外周敏化、自主神经失调，并最终导致脊髓中枢敏化，从而放大肌筋膜疼痛患者的症状。有学者在 TrP 的高敏感性基因位点中发现了血管活性介质、促伤害性神经递质和炎症介质，包括缓激肽、去甲肾上腺素、5-HT、CGRP、P 物质、TNF-α 和 IL-1β[1-3] 等。这些物质均具有不同程度的促伤害作用，使外周伤害性感受器敏化，从而出现包括牵涉痛和局部抽搐反应等在内的肌筋膜疼痛。

由于乙酰胆碱（acetylcholine，ACh）过度释放引起终板功能失调，诱导病变部位形成肌肉紧绷带，可能是肌筋膜疼痛患者出现运动现象。ACh 的过量释放可增加接头后终板的去极化，引起肌肉持续收缩。在动物和人体受试者中，研究者们已发现了 TrP 中最大肌节缩短的证据[4]。ACh 释放增加、肌节缩短和致敏物质释放三者间相互作用形成正反馈循环。在研究肌筋膜疼痛患者下丘脑 – 垂体 – 肾上腺皮质和交感 – 肾上腺髓质系统对应激的反应时发现，与健康对照组相比，肌筋膜疼痛患者血浆中皮质醇、肾上腺素和去甲肾上腺素的浓度显著升高[5]。

肌筋膜疼痛综合征患者的肌肉紧绷带静息时张力较高，并且含有过度收缩的肌纤维。这些肌纤维长时间的过度收缩使局部肌肉能量消耗增加，导致局部组织低灌注和缺血。血管活性介质在肌肉缺血时释放，导致 ACh 释放增加，从而进一步加重局部缺血和外周伤害性感受器敏化，最终引起疼痛。已知血管活性介质（如肌筋膜疼痛患者肌肉紧绷带释放的血管活性介质）可使骨骼肌等中的周围伤害性神经纤维敏化。由于伤害性感受器的阈值较低，它在受到疼痛刺激时会自发放电。然而，在敏化状态下，伤害性感受器在受到非疼痛刺激时也会自发放电[6]，随着时间的推移，这种异常外周感觉输入的积累可导致中枢神经元敏化[7]。

TrP 中异常电活动的临床表现称为局部抽搐反应（local twitch response，LTR），它是由节段性脊髓反射介导的[8]。对 TrP 深部触诊或针刺可诱发 LTR，使处于紧绷状态的肌肉快速收缩。LTR 的部位称为"感觉位点"，在组织学上与感觉神经受体相关[9]。"活动位点"中可以监测到自发性的电活动信号，它们以运动终板噪声的形式出现。根据这个模型，感觉位点和活动位点相当于伤害性感受器和运动终板，并分

布在整个肌肉中。在上述位点高度集中的部位，可观察到肌筋膜 TrP。TrP 部位存在异常的自发性电活动，伴随 ACh 过度释放产生终板噪音。这种终板噪音可见于神经肌肉接头的电生理研究中[10]。TrP 中的自发性电活动比正常组织更频繁，并且显示出异常模式。因此，这种异常的自发性电活动不同于正常的终板电位，可能与 ACh 过量释放直接相关。

二、肌筋膜疼痛综合征的临床表现和诊断

仔细的病史询问和体格检查仍然是诊断肌筋膜疼痛综合征的基石。其典型的临床表现和诊断标准包括局部疼痛和僵硬、受累肌肉的运动幅度受限、紧绷带产生的抽搐反应、TrP 引发的远处牵涉痛，以及对 TrP 实施局部麻醉可缓解 MP 症状[11]。如前所述，TrP 是骨骼肌内的局部疼痛区域，该区域含有对按压非常敏感的紧绷带。TrP 可分为活动性 TrP 和潜伏性 TrP。活动性 TrP 存在于具有局部疼痛的患者，而潜伏性 TrP 通常无症状，但可通过体格检查时的深部触诊发现。研究发现，45%～55% 健康年轻人的肩带肌群中存在潜伏性 TrP[12]。肌筋膜疼痛可在创伤后出现，多伴随反复的轻微创伤引起的慢性劳损，或不伴有明确的诱因。异常的人体力学或体态异常可能引发或加重肌筋膜疼痛。这种疼痛的性质通常表现为不同程度的深压痛，并且局限于特定解剖区域。特征性的牵涉痛类型与特定的肌肉相关，尽管这些牵涉痛类型经常不可靠[13]。常见的受累肌肉包括斜方肌、颈夹肌、颈椎和腰椎椎旁肌、腰方肌等。

主诊医师必须接受关于肌筋膜疼痛和 TrP 的体格检查的规范培训，才能获得可靠的体格检查结果[14]。主诊医师应当进行规范的肌肉骨骼检查，以鉴别潜在的骨骼功能紊乱或神经功能紊乱引起的继发性肌筋膜疼痛和功能紊乱。尽管目前没有统一的诊断标准，但全面的体格检查有助于明确诊断。肌筋膜疼痛综合征中的 TrP 会在受到刺激后被发现[15]。这些以疼痛为主要表现的 TrP 限制了受累肌肉被动运动的范围。虽然这些发现已被列为诊断标准[16-18]，但研究者们发现，在与对照组进行盲法研究中，检查者在诊断是否存在 TrP 时，结果并不完全一致[19-21]。造成这种诊断的差异归因于缺乏标准化的检查技术和对检查结果判读的异质性；此外，肌肉解剖的差异、肌肉的锻炼或失用性萎缩等均可影响诊断的正确性。体格检查中最具可重复性的结果包括确定受累肌肉中的 TrP、远处牵涉痛的部位、日常疼痛的程度和部位等。

肌筋膜疼痛的鉴别诊断包括：①肌肉骨骼和神经病变，如关节炎、退行性腰椎间盘疾病、神经根病、滑囊炎和肌腱炎等；②自身免疫性疾病或感染性疾病；③代谢和内分泌功能障碍，包括甲状腺功能减退等；④精神障碍，包括抑郁和焦虑等；⑤纤维肌痛或弥漫性肌肉骨骼疼痛。

最近的影像学研究证实了与触发点相关的解剖变化。有学者报道，超声检查结合多普勒血流信号可显示触发点，并且超声影像可帮助指导靶点肌内注射。最新研究发现，使用 MRI 和超声弹性成像技术也可以识别触发点肌肉信号的变化，但这项技术尚未在临床得到验证[22, 23]。

三、触发点的治疗

触发点的治疗通常包括物理疗法（如手法松解、肌肉牵张和力量加强、调节和复位、理疗等）、触发点注射（figger pain injection，TPI）、干针和针灸、经皮神经电刺激等[24]。虽然已有多种针对触发点疼痛的治疗方法，但很少有研究对各种治疗方法的疗效做出合理的评估与解释。替扎尼定对急性骨骼肌痉挛有效[24]，地西泮，阿米替林和利多卡因贴片也有治疗效果，但关于抗惊厥药物是否可治疗肌筋膜疼痛综合征鲜有报道。虽然氯硝西泮对触发点疼痛治疗有效，但它的使用受到抑郁、肝功能障碍和药物依赖等不良反应的限制。非甾体类抗炎药，特别是布洛芬，与其他药物合用对触发点疼痛也有效[24]。

TPI 是一种被广泛应用的有创治疗方法。实施 TPI 时，将针直接穿刺到体格检查时确定的 TrP 中。TPI 适用于各种药物的注射，是包括引导式治疗和结构化理疗在内的综合疗法的一部分。当物理治疗或牵张引起的疼痛让患者无法忍受时，TPI 可缓解上述治疗带来的疼痛，从而使物理治疗更顺利有效[25]。TPI 的禁忌证包括：①全身或局部感染；②凝血功能障碍；③解剖异常；④患者拒绝等。

生理盐水、类固醇激素、局部麻醉药（包括利多卡因和布比卡因等）、A 型肉毒毒素（botulinum toxin serotype A，BoNT-A）和干针等都曾被用于触发点疼痛的治疗和研究。在对 TrP 进行直接针刺时诱发 LTR 具有立竿见影的效果[26]。目前尚无研究证实何种注射疗法相比另一种更具优势，或者说何种药物注射

疗法比干针疗法更具优势[27]。Cummings 和 White 对 23 项随机对照试验进行系统综述，认为 TPI 产生的治疗效果很可能来自针刺本身，而非注射的药物，因为湿针和干针的治疗效果并无差异[27]。该综述还表明生理盐水和局部麻醉药用于 TPI 时都能有效缓解疼痛，并且疗效相当。虽然在局部麻醉药中加入类固醇激素很常见，但并无可靠的证据表明其疗效低于单用局部麻醉药。因此，尽管 TPI 已被广泛用于肌筋膜疼痛的治疗，但关于注射位点的数量、给药频率、注射药物的剂量和类型仍未达成共识，尚需进一步的对照研究来评估 TPI 的疗效及有效镇痛持续时长等。

A 型肉毒毒素是一种抑制中枢敏化的镇痛药，其通过抑制运动终板上 ACh 的释放而产生持久的肌肉松弛作用[28]。然而，其价格昂贵，需在专科医生的指导下应用。尽管该疗法的前景被看好，但随机临床对照试验的结果却好坏参半。多项系统评价认为，目前关于使用肉毒毒素治疗肌筋膜疼痛综合征的临床证据尚不充分。Ferrante 等发现，将 BoNT-A 用于颈胸部肌筋膜疼痛的 TrP 注射时，其镇痛效果与安慰剂相比差异并无统计学意义[29]。他们认为，尽管临床医生选择 BoNT-A 注射替代干针和局部麻醉药治疗 MP，但应该考虑到肉毒毒素的特点（毒素可以透过筋膜平面）、注射的剂量和容量、注射肌肉的选择、患者体位和解剖变异、注射方法等。Harden 等发现，与安慰剂治疗相比，注射 BoNT-A 可短期（12 周）内缓解 MP 引起的慢性紧张型头痛[30]。Graboski 等发现，给肌筋膜疼痛综合征患者的 TrP 中注射 0.5% 布比卡因或 BoNT-A，都能有效缓解疼痛，两者无显著差异[31]。Venancio 等将 45 名 MP 患者随机分为三组，即干针组、0.25% 利多卡因 TPI 组和 BoNT-A TPI 组，并随访 12 周[32]。结果发现，虽然 3 组都有良好的治疗效果，但 BoNT-A 组镇痛补救药物的使用更少，并且注射后发生局部敏化的患者更少[32]。在另一项研究中，Nicol 等使用“压痛点”和模式化注射技术取代触发点注射技术，将 BoNT-A 直接注射到疼痛的肌肉群中，结果显示，该方法可减少平均疼痛数字评分和每周头痛发作次数，并改善日常活动和睡眠生活质量[33]。在 Benecke 等[34]和 Miller 等[35]的研究中，他们使用固定位点注射技术给颈部肌筋膜疼痛患者注射 BoNT-A，也得到了类似的阳性结果。

触发点注射技术和随访

征得患者的知情同意后，对肌肉进行触诊，识别并标记触发点。消毒后将一根 38.1mm（1.5 英寸）25～27G 针穿刺到触发点。此时可能会引起局部抽搐，或由患者口头辨认疼痛部位。回抽无血或液体后，注射 0.25% 布比卡因、0.2% 罗派卡因或 1% 利多卡因，也可考虑加入类固醇激素，如地塞米松（30ml 局部麻醉药中加入 4mg）或小剂量颗粒性类固醇激素（如局部麻醉药中加入 20～40mg 甲泼尼龙或曲安奈德）。

触发点注射的并发症包括出血、血肿、神经阻滞和感染等。应密切监测患者是否有出血、神经系统症状（麻木或虚弱、大小便失禁等）或感染迹象。根据注射部位的不同，还应注意患者是否有气胸（颈部、肩部、胸部和胸前壁注射时）的体征和症状或局部神经阻滞（如尺侧腕屈肌注射引起的正中神经阻滞）等。

注射治疗的成功与否取决于触发点的正确诊断和定位。对于有多部位疼痛或疼痛区域广泛的慢性疼痛或心理障碍患者，单纯使用 TPI 治疗的效果可能不理想。对于局灶性肌肉疼痛和典型肌筋膜疼痛的患者，通过良好的 TPI 治疗后，疼痛症状可得到显著的缓解，效果可持续数天甚至数月。TPI 的成功还依赖于随后的肌肉牵张和力量加强锻炼、神经肌肉训练[1]。如前所述，肌筋膜疼痛综合征最有效的治疗方法是根据患者的个人需求量身定制的综合疗法，如将 TPI 与物理治疗和药物治疗相结合等。建议医生在 TPI 后进行适当的随访，并鼓励患者解决其他导致慢性疼痛的因素（如情绪紧张、工作压力、社会活动少等）[36, 37]。

超声引导下触发点注射技术

与盲穿注射相比，超声引导下注射具有多个理论上的优势。超声使得触发点可视化（图 68-1）。操作者可确保穿刺针穿透肌肉组织，这对于脂肪较多的患者更有帮助。超声引导还可避开对针刺或局部麻醉药浸润较敏感的组织和结构（如神经血管组织或内脏等）[38]。超声成像可使针刺引起的肌肉抽搐反应可视化，这对于在深部肌肉或者小的肌肉内注射时特别有意义[39]。超声引导的另一个优势是可以明确局部麻醉药在筋膜平面内的浸润或扩散[40]，还有助于副神经脊髓根（第Ⅺ对脑神经）的阻滞，以诊断斜方肌相关的肌筋膜痛[41]。

四、梨状肌注射

梨状肌综合征在第 30 章中有详细描述，表现为

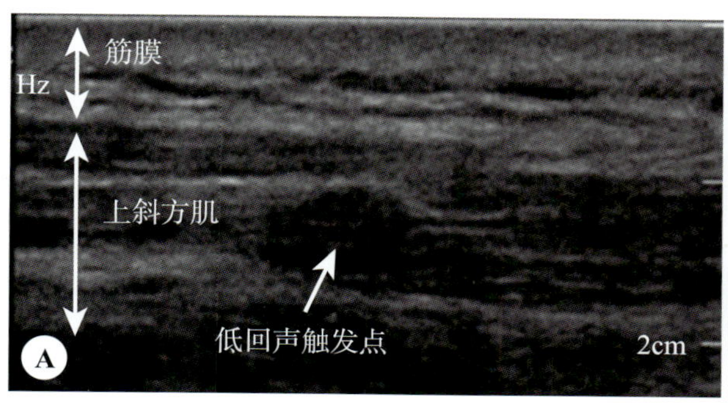

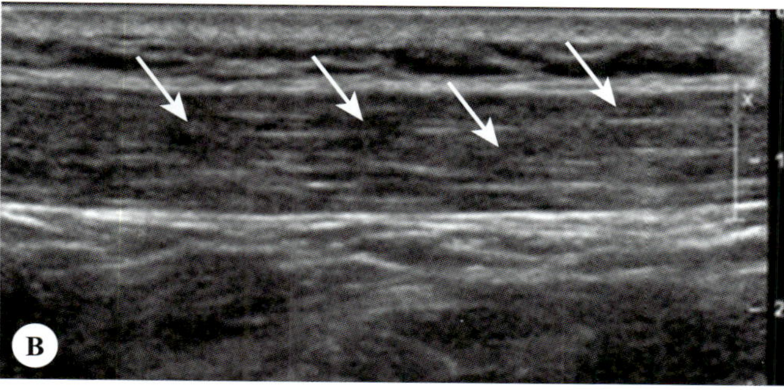

▲ 图 68-1　上斜方肌触发点的灰阶影像

A. 单发的触发点表现为明确的局灶性低回声结节；B. 上斜方肌中的一连串四个低回声触发点（经许可转载，引自 Sikdar S, Shah JP, Gebreab T, et al. Novel applications of ultrasound technology to visualize and characterize myofascial trigger points and surrounding soft tissue. *Arch Phys Med Rehabil*. 2009;90:1829-1838）

臀部疼痛，并伴或不伴有同侧坐骨神经支配区域的放射痛。在以臀部为主要疼痛来源或疼痛分布区域的患者中，约 8% 的患者系梨状肌综合征所致。梨状综合征系坐骨神经和梨状肌关系异常，导致坐骨神经长期受到慢性刺激的结果。此外，肌肉肥大、感染或肿瘤侵袭肌肉也可对神经造成压迫或刺激[42, 43]。78%～84% 的人群坐骨神经从梨状肌的前面经过，而 12%～21% 的人群坐骨神经分支穿过梨状肌或在梨状肌后方经过。这种解剖变异在受到肌肉收缩等因素影响时会引发坐骨神经相关症状[42]。

由于没有统一的诊断标准，因而梨状肌综合征的诊断是一种排除性诊断。对于臀部疼痛、梨状肌按压痛、激发试验阳性的患者应考虑梨状肌综合征的诊断。激发试验包括以下情况。

- Pace 征：患者坐位，对抗髋关节的外展力，出现疼痛且对抗肌力减弱。
- Lasègue 征（也称直腿抬高试验）：髋关节做无对抗的屈曲、内收和内旋时出现疼痛。
- Freiberg 征：患者伸髋时，被动内旋髋关节出现疼痛[42]。

与臀肌相比，梨状肌不但体积较小、位置较深，并且更靠近神经和血管，所以梨状肌注射通常在影像技术引导下进行。研究表明，注射局部麻醉药和类固醇激素可显著缓解梨状肌综合征引起的疼痛。常见的影像引导技术包括透视引导[44, 45]、超声引导[46-48]和 CT 引导[49]。其他影像引导技术包括神经刺激仪引导和肌电图引导[50]，这些技术在透视使用的便捷性和超声图像质量得到提升之前曾被广泛使用[51]。梨状肌综合征注射的禁忌证与 TPI 相同[52]。

（一）透视联合神经刺激仪引导下梨状肌注射技术

患者俯卧位，对骶髂关节下缘进行透视成像并标记。进针点选择在骶髂关节下缘骶尾侧 1～2cm、外侧 1～2cm 交界处。无菌准备和局部麻醉后，选用长 7～10cm 绝缘针，在神经刺激仪开启的情况下（1mA，2Hz，0.1ms）向靶点方向进针，当刺激强度在 0.4～0.6mA 便诱发出坐骨神经的运动反应（背伸、跖屈、外翻、内翻）时停止进针，然后稍做回退，直至坐骨神经刺激症状消失，以避免神经内注射。随后向坐骨神经周围注射含有类固醇激素（40mg 甲泼尼龙或曲安奈德）的生理盐水 5ml，该治疗手段对梨状肌综合征特别是合并有坐骨神经刺激症状的患者效果确切。将穿刺针继续回退 1cm 进入梨状肌肌腹，并注射 1～2ml 造影剂，确保造影剂清晰显示出梨状肌腹部的轮廓，并且没有溢出的迹象（图 68-2）。

确认穿刺针位置后可向梨状肌内注射含类固醇激素的局部麻醉药。

（二）超声引导下梨状肌注射技术

超声引导技术不但能直接识别梨状肌，还能查看梨状肌和坐骨神经之间的解剖变异。患者俯卧位，超声设备置于操作医生对侧。使用低频凸阵超声探头（2～6MHz）可扫描出更宽、更深的区域。同时结合超声多普勒技术识别位于坐骨神经内侧、梨状肌前方的臀下动脉。建议使用 20～22G 长度为 10～12cm 的穿刺针。

将超声探头定位在骶髂关节上方的短轴上（横向），此时可清晰显示内侧的骶骨、外侧的髂骨 / 臀大肌复合体[47]。保持骶髂关节位于超声图像正中，

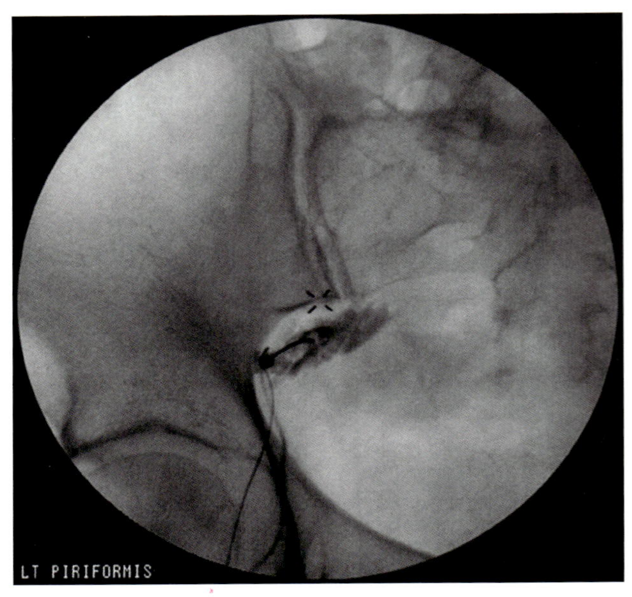

▲ 图 68–2 透视影像引导下梨状肌注射

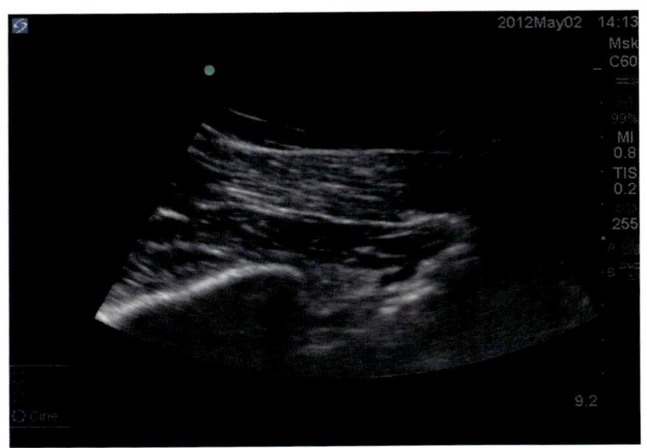

▲ 图 68–3 梨状肌的超声解剖

探头向尾侧移动，直到髂骨在视野中消失，此时探头位于坐骨大切迹上方。在该切面，可看到骶骨外侧的高回声影，即坐骨大切迹。图像的中央，由浅及深分别是皮肤、脂肪、臀大肌，以及始于骶骨前外侧缘的梨状肌，它具有典型的纵向纤维（图 68–3）。

将超声探头稍向尾侧移动，并顺时针旋转（左侧臀部，若右侧臀部则逆时针旋转），可看到位于梨状肌深面的坐骨神经。超声影像中坐骨最初表现为一条弯曲的高回声影（髋臼后部）；探头继续向尾侧移动，则表现为一条位于梨状肌深面的平坦高回声影。另一种识别梨状肌的方法是将探头置于大转子和坐骨粗隆的连线上。一旦识别坐骨神经，探头稍向头侧移动，直到清晰显示覆盖在坐骨神经上的梨状肌和臀大肌。

为了进一步明确梨状肌，可以让患者屈膝 90°，然后内旋 / 外旋髋关节，此时可见梨状肌在坐骨表面滑动，而臀大肌位置则保持相对固定。此外，明确坐骨切迹位置有助于识别坐骨棘并区分梨状肌和其他肌肉（孖肌和闭孔肌）。

由于梨状肌在骶骨和股骨之间的类轴向平面上走行，因此由外侧到内侧的平面内入路可实现穿刺针最大限度的可视化；穿刺针自超声探头的外侧缘 3～4cm 处进针，由外到内、从后到前依次穿过皮肤、皮下脂肪和臀大肌，最后进入梨状肌。在注射前，用生理盐水（若使用神经刺激仪，可用非电解质溶液如 5% 葡萄糖）进行水分离，有助于确认针尖的位置。在完成梨状肌内注射后，为减少对坐骨神经的刺激，可向深面继续进针，在梨状肌和坐骨神经之间的平面内注射治疗药物。

1. 梨状肌注射的药物选择

(1) 类固醇激素：梨状肌内注射最常见的药物组合是皮质类固醇激素（CS）和局部麻醉药（LA），其中 0.25% 布比卡因 5ml 和 40mg 甲泼尼龙或曲安奈德是最常见。一项回顾研究发现，在接受物理疗法和 CS/LA 注射的患者中，76% 的患者在平均 10.5 个月的随访中改善症状达 50% 以上[53]。另一项前瞻性研究证实，与口服药物联合物理疗法的治疗方法相比，接受 CS/LA 注射的患者在治疗后 1 年内症状改善更显著[49]。

(2) 局部麻醉药：尽管注射类固醇激素很普遍，但 2015 年的一项临床随机对照试验发现，CS 加 LA 梨状肌内注射的效果与单用 LA 相比并无显著差异。也就是说，上述两种药物注射方案在治疗梨状肌疼痛时均有效[54]。需要注意的是，在 LA 作用的有效持续时间内，坐骨神经支配区域出现乏力或麻木的情况并不少见。

(3) 肉毒毒素：当 LA 联合 CS 注射的治疗效果持续时间不足时，注射肉毒毒素是另一个常见的选择。常规剂量规格是 2ml 容量 100MU（mouse unit）[55]。MRI 发现，由于肉毒毒素对肌肉的麻痹作用，随着时间的推移，它会导致肌肉萎缩和脂肪变性[56]。肌肉萎缩将缓解肌肉本身及肌肉收缩对坐骨神经的压迫，这正是其镇痛机制[51, 53, 57–63]。将肉毒毒素注射与物理疗法相结合则疗效更确切[53, 58, 61]。多项非随机对照研究评估了肉毒毒素注射（大多是肉毒毒素注射与物理疗法相结合）用于梨状肌综合征的治疗，结果显示，不但治疗成功率高，并且效果可持续数月（表 68-1）[55, 57-62, 64-67]。一项持续随访 10 周的对照研究证实，肉毒毒素的有效性优于安慰剂注射[60]，另有多项对照研究均显示肉毒毒素对梨状肌综合征的有效性均优于 LA/CS 或生理盐水[46, 61, 68]。

(4) 可乐定：一项前瞻性研究中将可乐定和生理盐水作为佐剂分别与布比卡因混合用于梨状肌综合征治疗，注射后 6 个月随访时发现，可乐定 / 布比卡因组患者的疼痛评分显著降低[69]。

（三）治疗结果

梨状肌注射可改善患者疼痛，作用持续几个月。然而，目前的研究有以下不足：研究方法和报道不够完善，结局指标选择不一致，样本量较小，研究群体的异质性，以及缺乏标准化的诊断标准等。将坐骨神经传导研究与屈曲、外展、内旋试验相结合，可预测那些对物理治疗有效的患者[53]。在梨状肌注射这一研究领域，还可对不同治疗手段组合的疗效进行比较性研究。目前认为，对于保守治疗失败的患者，梨状肌注射是一种有效的治疗方式。

五、髂腰肌注射

来自于髂腰肌的疼痛相对较少见，但髂腰肌可能是腹股沟、臀部甚至腰部疼痛的来源。患者通常表现为单侧腰部或臀部疼痛，甚至大腿或腹股沟部位的牵涉痛。患者可以是年轻活跃的运动员，特别是经常参加曲棍球、足球和舞蹈的人群，也可以是年长者和久坐者，如上班族和司机等。髂腰肌自身引起的肌筋膜疼痛与髂腰肌滑囊炎或肌腱炎（髋关节脱垂或"髋关节折断综合征"）引起的疼痛不同，需要鉴别诊断。此外，还应考虑其他原因，如腰椎椎管狭窄症、髂胫束综合征、骨关节炎或关节感染、腹股沟疝和神经卡压综合征等[70]。

表 68-1　肉毒毒素注射用于梨状肌、髂腰肌和三角肌注射的研究结果

研　究	肌内注射	研究类型	两组比较	结　果
Porta[55]	梨状肌	随机对照试验	肉毒杆菌 A（100U）vs. 类固醇	注射后 60 天，肉毒杆菌组疼痛评分明显降低
Lang[57]	梨状肌	开放性试验	肉毒杆菌 B（5000U）	显著减少臀部和臀部疼痛长达 16 周
Fishman 等[61]	梨状肌	前瞻性研究	肉毒杆菌 B（5000U、7500U、10 000U、12 500U）*	注射后 12 周 12 500U 优于 10 000U
Yoon 等[59]	梨状肌	前瞻性研究，开放性试验	肉毒杆菌 A（150U）vs. 利多卡因 / 地塞米松（5mg）	4 周时 SF-36 量表（疼痛、身体和社会功能、活力、一般健康）改善
Childers 等[60]	梨状肌	双盲对照试验	肉毒杆菌 A（100U）vs. 载体	注射肉毒杆菌效果更好
Porta[55]	髂腰肌	随机对照试验	肉毒杆菌 A（150U）vs. 类固醇	注射后 60 天，肉毒杆菌组疼痛评分明显降低
De Andrés 等[64]	髂腰肌	随机对照试验	肉毒杆菌 A（50U）vs.0.25% 布比卡因或氯化钠（注射到对侧）	两种治疗均无改善；组间无差异；肉毒杆菌疼痛评分有下降的趋势
Jordan 等[65]	三角肌	前瞻性研究，开放性试验	肉毒杆菌（每块肌肉 12～15U）	64% 的患者至少 1 个月疼痛减轻 50% 以上
Jordan 等[66]	三角肌	回顾性研究	肉毒杆菌 A（每前斜角肌 / 中斜角肌 12～15U）；透视 / 肌电图引导与超声 / 肌电图引导相比	结果具有可比性：超声检查 91%，透视检查 81%
Christo 等[67]	三角肌	前瞻性研究	肉毒毒素（20U）注入三角肌	疼痛明显缓解 3 个月

注意：对于肌筋膜触发点注射肉毒毒素，多数研究显示缺乏疗效
EMG. 肌电图；SF-36.36 项简明健康调查
*. 肉毒杆菌注射与物理治疗相结合

当患者进入诊室接受体格检查时，可发现因患侧步幅缩短导致的痛苦步态。当下蹲或从坐姿转换为站姿时，患者也可感到疼痛或乏力。当同侧髋关节屈曲时，腰大肌可在腹部深处、髂前上棘内侧被触及。髋部屈曲做运动抵抗时，触诊腰大肌患者会感到疼痛不适，这是诊断腰大肌病变的主要手段。虽然疼痛激发试验并非特异性针对髂腰肌，但对疼痛肌肉的主动和被动伸展有助于诊断[71]。

Thomas 试验：患者仰卧位，患侧髋关节无法完全伸展而健侧可以，这是因为髋部屈肌紧张所致。

Yeoman 试验：患者俯卧位，被动伸展患侧髋关节时会感到疼痛，这是一项骶髂关节试验，但因被动伸展髂腰肌而引起髋部疼痛。

Gaenslen 试验：患者仰卧位，对侧髋关节屈曲（膝盖与胸部持平），患侧髋关节伸展（腿从检查台上垂下来）时感觉疼痛。这是一项骶髂关节试验，通过被动伸展髂腰肌判断评估有无髋部疼痛。

FABER 试验：患者仰卧位，患侧髋关节外翻、外展和外旋时感到疼痛。

弹响髋试验：当髋关节从屈曲外展位旋转到伸展内收时，会听到拍击或撞击声，用来识别弹响髋综合征。

（一）相关解剖

腰大肌位于腹膜后间隙，由发自 $L_{1\sim5}$ 横突的深层肌束和发自 $T_{12}\sim L_4$ 椎体外侧的浅层肌束组成。腰丛位于这两层肌束之间。除 $L_5\sim S_1$ 外，腰大肌在所有腰椎间盘上均有纤维附着。根据附着位置的不同，附着在椎体和间盘上称为前束，而附着在横突上的称为后束[72]。

腰大肌与髂肌相结合，在髂筋膜内形成髂腰肌。随后髂腰肌向前外侧穿过髂耻隆起和腹股沟韧带下的肌肉，于髋关节前方形成肌腱，最后止于股骨小转子[73]。腰大肌通常是不对称的，右侧大于左侧。腰大肌受 $L_{1\sim3}$ 腰神经腹侧支组成的腰丛支配，而髂肌受来自 $L_{1\sim4}$ 腰神经腹侧支的股神经支配。

有时会出现腰小肌，起源于 $T_{12}\sim L_1$ 椎体侧面，沿着腰大肌的内侧缘下行，止于髂耻隆起和骨盆边缘的髂筋膜。然而，40% 的成人中腰小肌是缺失的，因此在影像检查中可能被误认为是淋巴结病。腰小肌是脊柱的弱屈肌，受 L_1 腰神经腹侧支支配[74]。

髂腰肌主要司职髋关节的屈曲和外旋，至于其他功能仍存在争议[75]。肌电图研究表明，在髋关节旋转、内收和外展，以及腰椎稳定、屈曲和侧屈过程中，髂腰肌都有不同程度的活动。说明髂腰肌是“动态活动”的，它会根据脊柱的姿态和负荷来调整功能[76]。

为了减少骨骼和肌肉之间的摩擦，在髂耻隆起位置有一个巨大的滑膜囊，里面含有少量液体。该滑膜囊在许多影像学图像上是难以被发现的，需要 MRI 检查。此外，在部分成年人中，滑膜囊与髋关节相通，在受到创伤或炎症等情况下，两者联通的概率会急剧上升[70]。

（二）影像学

髂腰肌综合征仅凭病史和体格检查即可确诊，无须特殊影像检查。然而，由于该病比较罕见，往往需要影像学技术或图像协助诊断，即使确诊通常也是偶然发现。多种影像技术可提供快速而准确的信息，包括超声、CT 和 MRI。CT 可显示受累组织的范围，并提供诊断依据，如感染或肿瘤。MRI 可用于疑似椎管或椎体受累病例的鉴别[74]。

超声检查已发展成为诊断和治疗髂腰肌相关疾病的实用方法。超声可快速识别肌腱的异常运动，评估肌肉中是否存在液体（如脓肿、血肿）。其他优点包括能扫描髋部以评估其对称性，还可在超声引导下直接向肌肉、肌腱或滑膜囊注射药物[77-79]。

1. 注射技术

(1) 一般注意事项：髂腰肌注射的注意事项与其他肌筋膜内注射相同。注射前必须确认肌肉没有肿瘤、脓肿或血肿。

(2) 透视引导下注射技术

患者俯卧位，腹部下方放置一个枕头，以纠正腰椎前凸。在正位透视下可见 L_4 横突。消毒后先局部浸润麻醉，然后使用一根长度为 76.2mm（3 英寸）的 22G 穿刺针进行穿刺，直到触及横突。腰大肌注射时，针尖接触横突中间或外 1/3 上表面，然后避开横突继续进针 1cm。注射造影剂时应注意肌肉纹理（图 68-4）。

拍摄侧位片进一步确认穿刺针位置后，完成药物注射。腰方肌注射时，针尖触及横突外侧尖端，然后避开横突继续进针 1cm。其他操作步骤同腰大肌注射。

(3) 超声引导下注射技术：超声引导下可安全地完成单次穿刺操作及导管留置[78, 79]。下面介绍两种超声引导下注射技术。

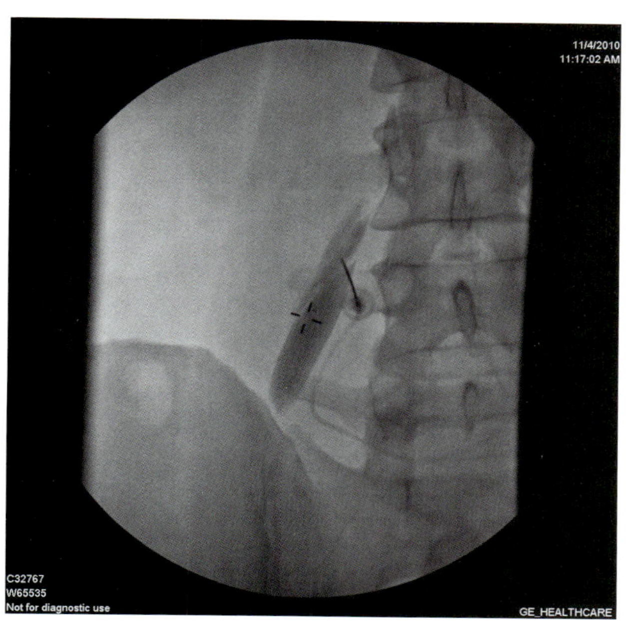

▲ 图 68-4　透视引导下的髂腰肌注射

① 侧方入路注射：侧方入路是由 Kirchmair 等[80]提出的技术改良而来。该技术适用于 BMI＜35kg/m^{2}的患者，因为肥厚的腹壁会影响超声成像。患者侧卧位，稍前倾。建议使用低频（2～6MHz）凸阵探头，探头最初放置于髂脊水平，脊柱侧方的横断面扫描识别横突和棘突。保持探头与皮肤垂直，然后向腋后线方向横向移动，并保持横突在超声视野正中。识别皮肤、脂肪、竖脊肌外侧部分、腰方肌、腹外斜肌、腹内斜肌及 L_4 横突。除非患者深吸气，否则在该位置的超声视野中看不到肾脏。探头继续横向移动，以获得脊柱和椎旁结构的完整侧位图。在深部可见一条弯曲的高回声粗线是椎体外侧部分，椎体的侧边、横突的前方是腰大肌的横断面（图 68-5）。

缓慢扫描腰大肌，在后内侧区域可看到神经根和脊柱节段动脉进入腰大肌。建议采用平面内穿刺法，穿刺点选择在探头内侧 / 后侧，距离探头约 4cm 处。单次注射选择长 12～15cm 的 20G 穿刺针，如需置管，也可选择硬膜外穿刺针。针尖位置选择在肌肉的中后 1/3 处（图 68-5）。如果计划置管，那么针尖的斜面应该沿肌纤维走向并朝向头端，置管操作时应在超声直视下进行，并确保导管头端超出针尖 2～3cm。

② 后入路注射：患者俯卧位，腹部下方垫一个枕头，使脊柱弯曲度更小且位置更表浅。行后入路注射时，同样选择低频凸阵探头。将探头纵向放置

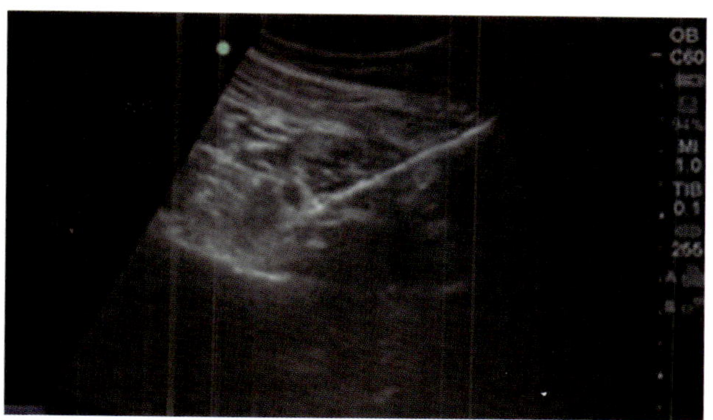

▲ 图 68-5　超声引导下的髂腰肌注射

在 $L_{3\sim4}$ 水平的棘突上并识别棘突，然后横向移动探头以显示椎板、小关节及三叉戟样的 $L_{2\sim4}$ 横突[81]。当患者屈曲同侧大腿并对抗手术台面时，可观察到横突之间的腰大肌纤维。在 L_3 和 L_4 横突之间进针，穿刺靶点选择在比探头到横突后表面的距离深约 1.5cm 处。当在该位置注射时，横突表面不应该观察到药物扩散。如果需要进行置管，操作方法同侧方入路。

注射期间应实时监测患者是否有血管内注射的征象（穿刺针前方即是主动脉或下腔静脉），而腰丛阻滞会导致阻滞侧下肢无力，硬膜外或蛛网膜下腔注射（针头太内侧或局部麻醉药容积较大）则会导致双侧下肢无力。

2. 治疗结果

据报道，牵张联合干针的治疗组合非常有效[71]。标准的物理治疗干预措施，如肌肉牵张、力量强化、改善神经肌肉控制等，辅以适当的物理理疗（如热疗和超声波治疗），也可用于治疗髂腰肌综合征和相关的肌腱功能紊乱[82]。

(1) 类固醇激素联合局部麻醉药注射：髂腰肌注射可让患者获益。2019 年的一项前瞻性研究表明，无论是否存在关节内髋关节异常，髂腰肌注射对髂腰肌肌腱病患者均有效[83]。即使体格检查未发现髋关节撞击或肌腱疾病，滑膜囊内注射对髂腰肌肌腱疼痛也有效[84]。2020 年的一项回顾性研究表明，髂腰肌注射可改善关节功能，缓解腰部和腹股沟疼痛[85]。经典的注射药物组合是 LA（0.25% 布比卡因）联合类固醇激素（40mg 甲泼尼龙或曲安奈德共 6～8ml）。

(2) 肉毒毒素注射：一项对照研究显示，肉毒毒素（3ml，150U）的治疗效果较类固醇激素和 LA 更好[46]。这与 Porta 在 2000 年发表的研究结果相似[55]。然而，在另一项对照研究中，作者采用同

一研究对象左右侧对比的方法，结果发现，肉毒毒素注射的效果与 LA 或生理盐水相比并无显著差异（表 68–1）[64]。

六、躯干阻滞

（一）概述

胸壁手术非常普遍，但是对手术造成的神经纤维损伤所引起的术后慢性疼痛没有引起足够的认识和重视。胸腔镜手术或开胸手术是术后疼痛的常见来源[86]，此外还有乳腺肿瘤手术和乳腺整形手术[87]。我们将讨论为乳腺手术提供术后镇痛的各种区域阻滞技术，这些技术目前已被广泛用于治疗胸部手术的术后疼痛或肋骨骨折的急性疼痛。与周围神经阻滞不同，筋膜平面阻滞时 LA 沿筋膜平面扩散或通过肌肉组织扩散，从而产生镇痛效应。尽管筋膜平面阻滞的作用区域不像椎管内阻滞或目标神经阻滞那样的明确或稳定，但其特别适合用于面积较大的胸部镇痛[86]。通过有效缓解手术或外伤性创伤引起的急诊疼痛以预防或减少慢性疼痛的发生[88]。

（二）腰方肌阻滞

腰方肌阻滞（quadratus lumborum block，QL）是围术期疼痛管理的一种区域阻滞方法，而不是治疗慢性腰背痛的常用手段。QL 于 2007 年被首次提出[89]，目前共有三种入路可供选择。QL 可缓解腹部手术[90]、肾脏手术[91, 92]、腹腔镜肝切除术[93]和剖宫产[91, 94–96]患者的术后疼痛。QL 用于剖宫产的镇痛效果优于静脉注射吗啡[97]，用于腹腔镜肾切除术时镇痛效果与硬膜外镇痛相当[98]。然而，也有随机对照试验表明，QL 镇痛效果不如脊髓内吗啡注射[99–101]，也不一定优于其他区域阻滞[90, 91, 102]。QL 有三种阻滞入路，其每种入路的靶点不同[103]。

侧入路 QL（QL_1）：进针至腹横肌腱膜（腹横肌和腹横筋膜之间），然后在腰方肌外侧缘注射 LA。药物向前扩散到腹横肌平面和皮下组织[103]。

后入路 QL（QL_2）：靶点位于腰方肌与竖脊肌交界处，沿腰方肌后缘注射 LA。药物扩散至 TAP，并沿着胸腰筋膜横膈区扩散[103, 104]。

前入路 QL（经肌肉 QLB 或旁正中横断面，QL_3）：在腰方肌前方，腰方肌和腰大肌之间的组织平面内注射 LA。药物在腰方肌前方持续扩散，偶尔会扩散到腰神经分支或胸椎旁间隙[104]。另外还有几种改良入路，包括横断面入路、旁正中矢斜状面入路和肋缘下入路[103–106]等。QL 并非一种镇痛效果完全统一的阻滞方法，随机对照试验表明，经肌肉 QLB 不能减少腹腔镜子宫切除术后阿片类药物的消耗[107]，但可改善腹腔镜肾切除术患者的术后疼痛[108]，用于腹股沟疝手术时提供的镇痛效果与髂腹股沟神经和髂腹下神经联合阻滞相当[109]。

（三）PECS Ⅰ 阻滞

超声引导下 PECS Ⅰ 阻滞可阻滞位于胸大肌和胸小肌之间筋膜平面内的胸内侧神经和胸外侧神经，这两条神经主要支配胸肌（图 68–6）。

PECS Ⅰ 阻滞很少被单独应用，尤其是 2020 年一项临床随机对照研究表明，与安慰剂相比，PECS Ⅰ 阻滞并没有改善术后疼痛[110]。

（四）PECS Ⅱ 阻滞

PECS Ⅱ 阻滞是在 PECS Ⅰ 的基础上，向胸小肌和前锯肌之间的筋膜平面进行二次注射（图 68–6），用于阻滞上肋间神经。与 PECS Ⅰ 阻滞相比，PECS Ⅱ 提供了更好的镇痛效果[111–114]。与椎旁阻滞相比，PECS Ⅱ 阻滞可以减少阿片类药物使用，降低疼痛评分[115]，延长镇痛持续时间[116]。在降低术后疼痛评分和阿片类药物使用上，PECS Ⅱ 阻滞同样优于竖脊肌

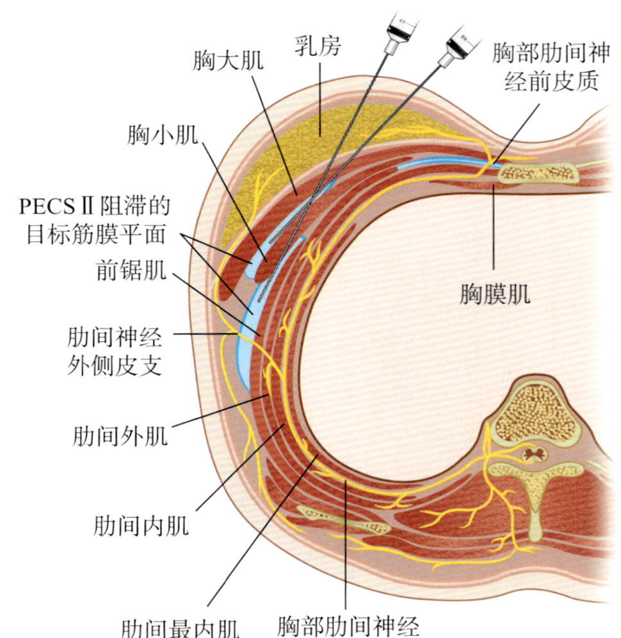

▲ 图 68–6 **PECS Ⅰ 和 PECS Ⅱ 穿刺针放置位置**

引自 Kim D-H, Kim S, Kim CS, et al. Efficacy of pectoral nerve block type II for breast-conserving surgery and sentinel lymph node biopsy: a prospective randomized controlled study. *Pain Res Manage*. 2018:4315931.

平面阻滞[117]，2020 年的一项 Meta 分析也证明了这一点[118]。此外，PEC Ⅱ阻滞联合肌间沟神经阻滞的阻滞效果要优于单一的肌间沟阻滞[119]。

（五）竖脊肌平面阻滞（ESPB）

竖脊肌由最长肌、髂肋肌和棘肌组成，起到维持脊柱稳定的作用。这些肌肉始于棘突和横突，横向延伸止于脊柱的不同位置（图 68–7）。竖脊肌平面阻滞由 Forero 等[120]在 2016 年提出并用于镇痛。虽然镇痛效果不如硬膜外镇痛[121]，但 ESPB 创伤小，并且无须像椎旁阻滞或椎管内阻滞那样停用抗凝血药。实施 ESPB 时，穿刺针不进入椎管内，而是通过 LA 浸润阻滞目标神经发挥镇痛作用，但具体阻滞哪些神经尚存在争议。ESPB 镇痛的机制包括：① LA 通过筋膜平面扩散至脊神经后支[122]；② LA 向前扩散至椎旁间隙并扩散至交感神经链。然而，其中是否有扩散至交感神经链还存在争议，因为一些尸体解剖研究的数据显示染色剂仅向头侧、尾侧和横向扩散，并未向前扩散到椎旁间隙[123]。另一项尸体研究表明，10ml 注射液无法扩散到椎旁间隙，但注射 30ml 后发现有少量染色剂扩散至椎旁间隙[124]。而多个临床报道表明，ESPB 可阻滞交感神经纤维[125, 126]。因此，该结论尚缺乏确切可靠的数据支持。

虽然 ESPB 的作用机制仍有待于临床医生探索，

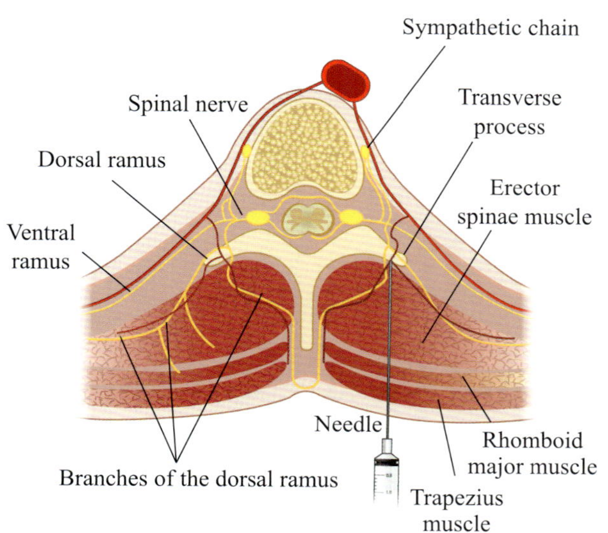

▲ 图 68–7 **Anatomic rendering of needle placement for erector spinae block. Shim J-G, Ryu K-H, Kim PO, et al. Evaluation of ultrasound-guided erector spinae plane block for postoperative management of video-assisted thoracoscopic surgery: a prospective, randomized, controlled clinical trial. *J Thor Dis*. 2020;12(8):4174–4182.**

但它已被广泛应用于临床，并就其镇痛效果进行充分研究。ESPB 已被应用于上至颈椎下至腰椎的多个脊柱层面[127–132]，为甲状腺手术[133]、电视胸腔镜手术[134]、乳房切除术[118, 135]、经腹全子宫切除术[136]、小儿脾切除术[137]、肋骨骨折[138, 139]和慢性胸部疼痛[140]等患者提供有效的镇痛。

虽然 ESPB 在乳房手术的镇痛效果并不优于 PECS Ⅱ阻滞，但它与前锯肌平面阻滞（serratus anterior plane block，SAPB）[141]和胸椎旁阻滞（thoracic paravertebral block，TPVB）[118]的镇痛效果和不良反应相似。在巨乳缩小手术中，ESPB 的镇痛效果优于传统的肿胀局部麻醉技术[142]。对于胸外科手术，ESPB 在镇痛[143, 144]、术后 24h 恢复质量和发病率评分方面[144]优于 SAPB。用于胸腔镜手术时，ESPB 的镇痛效果与 TPVB 相当[134]。

最近的 2 项志愿者研究结果显示，ESPB 的阻滞范围仅限于后胸壁，不能改善胸外科手术的术后疼痛[122, 145]。大多数尸体研究和志愿者研究认为，ESPB 通过阻滞脊神经的背侧支发挥镇痛作用。然而，在外科手术患者的临床研究中发现，实施 ESPB 时药物可以扩散到椎旁间隙，甚至交感神经链。最近的一项 Meta 分析显示，虽然 ESPB 可以为乳房手术提供有效的镇痛，但持续时间短暂且临床意义不大，因此在选择 ESPB 时，适应证至关重要[146]。

（四）前锯肌平面阻滞

SAPB 是对 PECS Ⅰ和Ⅱ阻滞的进一步改良，该技术可阻滞前锯肌和背阔肌之间筋膜平面中的肋间神经外侧皮支（图 68–8 至图 68–10）[147]。研究发现，

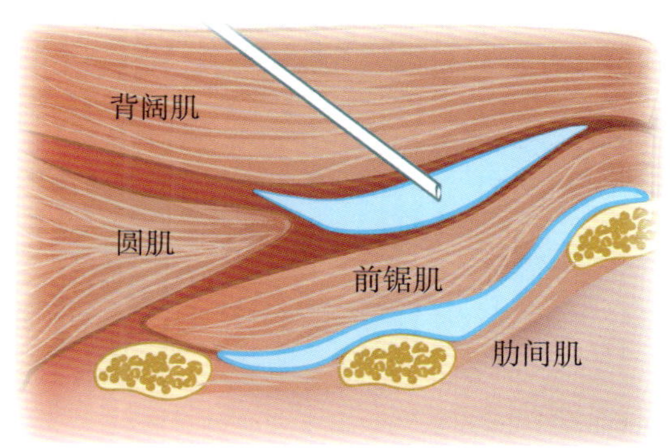

▲ 图 68–8 前锯肌平面阻滞穿刺针定位

引自 Khalil AE, Abdallah NM, Bashandy GM, Kaddah TA. Ultrasound-guided serratus anterior plane block versus thoracic epidural analgesia for thoracotomy pain. *J Cardiothorac Vasc Anesth*. 2017;31(1):152–158.

与 PECS Ⅱ [148, 149] 和 ESPB [141] 相比，SAPB 显著改善乳房切除术患者的术后疼痛。然而，也有部分研究显示，在乳房切除术中，SAPB 的镇痛效果与 ESPB 相比无明显差异 [141, 150]，两者都延长了术后首次需要静脉注射吗啡进行镇痛补救的时间，并减少了恶心和呕吐的发生 [150]。此外，SAPB 对于开胸术后疼痛 [151] 和肋骨骨折疼痛 [152] 也同样有效。

七、斜角肌注射治疗神经源性胸廓出口综合征

（一）胸廓出口综合征概述

胸廓出口综合征（thoracic outlet syndrome，TOS）是一种上肢神经血管性疾病，诊断极具挑战性和争议性，所以经常会被误诊 [153]。TOS 是一种复杂的病理状态，表现为感觉和运动症状，其症状可涉及颈部、上胸部、肩部、手臂和手部等多个部位 [154]。TOS 的发病率为 3‰～80‰，主要有三种不同的临床表现形式：神经源性、静脉源性和动脉源性 [155]。其中神经源性最常见，占全部病例的 95%，多见于 20—40 岁的患者（图 68–11）[155]。

胸廓入口，又称胸廓上出口，是指胸腔顶部的开口。它本质上是一个被骨骼包围的洞，有多个重要的结构从中穿过。颈部创伤（如车祸引起的鞭打样损伤）、反复的应激性损伤、解剖异常（颈肋或横突过长）或肌肉结构异常（小斜角肌或镰状中斜角肌）等因素都可能造成经过胸廓入口的神经血管结构受压，导致 TOS 的发生，当然上述原因可能多个

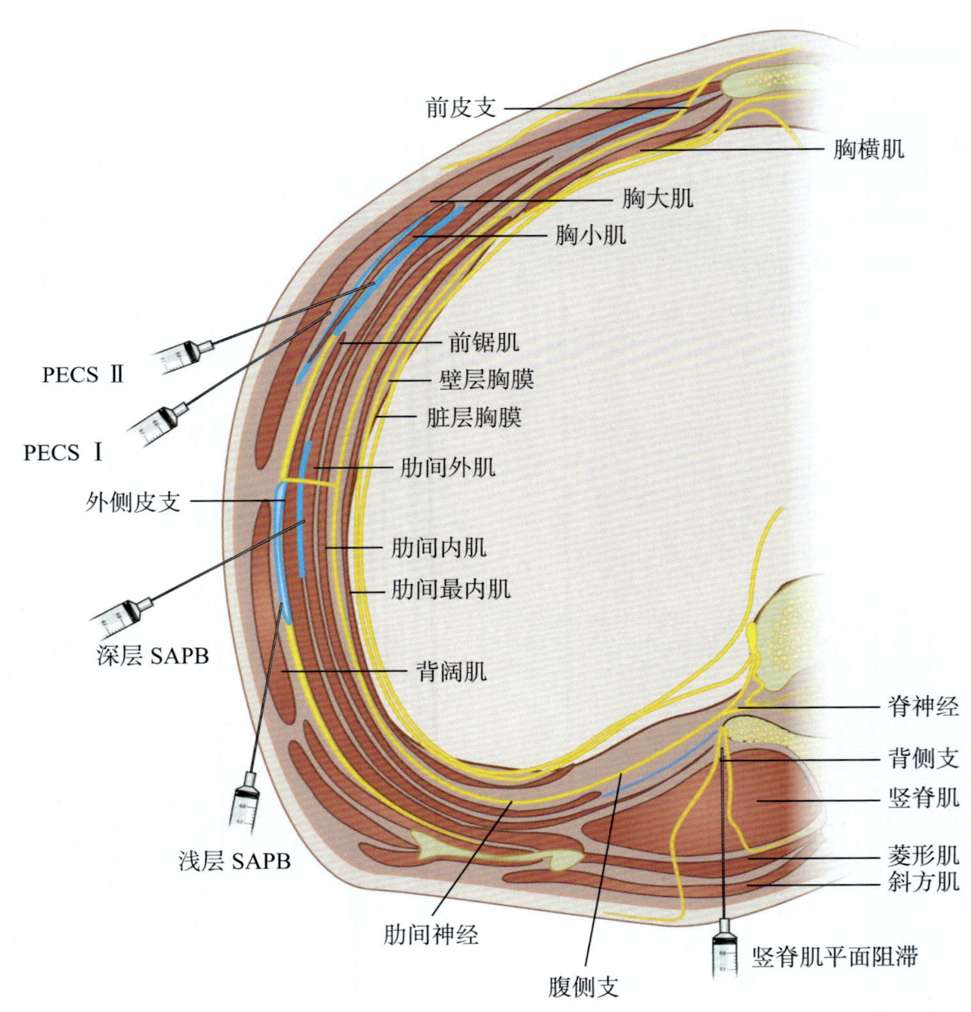

▲ 图 68–9 **PECS Ⅰ 和 Ⅱ、前锯肌平面阻滞和竖脊肌平面阻滞的解剖学比较**

引自 Chin KJ, Pawa A, Forero M, Adhikary S. Ultrasound-guided fascial plane blocks of the thorax: pectoral I and II, serratus anterior plane, and erector spinae plane blocks. *Adv Anesth*. 2019;37:187–205.

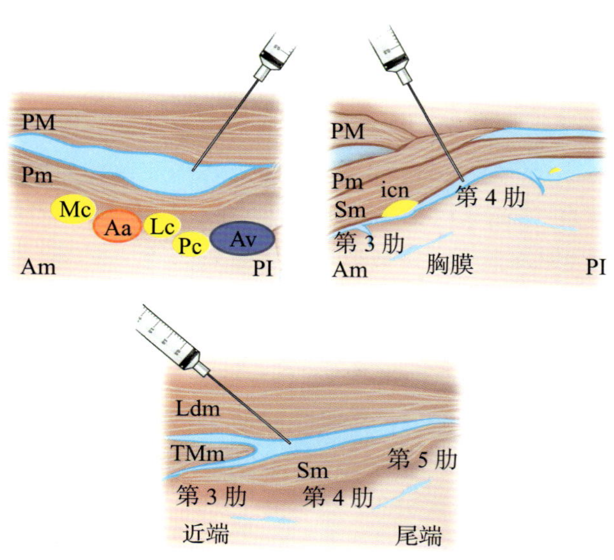

▲ 图 68-10　**PECS Ⅰ 和 Ⅱ 和 SAPB 的穿刺针位置和穿刺平面的比较**

PM. 胸大肌；Pm. 胸小肌；Mc. 臂丛内侧束；Am. 前内侧；Aa. 腋动脉；Lc. 臂丛外侧束；Pc. 臂丛后束；Sm. 前锯肌；PI. 前外侧；Ldm. 背阔肌；TMm. 大圆肌；icn. 肋间神经

引自 Blanco R, Parras T, McDonnell JG, Prats-Galino A. Serratus plane block: a novel ultrasound-guided thoracic wall nerve block. *Anaesthesia.* 2013;68(11):1107–1113.

并存[155]。还有一小部分 TOS 是由肿瘤转移、骨髓炎或其他不常见的原因引起[156]。虽然 TOS 的诱发因素很多，但最常见的还是由斜角肌间隙、肋锁间隙和胸小肌后间隙的神经血管受压所致[154]。尽管如此，12% 的神经源性 TOS 患者的发病原因是未知的，2% 的患者是因颈椎或第一肋异常引起。颈肋是指从第七颈椎额外长出的肋骨，属于先天性异常。创伤后斜角肌内出血可能会导致瘢痕和挛缩，从而对臂丛神经造成压迫[157]引发 TOS。

流行病学调查显示，颈肋的发生率为 0.5%～2%，而神经源性 TOS 的发生率仅为 1/100 万；因此，从统计上看，颈肋本身并不构成神经源性 TOS 的诊断依据[158]。普通人群中颈肋发生率不到 1%[158, 159]，50% 是双侧的[154]，并且 70% 发生在女性[158]。据报道，5%～9% 的 TOS 患者中存在颈肋[159]。大多数颈肋并无临床症状，但由颈肋引起的神经源性 TOS 较血管源性 TOS 更为常见[155]。

（二）TOS 的临床表现和诊断

神经源性 TOS（neurogenic TOS）的诊断具有挑战性，因为大多数患者的主诉是体位性或劳力性手臂疼痛、乏力和第四指、第五指的感觉异常[157]。患者常表现为单侧感觉异常（通常为尺神经支配区域）、

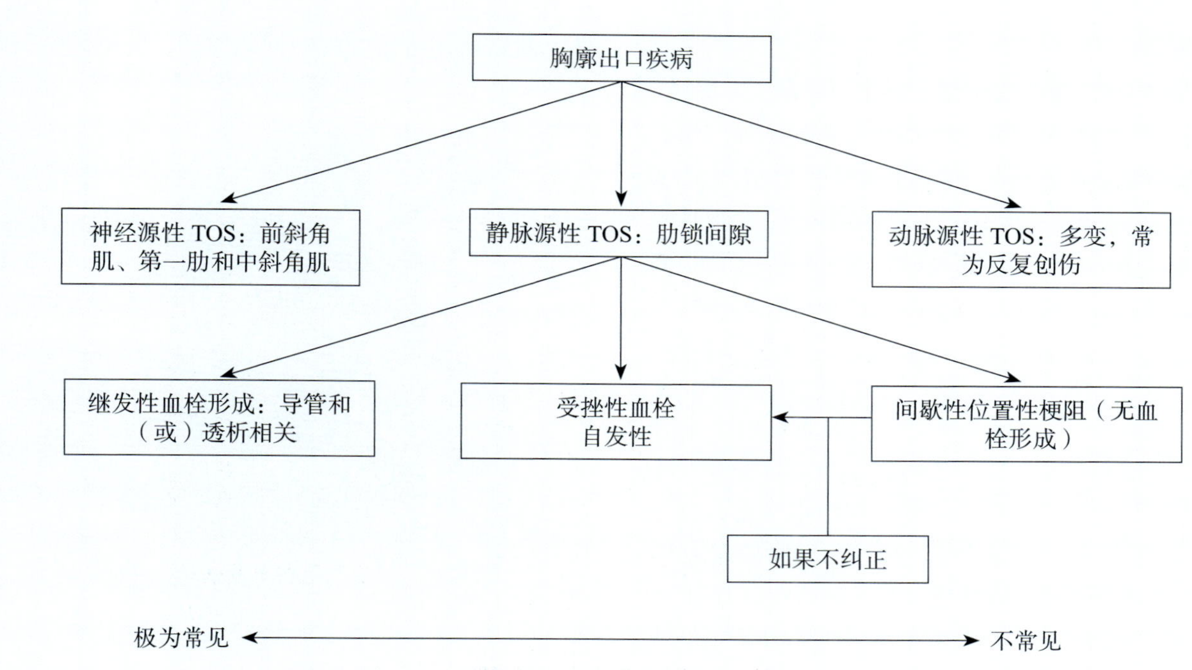

▲ 图 68-11　**胸廓出口综合征（TOS）的基本分类**

引自 Illig KA, Doyle AJ. A comprehensive review of paget-schroetter syndrome. *J Vasc Surg.* 2010;51(6):1538–1547.

上肢无力及多种其他症状（如头痛和怕冷等）。由于 NTOS 缺乏特异性诊断标准，对影像学检查和其他诊断性试验相对不敏感，并且需要鉴别诊断的疾病较多，所以诊断 NTOS 比较困难[160]。

NTOS 患者常伴有臂丛上干（$C_{5\sim7}$）受压的症状，如同侧颈部或乳突区域疼痛，甚至枕部头痛[154, 155]。症状常因手臂持续抬高而加重[155]。其他症状包括皮肤变色，累及交感神经纤维时出现手指不耐寒及上肢无力等[155]。NTOS 患者中，体格检查时可出现斜角肌和斜方肌压痛，臂丛神经的 Tinel 征（又称叩击征，用来确定周围神经损伤的部位）呈阳性，并且激发试验阳性。肌电图和神经传导速度监测有助于排除引起上述症状的其他疾病。然而，由于轻症患者敏感性较低，并且存在假阴性的结果，上述查体方法的使用受到一定限制[157]。

Paget-Schroetter 综合征，又名“受挫性”血栓形成，是指锁骨下静脉在肋锁间隙处的原发性血栓形成，属于静脉性 TOS[159]。典型的临床表现是手臂呈蓝色并伴有肿胀、沉重和疼痛。患者常表现为突然出现的疼痛不适，伴有沉重感、肿胀感，并且受累上肢的皮肤颜色常出现红到蓝的变化[159]。动脉源性 TOS 与锁骨下动脉受压或锁骨下动脉瘤栓子引起的手部缺血相关，其症状包括手指缺血、跛行、苍白、发冷、感觉异常和手部疼痛，但很少出现肩部或颈部的症状[155]。

对于 TOS，通常选择保守治疗，如牵拉、按摩、加压，以及斜角肌注射利多卡因、罗哌卡因、布比卡因和肉毒毒素等[158]。尽管手术干预已成为治疗选择之一，但仍存在争议[154]。斜角肌注射已被用于 NTOS 的确诊和对手术预期效果的评估[161]。前斜角肌单一注射或者前、中斜角肌同时注射局部麻醉药都可缓解 TOS。药物注射可放松提升第 1 肋的肌肉，起到模拟第 1 肋骨切除术或斜角肌切除术的效果。通过这种注射方式实现症状缓解与该患者采用物理疗法和手术治疗后的成功率之间有良好的相关性[157]。斜角肌注射成功治疗 TOS 与臂丛神经阻滞无关[162]。当然，如果是用于术前评估，那么注射时应避免臂丛神经和交感神经链的阻滞，并且患者应该保持生理和心理上的稳定[155]。引导斜角肌注射的方法有很多种，包括利用解剖标志、肌电图、超声、肌电图联合超声、肌电图联合透视及最近提出的 CT 等多种方法引导[155]。

将局部麻醉药或肉毒毒素（botulinum toxin，BTX）等药物注射到臂丛神经附近的肌肉中，如前斜角肌（anterior scalene，AS）和胸小肌（pectoralis minor，PM），有助于评估 NTOS 疑似病例并暂时缓解症状[154]。中斜角肌或胸大肌平面内注射 A 型肉毒毒素[153]越来越受欢迎，因为该方法不但可以显著缓解 NTOS 症状，还有助于预测手术减压的成功率[154]。最新的证据表明，向 AS 注射局部麻醉药可预测 40 岁以上患者的手术效果[154]。

（三）相关解剖

斜角肌由位于颈部外侧的 3 块肌肉组成（图 68-12）。3 块肌肉的起点和止点各不相同，并且各个肌肉之间常出现融合，偶尔会存在第 4 块肌肉，即小斜角肌。AS 起自 $C_{3\sim6}$ 椎体横突前结节，止于锁骨下动脉前方、第 1 肋骨近端的斜角肌结节。中斜角肌起自 $C_{2\sim7}$ 椎体横突后结节，止于 AS 后外侧、锁骨下动脉后方的第 1 肋。臂丛神经走行于前斜角肌和中斜角肌之间。后斜角肌起自 $C_{4\sim6}$ 椎体横突后结节，止于前斜角肌和中斜角肌的后外侧、第 2 肋的后缘。然而，事实上这 3 块肌肉的起点和止点都存在很多变异[163]。

斜角肌属于颈屈肌，双侧斜角肌收缩时颈椎屈曲，单侧收缩时颈椎侧屈。此外，当颈椎固定时，斜角肌还起到辅助呼吸肌的作用，深吸气时，前、中斜角肌辅助提升第 1 肋，后斜角肌辅助提升第 2 肋；斜角肌还可使脊柱向同侧旋转，向对侧旋转时

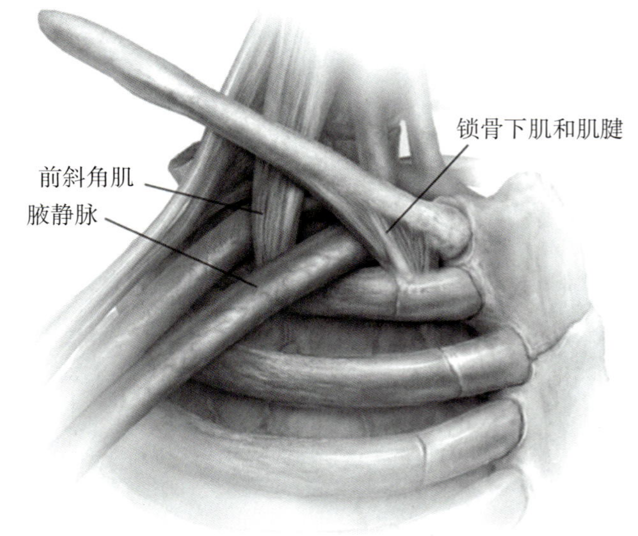

▲ 图 68-12 胸廓出口的基本解剖

引自 Illig KA, Doyle AJ. A comprehensive review of pagetschroetter syndrome. *J Vasc Surg*. 2010;51(6):1538-1547.

实现最大牵张[164, 165]。斜角肌位于颈后三角中，其后方为斜方肌，前方为胸锁乳突肌，下方为锁骨，顶点在枕骨水平胸锁乳突肌和斜方肌的交界处。当然颈后三角内还含有颈丛神经、颈交感神经节、副神经脊髓根、膈神经、锁骨下动脉、颈横动脉和淋巴结等。

需要注意的是，臂丛神经所在的肌间沟是一条潜在的沟，肌间沟的前鞘是前斜角肌的后筋膜鞘，后鞘是中斜角肌的前筋膜鞘[162]。

（四）影像学

虽然包括 MRI 在内的影像学检查通常无法查出导致 TOS 的原因，但仍需在手术前对颈后三角进行影像学检查，以确认是否存在肌肉异常（存在小斜角肌）和骨骼异常（颈肋或横突过长），评估周围软组织是否存在其他损伤（如肩袖撕裂），以及确认是否存在肿瘤、骨髓炎或其他少见病因。

（五）注射技术

目前已有多种技术用于引导 AS 穿刺注射，包括使用解剖标志、EMG、EMG 结合超声、超声、透视[157]或 CT 等多种方法引导。在没有影像学技术引导的情况下，可因意外麻醉臂丛神经（10% 的患者）而出现假阳性结果，或因斜角肌定位不准确或不慎误穿重要血管而出现假阴性结果[155]。

斜角肌注射的禁忌证和注意事项与触发点注射和梨状肌注射相同。因为在超声下可见斜角肌附近重要组织与解剖结构如甲状腺、食管、颈动脉、颈静脉和臂丛神经等，出于安全考虑，首选超声引导下注射，具体介绍如下。

患者仰卧位，穿刺部位消毒。超声引导时可采用以下两种方法识别前斜角肌和中斜角肌。将超声探头放置在环状软骨 /C_6 椎骨水平，然后按气管、颈动脉和颈内静脉（可压缩）的顺序由内向外横向扫描，以识别前 / 中斜角肌和臂丛神经（低回声神经根）；或者将超声探头可以放置在颈部下段（锁骨上方）、外侧（胸锁乳突肌外侧），首先识别锁骨下动脉和臂丛神经，然后往头侧扫描至 C_7 水平，在前斜角肌和中斜角肌之间可见臂丛神经。皮肤消毒局部麻醉后，选择一根长 1.5cm 的 21G 或 22G 穿刺针，由平面外进针穿刺到远离臂丛的 AS 肌腹内。最好采用平面外入路以避免将 LA 注入臂丛神经[162]。

沿 AS 分别向头侧和尾侧扫描，一般可在下半部选择一个最佳的影像，首选从外侧向内侧进针，以防止血管损伤（图 68-13）[157]。

先在穿刺标记点皮下注射 1% 利多卡因约 1ml 进行局部麻醉。将含有 2ml 0.5% 布比卡因的注射器连接到长 38.1mm（1.5 英寸）的 25G 穿刺针上。一旦在 AS 肌腹内看到针尖，便可在实时监测下缓慢注射布比卡因（图 68-14 和图 68-15）[157]。尽管有些学者在前斜角肌和中斜角肌内都进行了药物注射，但也有部分学者只在前斜角肌内注射[162]。

局部麻醉药注射后 15～30min 内症状即可缓解，并可持续数天至数周。若出现上肢麻木，应考虑臂丛神经阻滞可能，因为臂丛神经根从前斜角肌穿过并不少见，并且注射在前斜角肌内的 LA 可通过筋膜渗出。如果发生这种情况，应将患侧手臂悬吊固定后才能离院。需要指出的是，TOS 症状的缓解不依赖于臂丛神经阻滞。如需延长症状缓解的时间，那么间隔 2～3 周后可重复多次注射。正常情况下，LA 单次注射后症状缓解的持续时间为数天到 1 周，但在经过数次注射治疗后症状缓解的持续时间可长达 4 周[156]。如果症状缓解仅持续数小时或数天，则可选择注射肉毒毒素或行前斜角肌和（或）中斜角肌切除。肉毒毒素的推荐剂量是每块肌肉注射 12～15U。

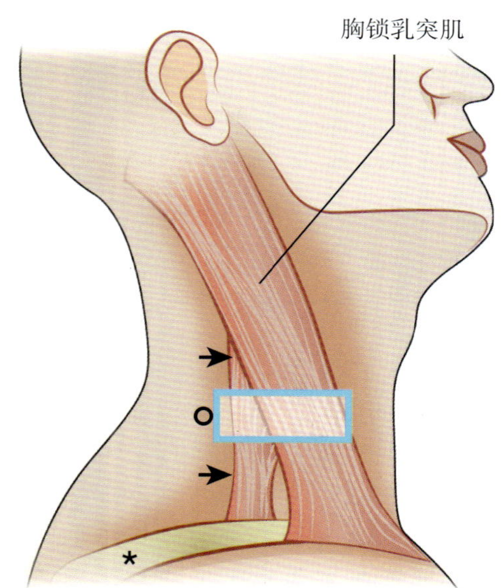

▲ 图 68-13 超声引导下前斜角肌注射的方法

箭 . 下前斜角肌；黑色圆圈 . 注射点；矩形 . 超声显示；*. 锁骨

引自 Torriani M, Gupta R, Donahue DM. Sonographically guided anesthetic injection of anterior scalene muscle for investigation of neurogenic thoracic outlet syndrome. *Skelet Radiol*. 2009;38(11):1083–1087.

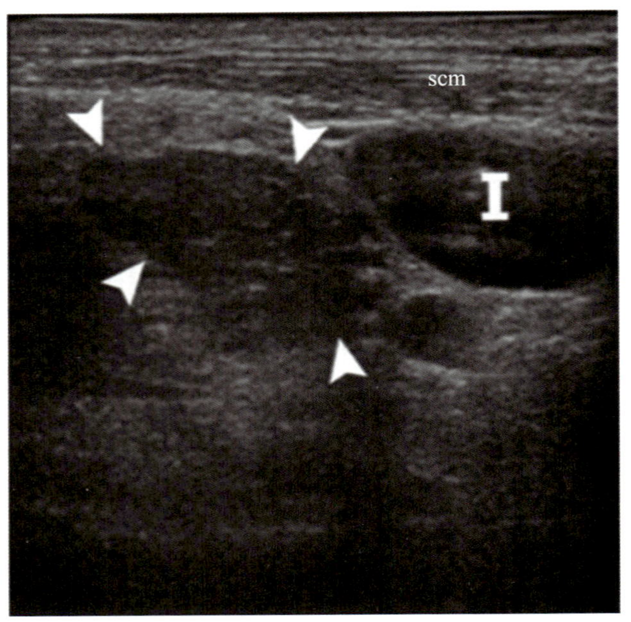

▲ 图 68-14 前斜角肌注射的横断面超声解剖

Scm. 胸锁乳突肌；I. 颈内静脉；箭头 . 前斜角肌

引自 Torriani M, Gupta R, Donahue DM. Sonographically guided anesthetic injection of anterior scalene muscle for investigation of neurogenic thoracic outlet syndrome. *Skelet Radiol*. 2009;38(11):1083–1087.

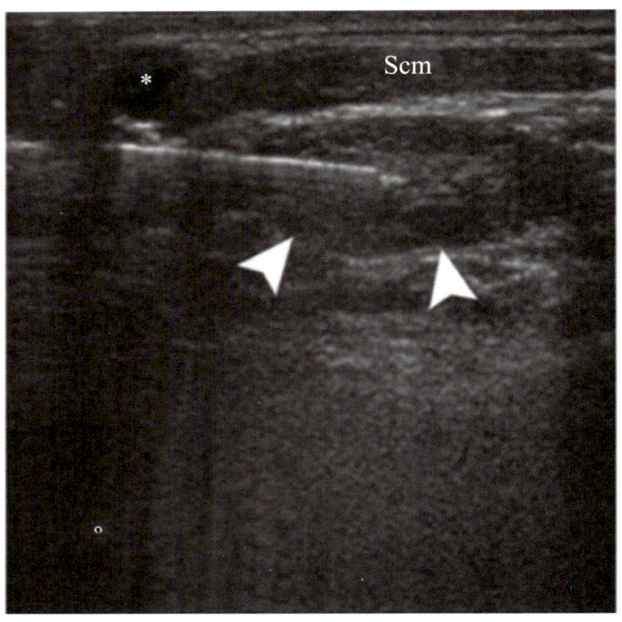

▲ 图 68-15 超声引导下前斜角肌注射的穿刺针定位

Scm. 胸锁乳突肌；箭头 . 前斜角肌；*. 颈外静脉

引自 Torriani M, Gupta R, Donahue DM. Sonographically guided anesthetic injection of anterior scalene muscle for investigation of neurogenic thoracic outlet syndrome. *Skelet Radiol*. 2009;38(11):1083–1087.

一项回顾性研究调查了斜角肌切除手术后 2 年患者的功能结果预后情况，结果显示手术效果良好和一般的比例分别为 49% 和 35%[166]。有研究发现，斜角肌内注射 LA 的有效率与斜角切除术后及第一肋切除术后效果的良好率密切相关[162, 167]。有研究证实，TOS 患者斜角肌注射后疼痛的缓解与臂丛神经阻滞无关[162]。

Rached 等发表了一项平行、安慰剂对照、双盲临床试验，他们在超声引导下向前斜角肌和中斜角肌内分别注射 0.375% 罗哌卡因 2.5ml，治疗后 12 周内使用 DASH 量表对治疗效果进行评估，结果显示，局部麻醉药注射有助于改善神经源性 TOS 患者手臂、肩部和手部的功能[158]。

Mashayekh 等在 CT 引导下行斜角肌注射后发现，与其他影像技术相比，CT 引导更精准[155]。CT 引导下斜角肌内注射 LA 或肉毒毒素是一项新技术。作者通过大量病例对该技术的预后和并发症进行评估，结果显示，CT 引导下 68/83（82%）麻醉药被注射至前斜角肌（anterior scalene muscle，ASM）或前 / 中斜角肌（middle scalene muscle，MSM）内的成功率远高于超声引导（11/29，38%）、EMG 联合透视引导（4/22，18%）、仅使用 EMG 引导（93/122，72%），强调 CT 引导下斜角肌注射是一种安全的治疗手段[155]。

Donahue 等使用徒手穿刺技术，选择由外向内横向入路向 AS 注射 A 型 BTX 2ml（合计 18U），采用斜入路向 PM 注射 A 型 BTX 2ml（合计 23U），全部患者均使用相同剂量。结果证实，超声引导下注射 BTX 效果良好，并且与术后 2 年随访时良好的手术结果相关，具有很高的阳性预测价值，表明超声引导下 BTX 注射有助于预测手术结果[154]。

超声引导下将麻醉药注射至 AS 的操作是安全且可耐受的。超声图像可精确显示 AS，以及肌肉内穿刺针的位置。尽管如此，注射过程中臂丛神经被意外阻滞的发生率仍高达 1/3[157]。对于有典型疼痛和感觉异常的 TOS 患者，斜角肌注射有助于明确诊断。当症状与其他疾病有交叉时，斜角肌注射有助于 TOS 的鉴别诊断。将斜角肌注射与口服药物等保守治疗方法相结合，可使 TOS 患者更早地恢复日常生活和工作。

结论

肌筋膜疼痛和肌筋膜疼痛综合征是最常见的急

慢性疼痛之一。肌筋膜疼痛的病理生理包括与神经系统等多因素相互作用的生物力学和体态因素、抑郁和焦虑等心理因素、激素和营养失调因素。这些因素（全部或部分）导致外周敏化、自主神经失调，并最终导致中枢脊髓敏化，从而放大肌筋膜疼痛患者的症状。多种介入手段可用于急慢性疼痛患者，以治疗肌筋膜疼痛综合征。虽然有或无影像学技术引导（如透视和超声）均可行药物注射治疗，但是建议在影像学设备引导下行介入治疗，因为它可改善患者预后，增加操作安全性。注射治疗时可不使用注射液（干针），也可使用注射液，如 LA、肉毒毒素或类固醇激素等。对患者进行详细的病史询问和体格检查、影像学检查有助于肌筋膜疼痛综合征的确诊，并有助于为这些常见疾病制定合适的治疗方案。

要　点

- 触发点是肌筋膜疼痛综合征的标志，可通过物理疗法和注射疗法进行治疗。
- 越来越多的超声设备使临床医生在对胸壁区域、梨状肌、髂腰肌和斜角肌进行麻醉和镇痛时有了更多的选择。
- 梨状肌综合征类似于 L_5～S_1 神经根炎，疼痛起源于臀部。部分症状和体征有助于明确诊断。注射局部麻醉药和类固醇激素可缓解疼痛。如果注射局部麻醉药 / 类固醇激素只能暂时缓解疼痛，则可选择注射肉毒毒素。
- 髂腰肌疼痛的症状和体征通常是非特异性的。诊断性注射局部麻醉药物有助于鉴别诊断，随后可选择肉毒毒素注射治疗。
- 神经源性胸廓出口综合征的诊断主要依据患者的症状、体格检查、肌电图检查结果和影像学检查（也可排除其他病理改变）。建议在超声引导下将局部麻醉药注射到前斜角肌和中斜角肌内。也可行局部麻醉药或肉毒毒素的阶段性注射治疗，第一肋切除术和斜角肌切除术可使患者长期获益。
- ESPB 是一种用于胸壁镇痛的区域阻滞技术，该技术在 2016 年被首次提出。尽管局部麻醉药扩散和有效镇痛持续时间的确切机制仍在研究中，但它是一个有前景且有吸引力的治疗选择，因为该技术可安全用于因为抗凝而导致椎管内阻滞禁忌的患者。
- 躯干筋膜平面阻滞，如超声引导下 PECS Ⅱ、前锯肌阻滞、腰方肌阻滞，也可用于胸壁镇痛。
- 注射治疗只是包括物理疗法在内的多学科治疗方案的一部分。

第 69 章 椎体压缩性骨折的微创治疗操作

Minimally Invasive Procedures for Vertebral Compression Fractures

Mithun Nambiar　Lee-Anne Slater　Joshua A.Hirsch　Ronil V　Chandra，Julian Maingard　著

薛庆生　译　　于布为　校

大于 50 岁的人群，女性每 2 人中就有 1 人，男性每 5 人中就有 1 人会经历骨质疏松性骨折。这会带来严重的患者疼痛、发病率和医疗资源使用率增加。全世界每 22 秒就会有 1 例新发的骨质疏松性骨折，每年会发生 140 万例[1]。这些患者大部分没有症状或症状可以忍受，只有 1/3 的新发骨折患者需要治疗[2]。绝大部分的急性背痛症状会在 6～8 周后随着骨折的愈合而逐渐消失[3]。

椎体成形术和椎体后凸成形术是利用影像引导技术将 PMMA（骨水泥）注射到骨折处的微创操作技术（图 69–1 和图 69–2）。大多数椎体加固术仅是针对小部分有症状且对于保守药物治疗无效的骨质疏松压缩性骨折患者。虽然对于药物治疗无效的定义不同，但一般认为是：在当前镇痛治疗下患者疼痛持续、严重影响活动和日常生活的水平，或者是为了达到镇痛效果增加剂量到出现意识模糊、镇静、便秘等无法接受的不良反应。第一例采用椎体加固术的报道发表于 1987 年，用来治疗肿瘤性疾病[4]。随着肿瘤患者的生存率持续提高，有症状的肿瘤性椎体骨折及椎体肿瘤的发病率有所增加。这些患者中有一个特定的亚组，尤其是对于保守治疗无效的多发性骨髓瘤和转移引起的症状性骨折患者会受益于椎体加固术的治疗[5]。椎体加固的主要目标是减轻疼痛和增强功能状态，其次是使骨折患者的椎体稳定。新的人群证据表明，与保守治疗相比，椎体加固术有益于降低患者的死亡率[6]。

框 69–1 总结了椎体增强术的适应证和禁忌证。

一、保守药物治疗

保守治疗目的是减轻疼痛［使用镇痛药和（或）卧床休息］，改善功能状态（使用矫形器和理疗），预防未来的骨折（补充维生素 D 和钙、双膦酸盐治疗）。

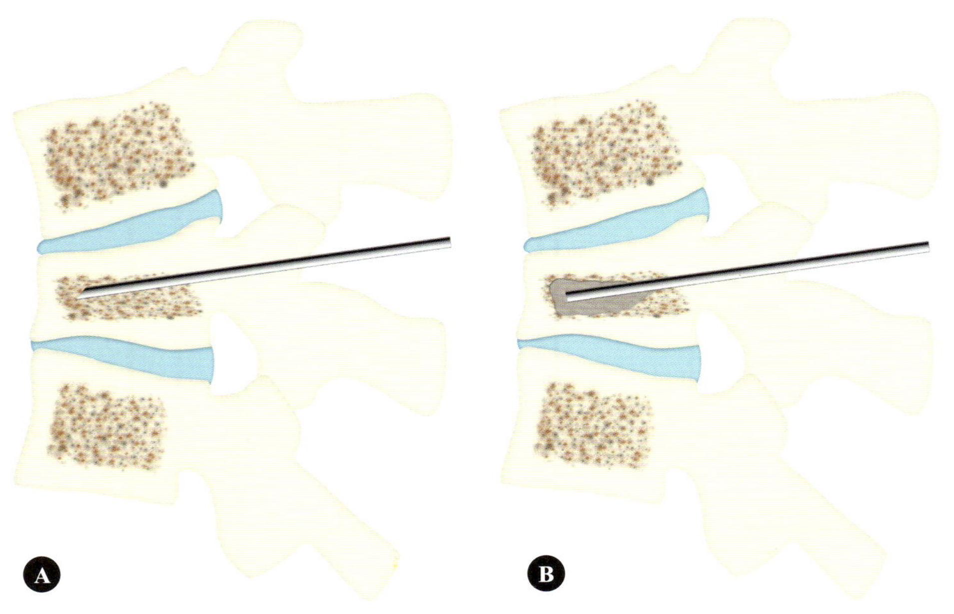

◀ 图 69–1　椎体成形术

A. 穿刺针进入椎体；B. 随后在椎体内注射骨水泥

虽然保守治疗适合于那些有中度疼痛和无功能受限的患者，但是对于严重疼痛及功能受限的患者效果并不理想。在一项队列研究中，保守治疗通常会包括一段时间卧床休息，这会导致骨量和肌肉力量丢失、压疮、静脉血栓栓塞（venous thromboembolic，VTE）等不良反应，这些都会延长恢复时间并导致患者独立能力丧失。每周大约有 2% 的骨质流失[7]，10%～15% 的肌力降低[8]，并发感染会导致败血症和骨髓炎。肺功能降低也可能使患者易患肺炎。此外，骨折或恶性肿瘤后卧床休息会增加患者静脉血栓栓塞的风险。总之，长时间的卧床并发症，合并使用阿片镇痛药物导致的不良反应，会产生功能退化，营养不良的恶性循环，并增加椎体功能不全的风险。

二、技术内容

评估实施椎体加固术的患者需要确定其接受该手术可能的获益并筛查禁忌证，决定是否手术治疗必须基于良好的病史采集、体格检查、恰当的实验室和影像学评估，总结见框 69-2。

（一）镇静

镇痛对于椎体成形术和后凸成形术非常必要。

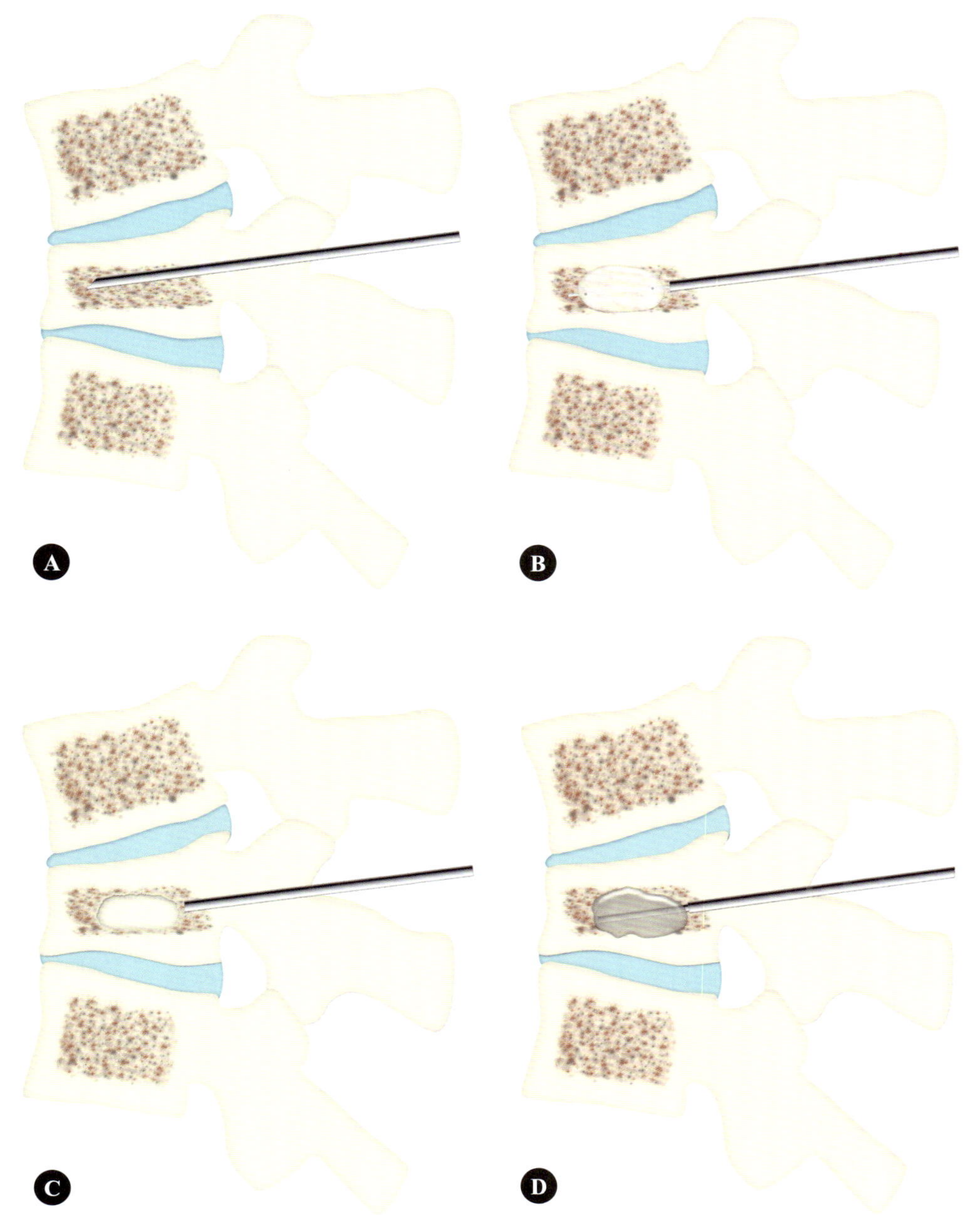

◀ 图 69-2 后凸成形术

A. 穿刺针进入椎体；B. 拔除内芯，在椎体内扩张球囊填塞；C. 在骨内建立空腔；D. 注射骨水泥

框 69-1　适应证

- 治疗保守药物治疗无效且有症状的骨质疏松性椎体骨折
- 治疗药物治疗无效且因肿瘤变弱或骨折的椎体病变者

绝对禁忌证

- 活动性全身感染，尤其是脊柱感染
- 没有纠正的出血体质者
- 心肺功能不全，不能安全耐受镇静或全身麻醉
- 由骨折后移位或硬膜外肿瘤延伸导致的骨髓病
- 已知对骨水泥过敏

相对禁忌证（必须由经验丰富的操作者来实施治疗）

- 椎体高度明显缺失（75% 以上的高度缺失）
  - 因放置穿刺导管空间小，使操作更加困难
- T_5 以上的椎体成形术
  - 由于椎体和椎弓根尺寸太小而存在挑战，肩部往往限制这些水平的透视成像
- 严重的骨质减少导致透视下的骨结构显示不佳
  - 增加穿刺针放置错误和骨水泥渗漏的风险，可以借助 CT 引导来克服这一困难
- 后皮质破坏
  - 增加骨水泥后方渗漏的风险，因此有压迫脊髓和神经根的风险。这种现象经常出现于爆裂性骨折和肿瘤患者。CT 对后皮质的完整性进行最佳评估
- 严重的椎管狭窄（无神经功能障碍）
  - 即便是少量骨水泥渗漏，也会增加神经损伤的风险
- 骨折碎片的后退
  - 椎体加固术后椎管进一步损坏的风险，尤其是椎体后壁不稳定
- 肿瘤硬膜外延伸
  - 病理性骨折导致椎管骨水泥渗漏的发生率明显高于骨质疏松性骨折

对于绝大部分病例，可以通过局部麻醉药（如碳酸利多卡因和布比卡因）和中度镇静（静脉注射咪达唑仑和芬太尼）来实现。在部分病例中，倾向使用全身麻醉来提供充分的舒适和安全。而对于一些有疑问的病例，可以让其清醒并允许反馈（如疼痛加重和神经功能障碍），从而使操作者对于潜在的并发症保持警惕。所有病例需持续监测 ECG、血压、脉搏氧饱和度。由麻醉科医师、麻醉护士、取得资质的护理人员来实施给药和术中监测。对于存在呼吸系统或心血管系统疾病的患者，需要麻醉科医师来评估患者是否需要麻醉监测。患者应该在手术操作前 4～6h 开始禁食禁饮。

（二）患者体位

俯卧位或侧俯卧位是胸椎和腰椎手术的理想体位。除了容易进入的明显优势外，这种体位在上胸部和下腹部有适当的垫子支撑，有利于最大限度延展骨折节段，减少后凸[9]。患者的手臂需要尽可能朝向头部，避开透视路径。在摆放体位之前需要给予镇痛，因为这个过程可能相当痛苦。在转运老年、骨质疏松或骨髓瘤浸润的患者时需要格外小心，因为可能会导致新的肋骨或椎体骨折。

（三）抗生素预防和皮肤准备

通过使用标准手术室指南进行皮肤无菌消毒铺巾、术者洗手、穿无菌衣、戴口罩和手套等，将感染风险降至最低。很少有数据支持或反对使用抗生素，但有术后脊柱感染的病例报道[10, 11]，使用 PMMA 使得感染难以治愈。我们常规在切皮前预防性使用抗生素。包括静脉注射抗生素，如头孢唑林（1g）或克林霉素（青霉素过敏者 600mg）。或者在制备骨水泥时，将 PMMA 和抗生素混合，如妥布霉素（1.2g）或万古霉素。这种做法已被静脉注射抗生素取代。

（四）穿刺针放置

穿刺针放置最重要的是保持进针轨迹在椎弓根的内皮质外侧和下皮质上方。这样能够避免针进入椎管或神经孔。穿刺针可以采用经椎弓根或旁椎弓根入路。经椎弓根入路从椎弓根后表面进针，穿过椎弓根全长，进入椎体。这种经骨质的长路径入路保护了节后神经根和其他软组织。然而，这种椎弓根结构会对最终针头放置在靠近中线的位置有所限制。旁椎弓根入路从椎弓根侧表面入针，沿着椎弓根路径或经椎体与椎弓根连接处穿过。这种方法允许针尖位置更内侧些，特别适合治疗解剖较小的椎弓根节段，尤其是胸椎。

无论哪种入路，都有多种影像引导方案，前后图像和底端朝上图像（“桶向下”），后者技术采用同侧倾斜旋转影像增强技术使得透视光束和针束平行。

1. 旋转图像增强器（image intensifier，II）获得真实的前后位，让椎弓根间的棘突在中间位置（图 69–3）。

框 69–2　手术操作前的检查工作

确认患者能够从椎体加固术中受益。
筛查绝对禁忌证。
保守药物治疗无效的记录。

症状

- 骨折可能发生在很小或者没有创伤的情况下
- 突然发作的深部疼痛
- 中线位置
- 纵向机械负荷加重（站立或负重时加重，平卧至少能部分缓解）
- 运动时恶化（尤其是屈曲运动）
- 由于椎间孔狭窄可能会出现侧向放射到皮肤的模式

征象

- 骨折的椎体棘突点压痛可能不存在
- 根据 Rad 等研究，高达 30% 的患者可能主观感受到非中线的疼痛或非目标椎体压痛，但仍能获得明显的益处
- 对于多发性压缩性骨折患者，部分骨折区域可能已经愈合而不需要治疗，如果可能，定位到特定节段的靶向治疗是非常重要的。对于困难病例，可以借助透视将疼痛定位到特定的解剖节段
- 评估下肢神经功能

实验室评估

- 筛查感染、凝血功能障碍和代谢异常
- 其他检查包括尿液分析、ECG 和（或）胸片等由操作医生自行决定

图像

- 作用是确定临床诊断，确定和评估疼痛性骨折的剧烈程度，确定潜在的困难，设计手术操作流程
- 可以通过 MRI 或核素扫描骨成像确定骨折影像，并将症状和有问题的椎体节段相关联，并确定骨折严重性
- MRI 序列包括短时间翻转恢复序列或脂肪饱和的 T_2 加权序列。这些序列可以识别脊髓水肿，区分急性和慢性骨折。MRI 还能鉴别良性骨质疏松性骨折和病理性骨折，评估骨折后退、硬膜外肿瘤延伸、椎管损伤、脊髓或神经根受压的程度。骨折裂隙在 T_1 呈现椎体内低信号线性带，T_2 呈现低或高强度线性带。解释液体强度信号需要谨慎，因为一些研究表明骨折发生数月后仍然存在持续的信号存在
- 结合 CT 的核素骨扫描或 SPECT 也是可选的检查。急性骨折会吸收更高浓度的注射示踪剂 ^{99m}Tc-MDP。CT 评价骨的完整性和脊柱情况。对于病理性骨折患者，CT 有助于确定硬化程度和后壁骨溶解程度，这些预示着手术操作的技术挑战度增加

引自 Rad AE, Kallmes DF. Pain relief following vertebroplasty in patients with and without localized tenderness on palpation. *AJNR*. 2008;29:1622–1626.

2. 改变头尾角度将椎弓根移至椎体中线位置。侧位透视有助于确定准确的头尾调整角度。从底端观，将 II 在目标椎弓根同侧旋转约 20°，使椎弓根内侧皮质位于椎体中间 1/3 处。椎体采用“Scotty 犬”构型。正对着图像增强器进针，使其显示为一个点。

3. 设计套管针轨迹。从前后位和部分同侧斜视角，经椎弓根入路，套管针进针位置是右侧椎弓根 3 点或左侧椎弓根 9 点钟位置。视野应集中在以椎弓根皮质形成的圆圈内。经旁椎弓根入路，套管针在椎弓根皮质 3 点钟或 9 点钟位置的外侧进针是最好的。

4. 皮肤和骨膜进行皮下注射利多卡因或布比卡因，用 22G 针在设计好的进针轨迹上进行麻醉。用更细的针头来确认和调整规划好的穿刺轨迹。

5. 做一个垂直皮肤的小切口（便于调整针的头尾角度），放置 11G 或 13G 钻石头针芯（套在套管内）。

6. 进针到骨质表面，通过实时侧位图像在头尾平面微调（需要仔细调整 II 的角度，从而获得真实侧位图像）。对于旁椎弓根入路，在侧位图像上，进入

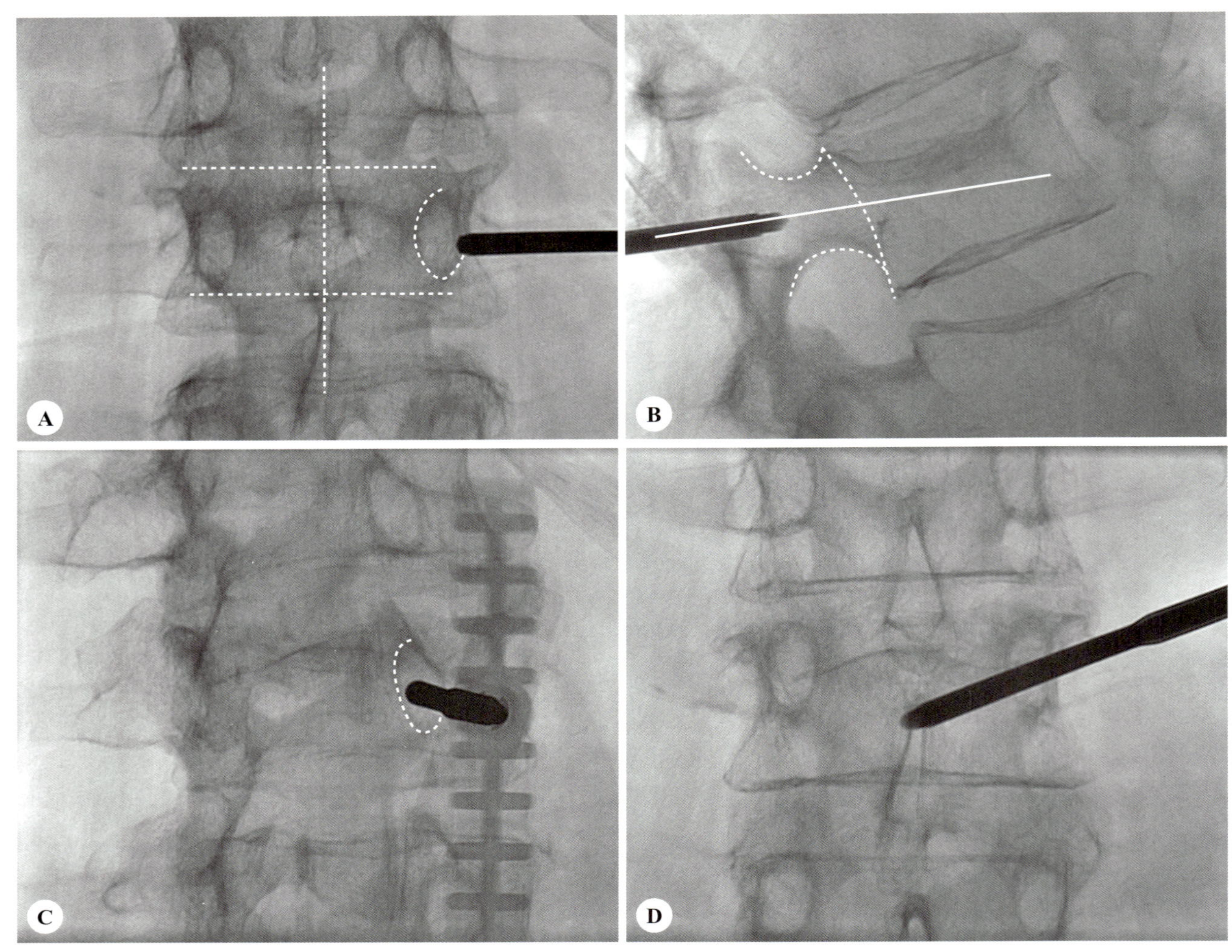

▲ 图 69-3　经椎弓根入路穿刺针轨迹的初始定位

A. 前后位透视影像。首先将图像增强器旋转道一个真实的 AP 位置，对齐椎弓根之间的棘突（垂直虚线）。改变头尾的角度，使得椎弓根延伸到椎体的中部（水平虚线）。B. 侧位透视图像。将图像增强器旋转到一个真实的侧位，通过重叠两个椎弓根皮质，确保椎体的后缘对齐（虚线）。注意，为了获得穿刺针理想的最终位置（实线），在初期经椎弓根路径时需要考虑椎体内的整个针轨。C. 置针时接近“末端”投影，保留椎弓根的内侧和下方皮质。注意，“T-grip”针柄可掩盖骨性标志，可能需要轻微旋转Ⅱ。D. 采用单侧经椎弓根入路获得正中针位，可获得较大的目标椎弓根，尤其是在腰椎

骨的位置（即椎弓根和椎体的交界处）更靠前。

7. 一旦进入骨质，采用钻孔的动作进针，控制前向的压力，或使用矫形锤仔细敲击针柄。

8. 在进针过程中保持 II 实时的前后位视图，除非使用底端朝上视角时，针在穿过椎弓根整个过程始终保持为一个点。穿刺针必须保持在椎弓根内皮质的外侧，直至从侧位视图上穿过整个椎弓根。

9. 一旦穿刺针进入椎弓根，菱形尖端针芯更换为直斜尖针或弯曲针，以获得更好的操作性（图 69-4）。通过侧位图像观察到针继续推进至椎体的前 1/3 或 1/4。

（五）后凸成形术的附加步骤

对于椎体成形术，按照上述方法放置好穿刺针后，从套管注射 PMMA。后凸成形术的附加步骤包括插入球囊和填塞，在骨内形成腔体（图 69-5）。在后凸成形术中，套管后退至椎体的后半部，以便插入球囊。拔出针芯，从套管内置入填塞球囊，缓慢注射碘对比剂。球囊与有数字压力计的锁定注射器相连（图 69-6）。通过压力传感器和间断透视监测填塞情况。继续填塞直至满足以下两个条件之一：达到显著压力或球囊最大容积，进一步填塞导致镇静患者的不适。球囊放置可以是单椎弓根或是双椎弓

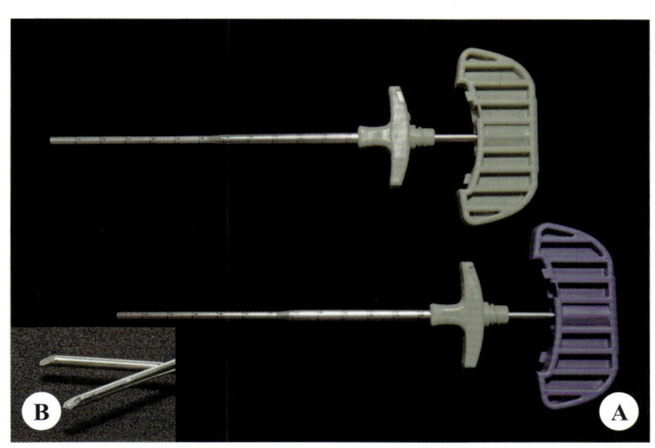

▲ 图 69-4　典型椎体成形术穿刺针

A. 典型的同轴椎体成形针 - 内芯锁定外套管。注意，大手柄有利于从骨上插入和取出。制造商使用不同的颜色或手柄标记指示针尖类型（B 中放大）斜面针尖便于针沿着所需轨迹方向置入

根。抽憋后再拔出球囊。

（六）放置骨水泥

注射骨水泥的黏稠度接近牙膏。Wong 等推荐采用滴落试验，即骨水泥结成球状悬在针尖而不掉落，则骨水泥比牙膏的黏度略高[12]。骨水泥成形时间为 10～20min 不等，根据温度和 PMMA 的特定配方，现有多种成套的骨水泥的放置系统，从带有抹刀和搅拌碗的 1ml 注射器数个，到自动混匀的独立输送系统。具有长而灵活的输送管的螺旋注射器的优点是最大限度地减少对操作者的辐射暴露[13]。

（七）椎体成形术

- 移除穿刺针内芯后，管道内注射生理盐水，从而避免空气注入和空气栓塞，套管连接输注系统，缓慢注射骨水泥。
- 通过透视成像仔细监测，确保骨水泥保留在椎体内。应避免后方或后侧方的渗漏造成脊髓或神

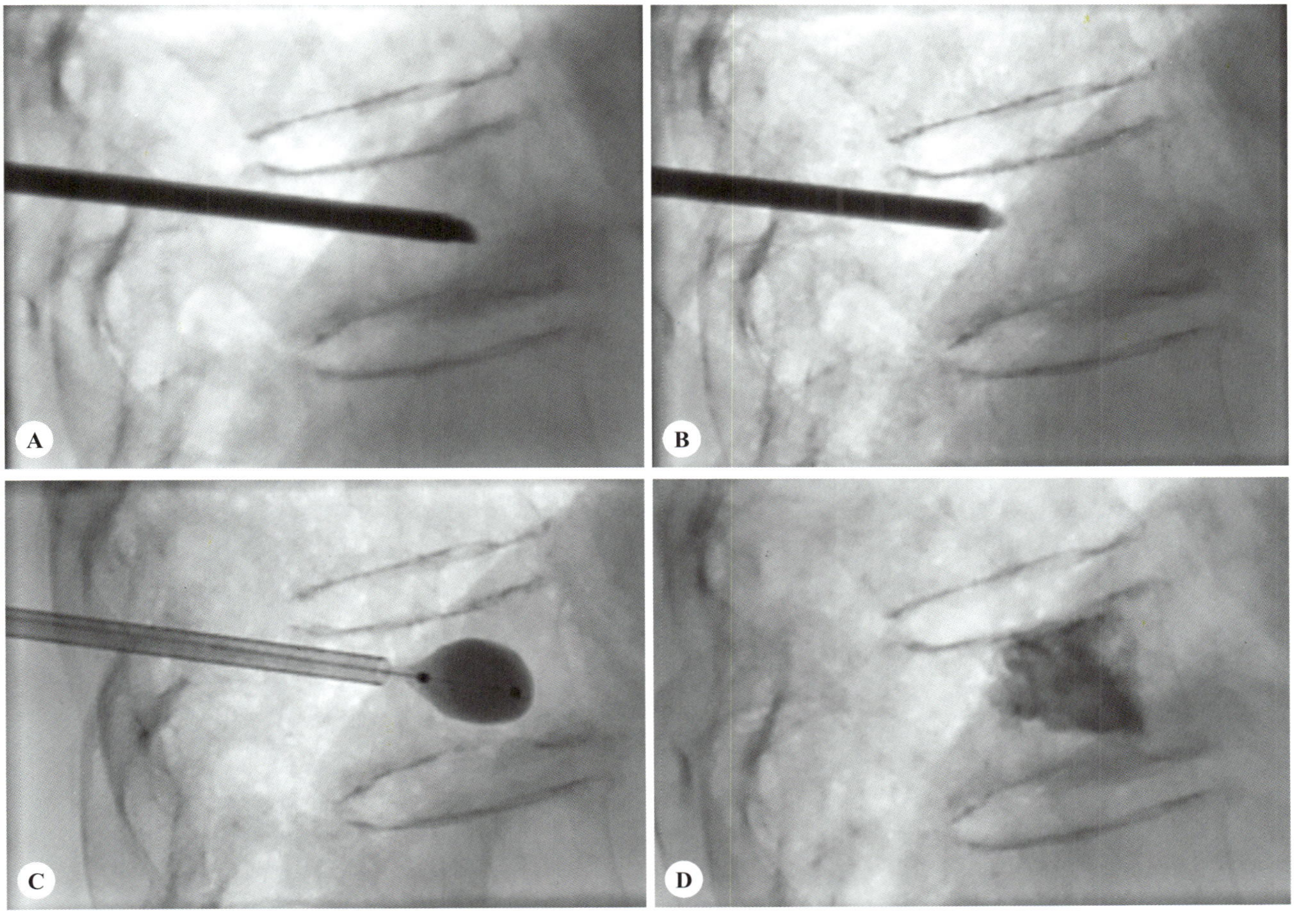

▲ 图 69-5　后凸成形术的附加步骤

A. 侧方透视图像，单侧椎弓根针已置入 T_{10} 椎体的前 1/3；B. 将针退至椎体后 1/3，去除内芯；C. 将球囊置入针道并进行填塞，在骨内形成一个腔体；D. 骨水泥使腔体变得浑浊，并且扩散到邻近的骨小梁

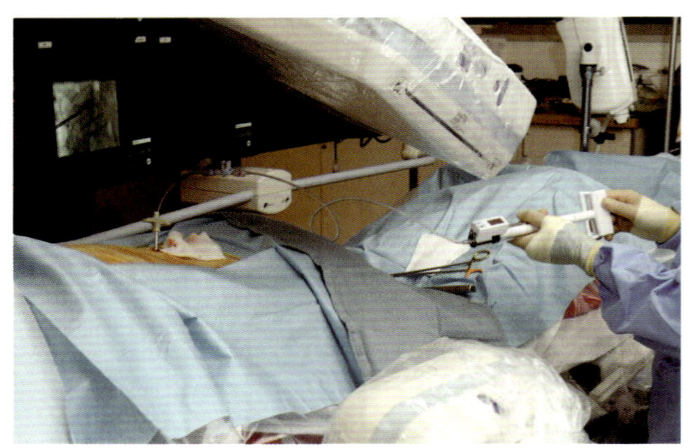

▲ 图 69-6 球囊后凸成形术

球囊连接到数字压力表，能够测定球囊压力。注意，在透视评估球囊填充时，较长的可弯曲管道让操作者的手保持在主辐射束的之外

经根的刺激或损伤。如果出现不同性质的疼痛，需要立即暂停操作，并增加透视检查。

- 骨水泥注射终点包括在骨髓腔外有骨水泥出现，和（或）在侧位透视发现骨水泥达到椎体后 1/4。一旦发生了骨水泥渗漏，可以等待 1～2min 使骨水泥硬化，然后再重新注射，以观察骨水泥是否会重新进入椎体[14]。理想情况下，在注射结束时，骨水泥会穿过中线延伸到对侧椎弓根方向。然而，骨水泥的最佳注入量仍是有争议的。
- 通过插入针芯来输送最后一部分水泥，或者等骨水泥硬化，轻柔晃动并拔出导管，确保导管内的骨水泥和导管尖端分离。需要小心不能折断椎弓根。

（八）后凸成形术

- 和典型的椎体成形术比较，球囊填塞产生的腔体可以注射黏性更大的骨水泥。该空腔和更黏的骨水泥理论上能减少骨水泥外渗的风险。需要给予足够的时间来保证骨水泥达到面团般黏稠度，并失去混合初始的光泽度。
- 尽管可以使用注射系统，但是很多操作者会使用手工骨填充器注射骨水泥。这种注射系统连接于套管，在透视监测下缓慢注射骨水泥。骨水泥从前到后填充空腔，剂量与膨胀的球囊填塞容量相当或略微超过。

三、争议和特殊事项

（一）双椎弓根入路与单椎弓根入路

椎体成形术和后凸成形术可以采用双针或单针完成[15]。不管那种方法，目标都是在椎体中线放置骨水泥，将 PMMA 放置到对面椎弓根作为我们的一般标记。因此，在许多情况下，使用一根针尖位置相对内侧的针就足够了。如果在后凸成形术中尝试单侧入路，并且球囊扩张并没有穿过中线，则可根据骨水泥填充的分布情况在另一侧放置第二套系统。很多情况下，填充的骨水泥会继续越过中线，就不需要第二针了。此外，半椎体填充（骨水泥穿越对侧未填充椎体＜10%）被证明能够减轻疼痛并改善功能，而且不增加骨折的风险[16]。

目前还没有发现单椎弓根和双椎弓根椎体成形术[17]或后凸成形术[18]在减轻疼痛方面存在显著的统计学差异。每种方法都有各自的优势。单椎弓根入路的优势包括降低操作的时间，避免放置第二根针带来的风险。单椎弓根入路也与较低的骨水泥渗漏率相关[19]。双椎弓根入路的主要优势是采用经典的由外及内的经椎弓根入路，创伤性更低，减少椎旁血管和神经损伤，并且双侧输注骨水泥具有潜在的生物力学优势。

（二）骨水泥注射容量

骨水泥的最优容量是一个有争议性的话题。一些医生提倡注射最大容量的骨水泥来完全填充椎体，而另外一些医生主张降低骨水泥的容量以强调安全。达到完全填充的理论目标是恢复椎体的生物力学强度，避免再次骨折，而不会产生可能传递到相邻节段的多余刚度。基于一项离体生物力学研究，Mathis 等推荐骨水泥充填量为残余椎体的 50%～70%[20]。然而，就减轻疼痛的主要目标而言，与注射大剂量骨水泥相比，更低剂量（仅 0.5ml）的骨水泥的临床转归相似。骨水泥的注射容量和疼痛及药物使用等临床结果之间没有相关性。低容量的骨水泥可以降低其外渗的风险，推荐更小容量骨水泥时需注意对照注射终点标准。

（三）椎体平面

当椎体失去其原先高度的 70% 时，会对安全放置穿刺针带来挑战。根据 Stallmeyer 等观点，导管放置至少需要 8mm 的残存高度[21]。椎体平面常形成领结的结构，其中心压缩最严重，这通常需要双侧进针定位[22]。仅需少量的骨水泥就可以缓解疼痛[23]。如果存在骨折内的囊性裂隙（Kummel 病），可将穿刺针放置在裂隙中线附近，以期在穿刺针放置和骨水泥注射时能够扩大高度。

（四）骨折伴骨内空腔现象（Kummel病）

骨内空腔现象被认为和骨坏死相关。同样在MRI中表现为充满液体的裂隙。这种疼痛源于未愈合的骨折碎片之间的运动。有时，这种活动甚至可以在透视下看到，因为椎体的高度随着呼吸的变化而改变。由于椎体的牵引力作用，俯卧位手术操作有利于椎体高度的恢复。穿刺针应置入裂隙，或尽可能靠近裂隙，以便骨水泥能填满裂隙。椎体加固可以明显缓解骨内空腔现象所致的疼痛[24, 25]，根据我们的经验，能够恢复相当大的高度。在注射骨水泥后需要让患者俯卧15～20min，确保骨水泥在患者移离透视台前在裂隙内硬化。

（五）恶性骨折伴后壁骨质溶解或硬膜外肿瘤扩展延伸

虽然后壁骨溶解或硬膜外肿瘤扩散的患者可以接受椎体加固术治疗，但是需要高度警惕可能出现与硬膜外骨水泥渗漏或肿瘤向后位移相关的神经系统并发症。在一项涉及51例椎骨病变伴硬膜外扩散患者接受椎体成形术的研究中，30%患者在手术前就有部分或完全的脊髓压迫/马尾综合征症状[26]。这些终末期患者没有接受解压手术，是因为他们的瘫痪被认为是不可逆的（病程超过1个月或合并脊髓萎缩），或基础情况存在手术禁忌证。尽管无神经症状的36例亚组患者在接受椎体成形术后尽管没有进一步的临床恶化，其中1例在椎体成形术后2天出现了马尾综合征，需要手术解压治疗[26]。62%患者出现了骨水泥渗漏（术后CT证实），其中一半病例是渗漏到硬膜外腔。重要的是，骨水泥虽然延伸超出了椎体范围，但还在硬膜外肿瘤内，这种情况仍被归类为渗漏[27]。尽管如此，这是唯一一例有症状的骨水泥渗漏病例，并没有发现全身并发症。令人印象深刻的是，与基线相比，镇痛效果有50%或以上的改善：第1天94%（51例患者中有48例），1个月86%（31例），6个月83%（19例），1年后有92%（11例）（数据来自幸存者）[26]。在此队列研究中，预防并发症的措施包括操作时患者保持清醒（危险的骨水泥渗漏首要症状是新发的疼痛）和注射比常规病例更温和的骨水泥。将骨水泥限制在椎体前2/3范围内可能是很好的经验法则，同时注射较稠厚的骨水泥也可能会降低硬膜外渗漏的风险[28]。

（六）多节段治疗的安全性

对于需要椎体加固手术治疗的多节段骨折患者而言，同时处理多处骨折是比较理想的。然而，单次治疗过多的节段也会引发很多问题，如PMMA毒性、老年患者难以长时间配合手术操作所需要的俯卧位、多节段穿刺引起的术后不适、骨水泥注射从骨髓中挤出脂肪栓塞。在接受8个或以上部位的多节段椎体加固手术患者中有2例死亡报道[29]。虽然没有明确的指南，但每次治疗最多3个节段是多节段椎体加固术一个比较好的经验法则[30, 31]。

四、转归

椎体成形术和后凸成形术缓解疼痛的机制还不明确[32]。猜测假设包括机械性稳定活动性骨折碎片、热或化学性神经松解、对恶性骨折的内源性肿瘤杀伤或细胞毒性作用。一项尸体研究也证实了PMMA注射后新骨的形成[33]。

目前在*The New England Journal of Medicine*、*Lancet*、*British Medical Journal*上共发表了四篇安慰剂–对照的随机对照研究。这些研究在椎体成形术中疼痛转归方面有着不同的结论。这些试验在安慰剂组中采用了假手术的操作，包括将局部麻醉药注射到椎弓根的骨膜[34]，局部麻醉药注射联合13G穿刺针置于椎板上[35, 36]，或皮下注射局部麻醉药，用手压皮肤轻拍穿刺针将针插入[37]。

*The New England Journal of Medicine*上发表的两篇广为宣传的安慰剂对照随机临床研究发现，与假手术相比，接受椎体成形的患者疼痛或疼痛相关活动障碍无明显缓解[34, 36]。

INVEST研究（NEJM）包括131例患者，随机分配将68例分到椎体成形术组，63例分到假手术对照组[34]。1个月后椎体成形术组在疼痛改善方面有更高的趋势（较基础值降低30%），但在疼痛评分、背痛相关活动障碍或生活质量方面并没有统计学差异[34]。Buchbinder等（NEJM）研究了78例患者，38例随机化到椎体成形术组，40例为假手术对照组[36]。手术后，两组患者疼痛、生理功能和生活质量等内容上均有相似的改善。两组患者在1周、1个月、3个月、6个月的随访也没有显著性差异[36]。

与回顾性病例系列和保守对照研究相比，这些报道记录了这些手术令人印象深刻的疼痛缓解率[38–41]。NEJM发表的研究因为包括了病程长达12个月的慢性骨折患者而遭到批评。INVEST研究中平均背痛持续时间为18周，1/3的随机化患者背痛持续时间超过 6 个月。Buchbinder 试验中包括 4 例患者在 6 个月后被随机化。在 INVEST 研究中，仅对年龄不明的骨折患者（未见使用率报道）要求 MRI 显示骨髓水肿或骨扫描显示摄取增加。在 Buchbinder 试验中，要求 MRI 发现骨髓水肿和（或）骨折线，但是并没有描述测定骨髓水肿。更多的批评包括体格检查不一致，招募困难，以及缺乏没有干预的对照组。

随后，VERTOSⅡ研究者开展了一项盲法随机化研究[40]，有 6 周或 6 周以下的严重背痛病史、骨折处有局灶性压痛、MRI 提示骨水肿的 202 例患者随机平均分配到椎体成形术组或保守治疗组。所有患者服用的镇痛药物均被个体化的滴定，补充双膦酸盐、钙、维生素 D。在症状出现后平均 5～6 周再接受椎体成形术。椎体成形术组术后 1 个月的平均视觉模拟评分下降有统计学意义（$P<0.0001$），并且这种优势持续术后 1 年（$P<0.0001$）[40]。与保守治疗组比较，术后 1 天（$P<0.0001$）、1 周（$P=0.001$）、1 个月（$P=0.033$）的药物使用明显减少[40]。同时，椎体成形术组疼痛显著减轻（VAS 降低≥3 分）出现得更早（29.7 天，95%CI 11.45～47.97），保守治疗组较晚（115.6 天，95%CI 85.87～145.40）[40]。

2016 年发表的椎体成形术治疗急性疼痛性骨质疏松性骨折（Vertebroplasty for Acute Painful Osteoporotic Fractures，VAPOUR）的临床研究，对患有严重急性疼痛的患者进行了早期椎体成形术和假手术的比较[37]。手术组有 44% 的患者达到了 14 天 VAS 评分低于 4 分的主要转归结果，而假手术对照组的比例仅为 21%（$P=0.011$）。这种治疗效果持续 6 个月。此外，Roland-Morris 残疾问卷（Roland-Morris Disability Questionnaire，RDQ）和 QUALEFFO 评分的显著降低也支持椎体成形术。与早期的 INVEST 及 Buchbinder 等研究相比，住院患者的比例更高（57%），大部分骨折发生时间小于 6 周，其中 80% 小于 3 周。另外，注射 PMMA 平均容量也大于早期的研究，尽管骨水泥容量和疼痛转归的关系仍然存在争议。椎体成形术后平均住院时间缩短了 5.5 天。解剖学结局也优于假手术，与对照组比较，椎体高度的保持比假手术组高 30%。

VERTOSⅣ发表于 2018 年，是最新的关于治疗椎体骨折的椎体成形术和假手术的随机对照研究[42]。与 Buchbinder 等及 INVEST 研究相似，椎体成形术和假手术对照组比较在疼痛转归结局上没有显示出更好的优势。该研究包括 9 周内骨折的患者。两组均具有临床上和统计学意义的显著疼痛减轻，以及 12 个月内的生活质量的改善。然而，两组之间比较统计学上没有显著性差异。VERTOSⅣ研究只包含门诊患者。平均骨折持续时间为 6.1 周，而在 VAPOUR 研究中平均骨折时间为 2.1 周[37]。此外，在 VERTOSⅣ研究中仅有 25% 的骨折为 4 周内发生。这就提示在患者选择中，骨折的慢性程度和严重程度非常重要。在这个数据集中，椎体成形术并不是进一步发生椎体骨折的危险因素[42]。

FREE 研究是另外一项支持椎体加固手术的大型临床试验[43]。300 例患者随机接受后凸成形术（$n=149$）或保守治疗（$n=151$）。骨折导致的椎体高度至少下降 15%，并且 MRI 显示有水肿。尽管包括骨质疏松性骨折和恶性骨折，但 96% 的骨折与原发性的骨质疏松有关。在随机分组时，骨折发生的平均时间为 6 周。在随机分组后平均 7 天实施后凸成形术，研究排除了骨折时间超过 3 个月的患者。研究的主要结局是 SF-36 PCS 的平均分，该指标是基于体能的全球生活质量测量有效评价方法[43]。在 1 个月（$P<0.0001$）和 12 个月（$P=0.0004$）的后凸成形术组 SF-36 PCS 评分提高更为显著。在 1 个月（$P<0.0001$）和 12 个月（$P=0.0012$）的后凸成形术组，RDQ 评分降低更为明显[43]。与保守组比较，后凸成形术组患者的背痛评分显著降低，麻醉性镇痛药物使用率明显降低，活动受限天数也大大缩短[43]。很可能是由于骨折愈合，在 12 个月时，后凸成形术和保守治疗组的差别也减少了[43]。

肿瘤患者骨折评价（Cancer Patient Fracture Evaluation，CAFE）研究提供了进一步的 RCT 证据报道了对于具有癌性疼痛的椎体压缩性骨折，后凸成形术优于保守治疗[5]。CAFE 研究在欧洲、美国、加拿大、澳大利亚的 22 个地点招募了 134 位恶性骨折患者。大约 50% 的患者为乳腺癌、肺癌或前列腺癌转移，40% 有多发性骨髓瘤相关骨折。排除成骨细胞瘤、原发性骨肿瘤（如骨肉瘤或压缩性骨折处存在浆细胞瘤）之后，患者随机分配到后凸成形术组（$n=70$）或保守治疗组（$n=64$）。估计的症状性骨折中位时间为 3.5 个月（IQR=1.2～6.8），129 例患者中 87 例 MRI 显示水肿。主要研究终点是 1 个月时测量 RDQ 评估背部特异性功能状态。在 1 个月时后凸成形术组患者的 RDQ 评分显著性降低（$P<0.0001$）[5]。后

凸成形术组从基础值的 17.6 降低到 9.1，而在保守治疗组的降低为 18.2～18.0。RDQ 证实的后凸成形术在 1 个月的治疗效果评分为 –8.4 分（95%CI –7.6～–9.2，$P<0.0001$）。后凸成形术组患者的背痛也显著降低。两组患者背痛的基线评分均为 7.3 分，7 天后后凸成形术组为 3.5 分，而保守治疗组为 7.0 分（$P<0.0001$），在 1 个月时仍然是有明显的差异（$P<0.0001$）。此外，和保守治疗组比较，后凸成形术组的镇痛药物用量和卧床天数也大大减少，生活质量（用 SF-36 PCS 评估）和 KPS 也显著改善。这些在疼痛、总体功能状态、生活质量方面的改善持续到研究阶段的 12 个月[5]。

长期转归方面的数据还较少。FREE 试验提供的 2 年结果数据显示，尽管 24 个月在 SF-36 PCS 或 RDQ 评分上没有统计学差异，但是与保守治疗组相比，后凸成形术组能够明显降低术后 24 个月的背痛评分（$P=0.009$）[44]。一项包括 60 名患者的小型前瞻性非随机化研究在术后 36 个月也有相似的获益报道[45]。

VERTOSⅣ研究表明，椎体成形术对于预防椎体高度下降具有保护作用。椎体成形组 8% 的患者椎体高度进一步下降，而假手术组为 45%（$P=0.001$，OR=9.84，4.08～23.73）[42]。这对易感的老年患者再发病率具有影响。

就椎体高度恢复而言，结果并不明显。研究发现，椎体成形术后，部分高度恢复幅度为 2.5～8.4mm，与后凸成形术的报道相似[46]。然而，部分研究并没有报道骨折裂隙的发生率。总的来说，高度恢复和骨折裂隙所致骨折碎片动态移动有关[47]。动态移动是指在体位改变时椎体高度的变化，尤其是相对于直立位，椎体高度在仰卧位或俯卧位时都会增加，胸腰段（T_{11}～L_1）的骨折则更为典型，此处是相对固定的胸段脊柱和活动度较大的腰段脊柱相连接处。一项有 65 例椎体压缩性骨折行椎体成形术的研究显示，1/3 的治疗节段存在动态移动[48]。所有能够活动的骨折均有骨折裂隙，所有固定的骨折均没有骨折裂隙。在椎体成形术后，对于可移动的骨折，其前椎体高度平均增加绝对值 8.4mm（范围为 2.0～17.4mm），后凸角度减少 7.2°（40%）。而固定型骨折则没有高度恢复或后凸矫正[48]。一般来说，椎体高度的恢复和后凸矫正可能会提高体位耐力，降低腹部挤压，改善整体肺活量。然而，目前还不清楚这些结果是否具有临床意义[46]。

五、死亡率获益

骨质疏松性椎体压缩性骨折能够导致畸形，并与肺功能降低、住院率和死亡率增加有关[49, 50]。

一些研究调查了行椎体加固术患者降低潜在死亡率的价值[51–53]。最近的一项 Meta 分析调查了 200 多万例骨质疏松性椎体压缩性骨折患者，结果显示椎体加固手术优于保守治疗[6]。与保守治疗比较，接受椎体加固手术的患者在治疗后 10 年内死亡的风险降低 22%（合并 HR=0.78，95%CI 0.66～0.92，$P=0.003$）。减轻疼痛、减少椎体高度丢失和后凸畸形都会改善运动和肺功能，这些可能是椎体加固术降低死亡率的原因[50, 45, 55]。有趣的是，球囊后凸成形优于椎体成形术（HR=0.77，95%CI 0.77～0.78，$P<0.001$；0.87，95%CI 0.87～0.88，$P<0.001$）[6]。这可能因为与椎体成形术相比，后凸成形术恢复椎体的高度更大。

六、并发症

采用细致的操作技术和最佳的可视化，椎体加固术的死亡率和并发症发生率很低（框 69–3）。对于良性骨质疏松性骨折的治疗，并发症发生率约为 1%[31]。对于没有经验的医生或没有足够的影像指导或骨水泥浑浊的情况下进行手术，并发症发生率会更高也是不足为怪的[31]。在 RCT 研究中，椎体成形术的主要并发症发生率低于 1%[58]。

框 69–3　潜在并发症

- 感染（骨髓炎，硬膜外脓肿）
- 椎旁血肿
- 骨折（肋骨、椎弓根或椎体）
- 无疼痛改善或加重疼痛
- 气胸（胸部节段）
- 骨水泥渗漏
  - 神经或脊髓损伤会导致瘫痪或肠道 / 膀胱功能障碍
- 肺栓塞（继发于骨水泥或脂肪栓塞）
- 低血压或心肌功能受抑制（继发于游离的 MMA 单体或脂肪栓塞）
- 心血管功能衰竭或骨水泥过敏导致的死亡

同样，在 FREE 研究中，149 例接受后凸成形术的患者，有 1 例软组织血肿，1 例尿路感染[43]。值得注意的是，在 FREE 中，几乎所有的后凸成形术都是在全身麻醉下完成的，两个队列研究均没有报道导尿率。根据我们的经验，多数情况下椎体成形术和后凸成形术均可以在局部麻醉和清醒镇静条件下完成，不需要导尿。

恶性肿瘤相关骨折的并发症风险更大，已报道的总体并发症发生率为 5%～10%[59]。在 CAFE 研究中，因恶性肿瘤相关骨折而接受后凸成形术的 70 例患者中，手术相关并发症是 1 例浅表切口感染和 1 例在骨水泥渗漏到邻近椎间盘并在术后第 2 天发生邻近骨折[5]。没有发生和器械相关的严重并发症。值得注意的是，那些被治疗医生认为椎体骨折形态不适合的患者，并没有接受后凸成形术。因此，那些有椎体平面粉碎性骨折、累及后壁骨折、硬膜外受累的高风险患者被排除在外。

骨水泥骨外渗漏是椎体加固术的一项重要并发症。对于骨质疏松性骨折的椎体成形术而言，少量骨水泥渗漏非常常见。72% 的治疗椎体在术后 CT 检查中都发现有骨水泥渗漏。大多数是渗漏到椎间盘或节段静脉，没有进入椎管的情况[40]。所有的患者均没有症状。1 例患者（1%）发生无症状的骨水泥节段性肺栓塞[40]。同样，在 VERTOSⅣ研究中，当天的 CT 发现骨水泥渗漏率很高（91%），39% 渗漏到椎旁软组织，8% 渗漏进入椎管[35]。

对于后凸成形术，首先需要建立一个腔体并将其填充，理论上可以降低骨水泥渗漏的风险[60-63]。在 FREE 研究中，27% 的治疗椎体发生骨水泥渗漏。然而，这些都是通过术中透视和术后影像学检查评估得到的数值[43]。绝大部分为终板或椎间盘渗漏。有 1 例渗漏到椎间孔，无一例渗漏到椎管内，也没有发生骨水泥栓塞。所有患者都无症状[43]。在一项小型术后 CT 检测的回顾性系列研究中，经皮椎体成形术的局部骨水泥渗漏率为 87.5%（21/24），后凸成形术的骨水泥渗漏率为 49.2%（29/59）[64]。

骨水泥渗漏在病理性骨折中很常见[59, 65, 66]。一项回顾性研究调查了 331 例恶性椎体病变患者在 CT 引导下行椎体成形术，59%（194/331）出现了局部骨水泥渗漏[67]。虽然 49% 有后壁骨溶解证据（162/331），只有 6%（15/331）的病例骨水泥通过后皮质渗漏进入椎管。53 例胸部摄片检查发现 1 例骨水泥肺栓塞（2%），88 例胸部 CT 检查中发现 10 例（11%）骨水泥肺栓塞[67]。在一项大型单中心研究中，对于接受椎体成形术的 106 例多发性骨髓瘤患者，CT 发现 23% 的治疗椎体发生了骨水泥外渗，主要渗漏进入椎旁静脉（85%）和硬膜外静脉（9%）。5 例（5%）患者被检测到骨水泥肺栓塞。所有的渗漏都是无症状的[68]。

虽然绝大部分骨水泥外渗到骨外不会产生症状或远期并发症，但即使是神经根附近少量的 PMMA，包括椎间孔静脉内，也会产生神经根性疼痛[59]。这种骨水泥渗漏引起的根性病变疼痛，可以用神经根阻滞或全身类固醇药物进行治疗。很少需要手术减压[30]，但是，当有足够多的骨水泥在椎间孔引起明显的神经根受压或椎管内大量的骨水泥压迫脊髓或引起马尾综合征时，减压手术是必需的[26]。

七、术后和随访

术后立即在进针部位手动压迫 5min，从而促进凝血，防止可能会增加术后疼痛的血肿形成。术后需小心地将患者翻转到担架床上，对于椎体裂隙患者，需要继续俯卧在透视床上保持 15～20min。术后患者需要保持仰卧 2h，随后 1h 可以将患者病床头抬高 30°。为了减轻术后疼痛，可以静脉注射 15～30mg 酮咯酸，肾功能受损者除外。大部分患者当天就能够出院。一些较虚弱的患者可以在医院留观过夜。通常术后较短间隔时间的评估就能发现患者的背痛改善。患者能区分出与手术相关的新发疼痛，通常采用非甾体抗炎药治疗，并在术后 24～72h 能够缓解。对于怀疑有骨水泥渗漏造成症状恶化的现象，应立即进行横断面扫描成像。

患者的术后随访非常重要。应在近期进行复查（如 3 周），评估疼痛和运动水平及镇痛必要性。有一点很重要，就是让患者主动汇报任何增加或新发的背痛，因为这可能提示新发的骨折，应进行影像学检查。值得注意的是，1/3 的患者在术后 1～3 年会再次骨折，其中最危险的是激素导致的骨质疏松症[69, 70]。因此，预防再次骨折尤为重要。大部分复发性骨折发生在新的节段，小部分患者的复发性骨折还是在原先治疗的节段，再次行椎体加固术能够缓解疼痛[71]。这就是说，对于以前治疗节段的骨髓水肿应该谨慎，因为根据一项研究，在椎体成形术后常规 MRI 发现，高达 1/3 的患者术后 6 个月在治疗节段存在持续或进行性加重的骨髓水肿[72]。

结论

椎体加固术可以有效地应用于有症状的骨质疏松性椎体骨折和经保守药物治疗无效的有症状的恶性肿瘤继发性骨折及病变。是否行椎体加固手术的决定受患者的病史、体格检查、实验室评估，以及包括 MRI 或核素成像等先进影像学评估的影响。椎体加固术的严重并发症较低，为 1%～2%。针对椎体成形术的 4 项安慰剂对照 RCT 研究得出了不同的结果。其他回顾性病例研究和保守对照试验显示阳性结果，突出强调了患者选择椎体加固术的重要性。

要　点

- 椎体压缩性骨折是中老年人疼痛和丧失独立能力的常见原因。
- 椎体成形术和后凸成形术是微创、影像引导的椎体加固手术，包括将 PMMA 注射到传统药物治疗无效的骨折椎体内。加固的主要目的是缓解疼痛和增强功能状态，其次是实现骨折椎体的稳定性。
- 新的人群级别证据表明，与保守治疗相比，接受椎体加固术患者死亡率下降。
- 备受瞩目的随机对照试验表明，与假手术组相比，椎体成形术的获益是不同的。然而，这些不同研究的患者入选标准也是不同的。
- 对于骨质疏松性骨折和恶性骨折，随机对照研究表明，与保守治疗比较，椎体加固手术在改善背痛，减少残疾，提高生活质量方面具有显著的优势。
- 并发症罕见，通常是由 PMMA 注射导致未识别的骨外渗漏所致，包括神经根病变、瘫痪、肺栓塞。这些风险可以被最小化，由经验丰富的操作者，使用高质量的成像，最好是双平面透视的方法能够安全的开展椎体加固手术。

第 70 章 脊髓和周围神经电刺激治疗的生物－心理－社会学预筛查

Biopsychosocial Pre-screening for Spinal Cord and Peripheral Nerve Stimulation Devices

Andrew J.B.Pisansky　Ajay Wasan　Mohammed A.Issa　著
周小欣　译　　苏殿三　校

疼痛是一种复杂而严重的医疗状况，根据 2016 年美国 CDC 估计，约有 5000 万（20.4%）美国成年人经历慢性疼痛，其中 1960 万人经历了影响生活或工作活动的剧烈疼痛[1]。除了对人造成痛苦之外，慢性疼痛还会导致生产力损失和医疗保健方面的巨大经济成本。在继续工作的个体中，仅常见的疼痛状况（背痛、头痛、关节炎和肌肉骨骼疼痛）每年就可能造成美国高达 610 亿美元的生产力损失[2]。根据美国 IOM（2011）的统计，美国因慢性疼痛和相关残疾所造成的成本为每年 5600 亿～6350 亿美元[3]。Gaskin 和 Richard 等指出，这些与疼痛相关的年度成本高于心脏病、癌症和糖尿病的年度成本总和[4]。出自美国 IOM 报道"缓解美国的疼痛"[3]强调了开发更具成本效益的疼痛管理方法的迫切性和必要性，因为当前治疗方法的成本仍不断增加，已难以为继。随着慢性疼痛的发病日趋增加，人们对阿片类药物治疗慢性疼痛表现出极大的担忧，因为这些药物被广泛使用且可能带来致命的不良反应[5]。因此，迫切需要开发减少阿片类药物用量且具有成本效益的慢性疼痛管理方法，特别是变得难以控制的情况下。

在过去 20 年里，神经调节技术（如脊髓电刺激和周围神经电刺激）作为慢性顽固性疼痛的治疗选择起到了越来越大的作用。传统的神经调节基于 Melzack 和 Wall 的疼痛门控理论，即低阈值传入神经纤维的激活降低了脊髓背角神经元对无髓鞘伤害感受器的反应性，从而关闭了疼痛传导的闸门[6]，阻滞疼痛信号在脊髓层面的传递。Shealy、Mortimer 和 Rewick[7]最早将这一理论用于实践，通过刺激脊柱治疗慢性顽固性癌痛。从那时起，已经积累了 1 级证据支持可植入的脊髓背柱刺激治疗轴性背痛、腰椎神经根性疼痛或神经痛，以及复杂区域疼痛综合征[8]。脊髓（电）电刺激的可能机制取决于刺激模式及部位的不同，包括在背柱[9]、背角[10]、背根神经节[11]和脊髓上区域的作用[12, 13]。

对于不适合椎管内刺激的疼痛，可以使用半永久性和永久植入式周围神经电刺激装置进行神经调控，其历史几乎与脊髓电刺激一样久远[14, 15]。PNS 比较容易植入的神经区域包括三叉神经、枕神经和皮下周围神经。可能适用于 PNS 的病症包括三叉神经痛[16]、枕神经痛[17]、眶上神经痛、残肢痛和幻肢痛[18]和腹股沟神经痛（尽管背根神经节刺激等新兴技术可能适用于腹股沟术后慢性疼痛）。脑神经周围神经电刺激对于一些头痛疾病，包括偏头痛和丛集性头痛，也可能有效[19, 20]。

临床研究中对于 SCS 和 PNS 是否有效有不同的定义。一些研究人员和实践指南将神经刺激装置植入后 12 个月疼痛缓解率超过 50% 确定为有效的标准[21, 22]。虽然有效率在 40%～80%，差异很大，但脊髓电刺激治疗的病症通常包括腰椎术后疼痛综合征、痛性外周血管病变、神经病理性疼痛、多发性硬化症和复杂性区域疼痛综合征（以前称为反射性交感神经营养不良）[23-29]。尽管这些植入式疗法的初始费用较高，但其使患者长期受益而减少了其他治疗费用。Kumar、Malik 和 Demeria 的早期工作评估了接受脊髓电刺激的患者的成本，并将其与传统疼痛疗法（conventional pain therapies，CPT）的治疗成本进行了比较[26]。虽然脊髓电刺激的成本在前2.5年明显高于传统疼痛疗法，但在那之后，脊髓电刺激患者的治疗费用不仅低于传统疼痛疗法，而且在随后的2.5年里（5年随访期）也保持较低的成本[26]。与传统疗法相比，另一项分析发现脊髓电刺激潜在地节约了成本和医疗资源，但可能存在伴随较高的并发症风险[30]。

与脊髓电刺激器相关的不良事件有很多，还有因疼痛缓解无效而导致SCS治疗失败的原因。不良事件通常分为机械问题（如电极迁移、导线或植入脉冲发生器故障、电极断裂）或生物学问题（如手术部位感染或疗效丧失）。据目前研究，任何类型并发症的发生率为30%～40%[31]。欧洲的一项大型多中心队列研究表明，每年因各种原因而在体内植入导致移除植入物的发生率约为8%[32]。该研究发现，在患有椎板切除术后综合征的患者中，大约有一半的装置因疼痛缓解欠佳而被移除[32]。在一项基于美国为基础的多中心回顾性研究中，Pope等发现，最常见原因移除装置是功效丧失（43.9%），其次是机械性并发症或感染（20.2%）[33]。这些发现突出了患者选择的必要性，以期减少因植入物移除而引发的医患矛盾。

为改善背痛患者的外科治疗选择做出了许多努力，包括用脊髓电刺激治疗椎板切除术后疼痛，已有50年的历史。为了确定手术的阳性和阴性结果指标，Spengler和Freeman[34]最初对30名因腰痛和（或）坐骨神经痛的行各种手术失败的患者进行了回顾性分析。他们发现，最常见的导致不良结局的原因是病例选择不当，尽管这些患者手术指征明确。一项更有针对性的研究确定了药物滥用、酗酒、婚姻不和谐和人格等因素与患者术后疼痛是否能够缓解相关。因此，Spengler等[34]建议进行术前心理评估，以减少植入后疼痛管理失败的可能性。此后，Long等[35]对他们自己的患者进行了回顾性分析，这些患者在1970—1973年接受了手术植入式脊髓背柱电刺激。当时，确定该手术候选人的唯一方法是患者在所有其他治疗失败后仍自述疼痛。他们发现只有33%的患者（36名中的12名）在7年的随访中获得了充分的疼痛缓解。如果使用更新的社会心理因素纳入标准（包括药物滥用），原先纳入的患者约有一半排除在手术候选范围之外。

鉴于慢性疼痛的巨大负担、神经调控疗法的广泛适应证、植入神经调控系统的高初始成本、因失效而导致的相对较高的移除率，在使用该疗法之前优化患者选择具有重要价值。本章将回顾已开发的工具，这些工具有助于脊柱病理学的手术治疗及疼痛相关疾病的脊髓电刺激治疗的患者筛选，同时特别关注脊柱手术患者选择的初步研究，然后将这些方法扩展到脊髓电刺激治疗的患者选择过程。在回顾有关该主题的当前研究之前，有必要讨论生物-心理-社会评估方法。

一、生物-心理-社会评估方法

生物-心理-社会学方法被认为是评估医学疾病的最全面和启发式的方法[36-40]。该模型关注生物、心理和医学法律等变量之间的复杂交互作用，这些变量在患者应对如慢性疼痛等持续性或令人痛苦的医学状况时发挥作用。这种复杂的相互作用说明了患者的生活可能会受到他或她的医疗状况的各种不利影响，因此需要一种综合评估和治疗方法，旨在解决医疗的生物学、心理和社会方面的问题。这种方法与传统的生物医学还原论方法形成对比，传统的生物医学还原论方法假设大多数医学状况，包括慢性疼痛，可以分为不同、独立的身体和社会心理成分。

生物-心理-社会学方法论证并强调个体在报告自身症状的频率、出现相同症状时就诊的倾向、对相同治疗的反应存在显著差异[41]。医学检查结果并不能完全发现这些差异。对患者的综合评估从对相关疾病的全面生物-心理-社会诊断开始，到对诊断所需的最重要的交互因素进行更详细的评估[37, 38]。例如，对于报告腰痛的患者，全面的体格检查用以评估疼痛的生物学成分。然而，当疼痛是非特异性或表现出疼痛抑制时，体格检查变得不那么有价值，导致人们怀疑是否存在生物-心理-社会模型中其他元素的作用。因此，当代的治疗模式，尤其是背痛治疗模式，现在认识到心理和社会影响可能对症状、失能和疗效产生重大影响[42]。

因此，在制订治疗计划之前，需要对每位患者进行全面的生物-心理-社会评估。当前用于脊柱手术和神经调控的手术风险评估技术试图同时考虑医学因素和社会心理因素可能预测良好结局或文献中经常报道的较差结果的可能性。因此，任何对患者的成功评估都需要综合评估这些不同的因素。下面的讨论将主要集中在社会心理评估上。

二、生物–心理–社会预筛选过程

生物心理社会学临床框架

鉴于文献中可用仪器的数量众多，对于没有经验的临床医生来说，生物–心理–社会预筛查的测试选择过程可能很困难。对所有这些文书的全面审查超出了本文的范围。而Block等在该领域开展了基础研究，他们的工作将作为本次讨论的框架。他们将与背痛患者的不良手术结果相关的社会心理因素大致分类为[43]人格和情绪结局、认知行为因素和环境因素。他们还指出与较差结局相关的医疗风险因素，包括疼痛持续时间的延长、因同一问题的先前手术次数、手术的创伤性大小和吸烟[36, 43–45]。这些可以作为临床医生筛选和评估SCS或PNS候选患者的起点。

1. 入选调查

疼痛症状的一般评估是疼痛疗程中任何预处理评估的必要起点。评估应包括疼痛疾病的完整病史，包括发病日期和疼痛状况的相关细节、先前的治疗或手术。与脊髓电刺激治疗背痛的良好结局相关的临床因素包括主要的神经性腿痛、第一次背部手术后3年内的脊髓电刺激治疗，以及没有心理风险因素[46, 47]。环境、病史和医学因素也是在入选期间通过调查自我报告项目进行评估，包括人口统计信息、就业状况、教育水平、残疾补助支付状况、工人赔偿或人身伤害诉讼参与情况、医疗保健使用情况、婚姻状况、家庭支持网络和其他并发症和慢性健康问题（即吸烟和肥胖），所有这些问题都已确定是SCS预后更差的潜在预测因素[44, 48]。

除了一般的入选评估，Block等还确定了每个领域都有独立的评估工具[44]。

2. 一般评估：疼痛强度、失能和药物使用

视觉模拟评分量表于1976年首次开发，也称为疼痛绘图模拟量表（Pain Drawing Analog，PDA）[49]，是用于评估患者疼痛程度的量表，范围为0（无痛）～10（最严重）的疼痛。由一条10cm的水平线组成，每隔2cm分隔一次，患者在线上标记一个“X”以表示当前的疼痛程度。文献中进一步描述了VAS/PDA慢性疼痛人群的心理测量特性和效用[50, 51]。

VAS/PDA的进一步发展是百万视觉模拟评分量表（Million Visual Analog Scale，MVAS）[52]。MVAS由15个针对疼痛感知和功能障碍的自我报告项目组成。患者在10cm线上做出反应，代表0～10的可能答案范围，其总分是所有回答的总和。基于MVAS的心理测试描述了不同分界点，0～39分表示“轻度致残性疼痛”，40～84分表示“中度致残性疼痛”，≥85分表示“重度致残性疼痛”。MVAS对于差异特别有用，如当自我报告的疼痛高于基于体格检查的预期时。这通常暗示了患者疼痛体验中有潜在的社会心理成分[53]。新型全球疼痛评估和多维疼痛因素测量工具来自于国家项目数据库和PROMIS（PROMIS29）[54]。该指标随着时间的推移不断更新，现已发布第2版[55]，并已被证明可以充分预测腰椎手术患者的残疾评分（Oswestry伤残指数问卷）[56]。

Oswestry伤残指数问卷是一种自我报告量表，旨在评估因疼痛而导致的功能障碍程度[57]。Oswestry由10项有关因疼痛而导致的日常生活活动受限的项目组成，其重测信度为0.99（即稳定性系数），2次问卷时间间隔为24h，具有可接受的有效性水平[58, 59]。每个项目评分范围为0～5分，总分为0～50，分数越高表明疼痛引起的伤残指数越高。

Adams等[60]开发了PMQ以确定慢性疼痛患者滥用药物的风险。PMQ包含26个自我报告项目以评估某些确定行为与镇痛药滥用的相关性行为和倾向药物滥用的态度。分数越高表明潜在的药物滥用、情绪困扰、应对技能受损、身体功能下降、失业率越高的可能性越大[60]。

其他旨在专门评估药物滥用风险和监测不良反应（特别是阿片类药物）的工具，包括疼痛患者阿片类药物筛查与评估问卷[61]和当前阿片类药物滥用测量[62]。

3. 情绪因素：情绪评估

植入前较高的心理困扰水平与患者术后缓解不佳相关[48]。

Beck抑郁量表（BDI-Ⅱ）是一个包含21个项目的自我报告量表，旨在评估抑郁症状的强度[63]。每个项目的评分为0～3分，总的潜在评分范围为0～63分。总分0～9分为正常，10～15分为轻度抑郁，16～19分为轻至中度抑郁，20～29分为中至重度抑郁，30分及以上为重度抑郁。识别抑郁症的症状对于慢性疼痛人群很重要，能够区分认知和躯体特定症状也很重要，BDI-Ⅱ量表能做到区分上述情况。为了获得比BDI-Ⅱ可用的主观自我报告的抑郁症状更

多的信息，经验丰富的临床医生还希望对抑郁症进行更客观地评估，以验证或澄清他们的发现。汉密尔顿抑郁量表（Hamilton Rating Scale for Depression，HAM-D）[64] 广泛可用，但需要一些培训和经验。它由临床医生以简短的访谈形式实施检查，并有可能被纳入整个临床诊疗过程中。

焦虑通常使用医院焦虑抑郁量表进行测量 [65]，该量表有独立的焦虑抑郁分量表。

4. 性格因素

除了在脊髓电刺激器或周围神经电刺激器植入之前检查患者的当前情绪状态外，因患者开始植入式疗法后需适应漫长的生活方式改变过程，长期的人格特征也需要关注。一般而言，已经证明神经质是决定疼痛相关治疗预后的最具预测性的人格因素之一 [66]，并且还证明是与脊髓电刺激治疗失败最密切相关的人格心理病理学因素 [67]。

尽管个性的排查很长且耗时，但它们已在慢性疼痛人群中广泛应用。支付方可能会限制对手术前候选人进行的测试类型或范围，接下来回顾的两个问卷为这些患者与周围人和环境之间的联系方式提供了有价值的见解。如果时间和情况允许，它们应被视为脊髓电刺激植入前综合预筛选评估的一部分。

Millon 行为医学诊断（Millon Behavioral Medicine Diagnostic，MBMD）是一个包含 165 个项目的自我报告问卷，用于检查可能影响患者治疗结果的社会心理因素 [68]。MBMD 包括 29 个临床量表、3 个反应模式量表、1 个有效性指标和 6 个负面健康习惯指标。它适用于正在接受医学治疗或手术评估的处于临床和康复阶段成年患者（18—85 岁），使其成为预筛查过程的一项重要工具。

明尼苏达多相人格问卷（Minnesota Multiphasic Personality Inventory-2，MMPI-2）是一种更广泛认可的人格评估量表，被广泛用于慢性疼痛研究（包括 Block 等进行的研究）[69]。MMPI-2 是一个包含 567 个项目的人格功能和精神症状自我报告量表。它是慢性疼痛患者最常用的人格评估方法，与一般人群相比，慢性疼痛患者通常表现出更高的情绪困扰，特别是抑郁症状和潜在的人格障碍 [70]。此外，还有十个经验性导出的临床量表，各种补充量表，以及有效性量表来评估患者做量表的态度。MMPI-2 作为慢性疼痛患者预筛查过程的一部分具有很大的实用性。MMPI-2 有助于识别心理病理学、人格和行为特征、支持计划制订和预测治疗结果 [70]。然而，值得注意的是，由于躯体症状的存在，在慢性疼痛患者中使用该测试可能会面临挑战 [71]。

最近，研究人员们更多使用了 MMPI-2 的修订形式，即 MMPI-2 重构表（MMPI-2–RF）[72, 73]。使用该工具获得的数据表明脊柱手术和脊髓电刺激植入候选队列的特征基本相似 [74]。这些特征还与手术结果相关，包括疼痛程度、Oswestry 功能障碍指数和手术后的工作状态 [75]。例如，在接受脊髓电刺激器植入的患者中，那些在植入前 MMPI-2–RF 评分较高（意味着情绪功能障碍、躯体 / 认知并发症和人际关系存在问题）的患者治疗预后较差 [67]。

5. 认知和行为评估

在术前筛查中临床医生必须确定患者已经依赖的应对技能，因为这些技能可能与治疗的测试阶段和植入后阶段使用的技能相同。如果明显缺乏健康的应对技能，应当在手术之前和之后使用生物行为疗法进行管理 [76]。

与疼痛相关的信念在脊髓电刺激器植入后的功能恢复中也起着重要作用。将疼痛灾难化也是疼痛相关信念的一种，包括放大疼痛症状的思维模式，对疼痛的反思、无助感和对预期结果的悲观态度。灾难化的程度越高越能预测脊柱手术 [77] 和脊髓电刺激器植入后 [78] 持续功能障碍的负面结果。灾难化程度可以使用 PCS [79] 来衡量，这是一个经过充分验证的用于与疼痛相关的灾难性思维的自我报告工具。

应对策略问卷 [80] 是一个包含 42 个项目的自我报告量表，用于评估疼痛患者使用 6 种认知应对策略和两种行为应对策略的频率。这些策略包括转移注意力或分心、重新解释疼痛感觉、忽略疼痛、祈祷和希望、应对自我陈述、增加行为活动和灾难化。此外，CSQ 能测量控制和减轻疼痛的主观能力。患者对与疼痛相关的一些活动进行评分，采用 6 分制：0 分为从不那样做，3 分为有时那样做，6 分为总是那样做。

当前的生活质量也是考虑患者是否使用植入式治疗设备的一个重要因素，因为接受脊髓电刺激器植入可能会在测试、植入和手术恢复期间中断当前的生活方式。SF-36 [81] 是一个包含 36 个项目的问卷，从患者的角度评估与健康相关的包括身体和精神的生活质量。SF-36 和该测量的变体被广泛用于评估和跟踪监测医疗保健治疗结果。SF-36 包括 8 个分量表和2个标准化的汇总量表，即心理成分量表（Mental Component Scale，MCS）和身体成分量表（Physical Component Scale，PCS）。MCS和PCS提供了对患者身心健康感的整体衡量。

虽然这些评估工具在进行全面的预筛选评估时很有用，但临床医生需要经过适当的培训后再进行这些评估或全面的临床访谈。可以使用这些数据为实行植入的患者和医生准备详细报告。除了执行这些任务外，临床医生还应该知道如何询问以下问题：患者过去发现哪些治疗是有效的？他们正在服用哪些处方药和非处方药？他们现在和之前的日常生活活动需要什么？他们对术后生活的现实期望是什么？

6. 脊柱手术预筛选过程的基础工作

对考虑进行脊柱手术的患者进行预筛查最早始于20世纪70—90年代[44, 45, 82, 83]。Epker和Block[44]回顾了预测脊柱手术阳性结果的方法，并强调了对脊柱手术恢复产生正面或负面影响的社会心理风险因素。他们描述了预测不良手术结果的特定风险因素，并建议在进行脊柱手术之前对这些因素进行评估和量化。如前所述，描述了三大类社会心理因素：人格/情感，认知/行为，环境/历史。他们发现，在MMPI-2量表中，与疼痛敏感性（量表1和3）、抑郁（量表2）、愤怒（量表4）和焦虑（量表7）相关的评分升高与负面结果相关。其他重要因素包括适应不良的应对策略、工伤赔偿状况、与疼痛相关的诉讼、药物和酒精滥用。Epker和Block还讨论了可以预测不良结果的“准医学”风险因素：疼痛的持续时间，先前因疼痛而进行的手术次数，吸烟和肥胖。最后，他们指出，Waddell征（即非器质性的腰痛）的存在有助于识别那些疗效不佳的候选人[84]。

随后，Block等提出了一种脊柱手术的综合筛查方法[36]。他们开发了一个“记分卡”，使用各种因素来阐明脊柱手术候选患者的生物–心理–社会风险因素评估。记分卡列出并量化了社会心理风险因素，以及其他医疗风险因素。基于现有研究证明预测能力，每个风险因素被分配一个高风险[2]、中等风险[1]的先验权重，然后将每组中的风险因素（医疗和社会心理风险）相加得出手术治疗的预后[45]。在该研究中，204名患者被转诊进行社会心理筛查，并在手术前1个月内进行了评估。使用半结构化访谈和两份社会心理问卷（MMPI-2和应对策略问卷）来评估社会心理和医学风险因素。根据筛查结果，将患者分为三个预测类别之一（“良好”“一般”或“较差”）。结果分析显示，筛查达到了82%的准确率，良好组中82.3%的患者获得了良好的结果，而预后不良组中83.0%的患者产生了不良预后[45]。还进行了逻辑回归分析以确定哪些变量是最重要的结果预测因子。这些分析结果表明社会心理测试数据是正确分类患者的最重要的变量群，分类正确率为78.4%。社会心理访谈数据的加入使模型的正确分类率达到了83.3%。最后，医疗风险因素的加入略有贡献，使总模型的正确分类率为84.3%。这项研究是第一个实证调查，表明许多社会心理和医学风险因素可以被识别、量化并用于准确预测手术结果[45]。

最初的筛查“记分卡”[45]随后在2001年被Block等的新预后算法取代[36]。该算法添加了几个新功能，增强了其预测效力[45]。

- 该算法将社会心理风险因素置于所有其他因素之上，因为它具有最强的预测能力。
- 还设置了一个称为“不良临床特征”的类别，以说明不一致、依从性问题和寻求药物治疗等因素（通常在患者的病历中发现并在临床访谈中观察到）。
- 增加了一套一般治疗建议，心理学家的建议可以分为几类：①进行手术；②手术治疗，但需要进行术后社会心理治疗；③术前进行社会心理治疗；④只推荐非侵入性治疗。

该记分卡和筛选算法在2019年以MMPI-2–RF[73]的重组形式再次更新。

7. SCS预筛选研究与应用进展

在Block等研究社会心理风险因素在脊柱手术中的作用之前，很少有研究系统地评估生物–心理–社会风险因素的预测价值和植入式脊髓电刺激装置的治疗结果[85–87]。

Schocket等[88]和Heckler等[89]的研究检验了Block用于脊柱手术预筛查的算法是否可以预测脊髓电刺激或鞘内药物治疗背痛的预后。这些研究假设心理变量可以广泛预测患者的心理任性和对手术压力的反应。他们的筛选算法结合了临床访谈、社会心理测试（BDI、MCS、HAM-D、CSQ）和其他社会心理和医学风险因素（表70–1）。与Block等工作相比，他们工作的一个显著区别是决定放弃使用MMPI-2进行广泛的个性测试，而是依赖于其他情绪和应对措施。基于该算法，患者可能被纳入为五个不同的组：绿色（继续手术）；黄色Ⅰ（进行手术但

表 70–1　Schocket [89] 和 Heckler [90] 使用的社会心理学和医学相关因子

社会心理学危险因素

- 职业的不满意性
- 工人的薪酬状况
- 未判决的诉讼（官司缠身）
- 配偶的热切期盼或缺乏支持
- （被）虐待 / 遗弃史
- 药物滥用
- 社会心理学障碍史
- 痛觉过敏
- 慢性 / 反应性抑郁症
- 病理性抑郁状况
- 愤怒
- 焦虑

医学危险因素

- 疼痛持续时间长
- 手术类型
- 存在非器质性体征
- 异常性疼痛
- 手术史
- 医疗问题史
- 吸烟
- 肥胖

进行术后社会心理干预）；黄色Ⅱ（手术前进行术前社会心理干预）；红色（仅推荐非侵入性干预）。收集能够完成 6 个月和 12 个月随访评估的患者数据。绿色组显示 40% 的患者在 6 个月的随访中没有服用新药物。这个百分比随着预测结果的变差而下降（黄色Ⅰ，27.3%；黄色Ⅱ，25%；红色Ⅰ和Ⅱ，0%）。与红色组相比，绿色组在疼痛评分、功能障碍评估、抑郁、心理和身体状况方面观察到明显更好的结果。

这一系列文献中的后续研究有助于进一步了解可能与脊髓电刺激器植入不良预后相关的因素。使用定量感觉测试进行额外的机械性痛觉过敏检测可预测 1 型复杂区域疼痛综合征患者的脊髓电刺激治疗效果 [90, 91]。有研究使用 MMPI-2-RF 进行手术结果风险分层，结果表明，其在预测脊柱手术和脊髓电刺激植入患者效果中同样具有决定性价值 [74]。因此，他们建议在脊柱手术患者中观察到的风险因素和预期结果可以推及转诊患者或脊髓电刺激器植入患者。

在一项回顾性研究中 [92]，作者将患者分为因在脊髓电刺激植入后 1 年随访中在各种情况下都保持疼痛缓解 50% 的患者（49% 患有椎板切除术后综合征）和未实现疼痛缓解的患者。他们发现，在 1 年的随访中，植入前睡眠干扰、抑郁、灾难化和低自我效能感评分较低与疼痛缓解少于 50% 相关。他们注意到，尽管睡眠干扰似乎是最强的预测因子，但这不是使用经过验证的问卷测量的，因此可能是多变量分析中的混杂因素。

一项针对脊髓电刺激患者的大型回顾性上市后调查发现，植入前 PCS 评分＞30 的患者对脊髓电刺激设备不满意的风险增加了 5 倍，发生并发症的风险增加了 3 倍，报道植入后 6 个月和 12 个月的生活质量较差 [93]。在另一项研究中，作者发现，接受脊髓电刺激植入的患者在疼痛和与健康相关的生活质量方面获得有意义的临床改善的预测因素包括超过 80% 的疼痛区域的异常感觉覆盖率、较低水平的焦虑和灾难化思维、较短的疼痛持续时间、女性、手术前不使用阿片类药物 [78]。其他研究人员发现，苯二氮䓬类药物的使用是脊髓电刺激植入患者预后较差的预测因素 [94]。尽管作者使用病例回顾来测量同时发生的情绪障碍，但还有证据表明，该人群中未确诊的抑郁症和焦虑症的患病率很高，有可能造成混淆 [95]。对移除脊髓电刺激器的患者的情绪障碍的调查表明，该类患者表现出较高的抑郁症（64%）和焦虑症（35%）患病率 [96]。

Block 等发表了关于脊髓电刺激不良结果的新预测因子的最新证据 [97]。他们小组及其他作者提出，让患者活跃起来参与各种过程可能会影响许多已知的脊髓电刺激植入后不良预后的风险因素 [98]。值得关注的是，即使某些患者具有已知的不良心理风险因素，如果患者激活分数较高（即让患者参与获取信息、决策制定和恢复力），可能会大大降低这些因素带来的风险。框 70–1 列出了导致脊髓电刺激治疗失败或成功的因素。

总之，Schocket [88] 和 Heckler [89] 的研究继续为脊髓电刺激植入前的预筛选算法提供稳健的模型。后续的研究识别了更多潜在风险因素，并且为整合这些新发现并更新 SCS 和 PNS 患者术前筛查算法提供了明确的机会。

8. 患者筛查的未来方向

脊髓电刺激和周围神经电刺激植入前患者筛查

框 70-1　脊髓电刺激治疗成功与否的因素

失败相关因素

- 植入前睡眠干扰、抑郁、灾难化思维、自我效能感[*]方面评分不佳
- 疼痛灾难化量表得分＞30[**]
- 苯二氮䓬类药物的使用
- 抑郁和焦虑
- 患者激活得分低（参与获取信息、决策定制和恢复力）

成功相关因素

- 超过 80% 的疼痛部位覆盖率
- 较低程度的焦虑和灾难化思维
- 疼痛持续时间较短
- 女性
- 未使用阿片类药物

*. 与在 1 年随访中缓解不足 50%

**. 与植入后 6 个月和 12 个月对脊髓电刺激不满意的风险增加 5 倍和生活质量差的风险增加 3 倍相关

领域的未来方向将继续侧重于扩展模型的有效性和普遍性。此外，在脊髓电刺激器植入之前评估和监测慢性疼痛患者的工具对于患者和工作人员来说将更加节省时间，对于整个医疗系统和付款人来说更具成本效益，并且自动化程度越来越高。新兴技术已显示出对疼痛状态的表征、诊断的便利[99]和植入设备试验期间的患者监测的前景[100]。除了研究环境中使用的仪器外，指南开始纳入在线脊髓电刺激植入患者预筛查工具。一个欧洲多学科小组关于转诊和选择脊髓电刺激患者的临床指南包括一个基于网络的工具，该工具涉及脊髓电刺激治疗可能改善患者疼痛综合征的医学和社会心理因素。该工具可在 https://www.scstool.org/ 免费获得。

结论

当疼痛在本质上变得难以控制时，侵入性疼痛控制方法可以缓解疼痛。强有力的证据支持脊髓电刺激和周围神经电刺激等神经调控疗法在特定患者群体中的疗效。然而，监测数据显示，由于疼痛控制疗效欠佳而导致的治疗失败更具有挑战性，这凸显了在植入器械前的患者预筛查期间需要持续保持警惕。大量科研工作表明，心理和（或）社会因素是脊髓电刺激和周围神经调控治疗结果的重要决定因素。在做出神经调控的决定之前，由训练有素的医疗保健专业人员（如心理学家）进行全面的生物 – 心理 – 社会评估，并给出适当的建议是患者评估的最低实践标准和最佳实践。在减肥和移植手术中也同样适用。熟悉这些评估工具对于任何考虑使用神经调控疗法的疼痛科临床医生来说都是必不可少的。

在确定神经调控后不良预后的风险因素方面取得了实质性进展。如果这些发现在研究环境中继续显示出有效性，它们将被纳入临床算法。鉴于慢性疼痛的巨大社会成本，人们对使用这些技术治疗疼痛产生了极大的兴趣。然而，成本效益研究强调需要数年的有效治疗才能体现出这些设备的经济效益。除了在决定继续进行神经调控时需要进行生物 – 心理 – 社会评估外，进一步开发也是必要的，这不仅使我们能够最大限度地利用这项技术的好处，还能使其具有成本效益的方式推广和应用。

要　点

- 使用神经调控技术、脊髓电刺激和周围神经电刺激治疗慢性疼痛具有很强的价值。然而，为了实现其价值，这些疗法需要仔细选择患者，以避免由于疗效丧失而过早移除设备。
- 生物 – 心理 – 社会模型侧重于生物学、心理和法医学变量之间的复杂相互作用，这些变量说明了患者的生活可能会受到其医疗状况的各种不利影响，因此需要进行全面的评估和治疗，旨在解决所需医疗的所有方面（即生物学方面和社会心理方面）的问题。
- 在临床环境中采用生物 – 心理 – 社会模型可以更有效地对患者进行脊柱手术的预筛查，并且这些仪器和方法正被用于在植入神经调控装置之前对患者进行预筛查。
- 对脊柱手术和脊髓电刺激植入产生负面影响的主要社会心理因素类别包括人格 / 情感、认知 / 行为、

环境 / 历史。

- 由训练有素的专业人士（如心理学家）进行全面的生物 – 心理 – 社会评估，并建议在后续治疗中持续进行评估，这是神经调控治疗的必要条件。
- 研究人员最初为考虑接受脊柱手术的患者开发了一种筛查算法。这个预筛选方案后来被修改为适用于考虑使用任何可植入设备的患者。
- 根据脊髓电刺激植入的预后算法，患者是否适合作为候选人分为以下几类：绿色（继续手术）；黄色Ⅰ（进行手术但进行术后社会心理干预）；黄色Ⅱ（术前进行社会心理干预）；红色（仅推荐非手术干预）。
- 需要更多的临床研究来完善筛查技术并检验其对长期结果的预测效用。

第71章　脊髓电刺激、周围神经电刺激、恢复性神经刺激、深部脑刺激和运动皮层刺激

Spinal Cord Stimulation, Peripheral Nerve Stimulation, Restorative Neurostimulation, Deep Brain Stimulation, and Motor Cortex Stimulation

Leonardo Kapural　James Deering　Christopher Gilmore　著

祝宇耀　译　　余　斌　校

神经调控用于慢性疼痛控制已有几十年的历史，但近期基于已发表的疗效的改善又引起了许多临床关注[1]。脊髓电刺激、背根神经节刺激和周围神经电刺激是神经调控治疗慢性疼痛的主要方法，将是本章简要综述的重点。在过去的30年里，我们已使用传统、低频、基于皮肤感觉异常的脊髓电刺激（40～90Hz）治疗疼痛。然而，使用传统的低频脊髓电刺激时，只有30%～50%的患者能够获得50%以上的疼痛缓解[2, 3]。近期发现的脊髓电刺激治疗，如更高频（10kHz）的持续性刺激、背根神经节刺激、闭环脊髓电刺激或者多靶点复合脊髓电刺激，在治疗严重的慢性背痛和腿痛时，效果优于传统的脊髓电刺激[4–8]。此前研究还显示，将传统的低频脊髓电刺激改为1kHz连续脊髓电刺激[9, 10]或改为500Hz的暴发刺激模式时[11]会有额外的好处。

一、脊髓电刺激作用机制

利用传统低频脊髓电刺激的初步研究表明，激活门控机制、通过脊髓丘脑束阻断疼痛传导、脊上交感神经抑制机制、神经调节因子的激活或释放是疼痛控制的主要机制[12]。当脊髓电刺激激活时，非伤害性、有髓鞘的传入纤维产生的电刺激会抑制无髓鞘的传入纤维（Aδ和C）。脊髓电刺激引起脊上交感神经阻滞，可增加外周血流量，同时短暂地抑制交感血管收缩[13]。各种神经调节因子的激活和释放，如背角的S-氨基丁酸（GABA）等[14, 15]，脊髓细胞外间隙甘氨酸释放，以及背角谷氨酸和天冬氨酸释放的抑制，都会促进脊髓电刺激的作用，从而缓解慢性疼痛[16]。

脊髓电刺激通过降低固有心脏神经系统活性来影响心脏功能，提前抑制交感神经活动的明显增加[17]，可能会抑制局部心脏回路[18]，降低缺血性心脏心律失常的频率[19]。脊髓电刺激在缺血情况下并不影响冠脉血流，对左心室功能或左心室的血流分布也没影响[19, 20]。然而，脊髓电刺激正性和抗缺血作用包括降低需氧量，显著增加心脏起搏耐受，降低ST段压低，改善心肌乳酸代谢，进而改善运动耐量和缓解疼痛[21]。

脊髓电刺激通过降钙素基因相关肽、前列环素的释放[22]，以及一氧化氮的深入神经元的增加未发挥血管舒张作用，改善四肢疼痛[23]。在脊髓电刺激期间，血管收缩性交感神经刺激的敏感性降低[24, 25]，经过皮氧分压和脉搏波振幅增加表示脊髓电刺激还会增加皮肤血流量[26]。

脊髓电刺激的其他机制还包括应用10kHz的脊髓电刺激时，对背角疼痛通路（除了脊柱）显著的调节作用即对抑制性神经元的募集[27]。这种作用有额外缓解疼痛的效果，应用低频（1～1200Hz）脊髓电刺激时，这种作用并不明显[27]。

除了对神经元作用外，近期人们开始关注脊髓电刺激对神经胶质细胞的作用。神经胶质细胞通过去极化、释放神经递质和互相交流来响应电场。多靶点（differential target multiplex，DTM）脊髓电刺激可以针对性调节神经胶质细胞反应。在啮齿动物和哺乳动物急性神经病理性疼痛模型中，DTM类型的脊髓电刺激模型比低频脊髓电刺激和高频（1000Hz）脊髓电刺激显示出更好的热敏和机械超

敏抑制[28]。在神经病理性疼痛的动物模型中也显示，多靶点脊髓电刺激模型基因，包括那些神经炎症相关性基因表达[30]，可恢复到更加接近于非疼痛状态的基线水平[29]。

最后，闭环刺激模式是脊髓电刺激波形优化技术的最新进展。在闭环刺激过程中，脊髓对刺激的反应数据是通过实时记录诱发复合动作电位完成的。这可使脊髓电刺激系统能够通过调整刺激参数，来维持理想的治疗效果[31]。

背根神经节刺激通过抑制过度兴奋和背根神经节内神经元胞体的过度兴奋自发异位放电，直接影响神经病理性疼痛的发展。已知这些过程也有助于中枢敏化和临床痛觉敏化。背根神经节电刺激减少了动作电位向脊髓背角的传导，影响了脊髓背角神经调节因子的释放，其目的是降低兴奋性和过度的神经元放电，并可能使背角宽动态范围神经元的高兴奋性失活，增加细胞膜放电阈值[32, 33]。

二、脊髓电刺激器试验技术

脊髓电刺激治疗的一个优点是，患者可接受暂时性脊髓电刺激试验。脊髓电刺激试验的时间间隔在 3～30 天（在美国最常见是 7～10 天）。根据 NACC 指南，患者在试验前应筛查可能使其易发生脊髓电刺激并发症的危险因素，患者应进行心理评估，以排除任何可能阻碍神经调控成功效益的禁忌性心理障碍。患者还应进行全面的病史和体格检查[34]（见第 70 章）。如果患者正在进行抗凝治疗，应严格遵守 ASRA 指南，以最大限度地减少灾难性的硬膜外血肿形成和任何其他出血的风险[35]。应注意患者身体习惯，BMI 的增加可能会影响手术操作难度，还会增加术后感染的发生。应仔细检查患者的脊柱影像学，以排除脊柱结构不稳定和椎管狭窄，这些可能阻碍神经电刺激电极导线的安全插入。

患者需俯卧位，硬膜外导针置入前 30～90min 应该按体重给予适量抗生素。如果患者需要镇静，应进行最低程度的镇静，以方便整个手术过程中医患沟通。

在获得前后透视图像后，对皮肤进行表面麻醉，在间歇透视引导下将 Tuohy 针穿入目标椎间隙。针应平行于棘突以正中旁路进针，进针角度应在 30°～45° 之间，以优化导线引导进入硬膜外腔后的转向能力。Tuohy 针可与目标硬膜外间隙下方的椎板头侧接触。接下来，应用阻力消失法和间歇侧位透视技术将针向前推进。一旦阻力消失，确定针头进入硬膜外腔，电极导线穿过针进入到硬膜外腔。

在连续透视下推进电极导线。当电极导线达到满意的位置后（图 71–1），取出 Tuohy 针，以适合医生偏好的方式固定电极导线。包括使用制造商提供的锚定装置将电极导线缝合到适当的地方，用无菌条和敷料进行固定，或通过隧道以便延长试验时间（图 71–2）。

永久植入脊髓电刺激器

脊髓电刺激系统的永久植入是在无菌手术室进行的。与之前描述的脊髓电刺激试验过程类似，患者需俯卧位，试验处需垫足够的软垫，以减少正常的腰椎前凸（进行颈椎脊髓电刺激植入要减少颈椎前凸）。麻醉实施后，进行消毒铺巾等无菌准备，在切皮 1h 内需静脉注射抗生素[34–36]。在试验过程中需要用 AP 透视引导电极导线的置入。垂直切口部位从椎间盘水平开始，直接低于预定的椎板间插入点，向下延伸 3～4cm。

取下硬膜外针，保留电极导线。使用脊髓电刺激制造商提供的锚钉装置和不可吸收缝合线将电极导线固定在其下层筋膜上。最后需要进行透视，确定在拔针和锚定电极导线时不会发生引线移位。

另外需要做一个 4cm 水平切口，钝性解剖用于植入脉冲发生器（IPG）创建一个不超过皮肤表面以下 2cm 的囊袋，这样能有效确保设备的充电。在植入前须与患者讨论皮下 IPG 的植入位置，以及患者坐位时 IPG 潜在的位置。一旦囊袋形成及完成止血后，必须将电极导线从中线切口穿入囊袋（图 71–3）。最后分层冲洗切口并用单纯可吸收线间断缝合。

三、并发症

基于逻辑回归方程分析（n=6615），术后 12 个月脊髓电刺激装置相关感染率估计为 3.11%。最常见的感染部位是 IPG 植入的囊袋处[36–38]。研究显示，电极导线偏移也是脊髓电刺激的可能并发症，参考不同的来源显示电极导线偏移的发生率为 2.1%～12%[39, 40]。囊袋部位有时会出现不适症状[34, 39]。其他不太常见的并发症包括电极断裂、IPG 故障、硬脑膜穿刺后脑脊液漏等[36–41]。

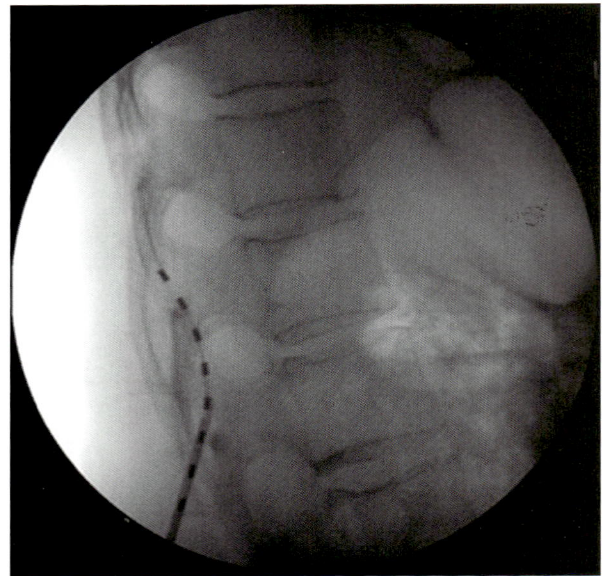

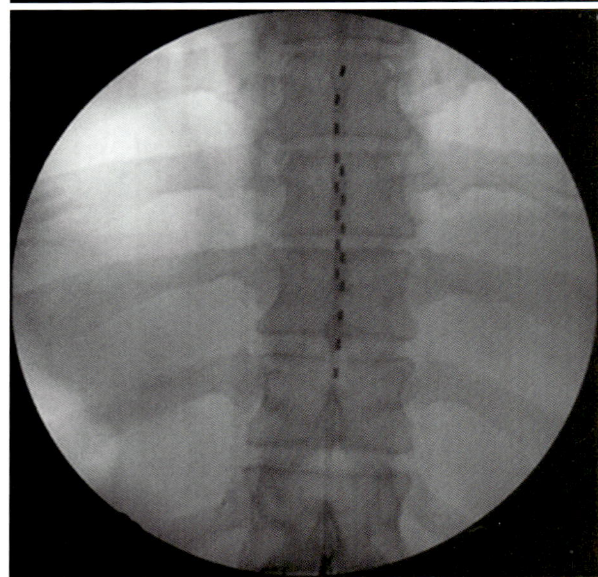

▲ 图 71-1 **A.** 侧位透视图显示穿刺针进入硬膜外腔，**8** 触点刺激电极导线穿过硬膜外后腔。值得注意的是，如果在侧位透视视图中可以看到导联在神经孔前缘的椎体附近运行，则可以明显看出导线的不良前移。**B.** 前后透视显示两根 **8** 触点刺激电极导线位于中线，平行方向。注意从 T_8 顶部（左导联）到 T_{11} 顶部（右导联）椎体的最大覆盖范围，电极导线触点的交错

四、临床结果

与常规的医疗管理和再手术相比，传统（0～1200Hz）脊髓电刺激是背部手术失败综合征患者的一种更优越的治疗选择[2, 3]。传统脊髓电刺激能有效地改善疼痛评分，提高患者的生活质量，除此之外，与长期医疗管理或者再次手术相比，传统脊髓电刺激成本更低[2, 3, 42]。低频脊髓电刺激传统上更依赖于

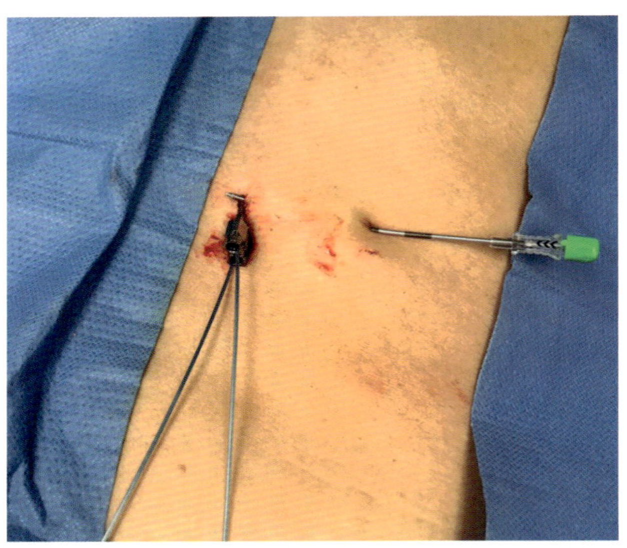

▲ 图 71-2 两根硬膜外电极导线在皮肤下 **4**～**5cm** 处穿出隧道，以延长试验时间。注意，可用 **Tuohy** 针插入进行穿刺，以便于挖掘隧道。根据患者的反应和医生的偏好，试验的持续时间为 **3**～**10** 天。超过 **10** 天的试用期，感染的风险增加，但通过穿隧导线可以降低风险

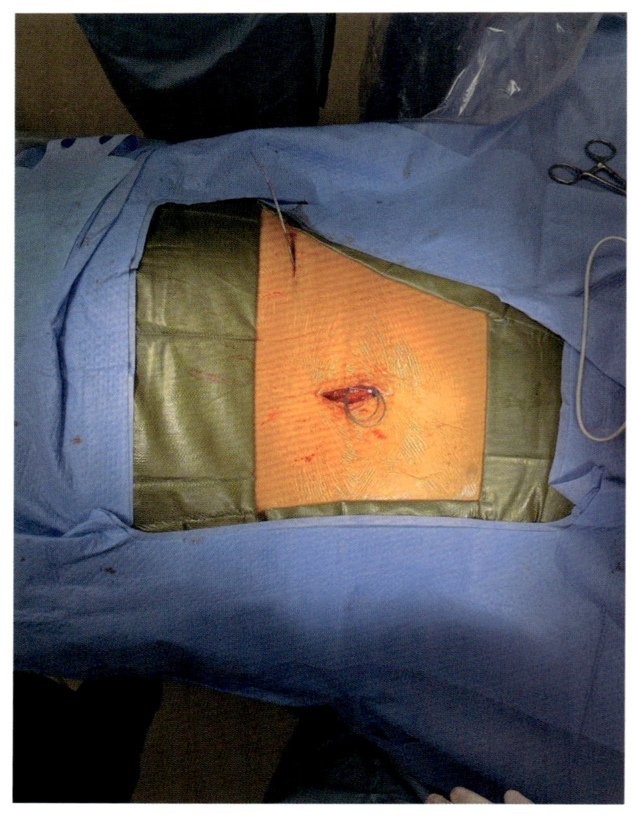

▲ 图 71-3 从中线切口到脉冲发生器囊袋的两条电极导线的皮下隧道。注意在切口中线处形成的导线环，它将被用作张力缓冲环，这是减少电极导线从硬膜外空间滑移的策略之一

患者感觉异常覆盖重叠疼痛分布的部位。一些研究表明，与传统的强直性刺激相比，1000～1200Hz 的亚知觉刺激有更好或类似的反应[9, 10]。

暴发性刺激是最近研究的另一种波形，有大量的证据支持其使用。“暴发”的特征是一个内部频率为 500Hz 的五脉冲序列，利用被动充电模式和波形以 40Hz 的频率传输[11, 43, 44]。De Ridder 等在 2013 年首次描述了这种刺激[45]。Deer 等进行了一项大型的随机对照试验，试验中 100 名患者随机接受传统电刺激或者暴发性电刺激 12 周。之后，患者从传统刺激组交叉到暴发刺激组，再进行 12 周试验。暴发性刺激组优于传统的强直性刺激，平均疼痛评分略好（$P<0.017$）。值得注意的是，在植入后 1 年，68.2% 的患者偏爱暴发性刺激[11]。

有大量 1 级证据支持高频（10kHz）脊髓电刺激比传统脊髓电刺激在治疗背部和腿部疼痛上更具有效性和持久性[4, 5]。在 2015 年发表的一项大型前瞻性随机对照试验（SENZA-RCT）中，171 例患者分别被植入 10kHz 或传统低频 2～1200Hz 脊髓电刺激系统治疗背痛和腿痛，对其有效性进行比较。在植入 12 个月后，两组患者疼痛均有持续性缓解，但在 10kHz 治疗组中，80% 的患者报告疼痛缓解超过 50%，而传统电刺激组只有不到 50% 的患者缓解。10kHz 组的平均背痛视觉模拟评分从了 7.4 ± 1.2 降低到 2.5（减少 67%），而传统 SCS 组从 7.8 ± 1.2 下降到为 4.3（下降 44%）。通过 24 个月的随访，证明这些结果是持久的，10kHz 组的持续应答率为 76.5%。而传统 SCS 组的持续应答率为 49%[5]。2 项针对慢性非手术性背痛和糖尿病周围神经病变患者的大型前瞻性随机研究进一步证实了 10kHz 脊髓电刺激的有效性[46, 47]。该疗法是目前唯一得到三个大型前瞻性随机对照试验支持的疗法[5, 46, 47]。此外，最近发表的一项回顾性研究比较了将 10kHz 电刺激治疗作为先前植入常规低频脊髓电刺激系统治疗失败患者的补充治疗效果，在分析的 105 例患者中，81% 的患者从传统的电刺激（＜1200Hz）过渡到 10kHz 电刺激后，疼痛缓解超过 50%[48]。

闭环 SCS 最近在一项多中心、双盲、平行随机对照试验中招募了 134 名患者。参与者被随机分配到对照组（接受固定输出、开环刺激）和试验组（接受 ECAP 控制的闭环脊髓电刺激）。主要结局指标是在 3 个月和 12 个月时背部和腿部疼痛＞50% 缓解的患者百分比。与开环组相比，闭环组在 3 个月时应答率为 82.3%，在 12 个月时应答率为 83.1%；而开环组在 3 个月和 12 个月时，应答率分别为 60.3% 和 61%[7]。

背根神经节刺激使用类似于传统脊髓电刺激的刺激波形，是通过放置在背根神经节附近的刺激导线，使用相对较低的频率（约 20Hz）刺激。一项促进美国批准 DRG 刺激系统应用的研究（精准研究）将患者随机分组接受 DRG 刺激与传统 SCS 刺激进行比较。该研究对 152 名因单神经病变和复杂区域疼痛综合征而出现下肢疼痛的受试进行了研究。研究显示，DRG 刺激提供了更高水平的治疗成功率，81.2% 的患者疼痛缓解＞50%，而 SCS 组只有 55.7%。在植入后 12 个月，仍有记录显示疼痛缓解[6]。

五、周围神经电刺激

虽然本章的重点是脊髓电刺激，但需要注意的是，其他中枢和椎管外神经靶点已被成功地刺激产生镇痛作用。PNS 用于治疗疼痛略早于 SCS，两者都是 20 世纪 60 年代中期由 Wall 和 Sweet 等引入现代医学界[49]。PNS 包括以下内容。

- 覆盖除中枢神经系统外的靶神经的开放手术植入电极。
- 经皮图像引导下的电极植入术。
- 刺激较大的靶神经感受范围的末梢神经、PNFS 或区域刺激。

过去 10 年里，越来越多的证据支持使用 PNS 治疗局灶性神经性疼痛和其他一些疾病，包括截肢后疼痛综合征、术后疼痛、慢性肩关节疼痛、慢性腰痛和颅面疾病[50-57]。从传统的基于感觉异常的编程到 10kHz 的高频亚感觉刺激，各种各样的刺激参数已被应用。在定性上，随着最近完成的多个前瞻性随机、双盲安慰剂对照临床试验得到的阳性结果，医学文献中的证据也得到了支持[58-60]。

有三个主要的进展导致了 PNS 的复苏。

1. 20 世纪 90 年代，Weiner 和 Reed 首次提出了从开放手术显露靶神经到经皮植入技术的转变[61]。

2. 在超声引导下进行电极导线植入[62, 63]。

3. 开发专门设计用于外周的设备（Nalu 的导线说明）（图 71-4）和 SPR 疗法（图 71-5），以解决将 SCS 设备用于椎管外使用的许多缺点，如电极导线移位、电极导线断裂、电池故障、手术部位感染和神经损伤[64]。

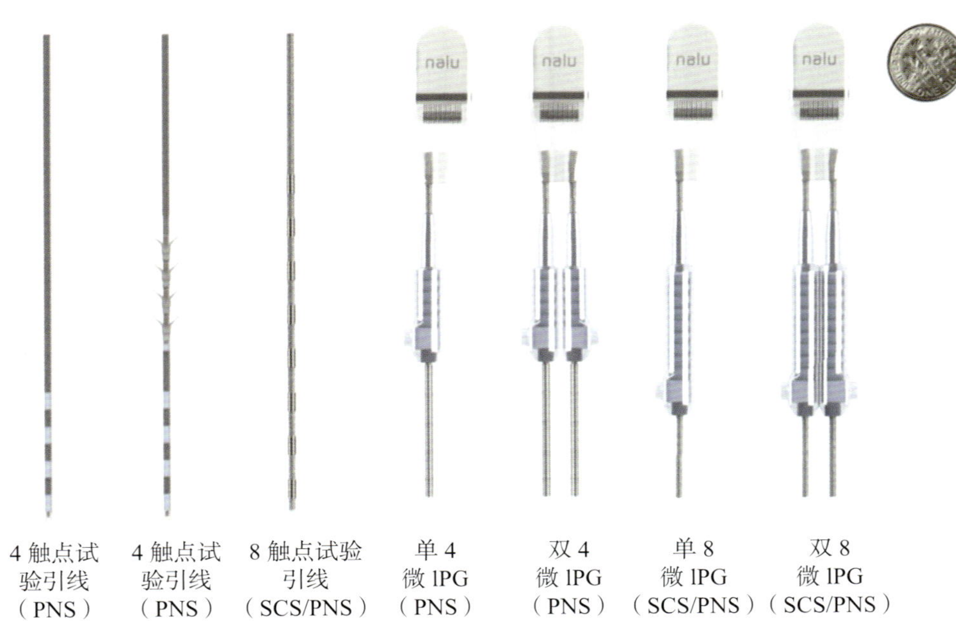

◀ 图 71-4 可在椎管外植入的电极导线的开发和刺激器组件的小型化已经成为周围神经电刺激的一个重要发展，经 **Nalu** 神经刺激系统许可实用

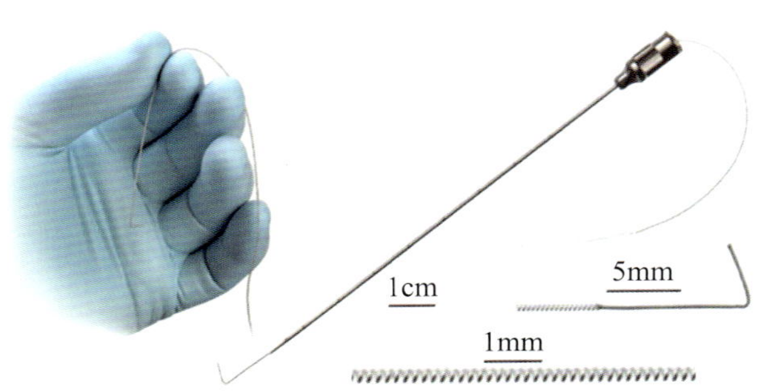

▲ 图 71-5 用于经皮末梢神经刺激的细丝、开圈导线

经许可转载，引自 SPR Therapeutics

这些进展导致了靶向条件的数量和种类的增长。然而，植入手术侵入性降低，从开放手术到更常用的经皮方法，这些因素导致了操作者的背景和培训的相应转变。外科培训虽然有帮助，但已不再是必要条件。

长期以来，PNS 遵循与 SCS 相同的永久性植入试验模式。然而，有越来越多的文献支持使用临时经皮周围神经电刺激（percutaneous PNS，PPNS），并证明其对各种疼痛综合征的长期疗效，包括截肢后疼痛、脑卒中后肩痛和慢性腰痛[5, 65, 66]。在几项使用留置时间为 4～8 周的 PPNS 的研究中，已经显示了持久显著的临床疼痛缓解。残疾、疼痛干扰和阿片类药物需求的持续减少[67]。这种持续镇痛的作用机制涉及病灶与健康部位间的外周生理信号，该信号被认为是逆转慢性疼痛中枢可塑性失调的原因[68]。

目前 PNS 的现状是传统技术和新开发策略的结合。枕神经刺激作为颅面部疼痛的治疗方法最早提出于 40 多年前，尽管在大型多中心临床试验中未能达到主要终点[69-71]，但时至今日，枕神经刺激仍是 PNS 较常见的应用之一。最近，迷走神经刺激术，作为一种长期用于治疗癫痫发作和难治性抑郁症的开放外科手术，被重新发明为一种治疗头痛疾病的非侵入性手术[55, 56, 60]。相对较新颖的以腰椎内侧支神经为目标的恢复性神经刺激技术，是诱发慢性腰痛患者先前受损的腰椎多裂肌的间歇性收缩（图 71-6）[72]。该研究得到了一项多中心前瞻性、随机、双盲临床试验支持，该试验在同行评审过程中进行了为期 2 年的随访。对治疗靶点病理生理机制的持续解读，加上设备设计和人体工程学的稳步进展，以及对治疗方案的最小违背，使我们有望为 PNS 提供专门定制的治疗方案和改善的结果。

六、运动皮层和深部脑刺激

运动皮质和深部脑刺激已被用于治疗高度难治性神经性疼痛综合征，包括中枢痛、传入阻滞综合征和三叉神经痛[73]。深部脑刺激已经成为一种广泛应用于运动障碍的技术，但在疼痛指征方面应用较少，尽管有许多关于治疗高度难治性中枢疼痛综合征的病例报道[74]。不幸的是，由美国 FDA 推动的一项多中心研究显示，DBS 治疗神经性疼痛的结果为阴性[75]。这些发现阻碍了 DBS 在美国临床实践中的

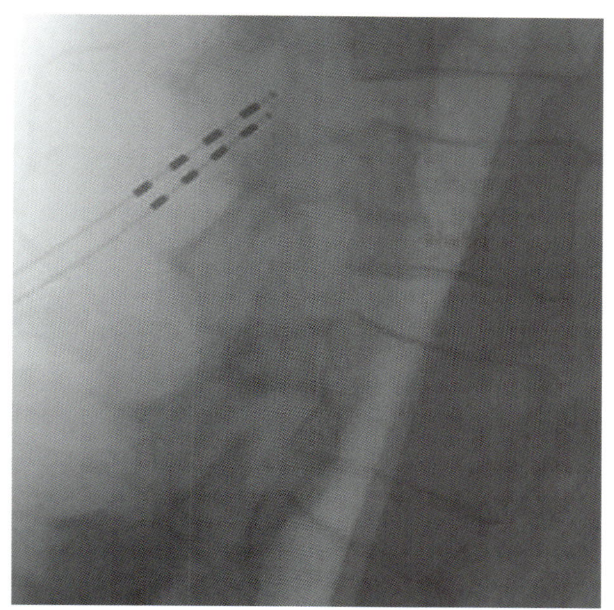

▲ 图 71-6　永久性植入式恢复性神经刺激治疗轴性腰痛
经许可转载，引自 Mainstay Medical

使用，只剩下 DBS 用于患肢痛、三叉神经痛和其他周围神经疼痛综合征的Ⅲ级证据。自 20 世纪 90 年代初引入以来，运动皮质刺激治疗疼痛得到了几项盲法随机对照实验（Ⅰ类证据）的支持，包括 2009 年的一项临床试验，该试验招募了 16 名患有与周围病变相关的神经性疼痛的参与者。12 个月的随访包括 VAS、短暂疼痛量表、McGill 疼痛问卷和疾病影响量表评分。植入后 1 年，VAS 和疾病影响评分均有显著改善[76]。重复经颅磁刺激和经颅直流电刺激是一种很有前途的治疗神经性疼痛的策略，其作用机制被认为与 MCS 相同。

结论

神经调节的最新进展，包括有效的新波形和适应证的扩展，巩固了 SCS、PND、DBS 和 MCS 的临床应用。高频 10kHz 脊髓电刺激、闭环式脊髓电刺激、多靶点脊髓电刺激和背根神经节刺激显著改善了慢性疼痛治疗预后，并可能让未来几年内脊髓电刺激的使用量显著增加。同样，超声引导下 PNS 的技术经验进步增加了这种治疗方式的使用，并提供了更有说服力的高水平证据。DBS 和 MCS 技术进步和新的适应证也紧随其后。在撰写本章时，神经调控方面的几项大型前瞻性试验正在如火如荼地进行中，这些试验让这些治疗成为神经科学中最有前途的领域之一。

要　点

- 传统低频脊髓电刺激的主要机制包括激活闸门控制机制、通过脊髓丘脑束阻断疼痛传导、脊上交感神经抑制、神经调节因子的激活或释放。
- 脊髓电刺激引起椎管上交感神经阻滞导致外周血流量增加，同时暂时抑制交感血管收缩。
- 激活或释放神经调节因子，如背角的 GABA，脊髓细胞外甘氨酸释放，以及抑制背角中的谷氨酸和天冬氨酸的释放，是疼痛调控的其他机制。
- 脊髓电刺激通过减少固有心脏神经系统活动，预先抑制交感神经系统活动的增加，减少缺血性心脏心律失常的频率，从而影响心功能。
- 脊髓电刺激通过影响 CGRP，外周前列环素释放和神经元 NO 增加的血管扩张药效应，来改善四肢缺血性疼痛。
- 在啮齿动物和哺乳动物的急性神经病理性疼痛模型中，多靶点脊髓电刺激比低频和高频脊髓电刺激显示出更优越的热敏抑制和机械超敏抑制。
- 背根神经节刺激通过抑制 DRG 内神经元胞体的过度兴奋和自发异位放电，直接影响神经性疼痛的发展。
- 在躯干和（或）四肢慢性疼痛的患者中，暴发性刺激优于传统的强直性刺激，平均疼痛评分略好。植入后 1 年，更多患者倾向使用暴发性刺激。

- 有大量证据支持高频（10Hz）脊髓电刺激治疗对背部痛或腿部痛的有效和持久性，高频电刺激比传统电刺激更具优越性。
- 在慢性背痛或腿痛患者中，闭环刺激优于开环刺激。
- 外围人体工程学设计的发展结合超声引导植入的应用，促进了周围神经电刺激在慢性疼痛疾病治疗中的应用发展。

第 72 章　鞘内药物输注系统

Intrathecal Drug Delivery

Timothy Furnish　Carlyle Peters Hamsher　Mark S.Wallace　著

林福清　译　　顾卫东　校

鞘内给药治疗疼痛是针对中枢神经系统内调控痛觉信号传递的受体及脊髓机制研究的产物。自 20 世纪 70 年代以来，研究人员在小背根神经节细胞[1]中发现了 P 物质，并且观察到阿片类药物可产生镇痛作用[2]。这些研究发现吗啡可阻断 C 纤维中 P 物质释放，这一观测结果[3]标志着当前已开始关注脊髓信号传入过程的选择性调节。此后，这一领域的研究层出不穷，鞘内治疗开始广泛用于各种慢性顽固性疼痛。尽管这一疗法已被证实对许多患者非常有益，但它也存在价格高、维护成本大、需要谨慎选择患者等缺点。本章第一部分着重于介绍患者的选择、鞘内药物给药技术、给药系统的植入操作及故障排除，第二部分总结了鞘内给药系统的几种常用药物。

一、患者选择、试验性给药及植入操作

（一）椎管内给药技术

椎管内给药有三种方式：①外置式系统；②部分外置式系统；③完全植入系统。给药方式的选择取决于治疗的目标，从短期的鞘内试验性给药到治疗慢性疼痛的长期植入给药，选择治疗方案时必须考虑到每种技术相关的风险和成本。

（二）外置式系统

外置式鞘内导管可用于鞘内试验性治疗或短期疼痛治疗。此系统适用于持续数小时或数天的给药，但也有采用此系统持续数周给药以治疗终末期患者慢性疼痛的成功案例。外置式系统有导管出口局部感染的风险，还可能导致硬膜外或鞘内感染进一步扩散。置入导管时严格的无菌操作可以最大限度地降低穿刺部位感染的风险。此外，在穿刺部位放置氯已定浸渍的导管贴片可进一步降低感染风险（图 72–1）。目前为止，没有证据表明使用抗生素可以预防感染的发生。对于一名预期寿命较短的终末期患者，风险 – 获益比更倾向于采用外置式导管鞘内给药以缓解疼痛。有些医师在操作时会采用短距离皮下隧道，以方便导管固定，减少导管意外拔出的风险。目前，美国 FDA 尚未批准任何可用于外置式系统的鞘内导管，故通常采用硬膜外导管或腰椎引流管。

（三）半外置式系统

半外置式系统是指鞘内导管通过皮下隧道连接到输注港的给药装置，采用配置的针头经皮穿刺至输注港，通过外部的输注泵进行持续药物泵注。与外置式系统相比，半外置式系统让患者有更多的行动自由，并降低了导管意外拔出的风险。半外置式系统适用于单次注射，如长时间使用或反复更换针头，仍有细菌定植和输注港囊袋感染的风险。此类装置在用于长期连续鞘内给药时有一定限制。

（四）植入式鞘内输注泵

完全性植入系统是最常见的鞘内给药装置，通过手术将导管和泵体全部置于患者体内，可用于长期泵注，给患者提供了更大的行动自由。全植入装置的价格比外置式或半外置式装置更贵，需要进行更大的侵入式手术操作。通常建议，完全性植入系统适用于预期寿命超过 6 个月的患者[4, 5]，虽然其可以改善预期寿命低于 2～3 个月患者的生活质量，但是对于预期寿命少于 6 个月的患者，选择还是应该慎重。

鞘内输注系统有两种主要类型，包括固定速率泵和可变速率可编程泵。所有植入泵都有两个经皮穿刺港，一个用于补充药物，另一个连接鞘内导管，用于经鞘内导管快速注射或抽吸。输注系统的囊袋通常置于下腹部的皮下脂肪内，泵体与导管相连，导管在皮下绕过腹壁进入鞘内[6, 7]。此外，有些患者

药物剂量	持针 / 导管放置时间	神经轴定位后重启时间
肝素皮下注射	1h	1h
依诺肝素 40mg 皮下注射	12h	2h
依诺肝素＞40mg 皮下注射	24h	2h
华法林	5 天，检查 INP＜1.3	当天
非甾体抗炎药 / 阿司匹林	不必要	—
氯吡格雷	7 天	当天
噻氯匹定	14 天	当天

▲ 图 72-1　氯己定浸渍贴

BioPatch，Johnson & Johnson

的泵体也可以埋置于下背部的皮下。经皮灌注孔的使用寿命较长，可进行反复穿刺。常用的美敦力二代同步型输注泵（Medronic Synchromed Ⅱ Pump）可反复穿刺 500 次。在泵的使用寿命（5.5 年）内，一般不太可能达到这一次数[8]。

首个鞘内泵由 Shiley Infusaid 公司制造，并于 1982 年进入市场[9]。Infusaid 泵和其他早期的泵都是不可编程的固定速率输注泵。这些泵是没有电池的简单装置，采用压缩气体将药物从储液囊通过阀门泵入导管。每次向储液囊注入新药，压缩气体的动能就会增加。这些泵的主要优点是设计简单，不需要电池，缺点是他们只能通过改变储药囊内的药物浓度改变给药剂量。其中最后一台泵 Codman 3000（图 72-2）于 2018 年停产。在美国，固定速率输注泵已停用多年。然而，由于此类泵无须电池，部分输注泵可能仍在患者体内工作，因为它们永远不需要因为电池故障而更换。Codman 泵有不同的尺寸和不同的泵注速度。泵注速度由限流器控制，泵注速度会随不同的药物和不同的药物组合而发生变化，尤其在药物浓度高的情况下，具体速度取决于液体的黏度[10]。此外，体温和大气压力也可通过影响泵体内的气体压力而改变泵注速度。

可编程泵的出现使得临床医生可以通过改变输注速率来增加或减少给药剂量，而不用改变泵内药物的浓度。最初的可编程泵由 Medtronic Synchromed 公司于 1991 年首次推出[11]。升级的 Medtronic Synchromed Ⅱ 植入泵（图 72-3）允许患者通过遥控

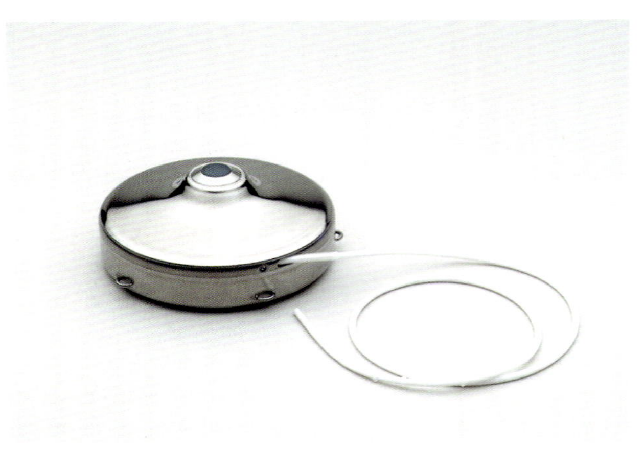

▲ 图 72-2　Codman 3000 恒速输注泵（Codman & Shurtleff, Inc）

器自控给药。二代装置采用蠕动滚轮系统（图 72-4）将药物从储液囊泵注至植入的鞘内导管。二代装置的储液囊有 20ml 和 40ml 两个规格，并且已获 FDA 批准用于巴氯芬、吗啡和齐考诺肽的鞘内泵注使用。

市场上另一种可编程鞘内泵为 Flowonix Prometra Ⅱ 植入式泵。与较老的非可编程泵相同，最初的 Prometra 和较新的 Prometra Ⅱ 植入泵均使用压缩气体作为驱动力。与老式固定速率输注泵不同的是，该植入泵采用了可编程的流量控制阀，因而药物泵注速率可调节[12]。由于该泵内的电池仅用于电子设备的控制用电，而不是用于泵出药物，因而泵的能耗低，这是 Prometra 泵的最大优点。在需要手术更换泵体之前，电池的使用寿命有 10 年。Prometra 装置的储液囊为 20ml，FDA 批准用于吗啡的泵注。液体黏度、温度和剩余储液囊体积影响泵注速率的问题已经通过先进的流量控制阀得以解决。

（五）鞘内泵的 MRI 兼容性

Synchromed Ⅱ 和 Prometra 泵都是有条件的兼容 MRI 扫描，但两者的兼容条件不同[13, 14]。Synchromed 泵由蠕动泵驱动，可编程控制旋转速率，进而调整每天给药剂量。进行 MRI 扫描时，蠕动泵的转子悬浮在磁场中，药物的泵注也随即停止。当检查结束，转子离开磁场，旋转器将按程序重新启动药物的泵注。如果转子不能恢复工作，MRI 扫描可能会导致泵体永久失效。检查中泵体与磁体接近 90° 时会增加永久失效的风险。对于正常埋置于腹壁泵袋的患者，如果泵体在腹壁内翻转 90°，则有可能发生这种情况。传统的腹壁内泵体一般平铺放置，接近 0°，风险较低[14]。

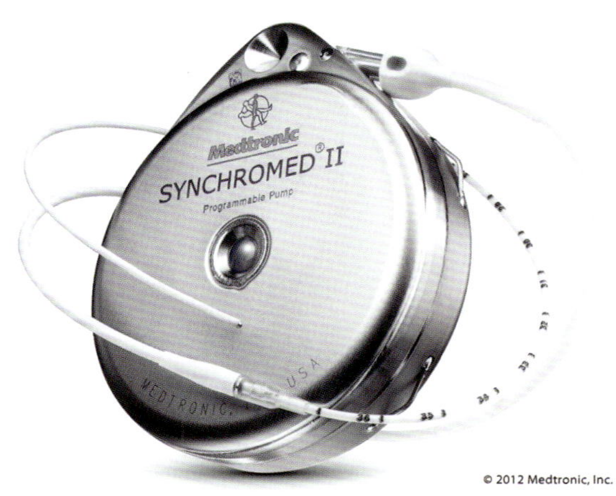

▲ 图 72-3　Syncromed Ⅱ 鞘内泵（Medtronic，Inc）

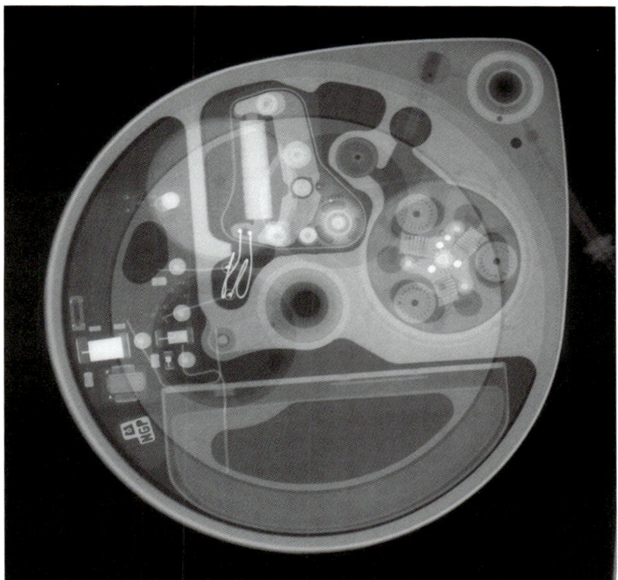

▲ 图 72-4　Synchromed Ⅱ 内部结构（Medtronic，Inc）

Prometra 泵有一个流量控制阀，在进行 MRI 扫描时，此阀会成全开状态。由于储液囊内为正压，囊内的药物会立即释放，导致药物过量。因此，在使用老款 Prometra 泵时，MRI 扫描前需将储液囊中所有药物抽尽。Prometra Ⅱ 泵有一个安全控制机制，如果流量控制阀突然打开，副阀将立即关闭，药物泵注随即停止。在此副阀复位之前，输注泵不会重新启动。尽管有此安全措施，但制造商仍建议在 MRI 前抽尽储液囊中的全部药物[14]。

（六）患者筛选

1. 疼痛类型

鞘内药物输注系统（intrathecal drug delivery system，IDDS）主要用于治疗两类严重和难治性疼痛：癌性疼痛患者和保守治疗失败的非癌性疼痛患者[15]。鉴于 IDDS 的价格较高，需要进行有创操作，因而需要对每个患者进行仔细的评估，以确定患者是否适合使用、能否获得预期的疗效。全面的评估包括疼痛病因、病理生理、疾病并发症、社会心理问题、患者依从性、医疗和社保覆盖范围、患者身体状况和技术层面因素[16]。

癌症晚期，癌痛的发生率超过 60%，其中 1/3 的患者可有中至重度疼痛[17]。综合医疗管理可以显著减轻疼痛，防治阿片类药物和其他镇痛药物的不良反应[18]。尽管一部分患者积极地接受了治疗，但仍有剧烈疼痛的发作。另外一部分患者则因无法耐受阿片类药物的不良反应而饱受痛苦。2002 年的一项多中心随机试验比较了单纯综合医疗管理与联合 IDDS 的综合医疗管理。结果发现，与对照组相比，接受 CMM 和 IDDS 治疗的癌痛患者疼痛明显减轻，药物不良反应明显减少，生存期延长[18]。存在阿片类药物严重不良反应、阿片类药物和其他镇痛药无法有效控制的难治性疼痛是 IDDS 的治疗适应证（表 72-1）[19]。鞘内治疗对肿瘤侵犯神经丛引起的神经痛、不稳定性病理性骨折、脊髓压迫、内脏肿瘤伴或不伴自主神经功能障碍的患者尤其有效。

对于预期寿命少于 2～3 个月的患者，可以使用经皮导管外接输注泵。如果当地有护理条件，这些患者可以通过临终关怀或家庭保健服务来护理导管和输注泵。

对于慢性非癌性疼痛患者，应进行全面的评估，明确疼痛的病因，确定是否适用鞘内泵治疗。评估应包括详细的病史、体格检查、影像学检查、治疗经过及其疗效[26-28]。许多疾病或疼痛可采用鞘内给药镇痛，包括神经病理性疾病（如脊髓损伤、糖尿病周围神经病变、复杂区域疼痛综合征、带状疱疹后神经痛和幻肢痛）。此外，兼有伤害性疼痛和神经病理性疼痛的混合性疼痛（如椎板切除术后疼痛综合征或慢性胰腺炎），以及伤害性疼痛（如慢性椎体压缩性骨折和严重脊柱退变）经过全面仔细的患者筛选和讨论，也可采用 IDDS 治疗[16, 28, 29]。

鞘内泵治疗适用于保守治疗难以缓解的患者。一般建议从创伤小、经济、便利的治疗方案逐步递进[15, 16]。可以从身体锻炼、放松技巧和非处方镇痛药开始，随后可采用辅助镇痛、肌肉放松药物、物

表 72-1　鞘内药物疗法用于癌痛相关的临床研究

研　究	总体数	数据类型	明　细	疗　效
Smith 等，2002[20]	200	随机对照试验 /4 周	晚期癌痛；CMM（99）vs. 碘缺乏症（101）	IT 加 CMM 可改善疼痛，减少阿片类药物的不良反应
Staats 等，2004[21]	111	随机对照试验 /11 天	癌症引起的难治性疼痛，AIDS，齐考诺肽（71）vs. 安慰剂（40）	与安慰剂相比，齐考诺肽显著改善疼痛评分
Rauck 等，2003[22]	119	前瞻性观察性研究，最长 16 个月	难治性癌性疼痛，添加吗啡	疼痛强度和系统性阿片类药物使用显著减少
Mercadante 等，2007[23]	55	前瞻性观察性研究，最多 6 个月	晚期癌痛；加入 IT 吗啡 + 左布比卡因	减轻疼痛，减少口服阿片类药物，减少阿片类药物的不良反应
Dupoiron 等，2012[24]	77	前瞻性观察性研究，90 天	难治性癌性疼痛，齐考诺肽 + 吗啡，罗哌卡因和（或）可乐定	数字评分量表疼痛评分的改善
Brogan 等，2015[25]	58	前瞻性观察性研究，14～82 天	难治性癌性疼痛；添加 IT 镇痛药	数字评分量表疼痛评分下降；剧烈疼痛的比例降低

IT. 桥内注射；CMM. 综合医疗管理

理治疗和心理治疗等方式。进一步的有创治疗方式包括躯体或交感神经阻滞、脊髓电刺激等。这一金字塔形阶梯式治疗的顶层为创伤较大的治疗，包括鞘内给药系统植入和神经毁损性手术（如脊髓前侧柱切断术、脊髓切开术和背根神经切断术）[28, 30]。鞘内治疗用于慢性非癌性疼痛的临床试验较少。有观察性研究表明，对于保守治疗无法缓解的疼痛患者，鞘内治疗可明显减轻疼痛（表 72-2）[31, 32]，慢性非癌性疼痛管理中，明确长期鞘内治疗的疗效仍是很大的挑战。这方面仍缺乏随机对照研究的证据，因为这一治疗方法的成本高，有一定创伤，这给研究设计的双盲、安慰剂对照带来了伦理上的挑战。因此，目前只能依靠对接受鞘内治疗的患者进行回顾性分析，以对其疗效做出结论。许多研究通过对疼痛进行分类，以分析长期鞘内吗啡治疗在不同疼痛中的疗效。然而，这些研究的疼痛分类标准存在很大差异。由于患者的疼痛通常是多种因素造成的（如腰背部手术失败综合征、HIV 导致的神经病变、复杂区域疼痛综合征），因而很难确定哪种疼痛综合征对鞘内治疗最敏感并能长期获益。

2. 并发症

老年性慢性疼痛患者往往同时伴有许多与年龄相关的并发症，这些并发症会使鞘内泵的植入和使用复杂化。在患者筛选过程中必须考虑到这些并发症及其与鞘内治疗的潜在相互作用。

(1) 糖尿病：糖尿病影响了超过 8% 的美国人群，其中近 27% 的人超过 65 岁[39]。糖尿病患者切口愈合不良、手术部位感染的发生率明显增加[40-42]，植入式装置有手术切口感染的特殊风险。对于植入式鞘内泵，切口感染是最常见的器械相关并发症[41]。糖尿病患者，尤其是血糖控制较差的患者，应告知其风险，在手术操作前检查患者的糖化血红蛋白。如果糖化血红蛋白>8%，应考虑推迟手术[41]。

(2) 抗凝治疗：放置或拔除硬膜外或鞘内导管时，接受抗凝治疗的患者硬膜外血肿形成的风险增加[43, 44]。多种新型抗凝血药使得有创疼痛治疗时的抗凝管理更具挑战性。尽管这些药物的说明书上有椎管内穿刺操作相关的警告，但可能无法对围术期或围术期管理提供明确的指导。ASRA、欧洲区域麻醉和疼痛治疗学会、IASP、国际神经调控学会、北美神经调控学会和 WIP 等慢性疼痛学会已经发布了抗凝血药在有创疼痛操作中的应用指南（框 72-1）[44]。按照风险等级，可将疼痛治疗分为低风险、中风险和高风险三类，鞘内泵植入是一种高

表 72-2　鞘内药物疗法用于非癌痛相关的临床研究

研　究	总体数	数据类型	明　细	疗　效
Winkelmuller 等，1996[33]	120	回顾性研究，随访 6 个月～5.7 年	神经性 / 伤害性混合疼痛；吗啡，布比卡因，氢吗啡酮	74% 的人报告疼痛有所改善，平均减少 58%
Anderson 等，1999[34]	30	回顾性研究	背部手术失败；由于不良反应或疼痛控制不佳，从吗啡转向氢吗啡酮	37% 的患者疼痛控制得到改善；大多数不良反应（恶心、瘙痒、水肿）减少
Kumar 等，2001[35]	25 例试验，16 例使用	前瞻性研究、单中心研究、非随机研究	非恶性疼痛，吗啡；随访 13～49 个月	试验 64%，疼痛减轻＞50%；最后随访时种植体平均减少 57.5%
Rainov 等，2001[36]	30 例试验，26 例使用	前瞻性研究、单中心研究、非随机研究	背部手术失败综合征；多药输注吗啡 + 可乐定、布比卡因或咪达唑仑；平均随访 27 个月	平均疼痛强度为 8/10～3/10，在整个随访期间保持在 3/10～5/10 范围内
Deer 等，2004[37]	166 例试验，136 例使用	前瞻性研究、非随机研究、多中心注册性研究	机械性神经性，混合性腰 / 腿痛。非恶性疼痛的试验与植入；随访 12 个月	试验成功率 93%；82% 植入；腰背部减少 48%；32% 的患者在 12 个月时腿部疼痛
Rauck 等，2006[38]	220	随机性研究、双盲、安慰剂对照	齐考诺肽缓慢滴定超过 3 周；112 例齐考诺肽，108 例安慰剂	齐考诺肽治疗 3 周有统计学意义；不良反应发生率更高

风险手术。鞘内泵植入后重新启动抗凝治疗的病例报道很少，目前仍缺乏支持或反对这些患者使用鞘内泵的明确证据[16]。

(3) 感染：任何活动性感染都会增加患者手术部位感染的风险，感染可能发生于泵袋的上方也可能在囊袋深层。浅表的手术穿刺部位感染可以通过药物治疗，但囊袋的感染几乎不可能通过抗生素清除，需要取出整个泵体并将导管拔出。任何活动性或慢性细菌、真菌感染应视为植入操作的禁忌证，尤其对于非癌性疼痛患者。

(4) 肺源性疾病：超过 1800 万美国人患有阻塞性睡眠呼吸暂停[45]。除二氧化碳潴留及肺动脉高压的风险外，OSA 患者对阿片类药物呼吸抑制作用的敏感性明显增加[46]。目前还没有关于 OSA 患者鞘内阿片类药物使用的研究。有病例报道表明，长期口服阿片类药物会增加 OSA 患者的呼吸暂停时间和缺氧严重程度[46]。慢性阻塞性肺疾病（chronic obstructive pulmonary disease，COPD）也可增加阿片类药物使用患者的二氧化碳潴留和呼吸抑制风险。一项对 COPD 患者术后服用阿片类药物的回顾性病例对照研究发现，与没有慢性肺部疾病的患者相比，阿片类药物可增加 COPD 患者呼吸不良事件的风险（OR=5.09，95%CI）[46]，并且这些事件大多发生在手术后 24h 内。尽管严重肺部疾病患者长期鞘内使用阿片类药物的风险尚不清楚。针对这类患者，在试验期间以及植入和治疗开始后，应密切监测阿片类药物的不良反应。

此外，长期吸烟者手术部位感染的风险也会增加。多学科镇痛共识会议（Polyanalgesic Consensus Conference，PACC）发布了鞘内泵植入和管理的指南，建议在鞘内泵植入前 2 个月戒烟[41]。

(5) 心理筛查：医疗保险要求在植入脊髓电刺激系统之前进行心理评估，对 IDDS 目前还没有这样的要求。虽然不是必须评估，但人们普遍认为，手术前的心理评估是非常必要的。在筛选 IDDS 患者时，心理评估的重要性至少与脊髓电刺激治疗非癌性疼痛前的心理评估一样重要[5, 15, 16, 26, 27]。理想情况下，心理评估将有助于预测植入治疗后患者的正面反应。在现实中，关于心理筛查预测鞘内治疗长期有效的证据有限，心理咨询应该用于建立良好的护理和治

框 72-1 美国区域麻醉协会关于高风险操作中抗凝治疗指南的概要（鞘内泵植入）

药物剂量	泵植入前保持时间	植入后重启时间
肝素皮下注射（每天 2 次或每天 3 次）	24h	6～8h
依诺肝素 40mg/d 皮下注射	12h	12～24h
依诺肝素＞40mg/d 皮下注射	24h	12～24h
华法林	5 天，检查 INR＜1.3	6h
非甾体抗炎药	5 个半衰期	24h
阿司匹林	6 天初级预防；共同决策二级预防	24h
氯吡格雷	7 天	12～24h
普拉格雷	7～10 天	24h
替卡格雷	5 天	24h
达比加群	4 天	24h
利伐沙班	3 天	24h
阿哌沙班	3 天	24h

引自 Narouze S, Benzon H, Provenzano D, et al. Interventional spine and pain procedures in patients on antiplatelet and anticoagulant medications (second edition): guidelines from the American Society of Regional Anesthesia and Pain Medicine, the European Society of Regional Anaesthesia and Pain Therapy, the American Academy of Pain Medicine, the International Neuromodulation Society, the North American Neuromodulation Society, and the World Institute of Pain. *Reg Anesth Pain Med*. 2018;43:225–262.

疗目标设定，并对患者的不可能实现或不合理的治疗预期加以劝告。这一领域的许多文献只涉及可植入脊髓电刺激器的心理评估，IDDS 的心理评估指南目前也多参考这些文献[5, 15, 16, 26, 27]。

存在自杀或杀人意识、不受控制的抑郁、活动性精神病、严重的认知缺陷和药物滥用是植入治疗的禁忌证。Celestin 等的一项研究发现，某些心理因素和性格特征与植入后镇痛效果欠佳，这些因素包括躯体化症状、抑郁、焦虑和糟糕的应对能力[47]。然而，另一项由 Doleys 和 Brown 开展的研究发现，采用明尼苏达多相人格问卷评估，存在轻微精神异常的人比那些得分正常的人有更好的长期镇痛效果[48]。共识指南建议，在筛选 IDDS 患者时应进行心理评估，但不要机械地根据评估结果排除有心理问题的患者接受植入治疗[16, 26, 27]。

心理评估应该用于发现可能影响试验结果或长期疗效的因素，无论这一因素是正面还是负面的。除了可识别严重的精神疾病外，心理筛查还可用于评估认知缺陷、应对机制、社会心理因素、患者期望、对治疗目标的理解。这种筛查也可以确定患者是否需要进行心理治疗，以改善治疗结果。不应要求心理学家给出“明确许可”，而应将心理评估作为判断患者是否适合 IDDS 治疗、患者是否有合理的治疗预期、治疗是否可能成功的一个额外信息来源。

（七）试验性治疗

永久性装置植入前进行试验性治疗是一种常规操作流程，试验方案包括单次鞘内注射、经皮或硬膜外导管连续输注。PACC 鞘内治疗试验指南指出，没有数据表明哪一种试验方法更优[27]。此外，尽管试验数据有限，但结果明确表明试验性阻滞可以准确预测植入后的疗效[16]。虽然 PACC 指南建议非癌性疼痛患者植入前应先进行试验性治疗，但早先关于非癌性疼痛患者选择指南的专家共识不建议进行试验性治疗，因为试验性治疗的预测价值不明确[16, 27]。

针对非癌性疼痛的试验方法的选择很大程度上取决于医生的个人偏好，以及患者本人的要求。大多数试验性操作可在门诊进行，单次鞘内注射亲脂性阿片类药物（如芬太尼）和（或）非阿片类药物（如齐考诺肽）。此外，也可采用鞘内或硬膜外持续输注，但此操作需要患者住院，这增加了试验性治疗的成本和复杂性。硬膜外输注的优点是导管放置简单且硬膜穿刺后头痛的发生率更低。试验期间 PDPH 的发生可能会影响试验性注射疗效的判断。鞘内置入导管进行试验性操作更接近于模拟永久性植入的条件和药效学[16]，但导管试验时的药物容积和浓度可能与永久性植入泵输注有很大不同。鞘内快速注射操作简单，成本低，PDPH 发生率低，但有假阳性的风险。PACC 指南指出，单次注射和置入导管均可用于试验性治疗[27]。

癌痛的试验性治疗可采用类似的方法。然而，由于目前缺乏试验性治疗在预后方面的证据，人们渐渐对试验性治疗在疾病快速进展的终末期患者中的价值提出了质疑。PACC 指南提出，晚期癌痛患者不需要进行试验性治疗，而另一份关于癌痛鞘内治疗的共识指南指出，试验性治疗及延迟治疗带来的风险可能不会超过所谓的预后获益[5, 27]。然而，目前仍有专家建议应对癌症疼痛进行试验性治疗，以便让患者和医生均有机会评估潜在的反应和可能的不良反应[19]。

鞘内输注巴氯芬治疗痉挛状态的试验性治疗比癌性和非癌性疼痛的试验要简单得多，它有明确、客观地评估痉挛的方法以确定其疗效。常用的评估量表为修订版 Ashworth 痉挛分级量表，常用的试验成功标准为分值降低 2 分（框 72–2）[49, 50]。患者可表现出关节活动范围的改善。

巴氯芬试验性治疗在门诊进行即可，单次鞘内注射 25～50μg 巴氯芬，起效时间为 1～3h，可持续 6～8h[51]。随后通过一系列的检查评估患者的反应。如果患者没有反应，可在随后一天用更高的剂量重复试验。

与静脉使用阿片类药物相似，鞘内使用阿片类药物的耐药性可随使用时间的增加而增加，因此鞘内药物的加量很常见[36, 52, 53]。2012 年和 2016 年的 PACC 指南都明确了鞘内使用阿片类和非阿片类镇痛药的最大日剂量和浓度。2016 年指南指出，芬太尼剂量超过 1000μg/d 时应再次对剂量进行评估。需要注意的是，大剂量输注亲脂类阿片类药物时疗效的增加有限，但血药浓度可能达到经皮给药的浓度[27]。

框 72–2 修订版 Ashworth 痉挛分级量表

Ashworth 分值	说 明
0	肌张力没有增加
1	在 ROM 结束时，音调轻微增加，表现为捕获或最小的阻力增加
1+	音调轻微增加，表现为捕捉，随后是最小的阻力，贯穿 ROM 的其余部分
2	在整个 ROM 中音调更明显地增加
3	音调明显增加，被动动作困难
4	受影响的部分在屈曲或伸展时僵硬

ROM. 活动度

引自 Bohannon RW, Smith MB. Interrater reliability of a modified Ashworth scale of muscle spasticity. *Phys Ther*. 1987;67:206–207.

许多考虑进行鞘内泵治疗的慢性疼痛患者往往已在接受阿片类药物治疗。研究表明，IDDS 植入后可减少口服阿片类药物的总量，对医保报销数据的回顾性分析发现，在 IDDS 植入前服用阿片类药物的慢性非癌性疼痛患者中，有 43% 在植入 1 年后停用了所有口服阿片类药物。在未能完全停服阿片类药物的患者中，约有 3/4 的人口服剂量减少[54]。尽管如此，这一研究和其他研究也表明，还有相当一部分患者在鞘内使用阿片类药物的同时，仍在口服阿片类药物。

试验性治疗前让患者停用口服或静脉使用阿片类药物可能是有益的，PACC 指南建议在试验或 IDDS 植入前减少或停止阿片类药物的使用[27]。停用药物期间可以全面评估患者病情及其疼痛情况，降低耐药性，并且可以更好地评估患者对鞘内试验治疗的反应。阿片类药物减量过程中，可能会出现阿片类药物使用障碍的症状。如果患者出现严重的戒断症状，可以请药物戒断治疗专家会诊。

植入前停用阿片类药物可能会使鞘内阿片类药物的用量减少。一项小型回顾性研究的证据表明，鞘内试验前停用阿片类药物是有益的[55, 56]。这些研究表明，在试验前数周停用阿片类药物，可以降低鞘内试验和 IDDS 的起始剂量。由于鞘内使用吗啡的剂量在微克范围，这一方法也被称为“微给药剂量”。另一方面，至少有一项研究表明，植入前较小的全身给药剂量并不能防止 IDDS 植入后用药剂量的上升[57]。

植入后何时何地开始鞘内输注应该得到重视。与植入脊髓电刺激相比，植入或替换鞘内泵后的死亡风险明显更高[58]。住院期间开始药物的输注有助于密切监测其不良反应，而在门诊进行鞘内泵植入手术时，开始给药时应格外谨慎。PACC 指南建议药物起始量不应超过试验剂量的一半[27]。当药物输注起始量超出 PACC 指南推荐的起始剂量时，建议患者住院观察，并密切监测不良反应。

二、植入

（一）泵的埋置部位

在选择泵的埋置部位时，有几个因素需要考虑。其中，患者的舒适度是最重要的。为了避免摩擦，泵必须远离骨性突起，包括髂骨和肋骨。皮下脂肪量也很重要，中等身材的患者肋下的空间和组织可能太少，而病态肥胖的患者腹部的皮下脂肪可能太多。标记时患者应取坐位，以确保泵不会位于裤腰线以下。应询问患者的睡眠习惯，以确定患者是否侧睡，如果侧睡，泵体应放置于对侧腹部。大多数情况下，泵体最合适的放置部位为左或右侧腹部的下1/4处[59]。与脊髓电刺激的脉冲发生器不同，鞘内泵的体积较大，置于肋下或臀上区可能会使患者感到不适。术中制作囊袋时，患者需取侧卧位，术前应做好标记，以确保导管和泵能连接，避免埋置位置超过消毒范围或需要重新埋置。

有过多次腹部手术史的患者在定位泵袋时可能会遇到困难。如果无法埋置在腹部，可以在臀上区埋置一个较小的20ml泵。对于体型较大的患者，也可以将泵放在第12肋与髂嵴之间的胁下部。对于埋置部位受限的患者，可咨询整形外科医生。

植入泵体部位感染后重新植入鞘内泵时，最好选择新的部位（如对侧腹部）制作囊袋，以减少再次感染的风险。不建议在瘢痕组织中植入鞘内泵，血供不足会影响植入过程中抗生素的疗效。这在因电池故障需重新植入鞘内泵时很明显，术中可以看到打开旧泵周围的囊袋时出血较少。这种情况下须严格执行无菌技术，以减少重新植入时的感染风险。当沿用已有囊袋植入泵体时，植入新泵之前切除囊壁可能是有益的。

（二）泵植入术的麻醉

鞘内泵植入术可在局部麻醉、蛛网膜下腔麻醉或全身麻醉下完成。麻醉方法的选择取决于医生的偏好和经验、患者的并发症和舒适度要求。一种选择是在局部麻醉下经皮放置鞘内导管，然后在蛛网膜下腔麻醉下完成切皮、导管锚定、穿隧道和泵袋制作。如果在蛛网膜下腔麻醉下植入，术者应先在局部麻醉下将Tuohy针穿刺至蛛网膜下腔，然后置入导管，一旦经X线确认导管已进入鞘内，脑脊液流出通畅，可在导管内注射20～30mg不含防腐剂的利多卡因以实现充分的蛛网膜下腔麻醉，对后正中切口和腹部泵袋切口均能提供良好的镇痛。整个过程也可以在局部麻醉联合适度镇静下完成，无须实施蛛网膜下腔麻醉。这两种麻醉方法可以在导管放置期间与患者进行沟通决定，以最大限度地减少神经损伤[41, 59]。全身麻醉可以为患者提供更舒适的植入体验，适用于严重痉挛的患者或在中度镇静下无法耐受穿刺和手术的患者[41]。

（三）体位

由于泵体最常放置于患者腹部，术中患者需采取侧卧位或由俯卧位改为仰卧位。许多术者喜欢采用侧卧位，以节约时间，避免重新放置体位带来的感染风险。制作囊袋时需注意要让泵袋的侧面朝上。为提高患者舒适度及避免术中神经压迫损伤，术中摆放体位时应注意将软垫置于腋窝下，采用体位垫支撑上腹部或后胸有助于患者保持侧卧位，应耐心仔细地检查患者的身体是否得到良好的支撑。确保患者身体的矢状轴与手术床垂直，以使透视影像为真正的前后位视图。仔细摆放患者的手臂以免干扰透视。在坐位下标记泵体植入部位至关重要，因为当患者处于侧卧位时，组织会发生位移，侧卧位时标记有可能使鞘内泵置于不舒服的部位。

（四）术中操作

1. 无菌操作

良好的无菌技术和术前使用抗生素是预防伤口感染的两个最重要措施。在一项关于儿童和成人鞘内巴氯芬泵初次植入和重新植入的研究中发现，手术的感染发生率为4%～5%[60]，半数以上的感染致病菌为金黄色葡萄球菌。另一项关于鞘内泵植入治疗疼痛和痉挛的多中心前瞻性研究中，Follett发现治疗最常见的并发症是感染，发生率为7%[61]。在清洁手术中，大部分的手术部位感染由皮肤微生物引起[62, 64]。用氯己定－酒精或聚维酮碘仔细对手术部位及术者双手进行消毒可以减少皮肤细菌数量，擦洗时间至少应2～3min。多项研究表明，氯己定－酒精消毒剂可能优于聚维酮碘消毒剂[64]。有毛发的部位应该充分备皮，备皮应该用专业的剃刀，而非剃须刀。剃须刀会造成皮肤的微创伤，细菌可能会隐藏在皮肤裂缝中，以至消毒剂无法到达[62, 41]。建议在手术部位使用氯己定皮肤制剂，然后使用聚维酮碘浸渍的黄贴膜，在皮肤菌群与切口之间建立另一屏障[41]。如果使用黄贴膜，要留出时间让皮肤干燥，这样贴膜才能牢牢地粘在皮肤上，而黏附是达到杀菌效果所必需的。建议手术医生和助手戴双层手套，以减少手套刺破导致的感染[41]。应在皮肤切开后60min内预防性使用全身抗生素，目前的神经外科手术指南推荐使用头孢唑林2g（成人＞120kg使用3g）。如果患者对头孢类药物过敏，建议使用克林霉素或万古霉素[64]。没有证据支持术后口服抗生素预防切口感染[41]。

降低感染风险的其他措施包括：①尽量缩短手术时间；②尽量减少组织创伤并充分止血；③缝合前用生理盐水冲洗切口；④手术分离完成后和处理泵体之前重新戴上手套。这些措施可以降低手术部位感染的风险[41]。

2. 穿刺、导管置入及固定

如果采用蛛网膜下腔麻醉，切开前需先经皮置入 Tuohy 针。如果采用全身麻醉，大多数术者在穿刺之前会先评估进针深度，然后向下切开至椎旁筋膜。这两种情况都应在皮肤上标明穿刺节段及相邻节段的棘突以明确进针点，并确定中线切口。随后标记穿刺点，以小角度、旁正中入路穿刺进针（图 72–5），与脊柱成 30° 是理想的穿刺角度[8]，进针角度太大会使导管难以置入。对于中等身材患者，穿刺点应为中线旁开 1～2cm 处（囊袋同侧），目标节段椎体向尾侧 1～1.5 个椎体节段。除非有解剖考虑或既往手术经验，常规穿刺部位为 $L_{2\sim4}$ 间隙。进针前行皮肤切开时，切口应在针入筋膜点的上方 1/3 处和针入蛛网膜下腔点的下方 2/3 处。

将带有导芯的引导针穿刺至尾侧椎板的上缘。引导针抵达椎板测量穿刺深度后，离开椎板穿刺至椎板间隙中线。引导针应在中线的稍外侧穿过椎板间隙（图 72–6），这样引导针在进入鞘内时更接近中线。将针的斜面朝中线旋转 90°，使针的斜面平行于硬脑膜的纵向纤维，使其分离而不是切断纤维，以减少发生 PDPH 的风险。将 C 型臂机旋转至侧位，以便在进针时观察引导针的深度。引导针一边轻轻抽吸，一边向前缓慢推进，直到出现脑脊液回流。如果侧位透视显示进针深度已足够但仍无脑脊液回流，可将针回旋 90° 至初始斜面方向并观察有无脑脊液回流。如无脑脊液回流，再次将引导针旋转 90°，缓慢推进。一旦进入蛛网膜下腔，须更换针芯以防止脑脊液流出，直到准备好放置导管。将引导针斜面转至头侧。在置入和定位导管时，应确保导丝已全部进入导管。在透视引导下，将导管通过引导针缓慢推进至目标节段（图 72–7）。一旦导管头端超出了针尖，退出导管须非常谨慎，否则导管可能会被剪切或损伤。如果退导管时出现轻微的阻力，建议将引导针和导管一起拔出，重新穿刺。

如果采用经皮穿刺技术，应将引导针留在原位以保护导管，并在棘突和进针点之间切开，直至棘上韧带。切口必须足够大，需形成一个约 5cm 的放置固定锚的口袋。沿筋膜平面向外钝性分离，分离出放置固定锚的空间，并充分暴露穿刺针（图 72–8）。

无论引导针是经皮还是在切口内，都须小心地将引导针沿带有导丝的导管缓慢退出。为防止意外带出导管，退针时，应在导管入针点外握住导管。取出引导针后，在棘上韧带水平导管进入筋膜处握

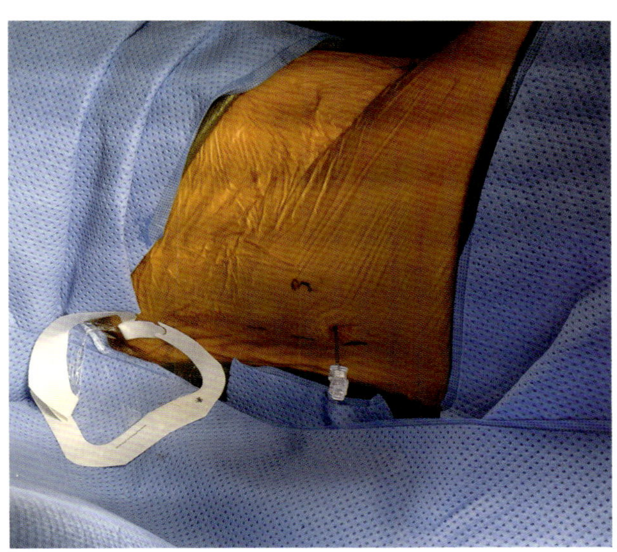

▲ 图 72–5 旁正中穿刺进针，与腹部囊袋同侧

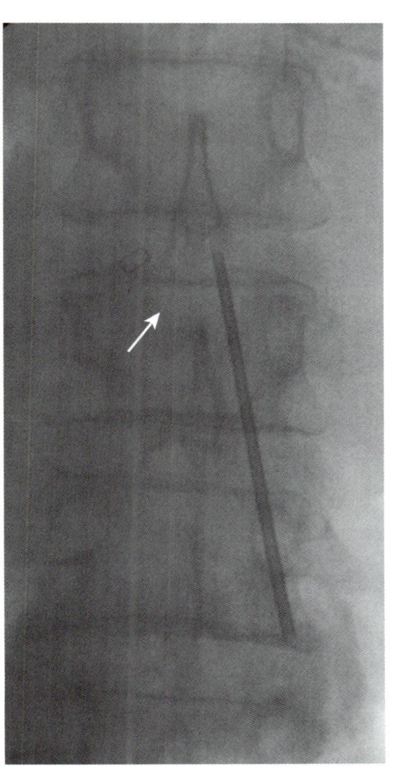

◀ 图 72–6 在离开 L_3 椎板上缘后，针头进入硬膜外间隙。白箭表示椎板的边缘

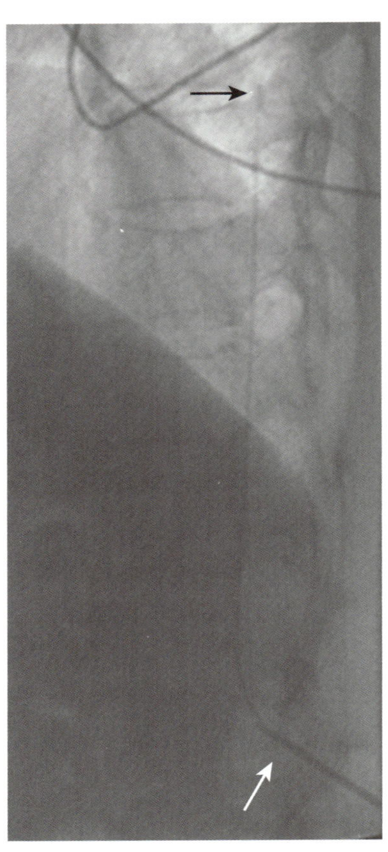

◀ 图 72-7 侧位图像，鞘内间隙的针头（白箭）和导管尖端可见入路部位以上 5 个椎体水平（黑箭）

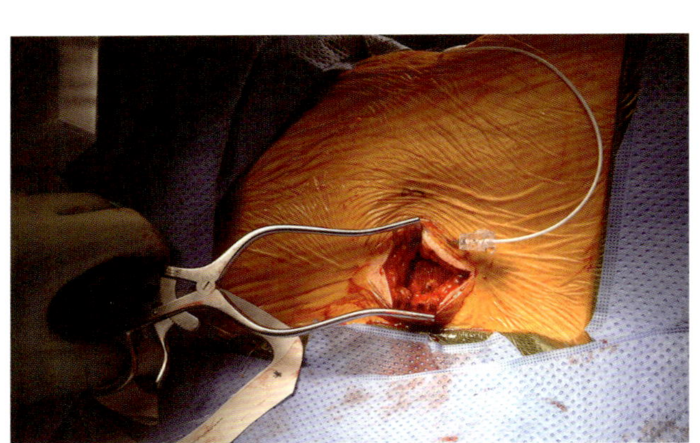

▲ 图 72-8 穿刺点内侧切口，向下至棘上韧带，钝性分离至充分显露穿刺针

住导管，然后将导丝收回。透视下重新检查导管位置（图 72-9），注入少量对比剂有助于在透视下见到导管。

如果使用经皮穿刺技术，继续在筋膜处握住导管，轻拉部分皮肤外导管入后袋（图 72-10）。注意夹住导管末端，以防锚定和穿隧道时脑脊液的丢失。

缝合采用不可吸收的缝线，导管周围的筋膜采用荷包缝合，以防脑脊液沿导管渗漏[11]。接下来，用锚固定装置固定导管并将锚点置于筋膜内。用 0-0

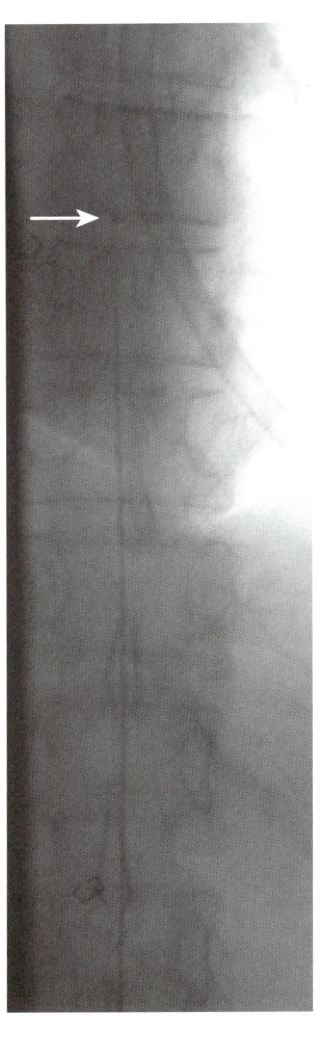

◀ 图 72-9 固定前用透视确定导管尖端位置

丝线穿过每个锚固定孔，将锚固定于筋膜内并扎紧。在锚的颈部再绑一根 0 号丝线，确保缝线与锚上的凹槽相吻合。这将确保导管与锚紧紧贴合。确保锚钉固定在筋膜上，而不是皮下脂肪，并且锚钉的远端埋入筋膜中。如果锚钉没有固定在筋膜上，或者在锚钉和筋膜穿刺点之间有多余的导管，则可能发生导管滑出蛛网膜下腔的情况。

3. 泵袋制作

导管固定牢固后，术者就可以将注意力转至泵袋的制作。如果在局部麻醉下操作，需在切口周围注射局部麻醉药。在腹部标记部位做一切口，经 Scarpa 筋膜至皮下脂肪，必要时可采用电凝止血。切口深度应不少于 1.5cm，但不超过 2.5cm。通过仔细的解剖分离，沿着水平面开出一个刚好适合泵的口袋。过大的囊袋会增加血肿、泵移位或泵翻转的风险。囊袋应主要位于切口头端和尾端内，以免最后的切口不在泵的再注药港上方。如果切口瘢痕不在

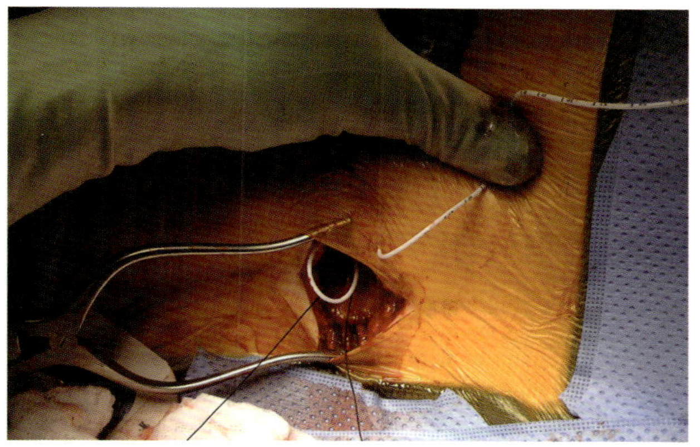

▲ 图 72-10 退出针及导丝后，将导管剩余部分置于后袋

再注药港上方，穿刺入注药港会比较容易。确保泵体与囊袋贴合后，用 0-0 丝线将泵体与囊袋的至少 3 个角缝合，以固定泵体（图 72-11）。这些缝合线应固定在筋膜上。如果不能在 3 个或 3 个以上的位置充分固定泵体，可能会导致泵体在泵袋内翻转。

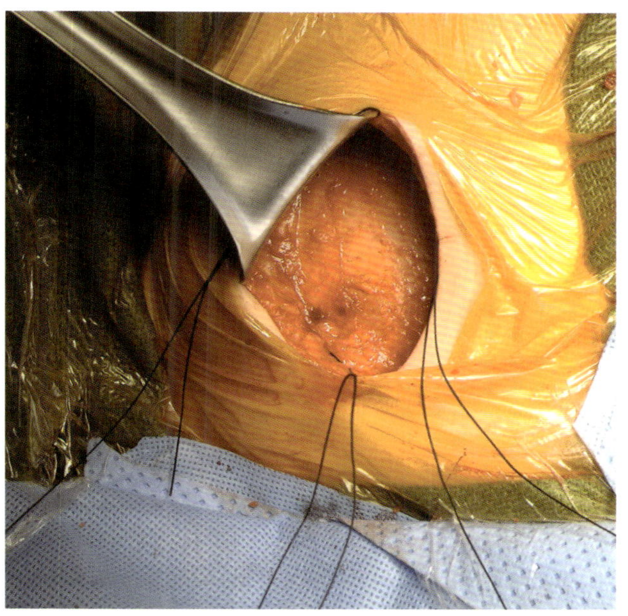

▲ 图 72-11 缝线置于囊袋的三个角，通过缝合环系紧鞘内泵

4. 皮下隧道

泵袋制作好后，将导管穿过皮下隧道，送至泵袋（图 72-12）。隧道针可以弯曲成平缓的曲线，以便从后背切口皮下穿至泵袋。穿刺从后袋开始，缓慢施加压力，并做轻度旋转，向泵袋方向缓慢推进。术者将一只手放在隧道针头端的皮肤表面，在整个过程中，隧道针的头端应既可触及又不刺穿皮肤，以确保其不太深也不太浅。隧道针头端进入泵袋后，卸去手柄并将导管通过隧道针引入泵袋，随后从泵袋取出隧道针。多余的导管盘绕在泵体下[8]。导管从隧道引导至泵袋后，用大量生理盐水冲洗囊袋和后袋。

观察导管头端脑脊液的回流以确保导管通畅，随后将导管连接导管接头，将接头连接到泵上，并确保与泵体连接牢固。使用侧港针连接侧港，轻轻抽吸以确保有脑脊液回流。将泵放入泵袋中，并使用之前缝好的 0-0 缝线将泵体三个角固定于筋膜上。缝合时确保导管没有与缝合缠绕，以免扭结打折。将多余的导管卷好放置在泵的后面，并确保泵的注药港朝上（图 72-13）[8]。

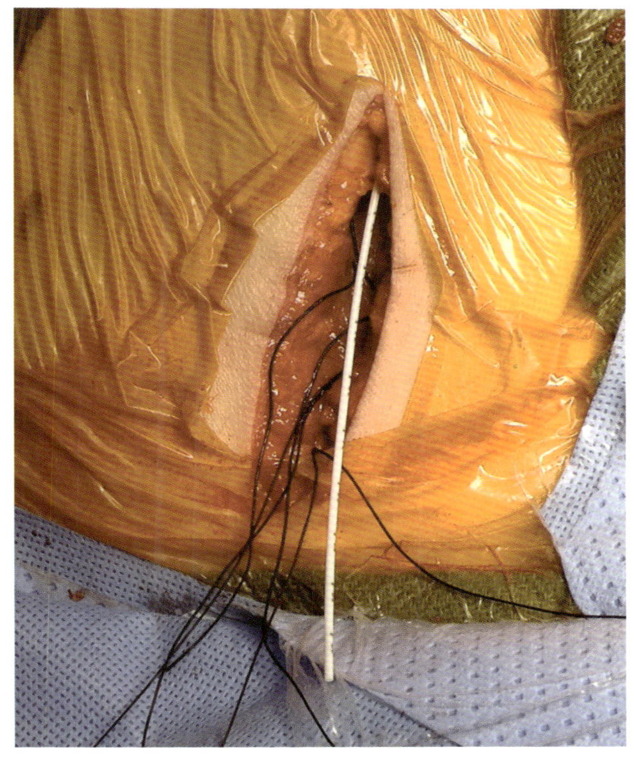

▲ 图 72-12 导管经隧道针在皮下引导至泵袋

5. 缝合

在缝合后袋前，将一根 2-0Vicryl 缝线沿锚钉穿过背腰筋膜，然后将缝线穿过锚钉并穿过对面的筋膜（图 72-14），将两侧拉紧，紧紧覆盖锚点并系紧（图 72-15），这有助于防止导管从鞘内滑出。对于较深的切口，深部筋膜可能需要采用可吸收缝线行间断缝合。对于较浅的切口，只需要间断缝合浅筋膜，缝合间距要足够小，确保指尖不能通过筋膜进入切口。泵袋只需缝合浅筋膜。与后背切口相似，使用可吸收缝线行间断缝合。两个切口的皮肤缝合可采

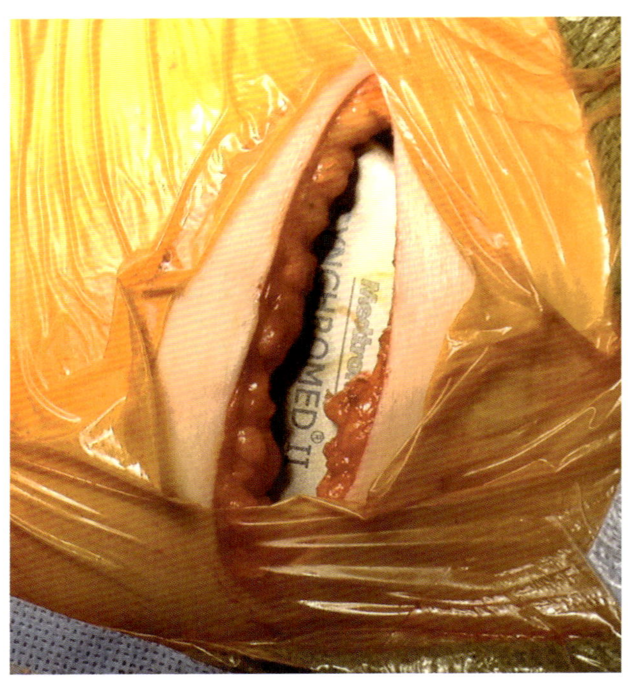

▲ 图 72-13 泵体在囊袋内固定好，注药港向上

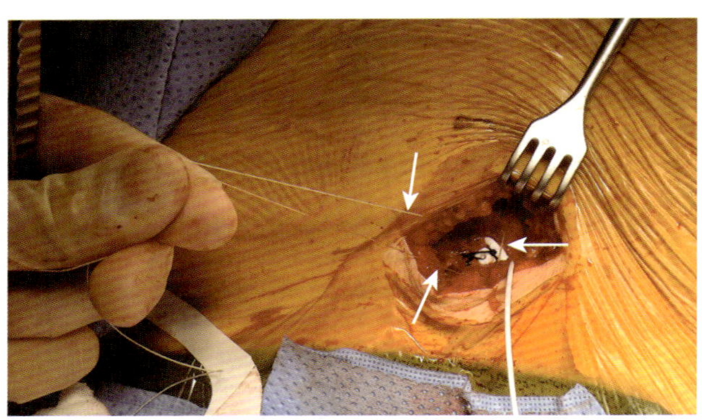

▲ 图 72-14 将一根缝线穿过锚钉一侧的背腰筋膜，然后穿过另一侧背腰筋膜（箭），缝合锚钉顶部的组织瓣，这有助于防止导管从鞘内滑出

用 3-0 缝线、组织胶、无菌缝合胶条或皮肤钉。最后，在切口上盖上敷料，绑好腹带。佩戴腹带 2 周可减少泵袋血肿形成[41]。

（五）并发症

1. 围术期并发症

植入 IDDS 的风险与其他外科手术或侵入性手术类似，包括出血、感染、伤口裂开和神经损伤等。此外，IDDS 的风险还包括脑脊液漏导致 PDPH、鞘内导管脱出和泵部位并发症（如血肿形成）。

2. 出血

有过出血史、肝脏疾病或正在接受抗凝治疗的

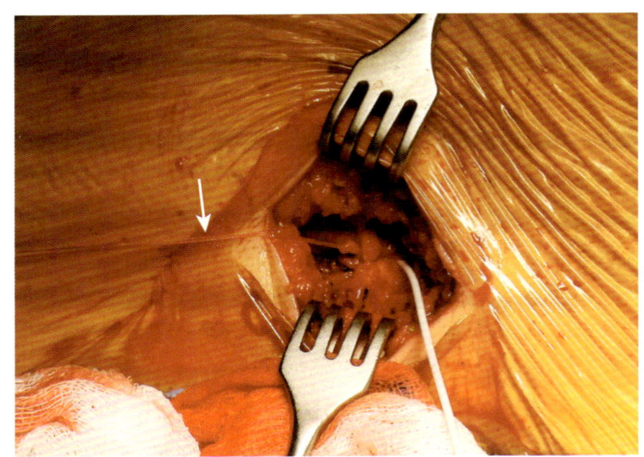

▲ 图 72-15 两侧缝线拉紧，紧紧覆盖锚点并系紧

患者出现术中出血的可能性更大。植入前应对疑似凝血功能障碍的患者进行仔细评估。如前所述，由多个协会共同制订发布的慢性疼痛疾病抗凝血药管理指南（框 72-1）将慢性疼痛手术风险分为低风险、中风险和高风险三个等级。鞘内泵的植入属于高危手术。应遵循指南，降低潜在的脊髓或硬膜外血肿形成的风险[44]。

3. 感染

据报道，鞘内泵植入后感染的发生率为 2.5%～9%[42]。大多数感染发生在泵袋部位，常在植入后 15～45 天内出现。为治疗痉挛而植入鞘内泵的儿科患者植入后感染的发生率略高[60]。除了泵体部位的局部感染外，还存在感染扩散至脑脊液从而导致脑膜炎的风险。为防止手术部位感染，需要采取良好的感染控制措施，并对任何疑似的感染进行仔细评估。大多数情况下，泵袋一旦感染即需要取出泵体和导管。

泵袋局部感染的临床表现包括泵体部位疼痛加重、发热、红肿、压痛、肿胀、脓性液体渗出和泵体发热。在脑脊液感染和脑膜炎的病例中，患者可表现为颈部僵硬、头痛、恶心、呕吐和发热。无论哪种情况，患者大多会出现 WBC、CRP 或 ESR 升高。泵袋内血肿形成与局部感染相似，可出现局部肿胀和红斑。经皮引流和体液培养有助于明确诊断，最常见的病原体为葡萄球菌[42]。

如果怀疑有感染，应立即取出泵体和导管。在取出泵和获得伤口培养结果之前不应使用抗生素。在细菌培养取样之前使用抗生素会影响致病菌的寻找，使患者不得不接受更长疗程的抗生素治疗。

4. 脑脊液漏

脑脊液漏可能发生在硬脊膜穿刺点的导管周围，也可由导管断开、断裂或破口引起。脑脊液漏可导致PDPH。一般来说，非导管因素的脑脊液渗漏具有自限性，可以采取保守治疗。如果渗漏和症状持续不愈，可以在透视引导下行硬膜外血补丁治疗，以免损伤导管[6, 63]。

严重的脑脊液漏可导致后背穿刺点周围积水。这种情况很难治疗，如果硬膜外血补丁不能解决渗漏，可以考虑在透视下于硬脊膜入口处注射1ml纤维蛋白胶。如果这仍不能解决渗漏，可能需要将导管拔出。

经皮引流后，如泵袋仍持续或反复有液体流出，应怀疑导管已与泵体断开，脑脊液流入泵袋。透视下从侧港注射对比剂可明确诊断。

5. 导管相关并发症

导管相关问题是IDDS植入术后最常见的并发症。尽管报道的发生率各不相同，但Follet和Naumann在一项前瞻性研究中发现导管相关并发症的发生率为18.6%[65]。这些问题包括导管打折、断裂、脱出、移位或从鞘内滑出。其中，导管移位最常见，通常是由于导管没有很好地固定在筋膜内[65]。导管出现问题可能表现为镇痛不充分、脑脊液漏或戒断症状。导管并发症的检查从侧港开始，如果脑脊液可以自由回抽，则可通过注射对比剂进行透视检查，以帮助确定渗漏部位和导管在鞘内的位置。如不能回抽出脑脊液，在注射对比剂前，应抽出泵体内全部药物并注入生理盐水，以免鞘内大量输注药物。造影透视可能无法发现小的渗漏、扭结或破损，可能需要在CT下通过侧港注射碘对比剂后行脊髓造影，以明确渗漏的位置或导管头端肉芽肿的形成。鞘内注射钆可能导致脑病或死亡，因此不能使用钆对比剂[67-69]。

6. 肉芽肿形成

肉芽肿是由巨噬细胞、中性粒细胞和带有肉芽组织的单核细胞组成的无菌性炎性肿块[4, 65, 66]。导管头端肉芽肿的形成可能会导致镇痛效果丧失、进行性神经症状、永久性神经损伤。在一项报告给制造商的肉芽肿研究中，植入装置的肉芽肿发生率为0.49%[66]。由于许多肉芽肿未被发现或报道，实际发病率可能更高。肉芽肿形成后最常见的症状是镇痛效果下降，神经症状包括肢体无力、麻木和尿失禁[4]。肉芽肿形成的危险因素包括大剂量、高浓度阿片类药物输注[4, 41, 66]，最常涉及的药物是吗啡，但其他阿片类药物或巴氯芬（很少）也与肉芽肿的形成有关，暂无证据表明齐考诺肽与肉芽肿的形成有关[4, 41]。MRI造影或CT脊髓成像有助于肉芽肿的评估。根据作者的经验，CT脊髓造影更敏感，因为MRI难以识别导管。我们遇到过两个病例，MRI造影均未显示肉芽肿，但随后的CT发现有肉芽肿形成。肉芽肿的治疗取决于是否伴有神经症状及其严重程度，治疗方法包括大剂量生理盐水鞘内灌注、导管拔除、手术探查和肿块切除[4]。

三、鞘内使用的药物

目前，FDA批准用于IDDS的药物只有吗啡、巴氯芬和齐考诺肽三种，其他一些常用药物还未得到FDA批准，还有一些不常用的药物仅为研究使用。

本部分将重点介绍FDA批准的药物，并简要概述几种常用的超说明书使用的药物。

四、阿片类药物（框72-3）

阿片类镇痛药通过抑制靶细胞活性而发挥作用。尽管在外周已明确找到阿片受体，但其主要的镇痛位点仍被认为位于中枢神经系统。在大脑中，这些受体位于脑干、丘脑、前脑和中脑。在脊髓中，受体位于起源于背角细胞的突触后受体和初级传入纤维脊髓终末端的突触前受体[70]。

阿片类药物的作用强度是由它们对内源性受体的亲和力及其接触受体的能力决定的。鞘内和硬膜外给予阿片类药物的起效时间接近，这表明硬脊膜并不会导致药物渗透入神经组织的速度下降。

阿片类药物的脂溶性在一定程度上决定了其鞘内给药的许多重要特性，包括药物的扩散和不良反

框72-3 鞘内使用阿片类药物及其使用剂量

- FDA批准：吗啡24h最大剂量15mg，最高浓度20mg/ml
- 常用：氢化吗啡酮
- 芬太尼24h最大剂量10mg，最高浓度15mg/ml
- 舒芬太尼24h最大剂量1000μg，最高浓度10mg/ml；24h最大剂量500μg，最高浓度5mg/ml

应。高水溶性阿片类药物（如吗啡）注射到蛛网膜下腔或硬膜外腔时，向头侧的扩散比脂溶性药物更高，因此在需要覆盖高节段或大面积的疼痛范围时，高水溶性阿片类药物的镇痛效果更好。阿片类药物的许多不良反应（如恶心、呕吐和呼吸抑制）是由药物与脑内的阿片受体相互作用引起的，因此水溶性高的阿片类药物的不良反应发生率更高。

早期研究主要评估癌痛患者长期鞘内使用阿片类药物的疗效，近年的研究发现鞘内和硬膜外药物输注对非恶性疼痛也有效[71-72]。此类疼痛不仅包括伤害感受性疼痛，还包括神经病理性疼痛。以往认为此类疼痛对麻醉性镇痛药不敏感。神经病理性疼痛中的触诱发痛可能对鞘内使用阿片类药物的反应较弱。因此，许多神经性疾病需要在鞘内使用阿片类药物的基础上复合非阿片类镇痛药才能有效缓解疼痛[73-75]。需要注意的是，鞘内使用阿片类药物治疗非恶性疼痛时，这些患者的预期寿命往往较长，因而比癌痛患者更有可能出现鞘内阿片类药物治疗的并发症，除了常见的阿片类药物不良反应（如耐药、便秘、出汗、恶心和尿潴留），这些患者还存在鞘内肉芽肿形成的风险。与导管头端肉芽肿形成相关的危险因素包括药物剂量、药物浓度、鞘内阿片类药物使用时间。2017 年，PACC 指南给出了鞘内药物的每天最大剂量和最大浓度的推荐意见。

当阿片类药物直接进入脑脊液时，由于不需要跨越血脑屏障，血管再摄取缓慢，因而只需全身使用剂量的很小一部分。尽管鞘内阿片类药物的不良反应并非都与剂量有关，但在许多情况下，剂量的大幅降低可使其不良反应大大减轻。从口服改为鞘内给药可减少许多阿片类药物的不良反应（如镇静和便秘），但也可增加其他不良反应（如瘙痒、尿潴留和水肿）。阿片类药物各种不良反应的机制尚不完全清楚，可能由多种因素造成，包括阿片受体介导的机制，也包括非阿片受体介导的机制。非阿片受体介导的不良反应不能被纳洛酮逆转，如中枢神经系统兴奋和痛觉过敏。阿片类药物的不良反应发生率取决于许多因素，包括药物输注的种类、给药途径和剂量、疾病的严重程度、同时使用的药物（如口服阿片类药物、辅助药物）、年龄、合并症及之前使用阿片类药物的情况。鞘内使用吗啡最常见的不良反应包括便秘、出汗、尿潴留、恶心呕吐、性欲降低等[76, 77]。

五、钙离子通道拮抗药（框 72–4）

电压依赖性钙通道（voltage-dependent calcium channel，VDCC）在疼痛传导中有不可或缺的作用。动物实验中，鞘内使用 VDCC 调控药物可产生镇痛、抗触诱发痛和抗痛觉过敏作用。高阈值 VDCC，包括 N– 和 P/Q 通道，主要分布在参与递质释放的突触部位，L 型通道主要分布在胞体和树突上[78, 79]。有研究发现，多个 VDCC 在同一个神经元内共定位。因此，一种特定通道的拮抗药通常只阻断一部分通道，联合应用钙离子通道拮抗药时可产生协同效应。最后，不同类型的钙通道的重要性取决于神经元的功能状态。例如，有大量证据表明，在无损伤的急性伤害感受性动物模型中，N 型通道拮抗药有镇痛效果，L 型拮抗药的镇痛效果有限，而 P/Q 型通道拮抗药无镇痛效果。然而，在化学、炎症或神经病理性刺激诱导的慢性伤害性感受模型中，这三种通道拮抗药均被发现有镇痛和抗痛觉过敏的作用[80, 81]。

齐考诺肽是人工合成的 ω-Conotoxin MVIIA 多肽，ω-Conotoxin MVIIA 最早从海螺的毒液中分离得到[82]。齐考诺肽在体外能有效阻断 N 型 VDCC，并可阻断发条紧拧现象。发条拧紧的过程涉及损伤后脊髓 NMDA 受体的激活，进而重复诱发小传入神经纤维刺激并进一步导致相互促进状态，导致受体对高阈值和低阈值刺激的反应增加。齐考诺肽是首个选择性 N 型电压敏感钙通道阻滞药，可阻断脊髓 N 型钙通道，抑制初级传入神经元末端痛觉神经递质的释放。通过这一机制，齐考诺肽可以有效地减轻疼痛。在一项多中心、双盲、安慰剂对照研究中，Staats 等采用鞘内注射齐考诺肽治疗了 111 例癌症和 AIDS 患者的难治性疼痛，结果发现，治疗组比对照组获得了更明显的镇痛效果（53% 和 18%）[83]。在维持期，齐考诺肽的疗效也无明显减退，这与动物研究中钙通道阻滞药不会产生耐药结果一致。该研究中最常见的不良反应是意识混乱、嗜睡和尿潴留。在接受齐考诺肽治疗的患者中，有 97% 出现了不良

框 72–4　鞘内使用钙离子通道拮抗药

- FDA 批准：齐考诺肽最大 24h 剂量 19.2μg，最大浓度 100μg/ml
- 常用：无

反应，30% 出现了严重的不良反应。所有的不良反应均可逆，其发生率在开始给药后逐渐下降。另一项随机双盲、安慰剂对照试验中，Wallace 等发现齐考诺肽可以有效缓解对常规治疗无反应的严重慢性非恶性疼痛[84]。这些患者接受了 6 天以上的治疗，对 0.1～2.4μg/h 的给药剂量有反应。由于不良反应发生率高，降低了 0.4g/h 的初始剂量。与治疗前相比，治疗组的疼痛评分平均下降 31.2%，而安慰剂组为 6.0%。与此同时，治疗组患者也表现出更多的不良反应，包括步态异常、弱视、头晕、恶心、眼球震颤、疼痛、尿潴留和呕吐。Rauck 等发现，缓慢滴定给药可以达到类似的镇痛效果，但可减少不良反应的发生[85]。Wallace 等研究表明，齐考诺肽可安全用于难治性疼痛的长期治疗[86]。超过 644 例严重慢性疼痛患者参与了这项开放标签、多中心的长期试验，在接受齐考诺肽（剂量范围为 0.048～240μg/d）治疗超过 360 天的患者中，32% 的患者疼痛评分改善≥32.7%。虽然 FDA 仅批准齐考诺肽鞘内单一使用，但有证据表明齐考诺肽可与巴氯芬、吗啡、舒芬太尼和布比卡因鞘内联合使用[87-89]。Webster 等在 25 例患者中通过增加吗啡以稳定齐考诺肽的疗效，结果发现，在治疗第 4 周疼痛平均减轻 26.3%，阿片类药物消耗量减少 49.1%，表明吗啡与齐考诺肽之间存在协同作用[90]。当齐考诺肽与其他药物（如阿片类药物、巴氯芬）合用时，其稳定性可下降，使得鞘内泵加药更频繁[91]。

限制齐考诺肽使用的主要因素是其昂贵的费用，以及较高的不良反应发生率（在许多研究中为 80%），包括神经、精神、心血管、胃肠和泌尿生殖系统不良反应。虽然齐考诺肽在一些指南中被认为是治疗慢性疼痛的一线药物，但这一疗法的治疗窗口非常狭窄，不良反应严重，仅适用于其他药物和疗法均无效的患者。

六、GABA 激动药（框 72-5）

目前已知的 GABA 受体有三种：$GABA_A$，$GABA_B$，$GABA_C$。只有 $GABA_A$ 和 $GABA_B$ 在中枢神经系统中存在大量的受体。$GABA_A$ 受体是配体门控离子通道。GABA 对该受体的激活可导致 Cl^- 内流，使膜电位更稳定，神经元兴奋性降低。该受体有 GABA 的两个结合位点，以及巴比妥类药物、吸入麻醉药、神经类固醇和苯二氮䓬类药物的结合位点，从而起到调控 GABA 的作用。受体本身是由不同亚基组成的五聚体。与 $GABA_A$ 受体不同，$GABA_B$ 受体是一种代谢受体，GABA 激活 $GABA_B$ 受体之后，可进一步激活内向整流钾通道，抑制钙通道和（或）抑制腺苷酸环化酶活性，从而抑制神经元的兴奋性。

框 72-5 鞘内使用 GABA 激动药
• FDA 批准：巴氯芬最大 24h 剂量 2mg，最大浓度 4mg/ml • 常用：无

在实验动物中，$GABA_A$ 激动药（包括蝇蕈醇、四氢吡啶甲酸和咪达唑仑）在慢性疼痛模型中具有抗体动和抗痛觉过敏作用，而 $GABA_A$ 拮抗药（荷包牡丹碱和苦味毒）可诱导大鼠触诱发痛和痛觉过敏。此外，$GABA_A$ 受体与大直径传入神经的关系也很密切，因此还可能参与了非伤害性感受的调控。与 $GABA_A$ 受体相似，$GABA_B$ 受体在脊髓背角浅层表达最多。在 GABA 能系统中，伤害性感受的传递主要由 $GABA_B$ 受体调节。$GABA_B$ 受体激动药和巴氯芬可阻断外周 C 纤维和 Aδ 伤害感受性纤维的活动。此外，在脊髓中，$GABA_B$ 受体还分布在中间神经元和初级传入神经元的末梢。鞘内或硬膜外注入 $GABA_B$ 受体激动药可产生突触前和突触后抑制，阻断初级传入神经释放谷氨酸、P 物质、CGRP 及中间神经元释放 GABA。

人体研究中，鞘内或硬膜外腔输注 $GABA_A$ 和 $GABA_B$ 激动药均有镇痛作用。文献显示，鞘内联合给予 $GABA_A$ 激动药和局部麻醉药可增加运动和感觉阻滞持续时间，减少术后镇痛药的用量。$GABA_A$ 激动药咪达唑仑与其他镇痛药物（局部麻醉药或阿片类药物）联合鞘内或硬膜外给药可减少阿片类药物的用量，增强各种不同手术的术后镇痛效果[92-96]。许多研究报道了鞘内给予咪达唑仑对各种疼痛的疗效。然而，椎管内使用咪达唑仑的安全性仍存在争议。大量的动物研究表明，鞘内注射咪达唑仑具有神经毒性，它是慢性疼痛椎管内治疗的五线用药。

大量研究支持使用巴氯芬治疗痉挛性疾病，它是唯一被 FDA 批准用于鞘内治疗难治性痉挛的药物。多项未设对照组的研究表明，鞘内巴氯芬对部分中枢性疼痛和各种痉挛症状（包括脑卒中、幻肢痛、脊髓损伤、脑瘫、肌萎缩性侧索硬化症和多发性硬化症）有效[97-100]。鞘内巴氯芬对周围神经性疼痛（如复杂区域疼痛综合征）也有很好的治疗效果[101-103]。Lind等的一项小型研究发现，在接受脊髓电刺激治疗神经性疼痛的患者中，鞘内加入巴氯芬比同时口服巴氯芬更能改善疼痛评分[104]。鞘内巴氯芬的疗效呈剂量依赖性，50μg时达到峰值。此外，Lind等的随访研究发现，平均治疗周期为67个月的患者得到了相同程度的疼痛缓解，只需适度增加剂量（30%）[105]。Van Rijn等发现鞘内注射巴氯芬对肌张力障碍和复杂区域疼痛综合征患者有显著的改善作用[106]，36例患者接受了连续12个月的鞘内巴氯芬泵治疗，疗程中患者表现出明显的疼痛减轻、活动障碍改善、生活质量提高。然而，此治疗并发症的发生率也较高，通常与泵体或导管系统破坏有关。椎管内给予巴氯芬对肌肉骨骼疼痛也有一定的疗效，Loubser和Akman发现，在12例慢性脊髓损伤相关疼痛患者中，鞘内巴氯芬可减轻肌肉骨骼疼痛，但不能减轻神经源性疼痛[107]。根据该研究的结果，以及巴氯芬对中枢性疼痛和肌肉痉挛的镇痛作用时间的差异，针对这两种疼痛可能存在不同的镇痛机制。

在治疗剂量下，巴氯芬有许多不良反应，包括嗜睡、乏力、头痛、精神错乱、低血压、体重增加、便秘、恶心、尿频和性功能障碍等[108, 109]。鞘内巴氯芬过量可导致呼吸抑制、癫痫发作。如果治疗不当，甚至可导致死亡。如果突然停止巴氯芬鞘内输注，其不良反应可持续数天至数周，或更长时间，甚至可能危及生命[110, 111]。有证据表明，口服巴氯芬替代不一定总能有效控制症状，这可能是因为口服巴氯芬不能达到鞘内给药的浓度[110, 112]。目前，巴氯芬是慢性疼痛的四线治疗药物。

七、局部麻醉药

虽然未被FDA批准用于鞘内持续使用，但布比卡因是最常见被超说明书使用的局部麻醉药，单独使用或与吗啡合用的安全性和有效性均有很长的跟踪记录。

布比卡因是一种酰胺类局部麻醉药，高脂溶性使其成为长期鞘内给药的理想选择[113]。布比卡因具有保留运动功能的特性，剂量在15mg/d以下时可减轻运动无力[114, 115]。导管头端位置、脑脊液动力学和患者的活动可影响感觉运动功能的丧失[116]。例如，导管移位到神经根旁可能会导致布比卡因局部浓度增加，进而引发运动无力。虽然有报道称在很高的剂量下可出现快速耐药，但在常用剂量（20mg/d）下一般不会出现快速耐药[117, 118]。最近的PACC指南建议布比卡因的起始剂量为1～4mg/d，逐渐滴定至最大剂量10mg/d（最大浓度为30mg/ml），这与已发表的鞘内布比卡因治疗慢性疼痛的研究一致[116]。布比卡因与阿片类药物合用似乎可减少阿片类药物的用量，尽管这方面研究结果还不完全一致。一项对109例受试者进行的回顾性研究显示，鞘内阿片类药物与布比卡因合用可改善疼痛控制，减少口服阿片类药物的用量[119]，另一项针对非癌性疼痛的大规模研究显示，联合使用布比卡因可减缓阿片类药物的加量[114]。然而，一项小型双盲随机前瞻性研究表明，椎板切除术后患者中，在吗啡或氢吗啡酮中加入布比卡因（高达8mg/d）并不能改善疼痛控制[120]。

虽然布比卡因鞘内输注治疗慢性疼痛有长期的安全性追踪记录，但动物研究有神经毒性的报道，如啮齿动物模型中发现有脊髓空泡形成[121]，犬模型中有轻微的软脑膜浸润[122]。对接受布比卡因长期输注的癌症患者的尸检分析未发现脊髓有任何病理改变[123, 124]。

八、肾上腺素激动药（框72-6）

肾上腺素激动药用于治疗慢性疼痛治疗时可发挥镇痛作用。α受体广泛分布于全身，可分为α_1和α_2两类。α_1受体存在于外周血管的平滑肌细胞中，在外周血管阻力的调节中发挥重要作用[125]，它们在镇痛方面无明显作用。α_2受体存在于外周和中枢神经系统，在疼痛信号调节中发挥重要作用。已知α肾上腺素受体由3个的亚基组成，分别为2a、2b和2c。可乐定可与背角突触前和突触后α_2受体结合，受体激活会抑制突触前C纤维递质释放，并通过Gi耦联钾通道使突触后膜超极化[125, 126]。不同亚基的激活可产生不同的生理效应，神经元的反应可以是抑制性的，也可以是兴奋性的[127]。例如，2b亚型参与

框72-6　鞘内肾上腺素能药物

- FDA批准：无
- 常用：可乐定最大24h剂量600μg，最大浓度1000μg/ml

血流动力学反应（主要是低血压），而 2a 受体负责镇痛[127, 128]。α_2 受体激动药的椎管内作用机制与阿片类药物相似，通过突触前和突触后神经元发挥作用[128]。在突触前神经元上，它们与初级传入神经元的 α_2 受体结合，导致神经元超极化，抑制参与疼痛信号传递的神经递质的释放。在突触后神经元上，α_2 受体激动药通过 Gi 耦联钾通道增加钾离子的转运，使细胞超极化[126]。用于镇痛的 α 受体激动药中，可乐定的研究最多，是经典的非选择性 α_2 受体激动药。可乐定是一种非选择性激动药，可通过与 α_{2a} 受体相互作用而产生镇痛作用。由于其与 2b 受体也有相互作用，因而有明显的血流动力学不良反应。新型药物右美托咪定是一种选择性 α_{2a} 受体激动药，具有镇痛和镇静双重作用，呼吸抑制和心血管系统不良反应较少[129–132]。右美托咪定与以往的 α 受体激动药相比，2a 亚基的选择性明显增加[130, 133]。有证据表明，α 受体激动药能激活脊髓胆碱能神经元，这可能有助于增强它们的镇痛作用。除了镇痛作用外，α_2 受体激动药还可产生剂量依赖的镇静作用，其机制可能与影响脑干功能相关[134, 135]。

自 1985 年以来，α_2 受体激动药一直被用于鞘内注射治疗。降压药可乐定是目前研究最多的用于神经性疾病的 α_2 受体激动药。虽然 FDA 批准可乐定硬膜外给药仅限于癌痛治疗，但临床报道显示，可乐定鞘内和硬膜外给药对非恶性疼痛也有效[136, 137]。据报道，鞘内可乐定联合阿片类药物对神经病理性疼痛和癌性疼痛具有显著的镇痛作用，并已在儿科使用[137]。虽然单一使用可乐定的疗效并不理想，但研究表明，可乐定与局部麻醉药合用时，可延长并增强蛛网膜下腔麻醉和硬膜外麻醉的效果[138–140]。在阿片类药物中加入可乐定可延长镇痛时间，经常用于分娩镇痛和术后疼痛[141–143]。对于急性疼痛，可乐定与阿片类药物硬膜外或鞘内联合使用比单独用药的镇痛效果更强的证据较少且结果不一致。椎管内使用可乐定对脊髓损伤后中枢性疼痛和痉挛有明显的疗效[144]。有研究表明，与阿片类药物相比，右美托咪定可延长局部麻醉的运动和感觉阻滞[143, 144]。α_2 受体激动药也适用于神经病理性疼痛的患者。在一项硬膜外输注可乐定治疗难治性反射性交感神经营养不良的随机安慰剂对照试验中，Rauck 等发现，300μg 可乐定与 700μg 可乐定同样有效，但不良反应更少[145]。

由于对心血管和呼吸系统的影响较小，近年右美托咪定的研究明显增加。Kanazi 等在一项前瞻性双盲研究中，纳入了 60 例在蛛网膜下腔麻醉下接受经尿道前列腺或膀胱肿瘤切除术的患者，结果发现，加用 α_2 受体激动药可延长运动和感觉阻滞时间，但对血流动力学和镇静水平无明显影响[140]。作者将患者随机分为右美托咪定（3μg）联合布比卡因、可乐定（30μg）联合布比卡因、单独布比卡因三组，结果发现小剂量右美托咪定与可乐定具有相似的镇痛效果。

针对可乐定的动物实验较多，无证据表明其有神经毒性作用[146]。人体的研究也未发现可乐定有神经毒性作用。因此，可乐定似乎是一种可经脊髓途径安全用于人体的药物。

结论

自 20 世纪 80 年代以来，鞘内输注阿片类药物和非阿片类镇痛药已成为保守治疗失败时一个有希望的选择。针对痉挛、癌性疼痛和慢性非癌性疼痛主要有两种植入式鞘内泵系统。成功使用鞘内治疗应从患者的选择开始。筛选合适的癌痛、慢性非癌性疼痛、痉挛患者对确保疗效大有裨益。鞘内系统植入的主要风险是感染和导管移位。在手术植入和导管锚定过程中严格执行无菌操作有助于将这些风险降至最低。

要　点

- 已有证据表明鞘内镇痛疗法对许多患者极为有益，但它也存在价格高、维护成本大、需要谨慎选择患者等缺点。
- IDDS 的价格高，植入为有创操作，因而需要对患者进行仔细评估，以确定每个患者是否适合 IDDS 治疗，是否能从中获益。

- 2002年的一项多中心随机试验比较了单独使用CMM和CMM联合IDDS治疗。研究人员发现，与对照组相比，接受CMM联合IDDS治疗的癌痛患者的疼痛减轻，药物不良反应减少，生存期延长。
- 不应要求心理学家给出“明确的许可”，而应将心理评估作为判断患者是否适合IDDS治疗、患者是否有合理的治疗预期、治疗是否可能成功的一个额外信息来源。
- FDA批准用于IDDS的药物只有吗啡、巴氯芬和齐考诺肽三种。
- 鞘内使用巴氯芬通常用于缓解痉挛。
- 价格高、不良反应发生率高、治疗窗口狭窄限制了齐考诺肽的使用。
- 肉芽肿是无菌性炎性肿块，由巨噬细胞、中性粒细胞和带有肉芽组织的单核细胞组成。导管头端肉芽肿形成可能会导致镇痛效果丧失、肿块作用于脊髓导致进行性神经症状及永久性神经损伤。
- 应通过侧港注射碘对比剂，而非钆对比剂，以免鞘内注射钆引起脑病或死亡。

第 73 章　辐射安全及对比剂
Radiation Safety and Radiographic Contrast Agents

James P.Rathmell　Honorio T.Benzon　著
祁晓悦　译　　许平波　校

一、辐射安全概述

疼痛医师从依赖 X 线透视，逐渐依赖 CT 实施影像引导下的疼痛治疗。X 线和 CT 利用电离辐射产生的 X 线成像，因此对于疼痛医师而言，了解电离辐射生物学效应的物理学和生物学基础将有助于减少定位过程中对患者及工作人员本身的辐射暴露。透视装置的基本元件如图 73–1 所示。将 X 线管放置在患者所在的检测台或手术床下，可减少辐射暴露。X 线穿过检测台和患者后，照射在影像增强器的输入磷屏上，被转换成可见光，之后被输出磷屏检测并将信号传输至数码相机，以便在显示器上显影或传输到胶片上。X 线束的大小和形状在离开 X 线管之后和进入患者之前，可以通过可调直线准直器从一侧到另一侧进行调整，或者通过虹膜准直器以圆形、同心的方式进行调整。C 型臂允许 X 线束的轴线在患者相对的多个平面中进行调整。

近年来，放射科医师运用 CT 越来越普遍。随着可围绕患者旋转并从多个角度采集图像，然后在多个平面上重建图像的透视装置的出现，CT 透视和传统 CT 之间的差别变得越来越小。这些 CT 透视单元产生的数据可以在多个平面重新格式化，并产生常规 CT 质量的最终图像。然而，与常规透视相比，CT 透视或常规 CT 需采集多个平面的图像，因此导致更多的辐射暴露[1]。通常，解剖层次清晰的部位不需要常规使用上述高级的成像模式。对于穿刺风险高的患者，显示精细解剖结构有助于降低特定操作的风险 – 获益比，患者可能会从 CT 透视或常规 CT 引导中受益。

二、基础辐射物理学

辐射是以射线、波或粒子的形式向外辐射或传输能量。X 线是电磁辐射光谱的一部分。X 线在穿过物质时传递足够的能量来移动电子（电离辐射），产生导致有害生物效应的自由基。在 X 线成像中，X 线穿透患者照射到影像增强器，转换成可见光，并在显示器上显影或传输到胶片，基于各种组织对 X 线的穿透性生成图像。

了解辐射安全，首先需要了解若干要素和定义。电离辐射的生物学效应与暴露时间成正比，与辐射暴露和辐射源间距离的平方成反比。辐射暴露量使用 R 或 C/kg 表示，辐射吸收的能量使用 rad 或 Gy 表示。由于不同类型的辐射可能具有不同的生物学效应，因此暴露单位从 rad 转换为 rem 或 Sv。表 73–1 列出了用于表示辐射暴露的单位[2]。对于 X 线来说，1R≈1rad≈1rem。

通过改变 X 线管的电输入，可以产生不同数量和能量的 X 线。增加输入 X 线管的电流（以 mA 表示）能产生更强的 X 线，撞击影像增强器的 X 线越多，图像越暗。延长曝光时间也增加了到达影像增强器的 X 线的数量。因此，电流和曝光时间的变化可表示为 mAs（mA × s）。增加输入 X 线管的电压（以 kVp 表示）能产生更高能级的 X 线（即具有更大的穿透能力）。高 kVp（75～125kVp）和低 mA（50～1200mA）用于短曝光时间的透视。这种组合提高图像质量，同时也减少辐射暴露。与低 kVp/ 高 mA 组合相比，高 kVp/ 低 mA 组合显著减少患者的辐射暴露。现代透视装置通常采用自动亮度控制（automatic brightness control，ABC），自动调节 kVp 和 mA 以产生最佳的亮度和对比度。

透视产生的 X 线是一种可引起显著生物学效应的电离辐射。小剂量的电离辐射可引起分子改变，但需要数年才能以癌变的形式表现出来。由

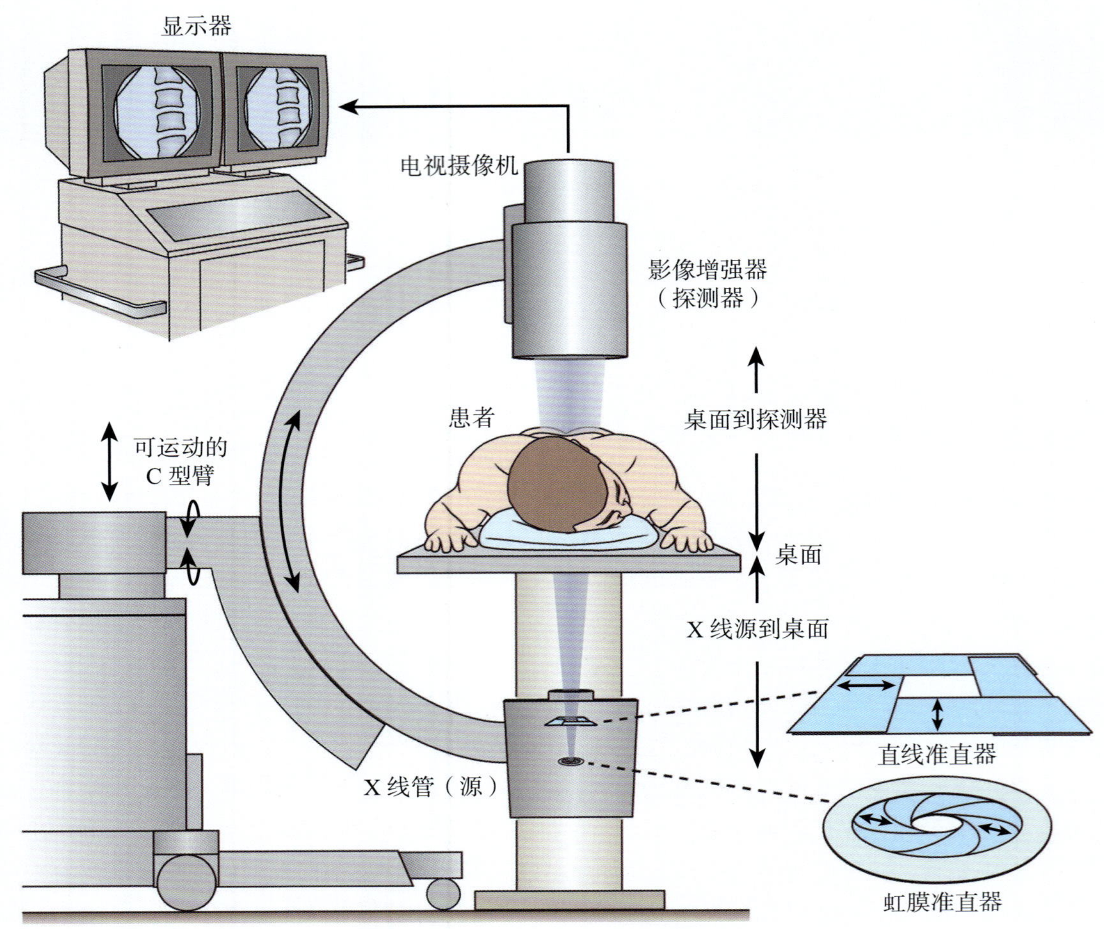

▲ 图 73-1 典型透视装置的组件图

经许可转载，引自 Rathmell JP. Atlas of Image-Guided Intervention in Regional Anesthesia and Pain Medicine. 2nd ed. Philadelphia: Lippincott Williams & Wilkins; 2012: Fig. 2.1.

表 73-1 用于表示辐射暴露和剂量的单位

术 语	传统单位	国际单位制单位	单位换算
暴露	R	C/kg	$1R=2.5\times10^{-4}C/kg$
辐射吸收剂量	rad	Gy	100rad=1Gy
人体辐射当量	rem	Sv	100rem=1Sv

于正常的细胞机制可以修复损伤，暴露于低剂量的电离辐射可能无关紧要。国际辐射安全防护委员会（International Committee on Radiation Safety Protection，ICRP）已估算出各个器官年辐射量的最大允许剂量（maximum permissible dose，MPD）（表 73-2）[3]。低于这些水平的暴露可能不会产生显著影响，但 ICRP 仍建议工作人员接受的辐射暴露不宜超过 MPD 的 10%。

20 世纪 80 年代后期，随着透视在介入手术中的应用的增加，人们对辐射暴露的担忧增加。1994 年，美国 FDA 发布了一份关于透视导致的严重辐射相关皮肤损伤的公共健康咨询报道。现在的设备和技术显著降低了辐射暴露的风险。据报道，在常规透视引导下硬膜外类固醇注射过程中，如果医师距离 X

表 73-2　年最大允许辐射剂量

区域 / 器官	年最大允许辐射剂量
甲状腺	0.5mSv（50rem）
四肢	0.5mSv（50rem）
眼	0.15mSv（15rem）
生殖腺	0.5mSv（50rem）
全身	0.05mSv（5rem）
妊娠女性	对胎儿 0.005mSv（0.5rem）

引自 National Council on Radiation Protection and Measurements (NCRP). Report No. 116. Limitation of Exposure to Ionizing Radiation. Bethesda, MD: NCRP Publications; 1993.

表 73-3　引起器官病理效应的最小靶器官辐射剂量

器　官	剂量（rad）	剂量（Gy）	结　果
眼	200	2	白内障
皮肤	500	5	红斑
	700	7	永久性脱发
全身	200～700	2～7	造血功能衰竭（4～6 周）
	700～5000	7～50	胃肠功能衰竭（3～4 天）
	5000～10 000	50～100	脑水肿（1～2 天）

线管 1m 以上，辐射暴露将低至 0.03mR。相比之下，常规皮肤入口辐射暴露为每分钟 1～10R。一张典型的单侧胸片皮肤入口辐射暴露为 15mR。因此，以每分钟 2R 的剂量进行 1min 的连续透视相当于 130 张胸片的辐射暴露。引起病理效应的最小靶器官辐射剂量如表 73-3 所示。透视相关的放射性皮炎仍会发生，并且其长期影响未知。

三、患者辐射暴露最小化

（一）暴露剂量和时间最小化

使用电离辐射的医师应遵循 ALARA 原则（可合理达到的尽可能低的原则），结合最佳技术和屏蔽，最大限度地减少患者和工作人员本身的辐射暴露[4]。由于任何剂量的电离辐射都具有生物学效应，并且不是绝对安全的，因此只在必要时使用 X 线，并且应该限制其剂量和曝光时间。剂量是 X 线数量（与暴露的 mA × s 成比例）和 X 线能量（与 kVp 成比例）的一个要素。现代透视采用 ABC 自动调控 mA 和 kVp，以优化亮度和对比度，同时剂量最小化[5]。然而，透视时如果选择手动模式（如增加肥胖患者的穿透率），则应增加 kVp，同时将 mA 降至最低。为了等效增加曝光，mA 需加倍，而 kVp 仅需增加 15%。使用 ABC 模式时，唯一需要医师调控的是曝光时间，应将其设定在完成手术所需的最小值。无论何时，都应采用脉冲曝光，而不是连续曝光模式。以电影和数字减影形式进行的连续透视，使患者受到的剂量明显高于简短的点状图像。许多现代设备包括一个称为脉冲模式的选项，用于代替连续技术。这种模式取代了短暂、周期性的点状图像，中间没有曝光的间隔（如每秒显示 1～2 次新的图像），可以显著减少整体暴露，适用于需要连续透视的疼痛门诊手术（如硬膜外穿刺或置入脊髓电刺激导线时）（图 73-2）。

（二）优化 X 线管的位置

通过确保患者与 X 线管之间的最佳距离，尽量减少患者的辐射暴露（图 73-3）。当 X 线管靠近患者放置时，患者的小部分皮肤将暴露于辐射，并且由于离 X 线非常近，该较小区域接受的辐射暴露剂量要高得多。当 X 线管远离患者放置时，较大的区域暴露于较小剂量的辐射。因此，X 线管应该尽可能远离患者，并且视野应仅包括必要的结构。

（三）尽可能使用屏蔽

使用铅屏蔽可以防止邻近的待成像区域暴露于电离辐射。在极少数情况下，妊娠患者需要透视时，可在患者下方的检测台上放置小型铅屏蔽，直接放在 X 线穿过患者之前，以保护性腺或胎儿。虽然铅屏蔽在透视套件中容易获得，但是在腰骶部的定位过程中，很少使用铅屏蔽，因为铅屏蔽直接位于待成像结构的路径中。

（四）采用准直器

透视装置有内置机制，通过减少产生的 X 线束数量并改变其形状（或准直），从而减少患者的辐射暴露。所有的装置均具有直线和圆形准直器。直线准直器使用可以从曝光区域任意一侧移动的光栅，有助于脊柱等细长结构的成像（图 73-4）。圆形或“虹膜”准直器可能更有利于较小的圆形区域成像（图 73-5）。因为 ABC 模式是通过调整曝光区域

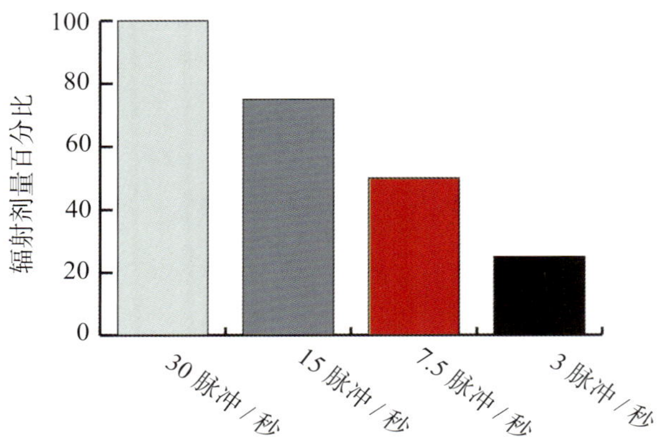

▲ **图 73-2　X 线源和患者之间的最佳距离，最大限度地减少辐射暴露**

经许可转载，引自 Rathmell JP. Atlas of Image-Guided Intervention in Regional Anesthesia and Pain Medicine. 2nd ed. Philadelphia: Lippincott Williams & Wilkins; 2012: Fig. 2.3.

整体所需的曝光来优化图像质量，所以准直器有助于优化图像质量。具有挑战性的是在同一图像中显示辐射密集区域和辐射透射区域。有效使用准直器可以减少曝光场中的密度变化，排除放射密度变化很大的区域，从而提高图像质量。两个很好的范例，一是胸椎的成像，脊柱和相邻充满空气的肺之间的巨大密度差异导致难以分清脊柱的骨骼元素。直线准直器可将视野限制在脊柱本身，显著提高了图像的质量。同样，当颈部两侧的空气包含在 X 线场中时，颈椎成像也会遇到同样的问题（图 73-4）。直线准直器和圆形准直器均将视野限制在需成像的区域，提高图像质量，并减少辐射暴露（图 73-5）。现代透视装置还可以通过电子放大需成像的区域来放大图像。图像放大能更好地显示较小区域，但会增加辐射暴露，因为系统需要增加输出以补偿增益损失。应采用最大的视野和最严格的准直器尽量减少患者的暴露。

四、医师暴露最小化

（一）适当使用屏蔽

透视套件中应该只包括实施透视所需的工作人员。进行透视前，所有人员应穿铅围裙进行防护。操作透视装置的医师应提醒透视即将开始，并确保每个人受到防护。常规使用甲状腺围脖可将甲状腺癌的长期风险降至最低。减少手部辐射暴露的防护铅手套给人虚假的安全感。当医师使用铅手套且手位于曝光区域时，具有 ABC 的装置将增加其输出以补偿不透 X 线的铅手套并抵消其保护作用。因此，应该避免将医师的手直接暴露在 X 线场中。佩戴防护眼镜可显著减少透视过程中的眼睛暴露。应建议剂量仪上每月累积读数超过 400mrem（4Sv）的医师佩戴含铅眼镜。该范围内的暴露水平通常仅出现在经常进行连续血管造影的地方（如心导管室）。

（二）医师位置

医师必须了解从 X 线管到影像增强器这一辐射路径的几何形状，并在透视时选择暴露最小的位置（图 73-6）。暴露剂量的下降与距 X 线源的平方成比例。因此，减少暴露的第一种有效方法是尽量远离 X 线管。在连续或实时透视下注射对比剂时，使用静脉延长管并远离检测台可减少暴露。当旋转 X 线管获得侧位图像时，医师应完全离开 X 线管下方的检测台，离开 X 线束的路径，或移动到影像增强器一侧。一些医师将 C 型臂倒置，使 X 线管置于检测台之上，影像增强器置于检测台之下，使 C 型臂的横向活动范围超出该设备允许的 45°～55°，但是由于缩小了患者和医师与 X 线源之间的距离，显著增加了他们的辐射暴露。

五、优化图像质量

现代透视设备使用 ABC，自动调整 mA 和 kVp，以优化图像亮度和对比度，同时尽量减少辐射暴露。这些参数也可单独调整。增加 kVp 产生能量更高的 X 线，穿透而不衰减，可以得到更明亮的图像，但由于降低了不同组织之间的对比度，减少了图像细节。通过降低 kVP、缩短患者与影像增强器之间的距离，以及使用准直器将曝光场限制在需成像的结构，可以提高微小结构或图像细节的清晰度。由于亮度和空间分辨率的下降，透视形成的图像边缘清晰度较低，这种现象称为渐晕。将需成像的结构放置在图像中心，可以将图像细节最大化。最后，由于 X 线是从一个球面发出，在一个平面上被检测到，图像边缘会发生枕形失真。这就产生了一种类似于鱼眼镜头的效果：物体向外展开，朝向图像的边缘。这会导致当针朝向图像的边缘并使用同轴技术时难以推进针头。近几年，一些制造商已经开发了取代传统影像增强器的电子平板探测器。平板探测器采用栅格式电子探测器，消除渐晕和枕形失真，从每张图像的中心到边缘提供最佳的图像质量。可以显著

▲ 未翻译

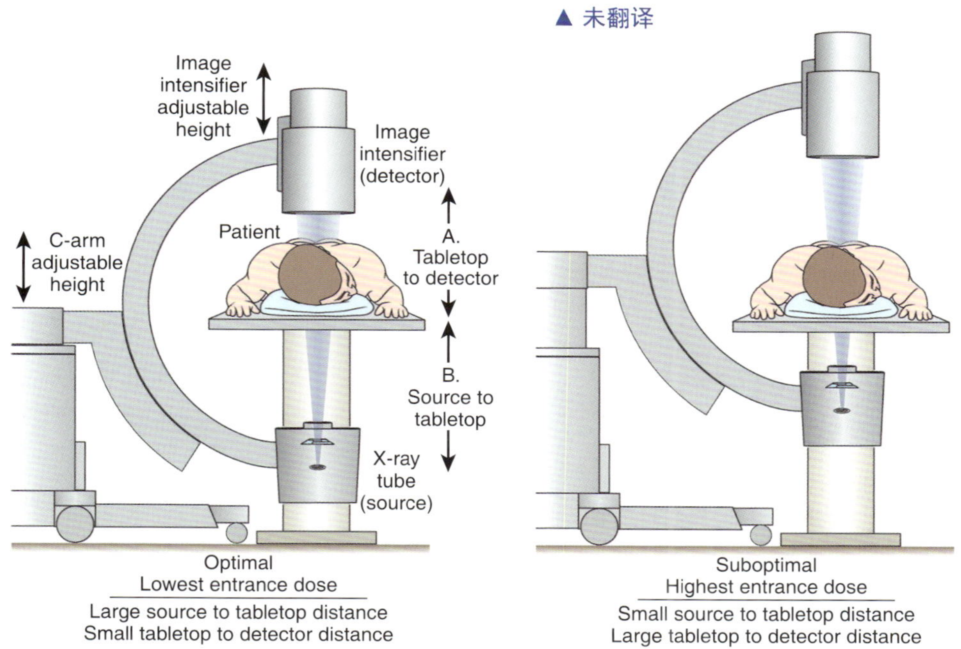

▲ 图 73–3　**Effect of pulsed fluoroscopy on radiation dose (patient entrance skin dose). For example, by switching from continuous fluoroscopy (typically 30 pulses/second) to 15 pulses per second, dose savings of nearly 22% are achieved. (Adapted with permission from Mahesh M. AAPM/RSNA physics tutorial for residents Fluoroscopy: patient radiation exposure issues. *RadioGraphics*. 2001; 21: 1033–1045.)**

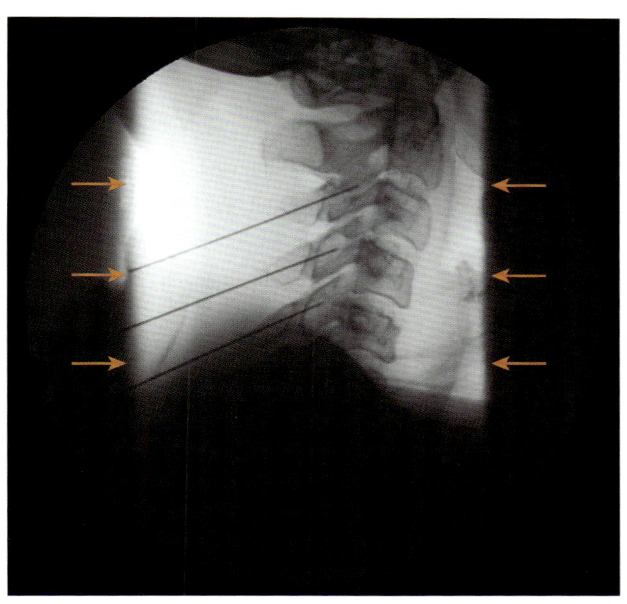

▲ 图 73–4　使用可调节（直线）准直器减少对患者的辐射暴露，同时通过减小曝光场中的组织密度变化范围来提高图像分辨率

经许可转载，引自 Rathmell JP. Atlas of Image-Guided Intervention in Regional Anesthesia and Pain Medicine. 2nd ed. Philadelphia: Lippincott Williams & Wilkins; 2012: Fig. 2.4.

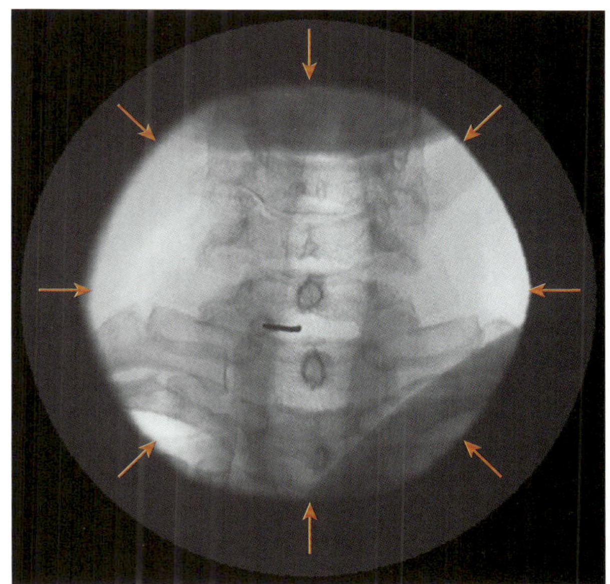

▲ 图 73–5　使用可调节（虹膜）准直器将曝光场限制在需成像的区域，减少了患者的辐射暴露，并通过降低场中的组织密度变化范围来提高图像分辨率

经许可转载，引自 Rathmell JP. Atlas of Image-Guided Intervention in Regional Anesthesia and Pain Medicine. 2nd ed. Philadelphia: Lippincott Williams & Wilkins; 2012: Fig. 2.5.

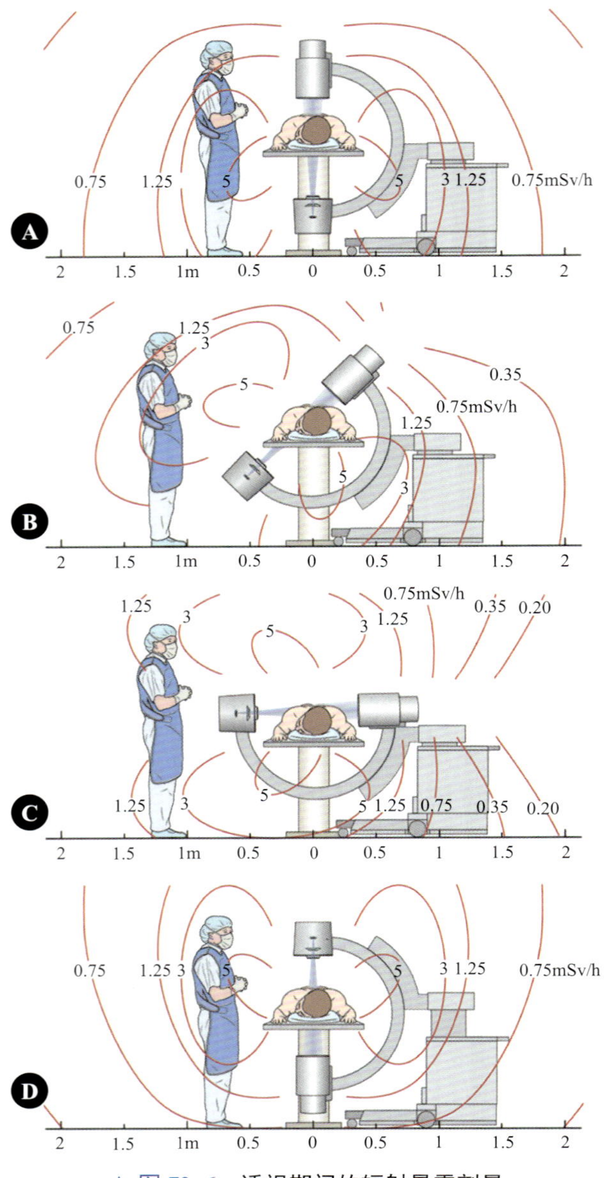

▲ 图 73-6 透视期间的辐射暴露剂量

A. 在前后平面的常规透视中，X 线管（源）应位于患者下方，探测器位于患者上方，尽量减少患者和医师的辐射暴露。B. 倾斜透视对医师的暴露显著增加。C. 侧位透视时医师应站在 X 线管（源）后面，尽量减少辐射暴露。当侧位透视期间需靠近患者时，医师应远离 X 线管并移动到与 X 线管相对的检测台一侧，尽量减少暴露。D. 当 X 线管（源）倒置在患者上方时，患者和医师的辐射暴露显著增加。一些医师倒置 C 型臂以允许更大的横向角度（例如，如果倒置某些装置上的 C 型臂，则可能旋转超过 35°～45° 倾斜到 C 型臂的相对侧）。通过旋转患者并将 X 线源保持在检测台下方，可以减少辐射暴露（经许可转载，引自 Rathmell JP. Atlas of Image-Guided Intervention in Regional Anesthesia and Pain Medicine. 2nd ed. Philadelphia: Lippincott Williams & Wilkins; 2012: Fig. 2.6.）

降低辐射暴露，提高图像质量，消除传统影像增强器在图像边缘产生图像失真的数字平板探测器正在迅速取代传统影像增强器。

六、疼痛介入手术中的辐射

疼痛介入手术中最重要的辐射照射源是散射辐射。辐射量取决于放射医师和介入医师的经验，手术的难度和长度，以及患者的体型等多个因素。患者的体重和脊柱病变（如椎管狭窄）与疼痛介入手术中的辐射剂量相关[6]。较低的散射辐射读数证明使用防护措施（铅围裙、甲状腺围脖）可减少辐射暴露[7]。防辐射手套也可以减少散射辐射（在距离桌子 20cm 的位置读数），衰减效应约为 26%[8]。然而，使用铅手套可能会导致操作不便。除此之外，ABC 模式会自动增加 kVp 和电流以补偿手套造成的图像模糊，导致辐射增加。相比于连续透视检查，脉冲透视检查辐射更少。经腰椎间孔入路硬膜外类固醇注射使用脉冲透视，透视不足的发生率为 6%，有时需改用连续透视[9]。尽管脉冲透视会降低图像质量，但仍推荐首先尝试脉冲透视。

在疼痛介入手术中，铅围裙外的剂量仪辐射读数通常高于铅围裙内。在常规透视时，最高的辐射读数位于医师膝盖处（X 线管在桌子下方），而在侧位透视时位于医生的腹部水平[10]。

疼痛介入手术的辐射量似乎在 MPD 范围内。4 项关于不同介入手术的研究表明了在眼、甲状腺、性腺、四肢或全身的安全读数（表 73-4）[11-14]。3 项研究中的 2 项显示，铅围裙内的剂量仪读数为零[11, 12]，而另一项研究计算出铅围裙内的年辐射剂量为 1.08mSv[14]。有趣的是，尽管在这项研究中（私人诊所小组的结果是基于之前发表的研究），但可以观察到大学环境中的辐射剂量是高于私人诊所的[13]。

尽管介入手术的辐射暴露似乎在安全范围内，但也应该采取前文提到的措施。关于低辐射暴露的报道可能给疼痛医师提供了一种错误的安全感。一项研究表明，脉冲透视的使用率只有 10% 左右。韩国的疼痛科医师佩戴铅围裙、甲状腺围脖和铅眼镜的概率为 93%～100%、81%～100% 和 38%～40%[15]。应加强对这些措施的有效性和对最佳位置的持续实时指导。

表 73-4 介入性疼痛手术的辐射

研 究	手 术	辐射时间	辐射读数
Botwin 等，2002[11]	TF、ESI	5～38s	剂量仪 0.7mrem，眼镜 0.4mrem，铅围裙外 0.3mrem
Manchikanti 等，2002[12]	ESI、小平面、小关节、肋间、经皮粘连松解术、脊柱内镜检查、星状神经节、交感神经	13.2 ± 0.3s/ 患者 7.7 ± 0.2s/ 手术	1.345mrem/ 患者，0.78mrem/ 手术
Zhou 等，2005[13]	ESI、小关节阻滞、交感神经阻滞 SI 关节、腰椎间盘造影	分别是 46.6 ± 4.2s，81.5 ± 12.8s，64.4 ± 11s，50.6 ± 41.9s，146.8 ± 25.1s	
Kim 等，2010[14]	宫颈 NRB、IL、TF ESI 硬膜外造影、小平面、MBB、腰大肌隔室、交感神经	平均 80s/ 手术	1.345mrem/ 患者，0.78mrem/ 手术

ESI. 硬膜外类固醇注射；IL. 层间；MBB. 内侧支阻滞；NRB. 神经根阻滞；SI. 骶髂关节；TF. 经椎间孔
辐射暴露在安全范围内（每年 5rem）

七、放射对比剂概述

碘是唯一一种被证明是令人满意的血管内放射对比剂（radiographic contrast medium，RCM）元素[16]。碘产生射线不透性，而分子的其他部分作为碘的载体，提高了溶解度，降低了最终化合物的毒性。有机碘载体可能仍将在未来广泛使用。在影像引导定位过程中，注射 RCM 在确定注射药物的最终位置和分布方面具有非常重要的价值（图 73-7 至图 73-9）。使用 RCM 可以在放置局部麻醉药或类固醇之前检测血管内（图 73-10 和图 73-11）、硬膜下（图 73-8）或鞘内（图 73-9）针头的位置，从而提高技术的安全性。

八、RCM 的药理作用

广泛使用的碘化 RCM 有四种化学形态：离子型单体、非离子型单体、离子型二聚体和非离子型二聚体[17]。在血管内注射时，四种形态都通过毛细血管通透性迅速重分布到血管外空间，不会进入血液或组织细胞的内部。它们被迅速排泄，给药后 12h 内 90% 以上通过肾小球滤过被清除。这四种形态都没有表现出明显的药理作用。所有 RCM 试剂都有一系列使射线不透性和黏性呈现差异的浓度范围。因为碘是导致射线不透性的元素，所以以 mg/ml 为单位的碘浓度代表射线不透性。非离子型单体现在几乎只用于镇痛药；非离子型二聚体在低渗透浓度下具有更高的射线不透性，但并未广泛应用于临床，其临床优势有待商榷。

几个重要的化学性质决定了应用于临床的 RCM 的特性。渗透压取决于溶液中溶质颗粒的数量，因此离子对比剂的渗透压最高。随着低渗透 RCM 的出现，其不良反应，特别是注射引起的不良反应已显著减少。渗透压低于 500mOsm/kg 水的对比剂几乎不引起疼痛。射线不透性取决于溶液中的碘浓度，因此取决于每个分子的碘原子数和溶液中载碘分子的浓度。数字减影以电子方式增强图像，将所需的对比剂剂量减少到原来的 1/3～1/2。随着数字减影的使用，低至 150～200mg/ml 碘的 RCM 甚至可以用于动脉内。离子在溶液中解离成阳离子和阴离子。非离子，或一种在溶液中不会解离的分子，对于脊髓造影术或沿神经轴使用是必不可少的，因为在注射过程中，可能会意外中将其注射到脑脊液内。表 73-5 对临床上常用的 RCM 的化学性质进行了比较。

最常用的离子型单体有泛影葡胺（Urografin[R]）、碘酞酸盐（Conray[R]）和甲泛影酸（Isopaque[R]）。所有的离子型单体都是葡甲胺或钠的盐作为阳离子，一个不透 X 线的三碘化全取代苯环作为阴离子。离子型单体用于静脉肾盂造影术和类似的应用。然而，在包括鞘内给药在内的许多应用中，它们已经完全被低渗透压的非离子型 RCM 所取代。临床上使用的

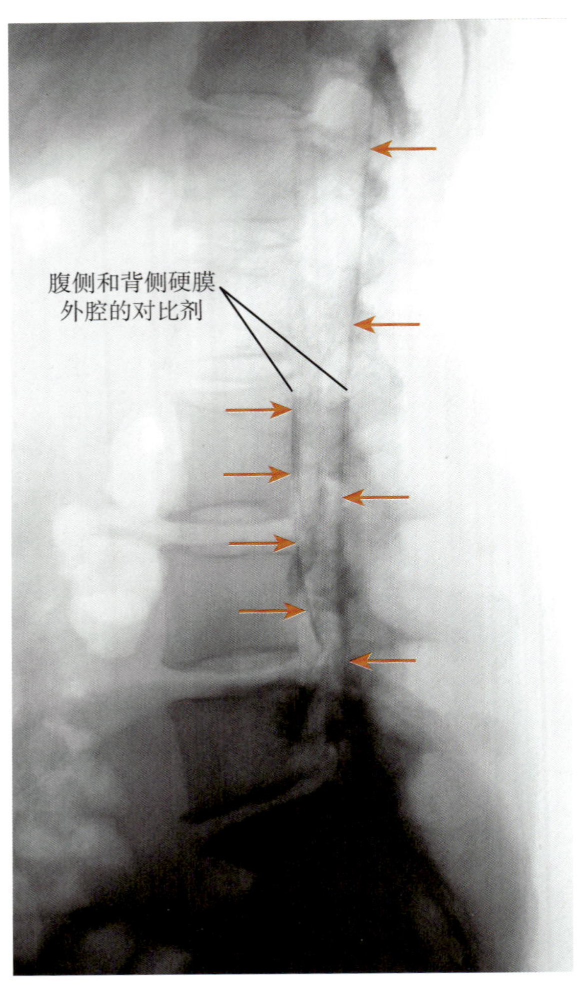

▲ 图 73-7 硬膜外注射对比剂

这种典型的侧位腰椎硬膜外造影显示了前后硬膜外腔（箭）的放射对比剂的“双线”或“铁轨征”（经许可转载，引自 Rathmell JP, Torian D, Song T. Lumbar epidurography. *Reg Anesth Pain Med*. 2000;25:541.）

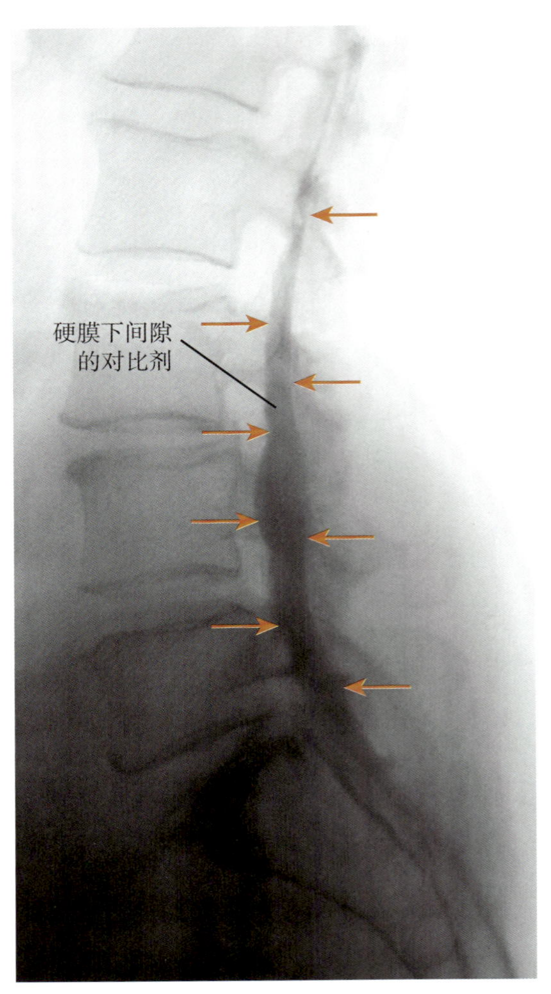

▲ 图 73-8 硬膜下注射对比剂

在这张腰椎侧位透视片上，在硬膜下（蛛网膜外）间隙注射的对比剂可通过局部对比剂积聚的规则后边界和不规则前边界来识别。对比剂位于硬脑膜的后方，但仅部分向前延伸，因为它包含在薄的蛛网膜里。与图 72-9 相比，蛛网膜下腔给药，对比剂从鞘间隙的后部延伸到前部。虽然对比剂没有延伸到鞘囊的前部，但不局限于硬膜外腔（经许可转载，引自 Ajar A, Rathmell JP, Mukerji S. Subdural compartment. *Reg Anesth Pain Med*. 2002;27:73.）

最常见的非离子型单体包括碘克沙醇（Visipaque®）、碘海醇（Omnipaque®）、碘帕醇（Isoview®）和碘氟醇（Optiray®），而碘海醇和碘帕醇被标记为鞘内使用。非离子型单体出现于 20 世纪 70 年代，在溶液中更稳定，毒性比离子单体小，是临床上最常见的 RCM。

九、RCM 的不良反应

现代对比剂已经减少，但并未消除不良反应的风险。为了将风险最小化，RCM 应该在最小的浓度和最小的总剂量下使用，以实现充分的可视化。与 RCM 相关的不良反应可分为非特异性或超敏反应。非特异性反应是可预测、剂量依赖的，并与药物的药理特性有关。HR 不依赖于剂量，也与药物的药理性质无关，并且不可预测。HR 进一步分为过敏反应和非过敏反应。以前 HR 被称为异质反应，也被称为类过敏反应或非过敏反应，世界变态反应组织（2020 年）的新术语和首选术语是“非免疫性过敏反应”。过敏反应需要事先对产生 IgE 抗体或过敏原特异性 T 细胞的对比剂敏化。非过敏性 HR 与过敏反应有相似的表现，但不是 IgE 或 T 细胞介导，而通常是继发于非特异性肥大细胞的释放[18]。与低渗透浓度的非离子型药物相比，使用高渗透压离子型药物的不良

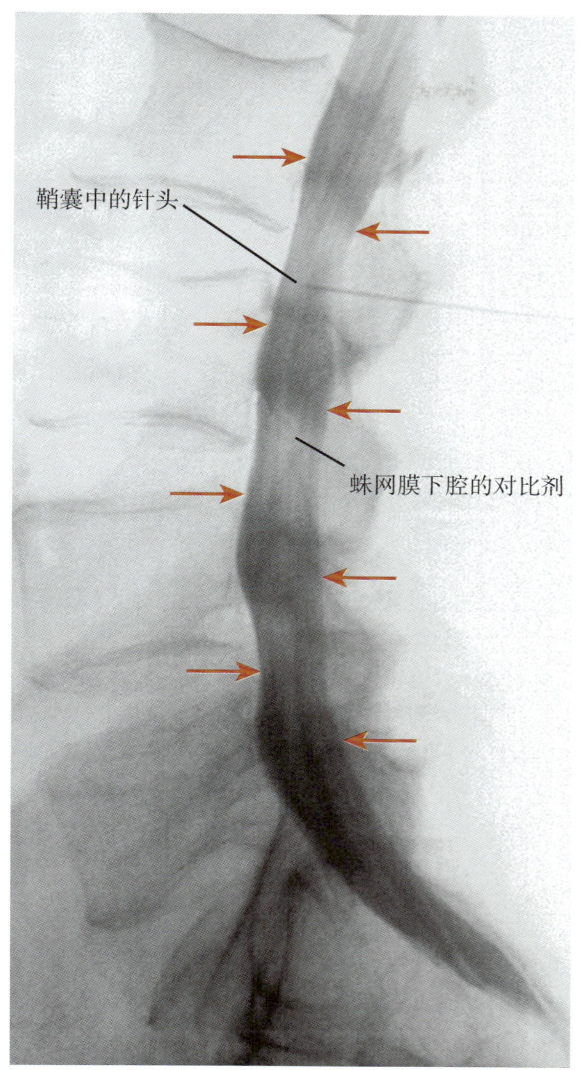

▲ 图 73-9　蛛网膜下腔（鞘内）注射对比剂

在这张腰椎侧位透视片上，典型的脊髓造影显示了鞘囊内的对比剂（箭）。脊髓和脊神经在对比剂积聚中作为低密度区域可见（经许可转载，引自 Rathmell JP, Torian D, Song T. Lumbar epidurography. *Reg Anesth Pain Med*. 2000;25:543.）

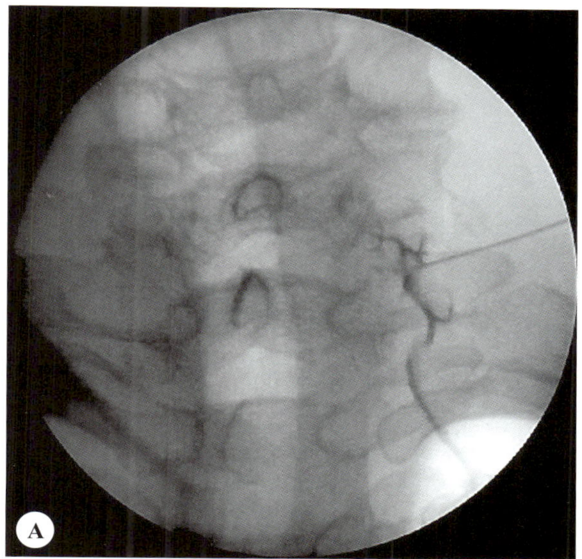

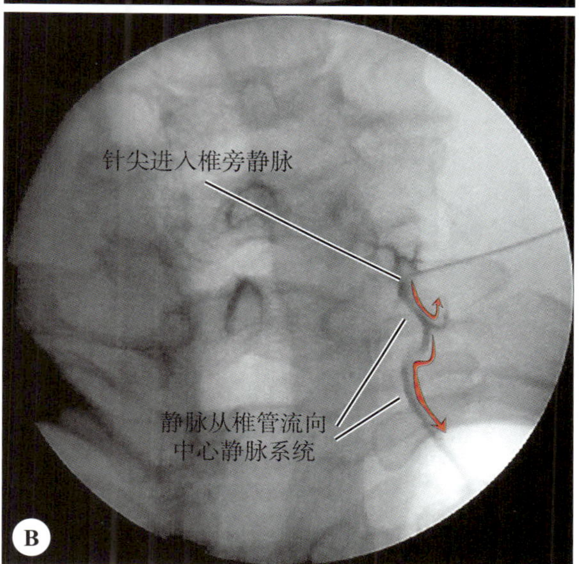

▲ 图 73-10　静脉注射对比剂

A. 在静止图像上很少出现静脉内注射对比剂，因为对比剂在血流中迅速稀释。在实时或实时透视期间，静脉注射对比剂出现在颈椎椎间孔注射过程中拍摄的颈椎前后位 X 线中。可以看到对比剂从椎管流出并随着静脉血流流向中心静脉。B. 显示对比剂流动方向的标记图像（经许可转载，引自 Rathmell JP. Atlas of Image-Guided Intervention in Regional Anesthesia and Pain Medicine. 2nd ed. Philadelphia: Lippincott Williams & Wilkins; 2012: Fig. 3.4.）

反应风险显著增加。这一讨论仅限于与低渗透压和非离子型药物相关的风险，因为它们几乎只应用于镇痛药。

十、非特异性反应

非特异性反应可分为化学毒性反应（对载碘分子的化学反应）和渗透压毒性反应（由 CM 的高渗透压引起的反应）。非特异性反应依赖于剂量，因此在需影像定位的疼痛治疗期间患者注射少量 RCM 很少出现非特异性反应。

化学毒性反应很少见，可能会对器官产生直接毒性，包括心脏毒性（心脏收缩能力即刻和长期下降）、神经毒性（癫痫发作）和肾脏毒性（少尿、肌酐清除受损和肾小球滤过率降低，可能进展为急性肾衰竭）[19]。

渗透压毒性反应在高渗透压对比剂中更为常见。在高渗透压对比剂中，RCM 的渗透压可达到生理渗

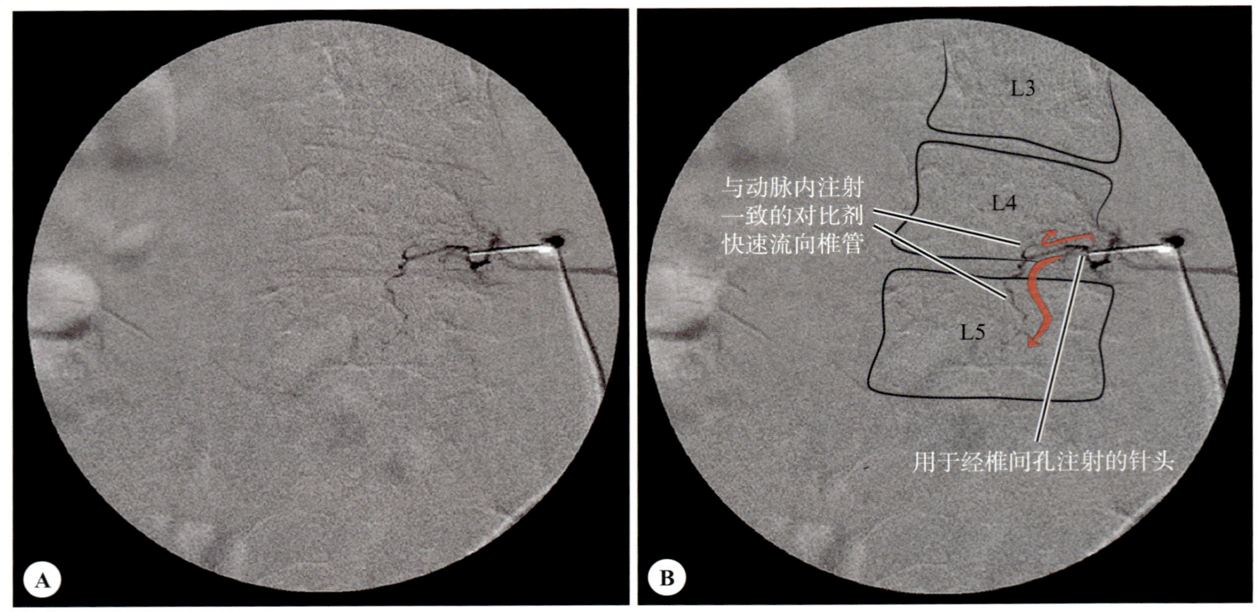

▲ 图 73-11 动脉内注射对比剂（数字减影）

A. 在静止图像上很少出现动脉内注射对比剂，因为对比剂在血流中被迅速稀释。在实时或实时透视期间，静脉注射对比剂出现在腰椎椎间孔注射期间拍摄的腰椎前后数字减影 X 线中。可以看到对比剂随着动脉血流向末端器官（在此图像中，流向腰脊髓）。使用数字减影电影射线摄影术可以检测血管内小剂量注射的放射对比剂。B. 显示对比剂流动方向的标记图像（经许可转载，引自 Rathmell JP. Atlas of Image-Guided Intervention in Regional Anesthesia and Pain Medicine. 2nd ed. Philadelphia: Lippincott Williams & Wilkins; 2012: Fig. 3.5.）

表 73-5 临床实践中常用放射对比剂的比较[a]

化学成分	商品名称	碘（mg/ml）	渗透压（$mOsm/kgH_2O$）	黏度（37℃）	RCM 药物类型
泛影酸钠 / 葡甲胺 30%	优路芬 150	146	710	1.4	离子型，高渗透压
泛影酸钠 / 葡甲胺 67%	优路芬 325	325	1650	3.3	离子型，高渗透压
碘海醇 180mg/ml	欧乃派克 180	180	360	2.0	非离子型，低渗透压
碘海醇 300mg/ml	欧乃派克 300	300	640	6.1	非离子型，低渗透压
碘帕醇 41%	典比乐 200	200	413	2.0	非离子型，低渗透压
碘帕醇 61%	典比乐 300	300	616	4	非离子型，低渗透压

a. 离子型高渗透压药物泛影酸盐和非离子型低渗透压药物碘海醇和碘帕醇。碘海醇和碘帕醇常用于影像引导下的疼痛治疗。这些药物提供了一种非离子型、低渗透压 RCM，可平衡不良反应的低风险，证实鞘内使用的安全性，以及足以识别血管内和鞘内的射线不透性

RCM. 放射对比剂

透压 300mOsm/kg 水的数倍[20]；随着低渗透、非离子型药物（如碘海醇）的出现，渗透压毒性反应已显著减少，并且在镇痛药应用中小剂量给药后，毒性反应极为罕见。高渗透压反应包括红细胞损伤（溶血）、内皮损伤（毛细血管渗漏和水肿）、血管扩张（潮红、发热、低血压、心血管衰竭）、高容量血症和直接心脏抑制（心脏收缩能力降低）。

十一、超敏反应

HR 本质上主要是过敏反应，80% 主要是由于碘酸盐对比剂。急性 HR 发生在 1h 内，通常发生在 CM 给药后 20min 内[21-23]。延迟 HR 发生在 1h～1

周后。这些反应通常是温和与皮肤性质的。既往对 RCM 有过敏反应的患者发生过敏反应的风险增加。其他因素包括哮喘、特异反应性、药物过敏、女性和严重的心血管疾病[24, 25]。对海鲜过敏的患者对 RCM 过敏的风险似乎与其他食物过敏或哮喘患者相似，专家认为，对贝类过敏不会比其他过敏增加对对比剂的过敏反应[26, 27]。碘不会成为过敏原，因为它遍布我们的全身并添加在大多数盐和药用化合物中[26]。对聚维酮碘皮肤制剂产生反应的患者是对溶液中的过敏原而不是碘产生反应。

十二、识别和治疗 RCM 不良反应

美国放射学会（American College of Radiology, ACR）将不良反应分为轻度、中度或重度；它可能会危及生命（表 73–6）[16]。在镇痛药中应用少量 RCM 很少出现这些反应。最近的一项研究指出，6471 次疼痛手术后没有发生 HR，其中 108 例患者既往有 ICM 过敏史[28]。既往报道注射相同的对比剂的 6 例患者在疼痛介入手术后没有突破性反应（既往发生过 HR 的患者的反应）[18]。作者将突破性反应的缺乏归因于小剂量注射、同时注射类固醇和血管外途径。在另一项研究中，25 例接受血管外 ICM 注射（胃肠道、泌尿生殖道、腹腔、脑脊液）的患者没有突破性反应，而 19% ICM 血管内注射的患者无突破性反应[29]。

静脉注射大剂量低渗 ICM 的总反应率为 0.6%[21, 30, 31]。HR 和重度 HR 的总发生率分别为 0.7% 和 0.01%[25]。大多数病例为轻度（83%），中度和重度 HR 的发生率分别为 16% 和 1%。接受静脉对比剂的患者产生轻微反应包括潮红焦虑、恶心、手臂疼痛、瘙痒、呕吐、头痛和轻度荨麻疹。这些症状一般都很轻微，是自限性的，不需要特殊的治疗。偶尔，口服抗组胺药（苯海拉明，25mg）可以有效地治疗瘙痒和焦虑。更严重的反应包括更严重的轻微症状和中等程度的低血压和支气管痉挛。表 73–7 列出了对于中度反应建议的治疗方法。

有 0.01%～0.04% 静脉注射 RCM 的人会产生严重的危及生命的反应，包括抽搐、意识丧失、喉水肿、严重支气管痉挛、肺水肿、严重心律失常和心血管衰竭。治疗这些危及生命的反应非常紧迫，需要立即提供完整的复苏设备和训练有素的工作人员，以及应对这些突发事件的常规实践。必须确保呼吸道安全，并根据需要进行吸氧、机械通气、心脏胸外按压和心脏电除颤。肾上腺素是治疗过敏反应的首选药物，成人通常的起始剂量是皮下、静脉或肌内注射 0.01mg/kg（最大剂量 0.5mg）。这种类型的严

表 73–6 急性 HR 的严重程度

轻度	
轻微的体征和症状是自限性的，没有进展的证据	
过敏性	生理性
局限性荨麻疹 / 瘙痒	短暂的恶心 / 呕吐
皮肤水肿	短暂的潮红 / 温暖 / 发冷
局限性喉咙发痒	头痛 / 头晕 / 焦虑 / 味觉改变
鼻塞	轻度高血压
打喷嚏 / 结膜炎 / 鼻漏	自发消退的血管迷走神经反应
中度	
体征和症状更加明显，需要治疗。如果不治疗，其中一些反应可能会加重	
过敏性	生理性
弥漫性荨麻疹 / 瘙痒	长期的恶心 / 呕吐
生命体征稳定的弥漫性红斑	高血压危象
无呼吸困难的面部水肿	单纯胸痛
无呼吸困难喉咙紧绷或声音嘶哑	需要治疗并对治疗有反应的血管迷走神经反应
喘息 / 支气管痉挛，轻度 / 无缺氧	
重度	
过敏性	生理性
伴有呼吸困难的弥漫性水肿或面部水肿	对治疗无反应的血管迷走神经反应
弥漫性红斑伴低血压	心律失常
喉水肿伴喘鸣和（或）缺氧	抽搐、癫痫
喘息 / 支气管痉挛伴明显的缺氧	高血压危象
过敏性休克（低血压 + 心动过速）	

经许可转载，改编自 the American College of Radiology manual

表 73-7　对放射对比剂中度反应的治疗建议

不良反应	治疗建议
荨麻疹	口服 / 肌内注射 / 静脉注射苯海拉明 25～50mg
焦虑	口服地西泮 5～10mg 或静脉注射咪达唑仑 1～2mg
支气管痉挛	轻度：吸入沙丁胺醇
	重度：静脉注射氢化可的松 100mg 或皮下注射 / 肌内注射 / 静脉注射肾上腺素 0.05～0.1mg
过敏反应	皮下注射 / 肌内注射 / 静脉注射肾上腺素 0.01mg/kg（成人最大剂量 0.5mg）

重不良反应可能导致死亡；准确的发病率尚不清楚，但很可能介于 RCM 静脉给药的 1/170 000～1/14 000 之间。

十三、预防 RCM 的不良反应

任何关于 HR 的病史都应该记录在患者的病历中：使用的 CM 类型、注射的量，以及体征、症状和接受的治疗。预防突破性反应包括确定 CM 类型和确定患者在接受 RCM 时易发生不良反应的因素。

既往有严重 HR、糖尿病、药物过敏、荨麻疹和长期服用类固醇的人中，突破性反应的风险增加[32]。目前尚无已知的术前用药方案可以可靠地消除 RCM 产生严重反应的风险[24]。最常见的策略是预处理与皮质类固醇（例如，在注射 RCM 前 12h 和 2h 口服泼尼松 50mg）和抗组胺药物（例如，在注射 RCM 前 1～2h 口服苯海拉明 50mg）相结合。一些专家建议增加 H_2 受体拮抗药（如口服雷尼替丁）。类固醇的保护效应并不一致[24, 33]。此外，在最初的 24～48h 内，血糖可能会增加 40～150mg/dl（ACR 手册）。改变 ICM 和术前使用抗组胺药物已被证明可以减少突破性 HR 的发生[33-34]。对于那些不良反应风险较高的患者，我们的做法是完全避免放射对比剂的使用。疼痛医学中的大多数手术都可以在不需要使用射线对比剂的条件下安全地进行。在某些情况下（如硬膜外放置），可以仅利用阻力的消失来确定位置，并且可以使用前后位和侧位 X 线来验证最终的定位，而无须对比剂。然而，一些手术不应在没有注射对比剂的情况下进行（如经椎间孔注射），在这种情况下，在现场或实时透视下（使用或不使用数字减影）注射对比剂是检测动脉内针头位置和防止将类固醇直接注射到供应脊髓的关键血管中的唯一手段。

一个多学科、多协会小组制定了 RCM 实践指南。有关 HR 的立场声明（position statements，PS）和建议将与钆对比剂一起讨论[35]。

十四、钆作为碘化 RCM 的替代物

钆喷酸葡胺（Magnevist）是常用的静脉对比剂，用于诊断 MRI 期间增强血管结构。钆螯合物还具有衰减 X 线的内在能力，并已成功地替代 ICM 用于影像引导下疼痛治疗的血管造影和脊椎注射。钆的射线不透性低于 ICM（图 73-12A 和 B）[36]。在 GBCA 中，含有钆布醇的图像因为浓度更高而更明显（表 73-8）[37] 尽管如此，1～3ml 未稀释的钆喷酸葡胺（Magnevist）已被成功地用于识别硬膜外间隙；通过联合使用数字减影和钆，可以进一步增强可视化（图 73-12C）。

GBCA 已作为碘化对比剂的替代品用于既往对 ICM 产生 HR 的患者[36]。这是因为与 ICM 相比，GBCA 的 HR 发生率较低，即刻 HR 和严重反应发生率分别为 0.013%～0.48% 和 0.001%～0.01%，而 ICM 即刻和严重反应发生率分别为 3%～13% 和 0.01%～0.04%[21]。与 ICM 类似，GBCA 的 HR 性质大多较温和。危险因素和 ICM 的危险因素相同[38, 39]。大环状离子型的 GBCA 比线性非离子型 GBCA 更常发生 HR，部分原因是它们的渗透压较高[40, 41]。线性离子型 GBCA，具有高蛋白质结合力的线性离子型 GBCA（钆磷维塞、钆苯酸、钆塞酸）比没有蛋白质结合力的离子型线性螯合物（钆喷酸）有更高的即刻过敏样反应发生率[42]。与大环状药物（钆布醇、钆特醇、钆酸）相比，不易与蛋白质结合的线性 GBCA（钆二胺）的即刻过敏样反应发生率较低。大环状药物不与蛋白质结合。

根据螯合剂的性质，GBCA 可分为线性或大环状[43]。对于大环状药物，Gd 离子被笼化在螯合剂的中心，而线形 GBCA 具有开链的化学结构，其中螯合剂包裹在 Gd 离子周围[44, 45]。大环状药物更稳定，解离更少。在线性 GBCA 中，非离子型 GBCA 的热力学稳定性低于离子型 GBCA，因此比离子型药物释放更多的钆（表 73-8）。GBCA 的稳定性解释了使

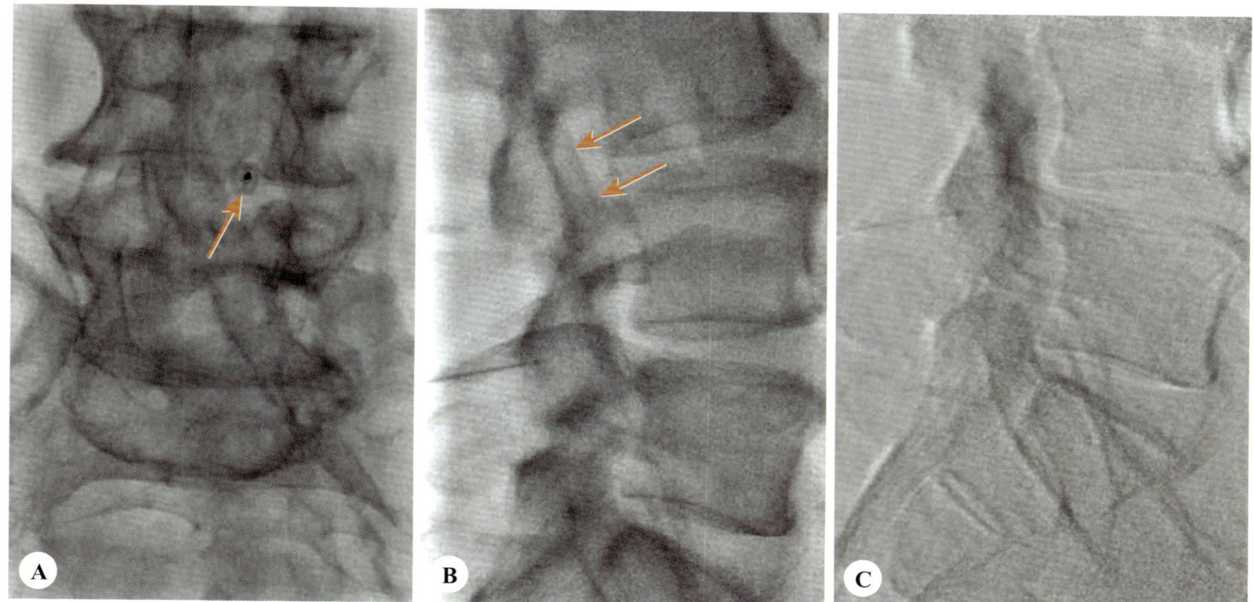

▲ 图 73-12 数字减影在基于钆的对比剂硬膜外造影可视化中的实用性。一例 62 岁男性在 $L_{4\sim5}$ 采用椎板间入路进行非选择性硬膜外类固醇注射

A. 腰椎右前斜线（RAO）透视显示针（箭）插入 $L_{4\sim5}$ 的椎板间空间；B. 常规透视允许在侧位透视中硬膜外造影（箭）可视化；C. 侧位透视的数字减影透视更清楚地显示钆螯合物在硬膜外腔中的分布（经许可转载，引自 Shetty SK, Nelson EN, Lawrimore TM, Palmer WE. Use of gadolinium chelate to confirm epidural needle placement in patients with iodinated contrast reaction. *Skeletal Radiol*. 2007;36:301–307, Fig. 2.）

表 73-8 基于钆的对比剂

基于钆的对比剂	类型，稳定性[b]	浓度 mmol/ml	通常 MRI 剂量 mmol/kg（70kg 体重的毫升剂量）[c]	与脑内钆沉积相关的最低剂量（70kg 体重）[d]
钆二胺（Omniscan®）	线性非离子型，低	0.5	0.1（14ml）	37.8ml
钆维西胺（Optimark®）	线性非离子型，低	0.5	0.1（14ml）	37.8ml
钆苯酸葡胺（MultiHance®）[a]	线性离子型，中	0.5	0.1（14ml）	37.8ml
钆喷酸葡胺（Magnevis®）	线性离子型，中	0.5	0.1（14ml）	37.8ml
钆磷维塞三钠（Ablavar®，Vasovist®）	线性离子型，中	0.25	0.03（8.4ml）	75.6ml
钆塞酸二钠（Eovist®，Primovist®）[a]	线性离子型，中	0.25	0.025（7ml）	75.6ml
钆特醇（ProHance®）	大环状非离子型，高	0.5	0.1（14ml）	37.8ml
钆布醇（Gadavist®）	大环状非离子型，高	1	0.1（7ml）	18.9ml
钆酸葡甲胺（Dotarem®）	大环状非离子型，高	0.5	0.1（14ml）	37.8ml

a. 用于肝脏 MRI

b. 引自 Kanda T，Oba H，Toyoda K，Kitajima K，Furui S.Brain gadolinium deposition after administration of gadolinium-based contrast agents.Jpn J Radiol.2016；34：3–9.

c. 用于大脑或身体部位的 MRI 的常规放射剂量

d. 0.27mmol/kg 是慢性肾衰竭患者脑内钆沉积的最低剂量

引自 Benzon HT, Liu BP, Patel AS, and Benzon HA. Caution of using gadolinium-based contrast agents in interventional pain procedures. *Anesth Analg*. 2018;127:1452–1456.

用线性GBCA比使用大环状药物更容易发生肾源性系统性纤维化（nephrogenic systemic fibrosis，NSF）和钆脑沉积/滞留。这些不良反应继发于有毒离子钆的释放。钆通过配体的脱螯而释放。

针对对比剂的HR的多专业、多协会的指南发布了以下建议[35]。

- HR发生时，介入医生应记录该事件。报告应包括注射CM的名称和容量。
- 如果计划行对比剂注射的患者既往有对CM产生HR的病史，应立即通知医生。
- 如果已知产生不良反应的ICM，则对CM有轻度HR病史的患者可能需接受适当的预处理，并接受不同的低渗透压非离子型CM。
- 如果已知产生不良反应的ICM，并且对其他替代对比剂有禁忌证，如GBCM或空气（与CT），对ICM有中度或重度HR病史的患者应进行预处理并注射不同的低渗透非离子型ICM。
- 在没有即刻反应的情况下，不推荐对晚期反应进行预防，应该对症治疗。
- 具有真正由IgE介导的过敏性HR病史且皮试阳性（在HR后6个月内进行）的患者应术前使用类固醇和H_1抗组胺药。
- 具有真正IgE介导的过敏性HR病史的患者应注射不同的皮试阴性的ICM。
- 急性的HR应对症处理。
- 建议对有HR和CM病史的患者应持续监测。
- 有轻度HR病史且暴露于CM后无症状的预先用药患者：30min。
- 有轻度HR病史且在暴露于相同CM后无症状的非预先用药患者：30min。
- 有中度/重度HR病史但在前15min内没有反应的患者（无论用药前状态如何）：30min～1h。
- 对于与疼痛介入手术的工作人员，应每年审查：①超敏反应严重程度的分级系统；②目前或过去关于HR的文件组成部分；③工作人员的应急准备；④心肺复苏涉及的步骤。
- 紧急设备，包括气道用品、除颤仪和心血管支持药物，应在涉及CM管理的介入手术期间立即可用，特别是对CM有HR病史的患者。

由于不良反应，GBCA的继续使用受到质疑[46]。除NSF外，还包括在意外的鞘内钆注射后的趋势性钆脑/沉积/滞留和灾难性脑病。

十五、肾源性系统性纤维化

NSF的特征是钆给药后引起的皮肤和全身症状，肾功能不全是主要危险因素。NSF与从其螯合物中释放出来（脱螯）的游离钆有关[47]。钆激活促纤维化细胞因子的产生，导致成纤维细胞形成。钆是一种镧系元素，已知镧系元素会引起纤维化，并增强体外皮肤胶原蛋白的聚合和原纤维的形成。症状包括皮肤和皮下组织增厚，导致僵硬和挛缩[48, 49]。内脏也有纤维化[49]。Thomsen等根据NSF的发展风险对GBCA进行分类[50]。风险最高的GBCA有着最大的解离性，它们包括线性非离子型GBCA钆二酰胺（Omniscan®）、钆维西胺（Optimark®）和线性离子钆喷酸（Magnevist®）。中度风险组包括线性离子型药物钆苯酸盐（MultiHance®）和钆塞酸盐（Eovist®，Primovist®）。风险最低的组，即解离度最低的GBCA，包括大环状药物钆特醇（ProHance®）、钆布醇（Gadavist®）和钆酸盐（Dotarem®）。

若干和NSF相关的GBCA使用指南，都与涉及血管内给药的放射诊断程序中GBCA的使用相关[16, 43, 50]。多学科多协会实践指南对对比剂的NSF的建议包括以下方面[35]。

- 在给予GBCA之前，应识别有发生NSF风险的患者。
- 使用稳定的大环状GBCA（钆布醇、钆特醇、钆酸盐）和线性离子型GBCA（钆苯酸葡胺）可能不需要在疼痛介入手术中筛查肾功能。
- 应给予获得必要的临床信息的最低可能剂量的GBCA。
- 在疼痛介入手术中，低风险的大环状药物（钆特醇、钆布醇、钆酸盐）和中等风险的线性/离子型（钆塞酸、钆苯酸葡胺）GBCA可用于肾功能中度降低的患者［CKD3、eGFR在30～59ml/(min·1.73m^2)之间］。
- 在疼痛介入手术中，当需要GBCA时，低风险大环状(钆特醇、钆布醇、钆酸盐)和中风险线性/离子型（钆塞酸、钆苯酸葡胺）GBCA可谨慎地用于肾功能严重下降的患者［CKD4，eGFR15～29ml/(min·1.73m^2)；CKD5，eGFR＜15ml/(min·1.73m^2)］和透析患者。
- 在疼痛介入手术中，CKD4或5［eGFR＜30ml/(min·1.73m^2)］、慢性血液透析的终末期肾病患者和急性肾损伤的患者禁用高危类 GBCA（钆双胺、钆维西胺、钆喷酸葡胺）。

• 在无肾功能的无尿患者中，应避免使用 GBCA。相反，如果必须使用对比剂，则应考虑使用最低剂量的碘对比剂。

十六、脑内钆沉积

钆从其配体中释放，容易在齿状核、苍白球、豆状核和丘脑等组织中发生金属转移，即钆与其他内源离子（如铁、铜、锌或钙）的交换。钆沉积物表现为高松弛性复合物，在非对比增强 MRI 检查中导致 T_1 信号强度明显增加，并在暴露后持续数月至数年[51]。钆脑内沉积与剂量有关[52, 53]，病例报道显示进行了 5～35 次 MRI 的患者[46]，其中一些是用于脑肿瘤随访。钆脑沉积与肾功能无关[54]。除大脑外，钆已在肝脏、皮肤和骨骼中得到证实[55, 56]。与 NSF 类似，钆脑内沉积更多地发生在线性 GBCA 中，如钆二胺和钆喷酸，而大环状螯合物发生率则低得多。目前的研究表明，几乎可以肯定所有 GBCA 无论其结构或离子性如何，都与某种程度的钆沉积有关[51]。

尚未确定 GBCA 脑内沉积的明确临床后果[57, 58]。患者报告的症状包括流感样症状、头痛、骨骼 / 关节疼痛、视力 / 听力变化、皮肤变化、消化和胸部症状[59]。这些症状可能不归因于钆脑沉积，因为这些症状发生在暴露后 6 周内，因此与 NSF 的症状重叠。一项基于人群的大型研究（246 557 例患者，99 739 例接受钆治疗）表明，接受至少一剂钆治疗的患者（1.16%）与接受非对比增强 MRI 的患者（1.17%）相比，帕金森综合征的发生率相同[60]。这方面的知识还不完整，研究仍在不断进行。介入手术后没有记录到脑内钆沉积，部分原因是大多数患者在被转诊到疼痛诊所前已经进行了对比增强 MRI。

已发布的实践指南适用于涉及大量血管内 GBCA 注射的放射诊断程序。这些指南中与疼痛介入手术相关的建议包括将 GBCA 限制为仅在医学必要时使用、剂量不超过推荐剂量、避免重复使用 GBCA、关注文献的进展。

多专业多协会实践指南对对比剂在 NSF 的建议包括以下内容[35]。

• 疼痛介入医师应注意因多次钆增强 MRI 检查而产生钆给药负担的患者。

• 钆是一种在疼痛介入手术中应谨慎使用的药物。仅在必要时才应使用。

• 选择 GBCA 时需要考虑几个因素，包括诊断效果、不良反应发生率、剂量 / 浓度、射线不透性、在大脑等器官中沉积的倾向。

• 需要关注正在进行的研究和新出现的证据，并且随着这一研究领域的发展，相关信息将被纳入临床实践。

十七、意外鞘内注射钆后脑病

病例报道关于在疼痛介入手术[62-65]和诊断后[66-69]意外鞘内（unintentional intrathecal，IT）注射钆后出现脑病。IT 注射发生在尝试硬膜外注射[62, 64]或微创腰椎减压手术期间。注入的药物容量范围为 1.5ml 硬膜外注射。所有患者的 MRI 上均可见蛛网膜下腔内钆显影。一例患者出现腿部疼痛和痉挛，一例患者必须插管，另一例患者在 14 天后死亡。非疼痛环境中的患者接受了 10～20ml 鞘内注射。一例患者需要 56 天才能康复[66]，而另一例患者在 60 天后没有后遗症（Li）。第 3 例患者在 1 个月时出现视力障碍[67]，第 4 例患者至少在重症监护室治疗了 2 个月[69]。

放射科医师在评估硬脑膜渗漏、脑积水和其他脑脊液疾病（蛛网膜囊肿连通、导水管狭窄、第四脑室阻塞）和研究淋巴通路时会在鞘内注射钆[70-72]。其他前瞻性研究 100 例患者鞘内注射 0.5ml 钆布醇和 3ml 碘克沙醇（Visipaque®）的安全性。不良事件包括严重的 HA（28%）和严重的可在 4 周后消失的恶心（34%）。一例既往对 ICM 过敏的患者出现过敏反应。作者得出结论，鞘内注射 0.5ml 钆布醇是安全的。这些注射的安全性可以通过用 4ml 盐水或 1mlCSF 或 5ml ICM（如碘海醇）稀释钆及缓慢的持续注射来解释，＞3min[73]。这与在“湿水龙头”后快速推注钆形成对比。研究发现，人体静脉注射后钆在脑脊液中积累[74, 75]，显然没有临床症状，这支持了钆在鞘内空间的缓慢积累没有或有极少的后遗症。

钆神经毒性和细胞死亡的机制可能包括线粒体功能受损、细胞信号过程和信号转导的改变、细胞钙稳态的失衡[65]。大鼠脑池内给药后，可以注意到大环状 GBCA 钆特醇、钆酸葡甲胺和钆布醇 LD_{50} 低于线性药物钆二胺和钆喷酸[76]。尽管有他们的发现，但作者认为人类诊断剂量和 LD_{50} 之间的安全边际非常高，安全系数为 80[76]。

意外鞘内注射小剂量钆后脑病和死亡令人担忧。脊柱周围疼痛注射的优势加剧了这种情况。这也是多协会小组制定实践指南的主要原因[35]。与意外鞘内注射后的脑病有关的建议包括以下内容。

- 在蛛网膜下腔（鞘内）疼痛介入注射中禁用 GBCA。
- 应识别鞘内注射风险增加的患者，包括椎管狭窄、既往脊柱手术或脊柱后侧凸。
- 由于钆可能意外间在鞘内扩散，因此建议在硬膜外注射中通过层间途径注射 GBCA。
- 由于钆可能会意外间发生鞘内扩散，建议将 GBCA 用于经椎间孔硬膜外注射。
- 假设对于可能意外鞘内给药的风险非常低的疼痛介入手术（如腰交感神经阻滞、小关节注射、内侧支阻滞），钆是必需的。在这种情况下，应向患者充分解释鞘内钆给药的低风险。
- 如果疼痛手术必须使用钆并在硬膜外 / 蛛网膜下腔附近注射，则应采取措施避免针头推进蛛网膜下腔。
- 如果使用钆，可以考虑数字减影成像引导。
- 如果担心意外鞘内或硬膜下给予 GBCA，则应考虑适当的放射成像，如 MRI 和 CT。

十八、疼痛介入手术与诊断性 MRI 和 CT 之间的差异

在疼痛介入手术中，血管外注射少量对比剂，1～3 周后可重复注射。这些程序与 CT 或 MRI 不同，后者在血管内注射大量对比剂。大多数患者的医疗问题在被转诊至疼痛诊所之前已被识别和治疗。注射不是在紧急情况下进行的，因为患者的疼痛可以通过药物和其他非药物替代品部分控制，直到医疗问题得到控制或稳定。这些差异解释了与放射学专业指南相比，多专业实践指南的 PS 和建议。

结论

本部分概述了辐射安全的原则。尽管研究表明疼痛介入手术的累积辐射低于 MPD，但仍应采取措施尽量减少辐射暴露。对比剂的使用在某些介入手术中是必不可少的。似乎 ICM 和 GBCA 的 HR 很少见，可能是因为采用的小剂量和血管外注射途径。钆脑沉积 / 滞留的临床意义尚不清楚，而且它发生在疼痛介入手术后的情况非常罕见。疼痛后 NSF 的发生很少见。意外鞘内注射钆后脑病是一个令人担忧的发展。与大环状 GBCA 相比，线性 GBCA 不太稳定，这解释了使用这些药物时 NSF 和钆脑沉积的发生率更高。然而，大环状 GBCA 的 HR 发生率较高，尽管仍低于 ICM 较高并且在鞘内注射时具有较低的 LD_{50}。在决定使用 GBCA 时，应考虑上述差异。由于 NSF 和钆脑沉积在疼痛介入手术中不太受关注，因此线性药物可用于脊髓周围注射。因为一些药物被撤回，这些药物的可用性很低。意识到这些不良反应、与患者共同决策、遵守预防措施以避免这些并发症是至关重要的。

声明

辐射安全材料最初由 Rathmell JP 编写和出版（Atlas of Image-Guided Intervention in Regional Anesthesia and Pain Medicine.2nd ed.Philadelphia：Lippincott Williams and Wilkins；2012）。我感谢原出版商 Lippincott Williams & Wilkins 及其执行编辑 Brian Brown 允许这些材料以修改后的形式出现在此处。

要 点

- 电离辐射的生物效应与暴露时间成正比，而辐射暴露与距辐射源距离的平方成反比。
- 现代透视装置通常采用 ABC，它会自动调整 kVp 和 mA 以产生最佳亮度和对比度。
- ICRP 已经对各个器官的年辐射 MPD 进行了估算。低于这些水平的暴露不太可能导致任何显著的影响，但 ICRP 建议工人接受的辐射暴露不应超 MPD 的 10%。
- 以 2R/min 持续 1min 的透视相当于 130 次胸片中的曝光。
- 使用电离辐射的医师应遵守 ALARA 原则，结合最佳技术和屏蔽，以最大限度地减少患者和人员的暴露。

- X 线管应尽可能远离患者放置，并且视野中只包含必要的结构。
- 为了使患者接受的剂量最小化，应使用最大视野联合最严格的准直器。
- 虽然防护铅手套可以减少手部暴露于辐射，但它们会产生错误的安全感。
- 建议剂量仪每月读数超过 400mrem（4Sv）的医师佩戴含铅眼镜。
- 数字减影以电子方式增强图像，将所需的 CM 量减少 2～3 倍。
- 疼痛介入手术的年辐射量在 MPD 范围内。
- 在临床使用的常见非离子型单体中，只有碘海醇和碘帕醇被标记为鞘内使用。
- 降低对比剂严重反应风险的最常见术前用药方案将预处理与皮质类固醇和抗组胺药相结合。然而，类固醇术前用药的疗效并不一致。改变 ICM 已被证明可以减少突破反应。
- GBCA 已被用作已知对比剂过敏患者的碘对比剂的替代品。这是因为与 ICM 相比，GBCA 的总体和严重 HR 发生率较低。
- 大环状离子型 GBCA 和线性离子型 GBCA 比线性非离子型 GBCA 更常发生 HR，部分原因是它们的渗透压较高。
- 对于既往有 HR 的患者，多专业多协会实践指南建议使用不同的碘化 CM 和适当的预处理。
- 大环状 GBCA 比线性 GBCA 更稳定且解离更少。GBCA 的稳定性解释了线性 GBCA 比大环状药物更频繁地发生 NSF 和钆脑沉积 / 滞留。
- NSF 是一种与成纤维细胞形成相关的全身性疾病，由游离的螯合钆离子增强。它主要发生在线性非离子型 GBCA 中，其次是线性离子型 GBCA，发生率最低的是大环状药物。
- 对于肾功能不全患者，多专业多协会实践指南推荐低风险大环状 GBCA 和中风险线性离子型 GBCA。应使用获得临床信息所需的最小剂量。
- 在重复进行 GBCA- 增强 MRI 后，大脑会发生钆脑沉积。这主要与线性 GBCA 相关。其发生与剂量有关，与肾功能无关。其临床后遗症尚未确定。
- 疼痛介入手术后尚未报道钆脑沉积 / 保留，部分原因是注射了少量血管外剂量。介入性疼痛医师应了解该领域的研究进展。
- 一个令人担忧的发展是在意外的鞘内注射钆后出现脑病。注入的体积范围 GBCA 的 1.5～5ml。鞘内注射时，大环状 GBCA 的 ED50 低于线性 GBCA。
- 多专业多协会实践指南发表声明并建议反对 GBCA 的鞘内和经椎间孔注射。

第 74 章　疼痛治疗中感染与抗凝的考虑

Infection and Anticoagulation Considerations in Pain Procedures

Michael C.Hanes　Honorio T.Benzon　David A.Provenzano　著

李嘉韵　译　　胡　蓉　校

一、介入性疼痛治疗中的感染风险

（一）概述

根据治疗部位、致病菌、涉及的解剖结构、附带损伤及严重程度不同，介入性疼痛治疗和植入装置相关的感染程度有很大差异。手术部位感染（surgical site infections，SSI）显著增加患者的死亡率，延长患者住院时间，并降低患者健康相关的生活质量[1, 2]。此外，SSI 每年预计花费美国医疗保健系统 35 亿～100 亿美元[3]。全美单个脊髓电刺激术后感染的总花费预计在 28 500～54 500 美元[4]。

最近，国家及国际机构与协会在全球范围内强调创建及推广降低 SSI 发生率的最佳推荐做法[5-10]。尽管如此，SSI 发生率并无显著降低[11]。脊髓电刺激器植入后感染发生率高于包括心脏起搏器与全关节置换等植入物[11]。一项国际范围调查围绕 506 位实施脊髓电刺激器植入医师展开，以检验其对 CDC、NICE 和外科护理改进计划（surgical care improvement project，SCIP）感染控制实践建议的执行率[5, 7, 10]。在 15 个调研问题中，仅 4 个问题的执行率≥80%，进而凸显了医师接受该领域的教育的必要性。目前植入式镇痛设备的感染率和调查结果表明，有必要对介入性疼痛治疗医师进行控制感染的继续教育。

本篇总结了常用介入性疼痛治疗的文献和指南，对包括 SCS 和 IDDS 的植入手术，以及包括硬膜外类固醇注射、小关节阻滞、神经轴和周围神经阻滞、关节注射、交感神经阻滞、射频、椎间盘造影和椎管扩张等非植入物治疗加以区分。

1. SSI 的定义

SSI 根据局部疼痛或压痛、肿胀、红斑、发热或有脓性引流、结合培养物和放射学检查结果进行诊断（图 74–1）[5]。浅表 SSI 累及皮肤和皮下组织。深部 SSI 包括筋膜、肌肉层和器官或腔隙感染。在没有植入物的情况下，术后 30 天内发生的感染被定义为手术部位感染。当存在植入物时，时间窗会延长，感染可能发生在植入物术后 12 个月内。

2. SSI 相关病原体

导致 SSI 的病原体可分为内源性和外源性两类。最常见的病原体包括金黄色葡萄球菌、表皮葡萄球菌、链球菌、大肠杆菌和铜绿假单胞菌。最常见的感染源来自患者自身的菌群[8, 12, 13]。已有研究表明，从感染伤口分离的致病性金黄色葡萄球菌与患者鼻腔培养物的匹配率为 80%～85%[14]。

3. 介入性疼痛治疗的范围和感染风险

因所治疗的疼痛症状，手术技术及手术室环境

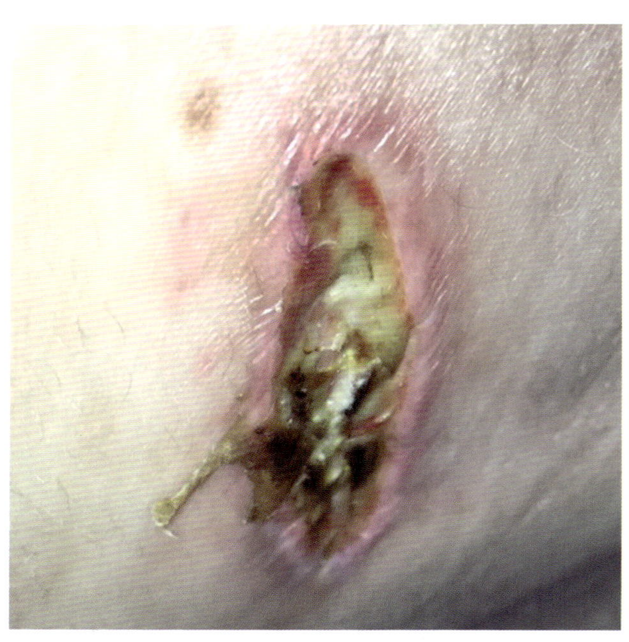

▲ 图 74–1　脊髓电刺激器植入后手术部位感染

不同，疼痛介入治疗的差异很大。根据手术侵入性程度不一，考虑采用相应的控制感染措施。CDC、NICE 和 SCIP 已发布预防 SSI 的推荐意见（表 74–1 至表 74–3）[5, 8, 10, 15]。

（二）感染率

尽管在过去 20 年中强调降低 SSI，感染率始终保持相对稳定。在美国，每年发生约 50 万例 SSI，占所有院内感染的 17%[16]。脊髓旁注射后中枢神经

表 74–1　术前 CDC、SCIP、NICE 和作者减少 SSI 的建议

建　议	CDC 证据分级	SCIP 外科护理措施实施	NICE 指南	作者的补充建议
识别并治疗所有远处感染	Ⅰ A			
识别患者的危险因素				√[12, 32–35]
优化控制血糖	Ⅰ B			
戒烟	Ⅰ B			
要求患者在手术前用杀菌剂淋浴或洗澡	Ⅰ B			
术前筛查并解除金黄色葡萄球菌定植				√[43, 44, 51, 53, 54]
不常规解除鼻腔金黄色葡萄球菌定植			√	
根据医院病原体和手术类型，合理预防性静脉注射抗生素	Ⅰ A	√	√	
根据体重选择抗生素剂量				√[61, 62]
切皮前 1h 内预防性给予抗生素（万古霉素为切皮前 2h）	Ⅰ A	√	√	
选择适当的消毒液进行皮肤消毒（碘伏或氯己定）	Ⅰ B		√	
不应常规使用万古霉素	Ⅰ B			
使用适当的消毒液进行 2～5min 的术前外科洗手，擦洗双手和前臂直至肘部	Ⅰ B		√	
剪短指甲，不使用人造指甲	Ⅰ B		√	
无菌手术服和手套	Ⅰ B			
手或前臂不佩戴首饰	Ⅱ		√	
不常规备皮	Ⅰ A		√	
如果要备皮，在手术前即刻使用电动剃刀	Ⅰ A	√	√	
评估皮肤损伤或局部感染区域				√
术前以同心圆的方式向周围消毒皮肤	Ⅱ			
充分的准备工作和铺巾	Ⅱ			

CDC. 美国疾病控制中心；SCIP. 外科疗效改进计划；NICE. 美国国家健康和护理卓越研究所；OR. 手术室；SSI. 手术部位感染；HEPA. 高效微粒空气过滤器

CDC 建议排名类别：

ⅠA：强烈建议实施，得到设计良好的实验性临床或流行病学研究的支持

ⅠB：强烈建议实施，得到一些实验、临床或流行病学研究和强有力的理论依据的支持

Ⅱ：建议实施，得到临床或流行病学研究或理论依据支持

表 74-2 术中 CDC、SCIP、NICE 和作者减少 SSI 的建议

建　议	CDC 证据分级	SCIP 外科护理措施实施	NICE 指南	作者的补充建议
如果无菌器械在手术室内暴露，应佩戴外科口罩	ⅠB			
在手术室内戴帽子或头罩以完全遮盖头发	ⅠB			
当手套穿孔的风险很高且污染的后果很严重时，戴2副无菌手套			√	√[87]
穿无菌手术服是潮湿环境的有效的屏障	ⅠB		√	
如果使用铺巾单，使用碘伏浸渍的铺巾单			√	
手术室的层流和 HEPA 过滤器	ⅠB			
限制手术室人流量	Ⅱ		√	
在手术期间保持手术室门关闭	ⅠB			
在进行腰穿或放置硬膜外导管时遵守无菌原则	ⅠA			
限制组织损伤，持续止血，清除无效腔，避免组织表面电灼伤	ⅠB		√	
用球形注射器充分冲洗伤口				√[99, 101]
限制手术时间				√[37, 92]

表 74-3 术后 CDC、SCIP、NICE 和作者减少 SSI 的建议

建　议	CDC 证据分级	SCIP 外科护理措施实施	NICE 指南	作者的补充建议
手术后 24h 内停用预防性抗生素		√		
使用无菌闭合敷料 24～48h	ⅠB		√	
对于一期愈合的手术伤口，不常规使用局部抗生素			√	
继续优化减少并发症				√
密切监测术后伤口				√[27]
当怀疑有 SSI 时，应给予涵盖可能的致病菌的抗生素。在选择抗生素时要考虑微生物学检测的结果和局部耐药情况			√	
如果出现任何感染的迹象或预警信号，咨询传染病专家				√[163, 164]
更换敷料前后都要洗手	ⅠB			
使用无菌技术进行敷料更换	Ⅱ		√	
告知患者和家属正确的伤口护理方法，SSI 的症状，以及报告症状的重要性	Ⅱ		√	

系统感染的相对风险约为 0.1%[17]。硬膜外术后镇痛留置导管导致发生硬膜外脓肿的风险为 0.05%[18]。小关节注射相关感染并发症的报道较少，因此其真实的发生率未知[19-24]。椎间盘造影后每位患者的感染率约为 0.15%，而每次椎间盘注射后感染率约为 0.08%[25]。已发表的综述表明 SCS 及 IDDS 术后的感染率分别为 3.4%～12.4% 及 2.4%～4.6%[16, 26-31]。

（三）降低术前风险

1. 患者风险因素

在治疗及手术前，医生应认识到患者相关的下列各项危险因素，包括高龄、营养不良、糖尿病、吸烟、肥胖、身体远端的伴发感染、金黄色葡萄球菌定植及免疫状态改变（如服用免疫抑制药），并应尽力纠正各种可改善的危险因素（表 74-4）[32-35]。SCS 和 IDDS 上市后监测数据显示，分别有 38% 及 70% 植入术后发生感染的患者存在增加感染风险的并存疾病[12]。吸烟与 SCS 植入后感染风险增加相关，可能继发于微血管疾病的进展，继而导致组织缺血，伤口愈合不良，植入后疼痛评分恶化，阿片类药物消耗增加[27, 36-38]。尽管癌症和化疗药物的生物效应会削弱宿主免疫，但一项回顾性研究表明，在采取适当的感染控制措施时，疼痛介入治疗仍可以用于癌症患者，而不会显著增加 SSI 的风险[39]。

术前应进行详细的病史采集和全面的体格检查以明确患者的危险因素。可以采取包括优化血糖、戒烟（至少 4 周）、优化 AIDS 患者病毒载量、最小化或避免围术期使用类固醇，以及治疗远处感染（如尿路感染）在内的多项措施以降低 SSI 风险。需记录无法改善的危险因素，并在疼痛治疗前与患者讨论上述增加感染的危险因素。

2. 金黄色葡萄球菌携带者

金黄色葡萄球菌是 SSI 的首要致病因素，分别约占 SCS 和 IDDS 植入后 SSI 的 20% 和 30%[40-42]。80% 以上的医院获得性金黄色葡萄球菌感染是内源性的，其中耐甲氧西林金黄色葡萄球菌（methicillin-resistant *S.*aureus，MRSA）SSI 的病例数量正在增加[5, 43]。金黄色葡萄球菌的鼻腔定植率为 20%～50%[44-48]。

对甲氧西林敏感的金黄色葡萄球菌（methicillin-sensitive *S.*aureus，MSSA）和 MRSA 携带者发生 SSI 的风险明显更高（高出 2～9 倍）[48-50]。因此，识别细菌携带者并解除细菌定植对于降低 SSI 发生率至关重要，并且具有成本效益[26, 44, 45, 51-53]。在植入性疼痛治疗前，患者可以进行 MSSA 和 MRSA 筛查。如果患者为阳性，可以根据结果进行术前抗生素治疗。

表 74-4 手术部位感染的患者相关危险因素

- 高龄
- 营养不良
- 糖尿病
- 吸烟
- 肥胖
- 身体远端的并发感染
- 金黄色葡萄球菌定植
- 免疫状态改变

改编自 Mangram et al.1999[5]

解除细菌定植的策略包括每天 2 次涂抹 2% 莫匹罗星鼻软膏，联合葡萄糖酸氯己定药皂，持续 5 天给予每天全身清洗[44, 54]。实施解除细菌定殖策略可使患者术后感染率降低 50% 以上[44, 56]。目前没有数据支持在未发现金黄色葡萄球菌定植的患者中常规使用该策略[49]。

3. 预防性使用抗生素

无论是何种手术，术前预防性使用抗生素已被证明可显著降低 SSI 的风险，它可将伤口感染的发生率降低约 50%[57]。对于植入性疼痛治疗（如试验和植入阶段），建议预防性使用抗生素（表 74-4）。由于不理想的治疗策略可使感染风险增加 2～6 倍，因此正确选择抗生素、给药途径、剂量和给药时机至关重要[58, 59]。头孢菌素被推荐为一线药物。如果患者对 β- 内酰胺类药物过敏，可选择克林霉素或万古霉素。对于 MRSA 或 MRSA 感染高危的个体（如 MRSA 感染率高的机构），建议使用万古霉素[7, 60]。对于万古霉素过敏的患者，可以考虑使用达托霉素[61]。

有效的预防性使用抗生素策略，必须在手术切皮前达到最低抑菌浓度，并在整个手术期间维持最低抑菌浓度。因此，使用基于体重的药物剂量至关重要。术前抗生素应在切皮前静脉注射（术前 30～60min，万古霉素为术前 120min）。当手术持续时间大于所给抗生素半衰期 2 倍时，需要再次给药（表 74-5）。

对于清洁手术伤口，术后 24h 以后不建议继

表 74-5　预防性使用抗生素推荐意见

抗生素	标准静脉注射剂量	切皮前给药时间	重新给药时间间隔	适应证
头孢唑啉	1g≤80kg 2g＞80kg 3g＞160kg	30～60min 内	3～4h（肌酐清除率＞50ml/min） 8h（肌酐清除率 20～50ml/min） 16h（肌酐清除率＜20ml/min）	一线
克林霉素	600mg≤80kg 900mg＞80kg 1200mg＞160kg	30～60min 内	6h（肌酐清除率＞50ml/min） 6h（肌酐清除率 20～50ml/min） 6h（肌酐清除率＜20ml/min）	β– 内酰胺类药物过敏
万古霉素	1g≤80kg 2g＞80kg 3g＞160kg	120min 内	8h（肌酐清除率＞50ml/min） 16h（肌酐清除率 20～50ml/min） 无（肌酐清除率＜20ml/min）	β_2– 内酰胺类药物过敏 已知耐甲氧西林金黄色葡萄球菌定植

改编自 Bratzler et al.2004 and Alexander et al.2011 [60, 62]

续使用抗生素。术后长时间使用抗生素不能改善预后，并且可能导致预后更差[62, 63]。具体而言，术后持续使用抗生素与体温延迟恢复正常和 CRP 水平升高有关[62]。SCIP 指南推荐在手术后 24h 内停用抗生素[7]。

没有建议或证据支持在硬膜外类固醇注射和关节面阻滞等大多数常规介入疼痛治疗中预防性使用抗生素。然而，在感染风险较高的治疗（如留置导管、后凸成形术和植入装置试验）中，推荐预防性使用抗生素[5, 8]。对于椎间盘造影术和其他椎间盘内手术，是否需要静脉或椎间盘内使用抗生素仍存在争议[8, 64]。

静脉注射抗生素无法保证椎间盘内达到足够的药物浓度。因此，建议椎间盘内使用抗生素。然而，在检验高浓度抗生素对体外培养的人椎间盘纤维环细胞影响的研究中发现，其对细胞存活、细胞增殖和代谢率有害；因此，这些风险也必须被考虑在内[65]。

4. 外科洗手

CDC（ⅠB 类）和 NICE 推荐对手和前臂进行恰当的外科洗手[5, 10]。在美国市场上可买到的消毒液包括酒精、氯己定和（或）碘伏。有证据表明，相较于碘伏，氯己定擦洗液可减少菌落形成数量。然而，缺乏临床相关性的支持数据。因此，缺乏强有力的证据支持使用一种消毒液以替代其他种类[66]。外科洗手的持续时间是保证合格的手部卫生及限制细菌数的最重要因素。外科洗手持续 2～5min 相较于更短时间的洗手技术可显著减少菌落形成数量[67]。

CDC（Ⅱ类）和 NICE 推荐外科洗手前除去手和手腕饰品。该建议同样也被 ASA 及 ASRA 推荐用于镇痛治疗[68]。即使在外科洗手以后，饰品仍可增加医护人员手上的细菌数量[5, 10, 15, 69]。

使疼痛介入治疗相关感染风险最小化的手部卫生方法尚未建立。开展植入及留置导管等操作时建议进行全面的外科洗手。

5. 适当备皮

CDC（ⅠA 类）和 NICE 不推荐常规备皮以降低 SSI 风险，如果备皮，应该使用剪刀[5, 10]。备皮的时间和方法是最重要的考虑因素。一项 Meta 分析比较了不同备皮技术对手术部位感染发生率的影响，发现不备皮、化学方法或者用剪刀备皮对 SSI 发生率影响无差别。然而，剃除毛发可增加 SSI 风险[70]。术前 24h 修剪或剃除毛发均显著增加 SSI 风险[5, 71, 72]。

（四）降低术中风险

1. 手术室中患者皮肤准备

含有异丙醇、碘伏和葡萄糖氯己定的消毒液最常用于患者的皮肤准备。在皮肤消毒前，应清除切口周围明显的污染（CDC ⅠB 类）[5]。一项随机对照研究及一项 Meta 分析结果显示，相较于碘伏，氯己定显著降低 SSI 发生率且节约使用成本[73–75]。

对于疼痛介入手术，由于缺乏临床安全性试验证据，美国 FDA 尚未批准将氯己定用于神经阻滞操作。然而，尚无证据显示，在脊髓麻醉中使用氯己定会增加神经系统并发症[76]。在硬膜外置管前使用氯己定可降低导管细菌定植发生率，其效果优于碘伏[77]。尽管没有研究直接比较疼痛介入手术中葡萄糖氯己定与碘伏的感染率，根据其他外科亚专业的数据推断，氯己定消毒液可提高感染控制率。

2. 铺巾

使用碘伏浸渍的铺巾单可能减少术后皮肤培养阳性的数量[78-80]。然而，没有数据支持常规使用上述方法以降低 SSI[81, 82]。虽然在高危患者中可以考虑使用碘伏浸渍的铺巾单，但文献不支持推广使用。

3. 手术服

CDC（ⅠB 类）、NICE 和 SCIP 推荐在外科手术中实行最大限度的无菌防护措施。2004 年，因操作者未佩戴面罩致使 8 名患者接受神经阻滞治疗后罹患细菌性脑膜炎，为此 CDC 与卫生保健感染控制实践咨询委员会发布声明推荐此类治疗时使用面罩[83]。

建议在介入性疼痛治疗及植入物手术中戴无菌手套。虽然没有研究直接比较戴单副手套和两副手套对 SSI 风险的影响，但多项研究表明，戴两副手套可减少手套内穿孔的发生数量[84]。手套穿孔可导致手术感染发生率升高。因此，在植入物手术中应考虑戴两幅手套以降低 SSI 风险并保护操作者。

4. 手术技术和效率

适当的手术培训有助于减少 SSI。医生经验不足，手术量少，手术时间延长被认为是 SSI 的危险因素[85-87]。一项回顾癌症患者接受 SCS 和 IDDS 的综述提示，手术时间延长可能是 SSI 的危险因素[39]。因此，应尽可能限制手术时间[26]。此外，最近有关 SCS 的调查结果表明，手术量与手术时间呈反比[88]。

5. 伤口冲洗

伤口冲洗的效果取决于冲洗方法、冲洗量、冲洗液类型。因高压和低压脉冲灌洗可能会导致细菌深入到暴露的组织中并妨碍伤口愈合，它们的使用仍存在争议[89]。最佳冲洗量目前未达成共识。然而动物研究表明，较大容量冲洗液更优[90]。

冲洗液通常由生理盐水、消毒液或抗生素组成。杆菌肽在减少伤口细菌方面未显示其优于生理盐水[91, 92]。然而，苯扎氯铵和杆菌肽均与受损伤口的愈合有关[92, 93]。对于植入物术后伤口冲洗，建议通过球形注射器使用生理盐水进行冲洗[94]。

6. 局部抗菌药物

目前已经研究了预防 SSI 的浸渍敷料、局部粉末及封套装置等各种形式的局部抗菌药物。一项随机对照试验显示，氯己定涂层硬膜外导管相较于普通导管可在平均留置导管 3.6 天时使导管穿刺点细菌定植减少 7 倍[95-97]。对于 SSI 高风险患者（如 SCS 和 IDDS 试验，硬膜外导管留置），强烈建议使用氯己定浸渍敷料。

内用万古霉素粉末已得到普及，尤其在脊柱手术中[98]。然而，美国 FDA 目前未批准其使用。万古霉素粉剂减少 SSI 的报道研究结果相互矛盾[99-105]。Meta 分析和系统综述表明，内用万古霉素粉末可有效防止 SSI，尤其在器械植入手术中效果更为显著[106-109]。此外，动物研究表明，局部使用万古霉素可降低植入部位的 SSI[110]。然而，有人担心内用万古霉素可能抑制血清形成，妨害伤口愈合。此外，它可能会增加革兰阴性和多种微生物引起的 SSI[111]。需要开展更多研究以确认并支持在植入物疼痛治疗中常规使用万古霉素粉末。

抗菌封套是一种释放抗生素的生物可吸收聚丙烯网状物。一种含有米诺环素和利福平的抗菌封套已被证明可以分别减少 60% 以上经验性使用、87% 针对 SSI 高危患者选择性使用心脏复律除颤器的植入感染率[112-114]。目前没有数据支持在 SCS 和 IDDS 的植入中使用抗菌封套。然而，对于 SSI 高危患者可以考虑使用抗菌封套。

7. 手术室环境

手术室通风与通道可能影响 SSI 发生率。相较于传统通风系统，层流手术室及高效微粒空气过滤器已被证实可减少 SSI[115-117]。

工作人员是手术室的主要污染源[118]。手术室内人数与通道人流量与空气污染程度正相关[119]。宣教、术前计划、沟通及限制手术时间是减少通道人流量的最有效措施。

手术室内设备中存在许多潜在污染源（如灯手柄、C 型臂荧光镜和超声探头）。据报道，无菌灯手柄的污染率高达 14.5%。因此应尽量减少手术室灯手柄的使用[118, 120]。Biswas 等评价了在脊柱术中采用无菌技术放置的 25 个 C 型臂机窗帘术后的无菌性[121]。手术结束后发现所有部位均被污染。其中图像增强器的前面，上半部分及上端污染率最高。所有手术室人员均应避免接触 C 型臂机。

8. 伤口缝合

伤口缝合时使无效腔最小化非常重要，后者可以使血液积聚成为细菌生长培养基。分层缝合术可以使无效腔最小化并降低组织张力，促进伤口愈合[122]。一些缝合材料可促进细菌定植。例如，多丝缝线（如蚕丝）可能促进细菌在纤维间定植。然而，缺乏证据支持任何缝线减少 SSI[123, 124]。

关于不同缝合方法（缝合线与缝钉）的优势证据彼此矛盾[125]。一项针对妇产科、普外科、头颈外科、血管外科手术的随机对照试验 Meta 分析提示，缝钉可显著降低 SSI[126]。一篇综述总结发现，在心肺转流手术中血管移植后腿部伤口缝合时使用缝线与缝钉吻合的 SSI 发生率存在差异的证据不足[127]。

9. 穿刺针污染

尽管进行了充分的皮肤准备，穿刺针污染仍会出现。在使用 10% 碘伏充分给予皮肤准备后，硬膜外穿刺针污染发生率高达 35%[128]。相较于双针技术，使用单针技术进行椎间盘造影后手术部位感染发生率显著升高（每椎间盘 1.4%vs.0.4%）。所有神经轴手术均应使用带探针的穿刺针以减少取针芯导致皮肤细菌进入穿刺点的风险。椎间盘内手术时应考虑双针技术。对于椎间盘造影，应尽量缩短椎间盘穿刺时间以降低椎间盘炎发生率[129]。

10. 超声引导的区域麻醉与疼痛治疗

超声凝胶和探头均可成为感染的载体（表 74-6）。在进行超声引导区域麻醉和疼痛治疗时操作者应尽量减少由于超声凝胶和探头引起的感染和交叉污染。

鉴于受污染的超声凝胶出现在多起医源性感染案例中，导致美国 FDA 呼吁在经胸超声心动图检查中使用无菌超声凝胶[130-137]。加拿大卫生部 2004 年制定的指南推荐在经组织的任何手术中使用无菌凝胶[138]。最近在美国，专家意见建议将临床风险降至最低（表 74-7）[134]。加拿大卫生部推荐对新生儿进行侵入性治疗，涉及无菌设备或不完整皮肤，以及涉及黏膜的治疗时使用一次性无菌凝胶。此外，一些专家意见推荐在所有介入性疼痛治疗中使用无菌凝胶[134, 139-142]。非无菌包装超声凝胶通常含有对羟基苯甲酸酯。然而，对羟基苯甲酸酯存在抗生素耐药，并且在患者使用前超声凝胶瓶中已证实存在细菌和真菌污染[140]。推荐在介入性镇痛治疗和区域阻滞中使用一次性无菌超声凝胶[141]。

超声设备也可以成为潜在的医源性感染载体[143-145]。虽然没有数据评价无菌探头套或黏性透明敷料降低手术感染率的效果，但建议将其运用于介入性疼痛治疗和区域麻醉[139]。

采用恰当的措施时感染风险很低。一篇综述回顾了 7476 例患者接受超声引导下单次周围神经阻滞注射，评价发现，使用低水平消毒技术结合无菌透明超声薄膜屏障敷料和无菌超声凝胶后未出现阻滞相关感染迹象[146]。

11. 药瓶

多例患者重复误用一次性药瓶（single-use vials，SUV）导致金黄色葡萄球菌感染暴发。2012 年，CDC 因 10 例患者在进行介入性镇痛治疗时暴发金黄色葡萄球菌感染发表声明，强调合理使用一次性药瓶的重要性[147]。最终建议内容如下：①使用无菌注射器无菌抽取 SUV 内药液；②药液应及时使用；③瓶内剩余药液及药瓶应予合理处理；④一次性 SUV 不能用于多名患者；⑤如果 SUV 内药物需用于多名患者，药物只能由具有资质的医务人员在层流罩下严格遵守美国药典 797 标准，从未被使用的 SUV 中分装到药瓶或注射器内后方可使用[148]。

（五）降低术后风险

1. 伤口敷料

CDC 和 NICE 推荐在初次缝合切口后 24～48h 使用无菌闭合敷料（ⅠB 类）[5]。早期研究表明，闭合敷料可促进伤口愈合，降低 SSI[149, 150]。目前没有足够的证据支持使用任何类型的伤口敷料以降低 SSI[151, 152]。

2. 患者宣教和术后伤口管理

术后阶段，需继续实施最小化并发症的各项措施，包括戒烟和控制血糖。需告知患者及家庭成员 SSI 的症状和体征和伤口护理措施，并强调报告任何感染迹象的重要性。术后 10～14 天内应观察并评价患者的伤口愈合情况及 SSI 迹象，应使用无菌技术更换敷料[26]。对于任何 SSI 迹象均应进行密切随访。

（六）感染管理

尽早识别 SSI 是合理治疗的关键所在。实验室检查，如 WBC、CRP 和 ESR，有助于鉴别感染的进程。由于围术期炎症反应增加，可致术后 WBC、ESR 和 CRP 短暂升高。在全关节置换术和脊柱手术中，急性组织损伤后 4～6h CRP 水平升高，并在术后第 2 天或第 3 天达到高峰[153, 154]。ESR 水平上升更慢，在术后第 4 周或第 5 周达到峰值。相较于 ESR，CRP 变化较规律且可较快恢复至正常水平[154, 155]。术后 CRP 动力学对于感染更具反应性与预测性[154]。因此，CRP 水平异常升高是 SSI 的高度敏感性预测因子。同样，CRP 水平正常提示不存在 SSI。

如果发现任何化脓性引流物，应送样本进行细

表 74-6 超声耦合凝胶污染导致医院内感染的病例报道

作　者	使用的凝胶	抗生素	已确认的微生物	污染源	相关操作	医院内感染的类型
Chittick，P. 等[148]		未注明	铜绿假单胞菌	使用中和未开封的凝胶瓶	经食管超声心动图检查	呼吸道感染
Olshtain-Pops，K. 等[140]	250ml 未知凝胶瓶	未注明	木糖氧化无色杆菌	250ml 使用中的凝胶瓶	经直肠前列腺活检	菌尿和败血症
Marigliano，A. 等[144]	未注明	甲基氯异噻唑啉酮和甲基异噻唑啉酮	洋葱伯克霍尔德菌	超声心动图	超声心动图检查	未注明
Jacobson，M. 等[137]	4 个未知生产商的 250ml 凝胶瓶	丙基和甲基对羟基苯甲酸酯	洋葱伯克霍尔德菌，产酸克雷伯菌，嗜麦芽窄食单胞菌，皮氏罗尔斯顿菌，成团泛菌，肠杆菌，稳定伯克霍尔德菌	250ml 使用中的凝胶瓶	诊断性超声检查	呼吸道感染，菌尿，皮肤伤口
Hutchinson，J. 等[139]	250ml 未知凝胶瓶，5L 已打开的库存瓶	对羟基苯甲酸甲酯	洋葱伯克霍尔德菌，阴沟肠杆菌	在生产过程中被污染的凝胶	经直肠前列腺活检	尿路感染和败血症
Weist，K. 等[142]	500ml 未知凝胶瓶	未注明	MSSA	刮勺和 500ml 使用中的凝胶瓶	新生儿髋关节超声检查	脓皮病
Gaillot，O. 等[138]	250ml Sonecho 凝胶瓶；Echos Contacts，Eragny，France	未注明	产生广谱内酰胺酶的肺炎克雷伯菌	宽口的散装容器	急诊室超声扫描	尿路感染及皮肤损伤
Keizur，J. 等[149]	未注明	未注明	洋葱假单胞菌	便携式配药瓶和打开的散装配药器	经直肠前列腺活检	尿路感染

经许可转载，引自 Provenzano et al.2013.[147]

表 74-7 超声引导下手术感染控制实践指南

- 遵循美国 CDC 关于医疗机构对超声传感器进行再处理的消毒和灭菌指南
- 在进行超声扫描前，确认设备已经过适当的清洁和消毒
- 使用无菌探头套或无菌黏性透明敷料
- 一次性无菌超声耦合剂应用于以下操作
  - 进行活检或穿刺
  - 涉及黏膜的手术
  - 扫描不完整的皮肤
  - 扫描手术伤口附近区域
  - 扫描新生儿和小儿危重症患者
- 非无菌超声凝胶可用于完整皮肤上的低风险、非侵入性手术和低风险的患者
- 密封不同剂量、非无菌凝胶容器，用尽时更换
- 不重复使用超声凝胶容器，用尽时更换
- 加温超声凝胶时，首选干热的方法

改编自 Oleszkowicz et al.2012 and Narouze et al.2012[142, 147]

菌培养和药敏检测。对神经轴或疼痛介入治疗推荐进行影像学检查，以确定硬膜外腔是否存在感染。设备条件允许时应考虑选择普通或钆增强 MRI 作为首选的成像方式[156]。

有时，表浅感染可通过伤口护理及抗生素治疗得到控制，然而植入物感染时通常需要取出植入装置[157]。取出植入物后应送细菌培养及药敏检测。形成的生物膜会使清除植入物感染变得异常困难。当接受植入型心律转复除颤器患者出现发生器囊袋感染时，超过半数的患者会出现感染复发[158]。同样，深部脑刺激器感染后采用保守治疗的成功率低于 40%[159]。一项多中心回顾性综述表明，针对 SCS 术后发生的 SSI，78% 的患者需要取出植入物[157]。当植入物感染问题得到彻底解决后方可考虑再植手术，再植时需考虑改变植入脉冲发生器或储药池的植入部位。

（七）结论

手术部位感染与发病率、临床结局和经济成本显著相关。医生开展介入治疗时必须了解并合理遵循感染控制指南。表 74-8 和表 74-9 根据疼痛治疗分类总结了感染控制建议。一旦发生感染，需要及时进行识别和适当治疗。此外，需进一步开展研究并制定介入疼痛治疗的指南和建议。

二、介入性疼痛治疗中的抗凝问题的思考

（一）概述

ASRA 发布了几项服用抗凝血药患者的区域麻醉指南[1]，包括遵循区域麻醉指南或凝血检查正常时硬膜外类固醇注射后血肿或 SCS 植入后血肿，这也导致 ASRA 专门针对介入疼痛治疗制订了一项指南[2, 3]。导致上述情况发生的原因包括老年患者、椎管狭窄伴硬膜外间隙缩小或椎板切除术后瘢痕。SCS 植入时使用以优化放置电极为目标的具有进退功能的大口径穿刺针。疼痛门诊患者也可能服用通常认为不会影响止血但可能影响凝血的药物。这些药物包括抗惊厥药和 SSRI[4, 5]。本章将探讨使用抗凝血药患者的介入性疼痛治疗。GP ⅡB 抑制药由于是短期用药，不在讨论范围。患者通常使用 P2Y12 抗血小板抑制药。

（二）风险分层

ASRA 疼痛指南根据介入性手术类型（表 74-10）对出血风险进行分层。不同手术的出血风险、进展和血肿导致的后果各不相同。例如，腹部和骨盆交感神经阻滞临近大血管结构，不易压迫，注射后血肿相关症状不明显。椎体内手术相关脊髓压迫会带来毁灭性后果。痛点注射、浅表神经阻滞（如头皮的枕神经阻滞）和无血管区域的关节注射的相关出血并发症极少。为了防止患者发生脑卒中、心肌梗死或静脉血栓栓塞，轻度抗凝的相关风险较小且影响轻微，是可以被接受的。

具有出血高危因素的患者接受较低或者中等风险手术时应分别被认为具有中等或高危风险。具有出血高风险的患者包括高龄、同时使用抗凝血药、低体重或罹患终末期肝肾疾病。

（三）阿司匹林和非甾体抗炎药

阿司匹林通过乙酰化丝氨酸不可逆地灭活 COX-1，阻断血栓素产生并抑制血小板活化、血小板聚集和血栓形成[6]。该药物使骨髓巨核细胞中的 COX-1 同工酶失活，抑制后者产生血小板。阿司匹林也会引起继发性止血，并通过乙酰化纤维蛋白原和增强纤维蛋白溶解来破坏血栓的稳定性[7]。大剂量阿司匹林可通过抑制 COX-2 阻止内皮细胞产生前列环素。

美国若干指南推荐老年患者服用 100mg 以内的低剂量阿司匹林预防心血管疾病的发生[8, 9]。最近的研究对此方案提出了质疑。虽然一项大型研究显示

表 74-8 指导感染控制措施的疼痛治疗分类

A	B	C	D	E
痛点注射	椎板间硬膜外类固醇注射	椎间盘内手术	周围神经电刺激试验	周围神经电刺激器植入 / 修正
周围神经阻滞	经椎间孔硬膜外类固醇注射	留置导管（外周、硬膜外、鞘内）	脊髓电刺激试验	脊髓电刺激器植入 / 修正
	小关节和内侧支神经阻滞注射和射频消融术		背根神经节刺激试验	背根神经节刺激器植入 / 修正
	肌肉骨骼和关节注射		椎体强化术（椎体成形术和后凸成形术）	棘间撑开器 / 融合植入 / 修正
	骶髂关节注射和骶外侧支阻滞		微创腰椎减压术	鞘内导管和泵的植入 / 修正
	椎旁阻滞		椎基底神经消融术	骶髂关节融合术
	交感神经阻断术（星状、奇神经节、内脏、腹腔、腰部、上下腹部神经丛）			
	单次鞘内药物试验			
	鞘内泵加药			

服用小剂量阿司匹林可获得小但具有统计学意义的益处，但这种改善主要体现在前 5 年，并且主要是集中在糖尿病患者中[10]。这种获益的结果在其他 6 次试验中未得以再现[8]。

最近的一篇文章比较了阿司匹林联合华法林、肝素、达比加群和利伐沙班预防全髋关节置换术（total hip replacement，THR）和全膝关节置换（total knee replacement，TKR）术后 VTE 的临床疗效[11]。对 THR 和 TKR 的独立分析结果显示，使用阿司匹林和其他抗凝血药配伍对 VTE 和肺动脉栓塞（pulmonary embolism，PE）风险的影响无显著统计学差异。阿司匹林和其他抗凝血药配伍导致的包括大出血在内的不良事件风险无统计学差异[11]。此外，使用阿司匹林与低分子肝素对 VTE 影响无显著统计学差异。这些结论支持美国胸科医师学会（American College of Chest Physicians，ACCP）主张使用阿司匹林预防 THR 和 TKR 术后患者发生 VTE[12]。

阿司匹林药物峰值水平出现在服药后 30min，其显著抑制血小板作用出现在服药后 1h[13]。对于肠溶阿司匹林，血浆峰值可能会延迟至服药后 3～4h。血小板的平均寿命为 7～10 天[14]。每天有大约 10% 的循环池中的血小板被更换[15]，导致 50% 的循环中的血小板在 5 天内不受阿司匹林影响。

低风险疼痛治疗患者可继续服用阿司匹林[3]。虽然区域麻醉指南允许在服用阿司匹林的情况下进行神经阻滞，疼痛指南的意见却与之相反。停用阿司匹林的时间长短取决于患者服用阿司匹林的原因。对于无明显心血管疾病而服用阿司匹林来进行一级预防的患者停药 6 天，而对于二级预防的患者则停药 4 天。术后 24h 恢复用药（表 74-11）。

血小板表达 PDE、双嘧达莫和西洛他唑 PDE 同工酶。PDE-3 抑制药增加第二信使 cAMP 水平，而 PDE-5 抑制药增加 cGMP 水平。西洛他唑抑制 PDE-3，而双嘧达莫抑制 PDE-3 和 PDE-5；联合使用双嘧达莫与阿司匹林可获得更显著的效果。通过抑制 cAMP、cGMP 和 PDE，这些药物可使血小板聚集减少约 40%[16]；它们也促进血管扩张。双嘧达莫半衰期为 10h。缓释双嘧达莫联合阿司匹林，前者半衰期可达 13.6h[17]。西洛他唑血浆浓度在服药后 2h 达到峰值。最大限度血小板聚集发生在服药后 6h[16]。与双嘧达莫相类似，西洛他唑的消除半衰期为 10h。5 个半衰期以后，相当于 50h 后，97% 的药物被清

表 74-9　根据手术类型降低手术部位感染风险技术的建议总结

降低风险的技术[#]	A	B	C	植入式治疗
患者风险因素的识别和优化	×	×	×	×
金葡菌携带者的筛查和细菌携带者去定植化			植入式试验*	×
术前静脉注射抗生素			×	×
肥皂水或酒精类洗手液洗手	×	×	×	×
2～5min 外科洗手			×	×
不佩戴手部或手臂首饰		×	×	×
无菌手套	×	×	×	×
两层手套				×
无菌手术衣			×	×
手术帽和口罩		×	×	×
用氯己定对患者的皮肤进行消毒	×	×	×	×
全身铺盖手术巾			×	×
使用特定手术缝合针		×	×	×
无菌 C 型臂机罩			×	×
无菌超声探头罩和凝胶	×	×	×	×
无菌生理盐水冲洗伤口				×

*. 只推荐考虑植入式疼痛治疗试验
#. 请参考表 74-8 的程序分类

表 74-10　有严重出血潜在风险的疼痛治疗

高风险治疗	中风险治疗	低风险治疗
SCS 试验和植入	椎间盘和经椎间孔 ESI	周围神经阻滞术
IT 导管和泵植入	颈椎关节面 MBB 和 RFA	周围神经电刺激术
椎体成形术，后凸成形术	椎间盘内手术	囊袋修正，IPG，IT 泵置换术
硬膜外腔镜和硬膜外减压术	交感神经阻断术（星状，腰部，内脏）	胸椎和腰椎关节面 MBB 和 RFA
经皮椎板切开减压术	三叉神经节和蝶腭神经节阻滞术	骶髂关节注射和 LBB
背根神经节刺激术		外周关节和骨骼肌注射
		痛点注射和梨状肌注射

ESI. 硬膜外类固醇注射；IT. 鞘内；IPG. 植入式泵发生器；LBB. 侧支阻滞；MBB. 内侧支阻滞；RFA. 射频消融

经许可转载，引自 Narouze S, Benzon HT, Provenzano D, et al. Interventional spine and pain procedures in patients on antiplatelet and anticoagulant medications: guidelines from the American Society of Regional Anesthesia and Pain Medicine, the European Society of Regional Anesthesia and Pain Therapy, the American Academy of Pain Medicine (AAPM), the International Neuromodulation Society, the North American Neuromodulation Society, and the World Institute of Pain. *Reg Anesth Pain Med*. 2018;43:225–262.

表 74-11 中 – 高风险疼痛治疗中停用和恢复抗血小板药物间隔时间的建议

药　物	停药与疼痛手术的间隔时间	术后恢复用药时间
阿司匹林	二级预防用药 4 天，一级预防用药 6 天	24h
西洛他唑	2 天	24h
双嘧达莫	2 天	24h
氯吡格雷	7 天，若研究显示血小板功能已充分恢复，则为 5 天	给予负荷剂量时为 12h，常用每天维持剂量时则为 24h
普拉格雷	7 天	24h
替格瑞洛	5 天	24h
坎格雷洛	1～2h	a

a. 给予坎格雷洛的患者通常维持口服 P2Y12 抑制药

除[18]。因此停药 2 天已足够，手术后 24h 恢复用药。

非甾体抗炎药可逆地阻断了 COX。停药 5 个半衰期意味停用布洛芬、双氯芬酸、酮咯酸和吲哚美辛 1～2 天，萘普生和美洛昔康 4 天，萘丁美酮 6 天，以及停用奥沙普嗪和吡罗昔康 10 天。术后 1 天恢复用药。

（四）P2Y12 抑制药

血小板致密颗粒释放的 ADP 与两个血小板结合 G 蛋白偶联受体 P2Y1 和 P2Y12 结合。P2Y1 启动 ADP 诱导的血小板聚集，而 P2Y12 通过抑制腺苷酸环化酶介导的信号通路促进血小板聚集并降低细胞内 cAMP 水平。P2Y12 抑制药包括氯吡格雷、普拉格雷、替格瑞洛和坎格雷洛。罹患心血管疾病的患者通常需要配伍服用 P2Y12 抑制药和阿司匹林，即“双重抗血小板疗法”。在经皮冠状动脉介入治疗（percutaneous coronary intervention，PCI）和最初短期给予双重抗血小板治疗后，使用 P2Y12 抑制药的单一治疗在平衡 PCI 后出血和血栓风险方面似乎是一种更好的策略[19]。

氯吡格雷和普拉格雷是不可逆的 P2Y12 抑制药。两者都是需要经两步代谢才能转化为它们的活性代谢产物。氯吡格雷易受遗传多态性影响，9% 的患者对药物无反应。氯吡格雷可抑制 60% 的血小板，而普拉格雷的血小板抑制率为 90%[20]。因此，建议对中 – 高风险手术停药 7 天（表 74-11）。一项研究表明，大多数患者 5 天后血小板未被抑制，而小部分患者血小板受到轻度抑制[21]。对于 VTE 或心脏疾病高风险且需行 SCS 植入试验患者，停药 5 天可能较为合理。考虑到试验在 5～7 天内进行，上述安排是有预见性的。停药 5 天时应检测血小板活性。常用的 P2Y12 受体抗血小板活性测试包括 VerifyNow P2Y12 测定或采用血栓弹力图检测血小板分布比例。

与氯吡格雷和普拉格雷相比，替格瑞洛直接激活 P2Y12 抑制药。它抑制 90% 的血小板聚集，停药 5 天后血小板功能恢复正常[22]。坎格雷洛是另一种直接 P2Y12 抑制药，经静脉给药，已被批准用于临床接受经皮冠状动脉介入治疗的患者[23]。坎格雷洛起效时间为几分钟，半衰期为 3～7min。停药后 1h 血小板功能恢复正常。如果必须行疼痛治疗，至少停药 1h。

普拉格雷和替格瑞洛应在术后 24h 恢复用药，因为这些药物在 2～4h 内起效。如果按常规剂量给药 75mg，氯吡格雷可在疼痛治疗后 12h 开始服药，而后者需要 1～2 天才能完全发挥效果。然而，若给予 300～600mg 负荷剂量的氯吡格雷，其数小时后起效，因此需在术后 24h 开始服用。

两种新型 P2Y12 受体拮抗药目前正在临床研发阶段。维卡格雷是氯吡格雷的类似物，可促进其活性代谢物的形成。口服给药达到峰值的时间为 4h，而失效需要 5～10 天，与氯吡格雷类似[24]。塞拉格雷通过皮下注射，快速起效，失效时间大约为 24h。维卡格雷和西拉格雷的临床适用剂量尚有待明确。

（五）维生素 K 拮抗药

华法林抑制维生素 K 依赖性凝血因子 γ 羧基化。

这些凝血因子（clotting factors，CF）具有不同的半衰期：CFⅦ为 6～8h，CFⅨ为 20～24h，CFⅩ为 20～42h，CFⅡ为 48～120h[25, 26]。最初的抗凝作用源于抑制凝血因子Ⅶ。这种效应可因抗凝蛋白 C 减少而被拮抗，使 INR 在华法林早期治疗阶段变得不可靠。华法林抗凝作用完全起效需要 4 天，此时Ⅱ因子水平显著降低。当 CF 浓度达到 40% 或以上时被认为足以止血，浓度低于 20% 时与出血相关[27]。华法林在美国得到使用，阿西诺考马洛则在欧洲得以使用。两种药物 INR 正常化的差异在于，华法林为 5 天而阿西诺考马洛为 3 天。

华法林的治疗指数较窄，患者间剂量差异较大，遗传因素导致华法林剂量变异度较大。CYP2C9 和（或）VKORC1 酶变异患者需要的华法林剂量较低。然而，基于基因的剂量研究结果并不一致[28]，尚未与已验证的剂量反应曲线进行充分研究比较，并且其药物遗传学测试不具备成本效益[29]。

对于需要紧急手术的患者（决定 4h 内进行手术），美国心脏病学会和 ACCP 推荐使用四因子凝血酶原复合物浓缩物（prothrombin complex concentrates，PCC）逆转维生素 K 拮抗药[30, 31]。由于 PCC 中的 CF 半衰期较短，为 6～72h，建议同时服用维生素 K 以促进肝脏合成凝血因子[31]。然而，ASA 会员更青睐新鲜冷冻血浆而非 PCC[32]。

在未服用华法林的患者中，INR 为 1.4 对于神经阻滞患者而言是可以接受的。这是因为研究已经表明维生素 K 依赖性凝血因子的活性在上述 INR 水平已经足够维持正常凝血。在通常停用 5 天华法林的患者中，ASRA 指南推荐在实施中 – 高风险手术之前，患者 INR 需恢复正常（1.2 或以下）（表 74–12）[3]。此项建议得到以下研究结果的支持：研究发现，两位 INR 分别为 1.3 和 1.4 的患者 CFⅩ和Ⅱ的水平低于 40%[33]。这个结果与欧洲和斯堪的纳维亚指南相悖，后者认为只要华法林停药 5 天，INR 低于等于 1.4 是可接受的[34, 35]。

在华法林停药期间，对于静脉血栓栓塞高风险患者可以考虑使用低分子肝素桥接治疗。然而，一项针对心房颤动患者的研究表明，停用华法林而不使用桥接治疗疗效并不比使用达特肝素桥接治疗差[36]。该研究观察对象为心房颤动患者，其结果可能不适用于人工心脏瓣膜置换的患者。

（六）肝素和低分子肝素

肝素灭活凝血酶（Ⅱa 因子）、Ⅸa 因子和Ⅹa 因子[1]。静脉注射肝素立即起效，而皮下途径给药需要 1h 才能起效。静脉注射肝素疗效可持续 4～6h。肝素的半衰期随着剂量的增加而增加：25U/kg 半衰期为 30min，100U/kg 半衰期 60min，而 400U/kg 半衰期为 150min[37]。通过 aPTT 监测肝素的抗凝效果。当 aPTT 为基础值的 1.5～2.5 倍时，可达到抗凝治疗效果。给予 1mg 鱼精蛋白每 100U 肝素可逆转肝素的抗凝作用。

接受静脉肝素治疗的患者应避免接受选择性介入手术。可以通过药物和辅助治疗来减轻患者疼痛。如果需要实施手术，应在停止静脉注射肝素至少 6h 以后进行。药物在神经阻滞后 2h 重新使用。如果进行中 – 高风险手术，特别是容易出血的手术，则需观察 24h 后方可重新给药（表 74–12）。

ASRA 区域麻醉指南允许继续皮下给予肝素（每天 2 次），而疼痛指南建议皮下给予肝素至少 6h 后方可进行介入手术。该药物可在手术至少 2h 以后重新使用。2 项分别围绕 714 例和 928 例接受神经阻滞患者的研究结果显示，每天 3 次皮下注射肝素是安全的[38, 39]。这些发现使最近的 ASRA 指南允许在皮下注射肝素 6h 后进行介入疼痛治疗，但对于高风险手术仍需在皮下注射肝素 24h 后进行[3]。

建议对于癌症相关的 VTE 患者长期每天皮下注射 LMWH 治疗[40, 41]。对于使用低分子肝素的患者，ASRA 疼痛指南建议介入疼痛治疗后 12h 内停用预防剂量的依诺肝素。介入疼痛治疗后 24h 内停用治疗剂量的依诺肝素（1mg/kg）和达特肝素。低风险疼痛治疗后 4h 可恢复用药（表 74–12）。

在中 – 高风险手术患者中，华法林、肝素和 LMWH 需在手术 24h 后恢复使用（表 74–12）。使用上述抗凝血药的患者不应同时使用包括抗血小板、非甾体抗炎药、SSRI 和其他抗凝血药等影响止血的药物。

（七）纤维蛋白溶解药

血管内纤维蛋白可被纤溶酶溶解，后者来源于无活性的纤溶酶原前体。纤维蛋白溶解剂溶解纤维蛋白。链激酶和尿激酶通过激活纤溶酶原溶解血栓，阿替普酶和替奈普酶对纤维蛋白的选择性更强，而对纤溶酶原的影响很小。纤维蛋白溶解剂的半衰期只有几小时，但纤维蛋白原和纤溶酶原的半衰期长

表 74-12 在介入性疼痛手术中华法林、肝素和低分子量肝素停药和复药间隔时间的建议

药 物	疼痛手术前药物停用时间	术后恢复用药时间
华法林	5 天，INR 恢复至正常	24h
肝素 IV	4h	2～24h
皮下注射肝 bid	6～24h	2～4h
皮下注射肝 tid[a]	6～24h	2～4h
LMWH，预防剂量	12h	4～24h
LMWH，治疗剂量	24h	4～24h
LMWH，达特肝素	24h	4～24h
纤维蛋白溶解药[a]	48h	[b]

a. 仅在必要时行介入性疼痛手术
b. 见正文
bid. 每天 2 次；INR. 国际标准化比值；IV. 静脉注射；LMWH. 低分子肝素；tid. 每天 3 次

达 27h。ASRA 疼痛指南建议对这些患者避免开展介入性疼痛治疗。如果需要进行疼痛治疗，至少待药物使用 48h 以后方可开展。该 48h 间隔时间长于斯堪的纳维亚指南，该指南建议停药后间隔 24h 方可进行神经阻滞[35]。考虑到缺乏这些患者的相关数据，选择更长的时间间隔可能更可取。由于缺乏这些药物溶解血栓能力的数据，尚不清楚恢复用药的具体时间。鉴于溶栓药物在 6h 后无法溶解脑血栓，24h 的间隔时间较为合理[42]。

（八）磺达肝素钠和直接口服抗凝血药

CFⅩ处于内源性和外源性凝血级联反应的交汇点。磺达肝素钠是一种人工合成的Ⅹa 因子抑制药。直接口服抗凝血药（direct oral anticoagulants，DOAC）包括Ⅹ因子抑制药利伐沙班、阿哌沙班和艾多沙班。另一种 DOAC 是达比加群，它是凝血最终产物，即凝血酶的直接抑制药。

磺达肝素钠是一种选择性 CFⅩa 抑制药。与肝素不同，磺达肝素钠对凝血酶的抑制作用很小。该药物经皮下注射生物利用度完全，并且立即起效，其半衰期为 15～20h，不经任何代谢直接由肾脏排泄[43]。磺达肝素用于预防全关节置换术患者的 VTE，并可用于治疗 VTE 和 PE。对于老年人、低体重患者和肾损害患者慎用。ASRA 指南建议在进行中 – 高风险介入性疼痛治疗之前，间隔 5 个药物半衰期或停药 3～4 天（表 74-13）。24h 后恢复用药。

DOAC 的引入彻底改变了 VTE 患者与心房颤动预防脑卒中患者的管理。2016 年 ACCP 和 2017 年欧洲心脏病学会指南推荐将 DOAC 用于深静脉血栓及肺栓塞患者[40, 41]。上述指南还建议，在非癌症 VTE 患者的长期治疗中，DOAC 优于维生素 K 抑制药或阿司匹林。DOAC 具有较宽的治疗窗口，需要的实验室监测较少，相较于维生素 K 拮抗药出血较少。然而，尤其在老年人和肾病住院患者中仍会发生出血[44]。缺乏关于 DOAC 在区域麻醉和介入疼痛治疗中的安全性的公开研究，因此需根据其药代动力学特点停药。相较于 2、3、6 个半衰期后药物浓度分别为 25%、12.5% 和 1.6%，5 个半衰期后，97% 的药物被清除[18]。为确保抗凝血药的血浆浓度低但不影响干预效果，ASRA 疼痛指南建议最后一次给抗凝血药和介入注射之间间隔 5 个抗凝血药半衰期。

达比加群被批准用于接受膝关节或髋关节成形术后的非瓣膜性心房颤动和 VTE 患者，以预防患者发生脑卒中[45]。达比加群是一种前体药物，起效时间为 1.5～3h，半衰期为 14～17h，80% 经肾脏消除。肾功能不全者可导致其半衰期加倍至 14～28h[46]。在疼痛治疗前推荐对达比加群停药 5 个半衰期，相当于停药 4 天（表 74-13）。对罹患肾脏疾病的患者应间隔观察 6 天。术后 24h 恢复用药。

在美国、欧洲和加拿大，利伐沙班被批准用于预防非瓣膜性心房颤动患者脑卒中，预防和治

表 74-13 介入性疼痛治疗中直接口服抗凝血药停用和恢复的间隔时间、实验室检查和药物逆转的推荐意见

药 物	停药与疼痛治疗的间隔	恢复用药	实验室检查	药物逆转
磺达肝素钠	4天	24h		
达比加群	4天（肾病患者为6天）	24h	稀释 TT ECT	服用伊达鲁珠单抗 2h 内使用活性炭
利伐沙班	3天	24h	PT 抗Ⅹa因子检测	服用安德刹特 α8h 内使用活性炭
阿哌沙班	3天	24h	抗Ⅹa因子检测	服用安德刹特 α3h 内使用活性炭
依多沙班	3天（肾病患者为6天）	24h	抗Ⅹa因子检测	[a]
倍他沙班	5天	24h	抗Ⅹa因子检测	[a]

a. 截至2020年7月，安德刹特 α 尚未获得美国 FDA 批准用于逆转依多沙班和倍他沙班

ECT. 蛇静脉酶凝结时间法（不易获得）；PT. 凝血酶原时间；TT. 凝血酶时间

疗 VTE，以及预防骨科手术后 VTE[45, 47]。口服利伐沙班后 2.5～4h 达到药物浓度峰值，其半衰期为 5～13h[48, 49]。肾功能正常的老年患者（>65岁）无须调整利伐沙班的剂量[50]。在开展中－高风险手术之前，建议间隔5个半衰期，或停药3天。药物可在手术 24h 后恢复使用（表 74-13）。

阿哌沙班是一种Ⅹa因子抑制药，用于预防非瓣膜性心房颤动患者的脑卒中，以及髋关节和膝关节置换术后 VTE。在 3～4h 内达到其血浆浓度峰值，其半衰期为 8～13h[51, 52]。对于出血风险不高的患者，建议在开展中－高风险介入性疼痛治疗前停药3天。手术 24h 后恢复用药。

依多沙班是一种被批准用于预防心房颤动患者脑卒中、治疗 VTE 和 PE 的Ⅹa因子抑制药。服用后 2h 达到最大浓度，抗凝作用持续时间在 2h 以内。药物的生物利用度为60%，50%通过肾脏排泄，50%通过胆道系统排泄。年龄、性别和种族对依多沙班的药代动力学无影响。严重肾功能损害患者的依多沙班清除率显著降低[53]。其半衰期为 10～14h[53, 54]。5个半衰期（55h 或 2.5天）意味着对于无肾脏疾病的患者，安全开展介入治疗前需停药3天。对于罹患肾脏疾病的患者应考虑更长的停药间隔（如5～6天）。手术 24h 后恢复用药（表 74-13）。

倍他沙班是 FDA 批准的唯一一种 CFⅩa 抑制药，用于急性疾病患者的血栓预防[55, 56]。该批准基于一项研究结果，即倍他沙班在预防急性疾病患者 VTE 方面与依诺肝素同样有效[57]。该研究得到了两篇 Meta 分析的结论支持，与标准持续时间使用低分子肝素相比，包括倍他沙班在内的 CFⅩa 抑制药可显著减少 VTE[58, 59]。倍他沙班的生物利用度为35%；达到最大血浆浓度的时间为 3～4h，半衰期为 19～27h。它主要通过肝胆清除（82%～89%），CYP 系统在其代谢中不起主要作用；因此，药物相互作用不是主要考虑问题。推荐初始剂量为口服 160mg，随后每天 80mg，持续 35～42天。与其他 CFⅩa 抑制药一样，出血是一个不容忽视的问题。该药物较长的半衰期是介入性疼痛治疗医师的一个关注问题。5个半衰期意味着药物应在疼痛治疗前停用5天（表 74-13）。

（九）实验室检测、药物逆转和急诊手术前直接口服抗凝血药的管理

已关注到 DOAC 的平均浓度和谷浓度，然而，由于其有效性和安全性并非基于特定血浆浓度，因此未将其作为研究目标[49]。尽管两者之间不存在线性关系，达比加群治疗后 aPTT 延长。当达比加群浓度较低（≤200ng/ml）时，aPTT 随药物浓度增加呈大于线性关系的延长，在达比加群浓度较高（>200ng/ml）时，aPTT 与药物浓度改变呈线性关系（表 74-13）[60, 61]。TT 对达比加群的作用高度敏感。蛇静脉酶凝结时间（ecarin clotting time，ECT）直接测量凝血酶生成，并与达比加群浓度呈线性和剂量依赖关系。PT 是最不敏感的测试，而稀释 TT 和 ECT 是达比加群的可选测试[60]。

尤以 Neoplastin 作为测试试剂时，利伐沙班的作

用与 PT 之间呈线性关系（表 74-13）。与利伐沙班相比，阿哌沙班对 PT 的影响很小。艾多沙班呈剂量依赖性延长 PT，但该检测不够敏感。不同 PT 试剂对 CFⅩa 抑制药的敏感性存在显著差异，因此每个实验室应针对利伐沙班、阿哌沙班和艾多沙班对 PT 进行校准，以确定每种药物对检测的影响。用于监测Ⅹa 因子直接抑制药的抗Ⅹa 因子显色分析包括分析物特异性校准。它为监测这些药物的抗凝效果提供了最佳选择[60]。

活性炭可防止达比加群在肠道内被吸收，但需要在摄入达比加群 2h 内给药（表 74-13）。伊达鲁珠是一种单克隆抗体片段，它可以与游离及凝血酶结合的达比加群相结合。研究显示了该药物在健康志愿者[62]和严重出血或急诊手术患者[63]中逆转达比加群的疗效。伊达鲁珠单抗的剂量为 5g 静脉注射，每次 50ml 推注（2.5mg）分 2 次给药，间隔不超过 15min。2019 年更新的 ACC/AHA/HRS 指南建议，在出现危及生命的出血或急诊手术的情况下，使用伊达鲁珠单抗逆转达比加群[64]。

必须在服用利伐沙班后 8h 内使用活性炭以减少利伐沙班的吸收。服用阿哌沙班后 3h 内使用活性炭可能有效。安德剎特 α 是一种重组修饰的人Ⅹa 因子诱导蛋白，可结合和隔离Ⅹa 因子抑制药。一项随机安慰剂对照研究表明，安德剎特 α 能有效降低利伐沙班和阿哌沙班的抗凝效果[65]。随后的一项试验评估了安德剎特 α 在逆转 CFⅩa 抑制药（和依诺肝素）相关大出血中的疗效。首剂给药后，在接受利伐沙班的患者中，抗Ⅹa 因子活性中位数比基线下降 89%，在接受阿哌沙班的患者中抗Ⅹa 因子活性中位数比基线下降 93%[66]。在随后的 2h 输注期间，抗Ⅹa 因子水平保持稳定。对于接受＞10mg 利伐沙班、＞5mg 阿哌沙班或未知剂量抗凝血药，或在距最后一次给予抗凝血药 8h 内的患者，可以大剂量（以 30mg/min 的目标速率静脉推注 800mg）给予安德剎特 α，随后以 8mg/min 连续输注药物 2h（960mg）。另外，也可小剂量给药（以 30mg/min 的目标速率静脉推注 400mg），随后以 4mg/min 连续输注药物 2h（480mg）[67]。AHA/ACC/HRS 推荐在危及生命或无法控制出血的患者中，使用安德剎特 α 逆转阿哌沙班和利伐沙班[64]。关于使用凝血酶原复合物逆转直接口服抗凝血药的有效性研究尚无定论[68]。该药物的使用与直觉相悖，因为这些患者的凝血因子水平并未降低[32]。

（十）抗抑郁药

TCA 和非 5-HT 能抗抑郁药与出血增加无关。5-HT 再摄取抑制药（serotonin reuptake inhibitors，SRI）发挥抗血小板作用。这些 SRI 降低血小板的 5-HT 含量并抑制 5-HT 介导的血小板聚集[69-71]。在服用 SRI 患者中发现出血增加[72]。SRI 的抗血小板作用和小剂量布洛芬相当。然而，疼痛患者可能正在服用其他增强 SRI 抗血小板作用的药物。

（十一）中药

大蒜影响血小板聚集，每天 25mg 小剂量即可抑制血小板聚集。有病例报道一位老年人每天服用 2000mg 大蒜后发生自发性脊髓血肿[73]。大量服用时，应在疼痛治疗前停用 7 天大蒜。当归增强了华法林的作用，而丹参减少了华法林的清除。因此，在开展介入性手术之前，应检查服用这些药物的患者 INR。银杏叶抑制血小板活化因子，建议术前停药 36h[3]。

（十二）针对 CFⅪ的新型抗凝血药

一种以内源性凝血途径 CFⅪ为靶点的新型抗凝血药正在进行第 2 阶段和第 3 阶段试验[44]。动物实验表明，CFⅪ和Ⅻ活性降低可阻止血栓形成，CFⅪ抗体相比 CFⅫ更能显著减少血小板和纤维蛋白沉积[74]。先天性 CFⅪ缺乏症患者发生 VTE 的风险降低，这促使研究人员推测抑制 CFⅪ的药物所引起的出血具有局限性。抑制 CFⅪ的两种机制分别为通过反义寡核苷酸或单克隆抗体[75]。比较 FXI-ASO 和依诺肝素在预防全膝关节置换术后 VTE 中的作用。在手术前 36 天皮下给予 FXI-ASO，治疗期间每周 3 次，后连续 4 周每周给予 1 次剂量。另一组，术前一晚或术后 6～8h 皮下注射依诺肝素 40mg，术后至少持续 8 天每天给药 1 次[76]。结果发现，给予 200mg FXI-ASO 的方案疗效不劣于依诺肝素，给予 300mg FXI-ASO 的方案疗效优于依诺肝素。FXI-ASO 方案的出血量，及血凝块数量较少。作者认为每毫升 0.2U 是 CFⅪ水平有效抗血栓作用的临界值。FXI-ASO 起效缓慢，因此在需要快速达到抗凝效果时不适用。一种人单克隆免疫球蛋白抗体奥索西可以与 CFⅪa 的活性部位结合，阻止后者被激活。一项随机临床试验比较了奥索西单抗与依诺肝素和阿哌沙班预防 TKA 后 VTE 的效果。比较单次静脉注射奥索西单抗、皮下注射 40mg 依诺肝素、每天 2 次口服 2.5mg 阿哌沙班，持续至少 10 天的疗效[77]。术后分别给予 0.6mg/kg、1.2mg/kg 和 1.8mg/kg 的奥索西单抗以达到非劣目标，而术前给予 1.8mg/kg 奥索西单抗以达到疗效优于依诺肝素的目标。研究者认为，0.6～1.2mg/kg 奥索西单抗剂量最有前景[77]。在接受奥索西单抗、依诺肝素和阿哌沙班治疗的患者中，分别观察到 4.7%、5.9% 和 2% 的患者有出血情况。

奥索西单抗的作用机制不同于 FXI-ASO，奥索西单抗抑制 CFⅪ，而 FXI-ASO 阻断肝脏合成 CFⅪ。奥索西单抗快速抑制 CFⅪ，aPTT 在输注单抗后 2h 内延长[78]，而 FXI-ASO 需要数周才能将 CFⅪ水平降至治疗水平[79]。FXI-ASO 具有较长的消除半衰期，在最后一次给药后 1 个月内抑制超过 50% 的Ⅺ因子活性[75]。没有足够的研究来压缩药物的达峰时间和半衰期。如此长的半衰期使介入疼痛医师在神经阻滞或介入治疗前何时停药的问题上左右为难。CFⅪ蛋白已被认定为可能的逆转剂。鉴于 FXI-ASO 和奥索西单抗都很昂贵，因此，必须进行成本效益分析。

（十三）新型冠状病毒肺炎引起的凝血功能障碍

导致新型冠状病毒肺炎的 SARS-CoV-2 感染以凝血功能障碍和弥散性血管内凝血（disseminated intravascular coagulation，DIC）样大量血管内血栓形成为特征。由 DAMP 刺激单核细胞活化并启动凝血，炎症细胞因子和趋化因子释放刺激血小板、中性粒细胞和淋巴细胞。单核细胞表达组织因子启动凝血。此外，受损的内皮细胞具有促凝活性。实验室结果发现，D- 二聚体、纤维蛋白 / 纤维蛋白原降解产物和纤维蛋白原水平升高[80, 81]。新型冠状病毒肺炎的凝血障碍不同于典型 DIC，其纤维蛋白原水平不降反升，轻度血小板减少，PT 轻微延长。这些实验室发现，尤其是 D- 二聚体，是病情严重和预后不良的标志物[82]。40% 的新型冠状病毒肺炎患者 VTE 风险更高[83]。对 4 项研究的快速回顾发现，新型冠状病毒肺炎患者 VTE 的发病率为 25%～53%[84]。

除非存在药物治疗禁忌，推荐在住院新型冠状病毒肺炎患者中使用预防剂量的 LMWH，或在肾功能损害患者中使用肝素预防血栓；对于有禁忌证的患者，建议使用机械预防，如使用气动压缩装置预防血栓。这项建议得到了意大利血栓与止血学会[85] 和国际血栓与止血协会（International Society of Thrombosis and Haemostasis，ISTH）的响应[86]。由于这些患者的抗凝血酶水平较低而纤维蛋白原水平较高，因此预防剂量的肝素很难控制新型冠状病毒病引起的凝血障碍[87]。在这种情况下，对于临床表现恶化的患者，建议进行治疗性抗凝[88]。这一建议建立于发现纤维蛋白沉积于肺实质、肺血管系统存在纤维蛋白血小板微血栓的基础之上[88]。对于 VTE 风险较高的患者，建议在出院后延长 35～45 天的血栓预防治疗[85, 89]。肾衰竭在新型冠状病毒肺炎患者中很常见，这使得肝素（普通肝素、LMWH）成为首选药物。

疼痛科医师不会遇到典型的新型冠状病毒肺炎患者，但却可能会治疗其中刚刚康复的患者。进行介入治疗之前，应确定患者的基本凝血情况，并对手术出血风险进行分层管理。

结论

ASRA 介入性疼痛治疗指南根据出血风险对手术进行分层，允许在风险最小时继续使用抗凝血药。与区域麻醉指南相反，建议在中 – 高风险手术前停用阿司匹林和非甾体抗炎药。这 2 项指南在华法林、低分子肝素、纤溶剂和磺达肝素方面的建议基本相似。对于直接口服抗凝血药，建议在停药和介入疼痛治疗之间间隔 5 个药物半衰期。DOAC 逆转药物的研究进展促使患者得到更好的医疗保健。CFⅪ抑制药目前正在进行临床试验。刚从新型冠状病毒肺炎中康复的患者出现凝血障碍时许多情况不明，需要进行研究。

要　点

（一）介入疼痛中的感染风险

- 脊髓电刺激器感染率高于心脏起搏器和全关节置换等其他植入装置。
- 通过局部疼痛 / 压痛、肿胀、红斑、发热等体格检查结果，脓性引流和培养、实验室和放射学检查结果来识别 SSI。

- 最常见的感染源是患者自身的菌群。
- 涉及植入式疼痛治疗的感染经常需要完全取出植入物治疗才能获得成功。
- 术前抗生素应在切皮前通过静脉注射（切皮前 30～60min 或万古霉素在切皮前 120min）。
- 对于清洁手术伤口，不建议术后 24h 以后继续使用抗生素。
- CDC Ⅰ B 类和 NICE 建议对手和前臂进行适当的外科洗手。
- CDC Ⅰ A 类和 NICE 不建议常规备皮以降低 SSI 的风险，如需备皮，剪刀是首选方案。
- 与碘伏相比，使用氯己定显著降低了 SSI 的发生率并节约了成本。
- 在 MSSA 或 MRSA 定植感染患者中去定植方案可降低术后感染发生率。没有数据支持在未发现金黄色葡萄球菌定植的患者中常规使用去定植方案。

（二）介入性疼痛治疗中的抗凝思考

- 由于疼痛患者年老，可能存在椎管狭窄，他们更容易发生血肿；椎板切除术后患者出现硬膜外瘢痕，减少了硬膜外腔容量；使用更大的针以放置 SCS；多次放置 SCS 电极以实现最佳放置；患者可能正在服用除抗凝血药以外具有抗血小板作用的 SRI。
- ASRA 指南根据介入疼痛治疗的类型对出血风险进行分层。在低风险手术中，抗凝治疗可能是可被接受的。
- 如果阿司匹林用于无明显心血管疾病患者的一级预防，应停用 6 天，而二级预防应停用 4 天。
- 非甾体抗炎药停药时长基于药物的 5 个半衰期。
- 对于 SCS 试验，如果 P2Y12 测定等血小板功能测试显示血小板活性充足，可停用氯吡格雷 5 天。

第七篇

特殊情况中的疼痛管理
Pain Management in Special Situations and Special Topics

第 75 章　基础医疗中的疼痛管理
Pain Management in Primary Care

Katherine E.Galluzzi　著
高沈佳　译　　陈万坤　校

一、背景和概述

在基础医疗临床医生所面临的无数问题中，疼痛是最常见的，也可以说是最令人担忧的。由于疼痛可以预示着心脏病发作等严重疾病，或者炎症红肿等常规疾病，基础医疗提供者（primary care providers，PCP）必须迅速和专注地处理疼痛的反馈。误诊可能会导致患者不利的预后，不适当的治疗更会破坏医患之间的信任和治疗关系。

基本的基础医疗原则在疼痛的评估和治疗中有很大的作用。基础医疗的核心价值是人文关怀，体现为通过照顾患者及其家人来提供帮助的愿望；对个体采取包括家庭、文化和社会在内的整体方法；通过维持互相信任和尊重的纽带来持续治疗；反思正念表现为意识到自身思想和情绪的存在感和专注力，以及必须迭代专业发展的终身学习，其目标是改善患者的预后。成功的基础医疗包括医疗协调、预防保健、可及性、专业能力和对社区资源的合理利用[1]。

基础医疗提供者包括来自全科、普通内科、儿科和急诊等专业的医生，一些女性患者需要依靠妇科医生进行基础医疗访问。近几十年来，基础医疗服务的提供发生了变化。了解患者并保持医疗连续性的传统家庭医生模式已经开始纳入独立和协作的从业者，同时患者越来越依赖独立的急救医疗中心和医院的急诊室。因此，急诊室和急救医疗中心在急性疼痛和持续慢性疼痛治疗中都起到了基础医疗提供者的作用。然而，身处其中的患者通常还是要求助于他们的 PCP 与其他医疗保健提供者进行协作以提供基础医疗疼痛管理。基础医疗疼痛医疗团队的成员包括医生、心理学家、物理治疗师、高级实践提供者［护士从业者（nurse practitioners，CRNP）、医生助理（physician assistants，PA）］、营养师、运动生理学家等。疼痛管理的专家顾问同样涵盖许多学科，包括麻醉学、神经学、骨科、姑息治疗、精神病学、物理医学和康复医学等。

以患者为中心的医疗之家（patient-centered medical home，PCMH）概念的产生，部分原因是为了应对日益依赖多个医疗场所，以及可能随之而来的医疗碎片化。美国 HHS AHRQ[2] 将 PCMH 描述为提供全面、协调、以患者为中心、可获得、安全和高质量的医疗。ACP 倡导将基础医疗诊所或办公室建立先进的医疗之家，以此作为一种医疗模式，提供以患者为中心、医生指导下的医疗，从而为患者提供集中且连续的医疗服务[3]。因为与多个医疗保健提供者进行巡回式、间歇性接触并不利于提出全面、协调和包容的治疗方法，该模式克服了这一弊端，因而是成功管理疼痛的理想模式。

慢性持续性疼痛患者是最具挑战性的一类患者，他们可能在值得信赖的临床医生的持续、协调、集中医疗中获益最大。

在基础医疗实践中的医生和其他工作人员注意到，慢性疼痛患者的医疗可能是繁重且困难的。这或许反映出缺乏关于疼痛医学的正规教育和培训，或提供此类医疗系统的不足。研究证据表明，以患者为中心的家庭医疗模式提供的治疗指南和筛查建议依从性更高。这些发现凸显了协调患者医疗系统的必要性，这些系统为临床医生和工作人员在内的整个治疗团队提供支持[3, 4]。除了实施以患者为中心的家庭医疗镇痛模式外，还建议采用跨学科的方法；在适当地协作医学学科的参与下，疼痛管理的多模式方法可包括非药物、补充和替代医学

（complementary and alternative medicine，CAM）技术、行为疗法、非阿片类药物的药理治疗，以及在有适应证和仔细管理的情况下使用阿片类药物镇痛。有关为疼痛患者提供协作医疗的详细讨论（见第 4 章），跨学科门诊疼痛医疗。本章涉及 PCP 在评估、诊断和与其他临床医生合作治疗疼痛方面所承担的关键责任。重点针对常见疼痛情况的基础医疗方法。以腰痛为模型，我们将回顾生物 – 心理 – 社会医疗方法，患者与医疗提供者进行沟通，使用经过充分验证的疼痛评级量表，以及包括体检和功能评价在内的综合评估。本章还将讨论如何使用刺激性手法来确定疼痛的原因，鉴别诊断的不断发展优化，以及合适诊断模式的选择。本章还将讨论基础医疗中常见疼痛状况可用和经过充分验证的治疗方法。我们将通过连续性医疗的角度回顾非阿片类药物和阿片类药物的使用情况，并强调建立在相互信任和负责任基础上的治疗关系的重要性。本章将详细介绍 CDC 阿片类药物处方指南的要点，该指南为 PCP 在疼痛治疗中安全使用阿片类药物提供了基础理论。

二、疼痛是一种诊断还是一种症状

人们很容易将“疼痛”视为其自身的诊断。在某些情况下，病因上损伤、病变、疾病进程或其他疼痛诱因导致的疼痛可能并不明显（如纤维肌痛）。相比之下，一些慢性疼痛状态往往有明确病因的疾病名称，如带状疱疹后神经痛或痛性糖尿病周围神经病变。ICD-10 包括“慢性疼痛，未指明”和“慢性疼痛综合征”指定的 G 代码，这被解释为有用的，并与我们目前对外周和中枢神经系统可能发生的神经可塑性变化以产生持续性疼痛的理解一致。

然而，最初的疼痛主诉应该被视为一种需要仔细评估的症状，不仅要评估其身体表现，还要评估随之而来的心理 – 社会影响。许多 PCP 拥有与患者建立长期关系的优势地位，这使他们能够评估超出疼痛直接身体表现的生物 – 心理 – 社会因素。痛苦的经历与童年的不良事件（如家庭暴力、性虐待）有关，这些事件会留下不易察觉却永远存在的伤疤。研究表明，注意力和期望值与一个人的疼痛体验有关，因此这些行为特征可能会加重或减轻疼痛体验的强度[5]。诚如 Wiliam Osler 爵士所言，“知道哪些患者患有这一疾病，比知道一个患者患有哪些疾病更重要”。

通过建立融洽、互相信任和理解的关系，可以全面评估潜在的疼痛来源（即时、远程或持续），制定详细的鉴别诊断、支持或确认疼痛来源的彻底医学检查，这将促进后续合适的措施来改善或减轻患者的疼痛体验。因此，必须将疼痛作为一种症状来对待，以确立准确的诊断，促进有效治疗方法的实施。PCP 还必须认识到何时需要咨询或转诊专科医生，并准备与其他医疗专业人员合作，为疼痛患者提供持续性医疗。

三、疼痛的定义和类型

2020 年，IASP[6] 同意修改其长期对疼痛的定义，即“与组织损伤或潜在组织损伤相关的不愉快的感觉和情感体验，或诸如这种损伤的主诉”。由 14 名成员组成的国际委员会一致同意将这一术语修改为“通常由实际或潜在的组织损伤相关的不愉快的感觉和情感体验，或与此相似的经历”。这一新的理论得到了循证证据的支持，它强调疼痛的体验总是主观的，可能是身体损伤、组织损伤或疾病状态的结果，但也可能表现为对远程或潜在伤害的反应。虽然疼痛是在身体的特定部位感受到的，但疼痛体验中有一个潜在、总是令人不快的情绪成分，这可能源于心理创伤（如不良童年经历、性虐待）和（或）生命早期与伤害有关的经历。新定义还承认了不能表达语言的患者可能也正在遭受疼痛的事实[7]。

由于病理生理机制的影响，人类对疼痛的体验在强度、性质和持续时间上都有所不同，这些差异来自个体的心理或情绪反应。疼痛体现了心理 – 身体 – 精神的整体结构，因此对疼痛的完整理解需要综合考虑三个领域的影响。姑息治疗告诉我们，除了身体上的痛苦，患有严重疾病和（或）面临生命末期的患者还会经历包括心理和生存或精神上的痛苦。经过除常规医疗外包括心理支持的姑息治疗的患者反映生活质量更好，疼痛得到了更大程度地缓解[8]。

疼痛可以通过其发作时间、持续时间、类型和位置来表征。在时间上，疼痛可以是急性（突然发作）、复发（复发 / 缓解）或慢性（持续性）。

急性疼痛是紧急评估、诊断和治疗的优先事项，通常是由特定原因突然发作，持续 3～5 个月。由于一些促成因素包括每年约 4000 万次与伤害有关的急诊就诊和约 1 亿例次外科手术[9]，80% 的外科手术和意外创伤会导致急性疼痛，其影响约 1 亿人，这在美国造成了巨大的医疗负担。术后严重急性疼痛可能预示术后持续疼痛的问题，因为存在与其他原因（如感染或先前存在的疼痛）无关的术后临床不适持续 2 个月或更多时间的情况[9]。

表 75–1 是基础医疗中常见的急性疼痛情况的部分列表。

阵发性、复发性疼痛，如偏头痛，对 PCP 来说是独特的治疗挑战。由于头痛发作的不可预测性，一些人需要急诊科紧急治疗，而很少接受 PCP 的急性和持续治疗。

大多数急性疼痛在相对较短的时间内得到缓解，但有时会持续演变为慢性疼痛。研究证据表明，由于参与疼痛感知的中枢神经系统区域具有神经可塑性，急性疼痛的延迟或治疗不当可能导致发展为慢性疼痛[9-11]。认识到未经治疗的急性疼痛可能演变为慢性持续性疼痛，尽可能及时和有效地解决急性疼痛，是 PCP 需要承担的任务。

超过一半的慢性疼痛患者在基础医疗机构接受治疗[3]。慢性疼痛定义为持续超过通常愈合所需时间的非恶性疼痛，持续时间大多超过 3～6 个月[12, 13]。根据美国国家医学院（前身为 IOM）白皮书“缓解美国的疼痛：转型预防、医疗、教育和研究的计划”[14]，由于人口老龄化、肥胖率上升（BMI＞30kg/m²），脊髓损伤和创伤性截肢等灾难性损伤的存活率提高，工业化社会的慢性疼痛患病率预计将增加。术后疼痛控制不足的门诊手术增加，以及公众对慢性疼痛的理解加深，这些都将增加医疗资源的使用。

表 75–2 列出了基础医疗中常见慢性疼痛综合征的部分列表。

根据疼痛的病因和类型，可以进一步分类如下。

伤害性疼痛是由可识别的损伤或疾病过程引起的，可能发生在热、化学或机械损伤后。作为对伤害性刺激的反应，信息通过初级传入伤害感受器轴突从外周传递到中枢神经系统，如术后疼痛、心肌或其他内脏缺血、骨折或转移、扭伤或拉伤。

神经病理性疼痛被 IASP 定义为“由于影响躯体感觉系统的病变或疾病而直接引起的疼痛”。这是神经系统受损或功能障碍的结果。由疾病、损伤、药物或缺失对周围神经系统和中枢神经系统造成损害引起的，如糖尿病周围神经病变、幻肢痛、带状疱疹后神经痛、维生素 B_{12} 缺乏性神经病、HIV 神经病变[10]。

伤害可塑性疼痛是指在没有可识别的伤害或刺

表 75–1　基础医疗中常见的急性疼痛情况

急性胰腺炎	阑尾炎
关节炎、骨性和类风湿炎	骨折
丛集性或偏头痛	子宫内膜异位症
纤维肌痛肌肉骨骼扭伤 / 劳损	
粘连性囊炎，肩周炎	急性痛风，痛风关节病
急性心肌梗死，心脏病发作	带状疱疹
肾石病，肾结石	割伤或其他损伤
术后疼痛	坐骨神经痛
镰状细胞病 / 危象	髓核突出，椎间盘突出
胃溃疡或消化性溃疡	三叉神经痛

表 75–2　基础医疗中常见的慢性疼痛情况

癌　痛	慢性区域疼痛综合征
• 类型 1（“灼烧痛”） • 类型 2（“反射性交感神经营养不良”）	
妇科头痛	
性交痛	
周期性排卵疼痛集群	
月经痉挛 – 紧张	
头痛	
盆腔疼痛	
纤维肌痛	**肠易激综合征**
腰痛	骨关节炎
膝关节僵直	
坐骨神经痛	
髓核突出症	
椎间盘退化	
椎管狭窄	
术后疼痛	**类风湿关节炎**

激事件证据的情况下发生的疼痛。这一新术语是由 IASP 开发的，用于定义非伤害性 / 炎症性、非神经性疼痛，如肠易激综合征、纤维肌痛[5]。

患者可能同时经历多种类型的疼痛。例如，患有糖尿病周围神经病变（神经病理性疼痛）的患者，同时患有膝关节肥大性骨关节病（伤害性疼痛）；或因颈椎管狭窄而发现患有肩部疼痛（神经病理性疼痛）的患者，同时也有长期的纤维肌痛（伤害性疼痛）病史。

四、疼痛评估

有效的疼痛管理需要准确的评估和诊断，但解决疼痛的第一步是与患者建立融洽和信任的关系。由于疼痛是主观的，临床医生必须承认患者的疼痛经历，向患者保证他们的主诉是有效、疼痛是真实的。一种有用的沟通技巧包括提出开放式问题，然后让患者有足够的时间描述他们的感受，以及关心患者的同时不会打断或引导对话。姑息治疗临床医生使用的“问 – 答 – 问”[15] 技术包括“询问”患者感觉、相信或理解的问题所在，然后从临床角度向他们重复所听到的反馈或扩展信息（“告诉”），之后通过“要求”患者重复他们所理解的内容来结束循环。

仔细倾听患者如何描述他们的疼痛可以让我们深入了解疼痛的类型和（或）可能的疼痛诱因。例如，被描述为“痉挛、压迫、挤压或扭转”的绞痛可能来自内脏，而“尖锐、疼痛、酸痛、压痛”之类词则表示躯体疼痛。持续性钝痛伴有间歇性剧烈疼痛常由运动引起，提示肌肉骨骼拉伤或扭伤。“搏动、放射、刺痛、灼痛、电击样、爬行、麻木”是感觉异常的特征描述，可能表明疼痛起源是神经性的[16]。

在美国 10 年疼痛历史（2001—2010 年）期间[17]，TJC 要求将疼痛作为“第五生命体征”。为此，开发并实施了几个经过充分验证的评分表，特别在住院环境中。经过验证的问卷包括简明疼痛评估量表[18] 和面部表情疼痛量表法[19]。最初开发用于儿童，也用于失语患者。这些量表的效用已经在多项研究中得到了证明。然而，最近几年研究的重点已经从使用数字或视觉量表评估疼痛转向评估疼痛对身体功能的影响。身体功能的基本评估可以使用老年医学医生常用的 Katz 日常生活活动量表。ADL 的基本功能是穿衣、洗澡 / 梳理、喂食、如厕和走动[20]。个体功能状态的诱导性指标很重要，因为理想的镇痛目标应该针对特定的功能；例如，患者是希望能够跑马拉松，还是仅仅希望能够在没有明显疼痛的情况下能从床上走到马桶边？

为了评估疼痛对功能残疾的影响，特别是关于 LBP，Oswestry 腰痛问卷得到了很好的验证[21]。BPI 除了直接评估疼痛的严重程度外，还评估疼痛对工作、睡眠、情绪和愉悦的干扰。然而，这对于失语或认知障碍的患者并不容易[18]。对痴呆症、其呈现的神经精神症状和潜在的疼痛的区别评估对于提供正确的治疗至关重要[22, 23]。

无法进行语言交流并不能排除一个人正在经历痛苦的可能性。因此，根据患者的年龄、病情和理解能力，充分评估疼痛所需的工具可能会有所不同。这些患者将需要使用替代的评估工具，如 Wong-Baker 面部评分；如果是痴呆症，则需要使用 PAINAD 量表[24]。第 79 章讨论了对痴呆症患者的评估和管理。

表 75–3 列出了疼痛评估工具，表 75–4 是 PAINAD 量表的修改版本。

五、诊断评估

除了使用疼痛量表对疼痛进行评级外，以下问题在诊断评估中也很有用。

- 疼痛是持续性、间歇性的还是暂时性的？
- 什么能缓解疼痛？
- 什么会使疼痛加剧？
- 疼痛的部位在哪里？
- 疼痛会扩散吗？

疼痛的位置通常是疼痛来源的线索。如果患者能满足“请指出疼痛最严重的地方”的要求，则可以修改“告诉我疼痛在哪里”的问题。观察和手动触诊可发现疼痛的来源，如炎症发展过程。

对于不需要紧急评估的患者，仔细的“动手”体检可能会为痛性刺激提供线索。手动触诊身体区域，由患者确认为疼痛，可能发现躯体功能障碍。躯体功能障碍在骨科术语词汇表[25] 中被定义为“躯体（身体框架）系统的相关组成部分的功能受损或改变：骨骼、关节和肌肉筋膜结构，以及相关的血管、淋巴和神经元件”。躯体功能障碍的进一步特征表现为急性或慢性；前者是一种剧烈疼痛的病变，早期伴有血管扩张、水肿、压痛和肌肉收缩，而慢性躯体功

表 75-3 疼痛量表

评估疼痛程度	评估疼痛对功能的影响	评估疼痛的多个维度
面部疼痛量表	• Katz 日常生活基本活动量表（BADL）	• 简明疼痛量表
数字评分量表	• 功能性疼痛评定表	• PEG（疼痛、愉悦、一般活动量表）
言语描述量表	• 疼痛残疾指数	• 简明 McGill 疼痛问卷
	• Roland-Morris 残疾问卷（RDQ）*	• Oswestry 伤残量表
	• Western Ontario 和 McMaster 大学骨关节炎指数评分（WOMAC）*	
无法交流者的疼痛评估 晚期痴呆疼痛评估量表（Pain Assessment in Advanced Dementia Scale，PAINAD） 沟通能力受限老年人疼痛评估量表（PACSLAC- Ⅱ）		

*. Roland-Morris 残疾评分用于腰痛患者，而 WOMAC 用于关节炎

引自 Substance Abuse and Mental Health Services Administration (SAMHSA). Managing chronic pain in adults with or in recovery from substance use disorders. Rockville, MD: SAMHSA, 2012, pp. 12–4671; Warden V, Hurley AC, Volicer L. Development and psychometric evaluation of the pain assessment in advanced dementia (PAINAD) scale. Am Med Dir Assoc. 2003;4(1):9–15; Meints SM, Mawla I, Napadow V et al. The relationship between catastrophizing and altered pain sensitivity in patients with chronic low back pain. Pain 2018;160(4):833–843. Hadjistavropoulos T, Herr K, Prkachin KM et al. Pain assessment in elderly adults with dementia. Lancet Neurol. 2014;13(12):1216–1227; Gloth FM, Scheve AA, Stover CV, et al. The functional pain scale: reliability, validity, and responsiveness in an elderly population. *J Am Med Dir Assoc*. 2001;2(3):110–114.

表 75-4 修改后的 PAINAD 量表

呼吸（独立于发声）	• 正常 =0 • 偶尔呼吸困难或短暂的过度 +1 • 噪音，呼吸困难，长时间过度换气或 Cheyne-Stokes 呼吸 +2
消极发声	• 无 =0 • 偶尔发出呻吟或低沉的声音，音质不好 +1 • 反复的抱怨呼喊，大声地呻吟 / 哭泣 +2
面部表情	• 微笑或沉默寡言 =0 • 悲伤 / 害怕 / 皱眉 +1 • 做鬼脸 +2
肢体语言	• 松弛 =0 • 紧张、痛苦、徘徊、坐立不安 +1 • 僵硬，拳头紧握，膝盖向上，拉动 / 推开，震颤 +2
接受安抚的能力	• 无须控制台 =0 • 通过语音 / 触摸分散注意力或安心 +1 • 无法安慰、分散注意力或安抚 +2

0 分代表没有疼痛，10 分代表剧烈疼痛

能障碍是躯体系统中相互关联的部分的功能受损或改变，其特征是压痛、瘙痒、纤维化、感觉异常和收缩[26-28]。

助记法 TART（tenderness，asymmetry of position，restricted motion，and tissue texture changes）[27-29] 被骨科医生用来进行触诊检查，代表“压痛、位置不对称、运动受限和组织质地改变”。这些发现中的一个或多个地存在表明躯体功能障碍，这可能是由于肌肉骨骼的损伤，或者继发于同一皮肤组织内身体部位的疾病和紊乱。触诊疼痛的身体区域也可能揭示点压痛或触发点（痛觉过敏的焦点区域）和其他关于疼痛病因的微妙线索。除了触发点，触诊的发现还可能显示皮肤肿胀（肿胀或粘连）和（或）不对称的改变，如活动范围缩小和（或）疼痛。肌肉骨骼结构的不对称可能是由于挤压、偏差或疼痛改变。与肌肉骨骼损伤直接相关的躯体功能障碍的例子包括急性腰大肌痉挛（LBP）或肌腱拉伸 / 拉伤（踝关节扭伤）。被动的移动受影响的身体部位，超过其正常的运动范围，可能会显示出限制或生理障碍。躯体功能障碍这一术语已被用作诊断。然而，许多作者认为其相关性不在于命名诊断，而在于描述性的物理

发现[27, 28]。OMT 旨在恢复身体结构的正常解剖位置、活动范围和功能。

躯体功能障碍也可以继发于神经通路，这些通路由于器官或内脏的潜在状况而被“促进”或上调。在这种情况下，表面触诊的病变可能是远离身体发现的疾病或功能障碍的信号，这种情况被称为内脏 – 躯体反射[29, 30]。

因此，仅仅通过疼痛的位置来确定疼痛的起源可能会被牵涉痛的现象所混淆。牵涉痛是指身体的一个部位感受到的疼痛，是由内部结构或器官的损伤或疾病（如急性胆囊炎引起的肩部或上背部疼痛）引起。内脏 – 躯体反射是牵涉性疼痛的典型例子。其生理机制被认为涉及多个感觉神经元在脊髓丘脑上升束上的汇聚，导致大脑无法区分内脏疼痛信号和来自躯体感受器更常见的信号[30]。

背部疼痛的例子见表 75–5。

除了局限性或牵涉性疼痛表现外，疼痛的部位可能是弥漫性的，如纤维肌痛或肠易激综合征。这些疼痛情况是伤害可塑性疼痛的例子，在这种情况下，疼痛的位置并不具体指向诊断过程。

保证疼痛的主诉是有效且值得关注的，是治疗慢性疼痛首要并且需要贯穿始终的步骤（见第 37 章）。虽然完全消除疼痛并不总是可能的，但有几种非药物和药物治疗慢性疼痛的选择。最佳预后有赖于仔细选择经过合理试验验证的药物，并辅以认知行为疗法、生活方式改变、OMT、按摩、物理疗法和其他辅助疗法[31]。

表 75–5　牵涉性背部疼痛例证

血管性	泌尿生殖系
• 腹主动脉瘤 • 缺血性肠病	• 子宫内膜异位 • 宫外孕 • 前列腺炎
肾脏	**胃肠**
• 肾盂肾炎 • 肾结石 • 肾周脓肿	• 胆囊炎 • 胰腺炎 • 穿透性溃疡
传染性	**恶性肿瘤**
• 带状疱疹 • 脊椎脓肿	• 结肠癌 • 肾细胞癌

六、基础医疗中的疼痛模型：腰痛

由于 LBP 管理的基本原则适用于基础医疗中的许多疼痛表现，LBP 将作为诊断和治疗急性和慢性疼痛的典范。

- 确定紧急 / 紧急状态的重点分诊。
- 基于患者的亲和力和信任度进行生物心理史采集和体检。
- 患者全面、适当的诊断检查。
- 选择和应用合适的治疗方法。
- 定期随访疗效评估的治疗试验。
- 转诊和会诊。

有关 LBP 的病因和治疗方法的进一步完整和详细描述见第 29 章。

回顾美国主要致残原因，包括脊髓损伤、脑卒中、肢体丧失和其他灾难性事件，发现背痛和关节炎是致残的主要原因[32]。大多数人一生中至少会经历一次 LBP 发作；大多数发作是自限性的，进行保守治疗几周内就会消失。然而，许多患者会复发，高达 44% 的患者 1 年内进一步发作，2%～7% 的患者将发展为慢性 LBP[33, 34]。PCP 在 65% 的病例中提供初始评估和治疗，并作为 LBP 患者唯一医疗提供者提供持续医疗[35]。

LBP 可分为急性（急性发病，持续时间少于 4 周）、亚急性（发病缓慢，持续时间 4～12 周）、慢性（持续时间超过 3 个月）或复发性（在无痛间隔后再次发生的 LBP）[34]。ACP 和 APS 在联合临床实践指南中总结了 LBP 诊断建议[36]，支持将患者初步分三大类：非特异性 LBP；可能由于椎管狭窄或神经根病而导致的 LBP；可能与另一特定脊柱问题相关的 LBP，对此需要及时评估或特殊治疗。一项关于基础医疗中 LBP 的初步评估和诊断的 15 项临床实践指南[37]的出版评论建议。

- 诊断性分诊。
- 采集病史和体检以识别红色警示。
- 神经根病的神经学检查。
- 在没有严重病理的情况下不进行常规影像学检查。
- 基于心理 – 社会因素的黄色警示。

LBP 的诊断分诊针对可能存在全身疾病（如感染、癌症）或即将出现的神经损害（如脊髓压迫）的红色警示[35–37]。脊髓或马尾神经压迫是急症的特征，其特征是迅速进展的神经功能受损。脊髓受压可由脊柱结构不稳定、椎间盘突出、创伤、恶性肿瘤、良性肿瘤或感染（如硬膜外脓肿）引起。伴有感染证据、癌症病史或可疑症状、迅速进展的神经功能受损的 LBP 患者需要紧急神经学、放射学和实验室评估，这些最快可以在医院 / 急诊室获得。疼痛通常是脊髓受压的首发症状。然而，大多数患者在诊断时都有运动和感觉方面的表现，双侧腿无力提示由多神经根分布（L_3～S_1）异常引起。肠道和膀胱功能障碍是后来发现的[34]。

由于早期诊断和及时治疗可以改善预后，PCP 必须识别马尾神经综合征的危险信号，包括会阴麻木、排尿困难或尿潴留、大便失禁或反射低下。肿瘤、感染或病理性骨折的危险信号包括年龄超过 50 岁、发热、寒战、近期尿路或皮肤感染、脊柱附近的穿透伤、严重创伤、夜间疼痛或休息时疼痛、类固醇或免疫抑制治疗、药物滥用或静脉用药、不明原因的体重减轻、进行性运动或感觉缺陷[34-36]。

表 75-6 按潜在原因列出了紧急评估的危险信号调查结果。

危险信号要求进行评估，包括 X 线、CT 或 MRI、实验室检查和紧急神经学评估。另一方面，现有证据表明，在没有危险信号的患者中，常规高级成像（CT 或 MRI）与患者预后改善无关。临床实践指南一致建议对非特异性 LBP 患者不应常规进行影像学或其他诊断性检查。一般来说，放射检查可以推迟 1 个月，在此期间 90% 的患者将报告疼痛改善或消退[38, 39]。

PCP 还应能够识别可能预示 LBP 持续发作和（或）预后不良的黄色警示。这些因素本质上是心理 – 社会因素，包括情感、行为、信仰、社交和职业特征[38]。此外，某些疼痛因素应引起关注，如症状的严重程度和功能障碍。具有这些特征的患者有发生持续性疼痛的风险，这种疼痛很难通过常规医疗来管理，并可能发展为长期残疾。确定这些风险因素可以指导 PCP 进行心理和（或）社会服务支持。这些患者将需要跨学科的方法才能达到最佳结果。

表 75-7 列出了 LBP 中的黄色警示问题。

七、腰痛的时间和描述

与任何疼痛主诉一样，患者如何经历和描述 LBP 为其起源提供了线索。临床沟通应证实患者的主诉，并鼓励患者全面描述疼痛的发作和经历；电子健康记录中提供了 BPI 中的身体示意图，可用于记录疼痛的位置、皮肤病分布和可能涉及的区域。

PCP 必须首先确定 LBP 是急性还是缓慢发作。突然发作的疼痛是肌肉拉伤 / 扭伤或椎间盘突出的特征，患者通常能够确定导致疼痛的活动。那些患有腰椎间盘突出症的人可能会描述坐位时疼痛更严重。相反，起病缓慢、隐蔽的 LBP 提示存在脊椎滑脱（一个锥体滑脱到相邻椎体上）、骨关节炎或椎管狭窄。腰椎椎管狭窄症疼痛可因腰椎伸展而加重，但可通过坐位或身体前倾而改善（因此有“把手”或“购物车”征象）[39]。

表 75-6　腰痛的红色警示征

癌症或感染	脊柱骨折	马尾神经
既往癌症或最近感染	严重创伤史	急性发作性尿潴留
发热＞100 ℉	长期使用皮质类固醇	肛门括约肌张力丧失
不明原因的体重减轻	年龄＞70 岁 ± 有限创伤	鞍状麻醉
免疫抑制		全身 / 进行性下肢无力
静脉药物注射		
皮质类固醇的使用		
休息时没有变化或更糟		
年龄＞50 岁		
持续＞1 个月		

表 75-7　腰痛的黄色警示征

- 情绪性抑郁，焦虑，易怒
- 行为应对能力差，睡眠障碍，对理疗 / 康复的依从性不佳，日常生活活动减少，多物质滥用，社交退缩
- 信念痛苦是无法控制、曲解、躯体化的。技术疗法展望
- 缺乏社会支持，生活压力源，惩罚性社会环境，低教育水平，虐待史（如家庭暴力、性虐待、不良童年经历）
- 职业背景差，工作满意度或工作环境差，二次获得，未决诉讼，赔偿问题

八、病史 / 体检和刺激动作

病史和体格检查的最初目标是将患有非特异性（机械性 / 肌肉骨骼性）LBP 的患者与严重的非脊柱或脊柱病理患者区分开来，利用红色警示作为后者的指标。对于没有发现危险信号的患者，临床医生可以通过获得整体病史（包括生物 – 心理 – 社会因素）和有重点的神经学评估的体检来继续进行。

病史应包括症状发作、疼痛强度和疼痛位置及其对患者活动能力和功能影响的开放式问题。需要注意心理 – 社会因素是患者的身体状况（虚弱、超重、肥胖）和活动水平，吸烟、酗酒或吸毒（特别是静脉注射毒品），以及就业状况。关于抑郁症或焦虑症等精神病史的问题也是适当的，注意任何可能表明黄色警示发现的反应。

观察患者的步态和姿势可以通过让患者走一小段距离、转身 / 枢轴和返回来完成。姿势和步态异常、疼痛（镇痛）步态的存在应予以注意。应要求患者完全脱去上衣，以便对背部进行全面评估。这包括对腰椎前凸、胸椎后凸和脊柱对齐的目测评估，注意脊柱侧弯或其他偏离正常解剖结构的存在。骨科评估包括站立和座位屈曲试验，以评估髂骨和坐骨结节位置的变化，这些变化可能表明骨盆倾斜或骶骨水平。腿长的差异应该注意，因为可能导致椎体应变模式。视诊和触诊可显示营养（神经血管）变化的证据，如脱发、颜色或温度变化，以及组织质地变化（肿胀、凹陷、痉挛），提供了疼痛是由于特定病变、躯体功能障碍还是肌肉骨骼 / 轴向结构的潜在变化提供线索[28]。

集中的神经学评估应该是每次疼痛主诉评估的一部分。对于 LBP，应该评估髋屈肌、下肢和深部肌腱反射的肌力，以及 Babinski 征存在与否。如果怀疑有神经根病，单丝试验可能有助于定位感觉丧失。临床医生可能会使用几种刺激性的手法来进一步定位疼痛的来源，包括直腿抬高试验、交叉单腿抬高和 FABER 试验。SLR 试验是唯一一致被报道为继发于椎间盘突出的坐骨神经受累的敏感体征[40]，该试验是在患者处于舒适的仰卧位时进行的。临床医生被动地将患者的腿部抬高到 90°（或达耐受度），如果与患者习惯性腿部疼痛相匹配的疼痛发生在 30°～70°，则患者正在经历神经根性疼痛。SLR 试验对于检测神经根受累的存在具有很高的敏感性，但对于识别突出的椎间盘的特异性较低[41]。交叉 SLR 试验是通过在对侧腿上进行 SLR 动作来完成的。如果出现疼痛，可能提示中央型腰椎间盘突出症。

另一种相关的刺激手法是 Patrick 或 FABER 试验（也称为“四指征”），用来评估髋关节或骶骨的问题。FABER 是屈曲（flexion）、外展（abduction）和外旋（external rotation）的英文首字母缩写。患者仰卧时，膝盖和臀部屈曲到 90°。被检查的四肢放在对面的膝盖上。检查者缓慢地将患者的大腿外展到生理耐受，并将其向外旋转，朝向检查台。腹股沟疼痛或痉挛或活动受限提示髋关节病变。有几种检查可以证实骶骨关节痛[29]（见第 30 章）。

Schober 指数是衡量脊柱开放程度的指标，有益于对怀疑脊柱关节病患者的诊断。当患者处于中立站立姿势时，临床医生在 L_3（浅凹水平）定位并做标记。另外两个标记，一个在 L_3 上方 10cm 处，一个在 L_3 下方 5cm 处，总共相距 15cm。患者被指示向前弯曲并触摸他们的脚趾，而临床医生测量两个标记间的距离。正常的脊柱运动将导致两个标记在腰部屈曲位置（如 18/15）至少相距 3cm。低于 18/15 的结果表明脊柱的活动范围受限，并提示脊柱关节病。这项试验类似于对肌肉骨骼结构的常规骨科评估，即进行站立和坐姿屈曲试验[29]。

在体检中，可以通过一系列试验来补充黄色警示评估的客观结果，这些试验以最先描述这些结果的整形外科医生的名字命名，即功能性背痛 Waddell 试验[42]。这些试验包括患者在体检期间的过度反应、浅表或广泛的压痛、注意力分散试验、疼痛主诉缺乏解剖或皮肤病模式、模拟轴向负荷（头顶压力）的疼痛。1998 年，Main 和 Waddell 表述了对于这些体征在临床和医学法律上被误解和滥用的担忧，并强调在生物 – 心理 – 社会背景下观察背痛的重要性[43]。他们指出，行为体征可能是对感知损伤和功能丧失的反应，而非可信度的试验。因此，出现 Waddell 征的患者可能需要对其疼痛病理进行医学处理，并就其疼痛的心理 – 社会和行为方面进行精神病学 / 心理学咨询。

Waddell 评分为 3 或更高与患者表现出躯体过度报告的概率增加有关。最近的一篇社论建议 Waddell 征兆应该被用作心理筛选，以指导适当和持续的治疗和合适的转诊[44]。

Waddell 标示的说明见表 75–8。

表 75-8 Waddell 征

- 浅表压痛：腰部大片区域的皮肤对轻触 / 捏都有触痛
- 非解剖压痛：不局限于一种结构并跨越非解剖边界的大面积深压痛
- 轴向负荷：头顶向下的压力会引起腰部疼痛
- 髋臼旋转 – 当患者站立时，当临床医生被动地将患者的肩部和骨盆在同一平面上一起外旋转时，在旋转前 30° 内就会引起腰痛
- 分心直腿抬高差异：在正式试验中仰卧时直腿抬高时会引起疼痛，但临床医生在患者处于坐姿时伸展膝盖时不会引起疼痛
- 局部感觉障碍：感觉减退符合长袜状分布，而不是皮肤病模式
- 神经解剖学无法解释的局部软弱、齿状肌无力或许多肌肉群的退缩
- 过度反应：对刺激做出的不成比例、夸张的痛苦反应，而这种反应在以后进行同样的刺激时不会重现。这些反应包括言语表达、面部表情、肌肉紧张或震颤

九、鉴别诊断和会诊指征

LBP 的鉴别诊断是广泛的，一个有用的方案应考虑以下原因。

机械性，如骨质和（或）肌肉结构的改变，涉及椎间盘突出、腰椎滑脱或非特异性肌肉拉伤 / 扭伤；非机械性（炎性、感染性、肿瘤）；内脏原因（来自内脏病理的疼痛）[31]。

表 75–9 列出了 LBP 的部分诊断原因。

在紧急会诊和进一步诊断检查的急性 LBP 强制转诊设置中发现危险信号。考虑急性神经损害的 LBP 需要咨询骨科、神经外科 / 神经外科和放射科专科医生 [45]。如果怀疑是感染性或炎症性病因，除了适当的实验室和影像学检查外，还需要进行转诊传染病或风湿病专科医生。PCP 在鉴别诊断中的重要作用是通过咨询其他医疗提供者，迅速评估急性腰痛患者的需要，并加快其下一步医疗；许多 PCP 将根据需要提供后续医疗和连续性治疗。

炎症性背部疾病通常伴有全身症状。特征性的表现是清晨全身僵硬，随着一天的过程和锻炼而改善。疼痛发生在生命早期且终身存在。血清阴性脊柱关节病包括强直性脊柱炎、银屑病脊柱炎、反应性关节炎和炎症性肠病 [46]。

表 75-9 腰痛的鉴别诊断

机械性	非机械性	内脏性
• 腰椎劳损 / 扭伤	• 肿瘤形成	• 盆腔器官
• 退行性疾病	• 感染性肾病	• 主动脉瘤
• 小平面关节	• 炎症	• 胃肠道疾病
• 脊椎前移	• 骨软骨病	• 脂肪疝
• 腰椎间盘突出症	• Paget 病	
• 椎管狭窄症		
• 骨质疏松症		
• 骨折		
• 先天性疾病		

与银屑病关节炎相关的 LBP 可伴有皮肤病表现，如斑块、脓疱性银屑病和口腔溃疡。LBP 发病前出现的胃肠道或泌尿生殖系统症状可能提示反应性关节炎（以前称 Reiter 综合征）的征兆。反应性关节炎是 LBP 的一种相对罕见的病因，可表现为骨骼外的表现，如眼部炎症、结膜炎和虹膜炎。可能有外周关节受累（“香肠指”），以及由于前纵韧带的侵蚀和钙化而导致的骶骨关节改变，从而导致疼痛。银屑病关节炎的典型 X 线表现包括单侧骶髂炎和附着性连带，这些表现不同于强直性脊柱炎，后者骶髂关节受累于双侧，附着性联结细胞是不常见的 [47]。

以炎症性疾病为腰痛病因的患者应转诊至风湿科医生寻求明确治疗。保守治疗可能包括温和的伸颈运动和咨询以谨慎使用颈枕。治疗疾病的类风湿药物，如 TNF-α 阻滞药依那西普、英夫利昔单抗和阿达莫单抗，已被证明可减少脊椎和关节侵蚀。然而，目前还没有纵向研究表明它们可以长期防止椎体融合手术的需要 [46, 47]。

LBP 的感染原因，包括脊柱或硬膜外脓肿和椎体骨髓炎，以发热、僵硬和（或）免疫功能受损为先兆。出现一个或多个这些发现的患者通常会主诉 LBP 和局限性压痛。他们将能够指向脊柱上的疼痛区域。感染源可能是最近的脊椎注射或硬膜外导管、静脉用药、创伤、手术、透析、泌尿生殖系统或皮肤感染。在体检中，患者会表现出局灶性压痛，并伴有可触及的肌肉痉挛，通常无法承受重量；他们可能有针孔痕迹的证据。迅速的实验室评估将发现 ESR 和（或）CRP 水平升高，通常与轻度贫血有关。

怀疑为感染性或内脏原因的急性腰痛的患者应入院进行全面检查并立即接受治疗[45]。

急性 LBP 一个极其痛苦的原因是由于严重的骨质疏松症而导致的椎体压缩性骨折，这可能会在有或没有警告或创伤的情况下发生。严重骨密度丢失的患者可能会经历自发性压缩性骨折，或由于脚步不稳或跌倒而发生。即使没有明确的骨质疏松症诊断，脆性骨折的存在应该促使对代谢性骨病病因的彻底检查。

癌症转移（乳腺癌、前列腺癌、肺癌、甲状腺或肾癌）的患者可能会出现病理性脊椎骨折，其特征是疼痛程度极高。体检将显示明显的椎旁痉挛和精细穴位压痛，患者可能会有轻微运动或重新定位的困难。X 线足以显示脊椎骨折。然而，在标准的 X 线或骨扫描中很难看到骶骨骨折。如果怀疑是骶骨骨折，CT 或 MRI 是首选的放射学检查。许多脊椎转移是由癌症引起的，超过一半的骨髓瘤患者会出现溶骨性病变。夜间疼痛、触诊压痛或脊椎结构撞击是典型的症状，应进行实验室评估，可能显示 ESR 升高、贫血和血清蛋白电泳异常，提示多发性骨髓瘤[45]。

急性腰椎受压或病理性骨折的治疗旨在使患者尽快恢复正常活动。这可能需要在非阿片类镇痛治疗的基础上，为突发或意外事件（如因为运动或特定治疗）短期使用即刻起作用的阿片类药物。大多数病情严重的患者需要接受椎体成形术或脊柱后凸成形术的手术咨询。

关于椎体压缩骨折手术的讨论，见第 69 章。

椎管狭窄多见于高龄患者，很少出现在 50 岁之前。三个与年龄相关的过程共同作用导致脊髓和神经根受损：后椎间盘突出，小关节改变 / 刺激，黄韧带增厚。由此产生的主诉是双侧臀部和大腿后部疼痛，以及定位于小腿远端和行走所致的小腿神经源性疼痛（“假性跛行”）。体格检查可能显示腿部感觉丧失和减弱，或者患者可能表现出完全正常的神经学检查。一个诊断线索是患者主诉疼痛可在坐位或向前倾斜时缓解[34]。Kemp 试验是一种简单、刺激性的物理动作，检查者被动地伸展和旋转患者的脊柱。如果局部疼痛结果表明椎体小关节病变，膝关节以下放射疼痛通常提示神经根受累。

骨关节炎是导致疼痛残疾的主要原因之一，由于美国人口老龄化和肥胖率高，其患病率正在上升。骨关节炎是导致膝盖和臀部疼痛的最常见原因。与椎管狭窄一样，这也是一种与年龄相关的疾病。然而，遗传因素可能会影响骨关节炎的发展，肥胖可能会加速其发病。骨关节炎有三种典型的 X 线表现：骨赘形成（骨刺）、关节间隙变窄和边缘硬化[33, 34]。

由于大多数急性 LBP 的起源是机械性 / 非特异性的，大都可通过保守治疗而痊愈。因此，大多数慢性 LBP 病例都是机械性 / 非特异性的，即由肌肉骨骼结构的持续性和（或）反复改变引起。在排除了需要紧急评估、会诊和特殊治疗的紧急原因或情况后，PCP 必须确定非特异性 LBP 患者是否正在经历神经根性症状。由于 $L_{4\sim5}$ 和 $L_5 \sim S_1$ 是腰椎间盘突出症最常见的椎体节段，L_4、L_5 和 S_1 神经根可能会受到影响[44]。

保守治疗包括保持活动和步行，避免重物搬运，耐受的渐进性运动，以及必要时的药物治疗。多项研究表明大多数坐骨神经痛患者最终不需手术就能康复。然而，对于严重、进行性的神经功能受损并无改善（6～8 周的保守治疗），需要进行放射学检查和会诊[38]。

十、共享决策制订

对于因腰椎间盘突出而伴有高风险医疗条件的 LBP 患者，PCP 必须权衡手术的风险和潜在的获益。共同决策过程的基本组成部分是确定疼痛对患者生活质量的影响，评估患者的身体功能受到影响的程度（ADL），确定手术目标和完全康复的可能性。是否有其他可行的非手术替代方案。此类讨论最好由值得信赖的 PCP 进行，但可能会在决策过程中纳入顾问和其他医疗提供者的意见。

APS 关于腰椎间盘突出症引起的腰痛的指南[35]提出以下建议。

- 不需要刺激性椎间盘造影术来确定腰椎间盘突出症是否为 LBP 的来源。
- 对于非神经根性 LBP 患者，小关节或椎间盘内注射皮质类固醇或增生疗法没有作用；也没有证据来指导建议的腰椎间盘置换。

专家小组进一步提出以下建议。

- 关于硬膜外类固醇注射的风险 – 获益的讨论（包括缺乏长期效益）。
- 讨论脊髓电刺激治疗慢性神经根性疼痛的风险 – 获益（鉴于刺激器放置后的高并发症发生率），

以及探讨手术治疗腰椎间盘突出症致神经根病的风险－获益。

最近的研究表明，非介入性手术比手术干预更有优势。对 124 例病程超过 1 年的症状性腰椎间盘退变患者进行了为期 4 年的随访研究，比较手术和非手术治疗的结果。一组接受腰椎融合术，另一组接受认知干预和运动治疗。对受试者的身体功能、整体残疾、工作、用药、情绪困扰和生活质量进行了分析。结果分析显示，认知干预和锻炼组中 24% 的患者最终接受了手术，手术组中 23% 的患者接受了二次手术。两组在重返工作岗位、疼痛、残疾指数或情绪困扰方面没有差异。研究人员得出结论，与包括认知干预和锻炼在内的非手术治疗相比，手术组的长期改善并无明显差异[48]。

脊柱患者预后研究试验是一项大型多中心研究，涉及美国 11 个州的 13 个中心[49, 50]。对因腰椎间盘突出、椎管狭窄和退行性腰椎滑脱（相邻椎段滑脱）而患有慢性 LBP 的患者进行了 9 年随访。一组行标准开放腰椎间盘切除术，对照组进行个体化非手术治疗。结果发现，两组患者都随着时间的推移（即在 6～12 个月的过程中）持续改善。研究人员得出结论，对于慢性 LBP 患者，手术和非手术的结果是相同的。相比之下，对于有神经根性症状的患者，手术可能更有利于术后 2 年和 4 年的疼痛、功能和残疾的改善。然而，对于腰椎间盘突出症、椎管狭窄症、退行性腰椎滑脱的慢性 LBP 患者，在 6～8 年的长期随访中表明手术没有明显疗效。两组（手术治疗和非手术治疗）都随着时间的推移而趋于改善。

十一、慢性腰痛的治疗

大多数因肌肉骨骼劳损或扭伤及许多因腰椎间盘突出或退行性腰椎间盘疾病所致的 LBP，均可通过保守治疗而痊愈。不幸的是，慢性 LBP 的高复发率和进展也很常见，这需要 PCP 的专业能力提供长期疼痛医疗。包括 ACP 和 APS 在内的几个专家小组已经为 LBP 的诊断和治疗方法制定了临床实践指南，发表了联合建议[36–38, 51, 52]。北美脊柱协会基于证据的 LBP 临床诊断和治疗指南最近完成了对诊断和治疗非特异性 LBP 成年患者的循证建议的详尽指南总结审查。一个由疼痛专家组成的跨学科小组提出了 82 个临床问题，这些问题的答案总结在他们的出版物中。作者表示这些声明反映了截至到 2016 年 2 月的文献研究[53]。

以下是 ACP 临床指南委员会[51]对慢性腰痛的治疗建议和证据水平的简要摘要。

1. CLBP 的初步治疗方法应侧重于以下方面

- 非药物治疗，包括运动、多学科康复、针灸、正念减压（中等证据）。
- 太极、瑜伽、运动控制练习、渐进式放松、肌电生物反馈、低强度激光疗法、手术疗法、认知行为疗法或脊椎手法（低质量证据）。

2. 如果对非药物治疗反应不足，可以考虑以下药物治疗

- 非甾体抗炎药为一线，曲马多或度洛西汀为二线。
- 阿片类药物仅在其他治疗失败且获益大于风险的情况下（弱建议）。

3. ACP 临床指南委员会已经对 CLBP[51]的非药物治疗证据进行了评级，并得出以下结论

- 适宜温度改善疼痛缓解（5 天）和残疾（4 天），并结合运动改善了 7 天后 Roland 残疾问卷的分数，结果优于对乙酰氨基酚 / 布洛芬治疗。
- 针灸有效性有相互矛盾的证据，但确实显示出对疼痛强度的适度改善。
- 推拿疗法对一些患者有一定的缓解作用，认为是安全的。
- 美国和欧洲的指导方针都不建议进行包括伸展、加强或屈曲 / 伸展在内的运动。然而，众所周知，锻炼还能带来其他益处。
- LBP 症状出现后开始锻炼的最佳时间尚不清楚；对于处于亚急性期（不到 4～8 周）的患者，康复（医生、物理治疗、心理或职业干预）是中等有效的（瑜伽和太极对 CLBP 有一些有希望的结果）。

精神和（或）心理治疗的作用作为慢性疼痛自我管理技术的一部分是不可或缺的，这同样适用于 CLBP 患者[54]。PCP 应熟悉可用于精神和心理支持的资源，并适应为慢性疼痛患者转诊。良好的证据支持认知行为疗法的有效性，认知行为疗法是一种心理学方法，识别有问题的思维或行为模式，并通过积极的改变来纠正它们。一个相关的心理治疗选择是接纳与承诺疗法，它通过接受和承诺改善结果的步骤来帮助患者应对诊断。这些疗法是全面疼痛方法的有益补充，因为它们帮助患者设定适当的目标，认识到个人障碍，并促进自我管理和自我效能。

第 61 章是对非药物性 CAM 治疗疼痛管理的全面综述。

下面的讨论将检查按摩、手法、针灸、锻炼、瑜伽和太极等结构化练习的一些最新证据。按摩疗法被认为对亚急性和慢性非特异性 LBP 患者是安全和潜在有益的，特别是在结合运动和自我管理教育的情况下。然而，2 项系统评价没有得到足够的证据和明确的建议[55, 56]。作者注意到适度的证据表明，联合疗法（按摩和另一种积极的治疗，如针灸）比单一疗法更好地改善疼痛和功能。此外，如前所述，脊柱手法显示持续时间不到 4 周的 LBP 患者的功能得到改善，但没有证据表明长期受益。关于针灸，数据有限且相互矛盾。Cherkin 等[57]回顾了针灸、按摩和脊椎推拿的安全性和有效性的证据，并得出结论，一些初步研究发现推拿对 CLBP 有效，脊柱推拿的益处与其他疗法相同；按摩的成本效益，不用于推拿或针灸，可能会在最初的疗程后降低成本。

美国和欧洲的指南都不建议锻炼（伸展、屈曲、伸展或加强），这似乎有违常理。因为缺乏证据支持它的使用。两篇临床实践综述[58, 59]确实支持锻炼对维持身体功能的重要性，并注意到对于处于 LBP 亚急性阶段（疼痛不到 4～8 周）的患者，包括基础医疗医生、物理治疗、心理和（或）职业干预在内的康复是适度有效的。“最重要的是，任何鼓励和帮助急性腰痛患者恢复正常活动的理疗方法都是值得推荐的”[58]。

最近一项对 479 例 CLBP 患者的研究比较了瑜伽和物理疗法、伸展和强化，发现在急性疼痛方面的结果相似。研究还发现，瑜伽和 PT 在镇痛药使用、整体改善、对干预的满意度、与健康相关的生活质量等次要结果方面也相似。简而言之，他们发现，针对非特异性 CLBP 的手动瑜伽项目在改善功能和疼痛方面不逊于 PT[60]。

总的来说，目前的证据不足以确定经皮神经电刺激、电肌肉刺激、短波透热、牵引、寒冷、腰椎支撑、运动控制锻炼、心理疗法（CBT、表象放松、认知应对）、普拉提、超声或贴压治疗 CLBP 的有效性[35]。然而，许多对传统医学治疗不满意的患者确实寻求并使用 CAM 疗法，并报告了良好的效果。因此，PCP 应该了解这些选择，并对非药物和（或）CAM 疗法作为 CLBP 多模式方法的一部分保持开放态度。

十二、腰痛的药物治疗

为急性非特异性 LBP 开处方的目的不是为了治愈；相反，药物可能是为了减轻疼痛和痉挛的症状，这可能会导致姿势不适或存在偏差，从而导致运动/活动减少，以及睡眠困难。治疗的目标是使患者在剧烈疼痛期间尽可能保持身体活动，允许过渡到愈合，以期完全消除疼痛。

PCP 应确定是否需要短期药物治疗（急性/亚急性 LBP 或复发），或作为 CLBP 的持续治疗。许多短期有效的药物［对乙酰氨基酚、平滑肌松弛药（如环苯扎林）、非甾体抗炎药（如双氯芬酸、布洛芬、萘普生钠）、阿片类药物（如可待因、羟考酮）］都有长期使用的禁忌证和局限性。有很好的证据证明非甾体抗炎药的有效性。在镇痛方面，COX 抑制药（COX-2 选择性）与传统非甾体抗炎药无显著差异。然而，它们的使用受到肾功能的等级效应、胃肠黏膜侵蚀及重要的对血栓栓塞性心血管事件警告的限制。

2007 年，ACP 临床指南回顾了急性、亚急性和慢性 LBP[36]的非侵入性治疗，并于 2017 年通过对 LBP 系统疗法的系统回顾进行了更新[49]。以下是 2017 年 ACP 临床实践指南的摘要。

对乙酰氨基酚：在 4 周内对于急性或亚急性 LBP 疼痛强度或功能，似乎与安慰剂没有区别；没有慢性 LBP 的适应证（中等质量的证据）；非甾体抗炎药在 3 周或更短时间内与对乙酰氨基酚没有区别；尽管估计非甾体抗炎药有利于镇痛，但对乙酰氨基酚不良反应风险较低。

非甾体抗炎药：与安慰剂相比，非甾体抗炎药对急性背部疼痛的平均改善作用更大；对于 CLBP，非甾体抗炎药在 12 周后的平均疼痛缓解作用比安慰剂更大；非甾体抗炎药治疗急性或慢性腰痛没有差异；对于神经根病，没有发现小而不一致的影响。与安慰剂相比，非甾体抗炎药与更多的不良反应有关，但 COX-2 抑制药发生不良事件的风险较低。

阿片类药物、曲马多和他喷他多：羟考酮或对乙酰氨基酚＋萘普生或安慰剂＋萘普生对急性 LBP 没有差异；对于慢性 LBP，强阿片类药物比安慰剂有更大的短期缓解作用；曲马多也比安慰剂有更大的短期缓解作用。与安慰剂相比，阿片类药物有更高的恶心、头晕、便秘、呕吐、嗜睡和口干的风险。

骨骼肌松弛药：短期镇痛效果优于安慰剂，证据不足以确定对功能或 CLBP 的影响；不同的骨骼肌松弛药在任何结果上都没有显著差异。

苯二氮䓬类药物：与安慰剂相比，临床没有显著获益与中枢神经系统不良反应（嗜睡、疲劳和头晕）相关。

抗抑郁药：TCA 和 SSRI 对 CLBP 的疼痛没有差别；可以有效，但其作用机制尚不清楚；SNRI 度洛西汀在 12～13 周时与较低的疼痛强度有关，尽管影响很小；度洛西汀对 BPI 的功能改善较大。

抗惊厥药物：加巴喷丁对神经根病有较小的短期疗效；证据不足以确定普瑞巴林与其他药物或普瑞巴林加其他药物与单独使用其他药物的疗效。

全身性类固醇皮质激素：与安慰剂相比，非根治性和根治性 LBP 在肠外注射（单次注射）或短期口服减量时没有发现差异；没有严重损害的报道。

专家小组[36, 49]一致认为，阿片类药物治疗对 CLBP 的长期治疗无明显作用。对于背部创伤或骨折的患者，短期内可能需要低剂量的阿片类药物，但其使用应该符合最佳临床实践建议，如 2016 年 CDC 关于慢性疼痛阿片类药物处方指南。

十三、非阿片类药物治疗的一般注意事项

在考虑使用药物治疗时，提供者应熟悉作用机制（mechanisms of action，MOA）、给药途径、剂量、药代动力学、不良反应、药物相互作用和不良反应风险。这些细节是为了补充上述 ACP[49]中概述的药理选择。

对乙酰氨基酚的镇痛作用可能包括通过间接激活大麻素 CB-1 受体而代谢成部分作为大麻素前药。双重 MOA 可能同时产生镇痛和调制效应[61, 62]。虽然被认为是一线选择，但对乙酰氨基酚的镇痛作用比非甾体抗炎药（相当于 100 分视觉模拟评分量表中的 10 分）略弱。对乙酰氨基酚相关的主要不良反应是肝毒性[36, 38]。同时应用诱导或调节 CYP2E1 的药物，可能会改变 APAP 代谢，增加肝脏毒性潜能。慢性大剂量 APAP 可提高部分抗凝患者 INR[63]。

NSAID 的作用机制是抑制 COX，COX 是负责前列腺素和血栓烷生物合成的酶。非选择性 NSAID 同时抑制 COX-1 和 COX-2，而选择性 NSAID 只抑制 COX-2。APS-ACP 综述[38]显示，与安慰剂（中等质量的证据）相比，非甾体抗炎药与轻微到中度的疼痛改善有关（中等质量证据），与功能的轻微改善（低质量证据）无关。大多数针对一种非甾体抗炎药与另一种非甾体抗炎药的面对面试验显示，慢性 LBP 患者在缓解疼痛方面没有差异。然而，NSAID 被定位为一线治疗；没有关于 COX-2 选择性 NSAID 的数据。

适用于整个类别的非甾体抗炎药的一个重要禁忌证是血栓栓塞性心脑血管事件的风险；在使用的最初几周，美国 FDA 就对心脏病发作和脑卒中的风险发出警告。因此，对于已知的冠状动脉疾病（coronary artery disease，CAD）、心绞痛或脑卒中病史，以及这些疾病的风险高于平均水平的患者，必须避免非甾体抗炎药。进一步强调患有肾脏疾病、充血性心力衰竭（congestive heart failure，CHF）或肝硬化的患者避免服用非甾体抗炎药。不推荐在妊娠晚期服用。

与 NSAID 相关的 AE 包括胃肠道毒性，尽管 COX-2 选择性 NSAID（塞来昔布）导致溃疡或 GI 出血、肝和肾毒性、高血压和 CHF 的可能性较小。在药物相互作用方面，非甾体抗炎药在服用利尿药的患者中必须谨慎使用。它们还显著增加了服用低剂量阿司匹林或服用任何抗凝血药的患者出血的风险。它们不应与苯妥英或环孢素联合使用。非甾体抗炎药有口服、外用、静脉注射的剂型[64, 65]。

表 75-10 列出了非甾体抗炎药的起始剂量和最大剂量。

TCA 的 MOA 涉及抑制 5-HT 和去甲肾上腺素的再摄取。尽管在各种疼痛条件下进行了广泛的研究，它们作为神经性疼痛的一线治疗已有数十年的历史，但没有一种 TCA 具有 FDA 的疼痛管理适应证。用于镇痛的剂量必须在几周内缓慢增加（例如，每天 10mg，最大剂量为每天 100mg）。对于服用 MAOI 的患者，TCA 是绝对禁忌的，对于严重心脏病患者（由于对 QTC 间期的影响，建议进行预先 ECG 检查）和严重胃肠功能障碍患者，应避免使用 TCA。FDA 列出了儿童、青少年和年轻人自杀想法和行为的阶梯效应警告。由于其强大的 5-HT 能作用和与 CYP3A4 和 CYP2D6 底物的代谢，TCA 可能降低癫痫阈值或导致低钠血症[66]。与 TCA 相关的 AE 通常是抗胆碱能的，包括视物模糊、认知变化、便秘、口干、直立性低血压、镇静、性功能障碍、心动过速和尿潴留[67-69]。

表 75-10 非甾体抗炎药剂量

药 物	起始剂量	最大剂量
塞莱昔布	100mg，PO，bid	200mg，PO，bid
双氯芬酸 DR	50～75mg，PO，bid	150mg/d
双氯芬酸 ER	100mg，PO，qd	100mg，PO，qd
布洛芬	200～400mg，PO，tid～qid	2400mg/d
美洛昔康	7.5mg，PO，qd	15mg/d
萘普生 *	250～500mg，PO，bid	1000mg/d

*. 萘普生 250mg= 萘普生钠 275mg，萘普生 500mg= 萘普生钠 550mg
PO. 口服；bid. 每天 2 次；tid. 每天 3 次；qd. 每天 1 次

SNRI 是一类抗抑郁药，可抑制两种神经递质：5-HT 和去甲肾上腺素的再摄取。它们有治疗疼痛和抑郁症的适应证和用途。APS-ACP 综述[36]（中等质量证据）显示，TCA 或 SSRI 与安慰剂相比，在疼痛方面没有差异，对抗抑郁药的功能也没有差异（低质量证据）。然而，中等质量证据表明，与安慰剂相比，度洛西汀在疼痛强度和功能方面有轻微改善，因此建议将其作为二线治疗。

度洛西汀有治疗慢性肌肉骨骼疼痛的适应证，如 LBP 和 OA、纤维肌痛和疼痛性糖尿病周围神经病变。米那普兰用于治疗纤维肌痛。文拉法辛用于治疗抑郁症和焦虑症，可能对急性和慢性神经病理性疼痛、痛性糖尿病周围神经病变有效。度洛西汀的起始量通常为 30mg/d，用于慢性肌肉骨骼疼痛和纤维肌痛；60mg/d 用于 PDPN，最大剂量为 120mg/d。SNRI 禁忌与 MAOI 一起使用。

TCA 带有一个警告儿童、青少年和年轻人的自杀想法和行为的警示标志。由于 SNRI 是 CYP1A2 和 2D6 的有效抑制药，建议在使用过程中监测肝功能[38, 66]。

抗惊厥药的 MOA 依赖于特定的药物。加巴喷丁和丙戊酸通过电压门控钙通道调节起作用，卡马西平、奥卡西平、拉莫三嗪、托吡酯、丙戊酸通过电压门控钠通道调节起作用。卡马西平、奥卡西平、拉莫三嗪、加巴喷丁抑制谷氨酸释放，而丙戊酸托吡酯增加对 GABA 的抑制。

抗惊厥药有用于疼痛治疗的适应证。加巴喷丁用于治疗带状疱疹后神经痛，可能对疼痛的糖尿病神经病变有效。普瑞巴林用于治疗糖尿病神经病变、带状疱疹后神经痛、纤维肌痛和与脊髓损伤相关的神经病理性疼痛。

卡马西平有治疗三叉神经痛的适应证。其他抗惊厥药物已经在疼痛条件下进行了研究，如果其他选择失败，可以考虑作为二线药物。

联合应用加巴喷丁和阿片类药物会增加呼吸抑制的风险。通常报道的不良反应（发生率>5%，是安慰剂的 2 倍多）是头晕、嗜睡和外周水肿[67]。

关于抗惊厥药物在 LBP 中的疗效，没有足够的证据来确定抗惊厥药物对急性、亚急性或慢性腰痛的效果，也没有足够的证据来确定抗惊厥药物对神经根性腰痛的效果[38]。

表 75-11 列出了抗惊厥药物的典型剂量。

十四、腰痛治疗建议综述

LBP 的药物选择应以证据为基础，并尽可能量身定做，以适应个别患者的需要。对乙酰氨基酚、轻度阿片类药物和非甾体抗炎药是治疗 LBP 的一线药物，没有证据表明其中一种药物比其他药物更有效。非苯二氮类肌肉松弛药（加或不加镇痛药）可作为治疗急性 LBP 的二线药物和治疗慢性 LBP 的环状抗抑郁药。通过考虑患者的病史并使用试验剂量，可以降低不良反应的风险。认识到疼痛以外的症状有时更重要和（或）更容易克服，可以增加药物治疗的益处。如果与非药物干预相结合，可提高药物治疗的长期疗效[70]。

认识到大多数急性和亚急性 LBP 患者没有危险信号发现，而且无论进行何种治疗，症状都会随着时间的推移而改善，PCP 可能会拒绝订购昂贵的试

表 75–11　抗惊厥剂量

药　物	起始剂量	靶剂量	不良反应	肾代谢	经肝代谢
加巴喷丁	100～300mg	3600mg	体重增加、头晕、镇静、共济失调、复视、抽搐、头痛	>95%	否
普瑞巴林	25～50mg	900mg	体重增加、头晕、镇静、共济失调、复视抽搐、头痛	>95%	否
奥卡西平	300mg	2400mg	低钠、Stevens-Johnson 综合征、偏头痛	30%	是，约 50%

验和潜在有害的治疗。在值得信赖的患者 – 提供者关系的背景下，真正承认患者的疼痛主诉，是将患者教育集中在非药物治疗选择和生活方式适应的益处上的前提，如减肥、维持体力活动和渐进式锻炼。由于在对比实验中发现推荐的治疗方法几乎没有差异，治疗建议应该基于患者的偏好、成本和伤害避免。保留功能应该是优先于彻底消除疼痛的重要目标。

美国内科医学委员会的“选择明智指南”指出[71]，LBP 的初始非药物治疗可能包括表面热疗、脊柱推拿（如整骨推拿或脊椎推拿治疗）、按摩或针灸。应建议患者保持尽可能多的耐受性活动，并应劝阻长时间卧床休息。然而，PCP 可能会对工作职责进行修改，如避免举重、弯曲、扭转和（或）长时间坐立。多模式疗法或联合治疗可能会提供额外的益处（如热疗结合按摩和其他非药物治疗）。

如果需要药物治疗，可以考虑局部镇痛药、对乙酰氨基酚、非甾体抗炎药或骨骼肌松弛药。然而，类固醇没有显示出明显的效果，即使是在神经根性 LBP。对于 CLBP 且对非药物治疗反应不佳的患者，考虑将非甾体抗炎药首先与曲马多或度洛西汀作为二线治疗。只有对非阿片类药物和非药物治疗没有充分反应且潜在获益大于风险的中至重度疼痛的患者才应考虑使用阿片类药物[72, 73]。对 LBP、髋关节或膝骨关节炎患者的长期阿片类药物和非阿片类药物疼痛管理治疗的比较表明，两组患者的疼痛减轻程度相似。然而，阿片类药物有许多相关的不良反应和显著风险[74]。

如果考虑阿片类药物治疗，建议共同决策和使用患者 – 提供者协议或治疗合同，其中规定了每个人的角色和责任。以下讨论了阿片类药物在基础医疗中的使用，重点是 FDA 计划和 CDC 指南。最后，关于 LBP 的管理，对可用的介入程序的基本知识是有用的，以便 PCP 可以做出适当的转诊，教育患者关于潜在的风险和益处，并根据需要提供后续医疗和持续管理。关于 LBP 介入治疗方法超出了本章的讨论范围。关于介入性疼痛管理的详细信息可以在本章其他部分找到。

表 75–12 列出了 LBP 的介入性操作。

十五、成人的肌肉骨骼疼痛

出现在基础医疗供应中的许多疼痛症状（如拉伤、扭伤、滑囊炎、肌腱炎、关节炎）都起源于肌肉骨骼系统。全球疾病负担研究表明，颈、肩、膝和身体其他部位的肌肉骨骼损伤会导致生活质量下降、残疾和医疗费用增加[75]。英国关节炎研究基础医疗中心、英国基拉大学基础医疗与健康科学研究所对肌肉骨骼疼痛的潜在疗法进行了系统的研究（包括 Cochrane 综述）。中等证据表明，运动疗法和心理 – 社会干预对缓解肌肉骨骼起源的疼痛有效。虽然非甾体抗炎药和阿片类药物在短期内减轻了疼痛，但效果不大，不良反应的风险信号值得注意。对于膝盖和肩部疼痛，皮质类固醇被发现可以短期缓解疼痛。然而，相关证据发现在剂量、强度、频率或应用这些疗法的方式方面是模棱两可的。

表 75–12　腰痛的介入治疗

- 硬膜外类固醇注射脊髓给药
- 类固醇关节腔内注射视盘造影术
- 脊髓电刺激治疗 LBP 与神经病理性疼痛
- 鞘内注射 LBP 触发点的治疗
- 骶髂关节注射和射频消融术
- 小关节面关节注射与射频消融术
- IDET、髓核成形术、椎间盘射频消融术在医生办公室治疗的损伤中，4/5 是肌肉骨骼损伤，2010 年估计成本为 1761 亿美元[77]。由 ACP 和美国家庭医生学会（American Academy of Family Physicians，AAFP）[78] 联合发布的一份指南给出了关于成人非下背部肌肉骨骼损伤所致急性疼痛的处理建议，考虑了以下治疗参数：1～7 天的疼痛缓解、身体功能、治疗满意度、症状缓解、不良反应（皮肤科、胃肠道和神经系统）、非药物治疗和药物治疗的比较危害。综述还考虑了患者的价值和偏好、费用、非确凿证据的领域，以及对患有多种慢性病的患者的临床考虑。该指南的专家小组指出，那些患有更多慢性病的人长期接受阿片类药物的可能性更高。

1. 建议临床医生使用局部非甾体抗炎药（结合或不结合薄荷醇凝胶）作为一线疗法来治疗非腰背、肌肉骨骼损伤引起的急性疼痛，以减轻或缓解包括疼痛在内的症状，改善身体功能，并提高患者的治疗满意度。

2. 建议临床医生使用口服非甾体抗炎药来减轻或缓解包括疼痛在内的症状，以改善身体功能，或口服对乙酰氨基酚来减轻疼痛；建议临床医生用特定穴位按压来治疗非腰背急性疼痛、肌肉骨骼损伤，以减轻疼痛和改善身体功能，或使用 TENS 来减轻疼痛。

3. 建议临床医生使用包括曲马多在内的阿片类药物治疗非下背部肌肉骨骼损伤引起急性疼痛的患者[78]。

ACP/AAFP 指南的基本原理指出，与安慰剂相比，外用非甾体抗炎药改善了所有结果，并且与增加伤害风险无关。除口服非甾体抗炎药引起胃肠道不良反应外，几乎没有其他危害被报道。这强调临床医生在开口服非甾体抗炎药之前必须评估胃肠道危险因素。建议的理由[3] 指出，阿片类药物治疗与神经学和胃肠道不良反应风险的显著增加有关，并援引了显示处方持续时间超过 7 天的证据。有人再次指出，长期使用阿片类药物有长期成瘾和服药过量的风险。

十六、疼痛管理的多模式治疗和非药物选择

药物的选择、剂量、途径和治疗时间应个体化，以施多模式治疗（即同步给两种或两种以上的药物或方法，每种药物或方法都有不同的作用机制）。多模式治疗的基本原理是，不同的药物以不同的受体和疼痛通路为靶点，从而使多种药物具有协同或增强的作用。这项技术可以减少个别药物的剂量，继而导致个别药物不良反应的风险降低；当然，前提假设是没有药物之间的不良相互作用。

虽然一些非药理学模式的证据是混合和（或）有限的，但它们仍然是疼痛管理的补充方法，在某些情况下，可能会减少对阿片类药物的需求。PCP 可以通过确保患者的喜好得到讨论和确定提供与其患者群体相关的补充治疗的社区资源来促进非药物治疗。非药物治疗包括但不限于物理方式（针灸、水疗、脊椎按摩、骨科手法治疗、按摩和物理治疗），运动疗法（舞蹈、太极、瑜伽），心理疗法（行为矫正、认知重组、CBT、ACT、精神疗法），以及放松疗法（正念、冥想）。其他治疗方式包括沐浴疗法（热疗）、芳香疗法和音乐疗法。

表 75-13 列出了替代的非药物和非阿片类药物治疗。

十七、疼痛和阿片类药物使用的药理学方法

美国的“大脑 10 年”（1991—2000 年）在神经科学方面取得了许多进展。紧随其后的是“疼痛控制和研究 10 年”（2001—2010 年），通过了众议院法案 H.R.3244，克林顿总统签署了该法案使之成为法律。这项计划的目标是“通过促进疼痛障碍的研究、教育和临床管理的进步，使公共和私营部门受益”[17]。

表 75-13 疼痛的替代疗法

非药物治疗	非阿片类药物治疗
心理学途径认知行为疗法	非甾体和对乙酰氨基酚
物理康复途径：物理治疗、作业疗法	抗惊厥药
手术	抗抑郁药
补充疗法：针灸、脊柱按摩疗法	局部麻醉药：局部阻滞
骨科手法医学	其他辅助药物

引自 *Food and Drug Administration. FDA education blueprint for health care providers involved in the management or support of patients with pain*. Draft revisions. Available at: https://www.fda.gov/downloads/Drugs/NewsEvents/UCM557071.pdf.

对疼痛评估和治疗的兴趣的增强可能导致了 TJC 的建议，即定期测量每个患者的疼痛水平，将其作为“第五生命体征”。在这种背景下，制药商开发并向市场推出了几种新的有效、缓释、长效的阿片制剂，其中大多数在市场营销很大。在接下来的几十年里，阿片类镇痛药的使用大幅增加。

为了应对阿片类药物使用的增加和观察到的处方阿片类药物过量死亡的增加，FDA 于 2012 年对缓释 / 长效阿片类药物实施了 REMS，并强制处方者接受 ER/LA 阿片类药物 REMS 教育。许多州要求处方者完成强制性 REMS 继续医学教育，以维持对预定药物的处方特权（大多数阿片类药物是 FDA 附表 Ⅱ）。PCP 可以通过在线或现场教育计划获得这种教育。

2018 年 FDA 阿片类镇痛药 REMS，除了 ER/LA 阿片类药物外，还包括所有在门诊环境中使用的即时释放阿片类药物，这些阿片类药物尚未被其他 REMS 计划覆盖。FDA 针对参与疼痛患者治疗和监测的医疗保健提供者的教育计划（FDA 计划）[79] 对处方医生提出以下要求：了解疼痛生理学的基本原理；确定阿片类药物的替代品（多模式、CAM 疗法、非阿片类药物）；利用风险分层和筛选来选择阿片类药物治疗试验的患者；识别不良反应和药物相互作用；预测和缓解不良反应（呼吸抑制和过量用药）；了解剂量选择、滴定和使用 MME 镇痛剂量。它还详细说明了特殊人群（如孕妇和老年人）使用阿片类药物的情况，并要求更新和增加关于成瘾问题（阿片类药物使用障碍）的知识。

PCP 必须认识到，有证据表明，即使是相对短期的阿片类药物使用，也可能导致其持续使用、依赖和上瘾的可能。FDA 明确表示，治疗疼痛患者的 PCP 应该了解成瘾医学的基本要素，如成瘾的定义、神经生物学和药物疗法。

由于其贬义和负面含义，“成瘾”一词可能导致对个人的污名化或指责。DSM-Ⅴ[80] 将“成瘾”一词修改为“物质使用障碍”；在阿片类药物滥用 / 成瘾的情况下，首选术语是阿片类药物使用障碍。DSM-Ⅴ标准明确区分了滥用阿片类镇痛药（通过与处方不同的方式服用）镇痛的患者和滥用阿片类镇痛药意图达到兴奋的患者。据估计，在基础医疗环境中接受慢性阿片类药物治疗的慢性非癌症疼痛患者中，OUD 的患病率为 3%～26%[79]。识别 SUD 的助记符是 5C：控制（失去）[control（loss of）]、强制使用（compulsive use）、渴望药物（craving drug）、继续使用（尽管有证据表明使用会造成伤害）[continued use（despite evidence of use causing harm）] 和慢性问题（chronic problem）。

表 75–14 列出了 OUD 标准。

十八、CDC 慢性疼痛阿片类药物处方指南

CDC 发布了 2016 年美国慢性疼痛类阿片处方指南[81]，以帮助指导 PCP 关于类阿片的处方使用。这是对 PCP 处方约占阿片类镇痛药处方的 50% 的估计的直接反应。与此同时，PCP 报告说他们没有得到足够的培训，并承认对药物滥用和成瘾的担忧。该指南专门针对门诊治疗 18 岁以上患有慢性疼痛（定义为持续 3 个月以上或超过正常组织愈合时间）的患者的临床医生。一个重要但有时被忽视的警告是，CDC 指南的建议并不是为了指导接受积极的癌症治疗、姑息治疗和（或）生命末期医疗的患者的医疗。

2016 年 CDC 指南更新了 2014 年 AHRQ 赞助的一项审查，该审查研究了以下关键问题：长期阿片类药物治疗的有效性、危害和不良反应、启动、滴定和剂量方法的有效性、预测仪器的准确性和 REMS 的有效性，以及长期使用急性疼痛处方的影响。有关指南制定的回顾，见第 48 章。

CDC 的文献回顾表明，关于长期阿片类药物治疗慢性疼痛的结果的证据非常有限，没有足够的证据确定存在长期获益；令人担忧的是，这表明严重伤害的风险增加似乎呈剂量依赖关系。较新的研究揭示了长期阿片治疗的其他危害，包括接受 IR 阿片类药物的男性雄激素缺乏的风险增加；接受美沙酮的患者过量用药的风险增加；与开始使用 IR 阿片类药物相比，开始使用 ER/LA 阿片类药物的患者过量用药风险增加，以及当阿片类药物用于急性疼痛时，长期使用阿片类药物的风险增加。较新的研究还揭示了有关阿片类药物风险评估、疼痛患者筛查和阿片类药物评估（SOAPP 修订）、简短的风险访谈的敏感性和特异性的新信息，说明这些筛查工具的准确性不够。指南审查显示，需要进行更多研究以了解长期获益与滥用风险和相关结果、不同阿片类药物处方方法和风险缓解策略的有效性、风险预测工具的准确性。

表 75-14　诊断标准：阿片类药物使用障碍 DSM- Ⅴ

一种有问题的阿片类药物使用模式，导致临床上显著的损害或痛苦，至少表现为以下 2 种情况，发生在 12 个月内

- 阿片类药物的摄入量往往比预期的大，或者服用的时间比预期的要长
- 有减少或控制阿片类药物使用的持久愿望或不成功的努力
- 大量时间花在获得阿片类药物、使用阿片类药物或从其影响中恢复所需的活动上
- 对阿片类药物的渴望，或强烈的欲望或冲动
- 反复使用阿片类药物导致在工作、学校或家庭中未能履行主要角色义务
- 尽管阿片类药物的影响造成或加剧了持续或反复出现的社会或人际问题，但仍持续使用阿片类药物
- 重要的社交、职业或娱乐活动因阿片类药物的使用而放弃或减少
- 在对身体有害的情况下反复使用阿片类药物
- 继续使用阿片类药物，尽管知道有可能是由该物质引起或加重的持续性或复发性的身体或心理问题
- 耐受性，由下列任意一项定义[a]
  - 需要显著增加阿片类药物的用量以达到中毒或预期效果
  - 如果继续使用等量的阿片类药物，效果会明显减弱
- 戒断，表现为以下两种情况之一[b]
  - 阿片类药物戒断综合征（见阿片类药物戒断标准集标准 A 和 B）
  - 服用阿片类药物（或与之密切相关的物质）以缓解或避免戒断症状

具体说明

- 早期缓解：在先前满足阿片类药物使用障碍的全部标准后，3～12 个月的时间内，没有一项阿片类药物使用障碍标准得到满足（可能满足标准 A4，“渴望或强烈希望或渴望使用阿片类药物”）
- 持续缓解：在以前达到阿片类药物使用障碍的全部标准后，在 12 个月或更长的时间内，任何时候都没有达到阿片类药物使用障碍的标准（可能满足标准 A4，“渴望或强烈希望或渴望使用阿片类药物”）

具体说明

- 关于维持治疗：如果患者正在服用处方的激动药，如美沙酮或丁丙诺啡，而这类药物没有达到阿片类药物使用障碍的任何标准(除对激动药的耐受或停药外)，则使用此额外的说明。这一类别也适用于服用部分激动药、激动药 / 拮抗药或完全拮抗药（如口服纳曲酮或长效纳曲酮）的个体
- 在受控环境中：如果个人处于阿片类药物使用受到限制的环境中，则使用此附加说明

a. 对于仅在适当的医疗监督下服用阿片类药物的人，不认为符合这一标准

b. 仅在适当的医疗监督下服用阿片类药物的个人不符合这一标准

引自 American Psychiatric Association. *Diagnostic and Statistical Manual of Mental Disorders.* 5th ed. American Psychiatric Association；2013.

因此，CDC 对安全的阿片类药物处方提出了 12 项建议。

1. 慢性疼痛首选非药物治疗和非阿片类药物治疗。只有在预期疼痛和功能的预期获益大于对患者的风险时，临床医生才应考虑增加阿片类药物治疗。如果使用阿片类药物，应酌情结合非药物治疗和非阿片类药物治疗。

2. 在开始阿片类药物治疗慢性疼痛之前，临床医生应该与所有患者建立治疗目标，包括疼痛和功能的现实目标，并应该考虑如何在获益大于风险的情况下停止治疗。只有当疼痛和功能在有临床意义的改善超过对患者安全的风险时，临床医生才应该继续阿片类药物治疗。

3. 在阿片类药物治疗开始之前和期间，临床医生应该与患者讨论阿片类药物治疗的已知风险和现实益处，以及患者和提供者在管理治疗方面的责任。

4. 当开始使用阿片类药物治疗慢性疼痛时，临床医生应该开 IR 阿片类药物，而不是缓释 / 长效阿片类药物。

5. 当阿片类药物开始使用时，临床医生应该开出最低有效剂量的处方。

6. 临床医生在处方任何剂量的阿片类药物时都

应谨慎，当剂量增加到每天 MME≥50mg 时，应仔细重新评估个体获益和风险的证据，并应避免将剂量增加到每天≥90mg，或仔细证明每天≥90mg 是合理的。

7. 长期使用阿片类药物通常始于急性疼痛的治疗。当阿片类药物用于急性疼痛时，临床医生应该开出最低有效剂量的 IR 阿片类药物，并且不应该开出超过预期疼痛持续时间所需的量，严重到需要阿片类药物的程度。3 天或更少的时间通常就足够了，很少需要超过 7 天。

8. 临床医生应在开始阿片类药物治疗慢性疼痛或剂量增加后 1～4 周内评估患者的获益和危害。提供者应该每 3 个月或更频繁地评估与患者继续治疗的益处和坏处。如果获益不超过持续阿片类药物治疗的危害，提供者应该与患者合作，减少阿片类药物的剂量并停止使用阿片类药物。

9. 在阿片类药物治疗开始前和持续期间，临床医生应评估阿片类药物相关危害的危险因素。

10. 临床医生应将降低风险的策略纳入管理计划，包括考虑在存在阿片类药物过量风险增加因素时提供纳洛酮，如过量服药史、SUD 病史或较高阿片类药物剂量。

11. 临床医生应该使用国家 PDMP 数据审查患者的受控物质处方历史，以确定患者是否正在接受高阿片类药物剂量或危险组合，从而使其处于服药过量的高风险中。临床医生应在开始阿片类药物治疗慢性疼痛时审查 PDMP 数据，并在慢性疼痛阿片类药物治疗期间定期审查 PDMP 数据，从每次处方到每 3 个月 1 次。

12. 当处方阿片类药物治疗慢性疼痛时，临床医生应在开始阿片类药物治疗前进行尿液药物检测，并考虑至少每年进行一次尿液药物检测，以评估处方药物和其他受控制的处方药和非法药物。

13. 临床医生应尽可能避免给予服用苯二氮䓬类药物的患者开阿片类镇痛药。

14. 临床医生应该为 OUD 患者提供或安排循证治疗（通常是丁丙诺啡或美沙酮结合行为治疗的药物辅助治疗）。

CDC 的指南受到疼痛倡导团体的批评，原因是存在慢性非癌症疼痛患者处方不足的风险，以及保险公司对开出的阿片类药物的数量和剂量设定上限的报道。这些令人遗憾的担忧反映了对指南最初目的缺乏理解，该指南的目的是帮助 PCP 做出决策，而不是限制个人临床实践模式或规定保险政策。目标是并仍然是 PCP 安全使用阿片类镇痛药，以保护患者和公众。此外，该指南明确指出针对的是慢性非癌症疼痛患者的治疗，其建议不适用于那些患有活动期癌症或正在接受严重、限制生命的疾病的姑息治疗和（或）在生命结束时接受姑息治疗的人[84]。

表 75-15 列出了与 CDC 指南一致地启动阿片类药物的步骤。CDC 指南中包含了以下关于阿片类药物剂量的警告。

- 更高剂量的阿片类药物与过量和死亡的风险更高相关，即使相对较低的剂量（MME 每天 20～50mg）也会增加风险。从长期来看，更高的剂量并不能减轻疼痛。
- 每天 50mg 或以上剂量过量服药的风险比低于每天 20mg 的风险增加至少 2 倍。
- 开出更高剂量阿片类药物的患者过量死亡的风险更高。2004—2009 年，在健康管理局接受阿片类药物治疗的退伍军人慢性疼痛患者的全国样本中，死于阿片类药物过量的患者平均开出 MME 每天 98mg 的处方，而其他患者平均开出每天 48mg 的处方。

表 75-15　启动阿片类药物治疗（符合 CDC 指南）

- 开始使用即释阿片类药物进行治疗试验
- 开出最低有效剂量
- 使用任何剂量都要谨慎，尤其是在以下情况下
  - 增加剂量至 MME≥50mg/d
  - 进行阿片类药物轮换（从一种阿片类药物切换到另一种阿片类药物）
  - 增加现有阿片类药物的剂量
- 仔细证明将剂量滴定到 MME≥50mg/d 的决定是合理的
- 始终包括剂量说明，包括每天最大剂量
- 注意反应的个体间差异
- PPA、（UDT）和知情同意
- 联合处方纳洛酮（如果有适应证）和肠道疗法
- 在启动或剂量升级后 1～4 周内（最快可能在 3～5 天内）重新评估风险 - 获益
- 每 3 个月重新评估风险 - 获益；如果获益没有超过危害，则优化其他疗法，并努力逐步减少和停止使用

引自 CO*RE-REMS 程序，见网址：www.core-rems.org.

• 计算阿片类药物的每天总剂量有助于确定哪些患者可能受益于更密切的阿片类药物监测、减少或逐渐减少阿片类药物、开纳洛酮处方或其他降低过量风险的措施[81]。

虽然阿片类药物处方可能过于简单化，但记住关于药物剂量的谚语“从低开始，逐渐加量”可能是有用的。然而，在治疗疼痛时，这句谚语可能会被修改为“开始低，但要加”。后一项声明承认需要谨慎和安全的处方，同时也呼吁经常重新评估以确定是否需要剂量滴定（向上或向下）、轮换到另一种阿片类药物或额外干预的必要性。

表 75-16 列出了阿片类药物的建议起始剂量。

认识到 CNCP 患者与癌痛患者或接受姑息治疗和（或）临终关怀服务的患者在获益、风险和预期结果方面存在差异，阿片类药物处方者应该意识到并准备对阿片类药物不良反应提供预见性指导。由于严重、限制生命的疾病导致疼痛的患者可能愿意耐受或减轻阿片类药物的一些不良反应，以获得所需程度的镇痛。因此，对于某些患者，基础医疗医师可能会选择在短期内治疗不良反应，以实现长期的疼痛管理目标。例如，使用抗组胺药物来缓解阿片类药物引起的瘙痒，或使用止吐药物来缓解恶心。所有开阿片类药物治疗的患者还必须接受咨询，以保持足够的液体摄入量，并根据需要服用泻药，因为便秘是阿片类药物使用的一种普遍不良反应，如果不治疗，可能会导致嵌塞/梗阻，甚至肠道破裂。一般来说，仅靠大便软化药是不够的，特别是当患者没有很好地摄入液体时；最好使用泻药，如番泻苷，以确保足够通便。

表 75-17 列出了常见的阿片类药物不良反应。

除了表 75-14 和表 75-15 中提到的建议外，与 2018 年 FDA 的计划类似，CDC 指南建议在开始治疗时使用 IR 阿片类药物，剂量尽可能低，时间最短，以实现充分的镇痛。当急性疼痛需要阿片类药物时，基础医疗供应的处方不应超过所需。急性期疼痛不应开 ER/LA 阿片类药物。每当需要阿片类药物治疗疼痛时，建议经常进行随访和重新评估，以评估伤害的风险。假设存在对药物不良反应、滥用、滥用或怀疑发展为 OUD 的担忧。在这种情况下，建议临床医生谨慎地减少剂量，继续减少，如果需要，停

表 75-16 阿片类药物剂量

药 物	推荐起始剂量	评 论
氢可酮	2.5～5mg，q4～6h	联合用药中受非阿片类药物限制剂量，剂量因产品而异
氢吗啡酮	1～2mg，q3～4h	对于突破性疼痛或全天候给药
吗啡 即释 缓释	2.5～10mg，q4h 15mg，q8～24h	SR 排程是特定于产品的。通常在 IR 确定初始剂量后开始。有毒的代谢物在高剂量时可能会限制其有效性
美沙酮		仅供有经验的临床医生使用
氢考酮 即释 控释	2.5～5mg，q4～6h 10mg，q12h	与食物和酒精的显著相互作用
他喷他多	50mg，PO，q4～65h	双重作用；与阿片类药物相比，胃肠道不良反应的风险可能更低
曲马多	12.5～25mg，q4～6h	双重效应
丁丙诺啡透皮贴剂	5μg/h，贴剂，q7d	阿尔茨海默病患者的好选择
芬太尼贴剂	12～25μg/h，贴剂，q72h	用红外光谱测定剂量后，峰值时间为 18～24h，持续 48～96h

引自 AGS panel on pharmacological management of persistent pain in older persons. *J Am Geriatr Soc*. 2009;57(8):1331–1346. Pergolizzi JV, et al. Safety of buprenorphine transdermal system in the management of pain in older adults. *Postgrad Med*. 2017;129(1) 92–101.

止开处方，并适当进行精神/心理和（或）药物辅助治疗[82]。

十九、确定转诊患者进行疼痛管理

一些PCP决定退出阿片类药物处方，因为涉及风险，或者他们觉得没有准备或无法管理OUD患者。然而，PCP都将被要求治疗那些可能真正受益于阿片类药物治疗的患者。这包括但不限于癌症相关疼痛的患者，以及禁忌使用非阿片类药物和（或）镇痛不充分的患者，即患有多种并存疾病的患者，如冠心病、糖尿病和慢性肾脏或肝脏疾病。同样真实的是，OUD患者可能需要对疾病、手术或受伤进行疼痛管理。如果处方阿片类药物治疗超出了PCP的培训、知识、经验和舒适度水平，推荐其他具有疼痛管理或姑息医学专业知识的提供者是最合适的。阿片类药物疼痛管理的顾问可能包括麻醉医师、老年医学医师（医疗患有慢性疼痛的老年患者）、神经科医师、理疗师等。不能将姑息治疗与临终关怀混为一谈，并不是所有接受姑息治疗的患者都适合临终关怀；而另一方面，所有参加临终关怀福利的患者都将得到临终关怀[83]。临终关怀侧重于症状管理（如疼痛、疲劳、恶心、抑郁、焦虑、嗜睡、厌食、便秘、呼吸困难、分泌物）。PCP在评估症状复合体和寻求姑息治疗咨询方面处于有利地位。在任何严重或限制生命的疾病的病程早期转诊为姑息治疗是适当的，因为早期转诊可能是获得良好预后的最佳机会。

表75-17　常见阿片类药物不良反应

- 呼吸抑制：最严重
- 阿片类药物引起的便秘：最常见，需要足够的液体摄入和服用刺激性泻药
- 性功能障碍和其他内分泌异常
- 耐受、躯体依赖、痛觉过敏
- 过敏反应
- 镇静、嗜睡、认知障碍
- 跌倒和骨折的风险
- 出汗、缩瞳、尿潴留
- 不孕不育
- 肌阵挛（抽搐或痉挛）
- 易受伤害患者的成瘾问题
- 服药过量与死亡

PCP应该建立一个广泛的社区资源网络，以帮助医疗疼痛患者。部分章节讨论了这些专家在为疼痛患者提供协作医疗方面的作用。此外，第44章和第82章涵盖了所有PCP的重要专业能力。

表75-18列出了有用的临床资源，以寻找疼痛管理和成瘾治疗的专家。

二十、疼痛管理的基础医疗目标

PCP努力与患者合作，设定合理、可实现的疼痛管理目标。这就需要致力于共同决策，认识到虽然完全消除疼痛通常是不可能的，但可以将其降至最低，以保持生活质量、身体功能和心理–社会功能。除了减轻疼痛，医疗计划还应包括改善总体舒适度、改善身体功能和活动、改善人际和社会互动、改善情绪等目标。利用功能治疗目标而不是数字治疗目标将使临床医生、患者和医疗人员能够评估朝着这些目标取得有意义的进展。

评估疼痛管理目标进展的一个有用的助记符（类似于SUD的5C）是5A：镇痛（疼痛缓解）[analgesia（pain relief）；]；活动/功能（通过ADL的表现来衡量）[activity/function（measured by the performance of ADL）]；不良反应（药物相互作用、不良反应）[AE（drug interactions，side effect）]；异常/问题行为（滥用、误用、转移注意力、成瘾）[aberrant/ problematic behaviors（abuse，misuse，diversion，addiction）]；情感（情绪）[affect（mood）][79]。第6个A可被添加以表示临床医生的反应：行动（action）。行动代表

表75-18　阿片类药物预描述与成瘾药物资源

- 美国成瘾医学学会：https://asam.ps.membersuite.com/directory/SeachDirectory_Criteria.aspx
- https://www.asam.org/resources/resource-links
- 药物滥用和精神健康服务管理局（SAMHSA）：https://findtreatment.samhsa.gov/locator
- Additional info：https://www.samhsa.gov/find-help/treatment
- 美国成瘾精神病学家：https://www.aaap.org/patients/find-a-specialist/
- 国家药物滥用研究所（NIDA）：https://www.drugabuse.gov/
- 阿片类药物治疗和药物辅助治疗提供者临床支持系统（PCSS）：https://pcssnow.org/

PCP、患者和（或）患者医疗人员根据评估采取的步骤，以修改和改进医疗的疼痛治疗计划。表 75-19 列出了 5A 和 5C。

为在治疗干预的获益和风险之间寻求平衡，患者应该培养有助于维持治疗获益的个人技能来进行自我医疗，而不是完全期望临床医生会“修复”他们。因此，由基础医疗 PCMH 协调的多模式治疗是理想的。多模式医疗结合了非药物治疗和药物治疗，利用其他医疗提供者的技能来帮助患者实现镇痛和功能目标。

表 75-19 监测疼痛和药物使用障碍

痛苦：5A	SUD：5C
镇痛	控制，失控
活动 / 功能	强迫性使用
异常行为	渴求毒品
不良事件	持续使用
影响	慢性问题

引自 CO*RE-REMS 程序，见网址：www.core-rems.org.

患者参与自己的疼痛管理策略包括信息共享和协作，以确定现实的期望和明确、可实现的目标。许多因素可能导致疼痛治疗不足或过度，如基于先前疼痛经验的疼痛预期，缺乏关于疼痛及其治疗的知识或错误信息，以及对疼痛的低估。通过与值得信赖的 PCP 建立持续的治疗关系，这些可能会被降至最低。让患者参与疼痛管理计划过程，使 PCP 能够明确医疗目标，增加坚持治疗的可能性，并尽可能获得最有利的预后。

要 点

- PCP 为 65% 出现疼痛的患者首次提供初步评估，他们往往成为这些患者的唯一医疗提供者。
- 患者和他们的 PCP 医疗之家之间持续的治疗关系促进了一种跨学科、多模式和综合的方法解决疼痛。
- LBP 是基础医疗中常见的疼痛表现，因此 PCP 必须对其诊断和处理方法有基本的了解。
- 在评估 LBP 时，重点病史采集和体格检查应确定疼痛属于以下三种类别之一：需要立即治疗或存在特定治疗的红色警示状态；椎管狭窄或神经根病；或非特异性背部疼痛。除非怀疑病情严重，否则应避免首次行影像学检查。
- 应该了解可能导致慢性疼痛和（或）长期残疾风险较高的心理 – 社会因素。
- 非药物和非阿片类药物治疗方案是基础医疗中疼痛管理的基础。
- 基础医疗环境中接受长期阿片类药物治疗的患者中，多达 1/4 的患者在与 OUD 做斗争。
- CDC 关于阿片类药物治疗慢性疼痛的指南建议包括以下内容。
  - 治疗慢性疼痛首选非药物治疗和非阿片类药物治疗。
  - 只有在预期疼痛和功能的预期获益大于对患者的风险时，才应考虑阿片类药物治疗。阿片类药物永远不应该是唯一的治疗形式。
  - 在开始阿片类药物治疗慢性疼痛之前，临床医生应该与患者建立治疗目标，包括疼痛和功能的现实目标，并应该考虑如果获益不大于风险，阿片类药物治疗将如何停止。
- 多模式疼痛治疗包括非药物、补充和替代医学技术，以及非阿片类药物和阿片类药物治疗。与其他医疗提供者的跨学科合作是制定全面疼痛管理战略的关键。
- 应努力通过清晰的沟通和信息传递、共同决策制订、致力于重新评估和修订治疗计划的迭代过程，努力让患者参与到疼痛管理策略中，以提高生活质量和改善身体和心理 – 社会功能。

第 76 章　急诊科的疼痛管理

Pain Management in the Emergency Department

Andrew K.Chang　著

徐　静　译　　涂　业　校

急诊科（emergency department，ED）内疼痛的管理与治疗有别于医院内其他科室的管理经验。疼痛常常是急性而不是慢性的，并且疼痛的发生往往是意想不到和突然的。此外，在 ED 中看到不同疼痛的类型可能对不同治疗反应不同，如偏头痛引起的疼痛与肾结石引起的疼痛。ED 中出现的急性疼痛与术后的急性疼痛不同，后者是可预期和本来就存在的。

急性疼痛通常持续不到 7 天，但也可能延长至 30 天[1]，在某些情况下迁延不愈变成慢性疼痛。因此急诊医师面临的挑战是尽可能缓解疼痛，改善生活质量，改善功能，同时努力减少不良反应，包括减少使用阿片类药物成瘾的风险，无论是在急诊或是在急诊出院后。

一、急诊科疼痛的患病率和评估

疼痛是患者来急诊科就诊最常见的原因之一[2]。基于国家医院门诊医疗调查的横断面数据显示 ED 患者疼痛的患病率约为 45%，尽管就诊患者严重疼痛的比率从 2003 年的 25% 增加到 2008 年的 40%[3]。

由于 ED 类似于我们分散医疗保障系统的故障安全机制，慢性疼痛患者也可能表现为急性加重而来急诊室就诊。对 500 例患者的全国电话调查结果进行推断，提示 3400 万患有慢性或复发性疼痛的成年人至少每 2 年访问一次急诊科。在这一群体中，43% 或 1500 万人经历复发性疼痛，而 57% 或 1900 万有潜在的慢性疼痛综合征[4]。由于医生对阿片类药物滥用的顾虑突然减少了一些患者阿片类药物的处方量，慢性疼痛患者到就诊急诊科的数量增加。

尽管可以提供富有同情心的护理，但未得到承认和适当管理的疼痛可以引起焦虑、抑郁、睡眠障碍、因终末器官缺血潜在需求氧气增加，甚至运动减少，这些导致静脉血栓形成的风险增加[5]。未识别和缓解疼痛也可能导致对医疗护理的不满，对医院工作人员产生敌意，计划外至急诊科的就诊，功能延迟恢复，并增加诉讼风险[6]。

疼痛本质上是主观的，也是复杂的，每个患者经历的疼痛和痛苦不同。作为医生，我们间接评估患者的疼痛，有时甚至持有怀疑的想法。患者自我报告的有效性经常受到质疑并试图“客观化”疼痛体验，但尚不存在这样的生物标志物。相比之下，患者本身，尤其是老年患者，不愿意报告疼痛的存在和疼痛的程度。这可能是由于对疼痛缓解的期望值较低，害怕镇痛药物不良反应，以及认为疼痛是潜在疾病的一部分或来自治疗的结果。此外，一些患者害怕阿片类药物的成瘾性或担心口服阿片类药物的耻辱感，包括 ED 治疗急性严重疼痛时单次静脉注射阿片类药物的使用。

在 ED，疼痛评估可能很困难，因为 ED 的诊疗时间通常被压缩，因此通常首选更简单的评估工具。虽然远非完美，但最常用的两种评估方法是 11 分口头数字评分量表，其中疼痛的评分范围为 0（无疼痛）～10（最严重的疼痛），以及进行口头描述量表评估，评估疼痛感受为无、轻度、中度和重度。这些量表也适合于认知完整的老年 ED 患者[7]。无论具体采用哪种疼痛量表评估，治疗后应重复评估。治疗后只需简单问患者一个问题：“你想要更多的镇痛药吗？”可能是帮助判断患者是否已经获得足够的疼痛缓解的替代方法，因为个体患者具有不同的疼痛阈值，以及考虑疼痛的严重程度和使用镇痛药物后的不良反应，如恶心和嗜睡[8]。非数字是或否的问题更方便精神错乱患者、老年人和那些受严重疼痛折磨的患者所理解[8]。

二、平衡疼痛治疗不足和成瘾风险的问题

1989 年，Wilson 和 Pendleton 对 200 例 ED 患者的病历进行回顾性分析，ED 患者创造了“寡头镇痛”一词[9]。这次和随后的研究发现，镇痛药很大一部分并未充分应用到 ED 患者的镇痛方面[10-12]。几年后，疼痛开始作为“第五生命体征”为人所知[13]，缓解疼痛的概念也被全国的各种学会（包括 TJC、IOM 和现已解散的 APS）优先接受。由于这些和其他努力，1999—2010 年，美国阿片类药物处方数量和销售金额翻了 2 倍[14]。毫不奇怪，因阿片类药物过量使用导致死亡人数也升高了 2 倍[14]。虽然在某些方面，钟摆可能向另一边摆动得太厉害了，但必须做些什么，其中一个例子是一些慢性疼痛患者被遗弃[15]。

虽然有些患者可能因为对成瘾的担忧拒绝使用阿片类镇痛药，但 ED 也经常成为阿片类药物成瘾者的目标地。在 ED 中关于疼痛的专业讨论，经常集中在担忧被患者欺骗，患者为获得阿片类药物而编造症状以获得阿片类药物，即所谓的寻求药物的行为。帮助 ED 内慢性疼痛患者获得所需阿片类药物的策略列在框 76-1 中。

急诊医生经常要在适当缓解急性重度疼痛和防止阿片类药物成瘾之间做出努力。在管理疼痛抱怨，急诊医生负责评估患者获益和不受伤害。他们必须治疗疼痛和减轻痛苦，同时尽量减少因为他们的决定使药物滥用成为可能，以及增加可供公众滥用的阿片类处方药的供应。幸运的是，某些工具，如在线处方监控计划，可以帮助急诊医生区分对阿片类镇痛药适当和有问题的请求[16]。

三、疼痛治疗

有效的疼痛缓解管理涉及药物和非药物模式。最近由美国卫生保健研究和质量局发表了关于急性疼痛的系统综述[17]。在急诊疼痛的管理时简单地询问患者疼痛并核验患者的疼痛报告对患者的满意度有很大影响。在一项研究中，患者对 ED 工作人员询问疼痛的情况比实际使用镇痛药在缓解疼痛管理效果中预测的满意度更高[18]。其他方式，如向患者树立疼痛将得到解决的信心，固定和抬高受伤者四肢，并为偏头痛患者提供安静、黑暗的房间是疼痛缓解管理内涵的重要方面，可减少阿片类药物的使用和使用量。

框 76-1　急诊室内慢性疼痛管理的策略

- 确认患者的痛苦和沮丧 / 恐惧 / 其他情绪：“我知道你很痛苦，你很担心。”
- 在回应患者未表明要求静脉注射阿片类药物时设置明确的限制：“我们对所有能够口服药物的患者不用静脉注射的方式。口服镇痛药会给你更稳定的镇痛效果，静脉注射镇痛药药效会消失得很快。”
- 对于那些说只有静脉注射阿片类药物才有效的患者：“你有这种感觉我真的很抱歉。这听起来对你来说很糟糕。我知道这一定非常令人沮丧，让你去理解为什么我们说不要用太多阿片类药物，但我们关心你的安全。我知道有办法我们一起努力，这样会使你感觉更好。”
- 不要放弃患者，承诺用非阿片类药物治疗：“我相信你有痛苦，我想和你一起用其他方法治疗疼痛。”
- 使用风险 - 获益语言：“使用这些阿片类药物的风险高于好处。”
- 当需要否认或停止使用阿片类药物时，要有同理心：“这对你来说是非常困难。医学研究不支持这种类型的镇痛药，从长远来看，这对你来说不安全。从短期来看，阿片类药物似乎有帮助，但它们并不是最好的方法，随着时间的推移，会让你的痛苦和问题变得更糟。”

镇痛药可以通过多种途径给药。然而，在 ED 中大多数患者是口服镇痛药或肠胃外给药。口服药最常用于不太严重的病例，对患者来说既方便又便宜。当疼痛严重时，需要紧急给予镇痛药并滴定至理想的效果。在 ED 中首选给药途径是静脉注射而不是肌内注射。肌内注射是痛苦的，无法滴定，药物吸收不可预测，并可能导致镇痛药起效缓慢。除非难以实施静脉注射，否则很少推荐肌内注射作为给药途经。最近，ED 中还有其他替代给药途径，包括雾化吸入[19]和鼻内给予[20]芬太尼。

一般来说，推迟镇痛药的使用直到明确诊断是不合适的。在急性腹痛的情况下，大量研究发现静脉注射阿片类药物治疗对临床医生推断出合适诊断无影响[21]。

四、特殊治疗方法

大量的镇痛药用于急诊医疗工作中。20 个 ED 的现场调查中，医生给 506 名接受镇痛药的 ED 患

者共开具 735 剂 24 种不同的镇痛药。大多数镇痛药是阿片类药物（59%），其中吗啡是最常用的镇痛药（20%），其次是布洛芬（17%）[21]。然而，自 2007 年本研究报道发表以来，对阿片类药物普遍使用的反应，政策发生了变化，旨在降低阿片类药物的使用。例如，将氢考酮从附表 3 内重新安排到附表 2 内，防止重复填写和拷贝处方，就是一个例子[22]。

（一）非阿片类药物

非阿片类药物包括对乙酰氨基酚、非甾体抗炎药和水杨酸盐。一般来说，非阿片类药物的镇痛作用有天花板效应且不能滴定给药。这限制了它们在严重或波动性疼痛中使用的有效性；但是，它们可以作为阿片类药物治疗的辅助用药或作为阿片类药物的联合用药[23]。

对乙酰氨基酚适用于轻至中度疼痛，并且通常与阿片类药物联合使用。对乙酰氨基酚不像 NSAID，没有抗血小板活性或抗炎作用。尽管对乙酰氨基酚肝毒性已经引起了极大的关注，特别是在慢性营养不良、酗酒或肝病的患者中，但对于在 ED 单次或有限剂量的使用通常不必太担忧。

NSAID，包括水杨酸盐，通过干扰 COX 抑制前列腺素合成。与对乙酰氨基酚不同，它们具有抗炎作用，镇痛作用比对乙酰氨基酚强。然而，它们也有更相关的不良反应，包括血小板功能障碍、胃肠道风险增加出血和肾损伤风险增加。虽然 NSAID 符合美国老年医学会评判老年人是否有潜在不适当用药的 Beers 标准[24]，大多数专家都同意，即使在这一人群中，单次使用和（或）在 ED 出院回家后短期使用通常被认为是安全的。因此，NSAID 是 ED 重要的非阿片类镇痛药。

与非阿片类药物联合，如布洛芬和对乙酰氨基酚，在 ED 也进行了研究。在一项针对 416 名因急性肢体损伤而需要做影像检查的非老年 ED 成年患者的研究中，患者被随机分配接受四种镇痛药中的一种：羟考酮 / 对乙酰氨基酚、氢可酮 / 对乙酰氨基酚、可待因 / 对乙酰氨基酚或布洛芬 / 对乙酰氨基酚。疼痛评分在基线、1h 和 2h 进行评估。四组之间疼痛评分的改善无差异。X 线检查显示骨折的患者数量，以及初始 10/10 疼痛评分严重程度也没有差异[25]。这表明 ED 大多数急性肢体损伤疼痛的患者，联合使用非阿片类药物是控制疼痛的合理替代方案。然而，应告知患者每天对乙酰氨基酚最大推荐量为 4g，泰诺的每天推荐量更低，为每天 3g。由于四肢受伤的自然病程是随着固定和休息而改善，因此，同样的非阿片类综合镇痛药在出院时也能提供与阿片类药物相同的疼痛缓解，这是很直观的道理。服用阿片类药物的一些患者会有阿片类药物成瘾的风险，因此，如果急诊医生通过使用上述替代疗法就可以减少暴露于阿片类药物的患者数量，这样阿片类药物上瘾的人数应该会减少。然而，同样要记住，某些理论可能正确，但并不意味着它适用于每个患者。换句话说，上述研究中的四组没有差异是平均而言的，也就是说，个别患者使用某种特定的镇痛药，包括阿片类药物，可能会得到更好的疼痛缓解。

（二）亚分离氯胺酮

最近几项基于 ED 的研究表明，在急性疼痛的管理中可使用静脉单独注射氯胺酮（非阿片类药物）或作为其他镇痛药的辅助手段以亚分离剂量（每 10～15min 给药 0.1～0.3mg/kg）[26, 27]，然而，给药后患者可能会产生不真实和迷失方向的感觉，虽然紧急反应很少见。

（三）静脉注射利多卡因

静脉注射利多卡因已被证明对中枢性疼痛综合征和神经病理性疼痛有效，如同阿片类药物在术后疼痛中的镇痛作用[28]。由于缺乏高质量的研究，此种方法在 ED 中的使用并不好[29]。

（四）阿片类药物

阿片类复合镇痛药通常用于治疗 ED 内中至重度疼痛。虽然这些药物中阿片类成分不表现出天花板镇痛作用，但非阿片类药物成分剂量是有限的；因此，这些镇痛药无法被滴定。必须平衡联合治疗的便利性和限制性。ED 中最常用的是联合口服药物是氢考酮和羟考酮。可待因不常用，由于镇痛作用较少及对其代谢产物可变的担忧，其中一些是不良的代谢产物（几乎没有镇痛作用）和其他过度代谢产物（有阿片类药物过量和呼吸抑制的风险）。

如果患者在 ED 出院时的疼痛程度仍很严重需要阿片类药物，基于一系列在 ED 的研究比较三种常用的阿片类药物（羟考酮 / 对乙酰氨基酚、氢考酮 / 对乙酰氨基酚和可待因 / 对乙酰氨基酚），发现它们之间没有临床或统计学上的显著差异，选择哪一种药物并不重要[30-32]。

曲马多有时也用于 ED，因为它有降低滥用和呼吸抑制的可能性。需要着重了解的是，尽管风险可能低于传统的阿片类药物，但仍然存在着成瘾的实际风险。其作用机制尚不清楚，曲马多与阿片受体结合较弱，并抑制去甲肾上腺素和5-HT再摄取。最近一项调查研究使用药物滥用警告网络的数据进行分析，结果发现，曲马多与其他抑制中枢神经系统药物合用（如酒精、苯二氮草类药物、其他阿片类药物）可增强曲马多的镇静作用，应当警惕，尤其是老年患者[33]。

阿片类药物仍然是ED治疗严重疼痛的主要药物，静脉使用吗啡仍是标准治疗。已发现0.1mg/kg吗啡作为初始推注剂量是安全的，但可能不足以缓解疼痛[34]。如果因为过敏或其他敏感性而有禁忌，可用静脉注射氢吗啡酮或芬太尼替代静脉注射吗啡。这些阿片类药物可以快速滴定以控制剧烈疼痛。静脉注射芬太尼具有作用时间相对较短的优点，在多发性创伤、颅脑外伤和潜在血流动力学不稳定的情况下使用。

氢吗啡酮是一种有效的阿片类药物，在ED的使用已经被研究。使用氢吗啡酮快速滴定方案，即静脉注射1mg，15min后根据患者对“你想要更多的镇痛药吗？”这个问题的反应，确定是否第2次静脉注射1mg氢吗啡酮。在一项研究中，这个方案15min内为77%的ED患者提供了足够的镇痛，1h内为96%的ED患者提供了足够的镇痛[35]。在一项ED随机临床试验中比较氢吗啡酮方案和常规护理，其中常规护理组接受了静脉注射阿片类药物，发现“1+1”方案在统计学上差异有显著性意义，并且临床有效性和安全性与传统医生处理的一样，9/10的患者在1h内获得满意的疼痛缓解[36]。这些研究人员随后开发了老年患者的“一半和一半”氢吗啡酮方案（静脉注射0.5mg氢吗啡酮，然后基于对“你想要更多的镇痛药吗？”这个问题的回答，判断是否选择第2次静脉注射0.5mg氢吗啡酮），相比于常规护理组，表现出相当的疼痛缓解，基线阿片类药物的平均初始剂量较低且1h阿片类药物使用总量降低[37]。

大多数ED医生已经不再使用哌替啶，因为它的代谢产物为诺哌啶，即一种导致中枢性兴奋和癫痫发作的有毒代谢物，哌替啶禁忌使用于服用MAOI的患者。其他疗效相同、禁忌证更少的阿片类药物是否常规使用还存在争议。

美国目前存在阿片类药物使用流行，消耗了世界上99%的氢考酮和80%的羟考酮。因此，减少阿片类药物的使用量变得尤其普遍，2016年，CDC也发布了关于慢性疼痛阿片类药物的处方指南[38]。指南主要针对慢性疼痛患者；然而，12项指南之一是与急性疼痛和急诊医学相关：“当阿片类药物用于缓解急性疼痛，临床医生应开出最低有效剂量并快速起效的阿片类药物，开具的处方量不超过预估严重疼痛缓解所需时间而需要使用阿片类药物的量。通常3天或更短的时间就足够了，很少需要超过7天的时间。”最近对急诊医生的调查表明，对于年轻人和老年人，12片代表3天的供应量，28片代表7天的供应量[39]。

最近的研究表明，紧急用药对阿片类药物流行的影响有限，美国2012年急诊阿片类药物使用仅占处方的4%[40]。尽管如此，ED医生已经开始减少他们的阿片类药物处方，各种地方和州指南的发布都在CDC指南发布之前。例如，2013年初纽约市ED出院阿片类药物处方开具指南[41]。该指南给出了急性或慢性非癌症疼痛患者从ED出院时管理的9项建议（框76-2）。截至2017年，有17个州制订了ED阿片类药物处方指南，其中67条建议是围绕限制开具阿片类药物的处方[42]。

五、PCA

已经研究了在急诊室中PCA，尽管最近对366名患者进行的实用性试验发现与常规护理相比没有优势[43]。尽管如此，由于对护理资源的高需求，PCA可以确保得到足够的疼痛治疗。

（一）辅助治疗和非药物治疗

鉴于阿片类药物的流行，人们对用非阿片类镇痛辅助疗法和非药物治疗ED和ED出院后疼痛有了新的兴趣（表76-1）。最近一项针对56项非药物疼痛干预研究的Meta分析发现，大多数通常对减轻ED中的疼痛有效，尽管大多数研究的规模较小[44]。

神经阻滞已被证明可以缓解局部疼痛，改善开始镇痛的时间，并降低镇痛药的剂量。它们可以用作独立治疗或作为多模式镇痛方案内容。超声引导的股神经阻滞已被证明可以为急性髋部骨折患者提供足够的疼痛缓解。

（二）急诊室中的药物辅助疗法

因为ED是许多人唯一的护理接入点，一直有一个重点是开始在ED中启动MAT。2015年，一项随机临床试验发现，丁丙诺啡在ED使用是可行的[46]。

框 76-2 纽约市急诊科管理急性或慢性非癌症疼痛患者出院时阿片类药物处方指南（https://www1.nyc.gov/assets/doh/downloads/pdf/basas/opioid-prescribing-guidelines.pdf）

- 短效阿片类药物治疗急性疼痛，仅当疼痛的严重程度经过合理的评估才保证其使用
- 从最低有效剂量开始
- 规定不超过急性疼痛的短期疗程，大多数患者需要量不超过 3 天
- 使用目标历史记录、筛查工具和处方数据监测系统评估是否存在阿片类药物滥用或成瘾
- 避免开始治疗时使用长效或缓释阿片类镇痛药
- 用非阿片类镇痛药、非药物治疗和（或）转诊至专科医生进行随访，来解决慢性或复发性疼痛状况的恶化，都是临床上使用的方法
- 尽可能避免给正在服用苯二氮䓬类药物和（或）其他阿片类药物的患者开具阿片类药物
- 尝试与主治医生确认丢失、被盗或销毁处方的有效性。如果认为合适，替代处方只能开具 1～2 天的药量
- 提供有关过量和依赖 / 成瘾风险的信息、安全储存和妥善处理未使用的药物信息

在不同组的阿片类药物依赖患者中，ED 启动使用丁丙诺啡，初级保健部门随访持续治疗，结果 78% 的人参与了 30 天治疗。相比之下，37% 的人被提及接受治疗，45% 接受短暂干预的人在 30 天时仍在

表 76-1 急诊室中的非药物治疗

- 物理（物理治疗、整骨疗法、活动）
- 直接（热 / 冰、针灸、经皮神经电刺激、深呼吸、超声波）
- 间接（音乐疗法、芳香疗法、催眠、引导图像）
- 社会心理（认知行为疗法、口头建议、家庭支持）
- 教育（口头建议、小册子、视频）

接受治疗[46]。

ED 中的 MAT 主要以处方药丁丙诺啡和（或）丁丙诺啡 / 纳洛酮的形式出现，后者的商品名为 Suboxone 和 Zubsolv。其他 MAT 疗法，如缓释注射纳曲酮，目前不常用于 ED。

结论

在 ED 中看到的疼痛通常比医院其他科室看到的更急、更严重。因此，急诊医生面临的挑战是为各类疾病情况提供足够的疼痛缓解，其中许多需要使用阿片类药物，同时最大限度地减少由于他们的这些决定促成的药物滥用和为大众滥用阿片类处方药增加供应的可能。鉴于目前和持续的阿片类药物流行，人们对使用非阿片类镇痛辅助疗法和非药物治疗 ED 和从 ED 出院时的疼痛重新产生了兴趣。尽管现在其中许多研究仍受规模较小的限制。急诊科医生也开始用药物辅助治疗阿片类药物使用障碍的患者，如丁丙诺啡和纳洛酮联合使用。

要 点

- 未能识别和治疗的疼痛可能会导致 ED 患者不必要的焦虑增加，功能恢复延迟。
- 对于急性疼痛考虑使用短效阿片类镇痛药治疗，只有适当评估后明确疼痛确实严重时才可以使用，尽量短时间内使用，大多数患者通常使用不超过 3 天。
- 非阿片类药物和非药物治疗，如神经阻滞，应尽可能考虑使用。减少患者接触阿片类药物的机会可降低患者后续对阿片类药物上瘾。
- 然而，非甾体抗炎药在老年人中是相对禁忌的，但如果短期使用（如 3 天或更短时间），最好与质子泵抑制药一起用于胃肠道预防，并确保患者无急性或慢性肾衰竭。

第 77 章　镰状细胞病患者的疼痛管理
Management of Pain in Sickle Cell Disease

Carlton D.Dampier　著
任　瑜　译　　涂　业　校

镰状血红蛋白由 β- 珠蛋白链亚单位第 6 位谷氨酸被缬氨酸取代所致。这种异常的血红蛋白分子在脱氧时会聚合成长聚合物，使红细胞物理变形为特征性的镰刀形状，最终阻碍血液流动[1]。当成人血红蛋白与镰状血红蛋白（该称谓源于其镰刀形状这一特征）或高水平的胎儿血红蛋白共存时，镰状血红蛋白的聚合基本停止，导致相对良性的情况。相反，当镰状血红蛋白与其他遗传性异常血红蛋白（如血红蛋白 C、D、E 或 O^{arab}）共存或与减少正常血红蛋白生成的基因突变（珠蛋白生成障碍性贫血）同时发生时，会在不同程度上促进镰状血红蛋白聚合物的形成，以致不同程度地加重镰状病症中的溶血症状[2]。鉴于在这组血红蛋白分子功能障碍中检测出了大的基因表型变异性，它们通常被统称为镰状细胞病（sickle cell disease，SCD）。

最近的全基因组测序表明，镰状细胞病的基因突变发生在 7000 多年前，或是起源在撒哈拉，或是在非洲中西部[3]。在这些地区，镰状细胞病的流行因其生殖优势而得以保持和扩大，因为镰状细胞病提供了一定程度的抗严重疟疾的保护作用[4]。因此，在美国 10 万～15 万名 SCD 患者中，大多数人的种族起源可追溯到疟疾流行的非洲、中东或地中海地区；加勒比和南美洲的奴隶贸易也导致镰状细胞病的突变遗传向许多西班牙裔人传播[5]。

SCD 血管闭塞性疼痛的病理生理学非常复杂（图 77-1）。一旦脱氧，镰状血红蛋白启动聚合过程，最终使红细胞变形为特征性的镰刀状。如果完成这一过程所需的时间（即“延迟时间”）比这些红细胞到达较大静脉血管所需的时间更长，则不会发生血管闭塞[6]。减慢红细胞通过微循环转运时间的因素会增加血管闭塞的发生，包括血管张力的变化，以及红细胞和其他细胞成分（包括白细胞和血小板）与慢性溶血改变的血管内皮之间黏附力的变化[7]。作为镰状细胞病“恶性循环”的一部分，初始血管闭塞导致的随后的缺血 / 再灌注损伤会引发内源性介质的聚积，这些内源性介质由位于损伤区域内或渗入损伤区域的细胞（包括肥大细胞、嗜碱性细胞、血小板、巨噬细胞、中性粒细胞、内皮细胞、角质细胞和成纤维细胞）释放[8]。总的来说，这些炎症介质包含了一系列广泛的信号分子，包括神经递质、肽、类花生酸和相关脂质、细胞因子和趋化因子，它们损伤局部的伤害性神经，导致自发放电增加，被视为急性疼痛[9]。

虽然需要进一步的大量研究来证实这一过程，但血管闭塞的强度和重复发作性，以及由此产生的慢性组织 / 骨损伤可能会导致青少年和成年 SCD 患者发展为慢性疼痛[10]（图 77-2），这可能通过中枢敏化来产生，即在强烈、重复的伤害性刺激后，可能发生了活动依赖或使用依赖形式的功能性突触可塑

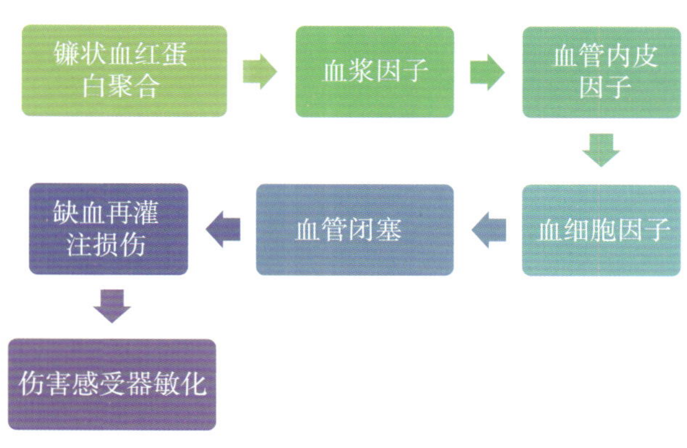

▲ 图 77-1　镰状细胞病急性痛的发展机制

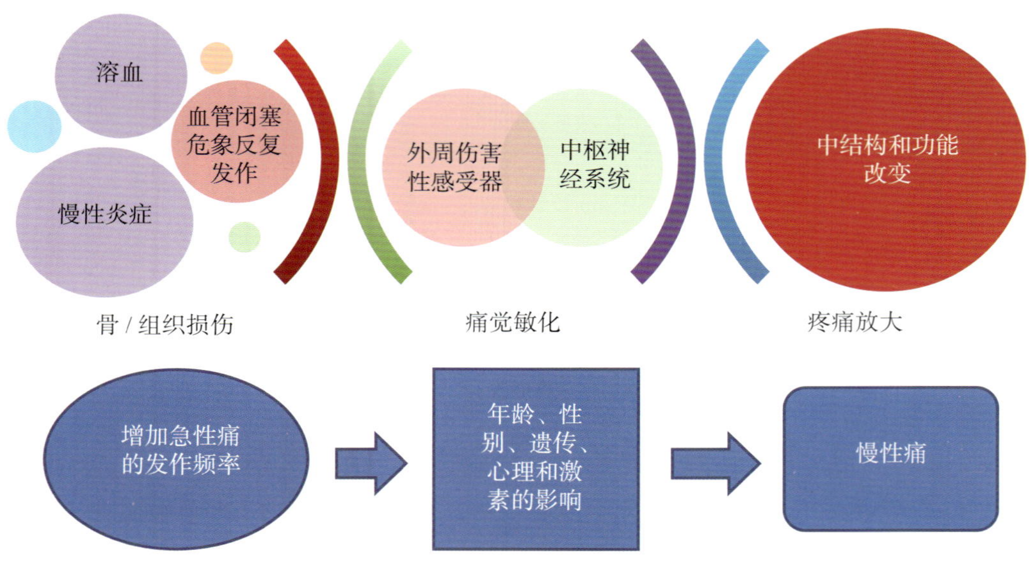

▲ 图 77-2　镰状细胞病慢性痛的发展机制

性的变化[11]。中枢敏化会增强疼痛反应，其引起的症候群包括睡眠困难、疼痛、情感、认知困难和疲劳，这些症状通过复杂的病理过程引起，过程改变了正常感觉传入引起的反应，包括改变了对通常无伤害性感觉的传入神经的反应，从而导致患者感觉持续的疼痛[12]。由于不同脑区的解剖和功能连接发生变化，慢性疼痛障碍中经历的疼痛还会随之进一步发生变化[13]。

一、血管闭塞性疼痛的流行病学

SCD 是一种相对独特的疼痛障碍，因为在易感个体中，随着胎儿血红蛋白水平的下降，疼痛可能在患儿出生后的第 1 年就出现[14]。据报道，大多数在出生第 1 年就有疼痛的儿童，其疼痛部位（手 / 脚）和体征 / 症状（肿胀或压痛）与手足炎一致，通常称为手足综合征，在较大的儿童中逐渐减少，在 5—7 岁后罕见[15]。几乎所有患有 SCD 的儿童在整个童年、青春期和成年早期都会经历越来越频繁的疼痛[16]。然而，当这些疼痛发作时，大多数患者都选择在家中处理，而不是去急诊就医[17]。大多数疼痛的发作时间相对较短，通常为 2～3 天，中等强度的疼痛位于少数几个身体部位，通常是小腿、背部和胸壁，疼痛强度通常在傍晚达到峰值[18, 19]。一些研究报道了疼痛发生的环境触发因素，如天气变化[20]或空气质量变化[21]，亦有研究强调压力的作用[22]，认为疼痛的发生可能由血管张力变化介导[23]。

少数儿童通常在青春期早期从短暂、零星发作的急性痛转变为伴或不伴有慢性疼痛的频繁、反复发作的急性痛。因急性疼痛而住院的患儿中绝大多数都是该类患者[24]。与儿童 SCD 患者的疼痛相比，成年 SCD 患者的疼痛更为复杂，既具有慢性痛又具有急性痛反复发作的特点[25, 26]，并且在急诊就医中更为常见[27]。患者的社会地位、家庭环境、疾病特征、心理健康问题往往是导致慢性痛 SCD 成人频繁就医的共同因素[28, 29]。最近发表了描述 SCD 急性疼痛[30]和慢性疼痛的详细分类[31]。

二、镰状细胞病的其他疼痛病因

SCD 的血管闭塞性疼痛仍然只是一个临床诊断，因为实验室和影像学研究大多只显示炎症标志物的非特异性增加和溶血的加重[32]。在评估伴发疼痛的 SCD 患者时，绝不能忽略其他疼痛综合征的存在，因为 SCD 患者出现与血管闭塞发作无关的疼痛并不少见（表 77-1）。儿童和少数的年轻人可能会因脾包膜的快速扩张而经历急性左上腹内脏痛，这与急性脾隔离症相一致，由于脾脏中滞留的镰状红细胞和血小板引起，通常会危及生命[33]。几乎所有患有 SCD 的儿童都会因胆石症或胆管阻塞而出现阵发性右上腹绞痛和黄疸，最终需要接受胆囊切除术[34]，因为慢性溶血会导致胆红素在胆囊中积聚，并随后产生色素结石。脊柱、肩胛骨或髋骨的缺血性坏死可能是青少年和青年 SCD 患者发生急性疼痛和慢

表 77-1　与血管闭塞无直接关联的 SCD 相关的疼痛综合征

疼痛综合征	典型的部位	疼痛特征
急性脾隔离症	脾	急性内脏疼痛，与脾脏扩大引起的脾包膜拉伸有关
脾梗死	脾	脾梗死引起的急性内脏痛，累及脾组织并延伸至脾包膜
急性骨梗死	肋骨、胸骨或长骨	骨髓坏死引起的急性疼痛
缺血性骨坏死	髋骨、肩骨或椎骨	与持续血管损害相关的骨皮质进行性塌陷引起的急性和慢性疼痛
骨髓炎	任何骨头	骨皮质或骨髓细菌感染引起的急性和慢性疼痛，通常与慢性缺血有关
急性胆石症	胆囊	色素结石引起的刺激或胆总管阻塞，引发急性内脏疼痛
腿部溃疡	内侧或外侧脚踝	皮肤和皮下软组织缺血性损伤引起的急性和慢性疼痛
头痛	头部	急性或慢性头痛，伴或不伴有偏头痛先兆或特征

性疼痛的原因[35]，通常物理疗法对治疗其髋部疼痛的首发症状有效；然而，一些患者有进行性的骨坏死和塌陷，特别是在股骨头部位，最终需要关节置换来缓解其慢性疼痛或改善其机体功能[36]。虽然在 SCD 患儿组中不常见，但腿部溃疡（通常发生在一侧或双侧脚踝的内踝上）可能引发剧烈的疼痛并可致残，并且还很难处理[37]。头痛作为一种孤立的疼痛综合征或作为血管闭塞事件的一部分，可能会发生，但不具备显著的特征[38]。部分患者具有偏头痛的特征，另一部分患者可能具有更典型的紧张性头痛的表现，少数患者符合慢性每天头痛的当前诊断标准。由于心血管问题，曲坦类药物被禁用于治疗 SCD 患者的偏头痛样头痛。

三、镰状细胞病的疼痛管理

（一）教育是基础

生命期限管理法最适用于这些镰状细胞病患者，因为疼痛可能会贯穿其整个童年期和成年期。家庭支持对儿童至关重要[39, 40]，然而也必须鼓励和支持青少年患者逐步承担更多的对自身疼痛的管理责任，以便促使他们在成年后能够合理有效地使用医疗资源。因此，最初对患儿的疾病和疼痛管理教育涉及其父母和其他照顾者，并随着患儿年龄的增长扩展到其入学的学校体系；最后，实施有组织和计划的过渡方案，即从患儿的青春期早期开始实施，着重培育患儿的自我管理技能[41]。自我管理技能的开发应包括学习疼痛管理的心理学方法[42]，类似于针对其他儿童慢性疼痛障碍的管理方法。一项 Meta 分析表明，认知行为干预（多元治疗、放松训练和生物反馈方法）在疼痛管理方面具有优势[43]。

（二）家庭管理："举全村之力"

针对儿童[44]和成人[25]的研究表明，人们倾向于在家庭中处理血管闭塞性疼痛。家庭环境可能对患儿更为舒适，对家庭成员的家庭正常活动和日常生活的干扰较小。令大多数医疗机构工作人员感到惊讶的是，许多 SCD 患者回避去医疗急救机构就医，因为他们经常在那里遭遇医护人员对 SCD 患者的消极态度[45]，接诊的医护人员普遍担心患者会阿片成瘾，这往往会阻碍其实施有效的镇痛治疗[46]。成功的家庭管理需要父母或其他护理人员熟练掌握对疼痛的评估并合理使用镇痛药物。大家庭对于患者身心的支持也至关重要，因为大多数疼痛发作可能持续几天，通常需要全天候的药物治疗才能得到充分的控制[44]。在 SCD 和疼痛管理方面具有丰富经验且值得信赖的医疗卫生专业人员的支持也有助于患者的家庭管理和合理适当地选择急诊就医[47]。

通过鼓励当地的医学从业者和心理健康专业人员一起指导 SCD 患者，可以促进对疼痛管理采用生物 - 心理 - 社会的方法[48]。针灸后患者的疼痛强度评分降低，这表明针灸可以作为 SCD 疼痛管理的有效辅助策略[49, 50]。有学者对青少年和成人的认知行为[51, 52]和正念干预进行了评估[53]。此外，引导想象已成功地用于幼儿[54]。神职人员也可以提供帮助，因为对 SCD 儿童护理者的几项研究发现，除了药物治疗外，很大比例的家庭还使用祈祷和精神疗法来缓解孩子在家中的疼痛[55, 56]。若干电子健康和智能手机应用程序已被开发，以促进家庭疼痛管理[57-59]。

建议将弱效镇痛药，如对乙酰氨基酚和布洛芬，作为初始用药来治疗初始发作期的典型血管闭塞性疼痛，该类药物通常适用于轻至中度疼痛，尤其适用于幼儿。选择这类镇痛药物的原因往往是出于对阿片类镇痛药物不良后果的担心，并且该类药物具有镇静作用小和对患者适龄活动干扰少的优点。大量不同镇痛效力、口服氢可酮和羟考酮镇痛药通常与对乙酰氨基酚联合使用，它们有液体制剂和片剂两种剂型，用于治疗 SCD 儿童更剧烈的疼痛。由于药物过量中毒或药物疗效不足的药理学问题，一些患者不再使用含可待因的镇痛药[60]。虽然处方上通常注明了强效阿片类镇痛药的口服剂量和使用频率，但 SCD 患者中吗啡的肝、肾清除率增强[61, 62]。此外，SCD 患者还普遍具有潜在影响吗啡代谢的药理学基因型，这都提示 SCD 患者服用阿片类药物的剂量和频率可能需要进一步个体化滴定[63]。血管闭塞性疼痛发作频率的增加与阿片类药物使用的增加有关[64, 65]，这就增加了该类人群对阿片类药物滥用的恐惧[66]。然而，对死亡记录的审查表明，在当前阿片类药物大流行期间，镰状细胞病患者中与阿片类药物相关的死亡没有增加[67]。

很少有研究比较不同的辅助性非阿片类镇痛药在 SCD 患者中的应用情况。一项使用药店提供的数据进行的研究表明，SCD 疼痛的药物治疗主要由非甾体抗炎药和弱阿片类药物组成[68]。疼痛更严重的 SCD 患者，即因治疗疼痛而需住院或去急诊科就诊超过 3 年的患者，被医生开具更强效的阿片类药物、抗抑郁药或抗惊厥药的处方。强效阿片类药物和抗抑郁药或抗惊厥药的处方量与急性 SCD 疼痛患者就诊频率较低显著相关。同样，在一项小规模的探索性研究中，研究者观察到，普瑞巴林在 3 个月内持续降低 SCD 患者的疼痛强度[69]。需要采集 SCD 患者的进一步临床试验数据，以支持这些观察结果，还需建立各种镇痛药和抗惊厥药或抗抑郁药的组合疗法，进一步比较各组合疗法的疗效和安全性并收集数据，特别要关注类似神经病理性疼痛特征的疼痛，尤其是在成人患者中[70, 71]。

（三）急诊环境中镰状细胞病疼痛的处理

已有一些研究探索了 SCD 疼痛的急诊就诊特点。一项涉及美国四个城市的多中心研究招募了居住在研究地点 60 英里（1 英里 ≈1.6km）范围内的所有 SCD 成年患者[27]。21% 的受试者在随访的前 12 个月内没有前往急诊，而 54% 的血红蛋白 SS 病受试者和 46% 的血红蛋白 SC 病患者有 3 次或 3 次以上的急诊就诊经历。急诊就诊率较高的预测因素包括待业、慢性疼痛、长期接受输血治疗、脑卒中史、残疾或接受医疗补助。在日间医院 / 输液中心的研究中也观察到类似的结果，这些医疗机构的较高就诊率与患者更严重的疾病、更积极地治疗 SCD、更高的初始阿片类药物使用剂量、更高社会经济地位、更严重的疼痛相关焦虑和精神病治疗史相关[29]。最近的一项系统综述也考察了儿科患者去急诊就诊的风险因素[72]。

美国 NIH 和美国血液学学会的专家小组已经发布了 SCD 疼痛的综合治疗指南[74]。指南建议早期使用阿片类镇痛药，并且已经开发了几种鼻腔给予镇痛药的急诊镇痛方案，以促进早期镇痛[75, 76]。开发了一种广泛的学习协作模式，用于在急诊科治疗成人急性镰状细胞病疼痛[77]。该模式的实施已证明在急诊室治疗期间可有效缓解患者疼痛[78]。

静脉注射强效阿片类药物，通常是吗啡或氢吗啡酮，是成人和儿童血管闭塞性疼痛的典型初始治疗方法，因为这些患者都被认为在到达急诊科之前，在家庭中口服镇痛药镇痛失败。在部分儿科中心，也采用静脉注射纳布啡的镇痛方法，因为纳布啡通常较少引发恶心和瘙痒症状[79]，但它很少用于 SCD 成年患者，因为可能导致阿片类药物耐受的个体出现阿片类戒断症状。口服和皮下给予阿片类药物也是静脉用药受限成年患者的一种选择[78]。通过 PCA 装置给予阿片类药物在急诊科中并不常见，因为一旦使用该技术，它允许更频繁地给药，这在繁忙的急诊工作中可能会出现问题[80]。在急诊环境中还广泛使用非甾体抗炎药（通常为酮咯酸）作为额外的镇痛药物，但通常会因患者肾功能不全而减少使用，这在成年 SCD 中并不罕见[81]。

四、住院患者镰状细胞病疼痛管理

一项大样本的观察性研究，涵盖了儿科医院和成年医院中 SCD 住院患者的疼痛管理数据，该研究通过对患者院内镇痛记录的调研证实，包含阿片类药物的 PCA 镇痛技术在这些患者中广泛使用[82]。患者中阿片类药物的使用剂量差异很大，但研究发现，与按时使用阿片类药物的患者相比，接受 PCA 治疗的患者其阿片类药物的用量似乎更大；同样，与接受吗啡治疗的患者相比接受氢吗啡酮治疗的患者，其剂量似乎也更大。阿片类PCA给药的一项小型临床试验表明，成年SCD患者在使用主要通过持续输注而非按需给药的PCA时，疼痛改善更迅速，这可能是因为重度疼痛患者在住院早期难以通过频繁的按需剂量获得充分的疼痛缓解[83]。早期镇痛的重要性也得到了以下观察结果的支持，即早期达到最大阿片类剂量与频繁和不频繁住院的儿童镰状细胞病患者住院时间缩短显著相关[84]。

非甾体抗炎药，通常是酮咯酸，是常用的一类附加联合使用的镇痛药。其他辅助镇痛药用于治疗急性SCD疼痛的疗效证据有限。最近的一项单中心研究中发现，静脉注射对乙酰氨基酚降低了疼痛强度，并发挥了一些阿片类药物节约效应[85]。持续3～5天以上的顽固性SCD疼痛可使疼痛管理特别棘手，尤其在青少年和年轻患者中多见。有报道表明，在儿童[86]和成年[87]患者中，输注低剂量氯胺酮来应对这种顽固性疼痛，发现其对年轻患者或男性患者的效果稍微好一些[88]。也有研究使用静脉注射利多卡因的方法来治疗该顽固性疼痛[89]，但其疗效还需要进一步的研究和临床实践去验证。

恶心、瘙痒和便秘是血管闭塞发作[83]治疗过程中常见的阿片类药物相关不良反应，需要在住院期间进行症状管理，便秘通常是一个棘手的问题[90]。在几项小规模的儿科队列研究中发现，同时合用低剂量阿片类拮抗药（纳洛酮）可改善许多阿片类药物的中枢神经系统相关症状，并且不影响阿片类药物的镇痛效果[91, 92]。对呼吸抑制可能增加症状性缺氧和SCD肺部并发症（如急性胸部综合征）风险的SCD患者，该效应特别重要。外周作用的阿片类药物拮抗药可改善恶心和便秘等常见阿片类药物相关的不良反应[93]，但其在SCD患者中的疗效尚无研究。与其他危重症患者类似[94]，透皮或口服可乐定（一种α_2受体激动药）通常用于长期住院和接受阿片类药物治疗的青少年和成年SCD患者，以减少其出院后阿片类物质的戒断症状，否则可能导致随后再入院。

在住院患者中使用非药理学技术管理疼痛一直是一个挑战，但最近一项适应性瑜伽项目试验已在开展[95]，虚拟仿真方法的应用也令人期待[96]。

五、SCD患者围术期疼痛的管理

如果SCD患者的血红蛋白低于10g/dl，其术前管理依赖于充足的（通常是术前一晚开始）静脉补液（水化）和输注红细胞[97]。在一些低风险手术中，可能不需要输血，在一些高风险手术中，血红蛋白水平较高的个体可能需要换血疗法[98]。术中管理的重点是通过维持患者足够的水化、氧合和环境温度来预防红细胞发生镰状变形。有效的疼痛控制是SCD患者围术期管理的主要目标，与治疗其他患者相比，可能需要额外的镇痛药。例如，作为SCD最常见的手术之一，腹腔镜胆囊切除术后的术后疼痛评分在SCD患者中高于对照组，吗啡消耗量是对照组患儿的2倍以上，PCA使用时间也是如此[99]。SCD儿童术后住院时间也较长（3.4 ± 1.6天 vs.1.5 ± 0.5天）。这些差异可能反映了SCD患儿由于频繁血管闭塞事件的发生[100]、阿片类药物清除增强[62]和社会心理变量[101]引起了疼痛感知的变化。

六、SCD慢性疼痛的治疗：很大程度上是未知领域

慢性SCD疼痛被定义为持续性疼痛，疼痛发生在一个或多个部位，通常超过6个月[31]。根据临床症状或检查结果，慢性SCD疼痛被分为三种亚型：①无促发SCD并发症的慢性SCD痛；②具有促发SCD并发症的慢性SCD痛；③如果促发的SCD并发症和疼痛发生在不相关部位，则为具有混合疼痛类型的慢性SCD痛。在一项中等规模的队列随访研究中，学者评估了儿童SCD向慢性疼痛转变的过程[102]。大多数转化为慢性疼痛的受试者（80%）在基线时有阵发性疼痛发生，这提示疼痛发生的频率和高强度在慢性痛转化中发挥作用，正如在其他几种慢性疼痛障碍中所提示的一样[103]。与其他慢性疼痛综合征相似，患者的基线社会心理因素（即更高程度的功能残疾、更严重的抑郁症状、更高的疼痛灾难化级别和更低的生活质量）与随访时的慢性疼痛显著相关[104]。

每天慢性的镰状疼痛很可能在青少年和年轻的SCD患者中普遍存在，并与严重的残疾相关[26]，但其治疗数据仅限于少数病例系列报道或临床试验。目前，SCD的慢性疼痛管理主要依赖于使用长效阿片制剂[16]或美沙酮[105]，有时每天使用非常大的剂量，使这些患者面临阿片耐受和阿片诱导的痛觉过敏的风险。针对美国人群的研究表明，同时患有心理和精神障碍的患者每天使用阿片类药物的频率更

高[106]，临床经验提示在SCD人群中也有类似的现象存在[107]。SCD慢性疼痛管理策略可能从借鉴其他慢性疼痛综合征的管理中获益，其中抗抑郁药和抗惊厥药已被证明具有疗效[108]，但在提出明确的治疗建议之前，还需要进一步的研究和临床实践。由于情感、社会和精神问题在个体疼痛体验中扮演的负面角色，开始每天服用阿片类药物的SCD青少年和年轻成人患者也应同时接受社会心理支持和精神支持[109]。例如，建立认知行为疗法护理与减少慢性SCD青少年因疼痛而入院的次数和住院时间有关，这可能部分源自患者在CBT后的改善作用，患者报道CBT后其自身的功能和应对能力增强、疼痛强度降低[52]。

SCD管理概述见框77–1。

结论

SCD是一种独特的伴随终身的疼痛障碍，具有儿童期急性复发性疼痛的特征，通常在青少年或青年时期转化为慢性疼痛综合征，并伴有急性疼痛加剧的复杂性。在这一转变过程中，医疗保健提供者和患者通常难以改变治疗目标和策略，而从儿科医疗系统向成人医疗系统的转变可能会使情况更加复杂。与其他慢性疼痛综合征一样，心理健康问题是常见的共病；城市少数民族人口中普遍存在贫困和健康差距，增加了额外的困难。要对疼痛管理进行最优化，则需要组建一个由血液学专家、心理学专家、物理治疗师、替代医学从业者、疼痛专家和戒瘾专家组成的多学科团队。进一步的临床合作对于扩大收集这一人群中急性和慢性疼痛管理的证据也很重要，目前这一证据非常有限。进一步了解这一复杂疼痛综合征中疼痛的病理生理学（可能是由反复缺血再灌注损伤和慢性炎症引起的外周和中枢敏化驱动），可能有助于寻找和锁定新的治疗靶点和药物，以减轻SCD患者目前所承受的疼痛和痛苦经历。

框77–1　SCD患者的管理

- 教育
  - 自我管理技能发展
  - 认知行为干预：多元治疗、放松训练、生物反馈
- 家庭护理管理
  - 接受疼痛管理培训的父母或其他护理人员
  - 大家庭的心理支持
  - 急诊科的及时就诊
- 镇痛药
  - 低效镇痛药（对乙酰氨基酚、布洛芬）
  - 口服氢可酮
  - 非阿片类药物：非甾体抗炎药、普瑞巴林
- 急症护理
  - 静脉注射吗啡、氢可酮
  - 静脉PCA
  - 非甾体抗炎药（肾功能不全患者慎用）
- 住院
  - 静脉PCA（含阿片类药物）
  - 肠外使用NSAID
  - 输注氯胺酮
  - 输注利多卡因
  - 低剂量纳洛酮（用于对阿片类药物不良事件的治疗）
  - 经皮/口服可乐定
- 围术期护理
  - 术前静脉补液（水化）、由手术团队和患者本人共同决策输血策略
  - 术中和术后：充分的水化、氧合、合适环境温度、充分的疼痛控制
- 慢性痛的管理
  - 长效阿片类药物，如美沙酮
  - 认知行为疗法
- 指南
  - NIH[73]
  - 美国血液学会[74]

要　点

- SCD 镰状血管闭塞的病理生理学涉及细胞内聚合物的形成和相关的生化变化、许多的细胞间相互作用和多种炎症途径的介导，这使得靶向治疗的发展具有挑战性。
- 镰状血管阻塞引起的疼痛可能表现为缺氧和再灌注损伤引起的炎症介质对伤害感受器的急性刺激作用，以及严重疼痛反复发作引起的外周和中枢敏化。
- SCD 是一种相对独特的疼痛障碍，因为疼痛可以始于出生后的第 1 年，几乎所有患有 SCD 的儿童在整个童年、青春期和青年期都会经历越来越频繁的疼痛。
- SCD 成人的疼痛更为复杂，具有急性复发和慢性疼痛的特征。
- 心理健康问题通常是 SCD 青少年和慢性疼痛成年人并存的疾病，并会导致其频繁就医。
- 在 SCD 儿童和成年患者中，与血管闭塞发作不同的其他疼痛综合征也并不少见，因此，在评估 SCD 患者的疼痛时，始终需要考虑存在其他疼痛综合征的可能。
- 低效镇痛药，如对乙酰氨基酚和布洛芬，建议用于典型血管闭塞性疼痛发作的初始治疗，通常适用于轻至中度疼痛，尤其是年幼儿童。口服氢可酮和羟考酮镇痛药，通常与对乙酰氨基酚联合使用，有液体和片剂两种剂型，用于治疗 SCD 儿童更剧烈的疼痛。
- 认知行为方法，特别是深呼吸和渐进式肌肉放松、引导式想象和平静的自言自语，是儿童和青少年 SCD 疼痛的有效心理疗法。
- 由具有 SCD 和疼痛管理经验、值得信任的医疗卫生专业人员提供支持，有助于家庭管理和适当的选择急诊就医。
- 静脉注射强效阿片类药物，通常是吗啡或氢吗啡酮，是成人和儿童急性血管闭塞性疼痛的典型初始治疗方法，因为大多数人在到达急诊室之前在家中口服镇痛药治疗失败。
- 同时使用非甾体抗炎药（通常为酮咯酸）作为辅助镇痛药的方法被广泛应用于临床急诊室救治，它作为抗炎药可能发挥额外的益处。
- 尚无对照研究考察辅助性镇痛药对急性镰状疼痛的疗效，难治性镰状疼痛是一个棘手的问题，对于某些患者而言，低剂量氯胺酮输注是一个值得鼓励的治疗选择。
- 慢性日常疼痛可能在 SCD 青少年和年轻成年患者中普遍存在，主要通过长效阿片类药物进行治疗，但也需要其他镇痛药物和非药物治疗的辅助。
- 每天服用阿片类药物的 SCD 青少年和青年患者也应同时接受社会心理支持和精神支持，并可能受益于抗抑郁和抗惊厥药物，但需要进一步的研究和临床实践证明。

第 78 章　烧伤疼痛
Burn Pain

Jatin Joshi　Mohammad Piracha　Christopher L.Wu　著
吴　琪　译　　庄　蕾　校

鉴于烧伤生理学的复杂性、疼痛慢性化和相关心理效应的影响，相关疼痛管理是医务人员面临的临床挑战。尽管烧伤的病因、病理生理变化、严重程度各不相同，但在不同类型的烧伤中缓解疼痛的方法却大体一致。包括阿片类药物在内的传统镇痛药一直是治疗不同类型烧伤疼痛的主要药物。同时，辅助药物和非药物性技术也发挥了重要的作用。治疗烧伤相关疼痛的理想方法是综合性和多学科的，涉及疼痛管理、心理支持和非药物治疗[1]。

慢性烧伤后疼痛与患者息息相关，是烧伤幸存者面临的重大挑战。在一项对 336 名烧伤患者的调查中，52% 的人表示在伤愈后仍有持续性疼痛，平均持续时间约 11 年。66% 的受访者称疼痛程度非常严重以至于影响到康复进程，45% 的受访者称日常生活受到了影响[2]。尽管已经有诸多治疗烧伤相关复杂疼痛的尝试，但关于烧伤疼痛管理的循证治疗方案仍然有限[3]。目前管理烧伤疼痛的实践标准是不充分、不一致的，并且许多医疗中心超过 20 年未做出改变，多数是以阿片类和苯二氮䓬类作为基础方案进行急救治疗。本章将重点介绍烧伤的流行病学、病理生理学和不同恢复阶段，以及疼痛管理的选择，包括药物治疗和非药物治疗。

一、流行病学

烧伤是一个重大的公共卫生问题。是世界范围内仅次于交通伤害、跌倒和暴力的第四大最常见的创伤类型。在 2004 年，全球约有 1100 万人因烧伤而求诊；在 2016 年，仅在美国，就有 48.6 万人因烧伤就医，大多数烧伤都是轻微烧伤，不到体表面积的 10%。同年，美国烧伤协会（American Burn Association，ABA）就记录了 4 万名患者因烧伤接受住院治疗[4]。

2019 年，ABA 国家烧伤信息库对收治于美国烧伤中心的患者（2009—2018 年约 22 万例烧伤病例）进行了统计，结果显示其中 60% 的患者是白种人，20.6% 是非洲裔，9.5% 是西班牙裔，2.5% 是亚裔。大多数烧伤患者为男性，占总病例的 62%。烧伤的分布呈双峰型，高发于成人（16 岁及以上）和儿童（0—15.9 岁）。不过，大多数烧伤（56%）发生在 20—60 岁。烧伤的两个最常见的原因分别是火灾 / 火焰烧伤（37%）和烫伤（29%），占所有病因的 66%，其次是接触高温物体（9.1%），电烧伤（3.6%）和化学烧伤（3.5%）[5]。患者年龄与受伤的类型有关，烫伤在儿童中更为常见，而与火焰有关的烧伤在成人中更为常见[6]。

高收入国家在减少烧伤相关伤害方面的公共卫生工作取得了重大进展，如烟雾探测系统、阻燃儿童睡衣、避免火灾的工业创新，以及临床诊疗的改善。然而，中低收入国家尚未充分受益于这些进步。据 WHO 统计，每年有超过 30 万人死于与火灾有关的烧伤，95% 以上与火灾有关的烧伤发生在中低收入国家[7]。与火灾有关的死亡人数前三位分别为东南亚（每年 11.6/100 000）、东地中海（每年 6.4/100 000）和非洲（每年 6.1/100 000），而在高收入国家每年仅为 1/100 000，火灾是所有死亡率相关损伤病因中最大差异之一。此外，烧伤是造成世界各地患者残疾和毁容的主要因素，与火灾有关的烧伤每年造成全球损失 1000 万残疾调整生命年[8]。

二、病理生理学

根据损伤的位置和程度，烧伤是一种创伤性事件，可能引起全身炎症反应而影响所有的器官系统[6]。在分子水平上，炎症介质被大量激活，包括组胺、前列腺素、血栓素、缓激肽、5-HT、儿茶酚胺、血小板聚集因子、血管紧张素Ⅱ、抗利尿激素、氧自由基（超氧化物、过氧化氢、羟基离子）和促肾上腺皮质激素释放因子等。在细胞水平上，蛋白质变性和凝固，周围组织灌注不足，毛细血管收缩，可能会破坏皮肤深层结构（如真皮组织、肌肉）。烧伤创面的局部反应可以发展为全身反应，表现为心肌功能障碍、全身血管阻力增加、肺血管阻力增加、肺毛细血管楔压增加、器官缺血、外周毛细血管渗漏（继发于低蛋白血症引起间质水肿和肺水肿）、体温调节异常（体热损失和蒸发增加造成失水加剧）。在一些严重的病例中，患者可能继发感染、呼吸抑制、休克或多器官衰竭而死亡[6]。

三、烧伤恢复阶段

不同深度的烧伤的具体表现、疼痛程度、创面的愈合时间见表 78-1。烧伤的恢复大致可分为四个阶段[9]。第一阶段是受伤后 1～3 天的初步评估和复苏，这时患者一般需要大量液体复苏。第二阶段是切除烧伤创面，并利用自体或异体皮肤移植暂时覆盖创面以加速自然愈合的过程。根据烧伤面积的大小，一般需要数周至数月第三阶段是伤口的闭合和重建。恢复的最后阶段是康复和再重建，直到患者出院并重新融入社会[10]。

四、烧伤患者的疼痛类型

急性烧伤后疼痛的治疗是极具挑战性的，往往需要积极使用阿片类药物进行镇痛。烧伤深度、受累的全身体表面积、损伤机制及患者自身因素均在急性烧伤疼痛中发挥重要作用。造成烧伤损伤的机制不同可能改变疼痛的严重程度和复杂性。例如，部分二度烧伤的疼痛是由于真皮和表皮脱落暴露了原始神经纤维；与此相反，三度烧伤使得皮肤全层烧伤导致神经同时受损，因此急性疼痛程度较低[11]。烧伤引起的疼痛可能有伤害性和神经病理性两种来源[12]。烧伤疼痛可分为四种不同的类型，随着组织的愈合，疼痛可能加剧。

1. 静息痛：持续低程度的背景性疼痛。

2. 暴发性疼痛：间歇性、持续时间短、起病 / 消退快，有时在已控制基础疼痛的患者中出现剧痛[13]。

3. 操作性疼痛：持续时间短，强度大，伴随某些活动发生（如伤口清洗、清创、换药、关节活动练习）。

4. 心因性疼痛：无机械刺激时的预期性疼痛。

五、疼痛管理的选择

目前提倡多模式镇痛方法来提高有效管理烧伤后疼痛的可能性，包括药物疗法和非药物疗法。许多药物制剂可用于处理烧伤相关的各类疼痛（表 78-2）。由于这些药物已经其他章节有更详细的介绍，因此我们就在烧伤疼痛管理的背景下针对各药物进行粗略的回顾。

（一）药物镇痛

1. 阿片类

几十年来，包括吗啡、氢吗啡酮和芬太尼在内的阿片类药物一直是有效治疗烧伤疼痛的基石。它们供应广泛，有多种给药途径（如口服、静脉注射和透皮等），价格低廉，而且医疗人员对其较为熟悉。在烧伤方面的基础研究中，阿片类药物（μ 受体激动

表 78-1 灼伤深度的特点、疼痛程度及愈合时间

烧伤深度		表　现	水　疱	感　觉	愈合时间
表皮层		• 红色	（－）	疼痛较剧烈	7 天
部分皮层	浅层（表皮层和真皮乳头层）	• 创底红润 • 毛细血管快速充盈	（＋）	疼痛较剧烈	14 天
	深层（真皮网状层）	• 创底红白相间 • 毛细血管充盈缓慢	（+/–）	疼痛或痛觉迟钝	21 天（可能需要创面扩创或皮肤移植）
全厚皮层		• 创面苍白或棕褐色	（－）	创面无痛伴或不伴创面边缘痛感	通常需要扩创或皮肤移植

改编自 Gandhi M. et al. Management of pain in children with burns. *Int J Pediatrics*. 2010.9

表 78-2　灼伤疼痛的药物治疗

药品分类	具体药品	药品机制	用药方式
阿片类	芬太尼，吗啡，氢吗啡酮，丁丙诺啡，美沙酮，左啡诺	μ 受体激动药	经静脉，口服，肌内注射，经皮给药
NMDA 拮抗药	氯胺酮 右美沙芬	非竞争性 NMDA 拮抗药	经静脉给药
NSAID	酮咯酸 布洛芬 美洛昔康（可静脉） 对乙酰氨基酚：不准确，对乙酰氨基酚不是非甾体抗炎药，也不是通过抑制 COX-1 和 COX-2 发挥作用，应将其单独列一栏，并审查适当的作用机制 / 可用的给药途径	COX-1，COX-2 抑制药	经静脉，直肠，口服，鞘内 / 局部（试验性给药）
加巴喷丁胺类	加巴喷丁 普瑞巴林	Ca^{2+} 通道阻断（含 $\alpha_2\delta$-1 亚基通道）	口服
局部麻醉药	利多卡因 布比卡因 罗哌卡因	Na^+ 通道阻滞药	经静脉（利多卡因），硬膜外 / 鞘内，神经阻滞，经皮给药
α_2 受体激动药	可乐定 右美托咪定	中枢和外周 α_2 受体拮抗 / 交感神经阻滞	经静脉（右美托咪定），口服
SNRI	他喷他多，曲马多，度洛西汀	SNRI 活性	—

药）已被证明能产生抗伤害性感受的作用，尽管在慢性烧伤中吗啡的抗伤害感受的效果可能会减弱。控制烧伤急性期疼痛所需的阿片类药物的剂量可能需要根据烧伤严重程度进行调整[14, 15]。例如，在一项关于烧伤患者使用静脉 PCA 的调查中，Lin 等发现全身烧伤面积、视觉模拟评分量表（VAS）与吗啡使用量之间存在正相关关系，同时吗啡的使用量会随着伤情的改善而有减少的趋势。此外，他们还指出，由于烧伤相关疼痛具有主观性，很难制订具体的阿片类药物剂量指南，报道称根据烧伤的严重程度，每天给患者使用的吗啡当量平均为 55～120mg[16]。

这种快速和大规模剂量增加的早期负面后果（也可能是其结果）是阿片类药物急性耐受性的发生，后期结果则可能是阿片类物质诱发的痛觉过敏。作用时间较长的阿片类药物，如美沙酮，可能会减轻甚至逆转这种急性耐受性和痛觉过敏，使用其他的非阿片类镇痛药也是如此，如氯胺酮、右美沙芬和可乐定。虽然阿片类药物是治疗烧伤疼痛的一种重要手段，但临床医生应注意到在任何患者身上使用阿片类药物所带来的相关不良反应（包括呼吸抑制、便秘、痛觉过敏）。对于烧伤患者来说阿片类药物的免疫抑制作用可能会增加患者在紧急住院期间感染并发症的风险，但对于存在烧伤相关疼痛的患者不应禁用阿片类药物[17]。

美沙酮因其独特的受体结合特性而成为一种非典型的阿片类药物。它既是一种 μ 受体激动药，也是 NMDA 受体拮抗药，还具有 SNRI 的特性。其给药方式包括口服、胃肠外和直肠途径。然而，由于美沙酮的药物效力多变且难以预测，其效果取决于长期用药情况。美沙酮的长效镇痛作用使其成为管理烧伤疼痛的理想阿片类药物。此外，其 NMDA 拮抗药的特性可能减少或逆转其他短效阿片类药物的耐受性和痛觉过敏，以及调节神经病理性疼痛。对于有阿片类药物耐受性并发展为慢性神经病理性疼痛，使用传统药物不能缓解的患者，美沙酮可能是一个可行的选择[18]。传统阿片类药物的另一种替代品是左啡诺，即一种 μ 阿片受体激动药。在一项有 81 名患者参加的双盲试验中，研究人员比较了低剂量（0.15mg）和高剂量（0.75mg）左啡诺对慢性神经病理性疼痛的疗效，发现高剂量左啡诺可使患者的疼痛减轻 36%，而低剂量组仅减轻 21%[19]。

芬太尼是一种合成的高效亲脂性阿片衍生物，其特性有助于芬太尼迅速起效，并迅速从中央室循环再分配。芬太尼的亲脂性允许其通过鼻腔或口腔途径经黏膜吸收，起效迅速和峰值效应类似于静脉给药。芬太尼一般是静脉注射，但也可以口服、鼻内和经皮给药。这些特点使其成为操作性烧伤诊疗（如换药和水疗法）的有效辅助药物[20]。已有研究报道，在烧伤患者的程序性伤口护理中，应用口服透黏膜枸橼酸芬太尼和患者控制的鼻内芬太尼的情况[20, 21]。

2. NMDA 受体拮抗药

由于 NMDA 受体在神经病理性疼痛的处理和耐受过程中占据重要地位，NMDA 拮抗药（如氯胺酮和右美沙芬）在治疗烧伤疼痛方面发挥重要价值。在一项人体研究中提示，氯胺酮可显著减少由局部 I 度烧伤引起的继发性痛觉过敏面积[22]。同样，右美沙芬也能减少试验性烧伤引起的继发性痛觉过敏[23]。

氯胺酮是一种非竞争性 NMDA 受体拮抗药，具有抗痛觉过敏和抗痛觉超敏的特性，它减少了 NMDA-R 介导的疼痛的中枢传递和处理，从而抑制中枢性疼痛的发生。因此，在烧伤创面护理早期使用氯胺酮有很多好处。与安慰剂相比，氯胺酮与阿片类药物共同使用时发挥协同作用，能更好地缓解疼痛和减少阿片类药物的消耗。当与阿片类药物一起使用时，氯胺酮对实验性人体发条样痛具有协同镇痛作用[24, 25]。在镇痛剂量下，氯胺酮引起呼吸抑制的风险显著降低，并且其引起的精神症状或分离效应可忽略不计[26]，镇痛维持剂量为 1～3μg/(kg・min)，或 0.05～0.15mg/(kg・h）或 4～10mg/h。此外，即使以镇痛剂量长时间输注氯胺酮似乎也没有产生耐受性的风险[27, 28]。一项在 188 个欧洲烧伤中心进行的调查指出，在所有使用的药物中，12% 的医生会首选氯胺酮进行镇痛，13% 的医生会首选氯胺酮进行镇静[29]。一项关于静脉注射氯胺酮进行烧伤镇痛的系统综述表明，氯胺酮对烧伤有镇痛效果，可减轻继发性痛觉过敏，并且没有受试者因氯胺酮相关不良反应退出研究[30]。已有研究报道，烧伤换药患者通过 PCA 给药氯胺酮进行镇痛[31]。氯胺酮已被用于烧伤患者的长期镇静和镇痛。最后，氯胺酮可能是一种有效治疗小儿烧伤疼痛的镇痛药[32]。

右美沙芬（Dextromethorphan，DXM）是一种非竞争性 NMDA 受体拮抗药，可通过减少初级传入通路的兴奋性递质发挥作用，对于各种原因无法使用氯胺酮而有难治性神经病理性 / 发条样痛的患者有效。与氯胺酮相比，它对 NMDA 受体的亲和力较低，并通过 CYP2D6 微粒体酶在肝脏中具有显著的首过效应。在临床上，DXM 与阿片类药物联合使用时具有协同作用，相较安慰剂，其具有更好的镇痛和减少阿片类药物剂量的效果。在已发表的研究中使用 DXM 的剂量范围为 60mg，bid～90mg，tid。右美沙芬对 70%～90% 的患者有效，但与奎尼丁等 CYP2D6 抑制药共同使用时，低剂量的疗效更好。右美沙芬在临床使用的剂量下几乎不产生精神症状[33]，不过临床实践中氯胺酮更常用。

3. 非甾体抗炎药

NSAID 通过抑制 COX（COX-1 和 COX-2）来减少炎症和炎症介质而发挥镇痛作用。在烧伤人群中，非甾体抗炎药可能是有助于减少与烧伤相关的神经源性炎性疼痛和发热的辅助药物。然而，在烧伤急性期，它们的使用应有时间和剂量限制，因为它们可能会增加血小板功能障碍性出血、胃溃疡和急性应激情况下 COX-1 抑制导致的胃肠道出血，在肾灌注减少的情况下出现肾功能障碍的风险，尤其是对于全身烧伤面积较大的患者[34]。COX-2 特异性抑制药（即塞来昔布）可能比非特异性 COX– 抑制药（如布洛芬和酮咯酸）具有更好的临床安全性，但目前尚缺乏针对烧伤人群的数据，这亟待进一步研究。非甾体抗炎药可能对烧伤疼痛特别有效，因为试验研究表明，鞘内或局部应用非甾体抗炎药可减少烧伤后痛觉过敏和降低紫外线烧伤皮肤的超敏反应[35, 36]。一项皮肤烧伤试验研究表明，静脉注射酮咯酸会提高志愿受试者的压力疼痛耐受阈值，并减轻试验性皮肤烧伤的继发性痛觉过敏[37]。此外，动物实验研究表明，非甾体抗炎药可增加烧伤后组织的灌注，减少水肿形成[38]。很少有研究专门探索单独应用非甾体抗炎药或对乙酰氨基酚治疗烧伤疼痛的效果，因为这些药物绝大多数都能用作烧伤疼痛多模式管理中的一部分。一项前瞻性、多中心、随机、双盲试验评估了静脉注射布洛芬治疗烧伤患者发热和疼痛的效果，发现静脉注射布洛芬与显著降低发热有关，并且在 5 天内使用的最大推荐剂量（每 6 小时

800mg）可被很好耐受[34]。最后，对乙酰氨基酚在10～15mg/(kg·4h）的剂量范围内可能有助于治疗烧伤患儿的静息痛。它可通过口服、直肠和静脉途径给药。在一项观察性研究中，50%的儿童仅服用对乙酰氨基酚来控制背景性疼痛[39]。

4. $\alpha_2\delta$ 激动药

$\alpha_2\delta$ 激动药加巴喷丁和普瑞巴林（通常是指加巴喷丁类）是GABA的亲脂性结构类似物，能与电压门控钙通道的α亲脂性亚基结合。在损伤的背根神经节神经元中，加巴喷丁被证明可选择性抑制自发性放电，但不能阻断正常脉冲的传播[40]。在烧伤的周围神经损伤模型中，加巴喷丁可激活并增强蓝斑－肾上腺素能神经元的活性和激素的释放。鉴于中枢神经元的可塑性，它在神经损伤后诱导脊髓释放更多的去甲肾上腺素，抑制疼痛信号向大脑的传递[41]，并可能上调蓝斑的活性而在急性环境下促发更自然的睡眠状态[42]。加巴喷丁可能对治疗烧伤疼痛有潜在的疗效，有实验研究表明，口服加巴喷丁（人体）可以减轻患者热损伤后急性炎症中的原发性机械触诱发痛，鞘内用加巴喷丁（大鼠）可剂量依赖性地逆转由轻度热损伤引起的热痛觉过敏[43, 44]。

尽管加巴喷丁类药物在治疗烧伤疼痛方面有潜在的益处，特别是针对烧伤后神经病理性疼痛，但很少有研究真正对这种方式的镇痛效果进行验证。其中一项双盲、随机安慰剂对照试验探索了普瑞巴林的镇痛效果，发现服用普瑞巴林（300mg，每天2次，持续28天）可以显著降低神经病理性疼痛和与手术相关的疼痛[45]。关于普瑞巴林的一项较小规模回顾性研究指出，69%的烧伤门诊患者在接受普瑞巴林治疗后疼痛评分有所下降[46]；然而，一项前瞻性、随机、双盲、单中心、安慰剂对照试验比较了普瑞巴林300mg、600mg和安慰剂对非关键部位和全层烧伤的疗效，结果显示，疼痛评分和阿片类药物消耗量在统计学上没有显著差异[47]。

观察性数据表明，加巴喷丁可能有助于减轻神病理经性烧伤相关疼痛，因为加巴喷丁可迅速减轻神经病理性烧伤疼痛的严重程度，减少阿片类药物的消耗[48, 49]。加巴喷丁的另一个潜在作用是可以缓解抗组胺药不能治疗的烧伤后瘙痒症状[50]。

5. 钠通道阻滞药（局部麻醉药）

在热创伤人体研究中，钠通道阻滞药（如局部麻醉药）已被证明可以减轻热创伤引起的原发性和继发性痛觉过敏[51]。人体试验研究表明，静脉注射利多卡因可减轻炎症诱导的组织对热损伤的长期反应[52]，并被证明可减轻内皮细胞和血管平滑肌细胞中由细胞因子诱导产生的细胞损伤[53]。在某些情况下局部麻醉药可以通过神经阻滞或静脉注射用于镇痛治疗。

(1) 静脉注射利多卡因：已被用作术后疼痛控制和神经病理性疼痛治疗的镇痛药。仅有一项随机对照试验[54]和少数观察性报道描述了静脉注射利多卡因治疗烧伤疼痛的效果[55, 56]。这项随机对照试验对45名连续2天接受伤口护理的严重烧伤患者进行静脉注射利多卡因（与安慰剂对比）。在第1天换药时，受试者被随机分为静脉注射利多卡因组或对照组，在第2次换药时被交叉分配到另一治疗组。虽然利多卡因组疼痛评分明显较低，但在阿片类药物消耗或满意度方面没有显著差异[54]。Cochrane的一项综述目前尚未推荐常规静脉注射利多卡因治疗烧伤疼痛[57]。

(2) 椎管内阻滞和周围神经阻滞：已被用于治疗术后疼痛，虽然这些技术还没有广泛应用于烧伤疼痛的治疗，但是已有在烧伤患者身上应用各种单次注射局部镇痛药的技术的报道，特别是为了减少皮肤移植供体部位产生的疼痛[58, 59]。有1项报道描述了一名儿童在烧伤后使用双侧连续周围神经阻滞导管进行治疗的病例[60, 61]。尽管周围神经阻滞和椎管内阻滞可以带来潜在的好处，但临床医生应注意与持续局部镇痛技术相关的感染等并发症，尤其是在使用留置导管的情况下。

6. α_2 受体激动药

可乐定和右美托咪定都是选择性中枢和外周α受体激动药，可减少突触前受体部位的去甲肾上腺素，从而减少突触前交感介质的进一步外流。这两种药物都能显著降低疼痛强度，并具有吗啡类的作用[62]。其他潜在的益处包括抗炎作用、改善巨噬细胞功能、抗凋亡活性、减少谵妄等；对于危重患者的镇静，与苯二氮䓬类药物相比，右美托咪定可降低约70%的死亡率[63]。这些药物的镇痛剂量取决于给药途径，对于可乐定，用于慢性阿片类药物/慢性疼痛患者的手术操作性镇静的给药方案包括2～5μg/kg口服，0.1～0.3mg/24h（停药前持续用药时间），或30～300μg（静脉注射），也可以通过鞘内或硬膜外给药阻滞神经轴。右美托咪定单独静脉滴注速率为每小时0.2～1.0μg/kg。在痛觉方面，α_2 受体激动药可能具有预防疼痛的作用。实验数据表明，在热过敏模型上 α_2 受体介导的机制可能涉及正常皮肤上痛觉感受器对热刺激的敏化并产生抗伤害感受作用[64]。临床上，α_2 受体激动药可用于烧伤患者的镇痛和镇静。在一名严重烧伤患者口服可乐定治疗疼痛的报道中指出，可乐定能改善镇痛和镇静效果[65]。对需要大剂量吗啡的严重烧伤患儿静脉注射低剂量可乐定能显著降低吗啡用量，并改善通气、胃肠和心理功能[66]。右美托咪定应用于烧伤患者时，通常是用于手术或机械通气危重患者的镇静[67]。

（二）SNRI

曲马多和他喷他多属于 SNRI，也具有 μ 受体激动药活性。度洛西汀是一种 SNRI，已被用于治疗亚急性和慢性疼痛。SNRI 药物似乎可以调节脊髓和幕上水平的疼痛通路[68]。此外，SNRI 已被证明有助于下调疼痛状态中典型的炎症标志物，如 TNF 和 IL-6[69]。

（三）非药物镇痛

痛觉会受到心理、认知、情绪和环境因素的影响[70]。虽然烧伤疼痛的治疗主要通过药物手段来实现，但非药物技术（表 78-3）也有助于治疗烧伤疼痛，特别是针对长期的康复阶段和可能发展为慢性疼痛和压力的相关疾病。因此，尽管许多现有的研究方法学尚存在显著的局限性，但仍开展了对各种非药物治疗模式（如认知疗法、放松技术）的研究。

表 78-3　灼伤疼痛的非药物疗法

方　法	可能的作用机制
虚拟现实	主要是视觉分散 / 减少对传入的伤害感受器信号的处理
音乐疗法	听觉分散 / 减弱对疼痛的应激反应
放松技术	对焦虑行为的管理，特别是即刻 / 术前 / 换药时

1. 虚拟现实

虚拟现实（virtual reality，VR）利用计算机模拟环境，主要是结合视觉来模拟物理存在。通过整合多种感官的输入，包括视觉、听觉和触觉，VR 可以引导参与者将注意力从疼痛转移到虚拟世界中[70]。在疼痛操作性治疗过程中应用 VR 可能是最有用的，通常联合镇痛药一起使用。通过分散患者对现实世界中疼痛感受的注意力（可能减少伤害刺激信号的加工），VR 可减少 35%～50% 的疼痛。同时，功能磁共振成像（fMRI）记录的与疼痛相关的大脑活动也会相应减少[71]。关于 VR 在减轻烧伤疼痛方面的功效，研究数据结论不一。然而，一份 2018 年对 13 项随机对照试验的系统综述和 Meta 分析表明（362 名患者接受了 627 次烧伤换药或物理治疗），与单用镇痛药物相比，镇痛药物联合 VR 能更有效地降低疼痛强度[70]。

虽然 VR 可以用于任何年龄段的患者，但这项技术可能尤其适用于儿童患者[72]。例如，在一项对 54 名烧伤患儿进行物理治疗的随机对照试验中，患儿称在 VR 过程中他们的疼痛感显著降低（27%～44%，$P<0.05$），并改善了心情（感到“有趣”，$P<0.001$）[73]。

尽管有潜在的益处，但在临床环境中使用 VR 仍然面临实际挑战，根据所使用的 VR 的系统类型，实施需要的时间、人力和高昂的费用可能是三个限制因素[74]。

2. 音乐疗法

一部分证据表明，音乐可能有助于减少疼痛，尤其在换药清创过程中[75, 76]。音乐可能会减轻患者应激反应中的某些认知和生理反应，如听音乐的患者与不听音乐的受试者相比，心率和焦虑程度更低[77]。一项对 70 名烧伤患者的随机对照试验表明，在连续 5 天的换药过程中，标准疗法和音乐干预疗法均能显著降低患者的疼痛和焦虑程度，但并未减少吗啡用量[78]。音乐疗法的指南已被提出[79]，不过并非所有的数据都表明音乐治疗能改善烧伤疼痛[80]。音乐疗法可能是一种有效治疗烧伤后操作性疼痛的非药物干预手段。

3. 放松疗法

放松技术（如呼吸放松技术）在治疗烧伤时可作为药物镇痛的辅助手段，因为这些技术本质上不会增加任何风险，不仅易于掌握和实施，也不需要昂贵的设备[81]。一篇关于简单放松技术治疗烧伤疼痛的系统综述无法明确简单放松技术对烧伤疼痛的疗效。然而，让患者专注于呼吸并放松下颌被认为是最有前景的技术[82]。催眠技术对烧伤相关疼痛患者也显示出潜在的益处[83]。

心理因素在疼痛感知和慢性疼痛患者的治疗中具有重要作用。越来越多的证据表明，认知行为疗法（CBT）是治疗慢性疼痛的一种有效疗法。一项对 128 例烧伤恢复期患者的研究发现，相较于常规治疗组，CBT 治疗组的患者其一般症状严重程度和创伤后应激反应均有显著下降[84]。

未来的研究应着力解决在该领域现有研究方法学存在的局限性和替代方法（如电子疗法和团体疗法），以促进这些方法的普及。

结论

与烧伤相关的疼痛是复杂的，最好的治疗方法是多模式镇痛法。由于烧伤可造成广泛的损伤，医生应注意抗伤害性疼痛和抗神经病理性疼痛药物的使用，以达到最佳的疼痛控制效果。迄今为止，很少有大规模的随机对照试验来指导我们对烧伤患者的镇痛管理，目前，我们主要通过对烧伤疼痛伤害感受过程的病理生理学的理解来治疗烧伤疼痛。此外，非药物治疗也可以有效地缓解疼痛，应将其纳入治疗烧伤疼痛的方法范畴中。

要　点

- 仅在美国，2016 年就有 48.6 万人因烧伤寻求治疗，全球有超过 1000 万人因烧伤寻求治疗。
- 现代临床烧伤诊疗需要积极的多模式和多学科的方法来有效地管理烧伤后疼痛，包括药物方法和非药物方法。
- 烧伤后急性疼痛通常非常严重，治疗极具挑战性，常需要大剂量的阿片类药物来镇痛。
- 烧伤引起的疼痛可能是伤害性的，也可能是神经病理性的。
- 烧伤患者的疼痛可分为四种不同类型：静息痛、暴发性疼痛、操作性疼痛、心因性疼痛。
- 在实验性烧伤损伤中，阿片类药物（μ 受体激动药）已被证明具有抗伤害感受作用。
- 阿片类药物剂量快速、大量增加的后果可能包括急性阿片类药物耐受和（或）阿片类药物诱导的痛觉过敏。
- 长效阿片类药物，如美沙酮，可能是部分产生阿片类药物耐受并有神经病理性疼痛的烧伤患者的可行选择。
- 因为芬太尼起效快和迅速再分布，是烧伤护理活动中（如换药和水疗法）的有效辅助药物。
- 因为 NMDA 受体在神经病理性疼痛加工和耐受性中起着重要作用，NMDA 拮抗药（如氯胺酮和右美沙芬）可能是治疗烧伤疼痛的有价值的药物。
- 非甾体抗炎药可能是有助于减少与烧伤相关的神经源性炎性疼痛和发热的辅助用药。
- 加巴喷丁类可能对治疗烧伤疼痛有潜在的疗效，因为它们可以减少热损伤后急性炎症中的原发性机械触诱发痛。
- 外周局部神经阻滞可能有助于减少皮肤移植供体部位的疼痛，但由于潜在的感染问题，应谨慎使用。
- 与苯二氮䓬类相比，右美托咪定用于镇静可降低危重患者约 70% 的死亡率。
- 非药物技术，包括认知疗法、放松技术、音乐疗法和虚拟现实，可能对烧伤疼痛的治疗特别有帮助。

第 79 章　痴呆致语言交流障碍患者的疼痛评估及治疗

Pain Evaluation and Management in Patients With Limited Ability to Communicate Because of Dementia

Thomas Hadjistavropoulos　Una E.Makris　著
王佳怡　译　　严　佳　校

疼痛是一种主观体验，其评估通常很大程度依赖于患者的自我报告。然而，在中至重度痴呆患者中，口述主观疼痛的能力下降，表达疼痛的能力受限给照护人员识别和监测疼痛带来严峻挑战。因此，尽管疼痛在痴呆患者中的发生率高[1, 2]，但治疗不足的现象常有发生[3, 4]。例如，Morrison 和 Sui[5] 发现，76% 患有痴呆的术后患者长期医嘱中并未给予镇痛处理。然而，近期挪威和丹麦的研究发现，疼痛治疗不足的发生率在这些国家正呈现下降趋势[6, 7]。

有意思的是，研究者并没有发现护理人员评估的长期住院患者疼痛与镇痛药物使用之间的显著相关性[8]。可能是因为旧观念认为，疼痛在衰弱的痴呆患者中司空见惯且可以忍受。此外，最近的研究表明，长期治疗环境下的疼痛记录往往不能反映临床实践的最佳标准。Andrews 等[9] 在澳大利亚的一些医疗机构的调查研究中发现，许多疼痛发作没有记录在病史中，仅有少量（22%）的疼痛事件接受了循证医学评估。此外，研究发现居家治疗的老年人（包括有认知障碍的老年人）在给药模式和镇痛药的适应证方面存在缺陷[10]。临床医生需要了解这些疼痛治疗障碍并且采取相应弥补措施。

一个重要问题是痴呆症患者的疼痛治疗不足使得情况更加复杂，该类患者的疼痛可能会导致反应激烈的行为[11]，而这又可能被错误地归因为精神病，导致使用精神药物而非镇痛药物进行治疗[12]。精神类药物的治疗可能会增加脑卒中和跌倒的风险，从而加剧该类患者的死亡[14, 15]。有效的监测疼痛可以减少多重用药的使用及精神类药物的使用[16]。鉴于药物的潜在不良反应，对于痴呆患者的疼痛治疗而言，非药物镇痛方法（如经常改变体位和按摩）也有很重要的作用，是此类人群多模式镇痛治疗中不可或缺的一环。

一、自我报告式疼痛评估方法

虽然普遍认为痴呆会对语言交流和认知功能造成负面影响，但在痴呆早期至中期，自我报告仍能有效地评估疼痛[17]。而最近一项研究显示，存在认知功能障碍的住院患者中，仅不到一半的人能够使用 0～10 分的数字量表[18]。Weiner 等[19] 发现，在患有痴呆的老年人中，能以自我报告方式进行疼痛评估的患者，其简易智力状态检查量表（Mini-Mental Status Examination，MMSE）[20] 得分区间在 18.6～22 分；不能以自我报告方式进行疼痛评估的患者其 MMSE 得分区间在 12～13.1 分，这些患者被归为重度痴呆症。Chibnall 和 Tait[21] 研究了平均 MMSE 得分达到 18 分的老年人，发现其具备能够较好使用简易自我报告工具的心理测量特性。

有意思的是，Ferrell 等[22] 描述了 MMSE 平均为 12 分的研究对象，其中 83% 能够完成单维度疼痛评估量表中至少 1/4 的内容［如 McGill 疼痛问卷[23] 中的目前疼痛强度量表（Present Pain Intensity Scale，PPI）[23]、语言评分量表（包括 4～6 条不同疼痛强度的指示性语言描述）、100mm 的视觉模拟评分量表、Rand Coop 图表[24] 和记忆疼痛评估卡子量表[25]，后 2 项工具在痴呆患者中较少使用］，其中 MPQ 问卷[23] 中的 PPI 量表使用完成率最高。PPI 量表使用数字和口头描述疼痛强度，分为 0～5 级。此外，Ferrell 等[22] 的研究表明，在中度痴呆症患者中尝试不同的单维度自我疼痛报告工具（如数字评分量表，其依据疼痛强度不同分为 0～10 分，0 分代表无痛，10 分代表严重疼痛；VRS；PPI 等）有利于个体化选择最佳的疼痛评估工具。

对于大部相对年轻成年患者，多使用水平视觉模拟评分量表作为疼痛自我报告工具（如在 10cm 的尺两端标定“无痛”和“严重疼痛”）；然而，此量表在老年人中应用时，常出现难以评分的情况，限制了其在此类人群中的应用[26]。尽管如此，也有研究报道使用垂直模拟量表可获得更好的评估结果[27]。

彩色模拟量表（Colored Analog Scale，CAS）[28]在痴呆患者的疼痛评估中已经取得一定成功。CAS 量表是一把塑料长方形条尺，从起始端至终点端，线条逐渐增宽，颜色逐渐加深（淡粉红色逐渐加深为红色）。起始端代表“无痛”，终点端代表“严重疼痛”。让患者将塑料标志放至最能够描述他 / 她疼痛的位置，进行疼痛程度的评价。最开始，CAS 量表的研发主要应用于难以自我报告疼痛的幼儿，现在已成功用于轻至中度痴呆患者的疼痛评估[17]；但是年龄更大的重度痴呆患者通常难以完成量表评估[29]。由此，Scherder 和 Bouma[27]提出了一种方法可用于评估患者理解量表的能力（例如，要求患者指向量表，指出塑料游标，指出哪个位置代表无痛等）。

尽管目前还没有任何检查能够确定患者是否能有效自我报告疼痛程度，但根据上述文献，有人提出了一条经验法则[17]。具体而言，对于 MMSE 得分≥18 分的老年人可以使用单维度疼痛评估工具评估疼痛，评估工具包括 0～10 分 NRS 评分法和 CAS 量表。MMSE 得分低于 12 分的患者使用此类疼痛评估工具可能存在一定困难。尽管如此，在所有情况下都应该尝试自我报告，因为即便 MMSE 得分较低的老年人仍可在一定程度上提供有效的自我报告结果。根据相关文献和临床经验，我们建议使用 NRS、PPI 和（或）CAS 进行评估。大部分量表需要用眼观察（如 CAS 和 VRS 量表）[30]，而视力障碍在老年人中很常见，因此相关量表需要使用较大字体。多维度疼痛评估量表，如老年疼痛测量简表（Geriatric Pain Measure，GPM）[31, 32]，除了评估疼痛强度外，还可评估因疼痛所致活动不能和行走痛。尽管研究已证实多维度疼痛评估工具对认知正常的老年患者有效，但对于中度及以上痴呆患者，其有效性仍需进一步研究。

二、观察类疼痛评估工具

鉴于许多中至重度痴呆患者有效自诉疼痛的能力受限，对于此类患者的疼痛评估，观察类评估工具大量涌现（见 Hadjistavropoulos 等综述所列多种有效工具[33]）。虽然其中很多评估工具缺少有效性证据，但是也有一部分经过大量研究且有效性获得实质性证据支持，如晚期痴呆疼痛评估量表（Pain Assessment in Adranced Dementia，PAINAD）[34]和沟通能力受限老年人疼痛评估量表（Pain Assessment Checklist for Seniors with Limited Ability to Communicate，PACSLAC 和 PACSLAC-Ⅱ）[35, 36]。

PAINAD 评估量表从呼吸、呻吟、面部表情、肢体语言和安抚是否减轻疼痛 5 个方面进行评估，每个条目评分 0～2 分。例如，呻吟，0= 正常，1= 偶尔因疼痛呻吟及叹息，2= 反复因疼痛叫喊、大声呻吟、叹息或哭泣。PAINAD 量表已经被证实具有良好的心理测量学特性，包括能够区分无痛及疼痛状态[37, 38]，此量表目前已经译成多国语言[39–41]。

最初的 PACSLAC 量表[36]涵盖了美国老年医学会推荐的所有疼痛评估领域[42, 43]，包括以下类别的 60 个项目：面部表情、身体活动运动、社交情绪人格，以及其他条目，包括生理变化、饮食 / 睡眠变化和发声行为。每个条目回答是或否，通常可在 5min 内完成量表评估。PACSLAC 量表显示具有良好的内部一致性，可以区分疼痛和无痛状态[36–38]。在接受长期治疗的患者中，护理人员常规使用 PACSLAC 量表评估患者疼痛（由 LTC 人员评估），可以降低疼痛评分，增加对辅助镇痛药的使用，并减少护理压力。Zwakhalen 等[37]在一项研究中发现，护理人员使用三种不同的疼痛评估量表，即 PACSLAC、PAINAD 和 Doloplus 量表[44, 45]进行疼痛评估（其中 Doloplus 量表在法国广泛应用，其英文版可从研发者网站获得[46]），虽然三种工具均显示有良好的心理测量学特性，但是大部分护理人员更偏向于使用 PACSLAC 量表。值得注意的是，相比其他常见的观察性疼痛评估量表，PACSLAC 量表分辨疼痛和无痛状态的性能更好，甚至高于其他几种工具合用[38]。PACSLAC 量表已经译成多国语言[47–49]。

尽管 PACSLAC 量表具有很强的心理学属性[36–38, 50, 51]，但在该表基础上发展出了新版本 PACSLAC-Ⅱ 量表[35]。PACSLAC-Ⅱ 量表共有 31 个项目，全面涵盖了美国老年医学会推荐的疼痛评估项目[43]，缩减了一些疼痛和瞻望症状相互重叠的项目，强化了包括实验室研究在内的既往研究中提及的项目（如经常与疼痛相关的特殊面部表情反应）。相关研究肯定了 PACSLAC-Ⅱ量表的心理测量学特性[35, 52, 53]。研究发现，相较于其他疼痛评估工具（包括 PACSLAC 量表），即使联合使用其他几种量表，PACSLAC-Ⅱ量表更能分辨疼痛和无痛状态[35]。此外，在接受长期治疗的情况下，与照护者未常规使用 PACSLAC-Ⅱ量表相比，医生常规应用 PACSLAC-Ⅱ量表并结合体格检查进行疼痛评估可减少苯二氮䓬类药物的使用[16]。苯二氮䓬类药物用量的减少可以更好地分辨焦虑是由疼痛而非其他原因引起的。其他研究显示，经过专业培训后，非专业人员（如非正式护理人员）可以应用 PACSLAC-Ⅱ进行有效的疼痛评估，这样家属可以向卫生专业人员提供重要的疼痛评估信息[54]。最近，一款 PACSLAC-Ⅱ量表应用程序上线了，可以绘制疼痛评分时间曲线，长期护理人员可以根据图表动态观察疼痛状态变化，并获得良好的评估结果[55]。目前 PACSLAC-Ⅱ量表已译成法语、波斯语等多国语言[52, 56]。PACSLAC-Ⅱ量表见表 79–2。

近期，Kunz 等[57]开发了一种包含 15 个项目的 Meta 工具，用于认知损害患者，尤其是痴呆患者的疼痛评估，即认知损害患者疼痛评估 –15（Pain Assessment In Impaired Cognitive-15，PAIC15），该工具纳入了 PACSLAC 和 PAINAD 量表中的已有条目。此量表未纳入 2012 年之后发布的疼痛评价工具，如 PACSLAC-Ⅱ量表；工具中的条目和量表主要依据专家共识和对于心理测量学特性评价的相关研究而选择[58]。尽管很有应用前景，但其局限性在于目前还没有相关研究将 PAIC15 量表与其他已验证的疼痛评估量表进行直接比较。PAIC15 量表的引入是否具有临床价值，还需进一步直接的比较研究。

偶有文献提出了观察性疼痛评估工具的临界值[59]。对此，我们明确反对，理由如下：观察性评估工具的评分会随着情境和个人因素的变化而变化，如观察持续时间（较长的观察时间可能会导致较高的分数）和痴呆疾病的性质（主要影响额叶的痴呆与主要影响大脑后部的痴呆相比，可能会导致更不受抑制的疼痛反应）。其他因素，如面瘫或行动受限，也会影响疼痛行为的表现。除了疼痛之外，还有多种因素会影响观察工具的得分，这意味着难以使用普遍适用的临界值。有人建议，可采用特殊规律法替代临界值法，即在一段时间内定期评估每个患者，临床医生寻找患者的典型评分模式的波动[17]。得分意外升高或降低可能提示患者疼痛程度发生了改变。

三、疼痛的其他影响

临床医生需要了解，持续性疼痛会对生活质量造成多方面影响，包括情绪和焦虑。因此，对于持续性疼痛的详尽评估也需要考虑到这些因素。专门为中至重度痴呆患者设计的情绪、躁动和生活质量相关的心理测量评估工具，依赖于知情者提供的信息，这些评估工具包括 Cornell 痴呆抑郁量表[60]、痴呆相关生命质量量表[61]和 Cohen-Mansfield 焦虑量表[62]。

同样重要的是要认识到，多种医疗和心理状况（特别是抑郁）和综合征会导致疼痛（如多种疼痛诊断、睡眠障碍、肌肉骨骼疼痛、慢性伤口痛、神经病理痛等）和谵妄[63, 64]，而且疼痛本身是多因素途径的结果[65]。仔细询问和回顾相关病史，评估和处理多种合并疾病，对于有效并安全地进行疼痛治疗非常关键。

四、痴呆语言交流障碍老年患者的临床评估方法

一些指南和专家共识描述了优化和促进痴呆患者评估的临床方法[66, 67]，这些方法有很多共同点[68]。针对认知功能损害的老年患者，在表 79–1 中概述了疼痛评估的一般方法，反映了各指南的要点。

对无法自我报告的疼痛患者，最新的疼痛评估指南之一是美国疼痛治疗护理学会 2019 年的立场声明[67]。该指南强调了以下一般性建议：①了解造成疼痛的潜在病因；②尝试自我报告；③观察患者行为；④寻求他人替代报告疼痛行为或行为改变；⑤尝试疼痛试验性治疗。该立场声明建议酌情使用验证过的疼痛评估工具（尽量弱化疼痛评估中的生命体征和规律性），并且疼痛治疗干预后需进行疼痛评估。当寻求他人替代报告疼痛时，临床医生应该关注他人报告和自我报告不一致的情况[69]。他人报告的结果应该结合体格检查等所有患者相关信息，综合考量。此外，许多例子表明，在尝试镇痛治疗前进行非药物方法干预可能有效。

考虑到在长期护理机构中护理人员和资源有限，老年病疼痛专家组和公共政策专家组为长期护理机构推荐了可行的疼痛评估模式[70]。以下是建议概述。

表 79-1　认知功能受损患者的疼痛评估指南

通用指南

- 判断 MMSE 量表测试是否可得、可用，这有助于确定患者提供有效自我报告的能力
- 无论患者认知功能水平如何，尝试以自我报告的方式进行疼痛评估
- 应该收集每位患者的基线评分（理想情况下应定期收集，并根据得分规律可以检查异常变化）
- 应该综合考虑患者病史和体格检查结果
- 如果疼痛评估需在一段时间内重复进行，应保证评估条件的一致性（如相同的评估工具、尽可能相同的评估人员、相似场景下进行操作等）
- 疼痛评估的结果应该用于疼痛治疗的疗效评价
- 应询问病情知情者（如护理人员）患者典型的疼痛行为
- 疼痛体验的其他方面也应进行评估，包括环境因素、心理健康状况和社会环境

针对自我报告评估的建议

- 使用同义词去询问是否有疼痛的感觉，如受伤、疼痛等，有助于语言交流障碍的患者完成自我报告
- 应修改自评量表，以考虑增龄性感觉缺陷（如视力差、听力困难）
- 自评疼痛量表（如 NRS 和 VRS）在老年患者中疼痛评估最为有效
- 应避免使用水平视觉模拟评分量表，因为一些研究者发现老年人不能评估的情况异常增多
- 包括 PACSLAC- Ⅱ和 PAINAD 量表在内的观察性疼痛评估工具在此类患者中使用可靠性和有效性强，但由于这些工具刚提出不久且相关研究正在进行，临床医生使用时需谨慎
- 紧急治疗时的疼痛评估，避免使用侧重于随时间变化的评估工具
- 活动时使用观察性疼痛评估工具相较于休息时更利于发现潜在的疼痛情况
- 由于重度痴呆患者的认知功能改变差异性极大，因此一些疼痛评估工具，如 PACSLAC 量表并没有划分正常和异常结果的特定界限值，而是定期评估患者疼痛情况（给患者设置个体化基线值），动态观察评分结果的变化
- 疼痛治疗前后对评估得分进行核查有助于疼痛评估
- 谵妄的一些症状（常见于 LTC）与某些失控疼痛的行为表现（如行为障碍）重叠。临床医生评估谵妄患者时应注意此类情况。从积极角度看，谵妄往往是暂时的，在患者未出现精神失常时可重复执行的疼痛评估，有利于获取有效的评估结果。还需要注意的是，疼痛可导致谵妄，临床医师应谨慎避免遗漏谵妄患者的疼痛问题
- 观察性疼痛评估工具仅仅是一个筛查工具，无法体现疼痛的特异指标。有时，疼痛不存在时它们可能提示疼痛的存在，而其他时候，它们可能无法识别疼痛

关注的结果

- 除了各种疼痛评估工具的得分改善外，有效镇痛的证据也可以体现为活动量增加、睡眠改善、异常行为减少、活动增加和社交活动增加等

部分建议改编自 Hadjistavropoulos et al. (2007)，与 Herr et al. (2006, 2019) 有重合，本表版权归 Thomas Hadjistavropoulos 所有，经授权转载

1. 对于每一位长期住院患者，刚入院时及之后至少每周使用经过验证的疼痛评估工具进行一次疼痛评估。当怀疑疼痛和（或）疼痛相关症状加重时，需增加评估的次数。

2. 疑似中至重度疼痛患者的相关治疗计划，应在 24h 内记录入病历中。根据具体情况，可以给予简单处理（如对乙酰氨基酚类药物治疗）或经过详细的体格检查之后予以更充分治疗。

3. 在治疗计划实施后 24h，应评估和处理相关不良反应。

4. 需在治疗计划实施后的 24h 内对疼痛再次评估。

研究表明，利益攸关方（一线医护人员和长期护理人员）的评估结果表明此指南可行、可取和适当[71]。此外，在没有大量额外资源的情况下实施上述 4 项临床指南的可行性已得到证实[55, 72]，但这些指南的可持续性将需要不断的管理支持。指南实施对患者预后的影响有待进一步研究。

表 79–2 沟通能力受限老年人疼痛评估量表

评估日期：	时间：	是否存在：

面部表情
- 做鬼脸
- 紧张表情
- 疼痛表情
- 眼球运动增加
- 畏缩
- 张口
- 皱额
- 皱眉或垂眉
- 脸颊上扬、眯眼或斜视
- 皱鼻和上唇上扬
- 闭眼

言语和发声行为
- 哭泣
- 疼痛所致特定发声（如“嗷”、“哎哟”等）
- 呻吟
- 呼噜声
- 喘气或大声呼吸

肢体活动
- 退缩或抽离行为
- 拍打
- 不愿活动
- 活动缓慢
- 护卫痛处
- 按揉或按住疼痛部位
- 跛行
- 紧握拳
- 蜷曲体位
- 身体僵硬
- 摇晃或颤抖

人际交往改变
- 不想被触碰
- 不允许别人靠近

活动模式改变
- 活动减少

精神状态改变
- 精神状态的改变是因为疼痛且不能被其他原因（如药物引发的谵妄）所解释吗？

总分（列表分数总和）：

PACSLAC-Ⅱ由 Sarah Chan，Thomas Hadjistavropoulos，and Shannon Fuchs-Lacelle 版权所有。如需转载该量表，请联系 thomas.hadjistavropoulos@uregina.ca，其代表所有版权方授予许可。PACSLAC-Ⅱ研发者明确表示不承担任何直接或间接应用 PACSLAC-Ⅱ所产生的责任。PACSLAC-Ⅱ可能不适合某些患者，PACSLAC-Ⅱ量表评估不能替代有资质医护人员详尽的疼痛评估。如其他观察性疼痛评估工具一样，PACSLAC- Ⅱ是一种筛查工具，无法体现疼痛的特异性指标，有时可能漏诊或误诊。PACSALC-Ⅱ应由合格的相关专业经验丰富的医护人员在对患者进行检查情况下使用。PACSLAC- Ⅱ子量表的名称所代表的疼痛评估项由美国老年医学会在 2002 年所推荐

五、疼痛的非药物治疗方法

对于痴呆患者，非药物疼痛管理的研究极其有限。有证据表明，理疗和锻炼对有特定类型的骨骼肌肉疾病的痴呆患者有疗效[73, 74]，但在 LTC 机构中，并非所有需要的患者都能获得理疗。感觉刺激也被证实是痴呆患者非药物疼痛治疗的一种可行方案，同时群体社会心理干预比个体治疗效果更佳[75]。

也可以使用各种各样的舒缓治疗（如轻松的音乐、活动障碍患者频繁变换体位等），但有证据显示这些措施没有被广泛使用[76]，而舒缓治疗的系统性研究（如通过听音乐缓解疼痛）极其有限。此外，虚拟现实技术是另一种可能有临床意义的技术，前期试验结果表明，该技术在晚期痴呆患者中使用大多是安全舒适的[77]。然而，虚拟现实所需的头戴设备实施起来可能很有挑战性，许多严重痴呆患者因头盔佩戴舒适度不佳，不愿意使用该技术。

关于心理干预，Cipher 等[78]研究结果证实，对于长期接受住院治疗的轻至中度痴呆患者，多模式干预有助于缓解疼痛和情绪管理。干预措施包括护理人员或家属的参与，以及行为学干预。更具体来讲，护理人员或家属可通过提高患者配合和加强社会化的方式来帮助患者康复。通过使用验证过的疼痛评估工具可以发现（至少一部分疼痛评估工具是

由护理人员或临床医生输入操作）患者在缓解疼痛、抑郁和情绪困扰方面获益匪浅。

对于认知正常的人，持续的疼痛常引发情绪低落和抑郁，更不必说其中中至重度痴呆患者遭受疼痛时情绪变化之大[78]。加强情绪管理的心理干预可以在一定程度上提高疼痛患者的生活质量。Terri、Logsdon、Uomoto等[79]研究显示，行为学干预（如和护理人员共同参与令人愉快的活动）可改善痴呆患者情绪，这些干预措施可以帮助有持续性疼痛的痴呆患者提高幸福感。

六、疼痛的药物治疗

对于患有痴呆和慢性疼痛的老年患者，治疗关键的第一步是将治疗目标和患者及护理人员期望相结合，遵循多模式协作的方法治疗。文献[80]（虽不是专门研究痴呆患者）提示，老年患者最想要达到的治疗目的之一是缓解疼痛。慢性疼痛管理指南推荐将非药物和行为学干预作为一线方法[81]。虽然对同时患有痴呆和疼痛的患者研究甚少，但这类患者特别容易发生药物不良反应，主要原因是合并疾病和多重用药[82]。痴呆患者合并慢性疼痛的药物治疗模式包括复杂疾病的多模式治疗和多个学科协同诊治。由于缺乏疗效和安全性的随机对照试验数据，尤其是涉及痴呆患者，以下大部分文献引用的结论数据主要源于相对年轻患者[83]。

（一）温度疗法和局部治疗

虽然导致老年人慢性疼痛的病因众多，但最常见和致残率最高的是肌肉骨骼痛（包括骨关节炎和慢性背痛）。ACR发布的最新指南[84]中建议使用温度疗法，在手部、膝关节和髋关节骨关节炎处应用冷敷或热敷，可能对缓解疼痛有益。然而，需注意长时间使用加热垫会灼伤皮肤。

由于外用镇痛药的药物全身吸收有限、安全性高，因此尤其适合老年人的疼痛控制。目前常使用的外用镇痛药包括薄荷醇、辣椒素、利多卡因和双氯芬酸。最新ACR指南不推荐将辣椒素用于手部骨关节炎患者，但对膝骨关节炎患者有条件推荐。需注意避免辣椒素与脸和眼睛接触，因为辣椒素是从辣椒中提取的。利多卡因药膏和贴剂用于神经源性疼痛，由于贴片需要定时更换，因此对于正在药物治疗的痴呆患者不是理想的选择。临床上最常使用的局部药物是双氯芬酸，主要用于膝关节和手部的骨关节炎。一篇综述[85]指出，与口服NSAID相比，老年患者（年龄>60岁）外用NSAID效果几乎相同，并且发生严重药物不良反应的风险（如胃肠反应）较低。大部分随机对照试验未纳入肾损伤和使用抗凝血药的老年患者，这类患者减少外用双氯芬酸的使用频次（每天4次改为2次）则相对安全。

（二）对乙酰氨基酚

对乙酰氨基酚在轻至中度疼痛治疗中常作为一线药物。在一篇系统性综述（纳入137项研究，共33 243名受试者，中位年龄为62岁）[86]，比较了APAP、双氯芬酸、布洛芬、普耐生、塞来昔布、关节内注射糖皮质激素、关节内注射透明质酸、口服安慰剂和关节内注射安慰剂之间的镇痛效果，发现所有干预措施疗效均显著优于口服安慰剂治疗。虽然APAP的效应量（0.18）在这些治疗措施中最低，但其安全性优于口服非选择性NSAID。一项包含3项随机对照试验，共140名痴呆患者的系统综述发现，APAP剂量高达3g/d仍具有良好的耐受性[87]。回顾患者用药情况，包括从药店购买非处方药的情况非常重要，并需考虑到所有来源APAP的使用情况。APAP长期（>3个月）治疗痴呆患者的安全性和有效性还未得到证实。

（三）口服非甾体抗炎药

虽然口服非甾体抗炎药有一定的镇痛和抗炎效果，但其具有心血管、胃肠道和肾脏毒性，因此不推荐老年患者长期使用该类药物[88]。吲哚美辛的不良反应发生率更高，包括胃肠道和肾脏毒性等[87]。在对痴呆患者使用NSAID药物的安全性开展更进一步研究之前，多学科团队使用NSAID药物时应权衡风险–获益，并以最短时间、最少剂量达到治疗效果为目标，并且患者使用NSAID药物时需要常规监测肝肾功能。

（四）阿片类药物

指南未推荐阿片类药物为一线镇痛药物。如果需要使用，则只有在其他药物和干预措施无法缓解疼痛和改善功能时，才尝试使用。在痴呆患者中，使用阿片类药物已知的不良事件包括跌倒、精神状态改变、便秘、镇静、恶心、躁动加重、呼吸抑制甚至死亡等[87]。ACR指南中提到当手部、膝关节和髋关节发生骨关节炎所引起的疼痛时，可以条件性使用曲马多，但仍存在发生相关不良反应可能，并且目前还没有针对痴呆患者使用曲马多方面的评估。

羟考酮和吗啡已经在痴呆患者中进行了评估，发现它们可以减轻疼痛，但必须始终评估风险－获益比，并将个体风险因素考虑在内，鉴于之前的研究中样本量较少且时长短（约 4 周），因此有待进一步的相关研究[89]。丁丙诺啡是一种有效的镇痛药，具有 μ、κ 和 δ 受体混合活性。在一项接受长期治疗的中至重度痴呆和抑郁患者使用丁丙诺啡镇痛的研究中，因相关神经系统或精神心理的不良反应，有超过 50% 的患者无法继续接受该药物治疗[90]。

（五）辅助治疗

目前关于运用辅助治疗（如抗抑郁药、抗癫痫药和肌肉松弛药）在痴呆合并疼痛患者中的有效性和安全性研究很少。根据 Beers 标准，由于不良事件风险较高、与其他药物相互作用、对并发症的影响，这些辅助药物多不适用于老年患者。一项试验评估了一种实用的方法，即与常规护理相比，采用分步方案治疗患有中至重度痴呆症和行为障碍的长期住院患者的疼痛（*n*=352）[91]，根据患者个体情况尝试使用 APAP、吗啡、丁丙诺啡或普瑞巴林进行为期 8 周的研究，主要指标是躁动的变化。在接受普瑞巴林治疗的 12 名患者中，有 2 例（16.7%）因嗜睡、恶心或困倦退出研究。

（六）普遍局限性

当痴呆和疼痛的老年患者被纳入试验时，特别容易出现不良事件低报和高报风险。现有的试验研究设计未能恰当评估疼痛发生的原因，以及药物镇痛的疗效或预后情况。在这类痴呆患者中，关于药物疗效、安全性及预后方面，尚未有明确答案。对于该脆弱人群，尚需纵向研究和随机对照试验推动这一领域向前发展和改善患者预后。

结论

痴呆患者因语言交流障碍给疼痛评估带来一定挑战；但对于这类患者，侧重于疼痛反应行为且经过充分验证的观察性评估工具，是临床检查结果和知情者所供信息的重要补充。同时，还需对药物和非药物方法治疗疼痛开展更多的研究，尤其是针对痴呆患者。鉴于此类人群疼痛治疗的复杂性，多个学科协作诊治非常重要，包括内科医生、心理医生、理疗科医生和其他科室医生等[92]。

要　点

- 由于中至重度痴呆患者的认知和语言交流障碍，其疼痛评估具有挑战性。
- 轻至中度痴呆症患者可以使用单维度的疼痛评估量表进行自我报告，对于中至重度痴呆症患者可以使用经验证的观察性疼痛评估工具，如 PACSLAC-Ⅱ和 PAINAD 量表监测疼痛程度。
- 指南共识对痴呆患者的疼痛评估具有一定适用性。
- 关于非药物方法治疗疼痛的相关研究有限，但理疗、运动锻炼、感觉刺激及各种舒缓身心等治疗方法表现出良好应用前景。
- 专门针对痴呆患者的疼痛药物治疗研究有限，临床医生经常根据较年轻的非痴呆患者的相关研究结论进行推断。
- 应与老年患者和照护者讨论，并根据治疗目标选择药物治疗模式，还需根据使用的其他药物和并发症的治疗情况，量身定制和监测。
- 将疼痛的非药物治疗模式和药物治疗模式相结合的多模式跨学科方法可能特别适合痴呆患者，同时应该根据治疗目标和其他药物治疗并发症的情况，综合考量后制订治疗和安全性监测方案。

第80章　疼痛诊疗的差异：流行病学描述及一级预防潜力

Disparities in Pain Care: Descriptive Epidemiology-Potential for Primary Prevention

Jana M.Mossey　著

陶怡盈　译　　田　婕　校

一、背景

在撰写这一章时，COVID-19大流行已然席卷全美，美国正处于前所未有的特殊时期。根据COVID-19病例数、住院人数和死亡人数的统计数据显示，非西班牙裔黑种人、美洲印第安人和西班牙裔人分别受到了不同程度的影响[1, 2]。CDC报道称，非西班牙裔黑种人和美洲印第安人按年龄调整后的死亡率是非西班牙裔白种人的2倍以上，西班牙裔和非西班牙裔黑种人按年龄调整后的住院率几乎是非西班牙裔白种人的5倍[3]。死亡率和住院率方面的巨大差异被归因于长期的系统性或结构性种族主义产生的不利影响[4-6]，包括种族歧视和机会不平等，贫困且拥挤的隔离居民区，以及依赖于公共交通通勤的低薪工作[7-10]。

2020年3月25日，手无寸铁的非西班牙裔黑种人男性George Floyd遭受暴力执法导致死亡，该事件随即在电视上转播。Floyd的死亡刺激了"黑种人的命也是命"运动的复苏，使其得到广泛且持久的支持[11-13]。美国曾宣称"种族主义"早在20世纪60年代已经结束，但经过这两个事件，大多数人已然不会继续相信这一点，特别是对与非西班牙裔黑种人而言，种族歧视所带来的恶劣影响不置可否。目前，"非种族主义"和"反种族主义"之间的差别正得到广泛讨论，一些"反种族主义者"的必要行动也通过新闻和社交媒体得到了广泛的传播[14, 15]。与此同时，医疗保健专业人员也意识到系统性或结构性种族主义对医疗保健系统的影响，进而影响弱势少数群体的健康水平[16-19]。在最近一期*JAMA*上，Hooper等写道[16]："新冠大流行为促进弱势群体的医疗卫生公平提供了机会。"7月中旬，Evans等在*The New England Journal of Medicine*上发表的一篇社论称[17]："当下，在这场正在改变医学的严重公共卫生危机中，也许我们能够有机会重新调整重点，以应对这场更深层次、持续更久的危机……即使我们无法改变影响特定患者健康的社会因素，我们也可以更认真地思考它们是如何影响患者能做或不能做什么的，从而个性化地调整患者的治疗手段，并且表现出我们为此所付出的投入。"这些观点表明，也许医疗服务者们已经准备好接受挑战，摆脱系统性或结构性种族主义对医疗卫生体系的影响，转向提供平等医疗服务和普遍可及的医疗卫生体系中去。

除了上述社会事件之外，最近的2项进展为疼痛管理改革提供了额外的动力。由于阿片类药物的滥用，CDC[20]发布了限制性指南，大大限制了治疗急性和慢性疼痛的阿片类药物处方。关于哪种药物治疗方案或非药物治疗方法最有效，医生和患者面临着新的挑战[21, 22]。医生或患者有选择非阿片类药物治疗的机会，可以使患者获得自主权并提高治疗依从性。疼痛管理的第二个重要变化是，人们意识到最佳的疼痛管理需要多学科团队的共同参与（如疼痛心理学家、理疗师和补充医学专家），他们与医生和患者一起规划并实施疼痛治疗方案[23, 24]。随着对阿片类镇痛药的依赖性降低，这是一个很有发展前景的方向。当该团队全面运作时，医疗机构和患者将需要创造性地工作，以确保可从非药物干预中受益的患者群体能够获得这些干预并愿意为之付费。

二、概述

在过去25年的大部分时间里，腰痛一直是全球“带残生存”（years lived with disability，YLD）的首要原因[25]。因此，在美国乃至全球，腰痛造成的残疾负担比其他任何疾病或伤害都要大[26]。急性和慢性疼痛是非常普遍的。根据 CDC 2016 年的数据，Dalhamer 等[27]指出，20.4% 的美国成年人口（约 5000 万人）患有慢性疼痛。与疼痛相关的年度总治疗费用估计超过 6000 亿美元[28]。治疗费用只占疼痛管理总费用的一小部分。患者家人和朋友所经历的身体和情感痛苦、生活质量降低、工作效率和创造力下降，是疼痛所带来的主要额外成本。WHO 发布的健康是一项人权的声明[29]和国家疼痛管理战略都支持所有人都平等地获得健康和保健的目标，以及减少或预防整个生命周期中的疼痛负担[30]。

1993 年，Todd 等[31]报道说，与非西班牙裔白种人相比，在急诊科就诊的西班牙裔长骨骨折患者得到的疼痛治疗效果不佳。西班牙裔人没有接受镇痛药或只是强度较低的非阿片类镇痛药，而非西班牙裔白种人患者则接受阿片类镇痛药。2000 年，Todd 等[32]报道了非西班牙裔黑种人在急诊室接受急性疼痛治疗时的类似的治疗差异。在过去的 27 年中，许多研究论文、评论文章[33-37]和政府报告都记录了疼痛治疗中的种族或民族差异[38-40]，而疼痛治疗医务人员和教育者也被要求找到问题的解决方案[41, 42]。尽管他们做出了努力，但对少数民族群体不平等的疼痛治疗仍然是当代疼痛管理的一个不利因素。本章讨论了以下这些问题：“对少数群体疼痛治疗不平等的情况是否可以一级预防？”“如果认为可行，那么疼痛治疗医务人员可以做些什么来减少或防止出现不平等的情况？”为了找到这些问题的答案，本章第一部分讨论了疼痛治疗的流行病学差异，提出了差异性治疗的操作性定义、选定的过程和结果指标，确定了面临这种治疗风险的人群，总结了与确定指标相关的研究结果，并讨论了欠佳疼痛治疗的后果。第二部分介绍了造成疼痛治疗不足的原因。第三部分中探讨了各种疼痛治疗的一级预防潜在措施，并确定了疼痛治疗从业人员可以采取的措施，以减少或消除他们的差异性治疗，并确保所有患者得到最佳疼痛治疗。

三、疼痛治疗差异化的流行病学

（一）差异化的定义和“欠佳”疼痛治疗的指标

牛津词典将“disparities”一词定义为“一种差异，尤其是与不公平待遇有关的差异”[43]，虽然与临床上的定义有一定相关性，但在临床上主要是指“不平等或差异性待遇”。从流行病学的角度来看，对不平等或欠佳疼痛治疗的操作性定义是很重要的，但目前尚无比较全面的定义。由于大多数非西班牙裔白种人的特权地位，研究人员将他们所接受的疼痛治疗作为衡量标准，用来比较其他种族、民族或边缘化群体所接受的治疗。由于大多数已发表的研究都是在限制阿片类药物处方的建议之前进行的，因此阿片类药物镇痛药的使用频率较低或剂量不足，往往是治疗欠佳或最优的研究变量[35, 37]。表 80-1 列举了文献资料中提到的，或被认为对评估疼痛治疗至关重要的一些欠佳疼痛治疗的过程性和结果性指标。随着研究人员、临床医生和患者对阿片类镇痛药的补充或替代治疗策略有效性有了更多的了解，确定最佳和欠佳疼痛治疗的新过程性和结果性指标将非常重要。

（二）存在疼痛治疗差异风险的人群

许多当代科学家，包括笔者在内，认为“种族”是一种社会政治结构，而不是一种仅由群体的基因构成所决定的生物现象[44-46]。鉴于基于人口的基因组研究和对识别基因疾病标记的兴趣，关于“种族”主要是人为而非完全由遗传决定的观点仍然有争议[47]。虽然人类基因组计划的结果表明，人类有 99.9% 的遗传物质是共同的[48, 49]，但下述观点的分歧仍然没有解决：①种族是遗传决定的；②社会环境促进了群体差异的发展，如肤色、发质和眼睛颜色。尽管没有可信的证据表明非西班牙裔白种人代表优越种族群体，所有其他人口群体在基因上都是劣等的理论，但白种人中的民族主义者明确支持此类种族主义理论。其他非西班牙裔白种人可能在潜意识中具有的隐性偏见，认为自己的群体具有优越感。种族主义的观点在美国有着悠久的历史，一直可以追溯到奴隶制。当下，不同人群在社会上是有等级划分的，非西班牙裔的白种人是财富和特权拥有者；非西班牙裔的黑种人、西班牙裔和其他群体在获得权力、财富、机会和物质资源方面是处于不利地位的[44, 50]。尽管这种看法被认为是武断的，但美国预算与管理办公室所建立的种族或民族分类，已成为组织人口普查统计和大多数健康相关研究的一个主要分类变量，具体分类包括[51]非西班牙裔白种人、非西班牙裔黑种人、西班牙裔、美国印第安人或阿

表 80-1 急性和慢性疼痛欠佳治疗的部分过程和结果指标

指 标	引文编号
治疗者没有评估患者的疼痛程度	[62–65, 67, 68, 101]
医生对患者疼痛程度的评估低于患者的自评	[70, 73, 74, 87, 88]
与接受疼痛治疗的白种人患者相比，医护人员没有为疼痛患者开任何镇痛药	[63–65, 75, 76]
与接受疼痛治疗的白种人患者相比，医护人员未能为其他有剧烈疼痛的患者开具阿片类镇痛药	[60, 62–65, 77–87, 91–95]
从到达急诊科到使用适当的镇痛药的时间过度延迟	[104, 105]
从急诊室、医院、初级保健中心出院时，医务人员没有开具阿片类镇痛药，或开具的阿片类镇痛药强度不能满足患者的疼痛程度和疾病状况	[66, 84, 88]
从急诊室、医院、初级保健中心出院时，医务人员须对开具阿片类镇痛药的患者进行回访，其间隔时间比一般患者短	[96, 97]
疼痛患者就诊时间短于医务人员的平均患者就诊时间	[127]
医务人员淡化或否定患者自诉的疼痛，并在没有进行彻底评估的情况下让患者从急诊室或门诊出院	[98, 99, 100]
在急诊室或手术室见到手术后慢性疼痛急性发作的患者	[111–117]
急性或慢性疼痛患者发展为创伤后应激障碍或创伤后应激综合征	[118, 119]
急性或慢性疼痛患者出现误服或滥用麻醉性处方镇痛药的情况	[96, 97]

指标是根据单个患者制订的。如果提供给种族、民族或其他边缘群体的欠佳疼痛率超过提供给对照组的欠佳疼痛率，则存在疼痛治疗差异的证据

拉斯加原住民、亚洲人、夏威夷原住民或其他太平洋岛民，本章也遵循该分类标准。按照非正式的科学惯例，非西班牙裔的白种人通常被认为是“参考”或“比较”群体。除了种族或民族之外，其他人口群体在一般时候都被归类为“少数民族”或“边缘化群体”，包括美国印第安人或阿拉斯加原住民、亚洲人、夏威夷原住民或其他太平洋岛民、穷人、老年人、女性，伴智力、身体或情感障碍的人，不自我认同为异性恋的男性或女性，以及那些曾经被监禁的人[52, 53]。这些群体共同构成了可能被差异化治疗的疼痛人群。

（三）疼痛治疗差异化：近期证据摘要

与 Green 等[33]、Anderson 等[36]、Mossey[34] 和 Meghani 等[35] 发表的早期评论论文中的结论相比，表 80-1 中所列出的实质性结论区别较小，因此，近期研究论文中的新结论在后文中仅作简要概述。

（四）急性疼痛治疗：急诊科、初级保健机构

通常在急诊室、初级保健门诊或诊所、医院的手术前和手术后治疗急性疼痛。一般情况下，治疗过程包括：①确定患者自诉的疼痛程度；②根据医疗机构对患者自诉的疼痛和其他相关临床信息进行分析，从而制定临床疼痛程度的评估；③选择和使用对患者安全并与患者自诉的疼痛程度相符的镇痛药。在最近 CDC 关于急性和慢性疼痛的阿片类药物处方指南[20] 发布之前，阿片类药物镇痛药的处方区分了欠佳疼痛治疗和最优疼痛治疗。虽然有些研究报道了在镇痛药处方上没有种族或民族差异[54–57]，但研究结果都显示，相较于非西班牙裔白种人，非西班牙裔黑种人和西班牙裔疼痛患者在急诊、门诊和医院接受了欠佳的疼痛治疗[58–62]。

研究表明，非西班牙裔黑种人、西班牙裔的儿童和成年患者在急诊和其他门诊环境中没有像非西班牙裔白种人那样经常被评估疼痛水平，而评估疼痛水平被认为是医疗机构开具镇痛药的一个关键因素。这种差异发生在从紧急医疗服务（Emergency Medicine Service，EMS）[63–65] 转入急诊期间和入院

后[63, 66, 67]，或者在初级保健机构就诊期间[68]。有相当多的证据表明，当非西班牙裔黑种人和西班牙裔人在报告自己的疼痛程度时低估了他们的实际感受[69, 70]。研究人员推测，这种低估可能反映了患者为了维持自我形象或文化期望的内部压力，或担心他们会被医护人员视为“抱怨者”[71, 72]。目前还没有强有力的证据来解释他们低报疼痛的倾向。在认识到低估非西班牙裔黑种人和西班牙裔患者疼痛的同时，临床和试验研究报道也提到，许多参与到治疗过程的医护人员认为这些患者夸大了他们的疼痛[73, 74]。由于患者或病情陈述者的错误表述，与非西班牙裔白种人相比，非西班牙裔黑种人和西班牙裔儿童和成人在 EMS 运送到急诊期间[63–65]和因疼痛症状到急诊就诊期间更有可能得不到镇痛药[75, 76]。相比于非西班牙裔白种人，非西班牙裔黑种人和西班牙裔儿童[62–65, 77–81]，以及在急诊室就诊的成年疼痛患者[60, 82–86]得到阿片类镇痛药的可能性要更低些。例如，在一项因长骨骨折在急诊室就诊儿童的治疗和结果的研究中，非西班牙裔黑种人和西班牙裔人比非西班牙裔白种人更有可能接受各种镇痛药［非西班牙裔黑种人 AOR=1.72（95%CI 1.51～1.95），西班牙裔 AOR=1.32（1.16～1.51）］。然而，他们得到处方阿片类镇痛剂的可能性低于非西班牙裔白种人［非西班牙裔黑种人 AOR=0.86（0.77～0.95），西班牙裔 AOR=0.86（0.76～0.96）］，达到最佳镇痛效果的可能性也低于非西班牙裔白种人［非西班牙裔黑种人 AOR=0.78（0.67～0.90），西班牙裔 AOR=0.80（0.67～0.95）］[80]。与儿童的经历相比较，对于成年患者的中至重度疼痛，非西班牙裔黑种人和西班牙裔接受阿片类镇痛剂的调整风险比非西班牙裔白种人低的 17%～30%[86]。

少数民族或种族的术前、术后和产后急性疼痛治疗

最近的研究表明，在对儿童和成人的术前和术后疼痛治疗方面，持续存在种族或民族差异。与非西班牙裔白种人儿童相比，西班牙裔［AOR=0.87（95%CI 0.74～0.97）］、太平洋岛民［AOR=0.53（0.33～0.84）］或亚裔儿童［AOR=0.83（0.70～0.97）］接受重要的术后非阿片类镇痛药的概率较低[87]。Baldreldin 等报道，虽然西班牙裔和非西班牙裔黑种人产后女性报告的疼痛评分比非西班牙裔白种人高，但他们住院期间接受的 MME 明显较少，而且接受阿片类镇痛药处方的可能性较小［西班牙裔 AOR=0.80（95%CI 0.67～0.96），非西班牙裔黑种人 AOR=0.78（0.62～0.98）］[88]。

（五）慢性非癌性疼痛

慢性疼痛是医疗机构和患者最难处理的疼痛诊断之一。痛苦可能很极端，患者往往对缓解疼痛丧失信心。研究表明，在非西班牙裔白种人中，慢性疼痛的发生率较低；在非西班牙裔黑种人和西班牙裔中，疼痛的强度和疼痛的干扰程度较大[89]。最近将慢性疼痛分为高影响慢性疼痛（high impact chronic pain，HICP），即活动受限疼痛，以及低影响慢性疼痛（chronic pain without limitations，CPWL），即活动无受限疼痛。Dahlhamer 等报道，2016 年有 8.0% 的成年人患有 HICP，即活动受限的疼痛，20.4% 的人经历了 CPWL[90]。研究表明，非西班牙裔黑种人和西班牙裔人仍然比非西班牙裔白种人更加频繁地接受欠佳的慢性疼痛治疗[82, 91–95]。研究表明，非西班牙裔黑种人和西班牙裔人接受门诊阿片类药物治疗的比例小于非西班牙裔白种人。与非西班牙裔白种人相比，非西班牙裔黑种人获得的阿片类药物处方量较少，被要求返回进行尿检的次数也较多。与非西班牙裔白种人患者相比，尽管没有证据表明非西班牙裔黑种人更有可能滥用或挪用慢性疼痛的处方药物，但是他们接受了更少的处方药和更频繁的阿片类药物滥用监测，这表明疼痛治疗医师更有可能不信任非西班牙裔黑种人患者[96, 97]。

其他非少数群体，包括女性和老年人，也经历着差异化的慢性疼痛治疗。与男性相比，医生往往不给女性提供阿片类镇痛药，女性的疼痛程度更容易被忽视，被转诊到疼痛专家那里的次数也比男性少[98, 99]。女性接受疼痛治疗较少，而且很可能被认为是对患者的贬低。引用一项定性研究中一位黑种人女性的评论：“你可以告诉他，但他不相信我有那么痛苦，他非常没有同情心。在我说到一半的时候就会走开[100]。”

（六）癌症疼痛治疗中的种族 / 民族差异

与非西班牙裔白种人相比，晚期癌症非西班牙裔黑种人的治疗风险更高。与非西班牙裔白种人相比，他们的癌症结局更差，获得晚期癌症治疗的可能性更小，当被转移到疗养院时接受疼痛水平评估的可能性更小[101]。在一项关于“医疗补助计划”癌症患者的研究中，Halpern 等报道，非西班牙裔黑种

人和西班牙裔人接受乳腺癌干预性疼痛治疗的可能性只有非西班牙裔白种人的一半[102]。在一项关于治疗转移性脊柱疾病的种族差异研究中，非西班牙裔黑种人比非西班牙裔白种人接受手术的可能性更低；他们住院时间更长，出现并发症的可能性更大[103]。

（七）欠佳疼痛治疗的后果或结局

急性疼痛治疗的主要目的是直接减轻患者的痛苦，并尽量减少激活疼痛有关的神经生理和（或）心理进程，这些进程可导致不可逆的负面结果、中枢神经系统的变化或发展为慢性疼痛。非西班牙裔黑种人和西班牙裔的患者长时间的急性疼痛，但未得到治疗，会增加相关风险；他们在急诊室经历了较长的服药前等待时间[104, 105]，并且在出院时的药物处方少于非西班牙裔白种人[106, 107]。在接受有效的镇痛药之前，在急诊室里长时间的等待和持续疼痛会引起焦虑、恐惧、惊慌、绝望或无助感。其他可能发生的感觉包括个人缺乏信心和价值感及被忽视感。在没有足够强度的镇痛处方的情况下，从急诊室或医院出院，会导致心理和生理上的痛苦，增加患者的愤怒和不信任感。

长期不充分麻醉的免疫接种会加剧婴儿对“剧烈疼痛”的易感性，更可能对疼痛形成负面记忆。Taddio 等[108]指出，在婴儿期形成的“针头恐惧”会持续很多年，并对未来的预防保健产生不利影响。他们报道，90% 的幼儿和 45% 的小学生在年龄较大时免疫接种的过程中经受严重疼痛。McLennan 和 Rogers 观察到 16% 的成年人仍有针头恐惧症的迹象，这表明早期未受保护的免疫接种或未得到充分治疗的疼痛会影响其一生[109]。追踪幼儿期疼痛对成年后影响的长期纵向研究数量有限，因此很难全面了解其在整个生命过程中的影响。

从急性疼痛转为慢性疼痛，以及手术后的慢性疼痛

从急诊室急性疼痛发作或急性手术疼痛转为慢性疼痛是一个严重负面、致残的结局。研究人员观察到，急诊就诊的急性疼痛成年人中，有多达 43% 的人在 3 个月后仍有持续疼痛。不能完全康复的预后因素包括基线愤怒、睡眠障碍、低社会经济地位（Socioeconomic Status，SES）和创伤后应激障碍（post traumatc stress disorder，PTSD）症状[110]。手术后慢性疼痛（post-surgical chronic pain，PSCP）定义为发生在手术部位的疼痛，持续时间超过预期的愈合时间，是急性疼痛的一个更严重且可能致残的结果。正如 Glare 等所指出，“PSCP 的常见神经病学特征包括痛觉过敏（对疼痛刺激的敏感性增强）、感觉异常（不愉快、异常的触觉）和异位痛（对正常无痛、经常重复的刺激的敏感性）”[111]。PSCP 相关合并症状包括抑郁症、焦虑症和睡眠障碍[112]。

虽然 PSCP 的预测因素尚未完全确定，但目前已观察到的风险因素包括严重且难治的术后疼痛、女性、手术恐惧、无助感和疼痛灾难化[112, 113]。种族或民族作为 PSCP 的预测因素之一，其重要性还没有完全被阐明[112]。Gungor 等[114]报道，在全膝关节置换术后，非西班牙裔黑种人出现持续术后疼痛（persistent post-surgical pain，PPP）的风险远高于非西班牙裔白种人。虽然 PPP 与 PSCP 不同，但它们有一些共同的风险因素，包括强烈的术前或术后疼痛、心理症状，以及手术部位长时间的疼痛、抑郁症状和疼痛灾难化[111, 114]。因此有理由认为，与 PPP 一样，非西班牙裔黑种人患有 PSCP 的风险可能也会增加。据报道，PSCP 在成人中的发病率为 10%～50% 以上[111, 113]，在儿童中为 10%～20% 以上[115, 116]。

PPP 和 PTSD 之间是有一定正相关关系，但具体的研究结果不太明确。Fishbain 等[117]的综述认为，慢性疼痛和 PTSD 之间的联系因疼痛类型和被研究人群而有所不同。Ravn 等回顾了创伤后疼痛和创伤后应激之间的时间联系，他们的结论是，需要进一步的研究以明确两者之间关系的本质[118]。儿童和青少年时期的严重急性疼痛导致创伤后应激症状（post traumatic stress symptoms，PTSS）的相关证据也在研究当中。经历创伤后，大约有 20% 的儿童会出现 PTSS，许多人可能会出现创伤事件重现或表现出过度紧张、分离焦虑、情绪或认知改变[119]。

关于术后疼痛转归的研究，很少有将种族或民族作为独立变量放到研究中去。为少数群体提供的欠佳疼痛治疗，使得疼痛管理不足的发生率增加。由于治疗后疼痛是急性疼痛转为慢性疼痛的风险因素，因此有理由怀疑非西班牙裔黑种人和西班牙裔与非西班牙裔白种人相比，会出现更多的负面并发症，如 PSCP 和 PTSD。

四、导致疼痛治疗差异化的因素

没有单个因素可以解释弱势群体接受的所有欠佳疼痛治疗。最近，流行病学家、社会科学家和临

床医生认识到，一般来说，系统性或结构性的种族主义会将某个群体不平等地对待，或将其视为劣等群，并在当前的医疗体系中，对于该类人群将采用系统性的欠佳疼痛治疗[44, 120, 121]。介绍系统性种族主义的背景和历史轨迹的内容已然超出了本章的范围。因此，这里简要地总结了系统或结构性种族主义的重要方面。本章末尾将列出与种族主义相关的更全面的资料。根据 Jones 的说法[122]，种族主义分为三个层次，即“制度化的种族主义、个人种族主义（显性和隐性）和内化的种族主义”。制度化的种族主义也被称为系统性或结构性的种族主义，在本章的其余部分中，将使用“系统性的种族主义”一词。后文将讨论这些层次的种族主义，以及每个层次对疼痛治疗差异的影响。

（一）社会问题：系统性种族主义

美国的社会、政治制度及特定群体一直以来都受到系统性种族主义广泛而持久的影响。Jones 将系统性的种族主义描述为，“不同种族获得社会产品、服务和机会的差异……这表现在物质资源和权利方面。关于物质资源，如享受优质教育的机会不同、医疗设施和环境卫生的差异”[122]。Bailey 等进一步将系统性种族主义定义为，“在社会的不同体系（如住房、教育、就业、收入、医疗保健、刑事司法等）中种族歧视的所有表现和手段，并通过这些体系中的现象，不断强化了社会中种族歧视的思想观念、价值观及不平等的资源分配”[44]。自美国成立以来，非西班牙裔白种人一直享有特权和社会地位。然而，非洲奴隶后裔的非西班牙裔黑种人、美国印第安人和阿拉斯加原住民的地位却不断地被削弱，被视作劣等，并被剥夺了平等获得财富、教育和医疗的机会。他们的生活质量被削弱了，从残暴的奴役，到受到排斥、偏见和歧视。

1. 系统性种族主义对美国医疗卫生体系的影响

与系统性种族主义一样，不包容的政策充分反映在美国的医疗体系中，剥夺了公民的平等和公正[18, 123]。个人是否符合联邦医疗保险的资格，或者他们是否有能力私人或通过雇主购买健康保险，决定了能否获得营利性、保险资助的大多数预防性保健和医疗服务的机会。医疗补助计划等政府项目可能会支持最贫困人群的医疗保健，但即使可负担医疗法案[124]做出一些改变，许多公民还是没有医疗保险或保额不足。2019 年，7.4% 的非西班牙裔白种人没有保险，而西班牙裔和非西班牙裔黑种人分别为 27.0% 和 13.6%[125]。

没有保险或保额不足的人会因无力支付而感到羞耻，害怕被拒之门外，或因收到大笔医疗费用的压力而感到担心和焦虑，从而推迟寻求治疗。当最终寻求治疗时，他们的健康问题，包括疼痛的状况，可能会更严重，治疗起来也更困难。无力支付处方药物、物理治疗或心理健康服务，可能会导致长期的痛苦，并被贴上依从性不佳的标签。医生也很难信任那些依从性不佳的患者，所以那些因为无力支付而不坚持处方治疗的疼痛患者会受到双重影响。患者没有受益，而医患关系也受到影响[126]。

系统性种族主义的第二个问题（医疗服务报销）源于美国医疗服务支付系统中的固有政策。医疗服务报销对于个人医务人员、医疗机构和保险公司的财务稳定至关重要。不可避免的是，一些无法支付医疗服务费用且没有保险的患者也确实得到了医疗服务。为了弥补这一点，保险公司可能会降低支付给医疗服务医务人员和医疗机构的报销金额。因此，私营医疗机构可能被迫每天看更多的患者。这缩短了医疗服务人员与每个患者相处的时间。特别是对于非西班牙裔黑种人和西班牙裔来说，他们在医疗机构的就诊时间本就通常要比非西班牙裔白种人短[127]。财政有困难的医院系统，包括那些设有急诊的医院，可能不得不在专业人员不足的情况下运作。在这种情况下，疼痛治疗医师与患者接触的时间可能很短，并可能会出现工作超负荷的情况。在这种情况下，医师在治疗方案中带有种族偏见的可能性会增加[128]。财政上的限制也可能减少了雇用翻译人员的数量，在一定程度上限制了英语能力有限的患者享有平等医疗服务的权利，降低提供最佳疼痛治疗的可能性。

2. 系统性种族主义：隔离的住宅区

由于系统性的种族主义，美国的许多城市和乡镇都存在居住隔离现象[129, 130]。隔离的社区的特点是同质化和资源不足，低收入、弱势家庭的占比很高，住房陈旧、破旧。没有保险或保额不足社区居民占比较高[131, 132]。通常情况下，这些社区对于能够建立初级保健诊所的医生没有吸引力。为解决社区缺乏初级保健诊所的问题，当地卫生部门可以在社区建立初级保健诊所，按比例收取服务费。然而，在美国受训的医生往往对在这些“公共”诊所工作不感兴趣。因此，在这些机构的医务人员中，国际医学毕业生（international medical graduates，IMG）占了很大比例[133]。正如 Meghani 等所指出[35]，IMG 医务人员可能没有接受过重要的文化能力方面培训。即使 IMG 医疗人员能说一口流利的英语，但地方口音可能也会带来一定的挑战。药房对于那些疼痛患者来说尤其重要。Green 等[134]对密歇根州特定区域药房的可用性进行了研究，报道显示，由于缺乏药房或药剂师库存的药物有限，居住在隔离社区的人在不太容易获得镇痛药。

（二）医务人员对疼痛治疗差异的影响

1. 教育水平限制

Todd 等[31]在其开创性的论文中提出，缺乏文化能力可能是医师给西班牙语裔急诊患者开出的阿片类药物处方少于非西班牙语裔白种人的原因。其他研究者认为，疼痛治疗的差异可能是由于医务人员在疼痛治疗各个方面的教育不足，包括疼痛的症状和诊断、治疗方法（包括药物和非药物治疗）、患者不依从的解决方法、支付处方的经济能力、预防和管理阿片类药物的滥用。鉴于很大一部分急慢性疼痛治疗广泛依赖初级保健医生，这些考虑尤其重要[135–137]。Matthias 等强调了初级保健医生在处理难以治疗的慢性病患者时遇到的困难。他们用“令人沮丧”“令人不快”和“难以忍受”等词来描述他们的经历[138]。额外的疼痛管理培训将提高医务人员的能力。如前所述，IMG 在教育方面可能也有很大的局限性，特别是缺乏在文化能力方面的正式培训[35]。

2. 医生和其他保健医务人员的错误观念

Hoffman 等在他们具有启发性的论文中指出，几个世纪以来的错误观念，如“非西班牙裔黑种人对疼痛不敏感，因为他们的皮肤很厚”，这些观点最初是为了证明对奴隶的身体进行虐待是合理的，该偏见现在仍然显性或隐性存在[139]。虽然 Hoffman 认为这些观念起源于奴隶制时代，但 Hogarth 提出了确切和令人不安的证据，即在过去的几个世纪里，医学科学家们对非西班牙裔黑种人身体属性做出种族主义解释[140]。虽然没有证据支持这些负面的描述，但 Hoffman 等认为这些描述代表了一些医疗专业人员的“错误观念”，进而导致了疼痛治疗上的种族差异[139]。表 80–2 列出了当代一些关于非西班牙裔黑种人的“错误观念”。研究表明，有医学生和住院医生对其中一些“错误观念”信以为真。在试验研究中，研究人员还发现，医务人员对关于非西班牙裔黑种人的“错误观念”认可度越高，就越有可能为非西班牙裔黑种人开出比非西班牙裔白种人更低剂量的镇痛药[139]。许多医务人员并没有意识到自身的“错误观念”。这种无意识的偏见会影响行为和临床决定。例如，认为非西班牙裔黑种人比非西班牙裔白种人更有可能误用或对处方麻醉品上瘾，很可能导致非西班牙裔黑种人在从急诊室、私人医生诊所和医院出院时被不同比例地扣留阿片类镇痛药处方[106, 107]。

3. 个人种族主义：疼痛治疗医务人员显性和隐性种族偏见

显性的偏见是指个人已知的态度和观念（如刻板观念）。虽然个人可能不愿意表现出明显的偏见，但他们对自我报告持开放态度。在个人层面上，表 80–2 中显示的“错误观念”可能代表了一种显性或隐性偏见。隐性偏见是无意识的，是在个人意识之外的。即使个人努力尝试，它们也极难被观察到。因此一旦发现，就需要付出相当大的努力来管理或消除它们。对于疼痛治疗医务人员来说，隐性偏见在无意之中会使其无法表现出真正的同理心，无法清楚地聆听患者所说的话，无法客观地观察和评估

表 80–2　关于非西班牙裔黑种人的部分“错误观念”已持续到 21 世纪，并继续被包括卫生专业人员在内的个人所信奉

部分“错误观念”
• 黑种人对疼痛无动于衷
• 黑种人智力缺乏
• 黑种人肺功能较弱，可以通过努力工作得到加强
• 黑种人的血液比白种人凝结得更快*
• 黑种人的神经末梢不如白种人敏感*
• 黑种人比白种人老得慢*
• 黑种人的皮肤比白种人厚*
• 黑种人男性有暴力倾向
• 黑种人女性占主导地位并且懒惰
• 黑种人男性是罪犯
• 黑种人在基因上有缺陷
• 黑种人不遵医嘱
• 黑种人不按医嘱服药
• 黑种人比白种人更有可能滥用阿片类镇痛药
• 黑种人是很好的运动员

* 引自 Hoffman，et al[139]

患者，无法理解患者的感受，无法与患者一起制订出符合患者临床需要和期望的治疗计划[139, 141, 142]。重要的是要承认，疼痛患者所经历的隐性偏见，与在一般人群中观察到的情况是相同的[143]。正如在其他人群中观察到的那样，疼痛医务人员有可能公开支持人权、社会正义、所有人都能平等地获得和接受最佳的疼痛治疗，但同时又对少数患者抱有强烈的无意识的负面种族歧视。与上述情况一致的是，有大量证据表明，隐性偏见会对医患关系的各个方面产生负面影响，并对患者预后产生不利影响[141, 142]。对于一个人有意识的评价和所持有的隐性偏见之间明显的差异，有一种解释是基于“双系统模型”的认知处理模式。其中社会认知是由两个相互关联的心理系统处理的，这些心理系统被认为是为了满足不同的认知需求，并驻留在不同的记忆系统中[144-146]。社会科学家已经开发了一些方法，使用有效的隐性关联测试来间接测量隐性偏见[147]。有意思的是，研究人员观察到无论种族如何，个人的显性和隐性偏见之间的关联性很弱[148]。从差异化疼痛治疗的角度，对假设场景或虚拟患者的实验研究结果表明，非西班牙裔白种人和非西班牙裔黑种人的隐性偏见都表现出他们对非西班牙裔白种人患者的偏好[149]。

五、导致治疗差异的患者特征

有新的证据表明，非西班牙裔黑种人和非西班牙裔白种人在疼痛刺激的神经生理学和生物化学加工、阿片类镇痛药的神经化学代谢方面存在差异[150-152]。试验研究表明，与非西班牙裔白种人相比，非西班牙裔黑种人和西班牙裔人对疼痛刺激更敏感，认为疼痛是一种更不愉快的感觉，而且对疼痛的耐受能力更低[153-155]。从面部表情变化检测疼痛的研究发现，非西班牙裔白种人的受试者在观察非西班牙裔黑种人的面部时，区分疼痛和非疼痛表情的困难程度要比观察非西班牙语裔白种人的面部时大得多[156]。在现实生活中，非西班牙裔白种人和非西班牙裔黑种人对慢性疼痛的体验不同。非西班牙裔黑种人比非西班牙裔白种人更强烈地感受到疼痛；特别在患慢性疼痛时，他们更可能患抑郁症，经历更多的残疾和活动受限，更经常因疼痛而自责；更多地采用被动、不太成功的应对策略，如祈祷和将疼痛灾难化；更加担心阿片类镇痛药的成瘾性[157, 158]。与西班牙裔相似，他们可能更可能少报他们的实际疼痛程度。在正常的医患关系中，这些种族和民族的差异不应该是增加欠佳疼痛治疗的风险的理由，因为医护人员可以在与患者的交谈或从现有涉及种族或民族的疼痛治疗差异化的研究论文和评论文章中了解到这种差异[33-37]。

虽然没有进行过深入的研究，但一些非西班牙裔黑种人和西班牙裔人的态度和行为可能会增加他们接受欠佳治疗的风险。Jones 将“内化种族主义”作为系统性种族主义的一个类别[122]。弱势群体有可能认同他们听到的种族主义侮辱和负面描述。在这种情况下，非西班牙裔黑种人和西班牙裔人实际上可能会自我感觉低人一等，认为自身基因有缺陷，认为自己没有价值。有这种感觉的人不论是否会完全信任医护人员，他们由于自我负面评价，可能不会自愿向医护人员提供信息，不愿意明确自己是否有能力负担处方药、物理治疗和（或）心理服务。他们不愿意谈论他们的健康保险或工作要求，因为这有可能会导致他们不遵守处方治疗。不坚持治疗会带来一些负面影响，因为医生表示他们很难信任那些不遵守治疗指示的患者[100]。

医生和患者之间的不信任和沟通不畅

疼痛，无论急性还是慢性，在临床上仍然是一种通过自诉来明确的个人经历。疼痛的主观性给治疗者带来了直接挑战，特别是治疗者的隐性偏见可能会引起患者的不信任。“患者的疼痛报告是否准确？”这个问题即使从来没有说出口，也可能被提出来。由于医务人员的偏见常常导致种族或民族、女性和老年人报告的疼痛被淡化或否定，他们的治疗计划常常不能满足患者的需要。这种医务人员行为可以被患者解释为“我不信任你”或“我不尊重你”。急性和慢性疼痛患者表示他们会感到不被尊重、被贬低和不被倾听。在一些定性研究中接受采访的慢性疼痛患者用贬低、创伤、指责等词语描述了他们与疼痛治疗医务人员的经历。他们表示，这些医护人员显得漠不关心、不感兴趣、不相信和不屑一顾[159-161]。

一个人对医护人员失去信任，可能会产生严重的影响。Michele Obama 在她最近的回忆录 *Becoming* 中，强调了非西班牙裔黑种人对医生的不信任，无论其经济状况如何，她把她父亲长期拖延治疗肺癌的原因归结为“他一直认为医生是不可信任的”[162]。

患者与医护人员之间的相互不信任增加了沟通

不畅的概率，它妨碍了积极治疗关系的发展。许多人认为，这种积极治疗关系对于医务人员和患者共同制订一个患者愿意并能够遵守的适当治疗计划是十分有必要的[163, 164]。Sullivan 在她那篇引人注目的关于美国医学中的信任和种族问题的文章中强调，在患者和医生之间的信任被打破或从未建立的情况下，医生或其他疼痛医务人员应主动负责建立起信任关系，从而，保障的患者安全感并使其愿意信任疼痛治疗的医护人员[165]。根据 Sullivan 的说法，“实际上，最主要的问题是患者如何知道医生是值得信赖的，以及医生如何适当地传达他们的能力和关怀”[165]。当被问及哪些医护人员特征能建立信任时，患者表示包括以下方面：技术能力（必要非充分），人际关系能力（沟通的能力，花时间与患者交谈，非评判性的倾听者，体现关怀），同情心，诚实，愿意让患者参与临床决策。Sullivan 还增加了第三个特征，即“理解力”[165]。她将“理解力”描述为一种意愿和能力，即理解和承认个人生活的大背景，理解患者来自哪里，以及是什么推动了他或她的决定。Sullivan 和其他研究医患信任及其重要性的研究者们认识到，医护人员的隐性偏见具有潜在的不利影响，使其无法创造出患者能够信任医护人员和整个医疗系统的环境[165]。

六、疼痛治疗差异的一级预防潜力

前文提出了两个问题：“对少数群体进行不平等疼痛治疗的现象采取一级预防是否可行？”“如果认为可行，疼痛治疗医务人员可以做些什么来减少或防止提供不平等的疼痛治疗？”“一级预防”一词是指有针对性的行动，以避免负面的健康影响或结果[166]。一级预防可能是相对直接的，如针对某种疾病的免疫接种，或对弱势群体的欠佳疼痛治疗。它可能更复杂，需要许多针对性的行动。第二部分明确了导致疼痛治疗差异化发生和持续的因素，除了结构性种族主义产生的社会、法律和卫生系统结果，还包括对非西班牙裔黑种人、西班牙裔和其他少数群体的错误观念的长期存在，医疗教育的局限性，医护人员显性和隐性偏见，患者的性格，以及患者和医护人员之间的互相不信任。虽然其中一些因素很复杂，包含有历史遗留问题，需要改变的是目前社会上存在的特权和压迫。需要强调的是，它们并不是不可改变的。从理论上讲，对少数群体疼痛的不平等治疗进行一级预防应当是可行的。然而，不可能仅靠疼痛治疗医务人员来实现这一目的。那些参与疼痛管理的人需要在实际行动上做出努力，勤奋务实、迎难而上，去解决这些问题并坚持下去，直到疼痛治疗中的不平等现象不再存在，同时，要努力消除医疗卫生组织和实际医疗过程中的系统性种族主义观念、政策和法律。以下是旨在减少医护人员的错误观念、行为、显性和隐性偏见的积极做法，这些因素都会增加疼痛治疗的差异性。所采取的措施的成功与否，取决于是否能够真正理解和接受。

- 疼痛治疗医务人员和教育者必须承认他们的显性和隐性偏见，以及种族主义信念。
- 在承担责任的同时，他们不应该觉得自己有罪。在一次电视转播的“市政厅会议”上，非西班牙裔的黑种人领导人讨论了系统性种族主义的问题。韦尔斯利学院院长 Paula Johnson 博士说：“把它当作个人问题是绝对不正确的，因为如果你把它个人化，那么你就会变得防备。当然，你是它的一部分。应该说的是我们是美国的一部分，因此我们的机构中当然存在结构性种族主义[167]。”
- 疼痛治疗医务人员有责任纠正、消除他们在疼痛治疗中对种族、民族和其他少数群体所造成的不平等。Sullivan 在她对于患者与治疗医务人员之间的相互信任的研究中强调：“在消除不信任的工作中，肯定不能由潜在的受托人（即患者）来重新调整他们对情况的认知……要求来自一个历史上一直受到剥削和歧视的群体来解决美国医学中的不信任问题，是进一步加重他们的负担，加重不公正[165]。”
- 对于预防疼痛治疗不平等的工作，需要持续的关注、常态化的讨论、技能培训、研讨会或其他活动，直到这些态度和行为改变且完全整合[168, 169]。如果没有持续的关注和提高培训，短时的变化可能会消散。

（一）疼痛治疗医务人员个人应采取的行动

- 阅读现有的涉及疼痛医学差异化的评论文章和研究论文，研究医护人员的积极、消极或影响能力的观念和行为，立志成为该领域的专家。能够识别积极或消极的观念和行为。制定一个循序渐进的计划并予以执行，以减少负面或错误的观念和行为，端正积极的态度。
- 与患者和同事进行交流，确定疼痛的含义及其在非西班牙裔黑种人、西班牙裔和其他处境不利的群体中的表达。研究非西班牙裔黑种人和西班牙裔个人以及其他少数群体，如亚洲人和 LGBTQ 人群（Lesbian，女同性恋；Gay，男同性恋；Bisexual，双性恋；Transgender，变性人；Questioning，疑性恋），所具有的重要文化历史和健康标准。

- 了解种族主义的历史，了解其过去与现在对非西班牙裔黑种人的影响，以及非西班牙裔白种人在种族主义的起源和持续性上发挥的作用。
- 与专家、同事、朋友互动并阅读由非西班牙裔黑种人撰写的最新材料，以了解成为反种族主义者意味着什么，成为反种族主义者的一员。

通过坚持不懈的努力，以及与同行、专家和来自许多不同人群进行积极接触，预计上述行为能够反映出真实的自我评估。我们并不期望一个人隐性偏见被完全识别并纠正，为了提高识别和管理隐性偏见的可能性，我们建议开展结构化、多阶段的教育项目。

（二）制定和（或）完善结构化多阶段教育项目的行动

虽然在培养医护人员的文化能力或识别、确认和管理医护人员的隐性偏见方面存在一些有前景的教育方法，但在以下方面并没有明显的效果：医护人员成长、预期态度和行为改变的稳定性、转化为可观测的行为改变，以及在教学机构或临床实践中明确的患者治疗结果改善。对现有的教育文献进行全面回顾，或是对提高文化能力或识别隐性偏见的项目资料进行系统性回顾，都超出了本章的范围。然而，下面提供了一些与文化能力和纠正隐性偏见有关的教育项目的信息。

1. 培养文化能力的教育计划

人们普遍认为，医疗服务医务人员应该了解患者的文化习俗和规范[170-171]。个别的教育机构已经制订了提高医疗服务医务人员文化能力的计划，并在大多数医疗卫生专业学科中实施了几十年。尽管计划发起的初衷是积极的，但在 2014 年一项关于文化能力的 Cochrane 系统综述中，作者得出的结论是不太理想的。同时，他们的结论指出，“该计划是对卫生专业人员的文化能力教育的支持。然而，目前的研究结果还只是探索性的……证据质量低”[171]。最近的几项系统回顾的结果也得出了同样冷静的结论[172, 173]。

2. 解决隐性偏见的教育方案

为了增强医护人员建立信任的能力，使不信任他们的疼痛患者可以有足够的安全感以建立相互信任的医患关系，在参与教育的过程中，解决隐性偏见的结构化练习十分重要。由于隐性的偏见往往与自我认知相反，因此，即使在理智上他或她承认有这样的偏见，但当要自我表露时，巨大的阻力还是会一直存在。有些比较有前景的理论方法，包括正念[174]方法和转化学习理论[175]，都被用作识别和减少医疗服务人员隐性偏见的基础。任何一个教育项目在确认之前，还需要进一步的发展和评估研究。在符合上述项目标准的教育项目出现之前，建议疼痛管理医务人员能够关注隐性偏见的存在，并阅读有关医护人员的行为和患者治疗结果的书面材料。

（三）联合疼痛治疗医务人员专业组织采取行动

- 支持教育计划的开发和评估，通过这些计划，疼痛治疗提供者可以采取以下措施。

(1) 加强他们成为有爱心的医务人员的能力。

(2) 识别、承认和管理隐性偏见，这些偏见可能会使他们对所有个体提供最佳疼痛治疗的能力产生负面影响。

- 建立方法和程序，对急性慢性疼痛的治疗服务进行持续评估，以确保不会提供欠佳的治疗。如果发现欠佳疼痛治疗，则立即与医务人员和现场工作人员一起采取纠正措施。
- 改进疼痛治疗的过程和结果指标，如表 80-1 中确定的指标，用以评估最佳或欠佳疼痛治疗，其中阿片类镇痛药的给药不是主要治疗方法。
- 倡导卫生系统改革，以保证所有居住在美国的个人无论收入水平高低，都能获得公平、优质的医疗保健服务。
- 与其他医疗和公共卫生人员及专业组织合作，在医疗和公共卫生的各个方面，以及教育、住房、就业、社会和法律系统的各个方面，全面消除系统性种族主义。

结论

本章首先介绍了当前与疼痛治疗相关的社会政治背景。在本章中，纳入了描述疼痛差异化治疗现状的重要内容。虽然现状令人遗憾，因为研究结果表明，过去 25 年里，在减少或消除不平等的疼痛治疗方面取得的进展微乎其微，但也具有启发意义。

本章的意义在于更透彻地解释了导致疼痛治疗差异化的种种因素，确定了几项预防疼痛治疗差异化可能性增加的措施，并对疼痛治疗医务人员接受从疼痛治疗差异化转变为平等化的挑战过程提出了相应的要求。

总体结论是，只要通过坚持不懈的努力，就能实现疼痛治疗差异化的一级预防。从社会角度来看，必须消除一切形式的种族主义。要做到这一点，需要所有疼痛治疗医务人员及许多人共同的努力。从疼痛治疗医务人员的角度来看，最关键但最困难的工作是要负起建立互相信任的医患关系的责任，使疼痛患者能够信任他们。令人振奋的是，一些教育项目确实可以持续提高医护人员的文化能力，并使他们能够最终消除那些会降低患者信任感的隐性偏见。教育项目的进一步发展和评估研究相关工作是当务之急。为了进一步防止疼痛治疗的差异化，需要开展研究来发展急性和慢性疼痛治疗环境中的持续治疗质量监测。虽然消除疼痛治疗差异化是一项挑战，但也是一项值得去解决的挑战。

要　点

- 在美国乃至全球，慢性疼痛仍然是导致带残生存的主要原因。
- 尽管已经在试图减少种族或民族和其他少数群体、女性和老年人在疼痛治疗方面的差异，但这些群体的欠佳疼痛治疗仍然存在。
- 在美国，由于 COVID-19 大流行，以及对“黑种人的命也是命”运动的认可和支持的增加，提供了一个了解和改变系统性种族主义现状、减少或消除疼痛治疗差异化的独特机会。
- 以权力、财富、商品和服务的获取区别对待为特征的系统性种族主义是针对非西班牙裔黑种人、西班牙裔和其他少数民族群体的。非西班牙裔白种人始终保持拥有特权。
- 系统性种族主义的思想影响了几乎所有机构，包括医疗保健、教育、住房、社区构成和刑事司法。
- 医务人员的隐性偏见，即对少数群体的无意识、典型的负面态度和观念，会影响临床决策并增加疼痛治疗差异化。
- 医疗服务医务人员有责任建立信任关系，使疼痛患者有安全感，并在临床中引导积极的医患关系。
- 对疼痛治疗差异化的一级预防是可行的。为了实现这一目标，医疗保健医务人员将面临诸多挑战，如消除他们在疼痛治疗差异化中的作用，确保相互信任的医患关系，并坚持在医疗保健系统中进行反种族主义改革。

第 81 章　危重患者的疼痛管理
Pain Management in the Critically Ill Patient

Liang Shen　John E.Rubin　James Little John　著
浦少锋　译　　张细学　校

一直以来，人们对危重患者的疼痛了解甚少。直到最近，这一患者群体的疼痛评估和治疗问题才得到了更多的关注和研究。危重患者中疼痛治疗不足的情况非常普遍，甚至超过了从业医师的普通认知。本章就危重患者疼痛的一些突出问题进行探讨，并通过最新的相关文献，详细介绍在危重医疗环境中评估和治疗疼痛的一些困难，以及处理这一极具挑战性的临床难题的一些策略。

一、重症监护病房疼痛的发病率

重症监护病房（ICU）患者由于疾病的严重性或存在人工气道、气管内导管（endotracheal tube，ETT）等障碍，往往无法与医生沟通，因此当他们经历疼痛和不适时，常常无法及时被医生识别和治疗。ICU 患者的疼痛发病率因患者群体而异，但不管是内科还是外科患者，大部分都在 ICU 期间经历过疼痛[1-4]。

一项对癌症患者的研究发现，55%～75% 的患者报告说他们经历过疼痛、不适、焦虑、睡眠障碍或令人难以忍受的饥饿或口渴[5]。另一项研究表明，77% 的心脏外科 ICU 患者都经历过疼痛，其中 64% 的患者认定疼痛为中度或重度[6]。在 ICU 中，经常被忽视的疼痛源正是日常工作过程，如帮助患者翻身、ETT 抽吸、胸导管拔出、动脉或静脉导管穿刺或伤口护理等[2]。一项含 400 名内科 ICU 患者的前瞻性队列研究发现，开具镇痛药的患者接受血流动力学监测概率更高，使用神经肌肉阻滞药更多，机械通气天数更长，ICU 和住院时间也更长[7]。与这些发现相一致的是，使用镇痛药患者的创伤严重程度评分和预测死亡率也更高。

SUPPORT 组织的调查人员在 2 年内调查了 4000 多名 ICU 患者。他们发现，在医院内死亡但平时神志清醒的患者中，50% 的患者家属报告，这些患者至少有一半时间在经历中至重度的疼痛[8]。在另一项针对外科 ICU 患者的研究中，也发现了类似的中至重度疼痛发生率[9]。

一项问卷研究收集了 ICU 机械通气患者的精神应激体验数据[10]。在记得 ETT 经历的患者中，很大一部分因不能说话（68%）、ETT 相关疼痛（56%）及 ETT 相关焦虑（59%）而感到非常苦恼。毫不奇怪，这项研究还发现，那些没有 ETT 或 ICU 记忆的患者比那些记得这些经历的患者平均病情更严重、机械通气时间更长。考虑到疾病的严重程度，前一组患者更可能是处于被麻醉或深度镇静状态。

尽管 ICU 患者的疼痛发生率很高，但研究发现，他们的疼痛往往得不到治疗。一项针对 128 所意大利 ICU 中 661 名术后患者的观察性研究发现，36% 的患者在收住 ICU 后的前 48h 内没有接受任何镇痛治疗[11]。只有 54.5% 的 ICU 患者会因“控制疼痛”的理由被给予阿片类药物治疗。

二、ICU 疼痛评估的障碍

考虑到疾病可能会损害患者的生理稳定性和沟通能力，ICU 患者的疼痛评估和治疗面临特殊挑战。事实上，很多危重患者的疼痛都未得到治疗，因为他们由于精神状态改变、机械通气和镇静等原因无法表达自己的不适程度（框 81-1）[12]。临床医生对 ICU 患者疼痛的观察和主观评价往往会低估患者的疼痛[13]。因此，只要有可能，ICU 患者应该进行疼痛评分自我评估。重症监护协会推荐使用 1～10 分的数字评分量表进行患者疼痛的自我报告[4, 14]。

框 81-1　重症监护病房疼痛评估和治疗的障碍

- 导致精神状态改变的严重或危重疾病
- 气管内插管或无创正压通气（BiPAP 或 CPAP 面罩）
- 血流动力学不稳定、脓毒症或其他器官功能障碍时不能识别或优化疼痛控制

危重患者可能会由于合并一些潜在的疾病，或因脓毒症、休克等原因所导致的生理损害而变得迟钝。在这些情况下，患者的疼痛程度到底如何可能很难知晓。许多患者可能不记得这些经历，即使可以回忆这些经历，这种回顾性疼痛评估也有很大的局限性[15]。对患者症状使用代理人评估则存在争议。代理人，如家庭成员或床位医生，可能高估或低估患者所症状所反映的实际疼痛程度[16, 17]。因此，当患者无法表述疼痛时，医生和护理人员必须提高警惕，并开发和使用其他的疼痛评估方法。

评估疼痛的间接方法可用于无法进行口头交流的患者。行为疼痛量表（图 81-1）和重症监护疼痛观察工具是成年患者（不包括脑损伤患者）的常用疼痛量表[2, 3]。BPS 使用患者的面部表情、上肢运动和呼吸机依从性作为疼痛的替代指标，得分为 5 分或更高表示疼痛程度不可接受。同样，CPOT 评估插管患者的面部表情、身体运动、肌肉张力和呼吸机顺应性或拔管患者的发声，CPOT 评分为 3 分或以上表示明显疼痛。

多项研究已经验证了上述量表在危重患者中的有效性[18-20]，同时其他量表［如成人非言语疼痛量表（Nonverbal Pain Scale，NVPS）和面部表情 - 腿部动作 - 活动 - 哭闹 - 可安抚度量表］也已经用于不同的患者群体[12]。

在 ICU 中，疼痛评估和治疗尚需系统性改善。一项研究在一所大学医院的两个外科 ICU 中调查了疼痛的评估和治疗情况[21]。研究人员实施了一系列措施，引入了类似于 NRS（图 81-2）的修订版视觉模拟评分量表（VAS），在对医生和护士进行了疼痛评估和治疗的重要性培训后，疼痛评估率从 42% 提高到 70% 以上。疼痛得到控制的患者（VAS＜3/10）从 59% 增加到 90% 以上。另一项研究表明，标准化的运用 CPOT 量表可使危重患者的疼痛得到更精准的评估，并且患者使用的镇痛药和镇静药也更少[22]。

危重症和术后儿童患者的疼痛治疗是必不可少的，在这些方面使用镇痛方案可以改善患者的舒适度[23]。更多地实施此类计划能使重症监护患儿获益。

项　目	描　述	得　分
面部表情	轻松	1
	部分绷紧（如眉毛降低）	2
	完全绷紧（如眼睑闭合）	3
	做鬼脸	4
上肢运动	不动	1
	部分弓背	2
	大幅弓背伴手指弯曲	3
	持续性回缩	4
耐受机械通气要求	能耐受机械通气	1
	咳嗽，但大部分时间都能耐受通气	2
	对抗呼吸机	3
	无法耐受机械通气	4

▲ 图 81-1　行为疼痛量表

三、ICU 疼痛治疗的障碍

ICU 住院患者疼痛治疗的困难不乏记录，而且危重患者的疼痛治疗明显缺乏高水平的临床决策证据。频繁需要快速药物滴定可能会在很大程度上增加患者间个体反应变异性，这种变异性在危重患者中可能会放大。此外，在 ICU 患者中，如何将药物不良事件与其他共病情况区分开来可能存在很大困难[24]。

关于临终危重患者镇静和镇痛的共识指南[25]（框 81-2）指出，由于 ICU 环境特有的交流问题、疾病的严重性、潜在的多器官衰竭、疾病和药物导致的意识水平下降、临床征象的解释和报告困难等原因，导致危重患者的疼痛评估存在很大的困难。

一项研究分析了 17 名创伤患者在入住 ICU 初期疼痛控制的充分程度[26]。47% 的患者将其疼痛评定为重度，而 95% 的院内工作人员和 81% 的护士报告患者的疼痛已得到充分控制。事实上，53% 的医院工作人员没有询问患者疼痛控制是否满意。据推测，ICU 患者充分镇痛的障碍包括患者和医务人员对疼痛的感知差异，患者存在中至重度疼痛但仍拒绝要求

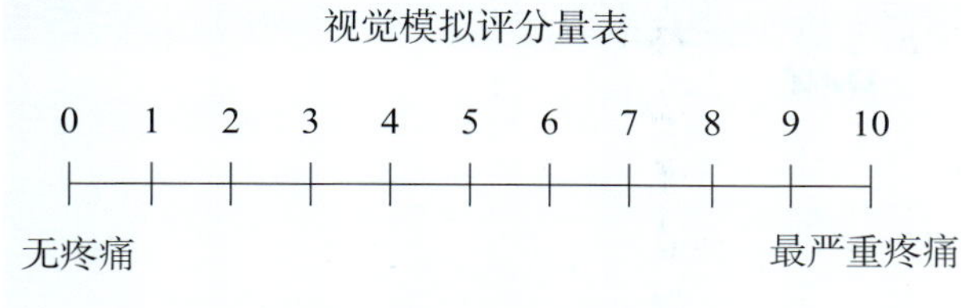

▲ 图 81-2 修订版视觉模拟疼痛量表

使用镇痛药，医生和护士担心进一步增加镇痛药剂量可能使患者产生不良反应等。需要指出的是，19%的患者报告害怕阿片类药物成瘾。据报道，看护人员对阿片药理学也普遍存在误解[26]。在一份报道中，一些护理人员自认为抗焦虑药的使用可以减少大剂量阿片类药物的需求。

最近，阿片类药物在美国的滥用增加了相关部门对阿片类药物使用的审查，包括 ICU 阿片类药物的使用是否合理、阿片类药物依赖或阿片药物使用不当等情况。虽然对该主题的研究有限[27]，但出于对 ICU 中阿片类药物使用数量和频率的担忧，医务人员更偏向于对患者使用多模式镇痛。在一项纳入 127 名危重创伤患者的研究中，采用多模式镇痛方法显著降低了阿片类药物的平均使用量，但不改变平均疼痛评分[28]。

四、在 ICU 评估和治疗疼痛的益处

手术后危重患者发生肺部并发症的风险很高，尤其是那些需要机械通气的患者。由疼痛加剧引起的肺部并发症可能导致高碳酸血症、缺氧、肺不张、分泌物潴留和肺炎[29]。在这些情况下，可使用胸段硬膜外镇痛（thoracic epidural analgesia，TEA）、超声引导下周围神经阻滞和静脉 PCA。放置胸段硬膜外镇痛可能有显著益处的临床情况包括开胸术后疼痛患者[30, 31]、肋骨骨折创伤患者，并便于患者脱离机械通气[32]。通过硬膜外或静脉途径进行的 PCA 镇痛，可以允许患者按需给药，从而有助于 ICU 患者的镇痛，这与医务人员提供的间歇给药相比，可以降低镇痛不足的风险。

关于硬膜外阿片类药物、局部麻醉药输注、肋间神经阻滞或静脉阿片类药物在减少术后肺部并发症方面的疗效存在一些争议。一项随机对照研究的 Meta 分析研究了术后镇痛治疗对肺部结局的影响[33]。与全身给予阿片类药物相比，硬膜外阿片类药物降低了肺不张的发生率，但对肺部感染或其他肺部并发症的发生率没有显著统计学差异。肋间神经阻滞在减少术后肺部并发症方面也没有显示出统计学意义。相比之下，与全身给予阿片类药物相比，局部硬膜外镇痛可降低肺部感染和肺部并发症的发生率。其他肺功能指标，包括第 1 秒用力呼气量、用力肺活量或峰值呼气流速，在任何疼痛镇痛模式下都未发现临床差异或统计学显著差异。这项 Meta 分析表明，与其他方式相比，术后硬膜外镇痛在降低术后肺部发病率方面具有很好的价值。

框 81-2 重症监护病房疼痛和痛苦缓解指南

减轻痛苦和痛苦

- 为了缓解临终疼痛和痛苦，应使用药物和非药物手段。非药物干预包括确保家人、朋友和牧师关怀（如果需要）的陪伴，并将技术特征化的重症监护室环境改为更私人、更安静的环境

初始剂量

- 大多数 ICU 患者需要麻醉药和镇静药来缓解与危重疾病相关的疼痛和痛苦。所需药物的剂量因人而异。与疾病主动治疗一样，姑息治疗必须个性化

镇痛药和镇静药的滴定

- 一旦开始使用镇痛药和镇静药，它们应根据以下因素而进行调整：①患者的要求；②呼吸窘迫的迹象；③生理体征，包括不明原因的心动过速、高血压、出汗；④做鬼脸、流泪、伴随体动、翻身或其他护理治疗的呻吟；⑤躁动不安

是否存在最大剂量？

- 不存在麻醉药或镇静药的最大剂量。姑息治疗的目标是缓解疼痛，达到这一目标所需的药物剂量即为该患者所需剂量

镇痛药和镇静药是否应在疼痛与痛苦的体征和症状出现时或出现前服用？

- 重症监护医师支持这两种方法。按疼痛和痛苦症状与体征行对症治疗即是好的姑息治疗。当使用了适当剂量的麻醉药和镇静药，并且医生的意图明确且有充分的记录时，对预期可能发生的疼痛进行超前给药不是对患者进行安乐死或协助自杀，而是一种良好的姑息治疗方案

引自 Hawryluck LA, Harvey WR, Lemieux-Charles L, et al. Consensus guidelines on analgesia and sedation in dying intensive care unit patients. *MBC Med Ethics*. 2002;3(1):3.

疼痛在机体应激反应中的作用机制包括激活交感神经系统和下丘脑–垂体–肾上腺轴，增加儿茶酚胺和分解代谢激素（如胰高血糖素和皮质醇）的分泌、减少胰岛素等合成代谢激素的分泌、增加抗利尿激素和醛固酮水平等[34]。因此，有效治疗危重患者疼痛的一个好处是可能会减轻这种应激反应。

危重症患者的疼痛管理对于临终患者尤为重要。一项回顾性研究调查了38名ICU死亡患者的家庭成员，对患者死亡过程的质量进行了分析[35]。调查发现，家庭成员认为患者在生命的最后1周出现了显著的躯体症状，但只在不到一半的时间内疼痛得到很好控制。对医院医疗记录的调查显示，这些记录几乎普遍缺乏关于疼痛评估的数据、镇静药和镇痛药如何滴定以缓解疼痛和症状的记录。该研究分析的很多项目中，对患者疼痛控制程度的知晓与患者死亡过程质量密切相关。因此，优化临终关怀的疼痛管理可以使患者及其家属获得尊严、尊重与平和。

在ICU中实施结构化和计划性的疼痛管理方案可能对患者和提供护理的医疗机构均具有重要价值[14]。一项研究表明，尽管镇静效果相当，但根据标准化镇静、镇痛和谵妄评分对疼痛方案进行滴定的ICU患者获得了更好的镇痛效果，接受了更少的阿片类药物，机械通气持续时间也较短[36]。在心脏手术后的患者中，当“按需给药”改为从手术前开始连续24h给药时，能有效缓解95%的患者在术后前6天内的疼痛，并且减少不良反应，缩短术后平均住院时间。此外，在ICU实施结构化的镇痛方案，可减少患者使用呼吸机和ICU住院天数，将每位患者的费用降低了10 500美元，从而在26个月内为医院节省了近200万美元的成本[37]。

五、ICU疼痛控制方法

本主题仅限于讨论与ICU相关的疼痛控制方法（框81–3），将在其他章节进行详细讨论相关问题。

镇痛可通过阻断神经通路的传入信号、影响中枢神经系统的整合（疼痛会引起中枢敏化和重塑）、阻断由神经内分泌或交感神经系统调节的传出信号来实现[38]。

阿片类药物通过与中枢和外周阿片受体结合介导镇痛，其中μ和κ受体对镇痛最为重要。理想的阿片类药物起效快、易滴定、药物本身或其代谢物无蓄积、成本低[39]。吗啡具有理想的特性，但可能

框81–3　重症监护室的多模式疼痛控制

- 阿片类药物（短效和长效）
- 非阿片类药物
  - 非甾体抗炎药
  - 对乙酰氨基酚（扑热息痛）
  - NMDA受体拮抗药（氯胺酮、美沙酮）
  - 加巴喷丁类药物（普瑞巴林、加巴喷丁）
- 局部镇痛
  - 神经轴索（硬膜外和鞘内）局部麻醉药和阿片类药物
  - 周围神经阻滞（包括交感神经阻滞）
  - 肌筋膜平面阻滞
- 大手术前的超前镇痛策略
- 非药理学方法（如催眠）

会促使组胺释放，理论上会导致ICU患者血管内容量减少而出现低血压。此外，在肾功能不全的情况下，活性代谢物（如M3G和M6G）可能会蓄积。哌替啶并不适合在ICU中使用，它的代谢物为去甲哌替啶，其蓄积可能导致肾损害患者谵妄和癫痫发作。第48章更详细地讨论了阿片类药物。

重症医学会（Society of Critical Care Medicine，SCCM）提出了在ICU使用阿片类药物的实践参数[40]。作者建议吗啡为首选药物，最好在5～15min内以0.05mg/kg的负荷剂量开始。建议大多数成年人在足量的负荷剂量后再给予4～6mg/h的剂量。这份报道还指出吗啡的可替代用药包括芬太尼［1～2μg/kg的一次或多次负荷剂量后1～2μg/(kg·h)］或氢吗啡酮（以0.5mg开始，从0.5mg增量滴定至1～2mg/1～2h）。必须强调的是，阿片耐受患者通常需要更高剂量的阿片类药物进行镇痛。

在血管内容量不足或依赖交感神经张力进行终末器官灌注的患者中使用阿片类药物，可能导致低血压，这在ICU人群中可能是一个重要的问题。给药途径很重要，皮下注射和肌内注射在任何情况下都不是缓解疼痛的最佳方法，鉴于许多ICU患者的灌注和吸收不确定，因此不建议使用这两种给药方式[41]。芬太尼透皮给药也存在类似的问题，考虑到药物起效和消退时间均延迟12～24h，因此对急性疼痛的治疗效果不佳[42]。能够合作的患者可能会受益于静脉PCA。静脉PCA具有天然的安全机制，因为当镇静等不良反应很突出时，患者将无法按需求使

用镇痛功能。静脉 PCA 的这一特性有助于最大限度地减少阿片类药物过量及其导致的呼吸抑制的可能，同时优化向患者及时输送镇痛药物[43]。

除了短效阿片类药物外，美沙酮等长效阿片类药可能对危重患者有用。美沙酮可能对使用大剂量或剂量递增的短效阿片药物患者特别有效，但治疗期间应仔细监测 QTc 间期是否延长[44]。

ICU 多模式疼痛治疗的另一个辅助手段是对乙酰氨基酚。在老年患者中，与安慰剂相比，术后接受对乙酰氨基酚联合异丙酚或右美托咪定滴注的患者在住院期间谵妄减少[45]。其他非阿片类镇痛药，如持续输注氯胺酮，也可用于危重患者[14, 46]。氯胺酮是 ICU 中的一种多功能药物，因其既可以用作镇痛药，也可以用作镇静药。

非甾体抗炎药在某些 ICU 患者中不应被视为有用的辅助药物。酮咯酸是一种静脉注射 NSAID，已证明具有减少阿片类药物的作用，因此可减少阿片类药物导致的不良反应。这类药物和其他非选择性 COX 抑制药可能对血管容量状态不佳患者的胃黏膜灌注、血小板聚集和肾灌注产生不利影响。因此，建议将酮咯酸的使用时间限制为 5 天，并在老年人中谨慎使用[47]。高选择性 COX-2 抑制药在 ICU 环境中并不常见，考虑到该人群中心脏不良事件的记录增加，高选择性 COX-2 抑制药可能并不适用于老年人[48]。

已有研究探索术前使用普瑞巴林以减少术后阿片类药物需求。一项随机、双盲、安慰剂对照试验研究了在接受心脏手术的老年患者中减少阿片类药物用量的超前给药策略，即在手术前和术后连续 5 天给予普瑞巴林。与安慰剂组相比，普瑞巴林组患者术后阿片类药物消耗量显著减少，从拔除气管导管到术后第 5 天减少了近 50%。普瑞巴林治疗组患者在术后第 1 天的谵妄发生率也降低。然而，安慰剂组拔管时间缩短了 138min[49]。目前尚不清楚这种效应是普瑞巴林本身特有的，还是加巴喷丁类药物所共有的，如果是后者，那么使用加巴喷丁可能也会出现类似的情况。

术后，阿片类药物可在患者转移到 ICU 之前进行鞘内给药。必须关注这些患者的延迟性呼吸抑制，可能需要对患者进行监测，并需考虑后续镇痛药的使用时机。在一项前瞻性、随机、双盲研究中，对腰椎融合术后患者鞘内阿片剂量进行了研究[50]。将患者随机分为三组，即术中直视下向蛛网膜下腔分别注射吗啡 0.2mg（第 1 组）、0.3mg（第 2 组）或 0.4mg（第 3 组）。术后 0h 和 12h，第 1 组的疼痛水平显著高于第 2 组和第 3 组。然而，第 3 组的患者呼吸频率显著降低，$PaCO_2$ 高于第 1 组和第 2 组。三组之间的瘙痒或恶心报告无差异。一些重症医师认为，这表明围术期鞘内吗啡的最佳剂量是 0.3mg。

TEA 使用局部麻醉药，不管加还是不加阿片类药物，可能均有助于抑制胸廓切开术或外伤性肋骨骨折患者的疼痛[32]。最近，在外伤性肋骨骨折的治疗中也使用了局部阻滞技术，如肌筋膜平面阻滞。

ICU 中介入性镇痛的另一个潜在应用是针对远端灌注不良的患者。交感神经阻滞可改善这些患者的循环[51]，通过星状神经节阻滞和腰交感神经阻滞可分别改善上肢和下肢的灌注不良。留置在腋神经鞘或股神经鞘的导管也可持续输注局部麻醉药，同时可根据患者需求增加剂量或不增加剂量[52]。

ICU 烧伤患者是必须注意的一个群体，因为疼痛通常是他们最严重和最持久的主诉之一。一项研究表明，作为烧伤患者疼痛管理的辅助方法，催眠可降低疼痛强度和焦虑，提高阿片类药物的使用效率，改善伤口结局，降低成本，并在没有药物诱发不良反应的情况下整体改善烧伤 ICU 患者的患者诊疗[53]。

六、ICU 中的椎管内镇痛和区域麻醉

硬膜外可输注局部麻醉药、阿片类药物或两者同时输注。将两种药物结合起来可以实现两种作用机制的协同效应：局部麻醉药阻断神经膜上的钠通道，阿片类药物通过脊髓背角胶质层中的阿片受体发挥作用。这种组合还可最大限度地减少两类药物的潜在毒性或不良反应，包括局部麻醉药引起的癫痫发作或心脏毒性，以及阿片类药物引起的镇静或呼吸抑制[54]。

许多局部麻醉药和阿片类药物的组合中都包括芬太尼。芬太尼是相对亲脂性的，椎管内浓度能相对快速地达到血浆水平，并且倾向于在其注射的脊髓水平或附近影响神经轴索[55]。相反，吗啡具有相对亲水性，并倾向于沿神经轴索向头侧上升，可能导致延迟性呼吸抑制。

ICU 的临床情况可能决定硬膜外镇痛药的选择。TEA 可能有助于开胸术后患者的疼痛控制，可用于治疗难以控制的切口疼痛和胸腔引流管部位疼痛[56]。

由于许多胸外科手术限制了术中静脉输液量，患者在到达 ICU 时可能会同时出现无法控制的疼痛和低血压。由于交感神经张力降低，经硬膜外导管给予局部麻醉药可能会加重低血压。该问题的一个解决方案是硬膜外仅输注阿片类药物[57]，此时能达到充分的神经轴索镇痛且不会发生局部麻醉药导致的低血压，而一旦患者血流动力学稳定，则可以使用局部麻醉药 + 阿片类药物组合。值得注意的是，虽然硬膜外阿片类药物对疼痛有效，但在疼痛评分、胃肠功能恢复和住院时间方面，与静脉输注阿片类相比，硬膜外仅输注阿片类药物可能没有任何额外的益处[58]。

一项研究比较了胸腹食管切除术后胸段硬膜外布比卡因 + 吗啡联合用药与静脉 PCA 吗啡的效果[59]。硬膜外组患者术后第 1 天疼痛评分更好，阿片介导的不良反应（如镇静）更少。ICU 入住时间、整体住院时间或死亡率在两组间没有区别。硬膜外组患者在最初的 24h 内接受了更多的静脉输液，可能与交感神经张力降低和低血压有关。

硬膜外镇痛也用于创伤后肋骨骨折的 ICU 患者。有一项研究对机动车事故后肋骨骨折患者的硬膜外镇痛和静脉 PCA 进行了比较，发现硬膜外镇痛改善了患者的疼痛评分[32]。尽管接受硬膜外镇痛的患者年龄较大、肋骨骨折较多，但他们的疼痛评分明显较低。另一项研究报道了接受腹主动脉瘤开放手术的慢阻肺患者硬膜外镇痛效果。结果表明，与静脉镇痛的全身麻醉相比，硬膜外麻醉和硬膜外术后镇痛改善了术后呼吸功能，减少了术后疼痛[60]。最后，一项研究表明比较了 TEA 与外科医生实施肋间神经阻滞 + 术后静脉吗啡 PCA，结果显示，TEA 能更好地控制术后疼痛和更快的恢复肺功能[61]。

有证据表明，尽管 TEA 对肋骨骨折有效，但 TEA 并未得到充分利用。一项回顾性研究调查了来自国家创伤数据库（National Trauma Data Bank，NTDB）的 64 000 多名伴一处或多处肋骨骨折的患者[62]。研究者发现，死亡率和肺部并发症发病率随着肋骨骨折数的增加而增加，而所有肋骨骨折患者中仅有 2% 接受了硬膜外镇痛。肋骨骨折 6 处或以上的患者则更多使用了硬膜外镇痛。与其他形式的镇痛相比，使用硬膜外镇痛与住院死亡率显著降低相关。

区域麻醉在 ICU 中的作用也越来越大。例如，前锯肌、腹横肌平面、腹直肌鞘、腰方肌和竖脊肌阻滞等躯干阻滞技术可有效控制危重患者的疼痛。周围神经阻滞或置管可为不愿行硬膜外镇痛或存在禁忌的患者提供持久的疼痛控制[63, 64]。尽管与危重患者躯干阻滞相关的研究仍然很少，但越来越多的报道表明，躯干阻滞在危重患者的多模式疼痛管理中发挥重要作用。例如，一份病例报道证实了双侧腹直肌鞘置管在需要剖腹探查术但拒绝术前硬膜外麻醉的患者中的镇痛疗效[65]。另一项随机对照研究表明，开胸手术患者通过前锯肌置管在术后连续镇痛 24h，其疼痛评分和补救性静脉吗啡镇痛剂量与接受 TEA 镇痛的患者相当[66]。最近，2 份病例报道证实了不管是单次注射还是连续输注的胸横肌平面阻滞对正中胸骨切开进行心脏手术患者的疗效[67, 68]。

与其他区域阻滞和神经轴索阻滞技术相比，肌筋膜阻滞几乎没有血流动力学改变、运动阻滞、血管或鞘内注射的风险，特别是前锯肌平面（serratus anterior plane，SAP）阻滞和竖脊肌平面阻滞这 2 项筋膜阻滞技术。前者通过多项病例报道，后者通过一项肋骨骨折患者的回顾性队列研究，均已证实可减少阿片药物使用量（SAP 和 ESP）、改善疼痛评分（SAP 和 ESP）和提高吸气量（ESP）[69]。尽管这些肌筋膜平面阻滞技术在其疗效和不良反应方面显示出良好的应用前景，但还需要更多的研究来进一步阐明其在胸壁创伤患者中的确切适用性、安全性和药物使用剂量。

在危重患者中更广泛使用椎管内镇痛和区域麻醉的一个主要障碍是抗凝。许多患者在住院期间可能需要抗凝治疗。例如，患有静脉血栓栓塞的癌症患者和进行瓣膜置换或修复的心脏手术患者。在硬膜外或周围神经阻滞之前和期间，了解患者的抗凝状态和实验室检查值非常重要。ASRA 为外周或椎管内镇痛提供了放置、维护、移除导管和阻滞的指南[70]。第 74 章讨论了 ASRA 指南中的要点。

七、ICU 中的镇静

ICU 镇静的主要适应证包括患者对通气的耐受性、医疗和护理干预、患者的实际症状[71]。当前的实践指南建议在治疗躁动之前应采用系统性的多模式方案进行充分镇痛[14]。在治疗危重症患者的焦虑之前，鉴别可能导致其症状的其他器官的异常至关重要，包括低氧血症、低血糖、低血压、代谢紊乱、药物和酒精戒断等。躁动可能导致有害的后遗症，如对抗呼吸机、增加耗氧量、拔掉监测装置和导管等[72]。还没有金标准来量化镇静水平，Ramsay、Riker、运动活动评估、Richmond 激动镇静量表和温哥华量表都可用于评估镇静状态[73-77]。

危重患者中常用的镇静药包括催眠类（如异丙酚）、阿片类（包括芬太尼或氢吗啡酮）、苯二氮䓬类（如咪达唑仑和劳拉西泮）和中枢作用的 α_2 受体激动药物（最常见的是右美托咪定）。目前建议对给定的镇静药进行剂量调整至确定的终点，并系统地逐渐减量；或者给予每天唤醒镇静方案，通过再次滴定以尽量减少长时间镇静[14]。

在机械通气撤机期间，与基于传统催眠药的镇静相比，基于镇痛的镇静缩短了机械通气的持续时间[78]。与基于咪达唑仑的方案相比，在咪达唑仑（催眠药）开始前将瑞芬太尼滴定至最佳水平，可使机械通气持续时间减少 2 天以上，还可以将从开始撤机到拔管的时间缩短 1 天。

一项研究表明，右美托咪定可能是 ICU 中可行的长效镇静药，可缩短机械通气时间并改善舒适度。2 项随机对照研究表明，在需要长时间机械通气的 ICU 患者中，右美托咪定在维持目标镇静水平方面并不劣于异丙酚和咪达唑仑。此外，与咪达唑仑相比，右美托咪定似乎也缩短了机械通气的持续时间。与咪达唑仑和异丙酚相比，右美托咪定减少了拔管时间。与异丙酚相比，右美托咪定还可降低谵妄发生率，改善患者与护理人员的沟通。然而，与咪达唑仑相比，右美托咪定的使用不影响 ICU 停留或住院时间，并且与较高的低血压和心动过缓发生率相关[79]。最近的一项研究发现，仅使用右旋美托咪定作为其唯一镇静药的患者在 90 天的死亡率与使用异丙酚或苯二氮䓬类镇静药的患者相比无明显差异。然而，右美托咪定组出现更多不良事件，该组中很大一部分患者还需要添加异丙酚、咪达唑仑或两者以达到目标镇静水平，这表明右美托咪定有时还不足以作为机械通气患者的单一镇静药物[80]。

结论

鉴于 ICU 患者的生理状态经常不稳定、沟通能力受损，因此评估和治疗危重患者的疼痛是一项极具挑战的任务。重症医务人员有多种治疗选择，包括非甾体抗炎药、对乙酰氨基酚、阿片类药物、氯胺酮、椎管内阻滞和周围神经阻滞。尽管 ICU 患者的疼痛治疗不足已经被充分证实，但数据表明，组织改进、实施标准化的疼痛治疗方案和镇静 / 镇痛方案、恰当地使用药物，或许可改善危重患者的疼痛。适当的镇静与镇痛同样重要，新的药物（如右美托咪定）有望缩短通气时间和改善舒适度，为实现镇静和镇痛提供更多的选择。

要 点

- 危重患者因为沟通障碍和经常危及生命的多器官疾病，其疼痛往往难以评估。
- 作为有计划给药的组成部分，应在危重患者中使用行为量表来量化疼痛并指导镇痛和镇静。
- 控制疼痛是 ICU 患者诊疗的重要组成部分，临床医生可以使用多种镇痛疗法。
- 在阿片类药物中，吗啡、芬太尼和氢吗啡酮都是合理的初始药物。
- ICU 疼痛治疗的辅助药物包括对乙酰氨基酚、非甾体抗炎药、右美托咪定和氯胺酮。
- ICU 中经常使用镇静药，以提高患者对机械通气和医疗干预的耐受性，异丙酚、阿片类、苯二氮䓬类和右美托咪定等药物可用。
- 区域麻醉可用于减少阿片类药物和镇静药的使用。
- TEA 和肋间神经阻滞已在 ICU 使用多年。最新的区域阻滞包括胸横肌平面、腹直肌鞘、SAP 和 ESP 阻滞。这些阻滞的好处包括置管简单，降低血流动力学波动的风险，增加应用抗凝血药期间镇痛的灵活性。

第 82 章　临终患者的疼痛管理和家庭护理

Pain Management at the End of Life and Home Care for the Terminally Ill Patient

Dalya Elhady　Diane Novy　著

王　玥　张　欣　译　　陈　辉　校

在患者生命末期会出现许多具有挑战性的症状和导致痛苦的原因，这些症状和原因可能随着慢性、进展性、威胁生命的疾病而逐渐加重。伴随着情绪状态的改变，如抑郁、焦虑和无用感等，患者会有疼痛、呼吸困难、疲劳和活动能力丧失等症状[1]。临终患者出现的诸多症状中，疼痛是最常见、最可怕的症状之一[2]。疼痛常不能被确诊并且伴有治疗不足的现象，这都会降低生活质量，干扰身体功能和社会交往。无法控制的严重疼痛与加剧的心理痛苦密切相关，并可导致患者更加渴望死亡[3-5]。

改善生活质量和减少不良症状是姑息治疗和临终关怀的目标。尽管这些诊疗模式之间存在重叠，但有一个区别，即姑息治疗的目的是管理和减轻由于共病进展导致的症状加重，而临终关怀的重点是对即将死亡或正在死亡患者的护理和安慰[6]。ACP 将生命末期定义为"疾病即将恶化并最终导致死亡的生命阶段，并不局限于短暂的濒临死亡期"[7]。这就向医生提出了挑战，他们必须把临终疼痛作为一种慢性症状来处理，因为许多患者的生命在这一阶段将持续相当长的时间。

与疾病终末期和临终相关的疼痛，给患者和家庭都带来了极大的压力。在这类患者中，疼痛的患病率高达 80%，并在临终时会进一步增加[8]。此外，由于存在与疾病进展相关的其他症状和动态变化，疼痛的评估和管理变得更加复杂。与在医院去世的癌症患者相比，在家中去世的癌症患者生活质量评分更高，其家庭成员发生精神疾病的风险更低[9]。大多数患者和家庭倾向于让患者在家中死亡，但有少数患者倾向于在医院死亡或无偏好[10]。Vidal 等认为，在医院死亡的偏好可能归因于既往尝试家庭护理失败、不受控制的症状或照护人员负担[10]。临终疼痛涉及家人和朋友对多种症状的管理，是一种可能被改善的居家体验[11]。

与临终和终末期疾病相关的疼痛是复杂的，必须结合一系列症状来看待，需要对护理人员监测和管理的症状进行观察，也需要医疗团队的指导和支持。成功在家中护理终末期疾病的患者，取决于有意识并能提供基本和专业的干预措施，以确保患者的舒适度并防止亲人的长期悲伤。细致的出院计划，后续定期评估和再评估，可以有效促进患者的居家疼痛管理和支持，最大限度地减少疼痛"突发事件"。社区医生、高级执业护士、家庭护士、社会工作者和护理人员之间的有效沟通，以及这些专业人员之间随时保持联系，对于家庭护理计划的成功至关重要。咨询医生的意见，如镇痛药、姑息治疗和精神病学，也必须纳入治疗计划（框 82-1）。需要建立持续监测和支持患者及护理人员的系统，以确保疼痛缓解措施的有效性，并早期识别护理人员的负担和未满足的需求。

一、临终疼痛的患病率和原因

了解并解决影响患者终末期疾病疼痛的患病率因素很重要，这些因素包括癌症、心脏病、HIV 疾病、神经退行性疾病和终末期肾病、肝病和呼吸系统疾病（框 82-2）等[12]。该类患者的管理可能因存在多种共病而变得复杂，每种共病均可能成为总体疼痛的成分，并需要单独治疗。尽管临终疼痛通常归因于终末期疾病，但常见的慢性疼痛疾病更可能

框 82-1　临终关怀的多学科医疗成员

主要成员	咨询成员
• 社区保健医生 • 高级执业护士 • 家庭护士 • 社工 • 患者 • 患者的护理人员 • 患者的家庭成员	• 咨询医生：镇痛药、姑息治疗、精神病学 • 专科护士：肠道护理、伤口护理、精神病护理 • 牧师

导致不适。一项纳入 4700 多名老年死亡患者的观察研究发现，关节炎患者在生命最后 1 个月的疼痛患病率为 60%，而非关节炎患者为 26%[13]。

疾病终末期患者疼痛的患病率因诊断和人口统计学而异。大约 1/3 正在积极接受癌症治疗的患者和 2/3 晚期癌症患者会出现疼痛[14, 15]。近 75% 晚期癌症患者入院时报告合并疼痛[16]。在一项对极近临终的癌症患者的研究中，死亡前 4 周和 1 周分别有 54% 和 34% 的患者发生疼痛[17]。在门诊癌症中心，对超过 5000 例疼痛强度评分较高（0～10 分的量表中评估为 7～10 分）的患者进行评估，其中 29% 的患者在就诊后 30 天内住院。在另一项对美国养老院超过 13 000 名癌症患者的研究中，平均有 30% 的患者报告每天均有疼痛。在这些患者中，疼痛因年龄、性别、种族、婚姻状况、身体功能、抑郁和认知状态而异[18]。

在入住姑息治疗病房的患者中，疼痛通常是主要症状，同时伴有疲乏和呼吸困难[12]。直到最近，人们普遍认为死于非恶性疾病的患者并没有高强度的疼痛。然而，现在已知死于充血性心力衰竭、慢性阻塞性肺疾病、终末期肾病和其他终末期疾病患者遭受的疼痛水平与恶性疾病患者相似[3]。将晚期癌症患者与有症状的 CHF 患者进行比较，现已明确后者的症状负担同样大或更大[4]。在退伍军人管理局对 CHF 患者的多中心研究中，观察到超过 55% 的患者有疼痛（其中大多数自评疼痛为中至重度），比呼吸困难更常见[5]。

在姑息治疗环境中常见疾病包括艾滋病，已有研究尝试描述艾滋病患者的疼痛特征。超过 56% 的艾滋病患者报告疼痛，最常见的表现是头痛、腹痛、胸痛和神经病理性疼痛[6]。有很多关于艾滋病患者治疗不足的报道，包括那些有成瘾史的患者[19]。疼痛治疗不足风险特别高的其他人群包括老年人、少数民族和女性[20]。

框 82-2　晚期疾病中持续疼痛的常见原因

- 癌症
- 心脏病
- 人类免疫缺陷病毒
- 神经退行性疾病
- 终末期肾病
- 肝脏疾病
- 呼吸系统疾病
- 糖尿病
- 下腰疼痛
- 骨关节炎
- 骨质疏松
- 陈旧性骨折
- 类风湿关节炎
- 单纯疱疹，带状疱疹后神经痛
- 三叉神经痛
- 外周血管性疾病
- 周围神经病变

二、评估临终疼痛和痛苦

疼痛是一种主观体验，包括生理、心理和社会因素，它们相互依赖，并在临终时加剧。多方面的疼痛体验显著影响患者和家庭，尤其是当疼痛未得到充分控制时（图 82-1）。疼痛评估通常包括详尽的病史、体格检查和社会心理评估，这对诊断检查的选择、药物和非药物治疗计划的制订提供了全面指导。多种评估工具可用，包括单维工具（如疼痛评定量表）和处理复杂问题（包括躯体和心理症状、功能状态、心理健康和社会角色）的多维工具。一项与姑息治疗评估工具相关的系统综述发现，有 152 种不同的工具主要用于识别躯体、精神、社会和临终关怀等领域，但用于精神、文化和法律领域的很少[21]。

自我评估报告是疼痛评估的金标准[22]。理想情况下，应该使用与患者自我报告能力相匹配的评估工具，让患者参与评估。与年轻或更健康的人群相比，老年、身体虚弱或疾病终末期患者的认知障碍、听力和视力障碍、药物不良反应的发生率更高。这

躯体
• 疼痛
• 呼吸困难
• 恶心
• 谵妄
• 便秘
• 失眠
• 厌食
• 疲劳
• 镇静
社会
• 与爱人分开
• 未解决的人际关系问题
• 护理人员倦怠
• 精神空虚
• 医疗费用增加
心理
• 抑郁
• 焦虑
• 人格改变
• 认知改变
• 身体形象问题
• 经济压力

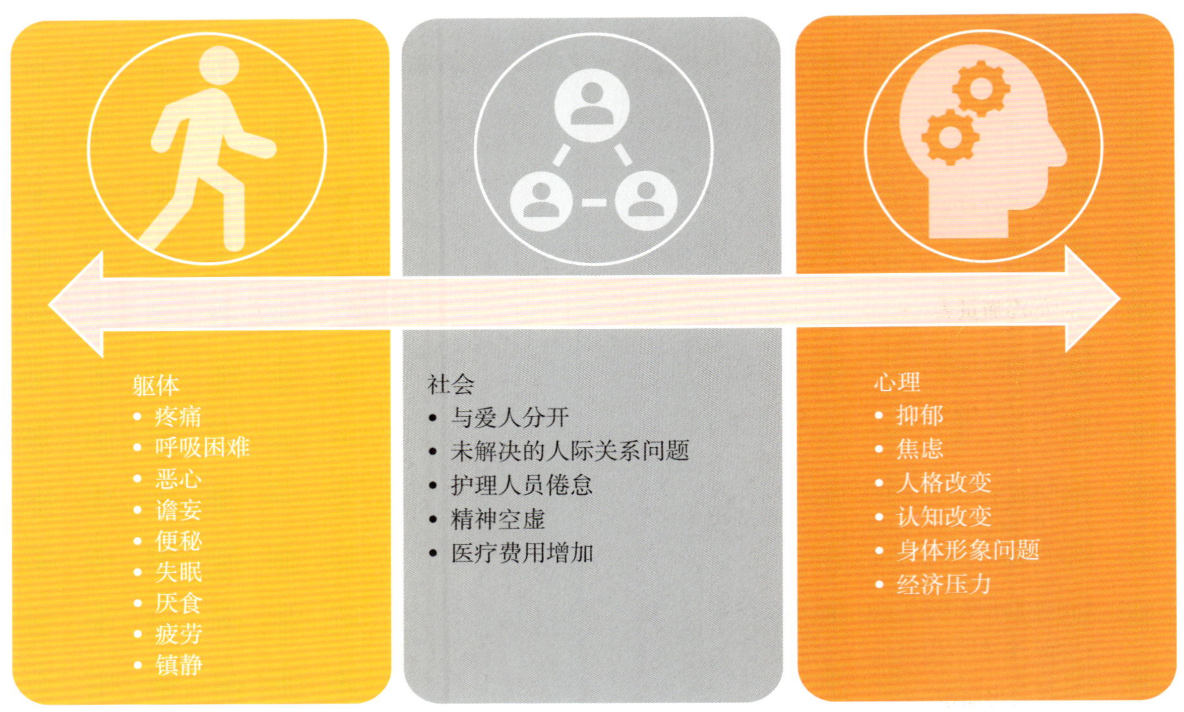

▲ 图 82–1 临终疼痛有许多相互作用的组成部分，包括生理、心理和社会方面。控制不佳的疼痛可能显著影响患者、护理人员和家属的生活质量

可能使疼痛评估变得复杂，需要额外的时间进行有效的沟通。言语要清晰、不着急；用语和提问要通俗化，确保听懂。应该给患者足够的时间提问和回答问题。一些评估工具，如口头描述符量表（疼痛温度计）是已验证的轻至中度认知障碍患者单维疼痛强度的自我报告工具[23]。许多接近临终的患者不能详细描述其疼痛特征、强度或部位。尤其是对于认知障碍患者，自我评估可能更是难以完成的任务。针对无法自我报告疼痛强度和类型的患者，开发了观察性疼痛评估工具，供医护人员使用。即使在认知和沟通受限的患者中，可用的评估工具（表 82–1）也可能有助于适当评估疼痛。

病危患者的疼痛主诉，可能是其他形式的痛苦、忧虑、悲伤、焦虑或抑郁的一种表达方式。患者行为提示我们，采用不同措施干预患者心理或精神问题，可能比镇痛药更有效。众所周知，注意力和情绪会影响疼痛的处理和感知。相反，镇痛不充分的患者可能会出现焦虑和抑郁[15]。因此，需要进行全面评估，尽可能明确疼痛病因，以确定最佳诊疗计划。其他学科（如护理、社会工作、心理学、精神病学和牧师）的参与，可能有助于揭示其他可能混淆疼痛评估的情绪或精神痛苦来源。患者的主要护理人员是患者评估的另一宝贵资源和医疗团队的重要组成部分。

随着越来越多的临终患者选择回家，家庭护理人员承担了大部分患者的护理[24]。由于患者在家中接受护理时，医生经常依赖护理人员提供的二手或三手信息，包括疼痛严重程度、缓解充分性、是否存在不良反应和相关毒性。因此，正确解释患者或护理人员的疼痛报告至关重要，因为有效的疼痛管理取决于准确的评估。患者的疼痛体验有三个维度：认知因素（包括态度、信念和知识）、感觉或躯体传入、情感或情绪体验[25]。尽管患者和家属对患者癌痛的感知相当，但家庭成员评估患者的疼痛水平会略高于患者，这是由于观察而非经历疼痛所导致的结果。目前仅见针对癌症患者的护理人员和患者体验之间一致性研究[24]。Engelberg 等发现，可观察到的体验（如呼吸和舒适度）的一致性较高，而与主观患者体验（如焦虑和抑郁）的一致性较低[26]。

如果评估很大程度上依赖于患者的代理人，那么评估疼痛管理策略的有效性就很重要。疼痛控制不佳的报告可能提示家庭成员和患者均痛苦。家庭成员痛苦包括疲劳、缺乏疼痛管理知识、担心成瘾、

表 82-1 临终疼痛和痛苦评估工具

疼痛评估	示 例
自我评估	视觉模拟评分量表（VAS）
	语言评分量表（VRS）
	数字评分量表（NRS）
	面部疼痛量表（FPS）
	口头描述符量表－疼痛温度计疼痛画图
观察性	Abbey 疼痛量表（痴呆、认知或沟通问题患者）
	Doloplus-2（存在沟通问题的老年人）
	晚期痴呆疼痛评估量表（PAINAD）
	沟通能力受限老年人疼痛评估清单（PACSLAC）
	非语言疼痛指标（CNPI）
	痴呆老年人疼痛评估（PADE）
	CAN 疼痛评估工具（CPAT）的临床效用
疼痛相关因素	多维疼痛量表（MPI）
	Edmonton 症状评估量表（ESAS）
护理人员的报告	关于强度、频率、位置、治疗反应变化的疼痛报告
	鬼脸、僵硬、流泪、激越疼痛观察结果

担心伤害患者和强烈的责任感等方面[27, 28]。家属可能把个人担忧解释为患者的症状，同时患者却可能在即将临终时能够应对自身症状。一些研究报道，癌症患者的健康和功能与其照顾者的压力负担呈负相关，随着患者进入终末期照顾者压力逐渐达到高峰，包括抑郁和焦虑[29]。

如果要在家中充分管理疼痛，必须解决护理人员担忧和患者痛苦，因为两者之间存在密切关系。如果医疗专业人员需要依赖护理人员报告患者症状来实施管理，必须牢记家庭成员评估不一致的可能性和过度报告的倾向[24]。家庭和患者之间评估的不一致性，使得在临床工作中有必要探讨如何优化身心健康和对评估分歧的理解。患者、护理人员和临床医生之间的合作和沟通是临终关怀的关键组成部分，尤其是对居家患者的疼痛管理。

三、临终时的一线照顾者

（一）照顾者的作用

全球大多数患者希望在熟悉的家中度过生命的终点。WHO 认为，在家接受姑息治疗的患者越来越多，这种方式经济划算[30]。照顾者通常是家庭成员，但朋友和付费助手也可以完成这个角色。照顾者在协助患者完成日常生活活动、症状管理和临床任务方面提供安慰和支持。在护理人员的职责中，疼痛管理是给他们带来挫折和压力的困难任务之一[31]。照顾者有望在疾病所有阶段的疼痛缓解中发挥主要作用，但常常很少或根本没有接受如何操作培训[28, 32, 33]。在一份含 129 项关于家庭照护者和姑息治疗研究的综合综述中，照护者报告其在药物治疗和症状管理方面为临终亲属提供了广泛的帮助[34]。

有效的症状管理，尤其是居家临终期的疼痛，是一系列复杂活动，是照顾者的责任，并有可能减少患者的疼痛和减轻照顾者的负担[31]。护理人员需要提出和填写需求，并支付处方费用。他们应该安全保管镇痛药，并根据疼痛评估结果按计划或按需安排分发药物。他们必须熟练掌握给药技巧，包括注射、吸入、滴眼和滴耳等形式。此外，他们还负责监测输液、药量、药效和不良事件。此外，他们还负责与医疗保健团队沟通药物和症状。在一份综合综述中纳入了 100 多项关于临终家庭照护的定性研究，各研究的普遍共识是照护者在症状、疼痛和药物管理（尤其是给药技术方面）方面缺乏准备、知识和技能[35, 36]。这些研究的结论是大多数照护人员依赖护士或医疗团队的其他成员获得药物相关的信息。

（二）未缓解疼痛对患者和护理人员的影响

越来越多的证据表明，疼痛缓解不充分可能加速患者死亡，可能的途径不仅包括众所周知的生理应激增加、活动减少、肺炎和血栓栓塞倾向增加、呼吸作功和心肌需氧量增加，还包括免疫抑制[44]。由于患者的生活质量下降，疼痛还可能导致精神绝望和显著的情绪不健康。家庭治疗最好被视为一种体验，认识到向患者提供治疗的每个方面不仅会影响患者，还会影响家庭护理人员。对家庭护理的强烈需求，特别是 24h 身体护理得到很多关注[45]，但对承担责任的家庭成员的情感负担关注过少[46]。

看护已被确定为死亡的危险因素[47]，这不仅带

病例 82-1　护理人员的角色

家庭疼痛管理的错误观念、挑战和障碍

一般而言，家庭护理对临终患者有很大益处，但家庭护理也可能给照护人员带来沉重负担，导致护理不足[34]。对知情医护人员的调查显示，家庭疼痛管理障碍包括症状识别、镇痛方案依从性、疼痛报告缺失和护理可及性不足[37, 38]。患者和非专业护理人员报告了对成瘾、镇痛不良反应和加速死亡的恐惧。此外，宗教和文化的痛苦观可能会影响甚至冲击临终关怀的基石，即每个人都有"无痛和有尊严地死去的权利"[39]。了解家庭护理中疼痛治疗的障碍，可以使专业人员更好地对患者及其家属进行宣教[40]。由于误解导致治疗不足，所有参与晚期疾病和疼痛患者治疗的临床医生必须能够鉴别，并向患者及其家属清楚解释临终期间使用阿片类药物的临床现象，包括耐受、躯体依赖、成瘾的少见性。重要的是要意识到，在姑息治疗或临终关怀时，滴定式使用阿片类镇痛药缓解疼痛与死亡时间之间没有确定的关系[41, 42]。

Chi 等将居家疼痛管理问题分为照护者相关问题和患者相关问题[31]。生理和心理疲劳可能影响到照护人员的照顾能力。护理人员可能对阿片类药物成瘾有误解或担心镇痛药会加速死亡。他们担心的镇痛药其他不良反应还有镇静、意识模糊和便秘。因此，即便有干预计划，仍然可能出现漏报和阻碍治疗的行为。保留工作、家庭生活和经济责任等物质需要和社会心理需求都可能会影响患者的治疗。照护人员和医疗保健系统之间的无效沟通或沟通路径不明也被认为是导致患者延迟获得帮助的原因。照顾人员报告了缺乏处方药知识，包括基本的作用、剂量和不良反应，这一不足导致患者在选择有效疼痛治疗的药物和给药时机时感到困惑，并难以抉择。一些研究估计镇痛方案不依从率高达 24%～51%[43]，这可能导致治疗不足，甚至有潜在用药错误的危险。护理人员的组织能力或足够多的护理人员才可以处理好跟踪、记录和安全保管镇痛药方面的问题。影响家庭疼痛管理的患者相关问题包括难以语言表达疼痛、对生活质量的个人态度、如何看待自身行为对其看护人的影响及其身体状况恶化的程度[31]。患者和照护者在家中实施疼痛管理方案时常见的困难总结见框 82-3。作者认为，患者和照护人员需要持续的支持和帮助解决问题，以优化疼痛管理方案。

Martha 是一位 85 岁的女性，她的独立生活能力在过去 5 年里有所下降。她患有终末期肾病，每周需透析 3 次。由于严重乏力和骨关节炎引起的慢性非癌性疼痛，她的活动能力非常有限。她还患有抑郁症和焦虑症。她的家庭成员中，目前只剩下三名成年子女，都在外工作，工作日不能照看她的治疗。

除了她的家庭医生和精神科医生，她还要看疼痛专科医生和肾脏专科医生。此外，保险公司每周为她提供 20h 的家庭保健服务。她的护工 Bridget 已经陪伴她 2 年了，Bridget 的职责包括带 Martha 去看医生、取处方和用品，摆放每周的药盒。Bridget 还会帮助 Martha 洗澡和做家务。Brigdet 陪伴了 Martha，给她安全感，并且了解她的需求何时得到满足。Martha 的子女在晚上和周末照顾她，确保其感受到爱和支持。

来躯体后果，还有情感、经济和社会后果[48]。照顾者无法抹去亲人遭受失控疼痛折磨的记忆。他们可能会对给予过多加速死亡的药物而感到内疚，或对接受治疗的种类感到沮丧。这些观念会影响护理人员对其亲人家庭护理的满意度、对亲属离世质量及未来应付疼痛能力的认同[49]。

姑息治疗和临终关怀项目为患者和护理人员提供合住病房。面对目前住院时间更短、出院时间更早，以及期望在家中对病重患者进行管理的趋势，了解影响家庭疼痛管理充分性的因素变得越来越重要[50]。解决患者和护理人员面临的一系列问题，将有助于家庭支持和建立信任，这些问题包括疼痛的各种病因及其管理知识和态度、护理人员和社区护士的压力、居家管理疼痛的技术和交流等[51-53]。当疼痛和其他痛苦症状得到适当处理，照顾者按照预设指令接受指导，临终关怀的质量评分增加，成本和资源利用减少，照顾者压力减轻[54-56]。由护士、社会工作者、牧师、医生、志愿者和其他人员组成的跨专业医护团队必须向患者和家庭提供教育、咨询、重建和精神疏导，以探索居家临终关怀和疼痛缓解的障碍。认识到家庭照护和社区护理在没有适当培训的情况下必须承担责任，可以推动居家疼痛管理的沟通和教育计划改进。

（三）取得积极结局的建议

获得社区护理支持的照顾人员是一线家庭疼痛管理者。结构化疼痛教育项目已被证明可为患者及其护理人员带来积极的结局[37, 38]。建议向照顾者传授实用的临终护理技术，并确保定期为照顾者更新患者疾病的性质和病程的一般信息。应询问患者和护理人员是否担心成瘾和耐受（通常描述为对药物

框 82-3 临终期疼痛控制不佳的家庭护理挑战

- 合并症和晚期疾病的复杂疼痛综合征
- 快速增加的阿片类药物需求和替代给药途径的需要
- 治疗多种临终症状的多重用药
- 认知、记忆、视觉或听觉受损
- 害怕阿片类药物成瘾或不良反应
- 害怕增加照顾负担或住院导致的疼痛报告不足
- 患者、家庭或照护者的生理疲乏，社会和心理倦怠
- 疼痛治疗不充分，不依从治疗方案
- 变化或紧急情况下无法获得处方、资源或医疗团队的帮助
- 不熟悉的药物用法、用量
- 护理人员的能力和组织技能有限
- 药物滥用史或高风险家庭环境

“习惯”或“免疫”)。应就患者行为的变化对照顾者进行教育，如可能提示潜在疼痛症状的易怒或沮丧。对于主动死亡的患者，照护者还应得到临终期的异常呼吸、摄食和摄水减少、认知下降、谵妄、尿量减少和失禁方面的教育。

照护者担心在临近死亡时积极使用阿片类药物或苯二氮䓬类药物会加速死亡。已经明确的是，在此期间患者具有法律和伦理权利处理自身症状[57]。据观察，与不使用药物的患者相比，基于症状给药的患者寿命更长[58, 59]。其原因尚未确定，但相关生理学理论已有报道。在此情况下，医务人员有责任解决为患者和照护者伦理、法律和生理依据。

对于护理的要求不是一概而论的，患者在生命末期的需求与其对护理者的需求既不相同也不固定。纳入疼痛日志或日记以完善疼痛记录、疼痛管理策略并评估疼痛缓解效果，可以提供具体证据并帮助制定个体化策略。当多个护理人员参与护理时，以这种记录方式的准确性就更加重要[43]。必须对居家疼痛治疗方案的照顾者负担和舒适度进行评估和再评估。应在门诊时段外在家中提供基本药物，以快速管理症状并防止不必要的住院。临床医生的专业和伦理责任是关注患者的疼痛是否充分缓解，并对患者及其护理人员进行镇痛治疗的适当教育。

四、家庭疼痛管理计划

(一) 从医院转移到家庭

由于诊疗协调复杂、干预类型多样、顽固症状管理不足、护理人员缺乏，将晚期疾病患者从医院转移到家庭环境进行临终关怀是一项具有挑战性的任务。在住院期间，完全由专业医护人员实施患者护理而无照护人员参与，则可能因护理和决策负担转移到单一护理人员而导致对出院准备不足的焦虑。患者及其护理人员准备回家时，重点应放在安全、沟通和明确疼痛管理计划。一份关于有效家庭护理的综述发现，医院和社区服务对接、多学科团队和整体护理模式以临终关怀专业知识的获取（包括疼痛和症状管理）与结局改善相关[60]。结局指标包括生活质量、护理满意度、体能状态、疼痛管理、非疼痛症状管理、同意家庭死亡和医疗费用降低。家庭护理计划减少了组织内部障碍，增加了责任感，有利于转移，防止症状恶化，并避免了不必要的临终住院，同时整体改善生活质量和满意度[60]。

从医院转移到家庭前需要回顾联合审查委员会和国家患者安全的指南和确认可用资源，以便安全、有效地将患者转运到家庭照护[61]。居家疼痛管理需要个体化的疼痛管理计划，通常受益于家庭会议中对患者目标和价值观的早期和反复讨论，使用“教学法”以确保照护成员理解出院计划。承担疼痛管理责任的患者和护理人员对疾病和药物的了解可能有限，健康知识不足并且缺乏自信，可能导致转移困难。促进医护人员和照护人员之间的积极沟通，确保出院准备时信息充组，照护者角色演练，以及在最终出院前的周末测试家庭环境障碍，均对成功转移到家庭护理有帮助[62]。

家庭护理环境的评估、临终患者的预期需求和潜在场景识别是一个整体过程，有助于实现可持续和令人满意的家庭护理过渡，并能降低再入院风险[63]。反复出入院会中断患者的疼痛治疗方案，因为新的治疗团队介入或根据病情、药物不良反应变化而增加或减少药物[64]。疼痛管理计划应适当、完整，并以患者和家属能够理解的语言清楚地写出来。药剂师是重要的帮手，在以下方面可以提供帮助：调整用药、评估给药途径、审查处方的完整性、评价多重用药、非舒适用药或重复治疗的必要性。

药物和治疗干预应该考虑患者的经济状况、处方镇痛药可以在社区获得、与患者和家属确认出院和随访计划，并在改变阿片类药物或给药途径的 24h 内患者不应出院（如有可能）(框 82-4)。患者从门诊购买药物及费用可能成为的一个重要障碍[65]。应

框 82-4 促进从医院到家庭过渡的因素

患者不能出院：

- 阿片类药物给药途径改变后 24h 内
- 换用不同阿片类药物后 24h 内
- 没有相关镇痛方案的书面说明
- 没有 24h 待机的用于疼痛管理的电话号码
- 无经消化道给药疗法

如果患者正在通过非胃肠外给药途径，出院时确保：

- 处方药物可在患者的社区药房获得
- 患者有门诊处方计划，如果没有，则需自费购买镇痛药
- 患者在出院时获得足够的药物以维持疼痛管理方案，直到患者能够在社区药房配药

如果患者正在接受胃肠外输注给药，出院时：

- 尽可能避免患者在周末回家
- 如果泵有机械问题，回家患者携带可供 48h 口服或注射的阿片类药物

联系社区药房，以确保患者可获得阿片类处方药物或愿意[66]。重要的是，在患者出院回家之前培养患者支付和获得门诊镇痛处方的技能。几家制药公司都有专门的患者“帮困计划”。社会工作者可以评估患者是否有资格参加这些项目和享受到这些有用资源。

良好的操作是医生或护士在患者出院后第 1 周内开始与之联系，并确认疼痛得到充分控制。这是对家庭在居家疼痛管理中的核心作用的认可，强调了为家庭提供持续支持，以帮助其做出日常疼痛管理决策，以确保患者和护理人员对疼痛管理方法有信心。首次电话联系也确认了疼痛管理是优先事项，即使目前是通过门诊进行疼痛诊疗，后续仍然会充分利用可用资源密切监测患者的疼痛。如果患者在家中疼痛加重，很重要的一点是与患者或护理人员一起讨论是否按照处方使用了镇痛药，以及获取解救药物的便利性和使用的适当性。出院后不久与家属密切随访非常重要，因为他们仍在学习疼痛管理所需的基本原则和技能。一旦学习了这些技能并建立了常规，后续仅需继续支持和检查。

（二）出院至疑似药物滥用的环境

患者可能会回到发生药物滥用或药品挪用的家庭环境。这些患者既往可能有或无非法用药史。有药物滥用史的患者存在疼痛治疗不足的风险[69]。可将患者分为三个亚组：①活跃使用街头毒品的患者；②正在接受美沙酮维持方案的患者；③多年未使用违禁药物的患者[19]。药物滥用患者在临终阶段会面临疼痛管理的挑战，因为沟通受限和回避沟通，识别姑息治疗需求较晚，临终阶段的偏好和应对策略不同于一般患者[62, 63]。

有临终疼痛控制需求的药物滥用患者在阿片类药物治疗期间需要严格监测。必须认识到，这些患者与其他患者一样，可能会出现显著疼痛，但由于已经药物耐受，可能需要更大剂量的阿片类药物来控制疼痛。如果患者正在接受口服药物治疗方案，可能每次仅需给予 1 周量的阿片类药物。一次给予这类患者更大剂量，无论多大剂量，结果仍然是“药物用完”。这些患者偶尔接受肠外途径给予阿片类药物，以确保充分的疼痛控制和安全性，保持对用药量的更严格控制，并将药物挪用的风险降至最低。在这些情况下，家中不会留下额外的阿片类药物泵或输液袋，也不会教患者或家属如何改变输液。由于“虹吸”给药的风险较低，因此输注泵可能优于输液袋。在这种情况下，处方医生或高级执业护士、家庭药剂师和家庭输液护士之间的密切协调和沟通是很必要的。

在该人群中经常观察到精神症状和并发症，如焦虑、抑郁和双相情感障碍，需要解决[69]。具有最佳合作的团队在这些患者的治疗中至关重要[70]。如果患者正在戒毒计划中，则必须联系该计划负责人，以协助规划患者的整体治疗。应指定一名医生或高级执业护士负责调整镇痛药和开具所有处方，一名护士负责组织和协调患者治疗计划。出院回家进入药物滥用高风险环境的疼痛患者人数相对较少，但其需求更具挑战性，需要创造性的解决方案。然而，通过周密的计划和密切的监测，大多数人可以在家中实现安全的疼痛管理[70]。

五、沟通：良好居家疼痛管理的基石

（一）沟通基础

为确保医院制订的疼痛管理计划能在家中执行，可采取一系列措施[61]。首先，如果已经建立家庭护理，应联系家庭护士讨论疼痛管理计划。其次，应联系社区药房，以确保他们有处方阿片类药物的库存，如果目前没有，他们愿意新增此类药物。此外，

病例 84-2　从家庭转入医院

入住长期护理机构还是临终关怀机构的决定

一些患者无法在家中接受诊疗，只能出院转至长期护理机构，包括护理院和辅助 / 支持性养老院。这类患者通常为老年、虚弱和接受多种药物治疗的慢性疾病患者。他们常面临疼痛评估不充分和疼痛治疗不足的风险[34]。此外，老年和虚弱患者的治疗窗可能较窄，发生明显不良反应的风险增加，包括镇静和意识不清[67]。需要密切监测，根据持续监测的结果，仔细滴定和调整剂量。这需要培训、技能和制度系统，定期筛查是否有疼痛和是否有充分的缓解。出院机构的医生 / 高年资护士或疼痛管理护士与长期护理机构的医生和护理监管人之间的语言交流至关重要，并且应在患者出院前进行。两个团队才能合作，确保充分缓解患者疼痛。近年来，一些长期护理机构与社区临终关怀项目签署合同，提供姑息治疗方法。

临终关怀是使用最广泛的临终家庭护理模式，其重点是优化临终患者的生活质量，这些患者未就医且不太可能从维持生命治疗中获益[68]。临终关怀计划由营利性和非营利性组织共同执行，已成为临终患者护理标准的一部分。参加临终关怀项目的资格要求预期寿命≤6 个月。参加临终关怀家庭护理项目的患者和家庭具有的主要优势是临终关怀护士定期进行家庭访视，并由熟练的临终关怀护士在医务人员指导下提供 24h 紧急支持。此外，临终关怀支付临终疾病的所有药物费用，患者无须额外付费。由于临终关怀模式的多样性、复杂性和服务深度，转诊前应评估患者的需求并确认该项目可提供的服务。例如，尽管大多数临终关怀项目已经改变了早期“不使用高科技”的策略，转向技术性支持，但严格的财务报销规定可能会削弱为需要肠外阿片类药物治疗疼痛患者提供服务的能力。

Sally 是一名 21 岁的女性，从十几岁开始就患有神经纤维瘤和难缠的疼痛。即使面对这些挑战，她仍然能够完成高中学业和建立亲密的友谊。然而，在去年，Sally 又发现一个新的恶性肿瘤，并且不能手术。Sally 明白她的病情已处于晚期，现在依靠她的母亲协助日常生活。

Sally 已经植入鞘内镇痛泵，通过注射氢吗啡酮充分控制了疼痛。随着疾病进展和疼痛加重，她住院治疗，除了她的镇痛泵，还依赖静脉注射氢吗啡酮。住院 3 周后，Sally 和母亲急于出院，希望 Sally 剩余的时间在家里度过。然而，出院后，Sally 只能停止静脉用药，需要滴定鞘内氢吗啡酮的日速率、将静脉氢吗啡酮转换为口服制剂，并且需要添加辅助药物。另外还评估了 Sally 的家庭环境，并确定了 Sally 需要的专用设备和用品，预定了一张医用病床和马桶。此外，Sally 的母亲须学习相关技能才能胜任居家照顾任务。Sally 的母亲学习了必要技能，包括如何帮助女儿从床上转移到椅子和床旁马桶上、安全使用药物、与医疗团队沟通。Sally 的疼痛医生安排了每周的远程会诊，并根据需要安排面对面随访。虽然 Sally 和她的母亲在出院时还没有准备好接受家庭临终关怀，但她们已经开始考虑未来接受这种选择。

还应明确药物何时可在社区药房买到，以免患者断药。如果当地药房既没有也无法获得处方阿片类药物，则必须在患者出院前为其联系替代药房。第三，必须明确指定负责开具阿片类药物处方的医生和负责滴定药物的执业护士。第四，应指导照护者建立一个常规，按计划检查他们剩余的药物量，避免药物“用尽”（周五晚间和假期综合征）。有些家庭发现，保持 1 周的药物供应对患者是很有帮助的，当他们需要使用时，这提醒他们打电话给医生获得新的处方。这些简单的步骤有助于慢性疼痛患者及其家人从医院到家庭的转移。

必须以书面形式、用通俗语言向患者和家属详细、具体地介绍药物和非药物疼痛管理方法[61]。疼痛管理的一个基本原则是使用镇痛药预防疼痛，而不是必须经历严重疼痛后“获得”镇痛药，应与患者和家属探讨这一观念。该原则包括解释使用阿片类药物管理疼痛时成瘾发生可能性，以及药物耐受的临床意义（例如，如果在病程中过早使用阿片类药物，后期可能不再有效）。如果疼痛没有得到很好控制，或者如果患者出现了令人困扰的不良反应，患者和家属必须明确 24h 内可以给谁打电话。此外，需要检查居家使用阿片类药物相关的安全问题，包括将阿片类药物保存在儿童接触不到的地方；将未使用的阿片类药物冲入厕所或送回处方机构进行处置；如果使用肠外阿片类药物，应获得放置注射器和针头的锐器盒，对于包装良好的针头和注射器，不应直接丢弃在家用垃圾箱里。

对终末期疾病或癌症伴疼痛患者的持续护理尤为重要。患者在不同医疗机构中接受治疗，这些机构中的医生、护士和医疗保健专业人员可能不会将疼痛视为优先事项。此外，由于患者或家属不熟悉复杂的药物给药方法、缺乏社区资源或担心阿片类药物数量或不良反应，可能会改变行之有效的管理方法。临终关怀运动解决了对濒死患者持续治疗的需求[68]。同样，对于非即将死亡的终末期慢性疼痛患者，非常必要弥补医院和社区之间的空白[71]。姑息治疗是一种有价值的治疗方法，它在较早期即解决了伴慢性疼痛患者的镇痛需求。对于无法接受临终关怀计划或因各种原因选择不接受临终关怀治疗的濒死患者，这种护理模式也很重要。

（二）沟通工具

医务人员和照护人员之间的有效沟通对于成功管理临终在家患者的疼痛非常重要。在转移到家庭之前或转移到家庭的早期就应该确定适合医务人员和照护人员沟通的工具。应讨论首选的沟通方法和家中可用的技术，以及这种沟通方式的预期频率和限制。应鼓励患者和照护者每天记日记，使用数字评估法（如0～10分）或分类量表法（如无、轻微、中度、重度）记录疼痛水平、使用的药物、其他疼痛缓解策略、疼痛缓解的程度和持续时间、活动水平，以及对生活质量干扰程度。研究发现，保持疼痛日记可提高患者和护理人员对疼痛模式的认识，指导疼痛管理行为，增强控制感，促进沟通[72]。

电话沟通是门诊监测和管理疼痛的重要方法[73]。此外，电话沟通还能向原本无此服务的社区提供专家咨询。疼痛管理专家（通常是高年资执业护士）与患者、其家人和社区专业人员保持24h电话联系，有助于治疗保证连贯。虽然提供非工作时间服务和紧急治疗仍然是一个不可或缺的资源，但采用主动电话沟通的模式，将显著减少对这些服务的需求。这一主动模式提供了一个标准的呼叫频率和结构，即工作人员每天用标准化的问询内容给每个患者打1～2个电话，确定其临床需求，并将问题上报给护士，以实现高效的家庭治疗[74]。

尽管电话仍然是主要的沟通方式，但技术的进步使远程医疗成为居家临床支持的一种新兴选择。数字技术在医疗保健和患者家中应用相当普遍。大多数患者经常联网使用计算机、平板电脑和智能手机。目前，许多患者将互联网作为轻松获取知识的资源，其形式多样，并能使用日历和提醒功能来安排日常事务。然而，除了预约和药物提醒等功能之外，还可以增加互联网在其他方面的使用机会。远程医疗可以采用视频或虚拟咨询的形式，以促进治疗支持及连续性，加强数字化教育，以及使用替代通信方法沟通或记录镇痛方法的变化，如电子邮件、网页程序或应用程序[75]。远程监测的进步可通过触发机制加强日常症状管理来实现，触发机制可以鼓励寻求帮助，提醒或提示药物管理，甚至通知专业人员的行动。这些工具可用于个性化监测和加强患者与医护人员的沟通。远程保健高效且具有成本效益，可促进医疗资源公平分配。然而，必须谨慎使用数字解决方案，在增加治疗价值的同时不会给患者、护理人员和照护者增加不必要的负担[76]。

（三）姑息治疗中非药物方法疼痛管理

非药物治疗是所有管理策略的一个重要方面。多种非药物方法可有效缓解晚期疾病患者的疼痛[81]，包括物理干预，如调整姿势和主动或被动活动、热疗或冷疗、经皮神经电刺激和按摩；心理治疗，如放松、想象或认知行为疗法；补充或替代医学技术，如音乐和针灸。非药物干预通常家庭和其他护理人员参与并适当授权，同时使患者感到舒适。这些技术对照护人员的影响不容忽视，它可能对患者的体验及家庭护理人员的情绪化生存产生直接影响。Keefe等[40]对癌症患者的家庭照顾者自我效能的研究发现，自我效能自评较高的照顾者，其报告的压力水平和消极情绪较低，而积极情绪较高。照护者对患者疼痛管理能力的自我评价与患者的身体健康情况相关。当照护者报告自我效能较高时，患者也报告其精力更充沛、疾病更少、卧床时间更少。除了客观疗效外，补充疗法还是一种“情感嫁接”，它可以在患者和护理者之间建立富有弹性的重要纽带[82]。

1. 康复和物理治疗

即使预期寿命有限，功能康复和物理治疗技术在合适的患者中也可以提高生活质量。多项研究表明，在姑息治疗中使用物理治疗对于降低肌肉骨骼疼痛水平、改善运动和完成日常活动方面具有基础性益处[83, 84]。研究显示，接受物理治疗的患者报告生活质量提高，情绪和信心也相应改善。物理治疗师可以为患者和护理人员提供教育和技术支持，以最大限度地提高患者能力，实现有意义的治疗。

2. 推拿治疗

治疗性按摩通过对身体组织的操作来影响神经肌肉和循环系统，以减少肌肉痉挛并帮助放松。按摩还与芳香疗法结合使用，利用植物精油的治疗特

病例 82–3　远程医疗作为沟通工具

临终疼痛管理

处于疾病终末期的患者通常会经历多种机制的疼痛。疼痛机制可分为中枢敏化、周围神经病变、伤害性疼痛、交感神经介导疼痛和认知 – 情感障碍等[77]。区分不同类型的疼痛非常重要，因为治疗方法是否有效很大程度上取决于疼痛机制及其原发灶[77]。在某些情况下，尤其是转移性癌症，疼痛病因通常较复杂，混合了伤害性和神经性因素。疼痛发生机制是药物治疗策略的基础，药物治疗策略应个体化，需要考虑合并症、可能的不良反应、给药途径和伴随用药。一个重要的治疗策略，尤其是在临终时，是使用一种可能治疗多种疼痛或多种症状的药物。例如，阿片类药物可能对神经病理性疼痛和躯体疼痛都有帮助，一些抗抑郁药可用于治疗神经病理性疼痛和失眠，该策略在虚弱人群中得到验证[78]。

居家疼痛药物管理责任重大，甚至有时不堪重负，除此之外，患者和护理者还使用许多非药物策略来缓解疼痛。其中一些技巧是在医院内所教授的，但一旦患者出院回家，医疗团队很少继续强化这些技术。非药物干预包括物理和认知方法。物理方法包括热、冷、按摩等干预措施。认知策略包括各种放松技巧、意象、冥想和祈祷[79]。这些非药物治疗应根据个人的喜好和有效性进行调整。熟知各种治疗策略、治疗预期和开放的心态将帮助临床医生确定符合患者价值观和内心信念的疗法。这些方法的应用不仅可以缓解疼痛，还能帮助患者重新获得控制感[80]。与药物治疗相似，多模式方法具有叠加效应和协同效应的潜在益处。

Buddy 是一名 75 岁男性，诊断为四期肺癌。他患有慢性非癌性腰痛及化疗引起的神经病理性疼痛。使用曲马多和加巴喷丁可充分治疗他的疼痛。然而，他的呼吸最近变得更加费力和不适，需要通过鼻导管持续给氧。他大部分时间都被限制在他和妻子合住的公寓里。因为他很难按时就医，他的医疗团队使用远程医疗来监测他的疼痛和健康，并对他的用药进行必要的调整。在这些访视中，Buddy 和他的妻子放心了。必要时，可派家庭护士对 Buddy 进行评估，并与其医生协调护理。

性，促进身体、精神和情绪的健康。有很好的证据表明，这些疗法有助于减轻疼痛，改善焦虑，并获得情绪平静，短期疗效具有统计学意义[79, 85, 86]。尽管在改善疼痛控制、焦虑或生活质量方面，研究显示没有显著的长期益处，但在一组患者中观察到按摩疗法显著改善睡眠评分，降低抑郁评分[87]。研究结果表明，心理痛苦水平高的患者对这些疗法的反应最好。按摩疗法是一种非侵入性治疗，可以减轻疾病晚期的痛苦和改善症状。对于有开放性伤口、接受抗凝治疗、近期诊断为深静脉血栓形成或多发性骨髓瘤的患者，可能要避免按摩或限制治疗部位[86]。

3. 电物理模式

经皮神经电刺激是一种价廉的非侵入性电治疗方式，可用于伴或不伴活动性肿瘤疾病的临终患者。可在正常组织或非癌症患者身上使用替代治疗，如治疗性超声、干扰电流或短波透热疗法，以减少疼痛和肌肉痉挛[67]。临终关怀癌症患者短期使用 TENS 与总体生活质量改善、疼痛减轻和疲劳改善相关[79]。扰频器疗法是一种较新的方式，尝试通过皮肤电神经刺激进行神经调节，为皮神经提供“非疼痛”信息，从而阻断疼痛感知。研究表明，在神经病理性疼痛、患癌或不患癌的患者中，扰频器疗法可显著、持续地减轻疼痛[88]。在使用涉及电刺激的治疗时，必须考虑到患者已植入的器械（各类泵、刺激仪、植入式心律转复除颤器或起搏器）及防止故障的措施。

4. 心理治疗

简单的心理干预可能对疼痛产生显著影响。放松技术可以有效减轻临终患者的疼痛。伴或不伴想象的放松技术都可以改善口腔黏膜炎患者的疼痛，而在临终患者群体中，口腔黏膜炎往往是一种控制不佳的症状[79]。以正念为基础的认知疗法可改善姑息治疗患者焦虑、反刍思维和睡眠问题，减轻抑郁症状[89]。这些认知干预措施可以为患者和家庭提供支持、知识和技能，帮助应对临终疼痛[67]。谵妄和认知障碍患者可能无法从这些心理治疗方式中获益。

5. 针灸

针灸疗法作为一种补充疗法被持续研究，可用于姑息患者和癌症患者的疼痛、呼吸困难和疲劳的症状管理。与常规药物相比，针灸可显著减轻疼痛，其镇痛起效时间更短，作用持续时间更长[90]。据报道，由癌症或 COPD 引起的呼吸困难患者，接受针灸 / 穴位按摩治疗后，报告呼吸急促症状显著改善[79]。尽管证据尚未确认这种方式的有效性，但它仍然是一种相对安全且并发症罕见的疗法。

6. 音乐疗法

音乐疗法越来越多地用于癌症和姑息/临终关怀人群的辅助治疗。音乐疗法可以改善睡眠质量、生活质量和抑郁症状，使患者舒适和放松[91, 92]。尽管有各种各样的个人偏好，音乐似乎都是通过自主神经系统发挥直接的生理效应，促进大脑释放内啡肽[91]。

（四）姑息治疗中疼痛管理的药物方法

疼痛的药物治疗包括非阿片类药物、阿片类药物、辅助镇痛药、疾病修正治疗和介入技术。WHO的疼痛阶梯治疗是一个渐进性疼痛管理方案。然而，对终末期疾病患者使用这个指南可能会因延迟，从而导致疼痛控制不充分（图82–2）。临终患者可能需要强阿片类药物才能达到有效镇痛，并且可能因疾病晚期而禁忌使用对乙酰氨基酚或非甾体抗炎药等一线非阿片类药物治疗[93]。正常药代动力学和药效学可能因患者年龄和终末期疾病状态而发生很大改变。例如，在慢性肝病或肝转移患者中，药物可能完全绕过肝脏代谢，从而增加生物利用度。同样，在死亡过程中，肾脏清除率几乎总是降低，导致药物代谢物蓄积，其中一些可能具有毒性[94]。

顽固性疼痛和对基本治疗技术无反应的症状虽然不常见，但必须进行适当和积极的治疗[1]。在某些特殊病例中，可能需要姑息性镇静[95]。常常因为不存在针对特定病情的随机对照临床试验，而需要将药物用于非美国FDA批准的适应证或给药途径。新型制剂或给药系统正在不断研究并获批上市，可能在临终药物治疗疼痛时发挥作用。没有新的或改良的镇痛药被证明优于现有的用于临终患者人群的药物。姑息治疗/临终关怀团队充分了解疼痛治疗的药物，能够制定全面的治疗计划，识别和评估药物相关不良反应，了解药物–药物和药物–疾病相互作用，并教育患者和护理人员正确使用药物。合理的多药联合治疗（联合不同作用机制的药物产生相加或协同效应，最大限度地减少不良反应）往往是必要的，但药物相互作用的可能性很大，需要密切监测。

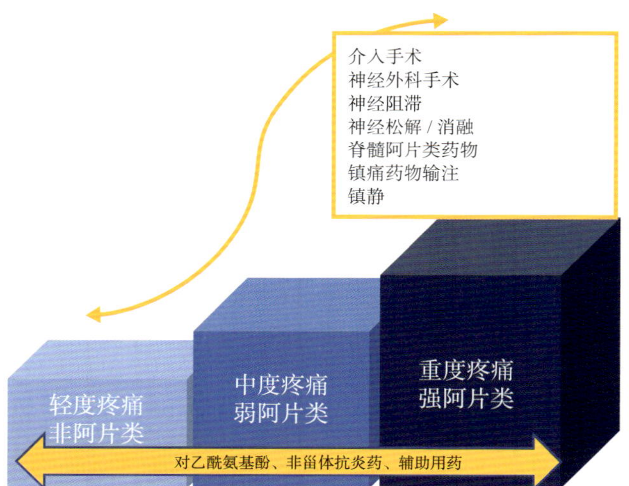

▲ 图82–2 修订版WHO阶梯法疼痛管理可用于避免延误临终患者的适当疼痛控制。进一步的镇痛操作可用于任何阶段的疼痛，但应重点考虑重度疼痛患者

（五）非阿片类镇痛药

1. 对乙酰氨基酚

对乙酰氨基酚是明确的可长期安全用于轻度疼痛控制的主要药物或作为更剧烈疼痛综合征的补充治疗中最安全的镇痛药之一。它在非特异性肌肉骨骼疼痛或骨关节炎相关疼痛的治疗中特别有效，也可用于辅助任何慢性疼痛的治疗。在临终患者发生严重疼痛时，其常被遗忘或忽视，但作为辅助用药可能相当有效。需要注意对乙酰氨基酚的抗炎作用有限及肝毒性的风险。对于肾功能不全或肝衰竭患者，尤其是大量饮酒的患者，建议减少对乙酰氨基酚的剂量或避免使用[96]

2. 非甾体抗炎药

NSAID可用于治疗多种炎症介导的中至重度疼痛。这些药物既可单独使用，也可作为阿片类镇痛药的辅助治疗，并且可能对癌症和非癌症疾病的骨骼、肌肉和皮肤等躯体源性疼痛有效[97]。这些药物只引起轻微的恶心、便秘、镇静或对心理效应。然而，有证据表明，NSAID会损害老年患者的短期记忆[97]。单独使用阿片类药物出现镇静、反应迟钝、意识模糊、头晕或其他中枢神经系统不良反应时，在治疗方案中增加NSAID或可降低阿片类药物剂量[97]。使用阿片类药物缓释剂联合非甾体抗炎药作为补充，可用于提高患者依从性[93]。与对乙酰氨基酚一样，肾功能下降和肝衰竭是使用NSAID的相对禁忌证。NSAID更明确禁忌证包括心血管风险、血小板功能障碍或其他潜在出血性疾病。使用选择性COX-2抑制药（如塞来昔布和低剂量美洛昔康），或联合质子泵抑制药可减少胃肠道并发症[93–98]。然而，对于高危姑息治疗患者，长期使用NSAID治疗仍应谨慎。

3. 纳曲酮

纳曲酮是一种 μ 阿片受体拮抗药，目前获批用于阿片类药物依赖和酒精依赖，但已显示出作为非阿片类药物用于慢性疼痛和姑息治疗的潜力[99]。低剂量纳曲酮表现出对中枢性、神经病理性和炎性疼痛的药理活性，似乎可调节或增强内源性阿片类物质的生成，而无明显不良反应。需要进一步临床研究来验证其有效性。

（六）阿片类镇痛药

阿片类镇痛药是治疗慢性终末期疾病和癌症晚期疾病相关疼痛的最有用药物[100]。姑息治疗中最常用的阿片类药物是吗啡、氢吗啡酮、芬太尼、羟考酮和美沙酮。使用阿片类药物的唯一绝对禁忌证是过敏反应史（如皮疹、喘息和水肿）。过敏反应几乎只限于吗啡衍生物，合成阿片类药物真正过敏反应的发生率要低得多。随着时间的推移，阿片类镇痛药毒性代谢物可能会蓄积，尤其是当药物清除率随着疾病进展和器官功能恶化而降低时。由于哌替啶会产生神经毒性代谢产物去甲哌替啶，特别不推荐长期反复给药[101]。以布托啡诺、纳布啡和喷他佐辛为代表的混合激动药 – 拮抗药不推荐用于晚期疾病患者的疼痛治疗[102]。因其疗效有限，在使用纯阿片类受体激动药的患者中还可能导致急性戒断综合征[103]。关于阿片类药物及其长期治疗的更多信息，见第 48 章。

1. 吗啡

吗啡（原型激动药）被认为是阿片类镇痛药的金标准，并用作等效剂量的指标[104]，有口服、直肠、静脉和椎管内用药等制剂。尽管一些患者由于瘙痒、头痛、烦躁或其他不良反应而不能耐受吗啡，但常用的初始给药不良反应，如镇静和恶心，一般数天内可消退[105]。需要预料到这些不良反应，尤其是便秘、恶心和镇静，并进行适当的预防或治疗。吗啡的代谢产物 M3G 可能导致肌阵挛、癫痫和痛觉过敏，特别是当患者因肾损害而不能清除代谢产物时[106]。不良反应和代谢物效应可以随着时间推移来区分。不良反应一般发生在药物吸收后不久，而代谢物作用一般延迟数天。吗啡，特别是含服即释片，其苦味可能令人难以接受。在这种情况下有几种方法可用。一种是将长效吗啡胶囊打开，将药物小颗粒混合在苹果酱或其他软食中[107]。另一种是口服吗啡溶液，对于自主吞咽能力明显受限的患者，可将少量浓缩药液置于口中[107]。

2. 羟考酮

羟考酮是一种合成的阿片类药物，仅有口服剂型，包括即释型（单独或复合对乙酰氨基酚）和缓释型（OxyContin®）、片剂和口服液剂型。与吗啡一样，羟考酮为脂溶性，但口服吸收更好[108]。不良反应与吗啡相似，但在一项研究发现，在晚期癌症患者中，羟考酮导致恶心和呕吐机会更少[109]。

3. 氢吗啡酮

氢吗啡酮是人工合成的阿片类药物，可作为吗啡的替代品用于临终患者。氢吗啡酮有口服片剂、滴剂、栓剂，可以胃肠外和椎管内给药，但缓释制剂（Exalgo®）仅有口服片剂形式。作为一种人工合成的阿片类药物，如果疼痛控制不充分或患者对吗啡出现真性过敏反应或发生不可耐受的不良反应，氢吗啡酮可能有用。其代谢产物氢吗啡酮 –3– 葡萄糖醛酸可能导致与吗啡代谢产物相似的阿片类神经毒性：肌阵挛、痛觉过敏和癫痫，尤其是在肾功能不全患者中[110]。

4. 芬太尼

芬太尼是一种强效亲脂性阿片类药物，可通过几种不同的途径给药，包括静脉、鞘内、经皮和经黏膜给药。由于其效力较强，以微克剂量进行给药。芬太尼用于老年患者时，谨慎给药尤为重要。一项研究发现，芬太尼透皮贴剂用于术后患者时，与 25—38 岁的男性相比，64—82 岁的男性吸收明显延迟[111]。首次使用阿片类药物的患者，应采用即释型阿片类药物滴定阿片类药物的 24h 需要量，然后确定可耐受的最低可用剂量（目前为 12.5μg/h，贴剂）。枸橼酸芬太尼口腔黏膜贴片是将芬太尼附在口腔给药器内，可在数分钟内快速经黏膜吸收，可有效缓解发作性疼痛如大创面换药。这在首例临床报道中已用于一名终末期患者，这种芬太尼制剂对无肠外用药通路患者的暴发性疼痛特别有用[111]。

5. 美沙酮

美沙酮的几个特点使其在治疗严重疼痛、慢性疼痛时很有用[112]。美沙酮有口服和静脉制剂，半衰期为 24～36h，终末半衰期更长，允许延长给药间隔时间。然而，美沙酮的镇痛半衰期往往要短得多。美沙酮是一种 NMDA 受体拮抗药，可能对神经病理性疼痛特别有用[113]。美沙酮的成本远低于等效剂量的专利保护缓释制剂，使其更多用于因经济拮据而无法获得更昂贵药物的患者。

尽管美沙酮有这些优点，但美沙酮和吗啡的等效剂量比例，以及从一种阿片类药物转换为美沙酮的最安全和最有效的时间，仍有许多未知之处[113]。目前的数据表明，剂量比例随着之前口服阿片类药物等效剂量的增加而增加，尽管美沙酮半衰期长是一个优势，但也增加了在达到血液稳态水平之前药物蓄积的可能性[113]。美沙酮治疗2～5天后，可能存在过度镇静和呼吸抑制的风险。需要密切监测这些潜在甚至可危及生命的不良反应。数据表明，美沙酮也可诱发致死性的QT间期延长。因此，接受美沙酮治疗的患者应在治疗前和治疗期间进行间断的QT筛查[112]。

目前正在接受美沙酮成瘾治疗维持治疗的患者通常会对阿片类药物产生交叉耐受，比阿片类药物初治患者需要更高的剂量[114]。为这类特定诊断开具美沙酮处方需要特殊许可证。因此，在美国美沙酮治疗疼痛的处方必须注明“治疗疼痛”。

6. 丁丙诺啡

丁丙诺啡是一种合成的激动药-拮抗药混合药物，有静脉制剂、舌下和透皮制剂。与美沙酮相似，丁丙诺啡透皮贴可用于阿片类药物成瘾的治疗，对中至重度慢性疼痛及癌痛也有效[115]。虽然尚未对这种治疗方法的效果与其他标准阿片类镇痛药进行比较研究，但丁丙诺啡具有独特的药理学特征，可用于特定患者。无论是否与其他中枢神经系统抑制药联合使用，丁丙诺啡对呼吸的抑制作用均具有天花板效应，这可能为终末期呼吸系统疾病患者提供更安全的镇痛选择。由于其主要经肝脏代谢和消除，因此肾功能不全患者可以不降低使用剂量。另有研究证明其在改善神经病理性疼痛症状方面有益[116]。尽管丁丙诺啡可能为阿片类药物初治患者提供有效镇痛，但阿片类药物耐受的患者必须慎用，因其可促发这些患者的戒断症状。

7. 他喷他多

他喷他多是一种较新的阿片类药物，是弱阿片受体激动药和去甲肾上腺素再摄取抑制药。该药物有即释制剂和缓释制剂，代谢物无显著活性。与强阿片类药物相比，胃肠道相关不良反应较轻，其有相似的镇痛效果[117]。因此，对于标准阿片类药物治疗失败的患者，由于疼痛控制不充分或不可耐受的不良反应，此药可能是一种替代选择。

8. 阿片类药物的给药途径

当患者可以自理且肠内吸收没有问题时，通常首选口服途径。当患者无法吞咽时，可经导管肠内给药。在姑息治疗中，对于无法吞咽的患者或因其他合并症妨碍口服给药的患者，必须有替代给药途径[118]，包括经皮、经黏膜、直肠、阴道、局部和椎管内（硬膜外、鞘内）给药。一项研究显示，在癌症患者死亡前4周、1周和24h，超过一半的患者需要一种以上的阿片类药物给药途径。随着患者接近死亡和口服用药减少，间歇性皮下注射、静脉或皮下输注增加[17]。因此在照顾接近临终的患者时，有必要确定和使用口服给药的替代方案。

一些阿片类药物有市售的栓剂、复合栓剂或微灌肠剂，可用于将药物直接输送至直肠或造口内。缓释吗啡片剂已用于直肠给药，与口服给药相比，已经证实其疗效和安全性[119]。直肠、造口或阴道也可用于给药。然而，这些途径用药可能受到粪便内容物、黏膜干燥、血小板减少或疼痛的阻碍。由于阴道没有括约肌，经阴道给药可能需要使用避孕套包裹的卫生棉条或充盈的球囊导尿管，以防止药物过早排出。尽管直肠或阴道途径有用，但许多患者及其护理人员可能无法接受，尤其是当患者反应迟钝或无法自理时。雾化是阿片类药物给药的替代途径，已用于缓解呼吸困难，但仍在继续研究其镇痛效果。研究发现，雾化吗啡、芬太尼和氢吗啡酮可降低呼吸频率和心率，增加血氧饱和度。然而，可伴轻度或中度的嗜睡、咳嗽、口苦或雾化面罩引起的幽闭恐惧症等不良反应[120]。

芬太尼或丁丙诺啡有透皮贴剂形式。当患者不能吞咽、不记得服药或出现其他阿片类药物的不良反应时，这种给药途径特别有用。应由专职护理人员在治疗开始后24～48h监测患者，直至达到血液稳态水平。经皮给药途径可能不适用于发热、出汗、恶病质、病态肥胖和腹腔积液患者，这些都可能显著影响药物的吸收、血药水平和临床疗效[111]。一些患者在使用贴剂后48h内就出现镇痛作用下降，在选择更频繁（每48小时）更换贴片时，必须权衡是否可以忍受更高的剂量和更长的作用时间。由于无法快速滴定，贴剂不适用于尚未控制的重度疼痛。在大多数情况下，用于治疗暴发性疼痛的镇痛药物都可以合并用于使用连续释放阿片类药物（如透皮贴剂）的患者。在大多数情况下，任何使用缓释型阿片类药物（如透皮贴剂）的患者都应该准备治疗暴发疼的药物。

尽管大多数患者能很好地耐受口服或经皮使用的阿片类药物，但一些患者可能需要暂时或持续肠外用药。姑息治疗中的肠外给药通常仅限于皮下和静脉给药，因为反复肌内注射毒性过大。肠外给药最常见的适应证是肠梗阻或肠吸收不良、重度口腔炎、难治性恶心和呕吐及吞咽困难[57, 58]。胃肠外给予阿片类药物也用于疼痛迅速加重且不稳定的患者或频繁且严重的暴发性疼痛患者。在这些情况下，联合使用 PCA 和胃肠外连续给药可更有效地缓解疼痛。

静脉途径可快速、连续输送药物，但需要昂贵的血管通路，在家庭或长期护理环境中可能不容易获得或维护。连续输注通常仅适用于留置了中心静脉输液港等长期中心静脉装置的患者。在大多数情况下，连续皮下输注可以实现治疗目标，而不需要静脉通路。与静脉注射相比，皮下注射阿片类药物起效较慢，峰值效应较低。皮下给药是一种廉价有效的方法，可实现充分的疼痛控制，不良反应极小，并且在家庭环境中使用所需培训最少[121]。

椎管内途径（包括硬膜外或鞘内）给药，如阿片类药物、局部麻醉药和 α 受体激动药等。然而，这种方法需要专业医疗人员的复杂操作和相关设备，可能会带来更大的照顾负担。感染和其他并发症的风险，以及较高的启动和维护费用，是考虑椎管内输注系统时的重要问题。选择植入式可编程输注泵是，患者的预期寿命应超过 6 个月，并且具有足够的管理相应设备的组织架构。

接受肠外治疗患者的出院计划更为复杂，需要团队协作、医院和社区之间良好沟通。出院规划可以帮助患者转诊到家庭护理机构，如家庭输液公司，并确定保险或药物供应方面的限制因素。可由接受过培训的家庭护士或家属完成输注装置的操作。所有在家中接受肠外给药的患者及其家属必须有一名 24h 待命的咨询人员提供故障排除服务。在家中使用电子泵进行连续输注时，最常见的错误是编程不正确，导致患者意外过量或剂量不足。应充分监测接受肠外治疗的患者是否出现疼痛加重的体征或是否发生不良反应，如镇静、恶心或呕吐加重。

（七）辅助治疗

“辅助镇痛药”一词常与“联合镇痛药”和“疼痛改善药”作为同义词使用。研究已证实，几类不同药理学特性的非阿片类药物可减轻各种病理状态引起的疼痛，或通过明显减轻疼痛而改变疾病进程。在大多数情况下，这些药物适用于治疗重度神经病理性疼痛或骨痛，同时联合使用阿片类镇痛药以充分缓解疼痛。典型的辅助药物包括 TCA、SNRI 类抗抑郁药、抗惊厥药、皮质类固醇和其他控制疾病的药物，如治疗转移性骨癌痛的双膦酸盐。有关辅助镇痛药的更多信息，见第 53 章至第 57 章。

1. 抗抑郁药

TCA 的镇痛作用似乎与抑制去甲肾上腺素和 5-HT 再摄取有关，使这些神经递质在中枢神经系统的疼痛抑制途径中更容易被利用。依据几项重要的临床对照试验的研究结果，指南将 TCA 列为神经病理性疼痛的一线治疗用药之一[122]。抗抑郁药的镇痛剂量一般远低于治疗抑郁症的有效剂量。尽管在老年和姑息治疗人群中，TCA 的明显不良反应需要仔细滴定和监测，但其增强睡眠和改善情绪的作用可能足以超过其缺点[123]。较新的选择性复合 SNRI（如文拉法辛和度洛西汀）可能具有 TCA 的一些优势，而无抗胆碱能不良反应[124]。

2. 抗惊厥药

卡马西平和氯硝西泮等较早的抗惊厥药，通过阻断钠通道而缓解疼痛[123]。这些药物在治疗某些类型的神经病理性疼痛中非常有用，尤其是具有发作性、刺痛性质的疼痛，如三叉神经痛。加巴喷丁和普瑞巴林通过阻断钙离子通道发挥镇痛作用[125]。加巴喷丁对非恶性神经病理性疼痛（如痛性糖尿病周围神经病变）具有疗效，而普瑞巴林在治疗神经病理性癌痛和癌症治疗相关疼痛方面显示出优势[126]。支持加巴喷丁用于姑息治疗中的神经病理性疼痛综合征的其他证据包括丘脑疼痛、脊髓损伤后疼痛、癌痛、不宁腿综合征及 HIV 相关的感觉神经病变[127]。如果因无效或不良反应而需要停用抗惊厥药物，应逐步停用，以防止可能的癫痫发作[128]。

3. 皮质类固醇

皮质类固醇特别适用于晚期疾病患者的神经病理性痛、内脏痛和骨痛综合征，包括神经丛病变和转移导致的肝包膜牵拉相关疼痛[129, 130]。地塞米松产生的盐皮质激素作用量最少，因此毒性最小。地塞米松有口服、静脉、皮下和硬膜外制剂，由于该药半衰期长，可每天给药 1 次。通常，分次给药用于减轻高剂量毒性反应，如糖尿病患者的精神病和严重血糖异常。高剂量皮质类固醇可用于严重疼痛危象，剂量与急性神经系统急症时相似。静脉注射给药应持续几分钟，以减少不良反应，如烧灼感。对于接受维持皮质类固醇治疗但无法维持口服治疗的患者，也应考虑静脉给药，因为突然停药可诱发戒断症状。

4. 局部麻醉药

局部麻醉药有助于缓解神经病理性疼痛。可口服、局部、静脉、皮下或鞘内给药[131]。据报道，当抗惊厥药和其他辅助疗法失败时，美西律（口服）是有用的[132]。建议在开始治疗前进行ECG检查，以评估口服局部麻醉药加重传导阻滞的风险。局部麻醉凝胶和贴片已被用于预防与针刺、小手术相关的疼痛，并减少带状疱疹后神经痛[133]。据报道，在住院姑息治疗和家庭临终关怀机构中，连续静脉输注利多卡因可减少难治性神经病理性疼痛[134]。硬膜外或鞘内阿片类药物和利多卡因或布比卡因联合注射可更好地减轻神经病理性疼痛[135]。

5. 双膦酸盐

双膦酸盐类可抑制破骨细胞介导的骨吸收，并缓解转移性骨病和多发性骨髓瘤相关疼痛。双膦酸盐类可降低病理性骨折的发生率和治疗肿瘤相关的高钙血症[136]。唑来膦酸已被证明比帕米膦酸更安全有效，特别是在乳腺癌和多发性骨髓瘤患者中[137]。同样，在转移性前列腺癌患者中，与其他双膦酸盐类药物相比，唑来膦酸的疼痛缓解效果似乎更持久[138]。在肺和肾细胞癌患者中开展的临床试验也显示，定期输注唑来膦酸可产生治疗获益[139]。

（八）姑息性化疗和放疗

姑息性化疗是使用抗肿瘤治疗来缓解与恶性肿瘤相关的症状。考虑到患者预期、体能状态、肿瘤敏感性和潜在毒性，即使化疗可能无法改善生存期，也可用于优化症状控制和生活质量[118]。放射治疗对于控制骨转移、压迫性疼痛和恶性肿瘤破溃引起的疼痛也是一种非常有用的辅助治疗。有研究证明，单次或被多次的放疗方案，对于病重和预期生命有限却无法承受多种疗法所需费用的患者有效[140]。这些治疗在临终关怀或姑息治疗中往往未得到充分应用，对于预期寿命超过数周的患者均应考虑使用[141]。

（九）顽固性疼痛的治疗

氯胺酮和右美托咪定在癌症患者和晚期患者顽固性疼痛管理中的应用逐渐增加。氯胺酮是一种强效NMDA受体拮抗药，可通过口服、舌下、鼻内、局部、皮下和静脉途径给药。用于疼痛和心境障碍的亚麻醉剂量不会引起呼吸或心血管抑制[142]。氯胺酮也有助于减少阿片类药物的用量和耐受性。研究发现，其对神经病理性疼痛、缺血性疼痛和复杂区域疼痛综合征更有效[143]。右美托咪定是一种选择性α_2受体激动药，静脉给药可产生镇静和镇痛作用，但不会引起呼吸抑制。右美托咪定也被证明可能对重度或难治性疼痛、谵妄和阿片类药物诱导的痛觉过敏有用[144]。在非重症监护治疗环境中使用氯胺酮或右美托咪定输注可能有一个时间窗，在此期间从初始治疗逐渐达到最佳疼痛控制或帮助终末期患者达到其他目标。最终，如果疼痛无法控制，可以选择姑息性镇静。姑息性镇静是通过输注药物降低患者的意识水平，以减少患者对无法忍受和难治性痛苦的感知。尽管这种方式在过去遇到了阻力，并通过了伦理学家和法官的审查，但对于经过适当选择的患者是可以接受的操作。研究表明，接受姑息性镇静的患者不会出现生存期缩短[145]。

（十）大麻用于临终治疗

与主要用于药物制剂的合成大麻产品相比，植物提取物大麻具有多种可以产生协同作用的成分。使用大麻的晚期癌症患者报告疼痛、食欲、恶心和总体健康状况改善[146]。许多医护人员对使用大麻的态度发生了变化，部分原因与大麻合法化有关。然而，这种接受并没有转化为实际的推荐和处方[147]。使用大麻治疗癌症相关疼痛和终末期疾病疼痛的高质量证据仍然很少。大多数研究明确记录了头晕、恶心、疲乏、定向障碍、嗜睡和意识模糊等潜在不良反应[126]。考虑到这类患者的虚弱、基线症状和其他合并症，这些可能特别重要。

（十一）开始治疗、增加或改变药物和暴发性疼痛

初始镇痛治疗方式和剂量将取决于患者特定的医学、心理和社会因素、药物治疗的合理知识。虚弱和有疼痛危象的患者可能需要在监护观察，以在合理时间范围内安全有效地缓解疼痛。因存在显著的个体间和个体内差异，阿片类药物初治患者应以小剂量的快速起效剂型开始。为了确定最有效的药物和给药途径，对有需要的患者进行药物特异性反应试验。在1～2天内及时重新评估至关重要，以便尽快调整方案。开始治疗后疼痛控制不佳可能是由

于剂量不足或剂末疼痛复发。对可能产生累加或协同效应的药物滴定和联合给药，应注意监测是否按照合理的药物药代动力学和药效学路径发展。按需服用即释药物每天 4 次以上、剂量递增且疼痛控制不佳的患者，应考虑加用缓释阿片类药物。通过计算在 24h 内使用的即释药物的日总剂量并均分为两份来确定加用的缓释剂药量，并以每天 2 次、每次给予约一半剂量的方式使用。静息和运动时仍可能发生一过性疼痛或暴发性疼痛。如果暴发性疼痛持续超过几分钟，患者可继续服用即释阿片类药物以缓解疼痛。

出于安全性考虑，滴定前，患者的当前治疗方案应达到稳态。药物通常需要 4～5 个半衰期才能达到稳态，即释阿片类药物约为 24h，缓释阿片类药物为 2～3 天。如果不良反应超过了药物的镇痛作用，可将其转换为等效镇痛剂量的其他阿片类药物。然而，对于出现轻度不良反应的患者，阿片类药物轮换不应成为首选，因为其中大多数不良反应将随时间而缓解[126]。对于不能耐受不良反应、经充分滴定仍镇痛不佳、给药途径改变、终末器官功能改变或药物相互作用不安全的患者，应进行阿片类药物的轮换。由于存在轮换阿片类药物的不完全交叉耐受，可考虑将计算的剂量降低 1/3～1/2，并根据疼痛评分增量滴定[118]。

（十二）不良反应最小化及其管理

姑息治疗中镇痛药物可引起多种不良反应。终末期疾病引起的代谢变化、与高龄相关的多重用药及其他因素往往会加剧镇痛药物的正常不良反应。以下是一些常见的不良反应和预防或减轻不良反应方法的概述。

1. 便秘

阿片类药物诱导的便秘是指开始阿片类药物治疗后排便习惯较基线水平所发生的变化[126]。开始阿片类药物镇痛治疗时，即应同时开始使用大便软化药和（或）肠道兴奋药以预防便秘。应避免使用膨胀药，如车前草，因为这些药物倾向于增加大肠的干燥时间，虚弱患者很少能摄入足够的液体以促进其作用。如果非处方药无效，则可以使用处方药治疗。当传统方案未能达到预期效果时，则作用于外周 μ 阿片受体拮抗药（如甲基纳曲酮）可能有效。由于这类药物不进入中枢神经系统，因此在治疗便秘的同时，没有阿片类药物戒断症状或疼痛加重。纯阿片受体拮抗药通常用于治疗急性药物过量，用于预防阿片类引起肠道功能障碍的某些病例[148]。

2. 镇静

阿片类药物诱导的神经毒性包括与阿片类药物治疗相关的谵妄、震颤、肌阵挛和幻觉。此外，镇静是发生呼吸抑制的预警信号。阿片类药物的初始剂量可能导致过度镇静，但如果在使用数日后镇静持续存在，并且已治疗了其他可纠正的原因，则需要减量。一些研究表明，使用精神兴奋药有益于对抗癌症患者阿片类药物诱导的镇静作用[149]。这些药物包括右旋安非他明、哌甲酯和莫达非尼。

3. 呼吸抑制

对于阿片类药物耐受的疼痛患者来说，在临床上很少发生呼吸抑制[94]。当疾病晚期患者发生呼吸抑制时，病因通常是多方面的[150, 151]。当发生意识障碍伴呼吸频率降低或低氧血症，并且考虑与阿片类药物相关时，可在提供呼吸支持和辅助供氧的同时，每隔几分钟缓慢、谨慎、小剂量地滴定纳洛酮。纳洛酮过量可能导致阿片类药物作用突然逆转，出现疼痛和自主神经危象。

4. 恶心和呕吐

恶心和（较少见的）呕吐可能是阿片类药物相关的不良反应，原因是延髓内化学感受器触发区激活、前庭敏感和胃排空延迟。大多数情况下，习惯化通常在几天内发生[118]。在无其他明确原因的严重或持续性病例中，可以使用止吐药物或考虑经皮给药途径[97]。

5. 肌阵挛

高剂量阿片类药物治疗可发生肌阵挛性抽搐，尤其是在肾功能不全导致代谢产物蓄积又使用吗啡的患者[118]。应轮换使用阿片类药物，并进一步考虑使用苯二氮䓬类药物，如氯硝西泮、劳拉西泮或安定，以治疗令人痛苦的肌阵挛[94]。大剂量阿片类药物输注时应使用不含防腐剂的溶液，有防腐剂溶液导致癫痫大发作的相关报道[152]。

6. 瘙痒

大多数阿片类药物可因促进组胺释放而引起瘙痒，吗啡似乎最为常见。大多数止痒治疗可引起镇静，应与患者确认后再行实施。抗组胺药（如苯海拉明）是阿片类药物诱导症状最常见的一线治疗方法。据报道，昂丹司琼和喷他佐辛也可有效缓解阿片类药物引起的瘙痒。然而，两者均有阿片类药物诱导瘙痒复发的风险[153]。

7. 痛觉过敏

阿片类药物诱导的痛觉过敏是指随着阿片类药物剂量的增加，对疼痛刺激的敏感性也随之增加的现象。阿片类药物滴定后出现的疼痛可能与药物高剂量或快速增加剂量有关。患者可能出现不同部位或不同程度的疼痛。治疗阿片类药物诱导的痛觉过敏需要阿片类药物轮换或减量，以及补充非阿片类镇痛药[117]。

结论

晚期内科疾病和临终时有效的疼痛管理是优质医疗的关键组成部分，以确保庄严、安全和舒适的死亡。引用现代医学之父 Wiliam Osler 爵士的话，“病理解剖学的研究结合仔细的临床观察，教会我们认识到我们的局限性，接受一个疾病本身可能无法治愈的事实，我们能做的最好的就是缓解症状，让患者舒适”。即使在临终时，仍需要采用个性化和多样化的疼痛管理方法，包括对患者进行非药物和药物干预。无论在急症环境、家中还是在长期护理机构中，患者疼痛管理的基本原则都是相同的；但是当患者在家接受护理时，日常疼痛管理的责任发生了重大转变。家庭中的疼痛管理成为家庭经验，为患者提供的各个方面的护理影响整个家庭系统。成功的居家疼痛管理取决于知情且自信的患者和护理人员，以及家庭和其医疗团队中指定的主要负责人之间的合作和有效沟通。必须建立患者和护理人员的持续评估制度，以确保疼痛缓解措施的有效性和及早识别护理人员的过度压力。

要　点

- 疼痛是临终前的常见症状，越来越多地在家中得到控制。
- 评估和管理临终时疼痛变得更加复杂，逐渐成为一种家庭经历。
- 必须解决疼痛管理转移至家庭的挑战，以确保疼痛管理计划的依从性、镇痛充分和护理人员负担的减轻。
- 定制适合患者和家庭护理人员的价值观、目标和能力的疼痛管理方案对保持成功的家庭护理非常重要。
- 对家庭成员和患者进行疼痛和症状管理教育，以及获得有能力的疼痛执业医师的持续支持至关重要。
- 清晰、直接的沟通是这种教育和支持的关键组成部分。
- 通过各种沟通工具，可以促进护理的连续性和紧急情况的最小化。
- 尽可能根据疼痛机制选择相匹配的药物，根据治疗反应、不良反应和已知药物的药代动力学调整剂量。
- 临终时的非药物方法可有效管理疼痛，并对患者及其护理人员产生积极影响。
- 可考虑使用非阿片类药物治疗肌肉骨骼来源的轻至中度疼痛。
- 缓解中至重度疼痛常用阿片类镇痛药物，持续疼痛应使用长效或缓释镇痛制剂。
- 辅助药物治疗可单独或与阿片类药物同时使用，尤其是治疗神经病理性疼痛和骨痛时。
- 对于暴发性疼痛、临终前病情变化、药物的不良反应，应有所预料、监测和治疗。
- 最后，或许是最重要的，了解你的局限性。当患者对治疗无反应时，应咨询接受过更多培训、更有专业知识和经验的人员。面对临终患者的复杂情况，通常需要团队合作。

第八篇

研究、道德、医疗保健疼痛管理的政策和未来方向

Research, Ethics, Healthcare Policy, and Future Directions in Pain Management

第 83 章　疼痛结局研究的临床试验设计方法学和数据分析策略

Clinical Trial Design Methodology and Data Analytic Strategies for Pain Outcome Studies

Nebojsa Nick Knezevic　Patrick Schober　Roger Chou　Thomas R.Vetter　著
邵炜惠　译　　张洪海　校

一般认为，首次比较临床试验是 1747 年由英国皇家海军的 James Lind 博士进行的用以确定坏血病的疗法的研究。Lind 将 12 名患坏血病的水手平均分配，分别给予苹果酒、矾（一种弱酸）、醋、海水、橙子、柠檬或肉豆蔻酱[1]。6 天后，只有 2 名接受橙子和柠檬治疗（从中获取足量维生素 C）的水手完全康复并重返工作岗位。2 个世纪后，随着制药业的出现和方法学概念的演变出现了第一个临床对照试验，在这个试验中，患者被随机分配到不同的治疗方案。在 1947—1948 年进行的一项试验中，人们发现链霉素对肺结核的疗效明显优于安慰剂[2, 3]。

一、循证医学

不同于以往普遍认同的个体医疗或外科实践的优点（俗话所说的“以我的经验”“在一个又一个病例中，我看到过”，以及“在我的系列中”或更多），循证医学（evidence-based medicine，EBM）认为，简单的直觉、非系统的临床经验和病理生理学原理，不足以作为临床决策的基础[4]。循证医学强调对临床研究证据的严格审查。循证医学同样提供一套正式的步骤来补充医学培训和“常识”，以便临床医生有效地解释临床研究的结果（“如何阅读论文”）并将其应用于实践中。最后，循证医学对专家权威的重视程度低于传统医学范式[5–8]。

循证医学为临床实践信息提供评估证据的过程可分为五个关键步骤。第一步是定义一个有针对性的临床相关问题，目的是将不确定性转化为可回答的问题。阐述一个可回答的临床问题，可以采用助记符 PICO：P 表示患者、人群或问题；I 表示干预；C 表示比较或对照；O 表示结局。第二步是通过系统检索可得到的最高质量的信息来搜索证据，以解决临床问题。第三步是从有效性、临床相关性和适用性方面对证据进行批判性评估。第四步是将证据应用到实践中，对科学证据进行外推，并针对具体案例做出决策。最后一步是对循证医学指导决策的临床结果和性能的评估。循证医学不是一个线性的过程，而是一个迭代、不断改进的过程，通过对现有证据的持续重新评估而得以实现[8, 9]。

研究者已经开发了许多对证据的水平或质量及推荐强度进行分级的系统。问题在于世界各地的指南制订者在评级证据质量和推荐强度方面历来就不一致，这造成了指南用户的困惑[10]。

虽然 GRADE 系统有一定的局限性，但它提高了循证医学方法的标准化程度[11]。GRADE 定义并明确描述了影响研究证据可靠性的所有主要领域，包括已发表证据的数量、质量、一致性和研究类型。这种评估的结果是证据的四个等级之一（高、中、低或极低），描述了对估计效果的信心[12, 13]。如果存在偏倚、不精确、不一致、间接或发表偏倚的风险，则该确定性估计可能会被降级[14–18]。推荐还可以根据证据等级、相对于伤害的净获益估计及其他因素（包括成本和负担）来分配[10, 19, 20]。GRADE 中，推荐可分级为强或弱，尽管实施 GRADE 的团队使用了其他类别（如有条件的，而不是弱或附加的中等类别）。

在使用 GRADE 的某些情况下，即使证据质量低或非常低，给出中等或强力的推荐级别也可能是合理的。例如，指南发现脉冲射频通过作用于背根神经节来治疗带状疱疹后神经痛的证据非常低。然而，考虑到伤害相关的潜在获益及干预措施易于执行且安全等其他因素，该建议被评为中等强度[21]。本章后面将讨论实践建议的术语和发展。

循证医学这个术语自从约 30 年前被创造以来[22]，已经从一个新奇的概念发展成为一个流行语再到口头禅[23]。循证医学常被误解为只涉及随机对照试验。然而，这是过分的简化。实际上，循证医学一直强调考虑最佳可用证据的重要性，可包括观察性研究[24]。

二、结果研究的范围

评估一个新的或现有的治疗方式（包括疼痛管理），分为三个步骤[25-29]。这些步骤最好依次进行，但不绝对。

1. 效力，或者说治疗是否达到预期的临床效益（它能起作用吗？）。这是在“最佳”条件下证明的，即严格控制的环境、精心挑选的患者、典型的随机对照试验。

2. 有效性，或者说是否在更普通或“自然”的情况下也能看到这些益处并进行评估（行它有效吗？）。通常采用分析队列研究的方式，或设计随机对照试验来评估有效性。

3. 效率或成本效益（消耗一定数量的资源来改善健康状况）可以通过医疗经济评估来确定（“它值得吗？”）。经济评估也可以为向特定人群提供医疗干预的价值提供重要的见解（图 83-1）[30]。

为了使一项干预措施具有成本效益，首要的是必须证明它是有效的。例如，与无常规成像的常规治疗相比，在没有“危险信号”的情况下，常规成像对腰痛的疼痛或功能方面没有益处[31]。因此，即使腰椎 X 线检查相对便宜，常规成像也不具有成本效益。相反，如果临床获益很大或者前期成本被下游成本的降低所抵消，那么，与相对较高的前期成本相关的干预措施仍然具有成本效益。例如，STarT Back 筛查工具根据腰痛的预后（低、中、高风险）对患者进行分层。在 12 个月时，与非分层的当前最佳做法相比，STarT Back 筛查和治疗目标与平均增加健康获益相关［额外增加 0.039 质量调整生命年（quality-adjusted life year，QALY）］，节省成本（240.01～27 440 英镑），并减少病假天数[32]。

三、实验性和观察性研究设计

许多临床科学家（更不用说期刊编辑和审稿人）将随机对照试验视为临床试验设计评估治疗或干预措施有效性和安全性的实际“金标准”[33]。然而，虽然实施一项良好的随机对照试验通常比其他研究设计能提供更有效（真实）的结果，但有一些其他的研究设计在情境基础上更适合应用于人体研究[34]。例如，在进行危害评估时，将患者随机分组是不道德的；对于罕见或长期的危害，充分有力的随机对照

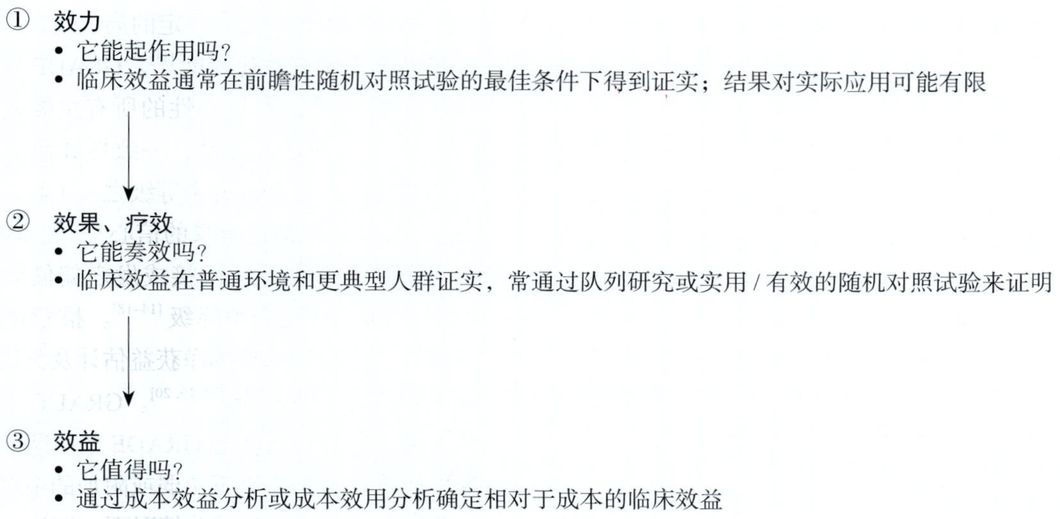

① 效力
- 它能起作用吗？
- 临床效益通常在前瞻性随机对照试验的最佳条件下得到证实；结果对实际应用可能有限

② 效果、疗效
- 它能奏效吗？
- 临床效益在普通环境和更典型人群证实，常通过队列研究或实用 / 有效的随机对照试验来证明

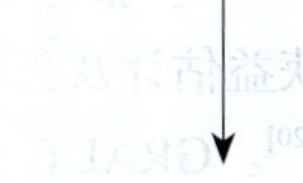

③ 效益
- 它值得吗？
- 通过成本效益分析或成本效用分析确定相对于成本的临床效益

▲ 图 83-1　评估一种新的或现有的治疗方式（包括疼痛管理）涉及的三个步骤

试验是不可行的[35]。提出的假设决定了最合适的研究设计。不同的研究设计与强度的递增水平有关（图83–2）。增加证据强度的关键特征是随机化、存在对照组、患者和研究者/提供者的盲法、低失访及对已知混杂因素的控制[36–39]。

一系列定量研究设计可分为实验性或观察性。实验性试验也称为干预或对照试验，临床干预的分配由研究人员决定。然而，观察性研究并非如此，观察性研究进一步分为描述性和分析性两类（图83–3）。描述性研究侧重于描述一个群体，而分析性研究的特点是对比较组进行分析。不同的研究类型还可以根据数据收集的时间分为前瞻性或回顾性[33, 40–47]。

不同研究类型之间的另一个区别在于内部和外部有效性之间的矛盾和协调。内部有效性问题包括对混杂因素的不完全识别和调整、分类变量错误和选择偏倚，需要严格控制。外部有效性问题包括对选定人群的评估、数据处理和及时性[48]。外部有效性（普遍性或适用性）独立于偏倚风险，但对于解释研究证据也至关重要。研究可能具有较低的偏倚风险，因此是有效的（即给出真实的结果），但仅适用于非常特定的情况（即外部有效性有局限）。因此，与效力相比（一种治疗方法在严格控制的环境中对经过严格选择的患者起作用程度），更重要的是考虑该研究是否评估了有效性（一种治疗方法在日常环境中对普通患者的作用程度）[49]。

观察性研究可以通过在更真实、更自然的临床实践中评估患者的治疗效果，来补充通常较小规模的随机对照试验结果[50]。然而，值得注意的是，随机试验不一定是效力研究，观察性研究也不一定是有效性研究。相反，决定一项研究是效力研究还是有效性研究包括用于确保研究评估更具代表性的人群、干预措施和比较的方法，以患者为中心的结果评价，并在临床实践常见的环境中进行[49]。

（一）病例报道和病例系列

病例报道对于医学界分享在医疗实践中发现新的罕见或不典型的单个病例特征非常有用。它作为一种可以追溯到几千年前的临床研究具有历史意义[51]。然而，自20世纪中期以来，它的重要性已经减弱，取而代之的是更严格、统计学上、方法学上相关的研究设计[52]。尽管如此，国际专家组已经制定了出版指南，如制定基于共识的临床病例报道指南，以促进病例报道的准确性、透明度和实用性[53]。

目前，病例报道仍然是一个有用的教学工具，可以产生新的调查问题，并支持植根于批判性思维和解决问题的学习方法。病例报道在药物警戒方面也很有用，因为它们有助于分享在临床试验中可能未被发现的罕见、意外或长期的不良反应。1990—1999年从西班牙市场退出的22种药物中，病例报道提供了其中18种的证据[54, 55]。病例报道仍然存在重要的局限性，即缺乏对照、随访的不确定性，以及

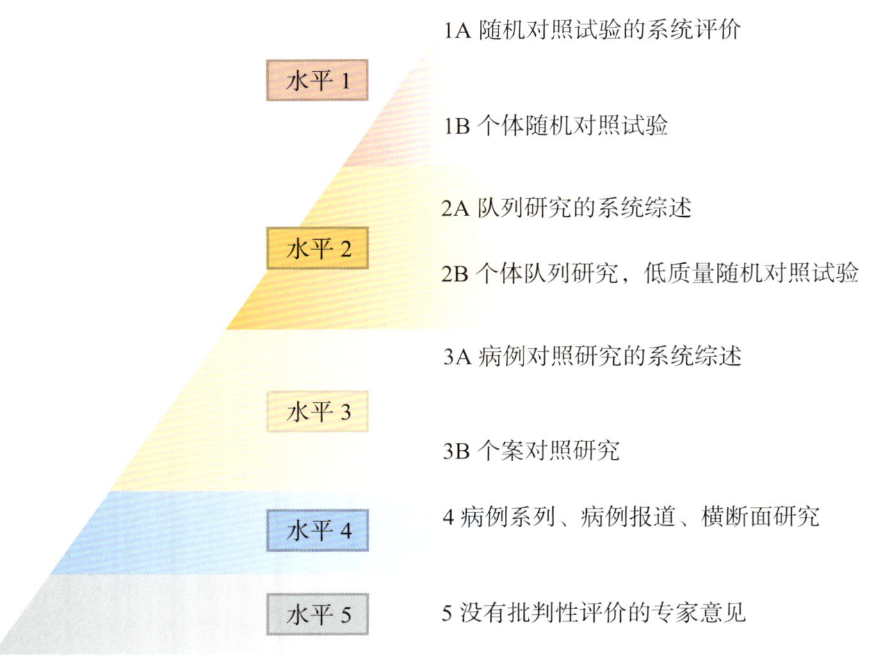

◀ 图83–2　循证医学水平

难以从单个病例身上归纳出结论[56]。

病例系列可以通过增加样本量来帮助解决这些问题。病例系列通常随着时间的推移，描述了一组患有特定疾病或疾病相关结局的患者的医疗结果。与病例报道一样，病例系列的主要局限性是缺乏对照组和潜在的抽样偏差。风险比不能根据这种证据来计算[57]。

例如，一个病例报道描述了一位患者经历了极其罕见和不可预测的丘脑卒中，导致先前存在的慢性疼痛状况消失，随后患者的慢性腰痛完全消失[58]。这是此类事件的首次报道。这些独特的病例可提供一些对神经调节、神经可塑性和大脑刺激等方面的见解[58]。

（二）横断面研究

横断面研究确定一种疾病在某一特定时间点或时期的流行程度（即现有存在情况）。如果样本是随机选择的，这种频率调查提供了源群体特征的有效“快照”。它可以提供对问题严重性的估计，从而说明进一步研究的意义和理由。值得注意的是，横断面研究的测量是在一个时间点上进行的，而纵向研究是在一段时间内进行多次观察[59]。横断面研究无法评估预测变量（如性别和社会经济地位）和结果变量（如疼痛强度）之间可能的因果关系。虽然横断面研究不能评估干预措施的比较结果（益处和风险），但横断面研究的结果可以为进一步的研究提出假设[40–44, 60, 61]。

例如，一项旨在调查疼痛性糖尿病多发性神经病的频率和特征的横断面研究招募了 816 名在医院糖尿病门诊就诊的患者[62]。36% 的患者被诊断为糖尿病多发性神经病变，与男性、年龄和糖尿病的严重程度密切相关。这些患者中的一个子集，占研究人群的 2.5%，患有纯小纤维多发性神经病，被发现与人口统计学变量或糖尿病的严重程度无关。相反，疼痛性多发性神经病在 13% 的研究人群中被发现与女性相关[62]。如前所述，横断面研究无法确定因果关系。然而，证明这种形式的神经病理性疼痛与性别相关，提供了有助于改善疼痛管理的见解。横断面研究可用于观察或比较个人和群体。例如，一项横断面研究调查了全膝关节置换术后患者的社会健康决定因素，根据患者是否患有慢性术后疼痛分为两组。研究人员发现，文化程度较低的患者与慢性术后疼痛的相关性高出 3 倍[63]。

（三）病例对照研究

病例对照研究旨在确定单一的结果（疾病）和

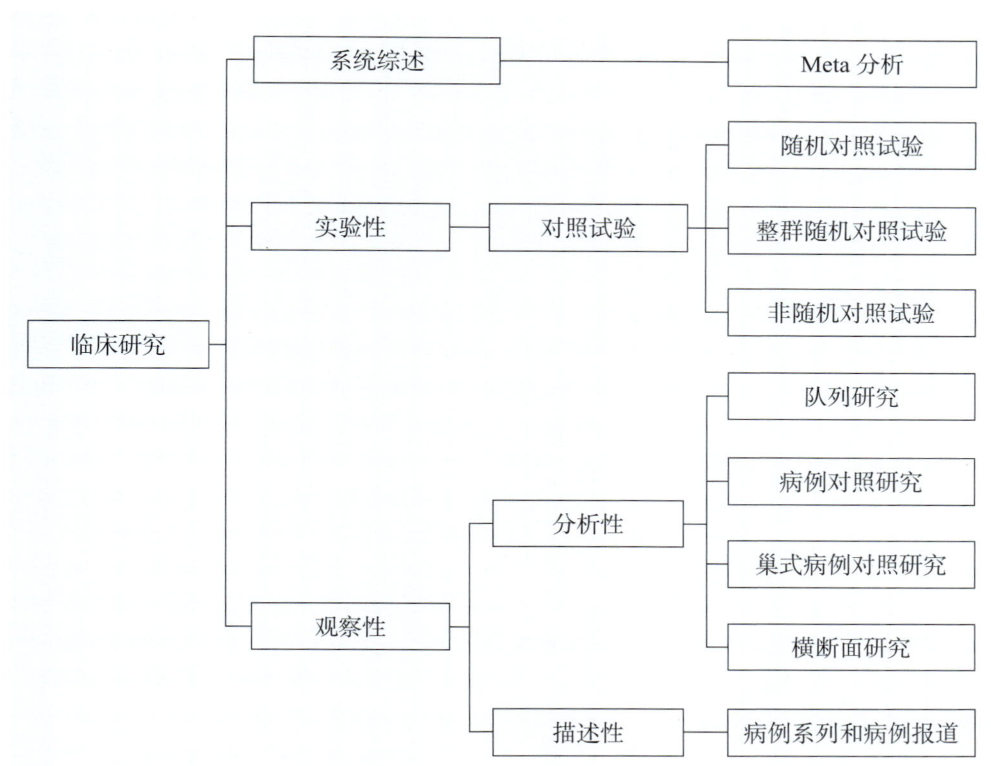

◀ 图 83-3 临床研究设计的分类

一个或多个先前可能的影响因素（暴露）之间的关系。病例对照研究从确定的结局或疾病（暴露ß疾病）开始回顾或研究。病例对照研究是回顾性的，依赖于现有数据或对暴露因素的回忆，因此，与前瞻性设计的研究相比，通常耗时少且成本低。这种研究设计特别适合于罕见或发病时间较长的结果。病例是具有考察指标的患者，而对照组是不具有考察指标的患者。对照组必须来自与病例相同的源人群（研究基地），以便对照组在除考察指标之外的所有重要方面都与病例具有可比性[64]。因此，对照组也必须独立选择其暴露状况。

病例对照研究的主要有效性威胁包括选择偏倚（无疾病的不可比对照）和回忆偏倚（患病病例对暴露的不同回忆）。如果病例组和对照组在某一变量上匹配，而该变量又与感兴趣的暴露相关，也会发生过度匹配。因此，如果有人匹配了既受暴露又受病因影响的因素，这将掩盖疾病的关联[65]。

因为病例和对照的选择是根据是否存在结果来进行分析的，所以在病例对照研究中没有真正的分母。因此，无法计算事件发生率、相对风险和风险比。取而代之的是OR（病例组的暴露率与对照组的暴露率之比）的产生，它通常用来衡量暴露与疾病之间的关联。当结果以罕见率发生时，OR应近似于相对风险[40-44, 66]。

一项病例对照研究了面部疼痛与身体其他部位疼痛之间量化的重叠程度[67]。数据收集自一项大型前瞻性研究的参与者，包括424例慢性面部疼痛患者和912例对照组患者。采用邮寄问卷来报告身体其他部位的疼痛。结果表明，面部疼痛与头痛的重叠程度最大（OR=14.2，95%CI 9.7～20.8），其次是颈部疼痛（OR=8.5，95%CI 6.5～11.0）。对于颈部以下部位的重叠程度显著减少（OR≤4.4）[67]。这项研究的局限性在于它依赖于自我报告的症状。

（四）巢式病例对照研究

巢式病例对照研究是一种从现有队列的成员中选择病例和对照的病例对照研究[68]。基础队列的成员被跟踪一段时间，直到出现特定的结果或终点[42, 69]。巢式病例对照设计与非巢式病例对照设计的区别在于，患者选自定义明确的队列，可以获得所有成员的数据[70]。这种设计更容易满足病例对照研究的基本假设：病例和对照代表来自同一研究基地的未选择样本[70]。此外，可以设计巢式病例对照研究来预防失访偏倚。如果所有的数据都是在结果发生前前瞻性地收集，那么即使队列研究不需要前瞻性，巢式病例对照研究也不太可能受到回忆偏倚的影响[41]。

下面是一个巢式病例对照研究的例子，该研究是对一项5年队列研究的后续研究，旨在确定头痛类型和模式如何随时间推移与颞下颌关节紊乱的发病风险相关[71]。该队列研究随访了2410名在研究开始时无颞下颌关节紊乱的患者。随后的巢式病例对照研究将248例颞下颌关节紊乱病例与191例无颞下颌关节紊乱对照进行匹配。研究结果显示，与对照组相比，发生颞下颌关节紊乱的患者头痛患病率和频率均有所增加。特别就头痛频率而言，颞下颌关节紊乱病例中明确的偏头痛增加了10倍[71]，提示未来的研究在调查偏头痛治疗是否可能降低颞下颌关节紊乱的发生风险方面是有用的。

（五）队列研究

队列研究旨在确定单一促成因素（暴露）与一种或多种可能结果（疾病）之间的关系。队列研究从确定的暴露（暴露疾病）开始观察。根据定义，队列研究是纵向的。然而，数据收集可以是前瞻性、回顾性或是双向性的（利用来自同一研究人群的回顾性和前瞻性数据）。关键的设计要素是队列研究中的所有参与者在暴露（干预）之前和数据收集开始时均无结果或无疾病。依次收集结果数据。

与病例对照相比，前瞻性和回顾性队列研究可能更不容易出现回忆偏倚，但会出现不同的失访偏倚，即各组的参与者以不成比例的速度退出研究。队列研究还容易受到适应证的干扰，这是一种选择偏倚，在这种情况下，变量在未暴露个体中是疾病的一个风险因素，并且与病例来源人群中感兴趣的暴露相关，而不是暴露和疾病之间因果途径的中间步骤（例如，与只服用非甾体抗炎药相比，服用非甾体抗炎药加质子泵抑制药的患者胃肠道出血明显增加）[72, 73]。

前瞻性队列研究通常也比病例对照或其他观察性研究更耗时、更昂贵，特别是对于罕见结局（疾病）和发病时间较长的研究。队列研究允许直接估计发病（新事件）率、相对危险度和相对危险度比[40-44, 74]。值得注意的是，随机对照试验是一种随机分配暴露（干预）的前瞻性队列研究[33]。

例如，一项前瞻性队列研究是确定全膝关节置换术后 6～12 个月中至重度持续术后疼痛的预测因素[75]。研究人群包括 300 名接受首次单侧全膝关节置换术的患者。术前收集患者的大量数据，包括临床信息、心理变量、定量感觉测试和用于基因分型的血样，以及与手术相关的信息和术后急性疼痛测量。术后 6～12 个月，患者完成随访问卷，保持最小的参与损失和较低的失访偏倚。使用多变量 Logistic 回归分析所有这些信息以确定术后持续性疼痛的预测因素。手术后 6 个月和 12 个月，中至重度术后持续性疼痛的患病率分别为 21% 和 16%。在 6 个月时，66% 的患者使用以下预测变量组合被正确分类为中至重度术后持续性疼痛：术前疼痛强度，预期疼痛，特质焦虑和时间总和。在 12 个月时，前三个同样的预测因素正确地对 66% 的患者进行了分类[75]。

（六）非随机对照试验

在非随机对照试验（non-randomized controlled trial，NCT）中，治疗组和对照组的分配是由研究人员进行的，但不通过随机的过程。与随机对照试验相比，非随机对照试验缺乏关键成分或随机化，使其更容易受到偏倚和混杂因素的影响[47]。非随机对照试验的一个固有缺点是难以确定干预措施之间的结果差异是由干预措施本身还是其他混杂变量造成的。

尽管存在这一重要的缺陷，但在某些情况下，随机对照试验由于成本高、伦理考虑、缺乏愿意随机化的参与者或其他因素而不可行，非随机对照试验可能会有所帮助[76]。非随机对照试验可以用来识别需要在随机对照试验中进行评估的潜在的有效干预措施。非随机对照试验有时被纳入 Meta 分析，可以为医疗决策提供信息，但需要进行研究以了解非随机对照试验何时更可靠，何时可能具有误导性。

例如，一项非随机设计的实验性对照试验旨在确定一组精英轮椅运动员进行为期 10 周的家庭肩部锻炼计划（shoulder home-based exercise program，SHEP）的益处。采用非随机的混合配对设计，参与者被分配到锻炼组或对照组，每个参与者都根据两个变量与对照组相匹配，即他们在日常活动中使用轮椅还是只在运动中使用，以及他们是否存在肩痛。这种设计使研究人员能够更准确地比较基线和干预后的变化，包括肩部疼痛和运动范围方面。为期 10 周的肩部家庭锻炼计划没有造成实验组和对照组之间结果的显著差异。当涉及在类似研究背景下解释本研究的结果时，就存在非随机分配和小样本量的局限性[77]。

（七）随机对照试验

随机对照试验是一种临床对照试验，是基于使用计算机生成的随机化序列等工具，通过纯粹的机会游戏（“掷硬币”）将参与者分配到可能的暴露或干预中[33]。假设样本量足够大且成功实行了随机化，随机分配会产生两个或两个以上的治疗组，它们不受已知和未知因素的选择和混杂偏倚的影响[78]。当参与对象对每个干预措施不知情（设盲）时，分配、治疗和评价偏倚也会减少[79]。因此，当设计和执行得当时，随机对照试验可能更具有内部效度。它准确、可靠地衡量了预期衡量的内容，即两种或两种以上干预措施的相对效益及危害。

患者设盲是确保设计良好的实验高质量和内部效度的关键因素。此外，当患者和研究者（若不能对研究者设盲，则结果评估者、数据收集者或数据分析员可设盲）都对治疗分配不知情时，就实现了双盲。成功的双盲有助于防止反应偏差，如观察者偏差和确认偏差（可能由于实验者或参与者受到他们对预期结果的影响而引起）。在使用药物或非药物干预治疗慢性疼痛的研究中，盲法报道非常少，并且研究通常以失败告终，主要是因为治疗效应大和不良反应发生率高[80]。

一项关于慢性的腰背痛的随机对照试验的案例研究了在常规治疗（treatment as usual，TAU）的基础上加用开放式安慰剂（open-label placebo，OLP）是否可以使患者受益[81]。由于人们普遍认为需要欺骗才能产生安慰剂效应，因此围绕着安慰剂效应的研究往往存在着伦理问题。在这项研究中，97 名参与者同意在常规治疗后服用开放式安慰剂 3 周，并被随机分配到常规治疗组或开放式安慰剂治疗组。治疗分配向参与者和研究者公开，只对完成评估的注册护士设盲。研究结果表明，开放式安慰剂使疼痛缓解的程度增强至约基线疼痛和伤残等级鉴定的 30%。具体来说，开放式安慰剂组在 0～10 级的疼痛强度评分方面减轻了 1.49 分，而常规治疗组减轻了 0.24 分[81]。这项研究具有一些重要的局限性，主要体现在报告偏倚方面，由于使用了自我评估结果与开放式标签设计相结合的形式。此外，对开放式安慰剂的高度积极反应可能是由于参与者被提供了具有安慰剂效应的鼓励教育信息，以及与物理打开药瓶和服用药片相关的无意识过程。对疼痛缓解的预期可能促使参与者对疼痛的正常自发波动进行不同的解释。双盲研究设计对于减少与预期利益或伤害相关的不良安慰剂效应（反安慰剂效应）非常重要。另一种替代策略是使用阳性安慰剂，它的不良反应是旨在说服患者他们正在接受有效治疗[82]。

强化入组和随机退出（enrollment randomized withdrawal，EERW）试验是传统随机对照试验的一种变体，用于研究慢性疼痛，特别是药物治疗。强化入组和随机退出的第一步是富集阶段，只有对药物有反应并耐受不良反应的患者才能进入下一阶段。在停药阶段，这些患者随后以双盲、随机的方式被分配到两组，一组继续服用研究药物，而对照组将通过滴定转换到安慰剂或其他对照组[83, 84]。强化入组和随机退出设计可被视为一种极端形式的疗效研究，因其旨在评估已知对感兴趣治疗有反应和耐受性的高度选择的患者群体。此外，EERW 研究反映的是高度选择的人群，并不能代表临床实践，因为对药物的反应无法预测，而且在反应良好的患者中通常不会中断治疗。另外，随机分组后退出治疗的患者可能意识到他们不再接受研究药物，影响了他们对安慰剂的反应，从而导致实施偏倚[83]。因此，强化入组和随机退出研究的解释和效用一直存在争议[85]。

（八）整群随机对照试验

整群随机试验（cluster randomized trial，CRT）是将个体随机分到组的研究设计；组作为一个整体是随机的，而不是个体。医生、集体医疗、健康计划、地理区域（县或州）都可以被定义为整群。在 CRT 中，一个整群内的所有个体被分配到同一研究组[86]。整群随机试验的方法已被广泛讨论[87–89]。在评估治疗时，与标准（个体随机）随机对照试验不同，CRT 可能更适合复制临床实践中的实际使用条件，以产生更多可推广的结果[90]。

CRT 通常在个体随机化不可行的情况下进行。例如，如果临床医生正在实施一项新的 LBP 评估和治疗研究方案，由于不同方案间有大量的共享知识，并且诊所人员之间存在重叠，将诊所中的患者随机分配至两个方案是有挑战性的。与个体随机试验相比，整群随机试验还可以提供成本效率及时间效率[86]。

然而，与个体随机试验相比，整群随机试验的设计更加复杂，需要更多参与者获得等效的统计能力，需要更复杂的分析（如调整整群随机化的组内相关系数）[91–93]。通常整群随机试验也不设盲，因此，使用这种试验设计带来的挑战是可能会破坏一些研究结果的真实性，这并不奇怪[92, 94]。

例如，一项 CRT 调查在儿童和青少年慢性疼痛中，数字化健康心理干预（WebMAP）与单纯常规治疗相比的益处[95]。143 名参与者是从 8 家不同诊所挑选出来的患者。源于诊所的整群随机化设计决定了他们是否会在研究开始后的 2 个月、4 个月、6 个月或 8 个月内启动 WebMAP。研究结果表明，无论是 WebMAP 还是常规治疗，随时间推移的疼痛相关残疾和疼痛强度都没有显著变化。然而，WebMAP 组的青少年在治疗后和随访时的整体改善显著高于对照组（$P \leqslant 0.01$）。此外，更多地参与 WebMAP 与疼痛相关的残疾和疼痛强度的显著降低相关[95]。本研究的整群设计用于进行干预，其局限性在常规治疗对照中，每个诊所提供的治疗数量或类型存在潜在差异。而 WebMAP 是通过电话访问进行，并且在各组之间是相同的。

（九）Meta 分析

系统综述涉及使用详细而全面的搜索策略来确定和评估关于某一特定主题的所有相关研究，然后可以进行 Meta 分析，利用统计技术将多项科学研究的结果合并和比较，使数据综合为一个估计值或总效应量大小[96]。严格进行的 Meta 分析可能提供最有力的证据综合或总结。Meta 分析通常以发表的随机对照试验的数据为主要组成。然而，它们也可以包括非随机、观察性，甚至是未发表的研究。

传统的 Meta 分析是以成对方式对试验进行直接比较。最近出现的网络 Meta 分析是通过逻辑推理将来自间接比较的证据整合在一起（例如，通过将 A 与 B、B 与 C 进行比较的研究来比较 A 与 C）。系统综述的第一步是提出一个具体而完善的假设，然后进行全面而广泛的文献回顾。参与综述和选择纳入研究的研究者判断可靠性是 Meta 分析报道的一个重要组成部分。下一步是根据研究设计的稳健性和偏倚的最小化来评估每项研究的质量和证据的强度。Meta 分析中的研究汇集可以使用各种统计方法进行，这将在本章的统计学部分讨论。

Meta 分析中可能出现几种形式的偏倚。其中最重要的是发表偏倚，因为具有积极的统计学结果有显著性意义的研究更有可能被发表、推广，从而在文献检索中被发现。然而，Meta 分析也是使我们能够检测发表偏倚的方法之一，这在观察单个研究时是难以实现的。检测发表偏倚的主要方法通常是基于对小样本效应的检测，这是由于规模较大的研究结果更精确，往往更接近真实的点估计值，而规模较小的研究则不那么精确，点估计值的变异性更大。小样本效应是指来自小样本研究的不平衡估计，这可能是发表偏倚的标志。小样本效应可以通过图形方法（漏斗图）或统计方法（如 Egger 检验）来检测。在 Meta 分析中，临床异质性很常见，因为混杂因素、不均匀的盲法和其他影响因素在各研究中是不一致的[97-100]。这强调了采用严格的纳入标准和现有指南进行质量评估的重要性[101]。

四、医疗经济学评价

近 30 年来，医疗经济学评价已经相当成熟。然而，尽管它得到了广泛的推广，许多医生和研究人员仍然不愿意在他们的临床决策和临床试验中应用经济学评价的方法，包括慢性疼痛的治疗方式[102, 103]。这种不情愿在很大程度上归因于医生和他们与生俱来的倾向，即更多地从临床有效性和个体患者层面的主张出发，而不是从人群或政策层面的成本效益出发[25, 104]。

此外，正如美国正在进行的激烈的医疗改革辩论所见证的那样，美国人和他们的民选官员非常不愿意考虑一项干预措施是否具有成本效益，这往往是因为他们担心政府强制实行的诊疗配给和老年歧视。2009 年美国复苏与再投资法案中的一项规定创建并资助了以患者为中心的结果研究所（Patient-Centered Outcomes Research Institute，PCORI），用于进行严格的比较有效性研究。2010 年的患者保护与平价医疗法案特别禁止 PCORI 使用每质量调整生命年成本作为通用度量进行任何成本效益比较分析[105-107]。然而，鉴于美国人口老龄化，相关医疗费用增加，但活跃劳动力却在减少，以及美国国内生产总值中用于医疗的比例不可持续地增长，显然迫切需要有效的医疗经济评估数据来确定医疗服务的优先次序，包括慢性疼痛的治疗方式[25, 108]。不同的国家制定了自己的指南。例如，在英国，经济分析是 NICE 指南的一部分[109]。

在控制不必要或浪费的医疗开支同时，提供最佳的医疗服务的努力应该集中在提供“高价值、有成本意识的医疗服务”[110]。一项干预措施是否能提供如此高的价值，取决于其健康效益是否与成本相称的评估。要理解如何评估医疗干预措施的价值，有三个关键概念。首先，评估一项干预措施的益处、危害和成本对于理解其是否提供良好的价值至关重要。其次，评估一项干预措施的成本应包括干预措施的成本和任何因实施干预措施而产生的下游成本。再次，增量成本效益比估计了获得额外健康益处所需的额外成本，并提供了一个衡量医疗干预价值的关键指标。在美国，大多数决策者认为，每获得一个 QALY 的成本低于 50 000 美元的干预措施是极具成本效益的[110, 111]。尽管许多决策者认为每获得一个 QALY 合理的成本效益上限是 10 万美元，但决定干预措施不具成本效益的临界点应是动态变化的。

传统的经济评价技术包括成本最小化分析、成本效益分析和成本效用分析（包括成本有效性分析）[103, 112-115]。成本效用分析是成本有效性分析的一种，用 QALY 或其他类似的措施来衡量结果。这种全面的经济评价要求对两种或更多的治疗干预措施的成本和效果进行比较[112, 116]。进行全面经济评价的六个基本步骤包括：①确定研究的角度；②确定将进行比较的替代方案；③确定相关的成本和效果；④确定如何收集成本和效应数据；⑤确定如何对成本和效应数据进行计算；⑥确定如何描述结果、进行比较并得出结论[112, 116, 117]。

通过适当的计划，医疗经济学评价可以与临床随机对照试验一起进行验证和报道[25, 118-122]。然而，考虑到这种联合研究统筹安排的挑战[121]，研究者通常将结合之前发表的成本和临床结果数据来创建决策分析模型[25, 123]。这种研究的有效性取决于模型对关键临床问题的模拟程度，以及用于估计成本、结果和效用的假设和参数的可靠性。因此，敏感性分析对于理解结论如何随关键参数的变化或不确定性而改变至关重要。

例如，决策分析模型证明了在常规治疗的基础上增加慢性 LBP 非药物干预的成本效益[124]。研究人群根据其疼痛影响被分为四组：高、中、低和无。一个典型患者的基线组合是由 25% 的低度影响、35% 的中度影响和 40% 的高度影响的慢性疼痛构成的。根据非药物干预、背部相关医疗费用和旷工造成的生产力损失来衡量社会成本，计算 QALY 获益。

在常规治疗之外，最具成本效益的干预措施是瑜伽，其社会成本节约为 1773 美元，QALY 获益为 0.048。基于人们普遍接受的 50000 美元 /QALY 的支付意愿，研究发现只有传统中医针灸作为常规治疗补充时不具有成本效益，因其社会成本为 302 美元，而 QALY 获益仅为 0.004[124]。

评估证据时考虑成本效益的方法正在演变。GRADE 建议，在证据概况和调查结果汇总表中，尽管不必包括成本有效性分析，但应包括资源考量。由于不同国家和不同时期的差异，建议以自然单位衡量资源利用（成本），如住院时间或门诊次数。对经济评价提出 GRADE 建议的主要考虑因素如下：①确定造成不同干预措施间差异的具体资源使用项目，这对患者和决策者来说可能很重要；②寻找被比较干预措施之间资源使用差异的证据；③使用与健康结果相同的标准对效果估计的置信度和质量进行评级；④评估提出建议的具体干预措施的资源使用情况[125]。

五、报道研究设计和结果的标准

1858 年，Pasteur 介绍了科学报告的方法部分，创造了现在公认的 IMRAD 格式[引言、材料与方法、结果、讨论（Introduction，Materials and Methods，Results，and Discussion）][126, 127]。毫不奇怪，在随后的 150 年里，随着研究者开始应用上述各种基本研究设计，其应用及发表报告的内容和结果都发生了很大的变化。已颁布的研究设计和结果的报告标准中有一些标准适用于急性和慢性疼痛管理（表 83–1）。提高健康研究质量和透明度（Enhancing the Quality and Transparency of Health Research，EQUATOR）网络的建立是为了监督和宣传这些指南的正确使用[128]，从而“通过增加健康研究报告的透明度和准确性来

表 83–1　各种出版指南

缩略语	指南完整标题	备　注
EQUATOR	提高健康研究的质量和透明度	http://www.equator-network.org/
CONSORT[a]	试验报告的综合标准[130]	http://www.consort-statement.org/
STROBE	加强流行病学中观察性研究的报告[131]	http://www.strobe-statement.org/
PRISMA	系统回顾和 Meta 分析的首选报告项目[132]	http://www.prisma-statement.org/
SQUIRE	优秀质量改进报告的标准[133]	http://squire-statement.org/
MOOSE	流行病学中观察性研究的 Meta 分析[134]	
COREQ	定性研究报告的综合标准[135]	
STARD	诊断性测试的准确报告标准[136]	
TREND	对非随机设计的评价进行透明的报告[137]	http://www.cdc.gov/trendstatement/
SPIRIT	定义临床试验的标准协议项目[138]	https://www.spirit-statement.org/
CARE	为病例报告制定基于共识的临床病例报告指南[53]	https://www.care-statement.org/
AGREE	改善临床实践指南报告的工具[139]	http://www.agreetrust.org/resource-centre/agree-reporting-checklist/
SRQR	定性研究的报告标准：建议的综述[140]	
CHEERS	综合卫生经济评价报告标准[141]	

a. 主要的 CONSORT 声明是基于“标准”的两组平行设计。然而，有几种不同类型的随机试验，其中一些有不同的设计（如整群、非劣效性、等效性或实用性试验）、干预措施（如草药、非药物或针灸）和数据（如危害），存在特定的 CONSORT 扩展。对于不同类型的系统回顾和 Meta 分析，PRISMA 有许多扩展

提高科学出版物的质量"[129]。此外，越来越多的主要（高影响因子）临床和医疗期刊要求或建议所提交稿件需遵守这套准则。

六、疼痛相关结果测量的标准化

无论采用何种研究设计，与疼痛有关的研究都应进行评估并向患者报告有效、可重复、有临床意义的结果。然而，尽管关节活动范围、肌力的测力计测量或脊柱融合成功的放射学证据等措施通常被认为是客观的结果，但它们可能与疼痛、功能、健康相关的生活质量没有很好的关联。另外，疼痛、功能和健康相关的生活质量在临床上更有意义，但本质上是主观的结果。研究表明，疼痛可以用一种可靠的方式来测量，如使用数字评分量表或视觉模拟评分量表。然而，这些评级的意义引起了相当大的争论[142]。

重要的是，尽管疼痛可以反映患者的主观体验，但光凭疼痛本身来评估是不够的，因为自我报告的疼痛评分往往与实际功能能力或状态没有很好的关联。因此，与疼痛相关的研究除了疼痛的自我报告外，还需要定期检查患者日常生活中的行为和功能结果。

自 2002 年对 IMMPACT 成立以来，已经召集了众多专家来努力改善疼痛治疗的临床试验设计、执行和解释[143]。IMMPACT 建议，试验常规测量多个核心领域的结果，包括疼痛、身体功能、情绪功能、整体改善、对治疗的满意度和不良事件，并提供每个领域测量工具的推荐列表。除了处理临床试验结果外, IMMPACT 还提出了成人急性及慢性疼痛试验、成人急性疼痛试验和小儿急性及慢性疼痛试验的实施、解释和报告的共识性评论和建议[144-153]。

七、评估和解决临床研究中的偏倚和混杂因素

偏倚是指在设计或进行一项研究时，任何有利于某一结果而非其他结果的系统过程、效果或错误[154]。因此，偏倚风险较大的研究越有可能产生误导。重要的偏倚类型包括：①选择偏倚，导致除干预措施外的组间差异；②实施偏倚，由于知道患者被分配到不同的治疗方案所造成的影响；③失访偏倚，由于完成及未完成研究的人之间的差异，即使在完成研究的人中，参与者的依从性水平也可能是偏倚的来源；④测量偏倚，基于对指定干预措施的了解而对结果做出不同解释所致；⑤报告偏倚，即选择性呈现结果，通常描述那些更有利或统计学上有意义的结果；⑥发表偏倚，由优先选择发表阳性结果的研究而产生。

减少随机试验中偏倚风险的方法包括：①使用充分的随机化和分配隐藏，以防止选择偏倚；②评估各组基线的相似性，来发现重要的不平衡和已知的混杂因素造成的随机化对照失败；③对患者、诊疗人员和研究人员设盲，以避免实施和测量偏倚；④降低失访率和使用意向治疗分析，以避免失访偏倚；⑤充分报告预先指定的主要和次要结果，以避免报告偏倚和其他偏倚；⑥对于 Meta 分析，努力寻找未发表的研究并进行图形或统计测试，以确定是否可能存在发表偏倚及其潜在量级。

假设一项随机试验具有足够大的样本，并且成功地实施了随机化，那么选择偏倚的问题就会被消除。这主要是因为在假设成功的随机化和足够大的样本量的基础上，所有的混杂因素，包括那些未被测量或未知的因素，都在各组之间平均分布。成功地对患者和研究人员设盲，应该能在很大程度上消除实施和测量偏倚[155]。

如前所述，就其性质而言，观察性研究很容易受到选择偏倚和混杂的干扰，而且它们不能对患者和临床医生设盲。混杂是指干预措施（I）和结果（O）之间的关联被另一个因素（C）扭曲的情况[156]。当 I 与 C 相关，并且 C 也是 O 的一个独立危险因素时，就会出现这种情况。例如，如果根据心理并发症的存在而优先开具患者阿片类药物，那么开具阿片类药物的背痛与未开具患者相比的结果可能更差[157]。事实上，如果背痛也与心理并发症有关，并且这些与较差的结果独立相关，那么这项未解决这一混杂因素的研究将就阿片类药物对背痛影响产生误导性结果。此外，抑郁症状和种族与慢性疼痛状况的医疗使用增加有关[157]。

为了在组建队列的过程中解决这个问题，研究可以将患者与关键混杂因素（如心理并发症）匹配，或者限制纳入无心理并发症的患者。在队列组成后，研究可以评估心理并发症的组间基线差异以评估这一混杂因素的可能影响，并通过回归或其他方法（如倾向评分匹配）进行统计调整以控制其影响，或进行分层以评估其影响在定义的亚组中如何变化。

不同类型的以证据为中心的研究对偏倚的敏感

性有所不同。因此，在评估一项研究的有效性时，重要的是要考虑任何特定设计的方法逻辑缺陷及其在研究设计层次中的位置。例如，一项实施良好的随机对照试验通常比一项实施良好的队列研究更不容易受到偏倚的影响。随着大数据科学的出现，当涉及大规模研究时，关键资源已经可以通过访问大型医疗数据库、现代流行病学方法及大规模计算能力获得[48]。然而，在确定基于大数据来源的研究可靠性时，仍然需要关注数据有效性和分析方法。

八、疼痛结局研究的统计概念和方法

基本统计概念和术语

统计学方法是分析和解释研究数据的基石，也是疼痛医学临床决策的基础。统计学方法可分为描述法和推断法。描述性统计提供了样本数据的简明摘要[158]，而推断性统计则用于对样本数据的更大群体得出结论[159]。对于数据的适当描述和分析，重要的是，要考虑用于测量或收集数据的尺度及数据的分布情况。以下是各数据类型和测量尺度的区别[160]。

- 定类数据的特点是离散和相互排斥的类别，因此也被称为分类数据。这种数据没有自然或逻辑的顺序，如手术类型（分为普通、骨科、心脏和其他类别）和血型。定类数据的一个特例是二元或二分类数据，其中只有两个类别，如死亡率（死亡 / 存活）。

- 定序数据与定类数据相似，不过它们具有一个有意义的顺序，可以进行排序。然而，等级之间的距离不能客观地确定，而且不同等级之间的距离可能也不同。Likert 量表就是一个典型的例子，用来评估患者对某一陈述的感知，包括“非常同意、同意、中立、不同意或非常不同意”。虽然存在一个自然的顺序，但非常同意和同意之间的距离并没有内在意义，不一定与“同意”和“中立”之间的距离相同。

- 定距数据是数值型的，相等的距离或间距具有相同的可解释意义。例如，5℃和 10℃的温差与 20℃和 25℃的温差相同，都是定义明确的 5℃。像摄氏刻度这样的区间刻度有一个任意而不是自然的零点，排除了计算比例的可能性。

- 定比数据与定距数据具有相同的特点，并且有一个绝对的零点，因此可以用比率来描述数据。收缩压在 60～120mmHg 的差异与 120～180mmHg 的差异相同，120mmHg 的收缩压可以说是 60mmHg 的 2 倍。

1. 描述性统计

将原始数据转化为有用信息的第一步是探索和描述所收集数据的特征。虽然理论上有可能显示每一个数据点，特别是对于小的数据集，但这种方法通常是烦琐乏味的，而且可能无法对数据提供全面总体的印象。描述性统计通常被用来将大量的数据缩减为几个特征性的数字，对典型数值及其变化提供一个简单而有信息量的概述[161]。

定类数据与定序数据通常通过绝对频率（计数）和每个类别内观察的相对频率（比例或百分比）来进行总结。

定距数据与定比数据也可以显示为特定区间或数值范围区间内的绝对或相对频率，通常以直方图显示。通常应该报告数值数据的两个关键特征：集中趋势（数据的平均值）和离散趋势（数据围绕该平均值分布的程度）。近似呈正态、钟形分布的数据通过其平均值和标准差进行适当描述，而对于偏态数据，中位数和四分位数通常更能提供有用的信息。一些有序数据，如数字评分量表的数据，也可以用中位数和四分位数进行有意义的总结。

2. 推断性统计

由于研究整个患者群体（如所有 I 型复杂区域疼痛综合征的患者）往往是不可能或不可行的，临床研究人员通常研究对患者样本进行研究，以对感兴趣的人群做出推断[159]。为了得出有意义的结论，样本最好是随机样本，或者至少必须代表总体。然而，样本本身就受到随机抽样误差的影响，从样本中获得的估计值通常与潜在的总体参数不同。例如，在一项比较两种治疗效果的研究中，即使治疗效果在人群中是相同的，人们总是希望观察到组间结果的差异。此外，当多次重复同一研究，每次使用同一人群的不同样本时，人们通常希望在每次研究中观察不同的治疗效果。因此，根据在特定研究样本中观察到的情况得出研究结论是不恰当的。相反，确定数据是否提供足够的证据来证明治疗或干预对人群有影响（一般声称有差异或相关），抽样人群的数据中估计可能存在的“真正”的治疗效果（或从样本中获得的任何其他估计）时需要使用统计学方法[159]。

推断性统计的这两个目标通过假设检验[162]和效应值大小估计及其置信区间来实现[159]。假设检验和具有置信区间的效应量测量通过显示同一数据集的两个方面提供了重要的补充信息。值得注意的重点是最常用的统计推断方法，即所谓的频率法。其他方法，如 Bayesian 推断，超出了本章的范围。

3. 假设检验

根据可证伪性原则，经验性科学假设通常被证明是错误的。然而，这不能被证明是符合事实的。Karl Popper 举了一个说明性的例子[163]：“……无论我们观察到多少次白天鹅，这都不能证明所有天鹅都是白色的结论是正确的。相反，仅观察到一次黑天鹅就能推翻所有天鹅都是白色的假设。”

在这种情况下，统计假设检验并不检验实际的研究假设，即存在治疗效果或组间差异；相反，它检验了无效或无差异的零假设。在标准的优势检验框架中，从假设检验中得到的 *P* 值是观察到与零假设确实成立时的效应或差异一样大（或甚至大于）的概率[159]。

因此，较小的 *P* 值会使人们对零假设的合理性产生怀疑。如果 *P* 值低于预先规定的阈值（通常为 0.05），则否定零假设而支持替代假设，研究人员可得出结论认为存在影响或差异[162]。然而，需要注意的是假设检验只能量化反对零假设的证据，但不能真正推翻它。在零假设实际成立时拒绝接受（Ⅰ型错误），或在零假设为假时未拒绝（Ⅱ型错误），总有得出错误结论的可能[164]。

4. 效应值

效应值量化了变量间关系的大小，如定义治疗组的变量与某些结果变量之间的关系[165]。文献中描述了 70 多种不同的效应大小，包括标准化或未标准化的均方差、RR、OR 或相关系数。效应值的估计通常需要一个置信区间，来表明估计的精确度，并提供在数据取样的总体参数中该效应值（或在样本中获得的任何其他估计值）可能达到的范围[166]。最常见的是使用 95% 置信区间，这表明在从同一总体样本中重复抽样时，大约 95% 置信区间将包含“真实”总体参数。

效应值解释了观察到的结果或关系是否具有临床意义的重要问题，而不仅仅是统计学上的意义[159]。只要置信区间中包含一个临床上有意义的效应值，即使它在统计学上并不显著，也不能排除其相关的效应。反之，如果置信区间不包含重要效应问题，即使结果具有统计学意义，也应该质疑其临床相关性。在这里需要注意，置信区间和假设检验之间存在着密切的概念和数学上的关系。当 95% 的置信区间包括无差异或无影响的零假设值（如 RR=1 或均值差 =0）时，表明该结果是无影响的，相应的假设检验在 0.05 的显著性水平上没有意义[159]。

标准效应值大小允许对使用不同测量方法（如 0～6 语言评级表、0～10 数字评级表和 0～100 视觉模拟评分量表）报告类似结果（如疼痛缓解）。标准化均值差（也称为 Cohen’s D）是一个无单位的衡量标准，它通过将组间均数的差值除以合并标准差来使各研究结果标准化。效应值中的每一点都相当于一个标准差的差异。尽管对效应值的临床解释可能因被测量的结果、被评估的总体和其他因素而不同，但一般的经验法则是，效应值为 0.2～0.5 表示小效应，0.5～0.8 表示中等效应，>0.8 表示大效应[167]。

九、疼痛研究中常用的推断性统计方法

本部分介绍了一些常见的假设检验、量化关系的方法、评估一致性的技术方法、跨研究收集数据的方法，但并不全面，详细描述如何在实践中使用这些方法也超出了本部分的范围。

重要的是，每种统计方法（检验）都有特定的假设。例如，与数据在其抽样的总体中的分布有关。基于特定数据分布假设的统计方法被称为参数检验[168]。最常见假设分布是正态分布，但参数检验是专门为其他分布而设计的，后文也将介绍其中的一些分布。值得注意的是，正如研究人员经常错误地假设，特定分布的假设也不一定就是结果变量本身，而是像线性回归模型中残差（观察值和预测值之间的差异）这样的正态分布。与参数检验相反，非参数检验不依赖总体特定分布形式的推断[168]。然而，参数方法和非参数方法也都依赖于其他假设，例如，与观察者独立性有关的假设。这里只对假设进行了部分讨论。研究人员应该更详细地去了解他们希望使用的某种特定方法。

（一）连续性资料的统计学方法

两组间连续性资料通常使用两样本 t 检验进行比较[169]，而两组以上采用单因素方差分析（ANOVA）[170]。检验假设包括数据符合正态分布和每组的方差相等。不符合方差齐性假设时，可选 Welch t 检验和 Welch ANOVA。对于两组的非参数等价检验 Mann-Whitney U 检验（也称为 Wilcoxon 秩和检验或 Wilcoxon-Mann-Whitney 检验）和两组以上的 Kruskal-Wallis 检验，可以不考虑数据分布而

使用[171]。对于非独立数据（如同一受试者在不同时间点的重复测量），可使用配对 t 检验或重复测量方差分析，或其非参数对应的 Wilcoxon 符号秩检验和 Friedman 检验。

当分析的目的不是对组间连续结果的比较，而是评估两个连续变量之间关系的强度时，通常采用相关分析[172]。相关系数的取值范围为 -1～+1，当取值为 0 时表示不相关，当绝对值越接近 1 时表示相关性越强。系数为正时表示一个变量随另一个变量增加而增加的趋势，系数为负表示相反的关系。Pearson 相关系数用于量化两个正态分布结果之间的线性关系，而非参数的 Spearman 等级相关系数则描述了一种单相关系（即当一个变量增加时，另一个变量倾向于持续但不一定是线性地增加或减少）[173]。

线性回归用于检验和量化一个或多个自变量（也称为预测变量、协变量或解释变量）与一个连续（因变量）结果变量之间的关系[174]。两样本 t 检验和方差分析本质上是分类独立变量的线性回归的特殊情况。只有一个连续自变量的线性回归的决定系数与 Pearson 相关系数的平方相同。

然而，线性回归比上述方法要灵活得多，它允许同时估计几个连续或分类变量与结果变量的关系，并确定一个变量对结果的影响是否取决于另一个变量的值或水平。它可以用来估计每个自变量的特定变化对结果的影响，或者根据一组预测（自）变量来预测结果。此外，线性回归控制了其他变量的影响；例如，它可以控制观察性研究中的混杂因素或调整随机对照试验中的基线不平衡[175]。线性回归的扩展，如线性混合效应模型，可用于非独立数据[176]。

（二）计数数据和有序（等级）数据的统计方法

计数数据（如住院天数）是离散的，而不是连续的，常严重偏态且可能不满足线性模型的假设。等级数据被整合成离散、有序的类别，通常不能用假设为正态分布的方法进行适当的分析。计数数据和等级数据的组间比较都可以用非参数检验。然而，灵活的基于参数的回归方法也可用于分析计数数据（如 Poisson 回归或负二项式回归）和等级数据（如有序 Logistic 回归）[174]。

（三）分类资料的统计方法

Pearson 卡方检验可用于检验两个无序分类变量之间的关联，例如，治疗组和分类结果之间的相关性[177]。当 Pearson 卡方检验中最小预期数的假设不成立时，Fisher 精确检验可以作为 Pearson 卡方检验的一个替代方法。Pearson 卡方检验和 Fisher 精确检验需要满足的条件：观察结果是相互独立的（如对同一受试者没有重复测量）。McNemar 检验可用于配对数据[177]。

Logistic 回归被用来分析一个或多个连续或分类自变量与二分类结果之间的关系，并在给定自变量值的情况下估计二分类结果发生的概率[174]。与线性回归和其他回归模型一样，Logistic 回归可以用来控制其他变量（如混杂因素）。扩展 Logistic 回归和多元 Logistic 回归则用于具有两个以上水平的分类结果。

（四）时间 - 事件（生存）数据的统计方法

研究人员通常对感兴趣事件发生之前的时间分析感兴趣，尤其是患者死亡的事件。因此经常使用“生存分析”这一术语。然而，任何明确定义、在研究结束时尚未在所有患者身上发生的其他事件也可以被分析[178]。因此，研究者们感兴趣的通常是二分类结果（事件是否发生）和连续性结果（事件发生前经历了多长时间）。

时间 - 事件数据的另一个独特特征及与其他连续性结果的关键区别是，对于那些在研究结束或退出研究前没有经历事件的患者来说，实际生存时间是未知的。这种数据被称为删失数据，已知生存时间大于删失前的时间。能恰当地对删失数据做出解释的统计方法及其广泛的技术被纳入“时间 - 事件分析”或“生存分析”这一术语中[178]。

Kaplan-Meier 曲线通常用于绘制超过某一时间点的估计生存概率。将不同治疗组的 Kaplan-Meier 曲线绘制在一张图上，可以进行视觉上的比较，而生存曲线可以用 log-rank 检验进行更正式的比较。Cox 比例风险回归模型在研究多个自变量和生存时间之间的关系或者需要控制混杂因素时特别有用。结果通常以风险比的形式报道，这与相对危险度不同，但通常以类似的方式以便解释。

（五）评估一致性的统计学方法

进行一致性分析的目的是为了确定对同一数据的多次测量产生相同结果的程度[179]。这可以包括用两种不同的测量技术同时进行的测量，由两个不同的操作者或评估者使用相同的测量工具或评分量表同时进行的测量，或由同一个人在两个时间点进行的测量。

Bland-Altman 分析通常用于评估测量相同连续数据的两种临床测量技术的一致性，并确定这些技术是否可以互换使用。Bland-Altman 技术估计了平均差（代表系统误差），以及对于绝大多数的测量对来说，测量结果预计会有多大的差异（95% 一致性极限）[179]。

组内相关系数（intraclass correlation coefficient，ICC）经常被用来评估测量量表的评定者之间和评定者内部的可靠性。

ICC 有几种变体，其选择取决于各种因素，包括感兴趣方向绝对一样还是保持一致，以及对受试者评分的评定者同一人还是不同人。对于分类数据，Cohen 的 κ 值量化了两个观察者之间的一致性，超出了偶然的预期。Fleiss 的 κ 值则用于两个以上的观察者。对于等级数据，加权 Cohen 的 κ 值尤其适用，因为分歧可以根据它们是相邻类别还是分离类别进行不同的加权(例如，加权 κ 可以解释这样一个事实，即当一个评分者说“非常差”而另一个说“差”时，比一个评分者说“非常差”而另一个说“优秀”时的分歧要小)[179]。

（六）Meta 分析

当研究人员旨在总结某一特定研究问题的现有证据时，系统综述提供了一种严谨的方法，以结构化和可重复的方式确定相关研究并提取数据[180]。在患者群体、治疗方法和结果测量方面足够相似的研究的定量数据通常汇集在 Meta 分析中，以获得对感兴趣的治疗效果（或任何其他效果）的汇总估计。这个汇总效应是对个别研究估计的效应值的加权平均，权重是根据一个研究对效应值估计的精确程度来分配的。由于精确性主要由样本量所决定，在 Meta 分析中，大型研究通常比小型研究获得更多的权重。

我们阐释了两类主要的 Meta 分析。固定效应 Meta 分析假设研究之间效应值的所有变异性都代表抽样误差（即所有研究都估计有一个共同的“真实”效应值）[181]。固定效应 Meta 分析中的汇总作用估计了这个共同的效应值。相比之下，随机效应 Meta 分析允许真实的治疗效果在不同的研究之间有所不同。这通常是一个更现实的假设，因此通常建议进行随机效应 Meta 分析，因为不同研究的环境、患者群体、疾病特征和治疗方式往往不同。在随机效应假设下，汇集效应值代表真实效应值分布的平均值[181]。研究之间真实效应值的变化被称为统计异质性，它提供了关于治疗效果在不同研究条件下预期变化程度的重要信息。

十、重要的统计学考虑因素和常见的陷阱

（一）视觉模拟评分量表的争论：定序型数据还是定比型数据

疼痛强度通常用视觉模拟评分量表来评估。关于 VAS 评分应被视为定序型数据还是定比型数据，以及参数统计方法是否可以适当地用于分析这些数据，一直存在着争论[182-186]。事实上，VAS 评分具有两种量表的特性，我们主张采用“见机行事”的务实方法。

首先，我们经常使用 VAS 评分的几个变体。VAS 评分是在“无痛”和“可以想象的最痛”这两个极端之间的 100mm 线上测量，基本上可以非常接近一个具有自然零点的连续测量。问题在于，60 分是否代表 2 倍的 30 分所代表的疼痛。当 VAS 评分被四舍五入或记录为 0～10 之间的整数时，类似于离散的 11 分（0～10）的数字评分量表分值，这会牺牲部分颗粒度，更像一个定序型数据。其次，除了考虑尺度本身，也要考虑其数据的分布。VAS 分数可以是近似正态分布的，但也可以是严重偏态的，这取决于它们是集中在中心还是集中在量表的任一极端[187]。再次，所选的统计学检验方法可能取决于分析的目的。对于简单的 VAS 分值组间比较，无论其测量尺度或数据分布如何，使用非参数检验的成本都很小[187]。另外，用于组间比较的相应参数检验，如 t 检验和方差分析，对于违反分布假设的情况也能表现稳健，产生有效的结果，尤其是较大的样本量[169]，除非许多患者的 VAS 分数处于量表的某一个极端[188]。此外，当需要进行更复杂的分析时，参数检验的方法更加灵活可行。当然，这些技术可以在满足其假设的情况下使用，如前所述，这些假设不一定指的是 VAS 评分本身，也可指残差。

值得注意的是，专门为有序数据设计的参数模型，如有序逻辑回归，也可用于[174]类似 NRS 的数据。有人建议对有很多有序分类的定序型数据（如 0～100 分 VAS 量表）采用连续的有序回归建模方法，以处理极度偏态的 VAS 数据[187]。由于存在众多的可能性，如果一味地遵循教条的分类法则，即 VAS 评分必须始终被视为定序型或者定距型数据，往往帮

助不大（不够谨慎）。这种方法要求必须始终使用特定的参数或非参数分析技术进行分析。相反，在选择统计方法分析 VAS 数据时，还应该考虑数据分布、分析目的和样本量等因素。

（二）样本量的计算

任何研究的一个关键特征是估计需要多少参与者参与研究才能达到研究目的，同时避免患者数量过多。在根据假设检验结果拒绝或不拒绝零假设时，会出现两类错误，而且随着样本量的增加，出现这种错误的概率也会降低。因此，样本量的选择应使Ⅰ型错误（用 α 表示）和Ⅱ型错误（用 β 表示）的概率合理降低[164]。一项研究的“效能”（常在计算样本量时提到）是指在总体确实存在差异时，实际能发现这个差异的概率，相当于 1–β[162]。

计算样本量往往选择 α 为 0.05，效能为 0.8（80%）或 0.9（90%）。所需的样本量也是研究人员希望能够检测到的效应值和假设的数据变异性的函数。虽然样本量的估计通常以预期差异或效果为基础进行计算（如基于试验数据或以前发表的文献），但建议研究人员优先使用最小重要临床差异（minimally important clinical difference，MICD）方法来代替。否则，该研究可能不足以检测到较小但重要的临床效应[164]。对于更复杂的研究设计，如涉及相关性数据的研究，则需要额外的假设。当研究的目的不是为了检验某个特定假设，而是为了估计总体参数时，样本量的选择应使参数的估计有足够的精度（置信区间对于各自的研究目的来说足够窄）。

（三）多重性调整

当研究人员测试多个假设时，每个假设都在“标准”的 0.05 显著性水平上，Ⅰ型错误的风险明显增加，最终可能远远高于最初设定的 α 水平[189]。这种情况通常发生在：①测量多个结果变量；②在多个时间点上重复研究同一个结果；③在多个配对比较中比较多个组；④研究多个亚组；⑤进行期中分析时。

当一组检验中至少有一个显著的测试结果形成一个相对较强的推断时，就需要进行多重性调整[189]。例如，在四个研究结果中得出一种治疗方法明显优于安慰剂的结论，如果不进行适当的调整，就很有可能是一个假阳性结果。同样，将四个治疗组相互比较，因为差异显著而得出“治疗 A”比“治疗 D”更有效的结论，如果不进行多重比较调整分析，就会产生严重的偏差。相反，如果分析只是探索性或产生假设时，可能就不需要严格的调整[189]。

Bonferroni 校正可能是最著名且最简单的多重检验方法。在 Bonferroni 校正中，显著性标准被设定为 α 除以假设检验的数量（例如，对于 α=0.05 和 4 次检验，显著性阈值将是 0.05 ÷ 4=0.0125），只有小于调整后的显著性阈值的 P 值才被视为具有统计学意义[189]。同样，可以通过将 P 值乘以测试总数来调整，然后将调整后的 P 值与 α 进行比较。值得注意的是，Bonferroni 的调整是相当保守的。还有各种其他的调整，在进行涉及多重比较校验时（如方差分析后的组间配对比较），通常可以从统计软件中自动申请[190, 191]。

（四）区分统计学意义和临床意义

一项研究的推论通常指的是被抽样提取数据的总体，而不是样本本身。在这种情况下，如果没有正式的统计分析，仅根据样本中的观察结果宣称某样东西“更大”或“更好”（或类似的结论）是不正确的。

即使经过统计学检验，结果也经常会被曲解；例如，当不具有临床意义的组间差异具有统计学显著性时，会被误认为是一个重要的发现。因此，重要的是我们需要认识到，统计学意义和临床意义是不同的概念，不相关的效应有可能具有统计学意义，而关键的效应则可能达不到显著性的阈值[159, 192]。因此，不应孤立地看待假设检验的结果，而应将其与效应值的测量及其置信区间一起报道。理想情况下，研究人员应该预先定义他们认为的临床重要效应。

例如，在样本量足够大的情况下，一项研究可能会报道治疗组和对照组之间的疼痛评分差异，在 0～100 分制下平均为 3 分（95%CI 0.7～5.3），P 值为 0.01。虽然这样的差异在统计学上是有意义的，但这种差异的临床意义和相关性是非常小的，甚至可以忽略不计。

在解释与疼痛或功能有关的结果的平均值或差异时，另一个挑战是这种数据没有标明虽然一部分患者得到了非常好的结果，而另一些患者并没有受益，或者普遍经历了一个小的类似的平均结果[193]。

研究通常通过找到使人群平均疼痛水平在统计学上显著下降的方法来研究疼痛改善的整体方法。其中最常见的测量结果是对疼痛强度和阿片类药物消耗的影响，这些结果十分依赖大样本量，以求达到更强和充分的统计效能。一种新干预措施的临床资料应包括结果和参数，如效果的延迟和持续时间，以及能提供有满意的疼痛控制效果和不良反应耐受情况报告的患者数量[194]。

MICD 被定义为患者认为有临床意义的最小评分结果变化值[195]。IMMPACT 小组建议将 MICD 定义为在自我报告的疼痛和功能方面有 30% 或更大的改善[196]。IMMPACT 小组还建议研究报道每组中达到 MICD 阈值的患者比例。根据各组出现 MICD 的患者比例的绝对差值，可以计算出达到有临床意义的结果所需的治疗人数［100 ÷（A 组出现 MICD 的百分比减去 B 组出现 MICD 的百分比）］[197]。因此，在一项研究中，A 组有 40% 的患者有 MICD 的疼痛缓解，而 B 组有 20%，需要治疗的人数是 100/20，即 5 人。相反，在一项研究中，A 组有 40% 的患者经历了 MICD，而 B 组有 37%，需要治疗的人数是 100/3，即 33 人。

（五）等效性和非劣效性试验

在传统的假设检验框架中（通常称为优势检验），一个显著的检验结果提供了反对零假设的证据。然而，不显著的测试结果意味着没有足够的证据来拒绝零假设，但并没有为支持零假设提供证据[198]。因此，在差异没有统计学意义的情况下，解释为治疗方法同样有效（或类似说法）是有缺陷的，因为没有证据支持零假设。

因此，当研究的目的是证明某种治疗方法（一种新的可供选择的治疗方法）与其他治疗方法（一种标准治疗方法）一样好（等同于）或至少不差（不劣于）时，优效性检验是不合适的。取而代之的是需要进行等效性或非劣效性研究设计和分析[199]。由于两种治疗可能永远不会产生完全相同的效果（如果是这样的话，这将不可能被证明），一项等效性研究旨在表明治疗效果的差异在临床可接受的范围内。同样，非劣效性试验的目的是表明在一定程度上一种治疗方法不比另一种治疗方法差。由于等效性和非劣效性试验的结果对临床上可接受裕度的定义很敏感，因此人们认为必须事先确定等效性或非劣效性的裕度，避免出现事后决策的情况[199]。

（六）多个相关结果和联合假设检验

研究人员经常研究一种特定治疗对几个相关主要结果的影响，如疼痛研究中的疼痛评分和镇痛剂的消耗。然而，当结果不一致时，例如，如果治疗方法减少了疼痛，但却增加了镇痛药的消耗，要得出明确的结论并指导事后决策是很有挑战性的[200]。如前所述，分别测试多个主要结果的另一个缺点是需要进行多重性调整，降低了分析的效能。另一种方法是，研究人员可以宣称一个结果为主要结果，另一个为次要结果，并基于主要结果得出结论。然而，当结果同样重要时，这种方法也会出现问题。

在这种情况下，通常最好声称两个（或更多）相关、同样重要的结果为主要结果，并对它们进行联合分析[200]。这种联合假设检验框架的一个重要特点是，明确规定了先验决策规则，以决定实验性干预是否优于对照组治疗。通常，只有当实验性治疗在至少一个结果上优于对照组治疗，而在所有其他结果上不劣于对照组治疗时，才宣布实验性治疗为优选治疗方式。请注意，联合假设检验不需要进行多重性调整，同时，它可以确保根据先验的决策规则得出明确的结论。

（七）观察性研究中的关联与因果关系的确定

观察性研究中一个常见的错误是声称暴露对结果有影响或使用其他暗示因果关系的术语。与随机试验不同的是，在观察性研究中，暴露于某些相关因素的患者通常与未暴露的患者有系统性的差异[175]。例如，当观察研究一种特定的治疗方法时，治疗方法不是随机分配的，而是可能取决于患者和疾病特征等多个因素。这就导致接受过与未接受过相关治疗的患者之间存在系统差异。反过来，这种差异本身也可能与结果有关，可以解释观察到的结果中的一些甚至全部差异。因此，得出该治疗方法导致疼痛减轻（或任何可能的结果）的结论是不恰当的，只能表明两者之间是有关联的。

与暴露和结果有因果关系的因素被称为混杂因素[201]。在分析观察性数据时应采用控制混杂因素的统计学方法，如多变量回归或倾向评分匹配的方法[175, 202]。然而，那些由未观察到的因素造成的混杂，即残余混杂仍然可能存在。因此，一般应避免基于观察数据的因果推论。

结论

循证医学为临床医生提供了一套正规的流程，以有效地解释临床研究的结果（“如何阅读一篇论文”），并将其应用到实践中。GRADE 系统被广泛用于对已发表证据的质量和推荐的强度进行分级。本章讨论了不同类型的临床研究，这些研究侧重于疼痛结局并具有不同的证据强度（从病例报道和病例系列到复杂的随机对照试验、系统综述和 Meta 分析）。此外，我们讨论了在设计这些研究或分析数据时所使用的主要统计学方法。

要 点

- 病例报道与医疗界共享患者的新、罕见或非典型特征。
- 横断面研究确定一种疾病在某一时点或某一时期的流行情况。
- 一项病例对照研究确定了单一结局（疾病）的缺失或存在与先前一个或多个可能的促成因素（暴露）之间的关系。
- 巢式病例对照研究是病例对照研究的一种，其中病例和对照均从现有的纵向队列中选择。
- 队列研究确定了单一诱因（暴露）和一个或多个可能的结果（疾病）之间的关系。
- 随机对照试验是一种临床对照试验，参与者被随机分配到可能的暴露或干预措施中。
- CRT 是一项将个体随机分组的试验。群体作为一个整体是随机的，而不是个体。
- Meta 分析将多个足够相似的科学研究结果进行汇总和比较，以获得对感兴趣的效应的总体概要估计。这个汇总效应是将各个研究的估计效应值取加权平均值。
- 医疗经济评估技术促进了提供最佳医疗服务的发展，同时控制了不必要或浪费的医疗支出，以专注于提供高价值、有成本意识的医疗服务。
- 偏倚是指在设计或实施一项研究时的任何系统过程、效应值或误差偏向于某一结果，而混杂是指干预和结局之间的关联被另一种因素扭曲的情况。
- 从假设检验中得到的 P 值是观察到效果或差异的概率，等于（或大于）在零假设（即没有效果或差异）成立的情况下可能观察到的效果或差异的概率。
- 效果值量化了变量之间的关系，例如，定义为治疗组的变量和一些结局变量之间的关系。
- 统计方法已被开发用于分析数据，包括连续性数据、计数数据、等级数据、分类数据、时间－事件（生存）数据、一致性和诊断准确率。
- 样本量计算估计了需要多少受试者才能既达到研究目标，又同时避免受试者数量过多。研究的一个关键特征是尽量减少Ⅰ型/Ⅱ型错误的概率。
- 同时检验多个假设时可能增加Ⅰ型错误的概率。当结果同等重要时，联合假设检验可以避免Ⅰ型错误的增加。另一种解决方案是多重性调整，如 Bonferroni 技术，它包括用显著性标准 α 除以假设检验的数量。
- 在解释临床研究结局时，一个关键的概念是统计上有意义的结果并不总是具有临床意义。计算 MICD、效应值和置信区间可能有助于区分两者。
- 不显著的检验结果不能得出两种治疗方法同样有效的结论。相反，等效研究可以表明治疗效果的差异在临床可接受的范围内。非劣效性试验表明，在一定程度上一种治疗方法不比另一种治疗方法差。
- 统计学方法可用于控制混杂因素，如多变量回归和基于倾向性评分的方法。

第 84 章 急慢性疼痛临床试验的结果及评估

Outcome Domains and Measures in Acute and Chronic Pain Clinical Trials

Honorio T.Benzon　Hubert A.Benzon　Dennis C.Turk　著

周玉姗　译　　陆　菡　校

临床试验设计中一个重要部分是确定评估治疗效果的结局标准。传统上是采用疼痛强度的降低和是否存在不良反应作为急性和慢性疼痛研究的结局。然而，最新研究提出其他重要因素应作为衡量结局指标的标准。

有研究团队提出在临床试验中应当考虑的结果，包含了常规和特殊疾病（如 IMMPACT）[1-3]、有效性试验的核心结局指标（Core Outcome Measures in Effectiveness Trials，COMET）[4]、风湿病学相关的结果评估[5-7]、NIH 工作组[8]、退伍军人健康管理工作组[9]。COMET 目标是开发和应用已达成共识的标准化结局体系，即核心结局指标集（Core Outcome Sets，COS）。他们指出，这些集合是在所有临床试验中被评估和报道的最基本指标，除随机试验以外，COS 也适用于常规医疗、临床检查和研究。他们声明，COS 的存在或使用并不意味着某项特定研究的结局应该受限于相关的核心结局集。COMET 旨在收集和发展包括应用与方法在内的相关指标，加强观念和信息的交流，促进这一领域的方法学研究[4]。已发表的有效性试验中，COS 就是实现这一目标的典型例子[10]。

本章将讨论一些团队充分推荐的结局种类和指标，包括 IMMPACT[1-2]、ped-IMMPACT[3] 和 APS-POQ-R[11]。IMMPACT、儿科 IMMPACT（ped-IMMPACT）和 APS 术后问卷修订版［疼痛，身体功能，情绪功能，受试者对治疗、症状和不良反应改善和满意度评分，以及受试者的倾向（坚持治疗方案和过早退出试验的原因）］，这是由具有临床研究、质量改进或临床诊疗经验的个人及非专业倡导者共同制定的。重要的是要认识到，患者可能对他们最重要的结果有不同的想法。例如，当对患有慢性疼痛的成年人进行调查时，他们肯定这些团队提出的结局指标对他们而言是重要的。然而，他们也发现改善睡眠质量、减少疲劳和提高治疗后生活质量的重要性[12]。我们将回顾由 IMMPACT、ped-IMMPACT 和 APS-POQ-R 提出的成人和儿童的急性和慢性疼痛的结局种类和指标。此外，患者满意度是不同领域相互作用的反映，作为对其他建议的补充将被详细讨论。

除了考虑重要的结局种类外，我们将讨论如何选择合适的结局指标来处理感兴趣的研究问题，并介绍麻醉学和疼痛医学临床试验中最常用的工具。我们未列出一个详尽表格，也未对列举的所有测量工具的心理测量特性和优缺点进行全面评价。相反，我们将讨论在麻醉学和疼痛医学临床试验中，有丰富经验的研究人员选择的几种结局指标。本章附带了一套参考资料，读者可以根据自己的兴趣以电子方式查阅。值得注意的是，虽然我们重点关注的是可以在临床试验中使用的结局指标，但所描述的许多结局指标被认为适用于临床实践中。

一、临床试验中可选择的结局指标

尽管成人和儿童的急、慢性疼痛试验的结局指标有重叠，所选择的评估方法在一定程度上是不同的，这取决于患者的年龄和他们对指标具体内涵的理解能力、疾病影响患者对评估做出反应的程度、受试情况（如发育水平、认知的局限性、术后 / 慢性疼痛状态）。在某些情况下，相同的指标可以用于不同年龄、疼痛类型和治疗状况（围术期或慢性）。例如，在急性和慢性疼痛试验中关于疼痛严重程度或一些关于情绪、从事功能性活动能力、是否存在不良事件的问题都是可接受的[11]。同样，简单的疼痛强度分级可能适用于特定年龄（8—18 岁）的群体，但不适用于所有年龄段（如新生儿）或无法沟通（无意识或认知受损）的人群。选择评估方法时，对于纳入试验的受试者能否得到规范的数据是重要因素之一。

在本章中，我们将介绍多个指标，特别是患者自我报告评估结局指标（patient reported outcome measures，PROM）。这些指标在评价疼痛等主观状态和疼痛对个人生活、生理功能、情感等领域的影响是必不可少的，这些影响被 IMMPACT、ped-IMMPACT 和 APS-POQ-R 广泛定义为健康相关生活质量（health-related quality of life，HR-QoL）。从大量常规、疾病特异性和治疗特异性 PROM 中进行选择时，研究人员和临床医生需要注意表 84–1 中列出的一系列因素。概念集通常指的是指标或者方法的心理测量学或临床测量学特征[13]。

对于依赖于身体评估的指标需要考虑以下两点：①评估者间信度（两个或多个评估者对同一患者的评估会得出相同的结果吗）；②评估者内部的信度（如果在两个时间点对同一患者进行手术，同一评估者会得到相似的结果吗）。要认识到对评估者进行培训，以期达到身体评估最大限度地一致是非常重要的[14]。

表 84–1　选择评估疼痛试验结局的指标时要考虑的因素

- 量表中所包含的说明书和项目的清晰度（量表所针对的人群能否理解说明书和单个项目的含义）
- 被调查者的需求（例如，该指标造成的患者负担是否可接受）
- 评估的有效性（该指标评估的内容与它被设计用来评估的内容是否一致）
- 测量的可靠性（该工具是否证明其始终测量了预期结局）
- 该指标中包含的项目都评估了利害关系的构成和使用背景，量表中的项目彼此之间表现出相当高的相关性，有时被称为内部一致性，Cronbachα 或系数 α
- 如果评估在没有任何干预的情况下在两个时间点完成，是否会出现相同的结果？有时被称为随时间的重复测试的可靠性或一致性
- 评估指标对变化有反应（治疗方法是否能够在评估指标上出现变化）
- 是否有适当的参考数据可供当前被试进行比较
- 评估指标是否给负责评估的人带来了过多的要求 / 负担（是否需要冗长而复杂的评分算法）

临床意义和统计学意义

一旦确定了结局指标，该指标在治疗后发生的变化是否有临床意义非常重要。传统研究的重点一直放在统计学的显著差异上。例如，在 11 分制的数字评分量表中，疼痛减少 30% 已被公认为是具有统计学意义的结果[15]。然而，统计学显著的结果可能受到研究中样本量的影响。在一个样本量非常大的研究中，有统计学意义但没有临床意义的结果可能并不重要[16]。最近，临床意义的概念受到重视，成为统计学显著性的重要补充。有研究发现，对于某些结果，任何程度的差异都具有临床意义（即对患者和医务人员是有意义和重要的）[17]。有几种方法可以确定临床意义，其中锚定法是最合适的。许多基于锚定来建立识别重要变化标准的方法，将患者完成的综合项目作为个人内部变化的锚点来表明变化是有意义的。例如，为了确定在治疗过程中疼痛是否有重要变化，可以在基线时评估患者的疼痛情况，并在试验结束时再次评估，同时与试验开始时相比，他们是"更好"、"大致相同"还是"更糟"。这些评分将作为标准，用来评估试验过程中发生的任何疼痛变化对患者的重要性。

当采用锚定法来确定有意义的临床重要差异（meaningful clinically important difference，MCID）[18]时，应使用该方法确定获得的结果是否具有重要的临床意义。然而，当 MCID 尚未正式确定时，一个合理的经验法则是使用基于分布的标准，即基于测量结果分布的标准差（standard error of measurement，SEM）的影响大小或变化来判断临床意义。当开始研究 PROM 的重要变化时，0.50 的效应大小（即标准偏差的一半）可能是一个实用的标准[19, 20]。SEM 提供了一种不太依赖特定样本的内部变化度量方法，因为它结合了标准差和可靠性以代表 MCID[18]。在一些研究中，1SEM 接近 MCID 阈值[21]。

二、成人急性疼痛临床试验中的结局种类和指标

IMMPACT[22] 和 APS-POQ-R[11] 研究表明，急性疼痛临床试验中疼痛强度和缓解应该是临床试验和

质量改进的主要结局。IMMPACT 建议使用 NRS。语言评分量表也很常用：疼痛强度（无疼痛、轻度疼痛、中度疼痛、重度疼痛）和疼痛缓解程度（无缓解、很少缓解、一些缓解、适度缓解、完全缓解）。APS-POQ-R 建议使用 11 级 NRS 评分（0 级 = 无疼痛；10 级 = 可想象到的最严重疼痛），询问患者过去 24h 内疼痛程度最轻和最重时的分级来作为结果（注意，时间间隔取决于患者的反应能力和试验所研究的问题，可能会更短，如 6h）。此外，APS-POQ-R 还推荐询问患者在过去 24h 内所经历严重疼痛的时间百分比作为结果。第一次服用镇痛药的时间是另一个值得注意的结果。恢复期疼痛评估的时机也需要考虑。休息时（如平卧）和做特定的动作时（如咳嗽、改变体位、行走）的疼痛也应该单独评估。

不良事件的发生是重要的结局。不良反应通常可直接观察或患者直接报告。APS-POQ-R 强烈建议评估 4 种常见术后不良反应的严重程度，即恶心、嗜睡、瘙痒和头晕。当患者能够评分时，一般采用 11 分 NRS 量表让患者对不良反应进行评分。在收集患者不良反应时应注意，询问是否存在某种不良反应可能会提示患者，进而导致这些不良反应发生的频率增加，而一个开放式问题询问患者是否经历过或正在经历“任何”不良反应，可能会导致遗漏一些不良反应。因此，这两种方法需要权衡利弊。

也需要评估疼痛和治疗对其他不良反应的影响。例如，患者的镇静程度（如警觉 / 镇静观察评分法[23]、Ramsey 镇静量表）[24]、睡眠质量或干扰因素（匹兹堡睡眠质量指数量表[25]、Epworth 嗜睡量表）[26]、谵妄的发生[27]。简易精神状态检查（Mini-Mental Status Examination，MINI）用于评估镇静程度和患者的认知能力[28]。阿片类药物相关症状焦虑量表用于研究与阿片类药物使用相关的症状（排尿困难、头痛、头晕、疲劳或虚弱）[29]。需要注意的是，没有单一的评估工具可以评估所有的不良反应，大多数主要集中于特定的不良反应。

IMMPACT 和 APS-POQ-R 都表明身体功能是急性疼痛临床试验的一个重要结局指标。APS-POQ-R 建议评估四个与疼痛和身体功能相关的问题，即坐位活动（如转身、坐起来、改变体位）、下床活动（如走路、坐在椅子上、站在水槽前）、入睡和睡眠的保持。他们建议，这些问题评分都应为 11 分。对于围术期相关研究，建议适当考虑首次排便时间、重症监护病房的停留时间和（或）住院时间、患者满意度。对于较长时间的急性疼痛研究，如在康复室、重症监护室或急诊室，IMMPACT 和 APS-POQ-R 推荐了与身体功能相关的其他结局指标，如行走时间。对其他功能活动的评估取决于疼痛的原因和持续时间。考虑到时间间隔，慢性疼痛患者身体功能的指标可能较合适。

情绪功能是术后疼痛研究的重要结局指标，可能影响康复率、住院时间和患者对治疗的满意度，但相关研究很少。APS-POQ-R 建议用四个问题来评价情绪功能，每个问题都采用 11 分 NRS 量表，即患者感受到的焦虑、抑郁、恐惧和绝望。在术后即刻，这些简单的情绪评估能有效减轻患者负担。在持续时间较长的急性疼痛试验中（如几天或几周）可以考虑更全面的焦虑评估工具，如 Yale 术前焦虑量表[30]、医院焦虑抑郁量表[31]、广泛性焦虑障碍自评量表[32]。在慢性疼痛试验中使用的多维工具已经在急性疼痛研究中使用，在急性疼痛的背景下（如急诊科、门诊诊所），它评估了几个结局指标（表 84–2）。这些工具包括简明疼痛评估量表、SF-36 及其修改版本（SF-12 和 SF-8）、EuroQoL 5–D[33–39]。这些工具被证明用于慢性疼痛患者时具有非常好的心理测量特性。然而，我们应该谨慎使用，因为这些工具不是专门被设计或验证在术后即刻使用的。

另一个多维度测量工具是 IPO[40]，由欧洲委员会资助的 PAIN OUT 项目组提出。IPO 包括疼痛强度、身体和情感、功能影响、不良反应和诊疗观念等领域。问卷经过 2 次修改后最终确定：①在 APS-QoR-R 的 14 个条目中增加了第 1～5 个问题；②从问卷中删除了第 2～8 个问题。因此，最终版本具有较高的内部一致性信度。尽管很被期待，但到目前为止，尚未有文献报道使用 IPO 的结果。

最全面和研究最多的工具是一系列质量恢复（quality of recovery，QoR）工具[41–43]。QoR 最初被开发和验证用于围术期。QoR 是术后疼痛研究中最常用的工具，而简易版 QoR（QoR-9、QoR-15）更易被接受。

Myles 小组制订了一个全面的 QoR-40、更简单的 QoR-9 问卷，最近又制定了 QoR-15[41–43]。这一系列问卷评估了健康的五个维度：疼痛、身体舒适度、情绪状态、心理支持和日常生活独立能力。所有的质量评估工具都具有很好的效度和信度，以及良好

表 84-2　术后疼痛评估指标所涵盖的结局

评估指标	疼　痛	身体功能	情绪功能	不良反应	患者满意度
BPI	+	+	+		
MPQ	+		+		
SF-36	+	+	+		
SF-12	+	+	+		
SF-8	+	+	+		
EuroQoL 5–D	+	+	+		
QoR-40	+	+	+	+	
QoR-15	+	+	+	+	
APS-POQ-R	+	+	+	+	+
IPO	+	+	+	+	+

APS-POQ-R.APS 患者结局问卷修订版；BPI. 简明疼痛评估量表；EuroQoL 5–D. 欧洲生活质量五维量表；IPO. 国际疼痛结局量表；MPQ.McGill 疼痛问卷；QoR. 恢复质量量表（QoR-40 和 QoR-15 问卷分别有 40 和 15 个项目）；SF-36. 医疗结局研究简表 –36（SF-12 有 12 个项目，SF-8 有 8 个项目）

引自 Benzon HT, Mascha E, Wu C. Studies on postoperative analgesic efficacy: focusing the statistical methods and broadening outcome measures and measurement tools. *Anesth Analg*. 2017;125:726–8.

的完成率和回返率。MCID 即患者评分显示患者的状态存在有意义变化的最小差值（包括“改善”或“恶化”），在 QoR、QoR-40 和 QoR-15 里分别是 0.92、6.3 和 8.0[44]。

QoR-15 的项目比 QoR-40 少，具有相似的心理测量特性，只需 3min 就能完成（图 84–1）。QoR-15（或 QoR-40）、IPO 或 APS-POQ-R 的评估内容包含了 IMMPACT 提出的大部分结局指标。

虽然在 QoR 工具中没有直接涉及患者的满意度（表 84–2），但是患者康复的质量与满意度直接相关[45]。在一项研究中，研究人员注意到最初 9 个项目的 QoR 与患者满意度之间有很强的关联。由于 QoR 没有专门评估患者满意度，研究人员在使用 QoR 时应考虑纳入患者满意度的测量方法。

三、成人慢性疼痛临床试验的结局种类

如前所述，根据文献综述，IMMPACT 建议在慢性疼痛临床试验中应考虑 6 个核心结局：①疼痛；②身体功能；③情绪功能；④受试者对治疗改善和满意度的评分；⑤症状和不良事件；⑥受试者的倾向（坚持治疗方案和过早退出试验的原因）（表 84–3）[2]。此外，IMMPACT 表明，根据试验中涉及的具体研究问题来考虑其他方面（如临床医生或患者委托人对改善的评级、人际功能等）。研究组强调，使用所有结局指标都有例外情况，但应该解释不包括某一结局指标的理由。此外，该研究组认为所有具有统计学显著效应的指标对建立干预的有效性是重要的，研究人员应该指出感兴趣的主要结局指标。

IMMPACT 提出的结局主要依赖于患者的自我报告。自我报告评估单一时间点的经验和行为，或评估一段时间内（如最近 7 天）的平均感受[46]。然而，疼痛会随着时间的推移而波动，这取决于患者的活动和情绪，以及可能影响情绪或身体功能的环境因素。因此，在评估受到各种因素（如休息时与运动时的疼痛强度，一天中症状发生的时间）影响治疗效果情况下，使用日记和电子获取的实时数据进行更频繁的评估是一个有效的方法。

四、疼痛

对疼痛的评估通常涉及确定患者疾病或损伤的程度，以及患者的行为对疾病或损伤是否“适当”或“合理”[47]。需由临床医生根据经验和评估指标对

QoR-15 问卷

日期：__/__/__　　　　研究：_______

术前 □　　　　术后 □

A 卷

在过去的 24h 内感觉如何？

（0～10，0 代表不存在 / 最弱，10 代表持续存在 / 最强）

1. 呼吸顺畅	一直都不能	0	1	2	3	4	5	6	7	8	9	10	一直都能
2. 食欲好	一直都不能	0	1	2	3	4	5	6	7	8	9	10	一直都能
3. 感觉放松	一直都不能	0	1	2	3	4	5	6	7	8	9	10	一直都能
4. 睡眠质量好	一直都不能	0	1	2	3	4	5	6	7	8	9	10	一直都能
5. 个人卫生能够自理	一直都不能	0	1	2	3	4	5	6	7	8	9	10	一直都能
6. 能与家人朋友交流	一直都不能	0	1	2	3	4	5	6	7	8	9	10	一直都能
7. 得到医务人员医疗帮助	一直都不能	0	1	2	3	4	5	6	7	8	9	10	一直都能
8. 能够从事工作或家庭活动	一直都不能	0	1	2	3	4	5	6	7	8	9	10	一直都能
9. 感觉舒适并能自我管理情绪	一直都不能	0	1	2	3	4	5	6	7	8	9	10	一直都能
10. 有总体幸福感	一直都不能	0	1	2	3	4	5	6	7	8	9	10	一直都能

B 卷

你在过去 24h 有以下症状吗？　（10～0，10 代表不存在 / 最弱，0 代表持续存在 / 最强）

11. 轻度疼痛	一直都没有	10	9	8	7	6	5	4	3	2	1	0	一直都有
12. 剧烈疼痛	一直都没有	10	9	8	7	6	5	4	3	2	1	0	一直都有
13. 恶心呕吐	一直都没有	10	9	8	7	6	5	4	3	2	1	0	一直都有
14. 感到紧张焦虑	一直都没有	10	9	8	7	6	5	4	3	2	1	0	一直都有
15. 感到悲伤抑郁	一直都没有	10	9	8	7	6	5	4	3	2	1	0	一直都有

▲ 图 84–1　**QoR-15 患者调查**

患者的病史和体格检查进行评估来确定。NRS、VRS 和视觉模拟评分量表（Visual Analog Scales，VAS）都是可靠的，它们能可靠地评估治疗后改善的程度。IMMPACT 更加推荐 11 级 NRS，因为人们担心老年人没有使用 VAS 进行评估的能力，而且他们可能很难通过电话采访和智能电话等电子设备完成评估。VRS 受到类别数量的限制（如 3、5、7），限制了量表的检测范围。因此，VRS 检测微小但潜在有意义的变化的能力可能有限。

关于自我报告疼痛强度的注意事项。虽然问患者他们的疼痛程度看起来很简单，但有些因素会影响到评分。例如，他们现在有多痛？平常有多痛？或最痛的时候是何时？最近 1h、最近几天或最近 1 周？这种疼痛是"可以想象到的最严重的疼痛"、"最严重的疼痛"、"开始治疗前的疼痛" 还是 "在我最后一次手术中的疼痛"？因此，尽管患者会很容易地回答这个问题，但患者可能会用不同的方式来解释这个问题，而这个问题的措辞也会影响所得到的回答。疼痛评估的金标准依赖于患者在当前时间点对问题的回答。

除了评估疼痛的强度之外，修订版简明 McGill 疼痛问卷 –2 [34, 48] 等评估方法也被开发用来评估疼痛的性质（如钝痛、酸痛、刺痛）。这些描述可以区分伤害感受性疼痛和神经病理性疼痛，治疗可能影响其中一些疼痛的性质。已经开发了一些方法来评估与神经病理性疼痛相关的特征。

神经病理性疼痛的评估

两种神经病理性疼痛的评估方法，一种是确定神经病理性疼痛综合征的性质和进展，另一种是疼痛综合征是否主要由神经性病变特征组成的问卷 [49]。

表 84-3 慢性疼痛临床试验的核心结局和评估

结 局	结局评估指标
疼痛	• 11 分（0～10）疼痛强度数字评分量表 • 抢救性镇痛药的使用 • 疼痛强度分级（无、轻、中、重）[a]
身体功能[b]	• 多维疼痛量表干预项目 • 简明疼痛评估量表干预项目
情绪功能[b]	• Beck 抑郁量表 • 情绪状态量表
受试者对整体改善情况和治疗满意度的评分	患者对症状改变的整体印象评估
症状和不良事件	自发报告不良事件和症状和使用开放式提示
受试者的性格	患者招募信息，通过试验取得的进展（CONSORT diagram）

a. 当数字评级不可行时，建议使用
b. 两个推荐的工具择一使用
引自 Turk DC, Dworkin RH, Allen RR, et al. Core outcome domains for chronic pain clinical trials: IMMPACT recommendations. *Pain*. 2003;106:337–45. Dworkin RH, Turk DC, Farrar JT, et al. Core outcome measures for chronic pain clinical trials: IMMPACT recommendations. *Pain*. 2005;113:9–19.

以往的工具包括神经病理性疼痛量表（Neuropathic Pain Scale，NPS）和神经病理性疼痛症状量表（Neuropathic Pain Symptom Inventory，NPSI）[50–52]。这些工具评估了与神经病理性疼痛相关疼痛的程度，不同治疗的疗效，有助于阐明此类治疗效果的机制。然而，NPS 和 NPSI 不能区分神经病理性疼痛和非神经病理性疼痛患者。

以下问卷可以确定疼痛综合征是否主要是神经病理性：Leeds 神经病理性症状和体征评估（Leeds Assessment of Neuropathic Symptoms and Signs，LANSS）[53]，神经病理性疼痛问卷（Neuropathic Pain Questionnaire，NPQ）[54, 55]，神经病理性疼痛诊断问卷（Douleur Neuropathique 4 questions，DN4）[56]，用于初级医疗机构的神经病理性疼痛筛查问卷（Neuropathic Pain Screening Questionnaire，NPSQ）[57, 58]，简明 McGill 疼痛问卷 –2（SF-MPQ-2）[59]。LANSS 是一个 7 项疼痛量表，由分组的感觉描述和带有简单评分系统的感觉检查组成。前 5 个问题询问了不愉快的皮肤感觉、皮肤外观、皮肤对触摸的敏感性增加、电击样感觉的突然暴发，以及热或灼热的皮肤感觉。最后两个问题涉及感觉测试是否存在异常疼痛和针刺阈值改变。分值与神经病理性疼痛相关，最高 24 分。分数＜12 表示疼痛不太可能是神经性的，而分数＞12 表示疼痛可能神经性机制导致的。NPQ 包含 12 个项目，用于助区分神经病理性疼痛和非神经病理性疼痛。对 12 个 NPQ 项目进行逐个分析，确定三个项目为显著预测因子，包括刺痛、麻木和因触摸而增加的疼痛。在这三个项目中，作者提供了简明版 NPQ[55]。法国神经病理性疼痛研究组开发了 DN4。尽管有四个主要问题，但 DN4 是一个 10 项问题的问卷，包含与床边感觉检查相关的感觉描述和体征，临界值是 4，可预测神经病理性疼痛综合征。NPSQ 有 6 个问题，分数越高表明越有神经病理性成分[58]。LANS 和 DN4 具有相似的预测值、敏感性和特异性。简明 NPQ 和 NPSQ 临床价值较低。

SF-MPQ-2[59, 60] 包括神经病理性疼痛患者通常描述的症状和各种伤害性疼痛（如骨关节炎）。SF-MPQ-2 由 21 个症状组成，每个症状的 NRS 评分为 11 分（从“无疼痛”到“最严重可能的疼痛”）。根据因素分析，SF-MPQ-2 包括四个因素，即四个易于解释的子量表，包括持续性疼痛、间歇性疼痛、神经病理性疼痛和情感描述。通过对一项关于不同慢性疼痛综合征和疼痛性糖尿病周围神经病变研究的随机临床试验，对修订版 SF-MPQ-2 的可信度、效度和子量表结构进行验证，发现这一量表能够可靠和有效地区分两组患者，在评估慢性疼痛患者时是可靠的。在评估急性背痛患者时，它也被证明是可靠和有效的[59]。

五、身体功能

身体功能主要通过三种方式进行评估：经验证基于表现的疼痛相关身体功能结局指标［如 6min 步行测试（6-min walk test，6MWT）、定时坐立测试］[61, 62]、患者自我报告和实时活动记录（如使用加速度器等活动的动态测量）[63]。这些方法各有优点和局限性，作为一组方法，它们可以相互补充，但不可互相替代。例如，身体功能的临床评估提供了功能状态的客观指标，但可能无法从患者角度反映疼痛对其日常生活的影响。此外，在平时日常活动中电子仪器测量的表现可能与在有限的临床环境中观察到的不同，患者知道他们正在被观察，因而可能有不同水平的活动积极性。因此，这些评估手段提供了互补的信息，方法选择在一定程度上取决于所研究的问题。

IMMPACT 结合风湿病学结果检测（outcomes measures in rheumatology，OMERACT）发布了一份全面的 PROM 临床身体功能、观察和实验室生理功能检测的列表，以及对患者生活环境的评估[64]。表 84–4 列出了可选择的方法。这些工具包括疼痛相关和一般身体功能 / 活动检测方法[33, 65–68]、日常生活活动[35, 69–71]、疾病[72–76]和特定部位的身体功能[77–84]。此外，IMMPACT-OMERACT 列举了一些可用的临床指标、观察者指标和实验室指标，并按亚类对其进行分组，包括运动或活动测量[85–87]、一般身体功能[62, 88–92]、多活动测试[93, 94]和特定部位区域[95–98]（表 84–4）。我们在表格中列出说明性的措施和流程，但不详尽。IMPACT/OMERACT 建议使用起立行走（timed up and go，TUG）[85]、6MWT[61, 86]和简易体能状况量表（Short Physical Performance Battery，SPPB）[93]来开展对机体状态监测。有趣的是，6MWT 已用于区域麻醉和急性疼痛的研究[99]。电子仪器测量（如加速度器、腕表式睡眠监测分析仪）的可靠性已被证实[63, 87, 100]。

就业状况被用来反映身体状况，通常用是或否的回答形式出现。其他问题包括病假、短期丧失能力和旷工。虽然能有效评估患者工作活动[101–104]，但这些方法目前不常用，今后根据所研究问题可能会使用。

如前所述，经心理计量学验证的 HR-QoL 包括 SF-36 及其变体[35]存在对功能的干扰，而疼痛残疾指数[66, 105]是身体功能的一般检测方法。评估身体功能的其他综合性指标包括 West Haven-Yale 多维疼痛量表[67]、疾病影响量表[69, 106, 107]、欧洲生活质量量表和 Nottingham 健康档案[108, 109]。已经制定了几种针对疾病的特异性检测方法。疾病特异性检测包括骨关节炎的 WOMAC[75, 110]、Roland Morris 残疾问卷（Roland Morris Disability Question-naire，RMDQ）[72, 73]、颈部残疾指数（Neck Disability Index，NDI）[80, 111]和纤维肌痛影响问卷修订版（Fibromyalgia Impact Questionnaire Revised，FIQ-R）[74, 112, 113]（表 84–4）。

六、情绪功能

心理变量与慢性疼痛的开始、维持和延续有关[114]。这些变量包括信念、评价[115, 116]、思维过程、灾难（夸大最坏结果的可能性）[117]、失制 / 无助感[118, 119]、自我效能感[120, 121]、应对[122, 123]、情绪和行为[124]、抑郁[125, 126]、恐惧和焦虑[116, 127]。这些心理决定因素在第 14 章和第 22 章中进行了专门的讨论。

情绪功能的评估有两种方法。当进行具体的精神疾病诊断时，可以使用访谈的形式。评估情绪功能的 PROM 与旨在确定精神疾病诊断的访谈式评估相比，有一个重要的区别。前者取决于患者对其思维和情绪的感知和报告，而临床访谈根据不同的目的，需要解读才能得出诊断。

在大多数临床试验中，PRO 用来评估情绪功能的效果，即治疗引起的反应。身体功能、情绪功能和痛苦可以通过一般测量或特定疾病或特定人群的测量进行评估。评估疼痛患者时，最常见的心理状态组成包括焦虑和抑郁。焦虑的一般测量包括医院焦虑抑郁量表的焦虑子量表[31]、状态 – 特质焦虑量表[128]、广泛性焦虑障碍自评量表[32]、抑郁、Beck 抑郁量表[129]、公共健康问卷 PHQ-9[130]和 PHQ-4[131, 132]。可以使用 SF-36 的心理健康部分来评估疼痛的情绪成分[35]。更具体的测量包括疼痛焦虑症状量表（Pain Anxiety Symptoms Scale，PASS-20）[133]、Tampa 运动恐惧量表[134]、恐惧 – 逃避信念问卷[135]和老年抑郁量表（表 84–5）[136]。

（一）患者的信念、期望和应对方式

虽然未特别推荐情绪功能和患者认知（如态度、信念和期望）作为核心结果指标，但对理解患者 / 疼痛体验非常重要，可能会调节或缓解治疗效果。一些测量态度和信念的工具包括疼痛信念问卷[137]、疼痛信念和感知量表（Pain Beliefs and Perceptions Inventory，PBPI）[138]和疼痛态度调查[139]。慢性疼痛应对量表[140]、应对策略问卷[141]和 Vanderbilt 疼痛管理量表（Vanderbilt Pain Management Inventory，VPMI）[142]是评估应对策略的量表，而灾难性疼痛量表[143]和灾难性疼痛评估量表[144]是评估患者的灾难性。最后，疼痛控制点[145]关注患者对控制的感知（即自我、强大的他人、机会），而疼痛自我效能量

表 84-4　选择用于慢性疼痛研究中评估身体功能的指标

患者报告的评估内容	评估指标
疼痛相关身体功能 / 活动	• 疼痛残疾问卷（Pain Disability Questionnaire，PDQ） • 疼痛残疾指数（Pain Disability Index，PDI） • 多维疼痛量表（Multidimensional Pain Inventory，MPI） • 简明疼痛评估量表（Brief Pain Inventory，BPI）
一般的身体功能 / 活动	• 健康调查量表 SF-36 • 疾病影响量表（Sickness Impact Profile，SIP） • PROMIS 身体功能项目库
日常生活能力	• CDC 健康日措施（Center for Disease Control and Preventions' Healthy Days Measures，CDC HR-QoL-14） • Duke-UNC 健康状况 • Katz 日常生活活动独立性指数
特定疾病相关身体活动 / 功能	• Roland Morris 残疾问卷（Roland Morris Disability Questionnaire，RMDQ） • 纤维肌痛影响问卷修订版（Fibromyalgia Impact Questionnaire Revised，FIQ-R） • Western Ontario 和 McMaster 大学骨关节炎指数评分（Western Ontario and McMaster Universities Osteoarthritis Index，WOMAC） • McMaster Toronto 关节炎（McMaster Toronto Arthritis，MACTAR） • 患者残疾倾向问卷 • 肌肉骨骼功能限制指数
特定部位身体功能 / 活动	• 臂、肩、头残疾评分（Disability of the Arm，Shoulder and Head，DASH） • QuickDASH • Oswestry 功能障碍指数（Oswestry Disability Index，ODI） • 颈部残疾指数（Neck Disability Index，NDI） • Western Ontario 肩袖指数 • 患者网球肘关节评估问卷 • Boston 腕管问卷 • 足踝能力评估
临床、观察和实验室工具	
灵活性或活动性评估	• 起立行走 • 6min 步行试验 • 活动记录仪（不是一种测量方法，而是个人佩戴的记录活动水平的电子设备）
一般身体功能	• 爬楼梯试验 • 椅子起立测试 • 平衡能力
多元活动能力评估	• 简易体能状况量表（Short Physical Performance Battery，SPPB） • 体能测试
特定部位	• 慢性腰痛的负重前伸试验 • 膝关节活动范围 • 握力强度测试 • 单腿跳跃试验

改编自 Taylor AM, Phillips K, Patel KV, et al. Assessment of physical function and participation in chronic pain clinical trials: IMMPACT/OMERACT recommendations. *Pain*. 2016;157:1836–50.

表 84–5 选择用于慢性疼痛研究中评估情绪功能的指标

评估内容	评估方法
焦虑	• Beck 焦虑量表（Beck Anxiety Inventory，BPI） • 广泛性焦虑障碍自评量表（Generalized Anxiety Disorder-7，GAD-7） • 疼痛焦虑症状量表（Pain Anxiety Symptoms Scale，PASS） • 状态 – 特质焦虑问卷（State-Trait Anxiety Inventory，STAI）
抑郁	• Beck 抑郁量表（BDI） • Beck 抑郁量表 – Ⅱ（BDI- Ⅱ） • 新版 • 老年版 • 老年抑郁量表（Geriatric Depression Scale，GDS） • 患者健康问卷（Patient Health Questionnaire，PHQ）– 抑郁
综合性	• 医院焦虑抑郁量表（Hospital Anxiety and Depression Scale，HADS） • 公众卫生问卷（Public Health Questionnaire，PHQ） • 公众卫生问卷 –4（PHQ-4）

表[146]和慢性疼痛自我效能感量表[147]是评估患者对控制疼痛及其生活的自我效能感。已经开发了这些问卷的几种简短形式，有助于减少患者的负担，如疼痛灾难[148]、疼痛自我效能[146]和应对[149]。

有很多适合大众的综合工具评估疼痛、身体和情绪功能[114]。这包括 BPI 简表[150]和用于疼痛的 MPI[67]。SF-36[36]、SIP[106]、Nottingham 健康档案[151]和 PROMIS-29[152]应用于评价全身健康和某种程度上疼痛对功能活动的干扰。基于 BPI 的一项非常简短的指标包括三个问题，涵盖了关键结果，即 PEG[153]。所涵盖的每个领域都有单一的项目，包括平均疼痛、对生活满足感的干扰和对一般活动的干扰，具有效率优势。它已用于初期诊疗评估。除这些一般评估外，还开发了大量针对复杂疾病的综合评估，如 FIQ-R[113]、NDI[111]和 WOMAC（表 84–4）[75]。

（二）老年人和认知障碍患者的评估

PROM 取决于患者回答口头问题的能力，给那些无法对询问做出回应的患者带来困难。以下是为老年人和有认知障碍的成年人开发的评估工具：老年疼痛测量[154]、晚期痴呆疼痛评估量表[155]、沟通能力受限老年人疼痛评估清单[156, 157]、DOLOPLUS-2[158]和 PAIC15[159]。这些量表在第 43 章和第 79 章中进行了讨论。同样，新生儿和婴幼儿也需要采取措施，这些将在本章后面讨论。在第 22 章讨论了完整的心理评估。

七、儿科急、慢性疼痛临床试验临床结局种类和指标

我们综合了儿科急性和慢性疼痛临床试验的核心结局种类，以便于讨论和参考结局指标。我们将首先讨论急性疼痛，因为与成人研究相比，急性疼痛试验中使用的许多儿科推荐评估方法也包括在慢性疼痛试验中。

由于涉及复杂的决策和选择适合年龄及发育状况，在儿科中选择具体的结局指标是一项艰巨的任务。我们推荐的一组包含（即 PROM、替代、生理性）广泛的评估工具，每种工具都有优、缺点，在文中各个部分已经被开发和评估。所讨论的许多指标适用于各种类型的疼痛和各种情况。然而，我们也关注了一些特定疾病（如偏头痛、青少年类风湿关节炎）和特定环境（如术后、手术、家庭、急诊科）。

儿科疼痛评估最具挑战性的问题之一是许多儿童年龄太小或发育尚不成熟，无法口头表达他们的疼痛程度[160]，我们依赖陪伴儿童的观察者（如家长、护士）作为代理人进行评估。然而，观察者可能高估或低估儿童的痛苦[161, 162]，并且可能受到他们自己的信仰、担忧程度、情绪和环境因素的影响[163]。理想情况下患者对其疼痛的个人评估是金标准，但在自我汇报有限的情况下，经验的观察和替代报告量表可以帮助制定临床决策和研究。请注意，当成年人

的沟通能力有限或受损时也可以参照执行。

针对儿科术后疼痛管理，开发了 pedIMMPACT[3]。具体而言，pedIMMPACT 建议将疼痛强度、身体功能、情绪功能、症状和不良事件、对治疗满意度的总体判断作为首选结局指标部分。这与 IMMPACT 稍有不同，因为它们没有将满意度纳入患者的总体改善评估。对于慢性复发性疼痛和儿科临床试验，根据 pedIMMPACT 建议，研究者应考虑在急性疼痛试验推荐的结局指标基础上增加 3 个额外指标，即角色功能、睡眠和经济因素。IMMPACT 建议，应将角色功能和睡眠视为次要结局指标，而不将经济因素视为成人临床研究的相关结局指标。

对于儿童，在选择评估方法时需要考虑发育阶段和年龄。因此，pedIMMPACT 提出了适合不同年龄组的工具。

对于临床试验和青少年急性疼痛强度的自我报告评估，pedIMMPACT 建议 3—4 岁儿童使用扑克筹码工具[164]用于手术相关和术后疼痛评估；FPS-R[165]用于 4—12 岁的儿童术后手术相关和疾病相关疼痛评估；VAS[166]用于 8 岁及以上儿童手术相关和术后疼痛评估。3 岁以下的儿童因不能准确地描述他们的疼痛和有效地自我报告疼痛量表，因此，评估必须基于代理人的观察和评估。

扑克筹码工具由一套四个红色塑料扑克筹码组成，每个筹码代表一个“伤害”。在这个量表尺度中“伤害”作为“疼痛”的代表，孩子选择“有多少个伤害”。没有筹码说明没有疼痛。第一个筹码表示“有点受伤”，第二个表示“有一点受伤”，而第四个筹码等于“你可能受到的最大伤害”。因此，得分为 0～4[164]。FPS-R 由 6 张中性的面部线条图组成，为 0～10 分[165]。从左到右依次为面部表情没有疼痛、疼痛增加、非常疼痛。通过患者指向标尺上的脸，以表示他们的疼痛程度。这些面孔是用来表示孩子内心的感受，而不是评估者看到的现实中面孔的样子。Wong-Baker 面部疼痛量表由 6 张手绘脸的图片组成，从微笑到哭泣[167]。这些脸代表“没有伤害”到“伤害最严重”，评分为 0～5。Oucher 组合了两个单独的刻度：逼真的面孔刻度和 0～100mm 垂直 NRS。逼真的面孔刻度由六张文化敏感性面孔（即高加索人、非裔美国人和西班牙人）的照片组成，为 0～5 分。相邻垂直 NRS 评分为 0～100[168, 169]。

目前儿科中使用的疼痛评估量表未完全统一。pedIMMPACT 建议使用 VAS，而不是 NRS，因为儿科中 NRS 的心理测量研究很少。彩色模拟量表使用颜色、面积和长度的分级，使儿童能够具体识别疼痛强度的变化[169, 170]。评估工具的尺寸为口袋大小（长度为 10cm），从白而窄到深红而宽，反映疼痛强度增加。在最初的 CAS 中，孩子们被要求沿着 CAS 的长度移动滑块以显示他们的疼痛程度。评估工具背面有相应的 0～10 分 NRS，代表儿童疼痛的分值。

其他研究者主张在可能的情况下使用自我报告的方法来评估疼痛[168, 169]。他们指出，观察者报告或行为观察有限，可能与孩子的自我报告不一致，因为父母往往低估或高估孩子的痛苦。该小组回顾了自我报告疼痛强度测量的心理测量特性、可解释性和可行性。他们指出，一些自我报告评估措施符合“完善的评估”标准[171]。其中包括 NRS（NRS-11）、VAS、CAS、FPS-R 和原始 FPS、面部、伤害 / 扑克筹码工具、Oucher 逼真图片和数字刻度量表[168, 169]。与 pedIMMPACT 相比，这些研究者建议 6 岁及以上儿童所有类型的疼痛应使用 NRS-11 和 VAS[169]。与 pedIMMPACT[3]类似，他们推荐了用于 3—4 岁儿童急性手术相关术后疼痛的伤害工具（以行为观察措施作为次要结果），FPS-R 用于 4—12 岁儿童的急性手术相关的术后疼痛和疾病相关疼痛，VAS 用于 8 岁以上儿童和青少年急性手术相关的术后疼痛和疾病相关疼痛，FPS-R 作为 8—12 岁儿童的 VAS[168]的辅助评估方法。

为了观察术前和术后急性疼痛的疼痛强度，pedIMMPACT 为 1 岁及以上的儿童推荐了几种量表：FLACC（包括面部、腿部、活动性、哭声、可安抚性）[172]、安大略省东部儿童医院疼痛量表[173]、家长术后评估量表（Parents’ Postoperative Measure，PPM）[174]、术后居家疼痛量表[175]、呼吸机或危重护理儿童的舒适程度量表。幼儿学龄前儿童术后疼痛量表[176]推荐用于 1—5 岁儿童的术后疼痛。

FLACC 量表包含了 5 项指标，分别对面部（F）、腿部（L）、活动性（A）、哭声（C）和可安抚性（C）进行评分，每项的评分为 0～2 分[172]。总分为 0～10 分，0 分表示无疼痛。修订版 FLACC 量表增加了行为观察，以提高对认知障碍儿童的有效评估。鉴于 FLACC 量表在患者中的广泛验证和易用性，适用于无法自我报告的患者。

CHEOPS 量表评估了六种行为：哭泣、面部表情、言语反应、躯干位置、触摸和腿部位置[173]。根据具体的行为，每项评分为 0～3 分。最低分为 4 分（无疼痛），最高分为 13 分（最严重疼痛）。

PPM 是一个由 15 项组成的观察评估量表，由父母汇报孩子的日常行为变化。父母勾选“是”的项目数量为总计分数。15 分中至少得 6 分表示有临床意义的疼痛[174]。舒适度量表将观察和生理体征相结合。它评估了警觉性、镇静 / 躁动、呼吸、身体运动、血压变化、心率变化、肌肉张力和面部张力。总分在 8～40 分之间。17～26 分通常表示镇静和疼痛控制充分[175]。由于评估血压和心率的复杂性，该量表主要用于重症监护中的患者。

TPPPS 是专门针对 1—5 岁儿童的观察量表[176]。TPPPS 由 7 个项目组成，分为 3 个疼痛行为类别：声音疼痛表达、面部疼痛表达、身体疼痛表达。如果在 5 个观测间隔期间存在疼痛行为，则 7 个疼痛行为评分均为“1”，如果不存在，评分为“0”。评分范围为 0～7。修订版 TPPPS 被认为是一种适用于急诊室儿童疼痛的评估工具[177]。

对于智力缺陷儿童，有非沟通儿童疼痛清单 – 术后疼痛版（Non-Communicating Children's Pain Checklist-Postoperative Version，NCCPC-PV）[178]。它通过对儿童的声音、社交行为、面部表情、活动、身体、四肢和生理症状进行每项 0～3 分的评估。总分≥7 分表示孩子有疼痛，≤6 分表示孩子没有疼痛（见第 28 章）。

对于儿科慢性疼痛试验，pedIMMPACT 建议采用与急性疼痛研究相同的自我报告方法。记录无痛的天数或疼痛达到一定程度的天数（例如，可以记录 5 分制达到 3 分的天数）[3]。该工具建议用于评估患者满意度和急性疼痛的症状和不良事件。

目前尚无有效的指标评估儿童急性疼痛的身体恢复[3]。IMMPACT 建议通过走动时间、恢复吞咽时间、口服摄入量、起床时间、走动时间和恢复正常肺活量的时间来进行评估。此外，IMMPACT 建议使用青少年疼痛工具[179]进行情绪反应评估，使用面部情感量表评估 8 岁以上患儿疼痛情感成分[3]，手术行为检查量表（Procedure Behavior Check List，PBCL）[180]或修订版手术行为评定量表（Procedure Behavioral Rating Scale Revised，PBRS-R）[181]用于评估手术期间的行为问题。整体满意度评分并不影响结果。对于 8 岁以下的儿童，建议由家长进行代为评级。经济因素评估包括对治疗直接和间接成本的评估。

对于儿科慢性疼痛研究，学龄儿童和青少年的身体功能评估可以通过功能残疾量表[13, 182]进行评估，尽管 PedsQL 可以用于 2—18 岁儿童[183]，但推荐用于 7 岁以下儿童。除生理功能外，PedsQL 还评估情感、社会和学校功能。由于情绪功能指的是抑郁和焦虑，这些领域可以通过 7—17 岁儿童抑郁量表和修订版儿童焦虑和抑郁量表进行评估[184]。

对于角色功能，可以通过以下指标进行评估：6—18 岁头痛儿童 PedMIDAS[185]，学龄儿童入学率，以及儿童至青少年年龄段 PedsQL。虽然有疼痛问题的儿童经常出现睡眠障碍，但 pedIMMPACT 不建议使用特定量表去评价。最后，该小组认为儿童的经济学方面指标评估存在困难。

PedIMMPACT 未讨论的其他指标包括学龄儿童和青少年儿童综合疼痛问卷[186]、幼年类风湿关节炎儿童的疼痛行为观察法[187]。评估焦虑的工具包括儿童焦虑敏感指数[188]、儿童多维焦虑量表[189]和修订版儿童显性焦虑量表[190]。焦虑自我报告问卷包括儿童焦虑相关障碍自我报告[191]和 Spence 儿童焦虑量表[192]。儿童的应对能力可以通过疼痛应对问卷（Pain Coping Questionnaire，PCS）[193]、疼痛反应量表[194]、儿童疼痛灾难化量表进行评估[195]（见第 43 章）。

八、患者满意度

虽然满意度在传统上并不认为是疼痛临床试验的一种结局指标，但最近，患者对治疗的满意度受到了越来越多的关注，值得作为一种重要的结局指标加以考虑。患者满意度是许多医院用来衡量治疗成功和推动基础设施改革的晴雨表[196]。患者满意度的决定因素包括患者、医务人员和治疗过程[197, 198]。患者相关因素包括身体和心理健康、期望值和社会人口因素。社会和个人因素包括年龄、种族、性别、文化、社会阶层、教育、婚姻状况、职业和收入。当医疗诊治符合患者的期望时，满意度就会提高。与医务人员相关的因素包括医生的能力（感知与观察），以及与患者的口头和非口头互动。同理心、就诊时间长短、医院提供的信息量均会影响患者满意度。此外，医疗机构的辅助服务、可及性和便利性、成本、官方和环境因素、卫生部门都是与治疗过程相关的特征[197]。医疗机构可访问性的提高、等待时间的缩短和医生的可信赖程度也会提高患者满意度。

急性疼痛管理中患者满意度包括对治疗过程（即实施镇痛的操作）和结果（即镇痛是否成功）的满意度[199]。尽管存在重叠，但这两部分应单独评估[196]。有时患者的镇痛可能不充分，但他 / 她可能依然会感谢提供的所有治疗及干预，并且陪护人员也帮助确保最佳镇痛效果。相反，术后疼痛十分轻微的患者可能会因为期望值和他 / 她缺乏参与治疗决策过程而不满意。例如，既往研究表明，满意度不仅取决于麻醉效果，还取决于患者的接触方式和信息传递方式[200, 201]。结果表明，在患者满意度方面，过程相关因素（如参与决策过程）与基于结果的参数（即疼痛强度）同样重要。

手术类型也会影响患者满意度。全关节手术后，关节功能、髋关节不稳定、双腿腿长和自我照料是满意度的主要决定因素[202, 203]。手部手术后，运动范围、力量提高和日常活动能力都很重要[204]。乳腺癌手术后，术后的外观也决定了患者的满意度[205]。在发表的外科期刊中，患者教育、方案决策、随访时间、就诊等待时间、医院设施状态和饮食质量也会显著影响患者满意度[202-204]。相比就诊时间，外科医生的同理心对患者满意度的影响更重要[206]。

满意度还取决于除医疗本身之外的患者相关因素[197]。在最近的一项观察性研究中，患者相关的社会人口学因素，如男性、更大的年纪和更高的教育水平与麻醉后满意度得分的增加相关[207]。对英国非产科手术患者的横断面分析表明，年龄较小、女性、肥胖、脑卒中史、神经病理性疼痛和长期使用阿片类药物与手术后严重不适相关[208]。

衡量患者满意度的方法包括经验证的用户友好问卷。简单的测量方法包括 NRS 或口头描述量表中的满意度得分。然而，这些量表的可靠性无法保证，因为它们不能反映满意度的多样性[199]。患者对变化的总体印象（patient global impression of change，PGIC）[209] 是 IMMPACT 推荐的一种用于表示患者满意度的评估量表。该量表没有评估满意度本身，只评估患者的整体状况及状况是否有所改变、恶化或保持现状，没有反映满意度的多维和复杂性质[196]。

以下特定评估方式和手术相关量表，已经被验证可以用于评估患者满意度和麻醉管理：用于监测麻醉治疗的爱荷华州麻醉满意度量表[210]、患者对心脏麻醉服务的认知量表[211]。为非心脏手术全身麻醉开发的复杂类型问卷包括对全身麻醉经验的评估（du vécu de l'anesthésie générale，EVAN-G）问卷[212]、Leiden 围术期护理患者满意度问卷（Leiden Perioperative Care Patient Satisfaction questionnaire，LPPSq）[200]、患者麻醉护理满意度调查问卷[213]、患者对围术期麻醉护理满意度问卷（Patient Satisfaction with Perioperative Anesthetic Care questionnaire，PSPACq）[214]、麻醉学问卷（Anesthesiological Questionnaire，ANP）[215]、Bauer 问卷[216]。EVAN-G 问卷是为全麻患者设计的，包括住院患者和门诊患者。它由 26 个问题组成，涉及注意力、隐私、信息、痛苦、不适、等待和整体印象[212]。EVAN 小组最近制订了一份适用于区域麻醉的可靠的满意度问卷[217]。由瑞士和奥地利的调查人员编制的麻醉患者满意度问卷包含苏醒室诊疗和疼痛管理的信息（以及参与决策）[213]。相比之下，Bauer 问卷包含了术前信息、麻醉恢复、疼痛和全身麻醉相关的 10 个不适问题（如手术或注射部位疼痛、喉咙痛、声音嘶哑、口渴、寒冷、颤抖），以及 5 个满意度相关问题[216]。在一项调查英国围术期麻醉结局的大型横断面研究中，与患者满意度直接相关的 5 个问题阐明了 Bauer 问卷的使用[208]，完成调查问卷通常需要 3～12min[218]。大多数量表在语言上都是针对最初开发人群的。虽然 EVAN 问卷有英文译本，但 ANP 和围术期麻醉诊疗问卷没有翻译成英文，它们分别针对德国和中国台湾地区患者。

既往的问卷多以患者满意度为目标。此外，还有一些经验证的多维度工具，将患者满意度作为疼痛管理总体评估的一部分，包括 APS-POQ-R[11] 和 IPO 问卷[40]。APS-POQ-R 是为疼痛管理的质量审查而开发的，而 IPO 是 APS-POQ-R 的改进版，是为术后应用而设计的。这两份问卷都包括了一个关于患者参与治疗决策过程的问题。我们建议，如果在急性和慢性疼痛结局研究中使用这些一般性指标，则应包括评估患者满意度的量表[39]。

结论

疼痛是一种关于生物 – 心理 – 社会的综合体，关于疼痛的临床试验应反映其多维性。它不仅包括疼痛的强度，还包括身体和情感方面。不良事件是任何治疗可能的后果。患者满意度反映了以上各个方面的相互作用。在成人和儿科的急性、慢性和术后疼痛中，已经找到了能反映以上情况并具有心理

测量 / 临床测量功能的指标。既往关于慢性疼痛临床研究采用了 IMMPACT 提出的指标和建议，关于急性疼痛和术后疼痛的研究也已采用 IMMPACT 和 APS-POQ-R 推荐的指标和建议。pedIMMPACT 提出的儿童急性和慢性疼痛的结果与成人结果大体相似。在儿科研究中，在选择具体量表时，必须考虑患者年龄和发育阶段。目前已经为成人和儿童制定了一份包含越来越多的一般和具体指标的清单。研究人员需要了解他们使用的量表中所有指标的心理测量 / 临床测量的基本特征。他们还需要关注评估方法对变化的响应性，以及制订量表所依据的标准被试，以确保量表适合纳入试验的被试。虽然本文考虑的是在临床试验中使用的指标，但许多指标被认为适合在临床实践中使用。

要 点

- 疼痛是多方面的，急性和慢性疼痛的临床试验应反映其多方面的性质，以评估各种干预措施。
- IMMPACT 建议在慢性疼痛临床试验中考虑六个核心领域：①疼痛；②身体功能；③情绪功能；④受试者对治疗的改善和满意度评分；⑤症状和不良事件；⑥受试者倾向（坚持治疗方案和过早退出试验的原因）。
- 评估临床试验重要结果的量表选择应考虑：①可靠性；②有效性；③反应性；④是否有适当对照组和对研究样本的普遍适用性；⑤患者负担；⑥适合纳入研究的被试；⑦临床意义标准。
- IMMPACT 建议的指标适用于上述各个领域。对于腰痛、纤维肌痛、肌肉骨骼和关节疼痛、神经病理性疼痛和其他慢性疼痛综合征，具有有效心理测量特性的通用或疾病特定测量方法可用。
- NRS、VRS 和 VAS 都是可靠的，并且都一致显示出更强的检测治疗后改善的能力。然而，IMMPACT 建议采用 11 分 NRS，因为人们担心老年人理解 VAS 的能力，并且在电话采访和手持通信设备中很难使用。
- 神经病理性疼痛指标定义了神经病理性疼痛综合征的性质和进展，以及问卷确定疼痛综合征是否主要由神经性特征组成。
- 大多数关于慢性疼痛的临床试验包括 IMMPACT 推荐的领域，但关于急性或术后疼痛的研究在使用 IMMPACT 和 APS-POQ-R 建议方面不太一致。情绪功能是术后疼痛试验中研究最少的领域。
- 术后疼痛的 QoR 工具是围术期疼痛研究中最常用的多维工具。然而，在使用 QoR 时，应调查患者满意度，因为它不能衡量这些结果。
- 儿童急慢性疼痛的临床试验应尽量包括与成人研究相同的领域。每个领域的衡量标准的选择应考虑到年龄适宜性和沟通能力受损者的限制。

第 85 章　疼痛研究中的伦理问题
Ethical Issues in Pain Research

Katherine Gentry　Gary A.Walco　著
涂　业　译　　高　蕾　校

涉及人体的疼痛研究，需要考虑伦理方面的诸多问题。在本章中，我们将简要回顾伦理学研究领域的起源和发展，主要探讨临床研究不当行为的历史案例。我们将讨论疼痛研究特有的伦理问题，包括：①疼痛如何影响个体自主行为能力；②疼痛患者参与研究的特有风险；③受试者选择、研究利益分配及研究责任的司法考量；④通过诱发疼痛达到研究目的的伦理学问题；⑤关于安慰剂使用的争议；⑥儿童疼痛研究的特殊问题；⑦对疼痛相关遗传学和表观遗传学研究的新思考。我们也意识到，上述任一问题都可能需要一整章内容来阐述。因此，我们将努力总结问题，而非详尽地阐述问题。

一、历史

人类受试者的伦理学研究领域的发展起源是因为无数研究不当行为和丑闻事件玷污了医学和科学遗产。在希特勒统治期间，研究者对集中营囚犯进行有害和致命的试验，以确定军人能够生存的基本条件和限制，测试药物和治疗方案，并实现优生理想[1]。1947 年，主持审判医生的法官编写了纽伦堡法典，该法典为其后的所有人体试验奠定了伦理基础。法典强调通过受试者知情同意和拥有退出研究的权利来保护受试者权益，并且研究人员有义务基于受试者利益最大化来开展工作[2]。其他影响研究伦理学领域的丑闻包括：20 世纪 50 年代，Willowbrook 研究所蓄意导致残疾儿童感染甲型肝炎[3]；未经患者 Henrietta Lacks（一名死于宫颈癌的非洲裔女性）知情同意，造成其宫颈癌细胞繁殖和广泛传播[4]；美国公共卫生部门的“黑种人男性未治疗梅毒的 Tuskegee 研究”，这是一项为期 40 年的观察性研究，在此期间，受试者未被告知试验目的真相，也未能在合适的时候接受治疗[5]。

1964 年，世界医学协会起草了赫尔辛基宣言，阐述了医生进行医学研究的准则，该准则已被多次修订，但仍然是指导全球研究伦理的基础。1975 年的赫尔辛基宣言修订版规定了机构审查委员会（Institutional Review Board，IRB）监督保护人体受试者的必要性，与 1974 年美国生物医学和行为研究受试者保护委员会提出的要求相似[6]。

1979 年发表的贝尔蒙报道将尊重、有益和公正确立为研究背景中必须考虑和平衡的道德原则[7]。尊重包括两重含义：应该允许个人自主行动，自主性减弱的人应该得到额外的保护，尊重是参与研究知情同意的基础。有益可以增强个人幸福感，在研究中，这项原则要求研究人员充分评估研究对受试者产生的潜在益处和危害，并尝试将益处最大化，将危害最小化。公正关注的是：“谁应该得到研究的益处，谁应该承担研究的责任？”符合伦理的研究必须有一个选择受试者的过程，不得利用弱势群体或俘虏人员。公共资助的研究结果必须造福于每个人，而不是少数特权群体。Freedman 写道，伦理研究还应在科学上有效，从而产生可靠和可推广的数据，并对社会产生积极作用[8]。

2018 年更新的美国联邦法规中关于人体研究的规定将儿童、服刑人员、决策能力受损者、经济或教育上处于弱势的人员视为易受伤害人群，这些人群的自主性有限，可能受到胁迫或不当影响[9]。IRB 有义务详细审查涉及上述人群的研究，以确保受试者参与研究的获益大于潜在危害。当涉及儿童的研究无直接获益的前景时，如果认为对儿童造成伤害的可能性为“最小风险”或“轻微超过最小风险”，仍可以批准其开展研究。“最小风险”研究的预期伤害或不适程度应低于日常生活或常规身体、心理检查中通常遇到的伤害或不适。该标准因缺乏特异性及被个别 IRB 曲解而受到批评，但尽管如此，其仍然是用于研究风险分类的标准[10, 11]。

二、疼痛研究的特殊伦理问题

疼痛经历可能会损害受试者自主行动和提供有效知情同意的能力。疼痛是有害的，个体的判断可能会受到立即停止疼痛期望的影响。疼痛还可能会损害认知[12]及间接推理能力，尤其是疼痛控制不佳的患者，可能会高估试验性治疗的潜在益处，导致对伤害 / 获益比的评估有偏差[13]。因此，研究人员有更大的义务确保受试者能够理解并判断参与研究的风险和益处。

自主行动的重要组成部分是自愿性，潜在的研究受试者必须可以自由参加研究，而不是因为受到公开或暗中的胁迫。疼痛研究的背景可能会以某些方式影响自愿性。例如，有些受试者可能会被迫参加由医务人员进行的研究，以维持治疗关系并被视为“好患者”。此外，研究项目提供的奖励可能会对潜在的受试者产生明显影响。奖励措施旨在吸引受试者并补偿受试者花费的时间、精力及研究带来的不适感。然而，当奖励大小与研究负担不成比例，奖励十分诱人以致受试者别无选择时，其被称为“不当影响”，并被认为是不符合伦理的。在更微妙的层面上，受试者仅在参与研究期间才能获得更好的医疗服务，这可能会对受试者的入组产生不良影响，这个问题在发展中国家尤为显著。

研究者必须尽量减少对受试者的伤害。研究疼痛疗法带来的风险与其他药理学试验经历的风险完全不同。短期急性疼痛或术后疼痛的镇痛试验涉及的给药时间非常有限，而对于慢性疼痛，受试者可能会在几天到几周内接受研究药物。因此如果该药物优于现有疗法，受试者可能难以反馈。当研究药物会引起躯体依赖时（如阿片类药物），这个问题更加突出。研究者还有义务确保超出试验范围的持续性随访。

最后，研究者必须考虑招募的受试者能否代表期望人群。临床试验在定义纳入标准时通常相对狭隘，基于年龄、语言和社会文化因素的偏见较常见[14]。例如，镰状细胞病的血管闭塞性发作可能非常痛苦，需要强效镇痛药进行治疗，然而多年来，即使是对这一患者群体镇痛药物的基础研究（如药代动力学和药效学研究）也很少见[15, 16]。大多数镇痛试验也忽略了儿童人群，这将在后文进一步讨论。

三、安慰剂的伦理

长期以来，测试镇痛药物的方法是随机分配受试者接受测试药物或安慰剂，然后比较平均疼痛评分（通常是对疼痛强度的评价）。伦理方面的担忧是，被分配到对照组的受试者可能会经历疼痛，直到他们接受补救药物。如果存在真正的平衡，即研究者确实不知晓试验药物是否优于安慰剂，这可能是合理的。然而，对于镇痛药物来说，这种情况很少见，因此，研究者一直在寻求其他的研究设计。

Nagasako 和 Kalauokalani 根据精神病学中的经验教训阐述了上述问题，并为疼痛医学领域提出了建议[17]。使用安慰剂作为对照是否符合伦理，部分取决于现有治疗的情况（即如果现有治疗已被严格的研究显示有效，那么新药可以与现有治疗进行比较，而不是安慰剂）。然而，如果现有的最佳治疗方法还没有确定，或者治疗效果在不同人群中差异很大，那么对部分受试者来说，使用安慰剂治疗并不比使用现有的“最佳治疗”方法更好。

另一个需要考虑的因素是，研究条件是否允许安慰剂潜在危害性的存在[17]。暴露在冷压刺激下的受试者，如果给予安慰剂，则其不会受到明显伤害（试验诱发的疼痛）。相反，接受过腹部手术的患者，如果给予假硬膜外镇痛或安慰剂而非注射镇痛药，则可能造成明显伤害。

值得注意的是，安慰剂对照研究也有其自身优点。“安慰剂同期对照”是美国联邦药物对照研究法规中推荐的五种研究设计之一[18]。随机、双盲、安慰剂对照试验最大限度地减少了偏倚（包括调查者和受试者），提供了衡量研究药物疗效的内部标准，并为区分药物不良反应和潜在疾病影响提供了条件[19]。科学有效性被认为是一项伦理原则，它为安慰剂的使用提供了支持[8, 17]。此外，研究者不能忽视安慰剂潜在的临床效应，对这一问题的论述远远超出了本章的范围（见第 17 章）。然而，患者在任何时候使用药物时，其临床效果都是药物和安慰剂的综合效应，并且后者往往远远大于前者[20]。安慰剂效应如此强烈，以至于即使患者知道他们正在接受安慰剂治疗，它依然完好无能[21, 22]。怎能不考虑安慰剂对照来衡量这种深远的影响呢?

四、实验室诱发人体疼痛的伦理学

通过实验诱导伤害性感受和研究各种相关因素，研究者将大大增加对疼痛及其影响的了解。实验性疼痛研究可以操控不同的变量，从而以自然环境中不存在的方式理解某些关系。我们可以更好地理解疼痛综合征的发生过程，遗传、生物和心理因素的作用，以及疼痛的预防、处理和治疗。尽管这类研究可能会产生大量的信息，但研究者故意诱发受试者的疼痛时，伦理考虑才是最重要的，包括如何在实验室中诱发疼痛，以及研究者感兴趣的一系列结果。

疼痛可以通过各种方式诱发，包括机械刺激、温度（冷热）、缺血、振动和电刺激。在实验性疼痛研究中，感兴趣的结果可能包括：①疼痛阈值，个体能感知到疼痛的最小刺激强度；②疼痛耐受性，受试者能忍受的最大疼痛强度；③疼痛反应，受试者对标准化伤害性刺激的主观感受、行为或生理反应。

风险–获益比取决于施加疼痛的性质（包括特定刺激本身、其强度和持续时间），以及从研究数据中预计获得的获益，用于评估特定疼痛研究的伦理情况。对各种诱发疼痛的手段和实验室研究中使用的方法进行彻底审查超出了本章的范围[23, 24]。然而，为了满足伦理要求，某些共同因素也是尤其重要的。例如，在达到研究目的前提下，疼痛刺激应该是强度最低、持续时间最短的。此外，必须获得充分的知情同意，包括受试者有权在任何时候退出研究而不受惩罚。

涉及实验室诱发疼痛的研究，必须注意外部有效性，选择的受试者应能代表研究结果想要推广到的人群。例如，在一项针对新兵、大学本科生、社区中年人的研究中，可能会发现疼痛耐受性的差异，但如果无法确保研究结果可以推广到目标人群，那么研究获益就不明显，而且本质上有可能不符合伦理要求。

支持实验室诱发疼痛研究的临床意义和应用的文献由来已久，并且还在不断增加[25, 26]。例如，通过使用定量感觉测试来研究条件性疼痛调节（旧称弥漫性伤害抑制控制），可以预测患者急性、术后和慢性疼痛反应的要素[27]。随着实验性诱发疼痛的临床应用不断增加，保持相同的伦理要求仍然是非常重要的，即在获得所需信息的同时尽量减少患者对有害刺激的暴露。

对没有能力提供知情同意的未成年人进行实验室疼痛研究时，必须采取更加严格的伦理标准。由于参与研究对儿童受试者没有直接的益处，因此研究的价值必须是显而易见的。儿童的知情同意是必需的，而且应该向儿童受试者和儿童的父母或监护人明确说明退出的权利。这一领域已经显著变革。1986年，一项涉及儿童患者疼痛阈值的研究在IRB内部引起了争议，他们要求研究人员亲自到场，在了解试验方法为如下过程后才批准了此项研究：儿童或监护人一旦将血压计袖带压力标记为疼痛，则袖带停止充气，以及在儿童示指上使用一个简单的压力计，直到儿童第一次将刺激标记为疼痛[28]。此后，许多儿童疼痛研究都包括了疼痛耐受性，主要是通过冷加压方式[24, 29]和疼痛反应来进行研究，以及通过定量感觉测试方法来研究相关性[30]。

大多数涉及实验性疼痛的早期试验都是针对健康儿童进行的。然而，通过纳入患有慢性疼痛或其他并发症的受试者，可以了解影响临床疼痛综合征的个体差异、社会文化因素和背景因素。在最近一篇关于儿童和青少年疼痛研究新趋势的综述中，Wilson等重点讨论了条件性疼痛调节、时间总和、神经生理学干预、特定条件方案和心理因素等方面的研究。Wilson团队把未来研究目标转向了有可能出现或已经出现慢性疼痛问题的特殊人群[30]，他们提出了关于冷加压试验的伦理问题。然而，这些考虑因素与实验室中诱发未成年和成年志愿者疼痛的其他方法有关。

von Baeyer等确定了在儿童中进行冷加压研究的一些关键要素[29]。他们认为，虽然应该避免对儿童造成疼痛伤害，但进行此类研究可能会阐明很多与疼痛进展相关的机制。如果冷加压试验满足以下条件，相关的伦理问题就能得到解决：①是获取所需信息的有效方式；②是获取信息的唯一方式；③不导致任何组织损伤或严重心理困扰；④使用尽可能少的刺激来达到研究目的。研究者还可以通过让受试者控制试验进程来使风险最小化，如受试者可以暂停参与或控制刺激大小，从而最大限度地减少其暴露于高度不适的风险。他们仍在继续提供具体的方法学建议，以最大限度地降低风险[29]。

尽管本章主要关注儿童，但这些伦理学和方法学可能也同样适用于成人。Birnie 等从研究者、家长和儿童的角度研究了冷加压试验的伦理问题和可接受性[24]。通过对研究者和参与冷加压研究的儿童及其父母的问卷调查，他们发现，大多数此类研究需要完整的 IRB 流程。在这类研究中，不良事件极为罕见，所有参与者的总体评价也是积极的。因此，考虑风险并采取适当的保护措施，就可能解决实验室诱发儿童疼痛的伦理问题。

五、未成年人临床试验

传统的急性疼痛镇痛试验是双盲、随机、安慰剂对照试验。一个相对简单的疼痛模型，如第三磨牙拔除术或囊肿切除术后的疼痛，被用来测试一种药物与安慰剂的对照，通常使用疼痛强度评分作为因变量。受试者为了拿到参与研究的补偿，会同意在接受补救措施前，可能会有一段时间的疼痛治疗不足或未给予治疗。然而，征求未成年人的同意是不符合伦理的，因为他们没有能力为自己进行这样的风险 - 获益分析[31]。一些组织已经表示，要保护参加这种临床试验的儿童的权利[32]。

很少有药物被充分地研究并标明可以用于儿童。美国 FDA 批准的药物中，只有大约 20% 的药物有儿童使用标签[33]。因此，在治疗疼痛方面，儿科医生不得不面对一个不幸的选择：要么在安全性和有效性数据不足的情况下使用“非标签”药物，要么不治疗疼痛，这给儿童造成了极大的痛苦和潜在的长期不利影响。在过去 20 年里，通过联邦立法鼓励［儿童最佳药品法（Best Pharmaceuticals for Children’s Act，BPCA）］或要求［儿童研究公正法（Pediatric Research Equity Act，PREA）］儿童药物试验，上述情况已经有所改善。截至 2020 年 3 月，791 项新的儿童研究引起了多种药物标签的变化，他们支持或不支持在儿童年龄组使用特定的药物[34]。然而，针对 11 岁以下儿童的疼痛适应证，仅有 6 种药物被证明是安全和有效的。

鉴于儿童研究形势的变化，FDA 于 2009 年召集了一个专家小组，商讨解决儿童受试者进行镇痛试验的方法学和伦理学问题，并明确从成人试验中推断出儿童药物疗效的行为是否可行[35]。根据上述“不大于最小风险”的标准，让婴儿和儿童参加安慰剂对照试验显然是不符合伦理的，因为他们有可能经历未经治疗或治疗不足的疼痛。专家组讨论了其他方法，尤其是立即补救方式，即由护士或父母提供镇痛，主要结果从疼痛评分变为使用镇痛药物。同样，使用各种镇痛药物进行的非劣效性试验也显示了其有效性，而不仅仅依靠安慰剂对照试验[36]。

新生儿的疼痛和镇痛研究尤其具有挑战性。直到 20 世纪 80 年代中期，许多人仍然认为新生儿（尤其是早产儿）不会经历明显的疼痛，即使存在，也不会有持久的影响[37]。在此观念下，也就没有必要进行镇痛试验。然而，研究表明，即使是最年轻的早产儿也会产生激素和新陈代谢的变化，以应对伤害性感受，并且这个年龄段的疼痛经历会导致明显的短期和长期后遗症[37]。幸运的是，关于新生儿和婴儿镇痛试验必要性的观点已经开始转变，进行此类研究需要考虑的各种问题和方法已经达成了共识[38]。

在婴儿研究中使用对照组仍然是一个突出的问题。由于研究已经证实婴儿会经历疼痛，并且存在缓解疼痛的方法，因此存在有效治疗证据的情况下，在新生儿研究中纳入“无治疗”组是否符合伦理引起了质疑[39]。疼痛研究者应对该领域有足够的了解，并认识到让婴儿遭受未经治疗的疼痛是不可取的。然而，有证据表明，研究界并没有普遍关注这一问题；2016 年发表的一篇综述显示，在疼痛治疗的镇痛药临床试验中，对照组中 64% 的婴儿接受了安慰剂或无镇痛治疗[40]。无论研究者是否来自疼痛诊疗领域，都不应该将过时的医疗标准作为儿童疼痛研究的对照组，因为这些标准往往是不合适的[41]。

随着儿童的成长，他们会逐步具有理解医学信息的能力，并能逐渐为医学干预和研究提供有意义的同意或反对意见。美国联邦法规将“同意”定义为“儿童对参与研究的肯定同意，在没有肯定同意的情况下，仅仅不反对不应被解释为同意”。涉及儿童的每个可能批准的研究类别都包括了这样的规定：应制定充分的规定来征求儿童的同意及他们父母或监护人的许可。然而，研究者应该在何时及如何寻求同意仍然模糊不清。

Sterling 和 Walco 讨论了儿童成长与有效同意之间的复杂相互作用，他们质疑联邦法规中的规定是否合理，由于某些规定，一些被认为非常重要的研究可能会忽视儿童的反对意见[42]。Sterling 团队认为，研究者和 IRB 必须为可能成为研究受试者的儿童制定方法。他们还呼吁进行一项正式的研究，以确定定义“同意”的要素，就像定义“知情同意”那样，并进行实证调查，以确定如何在不同年龄和发展阶段的儿童中最好地处理这些要素。

六、理解疼痛基因组方法中的伦理问题

正如许多其他医学领域的情况一样，基因组学研究有可能加深我们对某些疼痛状况的理解。许多基因已经被确认在疼痛的感受和治疗中发挥作用，如负责神经递质信号传递、药物代谢、疼痛感知和基因调节[43]。

然而，基因组学的这种潜力带来了额外的伦理问题。基因组测序的本质是产生大量的数据，研究者需要对这些数据制定具体的保护和使用计划。组织样本和基因组信息可以保存在中央储存库，以便进行后续研究。鉴于基因组数据的高度敏感性和通过基因信息重新识别个人身份的可能性，研究者有义务确保数据的安全。考虑基因组研究时也出现了一些棘手的问题：何种（如果有）结果会反馈给研究受试者？研究者是仅仅报道研究中感兴趣的基因组区域，还是会更全面地报道？如何公开偶然发现的病理基因或突变？如果研究发现了对家庭成员有影响的结果该如何处理？对于这些问题，在采集样本前征求受试者和家属的意见是至关重要的。显然，并非所有受试者都能接受生物库或广泛的数据共享。关于儿童基因组研究中出现的伦理问题，更详细的讨论见 Rotz 和 Kodish 所撰写的论文[44]。

美国 CFR 的通用规则修订版的一个主要焦点是处理基因组研究的“知情同意”问题。通用规则允许“广泛同意”，即受试者对可识别的生物标本和私人数据未来未知的应用提供预先的同意。

最后，在储存样本和基因组信息时，公平和包容是重要的考虑因素。特定种族群体的代表性是否过高或过低？未来使用这些数据会带来什么危害？Claw 等在考虑涉及少数群体的基因组研究时提出了一个有用的框架[45]。此外，上述所有问题都具有重大意义，并且该领域进展迅速，以至于在我们弄清一些已经提出的问题之前，新的伦理挑战已在不断涌现。

结论

疼痛领域的研究者必须遵守与其他医学研究者相同的伦理标准，并注意疼痛研究中特有的一系列问题。疼痛受试者可能特别容易受到伤害。研究者或 IRB 应对试验设计进行评估，以确定试验对受试者个人和目标人群的潜在伤害。随着技术的发展，关于伦理的新问题将继续涌现。我们的最终目的是减轻疼痛，研究方案必须在回答研究问题的同时，尽可能减少受试者的不适感。仔细考虑设计符合伦理的研究方案，在自愿受试者帮助下进行研究，采用公正的选择过程，并尊重受试者的利益，这样的研究将产生有效的结果并获得受试者对科学事业的信任。

要　点

- 研究伦理的基本原则包括尊重、个人、行善和公正。此外，研究方案必须有效并产生具有科学价值的结果，以证明受试者所面临的风险是合理的。
- 疼痛医学领域的研究所面临的伦理挑战包括以下方面。
  - 疼痛可能会影响受试者的自主行动能力。
  - 如果受试者的医务人员也是研究的调查者，或者受试者获得的实际医疗服务和疼痛缓解程度取决于其是否参与研究，那么他们的参与意愿可能会受到影响。
  - 参加镇痛试验的特有风险包括：在试验期间不受控制的疼痛（特别是如果被分配到安慰剂组），停止研究药物后不受控制的疼痛，以及对某些类别的药物产生耐受性和戒断经历。
- 在疼痛研究中，存在支持和反对使用安慰剂的伦理争议。安慰剂设计可以最大限度地减少偏倚，提供一个衡量疗效的标准，并为区分治疗药物不良影响和潜在疾病影响创造条件，这些特点都符合科学有效性的原则。然而，如果研究涉及自主性受损的受试者，或者在一个已经存在广泛可用的有效医疗标准的领域进行研究，那么使用安慰剂就可能违反有益和公正的原则。

- 涉及实验室诱发疼痛的研究必须注意以下问题。
  - 研究设计和受试者样本必须保证结果的外部有效性和可推广性。
  - 研究方法必须是获得所需信息的有效且必要的手段。
  - 诱发疼痛的过程不得造成组织损伤或严重心理困扰。
  - 应使用尽可能少的刺激来回答研究问题。
- 尽管研究者普遍认为婴儿会有疼痛感，并且对婴儿提供舒适和镇痛的最安全有效的方法还有待继续深入，但未对安慰剂组或对照组中的婴儿提供补救镇痛或安慰措施的研究仍出现在文献中。
- 疼痛研究的基因组学方法引发了一些伦理问题，如关于大量数据的产生、根据基因组信息重新识别受试者的可能性，以及人群水平的基因组信息对文化描述、偏见和获得医疗服务等方面的影响。

第 86 章　治疗的发展：需要研究的方向和领域

Treatment Development: Directions and Areas in Need of Investigation

Steven P.Cohen　Nebojsa Nick Knezevic　David A.Williams　Christopher L.Wu　著

陈利海　译　　刘松彬　校

在过去的几十年中，虽然疼痛医学取得许多进展，但对目前可用的治疗方法仍存在很多不了解。我们阐述了未来潜在的研究领域，包括围术期疼痛管理、药理学、介入性和非介入性慢性疼痛管理。

一、围术期疼痛管理

在过去 20 年中，围术期疼痛的管理取得了重大进展。对术后疼痛治疗认识的提高、镇痛技术的改进和新的镇痛药物均有助于疼痛管理的改善。尽管取得了这些进展，但在提高疼痛控制质量方面仍然存在许多挑战。

（一）加速康复路径

手术患者的加速康复计划（enhanced recovery programs，ERP）通过制订和实施标准化、循证的围术期路径，可以减少诊疗差异并改善围术期结局[1, 2]。多模式镇痛主要结合非阿片类药物和技术（如区域麻醉 / 镇痛、非甾体抗炎药、对乙酰氨基酚、加巴喷丁类药物和局部麻醉药）以尽量减少围术期阿片类药物的使用和不良反应是 ERP 计划的核心原则[3]。尽管最初的 ERP 计划专注于结直肠手术，但它们已越来越多地用于各种复杂的外科手术。现有文献表明，实施 ERP 路径将减少住院时间（length of stay，LOS）/ 费用和围术期并发症发病率，包括降低肺部、感染和胃肠道并发症的风险[4–6]。在过去 10 年中，ERP 在美国受到越来越多的关注，部分原因是支付机构越来越重视基于质量的报销和捆绑支付。

虽然 ERP 计划成为外科诊疗中常规的一部分，但多个领域仍需要进一步研究。例如，ERP 的最佳镇痛组合尚未确定。大多数 ERP 路径中常用镇痛药的使用已得到更多的详细审查。加巴喷丁是大多数术后多模式镇痛方案的主要部分，并已证明术前单次给药也可以有效地减轻疼痛和恶心 / 呕吐。然而，最近的文献更多关注加巴喷丁类药物的疗效和对围术期呼吸抑制的影响[7, 8]。美国 FDA 正式发布了关于加巴喷丁类药物引起呼吸抑制风险的新警告[9]。然而，加巴喷丁类药物在围术期多模式镇痛中的精确作用仍有待阐明。

区域麻醉 / 镇痛技术的使用是大多数 ERP 路径的一个必要部分，因为其使用的好处（阿片类药物的最小化、良好的镇痛效果）促进了患者早期康复的 ERP 目标。然而，在 ERP 路径的背景下，缺乏相关文献来研究区域麻醉 / 镇痛（与不采用对照）的确切贡献。

增加患者对麻醉医师诊疗的依从性，包括使用多模式镇痛，以及与正规的麻醉方案（如 ERP 路径）相结合，能降低 LOS。在一项研究中，在 ERP 路径中依从性高（与依从性低相比）的患者的 LOS 显著缩短，多因素回归表明，使用多模式镇痛和严格遵守术后阿片类药物给药方案来缓解暴发性疼痛与较短的 LOS 独立相关[4]。

尽管实施 ERP 路径可以最大限度地减少术后阿片类药物的使用，但围术期阿片类药物的最小化并未减少出院时阿片类药物处方量。例如，在一项研究中，尽管实施结直肠手术 ERP 路径患者的出院疼痛评分较低，术前未使用阿片类药物，并且出院前 MME 消耗量较低，但是并未显著减少出院时阿片类药物的处方量[10]。因此如何调整手术患者出院时阿片类药物处方剂量需要进一步的研究，以继续减少出院后阿片类药物的使用量。

（二）慢性术后疼痛

慢性术后疼痛（CPSP）是一种潜在的使人衰弱的术后并发症，可能对日常生活能力产生重大影响，并降低成人[11]和儿科手术患者的生活质量[12]。大量的观察性试验表明，10% 的术后患者可能发生 CPSP，并且可能在每 100 名 CPSP 患者中就有 1 名患者出现严重的 CPSP[13, 14]。很大一部分 CPSP 的患者存在可能发生更严重 CPSP 的神经病理性因素。一项 CPSP 的系统综述指出，6% 的全髋 / 膝关节置换术后患者和 68% 的胸部和乳房手术后患者会出现 CPSP[15]。

CPSP 的危险因素有很多。术前疼痛和心理脆弱性因素（即焦虑和灾难性）是 CPSP 发生的两个最重要的术前危险因素[14]。术中外科手术方法也是 CPSP 发生的重要危险因素，主要是术中会发生神经损伤[16]。此外，已证明术后急性疼痛的强度与 CPSP 的发生有关[14]。尽管这些危险因素与 CPSP 的发展密切相关，但没有任何一个危险因素是 CPSP 发展的独立危险因素，使得降低 / 减轻相关危险因素的严重程度只能降低 CPSP 的发病率或严重程度。

尽管我们在过去几十年中提高了对 CPSP 的认识，但仍然缺乏预防和治疗 CPSP 的可靠证据，部分原因是许多研究存在重大的方法学问题[17]。因为大多数现有的关于 CPSP 的研究都是基于回顾性观察数据，所以需要严格设计的关于 CPSP 预防和治疗的前瞻性试验。此外，不管是 CPSP 预防还是治疗的 Meta 分析，很少有足够有意义的数据来对个别 CPSP 综合征进行亚组分析。未来一个有意思的研究领域是急性术后疼痛的轨迹（即疼痛的缓解或消退的趋势），可能对预测 CPSP 的发展很重要[14, 18]。

CPSP的治疗策略可分为术前、术中和术后干预。

二、术前注意事项

优化术前阿片类药物

据估计，患者在手术前长期使用阿片类药物的发生率约为 9%[19, 20]。手术前使用阿片类药物对卫生经济学指标有负面影响，包括住院时间延长、再入院率增加、住院费用增加、重返工作岗位的发生率降低[20, 21]。此外，观察性研究表明，术前使用阿片类药物与术后患者死亡率和发病率的增加相关，包括更高的手术部位感染率、更高的再手术率、便秘、神经系统并发症、急性肾衰竭、静脉血栓栓塞及之后阿片类药物的滥用[22-24]。

尽管人们对术前停用阿片类药物的兴趣在增加，但关于术前阿片类药物优化的高质量数据相对较少。未来的研究应明确术前阿片类药物使用与围术期死亡率和发病率增加之间的相关性。此外，还需要更多的数据来确定减少术前阿片类药物的使用是否会降低围术期死亡率、发病率和其他结果，包括住院时间和再入院率。最后，研究人员应尝试确定可能发生任何潜在益处的阈值（即影响术后结果所需的术前阿片类药物使用减少百分比）。

三、术中注意事项

阻塞性睡眠呼吸暂停患者的镇痛

患有阻塞性睡眠呼吸暂停的外科手术患者的术后疼痛管理将面临重大挑战。由于很大比例的 OSA 患者（如美国 26% 的成年人）在手术时没有被诊断出来，这个问题变得更加复杂[25]。未被发现的重度 OSA 与术后死亡率和发病率的风险增加有关，包括术后 30 天心血管事件并发症的增加[26]。

虽然诊断 OSA 的标准工具是多导睡眠图（即睡眠研究），但它可能无法在手术前完成，甚至对于大量患者来说不可行。STOP-Bang 问卷专门开发用于 OSA 筛查，具有可靠和易于使用的特点[27]。STOP-Bang 包含 8 个与睡眠呼吸暂停临床特征相关的二分类（是 / 否）项目，可以根据患者的评分对患者进行 OSA 风险分类。已发布的指南建议在 OSA 患者的围术期管理中尽量减少术后阿片类药物和镇静药的使用[26]。

在术中，使用区域麻醉而非全身麻醉可降低如需要机械通气、重新插管和肺 / 心脏并发症等围术期主要并发症的发生率[28]。术后，在一项 OSA 患者的研究中，接受两种以上非阿片类药物镇痛方案的术后胃肠道并发症、需要机械通气和入重症监护室的概率显著降低，因此首选局部麻醉药的区域镇痛技术（如果可能的话）和多模式镇痛[29]。

精心设计和执行的前瞻性随机对照试验将有助于确定 OSA 患者的最佳术后和出院后镇痛方案。尽管建议 OSA 患者使用非阿片类镇痛药，但部分非阿片类镇痛药也具有镇静作用，这对于 OSA 患者可能并不理想。一项关于加巴喷丁对老年男性睡眠呼吸的急性影响的研究指出，与安慰剂相比，加巴喷丁会严重恶化睡眠呼吸[30]。最后，对这些患者在门诊进行外科手术的“安全性”需要进一步探讨。然而，最近的数据支持这样一种观点，即中等风险、高风险或确诊的 OSA 可以安全地接受门诊和高级日间手术，而无须延长住院时间或进行住院治疗，并避免不良的术后结果[31]。

四、慢性疼痛管理的药理学

慢性疼痛的药物治疗从使用对乙酰氨基酚和（或）非甾体抗炎药开始。然而，通常在出现相关的神经病变或伤害可塑性成分的情况下添加其他药物，如 TCA 或抗惊厥药。在过去的几十年中，阿片类药物在慢性非癌症疼痛患者中被过度使用，这导致了阿片类药物的流行和该患者群体中阿片类药物成瘾的显著增加[32]。尽管如此，阿片类药物仍然被认为是癌性疼痛患者最有效的镇痛药[33]。

（一）对乙酰氨基酚

多年来，对乙酰氨基酚（扑热息痛）被认为是“首选镇痛药”，尽管它被认为是一种弱镇痛药[33]。除了众所周知的高剂量肝毒性，对心血管（cardiovascular，CV）和胃肠道也有一定的影响[34]。对乙酰氨基酚在治疗术后疼痛[35]或治疗髋关节和膝关节骨关节炎[36]方面并不优于 NSAID。它在治疗慢性腰痛方面不如塞来昔布（一种选择性 COX-2 抑制药）有效[37]。在英国，最近的 NICE 指南提示对于腰痛患者不推荐使用对乙酰氨基酚。一些正在进行的临床试验正在比较对乙酰氨基酚与阿片类药物对各种急性、慢性和术后疼痛的疗效。也有关于阿片类镇痛药与对乙酰氨基酚（即扑热息痛）不同组合的研究。其中一项研究（NCT03088826，clinicaltrials.gov）假设，在急性疼痛情况下，含吗啡即时释放（morphine immediate release，MSIR）的对乙酰氨基酚在给药后 30min 和 1h 内比含羟考酮的对乙酰氨基酚具有更强的镇痛效果。比较静脉注射与口服对乙酰氨基酚在围术期镇痛中的最佳作用，以及口服对乙酰氨基酚与其他镇痛药物联合用于长期疼痛治疗的最佳作用均需要进一步研究。

（二）非甾体抗炎药

非甾体抗炎药是疼痛管理中一类极其重要的治疗药物，是炎症性疼痛、术后疼痛、创伤性疼痛、骨关节炎和风湿病的首选药物。一项评估非甾体抗炎药流行率的横断面研究报道了处方药的不断增长趋势，特别是在 60 岁以上、女性和有潜在心脏病的患者中的使用。然而，由于严重的不良反应，不建议长期使用非甾体抗炎药[38]。

选择性 COX-1 和 COX-2 抑制药背后的概念并不是绝对的，并且在高剂量时，许多 NSAID 会拮抗两种 COX 同工酶，因为潜在不良反应包括心血管不良反应，所以在使用 NSAID 时需要谨慎[39-42]。一种新形式的酮洛芬（L- 赖氨酸盐）显示出胃保护作用[43]。非甾体抗炎药的使用与胃肠道炎症、出血、溃疡和（或）穿孔（通过抑制 COX-1 导致前列腺素介导的黏膜保护受损）、血栓栓塞风险增加、心肌梗死和脑卒中（由于 COX-2 抑制，血栓烷 / 前列环素比值增加）有关[44]。2015 年，FDA 进一步强化了关于非甾体抗炎药心血管不良反应的陈述[45]，即使没有潜在心脏疾病或相关危险因素的个体使用非甾体抗炎药也容易引起心脏病发作和脑卒中。

疼痛管理中是否使用 COX-2 选择性（COX-2 selective，c2s）或非选择性（nonselective，ns）非甾体抗炎药，必需评估患者发生胃肠道和心血管不良反应的概率后决定。2 项 RCT 试验（PRECISION 和 CONCERN 研究）和一项 Meta 分析对此进行了探索[46]。与萘普生和布洛芬（ns NSAID）相比，塞来昔布（c2s）具有相当的心血管安全性，并且在胃肠道和肾脏不良反应方面具有优势（PRECISION 研究）。同样，在高危胃肠道人群中，他们发现塞来昔布优于萘普生和质子泵抑制药的组合（CONCERN 研究）。正在进行的临床试验正在研究使用非甾体抗炎药对阿片类药物消耗量的影响。另一项四期临床试验目前正试图通过确定在月经开始前每天服用 2 次萘普生对痛经和膀胱疼痛的疗效是否优于在月经前 3 天服用萘普生，从而优化 NSAID 的使用（NCT03697720，clinicaltrials.gov）。目前需要研究来确定围术期短期使用非甾体抗炎药的心血管和出血不良反应的发生率。

（三）阿片类药物

最近的一项系统综述和 Meta 分析显示，在不同类型的慢性疼痛（神经病理性疼痛、伤害性疼痛、中枢致敏性疼痛或混合性疼痛）中，与安慰剂及同样效果的非阿片类药物相比，阿片类药物在改善躯体功能和疼痛方面有统计学上的意义但很微小，而且产生不良反应的风险更大[47]。

阿片类药物除了滥用外，还会引起呕吐、便秘、嗜睡、恶心和口干等多种不良反应。FDA 一直在授权和鼓励开发新的"靶向"分子，以减少当前的阿片类药物危机。未来可以使用组织靶向的选择性阿片类药物评估潜在的药理学方法。结果发现，μ 阿片受体的结合表现出对 pH 敏感。因此，其激动药 NFEPP 的作用是在酸性环境中实现的，在炎症组织中表达，并且仅作用于外周[48]。

（四）曲马多和他喷他多

除了它们的 μ 阿片受体激动药活性外，这些药物也是去甲肾上腺素（曲马多和他喷他多）和 5-HT（曲马多）再摄取抑制药。他喷他多对 5-HT 的影响很小。通过双重疼痛管理方法，医生可以在疼痛发展早期通过爬上"半"级阶梯实际控制疼痛[49]。曲马多可缓解中至重度疼痛，如腰痛、骨关节炎、软组织手术和全髋关节置换术后疼痛。当曲马多用于控制带状疱疹后神经痛和痛性糖尿病神经病变患者的疼痛时，身体功能得到充分改善和社会幸福感能得到提升[50, 51]。几项评估曲马多、曲马多 / 对乙酰氨基酚和他喷他多的研究认为，在治疗慢性腰背痛患者中，它们优于安慰剂[52]或活性化合物，如羟考酮、普瑞巴林、可待因 / 对乙酰氨基酚或非甾体抗炎药[53, 54]。与吗啡或芬太尼相比，它们表现出了低至中度的 AE，如头晕、恶心、呕吐，低胃肠道出血率，以及低戒断率。多模式镇痛联合提供了互补和协同的作用机制，是缓解疼痛的有效途径。例如，目前正在研究弱阿片类药物（如曲马多）与非甾体抗炎药（如双氯芬酸）的固定剂量联合使用，已经显示这种特殊的组合安全、有效和耐受性良好[55]。

（五）抗抑郁药（TCA、SSRI、SNRI）

TCA 长期以来一直用于治疗神经病理性疼痛（PDN、PHN、疼痛性多发性神经病、乳房切除术后疼痛、脑卒中后中枢神经病理性疼痛）[56]。当使用较抑郁症治疗剂量低得多的剂量时，TCA 即表现出镇痛作用[57, 58]。除了抑制去甲肾上腺素和 5-HT 的再摄取外，TCA 与组胺、胆碱受体相互作用时可产生显著的 AE，并阻断离子通道[59]。度洛西汀是一种选择性 SNRI，被 FDA 批准用于治疗 PDN、纤维肌痛和慢性肌肉骨骼疼痛[60]。相较于安慰剂，度洛西汀对 CLBP 和神经病理性疼痛的患者有较好的镇痛作用，两者 AE 发生率相似[61]。米那普仑（SNRI）已获 FDA 批准用于治疗 FM 相关疼痛[62]。两种 SSRI，即氟西汀和帕罗西汀，已被证明在缓解 FM 患者的疼痛和改善生活质量方面优于安慰剂[63, 64]。度洛西汀和帕罗西汀均可改善 PDN 患者的生活质量并减轻疼痛强度[65, 66]。TCA，如阿米替林，在疼痛管理中通常作为辅助镇痛药使用。然而，它们只能为大约 1/3 的患者缓解疼痛。关于抗抑郁药物治疗疼痛疗效的基因决定因素的临床试验（NCT02256943，clinicaltrial.gov）假设，更多关于细胞色素变体如何影响疼痛和不良反应的知识将有助于更好地预测患者的疗效[67]。

（六）抗惊厥药

卡马西平通过稳定电压门控钠通道来降低 Aδ 和 C 神经元纤维的兴奋性。FDA 批准它用于三叉神经痛患者的神经病变治疗，但不适用于其他神经病变[68]。头晕、嗜睡和步态改变是最常见的不良反应，而 Stevens-Jonhson 综合征、血液恶病质和中毒性表皮坏死松解症是严重的不良反应[69]。加巴喷丁可通过调节钙内流减少神经递质释放，从而安全地调节神经病理性疼痛。一项交叉研究发现，加巴喷丁对疼痛有轻微作用，但能显著逆转复杂区域疼痛综合征患者的感觉丧失[70]。

加巴喷丁和普瑞巴林对疼痛性 PDN、PHN、疼痛性多发性神经病、脊髓和癌症相关疼痛均有效。使用加巴喷丁时出现了一些 AE，如头晕、嗜睡和共济失调，这促使研究人员努力开发普瑞巴林[71]。与加巴喷丁相比，普瑞巴林在 PHN 和 PDN 患者中显示出更强的镇痛潜力和更好地改善睡眠和生活质量的效果，而其 AE 特征的性质仍有待进一步研究[72-74]。在 CLBP 患者中，普瑞巴林同塞来昔布具有相似的疗效。然而，这两种药物的联合用药比任何单一用药都更有效[75]。在同时服用抗抑郁药治疗抑郁症的 FM 患者中，使用普瑞巴林可显著改善他们的疼痛[76]。尽管加巴喷丁类药物有明确的分子靶点，但仍需要对其作用机制，特别是在大脑中的机制进行更多研究。还需要进行更多研究以将患者的疗效与遗传、表观遗传和表型特征相关联[67]。

（七）局部治疗

已开发出局部的非甾体抗炎药（双氯芬酸、布洛芬和酮洛芬）以减少全身给药和相关的 AE，并被广泛研究和使用。除了缓解慢性疼痛患者的疼痛外，它们还提供短期抗炎作用[77]。在一项评估双氯芬酸钠贴剂与对照贴剂治疗上斜方肌慢性肌筋膜疼痛的研究中，发现疼痛缓解具有统计学意义[78]。

适当使用利多卡因时会阻断周围神经元中钠通

道的活性，并且不会导致明显的血浆药物水平[60]。研究证明，在患有周围神经病变的患者中，5% 的局部利多卡因贴剂可以减轻疼痛。然而，它在 CLBP 患者中并不比安慰剂更有效[79]。对于肌筋膜疼痛综合征患者，单独使用5% 利多卡因贴剂和联合使用 0.5% 布比卡因治疗一个疼痛部位均优于安慰剂[80, 81]。

在慢性非特异性 LBP 患者中，已发现局部使用辣椒素比安慰剂有更强的镇痛潜力[82]。局部或脊髓给予辣椒素或其类似物（树脂毒素）可以使 TRPV-1 受体脱敏，从而实现镇痛。这种类似物已被用于癌症诱导的狗的模型，以实现持续抗痛觉敏化[83]。作为 TRPV-1 受体激动药，辣椒素在局部高剂量下增加钙内流，导致神经元伤害性感受纤维的破坏。当在 MPS 中使用辣椒素贴剂时，与安慰剂或非甾体抗炎药贴剂相比，疼痛没有明显减轻[84]。研究发现，高剂量的辣椒素（8%）可以有效缓解 PHN 患者的疼痛，持续时间达 12 周[85]。

在最近的报道中，A 型肉毒毒素治疗 CLBP 时，缓解疼痛的效果比安慰剂更好[86]。注射肉毒毒素通过抑制炎症介质和神经递质释放来发挥作用，从而减轻 PHN、三叉神经痛、PDN 和顽固性神经病理性疼痛的疼痛[87]。研究发现，在 PHN 患者中单次皮内注射 BoNT-A 后 1 周内疼痛显著减轻，持续 12～16 周[88]。然而，一项评估 BoNT-A 皮内注射对伴有异常性疼痛的 CRPS 患者的试验发现它无效且耐受性差[89]。总的来说，已经证明 BoNT 是治疗持续性疼痛状态的一种良好方法，具有长期不可逆的影响。评估 BoNT 对颈部 MPS 患者影响的研究显示，BoNT 在减轻疼痛方面有积极的结果。然而，当评估腰部 MPS 相对于安慰剂的疗效时，发现应用 BoNT 的结果是阴性。BoNT 研究之间的不一致源于研究设计的不严谨[90]。在一项将 BoNT-A 神经毒素轻链与 P 物质结合的研究中，慢性疼痛患者在鞘内给药时成功治疗了伤害性疼痛感受[91]。布比卡因是一种长效的局部麻醉药，可以作为成膜喷雾局部应用，提供简单而持久的效果[92]。对这种给药方法的疗效进行更多的研究将十分有趣。

（八）单克隆抗体

单克隆抗体源自大 B 细胞糖蛋白，选择具有长半衰期的免疫球蛋白同位素以提供较长的药理反应，降低使用频率。最近的一篇综述分析了涉及使用单克隆抗体治疗慢性疼痛的研究[93]，发现单克隆抗体可以靶向调控周围神经元炎症相关的特定信号通路（NGF、CGRP、EGFR、TNF 受体和离子通道），治疗几种慢性疼痛，如偏头痛、神经病理性疼痛、OA、CLBP 和癌痛。这种类型的治疗可能会引起轻微的不良反应，但由于生产成本高，很少有人用这类药。许多单克隆抗体的药代动力学特性、安全性和耐受性都是值得研究的感兴趣领域。塔尼珠单抗是最常用的 NGF 抑制药之一，用于调节 OA 相关的慢性疼痛的疼痛、僵硬和躯体功能[94]。一般来说，抗 NGF 对轻度 AE（如关节痛、肌痛、头痛和烧灼感）的耐受性良好。在一项针对 CLBP 患者的研究中，塔尼珠单抗也优于安慰剂和萘普生[95]，甚至在后续延长观察期限的研究中也得到同样的结果。抗 CGRP 单克隆抗体首先用于偏头痛相关疼痛的治疗。然而，最近发现它们也具有减少躯体、炎症和神经病理性疼痛的潜力。在使用抗 CGRP 的单克隆抗体的Ⅱ期临床试验中发现了严重的 AE，如腹痛和背痛、疲劳、冠状动脉收缩和肝毒性[96]。

五、新药物的选择

（一）大麻素类

大麻素化合物的使用依赖于 CB1（脊髓神经元、背根神经节、大脑、初级感觉神经）和 CB2（脊髓神经节、小胶质细胞、单核细胞、巨噬细胞、B 和 T 淋巴细胞）受体的激活。CB1 受体激活可减轻外周和中枢疼痛，而 CB2 受体激活可减少炎症细胞介质的释放[97]。当阻断内源性 CB1 代谢的药物增加其浓度并激活受体功能时，CB1 受体的改变负责伤害性刺激的传递。已经在神经病理性疼痛的动物模型中确定了脊髓和外周的作用部位[98]。CBD 受体激动药通过阻断外周免疫组织受体来改变细胞因子谱，并且可能是慢性疼痛疾病的潜在治疗方法[99]。在 Fitzcharles 的综述中，在探索大麻素在 FM、背痛、OA 和类风湿关节炎引起的慢性疼痛中的疗效、耐受性和安全性之后，又进行了 RCT 研究[101]。由于大麻素略优于安慰剂或阿米替林的优势是不可持续的，因此收集到的证据不足以推荐其在慢性疼痛管理中使用。已经证明纳比隆（CB1 激动药）可以改善 FM[102] 和 DPN[103] 患者的疼痛和生活质量。在几个实验模型中，较新的大麻素 CB1 阿片受体激动药组合表现出强大的抗伤害性作用[104]。

许多州已经或正在批准将大麻用于医疗目的。

然而，在大麻素融入医疗实践之前，我们还有很长的路要走。在平衡有效性和滥用可能性的同时，很难得出针对特定情况时需要的确切剂量[100]。

（二）Nectar181（NKTR-181）或 Oxycodegol

该制剂是一种选择性 μ 阿片样受体激动药。一项临床试验的结果发现，NKTR-181 对 CLBP 患者是一种安全有效的替代方案[105]。尽管与羟考酮相比，它具有血脑屏障通透性低、滥用和成瘾可能性低等优势[106]，但 FDA 在 2020 年 1 月拒绝批准该药物，由于吸入或注射该药物会增加其通过血脑屏障的速度，导致它可能会被滥用。该公司已决定撤销 Oxycodegol 的保密协议，并停止进一步的项目投资[107]。尽管如此，选择性 μ 阿片样受体激动药仍是一种有前景的镇痛药物，未来的研究可能是有必要的。

（三）奥塞利定（TRV130）

奥塞利定是一种具有阿片类药物功效的新型双信号分子。然而，它比吗啡具有更好的耐受性和更高的安全性[108]。TRV130 属于偏置配体，通过 G- 偏蛋白作用于 GPCR 的 μ 受体，对 β 抑制蛋白通路作用微弱而产生镇痛作用，而且呼吸抑制等不良反应有限[109]。与吗啡相比，奥塞利定的双通路的特殊性质使得其对腹壁成形术后的中至重度急性疼痛具有相当或更好的治疗效果和更有利的风险 – 获益比[110]。在 2018 年 11 月被 FDA 拒绝后，2020 年 2 月重新提交了一份新药申请，这种疼痛治疗方法的命运仍不得而知。未来的研究需要确定其在疼痛管理中的潜在作用。

（四）kKOR 阿片类激动药家族

这些激动药具有有限的外周作用，最小的滥用可能性和较少的 AE，但具有重要的镇痛作用，使它们有希望成为未来的候选药物[111]。

（五）双膦酸盐

已经证明双膦酸盐（bisphosphates，BP）在 CRPS 治疗中有效，与安慰剂相比，静脉注射阿仑膦酸盐[112]、氯膦酸盐[113]、帕米膦酸盐[114]或奈利膦酸盐[115]可改善疼痛和生活质量。BP 在 CRPS 患者中的作用机制尚不清楚，因为在这些患者中 BP 通过抑制破骨细胞减少骨再吸收的能力并不重要。口服和静脉注射 BP 制剂治疗 CRPS 的疗效证据是有希望的。然而，目前需求大型、执行良好的随机对照试验来验证这些结果[116]。

（六）免疫信号因子

抗炎级联反应释放 IL-4 和 IL-10 细胞因子，它们在几种动物神经病理模型中发挥重要作用。IL-10 在慢性周围神经病理性疼痛[117]和 PDN 模型[118]的治疗中是有效的。一项双盲、安慰剂对照试验表明，静脉注射免疫球蛋白（immune globulin intravenous，IGIV）可显著减轻难治性 CRPS 患者的疼痛[119]。TLR（TLR-4）拮抗药显示了与炎症介质和神经病理性疼痛状态相关的显著结果，潜在的治疗方法可能包括脊髓给予 TLR 拮抗药（脂多糖 –RS）以防止急性疼痛向慢性疼痛转变[120, 121]。

（七）脂质介质

已经发现几种脂质介质具有抗高致病性和抗炎作用。例如，从 ω-6 脂肪酸中提取的前列腺素具有外周抗炎作用和中枢脊髓兴奋性作用[122]。来自 ω-3 长链脂肪酸的介质在其信号级联反应中被可溶性环氧化物水解酶代谢。因此，在临床前研究中，已经证明酶抑制药抗痛觉敏化作用具有统计学意义[123]。炎症通路自我修复的介质之一是内源性消退素。在炎症和多发性神经病理模型中，这些分子具有显著的抗痛觉敏化作用[124]。目前，在药物开发的临床前阶段，一种新发现的被称为 MaR1，促分解脂质介质，可以通过抑制细胞焦亡的新机制来缓解神经病理性疼痛[125]。

（八）钠通道阻滞药

多年来，钠通道阻滞药（主要研究 $NA_V1.7$、1.8 和 1.9 通道亚型）已用于三叉神经痛治疗，特别是卡马西平和奥卡西平。奥卡西平对 PDN 患者的疼痛减轻效果明显优于安慰剂[126]。BIIB074 是一种相对较新的选择性 $NA_V1.7$ 拮抗药，能够抑制三叉神经元的放电，同时未观察到严重的 AE[127]。关于一种 $NA_V1.8$ 抑制药 VX-150 的研究，在治疗拇指囊肿切除术后的急性疼痛（NCT03206749）方面显示出有前景的结果；膝关节骨关节炎（NCT026660424）和小纤维神经病（NCT03304522）的研究也已完成。从河豚鱼中分离出来的 TTX 是另一种钠通道拮抗药，在动物和人体研究中均已证明具有长期的神经阻滞作用[128]。钠通道阻滞药开发的未来方向是将可生物利用的小分子作为仅表达伤害感受特性的选择性拮抗药。

（九）NMDA 拮抗药

由于 FM 患者的伤害感受依赖于 NMDA 受体上的兴奋性谷氨酸活性，因此 NMDA 拮抗药在治疗这种疾病中可能非常有意义。在 FM 和 CRPS 中，氯胺酮除了作用于阿片类毒蕈碱、GABA和非NMDA谷氨酸受体外，还被广泛用作非竞争性NMDA拮抗药。艾芬地尔是另一种NMDA抑制药，最近在进行治疗创伤后应激障碍疼痛的临床1/2期研究[129]。美金刚和右美沙芬也在使用，但因为有头晕、恶心和镇静的不良反应而要非常谨慎[130]。氯胺酮[131]和美金刚[132]在FM患者的疼痛评分上均有统计学意义的差异，但只有美金刚优于安慰剂组。在PHN治疗中，局部应用氯胺酮对降低疼痛评分没有效果[133]。有证据表明，氯胺酮可能在特定患者人群中有镇痛效果。未来的研究将有助于确定氯胺酮在其他人群（如儿科患者）中的有效性，并研究其他给药途径[134]。

钙在细胞稳态中起重要作用，钙通道受体内最大的两个亚组是TRPV1和TRPA1。炎症性、神经性、内脏性和癌症性疼痛及偏头痛高度依赖于TRP通道活性。这个通道单独与糖尿病和癌性神经病变及慢性疼痛有关。因此，基因干预或药物阻滞药具有控制这些类型疼痛的巨大潜力[129]。

（十）神经激肽

这种类型的治疗方法是针对脊髓背角的NK受体开发的，它参与抗伤害性刺激耐受和阿片类药物诱发的痛觉敏化。研究表明，NK1受体抑制药可控制慢性神经病理性疼痛患者的痛觉敏化和伤害性刺激的传导[135]。目前的研究正在探讨作为阿片受体激动药和NK受体拮抗药的混合肽的结构亲和力/活性。未来的实验，包括构象分析和分子对接研究，将促进在这一目标上的药物开发[136]。

（十一）基因疗法

利用病毒载体可以修饰基因表达。一项针对癌症患者的多中心、剂量依赖的I期临床试验表明，皮内注射中、高剂量NP2可显著缓解疼痛[137]。调节电压门控钾（Kv）通道基因的腺相关病毒载体转染有助于缓解神经病理性疼痛[138]。通过单纯疱疹病毒载体向IL-4、IL-6、IL-10或TNF-α传递效应物的基因治疗可用于减少吗啡不耐受和戒断症状。在动物模型中，通过鞘内或病毒载体传递的IL-4/10在慢性神经病理性疼痛模型中显示出疗效[139]。在一项双盲、随机、安慰剂对照CRPS研究中，TNF-α抑制药（英夫利昔单抗）因其不能改善损伤水平评分和总体结果被停用[140]。总的来说，这些类型的治疗可能比许多日常药物给药方案有益，同时对靶点具有高度特异性。这种治疗方法可以显著减弱传统镇痛方法的不良反应。然而，必须仔细设计此类研究。其中一种脊髓功能的改变可以通过鞘内转染系统实现，通过改变转录因子，从而影响蛋白质合成。同样的情况也可以通过神经节内注射来实现，通过注射可以改变疼痛模式中的病理蛋白表达[141, 142]。

六、非药物性慢性疼痛治疗

（一）介入性疼痛治疗

在过去20年里，介入性疼痛治疗手术的数量急剧增加[143, 144]，这导致了支付者、监管机构和非专业媒体的审查更加严格。加强审查的原因包括，缺乏证据表明需要更多的手术来减少慢性疼痛的患病率或手术率，以及主要基于小型、低质量研究的相互矛盾的证据来支持它们的使用[145, 146]。在一篇综述中，研究者进行随机试验或循证审查的观点对研究结果有显著影响，介入性疼痛提供者更有可能在临床试验中获得到积极的结果，并在综述文章中得出积极的结论，这表明患者选择和技术的重要性及偏倚的可能性[147]。

1. 障碍点

对疼痛干预进行安慰剂对照试验存在许多障碍，包括实施侵入性虚假手术的伦理考虑、招募、进行介入性试验的高成本、资金来源的投资回报较低（与药物不同，赞助干预试验的公司不会是唯一的经济受益者），以及围绕患者选择和技术的独特问题[148]。例如，许多LBP患者有多个疼痛源，难以识别和隔离，表现之间有明显的重叠。就手术本身而言，技术方面也会影响成功的概率（例如，经椎间孔注射还是硬膜外类固醇注射，颗粒类固醇还是非颗粒类固醇，射频消融电极的大小和方向，骶髂关节阻滞的关节内注射还是关节外注射）[149, 150]。

鉴于所列举的障碍，对疼痛干预进行评估的安慰剂对照研究非常少，大多数研究的数量较少，随访时间短，方法论上存在严重缺陷。对于小关节射频消融和骶髂关节注射研究，患者人数最多的对照试验分别有81名和24名参与者，其中骶髂关节研究仅随访患者1个月[151, 152]。这导致了对付款人和转诊来源的有效性的质疑，在某些情况下，方法学上可疑的比较有效性研究，会被误解认为缺乏有效性[153]。对于硬膜外类固醇注射，人们普遍认为该治疗比不治疗更有效，但在受益持续时间、影响程度，甚至是真正的安慰剂的构成方面存在分歧，因为一项系统综述发现，硬膜外非类固醇注射比非硬膜外对照注射更有效[154, 155]。传统的脊髓电刺激无法在安慰剂对照试验中进行评估，因为它无法掩盖感觉，尽管高频和脉冲刺激可以接受对照比较。然而，到目前为止，比较真刺激和假性刺激的研究都具有数量少（≤40 例患者）和随访时间短（＜4 周）的特点[156]。

2. 比较和成本效益

比较和成本效益研究在评估高成本、高风险的介入性疼痛手术中越来越重要，特别是在那些需要重复的手术中，如 ESI 和射频消融术。已经对各种慢性疼痛干预措施进行了成本效益分析[157, 158]，但许多分析的特点是缺乏平衡和不切实际或推断性的假设。成本效益分析应该是在这个手术有效性的前提下解决是否应该进行手术的问题。成本效益和成本效用分析在很大程度上取决于干预措施是否使疼痛患者能够工作、减少手术需求、减少对高风险干预措施（如慢性阿片类药物治疗）的需求等因素，这反过来又反映了患者的选择和大量其他因素[159, 160]。

比较有效性研究涉及直接比较现有的医疗干预措施，以确定哪些措施对哪些患者最有效，哪些措施带来的好处和坏处最大。介入性疼痛治疗的高质量比较疗效研究很少；一项大型、多中心的随机研究发现，作为独立治疗 ESI 联合保守治疗优于 ESI 或保守治疗[161]。许多研究，尤其是关于 SCS 的研究，已经包含了一种治疗手段，其中大多数个体接受传统治疗已经失败[162]。这些研究中隐含的一种偏倚是，他们是由提供与非介入治疗相比较的治疗的医生招募的，如果他们不能获得益处，通常会有机会交叉到干预组进行治疗。此外，多项研究表明，与药物治疗相比，手术干预与更高的安慰剂效应相关[163, 164]。鉴于手术干预措施的数量、利用率和费用及随之而来的审查不断增加，迫切需要进行大规模、前瞻性的比较和成本效益研究。

（二）预测建模

美国 NIH 联邦疼痛研究战略工作组已将识别可能对疼痛治疗有反应的个体列为首要任务[165]。分型由于与疼痛的药物相关，通过可观察到的特性来预测治疗反应。虽然技术等因素会影响结果，但患者的选择是目前为止最关键的因素。根据疼痛的生物－心理－社会模型，影响介入治疗结果的因素可能包括病理类型和程度（如椎间盘突出患者比无神经根压迫的患者对 ESI 的反应更好）、伴随的精神病理（如抑郁症）、伴随的医疗条件（如睡眠障碍、炎症性关节炎）和社会因素（如工作满意度和继发获益）。

IMMPACT 小组在临床试验中提倡分型分析[166]，但尚未广泛应用于临床实践。促进这一点的一个途径是开发基于大规模注册的预测模型。例如，普遍认为轴性腰痛、服用阿片类药物的患者，以及持续继发获益、多次治疗失败的个体可能对 ESI 和 SCS 反应较差，但对成功率进行量化几乎是不可能的。基因分型更常用来预测镇痛药物的反应（如阿片类药物的药物遗传学），也可能在手术干预中发挥作用，特别是涉及给药的干预（如鞘内给药系统、ESI 和关节阻滞）。识别可能的反应者可以极大地影响疗效研究和成本效益分析的结果。

（三）生物标志物

疼痛本质上是主观的，研究普遍发现影像学检查结果和疼痛感知之间的相关性较差[167]。由于缺乏任何客观手段来识别和量化疼痛并测量治疗反应，这导致了人们广泛呼吁探索生物标志物的使用，这可能包括各种工具，如影像学（如 fMRI 和 PET）、分子学（如基因组学、蛋白质组学、代谢组学）、心理物理学（如条件疼痛调节、定量感官测试）和行为学（如面部表情、恐惧－回避）指数。生物标志物可以分为不同的类别，包括风险评估、诊断性、预后性、预测性和评估性生物标志物。美国 NIH 联邦疼痛研究战略组将发现新的生物标志物和评估现有候选标志物列为研究重点[165]。

（四）再生医学

大多数慢性疼痛包括脊柱疼痛和关节痛的主要原因，是由反复应激或急性创伤事件导致的退行性过程造成的。再生医学涉及替换、改造或再生人体组织以恢复或建立正常功能的过程。它可以包括使用自体或同源干细胞、富血小板血浆和胎盘衍生物等。在分子水平上，再生医学可能包括刺激机体的内在修复机制和（或）在机体无法进行自我修复时，通过使用自体或同源生物制剂来补充这些通路。再生医学的概念优势在于它使用天然物质，从而降低了涉及自体组织时发生不良反应（包括感染）的可能性。然而，再生医学并非没有风险，这取决于细胞来源和位置，包括局部炎症、免疫排斥和异常组织生长，包括肿瘤形成[168]。由于再生医学治疗存在部分诊疗有效性不明确、使用不当和大量未预料并发症的投诉，因此，FDA 在 2017 年 11 月发布了一个全面的政策框架指导再生药物产品的开发和监督。已经研究成熟的领域包括确定最有可能受益的患者和病情，优化治疗方案（如组织类型和细胞数量），以及评估长期疗效。

七、非介入性慢性疼痛管理

随着更多的了解慢性疼痛是一种感知现象，我们需要把思维从病理组织转移到源自大脑的异常感知上[169, 170]。如何“修复”知觉，需要什么样的工具？这些问题的答案既代表了我们知识的空白，也代表了未来研究的机会。可能至少有三个复杂的过程可以表现为对疼痛的感知[171, 172]。每个过程似乎对不同类别的治疗有不同的反应[173]，然而目前，我们缺乏有效的方法来检测哪些过程和机制在特定患者是起作用的。通过 NIH 资助的大型研究网络，我们对有一种类型的疼痛了解较多，如口面部疼痛前瞻性评估和风险评估研究（OPPERA；NIDCR/NIH）[174]、盆腔疼痛研究的多学科方法（MAPP；NIDDK/NIH）[175, 176]，涉及的是中枢敏化的概念。这种机制被认为是造成多达一半的慢性疼痛病例的原因，这些病例被统称为“慢性重叠疼痛状况”。目前，缺乏评估特定个体 COPC 的标准化方法。由于缺乏分类工具，阻碍了研究分析大量病例中的重叠情况。基于心理的疗法可能在疼痛管理中发挥越来越重要的作用，因为这些类型的干预直接影响涉及疼痛感知的认知和情感神经皮质处理过程[177]。然而，临床医生面临的一个挑战是如何以低成本和少负担的方式为患者提供这些心理治疗。疼痛自我管理通过数字化的方式，利用心理疗法的多个方面，更方便患者和临床实践。虽然数字化似乎是一个有吸引力的临床选择，但它仍然是一个年轻和新兴的领域，在应用前需要考虑许多利弊。症状跟踪是自我管理的一个组成部分，其作用日渐增强，可以促进患者 - 治疗者之间的共同决策。

症状跟踪与数字化技术的结合使用（促进 N-of-1 研究设计）允许患者和治疗者直接比较两种潜在干预措施对特定患者症状的影响。这项技术使我们更接近个性化的疼痛管理。

以下部分提供了有关识别疼痛类型、识别 COPC 和使用数字化自我管理方法的差距和未来情况的更多详细信息，以及使用 N-of-1 测试进行个性化疼痛自我管理的未来潜力。

八、识别疼痛类型和潜在机制的价值

IASP 定义了三种类型的疼痛[171, 172]。第一种称为伤害性疼痛，它是由与实际或潜在组织损伤相关的伤害感受器的激活引起的。它本质上可能是炎症性的，通常代表机体功能保护系统的机制。这种形式的疼痛通常与体感神经系统功能障碍无关。第二种类型的疼痛被称为神经病理性疼痛，它是由躯体感觉神经系统（外周或中枢）的损伤引起的[178]。这种形式的疼痛显然与疼痛处理功能障碍有关。最后一种疼痛机制被称为伤害可塑性疼痛。这种形式的疼痛源于中枢神经系统处理痛觉信息的功能改变[171, 178, 179]。最小伤害性信息被疼痛中枢神经系统增强。这种类型的疼痛也可能被认为是一个紊乱的过程。

在任何特定的个体中，通常可能是一种或多种疼痛类型在不同程度上被激活。例如，患有 OA（一种原发性伤害性疼痛病症）的个体也有可能同时具有伤害可塑性疼痛（如 FM）的共同特征。在 OA 髋关节和膝关节置换的研究中，与没有伤害可塑性疼痛的患者相比，具有伤害可塑性疼痛特征的患者镇痛失败风险要高 20%～25%，并且需要更多的阿片类药物来缓解疼痛[180, 181]。在纤维肌痛行内侧支阻滞[182]和子宫切除术[183]中也有类似的发现。我们也知道，对伤害性疼痛形式（如非甾体抗炎药）效果很好的药物在治疗伤害可塑性疼痛时可能效果较差，后者对中枢作用的化合物（如加巴喷丁、NE 再摄取抑制药）反应更好[184]。

未来的临床实践中能够理想地将药物与潜在的疼痛类型相匹配。为了进行药物与疼痛类型相匹配的研究，我们需要更好的评估工具来识别特定患者疼痛激活机制（生物标志物）。使用定量感觉测试和神经影像学方式可以部分完成对疼痛机制的高质量评估[185–198]。虽然这些方法已经揭示了关于各种类型疼痛的组成的有用信息，但这些方法在临床环境中仍然还是不切实际的。理想情况下，QST 应该是在临床中应用，并且在临床中可以通过神经影像学指导验证患者报告的效果。与这些建议相一致，目前美国和英国的几项研究正在努力进行中，这代表了一个令人兴奋的未来方向，可以支持更广泛、更有效的尝试去针对疼痛的潜在机制进行治疗。

九、识别慢性重叠疼痛状况的价值

据估计，目前在美国有 1 亿人经历过疼痛[199]。在欧洲，约有 1.5 亿这样的人分布在 37 个国家[200]。据估计，其中近一半人可能患有目前被认定为 COPC 的 10 种类型中的一种或多种[201, 202]。COPC 在女性中比男性更普遍，每年消耗数十亿美元的医疗费用[201, 202]。COPC 包括但不应限于颞下颌关节紊乱、FM、肠易激综合征、外阴痛（vulvodynia，VVD）、肌痛性脑脊髓炎（myalgic encephalomyelitis，ME）/慢性疲劳综合征（chronic fatigue syndrome，CFS）、间质性膀胱炎（interstitial cystitis，IC）/膀胱疼痛综合征（painful bladder syndrome，PBS）、子宫内膜异位症（endometriosis，ENDO）、慢性紧张型头痛、偏头痛（migraine headache，MI）和非特异性 CLBP。

从历史上看，这些类型中的大多数已作为单一因素进行研究，而没有考虑它们与其他类型的重叠。未来的研究将探索这些类型之间的共同机制，并研究这些类型之间的重叠程度。早期研究探索了此类情况下的重叠程度，通常支持这样一种观点，即随着重叠条件的数量增加，临床过程变得更具挑战性[203]。

研究 COPC 的障碍之一是缺乏一种简单的方法来评估同一个人的所有 10 种疼痛类型。将所有 10 种类型的诊断标准应用于同一个人在临床上是不可行的。这个问题的一个潜在解决方案是使用 ICD-10 代码为每一种类型开发可计算的表型，然后在管理数据库中搜索重叠诊断[220]。一项使用这种方法的研究发现前三名的 COPC 是 CLBP、MI 和 IBS。最不常见的是 VVD、ENDO 和泌尿系统慢性盆腔疼痛综合征（urologic chronic pelvic pain syndrome，UCPPS）。一些 COPC 似乎比其他 COPC 有出现更大并发症的可能性。例如，FM 显示出与其他 7 种疾病（如 IBS、UCPPS、CLBP 和 MI）同时发生的可能性很大（OR＞5）。相比之下，cTTH 与其他任何 COPC 共同发生的可能性较低。尽管如此，与其他疾病相比，他们与任何 COPC 共同发生的可能性更大[220]。未来的研究将探索某些类型疼痛比其他类型更能共同发生的原因，以及随着时间的推移，每种类型何时出现是否可能存在时间的影响。

十、了解中枢敏化的价值

有人指出，许多慢性疼痛疾病（包括 COPC）的主要潜在疼痛类型可能是伤害可塑性疼痛，因此与伤害性或神经病理性慢性疼痛在机制和治疗反应上有所不同[173, 205–207]。伤害可塑性疼痛的一个关键组成部分是中枢敏化的概念。首先由 Woolf[208, 209] 提出，后来转化为临床评估标准[169]，中枢敏感性表现出以下特征：①非神经病理性疼痛引起的疼痛；②非伤害性或炎症过程引起的疼痛；③疼痛呈广泛性分布（即非局部性）；④存在感觉超敏（如对光线、声音、味觉、触觉、气味的敏感性）；⑤存在与“精神负荷”增加相关的症状（如情绪、睡眠、认知和疲劳问题）。

感觉超敏通常使用 QST 进行评估，并已发现在许多 COPC 中发挥作用（如 TMD[210]、MI[211]、ENDO、盆腔疼痛[212, 213]、cLBP[214] 和 FM[215]）。心理负担可能与症状负担增加或健康状态下降有关。在动物和人类模型中都已确定包括睡眠、疼痛、情感、认知和精力问题症状群（SPACE）（见第 61 章）为不健康的指标[216–219]。对 SPACE 症状集群内每个症状的评估可以为临床医生提供一种优先选择药物和非药物治疗方案的方法。针对集群中的任何一种症状都可能对疼痛和整体“精神负荷”带来好处（如治疗睡眠可以帮助缓解疼痛）[204]。未来的研究将集中在评估感觉超敏反应和导致心理负担增加的症状群。这种表型可能会在治疗过程中告知，并作为治疗改善有意义的最终结果。

十一、数字化疼痛管理资源

数字化疼痛管理资源有多种形式，包括基于电话的指导[221]、交互式语音应答自我管理（interactive voice response selfmanagement，IVR）[222]、与人工智能相结合的数字设备[223]、认知和行为自我管理的数字化版本[224–226]、接纳与承诺疗法的数字化版本[227, 228]、网站或智能手机上的自我管理[229, 230]、疼痛控制的虚拟现实程序[231]。数字化疼痛管理资源的优势是可以全天候为患者提供服务，因为他们不需要为得到治疗在交通上花费大量时间，所以往往比亲自去诊所看病成本更低且更方便[232]。鉴于目前对就诊时间的要求，数字化疼痛管理资源也有助于扩大治疗范围，超出了可以在相对简短的诊室就诊提供的范围。

在线疼痛管理资源丰富且可广泛获得，从免费到相对昂贵的订阅服务。最近该领域的工作集中在此类计划应包括哪些关键内容以使其有效[232]。这些组成部分包括增强自我效能的技术（如放松、锻炼、睡眠保健）、社会支持、监测（如症状和行为），以及一种构建干预手段，如目标设定、行动计划和与医务人员共享决策。后者是一种构建干预措施的方法，通常在大多数数字化程序中都缺失，因为大多数线上或智能手机程序提供的资源更有限（如放松技巧或疼痛症状监测）。更具挑战性且很少遇到的是自动化目标设定、问题解决、行动计划或共同决策制定的程序。在声称提供疼痛管理的 900 多个智能手机应用程序中，大多数只包含几个最容易数字化的模块[230]。为了提高数字化疼痛管理资源的有效性，重要的是要纳入更多在历史上传统的面对面干预有效的方法。

数字化疼痛管理干预面临的另一个挑战是，大多数项目都是在没有任何疼痛专业知识的情况下开发的[233]，而且大多数面向公众的项目都没有经过临床试验[230, 233, 234]。少数几个由疼痛专家开发并进行临床研究的项目通常来自学术界，他们有赠款资助，而不是一个可持续的商业计划。因此，不幸的是，一旦拨款结束，对该数字化项目的支持也就终止了。大多数以证据为基础的数字化自我管理程序并不向公众开放[235]。未来疼痛治疗界面临的一个挑战将是构建支持此类资源的开发、测试和可持续性的商业模式。

十二、扩大症状追踪的价值：使用 N-of-1 试验的个体化医疗

明智的临床医生试图在他们的实践中应用循证医学。证据通常来自大型随机对照试验，甚至多个随机对照试验的 Meta 分析研究[236]。基于证据来源的全面建议的问题在于，随机对照试验和 Meta 分析研究聚集了大量数据来描述个体在统计学上的平均结果。因此，在这些大型试验中具有“普通”患者特征的个体可能不存在于现实世界中。当个体由于临床病史、人口统计或其他因素而偏离这个平均值时，他们的异质性会降低预期结果[237]。基于大数据的临床推荐的替代方案是使用小数据，即 N-of-1 试验[238]。

自我管理的一部分是随着时间的推移监测症状和行为变化（见第 61 章）。这种纵向监测具有揭示个体症状模式的优势（例如，与工作日相比，周末的疼痛往往加重，或与当天晚些时候相比，上午的疲劳更严重）。对这种模式的识别给个人提供了数据，他们可以根据这些数据生成关于为什么这种模式存在，以及可以对此做些什么的假设。从历史上看，还没有任何标准化的方法来使用症状监测数据，患者很大程度上是自己解释和发现所揭示模式的好处。最近，就其潜在效用而言，症状监测已被提升到一个新的水平。患者可以成为自己的科学家，通过结合症状监测的结构化 N-of-1 试验设计，发现最适合自己的方法。

N-of-1 试验是一种单一患者交叉试验，可以通过研究两种或多种治疗在特定个体中是否有效，来改善患者 – 医务人员的关系。N-of-1 试验可以在“现实世界”环境下进行，在慢性疾病（如疼痛）、快速起效和洗脱的治疗（如 NSAID、按摩、针压法、冥想、锻炼、睡眠保健方法）中效果最好。这类试验得益于使用智能手机应用程序或可穿戴技术来获得每天的症状和 AE 评级，以及每周的依从性数据。患者还需要确定干预措施针对的是哪些症状（或一系列症状，如睡眠、疼痛、情绪）。

医务人员和患者共同制订一种 N-of-1 试验设计，其中选择两种治疗方法，并随机确定治疗使用的顺序[如治疗 A（2 周），治疗 B（2 周），治疗 A（2 周），治疗 B（2 周）]。试验完成后，患者和医务人员评估哪种干预措施对选择的作为结果的症状有最好的影响。根据结果，患者有证据证明某些治疗方法是有效的，或者知道哪些治疗方案可以重新考虑。

Trialist 是一款智能手机应用程序，可以促进 N-of-1 试验[239]。用 N-of-1 方法分析患者最终用户体验发现，患者普遍热衷于记录自己的信息和访问自己的数据。尽管具有高度信息化的报告和图表功能，但患者倾向于更简单 / 极简的数据图表。另一方面，医务人员会发现更复杂的数据可能更具有价值。患者还重视数据能提供了解他们忘记或不知道的病情的能力。患者和医务人员之间的合作关系，一起尝试不同的选择并允许患者参与知情决策，是这种方法的一个好处[240]。N-of-1 方法的广泛应用可能是促进个体化疼痛自我管理的未来方向。

未来令人兴奋的工作方向包括提高我们评估疼痛类型的能力，从而提高我们根据所涉及的假设过程匹配治疗的能力。其中一种疼痛是最新的分类，即伤害可塑性疼痛，被认为是由中枢敏化引起的。中枢敏化是一个相对较新的现象，需要进一步的研究，因为它与超感觉敏感性和与疼痛处理过程重叠

的症状群有关。在临床上，接受疼痛治疗的数字化选择越来越多，但这些治疗的质量并不高，并且往往未经过检验。虽然数字化治疗通常提供特定的技能，但它们往往缺乏对医务人员与患者关系至关重要的目标设定和治疗计划。未来的研究将旨在更好地将这些医疗元素整合到数字化产品中。个体化疼痛医学代表着一个需要更多研究的广阔领域，其中大部分将涉及非干预性方法。

结论

尽管过去几十年来疼痛医学的研究取得了许多进展，但我们对围术期疼痛管理、药理学、介入性和非介入性慢性疼痛管理方面的治疗知识仍有许多的空白。在围术期疼痛管理领域，需要进一步发展 ERP、阐明相关机制和有效治疗 CPSP。在慢性疼痛药物治疗领域，进一步研发新型镇痛药物。对于介入性疼痛管理，还需要更多的安慰剂对照试验和比较 / 成本效益研究，以及更多的预测建模、生物标志物和再生医学研究。最后，在非介入性慢性疼痛领域，需要更多的研究来识别 COPC 和利用数字化疼痛管理资源。

要　点

- 围术期疼痛管理的进展将围绕以患者为中心的结果和康复（术后加速康复）。
- 优化围术期阿片类药物管理至关重要。
- 需要对介入性疼痛医学进行高质量的安慰剂对照试验。
- 识别潜在疼痛机制的能力将促进开发个体化的疼痛药物。
- COPC 可能具有共同的中枢敏化潜在机制。
- 研究 COPC 重叠的方式和原因将拓宽我们对中枢敏化的认识。
- 数字化自我管理资源可以扩展临床实践，但目前在自我管理的组成部分有限，并且质量参差不齐。
- 患者和医务人员之间的共同决策可以通过使用 N-of-1 测试来比较单个患者的两种治疗方案。

相　关　图　书　推　荐

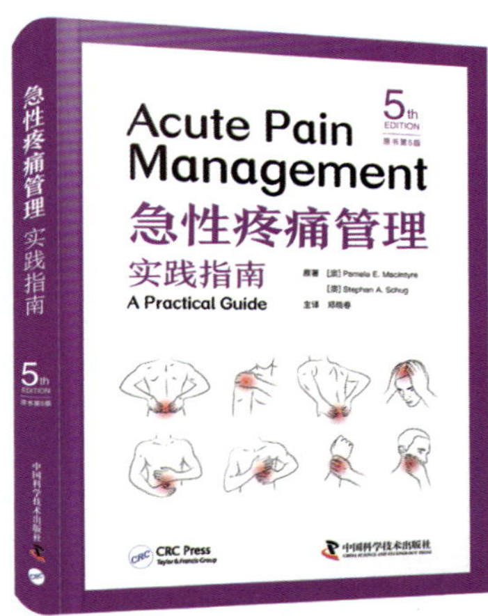

原著　[澳] Pamela E. Macintyre 等

主译　郑晓春

定价　158.00 元

本书引进自 CRC 出版社，由麻醉学与疼痛医学领域的知名专家 Pamela E. Macintyre 和 Stephan A. Schug 共同打造。全书共 17 章，将循证信息与实用指南相结合，采用生物 – 心理 – 社会和多学科的方法，从急性疼痛症状的诊断到疼痛医学的实践，全面讨论了外科和非外科环境中的急性疼痛管理方法，并详细介绍了相关药物对急性疼痛的影响。书中附有大量图表，各章均设有要点总结，内容全面，层次清晰，可为临床医生、医学生及相关的卫生工作人员提供有价值的实用信息。

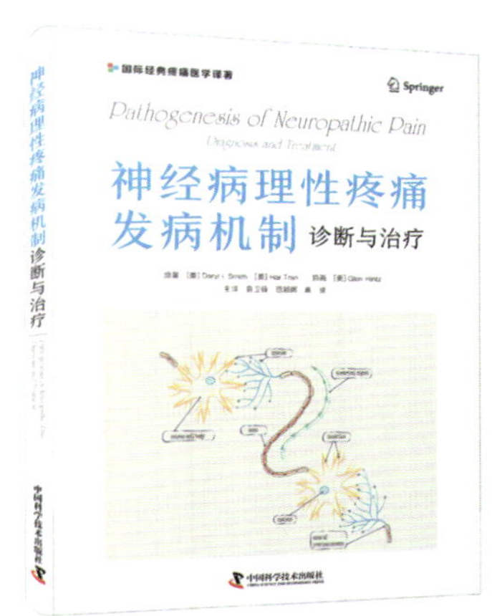

原著　[美] Daryl I. Smith 等

主译　俞卫锋　范颖晖　高　坡

定价　229.00 元

本书引进自 Springer 出版社，是一部全面介绍神经病理性疼痛发病机制的经典著作。全书共两篇 13 章，详细阐述了神经病理性疼痛的致病性起源，介绍了目前已知的神经病变分子基础，并给临床医生提供了改善疼痛更具体、更有效的治疗方案。本书内容全面，实用性强，既可为基础研究人员研究神经病变特定分子机制提供参考，又可为临床疼痛科医生对神经病理性疼痛发病机制的进一步理解提供指导。

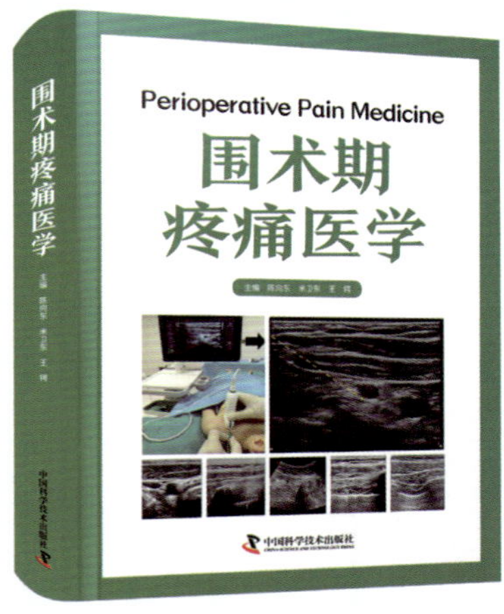

主编　陈向东　米卫东　王　锷

定价　298.00 元

编者在参考了国内外围术期疼痛医学的前沿基础和临床研究，最新指南及专家共识的基础上，从新理念、新方法、新思路的多维视角出发，编写了这部内容翔实的临床实用参考书，以期帮助指导疼痛医学研究。全书围绕疼痛基础、疼痛评估、疼痛治疗及管理、疼痛相关并发症处理、疼痛医学新进展，以及疼痛相关科研展开，以围术期临床疼痛为关注重点，设计和论述了拓展疼痛医学的临床实践和科研创新。本书可供高等医学院校医学生及从事疼痛医学或麻醉学的研究人员阅读参考，对围术期疼痛处置、管理、治疗及围术期疼痛医学的临床实践亦有很好的借鉴及指导作用。

出版社
官方微信二维码